Laboratory Procedures & Diagnostic
Technology for Human Parasitology

人体寄生虫学
实验研究技术

第 2 版

（上册）

主 编 李朝品

人民卫生出版社
·北 京·

图书在版编目（CIP）数据

人体寄生虫学实验研究技术：全 2 册 / 李朝品主编
. —2 版 . —北京：人民卫生出版社，2024.4
ISBN 978-7-117-36214-6

Ⅰ. ①人… Ⅱ. ①李… Ⅲ. ①医学 – 寄生虫学 – 实验
Ⅳ. ①R38–33

中国国家版本馆 CIP 数据核字（2024）第 073594 号

人卫智网	www.ipmph.com	医学教育、学术、考试、健康， 购书智慧智能综合服务平台
人卫官网	www.pmph.com	人卫官方资讯发布平台

人体寄生虫学实验研究技术
Renti Jishengchongxue Shiyan Yanjiu Jishu
（上、下册）
第 2 版

主　　编：李朝品
出版发行：人民卫生出版社（中继线 010-59780011）
地　　址：北京市朝阳区潘家园南里 19 号
邮　　编：100021
E - mail：pmph @ pmph.com
购书热线：010-59787592　010-59787584　010-65264830
印　　刷：北京盛通印刷股份有限公司
经　　销：新华书店
开　　本：889 × 1194　1/16　总印张：149
总 字 数：4720 千字
版　　次：2008 年 5 月第 1 版　2024 年 4 月第 2 版
印　　次：2024 年 12 月第 1 次印刷
标准书号：ISBN 978-7-117-36214-6
定价（上、下册）：688.00 元
打击盗版举报电话：010-59787491　E-mail：WQ @ pmph.com
质量问题联系电话：010-59787234　E-mail：zhiliang @ pmph.com
数字融合服务电话：4001118166　E-mail：zengzhi @ pmph.com

主 编
李朝品

副主编 （以姓氏笔画为序）
王 勇　王中全　王克霞
古钦民　朱玉霞　孙 新
严 涛　杨秀珍　余新炳
汪天平　汪世平　沈际佳
陈文魁　陈晓宁　郑葵阳
夏 惠

主 审
吴观陵

编 委 （以姓氏笔画为序）
王 虎　王 勇　王中全
王克霞　古钦民　冯振卿
朱玉霞　孙 新　严 涛
李朝品　杨庆贵　杨秀珍
余新炳　汪天平　汪世平
沈际佳　张悟澄　陈文魁
陈晓宁　郑葵阳　贺 骥
夏 惠　徐大刚　殷国荣
高兴致　诸葛洪祥　崔 昱
崔 晶　董惠芬　蔡 茹

编 者 （以姓氏笔画为序）
王 虎　青海省地方病预防控制所
王 勇　南京医科大学
王 斯　中国医科大学
王中全　郑州大学医学院
王克霞　安徽理工大学医学院
王美莲　中国医科大学
王雪梅　蚌埠医学院
王媛媛　蚌埠医学院

王增贤　安徽医科大学
仇锦波　江苏大学医学技术学院
方 强　蚌埠医学院
古钦民　山东大学
左仰贤　云南大学生命科学学院
叶 松　安徽理工大学医学院
田 晔　安徽理工大学医学院
丛 华　山东大学医学院
冯振卿　南京医科大学
朱万春　苏州大学医学院
朱玉霞　安徽理工大学
朱启顺　云南大学生命科学学院
朱春潮　南昌大学医学院
刘小燕　安徽理工大学医学院
刘文艳　皖南医学院
刘宜升　徐州医学院
刘继鑫　安徽理工大学医学院
汤冬生　安徽中医学院
安春丽　中国医科大学
许礼发　安徽理工大学医学院
孙 新　蚌埠医学院
孙恩涛　皖南医学院
严 涛　南昌大学医学院
李 瑛　山东大学医学院
李首庆　山东大学医学院
李朝品　皖南医学院
　　　　安徽理工大学医学院
杨小迪　蚌埠医学院
杨庆贵　安徽理工大学医学院
杨秀珍　天津医科大学
杨秋林　南华大学
邴玉艳　承德医学院
吴玉龙　南京医科大学
何家昶　安徽省寄生虫病防治研究所

余新炳　中山大学医学院
邹节新　南昌大学医学院
汪天平　安徽省寄生虫病防治研究所
汪世平　中南大学医学院
汪奇志　安徽省寄生虫病防治研究所
汪学龙　安徽医科大学
汪诚信　中国疾病预防控制中心
汪雁南　南昌大学医学院
沈际佳　安徽医科大学
张世清　安徽省寄生虫病防治研究所
张加勤　山东大学医学院
张红卫　河南省疾病预防控制中心
张荣光　郑州大学医学院
张荣波　安徽理工大学医学院
张美华　蚌埠医学院
张莺莺　蚌埠医学院
张悟澄　浙江省医学科学院
陆祥彬　苏州大学医学院
陈文魁　皖南医学院
陈兴智　蚌埠医学院
陈明林　安徽师范大学
陈晓宁　承德医学院
陈盛霞　江苏大学医学技术学院
陈翠娥　浙江省医学科学院
罗庆礼　安徽医科大学
罗恩杰　中国医科大学
周书林　皖南医学院
周怀瑜　山东大学医学院
周宪民　南昌大学医学院
周淑娟　苏州大学医学院
郑葵阳　徐州医学院
赵亚娥　西安交通大学医学院
赵志荣　安徽医科大学
赵金红　皖南医学院

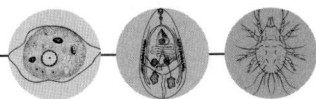

　　本书是一部较为全面、系统介绍人体寄生虫学实验研究技术的大型综合性参考书,共 12 篇 70 章:第一篇主要介绍寄生虫标本的采集、制作与保存,第二篇主要介绍寄生虫感染的诊断技术,第三篇主要介绍寄生虫人工感染的实验动物模型,第四篇主要介绍寄生虫人工培养技术,第五篇主要介绍寄生虫细胞生物学研究技术,第六篇主要介绍寄生虫分子生物学实验技术,第七篇主要介绍寄生虫疫苗研究技术,第八篇主要介绍寄生虫生物信息学研究技术,第九篇主要介绍寄生虫病流行病学研究技术与方法,第十篇主要介绍食源性寄生虫常用检测技术,第十一篇主要介绍寄生虫及其病媒生物的防控技术,第十二篇主要介绍寄生虫学研究的其他技术。为方便读者查阅国内外有关文献,除每章附有参考文献外,专业术语之后均附有英文或拉丁文。

　　本书可供从事寄生虫学教学与科研的师生、人体寄生虫病防治研究工作的科技人员、临床医务工作者、疾病控制和医疗卫生防疫人员,海关从事检验检疫专业人员;从事预防医学、流行病学、传染病学等研究的专业人员参考和学习提高之用,是医学、卫生、生物、畜牧兽医等专业大专院校、科研单位、防疫机构必备的大型参考书、工具书。

Introduction

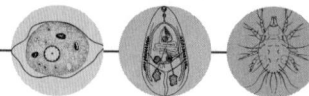

This is a large-scale reference book that comprehensively and systematically describes the techniques for experimental research of human parasitology. The book enclosed in 70 chapters out of 12 parts. The contents presented in individual part are: Part 1, the techniques for collection, preparation and preservation of the specimens for various parasites; Part 2, major technology available currently for diagnosis of parasitic infections; Part 3, ways to develop experimental animal models with parasitic infection; Part 4, the techniques for artificial cultivation of parasites; Part 5, the important technology in study of the parasites on cell biology basis; Part 6, major molecular biology associated with experimental research of parasites; Part 7, the technology for developing vaccines against parasites; Part 8, application of bioinformatics in the research of parasites; Part 9, investigation methods and techniques for parasites on epidemiology basis; Part 10, common detection techniques for food-borne parasites; Part 11, technology in prevention and control of the parasites and their vectors; and Part 12, other techniques used for the research of parasites. In order to facilitate quick access of readers to the relevant literatures published at home and abroad, the terminologies are annexed at the back of the book in English or in Latin besides the references listed in each chapter.

This book can be read by teachers and students specializing in teaching or learning of parasitology and research of the parasites, professionals in prevention and control as well as research of the human parasitic diseases, clinical medical workers, personnel working in disease control and sanitary & anti-epidemic institutions, professionals in customs in inspection and quarantine, and those specializing in the study of preventive medicine, epidemiology and infectious diseases for reference or the purpose to improve their academic performance. It is also a large necessary reference book for higher learning institutions involved in medicine, health, biology, animal husbandry and veterinary science as well as scientific organizations for research and epidemic prevention of parasites.

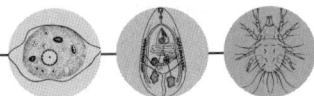

　　2007 年，李朝品教授邀我为《人体寄生虫学实验研究技术（第 1 版）》作序。15 年后，李朝品教授再次邀我为该书第 2 版写序，惊喜地发现这是一部高达 400 万字，包含 12 篇 70 章的巨著，内容更广、更新。动手提笔作序前，我沉思良久，或许这也是寄生虫学业界同道中十之八九会产生的一个疑惑：现如今，电子出版物如此辉煌发达，我们还需要这样一部纸质的大部头专著吗？回答当然是肯定的。此时此刻我们更需要继续维持和发扬寄生虫学专业书刊出版的热情。

　　不可否认，"人体寄生虫学"作为一门学科，近年来，在世界范围内似乎正经历着日渐式微的"夕阳学科"状态，其主要原因是因为随着经济和社会发展，公共卫生环境极大地改善以及科学防治的进步而致的对"人体寄生虫学"作为一门传统学科发展的"需求缩减"，甚至威胁到它独立存在的价值，特别是寄生虫病不再是发达世界科学大国的重要健康威胁，从而它的发展受到极度忽视，这种思潮甚至蔓延到寄生虫病仍然是主要公共卫生问题的发展中世界。科学上的忽视不可避免地波及寄生虫学教育、研究及相应的专业书刊出版热情。然而，同样不可否认的是，寄生虫病迄今仍然是制约发展中世界经济社会发展及人民生命健康的主要公共卫生问题之一。机会致病性寄生虫引起的疾病、食源性寄生虫病、被忽视的热带病和寄生虫病、输入性寄生虫病、新发现和再现寄生虫病仍然对人类造成严重的生命健康威胁。即或在中国，尽管疟疾、血吸虫病以至于土源性蠕虫病已处在消除或正处在消除、控制途中，但某些寄生虫病依然威胁着部分欠发展地区的人民健康，使巩固消除贫困成果更为艰难；更何况，对发展中世界的援助，践行"一带一路"倡议义务，加强以发展中国家为生源主体的留学生教育需要，以承担维护与发展全球公共卫生安全，营造人类命运共同体等大国责任及使命使然，这些要素使得寄生虫学学科教育及研究不能，更不应该被忽略。我兴奋地注意到，业内同道们都在关心寄生虫学科在新的科学时代重新振兴，尤其是系统学习并掌握了生物医学最新发展动态的年青一代，正以积极的态度和热情追寻这一领域的前沿发展。他们紧随着本领域的最新理论及研究方法，且躬身实践，进而拓宽了我们的理解，提升了专业实践能力，开发了寄生虫学研究新的生长点，并做出了足以将寄生虫学研究引入当代科学前沿领域的努力和成绩。但在实际研究工作中，若要进行寄生虫标本制作、实验动物建模、人工培养、流行病学调查和医学节肢动物控制时，就需要一部能将传统与现代有机结合，全面反映人体寄生虫学实验研究技术的参考书，以期在感染/传染病领域的基础研究方面追踪国际先进水平，争取获得新的科学发现和原始创新，并为传染病的新型控制策略、手段和工具的发展，在更高、更深的层面上提供科学依据。我提请年轻的业内同道注意，李朝品教授主编的《人体寄生虫学实验研究技术（第 2 版）》在你们创新努力中具有重要的工具价值。

　　记得我在该书初版序中曾将该书定位为一本颇具特色，非常具有创意地融"诊断寄生虫学"和"实验寄生虫学"为一体的大型综合性参考书。第 2 版仍具如此特点。本版既系统介绍了经典寄生虫实验研究技术，又充分吸纳了近代国内外人体寄生虫学实验研究技术的新手段、新进展，因而具有明确的时代感。我还要强调，该书从技术层面较好地反映了人体寄生虫学近十数年来的学科现代化历程，集中、系统地介绍了寄生虫感染/病实验研究技术进步成果，并在继承的基础上更新了诊断寄生虫学内容，使之不但具有非常实用的工具价值,而且这部巨著具有丰富的,不可多得的文献价值,从而决定了该书宽泛的读者范围,进一步可扩及有意撰写我国寄生虫病防治史的朋友们,必有助力。

借此机会,谨向李朝品教授和本书全体作者表达由衷的敬意。你们对寄生虫学教育的关注及为编著《人体寄生虫学实验研究技术(第 2 版)》付出的辛劳应以铭记。

吴观陵

2022 年 5 月

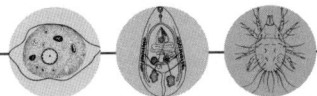

在《人体寄生虫学实验研究技术》编撰伊始，主编李朝品教授专程来访并告之该书拟从实验研究技术层面作为我所主编的《人体寄生虫学（第3版）》（人民卫生出版社，2005年3月，北京）的配套读物，并邀我作序。实际上，该书的篇幅之大，内容之丰富已经不能简单地视为一本配套读物。以我之见，该书应是近年来我国出版的众多人体寄生虫学著作中的一本颇具特色，非常具有创意地融"诊断寄生虫学"和"实验寄生虫学"为一体的大型综合性参考书，既有经典的寄生虫实验诊断技术的系统介绍，更因充分吸纳了近代国内外人体寄生虫学实验研究技术的新手段、新进展而使其具有明确的"现代感"，从而决定了该书宽泛的读者范围。

人体寄生虫学经历了19世纪末至20世纪初的辉煌发展后，于两次世界大战期间，出现了一个发展相对下降的时期，错过了其战后追踪现代生物学和生物医学研究主流的发展机遇。这一错失和滞后一直持续至第二次世界大战后，直接后果是使仍然是发展中世界主要公共卫生问题之一的寄生虫病防治技术进步处于停滞状态。自20世纪70年代中期以来，寄生虫学又进入了一个新的发展时期，最显著的特点是寄生虫学研究融入了当代生物学革命的主流，以极快的速度将现代超微技术、生物化学、免疫学、细胞生物学、分子生物学和分子遗传学等领域新的概念，理论和技术引入了寄生虫学与寄生虫病的研究，取得了令人瞩目的新发展。现代生物学和生物医学新理论与高新技术成就的渗透，不仅在微观水平上对宿主-寄生虫相互关系作出更加深刻的诠释，而且也为发展新的寄生虫病防治策略提供了新的思路，理论依据和实用技术手段与工具。李朝品教授主编的《人体寄生虫学实验研究技术》从技术层面较好地反映了人体寄生虫学近二三十年来的学科现代化历程，集中系统地介绍了实验研究技术进步成果，并在继承的基础上更新了诊断寄生虫学内容，使之具有非常实用的工具价值。正如编著者所述，"本书可供从事寄生虫学教学与科研的师生、人体寄生虫病防治研究工作的科技人员、临床医务工作者、疾病控制和医疗卫生防疫人员，从事预防医学、流行病学、传染病学等研究的专业人员参考和学习提高之用"，而我想特别强调的是，该书还从实验诊断和研究技术角度填补了寄生虫学专业硕、博士学位教育急需的系统教材空白，在此，我郑重地向各位同道推荐此书，相信它一定会在我国寄生虫病控制、人体寄生虫学与人体寄生虫病的教学、科研等方面发挥其积极作用。

李朝品教授是一位治学严谨，不断求索，极富创新意识的中青年学者，尤其令人印象深刻的是他对寄生虫学教育的关注及为此所作的一系列努力，《人体寄生虫学实验研究技术》一书出版是这一系列努力中又一卓著贡献，借此机会，谨向李朝品教授和本书全体作者表达由衷的敬意。

吴观陵

2007年9月

前 言

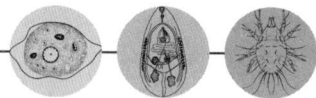

大型参考书《人体寄生虫学实验研究技术(第2版)》于2021年6月启动编写工作,参加本次修订的成员既有本学科领域的资深教授,亦有活跃在教学、科研一线的专业技术专家和中青年学者,全体作者交流经验、凝集智慧,经过一年的辛勤努力,书稿已顺利完成。本书第1版于2008年由人民卫生出版社出版,集成了我国从事人体寄生虫学教学科研专家、教授的学术成果。本次修订以第1版为基础,值此第2版付梓之际,谨向参与第1版编写的所有作者表示由衷的感谢和崇高的敬意。

第2版编写仍遵循第1版的风格与体例,但内容上作了较大的调整和补充,与第1版相比既完善了传统的人体寄生虫学实验研究技术和方法,又适当增加了本学科实验研究技术和方法的新进展。力求为教学、科研和预防工作者提供一部全面、系统介绍人体寄生虫学实验研究技术和方法的参考书。全书共十二篇。第一篇"寄生虫标本的采集、制作与保存",第二篇"寄生虫感染的诊断技术",第三篇"寄生虫人工感染的实验动物模型",第四篇"寄生虫人工培养技术",第五篇"寄生虫细胞生物学研究技术",第六篇"寄生虫分子生物学实验技术",第七篇"寄生虫疫苗研究技术",第八篇"寄生虫生物信息学研究技术",第九篇"寄生虫病流行病学研究技术与方法",第十篇"食源性寄生虫常用检测技术",第十一篇"寄生虫及其病媒生物的防控技术",第十二篇"寄生虫学研究的其他技术"。本书定位以介绍人体寄生虫的实验研究技术和密切相关的方法与经验为重点,书稿原则要求实验研究技术按实际操作的步骤进行编写,力争达到读者按本书所述技术方法就能完成实验操作的目标。本版插图由作者根据编写内容选用,一部分沿用了第1版的插图,其余部分由作者自绘或参考既往专著改编重绘。其中第六章、第七章、第八章、第十章、第十五章、第六十章的插图多数由李朝品参考既往专著绘制,韩仁瑞协助修图,其余插图来源书中均已标明。附录彩图主要引自人民卫生出版社的出版物,其余的来源均已在书中标明。正文插图和附录彩图均未标注比例尺与染色方法,敬请读者谅解。正文插图和附录彩图主要参考或引自《医学寄生虫学(第2版)》(陈心陶著)、《人体寄生虫学(第4版)》(吴观陵主编)、《医学寄生虫图鉴》(李朝品、高兴致主编)、《医学节肢动物标本制作》(李朝品主编)、《人兽共患寄生虫病学》(赵辉元主编)、《医学节肢动物学》(李朝品主编)等学者的专著,为此,向上述著作插图的作者、审者和编者深表感谢。术语和专有名词原则上以全国科学技术名词审定委员会网站公布的为标准,字词参考最新版《现代汉语词典》。在书稿统稿过程中,主编按出版社的要求对全稿进行了统筹,部分内容有增删或编排修改,请原作编者见谅。

本书开编之前,先后召开了编写筹备会、主编会,对编写提纲、编写重点、各章节内容范围进行了认真讨论,并明确了编写任务和时间。为保证编写质量,统一全书风格,编委会又召开了在线视频会议,来自全国50多所高校和研究机构的150余位专家、教授、学者在线(或线下)参加了会议。会上与会人员对各章节书稿进行了讨论,提出了一些有价值的修改意见和建议。在编写过程中,尽管作者、审者、编者同心协力,力图少出或不出错误,但插图的引用也没能具体到书中的作者而是以主编注出,资料取舍欠妥、文字风格不一等错漏之处也在所难免,敬请广大读者批评指正,以便再版时修订。

李朝品

2023年5月

致　谢

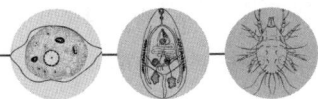

《人体寄生虫学实验研究技术(第2版)》编写工作于2021年6月启动,经过全体作者一年的共同努力,书稿已顺利完成。本次修订以第1版为基础,值此本书付梓之际,谨向参与第1版编写的所有作者表示由衷的感谢和崇高的敬意,是大家的智慧和辛劳为该书的日臻完善奠定了坚实的基础。

本书以国内外从事人体寄生虫学和寄生虫病研究的专家、教授长期研究成果为基础撰写而成,值本书付梓之际,谨向古今中外所有从事人体寄生虫学和寄生虫病研究工作的专家、教授致敬,我们将永远铭记他们辉煌的历史业绩,特别是我国近代和当代从事人体寄生虫学和寄生虫病研究工作的专家、教授所做出的重要贡献,值得我们永远传颂,并向他们致以崇高的敬意。

吴观陵教授始终关注本书的修订,并应邀为本书撰序,我谨代表编委会深表感谢。在组稿和初审过程中,沈际佳、汪世平、郑葵阳、王中全、周本江、张锡林、崔昱、崔晶、董惠芬、程训佳、杨毅梅、叶彬、周怀瑜、张建庆等专家、教授给予了无私的关心和帮助;皖南医学院教务处、科研处、基础医学院在本书编撰过程中给予了热情的关心和鼎力支持。谨此对参加和支持本书编写、编辑和出版的各单位和各位专家、教授表示诚挚的谢意。

本书修订过程中,除作者互审和复审外,部分专家对书稿不同内容进行了统筹和审校,诸如安徽医科大学沈际佳教授、中南大学湘雅医学院汪世平教授、徐州医科大学郑葵阳教授、郑州大学王中全教授、蚌埠医科大学夏惠教授、佳木斯大学蔡连顺教授、中国疾病预防控制中心寄生虫病预防控制所(国家热带病研究中心)曹建平研究员、大理大学杨毅梅教授、昆明医科大学周本江教授、武汉大学董惠芬教授、温州医科大学梁韶晖教授、西安交通大学程彦斌教授、皖南医学院湛孝东教授等,他们为本书编审付出了辛勤劳动,谨此深表感谢。

本书修订过程中,作者主要参考了《医学寄生虫学(第2版)》(陈心陶著)、《人体寄生虫学(第4版)》(吴观陵主编)、《人体寄生虫学实验研究技术》(李朝品主编)、《医学节肢动物标本制作》(李朝品主编)、《医学寄生虫图鉴》(李朝品、高兴致主编)、《人兽共患寄生虫病学》(赵辉元主编)、《食源性寄生虫病图释》(林金祥等编著)、《寄生虫病免疫学及免疫诊断》(李允鹤主编)、《现代流行病学研究方法与应用》(曾光主编)、《医学节肢动物学》(李朝品主编)、《人体寄生虫学实验指导(第3版)》(李朝品、程彦斌主编)、*Atlas of Human Parasitology*(R.Ash. Lawrence and C. Orihel.Thomas)、*Medical Parasitology*(D.T. John, W.A. Petri, Markell and Voge's)等学者的专著,谨此一并表示衷心感谢。此外,本版的插图来源由作者仿绘、拍摄,或参照国内外相关书刊或互联网资源改编重绘、仿绘,或由同行专家学者提供。为此,向上述著作和图片的作者、审者、编者和图片摄制者表示衷心感谢,并致以崇高敬意,我们将永远铭记各位专家、教授的无私奉献。

本书修订过程中恰逢新冠感染疫情肆虐,有些作者身处"抗疫一线",他们在百忙中抽空写作实在是难能可贵。本书修订筹备会在皖南医学院召开,主编会和审定稿会在线举行。会议对书稿进行了充分讨论,与会专家教授针对本书的写作各抒己见,会议取得了令人满意的效果。

　　在本书修订过程中,国内许多同行专家、教授、学者及广大同仁给予了热情关心和无私帮助,如果没有他们的学术成果为基础,没有广大从事人体寄生虫学教学科研和防制的专家、学者辛勤劳动所积累的资料,没有广大专家、学者的大力支持和帮助,我们是无法完成这部著作的,在此对他们表示诚挚的谢意。

　　感谢王先寅、王赛寒、韩仁瑞、秦元华、刘转转、姜鹏和邵伟同志在编写过程中给予的帮助!

　　谨以此书,献给我尊敬的父母和老师,献给养育我的祖国和人民!

李朝品

2022 年 6 月

目 录

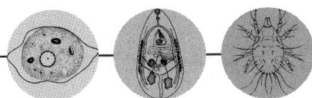

上 册

下　册

绪　言

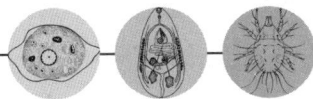

　　人们在长期的生产实践中积累了丰富的经验,这些经验经过反复实践、精炼、固化和模式化后就形成了方法,人们为达到特定目的把方法与工具运用的技能和原理结合起来,并使之系统化就产生了技术。离开了技术去研究科学是不可能的,不断发现的新技术推动了科学研究的发展。人体寄生虫学实验研究技术是人们应用自然科学原理,在长期防治寄生虫病实践的基础上,积累和发展起来的研究人体寄生虫学的手段和方法的体系。人体寄生虫学实验研究技术促进了人体寄生虫学的发展,又在研究人体寄生虫学的同时得到不断丰富和发展,实践性、应用性、创造性更加突出。寄生虫研究技术的发展历史大约可分为以下几个时期。

　　19世纪中叶以前(公元前4000—1840年),为古代寄生虫研究技术时期。这一时期又可划分为公元前和公元后两个阶段。

　　公元前阶段(公元前4000—公元元年)。这一阶段,寄生虫研究技术主要是凭借肉眼的观察能力和简单的逻辑推理。当时古代的医学家就是应用这种简单的技术对个体粗大的、易于观察的寄生虫有了一定的认识。正如恩格斯所说,古代先贤就是依靠这种"天才的自然哲学的直觉"直观地、笼统地把握自然现象的一般性质。譬如,早在先秦时期,《黄帝内经》就有了关于蛔虫病症状的记载,算是世界上最早的寄生虫文献之一。公元前1401—前1122年间,在我国殷墟甲骨文中已有"瘧"字。古代希伯来人在圣经中记载了被称为火蛇的麦地那龙线虫。公元前1447—前1407年间,在《旧约》民数记(Numbers)上有火蛇(fiery serpents)疫病的叙述,蛇杖图案被后人作为医学的标志。古希腊希波克拉底(Hippocrates)将(疟疾)发热分成3种类型。在公元前1550年的纸草文中记载了埃及肠虫病和血吸虫病。在我国东晋时期,葛洪所著《肘后备急方》就有治疟方剂的记载:"青蒿一握,以水二升渍,绞取汁,尽服之。"古代的医学家记载的"寄生虫",有些可能是根据经验所做的推理,但其中有些已为现代科学所证实。

　　公元后阶段(公元元年—1840年)。寄生虫研究技术从主要靠肉眼观察发展到借助简单仪器观察。如1668年英格兰人Ramesey出版了一本关于蠕虫的英文书,书名为 *Elminthologia, or some Physical Considerations of the Matter, Origination, and Several Species of Worms Macerating and Direfully Cruciating every part of the Bodies of Mankind etc.*;1674年,列文虎克(Leeuwenhoek)发明了显微镜,寄生虫的研究进入实验阶段,大大提高了观察的广度、深度和精度,人们开始发现一些寄生于人体或动物体内的寄生虫,使得寄生虫研究有了许多新的突破。譬如,1674—1716年,Leeuwenhoek用自制的显微镜观察到了寄生性原虫和自生生活的原虫;1684年,Francesco Redi 撰写了 *Osservazioni Intorni Agli Animali Viventi Che Si Trovano Negli Animali Viventi* 一书;1700年,Andry画了第一张带绦虫图;1770年,Mongrin记述了由罗阿丝虫引起的丝虫病;1782年,Goeze认识到棘球蚴与链状带绦虫和肥胖带绦虫的区别与联系;1818年,Bojanus描述了尾蚴在螺体内的发育过程;1835年,Paget在人体肌肉中发现旋毛虫幼虫;1836年,Donne发现了阴道毛滴虫等。

　　19世纪中叶至20世纪中叶(1840—1949年),为近代寄生虫学实验研究技术时期。

　　这一时期,寄生虫研究的主要技术是应用仪器观察进行实验研究,使得寄生虫研究向微观和定量两个方向发展,观察、实验等传统方法呈现出新的局面,从古代的宏观观察、经验积累和逻辑推理,进入到近代的微观观察和实验研究阶段。此时世界各地寄生虫学研究机构和学术团体相继建立,寄生虫学的专业队伍已逐步形成,有些高等院校已将寄生虫学列入研究生的教育课程,有关寄生虫学的专业期刊相继问世,特别是 1914 年创刊 *Journal of Parasitology* 杂志,多数学者认为该刊的创办标志着寄生虫学学科的建立。1932 年,Ruska 和 Knowll 发明了世界上第一台电子显微镜,对寄生虫学的实验研究具有划时代意义,加速了寄生虫形态研究从宏观到微观的进程,寄生虫与宿主相互关系的研究已从整体水平深入到组织、细胞和分子水平。

在此期间,国外寄生虫学研究取得了诸多新进展。18 世纪,林奈对大量蠕虫的科学命名,19 世纪及 20 世纪初对痢疾阿米巴与非致性病阿米巴的鉴别,4 种人体疟原虫在红细胞内的形态确认,几种人体寄生血吸虫虫卵在粪便或尿液中的检出,微丝蚴自丝虫病人血液中的检出等,都为人体寄生虫病的实验诊断提供了病原学依据。譬如,1858 年,Donne 报告一例球虫病患者;1869 年,Fedchenko 记述了剑水蚤体内的龙线虫;1875 年,Neill 在皮肤活组织中证实了丝虫微丝蚴的存在;1881 年,Laveran 发现了三日疟原虫(*Plasmodium malariae*);1888 年 Bruce 发现了布氏锥虫(*Trypanosoma brucei*),并发现采采蝇为其媒介;1897 年 Grassi 和 Ross 描述了疟原虫的生活史;1897 年 8 月 20 日,Ross 发现了疟疾由蚊虫传播,这一天后来被定为蚊虫日;1898 年,Manson 出版了热带病手册,同年建立了伦敦热带医学卫生学院;1907—1913 年,Chagas 发现了枯氏锥虫(*Trypanosoma cruzi*)并描述了生活史及其引起的美洲锥虫病即恰加斯病(Chagas disease)。1901—1903 年,Leishman 和 Donovan 发现了黑热病的病因——利 - 杜小体(Leishman-Donovani body)。1927 年,Pavlovsky 提出景观流行病学论点,创立了寄生虫病流行病学的新概念。第一次鸦片战争后,我国沦为半封建半殖民地的国家。当时国家经济困难、人力不足,加上战争的蹂躏,寄生虫学研究工作受到极大影响。19 世纪 70—80 年代,随着海关检疫的兴起,在我国海关工作的外国医生开始对我国的寄生虫病进行研究。譬如,1872—1878 年,Manson 在我国厦门的一位阴囊象皮肿患者的鞘膜积液内发现微丝蚴;1878—1879 年,在厦门发现蚊是班氏丝虫中间宿主和传播媒介,同时发现微丝蚴的夜现周期性;1880 年,在台湾的一位厦门病人痰内发现林氏肺吸虫(*Paragonimus ringeri*,卫氏并殖吸虫)卵;1881 年,证实了厦门猪体内有旋毛虫(*Trichinella spiralis*)寄生;1882 年,在厦门的一男尸体内发现曼氏迭宫绦虫幼虫(*Sparganum mansoni*)。其间各地在华教会医生也参与了我国寄生虫病调查,发现了我国许多重要的寄生虫,如日本血吸虫、华支睾吸虫、布氏姜片虫、钩虫、溶组织内阿米巴、结膜吸吮线虫等。从 1887 年起,Maxwell 就参与了调查工作,并于 1921 年与 Jeffery 合作撰写了 *The diseases of China*(《中国的疾病》)一书,概括了当时我国寄生虫病的状况。1888 年,在华教会医生创办《博医会报》,后更名为《中华医学杂志》;1920 年后,以 Faust 为代表的外国寄生虫学专家,在上述工作的基础上,对某些寄生虫病又作了进一步研究。20 世纪 20 年代,我国寄生虫学研究有了自己的专业队伍,从事寄生虫研究的工作者逐渐增多,对我国流行的疟疾、黑热病、血吸虫病、钩虫病等进行了调查和防治,奠定了寄生虫学在中国发展的基础。1920—1921 年,我国医生颜福庆报告了萍乡煤矿工人钩虫感染和预防情况,这标志着我国在寄生虫学研究领域的崛起。1925 年,我国著名寄生虫学家洪式闾在汉堡热带病研究所研修时,将司徒氏钩虫卵计算法加以改良,创造了"洪氏钩虫卵计数法",至今仍为世界通用。1928 年,洪式闾创办了杭州热带病研究所。

20 世纪 30 年代以后,我国涌现出一批优秀的寄生虫学家,使我国寄生虫学研究更加深入和广阔,并取得了一系列成就。1930 年,应元岳在浙江发现肺吸虫;1931 年,陈心陶发现怡乐村并殖吸虫,并明确了其生活史;1932 年,冯兰洲在厦门发现微小按蚊为恶性疟原虫的传播媒介,同年冯兰洲又发现了林氏肉孢子虫;1933 年,冯兰洲发现我国有马来丝虫病流行,后又证实其传播媒介为中华按蚊;同年,陈心陶在广东家鼠和褐家鼠体内发现广州管圆线虫;1935 年,胡梅基报道了上海高桥地区疟疾的季节分布与中华按蚊密度的关系;1936 年,唐仲璋报道了福建血吸虫病流行区和钉螺的分布情况,并于 1938 年详细描述了日本血吸虫毛蚴和尾蚴的形态特征和生物学特性;1936—1941 年,徐锡藩逐步弄清了华支睾吸虫全部生活史;1940 年,姚永政与吴征鉴总结了我国白蛉的地域分布,编制了白蛉种别检索表,并且初步证实中华白蛉可作为利什曼病的传播媒介;1941 年,姚永政与吴征鉴在昆明首次证实卵形疟原虫在我国的存在;1942 年,张奎对四川钩虫病进行了流行病学调查,并报告了其传播方式,认为与种植玉米和甜薯有关;1943 年,卢婉卿和冯兰洲实验证明蝇在传播阿米巴病中的重要作用,之后张孝骞等用乙状结肠镜诊断阿米巴痢疾,钟惠澜等用碘油空气造影诊断阿米巴肝脓肿,都取得良好效果。

这一时期,商务印书馆、中华医学杂志社、华东医务生活社等出版了一些寄生虫学专业书籍。譬如,洪式间著《杭州之疟疾》(1931)、许雨阶著《我国疟疾问题》(1932)、冯兰洲著《研究蚊类传染疟疾所用的方法》(1932)、姚永政编著《人体寄生虫学教范》(1944)、赵慰先和金锦仁合编《疟疾及其预防》(1946)、王福益和李辉汉同撰《实用人体寄生虫学》(1949)等。

1949年以前,我国寄生虫学的研究主要集中于基础理论研究,发现了大部分虫种,并对寄生虫的形态结构和生物学特征进行了描述,在一些地区进行了流行病学调查。但由于我国的政治、经济、技术等原因,寄生虫学的发展受到了一定的限制,螨类研究几乎是空白。这一时期老一辈寄生虫学先驱不畏困难的研究精神以及高尚品德令后人敬佩,值得我们学习,他们辛勤工作而获得的研究成果为我们留下了丰富而宝贵的资料。

20世纪中期以来(1949年以后),为现代寄生虫学实验研究技术时期。

这一时期,寄生虫学的实验研究主要是应用精密仪器和计算机软件,研究技术既高端化,又系统化,寄生虫学已在实验的基础上形成一门独立的学科,并衍生出许多新的分支学科,如寄生虫免疫学、分子寄生虫学、分子昆虫学等。寄生虫学科已融入了生物化学、免疫学、细胞生物学和分子生物学等内容,研究内容广泛而深入。一方面从宏观上研究寄生虫的种群生物学、生态学、寄生虫病的流行病学并用其指导寄生虫病的群体预防和治疗;另一方面是从微观上将现代超微技术、分子生物学新技术引入寄生虫学和寄生虫病的研究领域,从分子水平研究寄生虫的起源、发展、疫苗和新药等,使得以实验为基础的现代寄生虫学进入亚细胞、分子和基因水平,在寄生虫致病机制、诊断和防治方面的研究均取得了显著成绩。譬如,1959年,研制出第一个抗牛、羊肺蠕虫病疫苗;1961年,Diamond成功进行了溶组织内阿米巴的无菌培养;1969年,阐明血吸虫吸附宿主抗原从而伪装、逃避免疫攻击的理论,Vickerman记述了锥虫表被在抗原变异中的作用,Symth成功进行了细粒棘球绦虫和 Taenia serialis 绦虫的离体培养;1970年,Hutchison发现刚地弓形虫生活史;1976年,Trager和Jensen成功进行了恶性疟原虫红内期体外连续培养;1982年美国科学家描述第一个定义的疟疾疫苗(环子孢子蛋白);1993年,Patarroyos报道了南美疟疾疫苗试验首次取得可喜结果。特别是1963年,Brenner发现秀丽隐杆线虫(Caenorhabditis elegans)是研究发育生物学和神经生物学理想的模式动物,利用该线虫人类第一次完成了对多细胞动物基因组序列测定,为后来测定果蝇、人类和小鼠等基因组序列提供了技术基础;程序性细胞死亡理论促使能特异性杀伤肿瘤细胞的治疗肿瘤药物Gleevec的应用。另外,研究寄生性蠕虫和昆虫时发现的细胞色素和电子传递系统(cytochrome and electron transport systems),关于IgE低亲和力受体(FcεRII)的发现,以及实施的疟原虫、血吸虫、马来布鲁线虫、利什曼原虫、克氏锥虫等基因组计划,标志着寄生虫学的快速发展时期的到来。

这一时期,随着我国经济的崛起和科技的进步,以及政府对医疗卫生事业的政策扶持,促进了寄生虫学事业的快速发展。我国寄生虫病防治工作取得了显著成效,蛔虫、钩虫、华支睾吸虫等寄生虫病防治不断取得新进展,为保障人民群众身体健康和生命安全、促进经济社会发展做出了重要贡献。经过近70余年的努力,我国不仅规范了已有寄生虫的分类地位,还发现了一些新属和一大批新种,影响我国人民身体健康的主要寄生虫病基本得到了控制,重点寄生虫病的防治也取得显著成效,并制定了许多行之有效的综合防制举措。

1988—1992年、2001—2004年和2014—2015年,我国先后组织开展了3次全国人体重要寄生虫病大规模调查,基本查清了我国寄生虫的区系分布及分类,探明了全国寄生虫病的流行情况,并对寄生虫的生态学、生物学、形态与功能、行为与习性、生理与生化、寄生关系、致病机制、免疫现象、流行与防治等都开展了广泛的研究,建立了许多寄生虫病诊断的新技术,阐明了一些重要的寄生虫致病机制,如日本血吸虫病的虫卵肉芽肿、棘球蚴病的过敏反应等。研究工作涉及分子水平、基因水平、免疫组学、基因组学及生物信息学等。在疟疾疫苗、日本血吸虫病疫苗、弓形虫病疫苗、旋毛虫病疫苗的研究上也取得了可喜的成果,并且已着手应用地理信息系统及遥感技术进行寄生虫病的预警研究。譬如,在新疆黑热病防治研究中使用GPS技术,了解黑热病的媒介分布特点、各种环境及地理和人文景观的分布情况等,能够精确确定并记录捕蛉点、黑热病病人、血清学阳性者、免疫者所在家庭的位置。从2006年起,按照《全国肝吸虫病和土源性线虫病监测方案(试行)》,在全国范围开展土源性线虫和肝吸虫病监测。以县为单位设立监测点,各监测点按东、西、南、北、中划分为5个片区,在每个片区抽取1个乡镇的1个行政村作为调查点,每个行政村调查 200 人。收集每位调查对象粪便标本 30g 以上,采用改良加藤厚涂片法(一送两检)检查粪便中蛔虫、钩虫、鞭虫、肝吸虫虫卵,采用透明胶带肛拭法调查儿童蛲虫感染情况。在农村地区分别调查因卫生习惯而感染的土源性线虫病(钩虫病、蛔虫病、鞭虫病、蛲虫病),因饮食习惯而感染的食源性寄生虫病(带绦虫病、华支睾吸虫病)和肠道原虫病等。在城镇地区调查因生食或半生食鱼虾而感染的华支睾吸虫病。

1949 年以前,血吸虫病在我国南方流行严重,主要分布于上海、湖南、湖北、浙江、江苏、安徽、江西、四川、广东、广西、福建、云南这几个省份。据估计,患病人数超过 1 000 万人,受威胁人口在 1 亿人以上,病牛有 120 万多头,钉螺分布面积有 148 亿 m²。血吸虫病的肆虐造成疫区田园荒芜,大批人口死亡或逃离,曾一度出现"千村薜荔人遗矢,万户萧疏鬼唱歌"的凄惨景象。经过 70 余年的努力奋斗,取得了举世瞩目的防治成就。当前,我国血吸虫病流行已得到有效控制,疫情已降至历史最低水平。截至 2020 年底,全国 450 个流行县(市、区)中,337 个(74.89%)达到血吸虫病消除标准,98 个(21.78%)达到传播阻断标准,15 个(3.33%)达到传播控制标准;全国现有晚期血吸虫病患者 29 517 人,主要分布在江西、安徽、湖北、湖南、江苏、四川、云南和浙江 8 个省,其余 4 个流行省份均无晚期血吸虫病报告,全年仅湖北省报告 1 例急性血吸虫病。12 个流行省份的人群血清学阳性率为 1.58%,病原学阳性率为 0.001%;耕牛血清学阳性率为 0.22%,病原学阳性率为 0;2020 年,全国共有 19 733 个流行村开展了钉螺分布调查,7 309 个村查出钉螺,占调查总数的 37.04%,新查出 15 个有螺村;共查螺 736 984.13hm²,查出有螺面积 206 125.22hm²,其中新发现有螺面积 1 174.67hm²,感染性钉螺面积 1.96hm²。疟疾在 1949 年前的发病人数约为 3 000 万人,全国有 1 829 个县(市)流行疟疾。至 2021 年 6 月 30 日,WHO 宣布中国消除疟疾。1949 年前,黑热病曾经流行于长江以北 16 个省份的 665 个县(市),患者达 53 万,经采取治疗患者和消灭媒介白蛉等防治措施后,1958 年即得到全面有效地控制,现在只有 6 个省份的 30 余个县有零星散在病例。丝虫病的防治工作也取得了可喜的成绩,在中华人民共和国成立初期,丝虫感染人数约 3 099 万人,流行于 15 个省份的 864 个县(市),经过科学防治,1994 年 10 月流行县(市)均达到基本消灭丝虫病标准。1997 年,第五十届世界卫生大会通过了"消灭作为一个公共卫生问题的淋巴丝虫病"的决议,总结了我国防治丝虫病的成功经验,并将这一经验推荐给全球流行丝虫病的国家和地区。至 2007 年 5 月 9 日,经 WHO 审核认可,中国成为全球第一个宣布消除丝虫病的国家。

通过上述对寄生虫学实验研究技术发展历程以及防治成果的简要回顾,可以看出实验研究技术对寄生虫学科的发展起到了极大的促进作用,每次技术革命都会带来寄生虫学科的快速发展。人们长期以来在寄生虫学和寄生虫病防治的过程中,积累和发展起来了一系列防制寄生虫的实验研究技术和防治寄生虫病的方法,并在应用这些实验研究技术防制寄生虫病的过程中,不断完善已有的实验研究技术并创建新的实验研究方法。这些实验研究技术促进了人体寄生虫学的发展。

进入 21 世纪,在寄生虫学领域的各个方面,实验研究技术仍发挥着重要作用。譬如,寄生虫标本的采集、制作与保存等一系列技术目前仍是获取寄生虫标本最重要、最基本的技术之一,对于开展寄生虫的形态、结构、功能、生活史、致病、生态习性的实验研究有着重要意义。寄生虫感染的诊断技术,诸如病原学检查、免疫学诊断、影像学诊断、核酸检测技术等,在寄生虫病的临床诊断中仍发挥着广泛而有价值的作用,绝大多数寄生虫病仍依靠"此技术"作出确诊。其中免疫学诊断是近几十年新发展起来的检测技术,已广泛应用于寄生虫病的临床诊断中。利用循环抗原(circulating antigen,CAg)不仅可以诊断寄生虫病患者是否为现症感染,而且还能对疗效作出评价。常用的免疫学检测方法如间接血凝试验(indirect haemagglutination test,IHA)、酶联免疫吸附试验(enzyme-linked immunosorbent assay,ELISA)等,仍广泛应用于寄生虫病的临床诊断、疗效考核以及流行病学调查,基因检测(gene test)为寄生虫感染的诊断又增加了新的技术。

21 世纪是生命科学技术飞速发展的世纪,尤其是近年来,分子生物学技术的发展可谓日新月异。以蛋白质和核酸研究为基础的分子生物学,已全面深入到寄生虫学研究的相关领域,诸如分子杂交技术、组学技术等在寄生虫病的防控过程中都发挥着重要作用。与免疫学诊断技术相比,分子生物学技术具有更高的特异性和敏感性,现已广泛应用到寄生虫病的检测中。PCR 技术能够将极微量的靶 DNA 特异地扩增上百万倍,极大地提高了对 DNA 分子的分析和检测能力,被应用于包括疟原虫、阿米巴原虫、弓形虫、锥虫、利什曼原虫、隐孢子虫、贾第鞭毛虫等原虫的检测;核酸分子探针技术则主要应用于检测血液中的寄生虫,如血吸虫、疟原虫、利什曼原虫、锥虫和弓形虫等;DNA 测序技术、线粒体基因组高通量测序技术、核酸疫苗和基因工程重组表位疫苗技术、环介导等温核酸扩增技术、激光扫描共聚焦技术、生物芯片技术等,均已成为最重要的研究工具。这些新技术在寄生虫学研究领域的应用,必将促进寄生虫病防治快速地发展。疫苗研究技术目前正方兴未艾,疟疾疫苗、血吸虫病疫苗、弓形虫病疫苗、利什曼原虫病疫苗、丝虫病疫苗和钩虫病疫苗等也将为寄生虫病的防治做出重要贡献。此外,寄生虫感染的实验动物模型、寄生虫的人工培养技术、寄生虫细胞生物学研究技术、寄生虫生物信息学研究技术、寄生虫流行病学研究方法与技术、食源性寄生虫常用检测技术、寄生虫及其媒介动物的防制技术等,目前仍在寄生虫学和寄生虫病防治研究中发挥着无可替代的作用。

尽管寄生虫病的防治已经取得了巨大成就,但形势依然严峻。近年来,机会致病性寄生虫(opportunistic parasites)危害加大;食源性寄生虫病(food-borne parasitic diseases,food-borne parasitosis)发病率上升;被忽视的热带病和寄生虫病(neglected tropical and parasitic diseases)有待重视;输入性寄生虫病(imported parasitic diseases)风险增加;新发和再现寄生虫病(neo-emerging and re-emerging parasitic diseases)的时有出现,引发了局部和世界范围内公共卫生问题。寄生虫可作为病原体引起寄生虫病,在某些地区潜在的感染率依然很高,例如棘球蚴病、囊尾蚴病、并殖吸虫病、旋毛虫病和弓形虫病的血清阳性率仍为较高水平。有些寄生虫病在世界范围内,特别是在热带和亚热带地区,寄生虫所引起的疾病一直是普遍存在的公共卫生问题。联合国开发计划署、世界银行、世界卫生组织热带病培训研究特别规划署曾联合倡议要求重点防治的 10 种热带病中,除麻风病、结核病和登革热外,其余 7 种都是寄生虫病,即疟疾(malaria)、血吸虫病(schistosomiasis)、淋巴丝虫病(lymphatic filariasis)、盘尾丝虫病(onchocerciasis)、利什曼病(leishmaniasis)、非洲锥虫病(African trypanosomiasis)和美洲锥虫病(Chagas disease)。根据世界卫生组织发布的资料,当前疟疾仍流行于全球近百个国家,约近全球半数人口受到威胁,迄今仍居寄生虫病的死因谱之首。2019 年,全球疟疾病例为 2.29 亿例,死亡人数为 40.9 万人,其中 67% 疟疾死亡病例为 5 岁以下儿童。无论是病例数还是死亡数,非洲均占全球的 94%。血吸虫病流行于全世界 76 个国家和地区,超过 7 亿人生活在该病流行区,至少有 2.4 亿人感染血吸虫病。全世界有 1.2 亿人感染淋巴丝虫,因淋巴丝虫病而致残的人数达 4 000 万人。3 700 万人感染盘尾丝虫,导致 27 万人失明和 50 万人视觉障碍。利什曼病、非洲锥虫病和美洲锥虫病主要在非洲和中南美洲流行,每年导致数万人死亡。此外,肠道寄生虫感染也十分严重,特别在亚洲、非洲、拉丁美洲的农业地区,据估计全球有超过 10 亿人感染蛔虫,7.4 亿人感染钩虫,7.95 亿人感染鞭虫。随着全球经济一体化,国际交往日益频繁,人口流动逐渐增强,加之人们的生活方式随经济发展和国际交往而改变,使得寄生虫病跨国传播成为可能。寄生虫病仍然是发展中国家应该重点防治的传染性疾病之一,人类对寄生虫的危害,包括对人类健康的危害和对社会经济发展的影响依然不可掉以轻心。

随着我国对寄生虫病防治力度的加大和更加科学的防治策略的应用,在我国曾严重危害人民健康的多种寄生虫病得到了控制,丝虫病和疟疾已被消灭。但近年来相继出现许多新的问题,给寄生虫病的防治工作带来了新的困难,也给寄生虫病的防治工作者提出了新的课题。譬如,我国少数血吸虫病流行区因地形复杂,特别是湖沼型和丘陵型流行区,难以彻底消除钉螺,且保虫宿主种类繁多,人类接触疫水的机会也较多,诸多因素均增加了消灭血吸虫病的难度。2014—2015 年,开展的全国第 3 次人体重要寄生虫病现状调查,发现我国西南部分地区寄生虫感染率仍处于较高水平,个别地区甚至超过 30%,华支睾吸虫的感染在珠江三角洲城镇与城郊地区感染率高达 23.36%。传统的常见寄生虫病在国内已被医疗卫生系统的工作人员所熟悉,通过卫生宣传教育也使公众对常见寄生虫病有了一定程度的认识。但是有些原来发病率很低的寄生虫病,或人兽共患的寄生虫病,或机会致病性寄生虫病,或新现和再现寄生虫病,近年来的发病率却呈上升趋势。如原本主要在我国南方局部暴发流行的广州管圆线虫病,2006 年却在我国北方一些大城市出现了局部暴发流行,究其原因实际上是由于人们的卫生防护意识不强,食用生的或加热不彻底的福寿螺后被广州管圆线虫感染。近年来,随着艾滋病、肿瘤病人的增加以及免疫抑制剂的广泛使用,机会致病性寄生虫如弓形虫、隐孢子虫、粪类圆线虫、微孢子虫等感染日益增加。内脏利什曼病、旋毛虫病、贾第虫病、包虫病、并殖吸虫病、巴贝虫病等,在有些地区也时有发生。我国幅员辽阔,地跨寒、温、热三带,气候条件复杂,自然环境多样,人们的生活习惯各异,寄生虫病种类繁多,分布广泛。因此,利用新的科学技术,解决寄生虫病防治工作中的实际问题始终是寄生虫学的主要研究内容。

尽管人类与寄生虫病斗争的形势依然严峻,但从目前医学教育的课程设置来看,随着新学科的不断发展,寄生虫学在医学教育中所占的课时不断被压缩,医学生对寄生虫学的基础知识与基本技能的掌握明显不足;非寄生虫病专业的某些高级医师面对一些寄生虫病时往往缺乏诊治能力,甚至是寄生虫学专业的工作者也因知识面局限,在遇到某些寄生虫病突发事件时往往难以应对。针对以上问题,组织编撰本书,以期继承并发展寄生虫学研究技术,同时为实际工作需要提供具体的专业性帮助。

随着科技的不断进步,寄生虫学实验研究技术涉及的内容越来越多,实验研究技术的创新与科学研究的文献浩如烟海,科研成果层出不穷。目前科学技术的发展已驶上了高速行驶的快车道,带有时代标志的新学科和新技术已进入或将要进入寄生虫学的研究领域,如光学仪器、电子仪器、数学模型、大数据、概率论、光子、量子技术等等,需要我们不断探索与开拓,以推动寄生虫学研究技术的发展。

(李朝品)

参 考 文 献

[1] 刘德平,黄亚铭.古寄生虫学国内外研究进展[J].寄生虫病与感染性疾病,2016,14(3):213-217.

[2] 严俊,胡桃,雷正龙.全国重点寄生虫病的防控形势与挑战[J].中国寄生虫学与寄生虫病杂志,2015,33(6):412-417.

[3] 林丽君.医学寄生虫学学科发展报告[A].浙江省预防医学会.2015卷浙江省公共卫生与预防医学学科发展报告[C].浙江省科学技术协会,2015:10.

[4] 黄慧聪,姚丽丽,周子博,等.广州管圆线虫Ⅴ期幼虫具抗原表位功能的肽段的筛选及鉴定[J].中华医学杂志,2014:94(24):1905-1908.

[5] 周晓农.我国寄生虫病防治形势与今后防治科研重点[J].中国血吸虫病防治杂志,2011,23(5):473-475.

[6] 季旻珺,吴观陵.人体寄生虫学学科发展的历史性思考[J].中国寄生虫学与寄生虫病杂志,2009,27(5):448-454.

[7] 王陇德.全国人体重要寄生虫病现状调查[M].北京:人民卫生出版社,2008:9-24,296.

[8] 林金祥,吴中兴,李友松《"传统"寄生虫学的传承与发展》一文读后感[J].中国寄生虫学与寄生虫病杂志,2007(4):254.

[9] 瞿逢伊.我国医学寄生虫学发展百年历史回顾与评述[J].中国寄生虫学与寄生虫病杂志,2007(4):259-273.

[10] 陈启军,尹继刚.寄生虫学主要研究进展及发展方向[J].中国寄生虫学与寄生虫病杂志,2007(4):342-348.

[11] 余森海."传统"寄生虫学的传承与发展[J].中国寄生虫学与寄生虫病杂志,2007(3):161-162.

[12] 晏容.21世纪人体寄生虫学发展的哲学思考[J].遵义医学院学报,2006(3):314-315.

[13] 李亮,张路平.寄生虫的起源与进化[J].生物学通报,2006(4):15-16.

[14] 吴观陵.我国血吸虫病免疫诊断发展的回顾与展望[J].中国寄生虫学与寄生虫病杂志,2005(S1):323-328.

[15] 周晓农,林矫矫,王显红,等.国外寄生虫学发展简史[J].国外医学(寄生虫病分册),2005(2):51-53.

[16] 徐之杰.我国近代医学寄生虫学发展史简介[J].寄生虫与医学昆虫学报,2004(2):111-114.

[17] 郑江.我国血吸虫病防治的进展及面临的挑战[J].中国寄生虫学与寄生虫病杂志,2003,21:4-5.

[18] 李雍龙.中国医学寄生虫学发展简介(有史~1949年)[J].寄生虫与医学昆虫学报,2003(4):246-250.

[19] 沈杰.对《中国兽医寄生虫学》的回顾与展望[J].中国兽医寄生虫病,2003(3):62-64.

[20] 仇锦波,陈家旭,陈盛霞.《寄生虫学与寄生虫检验学》的起源、发展与任务[J].医学检验进修杂志,2000,7(2):3-5.

[21] 廖党金.从寄生虫学的发展来看生物学革命[J].中国兽医寄生虫病,2000(3):46-48.

[22] 徐之杰.人体寄生虫学//邓铁涛,程之范.中国医学通史(近代卷).北京:人民卫生出版社,2000:377-382.

[23] 赵辉元.人兽共患寄生虫病学[M].延吉:东北朝鲜民族教育出版社,1998:69-70,87,351.

[24] 唐崇惕,赵尔宓.唐仲璋教授选集—纪念唐仲璋教授九十周年诞辰[M].成都:四川教育出版社,1994:225-315.

[25] 毛守白.医学寄生虫学发展展望[J].中国公共卫生学报,1991(2):65-68.

[26] 林建银.寄生虫学研究方法的发展与科学技术[J].医学与哲学,1984(1):31-32+56.

[27] 陈邦贤.中国医学史[M].上海:上海书店,1984:185-194,269-308.

[28] 毛守白.中国寄生虫学的今昔[J].寄生虫学与寄生虫病杂志,1983(4):11.

[29] 周谷城.中国通史(下册)[M].上海人民出版社,1982:353-390.

[30] 陈心陶.我国寄生虫学三十年来的发展与成就(1934—1964)[J].动物学杂志,1964(6):253-257.

[31] 陈心陶.我国寄生虫学三十年来的发展与成就[J].动物学杂志,1964,6(6):253-257.

[32] 陈心陶.医学寄生虫学[M].北京:人民卫生出版社,1960:35-125.

[33] 洪式闾,李非白,胡旭庚,等.钩虫病及毛圆线虫病[M].北京:人民卫生出版社,1956:70-74.

[34] 王兆俊,吴征鉴.黑热病学[M].北京:人民卫生出版社,1956:5-6.

[35] 姚永政.人体寄生虫学教范[M].北京:人民卫生出版社,1953:189-316.

[36] 洗维逊.广东疟蚊之地理分布[J].中华医学杂志,1949,35:135-138.

[37] 洪式闾.三十年来中国人体寄生虫之鸟瞰[J].科学,1947,29(6):165-192.

[38] 李非白.巴西钩虫病例报告[J].中华医学杂志(重庆版),1944,29:267-269.

[39] 洪式闾.北碚所见一种疟原虫之研讨[J].中华医学杂志(重庆版),1944,29:571-573.

[40] 徐锡藩.中国寄生虫学发展之回顾与前瞻[J].中华医学杂志,1940,26(8):709-717.

[41] 冯兰洲.姚永政,孙城戎.我国之皮肤黑热病[J].中华医学杂志,1935,21(11):1240.

[42] 冯兰洲.厦门之疟疾及其传染之研究[J].中华医学杂志,1932,18(3):370-395.

[43] 林几.十二年度国立北京医科大学校肠寄生虫检查报告[J].中华医学杂志,1924,10:112-154,195-245.

[44] 应元岳.疟疾之奇特病状数则与桂宁静脉注射之功效[J].中华医学杂志,1923,9:182-187.

[45] LI SJ. The nurse of parasites:gender concepts in Patrick Manson's parasitological research. J Hist Biol,2004,37(1):103-130.

[46] MARX J. Nobel Prize in Physiology or Medicine. Tiny worm takes a star turn [J]. Science,2002,298(5593):526.

[47] COX FE. History of human parasitology [J]. Clin Microbiol Rev,2002,15(4):595-612.

[48] REDDIEN PW,CAMERON S,HORVITZ HR. Phagocytosis promotes programmed cell death in C. elegans [J]. Nature,2001,412(6843):198-202.

[49] FERREIRA LF,BRITTO C,CARDOSO MA,et al. Paleoparasitology of Chagas disease revaled by infected tissues from Chilean mummies. Acta Trop,2000,75(1):79-84.

[50] BEAVER PC.Clinical parasitology .9th .eds .Philadelphia:Lea Febiger,1984:3.

[51] BEAVER PC,JUNG RC,CUPP EW. Clinical Parasitology [M]. 9th ed. Philadelphia:Lea & Febiger,1984:459-481.

[52] CHERNIN E. Milest ones in the history of tropical medicine and hygiene [J]. Am J Trop Med Hyg,1977,26:1053-1104.

[53] SULSTON JE,HORVITZ HR. Post-embryonic cell lineages of the nematode,Caenorhabditis elegans [J]. Dev Biol,1977,56(1):110-156.

[54] SULSTON J,DEW M,BRENNER S. Dopaminergic neurons in the nematode Caenorhabditis elegans [J]. J Comp Neurol,1975,163(2):215-226.

[55] BRENNER S. The genetics of Caenorhabditis elegans [J]. Genetics,1974,7(1):71-94.

[56] ARMSTRONG DE. Occurrence of Entamoeba polecki in school children in Taiwan [J]. J Parasitol,1966,52:700.

[57] FOSTER WD. A hist ory of parasitology [M].London :ES Livingstone,1965:1-32.

[58] ANGIOSTRONGYLUS IN MAN,BY NOMURA AND LIN,1945 [J]. Am J Trop Med Hyg,1964,13:589-590.

[59] AUST EC. The beginning of organized parasitology in China [J].Peking Nat Hist Bull,1950,19(2-3):85-88.

[60] HOPPPLI R. The development of Parasitology in China from 1930 to 1950 [J]. Peking Nat Hist Bull,1950,19(2-3):89-146.

[61] FENG LC. The role of the peritrophic membrane in Leishmania and trypanosome infections of sandflies[J]. Peking Nat Hist Bull,1950,19(2-3):327-334.

[62] TANG CC. Sweet-potato cultivation and hookworm disease in Fukien [J].China Am J Hyg,1949,50:236-262,10-13.

[63] CHANG K . Studies on Hookworm Disease in Szechwan Province,West China [J]. Johns Hopkins Press,1949.

[64] CHANG K,TONG WK,LI CH,et al. The epidemiology and importance of hookworm disease in Szechwan Province. An abbreviated report. [J]. chinese medical journal,1942,61A(1):1-8.

[65] YAO YT,WU CC. On the perculiar morphology of the malaria parasite from a patient and the possibility of its being Plasmodium ovale [J]. Chin Med J,1941,60:178-183.

[66] CHUNG HL. On the relationship between canine and human kala-arar in Peiping and the identity of leishemania canine

and Leishmania donovani.Chinese M J,1940,57 :501-522.

[67] CHEN HT. Morphological and Developmental Studies of Paragonimus iloktsuenensis with Some Remarks on Other Species of the Genus(Trematoda :Troglotrematidae). [J]. lingnan science journal,1940:429-530.

[68] HSU XF,LI SY. Studies on certain problems of Clonorchis sinensis .IX.The migration route of its early larval stages in the snail,Bithynia fuchsiana [J].Chinese Med J,suppl,1940,3 :244-254.

[69] HSU HF. Euparyphium jassyense Leon & Ciurea[=E. melis(Schrank)]found at the autopsy of a Chinese[J]. Chin Med J, 1940,58:552-555.

[70] TANG CC. Further investigations on Schistosoma japonicum in Futsing,Fukien Province [J]. Chinese Medical Journal, 1939,2:462-473.

[71] TANG CC. Some remarks on the morphology of the mi racidium and cercaria of Schistosoma japonicum [J]. Chinese Medical Journal,1938,2:423-432.

[72] WU K. Cattle as reservoir hosts of Schistosoma japonicum in China [J].Am J Hyg .1938,27(2):290-297.

[73] YAO YT,LING LC. Notes on the comparative morphological study of the three different types of eggs laid by Anopheles hyrcanus var. sinensis in Nanking[C]. Trans Far East Assoc Trop Med 10th Congr,Hanoi,1938,2:831-837.

[74] YAO YT,WU CC. Notes on the Chinese species of Phlebotomus[J]. Part. I - VI . Chin Med J,1938,Suppl 2:527-537.

[75] FENG LC. The anopheline mosquitoes and the epidemiology of malaria in China [J]. Chin Med J,1937,51:1005-1020.

[76] BEAVER PC,ROSEN L. MEMORANDUM ON THE FIRST REPORT OF MATSUDA K. Studies on Trichomonas vaginalis Donne. I. Distribution of T. vaginalis among Japanese,Koreans,and Manchurians in Dairen[J]. J Oriental Med, 1936 ,24:25,613-621.

[77] YAO YT,LING LC,LIU KB. Studies on the so-called Changchi. I Changchi in Kweichow and Kwangsi border[J]. Chin Med J,1936,50:726-738.

[78] LING LC,LIU KB,YAO YT. Studies on the so-called Changchi.II. Changchi in Yunnan [J]. Chin Med J,1936,50: 1815-1828.

[79] FENG LC. The development of Microfilaria malayi in A. hyrcanus var. sinensis Wied [J]. Chin Med J,1936,Suppl 1: 345-367.

[80] TANG CC. Schistosomiasis Japónica in Fukien with Special Reference to the Intermediate Host [J]. Chinese Medical Journal,1936,50:1585-1590.

[81] CHEN HT. Pulmonema cantonensis gen et sp nov:the pulmonary nematode of rats from Canton[J]. Ann Parasitol Hum Comp,1935,13:312-317.

[82] FENG LC. Household mosquitoes and human filariasis in Amoy,South China [J]. Chin Med J,1933,47:168-178.

[83] HSÜ HF,Watt JYC. Dracuncuhts medinensis Infection in Two Dogs in Peiping. Experimental Infection of Cyclops [J]. Chinese Medical Journal,1933,47:1326-1333.

[84] FENG LC. A comparative study of the anatomy of Microfilaria malayi Brug,1927 and Microfilaria bancrofti Cobbold,1877 [J]. Chin Med J,1933,47:1214-1246.

[85] CHEN HT. A preliminary report on a survey of animal parasites of rats in Canton,China,rats [J]. Lingnan Sci J,1933, 12:65-74.

[86] FENG LC. Sarcosporidiosis in man:report of a case in a Chinese[J]. Chin Med J,1932,46:976-981.

[87] FENG L .Sarcosporidiosis in manreport of a case in a chinese [J]. Chinese Medical Journal,1932,46:976-981.

[88] BARE NH. Notes on diseases of the Sino-Tibetan border [J]. Chin Med J,1930,44:1157-1167.

[89] YIN YY. Paragonimus infestation. A report of two cases [J]. Nat Med J China,1930,16:638-642.

[90] LEE CU. Some notes on the treatment and diagnosis of malaria[J]. Nat Med J China,1929,15:38-45.

[91] CARROLL FE. Human intestinal parasites in North China [J]. American Journal of Epidemiology,1929(2):2.

[92] FAUST EC. Report for the Parasitology diagnostic laboratory of the Peking Union Medical College Hospital for the year 1927-1928 [J]. Chin Med J,1928,42:823-826.

[93] FAUST EC. Overwhelming infections of E.granulosus in a Peking dog [J].Chinese Med J,1928,42(3):210.

[94] FAUST EC. Studies on Thelazia callipaeda Railliet and Henry,1910 [J]. J Parasitol,1928,15:75-86.

[95] FAUST EC. Linguatulids(Order Acarina)from man and other hosts in China [J]. Am J Trop Med,1927,7:311-325.

[96] FAUST EC. Thelazia infection of man and mammals in China [J]. Trans R Soc Trop Med Hyg,1927,20:365-369.

［97］ HOWARD HJ. Thelazia of the eye and its adnexa in man ［J］. Am J Ophthalmol,1927,10:807-809.

［98］ KING GF.Hydatid disease ［J］.Chinese Med J,1927,41（5）:457.

［99］ PETER WW. Researches on Hookworm in China ［J］. American Journal of Public Health,1927.

［100］ FAUST EC,KHAW OK. Studies on Clonorchis sinensis（Cobbold）［M］. Am J Hyg,1927. Monogr ser No. 8:1-284.

［101］ CHAO HA. Diagnosis of dysenteries. differentiation of bacillary and amoebic dysentery by cyto-diagnosis. Review of 321 cases of dysentery ［J］. Nat Med J China,1927,13:324-331.

［102］ LEE CU. Filariasis investigation in the Province of Kiangsu,China［J］. Trans R Soc Trop Med Hyg,1926,20:279-287.

［103］ CHIANG SF. Study of parasitic amoebae by experimental cross infection of laboratory animals ［J］. Nat Med J China, 1925,11:440-482.

［104］ BARLOW CH. The Life Cycle of the Human Intestinal Fluke Fasciolopsis buski（Lankester）［M］. Am J Hyg,1925,4: 1-98.

［105］ KESSEL JF,SVENSSON RA. A survey of human intestinal protozoa in Peking,China ［J］. Chin Med J,1924,38: 961-982.

［106］ LI KH. Malaria among Chinese university students ［J］. Chin Med J,1924,38:737-742.

［107］ FAUST EC,MELEMEY HE. Studies on schistosomiasis japonica ［M］. Am J Hyg,1924. Monogr ser No. 3:1-339.

［108］ CHEN P. A Comparative Study of Clonorchis sinensis（Cobbold）. ［M］.Trans.Biennial Cogress,1923:434 -446.

［109］ WASSELL CM. Isospora hominis discovered in China ［J］. Chin Med J,1923,37:661-663.

［110］ FAUST EC. The distribution and differentiation of human helminthes in China and adjacent territory:a syllabus for the clinicians of China ［J］. Chin Med J,1923,37（2 Suppl）:1-43.

［111］ Koo UK. Paragonimiasis with report of a case ［J］. Nat Med J China,1922,8:259-263.

［112］ MAXWELL JP. Intestinal parasitism in South Fukien ［J］. Chin Med J,1921,35:377-382.

［113］ FAUST EC. Preliminary survey of the parasites of vertebrates of North China ［J］. Chin Med J,1921,35:196-210.

［114］ FAUST EC,WASSELL CM. Preliminary survey of the intestinal para sites of man in the Central Yangtze Valley［J］. Chin Med J,1921,35:532-561.

［115］ YEN FC. The control of hookworm disease at the Pinghsiang Colliery,Ngan Yuen,Kiangsi［J］. Nat Med J China,1920,6: 71-92.

［116］ PEAKE EC. Discovery of new blood parasite ［J］. Chin Med J,1918,32:110-116.

［117］ STUCKEY EG. Circumocular filariasis ［J］. Chin Med J,1917,31:24-26.

［118］ MAXWELL JL. Reports of worm infections arranged according to the provinces of China ［J］. Chin Med J,1910,24: 93-98.

［119］ HOUGHTON HS. Report from the Wuhu General Hospital［J］. Chin Med J,1910,24:86-90.

［120］ MAXWELL JL. Research committee:Fourth Interim Report. Extract from a letter from Dr. C.K. Roys,Weihsien,enclosing a list of intestinal parasites found in Tsingtau by German government medical staff Dr. Uthemann ［J］. Chin Med J,1910, 24:93.

［121］ JEFFERYS WH,DAY E. Report for 1907,Pathological laboratory,St. Luke's Hospital,Shanghai ［J］. Chin Med J,1908, 22:102-107.

［122］ LOGAN OT. A case of dysentery in Hunan Province,caused by the trematode Schistosomum japonicum［J］. Chin Med J, 1905,19:243-245.

［123］ MACLEOD N. Malaria and its parasite ［J］. Chin Med J,1897,11:205-208.

第一篇

寄生虫标本的采集、制作与保存

生物标本制作技术18世纪起源于英国,19世纪50年代从欧洲传到中国。19世纪以前,欧洲人在环球航行或在世界各地远征考察的同时,采集了世界各地生物标本用于研究或收藏。这一时期采集的生物标本主要是动植物。从欧洲传到中国的标本制作技术主要是动物剥制标本制作技术,此技术经过多年完善,形成了南方的"唐家"和北方的"刘家"为代表的两个主流制作方法。"唐家"早年的代表人物为唐春营,"刘家"的为刘树芳,他们是我国标本制作技术的奠基人,为我国标本制作技术的研究做出了突出贡献。1949年以来,我国生物标本制作技术有了较快的发展,中国科学院动物研究所、中国自然博物馆和高等学校等都开展了生物标本制作技术研究,现在生物标本制作的类型也多种多样。

寄生虫标本制作技术远比大型动物的要早得多,人们要与寄生虫病作斗争就渴望了解寄生虫的形态。从1674年列文虎克(Leeuwenhoek)发明了显微镜,寄生虫的标本制作就开始了。19世纪中叶至20世纪中叶(1840—1949年),寄生虫研究从古代的宏观观察、经验积累和逻辑推理,进入到近代的微观观察和实验研究阶段。18世纪林奈(Carl von Linné)对大量蠕虫的科学命名,19世纪及20世纪初对痢疾阿米巴与非致病性阿米巴的鉴别,以及4种人体疟原虫在红细胞内的形态确认,都是依赖于寄生虫虫体的标本制作。

寄生虫标本的采集、制作与保存是人体寄生虫学实验研究的基本技术之一,它在人才培养、科学研究、科普宣传与教育、博物珍藏与历史考证等方面都具有重要的理论意义和应用价值。人们在研究寄生虫的工作中,通常根据不同目的将采集获得的寄生虫制成教学或科研标本,以便研究寄生虫的形态、生理、生化等生物学特征和内部结构及其功能等。熟练掌握寄生虫标本采集、制作与保存的基本知识与技能,将有助于提高寄生虫学教学质量和科研水平。本篇主要介绍医学原虫、医学扁虫、医学线虫、医学棘头虫和医学节肢动物的标本采集、制作与保存。首先简单介绍人体寄生虫标本分类及寄生虫标本的采集、处理、制作和保存的基本原理与基本方法。按照标本的保存和制作方法的不同,人体寄生虫标本通常可分为液浸标本、干制标本、玻片标本、针插标本和人工琥珀标本等几种类型。

1. 液浸标本 即将标本保存于保存液中制成的标本,一般见于较大的昆虫和蠕虫、寄生虫的中间宿主以及由虫体寄生引起病变的组织或器官。为了保持原有的形态,显示出完整的虫体或病变部位,在保存之前需要经过适当的处理,做到美观大方,然后予以固定保存。其制作过程一般为:选择目的标本、清洗、预固定、暴露目的部位、整姿、固定、装缸、加注固定液、封口和贴标签。

2. 干制标本 即将虫体干燥后经防腐处理而制成的标本,一般常用于制作有翅昆虫的成虫和吸虫的中间宿主等标本,例如软体动物和甲壳动物等。干制标本保存需采取一定的防潮、防霉、防蛀措施,以免标本受损。

3. 玻片标本 即将样本(研究对象)封存于载玻片与盖玻片之间制成的标本,是较常见的人体寄生虫标本。一般用于制作原虫、蠕虫卵和昆虫卵及其幼虫和成虫,或虫体的某一部分等较小型的标本。玻片标本又分为临时玻片标本和永久玻片标本两类。

(1)临时玻片标本:只供临时观察之用,将成虫、虫卵、幼虫(蚴)、宿主组织,或虫体的某一部分置于载玻片上并覆以盖玻片,或将样本(研究对象)用两张载玻片制成压片标本,临时玻片标本一般用于观察活体标本的自然形态或运动方式等。

(2)永久玻片标本:可长期使用,其制作方法较复杂,一般需经固定、清洗、染色、脱水、透明和封固等步骤。按制作方式的不同又可分为整封标本、涂片标本和切片标本。

1)整封标本:一般用于制作蛲虫、蚊等体型较小的蠕虫、昆虫,或虫体某一特征部分的标本。

2)涂片标本:将寄生虫随宿主血液、组织和排泄物等直接涂于玻片上,经染色制成的玻片标本,一般用于疟原虫、利什曼原虫和阿米巴等腔道、体液或组织内寄生的寄生虫标本制作。

3)切片标本:即将器官或组织先切片再制作成的玻片标本,不仅可观察组织内寄生虫的形态结构,还可了解虫体寄生部位的组织病理变化,有利于虫种鉴定和观察寄生虫对宿主组织的损伤作用,一般用于旋毛虫囊包、蛔虫的幼虫、血吸虫卵等寄生在组织或器官内寄生虫标本的制作。此外,利用组织切片,还可将寄生虫的成虫、幼虫、虫卵等标本包埋于组织内,进行抗原定位、免疫诊断等技术研究。

4. 针插标本 即将标本用昆虫针或三角纸片插入标本的某一部位所制成的标本,常用于有翅昆虫的成虫,尤其是体型较大的蚊、蝇和白蛉等。

5. 人工琥珀标本 即将标本用松香、环氧树脂、聚甲基丙烯酸甲酯或脲醛树脂等包埋而制成的标本,常用于体型较大的节肢动物,如蝇、蜈蚣、蝲蛄和溪蟹等。

人体寄生虫标本制作的一般过程包括:标本的采集、收集、清洗、固定等步骤,对于玻片标本还包括染色、脱水、透明和封片等步骤。

(一) 寄生虫标本的采集

标本的采集方法常因寄生虫的形态、生活史、寄生部位、生活习性及地理分布不同而异。

1. 体内寄生虫的采集 体内寄生虫主要寄生于人体的肠道、腔道、淋巴管、血管、骨髓、肌肉、各脏器等组织器官或细胞内。采集时要根据寄生虫在人体的寄生部位和循环方式选择标本采集的途径。例如,寄生于肠道和腔道的原虫滋养体或包囊、蠕虫虫卵和某些寄生虫的成虫,可从人或宿主的排泄物或分泌物中获取;大部分肠内成虫须用驱虫药驱出后采集;血液与骨髓内的寄生虫可通过抽血或骨髓穿刺进行采集;寄生于肝、肺、脑等器官及肌肉组织者,则多靠活组织检查或尸体解剖来收集。其中对于人兽共患的寄生虫,主要通过解剖动物获取。

2. 体外寄生虫的采集 体外寄生虫主要寄生在人或动物宿主的体表,或栖息在动物的巢(洞)穴,甚至遍布于动物孳生地。采集标本时可从其宿主体表或其巢(洞)穴和宿主自然孳生地获得,或通过直接捕捉采集,也可通过人工饲养获得寄生虫生活史中某阶段的虫体。

不同标本采集时均有其特定的注意事项,但总的来说一般应注意记录采集标本的详细信息,因为这些信息会对寄生虫的种类鉴定和分类产生影响。采集标本的过程一定要逐一详细记录,如标本采集的时间、地点、气候(温度、湿度)、标本来源、宿主的种类、寄生部位及采集者姓名等。采集标本时应谨防标本受损(残缺),确保标本的完整性,因为标本的任何结构都可能是其鉴定的依据。在采集标本过程中采集人应谨防感染,尤其是采集带有病原体的节肢动物或某些寄生虫的感染期,要针对其感染方式采取适当的驱避和防护措施,如穿戴防护服、佩戴相应的防护用具、使用驱避剂和采用安全的器具和容器等。此外采集人还应注意记录这类标本的采集方法、器材等。

(二) 寄生虫标本的收集、清洗

采集所得的寄生虫标本,如需进行人工培养或饲养,则要在虫体尚未死亡之前收集虫体,进行适当清洗后置于适宜生长的环境中。若无须培养或饲养的标本应尽快进行收集、清洗、固定,然后进行标本制作。收集虫体可采用自然沉淀或低速离心浓集的方法等,虫体在固定之前应用生理盐水或任(人)氏液清洗,清洗时应避免损伤虫体的形态和结构。若标本需要染色,则其在生理盐水中清洗的时间应尽量缩短,以防因虫体渗透压的改变而造成其内部结构损坏。

(三) 寄生虫标本的固定

清洗后应将新鲜标本(寄生虫虫体、受损的宿主器官或组织等)放入固定液中,标本与固定液的比例为1:20~1:30,有些处于分化时期的标本(如卵、毛蚴等)应杀死后予以固定,使标本的形态结构和成分被化学试剂固定后,能保持与新鲜标本相近。固定的方法主要有物理方法(热、冰冻或干燥方法)和化学方法(乙醇、甲醛或某些化学试剂配制而成的混合固定液),其中化学方法应用范围较广。

化学固定液的主要作用原理包括:①穿透作用:即快速穿透组织;②防腐作用:防止组织细胞自溶和腐败作用;③沉淀或凝固作用:固定后细胞内的蛋白质、脂肪、糖、酶等物质沉淀或凝固成不溶解和不变形的不同折光率的物质,这些物质使染色后的细胞结构易于识别;④媒染作用:有些固定剂可与细胞的蛋白质结合,有助于细胞与染料相结合,使细胞更易着色;⑤硬化作用:可使组织硬度增加且程度适中,既不易变形又便于制作标本。

常用固定剂可分为两类,即还原剂和氧化剂,两类固定液不能混合使用。常见的乙醇、甲醛、甲醇等为还原剂,而苦味酸、重铬酸钾、锇酸等为氧化剂。另外,按照固定剂对蛋白质的作用不同,固定液还可分为:蛋白质沉淀类(如乙醇、三硝基苯酚、氯化汞等)和非蛋白质沉淀类(如甲醛和重铬酸钾等)。选择固定剂时应根据固定标本的性质、标本制作目的和是否染色来选择。若单一化学试剂固定效果不佳,可使用二种以上化学试剂进行混合固定。例如由乙醇、冰醋酸和氯仿配制而成的卡氏固定液;由苦味酸、福尔马林和冰醋酸配制而成的鲍氏固定液;由福尔马林、乙醇和冰醋酸配制而成的布勒氏固定液;由乙醇、硝酸、氯化汞、冰醋酸和蒸馏水配制而成的吉尔森氏固定液等。以下对各种常用固定剂的单一化学作用特点作概要介绍,其具体运用方法见本篇各章节,各种试剂的配制方法见本书第四章。

1. 乙醇　乙醇是无色液体,可与蒸馏水以任何比例混合。一般宜采用的浓度为 70%。乙醇作为固定液的特点:①标本要求:其较难渗入组织深部,故不宜用以固定大块组织;乙醇固定的标本对于细胞核的染色较差;乙醇浓度在 50% 以上,可溶解脂肪和类脂体,且易溶解血红蛋白和损害多数其他色素。样本保存于 95% 浓度乙醇溶液中,可用于 DNA 提取。②保存时间要求:乙醇是还原剂,易被氧化为乙醛,继而变为乙酸而失效,应每二年更换一次或加入适量的甘油。③温度要求:0℃时蛋白质能溶于乙醇,所以固定时温度不宜太低。

2. 福尔马林　即 37%~40% 的甲醛水溶液,是无色透明液体,易挥发,有强烈的刺激性气味,是一种强还原剂。另外,甲醛有很强的抗菌效果,是较常用于防腐的保存液。福尔马林用于固定和保存标本的常用浓度为 5%~10%。甲醛作为固定液的特点:①标本要求:渗透力强,固定组织较为均匀,组织收缩少,但可使组织硬化,常用于大块组织和大型虫体的保存;也可用于测定细胞内 DNA 含量标本的固定;甲醛固定后细胞核染色效果较好;②固定时间要求:小型寄生虫和小块组织(1.5cm × 1.5cm × 0.2cm)在 5%~10% 的福尔马林溶液中需固定数小时,大型虫体和大块组织则需经 1~2 天;③保存要求:甲醛易变性聚合而呈混浊状多聚甲醛,不宜作固定剂。处理方法为在配制时添加甘油以阻滞它的聚合,也可将甲醛沉淀物进行加热,使之溶解等;④对染色的影响:浸泡在甲醛中时间较短的标本,染色前只需冲洗 10 分钟至 2 小时即可;但对于浸泡在甲醛中时间较长的标本,则需经流水冲洗 24 小时,甚至 48 小时,否则其氧化产物(甲酸)的沉淀将会影响染色效果。

3. 乙酸(醋酸)　乙酸是混合固定液中常用成分。用于固定标本的浓度为 0.3%~5%。乙酸作为固定液的特点:①标本要求:它对染色质固定效果好,对染色体的保存尤佳,而且可清楚地显示细胞核;②固定时间:穿透速度快,一般固定的时间均为 1 小时。

4. 其他常用固定剂　①苦味酸(三硝基苯酚):穿透速度较慢,使组织收缩显著但并不硬化。应用苦味酸固定时间过久,会影响碱性染料的染色。苦味酸可沉淀蛋白质,但对类脂物无作用,也不能固定碳水化合物;②重铬酸钾:重铬酸钾是强氧化剂,常用浓度为 1%~3%。其穿透速度慢(如 2mm³ 组织块需固定 24 小时)。固定的组织收缩很小。可固定类脂体、线粒体、高尔基体、脂肪等,但不能固定染色体;③升汞(氯化汞):升汞有剧毒,对黏膜有腐蚀作用,常用浓度为 5% 水溶液。穿透力较弱,通常用于固定小型标本。可固定蛋白质类物质,且有助染作用;④锇酸:常用浓度为 1%~2%。锇酸的穿透速度慢,对组织固定不均匀。经锇酸固定的标本不易硬化。

标本固定的注意事项:①标本要求:取材新鲜;病理标本保持虫体与宿主组织的自然位置和状况。②标本处理:标本经清水或生理盐水清洗,清洗时避免损伤标本;组织块不宜过厚,一般须切成小块,直径不超过 5mm,较大的组织块应在适当部位作剖面或深切口;标本上贴上标签。③容器要求:容器的容积应适当大于标本的体积,勿使虫体和组织块贴于瓶底或瓶壁,可用些棉花等隔开标本和瓶壁,以免影响固定剂的渗入;容器应有盖,密封性强;容器上贴上标签。④固定剂:新鲜配制使用为宜,如需保存应置避光、阴凉处。⑤标签要求:标签上应注明固定剂、标本来源、日期等。瓶内保存的须用黑色铅笔或绘图黑墨水书写标签,以免褪色。

(四)标本染色

有些标本须经过染色使不同部分着不同的颜色,从而有利于观察寄生虫的形态特征和内部结构。标本染色是使用与被染组织有亲和力的染料,将组织和细胞的不同部分被染上不同色团,产生不同的折光率。染料必须同时含有发色团和助色团才能发生染色作用。发色团能发出颜色但对组织没有亲和力,不能直接染色。助色团与组织有亲和力但本身不能产生色彩。

染料的种类颇多,其分类方法不尽相同。①按来源分:分为天然染料和人工染料。天然染料为动植物的提取物,如苏木精和胭脂红;人工染料是人们以化学方法合成的染料;②按化学反应分:分为碱性染料(亚甲蓝、甲苯胺蓝 O 和吖啶橙等)、酸性染料(甲基蓝、酸性品红、伊红、固绿和苏丹Ⅲ)和中性染料(碱性染料和酸性染料混合,也称复合染料,如 Wright 染色剂和 Giemsa 染色剂);③按用途分:分为胞核染料(苏木精、胭脂红、甲苯胺蓝 O、亚甲蓝、孔雀绿、中性红、碱性复红等)、胞质染料(伊红和伊红 Y、酸性复红,苦味酸、固绿等)和脂肪染料(苏丹Ⅲ、苏丹黑等)。

寄生虫标本的染色除使用染料外,还应辅以媒染剂、促染剂及分化剂。媒染剂是既能与染料和组织结合,又能增进染色能力的带金属离子的盐。常用的媒染剂盐类有铝盐、铁盐及明矾等,如明矾(钾明矾、铵明矾、铁明矾)可作为苏木精的媒染剂。促染剂是具有促使组织变得容易被染料着色的作用,但本身并不参与染色反应的一类试剂,如卡红染液中的硼砂,伊红染液中的冰醋酸。分化剂是一类能使组织和细胞染色适宜的试剂。它可将浓染标本的过多染料降至适当程度,并去掉吸附的颜色。分化剂包括酸类(盐酸或冰醋酸)、氧化剂(高锰酸钾、重铬酸钾等)和某些媒染剂。

标本染色的注意事项:①染液的选择:根据组织细胞的特点和染色的目的选择恰当的染料,并使用相应的溶媒(主要为蒸馏水和乙醇)配制。②染色时间和分色时间:一般采用浓度较稀,作用较弱的染液,经过较长的染色时间和较长的分色时间。染色时间取决于标本的种类及大小、固定液的性质、切片的厚度、组织细胞的结构特点等。分色可通过显微镜观察监控,分色至色度适宜时洗去分化剂。③染色温度和 pH:溶解度低或溶解速度过慢的染料可加温促进溶解。中性染料如 Wright 染液和 Giemsa 染液,在染制血片时,其稀释液的 pH 宜在 6.8~7.0 之间,酸性太强则染色较红,碱性太强则色较蓝。④其他:染色所使用的器皿应为洁净和干燥的玻璃器,染色前应去除染液中的沉淀。

(五) 标本脱水

不同的寄生虫标本含水量不等。水在组织内能分解组织、阻止透明剂渗入、阻止油溶性的封片剂与石蜡等包埋剂混合,故必须使用脱水剂将组织内的水分脱尽,以利于透明组织和玻片标本的保存。

常用的脱水剂有乙醇和丙酮。以乙醇为脱水剂对寄生虫标本进行脱水时,应从 50% 或 30% 甚至 20% 低浓度开始,逐级脱水,脱水时间视标本的大小、厚薄而定。丙酮的脱水能力比乙醇强,尤以收缩组织的能力比乙醇强,并兼有固定组织的作用,多用于快速脱水,但不适于较大块组织或较大虫体的脱水。

标本脱水的注意事项:①脱水剂的浓度:注意选择适当浓度的脱水剂,可减少组织变形。如直接在高浓度脱水剂中脱水,则引起组织强烈收缩而变形。常将脱水剂配制成各种不同浓度(若干等级),将标本从低浓度到高浓度进行逐步脱水。②脱水使用的器皿:为防止脱水剂挥发或吸水等外界影响,脱水必须在有盖的玻璃器皿中进行。③脱水的时间:标本在各级脱水剂中脱水时间的长短,应依照虫体或组织块大小、性质以及固定的时间及固定液的溶解性来决定。脱水必须彻底,否则不易透明,甚至使透明剂内出现白色混浊现象,必要时可重复脱水。④脱水剂的更换:同一级的脱水剂用于一定量的标本脱水后应更换新鲜脱水剂;同一标本在更换高一级的脱水剂时,应避免移动标本造成标本损坏,操作时可用吸管吸出器皿中低级别的脱水剂,并用滤纸吸尽器皿内余液后再加入高一级浓度的脱水剂。

(六) 标本透明

透明是使透明剂进入标本,改变标本的折光率,从而使更多的光线能透过组织,以利显微结构观察,也便于切片标本的透蜡包埋和封片保存。

二甲苯是最常用透明剂,化学纯的二甲苯价格较高,通常用工业二甲苯即可,但市售二甲苯常含水分,可加无水硫酸铜。其透明力强,作用快,但易使组织收缩和变硬、变脆,所以标本不能在其中停留过长时间,同时必须脱水完全。其他的透明剂还有甲苯、水杨酸甲酯(冬青油)、氯仿、香柏油、石炭酸(酚、苯酚)、乳酸和甘油等。

标本透明的注意事项:①透明条件:要隔离外界水分和二氧化碳;②透明剂浓度:为避免因溶液的急剧变化而引起虫体收缩,宜先将标本置于二甲苯或冬青油与纯乙醇各半(1:1)的混合液中浸泡,再换纯二甲苯或冬青油使透明剂逐渐渗入虫体;③透明时间:透明时间依据虫体或组织块(切片时)的大小、厚薄、标本性质、制片方法和当时气温情况而定,3 分钟至半小时不等。

(七) 标本封固

封固是制片的最后步骤,应达到既可使标本能永久保存、又便于显微观察的目的。封固剂可防止标本与空气接触,以避免标本受潮、干裂和被氧化而脱色。另外,封固剂还可使标本的折光率和玻片折光率相似,使标本易于观察。

封固剂必须能与透明剂相混合、对染料无影响、具有黏着作用且折光率与玻片近似。常用的封固剂有油溶性和水溶性两类。油溶性封固剂不含水,标本必须经乙醇脱水及二甲苯透明后才能使用,且必须在干燥的环境中使用。油溶性封固剂固定后标本可保存多年,可用于永久性封固;常用于封固虫体标本和石蜡切片标本等,以备教学和科研之用,如加拿大树胶(Canada balsam)、中性树胶(neutral balsam)、达马树胶(dammar balsam)、松树胶(rosin balsam)和优巴拉尔(攸伯拉 euparal)等。水溶性封固剂含水,标本不必经过脱水、透明等步骤,即可封固,但制成的玻片标本难以久存。水溶性封固剂通常用于封制临时观察或半永久性的玻片标本,一般用于封固蠕虫卵、小型蠕虫、昆虫和螨类的玻片标本,如明胶或动物胶(gelatin)、阿拉伯树胶和聚乙烯醇(polyvinyl alcohol,PVA)等。

油溶性胶的封固方法:①洁净的载玻片上正中或偏左滴加适量的封固剂,右边留出标签位置,加封固剂时应将玻棒蘸胶的一端与载玻片接触,使胶液缓缓流下,避免产生气泡;②将已透明的标本放入封固剂内,摆正虫体位置(标本上端或头端向下),排除气泡;③取盖玻片,先将其一侧浸润封固剂后缓慢放下盖玻片,避免产生气泡;易压破的纤细虫体或虫卵标本或较厚的标本封固时,须衬垫盖玻片或载玻片的小碎块,并加足封固剂后再加盖片封固;④封固完毕的标本放置通风干燥处晾干或置于37℃温箱内干燥。

水溶性胶的封固方法与油溶性胶的封固大致相同,但封片后应在盖玻片的周围用干漆(指甲油、改正液)等密封剂封边,防止封固剂干燥或空气中的水分溶解封固剂。

封固的注意事项:①盖玻片的大小:盖玻片的大小选择以距载片两侧约2mm为宜,若太靠近载片边缘,不利封片且易使染色标本受空气中酸的作用而褪色。②封固剂的容器:封固剂应存放于有外置瓶盖的玻璃瓶内,防止封固剂的挥发和水汽及灰尘进入,瓶内可附有一支可滴加封固剂的细玻璃棒。若发现封固剂粘污瓶盖内壁或瓶颈时,应及时清理以免粘住瓶盖,否则需加热使封固剂融化才能打开瓶盖。③封固剂的用量:应根据标本的大小和盖玻片的大小决定封固剂的用量。若封固液不足,应从盖玻片边缘补足;若滴加过多时,待封片干后,将外溢的封固液去除。油溶性的封固液可用刀片刮除,然后用二甲苯擦拭干净;水溶性的用滤纸、棉签或布擦除。

封好的玻片标本,可用于保存。保存的寄生虫标本,务必要详细记录,除延续标本采集的记录外,尚需注明固定液(或保存液)的名称。标签应牢固地贴在容器上,字迹要清晰,最好用碳素墨水书写。如无纸标签,可用特制墨水将应该记录内容写在玻片上,这样不易脱落。标本的保存应注意避光、防潮、防霉变、防震摇。针对不同寄生虫的特征如需特殊的保存方法保存标本,将在后面的章节中分别给予详细介绍。

(李朝品)

第一章

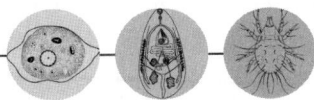

寄生虫标本的概念

医学寄生虫标本是指经过各种方法处理后，保持其原形或基本形态特征，供教学、科学研究或陈列观摩等用途的医学寄生虫整体或局部、或其寄生的组织器官、寄生虫的某些中间宿主、保虫宿主以及与寄生虫病传播有关的动植物等标本。广义的医学寄生虫标本涵盖范围较广，除传统意义上真正的实体标本类型外，还有仿真标本以及伴随现代科技应运而生的数字标本等寄生虫模型，虽然模型还不能完全替代实体标本，但在某些领域，数字标本及数字打印标本等也拥有自己得天独厚的优势。

第一节　寄生虫标本的常见类型

由于寄生虫的形态及生活史特点各不相同，加之标本的采集方法、制作工艺和用途存在差异，由此制作的标本也不尽相同，类型复杂多样，不同标本类型的意义和价值也不相同。根据寄生虫标本保存时间、标本制作工艺、标本用途、寄生虫生物学属性、寄生虫生活史期、寄生虫生命状态、虫体完整性和标本模式概念，将寄生虫标本划分为不同的类型。

一、按标本保存时间分类

根据标本需要保存的时间，将医学寄生虫标本分为临时标本、永久标本。

（一）临时标本

在教学、科研、临床诊断或动植物检疫等工作中，常常需要将采集的样本涂于载玻片上，再覆以盖玻片，或将样本置于两张载玻片之间制成压片标本，直接观察并鉴定，此类标本称临时标本。临时标本只供临时观察和鉴定之用，方法简单快速，但保存时间有限。临时标本常见类型为玻片标本。如刮取患者面部分泌物置载玻片上，滴甘油，加盖玻片轻压后，现场观察活动的蠕形螨。临床收集患者排出的绦虫孕节，用两张载玻片压薄，直接观察并确诊即可。在寄生虫学实验教学中，为掌握蠕虫卵的形态结构，学生可以将保存的虫卵混悬液，直接涂片制作成临时玻片标本进行观察。

（二）永久标本

永久标本是将采集的医学寄生虫样本经过特殊处理后，能够长期保存的标本。永久标本可反复使用，应用范围广泛，既适用于教学、科研、临床检验、动植物检疫等领域，还具有科普宣传、展示及观赏等功能。此外一些永久标本具有珍藏价值，世界各地博物馆中的馆藏标本大多属于这一类型，其中模式标本作为新种发表的最直接的实物证据，弥足珍贵，特别是正模式标本必须永久保存，严格管理。展示标本（姿态标本）也常作为珍藏标本加以长期保存。永久标本的制作类型多种多样，如玻片标本、干制标本、液浸标本、针插标本及人工琥珀标本等。寄生虫的某些中间宿主、保虫宿主等动物宿主，作为反映寄生虫生活史及生态的证据资料，可以制成剥制标本、塑化标本及透明骨骼标本等特殊类型，永久保存。

二、按标本制作工艺分类

标本制作技术多种多样，按标本的制作工艺，医学寄生虫标本可分为玻片标本、干制标本、液浸标本、针插标本和人工琥珀标本等,其中玻片标本、干制标本、液浸标本是最常见的类型。

(一)玻片标本

玻片标本是将拟保存的医学寄生虫样本封存于载玻片上的标本。玻片标本易于保存,便于显微镜下观察细微结构,是常见标本类型之一。凡小型虫体,如原虫、蠕虫和节肢动物的虫卵、幼虫和部分成虫,或虫体的某一部分,或病变组织器官均可制成玻片标本(图1-1)。如前所述,玻片标本又可分为临时玻片标本和永久玻片标本。一般在教学或急于进行科研鉴定、临床诊断时制作临时玻片标本,仅供现场或近期临时之用。永久玻片标本的制作方法较复杂,除样本的采集处理外,还需经固定、染色、脱水、透明和封固等过程,制成的标本可长期保存。按制作方式的不同,永久玻片标本又分为涂片标本、整片标本、切片标本、压片标本及印片标本等类型。

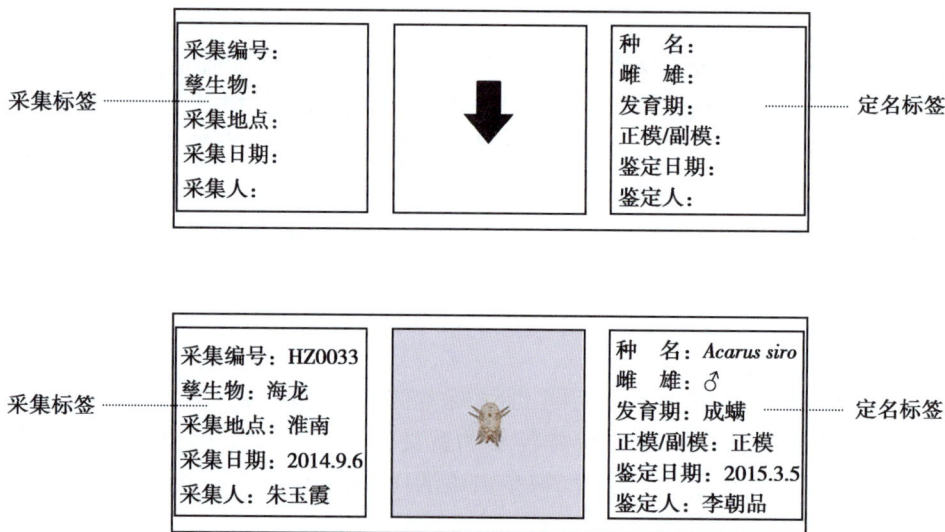

图 1-1　玻片标本示意图(粉螨)
(引自　李朝品)

1. **涂片标本**　将含有寄生虫的血液、组织或排泄物等,直接涂于载玻片上制成的玻片标本,即为涂片标本。适合血液、组织或腔道内寄生的原虫,如疟原虫、弓形虫、利什曼原虫和肠道阿米巴等。对于一些体表寄生的疥螨、蠕形螨等医学节肢动物,也可以通过刮取患处皮肤组织,将刮取物制成涂片标本。

2. **整片标本(整封标本、封片标本)**　将虫体整体或局部某一部分封固在载玻片与盖玻片之间的标本,即整片标本。适合体型较小的蠕虫和节肢动物的成虫、寄生虫各期幼虫以及大型虫体的局部或内脏标本等的封存。

3. **切片标本**　取一定大小的含有虫体的宿主病变组织器官,先按常规石蜡切片技术切片,再制成玻片标本,即为切片标本。主要用于观察虫体在组织内的形态结构及所引起的组织病理变化,据此可进行虫种鉴定,了解寄生虫对宿主组织的损伤作用。适合寄生于组织或器官内的寄生虫,如肌肉中的旋毛虫幼虫、猪带绦虫囊尾蚴和肠组织内的血吸虫卵等。

4. **压片标本**　将寄生虫整体、局部或含有虫体的病理标本置于两个载玻片之间,适当压薄后,再制成玻片标本,即为压片标本。显微镜下可直接观察压片中虫体的形态特征,有利于虫种鉴定。适合形体较厚且具有一定韧性的寄生虫成虫、幼虫标本的制作,如肺吸虫成虫和童虫、绦虫节片、囊尾蚴等标本的制作。

5. **印片标本**　切取寄生虫引起的宿主病变组织器官,吸干表面的水分及血液,将切面印在载玻片上,再按常规方法制成的玻片标本,即为印片标本,可在显微镜下快速观察并鉴定虫种。印片技术具有方法简单、省时、取材广泛、设备要求不高及细胞结构清晰等优点,目前多用于快速病理诊断肿瘤疾病,也见于寄生虫病的报道,适合细胞内寄生的虫体,如脾脏中利什曼原虫。

（二）干制标本

干制标本是指将医学寄生虫虫体经干燥处理后制成的标本。干制标本是常见标本类型之一。标本干燥的方法有自然风干或用吹风机、各种干燥箱烘干。干燥所需时间因季节、气温、标本大小以及制作方法的不同而异。经过充分干燥的标本，根据体型大小放入合适的标本盒、玻璃管或指形管内，直接以盒（管）装或针插方式保存，其中针插法另述。在直接盒（管）装前，标本盒（管）底部铺层棉花或滤纸，再放入已干燥的标本，标本与标本盒（管）间应留有一定空隙，放置樟脑丸、活性炭等，用以防潮、防霉和防蛀。与液浸标本相比，干制标本具有可定型、防止标本褪色溶解以及避免保存液对人体的伤害等优点，适用于有翅昆虫成虫和吸虫中间宿主的标本制作（图1-2）。

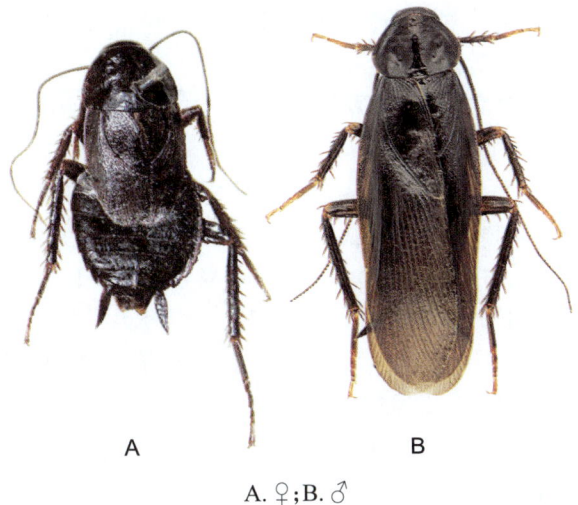

A.♀;B.♂
图1-2　干制标本（蜚蠊）
（曹敏　图）

1. **昆虫干制标本**　白蛉、蠓、蚋以及蜚蠊等昆虫均可制作干制标本。用麻醉或冷冻等方法杀死虫体后，充分干燥，保存于标本盒（管）中。

2. **贝类干制标本**　扁卷螺、钉螺等贝类常作为吸虫的中间宿主。大多数贝类具有绚丽多彩的贝壳，长时间浸泡会影响贝壳的颜色和光泽度，因此，贝类比较适合干制保存，其制作过程包括：①清洗污物。清洗后置通风处阴干。②去除壳内肌肉。双壳纲贝类（如扇贝）可直接用刀刮除贝肉，腹足纲贝类（如螺类）可用冷冻法或自然腐烂法，取出贝肉，用脱脂棉擦拭阴干。③消毒。用75%的乙醇溶液消毒擦拭。④干燥保存。在清洗和制作腹足类标本时，对于有厣的标本，需要将厣和贝壳同时保存。厣是贝类的重要组成部分，其形态是分类的依据之一。厣的制作较为简单，一般是在干制好的腹足类标本体内放入适量的脱脂棉，将干制好的厣黏附在壳口处即可。

3. **甲壳类干制标本**　甲壳类标本也属于寄生虫中间宿主标本。以蟹为例，其干制标本制作流程包括处死和固定、肢解各部、去除壳内肌肉、拼接整形、硬化和亮化及干燥保存。此法可保留甲壳的原生色彩和光泽，标本硬度高，且不易损坏。

（三）液浸标本

液浸标本（浸制标本、浸渍标本、浸泡标本）是指将寄生虫标本放入装有保存液（浸制液）的容器中，并以人为设计的特定展示姿态呈现出来的标本。液浸标本是常见标本类型之一，具有真实、立体、保持样本原貌及操作简单等优点（图1-3）。液浸标本的基本制作过程包括：①清洗。生理盐水反复清洗，去掉污物。活的虫体需要在生理盐水中放置1~2天，令其排出消化道残物，待松弛舒展自行死亡。②固定。放入固定液中固定，有的虫体需要压片，以便直接观察其内部形态结构。大型线虫如蛔虫、丝虫，可直接投入加热至70℃的甘油乙醇中固定，使虫体伸展。常用的固定液有单纯固定液和复合固定液两种，单纯固定液配制方法简单，实用方便，但福尔马林溶液易使标本硬化、乙醇溶液易使标本皱缩。复合固定液可利用各种试剂的优点互补不足，但配制方法较复杂，且在转换保存液时，需要脱净固定液。③保存。取出固定好的标本，按设计好的展示状态和位置，将标本粘在玻璃底板上（大型标本用白线固定），再将粘好标本的玻璃底板插入合适的玻璃或塑料缸（瓶、管）内，加满新换的保存液，

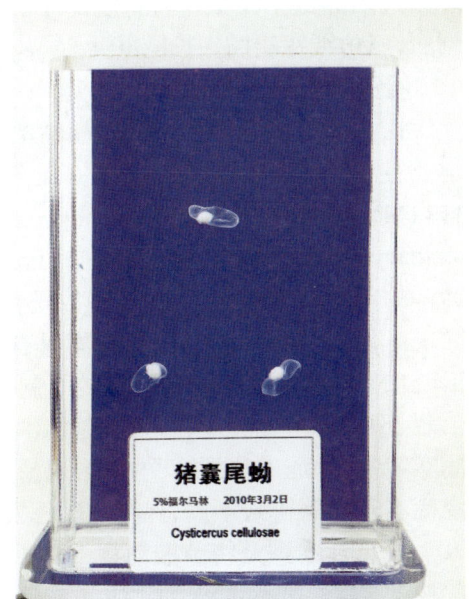

图1-3　液浸标本（猪囊尾蚴）
（李翠英、周本江　图）

加盖后用石蜡封口,贴上外标签(内标签需预先粘贴在缸内背面),可永久保存。有研究者改良了液浸标本的工艺,在制作大体标本时,预处理液中加入适量硼酸,在保存液中加入硫酸亚钴和氯化锡,用蜂蜡、松香及凡士林调成胶状液,取代传统石蜡进行封口,与传统工艺比,延长了标本保色时间和保存时间,降低了甲醛含量,增加了操作的安全性。常见液浸标本有寄生虫虫体液浸标本、病理组织(器官)液浸标本、宿主液浸标本等。

1. 虫体液浸标本　适用于体型较大的蠕虫(成虫、幼虫)、有翅类昆虫(幼虫、蛹)、无翅类昆虫与蜱螨(成虫、幼虫、蛹)等。

2. 病理组织(器官)液浸标本　如感染血吸虫的肝脏标本、感染囊尾蚴的肌肉标本、感染蛔虫的阑尾标本、感染钩虫的肠壁标本及感染蝇类幼虫的胃肠标本等。

3. 宿主液浸标本　指用寄生虫的中间宿主、转续宿主或保虫宿主制成的液浸标本。如剑水蚤、淡水虾、蝲蛄、溪蟹等甲壳类标本、钉螺等贝类标本、淡水鱼类标本、鼠类标本、鸟类标本、两栖类和爬行类动物标本。广义上还有寄生虫的植物传播媒介,如荸荠、茭白、菱角等水生植物标本。

(四)针插标本

针插标本是指用昆虫针或三角纸尖固定节肢动物身体的某一部分所制成的特殊干制标本。针插标本是昆虫类较常见的一种标本类型,适合于有翅昆虫的成虫。用针插法制成的标本不易损坏虫体上的鳞片或刚毛,并保持标本原有的色泽,且便于用解剖镜或放大镜进行观察。昆虫针插标本制作过程包括针插、整姿、干燥、下板和加标签(采集标签和鉴定标签)、入盒保存。采集的昆虫应于杀死后立即制成针插标本,若干燥保存的标本虫体已僵硬变脆,则在针插前先进行软化,通常采用回软器或热水蒸气法还软,虫体还软后再进行针插,以免制作时出现虫体损坏问题。昆虫针由不锈钢制成,型号由细到粗依次为 00、0、1、2、3、4、5 号针,小型昆虫用 0~1 号针,中型昆虫用 2~3 号针,大型昆虫可用 4~5 号针。针插位置选择一方面要考虑插得牢固,另一方面不能影响虫体形态特征的展现,便于观察和种类鉴定。针插方式一般有 3 种。①直接针插法(单针插法):用于插制体型较大的蝇类、虻类等标本。采用适宜的昆虫针,自昆虫的胸部背面一侧自上而下垂直插入。针插位置因昆虫种类不同而异,如双翅目(蚊蝇类)为中胸背板靠右方,鞘翅目(甲虫类)为右翅鞘基部,鳞翅目(蛾蝶类)为中胸背板中央。体型微小的昆虫,不宜用 0 号以上昆虫针插入虫体,一般使用二重针插法或三角纸点胶法。②二重针插法:用于插制蚊、白蛉、蠓、蚋或体型较小的蝇类。将特制的软木块或白色硬卡片一端插入 00 号昆虫针,针尖朝上,其尖端插入昆虫胸部,但不要穿透。然后在软木块或白色硬卡片的另一端插入长昆虫针,针尖朝下(图 1-4)。③三角纸点胶法:多用于白蛉、蠓、蚋等微小昆虫。将特制的小三角纸尖端蘸少许透明胶液,粘于昆虫的胸侧面,三角纸宽端插入长昆虫针。

(五)人工琥珀标本

人工琥珀标本是根据天然琥珀化石的形成原理,采用适当的材料将医学寄生虫包埋而制成的标本。人工琥珀包埋技术常用的包埋剂主要有松香(colophony)、环氧树脂(epoxy resin)、聚甲基丙烯酸甲酯(ploy methyl methacylate PMMA)及脲醛树脂(urea-formaldehyde resins,UF)等。人工琥珀标本的包埋技术各有优劣,其中以松香为包埋剂制作的昆虫标本成本低,且操作简便。使用环氧树脂制作的标本具有透明度佳、成本低和没有气泡等优点。人工琥珀标本实际上是一种特殊的干制标本,适用于节肢动物类(图 1-5)。与常规干制、液浸标本比较而言,因干制标本直接暴露在空气中,受外界环境影响较大,标本容易受潮、生霉或遭受虫蛀,也易受到机械损伤,从而影响标本的保存;而液浸标本若容器密封不严,保存液易挥发,导致标本干瘪,易失去保存和使用价值。人工琥珀标本则是将节肢动物整形干燥后放入包埋剂中,自然条件下硬化而成,此种方法保存的标本经久耐用,节省保存空间,而且标本立体生动、美观通透、栩栩如生,不仅适用于教学,还可作为陈列展示标本呈现艺术之美,供人观赏。人工琥珀标本的缺点是制作工序较复杂,制作周期较长,成本较高。人工琥珀标本制作

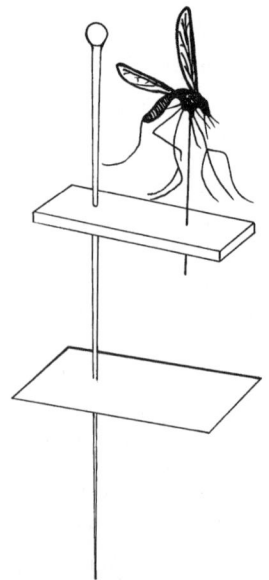

图 1-4　针插标本(蚊)

(引自　李朝品)

的基本过程包括制模具、包埋前准备、制模底、包埋、脱模、修整成形等步骤。

（六）其他类型标本

有些标本无法完全按上述类型归类，如寄生虫动物宿主的剥制标本、塑化标本、骨骼透明标本以及寄生虫的植物传播媒介腊叶标本等。

1. 剥制标本　剥制标本是将动物皮张及其皮肤衍生物（如羽毛、鳞片、毛发等）一同剥制下来制成的标本（图1-6）。剥制标本适用于哺乳类、鸟类以及一些不适宜制作液浸标本的大型爬行类、两栖类和鱼类等脊椎动物。鼠类是医学寄生虫常见的动物宿主，其剥制标本的制作过程包括剥皮、皮张去肉脱脂、防腐、填充或假体支撑、缝合、整形固定等。其中新兴的聚氨酯填充技术、聚苯乙烯泡沫塑形技术，具有质量轻、易塑形、防潮、防霉和环保等优点，可以替代传统的棉花填充物和砒霜防腐剂，从而提高标本整形效果，延长标本保存期限。

2. 塑化标本　塑化标本是将新鲜动物标本内的水分和脂肪，经真空处理后被高分子塑化剂置换出来，使动物组织器官和整体形态仍保持其生前状态。由于标本不含水分，故可长期保存。常用的塑化剂有硅橡胶（silicone rubber）、聚合树脂（polymer resin）、环氧树脂等。塑化标本适用于哺乳类和鸟类以及鲸、鲨鱼、海龟等动物宿主。塑化标本基本制作过程包括：①固定。用5%~10%的福尔马林溶液作为防腐固定。②脱水和脱脂。常用丙酮试剂。③强制渗胶。在真空条件下，用塑化剂替换组织中的水分和脂肪，将组织器官中的丙酮置换出来。④硬化处理。用木棒、铁丝等工具将标本固定成形，然后在标本上多次喷涂固化剂进行固化，最后定型和整形。制作完成的塑化标本能达到干燥透明的状态，无毒无味，具有一定的弹性与韧性，可长期保存。研究发现，水溶性塑料聚乙二醇（polyethylene glycol，PEG）生物相容性良好，反应简单，价格低廉，对组织具有较好的脱水和固定作用，可用于动物塑化标本的制作和保存。

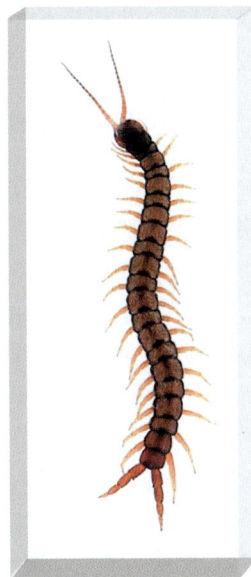

图1-5　人工琥珀标本
（蜈蚣）
（韩仁瑞、王赛寒　图）

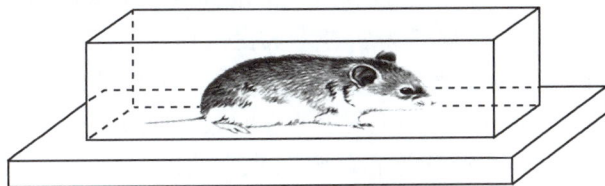

图1-6　剥制标本（黑线姬鼠）
（王赛寒、韩仁瑞　图）

3. 骨骼透明标本　骨骼透明标本是指采用物理或化学的方法处理软组织，使动物的肌肉和软组织结构无色透明，而骨组织和特殊处理的组织被染成紫红色，清晰地显示出解剖结构，易于识别。适合鱼、蛇、蛙、小鼠及鸟类等小型脊椎动物及其幼体（图1-7）。其制作过程包括处死动物、剥皮、去皮下脂肪和内脏、清洗固定、脱水脱脂、腐蚀透明、染色、脱色以及封存等操作步骤。制作透明标本的关键是脱水、脱脂。只有脱水、脱脂充分，才能使标本透明度好，解剖结构清晰。

4. 腊叶标本（压制标本）　腊叶标本是将采集的新鲜植物材料用吸水纸压制，定型干燥后装订在白色硬纸（台纸）上的标本。腊叶标本也是特殊的干制标本，适用于制作寄生虫的植物传播媒介标本，如姜片虫和肝片形吸虫的传播媒介水浮莲等，其基本制作过程包括：①采集。选取形态完整、无病虫害的植株。②整形。修剪植株，使其形态自然美观。③压制。将修整好的植株平铺在几层吸水纸之间，上下用标本夹压紧，用绳子捆紧后压上重物，放在通风处或用热风机烘干，期间及时更换吸水纸。④消毒。采用紫外线照射、药物熏蒸或冷冻等方法杀灭虫卵、真菌孢子等。⑤装订。一般采用间接粘贴法，将干燥好的标本固定在台纸上，在台纸的右下角贴上标签。⑥保存。

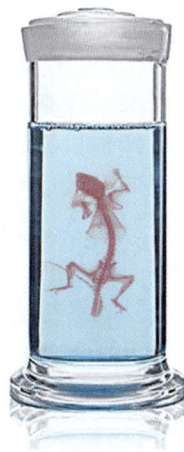

图1-7　骨骼透明标本（昆明种小鼠）
（仿　周莹等）

装入同台纸规格相同的标本盒内,长久保存。腊叶标本制作简单,成本较低,携带方便,但长期接触空气,易出现虫蛀、霉变等现象。

三、按标本用途分类

根据标本的用途,将寄生虫标本分为教学标本、科研标本、陈列展示标本、贮藏标本及电镜标本等不同类型。

(一)教学标本

用以辅助教学的医学寄生虫标本即为教学标本。医学寄生虫学是实践性很强的学科,实验课是理论联系实践的重要环节。教学标本作为实验教学最直观的教具,真实反映了寄生虫的形态结构特征。高质而充足的教学标本是上好寄生虫学实验课的基本保障。为了满足教学需求,教学标本应具有典型、实用、数量足和便于观察的特点。针对教学标本在使用中经常出现的一些问题,如玻片标本不断出现老化、破损、染色变浅甚至褪色、液浸标本固定液挥发导致标本变质、购买的标本形态不典型或虫体密度较低、临床标本获取越来越困难等现象,教师或实验技术人员要随时或定期进行标本的维护和保养,对淘汰的标本进行无害化处理,对褪色的标本进行修复,对大体液浸标本进行灌液或换液,同时利用液氮冷冻保种、建立动物模型等方法,收集虫体制作标本,不断扩充实验标本库。也可通过科研促进教学,从教师科研项目中获得优质虫种资源,开发制作新的寄生虫标本。

(二)科研标本

为从事医学寄生虫学及相关专业的科学研究而制作的标本,即为科研标本。医学寄生虫标本蕴含的大量生物信息,为科研工作者在医学寄生虫的生物学、基础医学、临床医学、医学技术类、公共卫生与预防医学类、药学类等领域中的相关研究,提供最直接、可靠和精确的直观实物及有关数据,是人类了解寄生虫和宿主、寄生虫和环境之间相互关系的重要途径。通过对寄生虫标本资源的研究,不仅对外来物种的确认、寄生虫病防控以及与寄生虫有关的重大事件解释等给予有力的科学支持,而且为国家对重大寄生虫病的防治决策提供准确的信息,也为其他经济建设和生产活动提供翔实的数据,在科研和科学普及中均有着极其重要的地位。永久珍藏的模式标本就是为新种发表提供的实物证据。随着分子生物学技术的发展,寄生虫标本的科研价值得到了进一步提高。科研工作者能够在有限的时间和空间内,获得被研究虫种的更多相关信息,能够将采自不同时间和地域的标本,进行形态学或分子生物学的对比研究,探讨有关物种系统发育等科学问题,在分子系统学等相关研究领域里,虫种的遗传信息已经成为重要研究内容。

(三)陈列展示标本

将寄生虫标本置于相应的展柜或橱窗内对外展示,用于科学普及或宣传、鉴赏的标本,即为陈列展示标本。陈列展示标本保存规模和形式多种多样,大到博物馆、生物标本馆、专门的寄生虫标本馆或标本室,小到走廊的橱窗形式等。陈列展示标本的功能并不单一,在教学方面,学生除了观察实验室提供的标本外,还可以通过陈列展示标本,轻松快速地掌握和巩固所学知识,同时拓展更多的课外知识;在科研方面,陈列展示标本与科研相辅相成,在进行科学研究中获得和制作的标本成为展示作品,陈列展示标本又为科研工作提供辅助平台;在社会服务方面,具有科学传播的功能。通过对外开放和专业讲解,使之成为健康教育的有效途径,向大众普及寄生虫学知识,让人们知悉寄生虫与人类及生态环境的关系,了解某些生活习惯对健康的影响,从而提高大众的健康意识和保护生态环境的意识;在国际影响方面,作为保藏、研究生物标本的机构,标本馆的规模和水平,则是国家文明程度和文化实力的具体体现,也在某种程度上体现了一个国家的综合国力。

(四)贮藏标本

对于采集的寄生虫样本,由于时间或制作条件等限制,暂时未能制成永久标本时,可通过一定的处理方法,将样本妥善保存起来,防止变质或失活,为以后根据用途随时制成各类标本提供实物储存,此类标本即为贮藏标本。常用的保存方法有湿藏法保存、干藏法保存和冷冻法保存,有的虫体需要采用动物转种法或体外培养法保存虫种。

1. 湿藏法保存 适合蠕虫成虫和虫卵、原虫的包囊和卵囊、蜱螨类各期及昆虫幼虫、虫卵及宿主标本等。采集寄生虫标本后,选用合适的固定液固定处理,能够在不损伤虫体的前提下使其迅速死亡,保持原有的形态结构,并且虫体内的物质最终会凝固成不溶物,防止其自溶和腐烂,使得标本的内部结构完整并易于着色,方便以后制作染色标本。湿藏法的固定保存通常选用5%~10%福尔马林溶液或70%的乙醇溶液,在乙醇溶液中加入适量甘油效果更好。保存液蒸发减少时,应及时补充并密封瓶口,如果保存液混浊变色,应及时更换。实际上湿藏法保存的标本属于特殊的液浸标本,通常所说的液浸标本是以一定展示姿态呈现出来,供学习、研究或参观者直接观察标本的形态特征,而湿藏法保存的贮藏标本,以储存为主,没有展示姿态,甚至将很多虫体放在一个贮藏瓶内,一般无法直观虫体的形态特征,待随时取出制作各种展示或观察标本之用。需要注意的是:①预备制作玻片标本时,最好保存于70%乙醇溶液中;②用福尔马林固定的标本转移至乙醇溶液保存时,为防止标本产生收缩、膨胀等现象,需要将标本用清水充分冲洗浸泡,逐级通过30%、50%、70%等浓度的乙醇溶液,最后保存在70%乙醇中,以减少对标本的损害;③节肢动物的固定保存一般首选70%的乙醇溶液。

2. 干藏法保存　适合节肢动物类标本。如将采集的白蛉置于中号试管中,可以存放数只虫体,之间用棉球隔断,管口塞上软木塞,石蜡封口,避光保存。为防止白蛉生霉及被其他害虫侵蚀,可先在管底放置含樟脑等防腐剂的小棉球。干藏法保存的标本其实也属于特殊的干制标本,通常所说的干制标本是以一定展示姿态呈现,而干藏法保存的贮藏标本,以储存为主,常常将很多虫体放在一个贮藏瓶内,一般用于标本的贮藏或备用,而非标本展示。

3. 冷冻法保存　适合节肢动物成虫及原虫等标本。一般采用低温冰箱、冰柜、干冰、液氮等冷冻法保存虫体。此法安全、卫生,可以保持虫体形态结构的原貌,延长标本的贮藏时间。

（1）节肢动物标本冷冻保存:在野外采集节肢动物过程中,有时采用麻醉或毒杀等方式进行处理,再转入纸袋等,此法对采集人员不太安全,且在取出时易造成虫体肢体的损伤。冷冻保存方法是将从现场采集到的活体节肢动物(不需要毒杀或麻醉致死),直接装入纸袋或随身携带的生物冰袋中,回到实验室置-10℃下冷冻保存,不仅可以处死虫体,还能保持标本的新鲜程度。此种冷冻法能够保证昆虫在保存若干年之后,不会出现脱色和损坏的现象。若需要取出制作标本,则在冷冻至少72小时以后,取出虫体解冻,制成干制或针插标本;再次置-10℃下冻存10天左右;将经过2次冻存后的干制或针插标本取出,解冻晾干,放入标本盒并插上标签,标本盒中放入樟脑等防护剂。与传统的干制或针插标本相比,经过冷冻保存的标本,具有安全、卫生、不易脱色、不易发霉和不易虫蛀等优点,操作方便,简单实用。

（2）原虫标本冷冻保存:对于大多数医学原虫来说,经液氮冻存的原虫具有存活率高、保存时间长、生物学活性无明显改变的特点。冷冻保护液一般有二甲基亚砜(dimethyl sulfoxide,DMSO)、甘油-山梨醇(glycerin-sorbitol)、乙二醇(ethylene glycol)等。原虫标本冷冻和复苏过程包括:①从感染动物或患者体内采集活的原虫,在适宜的培养基中培养48小时左右,离心取沉淀。②在含有培养液的沉淀物中加入冷冻保护液混匀,室温静置30分钟后,分装到冷冻管中,旋紧管盖,贴好标签。③先置-70℃的液氮罐的颈部30分钟,然后放入-196℃液氮中冻存,1年后复苏再冻。为降低成本,也可在-80℃下冻存,但每1~2个月后要复苏再冻,保存时间和效果均不如液氮法。对血液或腹腔液内的虫体不需特殊处理,直接加入冷冻保护液冻存即可,如疟原虫、弓形虫等。④需要解冻复苏时,从液氮取出冷冻管,迅速投入37~40℃水中,轻摇冻存管约1分钟解冻,随后用于感染动物。实验表明,取鼠疟血症达35%时的鼠眼球血2滴,加入冷冻保护液,经液氮低温冷冻6年后,虫体对健康动物仍具有感染活力。此法简单实用,易于操作,成功率高,而且所占空间小,保存时间长,是比较理想的保存方式。

4. 其他保存方法　对于某些难以储存的标本,可采用动物接种、转种的方法保存,如旋毛虫成虫、幼虫。有些则需要进行体外培养获取虫体某一时期,或使虫体分裂增殖,增加虫体数量,如利什曼原虫、阴道毛滴虫等。

（五）电镜标本

用于电子显微镜下观察寄生虫超微结构的标本为电子显微镜标本,简称电镜标本。电镜设备包括扫描电镜和透射电镜,据此将寄生虫电镜标本分为扫描电镜标本和透射电镜标本。两种电镜设备均使用电子来获取样品的图像,放大倍数远高于光学显微镜,但在工作原理、样品制备、放大倍数、操作过程、超微结构的观察点等方面均有不同。因此,根据寄生虫超微结构的观察需求和设备条件,选择制备合适的电镜标本。

1. 扫描电镜标本　扫描电镜使用一组特定的线圈,以光栅样式扫描样品并收集散射的电子,可提供虫体表面结构及信息,显示透射电镜看不到的三维超微结构,所得图像具有鲜明的立体感,为形态鉴定和研究提供有力证据。其标本制备方法简单快速,一般经过取材、固定、脱水、临界点干燥、喷金等步骤,然后在扫描电镜下观察并拍照记录结果。扫描电镜放大倍数可达 100 万~200 万倍。

2. 透射电镜标本　透射电镜使用透射电子,收集透过样品的电子,提供样品的内部结构。其样品制备过程比较复杂,样品要超薄,且制备技术不应该对样品产生任何伪像。超薄切片技术是透射电镜标本最基本、最常用的制备技术,其厚度不及石蜡切片的百分之一。超薄切片的制备,除使用试剂和电子染色等要求不同外,其流程与石蜡切片基本类似,也需要经过取材、固定、脱水、浸透、包埋、切片、染色等步骤。然后在透射电镜下观察并拍照记录结果。透射电镜可以将样品放大数千倍至百万倍,可观察到样品中 3Å 以下的超微结构。

四、按寄生虫生物学属性分类

根据寄生虫的生物学属性,将寄生虫标本分为原虫标本、扁虫标本、线虫标本、棘头虫标本和节肢动物标本等不同类型。

(一)原虫标本

原虫(protozoa)是原生动物的简称,是能独立完成生命活动的单细胞真核生物。寄生性原虫有近万种,生活在各类动物的体内或体表。广义上孳生在人体管腔、体液、组织或细胞内的致病性或非致病性原虫称医学原虫(medical protozoa),有 40 余种。按原虫的生物学属性,医学原虫标本又分为鞭毛虫标本、叶足虫标本、芽囊原虫标本、类锥体原虫、无类锥体原虫、纤毛虫标本和微孢子虫标本等。按寄生部位可分为肠道内原虫标本、腔道内原虫标本、血液内原虫标本和组织内原虫标本。由于原虫是单细胞动物,标本类型以玻片标本为宜。在教学、科研、临床检验急需鉴定虫种或观察活体寄生虫时,可制作临时玻片标本,最常见的类型是涂片标本。如粪便生理盐水直接涂片法制片,观察阿米巴活滋养体;粪便碘液染色涂片法制片,主要观察阿米巴包囊、蓝氏贾第鞭毛虫包囊等。需要永久保存、反复使用或珍藏时,制作永久玻片标本。其标本制作的基本过程包括采集、涂片、固定、染色、脱水、透明和封固保存,但随寄生部位的不同,原虫在取材、制作和保存方法上也各有差异。

1. 肠道内原虫标本　阿米巴类原虫、蓝氏贾第鞭毛虫、人芽囊原虫等,其生活史中有滋养体和包囊发育时期,均随宿主粪便排出,可供镜下观察的玻片标本是常见类型。某些肠道寄生的原虫包囊期,与蠕虫卵标本的保存法一样,可用湿藏法保存为贮藏标本,根据需要再随时染色制作玻片标本。需要注意的是,在制作永久玻片标本时,含虫体的粪便制成涂片后,常用含升汞类的肖氏固定液固定,再经碘乙醇溶液脱汞后,制作染色玻片标本。

2. 腔道内原虫标本　阴道毛滴虫、齿龈内阿米巴及口腔毛滴虫等原虫,生活史只有滋养体期。既可直接取材制作临时玻片标本,观察活的虫体,也可经固定、染色和脱水处理制成永久玻片标本。如虫数太少,可通过体外培养增殖后再制片。

3. 血液、组织内原虫标本　如疟原虫、锥虫、利什曼原虫和弓形虫等,可自血液、活组织穿刺液取材,直接作血膜涂片或离心取沉淀物涂片,经甲醇固定后,染色制成玻片标本保存。

(二)扁虫标本

扁虫属蠕虫中的扁形动物门,因形体背腹扁平而得名。医学扁虫主要包括吸虫类和绦虫类,约有 240 余种,大部分营寄生生活,雌雄同体,消化道部分退化或完全退化。扁虫标本的基本制作过程包括标本清洗、固定、染色、脱水、透明和封固保存。按扁虫的生物学属性,医学扁虫标本分吸虫标本和绦虫标本。

1. 吸虫标本　吸虫形态呈叶状或舌状,有口吸盘和腹吸盘,体不分节。生活史期有虫卵、各期幼虫、童虫和成虫阶段。吸虫永久性标本的制作及保存,多以玻片标本、液浸标本为主。

2. 绦虫标本　绦虫形态呈带状,体分节,生活史期有虫卵、中绦期幼虫和成虫阶段,其标本的制作类型同吸虫标本。

(三)线虫标本

线虫属蠕虫中的线形动物门,外形呈圆柱状或线状,雌雄异体,消化道完整。多数线虫生活史期有虫卵、幼虫和成虫阶段,有些线虫生殖方式是卵胎生方式,如丝虫、旋毛虫。线虫标本的制作类型同吸虫标本。

(四)棘头虫标本

棘头虫属蠕虫中的棘头动物门,以虫体头部有倒钩状的棘为特征,雌雄异体。生活史期有虫卵、幼虫和成虫阶段。棘头虫标本的制作类型同吸虫标本。

(五)节肢动物标本

节肢动物是动物界中最大的类群,医学节肢动物主要包括昆虫纲、蛛形纲、甲壳纲、唇足纲及倍足纲的虫体,其中以昆虫纲和蛛形纲最为重要。医学节肢动物标本的基本制作过程包括采集虫体、处死(热水、乙醇、冷冻、麻醉、杀虫剂),再选择制作合适的标本类型并保存。医学节肢动物根据体型大小、所属类群及用途的不同,所制作的标本类型也不尽相同。

1. **昆虫类标本** 以针插、液浸及干制标本较常见。①针插标本:适合有翅、体型较大的昆虫成虫,如蚊、蝇、虻等。②液浸标本:适合有翅昆虫的幼虫、蛹以及无翅昆虫的各期。③干制标本:适合多种昆虫。④玻片标本:适合昆虫的口器、翅脉、虫卵、小型昆虫整体等。⑤人工琥珀标本:适合多种昆虫。

2. **蜱螨类标本** 蜱螨属于蛛形纲,最常见的标本类型是液浸标本和玻片标本,其他类型较少使用。

3. **甲壳类标本** 作为寄生虫中间宿主的蝲蛄、蟹、虾等,适合制作干制标本或液浸标本。

五、按寄生虫生活史期分类

根据寄生虫的生活史期,将医学寄生虫标本分为虫卵标本、幼虫(蚴)标本、蛹标本、童虫标本、成虫标本和宿主标本等不同类型。

(一)虫卵标本

医学蠕虫及节肢动物最常见的生殖方式是卵生方式,采集的虫卵或可制作临时标本,现场观察和鉴定虫种;或可制作永久标本,长期保存。

1. **扁虫卵标本** 包括吸虫卵和绦虫卵标本。虫卵采集方法有:①消化道寄生的扁虫,多从粪便收集虫卵,如绦虫卵,姜片虫卵等;②从宿主自然排出的绦虫孕节、服用药物驱出的成虫子宫中收集虫卵,如绦虫类;③解剖人工或自然感染的动物,从相应组织器官中获取成虫取卵,如肺吸虫卵、血吸虫卵等。从上述途径获得含虫卵的样本后,采用浓集法制成虫卵悬液,经 5% 福尔马林或 5% 甘油乙醇等固定后,用凡士林封片法、石蜡圈封片法等制作临时玻片标本,用加拿大树胶(canada balsam)双盖片法、蛋白甘油封制法、甘油透明封固法、甘油明胶(glycero gelatin)封片法等制作永久玻片标本。若暂时无须制作玻片标本,则直接将固定的虫卵悬液,更换新保存液,贮藏待用。

2. **线虫卵标本** 除了采用前述扁虫卵的采集方法外,还可用贝氏法从土壤内分离虫卵,如钩虫卵、蛔虫卵。线虫卵玻片标本的制作及虫卵的贮藏法,与扁虫卵相同。固定时需要注意,含卵细胞的虫卵需要将固定液加热至 70℃ 再行固定,以阻滞卵内胚细胞的继续发育。

3. **棘头虫卵标本** 虫卵采集方法和制作标本类型同线虫卵标本。

4. **节肢动物虫卵标本** 虫卵采集方法各有不同:从水中采集蚊虫卵、从阴毛处采集耻阴虱卵、从皮肤损坏处采集疥螨虫卵;或将采集到的雌昆虫成虫饲养后,待其产卵收集,如白蛉。将收集到的虫卵用 70% 乙醇固定保存,或制作玻片标本封存。

(二)幼虫(蚴)标本

医学蠕虫及节肢动物生活史中均有幼虫(蚴)期。其中昆虫生活史分完全变态、不完全变态两种类型,完全变态生活史包括卵、幼虫、蛹和成虫 4 个时期,如蚊、蝇、蚤、蠓等,不完全变态生活史包括卵、若虫、成虫 3 个时期,如蜚蠊、虱、臭虫等。

1. **蠕虫幼虫(蚴)标本** 吸虫、绦虫、线虫、棘头虫随生活史的不同,各期幼虫的采集方式各有不同,一般取材于中间宿主、患者的血液或病变组织、外界土壤以及媒介水生植物等。幼虫经清洗后,制作液浸标本保存,或压片固定、染色后封片保存,如吸虫囊蚴标本、绦虫囊尾蚴标本等。

2. 节肢动物幼虫标本　根据幼虫孳生地、寄生的宿主等,选择适宜的采集方法、采集点及采集器具。如用针挑法从宿主耳壳、耳窝处或用动物诱捕法、小黑板法收集恙螨幼虫;从潮湿的泥土中分离蠓类幼虫。采集的幼虫经固定后制作玻片标本或液浸标本。有些体型较大的幼虫如蝇蛆、臭虫若虫等,在制作玻片标本前,须用 5%~10% 氢氧化钾或氢氧化钠等溶液浸泡腐蚀,消化溶解内部的柔软组织后再行制片。

(三)蛹标本

蛹为昆虫完全变态生活史发育阶段。其标本采集、制作和保存方法同节肢动物幼虫标本。

(四)童虫标本

童虫是指感染期虫体侵入宿主后,在宿主体内移行至寄生部位,发育为成虫之前的生活史时期,一般指吸虫类。常见吸虫童虫标本采集方法:①采自终末宿主或转续宿主体内,如手术摘取患者皮肤结节,获取肺吸虫童虫病理标本,或解剖感染的野猪组织器官获取肺吸虫滞育童虫。②采自人工感染动物,如用血吸虫尾蚴感染动物,12 天后处死,采用直接解剖取虫法或灌洗取虫法获得血吸虫童虫。童虫标本的制作和保存同蠕虫成虫标本。

(五)成虫标本

成虫是指生殖系统发育成熟的生活史期。医学寄生虫成虫标本包括医学蠕虫成虫标本及节肢动物成虫标本。

1. 蠕虫成虫标本　包括吸虫、绦虫、线虫、棘头虫成虫标本。适合制作液浸标本,小型蠕虫或虫体局部还可制作染色玻片标本。液浸标本制作的基本过程前面已有叙述,最后用 5% 的福尔马林或 70% 乙醇固定保存。值得注意的是:①切片标本的固定及保存。虫体最好是活体,无须压扁虫体,把完整的活虫放入肖氏固定液中固定,再经 70% 碘乙醇脱汞处理后,保存于 70% 乙醇中。②染色标本的固定及保存。虫体一般经压片后,用 70% 乙醇固定和保存。

2. 节肢动物成虫标本　主要包括昆虫成虫标本、蜱螨类成虫标本。根据不同种类、大小及需求,可制作针插标本、干制标本、液浸标本、玻片标本、人工琥珀标本等。

(六)宿主标本

宿主标本是指以医学寄生虫寄生的宿主作为主体制作的标本。如肝吸虫和阔节裂头绦虫的中间宿主淡水鱼类,适合制作液浸标本;某些吸虫或绦虫的中间宿主剑水蚤、淡水虾、蝲蛄及溪蟹等甲壳类,适合制作液浸标本或干制标本;吸虫的中间宿主豆螺及钉螺等贝类,适合制作液浸标本或干制标本;寄生虫常见保虫宿主或转续宿主哺乳类、鸟类、鱼类和两栖类等脊椎动物,适合制作剥制标本、塑化标本或骨骼透明标本等。

六、按寄生虫生命状态分类

根据寄生虫的生命状态,医学寄生虫标本分为活虫标本、死虫标本。

(一)活虫标本

现场采集活体寄生虫,通过动物接种、液氮冷冻、体外培养或人工饲养的技术和方法,可以长期传代和保种,即活虫标本(活标本)。如用实验动物接种旋毛虫、肝吸虫或肺吸虫等;用液氮冷冻法保存疟原虫、弓形虫等;用肝浸液培养基培养阴道毛滴虫、用饲养瓶加血膜保存活体蜱、革螨和粉螨等。活虫标本适合教学及科研之用,也为随时制作各类标本提供长期资源。

(二)死虫标本

将现场采集或通过各种技术传代、保种的医学寄生虫,经固定或处死后,再制成的标本,即死虫标本。如用固定液固定后制成的原虫标本、蠕虫标本;用冷冻、毒死或麻醉致死后制成的节肢动物标本。相对活虫标本而言,死虫标本是真正意义上可供教学等展示的标本。

七、按虫体完整性分类

根据所采集标本的完整程度及某些特殊需要,将医学寄生虫标本分为整体标本、局部标本。

(一) 整体标本

整体标本是指以完整的寄生虫虫体制作的标本,是医学寄生虫标本最常见的一种类型。制作整体标本时,要求所采集到的寄生虫保持完整无损,尽可能展现寄生虫的原貌和基本特征。如制作绦虫成虫液浸标本时,细小的头节易断落,必须小心保护其完整性;制作蚊类针插标本时,注意其翅脉和六足等结构的完整性。

(二) 局部标本

局部标本是指以寄生虫虫体的某一部分制作的标本。局部标本虽不是医学寄生虫标本最常见的类型,但如果在标本采集中,遇到标本因破损而不完整,或因虫体较大需要分段展示其结构特征时,可以制作局部标本。如对仅有头、胸、腹、翅或足等局部残体的节肢动物,可根据实际需求制作相应的干制标本、液浸标本或玻片标本等,这种"残体"或为了便于镜下观察而制作的某一部位标本属于局部标本的范畴。如猪带绦虫、牛带绦虫这些体型较大的寄生虫,其头节、成节及孕节的局部特征非常明显,可制作局部液浸标本或玻片标本。

八、按标本模式概念分类

根据模式概念,医学寄生虫标本分普通标本及模式标本。

(一) 普通标本

普通标本(即一般标本)是指除了发表新虫种时确定的典型标本(即模式标本)外的其他标本。如根据标本的保存时间、制作工艺、用途或寄生虫的生物学属性等分类的各类标本,只要不属于模式标本,均为普通标本。普通标本也是相对的,在发现模式标本有错误或者已遗失等特殊情形下,保存良好的普通标本也可能被选作新模式标本。

(二) 模式标本

在确定和发表某一新的生物物种时,除了需要文字描述和图示之外,还需将确立该物种的典型标本长期妥善保存,作为今后考证该物种最直接有效的实物资料,此类标本即为模式标本(type specimen)。模式标本既是生物分类研究不可缺少的科学依据,也是研究者开展相关研究、编写全国和地方生物志、进行生物区系调查研究、开发利用和保护生物资源的重要基本资料。模式标本必须永久保存,且加以严格管理,不可随意借出外用。模式标本的馆藏种类和数量反映一个国家或地区分类学研究的水平。在确定作为新种发表和物种命名时,应明确指出与该物种形态特征一致的标准模式标本。模式标本分很多类型,模式标签也有一些特殊要求。

1. 模式标本类型　在生物分类学中,模式标本可进一步分为正模式标本(holotype)、副模标本(paratype)、等模式标本(isotype)、全模式标本(syntype)、选定模式标本(lectotype)、新模式标本(neotype)、配模式标本(allotype)和同地模式标本(topotype)等。在医学寄生虫的新种命名和描述中,常用的是正模式标本、副模式标本、等模式标本。在特殊情况下,如有的研究者在首次命名、描述和发表新虫种时,因采集到的标本数量十分有限,所确定的正模式标本和副模式标本可能未概括所命名虫种的全部形态特征,则可以用以后采集到的其他同种标本、首次发表时没有涉及的异性标本以及生活史不同阶段的标本,做进一步的补充描述。

(1) 正模式标本(正模标本、主模标本、正模、主模):是由命名人指定的模式标本,即研究者发表某一新物种时据以命名、描述和绘图的那份标本。正模式标本只有一份。

(2) 副模式标本(副模标本):指研究者在发表新种时,与正模式标本同时被引用的标本,即指正模式标本重复备份以外的那些标本。

(3) 等模式标本(等模标本):指未曾被引用、由同一采集者在同一时间、同一地点所采集的与正模式标本重复的备份标本。

(4) 全模式标本(全模标本):指研究者没有特别指定正模式标本时所引用的全部标本。

(5) 选定模式标本(选模标本):指后来的研究者从上述全模式标本中所选定的最合适的那份标本,其意义与正模式标本相同。

（6）新模式标本（新模标本）：指最初记载时，因模式标本有误、标本已损坏或遗失，由后来的研究者补充的适宜标本。

（7）配模式标本（配模标本）：指研究者在发表新种时与正模式标本一起使用的异性标本。

（8）同地模式标本：指在正模式标本同一产地所采集的模式标本。

2. 模式标本标签 为了准确了解标本信息，需给所有标本配上标签。用于模式标本的标签即为模式标本标签。

（1）标注内容：根据标本的种类不同设计标签内容，一般要注明标本学名、中文名、采集地点、采集时间、宿主、寄生部位等。液浸标本的标签分为内标签和外标签，内标签的内容要尽可能全面，外标签的内容可根据标本瓶规格来确定。模式标本的标签内容在常规要素基础上，还应注明发表出处。模式标签也可单独印制粘贴，如标注"正模 holotype""副模 paratype""等模 isotype""全模 syntype"等内容的标签。

（2）纸张：使用防水标签，要求薄而柔韧，非酸性纸。

（3）书写笔墨及颜色：液浸标本的内标签用黑色铅笔（HB、B 或 F）书写，避免使用圆珠笔，以防字迹被侵蚀褪色。其他标签可用永久碳素笔、记号笔书写或打印。标签书写应清晰，并使用印刷字体。正模式标本一般用红色标签，副模式标本用绿色标签。正模式标本应设立标本专柜单独保存，同时在模式标本档案记录栏目前贴上红色标志，以示与其他标本的区别，便于查阅。

（4）其他信息记录：除内外标签及特殊标记的模式标签外，标本的其他有关资料还应详细备份在记录本及标本档案内。

第二节　寄生虫标本与模型

从标本的严格定义来讲，真正的寄生虫标本是以寄生虫实体制作的标本。在实际应用中，除了前述的各类标本外，因某些原因及用途，有时会人工制作模拟实体的模型标本，代替实体标本。此外，随着科学技术的迅猛发展，大量的信息技术、多媒体技术、人工智能技术等现代化手段不断渗透到各个领域，一些有关数字标本等相关文献日益增多，这些广义上的"标本"并不是真正的标本，属于标本的替代品或模型。

一、寄生虫模型类型

按照制作材料和技术的不同，寄生虫模型分人工模型和数字模型。

（一）人工模型

人工模型（标本模型、模型标本、仿真标本）是指模仿寄生虫的形态、生活史等特点，用人工或天然材料制作而成的仿真模型。一般多作为教具模型或在科普宣传中使用，如各种蠕虫的形态结构、生活史、宿主模型等。随着多媒体、互联网技术的广泛应用，这些模型已不太常用，但对于一些少见、稀有或无法获得实体标本的寄生虫，如寄生在哺乳类、鸟类等宿主动物体表的节肢动物（蚤、虱、蜱、恙螨、革螨、粉螨）等，难以取材时，可以制作人工模型来部分代替实物标本。还有一些昆虫类，可制作成逼真的手工艺品，作为展品供人们观赏。制作人工模型一般采用混合石膏（mixed gypsum）、聚氨酯泡沫塑料（polyurethane foam）、木材等材料。但是用石膏制作的人工模型一般较重，不便携带且易损坏。用塑料制作的人工模型重量较轻，且不受气候影响，落地不碎，如有缺损，也容易修复。

（二）数字模型

寄生虫数字模型（3D 模型）是指通过数字信息处理技术，对寄生虫实体标本或模拟实体标本进行数字化采集与还原后，用三维数字影像的形式，直观、形象和逼真地再现实体标本，并具有实体标本的全部特征，从而达到最大限度地替代实体标本，实现科研与教学功能。即采用数字化手段，将生物实体标本转化为数字模型。标本三维影像数字化主要是采用激光扫描、环物摄影、激光扫描摄影和可见光栅三维扫描等方法，对实体标本进行扫描、摄影，结合后期处理，形成三维数字化标本影像（又可称虚拟仿真），可实现对数字模型任意角度拖动、旋转、平移、缩放及测量。三维立体的数字模型不但具有完整的外观特征，而且具有完整的空间特征，在传统的实体标本基础上，数字模型增加了多媒体自动化程序，并通过声、光、电、图像、三维动画、计算机程控技术与实体标本相融合等多种形式,可以充分体现生物标本所要展示的形态特征,达到变化多姿的动态视觉效果。数字模型按数据来源初步分为数字标本和数字产品等类型。

1. 数字标本(3D 标本) 寄生虫数字标本是指对寄生虫的实体标本,采用数字技术制作而成的三维立体数字模型。数字标本强调的是数据来源于实体标本,只要有实体标本,所有的寄生虫均可构建三维立体数字模型。此外,数字标本还可以借助三维打印机及相关材料进行打印,制作 3D 打印标本,犹如克隆技术,可以打印出与实体标本完全相同的复制品。目前已对 5 种常见检疫性有害昆虫(鞘翅目)完成 3D 打印标本:黑脂大小蠹(*Dendroctonus terbrans*)、云杉八齿小蠹(*Ips typographus*)、马铃薯甲虫(*Leptinotarsa decemliniata*)、双钩异翅长蠹(*Heterobostrychus aequalis*)、橙斑白条天牛(*Batocera davidis*)。

(1)数字标本的优势:①在教学上数字标本直观形象,学习不受时空限制。学习者可通过触摸屏选择观看相应的展示内容,能够产生强烈的视觉震撼,使枯燥的形态学教学变得立体生动。且数字化标本可模拟镜下阅片,培养学生独立阅片技能,对于学习者来说是一种全新的体验。②可以解决标本稀缺或难以长期保存的问题。如有些寄生虫病的感染率越来越低,收集标本愈加困难;玻片标本容易破裂,染色玻片标本易褪色,导致其形态结构不清晰;液浸标本保存时间过长有组织溶解现象;干制标本出现虫蛀或霉腐;在长期使用和保存中一些珍贵的标本被损坏;有些标本的采集、制作和保存花费大量人力、物力和财力。而寄生虫实体标本经数字化处理后,可永久保存,节约了资源,且 3D 打印技术还可解决标本数量和类型不足的问题。③3D 打印技术与传统的标本制作工艺不同。3D 打印技术可以直接使用高分辨率三维数据模型制造复杂物体,以更少的时间和较低的成本生产高精度的模型。④数字标本、数字打印标本的资源优势明显。数字打印标本具有可重复、可共享、个性化和灵活性等特点,不仅应用于教学,还可应用于科普展示以及普法宣传等领域。

(2)数字标本存在的不足及展望:国际上 3D 打印技术目前在人体结构、假肢、手术模拟和患者教育等领域,已经得到广泛应用。但在国内尚处于初级阶段,3D 打印技术还不够完善,数字标本在细节上与实体标本存在一定差别,仍面临着打印机的生物兼容性、打印材料的选择性有限等问题。但随着 3D 打印技术的不断发展和更新,会获得更精确的三维模型,数字技术将发挥更大的作用。

2. 数字作品(3D 作品) 寄生虫数字作品是指模拟寄生虫的形态结构特点,用数字技术制作而成的三维立体数字模型。数字作品的数据来源于非实体标本,是人为创造出来的,成本低,制作简单,只能称之为数字作品。数字作品虽然与实体标本相仿,但是因数据不是来源于原始实体标本,因此在寄生虫各部结构及比例方面常有一些差异,但是在资源稀缺情形下,可以作为教学、科普讲座之用的数字教具。

二、寄生虫标本与模型的区别

(一)制作材料

1. 寄生虫标本 传统的标本制作原材料一般取自寄生虫整体或某一局部结构,即取材于虫体本身。在加工处理过程中,还需要毒麻药、固定液、保存液、染色液等化学试剂,虽然某些材料具有毒性作用,但是制作的标本真实,特别是在镜下观察的细微结构,具有人工模型无法替代的直观效果。

2. 寄生虫模型 人工模型和数字模型因制作原理存在差异,所需材料完全不同。

(1)人工模型:人工模型是仿制的模拟体,其内没有任何寄生虫的成分。模型制作所用的聚氨酯硬泡(rigid polyurethane foam)、618 环氧树脂、低分子量聚酰胺树脂(polyamide resin)、不饱和聚酯树脂(unsaturated polyester resin)、缩合型硅橡胶(condensed type silicone rubber)及混合石膏等材料,对制作者和使用者毒副作用相对较小,经久耐用。同时又解决了实体标本易收缩、保存困难的问题。

(2)数字模型:数字标本并不是肉眼或镜下可见的实物,而是三维数据虚拟仿真模型,其制作过程需要高精度扫描仪、全自动显微镜等设备,还需要三维制作软件,寄生虫实体标本只是被作为扫描的素材。数字标本只有在转化为与实体标本相同的复制品时,才需要 3D 打印机及打印材料。常见 3D 打印材料有塑料类、金属材料类、树脂材料类和混合粉末类。

(二)制作比例

在制作寄生虫标本过程中,虽然因压片、固定、脱水等操作工序,导致虫体厚度和长度略有变化,但基本保持了实物原貌和自身比例。而寄生虫模型是模仿实体标本制作,自由度高,既可以遵照实体标本的比例,也可根据模型的用途、虫体最小构造尺寸、3D打印机最高精度、打印数量及打印成本等,确定最优缩放比例。

（三）制作技术

1. 寄生虫标本 寄生虫标本的制作过程一般包括虫体收集、清洗、固定和保存,对于玻片染色标本的制作还包括染色、脱水、透明和封片等步骤。

2. 寄生虫模型

（1）人工模型:应用合适的材料和模型技术达到仿真效果。如用聚氨酯硬泡制作鳞翅目昆虫的被蛹、双翅目昆虫的幼虫等模型。制作过程包括:①量好拟制作昆虫的实物各部位尺寸;②将硬质聚氨酯泡沫塑料切成所需大小和块数,用胶粘接;③根据实物形态,刻出各部结构,打磨;④分次涂刷立德粉（白粉),晒干并打磨;⑤根据昆虫的颜色和斑纹,水彩上色,干后涂抹少量醇酸清漆。

（2）数字模型:制作3D打印标本的过程包括以下步骤。①扫描:利用3D扫描工具,扫描现有的实体标本或直接到标本采集点进行现场扫描。②建模:利用三维建模软件,参照目标物长宽高比例等参数,人工构建三维模型。③打印标本:以3D特质材料为载体,利用3D打印机,通过逐层堆积的方式,快速构建3D立体模型。④修整:将打印的成体模型进行修整。⑤上色:打印过程中采用有色树脂打印或成型后通过人工手绘、喷绘等方式,使3D打印标本与实体标本的色彩、斑纹等颜色相似度达到最佳效果。

（蔡连顺）

参 考 文 献

［1］ 李朝品.医学节肢动物标本制作［M］.北京:人民卫生出版社,2019.

［2］ 李典友,高本刚.生物标本采集与制作［M］.北京:化学工业出版社,2016.

［3］ 李朝品,沈兆鹏.中国粉螨概论［M］.北京:科学出版社,2016.

［4］ 沈继龙,张进顺.临床寄生虫学检验［M］.4版.北京:人民卫生出版社,2012.

［5］ 魏榕.教你如何做生物标本［M］.北京:现代出版社,2012.

［6］ 伍玉明.生物标本的采集、制作、保存与管理［M］.北京:科学出版社,2010.

［7］ 李朝品.医学节肢动物学［M］.北京:人民卫生出版社,2009.

［8］ 李朝品.人体寄生虫学实验研究技术［M］.北京:人民卫生出版社,2008.

［9］ 李朝品.医学昆虫学［M］.北京:人民军医出版社,2007.

［10］ 李朝品.医学蜱螨学［M］.北京:人民军医出版社,2006.

［11］ 陈佩惠,孔德芳,李慧珠.人体寄生虫学实验技术［M］.北京:科学出版社,1988.

［12］ 白智刚,鲁海文.3D打印技术医学教育实践应用研究进展［J］.内蒙古医科大学学报,2021,43（S1）:157-160.

［13］ 邬宗芳,陈雪龙.小动物透明骨骼标本的制作与在教学中的应用［J］.现代畜牧科技.2121,10（82）:14-15.

［14］ 程明亮,冯培勋,陈晨.爬行纲动物塑化标本制作技术的探讨［J］.解剖学研究.2021,43（1）:插页1-1-插页1-2.

［15］ 韩志豪,李松林,黄旭雄.蟹类干制标本制作方法［J］.中国兽医杂志,2021,57（4）:39-43.

［16］ 董会,杨广玲.昆虫实验教学标本的建设与管理［J］.中国现代教育装备,2021,5:26-29.

［17］ 廖力夫,阿迪力,司马义,等.塔里木盆地荒漠型黑热病宿主动物调查研究［J］.疾病预防控制通报,2021,36（1）:1-6,33.

［18］ 马丽娜,李耘.3D打印技术在医学教学中的应用［J］.医学教育管理,2020,6（3）:263-268.

［19］ 李永民,禤志冰,张坤,等.生物标本制作技术改进与标本组合的创新设计［J］.武夷学院学报,2020,39（9）:8-13.

［20］ 张鑫,王辉,李东霞.植物标本制作的研究概述［J］.教育教学论坛,2020,26:153-154.

［21］ 金光耀,薛来震,尹德彩.5种检疫性昆虫标本3D打印研究［J］.安徽农业科学,2020,48（11）:145-152.

［22］ 王晓楠,唐媛媛.应用蛋白甘油液盖片法制作寄生虫卵玻片标本［J］.宁夏医科大学学报,2019,41（7）:747-749.

［23］ 付春伶.昆虫标本的制作、保存及管理概述［J］.生物学教学,2019,44（8）:73-75.

［24］ 孙芬芬,付琳琳,潘智华,等.人体寄生虫学实验教学标本库扩充策略研究［J］.基础医学教育,2019,21（2）:138-140.

［25］ 沈丽华,邹珏,胡慧娣,等.细胞印片技术在肺小结节术中快速病理诊断中的应用［J］.诊断病理学杂志,2019,26（3）:172-174.

［26］ 周莹,魏仑,霍宁,等.小鼠骨骼透明标本快速制作法的优化［J］.河北北方学院学报（自然科学版）,2019,35（2）:5-8.

［27］ 熊莉,席德慧,樊佳,等.昆虫琥珀标本制作实验引入通识课程的探索.实验室科学,2019,22（2）:9-13.

［28］ 陈剑煌,黄棉桃,邱灿华,等.超低温冷冻保存伯氏鼠疟原虫实验方法的改进［J］.临床医药文献杂志,2017,4（55）:10705-10706.

［29］ 盖丽娜,傅占江,代晓朋.寄生虫教学标本的保存与管理［J］.湖州师范学院学报,2017,39（10）:109-111.

［30］ 董会,杨广玲,孔令广,等.昆虫标本的采集、制作与保存［J］.实验室科学,2017,20（1）:37-39.

［31］ 张莉莉,陈军,乔格侠.我国生物标本馆现状与展望［J］.世界环境,2016,S1:88-90.

［32］ 张保林,弋楠,朱蓉英,等.透射电镜与扫描电镜分析［J］.无线互联科技,2016,23:25-26.

［33］ 郑汉,徐涛,李传润,等.腊叶标本快速定型干燥装置的研制及在安徽省中药资源普查中的应用［J］.中国中药杂志,2016,41（13）:2561-2565.

［34］ 周贵凤.动物标本的分类及制作方法［J］.农村经济与科技,2016,27（20）:227-229.

［35］ 蒋莉萍,彭小红,韦晗宁,等.人体寄生虫学数字化标本教学平台的构建与应用［J］.华夏医学,2016,29（5）:102-104.

［36］ 马爱梅.高校生物标本馆对学科建设的意义探究［J］.产业与科技论坛,2015,14（17）:123-124.

［37］ 孙阮洋,郭景奥.生物塑化技术在动物标本制作中的应用［J］.畜牧兽医科技信息,2015,5:14-15.

［38］ 白丽蓉,赵志英.海洋贝类标本的采集与制作方法研究［J］.海洋与渔业,2014,7:37-39.

［39］ 台红祥,王兆龙,高卫真,等.动物骨骼透明标本制作方法的改进［J］.天津医科大学学报,2014,20（6）:494-495.

［40］ 刘玉卿,郜旭芳.冷冻技术在昆虫标本制作中的应用研究［J］.绿色科技,2014,7:59-60.

［41］ 欧喜成.昆虫干制标本的制作方法［J］.农业与技术,2014,34（7）:248.

［42］ 颜卫,刘静,刘俊栋,等.浸制标本制作新工艺的探索与应用［J］.黑龙江畜牧兽医,2014,14:94-95.

［43］ 杨良锋,曹希平,卢立伍,等.数字标本概念及其相关技术［C］.融合·创新·发展——数字博物馆推动文化强国建设——2013年北京数字博物馆研讨会论文集,2013:90-93.

［44］ 唐贵文,陈艳,蒋红涛.电子显微镜技术在寄生虫学领域中的应用.贵州医药,2010,34（3）:274-277.

［45］ 常正山.寄生虫标本的采集和保存［J］.中国寄生虫学与寄生虫学杂志,2006,24（S1）:S76-S81.

［46］ 徐兴河.几种寄生虫标本的收集、固定和保存方法［J］.地方病通报,2004,19（3）:99.

［47］ 余智勇.人工"琥珀"昆虫标本的制作方法［J］.江苏农业科学,1999,5:40-42.

［48］ ASH L R,ORIHEL T C.Atlas of Human Parasitology［M］.5th ed.Chicago:American Society of Clinical Pathologists Press,2007.

［49］ FENG L N,BHANU B,HERATY J.A software system for automated identification and retrieval of moth images based on wing attributes［J］.Pattern Recognition,2016,51:225-241.

［50］ CHAE M P,ROZEN W M,MCMENAMIN P G,et al.Emerging applications of bedside 3D printing in plastic surgery［J］.Front Surg,2015,2（6）:25.

［51］ KURENOV S N,IONITA C,SAMMONS D,et al.Three-dimensional printing to facilitate anatomic study,device development,simulation,and planning in thoracic surgery［J］.J Thorac Cardiovasc Surg,2015,149（4）:973-979.

［52］ YOUSSEF R F,SPRADLING K,YOON R,et al.Applications of three-dimensional printing technology in urological practice［J］.BJU Int,2015,116（5）:697-702.

［53］ MICHALSKI M H,ROSS J S.The shape of things to come:3D printing in medicine［J］.JAMA,2014,312（21）:2213-2214.

［54］ TUOMI J,PALOHEIMO K S,VEHVILAINEN J,et al.A novel classification and online platform for planning and documentation of medical applications of additive manufacturing［J］.Surg Innov,2014,21（6）:553-559.

第二章

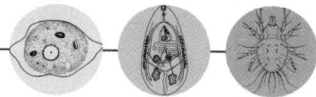

寄生虫标本制作的原则及意义

医学寄生虫标本的类型多种多样,每种标本从采集、制作到保存,都有一定的流程和操作方法,有的技术是传统流传下来的,大多比较成熟,有的是待改进的方法,还有正在创新的新技术。无论选用哪种技术,寄生虫标本的制作都要遵循一定的原则,以便充分发挥其在教育教学、科学研究、社会服务、科普宣传及珍藏、展示和观赏等方面的应用价值。

第一节　寄生虫标本采集与制作的基本原则

寄生虫标本的采集、制作与保存是人体寄生虫学实验技术的主要内容之一,在其具体实施过程中,操作者首先必须熟悉相关寄生虫的专业知识和技能,在此基础上还应当遵循科学性、典型性、完整性、实用性、真实性、艺术性和创新性等基本原则。

一、科学性原则

在医学寄生虫标本采集与制作过程中,首先要把科学性放在第一位,应始终遵循科学性的原则,否则寄生虫标本便失去了价值。在标本采集和制作前,要预先设计科学可行的操作方案,注意采集方法、制作方法和保存方法的科学性。

(一)采集方法

采集标本是制作寄生虫标本的第一步。因各种寄生虫在寄生部位、生活史或生态习性等方面都存在差异,标本的采集方法也要随之改变。此外,寄生虫标本的用途不同,采集时也需有所侧重。

1. 寄生部位　医学寄生虫按寄生部位分体内寄生虫和体外寄生虫,在采集标本时选择的方法有较大差异。①体内寄生虫的采集方法:体内寄生虫主要寄生于人体的腔道、内脏组织器官及血液或血细胞。采集标本时要根据虫体寄生部位和排出途径选择采集方法。如寄生于消化道、胆道、泌尿生殖道内的蠕虫、原虫,可从人体的排泄物、分泌物或通过内镜直接获取。血液或血细胞及骨髓内寄生的原虫,可通过采血或骨髓穿刺法收集虫体。对于人兽共患的寄生虫,主要通过解剖自然感染或人工感染的动物获取。②体外寄生虫的采集方法:体外寄生虫多指医学节肢动物,采集标本时可从其宿主体表、洞(巢)穴和自然孳生地获得,或人工捕捉法获得,也可通过人工饲养获得生活史中某阶段的虫体。

2. 生活史或生态习性　医学寄生虫均有各自的生活史及生态习性,在采集医学寄生虫标本时,除了考虑寄生部位以外,还要熟悉寄生虫的生活习性。①季节消长:节肢动物的孳生常随季节消长,采集标本时需要遵从季节消长规律,如夏秋季是采集蚊、蝇和白蛉等的最佳时期。②昼夜交替:有的寄生虫具有昼夜交替活动的特性,采集这类寄生虫时,需要选择合适的时间,如蛲虫成虫和虫卵、丝虫的微丝蚴等选择在宿主睡眠时或夜间采集。

3. 标本用途　不同用途的标本,其采集侧重点可能不同,需要根据具体要求采集和选择标本。如用于教学的标本往往需求量较大,在采集标本时,就要注意量的问题,必要时通过体外培养的方法,收集更多的虫体;如用于命名、描述和发表寄生虫新种时,要尽量选择形态结构最完整、最具有代表性的标本作为模式标本,特别是正模式标本,以确保模式标本的科学性。

(二) 制作方法

采集到的寄生虫原始标本,根据需要的标本类型,确定科学、合理且简单实用的制作方法,以达到最佳效果和预期目的。如只是用于临床病原检查的标本,检查结束后无须保留样本时,可选择制作临时标本;采集的虫体需要储存备用时,可直接制成永久标本,或先制成贮藏标本,留待以后制作所需的标本类型;需要长期传代和保种的寄生虫,可选择动物接种、液氮冷冻、体外培养或人工饲养等方法制作活虫标本;体型较大但局部结构特征明显的寄生虫,可选择制作局部标本;有翅类昆虫可选择制作针插标本;寄生虫寄生的宿主病理组织器官,可选择制作液浸标本;体型较小的虫体可选择制作玻片标本,再按标本的性质和观察重点选择涂片标本、整片标本、切片标本、压片标本或印片标本等;拟观察虫体的超微结构,则选择制作电镜标本。

(三) 保存方法

医学寄生虫标本制作完成后需进行科学的保存和管理,有效保护标本,使其长期保持原有状态,更好地发挥在教学、科研、社会服务等领域中的作用。采用不同工艺制作的标本,其保存方法各有侧重。

1. **玻片标本的保存**　玻片标本适合用标本盒保存。标本盒是具密封盖的纸质、木质或有机玻璃制作的盒子,具有良好的密封性。标本盒的盒盖也可采用透明材料,以便直接观察到盒内标本。用标本盒保存的玻片标本无须再用纸包,避免返潮。玻片标本不得重叠放置,以免粘连。擦拭玻片标本上的镜油时,既要擦拭干净,还应特别注意避免损坏标本和标签。玻片标本盒应置于阴凉干燥处保存,避免日光直接照射,以免染色剂加快分解,标本褪色。

2. **干制标本的保存**　干制标本经过鉴定、登记和消毒后,依据标本大小,有序放入适当的标本盒中,盒内加适量樟脑、硅胶等防虫、防潮药品,贴好标签,摆放在相应的标本柜中。干制标本要注意防震、防碰撞,保存在干燥通风处,定期检查,及时更换防虫、防潮药品。若发现虫蛀现象,应及时进行熏蒸或冷冻处理。发现标本受潮,应在通风阴凉处干燥,但不宜日光曝晒或高温烘烤,以防褪色。

3. **液浸标本的保存**　液浸标本应选择大小适中的标本瓶或广口瓶保存。标本瓶为密封性良好、具有密封盖的玻璃瓶或塑料瓶。保存液视情况应及时添加或更换。通常标本保存液应以装满整个标本瓶的90% 以上为宜,若此时仍无法将标本完整浸泡,应更换更合适的标本瓶,以免裸露在保存液外的部分发霉腐烂。

二、典型性原则

在医学寄生虫标本采集与制作过程中,还要遵循典型性的原则。标本必须能够体现该虫种的突出特征,尤其是对鉴定虫种最有意义的形态结构特点。因此,采集标本时一定要选择具有典型特征的标本。特征不典型的标本,将会给分类、定名、识别和辨认带来许多不必要的麻烦。如在制作蛔虫卵玻片标本时,必须以有凸凹不平蛋白质膜的虫卵为特征性虫卵,而脱蛋白质膜的虫卵不典型,也不常见,只能作为特殊情况与典型虫卵相区别;在制作猪囊尾蚴寄生于猪肉的病理液浸标本时,尽量选择囊尾蚴超过 2 个以上的标本,其中至少有 1 个囊尾蚴是完整没有破裂的,且清晰可见内陷的头节。若囊尾蚴均破裂,囊液溢出,仅剩破碎囊壁组织,属不典型的标本。

三、完整性原则

在医学寄生虫标本采集与制作过程中,也要遵循完整性的原则,应尽量保持寄生虫标本的"原貌",确保其形态结构的完整无缺。一个不完整的标本不仅给虫种鉴定带来一定的困难,甚至失去原有的价值。因此,不论采集和制作何种标本,应尽可能保持标本的完整性,不仅标本结构要完整,标本的信息记录也须完整。

(一) 标本结构完整

这里所说的标本结构完整是相对而言。在标本分类中,按照所采集标本的完整程度,医学寄生虫标本又分为整体标本和局部标本,局部标本本身就不是完整的虫体,但也要遵循相对完整性的原则。

1. **整体标本** 整体标本是最常见的一种类型。因标本的任何结构都可能是其分类的依据,在采集与制作过程中每个步骤都应仔细操作,确保虫体的完整性。如猪带绦虫成虫长达数米,但头节较小,颈部纤细,稍不注意就会断落或丢失,导致虫体不完整,因此,在采集与制作成虫标本时一定要小心操作,以免弄断丢失头节和颈部,导致标本残缺不全;蚊等有翅类昆虫体型虽小,但结构复杂,在采集与制作标本时,很容易造成其翅、足、触角或触须的掉落或缺失,特别是躯体、翅、足上各种鳞片和体毛等特殊结构,极易脱落,而这些都是虫种鉴定的重要部位。值得注意的是,虽然强调标本结构的完整性,但并不是说只要有一点残缺就要丢弃。对待这种"残体标本":①如果属于某些稀有的种类或只有1~2个标本的寄生虫,即使结构不全也要尽可能保留,在没有确定其价值以前,不要轻易舍弃;②如果现场暂时无法决定标本的取舍,也要尽量保留,待完全鉴定准确后再决定取舍;③如果"残体标本"是某些寄生虫具有鉴别特征的重要部位,且局部组织器官相对完整,也可保留,待以后制作局部标本,如前述的绦虫头节、蚊翅等。

2. **局部标本** 局部标本的重点是为了观察局部形态特征,尤其是具有鉴别意义的特殊形态结构。局部标本虽然不是完整的虫体标本,但有其特殊用途。局部标本在所选取的局部范围内,形态结构应当是完整的,不能残缺,否则失去了鉴别意义。如蚊翅上有鳞片组成的特殊斑纹,可作为分类的依据,在制作蚊翅标本时,要注意蚊翅结构的完整性,鳞片完好未脱落;带绦虫孕节中的子宫侧分支数,是判断虫种的重要依据,在制作孕节标本时,至少截取一个以上完整的节片,如果节片不完整,子宫侧分支数就不准确,难以鉴别虫种。

(二)标本信息记录完整

在医学寄生虫标本的采集与制作过程中,要做好详细、准确、完整的信息记录。记录的信息不仅要保存在专门的标本档案里,同时还要以采集标签、鉴定标签等形式与标本共存。严格使用防水标签,尤其是液浸标本的内标签。在实际工作中,有时会根据标本大小及用途,简化了标签内容,如用于教学的大量标本,标签上往往只记录了序号和名称,但在标本档案或专门的记录簿、保存盒内,要有详细记录,以便随时备查和核实。总之,相关的信息记录越全面越好,为以后的虫种鉴定、诊断和研究工作提供重要的第一手资料。

1. **标本采集记录** 在标本采集中,应及时记录标本采集的基本信息,如编号、采集日期、采集地点(省、县、乡、村等)、采集人姓名、宿主(寄主)、样本来源等。其中采集日期、采集地点和采集人最为重要,应详细记录。若是采集医学节肢动物类,在上述信息记录基础上,还需要详细记录采集场所(孳生场所、栖息场所)、采集场所的地理景观或生境类型(山区、平原、森林、草原等)、采集地的地理方位及海拔、采集地的气候情况等。对于蚤、虱、蜱等体表寄生性节肢动物,还需要准确记录所采集的宿主动物信息。如果标本采自患者,则应详细记录患者的信息情况。

2. **标本鉴定记录** 标本制作完成后,需要记录鉴定信息,包括标本名称(种名 + 拉丁学名)、采集地点、采集日期、采集人姓名、标本来源、宿主(寄主)、寄生部位、鉴定人姓名、鉴定时间等信息。

四、实用性原则

在医学寄生虫标本采集与制作过程中,要遵循实用性的原则。所使用的各种化学试剂、辅料等,尽量做到来源方便、物美价廉、安全和毒副作用小,以免造成对人的危害、对环境的污染及经济的浪费。此外,针对同一类群的医学寄生虫标本,可能存在几种不同的方法,每一种方法都不是万能的,各有优缺点,要善于结合教学、科研、社会服务、科普宣传等工作需要以及当时当地的实际情况,合理选择比较实用的方法,而不能千篇一律、生搬硬套某种固定方法。

(一)用于教学的标本

尽量选择医学常见种类和重要种类,标本的形态结构要典型、清晰和易于识别,标本制作尽量做到美观大方,以吸引学生的注意力。有条件最好储存大量的贮藏标本,如湿藏法保存蠕虫卵、蠕虫成虫等,供学生自己制作虫卵标本观察,或自己动手制作成虫标本,比直接观察成品标本更容易调动学习积极性,且简单实用,易于操作。有条件还可以通过资源共享、虚拟仿真实验等,线上学习或观摩数字模型,尤其是逼真的数字标本和数字打印标本,多途径提供学习和培训平台。数字标本类对于标本稀少、取材困难的寄生虫,无疑是良好的替代标本。

(二)用于科研、临床检验和动植物检疫的标本

根据研究目的和检验内容,设计标本的类型。用于寄生虫系统分类学研究、寄生虫资源学、寄生虫标本制作工艺研究、标本保存与展示方面的研究时,可以选择模式标本或普通标本。用于分子生物学研究或检验的标本,根据其相应要求采集和保存,如现场采集的蠕虫成虫、幼虫或虫卵等,可直接固定于10%的福尔马林溶液,或将活虫体直接置-70℃冻存;现场采集含虫体的血液标本时,首选抗凝剂为乙二胺四乙酸(ethylene diamine tetraacetic acid,EDTA)或枸橼酸钠(sodium citrate)4℃保存,也可采集5~6滴血于滤纸上,待干后短期保存于4℃冰箱。

(三)用于科普、陈列展示和观赏的标本

可以形式多样,丰富多彩。在常见标本基础上,可以增加些色彩斑斓、栩栩如生的昆虫的人工琥珀标本、人工模型、数字打印标本、数字作品及仿真生态场景,再通过声、光、电等手段的配合、环幕投影与LED投屏的结合,打造沉浸式生态互动空间,给参观者带来视觉冲击,激发好奇心和兴趣。

五、真实性原则

传统意义的寄生虫标本是以寄生虫实体为原材料,经过一定的加工处理后制成,尽管有些类型的标本在制作过程中,添加了各种各样的其他物料,但本质上主体还是寄生虫本身,呈现的重点是虫体的形态结构,其他成分都是为了长久保存标本而添加的物料。如人工琥珀标本就是采用松香等化学材料,将虫体包埋其内制成。随着时代的进步,相继出现了数字标本、数字打印标本、数字作品等新的名词,目前文献上尚没有形成统一规范的描述。新名词虽常常冠以"标本"二字,但与传统意义的标本相比,标本中并没有任何寄生虫的实体成分,数字标本甚至没有任何可触摸的实物,只是与实体标本非常逼真的三维立体构象。虽然这些广义上的"标本"有其特殊的价值和功能,有高科技的成分,但目前认为这些所谓的"标本"还不是真正的标本,仅是标本的替代品或模型。因此,在采集与制作寄生虫标本时,需遵循真实性的原则。人工模型或数字模型另当别论,但也尽可能真实模拟、接近真品。真实性的原则强调:①采集的标本一定是实实在在的寄生虫实体,按用途和需要,选择整体或是局部组织器官。如果在制作寄生虫标本时未使用虫体本身,而以其他材料代替,寄生虫标本便失去了真实性,就不能称其为传统意义上的标本。②即使取材源自寄生虫实体,对于不同寄生虫的不同部分也不可以拼凑,不能以假乱真。

六、艺术性原则

在医学寄生虫标本采集与制作过程中,尽量遵循艺术性的原则。寄生虫标本是医学寄生虫学及其他相关学科开展教学、科研及社会服务的基础。同时一件制作精美的标本也是一幅立体的科学"美术作品",具有一定的观赏价值。理想的寄生虫标本是在遵循前述的各项原则基础上,兼具造型美观、色彩搭配合理的艺术之美。

(一)造型美观

在制作液浸、干制或人工琥珀标本等大体标本时,力求造型美观,对称协调,给人视觉的美感和舒适感。①标本的姿态是造型的关键。如扁卷螺是姜片吸虫的中间宿主,制作扁卷螺标本时,可由小到大按其自然卷行的方向粘连在支架上,形成"螺中螺",既形象又便于观察,也可摆成心形、枝叶形等各种造型,创设愉悦的情境,寓教于乐;成对的标本应注意标本的对称与平衡,如十二指肠钩虫雌雄成虫形态呈C形,制作时可采取"(("或"( )"的对称排列方式,上下要平齐不能错落排列。②标本的大小与保存的容器比例也要协调。如钩虫虫体较小,应选择较小的标本瓶,且每个标本瓶中的标本最好安置上下2组共4个虫体(雌雄1对为1组),这样既可避免虫体过小容器过大的不协调,又可营造对称和谐的视觉。③制作体型较大的寄生虫标本时,应注意重心稳定,不能头重脚轻。如制作猪带绦虫成虫标本时,可以螺旋状缠绕在底板上,或采用"之"字形排列,注意一定要把头节固定在虫体的上方,以保持重心。④同一类别相近的标本,宜采用同一规格的容器。如肝吸虫、肺吸虫、姜片吸虫和血吸虫,均属于吸虫纲的寄生虫,应选用规格和形状相同的容器,以便按类别观察、比较和对照。

(二) 色彩搭配合理

对于有原生色彩的寄生虫标本,在制作时应尽量保持原色。如色彩斑斓的昆虫类成虫、寄生虫的中间宿主贝类和甲壳类,适合制作干制标本,有的增加金刚喷剂和亮油亮化工艺,以保护其原生色彩和光泽度。有原生色彩的标本,特别是用于展览和科普宣传时,也可以制作逼真的模型、手工艺品等,展现自然之美。对于白色、半透明的虫体,制作标本时,可配上背景色,如制作细小的蛲虫成虫液浸标本时,配以蓝色背景,色彩分明,对比度强烈,虫体形态结构更为醒目,感观舒适。

七、创新性原则

在采集与制作医学寄生虫标本的实践中,应善于总结和发现问题。对于已经非常成熟的经典方法,应当尽量遵循并规范操作,以防出现标本采集困难、标本制作质量不佳及标本损坏甚至丢失等问题。但对于在实际操作中发现的不成熟或有明显缺陷的传统方法,应当在遵循科学性的基础上,随着新技术发展或有新材料出现时,本着创新性的原则,大胆改进和尝试,取长补短,提高标本制作的质量,使之更趋完美。

第二节　寄生虫标本制作的意义与应用价值

医学寄生虫标本作为生物资源的重要组成部分,在教学、科研、社会服务、科普活动、标本珍藏、展示和观赏等方面,具有重要意义和应用价值。

一、提供教学服务

医学寄生虫学主要研究与医学有关的寄生虫的形态结构、生活史、寄生虫与人体及外界环境的相互关系、寄生虫病发病机制、诊断治疗、流行规律及防控原则。对于高校医学生来说,必须熟悉常见寄生虫及寄生虫病相关知识,其中寄生虫形态鉴别是病原学诊断的基础,而寄生虫标本作为不可替代的实验实物教材,为培养医学专业人才提供丰富的教学资源。

(一) 作为教学及培训的直观教具

1. **实验教学** 实验课是在校生学习寄生虫形态的重要环节,虽然一些精美的形态图片及视频,能够清晰地展示寄生虫的形态和生活史过程,但是寄生虫标本仍然是实验课不可缺少的直观教具,具有形态真实、不受季节和区域限制等特点。图片和视频中的虫体与直接观察到的虫体,在外形、颜色和结构等方面都可能存在较大的差异,这给学生将来的临床诊断带来困难。围绕实体标本开展各种教学活动,特别是形态典型、制作精美、栩栩如生的标本,有利于激发学生的学习兴趣,加深记忆和理解,为今后从事临床和科研工作打下基础。

2. **在职人员的培训** 利用丰富的教学标本,可为从事临床、检验、流行病、预防医学等相关专业的在职人员进行短期培训,理论与实际标本相结合,快速增强职业技能,减少寄生虫病的漏诊和误诊,提高对寄生虫病的诊治和防控能力。

(二) 提供第二课堂学习平台

通过引导学生参观学校生物标本馆、定期开放寄生虫标本室,延伸课外教学形式,挖掘学生的学习潜能,开阔视野,培养独立判断能力,提高综合素质;通过开展寄生虫标本摄影比赛、绘图比赛等,培养学生的专业特长、学习兴趣和美学素养;通过开展大学生创新实践活动,如大学生面部蠕形螨感染的调查分析、幼儿园儿童蛲虫感染的调查、小学生肠道寄生虫感染的调查等,培养学生的探索精神、创新思维和现场实际工作能力。随着科学技术的迅猛发展,信息化已成为国家战略,教育信息化正迎来重大历史发展机遇。虽然寄生虫实体标本是教学不可或缺的直观教具,但在实际工作中也面临着许多问题,如实验教学时数逐渐减少,在有限的时间内观察大量寄生虫形态已有难度;有的标本难以长期保存;曾经危害严重的有些寄生虫已基本消灭,但因存在再现可能,目前尚不能从教学大纲中删除,这些标本的来源非常紧缺,活体标本和典型的病理标本更难以获得。在此情形下,多媒体图像、动画、视频、人工模型和数字模型发挥着弥补和替代作用,可以缓解标本稀缺或难以长期保存的问题,重要的是可以实现资源共享。特别是数字标本以及虚拟仿真技术等,以三维立体形式,生动逼真地再现寄生虫的形态结构特征,达到或接近实体标本的直观效果。线上与线下的混合式实验教学模式,为学生提供了更多的学习空间和学习资源,在有限的时间内让学生掌握更多的专业知识。

(三) 具有课程思政教书育人的作用

在寄生虫学实验课中,将思政元素与专业知识学习有机结合,使学生在专业学习中受到课程思政教育,在课程思政教育中学到专业知识。如栩栩如生的标本是由谁怎么做出来的,如此多的虫卵标本是如何从粪便收集的,引出标本制作老师不怕苦、不怕脏,对职业的热爱和钻研精神;讲到肝吸虫卵形态时,列举肝吸虫卵小,不易识别,且因对肝吸虫病认识不清而引起的典型误诊案例,启发学生深刻理解仁心仁术的内涵,体会医者应有的责任心和使命感;讲到疟原虫时,以我国科学家屠呦呦获得诺贝尔奖的事例,传播科学精神;讲到溶组织内阿米巴时,以老一辈革命家感染寄生虫病的事例,联系历史,使学生体会到中国革命的艰难历程、幸福生活的来之不易,激发爱国热情,增强学习动力。

二、提供科研服务

医学寄生虫标本除具有教学服务的功能外,还有鉴定物种、资源共享、科学研究、学术交流及物种保留等科研服务的功能。

(一) 鉴定物种

寄生虫种类繁多,形态千差万别,人类认识寄生虫的第一步就是要进行虫种鉴定。当研究者在研究领域发现了某待定虫种时,通过与已知的、相关物种的标本比对查证后,判定为新物种时,需要对新物种的形态或其他生物学特征进行描述,并指定模式标本。这些资讯在学术刊物中正式发表时,研究者需要在论文中注明标本的保藏地点及标本编号,通常还会将新物种的副模式标本,保存在一些世界著名的标本博物馆,作为新物种的实物证据,方便同领域其他研究者借阅使用。模式标本作为虫种鉴定的"模特",是今后鉴定该虫种最有效和最直接的凭证。模式标本为各种寄生虫的名称与其所指虫种,提供了固定的、可以核查的依据。

(二) 资源共享

通过对各种寄生虫种质资源的收集、整理、鉴定和保藏,我国已初步建成中国寄生虫种质资源库:①含有 11 个门 23 个纲的寄生虫种质资源实物库,包括"人体寄生虫和媒介标本展示馆""动物寄生虫标本展示馆"和"寄生虫活体资源展示馆"3 个寄生虫标本展示馆;波及中国 15 个省 20 个相关机构的寄生虫种质资源保藏库。②构建了 3 个寄生虫种质资源活体保藏基地。③构建了寄生虫种质资源 8 大数据库。④构建了中国寄生虫种质资源网站库,下设 3 个网站。将已构建的统一规范的数据库和实物库,通过国际互联网形式,构建全国寄生虫资源共享平台,并以虚拟博物馆形式实现信息和实物共享,可为研究者提供样本鉴别、虫种参照和数据查询的信息资源,为国内外教学培训、科学研究、医疗及科普等方面提供全方位的资源共享服务。

(三) 科学研究

寄生虫种质资源库及其他标本馆(库)为科研人员提供了信息获取平台,是研究寄生虫分类学、分子生物学、遗传学及药物筛选、诊断工具开发及疫苗研制等必不可少的资源基础,能够为基础医学及临床应用研究提供直观准确的实物标本和信息数据,供研究者从多角度、多层面进行观察、测量和比较,积累第一手资料。如在中国首次完成的日本血吸虫(*Schistosoma japonicum*)的全基因序列测序中,寄生虫种质资源库为其提供了大量的标本材料;资源库还为国家"973"计划、"863"计划、国家自然科学基金等项目提供了大量实验材料,发表了很多论文和发明专利,为进一步开展寄生虫病的研究创造了宝贵价值。在整理和整合寄生虫资源库的过程中,发现了 10 个媒介新种、1 种线虫新种和 1 种罕见寄生虫,并对罕见的寄生虫尖吻蝮蛇舌形虫(*Armillifer agkistrodontis*)进行了研究,在国际上首次揭示了尖吻蝮蛇舌形虫(节肢动物门中的舌形纲)的生活史,建立了动物模型,为这种罕见寄生虫的致病机制研究和药物筛查提供了科学依据。

(四) 学术交流

依托资源库,通过与国内外的高校、科研院所、医院、疾控部门和科普中心等机构的交流合作,互相取长补短,互赠互送互借标本,查缺补漏,不断丰富完善标本的品种和数量。

(五)物种保留

全球生物物种每年都在以惊人的速度减少。将生物物种以标本的形式保存下来,即以标本的方式保存物种基因库,就意味着保存了地球物种的遗传多样性,为生物学研究提供系统的基础材料。寄生虫作为生物物种之一,保留了标本,也就保留了虫种基因库。

三、提供社会服务

生物标本是自然界各种生物最真实、最直接的表现形式和实物记录。寄生虫标本在许多领域都为社会带来利益,包括临床医学、公共卫生、食品安全、生物安全、药物研发和环境变化监测等。

(一)临床医学领域

寄生虫病的诊断与鉴别诊断历来都是临床检验的难点,即使在三甲医院,多数也只能开展简单的寄生虫病诊疗服务,且阳性检出率不高,给寄生虫病的正确诊断与及时治疗带来较大困难。根据资源库共享的种质资源,可以为临床医生提供寄生虫病的诊断和鉴别诊断服务,尤其是网络远程会诊服务,为寄生虫病的临床诊治提供了方便。

(二)其他领域

应用寄生虫种质资源库,通过对丰富的生物标本资源进行研究,建立的多种寄生虫的免疫学、分子生物学检测鉴定新技术,广泛应用于公共卫生、食品安全、生物安全、动植物检疫及养殖领域,提高了寄生虫鉴定的准确性,为相关部门出台重大决策提供数据和依据,以便精准防控寄生虫病的流行,保障食品安全,有效防控农林害虫,及时阻断人兽共患寄生虫病的传播,促进经济发展。

四、提供科普活动平台

生物标本馆面向公众开放,为各种科普活动提供平台,也是开展健康教育的方式之一。结合寄生虫实物标本和模型,进行科普宣传和科普教育,以提高公众科学素养。

(一)科普宣传

生物标本馆作为科普教育的基地,面向社会开放,寄生虫标本具有直观、形象、生动等特点,通过新颖、独特及富于艺术魅力的陈列展示,结合现场的宣传讲解,容易引起参观者的浓厚兴趣和共鸣,对常见寄生虫的形态特征、传播途径及其危害性形成一定的认识,在以后的生产及生活中起到指导和警示作用,从而增强人们的防护意识,达到良好的宣传和教育效果。如帮助参观者摒除"吃鱼生"等不良生活习惯,预防肝吸虫病等。

(二)科普教育

虫种资源库门户网站载有大量相关的科普资讯,传播科学知识和科学思想,反映寄生虫学科发展的新成果、新动向,充实社会生活内容,方便网民浏览,从而掌握常见寄生虫病的防治常识,起到健康教育的效果。

五、珍藏、展示与观赏价值

医学寄生虫标本或模型具有珍藏、展示及观赏价值。

(一)珍藏

生物标本是人类自然遗产中最宝贵的永久记录藏品。制作精良的医学寄生虫标本或模型可以作为博物馆、标本馆的馆藏标本,加以永久保存和收藏。对于一些特殊的重要虫种、稀有虫种或已绝迹的虫种,更有珍藏价值,为以后的历史考证、生物多样性研究等提供宝贵的资源。

(二)展示

生物标本是人类认识自然、利用自然的历史见证和档案,是物种多样性最直接的凭证,同时也蕴含着与生物物种相关的大量信息,与人类生活和社会发展息息相关。因此,标本的馆藏、管理、研究和应用反映了一个国家生命科学研究水平和经济实力。标本的陈列展示正是这种实力的具体体现。

（三）观赏

一些制作精美、体色鲜艳、栩栩如生的医学节肢动物标本、贝类标本和宿主标本，兼具艺术观赏价值，人们在学习参观、认识周围环境的同时，体验自然之美和艺术之美，感受生物多样性和大自然的神奇。

（四）陶冶情操

随着社会的发展，科学、文化、旅游及赏玩景观等日益成为人们的业余生活内容。作为研究收藏生物标本的生物馆等，无疑成为一个国家、地区、城市精神文化程度的标杆。科学力量可以推动社会向前发展，而艺术魅力可以启迪人类的心灵，生物馆作为人们了解和认识自然界的窗口，还具有文化熏陶及精神熏陶的作用。

1. **文化熏陶**　生物馆设计新颖、工艺巧妙、多姿多彩的各种寄生虫标本、宿主标本或模型，加上引经据典的精妙讲解，让参观者在感叹自然界神奇的同时，无形中受到自然科学、人文历史和美学的熏陶，激发对科学与艺术的热爱和追求，提升全民的文化素养。

2. **精神熏陶**　生物馆不仅在传播知识、提高全民文化素养方面起到积极作用，还能激发参观者保护生态资源、注重健康生活方式、主动探求知识的热情。特别是对于世界观、价值观正处于塑型期的中小学生，他们对五彩缤纷的昆虫世界充满了好奇心与探究欲，更能激发求知情趣、促进乐学情感，培养爱科学、爱生活、积极向上的人生态度。同时感受祖国的地大物博、资源丰富和综合实力，由衷产生民族自豪感和幸福感。

（蔡连顺）

参 考 文 献

［1］　李朝品.医学节肢动物标本制作［M］.北京:人民卫生出版社,2019.

［2］　李典友,高本刚.生物标本采集与制作［M］.北京:化学工业出版社,2016.

［3］　李朝品,沈兆鹏.中国粉螨概论［M］.北京:科学出版社,2016.

［4］　刘敬泽,杨晓军.蜱类学［M］.北京:中国林业出版社,2013.

［5］　吴观陵.人体寄生虫学［M］.4版.北京:人民卫生出版社,2013.

［6］　伍玉明.生物标本的采集、制作、保存与管理［M］.北京:科学出版社,2010.

［7］　李朝品.医学节肢动物学［M］.北京:人民卫生出版社,2009.

［8］　李朝品.人体寄生虫学实验研究技术［M］.北京:人民卫生出版社,2008.

［9］　李朝品.医学昆虫学［M］.北京:人民军医出版社,2007.

［10］　李朝品.医学蜱螨学［M］.北京:人民军医出版社,2006.

［11］　陈佩惠,孔德芳,李慧珠.人体寄生虫学实验技术［M］.北京:科学出版社,1988.

［12］　白智刚,鲁海文.3D打印技术医学教育实践应用研究进展［J］.内蒙古医科大学学报,2021,43(S1):157-160.

［13］　司开卫,王渊,张旭,等.思政教育在医学寄生虫学教学中的实践与探索［J］.医学教育研究与实践,2020,28(5):845-848.

［14］　贺鹏,陈军,乔格侠.中国科学院生物标本馆(博物馆)的现状与未来［J］.中国科学院院刊,2019,34(12):1359-1370.

［15］　熊莉,席德慧,樊佳,等.昆虫琥珀标本制作实验引入通识课程的探索［J］.实验室科学,2019,22(2):9-13.

［16］　肖亮.屠呦呦发现青蒿素及获诺贝尔奖的启示［J］.生物学教学,2016,41(1):2-3.

［17］　张莉莉,陈军,乔格侠.我国生物标本馆现状与展望［J］.世界环境,2016,S1:88-90.

［18］　马爱梅.高校生物标本馆对学科建设的意义探究［J］.产业与科技论坛,2015,14(17):123-124.

［19］　唐小牛,赵金红,湛孝东,等.医学寄生虫标本库建设的探讨［J］.基础医学教育,2015,17(6):503-505.

［20］　黄锦桃,李美玉,陈剑煌,等."双共享"人体寄生虫种质资源库的实践与分析［J］.中国病原生物学杂志,2014,9(2):188-189,192.

［21］　陈韶红,胡薇,沈海默,等.中国寄生虫种质资源库的构建与展望［J］.中国人兽共患病学报,2013,29(5):427-432.

［22］　梁姣,沈燕,赵亚,等.浅议标本在《医学寄生虫学》实验课教学中的重要性［J］.医学动物防制,2013,29(9):1052-1053.

［23］　伍玉明.生物标本的类型与意义［J］.大自然,2012,2:40-42.

［24］　孙媛,李海云,刘清神,等.浅谈动物标本的教学科研价值［J］.中国科技信息,2010,6:187-189.

［25］ 黄巧珠，梁沛文 . 浅论南海区海洋渔业生物标本馆的作用与功能［J］. 广东农业科学，2009，10：139-142.

［26］ 孙庆安 . 浅议制作寄生虫教学标本的 2 项原则［J］. 卫生职业教育，2008，12：132.

［27］ 苏红 . 制作生物标本应遵循的美学原则［J］. 成功（教育），2007，1：142.

［28］ 厉天德 . 谈生物标本制作的科学性与艺术性［J］. 生物学教学，2003，28（9）：39.

［29］ FENG L N，BHANU B，HERATY J. A software system for automated identification and retrieval of moth images based on wing attributes［J］. Pattern Recognition，2016，51：225-241.

［30］ JENSON C E，FORSYTH D M. Virtual reality simulation：using three-dimensional technology to teach nursing students［J］. Comput Inform Nurs，2012，30（6）：312-318.

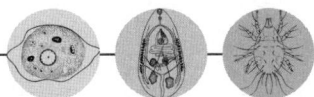

第三章

寄生虫标本的采集与保存

人体寄生虫主要寄生在肠道、血液、肝、肺、淋巴结、骨髓和肌肉等腔道和组织。采集寄生虫标本首先必须掌握寄生虫在人体的寄生部位、发育阶段等相关知识内容，不同寄生部位或发育阶段的标本采集操作步骤不一样，同时还要了解寄生虫的生活史以及地域分布等有关知识，才能保证样本采集工作顺利进行。在标本采集过程中，要做好详细的记录，包括采集地点、日期、标本来源、宿主种类、采集者信息等。寄生虫是病原体，在采集过程中必须高度重视自我的防护工作，在进行感染性动物解剖时，要戴口罩、护目镜与橡皮手套，穿好防护工作服，当解剖完毕，须将解剖用具和试验台清洗消毒，感染动物必须经必要的灭菌、灭活处理后交于有生物实验废弃物处置资质的单位处置，以免扩散传播。

随着自然界的变迁及气候的变化等，增加了寄生虫标本自然界采集的难度，偶尔采集到也因为感染度低，无法满足教学或科研的需求，因此，将采集到的少量虫体经人工培养、发育、繁殖，从而获取所需数量的标本，逐渐成为教学及科研标本的来源。例如蠕虫的各幼虫期标本(吸虫的毛蚴、胞蚴、雷蚴、尾蚴、囊蚴；绦虫的六钩蚴、原尾蚴、似囊尾蚴)以及原虫和节肢动物的某些生活史时期(阿米巴滋养体、阴道毛滴虫、利什曼原虫鞭毛体、昆虫的成虫和幼虫等)，都可以经人工培养而获得大量的纯净而又完整的虫体标本，满足教学和科研的需要。

第一节 医 学 原 虫

医学原虫寄生于人体腔管、体液、组织或细胞内，约有40余种，原虫标本的采集与保存应根据寄生部位或发育阶段选择有效方法。

一、医学原虫的采集

寄生于人体的原虫按照寄生部位可分为肠道寄生原虫、其他腔道内寄生原虫、血液内寄生原虫以及脏器组织内寄生原虫，根据寄生部位的不同采取不同的取材和检测手段可以完成对原虫的收集工作。

(一)肠道寄生原虫的采集

肠道内寄生的原虫常见的有溶组织内阿米巴(*Entamoeba histoiytica*)、结肠内阿米巴(*Entamoeba coli*)、布氏嗜碘阿米巴(*Iodamoeba butschlii*)、脆弱双核阿米巴(*Dientamoeba fragilis*)、迈氏唇鞭毛虫(*Chilomastix mesnili*)、蓝氏贾第鞭毛虫(*Giardia lamblia*)、人毛滴虫(*Trichomonas hominis*)、结肠小袋纤毛虫(*Balantidium coli*)、人芽囊原虫(*Blastocystis hominis*)、隐孢子虫(*Cryptosporidium*)等。这些肠道内寄生的原虫在生活史中大多具有滋养体和包囊两个时期，各期虫体均可通过宿主粪便排出体外，因此收集患者粪便即可完成大部分肠道原虫的采集。对于多次粪检阴性者，还可以通过收集消化液或肠壁组织活检等方法收集虫体。

1. **粪便的采集** 肠道原虫的滋养体阶段一般存在于稀水便或带有脓血的稀便中。包囊则见于慢性感染者的成形或半成形的粪便中，如溶组织内阿米巴。这类标本的采集最好使用特制的一次性粪盒或油纸，在粪便采样盒上标识编号、患者姓名、采集日期等信息，尽可能在1小时内完成检测。滋养体常用生理盐水直接涂片法，包囊或卵囊的检测常使用碘液染色法。采集粪便部位宜选择粪便的脓液、血液和黏液部分,如未见脓液、血液、黏液,则可从粪便不同部位的表面取材。对于已确定的阳性标本,如需大量收集寄生虫标本,可采用沉淀法进一步浓缩粪便样本。

2. **十二指肠液和胆汁的采集** 对于个别虫种还可以通过收集十二指肠液或胆汁采集原虫,如蓝氏贾第鞭毛虫,对于多次粪检阴性者,通过此法可提高蓝氏贾第鞭毛虫滋养体的检出率。

3. **肠壁组织活检采集滋养体** 有些肠道原虫还可侵入肠壁组织,造成肠溃疡等病变,如溶组织内阿米巴、结肠小袋纤毛虫等,可借助内镜在小肠摘取黏膜组织,将部分黏膜组织进行压片镜检可发现滋养体。

4. **肠道寄生原虫采集的注意事项**

(1)如果不能使用特制的一次性粪盒收集粪便,盛粪便的容器必须洗涤干净,但不要使用消毒剂洗涤。

(2)收集的粪便标本要避免尿液和细菌污染,还要避免干燥,以免滋养体死亡变形。

(3)如粪便标本不能立即涂片观察,应在4℃条件下冷藏保存,时间不宜超过12小时。

(二)其他腔道内寄生原虫的采集

常见的有阴道毛滴虫(*Trichomonas vaginalis*)、齿龈内阿米巴(*Entamoeba gingivalis*)及口腔毛滴虫(*Trichomonas tenax*)。

1. **阴道毛滴虫的采集** 一般在妇产科门诊采集。采集前应备好一定数量的无菌棉花拭子和培养基,并请妇产科医师协助。取无菌棉拭子从阴道后穹隆处取泡沫样分泌物,直接涂片镜检,也可将收集的阴道分泌物接种于培养基内培养,使原虫繁殖后进行涂片镜检,可提高检出率。

2. **齿龈内阿米巴和口腔毛滴虫的采集** 可在牙科门诊采集。采集时用牙签或小尖镊子挑取牙龈周围污垢物质,如有脓肿最好选取脓肿部位进行取材,加一滴生理盐水于载玻片上均匀涂片,置显微镜下检查。也可进行固定染色观察。

3. **其他腔道内寄生原虫采集的注意事项**

(1)采集标本时应严格遵循无菌操作以减少杂菌污染,阴道内有许多正常菌群,采集标本应尽可能不触及阴道壁。

(2)采集用的试管、培养基等必须预先保温,以免虫体骤然遇冷而失去活力。

(三)血液内寄生原虫的采集

寄生在血液中的原虫常见的有锥虫(*Trypanosoma*)、疟原虫(*Plasmodium*)、巴贝虫(*Babesia*)等,这类原虫的检测基本为血液涂片镜检。

1. **血液标本采集** 采血部位可从感染者的耳垂或指尖取血,婴儿可从足跟部采血。取血后,有的虫体可直接镜检,如锥虫,因其借助鞭毛运动活跃,较易观察。当原虫数量少、运动不活跃或者没有运动细胞器的,要进行血膜染色制片再镜检,如疟原虫、巴贝虫。

2. **血液内寄生原虫采集的注意事项** 在进行血液样本采集工作之前,需准备抗凝管,以备需要静脉采血进行大批标本的涂制。抗凝剂的选用可以是草酸铵(ammonium oxalate)1.2g,草酸钾(potassium oxalate)0.8g,溶入100ml蒸馏水中,也可以使用肝素抗凝。采集的血液要以全血状态运输。一般2ml血液可制成600~700张血片标本,如需多于此数时,亦可抽取较多血液。

(四)脏器组织内寄生原虫的采集

在组织脏器中寄生的原虫主要有利什曼原虫(*Leishmania*)、弓形虫(*Toxoplasma*)、阿米巴(*Entamoeba*)等。这类原虫的采集常通过收集感染者的各种体液或分泌物进行检测,或者对病变组织进行穿刺,通过穿刺物进行原虫的采集。

1. **组织内寄生原虫的采集**

(1)体液或分泌物的采集:弓形虫的检测可通过收集感染者的各种体液来进行,如腹水、胸腔积液、羊水、脊髓液、淋巴液、唾液、尿液、骨髓或血液等,离心沉淀,取沉渣做涂片,经甲醛固定后染色镜检。锥虫标本亦可采自感染者的淋巴液、脑脊液、骨髓液中。杜氏利什曼原虫的无鞭毛体阶段寄生于人和哺乳动物的内脏巨噬细胞内,取材时综合考虑巨噬细胞含量、原虫数量、穿刺安全性、操作简便等因素,故临床常用的方法是崎突或髂骨穿刺获取骨髓液,制成薄膜涂片染色镜检。

（2）组织穿刺物的采集：杜氏利什曼原虫的检测根据临床需要还可通过肝、脾、淋巴结穿刺进行虫体的采集；溶组织内阿米巴侵入肝脏造成肝脓肿时，可进行肝脏穿刺收集脓肿液进行虫体的采集。

（3）组织活检：皮肤利什曼病病原体的检测可用手术刀刮取少许病变处皮肤组织作涂片，染色镜检；棘阿米巴的标本采集可通过角膜刮片或角膜组织活检获取。

2. 组织内寄生原虫采集的注意事项

（1）如组织穿刺液很少或虫体数量很少，不易检出时，可将穿刺物进行体外培养增殖后进行检测，如杜氏利什曼原虫进行组织穿刺后，可将穿刺物无菌接种于 NNN 培养基中培养，10 天后取少量培养液置显微镜下检查，如查见利什曼原虫的前鞭毛体，即可确定诊断。或者把穿刺物接种于易感动物（如金地鼠，田鼠等），1~2 个月后取肝脾作印片，染色镜检。

（2）需要收集大批量弓形虫标本时，可将阳性体液或组织磨碎加适量无菌生理盐水稀释或制成混悬液，注射于小白鼠腹腔内，经 1~3 周，待小白鼠发病时，取腹腔渗出液或小白鼠肝、脾、脑磨碎制成薄膜涂片，经吉氏染液染色，即可获得大量标本。

二、医学原虫的保存

医学原虫的保存根据实验目的和实验要求的不同，可进行低温保存和固定液保存两种方法。低温保存的虫体经复苏后可进行相关活虫实验，固定液保存则是便于今后标本制作等工作的开展。

（一）固定液保存

经沉淀法从粪便内收集含包囊的沉渣先用等量或 1 倍的 10% 福尔马林固定，然后置于 5% 的福尔马林液中保存。含有滋养体的黏液便或乙状结肠镜收取物，可用聚乙烯醇（polyvinyl alcohol, vinylalcohol polymer, PVA）固定液按 5~10 倍比例加入混匀固定，保存。滋养体和包囊也可用汞碘醛（merthiolate iodine formaldehyde, MIF）固定液固定，保存。

（二）低温保存

用液氮保存原虫，具有保持原虫的生物学特性且保存时间较长（1~2 年）的优点，如疟原虫、阴道毛滴虫、弓形虫均可置于液氮中保存。

第二节　医学扁虫

医学扁虫主要指寄生于人体的吸虫和绦虫，吸虫寄生部位范围广泛，其成虫可见于内脏各器官，其幼虫阶段囊蚴多见于鱼类和甲壳类动物体内各组织中。绦虫大多寄生在宿主肠道内，其幼虫阶段囊尾蚴或裂头蚴等则常见于肌肉系统、肝内或其他器官组织内。

一、医学扁虫的采集

医学扁虫标本的采集与保存根据虫体寄生部位或发育阶段选择有效的方法。

（一）肠道寄生扁虫的采集

据统计，寄生于人体肠道内的吸虫约有 25 种，主要常见的有布氏姜片吸虫（*Fasciolopsis buski*）、异形吸虫（*Heterophyid trematodes*）、棘口吸虫（*Echinostomes*）等；人体肠道内寄生的绦虫约有 13 种，主要的有链状带绦虫（*Taenia solium*）、肥胖带绦虫（*Taenia saginata*）、阔节裂头绦虫（*Diphyllobothrium latum*）、曼氏迭宫绦虫（*Spirometra mansoni*）、亚洲带绦虫（*Taenia saginata asiatica*）、微小膜壳绦虫（*Hymenolepis nana*）、缩小膜壳绦虫（*Hymenolepis diminuta*）、犬复孔绦虫（*Dipylidium caninum*）、西里伯瑞列绦虫（*Raillietina celebensis*）、克氏假裸头绦虫（*Pseudanoplocephala crawfordi*）等。细粒棘球绦虫（*Echinococcus granulosus*）、多房棘球绦虫（*Echinococcus multilocularis*）成虫寄生于猫狗体内，其幼虫阶段寄生于人体各组织脏器。

1. 成虫的采集

（1）吸虫：姜片虫成虫可直接从人体采集，而异形吸虫和棘口吸虫成虫主要寄生在动物体内，人偶获感染,故常从受染动物体内采集虫体。①从人体中采集:患者口服杀虫药,服药后开始,每天收集患者全部粪便,连续 3 天,用镊子直接将成虫从粪便中取出,生理盐水洗涤干净;②从动物体内采集:将感染吸虫的畜禽或实验室人工感染的实验动物处死后,直接剖腹,取出肠道,沿肠道纵径小心剖开,用镊子或毛笔小心挑取虫体,生理盐水洗涤干净。

（2）绦虫:绦虫的标本采集来源于人或动物。①人体内采集:方法同上述肠道吸虫成虫的采集,当采集大型绦虫(如猪带绦虫、牛带绦虫等)时,为了获取完整虫体,可让患者服药后在温水盆上坐浴,使虫体慢慢排出;②动物体内采集:寄生在动物肠道内的绦虫成虫可通过解剖自然感染的或人工感染的动物收集成虫。可于小肠肠壁沿纵径剪开后,如见有绦虫时(肉眼即可查见),应将吸附有头节的肠壁部分剪下,连同整个虫体浸入清水中数小时,绦虫头节即自行与肠壁脱离。如果强行拉下虫体,则吸附于肠黏膜内的头节极易与链体断离,损坏标本的完整性。完整的绦虫取得后,再将虫体移置于清水中漂洗,除去黏附的污物,再浸入清水中使虫体松弛,以备处理。

（3）成虫采集的注意事项:①为了收集比较新鲜的虫体标本,无论服用何种驱虫药物,最好于服药后再服泻剂,以便将虫体及时排出,不致在肠道内腐烂;②大型扁虫(如布氏姜片吸虫及带绦虫等)在排泄物内很容易发现,可直接用镊子轻轻挑出;小型虫体(如短膜壳绦虫)则将粪便加水调稀,用铜筛在水中漂洗过滤,再将铜筛内的渣子分数次倒入玻璃皿内,加生理盐水,在皿下衬以黑纸,虫体较易看出。再用毛笔或小尖镊子将虫体轻轻挑出,进行后续处理;③有些较小的吸虫如棘口吸虫、异形吸虫等在肉眼观察下不易发现,可将滤过的粪汁加以沉淀,取沉淀物置玻璃皿内,在解剖镜下检查,发现小型虫体时用吸管吸取置于生理盐水中。④在检完虫体后应将滤过的粪汁沉淀物加以保存,以便收集该虫的虫卵标本。

2. 幼虫的采集

（1）吸虫:吸虫的各幼虫期采集方法均有所不同。①胞蚴、雷蚴的采集:首先将采集到的淡水螺壳洗净,放在载玻片上,用另一载玻片将螺壳压碎,滴加适量清水,用解剖针轻轻挑起螺壳,撕破螺肉,如为阳性,显微镜下可见胞蚴和雷蚴。在解剖镜下将胞蚴和雷蚴轻轻拨开,注意勿将虫体破断。使用巴氏吸管转移至培养皿中,生理盐水反复洗涤数遍直至清洁,集中于生理盐水中,以待固定、染色、保存等处理;②尾蚴的采集:将阳性淡水螺放在培养皿中,用巴氏吸管加入去氯水,待尾蚴自动逸出后收集。也可将阳性螺压碎后分离收集尾蚴(方法同胞蚴和雷蚴的收集)。收集好的尾蚴最好立即制片(也可用离心管离心,或用培养皿法制作),时间过久尾部易脱落,在实验室内进行观察时,尾蚴亦可在玻片或培养皿上形成囊蚴;③囊蚴的采集:姜片虫囊蚴一般附着在水生植物媒介表面和与水体接触的部分。将取至流行区的菱角、荸荠、茭白等阳性水生植物置于解剖镜下,在植物的表面找寻,见有发亮的球形凸起物时用解剖针轻轻将其剥离,置于加有一滴生理盐水的玻片上,在低倍镜下观察鉴别。也可用软刷将附着在植物表面的囊蚴刷入水中,反复洗涤沉淀收集囊蚴集中放入青霉素小瓶中。棘口吸虫和异形吸虫的囊蚴采集自鱼、青蛙、蝌蚪等第二中间宿主体内,将采集到的阳性鱼肉、蛙肉等组织剪碎称重后放入烧杯中,用消化法收集囊蚴,放于鲍氏固定液(Bouin's fixative)或 70% 乙醇中,进行后续制片和保存工作,具体步骤详见第七章。

采集时在淡水螺内发育的胞蚴、雷蚴、尾蚴应注意选择阳性率高的相关淡水螺进行解剖;扁卷螺孳生于菱塘和水田中,常附于水草、水菱及其他水生植物上,采到后应饲养于水中,避免螺体离水死亡;菱角等水生植物可到产区收集,采到含有布氏姜片虫囊蚴的水生植物最好浸于水中带回实验室检查,因囊蚴寄附在菱皮的表面较为脆弱,干燥后容易脱落和死亡。

（2）绦虫:绦虫的幼虫有多个发育阶段,寄生在不同种类的中间宿主体内。其中能够寄生于人体的绦虫幼虫有猪囊尾蚴(猪带绦虫的幼虫)、棘球蚴(细粒棘球绦虫的幼虫)、泡球蚴(多房棘球绦虫的幼虫)、裂头蚴(曼氏迭宫绦虫的幼虫)等。在临床上,可通过手术方法从患者体内直接收集虫体,如棘球蚴的采集,可从肝、肺等器官找到棘球蚴后,打开外囊,小心将整个棘球蚴取出,或使用大号注射器将囊液抽出。寄生在其他种类的中间宿主体内的绦虫幼虫的收集方法可参考吸虫类,在各种中间宿主体内寻找。如曼氏迭宫绦虫的幼虫裂头蚴在蛙类体内较常见,收集时可至郊区水田、池塘等处捕捉蛙类,一般在蛙体寄居的部位以大腿或小腿肌肉为多,用镊子小心剥离出来即可,置于生理盐水中,以备固定。

3. 虫卵的采集 肠道内寄生的吸虫虫卵都可随粪便排出体外,因此可收集患者或阳性动物的粪便,采用自然沉淀法或离心沉淀法收集虫卵。也可将采集的成虫用生理盐水洗净,用解剖针挑破子宫末端,轻压虫体,虫卵即从子宫内散出,或可将虫体置于4℃冰箱过夜,可获得大量的纯净虫卵。对于绦虫卵的收集,也可参照吸虫卵的收集方法进行,比较特殊的是猪带绦虫和牛带绦虫虫卵的采集,一般通过收集孕节片的方式去获取大量虫卵,常见的方法为剪碎孕节片以密度梯度离心法收集虫卵,或者以150目/吋筛网过滤收集虫卵。

(二)血液中寄生扁虫的采集

寄生于人体血液中的扁虫主要是日本血吸虫(*Schistosoma japonicum*),从患者体内获取成虫几乎不可能。实验室中,常常使用人工感染的家兔采集成虫。这就需要采集阳性钉螺,钉螺为水陆两栖的螺类,常见于杂草丛生的河流两岸或土地肥沃的湖沼地区,在血吸虫病流行区很易收集。采集钉螺时,须注意防止感染,应用镊子或筷子挟取钉螺放在纸盒或纱布袋内,不要在疫区的河流中洗手或接触疫水。将阳性钉螺逸出的尾蚴接种于家兔,待45天后解剖家兔以收集成虫,同时也可收集家兔粪便获取虫卵。血吸虫的幼虫阶段的采集可参照上述吸虫幼虫的采集方法。

(三)脏器组织中寄生扁虫的采集

华支睾吸虫(*Clonorchis sinensis*)、肝片形吸虫(*Fasciola hepatica*)、双腔吸虫(*Dicrocoelium*)成虫主要寄生在人或哺乳动物的肝胆管内,并殖吸虫(*Paragonimus*)的成虫主要寄生在人或哺乳动物的肺中,主要包括卫氏并殖吸虫(*Paragonimus westermani*)和斯氏并殖吸虫(*Paragonimus skrjabini*)。

1. **成虫的采集** 组织脏器中寄生的吸虫成虫的采集主要来自自然感染或人工感染的实验动物。华支睾吸虫可采自人工感染的猫或家兔等的肝脏,并殖吸虫通常采集自人工感染的家犬、家猫等实验动物的肺脏,双腔吸虫和肝片形吸虫常采集自牛、羊等反刍动物的胆囊或胆管中。也可从临床患者体内采集成虫,如华支睾吸虫成虫标本可采自手术患者胆汁引流出的虫体。不论何种方式获取的虫体,从宿主体内取出后都要将虫体清洗干净,去除虫体黏附的污物。有些虫体肠管内含有大量食物,若覆盖在某些器官上,将会影响虫体内部结构的观察,可在生理盐水中放置过夜,待其食物消化或排出,再进行固定、染色、制片等处理。

2. **幼虫的采集** 这部分扁虫的幼虫阶段的采集可参照肠道寄生扁虫幼虫的采集方法。需要注意的是华支睾吸虫第一中间宿主赤豆螺、纹沼螺、长角涵螺生长于鱼塘、池沼、小河的水底,在近水的岸边亦可以采到,华支睾吸虫第二中间宿主鱼类可由菜场购买,池塘内捕捉的小鱼以麦穗鱼含囊蚴最多;卫氏并殖吸虫的第一中间宿主川卷螺生长于清澈的溪流内,多集中在水流较急的石缝中,用手和镊子夹取均能收集大批标本。采集石蟹、蝲蛄时,可到肺吸虫病流行区去采集,石蟹与川卷螺、拟钉螺孳生的环境相同,一般的溪流石子下均能采到。蝲蛄产于东北地带,在鸭绿江的两岸浅水中可以采到。

3. **虫卵的采集** 脏器组织中寄生的扁虫虫卵的采集基本可通过三种途径:

(1)从感染者或实验感染的动物粪便中收集:如华支睾吸虫虫卵可从患者粪便中采集,也可从实验感染的家兔粪便中采集。

(2)从动物感染部位收集:肝胆管中寄生的扁虫,处死并解剖实验动物,用生理盐水冲洗胆囊、胆道,利用自然沉淀法可收集虫卵;寄生于肺脏的扁虫,可冲洗气管、支气管收集虫卵。

(3)从成虫培养液中收集:在人工感染的实验动物体内分离获取成虫,将成虫置于生理盐水或培养液中,35~37℃培养24小时,收集培养物,可获得大量纯净虫卵。

二、医学扁虫的保存

根据虫体大小和虫体不同发育阶段,保存方法略有不同。

(一)成虫的保存

1. **吸虫成虫的保存** 较大的吸虫应先放在薄荷脑(menthol)酒精液(薄荷脑24g,95%乙醇10ml)中,使虫体肌肉松弛,用载玻片压平后固定,或将洗净后的吸虫放在两载玻片间用细线紧扎压平后固定。小型吸虫清洗干净后可直接投入固定液中。固定一般先用10%甲醛,24小时后移至5%甲醛中保存,或用70%乙醇固定0.5~3小时,视虫体大小而定,再移至新的70%乙醇中保存。

2. **绦虫成虫的保存** 小型绦虫经生理盐水洗涤后,用3%~5%福尔马林液固定,最好先用盖玻片轻压,沿盖片边缘加 50% 福尔马林固定数小时,最后保存在 5% 福尔马林中。大型绦虫可先放入大搪瓷盘内,用清水洗涤数次,换以生理盐水,使虫体松弛,然后用下列溶液固定:

福尔马林	100ml
95% 乙醇	250ml
冰醋酸	50ml
甘油	100ml
蒸馏水	500ml

如无上述溶液亦可用 5%~10% 福尔马林固定,密封保存。

(二)幼虫的保存

通过上述方法收集到的吸虫的胞蚴、雷蚴、尾蚴、囊蚴以及绦虫的囊尾蚴、棘球蚴、泡球蚴等,可直接置于含 10% 福尔马林的青霉素小瓶中,固定液也可使用 70% 乙醇。如需制片染色,需将标本置于载玻片上,覆以盖玻片,用细线小心缚扎,放于劳氏(Looss)固定液或 70% 乙醇中固定 6~12 小时,然后进行染色封片,若不染色可保存于 70% 乙醇中,留作以后制片。要注意用劳氏固定液的标本需经脱汞、脱碘处理后保存于 70% 乙醇中。

(三)虫卵的保存

将收集的虫卵先用生理盐水清洗干净,将固定液加热至 60~70℃,再浸入虫卵,浸泡 24 小时后,更换固定液保存。5% 福尔马林甘油固定液和 70% 乙醇甘油固定液为常用固定液。

第三节 医学线虫

可寄生于人体并导致疾病的线虫有 60 余种,在我国有记录的有 35 种,其中常见的有似蚓蛔线虫(*Ascaris lumbricoides*,简称蛔虫)、十二指肠钩口线虫(*Ancylostoma duodenale*,简称十二指肠钩虫)、美洲板口线虫(*Necator americanus*,简称美洲钩虫)、蠕形住肠线虫(*Enterobius vermicularis*,简称蛲虫)、毛首鞭形线虫(*Trichuris trichiura*,简称鞭虫)、东方毛圆线虫(*Trichostrongylus orientalis*)、旋毛形线虫(*Trichinella spiralis*,简称旋毛虫)、粪类圆线虫(*Strongyloides stercoralis*)、班氏吴策线虫(*Wuchereria bancrofti*,简称班氏丝虫)、马来布鲁线虫(*Brugia malayi*,简称马来丝虫)、美丽筒线虫(*Gongylonema pulchrum*)、肝毛细线虫(*Capillaria hepatica*)、结膜吸吮线虫(*Thelazia callipaeda*)、广州管圆线虫(*Angiostrongylus cantonensis*)以及棘颚口线虫(*Gnathostoma spinigerum*)等。下面根据寄生部位对线虫标本的采集和保存进行概述。

一、医学线虫的采集

常见的寄生于人体并危害健康的线虫大多寄生于人体肠道内,还有一部分寄生于人体组织脏器中,分述如下:

(一)肠道寄生线虫的采集

寄生于人体肠道的线虫常见的有蛔虫、钩虫、蛲虫、鞭虫、东方毛圆线虫、旋毛虫、粪类圆线虫等。进行标本采集时需要注意的是,旋毛虫成虫寄生于人体小肠,幼虫寄生于人体横纹肌内,除人以外,猪、鼠、猫、犬等多种哺乳动物,均可作为本虫的宿主。粪类圆线虫是一种兼性寄生虫,在寄生生活中,成虫主要寄生在宿主(人、狗、猫、狐狸等)小肠内,幼虫可侵入肺、脑、肝、肾等组织器官,引起类圆线虫病(strongyloidiasis)。

1. 成虫的采集

(1)从人体中采集:同上述肠道扁虫的收集方法,收集感染者的粪便,蛔虫比较易于查见,可直接用镊子取出,对于较小的线虫,如钩虫、蛲虫等可用冲洗过筛法或自然沉淀法进行收集,注意需使用吸管采取虫体,避免镊子夹伤虫体。

(2)从动物体内采集:旋毛虫成虫的采集常需从人工感染的小鼠或大鼠体内获取,目前常用的方法是将小肠全部取出,纵向剪开,除掉肠内容物,置于 37℃ 恒温孵箱进行孵育,再使用自然沉淀或低速离心法去除上清液,将沉渣置于解剖镜下观察并吸出成虫。

2. 幼虫的采集 在临床和教学活动中能够采集到的主要有两种钩虫的幼虫、旋毛虫的囊包幼虫、粪类圆线虫的幼虫。钩虫幼虫可从土壤中采集，也可收集患者粪便进行采集。(具体方法详见第八章)。旋毛虫幼虫囊包的采集常从实验室人工感染的小鼠或大鼠的肌肉中获取，尤其膈肌中囊包感染量比较大，采用胃蛋白酶消化法可收集到大量纯净的旋毛虫幼虫。粪类圆线虫的幼虫需从感染者的粪便中采集，贝尔曼氏法(Baermann's technique)、平皿法、Koga 法等方法可用于粪类圆线虫幼虫的收集，但是获取的幼虫中混有许多杂质，范志刚等(2017)采用离心沉淀法、改良淘洗法和改良钩蚴培养法这三种方法联合收集粪类圆线虫幼虫，可分离收集到纯净的杂质少的幼虫标本。

3. 虫卵的采集

(1)从感染者或实验感染的动物粪便中收集：肠道寄生线虫卵的采集主要来自感染者或动物的粪便，采用自然沉淀法或离心沉淀法可对留取的粪便进行处理，最后将含虫卵的沉渣固定保存。

(2)从成虫子宫内收集虫卵：在教学活动中，为了获取大量洁净的虫卵，常常解剖线虫的雌虫，截取子宫的末段，从中可收集到大量的虫卵。由于这些虫卵直接采集自成虫子宫，没有经过人体消化道，故虫卵颜色均是无色的，为了便于教学，可以加数滴胆汁(猪、兔胆汁均可)于虫卵悬液中可使虫卵染成黄褐色。

(3)从成虫培养液中收集虫卵：当从人体或动物体内取出活的雌虫时，可对雌虫进行体外培养，一般25℃培养24小时即可在培养液中收集到大量虫卵。

(4)从土壤内分离虫卵：当需要进行土壤中虫卵的污染情况调查或人群中线虫感染情况调查时，可采用饱和硝酸钠漂浮法做土壤虫卵的分离、收集和分析。

(二)脏器组织中寄生线虫的采集

寄生在人体的脏器组织线虫主要为丝虫，我国流行的虫种为班氏丝虫和马来丝虫，丝虫成虫寄生于人体淋巴系统中，其幼虫阶段微丝蚴出现在人体血液循环中，也可出现在乳糜尿、血痰、乳糜胸腔积液、心包积液和骨髓内。还有一些偶尔寄生人体的组织线虫如美丽筒线虫、肝毛细线虫、结膜吸吮线虫、广州管圆线虫、棘颚口线虫等。美丽筒线虫主要是反刍动物口腔与食管黏膜和黏膜下层的寄生线虫，偶尔寄生于人体。肝毛细线虫成虫常寄生于鼠类和许多哺乳动物的肝脏，偶然感染人体。结膜吸吮线虫是一种主要寄生于犬、猫等动物眼部的线虫，偶尔也寄生于人眼。广州管圆线虫成虫通常寄生于终末宿主黑家鼠、褐家鼠及多种野鼠的肺动脉内，幼虫可侵犯人体中枢神经系统导致人体广州管圆线虫病或称嗜酸性粒细胞增多性脑膜脑炎或脑膜炎。棘颚口线虫是犬、猫的常见寄生虫，也可寄生于虎、狮、豹等野生食肉动物，其第3期幼虫偶尔可侵入人体，人并非该虫的适宜宿主，在人体内，虫体仍停滞在第3期幼虫或未完全性成熟的早期成虫阶段，偶见少数病例可发育到成虫。

1. 成虫的采集 寄生于人或动物脏器组织中的线虫根据寄生部位采取不同的方法收集虫体。

(1)从人体中采集：有些虫体可以从患者体内进行取材，如丝虫成虫，在丝虫感染者的淋巴结活检标本中可采集到成虫；结膜吸吮线虫成虫在部分感染者的眼部可采集到；美丽筒线虫可在患者口腔黏膜病变处用消毒针挑破，取出成虫。而有些虫体则很难从人体内获取，如广州管圆线虫、棘颚口线虫等，只能从自然感染或实验室感染的动物体内获取。

(2)从动物体内采集：①有些虫体可在自然感染的动物体内采集，如流行区的农村普通家犬是结膜吸吮线虫的重要保虫宿主，可自家犬结膜囊内收集成虫，需要注意的是要对家犬进行可靠的固定，严防伤人；②广州管圆线虫流行区捕捉大鼠，解剖心脏和肺部，在解剖镜下检查，可收集广州管圆线虫成虫；③有的虫种的成虫寿命很短，很难在自然感染的动物体内检获，如要收集成虫，必须在实验室中进行人工感染，如肝毛细线虫，给实验鼠灌服感染期虫卵，在感染30天左右时处死实验鼠，解剖肝脏可收集成虫；④有时为了满足教学科研需要，也需在实验室中人工感染虫体，如丝虫，在实验室建立马来丝虫的长爪沙鼠动物模型或班氏丝虫的叶猴动物模型，可收集到大量丝虫成虫。

2. 幼虫的采集

(1)从人体中采集：丝虫病患者外周血中可采集到微丝蚴。广州管圆线虫感染者的脑脊液、眼或其他部位可发现第4或5期幼虫，但检获率极低。

(2)从中间宿主体内采集：丝虫的中间宿主为蚊，广州管圆线虫的中间宿主为陆生软体动物，如陆地蜗牛类、淡水螺类和蛞蝓类等,在我国主要为褐云玛瑙螺(*Achatina fulica*)和福寿螺(*Pomacea canaliculata*)。结膜吸吮线虫的中间宿主为蝇类,在我国主要是冈田绕眼果蝇(*Amiota okadai*)。因此要收集这些虫种的幼虫阶段,首先就要到流行区采集相应的中间宿主,运送到实验室,再进行幼虫的收集。

（3）虫卵的采集:寄生于组织内的线虫,部分虫种直接产出幼虫,没有虫卵阶段,如丝虫、结膜吸吮线虫;有些虫种可以将虫卵直接产在成虫的寄生部位,如肝毛细线虫和广州管圆线虫,因此收集肝毛细线虫卵时,需在流行区捕捉阳性鼠或实验室人工感染阳性鼠,解剖肝脏收集虫卵;收集广州管圆线虫虫卵时可从阳性鼠肺动脉血液中分离采集虫卵;有的虫卵可随粪便排出,如美丽筒线虫,但粪便中虫卵检出率不高。

二、医学线虫的保存

可根据虫体的体积及状态选择保存液。大虫体如蛔虫等,在洗净后,投入10%福尔马林溶液中保存即可。小的虫体如钩虫、蛲虫、鞭虫、旋毛虫等可用70%乙醇固定,如若使虫体以舒展的状态保存,需将清洗干净的虫体放置在70%乙醇中,慢慢加热至70℃,虫体即可伸展。线虫成虫的保存液也可选用5%甘油酒精(70%乙醇95ml,甘油5ml)。医学线虫幼虫和虫卵的固定和保存方法详见第五章第二节。

第四节 医学棘头虫

棘头虫(acanthocephala)属棘头动物门,均为寄生生活,成虫寄生于宿主小肠内,幼虫寄生于节肢动物体内。其中人兽共患的种类主要有猪巨吻棘头虫(*Macracanthorhynchus hirudinaceus*)、念珠棘头虫(*Moniliformis moniliformis*)。猪巨吻棘头虫主要寄生于猪的小肠内,人不是该虫的适宜终末宿主,人感染猪巨吻棘头虫是由于食用生的或半生的含感染性棘头体的天牛、金龟子等中间宿主,在人体内,猪巨吻棘头虫多不能发育成熟。念珠棘头虫成虫寄生于鼠肠内,中间宿主是蟑螂,国内外仅有数例人体感染报道。

一、医学棘头虫的采集

人体棘头虫感染病例并不多见,实验室采集棘头虫多通过实验动物和自然感染的节肢动物中获取。

(一)成虫的采集

人不是棘头虫的适宜终末宿主,在人体内极少能发育成熟,故成虫的采集常常通过实验动物获取,猪巨吻棘头虫的成虫可从猪或野猪的小肠中采集,人工实验可感染兔、豚鼠、金色仓鼠、松鼠、猴、豆鼠、小牛、羊等,可在这些实验动物肠道中收集成虫。念珠棘头虫的成虫从鼠类的肠道中采集,我国在福建、广东、海南及贵州等省份的鼠体内发现过该虫。

(二)幼虫的采集

棘头虫的幼虫阶段有棘头蚴、棘头体、感染性棘头体三个时期。棘头蚴为虫卵中的幼虫,可通过孵化虫卵获得棘头蚴。棘头体和感染性棘头体期寄生于节肢动物体内,可在感染高发区捕捉相应的中间宿主,如捕捉天牛或金龟子等甲虫可收集猪巨吻棘头虫的棘头体,特别是感染性棘头体期。

(三)虫卵的采集

人非棘头虫的适宜终末宿主,故人粪中很难查见虫卵,感染动物的粪便中虽然可检出虫卵,但检出率很低。实验室收集虫卵,是通过感染动物收集成虫,解剖雌虫,从子宫中获得虫卵。

二、医学棘头虫的保存

棘头虫的保存方法可参考医学线虫的保存方法。

第五节 医学节肢动物

医学节肢动物(medical arthropod)是指与医学相关的节肢动物,其中数量最多且与人类关系最密切的是昆虫纲,包括蚊、蝇、白蛉、蠓、蚋、蚤、虱、臭虫、蜚蠊等,其次是蛛形纲中的蜱螨亚纲,常见的有蜱、革蟥、恙蟥、粉螨、疥螨、蠕形螨等。每种节肢动物的习性不同,其季节消长和栖息场所也不同,因此,采集时必须认真记录标本的采集地点、日期与时间、采集场所等情况、宿主的种类和其他必要的资料,不能遗漏,否则这些标本就失去重要的科学价值。在采集工作之前,要对需要采集的节肢动物的基本知识如形态、生活史和生态有充分的了解。把握合适的时间到合适的地点可以采集到所需要的标本。节肢动物标本的采集、制作与保存是一个有机整体,是一个连续的过程。

一、采集器具

采集标本所用的器具,根据所要采集的节肢动物的种类、大小和发育时期而不同。现将主要的几种器具,以及用这些器具在采集中应注意的各点分述如下:

(一)捕虫网

可用来捕捉空中飞行的昆虫或停留在草丛中的昆虫,也可捕捞水中的某些昆虫的幼虫。这种网的组成为网圈、网袋和网柄三部分。网圈通常用粗铅丝或其他金属制成,也可用藤条或竹片代替。网袋的深度为40~60cm,网袋的材质根据捕捉对象的不同进行选择,捕捉空中飞行的昆虫时,所用的网袋应采用细软的细纱、珠罗纱、夏布或尼龙纱制作;在捕捞水内昆虫的幼虫时,所用的网袋应该用比较结实的棉织品制作;在捕捉草丛中的昆虫时,网袋宜用白布或亚麻布制作,同时网圈要粗些,网柄要短而粗,要求更要坚实,才适于经常在草丛中扫动。网柄可采用轻金属条、木棍或竹竿,通常长100~120cm。

(二)试管

用来捕集蚊、蛉等双翅目昆虫,宜用口径较大的试管。详见第十章。

(三)吸管

吸管宜用作采集蚊、蛉、蠓等较小的双翅目昆虫。吸管可用两端开口的玻璃管或其他透明管制成,长15~18cm,直径为2.5~3cm。管的一端制成陷入管内作漏斗状,漏斗的孔不宜过大,直径约为0.2cm,使昆虫吸入管内后不至于逸出。另一端的开口塞入软木塞或橡皮塞子,塞子的中央穿一小孔,插进一支小玻璃管或小塑料管。小管的外端套上一个橡皮球或橡皮管,橡皮球及橡皮管均作为吸气之用。

(四)吸瓶

吸瓶可用100ml或150ml容量的广口瓶,瓶口配好软木塞或橡皮塞,塞子上穿两个小孔。将一端烧弯的玻璃管从一小孔插入瓶内,在瓶内一端的开口用细纱布或薄绸包扎,露在瓶外的一端套上长40~50cm的橡皮管或塑料管,管端套上短玻璃管一支。再取烧弯的小漏斗插进瓶塞上的另一小孔中,漏斗的喇叭口在吸瓶外面。使用时以手持瓶,将橡皮管端的短玻璃管衔在口中,发现停息着的昆虫时,以小漏斗的喇叭口罩住昆虫,用口吸气,则昆虫被吸入瓶内。吸瓶捕集的昆虫数量较吸管更多,且瓶内受空气的震动较小,因此瓶内标本受损的程度也较吸管为轻。

(五)毒管/瓶

亦称杀虫管,如果不需要活的昆虫,可用毒瓶来采集标本。详见本书第十章。

(六)水勺

采集在水中生长的昆虫幼虫,例如蚊的幼虫和蛹可用水勺。

(七)其他器具

在捕捉寄生在鼠类体表的节肢动物时,需准备鼠夹、鼠笼等器具用来捕捉鼠类。捕捉蝇类,还会经常用到诱蝇笼。采集粉螨时需用空气粉尘采样器。总而言之,不同种类的节肢动物需根据实际情况准备相应的采集器材,灵活使用,以保证能够采集到足够量且完整无损的标本。

二、采集方法

节肢动物分布广泛,栖息地及生活环境多种多样,采集过程中要根据实际情况,灵活使用各种采集器具进行采集。

(一)直接捕捉法

可用捕虫网、试管、吸管等直接捕捉蚊蝇等昆虫;用水勺和水网等工具在水中捞取蚊蝇等的幼虫和蛹;

用镊子在宿主体表直接夹取臭虫、虱、蜱虫等。

（二）诱捕法

采用引诱剂对虫体进行捕捉的方法,灯光诱捕是常用的诱捕法,如白蛉、蠓类、蚋类等均有较强的趋光性,选择无风、无月光的夜晚,用黑光灯诱捕效果最好;对于蝇类可使用烂水果、酒糟、腐烂鱼类等作为诱饵使用捕蝇笼进行捕捉。其他相似的方法还有帐诱法、人诱法、畜诱法、二氧化碳诱捕法等。

（三）探索法

当虫体在宿主体内寄生时,如疥螨寄生于人体皮肤角质层的深处,只能观察到皮损,却看不到虫体,此时可选用探索法,即用消毒针或刀片在脓疱疥疮处或疥螨隧道处进行挑取,挑出淡黄色或淡棕色螨体镜检。

（四）振落法

对于高大树木上的昆虫,可用振落的方法进行捕捉,如天牛、金龟子、毒毛虫的幼虫等。其方法是先在树下铺上白布,然后摇动或敲打树枝树叶,利用昆虫假死的习性,将其振落到白布上进行收集。

（五）麻醉法

寄生在动物宿主体表的节肢动物,可用麻醉的方法将宿主和节肢动物一起麻醉,然后再进行虫体的收集,如寄生在鼠类体表的蚤类、革螨、恙螨等。将野外捕获的鼠类置于含乙醚的密闭容器内进行麻醉,如需采集活虫体,则麻醉剂的剂量要小,麻醉完成后,对宿主动物进行逐一仔细检查和采集,具体采集步骤如下:将麻醉后的宿主动物置于白色方盘内,用小镊子"夹取"或毛笔蘸乙醇等固定液后,用"蘸取"的方法采集全部蚤类或螨虫。为了保证采集完全,可以先检查和采集附着在布袋上的蚤类或螨虫,然后用牙刷或镊子等其他工具将宿主动物从头到尾梳刷2~3遍,尽量将宿主体表的蚤类或螨虫刷到白色方盘,最后再从头到尾通过翻毛的方法仔细检查和采集宿主被毛间遗留的虫体。

（六）培养法

有些昆虫虫卵的采集比较困难,可采用实验室培养的方法使成虫产卵,可收集大量且纯净的虫卵。

三、保存方法

通过上述各种方法采集到的标本如不进行饲养,在保存之前,应全部杀死。视标本种类不同保存方法也不一样,有的需要制成干制标本保存,有的需要经固定液保存。具体方法详见第五章。

第六节　人体寄生虫的常见寄生部位和样本采集方法

寄生虫种类繁多,数量巨大,有的寄生于人体引起寄生虫病,有的则寄生于动物体在大自然界中自然繁衍。寄生虫的生活史多种多样,有的只需一个宿主,有的则需两个或两个以上的宿主,有的虫种只有一个发育时期,有的则有多个不同的发育阶段。本节将能够寄生于人体的常见寄生虫的寄生部位、发育阶段、样本采集等内容进行了归纳。节肢动物主要通过骚扰、刺蜇、吸血、寄生以及传播病原体等方式危害人类健康,在寄生虫分类中大多数属于体外寄生虫和暂时性寄生虫,标本采集也往往直接来自自然界,故本节不做阐述。

一、常见寄生部位

寄生于人体的常见的原虫、扁虫、线虫的寄生部位等信息分别归纳如表3-1、表3-2、表3-3所示,人体罕见寄生蠕虫的寄生部位等信息归纳如表3-4所示。

表3-1　常见原虫在人体的寄生部位及样本采集

虫名	寄生部位	发育阶段	样本采集	目标虫期
溶组织内阿米巴 （*Entamoeba histoiytica*）	小肠;肠壁组织及肝、肺、脑等肠外组织脏器	滋养体;包囊	粪便;脓肿组织	滋养体;包囊

虫名	寄生部位	发育阶段	样本采集	目标虫期
结肠内阿米巴 （*Entamoeba coli*）	小肠	滋养体；包囊	粪便	滋养体；包囊
迪斯帕内阿米巴 （*Entamoeba dispar*）	小肠	滋养体；包囊	粪便	滋养体；包囊
哈门氏内阿米巴 （*Entamoeba hartmani*）	小肠	滋养体；包囊	粪便	滋养体；包囊
齿龈内阿米巴 （*Entamoeba gingivalis*）	口腔	滋养体	齿龈刮取物	滋养体
微小内蜒阿米巴 （*Endolimax nana*）	小肠	滋养体；包囊	粪便	滋养体；包囊
布氏嗜碘阿米巴 （*Iodamoeba butschlii*）	小肠	滋养体；包囊	粪便	滋养体；包囊
福氏耐格里阿米巴 （*Naegleria fowleri*）	脑组织	滋养体	脑脊液	滋养体
棘阿米巴 （*Acanthamoeba spp*）	角膜；脑；皮肤；肺等部位	滋养体；包囊	脑脊液；角膜刮取物或冲洗液	滋养体；包囊
蓝氏贾第鞭毛虫 （*Giardia lamblia*）	小肠	滋养体；包囊	粪便	滋养体；包囊
人毛滴虫 （*Trichomonas hominis*）	盲肠；结肠	滋养体	粪便	滋养体
口腔毛滴虫 （*Trichomonas tenax*）	口腔	滋养体	齿龈刮取物	滋养体
脆弱双核阿米巴 （*Dientamoeba fragilis*）	盲肠；结肠	滋养体	粪便	滋养体
阴道毛滴虫 （*Trichomonas vaginalis*）	女性阴道、泌尿道；男性泌尿生殖道	滋养体	阴道分泌物	滋养体
结肠小袋纤毛虫 （*Balantidium coli*）	结肠	滋养体；包囊	粪便	滋养体；包囊
人芽囊原虫 （*Blastocystis homini*）	肠道	空泡型、颗粒型、阿米巴型、复分裂型、包囊型 5 种形态虫体	粪便	空泡型、颗粒型、阿米巴型、复分裂型、包囊型 5 种形态虫体
隐孢子虫 （*Cryptosporidium*）	消化道上皮细胞	滋养体；裂殖体；配子体；卵囊	粪便	卵囊
杜氏利什曼原虫 （*Leishmania donovani*）	单核巨噬细胞	无鞭毛体	骨髓穿刺液	无鞭毛体
布氏冈比亚锥虫 （*Trpanosoma brucei gambiense*）	血液；淋巴系统；中枢神经系统	锥鞭毛体（细长和粗短两种类型）	血液；淋巴液；脑脊液；骨髓穿刺液	锥鞭毛体（细长和粗短两种类型）
布氏罗得西亚锥虫 （*Trpanosoma brucei rhodesiense*）	同上	同上	同上	同上
枯氏锥虫 （*Trpanosoma cruzi*）	血液；心脏；脑	无鞭毛体；锥鞭毛体	血液	锥鞭毛体

虫名	寄生部位	发育阶段	样本采集	目标虫期
疟原虫 （*Plasmodium*）	肝细胞；红细胞	环状体；滋养体；裂殖体；配子体	血液	环状体；滋养体；裂殖体；配子体
刚地弓形虫 （*Toxoplasma gondii*）	除红细胞外的所有有核细胞	速殖子；包囊	血液；脑脊液；各种体液	速殖子
巴贝虫 （*Babesia*）	红细胞	滋养体	血液	滋养体
猪人肉孢子虫 （*Sarcocystis suihominis*）	小肠	雌、雄配子；合子；卵囊	粪便	卵囊或孢子囊
人肉孢子虫 （*Sarcocystis hominis*）	小肠	雌、雄配子；合子；卵囊	粪便	卵囊或孢子囊
林氏肉孢子虫 （*Sarcocystis lindemanni*）	肌肉	裂殖体；包囊	肌肉	包囊
贝氏等孢球虫 （*Isospora belli*）	小肠上皮细胞	滋养体；裂殖体；配子体；卵囊	粪便	卵囊
纳塔尔等孢球虫 （*Isospora natalensis*）	同上	同上	同上	同上
微孢子虫 （*Microsporidium*）	小肠上皮细胞；肝、肾、脑、肌等肠外组织细胞	孢子	粪便；尿液；十二指肠液；胆汁等体液	孢子
环孢子虫 （*Cyclospora*）	小肠上皮细胞	子孢子；卵囊	粪便	卵囊

表 3-2　人体常见寄生扁虫的寄生部位及样本采集

虫名	寄生部位	发育阶段	样本采集	目标虫期
华支睾吸虫 （*Clonorchis sinensis*）	肝胆管	成虫	粪便；十二指肠引流液	虫卵
卫氏并殖吸虫 （*Paragonimus westermani*）	肺	成虫	痰液；粪便	虫卵
日本血吸虫 （*Schistosoma japonicum*）	门脉-肠系膜静脉系统	成虫	粪便；直肠黏膜组织	虫卵
斯氏狸殖吸虫 （*Pagumogonimus skrjabini*）	皮肤及内脏组织	童虫	皮下包块或结节	童虫
布氏姜片吸虫 （*Fasciolopsis buski*）	小肠	成虫	粪便	虫卵
肝片形吸虫 （*Fasciola hepatica*）	肝胆管	成虫	粪便	虫卵
双腔吸虫 （*Dicrocoelium*）	肝胆管	成虫	粪便	虫卵
异形吸虫 （*Heterophyid trematodes*）	小肠	成虫	粪便	虫卵
后睾吸虫 （*Opisthorchis*）	肝胆管	成虫	粪便；十二指肠引流液	虫卵

续表

虫名	寄生部位	发育阶段	样本采集	目标虫期
棘口吸虫 （*Echinostomes*）	小肠	成虫	粪便	虫卵
链状带绦虫 （*Taenia solium*）	小肠；各组织器官	成虫；囊尾蚴	粪便；病灶处	虫卵；孕节片；囊尾蚴
肥胖带绦虫 （*Taenia saginata*）	小肠	成虫	粪便	孕节片
阔节裂头绦虫 （*Diphyllobothrium latum*）	小肠	成虫	粪便	虫卵；孕节片
曼氏迭宫绦虫 （*Spirometra mansoni*）	小肠；脑、眼、皮下组织等全身各个组织脏器	成虫；裂头蚴	粪便；病灶处	虫卵；裂头蚴
亚洲带绦虫 （*Taenia saginata asiatica*）	小肠	成虫	粪便	虫卵；孕节片
微小膜壳绦虫 （*Hymenolepis nana*）	小肠	成虫；似囊尾蚴；虫卵	粪便	虫卵；孕节片
缩小膜壳绦虫 （*Hymenolepis diminuta*）	小肠	成虫	粪便	虫卵；孕节片
犬复孔绦虫 （*Dipylidium caninum*）	小肠	成虫	粪便	虫卵；孕节片
西里伯瑞列绦虫 （*Raillietina celebensis*）	小肠	成虫	粪便	虫卵；孕节片
克氏假裸头绦虫 （*Pseudanoplocephala crawfordi*）	小肠	成虫	粪便	虫卵；孕节片
线中殖孔绦虫 （*Mesocestoides lineatus*）	小肠	成虫	粪便	虫卵；孕节片
司氏伯特绦虫 （*Bertiella studeri*）	小肠	成虫	粪便	虫卵；孕节片
细粒棘球绦虫 （*Echinococcus granulosus*）	肝、肺等全身组织脏器	棘球蚴	病灶处	棘球蚴
多房棘球绦虫 （*Echinococcus multilocularis*）	肝、肺、脑等全身组织脏器	泡球蚴	病灶处	泡球蚴

表 3-3　人体常见寄生线虫的寄生部位及样本采集

虫名	寄生部位	发育阶段	样本采集	目标虫期
似蚓蛔线虫 （*Ascaris lumbricoides*）	小肠	成虫	粪便	虫卵
十二指肠钩口线虫 （*Ancylostoma duodenale*）	小肠	成虫	粪便	虫卵
美洲板口线虫 （*Necator americanus*）	小肠	成虫	粪便	虫卵
犬钩口线虫 （*Ancylostoma caninum*）	皮下组织	丝状蚴	皮下组织	丝状蚴

续表

虫名	寄生部位	发育阶段	样本采集	目标虫期
锡兰钩口线虫 （*Ancylostoma ceylanicum*）	皮下组织	丝状蚴	皮下组织	丝状蚴
巴西钩口线虫 （*Ancylostoma brasiliense*）	皮下组织	丝状蚴	皮下组织	丝状蚴
蠕形住肠线虫 （*Enterobius vermicularis*）	盲肠;结肠	成虫	肛周	成虫;虫卵
毛首鞭形线虫 （*Trichuris trichiura*）	盲肠;结肠	成虫	粪便	虫卵
东方毛圆线虫 （*Trichostrongylus orientalis*）	小肠	成虫	粪便	虫卵
旋毛形线虫 （*Trichinella spiralis*）	小肠;肌组织	成虫;囊包幼虫	肌组织	囊包幼虫
粪类圆线虫 （*Strongyloides stercoralis*）	小肠;肺;泌尿生殖 系统等	成虫;丝状蚴;杆状蚴	粪便;痰液;尿 液等	虫卵;丝状蚴;杆状蚴
异尖线虫 （*Anisakis sp.*）	胃和肠壁等组织	第3期幼虫	胃肠壁	第3期幼虫
班氏吴策线虫 （*Wuchereria bancrofti*）	淋巴系统	成虫;微丝蚴	血液;体液	微丝蚴
马来布鲁线虫 （*Brugia malayi*）	淋巴系统	成虫;微丝蚴	血液;体液	微丝蚴
帝汶布鲁线虫 （*Brugia timori*）	淋巴系统	成虫;微丝蚴	血液;体液	微丝蚴
罗阿罗阿丝虫 （*Loa loa*）	皮下组织	成虫;微丝蚴	血液;骨髓液	微丝蚴
旋盘尾丝虫 （*Onchocerca volvulus*）	皮下组织;眼部	成虫;微丝蚴	皮下结节;眼前 房;痰液、尿液等	微丝蚴
链尾曼森线虫 （*Dipetalonema streptocerca*）	皮下组织	成虫;微丝蚴	皮肤组织	成虫;微丝蚴
常现曼森线虫 （*Dipetalonema perstans*）	胸腔;腹腔	成虫;微丝蚴	血液	微丝蚴
奥氏曼森线虫 （*Mansonella ozzardi*）	腹腔	成虫;微丝蚴	血液	微丝蚴
美丽筒线虫 （*Gongylonema pulchrum*）	口腔;食管黏膜	成虫	病灶处	成虫
肝毛细线虫 （*Capillaria hepatica*）	肝组织	成虫	肝组织	成虫;虫卵
结膜吸吮线虫 （*Thelazia callipaeda*）	眼结膜囊	成虫;初生蚴	眼部	成虫或初生蚴
广州管圆线虫 （*Angiostrongylus cantonensis*）	神经系统	第4、5期幼虫;成虫 早期	脑脊液、眼等处	第4、5期幼虫或成虫
棘颚口线虫 （*Gnathostoma spinigerum*）	胃壁	第3期幼虫;成虫早期	病灶处	第3期幼虫或成虫

续表

虫名	寄生部位	发育阶段	样本采集	目标虫期
艾氏小杆线虫 （*Rhabtitella axei*）	消化道；泌尿道	成虫	粪便；尿液	虫卵；成虫
喉兽比翼线虫 （*Mammomonogamus laryngeus*）	呼吸系统	成虫	痰液；肺泡灌洗液；气管组织	虫卵；成虫
麦地那龙线虫 （*Drancunculidae medinensis*）	皮下组织	成虫	皮肤组织	杆状蚴
肾膨结线虫 （*Dioctophyme renale*）	泌尿系统	成虫	尿液	虫卵；成虫

表 3-4　人体罕见寄生蠕虫的寄生部位及样本采集

虫名	寄生部位	发育阶段	样本采集	目标虫期
猪巨吻棘头虫 （*Macracanthorhynchus hirudinaceus*）	肠道	成虫	粪便；肠壁组织	虫卵；成虫
念珠棘头虫 （*Moniliformis moniliformis*）	肠道	成虫	粪便；肠壁组织	虫卵；成虫
铁线虫 （*Gordius aquaticus*）	消化道；尿道；阴道；耳道；眼眶等部位	成虫	尿液；粪便	成虫
水蛭 （*leech*）	鼻腔；咽喉气管；阴道；消化道；眼等部位	成虫	病灶处	成虫

二、样本采集方法

人体寄生虫的采集工作须根据寄生部位不同，选择不同的取材和采集方法。一般寄生于消化道内的原虫滋养体或包囊以及蠕虫卵或部分成虫可由排泄物或分泌物中采集，寄生于肠道内的蠕虫成虫则需借助药物驱出后进行采集；血液与骨髓内的寄生虫可通过抽取血液和骨髓穿刺而采集；寄生于组织脏器内（如肝、肺、脑等）的寄生虫采集工作往往比较困难，常需通过穿刺活检组织或手术等方法获取虫体。有些难以采到的寄生虫则需在实验室中通过动物接种及人工培养增殖后加以采集。

（秦元华）

参 考 文 献

［1］　诸欣平,苏川.人体寄生虫学［M］.9版.北京:人民卫生出版社,2018.
［2］　李朝品,程彦斌.人体寄生虫学实验指导［M］.3版.北京:人民卫生出版社,2018.
［3］　李朝品,高兴致.医学寄生虫图鉴［M］.北京:人民卫生出版社,2012.
［4］　李朝品.医学节肢动物学［M］.北京:人民卫生出版社,2009.
［5］　李朝品.人体寄生虫学实验研究技术［M］.北京:人民卫生出版社,2008.
［6］　李朝品.医学昆虫学［M］.北京:人民军医出版社,2007.
［7］　刘群红,李朝品.现代生物技术［M］.北京:人民军医出版社,2005.
［8］　吴观陵.人体寄生虫学［M］.4版.北京:人民卫生出版社,2005.
［9］　李朝品.临床免疫学［M］.北京:人民军医出版社,2004.
［10］　陆宝麟,吴厚永.中国重要医学昆虫分类与鉴别［M］.郑州:河南科学技术出版社,2003.
［11］　李朝品.人体寄生虫学［M］.合肥:中国科学技术大学出版社,1991.

［12］张伟,王水怡,巴音查汗,等.寄生虫标本库建设维护与寄生虫形态学教学改革实践探索［J］.教育与教学,2021(20):142-144.

［13］周瑞敏,杨成运,刘颖,等.《肠道原虫检测碘液染色涂片法》(WS/T 634—2018)标准解读［J］.热带病与寄生虫学,2020,18(3):142-144.

［14］张雅兰,朱岩昆,高丽君,等.肝毛细线虫体外培养及小鼠感染模型的建立［J］.中国寄生虫学与寄生虫病杂志,2019,37(6):676-680.

［15］付春伶.昆虫标本的制作、保存及管理概述［J］.生物学教学,2019,44(8):73-75.

［16］范志刚,覃西,吴军,等.水样粪便中粪类圆线虫幼虫的收集方法［J］.海南医学,2017,28(22):3764-3765.

［17］盖丽娜,傅占江,代晓朋.寄生虫教学标本的保存与管理［J］.湖州师范学院学报,2017,39(10):109-111.

［18］董会,杨广玲,孔令广,等.昆虫标本的采集、制作与保存［J］.实验室科学,2017,20(1):37-39.

［19］湛孝东,唐小牛,李朝品.医学寄生虫电子标本库建设及其在实验教学改革中的应用［J］.热带病与寄生虫学,2015,13(2):112-113+65.

［20］刘玉卿,郜旭芳.冷冻技术在昆虫标本制作中的应用研究［J］.绿色科技,2014,7:59-60.

［21］颜卫,刘静,刘俊栋,等.浸制标本制作新工艺的探索与应用［J］.黑龙江畜牧兽医,2014(7):94-95.

［22］何亮才,王加松,李华忠,等.改良压碎逸蚴法批量检测感染性钉螺效果观察［J］.中国病原生物学杂志,2013,8(9):818-820.

［23］曹春萍.阴道毛滴虫的检测方法探讨［J］.黑龙江医药,2013,26(5):884-885.

［24］李金红.吸虫的采集、保存和观察方法［J］.畜禽业,2008,6:78.

［25］赵艳兵,猪带绦虫卵体外孵化方法的比较［J］.中国寄生虫学与寄生虫病杂志,2006,24(1):75-76.

［26］常正山.寄生虫标本的采集和保存［J］.中国寄生虫学与寄生虫病杂志,2006(S1):76-81.

［27］王元松.肠道寄生虫标本的采集与保存［J］.青岛大学医学院学报,2004,40(2):175-176.

［28］徐兴河.几种寄生虫标本的收集、固定和保存方法［J］.地方病通报,2004,19(3):99.

［29］缪峰,刘永春,赵长磊.现场调查寄生虫标本的收集、固定和保存方法［J］.中国寄生虫学与寄生虫病杂志,2002,20(6):379.

［30］刘忠湘,薛采芳,陆晓林.一种改进的液浸标本制作方法［J］.中国寄生虫学与寄生虫病杂志,1997,1:53.

［31］JOHN D.T,PETRI W.A. Markell and Voge's Medical Parasitology［M］. 9th ed. Amsterdam:ELSEVIER Inc,2006.

［32］LAWRENCE R. ASH,THOMAS C. ORIHEL. Atlas of Human Parasitology［M］. 5th edition. Chicago,IL:American Society for Clinical Pathology press,USA,2007.

［33］LI F,CUI J,WANG ZQ,et al. Sensitivity and optimization of artificial digestion in the inspection of meat for Trichinella spiralis［J］. Foodborne Pathog Dis,2010,7(8):879-885.

［34］TAKEMOTO Y,NEGITA T,OHNISHI K,et al. A simple method for collecting eggs of taeniid cestodes from fresh,frozen or ethanol-fixed segments［J］. Int J Parasitol,1995,25(4):537-538.

［35］PRICE DL. Comparison of three collection-preservation methods for detection of intestinal parasites［J］. J Clin Microbiol,1981,14(6):656-660.

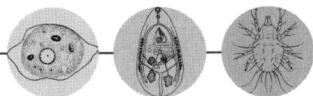

第四章

寄生虫标本制作的步骤与染色原理

寄生虫标本是自然科技资源的组成部分,优质的标本是寄生虫学科教学、科研的重要物质基础,寄生虫标本的制作与染色是人体寄生虫学实验研究的主要技术之一,每个标本的采集、保存、制备、染色等操作都是根据教学或科研的需求目标,制作为实验教学标本或科学实验材料。人体寄生虫学属于形态学科,寄生虫标本既是教具,也是实验材料,学生通过对寄生虫标本观察学习,验证已学知识,加深认识生物体形态结构及病变特征,提高学生的科学观察力,了解寄生虫的感染途径、致病机制等寄生虫病的临床知识,有利于扩展学生临床思维。因此,掌握正确的寄生虫标本采集方法、标本制作、保存技术等步骤,是保证寄生虫学的教学效果及科学研究优质资源的关键。在社会服务、科普宣传及珍藏、展示和观赏等方面同样具备其应用价值。

第一节　标本制作步骤

寄生虫标本的制作、收集及标本库的建设,是寄生虫形态学教学中重要的环节,也是寄生虫科学研究的坚实基础。人体寄生虫标本制作的一般过程包括标本的清洗、固定、染色、脱水、透明和封片等步骤。标本的分类,至今尚未见完整的结构体系,大致可分为玻片标本及大体标本,原色标本及染色标本,液浸标本及针插标本;也可分为解剖标本及病理标本等;还可根据标本的制作方式分为切片法、装片法、涂片法、压片法等进行分类。随着信息科技化电子标本库系统数据信息的建立,探索将多媒体、数字化标本融入传统的形态学课程实验教学,可有效地提高其作为替代实物标本的应用价值。

一、玻片标本

玻片标本是将样本(寄生虫、宿主、媒介等)封存于载玻片与盖玻片之间制成的标本,是较常见的人体寄生虫标本。玻片标本便于在显微镜下对虫体等细微结构的观察。

（一）试剂与器材

乙醇、甲醇、乙酸、苦味酸、重铬酸钾、氯化汞、氢氧化钠、蒸馏水、固定液、带盖玻璃器皿、载玻片、烤箱等。

（二）制作步骤

玻片标本制片过程因寄生虫的种类、生活史阶段以及虫体内外部构造等差异,操作具体过程略有不同,但主要的步骤基本相似。

1. 固定　将清洗好的标本投入固定液内,使标本的形态结构和成分被化学试剂固定下来使之与生活常态相仿或教学目的所需形态。

（1）固定的方法:可用物理或化学方法,前者用热、冰冻或干燥方法;后者可用乙醇、甲醛等单纯固定剂或某些化学试剂配制的混合固定剂。

（2）固定剂的配伍与应用:由于细胞具有多种成分和结构,在用化学方法固定时,用单纯一种固定剂固定效果往往不佳,因而常用由两种以上化学试剂的混合固定剂,以达较满意的固定效果。每种固定剂各有其优点和缺点,与后期染色也有密切关系,宜针对拟用的染色液来选择合适的固定剂。应用固定剂时可根据材料的性质及制作标本的目的不同,选择较满意的固定剂。

1)单纯固定剂:优点是简便,缺点是有一定的局限性,不易达到理想的固定要求。

乙醇(乙醇):乙醇为无色液体,可与水在任何比例下混合,是一种还原剂,很容易被氧化为乙醛,再变为醋酸,所以不能与氧化剂合用。乙醇具有固定、保存标本及脱水作用。一般采用的浓度为70%~100%,因高浓度的乙醇易使组织收缩变硬,常规标本只保存在70%乙醇中,因其较难渗入组织深部,不宜用于固定大块组织。因乙醇可逐渐氧化为醋酸,所以用乙醇保存的标本,应每二年更换二次。如欲永久保存,须加入5%乃至等量的甘油。

甲醛:甲醛为一种无色气体,固定和保存时所用的溶液是指福尔马林的百分比。福尔马林易挥发,有强烈的刺激性气味。福尔马林具有固定及保存标本的作用。有很强的杀菌力,为较好的防腐保存液,可保存大块组织和大型虫体。渗透力强,固定组织较为均匀,组织收缩少,可使组织硬化,但组织若经乙醇脱水,则可继续强烈收缩。通常所用的福尔马林必须呈无色透明状。常用以固定和保存标本的浓度为5%~10%福尔马林。小型寄生虫和小块组织(1.5cm×1.5cm×0.2cm)在5%~10%福尔马林中数小时即可被固定好,大型虫体和大块组织则需经1~2天。

乙酸(醋酸):醋酸为带有刺激性的强烈酸味的无色液体。纯醋酸在16.7℃以下就会凝成冰状固体,故名冰醋酸。17℃时即可熔化,它可以各种比例与水和乙醇混合。用于固定标本的浓度为0.3%~5%。醋酸的穿透速度快,一般固定的时间均为1小时,能沉淀核蛋白,是很好的染色质固定剂,对染色体的保存尤佳,因此所有用以固定染色体的固定液中几乎都有醋酸。用醋酸固定的标本,不必水洗即可直接投入70%乙醇中保存。

苦味酸:苦味酸干粉易于燃烧和爆炸,一般以含水量35%包装,在实验室内,可配成饱和溶液备用。它在水中的溶解度随室温而变化,为0.9%~1.2%,亦可溶于4.9%乙醇、10%苯、氯仿、醚和二甲苯中。不单独使用,常与甲醛、醋酸等混合使用。此液穿透速度较慢,使组织收缩显著,经脱水、浸蜡后,标本可收缩50%左右,但并不使组织硬化。苦味酸固定时间不宜过久,否则会影响苏木素等碱性染料的染色。

重铬酸钾:用于固定标本的重铬酸钾浓度为1%~3%。其穿透力较弱,穿透速度慢(如2mm³组织块需固定24小时)。固定的组织收缩很小,有时反而膨胀,但经乙醇脱水则收缩显著。重铬酸钾固定的标本组织对酸性染料染色很好。

升汞(氯化汞):升汞剧毒,对黏膜有腐蚀作用,其7%~8%水溶液即为饱和溶液,pH为3.2。可溶于70%乙醇中的量,可溶于约5倍的水中者,还可溶于醚、醋酸等。常用浓度为饱和或近饱和(5%)水溶液。通常用于固定小型标本。对一切蛋白质(包括核蛋白)均有强烈的沉淀作用,因而能充分地固定细胞质和细胞核,并可增加对酸性染料的亲和力,有助染作用,使标本能较好地接受卡红(洋红)、苏木精等染色。升汞是切片技术中,尤其是研究原生动物及寄生虫的主要化学试剂。

锇酸(四氧化锇):锇酸不沉淀蛋白质,但可使蛋白质凝胶化,所以蛋白质被固定得很均匀,且可防止遇乙醇时使蛋白质发生沉淀,经锇酸固定的标本能保持组织柔软,为脂肪及类脂体的唯一固定剂,特别用于线粒体及高尔基体的固定。用锇酸固定的组织,能增强染色质对碱性染料的着色能力,而减弱细胞质的着色能力,对用于细胞学研究的材料,为良好固定剂。近年常用以固定电镜的超薄切片标本,同时也可作电子染色用。

甲醇(木醇):甲醇是一种无色的液体,易燃,有毒。其固定性能与乙醇(乙醇)相同。主要用以固定血液涂片标本,固定时间为1~3分钟,固定毕,标本不经水冲洗即可染色。

2)混合固定剂:混合固定剂指几种不同的药液按一定的比例混合而成,制备虽比较麻烦,但各自的优缺点相互补充,效果比较好。

卡氏(Carnoy)固定液:95%乙醇60ml+冰醋酸10ml+氯仿30ml。此液能固定胞质和胞核,尤其适于固定染色体,故多用于细胞学的制片,此液也适用于固定肠内原虫和某些吸虫、绦虫标本。该液穿透速度快,小块组织及小型寄生虫一般固定30分钟至1小时,大型标本不超过3~4小时。

鲍氏(Bouin)固定液:苦味酸饱和溶液(苦味酸饱和溶液75ml+40%福尔马林25ml+冰醋酸5ml)。

适于固定昆虫、吸虫及一般动物组织。该液渗透力强、固定均匀,组织收缩少,可把一般的微细结构显示出来,对苏木精及酸性复红易于着色。一般固定12~24小时,小型虫体或小块组织固定4~16小时即可。

布勒氏(Bless)固定液:福尔马林7ml+70%乙醇90ml+冰醋酸3ml。冰醋酸宜于临用前加入。此液渗透力强,只需固定2~3小时。适于固定昆虫幼虫,及成虫内部器官(如蚊、蝇消化道)等,也可固定吸虫和绦虫。固定昆虫幼虫时,应加热至60~70℃,再放入幼虫使虫体伸直。此液固定的标本用卡红或苏木素类染料染色,效果均佳。

肖氏(Schaudinn)固定液:5%升汞饱和水溶液66ml+95%乙醇33ml+冰醋酸5ml。冰醋酸宜于临用前加入,它可防止细胞过分收缩。此液适于固定肠内原虫,包括阿米巴和鞭毛虫。若为涂片标本,可在40℃下固定,直接将标本材料固定在载玻片上。固定后标本需经碘乙醇处理以除去其中沉积的升汞。

吉尔森氏(Gilson)固定液:60%乙醇100ml+80%硝酸(或比重1.456)15ml+升汞20ml+冰醋酸2ml+蒸馏水88ml。此液用于固定蠕虫及昆虫幼虫,为良好固定剂,能均匀固定组织,其中硝酸有软化角质层的作用。固定时间3~5小时,过久也不会损害组织,此混合液保存24小时后即失效。

劳氏(Looss)固定液:升汞饱和水溶液90ml+冰醋酸2~4ml。临用前混合,此液可凝固蛋白质,也可较好地固定胞质和胞核,并可使虫体伸展。因其渗透性较弱,仅适用于固定较小的吸虫、绦虫,且可致虫体强烈收缩,故需短时间内完成固定,一般数小时即可。常用于寄生虫病理标本及寄生虫切片标本的固定。

甲醛、乙醇、冰醋酸(F.A.A.)固定液:福尔马林6ml+95%乙醇20ml+冰醋酸1ml+蒸馏水40ml。常用于固定线虫,使其横纹结构观察清楚。

Hoare固定液:苦味酸95%+乙醇饱和液75ml+福尔马林25ml。临用时加冰醋酸5ml,若加一两滴氯仿,可助溶液浸入组织,尤其可使昆虫表皮柔软。此液常用于固定准备切片的昆虫标本。

秦氏(Zenker)固定剂:重铬酸钾2.5g+升汞5.0g+蒸馏水100ml+冰醋酸5.0ml,将前三者混合于烧杯中,加温溶解(数小时),冷却后过滤,将混合液贮存于棕色的玻璃瓶内。临用时加冰醋酸,否则它将与重铬酸钾起作用。此液为一般动物组织的优良固定剂,经它固定的虫体和宿主组织经切片后,细胞核及细胞质染色颇为清晰,也适用于固定蠕虫标本。一般固定时间为12~24小时,小块组织(2~4mm³)时间缩短至6~8小时。

(3)固定注意事项

1)虫体或含有寄生虫的组织必须新鲜,经生理盐水或清水(大块组织)洗净后立即投入固定剂中。清洗或移动中小型虫体时宜用毛笔或镊子轻取,以免损伤虫体。

2)较大的组织块应用锋利小刀在适当部位作一剖面或深切口,以利固定剂迅速进入组织。用于切片的组织块不宜过厚,一般须切成小块,直径不超过5mm。

3)病理标本要尽可能地保持虫体与宿主组织的自然位置和状况。

4)一般固定液都以新配的为佳,配就后的应贮放在冰箱或阴凉处,避免日光。

5)某些组织只经过干燥不需固定,如普通的厚血片干燥之后在水中去掉血红素即可。

2. 洗脱 取出固定液内的寄生虫或宿主组织器官等样本,依据固定剂的性质或先移置于50%乙醇中,然后再移置于蒸馏水中;或直接移置于蒸馏水中。如果未经液藏,应先在70%乙醇内浸泡半小时至数小时,然后再依次移置于50%乙醇与蒸馏水中,标本在乙醇与蒸馏水中须分别浸泡半小时至数小时。如标本取自保存于70%乙醇里,用蒸馏水清洗即可。

3. 染色 标本经染色溶液染色后,组织和细胞的不同部分被染上不同颜色,产生的同折光率,故组织或细胞内各部分的构造在光学显微镜下可显得更为清晰。染色的具体要求与标本种类及教学需要相关,例如制作某些小型昆虫(白蛉、蚤、虱、臭虫等)的成虫大体标本或者虫体各期的外部构造如蚊的外生殖器等标本大多无须染色。(染剂与染色原理详见本章第二节)

4. 透明 将样本放入5%的氢氧化钠浸泡,时间可从数小时至24小时,时间的长短以腐蚀溶解掉虫体内部的柔软组织,使标本清晰可见而定。另外,可将盛有标本的腐蚀液放在温箱内,加快标本的腐蚀过程。

5. 去碱 从碱性液中移入蒸馏水中,浸洗半小时至数小时,换水数次把碱性液充分洗净。

6. 清理 取一张洁净载玻片,滴上 2~3 滴封固液,将标本放入,在双目立体显微镜下,用细针轻轻将标本上的杂物清除。

7. 造型 再取一张载玻片,滴几滴封固液,然后将上述标本移入。用细针拨动,使之沉底,摆正姿势。如有同样标本则另一只背面向上。

8. 封片 轻上盖玻片,在乙醇灯上稍稍加热,使标本伸展。然后倒转玻片,使标本朝后,贴上标签。如果标本过厚,可于标本周围垫衬数块玻璃碎片,再封盖玻片。

9. 烘干 放入 45℃ 的烤箱内烘干,一般 5~6 天即可。

(三) 制作注意事项

在制片过程中,主要原则是避免标本损坏,因此在操作中尽量减少移动标本,动作轻柔,以免损伤标本。采用毛细吸管吸净每一步骤中浸泡标本中的试剂,然后加入下一步骤中所需的试剂。标本制成后,贴上标签,标注标本名称和制作时间。

(四) 玻片标本的分类

玻片标本可按保存时间或按制作方法分类。

1. 按保存时间 分为临时玻片标本和永久玻片标本。

(1) 临时玻片标本仅供临时观察之用,将成虫、虫卵、幼虫、宿主组织,或虫体的某一部分置于载玻片上并覆以盖玻片,或将样本(研究对象)用两张载玻片制成压片标本。临时玻片标本更多的时候是用于观察活体标本的自然形态和运动方式等。

(2) 永久玻片标本制备程序烦琐,标本内容丰富,可长期使用,是实验教学中使用最多的标本。

2. 按制作方法 分为切片法、装片法、涂片法、压片法。

(1) 切片法:徒手切片或器械切片是将欲观察的材料切成极薄的薄片,以了解其形态结构的一种方法。

(2) 涂片法:将寄生虫随血液、组织和排泄物等直接涂于载玻片上的制作方法。如蛔虫卵液涂片观察、阴道毛滴虫直接取材涂片动态观察。

(3) 压片法:压片法多指将宿主组织压在载玻片上使形成一薄层的一种玻片标本制作方法,如肌组织旋毛虫幼虫压片。

(4) 装片法:微小的生物直接作为装片的材料,制作临时或永久装片进行观察,如三属蚊幼虫玻片。

(五) 玻片标本的特征

1. 整封标本 一般见于蛲虫和蚊子等虫体较小的蠕虫、节肢动物,或虫体的某一部分。

2. 涂片标本 直接涂于玻片上,可直接观察或经染色制成玻片标本,一般见于阿米巴、疟原虫等肠道和腔道及血液内的寄生虫。

3. 切片标本 是将器官或组织切片制作成的玻片标本,不仅可观察寄生虫在组织内形态结构,还可了解虫体所引起的病理变化,有利于虫种鉴定和探讨寄生虫对宿主组织的损伤作用,一般见于肌肉中的旋毛虫囊包、肝组织里的血吸虫卵等寄生在组织或器官内的寄生虫。

二、针插标本

针插法适合于制作成虫时期的大型昆虫,尤其是有翅昆虫的标本。用针插法制成的标本,既不容易损坏节肢动物体上的鳞片或刚毛,也能很好地保持昆虫的色泽,而且便于用放大镜或解剖镜从任何角度与方位进行观察。

(一) 试剂与器材

标本盒、整姿台、针、培养皿、樟脑粉、标签等。

(二) 制作步骤

1. 标本整姿 在制作针插标本时,把标本麻醉后放在整姿台上,进行整姿以及针刺。整姿台根据标本大小确定,一般昆虫用 20cm×15cm×2mm 的木板制成。木质要松软,能将针插固定在板的底面,两侧安装木条,放入标本盒内。盒内放进适量用于防虫、防霉的樟脑粉,配以透明玻璃盖板,再附上小标签,注明标本名称、主要特征、采集地和时间等。

2. 针刺选择　昆虫针的粗细长短根据虫体大小不同而选择。例如虻、蝇等较大昆虫,可用粗而长的针;蚊、蚋等较小的昆虫,应选用细而短的针。一般要求,针主要从昆虫的胸部插入,然后将附有昆虫的针再直接插在木盒中,或管口的软木塞上,或玻璃管内的软木片上。准备一张小纸片,其上标注标本的名称,采集场所与日期。依据附有标本的针的长短,或直接将纸片穿插于附有标本的同一针上;或另取一长针穿入标注纸片,并将该长针插入于附有该标注标本的细短针所插入的软木片或塑料片的一端。昆虫越小,选用的针就越细,但亦可将小型昆虫用粘剂(如树胶或虫胶溶化后的胶水,或塑料、有机玻璃所溶化的粘剂等)黏附于硬纸片做成的三角尖的尖端上,然后在三角尖的基部宽阔处插入一长针而插置于盒内或玻璃管内。

3. 软化处理　昆虫,尤其是双翅目昆虫,应于杀死后立即制成针插标本。如果昆虫死亡时间过长,虫体会干燥变硬,针插时极易毁坏虫体。故针插死亡变硬的昆虫前,应先将虫体软化。取一培养皿,在皿底铺一层湿棉花,棉花上再盖一层滤纸,使之受潮,然后将干硬的昆虫置放在滤纸上,盖好皿盖。经过数小时或过夜后,虫体即可变软。回潮时间,因昆虫的大小不同而异,一般需 12~48 小时。有些较小的双翅目昆虫虽经这样的处理后,往往不易软化,虫体依然脆而易碎。因此对于较小的双翅目昆虫,其干硬后不宜针插,可用胶水或粘剂黏附于硬纸片做成的三角尖上以制作标本。

（三）制作注意事项

插入虫体或插入软木片或硬纸片一端的昆虫针,应在距离针尖上端约 1/4 长度处留下空位,便于手持。下面约 3/4 的长度,可穿入标注有资料的纸片。直接插入昆虫体的针,均宜采用不锈钢针,以免生锈时损坏虫体。在针插或胶粘数个同一种类的昆虫标本时,应选择各昆虫胸部不同的部位将针插入,或将三角尖的尖端在各昆虫胸部不同的部位胶粘。利于胸部表面某一处的构造因针插被破坏或粘着被遮蔽时,可于另一标本上查见。

（四）常用类型及用途

针插标本常用类型有整体标本、解剖标本、系统发育标本、比较标本,尤其是节肢动物教学学时较少,寄生虫学实验教学中制备的针插标本多用于体系展示,比较性观察,可帮助同学们利用最短的时间,获得最大的知识量,丰富专业知识。

三、浸制标本

浸制标本指固定于保存液中的大体标本,因其保存时间长、形色逼真,可以保持组织器官的原有形状或基本特征,直观、真实地反映标本原态,因而成为寄生虫病理形态学教学中的良好教具。一般多见于较大的昆虫和蠕虫、寄生虫的中间宿主以及由虫体寄生引起病变的器官或组织。

（一）试剂与器材

1. 器材　标本瓶、玻璃、手术刀剪等。

2. 保存液　标本保存的时间及形态与保存液有密切关系,浸制标本传统的保存液为福尔马林(37%~40% 的甲醛水溶液),因甲醛含较高浓度的游离酸,有强侵蚀作用,为提高浸制标本保存效果,混合化学试剂的改良保存液,逐渐替代了福尔马林,如甲醛、乙醇、冰醋酸保存液又称万能固定液(福尔马林 6ml+95% 乙醇 20ml+ 冰醋酸 1ml+ 蒸馏水 40ml)此液固定线虫效果最佳,使其横纹结构观察清楚,目前使用较广泛。

（二）制作步骤

1. 取材　选取新鲜、完整的寄生虫感染动物尸体,或完整的昆虫或蠕虫于清水中洗净。

2. 固定　解剖感染动物,取出用于制作标本的病理组织器官选择长短合适的玻璃,将标本用线固定在玻璃片上后放入预处理液中（250ml 纯化水中加入 2.5ml 甲醛和 2.5g 硼酸）中浸泡 1~3 天。昆虫或蠕虫标本固定操作同上。

3. 放置　将固定好的寄生虫病理标本斜放于高矮合适的标本瓶中（以标本位于玻璃瓶正中适合观察为宜）。

4. 加保存液　将配好的保存液加到已放入标本的标本瓶中至瓶口 1~2cm,盖上瓶盖,封口(将蜂蜡和松香分别熔融后混合在一起,加入凡士林调成胶状涂在瓶口与瓶盖连接处,厚度约 2mm)。

5. 贴标签　将标记好动物名称、制作日期的标签贴于瓶盖上。

(三)浸制标本长期保存时应注意的问题

1. 某些新制作的浸制标本,经过一段时间,溶液会变黄或混浊,是动物体内的浸出物所造成。标本在浸泡 1~3 个月后,根据情况更换固定液 2~3 次,直到浸液不再发黄为止。

2. 瓶口应密封,以防药液挥发。当标本不能全部淹没在保存液中时,应及时添加药液,否则露出部分会变干、变形,甚至发霉变质。

3. 要注意浸制液的浓度。当打开标本瓶,可嗅到较强烈的气味时,表明浓度恰当,若无任何气味时,则表示浸制液的浓度不够,须立即更换。

4. 浸制标本要定期检查补充保存液,一旦发现问题要及时处理。

四、其他标本

(一)切片标本制作

切片标本,指寄生虫及其所致的病变组织切片制作的玻片标本,一般用于观察寄生虫所导致的病理组织及虫体的形态特征。

1. 试剂与器材　固定剂(详见本节),乙醇,二甲苯,石蜡,染色剂等。

2. 制作步骤

(1)取材固定:取材及时,保持组织新鲜,把取下的病理组织块迅速投入已预先配制好的固定剂中固定。固定剂中的药品可以使构成组织的蛋白质变性凝结,组织块硬化,从而保持组织及细胞的原来形态结构(详见本节)。

(2)冲洗:组织经固定剂的处理,会在组织的表面或内部残留,这些残留物若不除去,将会对其后的制片过程产生不良影响,所以组织从固定剂中取出后,必须经流水冲洗或数次的乙醇洗涤,直到组织中残留的固定剂全部除去为止。

(3)脱水:脱水的目的在于去除水分。在石蜡制片法中所用的渗透和包埋剂就是石蜡,由于石蜡和水是不相溶的,因此为了使石蜡能很好地渗透进组织的每个部分,就必须先把组织中的水分除去,在脱水时要用从低浓度到高浓度的系列乙醇逐步脱水,这样可避免组织因脱水而过分地收缩,脱水需彻底。脱水步骤为:将组织块分别浸入 70%、80%、95%、100% 和 100% 乙醇各 30 分钟(最后步骤重复 2 次,下同)。脱水的实际时间长短视组织块的大小而定,但不宜过长。

(4)透明:组织经脱水后,石蜡也不能直接渗透进组织。此时还必须将组织中所含的乙醇除去,除去乙醇的药品必须既能很好地与乙醇相溶,又能与石蜡相溶。经这种药品处理过的组织呈现透明状,所以称为透明剂。因此,这种处理程序就叫透明。这里采用的透明剂是二甲苯。当组织中的乙醇被透明剂替代后,组织才能透蜡包埋。透明步骤为:将组织块分别浸入二甲苯与无水乙醇(1∶1)的混合液、二甲苯和二甲苯各 30 分钟。

(5)透蜡:透蜡是使包埋剂透入到组织各个部分的过程。透蜡是组织可在切片机上制作切片的需要。石蜡在常温下呈固体状,它是具有一定的熔点,透蜡时必须使石蜡熔化为液体状态才能使石蜡渗入组织,所以透蜡过程必须在恒温箱中进行。透蜡步骤为:将组织块分别浸入二甲苯与石蜡(1∶1)的混合液、石蜡和石蜡各 30 分钟。

(6)包埋:将完成透蜡程序的组织块包埋在含有石蜡的小纸盒内,便于保存及制作薄的石蜡切片。包埋时把熔化的石蜡倒入小容器内,然后迅速夹取组织放入小容器中,并适当调整组织块的位置和方向,待容器中的石蜡迅速凝成蜡块。

(7)切片:组织块经上述各程序的处理后,不仅变得较硬,而且有了石蜡的支撑,经修整后便可以放在切片机上切成极薄的石蜡切片。切片的厚度依据需要为 4~8μm。

(8)贴片:把由切片机上切下的含有组织的蜡条割成小段,再将小段蜡条安放在均匀涂过蛋白质的载玻片上,滴上蒸馏水使其在展片台上加热,在加热过程中使蜡条适当地伸展开,以此使组织伸展平正,然后把玻片上多余的水分去掉。

(9)烘片:把贴好蜡片的载玻片置于37℃的恒温箱中烘烤24小时以上,使切片干燥。

以下各步骤均需在染色缸中进行,所以需预先准备好一套清洁的染色缸,分别贴上系列标签并加入相应的药品。

(10)脱蜡:通过切片、贴片及烘片后,组织仍埋藏在蜡中,为了使组织顺利染上色,必须先将组织切片上的蜡去掉,因此要把贴片烘干后的玻片放入含有二甲苯的染色缸内,使蜡溶解在二甲苯中。脱蜡程序为:纯二甲苯脱蜡2次各15分钟;95%乙醇(1∶1)3分钟。

(11)复水:在组织透蜡包埋前已把组织中的水去除干净了,而没有经过复水处理的组织切片不能放入水溶性的染料中染色,所以染色前组织切片中必须经复水处理,也就是使得组织中含有水分。组织切片复水过程必须逐渐进行,即从纯乙醇经下降的各浓度系列乙醇直至水,每级3~5分钟。在水中的放置时间要稍加长,大约10分钟以上,苏木精染液才能上色。复水程序为:纯乙醇、95%、90%、80%、70%、60%、50%、30%乙醇各3分钟后置蒸馏水中。

(12)染色:组织或细胞的许多结构在自然状态下是无色或具有很淡的颜色,要明确区分出组织和细胞的各种结构极为困难,为了更好地对组织的各种结构进行观察,必须通过染色。染色时将切片放入预先制好的染色剂内,根据不同的目的、不同的染色剂的要求染色一定时间后取出切片,切片再行水洗、分色或复染等程序的处理。一般常采用苏木精(hematoxylin)、伊红(eosin)染色法,简称为HE染色法。苏木精是一种碱性染料,组织或细胞中由酸性物质构成的结构,如细胞核中的核酸等可被它染成蓝紫色。组织或细胞中可被碱性染料着色的结构或成分称为嗜碱性。根据配制方法的不同,苏木精可配成多种苏木精染料。伊红是一种酸性染料,细胞中由碱性物质构成的结构可被染成红色或粉红色(如细胞质),这种结构或成分称为嗜酸性物质。

HE染色程序为:①将已复水的切片放入苏木精染液中(30分钟以上),水洗2分钟,在0.5%的盐酸水中分色3秒(在显微镜下检查时,核褪至淡红色,细胞质及结缔组织几近无色即可);②蒸馏水洗1分钟,0.1%氨水中蓝化(1~3分钟,核呈蓝紫色);③蒸馏水洗(1分钟),切片由低至高浓度的系列乙醇中脱水(每级3~5分钟)至95%乙醇;④切片入95%乙醇配制0.5%伊红中复染(3分钟),95%乙醇中分色(显微镜检查呈蓝紫色,胞质及结缔组织为粉红色);⑤95%乙醇轻洗(除去玻片上多余的伊红染液。动作要迅速,否则组织上的伊红要脱下来)。

3. 切片标本制作注意事项　标本要尽可能地保持虫体与宿主组织的自然位置和状况,固定液可凝固蛋白质,也可较好地固定胞质和胞核,并可使虫体伸展。因其渗透性较弱,如使用了含有升汞饱和水溶液的肖氏固定液、劳氏固定液等,标本须经脱汞处理,并保存于70%乙醇中。

(二)干制标本制作

干制标本是指以干燥方法制成的标本,其优点是制作简单,无须其他溶液或容器保存。多用于节肢动物标本的保存与观察。

1. 试剂与器材　70%~75%乙醇,吸水纸等。

2. 制作步骤　将已清洗的标本用70%~75%乙醇固定24小时,取出置于具吸水性的纸上风干后即成,应尽可能保持标本的完整形态。

3. 注意事项　干制标本制作简单,且可长期保存。干标本存入带盖的玻璃或塑料指管内,指管放入小纸盒,标本标签包括编号、标本名称(中、拉丁文)、采集地、采集日期、采集人。标签一式二份,一份放在指管内,一份放在小纸盒内。

(三)冷冻标本制作

冰冻标本为低温下冷藏的样本,因代谢减缓、组织活性好,生存时间长,适合于取材较困难的虫种,或需要保种的特殊实验及科研项目。因为冰冻标本是用特殊的材质进行保存,所以保存成本较高,非特殊需求多不采用。

1. 试剂与器材　二甲基亚砜(dimethyl sulfoxide,DMSO)、甘油、山梨醇、液氮、超低温冰箱等。冷冻标本制作常用液氮,可以长时间保存,并且可以保持生物学特性。

2. 冷冻标本制作流程 程序降温是目前冷冻标本的常用方法,主要用于原虫标本的保存,标本来源多为原虫的体外培养物。将标本离心以后加入与沉积细胞等量的 24% DMSO 生理盐水溶液(0.9% 生理盐水或 5% 葡萄糖生理盐水 76ml 中加入 DMSO 24ml)保护剂,充分混匀后按 0.5~1.0ml 分装入冻存管内,冻存管先置于冻存盒中在 -80℃ 冰箱中过夜,再放入液氮罐冻存。以下为几种原虫冷冻标本的制作方法。

(1)恶性疟原虫:将从受染者采得的抗凝含虫血或体外培养的培养物,经 1 500r/min 离心 10 分钟,加入与沉积细胞等量的 24% 二甲基亚砜(DMSO)生理盐水溶液保护剂,充分混匀后在室温中放置 30 分钟,按 0.5~1.0ml 分装入无菌冻存管内,盖严后将之放入标明批号的纱布袋中,装于液氮罐的提筒内,先置于液氮罐的颈部,该处约为 -70℃,30 分钟后,置液氮中(-196℃)冻存。

(2)鼠疟原虫:从感染疟原虫第 3~4 天的小鼠心脏取血(或摘除眼球取血),注入试管,肝素抗凝,加入与采血等量的细胞保护液(10% DMSO+15% 小牛血清),或加入甘油-山梨醇保护液(4.2% 山梨醇生理盐水 180ml+ 纯甘油 70ml),充分混匀。按照上法装管及冻存。也可以在 1mm^3 阳性鼠血加 0.1mm^3 的 3.8% 枸橼酸钠抗凝之后立即置于液氮罐液氮中保存,2 年内多数原虫仍有活力。

(3)弓形虫:用无菌注射器吸取 10% DMSO 2ml,注入感染 4 天的小鼠腹腔,抽洗 2 次,抽出液混匀后即注入无菌冻存管内(0.5~1ml/管),冻存法同上。

(4)阴道毛滴虫:用无菌拭子取阴道分泌物,放入培养基中培养 48 小时,转种于 RPMI-1640 培基中 2 天。取含虫培养液经 1 000rpm 离心 10 分钟,在沉淀中加入 10% DMSO 2ml,同上法分装及冻存。

(5)人毛滴虫:取腹泻患者的含虫粪便培养于洛氏培养基中 48 小时,转种于洛氏培养基或 RPMI-1640 培养基中培养 2 天后计算虫数(达 7 × 10^5)。加与粪便培养等量的 10%DMSO 并加 Tween-20 于 DMSO 中。装管同上法。但冻存过程应先将小管置于 -10℃ 中 15 分钟,移到液氮罐颈 2 分钟,再置入液氮中冻存。

上述所用的保护剂(液)均应高压灭菌,保存于 4℃ 冰箱。RPMI-1640 配制 50% DMSO,用时再稀释所需浓度,加 15% 或 20% 小牛血清,调 pH 至 7.2。

3. 冷冻标本制作注意事项

(1)复苏与观察冷冻标本时,需要时从液氮罐中取出保种的小管,迅速投入 37~40℃ 温水中,迅速搅动,经 4~5 分钟即溶化,遵循"缓冻速溶"的原则(冷冻的时候温度需循序渐进,复溶时需迅速复温溶化)。

(2)取冻存的鼠疟原虫或弓形虫分别经腹腔接种 2 只小鼠,每只 0.2ml,观察致病情况,可在接种后 4~5 天分别取鼠血或腹腔液作涂片,吉氏液染色,镜检原虫。

(3)两种毛滴虫可用同样方法复苏,但需经培养 3 天~4 天后,作涂片镜检活动滋养体,或染色观察。

第二节 染剂与染色原理

染剂是可以溶解于有机或无机溶剂中成为分子状态的着色剂,天然或合成着色剂,可以进入材料分子间隙使被染物着色。染剂必须同时含有发色团和助色团才能发生染色作用。发色团能发出颜色但对组织没有亲和力,不能直接染色;助色团与组织有亲和力但本身不能产生色彩。

一、染剂的性质

不同类型染剂性质不同,主要有直接染、还原染及活性染的三类染剂。

1. 直接染剂 直接染剂绝大多数是含有磺酸基的偶氮染料,可溶于水。由于染料本身结构的特殊性,能在弱碱性或中性染液中直接染色,但这类染剂水洗牢度不好。

2. 还原染剂 本身不溶于水,染色时需要用保险粉(低亚硫酸钠)在碱性介质中还原成隐色体钠盐。

3. 活性染剂 染料分子结构中带有反应性基团(称为活性基),染色时可与染物分子中的羟基或氨基生成共价键结合,成为一个整体故又称为反应性染料。

二、染剂的分类

主要是根据来源、用途、染色剂分子的发色团、染色剂的化学性质分为四类。

(一) 按来源分

1. 天然染色剂　主要是苏木素,胭脂红,地衣红,番红花等。
2. 合成染色剂　是从煤焦油中提取的苯衍生物。在生物染色中还使用一些无机化合物,如硝酸银、氯化金、硫黄、锇酸、高锰酸钾等。

(二) 按用途分

1. 胞核染色剂　苏木素、胭脂红、甲苯胺蓝、亚甲蓝、孔雀绿等。
2. 胞质染色剂　伊红、淡绿、橘黄 G、酸性品红、苦味酸等。
3. 脂质染色剂　苏丹 III,苏丹 IV,苏丹黑,硫酸尼罗蓝及油红等。

(三) 按染色剂分子中的发色团分

1. 亚硝基类　发色团为亚硝基(—NO),如萘酚绿-B。
2. 硝基染料　发色团是硝基(—NO_2),如苦味酸。
3. 偶氮类　发色团为偶氮基(—N═N—)属于这一类的染色剂的橘黄 G、刚果红、俾斯麦棕和许多苏丹类的脂质染色剂。
4. 醌亚胺类　这类染料含有两个发色团,一个是印胺基(—N═),一个是醌型苯环,如硫堇、亚甲蓝、甲苯胺蓝 O、硫酸尼罗蓝、中性红、碱性藏红花 O、焦油紫等。
5. 苯甲烷染料　发色团是醌型苯环,如孔雀绿、浅绿、碱性品红、酸性品红、结晶紫、甲基绿等。
6. 山叮染料　发色团是醌型苯环,如派罗宁、伊红 Y 等。
7. 蒽醌染料　此类染色剂含有色原蒽醌、如茜素和胭脂虫酸。

此外,还有极少使用的噻唑类、喹啉类等染料。

(四) 按染色剂的化学性质分

1. 酸性染色剂　色原—助色团—Na →[色原-助色团]+Na^+。常用的有伊红、酸性品红、苦味酸、橘黄 G、刚果红、水溶性苯胺蓝、淡绿等酸性染料,主要染细胞浆等碱性成分。
2. 碱性染色剂　色原—助色团—Cl →[色原-助色团]+Cl。常用的有苏木素、卡红、次甲基蓝、甲苯胺蓝,硫堇、亚甲蓝等碱性染料,主要染细胞核等酸性成分。

染色剂的干粉是稳定的盐类,它们在溶液中则电离成酸性或碱性染色剂。如酸性染色剂,能够产生氢离子(H^+)或其他阳离子(Na^+),而其本身成为带负电荷的阴离子者。这类染色剂一般用于染细胞质,如伊红 Y、苦味酸、橘黄 G 等。碱性染色剂,能产生氢氧根离子(OH^-)或其他负离子(如 Cl^-),而本身成为带正电荷的阳离子者。这类染色剂常用于染细胞核,如碱性品红等。

严格地说,酸性染色剂的溶液并不一定呈酸性,碱性染色剂的溶液也未必呈碱性。所谓酸性和碱性染色剂仅指它们电离后其分子的主要染色部分是阳离子还是阴离子。因此称为阳离子型染色剂或阴离子型染色剂也许更为适当。

三、媒染剂与促染剂

寄生虫标本的染色除使用染料外,还应辅以媒染剂、促染剂及分化剂。媒染剂是既能与染料和组织结合,又能增进染色能力的带金属离子的盐。促染剂具有使组织易被染料着色的功能,但其本身并不参与染色反应,例如卡红染液中硼砂的作用,伊红染液中滴加冰醋酸的作用。

(一) 媒染剂的分类

1. 天然媒染剂　在减压条件下,蒸发浓缩含水的芭蕉植物花瓣的精炼物而成。
2. 合成媒染剂　主要有硫酸铝钾(钾明矾)、硫酸铝铵(铵明矾)、硫酸铁铵(铁明矾)、铜盐等。

(二) 媒染剂的作用

媒染剂和色素结合形成色素沉淀以达到染色效果。媒染剂的使用可以将媒染剂混合在色素液里来染色,或是先用媒染剂进行染色前处理,然后用色素液染色,还可以先色素液染色,后用媒染剂,这三种方法分别称为同媒染、前媒染和后媒染。

四、分化与分化剂

分化剂是一类能使组织和细胞染色适宜的试剂。它可将浓染标本的过多染料降至适当程度,并去掉吸附的颜色。分化剂包括酸类(盐酸或冰醋酸)、氧化剂(高锰酸钾、重铬酸钾等)和其他某些媒染剂。

五、染色的一般原理

标本染色是使用与被染组织有亲和力的染料,将组织和细胞的不同部分被染上不同色团,产生不同的折光率。有些标本须经过染色使不同部分着不同的颜色,有利于观察其完善的形态和清晰的组织结构。

六、染色注意事项

(一)染液的选择

根据组织细胞的特点和染色的目的选择恰当的染料,并使用相应的溶媒(主要为蒸馏水和乙醇)配制。

(二)染色时间和分色时间

一般采用浓度较稀、作用较弱的染液,染色时间取决于标本的种类、大小,固定液的性质,切片的厚度,组织细胞的结构特点等。分色可通过显微镜观察监控,分色至色度适宜时洗去分化剂。

(三)染色温度和 pH

溶解度低或溶解速度过慢的染料可加温促溶。中性染料如瑞氏染剂和吉氏染剂,在染制血片时,其稀释液的 pH 宜在 6.8~7.0 之间,酸性太强则染色较红,碱性太大则色较蓝。

(四)其他

染色所使用的器皿应为洁净和干燥的玻璃器;染色前应过滤除去染液中的不溶沉淀物。

(杨毅梅 李倩)

参 考 文 献

[1] 诸欣平.苏川.人体寄生虫学[M].9 版.北京:人民卫生出版社,2018.
[2] 杨毅梅.临床寄生虫学[M].北京:人民卫生出版社,2016.
[3] 李朝品,高兴致.医学寄生虫图鉴[M].北京:人民卫生出版社,2012.
[4] 李朝品.医学节肢动物学[M].北京:人民卫生出版社,2009.
[5] 李朝品.人体寄生虫学实验研究技术[M].北京:人民卫生出版社,2008.
[6] 刘群红.李朝品.现代生物技术[M].北京:人民军医出版社,2005.
[7] 吴观陵.人体寄生虫学[M].4 版.北京:人民卫生出版社,2005.
[8] 李朝品.临床免疫学[M].北京:人民军医出版社,2004.
[9] 贺联印,许炽燻.热带医学.2 版.北京:人民卫生出版社,2004.
[10] 陆宝麟,吴厚永.中国重要医学昆虫分类与鉴别[M].郑州:河南科学技术出版社,2003.
[11] 陈兴宝,吴观陵,孙新,等.现代寄生虫病学[M].北京:人民军医出版社,2002.
[12] 李朝品.人体寄生虫学[M].合肥:中国科学技术大学出版社,1991.
[13] 张伟,王水怡,巴音查汗,等.寄生虫标本库建设维护与寄生虫形态学教学改革实践探索[J].教育与教学,2021(20):142-144.
[14] 周瑞敏,杨成运,刘颖,等.肠道原虫检测碘液染色涂片法(WS/T 634—2018)标准解读[J].热带病与寄生虫学,2020,18(3):142-144.
[15] 张雅兰,朱岩昆,高丽君,等.肝毛细线虫体外培养及小鼠感染模型的建立[J].中国寄生虫学与寄生虫病杂志,2019,37(6):676-680.
[16] 范志刚,覃西,吴军,等.水样粪便中粪类圆线虫幼虫的收集方法[J].海南医学,2017,28(22):3764-3765.

［17］　盖丽娜,傅占江,代晓朋.寄生虫教学标本的保存与管理［J］.湖州师范学院学报,2017,39(10):109-111.

［18］　董会,杨广玲,孔令广,等.昆虫标本的采集、制作与保存［J］.实验室科学,2017,20(1):37-39.

［19］　湛孝东,唐小牛,李朝品.医学寄生虫电子标本库建设及其在实验教学改革中的应用［J］.热带病与寄生虫学,2015,13(2):112-113+65.

［20］　颜卫,刘静,刘俊栋,等.浸制标本制作新工艺的探索与应用［J］.黑龙江畜牧兽医,2014(7):94-95.

［21］　何亮才,王加松,李华忠,等.改良压碎逸蚴法批量检测感染性钉螺效果观察［J］.中国病原生物学杂志,2013,8(9):818-820.

［22］　曹春萍.阴道毛滴虫的检测方法探讨［J］.黑龙江医药,2013,26(5):884-885.

［23］　李瑛,丛华,王彩静.人体寄生虫学实验教学标本资源建设［J］.中国病原生物学 2012,7(3):240.

［24］　李金红.吸虫的采集、保存和观察方法［J］.畜禽业,2008,6:78.

［25］　徐静.常见寄生虫标本的固定与保存［J］.中外医疗,2008(12):108.

［26］　赵艳兵.猪带绦虫卵体外孵化方法的比较［J］.中国寄生虫学与寄生虫病杂志,2006,24(1):75-76.

［27］　常正山.寄生虫标本的采集和保存［J］.中国寄生虫学与寄生虫病杂志,2006(S1):76-81.

［28］　王元松.肠道寄生虫标本的采集与保存［J］.青岛大学医学院学报,2004,40(2):175-176.

［29］　徐兴河.几种寄生虫标本的收集、固定和保存方法［J］.地方病通报,2004,19(3):99.

［30］　缪峰,刘永春,赵长磊.现场调查寄生虫标本的收集、固定和保存方法［J］.中国寄生虫学与寄生虫病杂志,2002,20(6):379.

［31］　刘忠湘,,薛采芳,陆晓林.一种改进的液浸标本制作方法［J］.中国寄生虫学与寄生虫病杂志.1997,1:53.

［32］　Lawrence R. Ash,Thomas C. Orihel. Atlas of human Parasitology［M］. 5th edition. Chicago,IL:American Society for Clinical Pathology press,USA,2007.

［33］　John D.T,Petri W.A. Markell and Voge's Medical Parasitology［M］. 9th ed. Amsterdam:ELSEVIER Inc,2006.

［34］　Li F,Cui J,Wang ZQ,et al. Sensitivity and optimization of artificial digestion in the inspection of meat for Trichinella spiralis［J］. Foodborne Pathog Dis,2010,7(8):879-885.

［35］　Takemoto Y,Negita T,Ohnishi K,et al. A simple method for collecting eggs of taeniid cestodes from fresh,frozen or ethanol-fixed segments［J］. Int J Parasitol,1995,25(4):537-538.

［36］　Prie DL. Comparison of three collection-preservation methods for detection of intestinal parasites［J］. Clin Microbiol,1981,14(6):656-660.

第五章

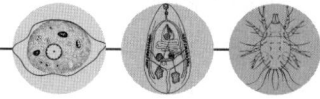

寄生虫标本的贮藏、维护与运输

　　制作完成的寄生虫标本需进行科学的保存、管理,只有有效保护标本,使标本长期保持原有较好状态、完整不损坏,才能更好发挥其在分类学、种质资源、生物多样性、疾病控制以及分子生物学等科学研究、教学、科普领域中的作用。而在寄生虫学的教学、科研、科普等活动中,常需要运送、交流标本,只有正确包装、运输、邮寄标本,才可能保证标本的完整性、安全性并发挥其应用的有效性。近年来,随着社会的发展,医疗卫生条件得到了大幅改善,部分寄生虫感染性病例已很少出现、甚至消失,造成了部分寄生虫标本的缺乏,给人体寄生虫学实验教学和科研学术交流带来了许多困难。因此,如何科学地贮藏和管理这些现存的珍贵标本就变得尤为重要。

第一节　标本贮藏场所

　　寄生虫标本贮藏场所对于标本的保存非常重要,在不适宜的场所保存可能会给标本带来霉变、损坏、虫蛀等,因此对标本贮藏场所的选择、建设有一定要求。所选用的场所要保持干燥、通风、阴凉、避光;可安装空调和除湿机等设备使场所保持恒定的温度及湿度(温度 5~25℃,湿度 45%~55%);放置防腐防蛀药物防霉防虫;场所内没有活动物存在。最理想的保存场所是专设标本馆,按规范进行保存、管理和展示应用。目前,多数单位尚不具备建立医学寄生虫标本馆的条件,而是利用小型的标本室进行保存,但无论是标本馆还是小型标本室,相应的管理要求是一致的。

一、标本贮藏馆

　　人体寄生虫标本贮藏馆不仅是传播大学文化、服务师生进行科学研究和学术交流的场所,也是宣传预防寄生虫病健康教育的重要基地。目前,国内部分科研院所和高校先后进行寄生虫标本馆的建设,中国疾病预防控制中心寄生虫病预防控制所下设的人体寄生虫和媒介标本馆(简称人体寄生虫标本馆)于 2004 年 10 月开馆,中山大学医学标本馆于 2011 年 11 月建成启用。还有诸多高校寄生虫标本室对各专业医学生的开放,对于寄生虫的科普宣传、卫生健康教育等起到了积极促进的作用,使更多的人知晓、重视并掌握预防寄生虫病的科学知识。

(一)标本馆选址

　　对于新建或改建的标本馆,建设地点应考虑周边环境,不适于建在生活密集区,应避开灰尘、有害气体、噪声、震动较多的区域,尤其是持续巨大噪声、震动、有害气体等,对保存标本可产生严重不利影响。要避免相对湿度过高区域,不宜设置在低洼处,设计合理的给排水系统,以免洪涝灾害带来的影响。建筑的地基要求牢固,以避免地面沉降或滑坡。为安全考虑也可以选择旧址建筑等,选址和设计时也要考虑生物害虫的防制问题,避免影响标本保存。

(二)标本馆外部建设

　　标本馆需要针对标本保存进行专门的设计和建设,构造坚固是基本要求,应加强防火、防涝、抗震、防台风等设计,有效防止自然灾害带来的影响。避免生物类危害,防止白蚁、鼠害等。建筑设计时可减少窗户的设计,以利安全和环境控制,并设置纱窗以阻止小型脊椎动物、昆虫等进入。建筑和装饰材料要求具有阻燃、防霉、防潮等特性。

（三）标本馆内部建设

1. 标本保存区域应与标本研究活动区域物理分隔。

2. 标本保存区应与标本管理区域分离,可设置多个隔离门和相应的隔离空间。

3. 浸制标本和干制标本分区保存,有条件者可分室、分馆保存。

4. 寄生虫标本馆的内部设计

（1）地面:标本保存场所的地面应易于清洁和保洁,不宜过于光滑。地面有一定的承重能力,地表杜绝裂缝或间隙,防止蚁类侵害。避免使用地毯和块状覆盖物,以免害虫在其下繁殖。建议使用易于清扫的、防滑的瓷砖等。

（2）台面:工作场所的设置宜离标本保存场所较近,方便工作人员。工作台面可适当宽大一些,以便有足够的空间处理标本,台面下方可设置柜子。所用材料应具有一定的耐腐蚀性。

（3）储藏区:为了充分利用标本馆内的储藏空间,可选用移动式的密集柜形式,要求密集柜滑轮具有较强的承重能力,并且有相应的支撑避免标本柜倾斜或垮塌。标本柜可沿一个方向紧密放置。如使用非移动式标本柜,则标本柜之间应预留足够空间以方便工作人员存取标本。标本柜的柜门应尽量密闭,可加装密封或防尘条。密封或防尘条的材料可选择橡胶或棉绒,但不宜用毛毡,以防蛀虫等虫害。

新建标本馆时,应充分考虑标本馆的扩展性,可预留一定的发展空间。馆内房间的门应宽敞,馆内通道或走廊应有一定的宽度,以方便标本、设备等运输和工作人员出入。

（四）标本馆配套功能区的建设

考虑到标本馆安全、标本管理的方便,标本馆建设时,除应建设贮藏标本的空间以外,还应建有面积足够大的标本管理人员办公室、标本整理间、消毒杀虫间、防腐剂和常用药品保存间、杂物间等。

1. 标本整理间（室、区）　正式入馆保存的标本需先交给标本馆工作人员,并将待入馆标本暂时放置在标本整理间。标本整理间主要用于接受待入馆标本,还用于接收和处理其他进出馆标本。标本整理间应独立于标本保存间,以免待入馆或待重新入馆的标本可能携带害虫,对馆藏标本造成危害。标本整理间的基本要求与标本储藏区基本一致,但要增设上下水、通风设备等。

2. 消毒干燥间　为了防止有害生物对保存标本的侵害,标本需进行必要的消毒杀虫处理。消毒杀虫需在分隔的独立消毒间内进行,消毒杀虫间需能独立与外部直接通风,室内需安装通风橱和水槽。入馆前的标本需经干燥处理,干燥设备可以是特别设计的电热烘箱,设备应由合格的电气工程师安装,应具有恒温控制功能,可保持在50℃左右。安装循环和抽风电扇,并设有使潮湿空气流向建筑物外的管道。干燥箱内的隔层应由金属网隔板制成,可变换上下格位置,改变内部空间,以利于不同大小标本的干燥。

（五）寄生虫标本馆馆内的环境要求

寄生虫标本的长期保存关键在于维持标本馆内稳定适宜的环境条件,降低运行能源,具有经济性。

1. 相对湿度　相对湿度是指空气中的绝对湿度与同温度和气压下的饱和绝对湿度的百分比值。环境相对湿度的恒定有助于寄生虫标本的稳定保存。高湿度导致标本从空气中吸收水分而膨胀,还能增加霉菌、细菌等微生物繁殖机会,加速化学反应和促进生物腐蚀作用等,进而导致寄生虫标本可能受损。而相对湿度较低时,标本中的水分容易挥发到环境空气中,导致标本过度干燥收缩、变脆,在操作标本时可能会碎裂。尤其是在相对湿度波动幅度较大时,标本的膨胀和收缩变化频繁,节肢动物标本的附肢或触角可能会脱落。将馆内的相对湿度控制在40%~50%,即可以减少霉菌和细菌的污染和侵蚀。在南方或沿海潮湿较为明显的地区,标本馆可设在较高的楼层,并需要安装除湿设备来减少湿度。

2. 温度　标本馆一般都控制在一定的温度范围,有工作人员在内的标本馆的温度范围应控制在18~23℃,较低的温度更有利于标本的储藏,没有工作人员在内工作的标本馆温度可控制在13~15℃,可以选择安装中央空调设备进行温度控制。总的来说,高温度和低相对湿度环境条件下对标本保存最为不利。

3. 空气质量　标本馆内的空气污染物是最难以有效控制。污染物的种类可分为气体污染物和微粒污染物。气体污染物主要是酸性污染气体,如二氧化硫、一氧化氮等,它们的存在可影响标本的化学成分,损伤标本表面,对标本保存的危害较大。通常情况下,标本馆内不应使用有可能释放臭氧的仪器,如某些消毒设备、静电吸尘器等,因为臭氧是一种强氧化剂,对标本的外部形态和内部结构都有影响。空气中的尘埃是标本馆内的主要微粒污染物,它们聚集形成尘垢,吸收湿气,能催化降解反应,损害标本的表面,也能促进霉菌和细菌的生长。

标本馆内应配备必要的通风设施,以保证空气的充分流动,适当的通风还能阻止潮气的发生,但要避免过度通气导致防虫药剂大量流失。进入标本馆内的空气需要经过滤等处理,以防止湿气与灰尘进入标本馆。良好的通风也能使工作人员感觉舒适,而空气缺乏流通则有害健康。标本馆空气中含有高浓度杀虫、杀菌或驱虫气体,在此种情况下,工作人员应在隔开的房间里工作。如工作人员需较长时间接触易挥发的浸制标本,最好能安装通风橱。此外,吸烟除易引发火灾外,还是主要的污染源,在标本馆内应绝对禁止吸烟。

4. 光线 标本馆内应保证有充足的光线,以自然光最好,避免阳光直射,在适当位置安装一些附加照明设备,如非石英的卤素白炽灯或带紫外滤光的荧光灯,可最大限度地减少馆内阴影区。光线强弱还可通过安装百叶窗和使用紫外线吸收剂来控制,某些涂料,能吸收周围环境或人工光源发射的紫外线。紫外线和过量的可见光均对保存标本有损害作用,尤其是肉眼不可见的紫外线,可对标本的表面和内部结构产生损害,如标本褪色等,要尽可能的消除标本馆内的紫外线。标本和标本柜的照明尽量使用自然光,摆放处避开阳光直射。

5. 防火

(1)标本馆所有房间、走廊、楼梯间等,都必须采用适当的防火门隔开,防火门应为疏散方向开启的平开门。

(2)建筑内装修材料的选择,首先应满足防火安全,兼顾装修效果,采用不燃性或难燃性材料。通风、空气调节系统的风管、保温材料等也应采用不燃性或难燃性材料。

(3)标本馆内应使用符合国家安全标准的电器设备,严禁电器设备超负荷运转。库房等主要房间及通道必须安装防火警报系统,并根据需要设置防火门。

(4)设置禁烟标志,严禁吸烟,严禁使用明火,严禁违规存放汽油、乙醇及其他易燃易爆物品。

(5)配备灭火器,灭火器安放在馆内适当的位置,定期检查、更换。

(6)标本管理员应接受相应的消防培训,熟悉消防器材位置和使用方法。

6. 防虫防鼠 虫害是标本馆需要预防的重要威胁,首先标本馆外部门窗应安装防虫纱门和纱窗,以不锈钢纱网为佳。尤其是干制标本,一定要避免出现虫蛀损坏标本。室内设备安装时应避免出现害虫易孳生的空间,尽量紧靠建筑地面和立面安装。防范蚂蚁和白蚁可在馆舍外周设立水槽,如出现白蚁需要报告白蚁防制单位处理。鼠类对馆藏的各种标本均有潜在威胁,馆舍的门窗应保持紧闭,通向外部的门可安装自动闭门器。

7. 防尘、防盗 定期打扫馆内卫生,保持标本馆内的整洁。标本放入标本柜前,要做到标本及标本盒干净整洁。应注意放置办公家具的位置,在其底部、上方和角落处留有清扫和检查的空间,以方便日常保洁。安装防盗门窗及电子监控系统。进出标本馆的人员要严格办理登记手续。重要标本应采取必要的措施进行重点保护。

(六)标本馆的管理与日常维护

标本馆的日常管理与维护的基本工作,包括标本接收登记、消毒处理、标本制作、贴标签、馆藏登记、日常维护和借用归位等。标本馆或标本室应建立相应管理制度,如标本的出入库管理、日常维护、标本的日常使用、消毒杀虫、标本管理人及来访人员管理等程序或守则。

1. 标本的入库与建档

(1)标本管理人员接收送交的标本时,应详细核对标本种类及数量并登记。注明标本数量、产地、采集送交人与接收日期,标本分类和标本是否为交换或借阅等,其他有价值的信息也应一并记录。

(2)接收送交的标本时,应当检查标本的质量、标签是否完整,同时也应对标本实物进行核验,检查标本是否存在损毁、霉变、虫蛀等情况,并做记录。

（3）对于新接收的标本或重新入库的标本，有必要按照要求进行消毒处理。

（4）若新接收的标本清单为手写，应根据标本采集记录和鉴定标签，将相关数据输入计算机，并打印详细的标本清单，反馈给送交标本者，供其核查数据的准确性，确认无误后签字。

（5）及时整理入库和定期检查整理馆藏标本标签，将标本进行系统编号，录入管理系统，标本标签要与标本相连。

（6）根据需要将标本放入相应的保存器具中，并加入适量保存药品。

（7）根据标本的采集、鉴定信息和馆藏标本号制作外部标签，并粘贴在标本容器的正面，标签应平整、粘贴牢固。

（8）标本在标本馆中的排列有两种方式：按字母顺序或按分类系统排列。应有相对固定的位置和规律，一旦确定，则要在相当长的时间内保持稳定，以便于查找和管理。建议采用现行的分类系统顺序放置标本，同科的标本按属种字母顺序排列摆放，并在各纲、目、科、属之间留有可扩充增量标本的空间。

（9）尚未办理正式馆藏入库的标本，应暂存在标本保存缓冲区域，也应详细登记。及时对标本缓冲间区域的标本进行研究鉴定，及时办理入库和登记手续。

（10）标本馆应对馆藏标本的资料信息化，方便标本的查询、研究、出借等管理。对采集来的标本的附加信息也应进行管理，如采集标本的生境、整体、局部的电子照片、影像资料等。标本馆的数据库资料等应进行多种形式的备份。

（11）接收归还标本时，标本管理人员应仔细核查标本，如发现标本有遗失或损坏等，应按相应规定处理，并做好相关记录。

2. **标本的使用**　标本馆的馆藏标本是重要的、具有保存价值的永久性研究材料。标本查阅者有责任和义务保证标本及其标签等资料信息完整。

（1）标本查阅：一般情况下，来访者不得自行进入标本库，需在办完登记手续和注明所查阅标本的范围后，由管理人员提取标本供查阅，阅毕标本后应交标本馆管理人员验收、整理和归位。国内外同行专家应获批后方可入库查阅标本，阅毕按原来的次序及位置归位。

（2）普通标本的使用：查看标本或测量标本应在专供研究用的房间里进行，不得随意将标本带出标本馆。若研究需要应办理相关手续。

（3）模式标本的使用：模式标本极为珍贵，使用者必须严格遵守使用标本的管理规定，并做登记。严禁使用者将模式标本私自带离标本馆。

（4）注意事项：①使用各类标本时应按照相应的要求和方式取用，并做到轻拿轻放，查看标本或测量标本时，要小心谨慎。②标本上的原标签不得涂改或撕毁，发现有误时应按管理规定进行。若需订正标本学名，应使用签字笔在新标签上用印刷体书写，字迹应清晰。③查看标本或测量标本过程中发现标本部分脱落时不得随便丢弃，应妥善保管并及时通知管理人员。④若发现有蛀虫、受潮、脱落或残缺的标本，应立即通知管理人员处理。⑤学生或初学者应该在专业人员的指导下，或培训后再独自使用标本。

3. **标本管理人员守则**

（1）掌握馆内仪器设备的使用方法，标本馆内应保持肃静和环境整洁。

（2）热情接待来访人员，讲解标本馆的相关规则，告知查阅标本人员应该注意的事项并提供标本查阅服务。

（3）严禁携带未经消毒的标本、活体动物、危险品进入标本馆。

（4）做好标本的除虫、防霉、防腐等维护工作，定期对馆藏标本进行保存质量的安全检查，详细记录检查日期、结果和处理方法备案。

（5）标本馆内严禁吸烟，严禁使用明火，不得违章用电。

（6）熟知标本馆辖区内各方位消防器材的位置，熟悉消防警报系统和消防器材的使用，掌握发生火灾后的救助办法并及时报警。对危害标本馆安全的行为进行监督、制止。

（7）及时制止查阅标本人员违反标本馆规章制度的行为，对严重违反并不听劝阻者，管理人员有权取消其查阅资格，并及时上报标本馆负责人。

（8）在接收、借出标本时,应严格按相关操作程序进行,监控借出标本,及时催还过期未还标本,并在标本馆日志上作详细记载。

（9）管理人员每天应在标本馆日志上详细记录当天标本馆的工作内容,包括:①标本馆的重大事件;②标本馆来访人员;③标本调阅记录;④标本的借出、交换与赠送情况;⑤标本接收情况;⑥标本的检查记录、仪器设备运行状态、标本保存状态等。

4. 来访人员守则

（1）外来人员到访时应提前预约,获得同意后方可进入标本馆。

（2）入馆时应办理登记手续并签名,来访登记应注明来访目的、查阅标本情况、使用标本的范围等,之后方可进入标本馆查阅标本。

（3）来访人员查阅标本或资料应在馆内进行,工作中应保持标本完好无损,学生等非专业研究人员入馆活动,应在管理人员的协助指导下进行。

（4）外来标本不得随来访人员带入标本馆馆藏区域内。来访人员所携带来的标本需要与该馆进行比较研究时,应将该馆保存标本取出,在缓冲区域进行,研究完成后的标本需要按重新入库标本进行处理后方可重新入馆。

（5）严禁外来人员私自取走标本,标本馆内馆藏标本如需带出,需要履行手续,并及时归还。

（6）来访人员在标本馆内严禁吸烟、饮食,严禁携带易燃、易爆物品入内。

（7）来访人员应爱护标本以及标本馆内的各种资料、仪器设备等,用完放归原处。

（8）尊重知识产权,来访查阅标本的研究人员,在以后的相关学术成果中如涉及该馆标本,应注明标本来源自该馆。

5. 标本馆突发事件的处理

（1）标本馆应对失火、被盗、自然灾害等突发事件及各种潜在危险因素进行风险评估,制定相关应急预案。

（2）制订应对突发事件的人员岗位职责。

（3）标本管理人员应掌握处置突发事件的一系列措施和程序。

（4）根据预案进行应急演练。

（5）对应急使用器材物资进行有效储备并保证其有效可用性。

（6）针对紧急状况时,如何保证该馆保存标本的安全,需制定出相应的原则和实施措施。

二、标本贮藏柜

标本柜应根据标本的大小、形状及保藏要求进行合理设计。标本柜的设计不仅要密封,同时还要方便标本的放置和取放。根据功能不同一般分为标本保存柜、标本展示柜和玻片标本柜。标本保存柜主要用于标本的收藏,标本展示柜则是对来访者开放并可以参观,也可设计木质标本台,台下设计标本保存柜,台上设计玻璃标本罩陈列寄生虫标本。对于大型珍稀寄生虫标本应根据标本的大小结构合理设计并单独存放。

（一）标本保存柜

标本保存柜或保存架可用木质、铁皮、塑钢等多种材料制成。推荐使用不锈钢等金属材料制作。干制标本保存柜应具有良好的密封性,以防止有害昆虫的侵袭。柜内层板应可以调节,以便可以依据标本的大小调整高度,方便标本的存放、充分利用空间。标本柜有密集标本柜和固定标本柜两种。密集标本柜多选用铁皮柜,具有防火作用。固定标本柜有木质、铁皮、合金等材质。每种标本柜具有多层抽屉格,存放标本的抽屉可方便抽出与放入。用于保存标本的标本柜一般应装有密封垫,柜门密封性能好,柜内放置樟脑防虫。

（二）标本展示柜

标本展示柜中主要存放和展示浸制标本和干制标本,展示常见寄生虫的形态结构、生活史发育各时期虫体与相关宿主标本,以及组织器官病变等实物标本。标本展示柜的设计一般为四面玻璃,单面上下双开门带锁,铝合金框架,铸铁底座,安装四个万向轮。要求透明度高、密封性好,防尘和防虫害。一些节肢动物干制标本也可放置在具有玻璃罩的展示台上。

(三) 玻片标本柜

专门存放玻片标本盒的标本柜一般由铁皮等坚固材料制成,放置在标本保存柜中,可防止玻片标本的损坏或污染。标本柜内一般分若干层,可放置不同规格的玻片标本盒,柜门要密封性好。

三、标本贮藏盒

标本盒常用于放置昆虫标本、玻片标本、干制标本等,是一种定制的具密封盖的纸质、木质或有机玻璃质盒子,具有良好的密封性,可依需要制作成不同规格。

(一) 可展示标本的标本盒

盒盖一般由透明材料如玻璃制成,可从外面直接观察到盒内标本。标本盒有分体式、抽拉式等多种规格,可满足不同需求放置各种干制标本。昆虫标本盒衬底由薄软木层或吹塑板层构成,可用于插针固定标本。展示昆虫标本盒通常为纸质或木质带玻璃面的标本盒。标本盒应密封性良好,盒内应常年放置樟脑,以防虫害。

(二) 玻片标本盒

玻片标本的存放,采用凹槽分格的专用木制盒或塑料盒。盒内两侧边缘设计有很多凹槽,凹槽分布均匀,两侧距离与载玻片长度相适配,玻片可沿两侧的凹槽插入,从而使玻片竖直存放在标本盒内。标本盒可有各种规格,用于保存不同数量的标本。玻片标本盒应在阴凉干燥处保存,避免日光直接照射。

四、特殊标本的贮藏

保存大型标本时需要按虫体长短选用相应规格大小的大型标本瓶或标本缸。在标本瓶或标本缸内放置玻璃板或圆柱筒,作为固定标本的底板。注意玻璃瓶盖之间不能互换,以防瓶盖与瓶口密封不严,如保存液大量挥发,必将损坏保存的标本。

第二节 标本贮藏技术

寄生虫标本在寄生虫学的教学和科研活动中具有十分重要的作用,人体寄生虫种类繁多,不同种类的寄生虫其标本制作和贮藏方法也不相同。有些寄生虫标本的采集非常困难,有些寄生虫标本变得非常珍稀。为了使寄生虫标本能长时间而又有效地服务于教学、科研以及科普活动,这就要求不仅要建立规范化的标本保存和管理体制,还要掌握正确的标本贮藏技术。收集到的寄生虫标本首要处理步骤就是将标本固定,固定处理能够在不损伤和改变虫体的前提下使虫体迅速死亡,保持虫体原有的形态结构,并且虫体内的物质最终会凝固成不溶物,防止其自溶和腐烂,使得标本的内部结构完整并易于着色,通常选用甲醛溶液和乙醇作为标本固定保存液,其他固定液详见第四章。

一、医学原虫贮藏技术

寄生在肠道、血液、体腔液或组织中的原虫可分别制成粪膜、血膜等涂片或活检切片、压片等玻片标本,经适当固定与染色后长久保存。粪便中收集的包囊和滋养体可使用固定液直接混匀密封在小瓶内,其中的包囊和滋养体可保存数月或更久。具体方法如下所述。

(一) 保存方法

1. 肠道原虫标本的保存 当采集到肠道原虫的新鲜标本时,无论是滋养体还是包囊,应立即进行涂片,制成玻片标本,用肖氏固定液固定,再移至70% 乙醇内保存。需要染色时可以随时取出进行制片。对于原虫包囊,可以直接保存在5% 甲醛生理盐水中,具体方法为:将含有原虫包囊较多的粪便用5% 甲醛生理盐水调成悬液,经60 目筛网过滤在尖底量杯中,静置3~4 小时后,倾去上清液,再注入新的5% 甲醛生理盐水,混匀后倒入瓶中,用石蜡封固瓶口。需要制片时,用吸管吸取此混悬液一滴,置于载玻片上,进行直接观察或者染色镜检。此法可保持原虫包囊形态较长时间不变。

2. 腔道内原虫标本　腔道内寄生的原虫主要有阴道毛滴虫、齿龈内阿米巴及口腔毛滴虫。阴道毛滴虫的保存方法可有短期保存和长期保存，取阴道分泌物在玻片上涂成薄膜，在空气中晾干，用甲醇固定后，即可短期保存。如用吉姆萨染色液染色 30~60 分钟，水洗晾干后即可长期保存。齿龈内阿米巴与口腔毛滴虫，取患者齿龈周围污垢物质加一滴生理盐水和血清于载玻片中央调和均匀，涂成一圆形薄膜，平放待未干而湿润时加上肖氏固定液固定，再移至 70% 乙醇中长期保存，若需染色制片，可随时取出。

3. 组织内原虫标本　组织内原虫主要为利什曼原虫和弓形虫。将患者组织穿刺液或实验动物的组织研磨液，在玻片上进行涂片，待自然晾干后用甲醇固定，经吉姆萨染色液染色后干燥保存即可。

4. 血液内原虫标本　血液内寄生的原虫主要为疟原虫，疟原虫的保存可采取低温冷冻保存方法或血涂片保存方法。

（1）低温冷冻保存方法：将从患者或受染动物采集到的抗凝血液或体外培养的培养物经 1 500r/min 离心 10 分钟，倾去上清液，加入与红细胞等量的 24% 二甲基亚砜（DMSO），充分混匀后在室温中放置 30 分钟，按照每管 1ml 分装无菌冻存管，放入标明批号的冻存盒中，先置于 -25℃ 1 小时，然后置液氮罐颈部（约 -70℃）1 小时，最后放入液氮（-196℃）中保存。

（2）血涂片制作和保存：采集患者末梢血或实验动物尾尖血，在洁净的载玻片上制作薄血涂片，然后使用甲醇固定，待血涂片完全干燥后，置于标本盒中室温保存。需要镜检时可随时取出进行吉姆萨染色液染色。

（二）注意事项

1. 肠道原虫滋养体在体外容易死亡崩解，应趁样本新鲜及时涂片固定。

2. 在以往教学工作中，用吉姆萨染色的玻片标本都不加盖玻片，如疟原虫薄血膜涂片标本，每次观察结束后，都需用二甲苯擦去香柏油，时间一长很容易褪色和擦去原虫，林丽卿（2008）采用中性树胶封片，可延长吉姆萨染色标本的使用寿命。中性树胶中的二甲苯是一种透明剂，可使涂片标本的结构更清晰，此法简便易行，封片可供教学反复使用。

3. 玻片标本的保存环境最好有恒温通风设备，温度应不高于 40℃，相对湿度应不大于 50%。应避免把玻片标本放在阳光直射的地方，以免染色剂加快分解，标本褪色。

4. 用标本盒保存的玻片标本无须再用纸包，避免返潮。玻片标本不得重叠放置，以免粘连。擦拭玻片标本上的镜油时，应注意避免损坏标本和标签。

二、医学蠕虫贮藏技术

医学蠕虫的标本主要包括成虫标本、幼虫阶段标本以及虫卵标本。虫体大小不同、虫期不同选用的固定液和保存方法也略有不同，经相应固定液保存的虫体可以保存很长时间，需要染色或制片时，可以随时取出。

（一）成虫标本保存方法与注意事项

1. 线虫保存方法　将收集到的线虫成虫用生理盐水洗净，放入加热至 70~80℃ 的 70% 乙醇或巴氏液（3% 甲醛生理盐水）中固定，这样可获得伸直的虫体，待冷却后移至新的 70% 乙醇或巴氏液中保存。小型线虫（如旋毛虫、蛲虫、钩虫等）宜用甘油酒精（70% 乙醇 95ml，甘油 5ml）加热固定，保存于 80% 乙醇中；也可用冰醋酸固定约半小时后移入 70% 乙醇或甘油酒精中保存。

2. 吸虫保存方法　小型吸虫可置于小瓶中，加生理盐水，用力摇荡数分钟，倒去生理盐水，注入劳氏（Looss）固定液（含升汞饱和水溶液 100ml，醋酸 2ml），固定 4~24 小时，然后移入含碘液的 70% 乙醇中（70% 乙醇中加入碘液使呈葡萄酒色为止）去除沉淀，再移入 70% 乙醇中清洗 1~2 次，使碘化汞沉淀完全消失，最后置于 70% 乙醇中长期保存。较大的吸虫应先放在薄荷脑酒精液（薄荷脑 24g，95% 乙醇 10ml）中，使虫体肌肉松弛，用载玻片压平后固定，或将洗净后的吸虫放在两片载玻片间用细线紧扎压平后固定。固定一般用 10% 甲醛，24 小时后移至 5% 甲醛中保存；或用 70% 乙醇固定 0.5~3 小时，视虫体大小而定，再移至新的 70% 乙醇中长期保存。

3. **绦虫保存方法** 大型绦虫（如猪带绦虫、牛带绦虫）经清水洗涤数次后,在生理盐水（4℃）中浸泡数小时或过夜,虫体可完全伸展,此时以 10% 甲醛生理盐水固定,24 小时后移至 5% 甲醛生理盐水中保存,必要时也可先用大玻璃板压平后固定。小型绦虫洗涤后可在 10% 甲醛生理盐水中固定 3~5 小时,用载玻片轻压,最后保存在 5% 甲醛生理盐水中。

4. **注意事项** 蠕虫成虫的保存方法基本是以液浸形式保存,浸制标本的保存应注意以下几项内容:

（1）浸制标本保存环境的要求:①防火:常用于保存浸制标本的液体防腐剂为乙醇和甲醛。乙醇和甲醛分别易燃和可燃,应在安装通风设备的情况下使用。②湿度:湿度应保持在 40%~60%。③保存浸制标本的柜和架一般为承重力强的铁柜、铁架,木制标本柜的材料应结实,承重力强。④保存浸制标本的容器通常用标本瓶或广口瓶。标本瓶为多种规格的玻璃标本瓶或塑料标本瓶。瓶盖应与标本瓶吻合,密封性好。注意玻璃瓶盖之间不能互换,以防瓶盖与瓶口密封不严,导致保存液大量挥发,造成保存的标本受损。

（2）浸制标本的日常维护与管理:①定期更换保存液,当保存液发黄或混浊时要重新置换新液,并且已损坏的标签必须重写。②瓶内放置的标本不能拥挤。通常标本保存液的液量应以装满整个标本瓶的 90% 以上为准,若此时仍无法将标本完整地浸泡,应更换更合适的标本瓶。否则露出保存液外的部分会发霉,甚至腐烂变质。木塞玻璃管因木塞易损坏,不适合浸液标本做永久性保存。③应严格使用防水标签,书写墨水要求在水和常用保存液中不褪色,标签书写应清晰,并使用印刷字体。④玻璃标本瓶盖打不开的情况,可用木棒适度敲击瓶盖,或用 40~50℃ 湿毛巾包住瓶口几分钟后再敲击,待瓶盖稍稍活动后即可打开。

（二）蠕虫幼虫标本保存方法与注意事项

对蠕虫的幼虫（如钩虫的钩蚴、血吸虫的尾蚴等）固定时,固定液可选用甲醛或乙醇,方法是:先将固定液加热至 50℃,再与幼虫液混合,使其终浓度为 5% 甲醛或 75% 乙醇。加热后的固定液可使虫体伸展,便于鉴定,在上述固定液中滴加数滴甘油可使虫体略透明,便于观察。

（三）蠕虫卵标本保存方法与注意事项

虫卵悬液可选用 10% 甲醛溶液固定,在处理极易分化发育的虫卵（如钩虫卵、感染期蛔虫卵等）时,须加热标本（约 70℃）以杀死虫卵。甲醛液保存虫卵的时间一般不超过 5 年,否则往往使卵壳损坏剥离从而影响虫卵鉴定。虫卵玻片标本的常用保存方法是甘油明胶封片法,具体方法为:将甘油明胶水浴加热溶化,然后用吸管吸取一小滴已固定的虫卵悬液,滴在洁净的载玻片上;用细玻璃棒蘸取已溶化的甘油明胶一滴,滴加在载玻片的虫卵上,用玻璃棒将虫卵悬液与甘油明胶两者快速调匀,立即覆盖以圆形盖玻片;待稍干后,用树胶封边保存。

对于用透明胶纸法获取的蛲虫卵制成玻片标本可保存 10 年,效果佳,具体方法为:将含有蛲虫卵的胶纸分割成 5mm×5mm 的小块,取一载玻片,在中央滴一滴甘油,将小块胶纸置于甘油上摊平,胶纸上加 1 滴中性树胶,盖上盖玻片,37℃温箱烘干,贴上标签,备用。关于虫卵玻片标本的注意事项见原虫贮藏部分。

三、医学昆虫贮藏技术

在医学昆虫标本保存方面,视标本种类不同保存方法也不一样,有的需要制成干制标本保存,有的需要经固定液保存。

（一）保存方法

1. **干制标本** 主要用于保存有翅昆虫成虫,如蚊、蝇、虻、白蛉、蚋和蠓等的成虫。分为针插保存和瓶装保存。

（1）针插标本:是保存有翅昆虫最理想的方法,适合教学和科研工作。昆虫的种类不同,针插方法也不一样。大型昆虫（蝇、虻等）用 1~3 号昆虫针,从虫体背面、中胸右侧直插。注意保持左侧完整,以便鉴别虫种。小型昆虫（蚊、蛉、蚋、蠓等）可用 00 号短针自胸部腹面两中足基部之间插入,不可刺透胸背,再用另一长针从软木片另一端插下。最后各插一硬纸片,记录名称、采集地点与时间,并将之插于昆虫盒软木板上或玻璃管的软木塞上。昆虫盒内放入纸包的樟脑粉即可。

（2）瓶装标本：干制标本最好是用针插法保存，如标本数量多，可保存于塑料管（或玻璃管）中，管底放少量樟脑粉，再铺上棉花、滤纸各一层，昆虫标本放于滤纸上，用软棉纸包棉花，轻塞在昆虫标本上方，瓶口加软木塞，再以石蜡封之。

2. 湿标本　主要用于保存有翅昆虫的卵和幼虫期及无翅昆虫和蜱螨类的各个发育时期。用液体固定可使标本保持原来形态，利于教学和研究用。用固定液固定标本，液体体积需超过所固定标本体积的十倍以上，标本方能久存不坏。有翅昆虫不可用液体保存，否则失去鉴定特征。

（1）冷固定：一般标本固定均采用此法。在固定前应将标本身体上之污物洗净。然后直接放入固定液中即可。对疥虫类可不必清洗，直接固定即可。但对吸饱血的昆虫如臭虫、虱子和蜱、螨等，需要待血消化后再固定，否则血凝结在其消化管内不易溶解，如果制片，则虫体不透明影响结构观察。用铅笔写好标签放入瓶中，保存标本瓶应用石蜡封口。

（2）热固定：有翅昆虫的幼虫采用冷固定方法时，其身体经常是弯曲不直或收缩的，为克服这种现象，可采用热固定方法。活标本先经加温的 70% 乙醇（60~70℃）固定，1 天后保存于 5% 甘油酒精（70% 酒精 95ml，甘油 5ml）中；也可用 5% 或 10% 福尔马林和 Bless 液固定保存。写好标签放入瓶中，石蜡封口。

（二）注意事项

干制标本管理过程中，要注意标本保形和保色，在日常管理中应有专人负责，定期检查，防潮、防虫、防光。例如，在标本盒及标本柜中放入樟脑精或樟脑粉等；标本柜的柜门应严密，可在柜中放入干燥剂用来除湿；标本室要挂窗帘，平时不用时应关闭窗帘，防止光照使标本变色。

1. 干制标本保存的环境要求

（1）温度、湿度：干制标本存放环境应通风、干燥、避免日光直射，室内应安装空调设备，室温宜控制在 15~20℃，相对湿度 40%~60%。标本库一般不应有窗，若有窗则需要做遮光处理，如安装遮光窗帘。高湿度地区应具备除湿机，盒内或标本柜中放氯化钙、硅胶等干燥剂防潮，并定期检查，及时更换。所使用的硅胶吸水变色后，可烘干后继续使用。雨季前后更要仔细检查，做好防潮措施，在南方梅雨季节最好不要打开标本盒。春、夏两季温度高，湿度大，是虫类、微生物等活动的繁盛期，也是标本维护的关键时期，应加强防范。

（2）防虫：干制标本入标本室前必须严格消毒，标本库要密封，标本柜、盒内应放适量樟脑以防虫蛀，定期检查，每半年或一年加换一次药。如发现虫情，应及时对标本进行冷冻消毒或熏蒸消毒处理，必要时对标本馆内所有标本全面熏蒸。

（3）防尘：直接暴露的干制标本可加透明薄膜袋防尘，禁止使用湿布擦干制标本，可用鸡毛掸打扫积尘。

2. 干制标本的存放　登记、消毒后的标本应依据标本大小放入规格适当的标本盒中，并放入樟脑、硅胶等防虫、防潮药品，贴好标签，按照标本分类系统顺序或标本类别放入相应的标本柜中。干制标本在保管时，要注意防震、防碰撞，保存在干燥通风处。模式标本应放在模式标本专柜中。标本柜外面要标注清楚柜号、动物类别（纲、目、科）等信息，以便寻找。标本柜内每层或抽屉的角落都要放置适量的樟脑。

3. 干制标本的保存质量要求　标本姿态正常，无褶皱、缺损。标本应完整，外部形态结构、组织、器官的形态正常，没有凹陷或突起。

4. 标签纸　要求质地良好，易于书写，墨水书写或打印，字迹应牢固、不褪色。昆虫标本标签可用大头针将标签与标本插在一起，保存标本的鉴定标签则贴在标本盒外部。保存的干制标本一般应具备标本野外采集标签、鉴定标签、馆藏标本标签。

第三节　标本修复与翻新

寄生虫标本在长期保存和使用过程中，会出现损坏的现象，如玻片标本的破损、浸制标本中标本液混浊以及干制标本出现虫蛀等，造成标本质量下降以及标本损失。有些标本来源困难，标本存量越来越少，为了使现存的标本持续稳定的为教学、科研以及健康教育提供资源，使其最大限度地发挥作用，除了建立严格的使用管理制度,还需对标本定期进行规范有效地修复和翻新。

一、玻片标本的修复与翻新

应定期检查库存玻片标本的保存情况,如存在破损或丢失,应及时修复破损标本,补充缺失的标本。

(一) 玻片标本的修复

当保存有重要样本的玻片出现载玻片或盖玻片断裂、破裂时,可将其浸在二甲苯中数日至封胶溶解,盖玻片与载玻片分开,用镊子小心取走碎玻璃片,更换新的二甲苯,洗净标本上的污物。再取一块洁净的载玻片,小心地将标本转移至载玻片的中央,在二甲苯没有完全挥发之前,滴一滴中性树胶进行封片。

(二) 玻片标本的重新制作

长期保存的标本封片,可能会出现气泡或析出结晶,影响镜下观察效果,对具有一定价值的封片,需要重新制作。根据玻片标本所使用的封固剂,选择适宜溶剂溶化封胶,将载玻片与盖片分开,然后将原标本取出,重新制作玻片标本。

二、针插标本的修复与翻新

昆虫的针插标本在保存过程中,如保存不当,极易出现霉变和虫蛀现象,可利用烘干设备、化学试剂以及修复工具进行修复和翻新。

(一) 发现虫蛀现象,应及时进行熏蒸或冷冻处理

1. 熏蒸　药物熏蒸是干制标本消毒杀虫的主要方法。常用的熏蒸药品有磷化铝、溴甲烷、环氧乙烷等。磷化铝法操作方便,价格低廉,但在熏蒸过程中释放的气体剧毒、且易燃易爆,对金属有较强腐蚀性,多不再采用。环氧乙烷是一种杀菌杀虫剂,不但能灭菌,还可以杀死各个发育阶段的虫体,使用效果较好。但其是一种诱变剂和致癌物,其衍生物难以挥发,透皮吸收可严重危害人体健康。溴甲烷的渗透性强,吸附性小,能杀死各种虫期的害虫,因危害臭氧层,目前多以硫酰氟代替溴甲烷。大范围的杀虫每年可进行两次,可选在夏秋季进行。熏蒸时环境的密闭程度和温度都会影响杀虫效果,因此干制标本库房一定要密封好,防止泄漏影响消毒杀菌效果。杀虫的最适宜的温度应在 20~30℃,在此温度下,药剂的挥发性较强,杀菌作用较快,且昆虫的呼吸量较大,有利于杀虫。如溴甲烷消毒,可利用其比重较大,将药物放置在标本柜较高处,加强通风,如用风扇吹,即可增加杀虫效果。

2. 物理消毒　由于化学药剂对人体和环境危害大,使用物理的方法进行消毒更加理想。低温冷冻是最常用的物理消毒方法,标本进库前先将标本装进塑料袋中,置于 -40~-30℃冰箱中进行低温冷冻处理一周以上,标本从冰箱中取出解冻时应严格注意防潮。实验表明在 -30℃ 以下冷冻,超过 9 小时即可有效地杀灭各阶段害虫,且冷冻时间越长、温度越低,杀虫效果越好。冷冻法处理标本不影响粘胶,也不会导致标本扭曲、变碎。高温杀虫也是一种有效的物理杀虫方法,利用烘箱将标本加热到 80~95℃,烘烤 6~8 小时,能有效杀灭成虫、蛹和卵,但加热容易使标签纸和条形码等受损。另外,并非所有标本均适合高温消毒。

(二) 发现标本受潮或霉变,需进行如下处理

1. 发现标本受潮,应在通风阴凉处干燥,不能用日光曝晒或高温烘烤,以防褪色。潮湿地区可增加干燥剂或使用除湿机。

2. 对于霉变标本,可用刷子蘸少许二甲苯、氯仿、乙醇-石炭酸溶液刷洗清理,再放到通风阴凉处晾干。

3. 在标本盒内掉触角、掉足、头胸腹分离的标本,首先用拨针蘸胶,把分离的头胸腹进行粘合复位,然后粘触角、足、翅等附肢,并把受潮下垂的翅用昆虫针交叉撑平固定。

4. 把以上受潮发霉和拼接好的标本一起放到烘干箱内,根据虫体大小进行烘干处理。一般大型标本 50℃烘干 4 小时,中型标本 45℃烘干 3 小时,小型标本 40℃烘干 2 小时。

5. 烘干清理后的标本,进行杀虫和防霉变处理,最后收藏至相应的标本盒或标本柜中。

(三) 针插标本的回软操作

需要对标本重新针插时,首先要进行回软操作,否则标本因干脆易破碎,从而损坏标本。标本的回软

时间长短因标本大小而异,较大的标本如虻、蝇类等成虫,在一般室温中为 4~8 小时。较小的标本如蚊类和白蛉等成虫,在一般室温中为 2~4 小时。但也要根据实际情况不同增减回软时间。回软时的温度不可过高,否则因温度高水分蒸发快。湿度也不可过大,标本易湿而受损。回软操作方法如下:如有大批干制标本需要回软针插时,先取干燥器一个,底部放水,在水中加入石炭酸少许,将欲回软的标本按来源不同,放在不同的平皿中,将平皿做好标记放入干燥器内回软。如少量标本需要回软时,可用带盖的培养皿,大小以标本之多少而适当选用,在平皿盖内贴潮湿之滤纸一片(滤纸片的大小与平皿盖直径略相等),并在潮湿之滤纸上滴 1~2 滴纯石炭酸溶液,平皿底内也放一与直径略相等的干滤纸片。将标本放置在干滤纸片上,再将有湿滤纸之平皿盖盖上,进行回软。回软后再进行针插。

三、浸制标本的修复与翻新

浸制标本在保存过程中,一定要及时更换或添加保存液,尤其是使用乙醇保存的标本,由于乙醇极易挥发,标本露出保存液外的部分会发霉,甚至腐烂,还有的会出现干枯。干枯标本可用清水将标本浸泡 1 至数天,再用高浓度乙醇浸泡,视标本恢复程度决定是否重新保存。对于发霉腐烂的标本、失效作废的保存液应按有关要求进行处理。可修复的浸制标本参考孙维东(2008)的六步法进行全方位整理。

1. 标本瓶彻底清洗 取出瓶中标本,放入临时玻璃容器内,加水封存。标本瓶用洗衣粉彻底清洗干净并流水冲洗后,晾干备用。

2. 保存液全量更换 使用添补方法补充保存液,通常不能使保存液达到完全透明,采用一次全量更换效果较好。

3. 原标本整理重摆 需要极其认真的细微操作,才能保障虫体不损坏、不丢失、不再混浊。将标本放入盛有保存液的合适规格的标本瓶或标本缸中,摆正后徐徐加入保存液,液面统一加至距瓶口的 1/5~1/4。

4. 瓶口用新法封闭 瓶口封闭材料是标本保存时间及保存质量的关键。孙维东等(2006)用其筛选的玻璃胶材料分内外 2 种方法进行:①圆柱状磨口标本瓶用外封闭法,将胶体挤加至瓶盖外缘与磨口瓶环形接触处,抹平晾干。胶厚 2mm,胶带宽应视标本瓶大小规格不同,选在 6~20mm 间。严防胶体进入磨口瓶部位。②方形压盖标本缸用内封闭法,将胶体挤加在缸口上缘,然后加盖摆正自然落下,用手指弹玻璃盖,使胶体厚度保持在 1~2mm 间,胶带内严防出现气泡。使用玻璃胶封闭标本瓶,不但牢固而且严密度好。解决了标本瓶封闭不严、保存液易挥发、危害身体健康的难题。

5. 规范粘贴标签 瓶签内容应与标本内容一致,统一编号,统一中文名称,补充拉丁文名称等。规范整齐地贴在标本瓶上,使标本性质和内容一目了然。

6. 新资料存入电脑 将标本的资料信息,包括采集时间、地点、标本名称、数量、宿主、寄生部位、保存液种类和浓度、存放位置等全部信息录入电脑,建立电子档案。

四、注意事项

1. 玻片标本的修复过程中要控制中性树胶的使用量,如用量过多,晾干所需时间较长。树胶的质量问题也会影响封片的质量。

2. 浸制标本的保存液具有挥发性,管理人员加强自身的安全防护意识,避免大量吸入,工作场所应该安装通风设备。操作福尔马林液体时,应使用手套、护目镜等劳保用品,如遇福尔马林喷溅,应及时用水冲洗,必要时应由医务人员处理。

3. 干制标本在修复、药剂处理时要戴橡胶手套和防尘口罩,事后洗脸洗手,标本用何种药品杀虫,应在标签上注明,以防中毒。

第四节 标本的交流与交换

研究机构或人员之间进行寄生虫标本交流与交换,是促进学术交流、提高研究水平的重要途径和方法。交流借阅标本是各标本保存单位之间的一项重要业务,是提升贮藏标本学术价值的重要手段,交流过程如管理不善也有可能造成重大损失。寄生虫标本交换是标本保存单位之间互通有无的双赢工作。标本交换的目的明确,通常将己方保存数量较多的或对方所缺的标本,交换对方数量较多又是己方所缺的标本。标本交换同时也是学术交流的重要体现,应积极鼓励标本保存单位间开展此项工作。

一、标本的交流和交换原则

不同单位或个人进行标本交流和交换时,须遵守一定的原则,可降低由于标本外借导致的标本流失和损坏,并有助于合作的持久稳定。

1. 标本交流和交换必须符合对方单位及所在国家的标本交换管理规定,确保符合法律法规。
2. 标本的借用应限定于教学科研单位之间,国际间交流应符合相关部门的要求。
3. 保存数量较少的珍稀标本一般不应外借,如需外借,需要严格履行相关手续。
4. 普通寄生虫标本交流时,一次外借数量不宜过多。
5. 已经破损、老化、松散脱落的标本不宜外借。
6. 标本借用人不得私自将借用的标本转借第三方,并对所借标本负责,确保所借标本的安全、不丢失。
7. 借用标本应放置在适当的条件下保存,防止虫蛀、霉变等造成损坏。标本借用单位和借用人有损坏赔偿或补偿义务。
8. 标本借用人应按期归还标本。如有特殊情况不能按期归还时,应提前与保存单位协商延期。借用标本长时间逾期不还者,保存单位有权采取行政或法律手段保证标本归还。
9. 如借用人为借用单位研究生或非正式工作人员,借方单位应对借用标本进行担保。
10. 借用人利用外借标本取得研究结果,均应与标本保存单位共享,如论文、论著等公开出版时,应当注明标本来源并致谢。如借用人对外借标本进行商业应用,应事先征得原保存单位许可,并做出利益分配安排后方可进行。

二、标本的交流和交换过程

标本的交流和交换过程要规范,保证标本流出的每一个环节都有迹可循、有记录可查,避免在标本交流和交换过程中出现纠纷或遗失。

1. 提交申请　研究人员向外单位或国外单位进行标本交流和交换时,应事先向对方标本管理部门和标本保存单位及标本管理负责人提交申请,说明交流和交换的目的,以及拟向对方交流和交换的标本种类、数量、借用目的、借期长短、保管措施、归还日期等内容,经审核批准后方可进行交流和交换。
2. 登记出库　交流和交换出去的标本应办理本单位出库手续,并注明标本去向。出库前标本管理人员需对标本状况进行全面检查,并做记录。
3. 标本运输　外借标本需运输者,应按标本包装要求和邮寄管理要求邮寄,避免运送过程损坏或遗失标本。标本接收单位收到标本后应向发出单位寄送反馈信息,包括标本种类、数量、质量等。
4. 登记入库　对于交流和交换得来的标本需先由本单位负责交换人员进行鉴定,之后在标签上注明种类、交换单位、交换日期等,并按本单位标本入库程序办理入库手续,交换来的标本入馆保存前应严格消毒。
5. 标本归还　外借标本归还时,标本需经保存单位专门人员检查标本的完好状况,并做记录后可继续保存。

第五节　标本的运输

现场采集的原虫、蠕虫、节肢动物标本或者血液标本,基层防疫单位无法完成病原鉴定或血清学检测时,这个时候就需要邮寄标本;另外,不同单位之间进行标本交流和交换过程中也需要运输标本。运输前要根据不同的标本进行正确的包装,才能保证标本在运输或邮寄过程中完好无损。

一、玻片标本的运输

各种寄生虫的玻片标本应放在玻片盒中,上下用纸充填固定。如无玻片盒应在玻片两端用火柴杆或厚纸片隔开,再用纸包好扎紧,放入木盒中。在外包装盒(箱)明显位置贴上防震标识。

二、针插标本的运输

主要是昆虫针插标本,在邮寄或运输前应先将标本牢牢地固定在软木板或其他代用品的盒内。针对大型标本,需用插针在标本的周围进行交叉固定,以免在寄运途中受震动而脱落,或互相碰撞而损坏。寄运盒装昆虫标本时,应把标本盒装进稍大一些的箱体内,盒子周围填充软纸或泡沫塑料等填充物,松紧适度,以保持盒子与箱体之间有一定缓冲。

三、浸制标本的运输

在运送浸制标本前,首先要确认所运标本已进行防腐固定,并对时间、地点等采集信息做好记录,标本均需单独包装。用浸泡过福尔马林或乙醇固定液的医用纱布将固定后的标本包裹好,体表有棘刺的标本可先用湿棉球包裹,以避免棘刺将包装袋刺破。在保证标本不变形的前提下,应尽可能将标本紧固。

标本的采集记录和标本信息标签应随标本一并打包。将包裹好的标本装入厚塑料袋,再使用塑料袋封口机将袋口密封。自封式塑料袋在野外运输过程中可能会自动开封,应额外进行密封,防止意外。将装有标本的密封塑料袋放入洁净干燥的塑料容器中,加盖密封。根据邮政部门相关规定,可将装有标本的密封塑料瓶或桶放入符合要求的纸箱或木箱中邮寄。

小型浸制标本可装入指形管中,并用软木塞封口,管内液体应该装满,或用棉花加以填充,以免途中由于液体在瓶内的冲击振荡将标本损坏,也可减少长途运输中标本保存液的挥发。为防止液体外溢,也可用蜡或胶将管口密闭。再用纸或棉花将瓶子分别包裹好,然后装入坚固的塑料盒或木箱内,用棉花、废纸或泡沫塑料填充物塞紧,避免碰撞。

浸制标本包装后应符合以下要求:①不损坏标本;②不泄漏气味;③没有福尔马林、乙醇、水等液体渗漏;④不影响标本固定时的姿态;⑤符合国家有关安全规定。

四、其他标本的运输

采集的血液标本或分离出的血清,可置入带盖的洁净小塑料管内,再放入盛有干冰或冰块的保温杯中,装在用填充料塞紧的纸箱中邮寄。标签或其他与标本采集有关的记录应随标本一起邮寄运输。

(秦元华　崔　昱)

参 考 文 献

[1] 李典友,高本刚.生物标本采集与制作[M].北京:化学工业出版社,2016.
[2] 王建国.教你制作生物标本[M].芜湖:安徽师范大学出版社,2012.
[3] 文礼章.昆虫学研究方法与技术导论[M].北京:科学出版社,2010.
[4] 伍玉明.生物标本的采集、制作、保存与管理[M].北京:科学出版社,2010.
[5] 李朝品.医学节肢动物学[M].北京:人民卫生出版社,2009.
[6] 徐飞.生物标本制作工艺及科学管理与保藏实务全书[M].北京:中国知识出版社,2005.
[7] 夏龙龙.林业有害生物普查昆虫标本的采集与制作[J].农业科技与信息,2017(23):107-108.
[8] 盖丽娜,傅占江,代晓明.寄生虫教学标本的保存与管理[J].湖州师范学院学报,2017,39(10):109-111.
[9] 董会,杨广玲,孔令广,等.昆虫标本的采集、制作与保存[J].实验室科学,2017,20(1):37-39.
[10] 张旭,耿雪侠.淮北师范大学昆虫标本库建设与维护[J].安徽农学通报,2016,22(Z1):125-126.
[11] 屈荷丽.昆虫学实验教学标本的制备与管理技术[J].高校实验室工作研究,2016,(2):138-140.
[12] 赵超杰.高原口岸媒介生物监测样品运输过程与标本制作的思考和探讨[J].口岸卫生控制,2015,20(1):7-9.

[13] 富国明,林常松,段志勇等.发霉与虫蛀昆虫标本的修复及除害处理方法研究[J].河北林业科技,2015(5):48.

[14] 欧喜成.昆虫干制标本的制作方法[J].农业与技术,2014,34(7):248.

[15] 张哲林,陈宇杰,刘海萍.生物实验室昆虫标本馆建设规划[J].内蒙古民族大学学报(自然科学版),2014,29(4):493-494.

[16] 廖肖依,肖芬.昆虫标本的采集、制作和保存方法[J].现代农业科技,2012(6):42-43.

[17] 杨红超,闫永峰.地方高校生物标本馆的建设与管理[J].商丘师范学院学报,2012,28(12):134-136.

[18] 秦啸峰,潘晋,陈茜文等.浅谈人体寄生虫学实验标本的保存[J].继续医学教育,2012,26(11):1-3.

[19] 阮桂文,罗洁梅,蒙丽,等.地方高校动物标本馆建设与开放的研究[J].玉林师范学院学报,2010,31(2):92-98.

[20] 齐龙.浅谈高校动物标本的管理与保养[J].陕西农业科学,2009,1:150-151.

[21] 覃连红,黄艳花,陈彩贤,等.昆虫实验教学标本的建设和管理[J].实验技术与管理,2009,26(2):154-155.

[22] 孙维东,姚新华,苑淑贤,等.陈旧寄生虫标本整理试验[J].中国畜牧兽医,2008,35(1):144-146.

[23] 林丽卿.中性树胶封片可延长姬氏染色标本的使用寿命[J].现代预防医学,2008,35(3):554.

[24] 徐静.常见寄生虫标本的固定与保存.中外医疗,2008,12:108.

[25] 常正山.寄生虫标本的采集和保存[J].中国寄生虫学与寄生虫病杂志,2006(S1):76-81.

[26] 姚建,刘虹,陈小琳.使用冷冻方法防治昆虫标本虫害[J].昆虫知识,2005(1):96-98.

[27] 李凤铭,张玉萍.寄生虫标本的固定与保存[J].邯郸医学高等专科学校学报,2003,16(3):241-242.

[28] 张建民,张长青,宋伟华等.馆藏昆虫标本管理系统的研制与开发[J].信阳农业高等专科学校学报,2003(3):1-3.

[29] 李莉华,任泽君,谢晓健.昆虫标本管理与发展趋向[J].江西植保,2001(1):27-28.

[30] 黄大卫.昆虫标本馆建设与昆虫系统学的未来[J].动物分类学报,1997(4):337-343.

[31] 徐大义.载玻片标本的保存与运输[J].湖南水产,1985(6):48.

[32] 张宣初.盛夏期间动物标本的运输[J].生物学通报,1984(3):60.

[33] TRIGUNAYAT M. A MANUAL OF PRACTICAL ENTOMOLOGY [M]. 3rd ed. Jodhpur:Scientific Publishers,2016.

[34] BENDRE A. A Text Book of Practical Botany [M]. Meerut:Rastogi Publications,2010.

[35] CRIMM W,MORRIS M,WHARTON C. Planning Successful Museum Building Projects. Lanham:Rowman Altamira,2009.

[36] GIBB T,OSETO C. Arthropod Collection and Identification:Laboratory and Field Techniques [M]. London:Academic Press,2005.

[37] LACEY L. Manual of Techniques in Insect Pathology [M]. London:Academic Press,1997.

[38] LANE R,CROSSKEY R. Medical Insects and Arachnids [M]. Dordrecht:Springer Science+Business Media,1993.

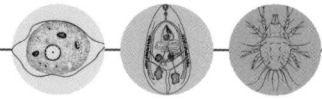

第六章

原虫标本采集与制作

原虫为单细胞真核生物或单细胞动物,寄生性原虫约近万种,生活在动物的体内或体表,其中医学原虫约 40 余种,原虫外形多样,可呈球形、卵圆形和不规则形,因种而异(图 6-1)。

原虫的基本结构由胞膜、胞质和胞核三部分构成(图 6-2)。

1. 胞膜　原虫的胞膜是一种嵌有蛋白质的脂质双分子层,并具有可塑性、流动性和不对称性的液态镶嵌结构特征。蛋白质和脂质双分子层与多糖分子结合形成细胞被或糖萼,可以不断更新。表膜上的蛋白质分子中具有配体、受体、酶类和其他抗原等成分,是寄生性原虫与宿主细胞和外环境直接接触的部位。

2. 胞质　由基质、细胞器和内含物组成。

(1)基质:主要成分是蛋白质。肌动蛋白和微管蛋白分别组成微丝和微管以维持细胞的形状,并在原虫的运动中起作用。有些原虫的胞质有内、外质之分。外质均匀透明,呈凝胶状,具有运动、摄食、排泄、呼吸、感觉和保护等生理功能;内质为溶胶状,内有细胞器、内含物和细胞核。有些原虫的胞质无内、外质之分,呈均匀一致状。

(2)细胞器:按功能分 ①膜质细胞器:包括线粒体、内质网、高尔基体、溶酶体和动基体,主要参与细胞能量与合成代谢。有的虫种,可缺少某种细胞器,如进行厌氧代谢的肠道阿米巴等多无线粒体;蓝氏贾第鞭毛虫无高尔基体和线粒体。溶酶体含有多种水解酶,对食物、有害物质、衰老或损坏的细胞器起分解作用。动基体与线粒体结构相似,且含酶类,因其内含 DNA,一般认为它是一种特殊类型的线粒体。如,寄生于人体的锥虫和利什曼原虫具有动基体,但所含动基体 DNA 与细胞核 DNA 不同,可作为虫体鉴别靶点。②运动细胞器:为原虫分类的重要标志,如伪足、鞭毛和纤毛等。具有相应细胞器的原虫,分别称为叶足虫、鞭毛虫和纤毛虫。有的鞭毛虫还具有波动膜,如阴道毛滴虫和锥虫。伪足是外质暂时性突出部分,可呈舌状或叶状。鞭毛为较长的运动细胞器,数目较少,位于虫体的前端、侧面和后端。纤毛短而细,数目多,常均匀分布于虫体表面。每根鞭毛或纤毛均从基体,即毛基体发出。胞质内的微管和微丝参与鞭毛和纤毛的形成。③营养细胞器:包括胞口、胞咽、胞肛等,参与摄食和排出废物,如疟原虫和纤毛

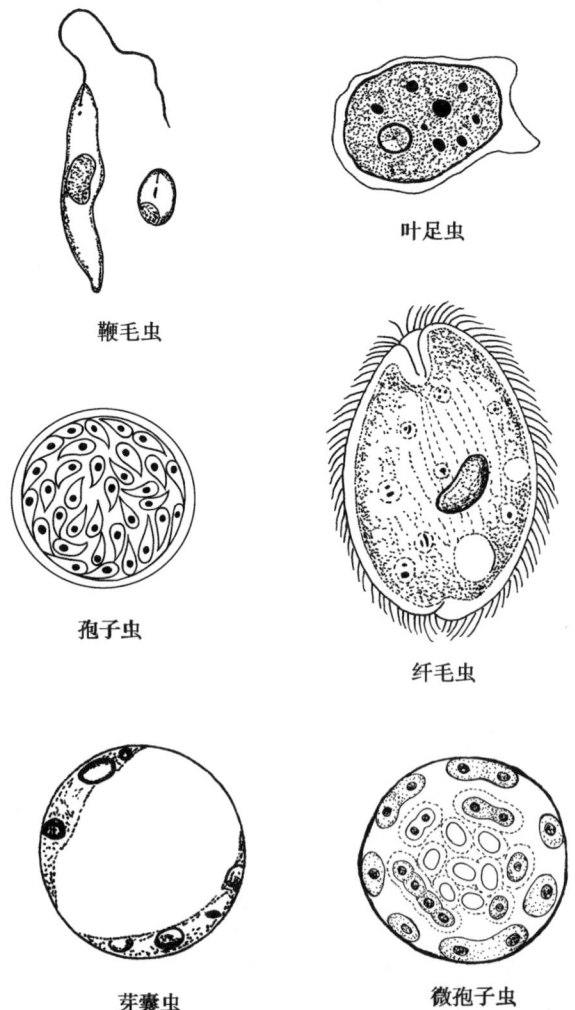

图 6-1　几种原虫的形态(示意图)
(李朝品　仿绘)

虫。寄生性纤毛虫体内含伸缩泡,可周期性收缩和舒张,均可作为虫种鉴别指标。

（3）内含物:胞质内含物有食物泡、糖原泡、拟染色体等营养储存小体,以及原虫的代谢产物(如疟原虫的疟色素)和共生物(如病毒、细菌)等。

3. 胞核　是维持原虫生命和繁殖的重要结构,由核膜、核质、核仁和染色质构成。核膜为双层单位膜,膜上微孔是核内外物质交换的通道。核仁富含 RNA,染色质含 DNA、蛋白质和少量 RNA。这两种核糖核酸均属酸性,可被碱性染料深染着色,从而使核的结构特征得以辨认。寄生性原虫多数为泡状核,核内染色质稀少、呈颗粒状,分布于核质或核膜内缘,具有 1 个粒状核仁,如阿米巴、鞭毛虫。少数为实质核,核大而不规则,染色质丰富,具有 1 个以上的核仁,如纤毛虫。

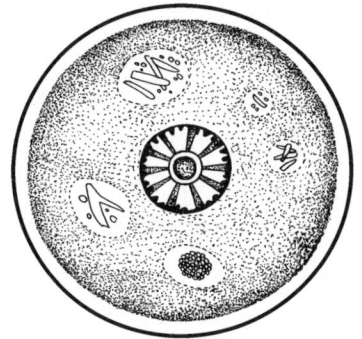

图 6-2　原虫的基本结构(示意图)
(李朝品　仿绘)

本章主要介绍与人体密切相关的寄生原虫,也包括部分供实验研究的动物寄生的原虫,其中有寄生在管腔、体液、组织和细胞内的原虫,根据寄生的部位主要介绍原虫的采集、制作、保存等技术。

第一节　鞭　毛　虫

鞭毛虫隶属于肉足鞭毛门(Phylum Sarcomastigophora)的动鞭纲(Class Zoomastigophorea)。以鞭毛作为运动细胞器,有一根或多根鞭毛,少数种类无鞭毛,为阿米巴型。有泡状细胞核 1 个。以纵二分裂法繁殖。有些种类只有滋养体(trophozoite)期,有些种类除滋养体期尚可形成包囊(cyst)。鞭毛虫的种类繁多,分布很广,生活史多样。营寄生生活的鞭毛虫主要寄生于消化道、泌尿生殖道、血液及组织内。

寄生于人体的鞭毛虫常见的有 10 余种,其中利什曼原虫、锥虫、阴道毛滴虫和蓝氏贾第鞭毛虫对人体危害较大,分别引起利什曼原虫病(leishmaniasis)、锥虫病(trypanosomiasis)、滴虫病(trichomoniasis)及贾第虫病(giardiasis)。锥虫病流行于非洲和南美洲,我国仅有输入性感染病例的报告。

一、肠道鞭毛虫标本采集与制作

肠道鞭毛虫主要有蓝氏贾第鞭毛虫(*Giardia lamblia*,简称贾第虫)、迈氏唇鞭毛虫(*Chilomastix mesnili*),此外,还包括人毛滴虫(*Trichomonas hominis*)、肠内滴虫(*Retortamonas intestinalis*)、中华内滴虫(*Retortamonas sinensis*)以及脆弱双核阿米巴(*Dientamoeba fragilis*)等其他鞭毛虫。

(一)蓝氏贾第鞭毛虫标本采集与制作

蓝氏贾第鞭毛虫生活史中有滋养体和包囊两个阶段,滋养体寄生于小肠上段、胆囊,滋养体落入肠腔后随肠内容物下行至回肠下段及结肠时形成包囊,包囊随宿主粪便排出,污染食物及水源。四核包囊为感染阶段,滋养体为致病阶段。人摄入含有四核包囊的食物和饮水而感染,可引起腹泻及胆囊炎。

采用生理盐水涂片法检查包囊和滋养体,经碘液染色涂片检查包囊,也可用甲醛乙醚沉淀或硫酸锌浓集法检查包囊。通常在成形粪便中检查包囊,而在水样稀薄的粪便中查找滋养体。由于包囊形成有间歇的特点,故检查时以隔天并连续 3 次以上粪检为宜。患者新鲜的十二指肠引流物、小肠黏液或活检组织均可查到活跃的滋养体。

1. 标本采集　蓝氏贾第鞭毛虫的标本有粪便标本、十二指肠液标本和小肠黏膜组织标本。

（1）粪便的采集:采集粪便应新鲜,以自然排出的粪便为佳。盛放标本的容器要求清洁、干燥、密封,防止水、尿及药品的污染。容器外要有标签,写明受检者姓名、编号等。送检粪量一般为 5~10g,粪便标本要及时检查,如收集滋养体,宜在粪便排出后半小时内进行。若不能立即检查,则应将标本保存于 4℃ 冰箱内保存,但不宜超过 12 小时。检查时需再行加温,或将部分标本用固定液固定。应注意粪便的颜色、性状,有无水样便等,并记录。粪便中的酵母菌、白细胞、巨噬细胞、上皮细胞、脂肪滴、气泡、植物细胞及纤维等易与原虫包囊、滋养体混淆,应注意区别。检验过程应避免粪便污染环境,检查后要彻底消毒用具,将剩余的粪便进行处理。

（2）十二指肠液和胆汁的采集：采用十二指肠引流管，抽取十二指肠液和胆汁，经 2 000r/min 离心 5~10 分钟，吸取沉渣涂片检查，有助于滋养体的发现。粪便多次阴性者可用此法，以提高阳性检出率。

（3）小肠活组织采集滋养体：①吞下装有尼龙线的胶囊，线的游离端留于口外，可拴在牙上。胶囊溶解后，尼龙线松开伸展，3~4 小时后到达十二指肠和空肠，滋养体黏膜附于尼龙线上，然后慢慢地拉出尼龙线，刮取附着物镜检。或采用生理盐水冲洗尼龙线，然后离心，取沉淀涂片镜检。②借助内镜在小肠摘取黏膜组织，将部分黏膜组织进行压片镜检可发现滋养体。

2. 标本固定与保存　标本固定的目的在于保存虫体的形态、结构及其组织，使其与生活时期相似。在选择固定液时应考虑到增强细胞内含物的折射程度，即某些成分易于着色等，以后的染色各步骤进行是否顺利和成功与固定是相关的。所以对固定液的选择必须深入了解才能得到良好的效果。

（1）汞碘醛液保存法：粪便标本保存时，汞碘醛（merthiolate iodine formalhyde，MIF）液须临用时现配，用前分别将密封保存的 MIF 原液（1/1 000 硫柳汞酊 200ml，40% 甲醛 25ml，甘油 50ml，蒸馏水 200ml）与 Lugol 液（碘 5g，碘化钾 10g，蒸馏水 100ml）混合即成 MIF 液，然后再加入粪便搅匀即可。在 MIF 液中的粪便标本可立即检查，也可贮存在塞紧的试管中。储存后可在粪便沉淀物的上层找到大量包囊，并可永久保持良好的染色。

（2）聚乙烯醇液保存法：取聚乙烯醇（polyvinyl alcohol，PVA）液 10ml 盛于螺旋盖瓶中。约加粪便 1g，彻底搅碎，充分与 PVA 混匀。制片检查时，充分振荡瓶（管），打开螺旋帽，将瓶倒置于吸水纸上。吸水纸将 PVA 吸收，并使粪便留在纸上。挑取纸上的粪便作直接涂片，加碘液检查，也可用苏木精或三色染色法（trichrome stain）进行染色，如涂片不易贴附玻片，可加少许蛋白甘油液后再行涂制。

（3）品红孔雀绿染色保存法：1 份粪便，可加 5 份染液，在盖玻片或载玻片上涂成薄膜，用 Schaudinn 液固定后，依次经 70% 乙醇、70% 碘乙醇、70% 乙醇、95% 乙醇、100% 乙醇和二甲苯脱水，透明，再在涂片上涂上 1 层石蜡二甲苯液（2 份石蜡，1 份二甲苯，56℃水浴中溶解）保存。

检查前将涂片浸入二甲苯，置水浴间接加温至 56℃，除去石蜡。为除净石蜡，须多次更换二甲苯。再经 95%、70%、50%、30% 乙醇，逐步水化后，将上述混合液滴在涂片上盖上盖片，即可镜检。染色结果：虫体为绿色，背景为淡红色。

3. 标本制作　蓝氏贾第鞭毛虫包囊多见于成形粪便中，而滋养体见于水样便中。贾第虫标本的制作包括临时和永久性制作两种。

（1）蓝氏贾第鞭毛虫临时性标本制作

1）生理盐水涂片：生理盐水涂片可检查贾第虫滋养体，碘液染色主要检查贾第虫包囊，此法快速简便。在载玻片上滴 1~2 滴生理盐水，用牙签或棉签棒挑取粪便少许，在生理盐水中涂抹混匀，加上盖玻片。粪膜厚薄程度以能透过可见印刷字为宜。一般先在低倍镜下检查，如辨认不清时，再以高倍镜观察。依据滋养体的形态、大小、颜色及内容物等特征加以鉴别。

2）活体染色：滴加一滴 0.5% 中性红水溶液（0.5% 中性红水溶液配方：中性红 0.5g，蒸馏水 100ml）于载玻片上，涂以少量的粪便，制片同生理盐水涂片法。活的滋养体染色后呈玫瑰红色，可观察活的贾第虫滋养体。

3）碘液染色：在载玻片上滴加 1 滴碘液，用牙签或火柴棒挑取少许粪便在碘液中涂抹均匀，加盖玻片镜检，包囊呈黄色或棕黄色（图 6-3）。

碘液配方：碘化钾 4g，碘 2g，蒸馏水 100ml。

4）顿氏碘伊红染色：①在载玻片上滴加一滴生理盐水，于相距 0.5cm 处滴加一滴碘伊红染液，

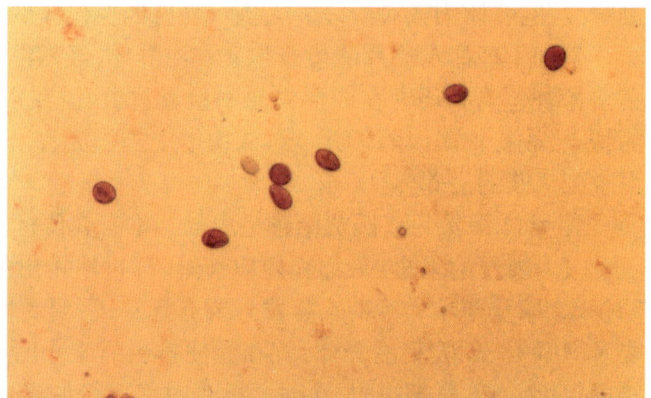

图 6-3　蓝氏贾第鞭毛虫包囊（碘液染色）
（引自　李朝品、程彦斌主编《人体寄生虫学实验指导》）

切勿使二者混合。②挑取粪便先后于生理盐水、碘伊红染液中涂成粪膜,呈半透明乳状,加盖片镜检。③镜检时,染色部分的背景呈粉红色。包囊呈橘黄色,糖原呈暗棕色,核膜、核仁折光无色。此方法也可染滋养体呈红色。

碘伊红染液配方:碘化钾 4g,碘 2g,伊红 1g,蒸馏水 100ml。

5)汞碘醛染色:①先滴 1 滴 MIF 液于载玻片上。②取粪便少许,在 MIF 液中涂制粪膜,加盖片镜检,粪膜厚度同生理盐水和碘液染色直接涂片法。③镜下 MIF 液中虫体结构清晰。包囊经染色后核、拟染体与糖原的特征均很明显。染色结果:蓝氏贾第鞭毛虫初呈黄色,继为浅红色。胞核初为棕黄色,继为黑色,鞭毛清晰可见。

汞碘醛配制:①汞醛液(MF 液):1/1 000 硫柳汞酊 200ml,甲醛(40%)25ml,甘油 50ml,蒸馏水 200ml。②卢戈液:碘 5g,碘化钾 10g,蒸馏水 100ml。

注意事项:检查时取汞醛液 2.35ml 及卢戈液 0.15ml 混合备用。但混合液保持 8 小时后即变质,不宜再用。

(2)蓝氏贾第鞭毛虫永久性标本制作

1)苏木精染色法(iron-haematoxylin stain):苏木精是从苏木中提取的,为最常用的染料。苏木精不能直接染色,必须暴露于空气中,使它成为氧化苏木精(hematein)后才能使用。这个氧化过程叫成熟,同时被染的材料又必须经媒染剂作用后才能着色。用苏木精染色若经酸性溶液(如盐酸乙醇)分化后呈现红色,经水洗后,仍可恢复青蓝色;碱性溶液(如氨水)分化后的蓝色,水洗后呈深(黑)蓝色。因此苏木精染液是一种细胞核的优良染色剂,并可使细胞中不同的结构呈现各种不同的颜色,染色过程如下:①用棉签棒蘸取适量粪便在载玻片上涂成粪膜,迅速置于固定液中固定;②肖氏(Schaudinn)固定液加温 40℃,只需 5~10 分钟;③将固定的涂片浸于 50% 乙醇中 10 分钟;④再换置 70% 乙醇 10 分钟;⑤置于 75% 碘乙醇溶液中 10 分钟;⑥置于 70% 乙醇中 1 小时或过夜;⑦放入 50% 乙醇中 5 分钟;⑧自来水或蒸馏水冲洗 3 次,每次 5~10 分钟;⑨置于 40℃的 4% 铁明矾中 5~10 分钟,或留置于 4% 的冷铁明矾溶液中,如包囊染色需 4~6 小时。⑩水洗 10~20 分钟;置于 0.5% 改良赫氏苏木精染液中(加温 40℃)染色 2~5 分钟;在流水中洗 2 分钟;置于 2% 冷铁明矾溶液中脱色 1~2 分钟,在显微镜下观察包囊或滋养体的内部结构清晰为准;将脱色适宜的标本水洗 1 分钟;经 50%、70%、85%、95%、100% 乙醇逐级脱水,每级 2~5 分钟;100% 乙醇、二甲苯各 1/2 溶液中透明 2 分钟;放入二甲苯中透明 2~5 分钟;用稀薄加拿大树胶封片。

铁苏木精染色过程中应注意的几个问题:①取材与固定:挑选粪便,涂片均匀,一次涂成,立即投入已经加热的固定液中。固定就是采用物理或化学的方法,使生物体或细胞被杀死,细胞质凝固。苏木精染色法采用的肖氏固定液,染色效果好坏是与固定液的成分有关,如氧化汞可溶于乙醇中,加强乙醇的固定时可使贾第虫滋养体和包囊出现收缩现象。而固定液中配上冰醋酸,也是穿透性强的固定液,它的特点能使固定的滋养体及包囊胀大,核也胀大,这两者结合,取长补短,可使固定后的原虫形态改变不大。②脱汞:蓝氏贾第鞭毛虫经肖氏液固定后,由 70% 乙醇移入碘乙醇中,可看到标本颜色变为棕黄色,然后移入 70% 乙醇,将棕色涂片逐渐变为乳白色为止,表示标本中汞完全脱去,这就是脱汞。氯化汞在加热固定时进入细胞内,当标本从热固定液中移到冷 70% 乙醇中,汞盐遇冷而沉积在细胞内,标本再通过碘乙醇,沉积的汞盐遇碘乙醇,使可溶性汞盐游离到细胞外,达到脱汞作用。如汞盐不脱净,贮存在细胞内,影响染色,造成细胞结构不清。③染色:染色效果与媒染剂有关,苏木精为弱酸性染料,如单独用它染色,细胞质很淡,细胞核为酸性,导致不着色。要使核着色,须加铝、铁、铜等盐类作媒染剂,使它变为碱性,促使细胞核及拟染色体着色。标本染色一般需要过染,包囊内结构才能真实,但必须脱去浮色,不然会影响观察。④脱水:在染色过程中,脱水是关键,水脱不干净,在标本透明时就可出现雾状,影响镜下观察。

2)惠特利三色法(Wheatley's trichrome stain):三色法是实验室检查蓝氏贾第鞭毛虫包囊及滋养体较常用的染色方法,粪便标本的惠特利氏三色法染色技术是一种快速、简单的肠道寄生原虫、人体细胞、酵母等的染色技术。可在 45 分以内完成染色,染色过程如下:①涂片:标本可是新鲜的粪便涂片标本,用肖氏固定液固定后空气干燥;②置于 95% 乙醇中 1~2 分钟;③置于 75% 乙醇中 1~2 分钟;④置于韦氏三色染色液中 5~10 分钟;⑤去离子水冲洗二次;⑥95% 酸乙醇(95% 乙醇 10ml+ 醋酸或盐酸 3~4 滴)5

秒;⑦100% 乙醇 Ⅰ,快速冲洗一次;⑧100% 乙醇 Ⅱ 冲洗二次,1~2 分钟;⑨二甲苯透明 1~5 分钟;⑩湿性封片。

惠特利三色染液的配制:铬酸盐(2R)0.6g,亮绿 0.3g,磷乌酸 0.7g,冰醋酸 1.0ml,蒸馏水 100ml。将染剂放入烧瓶中,加冰醋酸振荡混匀,静置 30 分钟使之成熟,加入蒸馏水后混匀待用。

惠特利染色注意事项:①粪便标本必须经充分固定才能获得良好的染色效果。否则原虫会变形或皱缩,而不着色,或呈粉/红色而内部形态分辨不清。②标本应在吸干后再浸入下一液;若肖氏液未洗净,可使标本出现较多的结晶或颗粒,影响观察。③在透明的过程中,注意二甲苯的浓度,若二甲苯液呈浑浊状态或底部有水,则应及时更换液体。

3)氯唑黑染色法:氯唑黑染色是肠道原虫染色方法中一种既实用、又快速的染色方法。囊内结构被染成黑色,易于观察原虫的形态。

染色过程如下:①涂片,防止涂片干燥;②将涂片浸入氯唑黑染液中 1~2 小时;③移片入 95% 乙醇液中 5 分钟;④100% 乙醇液中 5 分钟(2 次);⑤甲苯或二甲苯中 5 分钟(2 次);⑥树胶封片。

氯唑黑染液的配制:取 90% 乙醇 170ml;100% 甲醇 160ml;冰醋酸 20ml;液态酚 20ml;1% 水性磷乌酸 12ml;去离子水 618ml;氯唑黑 5g。首先将液体混合均匀,同时在研钵中加入少量的液体,研磨染料使成糊状,继续加入液体研磨。静置研磨液,将上清液倒入另一容器中,向沉淀中加入液体继续研磨,重复上述过程直至染料完全溶解。染液成熟需 4~6 周后待用。

蓝氏贾第鞭毛虫滋养体的染色方法很多,阿米巴原虫所有的染色方法均可用于蓝氏贾第鞭毛虫的染色,但须严格掌握染色时间。其他方法,如复红染色法、吉姆萨染色法(Giemsa staining,吉氏染色)、瑞氏染色法(Wright staining)、吉氏和瑞氏混合染色法等方法,均可染出较好的效果。

(二)迈氏唇鞭毛虫标本采集与制作

迈氏唇鞭毛虫寄生于宿主肠道,主要见于回盲部,既往被认为对人体无致病性。生活史过程中有滋养体和包囊两个发育期。将新鲜的宿主粪便立即保存在聚乙烯醇(PVA)固定液中,否则细胞质中有可能会出现空泡。

1. 迈氏唇鞭毛虫的包囊采集及实验动物接种 迈氏唇鞭毛虫包囊采自迈氏唇鞭毛虫病患者的新鲜粪便标本。经蔗糖密度梯度离心法浓集、纯化后,用生理盐水制成包囊悬液,置于 4℃ 保存备用。实验用昆明小鼠 10 只,实验感染前,每鼠每天经食管灌注甲硝唑 10mg,1 个疗程为 5 天,以清除鼠体内可能存在的自然原虫感染,停药 1 周后,连续 3 天粪检均未查见原虫,然后每鼠经食管灌注包囊悬液 0.5ml,放回小鼠笼中,用颗粒饲料喂养。

2. 迈氏唇鞭毛虫滋养体的观察与培养 在灌注迈氏唇鞭毛虫包囊后 32 天,将被接种动物处死,在无菌条件下,剖腹摘取上段小肠。将肠管纵向剪开,取肠内容物镜检。剪取经证实已有虫体的回肠放入一干净培养皿中,加 5ml 培养用 Locke 液漂洗,用灭菌双层纱布过滤。制成接种用滋养体悬液备用。取 1 滴镜检,滋养体密度为 1.5×10^6/ml。每试管接种滋养体悬液 0.5ml,pH5.8 和 pH6.8 培养基各接种 3 管。斜置、液相向上,于 37℃ 恒温箱内培养。pH5.8 培养管中接种滋养体悬液可作为传种试验。培养 1 天以后,再转种于 3 只培养试管中,斜置于 37℃ 恒温箱内继续培养。在无菌室超净工作台上取 1 滴培养液,放入红细胞计数器中观察、计数,记录。每次取培养液时均需严格无菌操作。

Locke-Egg-Serum(LES)培养基制备:Locke 液与血清之比为 4:1,pH 调至 5.8 和 6.8 两种。接种前,在培养基液相中加入青霉素 800U/ml,链霉素 1 000U/ml。加入方法:用 Locke 液 1ml 溶解抗生素,再根据要求抽取一定量的溶解液放入培养基液相中,然后分装培养基液相,每管液相 3ml。青霉素和链霉素为水溶性,易分解,最好现配现用。

(三)其他肠道鞭毛虫标本采集与制作

1. 人毛滴虫 人毛滴虫寄生于人或其他脊椎动物的盲肠、结肠,生活史过程中只有滋养体期,活的虫体能快速游动,体形变化很大,在不适宜环境中可形成假包囊。人体感染率仅次于蓝氏贾第鞭毛虫,可导致腹泻。人毛滴虫的标本可采自腹泻患者的粪便、十二指肠引流液、肝脓肿的穿刺液,或接种于 Bocek 和 Drbohlav 二氏培养基分离培养的虫体。人毛滴虫标本的制作包括暂时性标本制作(生理盐水涂片法)和永久性标本制作(铁苏木精染色法和吉姆萨染色法),技术与操作见阴道毛滴虫。

2. 肠内滴虫 肠内滴虫是寄生在人体肠道内的一种鞭毛虫,分为滋养体及包囊两个时期。人因误食被包囊污染的水或食物而感染。标本的采集可以从感染者的粪便或体外培养基中获取,采集的虫体可保存在 MIF 液中,标本的制作包括暂时性标本制作(新鲜涂片法 + 碘液染色)和永久性标本制作(苏木精染色法),技术与操作见相关章节。

3. 中华内滴虫 中华内滴虫首先在我国武昌被发现(Faust 和 Wassell,1921)。生活史分为滋养体及包囊两个时期。标本的采集和制作方法参见阿米巴,染色参照阴道毛滴虫。

4. 脆弱双核阿米巴 脆弱双核阿米巴为一种阿米巴型鞭毛虫,无包囊期,仅有滋养体期。滋养体虽无鞭毛,但因其结构和抗原特性与鞭毛虫相似,故其生物学分类仍属鞭毛虫科的鞭毛虫。本虫寄居于盲肠和结肠黏膜陷窝内,不吞噬红细胞,也从不侵犯组织。在标本中大多数虫体处于 2 核状态。一般认为,2 核滋养体处于分裂停滞期。如染色适当,可见伸展于两核之间的核外纺锤体,且多见于 2 核形式。3 核和 4 核较少见。在排出的新鲜粪便标本内,滋养体运动十分活跃,但遇冷后便很快变成圆形。标本的采集和制作方法参见阿米巴,染色参照阴道毛滴虫。

（四）标本采集与制作注意事项

寄生于肠道的原虫滋养体或包囊,可从其寄生部位的排泄物或分泌物中获取。不同标本采集时均有其特定的注意事项,但总的来说一般应注意记录采集标本的详细信息,确保标本的完整性。在采集标本过程中应谨防受其感染,要针对其感染方式采取适当的驱避和防护措施,如穿戴防护服,佩戴相应的防护用具,使用驱避剂,采用安全的器具和容器等。

二、血液和组织鞭毛虫标本采集与制作

寄生在血液与组织鞭毛虫有利什曼原虫和锥虫。寄生人体的利什曼原虫可引起三种类型的利什曼病:有的虫种寄生于内脏的巨噬细胞内,引起内脏利什曼病,致病虫种为杜氏利什曼原虫(*Leishmania donovani*);有的寄生于皮肤的巨噬细胞内,引起皮肤利什曼病,致病虫种为硕大利什曼原虫(*L. major*)和热带利什曼原虫(*L. tropica*);也有引起黏膜皮肤利什曼病的虫种,分别为墨西哥利什曼原虫(*L. mexicana*)和巴西利什曼原虫(*L. braziliensis*)。寄生于人体的锥虫主要有:罗得西亚锥虫(*Trypanosoma rhodesiense*)、冈比亚锥虫(*Trypanosoma gambiae*)、枯氏锥虫(*Trypanosoma cruzi*)等。

（一）锥虫标本采集与制作

锥虫属于原生动物门、肉鞭动物亚门、动鞭毛纲、动体目、锥虫科的锥虫属。锥虫是人和家畜重要的寄生虫之一。锥虫种类多,分别寄生在各种脊椎动物的血液和组织液中,有个别种类如枯氏锥虫则寄生在人的细胞内。除马媾疫锥虫是通过交媾直接传播外,所有寄生在脊椎动物的锥虫均依赖某些昆虫(如采采蝇等)进行传播。虫体呈柳叶状,运动胞器是唯一的一根鞭毛,繁殖方式为二分裂。

冈比亚锥虫病和罗得西亚锥虫病患者检查方法为血液涂片染色镜检。当血中虫数多时,锥鞭毛体以细长型为主,血中虫数因宿主免疫反应而下降时,则以粗短型居多。淋巴液、脑脊液、骨髓穿刺液、淋巴结穿刺物也可涂片检查。此外,亦可采用动物接种法检查。

枯氏锥虫病即恰加斯病,急性期患者鞭毛体数量多,可以采用血涂片检查;枯氏锥虫病隐匿期或慢性期,血中锥虫少,可用动物接种诊断法,即用人工饲养的锥蝽幼虫吸受检者血,10~30 天后检查锥蝽幼虫肠道内有无锥虫。

1. 标本采集 血标本采集:采血部位可从锥虫感染者的耳垂或指尖取血,婴儿可从足跟部采血。锥虫标本亦可采自感染者的淋巴液、脑脊液、骨髓穿刺液和淋巴结穿刺物。

2. 标本制作 包括新鲜标本制作和血膜染色制片。

（1）新鲜标本制作:从采血部位轻轻挤出血滴置载玻片上,随即盖上盖玻片,盖玻片的周围用凡士林封严即可。此标本可用于在油镜下观察活的锥虫,简单易行,但虫体较少时难以检出,且不能久存。

（2）血膜染色制片:主要为薄血膜制片。对感染者耳垂等采血部位消毒后,用左手拇指与食指轻捻该部位边缘,右手持针迅速刺入 1~2mm,在采血过程中不宜刺得过深或过浅,然后挤压使之出血。具体方法

是,取洁净的载玻片两张,一张平置于桌面,用另一张载玻片作为推片,其边缘要求平滑。然后用推片的一端边缘的中心点从采血部位蘸取少量血样,接着将推片上的血样与平置的载玻片接触,两张玻片形成30°~45°夹角,待推片上的血样沿两玻片接触线扩展到一定长度时,均匀而迅速地向玻片的另一端推移,最终在平置的玻片上形成一层均匀的血膜。在推移的过程中两玻片的夹角不宜太小,否则形成的血膜较薄,如果角度过大,则血膜较厚。同时在推片过程中不宜中途停顿。制备好的血膜片用100%的甲醇固定,晾干、备用。

1)吉姆萨染色:吉姆萨染液染色效果稳定,保色时间长久,是目前染制血液涂片较为理想的方法。并且配好的染液一般不受气温的影响,可长久保存。同时该染色方法易于掌握,适应于大批量血片染色的需要。

利用吉姆萨染液进行血液涂片染色时,染液的 pH 与染色的效果密切相关,通常情况下吉姆萨染液的pH 在 6.8~7.0 之间为宜,偏酸则染色后的涂片偏红;染液偏碱性,则染色后的涂片偏蓝。

染色方法:用甲醇固定的血涂片在风干后,用红蓝蜡笔划出将染色的范围,然后滴加用蒸馏水或磷酸盐缓冲液(pH 7.0~7.2)按 1∶10~1∶15 稀释后的吉姆萨染液数滴,当染液布满所标记的全部血膜后,静置染色约半小时。染色完毕后用缓冲液或蒸馏水轻轻冲洗玻片,风干后即可镜检观察,并可长期保存。

2)瑞氏染液染色法:配方简易,染色快。

染色方法:染色时,先待涂片晾干后,滴加瑞氏染液数滴,使之布满涂膜,30 秒至 1 分钟后,加与染液等量的 pH 7.2 染色缓冲液于染液中,使水与染料混匀。约染 10 分钟后,用流水轻轻由载玻片的一端冲洗,晾干,镜检。

3)J.B.S. 染色:J.B.S. 染色具有配方简易,染色快,褪色慢,在不同气温下稳定等特点。

J.B.S. 染色方法:将甲醇固定的血涂片浸于 J.B.S. 染色乙液中 1~2 秒,接着在缓冲蒸馏水中浸洗 1 秒,然后在 J.B.S. 染色甲液中染色 40~45 秒,再在缓冲蒸馏水中浸洗 3~4 秒,最后风干后即可镜检。

3. 虫种保存 虫种保存方法有:①动物接种法;②体外培养法;③低温冷冻;均参见利什曼原虫。④锥蝽感染法:人工饲养的锥蝽幼虫饲食含虫血,感染 10~30 天后,肠道内即有锥虫。

(二)利什曼原虫标本采集与制作

1. 利什曼病标本采集 利什曼病标本有患者的骨髓、淋巴结、脾脏、肝脏穿刺物,皮肤的结节、丘疹刮取物,利什曼病患者的外周血标本。

(1)内脏利什曼病病原体标本采集

1)标本采集:①黑热病患者:根据患者典型的临床表现,如长期不规则发热,经用抗生素和退热药无效,脾大,无压痛,有鼻出血、齿龈出血等症状,球蛋白升高、贫血及全血细胞减少等黑热病特征,且来自流行区的患者,可疑为内脏利什曼病,应以查出病原体为确诊依据。②内脏利什曼病犬等动物。③传播媒介白蛉。

2)采集材料及采集方法的选择:杜氏利什曼原虫无鞭毛体寄生于人和哺乳动物的内脏巨噬细胞内,在外周血中很难发现,故取材时应选择巨噬细胞丰富、利什曼原虫多、穿刺安全、操作简便的器官进行。一般采自穿刺患者的骨髓、淋巴结、脾脏、肝脏或皮肤的结节、丘疹等处。血液也可作为常用的采集材料。常用采集方法如下:①髂骨穿刺。髂骨穿刺比较安全,一般常用。嘱患者侧卧,露出髂骨部位,用手指确定髂骨上棘,将该处周围皮肤用碘酒及乙醇消毒,一般在局部麻醉下进行。穿刺针的大小,视患者年龄不同而异,婴儿及幼童用 20 号穿刺针,年龄较大的儿童及青年可用 5cm 长的 18 号腰椎穿刺针,成人用 17 号穿刺针,穿刺针均需经高压灭菌后方可使用。以髂骨前上棘后约 1cm 为穿刺处,先刺入皮肤,然后将针竖起,使与水平线成 70°~80°,穿过皮下组织及骨膜后,即能觉出针头已触及骨的表面,可用旋转式的动作,将针尖钻入骨内。按患者年龄大小及胖瘦不同,穿刺的深度为 0.5~1.0cm,由浅入深,只要放手后针不斜倒,表示针尖已入骨内,可将针轴拔出,接以 2ml 或 5ml 注射器,抽得骨髓后,应立即将穿刺针拔出,收集穿刺液以便检查。将骨髓制成涂片,制成后让其自然干燥,用记号笔编号。染色前先用甲醇固定,将吉姆萨染液以水配制成 3% 的稀释液,染色 30 分钟,或在 2ml 水中加吉姆萨染液 3 滴,滴在涂片上,染色 20 分钟。然后用流水轻轻冲洗晾干,即可用光学显微镜(油镜)检查。此法常用于诊断内脏利什曼病。②脾脏穿刺。

对患者进行备皮,用肥皂洗净脾区的皮肤。患者平卧位,用枕头垫在腰下,如为幼儿则需助手帮助固定患儿。用腹带紧裹下腹部,将脾脏固定。穿刺部位有两种选择:一是在肋缘下 2.5cm 脾两边的中线处;二是在肿大脾脏的正中处。用碘酒和乙醇常规消毒,用 1% 普鲁卡因局部麻醉至脾包膜。在 5ml 或 10ml 注射器上接穿刺针(小儿用 7 号针头,成人用长 1 号针头),右手持穿刺针刺入腹壁,令患者暂停呼吸,助手协助固定脾脏,术者迅速将针头向上、外、后方向与腹壁呈 40° 交角刺入脾脏中,快速抽吸数次,至抽出少量红色血液时为止。用无菌纱布压迫,迅速拔出针头,继续压迫数分钟,针眼用贴膏固定,用多头腹带紧束腹部。将穿刺物涂片,染色镜检。术后最初 2 小时每 20 分钟测脉搏 1 次,30 分钟测血压 1 次,如无变化,可每小时测 1 次,共 4 次。术后卧床 24 小时后方可下床活动。注意事项:脾穿刺有一定危险性,故应明确为脾穿的适应证。确定做脾穿时,除检查血常规外,需检查血小板、凝血时间、血型,并配血备用。向患者做好解释工作,取得合作,指导患者反复练习吸气、呼气、屏气动作。避免术中咳嗽、叫喊和深呼吸。穿刺针在脾内不应摆动,以免损伤包膜。术前 3 天给予维生素 K、维生素 C 及钙剂等。脾大超过脐下或骨盆者均不宜穿刺。过于敏感的患者在术前可给予注射或口服小剂量地西泮。③淋巴结穿刺。一般均选择腹股沟部位的淋巴结作穿刺,其他部位的淋巴结如属肿大,亦可用作穿刺。淋巴结肿大处经局部消毒后,用洗净的左手拇指和食指捏住一个淋巴结,向上提起,并使其固定于两指之间,注意穿刺部位不得污染。右手取高压消毒过的 7 号针头(配 10ml 注射器),先穿过皮肤,然后刺入淋巴结内,抽吸数次。将针头内的淋巴组织液射在玻片上制作涂片。由于所获的液体量甚少,做涂片时应仔细。涂片染色镜检。

可将穿刺物无菌接种于 NNN 培养基,22~25℃培养,10 天后用白金耳取少量培养液置显微镜下检查,如查见利什曼原虫的前鞭毛体,即可确定诊断;或者把穿刺物接种于易感动物(如金地鼠,田鼠等),1~2 个月后取肝脾作印片,染色镜检。

洛克氏溶液配制:氯化钠 9.0g,氯化钙 0.2g,氯化钾 0.4g,碳酸氢钠 0.2g,葡萄糖 2.5g,蒸馏水 900ml。高压灭菌后即可使用。

NNN 培养基制备:琼脂 14.0g,氯化钠 6.0g,蒸馏水 900ml,盛入烧瓶中加热熔化,分装试管,每管 3ml。经高压灭菌,待稍冷却后每试管加入相当 1/3 量的去纤维兔血,均匀混合后斜置待冷。冷却后每管加入洛克氏溶液 0.5ml,4℃冷藏备用。

(2)皮肤利什曼病病原体标本采集

1)从保种的 NNN 培养基中采集标本:皮肤利什曼病溃疡内的利什曼原虫无鞭毛体在 NNN 培养基中,在 22~25℃ 温箱内可转化为前鞭毛体,并生长繁殖。用无菌操作法,从培养基中可采集大量利什曼原虫前鞭毛体。

2)从皮肤利什曼病患者患处直接采集、分离 L. tropica 或 L. major 及其他病原体:从溃疡基底部或边缘取材,作涂片染色镜检或组织切片检查。查出病原体后,再用涂片法采集标本。也可在无菌操作条件下,将待检组织置 NNN 培养基中,培养 5~7 天,以期分离 L. tropica 或 L. major 等病原体的前鞭毛体。采用棉球拭子法取样。Mimori(2002)报道在拉丁美洲的厄瓜多尔皮肤利什曼病流行区采用棉球拭子法取样,观察该简易采集方法的试验结果。从 16 例临床诊断的皮肤利什曼病患者患处分泌物取标本,用 PCR 扩增利什曼原虫 DNA,均显阳性,且鉴定出虫种。说明采用棉签拭子法采集标本方便可行,可作为活组织检查更好的替代者。因取活检组织,不但使患者感受疼痛,而且有时还导致细菌感染。也可在皮肤结节处用消毒针头刺破皮肤,取少许组织液,或用手术刀刮取少许组织作涂片,染色镜检。

溃疡的不同部位比较:Ramirez(2000)在哥伦比亚观察皮肤利什曼病患者溃疡的不同部位采集标本对寄生虫学诊断敏感性的影响。115 例皮肤利什曼病患者溃疡底部与硬结边缘查出原虫的阳性率分别为 90.4% 和 78.3%。用抽吸物培养是最敏感的方法。两个部位联合应用时,诊断的敏感性可升高达 94%。此法可作为诊断皮肤利什曼病的常规程序。

3)标本保存:Marques(2002)在巴西美洲皮肤利什曼病(cutaneous leishmaniasis,CL)流行区对 164 例疑为美洲皮肤利什曼病患者(133 例已确诊),用四种不同方法保存皮肤活检标本:①将患者活检标本印于滤纸上;②印在硝化纤维膜上;③冻于-20℃中;④浸泡入 70% 乙醇。结果显示,这 4 种方法均有效,无显著性差异,其中印于滤纸保存法更简便易行,且可邮寄用于确诊等,为此法优点。

（3）黏膜皮肤利什曼病病原体标本采集：巴西利什曼原虫是美洲黏膜皮肤利什曼病（mucocutaneous leishmaniasis，MCL）的病原体。又分3个亚种。广泛分布在中、南美洲。

1）标本采集：从患者皮肤、黏膜患处直接采集、分离巴西利什曼原虫。病变处多为圆形浅溃疡，有明显的边缘。早期的患者易于查见原虫，分离出病原体，但晚期则不易查获。Romera等（1999）在巴西利什曼原虫流行区，对68例局部皮肤利什曼病患者用真空抽吸穿刺技术，将穿刺物进行培养巴西利什曼原虫。一般情况下，3次抽吸物培养的敏感性达47.1%，明显高于一次抽吸物培养的结果。同时，虽出现了真菌污染，但污染率低，为2.9%（6/204），故此法也可选择为分离巴西利什曼原虫的常规技术。

2）标本保存：标本的制作与保存与引起内脏利什曼病的杜氏利什曼原虫、皮肤利什曼病的热带利什曼原虫相近。值得指出的是，巴西利什曼原虫在NNN培养基内前鞭毛体繁殖缓慢。因兔血可妨碍巴西利什曼原虫的繁殖，培养时NNN培养基内的兔血需改为仓鼠血或其他鼠血。

2. 利什曼原虫标本制作与保种　穿刺液应防止血液凝固，可加入抗凝剂；穿刺物无菌接种NNN培养基应动作快速，接种后应摇匀。

（1）无鞭毛体涂片标本制作方法：①诊断标本的制作。将取出的骨髓（或肝、脾、淋巴结等）的穿刺液1滴制成薄膜涂片，如取出的穿刺液较少，可用穿刺针在载玻片中部涂抹均匀。薄膜必须完全干燥后才能固定和染色。染色之前先用甲醇固定薄膜，可用毛细吸管吸取甲醇滴于薄膜上，并使整个薄膜均蘸到甲醇。如穿刺液中无鞭毛体很少，不容易检出时，可先用动物接种进行培养和采集。②无鞭毛体大量标本的制作。将 L. d. 阳性患者的穿刺液接种于田鼠腹腔，待田鼠获得感染后，取其肝、脾用研钵磨碎，加入适量生理盐水和血液（鼠、兔及其他动物血液，加抗凝剂）稀释后，再涂制血片标本，即可涂制大量标本片。

（2）前鞭毛体大量标本制作方法：将患者的穿刺液经过培养转化为前鞭毛体，并经大量繁殖后，将含有前鞭毛体的培养液倒入离心管内，再用4~5ml生理盐水冲洗培养基，低速离心30秒，弃去上层液，再加生理盐水5ml，混匀后，仍用上述速度离心沉淀，如此反复洗涤3次，最后弃去上层液，加入适量生理盐水与少量血清于沉淀物内，混匀后即可涂制大量标本。涂片时，用毛细吸管吸取混悬液滴于干净的载玻片中央，每片1滴，涂成圆形薄膜标本，待自然干燥后用甲醇固定，按吉姆萨染色方法进行染色。

（3）利什曼原虫保种：涂片标本的保存方法大体与疟原虫涂片相同。吉姆萨染液染色方法更适合于利什曼原虫标本的保存。特别是吉姆萨生理盐水染液染色法效果更佳。适用于长期保存的染色标本。该法取吉姆萨原液5~7ml加0.85%中性生理盐水至100ml。染色0.5~1小时。福尔马林、硫柳汞及皂素等渗固定液保存。Petithory（1997）报道，该固定液各成分的主要作用在于皂素可溶解红细胞及血小板。福尔马林、硫柳汞对血液内寄生虫具有很好的保存作用。故可起到浓缩与保存的双重作用。经吉姆萨染液染色等一般的染色方法后，保持良好的形态效果。

利什曼原虫保种可采用培养利什曼原虫前鞭毛体传代保种或动物转种保种。

1）血-琼脂斜面法（blood-agar slants）：Muniaral等（2006）建立了杜氏利什曼原虫前鞭毛体在血-琼脂斜面长期保存的方法，并与常用的NNN培养基法作比较观察。发现前鞭毛体在血-琼脂斜面上（7~8℃）8天后即可见到前鞭毛体菌落。为高出斜面的乳白色黏膜液状斑。从3例黑热病患者脾抽吸物分离出的前鞭毛体在血-琼脂斜面培养结果显示，在保持7个月不转种条件下，9支管内全部出现活前鞭毛体，8个月后9支管中7支管查见活虫，9个月后则为9支管中2支管查见活虫，形态无异常改变。而在NNN培养基内，同样条件下，4个月后即出现无活力前鞭毛体。可见血-琼脂培养斜面方法极其简易，7个月内不需连续转种。极大地降低了细菌、真菌污染及出现寄生虫突变种的风险。且固体培养基对于标本的转运等方面还具有利之处。

2）液氮低温保种法：液氮低温保种培养基的成分及配制比例为：199培养基（45%），灭活小牛血清（45%），二甲亚砜（10%）。将利什曼原虫前鞭毛体计数后，调至10^6/ml，加入上述配制的培养基内，置-80℃冰箱过夜后，放入液氮内保存。保存时间可长达1年之久。需用时取出冻存管，放入盛37℃温水的小烧杯内即可解冻，转入培养基内，25~28℃下培养。

3）实验动物保种法：动物选择可选用田鼠和金地鼠，可以长期转种，有助于利什曼原虫毒力保存，可持续保种。但3~6个月应重新转种。

三、阴道毛滴虫标本采集与制作

阴道毛滴虫(*Trichomonas vaginalis*)简称阴道滴虫,主要寄生于女性泌尿生殖道和男性泌尿道,引起滴虫性阴道炎和尿道炎,是一种全球性分布,以性传播为主的寄生虫病。

(一)阴道毛滴虫标本采集

1. **器材与设备** 载玻片、盖玻片、无菌棉拭子、巴斯德吸管(配有橡胶吸头)、记号笔、试管(100mm×13mm,具棉花塞子或螺旋帽,每支内装 3ml 无菌盐水)、离心机(带转头及可容纳 100mm×13mm 试管的管座,同一个管座还可容纳 15ml 的锥形底离心管)。

2. **操作方法** 女性取材用无菌棉拭子从阴道后穹隆处取泡沫样分泌物。男性取材最好在清晨排尿前采集,男性尿道拭子伸入尿道 2.5cm 以上停留 1~2 分钟后取出送检;或清晨初排出的尿液,离心后沉淀物镜检。将该拭子迅速放入装有 3ml 左右无菌盐水的无菌试管。若棉棒相对试管太长,则可去掉上端部分。若必要,可制备用于染色的涂片。操作时用另一支无菌棉拭子收集更多的分泌物涂于载玻片上,并使之干燥。将患者的姓名、编号及收集日期,标记于试管和载玻片上。

3. **注意事项** 取阴道分泌物之前应避免性生活、阴道冲洗或上药。取材后,应立即送检。采集标本时应严格遵循无菌操作以减少杂菌污染,阴道内有许多正常菌群,标本采集应尽可能不触及阴道壁。

(二)阴道毛滴虫标本制作

1. **直接涂片法** 用消毒棉签在受检者阴道后穹隆、子宫颈及阴道壁上取分泌物,然后用生理盐水涂片法镜检,即可发现活动的虫体。天气寒冷时,应注意保温。

2. **悬滴法** 先在一盖玻片周缘涂一薄层凡士林,中间滴 1~2 滴生理盐水。将阴道分泌物涂于生理盐水中,翻转盖片小心覆盖在一具凹孔的载玻片上,稍加压使两片粘合,液滴即悬于盖片下面,镜检。

3. **涂片染色法** 将拭取的阴道后穹隆分泌物涂于载玻片上,干后用甲醇固定,经瑞氏或吉姆萨染色后镜检。采用涂片染色法以达到长期保存的效果。根据染色方法的不同可分为以下几种:

(1)吉姆萨染液染色法:吉姆萨染液染色效果稳定,保色时间长久。

1)染液配制:吉姆萨染料 1g,放置研钵内,先加少许甘油充分研磨,分次加入甘油并研磨至总量 50ml 甘油用完,再将研磨液倒入棕色试剂瓶内,用总量 50ml 甲醇分次洗涤研钵,并收集洗涤液于试剂瓶内,摇匀,密封瓶口,存室温暗处。放置 3~5 天,过滤后使用。

2)制作方法:取阴道分泌物在玻片上涂成薄膜,自然干燥后用甲醛固定,滴加稀释后的吉姆萨染液数滴,使染液布满涂膜后,静置染色 30~60 分钟。染色完毕后用缓冲液或蒸馏水轻轻冲洗玻片,风干后,加盖玻片封片,镜检。先用低倍镜查找,见紫红色的梨形虫体后,转用油镜观察。

(2)瑞氏染液染色法:配方简易,染色快。

1)染液配制:瑞氏染料 0.2g,放置研钵内,加入 3ml 甘油充分研磨,再将研磨液倒入棕色试剂瓶内,用总量 97ml 甲醇分次洗涤研钵,并收集洗涤液于试剂瓶内,摇匀后密封瓶口,存室温暗处。室温放置 3~5 天,过滤后使用。

2)制作方法:染色时,先待涂片晾干后,滴加瑞氏染液数滴,使之布满涂膜,30 秒至 1 分钟后,加与染液等量的 pH 7.2 染色缓冲液于染液中,使之与染料混匀。约染 10 分钟后,用流水轻轻由载玻片的一端冲洗,晾干,镜检。

(3)铁苏木精染色法(iron haematoxylin staining):制作阴道毛滴虫永久玻片标本,最好将采到的标本经过人工培养,使滴虫大量繁殖后涂片,用铁苏木精染色,可获得满意的结果。此法染制的标本 20 余年未见脱色,虫体结构清晰。

1)染液配制:1% 苏木精溶液 10ml,29% 氯化铁溶液 4ml,25% 盐酸 1ml,蒸馏水 95ml,混匀后使用。

2)制作方法:采用肝浸汤培养基,接种后取大量繁殖的滴虫悬液 1 滴置于玻片中央,摊成厚薄均匀的圆形薄膜,平置于室内,使体液逐渐蒸发,待薄膜将干未干呈湿润状时,立即放入肖氏固定液内固定;铁苏木精染色后,流水冲洗晾干,加盖玻片封片,镜检。

(4)复红亚甲蓝染色法

1）染液配制：①碱性亚甲蓝染液：称取亚甲蓝 2g，溶于 95% 乙醇 100ml，即成亚甲蓝乙醇饱和液。取此饱和液 30ml 与 0.1g/L 氢氧化钾溶液 100ml 混匀即可。②石炭酸复红染液：称取碱性复红 4g，溶于 95% 乙醇 100ml，即成碱性复红乙醇饱和液。取此饱和液 10ml 与 59g/ml 石炭酸溶液 90ml 混匀，即为石炭酸复红液。使用时，取 10ml 石炭酸复红液加 90ml 蒸馏水混匀即可。

2）制作方法：取阴道分泌物直接涂于玻片上（不加生理盐水）。涂片干后，碱性亚甲蓝染液染色 1~2 分钟，用水冲洗。再用石炭酸复红染液染色 1~2 分钟，用水冲洗。干后加盖玻片封片，镜检。

（5）吉姆萨染液与瑞氏染液混合染色法

1）染液配制：吉姆萨染液、瑞氏染液配制方法同上。

2）制作方法：用吸管吸取经培养基培养的阴道毛滴虫悬液 1 滴于洁净载玻片上，用推片立即推成均匀的薄膜，待干后用甲醛固定、染色。取吉姆萨染液 1ml 置于洁净的玻璃皿中，加入 pH7.0 磷酸缓冲液 15ml 稀释，随即加瑞氏染液 2ml 充分混匀，然后用滴管吸取混合液于待染色的载玻片上，使染液覆盖整个薄膜，染色 10 分钟，用流水冲洗，自然干燥后，加盖玻片封片即可。

以上方法中，最常用的染色方法有吉姆萨染色和瑞氏染色法。吉姆萨染液染出的标本虫体呈红色，而瑞氏染色的标本往往偏蓝色，两者鞭毛均难以着色，而用两者混合液染色的标本着色效果优于单一染色法。方正明等（2001）对阴道毛滴虫吉姆萨液染色玻片标本制作方法进行了摸索，采取涂薄片后用低热度电吹风快速干燥，制作的标本结构清晰，效果稳定。采用人工消化法，即用胰蛋白酶可分解蛋白质的原理，将标本加入适量的胰蛋白酶消化液中消化，在一定的温度和时间下，将阴道分泌物中的脱落细胞、蛋白质及杂质分解，使染色后阴道毛滴虫的鞭毛、波动膜及虫体清晰可见，标本内杂质较少。

（6）阴道毛滴虫标本保存：在寄生虫学教学中，需要将阴道毛滴虫制成玻片标本永久保存。在实验研究方面，廖琳等（1998）报道采用 10% 甘油液氮保存阴道毛滴虫，连续分别观察 1 年、2 年，37℃ 解冻后，阴道毛滴虫培养 4 天后均已生长繁殖。用瑞氏-吉氏混合染色，形态特征明显，标本结构清晰，甘油具有价廉、无毒、无味的优点，可替代二甲基亚砜作为常用保护剂。液氮保存方法：用无菌拭子取阴道分泌物，放入培养基中培养 48 小时，转种于 RPMI 1640 培养基中培养 2 天。取含虫培养液经 1 000r/min 离心 10 分钟，在沉淀中加入 10% 二甲基亚砜（DMSO）2ml 或 10% 甘油，充分混匀后在室温中放置 30 分钟，按 0.5~1.0ml 分装入无菌安瓿（或塑料管）内，封口（或盖严）后将之放入标明批号的纱布袋中，装于液氮罐的提筒内，先置于液氮罐的颈部，该处约为 –70℃，30 分钟后，置液氮中（–196℃）冻存。

（三）标本采集与制作注意事项

检查阴道毛滴虫标本时，应及时送检，并注意保温，避免阴道毛滴虫滋养体死亡，同时应注意消毒，防止感染。阴道毛滴虫涂片染色法还受染液的稀释度、缓冲液 pH、温度等多种因素影响。因此，在制片过程中应严格掌握各项指标。

四、鞭毛虫标本的形态鉴别特征

鞭毛虫的鉴别要点有：①鞭毛是鞭毛虫的运动细胞器，鞭毛较长，数目较少，位于虫体的前端、侧面或后端。利什曼原虫前鞭毛体为单鞭毛，阴道毛滴虫及蓝氏贾第鞭毛虫有多根鞭毛。有的鞭毛虫还具有波动膜，如阴道毛滴虫。②动基体是一种特殊类型的线粒体。锥虫和利什曼原虫具有动基体，可作为虫体鉴别指标。③细胞核为圆形，有核仁。

（一）肠道鞭毛虫标本的形态特征

1. 肠道鞭毛虫滋养体瑞氏染色或吉姆萨染色玻片标本形态特征

（1）蓝氏贾第鞭毛虫：滋养体呈纵切为半的倒置梨形，前端钝圆，后端尖细，紫红色，大小为（9~21）μm×（5~15）μm。虫体两侧对称，背面隆起，腹面扁平，腹面前半部向内凹陷形成吸盘。吸盘背侧的胞质内有 1 对细胞核并列于虫体中线两侧，虫体有 4 对鞭毛，依据其位置分别称为前侧鞭毛、后侧鞭毛、腹鞭毛和尾鞭毛。1 对平行的轴柱由前向后纵贯虫体中部与尾鞭毛相连接，将虫体分为均等的两半。1 对半月形的中体与轴柱 1/2 处相交（图 6-4）。

（2）迈氏唇鞭毛虫：滋养体梨形，大小为（6~20）μm×（3~10）μm，前端钝圆，后端渐细，末端尖锐，并形成螺旋状。虫体腹面前端具胞口，其左右两缘较厚呈口唇状，虫体前部有一泡状核，核仁细小，和核膜之间有核丝相连（图6-5）。

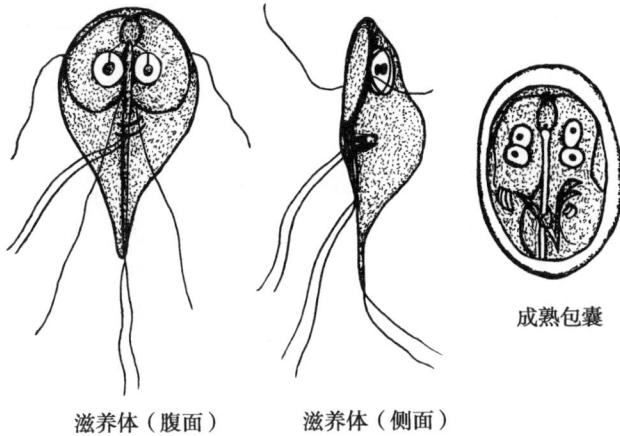

滋养体（腹面）　　滋养体（侧面）　　成熟包囊

图6-4　蓝氏贾第鞭毛虫
（李朝品　仿绘）

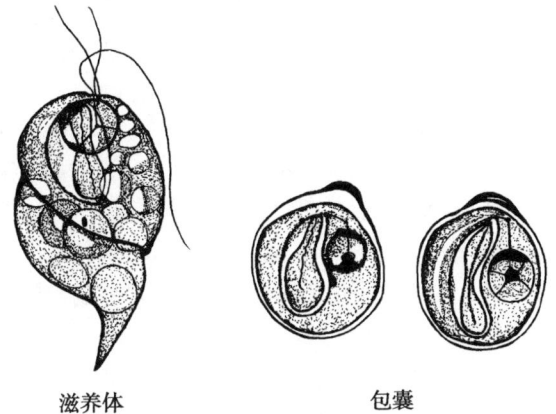

滋养体　　　　　包囊

图6-5　迈氏唇鞭毛虫
（李朝品　仿绘）

（3）人毛滴虫：只有滋养体期，形如阴道毛滴虫，大小为（5~14）μm×（7~10）μm 具 3~5 根前鞭毛和 1 根后鞭毛，后鞭毛与波动膜外缘相连，向后部游离。波动膜较长。胞核单个，位于虫体前 1/3 处（图6-6）。

（4）肠内滴虫：滋养体呈长椭圆形，大小为（4~9）μm×（3~4）μm，虫体借助 2 根鞭毛作跳跃式活泼运动。细胞质内含有颗粒与小泡，前端有裂隙状胞口和一个小而圆的泡状核。两个小的毛基体位于细胞核附近并分别发出两根鞭毛，较长的一根鞭毛向前方伸出，稍短的一根鞭毛侧面伸出。

（5）中华内滴虫：滋养体形态变化较大，活动时为长椭圆形，后端较小，且稍扭转，长度可达 20μm。静止时，平均大小 10μm×7μm。滋养体运动时为连续的旋转前进。有明显的胞口及一个较小的核（图6-7）。中华内滴虫滋养体与肠内滴虫滋养体区别如下：前者的两根前鞭毛相等，粗细相似，核也较小，运动时为连续运动，而肠内滴虫的两根前鞭毛不等长，核较大，运动为跳跃式。

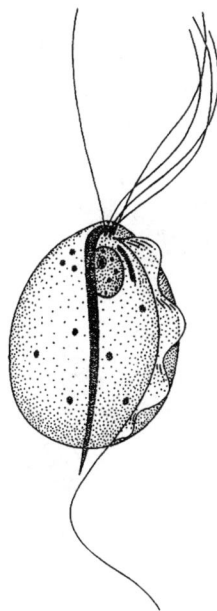

图6-6　人毛滴虫
（李朝品　仿绘）

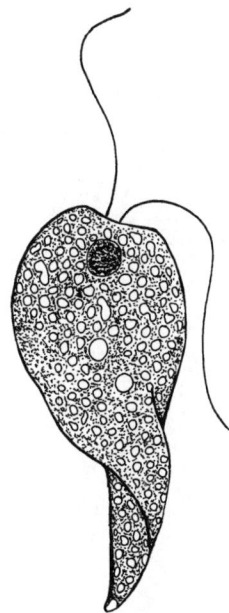

图6-7　中华内滴虫
（李朝品　仿绘）

（6）脆弱双核阿米巴：仅有滋养体期，其直径为 7~12μm。滋养体无鞭毛，在标本中大多数虫体处于 2 核状态。典型的核结构为核膜缺如，无核周染色质粒，核中央可见由 4~8 个相互分开且呈对称排列的染色质粒组成的大团块。在良好的铁苏木精染色标本中，染色质颗粒尤为清晰。在胞质空泡内可见被吞噬的细菌。伪足宽而透明，叶状，边缘呈锯齿状，向前运动（图 6-8）。

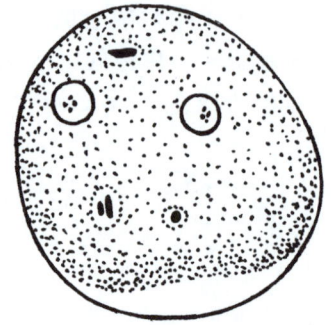

图 6-8 脆弱双核阿米巴滋养体
（李朝品 仿绘）

2. **肠道鞭毛虫包囊铁苏木精染色玻片标本形态特征**

（1）蓝氏贾第鞭毛虫：包囊呈椭圆形，大小为（8~12）μm×（7~10）μm，囊壁厚，与细胞膜之间有明显空隙。虫体染成蓝黑色，未成熟包囊有 2 个核，成熟包囊有 4 个核，核多偏于一侧。胞质内可见鞭毛、轴柱、丝状物等。

（2）迈氏唇鞭毛虫：包囊呈梨形或柠檬状，大小为 6.5μm×10μm，壁薄，有 1 个细胞核，有胞口纤维和动基体。

（3）肠内滴虫：包囊呈梨形，大小为（4~7）μm×（3~4）μm，包囊囊壁分双层。中部有一个核。在囊内可见 2 根纤丝排列呈鸟嘴状。

（4）中华内滴虫：包囊为长椭圆形，平均大小为 3μm×6μm，包囊内有一核。

（二）血液与组织鞭毛虫标本的形态特征

1. **利什曼原虫无鞭毛体（瑞氏染色或吉姆萨染色玻片标本）** 寄生于人或其他哺乳动物巨噬细胞内，但常因巨噬细胞破裂而散在于细胞外，呈圆形或卵圆形，大小为（2.9~5.7）μm×（1.8~4.0）μm，细胞质呈淡蓝或淡红色，细胞核较大，圆形，呈红色或紫红色，核旁可见 1 个杆状的动基体，其前有 1 个颗粒状的基体，由基体发出根丝体。基体与根丝体，在光镜下不易区分（图 6-9，图 6-10）。

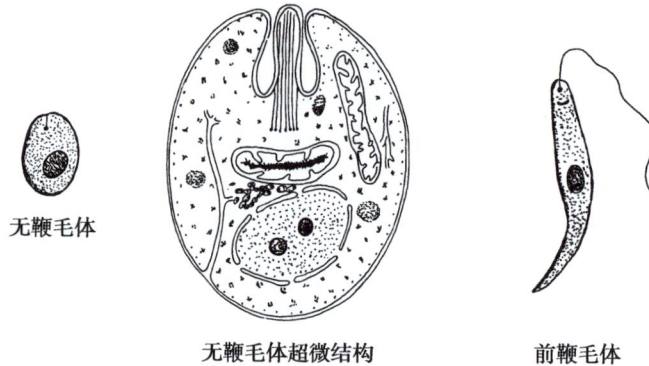

无鞭毛体

无鞭毛体超微结构

前鞭毛体

图 6-9 杜氏利什曼原虫无鞭毛体和前鞭毛体
（仿 中山医学院，李朝品 绘）

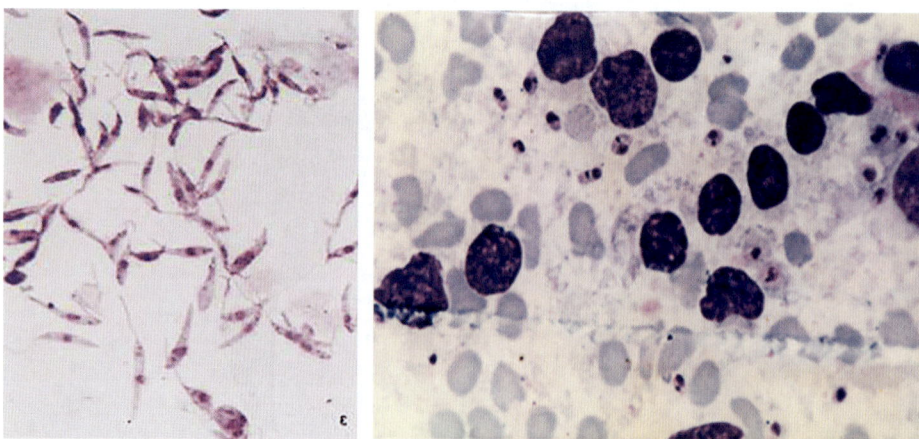

图 6-10 杜氏利什曼原虫前鞭毛体和无鞭毛体（吉姆萨染色）
（王光西 图）

2. 利什曼原虫前鞭毛体（瑞氏染色或吉姆萨染色玻片标本）　寄生于白蛉的消化道内，成熟的前鞭毛体呈长梭形，大小为（14.3~20）μm×（1.5~1.8）μm，胞核位于虫体中部，动基体在前部，鞭毛由动基体之前的基体发出，游离于虫体之外的鞭毛约与虫体等长，是虫体的运动器官。经染色后，着色特性与无鞭毛体相同（图6-9，图6-10）。

3. 冈比亚锥虫与罗得西亚锥虫　两种锥虫在人体内寄生，皆为锥鞭毛体（trypomastigote），具多形性的特点，可分为细长型、中间型和粗短型。在用吉姆萨染液或瑞氏染液染色的血涂片中，虫体胞质呈淡蓝色，胞核居中，呈红色或红紫色。动基体为深红色，点状。波动膜为淡蓝色，胞质内有深蓝色的异染质颗粒。细长型长20~40μm，宽1.5~3.5μm，前端较尖细，有一游离鞭毛，动基体位于虫体后部近末端；粗短型长15~25μm，宽3.5μm，游离鞭毛短于1μm，或不游离；1个胞核见于虫体中央稍偏处。动基体呈腊肠型，位于虫体近后端。鞭毛起自基体，伸出虫体后，与虫体表膜相连。当鞭毛运动时，表膜伸展，即成波动膜（图6-11，图6-12）。

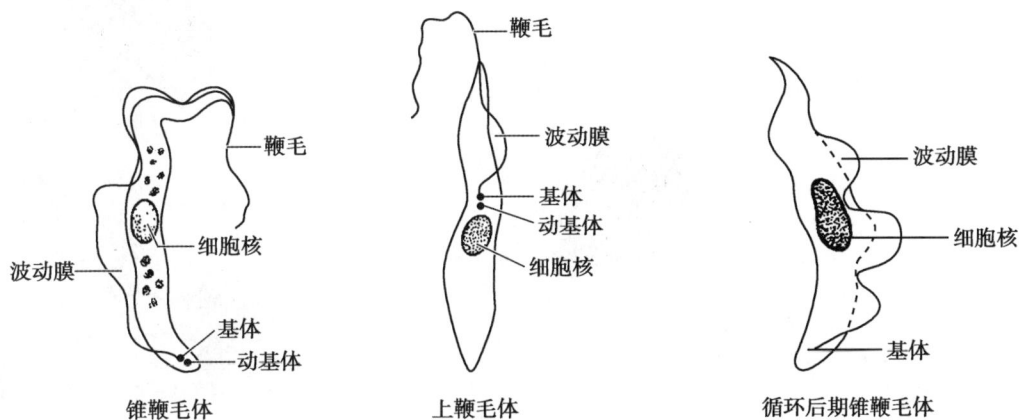

图 6-11　冈比亚锥虫

（李朝品　仿绘）

4. 枯氏锥虫　在其生活史中，因寄生环境不同，有三种不同形体：无鞭毛体、上鞭毛体和锥鞭毛体（图6-13）。

（1）无鞭毛体（amastigote）：存在于细胞内，圆形或椭圆形，大小为2.4~6.5μm，具有核和动基体，无鞭毛或有很短的鞭毛。

（2）上鞭毛体（epimastigote）：存在于锥蝽的消化道内，纺锤形，长为20~40μm，动基体在核的前方，游离鞭毛自核的前方发出。

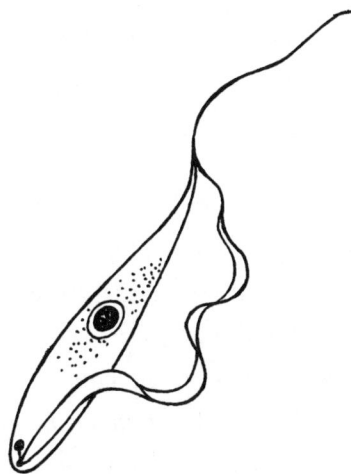

图 6-12　罗得西亚锥虫锥鞭毛体

（李朝品　仿绘）

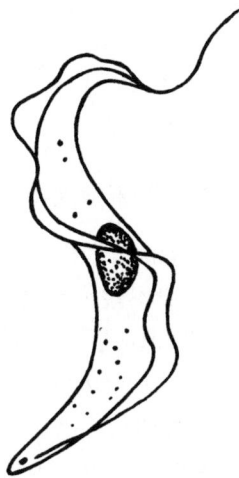

图 6-13　枯氏锥虫锥鞭毛体（示意图）

（李朝品　仿绘）

（3）锥鞭毛体：存在于血液或锥蝽的后肠内（循环后期锥鞭毛体），大小为（11.7~30.4）μm×（0.7~5.9）μm。游离鞭毛自核的后方发出。在血液内，外形弯曲如新月状，侵入细胞或吸血时进入锥蝽消化道。

（三）阴道毛滴虫标本的形态特征

阴道毛滴虫滋养体（瑞氏染色或吉姆萨染色玻片标本）：虫体呈梨形或椭圆形，大小为（7~32）μm×（5~15）μm，虫体前 1/3 处有一大的椭圆形细胞核，核前缘有 5 颗排列成环状的基体，由此发出 5 根鞭毛，包括 4 根前鞭毛和 1 根后鞭毛。体外侧前 1/2 处有 1 层波动膜，是细胞质延伸形成的极薄的膜状物，其外缘与向后延伸的后鞭毛相连，但后鞭毛不游离于波动膜之外。虫体借助鞭毛摆动前进，借波动膜做翻滚式运动。有 1 根轴柱，由前向后纵贯虫体中央，自后端伸出体外。此外，胞质内尚可见许多染色颗粒（图 6-14，图 6-15）。

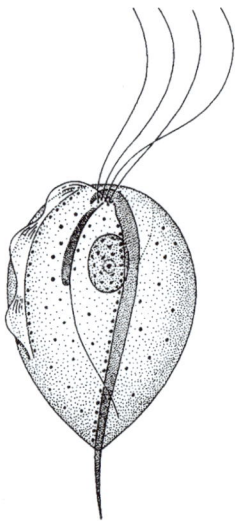

图 6-14 阴道毛滴虫
滋养体
（李朝品 仿绘）

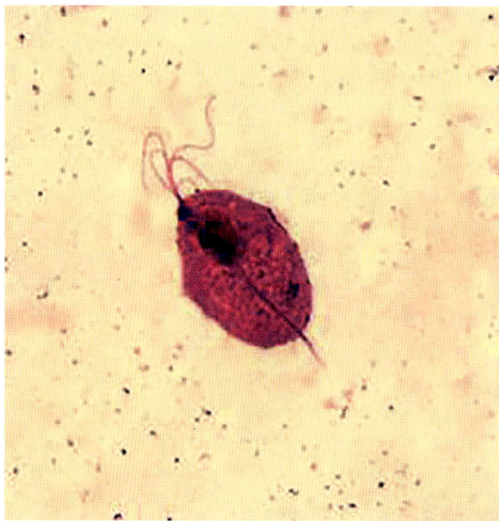

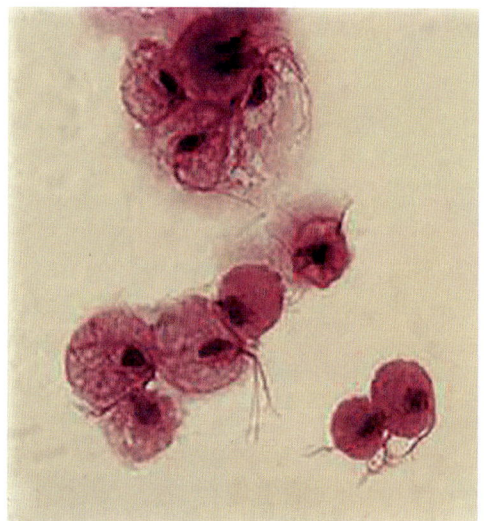

图 6-15 阴道毛滴虫滋养体（吉姆萨染色）
（引自 李朝品、高兴致主编《医学寄生虫图鉴》）

（陈建平）

第二节 叶 足 虫

叶足虫（阿米巴）是以伪足为运动细胞器的原虫。在自然界中大多营自生生活，少数营寄生生活。人体常见致病性阿米巴为溶组织内阿米巴（*Entamoeba histolytica*）。目前，主要依据阿米巴滋养体和包囊的形态特点进行各种阿米巴的鉴别。由于阿米巴原虫自身生物学特性，其标本的采集和制作有许多独特的要点，本节将分别对此进行阐述。

一、肠道阿米巴标本采集与制作

在寄生于人体消化道的阿米巴中，除溶组织内阿米巴是人类阿米巴病的病原体外，其余多为非致病性的共栖性原虫，它们一般不侵入人体组织也不引起临床症状。但如果有大量原虫存在或宿主防御功能减弱或合并细菌感染而致肠功能紊乱时，也可能会出现症状。例如迪斯帕内阿米巴（*Entamoeba dispar*）、莫西科夫斯基内阿米巴（*Entamoeba moshkovskii*）、结肠内阿米巴（*Entamoeba coli*）、哈门氏内阿米巴（*Entamoeba hartmanni*）、波列基内阿米巴（*Entamoeba polecki*）、齿龈内阿米巴（*Entamoeba gingivalis*）、微小内蜒阿米巴（*Endolimax nana*）和布氏嗜碘阿米巴（*Iodamoeba butschlii*）。尤其是前两者经常在粪检中检到，但不引起临床症状，若其包囊存在于水中则提示水源的粪便污染。在一些精神病院的调查中发现这类肠道原虫的存在与异食癖、食土癖、食粪癖等心理异常显著有关，提示不正常的饮食习惯是引起非致病性阿米巴感染的原因。齿龈内阿米巴常见于齿龈部,虽为非致病性,但95%的牙龈炎人群中发现该原虫的寄生;在免疫功能低下的人群与牙周病相关,具有潜在的致病性。

(一)溶组织内阿米巴标本采集与制作

溶组织内阿米巴可致阿米巴性结肠炎和阿米巴性肠外脓肿。人多因摄入被成熟包囊污染的食物或饮水而感染;具有致病性的滋养体侵入宿主肠黏膜导致肠壁溃疡,引起阿米巴肠道病变。在人体肠道内可检出阿米巴滋养体与包囊两个生活史阶段,两者均具有诊断意义,故可采集制作标本。

1. 粪便标本的采集　采集患者的粪便标本材料要求新鲜,装粪便容器干燥清洁,防止水、尿或其他药物污染。容器外应有标签,写明受检者姓名、编号等。肠道阿米巴滋养体通常存在于患者的稀便或脓血便中。采集阿米巴性痢疾患者的粪便宜选择脓、血和黏液部分。获取粪便标本后应在15分钟内检查,最好不要超过1小时,以便观察滋养体的活动。如气温低,要注意保暖,否则滋养体很快失去活力,增加鉴别难度,如有条件可在保温台进行观察,以维持原虫的活力。查到阿米巴滋养体,需尽快涂片、固定,制成玻片标本保存,不宜久置冰箱。存放于冰箱中的标本,时间不宜超过12小时,检查时需再行加温。肠道阿米巴包囊标本,通常存在于成型粪便以及稀便中。用碘液染色涂片法检查阿米巴包囊。检查应取粪便不同部位的表面材料,查到阿米巴包囊,可采用涂片、固定,制成玻片标本保存,或通过浓集方法保存包囊。一般含包囊的成形粪便放在4℃冰箱中(不加任何固定液)可短时间保存,不影响包囊的观察,如果保存时间过长,粪便在细菌作用下,理化条件发生变化,粪便与玻片之间结合力减弱,粪膜不易固定于玻片上,常导致制片失败。

2. 临时标本制作

(1)生理盐水涂片法:主要是用以检查阿米巴滋养体。方法简便,涂片厚度以透过玻片隐约可辨认书上的字迹为宜。加盖片后镜下观察,应注意保温以保持滋养体活力。

(2)碘液染色法:包囊可以进行碘液染色观察,以1滴碘液加入载玻片上,若需检查活滋养体,可在玻片另一侧滴1滴生理盐水,各自进行涂片,再盖上盖片,片中一侧查包囊,另一侧查活滋养体。

(3)沉淀法:最常用的是醛醚沉淀法,可以用于包囊的检测,可浓缩粪便中的包囊,但不损伤包囊的形态,便于观察和鉴定。取粪便1~2g(黄豆大小),加PBS混匀制成悬液,滤过二层纱布以去除粗渣,滤过液100g离心1分钟,弃上清液,沉渣加入10%的福尔马林-磷酸盐缓冲液5ml,固定30分钟,加入3ml乙醚,剧烈振摇1分钟,600g离心1分钟,弃上层液,以棉签擦净试管壁上的残液,直接镜检或碘液染色镜检。(若为可疑艾滋病患者,为安全起见,可直接以10%的甲醛-磷酸盐缓冲液5ml或更多固定30分钟,再离心调节体积为5ml,余下步骤同前)。

(4)试剂配方

1)生理盐水:①配方:氯化钠(NaCl)9g;②配法:将氯化钠溶于双蒸水,定容至1L;③用途:用于生理盐水涂片法。

2)碘液:①配方:碘(I_2)5g,碘化钾(KI)10g;②配法:将碘和碘化钾溶于双蒸水,定容至100ml;③用途:用于碘液染色法。

3)10%福尔马林-磷酸盐缓冲液:①配方:福尔马林溶液10ml,磷酸盐缓冲液90ml;②配法:将福尔马林溶液和磷酸盐缓冲液混合;③用途:用于寄生虫、宿主组织的固定;④注意事项:临用前现配。

3. 玻片永久标本制作　粪便中的滋养体或包囊均可制成玻片标本永久保存。其制作过程包括粪膜涂片、固定、染色、脱水、透明和封片等步骤。

(1)粪膜涂片:用牙签或棉签棒挑取少许粪便(阿米巴性痢疾患者的粪便,宜选择脓、血和黏液部分),均匀涂布于载玻片上,迅速置于固定液中固定。如果粪便不易黏附于载玻片上,可以混以适量的血清或蛋白甘油(1:1)。载玻片要求干净,最好选用经过1%~3%盐酸乙醇处理过的干净载玻片。

(2)固定:肖氏液固定法:粪膜涂片后趁湿立即置于40℃的肖氏固定液中,使粪膜与固定液充分接触。在温热的40℃肖氏固定液中,一般停留5分钟,如为冷固定(低于40℃),滋养体在肖氏固定液须停留10分钟,包囊停留20分钟或更长。将固定后的涂片取出,移入70%乙醇中2分钟。洗去多余的肖氏液。如为包囊,须先经过50%乙醇10分钟后再置换70%乙醇。将涂片移入2.5%碘乙醇溶液中脱汞10分钟,使涂片变为棕色。移入 70% 乙醇中 10 分钟或过夜。固定目的是防止组织细胞自溶、沉淀或凝固细胞内的物质,增加细胞内含物的折光率,染色后易于识别细胞的结构。

(3)染色

1)铁苏木精染色:经铁苏木精染色,阿米巴原虫的核膜、核仁及核周染粒均染成深蓝色,清晰可见。阿米巴滋养体内质着色较深,外质着色较浅,两者分界清楚,红细胞及细菌呈深蓝色。包囊中的拟染色体为深蓝色,糖原块因固定染色过程中被溶解,仅留空泡状痕迹称为糖原空泡。

2)苏木精 - 伊红染色(haematoxylin-eosin staining):将涂成粪膜的标本立即放入改良的肖氏固定液中。滋养体固定 4 分钟,包囊固定 6~8 分钟。如将固定液加热至 50℃,则两者均固定 2 分钟即可。将涂片置于 70% 乙醇中 30 秒,洗去多余的肖氏液。移至 2.5% 碘乙醇溶液 4~5 分钟中脱汞,此时涂片呈棕黄色。移入 70% 乙醇 5 分钟(也可过夜)。移入 50% 乙醇 5 分钟,以自来水冲洗 3 次(各 30 秒)后,在蒸馏水中洗 1~2 分钟。置于改良的哈氏(Harris)苏木精液内染色 5 分钟(若温热至 40℃的染液,只需染 1 分钟)。用自来水洗 2 次后,置入 70% 乙醇(含 0.25% 盐酸)内脱色 30 秒~1 分钟。这一步骤宜将涂片置于高倍镜下观察颜色深浅程度,如过深可继续脱色,过浅可用水将酸洗去,重新染色。将已脱色适当的涂片用自来水洗 2 次,每次 1 分钟。移入氨水(每 100ml 自来水加 3~4 滴氨液)内数秒钟。自来水洗 2 次,各 1 分钟。将涂片在伊红溶液中复染 1 分钟。依序置入 70%、85%、95% 乙醇中,分别为 5 秒、10 秒、15 秒,然后于纯乙醇中 30 秒。依序置于石炭酸二甲苯混合液中(100ml 二甲苯加 20ml 石炭酸液)1.5 分钟,纯二甲苯内 1.5 分钟。最后用稀薄加拿大树胶或中性树胶封固。

阿米巴滋养体的核膜、核仁、拟染色体、细菌为深蓝色;阿米巴细胞质为蓝色,溶组织内阿米巴滋养体所吞噬的红细胞被染成红色,易于鉴别。标本清晰不易褪色,能经久保存,适于作为教学标本。另外整个操作过程只需 50 分钟,适用于临床快速诊断。涂抹粪膜时宜薄不宜厚,且须平展均匀,一次涂成。染色时间视苏木精染液的着色力如何而定,未成熟的苏木精染液和反复使用的染液着色力差,需提前准备好。标本着色后,须经过乙醇,目的在于除净水分;更换乙醇时,不宜操之过急。由 95% 乙醇换至纯乙醇或换至二甲苯时,尤其应注意在玻片上的原液是否已被除净,如在二甲苯中,标本出现乳白色,即说明标本中含有水分,应立即更换新的二甲苯。

3)三色染色:取适量粪便在载玻片上涂成 15mm × 20mm 薄粪膜,立即置 42℃肖氏固定液内固定 5 分钟,如在 22~28℃室温下需固定 30 分钟;取出浸入 70% 碘乙醇溶液内 1 分钟,溶解多余的汞沉淀物;70% 乙醇中浸 2 次,每次 1 分钟,去碘;置三色染液中染 5~10 分钟;用 95% 乙醇脱水 2 次,每次 3 分钟;在无水乙醇:二甲苯(1:1)中浸 3 分钟;在二甲苯中透明 5 分钟;最后用加拿大胶或化学树脂胶封片,镜检。

采用三色染色法可使阿米巴内质显淡红色,核仁、核膜核周染粒、拟染色体均染成红色,吞噬的红细胞及细菌也常染成红色,而囊壁、滋养体外质不着色。对酵母菌、霉菌常染成绿色或淡绿色。粪膜背景染成粉红色、浅紫色及蓝绿色,呈多色性,与原虫结构对比易于区别。与苏木精法相比较,该法简便易行、试剂经济、染色稳定、可反复使用,适于临床检验及教学标本制作。

4. 溶组织内阿米巴吞噬和黏附红细胞标本的制作 溶组织内阿米巴会吞噬和黏附红细胞,通过对红细胞的染色可进行清晰观察。

(1)溶组织内阿米巴吞噬红细胞标本的制作:取 O 型 Rh 阴性健康人外周血 1ml 加入 Alsever's solution 4℃保存。使用前用 BIS-33 培养基洗 3 次,每次 500g 离心 1 分钟。经细胞计数板计数,定浓度在 10^8/ml。无菌培养的阿米巴滋养体经细胞计数板计数,定浓度在 10^6/ml。

将 0.2ml 阿米巴滋养体和 0.2ml 红细胞共同放置在 15ml 塑料离心管中,37℃孵育 10 分钟。孵育结束立即加入 10ml 灭菌双蒸水终止反应,1 分钟后以 500g 离心 3 分钟。沉淀用 2.5% 戊二醛 5ml 室温固定 15 分钟。用磷酸盐缓冲液洗 1 次,500g 离心 3 分钟。加入 2ml 二氨基联苯胺(2mg/ml)37℃染色 30 分钟。用磷酸盐缓冲液洗 1 次,500g 离心 3 分钟。将染色后的滋养体涂布于载玻片上,封片后即可观察。

(2)溶组织内阿米巴黏附红细胞标本的制作 取 O 型 Rh 阴性健康人外周血 1ml,处理方法同上。

将 0.2ml 阿米巴滋养体和 0.2ml 红细胞共同放置在 15ml 塑料离心管中,4℃孵育 5 分钟。孵育结束立即加入 2.5% 戊二醛 5ml 室温固定 15 分钟。用磷酸盐缓冲液洗 1 次,500g 离心 3 分钟。加入 2ml 二氨基联苯胺（2mg/ml）37℃染色30分钟。用磷酸盐缓冲液洗1次,500g离心3分钟。将染色后的滋养体涂布于载玻片上,封片后即可观察。

（3）试剂配方

1）2.5%戊二醛:①配方:25%戊二醛溶液5ml,磷酸盐缓冲液45ml;②配法:将25%戊二醛溶液和磷酸盐缓冲液混合;③用途:用于溶组织内阿米巴和红细胞的固定;④注意事项:临用前现配。

2）二氨基联苯胺染色液:①配方:丙三醇0.2 103g,二氨基联苯胺10mg,30%双氧水33.3μl;②配法:将丙三醇溶于双蒸水,定容至40ml,调pH到9.17;再将二氨基联苯胺、30%双氧水、丙三醇溶液10ml混合搅拌均匀;③用途:用于红细胞染色;④注意事项:临用前现配。

5.溶组织内阿米巴滋养体荧光染色标本的制作

（1）溶组织内阿米巴间接荧光免疫染色:免疫荧光染色既可用于阿米巴标本制作,又是诊断阿米巴病的常用免疫学方法。其基本过程是将纯培养的溶组织内阿米巴滋养体洗涤除去培养基后固定,然后加样在特定的玻片上,经封闭后加入不同稀释度的待测血清,再加入荧光素标记的二抗,在荧光显微镜下观察。

采集阿米巴患者外周静脉血2ml,在37℃静置半小时,室温500g离心10分钟,将血清吸入1.5ml微量离心管中,室温10 000g离心1分钟,将血清吸入1.5 ml微量离心管中,56℃灭活30分钟,直接使用或冻存于−80℃备用。

将无菌培养的滋养体培养管冰浴10分钟,上下颠倒10次后500g离心2分钟,用灭菌磷酸盐缓冲液洗3次。加入1%~3%福尔马林固定30分钟后,用磷酸盐缓冲液洗3次,细胞计数调整细胞浓度至10^6/ml,每个抗原孔加入2μl细胞悬浮液。抗原片晾干后,−80℃保存。

将阴性血清标本分别按1∶16、1∶64稀释,阳性血清标本分别按1∶64、1∶256、1∶1 024稀释,待测血清标本分别按1∶16、1∶64、1∶256、1∶1 024、1∶4 096稀释。用含5%脱脂奶的磷酸盐缓冲液,每孔50μl湿盒中封闭抗原孔15分钟;吸去抗原孔中封闭液后加入稀释的血清标本,湿盒中室温孵育30分钟;抗原片经磷酸盐缓冲液洗涤4次后,加入异硫氰盐荧光素标记的山羊抗人IgG（1∶50稀释）室温孵育30分钟,磷酸盐缓冲液洗涤4次,加50%的甘油-磷酸盐缓冲液封片后荧光显微镜观察结果。血清抗体滴度≥1∶64判断为阳性。

（2）溶组织内阿米巴吞噬红细胞荧光染色标本的制作

1）滋养体准备:对数生长期滋养体,冰浴5分钟后,颠倒混匀悬浮,500g离心3分钟,弃上清液;2%葡萄糖-磷酸盐缓冲液洗2次,无血清BIS培养基计数并调整浓度至10^6个/ml;取1ml滋养体,羧基荧光素二醋酸盐琥珀酰亚胺酯染液终浓度2mmol室温染色5分钟;2%葡萄糖-磷酸盐缓冲液洗2次,1ml无血清BIS培养基悬浮滋养体。

2）红细胞准备:取O型Rh阴性健康人外周血,1∶1与阿氏液混合,4℃保存备用;取抗凝血2滴至1ml磷酸盐缓冲液中,混匀后取5μl百倍稀释后计数;1 000g离心3分钟,弃上清液,磷酸盐缓冲液洗2次,并悬浮调整红细胞浓度至10^8个/ml;取1ml悬浮红细胞,细胞膜红色荧光探针染液终浓度5mmol染色20分钟,磷酸盐缓冲液洗2次,1ml无血清BIS培养基悬浮细胞。

3）红细胞吞噬:取悬浮滋养体100μl,与悬浮红细胞100μl混匀在15ml离心管中,37℃共孵育5分钟;孵育结束立即加入双蒸水10ml,上下颠倒一次,裂解黏附和游离的红细胞;立即1 000g离心1分钟,弃上清液,振荡重悬;各加入2.5%戊二醛1ml,转移至1.5ml离心管,室温固定30分钟;500g离心3分钟后重悬浮于100μl磷酸盐缓冲液中。滴片后于荧光显微镜下观察。

（3）试剂配方:4%多聚甲醛-磷酸盐缓冲液（PFA-PBS）。

配方:多聚甲醛（paraformaldehyde）8g,氢氧化钠少许,氯化钠8g,磷酸二氢钾0.2g,十二水合磷酸氢二钠2.9g,氯化钾0.2g。

配法:①8%多聚甲醛储存液:先将多聚甲醛溶解于80ml双蒸水中,溶解过程边加热边加入微量氢氧化钠促溶,待多聚甲醛完全溶解,测定并调节pH至6.8,而后定容至100ml;②10×磷酸盐缓冲液（10×PBS）储备液:将氯化钠、磷酸二氢钾、十二水合磷酸氢二钠、氯化钾溶于双蒸水,定容至100ml;③4%

多聚甲醛-磷酸盐缓冲液：将8%多聚甲醛储存液、10×磷酸盐缓冲液和双蒸水按5：1：4体积比混合，0.22μm滤膜过滤除杂质。

用途：用于溶组织内阿米巴的固定。

注意事项：临用前现配或4℃保存备用。

6. 新鲜包囊标本的收集和保存

（1）肠阿米巴新鲜粪便包囊标本的保存：收集阿米巴包囊阳性患者新鲜粪便，置玻璃瓶中，加入等量10%福尔马林液，置4℃冰箱密封保存。一般保存2~3年包囊形态结构不变。

（2）浓集包囊标本的收集和保存

1）自然水洗沉淀法：①取患者新鲜粪便10~30g，加水调成混悬液，经金属筛或用2~3层纱布过滤于500ml锥形量杯中；②静置6~8小时（据测定阿米巴包囊的比重为1.065~1.070，在自来水中沉降较慢。溶组织内阿米巴包囊在水中6小时约沉降17cm，因此收集包囊需时较长）；③轻轻倾出上清液，再加等量清水静置6小时，如此反复清洗、沉淀数次，直至上清液清澈为止；④缓缓倾去上清液，用吸管吸取沉淀物加碘液镜检；⑤将沉淀中的包囊加入等量10%福尔马林液，置玻璃瓶中密封保存。

注意事项：①水洗沉淀法在操作过程中丢失包囊较多，粪便中包囊密度较小时不适宜使用；②沉淀法除上述自然沉淀外，也可采用离心沉淀，取用粪便量较少，每管约加粪便1g，加水5~10ml，调匀后离心，300~500g，离心1~2分钟，倾去上清液，反复洗涤，直至上清液清澈为止，取沉淀物加碘液镜检，将沉淀中的包囊加入等量10%福尔马林液，置玻璃瓶中密封保存。

2）汞碘醛离心沉淀法（sedimentation method of merthiolate-iodine-formaldehyde centrifugation, MIFC）：此法综合了浓集、固定、染色三个步骤，适用于检查原虫的包囊、滋养体以及蠕虫卵。在试管中加入MIF液约10ml；以竹签挑取粪便约1g，充分调匀；用脱脂纱布二层，滤入15ml之尖底离心管内；加入冰冷的乙醚4ml，塞以橡皮塞，用力振荡摇动，若摇动后乙醚仍浮于上层，则可加1ml水，再摇荡；取下橡皮塞，静置2分钟；500g离心1分钟后，管内分为4层：乙醚层、粪便层、汞碘醛层、管底沉淀层。用竹签沿管壁轻轻将上三层与管壁分开，然后迅速倾出弃去；将沉淀层充分摇匀，用吸管吸取沉淀滴于载玻片上，加碘液镜检。

7. 阿米巴滋养体液氮冷冻保存

（1）冷冻：溶组织内阿米巴滋养体在BIS-33培养基培养2天后，取出培养管，冰浴5分钟，收集虫体于无菌离心管，500g离心5分钟，再弃上清液，将沉淀打匀，加入无DMSO的商品化细胞冻存液，取0.5ml封装在冷冻管内，放入冻存杯，室温静置20分钟后，−70℃低温冰箱冻存，24小时后可放入液氮保存。

（2）复苏：从液氮取出冷冻管，立即置37℃温浴中，待内容物全部溶解后，将冻存液滴入含有培养基的离心管内，37℃温箱培养。

复苏时在即刻取自冷冻管中的标本中可见：凡虫体已经死亡者，细胞膜残缺不全，内含许多较粗颗粒状物质；虫体存活者，多数呈圆形或椭圆形，细胞膜完整，内容物较清亮，有时并可见到典型的伪足运动，经培养复苏后的虫体生长良好。

8. 肠道和肠外阿米巴组织标本的采集、制作与保存　溶组织内阿米巴滋养体可以侵入肠壁、肝脏、肺脏、脑等，引起肠外阿米巴病。取不同部位组织制作标本。

（1）肠道：用乙状结肠内镜检取直肠及邻近结肠的病变，从溃疡边缘或深层取组织作涂片、压片或切片查找溶组织内阿米巴滋养体。

1）涂片：将溃疡边缘组织或黏膜坏死物在载玻片上涂成薄膜，晾干，甲醇固定，吉姆萨染液染色。镜下可见到阿米巴滋养体。

2）压片：取病变组织压片，可用肖氏液固定，苏木精染色，经各级乙醇脱水，透明，加拿大胶封固即可（详见苏木精染色）。

3）切片：将取下的病变组织切成0.5cm大小，修整，用一般石蜡切片法即可，苏木精-伊红染色。在病理组织固定、脱水过程中，为防止滋养体从脱水中流失，最好将取材组织用擦镜纸包裹处理。

（2）肝：肝阿米巴病，可于右前腋窝线上第八或第九肋间或右中腋窝线上第九或第十肋间，或在肝区局部显著隆起及压痛明显处，或用超声探查定位再用穿刺法以腰椎穿刺针于脓腔壁取材，若无脓液，则可吸取肝活组织作病理学检查（制成涂片染色镜检）。肝穿刺前应作出血时间及血凝时间测定。不少学者主张最好在特殊治疗后 3~5 天进行穿刺，以免穿刺时因肝脏充血而发生意外（出血）。

溶组织内阿米巴滋养体常生活于脓腔壁外层接近正常组织处，所以抽脓时可将针直刺到对侧壁层，并多次将针尖插入近侧的壁层取材；也可在脓腔内抽弃大部脓液，然后将剩余在脓腔中的几毫升脓液抽出检查，较易找到滋养体。

用腰椎穿刺针按上述定位法取得穿刺液，以此作涂片，肖氏液固定，苏木精染色。若无脓液可取肝组织作病理切片。

（3）痰液：检查肺阿米巴时可取痰液，在无继发细菌感染的肝穿破性肺阿米巴病，痰呈巧克力色。血源感染者，痰常为脓性。此外肺脓肿患者常有咯血，痰中带血。将取得的材料立即用生理盐水作直接涂片，用肖氏液固定，苏木精染色。

（二）肠道非致病性阿米巴的标本采集与制作

肠道非致病性内阿米巴的标本采集与制作参见溶组织内阿米巴的标本采集与制作。

（三）标本采集与制作注意事项

溶组织内阿米巴标本制作可用于病原学检查、免疫学检测等，同时正确的采集、运输和处理标本也是标本制作成功与否的关键步骤。正确合理规范的采集制作流程是阿米巴病的教学研究工作的保障。

阿米巴滋养体为兼性厌氧生物，在空气中会迅速死亡，因此标本采集时应该注意挑取脓血、黏膜液部分进行病原检查和培养；采集标本后应该注意保温和避免干燥。标本需要新鲜，盛器必须洁净，防止被其他物质污染。

二、自由生活阿米巴标本采集与制作

在自然界水体和土壤中存在有多种自生生活阿米巴，其不仅可在外界营自生生活，亦可以侵入宿主营寄生生活，造成宿主严重病变甚至死亡。这类阿米巴性疾病的发生、发展并不依赖人与人之间的传播。自生生活的阿米巴主要包括棘阿米巴（*Acanthamoeba* spp.）、狒狒巴拉姆希阿米巴（*Balamuthia mandrillaris*）、福氏耐格里阿米巴（*Naegleria fowleri*）等。

（一）耐格里阿米巴标本采集与制作

1. 脑脊液检查法　将脑脊液置于小皿中，待自然沉淀后，取皿底沉淀物于载玻片上，加盖片置镜下可见阿米巴活动，一般观察时光线不能太强，大小很似白细胞，待仔细观察可发现伪足伸出，呈典型蛞蝓样形态，轻快地定向运动（66μm/min）。但在新鲜标本中，阿米巴活动消失与脓细胞鉴别比较困难。检查前不能将脑脊液置冰箱中存放，寒冷可使该虫致死（与溶组织内阿米巴截然不同）。另外，更不能离心沉淀，以免降低活动力及变形。制成固定染色标本，可以见到核的特殊结构，加以鉴定。

2. 脑阿米巴标本制作与保存　脑标本均固定于 10% 福尔马林溶液中，石蜡包埋，切片 5μm 厚。分别做苏木精 - 伊红染色、三色染色和糖原染色（PAS），镜下观察。

（二）棘阿米巴标本采集与制作

1. 角膜刮片法　从角膜溃疡区刮取组织直接涂于载玻片，加 1 滴 10% 氢氧化钾或生理盐水，加盖玻片，显微镜下检查。或将溃疡区刮取的组织，直接涂于载玻片。用甲醇、95% 乙醇或肖氏液喷洒固定，自然风干。

甲醇固定的标本用吉姆萨染色或三色染色。肖氏液固定的可用苏木精 - 伊红染色。染色效果：吉姆萨染色可观察到棘阿米巴包囊和滋养体，染色涂片可长期保存。三色染色清楚显示滋养体核较大，内有一红色大核仁和紫绿色的细胞质，便于滋养体与宿主细胞间的区别。此外，三色染色法将包囊壁或其他细胞质染成绿色或紫绿色，而包囊的核染成红色。

2. 角膜组织活检法　手术切除的角膜病变材料，进行常规固定、脱水、石蜡包埋、切片和脱蜡等，制作病理标本，经苏木精伊红或糖原染色，也可用吉姆萨染色、瑞氏染色。

3. 棘阿米巴分离培养　在直径 10cm 的培养皿中加入 2% 的无营养琼脂或营养琼脂 10ml，将手术切除的角膜材料、角膜刮片材料或患者眼部的冲洗液置于培养基中央的表面，滴入 1~2 滴活的或灭活的大肠埃希菌肉汤于接种物表面,用胶布密封培养皿避免水分蒸发,放入 26~30℃温箱内进行培养。

(1)棘阿米巴的观察:采用倒置显微镜直接观察,可在第 2 天(原虫培养 20 小时)见到棘阿米巴的滋养体。最初滋养体在接种物的角膜材料周围单独或多个出现,第 3~4 天密布接种物周围,随着培养时间的延长,滋养体繁殖较快并向外周移行,角膜材料周围由于营养缺乏,滋养体转变成包囊,原虫继续向外移行,滋养体在远离角膜材料处繁殖。培养 1 周后,整个培养基表面形成大量包囊,仅在其外周散在少量的滋养体。此法较为直观、简便、快速和实用。

用接种环刮取生长旺盛、滋养体较多的培养物,经 10% 氢氧化钾湿封片,普通显微镜下观察,由于氢氧化钾的刺激,滋养体迅速变为包囊,包囊多呈圆形,为双层壁,外壁粗糙皱褶,内壁光滑呈圆形或多边形。

(2)棘状伪足观察和鞭毛试验:刮取培养皿中生长旺盛、滋养体较多的培养物放入加有蒸馏水的塑料平皿内,即刻在倒置显微镜下观察,棘阿米巴滋养体的细胞膜上呈现变化多样的棘状伪足,前尖后宽,如同荆刺,且变化较快,有时多,有时少,有时长,有时短。将上述培养皿放入 30℃温箱培养,分别在 2 小时和 24 小时用倒置显微镜观察;也可用吸管吸取液体滴于载玻片上,用普通显微镜观察,该方法可与耐格里属阿米巴原虫相鉴别。棘阿米巴属原虫无鞭毛期,而耐格里属阿米巴有鞭毛期,如为耐格里属阿米巴原虫,则在 2 小时内,将有 30%~50% 的滋养体变成梨形,并有鞭毛长出。24 小时恢复滋养体形态。

注意事项:从标本取材、转送到接种,都必须注意避免污染杂菌与霉菌。

4. 棘阿米巴包囊的电镜标本制作 包括扫描电镜标本和透射电镜标本制作。

(1)扫描电镜标本制作:取成囊培养基诱导后经十二烷基硫酸钠(SDS)处理的包囊转移至 1.5ml 离心管中,800g 离心 15 分钟,弃上清液,重悬,加入 8% 多聚甲醛:6% 戊二醛 1:1 混合固定液 1ml,于 4℃固定过夜。次日用 0.1mol 磷酸盐缓冲液洗 3 次,每次 15 分钟,然后再用 1% 锇酸固定液于 4℃固定 2 小时,用 0.1mol 磷酸盐缓冲液洗 3 次,每次 15 分钟;接着用不同浓度的乙醇进行梯度脱水,乙醇的浓度分别为 50%、70%、90% 和 100%,每个梯度的乙醇作用 15 分钟;接着用醋酸异戊酯:乙醇体积比 1:1 混合液作用 10 分钟,再用醋酸异戊酯作用 1 小时;接着将包囊放入样品篮,置提前预冷的临界点干燥仪样品室内,盖好室盖子后注入液体二氧化碳,充分淹没样品,升温至 15℃加热 10 分钟,再升温至 35℃让其充分气化,待气化完全后慢慢放气,气放尽后开盖取样。载玻片背面用导电胶粘贴;离子喷射镀仪喷金镀膜后扫描电子显微镜观察。

(2)透射电镜标本制作:首先取成囊培养基诱导后的包囊沿管壁螺旋加入 8% 多聚甲醛与 3% 戊二醛的混合固定液(V/V=1:1),不能使包囊悬浮,于 4℃固定 72 小时,用 0.1mol 磷酸盐缓冲液(pH7.0)洗 3 次,每次 15 分钟,接着 1% 锇酸固定液在 4℃固定 2 小时,经 0.1mol 磷酸盐缓冲液洗 3 次,每次 15 分钟;其次脱水:样品经不同浓度的乙醇进行梯度脱水:50% 乙醇、70% 乙醇、90% 乙醇、90% 乙醇与 90% 丙酮(1:1)混合液和 90% 丙酮在 4℃分别作用 15 分钟,接着用 100% 丙酮于室温处理 30 分钟;接着包埋:用包埋剂与纯丙酮混合液(体积比为 1:1)处理包囊 1 小时,用包埋剂与纯丙酮混合液(体积比为 3:1)处理包囊 3 小时,用纯包埋剂于 60℃处理包囊过夜固化;最后切片、染色观察:固化后的样品经超薄切片机切片,获得 60nm 左右的切片,该切片 3% 醋酸铀-柠檬酸铅双染色 15 分钟;通过透射电子显微镜观察。

5. 棘阿米巴保存 将棘阿米巴虫株克隆纯化后,转种到无营养琼脂平板上,其平板也要事先涂好灭活的大肠杆菌,接种后在恒温下培养数天,放于室温或 4℃保存。一般在室温下可保存 3 个月,在 4℃下可保存 6~12 个月,其复苏率在 60% 以上。用液氮保存的方法,细胞复苏率较低。

6. 脑棘阿米巴标本采集、制作与保存 脑标本均固定于 10% 福尔马林溶液中,石蜡包埋,切片 5μm 厚。分别做苏木精-伊红染色、三色染色和糖原染色,镜下观察。

滋养体和包囊多分布在血管周围,坏死的脑组织中也可见散在的阿米巴滋养体,个别阿米巴滋养体胞膜不光滑,有细长的棘状突起。病灶内除可见有明显的炎症、坏死、出血和阿米巴原虫外,另一个突出的特点是小血管炎。病变的血管壁可见显著的纤维素样坏死和淋巴细胞、浆细胞浸润,受累血管内可见有血栓形成。

(三)狒狒巴拉姆西阿米巴标本采集与制作

脑狒狒巴拉姆西阿米巴标本采集、制作与保存:脑标本均固定于 10% 福尔马林溶液中,石蜡包埋,切片 5μm 厚。分别做苏木精-伊红染色、三色染色和糖原染色,镜下观察。

（四）标本采集与制作注意事项

与肠道阿米巴不同，自生生活阿米巴滋养体可快速转变为包囊，其生存力较高。同时自生生活阿米巴致病也明显严重，因此自生生活阿米巴在进行标本采集时需密切注意个人防护。据报道热消毒可有效地灭活自生生活阿米巴的包囊，优于化学消毒，也有推荐用苯甲烃铵防腐的盐水和含硫柳汞及乙二胺四乙酸钠盐（EDTA）的溶液清洗被自生生活阿米巴污染的物体。在采集标本后需尽快固定灭活标本。

三、齿龈内阿米巴标本采集与制作

齿龈内阿米巴是口腔共栖型阿米巴。见于齿龈部及齿垢内。本虫只有滋养体阶段。

1. **采集**　用消毒棉拭子在口腔内病灶处涂抹分泌物，或用牙周专用探针刮取齿龈边缘物、龋齿洞残渣或挑取牙垢在载玻片上均匀涂片，如有脓肿最好取脓肿部位的材料作涂片。涂片置显微镜下观察，或进行固定、染色。

2. **固定**　采用肖氏液固定法（见肠道阿米巴玻片标本固定）。

3. **染色**　苏木精染色（见肠道阿米巴玻片标本）。染色结果：经铁苏木精染色，齿龈内阿米巴滋养体的核膜、核仁及核周染粒均染成深蓝色，清晰可见。伪足内外质分界清楚，食物泡内常含有细菌呈深蓝色。

4. **培养方法**　用牙科探针刮取齿龈边缘物、龋齿洞残渣置培养基内，温箱培养。齿龈内阿米巴在含20% 小牛血清的 LES 或蛋黄液培养基中，于35℃培养，虫体生长良好，繁殖高峰在第4天，如每4天传种一次，可达到长期保种的效果。LES 培养基，固体成分主要是鸡蛋，营养液是 Locke 液，虫体不悬浮于溶液中，有利于虫体的收集。

四、叶足虫标本的形态鉴别特征

叶足虫的形态具有以下特征：伪足是叶足虫标志性的运动细胞器，是外质暂时性突出部分，多为叶状或指状。叶足虫的细胞核为泡状核，由核膜、核质、核仁和染色质组成。胞核的形态特征是鉴别叶足虫的重要依据。

（一）溶组织内阿米巴的形态特征

1. **滋养体**　滋养体具侵袭性，可吞噬红细胞，直径在 10~60μm 之间，平均大于 20μm。其形态与虫体的多形性和寄生部位有关。例如：滋养体在阿米巴痢疾患者新鲜黏液血便或阿米巴肝脓肿穿刺液中可以每秒 5μm 的速度活泼运动，以二分裂法增殖，形态变化大。当其从有症状患者组织中分离时，常含有摄入的红细胞，有时也可见白细胞和细菌，直径为 20μm，甚至 60μm；而其生活在肠腔、非腹泻粪便中或有菌培养基中直径则为 10~30μm，一般不含红细胞。滋养体有透明的外质和富含颗粒的内质，运动时虫体的外质首先向外流出形成透明的伪足，而后含颗粒的内质缓慢覆盖进入伪足，虫体就这样作单一定向运动，这一现象有别于其他阿米巴。滋养体含 1 个直径为 4~7μm 的球形泡状核；纤薄的核膜内缘有单层均匀分布、大小一致的核周染色质粒（chromatin granules）。核仁小，直径为 0.5μm，常居中，其周围有纤细无色的丝状结构，称核纤丝（图 6-16，图 6-17）。但在无菌培养基中生长的滋养体往往有 2 个以上的核。

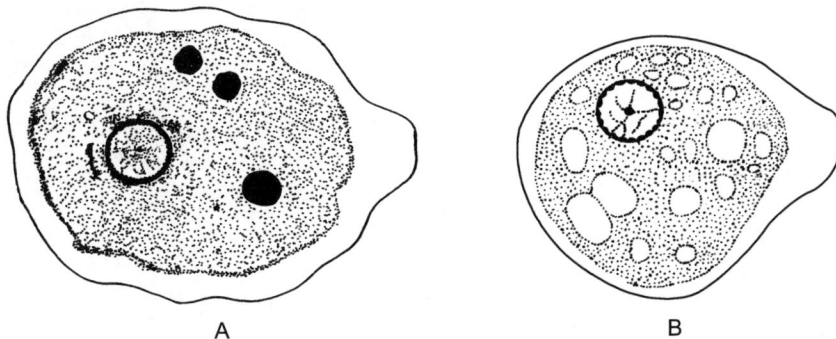

A. 吞噬红细胞；B. 未吞噬红细胞

图 6-16　溶组织内阿米巴滋养体

2. 包囊 滋养体在肠腔内形成包囊,这一过程称为成囊(encystation),但在肠腔以外的脏器或外界环境中不能成囊,目前尚未成功人工成囊。在成囊过程中,滋养体首先在肠腔内下移并逐渐缩小,停止吞噬和活动变成近似球形的包囊前期(precyst),最后形成1核包囊,进行二分裂增殖,形成2核包囊。含有1个核和2个核的包囊为未成熟包囊,胞质内有呈短棒状的特殊营养储存结构,称为拟染色体(chromatoid body)。该结构有虫种鉴别意义。在未成熟包囊中还有糖原泡(glycogen vacuole);2核包囊继续分裂为4核成熟包囊,呈圆形,直径为10~16μm,囊壁厚为125~150nm,光滑,核亦为泡状核,与滋养体的相似但稍小,胞质中糖原泡和拟染色体往往已消失。4核包囊为溶组织内阿米巴的感染阶段(图6-18,图6-19)。

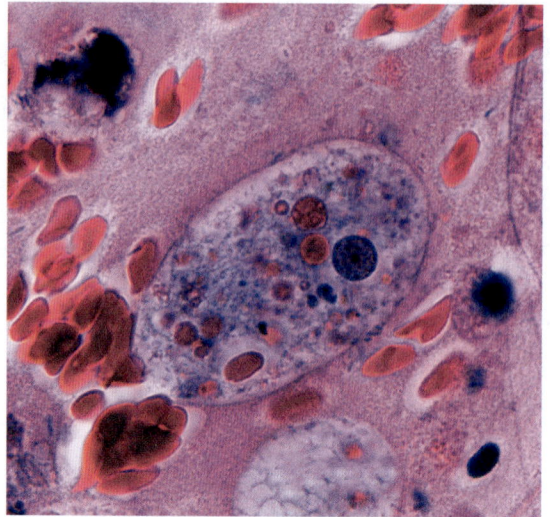

图 6-17 溶组织内阿米巴滋养体(HE 染色)
(程训佳 图)

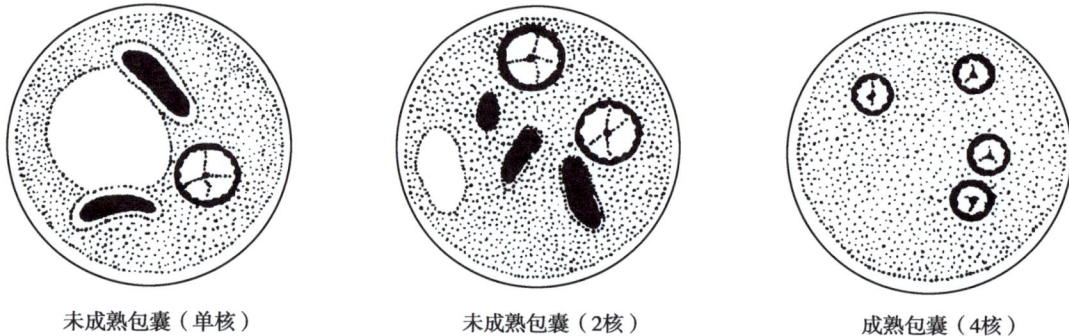

未成熟包囊(单核) 未成熟包囊(2核) 成熟包囊(4核)

图 6-18 溶组织内阿米巴包囊(示意图)
(李朝品 仿绘)

(二)迪斯帕内阿米巴和莫西科夫斯基内阿米巴

迪斯帕内阿米巴的人群感染情况约为溶组织内阿米巴的9倍,与溶组织内阿米巴一起引起10%世界人口感染。但是迪斯帕内阿米巴不致病、故无症状。莫西科夫斯基内阿米巴的流行情况不明。最近在孟加拉国、巴基斯坦等地,经常从儿童粪便中分离到该种阿米巴,在鉴别诊断时尤需注意。这两种内阿米巴除了与溶组织内阿米巴有不同的抗原性外,基因序列有差异,三者除了大小有差别外,其形态上并无差异(图6-20)。

(三)结肠内阿米巴

结肠内阿米巴的感染与当地的卫生条件有关,人因食入成熟包囊污染的水或食物而感染。在水中检出结肠内阿米巴包囊则表示水源污染。其为非致病性,也无须治疗。结肠内阿米巴滋养体和包囊略大于溶组织内阿米巴。滋养体内外质分界不明显,内质不含红细胞,有泡状核1个,核仁偏位。未成熟包囊含糖原泡和束状拟染色体,成熟包囊一般含8个细胞核,核结构与滋养体相似,其糖原泡和拟染色体消失(图6-21~图6-23)。

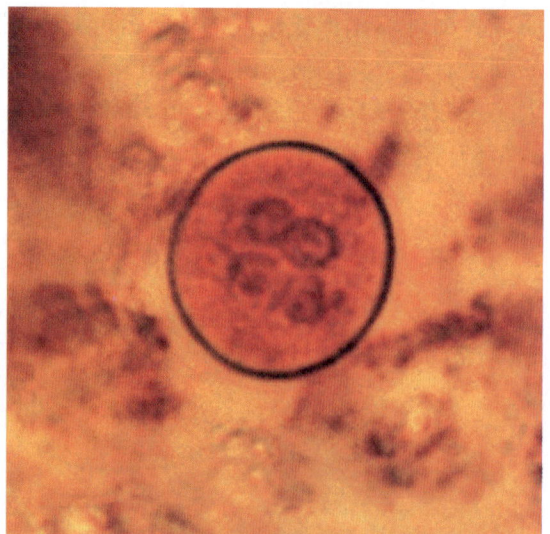

图 6-19 溶组织内阿米巴包囊(碘液染色标本)
(程训佳 图)

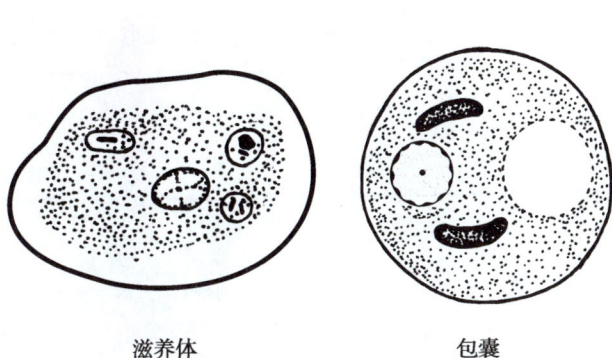

滋养体　　　　　　　　包囊

图 6-20　迪斯帕内阿米巴滋养体和包囊

（李朝品　仿绘）

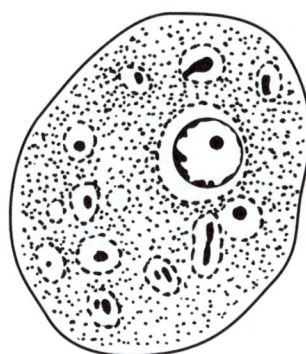

图 6-21　结肠内阿米巴滋养体

（李朝品　仿绘）

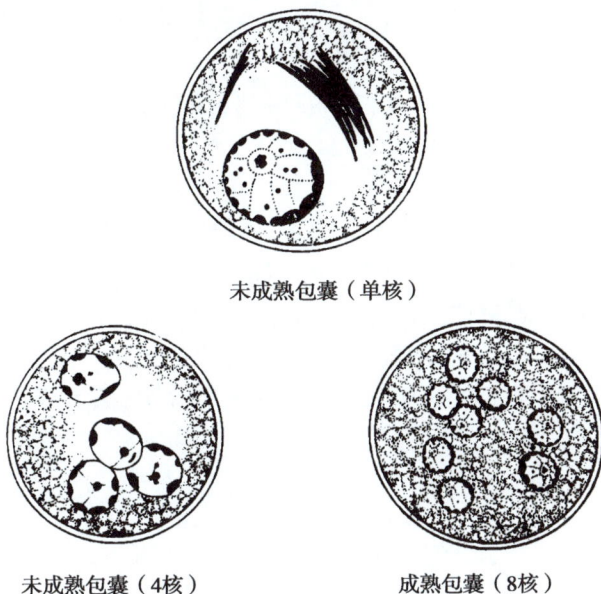

未成熟包囊（单核）

未成熟包囊（4核）　　　　成熟包囊（8核）

图 6-22　结肠内阿米巴包囊

（李朝品　仿绘）

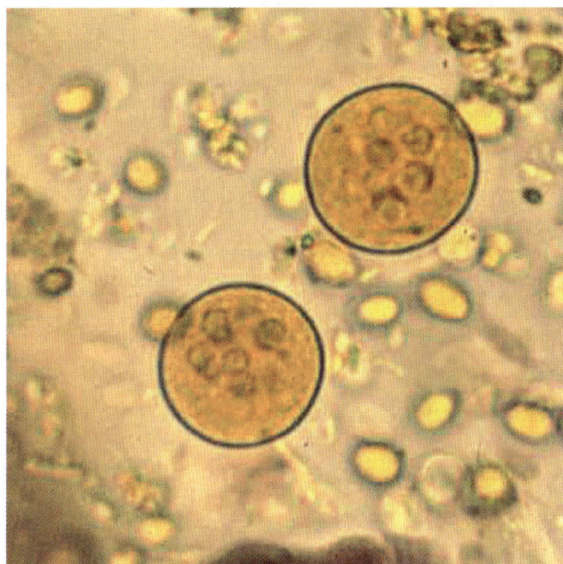

图 6-23　结肠内阿米巴包囊（碘液染色标本）

（引自　李朝品、高兴致主编《医学寄生虫图鉴》）

（四）哈门氏内阿米巴

曾被称为小宗溶组织内阿米巴，为非致病性阿米巴。世界性分布，流行病学调查中，常以包囊小于 10μm 为特征与溶组织内阿米巴相鉴别。但值得注意的是，溶组织内阿米巴在治疗后或营养不良的患者体内也会变小。该原虫对人不致病，仅在猫狗引起阿米巴性结肠炎（图 6-24~图 6-26）。

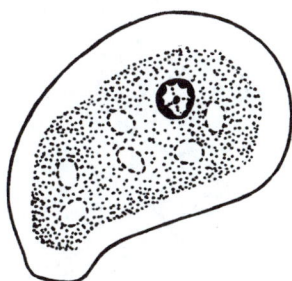

图 6-24　哈门氏内阿米巴
滋养体（示意图）

（李朝品　仿绘）

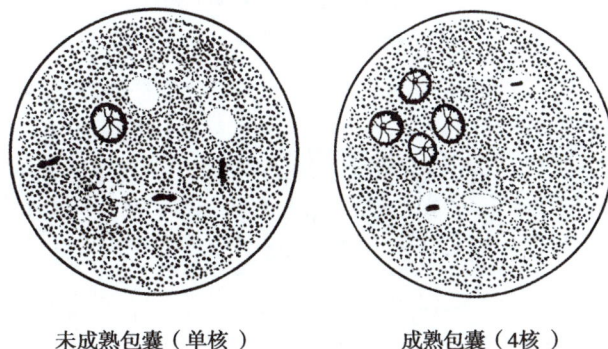

未成熟包囊（单核）　　　成熟包囊（4核）

图 6-25　哈门氏内阿米巴包囊（示意图）

（李朝品　仿绘）

（五）波列基内阿米巴

该原虫最早发现于猪和猴肠内。在巴布亚、新几内亚最常见的是人类肠道阿米巴,在东南亚等地也时有感染人类的报告,也有长期感染而并无症状的病例。波列基内阿米巴细胞核的特征介于溶组织内阿米巴和结肠内阿米巴之间。包囊内拟染色体数目较多,形状类似溶组织内阿米巴(图 6-27,图 6-28）。

（六）微小内蜓阿米巴和布氏嗜碘阿米巴

一般认为微小内蜓阿米巴是非致病性,曾有两例引起脑膜脑炎的报告,但最终由免疫染色证明实为耐格里阿米巴感染,故应注意二者的鉴别诊断。布氏嗜碘阿米巴对人类为非致病性,其包囊仅有大的糖原泡,可与其他肠内阿米巴鉴别。但结肠内阿米巴有时可含小的糖原泡,微小内蜓阿米巴亦有小的胞核,应注意鉴别(图6-29~图 6-31)。

图 6-26 哈门氏内阿米巴包囊(铁苏木精染色)
（程训佳 图）

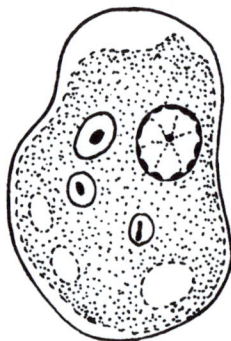

（七）齿龈内阿米巴

齿龈内阿米巴呈世界性分布。为第一个被描述的人体阿米巴原虫,多在牙垢、扁桃体隐窝可分离到,在支气管黏膜可以增殖,最近有齿龈内阿米巴引起肺部感染和胸腔感染的报告,值得关注。在牙周病、牙周炎的患者口腔中检出率达 50% 以上,但病理切片中不曾发现虫体侵入组织。虽然认为齿龈内阿米巴为非致病性,但是在人类免疫缺陷病毒感染者中寄生率亦高,不过与免疫缺陷的程度并无直接关系。一般以直接接触感染为主,或由飞沫传播齿龈内阿米巴只有滋养体期,直径为 5~15μm,内外质分明,核 1 个,核仁居中或稍偏(图 6-32,图 6-33)。

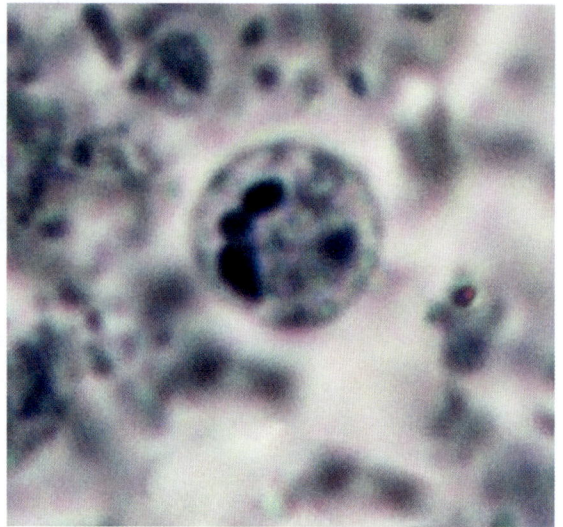

图 6-27 波列基内阿米巴滋养体
（李朝品 仿绘）

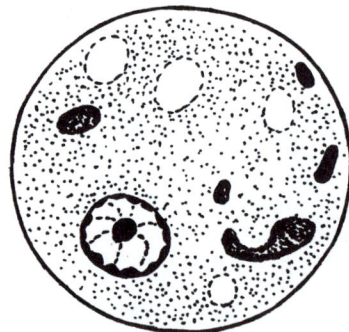

图 6-28 波列基内阿米巴包囊
（李朝品 仿绘）

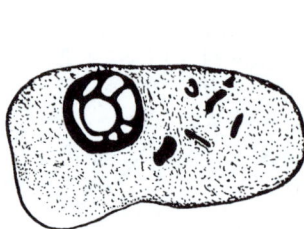

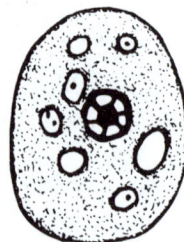

滋养体 未成熟包囊（单核） 成熟包囊（4核）

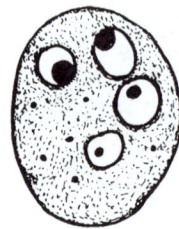

图 6-29 微小内蜓阿米巴
（李朝品 仿绘）

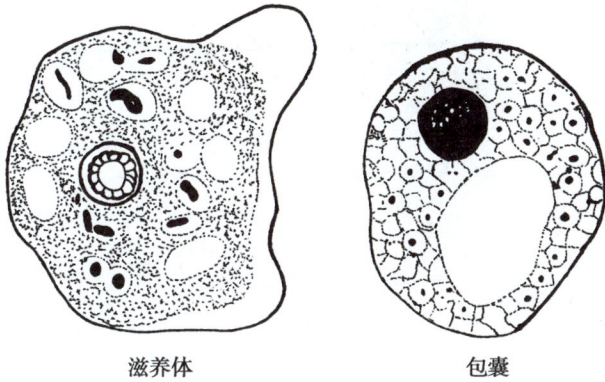

滋养体　　　　　　　包囊

图 6-30　布氏嗜碘阿米巴
(李朝品　仿绘)

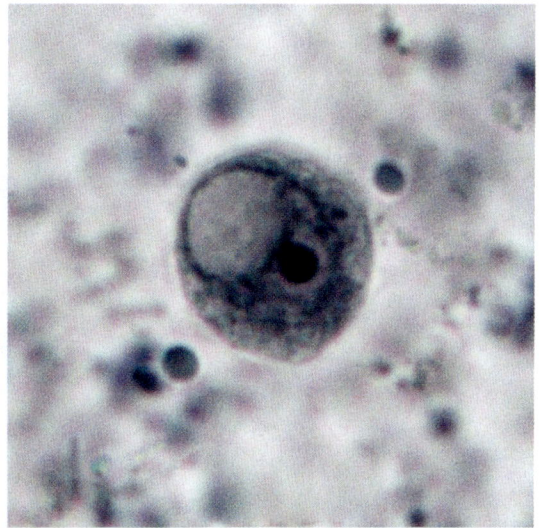

图 6-31　布氏嗜碘阿米巴包囊(铁苏木精染色)
(程训佳　图)

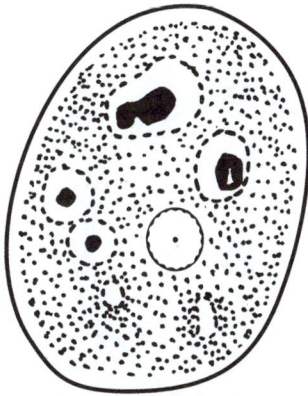

图 6-32　齿龈内阿米巴
(李朝品　仿绘)

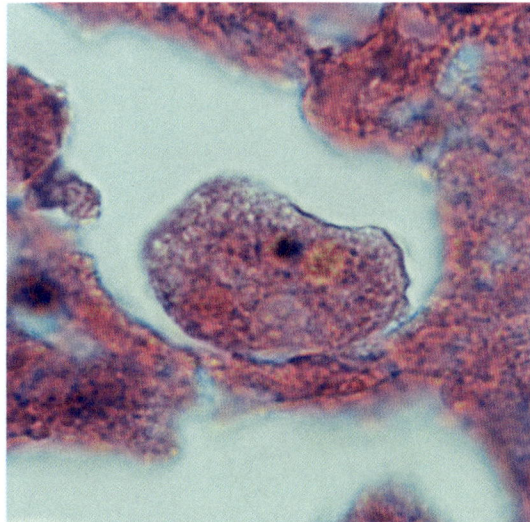

图 6-33　组织中齿龈内阿米巴滋养体(HE 染色)
(程训佳　图)

(八) 耐格里属阿米巴

耐格里属阿米巴是唯一有三个形态时期的阿米巴,包括阿米巴型滋养体、鞭毛型滋养体和包囊期。阿米巴型滋养体呈椭圆或狭长形,直径为 10~35μm,一般约为 15μm。滋养体一端有一圆形或钝性伪足,运动活泼。染色后,滋养体的核为泡状核,直径约为 3μm,居中的核仁大而致密,核膜与核仁之间有明显的晕圈。细胞质呈颗粒状,内含数个空泡、食物泡和收缩泡。在 37℃蒸馏水中,24 小时内滋养体可变成梨形的一端有 2 根或多至 9 根鞭毛,直径 10~15μm 的鞭毛型。此型虫体为暂时的,24 小时后又转变为阿米巴型。鞭毛型滋养体运动活泼,但不取食,不分裂,亦不直接形成包囊(图 6-34~图 6-37)。

(九) 棘阿米巴

棘阿米巴可以土壤、水体中的细菌为食,具有包囊期和滋养体期。其形态为圆形,直径为 8~25μm,一些含有星形的内包囊壁或有皱褶的外包囊壁;或者有呈多角形、球形、卵圆形或星形的内包囊壁和波纹状的外包囊壁;或有球形、卵圆形的内包囊壁,光滑或有皱纹的外囊壁。一般以多角形、球形、卵圆形

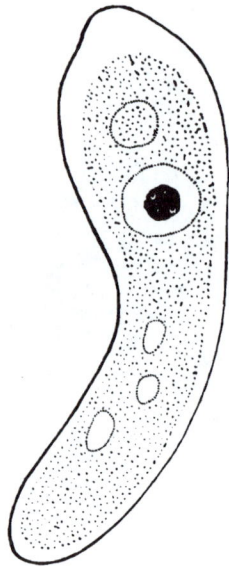

图 6-34　福氏耐格里
阿米巴滋养体
（李朝品　仿绘）

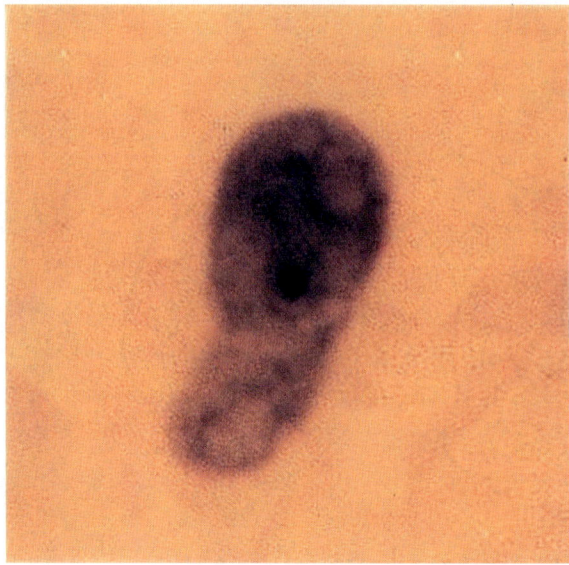

图 6-35　福氏耐格里阿米巴滋养体（苏木精染色）
（程训佳　图）

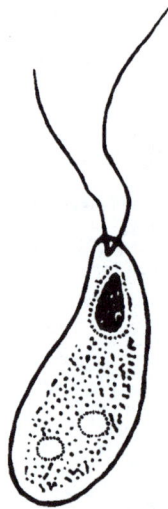

图 6-36　福氏耐格里阿米巴双鞭毛体
（李朝品　仿绘）

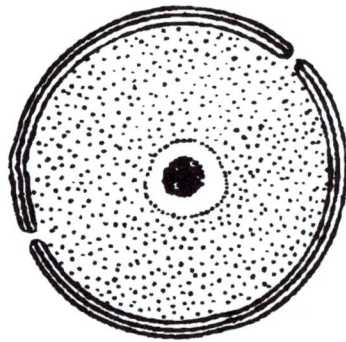

图 6-37　福氏耐格里阿米巴包囊
（李朝品　仿绘）

或星形的内包囊壁和波纹状的外包囊壁的形态多见，例如卡氏棘阿米巴（*Acanthamoeba castellanii*）和多噬棘阿米巴（*Acanthamoeba polyphaga*）等严重致病性虫体的包囊。包囊的胞质内布满细小颗粒，单核，常位于包囊中央。根据包囊的形态对这类棘阿米巴进行鉴别；18s 核糖体 RNA 基因的序列也可以进行鉴别，迄今已经鉴定出 19 个不同基因型。棘阿米巴可以在室温下人工培养。棘阿米巴属的滋养体为多变的长椭圆形，直径为 12~45μm，滋养体体表有许多不断形成与消失的棘刺状伪足（acanthopodia），虫体做无定向的缓慢运动。胞质内含颗粒及食物泡。核直径约为 6μm，核中央含一大而致密的球状核仁，核膜与核仁之间有明显的晕圈，却无核周染粒。但有时核仁呈多态形，或内含空泡（图 6-38，图 6-39）。

（十）狒狒巴拉姆希阿米巴

与棘阿米巴相似，亦具滋养体期和包囊期。滋养体有较大的泡状核，核仁居中，指状伪足，虫体直径为 12~60μm。成熟的包囊常呈圆形，直径为 6~30μm（图 6-40，图 6-41）。

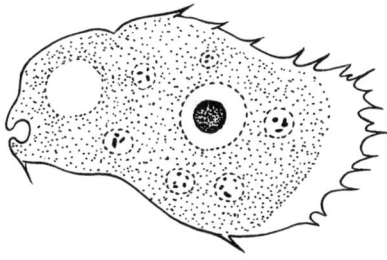

图 6-38 卡氏棘阿米巴滋养体
（李朝品 仿绘）

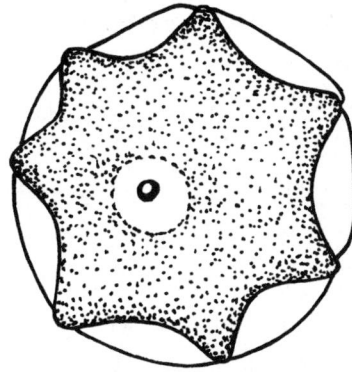

图 6-39 卡氏棘阿米巴包囊
（李朝品 仿绘）

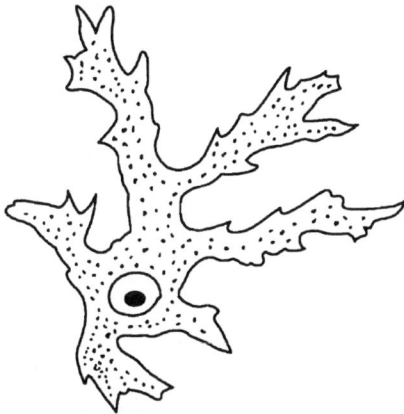

图 6-40 狒狒巴拉姆希阿米巴滋养体
（李朝品 仿绘）

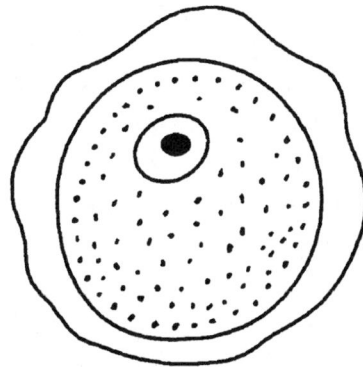

图 6-41 狒狒巴拉姆希阿米巴包囊
（李朝品 仿绘）

（冯 萌）

第三节 芽囊原虫

　　人芽囊原虫（*Blastocystis hominis*）是人及灵长类动物肠道内常见的一种原虫。该虫曾长期被认为是一种对人无害的肠道共生酵母菌，直至 20 世纪（Zierdt，1967）发现其具有原虫生物学特征且可致人体腹泻后，才逐渐为人们所重视。人芽囊原虫的分类地位尚待最后定论，现将其归于色混界（Chromista），色物亚界（Chromobiota），双环门（Bigyra），芽囊纲（Blastocystea）。许多国家和地区陆续报道人芽囊原虫感染的人体病例，1990 年我国在广州首次发现人芽囊原虫感染病例。人芽囊原虫可单独寄生于宿主肠道，亦可同时合并其他肠道原虫感染，其生活史尚未完全清楚，主要有滋养体和包囊两个形态期，生殖方式有：二分裂生殖、出芽生殖、裂体增殖及由生殖颗粒直接发育成细胞。滋养体主要寄生在人体回盲部，以肠腔内容物为营养来源，包囊不断随粪便排出。在体外人芽囊原虫的成囊过程：阿米巴型虫体吞噬细菌后变成囊前期虫体，此时虫体变圆，在中心体周围形成一个均质的囊壁，然后囊壁变厚，囊内出现繁殖颗粒即成为包囊。囊前期虫体具感染性。包囊通过污染的水和食物实现宿主转换和完成生活史。

　　人芽囊原虫的诊断主要依靠病原学检查，从粪便中检获人芽囊原虫即可确诊。光镜观察人芽囊原虫有 5 种形态类型：空泡型（vacuolated form）、颗粒型（granular form）、阿米巴型（ameba form）、复分裂型（multiple fission form）和包囊型。

一、人芽囊原虫标本采集与制作

　　人芽囊原虫主要寄生于人体的回盲部，以肠腔内容物为营养，在大量繁殖过程中引起肠黏膜损伤，导致消化吸收障碍及肠功能紊乱,以至于形成肠蠕动亢进与抑制失调的恶性循环。迄今,国内有关人芽囊原虫感染的病理学改变的研究报告显示,人芽囊原虫主要引起回肠末端及盲肠充血、水肿、胀气。病变程度与其感染度密切相关。颗粒型和空泡型虫体也可寄生于微绒毛边缘或侵入上皮细胞内。其临床症状轻重不一,多数为无症状带虫者或仅有轻微症状。腹泻为最常见的症状,粪便多呈稀汁样,可检出白细胞和黏液。轻症者表现为间歇性腹泻,腹泻数天即可自限,其他症状轻。重症者出现经常性腹泻,难以自限,粪便性质多为糊便、水样便,也可为黏液血便,并伴有腹痛、恶心、呕吐、厌食、乏力等症状,病程长达数月至数年。患者的临床症状与人芽囊原虫感染度相关,当人芽囊原虫数在每高倍视野大于 5 个时,就可出现一系列消化道不适症状;感染密度高者甚至出现大便带血,里急后重等表现,个别表现为血清样或无色透明胶样排泄物中带有脱落的小块肠黏膜。偶有便秘或便秘腹泻交替出现。通常用棉签取患者的新鲜粪便作为标本。

（一）人芽囊原虫标本采集

1. 采集前准备

（1）样本容器外应贴有标签并标注信息:患者的姓名和标识码、医师姓名、采集日期和时间(如果实验室是计算机化管理的,应反映样本送达实验室的日期和时间,而不是采集时间)。化验单必须标明需要检查的项目,伴随着网络化管理,这些信息将输入计算机并进入护士站、诊室及病房系统。在某些情况下,有必要与医生沟通以获得患者病史、旅游史等资料。

（2）采集前注意事项:粪便样本应该收集在洁净的、广口容器内,常用有密封盖的浸蜡纸盒或塑料容器。不能被水、尿液、粉尘污染,因为水可以含有自由生活的生物体,可以被误认为是寄生虫,尿液可以破坏运动的虫体。粪便采集前不能应用某些物质和药物,包括钡剂、抗酸药、矿物油、铋、抗生素(甲硝唑、四环素等)、抗疟药和不能吸收的止泻药。服用上述任何化合物一周到数周内可能查不到寄生虫。在用了钡剂或抗生素后,要分别推迟 7~10 天或至少 2 周才能采集样本,用了胆囊显影剂要推迟 3 周。

2. 采集 采集粪便部位宜选择粪便的脓、血和黏膜液部分,如未见脓、血、黏膜液,则应从粪便不同部位的表面取材。粪便取材的量视检查方法而定:作直接涂片,只需少量;作浓集法检查,应取 5~10g(约拇指大小)。

3. 采集注意事项 粪便标本材料要新鲜,尽量在排出后 30 分钟内检查。如果不能在 30 分钟内检查,应该将样本放入固定液中。如有条件可进行保温和必要的湿润度,以维持原虫的活力。存放于冰箱中的标本,时间不宜超过 12 小时,检查时需再行加温。软粪便(半成形)样本中可能有原虫滋养体和包囊混在一起,应当在排出后 1 小时之内检查,如果做不到,应当用防腐剂。成形粪便不苛求即刻检验,在排出 24 小时内的任何时间对样本进行检验,原虫的包囊都是完整的。含粪便样本的容器在送往实验室测试时应置于塑料袋内。关于粪便寄生虫样本送检的次数,推荐治疗前、治疗后各常规送检 3 次。标准做法是每一个粪样均要做浓集和永久涂片染色。连续送检的 3 次样本应当每隔一天采集一次,或者在不超过 10 天的时间内采集。如果需要连续的 6 次标本,则应当在不超过 14 天的时间内采集。严重水样腹泻患者,因病原体极度稀释可能被漏检,咨询临床医生以后,可增加一天内采集次数。资料表明,仅一次粪便检验可发现存在虫体的 40%~50%,所以有人认为根据具体情况有些患者采集 1 次或 2 次样本即可,阴性但仍然有症状时再增加检测次数。在连续 3 个粪便样本中,常见情况是并非 3 个样本都是阳性,或者虽然都是阳性,但不一定都是同一虫种。

（二）人芽囊原虫标本制作

1. 临时标本制作与染色

（1）生理盐水涂片法:取 1 滴生理盐水加到载玻片上,用竹签挑取绿豆大粪块在生理盐水中涂匀,加盖玻片静置 1~3 分钟后镜检。油镜下能检查到空泡型、颗粒型或阿米巴样人芽囊原虫滋养体。将新鲜粪便标本制成生理盐水涂片,此时人芽囊原虫滋养体为无色圆形或卵圆形小体,大小颇不一致,核与其他结构不易辩认,易与某些肠道原虫包囊、白细胞等混淆。

（2）碘染色法:将生理盐水改成碘液,其他步骤同生理盐水涂片法。碘液配制:碘化钾 4g,溶于 100ml 蒸馏水中,再加入碘 2g,溶解后贮于棕色瓶中备用。碘染色后,油镜观察空泡型呈球形,单独或成堆出现,呈棕黄色,虫体内的中心体染成棕色,细胞质呈淡棕褐色,环状或月牙状,围绕中心体,在碘液着色的胞浆区有多个不连续的深染颗粒,沿细胞边缘分布(图6-42);颗粒型与空泡型相似,呈球形或卵圆形,着色较空泡型稍深,胞膜界限清晰,着色深,胞体被深浅不一的胞浆所充满,可见折光细颗粒;包囊型呈球形,黄色或棕黄色,虫体形态结构完整,细胞分为圆球形内部和厚囊壁样结构两部分,界限清晰,细胞内可见着色不一的细颗粒(图6-43)。此方法操作简单,适合于大面积普查。

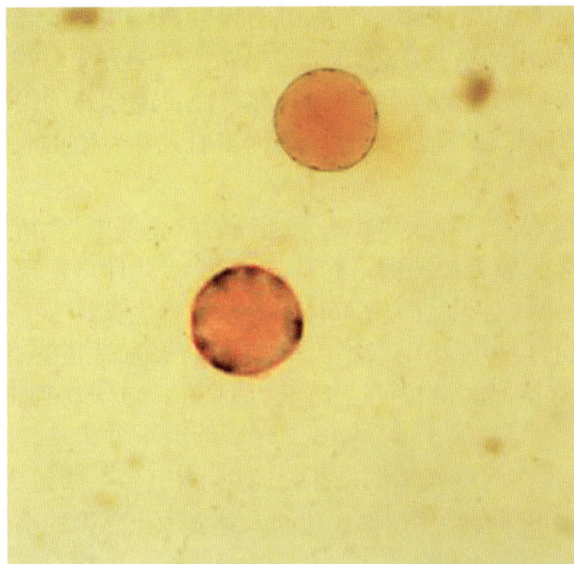

图6-42　人芽囊原虫空泡型(碘液染色法)
(引自　李朝品、高兴致主编《医学寄生虫图鉴》)

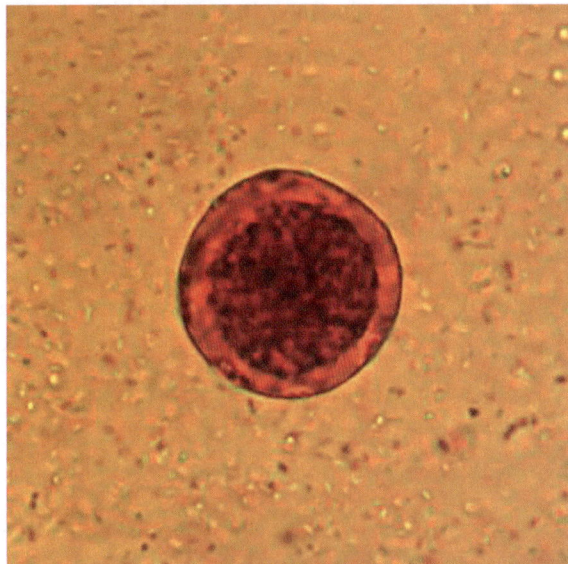

图6-43　人芽囊原虫包囊型(碘液染色法)
(引自　李朝品、高兴致主编《医学寄生虫图鉴》)

(3)浓集法涂片:取1g粪便,以10ml水调匀,过滤至离心管(15ml)中。水洗,1 500~2 000r/min转速离心1分钟,弃上清液,加入清水调匀,再离心,共2~3次。加10%福尔马林固定液10ml,浸5分钟左右。加乙醚3ml,用橡皮塞塞住离心管,用力摇动,使其均匀混合。1 000r/min转速离心约5分钟。结果:自上而下可见离心管内的混悬液分为四层:乙醚层;绿色粪便层;福尔马林层;微细粪渣层,此层含有人芽囊原虫包囊。倾去上三层,镜检下层细渣,查包囊时可滴加1滴碘液。注意:应用此法时,最好用蒸馏水;加福尔马林的目的在于固定和保存包囊;乙醚的作用在于除去粪便中的油脂。此种方法可大大提高虫体检出率。

2. 永久标本制作与染色　将直接涂片或浓集法制成的涂片经吉姆萨、三色或改良抗酸染色法染色后镜检,有利于虫种的鉴定。

(1)吉姆萨染色法:生理盐水涂片晾干后,用甲醇固定5分钟,吉姆萨原液经蒸馏水稀释5倍后的染液染色20~30分钟,水洗晾干后镜检。可见空泡型、颗粒型或阿米巴样人芽囊原虫滋养体。

(2)三色染色法:挑取少量粪便至载玻片上涂成薄膜,在粪膜半干半湿时放入滴加有冰醋酸的肖氏固定液中固定30分钟,放入70%乙醇中洗15分钟,之后在70%碘乙醇中洗两次,每次1分钟,接着在70%乙醇中洗两次,每次1分钟,再用三色染液染色8~15分钟,然后于含有1%冰醋酸的95%乙醇中洗10~15秒,接着用100%乙醇浸泡2次,每次30秒,然后在二甲苯中浸1分钟,最后用中性树胶封片后显微镜下观察。染色结果:背景为淡红色或淡绿色,虫体染成暗红色或深绿色,虫体内可见深染红色、块状或月牙状的核,以及折光性较强的颗粒。

(3)改良抗酸染色法

1)染液配制:①石炭酸复红染色液(第一液):碱性复红4g,95%乙醇20ml,石炭酸8ml,蒸馏水100ml;②10%硫酸溶液(第二液):纯硫酸10ml,蒸馏水90ml(边搅拌边将硫酸徐徐倾入水中);③20g/L孔雀绿液(第三液):20g/L孔雀绿原液1ml,蒸馏水10ml。

2)染色步骤:滴加第一液于晾干的粪膜上,1~10分钟后水洗,滴加第二液,1~10分钟后水洗,滴加第三液,1分钟后水洗,待干,置显微镜下观察。每次染色均应同时用10%福尔马林固定的含人芽囊原虫的粪便标本涂片作为质控物。染色后,背景为绿色,虫体呈玫瑰红色,圆形或椭圆形。不具备荧光镜的实验室,可用光镜检查,先用低倍和高倍镜下筛查,如发现小红点再用油镜观察,可提高检出速度和准确性。

3. 体外培养法标本制作

（1）培养基:人芽囊原虫的体外培养方法包括 LES（即改良的 Boeck-Drbohlav 培养基）双相培养和单向培养（液相培养和固相培养）。双相培养基相比于单相培养基,制作方法复杂,培养基容易被细菌污染;固相培养基主要是琼脂,研究相对较少,但是也具有一定的优点:简单、经济,并有可能根据集落形态通过肉眼观察可初步鉴定人芽囊原虫虫株;而液相培养是最常用的培养方法,也是发展最丰富的方法。常见的液相培养基有:Jones 培养基、IMDM 培养基和 RPMI 1640 培养基,均可作为人芽囊原虫的体外传代培养和保种的首选。培养过程中,虫体接种量、酸碱度、血清种类和粪便标本性状等因素对人芽囊原虫的体外培养有较大影响。

（2）培养方法:取人芽囊原虫阳性粪便标本调匀计数后,接种于事先去氧还原的培养基中（含新生牛血清、青霉素和链霉素）。接种虫数约 2×10^5 个/管,3~4 天后更换一次培养基,培养 1~2 代即可发现大量的人芽囊原虫。人芽囊原虫严格厌氧,在真菌和细菌培养基上不生长,在固体培养基较难生长。

LES 鸡蛋斜面双相培养基培养条件:Locke 液含 14%~20% 小牛（或人、马、兔）血清,加适量青、链霉素和两性霉素 B,pH 6.4~7.0,37℃培养,人芽囊原虫的存活时间最长可达 23 天,如果每隔 5 天转种 1 次,可达到传代保种的目的。

RPMI-1640 培养基培养条件:pH7.5,20% 小牛血清,在此培养基中人芽囊原虫生长稳定、繁殖率高,适于人芽囊原虫的长期保种培养。人芽囊原虫在液氮中可保存半年以上。建立人芽囊原虫感染的小鼠模型可通过两种途径:灌胃感染和直肠感染。

二、芽囊原虫标本的形态鉴别特征

人芽囊原虫形态多样,光镜观察有 5 种基本形态类型（图 6-44）。

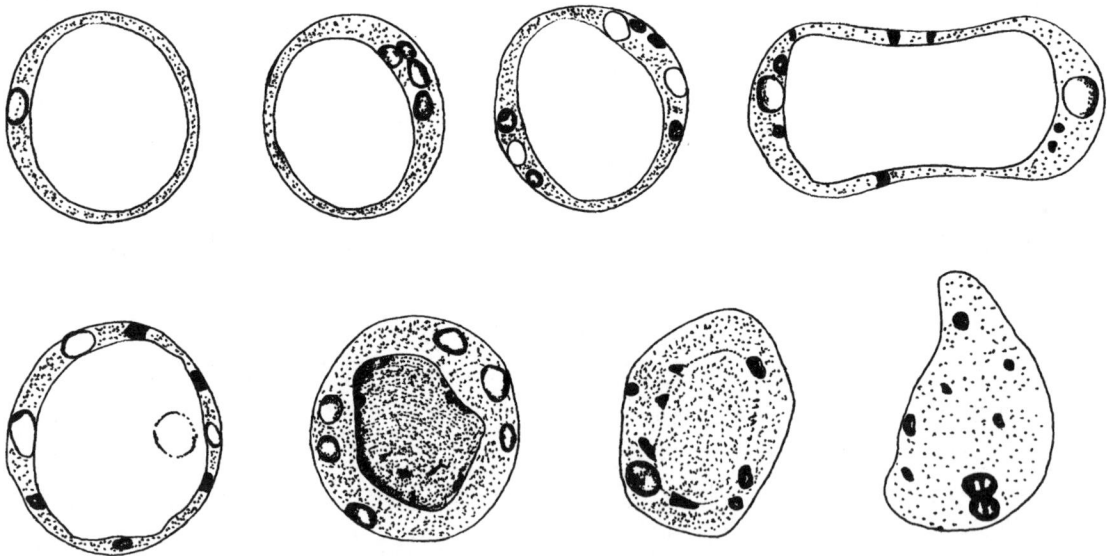

图 6-44 人芽囊原虫形态（示意图）
（李朝品 仿绘）

1. 空泡型 圆球形或卵圆形,虫体大小差异较大,直径为 4.99~26.64μm,平均为 13.7μm,无色。高倍镜下虫体结构较难辨认。油镜观察虫体有大空泡（中心体）,可达细胞体积的 90%,空泡与细胞膜之间常形成 1~2 个月牙状间隙,细胞质位于月芽状区域内并环绕中心体,在"月芽"状间隙内常见数个闪光颗粒（核）,色红,数目不等,通常为 2~4 个,大小约为 1μm。

2. 颗粒型 卵圆形或圆球形,大小与空泡型相当,无色,高倍镜下隐约可见圆形或椭圆形闪亮小体。

油镜观察虫体内含大小不均、数目不等、亮绿色折光颗粒,充满细胞质,有的虫体颗粒呈空泡状。颗粒型虫体可进行多分裂,多个虫体首尾相接,也能长出空泡型虫体。

3. 阿米巴型 又称变形型,形态多变,可有伪足伸出,似溶组织内阿米巴滋养体,但不易看见虫体移动,伪足区可见空泡或小泡状突起,小泡可脱离母体,形成子代虫体。

4. 复分裂型 由空泡型虫体发育而来,其细胞核不断分裂形成多个核,核与核之间有少量细胞质相连,余为空泡结构。当细胞外膜内陷,复分裂型虫体可分裂成多个大小不一的虫体。

5. 包囊型 形态较单一,球形或卵圆形,大小为 3.78~7.74μm。细胞由圆球形内质和厚外壁两部分组成,界限清晰。细胞内容物含多个空泡和糖原及脂类沉淀。外壁具多层囊壁保护,由松散的纤维层组成,在包囊成熟时脱落。从动物粪便分离的芽囊原虫包囊,与人粪中芽囊原虫包囊相比,形态有所差异,自恒河猴分离出的包囊相对较大,直径为 15μm,而自鸡粪分离出的多数包囊可见由单层纤维层包裹。

透射电镜观察:人芽囊原虫无细胞壁,最外侧为一层厚度不均的纤丝层,具有增强虫体表面强度,维持虫体形状的作用。空泡型虫体为一层细胞外膜所包,细胞外壁上普遍有形状各异的陷窝,细胞质和细胞核位于细胞内膜与细胞外膜之间的狭小区域里,其余部分为中心体,细胞核呈圆形或椭圆形,核膜为双层结构,部分虫体可见 2~5 个细胞核。核仁呈月牙状,电子致密度高,位于核的一端。细胞核附近的细胞质中可见具有双层膜结构的线粒体,呈圆形或长方形,并可见管状、囊状线粒体嵴。此外还有高尔基体、粗面型和光面型内质网、初级和次级溶酶体、微小体和核糖体。检查时应注意与溶组织内阿米巴、哈门内阿米巴、微小内蜒阿米巴的包囊、隐孢子虫卵囊以及真菌等相鉴别。

(李 苗)

第四节 孢 子 虫

孢子虫属于顶端复合物门(Phylum Apicomplexa)的孢子虫纲(Class Sporozoa)。孢子虫纲为专性的细胞内寄生原虫,广泛地寄生于从低等的多细胞动物到脊椎动物各类动物体内。孢子虫纲的虫体细胞结构很简单,细胞器不发达,没有伸缩泡、运动细胞器等,或仅在生活史的某个很短时期内出现鞭毛或伪足(例如,疟原虫仅在裂殖子阶段可做有限的变形运动)。孢子虫也没有取食及消化的细胞器,它是通过体表的微孔(micropore)或细胞膜表面的吞噬作用吸收宿主的营养。呼吸及排泄作用通过细胞膜而行扩散或渗透。孢子虫某些发育阶段(子孢子期和裂殖子期)具有顶复合器(apical complex),顶复合器包括顶环(apicalring)、类锥体(conoid)、棒状体(rhoptry)及微丝(micromemes),这些结构可能与穿刺宿主细胞有关。根据顶复合器及生活史的不同,孢子虫纲分为顶复合器发达的晚孢子亚纲和顶复合器不发达的焦虫亚纲。孢子虫类具有很强的繁殖能力,其生殖方式包括无性生殖和有性生殖两种方式。无性生殖有裂体增殖(schizogony)和孢子增殖(sporogony),分别产生裂殖子(merozoite)和子孢子(sporozoite)。成熟的子孢子常是孢子虫的主要感染阶段。有性生殖是通过雌雄配子结合进行配子生殖(gametogony),产生合子,合子形成后能分泌一个很厚的外壁,成为卵囊(oocyst),在卵囊内经孢子增殖形成若干个子孢子。两种生殖方式或可在一个宿主体内完成,例如隐孢子虫、等孢球虫;或分别在两个宿主体内完成,如弓形虫、疟原虫;有无宿主更换,取决于不同的虫种。本节分肠道寄生孢子虫和血液组织寄生孢子虫两部分介绍孢子虫标本采集与制作。

一、肠道孢子虫标本采集与制作

肠道寄生孢子虫主要包括隐孢子虫、肉孢子虫、等孢球虫、艾美尔球虫、环孢子虫等。

(一)隐孢子虫标本采集与制作

隐孢子虫(Cryptosporidium)是人兽共患的寄生性原虫,隶属于孢子虫纲、球虫亚纲、真球虫目、艾美耳亚目、隐孢子虫科、隐孢子虫属。自从 1907 年 Tyzzer 首次在实验小鼠的胃腺黏膜上皮细胞内分离到隐孢子虫以来,到目前为止,已经在人和 260 多种动物体内鉴定出 30 个隐孢子虫种和 40 多个基因型,绝大多人体隐孢子虫病由微小隐孢子虫(C. parvum)和人隐孢子虫(C. hominis)引起。早期对隐孢子虫病的诊断须进行肠黏膜活组织检查,近年则主要从粪便中查出卵囊确诊。隐孢子虫卵囊圆形或椭圆形,直径4~8μm,囊壁光滑,无色,由2层组成,囊内含有4个裸露的子孢子和由颗粒状物组成的残余体,子孢子为月牙形,大小为1.5μm×0.75μm。

1. 粪便中隐孢子虫卵囊采集、分离及纯化

(1)粪便中隐孢子虫卵囊采集:将感染者或感染动物的粪便放入同体积的2.5%重铬酸钾溶液中4℃保存。选择5~6周龄昆明小鼠或BALB/c小鼠置于实验环境中2天,进行适应性饲养。2天后在饮水中添加地塞米松(浓度为7.5~15mg/L),让小鼠自由饮用。5天后灌喂隐孢子虫卵囊感染小鼠(每鼠约感染1.5×10³卵囊)。自接种后第2天开始收集鼠粪分离收集卵囊。

(2)粪便中隐孢子虫卵囊分离与纯化:可采用以下方法中的一种对卵囊进行分离纯化。

1)改良饱和盐水漂浮法:将保存于2.5%重铬酸钾溶液中的粪便过筛(孔径为63μm)除去较大的粪便颗粒,滤液经1 500r/min离心10分钟后弃上清液。沉淀加入10ml饱和盐水充分混匀,5 000r/min离心10分钟后取上清液。加入30倍体积蒸馏水并1 500r/min离心10分钟。沉淀用0.01mol/L PBS洗2次后,悬浮于PBS中,4℃保存。

2)蔗糖漂浮法:取8ml Sheather蔗糖液加2ml粪样并混匀。经过2 000r/min离心15分钟后,用弯头吸管吸取表面液层4ml,用PBS洗3次。重悬浮于PBS中,4℃保存。

3)蔗糖梯度离心法:先用双蒸水分别配制成20%、30%、40%、50%的蔗糖溶液。吸管吸取每种浓度蔗糖溶液2ml于10ml玻璃离心管中建立浓度梯度,从管底到管口依次为50%~20%。然后吸取2ml粪样沿管壁轻加在梯度最上层。经1 500r/min离心15分钟后,用弯头吸管收集第二三层液体,用PBS洗3次。重悬浮于PBS中,4℃保存。

4)淋巴细胞分离液分离法:淋巴细胞分离液9ml加入10ml离心管中,取1ml粪样沿管壁轻加于上层,不要混匀。经过2 500r/min离心15分钟,用弯头吸管吸出中间白浊带层。PBS洗2次后,悬浮于PBS中,4℃保存。

2. 隐孢子虫卵囊染色玻片标本制作 将新鲜或置于保存液中(4℃ 30天内)的含卵囊粪便涂成适当大小的粪膜,彻底干燥后用甲醇固定5分钟。可选用以下三种方法染色制片。

(1)金胺-酚染色法

1)染液配制:①1g/L金胺-酚染色液(第一液):金胺0.1g,石碳酸5.0g,蒸馏水100ml;②3%盐酸乙醇(第二液):盐酸3ml,95%乙醇100ml;③5g/L高锰酸钾液(第三液):高锰酸钾0.5g,蒸馏水100ml。

2)染色步骤:滴加第一液于粪膜上,10~15分钟后水洗;滴加第二液,1分钟后水洗;滴加第三液,1分钟后水洗,待干,置荧光显微镜检查即可。

(2)改良抗酸染色法:染液配制及染色步骤参见人芽囊原虫标本制作。

(3)金胺-酚染色-改良抗酸复染法:是目前较佳的方法。染色过程是先用金胺-酚染色,再用改良抗酸染色法复染。

注意事项:染液中使用的高锰酸钾溶液有效期为30~42天,如超过此有效期,染色片中会出现非特异性颗粒而影响检查结果。此外,对于长期保存于固定液中的标本运用此法进行染色时,可在金胺-酚染色之后晾干涂片,滴加金胺-酚第二液(3%盐酸乙醇)5分钟,再进行改良抗酸染色,亦可取得较好效果。

(4)其他染色法:沙黄-亚甲蓝染色法、吉姆萨染色法亦可对标本进行染色,结果显示隐孢子虫卵囊内部形态结构不清晰,而且非特异颗粒非常多,且不能将卵囊和酵母区分开。

3. 小肠活体组织中隐孢子虫标本的采集与制作 采用小肠活组织可制成涂片,用福尔马林固定,染色后用光镜检查;小肠活检组织直接印片,用5%吉姆萨染液染色30分钟,光镜检查也能确定该虫。也可将活组织制成乙二醇甲基丙烯酸树脂包埋的切片标本(厚1μm),经吉姆萨染色,光镜检查可以鉴别各期虫体。小肠活组织用戊二醛固定,制备透射或扫描电镜标本,电镜下观察。

(二)肉孢子虫标本采集与制作

肉孢子虫(*Sarcocystis*)隶属于球虫纲、艾美目、艾美科、肉孢子虫属,1843年Miescher在家鼠的骨骼肌中首次发现,直至1972年才由Rommel等阐明其生活史。肉孢子虫主要寄生于草食动物(如牛、羊、马

和猪）、鸟类、鼠类、爬行类等多种动物，偶尔寄生人体，引起肉孢子虫病（sarcocystosis）。寄生人体小肠的肉孢子有两种，即以牛为中间宿主的牛人肉孢子虫（*S. bovihominis*）和以猪为中间宿主的猪人肉孢子虫（*S. suihominis*），两种肉孢子虫终末宿主均为人、猕猴、黑猩猩，由于均可寄生于人小肠，又称人肠肉孢子虫。寄生于人肌肉内的孢子虫为林氏肉孢子虫（*S. lindemani*），又称人肌肉孢子虫等，生活史至今并不完全明了。肠肉孢子虫病诊断主要依据在新鲜粪便中检查到完整的卵囊或单个孢子囊，牛人肉孢子虫的卵囊呈椭圆形，大小为（13~16）μm ×（16~21）μm，囊壁薄易破，内有无色透明、常单个或成对出现的孢子囊。孢子囊呈宽椭圆形，囊壁光滑而折光，大小为（13~16）μm ×（8~11）μm，平均为 14.7μm × 9.3μm，每个孢子囊内含 4 个新月形子孢子以及一个颗粒状残留体。猪人肉孢子虫的卵囊和孢子囊形态与牛人肉孢子虫基本相似，呈椭圆形，每个卵囊内含两个椭圆形壁薄透明的孢子囊，每个孢子囊内含 4 个新月形子孢子以及一个颗粒状残留体，猪人肉孢子虫的卵囊和孢子囊大小分别为 13μm × 19μm 和 13μm × 10μm。对于肌肉内的肉孢子囊检查可用活组织或切片检查。

1. 肉孢子虫孢子囊的采集与标本制作

（1）小肠孢子囊的采集与保存：在终末宿主的粪便中首次排出肉孢子虫孢子囊 3~7 天后，杀死终末宿主并取出小肠，纵向剖开，腔面向上在滤纸上展开，然后用载玻片轻轻刮取小肠上皮只取绒毛顶部（该处孢子囊最为集中）。接着将刮取物悬浮于水中，在搅拌器中以最大速度匀化 2 分钟，并在 400r/min 下离心 10 分钟。弃上清液，再将沉淀物移入水中，反复上述过程直到大多数孢子囊从宿主组织中释放出来为止。接着把离心浓集的孢子囊通过 25μm 孔眼的不锈钢筛进行过滤，并混入 HBSS 中离心，再把离心后的沉淀移入 HBSS-抗菌混合物（青霉素 10 000U、链霉素 10mg、两性霉素 B0.05mg、制霉菌素 500U/ml，上述混合物简称 PSFM）中，接着将该样品放入 4℃下保存备用。该方法可保存 1 年或更长时间孢子囊均保持活力。

（2）粪便中孢子囊的采集：可采用沉淀法和浮聚法进行。

1）沉淀法：原虫孢子囊的比重大可沉积于水底，有助于提高检出率。

重力沉淀法：取粪便 20~30g，加水成混悬液，经金属筛（40~60 目）或 2、3 层湿纱布过滤，再加清水冲洗残渣；过滤粪液在容器中静置 6 小时，倒去上液，重新加满清水，以后每隔 6 小时换水 1 次（3~4 次），直至上液清晰为止。最后倒去上液，取沉渣作涂片镜检。

离心沉淀法：将上述滤去粗渣的粪液离心（1 500~2 000r/min）1~2 分钟，倒去上清液，注入清水，再离心沉淀，如此反复沉淀 3~4 次，直至上液澄清为止，最后倒去上清液，取沉渣镜检。

汞碘醛离心沉淀法：粪便 1g，加适量（约 10ml）汞碘醛液，充分调匀，用 2 层脱脂纱布过滤，再加入乙醚 4ml，摇 2 分钟，离心（2 000r/min）1~2 分钟，即分成乙醚、粪渣、汞碘醛及沉淀物 4 层。吸弃上面 3 层，取沉渣镜检。

醛醚沉淀法：置粪便 1~2g 于小容器内，加水 10~20ml 调匀，将粪便混悬液经 2 层纱布（或 100 目金属筛网）过滤，离心（2 000r/min）2 分钟；倒去上层粪液，保留沉渣，加水 10ml 混匀，离心 2 分钟；倒去上液，加 10% 福尔马林 7ml。5 分钟后加乙醚 3ml，塞紧管口并充分摇匀，取下管口塞，离心 2 分钟，即可见管内自下而上分为 4 层。取管底沉渣涂片镜检。如检查原虫孢子囊，可加卢戈氏液染色即可。

2）浮聚法：利用比重较大的液体，使原虫孢子囊上浮，集中于液体表面。常用的方法有两种。

饱和盐水浮聚法：用竹签取黄豆粒大小的粪便置于浮聚瓶（高 3.5cm，直径约 2cm 的圆形直筒瓶）中，加入少量饱和盐水调匀，再慢慢加入饱和盐水到液面略高于瓶口，但不溢出为止。此时在瓶口覆盖一载玻片，静置 15 分钟后，将载玻片提起并迅速翻转，镜检即可。

硫酸锌离心浮聚法：取粪便约 1g，加 10~15 倍的水，充分搅碎，按离心沉淀法过滤，反复离心 3~4 次，至水清为止，最后倒去上液，在沉渣中加入比重为 1.18 的硫酸锌液（33% 的溶液），调匀后再加硫酸锌溶液至距管口约 1cm 处，离心 1 分钟。用金属环取表面的粪液置于载玻片上，加碘液 1 滴，进行镜检。

蔗糖离心浮聚法：取粪便约 5g，加水 15~20ml，以 260 目尼龙袋或 4 层纱布过滤。取滤液离心 5~10 分钟，吸弃上清液，加蔗糖溶液（蔗糖 500g，蒸馏水 320ml，石炭酸 6.5ml）再离心，然后如同饱和盐水浮聚法，取其表液膜镜检（高倍或油镜）。也可用饱和硫酸锌溶液或饱和盐水替代蔗糖溶液。

（3）孢子囊标本制作

1）湿涂片标本：滴 1 滴生理盐水于洁净的载玻片，用棉签棍或牙签挑取绿豆大小的粪便块，在生理盐水中涂抹均匀；涂片的厚度以透过涂片约可辨认书上的字迹为宜。一般在低倍镜下检查，如用高倍镜观察，需加盖片。应注意孢子囊与粪便中异物的鉴别。孢子囊都具有一定形状和大小；孢子囊表面光滑整齐，具固有色泽；涂片应较薄。

2）碘液染色标本：直接涂片方法同上，以 1 滴碘液代替生理盐水。如碘液过多，可用吸水纸从盖片边缘吸去过多的液体。若同时需检查活孢子囊，可在用生理盐水涂匀的粪滴附近滴 1 滴碘液，取少许粪便在碘液中涂匀，再盖上盖片。涂片染色的一半查孢子囊；未染色的一半查活孢子囊。

3）改良抗酸染色标本：直接涂片的粪膜自然干燥，甲醇固定。改良抗酸染色法染色，具体操作步骤参见人芽囊原虫标本制作。

2. 肉孢子虫包囊的采集与标本制作

（1）肌肉中肉孢子虫包囊的采集：采取食管肌、心肌、臀肌和膈肌压片，在载玻片上剔除样品的脂肪和结缔组织，顺肌纤维方向将肌肉剪成铅笔芯粗细的小条，顺序置于载玻片上，每张玻片 5~10 条，覆盖另一载玻片并缓缓轻压，使肌肉变薄变扁，低倍镜下检查肉孢子虫包囊。查到包囊后，记下位置，取去覆盖载玻片，剥离包囊，移入另一载玻片上，滴加 0.85% 的生理盐水，加盖玻片，高倍镜或油镜下观察包囊形态、测量和初步鉴定。刺破包囊观察和测量溢出的缓殖子和母细胞。

（2）扫描电镜观察样品的制作：从肌丝中剥离出肉孢子虫包囊，以 2.5% 戊二醛（0.1mol/L pH7.3 的磷酸缓冲液配制）预固定 2 小时，然后 1% 锇酸固定 2 小时。再用丙酮逐级脱水，每级 10 分钟，然后用醋酸正五酯置换丙酮，放入二氧化碳临界点干燥器内干燥、喷金、扫描电镜观察并拍照记录结果。

（3）透射电镜观察样品的制作：将采集的肉样，在光镜下剥离出包囊，或切出含包囊的组织块，迅速投入 2.5% 戊二醛固定液，固定 2 小时后再换新鲜戊二醛固定液 4℃冰箱保存，然后以 1% 锇酸液复固定 2 小时，经系列丙酮逐级脱水，812 树脂包埋；包埋块先切出半薄切片，甲苯胺蓝染色后，光镜下定位，LKB 切片机制出超薄切片；醋酸铀溶液染色 20~30 分钟，柠檬酸铅溶液染色 10 分钟，透射电镜下观察，拍照记录结果。

（三）等孢球虫标本采集与制作

等孢球虫（Isospora）属于球虫纲、艾美球虫目（Eimeriida）的球虫，广泛寄生于人类、哺乳类、鸟类和爬行类动物的肠道内。已记录的等孢球虫有十余种，只有贝氏等孢球虫（Isospora belli）和纳塔尔等孢球虫（Isospora natalensis）寄生于人体，引起等孢球虫病，导致腹泻。贝氏等孢球虫的卵囊呈长椭圆形，大小为（20~33）μm×（10~19）μm，未成熟卵囊内含有一个大而圆的细胞，成熟的卵囊内含有 2 个椭圆形孢子囊，每个孢子囊的大小为（9~11）μm×（7~12）μm，内含 4 个半月形的子孢子和 1 个残留体。纳塔尔等孢球虫卵囊略呈球形，大小为（25~30）μm×（21~34）μm，含有 2 个椭圆形的孢子囊，每个孢子囊大小约为 17μm×12μm，其卵囊与猫、犬的等孢球虫极为相似。粪便中发现卵囊即可确诊。由于卵囊较小，无色透明，从粪便排出时间较短，采用粪便常规直接涂片不易发现。必要时可采用小肠组织活检，在肠黏膜细胞内检出发育各期的虫体。

1. 等孢球虫卵囊标本采集　取感染者或感染动物的粪便，采用离心沉淀或浮聚法获取等孢球虫卵囊样本，将收集的卵囊样本放入 2.5% 重铬酸钾溶液中 4℃保存。

2. 等孢球虫卵囊染色玻片标本制作　将新鲜或置于保存液中（4℃ 30 天内）的含卵囊粪便涂成适当大小的粪膜，彻底干燥后用甲醇固定 5 分钟，采用抗酸染色法或改良抗酸染色法制作等孢球虫玻片标本，染色步骤参见人芽囊原虫标本制作。

（四）艾美尔球虫标本采集与制作

艾美尔球虫（Eimeria）隶属于球虫纲、艾美目、艾美科。寄生人体的艾美尔属球虫有 3 种，即古氏艾美尔球虫（E. gubleri）、鱼艾美尔球虫（E. clupearum）和沙丁艾美尔球虫（E. sardinae）。古氏艾美尔球虫寄生于肝和胆管的上皮细胞内，临床上可引起肝肿大，其卵囊从胆管逸出进入小肠，从粪便排出。卵囊呈卵圆形，大小为（20~40）μm×（16~25）μm，淡黄色，一极扁平。鱼艾美尔球虫的卵囊呈球形，直径为 20μm，卵囊内有四个卵圆形的孢母细胞,大小为 10μm×7μm,每个孢母细胞内含 2 个镰刀状的子孢子,子孢子的一端较圆,内含核和圆形或卵圆形透明体各一个,子孢子之间有残余体一个或二个。沙丁艾美尔球虫的卵囊呈球形,直径为 33~50μm,囊壁黄色,卵囊内有 4 个长而两端尖的孢母细胞,大小为(30~32)μm×7.5μm,每个孢母细胞内有两个子孢子,卵囊内还有卵囊残余体。在宿主粪便内查到的艾美尔球虫卵囊通常是未成熟的,在外界环境中发育所需要的时间随虫种、温度和湿度而各不相同。

1. 艾美尔球虫标本采集　收集感染者或感染动物的粪便,采用沉淀法或浮聚法浓集粪便样本中艾美尔球虫卵囊,将获取的卵囊样本放入等体积保存液保存备用。

2. 艾美尔球虫染色玻片标本制作　包括粪便湿涂片和染色玻片标本的制作。

(1)粪便湿涂片:滴 1 滴生理盐水于洁净的载玻片,用棉签棍或牙签挑取绿豆大小的粪便块,在生理盐水中涂抹均匀即可。

(2)染色玻片标本:将获取的卵囊样本涂片,自然干燥,甲醇固定。采用抗酸染色法或改良抗酸染色法制作艾美尔球虫染色玻片标本,染色步骤参见人芽囊原虫标本制作。

(五) 环孢子虫标本采集与制作

环孢子虫(Cyclospora)是一种新发现的肠道寄生原虫,分类上属真球虫目、艾美球虫亚目、隐孢子虫科、环孢球虫属。现已报道的环孢子虫有效种为 19 个。该虫寄生宿主种类广泛,包括爬行类、食虫类、啮齿类、非人类灵长类和人类。环孢子虫主要寄生于宿主小肠上皮细胞,特别是空肠,在人体引起环孢子虫病(cyclosporiasis),其主要临床表现为腹泻,在免疫抑制或免疫功能缺陷者则可引起持续性腹泻甚至死亡。环孢子虫未成熟卵囊含有一个直径为 6~7μm 的淡绿色桑葚胚,其内含有 3~9 个直径为 2~3μm、外周包有一层膜的折光颗粒,呈中空的簇状排列;成熟卵囊含有两个孢子囊,孢子囊呈卵圆形,大小为 4μm×6μm,每个孢子囊含有两个子孢子。环孢子虫卵囊在紫外光照射下发出自发荧光。

1. 环孢子虫卵囊标本采集　从感染者或感染动物的粪便中获取环孢子虫卵囊,粪便样本可放入 2.5%重铬酸钾溶液中 4℃保存。粪便中卵囊可采用沉淀法或浮聚法分离收集。

2. 环孢子虫卵囊标本制作

(1)粪便湿涂片:滴 1 滴生理盐水于洁净的载玻片,用棉签棍或牙签挑取绿豆大小的粪便块,在生理盐水中涂抹均匀即可。

(2)染色玻片标本:较常采用改良抗酸染色法制作染色标本,该法可以比较清晰地显示卵囊。环孢子虫亦可采用番木素、磺酸-Schiff 染液、六亚甲基四胺银和金胺-0-荧光素等染色,但不能被吉姆萨染液、革兰氏染液、HE 染液和碘液着色。

(六) 标本采集与制作注意事项

采集与制作肠道寄生孢子虫样本应注意的事项:①详细记录样本有关信息,包括采集地、日期、来源、宿主种类等,以备查核。②宿主排卵囊具有间歇排出的特点,粪便检查宜反复多次,粪便标本应保持新鲜。如有杂菌污染时,卵囊则不易识别,因此在取材及操作时应注意避免杂菌污染。③染色标本制作时,涂片不能太厚也不能太薄;染色前涂片应彻底晾干;注意染液的选择使用并掌控好染色过程以及染色每一步骤的时间。

(七) 肠道寄生孢子虫的标本形态特征

1. 隐孢子虫标本形态特征　金胺-酚染色玻片标本低倍荧光镜下,可见卵囊为一圆形小亮点,发现乳白色荧光。高倍镜下卵囊呈乳白或略带绿色,卵囊壁为一薄层,多数卵囊周围深染,中央淡染,似环状,或深染结构偏位,有些卵囊全部为深染。但有些标本可出现非特异的荧光颗粒,应注意鉴别。改良抗酸染色玻片标本背景为蓝绿色,卵囊为玫瑰红色,成熟的卵囊内含 4 个月牙形子孢子(图 6-45)。卵囊着色的深浅往往因卵囊的发育程度与活性而异。金胺-酚染色-改良抗酸复染玻片标本光学显微镜下观察,卵囊同抗酸染色所见,背景为蓝绿色,卵囊为玫瑰红色,非特异性颗粒被染成蓝黑色,对比性很强,极易鉴别。

2. 肉孢子虫标本形态特征　牛人肉孢子虫的卵囊和孢子囊形态与猪肉孢子虫基本相似。湿涂片标本卵囊呈椭圆形,囊壁薄,内有无色透明、单个或成对孢子囊,孢子囊呈椭圆形,囊壁光滑而折光,内有一小暗点和淡黄色的子孢子(图 6-46)。1 小时后孢子囊脱水变形不易辨认,故应立即镜检;改良抗酸染色玻片

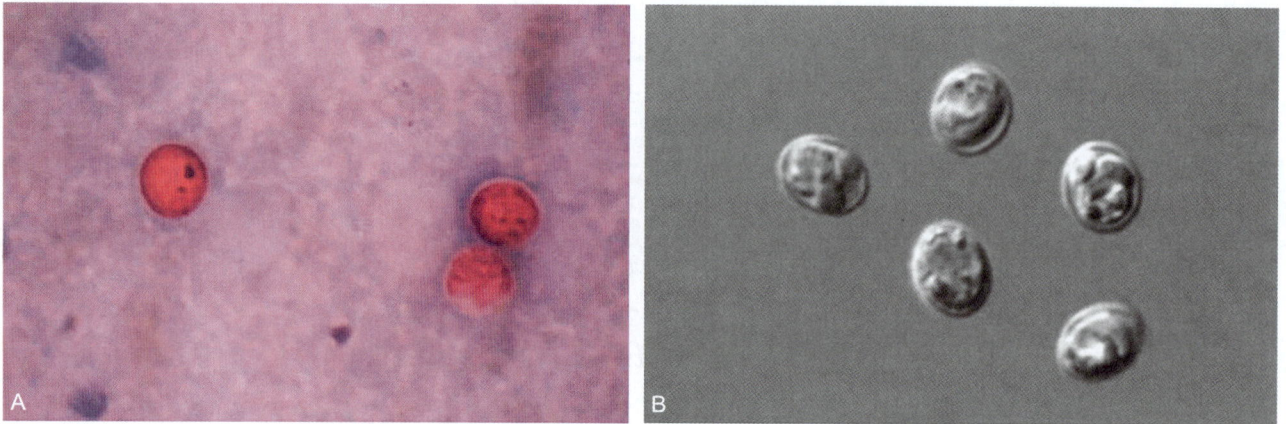

A. 改良 Ziehl-Neelsen 染色；B. 微分干涉对比（DIC）显微镜下形态

图 6-45 隐孢子虫卵囊

（引自 Cui）

标本背景为蓝绿色，卵囊呈亮红色，每个孢子囊内含 4 个亮红色新月形子孢子以及蓝黑色残留体。

3. 等孢球虫标本形态特征 改良抗酸染色玻片标本背景为蓝绿色，卵囊呈深红色或玫瑰红色，卵囊内子孢子均染为玫瑰红色，卵囊壁轮廓清晰，未成熟卵囊内含有一个大而圆的细胞，成熟的卵囊内含有 2 个椭圆形孢子囊，每个孢子囊内含 4 个半月形的子孢子和 1 个残留体（图 6-47）。

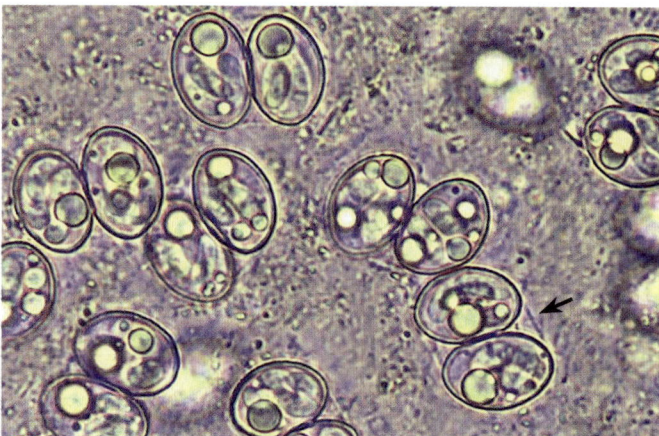

图 6-46 猪人肉孢子虫卵囊

（引自 Gjerde）

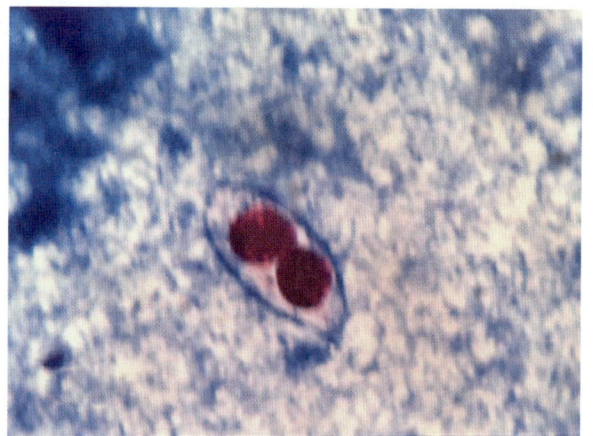

图 6-47 贝氏等孢球虫染色标本

（引自 Rostami）

4. 艾美尔球虫标本形态特征 湿涂片标本：沙丁艾美尔球虫的卵囊呈球形，囊壁黄色，卵囊内有 4 个长而两端尖的孢母细胞，每个孢母细胞内有两个子孢子，卵囊内还有卵囊残余体（图 6-48）。改良抗酸染色玻片标本：背景为蓝绿色，卵囊呈深红色，卵囊内孢母细胞均染为深红色，卵囊壁轮廓清晰。

5. 环孢子虫标本形态特征 环孢子虫形态在新鲜的未染色的粪便湿涂片中最为清晰。从患者腹泻物中分离到的卡耶塔环孢子虫（*C. cayetanensis*）卵囊为不折光、玻璃样的球体，直径 8~10μm。在 365nm 紫外光下发深蓝色的荧光，在 450~490nm 紫外光下发薄荷绿色的荧光（图 6-49）。

注意环孢子虫卵囊易与隐孢子虫卵囊相混淆，二者主要区别：环孢子虫卵囊直径为 8~10μm，而隐孢子虫卵囊直径为 4~6μm；环孢子虫卵囊染色呈淡玫瑰红色，内部结构不清楚，隐约可见玫瑰红色团块，含有小空泡，而隐孢子虫卵囊内部结构清晰，有月牙形的子孢子及蓝黑色颗粒状残留体；孢子化的卵囊结构不同，很容易区别。环孢子虫每个卵囊只有 2 个孢子囊，且每个孢子囊有 2 个子孢子，而隐孢子虫每个卵囊有 4 个裸露的子孢子。

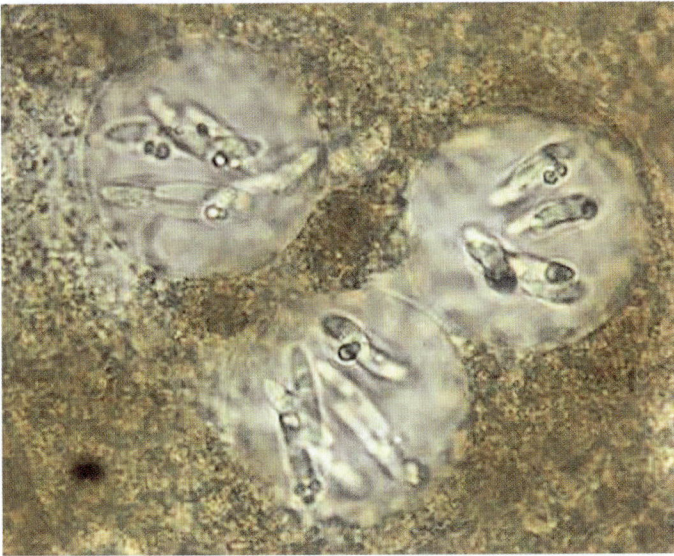

图 6-48 艾美尔球虫卵囊
（引自 Özer）

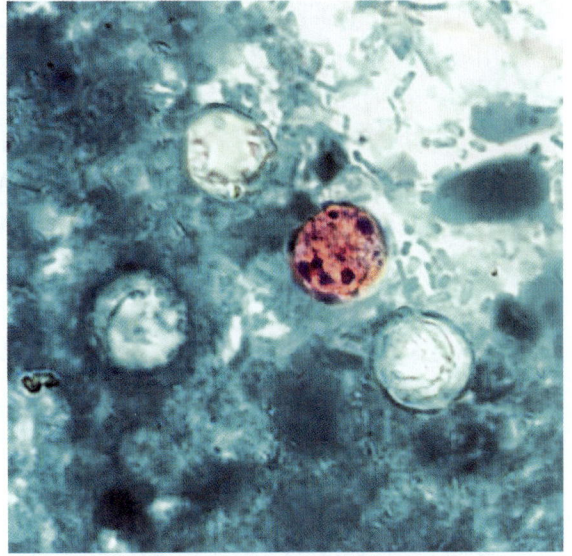

图 6-49 卡耶塔环孢子虫卵囊染色标本
（引自 CDC）

二、血液和组织孢子虫标本采集与制作

血液与组织寄生的孢子虫包括疟原虫、巴贝虫、弓形虫及新孢子虫等，以下分别介绍四种孢子虫标本的采集与制作方法。

（一）疟原虫标本采集与制作

疟原虫（*Plasmodium*）是引起人体疟疾的病原体，属孢子纲（Class Sporozoa）。目前已知的疟原虫大约有 130 多种，寄生人体的疟原虫有 5 种：分别是恶性疟原虫（*Plasmodium falciparum*），间日疟原虫（*P. vivax*），三日疟原虫（*P. malaria*）和卵形疟原虫（*P. ovale*），诺氏疟原虫（*P. knowlesi*），其中危害最严重的是恶性疟原虫。

1. 红内期标本的采集与制作

（1）末梢采血：现症患者一般可随时采血。局部消毒患者无名指，用无菌三棱针刺入皮肤 2~3mm，如末梢血未自然流出，可轻挤创口周围组织，使血滴形成。

（2）静脉采血及标本运输：在实验研究中，经常需要通过静脉采集一定量的疟原虫标本，用于疟原虫培养等。依据研究目的不同，静脉血需要在不同温度条件下保存和运输。用于疟原虫培养的标本，可以使用肝素抗凝的全血。如需运输则需要 37℃ 保温，通常可以使用保温桶，将密闭的试管插在泡沫浮子上，浮在 37℃ 水面上，既能防止碰撞，又能很好地保持温度。全血状态下运输，血浆成分能在短时间提供一定的酸碱缓冲和营养支持，有利于保持疟原虫的活力，培养需在血液离体 6 小时之内进行，否则疟原虫会发生衰退。用于基因方面研究的标本需要冷藏条件下运送。

（3）厚、薄血膜的制作：包括厚血膜、薄血膜、亚厚血膜、干滴血标本的制作。

1）厚血膜：将约 10μl 末梢血滴在干净载玻片上，用另一玻片的一角接触血滴，画圆，使血滴形成直径为 0.5~1cm 的血膜，以透过血膜刚好能辨认报纸上的字迹为宜，水平放置，室温待干。

2）薄血膜：将 10μl 末梢血滴在干净载玻片右侧，用推片的下缘接触血滴的左边，保持与载玻片水平接触并呈 30° 夹角，待血滴沿推片下缘向载玻片两侧扩散 80%，匀速将推片向左侧推动，使形成均匀的薄血膜，推制良好的薄血膜应"头、体、尾"鲜明，室温待干。

3）亚厚血膜：多用作 IFA 检测抗体滴度时的抗原片，制作方法与薄血膜类似，取血量加大，约 25μl，推制时，推片夹角可适当放大，推片结束时不需要收尾动作，推制速度减慢或先快后慢，保证血膜两端厚薄一致。推制好的亚厚血膜如不立即应用，可于完全干燥后夹在滤纸中，用塑料袋密封冷冻保存，-20℃ 能保存 1 个月，-80℃ 能保存一年。

用于推制红内期血片的载玻片应清洁无油脂,可常规清洁后再用95%乙醇浸泡,晾干备用。亚厚血膜所用玻片应无自发荧光。静脉血经肝素抗凝后也适用于推制各种血片。

4)干滴血滤纸:DNA检测、IFA测定抗体均可使用干滴血滤纸,其制作方法为:在干净的滤纸上,按需要量滴加末梢血或静脉血,一片滤纸上可滴加多个点用做不同的实验。干滴血滤纸室温风干后,可在-20℃保存。不同的患者标本,应单独分装在密闭的塑料袋里,以防交叉污染。

(4)厚、薄血膜的染色

1)吉姆萨染色:①贮存液:称取吉姆萨染剂粉1g,置于研钵中研成极细粉末,再加少量甘油充分研磨,直至50ml甘油加完为止,转入棕色瓶中,然后用50ml甲醇分几次冲洗钵中剩余染液,全部转入棕色瓶中,塞紧瓶塞,充分摇匀,置65℃温箱内24小时或室温下1周后过滤,备用。②pH 7.2 PB缓冲液:磷酸二氢钾0.7g,磷酸氢二钠1.0g,蒸馏水至1L。③染色应用液:临用前,按吉姆萨染色贮存液与pH 7.2染色缓冲液1:(15~20)配制。

薄血膜染色:在染色前,薄血膜需要固定,可采用将玻片上血膜部分完全浸入甲醇中几秒钟取出,晾干,也可将玻片水平放置,用滴管在血膜上滴加甲醇,自然干燥。将新鲜配制的吉姆萨染色应用液直接滴加在血膜上,染30分钟。用流水缓缓冲去染液,自然干燥。注意不可事先将染液倾去,否则将在血片上留有大量的染料沉渣,严重影响镜检。

厚血膜染色:染色方法为直接在厚血膜上滴加染液,染30分钟。吉姆萨染液低渗,能使厚血膜中的红细胞溶血,血红蛋白逸出,而疟原虫则不被溶解,保持其形态,并被染料染色,因此厚血膜在染色前切不可固定,或被甲醇污染。厚血膜在单位面积中的红细胞数远远超过薄血膜,因此有浓集的作用,镜检的检出率高。

如需节约染色时间,厚、薄血膜均可用1:5配制的应用液进行吉姆萨染色,染色时间为10分钟。吉姆萨染色受室温影响,温度低时,应适当延长染色时间。

2)瑞氏染色:瑞氏染液配制,取瑞氏染剂粉0.5g,甲醇97ml,甘油3ml。将瑞氏染剂粉置于研钵中,加入3ml甘油充分研磨至无颗粒,然后加少量甲醇,研磨后倒入棕色瓶内,用剩余的甲醇分几次冲洗研钵中的残留染液,全部倒入瓶内,摇匀,置阴暗处,1~2周后过滤使用,也可置于37℃温箱中,24小时后过滤待用。①薄血膜染色时,先待涂片晾干后,滴加瑞氏染液数滴,使之布满血膜,30秒至1分钟后,加与染液等量的pH 7.2染色缓冲液于染液中,使水与染料混匀。约染10分钟后,用流水轻轻由载玻片的一端冲洗,晾干,镜检。②厚血膜染色前,先将厚血膜部分在蒸馏水中充分溶血,然后按薄血膜法进行染色。

瑞氏染液中含有高浓度的甲醇,对薄血膜兼有固定和染色作用,同时甲醇易挥发,容易形成染料残渣,在染色时,注意不要因滴加染液过少,以至于干燥。瑞氏染色的时间,应随室温进行调整,如温度过低,应延长染色时间。

3)菲氏快速染色:甲液为亚甲蓝0.8g,天青I 0.5g,磷酸氢二钠5.0g,磷酸二氢钾6.25g,用蒸馏水定容至500ml。乙液为伊红1.0g,磷酸氢二钠5.0g,磷酸二氢钾6.25g,用蒸馏水定容至500ml。取三个烧杯分别盛取甲液、乙液和蒸馏水。

厚血膜涂片干燥后,先在甲液中浸2~3秒,边浸边缓慢摇动,取出用蒸馏水里洗涤,边洗边摇,将过多的蓝色染料脱去,在滤纸上吸去过多蒸馏水,置乙液中1~2秒,用蒸馏水洗涤,取出玻片直立,自然干燥后镜检。菲氏染色属于快速染色,不适用于薄血膜,且染色效果要次于吉姆萨染色和瑞氏染色,染色后不能长期保存。菲氏染色的火候较难掌握,染色的结果依赖于实验者的个人经验,染色和洗涤的程度可适当改变。

4)吖啶橙荧光染色法:①贮存液:10mg吖啶橙溶解于10ml双蒸水中,可加叠氮钠至终浓度0.02%防腐,保存在4℃。②应用液:取贮存液0.1ml加pH7.4 PBS 9.9ml,用锡箔包好,于4℃避光保存。

常规制作厚血膜涂片,待干后,加吖啶橙应用液30~50μl,加盖片,吸去盖片周围液体,在荧光显微镜下观察。

5)定量血沉棕黄层法(qantitative buffy coat,QBC):静脉末梢采血,置于商品QBC管中,其中含吖啶橙和抗凝剂,将 QBC 管一端封闭,10 000r/min 离心 5 分钟,取出放在支架上,滴加荧光用镜油,在落射荧光显微镜下检查。感染疟原虫的红细胞一般集中在白细胞与红细胞交界处的 1mm 左右。

(5)感染红细胞的分离:可分别采用纤维素柱法、滤器法、明胶法分离白细胞。

1)CF-11 纤维素柱法分离白细胞:收集感染红细胞,4℃、2 000r/min 离心 10 分钟,去除血浆,用 3~5 倍体积的 pH7.4 0.01mol/L PBS 或 RPMI-1640 基础培养液重新悬浮感染红细胞,4℃、2 000g 离心 10 分钟,去除上清液,同上再洗涤一次,用同体积的 pH7.4 0.01mol/L PBS 重新悬浮感染红细胞。

在一个 1.5cm×30cm 柱的柱底塞上一个小玻璃棉,缓慢加入用 pH7.4 0.01mol/L PBS 浸泡过夜的 CF-11 纤维素粉至约 25cm,静置 30 分钟使柱稳定,此柱可用于约 50ml 感染血的分离。在 CF-11 纤维素柱的顶端加入经洗涤的感染血,在 CF-11 纤维素柱的流出端收集流出液,4℃、2 000g 离心 10 分钟,去除上层液,收集红细胞。用 3~5 倍体积 pH7.4 0.01mol/L PBS 重新悬浮红细胞,4℃、2 000g 离心 10 分钟,收集红细胞,同上重复洗涤 1 次,收集红细胞,可用于进一步的疟原虫浓聚。

2)滤器法分离白细胞:目前已有专门为疟原虫研究设计的白细胞滤器(NWF 或 Plasmodipur),使用简便,不需特殊处理,理想条件下,白细胞留滞率可达 99% 以上。且过滤处理的感染红细胞能保持完整形态,不影响疟原虫的生理功能,不仅能保持分离后疟原虫的活性,而且由于去除了绝大多数白细胞,更加适合于传代培养。

用 15ml 注射器抽取约 5ml RPMI 1640 培养液,推入疟原虫滤器润湿滤膜(NWF 滤器可不预先润湿),静置片刻,用注射器吸取配制好的压积为 25% 感染红细胞悬液,缓缓地推入疟原虫滤器,过滤白细胞。全部过滤后,吸取滤过的悬液涂厚片,检查白细胞过滤效果。在操作过程中,应注意过滤压力的平衡,避免过度用力,使滤膜脱落。该滤器在运输过程可能会有细微的膜破损,过滤后需要及时检查过滤效果,如果有较多白细胞污染,应重新过滤。

3)明胶法分离白细胞:1% 明胶溶液的配制,取明胶 1g,加 pH7.4 0.01mol/L PBS 至 100ml。取抗凝感染血加等量 RPMI 1640 不完全培养液混匀后 2 000r/min 离心 5 分钟;弃上清液,压积细胞沉淀用 RPMI 1640 不完全培养液恢复至原体积。在 50ml 塑料离心管中加入 5 倍体积 1% 明胶,逐滴加感染血于 1% 明胶表面,室温自然沉淀 40 分钟,收集上 4/5 悬浮层。加 5 倍体积培养液,1 000r/min 离心 5 分钟,弃上清液,加 2 倍原血体积 RPMI 1640 不完全培养液,混匀后同上再洗涤 1 次。按 1∶1 体积加入 RPMI 1640 不完全培养液混匀后可用于进一步的疟原虫浓聚。

(6)Percoll 法浓集恶性疟原虫

1)Percoll 法从体外培养的感染血中浓集恶性疟原虫:配制 85%、75% 和 60% Percoll,取 Percoll 原液 9 份,加 10×pH 7.4 PBS 1 份,混匀成 90%Percoll,再用 1×pH 7.4 PBS 和 90% Percoll 分别配制 85%、75% 和 60%Percoll 溶液。

在感染率 5%~15%,滋养体和未成熟裂殖体占多数时,收集体外培养的恶性疟原虫感染血。置离心管中 4℃、1 500r/min 离心 7 分钟,弃上清液,按 1∶3 体积加入 85% Percoll 并轻轻混匀。在 15ml 离心管中分别加入 60% 和 75% Percoll 各 3ml,用 85% Percoll 混合的细胞悬液于 75% Percoll 层上,最后加 2ml 1× 磷酸盐缓冲液。室温 1 000r/min 离心 5 分钟,再 2 600r/min 离心 10 分钟。收集上中层液(棕色)于新的离心管中,加入适量 1× 磷酸盐缓冲液混匀后,室温、4 000r/min 离心 7 分钟;弃上清液,用 1× 磷酸盐缓冲液再洗涤 2 次,弃上清液,压积细胞中的疟原虫密度可增加至 30%~80%。

2)60% Percoll 浓集感染血中的感染红细胞:60%Percoll 配制,即 Percoll 原液 60ml,加 7ml 10×PBS,33ml 1×pH 7.4 0.01mol/L PBS 混匀。

调整红细胞悬液为 20%,在 15ml 离心管里加 7ml 60% Percoll,用滴管缓缓将等体积红悬液滴加在 Percoll 液面上,形成交界面。1 450g 离心 20 分钟,小心吸取交界层感染红细胞,PBS 洗 2 次,吸取少量浓集感染红细胞,滴片,甲醇固定,吉姆萨染色,镜检观察浓集效果。60%Percoll 能较好地浓集以晚期滋养体、裂殖体和配子体为主的感染血样,浓集后红细胞感染率可高达 90% 以上。单一浓度 Percoll 与多浓度密度梯度离心浓集相比,操作上简便,提高分离的效率,保证疟原虫在操作过程中不至于死亡,防止因虫体破裂导致抗原降解,更适用于疟原虫生理、生化和免疫学研究。

（7）从感染红细胞中释放疟原虫

1）皂素法:0.1% 皂素-生理盐水 配制:取 0.1g 皂素加生理盐水至 100ml。经浓聚感染血室温 1 500r/min 离心 7 分钟,弃上清液,加 10 倍体积 0.1% 皂素-生理盐水混匀,室温静置 1 分钟后 10 000r/min 离心 15 分钟。弃上清液,用 5 倍体积 1× 磷酸盐缓冲液再次混匀并 10 000r/min 离心 15 分钟。同上重复 洗涤 3~4 次至上清液无色透明为止。沉淀可直接用于疟原虫抗原、基因组 DNA 或 RNA 的提取,或加少 量 1× 磷酸盐缓冲液后 −30℃或 −70℃保存备用。

2）冻融法:感染血样放置于 −80℃,等完全冷冻后取出,置 40℃水浴迅速解冻 5 分钟,待完全溶解后 再放置到 −80℃,反复冻融 3 次,洗涤方法同皂素法。

由于疟原虫寄生于红细胞内,由红细胞膜和纳虫空泡膜包裹,经皂素或冻融处理均不能完全去除红细 胞膜成分。

（8）红内期疟原虫样本的保存:从患者感染血中获取的红内期疟原虫样本,按研究目的不同,其保 存方法亦不同。用于测定抗体的血清可放 −20℃,用于 PCR 检测的感染红细胞可不经去除白细胞直接 在 −80℃冻存。用于 cDNA 文库、抗原研究的样本需要去除白细胞后在 −80℃冻存。用于疟原虫培养的样 本除需去白细胞外,还需要添加冻存液,以保护疟原虫活性。

甘油-山梨醇冻存液冻存感染红细胞:配制含 28% 甘油,3% 山梨醇,6.5% 氯化钠冻存液,取 4.2% 山 梨醇生理盐水溶液 180ml 加纯甘油 70ml,至总容量为 250ml,充分混匀,0.22μm 孔径滤膜过滤除菌,−20℃ 冷冻保存。每 1ml 压积感染红细胞,逐滴加入甘油-山梨醇冻存液 0.33ml,边加边轻轻摇匀,静置 5 分钟, 再缓缓加入冻存液 1.33ml,分装到 2 个冻存管中,直接置入液氮中保存。

2. 红外期标本的采集与制作

（1）组织切片法:将带虫实验动物处死,迅速解剖出内脏器官,包括心、肝、肺、肾、脑和脊髓等,并将其 切成适当大小的组织块,置于卡诺氏液或波恩氏液中固定。经脱水、透明、石蜡包埋,组织切片厚度一般为 4~6μm;用苏木精伊红染色,中性树胶封片即可。

（2）脏器直接涂片法:滴加适当生理盐水,将带虫实验动物的待检器官捣碎,均匀地涂布于干净的载 玻片上,经甲醇固定,再用吉姆萨染液染色 30 分钟左右,冲洗,晾干即可。

3. 蚊体期标本的采集与制作

（1）雌、雄配子的采集与制作:疟原虫的雄、雌配子一般在蚊血餐后 10~20 分钟就可在蚊体内观察到, 这一跨度可以是 5~60 分钟,而雌配子持续的时间则会更长一些,可达数小时之久。合子出现的时间因疟 原虫种类的不同而有较大的差异。动合子可于蚊子血餐后 4~48 小时后出现,研究人员可以根据所需要观 察发育时期进行解剖。在解剖时取出蚊胃作血膜,若血液过浓,可加适量的昆虫生理盐水（0.65%）进行稀 释,混匀后推制血膜涂片,固定后进行吉姆萨染色即可。

（2）卵囊的采集与制作:疟原虫在蚊子血餐后由于温度和虫种的不同,其发育快慢不同,最早在血餐 后 24 小时左右可以观察到卵囊,一般在血餐后 6~7 天可以看到卵囊的发育,所以可以根据不同的虫种和 培养温度来处理样品。

1）全胃封片:将解剖的蚊胃置于干净的载玻片上,接着加上适量的昆虫生理盐水,然后用解剖针去除 后肠,盖上盖玻片,适当压薄,再滴加 Bless 固定液加以固定,固定 12~24 小时后可进行染色。

2）染色标本制作:从固定液中取出带蚊胃的玻片,放入 70% 的乙醇中 30 分钟,然后用吸管吸取乙醇 冲击盖玻片使之与载玻片分离,接着将带有蚊胃的载玻片浸入 50% 和 30% 的乙醇中各 30 分钟。最后用 蒸馏水洗涤 3~4 次,再用 Harris 苏木精染色 12~24 小时。

褪色与分色:从染液中取出样品,用蒸馏水洗去染液,置于含 1%~2% 盐酸的 70% 乙醇中褪色,并在 显微镜下观察褪色的情况,待蚊胃褪色呈粉红色时为止。接着再用氨水（100ml 15% 的乙醇溶液中滴加 5 滴左右的氨水）进行分色处理,到样品呈蓝色为止,最后用清水洗涤 3~4 次备用。

脱水和复染:分别用 30%、50% 乙醇处理上述样品各 30 分钟,再移入 70%、80%、95% 的乙醇中各处 理 60 分钟,接着在伊红乙醇（伊红 2g 加 95% 乙醇溶解即可）中处理 1 分钟,再移入 95% 的乙醇中处理 30 分钟,最后放入 100% 的乙醇中处理 1 小时。

透明与封片:将在100%乙醇中处理过的样品放入100%乙醇与冬青液各半的混合液中处理30分钟,然后再将样品放入纯冬青液中处理12~24小时,或再经过二甲苯处理1~2秒后,用加拿大树胶封片即可。

（3）子孢子的采集与制作

1）固定染色法:将血餐后的蚊子在观察了有疟原虫的卵囊后,同一批血餐的其他蚊子再饲养3~8天后,用乙醚麻醉,在0.85%的生理盐水中将完整的蚊唾液腺取出,压破释放出子孢子,稍稍晾干后,甲醇固定,用吉姆萨染色即可。

2）水封片法:血餐后的蚊子观察到疟原虫卵囊后,再将其余血餐后的蚊子饲养3~8天,定期解剖蚊子,在含有少量0.85%生理盐水的玻片上,取出完整蚊子的唾液腺,压破腺体,释放出子孢子,封片即可观察。

（4）血餐后蚊体切片的制作:制作蚊体切片的主要目的是观察蚊胃壁卵囊及唾液腺中的子孢子。先用乙醚将蚊子麻醉,然后去掉蚊腿及翅膀,将蚊体浸入Bless固定液中固定12~24小时,接着用清水洗涤数次,最后用石蜡包埋与组织切片染色的整套方法对样品进行处理即可。

（二）巴贝虫标本采集及制作

巴贝虫属于球虫纲（Coccidea）、梨形目（Piroplasmida）、巴贝虫科（Babesiidae）、巴贝虫属（*Babesia*）。巴贝虫寄生于哺乳动物的红细胞内,引起巴贝虫病（babesiosis）,是一种由蜱媒传播的人兽共患寄生虫病。现已知巴贝虫属的虫种超过100种,已报告可感染人体巴贝虫至少有五种,即田鼠巴贝虫（*B. microdi*）、分歧巴贝虫（*B. divergens*）、邓肯巴贝虫（*B. duncani*）、牛巴贝虫（*B. bovis*）和犬巴贝虫（*B. canis*）。

1. 标本采集　自感染动物或感染者静脉末梢采血,涂厚、薄血膜片。

2. 标本制作　血膜片染色,有吉姆萨染色和瑞氏染色两种方法,操作方法见疟原虫。

（三）弓形虫标本采集与制作

弓形虫（Toxoplasma）属球虫纲、艾美球虫目,呈世界性分布,在温血动物中广泛存在,猫科动物为其终末宿主,人类、其他哺乳类动物、鸟类和爬行类动物均为中间宿主。弓形虫寄生于除红细胞外的几乎所有有核细胞内,可引起人兽共患的弓形虫病,是非常重要的机会性致病病原体。弓形虫生活史过程中有5种形态:滋养体、包囊、裂殖体、配子体和卵囊。滋养体分为速殖子和缓殖子,速殖子侵入有核细胞形成假包囊,在宿主免疫压力下,速殖子转变为缓殖子,假包囊发育为包囊。猫误食假包囊、包囊和卵囊后,其中的速殖子、缓殖子和子孢子逸出,侵入其肠上皮细胞,经裂体增殖和配子生殖发育为卵囊。

1. 弓形虫标本采集　标本来源于弓形虫感染患者或动物的各种体液,如腹腔积液（即腹水）、胸腔积液（即胸水）、羊水、脑脊液、淋巴液、唾液、尿液、骨髓或血液等;各种病变组织,如脑、肝、脾、肺、心、肾及肌肉等;猫和猫科动物粪便或肠内容物及可能受到污染的土壤表面。

（1）小鼠腹腔感染速殖子的采集:将发病小鼠用乙醚麻醉后腹部朝上置于解剖盘中,用碘酒及75%乙醇依次消毒小鼠腹部,剪开皮肤,暴露腹壁。用注射器抽取2~3ml无菌生理盐水注入腹腔,轻轻按摩小鼠腹部,并轻轻来回抽反复抽吸数次,收集腹腔洗液,即可获取速殖子。注意不要刺破肝脏或肠管,以免造成出血或污染。

（2）猫粪中卵囊的采集:收集已饲喂包囊的猫粪悬浮于10倍自来水中,离心经过1 000r/min离心10分钟,弃上清液。沉渣再悬浮于35%蔗糖溶液（内含0.8%石炭酸）,1 000r/min离心10分钟。吸取表层上清液即可收集到部分纯化的卵囊。卵囊置于0.5N H_2SO_4中,室温下培养几天,每天在显微镜下观察囊内孢子的形成情况,子孢子发育完成后,置于4℃保存。卵囊置于含5μg/ml牛磺酸脱氧胆酸钠（sodium taurodeoxycholate）的Hanks平衡盐溶液（BBS）中,在37℃下培养10分钟,不断地机械性脱囊,以释放出卵囊中的子孢子,用BBS洗2次（离心沉淀,重悬）,过CF-11纤维素柱,可回收20%~30%的子孢子。

（3）土壤中卵囊的采集:取表层泥土5g加水50ml制成悬液后,用磁石搅拌器振荡10分钟。超声（50KHZ）处理10~30分钟后,用金属网（50孔）过滤。滤液经过2 500r/min离心7分钟后,沉渣加水10~15ml重新悬浮,与50ml蔗糖溶液（比重为1.266）混合,经过1 000r/min离心3分钟后,静置3小时。再从上层液吸5ml于另一试管内,加水50ml,经过2 500r/min离心7分钟后,弃上清液,加少量水充分混合后,即制成含卵囊的悬液。

（4）包囊的采集：经腹腔注射接种成囊株的包囊、虫体或口服包囊感染，如注射 20 个 ME-49 株的包囊至小鼠腹腔。当小鼠发病时在其饮水中加入 0.25mg/ml 磺胺嘧啶，6~8 周后（时间与虫株有关），处死小鼠，取其脑组织匀浆，离心分离包囊。亦可用 0.25% 的胰蛋白酶在 37℃下消化脑组织匀浆液 2 小时，2 000r/min 离心 5 分钟，沉淀用生理盐水洗 1 次，就可得到较纯净的包囊。

2. 弓形虫标本制作　从患者或感染动物采集的体液及病变组织，可直接在玻片上涂抹或压印；腹水、脑脊液和尿液应经过 2 500~3 000r/min 离心 8~10 分钟，取沉淀物涂片。弓形虫的速殖子、包囊和卵囊各期标本片均可用下述 3 种染色方法染色。

（1）瑞氏染色：染料配制见疟原虫章节。涂片晾干后，滴加瑞氏染液数滴，使之布满晾干的标本，30 秒至 1 分钟后，滴加与染液等量的蒸馏水，3~5 分钟后，用自来水轻轻由载玻片的一端冲洗，至涂膜呈现紫灰色为止，晾干，镜检。此法操作简便，适用于临床诊断，但较易褪色，保存时间不长。

（2）吉姆萨染色：染料配制见疟原虫章节。待涂片晾干后，先滴加甲醇固定涂片，再将稀释的吉姆萨染液［1:（15~20）］滴于标本上，室温下染色 30 分钟，用缓冲液或自来水洗去染液，晾干后镜检。形态与瑞氏染色所见相似。吉姆萨染液染色效果稳定，保存时间持久，是目前染制涂片的可靠优良染剂，配好的染液不受炎热气温的影响，可经久不变。

（3）0.01% 吖啶橙染液染色（acridine orange staining）：涂片晾干后甲醇固定，再滴加配好的吖啶橙甘油混合液，1~2 分钟后，盖上盖片，用滤纸吸去盖片周围多余的染液，再放置 1~2 分钟，荧光镜下检查。虫体胞浆呈橙红色（RNA）核呈亮绿色（DNA 染色）。

3. 弓形虫虫种保存

（1）动物接种及细胞培养传代保存

1）小鼠腹腔接种传代保存：本方法方便实用，目前为多数实验室采用。取 6~8 周龄的昆明小鼠，从小鼠腹股沟稍往腹中一点的位置进针，将含有虫体的腹腔洗液 0.1~0.5ml 注入到小鼠的腹腔。小鼠发病的时间与虫株毒力及注入的虫体数量有关，如 RH 株，注入 0.2ml（10^3~10^4 个虫体）后，一般 3~5 天小鼠死亡。观察小鼠发病后，用注射器抽取 2~3ml 无菌生理盐水注入腹腔，轻轻按摩小鼠腹部，轻轻回抽腹腔洗液。

2）鸡胚培养传代保存：取孵育 10~12 天的鸡胚，在胚胎附近（无大血管处）去掉一片卵壳，但勿伤及壳膜。在气室中央钻一小孔。于壳膜上刺破一小缝（勿伤及下面的绒毛尿囊膜），滴一滴无菌生理盐水于壳膜上，然后用小橡皮球自气室小孔处向外吸气，使绒毛尿囊膜凹下，与壳膜分开，造成供接种用的人工气室。用 1ml 注射器或毛细管吸取待接种材料 0.1~0.2ml 滴于绒毛尿囊膜上，将鸡胚轻轻旋转使接种物扩散到人工气室之下的整个绒毛尿囊膜。用消毒胶布封闭 2 孔，将人工气室朝上置 35~36℃温箱中培养，培养天数视研究目的而定。收获弓形虫时，在人工气室处用镊子扩大开口处，轻轻夹起绒毛尿囊膜，用消毒剪刀将感染的膜全部剪下，置于加有灭菌生理盐水的培养皿中，继续传代培养。

3）细胞培养传代保存：用于培养弓形虫的细胞很多，基本上有核细胞即可。如 Hela 细胞、小鼠传代巨噬细胞、绵羊胎肾原代细胞、人咽瘤细胞株（HEP-2）、包皮成纤维细胞、星形细胞等。下面介绍其中两种细胞用于虫体保种的方法。①包皮成纤维细胞（HFF）培养保存弓形虫滋养体：HFF 为原代细胞，生物性状稳定，成为二倍体细胞培养的主要材料，现广泛用于弓形虫滋养体的培养。待 HFF 细胞长满培养瓶底后，吸去培养液，加入含 1%~3% 胎牛血清的 DMEM 培养基，加 1 滴感染了弓形虫的小鼠腹水（10^4~10^5 个虫体），在虫体侵入细胞后（加入虫体后 0.5~1 小时），将培养瓶移出 CO_2 培养箱，旋紧塞盖，可放置在室温下 15 天左右，然后再旋松塞盖，放回 CO_2 培养箱，虫体仍可在细胞内繁殖起来，导致细胞裂解，释放出虫体。②小白鼠原代星形细胞培养保存弓形虫包囊：无菌操作取出感染弓形虫的鼠脑，研磨成匀浆并使其通过 18 号针头 3 次，悬浮于含 10% 胎牛血清的培养液中。按每个培养瓶接种 30~40 个弓形虫包囊数，将悬液覆盖于贴壁的星形细胞上，置 37℃、5%CO_2 中培养。3 天后除去带小白鼠脑残渣的覆盖液，加入新鲜的培养液（含 HEPES 和 2.5% 胎牛血清），开始长期培养，最长时间可达半年以上。接种弓形虫包囊 6 小时后，包囊内弓形虫释放到培养液中，8 天后在每个星形细胞中有 1~4 个速殖子，20 天后每个囊内有 16~32 个速殖子，40 天后见有假包囊，80 天后出现细胞外包囊，120 天后可见到速殖子、细胞内假包囊和细胞外包囊。为了控制弓形虫速殖子的分裂，并使包囊长期处于破裂状态，可在星形细胞与弓形虫的培养系统中每毫升加入 100U 的 γ 干扰素。

（2）冷冻保种技术

1）冻存方法：在小鼠发病后不久即收集小鼠腹水，此时速殖子的生命力最强，腹水不要用生理盐水稀释，直接加入终浓度为 15%（V/V）的乙二醇（约为 1ml 腹水加 150μl 乙二醇），或终浓度为 10%（V/V）的 DMSO，混匀，分装至冻存管中，约 1ml/管，放入标本盒中，-20℃下 12~24 小时，转至液氮罐口下 14cm 处 10 分钟（约为-70℃），再浸入液氮。也可以用无菌注射器吸取 7%、10% 的 DMSO 各 2ml，分别注入感染弓形虫 4 天的小鼠腹腔，抽洗 2 次，抽出液分别混匀后即注入菌种管内，立即封口，即将小管放入液氮罐的提筒，先置于液氮罐口下 14cm 处，30 分钟后置液氮中冻存，1 年后复苏再冻。为降低成本，也可在-80℃下冻存，方法同液氮冻存，但 1~2 个月后要复苏再冻，效果不如液氮。

2）复苏：自液氮罐中取出冻存管，快速浸入事先准备好的 37~43℃水中（安瓿传温快，可用 37℃复苏，冻存管壁厚可用 43℃复苏），轻摇冻存管解冻（约需 1 分钟）。将解冻后的虫体移至 10ml 无菌离心管，缓慢加入 4~8ml 生理盐水，边加边摇动离心管混匀，于 2 500~3 000r/min 离心 8~10 分钟，弃上清液，加 0.3~0.5ml 生理盐水，轻轻悬起虫体，取 0.3~0.5ml 注入小鼠腹腔，5~8 天小鼠发病，此时速殖子的数量少，需再传代一次。

（四）新孢子虫标本采集与制作

新孢子虫（*Neospora*），属孢子虫纲，真球虫目、肉孢子虫科、新孢子虫属。常寄生于多种脊椎动物体内，为专性细胞内寄生原虫，引起新孢子虫病（neosporosis）。在人血清中可检测到新孢子虫抗体，但是临床上目前尚未见人体感染新孢子虫的病例报道。新孢子虫的终末宿主为犬、狼、狐等犬科动物，中间宿主广泛，除大部分哺乳动物外，鸟类和鱼类都是新孢子虫的中间宿主。新孢子虫病主要引起母畜的流产和新生胎儿的死亡。

新孢子虫的生活史中包括滋养体、包囊、卵囊等多个阶段（期别），动物误食其包囊或卵囊后，虫体侵入其肠上皮细胞，随血流和淋巴循环到达全身各处，在有核细胞内寄生，在一定条件下，速殖子转变为缓殖子，在宿主组织中形成包囊。虫体在犬科动物肠上皮细胞，经裂体增殖和配子生殖发育为卵囊。

1. 组织中滋养体的采集与标本制作

（1）滋养体的采集

1）滋养体的分离与培养：新孢子虫可侵犯各组织器官，主要引起母畜的流产、死胎和新生胎儿的运动障碍或神经系统紊乱，尤其对牛的危害极为严重。因此，该虫的分离标本主要是采集流产胎儿的脑组织，也可用感染动物的病变组织。无菌采取血清抗体阳性牛流产胎牛的脑组织，将脑组织匀浆后，通过 26 目针头数次，无菌接种于细胞进行体外培养，或者接种易感动物进行动物感染试验。

新孢子虫能感染大多数哺乳动物细胞，滋养体培养实验室常用非洲绿猴肾细胞（Vero）、人盲肠腺癌细胞（HCT-8）、人乳腺癌细胞（MCF-7）、小鼠传代巨噬细胞等。接种贴壁细胞后，用添加 2% 胎牛血清的维持培养基，培养于 37℃、5% CO$_2$ 温箱中，经几代培养后，待虫体达到一定数量后可进行纯化。

2）滋养体的纯化：将感染细胞用 0.25% 的胰蛋白酶在 37℃下进行消化，收集细胞悬液，于 2 000~3 000r/min 离心 5~10 分钟，重悬细胞沉淀，然后通过 26 目的针头破碎细胞，将细胞悬液缓慢置于 40% Percoll 溶液的上层，3 000r/min 水平离心 30 分钟，沉淀即为提纯的新孢子虫滋养体，再用 PBS 离心洗涤 1 次，用少量 PBS 重悬，吸取少量滴片，显微镜下观察，虫体暂放 4℃保存备用。

3）滋养体传代保存：用新孢子虫滋养体（10^5~10^6）腹腔注射 6~8 周龄免疫抑制的 BALB/c 小鼠；3~5 天观察小鼠发病后，将小鼠断颈处死，在 75% 乙醇中浸泡；在超净工作台中将小鼠腹部朝上置于解剖盘中，用碘酒及 75% 乙醇依次消毒小鼠腹部，剪开皮肤，暴露腹壁；用注射器抽取 2~3ml 无菌生理盐水或无血清培养基注入腹腔，轻轻按摩小鼠腹部，并轻轻反复回抽数次，收集腹腔洗液，即可获取滋养体。

4）滋养体冷冻保种：滋养体离心后用冻存液重悬，冻存液为添加终浓度 10%（V/V）DMSO 的胎牛血清，分装至冻存管中，放入梯度降温盒中，置-80℃冰箱保存，长期保存需转入液氮罐中冻存；或者将冻存管在 4℃下放置 1 小时、-20℃下放置 1 小时、-40℃下放置 1 小时、-80℃下过夜，转入液氮罐中冻存。

5）滋养体的复苏：自液氮罐中取出冻存管，快速放入 37℃水浴中（需在 1~2 分钟内速溶），期间轻摇冻存管解冻。虫体解冻后 2 000~3 000r/min 离心 5 分钟,去掉上清冻存液,沉淀用细胞培养液离心洗涤 1 次,然后加入事先准备好的贴壁细胞中,置 37℃、5% CO$_2$ 温箱中培养。

（2）涂片和染色标本的制作:采集的滋养体 3 000g 离心 5~10 分钟,可直接涂片,亦可用瑞氏染色、吉姆萨染色、吖啶橙染色等方法染色,具体操作方法见疟原虫。

（3）荧光显微镜观察标本的制作:取采集的滋养体或感染细胞样品,用 4% 多聚甲醛固定液固定 30 分钟;用 TBST 洗涤液洗涤 3 次,10min/次;用 5% BSA 封闭液于 37℃封闭 1 小时;加入一抗(新孢子虫阳性血清或针对新孢子虫特异性蛋白的抗体)于 37℃孵育 1 小时;用 TBST 洗涤液洗涤 3 次,10min/次;加入荧光标记的二抗于 37℃孵育 1 小时;用 TBST 洗涤液洗涤 3 次,10min/次;用封片剂封片,于荧光显微镜下观察。

（4）扫描电镜观察标本的制作:取采集的滋养体或感染细胞样品,用 2.5% 戊二醛固定液（0.1mol/L）预固定 2 小时,用 1% 锇酸液固定 2 小时,再经丙酮逐级脱水,每级 10 分钟,然后用醋酸正五酯置换丙酮,放入二氧化碳临界点干燥器内干燥、喷金,于扫描电镜下观察。

2. **体液中滋养体的采集与标本制作**

（1）腹水中滋养体的采集与标本制作:自然感染或人工感染动物用乙醚麻醉或处死后,75% 乙醇棉球消毒腹部,然后用注射器抽取腹水,即可获取滋养体,离心后取沉淀直接涂片或经甲醇固定后染色。

（2）其他体液中滋养体的采集与标本制作:从感染动物的各种体液都可检测出滋养体,如血液、羊水、脑脊液、淋巴液、唾液、尿液等,体液经 3 000r/min 离心 5~10 分钟,取沉淀物直接涂片或固定后染色。

3. **组织中包囊的采集与标本制作**

（1）涂片或压片法:采集感染动物的各病变组织,在载玻片中央滴加适当生理盐水,或者滴 1 滴 50% 甘油,然后将组织直接在玻片上涂抹或压印,盖上盖玻片,制成涂片或压片,也可经瑞氏染色或吉姆萨染色后光镜下观察。

（2）组织切片法:将感染动物处死,解剖分离出病变组织,将其切割成适当大小的组织块,置于 4% 多聚甲醛液中固定,然后经乙醇脱水、二甲苯透明、石蜡渗透、石蜡包埋、组织切片后,用苏木精伊红染色,中性树胶封片。低倍镜下检查新孢子虫包囊,高倍镜或油镜下观察包囊形态及包囊内缓殖子的形态。

（3）酶消化法:将感染动物处死,取其脑组织匀浆,用 0.25% 的胰蛋白酶在 37℃下消化脑组织匀浆液 2 小时,2 000r/min 离心 5~10 分钟,沉淀用生理盐水重悬,2 000r/min 离心 5~10 分钟,显微镜下观察。

使用针对新孢子虫的多克隆抗体或者单克隆抗体,做免疫组化可特异地检测新孢子虫组织包囊。

4. **粪便中卵囊的采集与标本制作** 新孢子虫卵囊可经粪便排至体外,因此,可以从终末宿主粪便中采集到新孢子虫的卵囊。犬粪中卵囊的采集方法和从猫粪中采集弓形虫卵囊的方法相同。采集的卵囊可直接涂片镜检,也可经染色后镜检。可用集卵法提高粪便中卵囊标本的数量,有助于提高检出率。主要的集卵方法有沉淀法和浮聚法等。

（五）标本采集与制作注意事项

血涂片标本采集与制作注意事项:

1. 所有制作血涂片的载玻片必须清洁无油,使用前需要 70% 乙醇浸泡清洗。

2. 若血涂片太厚;涂片未干均匀;血/抗凝剂比例不当;血液在抗凝剂中保存时间太长等因素均可在染色过程中血膜脱片,应注意避免。

3. 涂片须自然风干,同时注意防尘,并防止昆虫嗜食血膜。不要采用加热方式以加速血涂片干燥。

4. 每一批染液贮存液均选择最佳的稀释倍数与染色时间。浸染法染色工作液应在使用前新鲜配制,每染色 50 张涂片后,染液应更换。

5. 若使染色片能长期保存,需要用含有抗氧化剂的封片剂包埋后盖上盖玻片以保护涂片多年不褪色。

三、孢子虫标本的形态鉴别特征

肠道寄生孢子虫标本的形态鉴别特征如前所述。以下主要介绍血液与组织寄生孢子虫标本的形态鉴别特征。

1. 疟原虫染色标本形态特征

（1）瑞氏或吉氏染色的疟原虫形态：疟原虫胞质为天蓝或深蓝色，胞核呈紫红色，疟色素呈棕黄色、棕褐色或黑褐色（图6-50）。疟原虫在红细胞内发育形态有环状体、大滋养体、早期裂殖体、晚期裂殖体、雌配子体和雄配子体（图6-51）。4种人体疟原虫的形态特征及被寄生的红细胞形态变化见表6-1。

表6-1　吉姆萨染色的薄血膜中人体疟原虫形态

	间日疟原虫	恶性疟原虫	三日疟原虫	卵形疟原虫
被寄生的红细胞变化	除环状体外，其余各期均胀大，常呈长圆形或多边形，色淡；滋养体期开始出现鲜红色的薛氏点	大小正常或略缩小，颜色正常或略深；可有数颗粗大紫红色的茂氏点	大小正常或略缩小，颜色无改变；偶见少量淡紫色、微细的西门氏点	多数为卵圆形，部分变长形，色淡、边缘呈锯齿状；薛氏点较间日疟粗大，且环状体期已出现
环状体（早期滋养体）	胞质淡蓝色，环较大，约为红细胞直径的1/3；核1个，偶有2个；红细胞内只含1个原虫，偶有2个	环纤细，约为红细胞直径的1/5；核1~2个；红细胞内可含2个以上原虫；虫体常位于红细胞边缘	胞质深蓝色，环较粗壮，约为红细胞直径的1/3；核1个；红细胞内很少含有2个原虫	似三日疟原虫
大滋养体（晚期滋养体）	核1个；胞质增多，形状不规则，有伪足伸出，空泡明显；疟色素棕黄色，细小杆状，分散在胞质内	一般不出现在外周血液中，主要集中在内脏毛细血管。体小，圆形，胞质深蓝色；疟色素黑褐色，集中	体小，圆形或带状，空泡小或无，亦可呈大环状；核1个；疟色素深褐、粗大、颗粒状，常分布于虫体边缘	体较三日疟原虫大，圆形，空泡不显著；核1个；疟色素似间日疟原虫，但较少、粗大
未成熟裂殖体	核开始分裂，胞质随着核的分裂渐呈圆形，空泡消失；疟色素开始集中	外周血不易见到。虫体仍似大滋养体，但核开始分裂；疟色素集中	体小，圆形，空泡消失；核开始分裂；疟色素集中较迟	体小，圆形或卵圆形，空泡消失；核开始分裂；疟色素集中较迟
成熟裂殖体	虫体充满胀大的红细胞，裂殖子12~24个，排列不规则；疟色素集中	外周血不易见到。裂殖子8~36个，排列不规则；疟色素集中成团	裂殖子6~12个，常为8个，排成一环；疟色素常集中在中央	裂殖子6~12个，通常8个，排成一环；疟色素集中在中央或一侧
雌配子体	虫体圆形或卵圆形，占满胀大的红细胞，胞质蓝色；核小致密，深红色，偏向一侧；疟色素分散	新月形，两端较尖，胞质蓝色；核致密，深红色，位于中央；疟色素黑褐色，分布于核周围	如正常红细胞大，圆形；胞质深蓝色；核较小致密，深红色，偏于一侧；疟色素多而分散	虫体似三日疟；疟色素似间日疟原虫
雄配子体	虫体圆形，胞质蓝而略带红色；核大，疏松，淡红色，位于中央；疟色素分散	腊肠形，两端钝圆，胞质蓝而略带红色；核疏松，淡红色，位于中央；疟色素分布核周	略小于正常红细胞，圆形；胞质浅蓝色；核较大，疏松，淡红色，位于中央；疟色素分散	虫体似三日疟原虫，疟色素似间日疟原虫

（2）吖啶橙染色的疟原虫形态：滋养体细胞核为绿色光点，其直径为2~3μm，胞浆则呈橘黄或红色；配子体呈弥漫的绿光；裂殖体则呈分叶状。

2. 巴贝虫染色标本形态特征　用瑞氏或吉氏染液染色后，巴贝虫胞浆呈蓝色，无色素点；核1~3个，位于虫体边缘，呈暗红色。典型形态为梨形，环形、圆形、卵圆形、杆形、点状、阿米巴形虫体亦常见。最具特征的为双梨形或四联体形，一个红细胞内可有多个虫体寄生，以1~4个多见，并表现为不同发育期。分歧巴贝虫两个细长的梨形虫体常位于红细胞的边缘；田鼠巴贝虫的虫体最小，呈多形性，其主要类型与恶性疟原虫的环状体非常相似。牛巴贝虫的虫体小于红细胞的半径，双梨形虫体几乎呈一字形排列，大多位于红细胞偏中部（图6-52）。

3. 弓形虫染色标本形态特征　用瑞氏或吉氏染液染色后，弓形虫滋养体呈新月形，前端较尖，后端钝圆，长为3~7μm，最宽处为2~4μm，一个细胞内速殖子数一般为数个至十多个。胞质着淡蓝色，核着红或

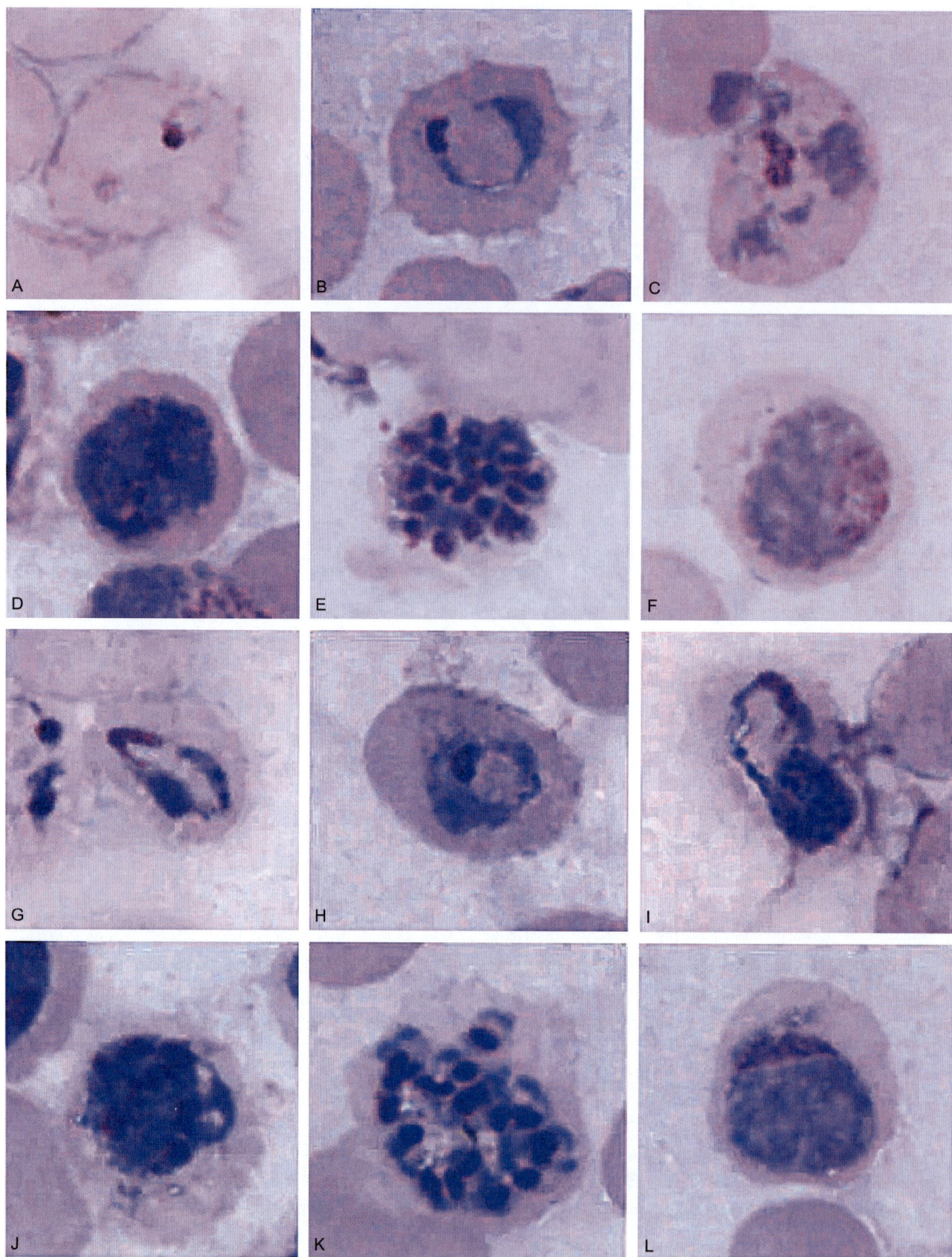

A、G:环状体;B、H:早期滋养体;C、I:晚期滋养体;D、J:未成熟裂殖体;E、K:成熟裂殖体;F,L:配子体

图 6-50 间日疟原虫染色标本

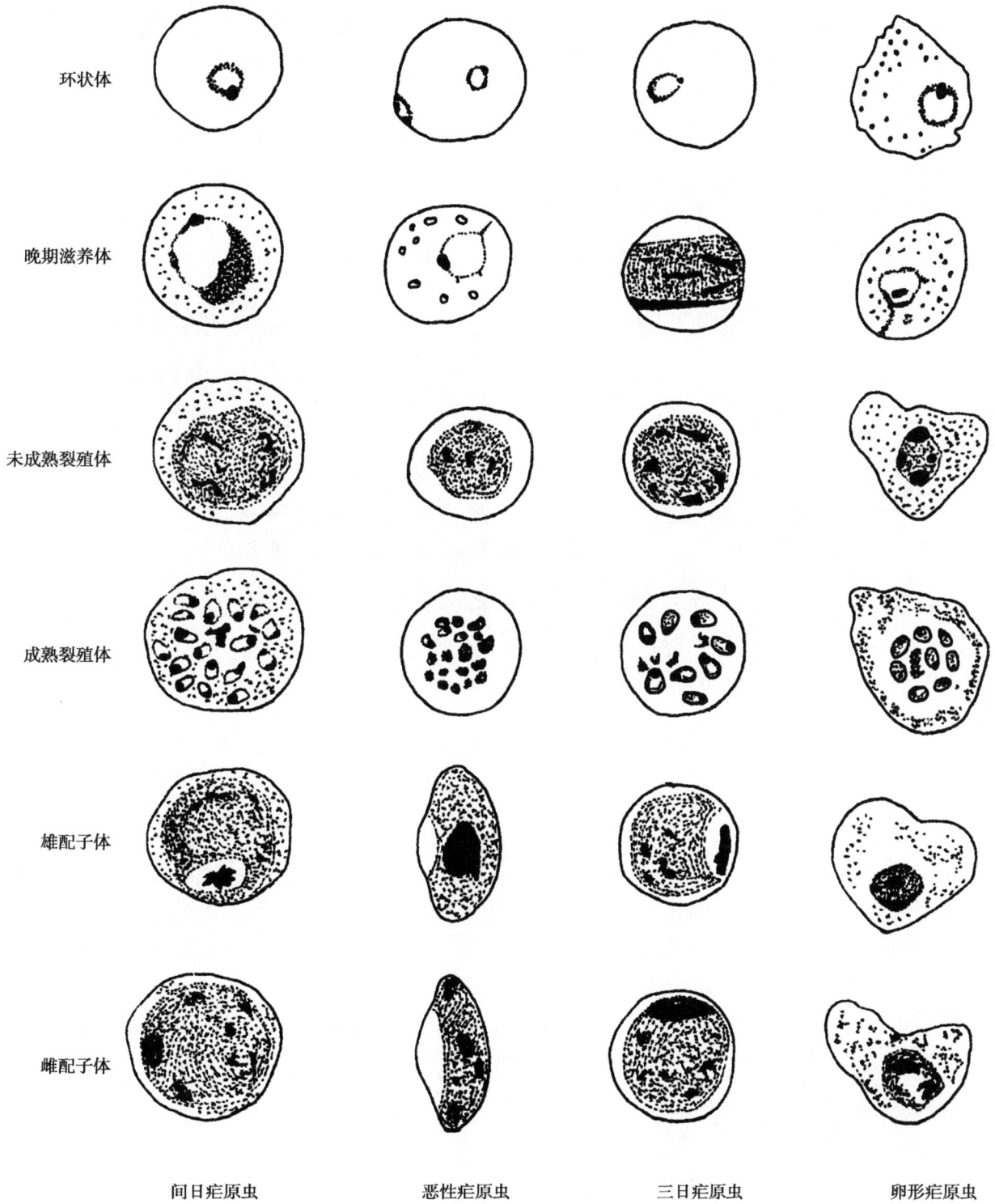

| | 间日疟原虫 | 恶性疟原虫 | 三日疟原虫 | 卵形疟原虫 |

环状体

晚期滋养体

未成熟裂殖体

成熟裂殖体

雄配子体

雌配子体

图 6-51　四种人体疟原虫

（李朝品　仿绘）

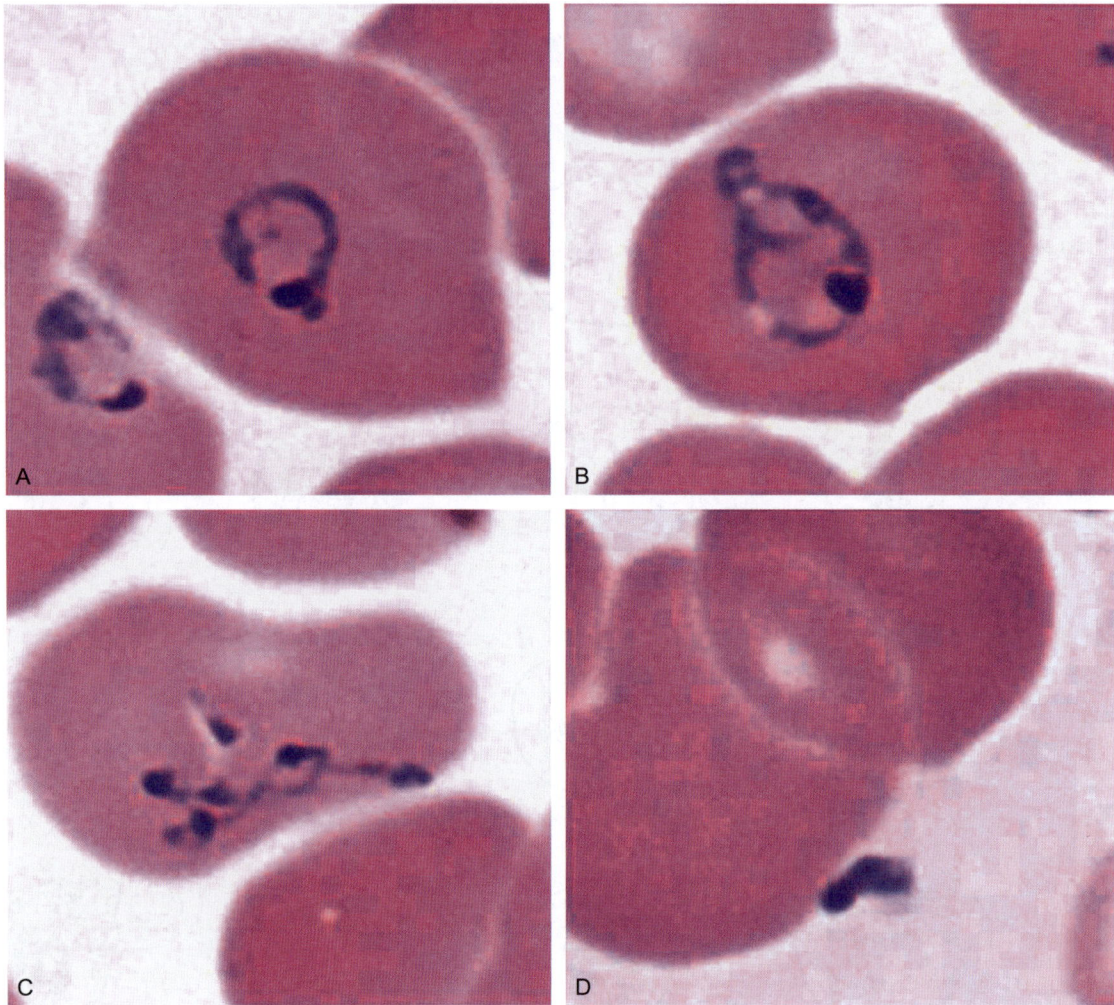

A. 细胞质呈蓝色的环状；B. 具有两个小核的成熟滋养体；C. 四分体；D. 细胞外游离巴贝斯虫

图 6-52 微小巴贝虫染色标本

（引自 Nejm）

紫红色，位于虫体宽处末端。弓形虫包囊为圆形或椭圆形，大小不等（直径为 5~100μm），内含数个至数百上千个缓殖子。缓殖子的形态与速殖子相似。弓形虫卵囊呈卵圆形或椭圆形，大小为 10μm × 12μm，内含 2 个椭圆形的孢子囊，每个孢子囊内含 4 个子孢子，子孢子呈香蕉形或新月形（图 6-53 ~ 图 6-57）。

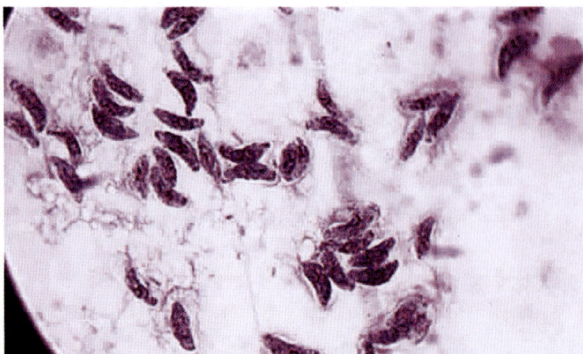

图 6-53 弓形虫滋养体染色标本

（引自 Tabbara）

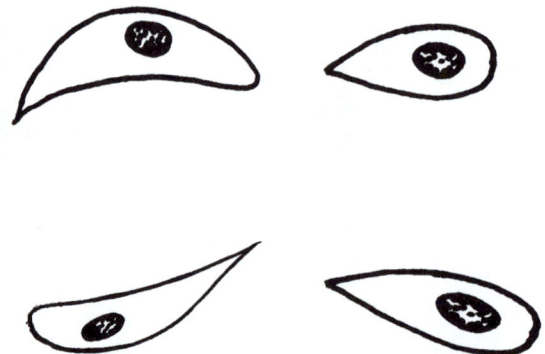

图 6-54 游离的弓形虫滋养体（示意图）

（仿 李朝品、高兴致主编《医学寄生虫图鉴》）

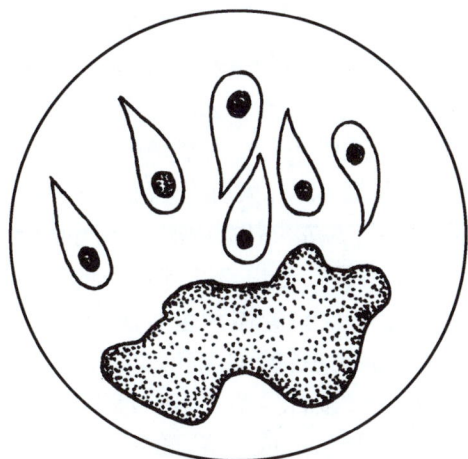

图 6-55　弓形虫速殖子在宿主细胞内(假　　　　　图 6-56　弓形虫包囊(示意图)　　　　　图 6-57　弓形虫卵囊(示意图)
　　　　　包囊)(示意图)　　　　　　　　　　　　　　(李朝品　仿绘)　　　　　　　　　　　(李朝品　仿绘)
　　　　　(李朝品　仿绘)

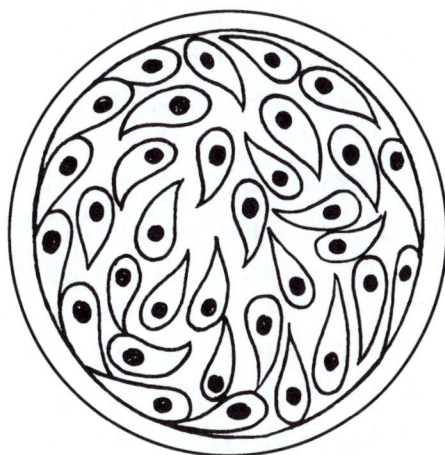

4. 新孢子虫染色标本形态特征　用瑞氏或吉氏染液染色后,新孢子虫速殖子呈新月形,大小为
(4~7)μm×(1.5~5)μm,胞质着淡蓝色,核着红或紫红色。新孢子虫包囊为圆形或椭圆形,大小不等,内含
许多缓殖子。卵囊呈卵圆形或椭圆形,大小为 10μm×12μm,内含 2 个椭圆形的孢子囊,每个孢子囊内含 4
个子孢子,子孢子呈香蕉形或新月形(图 6-58,图 6-59)。

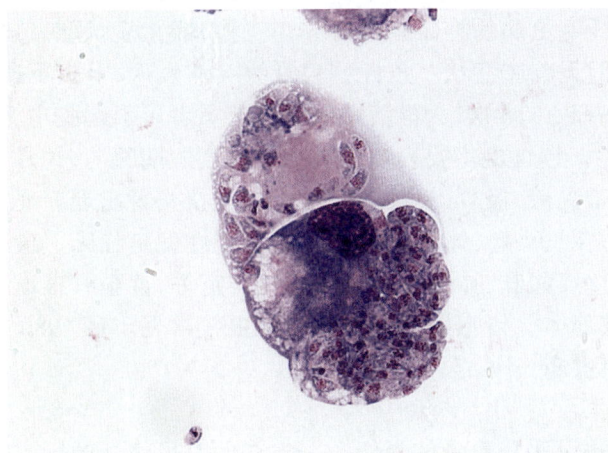

图 6-58　犬新孢子虫滋养体染色标本
　　　　　(引自　Wheeler)

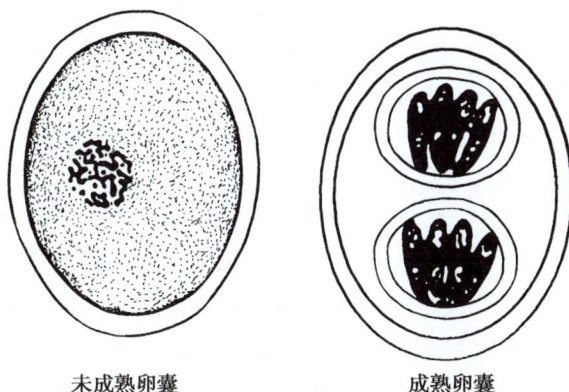

未成熟卵囊　　　　　成熟卵囊

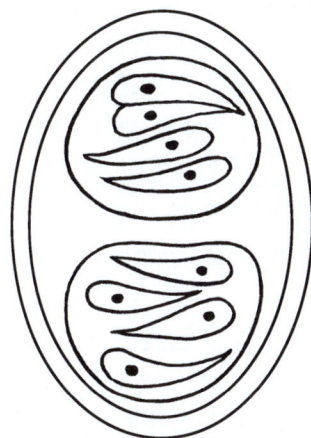

图 6-59　犬新孢子虫卵囊(示意图)
　　　　　(李朝品　仿绘)

(夏　惠　陶志勇)

第五节　纤　毛　虫

纤毛虫属于纤毛门(Ciliophora)。纤毛虫的形状大小因种而异,从十几微米至几毫米不等。纤毛门虫
体形态特征:所有种类至少在生活史的某阶段有纤毛或复合纤毛细胞器,许多纤毛也可并列粘合成小膜。
具有双倍体小核,多倍体大核。小核参与有性生殖,行有丝分裂;大核形状因种而异,行无丝分裂,与虫体
代谢和发育有关。有吸管(suctorians),有线粒体或无线粒体而有氢化酶体,无质体。部分纤毛虫具有胞
口,由胞口吞食食物。在胞口的四周为围口区,围口区纤毛的特征是分类的依据之一。有的种类无胞口,
由体表吸收养料。取食过程中,纤毛激动水流,把细小的食物颗粒带向口部,如草履虫。无论以何种方式

取食,食物都是在食物泡内消化。有的种类可借胞肛将食物残渣排到体外。纤毛虫一般以横二分裂进行无性生殖,以接合生殖(conjugation)方式行有性生殖。接合生殖即两个虫体在胞口附近相互连接,结合处胞膜消失,大核退化,每个小核分裂为4个单倍体小核,其中3个退化,剩下一个一分为二,一个是游动核,另一个为不动核;两个虫体相互交换游动核并与不动核结合,然后两者分离,继续进行二分裂增殖。

纤毛虫是一大类重要种群。不同的种类以不同的形式生活于淡水和海水中,大部分营自生生活,少数营共栖或寄生生活。其中直口纲(Litostomatea)的结肠小袋纤毛虫(*Balantidium coli*)和层咽纲(*Phyllopharyngea*)的斜管纤毛虫(*Chilodonella* spp.)可寄生于人体。结肠小袋纤毛虫是人体最大的寄生原虫,寄生于人体大肠,侵犯肠壁,引起痢疾。猪是主要传染源。生活史中包含滋养体和包囊两个阶段。宿主误食包囊后,在小肠内脱囊,形成滋养体。滋养体下行至结肠定居,以淀粉、肠壁细胞和细菌等为食,主要以横二分裂法分裂繁殖,并可侵入肠壁。结肠小袋纤毛虫除二分裂繁殖、接合生殖外,还可以出芽的方式进行无性繁殖。部分滋养体随肠蠕动至结肠下端,虫体团缩变圆,分泌囊壁,形成包囊,随粪便排出体外。寄生于人体肠内的滋养体很少转变为包囊,而在猪肠内可大量形成包囊。部分滋养体也可随粪便排出,在外界形成包囊,确诊本病可用粪便直接涂片法检查滋养体和包囊。

一、结肠小袋纤毛虫标本采集与制作

结肠小袋纤毛虫寄生于人体结肠内,分泌透明质酸酶并借助于机械运动侵入肠黏膜甚至黏膜下层,引起溃疡。盲肠和乙状结肠是最常见、最严重的病变部位。虫体侵犯宿主肠壁组织,常表现为充血、水肿、出血、糜烂或形成口小底大、边缘不整的烧瓶样溃疡,其内充满脓液和坏死组织碎片,滋养体分布在溃疡边缘,其周围有嗜酸性粒细胞和淋巴细胞浸润。有些脓肿溃疡可扩展到肌层,严重病例可出现大面积结肠黏膜破坏和脱落,侵犯部位还可继发细菌感染,进一步加重炎症反应。肠外感染可有腹膜炎、肝脓肿、胸膜炎、肺炎、膀胱炎和阴道炎等,但比较少见。结肠小袋纤毛虫病的临床表现可分为三型,即无症状型、急性型和慢性型。无症状型感染者粪便中可检查到虫体,但无临床症状。急性型表现为突然发病,上腹不适、腹痛、恶心、腹泻并伴有里急后重等消化道症状,腹泻每日3~15次,为黏液脓血便。严重者可引起脱水、营养不良和消瘦,偶可引起肠穿孔、腹膜炎,甚至导致死亡。慢性型主要表现为周期性轻度短期腹泻,每月出现1~2次,腹泻时每日2~5次,粪便呈粥样或水样,常带黏液,极少出现脓血,腹泻与便秘交替出现。还表现为上腹不适,或有暂时性弥漫性腹痛、腹胀,常伴有失眠、头痛、体重下降等表现。慢性型是临床上最常见的类型。滋养体也可经直接蔓延或淋巴侵袭肠外组织,如肝、肺、盆腔、泌尿生殖器官等,甚至有报道从慢性鼻炎患者的鼻腔分泌物中检获结肠小袋纤毛虫滋养体。猪感染结肠小袋纤毛虫较常见。自1980年以来,已有大量文献报道AIDS患者并发结肠小袋纤毛虫病。

(一)结肠小袋纤毛虫标本采集

1. 粪便标本的采集 可到屠宰场收集猪的粪便,也可采集患者的粪便。采集粪便时可将粪便标本收集于内层涂有蜡膜的硬纸盒、玻璃纸、塑料袋或其他洁净的器皿内,以防止外界杂物污染。

2. 采集标本时注意事项

(1)粪便不要与尿液及其他消毒药物混合。

(2)粪便的取用量,视检查方法而定。

(3)采集时应注意挑取黏液血便或粥样、黏液部分。

(4)急性型患者结肠内结肠小袋纤毛虫滋养体很少形成包囊,故应以检查滋养体为主,又因滋养体自粪便排出后6小时死亡,故必须及时检查新鲜粪便,冬季应保温。慢性患者可查到包囊,但有的患者滋养体和包囊均可查见。

(二)结肠小袋纤毛虫临时标本制作

1. 生理盐水直接涂片法 此法是常用而简便的病原诊断方法,适用于检查各类原虫的滋养体、包囊。活滋养体因其纤毛摆动、快速旋转运动容易鉴别。在直接涂片粪检时,可在盖玻片的一侧加少许70%乙醇,盖玻片下的所有滋养体将向另侧运动,最后集中在一个范围内,便于观察。由于结肠小袋纤毛虫是人体中最大的寄生原虫,使用低倍镜检查即可,一般不易漏检。此虫有间歇排虫的特点,反复送检新鲜粪便亦能提高检出率。

2. **生理盐水与碘液直接涂片法** 于洁净的载玻片近中央处滴1滴生理盐水,距0.5cm平行处再滴1滴碘液。用竹签挑取少量粪便,在生理盐水中涂成一均匀的薄膜,再挑取少量粪便在碘液中涂成均匀的另一薄膜,勿使二液混合,在两膜处覆以盖片形成生理盐水和碘液各半的粪便涂片。其厚度以能看见粪膜下报纸上的字迹为宜。在镜下按顺序查找虫体。若要观察活动的滋养体,在冬季须将载片加温后再涂片。

3. **硫酸锌浮聚法** 此法主要检查结肠小袋纤毛虫包囊。首先取粪便约1g,放入一小烧杯内,加水至20ml,充分搅碎。用粪便分样筛过滤粪便,把滤液倾于尖底离心管内。以2 500r/min离心1分钟。倾去上清液,加入清水5ml,摇动离心管,使沉渣与水混匀;如此反复洗涤数次,直至管中的水清澈为止。弃去最后一次管中的上清液,加入33%硫酸锌溶液(比重1.180)5ml,摇动离心管,使沉淀物与硫酸锌液充分混匀,离心1分钟,静置。最后,用白金耳取浮面上的液体2~3次,置于载玻片上,再加1滴碘液,混匀后镜检。

4. **醛醚沉淀法** 取1g粪便,用15ml水调匀,过滤后倾入15ml尖底离心管中。水洗,以2 500r/min离心2~3次。弃上清液,加入10%福尔马林固定液10ml,浸5~10分钟。加入乙醚3ml,用胶皮塞塞紧离心管,用力摇动、混匀,除去粪便中的油脂。以1 000r/min离心约5分钟后,可见离心管内的混悬液分为四层:乙醚层、粪便层、福尔马林层、细渣层。将上三层倾去,镜检细渣层,若查包囊时可加1滴碘液。

5. **汞碘醛沉淀法** 于15mm×150mm试管中加入MIF液10ml。用竹签挑取1g粪便,充分搅匀。用粪便分样筛过滤粪便,把滤液倒入15ml尖底离心管内。再加入冰冻的乙醚3~4ml,用橡皮塞塞紧管口,用力振荡摇匀。取下橡皮塞,静置2分钟。以1 500r/min离心2分钟后,管内可分为四层:乙醚层、粪便层、汞碘醛层和管底粪便层。用细竹签沿管壁轻轻地将上三层与管壁分离,倒掉上三层。用吸管将粪便层充分打匀,滴于载玻片上,加以盖片,镜检。此法适用于检查原虫的包囊和滋养体。

6. **活组织检查** 用乙状结肠内镜直接切取病变肠黏膜做活组织检查,切片镜检也可查出虫体(图6-60)。

7. **人工培养法** 必要时可用阿米巴培养基进行培养。国内学者采用RSS培养基(Ringer液-血清-淀粉)进行培养研究,证实相对厌氧环境有利于滋养体生长、繁殖,培养温度以28.0~32.3℃为宜。因为粪检和组织活检很容易确诊本病,故实际工作中体外培养必要性不大。

(三)结肠小袋纤毛虫永久染色标本制作

1. **标本的固定** 采用肖氏固定法。许多实验室接收住院患者的样本(不存在递送的时间问题)常选用这一固定液。该固定液用于新鲜粪便样本或肠黏膜表面样本的固定,对原虫滋养体和包囊予以极好的保存,用固定的材料可制备永久染色涂片标本。把涂有新鲜湿粪膜的载玻片立即放入盛有40℃肖氏固定液的染色缸内,进行固定3~5分钟;若是冷液,需固定15~30分钟。

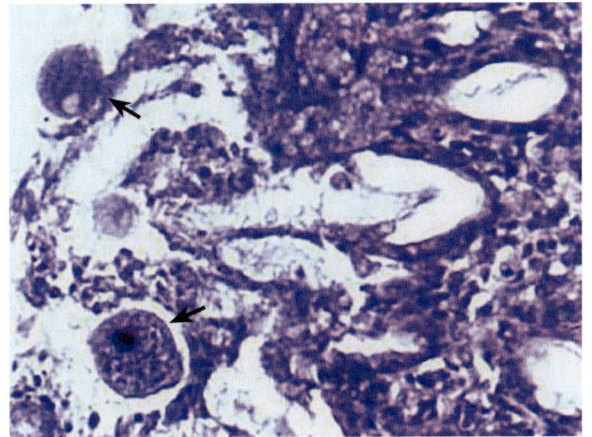

图6-60 肠黏膜病理切片中的结肠小袋纤毛虫滋养体(HE染色)
(引自 张进顺)

注意事项:①固定目的是防止组织细胞自溶、沉淀或凝固细胞内的物质,增加细胞内含物的折光率,染色后易于识别细胞的结构。固定液中的氯化汞可溶于乙醇中,加强了乙醇的固定作用,但使固定的细胞有收缩现象,而在固定液中加入冰醋酸(穿透性较强的固定剂),它的特点能使固定的细胞胀大,核也胀大,这两者结合,取长补短,达到固定后的虫体形态改变不大。该液含氯化汞,有废液处理问题。水样或黏液样样本黏附性差。②经Schaudinn液固定后,粪膜涂片由70%乙醇移入碘乙醇中,可看到标本颜色变为棕黄色,然后移入70%乙醇,将棕色涂片逐渐变为乳白色为止,表示标本中汞完全脱去,这是脱汞过程。因为固定液中的氯化汞在加热固定时进入细胞内,当标本从热固定液中移到冷70%乙醇中,汞盐遇冷而沉积在细胞内,标本再通过碘乙醇,沉积的汞盐遇碘乙醇,使可溶性汞盐游离到细胞外,达到脱汞作用。如果汞盐不脱净,贮存在细胞内,影响染色,造成细胞结构不清。

2. 标本染色 采用铁苏木精染色法,可使肠道原虫标本结构清晰,并可永久保存。涂制粪膜后,将固定好的涂片置于70%乙醇中10分钟。如为包囊,须先经过50%乙醇10分钟后再换置70%乙醇。于70%乙醇中1小时,或过夜(以至数日)。转入50%乙醇中5分钟。自来水中流水冲洗5~10分钟。蒸馏水中洗1次。在40℃2%媒染剂铁明矾水溶液中约5~10分钟,或4%冷铁明矾液中,如染原虫滋养体需1小时,包囊则须2~6小时。流水冲洗半小时。蒸馏水中再洗1次。在40℃0.5%铁苏木精染液中5~10分钟或稍久(亦可将染色缸放在37℃温箱中),须视染液的着色力而定,如不是热染色,则需6小时或过夜。随后流水冲洗半小时。冷2%退色剂铁明矾溶液中2~15分钟。将涂片置退色液中约2分钟后,须在显微镜下观察退色情况,退至能看清楚核的结构为止。切勿使标本干燥,务必保持湿润。如色仍深,再继续退色至适度为止。流水冲洗30分钟以上,使标本显现为蓝色。用蒸馏水再冲洗1次。依次置于30%、60%、70%、80%、95%、纯乙醇Ⅰ、纯乙醇Ⅱ中各约2~5分钟。置二甲苯Ⅰ、二甲苯Ⅱ中各2~5分钟透明。用稀薄的树胶与薄盖片封装。染色结果:核膜与核仁染成深蓝色,滋养体内质为深蓝色,外质色浅,红细胞及细菌呈深蓝色。

注意事项:①涂抹粪膜时用力要均匀,不宜过薄或过厚,否则会影响标本的清晰度。②染色所用的时间应视铁苏木精染液之着色而定。③配制铁苏木精染液宜早制备,因为未经成熟的铁苏木精染液不易着色,须经一定的时间氧化、成熟后方可使用。④制作标本时的脱水步骤亦非常重要,即须经过不同浓度的乙醇脱水。⑤更换乙醇时,不宜操之过急,如果由纯乙醇换至二甲苯后,标本出现乳白色,即说明标本中的水分未除净,应立即更换新的二甲苯。

二、结肠小袋纤毛虫标本的形态鉴别特征

1. 结肠小袋纤毛虫滋养体 无色透明或呈淡绿灰色,外形类似椭圆形,腹面略扁平,背面稍突起,大小变异很大,长为50~200μm,宽为25~120μm,为人体寄生原虫中最大的虫种。虫体表面凹凸不平,披有短而密的纤毛,呈斜纵行排列,虫体依靠纤毛摆动作旋转运动。虫体体表由外表膜和质膜构成。外表膜凹陷并折回包围纤毛构成毛孔。虫体富弹性,极易改变其外形。滋养体前端有胞口,内有较长的纤毛。胞口下接胞咽,颗粒状的食物借胞口纤毛运动进入虫体形成食物泡,食物在食物泡内消化,未被消化的食物经虫体后端的胞肛排出体外。细胞质内有肾形大核和圆形小核各一个,均为实质核,小核位于大核的凹侧。虫体前后两端各有一个伸缩泡,有调节虫体渗透压的作用(图6-61,图6-62)。在新鲜粪便中运动活泼,形成包囊后停止分裂繁殖。

2. 结肠小袋纤毛虫包囊 呈圆形或椭圆形,直径为40~60μm,呈淡黄色或浅绿色,囊壁厚而透明。刚由滋养体转变的新鲜包囊囊内可见活动滋养体。染色标本可见细胞核(图6-61,图6-62)。

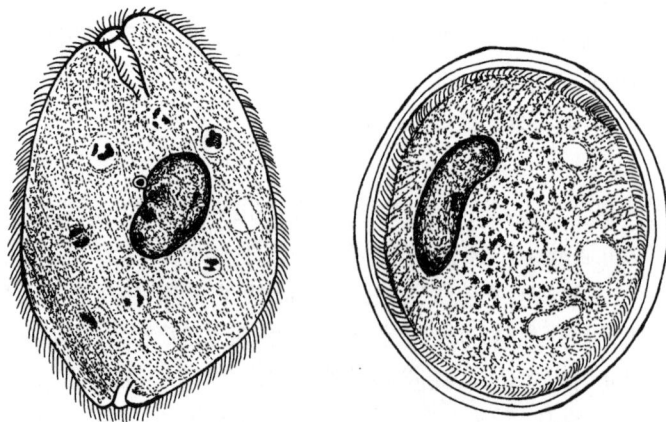

图6-61 结肠小袋纤毛虫滋养体和包囊(示意图)

(李朝品 仿绘)

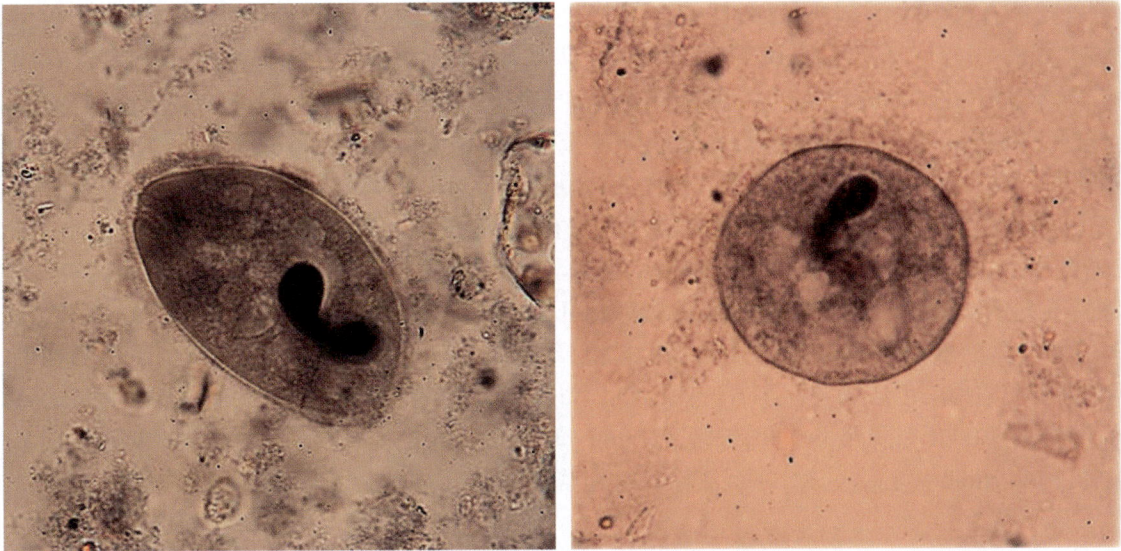

图 6-62　结肠小袋纤毛虫滋养体和包囊（铁苏木精染色）

（引自　李朝品、高兴致主编《医学寄生虫图鉴》）

（李　苗）

第六节　微孢子虫

微孢子虫（Microsporidia）是一种专性细胞内寄生虫。150多年前被发现，迄今已报道220多个属，1 300多个种，广泛寄生于节肢动物、鸟类、哺乳动物和人类。其中可寄生于人类的微孢子虫至少有14种，分别归属于脑炎微孢子虫（Encephalitozoon）、肠上皮细胞微孢子虫（Enterocytozoon）、多孢子虫（Pleistophora）、粗糙多孢微孢子虫（Trachipleistophora）、条纹微孢子虫（Vittaforma）、腕虫（Brachiola）和微粒子虫（Nosema）7个属。此外还有一些没有足够资料分类的微孢子虫，暂且归入一个综合的微孢子虫属（Microsporadium）中。微孢子虫的生活史包括裂体增殖及孢子增殖两种增殖方式，有孢子、分裂体、母孢子、成孢子细胞等多个发育阶段。

一、微孢子虫标本采集与制作

微孢子虫可寄生于多种组织器官，包括消化系统，如小肠、肝、胆、腹膜等；呼吸系统，如鼻窦、肺等；泌尿生殖系统，如肾、输尿管、膀胱、前列腺等；眼角结膜、脑、骨、肌肉、皮肤等组织。因此微孢子虫标本的采集方法和取材部位依虫种不同而异。可根据病变部位采集不同部位的标本。

肠上皮细胞微孢子虫属中的比氏肠微孢子虫（E. bieneusi）是引起人类腹泻，并与艾滋病密切相关的重要病原体，其寄生部位主要在十二指肠及空肠，以空肠上段最多，孢子可经粪便排至体外，可以从粪便或十二指肠引流液中检查病原体。脑炎微孢子虫属的肠脑炎微孢子虫（E. intestinalis）也寄生于肠道内，可以从粪便中采集到肠脑炎微孢子虫的孢子。也可从实验感染动物或自然感染动物粪便采集标本，近年来有从被人类及动物粪便污染的生蔬菜和水果表面收集到孢子的报道。播散性感染，可采集十二指肠引流液、胆汁、尿液、支气管肺泡灌洗液、脑脊液、鼻分泌物、痰液以及结膜涂片、角膜刮片等样本作为标本来源。

（一）标本采集与制备

1. 粪便标本　从腹泻患者粪便中或从实验感染的动物粪便及空肠黏膜中采集标本。从腹泻患者粪便中收集孢子最简单易行。粪便标本应保持新鲜，或用10%福尔马林或乙酸钠-醋酸-福尔马林（Sodium acetate-acetic acid-formalin，SAF）固定。粪便取材的量视检查方法而定：做直接涂片只需少量，一般取粪便10~20μl制成很薄的涂片，染色检查；做浓集法检查，应取5~10g（约拇指大小），浓集法可以去除大量粪渣，易于在光镜下检查，但因造成孢子丢失而致假阴性。常用粪便标本制备方法有：

（1）直接涂片法标本的制备：目的是确定微孢子虫感染的可能性、估计患者的虫负荷。任何没有冷冻的、在特定时间内送到实验室的新鲜粪便标本都可以做直接涂片检查。可用生理盐水涂片法和碘液染色涂片法。标本制作方法是先将生理盐水或碘液滴加于载玻片上，挑取米粒大小的粪便置于其中，调匀涂片，覆盖玻片，低倍镜下查看全部盖片，高倍镜下检查。为获得较高的阳性结果，每份粪便应做 3 张涂片。检获的阳性样本，可扩大采集量，以便进一步浓集收获标本。

（2）浓集法标本的制备：与生理盐水直接涂片法相比，浓集法可提高检出率。新鲜的或固定保存的粪便标本都可用于浓集法检查。浓集粪便制备的湿片检查方法（浓集湿片法）同直接湿片法。浓集法的方法有多种，不同的方法对于不同的虫种采集的效果不尽相同，应根据可疑感染的寄生虫加以选择。检测时，浓集所用液体配制是否精确、操作步骤是否规范、动作是否熟练准确，均可影响浓集法检测结果。

标准化粪便浓集染色法制备标本方法：取 0.5g 粪便用 10ml 饱和盐水调匀，300μm 滤网过滤，1 000r/min 离心 10 分钟，取 100μl 上清液，5 000 转离心 2 分钟，蒸馏水洗涤 2 次，弃上清液，再用 150μl 蒸馏水重新混悬沉淀，以 1 000r/min 离心 2 分钟，将沉渣涂片。干燥后用无水甲醇固定 1 分钟，用 10% 吉姆萨染液染色 30 分钟，光镜观察。

2. 体液标本　如十二指肠引流液、胆汁、尿液、支气管肺泡灌洗液、脑脊液、鼻分泌物、痰液等，1 500 转离心 10 分钟，取沉淀物涂片染色，显微镜检查。

3. 活检组织标本　结膜拭子、角膜刮取物等活组织可制成印片、涂片或切片，用福尔马林固定，染色后用光镜检查；小肠活检组织直接印片，用 5% 吉姆萨染液染色 30 分钟，光镜检查也能确定该虫。也可将活组织制成乙二醇甲基丙烯酸树脂包埋的切片标本（厚 1μm），经吉姆萨染色，光镜检查可以鉴别各期虫体。电镜检查用戊二醛固定，制备透射或扫描电镜标本。未固定的新鲜样本可用于细胞培养和分子鉴定。

注意事项：在组织切片标本中，该虫应与某些球虫相鉴别，其大小与隐孢子虫相仿，但光镜下后者位于肠绒毛表面和腺窝腔内，而微孢子虫仅限于肠绒毛的肠细胞内。等孢子虫和肉孢子虫较大，且等孢子虫可见于基底层和黏膜下层，可资鉴别。组织电镜标本要求虫体的密度要大，否则影响观察效果。

（二）标本的染色

粪便标本涂片染色是进行肠道原虫检查的最好方法。永久性的染色标本便于原虫的分辨，并且提供了永久性记录。在涂片标本中漏检的较小的原虫在染色标本中经常被发现。永久性涂片染色可用油镜在放大 1 000 倍情况下检验与鉴定虫体形态的细节，用于发现和鉴定较常见的肠道原虫。在油镜下，至少要检查 300 个视野。如果在湿片检查时发现可疑生物，在永久性涂片染色检查时则需要增加视野。近年由于免疫缺陷患者的增多，微孢子虫等机会致病原虫受到高度重视，但因微孢子虫虫体微小，常需要经过特殊染色才能加以鉴别。

1. 吉姆萨染色

（1）染液配方：吉姆萨染剂粉 1g，甲醇 50ml，甘油 50ml。

（2）染液配制：将吉姆萨染剂粉置于研钵中（最好用玛瑙研钵），加少量甘油充分研磨，加甘油再磨，直至 50ml 甘油加完为止，倒入棕色玻瓶中。然后分几次用少量甲醇冲洗钵中的甘油染粉，倒入玻瓶直至 50ml 甲醇用完为止，塞紧瓶塞，充分摇匀，置 65℃温箱内 24 小时或室温内 1 周后过滤，备用。配好的染液不受炎热气温的影响，可经久不变。

注意：新配制的染液，因色素尚未充分溶解，染色力较弱，且常带碱性。染液放置时间越久，着色越佳。使用至少提前 1~2 周配制。

（3）染色方法：用 pH7.0~7.2 磷酸盐缓冲液，将吉姆萨染液稀释，比例为 15~20 份缓冲液加 1 份吉姆萨染液。用蜡笔划出染色范围，将稀释的吉姆萨染液滴于已固定的标本膜上，染色半小时（室温），再用上述缓冲液冲洗。晾干后镜检。在有杂菌污染时，孢子则不易识别。此法用于体液标本检查，识别率比粪标本高。

2. 改良抗酸染色法　改良抗酸染色法可用以鉴定微孢子虫，但是一些微孢子虫孢子虽然是抗酸阳性的，但因它们个体太小识别很困难。推荐油镜下最少检查 300 个视野。染液配制和染色方法参见芽囊原虫标本制作

3. 改良果氏三色染色（Gomori's trichrome stain）法　此法主要用于从粪便标本中发现和鉴定微孢

子虫孢子。任何新鲜粪便、离心的粪便或福尔马林、SAF、PVA 固定保存的标本均可用于该项检查。

（1）染液配制：铬变酸 2R 0.6g，亮绿 0.3g，冰醋酸 1ml，蒸馏水 100ml。

注意：贮存于密闭加塞的棕色瓶中。

（2）染色方法：将涂片在加过冰醋酸的 Schaudinn 液中固定 30 分钟。在 70% 乙醇中洗 15 分钟。在 70% 碘乙醇中洗 2 次，每次 1 分钟。70% 乙醇中洗 2 次，每次 1 分钟。在 Gomori 染液中染 8~15 分钟。1% 冰醋酸的 95% 乙醇中洗 10~15 秒，至没有过度颜色脱下为止。乙醇中浸 2 次，每次 30 秒。二甲苯中浸 1 分钟，用中性树胶封片，油镜下观察，推荐至少观察 300 个油镜视野。

4. **铬变素染色**　此法运用了改良三色染色中的各种成分，可将微孢子虫同背景中的粪便成分区分开。用大约 10μl 经福尔马林固定的粪便悬液（未经浓集）制成薄涂片。浓集后的标本也可应用。涂片在 60℃玻片加热器中干燥 5~10 分钟。

（1）染液配制

1）铬变素染液配方：铬变素 2R 6g，快绿 0.15g，磷钨酸 0.7g，冰醋酸 3ml。

注意：混合后静置 30 分钟，加 100ml 蒸馏水，每月更换一次。

2）酸乙醇配方：90% 乙醇 995.5ml，冰醋酸 4.5ml。

（2）染色方法：甲醇固定涂片标本 5 分钟，置入铬变素染剂 90 分钟，酸乙醇退色 1~3 秒，滴加 95% 乙醇冲洗，置入乙醇中 3 分钟/次（2 次），置入二甲苯或其替代品 10 分钟/次（2 次），玻片干燥后封片。

每次染色均应同时用 10% 福尔马林固定的含微孢子虫孢子的粪便标本涂片作为质控物。染色后，微孢子虫的孢子壁染成粉红色，厚约 1μm。每染 10 张玻片标本，铬变素染剂后面的溶液就应更换一次，以保证冲洗及脱水质量。在油镜观察至少 200~300 个视野。因孢子微小很难辨认，反复观察有助于鉴别诊断。

5. **革兰氏-铬变素快速热染色法**　革兰氏-铬变素快速热染色法是铬变素染色的替代方法，该法快速、实用、简单，用于粪便或其他临床标本检查微孢子虫，主要用于播散性微孢子虫病的检查。将被检测标本（粪便、尿液、痰液、唾液和细胞培养物）制成薄涂片，干燥。福尔马林固定标本的石蜡切片，在染色前需进行脱蜡与清洗。

（1）染液配制：铬变素染液、酸乙醇配方见本节"铬变素染色"。

（2）染色方法：①涂片热固定：在低度火焰上快速通过 3 次，冷却至室温。②革兰氏染色：于涂片粪膜上滴加龙胆紫溶液，放置 30 秒，用水轻轻冲去多余的染料，滴加碘溶液，放置 30 秒，乙醇脱色至无色，自来水清洗。③铬变素染色：将玻片置入热铬变素染剂中（50~55℃）至少 1 分钟，用 90% 酸乙醇冲洗脱色 1~3 秒，95% 乙醇冲洗 30 秒，乙醇冲洗 2 次，每次 30 秒（分别在两个分开的容器中）。干燥后用封片剂封片。对于组织切片，建议在 50% 乙醇或 50% 二甲苯中漂洗 15 秒，再进行封片。组织切片的染色时间宜适当延长。

（3）注意事项：①在染色过程中需加热的环节，要注意控制好温度；②脱色过程须充分，以使孢子得到正确的染色；③每次染色应同时用 10% 福尔马林固定的含微孢子虫孢子的粪便标本涂片作为质控物。

6. **化学荧光法**　荧光染料 Uvtex 2B、calcofluoride、Rylux 和卡尔科弗卢尔荧光增白剂（Calcofluor White）等对微孢子虫孢子壁中几丁质有高度亲和性，故可用于微孢子虫的荧光检测。荧光染色便于检测孢子，敏感性较高，但染色不是特异性的，细菌、真菌和其他粪便杂质亦均可显荧光。因此需要有经验的检查者来鉴别微孢子虫。不管用什么染色技术，都应设阳性对照油镜检测，检测孢子要有足够的亮度和放大倍数。

（1）染液配制

1）pH7.2 0.1mol/L Tris 缓冲液配方：Tris 碱 12.11g，蒸馏水 950ml，4N 盐酸。

注意：盐酸滴定至 pH7.2，加水至 1 000ml。

2）0.01% 荧光染剂配方：荧光染剂 0.1g，pH7.2 0.1mol/L Tris 缓冲液 100ml。

（2）染色方法：用大约 10μl 新鲜或固定样本制作薄涂片，样本可以是粪便，也可以是尿液、培养物或其他样本。玻片加热器上于 60℃彻底干燥（5~10 分钟）或用甲醇固定 30 秒，用 0.01% 荧光染剂染色 1 分钟，蒸馏水冲洗，并使玻片干燥，盖玻片封片。

每次染色均应同时用 10% 福尔马林固定的含微孢子虫的培养物或粪便标本涂片作为质控物。用紫外荧光显微镜观察,使用405~490nm波长检查微孢子虫。

（三）电镜标本制作

电镜检查曾被认为是诊断微孢子虫的金标准。从空肠活检（Crosby胶囊法或内镜法）采集的活体组织,可制备扫描电镜及透射电镜观察标本。透射电镜检查较为常用,在透射电镜下可以观察微孢子虫孢子壁的三层结构。但兔脑炎微孢子虫（E.cuniculi）和海伦脑炎微孢子虫（E.hellem）在超微结构上非常相似,难以区分。用特殊染色法染色后用透射电镜检查,如Brown和Brenn染色或吉姆萨染色不难鉴别该虫,抗酸和PAS染色也易发现该虫。透射电镜被认为是确定微孢子虫孢子最可靠的方法。但由于电镜技术检查的样本较小以及可能出现取样误差等原因,敏感性不高,而且制备样品和检查过程都比较复杂耗时,费用较高,不适宜用于常规检查。

二、微孢子虫标本的形态鉴别特征

微孢子虫生活史的各个发育阶段中,孢子是其最具特征的发育阶段和诊断依据,因此,该虫的标本主要来自采集的孢子。成熟孢子通常为卵圆形,孢子大小因属种不同而异,一般为$(2{\sim}7)\mu m \times (1.5{\sim}5)\mu m$。寄生人体的微孢子虫大小为$(1.0{\sim}3.0)\mu m \times (1.5{\sim}4.0)\mu m$。不同方法处理的微孢子虫标本的形态特征如下:

1. 吉姆萨染色 孢子呈卵形,直径为$(1.1{\sim}1.6)\mu m \times 1.0\mu m$,孢子胞浆被染成灰蓝色,胞核染成深紫色,近核处可见一空白区。

2. 改良果氏三色染色 染色后背景为绿色,胞质与核的染色质呈蓝绿乃至紫色,其他包含物为红色或紫红色。在油镜下可见一些孢子的内部形态（横切或斜切的极管）。

3. 革兰氏-铬变素快速热染色法 在粪便染色标本中,微孢子虫呈暗紫色的卵形体,背景为灰绿色。如果有酵母细胞存在,其被染成暗紫色或粉红色,很容易与微孢子虫区别。在细胞染色标本中,微孢子虫呈现为深紫色到粉紫色,并且可能含有革兰氏阳性颗粒。有时,孢子中可看到显著的赤道样带状条纹。

4. 荧光染色 用紫外荧光显微镜观察,微孢子虫孢子显现为明亮的荧光,背景为黑色。采用不同的荧光染剂,显示的荧光颜色不同（图6-63）。

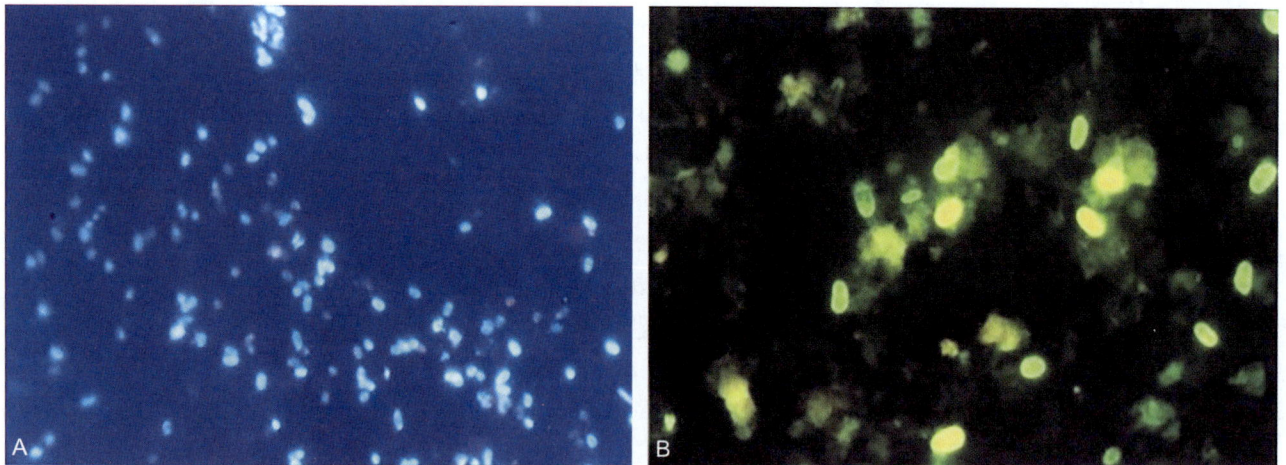

A. Calcofluoride染色:蓝色荧光;B. Rylux染色:绿色荧光

图6-63 微孢子虫孢子（荧光染色）

（引自 Galajda）

5. 电镜标本 在透射电镜下孢子壁由三层结构组成:①外孢子层,即电子致密层,由蛋白质组成;②内孢子层,电子透明层,即几丁质层;③质膜层,包绕孢子质。孢子壁内,前极端突起结构称固定盘或极盘,极盘与极丝（polar filament）相连,极丝或称极管（polar tube）为细长的带状结构,螺旋状盘绕在孢子体内后2/3处,并包绕胞核。胞核圆形,一般1~2个,位于孢子体中后2/3处。在孢子的后极端,有一空泡区,称后极空泡（图6-64,图6-65）。扫描电镜标本可清晰地观察到微孢子虫孢子极丝穿入Vepo E6细胞（图6-66）。

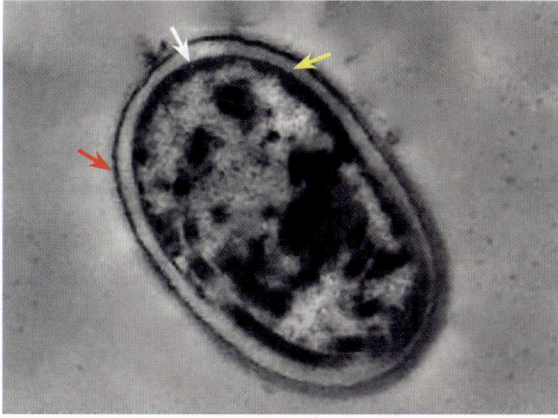

外孢子层(红色箭头),内孢子层(黄色箭头),质膜层
(白色箭头)

图 6-64　透射电镜观察微孢子虫孢子壁结构
(引自　Han)

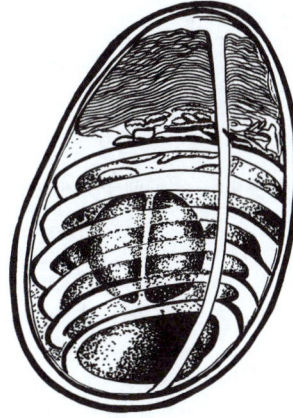

图 6-65　微孢子虫孢子(示意图)
(李朝品　仿绘)

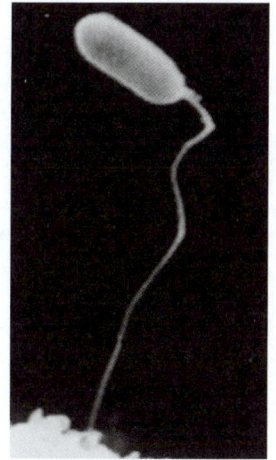

图 6-66　肠脑炎微孢子虫的孢子极丝穿入 Vero E6 细胞(扫描电镜)
(引自　Han)

　　此外,在微孢子虫的形态结构中,孢子的大小、极丝的缠绕周数及走行角度、胞核数量等因种属不同而有差异。因此,常用这些作为微孢子虫分类的依据(图 6-67,表 6-2)。

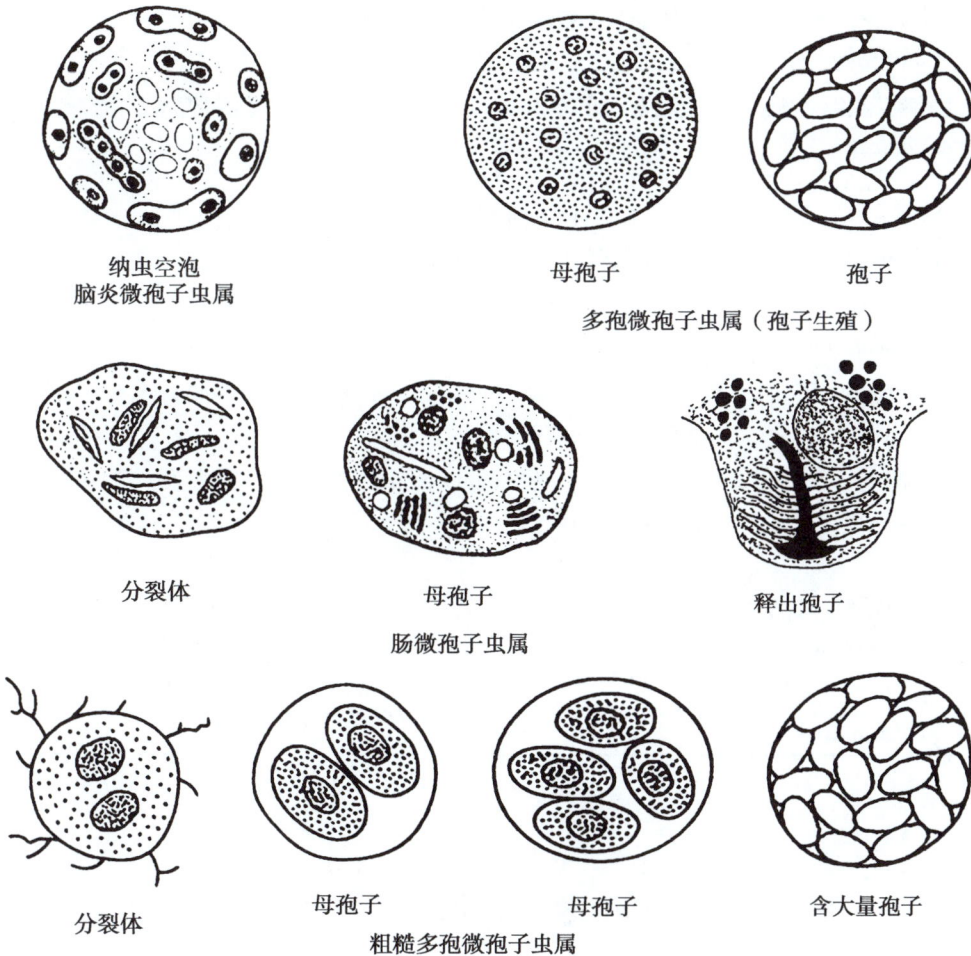

纳虫空泡
脑炎微孢子虫属

母孢子

孢子

多孢微孢子虫属（孢子生殖）

分裂体

母孢子

释出孢子

肠微孢子虫属

分裂体

母孢子

母孢子

含大量孢子

粗糙多孢微孢子虫属

图 6-67　各属微孢子虫形态示意图
(李朝品　仿绘)

表 6-2　人类微孢子虫孢子形态及致病特点

属名	种名	形态特点	致病特点
脑炎微孢子虫属 Encepholitozoon	兔脑炎微孢子虫 E.cuniculi	孢子大小为(2.5~3.2)μm×(1.2~1.5)μm,极丝有 4~6 个卷曲	播散性感染,角膜结膜炎,鼻窦炎,支气管炎,肺炎,肾炎,肝炎,腹膜炎,肠炎,脑炎
	海伦脑炎微孢子虫 E.hellem	孢子大小为(2.0~2.5)μm×(1.0~1.5)μm,极丝有 6~8 个卷曲	播散性感染,角膜结膜炎,鼻窦炎,支气管炎,肺炎,肾炎,输尿管炎,膀胱炎,前列腺炎,尿道炎
	肠脑炎微孢子虫 E.intestinalis	孢子大小为 2.2μm×1.2μm,极丝有 5~7 个卷曲	慢性腹泻,胆管病,鼻窦炎,支气管炎,肺炎,肾炎,骨感染,结节样皮肤损害
肠上皮微孢子虫属 Enterocytozoon	比氏肠微孢子虫 E.bieneusi	孢子大小为 1.8μm×1.0μm,极丝有 6~8 个卷曲	慢性腹泻,消瘦综合征,"艾滋病胆管病",非结石性胆管炎,慢性鼻窦炎,慢性咳嗽,肺炎
多孢微孢子虫属 Pleistophora	Pleistophora sp	孢子大小为(3.2~3.4)μm×2.8μm,极丝有 11 个卷曲,或 4.0μm×2.0μm,极丝有 9~12 个卷曲	肌炎
粗糙多孢微孢子虫属 Trachipleistophora	人粗糙多孢微孢子虫 T.hominis	孢子大小为 5.2μm×2.4μm,极丝有 11 个卷曲	肌炎,角膜结膜炎,鼻窦炎
	毒害粗糙多孢微孢子虫 T.anthropophthera	孢子与人粗糙多孢微孢子虫相似	播散性感染
条纹微孢子虫属 Vittaforma	角膜条纹微孢子虫 V.corneae	孢子大小为 3.8μm×1.2μm,极丝有 5~7 个卷曲	角膜炎,播散性感染
腕虫属 Brachiola	康纳腕虫 B.connori	孢子大小为(4.0~4.5)μm×(2.0~2.5)μm,极丝有 10~11 个卷曲	播散性感染
	小泡腕虫 B.vesicularum	孢子大小为 2.9μm×2μm,极丝有 8~10 个卷曲	肌炎
	阿氏腕虫 B.algerae	孢子大小为 3.7μm×2.0μm,极丝有 7~11 个卷曲	角膜炎
微粒子虫(小孢子虫)属 Nosema	眼微粒子虫 N.ocularum	孢子大小为 3.0μm×5.0μm,极丝有 9~12 个卷曲	角膜炎
微孢子虫(未定属) Microsporidium	锡兰微孢子虫 M.ceylonensis		角膜溃疡,角膜炎
	非洲微孢子虫 M.africanum		角膜溃疡,角膜炎

（王　斯）

参 考 文 献

[1]　李朝品,程彦斌.人体寄生虫学实验指导[M].3 版.北京:人民卫生出版社,2018.
[2]　诸新平.人体寄生虫学[M].9 版.北京:人民卫生出版社,2018.

［3］　段义农,王中全,郑葵阳,等.现代寄生虫病学［M］.2版.北京:人民军医出版社,2015.

［4］　吴观陵.人体寄生虫学［M］.4版.北京:人民卫生出版社,2013.

［5］　李朝品,高兴致.医学寄生虫图鉴［M］.北京:人民卫生出版社,2012.

［6］　沈继龙.临床寄生虫学和寄生虫检验［M］.4版.北京:人民卫生出版社,2012.

［7］　张进顺,高兴致.临床寄生虫检验学［M］.北京:人民卫生出版社,2009.

［8］　孙新,李朝品,张进顺.实用医学寄生虫学［M］.北京:人民卫生出版社,2005.

［9］　吴忠道.临床寄生虫学检验［M］.北京:中国医药科技出版社,2004.

［10］　蒋金书.动物原虫病学［M］.北京:中国农业大学出版社,2000.

［11］　左仰贤.人兽共患寄生虫学［M］.北京:科学出版社,1997.

［12］　左仰贤.球虫学:畜禽和人体的球虫与球虫病［M］.天津:天津科学技术出版社,1992.

［13］　陈佩惠,孔德芳,李慧株,等.人体寄生虫学实验技术［M］.北京:科学技术出版社,1988.

［14］　王沛,张富强,何波,等.人芽囊原虫体外培养研究进展［J］.中国热带医学,2020,20（12）:1207-1211.

［15］　徐凤全,于涛,黄勇.结肠小袋纤毛虫病研究概况［J］.中国血吸虫病防治杂志,2016,28（3）:345-348.

［16］　张建国,苑白鸽,张俊荣,等.四川省黑热病疫区家犬密度、犬感染率与黑热病发病关系分析［J］.热带医学杂志,
2015,15（9）:1255-1257.

［17］　唐莉莉,卢作超,战廷正,等.人芽囊原虫在IMDM单相培养基中的体外培养效果观察［J］.应用预防医学,2010,16
（6）:321-324.

［18］　丁德,贾立军,田万年,等.吉林株犬新孢子虫的分离与鉴定［J］.中国兽医学报,2009.29（4）:3-4.

［19］　刘登宇,卢作超,张鸿满,等.人芽囊原虫病病原学诊断不同染色方法的比较研究［J］.广西医科大学学报,2006,23
（2）:237-239.

［20］　张旭,乔继英,答嵘,等.人芽囊原虫在DMEM单相培养基中体外培养方法的建立［J］.卫生研究,2006,35（6）:
743-746.

［21］　田春林,刘登宇,卢作超,等.人芽囊原虫粪便检查与形态观察［J］.中国热带医学,2005,5（2）:221-223.

［22］　李朝品,王克霞,王健,等.人圆孢子虫感染情况的调查［J］.中国人兽共患病杂志,2004,（6）:551-553.

［23］　李朝品,王健.淮南地区戴隐形眼镜者棘阿米巴性角膜炎的调查［J］.第四军医大学学报,2003,（1）:86-88.

［24］　梁俊文,黄克和.犊牛隐孢子虫卵囊的分离与鉴定［J］.中国人兽共患病杂志,2001,17（6）:62-63.

［25］　汪明,刘海虹,马俊华,等.黄牛住肉孢子虫超微结构研究［J］.中国农业大学学报.2000,5（3）:117-120.

［26］　李朝品,王克霞,王健,等.安徽省隐孢子虫病流行情况的调查［J］.第四军医大学学报,2004（2）:125-127.

［27］　李朝品,王健.淮南地区人芽囊原虫感染的流行病学调查［J］.第四军医大学学报,2002（16）:1480-1482.

［28］　胡俊杰,左仰贤.马肉孢子虫的包囊超微结构及其实验感染终末宿主的研究［J］.寄生虫与医学昆虫学报.2000,7
（2）:80-86.

［29］　李建华,张西臣,尹继刚,等.隐孢子虫卵囊分离纯化的一种新方法［J］.中国兽医学报,1998,（4）:366-367.

［30］　李朝品,陈惠珍.香葵精治疗滴虫性阴道炎的效果观察［J］.中国寄生虫病防治杂志,1990,（3）:239.

［31］　李朝品,陈惠珍.香葵精治疗阴道毛滴虫病的疗效观察［J］.中国寄生虫学与寄生虫病杂志,1988,（S1）:51.

［32］　廖琳,刘佩娜,陈盛文.甘油冷冻保存阴道毛滴虫［J］.四川动物,1998,17（3）:1-2.

［33］　GALAJDA R,VALENČÁKOVÁ A,SUčIK M,et al. Nosema Disease of European Honey Bees［J］.J Fungi（Basel）,
2021,7（9）:714-728.

［34］　PARK E,POULIN R. Revisiting the phylogeny of microsporidia［J］.Int J Parasitol,2021,51（10）:855-864.

［35］　PINILLA JC,PINILA AI,FLOREZ AA. Comparison between five coprological methods for the diagnosis of Balantidium
coli cysts in fecal samples from pigs［J］.Vet World,2021,14（4）:873-877.

［36］　YUSOFF P,OSMAN E,SABUDIN R. Disseminated microsporidiosis:An underdiagnosed and emerging opportunistic
disease［J］.Malays J Pathol,2021,43（1）:9-18.

［37］　ZAJACZKOWSKA Ż,AKUTKO K,KVÁČ M,et al. Enterocytozoon Bieneusi Infects Children With Inflammatory Bowel
Disease Undergoing Immunosuppressive Treatment［J］.Front Med（Lausanne）,2021,8:741751-741758.

［38］　ÇETINKAYA Ü,CANER A. Prevalence of Microsporidiosis in Different Hosts in Turkey:A Meta-analysis［J］.Turkiye
Parazitol Derg,2020,44（4）:232-238.

［39］　LI J,WANG Z,KARIM MR,et al,Detection of human intestinal protozoan parasites in vegetables and fruits:a review［J］.
Parasit Vectors,2020,13（1）:380.

[40] LI W,FENG Y,XIAO L. Diagnosis and molecular typing of Enterocytozoon bieneusi:the significant role of domestic animals in transmission of human microsporidiosis [J]. Res Vet Sci,2020,133:251-261.

[41] VALENČÁKOVÁ A,SUČIK M. Alternatives in Molecular Diagnostics of Encephalitozoon and Enterocytozoon Infections [J]. J Fungi(Basel),2020,6 (3):114.

[42] BARROS LD,MIURA AC,MINUTTI AF,et al. Neospora caninum in birds:A review [J]. Parasitol Int,2018,67(4): 397-402.

[43] PADUKONE S,MANDAL J,RAJKUMARI N,et al. Detection of *Blastocystis* in clinical stool specimens using three different methods and morphological examination in Jones'medium [J]. Trop Par-asitol,2018,8 (1):33-40.

[44] HAN B,WEISS LM. Microsporidia:Obligate Intracellular Pathogens Within the Fungal Kingdom [J]. Microbiol Spectr, 2017,5 (2):10. 1128.

[45] JIN X,LI G,ZHANG X,et al. Activation of a Neospora caninum EGFR-Like Kinase Facilitates Intracellular Parasite Proliferation [J]. Front Microbiol,2017,8:1980.

[46] BARBOSA A S,BASTOS OM,UCHÔA CM,et al. Comparison of five parasitological techniques for laboratory diagnosis of *Balantidium coli* cysts [J]. Rev Bras Parasitol Vet,2016,25 (3):286-292.

[47] HASSAN MA,RIZK EM,WASSEF RM. Modified culture methodology for specific detection of *Blastocystis hominis* in stool samples [J]. J Egypt Soc Parasitol,2016,46 (3):541-548.

[48] BARBOSA AS,BASTOS OM,UCHÔA CM,et al. Isolation and maintenance of Balantidium coli(Malmsteim,1857) cultured from fecal samples of pigs and non-human primates [J]. Vet Parasitol,2015,210 (3-4):240-245.

[49] ELGHAREEB A,FAKAHANY AE,NAGATY I,et al. Laboratory diagnosis of Blastocystis spp. in diarrheic patients [J]. Trop Parasitol,2015,5 (1):36-41.

[50] BASAK S,RAJURKAR MN,MALLICK SK. Detection of Blastocystis hominis:a controversial human pathogen [J]. Parasitol Res,2014 ,113 (1):261-265.

[51] YANG BB ,CHEN DL,CHEN JP,et al. Analysis of kinetoplast cytochrome b gene of 16 Leishmania isolates from different foci of China:different species of Leishmania in China and their phylogenetic inference [J]. Parasites Vectors,2013,6(1): 1-12.

[52] DE A. Current laboratory diagnosis of opportunistic enteric parasites in human immunodeficiency virus-infected patients [J]. Trop Parasitol,2013,3 (1):7-16.

[53] SUN K,GUAN W,ZHANG JG,et al. Prevalence of canine leishmaniasis in Beichuan County,Sichuan,China and phylogenetic evidence of an undescribed Leishmania sp. in China based on 7SL RNA [J]. Parasites Vectors,2012,5 (1): 75.

[54] ROBERTS T,BARRATT J,HARKNESS J,et al. Comparison of microscopy,culture,and conventional polymerase chain reaction fordetection of Blastocystis sp. in clinical stool samples [J]. Am J Trop Med Hyg,2011,84 (2):308-312.

[55] TAO ZY,XIA H,CAO J,et al. Development and evaluation of a prototype non-woven fabric filter for purification of malaria-infected blood [J]. Malar J. 2011,10:251.

[56] HUGHES JM,WILLIAMS RH,MORLEY EK,et al. The prevalence of Neospora caninum and co-infection with Toxoplasma gondii by PCR analysis in naturally occurring mammal populations [J]. Parasitology,2006. 132:29-36.

[57] MUNIARAL M,GUPTA AK,NARAVAN S,et al. Long-term preservation of Leishmania donovani promastigotes on blood-agar slants. Ann Trop Med Parasitol,2006,100 (2):173-175.

[58] CERMEÑO JR,CUESTA I,UZCÁTEGUI O,et al. Balantidium coli in an HIV-infected patient with chronic diarrhoea[J]. AIDS,2003 ,17(6):941-942.

[59] LAURENCE L,ELISABETH C,PASCAL D,et al. Comparison of various sample preparation methods for PCR diagnosis of visceral leishmaniasis using peripheral blood [J]. J Clin Microbiol,2001,39:613-617.

[60] RODNEY D. Adam Biology of Giardia lamblia [J]. Clinical Microbiology Reviews,2001,14 (3):447-475.

[61] VZIJLSTRA EE,HUR Y,DESJEUS P,et al. Diagnosing visceral leishmaniasis with the recombinant K39 strip test: experience from the Sudan[J]. Trop Med Int Hlth,2001,6 (2):108-113.

[62] RAMIREZ JR,AGUDELO S,MUSKUS C,et al. Diagnosis of cutaneous leishmaniasis in Colombia:the sampling site within lesions influences the sensitivity of parasitologic diagnosis[J]. J Clin Microbiol,2000,38 (10):3768-3773.

[63] HU XS,YANG WT,LU HG,et al. Sequencing a specific kinetoplast DNA fragment of Leishmania donovani for

polymerase chain reaction amplification in diagnosos of leishmaniasis in bone marrow and blood samples ［J］. J Parasitol, 2000,86（4）:822-826.

［64］ ROMERA GA,SAMPAIO RN,MACEDO V,et al. Sensitivity of a vacuum aspiratory culture technique for diagnosis of localized cutaneous leishmaniasis in an endemic area of Leishmania（Viannia）braziliensis transmission ［J］. Mem Inst Oswaldo Cruz,1999,94（4）:505-508.

［65］ GARCIA LS,SHIMIZU RY. Evaluation of intestinal protozoan morphology in human fecal specimens preserved in EcoFix:comparison of Wheatley's trichrome stain and EcoStain ［J］. J Clin Microbiol,1998,36:1974-1976.

［66］ PETITHORY JC,ARDOIN F,ASH LR,et al. Microscopic diagnosis of blood parasites following a cytoconcentration technique ［J］. Am J Trop Med Hyg,1997,56（6）:637-642.

［67］ AllES AJ,WALDRON MA,SIERRA LS,et al. Prospective comparison of direct immunofluorescence and conventional staining methods for detection of Giardia and Cryptosporidium spp. in human fecal specimens ［J］. J Clin Microbiol , 1995,33（6）:1632-1634.

［68］ FLOURNOY DJ,SCOTT JN,EVERETT DD,et al. Rapid trichrome stain ［J］. J Clin Microbiol,1982,16（3）:573-574.

第七章

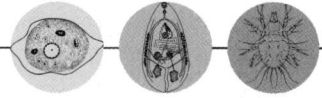

扁虫标本采集与制作

扁形动物门（Platyhelminthes）包括吸虫纲（Trematoda）和绦虫纲（Cestoidea）。标本采集和制作包括成虫、幼虫和虫卵生活史各个阶段的采集、固定和保存。标本制作主要包括瓶装液浸标本和玻片标本，液浸标本制作详见第十一章。

第一节　吸　　虫

吸虫纲成虫形态共同特征为：虫体大多背腹扁平，不分节，呈叶片状，少数近圆柱形如血吸虫；具有口吸盘和腹吸盘；消化道不完整，无肛门；无循环系统；除裂体科外，生殖系统雌雄异体；无原体腔，体壁和器官之间充满疏松的实质组织。吸虫生活史由外界发育和宿主体内发育两部分组成。外界发育需要 1~2 个中间宿主，通常经历毛蚴、胞蚴、雷蚴、尾蚴和囊蚴五个时期，感染期为囊蚴，也可是尾蚴。寄生在人体的吸虫通常包括寄生在肠道的姜片吸虫和棘口吸虫以及寄生在血液和组织中的肺吸虫、肝吸虫和血吸虫等。

一、肠道寄生吸虫的标本采集、保存与制作

肠道寄生吸虫根据其形态大小分为肠道大型吸虫和肠道小型吸虫。本小节以肠道大型吸虫中的布氏姜片吸虫、棘口吸虫和小型吸虫中的异形吸虫为例，分别详述成虫、幼虫和虫卵生活史各个阶段的采集、固定和保存的实验方法和具体实验步骤。

（一）肠道大型吸虫的标本采集、保存与制作

1. 布氏姜片虫标本采集、保存与制作　姜片虫的终末宿主是人与猪。中间宿主为扁卷螺。以菱角、荸荠、茭白、水浮莲和浮萍等水生植物为传播媒介。姜片虫病主要分布于亚洲的温带和亚热带地区，我国姜片虫病流行区呈点状、片状分布于长江流域以南各省。目前，全国姜片虫流行区日渐缩小，人体感染率明显下降。姜片虫成虫寄生于终末宿主小肠上段。虫卵产出后，随宿主粪便排出，落入水中，在适宜的温度下经 3 周左右发育成毛蚴。毛蚴主动侵入中间宿主扁卷螺，经 45 天左右发育形成尾蚴。成熟尾蚴逸出螺体，附着在水生植物或其他物体的表面形成囊蚴。人和猪吞食含囊蚴的水生植物而感染。在终末宿主小肠内，囊蚴经肠液和胆汁的作用，囊壁破裂，囊内的后尾蚴逸出，吸附于小肠黏膜，经 1~3 个月发育为成虫。

（1）姜片虫成虫的标本采集、保存与制作

1）成虫的标本采集：①从人体中收集：患者口服杀虫药，服药后开始，每天收集患者全部粪便，连续 3 天，用镊子直接将成虫从粪便中取出，生理盐水洗涤干净。②从动物体内收集：实验室也可将感染的狗和家兔等处死后，直接剖腹，取出肠道，沿肠道纵径小心剖开肠道，用镊子小心挑取虫体，生理盐水洗涤干净。

2）成虫的标本固定及保存：成虫洗净后，为防止时间过长导致虫体死亡，影响标本效果，应尽快固定。固定前，将虫体置于 4℃冰箱过夜，使虫体松弛，固定效果更好。从冰箱取出虫体，放于吸水纸上，去除虫体表面的水分及黏液后再固定。①瓶装液浸标本的固定及保存：3%~5% 的福尔马林、70% 乙醇、福尔马林-乙酸-乙醇固定液或 5%~10% 的福尔马林（含 9g/L 氯化钠和 2ml/L 甘油）均可用于固定虫体，24 小时

144

后更换新的固定液。擦干瓶口内壁的保存液,贴上封口膜后盖上瓶盖(注意切勿使瓶盖接触到瓶内液体),然后用溶解的高温石蜡液密封瓶盖及边口。②切片标本的固定及保存:此类标本需要挑取活力好的虫体,无须压扁虫体,用升汞类固定液肖氏固定液或鲍氏固定液或布勒氏固定液,将完整的活虫放入固定液中固定 2~6 小时,升汞类固定液须除汞处理,具体步骤:取出固定后的虫体,清水冲洗,经 30% 乙醇、50% 乙醇、70% 乙醇分别浸泡 5 分钟,置于 70% 含碘的乙醇中浸泡 10~12 小时脱汞,再用 70% 乙醇脱碘 12~24 小时;保存于 70% 乙醇中。③染色标本的固定及保存:将虫体置于载玻片上,盖上另外一张载玻片加压,注意用力均匀。接着用湿线将载玻片两边缚紧,将虫体固定在 2 片载玻片之间(透过载玻片,虫体内部器官结构清晰可见即可)。然后放入肖氏固定液中固定 12~24 小时,至虫体全身白色。由于虫体大,固定液不容易渗透进虫体的中心部位,可再固定 4 小时后,把线拆开,揭起一片玻片再重新盖好,让固定液进入虫体的中心部位。如果虫多,可用大块的玻璃板压,挑选大小一致的虫体放于吸水纸上,吸水纸吸干虫体表面的水分及黏液,把虫体排列于玻璃板上,再盖一块稍小的玻璃板,慢慢在玻璃板上加重物增加压力,直至虫体压扁,然后从旁边灌注固定液。取出固定后的虫体,清水冲洗后,经 30% 乙醇、50% 乙醇、70% 乙醇分别浸泡 5 分钟,置于 70% 含碘的乙醇中浸泡 10~12 小时脱汞,再用 70% 乙醇脱碘 12~24 小时,最后转入 70% 乙醇待染色。

除了传统的肖氏固定液,亦可采用 10% 福尔马林固定液固定虫体 2~3 天,至虫体全身白色。取出固定后的虫体,流水清洗 2 次共 4 分钟,蒸馏水清洗 2 分钟。清水冲洗后可用于染色(需充分水洗去除标本上的福尔马林,否则会影响后续染色效果)。本方法无须反复脱汞,简化实验步骤,减少对环境的污染。中性福尔马林穿透力强,固定均匀,可增加组织韧性,减小组织收缩。

3)成虫染色标本的制作:姜片虫是雌雄同体的大型吸虫,虫体内部结构比较复杂。生殖器官、消化系统、口吸盘和腹吸盘位置及大小比例都是虫种鉴别的关键。染色制片需显示出内部器官结构的特征。姜片虫成虫染色标本以卡红类染色为好,操作过程如下:

将乙醇保存液中的虫体取出,放入 50% 乙醇和 30% 乙醇中各浸泡 30 分钟;蒸馏水中浸泡 30 分钟;再放入醋酸明矾卡红(acetic acid alum carmie)中染色 8~24 小时(至虫体呈深红色),期间可震动染色容器数次,避免染液沉积而影响染色效果;取出,流水冲洗 2~3 次,共 4 分钟;放入 30% 乙醇中 30 分钟、50% 乙醇中 30 分钟、70% 乙醇中 30 分钟;在 0.5%~1% 盐酸乙醇中分色,在体视镜下观察效果,可用小毛笔轻刷虫体表面,以除去染料中沉积在虫体表面的杂质,当盐酸乙醇溶液颜色变深时要及时更换,再转入 70% 乙醇中继续分色至虫体各器官清晰突出,颜色鲜艳为止;转入新的 70% 乙醇中,反复洗涤多次去除盐酸乙醇,每次 15 分钟;至 80% 乙醇Ⅰ中浸泡 30~60 分钟,80% 乙醇Ⅱ中浸泡 8~12 小时(在 80% 乙醇Ⅱ中可放置数日);95% 乙醇Ⅰ中 6~12 小时;95% 乙醇Ⅱ中 30~60 分钟;无水乙醇Ⅰ和无水乙醇Ⅱ中各浸泡 30 分钟;二甲苯Ⅰ透明 6~12 分钟;二甲苯Ⅱ透明至虫体完全透明,中性树胶封片。

本法染色液采用的是水溶性的明矾卡红染色液(alum-carmine staining),与传统的醋酸卡红染色液(aceto-carmine staining)相比,无须反复分色,减少了分色步骤,避免了因虫体大小不一所致分色不均和内部结构欠清晰的情况。分色液也可使用 2% 硫酸铝钾分色 30 分钟,与盐酸乙醇相比,缩短了分色时间,分色后的标本染色均匀,内部结构清晰。

(2)姜片虫各期幼虫的标本采集、保存与制作:姜片虫各期幼虫包括胞蚴、雷蚴、尾蚴、囊蚴和毛蚴,其标本采集、保存与制作介绍如下。

1)胞蚴、雷蚴的采集、保存及制作:在厚载玻片上滴加适量清水,将中间宿主扁卷螺压碎,解剖针轻轻挑起螺壳,撕破螺肉,如为阳性,显微镜下可见胞蚴和雷蚴。在解剖镜下将胞蚴和雷蚴轻轻拨开,注意勿将虫体破断。使用巴氏吸管转移至培养皿中,生理盐水反复洗涤数遍直至清洁。吸取 10 个左右胞蚴或雷蚴置于洁净载玻片上,加上盖玻片,为防止虫体破损,盖玻片与载玻片之间衬以薄层纸片。用吸水纸从左侧吸去盖玻片与载玻片之间的水分,用巴氏吸管于盖玻片的右侧加鲍氏固定液或 70% 乙醇或劳氏固定液,使得固定液缓慢渗入盖玻片与载玻片之间。厚度适当,不可太满太厚。固定 2~4 小时后,使用毛笔将虫体从载玻片上轻轻取下,转移至培养皿中,保存于 70% 乙醇中。如用劳氏固定液的标本需经脱汞、脱碘处理后保存于 70% 乙醇中。若不立即制作染色标本,可用小瓶保存。

　　染色标本制作一般以卡红类或苏木精类染色 4~6 小时(若是乙醇配制的染料可直接加入染液),如为水配制的染料,则需经 70% 乙醇、60% 乙醇、50% 乙醇、40% 乙醇、30% 乙醇、20% 乙醇、10% 乙醇,脱水各 5 分钟后再染色;经 0.5%~1% 盐酸乙醇分色,显微镜下观察至颜色适宜为止;用 70% 乙醇反复数遍洗去盐酸乙醇,分别在 70% 乙醇、80% 乙醇、95% 乙醇中各 2 次,每次 30 分钟;无水乙醇 6 分钟;二甲苯或冬青油透明;中性树胶封片。

　　2)尾蚴的采集、保存与制作:将姜片虫阳性的扁卷螺放在培养皿中,用巴氏吸管加入去氯水,待尾蚴自动逸出后收集。也可将阳性螺压碎后分离收集尾蚴(方法同胞蚴和雷蚴的收集)。收集好的尾蚴最好立即制片(也可用离心管离心,或用培养皿法制作),时间过久尾部易脱落。用吸管吸取活尾蚴 10~20 条,滴于载玻片上,盖上盖玻片,在盖玻片的一侧加鲍氏固定液或 70% 乙醇,另一侧用吸水纸吸去水分,固定片刻,用泡过水的细线小心缚扎,浸泡于装满固定液的染色缸中继续固定 1~6 小时;用卡红类或苏木精类染色 4~12 小时(若不染色可保存于 70% 乙醇中,留作以后制片);用 0.5%~1% 的盐酸乙醇分色,至颜色合适为止;用 70% 乙醇反复数遍洗去盐酸乙醇,每次 5 分钟;80% 乙醇 20 分钟;95% 乙醇 1 小时;无水乙醇 10 分钟;二甲苯或冬青油透明;中性树胶封片。

　　3)囊蚴的采集、保存与制作:姜片虫囊蚴一般附着在水生植物媒介表面及其与水体接触的部位。将流行区的菱角、荸荠和茭白等阳性水生植物置于水中,用软刷将附着在其表面的囊蚴刷入水中,然后将水倒入沉淀杯中沉淀 20~30 分钟,小心弃去大部分上层液体,反复沉淀洗涤,直至液体澄清。取沉淀物置于培养皿中,显微镜下分离囊蚴。用巴氏吸管将分离的囊蚴吸入培养皿中,5% 福尔马林液固定保存。姜片虫囊蚴的囊壁较薄,制片时不必压扁。如需染色,用巴氏吸管将囊蚴吸起并置于载玻片上,盖上盖玻片,用浸泡过水的细线小心缠扎,放于鲍氏固定液或 70% 乙醇中,固定 6~10 小时;拆细线,用毛笔将囊蚴移入凹底染色皿中,用明矾卡红染液染色 6~10 小时;弃去染液,加入 0.5%~1% 的盐酸乙醇分色至颜色稍深;70% 乙醇反复洗去盐酸乙醇;分别经 70% 乙醇、80% 乙醇、90% 乙醇各 1 小时、95% 乙醇脱水 2~4 小时;无水乙醇 I 浸泡 30 分钟;无水乙醇 II 浸泡 10 分钟;二甲苯或冬青油透明;毛细吸管吸取适量囊蚴置于载玻片上,滴加中性树胶封片。

　　(3)姜片虫虫卵的标本采集、保存与制作

　　1)采集:人姜片虫卵可随粪便排出体外,因此可收集患者的粪便,可采用自然沉淀法、离心沉淀法或浮聚法收集虫卵(详见第十五章)。也可将采集的成虫用生理盐水洗净,用解剖针挑破子宫末端,轻压虫体,虫卵即从子宫内散出,或可将虫体置于 4℃ 冰箱过夜,可收集到大量的纯净虫卵。

　　2)固定:将收集的虫卵先用生理盐水清洗干净,先将固定液加热至 60~70℃,再浸入虫卵,浸泡 24 小时后,更换固定液保存。5% 福尔马林甘油固定液和 70% 乙醇甘油固定液为常用固定液。

　　3)玻片标本制作:从固定液中取出虫卵,将悬液中的虫卵含量调至每滴含 10 个虫卵左右。用细吸管吸取虫卵悬液滴加一小滴在 18mm×18mm 的盖玻片中央;在滴液的四个角,各垫一小粒厚薄相同的碎盖片(碎玻片粒相对要小,只要能用眼科镊夹起即可);用眼科镊取 10mm×10mm 的小盖玻片盖在滴液和碎玻片表面;用滤纸吸去小盖玻片四周多余的水分,轻压盖片无液体溢出为宜;取一张洁净载玻片,在中间偏右处滴 2~3 滴中性树胶;取放置好虫卵悬液的盖玻片,翻转,轻轻平放在胶液表面,使中性树胶自然缓慢浸满盖玻片,切勿用力压盖玻片。如果发现盖玻片不正,可用解剖针轻轻拨正。制作好的标本最表面是 18mm×18mm 的盖玻片,接触载玻片上胶液的是 10mm×10mm 的小盖玻片,即虫卵悬液被封固于 18mm×18mm 与 10mm×10mm 的盖片之间。将封存好的标本平放,自然阴干即可使用。

　　2. 棘口吸虫的标本采集、保存与制作　棘口吸虫分布广,种类多,目前已发现 12 个亚科,50 多个属,全世界已报告 600 余种。主要寄生于鸟、禽类和哺乳类动物的大肠、小肠中。人多因生食螺类、鱼类等而偶然感染。寄生于人体的棘口科吸虫已知有 20 余种,主要见于亚洲,特别是东南亚地区。我国已报告的棘口吸虫有:卷棘口吸虫(*E. reuolutum*)、宫川棘口吸虫(*E. miyagawai*)、曲领棘缘吸虫(*E.recurvatum*)、日本棘隙吸虫(*E.japonicus*)、叶状棘隙吸虫(*E.perfoliatus*)、似锥低颈吸虫(*H.conoideum*)、福建棘隙吸虫(*E. fujianensis*)、藐小棘隙吸虫(*E. liliputanus*)、园圃棘口吸虫(*E.hortense*)、马来棘口吸虫(*E. malayanum*)、九佛棘隙吸虫(*E.jiufoensis*)等 16 种对畜禽有一定的危害。人感染棘口吸虫的临床表现和感染程度与个体差异有关。轻度感染常无明显症状,或者仅有食欲缺乏、腹痛、腹泻等消化道症状和头昏、乏力等。重度感染可因虫体的机械性损伤和代谢产物刺激使肠黏膜出血和卡他性炎症,导致长期腹泻、厌食、体重减轻、营养不良、机体抵抗力下降而继发细菌感染,甚至引起败血症和全身衰竭而死亡。

棘口吸虫成虫寄生在终末宿主的小肠内,虫卵随粪便排出体外,落入水中,在适宜的温度下,经 3 周左右即孵出毛蚴;毛蚴进入第一中间宿主淡水螺后,4~6 周先后形成胞蚴、雷蚴、尾蚴;尾蚴可在同一螺体内形成囊蚴,也可从螺体逸出,游于水中,遇到第二中间宿主鱼、青蛙、蝌蚪即钻入其体内形成囊蚴,甚至可在水生植物上成囊。动物或人因食入囊蚴而感染。囊蚴在小肠内脱囊,逸出的童虫在 4 小时内即可在肠道寄生,7~9 天发育成熟。

（1）棘口吸虫成虫的标本采集、保存与制作:

1）成虫的采集:将感染棘口吸虫的畜禽处死后,直接剖腹,取出肠道,沿肠道纵径小心剖开肠道,利用毛笔和镊子小心挑取虫体,并置于生理盐水中洗涤干净。

2）固定及保存:在固定之前再次用生理盐水冲洗干净,以免黏附在虫体上的黏液和污物影响观察,成虫洗净后,应尽快固定。①瓶装液浸标本的固定及保存:3%~5% 的福尔马林、70% 乙醇、福尔马林-乙酸-乙醇固定液或 5%~10% 的福尔马林(含 9g/L 氯化钠和 2ml/L 甘油)均可用于固定虫体,24 小时后更换新的固定液。擦干瓶口内壁的保存液,贴上封口膜、盖上瓶盖(注意瓶盖切勿接触到瓶内液体),用溶解的高温石蜡液封瓶;②切片标本的固定及保存:此类标本需要挑取活力好的虫体,无须压扁虫体,用升汞类固定液、肖氏固定液、鲍氏固定液或布勒氏固定液,将完整的活虫放入固定液中固定 2~6 小时,升汞类固定液则须除汞处理后,保存于 70% 乙醇中;③染色标本的固定及保存:选择活力好的虫体,将虫体固定在 2 片载玻片之间,轻轻逐渐增加压力,使之扁平,然后在玻片两端用湿线或橡皮筋缚紧,放入肖氏固定液中固定 1~3 小时;用毛笔轻轻把已压扁固定好的虫体取出,清水冲洗后,经 30% 乙醇、50% 乙醇、70% 乙醇分别浸泡 5 分钟,置于 70% 含碘的乙醇中浸泡 10~12 小时脱汞,再用 70% 乙醇脱碘 12~24 小时,最后转入 70% 乙醇待染色。除了肖氏固定液,亦可采用 10% 福尔马林固定 4~8 小时,固定的时间根据虫体大小和厚度确定,染色前无须进行脱汞、脱碘处理。

3）成虫染色标本的制作:自保存液中取出虫体,在 70% 乙醇中洗 5 分钟;将虫体移入盐酸卡红染料中,染色 8~10 小时,期间可震动染色容器数次,避免染液沉积而影响染色效果;将染好的虫体放入 0.5%~1% 盐酸乙醇中脱色,边脱色边在体视镜下观察效果,可用小毛笔轻刷虫体表面,以除去染料中沉积在虫体表面的杂质,当盐酸乙醇溶液颜色变深时要及时更换。当虫体表面颜色较浅内部器官颜色较深时,脱色终止;将脱色后的虫体依次浸泡于 80% 乙醇、95% 乙醇和 100% 乙醇溶液各 30~60 分钟;将完全脱水的虫体移入水杨酸甲酯中透明,当虫体沉入水杨酸甲酯溶液底部时,透明终止,也可采用二甲苯和冬青油透明。将虫体移至洁净的载玻片上,滴加中性树胶封片。

（2）棘口吸虫各期幼虫的标本采集、保存与制作:

1）胞蚴、雷蚴的采集、保存与制作:在载玻片上滴加适量清水,将采集的棘口吸虫第一中间宿主阳性淡水螺轻轻压碎,解剖针轻轻挑起螺壳,撕破螺肉,然后加水在螺体上。在体视镜下将胞蚴和雷蚴轻轻拨开,注意勿将虫体破断。使用巴氏吸管转移至培养皿中,生理盐水反复洗涤数遍直至清洁。吸取 10 个左右胞蚴或雷蚴置于洁净载玻片上,加上盖玻片,为防止破损虫体,盖玻片与载玻片之间衬以薄层纸片。用吸水纸从左侧吸去盖玻片与载玻片之间的水分,用巴氏吸管于盖玻片的右侧加鲍氏固定液或 70% 乙醇或劳氏固定液,固定 2~4 小时后,使用毛笔将虫体从载玻片上轻轻取下,转移至培养皿中,保存于 70% 乙醇中。如用劳氏液固定的需经脱汞、脱碘处理后保存于 70% 乙醇中。若不立即制作染色标本,可用小瓶保存。

染色以卡红类染料为好,染色 4~12 小时。经 0.5%~1% 盐酸乙醇分色,显微镜下观察至颜色适宜为止;用 70% 乙醇反复数遍洗去盐酸乙醇,分别在 70% 乙醇、80% 乙醇、95% 乙醇中各 2 次,每次 30 分钟;无水乙醇 6 分钟;二甲苯或冬青油透明;中性树胶封片。

2）尾蚴的采集、保存与制作:将棘口吸虫阳性的淡水螺放在培养皿中,用巴氏吸管加入去氯水,待尾蚴自动逸出后收集。也可将阳性螺压碎后收集分离尾蚴(方法同胞蚴和雷蚴的收集)。收集好的尾蚴最好立即制片。用吸管吸取活尾蚴 10~20 条,滴于载玻片上,盖上盖玻片,加固定液固定。用卡红类染液染色 4~12 小时(若不染色可保存于 70% 乙醇中,留作以后制片);0.5%~1% 盐酸乙醇分色至颜色合适为止;用 70% 乙醇反复数遍洗去盐酸乙醇,每次 5 分钟;80% 乙醇 20 分钟;95% 乙醇 1 小时;无水乙醇 10 分钟;二甲苯或冬青油透明;中性树胶封片。

3)囊蚴的采集、保存与制作:将采集的棘口吸虫第二中间宿主淡水螺或者蝌蚪轻轻压碎,解剖针轻轻挑起螺壳,撕破螺肉,或用解剖针剥离蝌蚪的软组织,加入 5 倍体积的人工消化液(人工消化液的配制:蒸馏水 100ml、胃蛋白酶 0.6g、浓盐酸 1ml),放置于 37℃温箱中过夜。解剖镜下从消化后的混合液中用吸管取囊蚴滴于载玻片上,盖上盖玻片,用浸泡过水的细线小心缚扎好,放于鲍氏固定液或 70% 乙醇中,固定 6~10 小时;拆细线,用毛笔将囊蚴移入凹底染色皿中,用明矾卡红染液染色 6~10 小时;弃去染液,加入 0.5%~1% 的盐酸乙醇分色至颜色稍深;70% 乙醇反复洗去盐酸乙醇;分别经 70% 乙醇、80% 乙醇、90% 乙醇 1 小时、95% 乙醇脱水 2~4 小时;无水乙醇 I 浸泡 30 分钟;无水乙醇 II 浸泡 10 分钟;二甲苯或冬青油透明;毛细吸管吸取适量囊蚴置于载玻片上,滴加中性树胶封片。

(3)棘口吸虫虫卵的标本采集、保存与制作

1)采集:收集阳性动物的粪便,采用自然沉淀法、离心沉淀法或浮聚法收集虫卵(详见第十五章)。也可将采集的成虫用生理盐水洗净,用解剖针挑破子宫末端,轻压虫体,虫卵即从子宫内散出,或可将虫体置于 4℃冰箱过夜,可获得大量的纯净虫卵。

2)固定:将收集的虫卵先用生理盐水清洗干净,将固定液加热至 60~70℃,再浸入虫卵,浸泡 24 小时后,更换固定液保存。5% 福尔马林甘油固定液和 70% 乙醇甘油固定液为常用固定液。

3)玻片标本制作:从固定液中取出虫卵,用毛细吸管吸取虫卵悬液滴加一小滴在 18mm×18mm 的盖玻片中央;在滴液的四个角,各垫一小粒碎盖片;用眼科镊取 10mm×10mm 的小盖玻片盖在滴液和碎盖片表面;用滤纸吸去小盖玻片四周多余的水分,轻压盖片无液体溢出为宜;取一张洁净载玻片,在中间偏右处滴 2~3 滴中性树胶;取放置好虫卵悬液的盖玻片,翻转,轻轻平放在胶液表面,使中性树胶自然缓慢浸满盖玻片,切勿用力压盖玻片。如果发现盖玻片不正,可用解剖针轻轻拨正。制作好的标本最表面是 18mm×18mm 的盖玻片,接触载玻片上胶液的是 10mm×10mm 的小盖玻片,即虫卵悬液被封固于 18mm×18mm 与 10mm×10mm 的盖片之间。将封存好的标本平放,自然阴干即可使用。

(二)小型吸虫的标本采集、保存与制作

异形吸虫的标本采集、保存与制作　异形吸虫生活史复杂,部分吸虫的生活史至今尚不完全清楚。成虫一般寄生于鸟类、鱼类、哺乳动物小肠内,也可寄生人体。成虫产卵随宿主粪便进入水中,被第一中间宿主淡水螺或者咸水螺吞食后孵出毛蚴,或直接孵出毛蚴后再钻入螺内,在螺体内发育为胞蚴、雷蚴,最后形成尾蚴。尾蚴从螺体逸出,侵入第二中间宿主鱼或蛙体内,形成囊蚴。终末宿主吞食含有活囊蚴的鱼或蛙而感染,在宿主小肠内发育为成虫。

我国常见人体寄生的异形吸虫有 11 种:异形异形吸虫(*Heterophyes heterophyes*)、横川后殖吸虫(*Metagonimus yokogawai*)、微小后殖吸虫(*Metagonimus minutus*)、扇棘单睾吸虫(*Haplorchis taichui*)、钩棘单睾吸虫(*Haplorchis pumilio*)、多棘单睾吸虫(*Haplorchis yokogawai*)、犬棘带吸虫(*Centrocestus caninus*)、台湾棘带吸虫(*Centrocestus formosanus*)、长棘带吸虫(*Centrocestus longus*)、尖端棘带吸虫(*Centrocestus cuspidatus*)和镰刀星隙吸虫(*Stellantchasmus falcatus*)。

(1)异形吸虫成虫的标本采集、保存与制作

1)成虫标本采集:将感染异形吸虫的畜禽处死后,直接剖腹,取出肠道,沿肠道纵径小心剖开肠道,利用毛笔和解剖针小心收集肉眼可见的虫体,并置于生理盐水中洗涤;将剖开的肠道置于 50℃的热水中,并放置在 50℃的培养箱中 15 分钟,释放吸附于肠壁的小型吸虫,用镊子将肠黏膜从肠壁上刮下来;将刮下的肠黏膜和洗涤肠道的液体经双层纱布滤入沉淀杯中,放置 20 分钟后倒掉上层清液,之后加入生理盐水继续静置沉淀 20 分钟,如此反复水洗直至上层液体澄清,倒去上清液,取下层沉淀液倒于培养皿中,体视显微镜下检查,收集到的小型虫体置于生理盐水中洗涤待用。

2)异形吸虫成虫的标本固定及保存:①瓶装液浸标本的固定及保存:清洗后的虫体尽快固定,

3%~5% 的福尔马林、70% 乙醇、福尔马林-乙酸-乙醇固定液或 5%~10% 的福尔马林（含 9g/L 氯化钠和 2ml/L 甘油）均可用于固定虫体,24 小时后更换新的固定液。擦干瓶口内壁的保存液,盖上瓶盖(注意瓶盖切勿接触到瓶内液体),用溶解的高温石蜡液封瓶。②切片标本的固定及保存:此类标本需要挑取活力好的虫体,无须压扁虫体,用升汞类固定液、肖氏固定液、鲍氏固定液或布勒氏固定液,将完整的活虫放入固定液中固定 2~6 小时,升汞类固定液则须除汞处理后,保存于 70% 乙醇中。③染色标本的固定及保存:选择活力较好的虫体,将虫体固定在 2 片载玻片之间,轻轻逐渐增加压力,使之扁平,使虫体至适宜厚度,然后在玻片两端用湿润的细线缚紧,放入肖氏固定液中固定 1~3 小时。用毛笔轻轻把已压扁固定好的虫体取出,清水冲洗后,经 30% 乙醇、50% 乙醇、70% 乙醇分别浸泡 5 分钟,置于 70% 含碘的乙醇中浸泡 10~12 小时脱汞,再用 70% 乙醇脱碘 12~24 小时,最后转入 70% 乙醇待染色。亦可采用 10% 福尔马林固定 4~8 小时,固定的时间也根据虫体大小和厚度确定,染色前无须进行脱汞、脱碘处理。

3）异形吸虫成虫染色标本的制作:自保存液中取出虫体,在 70% 乙醇中洗 5 分钟;将虫体移入盐酸卡红染料中,染色过夜,期间可震动染色容器数次,避免染液沉积而影响染色效果;将染好的虫体放入 0.5%~1% 盐酸乙醇中脱色,边脱色边在体视镜下观察效果。当虫体表面颜色较浅内部器官颜色较深时,脱色终止;将脱色好的虫体依次浸泡于 80% 乙醇、95% 乙醇中各 20 分钟,100% 乙醇至少 30 分钟;使用二甲苯或者冬青油透明;虫体移至洁净的载玻片上,滴加中性树胶封片。

（2）异形吸虫各期幼虫的标本采集、保存与制作

1）胞蚴、雷蚴的采集、保存与制作:在载玻片上滴加适量清水,将采集的异形吸虫的第一中间宿主阳性淡水螺轻轻压碎,解剖针轻轻挑起螺壳,轻轻碾碎螺肉,然后加水在螺体上。在解剖镜下将胞蚴和雷蚴轻轻拨开,注意勿将虫体破断。使用巴氏吸管转移至培养皿中,生理盐水反复洗涤数遍直至清洁。吸取胞蚴或雷蚴置于洁净载玻片上,加上盖玻片,为防止破损虫体,盖玻片与载玻片之间衬以薄层纸片。用吸水纸从左侧吸去盖玻片与载玻片之间的水分,用巴氏吸管于盖玻片的右侧加鲍氏固定液或 70% 乙醇或劳氏固定液,固定 2~4 小时后,使用毛笔将虫体从载玻片上把轻轻取下,转移至培养皿中,保存于 70% 乙醇中。如用劳氏液固定的需经脱汞、脱碘处理后保存于 70% 乙醇中。

染色以卡红类染料为好,染色 4~12 小时。经 0.5%~1% 盐酸乙醇分色,显微镜下观察至颜色适宜为止;用 70% 乙醇反复数遍洗去盐酸乙醇,分别在 70% 乙醇、80% 乙醇、95% 乙醇中各 2 次,每次 30 分钟;无水乙醇 6 分钟;二甲苯或冬青油透明;中性树胶封片。

2）尾蚴的采集、保存与制作:将异形吸虫阳性的淡水螺放在培养皿中,用巴氏吸管加入去氯水,待尾蚴自动逸出后收集。也可将阳性螺压碎后分离收集尾蚴(方法同胞蚴和雷蚴的收集)。收集好的尾蚴最好立即制片。用吸管吸取活尾蚴 10~20 条,滴于载玻片上,盖上盖玻片,加固定液固定。用卡红类染液染色 4~12 小时(若不染色可保存于 70% 乙醇中,留作以后制片);0.5%~1% 盐酸乙醇分色至色合适为止;用 70% 乙醇反复数遍洗去盐酸乙醇,每次 5 分钟;80% 乙醇 20 分钟;95% 乙醇 1 小时;无水乙醇 10 分钟;二甲苯或冬青油透明;中性树胶封片。

3）囊蚴的采集、保存与制作:将采集的异形吸虫阳性鱼或者青蛙的肌肉剪碎称重后放入烧杯中,加入 5 倍体积的人工消化液(人工消化液的配制:蒸馏水 100ml、胃蛋白酶 0.6g、浓盐酸 1ml),放置于 37℃ 温箱中过夜,期间晃动几次使之充分消化。消化后的混合液经双层纱布过滤后去除滤渣,滤液转入 500ml 沉淀杯中静置 30 分钟,倒去上层液体,加入生理盐水继续静置,反复 3~5 次,直至上层液体澄清。取下层混合液于平皿中,使用解剖针在体视显微镜下拨出纯净的囊蚴,吸管吸取转移至载玻片上,加盖玻片,用浸泡过水的细线小心缚扎好(异形吸虫的囊蚴必须要夹在载玻片中压扁,否则效果不好),放于鲍氏固定液或 70% 乙醇中,固定 6~10 小时;拆细线,用毛笔将囊蚴移入凹底染色皿中,用明矾卡红染液染色 6~10 小时;弃去染液,加入 0.5%~1% 的盐酸乙醇分色至颜色稍深;70% 乙醇反复洗去盐酸乙醇;分别经 70% 乙醇、80% 乙醇、90% 乙醇 1 小时,95% 乙醇脱水 2~4 小时;无水乙醇Ⅰ浸泡 30 分钟;无水乙醇Ⅱ浸泡 10 分钟;二甲苯或冬青油透明;毛细吸管吸取适量囊蚴置于载玻片上,滴加中性树胶封片。

（3）异形吸虫虫卵的标本采集、保存与制作

1）采集:收集阳性动物的粪便,采用自然沉淀法、离心沉淀法或浮聚法收集虫卵(详见第十五章)。也

可将采集的成虫用生理盐水洗净,用解剖针挑破子宫末端,轻压虫体,虫卵即从子宫内散出,或可将虫体置于4℃冰箱过夜,可获得大量的纯净虫卵。

2)固定:将收集的虫卵先用生理盐水清洗干净,将固定液加热至60~70℃,再浸入虫卵,浸泡24小时后,更换固定液保存。5%福尔马林甘油固定液和70%乙醇甘油固定液为常用固定液。

3)玻片标本制作:从固定液中取出虫卵,用毛细吸管吸取虫卵悬液滴加一小滴在18mm×18mm的盖玻片中央;在滴液的四个角,各垫一小粒碎盖片;用眼科镊取10mm×10mm的小盖玻片盖在滴液和碎盖片表面;用滤纸吸去小盖玻片四周多余的水分,轻压盖片无液体溢出为宜;取一张洁净载玻片,在中间偏右处滴2~3滴中性树胶;取放置好虫卵悬液的盖玻片,翻转,轻轻平放在胶液表面,使中性树胶自然缓慢浸满盖玻片,切勿用力压盖玻片。如果发现盖玻片不正,可用解剖针轻轻拨正。制作好的标本最表面是18mm×18mm的盖玻片,接触载玻片上胶液的是10mm×10mm的小盖玻片,即虫卵悬液被封固于18mm×18mm与10mm×10mm的盖片之间。将封存好的标本平放,自然阴干即可使用。

(郑葵阳)

二、血液和组织中吸虫标本采集与制作

寄生于血液和组织中的吸虫主要有日本血吸虫、华支睾吸虫和并殖吸虫等。本部分将以日本血吸虫为例介绍血液寄生吸虫的标本采集与制作,以华支睾吸虫和并殖吸虫为例分别介绍肝胆管和肺脏寄生吸虫的标本采集与制作。在实际应用中,可根据教学和科研的需要,选择适宜的方法进行标本的处理。

(一)日本血吸虫标本采集、保存与制作

1. 日本血吸虫成虫的标本采集、保存与制作

(1)血吸虫成虫的标本采集:①针挑法:将感染血吸虫的家兔、小白鼠等动物麻醉、处死后,暴露肝门静脉及肠系膜静脉,肉眼观察虫体,似黑丝线。用解剖针将虫体所在处的血管挑一缺口,在虫体后端轻轻挤压,使成虫自缺口处脱出,置于生理盐水中。②灌洗法:将感染血吸虫的实验动物麻醉、处死后,打开胸腔,暴露心脏,向左心室注入生理盐水,直至肝脏充盈。暴露肝门静脉,用针头小心挑破肝门静脉,血吸虫成虫随灌注液流出,开口处置150目筛网用于收集成虫。收集的虫体用生理盐水洗涤数次后,进一步固定、保存。

(2)血吸虫成虫的标本固定及保存:血吸虫雌虫的消化道中充满血液,容易遮盖生殖器官而影响染色。固定前必须将活的虫体放于生理盐水中,静置12~24小时,使虫体吐出肠内的黑色消化物。①虫体压平:从生理盐水中取出血吸虫成虫,用吸水纸吸去虫体表面的水分及黏液,置于载玻片上。调整虫体的形态,避免因弯曲或重叠而导致标本的内部结构不清晰,将盖玻片轻轻盖在虫体表面,然后缓慢往下压,使虫体的各个结构部分清晰显示。②固定:从盖玻片边缘滴加适量劳氏液,使其充分和虫体接触。待虫体固定完全后,移开盖玻片,转移至劳氏液中继续固定12小时。将虫体移入70%乙醇溶液中静置24小时,更换溶液数次,直到碘乙醇溶液不再褪色为止,再将虫体放入70%乙醇中褪去碘的颜色,最后保存于70%乙醇。

注意事项:①由于血吸虫成虫细长如线,容易卷曲和扭结,可将虫体在4℃放置1~3天,令其松弛,取出后立即放入劳氏液固定。②血吸虫以劳氏液固定为最好,次为70%乙醇和鲍氏固定液。③固定时间不宜过久,过久会腐蚀虫体,很容易霉烂。④因劳氏固定液含升汞,需除去其产生的沉淀。

(3)血吸虫成虫的染色:①苏木精-伊红染色(hematoxylin-eosin staining,HE)。从保存液中取出虫体,蒸馏水冲洗,放入苏木精染色液染色7分钟;放入1%盐酸乙醇中分色10秒;流水冲洗15分钟,蒸馏水洗涤5分钟;放入伊红染液2分钟,蒸馏水清洗。将虫体逐级脱水,70%乙醇,45分钟;80%乙醇,40分钟;85%乙醇,35分钟;90%乙醇,30分钟;95%乙醇,50分钟;无水乙醇,60分钟。然后移入二甲苯中,透明30分钟。加中性树胶封片。②德氏苏木精染色。自保存液中取出虫体,于50%乙醇放置10分钟,移入30%乙醇,10分钟;蒸馏水洗涤5分钟后,放入德氏苏木精染液中染色6~24小时;蒸馏水洗涤5分钟,2%盐酸分色。然后脱水、透明及封片。

2. 日本血吸虫虫卵的标本采集、保存与制作

(1)血吸虫虫卵的标本采集:血吸虫虫卵随粪便排出体外,可从血吸虫病患者的粪便收集虫卵。另

外,血吸虫虫卵沉积于肝脏,也可以从感染血吸虫的实验动物肝脏分离收集大量的虫卵。

1)从粪便中收集血吸虫虫卵:从血吸虫病患者留取多量粪便,进行虫卵的收集。①沉淀法:将粪便加水稀释,用80~100目粗筛或2~3层纱布过滤,滤液静置30分钟,弃上层液。沉淀加水重复上述步骤,直至上层液澄清为止,含虫卵的沉渣保存于10%福尔马林中。②离心法:为了加速沉淀,可将上述沉淀法中的静置30分钟调整为1 000r/min离心1~2分钟,其余步骤同沉淀法。

2)从肝组织中收集血吸虫虫卵:将感染血吸虫45天的动物麻醉、处死,取出肝脏,剔除胆管、血管及结缔组织。将肝脏切成小块,加适量1.0%盐水,置组织捣碎机中,每次10 000r/min,1分钟,间隔3分钟,共3次。肝组织悬液依次经80目、120目和200目铜筛过滤,滤渣可再行捣碎。滤液经260目尼龙绢用1.0%盐水反复洗涤过滤后,用生理盐水将尼龙绢中少量滤液混悬后,用吸管吸取混悬液分装于15ml的尖底离心管,3 000r/min离心10分钟。离心后的沉淀液分3层:上层为清液,中层为暗灰色肝细胞,下层为金黄色的虫卵。轻轻移去上中层,留下底层,加入生理盐水离心沉淀3次,直到无暗灰色肝细胞,便可获得纯净的成熟虫卵;或者将上述收集的血吸虫虫卵悬液缓慢添加于60% Percoll上层,再加一层盐水(分离液、悬液、盐水的比例为6∶1∶3),3 000r/min离心20分钟,小心吸取试管底层的虫卵悬液,用生理盐水洗涤3次,也可获得纯净的血吸卵。

注意事项:①血吸虫卵的收集时间宜在感染后42~45天进行。过早收集,虫卵尚未发育成熟;过晚收集,变性虫卵增多。②夏季操作需用预冷的生理盐水或1.0%~1.2%盐水,以抑制毛蚴孵化。③肝脏组织要新鲜,反复捣碎,可分离获得更多的虫卵。

(2)血吸虫虫卵的固定及保存:将10%福尔马林加入虫卵悬液,固定1天后,换新的固定液保存备用。取洁净的载玻片,在其右2/3处滴一滴虫卵液,加盖圆形盖玻片(避免产生气泡),用吸水纸吸去盖玻片周围溢出的液体,然后在盖玻片上加一滴中性树胶,再盖上一张方形盖玻片,并在方形盖玻片四周用中性树胶封片。放入温箱干燥,镜检合格后贴标签即可。

3. 日本血吸虫各期蚴虫的标本采集、保存与制作

(1)血吸虫毛蚴的标本采集、保存与染色:从血吸虫患者的粪便或感染动物的肝脏中分离获得纯净的虫卵,放入小三角烧瓶内或玻璃试管,加清水至近瓶、管口处,置于25℃光照培养箱中孵化2~4小时,在黑色背景下,用肉眼或放大镜观察孵出的血吸虫毛蚴(多在瓶管口水面下1~4cm处呈梭状白色小点并匀速直线运动,碰壁后即折返并继续直线运动)。用吸管吸取含毛蚴的液体置于离心管中,按5%的比例加入福尔马林溶液,3 000r/min离心10分钟,弃去上清液。毛蚴沉淀重悬于5%福尔马林或70%乙醇固定1~3小时,依次置于30%和50%乙醇中各10~30分钟,保存于70%乙醇中备用。

吸取固定液中的毛蚴至离心管中,3 000r/min离心2分钟,弃去一半上清,加入50%乙醇至原量,混匀10分钟。离心后,沉淀依次重悬于30%乙醇、蒸馏水中。弃蒸馏水,加入德氏苏木精染液或醋酸明矾卡红染液染色12小时。吸去染液,依次更换30%、50%和70%乙醇各10分钟。然后加入0.5%盐酸乙醇(含70%乙醇)分色,直至毛蚴内部结构清晰,换入70%乙醇中。经80%~100%乙醇逐级脱水,二甲苯透明,吸取一滴毛蚴悬液至载玻片,加盖玻片,用中性树胶封片。

感染钉螺方法:取阴性钉螺150~200只,盛于10cm的培养皿中,上面盖一个直径为11cm的铜丝筛盖,培养皿中加入少量的清水,使培养皿内的钉螺开始活动,按1个钉螺:20~25个毛蚴,加入活毛蚴的悬液,灯光照射6~16小时后,取出钉螺进行人工饲养。

(2)血吸虫母胞蚴、子胞蚴的采集、保存与制作:将阳性钉螺的螺壳用老虎钳或小锤压破,然后加水在螺体上。在解剖镜下,用解剖针剥离螺体的软组织,仔细查找母胞蚴和子胞蚴,用吸管吸至培养皿中。用生理盐水清洗后,加70%乙醇或5%福尔马林固定、保存。用吸管吸取母胞蚴、子胞蚴10个左右,置于载玻片上,加盖玻片压扁。在盖玻片的一边加固定液(鲍氏固定液、70%乙醇或劳氏固定液),另一边用吸水纸吸去水分,使固定液渗入载玻片于盖玻片之间,固定母胞蚴、子胞蚴。注意要控制适当的厚度,太满太厚都不理想,固定1~6小时。用毛笔把母胞蚴、子胞蚴从载玻片上小心取下,保存于70%乙醇中。如用劳氏液固定的要经脱汞处理后,保存于70%乙醇中。用卡红类或苏木精类染色2~12小时。若是乙醇配制的染料可直接加入染液;若为水配制的染料,依次置入70%、60%、50%、40%、30%、20%、10%乙醇、水中各5

分钟,然后染色。再用 0.1%~0.5% 盐酸乙醇分色,70% 乙醇洗 2~3 次,80% 乙醇清洗 15 分钟,95% 乙醇 15 分钟~4 小时,无水乙醇 5 分钟。二甲苯或冬青油透明后,用中性树胶封片。

(3)血吸虫尾蚴的采集、保存与制作:将 10~20 个阳性钉螺放入 50~100ml 三角烧瓶中,加去氯水至近瓶口 1.0cm 处,瓶口处盖一铜丝筛,以防止钉螺爬出。于 25℃光照 1.5 小时后尾蚴逸出,尾蚴浮于水面。取一洁净载玻片,吸取蒸馏水滴于载玻片中央,用白金耳蘸取活 5~10 条尾蚴置于蒸馏水中,形成薄膜状。在酒精灯上稍烤一下,使尾蚴伸直。加染液 2~3 滴染色 10 分钟,用蒸馏水冲洗,待干后滴加中性树胶 1~2 滴,加盖玻片平置待干。制作的标本尾蚴呈红色,结构清晰美观,虫体弯曲自然,无卷曲、重叠等现象。

注意事项:①染液配制:甲液(灿烂甲酚兰 0.20g,氯化钠 0.55g,枸橼酸钠 1.10g,蒸馏水 100ml)和乙液(伊红 1.00g,蒸馏水 100ml)按 1∶10 混合使用。②酒精灯烤片时间切勿过长。③尾蚴的制片,以刚从螺体内逸出的为最好,逸出时间长,尾巴在制片过程中容易脱落。

(刘转转)

(二)华支睾吸虫的标本采集与制作技术

1. 华支睾吸虫囊蚴的分离、保存与制作

(1)淡水鱼华支睾吸虫囊蚴的检测:从流行区采集淡水鱼,分离华支睾吸虫囊蚴。取鱼背部的肌肉进行压片镜检。麦穗鱼等小型鱼种,每条鱼取 1~2 块肌肉;白鲩等大型鱼,在不同部位多取几块肌肉。用剪刀挑开鱼背部的鱼皮,剪取黄豆大小鱼肉,置于载玻片或玻璃板上,摆放整齐,标记清楚。在玻璃片上再覆盖一块同样大小的玻璃,轻压,使鱼肉变薄呈半透明状,放在体视显微镜(解剖显微镜)下观察。华支睾吸虫囊蚴呈圆形或椭圆形,壁薄,囊内有迂曲幼虫,做回旋运动。排泄囊呈黑色,集中成一小团。筛选出有囊蚴的阳性鱼,以备下一步处理。

注意事项:①剪取鱼肉时,不要带有鱼皮。②注意正确鉴别与华支睾吸虫囊蚴形态相似的东方次睾吸虫囊蚴,从囊蚴大小和囊壁厚薄等方面区分。在低倍镜(10×10)下,东方次睾吸虫囊蚴较华支睾吸虫囊蚴略大,可见发亮的囊壁,厚而明显,而华支睾吸虫囊蚴仅有薄薄的囊壁。③在华支睾吸虫囊蚴和东方次睾吸虫囊蚴壁的外面,有时会有一层鱼肉组织形成的不规则的壁。

(2)阳性鱼的鱼肉消化:将阳性鱼用清水洗涤,去除鱼体表面的泥沙。用剪刀剪去背鳍、腹鳍和尾鳍,剪开鱼体的腹部直至尾端,弃去内脏和鱼头,仔细剔除鱼刺,小心分离鱼肉。新鲜鱼的鱼刺与鱼肉不易分开,可在室温下适当放置一段时间,再进行处理。在室温 10~18℃的条件下,即使麦穗鱼死亡 4 天后,体内的囊蚴仍 100% 存活。将分离出的鱼肉用绞肉机或剪刀加工成肉泥,以备消化。

将消化液预热至 40℃,每克鱼肉加入 10ml 人工胃液,置于三角烧瓶中。晃动烧瓶或用玻璃棒搅拌使鱼肉与消化液混匀,放入 37℃温箱中消化。消化过程中要摇动几次三角烧瓶,使鱼肉和消化液充分作用,消化 12 小时以上。如放在恒温振荡器中消化,因消化液不停摇动,鱼肉消化快,时间可酌情缩短。消化后的混悬液经分离筛(孔径为 200μm)过滤,用清水冲洗筛网。滤液静置 40 分钟,小心弃去量杯中的上清液;向沉淀中加满清水,静置 30 分钟,倾去上清液;如此反复操作 4~5 次,直至上清液变清。取沉渣镜检,观察有无囊蚴。

注意事项:①为防囊蚴脱囊,静置时间不宜过长。②在夏季,将清水或生理盐水预冷后使用,在 4℃冰箱内静置沉淀,以防囊蚴脱囊。③人工胃液配制:胃蛋白酶 7.0g,盐酸 1.0ml,生理盐水 1 000ml。④建议用生理盐水配制消化液,较自来水配制消化液所得囊蚴数多。

(3)华支睾吸虫囊蚴的分离:在解剖镜下一边观察,一边操作。吸取适量的沉渣放入表玻皿中,手持玻皿,轻轻回旋晃动,使囊蚴集中于玻皿中央底部。沉于玻皿中央的包括囊蚴、未分离干净或被剪碎的鱼刺以及一些细砂,而消化后的絮状物浮于水面,用吸管小心吸去絮状物。根据絮状物的情况,重复上述过程,直至上清液澄清,玻皿中央仅剩下囊蚴、细砂和碎鱼刺。将玻皿稍微倾斜,轻轻转动,镜下观察分离情况,细砂沉在最后,相对较大的其他种类囊蚴位于前面,华支睾吸虫囊蚴位于二者之间。用吸管吸出华支睾吸虫囊蚴,置于生理盐水中,4℃保存。

注意事项:①吸取絮状物时,掌握力度,不要过快,避免吸走囊蚴。②注意正确区分东方次睾吸虫囊蚴与华支睾吸虫囊蚴。③天气炎热时,用预冷的生理盐水,并尽量缩短在外界的操作时间,分离好的囊蚴及时放入 4℃冰箱,避免温度高导致囊蚴脱囊。

（4）华支睾吸虫囊蚴的脱囊:华支睾吸虫囊蚴能顺利通过终末宿主的胃部,到达肠内再脱囊,再到达寄生部位。华支睾吸虫囊蚴经胃蛋白酶作用后,囊蚴外壁保持原有形态;加入人工胰液(无水碳酸钠 0.2g,胰蛋白酶 0.5g,蒸馏水 100ml)后,囊内虫体运动加剧,外层囊壁于 1~2 分钟后变薄并逐渐消失,内壁由原来的椭圆形而随虫体的运动变长或缩短,随后幼虫破囊而出。

囊蚴脱囊受胰蛋白酶、胆汁酸和还原剂等因素的影响。胰蛋白酶浓度为 4%~7% 时,囊蚴在 20 分钟内 100% 脱囊,浓度越高,脱囊时间越短。囊蚴在仅有胆汁酸但没有胰蛋白酶的溶液中不发生脱囊,但在胰蛋白酶中加入牛黄胆酸,可加快囊蚴外壁的消化速度及脱囊速度。在胰蛋白酶中加入半胱氨酸或二流基乙醇,可加快囊蚴脱囊速度,仅有还原剂也可诱发脱囊,但脱囊率极低。因此,华支睾吸虫囊蚴脱囊须经胃蛋白酶和胰蛋白酶的先后作用。将囊蚴放入生理盐水中,在 37℃条件下,华支睾吸虫囊蚴则很少脱囊。

（5）华支睾吸虫囊蚴的保存:分离的华支睾吸虫囊蚴若在 1 周内感染动物,4℃保存于生理盐水即可,不影响其对终末宿主的感染力。若短时间内不用,最好放入 Alsever 溶液中,保存于 4℃。在此条件下保存 13 天,囊蚴对终末宿主的感染力未见下降;保存至 240 天,部分囊蚴对终末宿主仍有感染力。

（6）华支睾吸虫囊蚴的制片:华支睾吸虫囊蚴呈椭圆形,脱水透明使囊蚴脱水变形。可将华支睾吸虫囊蚴保存于 5% 福尔马林溶液中。临用时吸取少量囊蚴,滴至载玻片,于镜下观察。若需封片,应用甘油透明法,封于甘油或甘油明胶中,具体步骤如下。

将保存于福尔马林的囊蚴放入试管中,依次用水、20%、30%、40%、50%、60% 和 70% 乙醇进行置换,每次 30 分钟。最后使管内乙醇保持在试管的 1/3 处,以后每日加入甘油 2~3 滴,摇晃混匀并塞紧管口,直至加入甘油的量与原管内乙醇量相等。打开试管管塞,放入 37℃温箱,使乙醇蒸发至仅剩纯甘油,即可用于制片。

1）甘油封片法:加一滴甘油于载玻片中央,从上述试管中吸取囊蚴数只,置于甘油中。在滴液的四个角,各垫一小粒厚薄相同的碎盖片(碎玻片粒相对要小,只要能用眼科镊夹起即可),防止压破囊蚴,上面再盖一张盖玻片,盖玻片周围用中性树胶封片。

2）甘油明胶封片法:将载玻片在酒精灯上烤热后,在玻片中央加 1~2 滴已溶化的明胶。吸取保存于甘油中的囊蚴数只,加于明胶中,加盖玻片,待明胶凝固后,用中性树胶封片。

2. 华支睾吸虫成虫的采集、保存与制片

（1）华支睾吸虫成虫的采集:华支睾吸虫成虫标本可采自手术患者胆汁引流出的虫体,也可采自自然感染的狗、猫等保虫宿主的肝脏,但更多时候从囊蚴感染的小鼠、豚鼠和兔等实验动物的肝脏采集华支睾吸虫成虫。囊蚴的感染数量视实验情况而定,通常小鼠感染 30 个囊蚴,豚鼠感染 500 个囊蚴,兔感染 2 000 个囊蚴,于感染后一个月,麻醉并处死实验动物。暴露腹腔,完整取出肝脏及胆囊,用生理盐水洗涤肝脏表面数次。用剪刀从近肝门区剪开肝脏,用手从肝脏边缘向中央挤压,可见虫体自裂口处涌出,用小镊子或毛笔轻轻挑起虫体放入生理盐水中。用吸管吸取生理盐水冲洗虫体表面,去除虫体黏附污物。

（2）华支睾吸虫成虫的固定与保存:从生理盐水中挑出大而完整的华支睾吸虫成虫,置于载玻片上,摆放整齐,一张载玻片上可放约 10 条虫体。在该载玻片上覆盖一张同等大小的载玻片,使虫体充分展开,用细绳捆绑两张玻片,置于 5% 福尔马林中固定 12~24 小时。保存:①将固定后的虫体从载玻片上取下,移至 5% 福尔马林中长期保存。②将虫体从福尔马林中取出,换水 2 次后,由低浓度乙醇(30%、40%、50%、60% 乙醇)逐渐换至 70% 乙醇,每个浓度放置 30 分钟,然后长期保存于 70% 乙醇中。

（3）华支睾吸虫成虫液浸标本的制作:保存于福尔马林中的华支睾吸虫成虫可直接制作液浸标本,而保存在乙醇中的虫体要从 70% 乙醇中取出,依次置于 60%、50%、40% 和 30% 的乙醇中,然后置于蒸馏水中,每次需 10~20 分钟,然后进行后续操作。首先选取适宜大小的容器,大小通常约为 5cm×2cm×10cm(长×宽×高),容器材质可用小型的玻璃缸或有机玻璃,固定液一般采用 5% 福尔马林。然后选取两块大小与标本缸适宜的玻璃板或有机玻璃板,准备黑纸和透明玻璃纸,裁成与玻璃板一样大小。

将一块玻璃板平放于瓷盘内,上面加盖一张黑纸,黑纸上再覆盖玻璃纸(黑纸用于反衬虫体,使结构清晰;覆盖玻璃纸,以防黑纸褪色)。用毛笔或小镊子挑取一条或数条成虫,置于玻璃板的中部偏上处,摆正虫体,使虫体较尖的一端朝上,较钝的一端朝下。垫几片与虫体厚度接近的小玻璃片在虫体周围,防止虫体挤压变形,上面再覆一张透明玻璃纸。用吸管滴加适量 5% 福尔马林于玻璃纸上,其上覆盖另一块同等大小的玻璃板,轻柔操作,避免产生气泡。用黑线扎紧玻璃板的两端或用夹子固定玻璃板的四角,以垂直方向慢慢浸入装有 5% 福尔马林的标本缸中。如是玻璃标本缸,加满固定液,擦干缸口和缸盖,用环氧树脂密封。如为有机玻璃缸,可在盖上留一小孔,待标本放入后,将缸盖与缸体粘接牢固,然后通过小孔加满固定液,再将小孔密封。在合适的位置贴上标签。

(4)华支睾吸虫成虫染色标本的制作:为清晰观察虫体的内部结构,可对华支睾吸虫的成虫标本进行染色和封片。制作过程包括固定、染色、分色、脱水透明和封片等步骤,染色方法可采用明矾卡红染液染色法或盐酸乙醇卡红染液染色法。保存于 5% 福尔马林中的华支睾吸虫成虫,用蒸馏水换洗 2 次,可直接染色,而保存在乙醇中的虫体要从 70% 乙醇中取出,依次置于 60%、50%、40% 和 30% 的乙醇中,然后置于蒸馏水中,每次需 10~20 分钟,然后进行操作。

1)明矾卡红染色法:明矾卡红染色是华支睾吸虫成虫染色的常用方法。

①染色:从蒸馏水中取出华支睾吸虫成虫,放入明矾卡红染液中,染色过夜。也可以吸净盛放华支睾吸虫成虫容器中的蒸馏水,加入明矾卡红染液进行染色。②分色:吸去染液,用蒸馏水清洗 2 次,充分洗去染液,然后用 2% 钾明矾水溶液分色。分色时间根据气温、染色时间和虫体着色程度而定,需要几分钟至十多分钟不等。在分色过程中,随时观察虫体的形态和内部结构的清晰程度。当虫体内部结构与肌肉组织的颜色深浅分明,生殖系统、消化系统、排泄系统及口吸盘和腹吸盘等器官清晰显示后,吸去分色液,置于蒸馏水浸泡 10 分钟以上,重复 1 次。③脱水、透明:从蒸馏水中取出华支睾吸虫成虫,依次置于各个浓度的乙醇(30%、40%、50%、70%、80%、90%、95% 乙醇和无水乙醇)中进行脱水,各 1 小时以上。然后将虫体置于无水乙醇和二甲苯(或冬青油)各半的混合液中 10 分钟,再更换为纯二甲苯(或冬青油)中至虫体透明。虫体用冬青油透明所需的时间较长,但虫体不易变脆。④封片:虫体透明后应立即封片,长时间浸泡易致虫体变脆变硬。在洁净的载玻片中央滴加 1 滴中性树胶或加拿大树胶,用小镊子轻轻挑起透明后的虫体,置于树胶中,摆正虫体。用镊子夹一张盖玻片,盖玻片的一边接触树胶,再慢慢放下,注意不可将盖玻片直接盖上,以防产生气泡。加盖玻片后,滴加的树胶正好充满整个盖玻片。若树胶未充满盖玻片,可从盖玻片的边缘缓慢滴入树胶。树胶过多可能导致盖玻片漂浮在树胶上。封片后,将标本平放晾干,用刀片刮去盖玻片旁多余的树胶,贴标签备用。

2)盐酸乙醇卡红染色法:从蒸馏水中取出华支睾吸虫成虫,放入盐酸乙醇卡红染液中,染色 8~24 小时。用 70% 乙醇清洗虫体 1 次,以去除染液。用含 2% 盐酸的 70% 乙醇分色,分色至虫体的结构清晰。将华支睾吸虫成虫浸于用 70% 乙醇 10 分钟以上,换新的 70% 乙醇重复 1 次,充分去除虫体内的盐酸,防止继续褪色。若虫体染色深,可延长浸泡的时间。然后脱水、透明、封片,操作同明矾卡红染色法。

3. 华支睾吸虫中间宿主标本的采集与制作

(1)淡水螺标本的制作:华支睾吸虫的第一中间宿主主要是纹沼螺、长角涵螺和赤豆螺。这些标本仅需要观察外形,多采用干藏法,即仅制作螺壳标本。选择典型且形态完整的螺壳,用树胶或溶化的有机玻璃粘在有机玻璃板上,玻璃背面衬上白纸或蓝纸,易于观察。选用合适的有机玻璃标本缸,将粘有螺壳的玻璃板放入标本缸,封闭缸口,贴上标签。

(2)淡水鱼标本的制作:华支睾吸虫的第二中间宿主是淡水鱼,种类繁多,一般选用麦穗鱼等小型鱼类进行标本制作。将新鲜的麦穗鱼置于平整的瓷盘内,放平摆正,鱼上覆玻璃板。瓷盘内倒入 10% 福尔马林,浸没玻璃板,固定 7 天。如制作大型鱼类,应用注射器向鱼的腹腔注射 10% 福尔马林。根据鱼的大小选用合适的标本缸(瓶),选取与标本缸(瓶)的内径和高度相吻合的有机玻璃板,在相应位置钻 2 对小孔,一对位于鱼胸部位置,一对位于鱼尾部位置。用缝衣针穿好尼龙纱线,分别从已固定的鱼胸部、尾部侧处的皮肤内穿过,再将线的两头穿过有机玻璃板的 2 对小孔,轻轻扎紧。将有机玻璃的背面衬上白纸或蓝纸,放入标本缸,加满 10% 福尔马林,封闭缸口,贴上标签。

注意事项:①鱼的长度略短于有机玻璃板的长度,鱼尾不要伸出玻璃板外。②尼龙纱线不能扎得过紧。

4. 华支睾吸虫尾蚴标本的采集与制作

(1)华支睾吸虫尾蚴的采集:从流行区采集纹沼螺、长角涵螺或赤豆螺,用水洗净。用钳子将螺壳轻轻压碎,置载玻片上或小平皿内,加少许水,挑去碎螺壳。在解剖镜下,用小镊子或解剖针撕开螺体组织,特别是螺的肝脏。如有尾蚴,可见其游离于水滴中。华支睾吸虫尾蚴体长 137~240μm,体宽 62~90μm,尾长为 320~470μm,尾宽为 21~43μm。体前部有眼点 1 对,口吸盘位于体前端,腹吸盘在体后部,其明显小于口吸盘。尾部有背鳍和腹鳍。用小吸管吸取尾蚴放入新的试管中。

(2)华支睾吸虫尾蚴的固定:取一洁净的载玻片,吸取发育完好的华支睾吸虫尾蚴至载玻片上,吸去多余水分,盖上盖玻片。将有尾蚴的载玻片在酒精灯上略烤,使尾蚴体伸直。从盖玻片的一侧滴加鲍氏固定液,另一侧用吸水纸吸去多余的水分,直至固定液布满整张盖片。放入湿盒中固定 2~6 小时,或过夜。将载玻片和盖玻片一同放入盛有清水的玻璃皿中,在水中将载玻片和盖片分开,尾蚴脱落于水中。用吸管吸取平皿内的水冲洗载玻片和盖玻片,使尾蚴全部脱落。将平皿中的水倒入尖底小量杯中沉淀 30 分钟,小心倾去上清液,将沉淀转入微量染色皿中,依次用 20%、30%、40%、50%、60% 和 70% 乙醇置换,每次 30 分钟,最后保存于 70% 乙醇中。

(3)华支睾吸虫尾蚴染色:

1)染色:吸取保存于 70% 乙醇中的华支睾吸虫尾蚴至微量染色皿,待尾蚴自然沉淀后,小心吸去上层的乙醇。加入盐酸乙醇卡红染液,染色 2~12 小时。

2)分色:吸去染液,加入 70% 乙醇,待尾蚴自然沉淀后,吸去 70% 乙醇。用含 0.5% 盐酸的 70% 乙醇分色。在解剖镜下观察分色情况,当尾蚴的内部结构清晰时,立即吸出分色液,加入 70% 乙醇,以终止分色。

3)脱水透明:吸去 70% 乙醇,依次换入 80%、90%、95% 乙醇、无水乙醇、无水乙醇和二甲苯各半的混合液,每次各 20 分钟,最后换二甲苯透明。每次更换试剂时,待尾蚴自然沉淀至染色皿底部,轻轻吸去上层液体,再加入新液体。

4)封片:在解剖镜下,用吸管小心吸取 3~4 条虫体完整、姿态舒展的华支睾吸虫尾蚴,滴于载玻片中央。滴加一小滴中性树胶,用解剖针将尾蚴移至树胶的中心,摆正虫体,虫体勿重叠。小心覆以盖玻片,平放晾干备用。

5. 华支睾吸虫虫卵的采集、固定与制作

(1)虫卵的采集与固定

1)从粪便中收集虫卵:从肝吸虫病患者粪便或实验感染的动物粪便中收集虫卵。①沉淀法:将粪便加水稀释,用粗筛或 2~3 层纱布过滤,滤液静置 30 分钟,弃上层液。沉淀加水重复上述步骤,直至上层液澄清为止,含虫卵的沉渣保存于 10% 福尔马林中。②离心法:为了加速沉淀,可将上述沉淀法中的静置 30 分钟调整为 1 000r/min 离心 1~2 分钟,其余步骤同沉淀法。

2)从胆囊、肝胆道中收集虫卵:猫感染华支睾吸虫比较普遍,可预先检查猫的粪便。查到虫卵时,将感染的猫麻醉、处死,剪开胆囊、胆道,用生理盐水冲洗,过滤至尖底的量杯中。自然沉淀 30 分钟,弃上清液,反复加水再沉淀数次,至上清澄清为止,留虫卵沉淀固定。

虫卵的固定液常用 5%~10% 福尔马林或 5%~10% 甘油乙醇,将固定液按比例加入虫卵悬液,固定 1 天后,换新的固定液保存备用。

(2)虫卵玻片标本的制备:取一洁净 18mm × 18mm 盖玻片,中央滴一小滴已固定的虫卵悬液,在滴液的四个角,各垫一小粒厚薄相同的碎盖片(碎玻片粒相对要小,只要能用眼科镊夹起即可);用眼科镊取 10mm × 10mm 的小盖玻片盖在滴液和碎玻片表面;用滤纸吸去小盖玻片四周多余的水分,轻压盖片无液体溢出为宜;取一张洁净载玻片,在中间偏右处滴 2~3 滴中性树胶;取放置好虫卵悬液的盖玻片,翻转,轻轻平放在胶液表面,使中性树胶自然缓慢浸满盖玻片,切勿用力压盖玻片。如果发现盖玻片不正,可用解剖针轻轻拨正。制作好的标本最表面是 18mm × 18mm 的盖玻片,接触载玻片上胶液的是 10mm × 10mm

的小盖玻片,即虫卵悬液被封固于 18mm×18mm 与 10mm×10mm 的盖片之间,平放、待胶干后使用。

(刘转转　刘宜升)

（三）并殖吸虫的标本采集、制作与保存

1. 并殖吸虫成虫标本的采集、保存与制作

（1）并殖吸虫成虫的采集:通常采集自人工感染的实验动物,如家犬、家猫等,于感染 70 天以上,自感染动物的肺脏采集并殖吸虫成虫。将实验感染的动物麻醉、处死,暴露胸腔,肉眼观察或用手指探查肺部有无囊肿。如发现囊肿,用解剖针轻轻挑开囊壁,再用小镊子夹取部分囊壁,使囊内虫体沉于囊的下方。用剪刀剪开镊子夹取处的囊壁,虫体自该孔涌出,置于生理盐水中。一般每个囊内含有 2 条成虫。

（2）并殖吸虫成虫的压片、固定与保存:由于并殖吸虫虫体扁平且有一定的厚度,所以在固定前,需将虫体压平或用薄荷脑乙醇麻醉虫体,待虫体自然死亡后,再行固定。取自肺脏虫囊内的成虫,用无菌生理盐水洗去血污后进一步处理。

1）载玻片压片法:多用于制备单个虫体,准备约 0.2mm 厚度的纸片,裁剪成与载玻片等大,保留纸片周边各 0.5mm,使之成为中空的长方形。取一洁净载玻片,上覆裁好的纸片。用无菌生理盐水洗净并殖吸虫成虫,将虫体放置载玻片中央,用滤纸吸去虫体表面的水分。将虫体调整成正位姿态,用吸管吸取宁氏固定液(或 70% 乙醇或 10% 福尔马林)缓缓滴加至纸片内框并浸没虫体,另一载玻片呈 45° 角覆盖其上,缓慢轻压至虫体平展且肉眼可见睾丸等内部结构清晰为止。用棉线缠绕载玻片两端并扎紧,若虫体体位略有变形,可轻轻上下移动载玻片,再次调整虫体体位,使之成正位相。固定 24~72 小时。固定完成后,拆开载玻片,将并殖吸虫成虫保存于同一固定液中以备染色,也可长期保存之。

2）大玻片压片法:用于制备多个虫体,操作方法与步骤基本同载玻片压片法,将上述载玻片改为 10cm^2 玻璃块,纸片应调整与玻璃块等大或略小,其缺点是不利于调整虫体的体位。

3）有机玻璃螺旋压片法:用于制备单个或多个虫体,此法为首选,即用于制备单个又可用于多个虫体的制备。操作方法与步骤基本同 1）、2）。其最大优点是可控制压片的力度,调整与保持标本厚度的均一性,为制备高质量的染色标本奠定基础。

注意事项:固定液以宁氏固定液为首选,该液体含有丙三醇,对虫体有软化作用,不易发生破损。而 10% 福尔马林固定的虫体较硬较脆。

（3）成虫的染色制片:并殖吸虫的成虫自保存液中取出,置 70% 乙醇中洗 10 分钟;放入副洋红(盐酸或乙酸副洋红)染色 6~8 小时;于 2% 盐酸乙醇(70% 乙醇配制)中分色至合适为止;用 70% 乙醇吹打洗去酸乙醇,若样本染色深,可浸泡至颜色适宜为止。如颜色稍浅,迅速转入 70% 乙醇,洗涤 3 次,每次 15 分钟;置 80% 乙醇Ⅰ中浸泡 30~60 分钟,80% 乙醇Ⅱ中浸泡 4~10 小时或过夜,甚至数日;置 95% 乙醇Ⅰ中浸泡 6~10 小时,95% 乙醇Ⅱ中浸泡 15~30 分钟;无水乙醇Ⅰ、Ⅱ中各浸泡 15~20 分钟;二甲苯Ⅰ透明 4~8 分钟,二甲苯Ⅱ透明 2~4 分钟;用中性树胶封片。如需复染,可在标本脱水至 95% 乙醇时,用 0.1% 快绿染液(90% 乙醇配制)2~3 秒,再置 95% 乙醇脱水、透明、封片。

2. 并殖吸虫成虫皮棘标本的采集与制作

并殖吸虫的体表具皮棘,这一特殊结构是并殖吸虫虫种鉴别的重要特征。因虫种不同、虫龄不同或虫体解剖部位不同,皮棘的形态、排列方式与类型均有所不同。常规染色方法不易观察皮棘的形态结构,下面将介绍针对皮棘的特殊染色方法,有利于观察皮棘的形态结构。

（1）取材与固定:选择人工感染 70 天以上的实验动物,自肺脏虫囊取出发育成熟的并殖吸虫成虫。生理盐水洗涤虫体后,于 37℃ 孵育 24 小时。取部分或整个虫体,用宁氏液压片固定 24 小时,蒸馏水清洗 30 分钟备染。

（2）染色:①第一染色:采用明矾卡红染色,将标本浸泡于染液中,置于 37℃ 温箱中染色 12~24 小时;蒸馏水清洗 2~3 次,将标本分别置于 30%、50% 乙醇溶液中依次脱水 60 分钟;经 1%~2% 盐酸乙醇分色,时间根据标本的分色效果而定,然后用 70% 乙醇清洗 2~3 次,去除酸乙醇;随后将标本分别于 70%、80%、90%、95% 乙醇中各脱水 60 分钟。②第二染色:将标本浸没于皮棘染液内 5~10 秒,浸没后迅速将染液吸

去,换入 95% 乙醇中 15~30 分钟;将标本于 95%、100% 乙醇中各脱水 30 分钟,再放入 100% 乙醇中重复脱水 1 次,时间 15 分钟;随后将标本用二甲苯透明,时间控制在 10 分钟以内,然后用中性树胶封片,晾干备用。

3. 并殖吸虫毛蚴纤毛板标本的采集与制作　采用镀银染色法对并殖吸虫毛蚴进行染色,并清晰地显示其纤毛板(即上皮细胞)的形态结构。该方法也适用于日本血吸虫和布氏姜片吸虫的毛蚴纤毛板形态观察。

(1)收集虫卵:在镀银染色过程中,由于毛蚴个体微小,在染色、换液及洗涤过程中不可避免地会丢失部分毛蚴标本。因此,需收集较多的虫卵用于标本的制作。并殖吸虫虫卵的收集多采自人工感染囊蚴 70 天以上的家犬或家猫肺脏,分离成虫,置于生理盐水中,于 35~37℃ 隔水式温箱内"饲养"8~12 小时,获得纯净虫卵。

(2)并殖吸虫毛蚴的孵化:将纯净虫卵放入去氯自来水中,于 25℃ 温箱孵育 15~21 天。期间隔日换水一次,换水量应超过原水量的 2/3 以上。自第 14 天开始,孵化瓶外罩上黑纸,使虫卵处于完全避光状态。毛蚴大量孵出高峰时间为第 18~19 天,此时揭去黑纸并把孵化瓶置于可见光照射下,如此可使多数毛蚴于相近时间大量集中孵出。

注意事项:并殖吸虫和姜片虫毛蚴在清亮水体中呈均匀分布,而日本血吸虫毛蚴主要集中分布于孵化瓶口最高水位约 1cm 处。

(3)并殖吸虫毛蚴的收集:采用 10ml 刻度离心管收集活毛蚴,3 000r/min 离心 3~5 分钟,小心吸去上层液体。

(4)毛蚴染色:将 0.5%~1% 硝酸银溶液(蒸馏水配制,棕色瓶装)加热至 75℃。应严格掌握此温度,这对毛蚴形态有关键影响。吸取新鲜毛蚴至凹底染色皿中,硝酸银液:毛蚴液按 10:1 混合,染色 5 分钟,期间轻轻旋转。吸去染液,采用旋转摇洗法用蒸馏水洗 3 次。旋摇的作用可同时使毛蚴沉淀集中于一点。第三次水洗亦可采用 2 000r/min 离心 1 分钟,以集中毛蚴。可参考虫卵或囊蚴临时性标本制作封片法封片,每片装毛蚴 10~20 个。按强阳光(直射)10~15 分钟;显微镜灯光源 7~10 分钟;日光灯下 30 分钟以上进行曝光。观察到纤毛板周边为棕褐色。卫氏并殖吸虫毛蚴纤毛板排列公式:6、6、3、1,其中第 1 列下缘有缺刻,其深浅因虫种而异。曝光后的毛蚴经蒸馏水洗涤、各级乙醇脱水、二甲苯透明和中性树胶封片,用以保存。

4. 并殖吸虫转续宿主体内滞育童虫的采集　本方法介绍以检测小鼠个体和野猪局部组织器官为例。采用颈椎脱臼法处死小鼠,自下颌部始,矢状切面由上至下剪开小鼠皮毛,直至耻骨联合部位。采用钝性分离法将小鼠皮毛褪除,按解剖部位采用生理盐水逸出法检查。若为野猪,可选择胸腹部局部组织器官等,如全膈肌,部分胸肌、臀肌、四肢肌肉,部分肝脏和全肺等。

(1)腹腔内滞育童虫检查:用手术剪剪开腹膜并暴露腹腔,肉眼观看无童虫后,先用预冷的生理盐水灌满腹腔,拨动肠及内脏,或将腹部浸于盆中拨洗,收集冲洗液,沉淀后置于镜下观察。

(2)胸腔内滞育童虫检查:打开胸腔,其检查方法与腹腔内滞育童虫的检查方法相同。

(3)组织与器官内滞育童虫检查:分离所采集的组织与器官,洗净血污。若为小鼠,可直接用剪刀剪碎,组织厚度应控制在 2mm 以内,标记分装于 50ml 烧杯中或盆中。若为野猪等大型转续宿主的肌肉组织器官,则使用菜刀横切成大小约 20mm × 10mm × 2mm 薄片。

将切碎的组织置于 42℃ 生理盐水中浸泡,恒温浸泡时间 ≥4 小时,注意维持水温,每 15 分钟搅动一次。略高于宿主体温的温度,有利于滞育童虫从组织内逸出。

完成逸出后,一次性加入 1 倍于原烧杯内水量的预冷生理盐水并搅拌,自然沉淀 5 分钟(目的是使滞育童虫遇冷收缩,失去吸附能力,快速沉淀于烧杯底部,提高虫体的检出率)。用长镊夹出组织,然后经 40 目/吋筛过滤,滤出物自然沉淀 5 分钟,弃上清液,沉淀(渣)物进行镜检。用吸管吸出虫体,进行计数、压片、固定等。

5. 并殖吸虫第一中间宿主淡水螺内幼虫的收集与制片

(1)收集并殖吸虫的幼虫:卫氏并殖吸虫的第一中间宿主为川卷螺等。将阳性螺放在玻璃皿中,加水,待尾蚴逸出后,分离收集。也可用老虎钳夹碎螺体,放于滴有水的玻璃板(20cm×10cm)上,用解剖针分离螺组织,游离螺肝脏部分(金黄色,团块羽毛状),镜检找母、子雷蚴或尾蚴。斯氏并殖肺吸虫的第一中间宿主为中国小豆螺等,螺体呈米粒大小,壳极薄,用载玻片直接压碎镜检即可。

(2)并殖吸虫幼虫标本的制片:吸取并殖吸虫幼虫 10 条左右,放在载玻片上,加盖玻片,用滤纸在盖玻片的边缘吸去多余的水分。用吸管在盖玻片的边缘缓缓滴入固定液(70% 乙醇或劳氏液),固定 2~4 小时。小心从玻片上取下幼虫,保存于 70% 乙醇中。如用劳氏液固定的并殖吸虫幼虫需经脱汞、脱碘处理。然后用洋红类或苏木精类染液染色 4~6 小时,经 0.5% 盐酸乙醇分色,不同梯度的乙醇逐级脱水,二甲苯或冬青油透明,取中性树胶封片,晾干备用。

6. 并殖吸虫第二中间宿主体内囊蚴的收集与制片　自流行区采集阳性的溪蟹或蝲蛄,去硬壳后,用研钵研碎,加入适量的 0.45% 盐水,用 20 目/吋铜筛滤去粗渣,滤液自然沉淀 10~15 分钟,反复换生理盐水 3~4 次,直至上清液澄清为止。取沉渣于培养皿中,置于解剖镜下分离囊蚴,用甘油或甘油明胶直接封片。如需染色,吸取适量囊蚴于载玻片上,加盖玻片,用细线缠扎,置于鲍氏固定液中 6~12 小时或过夜。拆细线,用毛笔将囊蚴移入凹底染色皿中。经 70% 乙醇换洗数次,直至溶液不呈现黄色为止。置解剖显微镜下,用 4 号昆虫针轻轻将囊蚴的外壁刺一微孔,勿刺破内壁。将处理后的囊蚴置于盐酸卡红染液中,在室温 28~30℃ 的环境中染色 2 小时,然后用 70% 乙醇反复清洗,直至溶液不呈现红色。标本用 0.5%~1% 盐酸的 70% 乙醇分色至囊蚴内部结构清晰可见,经 70%~100% 乙醇逐级脱水,每次 15~20 分钟,置于无水乙醇与冬青油溶液(按 1∶1 混合制备)、冬青油各 5 分钟后,用中性树胶封片。

(刘转转)

三、其他吸虫标本采集与制作

后睾吸虫、次睾吸虫、歧(双)腔(双腔属、阔盘属)吸虫和片形吸虫同属于吸虫纲的中小型虫体,其成虫大小、形态类似,其中,后睾吸虫、次睾吸虫、(双)腔(双腔属、阔盘属)吸虫成虫主要寄生在宿主的肝胆管内,斯氏并殖吸虫成虫主要寄生在哺乳动物的肺中,片形吸虫成虫主要寄生于牛羊等哺乳动物的胆道内,它们因寄生部位、宿主(包括中间宿主)等因素不同,在收集不同发育期标本时应略有区别。

(一)后睾、次睾吸虫标本的采集、保存与制作

1. 后睾、次睾吸虫成虫标本采集、保存与制作

(1)后睾、次睾吸虫成虫标本采集:将感染后睾、次睾吸虫的动物处死后,剖腹从胆囊、胆管中挑取虫体,挑取虫体时应以弯头解剖针或毛笔将虫体挑出(不应采用镊子夹取,否则会导致虫体损伤或变形,影响观察),先放入装有生理盐水溶液小试管中,盖好试管盖子,充分振荡,将污物彻底清除干净。有些虫体肠管内含有大量食物,可在生理盐水中放置过夜,待其食物消化或排出。

(2)后睾、次睾吸虫成虫标本固定及保存:将上述洗净的虫体先在薄荷脑溶液中松弛虫体。薄荷脑溶液的配制是:取薄荷脑 24g,溶于 10ml 95% 的乙醇,配制成薄荷脑饱和溶液;使用时,将此液 1 滴加入 100ml 中乙醇溶液中即可。然后将松弛了的虫体放入 5% 福尔马林或 70% 乙醇中固定。用毛笔把虫体挑至载玻片上,每张载玻片上可放 3~5 条虫体,上面再加盖载玻片,轻轻逐渐增加压力,使之扁平,然后在玻片两端用细线或橡皮筋缚紧,放于升汞类固定液或鲍氏固定液中固定 1~3 小时,使固定液完全浸入虫体内,后将玻片揭开,用毛笔轻轻把已压扁固定好的虫体移入固定液中保存,以备染色用。

将固定好的标本用标签标记:标签应用较硬纸片,用铅笔书写,内容应包括标本编号、样品采集地点、宿主及其产地、寄生部位、虫名、保存液种类和采集时间,将上述信息一式两份书写,一份与虫体一同放于瓶内,一份贴于瓶外。

(3)后睾、次睾吸虫成虫染色标本制作

1)苏木精法:将保存于 4% 福尔马林溶液中的虫体取出,以流水充分冲洗后,放置于 70% 乙醇中,将虫体移至 50% 和 30% 乙醇中各 1 小时,再移入蒸馏水中。将德氏苏木精染液加蒸馏水稀释 10~15 倍,使之呈浓葡萄酒色。将以上虫体移入此稀释的染液内,染色过夜。取出染色后的虫体,用蒸馏水浸泡虫体以洗去多余的染液,再依次通过 30%、50%、70% 乙醇,各 0.5~1 小时。将虫体移入盐酸乙醇中退色。待虫体

变成淡红色,再将虫体移回 80% 的乙醇中,依次序通过 90%、95% 和 100% 乙醇中各 0.5~1 小时。将虫体由 100% 乙醇中移入二甲苯或水杨酸甲酯中,透明 0.5~1 小时。将透明过的虫体放于载玻片上,滴 1 滴加拿大树胶,加盖玻片封固,晾干即成。

2）卡红染色法:原保存于 70% 乙醇内的标本,可直接取出投入染色液中染色。保存于 4% 福尔马林液内虫体标本,应先取出水洗 1~2 小时,而后循序通过 30%、50%、70% 的乙醇各 0.5~1 小时,再投入染液中。虫体在染液中过夜,使虫体染成深红色。自染液中取出虫体,放入盐酸乙醇中退色,使颜色深浅分明,即虫体外层呈淡红色,内部构造呈深红色。将虫体移入 80%、95% 和 100% 乙醇中各 0.5~1 小时。将虫体移入二甲苯或水杨酸甲酯中透明 0.5~1 小时。将已透明的虫体,移置载玻片上,加滴 1 滴加拿大中性树胶,加盖玻片封固。

2. 后睾、次睾吸虫各期蚴虫标本采集、保存与制作

（1）后睾、次睾吸虫胞蚴、雷蚴采集、保存与制作:自中间宿主体内分离到的胞蚴、雷蚴放入培养皿中,用生理盐水洗涤清洁后,用吸管吸取胞蚴或雷蚴 10 个左右,放于载玻片上,加上盖玻片压扁,在盖玻片的一边加固定液（布勒氏液或 70% 乙醇或劳氏固定液）,另一边用吸水纸吸去水分,固定 1~6 小时后,从载玻片上把虫体小心取下,放入培养皿中,保存于 70% 乙醇中（如用劳氏液固定的,要经脱汞处理后保存于 70% 乙醇中）;以洋红类或苏木精类染色 2~12 小时（若是乙醇配的染料可直接加入染液）,如为水配制的染料,则从 70%、60%、50%、40%、30%、20%、10% 的乙醇、水,各 5 分钟,然后染色;后用 0.1%~0.5% 的盐酸乙醇分色,至色合适为止;用 70% 乙醇洗去酸乙醇,换 70% 乙醇 2~3 次,各 5 分钟;转入 80% 乙醇洗 15 分钟;95% 乙醇 15 分钟~4 小时;纯乙醇 5 分钟;二甲苯或冬青油透明;最后用加拿大树胶封片。

（2）后睾、次睾吸虫尾蚴采集、保存与制作:从流行区采集纹沼螺等淡水螺类,用水洗净,用钳子将螺壳轻轻压碎,置载玻片上或小平皿内,加水少许,挑去碎螺壳,用小镊子或挑针撕开螺体组织,特别是螺的肝脏,如有幼虫,则可见幼虫在水中游动,用吸管吸取活尾蚴 10 条左右,去除杂质,滴于载玻片上,加上盖玻片,在盖玻片的一侧加固定液（布勒氏固定液或 70% 乙醇）,另一侧用吸水纸吸去水分,固定片刻,用泡过水的细线小心缚扎,放于固定液内固定 1~6 小时;用洋红类或苏木精类染液染色 4~12 小时;用 0.1% 的盐酸乙醇分色,至色合适为止;用 70% 乙醇洗去酸乙醇,换 70% 乙醇 2~3 次,各 5 分钟;转入 80% 乙醇 20 分钟;60% 乙醇 1 小时;100% 乙醇 10 分钟;二甲苯或冬青油透明;用加拿大树胶封片。

（3）后睾、次睾吸虫囊蚴采集、保存与制作:囊蚴自中间宿主体内分离出,在生理盐水中洗涤,用吸管吸取囊蚴,放入盛有人工消化液的培养皿或器皿中,置于 37℃ 温箱中过夜,可得纯净囊蚴（具体方法可参考华支睾吸虫囊蚴分离方法）。然后在生理盐水中洗涤,取囊蚴放于载玻片上,加盖上盖玻片,用浸泡过水的细线小心缚扎好,放于布勒氏固定液或 70% 乙醇中,固定 6~12 小时（亦可保存在 70% 乙醇中,留作以后制片）;染色 6~12 小时（如不是乙醇配制的染料,则需要经 50%、30% 乙醇、双蒸水各 20 分钟,然后染色）;用 0.1%~0.5% 的盐酸乙醇分色,至色合适为止;用 70% 乙醇洗去酸乙醇,换 70% 乙醇 2~3 次,各 5 分钟;80% 乙醇 1~6 小时;95% 乙醇 1~12 小时;100% 乙醇 20 分钟;二甲苯或冬青油透明;加拿大树胶封片。

3. 后睾、次睾吸虫虫卵标本采集、保存与制作　虫卵可从感染动物肝胆管内获得,也可从感染动物排泄的粪便中获得,也可从培养成虫的培养液中获得。①从感染动物肝胆管内获得虫卵具体操作如下:将感染动物肝脏放置于有生理盐水的容器中,用剪刀剪开胆总管、胆囊,生理盐水冲洗,冲洗液自然沉淀 30 分钟,弃上液,加水反复沉淀多次,至上液清晰,取沉淀物收集虫卵。②从粪便中获得虫卵,具体操作如下:取 5~10g 阳性动物粪便,放入小烧杯内,加少量清水,调匀,通过 80~100 目尼龙网过滤至 500ml 量杯中,弃粪渣,加水至 500ml,静置 30~40 分钟后,倾去上部混浊液,再加水至原量,玻璃棒搅拌,将粪渣捣碎静置沉淀。反复数次,直至上部的水澄清为止。③从成虫培养液中获取虫卵,具体操作如下:将成虫用台氏液培养 24 小时,收集培养物,每天收集一次,1 500r/min 离心,离心后弃掉上清,沉淀中即含有大量虫卵。加少量福尔马林与虫卵混匀,使福尔马林最终浓度为 5%。置小瓶内,贴上标签,密封备用。

（二）狸殖属吸虫标本采集、保存与制作

1. 狸殖属吸虫成虫标本采集、保存与制作

（1）成虫标本采集:将野外感染狸殖属吸虫或实验室感染狸殖属吸虫的动物处死后,直接开胸,取出

完整肺脏,在肺组织中寻找虫体,放于生理盐水中。由于虫体常很活泼,消化道中往往含有很多在寄主体内摄取的未被消化完的血液,影响染色;若覆盖在某些器官上,将会影响虫体内部结构的观察。且虫体的子宫很丰满,易遮盖附近的生殖器官,影响虫体内部生殖器官的结构观察,因此必须将其除去,方法是把虫体放于生理盐水中 12 小时~2 天,使血液从虫体内经口慢慢吐出,同时子宫内的虫卵也在此期间排出一部分,然后再压扁固定和染色,效果更佳。

（2）成虫标本固定及保存:将虫体放于载玻片上,腹面向下,盖上盖玻片,为了防止虫体滑动,可在虫体两边放入所需厚度的纸块等,然后用浸泡过水的细线小心缚扎到一定的厚度,放入升汞类固定液中固定;若虫体多时,可用两块载玻片夹压,宜选大小相等的虫体 4~8 条,夹在两张载玻片中间,压到一定的厚度后,用浸泡过水的细线小心缚扎,或不用细线缚扎,而是在载玻片上加重物到适宜厚度时,于载玻片一边滴加升汞类固定液;固定 8~16 小时,为了使固定液渗透进虫体的中心部位,可在固定 6 小时后,把线拆开并揭起一片玻片再重新盖好,让固定液进入虫体的中心部位,固定好后水洗,30% 乙醇、50% 乙醇中各洗涤 20 分钟,放于 70% 乙醇中保存。

（3）成虫染色标本制作:从保存液中取出虫体,放入 70% 乙醇中洗 10 分钟;转入醋酸副洋红中染色 6~12 小时;在 5% 盐酸乙醇中分色 0.5~1 小时;转入 70% 乙醇中继续分色至适合为止;再转入 70% 乙醇中 0.5~4 小时,洗去盐酸乙醇;转入 80% 乙醇中 0.5~2 小时;转入 95% 乙醇Ⅰ中 6~12 小时;95% 乙醇Ⅱ中 15~30 分钟;转入 100% 乙醇中 10~20 分钟;放入二甲苯或冬青油中至虫体完全透明;加拿大树胶封片。

2. 狸殖属吸虫各期蚴虫标本采集、保存与制作

（1）胞蚴、雷蚴、尾蚴的采集、保存与制作:将采集的狸殖属吸虫第一中间宿主螺蛳,用老虎钳或小锤将螺壳压破,然后加水在螺体上,于解剖镜下,用解剖针剥离螺体的软组织,仔细检查,发现有胞蚴、雷蚴、尾蚴后用固定液固定,放入培养皿中或器皿中,留作染色制片用,染色以卡红染色为好。

（2）囊蚴的采集、保存与制作:自中间宿主体内取出囊蚴,在生理盐水中洗涤,用吸管吸取囊蚴,放入盛有人工消化液的培养皿或器皿中,置于 37℃ 温箱中过夜。然后在生理盐水中洗涤,取囊蚴放于载玻片上,覆以盖玻片,用浸泡过水的细线小心缚扎好,放于布勒氏固定液或 70% 乙醇中,固定 8~16 小时(亦可保存在 70% 乙醇中,留作以后制片);染色 6~12 小时(如不是乙醇配制的染料,则需要经 50%、30% 乙醇、水各 20 分钟,然后染色);用 0.1%~0.5% 的盐酸乙醇分色,至颜色合适为止;用 70% 乙醇洗去酸乙醇,换 70% 乙醇 2~3 次,各 5 分钟;80% 乙醇 1~6 小时;95% 乙醇 1~12 小时;100% 乙醇 20 分钟;二甲苯或冬青油透明;用加拿大树胶封片。

3. 虫卵标本采集、保存与制作　狸殖属吸虫虫卵可从感染动物肝胆管内获得,也可从感染动物排泄的粪便中获得,也可从培养成虫的培养液中获得。①从感染动物肝胆管内获得虫卵具体操作如下:将感染动物肝脏放置于有生理盐水的容器中,用剪刀剪开胆总管、胆囊,生理盐水冲洗,冲洗液自然沉淀 30 分钟,弃上液,加水反复沉淀多次,至上液清晰,取沉淀物收集虫卵。②若是从粪便中获得虫卵,具体操作如下:取 5~10g 阳性动物粪便,放入小烧杯内,加少量清水,调匀,通过 80~100 目尼龙网过滤至 500ml 量杯中,弃粪渣,加水至 500ml,静置 30~40 分钟后,倾去上部混浊液,再加水至原量,玻璃棒搅拌,将粪渣捣碎静置沉淀。反复数次,直至上部的水澄清为止。③若是成虫培养液中获取虫卵,具体操作如下:将成虫用台氏液培养 24 小时,收集培养物,每天收集一次,1 500r/min 离心,离心后弃掉上清,沉淀中即含有大量虫卵。加少量福尔马林与虫卵混匀,使福尔马林最终浓度为 5%。置小瓶内,贴上标签,密封备用。

（三）歧(双)腔科(双腔属、阔盘属)吸虫标本采集、保存与制作

1. 成虫标本采集、保存与制作

（1）成虫标本采集:从感染歧(双)腔科(双腔属、阔盘属)吸虫的牛、羊等反刍动物的胰管、胆囊、胆管中挑取虫体,清水洗涤干净后,放置生理盐水中。

（2）成虫标本固定及保存:用生理盐水将虫体洗涤干净,然后用毛笔将虫体挑至载玻片上,每张载玻片上可放 4~6 条虫体,加上载玻片,逐渐增加压力,缓缓将虫体压扁,然后在载玻片二端用细线或橡皮筋缚紧,放置于升汞类固定液或鲍氏固定液中固定 2~6 小时,使固定液完全浸入虫体内,然后将载玻片揭开,用毛笔轻轻把已压扁固定好的虫体移入固定液中保存。升汞类固定液则须除汞处理后,保存于 70% 乙醇

中,鲍氏液固定的虫体,可直接保存于 70% 乙醇中。

(3)成虫染色标本制作:自保存液中取出虫体,在 70% 乙醇中洗 10 分钟;放入副洋红中染色 12~24 小时;在 2% 盐酸乙醇中分色,至色适合为宜;然后转入 70% 乙醇中 20~40 分钟,洗去酸乙醇;转入 80% 乙醇中 30~1 小时;95% 乙醇 I 中 4~8 小时;95% 乙醇 II 中 20 分钟;转入 100% 乙醇中 15 分钟;放入二甲苯或冬青油中 10 分钟,使虫体完全透明;加拿大树胶封片。

2. 歧(双)腔科(双腔属、阔盘属)吸虫各期蚴虫标本采集、保存与制作

(1)毛蚴、母胞蚴、子胞蚴和尾蚴的采集、保存与制作:自中间宿主体内分离到的毛蚴、母胞蚴、子胞蚴和尾蚴放入培养皿中,用生理盐水洗涤清洁后,用吸管吸取幼虫 10 条左右,放于载玻片上,加上盖玻片压扁,在盖玻片的一边滴加布勒氏固定液或 70% 乙醇或劳氏液固定,另一边用吸水纸吸去水分,固定 2~4 小时后,从载玻片上把虫体小心取下,放入培养皿中,保存于 70% 乙醇中(如用劳氏液固定的虫体要经脱汞处理后保存于 70% 乙醇中);以洋红类或苏木精类染液染色 4~8 小时(若是乙醇配的染料可直接加入染液),如为水配制的染料,则从 70%、60%、50%、40%、30%、20%、10% 的乙醇、双蒸水,各 5 分钟,然后染色;后用 1% 的盐酸乙醇分色,至颜色合适为止;用 70% 乙醇洗涤 2~3 次各 5 分钟,以洗去酸乙醇;转入 80% 乙醇中洗 20 分钟;95% 乙醇中 20~4 小时;100% 乙醇中 10 分钟;放入二甲苯或冬青油中至虫体完全透明,最后用加拿大树胶封片。

(2)囊蚴的采集、保存与制作:自中间宿主体内分离出囊蚴,在生理盐水中洗涤干净,用吸管吸取囊蚴,放入盛有人工消化液的培养皿或器皿中,置于 37℃ 温箱过夜,然后在生理盐水中洗涤数次,可得纯净囊蚴。取囊蚴放于载玻片上,覆以盖玻片,用浸泡过水的细线小心缚扎好,放于布勒氏固定氏液或 70% 乙醇中,固定 6~12 小时;用洋红类或苏木精类染色 6~12 小时(如不是乙醇配制的染料,则需要经 50%、30% 乙醇、双蒸水各 20 分钟,然后染色);用 1% 的盐酸乙醇分色,至色合适为止;用 70% 乙醇洗涤 2~3 次各 10 分钟,以洗去酸乙醇;转入 80% 乙醇中 1~4 小时;95% 乙醇中 2~12 小时;100% 乙醇中 30 分钟;放入二甲苯或冬青油中至虫体完全透明;最后用加拿大树胶封片。

3. 歧(双)腔科(双腔属、阔盘属)吸虫虫卵的标本采集、保存与制作　虫卵可从动物感染部位获得,也可从感染动物排泄的粪便中获得,或从培养成虫的培养液中获得。

(1)动物肝胆管内获得虫卵:将感染动物肝脏放置于有生理盐水的容器中,用剪刀剪开胆总管、胆囊,生理盐水冲洗,冲洗液自然沉淀 30 分钟,弃上液,加水反复沉淀多次,至上液清晰,取沉淀物收集虫卵。

(2)粪便中获得虫卵:取 5~10g 阳性动物粪便,放入小烧杯内,加少量清水,调匀,通过 80~100 目尼龙网过滤至 500ml 量杯中,弃粪渣,加水至 500ml,静置 30~40 分钟后,倾去上部混浊液,再加水至原量,玻璃棒搅拌,将粪渣捣碎静置沉淀。反复数次,直至上部的水澄清为止。

(3)成虫培养液中获取虫卵:将成虫用台氏液培养 24 小时,收集培养物,每天收集一次,1 500r/min 离心,离心后弃掉上清液,沉淀中即含有大量虫卵。加少量福尔马林与虫卵混匀,使福尔马林最终浓度为 4%。置小瓶内,贴上标签,密封备用。

(四)片形属吸虫标本采集、保存与制作

1. 片形属吸虫成虫标本采集、保存与制作

(1)成虫标本采集:从感染片形属吸虫的牛、羊等反刍动物的胆囊、胆管中挑取虫体,清水洗涤干净后,放于生理盐水中。

(2)成虫的标本固定及保存:固定前先用生理盐水将虫体洗涤干净,以免黏附在虫体上的黏液和污物影响观察,经固定后这些脏物很难除去。①一般液浸大体标本的固定及保存:用 4% 的福尔马林或 70% 乙醇固定 24 小时后,换以新的 4% 福尔马林或 70% 乙醇中保存,宁氏液固定效果更好。②切片标本的固定及保存:虫体最好是活的,无须压扁虫体,用升汞类固定液或鲍氏液或秦氏液,把完整的活虫放入固定液中固定 2~24 小时,升汞类固定液则须除汞处理后,保存于 70% 乙醇中,鲍氏液固定的,可直接保存于 70% 乙醇中。③染色标本的固定及保存:片形属吸虫标本以显示它的消化系统和生殖系统为重点,需要将其压扁后固定。

载玻片夹扎法:将虫体自生理盐水中取出,放于吸水纸上,洇干虫体表面的水分及黏液,在载玻片上放

一张与载玻片等大的纸,然后将沥干水的虫体放在纸上,盖上另一张载玻片,用力压扁,用线缚扎牢固,放入固定液中固定。

玻璃板夹压法:如果虫多,可用大块的玻璃板压,挑选大小一致的虫体放于吸水纸上,沥干虫体表面的水分及黏液,把虫体排列于玻璃板上,再盖一块稍小的玻璃板,慢慢在玻璃板上加重物增加压力,直至适度压扁虫体,然后从旁边灌注固定液。

以上各法压扁虫体后固定于劳氏液中最好,布勒氏固定液也可以,固定10~24小时,过久(1天以上)会腐蚀虫体,很容易霉烂。由于虫体大,固定液不容易渗透进虫体的中心部位,可在固定4小时后,把线拆开并揭起一片玻片再重新盖好,让固定液进入虫体的中心部位,固定好后水洗,30%乙醇、50%乙醇中各洗涤20分钟,泡于70%乙醇中加碘至茶色,使组织细胞内的汞盐洗出,这种处理需要1天以上。

(3)成虫染色标本的制作:在制片之前,首先要了解片形属吸虫的结构特点,才能把标本做好,它的生殖器官高度发育,构造复杂,其形状、相对位置和大小都是虫种鉴别的关键,制片要以显示这些器官为重点,它们的结构清晰与否,表明标本的好坏程度。除生殖器官外,消化系统的结构也很重要。片形属吸虫成虫染色标本以洋红类染色为好,操作过程如下:

自保存液中取出虫体,放入50%乙醇中30分钟;换以30%乙醇中20~30分钟;放入蒸馏水中20~30分钟;再放入醋酸明矾洋红中染色6~24小时;在蒸馏水中洗涤5分钟;放入30%乙醇中30分钟;转入50%乙醇中30分钟;放入5%~10%盐酸乙醇中分色,至颜色合适为止;然后再转入70%乙醇中缓慢的均匀分色,这样处理,可使各器官清晰突出,颜色鲜艳。转入70%乙醇中30分钟~4小时;转入80%乙醇中1~4小时;95%乙醇I中6~24小时;95%乙醇II中20分钟;转入100%乙醇I中20分钟;纯乙醇II中20分钟;放入二甲苯或冬青油中使虫体完全透明;加拿大树胶封片。

2. 片形属吸虫各期蚴虫的标本采集、保存与制作

(1)胞蚴、雷蚴的采集、保存与制作:自中间宿主体内找到的胞蚴、雷蚴放入培养皿中,用生理盐水洗涤清洁后,用吸管吸取胞蚴或雷蚴10条左右,放于载玻片上,加上盖玻片压扁,在盖玻片的一边用吸水纸吸去水分,另一边加固定液(布勒氏固定液或70%乙醇或劳氏固定液)固定1~6小时。固定好后,从载玻片上把虫体小心取下,放入培养皿中,保存于70%乙醇中,如用劳氏液固定的要经脱汞处理后保存于70%乙醇中;以洋红类或苏木精类染液染色2~12小时;后用0.5%的盐酸乙醇分色,至颜色合适为止;用70%乙醇洗涤2~3次各5分钟,洗去酸乙醇;80%乙醇中洗20分钟;95%乙醇3~4小时;100%乙醇5分钟;二甲苯或冬青油透明;最后用加拿大树胶封片。

(2)尾蚴的采集、保存与制作:用吸管吸取活尾蚴10条左右,滴于载玻片上,加上盖玻片,在盖玻片的一侧加固定液(布勒氏固定液或70%乙醇),另一侧用吸水纸吸去水分,固定片刻,用泡过水的细线小心缚扎,放于固定液内固定1~6小时;用洋红类或苏木精类染色4~12小时;用0.1%的盐酸乙醇分色,至颜色合适为止;用70%乙醇洗去酸乙醇,换2~3次各5分钟;80%乙醇中20分钟;60%乙醇中1小时;100%乙醇中10分钟;二甲苯或冬青油透明;用加拿大树胶封片。

(3)囊蚴的采集、保存与制作:用吸管吸取囊蚴,在生理盐水中洗涤干净后,吸取囊蚴放于载玻片上,加盖玻片盖上,用浸泡过水的细线小心缚扎好,放于布勒氏固定氏液或70%乙醇中,固定6~12小时;用洋红类或苏木精类染色4~12小时;用0.1%~0.5%的盐酸乙醇分色,至颜色合适为止;用70%乙醇洗涤2~3次各5分钟,洗去酸乙醇;80%乙醇2~6小时;95%乙醇2~12小时;100%乙醇20分钟;二甲苯或冬青油透明;用加拿大树胶封片。

3. 片形属吸虫虫卵的标本采集、保存与制作

片形属吸虫虫卵可从感染动物肝胆管内获得,或从感染动物排泄的取粪便中获得,也可从培养成虫的培养液中获得。

(1)从感染动物肝胆管内获得虫卵:将感染动物肝脏放置于有生理盐水的容器中,用剪刀剪开胆总管、胆囊,生理盐水冲洗,冲洗液自然沉淀30分钟,弃上清液,加水反复沉淀多次,至上清液清晰,取沉淀物收集虫卵。

(2)从粪便中获得虫卵:取5~10g阳性动物粪便,放入小烧杯内,加少量清水,调匀,通过80~100目

尼龙网过滤至 500ml 量杯中,弃粪渣,加水至 500ml,静置 30~40 分钟后,倾去上部浑浊液,再加水至原量,玻璃棒搅拌,将粪渣捣碎静置沉淀。反复数次,直至上部的水澄清为止。

（3）从成虫培养液中获取虫卵:将成虫用台氏液培养 24 小时,收集培养物,每天收集一次,1 500r/min 离心,离心后弃掉上清,沉淀中即含有大量虫卵。加少量福尔马林与虫卵混匀,使福尔马林最终浓度为 5%。置小瓶内,贴上标签,密封备用。

（颜 超　汤冬生）

四、吸虫标本的形态鉴别特征

除吸虫的一般特征外,不同的吸虫还具有各自独特的形态特征,其中一些显著的形态学特征具有诊断和鉴别诊断价值,是鉴定虫种的重要依据。

（一）肠道寄生吸虫标本形态鉴别特征

1. 布氏姜片虫标本的形态特征

（1）成虫:布氏姜片虫成虫（图 7-1）是寄生于人、猪小肠内的一种大型吸虫,简称姜片虫。成虫硕大、肉红色,虫体肥厚,椭圆形,背腹扁平,前窄后宽,长为 20~75mm,宽 8~20mm,厚为 0.5~3mm,体表有细皮棘。两吸盘相距很近,口吸盘位于体前端,直径约 0.5mm,腹吸盘呈漏斗状,肌肉发达,较口吸盘大 4~5 倍,肉眼可见。咽和食管短;肠支在腹吸盘前分叉,呈波浪状弯曲,向后延至体末端;睾丸两个,高度分支如珊瑚状,前后排列于虫体后半部的大半。阴茎袋为长袋状,内含贮精囊、射精管、前列腺和阴茎。卵巢位于体中部稍前方,分三瓣,每瓣再分支。无受精囊,有劳氏管。子宫盘曲在腹吸盘和卵巢之间。卵黄腺较发达,分布于虫体两侧。两性生殖系统均开口于腹吸盘前缘的生殖腔。

（2）虫卵:随粪便排出的虫卵呈椭圆形,两端钝圆。前端（有卵盖的一端）较后端稍尖,一般为淡黄色,大小为（130~140）μm×（80~85）μm,是人体常见寄生虫最大的虫卵。卵壳较薄,内有透明的薄膜,与卵壳结合较紧。卵前端具有不太明显的卵盖。卵内靠卵盖下方为一尚未分裂的透明胚细胞,卵内其余空间被紧密排列的卵黄细胞所充满。卵黄细胞由于相互挤压,可呈不规则的多角形。卵黄细胞内有折光性、圆形油滴状卵黄颗粒。

（3）毛蚴:外形呈梨形,周身被纤毛,前端平、宽,后端窄而钝圆。大小为 123μm×49μm。全身共有 5 排纤毛板,共有 21 块,从前向后依次为 6、6、3、4、2,收缩时可呈圆形,固定或自然死亡时常缩成一个小毛球状。毛蚴头端具有收缩自如的矛状吻突。在前 1/3 中部有一对黑色眼点,由于毛蚴的伸缩运动,眼点可呈 "O" "X" "I" 形。体后为圆形或椭圆形胚细胞和胚胞团,当毛蚴收缩时可上下滑动。

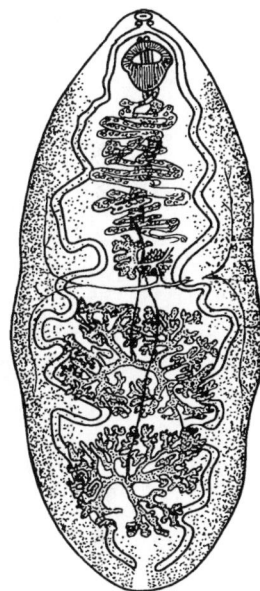

图 7-1　布氏姜片虫成虫示意图

（4）胞蚴、雷蚴和尾蚴:成熟胞蚴大小为（0.28~0.36）mm×（0.21~0.24）mm,其内可见母雷蚴和大小不等的胚团。成熟母雷蚴圆柱形,大小为（0.96~1.12）mm×（0.24~0.26）mm,其内有 5~6 个胚团和 7~8 个子雷蚴。混合雷蚴大小为（1.20~1.28）mm×（0.28~0.30）mm,内含有尾蚴和小雷蚴。尾蚴形似蝌蚪,分为椭圆形的体部和细长的尾部。大小为 195μm×145μm。体前部和腹面有微棘。有口吸盘和腹吸盘。口吸盘大于腹吸盘（与成虫口、腹吸盘大小相反）。消化道有口、咽、食管和肠管。肠管在腹吸盘前分为 2 个肠支,沿两侧伸至体部后缘。排泄系统的收集管内有许多圆形强折光性颗粒,当尾蚴收缩时,这些颗粒呈念珠样,或为一堆,或为一长串。成熟尾蚴因体内腺体分布较均匀,外观常呈黑色。

（5）囊蚴:形似凸透镜,呈扁圆形。外壁厚度不均,脆弱易破;内壁光滑,厚度均匀,比较坚韧。初形成的囊蚴灰白色,后渐变为黄色。囊蚴内为后尾蚴,后尾蚴收集管内的折光颗粒被挤压成两堆,明显易见。

2. 棘口吸虫的标本的形态特征

（1）成虫:虫体呈长叶形,体形较大,大小为（8.6~18.4）mm×（1.62~2.48）mm,体表被有小棘。具有头棘 37 个,其中每侧腹角棘各 5 个。鹅卵石状乳突分布于口吸盘周围及其与头棘之间。两个睾丸位于体后部,前后排列,呈椭圆形,分叶,边缘分为 2~4 个浅瓣;阴茎囊呈椭圆形,位于肠分支与腹吸盘之间。卵巢呈圆形或扁圆形,位于虫体中部;卵黄腺自腹吸盘后沿两侧向体后延伸,睾丸后方的卵黄腺至虫体中央汇合;子宫弯曲在卵巢的前方,内含大量的虫卵(图 7-2)。

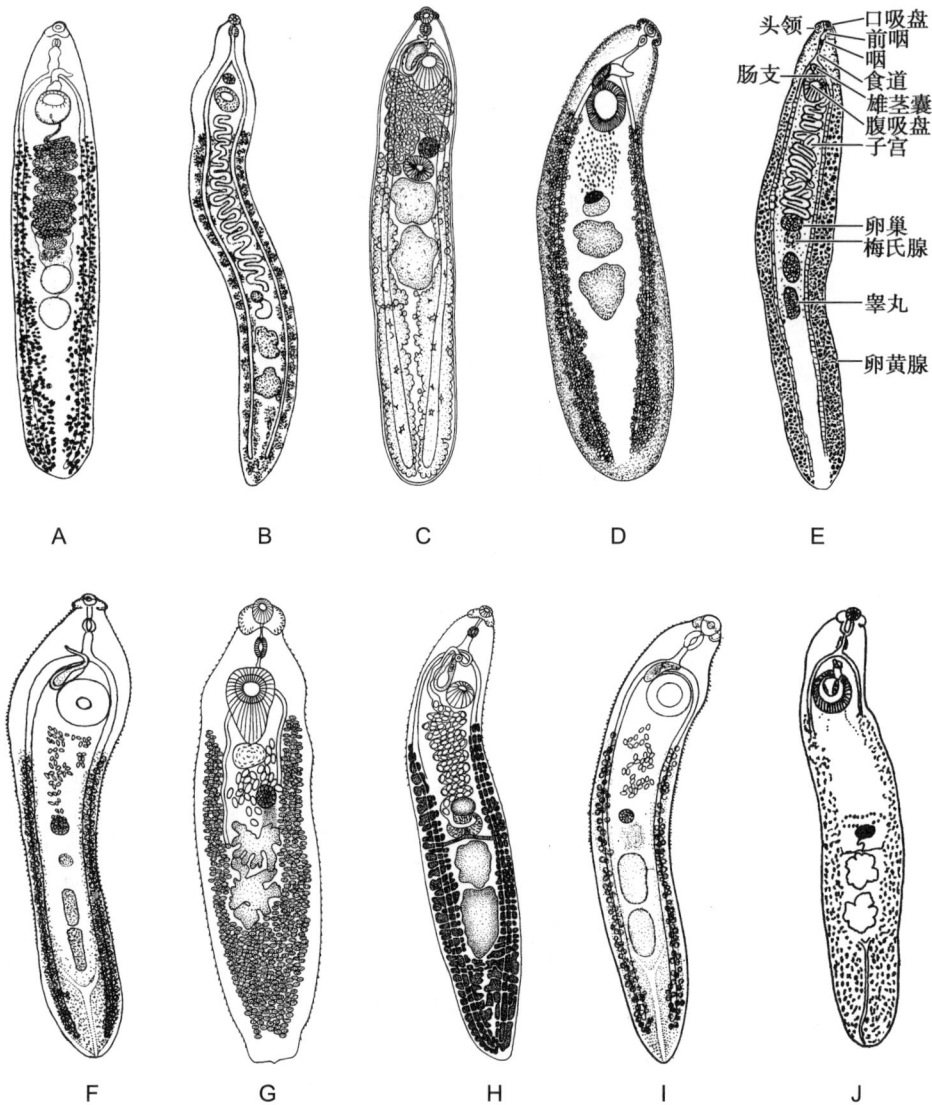

A. 卷棘口吸虫;B. 宫川棘口吸虫;C. 园圃棘口吸虫;D. 接睾棘口吸虫;E. 移睾棘口吸虫;F. 狭睾棘口吸虫;G. 马来棘口吸虫;H. 巨睾棘口吸虫;I. 埃及棘口吸虫;J. 杜林棘口吸虫

图 7-2 棘口吸虫成虫示意图

(李朝品 仿绘)

(2)虫卵:椭圆形,大小为(95~104)μm×(58~66)μm,前端有卵盖,末端皱褶增厚,表面一般光滑。

(3)毛蚴:静止时呈梨形,大小为(80~112)μm×(48~68)μm,纤毛表皮细胞为 4 横列 18 块,前端的顶乳突后具一个顶腺和一对单细胞的穿刺腺;体内具一块神经原基、一对眼点。对称的排泄系统和圆形核大的生殖细胞。

(4)胞蚴:白色囊状,两端小,中部膨大,大小为(0.425~0.480)mm×(0.260~0.296)mm。体内含有 3~4 个幼小母雷蚴和 3~5 个大小不等的胚球。

(5)雷蚴:圆柱形,褐色,大小为(0.92~1.46)mm×(0.21~0.26)mm;咽后具有围领,其后缘腹面有一生殖孔,体后部有一对运动器,体内含有大量子雷蚴和继续发育的胚球。成熟的子雷蚴体大小为(1.82~2.42)mm×(0.24~0.32)mm,咽大小为(46~52)μm×(42~46)μm,原肠大小为(0.36~0.54)mm×

（0.048~0.092）mm，体内含有多数尾蚴和继续发育的胚球。排泄系统位于咽后至运动器之间，左右对称排列，焰细胞分为前后 2 组，每组约 20 个，各通排泄管进入集合管至体侧排泄孔。在雷蚴中有时可见少数体较小的子雷蚴，体内含有 1~2 个子雷蚴混于尾蚴中，继续增殖后代。

（6）尾蚴：灰褐色，形态依活动而异，静止时体部大小为（0.382~0.425）mm×（0.205~0.225）mm，尾部长 0.415~0.450mm，尾基宽 48~52μm。头领明显，具有头棘 37 个，排成前后两列，长约 12~16μm，体表棘覆盖全体。口吸盘大小为（58~70）μm×（58~68）μm，其周围对称分布有纤毛的乳突、有或无纤毛的凹陷及小孔。腹吸盘位于体后 1/3 正中央，大小为（72~80）μm×（70~78）μm。咽大小为（24~36）μm×（18~22）μm；食管伸至体中部分出两支肠管至虫体亚末端。排泄囊位于体末端正中央，后通尾部排泄管，于尾基 1/5 处分为两条斜管通出尾侧排泄孔；前缘左右分出两支集合管沿肠管内侧上升，管腔扩大、内含较多圆形的屈光性颗粒，至咽两侧管腔缩小，至腹吸盘与排泄囊间分出三支排泄管，一支伸至体前部，一支伸至体中部，一支伸至体后部，各分小排泄管至终末焰细胞。焰细胞公式为 2［(3+3)+(3+3)+(3+3)］=36 个。头领之后体内充满成囊细胞，呈椭圆形或不规则状，大小为（24~26）μm×（18~22）μm，内含有胞核和棕黑色的颗粒。在咽两侧有三对腺管，开口于口吸盘前缘。尾蚴尾部有鳍。

（7）囊蚴：正圆形，直径为 0.144~0.156mm，囊壁透明，厚 6~10μm，尾蚴体部弯曲于囊内，可见口吸盘、腹吸盘、咽、消化管和排泄管的圆形屈光性颗粒。

3. 异形吸虫的标本的形态特征

（1）成虫：异形科虫体小，长度多为 0.3~0.5mm，体表具鳞状棘。具口吸盘和咽，食管细长，肠管长短不一。腹吸盘发育良好或退化，位于体中部，常被包埋在生殖腔内形成生殖腹吸盘复合体。生殖腔形态多样，可含一个或多个生殖盘，生殖盘常呈腹吸盘状。睾丸 1~2 个，圆形或稍分叶，纵列、斜列或并列，位于虫体后半部；储精囊发达，缺阴茎袋。卵巢圆形或稍分叶，位于睾丸的前体中央或中线左侧，受精囊显著；卵黄腺散在或呈滤泡群，位于体后部两侧；子宫盘曲于腹吸盘至睾丸或体末端之间，内含虫卵的数量很少（图 7-3）。

（2）虫卵：长椭圆形，棕黄色，有卵盖，卵内可见毛蚴。

（3）囊蚴：呈圆形或卵圆形，有口吸盘、腹吸盘、口、咽、肠管和排泄囊等构造。

（二）血液和组织中吸虫标本形态鉴别特征

1. 日本血吸虫标本的形态特征

（1）成虫：雌雄异体，雌虫常居留于雄虫的抱雌沟内，呈合抱状态（图 7-4）。虫体圆柱形，似线虫。雄虫较粗短，乳白色，背腹扁平，发达的口吸盘和腹吸盘位于虫体前部。虫体自腹吸盘以后，两侧体壁向外延展并向腹面卷曲而抱雌沟。睾丸常为 7 个，串珠状排列。雌虫较细长，呈圆柱形，前细后粗。因虫体肠管内含有红细胞被消化后残留的物质而呈暗褐色。一个长椭圆形的卵巢位于虫体中部，子宫开口于腹吸盘下方的生殖孔。由卵巢下部发出一输卵管，绕过卵巢向前，子宫位于卵巢前方，内含虫卵，卵黄腺在卵巢后方肠支周围，卵黄管与输卵管汇合成卵模（图 7-5）。

（2）虫卵：呈椭圆形，淡黄色，卵壳厚薄均匀，无卵盖，卵壳外常沾有宿主组织的残留物，卵壳一侧有一小棘，因位置不一有时看不见，卵内含一梨形毛蚴，卵壳和毛蚴之间常见大小不等油滴状毛蚴分泌物（图 7-6）。

（3）各期幼虫：

1）毛蚴：毛蚴全身被纤毛，呈长椭圆形，前宽后窄。毛蚴前端中央有一锥状突起，体内前部中央有一袋状顶腺，顶腺两侧稍后各有 1 个长梨形的侧腺（图 7-7）。

2）胞蚴：母胞蚴体小，呈袋状，两端钝圆而透明，体壁薄，体内含有许多胚细胞及由胚细胞增生而成的胚团，再逐渐形成子胞蚴，一个母胞蚴约可产出 50 个以上的子胞蚴。子胞蚴较母胞蚴大而长，呈袋状，随

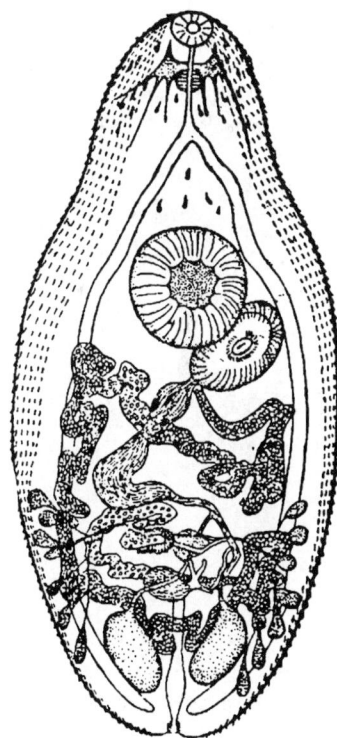

图 7-3 异形吸虫成虫示意图
（仿 陈心陶）

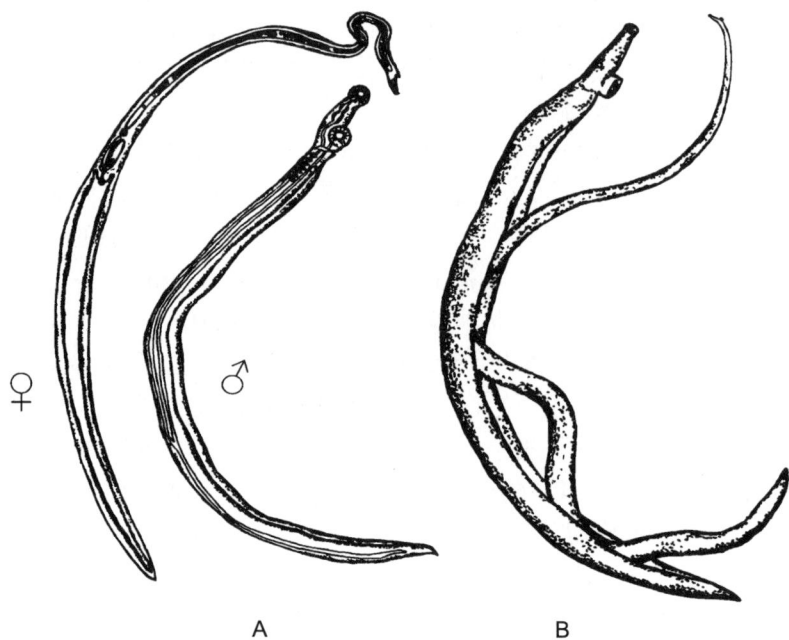

A. 雌、雄成虫;B. 雌雄合抱

图 7-4　日本血吸虫成虫示意图

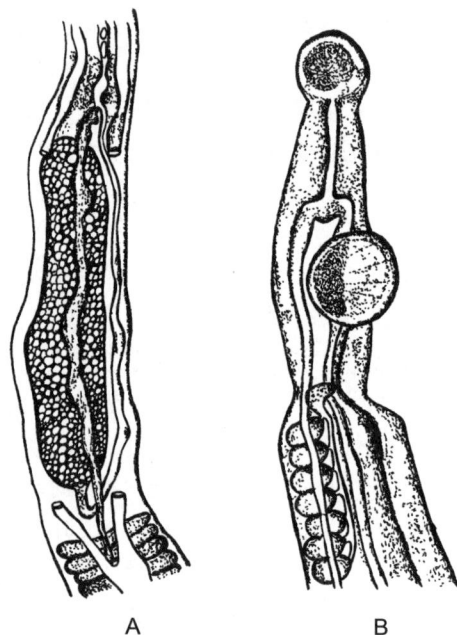

A. 雌虫生殖器官;B. 雄虫生殖器官

图 7-5　日本血吸虫雌、雄成虫部分生殖器官示意图

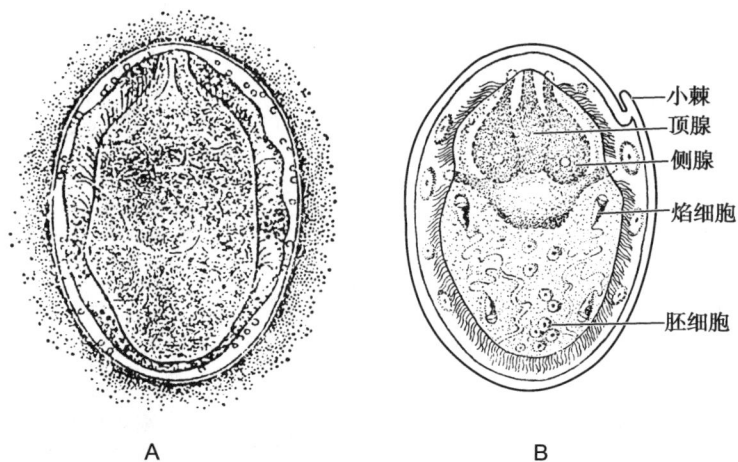

图 7-6　日本血吸虫虫卵示意图

（仿　陈心陶）

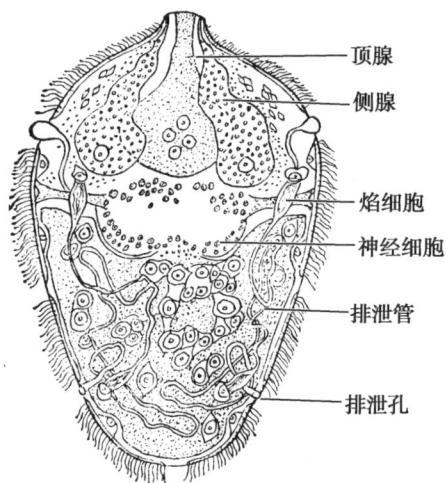

图 7-7　日本血吸虫毛蚴示意图

（仿　陈心陶）

发育时间而增长,前端具一嘴状突起(图 7-8)。

3)尾蚴:为叉尾型尾蚴,分体部和尾部,尾部又分尾干和尾叉。体部椭圆形,前端有头器,内有一头腺。口孔位于虫体前端正腹面。腹吸盘位于体部后 1/3,周围有 2 对前钻腺和 3 对后钻腺。尾部较长,末端分叉(图 7-9)。

2. 华支睾吸虫标本的形态特征

(1)成虫:虫体呈葵花子仁状,狭长扁平,前端较窄,后端较钝圆。口吸盘位于虫体前端,腹吸盘约在虫体前 1/5 处,较口吸盘略小。口位于口吸盘中央,后接球形而膨大的咽,咽后方为一短的食管,向后分为两支肠管,沿虫体两侧平直向下延伸,末端呈盲管。雌雄同体,体中部有 1 个深红色、边缘分叶的卵巢,其上发出一支输卵管,通入膨大的卵模,其外被以梅氏腺。棕黄色的管状子宫,其内充满虫卵,由虫体中部盘曲向上,开口于腹吸盘附近的生殖孔。睾丸 2 个,呈分支状,纵列于虫体的后 1/3 处,每个睾丸各发出一支

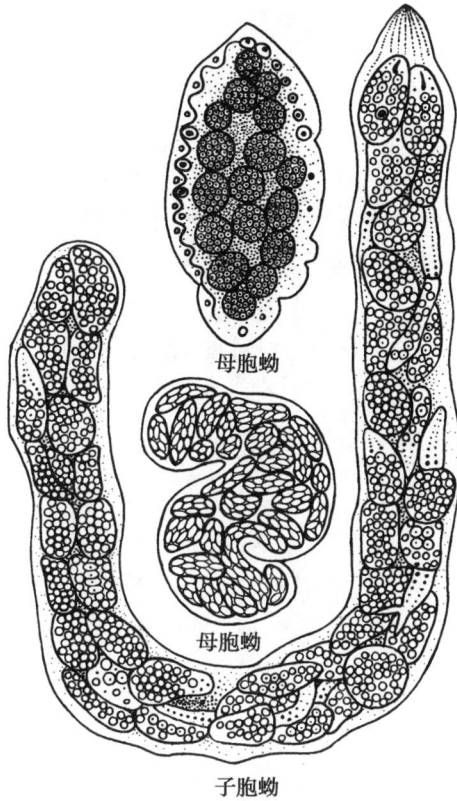

母胞蚴

母胞蚴

子胞蚴

图 7-8 日本血吸虫胞蚴示意图
（仿 陈心陶）

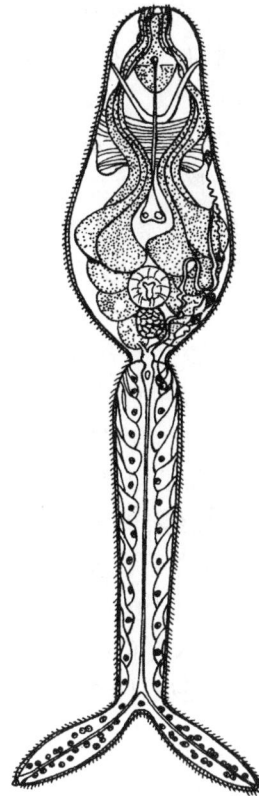

图 7-9 日本血吸虫尾蚴示意图
（仿 陈心陶）

输出管,约在虫体中部会合为贮精囊,经射精管开口于生殖腔。在卵巢和睾丸之间有一椭圆形受精囊,与输卵管相通。虫体两侧有滤泡状卵黄腺,从腹吸盘向下延至受精囊水平（图 7-10）。

（2）虫卵:呈黄褐色,似西瓜籽状,前端较窄,有一明显小盖,盖的边缘因卵壳增厚隆起形成肩峰,后端钝圆,可见小疣状突起（棘突）,内含毛蚴（图 7-10）。

（3）囊蚴:呈椭圆形或圆形,囊壁两层,外层较厚,内层较薄,幼虫迂曲在囊内,可见口吸盘和腹吸盘,排泄囊黑色,大而明显。

3. 并殖吸虫标本的形态特征

（1）成虫:虫体卵圆形,前端有口吸盘,中央有腹吸盘,口腹吸盘大小相近。睾丸 1 对,分叶状,左右并列于虫体后 1/3 处。卵巢分叶,与盘曲成团的子宫并列于腹吸盘的后外侧,子宫内充满金黄色虫卵。两支肠管延虫体两侧形成 3~4 个弯曲到达虫体后端,末端为盲端。浓密的卵黄腺分布于虫体两侧（图 7-11）。

（2）虫卵:虫卵呈金黄色,椭圆形,形状常不对称。卵壳厚而不均匀,卵盖对侧的卵壳明显增厚,卵盖明显,较宽大,略倾斜,有的虫卵卵盖已脱落,

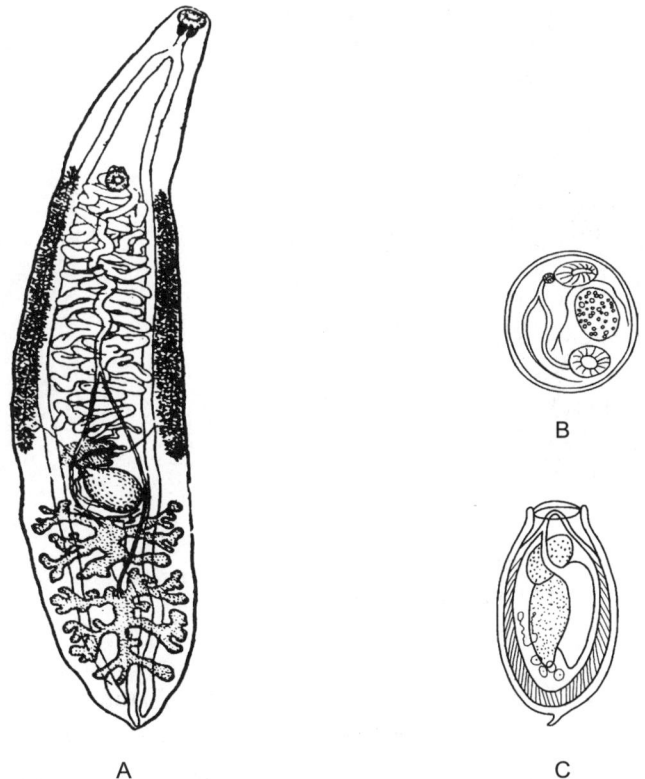

A

B

C

A. 成虫;B. 囊蚴;C. 虫卵

图 7-10 华支睾吸虫示意图
（仿 陈心陶）

卵内含 1 个卵细胞和多个卵黄细胞（图 7-11）。

（3）囊蚴：圆形或椭圆形，有内、外两层囊壁，外壁薄而易破，内壁坚厚，囊内幼虫称后尾蚴，蜷缩卷曲于囊内，仅见充满黑褐色颗粒的排泄囊和两支弯曲的肠管（图 7-11）。

（三）其他吸虫标本形态鉴别特征

1. 后睾吸虫、次睾吸虫形态特征（以东方次睾吸虫为例）

（1）成虫：后睾属吸虫主要寄生于禽类，也可寄生兽类，其中猫后睾吸虫（图 7-12）和麝猫后睾吸虫还能寄生于人体，与次睾吸虫不同之处在于后睾属吸虫的睾丸呈裂瓣，斜列于虫体后端，且限于两肠支之间；其排泄管呈 S 形穿过两个睾丸之间到达虫体末端。次睾吸虫多寄生于鸭、鸡和野鸭的肝胆管或胆囊内，偶然寄生于猫、犬及人体内。寄生于人体的有东方次睾吸虫（图 7-13）和台湾次睾吸虫（图 7-14）。

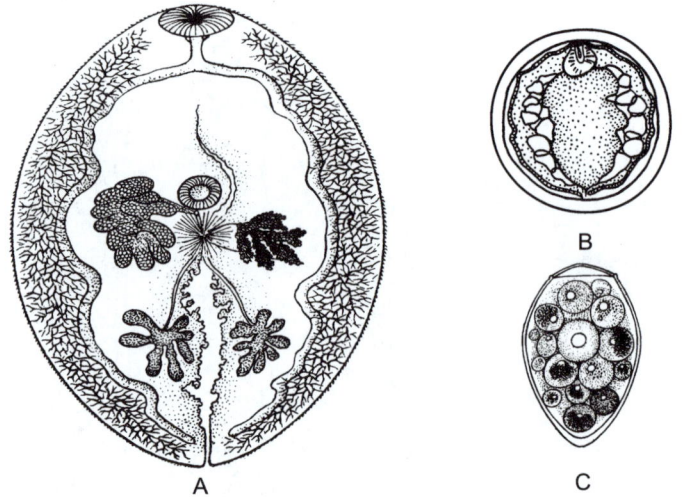

A. 成虫；B. 囊蚴；C. 虫卵

图 7-11 卫氏并殖吸虫示意图

（仿 陈心陶）

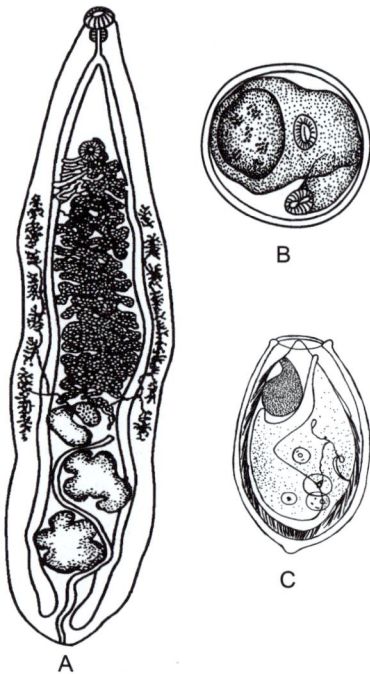

A. 成虫；B. 囊蚴；C. 虫卵

图 7-12 猫后睾吸虫示意图

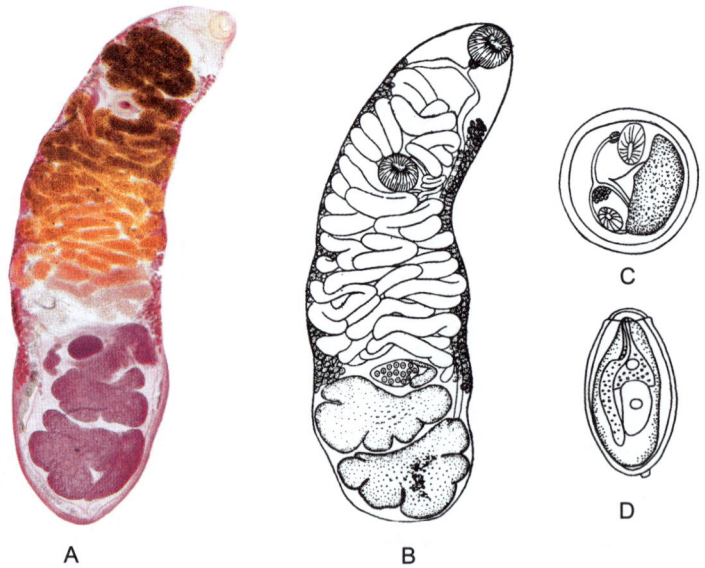

A. 染色标本；B. 成虫；C. 囊蚴；D. 虫卵

图 7-13 东方次睾吸虫

（2）虫卵：呈椭圆形，大小为（29~32）μm ×（14~17）μm。宽长比为 1：2，外壳光滑，卵盖稍突出，肩峰不明显。内含毛蚴清晰，后端有一个结节（图 7-13）。

（3）囊蚴：近圆形，体稍大于华支睾吸虫囊蚴，但两者形态相似，为近圆形（图 7-13）。

2. 狸殖属吸虫形态特征（以斯氏狸殖吸虫为例）

（1）成虫：斯氏狸殖吸虫（图 7-15），成虫虫体窄长，前宽后窄，两端较尖，大小为（3.5~6.0）mm ×（11.0~18.5）mm，宽长比例为 1：2.4~1：3.2，最宽处在腹吸盘稍下水平。在童虫期已显示出虫体长明显

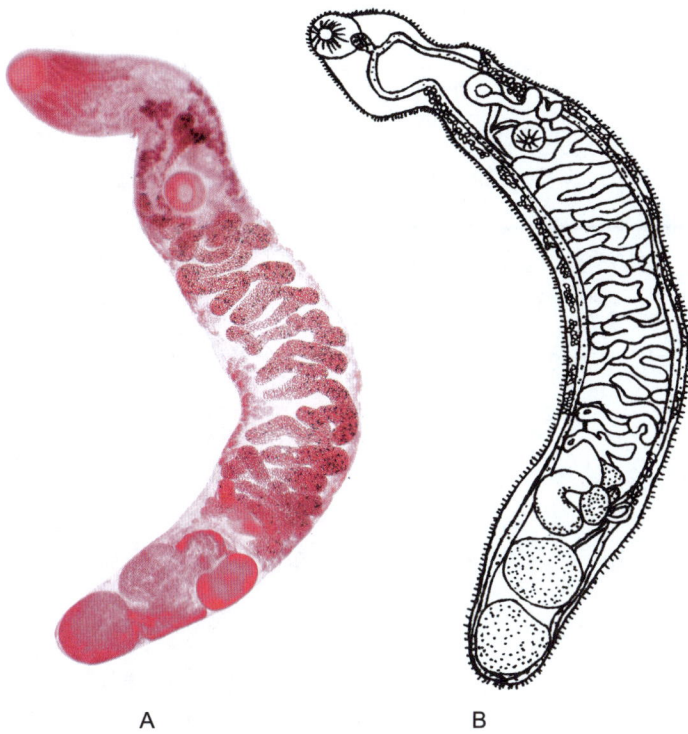

A. 染色标本；B. 示意图

图 7-14　台湾次睾吸虫成虫示意图

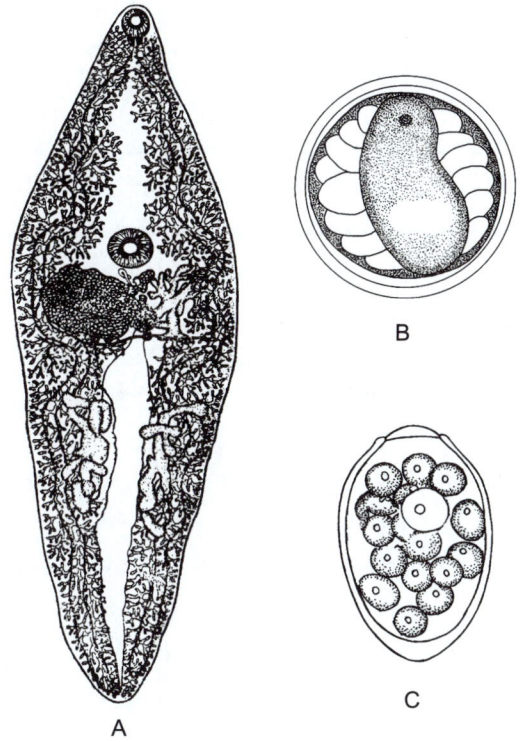

A. 成虫；B. 囊蚴；C. 虫卵

图 7-15　斯氏并殖吸虫成虫示意图

（仿　陈心陶）

大于体宽的特征。腹吸盘位于体前约 1/3 处，略大于口吸盘。卵巢位于腹吸盘的后侧方，其大小及分支情况视虫体成熟程度而定，虫龄短者，分支数较少。虫龄长者，分支数多，形如珊瑚。睾丸 2 个，左右并列，可分多叶，其长度占体长的 1/7~1/4，有些可达 1/3，位于体中、后 1/3 间部。虫卵椭圆形，大多数形状不对称，壳厚薄不均匀，其大小平均71~48μm。

（2）虫卵：呈椭圆形，两侧稍不对称，横径最宽偏于中前部，卵壳厚薄不均匀，后端增厚明显。

（3）囊蚴：呈圆形或椭圆形，大小 430.2μm × 420.2μm。具2 层囊壁，外囊壁较薄，内壁较厚。囊内幼虫呈收缩状态，充满囊内全部空间，排泄囊几乎占肠管间全部位置。

（4）尾蚴：呈椭圆形，大小为（176~242）μm ×（76~96）μm，尾部（14~24）μm ×（14~29）μm。全身披细棘，排泄囊呈三角形或长圆形，穿刺腺 7 对。

3. 歧（双）腔科（双腔属、阔盘属）吸虫形态鉴别特征

（1）成虫：矛形双腔吸虫（图 7-16），虫体窄长，前端较尖锐，体后半部稍宽。虫体大小为（6.67~8.34）mm ×（1.61~2.14）mm，虫体长宽比例为 3：1~5：1（平均 4.5：1）。口吸盘大小为（0.32~0.38）mm ×（0.29~0.38）mm；咽大小为（0.12~0.15）mm ×（0.12~0.15）mm，食管长 0.26~0.30mm；腹吸盘大小为（0.39~0.51）mm ×（0.41~0.48）mm，位于体前端21%~23%（平均 22%）处。两睾丸前后排列或斜列在腹吸盘

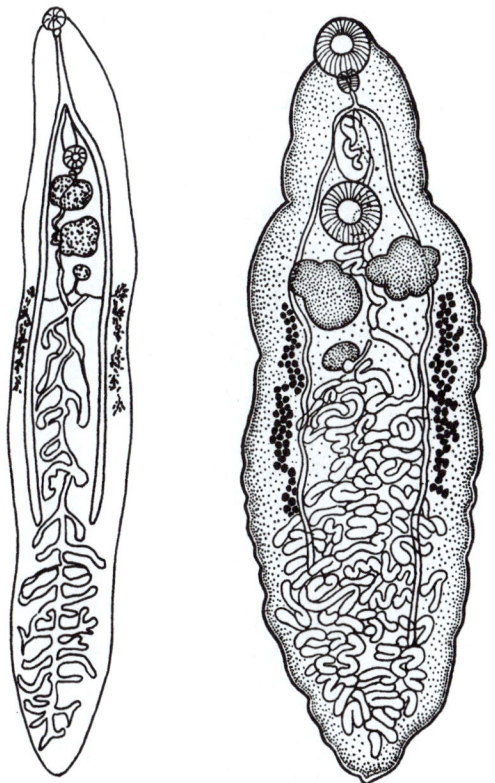

图 7-16　矛形双腔吸虫成虫示意图

后方成团块状,边缘不整齐或分叶。卵巢圆形或分叶,位于睾丸之后,卵黄腺在体中央 1/5 部分的两侧。虫卵大小为(44~54)μm×(29~33)μm。

枝双腔吸虫(图 7-17),虫体大小为(3.925~5.821)mm×(1.470~1.881)mm。口吸盘大小为(0.235~0.323)mm×(0.265~0.309)mm;腹吸盘大小为(0.294~0.411)mm×(0.323~0.470)mm;咽大小为(0.088~0.118)mm×(0.088~0.118)mm。腹吸盘位于体前端约 1/4 处,该处体两侧作肩状扩大。腹吸盘前方头部呈锥状,其后方体部宽扁。两睾丸深分支,斜列;卵巢亦深分叶。虫卵大小为(45~48)μm×(33~35)μm。

胰阔盘吸虫(图 7-18),腹吸盘在体中部附近,两睾丸并列在腹吸盘两旁或其后部两旁,卵巢位于睾丸后方,卵黄腺两束在体中部两侧,阴茎囊在腹吸盘前方,生殖孔开口在肠分叉后方或其附近;子宫圈充满腹吸盘后方两肠支内侧全部空隙,子宫后段上行到腹吸盘上侧方。虫卵椭圆形,具卵盖,内含有一个具锥刺的毛蚴,毛蚴体后部有两个圆形囊泡。

(2)虫卵:

矛形双枪吸虫卵:为不对称的椭圆形,大小为(44~54)μm×(29~33)μm,黄褐色,具一稍倾斜的卵盖,卵壳较厚,内含 1 个毛蚴。

胰阔盘吸虫虫卵:大小为(44~52)μm×(30~34)μm,呈不对称的椭圆形,深咖啡色,有卵盖,卵内含有 1 个毛蚴。

4. 片形吸虫形态特征(肝片形吸虫为例)

(1)成虫:肝片形吸虫(图 7-19)是牛羊及其他哺乳动物胆管内的常见寄生虫,是一种片形科大型吸虫,虫体片形呈棕红色,长 20~50mm,宽 8~13mm,寄生于牛、羊的肝脏胆管中,会感染人体,严重的情况下可导致患者出现肝硬化及肝癌。

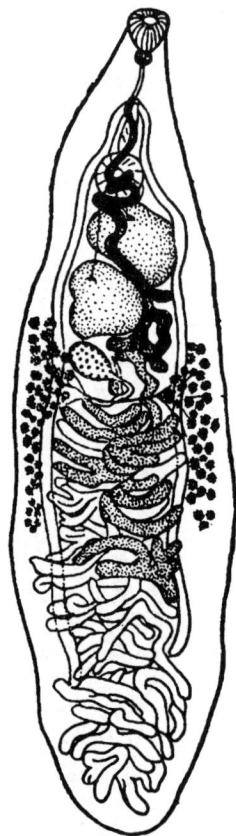

图 7-17 枝双腔吸虫
成虫示意图
(仿 陈心陶)

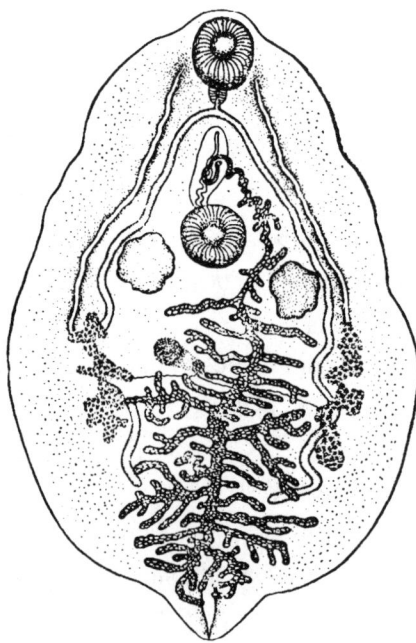

图 7-18 胰阔盘吸虫成虫示意图
(仿 陈心陶)

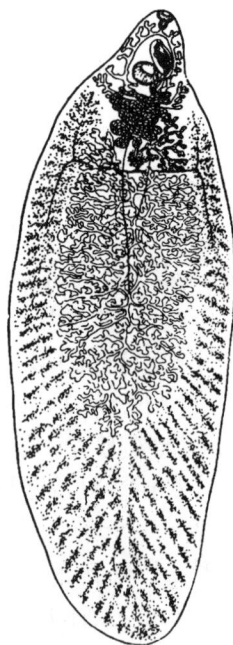

图 7-19 肝片形吸虫
成虫示意图
(仿 陈心陶)

（2）虫卵：大小平均为 143μm×86μm，淡棕黄色或淡黄褐色，长椭圆形，卵壳薄，分两层。卵盖小，卵内充满卵黄细胞和 1 个位于卵盖下方或卵中央的卵细胞。

（刘转转）

第二节　绦　虫

绦虫成虫呈带状，背腹扁平，左右对称，大多分节，无体腔和消化器官，多为雌雄同体。幼虫需要在 1~2 个中间宿主体内发育，在中间宿主体内发育的幼虫通常称为中绦期幼虫，其形态因虫种而异。假叶目绦虫卵与吸虫卵相似，为椭圆形，卵壳较薄，一端有卵盖，卵内含一个卵细胞和若干个卵黄细胞。圆叶目绦虫卵多呈圆球形，外面是卵壳和胚膜，卵内是已发育的幼虫，具有 3 对小钩，称六钩蚴。

一、绦虫成虫标本采集与制作

本节介绍绦虫成虫及节片采集、绦虫成虫标本的固定及保存以及绦虫标本的制作。

（一）绦虫成虫及节片采集

根据绦虫寄生的宿主不同，可采用下列方法收集成虫。

1. 从人体内采集

（1）温水坐浴法：采集大型绦虫（如驱虫）时，虫体排除困难，可让患者在服药后，需坐温水盆，使虫体慢慢排出，可获完整的虫体。

（2）驱虫法：绦虫病患者服驱虫药后，收集 72 小时的全部粪便放在盛有生理盐水的器皿内。当发现有虫体，用镊子缓慢将其完整挑出。

（3）自然沉淀法：将收集的粪便，加少量水，用玻棒搅成浆糊状，放入量杯内，加生理盐水至满。经 20 分钟后，倾去上部混浊的粪水，再加水至满，如此反复数次，直至上部的水变澄清。吸取沉渣倒在大培养皿中用肉眼或在解剖镜下检查绦虫节片。

（4）冲洗过筛法：同上法，将糊状粪便倒入 40 目/英寸铜筛中，用自来水冲洗，直至冲出清水为止。用肉眼及放大镜观察虫体节片。

2. 从感染动物体内采集　寄生在动物体内的绦虫如细粒棘球绦虫（*Echinococcus granulosus*）、微小膜壳绦虫（*Hymenolepis nana*）、多房棘球绦虫（*Echinococcus multilocularis*）、缩小膜壳绦虫（*Hymenolepis diminuta*）和曼氏迭宫绦虫（*Spirometra mansoni*）等，可通过犬、猫、狼和鼠等驱虫或解剖自然感染的或人工感染的动物收集成虫。

从肠道内收集绦虫，用剪刀沿着肠壁纵剖肠道，发现绦虫时，先用镊子取出，将有头节吸附的肠壁部分剪下，连同整个虫体浸入清水数小时，绦虫头节可自行与肠壁脱离。采集肠道内小型绦虫时，则用两把镊子，一把夹住肠壁的一端，另一把沿着肠壁将肠内容物和肠黏膜一起刮下，置于较大搪瓷盘内。加生理盐水稀释并振荡数次，使虫体脱落水中，然后静置沉淀，倾去浮液。如此反复数次，将沉渣倒入培养皿内，置解剖镜下捡取，用吸管吸出虫体或用毛笔尖挑取，置于生理盐水中。

3. 虫体的清洗　收集虫体时，体表往往附有宿主脏器的内容物，必须将其洗净，方可固定保存或制作标本。制作猪、牛带绦虫整体瓶装标本，清洁时不宜反复拨弄，以免损伤其链体。

（二）绦虫成虫标本的固定及保存

虫体经过清洗后必须立即固定，以防变质。固定标本常用单一固定液如 5%~10% 福尔马林或 70% 乙醇。制作染色标本或瓶装陈列标本，其固定方法各有不同；根据虫体大小厚薄程度及温度高低而异。一般小型虫体固定时间短；大型虫体需 24 小时或更长。小型绦虫也可用薄荷脑乙醇固定（此液配制见吸虫固定与保存）。

1. 整体固定及保存

（1）大型绦虫：如猪带绦虫、牛带绦虫（图 7-20，图 7-21）。虫体驱出后，以大镊子轻轻夹住挑起（切勿夹住头节）置于瓷盘内，用清水洗涤数次（或在流水中冲洗），将附着在虫体上粪汁及黏液全部洗净，

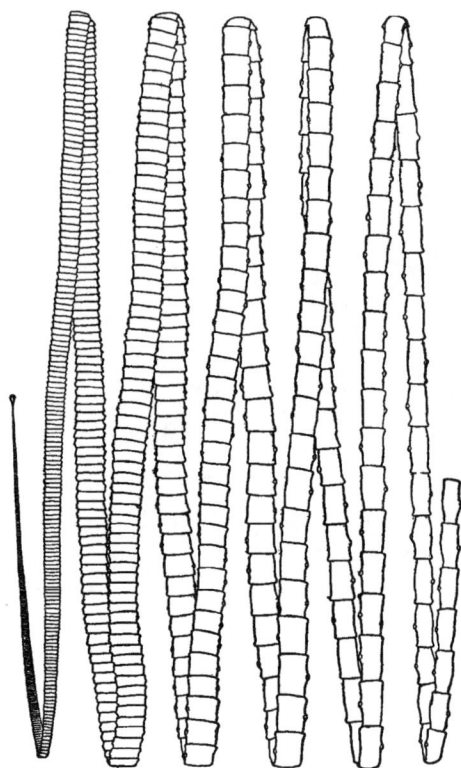

图 7-20 猪带绦虫成虫示意图
（仿 陈心陶）

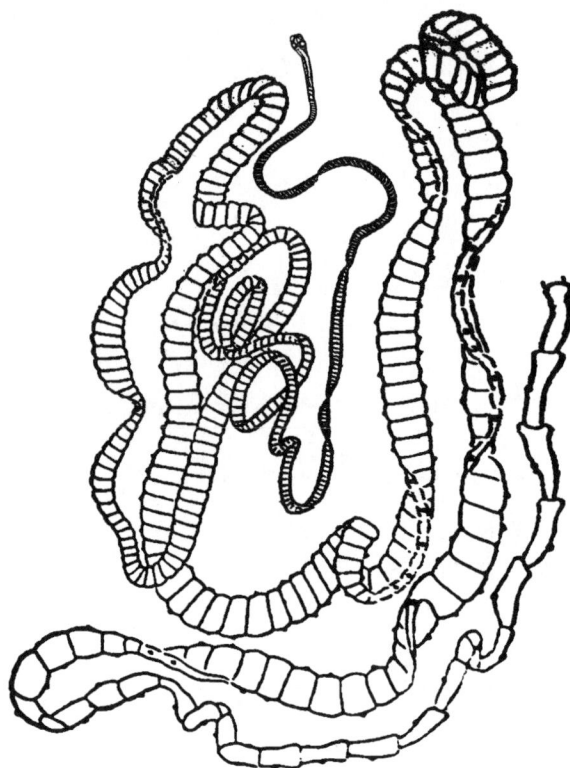

图 7-21 牛带绦虫成虫示意图
（仿 中山医学院）

换以 0.9% 氯化钠溶液浸泡数小时，使整个虫体在水中松弛舒展，自行死亡。如发现虫体扭结时，应将此扭结轻轻解开，使虫体在水中充分伸展。将虫体移置 3% 福尔马林中固定 24 小时，然后移置于玻瓶中，保存在 5% 福尔马林中，以待保存，必要时先用大玻璃板将绦虫展开或将虫体缠在玻璃管上再固定。

（2）小型绦虫：如短膜壳绦虫、细粒棘球绦虫等，洗涤后在 3% 福尔马林溶液中固定 3~5 小时，用毛笔将虫体移于载玻片上，摆好姿态，覆盖片，用载玻片轻压，最后保存于 5% 福尔马林溶液中。虫体固定后，如用作瓶装标本，即保存在 5% 福尔马林中；用作玻片标本，最好保存于 70% 乙醇中。

2. 节片固定及保存　与整体固定基本相同。当虫体在水中死亡伸展后，可将虫体取出，分段切下节片，可用两块载玻片夹住节片，将两端以线扎紧，置于 5% 福尔马林液中固定。24 小时后，将两端扎紧的线绳松开，轻轻掀起玻片，以便使固定液能充分浸透虫体，再将玻片捆紧后续固定 3~4 小时后取出虫体，将妊娠节片移入新鲜的 5% 福尔马林固定液中保存。另将成熟节片及未成熟节片用清水冲洗数次后，压平扎紧依次浸于 30% 及 50% 乙醇中各 1 小时，最后保存于 70% 乙醇内，以供染色制片。

3. 头节固定及保存　如单独制作头节封片时，待虫体在清水中死亡及充分松弛后用单面刀片将头节切下（连颈部 0.5cm 长），置于载玻片上，在解剖镜下观察，摆正吸盘和小钩的位置，加上载玻片将头部吸盘和小钩压到适当的位置，再用细线将玻片两端轻轻扎好，浸入 5% 福尔马林溶液内，固定 24 小时后，拆除细线，掀开载玻片，用昆虫解剖针将头节挑下，用清水冲洗两次，然后经 30%、50%、70% 乙醇固定各 30 分钟，最后置 70% 乙醇内保存备用。

（三）绦虫标本的制作

绦虫标本的制作一般包括临时性标本的制作和永久性标本的制作。通过染色显示虫体的形态结构和主要特征，有利于观察和鉴别。绦虫的染色最常用的有复红、苏木精染液、卡红色剂等。卡红染液有水溶剂和乙醇溶剂两种。用福尔马林固定的标本，不论采用水溶剂或乙醇溶剂的卡红染液，都必须在放入染液之前，充分洗去标本上的福尔马林（用清水浸泡数小时乃至过夜），否则将会影响染色效果。固定于乙醇中的标本一般多采用乙醇溶剂的卡红染液染色。染色时,直接放入染液中染色即可。

1. 绦虫瓶装标本的制作

(1)选用一大一小圆形的套装标本瓶。

(2)将大标本瓶的底部垫一层包棉花的纱布。

(3)将小的标本瓶内壁糊一圈黑纸。

(4)用毛笔蘸取融化的明胶,涂于虫体各部位,使虫体黏固在标本瓶上。

(5)将小瓶放在装有5%~10%福尔马林的大瓶内。

(6)在大小瓶之间插一根细的玻璃棒,将5%~10%福尔马林沿玻璃棒徐徐注满至瓶口发现气泡可用针挑去。

(7)最后用石蜡将盖封严,贴上标签。

为防止虫体脱落也可用下列方法。

(1)将已固定在5%福尔马林内完整绦虫标本放置于含有保存液的大搪瓷盘内。

(2)取长方形玻璃板(大小恰好可装入标本缸内)一块,上铺同样大小的黑纸一张,再复衬一张透明玻璃纸。为避免气泡的产生,最好预先在保存液内浸湿浸透。

(3)用毛笔将虫体移植于玻璃板的纸上,由后部开始将虫体上下行紧密排于玻璃纸上,至头节为止,注意头节不要断离。安置虫体时,应预先测量绦虫的总长度,使整条虫体恰好排列于玻璃板的正中央。

(4)虫体排列整齐后,用吸管滴加保存液于虫体上,然后再覆盖一层玻璃纸,覆盖时与下面的玻璃板对齐,先由一端接触玻璃板,再逐渐覆盖下去,如中途保存液不足,有气泡发生时,再轻轻掀开,加入保存液,直到整个透明纸完全覆盖而无气泡时止。

(5)再在玻璃纸上加些保存液。另取同样大小的玻璃板盖于原玻璃板上,使两张玻璃板夹紧虫体,再用黑线缠扎玻璃板的两端,以免虫体移动。

(6)将标本倾斜,由一端慢慢浸入装有5%~10%福尔马林液的标本缸内(缸内垫有用纱布包裹的棉花),注意有无发生气泡。

(7)加满保存液,擦干缸口边缘和缸盖的水,用石蜡密封待干,贴上标签,即可陈列应用。

2. 绦虫孕节标本的制作

(1)永久性标本的制作

1)不染色法:从保存液中取出标本,放入70%乙醇中(如保存在福尔马林液中的虫体,先用清水洗净,然后加入蒸馏水),经逐级乙醇脱水、透明后即可封片。因子宫内充满虫卵,虫体经透明后,呈现不同的色泽,容易区别。此法制作的标本,其特点操作简便,节省时间。

2)染色法:主要显示子宫分支,子宫内充满虫卵,因而选用虫卵易于着色的染料,如墨汁、孔雀绿、盐酸卡红、醋酸卡红、复红等。其操作按常规制片程序进行。现介绍孔雀绿、墨汁两种染色方法:

孔雀绿染色法:绦虫妊娠节片(孕节)的标本制作,以往都采用墨汁注射法及卡红染色法制备。前者需要将墨汁与桃胶混合,才能使子宫着色良好,但目前市场上已无桃胶出售,使墨汁注射法无法再用。以卡红染色的标本,整个节片均为粉红色,内部结构不清晰,子宫与周围组织分界不明显。孔雀绿染色法可制作出标本结构清晰、易于观察、颜色鲜亮的带绦虫妊娠节片标本。经孔雀绿染色的妊娠节片,子宫及其侧枝均呈绿色,其他组织为无色透明。该方法弥补了以往传统染色法的缺陷,使子宫与周围组织清晰可辨,利于观察。

将固定的孕节从保存液中取出,放于水中冲洗3~5次后放进待染的溶液中,按以下过程依次进行染色制片:0.5%孔雀绿水溶液0.5~4小时;2%孔雀绿水溶液1~4小时;1%醋酸卡红染液15~30分钟;0.15%德氏苏木精染液15分钟;0.1%吉氏染液15~30分钟;1%盐酸乙醇,脱色1~5分钟;100%乙醇Ⅰ脱水5~10分钟;100%乙醇Ⅱ脱水10~20分钟;1/2纯乙醇二甲苯20~30分钟;纯二甲苯10~15分钟;加拿大树胶封片。置实验室自然干燥,也可置于37℃温箱中烤干。

墨汁注射法:经墨汁注射的猪、牛带绦虫的妊娠节片,其子宫的侧支结构清晰易辨(图7-22,图7-23)。

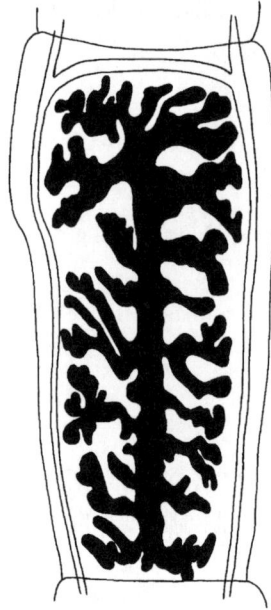

图 7-22　猪带绦虫孕节示意图　　　　图 7-23　牛带绦虫孕节示意图
（李朝品　仿绘）　　　　　　　　　（李朝品　仿绘）

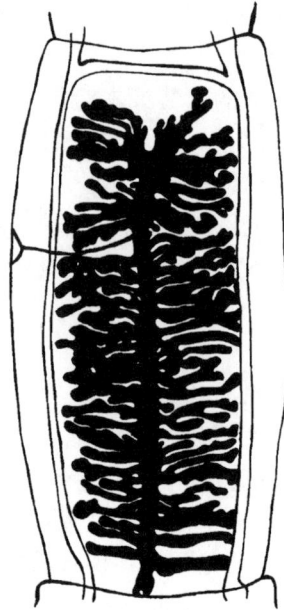

　　从保存液中取出妊娠节片,放于水中冲洗(或用新鲜的节片更好);用 0.5ml 的注射器,皮试针头,抽取调好的墨汁(其他颜料也可);以左手食指托住妊娠节片,右手持注射器,插入妊娠节片正子宫主干内徐徐注射,墨汁逐渐充满子宫。用手指轻压使墨汁均匀分布于侧支中,而后可将针拔出。用水洗去节片上黏附的染料;将节片夹于两张载玻片之间,并以棉线缚紧,浸入 70% 乙醇内 1~2 天;解除棉线,取下扁平的节片,再浸泡于 80% 乙醇内 2~6 小时;依次移置于 90%、95%、100% 乙醇内脱水各 2~4 小时;置于纯乙醇与二甲苯或冬青油各半的混合液内 1~2 小时;换以纯二甲苯或冬青油内至透明;加拿大树胶封片。

　　（2）临时性标本的制作

　　1）直接压片:绦虫孕节片用清水洗净,置于两载玻片之间,轻轻压平,对光观察内部结构,并根据子宫分支情况鉴定虫种。

　　2）墨汁或卡红注射:可用注射器从孕节后端正中部插入子宫内徐徐注射碳素墨汁或卡红,拔出针尖后,用手指轻压使染液分布于侧支中。洗去节片表面黏附的染液,子宫分支显现黑色或红色,便于观察、鉴别。染制新鲜的带绦虫妊娠节片时应戴橡胶手套。

　　3. 绦虫成节染色　绦虫成熟节片的染色较困难,因节片内部的构造染色太深或太浅,结构则不够明显,所以染色后的分色,尤为重要。通常采用苏木精与卡红双重染色法,其染色效果较单一的卡红或苏木精染色为佳。染色和制片按常规操作进行。

　　4. 绦虫头节的染色　染色方法、脱水透明及封固等操作均与吸虫标本的制片相同。但应注意在整个制作过程中,用毛笔尖操作,切勿用镊子夹取头节,以免损伤标本。

　　小型绦虫的染色方法、脱水透明、封制等操作步骤同吸虫标本的制作。进行长膜壳绦虫封片时,应将虫体切成 1cm 左右长的片段,每段有数个节片连在一起。每张玻片封一段至数段。

　　5. 绦虫妊娠节彩色瓶装标本的制作　猪、牛带绦虫等两种妊娠节片经明胶色素液注射后,陈列在一个玻璃板上,制成瓶装标本,色彩鲜艳。子宫分支清晰可见,并可鉴别。

　　制作方法

　　1）取带绦虫妊娠节片,脱去固定液。

　　2）先用注射针头在妊娠节片子宫主干前后两端向子宫主干方向轻轻刺一下,而后展平在玻璃板上。用吸水纸吸去节片周围的水分,再用一张载玻片盖在节片上,轻揉压,使虫卵慢慢从刺孔处向外挤出。

3）将盛有明胶色素液的三角瓶、1ml 注射器、注射针头、置于水浴锅中,加热至 60~70℃,待明胶色素液完全溶解后取出注射器,吸取甲液,接上注射针头。

4）取数节形态完整的妊娠节片,平展在玻璃板上。注射针头插入子宫干,注入明胶色素液,用食指轻轻揉压节片使明胶色素液布满整个子宫主干和侧支。注射好一个节片,再注射另一个节片,注射后,投入冷水中使明胶色素液全部凝固。

5）从水浴锅取出另一个注射器,吸取乙液,安上针头,刺入妊娠节片侧缘排泄管内,注入乙液。投入冷水中使明胶色素液凝固。

6）取一只长圆形的标本瓶和一块与标本瓶长、宽相当的玻璃底板,将注射好的两种绦虫的妊娠节片,展平在玻璃底板上。用吸水纸吸去节片周围的水分,然后用镊子夹住节片上端,轻轻提起节片 1~2 节。用毛笔蘸取加热溶化的明胶,刷在玻璃板上,让节片、明胶、玻璃底板充分接触。摆好位置,待明胶冷却凝固,再用同样方法使另一种绦虫节片粘固在玻璃底板上。

7）标本瓶内垫一层纱布包裹的棉花,将玻璃底板插入标本瓶内自标本瓶壁徐徐加入 5%~10% 福尔马林。盖上瓶盖,用石蜡密封上,贴上标签。

二、绦虫幼虫标本采集与制作

本节介绍的绦虫幼虫主要有猪囊尾蚴、牛囊尾蚴、六钩蚴、棘球蚴、泡球蚴、似囊尾蚴及曼氏迭宫绦虫幼虫。

（一）猪带绦虫、牛带绦虫幼虫的标本采集、制作与保存

1. 猪囊尾蚴、牛囊尾蚴的标本采集、制作与保存

（1）猪囊尾蚴、牛囊尾蚴的标本采集:小鼠动物模型寄生的囊尾蚴数量很少,在猪囊尾蚴动物模型小鼠动物模型中囊尾蚴数目仅为 1~5 个/只,而且主要寄生于肺部,所以囊尾蚴标本一般采集于自然感染的猪体或牛体。一般采集寄生于肌肉的囊尾蚴制作标本。采集方法为锐性分离。选取含有囊尾蚴的猪肉或牛肉,用手术刀片或剪刀小心划开肌肉,暴露囊尾蚴,小心地用小镊子剥离肌肉中的囊尾蚴,用生理盐水洗净。操作过程中应顺着肌纤维剥取,尽可能避免损伤囊壁,保持囊尾蚴的完整性。

（2）猪囊尾蚴、牛囊尾蚴标本的制作与保存

1）囊尾蚴头节的翻出:将取出的囊尾蚴用手指轻轻挤压,头节即可被挤出。也可以将囊尾蚴置于由胆汁（40%）和生理盐水（60%）配制的培养液中,置于 42℃恒温箱内待头节翻出。约 1 小时后,囊尾蚴头节开始翻出,经 3~4 小时后,约 90% 的囊尾蚴头节可以翻出。以生理盐水洗净。

2）囊尾蚴装片标本制作与保存:将伸出头节和未伸出头节的洗净的囊尾蚴置载玻片上,两行排列数个,再盖上一张载片,夹扁,用细线缚扎,放于劳氏固定液或 70% 乙醇中固定 6~12 小时。固定后,可保存于 70% 乙醇中以备染色封片。染色制片时自玻片上取下固定的囊尾蚴,置于培养皿内,用盐酸卡红染液或明矾卡红染液染色,分色、脱水,透明后封制（图 7-24,图 7-25）。

3）完整囊尾蚴瓶装标本制作与保存:将采集的完整的囊尾蚴直接浸泡于 5% 福尔马林液或岑克尔氏固定液中保存。

盐酸卡红染液染制方法如下:将保存于 70% 乙醇中的囊尾蚴置于盐酸卡红染液中,染色 2~8 小时,或过夜。吸去染液,先用 70% 乙醇将虫体上的染液洗涤一次,再用含 2% 盐酸的 70% 的乙醇分色,在解剖镜下观察,直至囊尾蚴内部结构清晰,吸去分色液,以 70% 乙醇洗 2 遍。依次更换置于 80%、90%、95%、100% 乙醇各 2~4 小时,然后更换于纯乙醇与二甲苯（或冬青油）各半的混合液中 30 分钟,然后换置于二甲苯（或冬青油）至虫体透明。滴加加拿大树胶于载玻片中央,用小镊子轻轻将囊尾蚴移置于树胶中,摆正姿势,上覆一盖玻片,使虫体封固于盖片的正中位置。封好的标本平置,待干燥后,插入标本盒保存。

明矾卡红染液染制方法如下:将保存于 70% 乙醇中的囊尾蚴依次浸于 60%、50%、40%、30% 乙醇中逐渐退至蒸馏水,每次 10~20 分钟,然后将虫体浸于明矾卡红染液中染色过夜。吸去染液,用蒸馏水洗 2 次,洗去染液,用 2% 钾明矾水溶液分色至囊尾蚴内部结构清晰为止。吸去分色液,用蒸馏水换洗 2 次。

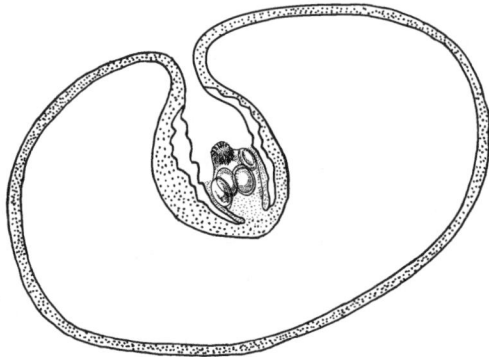

图 7-24 猪带绦虫囊尾蚴示意图
（李朝品 仿绘）

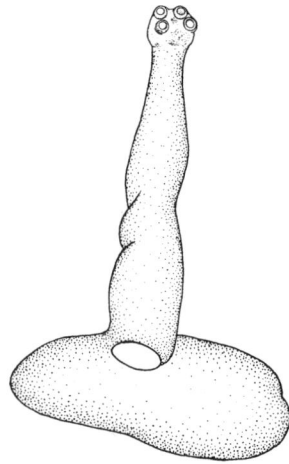

图 7-25 牛带绦虫囊尾蚴示意图
（李朝品 仿绘）

依次换置于 30%、40%、50%、60%、70%、80%、90%、95%、100% 乙醇中各 1~4 小时（时间可以延长）。更换置于纯乙醇与二甲苯（或冬青油）各半的混合液中 10~40 分钟，然后更换置于纯二甲苯（或冬青油）中至虫体透明。用加拿大树胶将囊尾蚴封制于载玻片与盖玻片之间，平置待干后，贴上标签，放入标本盒内。

4）囊尾蚴寄生的组织器官标本的制作与保存：选择囊尾蚴寄生多的肌肉，用纱布拭去表面污血，修割整形，切成 6~8cm，宽 3~5cm，厚 1~2cm 大小的长方形肉块，肌肉表面的囊尾蚴要明显突出，便于观察。切好后，应平整地浸泡于固定液（通常为 10% 福尔马林溶液）内，勿使弯曲折叠，固定 2~3 天后，保存于新配制的固定液内，以备装置瓶装标本。对于感染囊尾蚴的脑、眼、舌等器官，可完整地浸泡于固定液内固定 2~3 天，保存于新配制的固定液中。亦可以将心肌和脑组织切开，显示囊虫寄生部位。将眼球附近遮盖囊虫的组织剥离，使囊虫在眼球附近寄生的情况更加清晰显示。

2. 六钩蚴的标本采集、制作与保存　猪带绦虫、牛带绦虫、包生绦虫的六钩蚴形态相同。以猪带绦虫六钩蚴为例介绍。首先收集虫卵（参见相关章节），然后采用酸性-胃蛋白酶法或次氯酸钠法孵化虫卵，获取六钩蚴。将获取的六钩蚴浸泡于 10% 福尔马林溶液固定，按制作虫卵封片标本的相关方法制作保存六钩蚴封片标本。

（1）次氯酸钠法孵化虫卵、获取六钩蚴：将收集的虫卵悬液置于离心管，1 500r/min 离心 5 分钟，弃上清液，加入 0.4%~1.0%（多用 0.5%）次氯酸钠溶液 1ml，振荡混匀 3~6 分钟（多用 5 分钟）；加入 10ml 生理盐水，1 500r/min 离心 5 分钟，弃上清液；再加生理盐水 1 500r/min 离心 5 分钟洗 2 遍。

（2）人工消化液法孵化虫卵、获取六钩蚴：将收集的虫卵置于加有 5ml 1% 酸性胃蛋白酶溶液的试管中，振荡混匀 1 分钟，37℃水浴 1.5 小时（其间每 20 分钟轻摇数次），1 000r/min 离心 5 分钟，弃上清液；加入 2ml 胰蛋白酶碳酸氢钠溶液和 1ml 猪胆汁，振荡混匀；37℃水浴 45 分钟（其间每 10 分钟取出振荡混匀 1 分钟），1 000r/min 离心 5 分钟，弃上清液；加生理盐水 1 000r/min 离心 5 分钟洗 2 遍。

胰蛋白酶碳酸氢钠溶液的配制：称取 1g 胰蛋白酶，加入 60ml 生理盐水，完全溶解后加入 1.8g 碳酸氢钠，加生理盐水至 100ml。置于 4℃冰箱备用。

1% 酸性胃蛋白酶溶液的配制：称取 1g 胃蛋白酶，加入 60ml 生理盐水，完全溶解后加入 36% 的浓盐酸 2.8ml，加生理盐水至 100ml。置于 4℃冰箱备用。

（二）棘球蚴的标本采集、制作与保存

1. 棘球蚴的标本采集　从肝肺等器官找到棘球蚴后，打开外囊，小心将整个棘球蚴取出，或使用大号注射器将囊液抽出。

2. 棘球蚴砂标本的制作与保存　自棘球蚴中取出液体，离心沉淀检查，吸取棘球蚴砂用生理盐水洗净。然后用劳氏固定液、布勒氏液或 70% 乙醇固定 6~12 小时，保存 70% 乙醇中。若制片则可不染色直接制片,也可用卡红类或苏木精类染色制片。新近还有用孔雀绿染色法和以孔雀绿进行初染的复合染色法制片,效果亦佳。

若采用苏木精类染色,通常用德氏苏木精染液染色。将保存于 70% 乙醇的棘球蚴砂依次更换置于 60%、50%、40%、30% 乙醇和蒸馏水中各 10 分钟。吸去蒸馏水,加入以蒸馏水稀释 10~15 倍的德氏苏木精染液染色过夜。吸去染液,依次更换置于 30%、40%、50%、60%、70% 乙醇各 10 分钟。吸去 70% 乙醇,加入含有 0.5% 盐酸的 70% 乙醇分色,至棘球蚴砂(原头节)内部结构近清晰时,立即加入 70% 乙醇,以冲淡分色液,再离心沉淀 1 分钟。吸去分色液,将棘球蚴砂依次更换于 70%、80%、90%、95%、100% 乙醇及二甲苯与纯乙醇各半的混合液中各 10 分钟进行脱水透明,最后换以二甲苯透明。经离心沉淀,吸去大部分二甲苯,留下沉渣和少量二甲苯,滴一小滴加拿大树胶于载玻片中央,用毛细吸管吸取棘球蚴砂混悬液一小滴置于树胶中混匀,上面加一盖片,平置待干燥后,插入标本盒保存。

若采用卡红类染色,通常用盐酸乙醇卡红染色。将保存于 70% 乙醇中的棘球蚴砂吸去保存液,加入盐酸卡红染液染色 2~12 小时,吸去染液,加入 70% 乙醇,离心沉淀 2 分钟,吸去乙醇,加入含有 0.5% 盐酸的 70% 乙醇分色,吸取少量棘球蚴砂混悬液滴加于载玻片上,在低倍镜下观察分色情况,至棘球蚴砂(原头节)内部结构近清晰时,立即加入 70% 乙醇,以冲淡分色液,再离心沉淀 2 分钟。吸去分色液,然后将棘球蚴砂依次更换于 70%、80%、90%、95%、100% 乙醇及二甲苯与纯乙醇各半的混合液中各 10 分钟进行脱水透明,最后换以二甲苯透明。经离心沉淀,吸去大部分二甲苯,留下沉渣和少量二甲苯,滴一小滴加拿大树胶于载玻片中央,用毛细吸管吸取棘球蚴砂混悬液一小滴置于树胶中混匀,上面加一盖片,平置待干燥后,插入标本盒保存。

孔雀绿染色制片:将保存于 70% 乙醇中的棘球蚴砂吸去保存液,加入 4% 孔雀绿水溶液,36℃染色 48 小时,弃去染液,蒸馏水洗涤 2 次。依次用 70%、80%、90% 和 95% 乙醇进行逐级脱色和脱水,每级 2 分钟。100% 乙醇及二甲苯与纯乙醇各半的混合液中各 2 分钟进行透明,最后换以二甲苯透明 2 分钟。最后用加拿大树胶封片保存。

复合染色制片:将保存于 70% 乙醇中的棘球蚴砂吸去保存液,加入 4% 孔雀绿水溶液,36℃染色 48 小时,弃去染液,蒸馏水洗涤 2 次。逐级洗脱至 95% 乙醇,用稀释石炭酸复红或沙黄染液复染 5 秒,或蒸馏水洗涤后 1% 伊红染液复染 30 秒,或蒸馏水洗涤后醋酸洋红染液复染 5 分钟,或 70% 乙醇洗涤 1 次后分别用盐酸洋红复染 5 分钟。弃去复染液,用蒸馏水或复染前浓度的乙醇溶液洗涤 1 次,再按上述常规方法脱水、透明,最后用加拿大树胶封片保存。

3. 感染棘球蚴的组织器官标本的制作与保存 通常选用感染棘球蚴的羊肝脏,亦可采用其他动物组织器官。用水将获取的感染棘球蚴的羊肝洗净后,直接放入固定液(通常为 10% 福尔马林溶液)中固定 2~3 天。待装置瓶装标本时,再按需要将肝脏切成 2cm 厚的片状,以显示肝组织内棘球蚴分布的情况。每只肝脏可切成若干片。选用大小适宜的标本瓶,每瓶装置一片,可以直接放入,或缚扎于一张玻璃板上,或固定于玻璃支架上再放入标本瓶内。

(三)泡球蚴的标本采集、制作与保存

1. 泡球蚴的标本采集 将感染有泡球蚴的动物剖杀后,从腹腔或肝脏将泡球蚴组织全部切下取出。

2. 感染泡球蚴的组织器官标本制作与保存 与感染棘球蚴的组织器官标本制作相似,通常选用感染棘球蚴的羊肝脏。用水将获取的感染泡球蚴的羊肝洗净后,直接放入固定液中固定 2~3 天。待装置瓶装标本时,再按需要将肝脏切成 2cm 厚的片状,浸泡于盛有新固定液的标本瓶中。

(四)似囊尾蚴的标本采集、制作与保存

1. 似囊尾蚴的标本采集 似囊尾蚴的标本采集方法有两种:①用小鼠体内的膜壳绦虫孕节感染小鼠,在感染后第四天解剖,取出小肠,检取寄生于肠绒毛内的似囊尾蚴。②将小鼠体内的微小膜壳绦虫孕节混合在面粉内,使面粉甲虫感染,饲养 10 天左右,似囊尾蚴即发育成熟,然后在解剖镜下解剖甲虫,找到似囊尾蚴标本,将捡取的虫体集中放入生理盐水中。

2. 似囊尾蚴的标本制作与保存 将似囊尾蚴置于小玻璃皿中,待似囊尾蚴沉淀后,轻轻吸去上面浮液,加入盐酸卡红染液染色 2~12 小时。吸去染液,加入 70% 乙醇,待似囊尾蚴自动沉淀后,吸去上浮液,换以含有 0.5% 盐酸的 70% 乙醇分色。分色时将玻璃平皿放在解剖镜下,或用毛细吸管吸取似囊尾蚴数条连同分色液一滴置于载玻片上,在低倍镜下观察。当似囊尾蚴分色至内部结构清晰时,吸出分色液,加入 70% 乙醇,以终止分色。然后将似囊尾蚴依次更换于 80%、90%、95%、100% 乙醇及二甲苯与纯乙醇各半的混合液中各 20 分钟进行脱水透明,最后换以二甲苯透明。然后进行封固,在解剖镜下用毛细吸管吸取姿态完好的似囊尾蚴置于载玻片上,滴上一小滴加拿大树胶,用解剖针将尾蚴轻轻移至树胶中心,摆好姿势,覆盖一盖片。封好的标本平放至干燥后,插入标本盒保存。

(五)曼氏迭宫绦虫幼虫的标本采集、制作与保存

1. 原尾蚴的标本采集、制作与保存

(1)原尾蚴的标本采集:在水塘、水沟、稻田等地方,采集剑水蚤,将采集到的剑水蚤置于玻璃缸内饲养,将钩球蚴加入饲养剑水蚤的缸中,并在缸中投放一些水生植物,以供剑水蚤吞食浮游生物,将缸放在室内有阳光的窗台边,不要更换缸内的水。当剑水蚤吞食了钩球蚴后,经 4~11 天发育为原尾蚴。在低倍解剖镜下检查剑水蚤是否感染。因剑水蚤体腔透明,可以清晰地看见原尾蚴在剑水蚤体内蠕动。用吸管吸取剑水蚤置于载玻片上,加一滴无菌生理盐水,在解剖镜下用解剖针撕开剑水蚤体腔,体腔中的原尾蚴便会逸出(剑水蚤血腔内原尾蚴多少不等,最多可达 20 多条),用毛细吸管吸取原尾蚴置于小玻璃平皿内,以备固定。

(2)原尾蚴的标本制作与保存:用鲍氏固定液在盖片下固定 3~12 小时,或过夜。固定完毕,用 50% 或 70% 乙醇冲洗,直至黄色脱除为止。然后可保存于 70% 乙醇中。制作封片标本时,可采用盐酸卡红染色。将保存于 70% 乙醇中的原尾蚴吸去保存液,加入盐酸卡红染液染色 2~12 小时,吸去染液,加入 70% 乙醇,离心沉淀 2 分钟,吸去乙醇,加入含有 0.5% 盐酸的 70% 乙醇分色,吸取少量原尾蚴混悬液滴加于载玻片上,在低倍镜下观察分色情况,至原尾蚴内部结构近清晰时,立即加入 70% 乙醇,以冲淡分色液,再离心沉淀 2 分钟。吸去分色液,然后将原尾蚴依次更换于 70%、80%、90%、95%、100% 乙醇及二甲苯与纯乙醇各半的混合液中各 10 分钟进行脱水透明,最后换以二甲苯透明。经离心沉淀,吸去大部分二甲苯,留下沉渣和少量二甲苯,滴一小滴加拿大树胶于载玻片中央,用毛细吸管吸取原尾蚴混悬液一小滴置于树胶中混匀,上面加一盖片,平置待干燥后,插入标本盒保存。注意在封制时,应留意不要接触其尾球,以免脱落。

鲍氏固定液的配制:饱和苦味酸水溶液 75ml、福尔马林 25ml、冰醋酸 5ml。最好临用时配制,不宜久藏,但苦味酸水溶液可预先配制。

(3)感染原尾蚴的剑水蚤标本的制作与保存:取人工感染钩球蚴一周左右的剑水蚤,置于解剖镜下观察体腔内原尾蚴发育情况,选择含有发育完好的原尾蚴的剑水蚤,投入 70% 乙醇中杀死固定,保存于 70% 乙醇中。可采用明矾卡红染液染制法进行染色封片。将保存在 70% 乙醇中的虫体依次浸于 60%、50%、40%、30% 乙醇中逐渐退至蒸馏水,每次 10~20 分钟,然后将虫体浸于明矾卡红染液中染色过夜。吸去染液,用蒸馏水洗 2 次,洗去染液,用 2% 钾明矾水溶液分色至虫体内部结构清晰为止。吸去分色液,用蒸馏水换洗 2 次。依次换置于 30%、40%、50%、60%、70%、80%、90%、95%、100% 乙醇中各 1~4 小时(时间可以延长)。更换于纯乙醇与二甲苯(或冬青油)各半的混合液中 10~40 分钟,然后更换置于纯二甲苯(或冬青油)中至虫体透明。用加拿大树胶将虫体封制于载玻片与盖玻片之间,平置待干后,贴上标签,放入标本盒内。此法封制的标本,可以清晰地看见剑水蚤体腔内的原尾蚴。

2. 裂头蚴的标本采集、制作与保存

(1)裂头蚴的标本采集:裂头蚴在蛙类体内较常见。收集此标本时可至郊区水田、池塘等处捕捉蛙类。将捕捉到的蛙杀死,剥去其皮,如有裂头蚴感染时,则可以见到乳白色,细长形、蠕动活跃的裂头蚴。有的在肌肉表面,有的见于肌肉之间,有的则钻入肌肉内部。钻入肌肉内部的裂头蚴,在蛙肉表面仍可以检视到。一般在蛙体寄居的部位以大腿或小腿肌肉为多,其他部位亦可经常发现。此外,蛇类感染裂头蚴也较普遍,且感染度很高,但捕捉较为困难。捕捉到后,将蛇杀死,剥去蛇皮,即可见蛇皮下或肌肉内寄生的裂头蚴。收集时可用小镊子夹取。将裂头蚴置于生理盐水中,以备固定。

(2)裂头蚴的标本制作与保存:封制玻片标本时可用 70% 乙醇固定;装置液浸瓶装标本时,用 5% 福尔马林溶液固定,并保存于 5% 福尔马林溶液中。制标本片时自 5% 福尔马林溶液中取出裂头蚴,用清水

浸泡数小时乃至过夜,去除标本上的福尔马林,再依次更换于 30%、40%、50%、60%、70% 乙醇中各 30 分钟,放入盐酸乙醇卡红染液中染色 2~8 小时或过夜,取出后,置于 2% 盐酸乙醇(用 70% 乙醇配制)中分色,至合适为止。然后在 70% 乙醇中洗去盐酸乙醇:若标本颜色深者,浸泡洗涤时间可延长至颜色合适为止,但如标本颜色浅,则应迅速洗冻,浸泡时间不宜过长。再用 70% 乙醇换洗 2 次,再依次更换置于 80%、90%、95%、100%、100% 乙醇中各半小时。然后更换于纯乙醇与二甲苯(或冬青油)各半的混合液中 10~40 分钟。然后换置于二甲苯或冬青油至虫体透明(二甲苯透明较快,一般需 10~20 分钟,虫体透明后应立即封片,因在二甲苯内浸泡过久虫体易变脆硬,冬青油透明虽较慢,但无上述缺点)。滴加加拿大树胶于载玻片中央,用小镊子轻轻将虫体移置于树胶中,摆正裂头蚴姿势,上加一盖玻片,使虫体封固于盖片的正中位置。加盖片时注意不要产生气泡,如用镊子夹持盖片,先使盖片的一侧与载玻片上的树胶倾斜接触后,再将盖片慢慢放下,则可避免气泡的产生。封制好的标本片平放于玻片标本板上,待完全干后,贴上标签放入标本盒。

三、绦虫虫卵标本采集与制作

本节介绍了绦虫虫卵的标本采集、绦虫虫卵玻片标本的制作及绦虫虫卵的固定和保存。

(一)绦虫虫卵的标本采集

1. 从成虫子宫内收集虫卵　从子宫中取出的虫卵量多且纯,极少杂质,但卵多为无色。

将患者粪便中排出的孕节,用生理盐水洗净后,放入 35℃ 左右的生理盐水中。节片在水中收缩蠕动而排出大量虫卵。服药驱出的虫体也可用上法排卵。如虫体保存已久,则可用解剖针撕碎孕节,便有大量的虫卵涌出,洗净收集后固定保存。

2. 从粪便中收集虫卵　绦虫寄生于人体的消化道,虫卵或孕节随粪便排出。让寄生虫病患者留取多量粪便,收集虫卵。

(1)沉淀法:将含有虫卵的粪便加水稀释,用粗筛或 2~3 层纱布过滤、沉淀,倾去上液留沉渣,再加水沉淀,每次沉淀 30 分钟以上,这样反复数次,直至上液澄清为止。最后倾去上液,将含虫卵的沉渣放入 5%~10% 福尔马林中固定。

(2)离心法:为了加速沉淀,可用离心沉淀法。取少量粪便,置于一容器中,加水调匀,粪筛过滤,弃上液,将沉渣转入离心管中,加水至管口,以 1 000r/min 转速离心 1~2 分钟,倾去上液,再加水调匀,反复离心,最后将沉淀的虫卵固定保存。

(二)绦虫虫卵玻片标本的制作

绦虫卵的制片,目前常用的有下列几种方法。

1. 临时封片

(1)凡士林封片法:加一滴已固定的虫卵悬液于载玻片中央,上覆一盖玻片,用吸水纸吸去盖片四周溢出的溶液;然后用毛笔蘸取已加热溶化的凡士林立即涂封盖片四周。封闭应严密,可保存 2 周左右。

(2)石蜡圈封片法:取 1cm 口径的试管,蘸取已热溶化的石蜡扣于载片的中央使成一蜡圈。待蜡圈凝固后,滴 1~2 滴虫卵悬液于其内,取盖片在乙醇灯上烤热后覆盖于蜡圈上,使载片和盖片粘合在一起,如此封制可保存较长时间。

2. 永久的封片

(1)中性树胶双盖片法:取 18mm × 18mm 的盖玻片,在其中央滴一小滴已固定的虫卵悬液,在液滴四周各垫以碎盖片 2~3 块,然后盖上 11mm × 11mm 的小盖玻片(由 22mm × 22mm 盖玻片用钻笔划分为四小块)。加碎玻片块以防虫卵被压破。用小镊子在小盖玻片上轻按,用吸水纸吸去溢出的液体,擦干,可进行封片。先在载玻片上滴中性大树胶 2~3 滴,然后用镊子将盖玻片翻转(大盖片朝上,小盖片在下),覆盖于加有加拿大树胶的载玻片上。如此虫卵则被树胶封闭于大盖片内,平放待胶干后即可供用。此法封制的虫卵较严密,可保存很长时间。

(2)甘油透明封固法:取固定于 70% 乙醇的虫卵,放于沉淀管中,每日加入甘油数滴,并摇动容器使之充分混合。待所加的甘油与原有的乙醇量约相等时,即打开瓶盖置于 37℃ 温箱内,使乙醇蒸发至完全为甘油,最后保存于纯甘油中。封片时,吸去上面多余的甘油,取甘油内下沉的虫卵一滴,滴于18mm×18mm 盖玻片上,垫以破碎盖玻片,盖上 11mm×11mm 的小盖玻片,然后在载玻片上滴加拿大树胶 1~2 滴。将盖好虫卵的盖玻片反封于其上即成。此法因封闭严密,可长期保存。

(3)蛋白甘油封制法:蛋白甘油液的配制(见附录);①取已固定的虫卵悬液加等量的蛋白甘油液混合均匀,沉淀;②取沉渣少许,加一滴蛋白甘油液,混合于载玻片上,盖以圆形盖片;③静置待干,然后用漆或加拿大树胶封边,以便长久保存。或如上法用双盖玻片进行封片,保存更长。此法操作简便易行。

(4)甘油明胶封片法:①甘油冻胶(明胶)遇冷后凝固,因此用时必须将甘油明胶置水浴中加热,使溶化。②用吸管吸一小滴已保存在 5% 福尔马林中的虫卵悬液,滴在洁净的载玻片上。③用细小玻棒取甘油胶一滴,滴在载玻片的虫卵上,迅速用小玻棒将两者调匀,立即覆以圆形盖片(直径为 18mm)。④待稍干后,可用毛笔蘸漆用封片机沿盖片边缘密封,保存备用。此法制作虫卵标本透明清晰,易于观察,虫卵形态和颜色仍保留原态。同时操作简单,保存时间长久,可供长期教学使用。

树胶封边液的配制:树胶可溶于纯乙醇中,呈蜜状,过滤后,可做树胶封边液,长期保存备用。

将置有虫卵的载玻片放在转盘上,使盖玻片(应选用圆形盖片封制)与转盘的中心相吻合,夹牢,然后左手旋转转盘,右手执笔,用笔尖蘸取树胶封边液少许,放在载玻片上的圆形盖片边缘轻轻地与其接触,遂画成一圈,载片与盖片之间的缝隙便被封闭。每张标本应圈封两次,封后晾干再封,间隔 3~5 天。画成的圈必须厚薄粗细均匀。

(三)绦虫虫卵的固定和保存

虫卵的固定液一般常用 5% 福尔马林,也有用岑克尔氏固定液或 5% 甘油乙醇。一般将固定液按比例直接加入虫卵悬液内,固定一天后,换于新的固定液中保存。

四、绦虫标本制作的注意事项

本节介绍了制作绦虫妊娠节片彩色瓶装标本时注意事项和棘球蚴砂标本染色时注意事项。

(一)制作绦虫妊娠节片彩色瓶装标本注意事项

1. 长期固定保存的妊娠节片硬化,虫卵不易挤出,明胶色素液不易注入。而用新鲜的妊娠节片制作标本时,妊娠节片不仅柔软易压平,压薄,且容易挤出虫卵,注进明胶色素液分布均匀。在制作猪带绦虫的妊娠节片时,应注意戴乳胶手套以防感染。

2. 为防止沉淀,可用乳钵将普鲁士蓝颗粒由粗研细。在吸取明胶色素液时,摇匀后吸取为宜,否则注射的节片色淡。

3. 为防止节片内形成粒状或豆状气泡或损坏节片,在注射明胶色素液时,将注射器或针头内的空气排空。

4. 涂明胶前,将妊娠节片展平在玻璃板上,用吸水纸吸去妊娠节片周围的水分,使妊娠节片牢固黏在玻璃板上。

(二)棘球蚴砂标本染色时注意事项

用不同染色方法封制棘球蚴砂标本,在每次更换试剂时,必须离心沉淀后进行,以免棘球蚴砂被丢失。

五、绦虫标本的形态鉴别特征

本节介绍了大型绦虫猪带绦虫和牛带绦虫形态特征和小型绦虫短膜壳绦虫和细粒棘球绦虫形态特征。

(一)猪带绦虫

虫体大型,长 2~4m,乳白色,节片较薄,略透明。头节近似球形,直径为 0.6~1mm,不含色素,除有 4 个吸盘外,顶端还具有能伸缩的顶突,其上有 25~50 个小钩,相间排列成内外两圈,内圈的钩较大,外圈的钩稍小。链体由 700~1 000 个节片组成。每一成节具雌、雄生殖器官各一套。睾丸呈滤泡状,150~200 个,散布于节片的两侧。各节的生殖腔缘均略向外凸出,沿链体左右两侧不规则分布。卵巢在节片后 1/3 的中央,分为三叶。孕节中子宫向两侧分支,每侧 7~13 支,各分支排列不整齐,并可继续分支而呈不规则的树枝状。

（二）牛带绦虫

成虫外形与猪带绦虫相似。虫体大型,4~8m,乳白色,节片较厚,不透明。头节略呈方形,直径为1.5~2.0mm,无顶突和小钩。链体由1 000~2 000个节片组成。每一成节具雌、雄生殖器官各一套。成节中睾丸有300~400个,卵巢分左右2叶。孕节中子宫分支较整齐,每侧15~30支。

（三）短膜壳绦虫

虫体小型,体长为5~80mm,宽为0.5~1mm。头节呈球形,直径为0.13~0.4mm,具有4个吸盘和1个短而圆并可自由伸缩的顶突。顶突上有20~30个小钩,排成一圈。颈部细长。链体由100~200个节片组成,最多时可达近千个节片。所有节片均宽大于长并由前向后逐渐增大,孕节大小为（0.15~0.30）mm×（0.8~1.0）mm,各节片生殖孔均位于虫体同侧。成节有3个较大的圆球形睾丸,横列在节片中部,储精囊较发达。卵巢呈分叶状,位于节片中央。子宫呈袋状,其中充满虫卵并占据整个节片。

（四）细粒棘球绦虫

虫体小型,绦虫中最小的虫种之一,体为长2~7mm。除头节和颈部外,整个链体只有幼节、成节和孕节各一节,偶或多一节。头节略呈梨形,具有顶突和4个吸盘。顶突富含肌肉组织,伸缩力很强,其上有两圈大小相间的小钩共28~48个,呈放射状排列。各节片均为狭长形。成节的结构与带绦虫略相似,生殖孔位于节片一侧的中部偏后。睾丸有45~65个,均匀地散布在生殖孔水平线前后方。孕节的生殖孔更靠后,子宫具不规则的分支和侧囊,含虫卵200~800个。

（木　兰）

参 考 文 献

[1]　李朝品,程彦斌. 人体寄生虫学实验指导[M]. 3版. 北京:人民卫生出版社,2018.

[2]　诸新平,苏川. 人体寄生虫学[M]. 9版. 北京:人民卫生出版社,2018.

[3]　郑葵阳. 医学寄生虫学(案例版)[M]. 2版. 北京:科学出版社,2017.

[4]　吴观陵. 人体寄生虫学[M]. 4版. 北京:人民卫生出版社,2013.

[5]　刘宜升,陈明,余新炳. 华支睾吸虫的生物学和华支睾吸虫病防治[M]. 2版. 北京:科学出版社,2012.

[6]　李朝品,高兴致. 医学寄生虫图鉴[M]. 北京:人民卫生出版社,2012.

[7]　余新炳,沈继龙. 现代病原生物学研究技术[M]. 北京:人民卫生出版社,2011.

[8]　李朝品. 人体寄生虫学实验研究技术[M]. 第1版. 北京:人民卫生出版,2008.

[9]　孙新,李朝品,张进顺. 实用医学寄生虫学[M]. 北京:人民卫生出版社,2005.

[10]　李朝品. 人体寄生虫学[M]. 合肥:中国科学技术大学出版社,1996.

[11]　陈佩惠,孔德芳,李惠珠,等. 人体寄生虫学实验技术[M]. 北京:科学出版社,1988.

[12]　中山医学院. 人体寄生虫学[M]. 北京:人民卫生出版社,1979.

[13]　陈心陶. 医学寄生虫学[M]. 2版. 北京:人民卫生出版社,1965.

[14]　利国,楼理洋,周晓蓉,等. 哨鼠监测中日本血吸虫成虫和虫卵玻片标本的制备方法[J]. 热带病与寄生虫学,2017,15（4）:3.

[15]　张敬如,张锡林,丁艳. 混合蠕虫虫卵永久性封片标本的制备[J]. 实用医技杂志,2011,18（6）:661-662.

[16]　樊中丽. 日本血吸虫尾蚴标本制作流程的改进[J]. 中国热带医学,2009,9（11）:1.

[17]　李金红. 吸虫的采集、保存和观察方法[J]. 畜禽业,2008,（6）:78.

[18]　邱莎莎,邓晓. 长期保存姜片虫标本固定及染色方法的改进[J]. 中国寄生虫学与寄生虫病杂志,2008,（3）:239-240.

[19]　张锦娟. 现场调查寄生虫标本的收集固定和保存方法[J]. 社区医学杂志,2005,3（1）:83.

[20]　佟小莺,纪伟华. 制作细粒棘球绦虫原头蚴染色标本方法的初探[J]. 中国寄生虫病防治杂志,2003,16（3）:181-182.

[21]　李朝品,崔玉宝,朱玉霞,等. 消化不良型慢性肝吸虫病一例[J]. 中华消化杂志,2004（2）:29.

[22]　李朝品,朱玉霞. 隐匿型慢性血吸虫病1例[J]. 中国人兽共患病杂志,2003（5）:43.

[23]　李朝品,王健. 淮河水系东方次睾吸虫生态学初步研究[J]. 中国寄生虫病防治杂志,2003（2）:49-51.

[24]　李朝品,秦志辉,盛似春. 滴瓶遮光法收集毛毕吸虫尾蚴[J]. 锦州医学院学报,2001（3）:23.

[25]　言敢威,张顺科. 卫氏并殖吸虫囊蚴标本制作方法的改进[J]. 实用预防医学,2003,10（2）:1.

［26］ 李朝品.曼氏迭宫绦虫裂头蚴肛周寄生一例［J］.中国寄生虫学与寄生虫病杂志,2003,21（3）:130.

［27］ 李朝品.淮河水系东方次睾吸虫生态学初步研究［J］.中国寄生虫病防治杂志,2003,16（2）:108.

［28］ 缪峰,赵长磊,刘永春.现场调查寄生虫标本的收集、固定和保存方法［J］.中国寄生虫学与寄生虫病杂志,2002,（6）:61.

［29］ 肖芳萍.不同保存期吸虫标本胭脂红染色时间的比较［J］.中国兽医科技,2002,32（7）:41-42.

［30］ 刘锦华,张丰雪.蠕虫卵玻片标本制作方法的比较［J］.泰山医学院学报,2001,22（2）:151.

［31］ 李朝品.滴瓶遮光法收集毛毕吸虫尾蚴［J］.锦州医学院学报,2001;22（3）:23.

［32］ 李朝品.淮河水系毛毕吸虫的研究初报［J］.中国血吸虫病防治杂志,1999;11（1）:27.

［33］ 李朝品.毛毕吸虫成虫分离方法的研究［J］.中国人兽共患病杂志,1999;15（4）:73.

［34］ 李朝品,秦志辉,许礼发.毛毕吸虫成虫分离方法的研究初报［J］.中国人兽共患病杂志,1999（4）:74-76.

［35］ 李朝品,秦志辉,许礼发.淮河水系毛毕吸虫的研究初报［J］.中国血吸虫病防治杂志,1999（1）:27-31.

［36］ 李朝品,马长玲,顾建中,等.淮河水系尾蚴性皮炎流行病学调查初报［J］.中国寄生虫学与寄生虫病杂志,1998（5）:66-69.

［37］ 李朝品.淮河水系耳萝卜螺生态的初步研究［J］.淮南矿业学院学报,1998（1）:57-60.

［38］ 李朝品.淮河水系尾蚴性皮炎流行病学调查初报［J］.中国寄生虫学与寄生虫病杂志,1998;16（5）:384.

［39］ 李朝品,马长玲,顾建中,等.淮河水系尾蚴性皮炎流行的初步调查［J］.寄生虫病防治与研究,1997（4）:211-214.

［40］ 李朝品.淮河水系发现毛毕属吸虫［J］.中国人兽共患病杂志,1996;12（3）:54.

［41］ 徐广绪,梅仁彪,李朝品.家兔感染日本血吸虫后血液成分的改变［J］.菏泽医专学报,1990（1）:5-7.

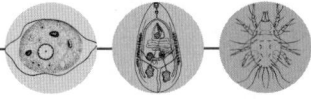

第八章

线虫标本采集与制作

　　线虫成虫多呈圆柱形或线形,体不分节,两侧对称。虫体大小相差较大,大者可达 1m 以上(如麦地那龙线虫),小至 1mm 左右,需借助放大镜或显微镜才能看清(如粪类圆线虫)。多数寄生线虫在 1~15cm 之间。雌雄异体,雌虫较雄虫大,雌虫尾部较尖直,雄虫尾部多向腹面弯曲或膨大呈伞状。角皮层覆盖虫体表面,具有弹性,是虫体的保护层,表面光滑有横纹,虫体前后端或体表常有角皮层增厚而形成的乳突、唇瓣、嵴、刺、翼膜、口矛、交合伞(copulatory bursa)、交合刺(copulatory spicule)等结构,分别与感觉、运动、附着、交配等生理活动有关,同时也是鉴别虫种的重要依据。线虫的消化系统包括消化管和腺体。消化管由口孔(mouth)或口腔(mouth cavity)、咽管(pharyngeal tube)、中肠(midgut)、直肠(rectum)和肛门(anus)构成,消化道完整,呈简单直管状。口孔位于头部顶端,周围常有唇瓣包绕。不同虫种的口腔形状不一,有的虫种口腔变大,形成口囊(buccal capsule),其中可含有齿状或矛状结构,用以虫体附着。咽管呈圆柱形,下段常有膨大部分,其形状和数目是分类的依据之一。咽管与中肠连接处有 3 叶活瓣,以控制食物的流向。多数线虫的咽管壁肌肉内有 3 个咽管腺。肠管为非肌性结构,肠壁由单层柱状上皮细胞构成;雄虫的直肠通入泄殖腔(cloaca),雌虫的直肠经肛门通向体外,肛门位于虫体末端的腹面。雌雄生殖器官均为细长盘曲的管状结构。雄虫的生殖系统为单管型,由睾丸(testis)、输精管(vas deferens)、储精囊(seminal vesicle)、射精管(ejaculatory duct)及交配附器组成。睾丸的末端与储精囊相连,通入输精管。射精管开口于泄殖腔。有些虫种在射精管处有一对腺体,能分泌黏性物质,交配后栓塞雌虫阴门。雄虫尾端多有 1 个或 1 对角质交合刺,可自由伸缩,其形状和大小是线虫的分类依据之一。雌虫多有 2 套生殖系统,称为双管型,分别由两个卵巢(ovary)、输卵管(oviduct)、受精囊(seminal receptacle)、子宫(uterus)、排卵管组成,多数虫种在输卵管近端有一受精囊,其远端与子宫相连。两个排卵管汇合形成阴道(vagina),开口于虫体腹面的阴门。阴门的位置依虫种而异,但均在虫体腹面肛门之前。

　　线虫卵无卵盖,一般为卵圆形,卵壳多为淡黄色、棕黄色或无色。在排出体外时有的线虫卵含有一个尚未分裂的卵细胞,如蛔虫受精卵;有的卵细胞正在分裂中,如钩虫卵(4~8 个卵细胞);有的已发育成蝌蚪期胚胎,如蛲虫卵;有的虫卵胚胎在子宫内已发育成熟,产出时即是幼虫,如卵胎生的丝虫和旋毛虫。线虫卵的卵壳主要由 3 层组成,外层来源于受精卵母细胞的卵膜,称为卵黄膜(vitelline membrane)或受精膜(fertilization membrane),在光学显微镜下不易看到;中层为壳质层(chitinous layer)或壳质蛋白层,具有一定硬度,能抵抗机械压力;内层为脂层(lipid layer)或蛔苷层(ascaroside layer)。蛔虫卵的卵壳除了以上 3 层外,还外附一层由子宫壁分泌物形成的较厚的蛋白质膜(线虫类液浸标本制作见第十一章)。

(王中全　崔　晶)

第一节　肠道线虫

　　寄生于人体肠道的线虫主要包括似蚓蛔线虫(*Ascaris lumbricoides*,简称蛔虫)、十二指肠钩口线虫(*Ancylostoma duodenale*,简称十二指肠钩虫)、美洲板口线虫(*Necator americanus*,简称美洲钩虫)、蠕形住肠线虫(*Enterobius vermicularis*,简称蛲虫)及毛首鞭形线虫(*Trichuris trichiura*,简称鞭虫)等,锡兰钩口线虫（*Ancylostoma ceylanicum*）和犬钩口线虫（*Ancylostoma caninum*）偶尔寄生在人体。粪类圆线虫（*Strongyloides stercoralis*）是一种兼性寄生虫，既可营自由生活，也可营寄生生活；在寄生生活中，成虫主要寄生在宿主（人、犬、猫、狐狸等）小肠内，幼虫可侵入肺、脑、肝、肾等组织器官。依据不同线虫的寄生特性和寄居部位，标本采集与制作方法各异。

一、肠道线虫成虫标本采集与制作

肠道线虫成虫多呈圆柱形或线形，体不分节，两侧对称。前端一般较钝圆，后端逐渐变细。成虫后端或体表常有角皮层增厚而形成的乳突、唇瓣、嵴、刺、翼膜、口矛、交合伞、交合刺等结构，这些结构是肠道线虫虫种鉴别的重要依据，详见本节(六)肠道线虫标本的形态鉴别特征"。

（一）肠道线虫成虫标本的采集

1. 器材和试剂

（1）器材：各种类型、大小不同的标本瓶，玻璃板，搪瓷盘，量筒，烧杯，培养皿，大小镊子，剪刀等，另外还有黑玻璃纸、棉花、纱布、玻璃钻刀和毛笔等。

（2）试剂：5%~10%福尔马林、95%乙醇、乙醚、甘油、动物明胶、石蜡、氯化钠、醋酸钾、麝香草酚等。

2. 肠道线虫成虫的采集

（1）从患者粪便中采集：肠道线虫病患者服驱虫药后，每天收集全部粪便，连续3天。先经肉眼检查，当发现有蛔虫成虫时，用镊子将其取出，放在盛有生理盐水的器皿内。较小的线虫，如十二指肠钩虫、美洲钩虫、蛲虫及鞭虫等，可应用以下方法。

1）冲洗过筛法：将收集到的粪便加入少量水后用玻棒搅成糊状，倒入40目/吋铜丝筛中，用自来水冲洗，直至冲出清水为止，取筛内的粪渣检获虫体。

2）自然沉淀法：即重力沉淀法，将糊状粪便倒入容量较大的锥形量筒或玻璃缸内，加满生理盐水或清水。静止20分钟后倾去上部混浊的粪水，再加满生理盐水或清水，如此反复数次，直至上部的水澄清为止。然后取其沉渣，用肉眼或在解剖镜下检查，将获得的虫体置于生理盐水内。在沉渣量较多时，可先将一部分沉渣倒入大培养皿内，在黑色背景下进行检获。

（2）从实验感染动物采集：主要用于旋毛形线虫（*Trichinella spiralis*，简称旋毛虫）。将旋毛虫肌幼虫经口感染小鼠（每只3 000~4 000条幼虫）或大鼠（每只5 000~10 000条幼虫），感染后2~4天（感染方法见旋毛虫动物模型一节），处死小鼠或大鼠（剖杀前24小时，动物停食），取出全部小肠。需要注意的是，动物死亡后不久雌成虫即可从肠黏膜移出，因此，当解剖感染动物时，应逐个解剖，快速进行操作。

用剪刀将取出的小肠剪成2~3cm长的片段，并纵向剖开，除去粪便，置于盛有生理盐水的烧杯或大培养皿内轻轻漂洗，除去肠内容物。然后再将小肠移入另外的盛有约2cm深无菌生理盐水的烧杯或玻璃缸内，置于37℃恒温水浴锅中孵育1.5~2小时（仅使容器底部接触水）。亦有文献报道可以放37℃温箱中孵育4~5小时，但后者效果欠佳。注意孵育时间太短则逸出的成虫量少，孵育时间太长则小肠易腐败变质。孵育结束后用镊子挑出小肠及大块的肠黏膜，收集含有成虫的溶液，自然沉淀或低速离心，吸弃上清液，用生理盐水反复洗涤沉淀数次，直至虫体被洗净为止；将沉渣倒入培养皿内，在解剖镜下观察并吸出成虫，根据虫体的大小及形态易于区别雌、雄成虫。

（3）虫体的清洗方法：收集的肠道线虫体表往往附有宿主的肠内容物，需将其洗净后方可进行固定保存和标本制作。体表光滑的线虫在玻璃器皿中用生理盐水洗涤数次即可，线虫体表污物过多时可用毛笔清洗体表。但钩虫成虫因需观察口囊和交合伞的形态结构以鉴别虫种，因而在固定前一定要清洗干净，必须置于盛有生理盐水的试管内，用橡皮塞塞紧管口，反复摇荡数分钟，并换水2~3次，才可将钩虫口囊及交合伞内的附着物洗去。

（二）肠道线虫成虫固定和保存

将采集到的肠道线虫成虫，用生理盐水洗净。注意不要用自来水清洗，否则可使虫体破裂而损坏标本。固定线虫的容器应大于虫体，以便虫体伸直。

1. 液浸大体标本的固定和保存　大型线虫如蛔虫，可直接投入加热至70℃的70%的乙醇中固定。

由于用 5% 福尔马林固定蛔虫时,易使虫体破裂,若在其中加入少许氯化钠,可防止虫体破裂。细长的线虫如鞭虫,也可先将虫体放在盛有冷水的烧杯中,然后再慢慢加热,待虫体伸直死亡后再移入 70% 的乙醇中固定。

2. 切片标本的固定和保存　此类标本多用于观察虫体的组织细胞结构或者组织化学成分,最好在虫体存活时先进行麻醉处理,然后再固定。一般用 Looss、Zenker 或 Bouin 固定液,固定 4~24 小时。若用 Looss 或 Zenker 固定液,需经 70% 碘乙醇脱汞处理后保存于 70% 乙醇中;若用 Bouin 固定液,需在 70% 乙醇中洗涤脱去苦味酸,也可在乙醇中加数滴碳酸锂溶液,可易于脱去苦味酸。

3. 染色标本的固定和制作　固定液和固定方法与上述相同,固定后保存于 70% 乙醇中。一些小型线虫如蛲虫和旋毛虫,在固定时先滴一滴生理盐水于载玻片上,将虫体移至玻片的水滴中,在解剖镜下将虫体摆正,盖上盖片,两端用线扎紧,勿使虫体移动。在盖片一端用滤纸吸去水分,从另一端补加固定液,固定 1 小时后连同玻片移入 70% 乙醇中。经 24~48 小时,将虫体从玻片上取下,移入盛有 70% 乙醇的小瓶中保存备用。

(三)肠道线虫成虫标本制作

染色可显示肠道线虫的结构特征,便于进行虫体形态观察和虫种鉴别。线虫染色最常用的有卡红和苏木精两种染色剂。卡红染液有水溶剂和乙醇溶剂两种。凡固定于乙醇中的线虫标本,一般多采用乙醇溶剂的卡红染液染色。染色时,直接将虫体放入染液中染色即可。用福尔马林固定的标本,不论采用水溶剂或乙醇溶剂的卡红染液,都必须在放入染液之前,充分洗去标本上的福尔马林(用清水浸泡数小时或过夜),否则将会影响染色效果。

1. 肠道线虫成虫标本的一般染色步骤如下:

(1)首先将虫体表面的固定液洗去,将虫体置于染液中,染液的用量以盖住虫体为宜。

(2)染色 2~12 小时,染色时间的长短因虫体大小和气温高低而定,冬季室温过低时可置于 37℃温箱中染色。

(3)取出标本后先用水洗去虫体表面的浮色(乙醇溶剂用乙醇清洗),再用 0.5%~2% 盐酸水溶液或乙醇溶液进行分色,使内部结构清晰。

(4)用水或 70% 的乙醇充分洗去盐酸。

(5)通过 50%~100% 各级乙醇脱水,每级 0.5 小时或更长,视虫体大小而定。

(6)置等量的纯乙醇和二甲苯(或冬青油)的混合液中 0.5 小时。

(7)置于纯二甲苯或冬青油中透明。

(8)在载玻片上滴加 1 至数滴加拿大树胶,将虫体移于胶中,覆加盖玻片封制,平放待干。

2. 几种肠道线虫成虫常用的标本制作方法　线虫的头部结构、体表的乳突和虫体尾部的形态等是鉴定线虫种类的特征。这些结构无须染色,只须透明即可观察。在有特殊需要的情况下可染色制片,以显示这些特殊结构。由于线虫有致密的角质层,着色脱水较困难,染色时可在其表皮针扎数个小孔,或适当延长染色和脱水时间。在封片时稠厚的加拿大树胶往往不易渗入虫体内部,而虫体内的二甲苯又易被树胶吸出,以致产生空腔,故可用较稀的树胶封片。或者在二甲苯中逐滴加入树胶,使胶的浓度慢慢升高,最后封片。现将几种肠道线虫常用的标本制作方法介绍如下。

(1)钩虫成虫甘油明胶制片法:将保存于 70% 乙醇内的钩虫标本取出,置于含有 20% 甘油的 70% 乙醇的青霉素小瓶内,瓶内液体加至半瓶。以后每日加入甘油 3~5 滴,并摇匀之。待甘油加至与乙醇量约相等时,打开瓶塞,置 37℃温箱中使乙醇慢慢蒸发。当瓶中液体减少至一半时,表明虫体已在纯甘油中。此时虫体透明,内部结构清晰。然后将虫体移置于载玻片的中央,用滤纸吸去虫体黏附的甘油;加甘油明胶数滴,摆好虫体姿势,上覆 1 张盖玻片,平放待干。擦净盖片外溢的胶液,周围用加拿大树胶封片。

甘油明胶的配制见本书附录三,寄生虫标本制作常用的保存液、固定液、染色液和封固液。

用甘油明胶封制钩虫成虫标本时应注意以下几点:①用甘油明胶封制标本时应在加温的情况下进行,因明胶遇冷则凝固;②封片时勿使盖片下产生气泡,加盖片时应先将盖片在酒精灯火焰上烤热,使盖片与明胶倾斜接触后再轻轻覆上盖片,可避免产生气泡;③封制标本时,要在盖片周围用加拿大树胶或油漆圈封,保持标本密封。

（2）钩虫成虫苏木精卡红染色制片法

其操作步骤如下:

1）将虫体自 70% 乙醇中取出,置于滴有 2~3 滴 10% 福尔马林液的载玻片上,覆上盖玻片。用解剖针自盖片的一侧推动,使虫体转为正背面位（即口朝上）。用细线缚住盖片之左右侧,再放在显微镜下观察。虫体位置如有变动,再用解剖针推动盖片进行矫正。

2）将带有虫体的玻片放入 10% 福尔马林液中,继续固定 4~6 小时。

3）将固定的虫体取下,放入蒸馏水中洗涤数次。

4）将虫体移至 50%、60%、70%、80%、90% 乙醇中各 10 分钟。

5）将虫体移至苏木精卡红染液中染色 2 小时。

6）取出虫体放入 2% 盐酸乙醇中分色 4~6 小时,至外观上虫体呈粉红色、内部器官清晰为止,再移至 90% 乙醇中换洗两次。

7）依次更换于 95%、100% 乙醇中 0.5~1 小时。

8）将虫体移置于纯乙醇与冬青油等量的混合液中 10~20 分钟,至虫体半透明。

9）将虫体移置于纯冬青油中 5 分钟,至虫体透明。

10）移虫体置于冬青油与加拿大树胶等量的混合液中。

11）取出虫体,最后用加拿大树胶封固（封固时虫体背面应朝上）。

苏木精卡红染液的配制见本书附录三。

（3）钩虫头部和尾部交合伞的不染色制片方法

1）自保存液中取出钩虫,用刀片切取虫体头部和雄虫尾部交合伞。

2）将虫体头部和尾部分别放在 18mm×18mm 盖玻片上,滴加甘油胶;调整头部和交合伞的位置,再盖上 15mm×15mm 的盖玻片。

3）最后以加拿大树胶封固于载玻片上即可。

（4）钩虫头部和尾部交合伞染色制片方法

1）自保存液中取出钩虫,放入 70% 乙醇中。

2）用刀片把钩虫头部（约为全长的 1/5）和雄虫尾部的交合伞切下。

3）在盐酸卡红中染色 6~12 小时。

4）将标本在 70% 乙醇中用 2% 盐酸乙醇进行分色,使口囊中的钩齿或板齿及交合伞清晰为止。

5）用 70% 乙醇洗涤 2~3 次,去除盐酸乙醇。

6）将标本放在载玻片上,然后在解剖镜下用解剖针将口囊位置摆好并打开交合伞。盖上盖片,用线缚牢,浸于 95% 乙醇和纯乙醇中脱水。二甲苯透明后拆线,用加拿大树胶封片。

（5）蛲虫与旋毛虫成虫标本制作:方法与钩虫成虫的标本制作方法相同,但也可采用以下的简易方法。这种简易方法适合于小型线虫的标本制作,且操作简便、易于掌握,制作的标本结构清晰。

1）标本经 70% 热乙醇固定后,移入 95% 乙醇中 1~2 小时。

2）移入纯乙醇中 1~2 小时,更换 2 次纯乙醇。

3）移入木馏油中 1 小时,更换 2 次木馏油。

4）用加拿大树胶封固。

5）封固在载玻片上的标本置 50℃玻片加温器上干燥,并去除气泡。

（6）肠道线虫成虫的临时制片和观察:肠道线虫成虫一般不做成染色标本,常保存在保存液中。临时观察时取出放入透明液中使其透明。如需要观察某些部位的特征时,可用刀片切取该部位透明观察。观察完后再放回保存液中保存。常用的透明液有以下几种:

1）石炭酸乙醇液。

2）聚乙烯醇乳酸混合液。

3）乳酸苯酚透明液（乳酸石炭酸液）。

4）甘油乙醇透明液。

5）乳酸液。

二、肠道线虫幼虫标本采集与制作

需要对肠道线虫幼虫进行鉴别的主要是两种钩虫（十二指肠钩虫与美洲钩虫）幼虫。钩虫幼虫分为杆状蚴和丝状蚴两个阶段。自卵内刚孵出的幼虫称杆状蚴，为自由生活期幼虫，虫体体壁透明，前端钝圆，后端尖细，口腔细长，有口孔，咽管前段较粗，中段细，后段则膨大呈球状。杆状蚴有 2 期，第 1 期杆状蚴大小为（0.23~0.4）mm×0.017mm；第 2 期大小约为 0.4mm×0.029mm。丝状蚴（filariform larva）大小为（0.5~0.7）mm×0.025mm，体表覆盖鞘膜，为第 2 期杆状蚴蜕皮时残留的旧角皮，对虫体有保护作用。当丝状蚴侵入人体皮肤时，鞘膜即被脱掉。丝状蚴口腔封闭，在与咽管连接处的腔壁背面和腹面各有 1 个角质矛状结构，称为口矛或咽管矛。口矛既有助于虫体的穿刺作用，其形态也有助于丝状蚴虫种的鉴定。丝状蚴的咽管细长，约为虫体的 1/5。十二指肠钩虫与美洲钩虫丝状蚴形态鉴别要点见表 8-1。

（一）幼虫的分离

1. 粪便内幼虫的分离方法

（1）将粪便用数层纱布包裹后用细线或橡皮圈扎紧。

（2）在锥形量杯内加入 45℃温开水至接近杯口。

（3）将粪便包悬浸于杯口温水中（勿使液体溢出），静置数小时或过夜。

（4）取出粪便包，吸取沉渣镜检。

此法主要用于分离粪便内的粪类圆线虫（*Strongyloides stercoralis*）的幼虫，也适用于分离炭末培养的钩虫幼虫及土壤内的线虫幼虫。在送检粪便时，特别是自土壤中采取的粪便标本，常混有自由生活型线虫；或由于粪便排出时间过久，粪内钩虫卵常可发育为幼虫。因此如若确诊粪类圆线虫，必须进行炭末培养，根据粪类圆线虫感染期幼虫尾端分叉的特点，加以鉴别。

2. 土壤内幼虫分离法　也称为贝氏法。

（1）取 1 只口径 15~20cm 的玻璃漏斗，下端连接 20cm 长的橡皮管，管中间用管夹夹紧，固定在木架或三脚架上备用（图 8-1）。

（2）分离幼虫时，在漏斗内加入 40℃温开水，将待检的粪便（15g）放在金属筛内，筛内预先垫以 2~3 层纱布，金属筛的口径应小于漏斗的口径（口径 12~18cm）。

（3）将此筛置于漏斗上，沿着筛壁缓慢续加温水使筛底与温水刚好接触。利用线虫幼虫的向温性，粪土中的幼虫便向温水里移动，最后集中于漏斗底部。

（4）静置 2~4 小时后开放管夹，将漏斗管端的沉渣置于沉淀管内，使其自然沉淀后取沉淀物检查；收集幼虫，鉴定虫种。也可用离心沉淀法收集幼虫。

本法还适用于分离炭末培养物或土壤内的钩虫幼虫，均可获良好的分离效果。在分离土壤内钩蚴时，须在 50 份水内加 1 份福尔马林，以杀灭土壤内自由生活的线虫幼虫，而钩蚴因有外鞘保护仍能存活。贝氏法也可用于分离蚊虫体内的丝虫感染性幼虫及肉类中的旋毛虫幼虫。

（二）幼虫的固定和保存

钩虫和粪类圆线虫的幼虫一般不制作染色标本，而是固定于 5% 甘油乙醇中，同时也保存于此液内，用时以碘染色制成临时封片观察。

（三）幼虫标本制作

钩虫和粪类圆线虫的幼虫也可做成永久的染色标本，固定、染色、脱水、

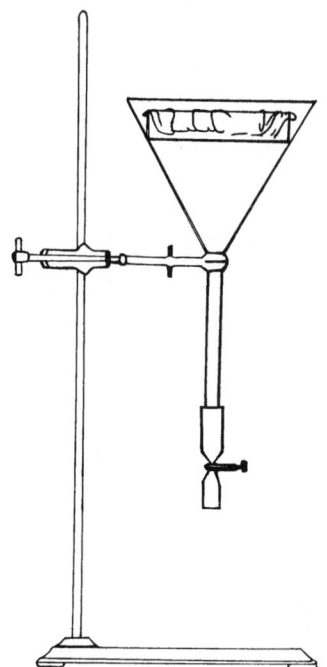

图 8-1　贝氏分离器

透明、封片等制作方法,与钩虫成虫的标本制作方法相同。

三、肠道线虫卵标本采集与制作

肠道线虫卵无卵盖,一般为卵圆形,卵壳多为棕黄色、淡黄色或无色。在排出体外时有的线虫卵仅含1个尚未分裂的卵细胞,如蛔虫卵与鞭虫卵;有的卵细胞正在分裂中,如钩虫卵(4个或8个卵细胞);有的已发育成蝌蚪期胚胎,如蛲虫卵。肠道线虫卵的采集部位与方法因虫种而异,可从粪便中采集,也可从成虫培养液或成虫子宫中直接采集,亦可从土壤表面采集与分离。

(一)虫卵采集

1. 从粪便中收集虫卵 因肠道线虫成虫寄生于人体或动物的消化道,虫卵随粪便排出,故采集肠道线虫卵时,应从肠道线虫感染的患者或动物留取粪便,收集虫卵。

(1)自然沉淀法:将含有虫卵的粪便加清水调和,用粗筛或2~3层纱布过滤到另一锥形量杯内,加水静置沉淀,倾去上层液留沉渣,再加水洗涤粪渣数次,每次沉淀30分钟以上,直至上层液澄清为止,倾去上层液,将含虫卵的沉渣固定保存。

(2)离心沉淀法:为了加速沉淀,可用离心沉淀法。取蚕豆大小的粪便一块,置容器中加少量水调匀,经粗筛、漏斗装入离心管中,加水近管口,以1 000r/min离心1~2分钟,倾去上层液,再加水调匀、离心沉淀,反复多次,直至上层液澄清为止。最后倾去上层液,将含虫卵的沉渣固定保存。

2. 从肠道线虫成虫培养液中收集纯净虫卵 从患者粪便中收集的虫卵不够纯净,常带部分杂质。理想的方法是培养活成虫,使其在实验条件下体外产卵。采集人粪便或动物体内取出的活成虫,用生理盐水洗净,再置于盛有无菌生理盐水或Ringer液的培养皿内,在25℃左右的室温或温箱中培养24小时,可收获大量虫卵。用培养法收集到的虫卵很纯净,且可获得早期发育的虫卵。如钩虫卵,一般在粪便中只能见到含有4个细胞或多细胞的虫卵,而培养成虫所产的卵,可见早期单细胞卵和双细胞期卵。

3. 从成虫子宫内收集虫卵 从子宫中取出的虫卵不仅量多,而且较纯,极少杂质,但虫卵多为无色、未成熟卵。

(1)蛲虫卵:该种虫卵收集较困难,一般多采集活雌虫(灌肠驱虫),从雌虫子宫内取卵。用解剖针刺破雌虫子宫,卵即散出。此时虫卵内含多个细胞,经培养可获得含幼虫的卵。将从子宫取出的虫卵集中于小培养皿中,加入少量生理盐水,放入36℃温箱中培养1天,虫卵即可发育成熟。也可将活雌虫置于盛有生理盐水的小培养皿中,在36℃温箱内培育过夜后,也可收获成熟虫卵。

(2)蛔虫卵:将服药后驱出的雌蛔虫,剖开其表皮,摘取约2cm长的末段子宫,用小镊子夹住一端,用另一小镊子将卵从另一端挤入小培养皿中,用吸管吸取生理盐水冲散卵团,可获大量虫卵。由雌虫取出的虫卵是无色的,加数滴胆汁(猪、兔胆汁均可)于虫卵悬液中可使虫卵变成黄褐色。将收集的虫卵离心沉淀,可获得较纯净的虫卵。

4. 从土壤内分离虫卵 利用黑德(Headlee)分离虫卵法,从土壤表面取土约500g装于瓶内,压碎混合。取5~10g土置于50ml离心管内,加10ml 30%安替佛民(antiformin)搅拌,使虫卵与土分离。加入比重为1.35的重铬酸钠近管口,用力摇动,经1 000转/分离心沉淀1~2分钟,用细菌接种环(或铁丝圈)取液面漂浮物,置于15ml离心管内,加水近管口。再用同样速度离心沉淀1分钟,吸去上液,从沉渣中即可获取虫卵。

(二)虫卵的固定和保存

虫卵的固定液一般常用5%福尔马林,也可用Zenker液或5%甘油乙醇。

1. 含幼虫虫卵的固定 一般将固定液按比例直接加入虫卵悬液内,固定1天后移入新的固定液中保存。

2. 含卵细胞虫卵的固定 需要将固定液加热至70℃再行固定,以避免卵内细胞继续发育。固定1天后,更换新的固定液。虫卵最好放置于青霉素小瓶中,可长期保存。

(三)虫卵玻片标本的制作

肠道线虫卵玻片标本的制作方法,常用的有下列几种:

1. 临时封片

（1）凡士林封片法：加一滴已固定的虫卵悬液于载玻片中央，盖上一张盖玻片，用吸水纸吸去盖片四周溢出的溶液；然后用毛笔蘸取已加热熔化的凡士林立即涂封盖片四周，封闭应严密。用此法制作的虫卵标本可保存 2 周左右。

（2）石蜡圈封片法：取 1cm 口径的试管，蘸取已加热后熔化的石蜡扣于载片的中央使成一蜡圈。待蜡圈凝固后，滴 1~2 滴虫卵悬液于蜡圈内，取盖片在酒精灯上烤热后覆盖于蜡圈上，使载片和盖片粘合在一起，此法封制的虫卵标本可保存较长时间。

2. 永久封片

（1）加拿大树胶双盖片法：取 18mm×18mm 的盖玻片，在其中央滴加 1 小滴已固定的虫卵悬液，在液滴四周垫以 2~3 块碎盖片或两边各垫 1 根比较粗的头发丝，然后再盖上 11mm×11mm 的小盖玻片（22mm×22mm 的盖玻片由玻璃钻刀划为 4 小块）。加碎盖片块或头发丝的目的是防止虫卵被压破。用小镊子在小盖玻片上轻按，用吸水纸吸去溢出的液体，擦干后进行封片。先在载玻片上滴加拿大树胶 2~3 滴，然后用镊子将盖玻片翻转（大盖片在上面，小盖片在下面），覆盖于已滴加有加拿大树胶的载玻片上。如此虫卵则被树胶封闭于大盖片内，平放待干后备用。此法封制的虫卵较严密，可保存很长时间。

（2）蛋白甘油封片法：此法操作简便易行，制作的标本可长期保存。

蛋白甘油封片法的操作步骤如下：①取已固定的虫卵悬液加等量的蛋白甘油液混合均匀后沉淀；②取少许沉渣加 1 滴蛋白甘油液，混合于载玻片上，盖以圆形盖片；③静置干燥后用漆或加拿大树胶封边。或如上法用双盖玻片进行封片，制作的标本保存时间更长。

（3）甘油透明封片法：取 70% 乙醇固定的虫卵放于沉淀管中，每天加入甘油数滴，并摇动容器使之充分混合。当逐渐加入的甘油与原有的乙醇容量大约相等时，打开管塞置于 37℃温箱内，使乙醇全部蒸发后只剩下甘油为止，最后保存于纯甘油中。封片时吸去上面多余的甘油，取甘油内下沉的虫卵 1 滴，滴于 18mm×18mm 盖玻片上，垫以破碎盖玻片，盖上 11mm×11mm 的小盖玻片，然后在载玻片上滴加拿大树胶 1~2 滴，最后将含有虫卵的双盖玻片反封于其上即成。此法因封闭严密，标本可长期保存。

（4）甘油明胶封片：因甘油明胶遇冷后凝固，用时必须将甘油明胶置水浴中加热使其熔化。甘油明胶封片法的具体操作步骤如下：①用吸管吸一小滴保存于 5% 福尔马林中的虫卵悬液，滴在洁净的载玻片上；②用小细玻棒取 1 滴甘油胶，滴在载玻片的虫卵悬液上，迅速用小玻棒将两者调匀，立即覆以直径 18mm 的圆形盖片。③待稍干后，用毛笔蘸漆用封片机沿盖片边缘密封，保存备用。此法制作的虫卵标本透明清晰，易于观察，虫卵形态和颜色仍保留原态。同时操作简单，保存时间长久，可供长期教学使用。

树胶封边液的配制：树胶可溶于纯乙醇中，呈蜜状，过滤后可做树胶封边液，长期保存备用。

将封好虫卵的载玻片放在转盘上，使盖玻片（应选用圆形盖片封制）与转盘的中心相吻合，夹牢，然后左手旋转转盘，右手执笔，用笔尖蘸取树胶封边液少许，放在载玻片上的圆形盖片边缘轻轻地与其接触，遂画成 1 圈，画成的圈必须厚薄粗细均匀；载片与盖片之间的缝隙便被封闭。标本应圈封 2 次，封后晾干，间隔 3~5 天再封 1 次即可。

四、线虫切片标本的制作

切片技术是研究线虫结构的一个重要方法。通过切片不仅可观察线虫的结构特征，而且也可观察线虫寄生所引起的组织病理变化以及鉴别线虫，可作为临床诊断的依据。

最常用的线虫切片是石蜡切片，现将其主要过程、操作方法和步骤介绍如下。制作切片的主要过程包括取材、固定、脱水、透明、浸蜡、包埋、切片、染色、脱水和封固。

（一）线虫取材

制作切片的组织或虫体标本要新鲜。在切取新鲜组织时，需小心勿使组织挫伤或压挤，以免影响组织的结构。

（二）切片制作步骤

1. 固定　及时固定的目的在于保持组织和虫体的组分和形态，固定数小时后再切成小的组织块，常用的固定液同普通制片,如 Zenker 液及 Bouin 液等。

2. 脱水与透明 在浸蜡、包埋前,必须将组织内所含水分脱去并使其透明,其脱水和透明的过程与制作玻片标本的方法相同。

3. 浸蜡与包埋

(1)组织或虫体经透明后,移到二甲苯加石蜡(2∶1)内浸渍 3~4 小时,加温保持熔点,再移入二甲苯加石蜡(1∶2)内,然后放入纯石蜡内(50~52℃)浸泡 2~10 小时(体积越大的标本需要时间越长)。

(2)把熔解的石蜡(58~60℃)倒入纸盒或金属包埋器中,随即用加热的镊子将浸蜡的组织或虫体放在包埋器内的石蜡中,应注意将切面朝下放,放平,放正。轻吹气使石蜡表面凝固,然后放入冷水中,使其很快凝固,夏天则需放在冰水中,令其速凝。另外,还要注意石蜡的温度不应过高,温度过高易将组织破坏,过低会造成组织与石蜡脱裂现象,达不到包埋的目的。等待包埋组织的石蜡块完全凝固后,将组织块从包埋器中取出,用刀片切去多余的蜡,并将包埋好的组织石蜡块周边修切完整。

4. 切片与粘贴

(1)先将包埋好的组织石蜡块底部加热,固定在金属或木制的持蜡器上,再把它装置在切片机上。

(2)把切片刀装于持刀台上,调好角度,以 4°~6° 为宜,使组织切面与切片刀平行。将刀固定螺丝拧紧,以免切削时摇摆。

(3)开始切片时,先将刀移至锋利处,并用调节器调至所需的厚度,一般为 4~10μm。

(4)切片时,旋转切片机,用力要均匀,不宜太快或太慢,使切片完整切出能连续成带。

(5)组织切片后,宜用干燥的毛笔轻轻拨开切片,以免卷曲,并牵引成带,放在黑纸上。切完后,将切片分段,取适中长度放在约 37℃ 的温水中,自然平摊于水面之上,然后再用小镊子细心地将切片上细小的皱褶逐个张开,此时把水温调至 45℃ 左右,使切片完全展平,然后用小镊子把每张切片分开,选取其中最完整的切片,准备贴片。

(三)切片标本制作

1. 在载玻片上滴一滴粘贴剂(鸡蛋白 1 份,甘油 1 份,麝香草酚或硫酸钠少许),用手指涂匀,加清水,把切片放上,用小镊子帮助摆正方向,在酒精灯上稍加温,使其伸展(温度不宜高,以免切片蜡熔化和组织过热烧坏)。然后弃水、晾干。

2. 切片贴附后需要烘干,一般是在 60℃ 左右温箱内放置半小时左右,或放于温度较高一些的烘片器中,10 分钟左右即可。若须保留未切完的组织块,用熔蜡涂封切口,以便长期保存。注意所用载玻片应绝对清洁,否则易造成组织片脱落。

3. 染色方法很多,也因要求和目的的不同而异,现仅将苏木精 - 伊红染色介绍如下:

(1)切片烘干,紧贴后,于二甲苯中脱蜡 2 次,每次各 5~15 分钟。

(2)在纯乙醇、95%、80%、70%、50%、30% 各级乙醇中脱水各 5 分钟,然后放入蒸馏水内 5 分钟。

(3)用德氏(Delafield)苏木精染色 80 分钟~4 小时,用蒸馏水洗 5 分钟,再经 0.1% 盐酸分色到适度,浸入蒸馏水洗 5 分钟,再浸入碱性水 3 分钟,经过各级乙醇脱水各 5 分钟,在经 95% 乙醇时,用 0.5% 伊红乙醇(伊红 0.5g,95% 乙醇 100ml)复染 1~2 分钟,然后,再经 95% 乙醇和纯乙醇脱水。

(4)浸入二甲苯透明,树胶封固于载玻片上。上述各步骤的时间仅供参考。在实际操作过程中,需要根据具体条件区别对待。

五、肠道线虫标本制作的注意事项

1. 线虫标本染色过程中分色要适度,以内部结构清晰为准;分色后应充分洗去盐酸。否则,制成的标本将会继续退色。

2. 脱水充分彻底,如虫体内含有水分,移入二甲苯或冬青油后则发生混浊,标本不易透明。

3. 在二甲苯或冬青油中虫体透明时间不宜过长,否则易使虫体发硬变脆。脱水透明的时间应按虫体大小而定。在操作的每一步注意勿使虫体标本暴露于空气中,尤其是在二甲苯透明时更应注意,否则在镜下观察时虫体出现不透明或发黑现象。

4. 用加拿大树胶封制盖玻片时应防止产生气泡。

六、肠道线虫标本的形态鉴别特征

（一）肠道线虫成虫标本的形态特征

1. **蛔虫成虫**　呈长圆柱形，形似蚯蚓，头部较尖细，尾部较钝圆；活时淡红色或微黄色，死后呈灰白色；体表有细横纹，虫体两侧有两条明显的侧线；口孔位于虫体顶端，周围有 3 片排列呈 "品" 字形的唇瓣（labial palp）。雌虫明显大于雄虫，雌虫长 20~35cm；雄虫长 15~31cm。雌虫生殖系统为双管型，阴门位于虫体腹面前、中 1/3 交界处；雄虫生殖器官为单管型，尾部向腹面弯曲，末端有一对镰刀状交合刺（图 8-2）。

2. **鞭虫成虫**　形似马鞭，前端 3/5 细长，虫体后 2/5 较粗，内含肠管和生殖器官（雌、雄均为单管型），肛门开口于末端。雌虫较大，长 3.5~5cm，尾端钝直，阴门位于虫体粗大部前端的腹面。雄虫稍小，长 3~4.5cm，尾端向腹面呈螺旋状卷曲，有 1 根交合刺（图 8-3）。

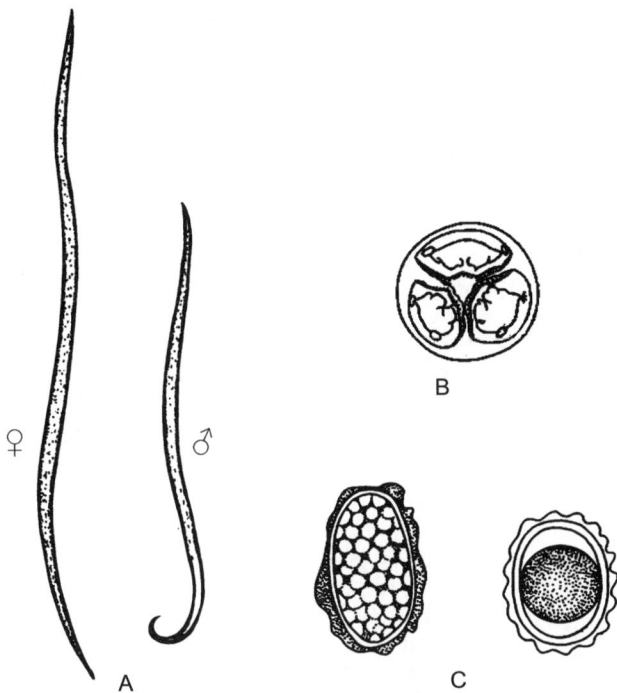

A. 成虫；B. 唇瓣；C. 虫卵

图 8-2　蛔虫成虫及虫卵示意图

（李朝品　仿绘）

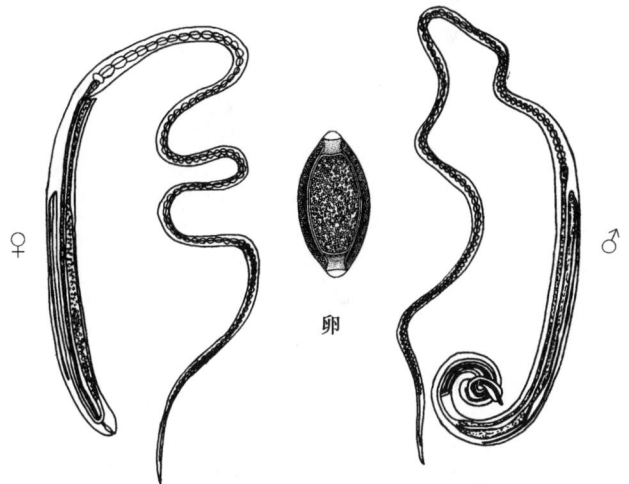

图 8-3　鞭虫成虫及虫卵示意图

（李朝品　仿绘）

3. **蛲虫成虫**　乳白色，细小呈线头状；虫体角皮具有横纹，前端两侧的角皮膨大形成头翼（cephalic alae）。咽管末端膨大呈球形，称咽管球（pharyngeal bulb）。雌虫虫体中部膨大，尾部直而尖细；生殖系统为双管型，阴门位于虫体前、中 1/3 交接处腹面；肛门位于虫体中、后 1/3 交界处腹面。雄虫较雌虫细小，尾部向腹面卷曲，有尾翼及数对乳突，末端有 1 根交合刺；生殖系统为单管型（图 8-4）。

4. **钩虫**　虫体细小，圆柱形，长 1cm 左右，十二指肠钩虫稍大于美洲钩虫。体壁略透明，活虫肉红色，死后灰白色。虫体前端较细，微向背面仰曲，顶端有发达的口囊（buccal capsule）。十二指肠钩虫口囊腹侧有 2 对钩齿，美洲钩虫口囊腹侧有 1 对板齿。与口囊相连的咽管约为体长的 1/6，管壁肌肉发达。雌虫较大，尾端呈圆锥形，十二指肠钩虫末端有一尾刺。雄虫较小，尾端膨大，为角皮延伸形成的膜质交合伞（copulatory bursa）；交合伞内有指状辐肋支撑，分别为背辐肋、侧辐肋和腹辐肋，还有两根细长的可伸缩的交合刺。雄虫交合伞、背辐肋及交合刺的形状是鉴别虫种的重要依据。两种钩虫形态鉴别要点见表 8-1、图 8-5、图 8-6、图 8-7。

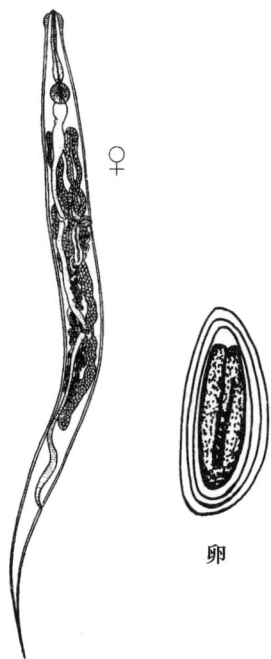

图 8-4 蛲虫成虫及虫卵示意图
（李朝品 仿绘）

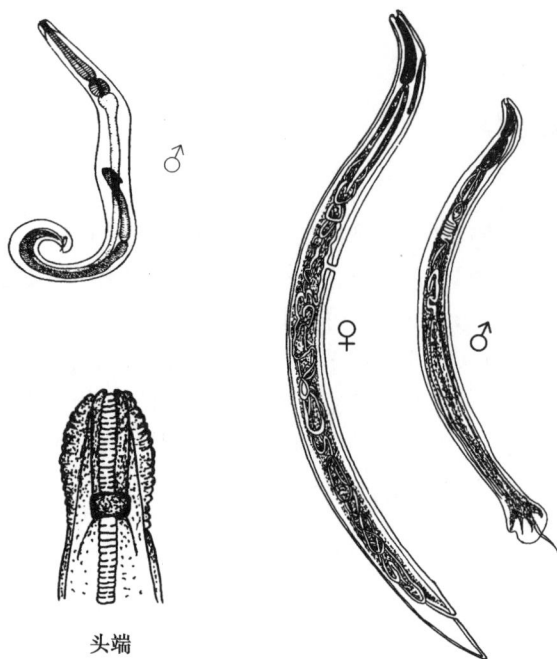

图 8-5 美洲钩虫成虫
（李朝品 仿绘）

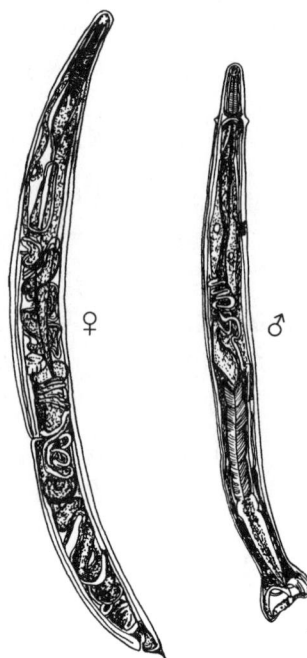

图 8-6 十二指肠钩虫成虫
（李朝品 仿绘）

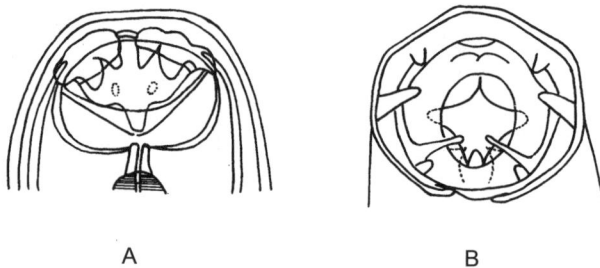

A   B

口囊

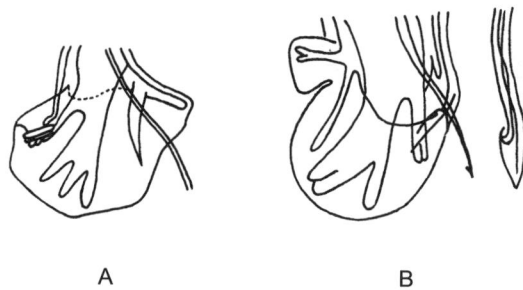

A   B

交合伞

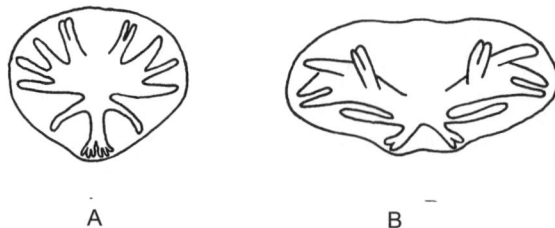

A   B

交合伞（张开）

A. 十二指肠钩虫；B. 美洲钩虫

图 8-7 两种人体钩虫的口囊及交合伞结构示意图
（李朝品 仿绘）

表 8-1　十二指肠钩虫与美洲钩虫成虫鉴别要点

鉴别点	十二指肠钩虫	美洲钩虫
大小/mm	较大,♀:(10~13)×0.6	较小,♀:(9~11)×0.4
	♂:(8~11)×(0.4~0.5)	♂:(7~9)×0.3
体形	前端与尾端向背弯曲,呈 C 形	前端向背、尾端向腹弯曲,呈 S 形
口囊	腹侧前缘有 2 对钩齿	腹侧前缘有 1 对半月形切板
交合伞	略圆,背肋在远端分 2 支,每支又分 3 小支	略扁呈扇形,背肋在基部分 2 支,每支又分 2 小支
交合刺	2 根,末端分开	一根末端形成倒钩,与另一根末端合并
阴门	位虫体中部腹侧略后处	位虫体中部腹侧略前处
尾刺	有	无

5. 粪类圆线虫　自生世代雌虫大小为1.0mm×(0.05~0.075)mm,生殖系统为双管型,子宫前后排列,内有单行排列的各发育期虫卵,阴门位于虫体腹面中部略后;雄虫大小为 0.7mm×(0.04~0.05)mm,尾端向腹面卷曲,有 2 根交合刺。寄生世代雌虫大小为 2.2mm×(0.03~0.074)mm,虫体半透明;体表具细横纹,尾尖细,末端略呈锥形;咽管细长,占体长 1/3~2/5;生殖器官为双管型,阴门位于体后1/3 处(图 8-8)。

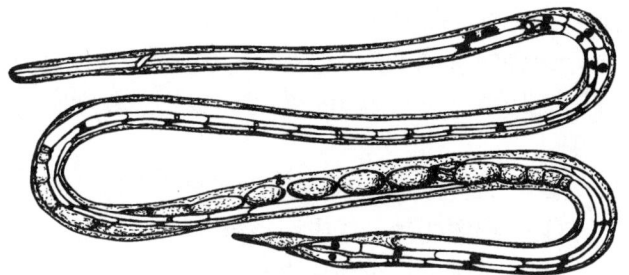

图 8-8　粪类圆线虫雌虫结构示意图
(李朝品　仿绘)

(二)肠道线虫幼虫标本的形态特征

钩虫幼虫(钩蚴)分杆状蚴(rhabditiform larva)和丝状蚴(filariform larva)2 个阶段。杆状蚴营自生生活,分 2 期,第一期杆状蚴大小为(0.23~0.4)mm×0.017mm;第二期杆状蚴大小约 0.4mm×0.029mm。杆状蚴头端钝圆,尾端尖细;口腔细长,能摄食。丝状蚴大小 0.7mm×0.025mm,体外被鞘膜;口腔封闭,不能摄食;咽管内有口矛(咽管矛),其形状可用于鉴定虫种(表 8-2)。钩虫、粪类圆线虫和东方毛圆线虫幼虫的形态鉴别特征(表 8-3)。

表 8-2　十二指肠钩虫与美洲钩虫丝状蚴形态鉴别

鉴别要点	十二指肠钩虫丝状蚴	美洲钩虫丝状蚴
外形	圆柱形,虫体细长;头端略扁平,尾端较钝	长纺锤形,虫体较粗短;头端略圆,尾端较尖
鞘膜横纹	不显著	显著
口矛	透明如丝状,不易见;背矛较粗,两矛间距宽	黑色杆状,易见;两矛粗细相等,间距窄,前端稍分叉
肠管	管腔较窄,为体宽的 1/2;肠细胞颗粒丰富	管腔较宽,为体宽的 3/5;肠细胞颗粒少

表 8-3　钩虫、粪类圆线虫和东方毛圆线虫幼虫的形态鉴别

虫期	鉴别点	钩虫	粪类圆线虫	东方毛圆线虫
杆状蚴	体长	较长	较短	
	口腔	长	短	
	生殖原基	微小不易见	显著易见	
	尾端	短而锐尖	极短而尖	
丝状蚴	体长/mm	0.5~0.7	0.5	0.75
	咽管	为体长的 1/5	为体长的 1/2,咽管球不明显	为体长的 1/4
	生殖原基	在虫体的中部	在虫体后部	
	尾端	尖细	分叉	有小球状物

（三）肠道线虫卵标本的形态特征

人体排出的蛔虫卵有受精卵（fertilized egg）和未受精卵（unfertilized egg）。受精卵呈短椭圆形，中等大小；卵壳厚而均匀，卵壳分为3层，自外向内分别是受精膜、壳质层、蛔甙层，但在光学显微镜下难以分清；卵壳外有一层由虫体子宫分泌物形成的蛋白质膜，表面凹凸不平，被胆汁染成棕黄色；卵内含有1个大而圆的卵细胞，在其两端与卵壳之间有半月形空隙，随着卵细胞的发育、分裂，半月形空隙逐渐消失。未受精卵呈长椭圆形，棕黄色，卵壳与蛋白质膜均较受精卵薄，无蛔甙层；卵内含有许多大小不等、折光性较强的颗粒。受精卵或未受精卵有时均可脱去蛋白质膜，成为卵壳透明的脱蛋白膜卵，应与其他虫卵鉴别，卵壳厚而透明是脱蛋白膜受精蛔虫卵的主要特征。

鞭虫卵呈纺锤形，黄褐色；卵壳较厚，两端各有1个透明塞状突起，称透明栓或盖塞（opercular plug）；卵内含1个尚未分裂的卵细胞。

蛲虫卵为浅灰黄色，呈不对称椭圆形，一侧扁平，另一侧稍凸，卵壳较厚，由内向外依次为脂层、壳质层和光滑的蛋白质膜，但光学显微镜下仅可见内外2层。刚产出的虫卵内，胚胎已发育至蝌蚪期。感染期虫卵内有1条盘曲的幼虫。

钩虫卵呈椭圆形，较透明，卵壳极薄，新鲜粪便中虫卵内多含2个或4个卵细胞（浅灰色），卵内细胞在适宜的条件下可继续分裂为多细胞。卵细胞与卵壳之间有明显空隙，两种钩虫虫卵的形态相同，不易区别。

粪类圆线虫卵常不易见到，形似钩虫卵，但较小，部分卵内含1条胚蚴。

（四）组织切片上线虫形态特征

由于在线虫组织切片中有时只能见到虫体的一部分，因此切片所具有的特征往往不同于鉴定整个寄生虫时所有的特征。在线虫切片中常用的鉴定特征有体壁、肌肉、体腔、消化道、生殖器官和特殊的腺体或组织等。

1. 线虫在组织切片上的一般鉴别特征

（1）假体腔是以一层附着于整个体壁的肌细胞层为界。

（2）皮下组织较体壁肌肉薄。

（3）内皮层具有一层扁平的上皮细胞，并伸出数个突起称为索，它把体壁肌肉分成几部分。

（4）具消化道。

2. 鞭虫与蛲虫成虫寄生在阑尾内时的组织切片　可见阑尾黏膜炎症、水肿，阑尾腔内可见大量鞭虫或蛲虫成虫断面。

3. 蛔虫幼虫在肺组织中的切片　将感染性蛔虫卵经口感染小鼠后1周，取肺组织切片，可见肺组织炎性浸润及蛔虫幼虫。

（崔　晶）

第二节　组 织 线 虫

寄生在人体的组织线虫主要包括旋毛形线虫、丝虫、肝毛细线虫、广州管圆线虫、结膜吸吮线虫、美丽筒线虫、颚口线虫等。

旋毛形线虫（*Trichinella spiralis*，简称旋毛虫）成虫微小，细线状，乳白色，表皮光滑，呈假分节，背腹部有成对的皮下腺细胞。头端较尾端稍细。雌雄异体。成虫的消化道为一简单管道，包括口、咽管、中肠、后肠和肛门。口为圆形。咽管和后肠衬以表皮，中肠无表皮。咽管结构特殊，甚长，约占虫体的1/3~1/2，从口至神经环部为毛细管状，继之开始膨大为球部，然后又变为毛细管状，并与肠管相连。在咽管后段的背侧为杆状体（stichosome），是由数十个（雄虫53~59个，雌虫44~47个）排列成串的单层圆盘状杆细胞（stichocyte）所组成，肛门位于尾端。两性成虫的生殖器官均为单管型。雄虫睾丸管状、壁厚，生殖细胞附着于整个管壁上，管内充满精子。接连睾丸的是输精管，后端是较膨大的贮精囊，其远端直径变小，具肌细胞的部分为射精管。射精管和后肠开口于泄殖腔，交配时泄殖腔可向外翻出。虫体尾端有两个扁平的叶状交配附器(或称钟状乳头),精子经两交配叶间排出。无交合刺。雌虫尾部直而钝圆。卵巢之后为一短而窄的输卵管。在输卵管和子宫之间为受精囊,子宫较卵巢为长,其内可见到胚胎发育的各期,从未分裂的卵细胞到近阴道处的幼虫。成熟的虫卵为椭圆形,表面光滑;发育中的早期胚胎由一些小细胞组成,外被鞘膜,当胚胎发育成熟时脱去鞘膜并将其遗留在子宫内。阴道分为两部分,即薄壁的较长部分和厚壁的较短部分。阴门开口于虫体前端 1/5 处,即紧接杆状体的后部。成熟幼虫自阴门排出,故旋毛虫的生殖方式为卵胎生。旋毛虫成熟幼虫,亦称感染性幼虫(infective larva)、成囊期幼虫(encapsulated larvae)或肌肉期幼虫(muscle larvae,简称肌幼虫),成熟幼虫卷曲于骨骼肌内梭形囊包中,囊包长轴与骨骼肌纤维平行,一个囊包内通常含有 1~2 条幼虫,囊包壁由成肌细胞退变以及结缔组织增生形成;幼虫的咽管结构与成虫相似。

班氏吴策线虫(*Wuchereria bancrofti*,简称班氏丝虫)与马来布鲁线虫(*Brugia malayi*,简称马来丝虫)成虫的外部形态及内部结构相似。班氏丝虫略大于马来丝虫,虫体乳白色,细长如丝线,体长不到 1cm,体表光滑。头端略膨大,呈椭圆形。口在头顶正中,周围有两圈乳突。雄虫尾端向腹面卷曲 2~3 圈,生殖器官为单管型。泄殖腔开口于虫体尾端腹面,伸出长短交合刺各 1 根。虫体细长。雌虫大于雄虫,尾部钝圆,略向腹面弯曲,生殖器官为双管型,阴门位于近虫体头端的腹面。卵巢位于虫体后部。子宫粗大,近卵巢段含大量卵细胞,随子宫的延伸逐渐发育为不同阶段的虫卵,成熟虫卵壳薄而透明,内含卷曲的幼虫,在向阴门移动过程中,卵壳伸展而形成鞘膜,包被于幼虫体表,此幼虫称微丝蚴(microfilaria)。微丝蚴头端钝圆,尾端尖细,外被鞘膜。体内有许多细胞核称为体核,头端无体核区称头间隙。神经环位于虫体前 1/5 无体核处。近尾端腹面有肛孔,尾部有无尾核因种而异。班氏微丝蚴和马来微丝蚴的主要形态区别见表 8-4。感染期幼虫又称丝状蚴(filariform larva),虫体细长、活动力强,具完整的消化道,尾端有 3 个乳突。

美丽筒线虫(*Gongylonema pulchrum*)寄生于牛、羊、猪、猴、熊等口腔与食管黏膜和黏膜下层,偶可寄生人体。成虫细长呈线状,乳白色,寄生于人体者较小,在反刍动物体内者较大。雄虫长 21.5~62.0mm,宽 0.1~0.3mm;雌虫长 32~150mm,宽 0.2~0.53mm。体表有纤细横纹。体前部表皮具明显纵行排列、大小和数目不等的花缘状表皮突,在前段排成 4 行,延至近侧翼处增为 8 行。口小,位于前端中央,其两侧具分叶状侧唇,在两侧唇间背、腹侧各有间唇 1 个。雄虫尾部有明显的膜状尾翼,两侧不对称,上有 13 对有柄乳突和长短、形状不同的交合刺 2 根。雌虫尾部钝锥状,不对称,稍向腹面弯曲;阴门略隆起,位于肛门稍前方;成熟雌虫子宫粗大,充满含幼虫的虫卵。虫卵呈椭圆形,卵壳厚而较透明,内含幼虫;寄生于人体的美丽筒线虫卵大小为(46~61)mm ×(29~38)mm。

寄生于人体的颚口线虫(*Gnathostoma*)有棘颚口线虫(*G. spinigerum*)、刚刺颚口线虫(*G. hispidum*)和陶氏颚口线虫(*G. doloresi*)等。人体颚口线虫病(gnathostomiasis)主要由棘颚口线虫和刚刺颚口线虫引起。本病在东南亚尤其是泰国十分普遍,病原均为棘颚口线虫。迄今,我国已报告的病例有 58 例,其中 54 例由棘颚口线虫引起的。棘颚口线虫的主要终末宿主是犬、猫,此外有虎、豹等食肉动物,成虫寄生在终末宿主的胃壁,偶可寄生于人体(Cui 等,2013)。成虫短粗,活时呈鲜红色,稍透明,两端稍向腹面弯曲;前端为球形,上有 8 环小钩;颈部狭窄;体前半部和近尾端处被有很多体棘,体棘的形态有分类学意义。雄虫长 11~25mm,雌虫长 25~54mm。第 3 期幼虫盘曲呈 6 字形,长约 4mm;头顶部具唇,头球上都具 4 环小钩,其数目和形状具有重要的虫种鉴别意义;全身被有 200 列以上的单齿皮棘,体前部的棘长 10μm,往后逐渐变小,变稀;在体前 1/4 的体内有 4 个肌质管状颈囊,各自开口于头球内的气室中,内含浆液,这 4 个构造对头球的膨胀和收缩有重要作用;食管分为肌性和腺性两部分。虫卵椭圆形,一端有帽状透明塞,内含 1~2 个卵细胞。

一、组织线虫成虫标本采集与制作

本节介绍的组织线虫成虫标本采集与制作,主要包括旋毛形线虫、班氏丝虫及马来丝虫等。其他组织线虫成虫标本采集与制作见本章第三节。

(一)旋毛虫成虫标本采集与制作

见本章肠道线虫成虫标本采集与制作部分。

(二) 丝虫成虫标本采集与制作

从丝虫病患者的淋巴结活检标本或人工感染的丝虫动物模型(马来丝虫的长爪沙鼠动物模型、班氏丝虫的叶猴动物模型等)中取得丝虫成虫。将新鲜的丝虫成虫置于生理盐水中洗净(勿用自来水清洗,以免虫体破裂),然后固定与透明。研究丝虫成虫很少染色制片,一般透明后即可观察;如在特殊需要的情况下,可采用染色制片。

1. 固定与保存 将洗净的丝虫成虫,迅速投入已加热至 70℃ 的甘油乙醇固定液中,使虫体伸展,便于进行形态学观察。待冷却后再将虫体移入 80% 乙醇中,或将虫体直接放入 5% 甘油乙醇固定液中保存。固定液也可作为保存液使用,要求渗透力强,能使组织柔软。常用的固定、保存液有 5% 甘油乙醇(70% 乙醇 95ml,甘油 5ml)及布氏(Bless)液(70% 乙醇 90ml,甲醛 7ml,临用前加冰醋酸 3ml),以前者的固定与保存效果为好。

2. 透明 观察丝虫成虫形态,尤其是内容结构时,标本要透明。将保存于甘油乙醇中的虫体取出,依次置于含甘油 10%、20%、40%、80%、90% 的甘油乙醇中各 24 小时,最后移入纯甘油中,待虫体透明后置载玻片上在镜下观察。如虫体是用布氏液固定,则应先用蒸馏水清洗数次,然后再移入 5% 甘油乙醇中,以后的操作步骤同上。

二、组织线虫幼虫的分离、保存与制片

本节介绍的组织线虫幼虫主要包括旋毛虫幼虫、丝虫微丝蚴及蚊体内的丝虫幼虫(腊肠期幼虫、感染期幼虫)。

(一) 旋毛虫幼虫标本制作

自屠宰场取回自然感染有旋毛虫的猪肉,或人工感染旋毛虫的小鼠或大鼠肌肉,用小镊子顺肌纤维撕成小块,用两张载玻片压薄后,两端用细线扎紧,放入 70% 乙醇中固定 24~48 小时后,打开载玻片,取出肌肉放于培养皿中,加入石炭酸乙醇液透明。再置于冬青油中至完全透明时,用加拿大树胶封片。也可通过卡红类或苏木精类染液染色后,制成永久的染色标本,长期保存备用。

(二) 丝虫微丝蚴标本制作

微丝蚴的形态、体表有无鞘膜、尾端有无体核、头间隙的长与宽比例、体核密度及分布情况等是鉴别不同丝虫虫种的要点,采集后的标本要及时进行固定和染色。

1. 制片 在丝虫病患者或丝虫病流行区居民外周血液中查到微丝蚴(microfilariae)时(后者称为微丝蚴血症者),根据需要抽取静脉血液数毫升,置于加有抗凝剂的试管内,然后再涂制作玻片标本。涂制微丝蚴玻片标本时通常采用厚血膜法,即用毛细吸管吸取血液 2~3 滴(20~30μl)置于载玻片中央,用另一张载玻片的一角,将血液由里向外回转涂成均匀的面积约 1cm×2cm 的长方形或圆形的厚血膜,平放晾干后用蒸馏水溶血。再滴加蒸馏水小心冲洗到血膜呈乳白色,取出晾干,用甲醇固定 5 分钟。

2. 染液的配制及染色方法 常用的有苏木精染色法、快速染色法及吉姆萨(Giemsa)染色法等。瑞氏(Wright)染液的配制及染色法见疟原虫染色部分。

(1)苏木精染液的配制及染色方法:苏木精染液的配制见本书第四章,染色法见疟原虫染色部分。

(2)甲基绿-派洛宁(methyl green-pyronin)染液及染色方法:甲基绿是效果最好的核染色剂之一,在蒸馏水中的溶解度为 4.8%,26℃ 时在 95% 乙醇中的溶解度为 0.38%~0.75%。它是由氯代甲烷或碘代甲烷作用结晶紫而生成的化合物(市售的通常为一种氯化锌复盐)。该品为绿色粉末,只能溶于酸性溶液中,或至少应溶在中性溶液中。市售的甲基绿常常不纯,一般含有甲基紫或结晶紫在内;如欲得到纯品,可将市售的甲基绿溶于蒸馏水中,放入分液漏斗内,加入适量的氯仿后用力振荡使甲基绿溶于氯仿中,静止片刻后溶液分为两层,弃去下层的紫色氯仿溶液,反复更换氯仿,直至氯仿不出现紫色为止。所获得提纯的甲基绿水溶液可真空抽干后备用。染液配制见本书附录三。

染色步骤:①将固定的厚血膜置染液中染色 10~17 小时;②将血片迅速通过各级乙醇脱水(70% 乙醇 5 秒,80% 乙醇 10 秒,95% 乙醇 15 秒,第一次纯乙醇 20 秒,第二次纯乙醇 1~3 分钟,其中 70% 乙醇和 80% 乙醇有分色作用);③二甲苯透明 5 分钟;④树胶封固。

为了掌握分色情况,标本通过 70% 乙醇后可取出水洗,置镜下观察分色情况。如果染色很深,标本通过 80% 乙醇时可略延长;如果染色浅则应快速通过。

用此法制作的微丝蚴标本,体核呈绿色,排泄细胞、G 细胞及 R 细胞染成红色,排泄孔或肛孔中的内容物也呈红色,表皮及鞘膜呈灰色。

（3）天青 Ⅱ -伊红（Azure Ⅱ -Eosin）染液及染色方法:其染色步骤为将固定的厚血膜置染液中染色 1 小时,水洗后晾干;树胶封固后镜下观察。

用此法制作的微丝蚴标本,G 细胞、R 细胞和排泄细胞染成暗蓝紫色,体核呈稍蓝或稍紫色,肛孔及排泄孔壁呈深蓝色,其内容物呈深红色或紫色。

（4）硼砂亚甲蓝染液及染色方法

染液的配制:

亚甲蓝	2g
硼砂	3g
蒸馏水	100ml

将亚甲蓝、硼砂置研钵内,边研磨边加水,待溶解后冲洗入瓶中,用滤纸过滤后即为原液。如无亚甲蓝,也可用品蓝或湖蓝代替。

染色方法:染色时取原液 5ml 加清水至 100ml 成 5% 稀释液,浸染血片 3~5 分钟,血片染至天蓝色为宜,然后用水冲洗,晾干后镜检。微丝蚴鞘膜呈淡红色,体核及尾核为蓝色。若染色过深,可在 0.2% 盐酸溶液中退色至适度。本法主要用于丝虫病大面积普查时血片的快速染色,费用较低;并且染色前不必先将血片进行溶血和固定,可将血片直接染色,非常简便。

（5）品蓝快速染色方法:将固定的厚血膜置品蓝染液内染 1~2 分钟后取出,放在清水中洗涤,再置于 0.2% 伊红染液内染 30 秒,再取出用清水洗涤,晾干,镜检,封固。

（6）吉姆萨（Giemsa）染液及染色方法:染液的配制见本书附录三。吉姆萨染液原液放置越久染色效果越好。临用时过滤,按需要量用蒸馏水或缓冲液稀释。配制染液时要注意将染剂粉充分磨细磨匀,原液切不可与水接触,装瓶后要密封保存,否则影响染色效果。

染色方法:在固定的厚血膜上滴加 2% 染液(原液加蒸馏水或清水配制而成),染色 5~30 分钟;用蒸馏水轻轻冲去染液;如血膜着色过深,可用 0.05%~1% 盐酸水溶液分色;再取出用水洗涤,待干后镜检。微丝蚴的鞘膜呈粉红色,体核及尾核染成紫蓝色。

Awogum（1979）报道了一种新的微丝蚴快速封片染色法。用 1 份苏木精液和 1 份 Hoyer 封片液混合,并在每 20ml 的溶液中加 0.5ml 甘油制备为封片染液。其方法是将厚血膜先用蒸馏水溶血 3 分钟,再用 45% 醋酸固定 3 分钟,然后晾干,加一滴封片染液,并加上盖片。将此载玻片放在载玻片加温皿或热板上于 60~64℃加热 3~7 分钟。染色后微丝蚴的体核清晰,头隙、神经环、体核和 G 细胞结构均能鉴别。该法经济、省时并简便。

（三）蚊体内丝虫幼虫标本制作

1. 收集丝虫幼虫

（1）单个蚊解剖法:用捕蚊管捕获自然感染或人工感染的雌性成蚊,用氯仿或乙醚将蚊麻醉后,在解剖镜下用小镊子去其腿、翅,用解剖针将蚊头、胸、腹三部切断,分别移到滴加 3 滴生理盐水的载玻片上;再用解剖针将其每一部分撕碎。解剖胸部时,应按胸肌的排列方向顺次撕开,在解剖镜或低倍镜下观察有无各期(腊肠期、感染期)幼虫。收集幼虫时,在盐水上加盖片,轻压,使盖片浮动,然后用解剖针将盖片挑开。用毛细吸管吸取丝虫幼虫集中于小培养皿内。

（2）贝氏法:当有大批量感染蚊待解剖时,单个蚊解剖法费时费力。此时可将感染蚊集体粉碎后用贝氏法分离收集丝虫幼虫。具体方法是将感染蚊吸入捕蚊管中麻醉,然后将其置于 8cm × 12cm 的玻璃板上,按 50~100 只蚊为一批,用玻璃试管在蚊体上轻轻滚过,使蚊的外骨骼破裂而不损伤丝虫幼虫为度。然后将蚊体刮下,用贝氏法分离丝虫幼虫。分离时筛底垫 2 层纱布或 2 层 130 目绢纱,漏斗内加入 37℃生理盐水,30 分钟后将漏斗底部液体移入离心管中,再沉淀 15 分钟,弃去上清液,管底即为大量的丝虫幼虫。

2. 标本制作

（1）活的丝虫标本制作法：将人工感染丝虫的蚊去其腿、翅，将头、胸、腹分别置于载玻片上的生理盐水水滴中解剖，加盖片后置镜下观察活动的丝虫幼虫，以石蜡或快干胶封固盖片，可暂时保存。

（2）新鲜丝虫幼虫标本制作法：在生理盐水中解剖蚊，用细昆虫针将蚊体内的丝虫幼虫挑入一滴生理盐水中，加一滴70℃5%甘油乙醇杀死幼虫，将其移入滴有甘油乙醇的盖片上，待乙醇挥发完后，幼虫即存留在甘油中。然后将盖片翻转盖在周围涂有凡士林的凹玻片上封固，用此法制作的标本，虫体虽可能皱缩，但作为短期保存时用于形态学观察仍较满意。也可将丝虫幼虫挑入已滴有一滴新鲜血液的载玻片上，用解剖针将血液涂成均匀的薄膜，晾干后用蒸馏水溶血，用乙醇或布氏液固定10分钟，过蒸馏水2次，每次3分钟，置1%吉姆萨液中染色30分钟，以1‰硫酸镁进行分色，用水轻洗后晾干。在干血片上滴加镜油后虫体逐渐透明，加盖片后在显微镜下观察形态。观察后移去盖片，用二甲苯将镜油洗去。

3. 固定与保存

（1）乙醇固定标本制作法：将采集的蚊杀死后定种，立即移入80%乙醇中固定，每瓶50只，用铅笔在纸上注明蚊种和采集地点、时间，与标本一起放入瓶内，蚊在乙醇中可长期保存。解剖前将蚊逐级通过由浓而淡的乙醇，再移入蒸馏水中，用梅氏苏木素染液染色3天。最后再移入甘油中解剖，染色的丝虫幼虫容易查见，用昆虫针将幼虫挑出，甘油封片。用此法制成的丝虫幼虫玻片标本，丝虫各期幼虫的特征均能完全显示出来。

（2）布氏液固定保存法：在解剖镜下，用毛细管将丝虫幼虫置于布氏固定液中保存。感染期或感染前期幼虫，可直接用解剖针轻轻挑出置于布氏固定液中。

（3）二甲基亚砜溶液固定法：将用上法取出的丝虫幼虫，置于10%二甲基亚砜（DMSO）溶液中暂时固定，此法可使丝虫幼虫在生活状态下得到迅速固定，便于观察形态特征和鉴定虫种。如在3小时内再将虫体置于磷酸盐缓冲液（PBS）中，幼虫可恢复正常活动。

（四）蚊喙中丝虫感染性幼虫标本制作

在自然环境中采集蚊喙中的丝虫感染性幼虫（infective larva），或称为丝状蚴（filariform larva）比较困难，须经人工感染法来收集。方法是抽取含微丝蚴较多的患者血液（加抗凝剂）置胎盘膜饲养皿内，供中华按蚊叮刺吸血。饲养7~9天后，取出数只蚊，除去翅、腿，置载玻片上，在解剖镜下观察。滴加温水于蚊口器上，幼虫感到温暖即向外蠕动。待丝状蚴由蚊喙钻出半截虫体时，立即将蚊投入70%乙醇中杀死固定，然后用甘油封制法，或用卡红或苏木精染色法制成标本。

三、组织线虫标本制作的注意事项

组织线虫标本制作的注意事项参见肠道线虫标本的制作与注意事项。丝虫微丝蚴标本制作的注意事项如下：

1. 涂制厚血膜时用的载玻片必须洁净，无油污，以免血膜脱落。

2. 血膜涂制后，必须平放，以免血膜凝集一侧。

3. 夏秋季节制作血膜后的晾干过程中，应有防蝇措施，防止蝇舐吸血膜；否则血膜不完整，蝇也可将蛔虫卵等病原体携带到血膜上。

4. 血膜晾干后，应在2~3天内溶血，否则搁置时间太久，血红蛋白凝固，不易溶解脱落。

四、组织线虫虫体形态的鉴别特征

旋毛虫与丝虫均为卵胎生，雌成虫子宫内近阴道处充满幼虫；旋毛虫成虫与幼虫的咽管后段的背侧均有杆细胞组成的杆状体。班氏丝虫和马来丝虫产出的幼虫外被鞘膜，称为微丝蚴，根据微丝蚴的大小、体态、头间隙的长与宽比例、体核分布及有无尾核，可对两种微丝蚴进行鉴别。

（一）旋毛虫的形态特征

1. 成虫 虫体微小，细线状，乳白色，表皮光滑，头端较尾端稍细。雄虫大小为（1.0~1.8）mm ×

（0.03~0.05）mm，雌虫为（2.5~3.5）mm×0.05mm。咽管约为体长的 1/3~1/2，在咽管后段的背侧为杆状体（stichosome），是由数十个排列成串的单层圆盘状杆细胞（stichocyte）组成。两性成虫的生殖器官均为单管型。雄虫末端有 2 片叶状交配附器（alae），无交合刺。雌虫子宫较长，中段含虫卵，后段和近阴道处则充满幼虫，阴门位于虫体前 1/5 处，幼虫自阴门产出（图 8-9）。

2. 幼虫　在骨骼肌内发育成熟的肌肉期幼虫，简称肌幼虫或感染性幼虫，大小为 1.0mm×0.03mm。在肌肉压片上，可见肌幼虫卷曲于骨骼肌内的梭形囊包中，囊包大小为（0.25~0.5）mm×（0.21~0.42）mm，其长轴与骨骼肌纤维平行，一个囊包内通常含有 1~2 条幼虫，囊包壁由成肌细胞退变以及结缔组织增生形成；幼虫的咽管结构与成虫相似（图 8-10）。

3. 组织切片标本中旋毛虫的形态特征　旋毛虫幼虫的肌肉标本组织切片上，可发现旋毛虫幼虫的断面、胶原囊的存在、炎性细胞的浸润和肌细胞的嗜碱性转变，即使在组织切片上未发现旋毛虫幼虫，肌细胞的嗜碱性转变也是诊断旋毛虫感染的一条重要标准。有时可发现完整的旋毛虫幼虫囊包，成熟幼虫卷曲于骨骼肌内的梭形囊包中。

（二）丝虫的形态特征

1. 成虫　班氏丝虫和马来丝虫成虫外部形态及内部结构相似；雌虫大于雄虫，班氏丝虫略大于马来丝虫。虫体乳白色，细如丝线，体表光滑，头端略膨大，口位于顶端中央，周围有两圈乳突。雌虫尾部钝圆，略向腹面弯曲；生殖器官为双管型，阴门位于近虫体头端的腹面，卵巢位于虫体后部，子宫粗大，近卵巢段含大量卵细胞，随子宫的延伸可见发育为不同阶段的虫卵；成熟虫卵壳薄而透明，内含卷曲的幼虫，在向阴

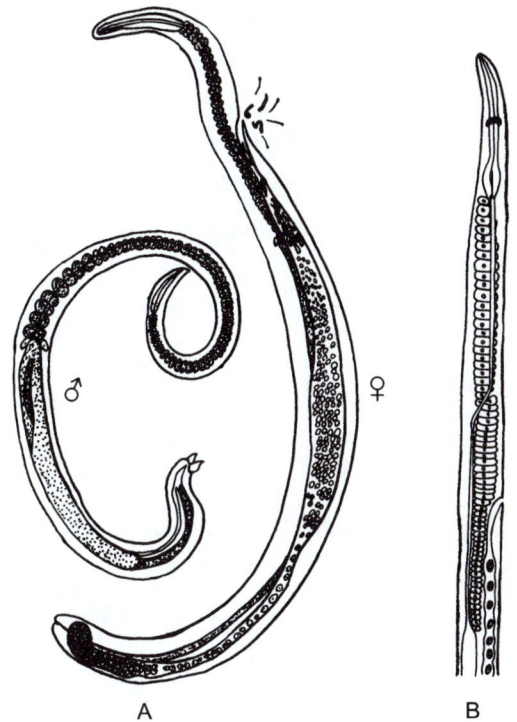

A. 成虫；B. ♀ 前端

图 8-9　旋毛虫成虫

（李朝品　仿绘）

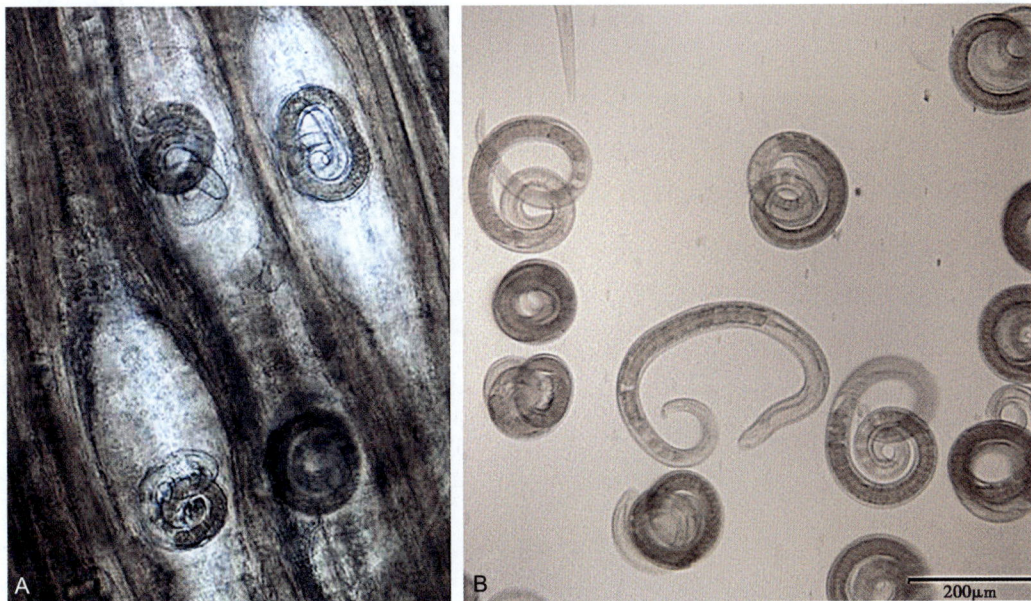

A. 旋毛虫肌幼虫囊包；B. 人工消化法分离出的肌肉期幼虫

图 8-10　旋毛虫肌肉期幼虫

（王中全　图）

门移动过程中,卵壳伸展而形成鞘膜(sheath),包被于幼虫体表,此幼虫称微丝蚴(microfilaria)。雄虫尾端向腹面卷曲 2~3 圈,生殖器官为单管型;泄殖腔开口于虫体尾端腹面,伸出长短交合刺各 1 根。

2. 微丝蚴 虫体细长,头端钝圆,尾端尖细,外被鞘膜。体内有许多细胞核称为体核,头端无体核区称头间隙。神经环位于虫体前 1/5 无体核处。近尾端腹面有肛孔,尾部有无尾核因种而异。班氏微丝蚴和马来微丝蚴的主要形态区别(表 8-4,图 8-11)。

表 8-4 班氏微丝蚴与马来微丝蚴形态鉴别

	班氏微丝蚴	马来微丝蚴
大小/μm	较大,(244~296)×(5.3~7.0)	较小,(177~230)×(5~6)
体态	弯曲自然、柔和	弯曲僵硬、大弯中有小弯
头间隙(长:宽)	较短(1:1 或 1:2)	较长(2:1)
体核	圆形、大小均匀、排列稀疏、相互分离、清晰可数	椭圆形、大小不匀、排列紧密、相互重叠、不易分清
尾核	无	有 2 个尾核,前后排列

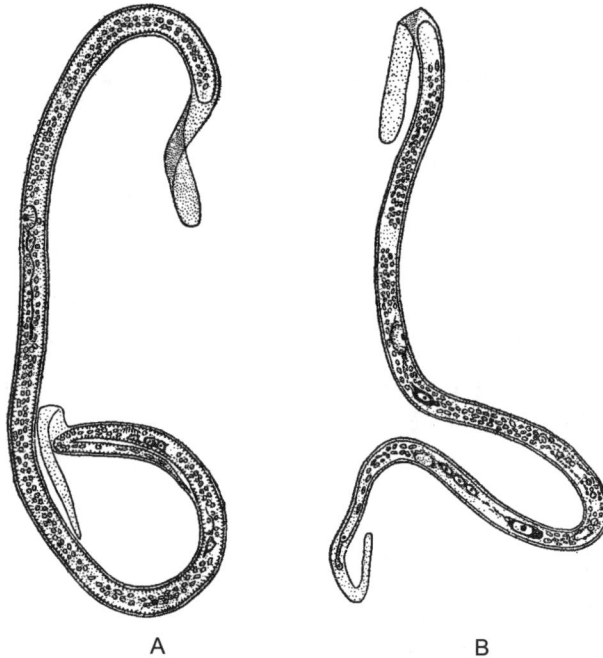

A. 班氏微丝蚴;B. 马来微丝蚴

图 8-11 丝虫微丝蚴示意图

3. 组织切片标本中丝虫的形态特征 对于有淋巴结肿大或有乳房结节等可疑丝虫病患者,用注射器从该部位可抽取成虫;多数患者的成虫已死亡,偶可见到活的成虫。切除可疑结节进行组织病理切片,镜检时可见到丝虫成虫断面或微丝蚴,在虫体周围有大量的炎性细胞(巨噬细胞、浆细胞淋巴细胞和嗜酸性粒细胞)浸润而形成的肉芽肿。肉芽肿中心可见变性的虫体,周围有纤维组织和上皮样细胞包绕,淋巴管管腔狭窄、部分阻塞或完全阻塞。

(王中全)

第三节 其 他 线 虫

本章前两节分别详述了常见肠道线虫、组织线虫标本的采集与制作,除这些具有代表性的线虫外,还存在其他一些与人体健康关系密切的少见线虫,这些线虫生活史各异、寄生部位不同,各期虫体及虫卵标本的采集与制作亦各具特点。本节选取其中相对常见的广州管圆线虫、粪类圆线虫、结膜吸吮线虫和肝毛细线虫作为代表,简要介绍其标本采集、制作方法和注意事项,为临床、科研中可能遇到的其他罕见线虫标本采集与制作提供参考依据。

一、广州管圆线虫标本采集与制作

广州管圆线虫(*Angiostrongylus cantonensis*)最早由陈心陶教授于 1933 年在广州的家鼠及褐家鼠体内发现,人体广州管圆线虫病的首例患者由 Nomura 和 Lin 于 1944 年在我国台湾报道。该虫成虫寄生于终末宿主(鼠类)的肺动脉,第 1 期幼虫随终末宿主粪便排出,感染中间宿主(淡水螺等)后在其体内发育为第 3 期幼虫(即感染期幼虫)。人为广州管圆线虫的非适宜宿主,第 3 期幼虫被食入或经皮肤钻入感染,大多数幼虫寄生于蛛网膜下腔引起嗜酸性粒细胞增多性脑膜炎或脑膜脑炎。

(一) 幼虫的采集、标本制作与保存

广州管圆线虫的中间宿主为陆生软体动物,如陆地蜗牛类、淡水螺类和蛞蝓类等,在我国主要为褐云玛瑙螺和福寿螺。收集广州管圆线虫幼虫时,宜选择在流行区采集褐云玛瑙螺或福寿螺,使用消化法、组织匀浆法或螺肺镜检法分离出幼虫。

1. **消化法** 将采集到的褐云玛瑙螺或福寿螺压碎去壳,将其组织捣碎;按每 10g 螺肉加消化液 250ml 的比例,加入适量的人工胃蛋白酶消化液(胃蛋白酶 2g,浓盐酸 7ml,用蒸馏水定容至 1 000ml),混合后搅拌均匀,置于 37℃温箱中消化 3~6 小时,加用磁力搅拌器持续搅拌有利于提高消化效率、缩短消化时间;消化完全后,先用 260 目铜网粗筛,沉淀 15 分钟后弃上清液;用灭菌生理盐水清洗 2~3 次,至沉淀清澈;镜检沉淀,计数、收集第 3 期幼虫。消化法的优点在于能够直观呈现虫体的形态和活动度,且组织被消化后,沉淀少,有利于观察形态和准确计数,分离得到的幼虫较为纯净;其缺点是检测和分离速度较慢,胃蛋白酶的长时间消化可导致部分幼虫死亡。

2. **组织匀浆法** 将采集的螺用机械力压碎,剔除螺壳碎片,将软体组织研磨或粉碎成糊状,转入三角烧瓶中,加入适量去氯水,静置沉淀,弃上清液,反复洗涤、沉淀 2~3 次,取沉渣镜检、计数并收集第 3 期幼虫。组织匀浆法也能够直观地显示虫体形态和活动度,且幼虫活力较持久,在 4~15℃温度条件下,部分幼虫可存活长达 2~3 周,组织匀浆法的检测速度慢,比较适合于幼虫的分离、收集和实验动物接种。

3. **螺肺镜检法** 简称肺检法,将待检螺压碎剔壳,沿外套膜左侧至后侧基部剪开,将外套膜向右翻开,取外套膜后半部大小约为 24mm × 16mm 的椭圆形囊状结构(肺囊);然后剪开囊袋(双层)两边缘,将囊袋翻开呈单层后,在洁净载玻片上铺平,直接在光镜下查找幼虫结节,发现第 3 期幼虫后,轻轻用解剖针从幼虫结节中挑出幼虫(1 个幼虫结节通常含有 1 条幼虫);若囊袋层壁较厚不利于观察,可用针拨动或用力尽量拉平后,镜检囊壁组织的幼虫结节,查找并分离第 3 期幼虫。螺肺镜检法的优点是简便、检测速度快,可根据幼虫结节的形状、大小初步估计幼虫所处的发育阶段;第 1、3 期幼虫的结节近圆形,结节内幼虫大多呈 O 状,第 2 期幼虫的结节呈椭圆形,幼虫大多呈 C 状,幼虫结节较第 3 期幼虫大。此法的不足是不能直观显示虫体形态和活动度,只适用于螺肺的剖检,具有一定的局限性。螺肺镜检法适合于流行区螺类的定性筛查。

上述 3 种方法各具优缺点,在实际工作中,常联合应用。例如,选取螺肺镜检法检测到幼虫结节密度较高的螺,进行胃蛋白酶消化,这样既可以减少盲目杀螺镜检的烦琐劳动,又可人为选择感染度高的螺用于分离、收集幼虫,省时高效。标本的制作与保存方法可参照本章第二节,按常规方法制作幼虫标本并保存。

(二) 成虫的采集、标本制作与保存

广州管圆线虫分布于热带与亚热带地区,主要涉及南纬 23°到北纬 23°,东至非洲埃及,西到美洲古巴等地区。广州管圆线虫的适宜宿主为大鼠类,国内外报告自然界感染本虫的大鼠有 29 种,主要为褐家鼠和黑线鼠,实验室一般采用 Sprague Dawley 大鼠(SD 大鼠)保种。人、小鼠类、家兔、豚鼠及猴类为广州管圆线虫的非适宜宿主。进入人体等非适宜宿主的幼虫主要侵犯中枢神经系统,导致嗜酸性粒细胞增多性脑膜脑炎和脑脊髓膜炎,幼虫通常不能进入肺部发育为成虫,偶有幼虫进入幼儿肺部可发育为成虫,因此,从广州管圆线虫患者体内获取成虫并不现实。可通过野外采集和实验室感染两种方法采集成虫,按常规方法制作标本并保存。

1. 野外采集 在流行区捕捉大鼠类宿主,麻醉动物后采取颈椎脱臼法处死,解剖取出大鼠心脏和肺,使用灭菌生理盐水清洗干净后,置于解剖显微镜下镜检,仔细检查所有血管和组织,发现成虫后,挑出成虫,依次用灭菌生理盐水和 PBS 洗涤,详细记录并标注标本信息后,冷冻保存。

2. 实验室感染 用阳性褐云玛瑙螺、福寿螺饲喂 SD 大鼠,或用吸管、灌胃针,将收集分离的感染期幼虫按一定剂量对 SD 大鼠进行灌胃;感染 50 天后,麻醉处死大鼠,剪开胸腔,充分暴露胸腔,取出心脏和肺,灭菌生理盐水清洗后,在解剖显微镜下仔细检查,从血管或组织中分离出成虫,依次用灭菌生理盐水、PBS 洗涤干净后,详细记录并标注标本信息后,冷冻保存。

二、粪类圆线虫标本采集与制作

粪类圆线虫(*Strongyloides stercoralis*)最先由 Louis Normand(1876)在越南发现于一名法国士兵的腹泻粪便中,该虫是一种世代交替的兼性寄生虫,属分肠纲(Secernentea)、杆形目(Rhabditida)、类圆科(Strongyloididae)。粪类圆线虫的生活史较复杂,包括自生和寄生两个世代。自生世代(autogenetic generation)时自由生活于土壤中;在寄生世代(parasitic generation),其成虫寄生在人或其他宿主(如犬、猫等)的小肠内,可引起相应部位的溃疡性炎症,幼虫可侵入肺、脑、肝、肾等器官,导致弥漫性组织损伤,引起粪类圆线虫病(strongyloidiasis)。我国人体感染病例由 Jefferys 和 Day 于 1908 年在上海首次发现。

(一)幼虫的采集、标本制作与保存

粪类圆线虫的虫卵大部分在宿主的消化道内发育为幼虫,严重腹泻者也可有少量虫卵随粪便排出,在外界温度较高时,经历 5~12 分钟后,即孵出幼虫。对粪便中幼虫的收集可用贝尔曼氏法、平皿法、粪便直接培养法或活性炭平皿培养法、Koga 琼脂培养法等,其中,以 Koga 琼脂培养法和贝尔曼氏法的敏感性较高。

1. 贝氏法(Baermann's techenique) 又称漏斗幼虫分离法。用一小段乳胶管,一端连接玻璃漏斗,另一端用夹子夹住,将漏斗置于漏斗架上;取 15~20g 患者粪便,用纱布包好置于漏斗中(亦可将金属筛布剪成圆片放于漏斗中,将粪便置于漏斗内的金属筛上,不必捣碎),加入 40℃温水至刚刚没过粪便为止,静置孵化 2~3 小时;此时大部分幼虫游走于水中,并沉于试管底部,松开夹子,放出胶管内的液体至一洁净离心管中;离心沉淀后收集幼虫。

2. 平皿法 特别适用于球状的粪便,取 3~10g 粪便,置于培养皿内,加少量 40℃温水,10~15 分钟后取出粪球,将留下的液体离心沉淀后收集幼虫。

3. 粪便直接培养法或活性炭平皿培养法 取适量粪便放入垫有滤纸的平皿,加清水,或与活性炭以 2∶3 比例加入少许清水混合,置于 25℃温箱,孵育 24~28 小时后,用解剖镜检查,收集液体中呈蛇形游动的丝状蚴。

4. Koga 琼脂培养法 取琼脂 4.5g、肉精 1.5g、蛋白胨 3.0g、氯化钠 1.5g 放入烧杯,加入去离子水 300ml,在石棉网上缓慢加热煮沸 1 小时,纱布过滤,121℃高压蒸汽灭菌 15~30 分钟,冷却至 40~50℃,在超净工作台内取直径 9cm 的培养皿,快速向每个培养皿中加入约 10ml 覆盖皿底,自然凝固后,4℃冰箱保存备用。使用时,将 2g 粪便放在琼脂板中央,加盖置 28℃温箱孵育 48 小时后取出,用 SAF 液(乙酸钠 1.5g、醋酸 2ml、40% 甲醛 4ml、去离子水 92.5ml)冲洗琼脂板,将冲洗液离心沉淀 5 分钟,弃上清液,镜检沉淀并收集幼虫。

粪类圆线虫的幼虫一般不制作染色标本,而是固定于 5% 甘油乙醇中;同时也保存于此液内,用时以碘染色制成临时封片观察,也可做成永久的染色标本,方法与钩虫成虫的标本制作方法相同。

(二)成虫的采集、标本制作与保存

1. 寄生世代成虫雌虫的采集 从粪类圆线虫病患者、或其他易感动物,如狐、犬及猫的肠黏膜中检获粪类圆线虫的雌虫。

2. 自生世代成虫的采集 先按粪类圆线虫幼虫的采集方法收集幼虫,将幼虫转移至培养皿中,加入含 20% 小牛血清的 RPMI 1640 培养基,37℃培养 24~30 小时,收集成虫。

3. 标本制作与保存 在生理盐水中洗净,然后固定、甘油透明后直接观察,或卡红类、苏木精类染液

染色后,制作玻片标本。

三、结膜吸吮线虫标本采集与制作

结膜吸吮线虫(*Thelazia callipaeda*),简称眼虫,隶属真核生物界(Eukaryota),后生动物亚界(Metazoa),蜕皮动物总门(Ecdysozoa),线虫动物门(Nematoda),色矛纲(Chromadorea),旋尾目(Spirurida),吸吮科(Thelaziidae),吸吮线虫属(*Thelazia*)。吸吮线虫属线虫已记载 33 种,我国记载 13 种,该属线虫主要为动物寄生虫,可寄生于鸟类及哺乳类动物的泪管、瞬膜或结膜囊内。结膜吸吮线虫是人兽共患眼虫病的病原体,犬是自然界最主要的保虫宿主。家犬是否感染结膜吸吮线虫,可作为判断该地区是否为本病流行区的一个重要标志。结膜吸吮线虫成虫的采集主要来自流行区感染的犬眼和部分患者的眼部。

(一)结膜吸吮线虫的采集

1. 调查保虫宿主　结膜吸吮线虫是人畜共患专性寄生眼部的寄生线虫。农村普通家犬是该种线虫的重要保存宿主,进行流行病学调查时,每村一般检查 1 年龄以上的家犬 5~10 只,调查结果可基本反映该村是否有结膜吸吮线虫的流行及其流行程度。此外,猫和兔也可作为该虫的保存宿主。

2. 虫体采集方法

(1)生理盐水冲洗法:在采集虫体前必须对要查的家犬进行可靠的固定,严防伤人。家犬对主人驯服,必须先由养犬户主人用鞋带类或适中的绳索,将犬嘴巴适度扎牢(注意:若扎的过紧会影响犬呼吸,致挣扎而不配合检查),以免伤人。随后用双手抓住犬耳,同时另一人用手将犬前肢、后肢分别并拢抓紧后,就势将犬侧卧位放倒,此时可用直径 5cm 的洗耳橡皮球吸满生理盐水后,将吸嘴尖端部,伸进瞬膜囊及上、下结膜囊内,逐渐用力挤压橡皮球,使内部液体形成一定的冲洗力,囊内的虫体即随冲洗液被冲洗出来,用洗眼壶接取冲洗液。这时除注意收集犬眼周毛上所黏附的部分虫体外,主要是检查洗眼液沉淀物内有无虫体。观察方法是将洗眼壶内收集的全部液体,倒入 100ml 的无色广口瓶内,略摇动瓶内液体,肉眼观察即可判断有无虫体。若为阳性,需要详细记录犬龄、性别、眼别、虫数、时间及地点等信息。

此外,将待检犬只固定后,可直接用棉签或钝头手术镊子伸到结膜囊内,滚动棉签粘取或镊子夹取虫体;但此操作方式对犬眼的刺激性较强,有时会因犬挣扎剧烈而难以完成检查。

(2)犬死后的检查:农村在冬季期间,常有淘汰部分成年雄性犬的习惯,并常由专业屠宰人员宰杀。当犬被处死后,可用上述方法收集犬眼内的虫体。

(二)虫体的保存与制作

1. 清洗检获虫体　从犬眼内采集的虫体,常粘附有犬眼分泌物,尤以口囊内或交合刺上为多。去除黏附在虫体上的杂物,可提高标本制作质量,有利于观察。将虫体置于生理盐水中,浸泡 1~2 小时后,振荡洗涤 2 次,将清洗后的虫体转移到灭菌生理盐水中备用。

2. 虫体的保存　根据虫体标本的用途可采用不同保存液保存。如果虫体将用扫描电镜作超微结构观察,应使用 3%~5% 福尔马林保存。若虫体将制作玻片染色标本,应使用 70% 乙醇保存。若仅用作大体形态学观察,比如用于教学示教和对群众宣教活动,用以上两种保存液保存于无色小玻璃瓶中均可。保存期间,每年更换相应的保存液 1 次,以防干涸、生霉,致虫体形态结构的损坏。

3. 成虫染色标本制作　可用卡红类或苏木素类染液染色(参照钩虫成虫的染色),制作永久染色玻片标本。

4. 初产蚴采集与染色　保种的犬、兔眼分泌物中,可含有较多的结膜吸吮线虫初产蚴。用镊子采集含初产蚴的眼分泌物并置于玻片上,加 1 滴生理盐水,经浸泡软化后,再用另一张载玻片用力压薄,棉线扎紧,置 70% 乙醇中固定,约经 2 天后,含蚴的眼分泌物薄片已固定,解去结扎线,将带蚴的眼分泌物玻片,置于卡红类或苏木素类液中染色,经常规脱水后,用阿拉伯树胶封片,即可制成永久染色玻片标本。

另外,若要制成纯净的初产蚴染色永久玻片标本,可将结膜吸吮线虫孕雌虫剖开,取其子宫内的初产蚴,并混加少量血浆,滴加到洁净的玻片上,待干燥后,以吉姆萨染液、苏木素类或卡红类染液进行染色,待干燥后,可直接以阿拉伯树胶封片,即制成鞘膜、膜囊完整而结构清晰的纯净初产蚴永久染色玻片标本。

若要制作保持自然形态、不染色的初产蚴永久保存玻片标本，只要将混有血浆的初产蚴，滴在玻片上干燥后，用阿拉伯树胶封片，亦可不封片，装盒收藏即可。

（三）媒介果蝇的采集、实验室繁殖、标本制作与保存

1. 媒介果蝇的采集　我国结膜吸吮线虫的中间宿主是冈田绕眼果蝇（*Amiota okadai*），也是我国蝇类中，唯一能以生物性传播人体寄生虫病的一个典型代表。该果蝇体型较小，活动于室外，具有喜食水果汁和人、犬等眼分泌物的习性，一般捕蝇方法难以捕获，需要特制的密孔捕蝇网和发酵水果为诱饵（即水果包诱捕法）进行诱捕。捕获的果蝇经鉴定为冈田绕眼果蝇后保留，其他不需要的杂蝇予以杀死除去。

2. 冈田绕眼果蝇的饲养与繁殖　将捕获的冈田绕眼果蝇活蝇放进密孔（较窗纱孔小）尼龙纱面料做成的蝇笼内，蝇笼大小约为 18cm×18cm×26cm。以苹果、梨等切成扁块，贴在上笼壁外侧或将果泥置入蝇笼内饲养；夏天每 1~2 天更换饲料 1 次，当气温低时，换食周期可延长到 3~4 天。在笼壁的外面盖以湿巾，使笼内保持适当的湿度，以免果蝇由于干、渴等因素而致死亡率增加。换下喂过的陈旧果物上，常有果蝇产下的卵或已孵化出的幼虫，故需收集喂过的陈旧果物放置于杯内，该杯再放进小桶内，桶口盖以略湿的白布。果泥中卵不断孵出幼虫，经发育至第 3 龄幼虫后，此时便离开盛果物的食物杯，游走外逃，爬到半干燥的阴暗处化蛹。这时可在桶内置 1 块微湿润的布团，即成果蝇幼虫化蛹的适宜场所。隔日可从这布团内检获一定数量的蛹。如此反复下去，即可大量收集媒介果蝇蛹。将蛹收集于小广口瓶中，广口瓶置于空的密孔蝇笼内，便可源源不断收集到新羽化的该种果蝇，以供继续实验研究或形态教学使用。

3. 媒介果蝇标本的制作与保存　将活果蝇用乙醚麻醉或直接用小布团轻轻挤压，使其倒下但不要弄破，尽快用昆虫针自蝇的胸背部插进，通过胸部的腹面后，然后再插到小软木塞上，这时再选择 6~7cm 长、粗细合适的指形玻璃管与插有果蝇的软木塞盖合，即成 1 件单只果蝇针插标本管。管内放进适量用于防霉的樟脑粉，再附上小标签，注明果蝇名称、性别、产地、时间等。若要做成大数量的盒装果蝇标本，可将插好果蝇标本的昆虫针，再插到适当大小的塑料泡沫板上，该板再置入到标本盒内，配以透明玻璃盖板，其盒内放入适量的樟脑粉（用作防虫、防霉），这样便制作出大量的针插果蝇盒装标本。

四、肝毛细线虫标本采集与制作

肝毛细线虫（*Capillaria hepatica*），同种异名有（*Calodium hepaticum*，*Hepaticola hepatica* 及 *Trichocephalus hepaticus*），属于无尾感器纲（Aphasmidea），鞭虫目（Trichurida），毛细科（Capillariidae），毛细线虫属（*Capillaria*）。本虫是鼠类和许多哺乳动物的常见寄生虫病，偶然感染人体。成虫寄生于肝脏，肝实质由于虫卵的沉积而发生肉芽肿反应。本虫所致肝毛细线虫病（hepatica capillariasis）的确诊主要依靠肝组织活检或尸检。大多数人体感染者临床表现特征为持续发热、肝肿大、嗜酸性粒细胞显著增多等。

（一）幼虫的采集、标本制作与保存

人或动物食入肝毛细线虫感染期虫卵后，虫卵在消化液作用下，24 小时内在盲肠孵出第 1 期幼虫，约经 6 小时后，第 1 期幼虫侵入宿主肠黏膜，进入循环系统，52 小时内经肠系膜静脉、门静脉到达肝脏，经 8~11 天蜕皮 2 次发育为第 3 期幼虫后，再经 9~16 天蜕皮发育为第 4 期幼虫，并出现性别分化。自然感染状态下，检获肝毛细线虫幼虫的概率很低，为满足科研或标本制作需要，一般采用虫卵培养法收集幼虫。

将新鲜收集的肝毛细线虫卵置于小型培养皿中，加适量蒸馏水保持湿润，于 30℃温箱中培育 3~4 周，直至虫卵发育为感染期虫卵。肝毛细线虫卵发育的条件不高，只要有适当的温度和湿度即可发育，例如，在实验过程中有时因水分蒸发而干枯，或受到真菌污染，虫卵仍可发育并具有感染力。虫卵在 30℃温箱中培育 18 天后，卵内开始出现幼虫轮廓，并能轻微地蠕动，培养 21 天后，幼虫形态逐渐清晰，活动亦增强，24 天后，幼虫的活动更趋活跃，幼虫呈"8"字形运动。将含有活动幼虫的虫卵转置于新的小型培养皿中，加入适量孵化液（0.25% 胰蛋白酶和 0.1% 盐酸的混合液），30℃温箱中继续孵育 4 天后，部分幼虫即开始从卵壳一端的透明栓处逸出，刚逸出的幼虫大小约为 260μm×5.5μm，由于幼虫逸出后不久即死亡，应立即收集并固定，按常规方法制作标本与保存（参照本章第二节）。

（二）成虫的采集、标本制作与保存

由于肝毛细线虫成虫寿命较短，在感染 2 个月以后，很难再观察到感染动物体内的活成虫，因而，在自

然感染的动物肝脏中通常不易查见活成虫。实验研究结果表明,感染 30 天左右的鼠肝中有大量活动的成虫;因而,采集成虫一般选用感染肝毛细线虫 30 天左右的实验动物肝脏。值得注意的是,此时感染动物肝组织内的成虫极为活跃,且由于成虫纤细,不易与肝组织分离,故常用解剖镜下挑取的方法收集成虫。

使用乙醚将感染肝毛细线虫 30 天左右的阳性鼠处死后,解剖并取出肝脏,剖检观察鼠肝表面是否有白色或黄色的点状小结节,首选结节处进行肝组织压片镜检。用解剖剪将含有结节的肝组织剪成小块,置于洁净载玻片上,用另一张洁净载玻片覆盖,用力压扁后,置于解剖镜下观察;发现有成虫时立即取下上面的玻片,用解剖针仔细剥离肝组织,操作时应小心,确保成虫不受损害;将分离出的成虫迅速移入 30℃无菌生理盐水内浸洗 2~3 次,每次 1~2 分钟,随后按常规方法制作标本与保存(参照本章第二节)。

（三）虫卵的采集、标本制作与保存

1. 胰蛋白酶消化法收集肝毛细线虫卵　解剖肝毛细线虫阳性鼠,用无菌剪刀剪取含有肝毛细线虫虫卵的肝脏,置干净研钵中研碎,制成悬液;向肝组织悬液中加入 0.25% 胰蛋白酶(pH8.0),37℃水浴锅中消化 6~8 小时;用 2 层无菌医用纱布过滤残余肝组织后,滤液自然沉淀 30 分钟,弃上清液,使用蒸馏水反复洗涤 2~3 次直至澄清,沉渣以 1 200g 离心 2 分钟,收集虫卵。

2. 人工消化法收集肝毛细线虫卵　将阳性鼠肝组织剪碎,与人工胃液(1% 胃蛋白酶,0.7% 盐酸和 0.9% 氯化钠)按 1g∶10ml 的比例在锥形瓶中混合均匀,封口膜密封后,置于 42℃恒温摇床中振荡消化 4~6 小时;使用 80 目筛网滤除较大的残余肝组织,滤液自然沉淀 30 分钟,弃上清液,蒸馏水反复洗涤 2~3 次直至澄清,沉渣以 1 200g 离心 2 分钟,收集虫卵。

虫卵从鼠肝中分离出来时,似橄榄状,与鞭虫卵相似,但较大;除单细胞卵外,亦可观察到 2、4 或 8 细胞期的虫卵。肝毛细线虫虫卵发育时对外界的条件要求不高,将收集的虫卵移至小型培养皿中,加适量蒸馏水(没过虫卵即可)保持湿润,置于 28~30℃温箱中培育 3~4 周,每 2 天更换蒸馏水并在显微镜下观察虫卵发育情况,直至虫卵发育为感染性虫卵。用此感染期虫卵灌喂大鼠/小鼠,将人工感染 6 周后的感染鼠剖杀,即可再次获取大量虫卵。肝毛细线虫卵标本的制作与保存参照本章第一节。

五、其他线虫标本采集与制作的注意事项

在采集其他线虫标本时,应注意记录采集标本的详细信息,如标本采集时间、来源、宿主种类、寄生部位、采集者姓名及采集方法等。收集过程中应谨慎操作,避免因人为因素损伤标本而导致标本残缺。此外,还要在采集标本过程中做好自我防护,尤其是采集某些线虫感染阶段的时候,应注意针对其感染方式采取适当的防护措施,避免遭受感染。

1. 广州管圆线虫　在实际工作中,有时还需要采集广州管圆线虫卵、第 1 期幼虫或第 5 期幼虫等用于科学研究或标本制作。

（1）虫卵的采集:可通过孕雌虫或从感染鼠的肺动脉血液中分离其虫卵,广州管圆线虫卵无色透明,呈椭球形,卵壳薄而透明,取自孕雌虫的虫卵多为单细胞期,分离自鼠肺动脉血液的虫卵可见从单细胞至幼虫的各个发育阶段,因此,鼠肺内虫卵的外形变异较大,大小为(64.2~82.1)μm ×(33.8~48.3)μm。

（2）第 1 期幼虫的收集:广州管圆线虫成虫寄生于鼠的右心室-肺动脉血管系统内,成虫产生的虫卵经过肺动脉血液带入肺毛细血管并孵化出第 1 期幼虫,幼虫穿过毛细血管移行至肺泡,通过气道分泌物逆行而上,随吞咽进入宿主消化道,不管其宿主是什么,第 1 期幼虫都是通过胃肠道、最终由粪便排出宿主体外。收集感染第 3 期幼虫 50 天后大鼠的新鲜粪便,置于贝氏分离装置(Baermann apparatus)中,以两层滤纸过滤,室温静置 2 小时,收集过滤后的粪水,低转速离心 10 分钟后,弃去上层液,再以反渗透(reverse osmosis,RO)水清洗 1 次并离心,弃去上层液后,即可得第 1 期幼虫。

（3）第 5 期幼虫的收集:大鼠感染第 3 期幼虫后 19~21 天,大鼠麻醉后颈椎脱臼处死,将其脑取出,放入盛满 PBS(pH 7.4)的平皿中,用镊子撕碎脑组织,于解剖显微镜下分离出第 5 期幼虫,以灭菌生理盐水反复洗涤后收集,冷冻保存。

2. 粪类圆线虫　用于分离虫体的粪便及其他生物材料应尽可能新鲜。镜检时,在涂片标本中滴加少量卢氏碘液,可使幼虫着色呈棕黄色,虫体结构特征清晰,便于鉴别。

3. 结膜吸吮线虫 在采集家犬眼内寄生的结膜吸吮线虫前,必须对待检的家犬进行可靠的固定,严防伤人。从犬眼内采集的虫体,常黏附有犬眼分泌物,为提高标本制作质量,须将虫体置于生理盐水中浸泡 1~2 小时后,再振荡洗涤 2 次,以去除黏附在虫体上的杂物。注意根据虫体标本的不同用途分别选取相对应的保存液保存。

4. 肝毛细线虫

(1)幼虫:在应用虫卵培养法收集幼虫时,添加的孵化液必须包括胰蛋白酶,胰蛋白酶的刺激和消化是幼虫从卵内逸出的必要条件,盐酸仅仅是加速了幼虫逸出的进程,若仅加入盐酸,一般无幼虫逸出。

(2)成虫:肝毛细线虫成虫寿命较短,雄虫寿命约 40 天,交配后即死去,雌虫寿命约 59 天,一般在感染 2 个月以后,很难再观察到感染动物体内的活成虫,收集肝毛细线虫成虫时应注意时间,通常选用感染肝毛细线虫 30 天左右的实验动物肝脏。

(3)虫卵:肝毛细线虫雌虫在肝内产卵,虫卵沉积在宿主肝组织中不能发育,虫卵表面常粘附有肝组织,为确保肝毛细线虫虫卵标本的制作质量,常使用胰蛋白酶消化法和人工消化法收集肝毛细线虫卵。此外,为了更好地观察肝毛细线虫卵在肝组织内的形态结构,了解虫卵对宿主肝组织的损伤作用及引起的病理变化,还可先将含有虫卵的肝组织切片后再制作成玻片标本。

六、其他线虫标本的形态鉴别特征

除线虫的一般特征外,这些线虫还具有各自独特的形态特征,其中一些显著的形态学特征具有诊断和鉴别诊断价值,是通过标本鉴定虫种的重要依据。

1. 广州管圆线虫

(1)幼虫:广州管圆线虫的幼虫包括 1~5 期幼虫。第 1 期幼虫可在终末宿主粪便中检测到,虫体细长,具有侧翼结构,其侧翼长度与虫体相当;第 2 期幼虫比第 1 期幼虫更为粗大,体内有折光颗粒;第 3 期幼虫是感染期幼虫,无色透明,呈细杆状,头部稍圆,尾部末端骤然变细,大小为(0.46~0.53)mm ×(0.022~0.027)mm,静止时常从尾端卷曲呈圆圈或 “C” 字形,温度适宜时在水中呈蛇形扭曲、摆动(图 8-10);第 4 期幼虫的大小是感染期幼虫的 2 倍,虫体内充满折光颗粒,此时已可区分出雌雄虫体;第 5 期幼虫相较第 4 期幼虫更为粗长,此期内的雄虫已经具有与成虫相似的交合伞结构,雌虫阴门形成。

(2)成虫:广州管圆线虫成虫呈线状,体表具微细环状横纹,头端钝圆,头顶中央有一小圆口,口囊周围布有多个感觉乳突。雄虫白色,大小为(11~26)mm ×(0.21~0.53)mm,尾端略向腹面卷曲,交合伞对称、呈肾形,与虫体成垂直角,状似 “烟斗”,内有辐肋支撑,背辐肋短小,末端有 3 个突起,泄殖腔开口于交合伞内面中央,交合刺两根,等长,具横纹;交合伞形态和辐肋特征为鉴别不同虫种的主要依据(图 8-12)。雌虫大小为(17~45)mm ×(0.30~0.66)mm,尾端呈斜锥形,阴门开口于肛孔之前,子宫双管型,体内白色的子宫与充满血液的红褐色肠支互相缠绕成红白相间的麻花状,此螺旋状条纹颇为醒目,是虫种的重要鉴别特征。

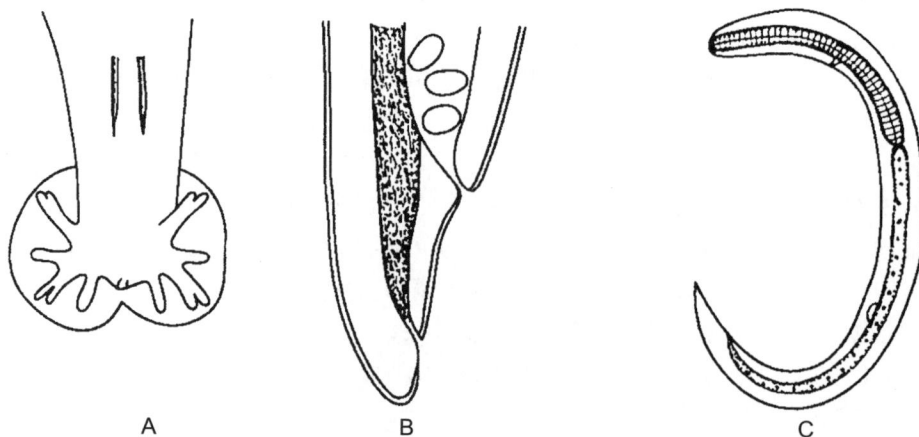

A. 交合伞;B. ♀ 尾部;C. 第 3 期幼虫

图 8-12 广州管圆线虫示意图

2. 粪类圆线虫

（1）幼虫：粪类圆线虫的幼虫分杆状蚴（rhabditiform larva）和丝状蚴（filariform larva）两期（图 8-13）。杆状蚴大小为（0.18~0.45）mm×0.02mm，虫体透明，头端钝圆，尾部尖细，无鞘膜，运动活跃，口腔较短，具双球形咽管，约占虫体长度的 1/5。丝状蚴为感染期幼虫，通过穿刺皮肤感染宿主；丝状蚴纤细，大小为（0.5~0.6）mm×0.015mm，具有短的口和长长的咽管，咽管呈柱状，约占虫体的 1/2，尾端钝尖，微分叉，无鞘。粪类圆线虫的幼虫与钩虫或东方毛圆线虫的幼虫极为相似，容易混淆，应注意鉴别。

（2）成虫：寄生世代雌虫大小为 2.2mm×（0.03~0.06）mm，虫体半透明，体表具细横纹；口囊短，具 4 个小唇瓣，咽管细长，占虫体总长的 1/3~2/5，其后为肠，肛门开口于近尾端；生殖系统为双管型，包括卵巢、输卵管和子宫各 1 对，两子宫呈前后排列，每个子宫内含单行排列的各发育期虫卵 8~12 个，阴门位于距尾端 1/3 处腹面；尾尖细，末端略呈锥形。寄生世代罕见雄虫。自生世代成虫生活在土壤中，呈典型的自由生活线虫形态，雌虫大小为（1.0~1.7）mm×（0.05~0.075）mm，尾端尖细，生殖系统双管型，成熟成虫子宫内有呈单行排列的各发育期虫卵，肛门位于虫体腹面中部略后；雄虫大小为（0.7~1.0）mm×（0.04~0.05）mm，尾端向腹面卷曲，有 2 根交合刺（图 8-14）。

3. 结膜吸吮线虫　虫体细长，为小型线虫，成虫大小为（5~20）mm×（0.2~0.8）mm，在眼结膜囊内寄居时为淡红色，离开人体后呈乳白色、半透明，形似白线，除头部和尾端局部体表环纹不明显外，其余体表皆被有由角皮皱褶形成的明显环纹，两边上下观似锯齿状；头端略钝，口孔较大，无唇瓣，口囊发达，囊壁及

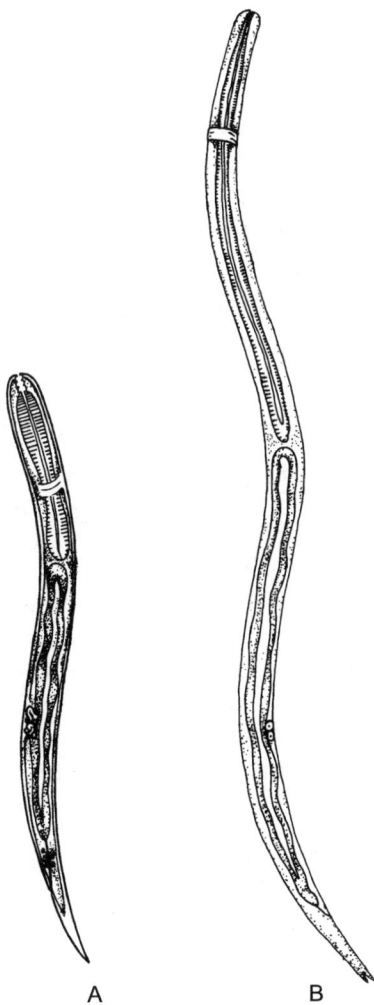

A. 杆状蚴；B. 丝状蚴

图 8-13　粪类圆线虫幼虫形态示意图

（李朝品　仿绘）

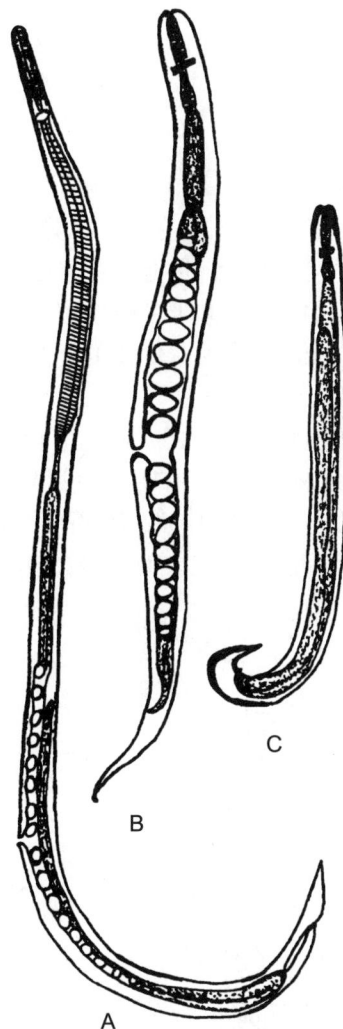

A. 寄生世代雌虫；B. 自生世代雌虫；C. 自生世代雄虫

图 8-14　粪类圆线虫成虫形态示意图

（李朝品　仿绘）

口孔边缘呈角质性；雌、雄虫尾端均有一对尾感器，其上有一新月状开口。雌虫较大，大小为（6.2~23.0）mm×（0.30~0.85）mm，生殖器官双管型，2 个子宫在虫体前段合成 1 个"子宫蒂"，子宫内充满虫卵，在近阴门端含有盘曲的幼虫，阴门位于食管与肠管交接之前的腹面，有鉴定虫种意义；虫卵产出之前，卵壳已演变成包被幼虫的鞘膜，雌虫直接产出幼虫，为卵胎生，产出的是初产蚴大小为（350~414）μm ×（13~19）μm，外被鞘膜，盘曲状，尾部连一大的鞘膜囊。雄虫较小，大小为（4.5~17.0）mm×（0.2~0.8）mm，尾端向腹面弯曲，由泄殖腔伸出长短交合刺 2 根，肛前乳突 8~10 对，左、右排两行，肛后乳突 4 对，有鉴定虫种意义（图 8-15）。

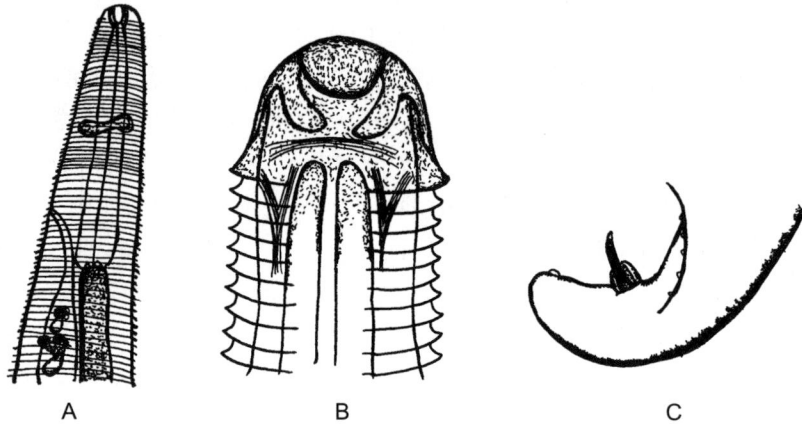

A. 前端；B. 前端侧面；C.♂尾部

图 8-15　结膜吸吮线虫结构示意图

（李朝品　仿绘）

4. 肝毛细线虫

（1）成虫：呈细线状，乳白色，雌雄异体。雌虫大小为（53~78）mm×（0.11~0.20）mm，食管约为体长的 1/3，前部呈毛细管状，贯穿了一串念珠样的腺细胞；尾端钝锥形，在食管稍后方有膜状隆起的生殖孔，位于体前 1/4 处；成熟雌虫子宫内充满不同发育阶段的虫卵。雄虫比雌虫短，大小为（24~37）mm×（0.07~0.10）mm，食管约占体长的 1/2，尾端向腹面卷曲，在突出的膜鞘内有 1 根纤细的交合刺，长 425~500μm（图 8-16）。

（2）虫卵：似橄榄状，与鞭虫卵相似，但较大，大小为（51~68）μm×（27~35）μm，内含 1 个未分裂的卵细胞，卵壳有双层膜，外层粗糙、有明显的凹窝，两层膜之间有许多放射状纹，虫卵两端各有 1 个透明栓，不突出于膜外（图 8-17）。扫描电镜显示，虫卵表面呈凹凸不平的细纹状，其上布满大小不等的孔洞，两端的透明栓略向内凹；而鞭虫卵卵壳表面光滑，无网纹和小孔洞，两种虫卵的超微结构显然不同。

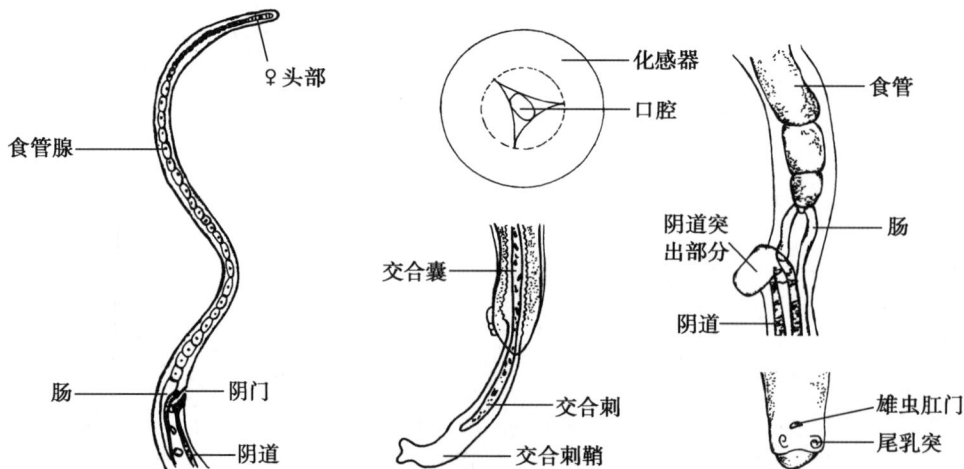

图 8-16　肝毛细线虫成虫结构示意图

（李朝品　仿绘）

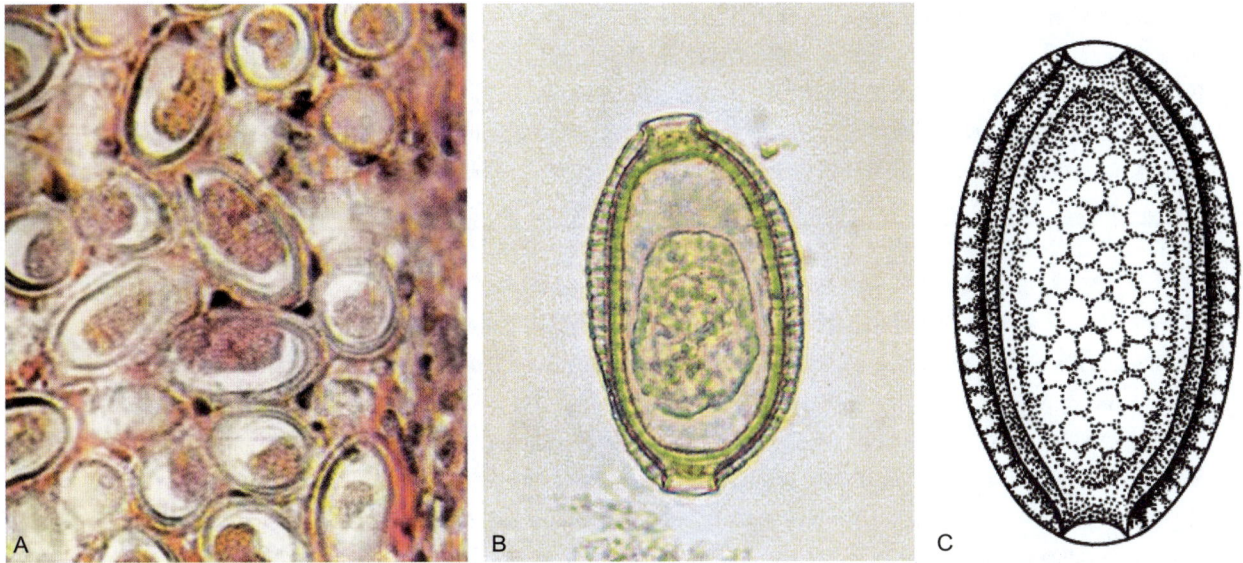

图 8-17 肝毛细线虫卵

（A 引自沈继龙、张进顺；B 和 C 引自李朝品、高兴致）

（姜 鹏）

参 考 文 献

［1］ 李朝品.人体寄生虫学实验研究技术［M］.北京：人民卫生出版社，2008：64-75.

［2］ 殷国荣，王中全.医学寄生虫学［M］.5 版.北京：科学出版社，2018：42-48.

［3］ 崔晶.铁丝虫//吴观陵.人体寄生虫学［M］.4 版.北京：人民卫生出版社，2013：715-717.

［4］ 王中全.旋毛形线虫//吴观陵.人体寄生虫学［M］.4 版.北京：人民卫生出版社，2013：555-568.

［5］ 张雅兰，朱岩昆，高丽君，等.肝毛细线虫体外培养及小鼠感染模型的建立［J］.中国寄生虫学与寄生虫病杂志，2019，37（6）：676-680.

［6］ 张玺，姜鹏，刘若丹，等.结膜吸吮线虫病原学、流行病学及遗传多态性研究进展［J］.中国血吸虫病防治杂志，2019，31（1）：86-93.

［7］ 文慧，王李昂，刘春颖，等.旋毛虫病人血清 Western blot 对成虫可溶性蛋白中早期诊断抗原的鉴定［J］.中国病原生物学杂志，2017，12（2）：132-135，139.

［8］ 郭艳梅，胡俊杰，杨艳芬，等.肝毛细线虫及肝毛细线虫病的研究概况［J］.中国人兽共患病学报，2014，30（6）：651-654+662.

［9］ 郭艳梅，胡俊杰，杨艳芬，等.云南省安宁市鼠类感染肝毛细线虫情况调查和实验动物宿主的研究［J］.中国寄生虫学与寄生虫病杂志，2013，31（5）：367-371.

［10］ 王增贤，沈继龙，王红岩，等.结膜吸吮线虫病的研究进展［J］.中国寄生虫学与寄生虫病杂志，2006，24（4）：299-303.

［11］ 王增贤，湖跃，沈继龙，等.湖北省光化县结膜吸吮线虫病原流行区感染情况及中间宿主的纵向调查［J］.中华流行病学杂志，2003，24：588-590.

［12］ 黄慧聪，金永国，梁韶晖，等.肝毛细线虫虫卵可溶性抗原诱导大鼠保护性免疫的研究［J］.中国寄生虫病防治杂志，2003（3）：26-28.

［13］ 林金祥，李友松，朱凯，等.长乐市广州管圆线虫集体感染的流行病学研究［J］.中国寄生虫学与寄生虫病杂志，2003，21（2）：110-111.

［14］ 王增贤，王可灿，沈继龙，等.结膜吸吮线虫中间宿主冈田绕眼果蝇的诱捕和鉴定［J］.动物学杂志，2002，37（3）：58-61.

［15］ 杨发柱，黄晓红，屠昭平，等.肝毛细线虫感染动物模型的建立［J］.中国寄生虫学与寄生虫病杂志，2000（4）：39-41.

［16］ 毛福荣，晋雪香，崔晶，等.人体美丽筒线虫 1 例［J］.河南医科大学学报，1998，33（4）：156-157.

［17］ 王中全. 河南省少见人体蠕虫概况［J］. 河南预防医学杂志,1996,7(1):44-47.

［18］ 崔晶,王中全,晋雪香,等. 人体泌尿系统感染艾氏同杆线虫一例［J］. 河南医科大学学报,1995,30(1):99.

［19］ 杨发柱,郑国斌. 肝毛细线虫卵发育观察［J］. 中国人兽共患病杂志,1993(5):45,2.

［20］ 王增贤,杨兆莘. 结膜吸吮线虫终末宿主调查和实验动物宿主的研究［J］. 中国人兽共患病杂志,1992,8(6):33-34.

［21］ 周梓林,武海燕,毛雪萍,等. 肝毛细线虫鼠体感染情况的调查［J］. 中国寄生虫病防治杂志,1991(3):225.

［22］ 李朝品,崔玉宝,杨庆贵,等. 胃棘颚口线虫病一例［J］. 中华流行病学杂志,2003(12):17.

［23］ 李朝品,崔玉宝. 喉部铁线虫寄生一例［J］. 中国寄生虫学与寄生虫病杂志,2003(4):16.

［24］ 李朝品,朱玉霞,王健,等. 眼前房发现马来丝虫微丝蚴一例［J］. 眼科研究,2003(3):228.

［25］ 李朝品,马长玲,顾建中,等. 淮南小学生肠道寄生虫感染的调查［J］. 中国学校卫生,1996(3):223-224.

［26］ XU DM,WEN H,WANG LA,et al. Identification of early diagnostic antigens in soluble proteins of *Trichinella spiralis* adult worms by Western blot［J］. Trop Biomed,2017,34(1):191-198.

［27］ CUI J,WANG Y,WANG ZQ. Cutaneous gnathostomiasis with recurrent migratory nodule and persistent eosinophilia:a case report from China［J］. Korean J Parasitol,2013,51(4):467-470.

［28］ JIANG P,WANG ZQ,CUI J,et al. Comparison of artificial digestion and Baermann's methods for detection of *Trichinella spiralis* pre-encapsulated larvae in muscles with low-level infections［J］. Foodborne Pathog Dis,2012,9(1):27-31.

［29］ FUEHRER HP,IGEL P,AUER H. *Capillaria hepatica* in man-an overview of hepatic capillariosis and spurious infections［J］. Parasitol Res,2011,109(4):969-979.

［30］ WANG ZQ,CUI J,WANG Y. Persistent febrile hepatomegaly with eosinophilia due to hepatic capillariasis in China［J］. Ann Trop Med Parasitol,2011,105(6):469-472.

［31］ JUNCKER-VOSS M,PROSL H,LUSSY H,et al. Serological detection of *Capillaria hepatica* by indirect immunofluorescence assay［J］. J Clin Microbiol,2000,38(1):431-433.

［32］ AWOGUN IA. A new staining technique for microfilariae［J］. Stain Technol,1978,53(4):187-190.

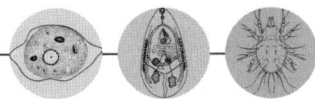

第九章

棘头虫标本采集与制作

棘头虫[acanthocephala(Francesco Redi,1684)]是一种具假体腔的高度特异化的蠕虫。最早由意大利学者 Francesco Redi 于 1684 发现并描述。因虫体前端有一明显且可伸缩的吻突上排列着数列角质倒钩棘而得名。

棘头虫隶属棘头动物门(Phylum Acanthocephala)。本门虫体种类繁多,迄今世界上已知的约有 1 150 多种,国内已发现有 40 余种。棘头虫全部营寄生生活,广泛寄生于鱼类、两栖类、鸟类及哺乳类动物的小肠内。其生活史中需要甲壳纲、昆虫纲或多足纲等节肢动物作为中间宿主。少数种类可寄生于人体引起棘头虫病(acanthocephaliasis)。目前,已在人体发现的有 12 种,包括原棘纲(Archiacanthocephala)的念珠棘头虫(Moniliformis moniliformis 同物异名:疑似棘头虫 M. dubius Meyer,1932),猪巨吻棘头虫(Macracanthorhynchus hirudinaceus)和大巨吻棘头虫(M. ingens);古棘纲(Palaeacanthocephala)的蟾蜍棘头虫(Acanthocephalus bufonis),饶氏棘头虫(A. rauschi),蟾蜍伪棘头虫(Pseudoacanthocephalus bufonis),球茎体虫(钩头虫类)(Bolbosoma spp.),Corynosoma strumosum 等;始新棘纲(Eoacanthocephala)的隐棘新棘体虫六安亚种(Neosentis celatus liuanensis)。其中,大巨吻棘头虫正常情况下寄生于食肉动物,如浣熊(Procyon lotor)和臭鼬(skunks)。多种节肢动物、蛙类和蛇类为其中间宿主。曾在美国得克萨斯州幼儿粪便中发现该虫。饶氏棘头虫是鱼类寄生虫,生活史尚不清楚,人体感染仅见于美国阿拉斯加报道 1 例,虫体寄生于腹膜,推测其感染是因食入中间宿主或转续宿主所致。蟾蜍棘头虫是两栖类寄生虫,人体感染见于印度尼西亚雅加达,尸解时发现虫体寄生于肠道。我国已报道有猪巨吻棘头虫、念珠棘头虫和隐棘新棘体虫六安亚种 3 种。猪巨吻棘头虫是我国感染人体的重要虫种,自 1964 年首次报告人体感染以来,许多省(自治区、直辖市)发现人体病例,如辽宁、山东、河北、天津、河南、安徽、海南、四川、吉林和内蒙古等地均有病例报道。本章以猪巨吻棘头虫为例介绍棘头虫标本采集与制作。

第一节 棘 头 虫

棘头虫种类繁多,成地域性分布和流行。棘头虫的成虫可寄生于多种哺乳类动物的小肠内。猪及野猪为主要的适宜宿主,偶尔在人、犬、猫体内寄生。有的虫种还可寄生于浣熊和臭鼬等食肉动物。幼虫寄生于甲壳纲、昆虫纲或多足纲等节肢动物,其中甲壳纲和昆虫纲是棘头虫的主要中间宿主,也是其传播媒介。棘头虫标本的采集首先应重视地区性,更应考虑宿主的种类及其分布特点。目前已在人体发现的 12 种棘头虫中,猪巨吻棘头虫是最常见虫种,且是一种人兽共患寄生虫,可寄生人体引起的人体猪巨吻棘头虫病。本节侧重介绍该虫的标本采集与制作。

一、成虫标本采集与制作

猪巨吻棘头虫成虫形似蚯蚓,长圆柱形,乳白色或淡红色,虫体稍向腹侧弯曲,背腹略扁平,体表具明显的环状横纹,尤以体前部为甚。虫体分吻突、颈部和躯干三部分。前端呈类球形为吻突,可伸缩;颈部短。雄虫体长 5~10cm,尾端具钟形交合伞;雌虫长 20~65cm,尾端钝圆。猪巨吻棘头虫最适宜的终末宿主是家猪和野猪,从流行区检查阳性感染的猪和野猪体内采集成虫是最佳途径。成虫形似蚯蚓,应注意与猪蛔虫相区别。

(一)成虫采集

1. 从感染动物体内采集 最适宜的终末宿主是家猪和野猪。因此,可从家猪(肉联厂)和野猪的小肠内(偶尔亦可从犬、猫体)采集到成虫。也可从实验感染的兔、豚鼠、金色仓鼠、豆鼠、松鼠、小牛、羊、猴等动物肠内收集虫体。

2. 从人体内采集 人是猪巨吻棘头虫的非适宜宿主,人体内棘头虫大多不能发育成熟产卵。常发育为短粗的非典型虫体,多定居于小肠内,可引起肠穿孔等外科并发症,故可在行诊断性驱虫或经急症手术中收集虫体;个别有从患者吐出虫体的报告,也可收集虫体制作标本。

(二)成虫固定和保存

将收集的成虫置于生理盐水中洗净,然后固定与透明。猪巨吻棘头虫成虫很少染色制片,一般透明后即可观察。在特殊需要的情况下,可采用染色制片。液浸大体标本的固定和保存(详见十一章),本节简述如下:

1. 固定

(1)固定液与保存液的配制:固定液也可作为保存液使用,要求渗透力强,能使组织柔软。常用的固定、保存液及其配制方法:①5% 甘油酒精液:70% 酒精 95ml,甘油 5ml。②布氏(Bless)液:70% 酒精 90ml,甲醛 7ml,临用前加冰醋酸 3ml。

(2)固定与保存方法:①将猪巨吻棘头虫成虫洗净,迅速投入已加热至 70℃ 的甘油酒精固定液中,使虫体伸展,便于进行形态学观察。②待冷后再将虫体移入 80% 酒精中,或将虫体直接放入 5% 甘油酒精固定液中保存。以前者的固定与保存效果为好。③也可将猪巨吻棘头虫置于 4% 福尔马林中固定保存。

2. 透明 由于猪巨吻棘头虫的虫体粗大、构造特殊,观察猪巨吻棘头虫成虫形态,尤其是内容结构时,标本要透明。该虫内部构造的透明方法有两种:

(1)保存于甘油酒精中的虫体的透明方法:将虫体取出,依次置含甘油 10%、20%、40%、80%、90% 的甘油酒精中各 24 小时,最后移入纯甘油中,待虫体透明后置载玻片上在镜下观察。

(2)新鲜虫体内部结构透明法:虫体经水洗净,置 37℃ 含 2%~10% 敌百虫的生理盐水中 2~3 天,虫体外膜即出现圆形、椭圆形宽径为 3~15mm 的水泡多个。用眼科剪小心剪破虫体前端较大的一个水泡壁,勿伤及虫体内壁的肌肉层,再用眼科镊夹住已剪开之水泡壁缘向一端轻拉,扩大泡壁裂口,使露出一环虫体内壁,然后左手镊夹住外壁断缝后方,右手镊夹住外壁裂缝前缘向前端轻拉,使内外体壁分离,露出吻突,前段外膜即全部蜕掉。再用左手镊移夹至外膜,当移近后段外膜的虫体前段时,右手镊夹住后段外膜前缘向后拉,随着内外膜分离的逐渐向后扩展,随时后移两把镊子的着力点,直至全部体壁外膜离开内膜,弃去外膜,虫体保存于 75% 的酒精中,即得一完整、透明的虫体标本。

二、棘头蚴采集与标本制作

采集棘头蚴(acanthor)首先是获取虫卵,从虫卵中孵化出棘头蚴,再进行染色处理。

(一)棘头蚴标本采集

采集成虫,解剖虫体,从成虫的子宫内取出并收集虫卵,经消化液作用后,孵化出棘头蚴(方法参见蛔虫感染性虫卵孵化法)。

(二)棘头蚴标本制作

棘头蚴经压片、固定,用常规盐酸卡红染色,制成玻片标本,方法同吸虫幼虫标本的制备。

三、棘头体采集与标本制作

棘头体(acanthella)的采集是从猪巨吻棘头虫的中间宿主体内分离获得。

(一)棘头体标本采集

从猪巨吻棘头虫的中间宿主体内分离棘头体。猪巨吻棘头虫的中间宿主有 9 科 35 种鞘翅目昆虫,其中以大牙锯天牛（*Dorysthenes paradoxus*）、曲牙锯天牛（*D. hydropicus*）和棕色鳃金龟或称棕色金龟子（*Holotrichia titanus*）的感染率最高。采集天牛、金龟子等甲虫标本，以75%酒精固定，解剖显微镜下检查并收集棘头体。

（二）棘头体标本制作

用肉眼观察或在解剖镜下解剖甲虫，检查并收集棘头体。将收集的棘头体经压片、固定，用常规盐酸卡红染色，制成玻片标本，方法同吸虫幼虫标本的制备。

四、棘头虫卵采集与标本制作

棘头虫卵采集比较困难，常常需要采用浓集法等集卵技术才能收集到。

（一）虫卵标本采集

1. 从粪便中收集虫卵　人不是猪巨吻棘头虫的适宜宿主，故在人体内棘头虫大多不能发育成熟和产卵。因此，棘头虫卵主要从感染动物，猪等适宜宿主小肠内或粪便中分离。粪便直接涂片法可以检出虫卵，但是分离检出率很低，粪便中分离棘头虫卵的方法以汞醛浓集法最好，其次用水洗离心沉淀法，再其次为饱和硫代硫酸钠浮聚法。

2. 从土壤内分离虫卵　猪巨吻棘头虫虫卵对干旱和寒冷的抵抗力强，在土壤中可存活数月至数年。故可从流行区的土壤中分离获取虫卵，方法同从土壤中分离蛔虫卵。

3. 从成虫子宫内收集虫卵　收集成虫，解剖虫体，从子宫内收集虫卵。方法同蛔虫卵收集法（详见蛔虫）。

（二）虫卵标本制作

1. 虫卵的固定和保存以及虫卵玻片标本的制作　虫卵的固定和保存以及虫卵玻片标本的制作与蛔虫卵相同。

2. 虫卵形态特征鉴定　低倍镜下，猪巨吻棘头虫虫卵较大，呈椭圆形，棕褐色，卵壳厚，一端闭合不全，呈透明状；成熟卵内含具有小钩的幼虫。高倍镜下，上述结构均清晰可见。

五、棘头虫标本采集与制作的注意事项

棘头体可存活于上述鞘翅目甲虫的各发育阶段体内，但以其成虫阶段感染率最高，故应选择甲虫的成虫期采集棘头体。

棘头体的感染具有明显的地域性和季节性，因此采集棘头体应根据甲虫出现的时间，选择适当的季节，如辽宁一般在7月中旬至8月上旬、山东常在6~8月间。

六、棘头虫标本的形态特征

（一）猪巨吻棘头虫

1. 成虫　猪巨吻棘头虫成虫呈乳白色或淡红色。虫体存活时背、腹略扁平，固定后为长圆柱形，前端粗大，后端渐细，尾端钝圆，稍向腹侧弯曲。体表具明显的环状横纹，尤以体前部为甚。无口腔及消化系统，营养物质靠体壁吸收。体壁内为一假体腔，腔内充满液体，内部器官浸浴其中，具有吸收输送营养物质功能（图9-1，图9-2）。

虫体由吻突（proboscis）、颈部和体部组成。吻突位于虫体前端，呈细短类圆球状，可伸缩，直径为0.05~0.1cm；其顶面正中有一个六角形的顶突，周围有5~6排呈螺旋状间错排列的尖锐透明角质吻钩（倒钩棘）。颈部短，圆柱形，与吻鞘相连，由于肌肉的活动，可使吻突缩入鞘内，吻鞘收缩时，吻突则伸出（图9-2，图9-3）。

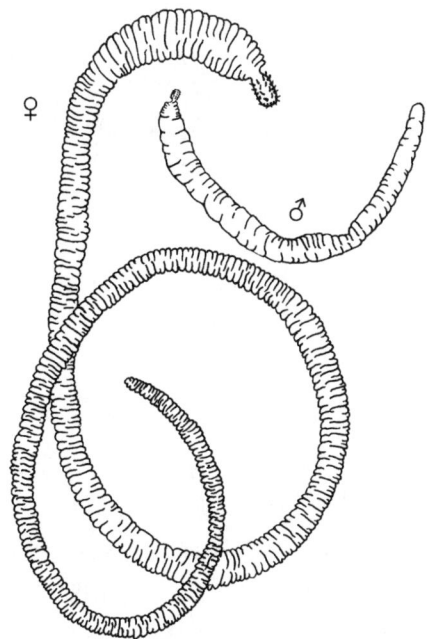

图9-1 猪巨吻棘头虫成虫形态

（李朝品 绘）

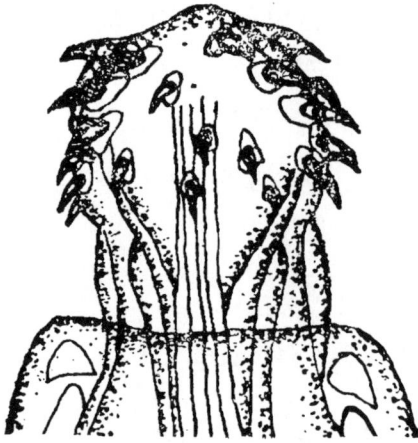

图 9-2 猪巨吻棘头虫吻突模式图
（引自 李朝品）

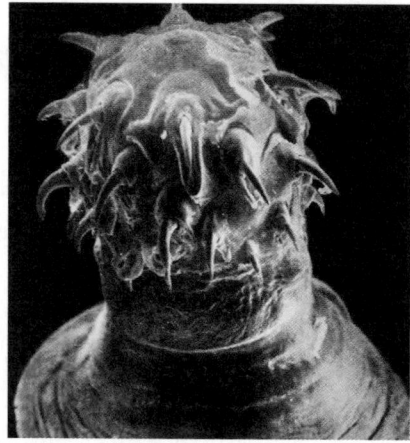

图 9-3 猪巨吻棘头虫吻突扫描电镜
（引自 吴观陵）

棘头虫为雌雄异体，雌虫较大，长 20~65cm，宽 0.4~1.0cm，尾部钝圆，生殖器官特殊，随着虫体的发育，卵巢逐渐分解为卵巢球，其内卵细胞受精后，经漏斗状的子宫钟进入子宫，最后经阴道、生殖孔排出。雄虫较小，长 5~10cm，宽 0.3~1.0cm，睾丸两个，呈长圆形，前后排列于虫体中部，输精管的末端有 8 个椭圆形黏腺，其分泌物有封闭雌虫阴道的作用；尾部具有钟罩状能伸缩的交合伞，或称交配囊，能伸缩，外表呈皱褶，圆孔状的生殖孔隐藏其中。

2. 虫卵　大小为（67~110）μm ×（40~65）μm，深褐色，卵圆形，卵壳厚，一端闭合不全，呈透明状，成熟卵内含具有小钩的幼虫（图 9-4）。

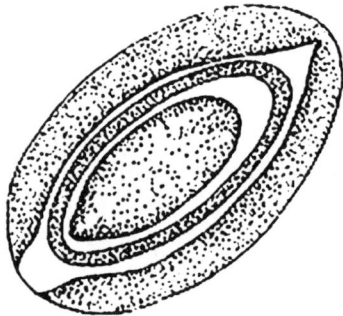

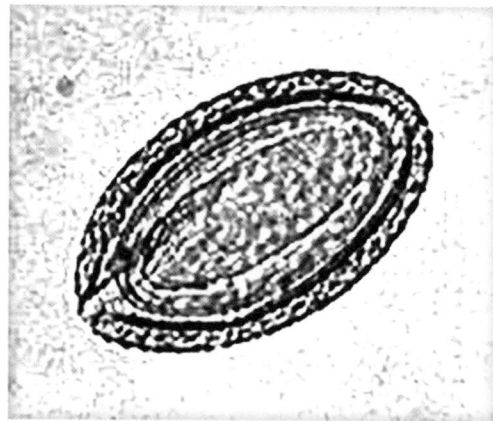

图 9-4 猪巨吻棘头虫虫卵
（李朝品、韩仁瑞　仿绘）

3. 棘头蚴　长椭圆形，大小为（70~87）μm ×（28~42）μm，体表有鳞状皱褶及成排的长小棘。

4. 棘头体　为长圆形，大小为（4.2~5.4）mm ×（1.7~1.9）mm，吻突伸出体外，体内已出现吻腺，并已有雌雄性分化。进一步发育后，吻突缩入体内，虫体呈囊状体，成为感染性棘头体。感染性棘头体呈乳白色，低倍镜观察外观似芝麻粒状，体表面有皱褶；长为 2.4~2.9mm，宽 1.6~2.0mm，厚 0.2~0.34mm；前端较宽平，中央因吻突缩入而稍凹陷，后端较窄；虫体外有一层白色的结缔组织囊壁包绕，体后 1/5 的体表有 7~8 条明显的横纹，体内可见吻突、吻钩等的雏形，以及 6~7 个胞核（图 9-5）。

（二）念珠棘头虫

1. 成虫　乳白色，圆柱形，前端 4~5mm 和后端 15mm 的体表光滑，除此之外的体表呈现环状增厚的皱褶,形成念珠状的假体节(图9-6)。吻突呈长圆柱形,前部粗大,吻钩为12~14纵列,每列7~8个钩,前端的钩较大,后部的钩渐渐变小。雌虫长(10~27)cm×(1.5~2.0)cm,成熟雌虫内含大量虫卵;雄虫较小,长为4~13cm。

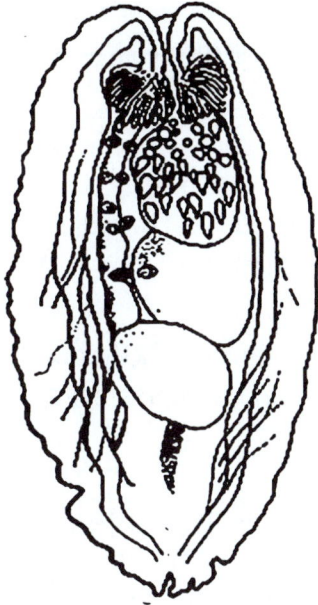

图9-5 猪巨吻棘头虫棘头体
(李朝品,韩仁瑞 仿绘)

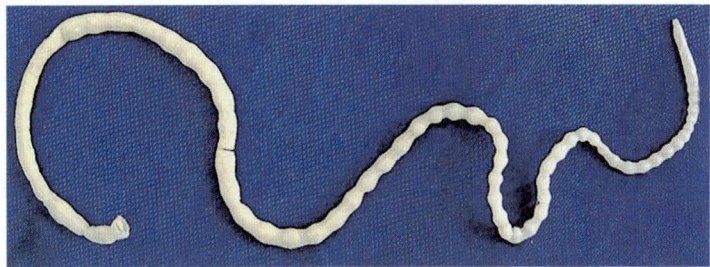

图9-6 念珠棘头虫成虫
(引自 吴观陵)

2. 虫卵 呈椭圆形,大小为(85~118)μm×(40~52)μm,卵壳较薄,由三层卵膜组成,外层较薄,中膜最厚,内层呈膜状裹着棘头蚴,光镜下可见卵内幼虫体前排列着3~4对小钩(图9-7)。

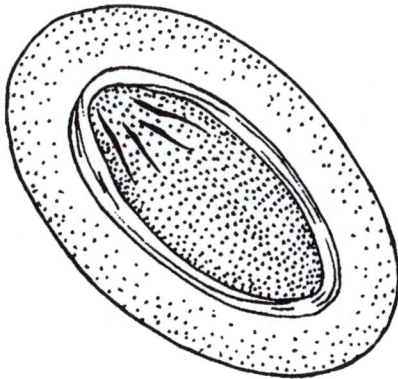

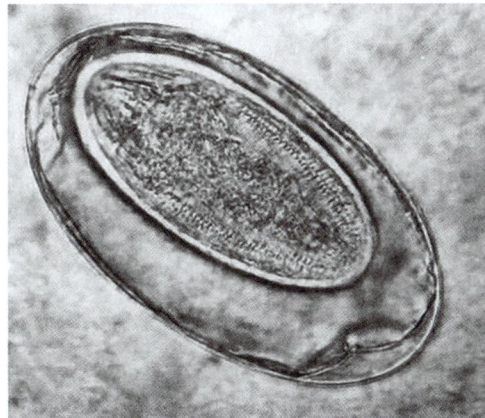

图9-7 念珠棘头虫成熟虫卵(内含棘球蚴)
(引自 李朝品)

第二节 棘头虫中间宿主

棘头虫幼虫适宜寄生于鞘翅目的某些昆虫。这些昆虫既是棘头虫的中间宿主,又是其传播媒介。在我国有9科35种鞘翅目昆虫可作为本虫的中间宿主和传播媒介。这些昆虫是棘头虫生活史中的重要组成部分。棘头虫病的流行具有明显的地域性和季节性,在辽宁,大牙锯天牛于每年7月中旬至8月上旬羽化为成虫,其体内虫体也随之发育为感染期。而山东则在 6~8 月间为主要流行季节。因此,采集中间宿主必须考虑地域性,更要选择适当季节。

一、中间宿主的种类

棘头虫的中间宿主主要是鞘翅目的某些昆虫。其中大牙锯天牛(*Dorysthenes paradoxus*)、曲牙锯天牛(*D.hydropicus*)和棕色鳃金龟(*Holotrichia titanus*)等甲虫感染率最高。采集中间宿主多选择天牛、金龟子等。

二、中间宿主的形态特征与生态特征

天牛属昆虫纲,鞘翅目。成虫体呈长圆筒形,体前端扩展成圆形,似头状,三对足,两对翅。背部略扁;触角着生在额的突起(称触角基瘤)上,具有使触角自由转动和向后覆盖于虫体背上的功能。爪通常呈单齿式,少数呈附齿式。

金龟子可在除了南极洲以外的大陆发现。金龟子为完全变态,成虫长 3~4cm,铜绿色或黑褐色,有光泽,口坚硬。生活史较长,除成虫有部分时间出土外,其他虫态均在地下生活,以幼虫和成虫越冬。

三、标本采集与制作

棘头虫中间宿主(天牛、金龟子)标本的采集与制作　参考其他昆虫标本的采集与制作(第十一章第二节节肢动物虫体液浸标本采集与制作)。

(安春丽)

参 考 文 献

[1] 理查德 A. 麦克弗森,临床实验诊断学[M].23 版.王琳,译.北京:人民卫生出版社,2020.

[2] 吴观陵.人体寄生虫学[M].4 版.北京:人民卫生出版社,2013.

[3] 李朝品,高兴致.医学寄生虫图鉴[M].北京:人民卫生出版社,2012.

[4] 文心田,于恩庶,徐建国,等.当代世界人兽共患病学[M].成都:四川科学技术出版社,2011.

[5] 张进顺,高兴致.临床寄生虫检验学[M].北京:人民卫生出版社,2009.

[6] LIZANA V,GORTAZAR C,PRATS R,et al. *Macracanthorhynchus hirudinaceus* in expanding wild boar (*Sus scrofa*) populations in Eastern Spain [J]. Parasitol Res,2021,120 (3):919-927.

[7] MIGLIORE S,PULEIO R,GAGLIO G,et al. A neglected parasite:*Macracanthorhynchus hirudinaceus*,first report in feral pigs in a natural park of Sicily (Southern Italy)[J]. Front Vet Sci,2021,8:659306.

[8] CHANCEY RJ,SAPP SGH,FOX M,et al. Patent *Macracanthorhynchus ingens* infection in a 17-month-old child,Ohio [J]. Open Forum Infect Dis,2020,8 (2):641.

[9] PANAYOTOVA-PENCHEVA M,TODOROVA K,DAKOVA V. Pathomorphological studies on wild boars infected with *Metastrongylus* spp.,*Ascarops Strongylina*,and *Macracanthorhynchus hirudinaceus* [J]. J Vet Res,2019,63 (2): 191-195.

[10] HARTNETT EA,LÉVEILLÉ AN,FRENCH SK,et al. Prevalence,distribution,and risk factors associated with *Macracanthorhynchus ingens* infections in raccoons from Ontario,Canada [J]. J Parasitol,2018,104 (5):457-464.

[11] SHIMALOV VV. The first finding of *Moniliformis moniliformis* (Acanthocephala,Moniliformidae) in Belarus [J]. J Parasit Dis,2018,42 (2):327-328.

[12] GASSÓ D,SERRANO E,CASTILLO-CONTRERAS R,et al. Coprological tests underestimate *Macracanthorhynchus hirudinaceus* burden in wild boar [J]. Parasitol Res,2016,115 (5):2103-2105.

[13] MATHISON BA,BISHOP HS,SANBORN CR,et al. *Macracanthorhynchus ingens* infection in an 18-month-old child in Florida:a case report and review of acanthocephaliasis in humans [J]. Clin Infect Dis,2016,63 (10):1357-1359.

[14] SARKARI B,MANSOURI M,NAJJARI M,et al. *Macracanthorhynchus hirudinaceus*:the most common helminthic

infection of wild boars in southwestern Iran [J]. J Parasit Dis,2016,40(4):1563-1566.

[15] MOWLAVI G,MAKKI M,HEIDARI Z,et al. *Macracanthorhynchus hirudinaceus* eggs in canine coprolite from the Sasanian Era in Iran(4(th)/5(th)Century CE)[J]. Iran J Parasitol,2015,10(2):245-249.

[16] TEIMOORI S,GHARAGUZLU M,MAKKI M,et al. Heavy worm burden of *Moniliformis moniliformis* in urban rats with histopathological description [J]. Iran J Parasitol,2011,6(3):107-112.

[17] BERENJI F,FATA A,HOSSEININEJAD Z. A case of *Moniliformis moniliformis*(Acanthocephala)infection in Iran [J]. Korean J Parasitol,2007,45(2):145-148.

[18] NEAFIE RC, MARTY AM. Unusual infections in humans [J]. Clin Microbiol Rev,1993,6(1):34-56.

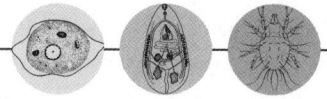

第十章

节肢动物标本采集与制作

　　节肢动物(图 10-1)种类繁多,形态多样,不同种类的节肢动物在外部形态、内部结构和生物学特性上都存在着很大差别。尽管如此,它们都具有如下共同特征:①身体左右对称;②多数种类的躯体和附肢分节;③体壁坚硬,由几丁质和醌单宁蛋白组成,称外骨骼,内附着肌肉;④循环系统为开放式,体腔称为血腔,有无色或不同颜色的血淋巴运行其中;⑤雌雄异体,生殖方式主要为卵生或卵胎生;⑥发育史多经历蜕皮(moult)和变态(metamorphosis)。

　　节肢动物门中与医学有关的种类主要属以下 5 个纲(图 10-2),最重要的是昆虫纲和蛛形纲。

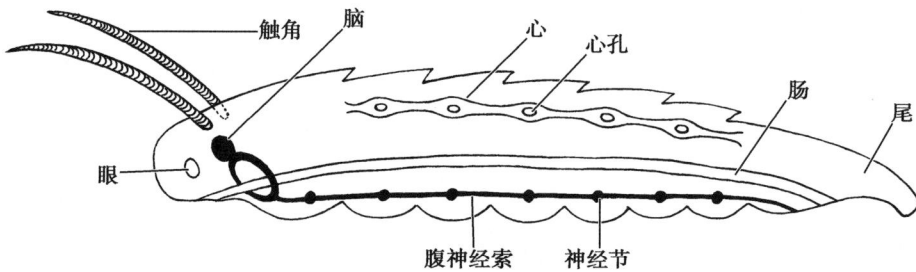

图 10-1　医学节肢动物基本形态示意图

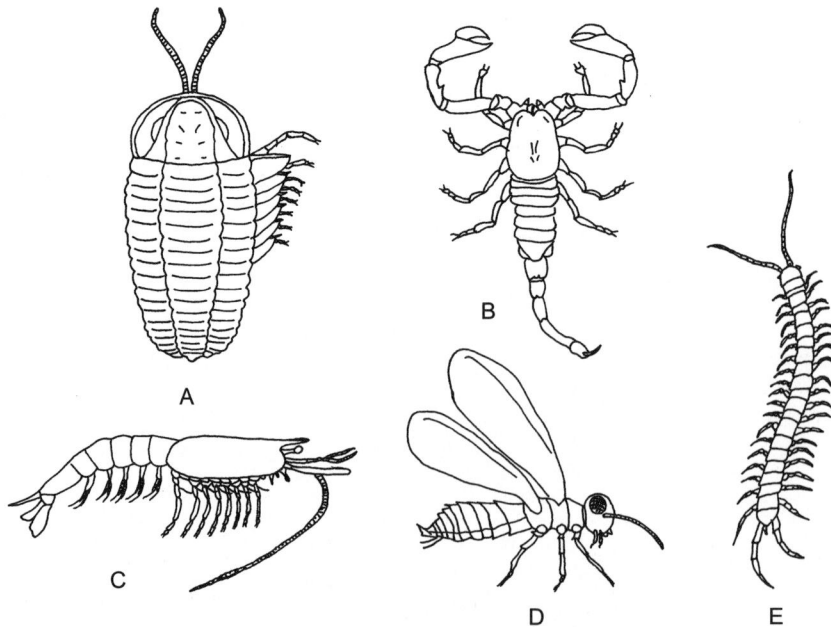

(引自　李朝品)

A. 三叶虫;B. 蝎;C. 虾;D. 昆虫;E. 蜈蚣

图 10-2　节肢动物五个纲代表动物示意图

(引自　李朝品)

1. 昆虫纲（Insecta）　体分头、胸、腹三部；头部具触角 1 对（极少数无触角）、复眼 1 对、单眼 2~3 个或无、口器 1 个。胸部 3 节，每节有足 1 对；中胸和后胸通常有翅各 1 对，有些昆虫后胸翅退化为平衡棒，起平衡作用。腹部由 11 节组成，末端几节变为外生殖器，生殖孔后位（图 10-3）。与致病有关的医学昆虫种类较多，涉及以下 8 个目（图 10-4），以双翅目、蚤目、虱目及蜚蠊目最具医学重要性。

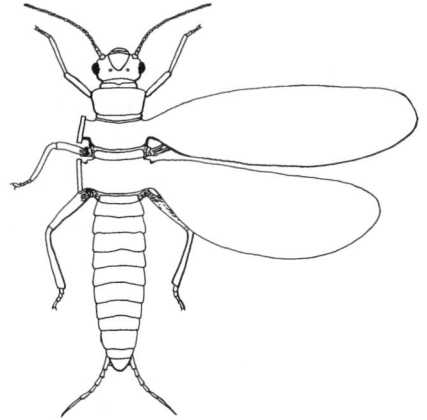

图 10-3　典型的昆虫身体结构
（引自　李朝品）

（1）双翅目（Diptera）：是昆虫纲引起虫媒病最多的一个目。该目昆虫有翅或无翅，有翅者仅具前翅，后翅特化为平衡棒，口器为刺吸式或舐吸式。双翅目可分为两个亚目：直裂亚目（Orthorrhapha）和环裂亚目（Cyclorrhapha）。直裂亚目羽化时成虫从蛹的直形裂缝钻出，如蚊、虻、蠓、蚋、白蛉等吸血昆虫，可传播疟疾、丝虫病、登革热、黄热病、利什曼病等。环裂亚目成虫羽化时从蛹壳顶部的环形裂口钻出，主要是蝇，可机械性传播痢疾、霍乱、伤寒、脊髓灰质炎、肝炎、肠道寄生虫病、沙眼等；经生物性传播非洲锥虫病、眼结膜吸吮线虫病。此外，有些蝇幼虫可寄生人体引起蝇蛆病。

（2）蚤目（Siphonaptera）：体小，侧扁，无翅，足长，善跳跃，刺吸式口器。多为外寄生性，骚扰、吸血；传播鼠疫、鼠型斑疹伤寒等疾病，可作为某些绦虫的中间宿主。

（3）虱目（Anoplura）：体小，背腹扁平，无翅，刺吸式口器。虱为外寄生性，是哺乳动物和鸟类的永久性体表寄生虫，可引起虱病。传播流行性斑疹伤寒、战壕热、虱媒回归热等疾病。

（4）蜚蠊目（Blattaria）：大型或中型昆虫，有翅 2 对，前翅革质，上有网状翅脉，两前翅在体中部重叠，

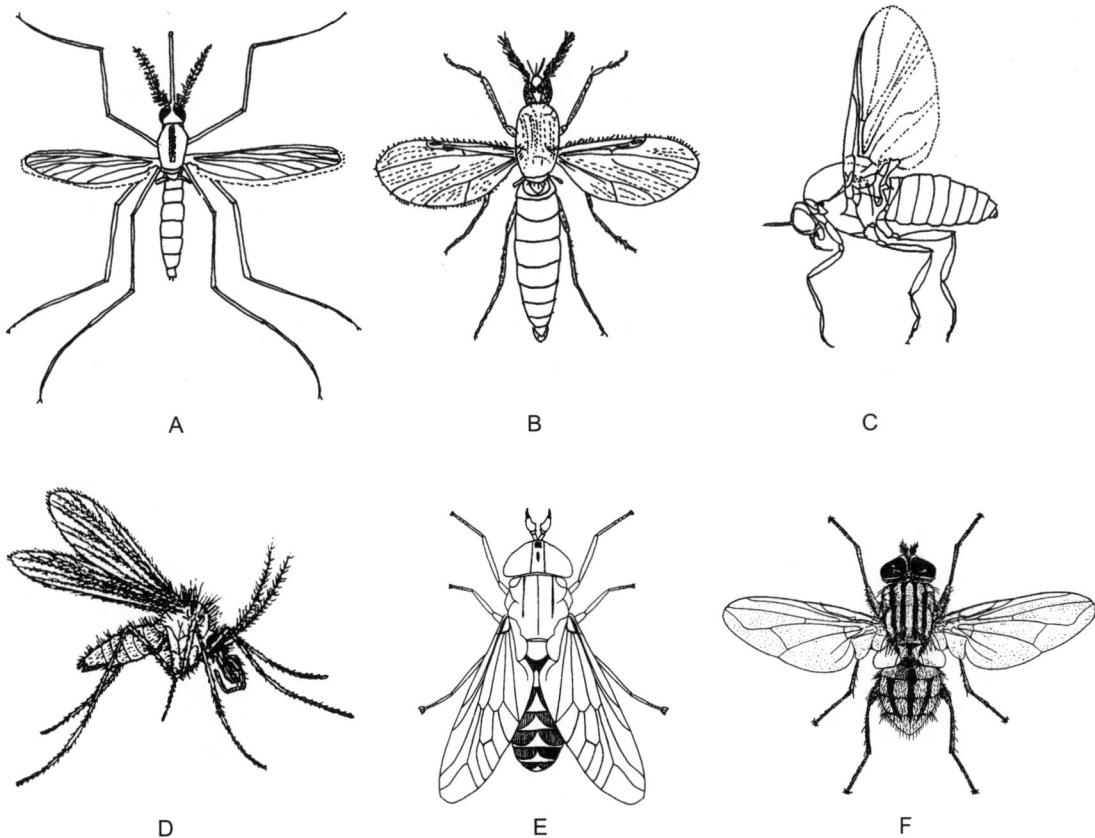

A. 蚊；B. 蠓；C. 蚋；D. 蛉；E. 虻；F. 蝇

图 10-4　双翅目常见种类

（引自　李朝品）

后翅薄而透明,飞行力弱,咀嚼式口器,足发达,适于疾走。蜚蠊可机械性传播细菌性、病毒性、原虫性疾病,可作为美丽筒线虫、东方筒线虫、缩小膜壳绦虫和念珠棘头虫等的中间宿主。

（5）半翅目（Hemiptera）:体扁平,有翅2对或无翅,有翅者前翅基部略呈革质,翅梢膜状,后翅膜状,口器刺吸式,如锥蝽,传播美洲锥虫病;臭虫夜晚吸食人血,引起皮肤过敏、贫血等。

（6）鞘翅目（Coleoptera）:有翅2对,前翅坚硬,用以保护后翅,后翅膜质,用以飞行,咀嚼式口器。鞘翅目种类多,一般称甲虫,部分种类有医学意义,如斑蝥、毒隐翅虫分泌毒素接触皮肤致水泡、皮炎等,某些甲虫是缩小膜壳绦虫、美丽筒线虫、猪巨吻棘头虫的中间宿主。另外,隐翅虫科、埋葬虫科、阎虫科有些甲虫食尸体或粪便,可致病原体机械性传播。

（7）鳞翅目（Lepidoptera）:有2对膜质翅,体和翅有密集鳞片,虹吸式口器。桑毛虫、松毛虫、刺毛虫等的毛刺中含毒细胞或毒腺,刺毛散落,接触人体,可致皮炎或全身性过敏反应。

（8）膜翅目（Hymenoptera）:有膜质翅2对,后翅较小,其前缘有一排细钩,与同侧前翅相连接,也有无翅者,咀嚼或嚼吸式口器。如某些蜜蜂、胡蜂及蚁类(火红蚁)以螫针刺人或以上颚咬人,注入唾液或毒汁,引起灼痛、皮疹、水疱甚至全身反应、休克、死亡。

2. 蛛形纲（Arachnida） 分头胸部与腹部2部分或头胸腹融合成躯体;无触角,无翅,仅具单眼(数目不超过12个)。头上有螯肢和须肢。头胸部由6节组成,背面通常为一块坚硬的背甲,腹面有一块或多块腹板,或被附肢的基节遮住。成虫有4对足,分节。气门有或无,其位置和数目各类群不同(图10-5)。幼虫足3对。代表种蛛、蝎、蜱、螨,都可致螫咬伤,常致过敏或中毒。蜱、螨是重要类群,蜱、革螨、恙螨等可传播病原体,引起森林回归热、莱姆病和恙虫病等蜱螨媒性疾病;疥螨、蠕形螨、粉螨则可通过寄生或致敏,引起疥疮、蠕形螨病、过敏性哮喘等蜱螨源性疾病。

3. 甲壳纲（Crustacea） 分为头胸部及腹部,头胸部包有坚韧的头胸甲;有触角2对,步足5对(图10-6)。大多数种类营水生生活,以鳃呼吸。有些种类是蠕虫的中间寄主,如溪蟹、蝲蛄是并殖吸虫的第二中间宿主,沼虾是华支睾吸虫的第二中间宿主,剑水蚤是阔节裂头绦虫、曼氏迭宫绦虫、棘颚口线虫及麦地那龙线虫的中间宿主。

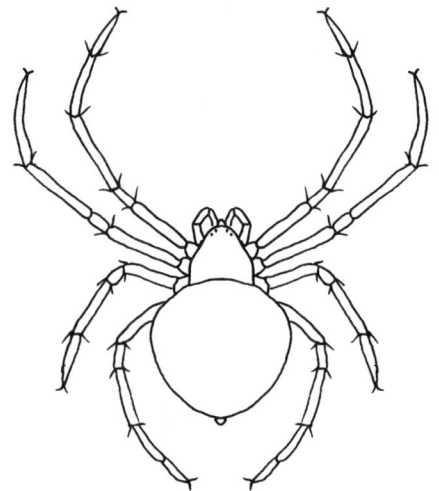

图 10-5 蜘蛛纲形态示意图
(引自 李朝品)

4. 唇足纲（Chilopoda） 体窄长,腹背扁平,分头部和躯干两部分。头部有触角1对,大颚2对,头部背面两侧有1对复眼。躯干体节由许多相似体节组成,除最后两节外每节有1对步足,躯干部第一对足演变成颚足(毒爪)(图10-7),螫人时,毒腺排出有毒物伤害人体。与医学有关的常见种类有蜈蚣。

5. 倍足纲（Diplopada） 身体细长,体型多样,呈前后稍细的圆筒形,或背腹扁平的带状,或体型较短背面拱起,身体卷曲成球形。由头及若干形状相似的体节组成,体节11节至几十节不等。头部有触角1对;

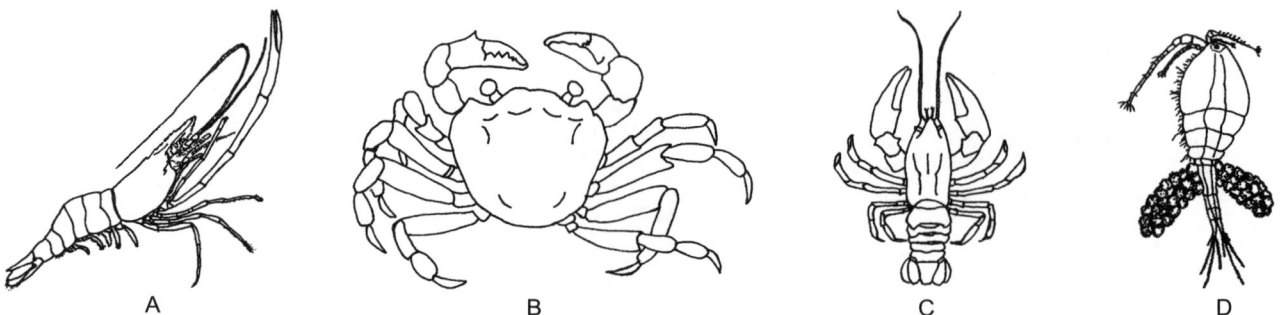

A. 淡水虾;B. 溪蟹;C. 蝲蛄;D. 剑水蚤
图 10-6 甲壳纲形态示意图
(引自 李朝品)

口器由1对大颚和一片状颚唇部组成。胸部4节,第1节(即颈节)无附肢,第2~4节各具步足1对。成体腹部的体节很多,除尾端1或2节都无步足外,每节各具步足2对。雄性的1或2对步足转化成生殖肢。气孔位于足基节的前方侧板上,生殖器官开口于第3体节,即第2对步足的后面(图10-8)。体节内腺体分泌物常引起皮肤过敏,与医学有关的常见种类有马陆等,可作为缩小膜壳绦虫的中间宿主。

此外,舌形虫(pentastome)分9科18属100余种,分类尚有争议。通常认为舌形虫属节肢动物门,也有学者将其划归舌形动物门(Pentastoma)的舌形虫纲(Pentastomida),认为舌形虫是一类介于环节动物和节肢动物之间的寄生类动物,而今通过分子遗传学的研究又认为舌形虫属于甲壳亚门(Crustacea)。舌形虫寄生于脊椎动物,雌雄异体,无呼吸系统、排泄系统和循环系统。成虫体长几毫米至十几厘米,体软,扁而长,无色,透明,无足。头、胸、腹部不能区分,口器简单突出,用于附着在宿主组织上(图10-9)。幼虫有不分节的附肢2对,与医学有关的常见种类有腕带舌形虫和锯齿舌形虫等。

另外,有学者认为跳虫(Springtails)也与医学有一定关系。有的跳虫偶尔对人皮肤发起攻击,引起皮肤过敏,受累部位出现红、肿、热、痛等症状。随着形态学和分子生物学的进一步深入研究,发现跳虫及原同属于无翅亚纲的双尾虫和原尾虫与昆虫的差别很大,现已将它们分别提升为弹尾纲(Collembola)、原尾

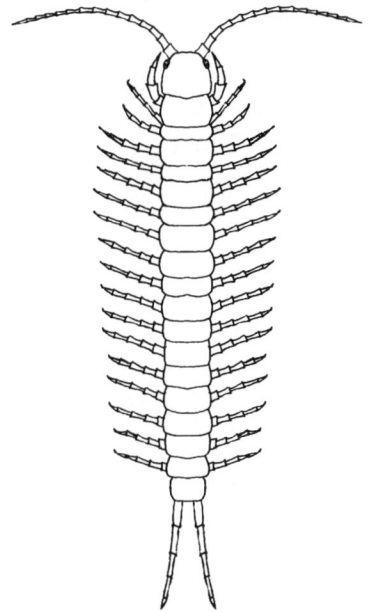

图 10-7 蜈蚣形态示意图
(引自 李朝品)

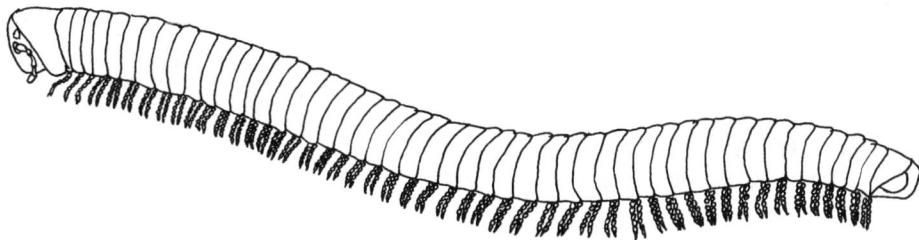

图 10-8 马陆形态示意图

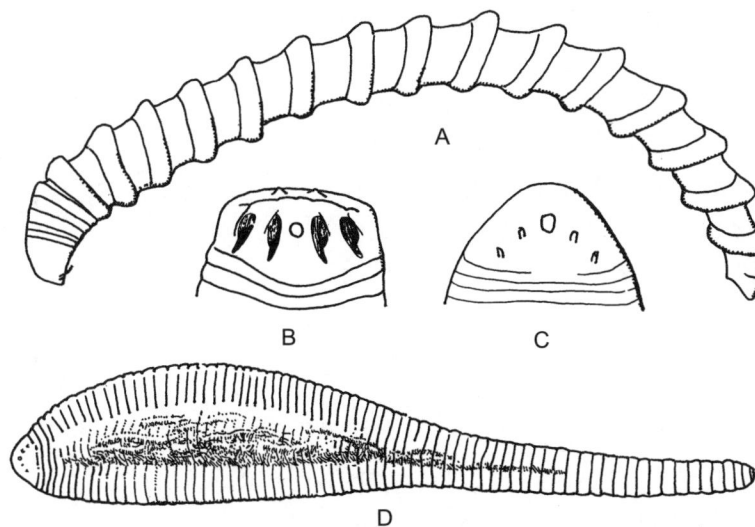

A.腕带舌形虫;B.腕带舌形虫头端;C.锯齿舌形虫头端;D.锯齿舌形虫
图 10-9 舌形虫形态示意图
(仿 Sambon)

纲（Protura）和双尾纲（Diplura），与昆虫纲并列，四纲统属于六足总纲（Hexapoda）。我国目前已记录跳虫500余种，最常见的有20多种。跳虫体深灰色，体长1~2mm，体表油质，不怕水。头部具单眼，触角1对。前胸常退化，无翅，足3对、细小。腹部分节，最显著的特征是腹面有特殊的附肢，第一腹节具黏管，第二腹节有握弹器，第四腹节具弹器，因具弹器成虫弹跳自如（图10-10）。跳虫的发育属不完全变态，生活史中仅有卵、若虫和成虫三个发育阶段。与医学有关的为长角跳虫科（Entomobryidae）的某些种类。

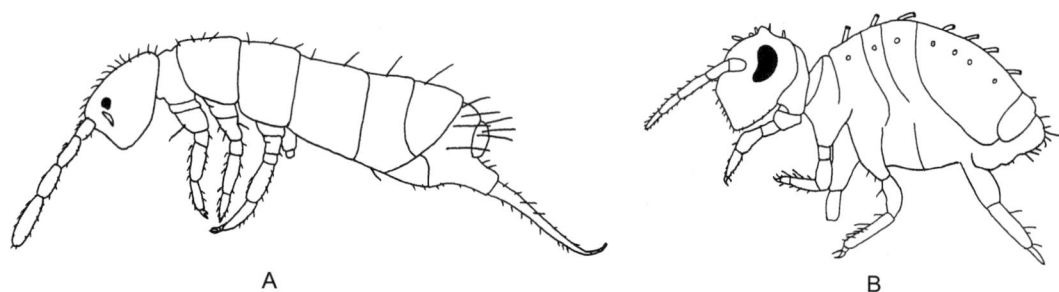

A. 小等跳虫；B. 小圆跳虫

图 10-10　跳虫形态示意图

（仿 Ross）

第一节　昆　虫

昆虫种类繁多、形态各异，具有节肢动物的共同特征（图10-11）。昆虫不但种类多，同种的个体数量也十分惊人。昆虫纲不但是节肢动物门中最大的一个纲，也是动物界中最大的一个纲。其分布面之广，没有其他纲的动物可以与之相比，几乎遍及整个地球，是最重要的医学节肢动物。形态具备以下特征：①身体由若干环节组成，这些环节集合成头、胸、腹三部分；②头部不分节，是感觉与取食的中心，具有口器和1对触角，复眼1对和单眼2~3个或无；③胸部由前胸、中胸、后胸三节组成，可能某些种类其中某一节特别发达而其他两节退化得较小；胸部是运动的中心，足3对，由基、转、股、胫、跗五节组成；跗节分1~5节，末端有爪，有的爪上有爪间垫、爪间刺；中胸和后胸上通常各生有一对翅，有些种类完全退化；不同虫种的翅脉和脉序不同，为昆虫分类的重要依据；有的昆虫后胸翅退化为平衡棒，起平衡作用；④腹部由11节组成，前1~2节趋于退化，末端几节变为外生殖器，故可见的节数较少；腹部是生殖与营养代谢的中心，包含大部分内脏及生殖器官；⑤昆虫在生长发育过程中，通常需要经过一系列内部及外部形态上的变化，即变态过程。

昆虫纲一般认为有30多个目，双翅目、蚤目、虱目、半翅目、蜚蠊目、鞘翅目、鳞翅目和膜翅目与医学关系密切，具体型态特征如下：

1. 双翅目形态特征（图10-12）　双翅目昆虫体小型到中型，体长0.5~50mm。体短宽或纤细，圆筒形或近球

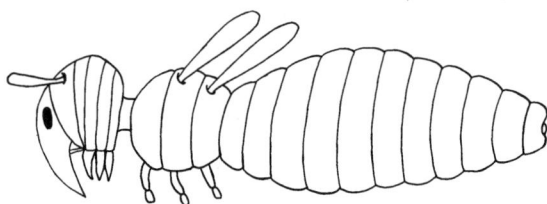

图 10-11　昆虫外部形态模式图

（李朝品　仿绘）

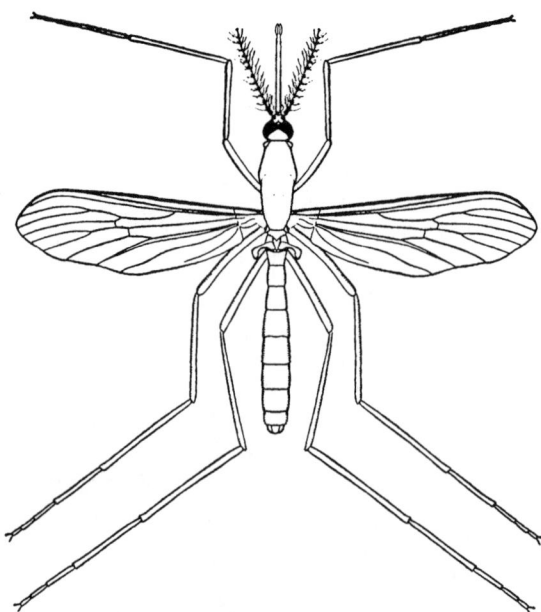

图 10-12　双翅目昆虫形态特征（蚊）

（李朝品　仿绘）

形。头部一般与体轴垂直,活动自如,下口式。复眼大,常占头的大部;单眼 2 个(如蟆科)、3 个(如蝇科)、或缺(如蚋科)。触角形状不一,差异很大。口器为刺吸式口器、舐吸式口器,下唇端部膨大成 1 对唇瓣,某些种类口器退化。环裂亚目在触角基部上方有一倒 U 字形额囊缝,为成虫羽化初期额囊缩入后的痕迹,紧靠额囊缝下方为一月牙形骨片,称新月片,额囊缝与新月片存在与否为环裂亚目分组的重要依据。中胸发达,中胸背板几占背面全部,前、后胸退化,中胸具翅 1 对,膜质,某些类群具毛(如毛蠓科)或鳞片(如蚊科),后翅退化成平衡棒(很少缺如),极少数种为短翅、无翅或翅退化,翅脉近基本型,常有消失或合并现象。足短或极长,基节、转节、股节、胫节上的鬃、毛、栉、齿等结构在有瓣类的分类鉴定上极为重要。跗节 5 节,爪和爪垫各 1 对,爪间突通常存在,刚毛状或垫状。腹部分节明显,长角亚目 11 节,蝇仅 4~5 节,末端数节形成尾器、尾叶和外生殖器。雄性尾器常为种类鉴定的重要特征,一般由 6~9 节特化而成。在长角亚目中,第 9 或 9、10 腹节特化为抱握器;在环裂亚目中,则形成肛尾叶和侧尾叶,合称尾叶,交尾时起抱握作用;雌性尾器主要为产卵器,在蝇中腹部第 6~8 节,管状,节间膜极发达,形成伸缩自如的产卵器,静止时隐藏腹内不外露。有瓣类头、胸、腹均具一定方式排列的鬃或刚毛,其位置和数目都是分类鉴别的重要特征。

卵呈长卵形、纺锤形或圆筒形,表面平滑或具刻纹、脊、柄或两侧翼状。幼虫体分节,头有或无,口器不显著,眼常缺如,无真正分节的足。根据头部发达或退化情况,大致有 3 种类型:①全头型:头部发达,完整,头壳骨化,口器咀嚼式,位于腹面,如蚊幼虫;②半头型:头后部和口器或多或少退化,不完整,头壳背面略骨化,口器位于头的尖端;③无头型:头部不明显或完全缺如,口器退化,仅具 1~2 个口钩,如蝇蛆。各类群幼虫龄期也不相同:长角亚目一般 4 龄(蚋科 6 龄),短角亚目 5~8 龄,环裂亚目 3 龄。蛹的基本类型为裸蛹和围蛹。裸蛹全体裸出,能自由活动,又称自由蛹;围蛹全身完全被包在由末龄幼虫体壁硬化而成的桶状蛹壳中。成虫羽化时有直裂与环裂两种方式,前者蛹背作 T 字形开裂,如蚊、虻;环裂则在蛹前端作环状开裂,如蝇。

2. 蚤目形态特征(图 10-13) 该目昆虫成虫一般体小(几毫米,个别可达 10 余毫米),光滑,黄至褐色。体肢着生向后的鬃刺或栉,借以在动物毛羽间向前行进和避免坠落。其针状具刺的口器适于穿刺动物皮肤,以利吸血,甚至起固定于动物皮内的作用。触角 1 对,位于角窝内,不仅是感觉器官,而且常是雄蚤在交配时竖起和抱握雌体腹部的工具。眼发达或退化,常因宿主习性和栖息环境不同而异。各足基节特大,近端 5 个跗节,有端爪 1 对。腹部 10 节,后 4 节称变形节或外生殖器,其构造形状变化较大,特别是雄蚤的抱器(分为抱器体、不动突、可动突和柄突)、第 9 腹板和阳茎与雌蚤的第 7 腹板、交配囊管和受精囊,在交配时呈钥匙与锁的关联,它是昆虫纲中最为复杂的外生殖器,具有重要的分类意义。卵小而椭圆,一般色白而光滑无纹。幼虫细长,蛆形、淡色、无足、多鬃,具咀嚼式口器。成熟幼虫吐丝结茧,茧外粘着土粒尘屑,作为伪装。蛹初呈白色,后变淡黄,属于离蛹。

3. 虱目形态特征(图 10-14) 体小而扁平,口器刺吸式,具不分节的喙,喙的前端开口具微齿列,口器不用时缩入头内。头大而宽扁,较前胸宽或与前胸等宽,能活动。复眼退化或消失,无单眼。头略呈圆锥形,触角短小,3~5 节。无翅。胸部狭小,胸节多愈合。胸气门 1 对,足粗短,攀悬式,跗节 1 节,末端具 1 强大的弯向内侧的爪,与胫节端部的突起钳合以夹持毛发。腹部 9 节,无尾须,雌虫的产卵器不发达。

4. 半翅目形态特征(图 10-15) 口器为刺吸式,从头的前端伸出,休息时沿身体腹面向后伸,一般分为 4 节;触角较长,一般分为 4~5 节;许多种类有臭腺,开口于胸部腹面两侧和腹部背面等处,产

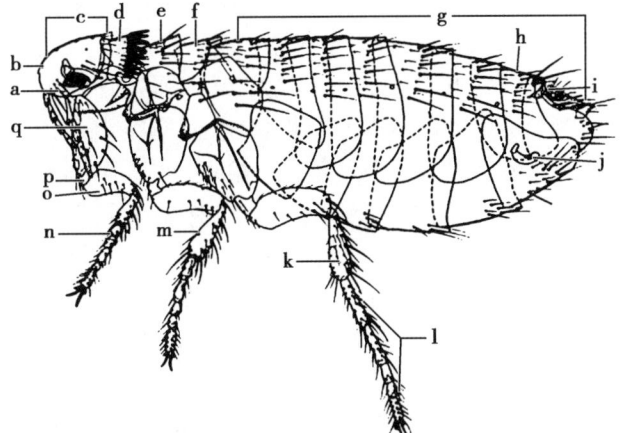

a. 颊;b. 额;c. 头部;d. 前胸;e. 中胸;f. 后胸;g. 腹部;h. 第 7 背板;i. 臀板;j. 受精囊;k. 后足;l. 第 1~5 跗节;m. 中足;n. 前足;o. 胫节;p. 转节;q. 基节

图 10-13 蚤目形态特征

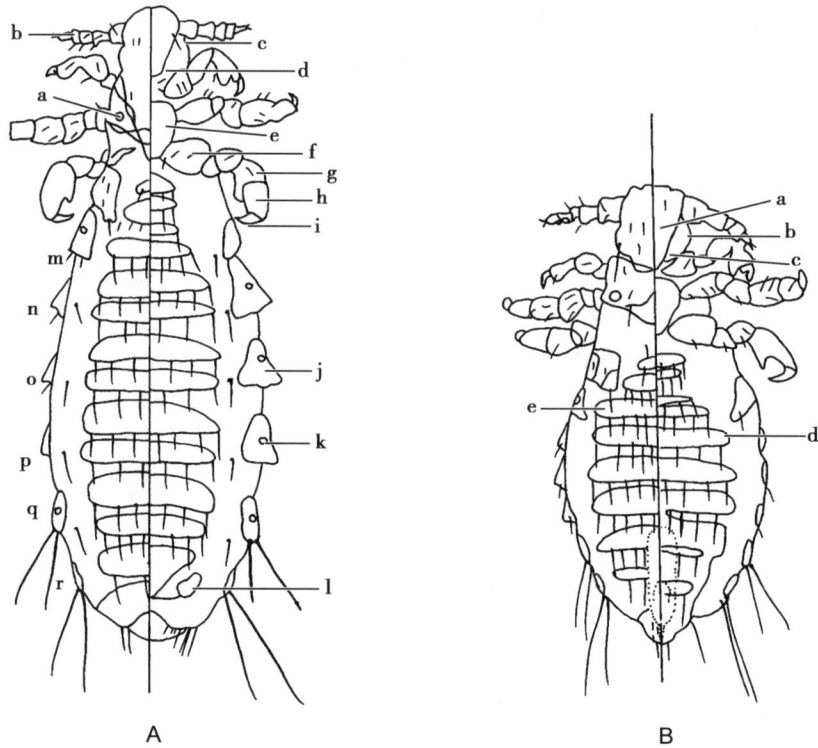

A. ♀；B. ♂

A 图：a. 胸气门；b. 感圈；c. 角后突；d. 后头；e. 胸板；f. 基节；g. 胫节；h. 跗节；i. 爪；j. 侧背片；k. 气门；l. 生殖肢；m. 侧背片 Ⅲ；n. 侧背片 Ⅳ；o. 侧背片 Ⅴ；p. 侧背片 Ⅵ；q. 侧背片 Ⅶ；r. 侧背片 Ⅷ

B 图：a. 外咽区；b. 角后突；c. 外咽褶；d. 腹片；e. 背片

图 10-14 吸虱形态特征

（仿 金大雄）

生异常气味。头部多呈三角形或五角形，其前端中央称中片，其两侧部分称侧片。后口式，口器刺吸式，喙管通常 3~4 节，但与同翅目所不同的是喙基部由头的前方伸出。触角 4~5 节，多为丝状。复眼发达，突出于头部两侧；单眼 2 个，位于复眼稍后方。少数种类无单眼。前胸背板发达，通常呈六角形；有的呈长颈状，两侧突出成角状。中胸小盾片发达，常呈三角形，或有半圆形与舌形者，有的种类特别发达，可将整个腹部盖住。通常有翅两对，前翅基部加厚成革质，端部为膜质，故称为半鞘翅。革质部又常分为革片、爪片、缘片和楔片；膜质部分称为膜片，膜片的翅脉数目和排列方式因种类不同而异。后翅膜质，翅脉变化很大。除基本类型为步行足外，还有捕捉足、游泳足和开掘足等。跗节 3 节，偶有 2 节或 1 节者，具 2 爪。中、后胸各具气门 1 对。腹部通常 10 节。背板与腹板会合处形成突出的腹缘，称侧接缘，无尾须。第 1~8 节的腹侧面各具气门

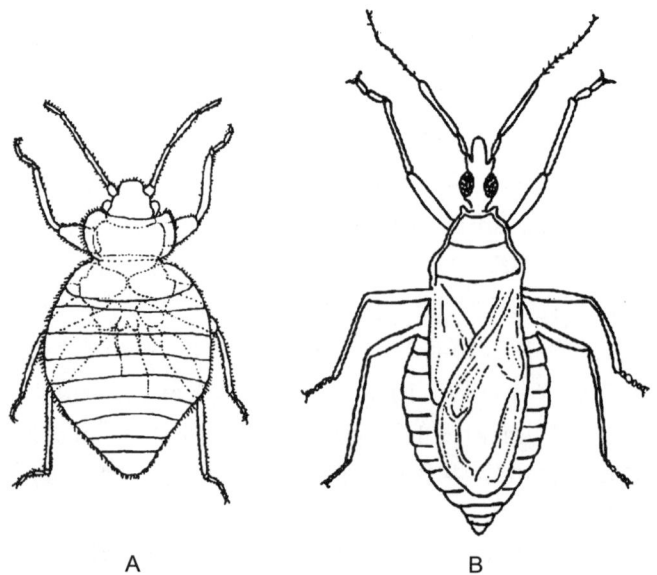

A. 臭虫；B. 锥蝽

图 10-15 臭虫与锥蝽形态特征

（李朝品 仿绘）

1 对,水生种类或具呼吸管。雌性生殖孔开口于第 8 腹节,产卵器由两对产卵瓣组成,缺第 3 产卵瓣。

5. 蜚蠊目形态特征　体较扁平、长椭圆形,前胸背板大,盾形,盖住头部。头后口式,即口器长在头腹面,并指向后方。口器咀嚼式。触角丝状。多数复眼发达。足发达,适于疾走。各足相似,基节宽大,跗节由 5 小节组成。前翅覆翅,后翅膜质,臀域发达,或无翅。腹部 10 节,其背面只看到 8 节或 9 节,雄虫腹面可看到 8 节,雌虫 6 节,有的种类(如德国小蠊)雄虫背面具驱拒腺开口,可分泌臭气。若虫在发育中翅芽不反转。雌虫产卵管短小,藏于第 7 腹片的里面。雄虫外生殖器复杂,常不对称,被生有一对腹刺的第 9 节所掩盖。尾须多节。无鸣器和听器。多数 4 翅发达,稍能飞,有的种类翅短,如日本大蠊雌虫。

6. 鞘翅目形态特征(图 10-16)　鞘翅目体型大小差异甚大,体壁坚硬。头壳坚硬,头式一般为前口式或下口式。口器咀嚼式。触角形状多样,有丝状、棒状、锯齿状、彬齿状、念珠状、鳃叶状和膝状等,一般 11 节,少数 1~6 节。复眼通常发达,圆形、椭圆形或肾形,有的退化或消失,很少种类具单眼。上唇发达,有的隐藏于唇基下或消失,上颚多发达。前胸发达,能活动,前胸背板自成一骨片,前胸腹板为一骨片,其上有 1 对前足基节窝,该基节窝后缘若被骨片环绕,即称为"闭式",反之则称为"开式",此特征常用于分类。中、后胸愈合,中胸小盾片三角形,常露出鞘翅基部之间,中、后胸背板的其余部分为鞘翅所覆盖。中、后胸基节窝的形式,也常作为分类依据。前翅由于角质化,翅脉已不可见,静止时合拢于胸腹部背面,主要起保护虫体和后翅的作用。后翅膜质、宽大、少翅脉,平时纵横折叠于前翅之下,是飞翔的主要器官。足一般适于步行或奔走。3 对足跗节的数目按前、中、后足顺序排列,称为跗节式,是分类的重要特征,如 5-5-5 表示前、中、后足跗节均为 5 节;5-5-4 则表示前、中足跗节为 5 节,后足为 4 节等。腹部变化较大,一般 10 节,第 1 腹节退化,第 3~9 腹节明显。由于腹板多有愈合或退化现象,通常可见 5~8 节腹板。雌虫腹部末端数节变细而延长,形成可伸缩的伪产卵器,平时缩于体内,产卵时伸出。雄性外生殖器也多不外露,而是缩在第 9 或第 10 腹板之间。幼虫头部通常发达,坚硬,胸部 3 节,腹部 10 节。头部每侧有单眼 1~6 个,触角 3 节,口器咀嚼式。胸部一般有胸足 3 对,具全部分节,包括明显的跗节和 1 对爪。腹部无腹足,但有的在第 9 节背板上有 1 对骨化的尾突。气门共 9 对,第 1 对着生在前胸与中胸之间,其余 8 对着生于第 1~8 腹节上。

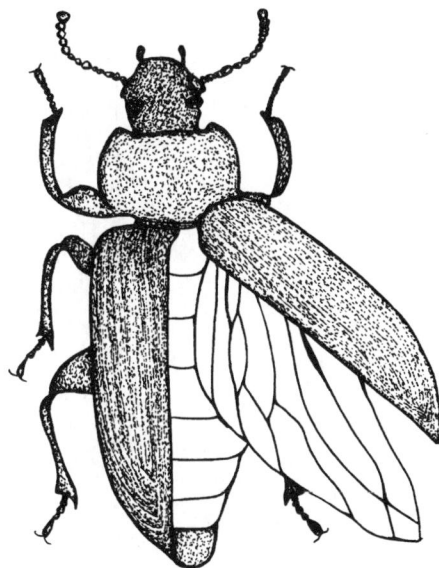

图 10-16　鞘翅目昆虫形态特征
(李朝品　仿绘)

7. 鳞翅目形态特征(图 10-17)　体小至大形,成虫翅、体及附肢上布满鳞片和毛。触角多节,呈丝状、棒状、栉齿状(羽状)等,雄性触角常较雌性发达。绝大多数种类为典型的虹吸式口器,由下颚的外颚叶特化形成,上颚退化或消失。胸部发达,各胸节趋于愈合。中胸甚大,具盾片和小盾片,盾片前方两侧有 1 对发达的肩板(或称肩片)。后胸背板小。足细长,前足胫节内缘通常生有 1 胫突,中、后足胫节近中部和末端分别生有中距和端距;跗节 5 节,以第 1 节最长,爪 1 对。翅二对,膜质,各有一个封闭的中室,翅上被有鳞毛,组成特殊的斑纹,具有分类意义;少数无翅或短翅型。腹部呈圆筒形或纺锤形,10 节,第 1 节退化,腹板消失或仅呈膜状。雌虫腹部可见 7 节,第 7 节明显延长,8~10 节显著变细,套缩入第 7 节内,产卵时可以伸出,形成伪产卵器。产卵孔的两侧有 1 对瓣状构造,称为肛乳突,用以握持产出的卵,使卵粒粘着于物体上。雄虫腹部可见 8 节,第 9~10 节的附肢演变成外生殖器。阳具发生于背兜和基腹弧之间的隔膜上,基部形成二个外翻的锥形突起,称阳端环,上有骨片,称阳端基环。阳茎的端部能翻缩,称端膜,上面常有刺。第 9 腹节的生殖肢演变成 1 对大型瓣状物,称为抱握器,上生各种刺、毛和骨片等。雄性外生殖器在种间分化很大,常作为种类鉴别的重要依据。

幼虫多足型,除三对胸足外,一般在第 3~6 及第 10 腹节各有腹足一对,但有减少及特化情况,腹足端部有趾钩;幼虫体上条纹在分类上很重要;幼虫身体各部分常具各种外被物,如刚毛、毛瘤、毛撮、毛突和枝刺等;原生刚毛在第 1 龄即出现,亚原生刚毛在第 2 龄出现,这两种刚毛的分布和位置比较固定,给予专门

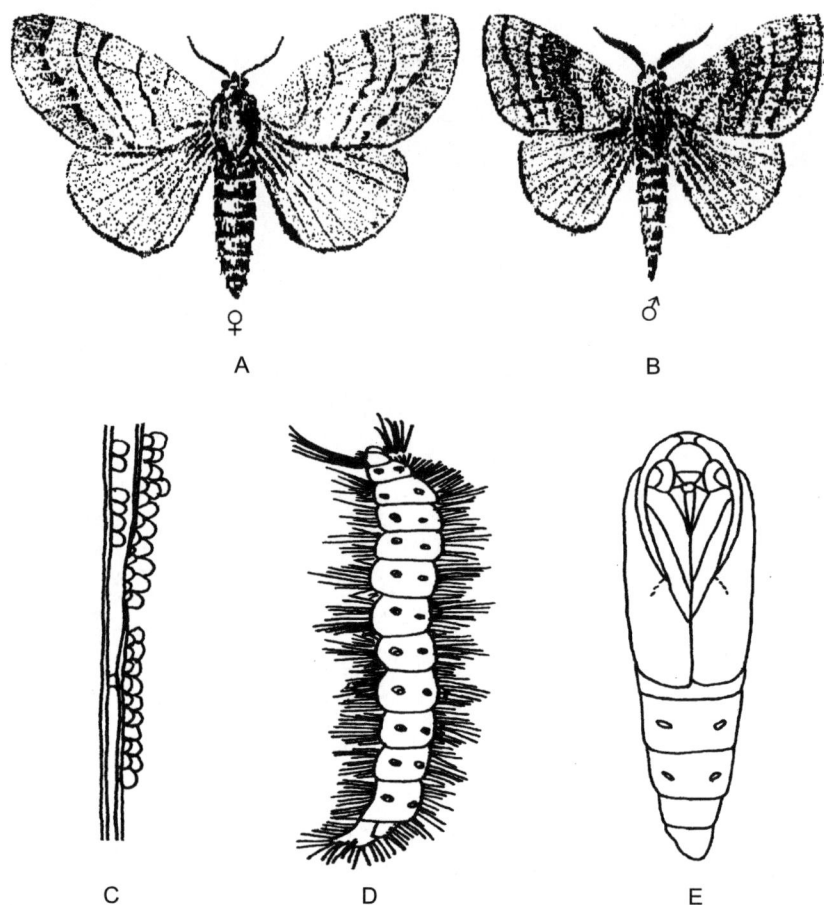

A. 成虫(♀);B. 成虫(♂);C. 卵;D. 幼虫;E. 蛹
图 10-17 鳞翅目昆虫形态特征(马尾松毛虫)

的名称,称为毛序,毛序是幼虫分类的重要特征之一。蛹为被蛹,多为长椭圆形,棕色或褐色,可明显地分为头、胸、腹 3 部分。复眼位于头部两侧,触角基部位于复眼外侧。下唇须两侧为 1 对下颚外颚叶(喙管),其长短因种而异。下颚须位于复眼外侧,一般不外露。胸部自背面观分节明显,通常中胸最大。前足位于

下颚两侧,中足位于前足外侧,后足通常仅露出末端。腹部 10 节,通常仅第 5、6 和 7 节可以活动,第 8~10 节常愈合。第 10 腹节腹面中央的纵裂缝为肛门,周围常略突起。雄虫第 9 腹节的中央有 1 个生殖孔,为一纵裂缝。双孔类雌虫有两个生殖孔,位于第 8 和第 9 腹节中央,前者为交配孔,后者为产卵孔。在很多种类中,两孔连成 1 条纵裂缝,据此可鉴别蛹的雌雄。

8. 膜翅目形态特征(图 10-18) 头部明显,颈部细小,可自由转动。触角形状多变化,通常以雄性为发达,多为 13 节,雌性较短。口器多为咀嚼式,各组成部分的形态构造以及下颚须和下唇须的节数、形状、长短常可作为分类特征。胸部包括前、中、后胸及并胸腹节。并胸腹节是由腹部第 1 节并入胸部形成的,其形状、大小、长短、倾斜度等变化很大。多数种类都具有两对正

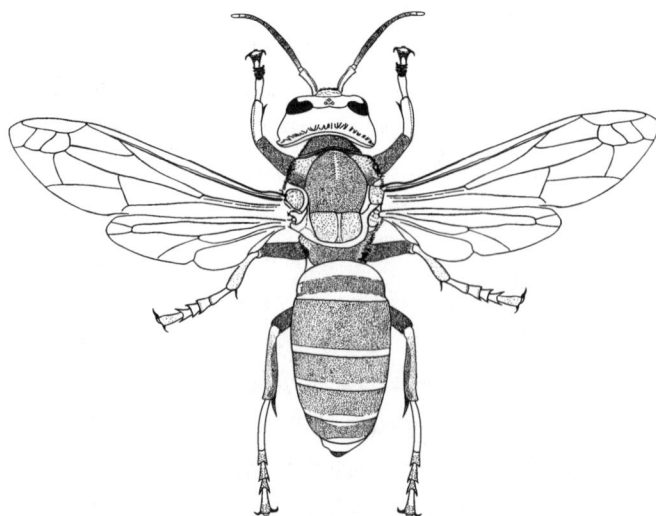

图 10-18 膜翅目昆虫形态特征(金环胡蜂)

(孙长海 仿绘)

常的膜质翅,透明,且前翅显著大于后翅,仅少数种类的翅退化或变短。前翅前缘通常有翅痣,其形状多有变化。翅脉在膜翅目分类中,占有相当重要的位置。腹部通常 10 节,少的只可见 3~4 节。许多种类(细腰亚目)腹部第 2 节缢缩成细柄状,称为腹柄或"腰"。雌虫第 7、8 节腹板变形,形成产卵器,呈锯状、刺状或针状,在高等类群中特化为螫针。雄性外生殖器由第 7、8 腹节腹板及生殖节组成,生殖节主要包括生殖突基节、阳茎、阳茎腹铗及生殖刺突等,部分隐藏于体内,一般种间变异很大,是种类鉴别的重要特征。

一、蚊标本采集与制作

蚊的发育为完全变态,生活史分 4 个时期,即卵、幼虫、蛹和成虫。前 3 个时期生活于水中,成虫生活于陆地。蚊生态习性包括孳生地、成蚊交配、吸血习性、栖息习性、季节消长和越冬等。

1. 孳生地 成蚊产卵的地点即幼虫的孳生地。孳生地的区分在调查和防制上有重要意义。各种蚊虫对孳生环境有一定的选择,可分为 5 种类型:

(1) 田塘型:包括稻田、池塘(水较深,边缘有植物)、湖泊(面积大,水深)、沼泽(水浅,各种水生植物露出水面)等。这类水体孳生的蚊种较多,主要是中华按蚊(*An. sinensis*)、三带喙库蚊(*Cx. tritaeniorhynchus*);赫坎按蚊种团(*An. hyrcanus* group)的蚊种、须喙按蚊(*An. Barbirostris*)、杰普尔按蚊(*An. jeyporiensis*)、菲律宾按蚊(*An. philippinensis*)等多种按蚊以及库蚊中的杂鳞库蚊(*Cx. vishnui*)、三带喙库蚊(*Cx. bitaeniorhynchus*)、凶小库蚊(*Cx. modestus*)、迷走库蚊(*Cx. vagus*)也可孳生。伊蚊中的刺扰伊蚊(*Ae. vexans*)、黄色伊蚊(*Ae. flavescens*)等大量孳生在沼泽中。雷氏按蚊(*An. lesteri*)孳生在稻田、茭白田中。

(2) 缓流型:包括地下涌出泉水、溪流、灌溉沟渠等。这类水体孳生的蚊种有微小按蚊(*An. minimus*)、帕氏按蚊(*An. pattoni*)、林氏按蚊等(*An. lindesayi*),雷氏按蚊、杰普尔按蚊有时也在此类孳生地生长。

(3) 丛林型:包括在树林或灌木丛荫蔽的小型天然积水,如山涧石穴、溪床积水、丛林边缘洼地、蹄印、车辙等小积水,是大劣按蚊(*An. dirus*)的主要孳生地。

(4) 污水型:包括各种生活污水及自然有机污水,如洼地积水、阴沟、下水道、污水坑、污水沟、沙井、稀粪池、积肥坑等,孳生的蚊种以尖音库蚊淡色亚种(*Cx. pipiens pallens*)、致倦库蚊(*Cx. pipiens quinquefascia*)为主,三带喙库蚊有时也在其中孳生。

(5) 容器型:包括积水的人工容器(如缸、罐、坛、桶、盆、碗、瓶、盒、废旧轮胎等)和植物容器(如树洞、竹筒、叶腋、椰子壳等可以积水的部分),是埃及伊蚊(*Ae. aegypti*)和白纹伊蚊(*Ae. albopictus*)的主要孳生地。

在大型的湖水,有鱼和捕食者以及流速快的河流很少有蚊幼虫孳生。但孳生地的选择并不是一成不变,在环境条件发生变化时,蚊的孳生场所亦可发生变化。例如,随着农村和郊区的不断城市化,发现了尖音库蚊淡色亚种、白纹伊蚊和三带喙库蚊同时孳生于同一个下水道口的现象。

2. 成蚊交配 以群舞方式进行,雌蚊飞入舞群与雄蚊完成交配,然后离去。

3. 吸血习性 蚊虫对宿主的选择性因蚊种而异。大劣按蚊、嗜人按蚊、白纹伊蚊、埃及伊蚊、致倦库蚊、淡色库蚊等嗜人血;中华按蚊、三带喙库蚊等偏嗜家畜血。偏嗜人血的蚊可兼吸动物血,嗜吸动物血的也可兼吸人血。蚊的吸血活动除因蚊本身的习性不同外,环境因素如光照、温度、湿度、风力等都对其有影响,尤以温度和光照的关系较大。

4. 栖息习性 雌蚊吸血后即寻找比较阴暗、潮湿、避风的场所栖息,以进行胃血的消化和卵巢的发育。室内多栖于蚊帐内、床下、屋角、门后、墙面及杂物上。室外多栖于草丛、洞穴、树下及人畜房舍附近的农作物中。栖性大致分为 3 类:①家栖型:蚊吸饱血后仍停留室内,待胃血消化、卵巢成熟才飞离房舍,寻找产卵场所,如淡色库蚊、嗜人按蚊;②半家栖型:吸血后稍在室内停留,然后飞出室外栖息,如中华按蚊、日月潭按蚊;③野栖型:自吸血至产卵完全在野外,如大劣按蚊。此分型并非绝对,即使同一蚊种,因地区、季节或环境的不同,其栖性也会改变。

5. 季节消长 蚊的季节消长与温度、湿度和雨量等密切相关。我国气候南北悬殊,各蚊种季节消长亦不同。即使在同一地区的不同蚊种,或不同地区的同一蚊种,也因蚊本身的习性和环境因素的影响而有不同的季节消长情况。如中华按蚊,在长江中下游一带,每年 3 月初出现第一代幼虫,成蚊密度在 5 月起始上升,7月达高峰,9月以后下降;但在我国台湾省每年4月至9月间有两个高峰。我国大多数地区在6~9月是成蚊密度高峰季节。

6. 越冬　在外界温度低于10℃时,蚊虫进入越冬(冬眠)。越冬是蚊对环境变化的一种生理适应,外界不良环境使其生理状态和生长受到抑制,进入休眠或滞育状态。以成蚊越冬的雌蚊表现为不吸血,卵巢停止发育,脂肪体增大,隐匿于山洞、地窖、墙缝、暖房、地下室等阴暗、温暖、潮湿、不通风的地方,不食不动,新陈代谢降至最低点;到次年春暖时,蚊开始复苏,飞出吸血产卵。以成蚊越冬的有致倦库蚊、淡色库蚊、中华按蚊等;以卵越冬的多见于伊蚊,嗜人按蚊也可以卵越冬;以幼虫越冬的多见于清洁水体孳生的蚊种,如微小按蚊,骚扰阿蚊的幼虫也能越冬。在热带及亚热带地区,全年平均温度均达10℃上,蚊虫无越冬现象。越冬机制复杂,受外界因素如温度、光照及内分泌调节、种的遗传性等各种因素的影响。

(一) 蚊标本采集

1. 成蚊采集　成蚊一般喜在阴暗潮湿无风的地方栖息。凡栖息在人房、地下室、牛栏、马厩、猪圈、地窖、土洞、石洞和桥洞等处的成蚊,可用手电照射搜索,发现后即用试管、吸管或吸瓶等捕集;停息在草丛中或树叶上的成蚊,可用扫网扫捕;群舞的成蚊用捕虫网捕。捕集到的成蚊如不需要活体,可用氯仿或乙醚将其麻醉致死。

(1) 试管捕集法:栖息的成蚊可用试管捕集,手执试管后端,轻而迅速地扣向成蚊,当蚊向上飞时,及时用拇指堵住管口,即可捕获。可用棉花将蚊虫塞于管的底部,再用同一管继续捕集,直到捕满为止。棉花球之间应有适当的空间,以免蚊受压。此法较为方便,每管可容成蚊7~8只,但蚊在管内冲击棉球,鳞片容易脱落。为了获得完整的蚊标本,最好每管只装1只,并及时加以处理。

(2) 吸蚊管捕集法(图10-19):采集时将一端漏斗状的管口扣在静息的成蚊上,稍稍移动吸蚊管使蚊子飞动,然后用另一端的橡皮管吸气,蚊即被吸入管内。一个吸蚊管可捕集成蚊20~30只,切勿过多,以免相互碰撞受伤残缺不完整,应及时处理或放入饲养笼中,不宜放置时间过久,以免影响蚊种鉴定及后续饲养。

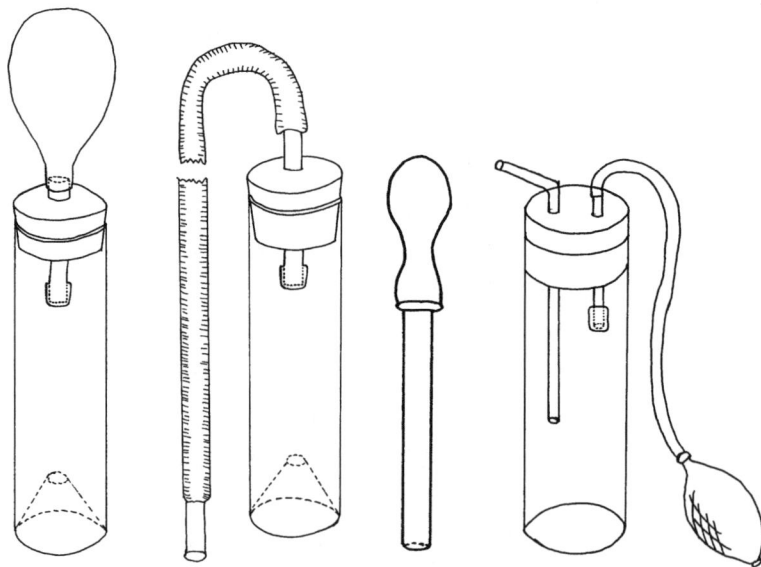

图 10-19　吸蚊管示意图
(李朝品　仿绘)

(3) 吸蚊瓶捕集法(图10-20):使用方法与吸蚊管基本相同,因吸蚊瓶容积较大,每次可捕集较多的蚊虫。

(4) 毒瓶/管捕集法(图10-21):如果不需要采集活的蚊标本,可用毒瓶来收集,只需将毒瓶罩住蚊,蚊便可死去。毒瓶可用广口瓶或管壁较厚的标本管或试管制作。将剪成碎块的橡皮或废旧自行车内胎胶皮置入瓶底或管底,厚2~4cm,加入适量氯仿,用软木塞将瓶口或管内塞紧,待橡皮块将氯仿吸干且饱和后,

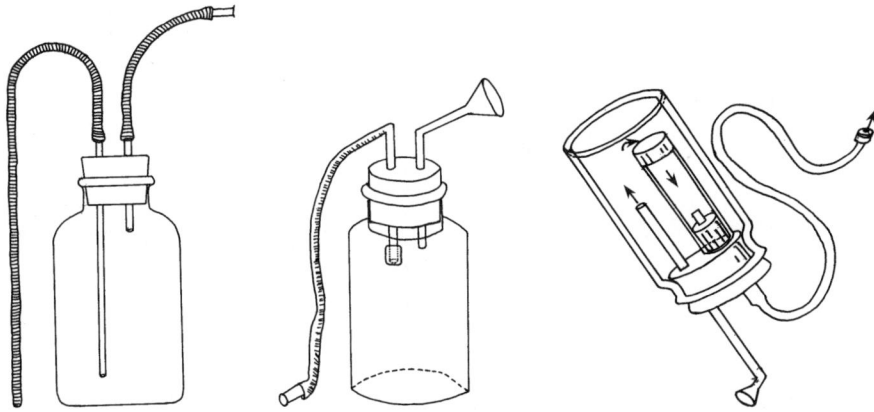

图 10-20　吸蚊瓶示意图

（李朝品　仿绘）

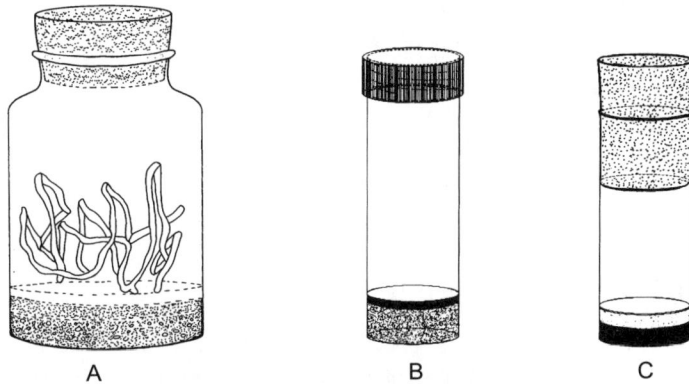

A. 氯仿毒瓶；B. 樟脑粉毒瓶；C. 氰化钾毒瓶

图 10-21　各种毒瓶示意图

（李朝品　仿绘）

将一小块裹着棉花的纱布置于橡皮块上，再加上一片穿有细孔的软木，瓶底再覆上一块白纸，然后管口用软木塞塞紧，即可备用。使用时将软木塞拔去，将瓶口或管口罩住停息着的蚊，待蚊飞入瓶内或管内后，迅速将瓶口或管口塞住。捕杀数只蚊后，将标本移入指形管内。

（5）手持电动捕蚊器（图 10-22）

（6）捕蚊网捕集法：飞翔或停落于草丛、灌木中的成蚊，都须用网捕集。用网捕获后，应及时将蚊虫移入蚊笼。

当采集较大量的蚊标本时，可应用紫外灯和 CO_2 灯等诱捕。诱捕结束后，可将收集袋中捕获的成蚊转移至饲养笼中。长途携带时，应当用湿毛巾遮住饲养笼外围，以维持笼内湿度，并尽量避免日光曝晒和震动，以免蚊虫死亡。如果采集到的成蚊仅仅是制作标本和形态学鉴定，在采集结束后即可用氯仿直接杀死，而不必放入蚊笼中，以免蚊虫在笼内不停地飞撞，致使鳞片掉落影响蚊种鉴定。

2. 幼虫和蛹采集（图 10-23）　采集幼虫或蛹可以得到大量的标本，尤其是较稀有的品种，靠野外采集幼虫和蛹、经过人工饲养羽化才能获得成蚊。各种蚊幼虫有不同的孳生环境，根据不同的孳生地可以采到不同的种类。孳生地类型很多，因此采集的

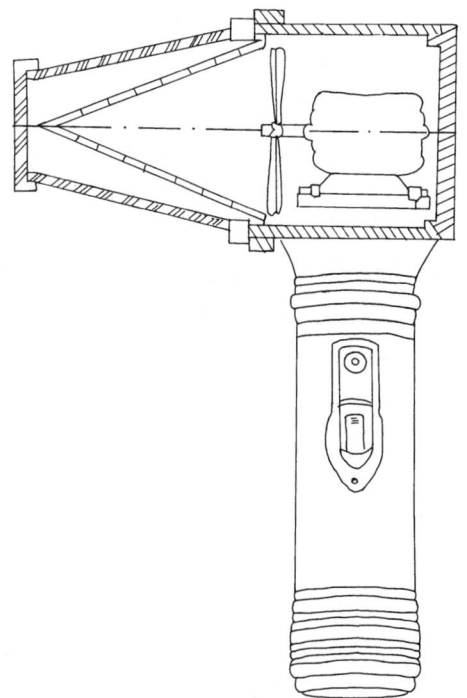

图 10-22　手持电动捕蚊器示意图

（李朝品　仿绘）

方法及使用的器具各异。可用水勺和水网等工具捞取，水勺可用木瓢、铝质水勺、搪瓷水勺以及汤匙，依据积水的情形选用。特制的采集水勺可用白铁皮制成，在其一侧的中部开一小窗，装上网眼很细的铜纱或绢筛。当采集水中的标本时，水可从纱网中迅速漏出，而使已捞取的标本滞留在铜纱或绢筛内。水勺的内面须漆白，在水勺的外侧装一中空的短柄，以便有需要时可插入木棍或竹竿，使能捞取水中或距离较远的水面上的标本。捞取标本后，可用口径较大的吸管，吸取水勺中的标本至广口瓶中，瓶内预先盛入孳生地的水；用水网捞取时，应先将采集到的幼虫和蛹连同水网反向放在搪瓷盘的水中，待幼虫和蛹浸润于水中后，再用吸管移置于广口瓶中。

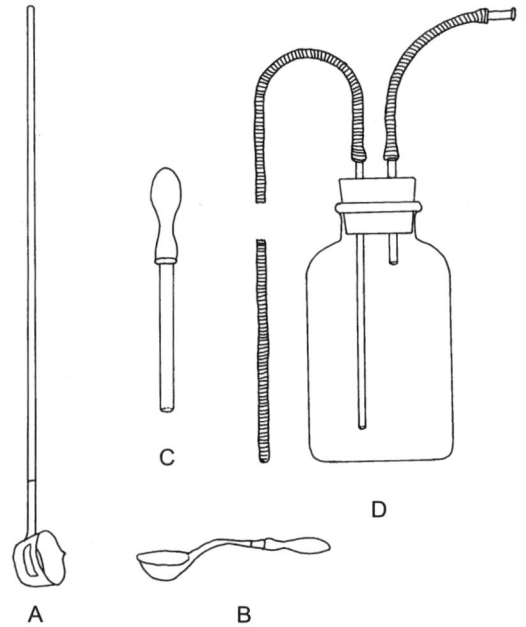

A. 特制勺；B. 普通勺；C. 大口吸管；D. 虹吸管

图 10-23　捞蚊虫幼虫的工具示意图

（李朝品　仿绘）

（1）湖泊、池塘：这类孳生地多半有水生植物生长，尤其是在沿岸。这些水生植物对幼虫来说，是很好的隐蔽场所。可选择不同的地点用水勺或手网去采集。用水勺采取时，手持勺的长柄，沿着岸边有水草的地方缓慢向前推进。注意勺须与水面保持一定的角度，使勺口进入水面 2cm 左右，待勺进水约 3/4 时，小心提离水面，切勿让水溢出。水浅时，可穿长套鞋涉水去捞捕。

（2）沼泽：这类孳生地水较浅，水生植物丛生。采集时可用手网或水勺捞取。在此类孳生地中，尤其要注意蹄迹或小水洼，里面的幼虫往往较多。

（3）河流、小溪：流动的水体、在生长有水草的边缘或弯入形成小水洼的地方，常是幼虫聚集的地方，可用水勺或手持长柄绢筛网逆水流沿岸进行采集。

（4）灌溉沟：这类孳生地的两岸近旁都易生杂草，为幼虫的孳生具备了良好的条件。采集时用水网或水勺均可。在采集幼虫标本时，要注意从沟内向沟外漏出的水或渗出的水在沟旁所形成的小水洼。在这些水洼中往往有很多的幼虫。

（5）水井或储水池：一般可用长柄水杓或水网采集，如水面离地面高或很深时，可用井网进行采集。

（6）树洞或竹筒：在雨季或雨水多的地区，树洞或竹筒常是伊蚊的重要孳生地，也有一些较为特殊的种类孳生。这类幼虫孳生地，可用虹吸管或洗疮器将全部积水吸尽采集幼虫及蛹。或幼虫虹吸瓶来采集（用较大容量的广口瓶配装好软木塞或橡皮塞，在塞子上穿 2 小孔，各插进 1 根小玻璃管，1 根较短，在其外端套上 1 根短橡皮管或塑料管，管端再套上 1 支短玻璃管或大橡皮球，以供吸气之用；另 1 根玻璃管较长，在瓶内的一端离瓶底很近，约 1cm，在瓶外的一端套上 1 根长橡皮管或塑料管，作为插入树洞或竹筒内积水中之用）。采集时手托瓶底，将长橡皮管或塑料管端插入树洞或竹筒的积水中，口衔短的 1 根橡皮管吸气或压缩橡皮球将水吸入瓶中，如瓶内的水将触及短玻璃管的管口时，即将瓶内的水倾入一个较大的容器（如盆）中，然后再继续吸取。直待树洞或竹筒内的水吸干为止，树洞或竹筒内的水吸干后，可能还有幼虫或蛹遗留。可取少量水倾入树洞或竹筒再吸干，如此重复 2~3 次。

（7）石凹、破碗、小罐等积水：其中的幼虫和蛹，可用吸管或滤网采集，也可将全部积水倾入容器内，或配合过滤筛进行采集。

（8）大叶植物：如芋头、芭蕉、香蕉、菠萝等的汁液中也可能有蚊的幼虫孳生，且常有特殊的种类，在采集时应加以注意。

（9）水生植物：曼蚊的幼虫和蛹附在水生植物水面下的茎或根部进行呼吸，故采集曼蚊幼虫和蛹时，可轻拨整株水生植物移置盛有清水的容器中，将水生植物在水中抖动后，可以检取曼蚊的幼虫及蛹，或将拨出的整株水生植物置盛水的容器中带回实验室检查。

不同类型孳生地的幼虫及蛹要分开放置，不可混合放置在同一瓶内（尤其是不同属蚊幼），孳生在水质清而藻类多的幼虫,可在盛幼虫的瓶内加入些水绵或金鱼藻;孳生在暗处的幼虫,在带回实验室的途中忌阳光曝晒;幼虫及蛹移置广口瓶中后,取单层纱布将瓶口覆盖,并取橡皮筋将纱布系于瓶颈,以防蚊蛹羽化为成蚊后飞走。

3. 蚊卵采集 蚊卵可从幼虫的孳生地采集。库蚊卵较易采得,尤其是常见的致倦库蚊和尖音库蚊淡色亚种等。在幼虫多的地方往往可以见到浮在水面的卵块,用水杓采到后再用滤网移置广口瓶内带回实验室。按蚊卵浮在水面,但由于卵很小且是单个的散在水面,不易看见,可用一白色搪瓷盘在孳生地的水中缓慢地刮取水的表层,如发现有卵,即用白绢纱制成的滤网捞出,移至广口瓶中。有时需要用放大镜,检视似按蚊卵的小物体。伊蚊卵沉在水底,并多产在离水面不远的潮湿物体的边缘,例如树洞、小罐的边缘上,以及水坑边的湿土上,因此刮取这些地点的土或水底的泥土残渣,可能获得伊蚊卵,也可将所取得的材料带回实验室置解剖镜下检查。收集到的蚊卵,可将其饲养直至羽化为成蚊保存待用。

(二) 蚊标本制作

蚊生活史标本对形态分类至关重要,而野外采集到的幼虫和蛹需要通过饲养至成蚊来获得幼虫皮及蛹皮标本。成蚊制作成的针插标本,能较好保存成蚊上的鳞片及蚊体色泽,也便于用解剖镜或手持放大镜从任何角度与方位进行观察。蚊卵、幼虫、蛹、幼虫皮、蛹皮和成蚊外部构造及成蚊的部分器官,如蚊胃、雄蚊外生殖器等,均可制作成玻片标本,以便长期保存和观察。

1. 针插标本制作

(1) 双针插法

1) 杀死:将活蚊置于毒瓶或冰箱内,使其在短时间内迅速死亡。

2) 回软:干燥保存的成蚊标本或采集到的干蚊尸,一般都会发脆,很可能一碰就造成触角或跗节断裂,足和翅也不能恢复至所需要的自然姿势,因此在插针之前需要先进行回软。回软时在回软缸中加入适量的 5% 乙醇,滴入几滴甲醛,软化 12~24 小时。判断昆虫是否回软充分,可以用大头针轻轻拨动触角或足,感觉仍比较脆或者僵硬时,需延长回软时间。而加入甲醛,能起到杀死危害蚊标本的各种微生物及腐食性小昆虫作用。

3) 插针:先将白色硬卡片或软木块剪成 0.6cm × 1.0cm 大小,在一端插入 00 号昆虫针,针尖向上。可采用正面插法,即将成蚊置于湿润的棉花上或软木板上,腹面向上,针尖从昆虫胸部腹面中足的中间插入,但注意勿使针尖穿出胸背面;也可采用侧面插法,即使蚊侧面向上,针尖从中胸中间偏右的地方插入,也同样要注意勿使针尖自另一侧穿出。然后取一支 3 号或 4 号昆虫针从纸片或软木块的另一端插入,将纸片或软木块平放在三级台第三级高度(图 10-24A)。

4) 整姿:轻轻向虫体吹气,让蚊翅自然舒展,两侧前翅顶角必须和体躯中轴线垂直,尽可能充分暴露翅与中胸腹侧板等部位特征,尽量保持其自然姿态,并使其外形美观。

5) 干燥:置烘箱中烘干,或放置在安全通风处,自然干燥 1~2 周。

6) 插标签:采用双标签法,分采集标签和鉴定标签。采集标签上需注明标本采集地点、日期、采集人、采集编号等信息。取干燥处理后蚊标本,将 3 号或 4 号昆虫针插入已写好的标签上,放入三级板的第二级小孔内,使标签保持在第二级高度的水平位置上。鉴定标签需写明蚊虫种名、雌雄性别、鉴定人和鉴定日期,将鉴定标签按三级台的第一台高度插在昆虫针上,距离昆虫针底端约 0.8cm。

7) 保存:将制作好的蚊标本分类置入标本盒内,放入樟脑丸及干燥剂,置于避光的干燥处存放保存。

(2) 单针插法:除针插步骤略有不同外,其余步骤与双针插法相同。针插时,先将要制作的成蚊标本放在软木片上,使用 3 号昆虫针从中胸中间偏右的地方插针。将插有蚊的针倒过来,放入三级板第一级的小孔,使虫体背部紧贴板面,调整其上部的留针长度为 0.8cm(图 10-24B)。

(3) 三角纸片法:除针插步骤略有不同外,其余步骤与双针插法相同。用剪刀剪出一个边长 2cm、底边长 0.3cm 的等腰三角形小纸片,在三级台上用 3 号昆虫针穿透三角纸片底边端中间位置,纸片即固定在昆虫针上。在三角纸片的顶端背面沾少许胶水,将针倒转,用带胶水的纸面去接触成蚊标本的中胸盾片侧面,足朝向针方向,将蚊粘贴在三角纸片顶端(图 10-24C)。

2. 干制标本制作(图 10-25) 成蚊除针插法外,也可干制保存在标本瓶或试管中。先在瓶内放少量樟脑粉,上盖一薄层棉花,再铺一层比瓶子或试管管径稍大的滤纸片,放入已干燥处理过的标本。用棉纸或擦镜纸包裹棉花轻轻塞在蚊虫标本上面,注意不能压住标本,也不能直接用棉花塞,以免棉花纤维缠住标本。用软木塞塞好瓶口并蜡封,在瓶身上贴上标签,存放于干燥避光处即可。

3. 玻片标本制作

(1)成蚊整封制片(图 10-26)

1)加拿大树胶法:①前期处理:将活蚊麻醉致死后,直接浸于 70% 乙醇中固定,漂洗后移入 10% 氢氧化钾内浸泡;干燥保存的标本,须先用

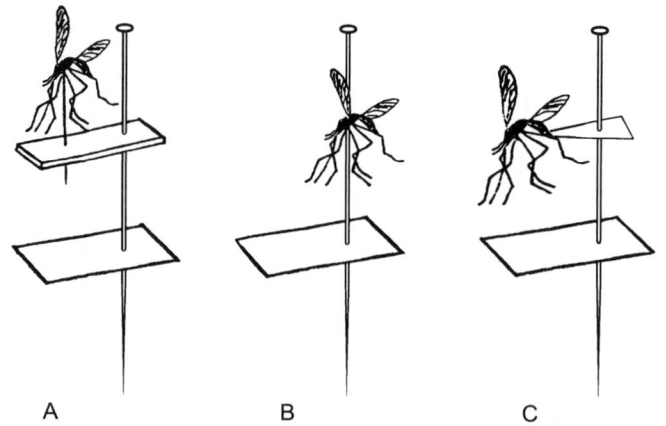

A. 双针插法;B. 单针插法;C. 三角纸片法

图 10-24 蚊针插标本

(李朝品 仿绘)

70% 乙醇浸湿、漂洗后再移入 10% 氢氧化钾内浸泡;已在乙醇或福尔马林液中固定保存的标本,先用清水洗涤数次,然后再移入 10% 氢氧化钾内浸泡,使蚊体内部软组织溶解并使几丁质色素减退,浸泡时间为 6~8 小时或更长,视标本情况而定;②水洗:吸出氢氧化钾,换入水洗 2~3 次,每次 30 分钟;③脱水:将蚊标本依次经 30%、50%、60%、70%、80%、90%、100% 各级乙醇脱水 30~60 分钟;④透明:加入冬青油或二甲苯,透明 15 分钟左右;⑤封片:当标本在冬青油内透明变硬后,用解剖针小心将其移至玻片上,加 1~2 滴加拿大树胶,用解剖针整理好姿势,一般采用侧面向上,这样可以看到蚊身体各部的构造,盖片封固、晾干即可。

2)阿拉伯胶氯醛法:这类封固剂以普里氏(Puri)及霍尔氏(Hoyer)两种配方最为适用(表 10-1),尤以霍尔氏配方为好,其优点是标本无需脱水。前期样本处理同加拿大树胶法。水洗后,将蚊标本直接置于玻片上,滴加普里氏或霍尔氏液,盖片封固即可。数小时内即可透明。烤干后,再用磁漆指甲油封固盖玻片四周,以免吸收水分,这在天气潮湿的地方尤其重要。

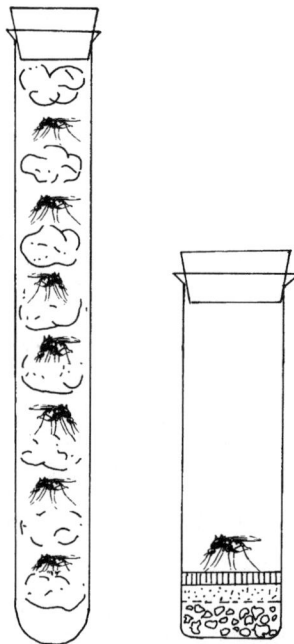

图 10-25 试管干制蚊标本

(李朝品 仿绘)

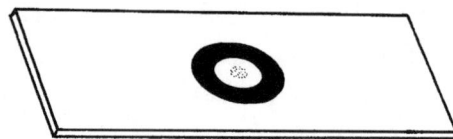

图 10-26 玻片标本示意

(李朝品 仿绘)

表 10-1　普里氏液与霍尔氏液配方

	阿拉伯胶/g	蒸馏水/ml	水合氯醛/g	甘油/ml	冰醋酸/ml
普里氏液	8	10	30	7	3
霍尔氏液	30	50	200	20	0

配制方法:将阿拉伯胶块研磨成粉状(易溶于水),放入小烧杯中,加蒸馏水,置80℃水浴,搅拌,待胶完全溶解后,加入水合氯醛,溶解后,依次加入甘油和冰醋酸,继续搅匀,薄棉过滤,置50~60℃恒温箱内,过夜即可使用。

(2)蚊头部及口器制片:用于制作蚊头部及口器的标本,最好采用刚麻醉致死或浸湿固定的蚊虫,而干燥保存的蚊须先用70%乙醇浸泡。在解剖镜下用解剖针或虹膜刀沿蚊颈处切下头部,置于10%氢氧化钾溶液中浸泡数小时至复眼呈橘黄色。充分水洗后经30%、50%、60%、70%、80%、90%、100%各级乙醇脱水30分钟。冬青油透明后用加拿大树胶封片。若须观察口器里的结构,可将头部浸入冬青油中,用细解剖针在解剖镜下轻轻拨动下唇,使上颚、下颚、上内唇与舌等结构分开。然后,将头部放在一张滴有少量中性胶的玻片上,用针小心地将口器里甲齿等结构排列整齐,再将玻片置于透明塑料盒或9cm的培养皿内。待胶基本干后,添加一小滴中性胶,即可加盖玻片封固。

(3)蚊翅制片:选择鳞片完整的蚊翅,在解剖镜下用虹膜刀或解剖针自翅基处切下,将翅置于载玻片上,先加一滴二甲苯使之透明,然后加一滴加拿大树胶,即可盖玻片封固、晾干。

(4)雄蚊外生殖器制片:雄蚊外生殖器在鉴定虫种时很重要。解剖镜下沿雄蚊腹部第7节或腹部最末2~3节处剪切下外生殖器。若是干燥保存的标本须经回软处理后才能剪切。将剪下的外生殖器置于小平皿内,加70%乙醇浸泡2分钟,吸出乙醇后,加入10%氢氧化钾溶液浸泡半天至透明为止。充分水洗去除氢氧化钾后,再经30%、50%、60%、70%、80%、90%、100%各级乙醇脱水,冬青油透明后,加拿大树胶封片即可。

(5)雌蚊食窦甲制片:食窦甲为库蚊属雌蚊鉴别的重要特征之一。用新鲜标本或针插标本均可。若是陈旧标本须先经清水或乙醇浸泡半天后才能用于后续制作:①用小剪刀将雌蚊头部剪下,浸泡于70%乙醇中10分钟,再移入10%氢氧化钾溶液中4~12小时,直至标本透明为止;②充分水洗去除氢氧化钾;③将标本移入盛有盐酸复红染液的染色皿中,染色1~4小时;④置解剖镜下解剖:一手持解剖针压住蚊头部一侧复眼,另一手持针剔去触角、触须、复眼及头部两侧肌肉;此时要注意观察露出的灯泡状咽泵,小心除去咽泵周围的肌肉,然后顺着咽泵向前寻找唇基下方的食窦甲;小心剥去唇基和喙的下唇部分,暴露出咽泵、食窦泵和舌部,之后将咽泵柄部和食窦泵分离即露出食窦甲;将食窦甲剔出移入干净的载玻片上,直接用桃胶液或Puris液封片;如用加拿大树胶封片,须按常规将标本经30%、50%、60%、70%、80%、90%、100%各级乙醇脱水和冬青油透明后再封片。

(6)蚊胃制片:

方法一(染色法):①将解剖出来的蚊胃(解剖方法详见蚊胃解剖与观察,图10-28),移置于载玻片上一小滴生理盐水中,盖上盖玻片;②加一滴新鲜配制的鲍氏固定液(Bouin's fixative)于盖玻片一侧边缘上,然后立即用滤纸放置于盖玻片另一侧边缘,吸去盐水的同时将鲍氏固定液吸入;③待固定液与蚊胃接触5分钟后,用针尖挑开盖玻片。此时蚊胃多黏附于盖玻片或载玻片上,但亦有不黏附的;对黏附的胃,之后的步骤连同所附的盖玻片或载玻片一起处理;没有黏附的胃,用滴管吸取,移入染色皿或小玻璃管中,然后以毛细吸管吸去多余液体;④蒸馏水清洗蚊胃后再浸入蒸馏水中2小时,充分洗净固定液中的苦味酸(Picric acid);⑤将蚊胃浸于稀释10倍的梅氏酸性矾紫染剂(Mayer's acid haemalum)1小时,此染色剂可使胃壁上囊合子着色;⑥将蚊胃浸洗于自来水中,洗去过剩的染剂,浸至变蓝;⑦依次浸于50%、70%、85%、95%及100%乙醇中脱水15~30分钟;⑧浸于石炭酸二甲苯(Carbol-xylene)数分钟至蚊胃透明;⑨加拿大树胶封片。

方法二:在改良斯卫氏剂(Swellengrebel's medium)中解剖蚊,另取一载玻片滴一小滴斯卫氏剂,将解剖出来的蚊胃置于斯卫氏剂中,加盖玻片,用滤纸在盖玻片边缘吸去过剩的斯卫氏剂,将封蜡溶化,涂抹于盖玻片与载玻片相接触的边缘四周进行封固。

卵囊染色后进行褪色时,应时时观察褪色进程,适可而止,以保持标本色泽鲜明、结构清晰。

(7)蚊涎腺制片法:蚊涎腺解剖见后面的蚊涎腺解剖与观察(图 10-27),标本制作方法可参照上述蚊胃标本制作方法二进行。若要制作染色标本,则小心地揭去盖玻片,将盖玻片翻转,待载玻片与盖玻片上含有涎腺的液体干燥后用吉姆萨或瑞氏染液染色。

吉姆萨染色法:①滴加甲醇于载玻片和盖玻片上含有涎腺的盐液干燥膜层上以固定、干燥;②将载玻片及盖玻片浸没于新鲜配制的吉姆萨染液中(1 滴吉姆萨染液加 1ml 蒸馏水),染色 30~60 分钟,水冲洗 10~20 秒,自然晾干;③选择载玻片上无膜层处,加 1 滴加拿大树胶,将染色后的盖玻片覆盖于其上,而载玻片上染色后的膜层处不必加盖玻片。

瑞氏染色法:①滴加染剂于载玻片和盖玻片上含有涎腺的盐液干燥膜层上,染色 60~90 秒;②滴加等量的蒸馏水,继续染 3 分钟,弃去染液;③用水冲洗载玻片及盖玻片 10 余秒,自然晾干;④选择载玻片上无膜层处,加 1 滴加拿大树胶,将染色后的盖玻片覆盖于其上,而载玻片上染色后的膜层处不必加盖玻片。

(8)蚊卵制片法:保存在 70% 乙醇中的蚊卵可直接经 80%、95% 及无水乙醇脱水。由于卵壳较致密,在各级乙醇中脱水时间稍延长,一般 3~4 小时。冬青油透明后,加拿大树胶封片即可。

(9)蚊幼虫制片

1)树胶酚封片法:①用 50~60℃热水将蚊幼虫杀死;②于 Kahle 液中固定 24 小时左右,Kahle 液配方:福尔马林、5% 乙醇、冰醋酸、蒸馏水按体积比 6∶15∶1∶30 配制混匀;③脱水:75% 乙醇中浸泡 10 分钟,后换入 95% 乙醇中 15 分钟;④树胶酚封存:树胶酚是将加拿大树胶溶化在液体酚中制成。

2)加拿大树胶法:温热水杀死蚊幼,75% 乙醇固定 24 小时,85%、95%、100% 梯度乙醇各脱水 30 分钟,加入冬青油或二甲苯,透明 15 分钟左右,加拿大树胶封片。

(10)蚊幼虫皮制片:收集蚊幼虫化蛹时的蜕皮,保存于 70% 乙醇中以备用。制片时,将皮连同保存液一起倾入玻璃皿中,吸弃保存液换以清水。取大口径吸管吸取幼虫皮置玻片的中央,解剖镜下用解剖针仔细拨动幼虫皮,除净污物,将其展示清楚无皱褶,然后用滤纸吸干,加 1 滴 95% 乙醇使皮变硬后,加 1 滴清水洗去乙醇,吸净水分后再加无水乙醇完全脱水,吸弃乙醇。冬青油透明后,加拿大树胶固封。如用针将幼虫皮由腹面中内切开摊平,这样在封片后背面或腹面的毛更清楚可辨。

(11)蚊幼虫脑染色体制片:采用加热涂片法制备中华按蚊有丝分裂核型步骤如下:①将四龄幼虫在 0.086% 秋水仙素溶液中 25℃ ±2℃养 3 小时左右;②解剖脑神经节:取一张干净玻片,滴加一小滴低渗液(0.075mol/L KCl),将幼虫放在低渗液内,把幼虫头部自胸部分离开来,用扁平的钢针压挤头部背面的表面,使脑组织从头囊的后部挤出,解剖出的脑神经节放在低渗液内 30 分钟;③固定:用新鲜配制的固定液(甲醇∶冰乙酸按体积比 3∶1 配制)处理 30 分钟(中间更换 1 次固定液);④软化:用 50% 醋酸软化脑神经节并充分分散神经节细胞;⑤烤干:在 50℃电热板上烤干,即制成加热涂片标本,然后可进行核型、C 带和 G 带染色。

核型标本:上述涂片用 pH6.8 磷酸缓冲液按 1∶10 稀释的 Giemsa 染液染色 30~60 分钟,自来水冲洗,空气干燥即可观察。取外形、分散良好的核分裂象照相。

C 带:按照 Marchi(1980)方法作适当改进。上述涂片至少放置 5 天以上,在室温下置于 0.2mol/L HCl 中处理 1 小时,再用 5% Ba(OH)$_2$ 溶液 52℃处理 1 分钟,然后放入 2×SSC 溶液中 67℃处理 1 小时,Giemsa 染色,方法同上。

G 带:按照 Seabright(1971)方法作适当改进。上述涂片放置 2~3 天,在 0.85%NaCl 配制的 0.025% 胰蛋白酶中消化 10 秒(置 25℃左右室温中),放入 95% 乙醇中漂 2 分钟,空气干燥后 Giemsa 染色,方法同上。

(12)蚊幼虫唾液腺多线染色体标本制备:染色体经过多次复制但并不分开,形成了 1 000~4 000 根染色体丝的拷贝,称多线染色体(polytene chromosome)。这种染色体比普通染色体大得多,因而也称为巨大染色体(giant chromosome)。它所在的细胞在此过程中处于永久间期阶段,不分裂,因而随着复制的不断进行,核体积不断增加,细胞的体积也相应增大。存在于双翅目昆虫的幼虫组织内,如唾液腺、气管等。

中华按蚊幼虫唾液腺多线染色体标本制备步骤:①取活体中华按蚊 4 龄幼虫放在吸水纸上,吸取多余水分,将幼虫放入卡式固定液(甲醇:冰石酸按体积比 3∶1 配制)处理,可置于-20℃长期保存;②取上述已固定好的幼虫,放在载玻片中间处,滴入几滴卡式固定液,让幼虫始终处于卡式固定液环境中,体视镜下解剖;③用解剖针轻轻将幼虫头部去除,保持幼虫胸部的完整;④将解剖针插入幼虫胸部角质层下面,沿胸部中线处缓慢的由上到下剖开,将幼虫胸部完全打开;⑤在胸部两侧的中央偏上处看到两个呈葫芦状的唾液腺,用解剖针轻轻将其挑出,移走幼虫余下部分和杂质,仅保留两个唾液腺在载玻片上;⑥在唾液腺上滴一滴 50% 丙酸溶液,盖上盖玻片,将吸水纸覆盖在盖玻片上,用铅笔的橡皮端轻轻在盖玻片上敲打,以使唾液腺中多线染色体尽量分散开;⑦用液氮处理制作完成的载玻片,并小心去除盖玻片,随后进行脱水处理:放入盛有 50% 乙醇溶液(-20℃冰箱存放)的玻璃染色缸中 4℃冰箱处理至少 4 小时,之后 70% 乙醇溶液(4℃冰箱存放)4℃处理 5 分钟,90% 乙醇溶液(4℃冰箱存放)4℃处理 5 分钟,100% 乙醇溶液(常温存放)常温处理 5 分钟;⑧显微镜下观察染色体展开情况,选取较好的玻片标本留下备用。

(13)蚊蛹和蛹皮制片:方法与幼虫和幼虫皮制片相同。 另外,也可在玻片上封制临时标本,供立即镜检。封制方法较简单,根据种类、发育时期及虫体内外构造的性质特点,选用水、生理盐水、甘油、酒精、纯石炭酸、乳酚(lactophenol)、甘油凝胶(glycerine jelly)、水合氯醛剂(chloral hydrate medium)或乳水合氯醛(lacto-chloral)等任何一种适宜的试剂或水。将上述试剂的一种或水,加一滴于载玻片上,将待检标本移置其中,加盖玻片即可。例如,蚊幼虫被杀死后即可封制于水、水合氯醛或乳酚中;成蚊的雄外生殖器可封于纯石炭酸或乳水合氯醛中。临时标本待检完后,仍可浸于保存液中收藏。

4. 活体标本解剖与观察

(1)按蚊涎腺解剖与观察:解剖按蚊唾腺的主要目的,是查验有无疟原虫子孢子的感染。将已去翅、足的蚊体头部向下,放在载玻片上。步骤:在解剖镜下,左手持解剖针刺入胸部固定虫体,右手将针压住头颈部徐徐剥离,唾液腺即可随着头部的牵引而露出(图 10-27)。如中途中断唾液腺未能拉出,可用针压挤胸部或用针拔除胸肌,小心找出唾液腺。唾液腺一经拉出,便可用针在靠近蚊头部处划断,将唾液腺完整分离出来,滴加一小滴生理盐水,盖上盖玻片镜下检查。呈新月形或纺锤状的子孢子在无染色情况下,可见特殊的轻缓的微弯运动,感染量多时比较明显。检查子孢子时,应注意勿与鞭毛虫或细菌相互混淆。这三者固然各有其形态特征,但最容易区别的是它们的运动。子孢子能作左右扭动或蜷曲运动,而鞭毛虫则作快速向前后游动且能蠕动变形,细菌则常随液体流动。无论在盐水中镜检是否查见子孢子,最后必须轻压盖玻片以压碎涎腺,使腺内可能有的子孢子体逸出。若在生理盐水中加少量亮甲酚蓝或美蓝液,唾液腺略带蓝紫色,则更好识别。

(2)蚊胃解剖与观察(图 10-28):解剖雌性按蚊胃主要是检查有无疟原虫卵囊。步骤:①将已去翅、

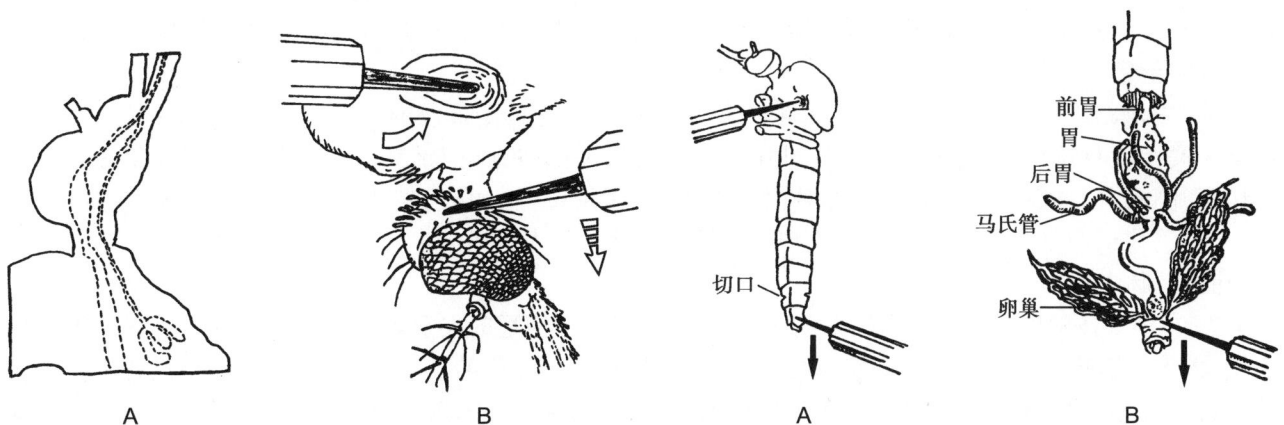

A. 唾液腺在蚊胸部的位置;B. 左手持解剖针固定蚊胸部,右手持解剖针轻轻向下慢慢拖拉,唾液腺即可被拉出

图 10-27 蚊唾液腺解剖示意图

(李朝品 仿绘)

A. 切口位置;B. 胃与相邻器官

图 10-28 蚊胃解剖示意图

(李朝品 仿绘)

足或已解剖过唾液腺的蚊,移置于载玻片另一端的生理盐水中,胸部向上,腹部向下;②在解剖镜下,左手持解剖针刺入胸肌固定,右手持针将第 7 腹节两侧划破,注意只割破外骨骼,不要伤及内部组织;③右手将针压于腹部末端慢慢向下拉,依次拉出生殖器官和消化道;若消化道中途被拉断,改用针划破腹壁,将胃及卵巢拉出;④将与蚊胃相邻的器官如马氏管、卵巢等割断,胃移置于另一载玻片上的一小滴生理盐水中,加盖玻片镜下观察。当蚊胃压在盖玻片下而囊合子位于胃的侧缘时,囊合子自胃的边缘突出极易察见。因此当蚊胃感染囊合子较少时,用解剖针轻轻推动盖玻片的边缘,使胃滚转,这样翻转的胃可能逐步暴露出侧面结构,更易于查见囊合子。许多物体如胃细胞、脂肪滴和酵母菌最常见于胃内外,须与真正的卵囊区别开来。此外,卵囊不随着盖玻片的推动而脱离胃部,其他物体则均可离开原位。

（3）蚊体内丝虫的解剖操作:①用捕蚊管吸取笼内捕集的雌性成蚊,氯仿或乙醚将蚊虫麻醉后,解剖镜下鉴定其蚊种和种型;经鉴定的蚊虫用小镊子去其腿翅,置予编号的载玻片上,载玻片上分别滴 3 滴 0.6% 盐水,盐水滴间距离不能太近,否则容易相互混合;②解剖镜下用解剖针将已放于载玻片上蚊虫的头、胸、腹 3 部切断,分别移列 3 滴盐水中,再用解剖针将其每一部分充分撕碎(胸部解剖时,应按胸肌的排列方向顺次撕开),然后盖上盖玻片;③显微镜下检查,观察幼丝虫的各期(第一期幼虫即腊肠期,第二期幼虫即感染前期,第三期幼虫即感染期)并鉴定虫种及计数,及时记录;④如欲保存标本,则于盖玻片四周以石蜡或快干胶封固,可作暂时保存,或者先将盐水滴在玻片上,使盖片浮动,然后用解剖针将盖片挑开,以毛细管吸取幼丝虫置于 Bless 氏液中,固定保存即可。

（三）蚊标本制作注意事项

1. 含有饱餐吸血的活体蚊虫,最好留养一段时间,待其血餐消化完全后再处理制做标本;成蚊制片前应禁食一天,以免因吸食过饱而影响标本清晰度。

2. 制作成蚊针插标本时,因成蚊体型较小,应选用细而短的针。最好在蚊被处死后立即制成针插标本;若蚊死亡时间较长,已干燥变硬,在用针插入之前应先使虫体软化,以免针插时造成虫体毁损;如果蚊体太过脆硬,不能承受针插,可考虑用三角纸片粘贴法。

3. 插针时,应在距离昆虫针针尖上端约 1/4 长度留下空位,便于手持;下面约 3/4 的长度,可穿入标注有资料的纸片;直接插入昆虫体的针,均宜采用不锈钢针,以免生锈时损坏虫体;在针插或胶粘数个同一种类的昆虫标本时,应选择在各昆虫胸部不同的部位将针插入或将三角尖的尖端在各昆虫胸部不同的部位胶粘,这样,胸部表面某一处的构造因针插被破坏或粘着被遮蔽时,可在另一标本上观察。

4. 制作玻片标本,操作时要注意应在同一个有盖的小玻皿内进行,更换液体时用吸管先将皿内液体吸出,再吸取其他液体放入皿内,切勿将标本从一个玻璃皿移入另一个玻璃皿中,以免损坏标本;注意动作务必轻柔,尽可能避免损伤体毛和鳞片。

5. 蚊卵制片过程中注意:蚊卵在制成片后极易收缩,按蚊卵的浮囊可能会脱离;库蚊卵用阿拉伯胶类封藏液封片,初封时会有收缩现象,随时间延长可慢慢恢复至原来的形态;伊蚊卵最好经过 10% 氢氧化钾溶液浸泡至呈深棕色再制片。

6. 蚊幼虫制片中,因蚊幼体壁薄,一般不须用 10% 氢氧化钾溶液浸泡;如已用 70% 乙醇固定,可直接用下一高浓度梯度的乙醇脱水;幼虫腹部第 7 节之后的侧面在分类上很重要,可在腹部第 6 和第 7 节之间切开,侧面向上封片;若虫体较厚,封片时可在虫体的两侧垫上小条盖玻片,高度与幼虫厚度相仿再行封片;幼虫消化道内常含有许多食物,对检视背板结构不利,可先将活幼虫放入 1% 硫酸镁溶液内 1 小时左右,除去其肠内食物后再制片。

7. 在中华按蚊幼虫唾液腺多线染色体整个解剖过程中,应适时向载玻片上滴加卡式固定液以防虫体干燥,太干会影响组织拖拉顺畅造成断裂;在敲打过程中,应上下垂直用力,不要移动或搓动盖玻片或载玻片,敲打后可立即在显微镜下观察染色体伸展情况,敲打的次数和力量,可根据显微镜下观察到的染色体伸展情况而定。

8. 进行蚊体内丝虫解剖时,每解剖一个部位后应把解剖针擦干净,再进行另一部位的解剖,以避免人为的污染导致假阳性结果。

9. 蚊蛹制片操作中注意:较大的蛹需经 10% 氢氧化钾溶液浸泡以去除内部组织后再制片;为了显示

整个蛹的形态,常需要侧面向上整个封存;亦可将蛹头胸部与腹部切断,头胸部侧面向上,腹部背面向上封片;蛹体较厚,封片时应在盖玻片四周垫以碎玻片。

10. 在制片过程中,应尽量避免坚硬物与虫体标本的直接接触及标本的移动,以免损伤致体毛和鳞片脱落;切勿将标本从一个玻璃皿直接移入另一个玻璃皿中,以免损坏。

11. 常用的标本透明剂有二甲苯、丁香油或冬青油等,二甲苯的优点为透明力强而快,易与加拿大树胶相合,缺点是易使标本变硬、变脆、标本收缩及变形等。丁香油和冬青油则透明较慢,且不易与加拿大树胶相合,但二者可使标本柔软,移动时不易破裂。

12. 标本制成后,贴上标签,标注采集地点和采集时间,留取空白处,待鉴定后添补该昆虫的种名。

(四) 蚊标本的形态特征

蚊虫的外部形态是分类鉴别的重要依据。蚊与其他双翅目昆虫在形态上的主要区别:①喙细长,比头部长数倍,适于吸食液体食物,属刺吸式口器;②翅脉特殊,翅脉与翅缘覆有鳞片;③足细长,被以鳞片;头、胸部以及多数种类的腹部也有鳞片;体表覆盖鳞片的形状和颜色不同,形成不同的体色、斑点、条纹等,可作为分类鉴别特征;④幼虫胸部比头部和腹部宽大且不分节。

按蚊属、库蚊属和伊蚊属是重要传病媒介,下面简要介绍这三属蚊主要鉴别特征(图 10-29)。

1. 三属蚊成蚊主要鉴别特征

(1) 按蚊属(*Anopheles*):①雌蚊和雄蚊的触须和喙约略等长,但雄蚊的末端两节膨大,向外曲折,并且仅第 4 节(末端第 2 节)生有丛毛;②小盾片的后缘呈圆弧状,后缘毛均匀分布(图 10-30);③多数种类腹节背板无鳞片,如有鳞片,也不会紧密地覆盖全节;④翅多分布有黑、白斑;⑤雄尾器的抱肢基节背基内叶不发达,仅有粗大的亚基刺;载肛片为膜质叶片;阳茎结构简单,管状,末端通常有叶片;小抱器发达,分为背叶(外叶)和腹叶(内叶)(图 10-31);⑥除了极少数的种类(如库态按蚊)以及在严寒时越冬的雌蚊,栖息时(停落姿态)身体与喙成一直线,与停落面形成一个 45° 左右的斜角。

(2) 库蚊属(*Culex*):①雌蚊触须甚短,短于喙之半,雄蚊则比喙长;②小盾片的后缘呈三叶状,后缘毛分布在凸叶上(图 10-30);③食窦弓内凹,一般具弱中突;④翅多无黑白斑,翅鳞通常全部暗色,有些种类可杂有暗鳞而形成麻点或杂有密集的淡鳞形成斑点或条纹;⑤库蚊雄尾器的抱肢基节仅有发达的亚端叶,其上常有棒状或叶片状毛着生;具骨化的肛侧片,其末端形成刺冠;阳茎复杂,两侧骨化分支多;无小抱器;⑥栖息时身体与喙成一角度,与停落面平行。

(3) 伊蚊属(*Aedes*):①雌蚊触须长不及喙的一半,雄蚊触须与喙等长;②两前胸前背片远离;中胸盾片通常覆盖窄鳞,后背片光裸;③无气门鬃,但有气门后鬃(除艾蚊亚属外);④翅多无明显白斑,但在暗鳞中可杂生有白或淡色鳞,或前缘脉基部有白斑;多数纵脉 6 长,末端终止处明显超过纵脉 5 分叉水平;⑤雄尾器抱肢基节的背基内叶和端叶常发达,并常生有粗刺或各种形状的刚毛;载肛片两侧具骨化的肛侧片;小抱器多数发达,末端长臂状或刀叶状(图 10-32)⑥前足和中足跗节 1 比其余 4 节总和为短,跗节 4 比跗节 5 长;⑦栖息时身体与喙成一定的角度,与停落面平行。

2. 三属蚊蛹主要鉴别特征

按蚊属:呼吸管短而末端膨大似漏斗,有裂隙;尾鳍毛及副尾鳍毛前后排列(图 10-33A)。

库蚊属:呼吸管细长,口小,无裂隙;尾鳍毛及副尾鳍毛(或缺一)并列(图 10-33B)。

伊蚊属:呼吸管口呈三角形,无裂隙;仅具尾鳍毛。

3. 三属蚊幼虫主要鉴别特征

按蚊属:部分腹节具 1 对掌状毛,分布左右两侧;无呼吸管,有 1 对气门;浮在水面时,身体和水面平行。

库蚊属:有呼吸管,细长,有 2 对呼吸管毛,倒垂于水面下,与水面成角度。

伊蚊属:头有下颚缝;触角不分节;呼吸管粗短,有梳齿,具 1 对呼吸管毛 1-S(有的具少数不明显附生毛),位于基部 1/3 之后;腹刷 4-X 至少具 3 对毛,倒垂于水面下,与水面成角度。

4. 三属蚊卵主要鉴别特征　按蚊属蚊卵呈舟形,两侧有浮囊,单个散在浮于水面。库蚊属蚊卵呈圆锥形,无浮器,单次所产卵聚集成筏,浮于水面。伊蚊属蚊卵多呈橄榄形,无浮器,产出后单个分散,沉于水底(图 10-34)。

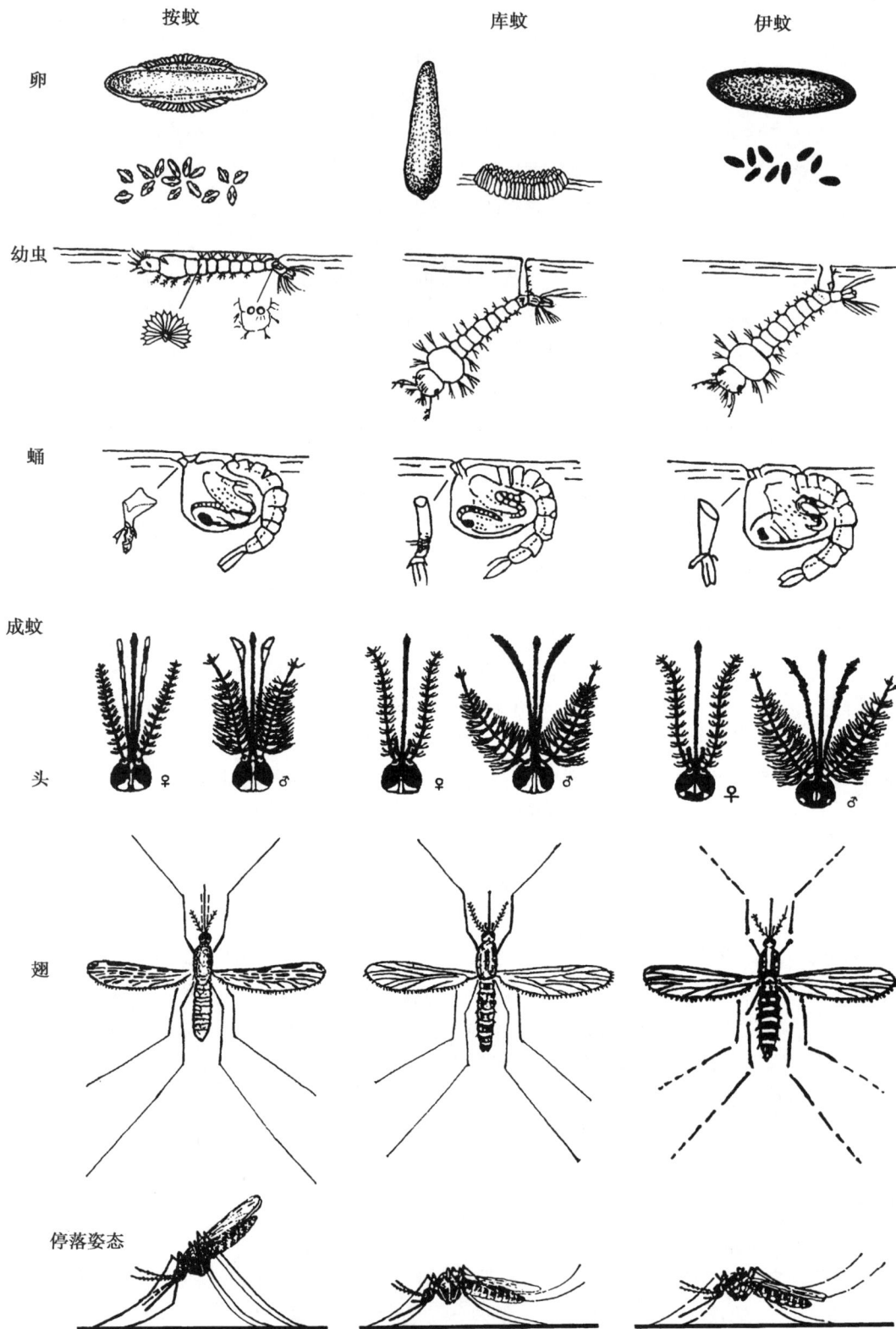

图 10-29 三属蚊主要鉴别形态特征

（仿 中山医学院）

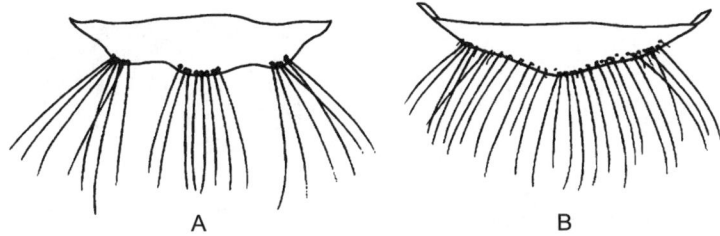

A. 库蚊;B. 按蚊

图 10-30　库蚊属与按蚊属小盾片

（李艳文　仿绘）

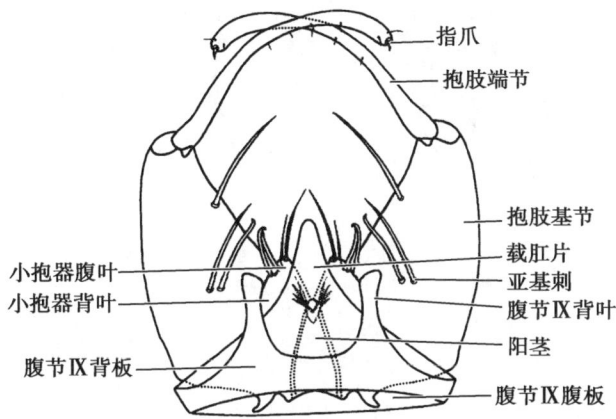

图 10-31　按蚊雄性（♂）尾器

（李艳文　仿绘）

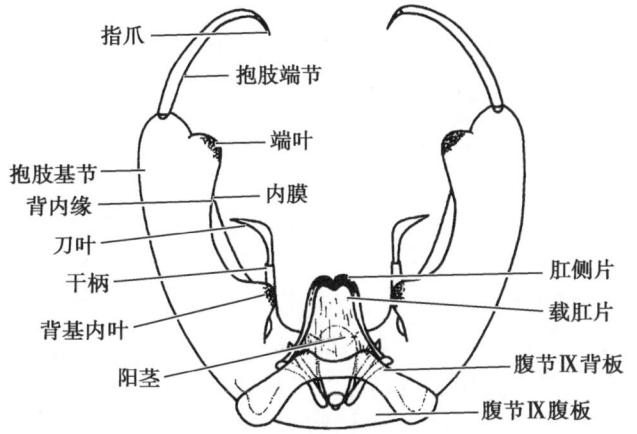

图 10-32　伊蚊雄性（♂）尾器

（李艳文　仿绘）

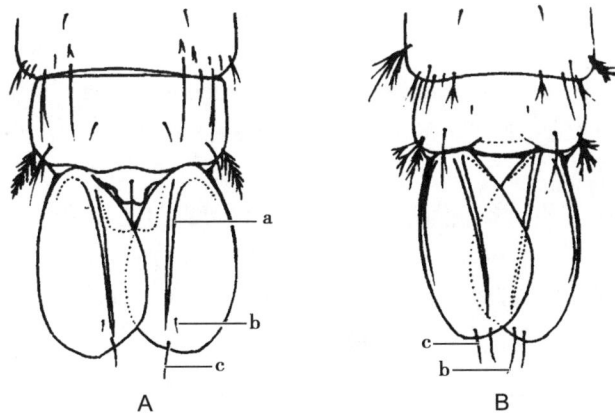

A. 按蚊;B 库蚊

a. 尾鳍中肋;b. 副鳍毛;c. 尾鳍毛

图 10-33　按蚊与库蚊蛹体末节形态特征

（李艳文　仿绘）

（五）蚊标本保存

1. 在标本盒及玻璃管内须加入樟脑丸、木榴油等防腐剂来保证昆虫盒的密封及干燥,防止保存在昆虫盒内的标本霉变或被虫蛀。

2. 成蚊采到后如不进行饲养,一般用氯仿熏死,用干制法保存。用于制作玻片标本的成蚊可固定和保存在 70% 乙醇中。

3. 蚊卵除玻片制片保存外,还可直接保存于 5% 福尔马林液中。需要观察时,取出蚊卵置于玻片上观察,用毕再放回原保存液中继续保存即可;或将蚊卵放在一小条滤纸上,另取一指形管,管底塞入浸泡有 5% 福尔马林的棉花球,将盛有蚊卵的小纸条装入指形管内,使纸条下端接触湿棉球,通过纸条及棉球上的福尔马林液来保持湿度,指形管口塞上塑料塞或橡皮塞以防水分蒸发。观察时只需将纸条抽出放在解剖镜下观察即可。

4. 幼虫和蛹也可直接浸于保存液中保存。操作如下:将活幼虫在浸泡前先饥饿 1~2 天,其体内的食物残渣排净后用 60~70℃热水煮杀,虫体僵硬即可,待表皮伸展后直接投入保存液内。常用的保存液有乙醇浸渍液和福尔马林浸渍液。

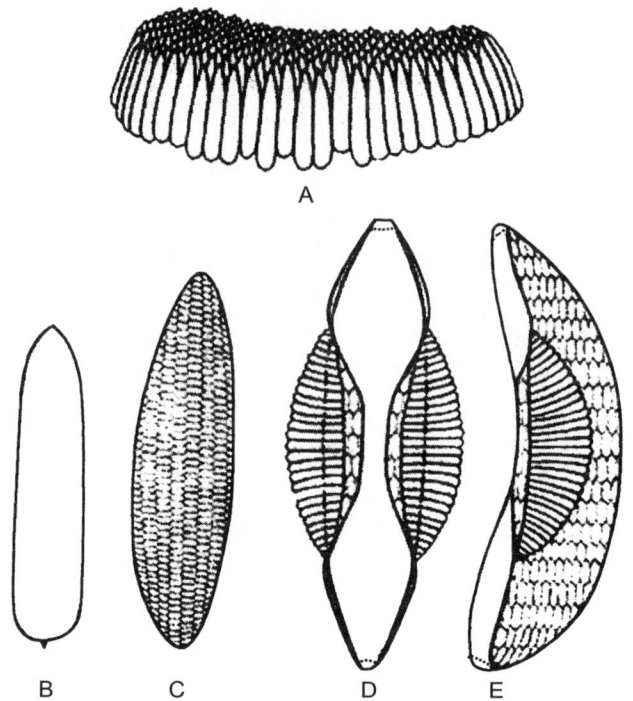

A 和 B. 库蚊卵;C. 伊蚊卵;D 和 E. 按蚊卵

图 10-34 三种常见蚊属卵的形态
（李艳文 仿绘）

（1）乙醇浸渍液法:将虫体标本依次用 30%、40%、50%、60%、70% 乙醇浸泡 1 小时,最后放入 75% 乙醇中保存。为避免虫体因乙醇的浸渍而变脆,可在乙醇中滴入 0.5%~1% 的甘油,使虫体壁变得较为柔软些。之后每半个月更换 1 次乙醇,更换 2~3 次后便可长期保存。

（2）福尔马林浸渍液法:用蒸馏水将福尔马林(40% 甲醛)稀释成 2%~5% 的溶液即可用于保存标本。此法简单、经济、防腐性能好,缺点是易使虫体肿胀、肢体易于分解。

二、白蛉标本采集与制作

白蛉属双翅目（Diptera）、长角亚目（Nematocera）、白蛉科（Phlebotomidae）,是一种小型的吸血昆虫,大小为 1.5~5.0cm。世界上白蛉目前已发现有 700 余种,我国记录的有 40 余种(亚种)。白蛉传播多种疾病,尤以利什曼病和白蛉热最为重要。

白蛉羽化后 1~2 天内即可交配。雄蛉交配后不久死亡,雌蛉可存活 2~3 周。雌蛉一生只交配一次,多在吸血前进行,交配后 3~5 天雌蛉开始产卵,产卵在室内外阴暗潮湿的泥土及墙缝、土洞、鼠洞等处,可产卵多次,一生产卵约 50 只,产卵前必须要吸血一次,否则卵不能发育。雌蛉多在黄昏至翌晨吸吮人血,白天躲在光线不足、空气不流通和室内外阴暗无风的场所。活动范围不大,多在栖息场所的墙面上作短距离跳跃式飞行。21~28℃是白蛉发育的适宜温度,从卵发育至成虫需 6~8 周。整个生活史(图 10-35)所需时间与温度、湿度以及食物充足与否有关。每年最多繁殖两代,多在夏、秋季节出现。

白蛉是重要的医学昆虫,白蛉属（Phlebotomus）的种类在地中海和南亚附近传播白蛉热病毒;其他则在南美洲、非洲和亚洲传播引起黑热病（Kala-azar）、东方疖（oriental boil）、美洲利什曼病（espundia）和巴尔通体病（bartonellosis）等,危害人类的健康。中国陆地疆域辽阔,已有白蛉分布记录的共 29 个省(自治区、直辖市),东至吉林省吉林市,南抵海南三亚,西至新疆喀什,北达新疆塔城。除中华白蛉为中国内脏利什曼病的主要传播媒介外,又确定了长管白蛉（P. longiductus）、吴氏白蛉（P. wui）和亚历山大白蛉（P. alexandri）为新疆和内蒙古内脏利什曼病的媒介,吴氏白蛉也是新疆克拉玛依地区皮肤利什曼病的媒介。在干旱地带,这些蛉种的分布区域也有明显不同,长管白蛉仅分布在新疆境内,主要在古老绿洲地带,

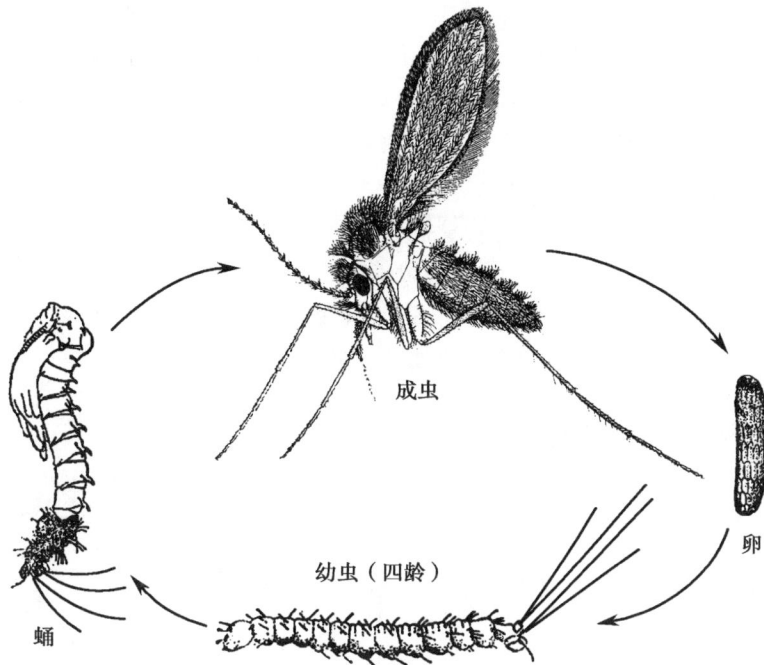

图 10-35　白蛉生活史

（李朝品　仿绘）

少量在山地景观地带;亚历山大白蛉是山麓砾质荒漠地带的优势种类;吴氏白蛉主要分布在有胡杨生长的荒漠地带。

1. **孳生地**　白蛉各期幼虫均生活在土壤中,以地面下 10~12cm 处为多见。凡隐蔽、温湿度适宜、土质疏松且富含有机物的场所,如人房、畜舍、厕所、窑洞、墙缝等,均适于白蛉幼虫孳生。

2. **食性**　雄蛉不吸血,以植物汁液为食。雌蛉羽化 24 小时后开始吸血活动,多在黄昏与黎明前进行。各蛉种吸血对象可有差别,通常竖立毛类蛉种嗜吸人及哺乳动物血,平卧毛类蛉种嗜吸鸟类、爬行类和两栖动物血。病毒通过白蛉叮咬进入人体,经淋巴管和毛细血管到达网状内皮系统进行繁殖,达到一定数量后进入血液循环,造成病毒血症,引起全身病变。也可侵及中枢神经系统。

3. **栖息与活动**　成虫通常栖息于室内外阴暗、无风的场所,如屋角、墙缝、畜舍、地窖、窑洞、桥洞等处。同一蛉种可因环境不同而表现不同的栖息习性,如中华白蛉指名亚种在平原地区为家栖型,栖息于人房、畜舍内;在西北高原为野外栖型,多见于各种洞穴内。白蛉的活动能力较弱,活动范围一般在 30m 内。

4. **季节消长与越冬**　白蛉的季节分布与当地的温度变化有关。一般在 5 月上旬开始出现,6 月中下旬达高峰,以后急骤下降,至 7 月中旬前后又回升,7 月下旬至 8 月中旬出现第二个高峰,此后渐行下降,至 9 月中下旬终了,历时 4.5 个月。中华白蛉只有一个高峰,相当于前述第一个高峰。在北方,中华白蛉指名亚种始见于 5 月中、下旬,6 月中旬达高峰,9 月中下旬消失。大多数蛉种一年繁殖一代。白蛉以幼虫潜藏于 10cm 以内的地表浅土内越冬。

5. **自然宿主**　猴及鼠类等野生小哺乳动物为自然宿主,患者也可携带病原体通过白蛉叮咬传播。白蛉虽寿命短(仅 3 周)但可以经卵传代。人群普遍易感,在流行区多见于儿童,病后免疫力至少 2 年或终生。本病分布于地中海地区,东亚、南亚、热带美洲林区。有季节性,与白蛉繁殖有关。易感成人介入时可造成本病流行。热带美洲本病流行与森林开发有关。

（一）白蛉标本采集

1. **成蛉采集**　吸人畜血的白蛉多栖息在人房、牛屋、马舍、猪窝、狗窝等处的墙面、屋角及其附近。吸食低等动物血液的白蛉多停歇于室外,如桥洞、石穴、土洞、树穴及房外的墙面上等场所。采集白蛉以在黄昏后或白天黑暗的角落为宜,可用电筒到白蛉活动的地方采集。应注意避免电筒光直接照在白蛉身上,以免白蛉受惊而飞走。常用采集方法有:

（1）捕蛉管捕集法（图 10-36）：捕蛉管适用于各种建筑物及大洞穴内采集活体白蛉。

（2）试管采集法：采集方法与采集成蚊同。采集时,用左手持电筒,向白蛉栖息地点搜寻,发现白蛉后使手电筒光线照在白蛉近处,右手执空试管迅速罩住白蛉。当成蛉已经捕入试管后,用薄薄一层棉花塞入管内,然后再用一根细棍慢慢地把棉花推向管底,直到离白蛉约 1cm 的空隙为止。再用同一试管去采集第二只,如此处理,一个试管可容纳约 10 只白蛉。

（3）吸蛉管采集法：吸蛉管的制法与吸蚊管同（见成蚊的采集）,但前端陷入管内的漏斗孔口不宜过大,应为 3~4mm,否则白蛉被吸入管内仍有逃脱的可能。用口吸或橡皮球吸,每管可采集白蛉数十只。

（4）吸蛉瓶采集法（图 10-37）：吸蛉瓶同吸蚊瓶。采集时,左手持电筒,于墙面上寻找白蛉,发现白蛉时,用小漏斗罩住白蛉,吸气,白蛉即被吸入瓶内,如此一瓶可采集白蛉百余只。

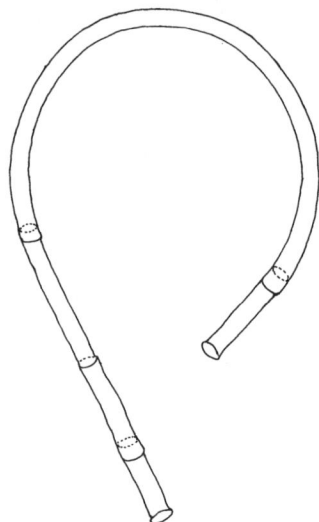

图 10-36　捕蛉管示意图
（李朝品　仿绘）

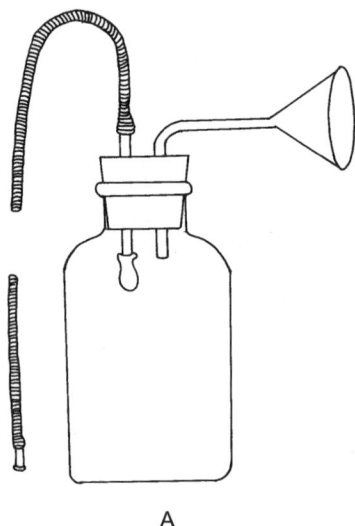

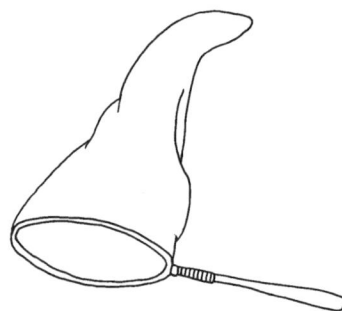

A. 吸蛉瓶；B. 捕虫网
图 10-37　吸蛉瓶和捕虫网示意图
（李朝品　仿绘）

（5）粘纸采集法：取白色坚韧而松软的纸,裁成大小适中纸片,涂上有适当黏性的植物油或矿物油,如蓖麻油、棉油、润滑油、凡士林等,将粘纸悬挂在白蛉栖息活动最多的场所,粘纸于次晨收下,用浸湿酒精的毛笔将黏附于粘纸上白蛉挑下,保存于 70% 乙醇中,以备检查。粘纸不可放在阳光下,以免干燥失去效用。一张涂油的纸可重复使用多次。此法优点是节省人力,弥补人工捕集无法达到的场所,缺点是捕集的白蛉是死蛉,仅可作一般蛉种及季节消长调查之用。

（6）灯光诱捕法：该法常用于野外荒漠或山野中,选择适当的场所,架设屏幕或蚊帐,以灯光照射屏幕或在帐内点燃灯光,诱引具有趋光习性的白蛉,然后再在屏幕上或在蚊帐内用捕蛉管捕集活体白蛉。

2. 幼虫和蛹采集　选择有白蛉出现的屋舍内外掘取松潮的泥土数处,将每一处的泥土分别放入适当容器内,加水调和,依次用 10 目及 20 目的钢丝筛过滤,倾去筛上残渣。滤下的泥浆依次再用 40 目/吋及 60 目/吋的铜丝筛过滤。此时弃去滤过的泥水,保留筛上的渣滓并用清水冲入白色搪瓷盆中,静置数分钟后倾去上层清液,将盆内的沉淀移至玻璃皿中加饱和盐水进行漂浮,数分钟后,如果泥土沉淀中含有白蛉幼虫或蛹,则浮于表面上,可将玻璃皿置双目解剖镜下或用放大镜检出。也可将饱吸血的白蛉饲养在无釉瓦罐（昆虫罐）里,须隔日或隔两天观察一次,如饲养盆比较干燥时,即须在沙盘内加适当的清水,以保持盆内泥土的湿度。但又不宜过湿,以免产卵的白蛉及已孵出的幼虫被泥土粘住,以致死亡。盆内的成虫死去后,在幼虫孵出时,可揭开盆口上的纱布,在盆内泥土面上撒以少许已消毒的兔粪粉末或兔血干粉,供作幼虫饲料。或幼虫变成蛹时收集得到蛹。

3. 白蛉卵采集　在白蛉孳生地的泥土中寻找白蛉卵比较困难,但用饲养法使白蛉产卵于饲养罐内而收集较为方便。其法是将已吸血腹部呈白色的雌蛉饲养于昆虫罐内,经 1~2 日后,白蛉即在罐内产卵。

（二）白蛉标本制作

1. 针插标本制作

（1）杀死：将活白蛉置于毒瓶或冰箱内，使其在短时间内迅速死亡。

（2）回软：若白蛉死亡时间较长，虫体因水分散失变干，触角和附肢易折断，在插针前需先进行回软处理。方法是选用一个较大的大口容器或磨口玻璃干燥缸，在容器底铺些潮湿的沙，沙中滴少量的石炭酸，以防标本长霉。容器中层架一个带大孔的层板，铺上滤纸，白蛉放在滤纸上，封闭容器后即行软化，时间24~48小时。

（3）插针：软化后的白蛉用特制的最小号昆虫针在中胸背部中央稍偏于右侧，垂直于虫体纵轴位置插针，在昆虫针下部插上采集标签，注明采集地、采集时间和采集人等。

白蛉体型小，也适合用三角纸片法：用剪刀剪出一个边长2cm，底边长0.3cm的等腰三角形小纸片，取一长昆虫针插入三角形纸片之宽端，纸片尖端蘸少许快干胶，粘于白蛉的胸侧面，使白蛉背面向外，腹面向内即可。详细步骤参见蚊针插标本制作。

2. 干制标本制作 将白蛉用乙醚或氯仿或放毒瓶中麻醉至死，取出放于玻璃碟内让其自然干燥。选择外观好的干燥成蛉标本，小心移至凹玻片的凹井内，将白蛉放正，在凹井周围加少许中性树胶（注意不要加多，以免树胶流入凹井内影响标本），加盖大盖玻片封片，也可用蜡密封盖玻片。

3. 玻片标本制作

（1）成蛉整封制片

1）直接脱水封片：将活白蛉（雌蛉以腹内无血为佳）用乙醚或氯仿致死后放入70%乙醇中，依次用80%、90%、95%、100%乙醇逐级脱水，每级15~30分钟，吸去乙醇，冬青油透明，加拿大树胶封固。

2）染色制片：将干燥保存或刚杀死白蛉移入70%乙醇浸泡20分钟左右，换入10%氢氧化钾溶液浸泡12小时，蒸馏水换洗3次；吸去蒸馏水，染色。

石炭酸复红染色法：加入20%石炭酸复红液（碱性复红、100%乙醇、5%石炭酸溶液按体积比1:10:100配制）3ml，染色12小时，吸去染液一半，加入等量无水乙醇，放置30分钟，吸去染液及乙醇。依次用70%、80%、95%、100%乙醇逐级脱水，每级15~30分钟。最后吸去乙醇，冬青油透明，加拿大树胶封固。

伊红快速染色法：加入1%乙醇伊红液3ml，染色15分钟，加入等量石炭酸液，在乙醇灯上加热至沸腾，移开稍冷却再次加热至沸腾，冷却后用滴管迅速吸去染液，再用无水乙醇洗去沉渣，加入冬青油透明，加拿大树胶封固。

伊红慢速染色法：加入石炭酸伊红液3ml（5%石炭酸溶液100ml加入水溶性伊红2克），染色24~48小时，吸去染液。依次用30%、50%、70%、80%、90%、95%、100%乙醇逐级脱水，每级15~30分钟。最后吸去乙醇，冬青油透明，加拿大树胶封固。

（2）口腔、咽喉、雌性受精囊及雄性外生殖器制片：用解剖针将染色好的白蛉成虫标本挑至滴有一滴冬青油的载玻片上，在解剖镜下将白蛉头部切下并移至另一滴加拿大树胶中，将口腔、咽喉解剖出来，摆好位置加盖小方盖片（将盖玻片画十字分成四等份），如位置不正，可用解剖针轻压盖片，使口、咽结构展示清楚。若是雄蛉，将余下身体部分的翅、腿及雄蛉外生殖器排列好，用滤纸将冬青油吸去，再滴加加拿大树胶，最后加盖小方盖片封片；若是雌蛉，须继续在解剖镜下将腹内的受精囊拖出。拉出后立即将腹部末端连同受精囊移入蛉体左侧的一滴加拿大树胶里，盖上一小方块盖片，最后将玻片中央的蛉体、翅、足等排列整齐，吸去冬青油、滴加树胶，加盖一小方盖片封片。受精囊解剖方法为用解剖针把雌蛉第九腹节的背、腹两边划破，然后用左手持针固定蛉体，右手持针轻按腹部第九节的背片，向后慢慢拖拉，随着腹部末节被拉离腹部，受精囊也被从腹内拉出。

（3）卵、幼虫和蛹制片

1）加拿大树胶封片：清水洗净，经各级乙醇脱水后，移入冬青油与无水乙醇各半混合液中15分钟，之后换入纯冬青油透明，加拿大树胶封片，平置晾干。

为避免白蛉幼虫在封片后变为不透明，可在脱水过程中用极细针尖在幼虫身体上无关重要处（如腹部的腹面)刺数个小孔,这样用加拿大树胶封片后,加拿大树胶渗入幼虫身体较快,可避免此现象。或幼虫在用冬青油透明后,再经过冬青油与加拿大树胶混合液(比例为 5∶1、5∶2、5∶3 和 5∶4)浸泡,每种混合液浸泡 24 小时以上,最后用加拿大树胶封片。

2)Puris 胶液封片:用清水洗净标本,在载玻片上滴一滴 Puris 胶液,将标本移置于液中,若为幼虫,调整其背面向上,盖上盖玻片,平置待干后用瓷漆封盖片四周。

4. 活体标本解剖与观察 口腔、咽喉、消化道和生殖系的活体解剖与观察。

解剖前标本处理:将白蛉先麻醉,而后放入加有生理盐水的试管内,用拇指扣住管口,用力上下摇动约半分钟,使白蛉身上的毛完全脱落。然后倒入一小皿内,另取一小皿加入干净的生理盐水,用解剖针将经摇晃过脱毛白蛉逐个移入干净的生理盐水内待用。取干净载玻片,滴加一滴生理盐水,将脱毛白蛉挑入盐水内,解剖镜下解剖:左手持解剖针按住白蛉胸部,右手用另一个解剖针切断颈管,把头移至另一侧生理盐水中,左手用解剖针按住复眼,右手用另一个解剖针刺住唇基轻轻拉出喙咽部,盖上盖玻片。镜下检查咽甲、口腔、喙部有无鞭毛体,并根据咽甲和口腔的特征鉴定种类。

随后用解剖针对着腹部 8~9 节两侧轻轻划开,左手用解剖针按住胸部,右手用解剖针在腹部第 9 节的叉口处拉出消化道和生殖系,蛉体其余部分清除出去,盖上盖玻片。显微镜下仔细检查白蛉消化道和生殖系的结构。消化道内要观察胃含物的有无,包括胃血、鞭毛体、蛹便等;生殖系要观察受精囊内有无精子及其形态特征,确定种类;生殖系比较复杂,还要观察附腺是否发育,其内有无暗色颗粒,卵巢要区分是否发育,以及各期卵泡的发育状态,与胃血消化的相互平衡状态,腹节内有无脂肪体的蓄积等。

(三)白蛉标本制作注意事项

1. 系统收集本地区的白蛉分布、蛉种组成、数量密度,以掌握本区白蛉的现状。

2. 各地的生态环境、季节气候、地形地貌等均不同,应根据当地的具体情况作出采集白蛉时间的安排。

3. 采集到白蛉标本后,要及时做好采集记录,记录内容包括编号、采集日期、地点、采集人等,还要注意记载当地的气象,如气温、降水量、风力等。

4. 应尽量设法保持白蛉标本的完整,白蛉的翅、足、触角等在采集过程中极易破损。

5. 尽量采全白蛉生活史的卵、幼虫、蛹、成虫各个时期的标本。

6. 进行活体解剖观察时,吸过血的白蛉须待血液消化后才能做解剖。

7. 解剖过程所用生理盐水最好是消毒过的,避免因未消毒过的盐水内可能有其他鞭毛虫体孳生而干扰结果判断。

(四)白蛉标本的形态特征

白蛉是较小的吸血昆虫,成蛉体色呈灰黄或浅灰色,分头、胸、腹三个部分,体长 1.5~5.0cm,约为蚊子 1/3;翅狭长而尖呈枪头形,停息时,双翅分开,向上向后竖立,与体背成 45°角;足细长,常呈跳跃式飞行。生活史属全变态,分卵、幼虫、蛹和成虫。白蛉种类很多,传播黑热病的媒介主要是中华白蛉。与分类有关的形态特征包括咽甲、受精囊及雄蛉外生殖器等。

中国常见蛉种形态存在诸多变异。 如分布在内蒙古额济纳旗的吴氏白蛉受精囊一般分 15~17 节,而新疆塔里木盆地的该蛉受精囊仅分 11~13 节,咽部甲齿的分布区也有深浅之别。广泛分布于中国北方平原和山丘地带的蒙古白蛉受精囊分 4 节,而西部荒漠内的这种白蛉受精囊大都分为 5 节。这些情况表明,上述 2 种白蛉种群在形态上已呈分化现象,由于地理隔离,这两种白蛉可能存在不同的地理株。

1. 白蛉成蛉 虫体微小,长仅有 1.5~3.5mm,胸背隆起,灰黄色或棕色,全身丛生细长毛,体分头、胸、腹三部。

头部:头部球形。复眼一对,大而黑。触角一对,细长,分为 16 节。刺吸式口器,较短,约与头等长。触须较口器为长,分为 5 节,自第 4 节起向上后方弯曲。喙内的食管向后延至头内为口腔及咽,口腔形似烧瓶,其内大多有口甲和色板;咽似舌状,内有咽甲。口甲、色板和咽甲的形态是白蛉分类的重要依据。

胸部:胸背向上隆起,形似驼背,中胸最发达,有翅一对,翅狭长而有毛,顶端尖。翅脉分布:第 1、3、6 纵脉不分叉,第 2、4、5 纵脉分叉,第 2 纵脉分 3 支。第 4、5 纵脉各分 2 支。有足 3 对,细而长多毛。

腹部:分为 10 节,第 1~6 腹节背面有长毛,第 1 节的长毛竖立,第 2~6 节的长毛在不同蛉种中,或竖立或平卧或两者交杂,据此常将白蛉分为竖立毛、平卧毛与交杂毛 3 类,因种而异,通常竖立毛者为传病蛉种。腹部最后两节特化为外生殖器。雄性外生殖器与雌性受精囊的也是形态分类的重要依据。雄性外生殖器,包括上钳 1 对(每一上钳又分上下两节),上钳上节有巨毛,其数目与分布是分类依据之一。下钳 1 对,间中附器 1 对,阴茎一对,亚中尾须和生殖丝各 1 对。雌蛉腹部内有受精囊 1 对,其形状是分类依据之一。

2. 卵 长椭圆形,外壳上有纵横之网状花纹,呈深褐色。

3. 幼虫 分四期,体分头、胸、腹三部,无眼,口器为咀嚼式。第一期幼虫尾部有长刚毛一对,第 2~4 期幼虫尾部有长刚毛两对。

4. 蛹 第 4 期幼虫成熟后脱皮于蛹之尾端,幼虫皮上的 4 根尾刚毛依然存在。

中华白蛉(*Phlebotomus chinensis*):其腹背部第 2~6 节的毛为竖立,口甲不发达,咽甲的前部和中部由 V 形小齿组成,基部有断续连接的横脊;雌蛉受精囊似玉米棒状,分 13~14 节;雄蛉外生殖器之上抱器第 2 节上有 5 根巨毛。中华白蛉幼虫腹部背面的点状微小鬃毛具有分类上的意义。

蒙古白蛉(*Phlebotomus mongolensis*)与中华白蛉相比较:其腹部第 2~6 节背面的毛为竖立,虽为竖立毛,但因吸血后胃内形成围食膜,故不传病。无口甲,咽甲上有碎石块状的图案,末端无横纹。雌蛉受精囊短小,分为 4 节;雄蛉外生殖器的上钳短而粗,有 4 根巨毛。

(五)白蛉标本保存

1. 成蛉保存 成蛉除针插方法保存于昆虫管或昆虫盒内外,量多的白蛉可干制保存在标本瓶或试管中。在试管或瓶底放少量樟脑粉,粉上加盖一薄层棉花,再铺一层比标本瓶或试管管径稍大的滤纸片,然后放入适量已干燥处理过了的白蛉,白蛉上面用棉纸或擦镜纸包裹少许棉花紧紧塞住,使之勿松动,但亦不能压住标本。管口再塞上橡皮塞或软木塞并用蜡封口,贴上标签,贮于干燥避光处。另在黏性纸上取下的白蛉标本,可直接置于 70% 乙醇溶液内保存。

2. 卵、幼虫、蛹的保存 将泥土中检获的或实验室中饲养繁殖收集的卵、幼虫、蛹,先用清水洗净,然后移于 70% 酒精或甘油石炭酸液(甘油:石炭酸按体积比 1:5 配制)中保存。

(李艳文)

三、蠓标本采集与制作

蠓(图 10-38)标本的获取主要来自于自然界中的采集,根据该类群的生活史和生态习性选择合适的时间、地点去采集,同时根据研究工作的需要进行标本保存以及正确记录采集信息。由于蠓类遍布世界各地,其幼虫孳生于荫蔽、松湿的表层土壤或湿润沙土中,成虫喜在茂密林间或人畜居所孳生,故采集时根据需要注意选择适合的孳生地。

(一)蠓标本采集

1. 成虫采集方法

(1)人诱法:选择蠓虫孳生地附近进行采集,志愿者暴露小腿或手臂静止不动,采集人利用试管或电动吸捕器收集正在刺叮吸血的蠓虫,再装入酒精管中或者直接保留在试管中保存。

(2)网捕法:采用普通昆虫网对空中飞舞的蠓虫进行采集,呈"∞"形挥网,当收集入网的蠓虫数量达到一定量时,快速挥舞几次后使蠓虫集中在网底,迅速将昆虫网末段塞入毒瓶内,数分钟后将毒死的昆虫取出保存。

(3)灯诱法:目前主要选用紫外诱虫灯,该灯利用蠓虫对紫外线的趋向性以及电风扇的吸风原理进行诱捕,将诱集的昆虫吸入底层 60 目纱网收纳袋中。灯的悬挂地点可因需要而定,一般可选择

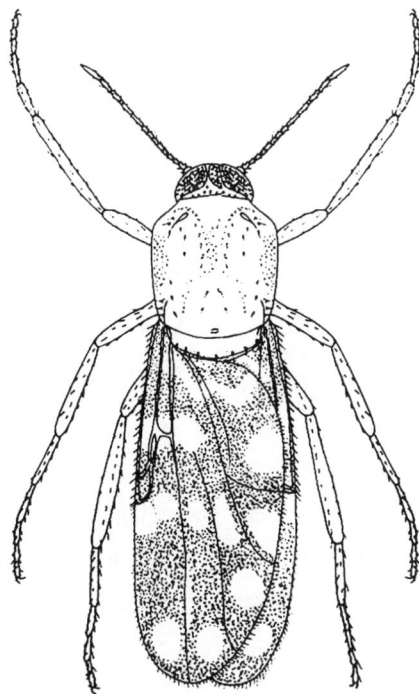

图 10-38 蠓(♀背面)形态
(仿 虞以新)

在孳生地或居住区附近,亦可直接在牲畜厩舍内,但要求无其他光源干扰的场所为宜。此外,灯距地面的高度也根据现场而定,一般可在离地面 1.5m 左右,选择无雨、无风夜晚进行,根据需要可选择日落后不同时间段灯诱。

(4)帐诱法:一般是人立于诱帐内,用试管或电动吸捕器捕捉进入帐中的蠓虫。诱帐呈梯形柱状,规格为:帐顶 80cm×80cm,帐顶至帐底平面的垂直距离约 150cm,帐底 150cm×150cm。使用时将诱帐上下四角撑开并悬挂固定,使诱帐下缘距地面 30cm,人立于帐中根据需要定时采集。

(5)黏捕法:用 10cm×17cm 白纸固定在相应的木框上,将蓖麻油均匀地涂抹在白纸两面,而后将纸框悬挂在孳生地附近或特定的场所,蠓虫等飞冲上即被黏住,指定时间用针将其挑下浸入 70% 乙醇。

(6)二氧化碳诱捕法:二氧化碳(CO_2)气体对吸血双翅目昆虫有较强的引诱力,可单独使用或与诱虫灯配合使用。利用 CO_2 诱捕吸血双翅目昆虫时,可根据需要选择 CO_2 释放量,这种方法在国外已广泛应用,国内则很少使用。

(7)熏杀方法:将氰化钾或氯仿、乙醚、乙酸乙酯等麻醉剂置于广口瓶底,其上覆盖棉花、纸板等隔层制备昆虫毒瓶,根据需要将蠓虫置于瓶中不同时间可熏杀或麻醉昆虫。

马氏网法、黄盘法等其他适合采集双翅目昆虫的方法,可根据需要进行选择。目前,研究人员主要选用灯诱法和网捕法采集蠓类成虫,这两种方法采集的蠓虫数量大、种类多,可进行物种多样性调查等研究,亦可根据研究内容的差别选择最适方法,如人诱法适合收集饱血蠓虫,帐诱法适合进行生态习性调查,熏杀方法适合麻醉或处死蠓虫,黏捕法、黄盘法或马氏网法可作为蠓虫采集的补充方法,挂收方便、时间无要求,二氧化碳诱捕法虽然采集量大,但所需器材繁琐,操作不方便。

2. 幼虫采集方法 蠓幼虫大都孳生于潮湿疏松的土壤和水坑边的泥土中,有些幼虫虽在水中游动,但在光线稍有改变,即潜入水底泥中,因而常常要从孳生地将土样取回实验室,而后从中采集幼虫,取土样的标准通常是 2cm 厚、$20cm^2$ 为一份,获取其中蠓幼虫的方法通常有两种:饱和盐水漂浮法和灯烤法。

(1)饱和盐水漂浮法 具体步骤:①先用食盐配成饱和盐水,即至水底有不再溶解的食盐为止;②从蠓孳生地铲取土样,每份写好标签分别装入塑料袋内;③将采回的土样倒入一直径为 25~30cm 的瓷盆内,去掉杂草及石块,加水搅匀;④将 20 目、40 目及 60 目 3 个网筛按顺序上下叠放,将泥水倒入上层 20 目网筛中,相继用水冲洗 3~4 次后,将下层 60 目网筛上残留物倒入白瓷盘内,加入饱和盐水搅拌,再静置 15 分钟;⑤用弯头小镊子捡取浮于盐水表面的蠓幼虫放于清水中并计数,而后再搅动一次,再静置 15 分钟,再如此检查一遍。

(2)灯烤法 具体步骤:①将土样倒入伯斯利漏斗中,上方用灯泡烘烤;②下方用烧杯盛半杯水,用于接幼虫;③幼虫自动向下方游走,落入烧杯中;④将幼虫从烧杯中取出,用于后续饲养。幼虫角化弱,极易受到损伤,挑拣时必须轻柔。

由于盐水法收集的幼虫多数几近死亡,不能用于后续养殖,如果需要继续养殖宜采用灯烤法收集幼虫。

(二)蠓标本制作

蠓体型微小,通常不用针插法制作标本,而采用玻片标本制作法。

1. 幼虫及蛹制片 将野外采集的幼虫或蛹置于 70% 酒精中固定,再按顺序经过 80%、90% 酒精各浸泡 15 分钟以脱水,然后将其放在清洁载玻片上,调整好方位,以便观察鉴别特征,之后滴加中性树胶并盖盖玻片,最后写明标签。

2. 成虫制片 将保存在 70% 酒精中的蠓虫取出,首先在体视镜下割下一侧翅,在载玻片上先滴加一点中性树胶,而后将割下的翅平黏于载玻片上。其余虫体移至 50% 酒精中,浸泡 15 分钟后移至蒸馏水中,在水中浸泡 15 分钟后再换水一次,15 分钟后移至 5%~10% 氢氧化钾溶液中腐蚀,一般常温需 6 小时左右,但根据虫体种类和发育情况不同,浸泡时间可根据具体情况调整,即体视镜下清晰可见雌虫受精囊以及雄虫尾器。

经氢氧化钾消化透明的虫体,首先经两次水洗以及不同浓度乙醇(50%、70%、80%、90%)、无水乙醇各 15 分钟脱水;其次,将虫体解剖成头、胸、腹三部分,并将各部分位置摆正,即头部正面向上,触角、触须伸展,胸部倒置,将足理顺,腹部腹面向上,尾器放平整;之后,常温放置 1~2 天或烘箱低温烘烤数小时,待标本完全干燥后,滴加中性树胶并盖盖玻片;最后,为了加速胶的凝固且避免标本移位受损,可烘箱低温烘烤24小时,亦可常温自然干燥。

(三) 蠓标本保存

野外采集的标本需及时妥善保存,否则易腐烂导致不易鉴定,且需放入标签记录标本信息。标本保存的方式有干、湿两种,干保存应谨防发霉、损坏或虫蛀等,湿保存要定时添加乙醇,以防干坏。无论哪种保存方式,都需要制作标签保留采集信息。

1. 标签书写 标签是对标本的采集时间、地点及采集者的具体记载,是昆虫采集工作中非常重要的环节。一般采集地点需写明省、县、乡(镇)等内容,采集时间常以罗马数字表示月份,有的标本还需写明一天中的具体采集时间、采集方法、采集人及采集点的海拔高度或标本的采集号等。标签必须用铅笔或碳素笔书写。标签示例如下:

1) 浸泡标本标签:标签可单面书写,亦可双面书写。

```
贵州  遵义  凤凰山  600m
23-Ⅷ-2020  卢雪  灯诱
```

2) 玻片标本标签:

```
荒川库蠓
C. Arakawai
贵州遵义深溪
2020-Ⅷ-23  卢雪  采
```

2. 干制保存法 采获的标本经毒瓶毒杀后,将其倒在白纸上,去除杂物和其他昆虫,将虫体适当晾干。根据虫量多少和后续研究,可选用液氮或不同规格试管保存。液氮保存用于后续提取RNA或者蛋白质等研究;试管保存需先在管底放一层樟脑粉,再用卫生纸压紧压实樟脑粉,装入蠓虫后用棉花塞紧管口即可。由于蠓体型较小,一般不适合针插保存,但对于一些体型稍大的蠓,可以使用0号昆虫针针插展示,并写明标签,保存在有樟脑丸的标本盒内。

3. 湿(乙醇)保存法 将采获或者毒杀后的蠓虫直接浸入70%或无水乙醇中保存,根据研究需要选用不同方式和无水乙醇浓度。长期保存可将标本先装入小玻璃指形管,放入标签后加满乙醇,再用棉花塞紧管口,然后将指形管放入装有相同浓度无水乙醇的大玻璃瓶密封保存,便于添加乙醇以防标本损坏。短期保存可将标本临时装入有无水乙醇的冻存管中,后续用于分子生物学实验研究,利于虫体DNA提取等。

(侯晓晖)

四、蚋标本采集与制作

蚋是一类小型短足双翅目吸血昆虫,隶属于双翅目(Diptera)、长角亚目(Nematocera)的蚋科(Simuliidae)。大多数蚋种体色暗黑或棕褐,故称黑蝇(blackflies)。因成虫前、后胸缩小,中胸肌肉特别发达,致使背部隆起呈穹顶状构造,我国民间俗称"挖背"或"驼背"。蚋刺叮吸血凶猛异常,刺叮后可致宿主皮肤上留存一小血坑,似啃掉一块肉,又称"刨锛"。蚋叮刺人类和禽畜,可引起宿主皮炎、超敏反应及"蚋热",严重者可导致过敏性休克。蚋传播盘尾丝虫病,该病主要分布于非洲、拉丁美洲和亚洲西部,俗称"河盲症"。截至2020年,全球蚋类物种已达2亚科31属46亚属2 348余种,我国记载的蚋类已达1亚科6属16亚属330余种。

(一) 蚋标本采集

蚋类呈世界性分布,除了极地、沙漠、珊瑚岛或火山口等地域外,凡有适合其生长发育所需的流水中几乎均能孳生。蚋标本的每次采集,均需详细记录采集现场的生态环境特点,包括流水的温度、流速、深度、

pH、水域宽度、周围植被、空气湿度、天气概况及地域海拔等生境。

1. 成虫采集 蚋和蚊等均属吸血双翅目昆虫,进行蚋成虫采集时,具体方法类似于成蚊的采集。诸如人帐诱法、人诱法、挥网法、粘捕法、灯诱法、二氧化碳诱捕法等。一般需形态鉴定的蚋成虫,多由野外采集的蛹羽化而来。

2. 幼虫采集 每旬定期在代表性溪流中或不定期随机采样,由固着并浸没于流速较快溪流中的水草、枯枝、落叶、木棍、砖块、石头及其他杂物表面捕获蚋的成熟期幼虫,可用细镊子将其小心挑取或直接剪取附有幼虫的枝、叶或杂物等,编号后将幼虫置入含有 70% 酒精的小管中保存备用,管外标记采集地点、日期。

3. 蛹采集 采集幼虫的同时采集活蛹。将单个无损较成熟的蛹放入垫有湿棉球、其上覆盖一层滤纸的小指形管中,用膨松脱脂棉球堵塞指形管口,管口向上垂直放置,室外或携回室内待蛹羽化。羽化后的成虫展翅后,用三氯甲烷毒瓶将其熏死,成虫采用针插、或使用吸水软纸包好(干藏法)、或放入 70% 乙醇中编号保存。对应蛹皮置入含有 70% 乙醇的小管中,附上相同标签分别保存备用。

4. 卵采集 蚋产卵通常以卵块形式出现,卵块黏附在水深 0.2~3.0cm 的枯枝落叶、草茎或石块等不同的基物上。可直接剪或刮取附有卵块的枝、叶或石块,将其置入 70% 乙醇中保存备用,并标记采集地点、日期。一般蚋的物种鉴定,卵的鉴定意义不大。

(二) 蚋标本制作

采集的蚋成虫一般采用氯仿麻死,卵、幼虫和蛹多直接投入保存液内杀死。蚋的标本制作通常采用针插法和玻片法。

1. 针插标本 蚋虫体型较小,应选用细而短的昆虫针。通常,针主要插入蚋胸部,然后再将插入胸部的针插置于木制标本盒中,或玻璃管口的软木塞上,或软木片上,软木片再固定于软木塞内端的一侧,待标本充分干燥后,将木塞连同插有蚋标本的软木片一并置入玻璃管内。为防止管内生长霉菌或侵入害虫,可在木塞内端同时插置一团浸吸有石炭酸或木馏油的棉花球。死亡过久的蚋标本,体硬易碎,可于回软缸内待虫体回软后再制作针插标本。每份标本,应同时准备一个小硬纸片,标记好标本名称、采集地、日期等。上述干藏标本,可集中放置于干燥器内保存。

2. 干制标本 蚋成虫可采用干藏法保存,通常须待标本完全干燥后,才能干藏法保存。保存时应特别注意防潮、防霉、防尘,并避免螨、蚂蚁等小型动物对标本的侵蚀。标本盒最好使用木制材质,以樟木为佳,忌用铁或纸质材料。在储藏干藏标本前,往往需要在盒的内壁涂上干藏标本除害液,待干燥后再插入标本,这样既能够杀灭盒内已有的霉菌或入侵的害虫,又可以避免以后盒内霉菌的生长及害虫的侵袭。另外,也可在纱布小口袋中装些骈苯,或将小球瓶内注入少许木馏油,或用脱脂棉花球浸透石炭酸或木馏油后,插置于标本盒处进行简易防虫。如果发现标本中已有害虫侵入,可于盒的底面上加适量的四氯化碳或二硫化碳,并将盒盖盖紧以熏死害虫。

另外,也可将装有软木塞的玻璃管作为干藏标本管使用。将标本直接插置于木塞的内端,或将标本先插置于软木片上,然后再将标本片固定于木塞内端的一侧,待标本充分干燥后,将木塞或插有标本的软木片塞入管内。采用玻璃管干藏方法,同样须避免管内霉菌生长或害虫侵入,预防方法同上。

若标本需要长久存放,可将上述干藏标本,集中放置于容量较大的干燥器或装有生石灰的盒或罐内,这些容器内同样需置放上述驱除害虫的药剂。

3. 玻片标本 玻片法适合于制作蚋的卵、幼虫、蛹和成虫。因蚋卵形态简单划一,分类及玻片标本制作很少涉及,这里不再赘述。制备的玻片标本,可在显微镜下观察虫体的细微结构,具体操作步骤如下。

(1) 蚋成虫玻片标本制作

1) 首先完整描述并记录成虫的外形特征:如额、颜、触角、中胸盾片、小盾片、平衡棒、后背片、足、爪和腹部颜色、斑纹、造型及毛的形状与色泽等。

2) 割翅:取出 70% 乙醇中至少浸泡过夜的标本,置一洁净的载玻片上。在解剖显微镜下用解剖针将成虫的两侧翅割离,然后将割去的翅置入加有 1 小滴树胶酚的另一张洁净载玻片上,并展平之。

3) 腐蚀:成虫割翅后,用蒸馏水浸泡洗涤 5 次,每次 5 分钟。而后将其置入 5%~10% 氢氧化钾或氢氧化钠等碱性溶液中腐蚀过夜,时间的长短以腐蚀溶解掉虫体内部的柔软组织,使标本在解剖显微镜下雌、雄虫生殖器清晰可辨为宜。另外,也可将盛有标本的腐蚀液放在一定温度的温箱中,加快标本的腐蚀过程。

4)清洗:腐蚀好的成虫,吸弃腐蚀液,再用蒸馏水浸泡洗涤 5 次,每次泡 15 分钟。

5)脱水:将清洗后的成虫,依次用 50%、70%、80%、90%、95%(或无水)乙醇脱水,每次浸泡 15 分钟。

6)制片:加数滴 95%(或无水)乙醇于载玻片上,将虫体在乙醇中用解剖针分割成头、胸、腹三部分。而后在上述放翅的载玻片上,翅附近再加 1 滴树胶酚,将分割的头、胸、腹三部分依次置入胶中,分别将各部特征展示清楚。雌虫须将食窦甲拉出。

7)生殖器:遇可疑的雌、雄成虫生殖器,需将其生殖器的侧面和端面描绘成图后方可以腹面观形式展示制片。

8)封片:1~2 日后,待树胶酚稍干、标本固定后,再加盖玻片,用适量的树胶酚永久封片。

9)贴标签:与所孵化的蛹皮标本编辑为同一个编号,粘贴标签,放置标本盒内保存。

(2)蛹玻片标本制作

1)解剖:取出 70% 乙醇浸泡后的蛹皮,置于一张洁净的载玻片上。在蛹皮上滴加数滴 95%(或无水)乙醇脱水,再用解剖针将蛹茧与蛹体分开,然后将蛹茧置入加有 1 小滴树胶酚的另一张洁净载玻片上,并展平之。

2)腐蚀:将蛹体用蒸馏水浸泡洗 3 次,每次 5 分钟。而后将其置入 5%~10% 氢氧化钾或氢氧化钠等碱性溶液中腐蚀约 2 小时。

3)清洗:腐蚀好的蛹体,吸弃腐蚀液,再用蒸馏水浸泡洗涤 3 次,每次 15 分钟。

4)脱水:将清洗后的蛹体,依次用 50%、70%、80%、90%、95%(或无水)乙醇脱水,每次浸泡 15 分钟。

5)制片:另取一洁净的载玻片,用镊子取出脱水后的蛹体,加 1~2 滴 95%(或无水)乙醇,在解剖镜下先将体内已消化的组织用解剖针剔除,再割下头部和胸腹部。而后在上述放置蛹茧的载玻片上,茧附近再加 1 滴树胶酚,将分割的蛹体头部和胸腹部置入胶中,分别将各部特征展平,显示清楚。

6)封片:1~2 日后,待树胶酚稍干、标本固定后,再加盖玻片,用树胶酚永久封片。

7)贴标签:与孵出的成虫标本对应为同一个编号,黏贴标签,置入标本盒内保存。

(3)蚋幼虫玻片标本制作

1)取出 70% 乙醇浸泡保存的幼虫置一洁净的载玻片上,在解剖镜下用解剖针将幼虫第 8 腹节背面中部的肛鳃割离,成熟幼虫则须将中胸两侧的鳃斑剖离,展平鳃斑中的呼吸丝,肛鳃及鳃斑置入加有 1 小滴树胶酚的另一洁净载玻片上,展示清楚。

2)腐蚀:余下的幼虫部分,用蒸馏水浸泡洗涤 3 次,每次 5 分钟。而后将其置入 5%~10% 氢氧化钾或氢氧化钠等碱性溶液中腐蚀约 2 小时。时间的长短以腐蚀溶解掉虫体内部的柔软组织,使标本清晰可辨为宜。

3)清洗:腐蚀好的幼虫,吸弃腐蚀液,再用蒸馏水浸泡洗涤 3 次,每次 15 分钟。

4)脱水:将清洗后的幼虫,依次用 50%、70%、80%、90%、95%(或无水)乙醇浸泡脱水,每次 15 分钟。

5)制片:将脱水后的虫体放置载玻片上,加数滴 95%(或无水)乙醇,在解剖镜下用解剖针割下头部和尾部,并将头部由侧面剖开,剔除头内肌肉。胸腹部用解剖针剔除体内已消化的肌肉等组织。而后在上述放置肛鳃及鳃斑的载玻片上附近再加 1~2 滴树胶酚,将分割的头壳、头部附件、胸腹部和尾依次置入胶中,分别将各部特征展示清楚。

6)封片:1~2 日后,待树胶酚稍干、标本固定后,再加盖玻片,用树胶酚永久封片。

7)贴标签:粘贴标签,记录采集点及日期等,置入标本盒内保存。

在制片过程中,应避免或减少标本移动,避免使用坚硬物件触碰标本,以免损伤虫体。标签标注采集地点和采集时间,留取空白处,以备鉴定后填补该昆虫种名。

4. 液浸标本　蚋的卵、幼虫及蛹,通常采用液藏法。液藏法最常用的保存液为 75% 乙醇。将蚋的卵、幼虫及蛹直接移入或杀死后置入该乙醇溶液中即可。液藏标本的瓶口须密封防止乙醇挥发,可使用蜡封口。蚋的成虫或幼虫,如果需要制作切片,应采用液藏方法,可保存于 75% 乙醇溶液中。

（三）蚋标本制作注意事项

1. 采集的成虫若使用液浸藏方法保存，保存前需首先详细描述记录虫体的外观形态、色泽等特征，然后再置入乙醇等溶液中，以避免溶液对虫体的脱色作用。

2. 制作蚋成虫或幼虫的切片时，若需使用固定液，则固定液中不可含有乙醛，因乙醛可导致虫体的几丁质变硬而不利于切片的制作。

（四）蚋标本的形态特征

蚋标本的主要鉴别特征：①成虫的前、后胸缩小，中胸肌肉特别发达，背部隆起呈穹顶状构造，尤以雄虫明显。触角通常 11 节，触须 5 节，节Ⅲ具一感觉器（拉氏器）。雄虫接眼式，上眼面大，下眼面小；雌虫离眼式，无单眼。足短粗。翅宽，无鳞，翅脉简单，前缘脉域的纵脉发达。腹节Ⅰ背板演化为一个具长缘毛的基鳞片。②蛹包被于茧中，前胸两侧具外露的丝状、球状或囊状的呼吸器官，即鳃器。③幼虫体圆筒状，头端具头扇一对，前胸第Ⅰ节具单腹足，后腹末端具钩环。蚋属完全变态昆虫，分为卵、幼虫、蛹和成虫四个时期，一般蚋物种的形态鉴定，主要依赖于幼虫、蛹和成虫三个时期的虫体型态特征（图 10-39）。

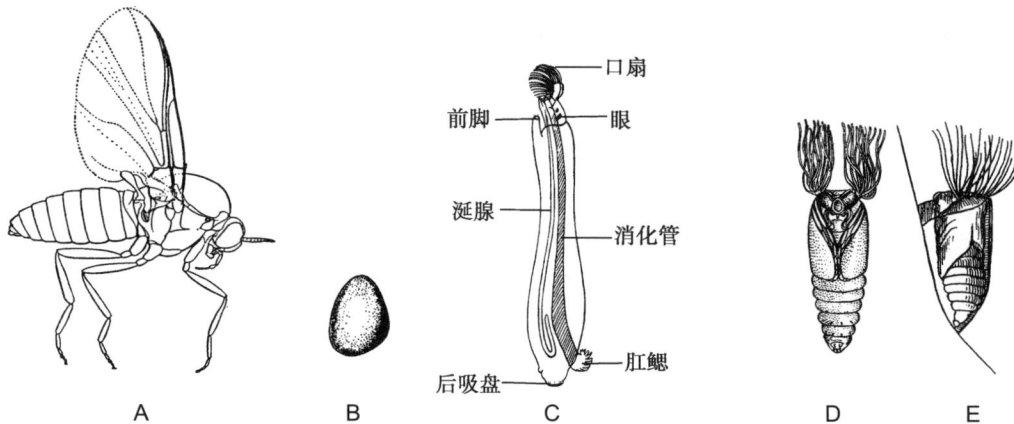

A. 成虫（侧面）；B. 卵；C. 幼虫（侧面）；D. 蛹（腹面）；E. 蛹（在蛹壳内）

图 10-39　蚋形态特征

（蔡　茹）

五、虻标本采集与制作

虻属节肢动物门（Arthropoda）、昆虫纲（Insecta）、双翅目（Diptera）、虻科（Tabanidae）。全世界现知 3 亚科 9 族 137 属，约 4 300 种。至 2008 年，我国虻科已知 458 种，隶属于 3 亚科 7 族 14 属，其中重要的吸血虻为广斑虻（*Chrysops vanderwulpi*）、江苏虻（*Tabanus kiangsuensis*）和华虻（*Tabanus mandarmus*）等。

虻是畜牧业的一大害虫，是多种动物和人类传染病的传播媒介，可传播罗阿丝虫病、野兔热和炭疽等，是一类重要的医学昆虫。

成虫标本是虻鉴定的主要依据，因此成虫标本制作尤为重要。因科研工作需要，可制作幼虫（皮）和蛹（皮）的玻片或液浸标本。虻的卵采集困难，卵标本一般不制作。

（一）虻标本采集

1. **栖息地分布及生态习性**　虻（tabanid fly）属于双翅目（Diptera）、短脚亚目（Brachycera）、虻科（Tabanidae）的大型吸血昆虫，多在马和牛身上钉刺吸血，故通常俗称为"牛虻"或"马蝇"。又因其入室后，常在窗户玻璃上瞎撞，故又称"瞎虻"。虻科昆虫种类多、分布广，世界已知亚科 137 属约 4 300 种，我国已报道有 450 余种。重要的吸血虻有 5 属：斑虻属（*Chrysops*）、麻虻属（*Haematopota*）、瘤虻属（*Hybomitra*）、黄虻属（*Atylotus*）、虻属（*Tabanus*）。虻的发育为完全变态，生活史有卵、幼虫、蛹和成虫四个阶段。雄虻不吸血，以植物汁液为食；雌虻吸血，主要刺吸牛、马、驴等大型家畜的血，有时也侵袭其他动物和人类。雌虻交配吸血后产卵，通常产于稻田、沼泽、池塘的植物叶上，以 200~500 粒聚集成堆或成块。卵在适宜环境下，约经 1

周孵化为幼虫。幼虫孵化后落入地面湿土壤或水中,以有机物为营养。发育时间一般需数月甚至一年以上。成熟幼虫无论在水中还是在土壤中都可移至土壤表面化蛹,蛹经 1~3 周羽化为成虫。

虻白天活动,一般于日出后 2 小时营出活动,在中午强烈阳光下吸血最为活跃,日落后活动停止。虻的飞行能力很强,每小时可飞行 5~12km。我国北方虻的活动季节在 5 月中旬至 8 月下旬之间,7 月为高峰。虻在多数地区一年一代,热带地区一年两代,寒冷地区 2~3 年一代。雄虻寿命仅数天,雌虻可存活 2~3 个月。虻多以成熟幼虫在土壤内越冬,常见于堤岸 22~25cm 深的土层中。

吸血虻刺吸人、畜等动物血液,传播马传染性贫血,也可通过机械性传播野兔热、炭疽等人畜共患疾病,是重要的医学媒介昆虫类群之一。

2. 采集方法 应根据不同虻种的生态习性,选择适宜的采集时间、诱饵动物、采集方法(含采集工具)进行采集。虻成虫标本较易采集,幼虫和蛹的采集相对困难,卵的采集目前缺乏研究。

(1)成虻的采集:采用畜诱、网捕、帐诱、二氧化碳和诱虻器等诱捕法采集虻成虫,用乙醚或氯仿麻醉后带回实验室制作针插标本并分类鉴定。采集标签的信息要完整清晰,含采集地点、采集时间、采集人和宿主动物等。采集成虫标本时应注意做好个人防护,宜着长袖长裤衣服,避免被虻刺叮。

1)畜诱法:采用牛、马等动物诱是最简单的方法。将牛暴露于虻多的场所诱虻吸血,然后在牛身上用手捕捉或以网兜捕。尤其是在南方,没有牛等动物诱,人是很难诱到虻的。因牛易受惊,挥网不易采集,也可用特大蚊帐,将牛栓在其中,虻会从悬空蚊帐的下缘飞入帐内,常停栖在蚊帐上,且不易逃脱,采集也较容易。白天早、中、晚均可采集,但在南方,不少种虻有早晚活动高峰,特别是傍晚,日落至天黑这一时间段是牛诱采集虻的最好时刻。以每 15 分钟捕获的成虻数为密度单位,对捕获虻熏杀后计数,装入指形管,做好记录和标记,带回实验室进行标本制作。同时详细记录温度、湿度和照度。动物诱不到雄虻,所以多数虻种的雄性尚未描述。

2)网捕法:选择虻较多的场所,尤其针对雄虻,可根据其在植物丛聚集的习性用昆虫网采集。方法是手持网柄末端,用臂作 X 形挥动,挥网频率约 50 次/min,每 5 分钟为一个计量单位。挥网后,用力快挥 3~4 次,将捕捉的昆虫集中网底,而后迅速将网末端塞入毒瓶内约 10 分钟毒杀之。将采集的虻装入指形管,做好记录和标记,带回实验室进行标本制作。

3)诱虻器诱捕法:利用虻趋深色物体及进入诱器后向上飞的特性,在调查样地放置诱虻器,自日落后 1 小时开灯开始诱捕至日落后 2 小时结束。国外有马尼托巴网(Manitoba trap),这类诱器是用 3~5 根杆子做成的锥形帐篷,顶部安装收集器。这类诱器在国外用于虻数量调查,但据在我国所做的试验,诱到的虻数量不多。将捕获虻分类计数编号,制成标本,利用显微镜分类鉴定。

4)二氧化碳诱捕法:利用二氧化碳对虻的引诱作用,可在野外悬挂蚊帐,前后吊起,中心地面放置干冰,据文献,这样可诱到大量雌虻,此方法相当于国外的马氏网(Malaise trap)和格雷西特网(Gressitt trap),不过后两种在帐顶或两侧顶角安装收集器。

5)人帐诱捕法:主要针对北方虻多的林区。方法是在生态观测点设置 3 顶蚊帐,每帐间距约 50m,略呈三角形排列,分别在日出前 1 小时、日出后 4 小时、日落前 4 小时和日落后 1 小时各诱虻 1 次,每次 15 分钟,网捕 5 分钟;在虻活动频繁的月份,选晴朗无风或微风天气,观察虻 1 天的活动规律,每次 1 小时,每次人帐诱捕 15 分钟,网捕 5 分钟,均定时、定点、定人。

6)光诱捕法:光有引诱虻的作用,在畜圈灯下接水盆,可诱到大量虻,一般雄性多于雌性。

(2)幼虫采集:虻幼虫是在大片水(如稻田、草塘等)内孳生,其幼虫常躲入上述孳生地水边泥内。采集时将水边泥置于大筛罗中,用流动水冲洗得其幼虫。用热水将幼虫杀死,保存在 75% 乙醇中。

(3)蛹的采集:在湿地采集土样,用纱网在水中冲洗,洗去泥土,即现出蛹,用热水将其杀死,保存在 75% 乙醇中。

如要获得成套生活史标本,可用蝇蛆制作饲料喂养,用 75% 乙醇保存幼虫皮和蛹皮,成虫针插,三者编相同号码。

(二)虻标本制作

虻成虫标本是鉴定的主要依据,因此成虫标本制作最为重要,成虫标本一般采用针插法制作。幼虫

（皮）和蛹（皮）可制作玻片或液浸标本。虻的卵采集困难，一般不制作卵的标本。

1. 针插标本 成虻标本用针插法保存，一般为双标签：采集标签上记录采集地点、时间、采集人，并要记录眼带等特征，因为标本干燥后眼带将消失，多数虻种的标本眼带经回潮可恢复，但有些种则很难；鉴定标签上记录虻种中文名、拉丁名、鉴定人。标本制作工具：放大镜、体视显微镜、白色方盘、玻璃培养皿、镊子、标签纸、记号笔、针插标本盒、樟脑。具体制作方法如下：

（1）插针：根据成虻体型大小选取适宜型号（4~6#）的昆虫针，用左手拇指和食指轻轻夹住虻中胸两侧，右手拇指和食指捏住昆虫针中上三分之一处，针尖自中胸背板中线右侧插入，从腹面六足中间插出。

（2）整姿：使成虻停留于昆虫针中上三分之一处，用镊子轻轻拉直各足，将双翅向两侧面分别拉开保持张开状。

（3）干燥：将制好的标本放阴凉干燥处待自然干燥后插入标本盒内。

（4）回软：对干标本应放入回软器内回软后可按照上述步骤制作标本。回软所需时间根据虻种体型大小和干燥程度而定，一般需要 4~12 小时。

2. 玻片标本 主要用于幼虫皮和蛹皮标本的制作。标本制作工具及试剂：干燥箱、放大镜、体视显微镜、白色方盘、玻璃培养皿、镊子、塑料吸管、标签纸、95% 乙醇、无水乙醇、中性树胶、指甲油、载玻片、盖玻片、玻片标本盒、记号笔。具体制作方法如下：

（1）脱水：选取幼虫皮或蛹皮先后移入 95% 和无水乙醇中各脱水 30 分钟。

（2）封片：将脱水后的标本取出放在载玻片上，使虫体背面朝上，头部向前，摆正位置，待乙醇挥发后在标本上面滴加一滴中性树胶完全覆盖标本，稍干后将盖玻片放在上面轻轻压平标本，注意避免进入气泡。

（3）干燥：将制好的玻片标本放阴凉处自然干燥或用 45℃±5℃ 干燥箱烤干。

（4）封边：在盖玻片四边用指甲油封闭，贴上标签，放入玻片标本盒内保存。

3. 液浸标本 主要用于幼虫、幼虫皮、蛹和蛹皮的标本制作。标本制作工具及试剂：玻璃指形管、白色方盘、玻璃培养皿、镊子、塑料吸管、标签纸、75% 乙醇、无水乙醇、记号笔。将采集的幼虫、幼虫皮、蛹和蛹皮等标本置于 75% 乙醇中，制成液浸标本，可以长期保存。

（三）虻标本制作注意事项

1. 针插标本应保存在阴凉干燥处，保存环境的相对湿度以不超过 50% 为宜，必要时需要安装除湿机。针插标本盒内应放置樟脑，以防霉防虫。重要针插标本应单只保存于玻璃管内，玻璃管的胶塞或软木塞用石蜡密封。

2. 液浸标本应注意乙醇挥发情况，及时补充或更换乙醇，以便长期保存。

3. 标本制成后，贴上标签，标注采集地点和采集时间，留取空白处，待鉴定后添补该昆虫的种名。

（四）虻标本的形态特征

形态特征 虻科成虫体型粗壮，体长在 5~26mm 之间，大小因种而异。根据以下 3 个特征，可与双翅目昆虫中其他各科相区别：①触角分 3 节，鞭节（即第 3 节）端部分为 2~7 个小环节；②爪间突发达，呈垫状，约与爪垫等大；③翅瓣和上、下腋瓣均发达，翅中央具长六边形的中室，R5 脉伸达翅的外缘，远在顶角之后。

（1）成虫（图 10-40）：虻成虫整体分为头、胸、腹 3 部分。头部有发达的感受器和摄食器官；胸部由 3 个体节组成，有翅和足等运动器官；腹部由 10 节组成，节Ⅷ~Ⅹ特化为外生殖器。

1）头部：虻的头部呈半球形，一般略宽于胸部。两侧

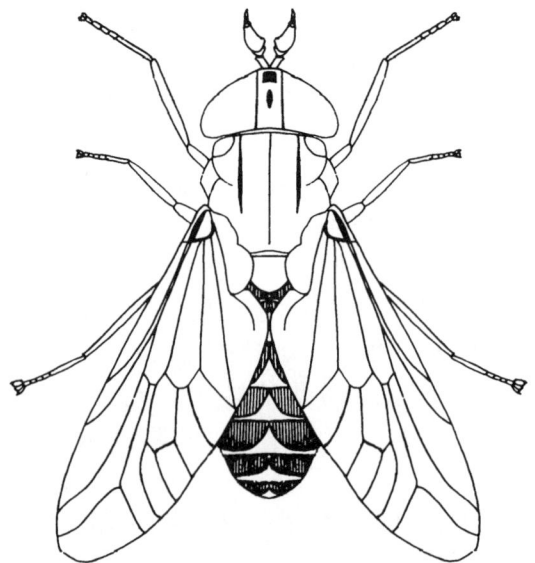

图 10-40 成虻形态特征
（李朝品 仿绘）

为 1 对大复眼所占据。雌虫两复眼间区为额部。额的前下方为亚胛,亚胛前方有 1 对触角,触角下方和口器上方的部位称为颜。颜的两侧颜下方称为颊。复眼由很多小眼组成。雄虫为接眼式,即两复眼紧挨在一起;雌虫为离眼式,即两复眼或宽或窄地分开。在新鲜标本,即刚针插不久尚未硬化的雌虫标本,或干标本经回潮软化,其复眼通常可见鲜艳的颜色,有些种还具有不同于基色的色带或色斑。雌虻额部位于两复眼之间,宽窄变化很大,形状因属种不同而异。多数属种额上具强骨化的瘤状物突起,称之为胛。额的前方为亚胛。触角着生于额三角前方,分 3 节,第一节称柄节或基节,第二节为梗节,第三节称鞭节。鞭节变化最大,其基部第一环节,即基环节或叫鞭 I 节,其色泽、长宽比例、形状及背突大小因种而异;鞭节端部分 2~7 鞭分节。颜位于触角窝前方,分中颜和侧颜,侧颜上部近额三角部分称上侧颜,下部称颊或下侧颜。口器着生于口窝。口窝两侧颜上着生的毛称口毛,其颜色、长短因种而异。口器属于刮舐式,由喙和下颚须组成。喙由上唇、1 对上颚、舌、1 对下颚和下唇组成。下唇顶端有 2 个巨大的唇瓣。

2)胸部:虻的胸部与其他双翅目昆虫一样,分为前、中、后 3 胸节。各胸节具足 1 对。中胸有翅 1 对,翅的运动使中胸肌肉特别发达,因而压抑了前、后胸的发展。后胸有 1 对由翅演化而成的平衡棒。虻足长度中等。每 1 对足由基节、转节、股节、胫节和跗节组成。前、中胫节末端腹面具 1 对棘状突,称胫节距,在斑虻亚科和距虻亚科具有后足胫节距,而虻亚科则缺如。翅宽,有发达的翅瓣。多数种类在静止时呈水平状,仅麻虻属呈屋脊状。翅的脉序如下:前缘脉(C)粗大,亚前缘脉(Sc)细短,尚有 6 条纵脉。翅多数透明,但有的着烟黑色,有的着棕黄色,有的全部着色,有的仅前缘着色,有的局部着色,形成斑纹,因属因种而异。

3)腹部:虻的腹部由 10 节组成,通常外表可见前 7 节,第Ⅷ节以后缩入体内。每一腹节由背板和腹板以侧膜连接而成。腹部背板和腹板常见有由粉被或毛组成的横带或纵条,有的则形成三角斑、圆形斑等。

(2)卵:纺锤形或圆筒形(图 10-41),有些种的卵中央略向一侧弯曲。刚产下时多为白色,有些则为黄色、黄白色或灰色,尔后变为深棕、褐色或黑色,长度在 1~2.5mm 之间。卵的形态及卵产下后的排列形状有种的特异性。

(3)幼虫:虻幼虫两头尖,呈圆柱形或梭形(图 10-41),老龄幼虫体型大小因种而异,长 10~60mm。体白色、灰绿色至棕褐色。除头部和呼吸管外共分 11 节,其中胸部 3 节,无附肢,从前胸向后胸渐粗。

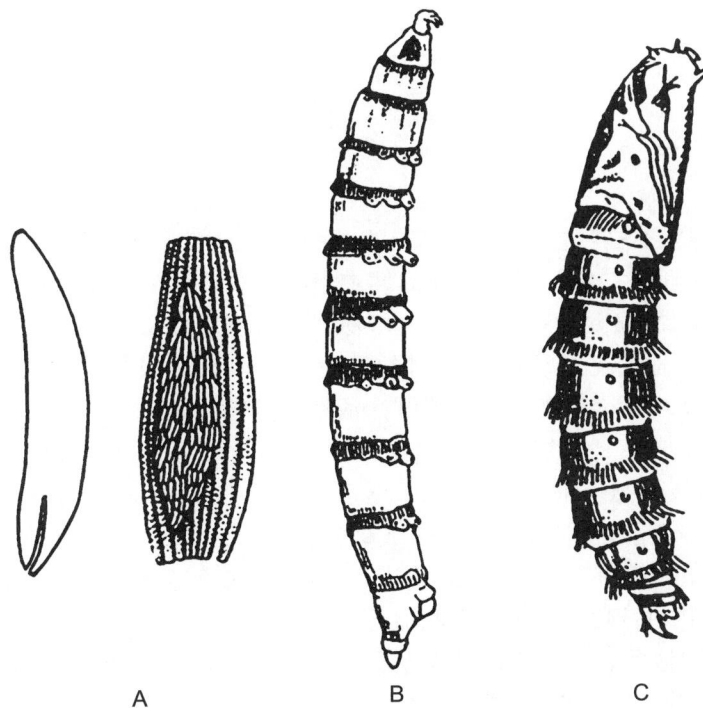

A. 卵;B. 幼虫;C. 蛹

图 10-41 虻卵、幼虫和蛹的形态

（4）蛹：虻以幼虫越冬，翌年 5~6 月化蛹。蛹期较短，仅 1~2 周左右。虻蛹为裸蛹（图 10-41），淡绿色、黄色、棕褐色至黑色，体表几丁质化强，有许多瘤突、刚毛和棘刺，体分头、胸、腹 3 部分，向腹侧弯曲。

（张　坤）

六、蝇标本采集与制作

蝇（图 10-42）是一类重要的医学昆虫，种类繁多，生物学分类隶属于节肢动物门、昆虫纲、双翅目、环裂亚目、有瓣蝇。目前全世界已知 3 400 多种，其中与疾病关系密切的多属蝇科、丽蝇科、麻蝇科和狂蝇科。蝇不仅影响人们的工作和休息，更重要的是传播疾病以及寄生引起蝇蛆病。蝇标本采集与制作有助于对蝇生物学特征的认识，了解蝇传播疾病生态学、形态学基础知识，对于制定蝇防制策略、阻断蝇传疾病均具有十分重要的意义。基于此，本节重点讲解蝇标本采集与制作以及蝇标本保存的方法，并对蝇栖息地分布及生态习性以及蝇标本的形态特征进行简要介绍。

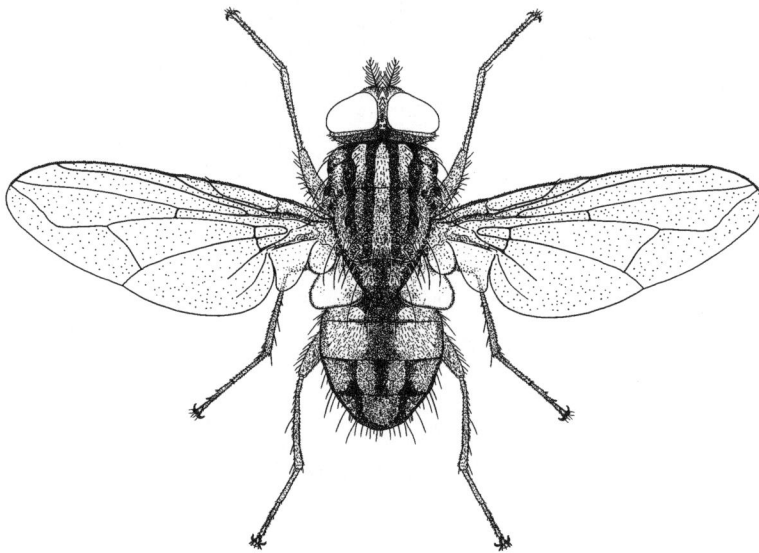

图 10-42　家蝇
（邓耀华　仿绘）

（一）蝇标本采集

1. 栖息地分布及生态习性　蝇为完全变态昆虫，除少数蝇（如麻蝇）直接产幼虫外，大部分蝇生活史有卵、幼虫、蛹和成虫四个阶段。蝇除了寄生蝇的幼虫侵入动物活体组织或器官内发育外，自由活动的幼虫则主要孳生于人、禽、畜粪、腐败动物尸体、腐败植物、酱缸、腌菜缸及垃圾中。蝇的适应性较强，尤其是居住区内的蝇，往往对孳生地的要求不太严格。蝇繁殖一般每年可完成 7~8 代，在热带和温带地区能繁殖10~20 代。蝇的活动、栖息场所因种类而异。成蝇的活动常因气候条件、食物或产卵物的引诱或附近有孳生物质的大量存在而有所变动。蝇的活动受温度和光照影响较大，40℃以上和 10℃以下便濒于死亡。蝇夜间常停落于天花板、电线或悬空的绳索上，白天活动。蝇善于飞翔，如舌蝇每小时可飞行 6~8km，一般活动范围 1~2km 内，可随车船等交通工具扩散。成蝇的食性分为 3 类：不食蝇、吸血蝇和非吸血蝇。其中不食蝇口器退化，不能取食，营寄生生活；吸血蝇以动物和人的血液为食；而非吸血蝇多为杂食性，以腐败的动植物、人和动物的食物、排泄物、分泌物和脓血等为食。蝇对气候有相对严格的选择性，不同蝇种在同一地区或同一蝇种在不同地区表现有不同的季节分布。大部分蝇以蛹越冬，少数蝇以幼虫和成虫越冬。越冬的幼虫多在孳生物底层；以蛹越冬者多数在孳生地附近的表层土壤中；成虫则蛰伏在墙缝、屋角、地下室、暖室等温暖隐蔽处。

2. 采集器具　相比于成蝇采集，蝇幼虫和蝇蛹的采集比较简单，主要从各种孳生物及附近的土壤中

检获,采集的器具主要为镊子等。成蝇采集相对复杂,主要以网捕为主,笼诱为辅。采集过程中用到的工具一般有以下几种:

(1)捕虫网(图10-43):有捕网和扫网两种形式。捕网适用于捕捉空中飞行的蝇,主要由网圈、网袋和网柄三部分组成。网圈直径为20~30cm,由粗铁丝弯成,两端折成直角,固定在网柄上。网袋长度应是网圈直径的2倍(40~60cm),一般采用细软的夏布、珠罗纱或尼龙纱制成。网袋底部要稍微圆一些,直径应不小于7cm。网柄长度为100~120cm,可采用轻金属条、木棍或竹竿等材料制作。在制作捕网时,通常每一组分以能拆卸、摺合为宜,且所用的材料轻而坚实,便于携带使用。扫网可用来捕捉栖息在低矮植物上或临近地面善于飞行的蝇,其规格结构和制作方法与捕网基本相同,不同之处在于扫网的牢固程度要强于捕网。扫网的网袋应选择结实、耐磨的白布或亚麻布制作,网圈应选择结实耐用的金属丝。网柄要求粗而短(长约50cm),这样利于其在草丛中扫动。扫网的网底一般开口,扫捕蝇昆虫时将网底扎紧,扫捕完成后即可松开网底,采集物可漏入采集瓶中。

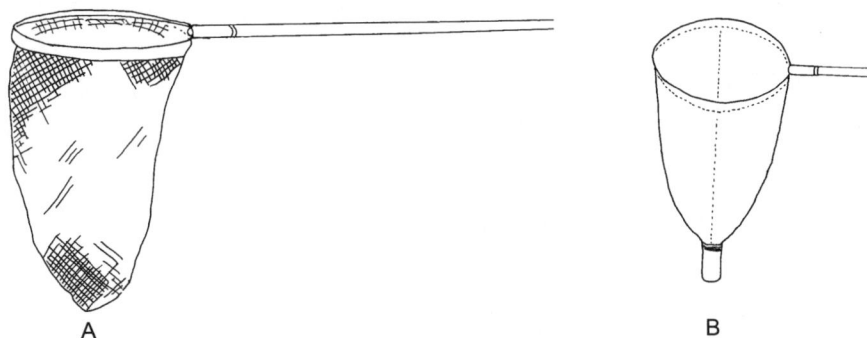

A. 捕网;B. 扫网
图 10-43 捕蝇网示意图
(李朝品 仿绘)

(2)诱蝇笼(图10-44):为笼诱法器具,可用粗铅丝、木条或竹片等作支架,封装上尼龙纱,铁纱或纱布。应选用细网眼纱,以防小蝇逸出或损伤蝇体。笼底为凹入笼内的倒漏斗型的锥状体,笼的上端配置纱盖或木盖,捕蝇笼脚支架高度一般为25cm。笼内放诱饵,诱饵一般为烂水果、酒糟、腐烂鱼类等,诱蝇可经漏斗口飞入笼内。捕蝇笼一般放置在苍蝇密度较高的垃圾箱、旱厕所或者饮食行业周围,早布晚收。

(3)毒瓶(图10-21):为迅速熏杀捕获昆虫的主要器具。一般选用干净、大小不同的广口瓶和与其严密配套的橡皮塞或软木塞(图10-21),毒瓶底部放氰化钠(NaCN)5~10g,往上依次是石膏、药棉和滤纸。要注意氰化物是剧毒物质,应专人妥善保管,谨慎使用,务必防止中毒。禁忌使用敌敌畏、氯仿等有机溶剂药物,否则会导致蝇体内脂肪体溶解,整个标本变质,降低使用价值。

(4)镊子:用于夹取捕虫网中的蝇或检获的蝇幼虫和蝇蛹,注意使用时用力适度,用力过重会损坏蝇躯体,对分类或其他工作造成不便,用力过轻则易使蝇逃脱。

3. 采集方法(包含成蝇的采集、蝇幼虫的采集和蝇蛹的采集) 这里主要介绍与人居环境卫生关系较密切的蝇。如家蝇科、花蝇科、丽蝇科和麻蝇科等蝇。

(1)成蝇的采集:通常使用网捕或笼诱采集。网捕时,主要在人畜居处、蝇孳生地附近,水边、林间、花草丛中等场所,视具体情况选用扫网或捕网采集。采集过程中需注意两个关键点:一是掌握好捕捉距离,避免被蝇发现迅速逃离;二是捕捉动作应快速敏捷,起网、落网必须迅速、准确才能捕获成功。当蝇停留在植物的花或枝叶顶端时,应采用横扫的方法。当蝇停留在树干上时,应采用自下而上的方式兜网。当蝇停留在地面、岩

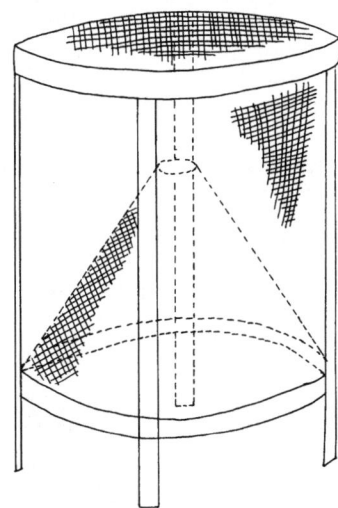

图 10-44 诱蝇笼示意图
(李朝品 仿绘)

石表面或其他平坦物体表面上时,应采用扣网捕获。笼诱可用诱蝇笼,需注意的是诱蝇料种类的不同影响诱获蝇的种类。一般而言,采用动物性诱料如臭肉、臭鱼虾等诱得的蝇,主要是丽蝇科和麻蝇科的蝇;而采用植物性诱料如酒糟、糖渣及腐败的果实等诱得的蝇,主要为家蝇科和花蝇科的蝇。诱蝇笼放置的场所、地点的不同也影响诱获蝇的种类。因此,诱蝇笼可选择各种不同的场所放置进行诱蝇。诱蝇笼的优点是诱获蝇的个体较多,省时省力;缺点是入笼的蝇种类有一定的局限性,有的种类不入笼,使得捕获蝇的种类有一定的局限性。对于某些难以捕获,孳生在野外的种类,可采用盛有诱料的罐或钵,添加适量的水,放置野外,如查见有蝇卵,可携回实验室饲育孵出成蝇。

（2）蝇幼虫的采集:蝇因种类不同,孳生地有所差异,除寄生蝇的幼虫侵入动物的活组织或器官内发育外,其他蝇幼虫则主要孳生于人兽禽等粪便处、垃圾堆、各种腐败的动植物、酱缸等地点。因此,蝇幼虫可以从上述各种孳生物质中检获。

（3）蝇蛹的采集:蝇幼虫的化蛹多数在幼虫孳生地附近的土质疏松、地面较干燥的泥土里,少数也可在干枯的孳生物质表面化蛹。故蝇蛹的采集,可挖掘幼虫孳生地附近的土壤检获,或在已干的孳生物质表面检得。

4. 测量与记录 采集的标本一定要有详细且正确的采集记录,记录项目主要包括蝇样本信息、采集信息和环境信息等。蝇样本信息包括蝇的种类、性别、发育阶段、数量、大小、生活习性等;采集信息包括采集日期(年、月、日),采集地点,采集者姓名、采集方法等;环境信息包括采集地点的自然环境状况,如气候(晴、雨、温度、湿度、光和风速等),采集地的环境类型,如农贸市场、餐饮环境等。记载的项目要完备而简明,便于后续科学研究。另外,如果随身带有相机,拍摄保留蝇及采集地点环境信息等照片,也具有重要的保留价值。

蝇测量及观察记录表

蝇的种类:		数量:	大小:
采集对象:♀□ ♂□ 成虫□ 蛹□ 幼虫□ 卵□			
生活习性:			
采集时间:_____ 年___ 月___ 日 上午_____ 下午_____		日间(晴□ 阴□ 雨□ 霜冻□) 夜晚(星空□ 乌云□) 晨□ 昏□	
采集地:_____ 温度:____℃ 湿度:____% 风速:____m/min 海拔:____m 河面:宽_____m 深_____m			
环境类型:		宿主:	
采集方法:		采集者:	
标本临时编号: 标本编号: 摄影编号:			
备注:			

以上采集记录表仅供参考,实际采集时可视具体情况进行相应调整。

（二）蝇标本制作

1. 常用器材及药品

（1）器材

1）昆虫针:不锈钢制,从细到粗编号为00、0、1、2、3、4、5号七种。

2）昆虫针插标本盒:多采用玻璃盖的木盒,盒的大小一般为26.2cm×19.7cm×5.5cm。

3）回软缸:凡是有盖的玻璃容器(如干燥器等)均可作为回软缸。在缸底铺一层湿棉花或湿沙子,其上再盖一层滤纸,密闭缸口,借潮气使标本回软。

4）其他器材:包括玻片标本盒、标签纸(8mm×14mm,长方形纸片)、整姿台、三级台、昆虫镊子、指形管和指形管架、凹心皿、软木板和软木块、解剖昆虫使用的精细镊子和剪刀、解剖针、放大镜、解剖镜等。

（2）药品：主要包括各级乙醇、氢氧化钾、氢氧化钠、盐酸、冰醋酸、二甲苯、丁香油、冬青油、三氯甲烷、加拿大树胶、阿拉伯胶、中性树胶、甘油、攸帕拉、水合氢醛、聚乙烯醇、樟脑块等。

2. 成虫标本的制作方法　蝇成虫标本制作主要采用针插法和三角纸点胶法，操作步骤主要包括针插、整姿、拉出雄性尾器、加标签及整理保存，具体方法如下：

（1）针插法与三角纸点胶法（图 10-45，图 10-46）：针插法包括单针法和双针法，其中双针法主要应用于成蝇体长＜3mm 的小型蝇，而三角纸点胶法则适合于微小蝇标本制作。

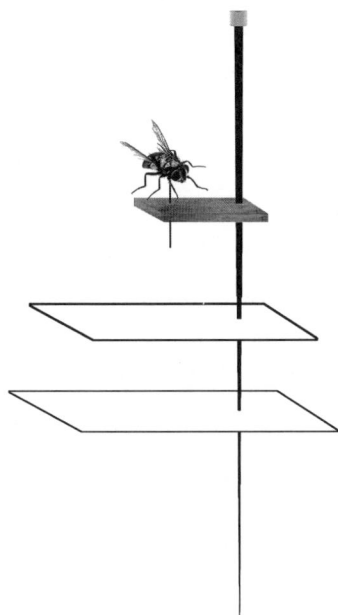

图 10-45　蝇的针插法
（李朝品　仿绘）

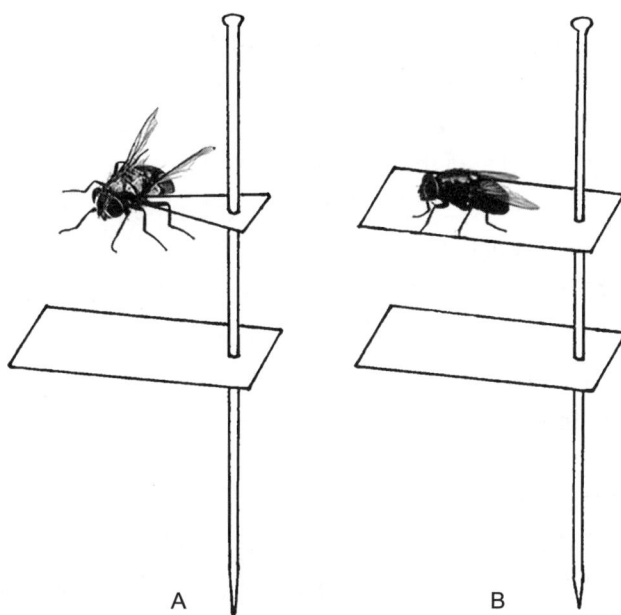

A. 三角纸插法；B. 纸片点胶法

图 10-46　蝇的纸插法
（李朝品　仿绘）

1）单针法：针对成蝇体长选取不同型号的昆虫针，一般蝇体长在 3~5mm 之间采用 1 号昆虫针，5~10mm 选用 2 号昆虫针，＞10mm 选用 3 号昆虫针。针尖从蝇的中胸背板中线右后侧垂直插入，从腹面中足基间穿出，针的上端离虫背 0.8cm。

2）双针法：00 号昆虫针先垂直插入事先准备好的条形软木块（长度大于 10mm）一端，且针尖 3/4 穿透软木块。4 号或 5 号昆虫针反向插穿条形软木块另一端，且针尖 2/3 露出。手持已插好的条形软木块以 00 号昆虫针针尖从虫体腹面六足之间垂直插入，直抵胸背板，但切勿插穿。调整软木条和长针的位置，使蝇体处于长针上 1/3 段水平。

3）三角纸点胶法：将厚白纸（如钢板纸、卡片纸等）剪成长约 5.5mm 的小三角纸片，并在其尖端沾少许白乳胶或万能胶，贴在虫体的中足和前足间。而后将昆虫针从小三角形的底边插入，使虫体背面距昆虫针头端有 8mm 左右高度差。小三角纸的尖端向左，虫体的前端向前。

（2）整姿：用镊子将插好的标本进行姿态调整，使其翅仰面向上，将口器、足轻轻拉出，使其各部位特征明晰可见。

（3）拉出雄性尾器：一般采用 00 号或 1 号昆虫针制备拉尾器。拉尾器的针尖要带 45° 角的弧形，00 号针的弯曲段长约为 0.5mm，适用于拉小型蝇；1 号针弯曲段长 1mm，适用于拉较大型蝇。操作通常在解剖镜下操作完成。操作时，拉尾器针尖插入雄蝇第五腹板侧叶端，钩住或钩破第 7、8 腹节节间膜处将腹部最末两节拉出。然后钩住第 9 背板等处，使尾器充分外露且不再回缩为止。将拉出的雄性尾器架在小纸片一端干燥，防止其回缩。

（4）加标签：每个针插标本必须加上标签，信息主要包括采集地点、采集日期、采集人、样本编号，样本定名后还需附上学名。标签的位置,应在昆虫针的 1/2 处。

（5）整理保存:制作完成的针插标本应放置于加有樟脑块针插昆虫标本盒中。未定名的标本应按产地、年份收藏;已定名的标本应按属种分装,同一种的标本再按地区排列收藏。

3. 幼虫标本的制作方法　蝇幼虫标本制作主要采用玻片法。玻片法是将昆虫封制于玻片上,适用于制作昆虫的卵、幼虫、蛹、若虫、成虫以及昆虫的部分器官标本,便于在显微镜下观察虫体的细微结构。蝇幼虫玻片标本制作时,一、二龄幼虫可整体封入,封制时注意将幼虫的后端折转使后气门朝上。三龄幼虫可切割成头部、躯干和尾三部分。头部应展示前气门和头咽骨板、口钩等结构的侧面观。躯干大约包括第 1~7 各腹节,可沿背部中央纵线切开,在玻片上展平后封片。尾部主要展示后端表面、后气门和肛区的后面观,如尾部过高,可在周围剪几道裂口便于封片。实验步骤如下:

（1）将幼虫剪开,投入 100℃ 左右的 10% 氢氧化钾溶液中,煮沸数分钟(注意液体蒸发后,须及时添加水),以使虫体内的肌肉腐蚀溶解。

（2）清水洗涤后,再用加有数滴冰醋酸的蒸馏水中和洗涤剩余的氢氧化钾,而后再以清水洗涤。

（3）经乙醇脱水、二甲苯(或冬青油、丁香油等任一种透明试剂)透明后,最后采用加拿大树胶、攸帕拉或水合氯醛树胶剂进行封片。

4. 蝇卵和蛹标本制作方法　蝇卵、蛹标本制作主要采用液浸法。标本浸泡前需先行固定,并对需分离保存的虫体部分进行解剖分离,再行浸泡保存。固定的方法主要采用热固定法,即将标本放入 100℃ 左右水温中短时间内将虫体迅速烫死,而后整个虫体会迅速展开,各部位特征暴露,利于观察鉴定。常用浸泡保存液主要有 70%~75% 乙醇水溶液,5%~10% 福尔马林溶液,醋酸、乙醇、福尔马林混合液(体积比 1∶15∶5)。

（三）蝇标本的形态特征

1. 成蝇形态特征　成蝇的大小和体色因种类的不同而异,体长一般 5~10mm,呈暗灰、黑、黄褐、暗褐等色,全身被有鬃毛,许多种类带有金属光泽,分头、胸、腹 3 部分(图 10-47)。

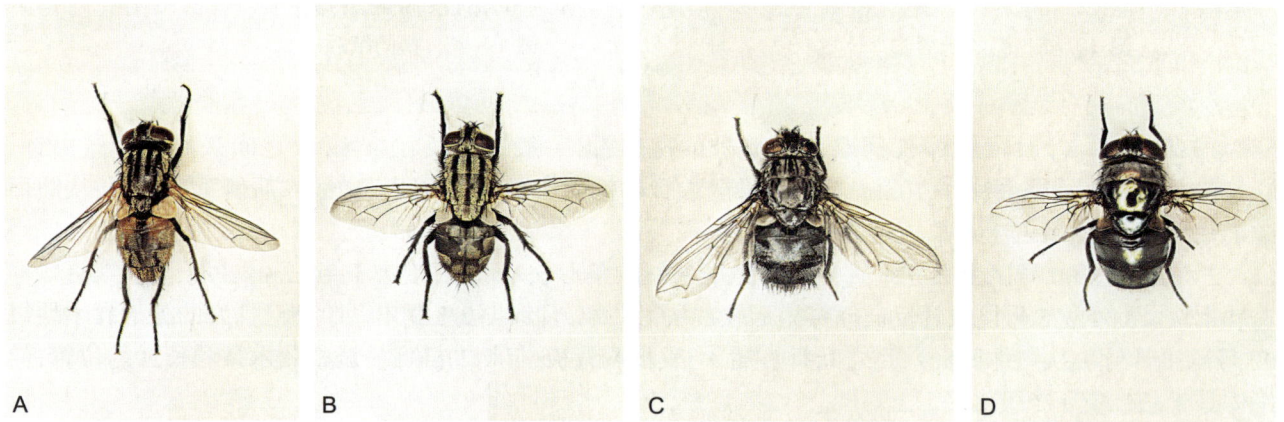

A. 家蝇(*Musca domestica*);B. 棕尾别麻蝇(*Boettcherisca peregrina*);C. 巨尾阿丽蝇(*Calliphora vicina*);D. 大头金蝇
(*Chrysomyia megacephala*)

图 10-47　四种常见蝇

(邓耀华　图)

（1）头部:近似半球形,两侧有 1 对大的复眼,雌蝇两复眼间距较宽,雄蝇较窄。头顶中央有 3 个排成三角形的单眼。颜面中央有 1 对触角,各分为 3 节,其中第 3 节最长。头的前下方为口器,又称喙。大部分蝇的口器为舐吸式,由基喙、中喙和 1 对唇瓣组成,基喙上有触须 1 对。唇瓣腹面有对称排列的假气管,每 2 个假气管间有细小的口前齿。舐吸式口器可以伸缩折叠,有时可收缩在头下方的口器窝中。吸血蝇的口器为刺吸式,其结构与舐吸式口器基本相似,不同的是其下颚须细而短,中喙细长而坚硬,唇瓣小,假气管退化,但口前齿特别发达,借以刺破皮肤吸食血液。

（2）胸部：由前胸、中胸和后胸组成，其中前胸和后胸退化，中胸发达。中胸背板上具有对称排列的鬃毛、斑纹，可作为分类依据。中胸背板内侧有前翅 1 对，翅上有前缘脉、亚前缘脉和 6 条纵脉，翅脉形态可作为种属鉴别特征。后翅退化为平衡棒，位于翅基下后方。足 3 对，由基、转、股、胫、跗组成。跗节又分 5 节，其末端有爪和爪垫 1 对，中间有 1 个爪间突，足上密布细毛并可分泌黏液，使其能在光滑面上爬行，并可携带大量病原体。

（3）腹部：分 10 节，一般仅见前 5 节，后 5 节演化为外生殖器，节与节之间有膜相连。第 1 和第 2 节的背板合二为一，前 5 节背板向腹面弯曲，以侧膜与腹板相连，因而腹部形成圆筒形。雌性外生殖器称产卵器，一般缩在腹部内，产卵时伸出。雄性外生殖器构造复杂，其形态是近缘种鉴定的重要依据。

2. 蝇卵形态特征　乳白色，呈椭圆形或香蕉形，长约 1mm，前尖后粗，表面具有雕刻状花纹，常数十至数百粒堆积成块。在夏季，卵产出后 1 天即可孵化。

3. 蝇幼虫形态特征　俗称蛆，圆柱形，乳白色，体表光滑，前尖后钝，无眼无足。体长 2~12mm，分头、胸、腹三部分，共 14 节，一般仅前 11 节清晰可见。中腹部第 8 节后侧有气门 1 对，其形状是蝇种分类的重要依据。

4. 蝇蛹形态特征　由第 3 龄幼虫成熟后不脱皮收缩而成，体外被有幼虫表皮硬化而成的蛹壳。蝇蛹表面光滑，蛹在初形成时为乳黄色，数小时后渐变为棕黑色至黑色，长 5~8mm。

（四）蝇标本保存

蝇标本保存有干藏法和液藏法两种。

1. 干藏法　主要适用于蝇针插标本和玻片标本的保存。干藏标本必须待标本完全干燥后才能保存，同时应特别注意防潮、防霉、防尘，以及避免甲虫的幼虫、螨或蚂蚁对标本的侵蚀。干藏标本要做到永久保存必须做到以下几点：一是存放标本的标本室、标本柜、标本盒要设计严密，并做好防潮、防霉、防虫等措施。可在标本盒的内壁及各角上涂上干藏标本除害液，或将樟脑块、盛装骈苯的纱布小口袋、盛装木馏油的小球瓶或浸透木馏油或石炭酸的脱脂棉球置于标本盒内。如果发现标本中已有害虫侵袭，可于盒的底面加入适量的四氯化碳或二硫化碳，并将盒盖盖紧以熏死害虫。装有标本的新标本盒放入标本室或标本从标本室取出超过 24 小时时，均需严格杀菌杀虫（通常放入密封的室和柜中，用氰化物或二硫化碳熏蒸 5~7 天）。针插标本在标本盒中必须插得牢固结实，防止振动掉落后破坏标本。做成的玻片标本需放入 50~60℃的烘箱烘干数小时直至烘干，而后存放入玻片标本盒后再入标本室。同时需注意做好防潮、防霉、防虫等措施。保存时，应将同一地区同一场所采集的标本放置于同一标本盒内，并附以标签注明采集地点、采集场所、采集日期等重要信息。

2. 液藏法　主要用于保存液浸法制作完成的蝇卵、蛹标本。同时蝇成虫或幼虫，如需留作切片，也应采取液藏法进行保存。盛装浸泡液的容器可采用小广口瓶、试管、青霉素小瓶等玻璃容器。盛放液藏标本的瓶口须塞紧，并用石蜡封口。

（五）注意事项

1. 蝇标本采集过程中，要尽可能地使采到的标本保持完整。无论是足或翅，体毛或鳞片均是重要的分类依据。

2. 采集记录要完整，除详细记录采集日期、地点外，也应详细记录采集场所的性质与情况，宿主种类和寄生部位，以及其他必要资料。

3. 现场来不及针插但已干燥蝇标本，需要针插时应先放置于回软缸中回软，而后再行针插。放置回软缸的时间长短依蝇体大小、干燥程度而有所不同，须随时检视。

4. 干藏法保存蝇针插或玻片标本时，应严格做到干燥、防虫、防霉。标本馆针插标本室要严密防潮，雨天不开窗并配备防潮设备。标本柜、标本盒要制作严密，并做好防虫措施。标本进库前或标本拿出超过 24 小时均需进行熏蒸杀菌杀虫。

（刘太平）

七、蚤标本采集与制作

蚤目是昆虫纲中较小的一个目，迄今全世界已发现约 2 500 种或亚种，我国已发现 650 种或亚种。蚤是恒温动物的体外寄生虫,包括兽类、鸟类、小型哺乳动物,如狗,猫、猪、禽鸟及鼠等,其中寄生于啮齿动物(鼠类)的蚤最多,也最为重要。蚤为全变态昆虫,其成虫营寄生生活,栖息场所取决于宿主的习性和外界因素的影响。宿主巢穴中的环境较潮湿,且湿度较稳定,又有幼虫期的食料,较适于蚤的繁殖。故蚤的孳生地就是宿主的居住场所或常到的地方,如人住室的地面、墙角、床下及畜圈、禽舍的泥土垫物中,狗、猫等家畜常睡卧的地方,鼠洞窝巢内等。蚤是人畜的重要害虫,通常会通过不同程度的外寄生引起刺叮症、寄生症和贫血症等。在我国法定报告的传染病中属于蚤传播的传染病有鼠疫和鼠源性斑疹伤寒。近年来,我国人间鼠疫仍时有发生。

(一)蚤标本采集

1. 宿主体表寄生蚤采集 采集蚤先要诱捕鼠类等宿主动物,捕获小型哺乳动物的方法很多,常用的方法为器具捕杀,其主要工具是鼠夹(板夹、弓形夹)和鼠笼,辅之猎枪、地箭和套索,也可人挖、灌水和翻草堆等人工捕打办法捕获宿主动物。对于鸟类,鸟网诱捕和枪击的办法比较常见;对于蝙蝠类,尼龙绳制成的捕网诱捕的办法使用较多。所捕获的宿主动物按照"一动物一袋"的原则,分别放入致密白色布袋内(扎紧袋口以免蚤逃逸),再携回实验室仔细检查。鼠夹不放入鼠袋。

(1)麻醉后蚤采集:将装有宿主动物的布袋全部投入一个密闭的容器内(普通有盖塑料桶即可),然后放入若干浸透了乙醚的棉花球进行麻醉,直到宿主动物和蚤麻醉致死(一般20~30分钟)。麻醉完成后,对宿主动物进行逐一仔细检查和采集,具体采集步骤:①将麻醉后的宿主动物置于白色方盘内,用小镊子"夹取"或毛笔蘸乙醇等固定液后"蘸取"的方法采集全部蚤。为了保证采集完全,可以先检查和采集附着在布袋上的蚤,然后用牙刷或镊子等其他工具将宿主动物从头到尾梳刷2~3遍,尽量将宿主体表的蚤刷到白色方盘,最后再从头到尾通过翻毛的方法仔细检查和采集宿主被毛间遗留的蚤;②将"夹取"或"蘸取"的蚤放入事先盛有70%或75%乙醇的容器内,保存蚤的容器可以用指形管、加盖小离心管或Eppendorf管等,根据具体情况灵活选择;③如要保存活的动物及活蚤,则麻醉剂的剂量要小,待检完蚤后动物及蚤均能苏醒。由每一宿主体上检获的蚤,应分别装瓶保存,注明宿主种类,捕获的地点、时间及方法以待制片作鉴定。

(2)活体蚤采集:在实际工作中,有时需要采集活的蚤用于病原体检测、病原体分离和蚤人工培养等,这种情况下就需要进行蚤的活体采集。检蚤活动在深一点大的白色方盘中进行,先检查鼠袋中的蚤,然后再用细密的篦子或小刷子梳理(刮)动物体表的毛皮检蚤。如果是活鼠,一定要用止血钳固定鼠,防止逃逸。也可将活体动物装在笼子内,将笼子悬架在比笼底大的盛水盆上面,动物体上的蚤会自然掉落在水中,再从水中捞取蚤。此外,还可用振动式检蚤器检蚤,将动物放入检蚤器收集槽,高频率的振动使槽中的老鼠等动物身上的蚤和虫卵振动自动抖落下来落入槽中,非常便捷,大大提高了蚤的收集效率。在检蚤的过程中要注意个人防护,避免被蚤叮咬。最好在专用的检蚤室中进行,检蚤的容器周围可放置水盘作为防止蚤逃逸的屏障。如进行感染病原体的蚤的采集,由于蚤跳跃力极强,采集人员随时处于危险之下,要求采集人员做好自身的防护,常用的手段为物理防护及使用驱避剂,如穿着五紧服或连体式生物防护服,以保证蚤无法通过缝隙进入衣服内,保证采集人员安全。

2. 动物洞口、洞干和巢穴蚤采集 宿主动物的洞口和穴道往往可检获到数量较多的蚤。在鼠洞口,可用软橡胶棒外面缠绕白毛巾制成探蚤棒,缓慢伸入洞内轻轻地搅动,采集洞干中游离蚤;或将涂有粘性物质的纸板铺在洞口,过一定时间后收回检查。鼠类等动物巢穴的蚤数量往往明显多于其体表,因此对动物巢穴的蚤采集十分重要。掘开鼠洞,将洞穴中的巢穴物(包括碎土、草屑)装入布袋,带回实验室麻醉后将内容物倒入白色方盘检蚤,也可置于解剖镜下或用放大镜找寻蚤的幼虫、蛹和卵。或者将巢穴物倒入饱和盐水中,仔细检蚤。如果量多可以使用自制的光照检蚤器热力驱离法检蚤。光照检蚤器制作:将1个大的玻璃或铁皮漏斗固定在铁架台上,其上悬挂一个40~60W的灯泡,漏斗下方放1个盛有水的标本瓶。将收集的窝穴物放入漏斗中,灯泡打开,由于加热和光照,蚤的成虫、幼虫就会沿漏斗下行掉入有水的标本瓶中。由于巢穴中藏有不活动蚤卵和蛹,首次检查不易发现,巢穴物可保留7~10天后再次检查,发现幼蚤和成蚤。此外,动物经常在其洞口附近活动,会有一些蚤从动物体表掉落,成为地面游离蚤,这些区域游离蚤的数量较多,其活动不受动物活动时间的影响。常用的采集方法为布旗法(材料为毛巾),采集人员在动物洞口附近较大范围进行拖拉布旗,这样能够最大限度地将地面的游离蚤粘到布旗上。

3. 室内游离蚤采集　室内游离蚤主要是指生活在人居场所或动物棚圈等环境的自由生活蚤。室内东南西北各个角落和中央放置 5 张粘蚤纸,晚上放置,次日早上检查,收集粘捕的蚤。此外也可利用灯光诱捕,即取水盘盛水,当中放一灯,夜晚放置于蚤多的地面上,蚤被灯光引诱即跳入水中而不能逃出。此外,还可在水盆中加滴少许香油,将水盆置于鸡舍内或墙角落,让跳蚤自然跳入水中采集之。

(二)蚤标本制作

1. 玻片标本　蚤的分类鉴定迄今主要靠其形态特征进行,由于个体小,许多鉴别特征藏于外骨骼内,在体视显微镜下无法观察,因此需将虫体腐蚀透明、脱水后,封藏于加拿大树胶中,制成玻片标本,便于在显微镜下进行形态学观察。

(1)腐蚀:将保存在 75% 乙醇中的标本取出,蒸馏水清洗,移入 10% 的氢氧化钾或氢氧化钠溶液中,腐蚀掉其体内的肌肉等组织,以达到透明之目的。腐蚀时间视蚤体大小、几丁质色素深浅而异。一般 25℃条件下 24~36 小时即可。腐蚀后经蒸馏水清洗 2~3 次,再移入 5% 醋酸浸泡 30~60 分钟,以中和残余的氢氧化钾或氢氧化钠。再用蒸馏水浸泡 1 小时。

(2)脱水、透明:从蒸馏水内将腐蚀后的蚤顺次移入 30%、50%、75%、90%、95% 和无水乙醇中各浸泡 30~60 分钟,然后放入二甲苯中浸泡 1 小时,进一步透明和软化。

(3)封片:使用溶于二甲苯的加拿大胶或中性树胶封片。在滴有少许树胶的载玻片上,将已脱水透明的蚤体放入胶内,在体视显微镜(立体显微镜、解剖镜)下整姿,头端朝右,腹面朝上,6 足伸展,然后盖上盖玻片。一般情况下,每张玻片封 1 个标本,但同一种类也可以封制 2 个,雌性和雄性各 1 个。封片后可在室温下自然干燥,亦可在 40~60℃烤箱中烘干。

2. 液浸标本　液浸标本适合于蚤卵、幼虫和蛹标本的制作。将虫体标本依次用 30%、40%、50%、60%、70% 乙醇浸泡 1 小时,最后放入 75% 乙醇浸液中保存;也可直接放入 75% 乙醇浸液中保存。为缓解虫体在乙醇中浸渍的脆度,也可在乙醇中滴入 0.5%~1% 的甘油,使虫体壁变得较为柔软些。乙醇液在浸渍大量标本后半个月应更换 1 次,以防止虫体变黑或肿胀变形,以后酌情再更换 1~2 次,便可长期保存。用蜡封标本瓶(缸)瓶口,贴好标签。

(三)蚤标本制作注意事项

1. 腐蚀过程中,如果蚤体内仍残留未完全消化的宿主血块,会遮盖蚤的部分重要结构而影响观察和鉴定。在这种情况下,可以进行一些特殊处理去除或减少其体内的血液,可在解剖镜下用尖细的昆虫针自蚤第 2、3 类腹节之间刺破,便于腐蚀剂进入蚤体内腐蚀腹内残物,增加透明程度。

2. 为防止腐蚀过度或腐蚀程度不够情况,应定时多次观察,根据蚤体具体情况调整腐蚀时间。

3. 标本制作过程中,动作要轻巧,如用小镊子"夹取"蚤时,动作务必轻柔,以免对蚤造成损坏而影响种类鉴定的准确性;整肢过程中,避免蚤体掉毛,尽可能使标本做到整洁美观;放置盖玻片的时候,应先使盖玻片接触一侧液面,轻轻放下,避免产生气泡和跳蚤移位。

4. 注意做好记录,蚤标本采集信息和玻片标本信息保持一致。封片后立即加标签。一般左侧是记录标签,写宿主学名、采集地点、采集者姓名和日期;右侧是鉴定标签,写蚤的学名、雌雄。

(四)蚤标本的形态特征

蚤是比较特化的昆虫类群之一,其体型较小,体色呈黄棕或黑褐色,体型侧扁、无翅、足发达,能爬善跳,体表光滑坚韧,外被鬃和刺。蚤标本的形态特征与昆虫纲其他各目的主要区别在于:①刺吸式口器,有利于叮刺吸血;②翅退化,仅留翅芽;③体侧扁,后足较长。

1. 成虫　蚤体可分为头、胸、腹三部分。胸部又分为前胸、中胸和后胸 3 节,每节各附足 1 对,腹部有 10 个腹节,体壁有许多衍生物,可作为蚤的重要鉴别特征(图 10-48)。和其他昆虫一样,蚤身体外被体壁,体壁内为体腔,消化、吸收、神经和生殖等器官分布在其中(图 10-49)。

(1)头部:略呈三角形,分前头和后头两部分,前头上方称额,下方称颊。触角分 3 节,末节膨大,常又可分为 9 个假节。前头腹面有刺吸式口器,由针状的下颚内叶 1 对和内唇组成食物管,外包以分节的下唇须形成喙。蚤头部有许多鬃,根据生长部位称眼鬃、颊鬃、后头鬃等,有的种类颊部边缘具有若干粗壮的棕

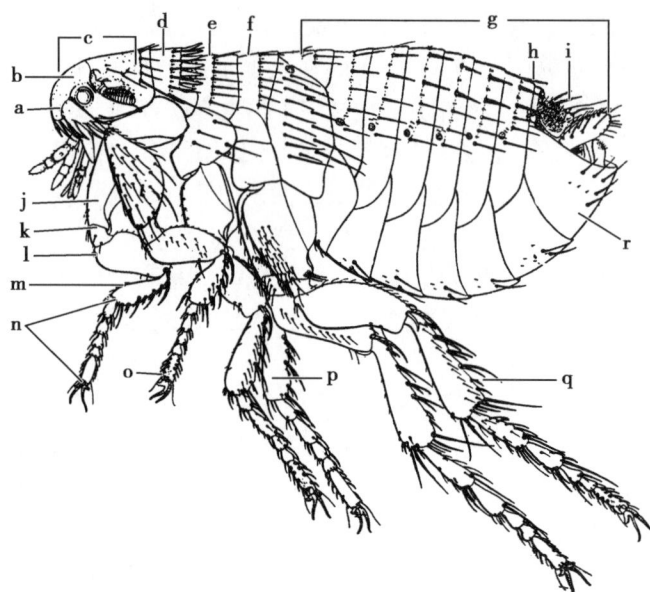

a. 颊;b. 额;c. 头部;d. 前胸;e 中胸;f. 后胸;g. 腹部;h. 第 7 背板;
i. 臀板;j. 基节;k. 转节;l. 股节;m. 胫节;n; 第 1~5 跗节;o. 前足;
p. 中足;q. 后足;r. 第 7 腹板

图 10-48 成蚤外部形态

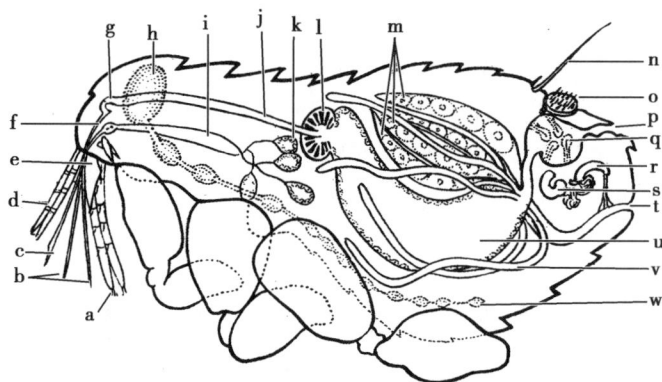

a. 下颚须;b, 下颚内叶;c. 内唇;d. 下颚须;e. 下颚;f. 口腔;g. 咽;
h. 脑;i. 涎管;j. 食管;k. 涎腺;l. 前胃;m. 卵巢;n. 臀板前鬃;o. 臀
板;p. 肛门;q. 直肠乳突;r. 交配囊;s. 受精囊;t 生殖孔;u. 胃;v. 马
氏管;w. 神经节

图 10-49 成蚤内部结构

（仿 Rox）

褐色扁刺,排成梳状,称为颊栉。

（2）胸部:分成 3 节,每节均由背板、腹板各一块及侧板 2 块构成。无翅,足 3 对长而发达,尤以基节特别宽大,跗节分为 5 节,末节具有爪 1 对(图 10-50)。

（3）腹部:由 10 节组成,前 7 节称正常腹节,每节背板两侧各有气门 1 对。雄蚤 8、9 腹节、雌蚤 7~9腹节变形为外生殖器,第 10 腹节为肛节。雌蚤腹部钝圆,在 7~8 腹板的位置上可见几丁质较厚的受精囊。受精囊分头、尾两部分,形状因种不同而异。雄蚤腹部末端较尖,其第 9 背板和腹板分别形成上抱器和下抱器。雄蚤外生殖器复杂,形状也因种而异,其与雌蚤受精囊一起被作为分类的依据(图 10-51,图10-52)。

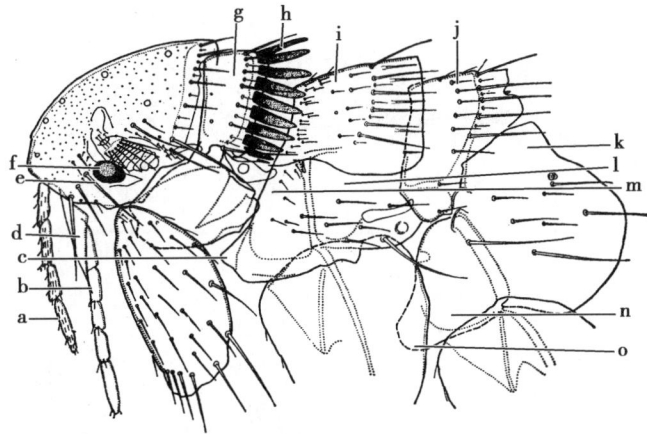

a. 下颚须；b. 下唇须；c. 中胸腹板；d. 下颚片；e. 眼鬃；f. 眼；g. 前胸；h. 前胸栉；i. 中胸；
j. 后胸；k. 后胸后侧片；l. 中胸后侧片；m. 中胸前侧片；n. 后胸前侧片；o. 后胸腹板

图 10-50 不等单蚤头胸部

（仿 解宝琦、龚正达）

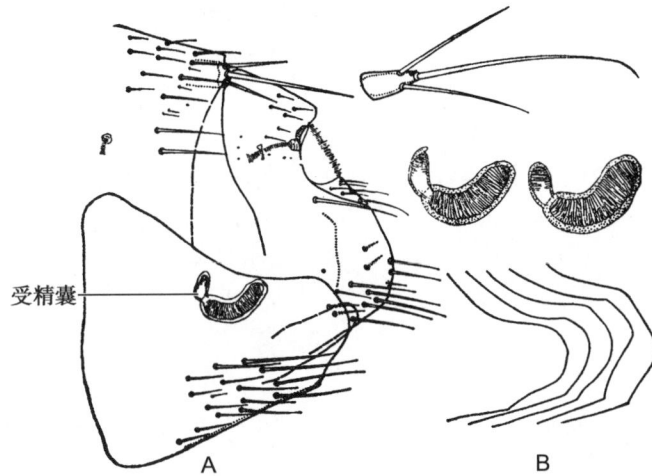

A. 不等单蚤雌尾端；B. 雌性第 7 腹板、肛锥及受精囊

图 10-51 不等单蚤雌性变形节（♀）

（仿 解宝琦、龚正达）

2. **卵** 长椭圆形，长 0.4~2.0mm，色白或淡黄，个别种呈浅黑色（图 10-53）。

3. **幼虫** 呈蛆形，无眼无足，灰白或灰黄色。体分头、胸、腹 3 部分。头部有触角 1 对，咀嚼式口器；胸部 3 节，腹部 10 节，各节有稀疏长、短鬃 1~2 列（图 10-53）。

4. **蛹** 蛹茧壁稀疏，前蛹在茧体内呈对折状，蛹体具有成蚤的雏形，亦分为头、胸、腹三部分（图 10-53）。蛹茧外易黏附尘土碎屑，与周围环境不易区分。

（五）蚤标本保存

捕获的蚤可放入 75% 乙醇的容器内保存，容器可以是一般的玻璃小瓶、加盖小离心管或 Eppendorf 管等，根据具体情况灵活选择。用 2B 铅笔写好标签，把标签放在存放蚤的容器中，以避免不同宿主体表蚤相互混淆，标签内容包括采集时间、采集地点、宿主动物名称和编号。最后将存放蚤的小管放入盛有 70% 乙醇广口瓶等较大的容器中。

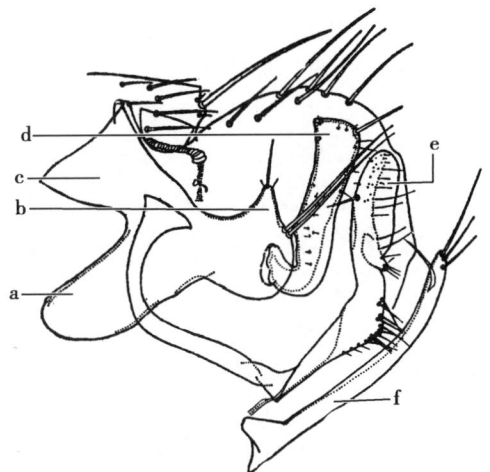

a. 柄突；b. 不动突；c. 第 9 背板前内突；d. 可动突；e. 第 9 腹板后臂；f. 第 8 腹板

图 10-52 不等单蚤雄性变形节（♂）

（仿 解宝琦、龚正达）

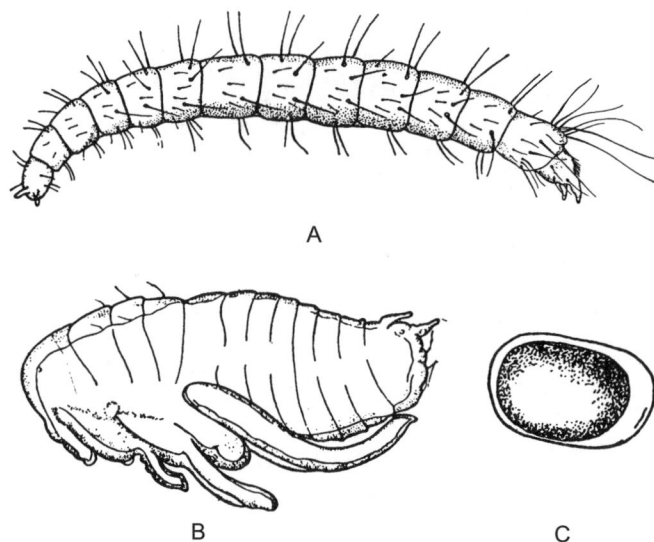

A. 幼虫；B. 蛹；C. 卵

图 10-53 蚤幼虫、蛹和卵

制作好的玻片标本鉴定后,在玻片两侧各贴上一个标签,标签上注明蚤种类名称(中文名 + 拉丁文名)、采集地和宿主名称(中文名 + 拉丁文名)、采集人和采集时间(年月日)、鉴定人和鉴定时间(年月日)等信息。将贴好标签的标本逐一放入标本盒内,保存于专门的标本柜内。最好有独立的标本保存室(恒温低湿)贮藏标本。

(国 果)

八、虱标本采集与制作

虱属于昆虫纲,虱目(*Anoplura*),属体外寄生虫,以刺吸宿主血液为生。世界各地凡有人类居住之处都有虱分布。寄生于人体的虱,分为体虱、头虱和阴虱三种。体虱多聚集在内衣领襟、腋下、裤腰等处。头虱主要集中在发根。阴虱主要集中在会阴部。虱白天一般不离开宿主游离活动,夜间可在不同人体宿主之间往来转移。虱的危害除吸血引起皮肤瘙痒外,可引起丘疹或荨麻疹,反应强烈者引起上肢浮肿,它可以传播流行性斑疹伤寒、战壕热、流行性回归热以及沙门氏菌感染等多种疾病,尤其是流行性斑疹伤寒曾在历史上多次暴发流行,造成了大量的人员死亡。

(一)虱标本采集

虱标本的采集一般要求尽量做全(收集成虫、若虫和卵),保证标本的完整性和记录正确。以人虱为例介绍虱的标本采集。

1. **头虱** 成虫及幼虫均躲避在发内,可将受检者头发向上理开,仔细寻找顺发根爬动的虱,用镊子钳牢,放在指形管中。指形管可先放些纸片,使虱在纸片上爬动,不容易爬出指形管。另外,也可用篦子顺发梳头,虱即被梳子带出,篦齿上可找到虱,用镊子钳牢,放入指形管中。卵常附着在头发的基部,尤以两侧耳上及枕上的头发最多,用手将发向上翻开,就可以看到附在发间的白色小点,即虱卵。采集时,可将卵多的头发用剪刀连发剪下,放入小指形管中,加木塞带回。

2. **体虱** 多分布在贴肉的内衣褶缝中,或患者的被褥褶缝中。卵、幼虫、成虫都在这些地方躲避。采集时注意在采集者裤腰、衣缝、衣领及褶缝里寻找,用手捉虱,或用镊子钳虱放入指形管中。卵均附着在褶缝内,采取不易,必要时将卵密生的一部分衣物用剪刀剪下,置放瓶内。

3. **耻阴虱** 喜在人体较为粗大的毛发如阴毛、腋毛甚至眼睫毛间生活。采集时,将阴部及肛门周围的毛发连虱剃下,放在 75% 乙醇中,避免用镊子及手去抓。因为该虱的脚爪很发达,阴毛抓牢很紧,拉下时脚易断而不能得到完整的标本。

（二）虱标本制作

1. 针插标本　一般而言，针插标本使用于双翅目昆虫成虫标本制作，如果需要，也可用于人头虱和体虱成虫及若虫标本制作。将采集到的虱用氯仿麻醉致死，用昆虫针插入虱胸部固定，将附有虱标本的针插入木盒中或玻璃管口的软木塞上，木盒或玻璃管内最好装有防虫剂并用棉纱等固定。同时，注意贴好标签，注明标本名称、采集地点和日期等。

2. 玻片标本　虱成虫、若虫和虫卵都可用此法制作标本，便于在显微镜下观察虫体的内部细微结构。

（1）腐蚀：将虱放入 5%~10% 氢氧化钾或氢氧化钠等碱性溶液中，浸泡数小时或更长，直到虫体内的柔软组织腐蚀溶解掉为止。

（2）清洗：从碱性溶液中移至蒸馏水中，浸洗 30 分钟以上甚至数小时，根据虫体大小调整浸洗时间，换水 2~3 次以彻底清洗氢氧化钾或氢氧化钠。

（3）染色：此步骤只在需要时才使用。将标本从蒸馏水中移至碱性复红（basic fuchsin）溶液，染色数小时直至标本深着色。

（4）中和与退色：如为非染色标本，从蒸馏水移至 50% 乙醇浸泡数分钟后再移至盐酸乙醇（盐酸 2ml 加 70% 乙醇 98ml）中浸泡数分钟以中和各标本中遗留的氢氧化钾或氢氧化钠。如系染色标本，则直接移入盐酸乙醇中浸洗褪色，直至标本稍深于制作要求的程度为止。

（5）脱水：从盐酸乙醇中依次移入 70%、80%、90%、95%、100% 乙醇中逐级脱水，每个浓度浸泡 30 分钟。

（6）透明：从无水乙醇中将标本移至透明剂（二甲苯、丁香油或冬青油）浸泡 10 分钟或更长时间，使标本透明。

（7）封片：在玻片中央滴 1 滴加拿大树胶，将透明好的标本置于其中并将各部特征展示清楚，覆上盖玻片，在玻片左侧贴上标签即可。

（三）虱标本制作注意事项

1. 若虱体内有未完全消化的血块，可用针在虱腹部间刺一孔，然后用钝针或弯针轻轻将体中内含物挤出。

2. 虱标本固定一般用 75% 乙醇，不可用福尔马林，因后者有损几丁质，并因固定了软组织而使虱体不易被氢氧化钾腐蚀。

3. 具体的腐蚀时间以在体式显微镜下观察虱腿内不见肌纤维为度。在脱水过程中需注意避免灰尘、渣滓、纤维等污染。

4. 对于体小的虱，封固加盖片时常易移动位置。可先用小量稀胶滴载玻片中央，然后移入标本，整理好背、腹面位置及腿。也可将多个同种、同一宿主的标本封一片上．或雌雄一对封一片上，稍干后再加适量的加拿大胶或中性树胶，加盖片平放于盒内，室温下或 37℃温箱中烘干。

（四）虱标本的形态特征

虱与其他目昆虫的主要区别是：①刺吸式口器，适于吸血；②体小，全身上下扁平，无翅；③足粗短，跗节仅 1 节，端部具爪，此爪与胫节端部 1 突起合拢成钳状，适于攀援毛发。

1. 成虫　头向前突出，有眼；胸节在一定程度上愈合，成虫腹部 9 节，前 2 节退化，可见 7 节；气门着生于背侧，7 对，1 对位于胸部，6 对位于腹部（腹节Ⅲ~Ⅷ）；腹部无尾须。消化系统依次为咽、食管、胃、直肠和肛门；涎腺 2 对，1 对呈马蹄形，1 对呈肾形；马氏管 4 支在胃和后肠交界处通入后肠（图 10-54）。

2. 卵　人虱的卵，俗称虮子，长椭圆形，长约 0.8mm，宽 0.3mm；色乳白而略黄。虱卵前端有卵盖，盖缘边界清晰，若虫孵出时沿此缘脱盖而出。卵壳的基部借助于黏液牢固地胶着在动物毛发上。

3. 若虫　虱子的卵，经过 6~8 天的发育即从卵壳里孵出，称之为若虫。若虫的形态基本上与成虫相似，仅仅看上去个头稍微小一些，颜色稍浅一些。若虫一经孵出即可吸血，约经 9 天，经过 3 次蜕皮即变为成虫。

（五）虱标本保存

虱的保存通常采用液藏法，即直接将采集到的标本置入装保存液的小瓶中密封即可，也可先用热水烫死成虫和若虫后再浸入保存液。如需采用干藏法保存成虫或若虫标本，须待其血食消化后再杀死保存，可

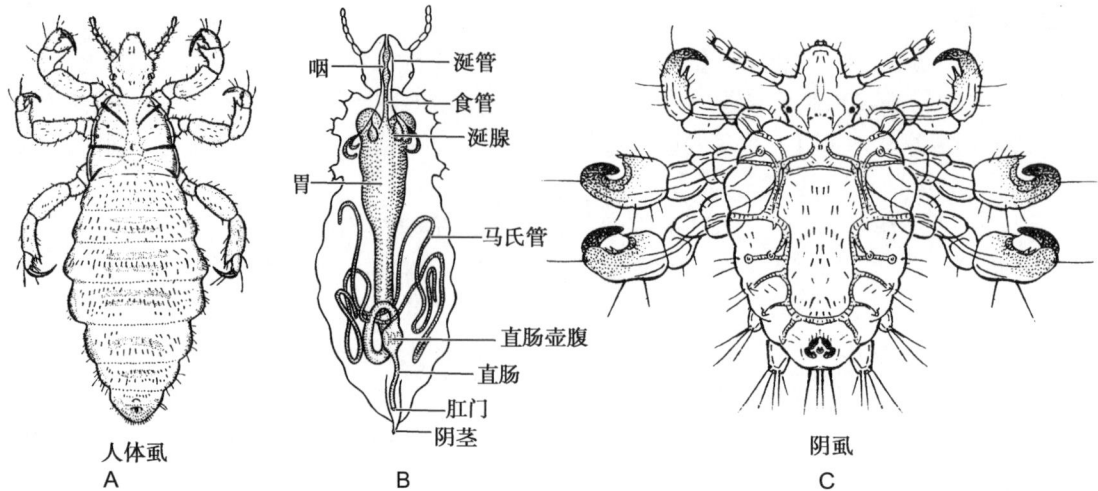

咽
食管
胃
涎管
涎腺
马氏管
直肠壶腹
直肠
肛门
阴茎

人体虱
A

B

阴虱
C

A 和 B. 人体虱；C. 阴虱

图 10-54　人体虱和阴虱

采用玻璃管干藏法(参照双翅目昆虫标本保存法)，并注意防潮、防霉。

九、臭虫标本采集与制作

臭虫(Bedbug)属半翅目(Hemiptera)，臭虫科(Cimicidae)，是半翅目昆虫中具有医学重要性的一个群类。全世界有臭虫80余种，但绝大多数寄生于蝙蝠和鸟。与人关系密切的臭虫仅有2种，即温带臭虫(*Cimex lectularius*)和热带臭虫(*Cimex hemipterus*)。在我国，温带臭虫主要分布于长江以北，热带臭虫则见于江南一带，主要在广东和广西两省。这两种臭虫成虫及若虫均嗜吸人血，且在家室中繁殖，对人类造成极大的骚扰和危害。臭虫叮刺时将唾液注入人体，引起局部红肿、痛痒难忍。严重时造成贫血，神经过敏，失眠及虚弱。同时臭虫也是病媒昆虫，可能传播回归热、鼠疫、锥虫病、黑热病、小儿麻痹、结核病、乙肝等多种疾病。

(一)臭虫标本采集

臭虫的活动呈负光性和正趋触性，其扁平的体型适于栖息在各种狭窄的缝隙中，如人居室的床架、床板、床席、竹床、棕绷、帐顶四角、天花板、被褥、草垫、座椅、书架、书籍等的缝隙及糊墙纸后面或褶缝中。常可见不同世代的成虫、若虫和虫卵聚集在一起。

臭虫的采集比较简单，采样工具主要为玻璃试管，眼科镊子、手电筒等。可用手电筒观察查找人居所的床板、地板、棕绷、竹床、椅等家具及墙壁的隙缝，找到其成虫、若虫或虫卵后，用镊子轻夹出，放入试管并用纱布封好，纱布外加橡皮圈系紧。床板等家具可用开水冲烫，或将床板或棕绷曝晒于阳光下，然后再向地面摔打，待臭虫脱落于地时再收集。夏季捕捉，入沸水中烫死，晒干或烘干。

(二)臭虫标本制作

成虫和若虫均可制成玻片标本。

1. **腐蚀**　待臭虫腹内血液消化后，浸入10%的氢氧化钾中24小时。如腹内血液未消化而臭虫已死，则在浸入氢氧化钾约3小时后，在臭虫腹面轻轻用针刺破一点，慢慢将血液挤出再浸12~24小时。

2. **脱水**　脱水的乙醇梯度依次是50%、60%、70%、80%、90%、95%、100%。在每个梯度中浸泡15~30分钟，最后一个浓度可重复2~3遍，或浸泡的时间长一些，以便脱水彻底。

3. **透明**　脱水后的标本移到二甲苯溶液中透明，若二甲苯溶液中标本呈混浊，说明脱水不干净，再用100%乙醇脱水，直到透明为止。

4. **中性树胶固封。**

(三)臭虫标本制作注意事项

饱食血液后的臭虫，须留下适当饲养1~2天，待其胃内血液消化后，再进行毒死保存，以便制作标本。

（四）臭虫标本的形态特征

1. **成虫** 体扁,椭圆形,红棕色,体长 4~5mm,雌虫稍大于雄虫。温带臭虫的前胸凹入较深,两侧角较宽;热带臭虫的前胸凹入较浅,两侧角较窄。头宽扁,两侧有突出的复眼 1 对。触角 1 对,分 4 节。刺吸式口器,弯折向腹面,吸血时前伸。腹节分为 11 节,前 8 节可见。雄虫腹部末端与雌虫相比,窄而尖,末端有镰刀状的阳茎(图 10-55)。

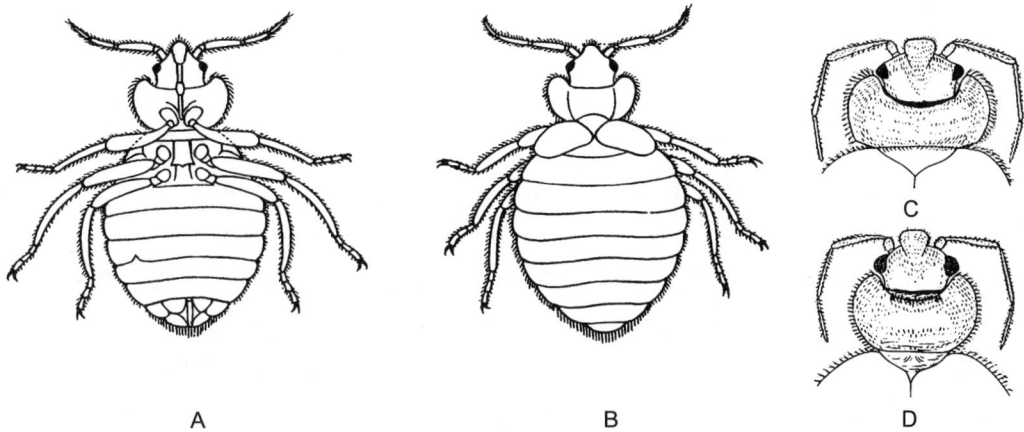

A. 腹面(雌);B. 背面(雌);C. 温带臭虫头和前胸;D. 热带臭虫头和前胸
图 10-55 两种臭虫成虫形态图
(李朝品 仿绘)

2. **卵** 臭虫卵椭圆形,长约 1mm,带卵帽,卵白色,卵壳有明显的网状花纹。常黏附于缝隙和粗糙表面上。

3. **若虫** 刚孵化和新蜕皮的若虫为淡褐色,以后变深,若虫形似成虫,习性相近,唯虫体小,性未成熟和颜色较浅,能吸血,经 5 次蜕皮羽化为成虫。

（五）臭虫标本保存

臭虫的发育各期均可以 70% 的乙醇固定和保存。吸过血的成虫或若虫应先放 28~32℃的环境中饲养 1~2 天,待血消化后再行固定。

(国 果)

十、蜚蠊标本采集与制作

蜚蠊俗称蟑螂(cockroach),是一类重要的卫生害虫,遍及全球,广泛分布于热带和亚热带,少数分布于温带,极少数在寒带,与人类密切关联的不到 1%。蜚蠊大多是负趋光性昆虫,白天活动的种类也只穿行于阴暗潮湿的堆积物下,尤其是室内蜚蠊,喜欢在温暖、潮湿、食物丰富和多缝洞的隐蔽场所群居,白天深居简出,每到晚上,在夜色的掩护下四处活动,一旦被发现,则疾走如飞,瞬时逃窜得无影无踪。了解蜚蠊的习性与活动,有助于对蜚蠊的采集。

（一）蜚蠊标本采集

在蜚蠊活动与栖息的场所,采用诱捕盒、诱捕瓶(500ml 棕色广口瓶)、昆虫网(15cm 长的四边形、深度30cm)、药激法或用湿毛巾拍打等方法采集蜚蠊。

1. **诱集法** 诱捕器种类很多,常用的诱捕器是一个大口径的玻璃瓶,瓶内放入蜚蠊喜好的食物,如面包、砂糖、油脂、新鲜蔬菜水果等,同时在容器内放几个折叠的纸片,傍晚将瓶置于蜚蠊经常出没的通道、场所。蜚蠊嗅到食品的气味即进入瓶内,取食后常躲藏在纸片的折叠内。

2. **徒手捕捉法** 室内蜚蠊活动多在夜间 20:00—24:00,而 21:00—23:00 为高峰,在此期间,在蜚蠊经常活动的场所,如厨房的地面或桌面上留些食品残渣,熄灭电灯,蜚蠊会在黑暗中从隐藏处爬出取食,此时突然开灯捕捉。蜚蠊在温度低的情况下,蜚蠊行动迟缓,易于捕捉。对野外栖息在洞穴或枯树皮下的种类,也可采用同样的手段,晚间静候蜚蠊活动场所,每隔 15 分钟,用手电照射四周,捕捉出来活动的蜚蠊;在白天可以采取挖洞或剥树皮等方法捕捉其中的蜚蠊。

3. 扣瓶法 有许多蜚蠊生活在野外的堆积物下,如枯枝落叶堆中、石块下,可用一根木棍拨弄落叶,隐藏的蜚蠊受到惊扰即爬行逃窜,一般不会逃得很远,一碰上障碍物或阴暗处,如落叶、树枝、石块、背阴的石壁,即躲藏下来不动,这时只需将四周杂物扫开,留下藏身的枝叶、石块,用 500ml 的广口瓶扣上,蜚蠊或自行爬向瓶壁,或沿瓶口转两圈又在枝叶下静伏不动,可用小铲将下面的泥土、枝叶一起铲下随瓶口翻正,此法用在野外地面捕捉蜚蠊,非常有效。

4. 灯光诱集 蜚蠊中亦有少数野生种类具趋光性,用黑光灯可诱捕到一些白天难于发现的种类。

5. 网捕法 在野外,蜚蠊警惕性高,稍有惊动就迅速逃走,因而在野外发现农作物、树枝上的蜚蠊,最好用捕虫网扫捕。

6. 注意事项 不论用什么方法采集到的标本,都要注意及时干燥。蜚蠊大多是中型到大型种类,不及时干燥,过一二天就会出现软腐,甚至发臭。可将蜚蠊置于 45℃ 的温箱内 24~28 小时或冷冻干燥。

采集标本时要注意:①标本要完整。无论是教学或研究用的标本,都要求肢体完整无缺,采集时要小心,蜚蠊身体上的每一个形态构造,都是分类鉴定的依据;②采集面要广。开展蜚蠊种群分布调查工作时,采集的面一定要广,各行各业、东南西北中,都要全面采集,以便取得全面的完整的调查资料;③做好记录。所采集到的标本,都要及时正确地记录,记录内容包括:采集日期、地点、环境和当时气候等,采集人姓名也应注明,便于日后查对。没有记录的标本,缺乏科学依据,也失去了研究价值。

(二)蜚蠊标本制作

蜚蠊的虫体比较大,含水分较多、体壁的硬化程度较弱等,在高温高湿下极易腐烂。要制作完好的标本,选择样品的完整性很重要。蜚蠊成虫、若虫适用制作针插标本、干制标本,尾器宜做玻片标本,成虫、若虫和卵鞘适用制作浸泡标本,卵鞘、若虫、肢体和小型蜚蠊成虫适用制作胶粘标本,也可根据所需选取适宜的方法来制作蜚蠊标本。

1. 针插标本 将采集的蜚蠊处死(可用开水、乙醇、冷冻、麻醉或杀虫剂等处理),选取体型完整无损的蜚蠊制作标本。根据蜚蠊体型的大小选取 3~5 号昆虫针,用右手拇指和食指轻轻夹住蜚蠊中胸两侧,左手拇指和食指捏住昆虫针上部,自虫体背面,前胸背板后缘,背中线稍右的地方插入,从腹面六足中间插出,将标本放置在三级台第一级,使蜚蠊停留于昆虫针上三分之一处,用镊子调整蜚蠊肢体,使其保持自然状态。做展翅标本,可将蜚蠊放在展翅板上固定虫体,将双翅展开并固定,保持张开形状。将制作好的标本,在通风条件下放置 1~2 周,自然干燥后插入标本盒内长期保存。干标本视虫体大小可放入 65℃ 左右热水中 1~3 小时,或放入还软缸内 12~72 小时还软后,再按上述步骤制作标本。标本制作好后,插上采集标签(三级台第二级)和鉴定标签(三级台第三级),记录种名(学名和中文名)、性别、采集地点、采集人、采集日期。

2. 干制标本 选取体态完好的虫体,将其毒杀后,置于厚的吸水纸上,背面朝上,头朝向操作者前方,腹向后展直,进行必要的整姿和展翅,同时移入烘干器中慢慢烘干,待完全干燥后,以能支撑虫体的平面(有机玻璃盒或玻璃平板),将蜚蠊标本固定,然后插上标签(制作过程可参照针插标本)。

3. 玻片标本 将蜚蠊雄性腹部尾端剪下,放入 10% 的氢氧化钾溶液内,浸泡腐蚀 24~72 小时,直到颜色减退成淡褐色,呈半透明状。在腐蚀后的标本中,吸出氢氧化钾溶液,用蒸馏水洗 2~3 次,然后放入 5% 醋酸泡洗 30 分钟,再用蒸馏水浸泡清洗 2~3 次,每次 5~10 分钟。将中和后的标本取出放在凹玻皿中,依次放入 50%、75%、85%、95%、100% 的乙醇中逐级脱水 30 分钟。在脱水标本内加入二甲苯浸泡透明 30 分钟,将标本用钩针或小吸管移至载玻片中间,调整到适当位置,在标本上滴加 1~2 滴加拿大树胶完全覆盖标本,将盖玻片放在上面轻轻压平,将制作的标本在 70℃ 烤箱烘干 24~72 小时。标本做好后,在载玻片左端加贴标签,放入玻片标本盒内保存。

4. 胶粘标本 取白色硬卡片纸,剪成 2cm×0.8cm 的纸片,将卵荚、小若虫、肢体和小型蜚蠊成虫粘在纸片一端。将昆虫针插在纸片的另一端,使用三级台,将纸片固定在昆虫针中上三分之一处,并插上采集标签和鉴定标签。

5. **液浸标本**　将蜚蠊成虫、若虫、卵荚直接放入装有 75% 乙醇（乙醇中加入 1% 的甘油可使虫体有一定软度）或 10% 甲醛溶液（甲醛、95% 乙醇、冰醋酸、蒸馏水按体积比 10∶38∶2∶50 配制）的玻璃瓶或指形管内，然后将口封严，并贴上采集标签和鉴定标签。

上述五类标本分类中，以蜚蠊针插标本、玻片标本和胶粘标本最为常见和重要。

（三）蜚蠊标本制作注意事项

由于蜚蠊后翅膜质，极薄，稍不小心，即会弄破，制作蜚蠊展翅标本时，应将蜚蠊还软。蜚蠊前胸背板宽大，是种重要的鉴定特征，针插标本一定要从中胸背板插入。制作的蜚蠊标本，一定要干燥后，才可放入标本盒中并加入防霉剂等。

（四）蜚蠊标本的形态特征

蜚蠊体型椭圆扁平，分头、胸、腹三部分。小到 2~5mm，如蚁穴蠊属，大可达 60~70mm，如硕蠊科。体色因种而异，有红褐色、深褐色和浅灰色等，有的前胸背面及翅脉上有斑纹，有的种类体表还具有油状光泽（图 10-56）。

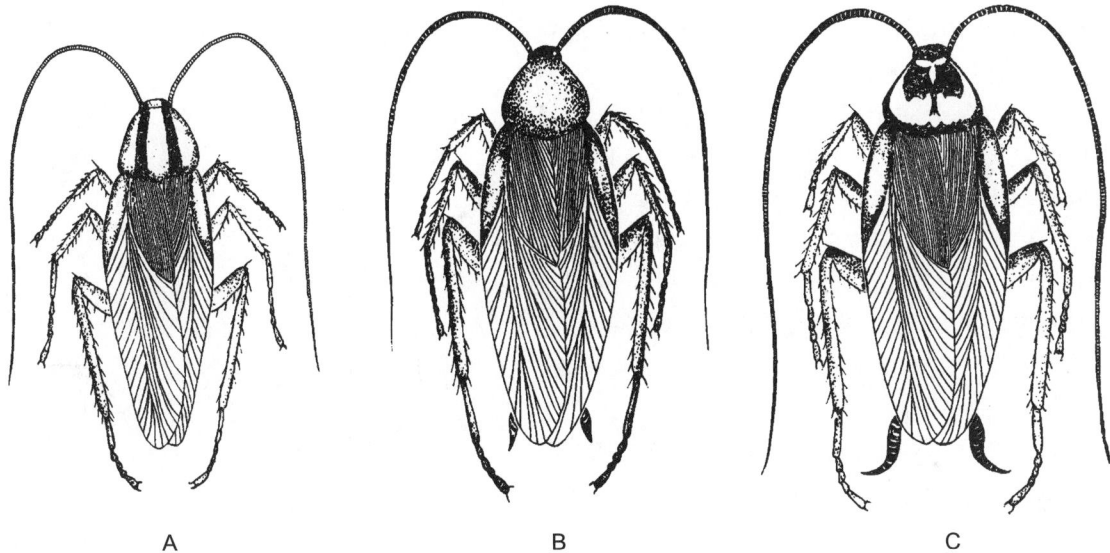

A. 德国小蠊；B. 黑胸大蠊；C. 美洲大蠊

图 10-56　蜚蠊形态特征

前胸背板极为发达，覆盖头部。前胸背板有梯形、多边形、椭圆形等，表面平滑或具点刻，有的种类具斑纹、凹陷、突起等。

足发达，分为前、中、后足三对，各足由基节、转节、股节、胫节、跗节组成，基节宽大，足上多刺，跗节为 5 节，适于疾走。股节较粗，腹面有刺，或无刺，刺的大小、数量的排列在分类上有意义。

翅分有翅、缺翅、翅退化三种类型。有翅类具翅两对，前翅和后翅各一对，形态不同。前翅为较厚的革质，狭长，后翅为膜质，呈折叠扇状，左右相互覆盖，左上右下，蜚蠊的网状翅脉，是分类上的重要依据。前后翅的脉序较复杂，共分为前缘脉（C）、亚前缘脉（Sc）、径脉（R）、中脉（M）、肘脉（Cu）、臀脉（A）。前翅 Sc 脉退化，有时只在翅基见其痕迹。Cu 和 A 脉以后的脉统称为臀脉群（A 脉群），不同种类的蜚蠊脉序也不同。在有些种类中，雌雄异型，雄虫有发达的翅膀，而雌虫则无翅，或翅短而小，少数无翅。

腹部广阔，通常可见到背板 10 节，背板第 1 节甚短，第 10 节发达，称为上生殖板，也叫肛上板，其形状也是分类的重要依据。其两侧着生尾须一对，分节颇多，腹板第 1 节退化，最末 1 节称为下生殖板，也叫肛下板，雄虫下生殖板上着生腹刺一对，雌虫无腹刺，这是雌雄成虫鉴别的依据。蔗蠊科腹刺仅一根，弯翅蠊科腹刺缺。雄虫一般瘦小、细长，雌虫较宽大、肥厚。

（五）蜚蠊标本保存

制作好的标本应保存在干燥、通风、阴凉、避光的场所,温度保持 5~25℃,相对湿度 45%~55%。标本柜应做到防潮、防蛀、防震、防尘。

针插标本做好后,需放在标本盒内长期保存,必须做好防虫、防霉、防潮等工作,否则标本很容易损坏。常用的防虫剂有樟脑和精制的樟脑块,防霉剂可用石炭酸或樟脑混合剂。樟脑混合剂由樟脑精 6 份、木馏油 1 份、氯仿 1 份、石油 1 份均匀混合配制而成。把此混合剂放在小瓶内或浸泡在纱布卷内,固定在木盒四周,既防虫又防霉。防潮可用生石灰。

液浸标本所用的保存液均易挥发,必须注意经常增加保存液,如果发现标本瓶内的保存液变色或液面出现毛霉,要及时更换新保存液。另外,瓶内或管内盛装的标本不宜过多,保存液也不要装得太满,一般装到瓶或管的 2/3 处即可,既要盖过标本,又要避免碰到瓶盖。

（曹 敏）

十一、其他医学昆虫标本采集与制作

（一）毒隐翅虫、芫菁标本采集与制作

毒隐翅虫（图 10-57）属鞘翅目（Coleoptera）、隐翅虫科（Staphylinidae）,全世界已报道的能引起皮炎的毒隐翅虫有 20 种。体长 6.5~7mm,细长蚁状。栖息的生境多种多样,分布范围较广,喜潮湿环境。在夏秋两季最常见,趋光性强,白天栖居在潮湿的草地或石下等阴暗处,昼伏夜出。同时还具有趋高性。人体接触毒隐翅虫体液后可引起皮肤急性红斑疱疹性损害,皮损表现为急性条索状、片状红色水肿,继而出现水疱、脓疱或红斑脓疱性损害,称为隐翅虫皮炎（paederus dermatitis）。隐翅虫毒素虽危害人体皮肤,但亦有解毒、杀虫、止痒、治疗神经性皮炎等功效,可做药用。

芫菁是鞘翅目、芫菁科昆虫的通称。在豆科、茄科或蕨类植物上常有豆芫菁或条纹豆芫菁群聚觅食叶片。其前翅并不像其他甲虫那样坚硬如甲,而是柔韧的,似皮革质,此为它鲜明的特征之一。芫菁（图10-57）的足肢关节处能分泌芫菁素（斑蝥素）,对人畜皮肤黏膜均具有较强的刺激作用,沾上后可引起浅表组织红肿、发疱等炎症反应,若误食后可导致中毒甚至死亡。但同时芫菁全虫具有破血祛瘀、散结、引赤发泡、镇惊、息风等多种功效,所以自古以来就被医药界所重视。

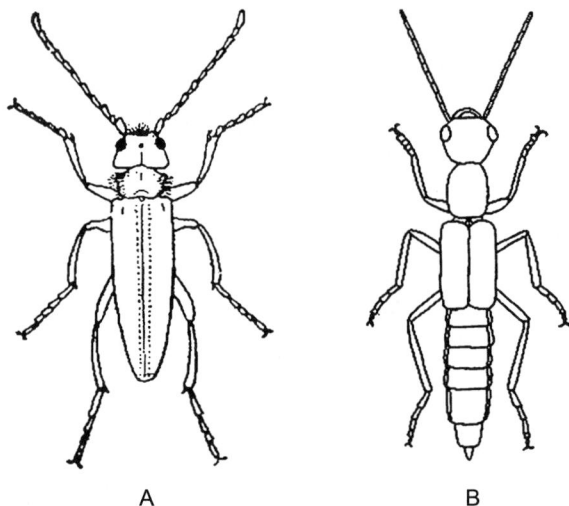

A. 芫菁；B. 隐翅虫

图 10-57 芫菁和隐翅虫

（李朝品 仿绘）

1. **毒隐翅虫、芫菁标本采集** 采集器材有昆虫网、手电筒、诱虫灯、镊子和毒瓶等。利用毒隐翅虫有趋光、趋高等特点,在毒隐翅虫的栖息地,可诱捕到成虫和若虫。发现毒隐翅虫时,动作敏捷,迎头一兜,立即将昆虫网的网口转折过来,将网底下部连虫一并甩到网圈上来,将网袋抖动,使虫体集中到底部,再放入毒瓶中。取出放入玻璃试管中,记录采集信息。在采集过程中,除了尽量保持毒隐翅虫标本的完整以外,不要徒手去捕捉毒隐翅虫,以免虫体被搓烂,因接触其毒液而遭受其害。

芫菁成虫多栖于草丛或路旁,在夏、秋季于清晨露水消失前,趁翅湿不利于起飞时,戴橡胶手套捕捉,或用捕虫网捕捉。放入大些的白布口袋中（内放些植物枝条,防止互相咬伤）带回。切忌用手直接接触芫菁,以防芫菁素沾上皮肤。在采集过程中若有芫菁爬到身上,应冷静用树叶等物诱其爬上去后再拿开。若皮肤不慎溅上芫菁素,应立即用大量清水冲洗。

2. **毒隐翅虫、芫菁标本制作** 毒隐翅虫及芫菁的若虫和成虫均可制成针插标本、玻片标本和液浸标本。

（1）针插标本：采集的毒隐翅虫及芫菁的若虫和成虫，若身体已干硬发脆，在制成标本前放入还软器中进行还软。将针插在虫体右侧翅鞘的左上角，使昆虫针正好穿过腹面的中后足之间，不要破坏基节窝。为了便于观察和研究，针插后还必须进行展翅。展翅时，先将前翅拉高些，按要求将后翅固定后，再将前翅松开，使其下垂到所需高度。当虫体的翅伸展程度已按要求展开时，要立刻用光滑的纸条覆在翅上，并用昆虫针固定。最后将触角和足加以整理，使其尽量接近自然状态。将制作好的标本放置在通风的条件下1~2周，待自然干燥后，放入标本盒内保存，可在标本盒中加入樟脑丸和干燥剂。

（2）玻片标本：虫体浸入10%的氢氧化钾消化1天。蒸馏水浸泡清洗2~3次后，依次放入75%、80%、90%、95%乙醇中逐级脱水1小时，纯乙醇一次2小时。加入甘油透明。中性树脂胶固封。加贴标签后，鉴定保存。

（3）液浸标本：将成虫、若虫和卵直接放入装有75%乙醇的玻璃瓶或指形管内，然后将口封严，并贴上采集标签和鉴定标签。

（二）猎蝽标本采集与制作

蝽（图10-58）是半翅目（Hemiptera）、猎蝽科（Reduviidae）昆虫统称。全世界已知约6 800种，我国已记载400余种。只有锥蝽亚科（Triatominae）的猎蝽能传播人类疾病。锥蝽长25~32mm，椭圆形，略扁，呈褐色或黑色，常有红色或黄褐色斑纹。家栖类锥蝽主要生活在居室的墙角、墙缝、鼠洞、屋顶或住房周围的畜厩、柴垛及垃圾堆中。野栖型锥蝽主要生活在野外的树丛或岩洞、瓦砾下和土面上。锥蝽以脊椎动物或人的血液为食，吸血量比臭虫大，骚扰、影响人身心健康和正常生活，严重可引起缺铁性贫血，此外，锥蝽还可传播克氏锥虫病。

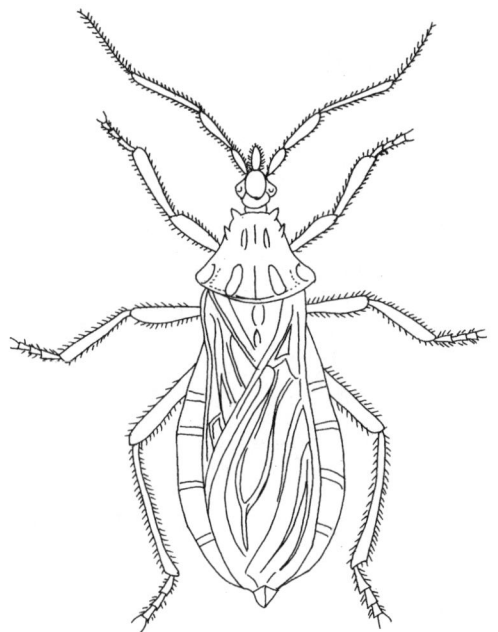

图 10-58　蝽外部形态
（李朝品　仿绘）

1. 猎蝽标本采集　需要准备昆虫网、毒瓶、镊子和玻璃试管等工具。在锥蝽的栖息场所，用网捕法捕捉空中飞行的锥蝽成虫和若虫时，应动作敏捷，迎头一兜后，立即将网口转折过来，将网底下部连虫一并甩到网圈上来，将网袋抖动，使锥蝽集中到底部，再放入毒瓶中。待锥蝽毒死后，再倒在白纸上挑选。挑选出放入玻璃试管中，记录采集信息。在采集过程中，尽量保持锥蝽标本的完整。采集到标本后，要及时做好编号、采集日期、采集地点、采集人等采集记录。

2. 猎蝽标本制作　锥蝽成虫和若虫均可制成针插标本、玻片标本和液浸标本。

（1）针插标本：新鲜采集的锥蝽成虫和若虫，身体柔软，含水量较大，若身体已干硬发脆，在制成标本前必须经过干燥器还软，避免折断破碎。还软后的猎蝽，用昆虫针穿插起来。针插时，先根据虫体的大小，选择适宜型号的3~5号昆虫针。再根据锥蝽的特殊结构，将针插在小盾片的中央偏右方，以保留腹面的口器槽。针插后还必须进行锥蝽的展翅。将针插好的虫体插在展翅板中间槽内的软板上，用拨针按要求将翅展到规定位置。将制作好的标本，在通风条件下放置1~2周，自然干燥后放入标本盒内长期保存。

（2）玻片标本：先将锥蝽放在玻璃试管内3~4天，消化其腹内的血液。然后将其放入10%氢氧化钾溶液内，浸泡1~2天，呈半透明状。吸出氢氧化钾溶液，蒸馏水浸泡清洗2~3次后，依次放入50%、75%、85%、95%、100%的乙醇中逐级脱水半小时。再加入二甲苯液透明半小时。在标本上滴加1~2滴加拿大树胶覆盖标本，将盖玻片放在上面轻轻压平。标本制作好后，加贴标签，鉴定保存。

（3）液浸标本：将锥蝽成虫、若虫和卵直接放入装有75%乙醇的玻璃瓶或指形管内，然后将口封严，贴上采集标签和鉴定标签。

（三）天牛标本采集与制作

天牛（Cerambycidae）是鞘翅目（Coleoptera）天牛科（Cerambycidae）的通称。全世界已知25 000种

以上,中国已知 2 000 多种。天牛成虫体呈长圆筒形,背部略扁,触角着生在额的突起上,呈细长鞭状,接近或超过体长(图 10-59)。天牛是林业生产、作物栽培和建筑木材上的重要植食性害虫,某些种类可对人体产生直接或间接危害。某些天牛的体液或分泌液具有毒性成分,当虫体被压碎或虫体分泌液接触到人体皮肤时可造成局部皮肤起水疱,伴有痛感。天牛也可作为猪巨吻棘头虫的中间宿主,人误食天牛可感染猪巨吻棘头虫病。

1. 天牛标本采集

(1)振落法:一般在 5~7 月天牛成虫盛发期,在有成虫栖息的树干或其下面的草丛中寻找成虫,也可剧烈振摇树枝,成虫跌落而捕捉。一般在晴天上午 8:00—12:00 为最好。

(2)诱捕法:使用新鲜带皮柏木段进行诱捕,引天牛在上面产卵,定期喷洒些水,促使味道挥发,诱捕效果更佳。

(3)网捕法:采集天牛标本时,一般天牛很少起飞。受惊时都表现假死性,因此发现天牛时,一定将捕虫网放在天牛的下方,以防天牛受惊掉落。捕虫网一般以折叠式为最佳,包括网框,因为天牛采集活动范围比较大,折叠式便于携带。

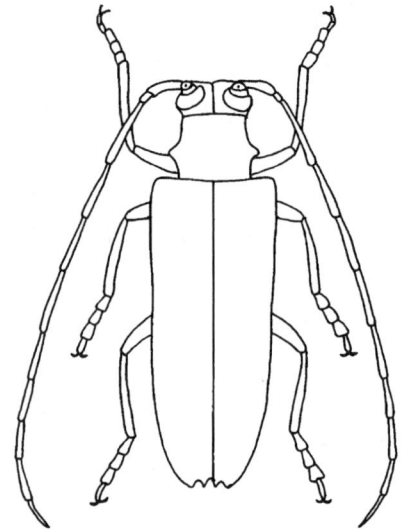

图 10-59 天牛
(李朝品 仿绘)

2. 天牛标本制作 天牛成虫体壳较坚硬,多有金属光泽,最适于作成针插和干制标本。优点是处理方便,不需要其他溶液或容器保存,还能展示其形态并保存色泽;缺点是干燥后其形态固定,不宜变动,容易虫蛀霉变,因此在制作和保存时需格外注意。天牛的幼虫和蛹可制作成液浸标本。

(1)针插标本:干燥的标本需要还软,新鲜的天牛用棉签蘸水擦去表面的污渍即可针插。选取适当型号昆虫针(根据体型选择 3~5 号)从天牛背面右侧鞘翅靠近盾片处竖直下针,从腹面左侧中后足之间区域穿出,以免妨碍足的整姿。用镊子将六足从体下拉出,持第二步所述的鞘翅上的针将天牛固定在整姿板上,两侧用昆虫针辅助固定防止转动。用镊子将天牛上颚打开,一根昆虫针将头部抬起,两根将打开的上颚阻挡住防止其合拢。固定前足、中足、后足、触角,各个关节处交叉下针固定。自然风干或者加热烘干。收进盒子里保存。

(2)干制标本:将捕捉到的天牛成虫,置沸水中烫死,晒干或烘干即可。

(3)液浸标本:常用于天牛幼虫标本制作。幼虫标本采集后,先要放在开水中煮 5~10 分钟,然后移入保存液后,换几次浸泡,才能永久保存。否则虫体因含水过多而腐烂或污染。

(四)金龟子标本采集与制作

金龟子(Scarab beetles),隶属于鞘翅目(Coleoptera)金龟子科(Scarabaeidae)。有植食性和粪食性两大类。金龟子成虫(图 10-60)体扁圆较狭长,体壳较坚硬,表面光滑,鞘翅的背面常较平,多有金属光泽。其生活习性有趋光性、趋食性、假死性等。金龟子种类多,分布广,与人类的关系密切。一些粪食性金龟子常聚集在家畜粪堆或人粪中以粪为食,故畜尸或粪便中的病原体可附在其肢体和口器上传播。此外,金龟子也可作为某些寄生虫(如猪巨吻棘头虫等)的中间宿主,人误食金龟子后感染上此种寄生虫。

1. 金龟子标本采集

(1)搜索法:在落叶、草地或草堆等有机物腐殖质处及土壤中可采集到卵。可在植物根部的土壤中,动物粪便或腐朽木质下的土壤中采集幼虫。

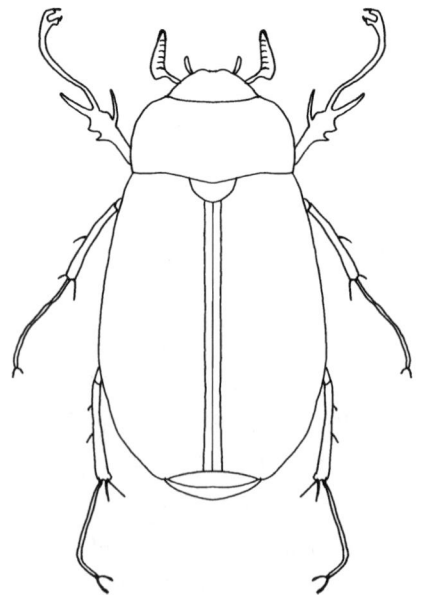

图 10-60 金龟子
(李朝品 仿绘)

（2）引诱法：利用金龟子的趋光性、趋食性进行诱捕。如在傍晚或夜间可用黑光灯诱捕法采集金龟子成虫；用糖醋液诱杀金龟子成虫。

（3）击落法：是对具有假死性昆虫的一种好的采集方法。傍晚在树下铺塑料薄膜，摇动树体，金龟子落在塑料薄膜上后迅速收集、捕杀。

（4）网捕法：用扫网在草丛中来回扫捕成虫。

2. 金龟子标本制作　金龟子成虫适宜制成针插标本，幼虫标本一般采用浸渍法和"吹胀烘干法"制作。

（1）针插标本：体型较小或中等的金龟子可选用4~5号昆虫针，体型较大的金龟子可选用6~9号昆虫针。针插在右面鞘翅的左上角，针正好穿过胸部腹面中足和后足之间。深度一般以标本上方约还留有整只虫针的1/3长度为准。金龟子可以不用展翅，有时展翅只展一边的翅，以便观赏。使用时，将虫体嵌入槽内，翅平展于两块板上，整好姿势，然后用大头针将压翅的纸条钉在板上，待标本干燥后，再去纸条即可。整姿时，前足及触角向前，中后足向后，将身体各附属器官伸展开来。用镊子将欲固定的部位放到适当位置后，以大头针协助将肢体固定在整姿板上，在50℃的烘箱中烘干一个星期左右即可。

（2）幼虫吹胀干制标本：选取体态完好的活体幼虫，将其毒死后，置于厚的吸水纸上，腹面朝上，头朝向操作者，尾向前展直。用一玻璃棒从虫体头胸连接处向尾部适力多次滚压，将虫体内容物由肛门挤出，再用镊子将整个消化道拉出，仅剩体壁。将吹胀器的细玻璃管插入幼虫肛门，夹好玻璃管末端金属片，用手压气使虫体胀起至原有大小，同时移入烘干器中慢慢烘干，待完全干燥后，取去金属夹子，轻轻将细玻璃管从肛门处取下，若粘太紧，可蘸取少量热水于玻璃管与肛门之间轻轻划动，使其松软再取下；再用一粗细适当的圆形牙签或火柴棒从肛门处插入虫体，以能支撑虫体为度，然后在杆棒外端插上昆虫针，用三级台固定虫体，插上标签。

（3）液浸标本：采集的标本，一般均直接在指形管内注入保存液，装至全管2/3为宜，塞紧木塞，蜡封口，即可长期保存。但幼虫标本采集后，首先要放在开水中煮，煮的时间长短，根据虫子种类及体型大小老嫩而定，通常煮到虫体硬直即可。虫体大、皮肤厚的幼虫，需煮5~10分钟，体小而嫩的煮2~3分钟。未经煮过的幼虫放入保存液中，往往使虫体收缩或变形，失去许多原来的特征，故必须经煮的一步。较大虫体移入保存液后，要换几次浸泡，才能永久保存，否则虫体因含水过多而腐烂或污染。

（4）人工琥珀标本：人工琥珀标本是依据天然琥珀形成的原理，采用松香或人工合成树脂包埋而制成的标本，用此方法制作而成的标本可以长久保存，保存方式简单。具体操作步骤见第十三章寄生虫人工琥珀标本选材与制作。需要注意的是，金龟子成虫的体型较蚊虫大，所以选取的模具要根据虫体大小而来，在包埋时，脲醛树脂的厚度、松香的用量也要相应增加，以便更为美观。

（五）毒毛虫、松毛虫标本采集与制作

毒毛虫和松毛虫幼虫（图10-61）主要取食寄主植物的叶、花、嫩果等，影响植物的生长发育以及观赏价值；虫体上有大量毒毛及毒腺细胞分泌的毒素，人与之接触，可出现皮炎及关节受损等症状，若毒毛随风入眼、呼吸道等，还引起结膜炎或呼吸道炎症等。

1. 毒毛虫、松毛虫标本采集

（1）成虫采集：采用网捕法或引诱法。将网口对准要采集的蛾，快速一兜，迅速转折网口，抖动网袋，将蛾集中在网底，再倒入毒瓶，待蛾死后，取出放入三角纸袋中，写好标签；也可利用蛾的趋光性，在夜晚用诱虫灯采集。

（2）幼虫采集：毒毛虫幼虫具有受惊"假死"的特性，松毛虫受惊时弹跳坠落，因此，可采用振落法收集幼虫标本。可事先在寄主植物下方铺上白布或采集伞，再猛然振动寄主植物，使幼虫自然落下，再将掉落的幼虫收集。伞面颜色以浅色为宜，易于发现幼虫。幼虫落下后，可用镊子或带上橡皮手套尽快取出，取出时应尽量保证标本完整无损。收集的幼虫可直接放在70%的乙醇溶液或4%福尔马林等固定液中，或直接用指形管将活虫带回处理。幼虫身上毒毛和毒刺可引起人体皮肤过敏，因此在采集的过程中要做好个人防护。

2. 毒毛虫、松毛虫标本制作　其成虫可制作成针插标本，幼虫标本可用吹胀干制法制作。

（1）针插标本：蛾采集回来后，应及时制成标本，以免虫体过于干燥，必要时采用还软器软化后操作。将虫体用镊子取出置于整姿台上，根据虫体的大小选择合适型号的昆虫针，将昆虫针从虫体中胸背部的正

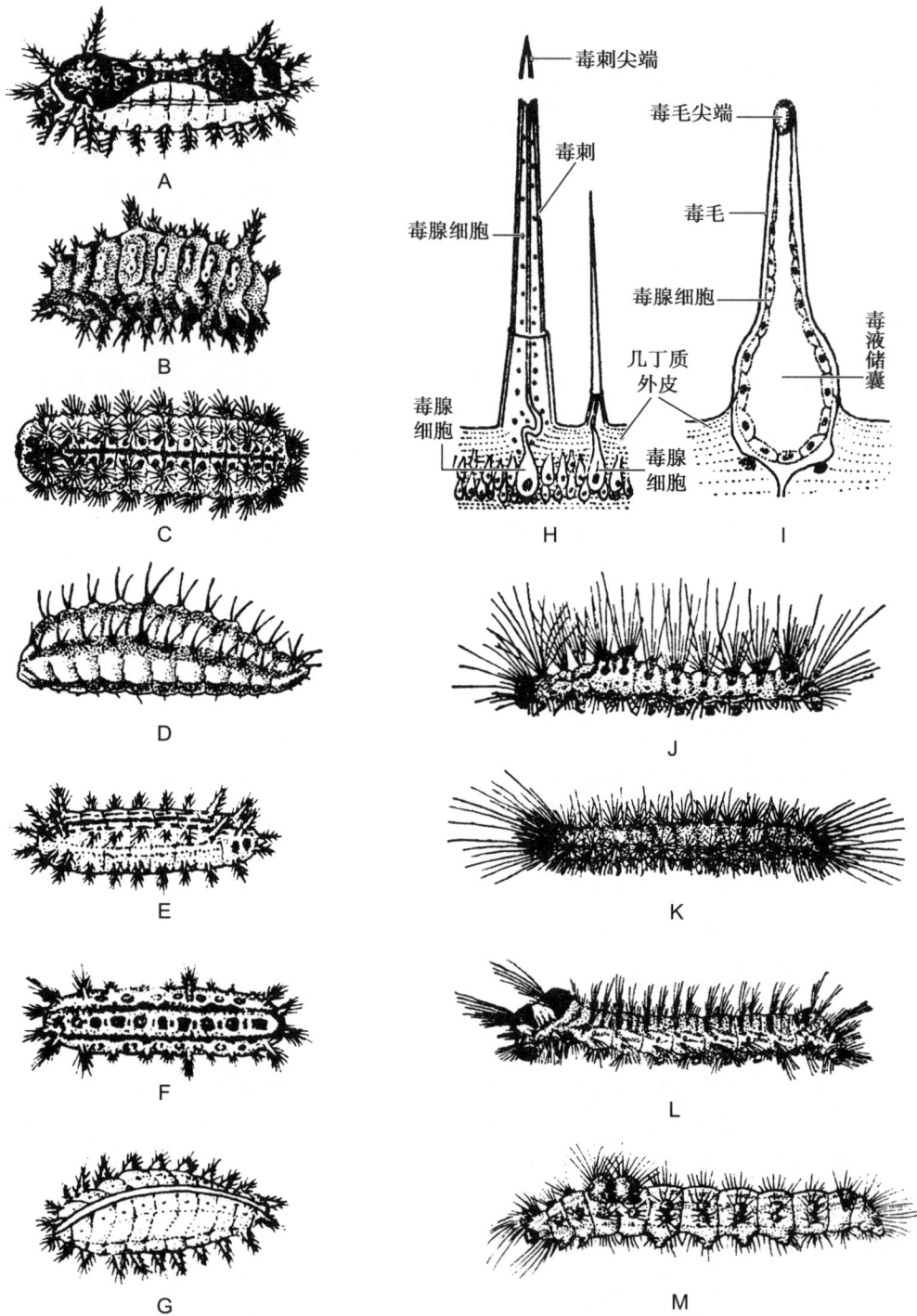

A. 黄刺蛾幼虫；B. 中国绿刺蛾幼虫；C. 窄黄缘绿刺蛾幼虫；D. 长须小刺蛾幼虫；E. 丽绿刺蛾幼虫；F. 桑褐刺蛾幼虫；G. 中国扁刺蛾幼虫；H. 毒刺构造；I. 毒毛构造；J. 毒毛虫；K. 舞毒蛾毛虫；L. 赤松毛虫；M. 桑毛虫

图 10-61　桑毛虫、松毛虫和刺毛虫及其毒刺和毒毛结构
（仿　徐岃南、甘运兴等，改编重绘）

中插入。再将插好针的标本固定在整姿台上,调整好触角和足的位置,用小镊子或昆虫针拨动前翅,使前翅后缘与虫体中轴线垂直。最后,将处理好的标本置于室内通风处晾干,放入收集盒内密封保存,收集盒内放入樟脑丸防虫蛀和发霉,同时做好采集标签和制作标签。

（2）幼虫吹胀干制标本:选取体态完好的活体幼虫,将其毒死后,置于厚的吸水纸上,腹面朝上,头朝向操作者,尾向前展直。用一玻璃棒从虫体头胸连接处向尾部适力多次滚压,将虫体内容物由肛门挤出,再用镊子将整个消化道拉出,仅剩体壁。将吹胀器的细玻璃管插入幼虫肛门,夹好玻璃管末端金属片,用手压气使虫体胀起至原有大小,同时移入烘干器中慢慢烘干,待完全干燥后,取去金属夹子,轻轻将细玻璃管从肛门处取下,若粘太紧,可蘸取少量热水于玻璃管与肛门之间轻轻划动,使其松软再取下;再用一粗细适当的圆形牙签或火柴棒从肛门处插入虫体,以能支撑虫体为度,然后在杆棒外端插上昆虫针,用三级台固定虫体,插上标签。

（3）液浸标本:将幼虫停食,使其肠道内食物消耗排泄干净,再将幼虫移入盛有90℃左右的玻璃器皿中进行热水浸烫,使虫体充分伸直。热水浸烫需注意时间不宜过长,一般体小而软嫩的幼虫热浴2分钟左右,体大而粗壮的幼虫需5~10分钟,虫体伸直即可取出,冷却后放入标本液中。未经热浴的幼虫若直接放在保存液中,往往易收缩变形,甚至变黑。

（六）皮蠹标本采集与制作

皮蠹科（Dermestidae）隶属于鞘翅目（Coleoptera）,是仓库害虫中最危险的种类,也是世界上最重要的检疫性害虫之一。皮蠹成虫（图 10-62）头、胸、腹密接。躯体多呈椭圆形,体长 1.3~12mm,背面隆起,腹面扁平,多数种类暗褐色至黑色。该科中的许多种经常侵入人类存放食物或生活必需品的仓库内,对粮食、药材、皮张、毛料、丝织品等造成极其严重的危害。一些种类的幼虫除直接取食外,还有粉碎食物的习性,对谷物等造成严重损失。有些种类的皮蠹幼虫可作为线虫或绦虫的中间寄主,还可传播某些病原体如炭疽杆菌。

1. 皮蠹标本采集 皮蠹的幼虫一般有趋触性,喜欢钻入某些坚硬的物体内或隐匿于物体缝隙或尘埃中。查找幼虫时,除细心检测被害物以外,还要留心包装物及仓库墙壁和地板缝隙,梁柱裂缝、虫蜕及蛛网内以及仓库附近的老树皮下等。此外,还可以将皮蠹嗜食的某些物品放入塑料袋内,扎紧袋口,然后在袋上打孔,引诱成虫爬入后采集。成虫的触角对鉴定十分重要,但容易破损,采集标本时应注意完整无损。

2. 皮蠹标本制作 有些死虫标本被蛛网包围,可先将标本投入 75% 乙醇内,待肢体软化后再在显微镜下将织网轻轻移去。

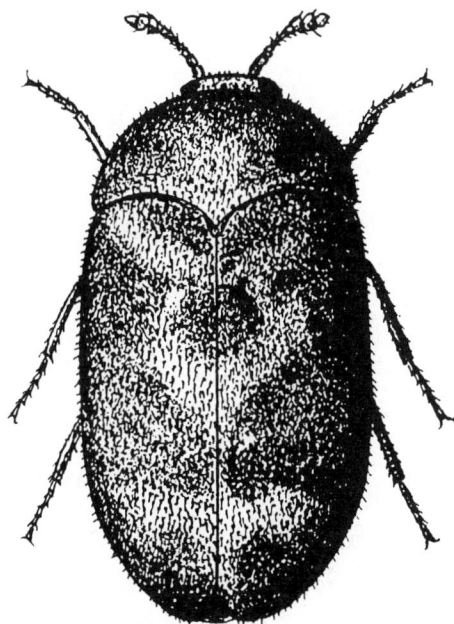

图 10-62 谷斑皮蠹
（仿 周毓灵子）

（1）针插标本:取新鲜标本或经回软的标本,用与虫体大小相适应型号的昆虫针在右鞘翅近基部 1/4 处插入,要求针与虫体垂直。针插后,对足及触角姿态加以整理,使前足向前,后足向后,中足向两侧,触角伸前方,两侧的附肢保持对称,可用针将成虫的足及触角固定。

（2）玻片标本:幼虫可制作成玻片标本。将虫体放入盛有 10% 氢氧化钠溶液的小导管内,放入水浴锅内沸水加热 5~8 分钟,虫体发白呈半透明状即可。蒸馏水充分清洗,放入 75% 乙醇中备用。在载玻片上滴一滴霍氏封片液,轻轻吹开使胶液尽量薄,小心将虫体移入载玻片,在体式显微镜下整姿。将半成品置于室温 3~4 小时,此时标本已被固定,再加足胶液,干净盖玻片从胶液一侧慢慢盖下,40~50℃烘箱烘干。因霍氏封片液可溶于水,最后可用透明指甲油封片,以便长期保存。最后贴上标签,左侧标签标明制作时间、地点、寄生物和制作人等信息。右侧贴上鉴定标签,斜面中文名、拉丁文名、鉴定人等信息。

（3）液浸标本：卵和幼虫可制成液浸标本。将采得的幼虫用开水烫死后再浸泡。一般先将虫在固定液中浸泡 24~48 小时后，再移入保存液内保存。

（七）谷盗标本采集与制作

谷盗（*Tenebrioides mauritanicus*）是鞘翅目谷盗科（Trogossitidae）昆虫的通称。世界已知 650 余种，主要分布于热带、亚热带与温带。中国有 7 种。常见的赤拟谷盗（图 10-63）体长 2~4mm，细长圆筒形，体色一般深暗而有光泽，具刻点。头前口式。危害贮粮、豆类、干果、药材、谷物制品与蕈类。部分种类为捕食性。大谷盗是有名的贮粮害虫，它的幼虫也捕食其他谷物中的昆虫。拟谷盗常出现在面粉里。

1. 谷盗标本采集　在粮食加工厂或面粉加工厂的地角粮中，用昆虫筛筛选地脚粮，如发现活虫，用镊子或吸管收集，并把筛出的活虫放入含 70% 乙醇的溶液中杀死固定。

2. 谷盗标本制作　成虫可制成玻片标本，便于在显微镜或高倍解剖镜下观察其细微特征。

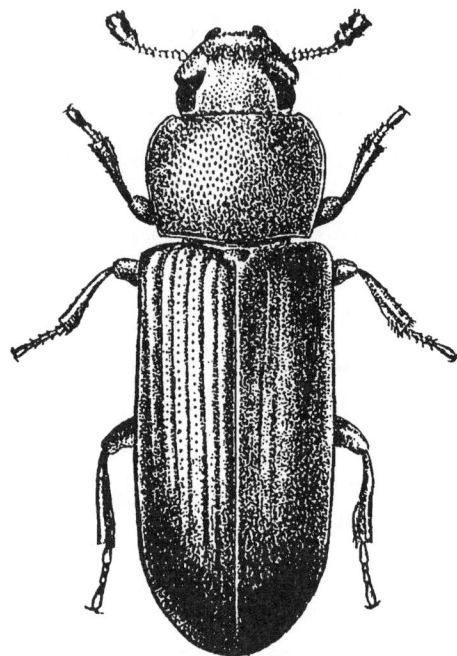

图 10-63　赤拟谷盗
（仿　Cood）

（1）玻片标本：将虫体从保存液中取出，放入 10% 氢氧化钾溶液内，浸泡一天左右，或用文火煮 10~30 分钟，使虫体内含物呈半透明状态，或使虫体变薄软为宜。将透明后的虫体蒸馏水洗 2~3 次，用小毛笔轻轻压挤虫体，清除其体内已经溶解的内脏组织，移入 50%、75%、80%、95% 乙醇中依次脱水 8~15 分钟；然后移入酸性复红 95% 饱和液中染色 2~4 小时，再移入 95% 乙醇液中退色并清理壳内多余物质，间隔 10~30 分钟　更换一次新乙醇（视虫体着色适中，且色泽一致为宜）；最后再移入 100% 乙醇中脱水 5~15 分钟。经脱水后的标本，用滤纸吸干后，在二甲苯溶液中透明 10~30 分钟。在载玻片中央滴加少量树胶，把标本置于其中，放在解剖镜下观察，用昆虫针整理好姿势，再滴入树胶，盖上盖玻片封固；而后用滤纸将多余的浮载剂吸干，再滴封片胶，晾干后贴上标签保存。

（2）液浸标本：成虫、幼虫、卵及蛹都可装入指形管、标本瓶，保存液浸渍保存。

十二、昆虫类标本采集与制作的注意事项

（一）昆虫类标本采集注意事项

昆虫种类繁多、习性各异，有的飞翔迅速、跳跃敏捷，有的善于爬行，有的则生活在水中，有的身体柔弱容易破裂，有的身体微小不易看到。因此，必须了解所要采集昆虫的形态、生活史、季节消长和栖息场所等有关知识，具备一套合适的采集工具，熟悉一般的采集方法，才能收到事半功倍的效果。另外，一些有明文规定禁止采集的昆虫，应遵守法规加以保护。采集标本时应注意如下几方面：

1. 全面采集　采集昆虫时不要只采成虫，如发现昆虫生活史各期如卵、幼虫和成虫等阶段，应该一并收集。采集标本的目的不同，采集重点也有所异同，例如在教学上，需要昆虫生活史各期的标本；在分类上，通常以雌、雄成虫为重点；在做研究工作时，无论雌雄或个体颜色不同的都要尽量多采，为研究昆虫的区系分布、种间变异进行比较。

2. 保持标本完整性　无论是教学或研究，所用标本均应保持其完整性。昆虫的每一构造，无论是足或翅，体毛或鳞片等，都可能是分类的重要依据，若失去了这些鉴定时必需的特征，便失去了所采标本的价值。因此，标本采集时均应采取适宜的方法，对器具的选择、标本的毒杀和包装、标本的保存和运送以及标本的制作等每一环节，都要认真仔细，尽可能地不损伤标本，保持虫体的完整性。有些稀有标本和尚能供鉴定的标本，即使有点残缺或破损，也不要随便抛弃。须确定能否利用之后，再决定取舍。

3. 自我保护　无论采集何种昆虫，采集者都要注意避免受其感染或伤害，尤其是采集带有病原体的

蚊、虱、蚤或能分泌毒素的毒隐翅虫、芫菁等，要针对其感染方式采取适当的驱避和防护措施，如穿戴防护服，佩戴相应的防护用具，使用驱避剂，采用安全的器具和容器等。

4. 准确记录 外出采集要随身携带记录本，采集标本时细心观察，凡是涉及昆虫的孳生地点、栖息场所、寄生宿主等能观察到的事项，都要按要求记录下来。包括采集地点、日期、生境特点、气候（温度、湿度）、海拔高度、标本来源、宿主的种类、寄生部位，此外还应记录标本的采集人及采集方法等。这样不仅能积累丰富的采集经验，还可为其他项目的试验提供有关数据。另外，采集时拍些昆虫及其宿主或生境等照片，也具有重要的保留价值。

（二）昆虫类标本制作注意事项

采集的昆虫，在标本制作前需处死后再行操作。对于双翅目中的成虫，半翅目中锥蝽的若虫和成虫，一般多采用氯仿麻死；双翅目中的幼虫和蛹，蚤的幼虫、蛹和成虫，虱与臭虫的若虫和成虫，可视虫体的柔弱或结实的状况以温水或沸水烫死，或直接投入保存液内杀死。含有血食的昆虫，最好待其血食消化后再杀死。

1. 针插法标本制作注意事项 针插法适合于制作成虫时期的大型昆虫，尤其是有翅昆虫的标本。

（1）注意虫体硬度：昆虫，尤其是双翅目昆虫，应于杀死后立即制成针插标本。如果昆虫死亡时间过长，虫体会干燥变硬，针插时极易毁坏虫体。故针插死亡变硬的昆虫前，应先将虫体软化。但有些较小的双翅目昆虫干硬后往往不易软化，虫体依然脆而易碎。因此对于这类昆虫干硬后不宜针插，可用胶水或粘剂粘于硬纸片做成的三角尖上以制作标本。

（2）根据虫体大小选择适合的昆虫针：直接插入昆虫体的针，均宜采用不锈钢针，以免生锈时损坏虫体。虫体大小不同，选用的昆虫针粗细长短也不同。例如虻、蝇等较大昆虫，可用粗而长的针；蚊、蚋等较小的昆虫，应选用细而短的针。昆虫越小，选用的针就越细，亦可将小型昆虫粘于硬纸片做成的三角尖的尖端上，然后在三角尖的基部宽阔处插入一长针而插置于盒内或玻璃管内。

（3）针插位置：插入虫体或插入软木片或硬纸片一端的昆虫针，应在距离针尖上端的约1/4长度处留下空位，便于手持。下面约3/4的长度，可穿入标注有资料的纸片。在针插或胶粘数个同一种类的昆虫标本时，应选择各昆虫胸部不同的部位将针插入，或将三角尖的尖端在各昆虫胸部不同的部位胶粘。这样，胸部表面某一处的构造因针插被破坏或粘着被遮蔽时，可于另一标本上查见。

2. 玻片法标本制作注意事项 玻片法适合于制作昆虫的卵、幼虫、蛹、若虫、成虫以及昆虫的部分器官标本。

（1）腐蚀要充分：昆虫体的内脏、肌肉组织及血食会遮盖住某些重要结构，故应充分清除掉。可在镜下选取虫体不重要的部位刺一小孔，然后浸泡于5%KOH（或NaOH）溶液中，一般30~40℃放置24小时可腐蚀内脏，或水浴煮沸5~10分钟也可腐蚀内脏，或在水合三氯乙醛酚溶液中水浴加热10~20分钟，但不要煮沸，以免昆虫触角、足被煮掉，可以适当加入冷水。对于吸血类昆虫如虱、蚤、臭虫等腹内残留的血食，可用针在昆虫腹部间刺一孔，然后用钝针或弯针轻轻将体中积血挤出，便于腐蚀剂进入昆虫体内腐蚀腹内残物，使标本清晰可见。

（2）保持标本完整性：在制片过程中，尽量避免坚硬物体与虫体的直接接触及标本移动，以免损伤虫体或致刚毛脱落。标本从上一步骤到下一步骤，通常不移动标本，而是采用毛细吸管吸净每一步骤中浸泡标本中的试剂，然后加入下一步骤中所需的试剂。因制作过程较为复杂，操作中尽量确保标本的结构完整，不要因为操作步骤较多而损坏标本。

（3）选择适合的封制剂：昆虫的幼虫、蛹的标本，可采用加拿大树胶、聚乙烯醇溶液或水合氯醛树胶剂等试剂封制。聚乙烯醇是水溶性胶，故封固的标本无需经脱水处理，适宜封制小的昆虫如虱、蚤或昆虫的部分器官如蚊的雄性外生殖器及解剖出来的器官等。

3. 液浸标本制作注意事项 昆虫的卵、幼虫、若虫和部分成虫，一些软体或含水较多或身体细长的昆虫，均可用浸制法制作保存。

（1）浸制前准备：采集或饲养的活幼虫，为了防止虫体污腐，污染浸渍液，须先停食，待它胃肠里的食物消化完毕，排尽残渣之后，再进行浸渍。

（2）去除昆虫体内多余水分：昆虫含水量过多容易腐败，可用"热浴"法，即热水浸烫去除其体内部分水分，待虫体僵直后再固定。热浴的时间，根据虫体的大小和表皮坚柔、厚薄程度等具体情况灵活掌握，一般虫体小而柔嫩的可热浴 1~2 分钟，大而粗壮的需要 5~10 分钟，稍凉后再浸入标本液固定。

（3）选择适合保存液：体型很小的昆虫可直接浸入存有醋酸甲醛混合液或甲醛乙醇混合浸制液的瓶中。较大的成虫、幼虫或蛹，热浴后再将标本移入醋酸甲醛混合液或醋酸甲醛乙醇混合液中保存。对于较大的虫体或水分过多的标本，浸泡一段时间后，需要更换几次保存液才能永久保存。

（国 果）

第二节 蜱 螨

蜱螨属于节肢动物门（Arthropoda）、蛛形纲（Arachnida）、蜱螨亚纲（Acari），包括蜱（tick）和螨（mite）两大类群，与人类的健康、生活和经济等关系密切，具有重要的医学意义和经济意义。医学蜱螨是指能够通过叮刺、毒螫、吸血、过敏、骚扰、寄生等直接危害人体健康，或作为传播媒介传播人类疾病或人兽共患病的蜱和螨类的统称。主要类群有硬蜱（hard tick）、软蜱（soft tick）、革螨（gamasid mite）、恙螨（chigger mite）、粉螨（acaroid mite）、疥螨（scab mite）、蠕形螨（demodicid mite）、蒲螨（pyemotid mite）、跗线螨（tarsonemid mite）、甲螨（oribatid mite）和肉食螨（cheyletid mite）等。

蜱螨属于小型节肢动物，其中蜱的个体通常较大，肉眼可见，大多数体长 2mm，大的可达 10mm 以上。螨类的个体通常较小，肉眼不易见，成螨体长一般为 0.1~0.5mm。蜱螨的躯体通常呈椭圆形或卵圆形，也有少数呈蠕虫状。头、胸、腹愈合成躯体（idiosoma）。与躯体相连、内含口器的部分称为颚体（gnathosoma）或假头（capitulum），颚体位于躯体前端或前部腹面。成虫和若虫腹面有足 4 对，幼虫足 3 对，气门有或无。肛门位于躯体后半部。蜱体壁皮革状，上有短毛或无毛；口下板明显，有齿；须肢明显，分节；螯肢高度角质化，末端有齿，气孔在第 3、第 4 对足附近。其中，硬蜱背面有盾板，大多有腹板，假头凸出于虫体前端，背面可见。假头大，多形态，口下板发达，体壁硬。软蜱背面无盾板，腹板无几丁质，假头隐于虫体前端腹面，背面不能见到。假头小，近方形，口下板不发达，齿小，体壁软。而螨类体壁膜状，体表有长毛；口下板隐入，无齿或无口下板；有许多螨须肢不明显，螯肢发育不充分，成液状或杆状；有些螨的气门在头胸部或无气门（表 10-2）。

表 10-2 蜱与螨的形态区别

	蜱	螨
形态	一般较大，肉眼可见	一般较小，肉眼不易见
体壁	呈皮革状，厚	多呈膜状，薄
体毛	少，体上有短毛或无毛	多，体表多遍布长毛
口下板	明显，有齿	隐入，无齿或无口下板
须肢	分节明显	分节不明显，多数不分节
螯肢	高度角质化，末端有齿	发育不充分，多呈叶状或杆状
气门	后气门在足Ⅲ或足Ⅳ基节附近	有前气门、中气门和无气门等

蜱的种类相对较少，全球已知蜱 800 余种。螨的种类繁多，全球已知螨类 5 万余种，分布广泛。蜱螨的生活史类型较为复杂，其发育过程可分为卵、幼虫、若虫和成虫 4 个基本时期，若虫期 1~3 个或更多。蜱螨生活史的长短因种类不同而异。多数蜱螨是卵生的，也有的成熟雌虫可产幼虫，有的可产若虫，有些种类行孤雌生殖（parthenogenesis）。此外，蜱生活史的各个时期都是体表寄生；而螨类的生活史过程及各个生活史时期的生活习性差异较大，有植食性、捕食性和寄生性等多种类群。因此，医学蜱螨标本采集方法因种类（或类群）不同而存在差异。例如蜱和革螨，既可以从栖息和孳生场所采集，也可以从宿主体表采集；蠕形螨和疥螨等必须从宿主动物体表采集；恙螨幼虫则主要从宿主动物体表采集特定的生活史时期；

粉螨、跗线螨、肉食螨等主要从栖息和孳生场所采集。此外,医学蜱螨标本制作类型也因种类(或类群)不同而存在差异,体型较大的蜱可以制成干制标本和针插标本,也可以将内脏解剖取出后制备内脏器官的液浸标本、冻存标本或玻片标本(压片、切片或封片标本等)。疥螨和蠕形螨可以通过刮取患处皮肤制作涂片标本,用于实验或诊断。所有的医学蜱螨都可以制成液浸标本、冻存标本、玻片标本或染色标本。液浸标本最常用的固定保存液是 70% 乙醇溶液;冻存标本通常保存在超低温冰箱或液氮中;玻片标本是医学蜱螨最常见的标本类型,以不染色的封片标本为主。本节对蜱螨标本的采集、制作和注意事项进行详细描述。

一、蜱标本采集与制作

蜱属于蜱螨亚纲、寄螨总目(Parasitiformes)、蜱总科(Ixodoidea),下分硬蜱科(Ixodidae)、软蜱科(Argasidae)和纳蜱科(Nuttalliellidae)3 个科,以硬蜱和软蜱最重要。蜱的生活史分为卵、幼蜱、若蜱、成蜱4 个时期(图 10-64)。硬蜱若虫 1 期,软蜱若虫 1~6 期不等。硬蜱完成一代生活史需 2 个月至 3 年不等,软蜱 6 个月至 2 年不等。蜱的寿命 1 个月到数十个月不等,软蜱 5~6 年到数十年不等。蜱的栖息场所有森林、牧场、鸟巢、家畜的厩舍、野生动物的穴洞和动物宿主体表。其中,硬蜱多分布在森林、灌木丛、草原、半荒漠地带等开阔的自然界。例如,全沟硬蜱多见于高纬度针阔混交林带,草原革蜱则生活在半荒漠草原,而微小扇头蜱分布于农耕地区。软蜱则栖息于家畜的圈舍、野生动物的洞穴、鸟巢及人类住房的缝隙中隐蔽的场所。例如,在禽类窝巢及其缝内可采到波斯锐缘蜱的成蜱和若蜱,如在鸡窝中常见有波斯锐缘蜱。在哺乳动物洞穴及牲畜厩舍采到的软蜱则为钝缘蜱。在野鼠洞穴及狗窝、牛、羊等畜舍以及人居室内的地面土壤和墙缝中,可能采集到乳突钝缘蜱。此外,不同蜱种的分布又与气候、土壤、植被和宿主有关。

蜱属于专性体表寄生虫(ectoparasite),蜱的雌雄成蜱、若蜱、幼蜱均吸血,可以寄生于哺乳类、鸟类、爬行类甚至两栖类等宿主的体表。硬蜱多在白天侵袭宿主,吸血时间较长,一般需数天。软蜱通常在夜间侵袭宿主,吸血时间较短,一般数分钟到 1 小时。蜱的吸血量很大,饱血后可胀大几倍至几十倍,有的雌性硬蜱甚至可达 100 多倍。雌雄成蜱吸血后交配落地,爬行在草根、树根、畜舍等处,在表层缝隙中产卵。硬蜱

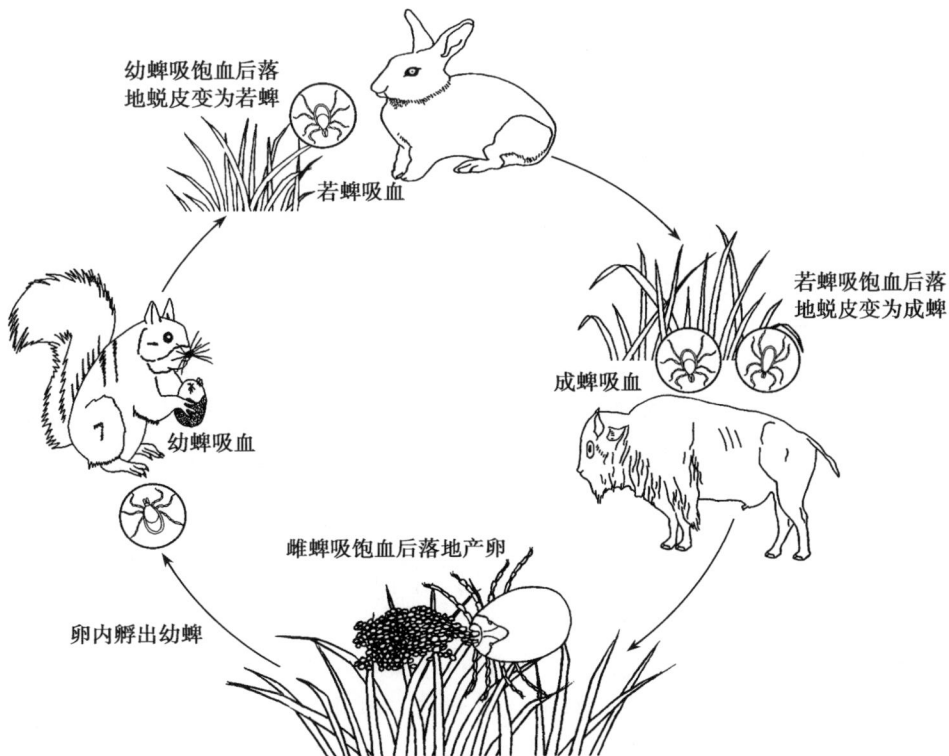

图 10-64 硬蜱生活史

(李朝品 绘)

一生产卵一次,因种而异,产卵数百至数千个。软蜱一生可产卵多次,产卵 50~200 个/次,总数可达千个。蜱的嗅觉敏锐,可主动寻觅宿主。蜱在生活史中有更换宿主的现象,根据其更换宿主的次数可分单宿主蜱、二宿主蜱、三宿主蜱、多宿主蜱。蜱虫对宿主的寄生部位常有一定的选择性,一般在皮肤较薄,不易被搔动的部位,如人或动物的颈部、耳后、腋窝、大腿内侧、阴部和腹股沟等处。蜱虫的活动范围不大,一般为数十米。宿主的活动,特别是候鸟的季节迁移,对蜱的散播起着重要作用。掌握蜱的栖息地分布及生态习性,是进行蜱标本采集和制作的重要基础,也是区系分类和生态研究中的必备技术。同时,蜱标本的采集和制作是教学中的一项基本技术。

(一) 蜱标本采集

蜱是许多脊椎动物的体表寄生虫,其寄生宿主种类多样化,如畜禽(牛、羊、狗、马、驴、骆驼、鸡等)、啮齿类(鼠类)、鸟类、爬行类及两栖类等。蜱栖息地比较广泛,除了寄生在宿主动物体表外,还经常栖息于牧场草地、灌丛、家畜圈舍、野生动物洞穴、鸟巢以及人房的缝隙中。

1. 采集器材 蜱标本采集需要准备白色结实棉布或白绒布、木棍、长绳、长镊子、塑料瓶和采集管等工具。

2. 采集方法 蜱标本可从自然界蜱的栖息场所采集,也可在宿主动物体表采集。对自然界栖息场所游离蜱和动物体表寄生的蜱,可采取直接采集的方法。同时,自然界栖息场所的游离蜱也可以用布旗法和诱捕法采集。硬蜱和软蜱的标本采集方法相似。

(1)直接采集:蜱标本直接采集的方法较为简单,分为动物体表采集和栖息地采集。

1)动物体表采集:蜱寄生的宿主动物范围较广,其宿主主要为畜禽、啮齿类、鸟类及爬行类等。如牛、羊、狗、马、驴、骆驼、鸡、鼠类、鸟类、野兔、野鸡等。蜱的个体较大,通过肉眼观察其寄生宿主体表即可发现。活的动物如蛇、龟、鼠、刺猬、兔等,可先将其置于铁丝笼中,铁丝笼要放在盛有浅水的白色搪瓷盘上方,等其饱血后自然脱落。检查畜禽、鼠类或其他动物的蜱寄生时,应注意查看宿主动物的耳廓、眼睑、颜面、口鼻周围、颈部、腋窝、腹部、股内侧、腹股沟、乳房、会阴部、肛门周围、尾根等皮肤柔嫩处。对于人体,要检查头发、颈项、耳朵、腋下以及多毛、易汗湿、多皱褶等部位。检查发现蜱后,可用镊子小心捏取,或将附有蜱的羽或毛剪下,置于培养皿中,用解剖针仔细分离出完整的蜱。寄生在宿主体上的蜱,常将颚体深刺入皮肤,如不小心强行拔下,则将其口器折断而留于皮肤中,致使标本不完整和残缺不全,且留在皮下的口器还会引局部炎症,因此取蜱时务必小心,切不能强行拔取。采集时可用小镊子轻轻夹住蜱体,使蜱的虫体尽量与皮肤垂直,轻轻摇动蜱体使其松动后再拔出整个虫体,必要时可用煤油、乙醚或氯仿涂抹在蜱体上(或叮咬处)使蜱麻醉后再慢慢拔出。所采集的蜱要及时放入采集瓶中,及时做好记录和标记,然后带回实验室进行标本制作和分类鉴定。

2)栖息地采集:蜱栖息的场所比较广泛,畜舍、圈栏、狗房、鸡窝、鸟巢、洞穴等。对不同的栖息地,可采取不同的采集方法。对于畜舍地面或墙缝内、鼠类的洞穴里、鸡舍、鸡舍栖架以及鸟巢等栖息场所的蜱,可直接采集。采集时,直接检查各种栖息场所,检查发现蜱后用镊子捏取,也可以将附有虫体的附着物一同取下置于培养皿中仔细检查和收集。采集动物窝巢中的蜱,可以先将鼠窝和鸟巢等内容物(窝草、粪土、杂物等)全部装入白布"鼠袋"中扎紧袋口带回实验室,然后在实验室再仔细检查和采集。在实验室准备一个大的白色方盘,将鼠窝和鸟巢等内容物倒入方盘中,用长镊子翻动巢穴内容物查找,发现蜱后用小镊子夹取采集。所采集的蜱可以放入采集瓶(或采集管)中进行活体保存,也可以直接投放在事先盛有 70% 乙醇的容器内固定保存。对所采集的标本要做好记录和标记。

(2)布旗法采集:对于灌丛和草地等生境的游离蜱,可用人工布旗法进行采集。将一块长 45~100cm,宽 25~100cm 的白色结实棉布或法兰绒制成"布旗",一边穿入木棍,在木棍两端系以长绳,以便拖拽。常见的布旗法有拖旗法和挥旗法。拖旗法是指采集时,将布旗平铺地面,在草地或灌丛上轻轻拖动,布面尽量与草丛接触,每步行 10~20 步检查布旗两面有无蜱附着在旗面上,调查者需身着防护服,同时检查身上衣裤是否有蜱附着。挥旗法是指采集时,通过挥动旗帜的方法采集蜱标本(图 10-65)。检查发现蜱后,立即用小镊子轻轻夹取蜱体。标本采集后立即放入小瓶内,加塞、贴标签,供鉴定、饲养、检测、统计之用。如需调查密度,则在采样地均匀地拖旗或挥旗,统计每人每小时或每人每 100 米所捕获的蜱数,通常每个采

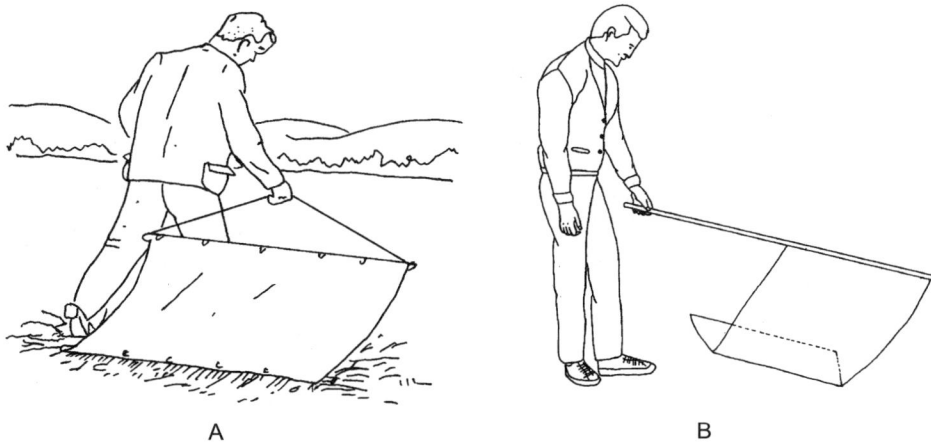

A. 拖旗法;B. 挥旗法

图 10-65 布旗法采集蜱示意图

(李朝品 仿绘)

样地不少于 30 分钟或 500 米。实际工作中,拖旗法适用于林中或山间平坦处、河边漫滩、低矮或不长荆棘的草地。挥旗法适用于密林地区,植被高度过膝、树木交错、枝杈横生,不能采取拖旗法的地区。

（3）诱捕法采集:对于野外栖息场所的蜱,可以用宿主动物引诱采集。将牛、羊、犬等体型较大的宿主动物拴系在一个固定的位置,或将关在笼内的兔、鼠等实验动物放置在野外不同栖息场所引诱蜱的侵袭。每隔一定时间检查宿主动物上的蜱,然后采集。必要时,特意放出侦察犬或其他训养动物也可诱捕蜱。此外,也可用特制的二氧化碳诱捕器采集蜱。

3. 保存方法 所采集的蜱可以放入采集瓶(或采集管)中进行活体保存,也可以直接投放在事先盛有 70% 乙醇的容器内固定保存。对所采集的标本要做好记录和标记,注明标本采集时间、地点和生境,然后带回实验室进行标本制作和分类鉴定等。

4. 注意事项 在蜱的采集过程中,应注意把握采集时间和采集场所(或采集部位),同时要注意个人防护,避免被蜱叮咬。首先,不论是游离蜱还是寄生蜱,均在每年的 5~8 月份密度较高。硬蜱多在白天侵袭宿主,吸血时间较长,一般需要数天。软蜱多在夜间侵袭宿主,吸血时间较短,一般数分钟到 1 小时。其次,根据蜱的生活习性,确定蜱的采集场所或采集部位。硬蜱可以从动物体表及草丛上采集。从动物生活场所捕获时,应注意鸟巢、鼠洞、猬穴、家畜的厩舍及野生动物栖息的地方。同时,采集时应注意动物的颈下,耳壳的内外、乳房、阴囊、肛门周围会阴部、腿腋、腹部及尾根内侧等处。蜱的假头往往深刺入宿主皮下,不易取出,最好在叮咬处涂以煤油、凡士林等物,然后用镊子轻轻拉出。软蜱主要隐匿在人或动物居处墙壁的隙缝中,采集时更应注意。蜱一般寄生于宿主体表柔软而少毛的部位。采集到的蜱可以放在二端开口的玻管中,玻管的二端用棉花塞住,管内可放一、二根草以供蜱攀附。装有蜱的玻管应放在铺有潮湿砂土的容器中,经常加水以保持砂土的湿度。在运送时,容器外应裹上湿毛巾。保持凉爽,以免干热使蜱死亡。此外,进入有蜱地区穿防护服,扎紧裤脚、袖口和领口。外露部位要涂擦驱避剂(避蚊胺或邻苯二甲酸二甲酯),离开时应相互检查,勿将蜱带出采集地点。蜱携带的病原体较多,在采集蜱的过程中要严防病原体的传播。

（二）蜱标本制作

蜱标本制作中,最常见的标本有浸制标本(液浸标本)和玻片标本,其他还有干制标本和针插标本。硬蜱和软蜱标本制作方法相同。

1. 标本制作的器材 放大镜、体视显微镜、测量工具、电烘箱、解剖盘、解剖刀、还软缸、试管、吸水滤纸、大镊子、小镊子、树胶瓶、零号毛笔、记号笔、载玻片、玻片盒、盖玻片、晾片板、标签纸等。

2. 标本制作的方法 实际工作中,浸制标本和玻片标本较为常见。下面重点介绍浸制标本和玻片标本的制作过程。

（1）浸制标本:浸制标本适用于蜱大体标本的制作,其制作过程如下:将蜱标本置于盛有 75% 乙醇溶液的小瓶或指形管中保存。若要蜱标本保持肢体伸展的状态,可先将活蜱用 70~80℃热水杀死,再将其取出放入 75% 的乙醇溶液中保存;或直接用加热到 70~80℃乙醇溶液将活蜱杀死保存。此外,也可用硫化乙醚将活蜱麻醉杀死后,再浸泡于 75% 乙醇溶液中亦可收到展肢的效果。为使蜱标本保存时间延长,乙醇溶液的容量要比标本体积多 3~5 倍,以免标本因乙醇浓度及容量不足而受损。为防止因存放时间较久,小瓶或指形管内乙醇挥发,可将这些小瓶或指形管放入盛有 75% 乙醇的磨砂口瓶中。为防止标本脆化,可在保存液中加 5% 的甘油。乙醇溶液是最常用的保存液,但易使标本内部脆化,不利于进行内部解剖,且容易挥发,在乙醇溶液中加适量甘油可保持标本柔软。除乙醇溶液外,也可用 35%~40% 甲醛液进行保存,该保存液利于保存解剖用标本,但气味难闻,且易使标本附肢脱落。乙酸福尔马林乙醇混合保存液对标本内部组织有较好固定作用,但时间久了标本容易变黑,并有微量沉淀。制好的标本必须加上采集标签,注明采集地点、时间、宿主、生境及海拔高度等。标签用优质墨汁或铅笔书写,以免日久褪色。

（2）玻片标本:玻片标本适用于展示蜱的某些细微结构或观察幼蜱和若蜱的形态,可制成玻片标本放在显微镜下观察,其制作过程如下:用 70~80℃的 75% 乙醇溶液杀死固定后,置于 5%~10% 氢氧化钠溶液中加温处理数分钟进行消化,同时也可脱去部分色素而透明。消化后用蒸馏水充分漂洗干净,漂洗更换洗涤液时,可用吸管吸去旧的蒸馏水,避免损伤或丢失已消化透明的蜱标本。冲洗后用 70%、80%、90%、95%、100% 梯度浓度乙醇逐级进行脱水,各级乙醇约停留 5 分钟,为保证脱水彻底,可经过两次无水乙醇脱水处理。脱水后用冬青油或二甲苯透明。二甲苯透明能力强,一般透明几分钟即可,但经二甲苯处理后的标本会发脆变硬易损坏。冬青油透明速度慢,但标本可长时间停留且不易受损,同时用冬青油透明的标本在用加拿大树胶封片前最好在二甲苯中略停留一下,以便加拿大树胶能较快渗入标本中。将已脱水透明好的蜱标本置于载玻片中央,展肢后滴上树胶封埋,加盖玻片即可。幼蜱或若蜱制作玻片标本可在展肢后,用霍氏液（Hoyer's solution）封固。制成玻片标本后,可放在 45℃温箱中 5~7 天,使封固剂干燥及收缩。温箱内温度不宜过高,46~54℃之间会使封固剂过分收缩,温度超过 55℃则会使封固剂产生气泡集中在盖玻片边缘。从温箱中取出玻片标本后,如装片边缘有大型气泡或收缩过多,应适当补充一些封固剂。用霍氏液封固的玻片标本保存一段时间后,如出现气泡,影响观察使用,可洗脱后重新封片。先将有盖玻片的一面向下,平放于小型表面皿或培养皿上,其直径稍大于盖玻片即可,皿内加满清水,数天后,封固剂软化并溶于水中,盖玻片和标本落入皿内,然后将标本取出,反复洗净后重新封片。制好的标本贴上标签,注明采集地点、时间、宿主、生境及海拔高度等。

（3）解剖标本:解剖标本适用于展示蜱的消化系统和生殖系统等内部结构,其制作方法如下:当活成虫体内血液消化时,用微型剪刀将蜱身体周缘剪开,再放入盛有生理盐水的小玻皿中,置于解剖镜下解剖。小心地将外皮去掉,留其内脏组织,如消化系统和生殖系统,按照昆虫卵巢和唾液腺等内脏标本制作方法,进行固定、染色、脱水和封片。此外,干制标本和针插标本在蜱标本制作中都较少使用,必要时可参照制作大中型昆虫标本的方法。

（三）蜱标本制作注意事项

饱食蜱体浸泡一段时间后,乙醇保存液的浓度会降低。因此,浸泡一段时间后,应更换新的 75% 乙醇溶液或向保存液内加入适量浓度高的乙醇。此外,已固定的蜱,以体内没有血者为佳。可用细针在蜱体两侧无关紧要处扎数小孔,再用小平铲轻压蜱体,使被融解的内脏组织排出体外。用蒸馏水洗数次,每次半小时左右。此外,标本制作后,要注意防腐和防霉。

（四）蜱标本的形态特征

蜱的身体呈椭圆形或卵圆形,未吸血时腹背扁平,背面稍隆起,体长 2~10mm;雌蜱饱食后胀大如赤豆或蓖麻籽状,可达 20~30mm。表皮革质,背面或具壳质化盾板。雄蜱盾板几乎覆盖着整个背面,雌蜱的盾板则仅占体背前部的一部分,有的蜱在盾板后缘形成不同花饰称为缘垛。硬蜱与软蜱最显著的区别是背面的盾板及颚体,硬蜱背面有盾板,故名"硬蜱",颚体位于躯体前端,从背面明显可见,又名"显喙蜱"。软蜱躯体背面无盾板,故名"软蜱",颚体较小,位于躯体前部腹面,从背面看不见,又名"隐喙蜱"（图 10-66）。

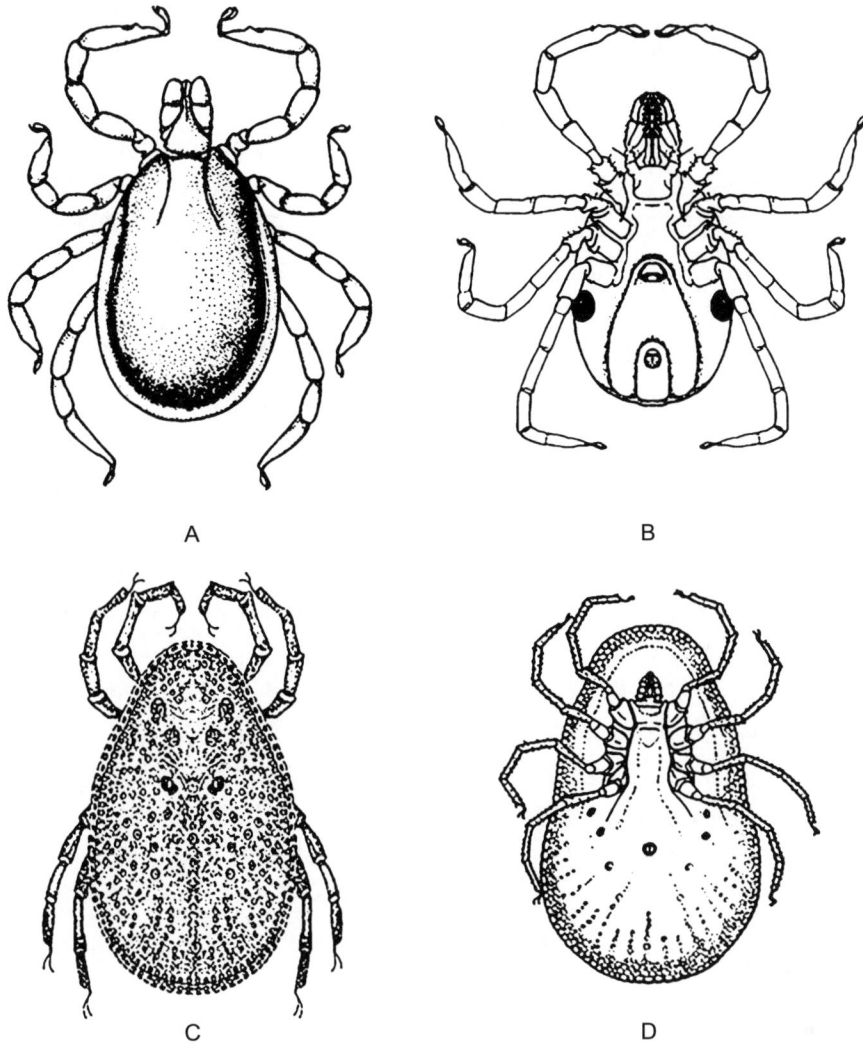

A. 硬蜱(背面);B. 硬蜱(腹面);C. 软蜱(背面);D. 软蜱(腹面)

图 10-66　硬蜱和软蜱

(李朝品　仿绘)

虫体分躯体和颚体两个部分。躯体呈袋状,大多褐色,两侧对称,由头胸腹愈合而成,无触角,无翅。与躯体相连、内含口器的部分称为颚体,也称假头,颚体位于躯体前端或前部腹面。从背面可见到,由颚基、螯肢、口下板及须肢组成。颚基与躯体的前端相连接,是一个界限分明的骨化区,呈六角形、矩形或方形;雌蜱的颚基背面有 1 对孔区,有感觉及分泌体液帮助产卵的功能。螯肢 1 对,从颚基背面中央伸出,是重要的刺割器。口下板 1 块,位于螯肢腹面,与螯肢合拢时形成口腔。口下板腹面有倒齿,为吸血时固定于宿主皮肤内的附着器官。螯肢的两侧为须肢,由 4 节组成,第 4 节短小,嵌于第 3 节端部腹面小凹陷内。成蜱和若蜱腹面有足 4 对,每足 6 节,即基节、转节、股节、胫节、后跗节和跗节。基节上通常有距。足 I 跗节背缘近端部具哈氏器,有嗅觉功能,末端有爪 1 对及垫状爪间突 1 个。生殖孔位于腹面的前半,常在第 Ⅱ、Ⅲ 对足基节的水平线上。肛门位于躯体的后部,常有肛沟。气门一对,位于足 Ⅳ 基节的后外侧,气门板宽阔。雄蜱腹面有几丁质板,其数目因蜱的属种而不同。幼虫足 3 对。

(五)蜱标本保存

常见蜱标本的保存方法有活体保存和固定保存。一般而言,从现场采集到的活蜱,如需要进行人工饲养等,可以采取活体保存。如果不需要进行蜱的人工饲养或没有活蜱保存的特殊需要,一般情况下都选择固定保存。

1. 活体保存　保存前需要先选择一个适合活体保存的保存管或瓶,即大小合适的消毒洁净试管或玻璃瓶。试管(或玻璃瓶)底部放入消毒的细砂或脱脂棉,细砂或脱脂棉上覆盖滤纸,将反复折叠后的滤纸条放入试管(或玻璃瓶)中。容器口用棉塞或绢纱封闭。将活蜱放入试管(或玻璃瓶)中,每隔 3~5 天向细砂或脱脂棉滴加无菌水,保持湿度在 85%~95% 和温度在 15~22℃之间。

2. 固定保存　固定处理使虫体在短时间内迅速死亡,不至于造成虫体组织损伤和改变,可保持虫体标本原有的姿态,并使虫体内的物质(如蛋白质、脂肪和糖类等)凝固成不溶物质,防止腐烂和自溶,保证虫体内部结构完整。无论是新鲜蜱虫还是病变组织,固定越及时越好。固定处理后的标本可以长久保存。采集的活蜱如果体内饱食畜血,应该在固定前放置一定时间,待虫体内畜血消化后进行固定,否则血液凝结在消化道而不易溶解,制片后不透明,影响以后检查和观察。固定前还应将虫体上的污物洗净再进行固定。从动物体表或外界环境中采集到蜱,可按液体固定保存和湿封制保存进行固定和保存。

(1)液体固定保存:蜱的液体固定保存有以下几种:①先将蜱投入开水中数分钟,让其肢体伸展便于后续观察,然后保存于 70% 乙醇内。为防止乙醇蒸发而使蜱的肢体变脆,可以加入数滴甘油;②或把蜱先投入加热的 70% 乙醇(60~70℃)固定,24 小时后保存于 5% 甘油乙醇(70%)中;③或在布勒氏(Bless)液固定保存。上述固定液固定的标本,可用来制片观察其外部构造,若用作切片标本,以用布勒氏固定液为佳。保存标本的瓶应用蜡封严。用保存液固定的虫体,须在一段时间内(一般 1 周左右)重新更换于新的保存液内保存,换液的目的是防止药液被稀释而影响保存虫体的效果。蜱用液体固定保存可使标本保持原来形态,适合于教学和科研使用。

(2)湿封制保存:蜱标本通常不染色,不作完全脱水,可以用湿封制法保存标本。即用新鲜采得的病料散放在一块玻璃上,铺成薄层,病料四周应涂少量凡士林,防止蜱虫爬散,为了促使蜱活动加强,可将玻璃稍微加温,然后用低倍镜检视,如发现虫体的爬行活动,即时用分离针尖挑出单独的虫体,放置在预先安排好的其上有一滴布勒氏(Bless)液的载玻片上,移到显微镜下判定其需要的背或腹面,然后盖个 1/4 盖片的小盖片,再用分离针尖轻压小盖片,并作圆周运动,尽量使其肢体伸直。待自然干燥约 1 周时间,再在小盖片上加盖普通盖片,用加拿大胶封固,即可永久保存标本。所保存的标本均采用双标签,内签可用普通铅笔书写,标签上应注明标本的来源、名称、保存液、采集时间、地点等。标本须放置于通风、干燥处保存。

(孙恩涛)

二、革螨标本采集与制作

革螨是一个很大的节肢动物类群,全世界已知革螨 800 余种,我国记录 600 余种。从生态上可分为捕食性革螨(植绥螨、巨螯螨等)、自由生活革螨(土壤革螨等)、体表寄生革螨和体内寄生革螨等。其生活史复杂(图 10-67),多数革螨营自生生活,少数营寄生生活。自生生活的革螨多孳生于枯枝烂叶下、草丛、土壤、禽畜粪堆和仓储品等,其孳生环境复杂多样。革螨的寄生生活包括体外寄生和体内寄生两种形式,以体外寄生最常见、最重要。体外寄生(体表寄生)革螨包括专性寄生和兼性寄生等不同类型,主要生活在宿主动物的体表(毛栖型)或巢穴(巢栖型);体内寄生革螨主要生活在宿主动物的呼吸道、外耳道、肺部等。对于不同环境、场所、部位的革螨,其标本采集与制作的方法各不相同。

(一)革螨标本采集

革螨的生活场所十分广泛,所涉及的具体类群复杂多样,对于捕食性革螨、自由生活革螨、体表寄生革螨和体内寄生革螨等不同类群,其标本采集与保存的具体方法存在差异。这里主要介绍与医学相关革螨的采集与保存。

1. 体表寄生革螨采集与保存　体表寄生革螨属于体表寄生虫(体外寄生虫)的范畴,宿主动物范围十分广泛,包括哺乳类、鸟类、爬行类、两栖类以及无脊椎动物等,亦可侵袭人,但最常见和最主要的宿主是小型哺乳动物(小型兽类或小兽)中的啮齿动物(鼠类)。寄生于鼠类体表的革螨与医学关系最为密切,现以此为例介绍鼠体革螨的采集方法。

(1)宿主动物诱捕:采集鼠体革螨前,先要诱捕鼠类等宿主动物。采集宿主动物的工具多种多样,诱捕鼠类(啮齿目)、食虫类(食虫目)和树鼩类(攀鼩目)等小型哺乳动物,一般用鼠笼(捕鼠笼)或鼠夹(捕鼠

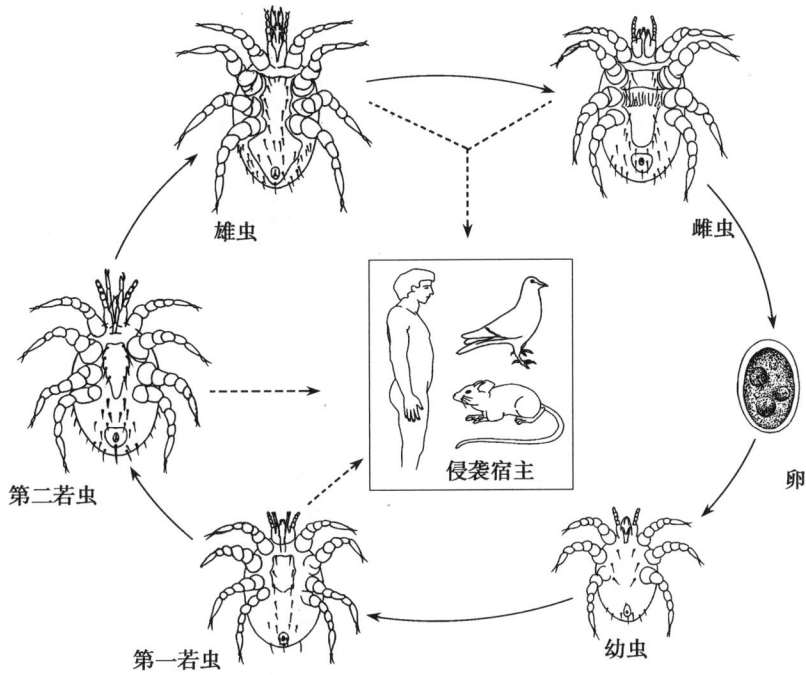

图 10-67　革螨生活史

（李朝品　绘）

夹）进行（图 10-68）。诱捕鼠类等宿主动物的具体方法也比较多，一般多在傍晚布放鼠笼或鼠夹加食饵诱捕，次晨收获所捕获的鼠类等宿主。所捕获的鼠类宿主放入用白布缝制的"鼠袋"内，扎紧袋口以免革螨逃逸，带回实验室备用。放入"鼠袋"的宿主动物，必须遵循"一鼠一袋"的原则，以防止不同宿主动物体表革螨的相互污染。

　　（2）活革螨采集与保存：在实际工作中，有时需要采集活的革螨用于病原体检测、病原体分离和革螨人工饲养等，在这种情况下就需要进行革螨的活体采集。具体采集步骤如下：①事先制作一个适合携带活螨的"湿纸管"，湿纸管底部垫有一层用蒸馏水完全浸透的棉花，棉花上面铺有 1~2 层滤纸，以保持一定湿度；②准备一套"大方盘套小方盘"的简单装置（图 10-69A），一般是将一个大小适宜的较小白色方盘置于一个大方盘中，大方盘中加入适量清水，大、小方盘四周的边缘还可以涂上防蚊油或其他驱避剂，该装置可防止在采集过程中活螨的逃逸；③将所捕获的鼠类等宿主动物麻醉后机械处死或从鼻腔注入乙醚直接麻醉致死，置于较小方盘内，用"翻毛法"从头到尾检查 2~3 遍，用眼科镊"夹取"或蘸水后毛笔"蘸取"的方法采集鼠体全部革螨，同时检查掉落在方盘内、残留在"鼠袋"上以及逃逸到大方盘水中的革螨。所采集的活革螨放入"湿纸管"内，管口用棉球纱布"塞子"塞紧，用油性记号笔在管上注明编号等标记，带回实验室鉴定；④所采集的活革螨如果不需要进一步进行病原体的检测、分离和革螨人工饲养等，也可直接用 70% 乙醇固定和保存，固定和保存革螨的容器可用一般玻璃小瓶、有盖离心管或 Eppendorf 管等（图 10-69B），根据具体情况灵活选用。为了使革螨的肢体充分伸展，也可

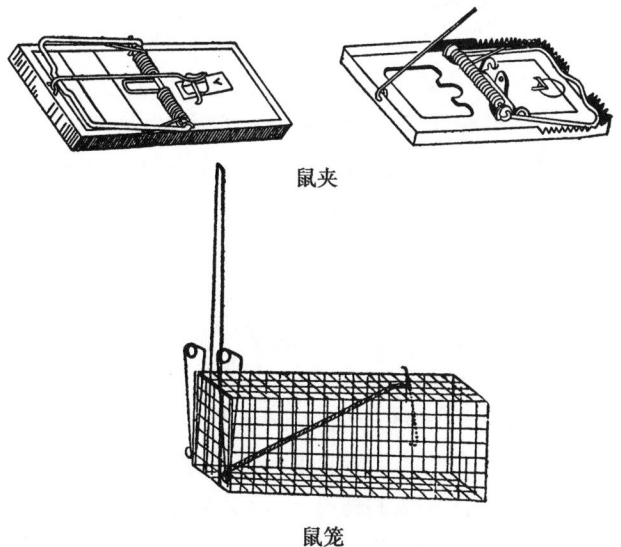

鼠夹

鼠笼

图 10-68　鼠夹与鼠笼

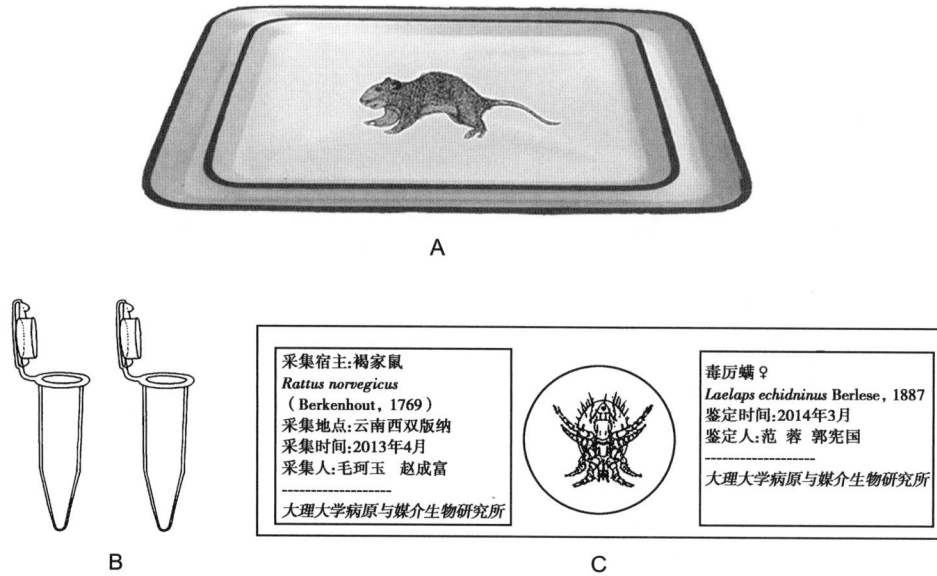

A. 大方盘套小方盘装置;B. 有盖离心管;C. 标准玻片标本

图 10-69 革螨采集法

(引自 郭宪国)

以用加热后的 70% 乙醇(60~70℃)进行标本的固定和保存,或先用约 70℃热水烫一下再放 70% 乙醇中固定;⑤用油性记号笔在固定和保存革螨的容器上注明编号等标记,同时在容器内放入用铅笔标注了相同编号的标签纸,以避免不同宿主体表革螨相互混淆;⑥经过固定和保存的革螨制成玻片标本后才可以进行分类和鉴定。标准玻片标本一般应贴上两个标签,标签上写明采集的宿主动物(寄主)及拉丁文学名、采集地点、采集时间、采集人与革螨名称及拉丁文学名、鉴定时间、鉴定人等信息(图 10-69C)。在进行活革螨的采集过程中,采集人员一定要穿戴口罩、乳胶手套、防护帽和防护服并扎紧袖口,注意个人防护。

(3)死革螨采集与保存:如果不需要采集活的革螨,就将现场捕获并装在密封"鼠袋"的宿主动物投入一个密闭的容器内(普通有盖塑料桶即可),然后投入若干浸透了乙醚的棉花球进行麻醉,直到宿主动物和革螨都被麻醉致死(一般需 20~30 分钟)。对于用鼠夹捕获的死鼠,如果不需要采集活的革螨,也可以将革螨麻醉致死后再采集。在实际的革螨采集中,只要条件允许,尽量用"全捕法"采集宿主体表的所有革螨。即麻醉完成后,对宿主动物进行逐一仔细检查和采集,具体采集步骤如下:①将麻醉致死后或鼠夹捕获的宿主动物置于一个大的白色方盘内,用眼科镊"夹取"或毛笔蘸固定液后"蘸取"的方法采集全部革螨。为了保证采集完全,可以先检查和采集附着在白色"鼠袋"上的革螨,然后用刷子(洗手刷、牙刷等)或篦子将宿主动物从头到尾梳刷 2~3 遍,尽量将宿主体表的革螨梳刷到白色方盘后采集,最后再从头到尾通过"翻毛法"仔细检查和采集宿主被毛间遗留的革螨;②将"夹取"或"蘸取"的革螨放入事先盛有 70% 乙醇的玻璃小瓶、有盖离心管或 Eppendorf 管等固定和保存;③用油性记号笔在固定和保存革螨的容器上注明编号等标记,同时在容器内放入用铅笔标注了相同编号的标签纸;④固定和保存的革螨必须做成玻片标本后,才能进行分类和鉴定。

(4)其他采集方法:除了上面介绍的常规采集方法外,也有人曾经使用其他特殊采集方法进行鼠体革螨和其他体表寄生虫(蚤、虱等)的采集和分离。①当捕获的鼠类等宿主动物已经死亡且捕获数量较多,没有足够的时间逐一仔细检查每只宿主体表的革螨,这时可以采用"悬垂法"(宿主动物悬吊法)进行死宿主动物体表革螨的分离和采集(图 10-70):将死亡的宿主动物用绳索吊在一个固定支架上,支架下面放置一个事先盛有约 1/2 杯清水的烧杯,宿主特异性较强的革螨或其他体表寄生虫(蚤、虱等)会相继离开宿主而自然落入盛有清水的烧杯中;②如果宿主动物仍然存活,在条件允许的情况下,可选用"支架漏斗法"分离和采集活宿主体表革螨等体表寄生虫(图 10-71):将一个大的漏斗固定在一个支架上,将捕获了活鼠的鼠笼直接放在漏斗上,下面放置一个事先盛有约 1/2 杯清水的烧杯,部分革螨或其他体表寄生虫(蚤、虱等)会逐步

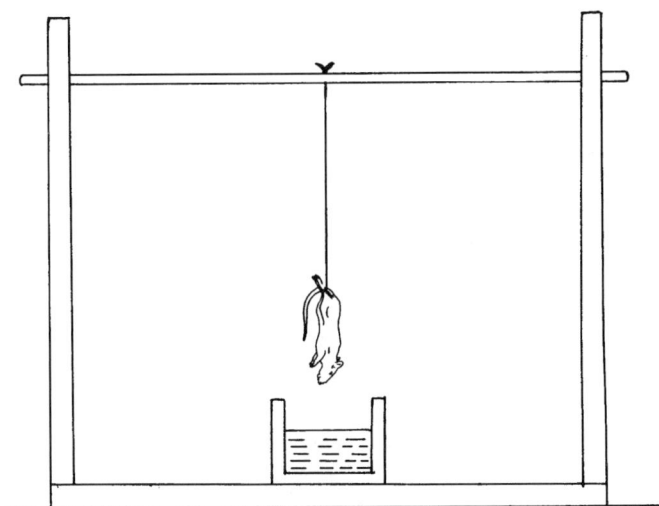

图 10-70　悬垂法采集
（李朝品　仿绘）

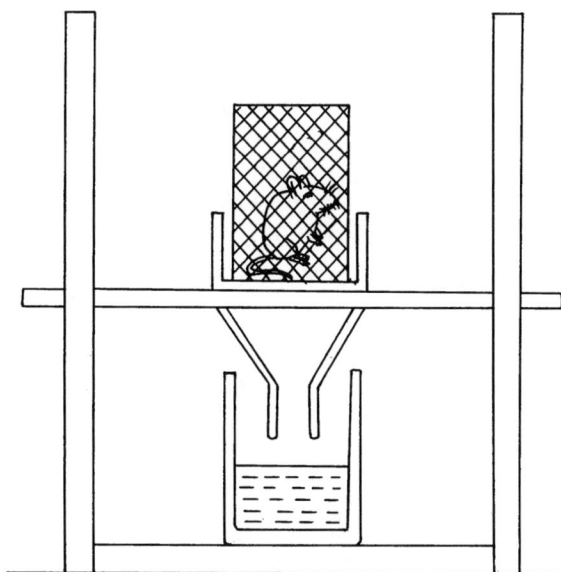

图 10-71　支架漏斗法采集
（李朝品　仿绘）

离开宿主而自然落入盛有清水的烧杯中,用这种特殊方法可以采集到部分体表革螨和其他体表寄生虫。

另外,对于昆虫体表革螨的采集,常将昆虫投入已加热的 70% 乙醇中杀死和固定后检螨。

2. 腔道寄生革螨采集与保存　寄生于宿主动物腔道(如鸟类鼻腔等)的革螨属于体内寄生虫的范畴,其采集方法不同于体表寄生革螨的采集。如果不需要保存完整的宿主动物标本,则用剪刀剪开鼻腔后轻轻刮取鼻黏膜上的革螨;如果需要保存完整的宿主动物标本,则用棉签插入宿主鼻腔"蘸取"革螨。腔道寄生革螨的固定和保存与体表寄生革螨的固定和保存相同。

3. 动物巢穴革螨采集与保存　动物巢穴的革螨可以用直接采集法或电热集螨法进行标本的采集。

(1) 直接采集法:鼠类等动物巢穴的革螨数量往往明显多于其体表的革螨数量,因此对动物巢穴的革螨采集也很重要。对动物巢穴革螨的采集一般不主张麻醉后采集,因麻醉后的死革螨不动,很难与巢穴中杂物区别,采集效果不好,故采取活螨直接采集法进行采集,具体步骤如下:①将巢穴内容物(窝草、粪土、杂物等)全部装入白布"鼠袋"中扎紧袋口带回实验室备用;②参照在"活革螨采集"中的操作步骤,在"大方盘套小方盘"的简单装置中(图 10-69A),将动物巢穴内容物倒入较小方盘内,用长镊子翻动巢穴内容物查找活革螨,然后用眼科镊"夹取"或蘸水后毛笔"蘸取"革螨;③所采集的革螨用 70% 乙醇固定保存,与体表寄生革螨的固定和保存相同。

(2) 电热集螨法(Tullgren 集螨器):革螨和其他很多螨类对温度比较敏感,具有避热和趋湿的生物学特性,电热集螨法就是利用螨类的这一特性设计的。一个简易的"电热集螨器"通常包括了电灯泡、顶盖、箱室、铁丝网(金属筛、过滤筛或分样筛)、支架、漏斗、黑布袋、集螨瓶(收集瓶)和木块等几个部分(图 10-72)。采集步骤如下:①将动物巢穴内容物放入中央的铁丝网上,集螨器下端接上事先盛有清水或固定液的集螨瓶(广口瓶或其他容器),用黑布袋套住集螨瓶和漏斗下方,并紧扎在漏斗上;②打开 25~40W 白炽灯的灯泡照明烘烤,逐渐升温干燥,利用革螨等螨类避热、趋湿的生物学特性,使其向下移动,通过铁丝网的筛子网眼,落入集螨瓶中;③将集螨瓶中所收集的革螨倒入培养皿,分离革螨与其他杂物,用蘸水后毛笔"蘸取"革螨放入 70% 乙醇固定保存(与体表寄生革螨的固定和保存相同),同时检查并采集残留在黑布袋上的革螨。电热集螨器可以仿照"图 10-72"用锌皮或镀锌铁片自制,顶盖上焊接一个电灯泡的承接口,灯泡与箱室内的备烤材料(动物巢穴内容物等)距离 10cm 以上,以免革螨被烤死。不同螨类及同一螨类不同虫期(成螨、若螨、幼螨)对照明温度和干燥的耐受程度不一,灯泡瓦数应依据具体螨类不同和备烤材料多少而灵活选择。电热集螨器中应放置一温度计监测箱室内温度,箱室内温度不宜过高,以 45~50℃为宜。温度过高革螨容易被烤死,温度过低则达不到集螨要求。照烤时间视当时当地的气温及箱内温度变化而定,夏季(室温30℃左右)照烤3~4小时,冬季(室温在10℃以下)照烤24~48小时或更久。照烤后不用的全部材料应焚烧或深埋。除了采集动物巢穴内革螨外,电热集螨器还可以用于采集其他环境(枯枝落叶、草丛、土壤、禽畜粪堆和垃圾等)中的自由生活革螨、其他自由生活螨类以及动物窝巢中的蚤等其他节肢动物。

4. 其他环境革螨采集与保存 其他环境的革螨主要是指生活在枯枝落叶下、草丛、土壤、禽畜粪堆和垃圾等环境的自由生活革螨,对这些环境中革螨,可以参照"动物巢穴革螨采集与保存"的方法及步骤进行采集和固定保存。

(二)革螨标本制作

革螨个体较小,肉眼或放大镜均不可能鉴定其种类,必须制作成玻片标本后,在显微镜下仔细观察才能进行分类鉴定。革螨标本制作主要是制作玻片标本,玻片标本包括标准玻片标本、临时玻片标本、永久玻片标本和染色标本等不同类型,制作方法如下。

1. 标准玻片标本 标准玻片标本是革螨标本制作与保存最常用的方法,通常采用氯醛胶进行封片。

(1)氯醛胶准备:制作标本前配制氯醛胶封固液(水溶性胶),通常的氯醛胶封固液有霍氏液(Hoyer's solution,Hoyer's medium)和柏氏液(Berlese solution,Berlese medium)等。①霍氏液(赫氏液)配方:蒸馏水50ml,阿拉伯胶30g,水合氯醛200g,甘油20ml;②柏氏液(贝氏液)配方:蒸馏水20ml,阿拉伯胶15g,水合氯醛160g,甘油20ml。其制作过程为:按上述比例,①将阿拉伯胶倒入烧杯内;②加蒸馏水,边注入边搅拌,直到阿拉伯胶溶解;③水浴加热至40~50℃;④加入水合氯醛,加热搅拌,直至完全溶解;⑤加入甘油;⑥抽气过滤。目前最常用的是霍氏液。

(2)浸泡洗涤:将固定和保存在70%乙醇内的革螨倒入事先盛有清水或蒸馏水的培养皿内浸泡洗涤30~60分钟或数小时(视革螨大小灵活掌握),并去除杂物。

(3)封片:在洁净的载玻片正中央滴加2~3滴封固液(氯醛胶),用解剖针将洗涤后的革螨挑入封固液中,在体视显微镜(立体显微镜、解剖镜)下摆正位置,头端朝后,腹面朝上,肢体伸展,然后盖上盖玻片。一般情况下,每张玻片封1个标本,但同一种类也可以封制2个,背面和腹面朝上各1个。为了使革螨的肢体充分伸展,可在盖上了盖玻片后,将封制了革螨的载玻片在酒精灯上来回晃动1~2次适当加热,但必须注意不能加热过度,以免标本被烧焦。

(4)干燥和透明:将封制好的玻片标本平放在玻片板内,置于40~45℃烤箱内烘干,直至封固液(氯醛胶)烤干为止,一般需要5~7天。烘干透明后的标本就可以在显微镜下清晰地观察其形态结构和进行分类鉴定。

2. 临时玻片标本 如果现场采集的革螨数量很大,难以按照上述程序制作标准玻片标本时,可以用氯醛胶封固液,将所采集的革螨制作成氯醛胶临时玻片标本,以便及时进行革螨的分类鉴定。

(1)临时封片:对于现场采集固定的大量革螨,可以经过短暂的"浸泡洗涤"后,参照"标准玻片标本制作"的基本步骤,用氯醛胶封固液,将若干革螨混合地封固在一张玻片上,制成临时玻片标本,玻片两端用油性记号笔标注标本序号即可。临时玻片标本可以在室内自然干燥后进行分类鉴定。

(2)临时封片洗脱:经过分类鉴定后,如果发现需要对部分革螨种类进行长期保存时,可以将临时封片置于事先盛有清水或蒸馏水的培养皿内浸泡数小时(陈旧标本1~2天),直到临时封片的封固液(氯醛胶)彻底溶解和盖玻片自然脱落后,将革螨取出,按照标准玻片标本的制作程序重新封片,制成标准玻片标本。

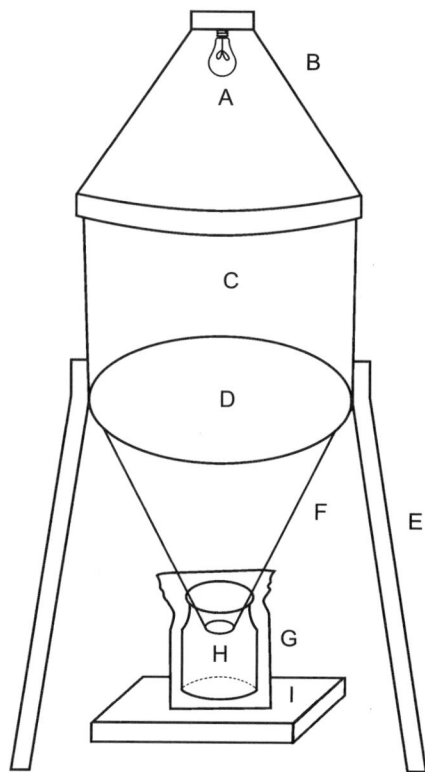

A. 电灯泡;B. 顶盖;C. 箱室;D. 铁丝网;E. 支架;F. 漏斗;G. 黑布袋;H. 集螨瓶;I. 木块

图10-72 电热集螨器结构示意图

3. 永久玻片标本　用氯醛胶封固液封固的标准玻片标本可以保存较长时间,但不能永久保存,保存几年或十几年后需要再次洗脱和再次封片,否则标本的部分结构就会变得比较模糊。因此,有时需要制作永久玻片标本,包括以下两种。

(1)脂溶性胶封片:对于个体较大且几丁质外骨骼较发达的革螨,可以参照蚤和虱永久标本制作的程序,用脂溶性胶(加拿大树胶、中性树胶等)封片,即经过 NaOH 溶液消化、逐级梯度乙醇脱水、二甲苯透明、封片、干燥等过程。

(2)双盖片封片:对于个体较小且几丁质外骨骼不发达的革螨,可以采用双盖片封片的方法制成永久玻片标本,具体步骤如下:①用小砂轮或玻璃刀将一张盖玻片切割为 4 等分的小盖片;②按照标准玻片标本制作的方法和步骤,将革螨用氯醛胶封固液(水溶性胶)封片,加盖小盖片,每张玻片封固 1 个革螨,然后在 40~45℃烤箱内烘干;③在烘干的标本上加上 2~3 滴脂溶性胶(加拿大树胶、中性树胶等),盖上大号盖玻片后烘干即可。

4. 染色标本　为了便于在分类鉴定中客观反映革螨自身的体色,革螨玻片标本一般都不需要染色。特殊情况下,为了教学或展示需要等,可以将 70% 乙醇固定的革螨移至清水或蒸馏水漂洗 5~10 分钟后,用 1% 的酸性品红溶液或石炭酸品红溶液(碱性品红、无水乙醇、5% 的石炭酸溶液按体积比 1∶10∶100 配制)染色 6~12 小时,蒸馏水漂洗脱色后用氯醛胶封片。

(三)革螨标本制作注意事项

在革螨标本制作与保存过程中,应注意以下事项:

1. 有的革螨(如鸡皮刺螨、柏氏禽刺螨)腹部经常充满来自宿主动物的血液,经常规封片后,其体内的血液会遮盖部分重要结构,影响革螨的观察和鉴定。因此,尽可能采集未吸血的个体,或放饲养管中饲养至血液消化完后再制作封片。如不得已,就在封片前用细针穿刺革螨背腹交界处,盖上盖玻片,用小镊子轻轻一压,将腹内的血液挤压出来,然后用水清洗后再制作封片。

2. 在玻片标本烘烤(烤片)过程中,若发现封固液不足而出现空隙时,应随时从封片侧缘补充封固液。

3. 用氯醛胶封片的标本,数年或十几年后,标本的结构可能会变得比较模糊,此时需要用清水或蒸馏水洗脱后再重新封片。长期保存后的陈旧标本,洗脱时间需要根据具体情况延长,直至盖玻片自然脱落,不能强行翻开盖玻片。必要时可以用温水浸泡洗脱。

4. 如为稀有标本,为了能在同一标本上观察背、腹面的构造,可采用标本套代替玻片封制标本。

5. 在整个标本制作过程中,动作要轻柔,以尽量避免标本破损。

(四)革螨标本的形态特征

成虫呈卵圆形,体表膜质,黄色或褐色,可受吸血影响。体长一般为 0.2~0.5mm,大者可达 1.5~3.0mm(图 10-73)。

虫体分颚体和躯体两部分。颚体位于躯体前端,有颚基、螯肢和须肢组成。颚基背壁向前延伸的部分称颚盖,其前缘形状具有分类意义。螯肢由螯杆和螯钳组成,雄螨螯钳演变为导精趾。口下板 1 对,呈三角形。须肢呈长棒状,仅见 5 节,末节内侧通常具一叉毛。

躯体背面隆起,有背板一整块或分 2 块。背板上的刚毛数目和排列的毛序,具有鉴别虫种的意义。躯体腹面前缘的正中通常有一个叉形的胸叉。雌螨腹面有胸板、生殖板、腹板、肛板及足后板等,有些板愈合,因虫种而异;雄螨通常愈合为一块全腹板。雌螨生殖孔位于胸板后缘,被生殖板遮盖,呈横缝隙状;雄螨生殖孔位于全腹板前缘,呈漏斗状。气门 1 对,呈圆孔状,位于第Ⅲ、Ⅳ对足基节间的外

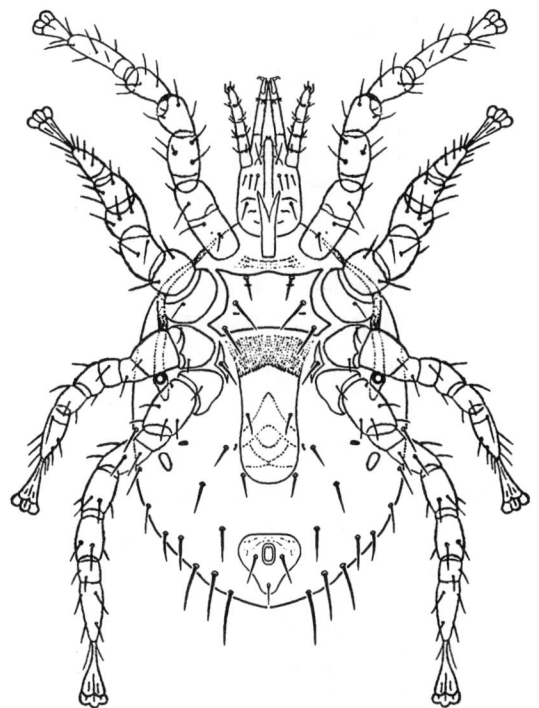

图 10-73　格氏血厉螨(♀腹面)

侧,与向前延伸至足基节Ⅱ的气门沟连接,气门及气门沟由气门板围绕。足Ⅰ跗节背面亚末端有一个跗感器,司嗅觉。足跗节末端一般具1对爪和1个叶状爪垫。足各节上的距、刺、刚毛等具有分类意义。

(五) 革螨标本保存

烘干的玻片标本鉴定后,在玻片两侧各贴上一个标签(双标签),标签上写明采集的宿主动物(寄主)及拉丁文学名、采集地点、采集时间、采集人与革螨名称及拉丁文学名、鉴定时间和鉴定人等信息(图10-69C)。将贴好标签的标本逐一放入标本盒内,保存于专门的标本柜内。如果需要延长保存时间,则可以在盖玻片的四周涂抹一圈指甲油或防水漆等。玻片标本的保存环境最好有恒温通风设备,温度应不高于40℃,相对湿度应不大于50%,并避免阳光照射。

(李士根 刘小燕 郭宪国)

三、恙螨标本采集与制作

恙螨(chigger mite 或 trombiculid mite)又称恙虫,古称沙虱,属于动物界、节肢动物门(Arthropoda)、蛛形纲(Arachnida)、蜱螨亚纲(Acari)、真螨总目(Acariformes)中的恙螨科(Trombiculidae)和列恙螨科(Leeuwenhoekiidae),是恙虫病(tsutsugamushi disease)的唯一传播媒介,还可能是肾综合征出血热或流行性出血热的潜在传播媒介。恙螨的成虫和若虫营自生生活,幼虫则寄生于家畜和其他动物体表,吸取宿主组织液,引起恙螨性皮炎,部分种类可传播恙虫病等疾病。

我国古代有恙螨的研究和记载,东晋葛洪《抱朴子》将其称为"沙虱",描述其分布于袁、潭、处、吉(现江西宜春、湖南长沙、浙江丽水、江西吉安)、岭南、海南等地。并对其分布的地理景观、致病过程、防治等进行了阐述,为有关恙螨最早的科学文献。明朝李时珍在《本草纲目》中记述了沙虱(恙螨)和沙虱传播的恙虫病,并对其形态、生态、致病及症状等进行了描述。

全世界已知恙螨约有3 000多种及亚种,分别隶属于300多属和亚属,其中有50种左右可侵袭人体。我国恙螨目前已达500种左右,隶属于40多个属。我国恙螨种类主要属于恙螨科(Trombiculidae)的2个亚科,即恙螨亚科(Trombiculinae)、背展恙螨亚科(Gahrliepiinae)和列恙螨科(Leeuwenhoekiidae)的列恙螨亚科(Leeuwenhoekiinae)。

恙螨的生活史包括卵、次卵、幼虫、若蛹、若虫、成蛹和成虫七个期。成虫和若虫行自生生活,幼虫营寄生生活,因此从动物体上采集幼虫较为容易,对恙螨幼虫的形态特征了解比较多。恙螨的主要特征如下:①虫体呈囊状,由颚体和躯体两部分构成,虫体色呈红、橙、土黄或乳白色。幼虫3对足,成虫和若虫4对足;②幼虫躯体呈椭圆形或卵圆形,成虫或若虫呈葫芦形,前足体与后足体间大多有围颈沟,常呈腰隘状;③幼虫体毛稀疏可数;成虫和若虫体毛稠密而长,呈绒球状;④恙螨躯体前背有盾板,其中央有一对感器。幼虫盾板大,外围有盾板毛。成虫小而呈心形。外围无毛,但与冠嵴相连;⑤须跗节生于胫节腹面,呈拇指状,可与须胫节爪(须爪)对握,夹持食物;⑥螯肢露裸,无螯肢鞘包围,端节呈爪状,成为刺螯构造(图10-74)。

(一) 恙螨标本采集

1. **动物宿主体上采集恙螨幼虫** 野外捕获的恙螨动物宿主,有时捕获时动物已死,在这种情况下,为防止恙螨幼虫的逃逸,可用白纸分开包着,注明采集地点、日期后,置于白布袋或塑料袋内,扎紧袋口,带回实验室检查。

如野外捕获的动物宿主未死,用乙醚麻醉或用铁钳处死后,进行检查收集恙螨;一般用眼科镊或解剖针将宿主全身遍查以后,再检查不同的部位,如耳壳、眼缘、鼻腔、乳头、肛孔、外生殖器或翅上等,特别是小哺乳动物的耳壳内。如见有白色或橘黄色的,集聚成堆(或团)的恙螨幼虫,用眼科尖镊、解剖针或金属挖耳勺挑取。

如叮咬着的恙螨幼虫未饱食,则不易取下;或恙螨幼虫数量多,又来不及检取时,也可将恙螨连同叮咬部位,一起剪切下来,置于小玻璃碟内,再将这碟放置于装有一浅水的搪瓷盘内,过1~2天,多数恙螨幼虫就自行落下,漂浮于水面,再用毛笔或解剖针挑取。

2. **自然界采集恙螨幼虫、若虫和成虫** 国内陈心陶等(1958,1959)曾利用动物诱捕和漂浮相结合的

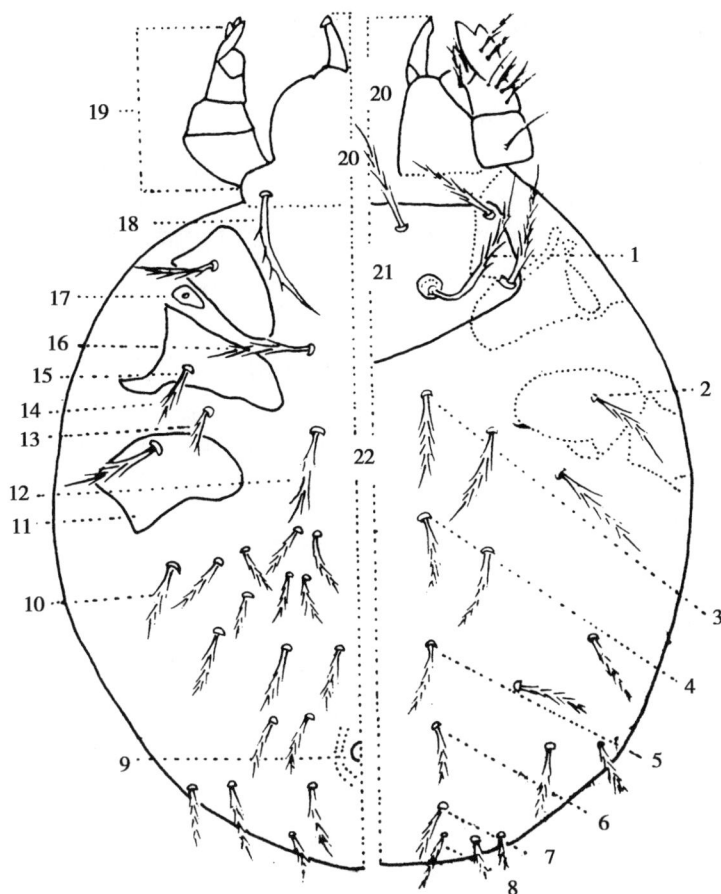

1. 背板；2. 第一排毛（肩毛）；3. 第二排毛；4. 第三排毛；5. 第四排毛；
6. 第五排毛；7. 第六排毛；8. 第七排毛；9. 肛孔；10. 腹毛；11. 足Ⅲ基节；
12. 后胸毛；13. 肩下毛；14. 基节毛；15. 足Ⅱ基节；16. 前胸毛；17. 拟
气孔；18. 基节毛；19. 须肢；20. 颚体；21. 背板；22. 躯体

图 10-74　恙螨幼虫形态
（仿　黎家灿）

方法，采集恙螨，效果甚佳。

（1）动物诱捕法：用活的小白鼠装入小铁丝笼，置于草地或其他要调查的地方，一般是下午 7 时放，次晨 7 时收回，小鼠放 24 小时后检查鼠身上是否有恙螨幼虫叮咬。

（2）漂浮法：取地面表层取泥土约 500cm³，倾入盛有约 2/3 容量的清水玻璃缸内，用铁勺搅拌，静止片刻，恙螨和其他昆虫将浮在水面上，收集漂在水面上的恙螨生活史各期虫体。

（3）黑色小板或黑色胶板诱法：准备漆成黑色的黑色小板、黑色胶板或是黑色 X 线胶片，面积为 10cm×10cm。将小黑板等放置所调查的地方，一定时间（如 10 分钟）后，检取聚集在板上的恙螨幼虫。

（4）碟诱法：把白色碟子置于要调查的地方，隔夜收回，检查收集爬入碟子上的恙螨幼虫。

（5）光诱法：用一定面积的一张厚纸，中开一窗（一定面积），加盖透明纸，铺于要检查的地方，过一定时间，检取聚积在窗孔的恙螨。

（二）恙螨标本制作

1. 玻片标本制作

（1）非染色标本制作

1）标本处理：将保存在 70% 乙醇内的恙螨幼虫置于小四方玻碟的蒸馏水中洗涤数分钟。如为氯醛胶封固的标本，先用水浸泡，使盖片与载玻片分开后，用眼科弯镊将盖片移去。

2）自蒸馏水粘取一个恙螨幼虫，放于载玻片正中的一滴氯醛胶内；在解剖镜下，恙螨的位置调正，使其背面朝上,体与玻片垂直;然后轻轻盖上小盖片(大小为 22mm×22mm 或 18mm×18mm)。最好是一张载玻片上只封一个恙螨。如同种恙螨标本较多,在一张载玻片上封 2 个或更多的标本时,应使标本一半背面朝上,一半腹面朝上,并整齐地排成一行或两行,以便于观察。

3)将制好的标本平放在标本盘上,再置于 35~40℃的温箱内,直到制片胶完全干固。在玻片标本干燥的过程中,应注意观察,如标本的胶部分干了,即用解剖针自盖片侧面添胶。在标本封胶完全烘干后,于盖片的周缘,加添丙酮赛璐珞液、加拿大胶或蜡(2 份)与松香(7 份)混合剂,便于长期保存。

4)在显微镜下,鉴定虫种,并在玻片的两侧贴上标签(标签包括中文名、学名、宿主、采集地点、编号、日期、采集者)。

(2)染色标本制作:将保存在 70% 乙醇或氯醛胶内的幼虫取出,放于蒸馏水中 5~10 分钟。移至 1% 酸性品红(acid fuchsin)内染色 6~12 小时。在蒸馏水中冲洗。然后用氯醛胶封固。

(3)氯醛胶的配制:过去一般采用贝氏液(Belese medium),但用此液封制的标本,过于透明,鉴定很困难,现多改用 Heyer 氏改良的贝氏液。

1)贝氏液配方:

蒸馏水(Distilled water)	20ml
水合氯醛(chloral hydrate)	160g
甘油(Glycerin)	20ml(湿度大的地区可少加甘油)
阿拉伯胶(gum arabic)	15g
冰醋酸	若干滴

2)霍氏液(Hoyer's medium)或贝氏改良液

蒸馏水	50ml
水合氯醛	200g
甘油	20ml
阿拉伯胶	30g

配制时,先将洁净的阿拉伯胶捣碎,加蒸馏水;置于 50~60℃温箱内,溶解。再加甘油、水合氯醛等混合液,放入温箱内,使水合氯醛完全溶解后,在温箱内用白绸布过滤。再在温箱内放置几小时,使胶内气泡完全消失后,装于玻璃瓶内,盖紧,存于暗处,备用。

近年来,又有用聚乙烯醇(PVA)封制恙螨标本。该液的配制方法如下:①将 PVA 溶于 4 倍体积的水(90℃)中;②将溶液过滤后,放在水浴箱中,浓缩至糖浆状;③加乳酸和石炭酸各 22 份至 56 份的 PVA 浓缩液中,即成。活标本及用乙醇或其他溶液浸泡标本均可用该液封固,永久保存。但经此液封固的标本,收缩较明显,影响鉴定。

2. 暂时性处理标本 恙螨幼虫放于载玻片上,加 1 滴乙醇酚混合剂(无水乙醇 5 单位,酚 95 单位)或冰醋酸,盖上盖玻片。观察后,仍可转入乙醇内或用氯醛胶制片,保存。

(三)恙螨标本保存

一般实验室常用玻片法制成玻片标本保存。现场常用液浸法,即将采得的恙螨幼虫,立即放入盛有 70% 乙醇的指形管内,管里放一标签,用软铅笔在签上注明采集号、采集地点、日期、宿主、采集者,再装满乙醇,用脱脂棉塞紧,放入盛有乙醇的玻璃瓶中保存。亦可将采得的标本投入氯醛胶中,或用氯醛胶封固制片,保存,片上贴标签。据王菊生等的经验,用此法保存的标本,以后制片的效果更好。捕获的各种动物,可剥制作成整体标本,保存,待后鉴定。所有采集情况都应详尽记录,记录应包括采集编号、宿主号、宿主、采集地点、采集地环境、恙螨种类、寄生部位和数量以及保存方法等。

(方 强)

四、粉螨标本采集与制作

粉螨为营自由生活的小型节肢动物,是蜱螨家族中的主要成员,隶属于蜱螨亚纲(Acari)、真螨总目(Acariformes)、疥螨目(Sarcoptiformes)、甲螨亚目(Oribatida)、甲螨总股(Desmonomatides 或 Desmonomata)、无气门股（Astigmatina 或 Astigmata），下设 10 个总科，76 个科，包括粉螨（Acaridida）和痒螨（Psoroptidia）2 个主要类群。粉螨体软，无气门，极少有气管，躯体多呈卵圆形，体壁薄而透明，颜色从乳白色至棕褐色。体躯一般分为颚体（gnathosoma）和躯体（idiosoma）两部分。颚体上具螯肢（chelicera）和须肢（palpus）。前足体背面具背板，表皮柔软，或光滑，或粗糙，或具细纹。躯体上的刚毛形状各异，有长、短、粗、细、栉状、羽状、棒状等；足上的刚毛，特别是足Ⅰ跗节上的刚毛更是错综复杂。对于某一种粉螨而言，躯体和足Ⅰ跗节上的刚毛是固定不变的，可作为粉螨鉴定、分类的重要依据。成螨足 4 对，常有单爪，或爪退化由盘状爪垫所覆盖。粉螨躯体背面、腹面、足上着生各种刚毛，毛的长短和形状及排列方式因种而异。

粉螨具负趋光性，喜欢温暖湿润的地方，害怕干燥，常孳生在阴暗潮湿隐蔽的环境中。粉螨维持正常生存发育的温度一般在 8~40℃范围内，反之会阻碍发育，甚至导致死亡；孳生环境温度的变化可直接影响粉螨的体温，甚至影响其生长发育，因此粉螨在孳生物中的孳生密度会因温度的起伏而呈现明显的季节消长规律。环境湿度是粉螨获取水分的重要来源，多数粉螨的生长发育和繁殖的环境湿度多在 60%~80% 之间。

粉螨生境广泛，在世界各地的房舍中均有分布。其食性复杂，在温湿度适宜食物充足的环境中可大量繁殖，完成一个世代所需的时间因种类、环境和气候条件而存在差异，其中环境因子（如温度、湿度）是重要的影响因素。粉螨生活史通常包括卵（egg）、幼螨（larva）、第一若螨（protonymph）、第三若螨（tritonymph）和成螨（adult）几个阶段。

（一）粉螨标本采集

粉螨的孳生场所广泛多样，孳生物种类也不尽相同，可根据研究目的选择相应的采样地点，如：粮仓、粮店、储藏室、面粉厂车间、居民卧室、厨房等。有些粉螨孳生在房舍和储藏物中，有些在植物的根、茎、叶上，有些在动物的巢穴中。采集粉螨就是在粉螨孳生场所中采集其孳生物，根据采集场所的不同，采样方法也有差别。

1. 采集器材　常用的采集工具有铲子、毛刷、一次性采样盒（袋）、空气粉尘采样器、吸尘器、温度计、湿度计、生态仪等。

2. 采集方法　包括人居环境、工作环境、仓储环境等样本的采集。

（1）人居环境的样本采集：可用带过滤装置的真空吸尘器采集屋尘或床尘。屋尘的采集标准为吸尘器吸 $1m^2$ 的地面灰尘 2 分钟；床尘的采集标准为每张床铺吸尘器抽吸 $0.25m^2$ 的床单 2 分钟；纤维织物可先拍打再用吸尘器收集灰尘。将所采集的灰尘用 60 目/吋的分样筛过滤，留取尘渣。

（2）工作环境的样本采集：对于纺织厂或制药厂工作车间中的地尘，可用毛刷轻刷集中，再铲入一次性洁净塑料袋中收集，之后用 60 目/吋的分样筛过滤，留取尘渣。对于环境中悬浮螨的采集，可以利用空气粉尘采样器，一般设置高度 150cm，流量 20L/min，采集 2 分钟，收集空气粉尘采样器采样盒中的样本即可，且可根据空气流量，计算出空气中浮悬螨的密度；也可在玻片上滴加 50% 甘油，然后置于窗台、桌面、地板上等，螨落在玻片上的甘油中即无法逃逸，然后在体视显微镜下分离粉螨。

（3）仓储环境的样本采集：用一次性洁净塑料袋从仓库、粮库、储藏室收集储藏物，用 60 目/吋的分样筛过滤，将标本分为实物和灰尘两部分。储藏物包装袋、箱等可将其置于搪瓷盘上拍打后用吸尘器吸取。

（4）样本采集的注意事项：为了采到理想的样本，采集样本时应注意以下几点：

1）采集空间较大的库房时，可采取平行跳跃法选取采样点，每个采样点将储藏物分上、中、下三层进行采样，各层间距相等，在均匀分布的层数中，每隔若干层取样一次。

2）采集堆积体积较小的样本，如谷物、面粉、饲料堆等，一般取其表层下 2~3cm 处的样本。

3）采集面厂、米厂地脚粉（米）时，一般选取背光、避风处。

4）当用吸尘器采集卧室内床尘、地尘或沙发尘时，要注意避免样本间的交叉污染，最好在吸尘器集尘袋内装上一次性采样袋，一次一换。

5）对各种纤维织物、砂糖包装袋、糕点箱等，采取粉螨样本时，先拍打几下后，再置搪瓷盘上敲打，也可拍打后用吸尘器吸取。

6）采集的样本，应用标签清楚标记采集环境的温度、湿度、采集日期、时间、地点、样本名称和采集人等信息进行编号登记。

7）冬季采集粉螨样本时,应把筛下物带回实验室,放广口瓶中,用带微孔滤纸或宣纸做盖密封,置于温度25℃、相对湿度RH 75%的保温箱中2~3天后,再行检查。这样不仅可收集到成螨,还可获得幼螨。

3. 粉螨的分离　由于粉螨的孳生物不同,采集到的样本也多种多样,如床尘、地尘、地脚粉(米)及各种储藏物等。对所采集来的样本,根据其形状、性质及研究目的的不同可采用不同的方法进行分离。

（1）直接镜检法:如在粮食、药材仓库和米、面、食品加工厂采集的颗粒物样本,将有粉螨污染的样品放入孔径为60目/吋的单层圆筛过筛(分样筛的孔径视螨的大小而定),将筛下来部分,称取一定重量放在平皿内,置连续变倍显微镜下,将样本用零号毛笔从平皿一侧铺至另一侧,直接镜下检螨,当发现螨时,再用另一支零号毛笔(蘸水并撇尖)将粉螨挑出。

（2）水膜镜检法:如颗粒物样本、灰尘类样本以及水溶性样本。对于颗粒物样本可先将培养料用70目/吋铜丝筛过筛以除去粗大的面粉颗粒或麸皮,再用120目/吋铜丝筛过筛,以除去细小的面粉颗粒,剩余的螨粉混合物收集在一起,称取一定重量后,将饱和盐水加入烧杯内,将适量螨粉混合物缓慢加入,当螨粉混合物入水后,面粉颗粒即刻下沉,此时可轻轻振荡烧杯,以加快其下沉速度,待无颗粒下沉时,静置10~15分钟,此时螨体均漂浮在水面上。经过漂浮后收集到的螨仍混有少量面粉颗粒,需进一步用饱和盐水离心分离,2 500~3 000r/min,10~15分钟。待样本沉淀后,用接种环吊水膜于载片上,置载片于连续变倍显微镜下,用零号毛笔及解剖针分离螨。对于水溶性样本,把所采集的样品放入盛有清水的烧杯中,搅拌,食糖溶于水,而螨浮于水面,随即挑取进行检视,或粘入盛有标本液的指形管中,再进行分类鉴定。

（3）振筛分离法:对于粒状和粉状混合物样本,可采用此法。选择不同孔径的筛网作为阻螨筛,通常分样筛的孔径从40~160目/吋。将选定的分样筛安装在电动振筛机上(从上至下分样筛的孔径逐渐变小),在最上面的分样筛内放样本,盖上筛盖,旋紧固定螺栓,然后启动振筛机;根据所要分离螨的大小,取某一孔径筛网上的阻留物,供进一步分离用。没有电动振筛机,也可手执标准分样筛分离螨。若是用细粉(100~160目/吋过筛面粉)振筛分离法,可一次筛取大量活螨。

（4）电热集螨法:如粉状粮食与食品用筛子一般不易分离出来,或采回的筛下物较多,为采集更多的粉螨,及时使粉螨与灰屑分离,可根据粉螨喜湿,畏热、怕干的习性,可采用电热集螨法。选取孔径适宜的标准分样筛,将采集的样本放入筛内并均匀平铺在筛网上,厚不超过2cm;再将筛放进电热集螨器(图10-75)的铁丝网上,打开电源开关,约经几小时到十几小时后,收集瓶中便获得了所要分离的螨。分离时,将采回的筛下物先放在纸上,再将纸放在筛格上,打开电灯,缓缓升温(温度不宜升得快)。温度不得超过40℃,以免螨体死亡,当分离器上部的电灯产生辐射热时,放在筛格纸上筛下物中的粉螨即往漏斗下湿凉处爬行,最后收集于漏斗口下盛水广口瓶中。每隔12~24小时分离1次。

（5）光照驱螨法:对于形状和大小不规则的样本,可采用此法。用水将样本润潮(用手搦不成团为宜),均匀地平铺在玻璃板上,厚不超过1cm,宽度3cm,长度不限(依黑纸的大小而定);取一张黑纸折成两部分(不剪开),每一部分10cm宽,将折线与样本一侧对齐,使其中一部分平展于玻璃板上,样本另一侧,距样本1cm处与样本平行架一玻璃棒,高度为5cm左右,将另一部分黑纸架在玻璃棒上;沿

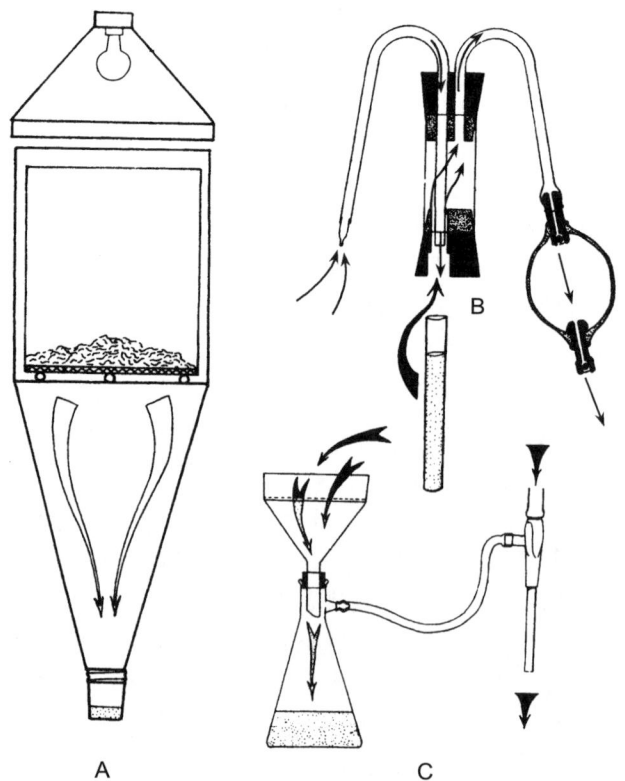

A. 改进的图氏漏斗;B. 辛格吸气器;C. 布氏漏斗

图 10-75　螨类收集和集中器示意图

（仿　Krantz、Walter）

玻璃棒平行放置日光灯,打开电源,螨受光线刺激向黑纸板下爬去。灯亮几小时后就可用毛笔从黑纸及玻璃板上收集螨。

(6)避光爬附法:对于形状和大小不规则的样本,也可采用此法。粉螨足跗节端部多具爪垫,在爬行时能附着在物体表面上。选平底搪瓷盘盖和黑纸板(遮光黑纸板或三合板上贴黑纸),或在平皿内垫一黑纸(小样本收集多采用平皿),划定面积作为爬附区;将样本平展其上,置于光照之下,每隔15~20分钟把样本轻轻拍转到下一爬附区。若不计数每次爬附所获得螨数,只是为了收获粉螨,则可放置数小时(一般4~6小时),任其爬附。为了防止粉螨逃脱,在爬附区周围可涂一圈黏性物质。最后用毛笔收集螨。

(7)背光钻孔法:对于形状和大小不规则的样本,可采用此法。针对粉螨有背光移动的习性,设计了"粉螨分离器"。在样本室(料室)内加一定量的样本(加满为止);打开日光灯管的电源开关,螨就背光自动钻过铜丝网爬向有折皱带小孔的黑纸,再钻过黑纸上的小孔,螨就进入遮光的集螨室。在集螨室内可收到较为纯净的活螨。

(8)食料诱捕法:对于样本中粉螨数量较少,或粉螨难于分离的样本,可采用食料诱捕法。将收集的样本经用40目/吋和80目/吋标准分样筛初筛除尘、除渣后,将样本以宽4cm,厚2cm,长20cm堆放在玻璃板上,其上覆盖浸有药物的滤纸条(滤纸条长22cm,宽5cm;所浸的药物包括邻苯二甲酸二甲酯、邻苯二甲酸二丁酯、苯甲酸苄酯、二乙基-间-甲苯甲酰胺,可单用,或2~3种混合使用);滤纸与堆放的样本平行,样本一侧外露,一侧用药物滤纸条遮盖;在外露附近处,用一条浸有红糖水并反复折皱的滤纸条,滤纸条上盖有黑纸。按上述方法放好后2小时,就可在含糖滤纸条及黑纸板收集到活螨。

(9)人体螨侵染的分离方法

1)痰液消化:使用洁净容器收集2小时痰或早晨第一口痰。加入等量的5%氢氧化钾溶液并充分搅匀,静置3~4小时;按每100ml痰液加1滴的比例加入吕弗勒氏亚甲基蓝(标本不足100ml的加1滴)后再次搅匀;再按每100ml痰液加入10ml的比例加入40%甲醛液后,搅匀,放置12~24小时,使痰液充分消化。

2)痰螨分离:分离方法有两种。①将充分消化好的痰液倒入三角烧瓶中,加足量的饱和盐水至瓶颈处,搅匀后静置约15分钟;将预先塞入三角烧瓶内且一端固定有尼龙绳的橡皮塞拉至瓶颈处,使饱和盐水分成上下两部分;把上部液体倒出,用80目/吋铜筛网过滤,然后取滤网直接镜检。亦可用小试管再次漂浮后镜检。或取上部液体加入适量的蒸馏水后再次离心、镜检。或用接种环取水膜,置玻片上直接镜检;②将已消化的痰液加入适量的蒸馏水后按1 500r/min离心10分钟,弃去上清液,吸取沉渣涂片镜检。

(2)消化系统螨侵染的分离方法(粪螨分离):收集新鲜粪便(放置时间一般不超过24小时)盛放于洁净谷器中,用竹签挑取少许粪便直接涂片镜检,或挑取半个蚕豆大小的粪便置于漂浮瓶(高3.5cm,直径约2cm)中,加入少量饱和盐水后调匀;再缓慢加入饱和盐水,至液面略高于瓶口而不溢出为止;在瓶口覆盖一载玻片,一般静置约15分钟后,将载玻片提起并迅速翻转;镜检。

(3)泌尿系统螨侵染的分离方法(尿螨分离):收集24小时尿液或早晨第一次尿液,置于洁净的容器中,然后取尿液离心沉淀,倒去上清液,取沉渣镜检。或将尿液用80目/吋铜丝网过滤,然后把铜丝网置镜下观察检螨。

此外,粪便中活螨和卵的分离,可采用沉淀浓集法检获活螨及卵。直肠肠壁溃疡中活螨和卵的分离,可采用直肠镜检查肠壁溃疡,查见溃疡后可行肠壁组织活检,尤在溃疡边缘可取得活螨及卵。十二指肠液中活螨及卵的分离,可采用直接涂片法或离心沉淀法,或浮聚法分离活螨及卵。

4. 保存方法 分离出的粉螨如果不能马上制作成标本就要放入保存液中保存,最常用的保存方法是将粉螨浸泡在奥氏保存液(Oudeman's fluid)中保存,也可临时放入70%~80%的乙醇溶液中保存。

(1)常用的保存液:

1)乙醇保存液:采用70%~80%乙醇保存粉螨标本法比较简便,但乙醇中保存的标本组织容易变硬,不适合长期保存。

2)奥氏保存液:配方:70%乙醇87ml、冰醋酸8ml、甘油5ml。不会使螨体硬化,保持螨体柔软不皱缩。

3）凯氏液（Koenike's fluid）：配方：冰醋酸 10ml、甘油 50ml、蒸馏水 40ml。为良好的永久或半永久保存液，可保持标本的组织和附肢柔软或可弯曲的状态，不会在封固或解剖时有破裂的情况出现。

4）MA80 保存液：适合标本的短期保存。配方：醋酸 40ml、甲醇 40ml、蒸馏水 20ml。

（2）保存方法：采用双重溶液浸渍法进行保存。先把粉螨放入 70~80℃的乙醇（浓度 70%）中固定，使其肢体伸展，姿态良好，注意粉螨较小，为了保持各部位完整，挑取时用零号毛笔或自制毛发针，手法要轻柔；取一盛有奥氏保存液的指形管（指形管直径 6mm、长 25mm），然后将固定好的粉螨放入其中，用脱脂棉塞紧管口（切勿用软木塞），并在指形管中放入标签。标签用铅笔注明种名、寄主、日期、地点和采集人。最后将指形管倒放入盛有同样标本液的广口瓶内，用软木塞塞紧瓶口，广口瓶外亦用标签注明（图 10-76）。

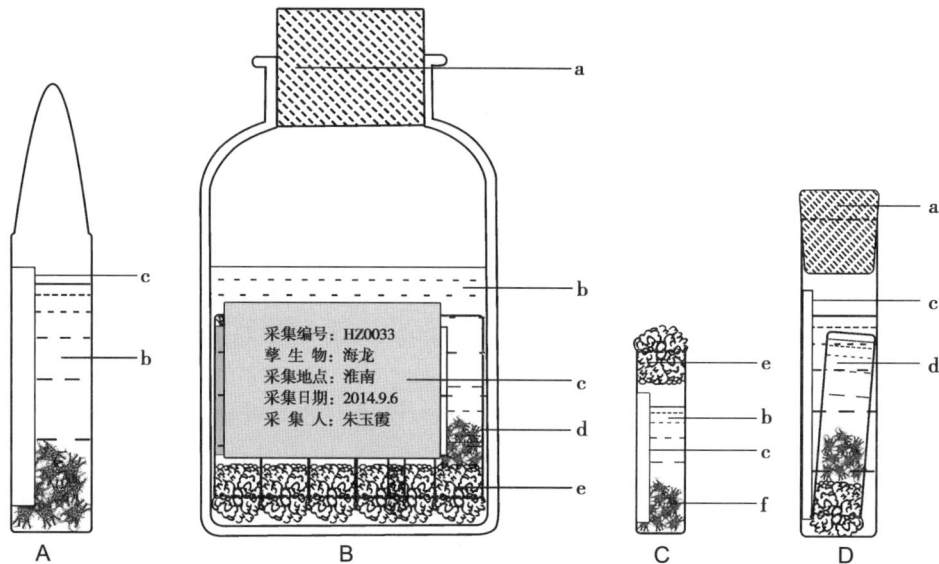

采集编号：HZ0033
孳 生 物：海龙
采集地点：淮南
采集日期：2014.9.6
采 集 人：朱玉霞

A. 安瓿瓶；B. 广口瓶；C. 小指型管；D. 大指型管
a. 软木塞；b. 保存瓶；c. 标签；d. 指型管；e. 棉塞；f. 粉螨
图 10-7　保存瓶示意图

若标本较少，可采用青霉素玻璃小瓶盛放粉螨标本，在青霉素玻璃小瓶中加入奥氏保存液，用棉球塞紧瓶口。同时记录好采集时间、地点、环境条件、采集人姓名和孳生物名称等信息，再放入广口瓶中保存。也可采用医用安瓿瓶盛放粉螨标本，将螨放入盛有奥氏保存液的锥形玻璃安瓿瓶内，用火焰封管口，用脱脂棉球塞紧，成一捆，平放入盛有标本液的广口瓶内，这样就可长期保存。此法保存液不易干涸，指形管不易破碎，方便携带。对已经制成的显微镜玻片标本应该放入标本盒中保存，标本的保存应注意避光、防潮和防震。

（二）粉螨标本制作

1. 制作器材　制作标本一般会用到封固剂、零号毛笔、解剖针、载玻片、盖玻片、体视显微镜、生物显微镜、平皿、酒精灯、烤箱等。封固剂有临时封固剂和永久封固剂。

（1）临时封固剂：①乳酸（lactic acid）：50%~100% 乳酸；②乳酸苯酚（lactophenol）：将 20g 苯酚加入 20ml 蒸馏水中，加热使其溶解，然后加入乳酸 16.5ml、甘油 32ml，用玻璃棒搅拌均匀即可；③乳酸木桃红（lactic acid and lignin pink）：将 60 份乳酸与 40 份甘油混合，加入微量木桃红搅拌均匀。螨类的标本一般不需要染色，但对于那些表皮骨化程度很低的螨类，往往采用乳酸木桃红染色。

（2）永久封固剂：

1）水合氯醛封固剂（chloral hydrate arabic gum）：①福氏（Faures）封固剂：50ml 蒸馏水中加入 30g 阿拉伯树胶粉，加热并搅拌至充分溶解后，加入 50g 水合氯醛、20ml 甘油混匀，配好的封固剂经绢筛过滤或负压抽滤去除杂质，装入棕色瓶中备用。改良的福氏封固剂除以上成分外，须再加入碘化钠 1g、碘 2g；②贝氏（Berlese）封固剂：20ml 蒸馏水中加入阿拉伯树胶粉 15g，加热并搅拌至充分溶解后，加入水合氯醛

15g、冰醋酸 5g 和葡萄糖 10g,搅拌至充分混匀,配好的封固剂经绢筛过滤或负压抽滤去除杂质,装入棕色瓶中备用;③普里斯氏(Puris)封固剂:8ml 蒸馏水中加入阿拉伯树胶粉 8g,加热并搅拌至充分溶解后,加入水合氯醛 70g、冰醋酸 3g、甘油 5ml,搅拌至充分混匀,装瓶备用;④霍氏(Hoyer)封固剂:25ml 蒸馏水中加入阿拉伯树胶粉 15g,加热并搅拌至充分溶解后,加入水合氯醛 100g、甘油 10ml 混匀,配好的封固剂经绢筛过滤或负压抽滤去除杂质,装入棕色瓶中备用。

水合氯醛胶封固剂放置时间久了之后易产生结晶,遮盖螨体上的一些微细结构,导致螨体结构在镜检时不易分辨,但多乙烯乳酸酚封固液可避免这种现象发生。

2)多乙烯乳酸酚封固剂:先将多乙烯醇粉 7.5g、无水乙醇 15ml、蒸馏水 100ml 溶解混匀配制成多乙烯醇母液,再将 7.5g 多乙烯醇粉加入无水乙醇 15ml,摇匀,再加入 100ml 蒸馏水,水浴加热,充分溶解后再摇匀,配制成多乙烯醇母液。取 56 份多乙烯醇母液,加入 22 份苯酚,加热使苯酚溶解,再加入 22 份乳酸,充分摇匀装入棕色瓶备用,即为多乙烯乳酸酚封固剂。

3)聚乙醇氯醛乳酸酚封固剂(又名埃氏 Heize 封固剂):先将多聚乙醇放入烧杯中,加蒸馏水,加热至沸腾,加乳酸搅匀,再加入甘油,冷却至微温,再在此液中加入水合氯醛和酚,成为水合氯醛酚混合液,将这些混合液加入上述微温的混合液中,搅匀,用抽气漏斗缓缓过滤,将滤下的封固液保存在棕色瓶内备用。

4)C-M(Clark and Morishita)封固剂:将甲基纤维素 5g 加入到 25ml 95% 乙醇中,溶解后依次加入多乙烯二醇 2g、一缩二乙二醇 1ml、乳酸 100ml 和蒸馏水 75ml,混合后经玻璃丝过滤,然后放入温箱(40~45℃),3~5 天后达到所希望的稠度时即取出,如果发现过于黏稠,可加入 95% 乙醇稀释,以降低黏稠度。

2. 制作方法 标本制作过程中要注意保持粉螨的完整性,尤其是粉螨的背毛、腹毛及足上刚毛等都是鉴定的重要依据。

(1)活螨观察:把收集到的样本(如灰尘、面粉等)放在平皿中铺一薄层后置于体视显微镜下观察,然后检获粉螨,用零号毛笔(较小的粉螨可用毛发针,毛发针是由解剖针的针尖上粘 1~2 根毛发制作而成的)取粉螨,取一载玻片,在其中央滴一滴 50% 的甘油,把挑取的粉螨放入甘油中,然后盖上盖玻片。将制成的装片放在显微镜下放大 100 倍,可清楚地观察到粉螨颚体、足体和末体及其上的相关结构。

(2)临时标本:滴 2~3 滴临时封固剂在载玻片的中央,用解剖针挑取粉螨放入封固剂中,从封固剂的一端成 45° 角将盖玻片缓缓放下,然后将载玻片放在酒精灯上适当加热使标本透明,冷却后置于显微镜下观察。此临时标本适合在实验研究中现场观察所用,为了观察粉螨各部位的细微结构,可以轻轻推动盖玻片,使标本在封固剂中滚动,从而暴露背面、侧面和腹面以利于观察。主要用于粉螨的分类鉴定,鉴定后还可将螨体标本重新放回原标本液中保存。另外,也可将螨体标本放到盛有 50%~100% 的乳酸液指形管中,加温使之透明,再将其透明且肢体伸展后的标本放在滴有奥氏保存液的载玻片上,盖上盖玻片进行镜检;或直接将螨标本放到滴有 50%~60% 乳酸液载玻片上,盖上盖玻片,再微加热,使之透明后进行镜检。乳酸的浓度随螨体骨化程度而异,骨化程度强的粉螨用高浓度,骨化程度低的粉螨用低浓度。

一般情况下,镜检时是不需要对粉螨标本进行染色的。但对那些骨化程度很低的粉螨。观察薄几丁质上的微小结构,有时是需要染色的。染色的方法是将螨标本放入乳酸(lactic acid)、木桃红(zignin pink),或酸性复红(acid fuchin)溶液中,微微加热使之透明染色。

(3)永久标本:永久标本的保存时间一般为 1~2 年,如保存时间过长,标本会模糊不清。其标本来源可是刚分离出的活螨,也可以是保存液中保存的粉螨。

滴 1~2 滴永久封固剂在载玻片的中央,用解剖针或自制毛发针挑取 2~3 只或更多粉螨置于封固剂中,轻轻搅动封固剂中的粉螨,使粉螨躯体,特别是足上的各种杂质清除干净,此过程形象地称为"洗浴",也可在盛有清水的平皿内进行洗涤,取出后用滤纸吸干水分。取一新的洁净载玻片,在其中央滴加 1~2 滴永久封固剂,将洗净后的粉螨挑入其中,将盖玻片一端与封固剂的一侧成 45° 角缓缓放下,封固剂的量以铺满盖玻片而不外溢为宜。如果粉螨的背面隆起,为了防止粉螨被压碎或变形,可在封固剂中放入 3~4 块碎盖片作为垫脚,再盖上盖玻片(图 10-77),做好标记,放到 45℃ 保温箱中,烘干 4~5 天后取出,再在盖玻片四周用透明的加拿大胶,或白色指甲油、金漆涂以薄而整齐的一层。

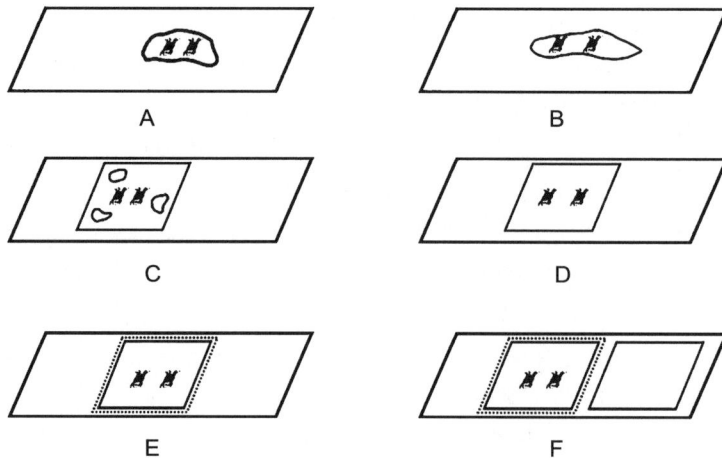

A. 标本在固封剂中洗浴；B. 将"洗浴"后的粉螨用毛发针移到固封剂
中；C. 加盖玻片；D. 加热干燥；E. 干燥后涂指甲油；F. 贴标签
图 10-77 螨类玻片标本制作步骤示意图

上述粉螨标本片只能在一个标本中观察背面或腹面，不能在同一个标本中既观察背面又观察腹面。采用一种特制的标本套可随意观察一个标本的腹、背面。

制作方法：用 32 号的薄铝片（也可用白卡片纸代替）剪成 75mm×32mm 的长方形铝片，并在薄铝片中央打一个直径为 15mm 的圆孔，再将薄铝片按图 10-78 所示的虚线的长边两侧卷成方边或圆边，卷边高 2mm、宽 1.5mm，制成长方形的标本套，大小为 75mm×25mm，规格与载玻片相同，然后将经过透明处理和封固在 24mm×24mm 或 22mm×22mm 的两块盖玻片中央的粉螨标本由标本套一端推入中央圆孔处，再用旧纸盒板切割成适当大小的纸板，从标本套两端推入，将封固的盖片标本挤紧，左侧纸板上标签注明种类、寄主、采集地点、日期、采集人；右侧纸板上标签注明粉螨的学名、性别和发育期及鉴定人等，放入标本盒内保存。

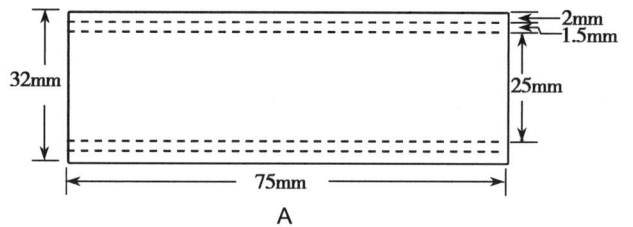

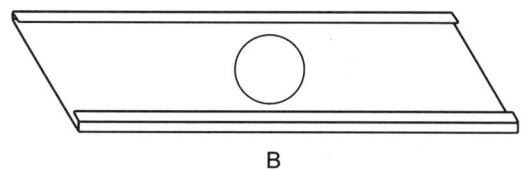

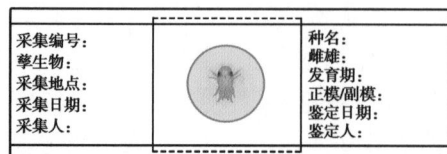

A. 长方形薄铝片；B. 制成标本套；C. 盖玻片；D. 双盖片封固标本；E. 盖玻片制成标本
图 10-78 长方形薄铝片和制成的标本套

（三）粉螨标本制作注意事项

粉螨标本的制作质量对鉴定工作影响很大，保证制作成高质量的标本则需要在制作过程中注意以下事项。

1. 粉螨漂白与透明　对于螨体颜色较深的螨类，如吸腐薄口螨（*Histiostoma sapromyzarum*）和阔食酪螨（*Tyrophagus palmarum*），在制片前需要漂白与透明。可在凹玻片或小皿中滴入 1~2 滴过氧化氢（H_2O_2）溶液，将螨移入其中，用零号毛笔轻轻翻转螨体即可脱色，但双氧水不宜过多，否则会使刚毛等细微结构脱落，或标本裂解；也可将粉螨放入盛有 90% 乙醇与乳酸（v/v =1：1）的指形管中（用脱脂棉塞口）一周，即可透明；或将粉螨放于 5% 氢氧化钾溶液中浸泡，随时观察，达到透明的要求后立即挑出；颜色极深不易透明的螨，可将其放于 5% 氢氧化钾溶液中置 50℃ 的温箱中保持 24 小时使其透明。

2. 粉螨清洗与去杂质　粉螨躯体上易黏附杂质,在标本制作时,可先把粉螨从保存液中挑入凹玻片的凹槽或小皿中,滴加适量保存液,用零号毛笔或毛发针轻轻翻转螨体,使其在保存液中泳动,再用吸水纸将保存液吸除,如此反复直至将杂质清洗干净为止。然后移到另一块滴有封固液的载玻片上调整肢体位置,盖上盖玻片,再行封固。在操作过程中动作要轻柔,以保持螨体的完整性。活螨也可放在清水中清洗杂质,固定的螨类标本可直接将螨置于封固液中进行清洗。

3. 粉螨整姿与"垫脚"　粉螨标本的背面、腹面及侧面各部分特征都需要观察,如粉螨科螨类的颚足沟、格氏器和基节上毛等要从侧面才能观察清楚。因此制作永久性粉螨标本片时,各个体位标本都应制作。将螨体挑出置于封固液中央,在解剖镜或显微镜下观察螨体的姿势,用解剖针把螨体翻转至理想的位置。整姿时常用酒精灯加热使其四肢伸展,该方法操作虽然很简便,但不易掌握,螨的标本太少时不宜采用。对于一些个体较大或背拱的粉螨,或躯体比较脆弱的粉螨,在制作永久性标本片时,应在封固液中放3块(成三角形)或4块(成正方形)碎小的盖玻片或棉线做垫脚,以免螨类因盖玻片的重力而压碎或变形。

4. 粉螨标本片贴标签　制成的粉螨标本片应及时贴上标准标签,贴标签时要使用防虫胶水,谨防虫蛀。标签贴于载玻片左侧,标注后,再涂一层透明无色指甲油,干后既美观又防潮,还可避免标签脱落。标签上要标明种类、采集地点、采集时间、采集人姓名、孳生物和鉴定人等。

5. 粉螨玻片标本防霉　制成的标本片在室温下放置一个月左右便可干燥,也可放在60~80℃的温箱内,经5~7天即可干燥透明。也可用电吹风(40~50℃)吹干。然后在盖玻片四周涂上透明指甲油,待指甲油干燥后既美观又防水,还可避免盖片脱落。制成的粉螨标本片应放置在标本盒内,置于冷晾干燥处,同一空间内放适量的干燥剂,防止潮湿发霉。

6. 粉螨玻片标本时限　制成的粉螨标本片应尽快进行形态鉴定研究,如镜下观察、测量、拍照片或摄像,因为粉螨制片过程中没有脱去躯体内的水分,有些螨体内甚至含有食物,这些水分或食物会从粉螨躯体内析出,从而使整个螨的结构变模糊,影响形态观察。因此所谓永久性标本也不能放置太长,通常一年内不影响形态观察,若标本制作精良,保存时间可增长。

(四) 粉螨标本的形态特征

粉螨制成玻片标本,其稳定性好,能完整、准确地反映粉螨的形态特征。静止的玻片标本适合用来观察、实验以及深入的研究粉螨的形态特征。对粉螨的分类鉴定具有重要意义。比较好的粉螨标本,应该肢体无缺损,螯肢、四肢自然伸展,肢体左右对称,肢体、刚毛无重叠,刚毛、感棒等附件完整、舒展,无脱落现象,螨体内无杂质,封固剂无杂质。同一螨种应有背、腹面标本,以便完成的了解该螨种的形态特征(图 10-79)。

(五) 粉螨标本保存

1. 保存器材　玻片标本盒、玻片标本柜。

(1) 玻片标本盒:为木盒或塑料盒,盒内两侧有间隔均匀的凹槽,两侧凹槽距离与载玻片长度一致,凹槽宽度与载玻片相同,使玻片可直立插入凹槽固定在盒内。

(2) 玻片标本柜:专门用来存放玻片标本盒,柜门严密,柜内分若干层,层高根据玻片盒的大小而定。

2. 保存方法　将玻片标本装入玻片标本盒中,再将标本盒放入玻片标本柜中。保存环境以温度不高于40℃,相对湿度不大于50%为宜,最好有恒温通风设备。保存玻片标本时应注意:①避免将玻片标本放在有阳光直射的地方,以免标本褪色;②不可用纸将玻片标本包裹,以免返潮时粘上纸而损坏标本;③擦拭标本应轻缓,以免损坏标本和标签;④玻片标本应轻拿轻放,不得重叠放置,以免粘连;⑤玻片标本使用完后应立即放入标本盒中,并随时盖好盒盖;⑥每片玻片均应有规范的标本标签;⑦玻片标本盒盖内侧应贴有每片标本的编号和名称目录,以便查找使用;⑧应将玻片标本的信息详细记录于标本信息登记簿上,同时录入标本信息数据库中;⑨应做好标本的出入库记录,当被借阅时,要记录借阅人的详细信息以及被借标本的详细信息,并标注借阅和返还期限。待标本返还时标注返还日期;⑩已失效的标本应在登记簿和数据库中做记录。

当标本出现载玻片破裂或盖玻片破裂时,或因标本保存时间太长,尤其是 10 年以上的博物馆标本,常出现气泡或析出结晶,使某些分类特征看不清楚,则需要对标本进行修复或重新制作。根据标本所用封固

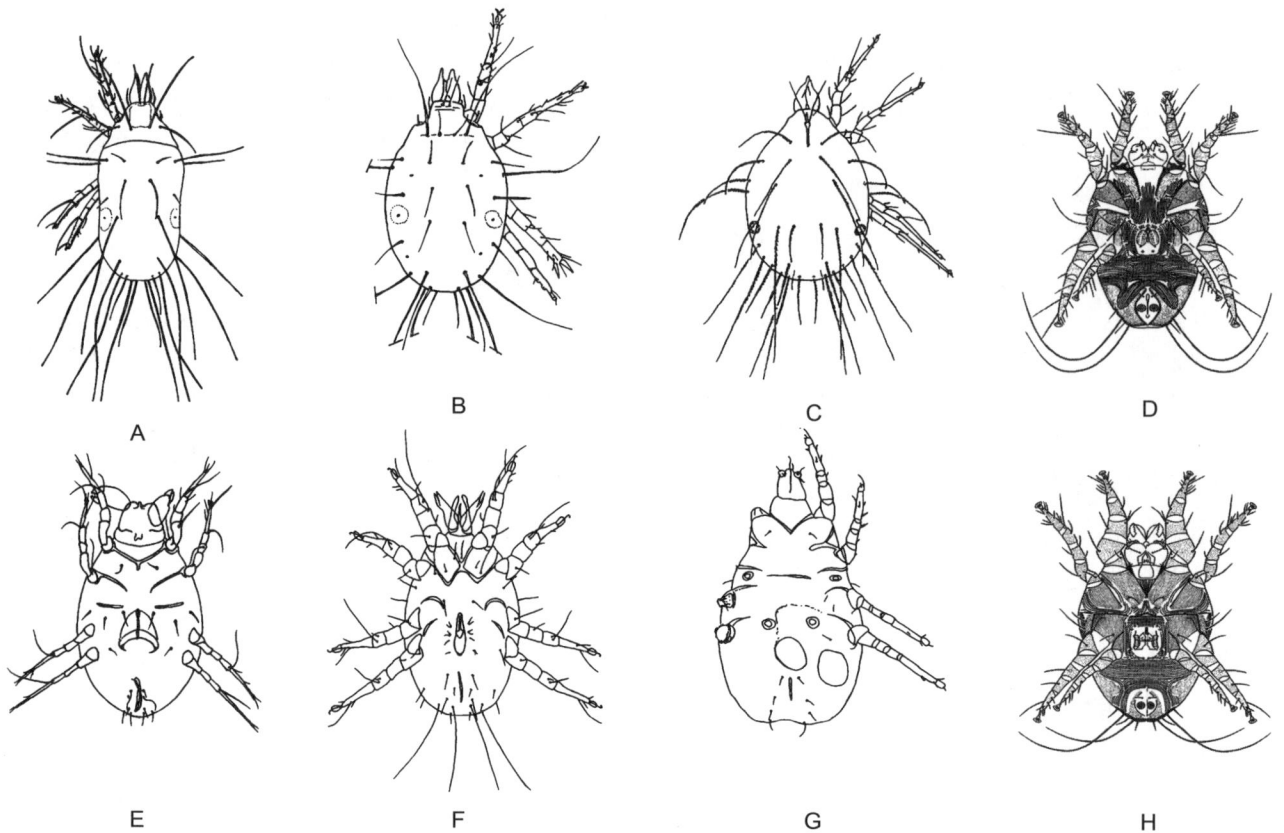

A. 腐食酪螨背面（♂）;B. 扎氏脂螨背面（♂）;C. 家食甜螨背螨（♂）;D. 屋尘螨腹面（♂）;E. 拱殖嗜渣螨腹面（♀）;F. 甜果螨腹面（♂）;G. 速生薄口螨腹面（♀）;H. 粉尘螨腹面（♂）

图 10-79 八种常见粉螨

剂种类,选择适宜的溶解剂,将损坏的标本浸泡其中数日至封藏胶溶解,载玻片与盖玻片分离,将原标本重新取出,将标本反复清洗干净后再按一般方法重新制作成玻片标本。

（陶 宁 李生吉）

五、疥螨标本采集与制作

疥螨（sarcoptes mite）分类隶属蛛形纲（Arachnid）、蜱螨亚纲（Acari）、真螨总目、疥螨科（Sarcoptidae）、疥螨属（*Sarcoptes*）,是一类呈世界性分布的永久性寄生螨,通常寄生于人和哺乳动物的皮肤表皮角质层内。寄生于人体的疥螨称为人疥螨（*Sarcoptes scabiei* var. hominis）,引起的疥疮是一种顽固性、接触性和剧烈瘙痒的传染性极强的皮肤病,已被世界卫生组织列入性传播疾病范围和被忽视的螨源性皮肤寄生虫病。人疥螨寄生在人体皮肤表皮角质层深处（图 10-80）,以角质组织和淋巴液为食,一般晚间在人体皮肤表面交配,雄虫交配后不久即死亡,雌虫交配后钻入宿主皮内隧道内产卵,生活史分为卵、幼螨、前若螨、后若螨和成螨五个时期（图 10-81）。

（一）疥螨标本采集

疥螨标本来源主要为感染者皮肤的隧道内容物和炎性丘疹。采集方法主要有针挑法、刮皮法和解剖镜镜检法,可以采到虫卵、幼虫、若虫和雌性成虫。雄性成虫因其数量少及生活史时期短而较难获得,幼螨有时也较难获得,必要时可以将虫卵孵化成幼螨来制作幼螨标本。

1. 针挑法 此法常用。用经消毒处理的 6 号注射针头,持针与皮肤平面呈 10°~20° 角,针口斜面向上;在隧道末端虫点处,距离虫点约 1mm 垂直于隧道长轴进针,直插至虫点底部并绕过虫体,然后放平针干呈 5°~10° 角稍加转动,疥螨即落入针口孔槽内;注意进针时持针要平稳,切忌过浅或过深,过浅时易刺破螨体;过深则可致出血,视野模糊不利检查。缓慢挑破皮肤出针或直接退出,注意不可用力过猛,以免将

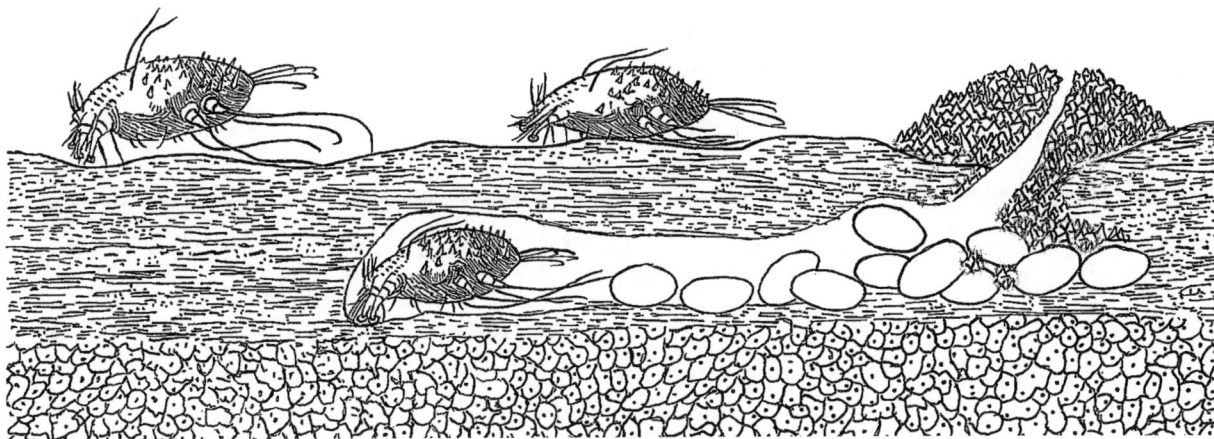

图 10-80　疥螨寄生在皮内隧道中示意图
(李朝品　绘)

疥螨弹掉丢失,将样本移至滴有一滴甘油或 10% 氢
氧化钾溶液的载玻片上镜检。对于小水泡状疥疮,
首先刺破水泡吸去液体,然后用双目镜仔细观察水
泡下深处,用针探刺是否有疥螨存在。此时疥螨较
难辨认,且虫体颚体向下紧抓着皮肤,用针挑出时
应避免刺破虫体。对于脓疱疥疮,首先寻找四周是
否有略呈白色的隧道(因疮口四周为红色),用针刺
破脓疱,用棉花等无菌吸水材料吸去脓水,再用针
沿隧道挑取疥螨,在脓疱附近可见到白色小点(皮
肤为红色),用针直接挑出,移至载玻片上镜检确认
螨体,进行后续标本制作。

　　2. 刮皮法　丘疹提倡用此法。选择新发的、未
经搔抓的无结痂的炎性丘疹,先用消毒的圆口外科
手术刀片沾少许矿物油,平刮数下以刮取丘疹顶部
的角质部分,连刮 6~7 个丘疹后,以刮破丘疹顶部
的角质层部分至油滴内有细小血点为度,移至滴有

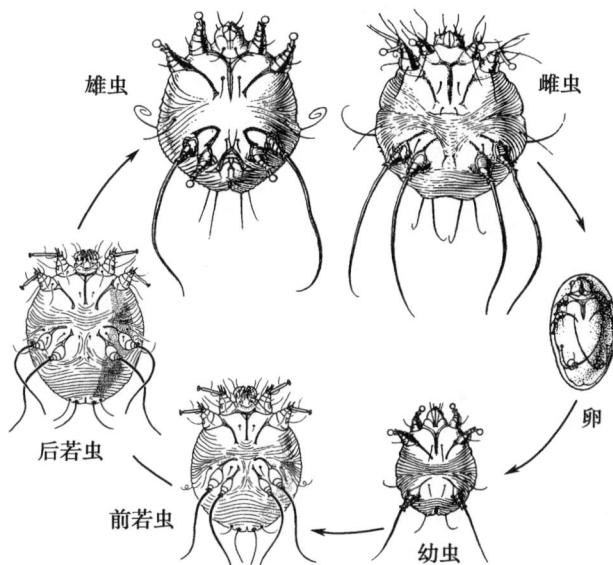

图 10-81　疥螨生活史

甘油的载玻片上,混匀后加盖片镜检。该法不仅可检出各期疥螨,还可发现疥螨卵及排出的棕褐色、外形
不规则的尘状粪便。

　　3. 解剖镜镜检法　将感染者的手及掌腕部置于 4×10 或 2.5×10 的双目解剖镜视野下,辅助 45° 入
射的电光源,观察皮损处疥螨"隧道"及其内螨虫轮廓和所在部位。用消毒尖头手术刀挑出淡黄色或淡棕
色螨体镜检并制作标本。相比于刮皮法,此法患者皮损处"隧道"及"隧道"内的螨虫检出率更高。

　　(二)疥螨标本制作

　　将采集的疥螨标本经 70% 乙醇或 2% 中性戊二醛固定 4~5 天后制片。由于疥螨虫体椭圆形且皱褶,
在滴加封固液后,可于放置盖玻片碎屑制成的垫衬(尤其是卵标本)。疥螨标本通常无需染色,必要时可用
0.5% 复红的水溶液染色,至适当深度后用贝氏液封闭。疥螨的标本制作方法比较简单,主要为玻片标本,
包括临时玻片标本、半永久性标本和永久性标本。

　　1. 临时玻片标本制作法　临时玻片标本是供临时镜检用的,用后仍可放回保存液中。这种标本只需
透明即可,对于活螨虫,常用乳酸作为透明剂。将疥螨直接放入 50%~100% 乳酸中,由于疥螨体壁几丁质
厚,可用针穿刺或用括刀轻压一下,必要时也可适当加热,缩短透明时间。

2. 半永久性标本制作法 将保存在 70% 乙醇或 2% 中性戊二醛的螨取出,经生理盐水中洗涤后用 Berlese 液或 Hoyer 液等水溶性封固剂制片。于载玻片正中滴 1 滴封固液,用蘸上封固剂的解剖针尖轻轻接触虫体腹部背面的末端粘取虫体置于封固液正中,调整螨体体位及位置后轻轻盖上盖玻片,避免产生气泡。由于封固剂中含有可吸收水分的水合氯醛和甘油,可使标本返潮或混浊,因此须用干漆或聚乙烯醇在盖玻片四周封片。

3. 永久性玻片标本制作法 由于螨体微小,具有分类价值的鉴别特征需在高倍显微镜下才能观察到,因此一般将螨体透明,制成永久玻片标本。将固定后的标本浸泡在 10% 的氢氧化钠或氢氧化钾水溶液中 4~8 小时,然后水洗 3 次,每次 10~20 分钟;经 60%~100% 乙醇进行梯度脱水,每级乙醇的脱水时间为 10 分钟,脱水后用冬青油透明。挑取螨体在解剖镜下观察,选取形态完整典型或有特征的标本,选择适当位置置于载玻片上,用中性加拿大树胶封片,水平置 50~60℃的烤箱内烤干后保存。

标本制作完毕后贴上标签,置于干燥、避光处保存。标签应注明标本的来源、制作时间、螨种和螨期。半永久性标本放置时间过久,标本会出现由过透明导致的疥螨结构模糊及螨体周围产生气泡和真菌污染,为不影响标本的使用,可刮掉盖玻片周围的干漆或聚乙烯醇后将标本用生理盐水浸泡,使盖玻片与载玻片分离,取出螨体后再重新制片。

4. 疥螨组织病理标本 对病灶皮肤进行局麻,用无菌刀片切取适量皮疹后,置于 10% 福尔马林固定液中固定 16~24 小时,经常规梯度乙醇脱水、二甲苯透明、浸蜡、包埋支撑蜡块。在石蜡切片机上进行垂直于皮肤表面的连续切片,片厚 10μm,切片行常规免疫组化染色,中性树胶封片,光学显微镜下观察切片内螨虫数量。

(三) 疥螨标本的形态特征

人疥螨成螨卵圆形,浅黄色或乳白色,大小为 (200~500)μm × (150~400)μm,雌螨大于雄螨(图 10-82)。螨体不分节,由颚体和躯体两部分组成,无眼无气门。颚体短小,位于前端,俗称假头,由螯肢、须肢和口下板组成。螯肢 1 对,位于螨体背面中央,钳状,须肢分 3 节。躯体呈囊状,背面隆起,腹面较平,体表有大量波状横行皮纹,成列圆锥形皮棘,成对粗刺和刚毛;躯体背部的前端有盾板,雌螨盾板呈长方形,宽大于长;雄螨盾板则呈盾牌状,在躯体后半部背面有 1 对后侧盾板。足 4 对,粗短,圆锥形,前两对与后两对足之间距离较远。前两对足末端雌雄均有长柄吸垫。后两对足末端雌雄不同,雌螨后两足末端均为长鬃,雄螨足Ⅲ末端为 1 根长鬃,足Ⅳ末端具长柄吸垫。雄性外生殖器位于第 4 对足之间后方,雌螨产卵孔位于腹面足体中央(图 10-82)。

幼螨大小为 (120~160)μm × (100~150)μm,形似成螨,但足为 3 对,前 2 对足具有吸垫,后 1 对足具长鬃,身体后半部有杆状毛 5 对。生殖器官尚未发育。足转节均无毛。若螨似成螨,但体型比成螨小,且生殖器官尚未显现。雄螨只有一期若螨,而雌螨则有两期若螨。前若螨长约 0.16mm,第 4 对足比第 3 对足为短,各足无转节毛;后若螨长 0.22~0.25mm,产卵孔尚未发育完全,但交合孔已生长,可以进行交配。躯体腹面第 4 对足之间具有生殖毛 2 对,第 1~3 对足各有转节毛 1 根。

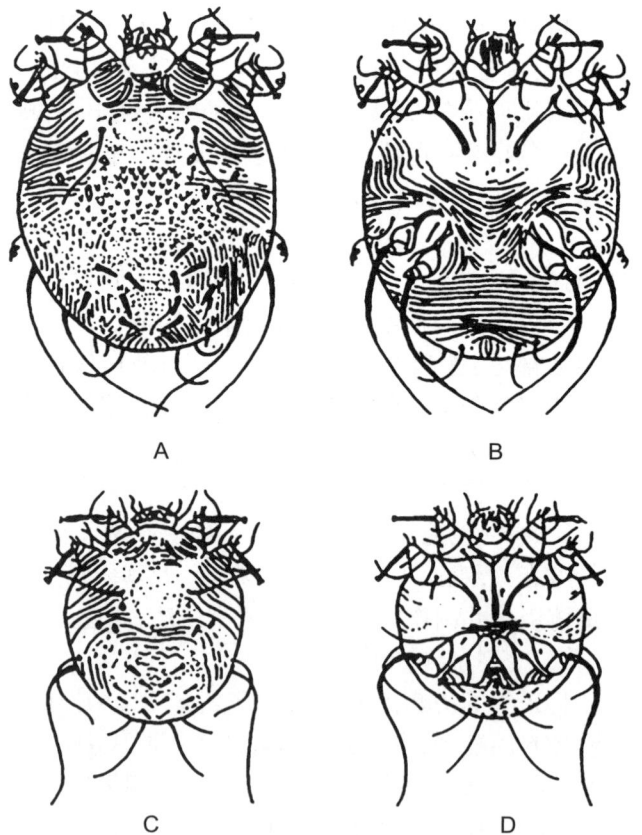

A 和 B. ♀;C 和 D. ♂
A. 背面;B. 腹面;C. 背面;D. 腹面
图 10-82 疥螨成虫

第 3、4 对足的端部具长鬃。卵呈椭圆形,淡黄色,壳较薄,大小约 80μm × 180μm,产出后 3~7 天孵出幼螨,隧道内常见 4~6 个卵群集在一处(图 10-83)。初产卵未完全发育,可以透过卵壳看到发育中的幼螨。

六、蠕形螨标本采集与制作

蠕形螨(*Demodex* mite),分类隶属蛛形纲(Arachnida)、蜱螨亚纲(Acari)、真螨总目(Acariformes)、蠕形螨科(Demodicidae)、蠕形螨属(*Demodex*),是一类小型永久性寄生螨,可寄生在 11 目哺乳动物的毛囊、皮脂腺、睑板腺、耵聍腺、表皮凹陷、腔道和内脏内,引起蠕形螨病。寄生在人体的蠕形螨有毛囊蠕形螨和皮脂蠕形螨两种(图 10-84),与酒渣鼻、痤疮、睑缘炎、脂溢性皮炎、外耳道瘙痒症、脱发等多种螨源性皮肤病的发生密切相关。

人蠕形螨主要寄生于人体的鼻、鼻唇沟、额、下颌、颊部、眼睑周围和外耳道等毛囊和皮脂腺中(图 10-85),以毛囊上皮细胞或皮脂腺分泌物等为食,常于夜间爬至皮肤表面。雌雄成螨在毛囊口处交配后,雌螨进入毛囊或皮脂腺内产卵,雄螨在交配后即死亡。生活史分为卵、幼虫、若虫和成虫 4 期(图 10-86 和图 10-87)。

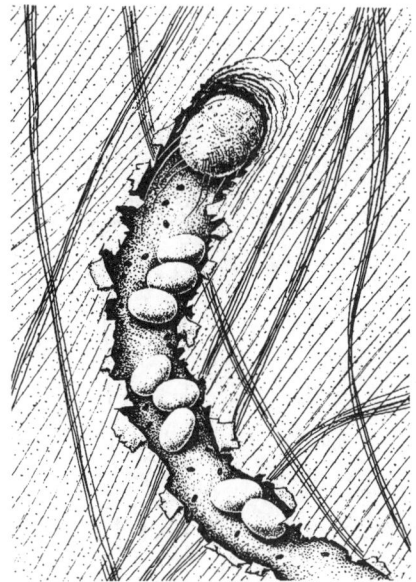

图 10-83 疥螨在皮肤内隧道产卵示意图

(一)蠕形螨标本采集

人体蠕形螨主要寄生在人皮肤浅部的毛囊和深部的皮脂腺内,不同采集方法可能获得不同生活史期的蠕形螨。此外,人体不同感染部位的采集方法也不相同。

1. 面部皮肤蠕形螨采集　人体颜面部皮脂腺丰富,温度适宜,是人体蠕形螨寄生的主要部位,尤其是痤疮、酒渣鼻、脂溢性皮炎、激素性皮炎等皮肤病患者蠕形螨感染率高,易于采集。国内常用透明胶纸粘贴法和刮拭法,国外常用标准皮肤表面活检法(standard skin surface biopsy,SSSB)。

(1)透明胶纸粘贴法:人体蠕形螨常于夜间在毛囊口和皮肤表面活动,可利用这一生物学特性将蠕形

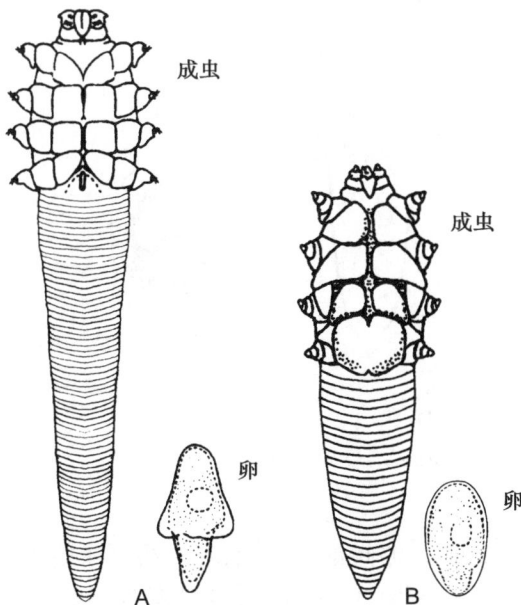

A. 毛囊蠕形螨(Demodex folliculorum);B. 皮脂蠕形螨
(Demodex brevis)

图 10-84 人蠕形螨(*human Demodex*)成虫和卵
(引自 李朝品)

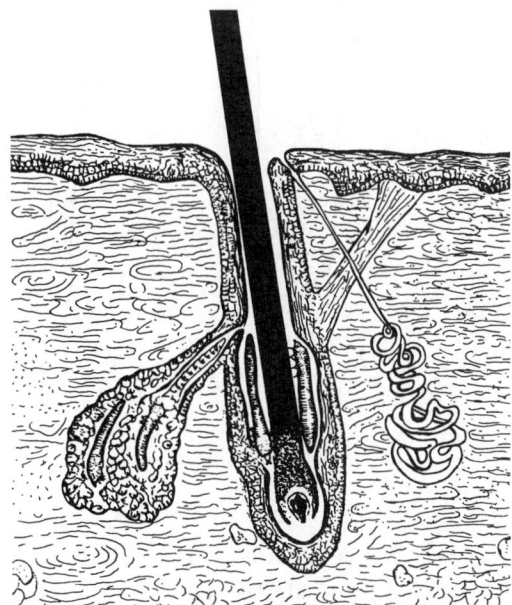

图 10-85 蠕形螨寄生在毛囊、皮脂腺中示意图
(李朝品 仿绘)

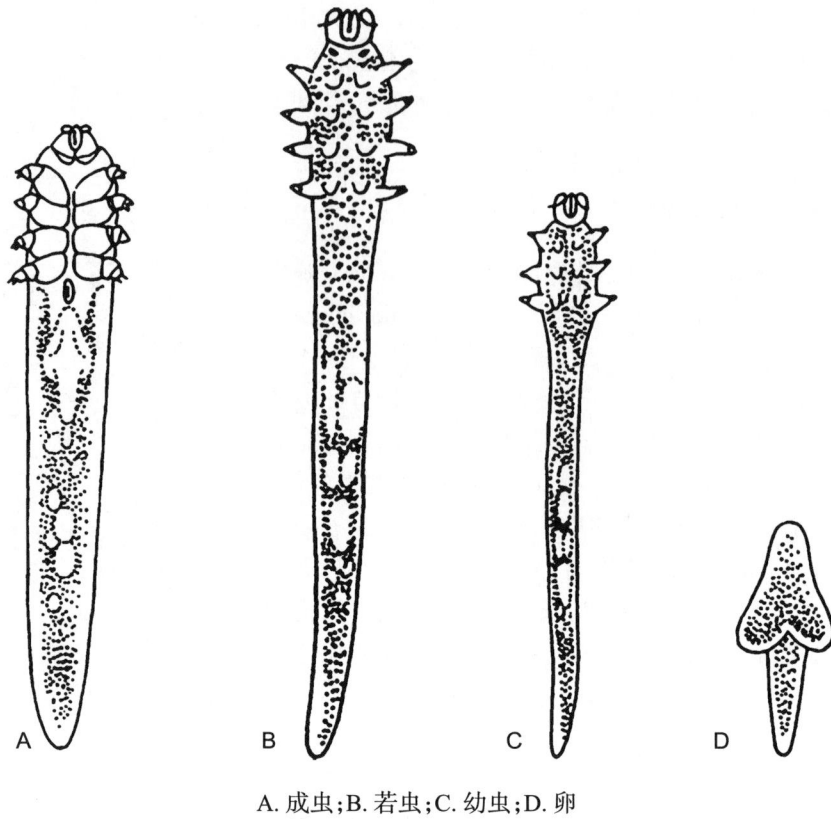

A. 成虫;B. 若虫;C. 幼虫;D. 卵

图 10-86 毛囊蠕形螨(*Demodex folliculorum*)各期形态

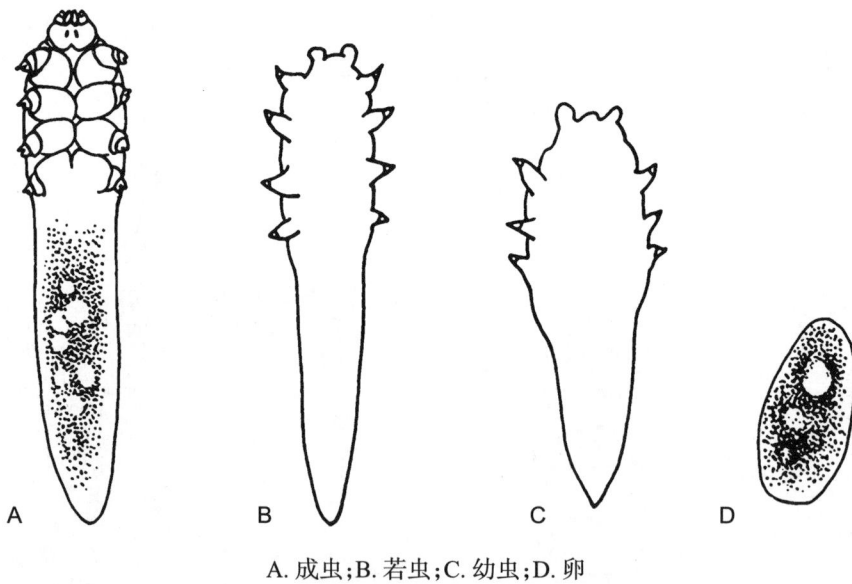

A. 成虫;B. 若虫;C. 幼虫;D. 卵

图 10-87 皮脂蠕形螨(*Demodex brevis*)各期形态

螨黏在透明胶纸上采集标本。将市售的透明胶纸剪成比载玻片略短的若干块,让受检者于晚上睡前用清水清洁脸部,然后将透明胶纸分别粘贴于额、鼻、颧、颊、下巴等颜面部,次日晨起取下后轻轻贴于载玻片上,在光学显微镜下检查蠕形螨,采集的标本置于室温湿盒内,供制备蠕形螨标本。采集效果与胶纸的透明度及黏性有直接关系,一般应选用透明度高和黏性大的胶纸,如不够透明可在胶纸与玻片间滴加少许甘油。透明胶纸粘贴法的优点是获取标本检出率高、无痛无创;缺点是标本需前 1 天采取,且仅可采集到成虫期。

(2)刮拭法:此法通过快速获得面部皮脂检获蠕形螨,包括直接刮拭法和挤压刮拭法两种。两种方法的区别在于是否挤压受检部位,挤压可增加蠕形螨获取率。直接刮拭法是用皮肤刮铲或蘸水笔尖后钝端从受检部位皮肤,如鼻沟、鼻尖部、颊、颏等部位直接刮取皮脂。挤压刮拭法则是用双拇指指甲对挤鼻尖、鼻翼沟两侧等受检部位皮肤,用手术刀钝端刮取皮脂。将上述两种方法刮取的皮脂置于洁净载玻片上,滴加一滴甘油透明,盖上盖玻片镜检。此法操作十分简单,多用于临床门诊操作,可以检查到各螨期,但检出率较低。刮取的皮脂若要定量计算感染度,可放入特制的皮脂定量检螨器的定量槽内,然后取出置于载玻片上。

定量取螨器有镊式和刮片式两种(图 10-88)。镊式取螨器由不锈钢材料制成,端面光滑,边缘有角而不锐,有轻微凹弧,适合较大面积的取螨。取螨时,需注意按力学原理用力,刮器与皮肤呈75°夹角刮取。取螨者立患者右侧,患者端坐,头仰位。鼻部取螨时,取螨者左手揽患者头部固定,同时将鼻尖压向左侧,尽量展平右鼻翼、鼻唇沟,右手持镊在右鼻翼或鼻唇沟处,加压镊取皮脂。额部取螨时,由助手或嘱咐受检者自己将额部皮肤左右张紧并固定头的位置,闭眼使额纹消失,定距离加压刮取皮脂。用载玻片从取螨器上刮下皮脂,均匀涂于滴有石蜡油的载玻片上,镜检并分类计数,计算感染率与感染度。刮拭法可快速获取标本且易于分离单个活螨,并可以采集到各个生活史时期的蠕形螨标本,适宜染色标本及电镜标本等较高要求的标本需求,但采集时候需做好皮肤的消毒,手法应轻重适度,避免损伤皮肤造成感染。

(3)挤粘结合法:目前其改进为挤粘结合法,即将透明胶带贴于受检部位,用双手拇指贴在胶带的不同部位用力挤压,将分泌物挤出并粘在胶带上,取下胶带贴回载玻片上镜检。此法省时、不易漏检,适合流行病学调查。

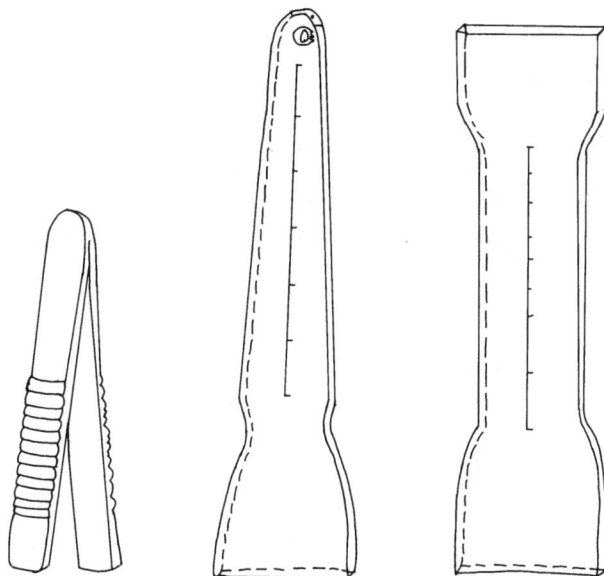

图 10-88 镊式和刮片式面积定量取螨器
(仿 袁方曙、郭淑玲)

(4)SSSB 法:是国外普遍使用的一种方便、快速的蠕形螨采样方法。具体步骤如下:在载玻片上滴一滴氰基丙烯酸粘合剂,绘制面积为 $1cm^2$;将载玻片的黏着面贴于受损的皮肤上,待其干燥后,大约 1 分钟,轻轻取下载玻片;在所取样品上滴加 1~2 滴浸润油使样品透明化,盖上盖玻片。光学显微镜下观察蠕形螨种类并计数(Aşkin 和 Seçkin,2010)。该方法适合对面部蠕形螨进行密度测定,多用于病例报告和病例—对照研究,不适合大规模的人群流行病学调查。

2. 外耳道蠕形螨标本采集 蠕形螨可感染外耳道,引起外耳道瘙痒症,主要症状为瘙痒、耳痛、充血、油耳、耵聍块和耳闷、脱屑等,因此可从外耳道中采集蠕形螨。具体操作方法为:将外耳道消毒后,以医用耳勺采集轻刮外耳道,采集耵聍(包括鳞屑等外耳道分泌物)至无菌试管,然后置于载玻片上,滴加适量70% 甘油与之混匀,静置 5 分钟,用解剖针把耵聍撕碎,覆以盖玻片,即可镜检分离蠕形螨。

3. 眼睑蠕形螨标本采集 人体蠕形螨可寄生于眼睑处的睫毛毛囊和皮脂腺内,引起不同程度的睑缘炎。轻者引起瘙痒和流泪,重者可出现睑部红肿糜烂、脱屑、睑结膜充血炎症等临床症状。拔取患者眼睑处附有套管样分泌物(角蛋白和脂质类的混合物)的眼睫毛镜检,在眼睑和睫毛的毛囊内可获取毛囊蠕形螨的各生活史阶段。传统眼睑睫毛检查法为随机自每睑拔出 4 根睫毛(每人共 16 根),将睫毛置于载玻片上,滴一滴生理盐水或花生油,加盖玻片,在显微镜下计数蠕形螨。改良的方法是在裂隙灯下采样选择带有圆柱状鳞屑的睫毛,每眼睑拔 2 根,共 8 根,置于载玻片上,盖上盖玻片,将 20μl 生理盐水缓慢滴于盖玻片的侧缘,待其缓慢向对侧扩散,镜下观察整个过程,并计数螨。若圆柱状鳞屑致密无明显的螨轮廓,则加入乙醇溶解致密的鳞屑并刺激蠕形螨向外迁徙,延长观察时间至 20 分钟。

(二)蠕形螨标本制作

蠕形螨在自然死亡过程中,虫体内容物逐渐减少,颜色变浅,最后仅剩下无色、半透明的几丁质外壳,且容易裂解,所以蠕形螨的标本不易长期保存观察。因蠕形螨虫体微小,一般做成玻片标本。除临时标本外,标本的制作包括螨虫收集、清洗、固定、脱水、透明和封片等步骤。

1. 临时标本 将刮拭法取出的皮脂置于洁净无划痕的载玻片上,滴加 1 滴 70% 甘油混匀,覆以盖玻片即可。如是透明胶纸法采集的标本,将采集后的胶纸紧密平整地贴于洁净无划痕的载玻片上即可,亦可揭开胶纸滴加少许 70% 甘油后再贴平胶纸。

2. 永久性标本 首先进行虫体收集与清洗。蠕形螨虫体细小且与皮脂腺分泌物或组织碎屑混粘在一起,难以分离。虫体的收集可直接用取螨针自皮脂中挑取,也可经溶解皮脂和离心富集后获得。溶解皮脂可使用液体石蜡或甘油,注意避免损伤虫体形态并保持虫体的完整性。然后进行虫体固定和脱水。人体蠕形螨几丁质外壳较柔软,需通过固定使其不易变形。固定剂可采用 2.5% 戊二醛,固定时间视虫体多少而定,通常为 1~2 小时。取出虫体后先用磷酸盐缓冲液冲洗,再以 30%~90% 乙醇进行梯度脱水各 10~15 分钟,最后移入无水乙醇中完全脱水。最后进行透明和封片。挑取经梯度脱水后结构完整的虫体,加入甘油,置于恒温箱,37℃透明 24 小时后,置载玻片上,覆以盖玻片,以中性树胶等封固剂封片。此外,还可以内层用小盖片进行封片,在小盖片滴加封固剂后再覆盖以大盖片,制成双封整装片。

3. 透明胶纸直接封片标本 透明胶纸法采集制备的蠕形螨临时标本保存时间较短且虫体死亡后易变形甚至裂解,而刮拭法采集的标本经过虫体收集和清洗、固定和脱水及透明和封片可保存较长时间,但过程较复杂费时。国内学者探索了一种中性树胶直接封片制作蠕形螨标本的方法。具体做法是:使用透明胶纸法采集蠕形螨,镜检标出有完整结构的虫体所在位置,按 15mm × 15mm 或 18mm × 18mm 大小裁出含虫体的小块胶纸(以所选用的盖片能覆盖为宜),再将胶纸重新贴回载玻片适当位置。擦去标记后将适量的中性树胶滴加在载玻片的小块胶纸上,盖上盖玻片,让其自然干燥或置温箱(60℃)干燥,待干后在镜下重新标记虫体,修整标本,贴上标签即可。透明胶纸直接封片法制作的标本,保存时间最长为 28 个月,标本透明,虫体完整,虫体的颚体、足体和末体等主要特征镜下清晰可辨,末体可见明显横纹,可供病原学诊断和寄生虫学实验教学标本使用。在滴加中性树胶封片前进行简单固定可增加标本保存的时间。操作方法为:揭开小块胶纸一边,滴加甲醇,使甲醇液由胶纸边缘渗入,固定标本。待干后,再用中性树胶封片。用甲醇固定制作的标本,保存时间亦达 15 个月。镜下观察虫体对比度较佳,视野较清晰,虫体边缘较清楚,易辨认。

4. 染色标本 蠕形螨无色半透明,染色后才能更加清晰地观察形态结构。由于螨体内存在许多类脂物质,可尝试采用常规脂肪类染色法进行染色。取经清洗、固定的蠕形螨洗脱沉渣于试管中,分别用 1% 酸性品红、油红 O 或苏丹Ⅲ进行常规染色,经分色冲洗后用甘油明胶封片。光镜下可见:蠕形螨虫体体表着浅红色,可清楚显示蠕形螨体壁嵴纹,特征性的环形纹,体内类脂物质的形成、分布及随虫体衰老后增多、脂肪小滴由小变大等的特征性形态。

5. 蠕形螨电镜标本 采用刮拭法或透明胶纸法采集的蠕形螨标本,经清洗、去脂后,在解剖镜下将虫体挑入凹形皿内。依次用二甲苯、丙酮清洗数次,用磷酸盐缓冲液换洗 3 次将虫体用 30% 蛋清液黏在小玻片上,经 1% 锇酸固定 1 小时。再用缓冲液换洗 3 次,经乙醇脱水,转入酸异戊酯中处理 15 分钟,经二氧化碳临界点干燥,用金属喷镀后,扫描电镜观察。

6. 蠕形螨皮肤病理标本 皮肤活检(skin biopsy)是一种较好的通过病理切片观察皮肤深度损伤的方法,用于观察螨体在皮肤内的寄生生态以及蠕形螨所致的组织病理学改变。对病灶皮肤进行局部麻醉,用无菌刀片切取适量病灶皮肤,置于 10% 甲醛固定液中固定 16~24 小时后,经常规梯度乙醇脱水、二甲苯透明、浸蜡、包埋支撑蜡块。在石蜡切片机上进行垂直于皮肤表面的连续切片,片厚 10μm,切片行常规免疫组化染色,中性树胶封片,光学显微镜下观察切片内螨数量。此法容易检测蠕形螨的感染密度,但受取材范围的限制,检出率低,仅能检出毛囊浅表的毛囊蠕形螨,位于毛囊深处的毛囊蠕形螨和位于皮脂腺的皮脂蠕形螨容易被漏检,且具有一定的创伤性。

（三）人蠕形螨标本的形态特征

人蠕形螨形似蠕虫状,乳白色,半透明,长 100~400μm,雌螨略大于雄螨。体壁较薄,为壳质膜结构,表面具有明显的环形皮纹。螨体可分为颚体、足体和末体三个部分(图 10-84)。颚体宽短呈梯形,针状螯肢 1 对,须肢 1 对分 3 节。足 4 对,粗短呈芽突状。雄螨阳茎位于足体背面第 2 对足之间,雌螨生殖孔位于腹面第 4 对足之间。毛囊蠕形螨较长,末端较钝圆。皮脂蠕形螨略短,末端略尖呈锥状。

(四)蠕形螨标本保存

标本制作完毕后贴上标注完整的标签,置于干燥、避光处保存。标签应注明标本的来源、制作时间、制作者,标本的螨种和生活史时期。

(赵亚娥)

七、其他螨类标本采集与制作

医学相关的其他螨类主要有蒲螨、跗线螨、甲螨和肉食螨等。蒲螨可引起蒲螨性皮炎,还可寄生于人体,如球腹蒲螨和麦蒲螨;跗线螨可引起人体肺螨病和肠螨病和尿螨病等;有些甲螨种类是动物寄生绦虫的中间宿主,个别种类动物寄生绦虫可感染人体。滑菌甲螨(*Scheloribates laevigates*)及一种大翼甲螨(*Galumna* sp.)是司氏伯特绦虫(*Bemiella studeri*)的中间宿主,并且有研究显示甲螨可引起肺螨病;肉食螨可叮刺人体皮肤,引起红斑发痒,普通肉食螨性也可引起肺螨病。

(一)蒲螨

1. 蒲螨标本采集　雌蒲螨寄生于某些膜翅目、鞘翅目及鳞翅目的幼虫或蛹体上,雄蒲螨终生寄生于母体的球腹部外。根据其生活特性,可采取直接挑取法、贝氏分离法和魏氏烧瓶提取法进行标本采集。

(1)直接挑取法:对寄生在昆虫体表的蒲螨可以直接用昆虫针挑取,在挑取的过程中应特别注意检查虫体各部的膜质部分。也可通过氯仿等溶剂熏蒸,使蒲螨脱离后进行挑取及收集。

(2)贝氏分离法:本法利用热能驱使蒲螨离开寄主进入集螨器内。贝氏分离器主要由灯泡(40~100W)、锥形漏斗和集螨器组成。锥形漏斗上圆直径 30cm,下圆直径≤2.5mm,高 45mm,下圆与集螨器相接,漏斗外用三脚架支撑。灯泡位于漏斗正上方,并附有灯罩。使用方法:在漏斗里放一块小于上圆直径的铁丝网,把待分离的样本置于网板中央即可。物品与灯泡之间的距离不得小于 12cm。插好温度计,打开灯泡,使漏斗里的温度保持在 45℃左右。蒲螨因受热而向漏斗下方爬行,直至进入集螨器内,烘烤一段时间后,取下集螨器,置于镜下挑取螨体。

(3)魏氏烧瓶提取法:魏氏烧瓶由一三角烧瓶和一端具有橡皮塞的金属棒组成。将待分离样本放入烧瓶中,加水至烧瓶容量的一半,同时再加入 10~20ml 汽油,然后用金属棒在瓶内不断搅拌,使汽油和水充分混合,经 30 分钟,再加水至烧瓶颈部,但不能溢出,静置片刻,使汽油和水分层,这时螨体就聚集在汽油和水之间,此时拉起橡皮塞,刚好将瓶颈下方堵住,然后将塞子上面的一层液体倒在滤纸上,将此滤纸置于镜下挑取螨体。

2. 蒲螨标本制作　蒲螨个体微小,需要借助显微镜才能观察其结构特征,为更好地观察螨体的各个部位的结构及其结构的准确测量,需要将螨体固定,可将其制作成玻片标本。根据使用用途可制成临时性和永久性标本两种,在制片前需将螨体清洗干净,对于活蒲螨可其放在浸渍液(95% 乙醇 77 份、冰醋酸 8 份、甘油 5 份和蒸馏水 10 份)内,用零号毛笔轻轻拨动使污物洗脱下来,沉于浸渍液底部,再将螨体挑出,放于封固剂内,再挑至玻片上封固;对于液浸螨体可先用吸管将螨体吸出,置于滤纸上,然后用吸管吸取浸渍液轻轻冲刷,再移至封固剂清洗一次,然后制片。在清洁螨体过程中,为便于在解剖镜下操作,可选择一块双孔凹面玻片,孔径 2.5mm,深 4mm,将螨体和封固剂在此凹面中进行清洗。

(1)临时玻片标本:是为了解决短期内急待进行螨种的鉴定所需要,用快速透明液制片,但这种玻片不能长期保存。如果观察中需要将标本加热透明后制片,最好用水浴锅,避免因水沸腾而使螨体上的背毛等特征受到破坏。制片中挑取螨体可用细金属丝圈,由圈内水膜蘸起透明的螨体。制作临时性玻片标本所用的透明剂种类较多,现简要介绍几种:①乳酸透明液。按螨体角质化程度可选 50%~100% 的乳酸做透明剂,把螨体直接放入需要的乳酸浓度中,加盖玻片微微加温即可使其透明;②乳酸结晶酚透明液;③乳酸木桃红透明液;④纳氏透明液(Nesbitls solution)。

(2)永久性玻片:将标本从保存液中取出,并在小玻璃皿中用水冲洗 3~4 次;将封固剂一滴,滴于载玻片中央,置于解剖镜下观察;用细解剖针把螨体压入封固剂的底部,调整螨体姿势;用清洁的镊子拾取盖玻片的一边,把另一边放到封固剂的边缘,使盖玻片落到合适的位置;将玻片置于酒精灯上加热,但不要让封固剂沸腾。此时的螨体附肢伸展挺直。加热整姿的效果对新鲜螨类尤为有效。加热还可使螨体破裂,使体内组织直接接触到封固剂,促使螨体透明。此外,加热还可将封固剂中的气泡排出。

玻片标本制作好后置于50℃的烘箱内,经一星期左右玻片即可干燥。如置于室温下晾干,1个月左右亦可干燥。标本制片完毕,在载玻片的左侧贴上定名标签,右侧贴上采集标签。也可在载玻片两侧涂一层阿拉伯中性树胶,待干后直接书写标签内容,直接书写较为方便,也能持久,可以避免标签纸脱落。为防止玻片标本中封固剂吸湿、干裂、发霉、污染等,可将盖玻片周围用中性树胶或指甲油密封。密封好的玻片标本不易出现因吸湿而发霉等现象。

(二)跗线螨

1. **跗线螨标本采集** 跗线螨营自由生活螨类,以植物、真菌、藻类等为食,常孳生于植物、土壤、枯枝落叶、储藏粮食及中药材上。常用的采集方法有直接挑取法、震筛分离法、漂浮法和贝氏分离法。

(1)直接挑取法:对于孳生在面粉、砂糖等粉状储藏物中的跗线螨,可将孳生物倒入洁净的培养皿中,轻轻摇晃培养皿使孳生物尽可能地均匀的平铺于培养皿底部,用干燥且洁净零号毛笔(笔尖毛叉开)从培养皿中孳生物边缘拨动,待发现跗线螨时将其挑出。

(2)振筛分离法:选择不同孔径的筛网作为阻螨筛,通常分样筛的孔径从40~160目/吋,从上至下分样筛的孔径逐渐变小。将选定的分样筛安装在电动振筛机上,在最上面的分样筛内放样本,盖上筛盖,旋紧固定螺栓,然后启动筛机;根据所要分离螨的大小,取某一孔径筛网上的阻留物,供进一步分离用。没有电动振筛机,也可手执标准分样筛摇动分离。若是用细粉(100~120目/吋过筛面粉)振筛分离法,可一次筛取大量活螨。然后直接镜检,挑取螨类。

(3)漂浮法:对不同孳生物中的跗线螨,可根据孳生物的性质,用水或其他适当的溶剂将孳生物完全溶解,然后用滤纸过滤,滤出螨体。例如采集砂糖中的跗线螨,可取一定量的砂糖用温水溶化,螨体便漂浮在液面上,用毛笔挑出即可。对于土壤中的跗线螨也可采用上述方法。

(4)贝氏分离法:方法同蒲螨。

2. **跗线螨标本制作**

(1)临时标本的制作:临时性标本是直接将跗线螨移至滴有60%乳酸的载玻片上,盖上盖玻片,稍微加热使其透明,便可进行镜检。轻轻推动盖玻片,使标本波动即可看背面、侧面和腹面的细微结构。也可直接将标本放入乳酸木桃红或酸性复红溶液中,稍微加热,使之透明、染色。

(2)永久性标本制作:永久性制片封固液,一般采用水合氯醛胶,配方有多种,但主要成分相似。这种封固液的缺点是因水合氯醛经过一段时间后,往往产生结晶现象,使螨体的细微结构模糊难辨;若采用多乙烯乳酸酚(lactophenol)封固液,可避免这种现象发生。其制片方法与临时玻片相似,所用封固剂不同而已。

(三)甲螨

1. **甲螨标本采集** 甲螨是一个十分庞大的自由生活类群,主要栖息于土壤的上层或落叶层,以水藻、真菌、地衣和腐殖质为食。根据其生活特性,甲螨标本主要在土壤中采集,以土壤稍潮湿,但用手挤压时无水浸出,而有湿痕为最佳;采集地点以人为干扰少的树林、竹林、草甸、灌木丛或草丛等各种环境为宜。采集土壤样方面积10cm×10cm,将表层土、连同枯枝落叶一起装进塑料袋,记录土样相关信息:包含经纬度、海拔、位置信息、采集时间、寄主植物。

(1)电热分离器分离法:本方法操作简便,省时省力,适合大规模的区系调查。带回实验室的样本利用Berlese-Tullgre分离器分离,该分离器分为四部分,最上为灯泡和灯罩,中间为一漏斗,漏斗中央是一个筛网,漏斗下方是接收甲螨的容器,内盛有乙醇。具体收集方法是,首先将采集到的枯枝落叶或土壤放在漏斗中的筛网上,然后接通灯泡电源,甲螨受到灯光的照射和加热,会沿着筛网向下掉入盛有95%乙醇的容器内。根据土壤的情况选择合适的灯泡瓦数及分离时间。当土壤为腐殖质,湿度过大时,且土层稍厚时,灯泡瓦数多采用30W,分离时间为48小时;当土壤为砂土,且土层稍薄时,灯泡瓦数多采用20W,分离时间为24小时。

（2）清水漂浮法：若土样较少可用该方法。将采回的土样标本取少量放入 500ml 烧杯内，加清水 300ml 左右，用玻璃棒充分搅拌、静置、沉淀，待浊水澄清后，用 40 目铜筛过滤上清液，把筛内的阻留物置入平皿内，加少许水直接镜检，用小毛笔或昆虫针挑取其中甲螨，置于 70℃ 热水或 75% 的热乙醇中杀死，然后再放入装有奥氏保存液中，以备制片观察。

2. 甲螨标本制作　在标本制作前需将收集到甲螨进行挑选及清洗，利用 Berlese-Tullgre 分离器收集到的甲螨会与其他的一些小型无脊椎动物以及杂质混在一起，需在解剖镜下将甲螨挑出来。但是甲螨若螨的体色较浅，体壁骨化弱，与成螨不同，容易被忽视，因此应仔细挑选。而挑选出的有些甲螨体表黏附杂物，如果不对这些杂物进行清除，将影响标本的检视和鉴定。可在体视显微镜下用软毛笔将置于乙醇中的标本轻轻刷洗，也可将标本放入超声波清洗仪中清洗，超声波强度和清洗时间视甲螨样本状况而定。对于难以清洗的样本，可用蛋白酶溶液浸泡，浸泡时间视样本状况而定。由于甲螨体表骨化，显微镜的透射光无法穿过不能清楚的显示螨体结构，需进行透明处理。将样本放入乳酸中透明，透明时间视样本骨化程度、环境温度而异。对于色深种类，透明时间长达数月；对于色浅种类，透明时间在 15~30 天之间。为缩短透明时间，将装有标本的透明容器或小试管放置温箱（温度为 50℃）或灯光下加热。根据实际需要，可将甲螨制成临时玻片和永久玻片。

（1）临时玻片：在凹玻片凹陷处滴适量的乳酸，用细的软毛笔将清洗干净的甲螨轻轻挑入乳酸中，然后在体视显微镜下轻轻移动盖玻片，对甲螨标本的位置与姿势进行调整，待调整好玻片标本的最佳观察状态后，盖上盖玻片，使得盖玻片与凹玻片凹陷处充盈乳酸，将玻片置于显微镜下观察。

（2）永久玻片：在凹玻片凹陷处中央滴加适量霍氏封固液，将清洗干净的甲螨轻轻放入凹形载玻片中央凹槽的封固液中，用细小的解剖针在体视显微镜下小心调整甲螨标本的姿势，然后盖上盖玻片，将玻片放到相对干燥的地方进行自然风干凝固。由于霍氏封固液是水溶性介质，比较容易吸收空气中的水分而使封固液出现溶解，在温度升高时会使封固液发生挥发，进而造成空胶现象。因此，在玻片完全干燥后，还需要在盖玻片的周围涂抹少量防水介质绝缘漆，也可以使用加拿大胶等其他具有防水特性的介质。永久玻片一旦制作完成，可以非常方便地随时对玻片标本进行镜检。但是有一些甲螨类群的鉴别特征，需要在甲螨标本处于不同姿势时才能观察到，而固定玻片由于已经封固无法再次调整甲螨标本姿势，所以有时为了更精确地对甲螨标本进行形态观察与分类学鉴定，还需要制作临时玻片对标本行进一步地检视与鉴定。

（蒋　峰　叶向光）

八、蜱螨标本采集与制作的注意事项

蜱螨是蛛形纲中种类最多的类群，其种类多样，分布在森林、陆地、土壤、房舍和水域等各种环境中。目前，全世界已知蜱螨有 5 500 属 1 200 亚属，蜱螨标本的采集和制作是确定蜱螨种类的重要依据。在蜱螨标本采集过程中，应注意全面采集和标本完整，防止交叉污染，因地制宜地选择不同方法，注意个人防护等。下面分别简要介绍蜱螨标本采集和制作的注意事项。

（一）蜱螨标本采集的注意事项

1. 全面采集　蜱螨的雌雄成虫、若虫、幼虫、卵等都是研究的重要材料，要全面采集。例如革螨标本采集时，应将动物宿主体表或巢穴的革螨进行全面采集。同时，采集蜱螨的标本，应采集一定数量，以便在研究时，保证足够的样本数和凭证。有的螨类很小，肉眼不易见，可借助放大镜等工具进行采集。此外，标本数量很少的，根据实际情况进行采集，包括不完整的个体，以保证资料的完整性，但也要注意防止交叉污染。

2. 标本的完整性　蜱螨标本采集、包装、保存及运送等各个环节，须用正确的工具以及操作方法，都要尽量保持采到蜱螨标本的完整性。例如在采集过程中，用镊子"夹取"蜱螨标本时，动作务必轻柔，以免对标本造成损坏而影响后续种类鉴定的准确性。若标本的完整性被破坏，对研究来说非常不便，其学术价值就会大为降低。

3. 不同方法的选择　不同的蜱螨采集方法各有优缺点，在实际工作中，应当根据具体的工作性质、工作需要和当时当地的具体情况，合理选择不同的方法。首先，在蜱螨的采集过程中，注意观察蜱螨采集地

的生态,把握采集时间、采集部位和采集场所。其次,对采集地的情况进行了解,带上齐备的采集工具;最后,采集时要细心并且要有耐心,采集到的不同标本须分别装放,避免损伤标本和交叉污染。

4. 采样的详细记录 做好详细的记录,记载内容包括采集号数、采集日期、采集地点、采集人姓名、栖息环境、寄主名称、采集的海拔高度、孳生地类型等。其中采集日期、采集地点和采集人最为重要,应详细记载。如果一个很好的标本,不知道采集日期、采集地点和采集人,便失去了科学研究上的价值。例如蜱是生活在草丛,还是树林等,是自由生活还是寄生在动物体表、吸血的状况等进行观察并记录。

5. 做好个人防护 在进行活体蜱螨标本采集时,一定要注意做好个人防护,以免被蜱螨叮咬。例如进入有蜱地区穿防护服,扎紧裤脚、袖口和领口。外露部位要涂擦驱避剂(避蚊胺或邻苯二甲酸二甲酯),离开时应相互检查,勿将蜱带出采集地点。此外,在出发采集之前,应当准备一些常用医疗药品,尤其注意一些有毒的种类,采集时应当特别小心,千万不要用手去拿,以免遭受其害。

(二) 蜱螨标本制作的注意事项

1. 保持标本的完整性 蜱螨的个体较小,尤其是一些成螨体长仅在 0.1~0.2mm,幼螨则更小。在标本制作过程中,要尽量确保标本的结构完整,在标本制作的每个环节都要尽量规范操作,动作要轻柔,小心操作避免标本丢失,而且注意减少不必要的操作环节和操作步骤,以尽量避免标本破损。

2. 标本清洗与去杂 蜱螨标本制作过程中注意标本的清洗与去杂。例如,从孳生环境中采集到的螨类易黏附杂质,使螨体不清晰。标本制作时,可滴加适量保存液,用零号毛笔轻轻翻转螨体,并将螨体上的杂质清洗干净。在清洗过程中,动作要轻而精细,以保持螨体的完整性。此外,固定的螨类标本可在封固液中清洗螨体,活螨可放在清水中清洗杂质。

3. 避免标本内含物的影响 部分吸血的蜱螨种类,优先选择体内没有血液的标本。若蜱螨体内有血液存在,经常规封片后,其体内的血液会遮盖部分重要结构而影响蜱螨的观察和鉴定。在这种情况下,封片前在不破坏蜱螨鉴别特征的条件下,可用细针在蜱螨两侧或腹部扎小孔数个,轻压虫体,使血液排出体外,然后用蒸馏水清洗后再封片。有些蜱螨种类,虫体内常含有水分和"食物",制成标本后,应尽快进行形态研究,避免时间过长,影响虫体结构的观察、鉴定和保存。

4. 标本标签信息的完整 制成的蜱螨标本,应及时贴上标签,一般位于载玻片左侧,标签上要标明种类、采集地点、采集时间、采集人姓名、孳生物和鉴定人等。此外,贴标签时要使用防虫胶水,谨防虫蛀。

5. 标本的防腐和防霉 制成的蜱螨玻片标本,在室温下放置进行干燥透明后,须在盖玻片四周涂上透明指甲油,待指甲油干燥后既美观又防水。最后,将蜱螨标本放置在标本盒内,置于冷晾干燥处,放适量的干燥剂,防止潮湿发霉。

第三节 舌 形 虫

舌形虫又名五口虫(pentastomids,linguatulids,tongueworms),属节肢动物门、舌形虫纲。由节肢动物高度异常的类群组成,是一类专性体内寄生虫。成虫蠕虫样,体长 18~130mm,雌虫大于雄虫,活体呈半透明、死后白色。头胸部腹面有口,口两侧有钩 2 对。体表具有很厚的角质层,形成环状。早期若虫头胸部无钩,后期若虫则有钩。若虫外形似成虫,体小。

舌形虫幼虫和若虫可见于多个目(纲)脊椎动物的内脏器官,可引起宿主产生迟发性或速发性变态反应,引起舌形虫病(pentastomiosis,linguatulosis,tongue worm disease),也可寄生于人的内脏器官,是人兽共患寄生虫病。人因生食(饮)或未煮熟透的被舌形虫虫卵污染的蛇肉、蛇血、蛇胆、水等食物或含有舌形虫若虫的动物内脏而感染,也可因与终末宿主的密切接触而感染。舌形虫病可引起腹痛、腹泻、呕吐、肝肿大、黄疸以及肺叶空洞等。成囊若虫可导致组织广泛的机械损伤并引起典型的幼虫移行症(larva migrans)。死若虫崩解释放出大量的抗原,引起变态反应和形成脓肿。脓肿可进一步继发广泛的组织损伤和感染。此外,蛇舌状虫和锯齿舌形虫都可感染眼,症状自眼轻微发红至虹膜炎、晶状体半脱位、继发性青光眼和视力下降。舌形虫病主要报道于非洲、中东、东南亚地区。由于人们的不良饮食习惯和地区传统风俗等因素,我国报道的病例数逐渐增多,主要分布在浙江、广东、中国台湾等省市。

一、舌形虫标本采集与制作

舌形虫有100余种(分9科18属),目前世界上共发现有10种寄生于人体的舌形虫:锯齿舌形虫(*Linguatula serrata*)、腕带蛇舌状虫(*Armillifer armillatus*)、串珠蛇舌状虫(*Armillifer moniliformis*)、响尾蛇孔头舌虫(*Porocephalus crotali*)、蜥虎赖利舌虫(*Raillietiella hemidactyli*)、辛辛那提莱佩舌虫(*Leiperia cincinnalis*)、大蛇舌状虫(*Armillifer grandis*)、瑟皮舌虫(*Sebekia* sp.)、尖吻蝮蛇舌形虫(*Armillifer agkistrodontis*)和台湾孔头舌虫(*Porocephalus taiwana*)。我国已报道的虫种有锯齿状舌形虫、尖吻蝮蛇舌状虫、串珠蛇舌状虫和台湾孔头舌虫。

舌形虫的发育需经历虫卵、幼虫、若虫(数次)、成虫阶段,发育方式为不完全变态。成虫主要寄生在食肉类和食草类哺乳动物或爬行类动物的呼吸道,导致其形态结构和生态特征均为这种特殊环境而发生适应性的改变。幼虫和若虫寄生于中间宿主啮齿动物、人或其他哺乳动物(牛、羊等)。舌形虫均营有性生殖,通过吸血摄取营养,此为影响舌形虫生长发育、变态、乃至繁殖的重要因素。舌形虫成虫和若虫均为嗜血性寄生虫,但舌形虫属(*Linguatula*)较为特殊,以细胞和鼻咽分泌物为食。在掌握舌形虫不同发育阶段的寄生宿主和寄生部位的基础上,容易采集获得舌形虫成虫、幼虫和若虫标本。再参照蠕虫液浸瓶装标本的制作方法,制作为浸制标本,在实验室可以长期保存。

(一)舌形虫标本采集

舌形虫标本可能在人体粪便、鼻腔分泌物、呕吐物,或在感染动物体内,甚至在手术和肠镜活检中发现。采集标本后,注意保存标本,为研究舌形虫病提供基础资料。

1. **采集器材** 解剖刀、解剖剪、体视显微镜、标签纸、平皿、瓷盆、吸水滤纸、大镊子、小镊子、毛笔、瓷量杯和标本瓶等。

2. **采集方法** 对于寄生于人体的舌形虫,主要有以下几种检获方法:①从稀粪中,采取粪便沉淀法淘出虫体,或者病例服驱虫药后从粪中检获;②从鼻咽分泌物和呕吐物中检获;③手术中在内脏或眼检获的游离虫体;④使用肠镜活检、尸检所得中期感染纤维性囊,剪破囊壁后所逸出的虫体。对于食肉动物的虫体,通过寄生虫完全剖检法,采集感染动物的舌形虫标本,进行鉴定和计数。此外,通过检获舌形虫成虫,置于生理盐水中,37℃培养2天,可收集舌形虫虫卵,虫卵继续培养7~10天,可收集感染性虫卵。

3. **注意事项** 食肉动物的完全剖检技术及舌形虫的采集,应在舌形虫的常见寄生部位仔细查找。在剖检动物中,操作动作要轻快、稳、准。同时,也要注意个人防护,避免被感染。解剖完用过的任何工具、消化道、内容物和洗液等,不能到处乱放,造成环境污染。由不同脏器、部位取得的虫体,应按种类分别计数,分别保存。

(二)舌形虫标本制作

舌形虫属于中型虫体,可以参照中型蠕虫液浸瓶装标本制作方法制作成瓶装大体标本。

1. **标本制作的器材与试剂** 标本缸、玻璃刀、有机玻璃、方形瓷盘、黑纸、黑线、白线、吸水滤纸、大、小镊子,甲醛、乙醇、氯仿、环氧树脂和动物明胶等。

2. **标本制作的方法** 包括液浸大体标本和扫描电镜观察的标本。

(1)液浸大体标本:在制作液浸大体标本前,应采取正确的方法固定和保存虫体。首先,对舌形虫标本进行预处理,将采集的舌形虫标本在固定前,先用生理盐水清洗干净,一般清洗3~5次,再放入生理盐水中8小时以上,使虫体自然松弛后再固定。然后,将预处理后的舌形虫标本直接放入70℃的70%乙醇中固定、保存。也可把舌形虫放在盛有冷水的大烧杯中,徐徐加热,待虫体伸直后移入5%甲醛溶液中固定24小时,而后放入新的5%甲醛溶液中保存,其中可加入少许氯化钠以防止虫体破裂。最后,将舌形虫标本固定于玻璃片上,或系扎在支架上,虫体的背面以黑色衬托,加满保存液,封闭缸口。

(2)扫描电镜观察的标本:将虫体用0.1mol/L pH 7.4的NaH_2PO_4缓冲液清洗3次,每次15分钟,置于浓度为2.5%的戊二醛溶液中固定3小时后,用NaH_2PO_4再清洗3次,每次15分钟;置于浓度为1%的锇酸溶液中固定1.5小时后,用NaH_2PO_4再清洗3次,每次15分钟;将虫体经乙醇梯度脱水后进行临界点干燥,喷金后制作成可在扫描电镜下观察的标本。

3. 注意事项 舌形虫标本固定前必须加以适当的清理和预处理,避免虫体收缩变形。舌形虫标本固定以后,应更换保存液,置于新的保存液内保存。为保证能长期保存,标本缸口应严密封闭。

二、舌形虫标本的形态特征

成虫呈圆柱形或舌形,黄褐色,周围透明的柔软虫体,背面稍隆起,腹面扁平,体长 18~130mm,分头部、胸部、腹部,口位于头胸腹面,在其两侧各有 1 对可伸缩的口钩,借此特征可将其和其他寄生虫区分开来。体表具有很厚的角质层,形成环状,一般腹部生 7~105 个腹环,雌虫大于雄虫。腹部由不同的腹环组成,口孔的位置,双钩的排列位置、表皮乳突的分布、腹环数、生殖孔开口因种而异。卵呈卵圆形,无色或黄色,大小约(80~90)μm×70μm,卵壳厚,由 2~4 层组成,分为内膜和外膜。卵细胞发育成幼虫。幼虫椭圆形,有尾和 2 对足、末端为 1~2 个可伸缩的爪。体前端有一穿透器,含一个中间的矛和二个侧面突出的叉,能撕裂宿主的组织。口具有几丁质口环。食管伸向背部膨大成盲囊。若虫体小,外形似成虫。发育至感染性若虫时,体积至少增加 1 000 倍。早期若虫头胸部无钩,后期若虫则有钩。腹部腹环数较少(图 10-89)。

三、舌形虫标本的保存

将采集的舌形虫标本用生理盐水清洗干净,直接放入 70℃的 70% 乙醇中固定,经过标本的整姿和展示,加满保存液,封闭缸口。舌形虫成虫、幼虫和卵标本的贮存也可把舌形虫放在盛有冷水的大烧杯中,徐徐加热,待虫体伸直后移入 5% 福尔马林液中固定 24 小时,而后放入新的 5% 福尔马林液中保存,其中可加入少许氯化钠以防止虫体破裂。此外,舌形虫标本固定以后,应更换保存液,置于新的保存液内保存。为保证能长期保存,标本缸口应严密封闭。

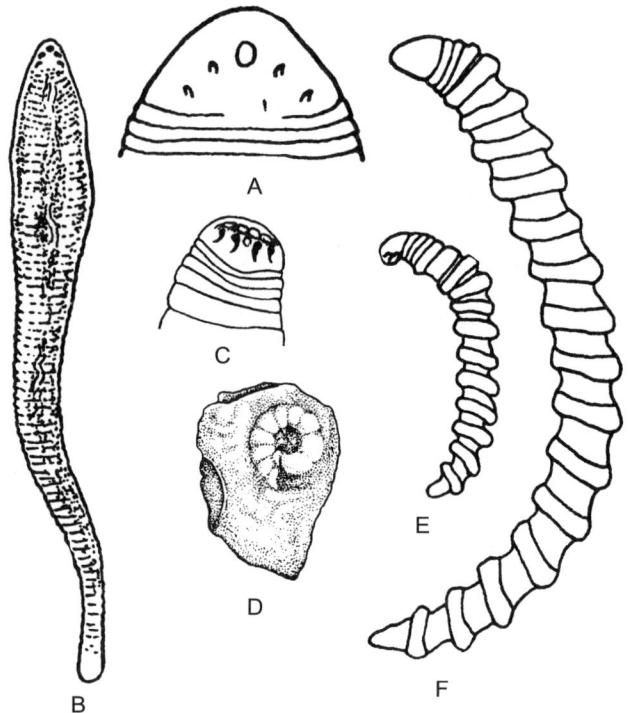

A. 锯齿舌形虫成虫头端;B. 锯齿舌形虫成虫;C. 腕带舌形虫雌虫头端;D. 寄生于肝脏内的若虫;E. 腕带舌形虫(♂);F. 腕带舌形虫(♀)

图 10-89 舌形虫成虫和幼虫

(仿 徐岁南、甘运兴、李朝品 仿绘)

(孙恩涛)

第四节 其他医学节肢动物

医学节肢动物种类繁多,采集各种节肢动物前,需充分了解它们的形态特征、生活习性,准备好相应的采集工具和器材。采集获得高质量的节肢动物是制作好标本的前提。蛛形纲动物有 50 000 多种,主要包括蜱螨目(Acarina)、蜘蛛目(Araneae)、蝎目(Scorpionida)和盲蛛目(Phalangida)。本节主要介绍蜘蛛和蝎。

一、蜘蛛标本采集与制作

蜘蛛是地球上最古老的生物之一,由大约 4 亿年前泥盆纪的祖先进化而来;也是地球上最成功和最具有生物多样性的无脊椎动物。蜘蛛目(Araneae)是蛛形纲中最大的一个目,种类繁多,根据美国自然历史博物馆在线网站的统计,截止到 2021 年 11 月 7 日,已经鉴定的蜘蛛种类为 49 720 种,分别属于 129 个科,4 232 个属。

蜘蛛广泛分布于几乎所有的地球生态环境中,从最热的热带原始森林到最冷的西伯利亚,从低矮的海岸线到接近珠穆朗玛峰的雪地上都能发现蜘蛛的存在。大多数蜘蛛近地面陆地栖息生活,少数树栖、穴居和水栖生活。蜘蛛孳生于果园、稻田、棉田、灌木丛、森林的草地上、石块下、土坡下或穴居地下。蜘蛛的生活史包括卵、幼蛛、亚成蛛和成蛛阶段再到下一次产卵这一周期所经历的过程。环境因素如温度、光照、湿度和食物资源等都不同程度地影响蜘蛛发育的各阶段,从而影响其生活史。蜘蛛的体色多种多样,腿跨度从 0.5cm 到 25cm。蜘蛛一般都具有毒腺,产生的毒液用于防御敌害或捕获猎物。蜘蛛毒液是由多种分子组成的复杂混合物。

（一）蜘蛛标本采集

采集标本前,需对蜘蛛的形态特点、生活习性有所了解,并准备好必备的采集蜘蛛的工具、储存和运输蜘蛛的用具。

1. 采集工具　采集蜘蛛的工具主要有:牙签盒、防水笔、铁铲、小铲、塑料杯、桶、捕虫网、指形采集管、塑料瓶和毛笔等。

2. 采集方法　蜘蛛的采集方法多种多样,一般有下列方法。

（1）引诱法采集:对于地下穴居、隐藏在石头缝隙、树洞的蜘蛛,可用树枝或草尖轻轻拨动蛛网以引诱蜘蛛出洞。用防水笔填好标签,并随标本一起存放、运输,带回实验室。

（2）掘土采集:对体型较大的穴居蜘蛛(如捕鸟蛛),先找到穴居的洞穴,用铁铲或小铲先除去洞穴周围的泥土,然后顺着蜘蛛的巢穴挖到底而获得。预先准备好较大的一次性塑料空杯,蜘蛛出来后,捕入其中。

（3）棍棒敲打法采集:把桶或捕虫网等较大的容器置于蛛网下面,棍棒敲打蛛网附着物,蜘蛛掉落在容器中。然后用牙签盒、指形管或吸管捕捉落入容器里的蜘蛛。

（4）扣捕法采集:用指形采集管或塑料瓶扣捕在地面上、叶面上或网上的蜘蛛。扣捕时,另一侧用手或瓶塞挡住。抽丝下垂的蜘蛛则用管或塑料瓶在下方接着即可。

（5）捕虫网采集:用捕虫网可捕捉高处结网的蜘蛛。用捕虫网在草丛和灌木丛中来回扫捕蛛体小的蜘蛛。

（6）毛笔采集:蛛体特别小的蜘蛛一般用毛笔蘸 95% 乙醇粘捕。

3. 采集记录　要附上详细的采集记录,包括采集日期、采集地点、采集人等,标本和标签不能分开,以免发生差错。被乙醇浸泡的蜘蛛,其色彩、花纹等易褪色,在活体时应对颜色特征加以记录。

4. 注意事项

（1）蜘蛛的生殖器官是进行种类鉴定和分类研究的最重要依据。采集时应尽可能采集性成熟个体。蜘蛛一般雄性先成熟,在同一地点,尽量采集到雌蛛和雄蛛。采集到一起活动的雌雄蜘蛛时,合装于一只标本管内。同一地点、同一时间采集的标本装入同一管内。

（2）采集蜘蛛时,有些蜘蛛警惕性高,容易逃走,务必动作迅速。尽量避免徒手捕捉,蜘蛛身体脆弱,采集时要轻柔,以保持标本的完整性。工作人员要带上防护手套,以免被有些毒蜘蛛蜇伤。

（3）采集时,蜘蛛可直接放入盛有 95% 乙醇的玻璃瓶或指形管中杀死固定;需要活体标本时,可单管保存。

（4）采集的标本要求有一定的质量和数量。

（二）蜘蛛标本制作

制作蜘蛛标本的方法较为简单易学,所需要的器具和试剂也容易获得。制作标本前,应准备好相应的器具和试剂,应选择质量好的蜘蛛用来制作标本。

1. 标本制作方法　将新采到的蜘蛛先用 95% 乙醇浸泡固定,除去污物,每隔 1~2 天换一次 80% 的乙醇,连续 2~3 次后,装入盛满乙醇的指形管(或其他小瓶),用脱脂棉塞紧口。

2. 注意事项　根据乙醇容易挥发的特点,注意每隔一段时间更换一次同样浓度的乙醇。用于塞口的脱脂棉的直径应大于指形管的内径,以保证塞紧后不易脱落。塞紧后的脱脂棉上部距离指形管的端口不少于 1cm。标本只能用乙醇保存,不能用福尔马林,因为福尔马林容易使标本硬化变脆,降低或失掉标本的使用价值（展览用的标本可用福尔马林保存）。

（三）蜘蛛标本的形态特征

蜘蛛（图 10-90）具有蛛形纲典型的形态特征，体分头胸部和腹部，通过腹柄相连；无翅，步足 4 对和强大的螯肢，其螯肢尖端有毒腺的开口，与内部的毒腺相连。在腹部末端有丝腺，通过 3~4 对纺绩器喷出蛛丝结网。

（四）蜘蛛标本的保存

把已装入指形管（或其他小瓶）的蜘蛛标本，倒扣在标本瓶或大的广口瓶里，再加入 80% 乙醇，以浸没指形管为宜，加盖即可永久保存。

二、蝎标本采集与制作

蝎目（Scorpionida）是节肢动物门蛛形纲的一个目。蝎是地球上最古老的陆生动物之一，有"活化石"之称，距今有 4 亿多年，躯体分头胸部和腹部，其中腹部又分成前腹部和后腹部。前腹部和头胸部较宽并紧密相连，可合称躯干，后腹部窄长，可称作"尾"，末端还有一袋形尾节，尾节末端为一弯钩状毒针。截止到 2021 年 11 月 7 日，世界上已报道蝎有 2 632 种，分布广泛，蝎喜温热，除寒带以外的地球陆地上都有蝎生活；中国记

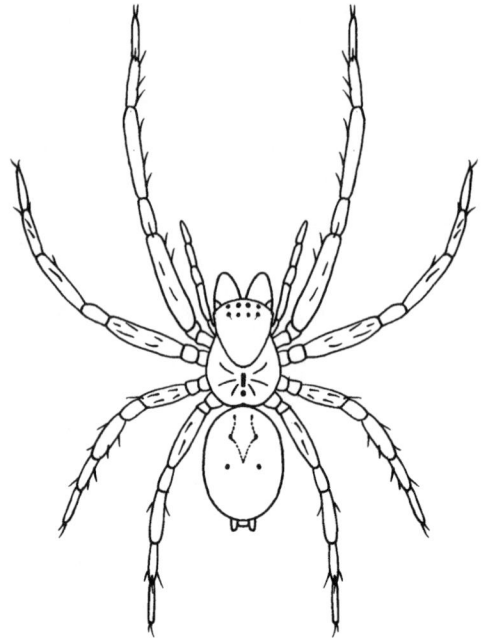

图 10-90　蜘蛛形态示意图
（李朝品　绘）

载的蝎包括 5 科、12 属和 54 种，分布于河北、河南、山东、山西、陕西、安徽等省，其中河南、山东产量最大。蝎是我国的名贵中药材，是一种重要的经济动物。

蝎属于昼伏夜出的动物，喜潮怕湿、喜暗、喜群居、好静，并且有识窝和认群的习性。野生蝎喜欢生活在低山、丘陵或岗地的碎石、土穴、岩缝、树皮下和陈旧房屋的缝隙等潮湿阴暗处。蝎没有固定的栖息场所，随着觅食来源和季节的变化而改变栖息处。喜安静、清洁、温暖的环境，对声音和强光呈负趋性，轻微的音响能使蝎惊慌逃窜，但适宜弱光和黑光灯。光照不仅影响蝎的活动节律，而且也是其生长发育的重要条件之一。蝎的嗅觉非常灵敏，对各种有强烈气味的物质，如油漆、汽油、煤油、农药、化肥等，有强烈的回避性。蝎对风很敏感，但视力很差，基本上没有搜寻、跟踪、追捕以及远距离发现目标的能力，主要以感知周围小昆虫活动时引起的空气震动来发现目标。躲在沙里的蝎就是通过感受沙里或沙面上昆虫运动产生的表面波动来寻找食物。了解蝎的形态特征和生活习性，有助于顺利开展采集工作。蝎的采集过程中，也要注意个人防护，防止被蝎蜇伤。

（一）蝎标本采集

采集蝎标本前，根据研究目的，做好相应的标本采集计划，如果进行分类学研究，尽量去前人没去或少去的地方采集标本。采集蝎的雌雄个体数量要适当，方便后续进行系统研究。

1. 采集器材　采集蝎的器材主要有铁钩、铁锹、大号镊子、牙签盒、采集管或塑料瓶和紫外灯。

2. 采集方法　主要采用捕捉法，白天寻找蝎的栖息地，在蝎经常生活的环境中，使用铁钩翻开石块、朽木或枯枝落叶等，用大号镊子夹取蝎，装入牙签盒、采集管或塑料瓶中。蝎的外骨骼在紫外灯的照射下会发出黄绿色的荧光，因此，夜间利用紫外灯（如蝎子专用紫外灯）可搜索外出活动的蝎，装入采集管中。

3. 注意事项　首先在栖息地的大石块或朽木下寻找，以便迅速的判断有无蝎分布。在沙丘中采集时，先观察表面有无蝎夜间外出活动的小孔或通道，若有则可以尝试往深处挖掘，注意使用铁锹时要小心谨慎，每次挖掘的沙层不要过深，以防止锹刃将蝎铲断。胡杨树等树皮下的空隙是蝎良好的藏身场所。我国的西北地区或西南地区，农田、草原、草甸都没有蝎类分布；在北方地区，茂密的树林中极少有蝎分布。

（二）蝎标本制作

制作好的蝎标本，为研究蝎提供了重要的材料保证。蝎标本的制作方法简单易学，所需要的用具和试剂容易获得。

1. 标本制作　传统分类所用标本的制作:把蝎放入小瓶中,加入 75% 乙醇浸泡,用脱脂棉塞紧瓶口。分子系统学所用标本的制作:把蝎标本置于充满 99.5% 乙醇的小瓶中。

一般应直接在 70%~75% 乙醇中保存。为避免乙醇长期浸泡使标本的肢体变脆,可用醋酸甲醛乙醇混合液保存。

2. 注意事项　同"蜘蛛标本的制作"的注意事项。制作好的蝎标本应放在平稳的地方,以防打碎,定期对蝎标本进行察看和维护。

（三）蝎标本的形态特征

蝎的体长 10~180mm,身体分为头胸部和腹部;腹部又分为具有 7 节的前腹部和 5 节的后腹部。躯体背腹扁平,体表被高度角质化的外骨骼覆盖,外骨骼厚薄不均,体背面厚于腹面,头胸部和后腹部厚于前腹部,触肢和螯肢厚于步足。头胸部的背面覆盖有愈合成一体的背甲,头胸部具 6 对附肢,头胸部腹面的前端为触肢的基节。后腹部的后部为尾部,尾部的最末为尾节,通常膨大成囊状,内具毒腺,尾节末端尖锐弯曲,具有一开口,蜇刺时可以释放毒液(图 10-91)。成熟雄性往往小于雌性个体。

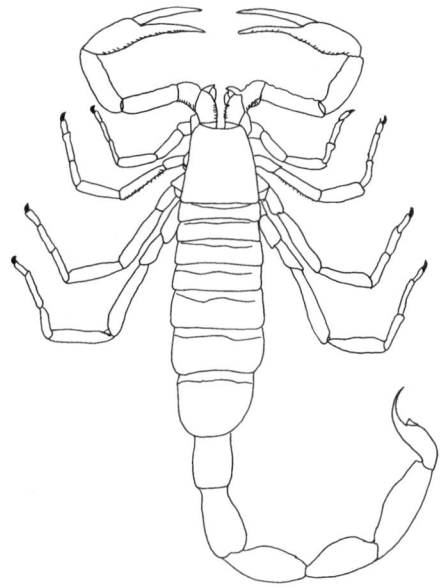

图 10-91　蝎外部形态
(李朝品　绘)

(蒋立平)

三、蜈蚣标本采集与制作

蜈蚣隶属于多足动物亚门(Myriapoda),唇足纲(Chilopoda),俗称"百脚"。唇足纲动物全世界记载约 2 800 种,具有以下的形态特征:头部前侧缘有 1 对细长的触角;口器由 1 对大颚和两对小颚组成;躯干部的体节由 4 片几丁质板连接而成;侧板上具有步足、气孔和几丁质化的小片;每一体节有 1 对步足,第 1 体节的步足特化成强大的颚足,也称毒颚,呈钳状。

蜈蚣属不完全变态,发育分卵、幼体和成体三期。蜈蚣分布范围广泛,喜欢阴暗潮湿的生境,与温度和湿度的关系密切。蜈蚣主要孳生繁衍在多石少土的低山地带,或者南方丘陵地带,平原地区虽有分布,但数量较少。环境相对安静、阴暗、潮湿、温暖(10~27℃)、避雨、空气流通的活动场所适于蜈蚣栖息。因此,蜈蚣白天多栖息在温暖、潮湿、阴暗环境下。例如在阴暗潮湿的石块下、瓦砾之间、树皮中、成堆的树叶里、草丛中、杂草丛中和腐烂的植物枝叶里、落叶层、洞穴里、干枯的树桩里、乱石的石缝里,尤其喜栖在腐质多、易孳生昆虫的垃圾堆中,夜间才出来活动。也有的种类喜欢群居在水边的石头缝隙中。每年惊蛰后,气温转暖和,蜈蚣开始出土在温暖的地方栖息。蜈蚣喜阴凉,从芒种到夏至,随着气温逐渐升高,蜈蚣又移到阴暗的壕沟、坟地、岩石的缝隙中,避过炎热的白天。在炎热的夏季,为避过炎热的气候,蜈蚣常转移到废弃的沟壕,荒芜的坟堆或田埂中,以及路边的缝隙中等阴凉的地方栖息。在秋末冬初,蜈蚣常结伴栖息于背风向阳的,石多土少的山脚下、树洞和树根隙间等比较温暖的地方。秋喜向阳性,到了晚秋季节,蜈蚣栖息在背风向阳的松土斜坡之下,或树洞、树根附近比较温暖的地方。在寒冷的冬季,蜈蚣常钻入泥土,潜伏于离地面 10~13cm 深的土中越冬。周围大气的湿度的高低直接影响着蜈蚣从周围环境水分的摄取。因蜈蚣的分布区域的不同,因而所需要的环境中的大气湿度也有所差别,这主要是受所在地理分布的影响。例如,大气湿度在 60%~70%,少棘蜈蚣的生长繁殖状况最优,生命活力最强;而大气湿度在 75%~83%,墨江蜈蚣的生长发育良好,生命活力旺盛。综上所述,蜈蚣的活动规律主要包括:夜间活动多,白天活动少;在晴朗少风的夜晚,一般 20:00~23:00 为活动高峰期。气温高于 25℃时活动多,10~15℃日活动少,10℃以下基本停止活动;天气闷热的夜晚活动多,气温低的夜晚活动少;无风或微风的夜晚活动多,大风的夜晚活动少;雨后的夜晚活动多,雨天的夜晚活动少。

蜈蚣不仅具有毒腺,还有一对尖形牙,能分泌毒液,可螫伤人体,引起患者皮肤损伤、局部毒性反应和全身中毒反应。蜈蚣越大,毒性也越大。大多数蜈蚣的体型较小,毒液量有限,症状在几天后就会完全消失,并无生命危险。少数严重者会昏迷或过敏性休克的表现,伴有发热、呼吸加快、出汗、谵语和共济失调等全身中毒反应。体型细小的地蜈蚣可侵入人体而出现假寄生的现象。

（一）蜈蚣标本采集

蜈蚣主要分布在全球热带区,尤其东南亚地区种类最多。主要孳生在多石少土的低山地带,常栖息于阴暗、潮湿、温暖和空气不流通的地方。采集蜈蚣标本前,应做好采集计划,准备好采集器材。

1. **采集器材**　铁锹、凿子、铁钩、手电筒、长镊子、剪刀、手电筒、塑料瓶、采集管和收集盒等工具。

2. **采集方法**　在白天,主要采用捕捉法。在温暖、潮湿和阴暗的地方,寻找蜈蚣的栖息地。用铁钩翻开砖头、石块或朽木等,一旦发现蜈蚣成体或幼体,用长镊子夹取,迅速装入带氯仿药棉的塑料瓶或采集管中,盖好瓶盖。在夜晚,根据蜈蚣在夜间活动的特性,用灯光引诱,可用长镊子夹取。采到后放入塑料瓶或采集管中,带回实验室。冬天可寻找蜈蚣越冬的地方进行挖掘和搜寻,也可在土中或杂草、砖石堆中埋鸡毛、鸡骨头等诱捕蜈蚣。

3. **注意事项**　蜈蚣有毒腺,在采集过程中,要注意个人防护,一般用长镊子夹取标本,防止被蜈蚣蜇伤。若不小心被蜈蚣蜇伤,伤口应立即以碱性液,如肥皂水等洗涤,伤口周围以 0.25% 普鲁卡因封闭,局部有坏死感染等或全身症状,应立即到医院就医。

（二）蜈蚣标本制作

1. **制作器材**　标本缸、玻璃刀、有机玻璃、方形瓷盘、吸水滤纸、大、小镊子,甲醛、乙醇、氯仿、环氧树脂和动物明胶等。

2. **制作方法**　采集的蜈蚣成体和幼体可制作出针插标本和液浸标本等各种类型标本。在野外采集到的标本先放入 50% 的乙醇中浸泡杀死,为了防止虫体硬化,便于解剖,可在乙醇中加少量甘油。再转移到 75% 的乙醇中长期保存制作成液浸标本。采集回来的新鲜蜈蚣标本或还软后的蜈蚣标本,用昆虫针插制起来,经过整姿后,制成针插标本。

3. **注意事项**　如果虫体死的时间过久,虫体已经干硬,制成针插标本前,要放在还软器内进行软化,以免在制作过程中其触角、附肢等发生断折和脱落现象。还软的时间,一般需 3~5 天。

此外,蚰蜒的标本采集和制作与蜈蚣的标本采集与制作相似。

（三）蜈蚣标本的形态特征

蜈蚣体型呈带状,背腹扁平,两侧对称,体长多在 10~300mm 之间,最大个体可超过 400mm,宽 5~11mm。雌雄异体,雌性个体比雄性较宽大。虫体头部包括一对触角,几对单眼或无数个单眼集合起来的假复眼及由一对大颚与两对小颚组成的口器;身体角质化程度低,分为头部和躯干两部分,躯干均由数量不等的体节组成,全体由 22 个环节组成,最后一节略细小,每一体节具有一对步足。头部后面第一躯干节的附肢变异发展为一对巨大的颚肢,称为毒颚,其覆盖住口器的大部分。毒颚含有毒腺,受毒颚神经结支配,开口于颚肢的末爪。蜈蚣主要依据头部、颚足基胸板齿数、触角节数、单眼数量、背板形态、基节腺孔数量、所有步足的刺式、最后 2 对步足的形态以及生殖器官特征进行鉴定(图 10-92)。此外,蚰蜒体长 5~20mm,宽 3~5mm,呈灰白色,虫体呈节状,10~15 节,每节有细长足 1 对,最后一对较长,背部从头至尾有 1 条线状黑斑,腹部灰白色,头尾各 1 对触须,两侧有 1 对黑色眼点,毒颚较大。

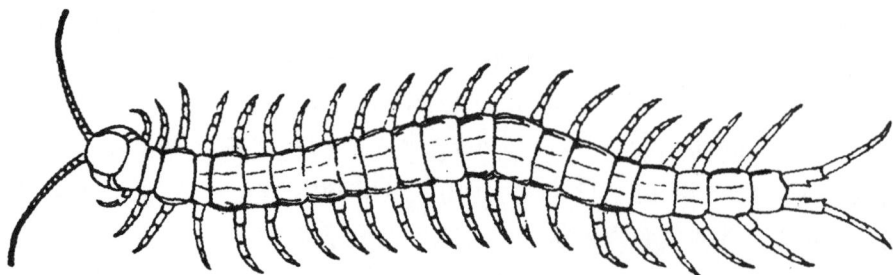

图 10-92　蜈蚣外部形态

（四）蜈蚣标本保存

蜈蚣分布广泛、种类较多,采集蜈蚣标本前,首先要了解其孳生场所。获得蜈蚣标本后,先放入 50% 的乙醇中浸泡杀死,然后再转移到 75% 的乙醇中长期保存。

四、马陆标本采集与制作

马陆也称为刀环虫、百草虫、蓖子虫、锅耳虫、大草鞋虫和百脚陆等,隶属于多足动物亚门(Myriapoda)、倍足纲(Diolopoda)。倍足纲动物全世界已记载约 8 000 种,具有以下形态特征:身体细长,体型多样,体节因种类而异,至少有 11 个体节,多则几十个体节,可分头、胸和腹 3 部分。成体头部触角一对,顶端有 4 个感觉圆锥体;口器由一对大颚和一片状的颚唇部组成,颚唇部是由大颚后另一对口器的附肢左右愈合而成;胸部 4 节,第 1 节无附肢,第 2~4 节各具步足一对;腹部的体节很多,除尾端 1 或 2 节都无步足外,每节各具步足 2 对。气孔位于足基节的前方侧板上,生殖器官开口于第 2 对步足的后面。

马陆发育分卵、幼虫和成虫三期,属不完全变态。马陆为雌雄异体,交配时,雄性个体以生殖肢转移精子。马陆行动迟缓,稍一触动即卷曲不动,喜阴暗潮湿,常栖息于潮湿耕地、墙皮、土块、树皮、草坪土表、落叶、石头或苔藓下面洞穴中。马陆昼伏夜出,夏季雨后天晴出来爬行最多。马陆主要以凋落物、朽木等植物残体、霉菌和其他真菌为食。

马陆有毒,属异性蛋白,对人体有刺激和毒害,会引起皮肤过敏反应。此外,带马陆则会产生氢氰酸,假若人们打开密集活体的采集瓶时,一定会呼吸到难以忍耐的臭气,甚至使人眩晕。而姬马陆能产生两种醌的混合物,此混合物不只是杀菌剂,而且能强烈地刺激皮肤和黏膜,使人有烧伤的痛苦,是一杀菌物。特别是老人和儿童,若不慎,一旦接触到人体皮肤后,即产生痛痒不止,并带有红肿状出现。若幼儿在玩耍时,误食入马陆,可致嘴唇"马陆"异性蛋白臭腺液过敏性水肿。患儿口腔的嘴唇可出现红肿,多颗白色小水泡,伴浅表溃疡。

（一）马陆标本采集

在掌握马陆孳生场所和孳生习性的基础上,容易采集获得马陆标本。再用浸泡法将马陆制作成浸制标本,投入 70% 乙醇中长期保存。马陆主要栖息于草坪土表层、土块、石块下面,或土缝内,白天潜伏,晚间活动。采集马陆标本前,应在完善采集计划的基础上,准备好采集器材。

1. **采集器材** 铁锹、铁钩、手电筒、长镊子、采集盒和塑料瓶等。

2. **采集方法** 主要采用捕捉法,根据马陆的孳生习性,在潮湿耕地、土块、树皮、草坪土表、落叶、石头或苔藓下面洞穴中,用铁钩翻开石块、土块、朽木或枯萎的叶子等,寻找马陆的踪迹。夏季雨后天晴,马陆会大量从草坪中爬出,易于捕获。采集时用长镊子夹取,避免被马陆的毒性损伤。采到后放在塑料瓶内,瓶内放蘸满氯仿的药棉,塞紧瓶塞。马陆的卵成堆产于草坪土表,卵外有一层透明粘性物质,可将采集的马陆卵放入采集盒中带回实验室。

3. **注意事项** 采集的标本要求有一定的质量和数量。马陆行动迟缓,常成群游行。当受惊动时,身体常卷曲成盘状。采集时,应注意观察,避免漏掉标本。马陆有毒,常产生臭气和有毒液体对人体有刺激和毒害,会引起皮肤过敏反应。在采集过程中,除了尽量保持马陆标本的完整以外,不要徒手去捕捉马陆,而采用长镊子夹取,避免被马陆的毒性损伤。

（二）马陆标本制作

1. **制作方法** 采集的马陆幼虫和成虫可制作出针插标本和液浸标本。将采到的标本,先用开水烫过,再用 5%~10% 乙醇浸泡 24 小时,然后移入 70% 乙醇中保存,也可直接将采集到的标本投入 70% 乙醇中保存制作成液浸标本。采集回来的新鲜马陆标本,用昆虫针插制起来,经过整姿后,制成针插标本。

2. **注意事项** 选择质量好的马陆用来制作标本。为了防止虫体硬化,可在乙醇中加少量甘油。如果虫体已经干硬,可放在还软器内进行软化 3~5 天,以免在制作过程中其触角、步足等发生断折和脱落。昆虫针应该根据马陆标本的大小而选择粗细合适的来使用。大的马陆标本用细针不容易支持得好,小的马陆标本用粗针穿插会遭到损伤。

（三）马陆标本的形态特征

马陆体长圆而稍扁，长 20~35mm，由 25~100 多个体节组成。体色有白、浅褐、棕褐、深褐、黑红、粉红等。体型有蜷曲呈齿轮形、圆球形、蠕虫状以及扁平带状；体头部和体壁含有沉积的钙质而表皮十分坚硬体色各异，多呈暗褐色，每 1 体节有浅白色环带，背面两侧和步肢黄色，全体有光泽。虫体分为头和躯干两部分。头部有 1 对粗短的触角，分 7~8 节，末节较短小，顶端有 4 个感觉圆锥体，是马陆重要的感觉器官；眼为聚眼，由 40~50 个单眼组成，近于三角形。口器由 2 对附肢，即一对大颚和一个片状的颚唇部组成。颚唇部是第一对小颚左右愈合而成，并遮盖了口腔下面。躯干近 20 节，第 1 节与头部愈合形成颈节，无附肢。第 2~4 节各有 1 对步足和 1 对气孔，自第 5 节开始，除尾端 1 或 2 节都无步足外，各有 2 对步足和 2 对气孔。一般在第 5、7、9、10、12、13、15~19 节两侧各有臭腺孔 1 对。从发生看，成倍的步足和气孔，是由于 2 个体节愈合的结果。此外，雄性的 1 或 2 对步足转化成生殖肢。于洞穴中生活的马陆，其体色多较浅，部分无色，体壁变薄，内脏可见，触角、纤毛等感觉器官发达（图 10-93）。

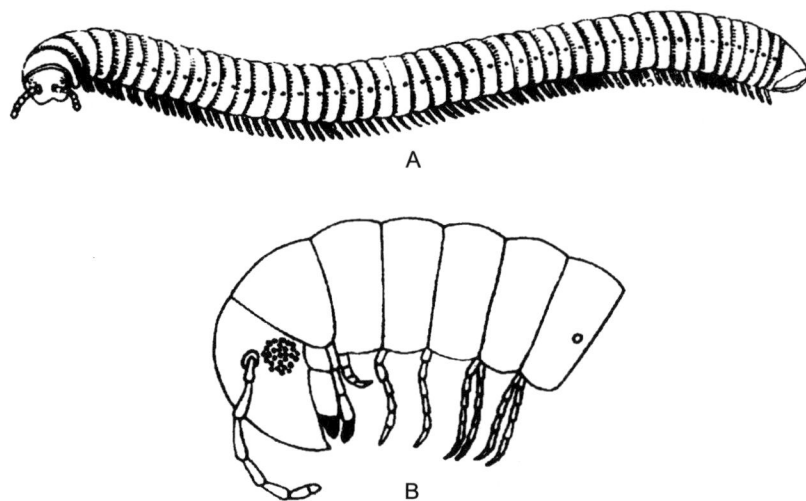

A. 成虫（整体）；B. 头端（放大）

图 10-93　马陆外部形态

（仿　堵南山）

（四）马陆标本保存

采集到马陆标本后，先放入 50% 的乙醇中浸泡杀死，然后再转移到 75% 乙醇中长期保存。

（孙恩涛）

参 考 文 献

［1］　叶向光 . 常见医学蜱螨图谱［M］. 北京：科学出版社，2020.
［2］　李朝品 . 医学节肢动物标本制作［M］. 北京：人民卫生出版社，2019.
［3］　康四和，曾晓璇，刘义梅，等 . 中国蜈蚣属动物种类鉴定及新种禄丰蜈蚣记述［J］. 中华中医药杂志，2018，33（5）：1845-1852.
［4］　李朝品，沈兆鹏 . 房舍和储藏物粉螨［M］.2 版 . 北京：科学出版社，2018.
［5］　董会，杨广玲，孔令广，等 . 昆虫标本的采集、制作与保存［J］. 实验室科学，2017，20（1）：37-39.
［6］　陈汉彬 . 中国蚋科昆虫［M］. 贵阳：贵州科技出版社，2016：1-673.
［7］　李朝品，沈兆鹏 . 中国粉螨概论［M］. 北京：科学出版社，2016.
［8］　李典友，高本刚 . 生物标本采集与制作［M］. 北京：化学工业出版社，2016.
［9］　赵亚娥 . 人蠕形螨病：一种新现的螨源性皮肤病［J］. 中国寄生虫学与寄生虫病杂志，2016，34（5）：456-472.

［10］李朝品,王少圣,湛孝东.安徽省河蚌感染盾盘吸虫研究［J］.中国血吸虫病防治杂志,2016,28（5）:536-540.

［11］李朝品,赵蓓蓓,湛孝东.屋尘螨1类变应原T细胞表位融合肽对过敏性哮喘小鼠的免疫治疗效果［J］.中国寄生虫学与寄生虫病杂志,2016,34（3）:214-219.

［12］李朝品,赵蓓蓓,姜玉新,等.尘螨1类嵌合变应原TAT-IhC-R8的致敏效果分析［J］.中国血吸虫病防治杂志,2015,27（5）:485-489.

［13］李朝品,朱玉霞.淮河水系发现盾盘吸虫［J］.中国血吸虫病防治杂志,2015,27（1）:62-63.

［14］李朝品,孙恩涛,朱玉霞,等.淮南地区禽畜体内寄生人兽共患吸虫的种类［J］.中国血吸虫病防治杂志,2014,26（1）:38-41.

［15］李朝品,湛孝东,孙恩涛,等.储藏中药材孳生肉食螨种类及其群落生态研究［J］.中药材,2013,36（9）:1412-1416.

［16］李朝品,姜玉新,刘婷,等.伯氏嗜木螨各发育阶段的外部形态扫描电镜观察［J］.昆虫学报,2013,56（2）:212-218.

［17］李朝品,石连,李秋雨,等.粉尘螨Ⅰ类变应原瞬时表达载体的构建及其在烟草中的表达［J］.中国人兽共患病学报,2012,28（11）:1088-1092.

［18］赵金红,张超,姜玉新,等.粉螨性小鼠哮喘模型的建立与评估［J］.中国病原生物学杂志,2011,6（10）:761-764+806.

［19］李朝品,湛孝东,施自伦.蚕蛹蛋白提取研究［J］.农产品加工（学刊）,2011（2）:26-27+35.

［20］李朝品,许金鹏,赵金红,等.原卟啉钠对急性肝损伤小鼠肝脏氧化酶影响［J］.中国公共卫生,2010,26（8）:1023-1024.

［21］李朝品,刘小燕,贺骥,等.安徽省房舍和储藏物孳生粉螨类名录初报［J］.中国媒介生物学及控制杂志,2008（5）:453-455.

［22］李朝品.安徽省粉螨生态研究.合肥:安徽理工大学,2008.

［23］李朝品,沈静,唐秀云,等.安徽省储藏物孳生粉螨的群落组成及多样性分析［J］.中国微生态学杂志,2008（4）:359-360+364.

［24］李朝品,吕文涛,裴莉,等.安徽省动物饲料孳生粉螨种类调查［J］.四川动物,2008（3）:403-407.

［25］李朝品,裴莉,赵丹,等.安徽省粮仓粉螨群落组成及多样性研究［J］.蛛形学报,2008（1）:25-28.

［26］李朝品,王晓春,郭冬梅,等.安徽省农村居民储藏物中孳生粉螨调查［J］.中国媒介生物学及控制杂志,2008（2）:132-134.

［27］李朝品,陶莉,杨庆贵,等.安徽省房舍和储藏物孳生粉螨物种多样性研究［J］.中国病原生物学杂志,2008（3）:206-208.

［28］李朝品,田晔.百特药液体外抑杀人体蠕形螨作用的实验研究［J］.中国病原生物学杂志,2007（5）:374-376.

［29］李朝品,崔玉宝,杨庆贵,等.腹泻患者粉螨感染调查［J］.中国病原生物学杂志,2007（4）:298-301.

［30］李朝品,张荣波,胡东,等.安徽省部分地区不同环境内粉螨多样性调查［J］.动物医学进展,2007（7）:32-34.

［31］李朝品,王健,朱玉霞,等.土壤中甲螨孳生与铅污染相关性研究［J］.安徽大学学报（自然科学版）,2007（2）:87-90.

［32］李朝品,贺骥,王慧勇,等.淮南地区仓储环境孳生粉螨调查［J］.中国媒介生物学及控制杂志,2007（1）:37-39.

［33］李朝品,江佳佳,王慧勇,等.淮南储藏物粉螨防制研究［J］.安徽大学学报（自然科学版）,2006（1）:85-88.

［34］李朝品,陶莉,王慧勇,等.淮南地区粉螨群落与生境关系研究初报［J］.南京医科大学学报（自然科学版）,2005（12）:955-958.

［35］李朝品,王慧勇,江佳佳,等.淮南地区屋宇生态系粉螨群落组成和多样性研究［J］.生态学杂志,2005（12）:1534-1536.

［36］李朝品,贺骥,江佳佳,等.淮南市不同环境中粉螨群落组成和多样性现场调查［J］.中国寄生虫学与寄生虫病杂志,2005（6）:460-462.

［37］李朝品,江佳佳,贺骥,等.淮南地区储藏中药材孳生粉螨的群落组成及多样性［J］.蛛形学报,2005（2）:38-41.

［38］李朝品,王慧勇,贺骥,等.储藏干果中腐食酪螨孳生情况调查［J］.中国寄生虫病防治杂志,2005（5）:68-69.

［39］李朝品,贺骥,王慧勇,等.储藏中药材孳生粉螨的研究［J］.热带病与寄生虫学,2005（3）:143-146.

［40］李朝品,杨庆贵,陶莉.HLA-DRB1基因与螨性哮喘的相关性研究［J］.安徽医科大学学报,2005（3）:244-246.

［41］崔耀仁,兰晓宇,郑楠,等.中性树胶封藏蚤标本的方法及观察［J］.中国地方病防治杂志,2014,29（1）:54.

［42］陈琪,姜玉新,郭伟,等.3种常用封固剂制作螨标本的效果比较［J］.中国媒介生物学及控制杂志,2013,24（5）:409-411.

［43］ 玮琦,董奇彪,张贵,等.谷斑皮蠹幼虫标本的制作与检疫鉴定.植物检疫［J］.2013,27（4）:69-71.

［44］ 殷凯,王慧勇.关于储藏物螨类两种标本制作方法比较的研究.淮北职业技术学院学报［J］.2013,1:135-136.

［45］ 赵镭,陈剑,楼毅,等.中西药结合治疗儿童重度感染人舌形虫病的疗效观察［J］.中草药,2013,44（18）:2585-2586.

［46］ 李朝品,高兴致.医学寄生虫图鉴.北京:人民卫生出版社,2012.

［47］ 吾玛尔·阿布力孜.土壤螨类的采集与玻片标本的制作［J］.生物学通报,2012,1:57-59.

［48］ 张玲玲,陈家旭.人体舌形虫病的临床与诊断研究进展［J］.中国血吸虫病防治杂志,2012,24（2）:222-227.

［49］ 伍玉明等.生物标本的采集、制作、保存与管理［J］.北京:科学出版社,2010.

［50］ 王治明.螨类标本的采集、鉴定、制作和保存［J］.植物医生,2010,3:49-51.

［51］ 李朝品.医学节肢动物学［M］.北京:人民卫生出版社,2009.

［52］ 贾德胜,吴光华.蝇防治（一）-蝇的危害、形态特征与生活史［J］.中华卫生杀虫药械,2008,14（1）:63-65.

［53］ 李朝品.人体寄生虫学实验研究技术［M］.北京:人民卫生出版社,2008.

［54］ 李朝品.医学昆虫学［M］.北京:人民军医出版社,2007:22-24.

［55］ 李朝品,王健,朱玉霞,等.土壤中甲螨孳生与铅污染相关性研究［J］.安徽大学学报（自然科学版）,2007（2）:87-90.

［56］ 沈静,王慧勇,李朝品.淮北地区不同生境中粉螨的生物多样性研究［J］.热带病与寄生虫学,2007,5（1）:35-36,42.

［57］ 陶莉,李朝品.腐食酪螨种群消长与生态因子关联分析［J］.中国寄生虫学与寄生虫病杂志,2007,25（5）:394-396.

［58］ 中华人民共和国国家质量监督检验检疫总局.医学媒介生物标本采集、制作及保存规程（SN/T 1876-2007）［M］.北京:中国标准出版社,2007.

［59］ 李朝品.医学蜱螨学［M］.北京:人民军医出版社,2006.

［60］ 陶莉,李朝品.腐食酪螨种群消长及空间分布型研究［J］.南京医科大学学报,2006,26（10）:944-947.

［61］ 蔡茹,李朝品,安继尧.蚋科昆虫分类研究［D］.淮南:安徽理工大学,2005:1-58.

［62］ 裴明华,马国钧,范秉真,等.中国台湾孔头舌虫新种的发现及其致病特征［J］.中国寄生虫学与寄生虫病杂志,2005,23（2）:69-72.

［63］ 虞以新,刘金华,刘国平,等.中国蠓科昆虫（昆虫纲,双翅目）［M］.北京:军事医学科学出版社,2005,1678-1683.

［64］ 贺联印,许炽熛.热带医学（2版）［M］.北京:人民卫生出版社,2004:1099-1103.

［65］ 邱持平,常正山,童小妹,等.念珠舌形虫病一例报告［J］.中国寄生虫学与寄生虫病杂志,2004,22（5）:273.

［66］ 沈杰,黄兵.中国家畜家禽寄生虫名录［M］.北京:中国农业科学技术出版社,2004.

［67］ 陆宝麟,吴厚永.中国重要医学昆虫分类与鉴别［M］.郑州:河南科技出版社,2003.

［68］ 高山.土耳其扁谷盗标本的制作［J］.吉林粮食高等专科学校学报,2003,18（1）:4-5.

［69］ 王克霞,崔玉宝,杨庆贵,等.从十二指肠溃疡患者引流液中检出粉螨一例［J］.中华流行病学杂志,2003,24（9）:44.

［70］ 李永祥,刘振忠,郑志红.蠕形螨标本的制作与染色［J］.中国人兽共患病杂志,2002,18（2）:12.

［71］ 王健,李朝品,张超,等.土壤中甲螨孳生与铬污染相关性研究［J］.中国微生态学杂志,2002,（4）:25-27.

［72］ 李朝品,朱玉霞,刘国礼,等.淮南土壤甲螨资源调查研究［J］.淮南工业学院学报,2001,（2）:65-66+72.

［73］ 袁方曙,郭淑玲.人体蠕形取螨器检查方法介绍［J］.中华皮肤科杂志,2001,5（2）:89.

［74］ 郭家,郭俊杰,张浩,等.制备蠕形螨玻片标本的新方法——透明胶纸永久封片法［J］.齐齐哈尔医学院学报,1999,（5）:507-508.

［75］ 王唯唯,黄文达.中性树胶直接封片制作蠕形螨标本［J］.中国寄生虫学与寄生虫病杂志,1998,16（2）:154.

［76］ 黎家灿,王敦清,陈兴保.中国恙螨［M］.广州:广东科技出版社,1997.

［77］ 张浩,梁国光,李朝品.淮南地区土壤甲螨的采集与分离方法［J］.齐齐哈尔医学院学报,1997,（3）:170-172.

［78］ 李朝品,武前文.房舍与储藏物粉螨［M］.合肥:中国科学技术大学出版社,1996.

［79］ 李朝品,刘国礼.甲螨采集和分离技术的研究［J］.安徽农业技术师范学院学报,1996,（3）:23-27.

［80］ 孟阳春,李朝品,梁国光,等.蜱螨与人类疾病［M］.合肥:中国科学技术大学出版社,1995.

［81］ 王凤葵,张衡昌.改进的螨类玻片标本制作方法［J］.植物检疫,1995,5:271-272.

［82］ 陆联高.中国仓储螨类［M］.成都:四川科学技术出版社,1994.

［83］ 秦剑,郭永和.粉螨分离纯化的简便法［J］.济宁医学院学报,1993,3:17.

［84］ 尹文英.中国亚热带土壤动物［M］.北京:科学出版社,1992:365-374.

［85］ 李朝品.人体寄生虫学［M］.合肥:中国科学技术大学出版社,1991.

［86］邢新国.粪检粉螨三例报告［J］.寄生虫学与寄生虫病杂志,1990,8（1）:7.

［87］李朝品,黄玉芬,陈蓉芳.人体蠕形螨检查方法的研究［J］.皖南医学院学报,1989,8（2）:138.

［88］徐道隆.采集储藏物螨类标本的简易方法［J］.粮油仓储科技通讯,1988,3（2）:54-56.

［89］刘永平,张生芳.中国仓储品皮蠹害虫［M］.北京:农业出版社,1988.

［90］陈佩惠,孔德芳,李慧珠,等.人体寄生虫学实验技术［M］.北京:科学出版社,1988.

［91］李立,李朝品.肺螨标本的采集保存和制作［J］.生物学杂志,1987,2:30-31.

［92］钟惠澜.热带医学［M］.北京:人民卫生出版社,1986:1222-1225.

［93］杨庆爽.螨类标本的采集、保存和制作［J］.植物保护,1980,5:37-40.

［94］邓志昌.白蛉标本的保存与制作［J］.中级医刊,1954,（8）:19-21.

［95］李朝品,刘国礼.甲螨采集和分离技术的研究［J］.安徽农业技术师范学院学报,1996（3）:23-27.

［96］李朝品,王克霞,成云.人群蠕形螨寄生生态的观察［J］.中国寄生虫学与寄生虫病杂志,1996（2）:53-56.

［97］李朝品,张浩.褐足隐翅虫形态的初步观察［J］.齐齐哈尔师范学院学报（自然科学版）,1996（2）:63-64.

［98］秦志辉,李朝品,周洪福.安徽沿淮丘陵地带发现波斯锐缘蜱［J］.蛛形学报,1996（1）:53.

［99］李朝品,王克霞,徐广绪,等.肠螨病的流行病学调查［J］.中国寄生虫学与寄生虫病杂志,1996（1）:65-67.

［100］李朝品.淮南地区隐翅虫的生境及季节分布［J］.齐齐哈尔师范学院学报（自然科学版）,1995（4）:42-43+46.

［101］李朝品,武前文.淮南地区刺蛾幼虫皮炎临床及流行病学研究［J］.新乡医学院学报,1995（3）:235-237.

［102］李朝品,李冬萍.谷跗线螨阴部寄生［J］.齐齐哈尔医学院学报,1995（2）:93-95.

［103］李朝品,吕友梅.粉螨性腹泻5例报告［J］.泰山医学院学报,1995（2）:146-148.

［104］李朝品,武前文,孙秀琴.刺蛾幼虫皮炎及其治疗［J］.哈尔滨医科大学学报,1995（1）:69-70.

［105］李朝品,李冬萍.尿螨病9例报告［J］.齐齐哈尔医学院学报,1994（4）:161-163.

［106］李朝品,王健.尘螨性过敏性紫癜一例报告［J］.中国寄生虫学与寄生虫病杂志,1994（2）:28.

［107］李朝品,梁国光.脱发与感染人体蠕形螨的关系［J］.齐齐哈尔医学院学报,1992（3）:115-117.

［108］李朝品,徐广绪,梅仁彪.实验性血吸虫病的门脉压力测定［J］.中国血吸虫病防治杂志,1992（3）:141.

［109］李朝品.人体外耳道蠕形螨寄生及致病性的探讨［J］.中国寄生虫病防治杂志,1991（3）:211-213.

［110］李朝品.132例肺螨病临床分析［J］.中国人兽共患病杂志,1991（3）:63-65.

［111］李朝品.不同方法检查肺螨的效果分析［J］.中国人兽共患病杂志,1990（2）:41.

［112］李朝品.肺螨病传播途径的实验研究［J］.中国寄生虫病防治杂志,1989（1）:32.

［113］李朝品,陈惠珍.香葵精治疗阴道毛滴虫病的疗效观察［J］.中国寄生虫学与寄生虫病杂志,1988（S1）:51.

［114］李朝品,刘国章,黄玉芬,等.脱发与人体蠕形螨关系的探讨［J］.中国寄生虫学与寄生虫病杂志,1988（S1）:158.

［115］李朝品,李立.肺螨病病原学的研究［J］.昆虫知识,1988（5）:298-299.

［116］李立,李朝品.肺螨标本的采集保存和制作［J］.生物学杂志,1987（2）:30-31+14.

［117］XUE BING ZHAN,BING CHEN,YU FANG,et al. Mitochondrial analysis of oribatid mites provides insights into their atypical tRNA annotation,genome rearrangement and evolution. Parasites Vectors,2021,14:221.

［118］YU FANG,LI TAO,XIAOQIAN ZHOU,et al. The complete mitochondrial genome of Scatoglyphus polytrematus（Acari:Acaridae）. Mitochondrial DNA Part B,2021,6（6）:1680-1681.

［119］YU FANG,JIAOYANG XU,XUEBING ZHAN,et al. Complete mitochondrial genomes of the two Glycyphagoidea mites Lepidoglyphus destructor and Gohieria fusca（Acari:Sarcoptiformes,Glycyphagoidea）:Revelation of a novel feature of the largest non-coding region.Journal of Stored Products Research,2021,93:101840.

［120］DONG F,FANG W,FANG Y,et al. The Complete Mitochondrial Genome of Suidasia nesbitti and Phylogenetic Relationships of Astigmata. Front. Ecol. Evol. 2020,8:194.

［121］SHAMSI S,BARTON D-P,ZHU X,et al. Characterisation of the tongue worm,Linguatula serrata（Pentastomida:Linguatulidae）,in Australia. Int J Parasitol Parasites Wildl,2020,11:149-157.

［122］STOJANOVIĆ,MITIĆ,DUDIĆ,et al. Early development of the centipede Geophilus serbicus（Chilopoda:Geophilomorpha:Geophilidae）from the Balkan Peninsula,2020,64（2）:115-125.

［123］YANG B,YE C,SUN E,et al. First molecular evidence of Anaplasma spp. co-infection in stray dogs from Anhui,China. Acta Trop,2020,206:105453.

［124］WOODYARD ET,BAUMGARTNER WA,ROSSER TG,et al. Morphological,Molecular,and Histopathological Data for Sebekia mississippiensis Overstreet,Self,and Vliet,1985（Pentastomida:Sebekidae）in the American Alligator,Alligator mississippiensis Daudin,and the Spotted Gar,Lepisosteus oculatus Winchell. J Parasitol,2019,105（2）:283-298.

［125］STOJANOVIĆ DALIBOR Z,MITIĆ BOJAN M,GEDGED AMNA M,et al. Geophilus serbicus sp. nov.,a new species from the Balkan Peninsula（Chilopoda:Geophilomorpha:Geophilidae）. Zootaxa,2019,4658（3）:4658-4658.

［126］ADLER PH,CROSSKEY RW. World blackflies（Diptera:Simuliidae）:A comprehensive revision of the taxonomic and geographical inventory［M］. Clemson:Clemson University,2018:1-134.

［127］DOMÉNECH CARLES,BARBERA VICTOR M,LARRIBA EDUARDO. A phylogenetic approach to the Philippines endemic centipedes of the genus Scolopendra Linnaeus,1758（Scolopendromorpha,Scolopendridae）,with the description of a new species,2018,4483（3）:401-427.

［128］ARLIAN LG,MORGAN MS. A review of Sarcoptes scabiei:past,present and future. Parasit Vectors. 2017,10（1）:297.

［129］KANG SIHE,LIU YIMEI,ZENG XIAOXUAN,et al. Taxonomy and Identification of the Genus Scolopendra in China Using Integrated Methods of External Morphology and Molecular Phylogenetics. Scientific reports,2017,7（1）:16032.

［130］SHAMSI S,LOUKOPOULOS P,MCSPADDEN K,et al. Preliminary report of histopathology associated with infection with tongue worms in Australian dogs and cattle. Parasitol Int,2018,67（5）:597-600.

［131］SHAMSI S,MCSPADDEN K,BAKER S,et al. Occurrence of tongue worm,Linguatula cf. serrata（Pentastomida:Linguatulidae）in wild canids and livestock in south-eastern Australia. Int J Parasitol Parasites Wildl,2017,6（3）:271-277.

［132］CHAGAS A JR. A systematic appraisal of the types of ten species of Otostigmus（Parotostigmus）（Scolopendromorpha,Scolopendridae,Otostigminae）. Zootaxa,2016,4147（1）:36-58.

［133］GALECKI R,SOKOL R,DUDEK A. Tongue worm（Pentastomida）infection in ball pythons（Python regius）-a case report. Ann Parasitol,2016,62（4）:363-365.

［134］MITCHELL S,BELL S,WRIGHT I,et al. Tongue worm（Linguatula species）in stray dogs imported into the UK. Vet Rec,2016,179（10）:259-260.

［135］YINAN WANG,ENTAO SUN,WENLIAN WANG,et al. Effects of habitat fragmentation on genetic diversity and population differentiation of Liposcelis bostrychophila badonnel（Psocoptera:Liposcelididae）as revealed by ISSR markers. Journal of Stored Products Research,2016,68:80-84.

［136］ALVARADO G,SANCHEZ-MONGE A. First record of Porocephalus cf. clavatus（Pentastomida:Porocephalida）as a parasite on Bothrops asper（Squamata:Viperidae）in Costa Rica. Braz J Biol,2015,75（4）:854-858.

［137］IVAN HADRIÁN TUF,LÁSZLÓ DÁNYI. True identity of Folkmanovius paralellus Dobroruka（Chilopoda:Geophilomorpha:Geophilidae）.［J］. Zootaxa,2015,4058（3）:444-450.

［138］LEŚNIEWSKA M,JASTRZĘBSKI P,STAŃSKA M,et al. Centipede（Chilopoda）richness and diversity in the Bug River valley（Eastern Poland）. Zookeys,2015,30（510）:125-139.

［139］PENG PY,GUO XG,SONG WY,et al. Analysis of ectoparasites（chigger mites,gamasid mites,fleas and sucking lice）of the Yunnan red-backed vole（Eothenomys miletus）sampled throughout its range in southwest China. Med Vet Entomol,2015,29（4）:403-415.

［140］VAGALINSKI B,STOEV P,ENGHOFF H. A review of the millipede genus Typhloiulus Latzel,1884（Diplopoda:Julida:Julidae）,with a description of three new species from Bulgaria and Greece［J］. Zootaxa,2015,3999（3）:334-362.

［141］SILVA LA,MORAIS DH,AGUIAR A,et al. First record of Sebekia oxycephala（Pentastomida:Sebekidae）infecting Helicops infrataeniatus（Reptilia:Colubridae）,Sao Paulo State,Brazil. Braz J Biol,2015,75（2）:497-498.

［142］CURRAN SS,OVERSTREET RM,COLLINS DE,et al. Levisunguis subaequalis n. g.,n. sp.,a tongue worm（Pentastomida:Porocephalida:Sebekidae）infecting softshell turtles,Apalone spp.（Testudines:Trionychidae）in the southeastern United States. Syst Parasitol,2014,87（1）:33-45.

［143］ENTAO SUN,CHAOPIN LI,LIUWANG NIE,et al.The complete mitochondrial genome of the brown leg mite,Aleuroglyphus ovatus（Acari:Sarcoptiformes）:evaluation of largest non-coding region and unique tRNAs,Exp Appl Acarol,2014,64（2）:141-157.

［144］ENTAO SUN,CHAOPIN LI,SHU LI,et al.Complete mitochondrial genome of Caloglyphus berlesei（Acaridae:

Astigmata）：The first representative of the genus Caloglyphus，Journal of Stored Products Research，2014，（59）：282-284.

［145］LEWIS JG. A review of the orientalis group of the Otostigmus subgenus Otostigmus Porat，1876（Chilopoda：Scolopendromorpha：Scolopendridae）. Zootaxa，2014，3889（3）：388-413.

［146］LUCIO BONATO，LEANDRO DRAGO，JÉRÔME MURIENNE. Phylogeny of Geophilomorpha（Chilopoda）inferred from new morphological and molecular evidence.Cladistics，2014，30（5）：485-507.

［147］MENGKAI GE，ENTAO SUN，CHAONAN JIA，et al. Genetic diversity and differentiation of Lepidoglyphus destructor（Acari：Glycyphagidae）inferred from inter-simple sequence repeat（ISSR）fingerprinting Systematic & Applied Acarology，2014，19（4）：491-498.

［148］PEREIRA. A new species of Ribautia Brölemann，1909（Chilopoda：Geophilomorpha：Geophilidae）from Peruvian Amazonia，with a key to the Neotropical species of the genus with coxal organs grouped in clusters. Studies on Neotropical Fauna and Environment，2014，49（2）：114-126.

［149］HUANG LQ，GUO XG，SPEAKMAN JR，et al. Analysis of gamasid mites（Acari：Mesostigmata）associated with the Asian house rat，Rattus tanezumi（Rodentia：Muridae）in Yunnan Province，Southwest China. Parasitol Res，2013，112（5）：1967-1972.

［150］JOSHI J，EDGECOMBE GD. Revision of the scolopendrid centipede Digitipes Attems，1930，from India（Chilopoda：Scolopendromorpha）：reconciling molecular and morphological estimates of species diversity. Zootaxa，2013，3626（3626）：99-145.

［151］AMAZONAS CHAGAS-JUNIOR. The centipede genus Otostigmus Porat in Brazil：Description of three new species from the Atlantic Forest：a summary and an identification key to the Brazilian species of this genus（Chilopoda，Scolopendromorpha，Scolopendridae，Otostigminae）. Zootaxa，2012，3280（3280）：1-28.

［152］ZHAO YE，HU L，WU LP，et al. A meta-analysis of association between acne vulgaris and Demodex infestation. J Zhejiang Univ-Sci B（Biomed & Biotechnol），2012，13（3）：192-202.

［153］ZHAO YE，WU LP，HU L，et al. Association of Blepharitis with Demodex：A Meta-analysis. Ophthal Epidemiol，2012，19（2）：95-102.

［154］ZHAO YE，HU L，WU LP，et al. A meta-analysis of association between acne vulgaris and Demodex infestation. J Zhejiang Univ-Sci B（Biomed & Biotechnol），2012，13（3）：192-202.

［155］SOMBKE ANDY，ROSENBERG JÖRG，HILKEN GERO，et al. The source of chilopod sensory information：external structure and distribution of antennal sensilla in Scutigera coleoptrata（chilopoda，Scutigeromorpha），2011，272（11）：1376-1387.

［156］ZHAO YE，GUO N，XUN M，et al. Sociodemographic characteristics and risk factor analysis of Demodex infestation（Acari：Demodicidae）. J Zhejiang Univ Sci B，2011，12（12）：998-1007.

［157］ZHAO YE，PENG Y，WANG XL，et al. Facial dermatosis associated with Demodex a case-control study. J Zhejiang Univ Sci B，2011，12（12）：1008-1015.

［158］AŞKIN U，SEÇKIN D. Comparison of the two techniques for measurement of the density of Demodex folliculorum：standardized skin surface biopsy and direct microscopic examination. Br J Dermatol，2010，162（5）：1124-1126.

［159］Stoev P，Akkari N，Zapparoli M，et al.The centipede genus Eupolybothrus Verhoeff，1907（Chilopoda：Lithobiomorpha：Lithobiidae）in North Africa，a cybertaxonomic revision，with a key to all species in the genus and the first use of DNA barcoding for the group. Zookeys，2010，30（50）：29-77.

［160］ZHAO YE，WU LP，PENG Y，et al. Retrospective analysis of the association between Demodex infestation and rosacea. Arch Dermatol，2010，146（8）：896-902.

［161］ARLIAN LG，MORGAN MS. Biology，ecology，and prevalence of dust mites.Immunol Allergy Clin North Am，2003，23（3）：443-468.

［162］SHINJI KASAI，et al. An artificial blood feeding system for body louse，Pediculus humanus［J］. Medical Entomology and Zoology，2003：343-351.

［163］TAKANO-LEE M，et al. In vivo and in vitro rearing of Pediculus humanus capitis（Anoplura：Pediculidae）［J］. Journal of Medical Entomology，2003：628-635.

[164] REE HI,JEON SH,LEE IY,et al. Fauna and geographical distribution of housedust mites in Korea. Korean J. Parasitol, 1997,35（1）:9-17.

[165] HART BJ,FAIN A.A new technique for isolation of mites exploiting the difference in density between ethanol and saturated NaCl:qualitative and quantitative studies. Acarologia,1987,28:251-254.

[166] MARCHI A,et al. Characterization of the metaphase chromosome in Anopheles stephensi（Liston,1901）by Q,G and C-banding. Cytologia,1980,45:549.

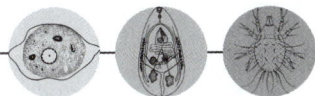

第十一章

寄生虫虫体液浸标本采集与制作

虫体液浸标本是将虫体保存于 70% 乙醇或 5%~10% 福尔马林等防腐固定液中制成的标本,一般见于较大的昆虫和蠕虫、寄生虫的中间宿主以及由虫体寄生引起病变的组织或器官等(图 11-1)。液浸标本立体感强,形态逼真,便于保存和观察,在标本陈列、教学科研、寄生虫分类鉴定及种质资源保护方面具有重要作用,是最常用的一种标本保存方法。

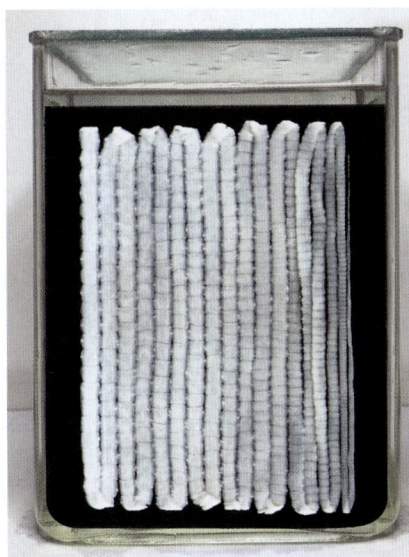

图 11-1　肥胖带绦虫成虫液浸标本
(引自　李朝品、高兴致)

第一节　概　　述

将形态完整、特征典型的寄生虫标本置于大小合适的有机玻璃或玻璃瓶(缸)、塑料管(瓶)内,加入适量保存液,将瓶(缸)口密封,选择合适位置粘贴记录标签,妥善保管。

一、瓶装液浸标本装置的基本要求

采集到虫体标本后,须按标本的种类、大小、性质和制作的要求,对标本进行适当的处理,不损坏虫体结构,选择正确的方法固定和保存,清晰美观地装置在合适的容器中。

(一)器材与试剂

1. **器材**　各种类型、大小不同的标本缸(瓶),玻璃板,玻璃刀,有机玻璃,2mm 厚彩色聚氯乙烯板,搪瓷方盘、弯盘,培养皿,量筒,量杯,烧瓶,烧杯,注射器,黑纸或蓝纸,透明玻璃纸,黑线、白线,细勺,毛笔,美工笔,吸管,纱布,脱脂棉,吸水滤纸,大、小镊子,手术剪,手术刀,解剖针等。

2. 试剂　氯化钠、福尔马林、乙醇、石蜡、氯仿、乙醚、甘油、环氧树脂、明胶、有机玻璃四氯乙炔粘合剂等。

(二)虫体标本的预处理

虫体固定前必须加以适当的处理,避免虫体收缩变形,才能达到满意的效果。大型绦虫在固定前,需浸入生理盐水中 8 小时以上,使虫体自然松弛后再固定。吸虫固定前先用适量薄荷脑乙醇液(薄荷脑 24g,95% 乙醇 10ml)麻醉虫体,使虫体组织松弛,自然死亡后再进行固定。或取一滴生理盐水于载玻片上,将活的吸虫置于生理盐水中,加上盖玻片,置于火焰上方加热,注意勿使生理盐水沸腾,然后把玻片放入盛有乙醇甲醛冰醋酸固定液(简称 AFA 固定液:85% 乙醇 85ml,37% 甲醛 10ml ,冰醋酸 5ml)的培养皿中,移去盖玻片,再将虫体固定。钩虫(hookworm)口囊或交合伞含有大量杂质,会妨碍以后的观察,应在固定前用毛笔或通过适当振荡将虫体清洗干净。

(三)虫体标本的固定和保存

在制作液浸大体标本前,应采用正确的方法固定和保存虫体,在不损伤和改变虫体形态结构的前提下使虫体迅速死亡,既保持了虫体原有的形态结构,又能够防止虫体自溶和腐烂。大型蠕虫如似蚓蛔线虫(*Ascaris lumbricoide*,俗称蛔虫),可直接投入 70℃的 70% 乙醇中固定;也可把细长的线虫放入盛有冷水的烧杯中,徐徐加热,待虫体伸直、死亡后再移入 70% 乙醇中固定。5% 福尔马林易引起蛔虫破裂,可加入少许氯化钠。固定十二指肠钩口线虫(*Ancylostoma duodenale*,简称十二指肠钩虫)、美洲板口线虫(*Necator americanus*,简称美洲钩虫)、蠕形住肠线虫(*Enterobius vermicularis*,俗称蛲虫)等小型蠕虫时,常将虫体置于 70℃的甘油乙醇液(甘油 5 份,70% 乙醇 95 份),冷却后移至 80% 乙醇内保存,或用 60~80℃巴氏固定液(3% 福尔马林生理盐水)固定和保存。容器内虫体标本勿过多,以免拥挤变形及虫体组织内水分渗出。勿使标本贴于瓶壁,影响固定液的渗入。固定液与标本体积之比通常为 15∶1。

(四)虫体标本姿态的展示

将虫体从固定液中取出,装置于标本缸内的明显位置,充分显示其形态,并注意标本的对称与平衡,尽可能使标本既清晰明显便于观察,又美观逼真。常用的方法有:将标本固定于玻璃板上,缚扎于支架上,或悬挂于标本缸中,虫体的背后衬以黑纸或蓝纸,再缓缓加满保存液。

(五)标本缸的密封与标签

擦干标本缸边缘和缸盖,用毛笔或棉签蘸取熔化的石蜡松香(2∶1)混合液,涂抹在缸口周围,将盖与缸口对合,严密封闭,以防止保存液变质或挥发,有利于标本长期保存。密封瓶口的材料可选用羟基封端聚二甲基硅氧烷(俗称 107 硅橡胶)、真空硅脂等。如为有机玻璃缸,则用有机玻璃粘合剂封口。在装置标本前应考虑标签粘贴位置,以免标签无适当位置粘贴或贴后遮挡标本而影响观察。标签纸质须优良,以铅笔或黑墨水书写,用黑墨水书写的标签,须用乙醇固定晾干。也可用优质的打印纸打印记录标签。标签上注明日期、虫种、宿主种类以及寄居于宿主的部位、采集地点、采集人姓名、保存液名称等。

标本应妥善保管,要注意经常检查容器内的保存液有无溢漏、挥发减少或混浊变质,若有则需及时补充和更换。液浸标本要轻拿轻放,不要摇晃振荡,以免标本移位或损伤结构。

二、瓶装液浸标本制作方法与步骤

依虫体的大小选用相应规格的标本缸。大型虫体如链状带绦虫(*Taenia solium*,又称猪带绦虫、猪肉绦虫、有钩绦虫)、肥胖带绦虫(*Taenia saginata*,又称牛带绦虫、牛肉绦虫、无钩绦虫)需用较大的标本缸(25cm×12cm×37cm 或 13cm×5cm×35cm)。中小型蠕虫,如华支睾吸虫(*Clonorchis sinensis*,又称肝吸虫)、钩虫、蛲虫、裂体吸虫(schistosome,又称血吸虫)、毛首鞭形线虫(*Trichuris trichiura*,俗称鞭虫)、微小膜壳绦虫(*Hymenolepis nana*,又称短膜壳绦虫)等,可用方形(8cm×2cm×12cm)或圆形(20cm×6cm)的标本缸。其他内脏组织标本需按实际情况选用不同规格的标本缸。

(一)大型虫体标本的制作

猪带绦虫和牛带绦虫成虫标本的制作　装置大型绦虫标本需要大的长方形或圆形标本缸,其规格大小视虫体的长度而定。依标本缸内径的大小裁制用于夹固虫体的玻璃板或 2mm 厚聚氯乙烯板。

（1）平面排列虫体标本的制作

1）将绦虫标本用生理盐水冲洗干净,并在生理盐水中浸泡 8 小时以上,使虫体自然松弛。之后将虫体摆放于两片玻璃板之间,压至适当厚度。在两块玻璃板之间注入 10% 福尔马林液,使标本逐渐固定。注意随时添加固定液,切勿使标本干燥。4 小时后将虫体移入 5% 的福尔马林液中,也可保存于 75% 乙醇。

2）将上述虫体放置于大方瓷盘的保存液中。取一块恰好可装入标本缸的长方形玻璃板,上覆同样大小的黑(或蓝)纸一层,再覆盖一层透明玻璃纸,在保存液内充分浸湿,以免产生气泡。

3）用毛笔小心将虫体移置于上述透明玻璃纸上,整齐平行排列,注意头节不要脱落。安置虫体时,注意使整条虫体恰好排列在玻璃板的中部,两侧及上下留出的间距应基本相等。

4）虫体排列整齐后,用吸管滴加保存液于虫体上。上面再覆盖一层透明玻璃纸,与下面的玻璃板对齐,如有气泡产生,轻轻掀开玻璃纸,加入保存液,使整个玻璃纸完全覆盖且无气泡。

5）上面再加适量保存液,另取同样大小的玻璃板覆盖于原玻璃板上,使两块玻璃板夹紧虫体,再用线捆扎玻璃板的两端,避免虫体移动。

6）在标本缸底部放置 2~3cm 厚的用纱布包裹的脱脂棉,以托起和稳定玻璃板。将标本倾斜由一端慢慢浸入装有 5% 福尔马林液的标本缸内。注意不能产生气泡。

7）在标本瓶内壁插入一根细玻璃棒,可避免加保存液时因液体冲击而使虫体移动、脱落。沿玻璃棒徐徐注满保存液,擦干缸口边缘与缸盖的水分,用石蜡或环氧树脂密封,贴上标签。

（2）缠绕虫体标本的制作

1）选择圆形标本瓶或长方形标本缸、3 块等大的恰能放入标本瓶(缸)的长方形有机玻璃板,中间一块为 L 形,较厚,用于缠绕虫体并作为支架。

2）将带绦虫由头节开始自上而下轻轻地盘绕在 L 形的有机玻璃板上,用熔化的明胶液(15g 明胶放入 85ml 蒸馏水内加热熔解)将虫体头节及链体粘固在有机玻璃板上,确保头节在整个标本的中心线上,以保持带绦虫整体形态的完好展示。

3）用 2 块有机玻璃板将盘绕好虫体的 L 形有机玻璃板前后相夹,上下两端用白线扎紧。

4）将上述玻璃板轻轻放入标本瓶(缸)内,沿管壁将 5%~10% 福尔马林液缓慢注满至瓶口。

5）加盖,密封,贴标签。

也可用一个较小的圆形标本瓶代替玻璃板以缠绕虫体,但此种方法虫体固定不够牢固,晃动时虫体易脱落。

（二）中、小型虫体标本的制作

1. 钩虫、肝吸虫标本的制作

（1）将适宜大小的白纸、黑纸、透明玻璃纸、玻璃板(约 8cm×16cm)置于搪瓷盘内,用 5% 福尔马林液浸泡 2 小时或过夜。

（2）将浸湿的玻璃板平放于瓷盘角边,上加一层同样大小浸湿的白纸,中央放一块圆形黑纸(直径为 2~4cm),再覆盖一层透明玻璃纸以防止黑纸褪色。

（3）选取形态完整的虫体,用毛笔或小勺将虫体置于玻璃纸上,舒展姿势。为防止虫体被压扁,可在虫体两侧垫上厚度与虫体厚度相当的小玻璃片。

（4）用滴管吸取 5% 福尔马林液滴于玻璃纸上,然后再覆盖上同样大小的一片玻璃板,注意切勿产生气泡。

（5）用线扎紧玻璃板的两端,垂直缓慢放入装有 5% 福尔马林液的标本缸内(注意勿产生气泡)。

（6）加满保存液,擦干标本缸口边缘与缸盖,用环氧树脂或石蜡密封,贴上标签。

注意事项:

（1）装置钩虫时,选取形态完整的十二指肠钩虫雌、雄成虫各 1 条,头部向上,尾部向下,并排置于直径 2cm 的圆形黑纸片中间。如有美洲钩虫,可同样放置于另一圆形黑纸片上,将两种钩虫并列夹在同一玻璃板中。

（2）体型较大的虫体如布氏姜片吸虫（*Fasciolopsis buski*，又称姜片虫）、肝片形吸虫（*Fasciola hepatica*）等，可取与玻璃板同等大小的蓝纸，上面衬一层透明玻璃纸，将 2~3 条虫体夹在 2 块玻璃板之间。

（3）也可选用蓝色聚氯乙烯板代替玻璃板、黑（蓝）纸等，用毛笔蘸取适量加热熔化的明胶液涂于虫体和聚氯乙烯板上，使虫体固定。装置的方式可多样化，力求标本清晰、美观，又可长久保存。

2. 肺吸虫与囊尾蚴标本的制作　在制作并殖吸虫（*Paragonimus*，又称肺吸虫）成虫、猪囊尾蚴（cysticercus cellulosae）、牛囊尾蚴（cysticercus bovis）等圆形或椭圆形虫体标本时，为了保持虫体的自然形态，可将虫体装置于无压力而又受保护的空间内，常用直径 4cm 左右的平皿或有机玻璃制成的凹型皿。

（1）将保存于福尔马林液内的上述虫体置于平皿内，摆正位置，用熔化的动物明胶粘固。

（2）将该平皿盖在长方形玻璃板正中或稍靠上一点的位置，平皿周围用氯仿熔化的有机玻璃点状粘着 2~3 处，但不封闭，能使固定液从平皿周围缝隙进入平皿内。

（3）将玻璃板垂直放入盛有 5% 福尔马林液的标本缸内，封闭缸口，贴上标签。

（4）亦可用熔化的明胶液将虫体粘固于玻璃板或聚氯乙烯板上，待胶液凝固后，置入标本缸内，加满 5%~10% 福尔马林液。此种装置方法比较简便，但长期保存时虫体可能会脱落，可用同样的方法再次装置。

第二节　虫体液浸标本采集与制作

不论采集哪种标本，必须保持标本完整。采集过程中做好记录，并防止感染。扁虫类标本详细采集方法见第七章，线虫类标本详细采集方法见第八章，棘头虫标本详细采集方法见第九章，医学节肢动物的详细采集方法见第十章。采集的虫体经固定后可制成液浸标本，供日常教学和科研工作使用，亦可作为寄生虫标本资源库的建设。

一、扁虫虫体液浸标本采集与制作

扁虫种类较多，大小、形态不同，液浸标本制作方法也存在差异。采集到的虫体体表常附有一些污物，须将虫体清洗干净后，选择不同的方法使虫体松弛舒展或用玻片等将虫体压平，根据不同标本种类，选用单一固定液或由多种固定剂配制的混合液。对于小型虫体，宜用吸管吸取，细勺挑取，或用小毛笔操作，不可用镊子夹取，以免损伤虫体。

（一）吸虫

1. 肠道寄生吸虫液浸标本的采集与制作

（1）布氏姜片吸虫标本的采集与制作：布氏姜片吸虫活体呈肉红色，死后为灰白色。虫体肥硕，卵圆形，背腹扁平，前端稍窄，后端较宽，形似姜片，大小为（20~75）mm×（8~20）mm×（0.5~3）mm，为寄生于人体最大的吸虫。口吸盘位于虫体亚前端，直径约 0.50mm。腹吸盘位于口吸盘之后，比口吸盘大 4~6 倍，呈漏斗状，肌肉发达，肉眼可见。

1）姜片虫成虫的标本采集：①主要从自然感染的动物宿主肠道内采集，可到当地的大型生猪屠宰场从猪的小肠内收集；②通过实验动物模型获取成虫，如小猪、家兔等，将实验室感染的动物处死后，剖腹从肠道中收集虫体；③从患者粪便中淘虫，服药后收集 24 小时内的粪便，直接从粪便中淘取虫体。

取 100ml 生理盐水加 1~2 滴薄荷脑乙醇液，将虫体放入使之麻醉，肌肉松弛。用毛笔将虫体清洗干净。

2）虫体固定与保存：用 5% 福尔马林液或 70% 乙醇固定 24 小时后，换以新的 5% 福尔马林液或 70% 乙醇保存。宁氏液（40% 甲醛 10ml，氯化钠 1g，蒸馏水 90ml，甘油 2ml）固定保存效果更好。

3）液浸标本的制作：取合适的标本瓶和玻璃板，以毛笔蘸取适量加热熔化的明胶液涂于虫体和玻璃板上，将虫体固定。将粘好虫体的玻璃板慢慢插入标本瓶内，加满 5% 福尔马林液。加盖，封口，贴上标签。也可将虫体夹在两块玻璃板之间，虫体周围垫几片与虫体厚度相当的洁净小玻璃片，用线扎紧玻璃板的两端再放入标本缸内，加满保存液进行保存，装置方法可参考本章第一节。

（2）棘口吸虫的标本采集与制作：棘口吸虫是一类中、小型吸虫，寄生于鸟类、禽类和哺乳类动物的肠道内。成虫一般为长形,有的较短粗,有的呈叶形,前端稍窄,后半部钝圆,略似瓶状。口吸盘、腹吸盘相距很近。口吸盘周围有环口圈或头冠。

1)棘口吸虫成虫的标本采集:将感染棘口吸虫的禽、畜处死后,解剖动物,从肠道中检获虫体,清水洗涤干净后,放于生理盐水中,因虫体较小,可在解剖镜下操作。也可收集感染禽畜的粪便,从水洗沉淀后的沉渣中采集虫体。

2)虫体固定与保存:在固定之前先用生理盐水将虫体冲洗干净,以免黏附在虫体上的黏液和污物经固定后难以去除而影响观察。用 5% 福尔马林液或 70% 乙醇固定 24 小时后,换以新的 5% 福尔马林液或 70% 乙醇保存。

3)液浸标本制作:以毛笔蘸取适量加热熔化的明胶液涂于虫体和玻璃板上,将虫体固定。将粘好虫体的玻璃板慢慢插入标本瓶内,加满 5% 福尔马林。加盖,封口,贴上标签。

（3）异形吸虫的标本采集与制作:异形科(Heterophyidae)是一类小型吸虫。成虫体长一般为 0.3~3mm,体型因虫种而异,为椭圆形、长椭圆形、长梨形,前半较扁,后半部分较钝圆,体表具有鳞棘。

1)异形吸虫成虫的标本采集:将感染异形吸虫的禽畜处死后,剖腹从肠道中挑取虫体,用清水将虫体洗涤干净。由于虫体微小,可借助解剖镜进行操作。

2)虫体固定及液浸标本制作:用生理盐水将虫体冲洗干净,再用 3%~5% 福尔马林液或 70% 乙醇固定 24 小时后,换以新的 3%~5% 福尔马林液或 70% 乙醇保存。

2. 脉管和组织寄生吸虫的标本采集与制作

（1）华支睾吸虫的标本采集与制作:华支睾吸虫成虫狭长,背腹扁平,前端稍窄,后端钝圆,形似葵花子仁,大小为（10~25）mm ×（3~5）mm。口吸盘位于虫体前端,腹吸盘位于虫体前 1/5 处的腹面,口吸盘略大于腹吸盘。雌雄同体,弯曲的子宫位于虫体前半部中央,固定标本中因子宫内充满虫卵而显示为深褐色。1 对珊瑚状的睾丸前后排列于虫体后 1/3 处。

1)华支睾吸虫成虫的标本采集:华支睾吸虫成虫标本多自人工感染的实验动物模型体内获得,即从流行区采集感染华支睾吸虫的淡水鱼,分离囊蚴,感染实验动物后获取成虫;也可通过解剖自然感染的猫、狗等保虫宿主获得虫体;少数获自胆汁引流或肝胆手术的患者,具体方法见第七章。

2)虫体的固定与保存:用细勺子或毛笔轻轻挑起虫体放入生理盐水中,用吸管吸取生理盐水冲洗虫体,并换水清洗 4~5 次,使虫体表面洁净无污物。将洗净的虫体置于载玻片上,摆放平整,一张载玻片上可放置 10 余条虫体,在其上再覆盖一载玻片,使虫体充分平展,用 5% 福尔马林液固定 12~24 小时后,把虫体移至盛有 5% 福尔马林液的标本瓶中保存。或将虫体从福尔马林液中取出,用清水洗涤两次后,由低浓度乙醇（30%、40%、50%、60%）逐渐换至 70% 的乙醇,可在 70% 乙醇中长期保存。或将虫体用毛笔挑在培养皿中的一张湿滤纸上,展平,虫体上覆盖一张湿滤纸,上面再覆盖几张载玻片,加入 10% 福尔马林液,12 小时后将虫体取出移入 5% 福尔马林液中。

保存在福尔马林液中的虫体可直接用来制作液浸标本,而保存在 70% 乙醇中的虫体,要依次置于 60%、50%、40% 和 30% 的乙醇中逐步退至蒸馏水中,每次需 10~20 分钟,然后再按要求制作。

3)成虫液浸标本的制作:选用小型的玻璃缸或有机玻璃缸,规格通常约为 5cm × 2cm × 10cm,固定液一般采用 5% 福尔马林液。选取两块大小与标本缸相适宜的玻璃板或有机玻璃板,与玻璃板同样大小的黑纸(用于反衬虫体结构)和透明玻璃纸。

将一块玻璃板平放于瓷盘内(下面可垫玻棒,以便操作),上面依次铺一张蓝纸和一张玻璃纸(主要是防止蓝纸褪色,影响虫体色泽)。用毛笔或小勺轻轻挑取一条或数条形态完整的虫体置于玻璃纸的中部偏上方,使虫体的前端向上。为防止虫体被压变形,可在虫体周围垫几片与虫体厚度相当的洁净小玻璃片。上面再覆一张透明玻璃纸,用吸管滴加适量的保存液于玻璃纸上。将另一块玻璃板轻轻放于玻璃纸上,注意不要产生气泡。用白线扎紧玻璃板的两端,也可用合适的卡子卡住玻璃板的四角进行固定。

还可把虫体置于一块大小合适的玻璃板中部,用毛笔蘸取适量加热熔化的明胶液涂于虫体和玻璃板上进行固定。

将上述玻璃板垂直缓慢浸入装有 5% 福尔马林液的标本缸中,若是玻璃标本缸,加满保存液,擦干缸口和缸盖,用环氧树脂密封。如为有机玻璃缸,可在盖上留一小孔,待标本放入后,将缸盖与缸体粘接牢固,然后通过小孔加满保存液,再将小孔密封,贴上标签保存。

(2)并殖吸虫的标本采集与制作:并殖吸虫肉红色,虫体肥厚,背部稍隆起,腹面较平。体长均在 19mm 以下,宽度一般不超过 7mm。口吸盘位于虫体前端,腹吸盘位于虫体腹面。

1)并殖吸虫成虫的标本采集:人工感染家犬、家猫等保虫宿主 3 个月左右,从感染动物的肺脏虫囊内取出虫体。详细采集方法见第七章。

2)虫体压片、固定与保存:将成虫用 37℃无菌生理盐水洗去血污后,保存于无菌生理盐水玻皿中,立即放入 35~37℃隔水式温箱内“饲养”8~12 小时,使其肠道中的黑色内容物排出。之后将虫体放入薄荷脑乙醇液中,使虫体松弛,自然死亡。

将虫体放入 70% 乙醇或宁氏液中固定 24 小时后,更换新的固定液保存。宁氏液可避免虫体表皮皱裂。取固定的虫体制作液浸标本,此方法可显示虫体背部隆起、腹面扁平的自然状态。

也可采用以下方法将虫体压薄后进行固定。①载玻片压片法:多用于制备单个虫体,为防止虫体滑动,准备约 0.20mm 厚、与载玻片等大的纸片,保留纸片周边各 0.50mm,使之成为中空的长方形。取经无菌生理盐水洗净的虫体,放置于该纸片内并用滤纸吸去虫体表面的水分,将虫体调整成正位姿态,用吸管吸取 70% 乙醇或宁氏液缓慢加满纸片内框并浸没虫体,其上覆盖另一载玻片,缓慢轻压至虫体平展,肉眼可见睾丸等内部结构清晰为止。用棉线缠绕载玻片两端并缚紧,注意使虫体保持正位相。固定 24~72 小时后将虫体由玻片中取出,保存于同一固定液中。固定液以宁氏液为首选,因含有甘油,对虫体有软化作用,不易发生破损。10% 福尔马林固定液加入少许氯化钠,也可避免虫体表皮破裂。②大玻片压片法:采用 10cm² 玻片,操作方法与步骤基本同上,仅纸片与玻片等大或略小。此法可同时制备多个虫体,但不利于调整虫体的体位。③有机玻璃螺旋压片法:此法为首选,操作方法与步骤基本同上述。此法可控制压片的力度,能较好地保持标本厚度的均一性,为制备高质量的染色标本打基础。

3)成虫液浸标本制作:选择合适的标本缸及玻璃板,取固定好的成虫或经压片处理的成虫前端向上置于玻璃板上,用毛笔蘸取加热熔化的明胶液涂于虫体和玻璃板上固定。或将虫体置于两张玻璃板之间,用白线在玻璃板两端缠绕、缚紧。将固定好虫体的玻璃板置于标本缸内加满保存液,密封,贴上标签保存。

(3)血吸虫标本采集与制作:日本血吸虫(*Schistosoma japonicum*)雌雄异体,雌虫黑褐色,前细后粗圆,形似线虫,长 20~25mm,宽 0.10~0.30mm。雄虫乳白色,较短粗,长 12~20mm,宽 0.50~0.55mm,腹吸盘后方的虫体扁平,两侧向腹面卷曲形成抱雌沟,雌虫常居于雄虫的抱雌沟内呈合抱状态。虫体前端有口吸盘,腹面近前端有一腹吸盘,雄虫的口、腹吸盘较发达。

1)血吸虫成虫标本的采集:取感染血吸虫尾蚴 45 天后的家兔,剖开腹腔,暴露肠系膜静脉,采用针挑、灌注等方法获得成虫,具体采集方法见第七章。

2)成虫标本固定及保存:先用生理盐水将虫体冲洗干净,以免黏附在虫体上的黏液和污物影响观察。血吸虫消化道中常充满红细胞消化后残留的黑褐色或棕黑色复合卟啉类物质,容易遮挡生殖器官等结构,因此固定前须将活的虫体放入生理盐水中半天至 2 天,使虫体吐出肠内物质。由于血吸虫细长,容易卷曲,固定前可将虫体放于 4℃冰箱中 1~3 天,使虫体松弛,之后立即放入加热的固定液中固定。

血吸虫固定于劳氏(Looss)固定液(氯化汞饱和水溶液 100ml 或 90ml,冰醋酸 2~4ml,临用前混合)中最好,也可用布勒氏(Bless)液(70% 乙醇 90ml,40% 甲醛 7ml,冰醋酸 3ml 临用前加入)固定 6~12 小时,过久会腐蚀虫体。之后在 30% 乙醇、50% 乙醇中各洗涤 15 分钟,移入含碘液的 70% 乙醇中(70% 乙醇中加碘酒使成葡萄酒色为止),使组织细胞内的碘化汞沉淀洗出,时间需要 1 天以上。

3)液浸标本制作:用 5% 福尔马林液或 70% 乙醇固定 24 小时后,换以新的 5% 福尔马林液或 70% 乙醇保存。

3. 其他吸虫液浸标本的采集与制作

(1)后睾吸虫、次睾吸虫的标本采集与制作:后睾属(*Opisthorchis*)吸虫主要寄生于禽类,也可寄生于兽类,其中猫后睾吸虫(*Opisthorchis felineus*)、麝猫后睾吸虫(*Opisthorchis viverrini*)还可寄生于人体。猫后睾吸虫与华支睾吸虫相似,大小为(7~12)mm×(2~3)mm。前端狭细,后端钝圆,口、腹吸盘大小相近。麝猫后睾吸虫与猫后睾吸虫形态相似,大小为(5.40~10.20)mm×(0.80~1.90)mm,平均7mm×1.50mm。我国已报道的次睾吸虫有东方次睾吸虫(*Metorchis orientalis*)、台湾次睾吸虫(*Metorchis taiwanensis*)等6种。东方次睾吸虫成虫长椭圆形,大小为(3~6.81)mm×(0.62~1.64)mm,外形呈鞋样或花生米样,体前部较小,呈球状,体前2/5处缩为腰状,最宽处为体后1/3~2/5处。口吸盘位于虫体顶端近圆形,肌肉发达。腹吸盘位于体前1/4处。台湾次睾吸虫成虫扁平,呈叶状或腊肠状,大小为(3.48~5.81)mm×(0.42~1.45)mm。

1)后睾吸虫、次睾吸虫成虫标本的采集:将感染后睾、次睾吸虫的家禽处死后,从其胆囊、胆管中挑取虫体,清水洗涤干净后,放入生理盐水中。

2)虫体固定及成虫液浸标本制作:将虫体在生理盐水中洗涤干净后,用毛笔把虫体挑至载玻片上,每张载玻片上可放3~5条,上面再覆盖一载玻片,轻轻施加压力,使虫体扁平伸展,在玻片两端用细线或橡皮筋缚紧,放于氯化汞类固定液或波音氏(Bouin)固定液(苦味酸饱和溶液75ml,40%甲醛25ml,冰醋酸5ml)中固定1~3小时,使固定液完全浸入虫体内,之后将玻片揭开,用毛笔轻轻把已压扁固定好的虫体移入固定液中保存。也可将较大的虫体用熔化的明胶液固定在玻璃板上,标本装置方法可参考华支睾吸虫。

(2)歧(双)腔科(双腔属、阔盘属)吸虫的标本采集与制作:双腔属(*Dicrocoelium*)吸虫寄生于牛、羊等动物的胆管、胆囊内,偶可寄生于人体。目前国内发现有4种双腔吸虫,即矛形双腔吸虫(*Dicrocoelium lanceatum*)、中华双腔吸虫(*Dicrocoelium chinensis*)、枝双腔吸虫(*Dicrocoelium dendriticum*)和客双腔吸虫(*Dicrocoelium hospes*)。矛形双腔吸虫大小为(6.67~8.34)mm×(1.61~2.14)mm,虫体窄长,前端较尖,体后部稍宽,呈柳叶状或矛形。口吸盘位于虫体顶端,腹吸盘位于体前端约22%处。中华双腔吸虫大小为(3.54~8.96)mm×(2.03~3.09)mm,虫体较宽扁,腹吸盘前方呈头锥状,其后两侧作肩样突起。枝双腔吸虫大小为(3.93~5.82)mm×(1.47~1.88)mm,腹吸盘位于体前端约1/4处,该处两侧作肩状扩大,前方呈头锥状,后部宽扁。客双腔吸虫大小为(6.50~7.80)mm×(1~1.20)mm,虫体窄长,腹吸盘位于体前端1/6~1/5处。

阔盘属(*Eurytrema*)吸虫寄生在牛、羊动物的胰管内,偶可寄生于人体。我国已发现的阔盘属吸虫至少有6种,以胰阔盘吸虫(*Eurytrema pancreaticum*)、腔阔盘吸虫(*Eurytrema coelomaticum*)、枝睾阔盘吸虫(*Eurytrema cladorchis*)的分布最为广泛。胰阔盘吸虫大小为(6.46~14.50)mm×(3.81~6.07)mm,虫体较厚,长椭圆形,吸盘发达,口吸盘较腹吸盘大。腔阔盘吸虫和胰阔盘吸虫的形态较为相似,大小为(4.78~8.05)mm×(2.73~4.76)mm,为短椭圆形,体后有一明显的尾突。枝睾阔盘吸虫大小为(4.49~7.90)mm×(2.17~3.07)mm,呈前端尖、后端钝的瓜子形。

1)成虫标本的采集:从感染歧(双)腔科(双腔属、阔盘属)吸虫的牛、羊等反刍动物胆囊、胆管、胰管内挑取虫体,清水洗涤干净后,放入生理盐水中。

2)虫体固定及成虫液浸标本制作:将虫体放于生理盐水中洗涤干净后,放入氯化汞类固定液或波音氏液中固定,用毛笔把虫体挑至载玻片上,每张载玻片上可放虫体4~6条,上面再加盖另一载玻片,逐渐增加压力,将虫体压扁,在载玻片两端用线或橡皮筋缚紧,放于氯化汞类固定液或波音氏液中固定2~6小时,使固定液完全浸入虫体内,然后将载玻片揭开,用毛笔轻轻把已压扁固定好的虫体移入固定液中保存。氯化汞类固定液则须脱汞处理后,保存于70%乙醇中;波音氏液固定的,可直接保存于70%乙醇中。较大的虫体可参照华支睾吸虫的装置方法装置液浸标本。

(3)片形属吸虫成虫的标本采集、保存与制作:片形属(*Fasciola*)中以肝片形吸虫和大片形吸虫(*Fasciola gigantica*)最为重要。肝片形吸虫与布氏姜片吸虫的大小、形态、颜色相似。虫体前端有明显的三角形头锥,头锥基部稍增宽,状如两"肩",之后逐渐变窄,后端钝圆。口吸盘位于头锥的顶端,腹吸盘位于头锥基部,不及姜片虫的发达。大片形吸虫与肝片形吸虫形态极为相似。虫体长叶片状,较窄,半透明,头锥短,肩不明显,有的无肩,虫体长宽比大于肝片形吸虫。

1)成虫的标本采集:从感染片形属吸虫的牛、羊等反刍动物胆囊、胆管中挑取虫体,清水洗涤干净后,放入生理盐水中。

2）成虫的标本固定及保存：先用生理盐水将虫体洗涤干净，用以下方法将虫体压扁固定。

载玻片夹扎法：将虫体自生理盐水中取出，放于滤纸上，吸去虫体表面的水分及黏液。在一张载玻片上放一张等大的滤纸，其上放置虫体，盖上另一张载玻片轻轻压扁，用线缚扎牢固，放入固定液中固定。

玻璃板夹压法：如果虫体数量较多，可用大块的玻璃板夹压。挑选完整的虫体放于滤纸上，吸干虫体表面的水分及黏液，把虫体排列于玻璃板上，再盖一块稍小的玻璃板，在玻璃板上加适当重物慢慢增加压力，直至虫体压至合适厚度（上述玻璃板及虫体始终浸于大瓷盘的固定液中）。

因虫体大而肥厚，为达到较好的固定效果，在固定 4 小时后，轻轻掀开载玻片（玻璃板），让固定液进入虫体中心部位，再继续用载玻片夹扎或用玻璃板夹压。

以上各法将虫体压扁后固定于劳氏液或布勒氏液，固定 10~24 小时，过久（1 天以上）会腐蚀虫体。固定好后水洗，30% 乙醇、50% 乙醇中各洗涤 20 分钟，置于 70% 乙醇中加碘至茶色，使组织细胞内的汞盐释出，这种处理需要 1 天以上，并多次更换碘液。

3）液浸标本制作：可参照布氏姜片吸虫液浸标本制作的方法装置标本。

（二）绦虫

1. 绦虫成虫液浸标本的采集与制作　猪带绦虫和牛带绦虫乳白色，带状，背腹扁平。前端较细，向后渐扁阔。近颈部的未成熟节片（幼节）短而宽，中部的成熟节片（成节）近方形，末端的妊娠节片（孕节）长方形。猪带绦虫长 2~4m，由 700~1 000 个节片组成，节片薄而透明。头节近似球形，直径为 0.60~1mm，颈部纤细，孕节单侧子宫分支数为 7~13 支；牛带绦虫长 4~8m 或更长，节片肥厚不透明，1 000~2 000 个节片。头节略呈方形，直径为 1.50~2mm。孕节单侧子宫分支数为 15~30 支。

曼氏迭宫绦虫（*Spirometra mansoni*）成虫主要寄生在猫科动物，偶可寄生于人。虫体白色，带状，长 60~100cm，宽 0.50~0.60cm，头节呈指状，颈部细长，链体约有 1 000 个节片，前端的节片宽度大于长度，后端节片长宽略相等。成节与孕节相似。子宫位于节片中部，膨大且螺旋状盘曲，紧密重叠，基部宽、顶部窄，略呈发髻状，肉眼可见。

（1）绦虫成虫标本的采集：对患者驱虫治疗后收集虫体；或解剖感染的动物，将寄居有虫体的肠段剪下，连同虫体浸入水中，虫体会自行脱落，也会自行伸直。具体采集方法见第七章。

（2）绦虫成虫标本的固定：大型虫体固定时间需 24 小时或更长，小型虫体固定时间短。

1）大型绦虫：如猪带绦虫、牛带绦虫，用大号无齿镊子将虫体轻轻夹起（切勿夹住头节）置于瓷盘内，用清水轻轻洗涤数次，换以 0.90% 氯化钠溶液浸泡数小时，使整个虫体松弛舒展，如发现虫体扭结，应将此结轻轻解开。待虫体死亡后，移至 3% 福尔马林液中固定 24 小时，然后保存在 5% 福尔马林液中。必要时先用大玻璃板将绦虫展开或将虫体缠在玻璃板上再固定。

2）小型绦虫：如短膜壳绦虫、细粒棘球绦虫（*Echinococcus granulosus*，又称包生绦虫）等，洗涤干净后在 3% 福尔马林溶液中固定 3~5 小时，用毛笔将虫体移于载玻片上，摆好姿态，用载玻片轻压，保存于 5% 福尔马林液中。也可用薄荷脑乙醇液固定。

（3）绦虫成虫液浸标本的制作：可制作成常规液浸标本和妊娠节片彩色标本。

1）绦虫瓶装标本的制作：详见本章第一节。

2）猪带绦虫、牛带绦虫妊娠节片彩色瓶装标本的制作：猪、牛带绦虫的妊娠节片经注射明胶色素液后摆放于玻璃板上，制成瓶装标本。此标本色彩鲜艳，两种带绦虫孕节的子宫分支清晰可辨。配制明胶色素液（明胶色素甲液：动物明胶 3g，朱砂或朱红 1.50g，蒸馏水 30ml；明胶色素乙液：动物明胶 3g，普鲁士蓝 1.50g，蒸馏水 30ml），甲液、乙液分别注入子宫（红色）和生殖道（蓝色）。

①取带绦虫妊娠节片，在子宫主干前后两端，用注射针头向子宫主干方向轻轻刺一小孔，而后平铺在玻璃板上。用吸水纸吸去节片周围的水分，再覆盖一张载玻片，轻轻揉压，使虫卵从刺孔处被慢慢挤出。②将盛有明胶色素液的三角瓶、1ml 注射器、注射针头置于 60~70℃ 水浴锅中，待明胶色素液完全熔化后，用注射器吸取甲液，接上注射针头。③将注射针头插入已挤出虫卵的子宫主干，注入明胶色素甲液，必要时用食指轻轻揉压节片，使明胶色素液充填到整个子宫主干和侧支。按此方法，逐一注射节片。之后将节片放入冷水中，使明胶色素液全部凝固。④自水浴锅取出另一注射器，吸取乙液，在注有甲液的妊娠节片

侧缘生殖孔内注入乙液,使其充满生殖道,之后放入冷水中使明胶色素液凝固。⑤取一个圆形标本瓶和一块与标本瓶长、宽相当的玻璃板,将上述绦虫妊娠节片平展在玻璃板上,用吸水纸吸去节片周围的水分。用毛笔蘸取加热熔化的明胶,将节片粘固在玻璃板上。⑥标本瓶底垫一层纱布包裹的棉花,将玻璃底板插入标本瓶内。沿标本瓶壁徐徐加入 5%~10% 福尔马林液。加瓶盖,用石蜡密封,贴上标签。

注意事项:①在操作中谨防感染。②选用新鲜的妊娠节片,柔软易压平,且容易挤出虫卵,注入的明胶色素液分布均匀。长期固定保存的妊娠节片标本,虫体硬化,虫卵不易挤出,明胶色素液也不易注入。③配制明胶液时,因普鲁士蓝颗粒较大,应用乳钵研细,以免在明胶液中发生沉淀。在吸取明胶色素液时先摇匀,否则会影响节片的颜色。④在注射明胶色素液时,应排空注射器和针头内的空气,否则形成气泡会损坏节片。⑤妊娠节片平展在玻璃板上,必须先用吸水纸吸去节片周围的水分再涂明胶,才能将妊娠节片牢固粘在玻璃板上。

2. 绦虫幼虫的标本采集与制作

(1)猪带绦虫和牛带绦虫幼虫的标本采集与制作:猪囊尾蚴、牛囊尾蚴形态相似,为黄豆大小、椭圆形、乳白色、半透明的囊状物。囊内有少量囊液,其内有一米粒大小的白点,为向内翻卷收缩的头节。

将寄生有囊尾蚴的新鲜猪肉或牛肉,沿着肌纤维走向用手术刀轻轻将完整的囊尾蚴剥离下来,用生理盐水冲洗干净,置于 5% 福尔马林液或岑克氏(Zenker)固定液(重铬酸钾 2.50g,氯化汞 5g,硫酸钠 1g,蒸馏水 100ml,临用时加冰醋酸 5ml)固定。

制作液浸标本时,截取大小合适的 2mm 厚蓝色聚氯乙烯板,将已固定的虫体取出置于滤纸上,吸去水分,置于聚氯乙烯板的合适位置,用毛笔蘸取加热熔化的明胶液涂于虫体和玻璃板上,待明胶液冷却凝固;取一合适的标本瓶,将该玻璃板斜放于标本缸内,加满 5% 福尔马林液或岑克氏液,密封保存。

(2)棘球蚴的标本采集与制作:棘球蚴(hydatid cyst)呈圆形或近似圆形的囊状体,直径从不足 1cm 至数十厘米不等。棘球蚴为单房性囊,囊壁外有宿主的纤维组织包绕。囊壁的角皮层呈乳白色,半透明,似粉皮状,易破裂。囊内含有生发囊、子囊、孙囊、大量原头蚴及无色透明或微黄的棘球蚴液。

从被感染的食草动物肝脏和肺脏等组织器官中取材,或取自患者手术摘取的标本。打开外囊,小心将整个棘球蚴取出,放入合适的标本瓶,加满 5% 福尔马林液保存。1 周内重新更换新的保存液进行保存,注意防止药液被稀释而影响保存虫体的效果。

(3)泡球蚴的标本采集与制作:泡球蚴(alveocular hydatid)为淡黄色或白色的囊泡状团块,由许多大小囊泡相互连接、聚集而呈葡萄状。每个囊的大小基本相同,囊泡圆形或椭圆形,0.10~5mm,囊泡内有的含透明囊液和许多原头蚴,有的含胶状物而无原头蚴。囊外壁角皮层很薄且常不完整,整个泡球蚴与周围组织无纤维组织被膜分隔。将感染有泡球蚴的动物剖杀后,从腹腔或肝脏将泡球蚴组织全部切下取出。

通常选择感染泡球蚴的羊肝脏制作液浸标本。将感染泡球蚴的羊肝用水洗净后,直接放入固定液中固定 2~3 天。待装置瓶装标本时,再按需要将肝脏切成 2cm 厚的片状,可以直接放入盛有新固定液的标本瓶中,或缚扎于一块玻璃板上,或固定于玻璃支架上再放入标本瓶内。

(4)裂头蚴的标本采集与制作:裂头蚴(sparganum)长带状,体不分节,具有不规则横纹,乳白色。大小为(100~360)mm × 0.70mm,体前段较细小,头节稍膨大,中央有一明显凹陷,体后段较粗大,末端钝圆。活体时伸缩能力很强。

用无齿镊子将乳白色、细长形蠕动的裂头蚴从蛙体内取出,用生理盐水清洗后,平展在玻璃板上,用滤纸吸去虫体周围的水分,用毛笔蘸取熔化的明胶液,涂于虫体各部位,使虫体粘固在玻璃板上。斜放于标本缸,用 5% 福尔马林液固定保存。

二、线虫虫体液浸标本采集与制作

寄生于人体肠道的线虫主要有蛔虫、鞭虫、蛲虫、钩虫,虫体经清洗、固定后,可制作成液浸标本。蛔虫虫体较大,为展示生殖系统和消化系统,可制作内脏解剖浸制标本。

蛔虫长圆柱形,形似蚯蚓,头、尾两端逐渐变细,活体呈肉红色或微黄色,死后灰白色。体表有许多细横纹和两条明显的侧索。雌虫大小为(20~35)cm × (0.30~0.60)cm,尾部尖直,生殖系统为双管型。雄虫大小为(15~31)cm×(0.20~0.40)cm,尾部向腹面卷曲,有1对镰刀状交合刺,生殖系统为单管型。

鞭虫前3/5细长,后2/5明显粗大,形似马鞭。活体呈肉红色。雌虫体长35~50mm,尾部直且钝圆。雄虫体长30~45mm,尾部向腹面卷曲呈螺旋形,有交合刺1根。

蛲虫细小、乳白色似棉线头,有头翼。雌虫大小为(8~13)mm×(0.30~0.50)mm,头尾尖细,中部略膨大,尾端尖细部分可达体长的1/3。雄虫大小为(2~5)mm×(0.10~0.20)mm,尾端向腹面卷曲。

钩虫长约1cm,半透明粉红色,固定后为灰白色。虫体前端较细,向背面仰伸,形成颈弯。雌虫略大于雄虫,末端呈圆锥形。雄虫尾端膨大形成交合伞。十二指肠钩虫前端与尾端均向背面弯曲,呈C形。美洲钩虫前端向背面仰曲,尾端向腹面弯曲,呈S形。

(一)小型肠道线虫液浸标本的采集与制作

1. 小型肠道线虫成虫的采集

(1)从患者粪便中采集:肠道线虫病患者服驱虫药后,每天收集全部粪便,连续3天。较小的线虫如钩虫、蛲虫、鞭虫等,可应用冲洗过筛法、自然沉淀法等进行检查收集,详见第八章。

(2)从实验感染动物模型采集:主要用于旋毛形线虫(*Trichinella spiralis*,又称旋毛虫)。处死感染的小鼠或大鼠(剖杀前24小时断食),取出全部小肠,经漂洗、孵育、沉淀等,在解剖镜下检查成虫,根据虫体大小及形态特征区分雌、雄成虫,详见第八章。

2. 虫体的清洗 收集的肠道线虫体表往往附有宿主的肠内容物,必须将其洗净后方可进行固定保存和制作标本。体表光滑的线虫在玻璃器皿中用生理盐水洗涤数次即可,线虫体表污物过多时可用毛笔清洗。因需观察钩虫成虫口囊和交合伞的形态结构以鉴别虫种,需将虫体置于盛有生理盐水的试管内,用橡皮塞塞紧管口,反复摇荡数分钟,并换水2~3次,洗去钩虫口囊及交合伞内的附着物,或用毛笔轻轻清洗,操作中勿使虫体损伤。注意不要用自来水清洗,否则可使虫体破裂而损坏标本。无论何种虫体,水洗时间不宜过长,否则其角皮出现膨大而使虫体破裂,故迅速洗涤后立即固定为宜。

3. 虫体的固定和保存 细长的线虫如鞭虫,可先将虫体放入盛有冷水的烧杯中,然后慢慢加热,待虫体伸直死亡后再移入70%乙醇中固定。固定蛲虫、钩虫等虫体时,常将虫体置于70℃的甘油乙醇液,冷却后移至80%乙醇内保存,或用60~80℃巴氏固定液固定和保存。固定线虫的容器应大于虫体,以便虫体伸直。

4. 小型肠道线虫标本的装置 适用于钩虫、鞭虫、蛲虫等。

(1)选择合适的标本瓶,截取大小合适的玻璃板或2mm厚蓝色聚氯乙烯板,放进标本瓶内作为固定标本的底板。

(2)从保存液中取出标本,用清水洗去福尔马林或酒精,用无齿小镊子或毛笔将形态完整的虫体放置在玻璃板上(或聚氯乙烯板上),摆好虫体姿势和位置,以毛笔蘸取适量加热熔化的动物明胶于虫体和玻璃板上(或聚氯乙烯板上),轻轻压平,待明胶冷却凝固使虫体固定。如发现虫体位置不正,可将玻璃板的背面放在酒精灯上晃动加热,待明胶稍微熔解,再调整虫体位置和形态。

(3)将粘好虫体的玻璃板(或聚氯乙烯板)插入标本瓶内,加满保存液(一般用5%~10%福尔马林液),加盖后用石蜡封口,贴上标签,可永久保存。

(4)钩虫吸附肠壁标本的装置:此标本展示钩虫咬附肠壁寄生的状态。将重度感染钩虫的一段犬小肠剪开,用镊子清除肠内容物(不用洗涤),平铺于玻璃板上,两端用针线穿过肠壁,固定在玻璃板上,置入装有60℃组织固定液[福尔马林原液200ml,人工矿泉盐(硫酸钠22g,碳酸氢钠3g,氯化钠9g,硫酸钾1g)50g,水合氯醛饱和溶液60ml]的玻璃皿或标本瓶内固定12小时,取出置于70%乙醇内至恢复到原来的色泽(约需6小时),再移至水中6小时,然后放入标本瓶中,加入组织保存液(醋酸钾200g,甘油400ml,水2 000ml),加盖密封。

寄生在盲肠的鞭虫成虫液浸瓶装标本的装置方法同上。

(二)蛔虫液浸标本的采集与制作

1. 蛔虫成虫液浸标本制作

(1)蛔虫标本采集:从患者粪便中采集,肠道蛔虫病患者服驱虫药后,每天收集全部粪便,连续3天。

经肉眼检查,发现蛔虫成虫时,用无齿镊子将其轻轻取出,放入盛有生理盐水的搪瓷盘中,用大号毛笔洗净虫体黏附的污物。

（2）蛔虫成虫的固定和保存:可直接投入 70℃的 70% 乙醇中固定。5% 福尔马林液固定蛔虫时,易使虫体破裂,加入少许氯化钠可防止虫体破裂。

（3）蛔虫成虫标本的装置:将雌、雄成虫放在固定标本的玻璃板上,摆好虫体姿势和位置,头端向上,尾端向下,用白线将虫体固定于玻璃板上,插入标本瓶内,加满保存液(一般用 5%~10% 福尔马林液),加盖后用石蜡封口,贴上标签,可永久保存。

2. **蛔虫成虫解剖标本制作** 此标本用于展示蛔虫的消化系统、生殖系统。将雌虫、雄虫分别置于固定标本的玻璃板上,从虫体背面沿背中线将体壁轻轻剪开,分别暴露虫体消化系统和生殖系统。用眼科镊和毛笔小心取出雌性生殖系统或雄性生殖系统,整齐、清晰地排列在虫体一侧,以毛笔蘸取适量加热熔化的明胶液涂于内脏器官和玻璃板上,轻轻压平,待明胶冷却凝固使其固定。将写有各部位名称的标签用明胶液固定于相应位置的玻璃板上(雌性生殖系统的卵巢、输卵管、子宫、阴道;雄性生殖系统的睾丸、输精管、储精囊、射精管)。将虫体头、尾部及中部用线缚于玻璃板上,插入标本瓶内,加满保存液(一般用 5%~10% 福尔马林液),加盖后用石蜡封口,贴上标签,可永久保存。

三、棘头虫虫体液浸标本采集与制作

棘头虫隶属于棘头动物门(Phylum Acanthocephala),虫体前端能伸缩的吻突上有许多角质的倒钩棘。成虫寄生在淡水、海水和陆生脊椎动物的肠道内。偶可寄生于人体,但一般不能发育成熟。虫体粗大,为显示内部结构,可将固定后的虫体进行透明处理。

（一）猪巨吻棘头虫成虫液浸标本的采集与制作

猪巨吻棘头虫(*Macracanthorhynchus hirudinaceus*)活体时乳白色,背腹略扁,固定后为圆柱形,体表有明显横纹,前端有可伸缩的吻突。雌虫长 20~65cm,尾端钝圆,雄虫长 5~10cm,尾端有一钟形交合伞。

1. **成虫的采集**

（1）感染动物体内采集成虫:从终末宿主猪和野猪(偶尔亦可从犬、猫)的小肠内采集成虫。

（2）人体内采集成虫:人不是猪巨吻棘头虫的适宜宿主,在人体内棘头虫大多不能发育成熟。有时在进行诊断性驱虫或急症手术中意外发现虫体。个别报道可从患者呕吐物中检获虫体。

2. **成虫液浸标本的制作** 将成虫置于生理盐水中洗净后固定。猪巨吻棘头虫成虫很少染色制片,一般经透明后即可显示虫体内部结构,方便观察。

将洗净的猪巨吻棘头虫成虫迅速投入 70℃的甘油乙醇固定液中,使虫体伸展,便于观察。待冷却后将虫体移入 80% 乙醇中,或将虫体直接放入甘油乙醇固定液中保存。固定液也可作为保存液使用,要求渗透力强,能使组织柔软。常用的固定、保存液有甘油乙醇、布勒氏液及 4% 福尔马林液,其中以甘油乙醇的固定与保存效果为好。

因猪巨吻棘头虫的虫体粗大、结构特殊,观察成虫形态尤其是内部结构时,标本需透明。取经水洗净的新鲜虫体,置 37℃含 2%~10% 敌百虫的生理盐水中 2~3 天,虫体外膜即出现多个圆形、椭圆形的 3~15mm 水泡。用眼科剪小心剪破虫体前端较大的一个水泡壁(勿伤及虫体内壁及肌肉层),再用眼科镊夹住水泡壁缘,向一端轻拉,扩大泡壁裂口,使露出虫体内壁,用镊子使内外体壁分离,露出吻突,即前段外膜全部蜕掉。再用镊子使全部体壁外膜、内膜分开,弃去外膜,虫体保存于含适量甘油的巴氏固定液或 75% 乙醇中。也可将保存于甘油乙醇中的虫体取出,依次置于含甘油 10%、20%、40%、80%、90% 的甘油乙醇中各 24 小时,最后移入纯甘油中,得到透明的虫体。

（二）念珠棘头虫的标本采集与制作

念珠棘头虫(*Moniliformis moniliformi*)成虫寄生于鼠、犬、猫等动物的小肠内,可从鼠的小肠内采集成虫。成虫乳白色,圆柱状,体表环状增厚的皱襞形成明显的串珠状假体节。体前端的吻突呈长圆柱形,有 12~15 排吻钩或吻棘。雌虫长 10~27cm,雄虫长 4~13cm。念珠棘头虫的成虫标本制作与保存同猪巨吻棘头虫。

四、节肢动物虫体液浸标本采集与制作

医学节肢动物（medical arthropod）主要分属于昆虫纲（Insecta）、蛛形纲（Arachnida）、甲壳纲（Crustacea）、唇足纲（Chilopoda）和倍足纲（Diplopoda），以昆虫纲和蛛形纲最为重要。获取标本后，筛选出肢体完整或符合标本制作要求的虫体，投入装有固定液的容器中保存。固定液要有较好的渗透、固定和防腐效果。个体较大或需随时使用的标本，可直接浸泡在广口瓶中。需长期保存的标本，可放入试管中，加入固定液，加盖、用石蜡密封管口；也可用喷灯烧化管口端拉成细管后密封保存。需长期或永久保存的标本，可准备内容完全相同的两个标签，一个贴在容器外，一个放入容器内。

（一）昆虫类液浸标本采集与制作

医学昆虫的采集、运输、标本制作和保存有许多相似之处，但由于各种节肢动物的生态特点之间存在较大差异，因而具体的采集和标本制作方法也有不同要求。如大多数医学昆虫传播疾病的主要阶段是成虫，因此成虫是主要采集时期。一些昆虫如蚊（mosquito）、蝇（fly）等主要采取野外采集的方式，但采集蚤（flea）和虱（louse）等，还可通过宿主动物（以鼠为主）诱捕的方式。具体采集方法见第十章。

对一些身体柔软、体型细小的昆虫及昆虫的卵、幼虫、蛹等，可放入保存液里，一般不需要整姿，制成浸制标本即可。在固定和保存过程中，容易出现变色、褪色、变形、霉变等现象，因此要选择适宜的固定剂和保存液。高浓度乙醇具有脱水、脱脂作用，因此含有大量脂肪或拟脂的昆虫标本不宜保存在浓度大于 75% 的乙醇内。常用的保存液有：①70%~75% 乙醇，适用于保存昆虫的成虫和身体较大较硬、颜色较浅的幼虫。因其有强烈的渗透性和脱水作用，容易使标本皱缩、变硬、发暗；且能溶解色素，易使标本褪色，使白色幼虫变黑。为了使虫体保持一定的软度且防止乙醇挥发，可加入浓度为 0.50%~1% 的甘油，制作成甘油乙醇混合液。②5%~10% 福尔马林液，能长期保存标本，但容易破坏标本的色彩和光泽。③醋酸福尔马林乙醇混合保存液（无水乙醇 15 份、福尔马林原液 5 份、冰醋酸 1 份），加入乙醇和醋酸能很好地固定标本。④布勒氏液渗透力强，是昆虫幼虫的良好固定剂。

将标本放入试管中，加入保存液，用喷灯烧化管口拉成安瓿瓶，细管口密封，贴上标签。也可放入指形管，用软木塞封口。需要定期检查容器中浸渍液有无溢漏、蒸发，若有要及时补充和更换，保持标本完全浸没于保存液中。

1. 蚊幼虫、蚊蛹液浸标本　蚊隶属双翅目（Diptera）、蚊科（Culicidae），与人类疾病关系密切的分属于按蚊属（Anopheles）、库蚊属（Culex）和伊蚊属（Aedes）。幼虫分为头、胸、腹三部分，周身有毛或毛丛，头部近似半圆形或略扁；胸部略呈方形，不分节；腹部细长。蛹侧面观呈逗点状。

将采集的活幼虫先饥饿 1~2 天，让其排净肠内的食物残渣，置于 60~70℃ 热水浸烫，待虫体死亡、充分伸展后取出，直接投入保存液内即可。

（1）乙醇浸渍液法：将虫体标本依次用 30%、40%、50%、60%、70% 乙醇各浸泡 1 小时，最后放入 75% 乙醇中保存。可在 75% 乙醇浸液中滴入 0.50%~1% 甘油，以防止标本变脆。之后每半个月更换 1 次乙醇，连续更换 2~3 次后便可长期保存。这种标本可随时取出观察，减少了福尔马林对身体的刺激和伤害。

（2）福尔马林浸渍液法：2%~5% 福尔马林液可直接用于保存标本，简单、经济、防腐性能好，缺点是易使虫体肿胀、肢体脱落；往往有多聚甲醛形成，使保存液逐渐变浊，影响标本的观察和鉴定，可定期更换。

（3）醋酸福尔马林乙醇混合浸渍液法：配制好混合保存液，将幼虫一次投入，密封容器，期间注意适时更换或添加保存液。

2. 蝇卵、蝇幼虫、蝇蛹液浸标本　蝇隶属双翅目，与疾病关系密切的种类大多属蝇科（Muscidae）、丽蝇科（Calliphoridae）、麻蝇科（Sarcophagidae）和狂蝇科（Oestridae）。卵多呈椭圆形或纺锤形，长约 1mm，多为乳白色，少数灰色、褐色或黑褐色，卵粒常堆积成卵块。幼虫俗称蛆，长 1~13mm，圆柱形，乳白色，前尖后钝。蛹长约 5~8mm，表面光滑、圆柱形，棕褐色至褐色。将活幼虫直接放入 60~70℃ 75% 乙醇中固定，24 小时后移入 75% 乙醇中。也可将蝇幼虫置入 60~70℃ 热水中，待虫体死亡后放入盛有 75% 乙醇甘油的小玻璃瓶中，密封、贴标签，或用铅笔书写好标签放入瓶内保存。

3. 白蛉液浸标本　白蛉（sand fly）隶属双翅目蛉科，我国报告的种类分属白蛉属（Phlebotomus）、司

蛉属（*Sergentomyia*）和异蛉属（*Idiophlebotomus*）。蛹淡黄色，长约 4mm，体外无茧。幼虫长 0.5~4.0mm，形似小毛虫，白色，头大而色深，全身长有许多刚毛。卵呈长椭圆形，0.38mm×0.12mm，初产时为灰色，逐渐变为深棕色或黑色。白蛉的卵、幼虫和蛹可制成液浸标本，保存器皿为磨砂广口瓶，保存液为 75% 乙醇。

4. **蠓类液浸标本**　蠓（midge）隶属双翅目蠓科（Ceratopogonidae）。成虫黑色或深褐色，长 1~6mm。幼虫长 0.30~6.40mm，头部深褐色，胸、腹部灰白、奶油或淡黄色。蛹头背部有头盖，早期淡黄色，羽化前呈深褐或黑色。将采获的成虫、幼虫和蛹直接浸泡于 70%~75% 乙醇内保存。可将其装入小玻璃指管内，放入标签并加满乙醇，以棉花塞紧且不使管内残留气泡，也不能紧压标本，然后再将指管放入另一装有 75% 乙醇的大瓶中密封保存，以防指管内乙醇挥发标本损坏。

5. **虻类液浸标本**　虻（tabanid fly）隶属双翅目虻科（Tabanidae），幼虫体型细长，两端较尖，早期淡黄色，以后接近黑色。蛹为裸蛹，较幼虫粗短，暗黄棕色。液浸标本主要用于保存幼虫、幼虫皮、蛹和蛹皮。将采集的上述标本置于 75% 乙醇中，制成液浸标本，可长期保存。

6. **蚋类液浸标本**　蚋（black fly，俗称黑蝇）隶属双翅目蚋科（Simuliidae）。蛹属于半裸茧形。幼虫圆柱形，前后端膨大，中间较小，成熟幼虫长 4~15mm。卵略呈三角形，长 0.10~0.20mm，卵壳表面光滑，薄而透明，初产时淡黄色，逐渐变为黑褐色。液浸标本最常用的保存液为 70%~75% 乙醇，将蚋的卵、幼虫和蛹直接移入或杀死后置入该保存液中，1 周内更换新的保存液。标本瓶用蜡封口密封，防止保存液挥发。

7. **蚤类和虱类液浸标本**　蚤隶属蚤目（Siphonaptera），幼虫长圆柱形，体色灰白，三龄幼虫（成熟）体长约 4.50mm。卵大多椭圆形，乳白色或淡黄色，长 0.40~2mm。虱隶属虱目（Anoplura），若虫外形与成虫相似，较小，腹部较短。卵呈卵圆形，大小约 0.80mm×0.30mm。液浸标本适合于蚤类卵、幼虫和蛹及虱类卵、若虫标本的制作。将虫体标本依次用 30%、40%、50%、60%、70% 乙醇浸泡 1 小时，最后放入 75% 乙醇中保存；也可直接放入 75% 乙醇浸液中保存。为缓解虫体在乙醇中浸渍后变脆，可在乙醇中滴入 0.5%~1% 的甘油。在浸渍大量标本后半个月应更换 1 次乙醇，以防止虫体变黑或肿胀变形，以后可再更换 1~2 次，便可长期保存。用蜡密封标本瓶（缸）口，贴好标签。

8. **蜚蠊液浸标本**　蜚蠊（cockroach，俗称蟑螂）隶属蜚蠊目（Blattaria），成虫椭圆，背腹扁，黄褐色或深褐色，体表油亮。头小，触角 1 对，细长且分节多，复眼 1 对，单眼 2 个；胸部棕褐色；3 对足粗大多毛。刚孵出的若虫呈白色，以后体色慢慢变深，形似成虫，体型小，无翅。卵呈窄长形，乳白色，半透明，位于暗褐色坚硬袋状卵荚内。将蜚蠊成虫、若虫、卵荚放入玻璃瓶或指管内，加入 75% 乙醇（滴加 1% 的甘油使虫体有一定软度）或甲醛乙醇冰醋酸溶液（40% 甲醛 10 份、95% 乙醇 38 份、冰醋酸 2 份、蒸馏水 50 份），固定 2~3 天后，更换新的固定液，密封管口，粘贴采集标签和鉴定标签。

9. **毒毛虫、松毛虫液浸标本**　毒毛虫（urticating caterpillar）隶属鳞翅目（Lepidoptera）、毒蛾科（Lymantriidae）。蛹长约 10mm，黄褐色，有光泽，覆黄褐色细毛，茧长 13~20mm，椭圆形或长椭圆形，淡褐色，壁薄，附少量绒毛。幼虫体表有长短不一的毛，其中有特殊的毒针毛，毛瘤上形成毛束或毛刷，无翅，无复眼。卵大而坚硬，呈扁圆形、坛子形、馒头形、截锥形、近球形等，颜色多为白色、淡黄色、浅褐色等，卵上覆有黄褐色或黄色绒毛。松毛虫（pine caterpillar）隶属鳞翅目枯叶蛾科（Lasiocampidae）、松毛虫属（*Dendrolimus*）。蛹光滑，无臂棘，有茧。幼虫较大，体略扁，有 6 个龄期，体色、体型、毛束毛丛随龄期不同而异。Ⅴ龄幼虫灰黑色，体长 26~46mm。成熟（Ⅵ龄）幼虫棕黑色，38~58mm，体表遍布白色鳞片，期间混有一些金黄色鳞片。卵呈圆形或椭圆形，卵的颜色因虫种不同而异。毒毛虫和松毛虫的卵、幼虫和蛹可制作成液浸标本。对幼虫禁食，使其肠道内食物消耗排泄干净，再将幼虫移入玻璃器皿中用 90℃ 左右的热水浸烫，一般体小而软嫩的幼虫热浴 2 分钟左右，体大而粗壮的幼虫需 5~10 分钟，虫体伸直即可取出，冷却后放入保存液中。未经热浴的幼虫直接放在保存液中，易收缩变形，甚至变黑。

10. **刺毛虫液浸标本**　刺毛虫，即刺蛾的幼虫，属于鳞翅目刺蛾科（Limacodidae），身体柔软、含水分较多、身体细长、体壁的硬化程度较弱，体色鲜艳，体肥短，呈蛞蝓形，周身着生刚毛、枝刺、丛毛等。

（1）普通浸渍保存：方法同松毛虫。

（2）保色浸渍保存：将具有色彩的幼虫停食，使其处于空腹饥饿状态，以使其排空消化道残留物。然后将其投入彩色固定液中浸泡 1 周,再取出浸入长久保存液中保存。或选择与幼虫体壁一致的彩色固定液,用注射器由幼虫肛门注入体内,直到幼虫体节伸展、口吐黄水为止,置于培养皿中 0.50 小时左右,最后投入白糖醋酸福尔马林混合液(白糖 5g,冰醋酸 5ml,福尔马林原液 4ml,蒸馏水 100ml)中保存。

11. **天牛液浸标本** 天牛是鞘翅目(Coleoptera)、天牛科(Cerambycidae)昆虫的总称。幼虫体粗肥,长圆形,略扁,少数体细长。将采集的幼虫标本放在开水中煮 5~10 分钟,移入保存液,更换几次保存液后永久保存,否则虫体因含水分过多而易腐烂。

12. **金龟子液浸标本** 金龟子(scarab beetle)隶属鞘翅目金龟总科(Scarabaeoidea)。较成熟的幼虫体态肥胖,长约 20mm,宽约 6mm,体白色,头红褐色,静止时体型大多弯曲呈 C 形,体背多横纹,尾部有刺毛。幼虫放入开水中煮到虫体硬直。虫体大、外皮厚的幼虫,需煮 5~10 分钟,体小而嫩的煮 2~3 分钟。将标本放入指管,注入保存液,装至全管 2/3 为宜,然后塞紧木塞,用蜡封口,可长期保存。未经煮过的幼虫放入保存液中,往往使虫体收缩或变形,失去许多原来的特征。较大虫体移入保存液后,更换几次保存液后永久保存。

(二)蜱螨类液浸标本采集与制作

蜱螨(tick and mite)隶属蛛形纲蜱螨亚纲,为小型节肢动物,小者体长仅 0.10mm 左右,大者可达 10mm 以上(最大不超过 40mm)。蜱类是专性寄生的节肢动物类群,以硬蜱(hard tick)和软蜱(soft tick)最为重要。硬蜱和软蜱标本采集方法相似,动物体表寄生的蜱多采用直接采集;自然界栖息场所游离蜱可直接采集或用布旗法采集。不同类群螨的行为生态习性差异很大,标本采集方法也因此不同。粉螨、蚴线螨、肉食螨等主要从栖息和孳生场所采集。革螨(gamasid mite)等相似类群既可从栖息和孳生场所采集,也可从宿主体表采集。疥螨(Sarcoptes scabiei)、蠕形螨(demodicid mite)必须从寄生宿主体表采集。恙螨(trombiculid mite,sand mite,chigger mite)幼虫等相似类群主要从宿主动物体表采集特定的生活史时期。详细采集方法见第十章。

不同医学蜱螨类群(或种类),标本制作类型也存在差异,可制成液浸标本、冻存标本、玻片标本或染色标本。液浸标本最常用的固定保存液是 70%~75% 乙醇。

1. **蜱类标本固定及液浸标本制作** 蜱类标本主要包括硬蜱和软蜱。硬蜱由颚体和躯体组成,椭圆形,颚体位于躯体前端,体背面有盾板,根据盾板的大小可区别雌雄,雄蜱盾板覆盖整个躯体;雌蜱的盾板仅覆盖背面的前部。有足 4 对。软蜱颚体小,位于躯体腹面前部,从背面看不见,躯体表面多呈颗粒状皱纹、乳突或盘状凹陷,背面无盾板,雌雄区别不明显。

从现场采集到的活蜱,如无特殊需要,一般应尽快固定保存。固定处理使虫体在短时间内迅速死亡,可保持虫体原有的姿态,并使虫体内的物质(如蛋白质、脂肪和糖类等)凝固,防止腐烂和自溶,保证虫体内部结构完整。如果采集的活蜱饱食畜血,应先放置一段时间,待虫体内吸食的血液消化后再进行固定,否则血液凝结在消化道影响后续的检查和观察。固定前还应将虫体上的污物洗净。本节仅介绍液体固定保存法。其他方法详见第十章。

(1)虫体固定保存:可用以下几种方法:①将蜱投入 70~80℃热水数分钟,让其肢体伸展,然后将蜱放入指形管中,用铅笔书写好标签放入瓶内,加入 70%~75% 乙醇,为防止蜱的肢体变脆,可加入数滴甘油。②把蜱先投入 60~70℃的 70% 乙醇中杀死固定,24 小时后保存于 5% 甘油与 70% 乙醇混合液(体积比1:1)中,或 5% 甘油与 5%~10% 福尔马林混合液(体积比 1:1),或保存在布勒氏液中。③也可用硫化乙醚将活蜱麻醉杀死后,再浸泡于 75% 乙醇中,亦有展肢的效果。保存标本的容器应用蜡封严。用保存液固定的虫体,须在 1 周左右更换新的保存液,以防止药液被稀释而影响保存效果。

(2)液浸标本制作:将经过上述①、②方法固定保存的蜱标本置于盛有 75% 乙醇的小瓶或指形管中保存。也可将蜱用熔化的明胶液固定在玻璃板上,将其置于标本瓶内,密封保存。为延长蜱标本保存时间,乙醇保存液的体积要比标本体积多 3~5 倍,以免标本因乙醇浓度及量不足而受损。由于饱食蜱体浸泡一段时间后,乙醇浓度会降低,故应更换新的 75% 乙醇溶液或向原保存液内加入适量浓度高的乙醇。为防止因存放时间较久,小瓶或指形管内乙醇挥发,可将这些小瓶或指形管放入盛有 75% 乙醇的磨砂口瓶中密闭保存。乙醇溶液是最常用的保存液,但易使标本内部脆化,不利于进行内部解剖,且容易挥发,在乙醇溶液中加 1% 甘油可保持标本柔软。保存液也可用 3%~5% 福尔马林,利于保存解剖用标本,但标本附肢易脱落。醋酸福尔马林乙醇混合保存液对标本内部组织有较好的固定作用,但时间久了标本容易变黑,并有微量沉淀。为防止标签日久褪色,应用优质墨汁或铅笔书写,注明采集时间、地点、宿主、生境及海拔高度等。

2. 螨类标本固定　革螨隶属蜱螨亚纲寄螨目(Parasitiformes),螨体卵圆形,黄褐色,长 0.20~0.50mm,颚体位于前端,须肢长棒状。恙螨隶属恙螨科(Trombiculidae),幼虫多呈椭圆形,红、橙、淡黄或乳白色,刚孵出时体长约 0.20mm,饱食后可达 0.50~1mm,颚体位于躯体前方,螯肢和须肢各 1 对,须肢圆锥形。躯体背面前端有盾板。革螨或恙螨幼虫、若虫、成虫均可固定于 70% 乙醇中,12~24 小时后换以新的 70% 或 75% 乙醇保存。

粉螨隶属粉螨科(Acaridae),螨体椭圆形,长 0.10~0.50mm,白色如粉末,体表常有大量长毛。保存粉螨最常用的保存液有 70%~80% 乙醇、奥氏保存液(Oudeman's fluid:70% 乙醇 87ml、甘油 5ml、冰醋酸 8ml)、凯氏液(Koenike's fluid:冰醋酸 10ml、甘油 45ml、蒸馏水 45ml)和甲醇醋酸保存液(methanol and acetic acid:冰醋酸 40ml、甲醇 40ml、蒸馏水 20ml),其中奥氏保存液中的螨体组织不易产生硬化,肢体保持柔软。凯氏液为良好的永久或半永久保存液,可使标本的组织和附肢保持柔软或可弯曲的状态,不会在封固或解剖时出现破裂。甲醇醋酸保存液适合标本的短期保存,若长期保存,需经数周后更换为 70% 乙醇。

粉螨一般用双重溶液浸渍法保存。在保存之前,先把粉螨放入 70~80℃ 50%~70% 乙醇中,使其肢体伸展,姿态良好。之后用零号毛笔或"毛发针"(解剖针的针尖上粘 1~2 根毛发)轻轻挑取粉螨放入盛有奥氏保存液的指形管内,用脱脂棉塞紧管口,再放入盛有相同保存液的广口瓶中,用软木塞塞紧瓶口。对于少量粉螨标本,可装入青霉素针剂瓶,盖紧盖子并用胶布封严。用铅笔记录好采集时间、地点、环境条件、采集人姓名等信息,随同粉螨标本一同放入指形管中保存。此方法保存液不易干涸,指形管不易破碎,方便携带。

(李翠英　周本江)

参 考 文 献

[1] 蔡茂荣,李友松,程由注,等.福建省肺吸虫与肺吸虫病[M].厦门:厦门大学出版社,2021.

[2] 李朝品.医学节肢动物标本制作[M].北京:人民卫生出版社,2019.

[3] 李朝品,程彦斌.人体寄生虫学实验指导[M].3 版.北京:人民卫生出版社,2018.

[4] 吴观陵.人体寄生虫学[M].4 版.北京:人民卫生出版社,2013.

[5] 王建国.教你制作生物标本[M].芜湖:安徽师范大学出版社,2012.

[6] 李朝品.人体寄生虫学实验研究技术[M].北京:人民卫生出版社,2008.

[7] 陈佩惠,孔德芳,李惠珠.人体寄生虫学实验技术[M].北京:科学出版社,1988.

[8] 付春伶.昆虫标本的制作、保存及管理概述[J].生物学教学,2019,44(8):73-75.

[9] 陆静,王瑞,李泽浩,等.加强兽医寄生虫学标本室建设,提升寄生虫形态学教学水平[J].畜牧与饲料科学,2019,40(5):93-96.

[10] 董会,杨广玲,孔令广,等.昆虫标本的采集、制作与保存[J].实验室科学,2017,20(1):37-39.

[11] 盖丽娜,傅占江,代晓朋.寄生虫教学标本的保存与管理[J].湖州师范学院学报,2017,39(10):109-111.

[12] 唐小牛,赵金红,湛孝东,等.医学寄生虫标本库建设的探讨[J].基础医学教育,2015,17(6):503-505.

[13] 王全来.浸制标本养护的技术和管理[J].安徽农业科学,2014,42(34):12117-12118+12243.

[14] 殷凯,王慧勇.关于储藏物螨类两种标本制作方法比较的研究[J].淮北职业技术学院学报,2013,12(1):135-136.

[15] 秦啸峰,潘晋,陈茜文,等.浅谈人体寄生虫学实验标本的保存[J].继续医学教育,2012,26(11):1-3.

[16] 张富强.浸制标本瓶封口的新方法[J].生物学通报,2011,46(2):61.

[17] 周荣琼,黄汉成,桂小燕,等.动物肠道寄生虫标本的采集与保存[J].黑龙江畜牧兽医,2011,13(7):110-111.

[18] 黄斌.硬蜱的采集与饲养[J].生物学通报,2011,46(5):43-44.

［19］ 徐静.常见寄生虫标本的固定与保存［J］.中外医疗,2008,（12）:108.

［20］ 常正山.寄生虫标本的采集和保存［J］.中国寄生虫学与寄生虫病杂志,2006,（S1）:76-81.

［21］ 徐兴河.几种寄生虫标本的收集、固定和保存方法［J］.地方病通报,2004,19（3）:99.

［22］ 李凤铝,张玉萍.寄生虫标本的固定与保存［J］.邯郸医学高等专科学校学报,2003,16（3）:241-242.

［23］ 王明春.昆虫标本的制作［J］.陕西林业科技,2000,（3）:40-43.

［24］ 程功煌.动物绦虫标本制作方法［J］.中国动物检疫,2000,17（5）:32.

［25］ 刘忠湘,薛采芳,陆晓林.一种改进的液浸标本制作方法［J］.中国寄生虫学与寄生虫病杂志,1997,15（1）:53.

［26］ 周照县.昆虫浸制标本的制作［J］.生物学教学,1992,（2）:27+33.

［27］ 刘维忠.猪棘头虫整体透明标本的制作［J］.四川动物,1989,8（3）:7-8.

［28］ 中华人民共和国出入境检验检疫行业标准（SN/T 1876—2007）医学媒介生物标本采集、制作及保存规程［S］.北京:中国标准出版社,2007.

［29］ SEPULVEDA MS,KINSELLA JM. Helminth collection and identification from wildlife［J］. J Vis Exp,2013,（82）:e51000.

［30］ CRIBB TH,BRAY RA. Gut wash,body soak,blender and heat-fixation:approaches to the effective collection,fixation and preservation of trematodes of fishes［J］. Syst Parasitol,2010,76（1）:1-7.

［31］ MALVIYA HC. The susceptibility of mammals to *Fasciolopsis buski*［J］. J Helminthol,1985,59（1）:19-22.

第十二章

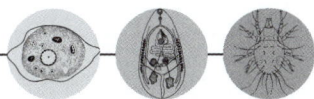

寄生虫病病理大体标本取材与制作

　　寄生虫病病理大体标本是寄生虫学实验教学的重要教学材料,通过老师的现场讲解,学生自己全面细致的观察标本,可以更深刻地理解病原学和病理学的联系。同时,病理大体标本除了作为教学、医疗和科研工作的重要档案材料使用外,还起着记录医学病案的作用,其采集、固定、保存、制作和邮寄是人体寄生虫学实验教学和研究工作中需要掌握的基本技术之一。熟练掌握这些实验技术的基础知识和基本技能,有利于实验教学的顺利进行并确保教学质量,同时也有利于科研工作的开展。病理大体标本主要通过临床病理检验、寄生虫动物模型、法医病理学尸体解剖获得,选材是制作大体标本的关键步骤,必须选择非常典型的病变,制作前要保证新鲜完整。经严格取材的病理大体标本具有较强的实用性,学生可通过对病理大体标本的观察,将病理学理论知识和疾病所引发的临床表现联系起来。在收集病理大体标本时,要根据教学大纲的要求,选择病变典型、结构完整、符合教学要求的标本。通过大体标本的观察可以直观地看到器官正常的形态结构与病理状态下的区别,利用病理大体标本形象直观的特点,完整地了解疾病所发生的形态变化。病理大体标本的制作与应用,改变了传统教学中的知识点零散、内容抽象、枯燥和难以理解的状态。

　　对于收集到的原始标本,制作时要注意尽量将无关的组织修整去除,同时不要过多地破坏病症和组织的整体形态,以保持器官的完整性和病变的特征性。例如:感染囊尾蚴的动物心、脑、舌、眼或其他器官组织,应选择感染较重的组织器官,将心肌、脑、舌组织切开,展示囊尾蚴寄生特点;将眼球周围遮盖囊尾蚴的组织分离,使囊尾蚴寄生眼部的病变清晰暴露。血吸虫寄生肠系膜标本,将血吸虫病家兔充分放血致死后,用生理盐水将静脉内的血液冲出,选取肠系膜静脉内虫体清晰的部位,将肠管内的粪便用水冲洗干净,在装置标本时,为清晰显示虫体在血管内寄居的状态,应将标本展开呈圆盘状,使肠系膜充分展开。感染血吸虫的兔肝脏标本,若表面虫卵结节明显、病理变化显著,则无须剖开,主要显示血吸虫虫卵结节引起的肝硬化。感染华支睾吸虫的动物肝脏,可将肝脏切开,使胆管内的部分虫体暴露于外,以显示虫体寄生于肝胆管的状态。感染肺吸虫的犬肺脏标本,表面可以看到由于虫体寄生而出现的灰褐色虫囊,将其完整地制作成标本,暴露表面即可(图12-1)。

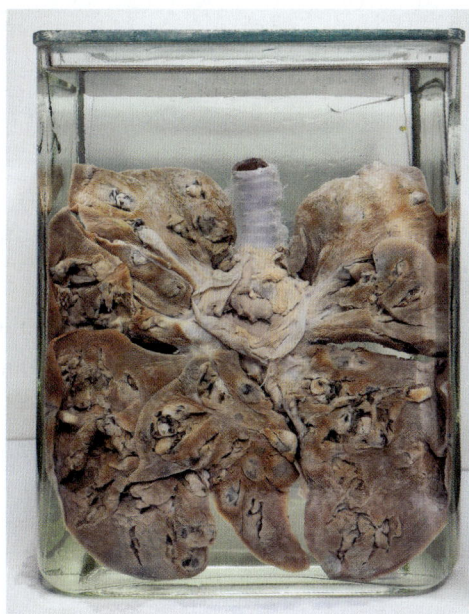

图 12-1　人工感染肺吸虫的犬肺脏液浸标本
(李美玉　图)

第一节　液浸原虫病病理标本

　　为供教学或陈列之用,常将原虫病病理标本装置于标本缸内,制成瓶装液浸标本。寄生虫寄生或损害的组织器官标本均可以制成液浸标本。标本缸装置通常采用玻璃制品或有机玻璃制成。原虫病病理大体

341

标本可通过法医病理学尸体解剖和活体组织检查时发现并收集,也可通过实验动物模型收集。

一、感染溶组织内阿米巴的组织器官标本

溶组织内阿米巴(*Entamoeba histolytica*)属内阿米巴科(Entamoebidae)的内阿米巴属(*Entamoeba*),是至今唯一被肯定为可引起人类阿米巴病的肠道阿米巴原虫。阿米巴病主要流行于热带和亚热带地区,被列为世界上 10 种最常见的寄生虫病之一,其病死率仅次于疟疾,是原生动物寄生虫致死的第二大原因。

溶组织内阿米巴可分包囊(cyst)和滋养体(trophozoite)两个不同生活史期。①滋养体:溶组织内阿米巴的滋养体直径在 12~60μm 之间,借助伪足运动,有透明的外质和富含颗粒的内质,具一个球形的泡状核,直径为 4~7μm。纤薄的核膜边缘有单层均匀分布、大小一致的核周染色质粒(chromatin granules)。核仁小,直径为 0.5μm,常居中,周围围以纤细无色的丝状结构。在无菌培养基中,滋养体往往有 2 个以上的核。从有症状患者组织中分离的滋养体常含有摄入的红细胞,有时也可见白细胞和细菌。②包囊:滋养体在肠腔里形成包囊的过程称为成囊(encystation)。滋养体在肠腔以外的器官或外界不能成囊。在肠腔内滋养体逐渐缩小并停止活动,变成近似球形的包囊前期(precyst),然后变成一核包囊并进行二分裂增殖。胞质内有一呈短棒状的营养储存结构即拟染色体(chromatoid body)。拟染色体的形态具虫种鉴别意义。未成熟包囊内尚含有糖原泡(glycogen vacuole)。成熟包囊有 4 个核,圆形,直径为 10~20μm,包囊壁厚125~150nm,光滑,核为泡状核,与滋养体的相似但稍小。

(一)器材与药品

1. **器材工具** 标本缸或有机玻璃瓶,玻璃板,玻璃刀,搅拌棒,尺子,量筒,分析天平,通风橱,广口瓶,尼龙缝合线,缝合针,铅笔,毛笔,酒精灯,纱布,石蜡,大、小镊子,剪刀,实验服,护目镜,铝制小锅,棉签,标签,医用口罩,手套等。

2. **试剂** 甲醛溶液,5% 的苯酚(石炭酸),甘油,乙酸钾,人工矿泉盐,生理盐水,蒸馏水,石蜡。

(二)标本制作准备

1. 浸制液配制

(1)固定液(preservative solution):10% 福尔马林液。

1)配方:福尔马林原液(40% 甲醛溶液)100ml,生理盐水 90ml。

2)配法:取福尔马林原液 100ml 置大小适合的广口瓶中,加入生理盐水 900ml,混匀即成。

3)用途:用于组织器官的固定。

4)注意事项:福尔马林有刺激味道,有一定毒性,配制溶液时需佩戴口罩,护目镜,穿好实验服,戴手套,尽量在通风橱内操作。

(2)组织固定液(tissue fixative solution)

1)配方:10% 福尔马林保存液 100ml,人工矿泉盐 25g(硫酸钠 62.9%,碳酸氢钠 8.6%,氯化钠 25.7%,硫酸钾 2.8%)。

2)配法:量取 10% 福尔马林保存液 100ml,置于合适的广口瓶中,称取人工矿泉盐 25g,加入广口瓶中,混匀。

3)用途:用于组织器官的固定。

4)注意事项:应用玻璃搅拌棒充分搅拌溶液至完全溶解再使用。配制溶液时做好个人防护。

(3)组织保存液(tissue preserving solution)

1)配方:乙酸钾 100g,甘油 200ml,蒸馏水 1 000ml。

2)配法:称量乙酸钾 100g,加入至 200ml 甘油中充分溶解,以蒸馏水补至 1 000ml。

3)用途:用于组织器官的保存。

4)注意事项:应用玻璃棒充分搅拌溶液至完全溶解再使用。

2. **取材** 溶组织内阿米巴滋养体可以侵入肠壁引起肠阿米巴病(intestinal amebiasis),进入静脉,经血行播散至肝脏、肺脏、脑等其他器官引起肠外阿米巴病(extraintestinal amebiasis),所以溶组织内阿米巴的病理标本应在上述器官组织中取材。在感染溶组织内阿米巴的盲肠、结肠标本取材时,应选取盲肠和结

肠上段含烧瓶状溃疡较多的部分。在感染溶组织内阿米巴的肝脏标本取材时,脓肿与周围肝组织境界较清楚,取材时注意不要过多破坏病灶和组织的整体形态,制作时要尽量将无关的组织修掉,保持器官的完整性和病变的特征性。

3. 标本处理

(1)标本收集后做好登记、编号和临床病例资料的整理工作。标本的内标签编号直接用铅笔书写,也可用碳素墨汁书写在小片有机玻璃上,置入标本缸内,注明固定剂、标本来源、日期等。

(2)修剪好待制作标本,进行测量。新鲜标本忌水洗,如体液、血液过多时,可用纱布块蘸取,非冲洗不可时,可用生理盐水略洗,用生理盐水洗净黏附的脓液污物。

(三)病理大体标本的制作

1. 整姿 将标本装置于标本缸内的明显位置,要充分显示其形态,尽可能使标本达到既清晰明显,便于观察,又较美观大方。将感染溶组织内阿米巴的盲肠、结肠标本分段夹置于两块玻璃板之间,玻璃板需要根据标本的大小用玻璃刀进行裁切,将肠标本沿长轴剪开长条状,暴露病变组织;用带尼龙缝合线的针穿过两端肠壁的边缘,将线绑在玻璃板上,或将组织夹在两块玻璃之间,缠紧玻璃板的两端;穿线时尽量将线埋在标本内或标本背面,不可暴露在标本病变的切面上影响病变观察;将肠组织放入大小合适的标本缸内。感染溶组织内阿米巴的肝脏标本,选择重度感染的肝脏,充分暴露病变,将固定好的标本用流水冲洗,根据标本大小选择适当的透明标本缸;标本缸内倾斜放入合适大小的玻璃板作为支撑,将肝脏标本放于玻璃板上。

2. 固定、装瓶、贴标签 将肠组织置于加热至60℃的组织固定液中,固定12分钟。取出后置于70%乙醇中恢复原来色泽,放置约6分钟,再移至清水中6分钟,将制作好的标本按尺寸放入相应的标本缸内。将标本倾斜,由一端慢慢加入组织保存液,注意有无发生气泡,液面至少要超过标本上缘2~3cm。将标本缸上缘及周围用纱布擦拭干净,用石蜡封口,标本缸口应严密封闭,以保证能够长期保存。在标本装缸前应考虑到贴标签的位置,以免标签无适当位置粘贴或贴后遮盖标本。标签常有两种,即内标签和外标签。内标签用铅笔书写通常置于缸内标本的背面,文字向外;外标签贴到标本缸的正面上方或下方,以不影响观察标本的视野为宜。但一个标本馆或一个实验室的标本标签要粘贴在标本缸同一位置。

感染溶组织内阿米巴的肝脏标本,脓肿与周围肝组织境界较清楚,可直接放入10%福尔马林液内固定2~3天后,重新放入按尺寸制作好的标本缸内,向缸内注入组织保存液,液面至少要超过标本上缘2~3cm。将标本缸上缘及周围用纱布擦拭干净,用酒精灯烤干。将石蜡放入铝制小锅内加热,熔化成液状,用棉签将液状石蜡涂抹于瓶口周围,取瓶盖用力压下,使之牢固密贴瓶口。将制好的外标签贴到标本缸的正面上方或下方,静放暗处2~3天。

(四)溶组织内阿米巴原虫大体病理标本特征

1. 肠阿米巴病理标本 肠壁溃疡呈散在性分布,大小不一,病变中央组织缺损,周围组织水肿而隆起,形成火山口样。多个溃疡融合后,使小块肠黏膜组织坏死、脱落,形成浅表溃疡。溃疡口小底大似"烧瓶"状,溃疡之间仍可见到正常组织。

2. 阿米巴肝脓肿病理标本 脓肿可为单个或多个,但以单个者为多见,且多位于肝右叶顶部靠近前外侧,发生于右叶者约占80%,左叶者约占10%,左右二叶均有者约占10%,肝细胞溶解坏死成为脓肿,脓腔周围组织坏死,使腔壁不整齐,呈棉絮状。

(五)标本制作注意事项

1. 标本装瓶前,应将标本缸仔细刷洗干净。洗后用5%的石炭酸清洗液浸泡,用蒸馏水清洗干净后,晾干使用(防止霉染)。

2. 大体标本的制作中,选择非常典型的病变后一定要充分固定,流水充分冲洗,以防止标本变色。

3. 充分暴露要观察的病变,并考虑病变与周围组织结构的关系。

4. 制作时要尽量将无关的组织修掉,保持器官的完整性和病变的特征性。

5. 在操作过程中应戴乳胶手套,以免标本污染霉变。

6. 玻璃标本的支架和玻璃缸的大小应与标本的大小基本相符;固定标本的尼龙缝合线不应暴露在标

本上。

7. 加入的 10% 中性福尔马林应临时配制,且加入量应保证液面至少超过标本上缘 2~3cm。

8. 光能使组织褪色,标本在固定或保存时应避光放置。

9. 放置固定标本的室温不可过高或过低,以 18℃ 为宜。

二、感染疟原虫的大鼠肝脏标本

疟原虫属于真球虫目(Eucoccidiida)、疟原虫科(Plasmodidae)、疟原虫属(*Plasmodium*),是疟疾(malaria)的病原体。

疟原虫种类繁多,虫种宿主特异性强,在两栖类、爬行类、鸟类、哺乳动物体内寄生的疟原虫生物学方面有显著差异。寄生于人类的疟原虫主要有 4 种,即间日疟原虫(*Plasmodium vivax*)、恶性疟原虫(*plasmodium falciparum*)、三日疟原虫(*Plasmodium malariae*)和卵形疟原虫(*Plasmodium ovale*),分别引起间日疟(tertian fever)、恶性疟(malignant malaria)、三日疟(quartan ague)和卵形疟(oval malaria)。

4 种疟原虫生活史基本相同,需要人和按蚊二个宿主。在人体内先后寄生于肝细胞和红细胞内,进行裂体增殖(schizogony),即红细胞外期(exo-erythrocytic stage,简称红外期)和红细胞内期(erythrocytic stage,简称红内期)。在红细胞内,除进行裂体增殖外,部分裂殖子形成配子体(gametophyte)。配子体在蚊子吸取人体血液时进入蚊体内,先进行配子生殖(gametogony),继而进行孢子增殖(sporogony)。

寄生于哺乳动物的疟原虫其宿主除了人之外,还有专性寄生在猿类和鼠类等动物的疟原虫,偶尔可感染人体,但非常罕见。在实验室里往往以专性寄生于鼠类的伯氏疟原虫(*Plasmodium berghei*)为种源来构建小鼠、大鼠等动物模型,加上按蚊即可模拟出疟原虫的完整生活史。

(一)器材和试剂

1. 器材工具 标本缸或有机玻璃瓶,玻璃板,玻璃刀,尺子,量筒,烧杯,铅笔,毛笔,碳素墨汁,酒精灯,纱布,脱脂棉,大、小镊子,手术刀,手术剪,医用口罩,手套,实验服,护目镜,通风橱,棉签,铝制小锅,标签等。

2. 试剂 甲醛,生理盐水,氯仿,甘油,蒸馏水,石蜡,5% 苯酚。

(二)标本制作准备

1. 固定液配制 10% 福尔马林液(配方参考上文)。

2. 取材 疟疾可引起多器官功能损害,其中肝损害较常见。将感染疟原虫的大鼠采用安乐死术处理,选取肝色较红,有轻度肿大,包膜略显紧张的部位。避免撕拉或挤压,防止组织受到破坏。

3. 标本处理

(1)标本收集后做好登记、编号的整理工作。标本的标签编号直接用铅笔书写,也可用碳素墨汁书写在小片有机玻璃上,然后烤干墨汁,待凉后用氯仿做溶剂,粘贴在标本缸内,注明固定剂、标本来源、日期等。

(2)为显示肝实质内的病理变化,用锋利的长刀沿肝脏长轴切开。将组织修剪好,进行测量。新鲜标本忌水洗,将肝组织表面黏附的血液和污物用纱布块蘸取,置于生理盐水中清洗,浸于 10% 福尔马林固定液中。

(三)病理大体标本的制作

1. 整姿 取材得到感染疟原虫的动物肝脏,可将肝脏剖开,显示虫体引起的组织病变,应在固定前将肝脏剖开,使病变部位特征突出,将固定好的标本流水冲洗,摆好姿态和位置,根据标本大小选择适当的透明标本缸,用玻璃刀划一块其长度比标本缸稍小的玻璃,放入标本缸内,作为固定、衬托标本的底板。

2. 固定、装瓶、贴标签

(1)感染疟原虫的动物肝脏标本,病变部位特征突出,可直接放入 10% 福尔马林液内固定 2~3 天。此时将标本形状、位置调整好,使适合于陈列要求,否则标本固定后变硬,不能再改变其形状。

(2)标本固定后,取出将固定液沥尽,再用纱布吸干。重新放入按尺寸制作好的标本缸内,将标本装置于标本缸内,加入组织保存液,液面至少要超过标本上缘 2~3cm。

(3)将标本缸上缘及周围用纱布擦拭干净,用熔化的高温石蜡液封口,贴上标签。

(四)疟疾的肝脏病理大体标本特征

疟疾肝脏病理大体标本,显示肝细胞变性坏死,伴灶状或大片状坏死,肝细胞呈蜂窝样改变。

（五）标本制作注意事项

1. 标本装瓶前,应将标本缸仔细刷洗干净。洗后用 5% 的石炭酸清洗液浸泡,用蒸馏水清洗干净后,晾干使用(防止霉染)。

2. 标本取材后勿用水冲洗,模仿离体前的解剖位置,直接浸入固定液里固定。如标本经固定后发生变形、扭曲,则将变形、扭曲部位用小玻璃支撑,使之保持原来形状;根据标本的大小、致密程度,固定 2~5 天,最多不得超过 7 天。

3. 固定后的标本要用流水冲洗 1~3 天。为了突出病变的特点和位置,适当修理多余无用的组织。

4. 在操作过程中应戴乳胶手套,以免标本受污染霉变。

5. 固定标本用的容器大小要适中,标本放入后稍宽松,避免拥挤而使组织变形,并预防组织内水分在固定时渗出而影响固定液的浓度,容器底部最好垫上棉花。

6. 标本装瓶后,以干布拭干瓶口,用酒精灯烤干。将液状石蜡涂抹瓶口周围,取瓶盖用力压下,使之牢固密贴瓶口,静放暗处 2~3 天。

7. 固定液一般以新配制的为佳,配好固定液后应放在冰箱内或阴凉处,不宜放在日光下。

（李美玉　陈剑煌）

第二节　液浸蠕虫病病理标本

寄生于人体的吸虫、绦虫、线虫、棘头虫统称为医学蠕虫(medical helminth)。医学蠕虫可寄生于人体多种脏器,如消化道、胆道、血管、肝、肺、肾、脑、肌肉等部位。将其病变部位制作成大体标本是实验教学中重要的实践训练,通过标本的取材与制作能熟悉蠕虫病理标本制作的基本原理、方法、步骤及注意事项。标本具有直观、生动、真实等特点,通过全面细致观察标本能更深刻理解寄生虫病,加深学生的理解和记忆,激发学生的学习兴趣。此外,液浸蠕虫病病理标本在科研领域、科普宣传教育等方面也具有很重要的意义和应用价值。

一、蠕虫感染的组织器官标本制作

蠕虫感染的组织器官病变复杂多样,被寄生虫寄居的器官组织采集后必须加以适当处理,以备装置瓶装液浸标本。标本常用 10% 福尔马林液中性液固定 2~3 天,然后经过适当处理放入装有 10% 福尔马林液中性液瓶中保存。

（一）感染日本血吸虫虫卵的兔肝标本制作

日本血吸虫(*Schistosoma japonicum*)又称日本裂体吸虫,雌雄异体,外观圆柱形、形似线虫,寄生于人及哺乳动物(牛、羊、鼠等)的门脉—肠系膜静脉系统,引起血吸虫病。2 100 多年前我国长江流域已有血吸虫病流行。日本血吸虫的尾蚴、童虫、成虫、虫卵均有致病作用,最严重的病变是由虫卵引起虫卵肉芽肿及干线性纤维化,危害严重。

1. 器材与药品

（1）器材工具:手术刀,剪刀,止血钳,镊子,无菌手套,玻璃板,量筒,烧杯,白色尼龙线,标本缸或有机玻璃瓶,纱布,铅笔,标签,1 000ml 广口瓶,酒精灯,铝制小锅,棉签,口罩,通风橱,实验服,护目镜,医用口罩。

（2）试剂:甲醛溶液,蒸馏水,生理盐水,石蜡。

2. 标本制作准备

（1）浸制液配制:固定液(preservative solution)和保存液(preserving solution)均用 10% 福尔马林液。

1）配方:福尔马林原液(40% 甲醛溶液)100ml,生理盐水 900ml。

2）配法:取福尔马林原液 100ml 置 1 000ml 广口瓶中,加入生理盐水 900ml,混匀即可。

3）用途:用于组织器官的固定和保存。

4）注意事项:甲醛有刺激味道,有一定毒性,配制溶液时需佩戴口罩,护目镜,穿好实验服,戴手套,应在通风橱中操作。

（2）取材：将感染日本血吸虫病的家兔麻醉后充分放血致死，用手术刀切开腹部，找到肝脏，将肝脏周围连接部位切断，轻轻取出肝脏，操作过程中注意避免牵拉或挤压，保持器官的完整性。

（3）标本处理：如肝脏表面血液或体液过多时，可用纱布蘸取，如有残余，可用生理盐水略洗。

3. 病理大体标本制作

（1）整姿：将肝脏摆放整齐，模仿离体前的解剖位置。

（2）固定：将肝脏直接放入适量的 10% 福尔马林中性液内固定 2~3 天，取出肝脏用白色尼龙丝线将标本固定于玻璃板或玻璃支架上。

（3）装瓶：在标本装瓶前先制作内标签，内标签需要预先制作并粘贴在标本缸内侧，详见第十二章第一节。将固定于玻璃板的标本沥尽表面的固定液，然后斜放入装有新的 10% 福尔马林液的有机玻璃瓶中保存，保存液液面至少超过标本上缘 2~3cm，用干纱布擦干瓶口，用酒精灯烤干，将石蜡涂抹于瓶口周围，取瓶盖用力压下，密封严密，静放暗处 2~3 天。

（4）贴标签：外标签标记标本名称及信息、制作人及日期等，贴于有机玻璃缸正面上方或下方，以不影响观察标本的视野为宜。

4. 病理大体标本的形态特征　感染日本血吸虫的家兔肝脏病理变化明显，可见肝脏表面粗糙不平，质硬，有密集的灰白色虫卵结节。无须剖开，主要显示日本血吸虫虫卵结节引起的肝硬化。

（二）日本血吸虫寄生的家兔肠系膜标本制作

1. 器材与药品

（1）器材工具：手术刀，剪刀，止血钳，镊子，无菌手套，玻璃板，量筒，烧杯，注射器，白色尼龙线，有机玻璃瓶，石蜡，纱布，吸管，笔，标签。

（2）试剂：甲醛溶液、蒸馏水。

2. 标本制作准备

（1）浸制液配制：详见第十二章第二节。

（2）取材：将感染日本血吸虫的家兔充分放血致死后，用手术刀切开腹部选取肠系膜静脉内虫体清晰的部位取材，避免挤压。

（3）标本处理：将肠管内的粪便用水冲洗干净。

3. 病理大体标本制作

（1）整姿：将肠管分段夹置于两块玻璃板之间。

（2）固定：将玻璃板直接放入 10% 福尔马林中性液内固定 2~3 天，为清晰显示虫体在血管内寄居的状态，将标本展开呈圆盘状，使肠系膜充分展开，然后用白色尼龙丝线将标本固定于玻璃板或玻璃支架上。

（3）装瓶：详见第十二章第二节。

（4）贴标签：外标签标记标本名称及信息、制作人及日期等，贴于有机玻璃缸正面上方或下方，以不影响观察标本的视野为宜。

4. 病理大体标本的形态特征　感染日本血吸虫的家兔肠系膜内可见雌雄合抱的血吸虫成虫，沿血管走向分布，雌虫肠管略呈黑色。

（三）感染卫氏并殖吸虫的犬、猫肺脏标本制作

卫氏并殖吸虫隶属于并殖科，成虫寄生在人和多种肉食类哺乳动物的肺内，故又称肺吸虫，所致肺吸虫病是我国分布较广、危害较重的一种人兽共患寄生虫病。

1. 器材与药品

（1）器材工具：手术刀，剪刀，止血钳，镊子，无菌手套，玻璃板，量筒，烧杯，注射器，白色尼龙线，有机玻璃瓶，石蜡，纱布，吸管，笔，标签。

（2）试剂：甲醛溶液，蒸馏水。

2. 标本制作准备

（1）浸制液配制：详见第十二章第二节。

（2）取材：将感染肺吸虫的犬或猫麻醉后充分放血致死，切开胸腔取出完整肺脏，避免挤压。

（3）标本处理：如肺脏表面血液或体液过多时，可用纱布蘸取，如有残余，可用生理盐水略洗。

3. 病理大体标本制作

（1）整姿：将肺脏保持离体前原有的形态，用白色尼龙线扎紧肺叶上部的气管。

（2）固定：将肺脏悬挂于 10% 福尔马林中性液内固定 2~3 天，便于肺叶舒展，使虫体寄生的部位更明显。然后用白色尼龙丝线将标本固定于玻璃板或玻璃支架上。

（3）装瓶：详见第十二章第二节。

（4）贴标签：外标签标记标本名称及信息、制作人及日期等，贴于有机玻璃缸正面上方或下方，以不影响观察标本的视野为宜。

4. 病理大体标本的形态特征　肺吸虫寄生的动物肺脏表面可见被虫体寄生引起的囊状病变，肺膜可见纤维素性炎症斑。如切开其中一囊，可见虫囊形态及虫体在囊内的寄生状态。

（四）感染华支睾吸虫的猫或犬标本制作

华支睾吸虫（*Clonorchis sinensis*）简称肝吸虫，成虫寄生在人或哺乳动物（猫、狗等）的肝胆管中，引起华支睾吸虫病，在我国流行至少有 2 300 年以上，是一种重要的食源性寄生虫病。华支睾吸虫被 WHO 确定为人类I类致癌物。

1. 器材与药品

（1）器材工具：手术刀，剪刀，止血钳，镊子，无菌手套，玻璃板，量筒，烧杯，注射器，白色尼龙线，有机玻璃瓶，石蜡，纱布，吸管，笔，标签。

（2）试剂：甲醛溶液，蒸馏水。

2. 标本制作准备

（1）浸制液配制：详见第十二章第二节。

（2）取材：将感染华支睾吸虫的猫或犬麻醉后放血致死，取出肝脏，避免挤压。

（3）标本处理：如肝脏表面血液或体液过多时，可用纱布蘸取，如有残余，可用生理盐水略洗。

3. 病理大体标本制作

（1）整姿：为了显示肝胆管内寄生的虫体和由虫体引起的组织病变，将肝叶剖开，轻压肝叶，使虫体稍露出肝胆管外。

（2）固定：将肝脏直接放于 10% 福尔马林中性液内固定 2~3 天，然后用白色尼龙丝线将标本固定于玻璃板或玻璃支架上。

（3）装瓶：详见第十二章第二节。

（4）贴标签：外标签标记标本名称及信息、制作人及日期等，贴于有机玻璃缸正面上方或下方，以不影响观察标本的视野为宜。

4. 病理大体标本的形态特征　感染华支睾吸虫的猫或犬肝大，表面白色结节，周围纤维组织增生，肝内胆管均有不同程度的扩张，胆管壁增厚，胆汁淤积。

（五）感染囊尾蚴的猪肉或牛肉标本制作

囊尾蚴（*Cysticercus*）是猪带绦虫和牛带绦虫的幼虫期，俗称囊虫，黄豆大小，为白色半透明的囊状物，囊内充满无色囊液。猪囊尾蚴主要寄生于猪体运动频繁的肌肉以及脑、眼等处，也寄生于人的皮下、肌肉、眼、脑等部位。牛囊尾蚴主要寄生于牛的股、肩、心、舌、颈部等肌肉内，也可寄生于羊、长颈鹿、羚羊体内等。

1. 器材与药品

（1）器材工具：手术刀，剪刀，止血钳，镊子，无菌手套，玻璃板，量筒，烧杯，注射器，白色尼龙线，有机玻璃瓶，石蜡，纱布，吸管，笔，标签。

（2）试剂：甲醛溶液，蒸馏水。

2. 标本制作准备

（1）浸制液配制：详见第十二章第二节。

（2）取材：收集感染囊尾蚴的猪肉、牛肉，避免挤压。

（3）标本处理：如肌肉表面血液或体液过多时，可用纱布蘸取，如有残余，可用生理盐水略洗。

3. 病理大体标本制作

（1）整姿：选择感染囊尾蚴数量多的肌肉组织，尤其股内侧肌，切成长 6~8cm，宽 3~6cm，厚 1~2cm 大小的长方形肉块，肌肉表面的囊尾蚴要明显突出，便于观察。

（2）固定：应平整地放于 10% 福尔马林中性液内固定 2~3 天，勿使扭曲折叠，然后用白色尼龙丝线将标本固定于玻璃板或玻璃支架上。

（3）装瓶：详见第十二章第二节。

（4）贴标签：外标签标记标本名称及信息、制作人及日期等，贴于有机玻璃缸正面上方或下方，以不影响观察标本的视野为宜。

4. 病理大体标本的形态特征　感染囊尾蚴的猪肉、牛肉中可见多个呈半透明的囊尾蚴寄生，肌肉组织增生。

（六）感染囊尾蚴的猪或牛心、脑、眼、舌标本制作

1. 器材与药品

（1）器材工具：手术刀，剪刀，止血钳，镊子，无菌手套，玻璃板，量筒，烧杯，注射器，白色尼龙线，有机玻璃瓶，石蜡，纱布，吸管，笔，标签。

（2）试剂：甲醛溶液，蒸馏水。

2. 标本制作准备

（1）浸制液配制：详见第十二章第二节。

（2）取材：收集感染囊尾蚴的猪或牛心、脑、眼等器官，避免挤压。

（3）标本处理：如器官表面血液或体液过多时，可用纱布蘸取，如有残余，可用生理盐水略洗。

3. 病理大体标本制作

（1）整姿：不同脏器经适当处理进行装置。将心肌切开一部分后将其固定，显示囊尾蚴寄生于心肌的状态；将脑组织经固定硬化后，将其剖开，使囊尾蚴寄居状态一目了然；将眼球附近遮盖囊尾蚴的组织剥离，使囊尾蚴在眼球附近寄生的状态更加清晰显示。

（2）固定：将处理好的脏器放于 10% 福尔马林中性液内固定 2~3 天，然后用白色尼龙丝线将标本固定于玻璃板或玻璃支架上。

（3）装瓶：详见第十二章第二节。

（4）贴标签：外标签标记标本名称及信息、制作人及日期等，贴于有机玻璃缸正面上方或下方，以不影响观察标本的视野为宜。

4. 病理大体标本的形态特征　感染囊尾蚴的猪或牛心肌中可见多个囊尾蚴，肌肉组织增生；局部组织水肿，眼部可见囊尾蚴寄生，不同程度的玻璃体浑浊变性，视网膜水肿、渗出及脱离等。

（七）感染细粒棘球蚴的牛、羊肝脏标本制作

棘球蚴（Echinococcus）是细粒棘球绦虫（Echinococcus granulosus）的幼虫期，又称包虫，为圆形囊状体。棘球蚴由囊壁和囊内容物（生发囊、原头蚴、子囊、孙囊和囊液等）组成，寄生于人及羊、牛、马、骆驼等食草类动物的肝肺等器官。

1. 器材与药品

（1）器材工具：手术刀，剪刀，止血钳，镊子，无菌手套，玻璃板，量筒，烧杯，注射器，白色尼龙线，有机玻璃瓶，石蜡，纱布，吸管，笔，标签。

（2）试剂：甲醛溶液，蒸馏水。

2. 标本制作准备

（1）浸制液配制：详见第十二章第二节。

（2）取材：收集感染细粒棘球蚴的牛、羊肝脏，避免挤压。

（3）标本处理：如肝脏表面血液或体液过多时，可用纱布蘸取，如有残余，可用生理盐水略洗。

3. 病理大体标本制作

（1）整姿：如肝脏表面棘球蚴明显，为了突出棘球蚴内部结构，可将棘球蚴囊壁切下一部分，便于显示

囊内结构。如肝脏表面棘球蚴不明显也可选取重度感染的部分,切成 2cm 左右厚的片状,每片均能显示棘球蚴囊的形态结构。重度感染的肝脏可切成 2cm 左右厚若干片。

（2）固定:将以上处理的肝脏直接放于 10% 福尔马林中性液内固定 2~3 天,然后用白色尼龙丝线将标本固定于玻璃板或玻璃支架上。

（3）装瓶:详见第十二章第二节。

（4）贴标签:外标签标记标本名称及信息、制作人及日期等,贴于有机玻璃缸正面上方或下方,以不影响观察标本的视野为宜。

4. 病理大体标本的形态特征　感染细粒棘球蚴的牛、羊肝脏表面可见大小不等的囊性包块凸出,囊壁呈半透明状,囊液清亮,有的包块体积较大向肝组织内浸润生长,在肝脏表面的包囊中可以透过角质层清晰地看见颗粒状的生发囊,切开后有大量棘球蚴液流出,肝脏包块周围的肝实质组织呈现肝脏大范围局灶性坏死。

（八）感染棘颚口线虫猫或犬的胃壁标本制作

棘颚口线虫(*Gnathostoma spinigerum*)是犬、猫的常见寄生虫,也寄生于虎、狮、豹等野生食肉动物,其幼虫偶可寄生人体,引起颚口线虫病(gnathostomiasis)。

1. 器材与药品

（1）器材工具:手术刀,剪刀,止血钳,镊子,无菌手套,玻璃板,量筒,烧杯,注射器,白色尼龙线,有机玻璃瓶,石蜡,纱布,吸管,笔,标签。

（2）试剂:甲醛溶液,蒸馏水。

2. 标本制作准备

（1）浸制液配制:详见第十二章第二节。

（2）取材:采集感染棘颚口线虫的猫或犬胃壁,避免挤压。

（3）标本处理:用镊子将胃中已消化及半消化的食物清除。

3. 病理大体标本制作

（1）整姿:将胃腔翻出,黏膜层向外,在胃内壁寻找结节或肿块,将结节或肿块剪开,以便观察虫体寄生状态。

（2）固定:将处理过的胃平铺于玻璃板上并用尼龙丝线固定,放于玻璃皿或标本瓶内,加入 60℃ 10% 福尔马林中性液固定 2~3 天。

（3）装瓶:详见第十二章第二节。

（4）贴标签:外标签标记标本名称及信息、制作人及日期等,贴于有机玻璃缸正面上方或下方,以不影响观察标本的视野为宜。

4. 病理大体标本的形态特征　胃内壁有米粒大的灰白色结节,剪开结节可见在胃黏膜面呈暗紫红色,结节内有一小腔,腔内可见棘颚口线虫,腔壁呈暗紫红色,腔内有少量脓血样液体。

（九）蠕虫感染的组织器官标本制作注意事项

1. 标本制作全程需佩戴消毒手套。切取组织块时刀剪要锋利,取材时组织块可稍大,以便固定后修剪。

2. 尽量保持组织的原有形态,新鲜组织经固定后,可将组织展平。

3. 保持材料的清洁,组织块上如有血液、污物、黏液、食物、粪便等,可用生理盐水冲洗,然后放入固定液,但要注意防止组织损伤。

4. 切除不需要的部分,特别是组织周围的脂肪等,应尽可能清除掉,否则影响固定。

5. 标本固定时应准备好玻璃板、纱布、棉花等物,用于防止标本在固定液中漂浮、贴靠和游动。

6. 光线能使组织褪色,标本在固定或保存时应避光放置。

7. 因各种脏器标本构造不同,在制作过程中,应按不同特点进行处理:

（1）心脏标本在固定前可在心腔内塞入脱脂棉,以免变形。

（2）肠管剪开后,可用尼龙线或橡皮筋固定在玻璃板上。

（3）肺脏是疏松组织，药液容易渗透，必要时可作全脏器固定。通常以对开切开，同时暴露表面和切面病变为宜。肺脏固定时容易漂浮，往往使固定液液面上露出部分干涸变黑。应系以玻璃块坠沉或绑缚玻璃板上使其下沉，或用脱脂纱布在固定液中覆盖于标本上。

（4）肝脏是较难固定的标本，应平放于瓷盘中，底面垫以湿布，防止粘连。

（5）胃肠等属空腔脏器，一经切开或剪开，固定后往往收缩变形。因此在固定前将标本剪开，系缚在玻璃支架或用玻璃针钉在小木板上再放入固定液中。如果标本过长，可用木板将标本作螺旋形旋转固定，以防止卷缩变形后不能展开。

二、蠕虫附着器官病理标本制作

有些寄生于肠道的蠕虫附着于肠壁或游离于肠腔内，主要包括钩虫咬附肠壁、鞭虫吸附肠壁和蛔虫性肠梗阻，这类标本制作难度大，制作过程较复杂，尤其是钩虫咬附肠壁的标本，既要突出肠壁的损伤部位，更要清晰暴露虫体的形态。

（一）钩虫咬附肠壁病理标本制作

钩虫是钩口科线虫的统称，发达的口囊是其形态学的特征。寄生于人体钩虫主要有十二指肠钩口线虫（*Ancylostoma duodenale*）和美洲板口线虫（*Necator americanus*）。成虫寄生于人体小肠，引起钩虫病，是我国过去五大寄生虫病之一，对人体危害严重。

1. 器材与药品

（1）器材工具：手术刀，剪刀，止血钳，镊子，无菌手套，玻璃板，量筒，烧杯，注射器，白色尼龙线，有机玻璃瓶，石蜡，纱布，吸管，笔，标签。

（2）试剂：甲醛溶液，蒸馏水。

2. 标本制作准备

（1）浸制液配制：详见第十二章第二节。

（2）取材：将感染钩虫的犬充分放血致死，用手术刀切开腹部，找到小肠，将整个小肠割断取出，避免挤压。

（3）标本处理：将小肠沿长轴剪开，用镊子清除肠内容物（不用洗涤）。

3. 病理大体标本制作，

（1）整姿：为了展示钩虫咬附肠壁的状况，选取重度感染钩虫的犬小肠一段。

（2）固定：将肠段平铺于玻璃板上并用尼龙丝线固定，放于玻璃皿或标本瓶内，加入60℃10%福尔马林中性液固定2~3天。

（3）装瓶：详见第十二章第二节。

（4）贴标签：外标签标记标本名称及信息、制作人及日期等，贴于有机玻璃缸正面上方或下方，以不影响观察标本的视野为宜。

4. 病理大体标本的形态特征　钩虫以钩齿或板齿咬附肠黏膜，致点状出血及小溃疡，可出现大块出血性瘀斑。

（二）鞭虫吸附肠壁病理标本制作

毛首鞭形线虫（*Trichuris trichiura*）简称鞭虫，生活史简单，成虫主要寄生于人体盲肠内，引起鞭虫病。鞭虫广泛分布于热带、亚热带及温带地区，我国南方感染率高于北方。

1. 器材与药品

（1）器材工具：手术刀，剪刀，止血钳，镊子，无菌手套，玻璃板，量筒，烧杯，注射器，白色尼龙线，有机玻璃瓶，石蜡，纱布，吸管，笔，标签。

（2）试剂：甲醛溶液，蒸馏水。

2. 标本制作准备

（1）浸制液配制：详见第十二章第二节。

（2）取材：将感染鞭虫的犬或猫充分放血致死，用手术刀切开腹部，找到盲肠，将盲肠割断取出，避免挤压。

（3）标本处理：将盲肠剪开，用镊子清除肠内容物（不用洗涤）。

3. 病理大体标本制作，

（1）整姿：为了展示鞭虫吸附肠壁的状况，将肠内壁向外，摆好姿态和位置，根据标本大小选择适当的透明标本缸，用玻璃刀划一块其长度比标本缸稍小的玻璃，放入标本缸内，作为固定、衬托标本的底板。

（2）固定：将肠段平铺玻璃板上并用尼龙丝线固定，放于玻璃皿或标本瓶内，加入 60℃ 10% 福尔马林液固定 2~3 天。

（3）装瓶：详见第十二章第二节。

（4）贴标签：外标签标记标本名称及信息、制作人及日期等，贴于有机玻璃缸正面上方或下方，以不影响观察标本的视野为宜。

4. 病理大体标本的形态特征　鞭虫成虫寄生于盲肠，以细长的头端侵入肠黏膜、黏膜下层甚至平滑肌层。致肠壁组织充血、水肿等。

（三）蛔虫性肠梗阻病理标本制作

似蚓蛔线虫（*Ascaris lumbricoide*）简称蛔虫，是人体最常见的寄生虫之一。成虫寄生于小肠，引起蛔虫病。蛔虫分布广泛，感染率高。

1. 器材与药品

（1）器材工具：手术刀，剪刀，止血钳，镊子，无菌手套，玻璃板，量筒，烧杯，注射器，白色尼龙线，有机玻璃瓶，石蜡，纱布，吸管，笔，标签。

（2）试剂：甲醛溶液，蒸馏水。

2. 标本制作准备

（1）浸制液配制：详见第十二章第二节。

（2）取材：将感染蛔虫的犬或猪充分放血致死，用手术刀切开腹部，找到小肠病变严重部位割断，避免挤压。

（3）标本处理：用剪刀进行适当的修剪。

3. 病理大体标本制作

（1）整姿：突显肠管内有大量蛔虫，但注意不要破坏肠管的淤血、坏死等病变。

（2）固定：将肠管直接放于 10% 福尔马林中性液内固定 2~3 天，取玻璃板 1 块，依次在玻璃板上衬黑纸和透明玻璃纸，用白线将梗阻肠段捆扎于玻璃板中部玻璃纸面，也可用环氧树脂或其他粘合剂将梗阻肠段固定于玻璃板中部无玻璃纸面。

（3）装瓶：详见第十二章第二节。

（4）贴标签：外标签标记标本名称及信息、制作人及日期等，贴于有机玻璃缸正面上方或下方，以不影响观察标本的视野为宜。

4. 病理大体标本的形态特征　蛔虫性肠梗阻病理标本可见多条蛔虫相互扭结成团，致使肠壁组织充血、淤血、水肿、坏死等。

（四）蠕虫附着器官病理标本制作注意事项

1. 清除肠道内容物不需要用水洗，以免吸附肠壁的寄生虫被冲洗掉。

2. 选取病变典型的肠段进行标本制作。

3. 对于吸附于肠黏膜（蛔虫性肠梗阻除外）的蠕虫一定用加热的 10% 福尔马林液固定标本。

三、蠕虫感染的组织器官原色标本制作

蠕虫病病理标本原色法制作是将蠕虫成虫或幼虫寄生于各器官、组织的病理标本，经特殊处理，使其保持各种脏器的原有色泽。目的是为能更好地观察蠕虫病理大体标本的病理变化及虫体寄生状态，认识疾病的发生发展规律，理论联系实际，加深理解和巩固课堂知识，原色法制作对于提高教学质量有一定帮助。

（一）器材与药品

1. **器材工具** 手术刀,剪刀,止血钳,镊子,无菌手套,玻璃板,量筒,烧杯,注射器,白色尼龙线,有机玻璃瓶,石蜡,纱布,吸管,笔,标签。

2. **试剂** 福尔马林,人工矿泉盐,乙醇,乙酸钾,甘油,蒸馏水。

（二）标本制作准备

1. 浸制液配制

（1）组织固定液（tissue fixative solution）

1）配方:10% 福尔马林保存液 100ml,人工矿泉盐 25g［硫酸钠 62.9%,碳酸氢钠（小苏打）8.6%,氯化钠 25.7%,硫酸钾 2.8%］。

2）配法:量取 10% 福尔马林保存液 100ml,置于广口瓶中,称取人工矿泉盐 25g,加入广口瓶中,混匀。

3）用途:用于组织器官的固定。

4）注意事项:甲醛有刺激味道,有一定毒性,配制溶液时需佩戴口罩,护目镜,穿好实验服,戴手套。

（2）组织回色液（tissue recoloring solution）:95% 乙醇。

（3）组织保存液（tissue preserving solution）:

1）配方:乙酸钾 100g,甘油 200ml,蒸馏水 1 000ml。

2）配法:取乙酸钾 100g、甘油 200ml 置 1 000ml 广口瓶内,加入蒸馏水 1 000ml 混匀。

3）用途:用于组织器官的保存。

4）注意事项:配制溶液时需佩戴口罩,护目镜,穿好实验服,戴手套。

2. **取材** 收集感染蠕虫的组织器官,避免挤压。

3. **标本处理** 如血液或体液过多时,可用纱布蘸取,如有残余,可用生理盐水略洗。

（三）病理大体标本制作过程

1. **整姿** 将感染蠕虫的组织器官进行适当处理,使特征性部位暴露出来。

2. **固定** 将以上处理的组织器官直接放于标本固定液,如有些标本经固定后发生变形、扭曲,则可固定于玻璃板或玻璃棒上,使之保持原来形状,适合于陈列要求,否则标本固定后变硬,不能再改变形状。根据标本的大小、致密程度,固定 2~7 天。

3. **回色** 标本固定后,取出将固定液沥尽,再用纱布吸干,置于标本回色液中回色。待标本几乎恢复原色时（时间约为数分钟至 1 小时不等,视标本大小而定）,即取出,用清水洗涤并修整标本。

4. **装瓶** 详见第十二章第二节。

5. **贴标签** 外标签标记标本名称及信息、制作人及日期等,贴于有机玻璃缸正面上方或下方,以不影响观察标本的视野为宜。

（四）注意事项

1. 对于较大的病理标本,在放入标本固定液固定时,则应将溶液从组织或血管中注入,所需的容器较大,最好用线或支架将标本悬吊于液体中,使其不与容器接触,并避免光线直射。

2. 标本如浮出液面,在标本上覆盖 1~2 层纱布,防止标本暴露于空气中出现干燥现象而使这部分标本难以回色。

3. 从标本固定液中取出标本要沥尽拭干,再投入 95% 乙醇中回色,否则带水过多,乙醇浓度降低,影响标本的回色。

4. 标本在乙醇中回色极为重要,应严格掌握时间,经常注意颜色的变化,待标本颜色恢复到近原色,即取出标本,否则会逐渐退色,即不能再使其恢复。

四、感染曼氏迭宫绦虫裂头蚴蛙体的大体标本

蛙的裂头蚴病在我国和世界的一些地区十分普遍。不少国家和地区的人有食用生的或未熟透的蛙肉或有采用蛙肉研碎作外敷消炎药的习惯,人体因此感染裂头蚴病的情况也不少见。通过观察感染曼氏迭宫绦虫（*Spirometra mansoni*）裂头蚴蛙体的大体标本能引起人们对此病的高度重视。

（一）器材与药品

1. 器材工具　手术刀,剪刀,止血钳,镊子,无菌手套,玻璃板,量筒,烧杯,注射器,白色尼龙线,有机玻璃瓶,石蜡,纱布,吸管,笔,标签。

2. 试剂　甲醛溶液,蒸馏水。

（二）标本制作准备

1. 浸制液配制　详见第十二章第二节。

2. 取材　收集感染曼氏迭宫绦虫裂头蚴的黑斑蛙或虎纹蛙,避免挤压。

3. 标本处理　将蛙用乙醚麻醉处死后剥皮,可用生理盐水略洗。

（三）病理大体标本制作

1. 整姿　为了暴露裂头蚴在肌肉内寄生状态,在蛙大腿肌肉中寻找出血、充血或脓肿部位的包块,切开包块,将裂头蚴轻轻拉出,留有一部分在肌肉中,便于固定。

2. 固定　将蛙平铺于玻璃板上并用尼龙丝线固定,放于玻璃皿或标本瓶内,加入60℃ 10%福尔马林液固定2~3天。

3. 装瓶　详见第十二章第二节。

4. 贴标签　外标签标记标本名称及信息、制作人及日期等,贴于有机玻璃缸正面上方或下方,以不影响观察标本的视野为宜。

5. 病理大体标本的形态特征　感染曼氏迭宫绦虫裂头蚴蛙体的大体标本可见白色长带形裂头蚴,蛙肌肉局部水肿,可见充血或出血,寄生部位的虫囊内可见组织坏死液化。

（苏菊香）

第三节　液浸节肢动物性疾病病理标本

节肢动物门是动物界中最大的门,种类繁多,分布广泛,占已知动物种类的85%。发育过程中大多经历蜕皮和变态。节肢动物危害人体包括直接危害和间接危害两大类,直接危害包括骚扰、吸血、刺螫和毒害、超敏反应以及侵害组织和寄生;间接危害包括病原体的机械性传播、生物性传播引起的虫媒病。病理大体标本是对疾病进行研究的宝贵的第一手材料,通过观察大体标本,能加深对疾病发生发展过程及临床症状的认知,高质量、多数量的标本积累是对疾病本质探索的必要基础。通过动物实验获得的大体标本,能复制出人类疾病的形态特征,学生观察患病器官、组织的病理标本,能够巩固课堂知识,提高学习兴趣,掌握节肢动物引起的常见疾病的病理诊断技术,为疾病诊治提供基础,同时也为科研、科普展示等提供相应资料。本节介绍我国常见的几种节肢动物性疾病病理标本制作。

一、感染蝇幼虫的组织器官标本制作

蝇(fly)的生活史为完全变态发育,分卵、幼虫、蛹、成虫4个时期。蝇幼虫又称蛆,分3龄,乳白色。头部有一对口钩,无眼、无足,多数圆柱形,长1~13mm。营专性寄生生活的蝇幼虫可寄生在人和畜的胃、鼻腔、皮下、脑及腔道等部位,以宿主组织为食,引起蝇蛆病。主要发生于夏季蝇活动频繁的时节。蝇蛆病的主要症状表现在蝇蛆对宿主或患者的机械刺激,蝇蛆体表的毛、钩、刺以及移行等会刺激宿主,患者感到身体里某部位有刺、痛、痒、异物感、移行感等。

（一）感染蝇幼虫的皮下组织标本制作

1. 器材与试剂

（1）器材工具:脏器刀,镊子,广口瓶,无菌手套,透明有机玻璃缸,玻璃板,白色尼龙线,纱布,笔,标签,酒精灯,玻璃胶。

（2）试剂:甲醛水溶液,蒸馏水,甘油。

2. 标本制作准备

（1）浸制液配制:固定液（preservative solution）和保存液（preserving solution）均用10%福尔马林液。

1）配方：福尔马林原液（40% 甲醛溶液）100ml，蒸馏水 900ml。

2）配法：取福尔马林原液 100ml 置 1 000ml 广口瓶中，加入蒸馏水 900ml，混匀即可。

3）用途：用于组织器官的固定和保存。

4）注意事项：福尔马林有刺激性味道，具一定毒性，配制时需佩戴口罩，护目镜，穿好实验服，戴手套。

（2）取材：收集感染牛皮蝇（*Hypoderma bovis*）或纹皮蝇（*Hypoderma lineatum*）幼虫的牛羊皮下组织，新鲜为主。用脏器刀小心切取所需部位，应保持皮下组织病变特征的完整性，避免过度牵拉或挤压。

（3）标本处理：对皮下组织标本登记、编号、制作标签。新鲜标本忌水洗，如体液、血液过多，可用纱布块蘸取，非冲洗不可时，用生理盐水略洗。

3. 病理大体标本的制作

（1）整姿：将无牛皮蝇幼虫感染的皮下组织剥离，使牛皮蝇幼虫在皮下组织寄生的状态更加清晰显示。

（2）固定：将所取皮下组织用尼龙丝线固定在玻璃板上，放进标本缸中，加入现配的 10% 福尔马林液，固定液要充足，一般为标本体积的 10 倍，固定 2~3 天即可。

（3）装瓶：标本固定好之后，流水冲洗，沥干。根据皮下组织标本的大小选取有机玻璃缸，提起玻璃板将标本斜置缸中，加入经过滤的 10% 福尔马林保存液，以液面至少超过皮下组织上缘 2~3cm 为宜，并滴加少量甘油。用干纱布擦干缸口，酒精灯烤干，在缸口上适量均匀地涂上玻璃胶，将标本缸盖对准缸体一次性慢慢放上，待其自然落平，用手轻压，使之牢固密封瓶口。

（4）贴标签：将标本编号、名称、制作人及日期等制成外标签，贴于有机玻璃缸正面上方或下方，以不影响观察标本的视野为宜。内标签用铅笔书写，通常置于缸内标本的背面，文字向外；也可用红色油墨或碳素墨水写在白布条上，浸沾熔化的石蜡后，缝在标本上。

4. 病理大体标本的形态特征　因牛皮蝇或纹皮蝇幼虫寄生的皮下组织，感染部位皮肤肿胀凸起，明显高于正常皮肤，凸起部的中央顶部皮肤破损或溃疡，可见大小不等的结节和"隧道"样改变。病变部位皮下受损严重坏死，有的损伤面积可达 $10~20cm^2$。

（二）感染蝇幼虫的羊眼标本制作

1. 器材与试剂

（1）器材工具：手术剪，止血钳，无菌手套，广口瓶，针筒，透明有机玻璃缸，玻璃板，白色尼龙线，纱布，笔，标签，酒精灯，玻璃胶。

（2）试剂：甲醛水溶液，蒸馏水，甘油。

2. 标本制作准备

（1）浸制液配制：详见第十二章第三节。

（2）取材：收集感染羊狂蝇（*Oestrus ovis*）幼虫的羊类眼部，新鲜为主。用手术剪剪开眼角，直接挖取眼球，保持眼球病变组织的完整性，避免碰伤或挤压。

（3）标本处理：对标本进行登记、编号、制作内外标签。如眼球表面血液过多，可用纱布块蘸取或用生理盐水略洗。

3. 病理大体标本的制作

（1）整姿：将眼球附近遮盖羊狂蝇幼虫感染的组织剥离，使羊狂蝇幼虫在眼球附近寄生的状态清晰可见。

（2）固定：将所取标本用尼龙丝线固定在玻璃板上，用针筒向眼球中晶状体部注射一定量的固定液，以固定眼内细胞。轻轻地放入 10% 福尔马林液中，固定液要充足，一般为标本体积的 10 倍，固定 2~3 天即可。

（3）装瓶：标本固定好之后，流水冲洗，沥干。根据眼球标本的大小选取有机玻璃缸，提起玻璃板将标本斜置缸中，再加入经过滤的 10% 福尔马林保存液，以液面至少要超过眼球上缘 2~3cm 为宜，并滴加少量甘油。用干纱布擦干缸口，酒精灯烤干，在缸口上适量均匀地涂上玻璃胶，将标本缸盖对准缸体一次性慢慢放上，待其自然落平，用手轻压，密封瓶口。

（4）贴标签：详见第十二章第三节。

4. 病理大体标本的形态特征　蝇幼虫感染的眼结膜、角膜有不同程度地充血肿胀。

（三）感染蝇幼虫的马、驴胃标本制作

1. 器材与试剂

（1）器材工具：脏器刀，手术剪，止血钳，镊子，无菌手套，广口瓶，玻璃板，玻璃棒，白色尼龙线，透明有机玻璃缸，纱布，笔，标签，酒精灯，玻璃胶。

（2）试剂：甲醛水溶液，蒸馏水，甘油。

2. 标本制作准备

（1）浸制液配制：详见第十二章第三节。

（2）取材：选取肠胃蝇（*Gasterophilus intestinalis*）幼虫附着的马或驴的胃黏膜组织，新鲜为主，应保持胃黏膜组织病变特征的完整性。

（3）标本处理：对标本登记、编号、制作标签。胃黏膜组织不要用手擦拭或流水冲洗，以免损伤黏膜，用镊子将其中已消化及半消化的食物清除。

3. 病理大体标本的制作

（1）整姿：胃黏膜标本用脏器刀沿大弯侧切开或剪刀剪开，将胃浆膜层面平贴于玻璃板，轻轻拉平并用白色尼龙线固定在玻璃板上，充分暴露病变部位，适当修剪不影响病变观察的组织。

（2）固定：将玻璃板浸泡于10%福尔马林固定液内，固定液要充足，一般为标本体积的10倍，固定2~3天即可。

（3）装瓶：标本固定好之后，流水冲洗，沥干。将固定在玻璃板上的胃黏膜标本斜放进清洗干净的适宜透明玻璃缸中，向缸内装入经过滤的10%福尔马林保存液，以液面至少要超过大体标本上缘2~3cm为宜，并滴加少量甘油。最后将标本缸上缘及周围用纱布擦拭干净，用酒精灯烤干。在标本缸口上，适量均匀地涂上玻璃胶，然后把标本缸盖对准缸体一次性慢慢放上，待其自然落平，用手轻压，使之牢固密封瓶口。

（4）贴标签：详见第十二章第三节。

4. 病理大体标本的形态特征　蝇幼虫感染的胃黏膜上全为肠胃蝇幼虫占据，摘除虫体后，呈现孔状空洞，由表层黏膜至深层肌膜，穿孔如绿豆大，布满胃壁，黏膜充血、出血、坏死。

（四）感染蝇幼虫的脑组织标本制作

1. 器材与试剂

（1）器材与工具：脏器刀，镊子，无菌手套，广口瓶，白色尼龙线，透明有机玻璃缸，纱布，笔，标签，胶布，酒精灯，玻璃胶。

（2）试剂：甲醛水溶液，蒸馏水，甘油。

2. 标本制作准备

（1）浸制液配制：详见第十二章第三节。

（2）取材：取受到蝇幼虫感染的畜类全脑，新鲜为主。应保持脑组织病变特征的完整性，避免牵拉或挤压。

（3）标本处理：对标本登记、编号、制作标签。使用生理盐水经脑基底动脉，把血管中的血液冲洗干净。

3. 病理大体标本的制作

（1）整姿：适当修剪，充分暴露脑部病灶部位及周围组织。

（2）固定：向脑基底动脉血管中充分灌注固定液，为防止脑在固定时被挤压变形，可用一根长一点的缝合线在脑基底动脉后面穿过。提起缝合线的两头，轻轻地放入10%福尔马林液中，使脑标本悬空，用胶布将缝合线粘于玻璃缸上。固定液要充足，一般为标本体积的10倍，固定2~3天即可。

（3）装瓶：标本固定好之后，流水冲洗，沥干。根据脑组织标本的大小选取透明玻璃缸，使用白色尼龙线将标本固定在玻璃板上。将标本斜插入玻璃缸，加入10%福尔马林保存液，以液面至少要超过脑组织上缘 2~3cm 为宜,并滴加少量甘油。最后将标本缸上缘及周围用纱布擦拭干净,用酒精灯烤干。在标本缸口上,适量均匀地涂上玻璃胶,然后把标本缸盖对准缸体一次性慢慢放上,待其自然落平,用手轻压,使之密封。

（4）贴标签:详见第十二章第三节。

4. 病理大体标本的形态特征　蝇幼虫感染的脑组织肿胀凸起,明显高于正常脑组织,凸起部的中央顶部有破损或溃疡。

（五）感染蝇幼虫的组织器官标本制作注意事项

1. 在操作过程中应戴乳胶手套,以免标本污染霉变。

2. 标本装缸前,应将玻璃缸仔细洗刷干净。为防止霉染,洗后用 5% 石炭酸清洗液浸泡,清洗干净,待晾干后使用。

3. 收集组织标本应以新鲜为主,但若不能马上固定,可立即浸泡在生理盐水中置于-4℃冰箱中保存。

4. 适当修剪不影响病变观察的组织,突出病变特点,既获得整洁美观的标本,同时减少固定液的使用量。

5. 加入的 10% 福尔马林一般以临时配制为佳,且加入量应保证液面至少超过标本上缘 2~3cm。

6. 空腔标本一经切开或剪开,固定后往往收缩变形。因此在固定前将标本剪开,固定在玻璃板或木板上再放入固定液。

7. 较大的病理标本,固定时应使用针筒将固定液从组织或血管中注入,以确保充分固定。

8. 为降低标本脆性,使大体标本能够长期保存,可在固定液中滴加甘油。

9. 光线能使组织褪色,标本在固定或保存时应避免光线直射。

二、蚤寄生的皮肤标本制作

蚤（flea）属于蚤目,是哺乳动物和鸟类的体表寄生虫。成虫两侧扁平,棕黄至深褐色,体长一般为 3mm 左右。体表有向后方伸延的鬃、刺和栉,适宜于在毛发间潜行。蚤的生活史为完全变态,包括卵、幼虫、蛹和成虫 4 个阶段。成虫吸血、交配后产出虫卵,卵在适宜条件下孵化出幼虫,幼虫发育成熟后吐丝作茧、化蛹。蛹羽化时需受到温度升高、接触压力及振动等刺激,诱使成虫破茧而出。蚤对人的危害包括吸血、寄生和传播疾病。蚤可传播多种疾病,包括鼠疫、地方性斑疹伤寒及绦虫病等。被蚤叮咬后,局部皮肤可出现红斑或丘疹,重者可出现丘疹样荨麻疹。潜蚤（*Tunga* spp.）的雌蚤可寄生于人体和动物皮下,引起潜蚤病,若大量寄生可引起家畜贫血。

（一）器材与试剂

1. 器材工具　脏器刀,无菌手套,广口瓶,透明有机玻璃缸,玻璃板,白色尼龙线,纱布,笔,标签,酒精灯,玻璃胶。

2. 试剂　甲醛水溶液,蒸馏水,甘油,石蜡。

（二）标本制作准备

1. 浸制液配制　详见第十二章第三节。

2. 取材　收集感染盲潜蚤（*Tunga caecigena*）和俊潜蚤（*Tunga callida*）的皮肤标本,选取皮肤表面病变特征明显的部位,避免变形或挤压。

3. 标本处理　对标本登记、编号、制作标签。因皮肤表面病理变化较为显著,无需剖开皮肤组织,可直接用生理盐水冲洗。

（三）病理大体标本的制作

1. 整姿　为了病变部位突出明显,用脏器刀切除部分无病灶的皮肤。

2. 固定　将所取皮下组织用尼龙丝线固定在玻璃板上,放进标本缸中,加入现配的 10% 福尔马林液,固定液要充足,一般为标本体积的 10 倍,固定 2~3 天即可。

3. 装瓶　标本固定好之后,流水冲洗,沥干。根据皮肤标本的大小选取有机玻璃缸,将固定于玻璃板的标本斜置缸中,加入 10% 福尔马林保存液,以液面至少要超过皮肤组织上缘 2~3cm 为宜,并滴加少量甘油。用干纱布擦干缸口,酒精灯烤干,在缸口上适量均匀地涂上玻璃胶,然后把标本缸盖对准缸体一次性慢慢放上,待其自然落平,用手轻压,使之牢固密贴瓶口,静放暗处2~3天固化。

4. 贴标签　将标本编号、名称、制作人及日期等制成外标签,贴于有机玻璃缸正面上方或下方,以不影响观察标本的视野为宜。内标签用铅笔书写,通常置于缸内标本的背面,文字向外;也可用红色油墨或碳素墨水写在白布条上,浸沾熔化的石蜡后,缝在标本上。

(四) 病理大体标本的形态特征

盲潜蚤和俊潜蚤寄生于皮肤表面,导致血豆样丘疹,并形成多个小孔及豌豆大小的圆囊。

(五) 标本制作注意事项

1. 在操作过程中应戴乳胶手套,以免标本污染霉变。

2. 标本装缸前,为防止霉染,应将玻璃缸仔细洗刷干净,并用5%石炭酸清洗液浸泡,清洗干净待晾干后使用。

3. 适当修剪不影响病变观察的组织,突出病变特点,既获得整洁美观的标本,同时减少固定液的使用量。

4. 加入的10%福尔马林一般以临时配制为佳,且加入量应保证液面至少超过标本上缘2~3cm。为使大体标本能长期保存,可在固定液中滴加甘油。

5. 固定后流水充分冲洗,以防标本变色。

6. 光线能使组织褪色,标本在固定或保存时应避光放置。

三、螨侵染的组织器官标本制作

螨(mite)属于节肢动物门,蛛形纲,螨亚纲。是一类体型微小的动物,小者体长仅0.1mm左右,大者可达10mm以上。成虫具足4对,无触角,无翅。虫体分为颚体和躯体,颚体由口器和颚基组成,躯体分为足体和末体。生活史可分为卵、幼虫、若虫和成虫四期,多数螨营自由生活,杂食或捕食性。少数与医学有关的诸如革螨、恙螨、疥螨、蠕形螨、粉螨和尘螨等可对人体产生危害,引起尿螨症、肺螨症、肠螨症和疥疮等,严重危害人类的身体健康。

(一) 螨侵染豚鼠肺脏标本制作

1. 器材与试剂

(1)器材工具:脏器刀,镊子,广口瓶,无菌手套,透明有机玻璃缸,玻璃板,白色尼龙线,纱布,笔,标签,酒精灯,玻璃胶。

(2)试剂:甲醛水溶液,蒸馏水,甘油。

2. 标本制作准备

(1)浸制液配制:详见第十二章第三节。

(2)取材:选取重度螨感染的豚鼠肺脏,保持肺部病变特征的完整性,避免过度牵拉或挤压变形。

(3)标本处理:对标本登记、编号、制作标签。取少许生理盐水洗净黏附的血液污物。

3. 病理大体标本的制作

(1)整姿:将肺脏保持原有的形态,再用线扎紧肺叶上部的气管。为显示深部肺组织内的散在病灶,可将肺脏均匀地切成若干片,一般1~2cm厚。

(2)固定:为了防止肺脏在固定时被挤压变形,将肺脏标本悬挂于10%福尔马林固定液中,固定2~3天,以便肺叶舒展,使用白色尼龙丝线将标本固定于玻璃板上。

(3)装瓶:标本固定好之后,流水冲洗,沥干。根据肺脏组织标本的大小选取有机玻璃缸,将固定于玻璃板的标本斜置缸中,加入经过滤的10%福尔马林液,以液面至少要超过肺组织上缘2~3cm为宜,并滴加少量甘油。最后将标本缸上缘及周围用纱布擦拭干净,用酒精灯烤干。将玻璃胶涂抹瓶口周围,取瓶盖用力压下,使之牢固密贴瓶口。

(4)贴标签:详见第十二章第三节。

4. 病理大体标本的形态特征　肺螨病可见广泛的肺实变,表面有圆锥形结节状病灶。

（二）螨侵染鼠肠道标本制作

1. 器材与试剂

（1）器材与工具：手术剪，镊子，无菌手套，玻璃板，白色尼龙线，透明有机玻璃缸，石蜡，纱布，笔，标签，酒精灯，玻璃胶。

（2）试剂：甲醛水溶液，蒸馏水，甘油。

2. 标本制作准备

（1）浸制液配制：详见第十二章第三节。

（2）取材：选取重度螨感染的鼠肠道，保持肠道病变特征的完整性。

（3）标本处理：用镊子将其中已消化及半消化的食物清除。

3. 病理大体标本的制作

（1）整姿：用解剖剪剪开肠道，剪除无螨感染病灶部位，将浆膜层面平贴于玻璃板，轻轻拉平并用白色尼龙线固定在玻璃板上，充分暴露病变部位。

（2）固定：将鼠肠组织的玻璃板浸泡于10%福尔马林固定液内，固定液要充足，一般为标本体积的10倍，固定2~3天即可。

（3）装瓶：标本固定好之后，流水冲洗，沥干。将固定于玻璃板的标本斜置于清洗干净的适宜透明玻璃缸中，再向缸内加入经过滤的10%福尔马林液，以液面至少要超过大体标本上缘2~3cm为宜，并滴加少量甘油。最后将标本缸上缘及周围用纱布擦拭干净，用酒精灯烤干。在标本缸口上，适量均匀地涂上玻璃胶，然后把标本缸盖对准缸体一次性慢慢放上，待其自然落平，用手按压，使缸口牢固密封。

（4）贴标签：详见第十二章第三节。

4. 病理大体标本的形态特征　鼠结肠病变部位黏膜充血、水肿、糜烂、坏死，多发溃疡，肠腔相对狭窄，结肠全段较无螨感染时有明显增长。

（三）螨侵染猫外耳道标本制作

1. 器材与试剂

（1）器材工具：脏器刀，镊子，广口瓶，无菌手套，透明有机玻璃缸，玻璃板，白色尼龙线，纱布，笔，标签，酒精灯，玻璃胶。

（2）试剂：甲醛，甘油，蒸馏水，15%盐酸溶液。

2. 标本制作准备

（1）浸制液配制：详见第十二章第三节。

（2）取材与处理：选取猫尸半侧头颅作为材料，将材料浸于15%的盐酸溶液中脱钙3~5天，当骨质变软时，取出用水冲洗2~3小时备用。将外耳道前方组织除去，在保留耳廓、外耳道比较完整的原则下，直达鼓膜处，将鼓膜保留完整。对标本登记、编号、制作内外标签。

3. 病理大体标本的制作

（1）整姿：为防止外耳道标本在固定时被挤压变形，轻轻拉平并用白色尼龙线固定在玻璃板上，充分暴露病变部位，适当修剪不影响病变观察的组织。

（2）固定：将绑有外耳道组织的玻璃板浸泡于10%福尔马林固定液内，固定液要充足，一般为标本体积的10倍，固定2~3天即可。选取经福尔马林防腐固定的猫尸头部，取半侧头颅作为材料。

（3）装瓶：标本固定好之后，流水冲洗，沥干。将固定于玻璃板的外耳道标本斜放进清洗干净的适宜透明玻璃缸中，再向缸内加入经过滤的10%福尔马林液，以液面至少要超过大体标本上缘2~3cm为宜，并滴加少量甘油。最后将标本缸上缘及周围用纱布擦拭干净，用酒精灯烤干。在标本缸口上，适量均匀地涂上玻璃胶，然后把标本缸盖对准缸体一次性慢慢放上，待其自然落平，用手按压，密封缸口。

（4）贴标签：详见第十二章第三节。

4. 病理大体标本的形态特征　猫耳廓有红肿、脱毛，耳道内有大量黑色分泌物及红褐色结痂。

(四) 螨侵染的组织器官标本制作注意事项

1. 在操作过程中应戴乳胶手套,以免标本污染霉变。

2. 标本装缸前,应将玻璃缸仔细洗刷干净。为防止霉染,洗后用 5% 石炭酸清洗液浸泡,清洗干净,待晾干后使用。

3. 适当修剪不影响病变观察的组织,突出病变特点,既获得整洁美观的标本,同时减少固定液的使用量。

4. 保持材料清洁,标本上如有血液、污物、黏液、食物、粪便等,可用纱布块蘸取,仍有污物残余时,用生理盐水略洗。

5. 加入的 10% 福尔马林一般以临时配制为佳,且加入量应保证液面至少超过标本上缘 2~3cm。标本在固定或保存时应避光放置,防止组织褪色。

6. 空腔标本一经切开或剪开,固定后往往收缩变形。因此在固定前将标本剪开,固定在玻璃板上再放入固定液。

(宫梓琳)

参 考 文 献

[1] 李朝品 . 医学医学节肢动物标本制作[M].北京:人民卫生出版社,2019 .
[2] 殷国荣,王中全 . 医学寄生虫学[M]. 5 版 . 北京:科学出版社,2018.
[3] 吴忠道,诸欣平 . 人体寄生虫学[M].北京:人民卫生出版社,2015.
[4] 张瑞琳 . 人体寄生虫学实验技术指南及彩色图谱[M].广州:中山大学出版社,2013.
[5] 王德田,董建强 . 实用现代病理学技术[M].北京:中国协和医科大学出版社,2012.
[6] 李朝品 . 医学蜱螨学[M].北京:人民军医出版社,2006.
[7] 梁晓俐 . 病理学基础与实验技术[M].北京:军事医学科学出版社,2004.
[8] 陈兴保,吴观陵,孙新,等 . 现代寄生虫病学[M].北京:人民军医出版社,2002.
[9] 龚志锦,詹洲 . 病理组织制片和染色技术[M].上海:上海科学技术出版社,1994.365.
[10] 陈佩惠,孔德芳,李慧珠,等 . 人体寄生虫学实验技术[M].北京:科学出版社,1988.
[11] 上海第一医学院病理解剖教研组 . 病理检验技术[M].上海科学技术出版社,1978.90.
[12] 李成光 . 山羊常见寄生虫病及防治措施[J].特种经济动植物,2021,24(8):24-25.
[13] 刘春南 . 山羊常见寄生虫病防治[J].畜牧兽医科学,2021(2):98-99.
[14] 高锋,张利,王超 . 三例猫耳痒螨病的诊治[J].辽宁农业职业技术学院学报,2021,23(5):4-6.
[15] 翟少华,胡美荷,李淑娴,等 . 细粒棘球蚴感染羊肝脏包囊纤维化形成的病理形态学观察[J].中国动物传染病学报,2021,29(1):51-57.
[16] 邵丽晓,许瑜伟,张海军 . 一例家猫耳痒螨病的诊治[J].特种经济动物,2019,22(7):6.
[17] 张鞠玲,王欢,陈素明,等 . 艾滋病合并溶组织内阿米巴感染肝脓肿 1 例[J].人民军医,2019,62(5):3.
[18] 张煜 . 动物病理标本制作及其在教学中的应用[J].湖北畜牧兽医,2018,39(5):45-47.
[19] 李晓云,韩彩霞,李巍,等 . 浅谈家畜寄生虫学标本观察实验[J].黑龙江畜牧兽医,2017(15):256-257.
[20] 郭虹彩,李青山,张浩 . 动物病理标本的制作[J].中国畜牧兽医文摘,2017,33(2):48+93.
[21] 翁静,谢科 . 人体寄生虫标本图库的建设及应用[J].化工管理,2017(29):94-95.
[22] 潘钰,荣玮,李致慧,等 . 感染华支睾吸虫后小鼠肝脏的病理学观察[J].中国医学创新,2017,14(30):15-18.
[23] 郭虹彩,李青山,张浩 . 动物病理标本的制作[J].中国畜牧兽医文摘,2017,033(2):48,93.
[24] 肖明,王娅兰,冉华全,等 . 大体标本数字化在病理教学实践中的作用及展望[J].医学理论与实践,2017(6).
[25] 张秋生,赵玉强,程鹏,等 . 济宁市任城区鼠类自然感染肠螨情况调查[J].中国热带医学,2014,14(9):1060-1062.
[26] 李锦花,金花子,崔成都 . 猪鞭虫病的病理学观察[J].黑龙江科技信息,2014(5):261.
[27] 王贵燕,王敏,刘冠琪,等 . 虎纹蛙感染裂头蚴的调查与动物宿主感染观察[J].热带医学杂志,2014,14(9):1141-1143+1155+1264.

［28］颜学波,付鸿麒,资源.病理教学大体标本的保存方法研究[J].湘南学院学报(医学版),2014,16(1):65-67.

［29］裘学丽,徐婧,陈艳.黑斑蛙体内裂头蚴组织结构观察[J].贵阳医学院学报,2014,39(1):88-89+92.

［30］翟少华,时亚南,阿合买提·买买提,等.教学资源信息网络共享平台建设在动物病理学教学中的应用[J].教育教学论坛 2014,1(2):175-177.

［31］李汝佳.病理大体标本的制作和管理[J].中国实用医药,2013(9):269-270.

［32］李明星.约氏疟原虫红外期感染小鼠模型的建立及感染肝细胞 miRNA 表达谱分析[D].第二军医大学,2013.

［33］崔晶,姜鹏,祁欣,等.河南省部分地区蛙类曼氏裂头蚴感染情况调查[J].中国病原生物学杂志,2012,7(10):787-788+803.

［34］徐柳,李胜保,童强,等.溃疡性结肠炎合并阿米巴肠病临床特点探讨[J].临床消化病杂志,2012,24(3):167-169.

［35］岳联革,郭晨涛,刘海泉.病理系统大体标本的制作与应用[J].卫生职业教育,2010(13):81.

［36］赵骏新.浅谈动物病理组织大体标本的制作[J].四川畜牧兽医,2008(8):40-41.

［37］方文,肖靓靓,包怀恩,等.猪带绦虫囊尾蚴在实验感染家猪体内的分布及发育[J].贵阳医学院学报,2008(6):577-580.

［38］郑晖,周庆,朱文兵.病理教学切片和大体标本制作方法[J].中国组织化学与细胞化学杂志,2008(1):111-113.

［39］黄文德,钟惠澜.肺吸虫尾蚴经口感染犬猫获得成虫首次发现[J].中国兽医杂志,2008(2):62-63.

［40］李朝品,崔玉宝,杨庆贵,等.腹泻患者粉螨感染调查[J].中国病原生物学杂志,2007,2(4):298-301.

［41］李朝品,贺骥,王慧勇,等.淮南地区仓储环境孳生粉螨调查[J].中国媒介生物学及控制杂志,2007,18(1):37-39.

［42］闫广照,谢晓东,王建武,等.咽鼓管全程及耳标本的制作方法[C].全国解剖学技术学术会议论文集,2007:49.

［43］王玲,张瑞琳,罗海华,等.虎纹蛙自然感染裂头蚴的调查及其在实验教学中的应用[J].中山大学学报论丛,2007(3):37-38+48.

［44］陈红,王开功,杨冬梅,等.贵阳市黑斑蛙裂头蚴感染调查及动物感染观察[J].中国人兽共患病学报,2007(1):96.

［45］姜双林.寄生虫学实验教学中标本的收集途径和方法[J].卫生职业教育,2007(9):123.

［46］李朝品,江佳佳,王慧勇,等.淮南储藏物粉螨防制研究[J].安徽大学学报(自然科学版),2006,30(1):85-88.

［47］周潜涛.一种血吸虫病兔肝原色保存方法[J].中国血吸虫病防治杂志,2006(2):142.

［48］陈奕,程训佳.溶组织内阿米巴致病因子的研究进展[J].中国寄生虫学与寄生虫病杂志,2006,24(6):457-460.

［49］李朝品,陶莉,王慧勇.淮南地区粉螨群落与生境关系研究初报[J].南京医科大学学报,2005,25(12):955-958.

［50］李朝品,杨庆贵,陶莉.HLA-DRB1 基因与螨性哮喘的相关性研究[J].安徽医科大学学报,2005,40(3):244-246.

［51］钟睿翀,廖华,苏水莲.猫体华支睾吸虫肝切片标本制作的体会[J].中国寄生虫病防治杂志,2005(3):156.

［52］李朝品,崔玉宝,杨庆贵,等.胃棘颚口线虫病一例[J].中华流行病学杂志,2003(12):17.

［53］李朝品,王克霞.肺螨病的 HBDT 和 Dot-ELISA 免疫病理研究[J].安徽医科大学学报,2002,37(6):470-473.

［54］李朝品,王健.尿螨病的临床症状分析[J].中国寄生虫病防治杂志,2002,15(3):183-185.

［55］李朝品,王健.不同药物治疗尿螨病的疗效观察[J].医学动物防制,2001,17(11):574-577.

［56］李朝品,王健.尿螨病的病原学研究[J].蛛形学报,2001,10(2):55-57.

［57］李朝品.肠螨病的治疗研究[J].世界华人消化杂志,2000,8(8):919-920.

［58］李朝品.储藏植物性中药材孳生粉螨的调查[J].医学动物防制,2000,16(5):248-254.

［59］李朝品.百特药液治疗外耳道瘙痒症的临床研究[J].锦州医学院学报,2000,21(4):10-11.

［60］李朝品.肺螨病在不同职业人群中流行情况的研究[J].中国职业学,2000,27(3):23-24.

［61］李朝品.外耳道瘙痒症与外耳道其他疾病鉴别的探讨[J].锦州医学院学报,2000,21(1):17-18.

［62］程功煌.动物绦虫标本制作方法[J].中国动物检疫,2000(5):32.

［63］董缪武.原色原形病理标本改良制作法[J].温州医学院学报,1999(3):7.

［64］蔡卫民,陈智,陈峰,等.日本血吸虫虫卵肉芽肿与肝纤维化免疫病理及调节研究初步报告[J].中国血吸虫病防治杂志,1998(S1):49-53.

［65］鞠秋霞.寄生虫原色标本的制作[J].肉类工业,1998(2):46.

［66］吕益新,陈锦花.病理大体标本制作技术改进与保色的研究[J].临床与实验病理学杂志,1991,007(02):141-143.

［67］李朝品,梁国光.SPA-ELISA 检测肺螨病患者血清螨特异性 IgG[J].齐齐哈尔医学院学报,1990,11(4):206-208.

［68］ 张家埧,林宝英,潘玉蓉.约氏疟原虫感染大鼠和小鼠的红外期研究［J］.中国寄生虫学与寄生虫病杂志,1990（4）:
288-290.

［69］ 王兴相,黄复生,张军,等.约氏疟原虫外期在大鼠及小鼠肝内的形态,退变及宿主细胞反应［J］.第三军医大学学报,
1985（3）:19-22+97.

第十三章

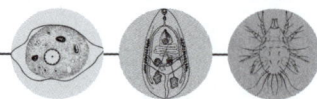

寄生虫人工琥珀标本的选材与制作

人工"琥珀"标本保存法是近年来兴起的一种长久保存节肢动物干制标本的方法。它源于自然界天然琥珀的形成过程，受到"虫珀"的启示，即天然树脂将昆虫包埋，经过长期的地壳演变，在压力和热力的共同作用下，最终形成一种轻质透明的节肢动物琥珀化石。据此，采用相似的材料将节肢动物标本包埋，制作成人工"琥珀"标本。相较于其他标本保存方法，人工制备的琥珀标本能保持很好的生态效果，更显生动、真实，便于携带、保存、观察。

人工琥珀标本通常采用松香、脲醛树脂、环氧树脂等原料制作，标本具有透明度强、便于观察、防虫防霉、不易损坏等优点，在教学、科研以及科普展览等方面具有良好的应用前景（图13-1）。

松香（天然树脂）是松树科植物中的一种油树松脂，主要成分为 $C_{19}H_{29}COOH$，松香人工琥珀标本的

图 13-1 人工琥珀动物标本（淡水蟹）
（韩仁瑞 图）

制作是将熔化的松香少许注入事先准备好的容器中，然后将节肢动物标本轻轻插入松香溶液中，继续注入松香液，待其冷却后从容器中取出；用脲醛树脂制作节肢动物标本的原理是在微碱性及微酸性触媒的先后作用下，通过水浴加热，使1g分子的尿素与2g分子的甲醛合成"二羟甲基脲"分子（即脲醛单体）然后加入凝固剂，在塑料模具中包埋进节肢动物标本，经过定型干燥，脱模，打磨抛光即可制成观赏价值较高并可永久保存的节肢动物标本；环氧水晶滴胶，也称环氧树脂AB胶，是由环氧树脂、固化剂、消泡剂和稀释剂等组成的一种双组分胶。A胶主要成分为环氧树脂、消泡剂等；B胶主要成分为固化剂。A、B胶按一定比例混合，在常温或加热条件下发生化学反应，可生成具有网状分子结构的热固性高分子材料，用于包埋标本。环氧水晶滴胶具有原料来源比较广泛、反应较快，易成型，制品透亮，性能优良，造型设计性强等优点。有机玻璃人工琥珀标本采用聚甲基丙烯酸甲酯（俗称有机玻璃），把节肢动物标本包埋起来，制作成一种类似人造琥珀的标本，也具有透明度高，不易损坏的优点。几种人工琥珀制备方法采用原材料各不相同、各有优缺点，可以根据实际工作需要进行选择。

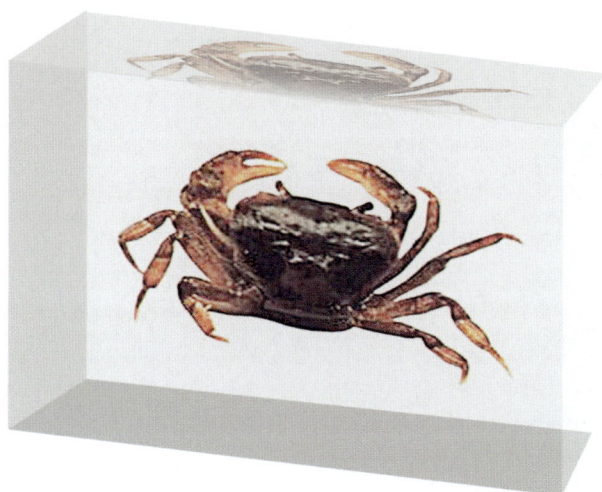

第一节 松香人工琥珀标本

天然琥珀是松、柏、枫等树木分泌的树脂，经过地壳的变动深埋地下，逐渐演化成的一种天然化石。人工琥珀是根据天然琥珀的形成原理，采用人工合成树脂包埋标本的方法制成的。人工琥珀节肢动物标本制作成本低廉、操作简便，省时省工。

一、器材与药品

松香、烧杯、电炉、玻璃棒、昆虫针、解剖针、小镊子、硬纸盒、乙醇,软木板或者硬泡沫塑料板、橡皮泥、一次性口罩、一次性手套、樟脑、蜡纸等。

二、制备方法

人工松香琥珀标本的整体质量由制备方法决定。首先需选择适宜的标本,标本应结构完整、色彩鲜明,经过调姿处理后干燥保存;随后根据标本的大小和形状制作磨具,然后按要求加入包埋液。包埋完成后取出标本,进行修整、打磨,选择合格标本保存于标本盒中备用。

(一)标本选择与处理

1. 标本选择　根据实验要求选择适宜的节肢动物标本,标本肢体需完整。

2. 制作展翅板　根据标本颜色和大小选取合适的软木板或硬泡沫塑料板。也可用橡皮泥制作展翅版,橡皮泥要有一定的厚度,用牙签在适当位置(一般为中央)划出一条小沟槽,其宽度、长度、深度视虫体大小而定。制成的展翅板亦可作为整姿台使用。

3. 展翅　有些节肢动物(如蛾、蝶等)需要展翅的外形。展翅时,先用小镊子将选取的节肢动物小心搁置在软木板(或硬泡沫塑料板)内,使虫体嵌入凹槽内,使翅和展翅板保持水平位置。用解剖针将翅展开,使两前翅后缘成一直线并与虫体的长轴垂直。然后用小镊子将翅调整至理想位置,再用牙签或昆虫针将翅轻轻压在展翅板上,借此固定翅膀。展翅调整后,稍微调整一下触角、足及腹部位置即可。

4. 整姿　有些节肢动物(如蚂蚁、金龟子等)不需要展翅,但在标本采集后,虫体可能会卷曲,姿态不佳,为使标本容易观察,姿态美观,必须要整姿。整姿时,节肢动物前足及触角向前,中后足向后,将身体各附属器官尽量伸展开来。用小镊子将需固定的部位调整到适当位置后,用牙签或解剖针协助将肢体固定在展翅板上。

5. 干燥　将固定在展翅板上的节肢动物放在培养皿中,置于阴凉通风处或室内 2~3 天,等待标本干燥。因为阳光易使节肢动物失去原有的鲜亮颜色,因此标本不宜在阳光下曝晒,更不可用微波炉或酒精灯烘干。

6. 保存　将干燥后的标本放入标本盒中,用昆虫针插入盒底固定,整齐摆放,也可以按照自己的创意摆放,总之要让标本整体匀称、美观大方。然后在标本的右下方贴上标签,标签上要注明标本名称、采集地点、采集时间、采集者姓名等信息。然后把标本盒放在干燥通风的地方保存,以免使标本因虫蛀或受潮损坏,平时要经常检查。保存得当的标本具有较好的科研价值与观赏性,因此标本的日常管理工作非常重要。

(二)松香人工琥珀标本制作步骤

1. 制作模具　根据标本大小选取合适的正方形硬纸,折一个火柴盒大小的纸盒,再剪取适当大小的蜡纸,衬于折好的纸盒内。

2. 研磨　将松香块放入研钵,用小杵研磨成粉。

3. 称量　用天平称取一定重量的松香(用量依标本大小而定,一般 100g 左右),放置于容器中备用。

4. 熔化　把松香粉放在烧杯内,加少量酒精(比例一般采用 10∶1),用酒精灯加热,不断地用玻璃棒搅拌,直到松香熔化。

5. 包埋　将烧杯中熔化的松香从模具的一端注入,厚度为 2~3mm;然后用小镊子将制备的节肢动物标本从展翅板上取下,放在模具松香层上,用小镊子或解剖针小心调整标本至理想位置;待虫体不再发生漂移时,将剩余的松香再次加热,按同样方法注入模具,使松香完全覆盖节肢动物标本,常温下静置。

6. 脱模整形　静置 3~5 分钟,用解剖针轻刺松香溶液,检查其是否凝结,若松香溶液凝结变硬,即可脱模。脱模时将蜡纸揭下,然后用手指在模具中央轻轻按下,标本即可脱落;脱模后的标本如有不平整、不理想之处,可用剪刀、镊子修整;若标本毛坯仍有局部看不清包埋的节肢动物时,则可用酒精清洗。用酒精洗涤标本毛坯的方法是将酒精倒进一个大口的容器里,用左手捏住标本,用右手蘸少许酒精,在标本不透明的地方来回摩擦,直到看上去透明为止。洗涤时间不宜过长,一般在 3~4 分钟内完成,否则包裹标本松香会溶化变软。

7. 标本保存　将节肢动物琥珀标本置于标本盒内保存,保存时要避免接触强酸、强碱,保存环境要保持空气干燥。

（三）人工琥珀标本制作注意事项

1. 为了使人工琥珀标本做得精美,使标本整体保持色浅透明,熔化松香时一定要用文火加热,并不断搅拌,尽量减少松香产生的刺鼻气体挥发。

2. 松香用量不宜太多,因松香用量多则加热时间需相应延长,会因火力过大使松香颜色变深,影响标本透明效果;熔化松香过多,还会在浇到后面几只标本时,因松香冷却凝固,影响固定效果;未用完的原料在重新加热熔化时,颜色也会变深;此外,松香熔化后必须立即停止加热,过热的松香液会把标本煎焦。

3. 所用松香颗粒的大小以 1~15mm³ 为宜,这样熔后浇出的“人造琥珀”色浅透明。不宜用松香粉末,因为粉末颗粒小表面积大,加热时吸收热量过高,熔化后的液体颜色变深,影响观赏价值。反之颗粒过大,又会影响熔化的速度。

4. 松香可溶于乙醇、乙醚、苯、二硫化碳、松节油等有机溶剂中。在松香中可加入一定量乙醇,可以加速熔化。如去除外壳后有毛糙处,可用药棉蘸少许乙醇擦拭,一擦而过即可,擦的速度慢,会熔解已制成的成品。不要用硬的物品如瓶盖等做盛器,否则去除模子时,因松香脆性大,容易损坏已制成的成品。

5. 熔化的松香浇入模具后可能有气泡产生,一般在冷却过程中气泡会自行消失。如有少量气泡滞留时,可在松香冷却而尚未凝结时用大头针轻轻挑出;或者熔化的松香倒入模具前,待温度降低时,用玻璃棒轻轻搅动,让松香中的气泡排出后再倒入模具内。这样做好的标本内就不会有气泡存在。

6. 节肢动物标本制作时采用新鲜标本较好,因为其色泽鲜亮,栩栩如生,制成标本效果较好。

7. 加热熔化松香时,烧杯下面要垫石棉铁丝网,不要直接在烧杯底下加热。否则,温度太高,松香颜色加深,影响标本透明度,而且也不美观。

8. 人工琥珀标本制作过程中应佩戴一次性口罩和手套,以防吸入加热溶化松香时产生的刺鼻的气味。

三、松香人工琥珀标本制作效果评价

制成的人工琥珀标本应具有透光性好、内部虫体清晰,有立体感,质地较为坚硬、不易变形等品质。同时标本还要具有透明度高,无毒、无刺激气味、便于保存,能够保持节肢动物正常体色,形态逼真、色彩亮丽,观赏价值高等优点。由于这种方法使标本避免了与空气的直接接触,更适于一些珍稀的节肢动物标本的永久保存。且在教学、科研、展览过程中不易损坏、方便携带。但是松香琥珀标本一般有淡黄色,易破碎,这是美中不足的地方。

四、松香人工琥珀标本的保存方法

将制成的琥珀标本放在特定标本盒中保存。保存时避免接触强酸、强碱,不能重压,要保持环境干燥。另外,可在标本盒内相应的位置贴上标签,标明标本的名称,采集地点,采集日期和采集人姓名。在使用过程中,应轻拿轻放,减少摩擦和磕碰,不要接触有机溶剂。使用结束后可用酒精棉球清洁后放入标本盒内保存。此外,要重视标本的修复工作,对损坏后的标本及时修复,如果修复失败,应重新制作及时补充。

五、松香人工琥珀标本的适用范围

人工琥珀标本不仅美观且易于保存,在日常生活中有着很好的观赏性和适用性。松香人工琥珀标本的制作不受季节温度限制,适合在不同的季节制作节肢动物标本。这一技术不仅在教学、科研、科普展览等方面具有重要作用,而且其工艺品也具有一定的经济意义,如手机饰品、胸坠等。

第二节 脲醛树脂人工琥珀标本

脲醛树脂琥珀标本的制作简单,成本低廉,并克服了常规保存中标本存在的易霉烂、易损坏、易受虫蛀的缺点。脲醛树脂又称尿素甲醛树脂,分子式$(C_2H_4N_6O_2)_n$,平均分子量约 10 000。尿素与甲醛在弱碱性溶液中,生成一羟甲基脲和二羟甲基脲在酸性溶液中加热,去水生成一亚甲基脲和二亚甲基脲。这些不饱和化合物易聚合,生成无色透明的高分子化合物,即脲醛树脂。脲醛树脂合成过程中配比一定要进行调试,在微碱环境中 25%NaOH 调节 pH 值在 9.5~10.5,在弱酸环境中用 99% 冰醋酸调节 pH 在 3.5~4.5,在不同的反应环境中甲醛和尿素的比例不同,合成树脂的透明度、折光率、硬度、韧性都会不同。用脲醛树脂制作节肢动物标本的原理是在微碱性及微酸性触媒的先后作用下,通过水浴加热,使 1g 分子的尿素与 2g 分子的甲醛合成"二羟甲基脲"分子(即脲醛单体)然后加入凝固剂,在塑料模具中包埋进节肢动物标本,经过定型干燥,脱模,打磨抛光即可制成观赏价值较高并可永久保存的节肢动物标本。

一、器材与药品

昆虫针,甲醛(工业用)、尿素(农业用)、冰乙酸、25% NaOH 溶液、彩色墨水、天平、电炉水浴锅(或普通锅)、铁架台、铁夹、药匙、量筒、锥形瓶、温度计、玻璃棒、塑料模具、干燥器等。

二、制备方法

脲醛树脂琥珀标本的整体质量由制备方法决定。首先根据需要选择适宜的标本,标本要保持结构完整、色彩鲜明,经过调姿处理后干燥保存;随后根据标本的大小和形状制作模具,然后按要求加入包埋液。包埋完成后取出标本,进行修整、打磨抛光,选择合格标本保存于标本盒中备用。

(一)标本选择与处理

蛾、蝶等鳞翅目节肢动物,为防止其翅膀上的鳞片脱落,先要把刚捕获的节肢动物放入三角纸袋里包好,然后放入瓶中。

1. **毒杀** 从野外采集回来后,应及时对节肢动物进行处理。对于节肢动物活体,可用市场出售的杀虫气雾剂适量喷洒将节肢动物迅速杀死。虫体致死后停留时间不宜过长,应立即进行下一步操作。

2. **针插** 趁节肢动物尚未僵直,立刻用昆虫针固定,针插位置根据各类节肢动物不同形态特点而定,一般要遵照的原则是:鳞翅目节肢动物插在中胸正中央,膜翅目节肢动物插在中胸中央偏右,鞘翅目节肢动物插在右面鞘翅的左上角,直翅目节肢动物插前翅基部上方右侧。昆虫针的长短应根据节肢动物大小进行选择,针体与虫体垂直,上端要留出针长的 1/5 左右,针插后虫体保持完整、平稳、美观、整齐。

3. **展翅** 针插完毕后立即将标本放在展翅板上,对有翅节肢动物应将其翅展开,先用针把节肢动物固定在展翅板中央的木条上,使翅左右对称摆放好,可用小纸条两端压住,再用镊子将足和触角调整至理想状态。然后用护发啫喱水迅速喷在节肢动物标本上,用镊子轻微摆弄,使标本不再变形。不同种类节肢动物标本有各自不同的形态特征,适用脲醛树脂包埋的成虫标本包括鞘翅目、直翅目、网翅目、半翅目、蜻蜓目、鳞翅目的节肢动物。

4. **保存** 展翅后要把节肢动物标本的头、触角及足整理好,使它尽量保持自然姿势。之后把标本放在通风、干燥、阳光不直射的地方,标注好标本名称、采集时间、地点、采集人姓名后妥善保存备用。

(二)脲醛树脂人工琥珀标本制作步骤

1. **制脲醛单体** 取尿素 63g、40% 甲醛 180ml 放入锥形瓶中,加 5 滴 25%NaOH 溶液搅拌。迅速用水浴加热。温度上升至 90℃时加入 30 滴冰乙酸。温度上升至 100℃时,停止加热。保温反应(95℃以上)5 分钟后继续加热,用玻璃棒蘸液滴滴于清水中,液滴成云雾状扩散时,立即加入 30 滴 25%NaOH 溶液,停止加热。亦可加一小滴彩色墨水,制成有色脲醛单体。将制备好的液体倒入锥形瓶密封,放入冰箱中保存备用。

2. **合成脲醛树脂** 脲醛树脂宜在浇底板、包埋标本或盖顶板的前一天合成。合成后静置几天,以利于排除气泡和清除杂质。

3. 浇底板 浇底板应选取有一定硬度且不与脲醛树脂发生反应的塑料模具,模面要光滑整齐,模具大小视标本大小而定,略大于标本即可。浇底板前要将模具擦拭干净。浇铸时将前一天合成的脲醛树脂沿玻璃棒倒入模具内,厚度以不超过 5mm 为宜,浇铸好后将底板放入干燥器内。

4. 包埋标本 浇底板后的第 3 天包埋标本,将事先采集并整形的新鲜标本浸入新配制的脲醛树脂中,注意标本整姿要及时。第 4 天模内底板硬化,此时将上述标本置于底板上,再放回干燥器内。2 天后标本被牢固地粘在底板上以后,开始包埋标本,包埋时每次浇铸的树脂以不超过 5mm 为宜;浇铸好后放入干燥器内。3 天后待树脂硬化时,再浇第 2 层、第 3 层……如此反复直至标本全部被包埋为止。但如果是鳞翅目的标本,则必须一次包埋完毕。

5. 盖顶板 待标本全部被封后,上层树脂硬化,再浇 5mm 顶层,放入干燥器内。待标本变硬压无印痕,从模具内取出琥珀标本打磨抛光。

6. 整理标本 此法制得的琥珀标本,晶莹透亮,栩栩如生。一般只需将边缘稍作修饰整理即可,有条件打磨抛光效果更佳。

7. 保存标本 将制成的琥珀标本放在特制的标本盒内保存。保存时要避免接触强酸,强碱,不可重压,要保持空气干燥。

(三)脲醛树脂人工琥珀标本制作注意事项

1. 脲醛单体要避开强酸强碱保存,放置时间不超过 50 天。

2. 将制成的琥珀放在特制的标本盒内保存。保存时要避免接触强酸强碱,不可重压,要保持空气干燥。此外,在制作过程中宜选用新鲜的节肢动物标本,放置在烧杯等容器内,麻醉致死后移至培养皿中,整理其形态,用昆虫针固定放置于泡沫板上,让其自然晾干定型。在使用硬纸板、胶水等制作盛器或模具时,要在容器内壁表面均匀地涂上一层食用油,可以避免成品表面黏附于容器壁。

3. 尿素一定要充分溶解于甲醛后才能加热,否则会因反应不充分导致浑浊。

4. 标本包埋过程中应注意排除气泡,如果有气泡产生,可以用昆虫针或解剖针插入气泡部位并引入脲醛单体排除气泡。

5. 如果包埋绿色植物标本,应预先做好保色处理。

6. 标本制作一般选择 5~10 月份为宜,因为此时环境温度较高,树脂合成速度快。

三、脲醛树脂人工琥珀标本制作效果评价

制作较小节肢动物的标本方法简便、透光性好、成功率高,用料较少;而较大的节肢动物标本,制作成功率较低,难度较大、包埋延续期长。用尿醛树脂制作的节肢动物标本具有透明度高、不易发霉、虫蛀、不易损坏、便于携带等优点。制成的人工琥珀标本应透光性好、内含虫体清晰,具有立体感,质地较为坚硬、不易变形,同时应无毒,无刺激气味,经久耐用又易于保存,并且可以作为工艺品观赏。

四、脲醛树脂人工琥珀标本的保存方法

标本是科研和教学的重要资料,必须妥善保管,脲醛树脂标本也应注意防虫和防霉。可在标本盒中放入樟脑精块。标本盒宜放在通风干燥的地方保存。制成的标本上应贴好标签,标明标本的名称、采集地点、采集日期和采集人姓名。

五、脲醛树脂人工琥珀标本的适用范围

用脲醛树脂制作的节肢动物标本,耐湿、耐温差变化,透明度高,不怕摔碰,便于携带、邮寄和保存。这对于减少教学标本损耗、永久保存珍贵节肢动物标本具有重要意义,同时人工琥珀标本也具有很高的观赏价值。

第三节 环氧树脂人工琥珀标本

松香包埋技术成品质量难于保证,硬度低易碎,易熔化,而脲醛树脂包埋技术制作过程复杂,且费工

费料。近几年来随着科技的发展,环氧树脂(水晶滴胶)在装饰材料、艺术品加工领域得到了广泛的应用。水晶滴胶是一种双组分配制的胶体,由热塑性线型的环氧树脂(A组分)和硬化剂(B组分)组成,主要成分是环氧树脂、苯甲醇、聚醚氨。AB胶混合后,使线型环氧树脂分子交联成网状结构的大分子。利用水晶滴胶制作标本是近年来新兴起的一项标本制作保存技术,具有易保存、透明度高、硬度高、制作简单且无毒无污染的优点,克服了传统节肢动物标本制作存在的问题,在教学、科研、科普展览中发挥着重要作用。

一、器材与药品

环氧树脂(水晶滴胶A、B胶)、烧杯、电子秤、硅胶模具、砂纸、塑胶滴管、手套、大头针、镊子、搅拌棒、解剖针、吸水纸等。

二、制备方法

环氧树脂人工琥珀标本的整体质量由制备方法决定。首先根据需要选择适宜的标本,标本要保持结构完整、色彩鲜明,经过还软、调姿处理后干燥保存;其次根据标本的大小和形状准备模具,摆放标本后按要求加入包埋液。包埋完成后取出标本,需经打磨抛光处理。最后选择合格标本保存于标本盒中备用。

(一)标本选择与处理

环氧树脂(水晶滴胶)标本的类型包括节肢动物的成虫、幼虫以及成虫的翅、足、触角、蛹、生殖器等。干制的鳞翅目成虫标本,需先使用"还软器"还软,然后利用解剖针进行整姿。若选取75%酒精浸渍处理的鞘翅目成虫、半翅目成虫和鳞翅目幼虫,需要先用吸水纸将虫体表面吸干,再进行整姿。新鲜成虫标本无须还软,可直接进行整姿,新鲜幼虫采用固定液热处理后进行整姿。

(二)环氧树脂(水晶滴胶)人工琥珀标本制作步骤

1. 备选标本 选择合适的标本材料,节肢动物和植物均可用此方法制作标本。水晶滴胶固化时会放热,若材料含水,会导致标本产生大量气泡或白色水汽使材料变色,严重影响成品的质量,因此材料在用水晶滴胶包埋前应进行干燥处理。若用节肢动物标本可利用针插法对其进行整姿、干燥处理,若使用的虫体是经浸渍法处理的,则需要用吸水纸将虫体表面的液体吸干。

2. 准备模具 按照标本体积大小和制作要求选取模具,模具材质有硅胶、塑料、PVC等。推荐选用硅胶,其支撑性、柔韧性好,表面平滑,易于脱模。模具的体积要大于标本的体积,保证包埋后标本与水晶滴胶之间有足够的空间,使用前必须对模具进行清洁处理。简单的模具可以自己制备,例如正方体,可用木板或玻璃拼接而成,内表面用宽胶带粘连,以保证成品标本表面光滑。市面上也有售卖专门的硅胶模具,硅胶模具有内表面光滑、模具柔软、易于脱模的优点,且模具形状多样,可以满足多种标本制作的需要。

3. 配料 将普通水晶滴胶A、B胶按重量比3∶1(或体积比2.5∶1)的比例混合倒入烧杯中,注意A、B胶混合时应严格按比例配制,A胶过多,则水晶滴胶凝固时间会变长,且硬度不够,B胶过多,则水晶滴胶硬度过大,质地变脆,易被损坏。搅拌均匀(3~5分钟),直到完全透明,静置待气泡消失(约15分钟)。刚刚调配好的水晶滴胶较稀,制作时需将其放置至微微发黏,再倒入模具中。

4. 灌注 将制备好的水晶滴胶倒入模具一半的位置,等待硬化。底层硬化后开始制作固定层,再次注入水晶滴胶,滴胶量不需太多,表层被覆盖即可。

5. 置入标本 将标本缓慢放到模具中部,如果标本出现漂浮现象,位置不在模具正中,需要用昆虫针进行调整,适当整姿。也可以在胶液中放入植物花瓣或者叶片进行装饰美化。胶中存在的大气泡可用昆虫针挑破。确认位置后再继续将胶水慢慢倒入,覆盖至节肢动物足的部分,使其固定并注意是否有气泡产生,产生的气泡可用针头挑出或用注射器吸出。待下层胶体基本能将虫体固定并不再上浮时,再制备第二份水晶滴胶,进行剩余体积的填充。室温下,滴胶固化大约需要15个小时。

6. 脱模 将标本静置1~3天,待水晶滴胶干透即可脱模。

7. 打磨和抛光 脱模后的标本上有毛刺的边、角、面,可用锉刀打磨或砂纸进行抛光修整。

(三)环氧树脂(水晶滴胶)人工琥珀标本制作注意事项

1. 搅拌动作务必要慢,保持方向一致,避免产生过多气泡。

2. 可以使用吹风机,用热风使气泡快速消失。

3. 水晶滴胶种类较多,硬化时间也会有所不同,购买时可选择适合品种。

4. 注胶过程中如有气泡产生,可以利用昆虫针挑破气泡或用滴管吸出气泡。

三、环氧树脂人工琥珀标本制作效果评价

制成的水晶滴胶人工琥珀标本透明度高,易观察,水晶滴胶标本最大的特点就是可以360°观察节肢动物的细微特征。硬度高,水晶滴胶包埋脱模后的标本硬度高,耐磨、耐用、抗压。保色性好,水晶滴胶能够保持节肢动物正常体色,尤其对鳞翅目成虫和幼虫的保色,使标本形态逼真、色彩亮丽,观赏价值高,特别是一些珍贵的节肢动物标本可以永久保存。

四、环氧树脂人工琥珀标本的保存方法

节肢动物标本的管理与维护是一项必须长期坚持的工作,如果维护工作疏忽或间断,就可能造成标本的损坏,标本的保护工作将功亏一篑,特别是对于一些珍贵稀少的标本,将造成不可估量的损失。

环氧树脂(水晶滴胶)标本的管理,可以借鉴干制标本、针插标本、液浸标本的管理模式,保持标本室环境适宜,建立标本出入库登记制度,在实验教学过程中教师引导学生正确使用标本。水晶滴胶标本存在耐黄、变性与韧性相对差,易磨损和透明度降低的问题,因而要避光或遮光保存。在使用过程中,应轻拿轻放,减少摩擦和磕碰,禁止标本接触酸碱液体和有机溶剂,实验课程结束后用酒精棉清洁后放入标本盒内保存。此外,要重视标本的修复工作,对损坏后的标本及时修复,如果修复失败,应及时重新制作标本进行补充,以免影响实验课程进行。

五、环氧树脂人工琥珀标本的适用范围

环氧树脂(水晶滴胶)标本适于制作节肢动物的成虫、幼虫、蛹的整体标本,也可以制作翅、足、触角、生殖器等局部器官标本。由于环氧树脂原料来源比较广泛,具有反应较快、易成型、制品透亮、性能优良、造型设计性强等优点,应用范围十分广泛,如用于人体解剖学标本、动物解剖标本以及植物材料标本的制作。使用该方法制作的标本,可保持标本原色,并且标本形态生动逼真、色彩亮丽美观,具有极高的观赏价值。 这一技术在教学、科研、科普展览,以及工艺品制作方面具有广泛应用前景。另外,该方法还被广泛应用于标牌、标本、徽章、工艺品等的制作。

第四节 有机玻璃人工琥珀标本

有机玻璃人工琥珀标本是人工琥珀标本中的一种,它采用聚甲基丙烯酸甲酯(俗称有机玻璃),把节肢动物标本包埋起来,制作成一种类似人造琥珀的标本。用这种材料制作的标本,有不怕虫蛀,不生霉和不易损坏的优点,并且透明度强,便于观察,作为展览,教学材料尤为适宜。

聚甲基丙烯酸甲酯通常是由氢氰酸、丙酮、甲醇等原料经过配制聚合而成。其最大优点是质量轻,透明度高。其制作程序如下。

一、器材与药品

有机玻璃(聚甲基丙烯酸甲酯)、甲基丙烯酸甲酯、玻璃模具、玻璃广口瓶、干燥箱、玻璃器皿、镊子、解剖针、抽气泵、抛光机等。

制作有机玻璃包埋节肢动物标本的原材料,是从化工原料商店买来的生、熟单体。生单体,是未经过预聚合的甲基丙烯酸甲酯,为无色透明液体,在制作节肢动物包埋标本时起溶剂作用。熟单体,是经过聚合的甲基丙烯酸甲酯,为无色透明的黏稠状液体,只有在5℃低温下才能保存原来性状,在高温下即逐渐聚合硬化。因此,生、熟单体应盛于大号广口瓶中,放在冰箱中保存;为方便使用和避免处置不当浪费材料,可用两个50ml小广口瓶,倒取部分单体放在冰箱中保存,以便随时使用。

二、制备方法

有机玻璃人工琥珀标本的整体质量由制备方法决定。首先根据需要选择适宜的标本,标本要保持结构完整、色彩鲜明,根据标本的特点进行包埋前处理;其次根据标本的大小和形状制作好模具,然后按要求加入包埋液,加注过程中避免气泡的产生。包埋完成后取出标本,进行修整、打磨、抛光。最后选择合格标本保存于标本盒中备用。

(一)标本的选择与处理

选择肢体完整,色泽鲜艳,表皮比较坚硬的如鞘翅目、直翅目、半翅目、膜翅目、鳞翅目节肢动物成虫。较大的节肢动物内部器官及各种节肢动物的幼期也可用来包埋,只是由于含水量多,需要程序相对比较复杂。无论包埋哪种节肢动物标本,都要事先做好整姿及清洁工作,以便提高标本的清晰美观程度。

(二)有机玻璃琥珀标本制作步骤

1. 工具的使用

(1)镊子:不锈钢材料制作的小型钟表镊子,用来提取和放置节肢动物标本。

(2)解剖针(或用昆虫针制作):用来拨正虫体和清理包埋过程中虫体周围的气泡。

(3)玻璃板及载玻片:玻璃板作为模具底盘,大小根据需要选择;载玻片作为模框,大小要依虫体大小而定。无论玻璃板或载玻片,其厚度都要在2mm以上,太薄容易破碎。所选玻璃板要四边平整、表面光滑。

(4)抽气泵:将节肢动物标置入熟单体时,用来抽取虫体四周的气泡。抽气泵的压力大小,要视容器的承受压力而定,最好先做预试验,免得将容器抽破,浪费材料。

(5)抛光机:用来抛光脱模整修后的包有节肢动物标本的料块,使其增加亮度,达到美观整齐的效果。

2. 模具制备　制模取决于包埋节肢动物标本的有机玻璃外部形状,是方形、长方形或菱形。如制作成圆形,也可选用质量较好不同大小的平底玻璃皿作为模具。决定好模具形状后,先将所需玻璃模具擦洗干净,而且要经过反复检查,表面已有伤痕或起毛的不能使用,以避免脱模时发生困难或制作出来的标本块表面不平整。

制模时先在玻璃板下垫一张画有方格的透明蜡纸,方格大小根据标本大小绘制,以此方格用载玻片制作模具四壁。用镊子蘸少许熟单体滴在两片载玻片的接缝处,使其粘合,重复操作一次使其粘牢。模具可根据标本形状设计成正方形、长方形或圆形。制好的模具放置在40℃的温箱中约半小时,使熟单体聚合硬化。

3. 固定层浇注　向模具中注入4~5mm厚的熟单体作为固定层,液体不能过厚,以免接缝处的粘着部溶解。放入40℃温箱中12小时使其聚合硬化。以后再用同样的方法注入两次,使硬化后的单体厚度不少于3mm,避免脱模后因底面过薄而破裂,造成空气进入使节肢动物标本与聚合硬化后的单体分离,引起变色、失真和气泡产生。为了标记节肢动物名称(中文名或拉丁文学名),可在第二次注入熟单体前,将已经在生单体中浸泡过的标签放入,使其包埋于熟单体中。

4. 调姿和包埋　先将整姿干燥后的医学节肢动物标本浸泡在生单体中约1小时,使虫体完全浸透。这时便在预先制好的模具中注入熟单体,但一次注入量绝对不能超过虫体厚度的一半,以免放入标本后虫体漂浮、移位。然后把浸在生单体中的虫体取出,使虫体背面向下,放在模具中的熟单体上,立即用镊子或解剖针将虫体平整的摆在模具中的适当位置,待熟单体稍有聚合,虫体不会再移位时,便平稳地移到有玻璃盖的盒中,防止空气中的灰尘落入模内熟单体中,影响日后观察。在包埋全过程中尽量使熟单体在自然条件下聚合,虽然时间较长,但不易产生气泡。经过2~3天后,可用解剖针试探,当熟单体已聚合成半固体尚未完全硬化前,再加入5mm厚的熟单体。以后每隔1~2天按上述方法检查,再加入熟单体。待熟单体完全聚合硬化后,即可进入下一步骤。

如果包埋体壁较软的种类或节肢动物的幼虫期时,需一次加满熟单体,为了加快聚合速度,往往需要加温处理,此时应准备一套抽气泵,一旦发现虫体周围产生气泡,应立即将连同放有标本的模具放入密闭的器皿中,把气体抽出。等到熟单体完全聚合硬化后,才可进入下道工序。

（三）脱模和整修

当标本四周的熟单体完全硬化后（从第一次注入到完全硬化约需半个月），即可进行脱模。如果制模前挑选的玻璃质地平滑，并擦拭干净，脱模就比较容易。稍微用力即可拆下。脱模拆除玻璃模具时，注意先拆除下面的底托玻璃面，再拆除四周玻璃面。脱模后的标本边缘往往不够整齐，特别是最后聚合部分，可用剪刀、钢锉、砂纸等工具修整。但经过修正的部分会失去透明度。需先用细砂轮打磨，再用抛光剂、牙膏软皮将其磨光修整成形，也可用布轮抛光机进行抛光，即可恢复原来的透亮光洁度，直至被包埋的节肢动物标本清晰可见。

全部制作过程应在无风、无尘的室内进行，灰尘落入单体中，容易造成污染、变色、混浊不清，失去透明度。风会使单体中的溶液加快挥发，表面产生皱褶。温度变化大，会产生雾状。

三、有机玻璃人工琥珀标本制作效果评价

有机玻璃制作的标本，具有质量轻，透明度强的特点。而且有防虫蛀、不生霉和避免损坏的优点，由于透明度高、便于观察，可以作为保存节肢动物标本的良好方法，特别适于陈列及教学之用。这种方法即可用于各种小动物标本制作，亦可用于制作植物标本制备。

四、有机玻璃人工琥珀标本制作注意事项

1. 自包埋开始至完全包埋好的整个过程中，要随时注意观察虫体是否移动，周围有无气泡。如发现虫体偏离原来的位置应立即拨正。如周围发生气泡要及时用解剖针插入气泡中，同时用镊子蘸少许生单体，滴在针上使其顺针流下，待气泡浮出，再用少许熟单体把针插的小孔填补起来。如气泡产生在表面可用昆虫针蘸生单体刺穿气泡，单体注入气泡即消失。

2. 熟单体自冰箱中取出时，由于温差变化，常有水蒸气凝聚在其表面形成雾状。这时应立即停止注入熟单体，将模具连同注入的熟单体一起放置起来，待水气自然蒸发干净恢复到原来的透明状态时，先在表面滴入少许生单体，使原熟单体溶化后，再继续注入熟单体，直至虫体完全被埋没且稍有余分，凝固后表面平整为止。

3. 全部制作过程应在无风、无尘的室内进行，如灰尘落入单体中，容易造成污染、变色、浑浊不清，影响透明度。风会使单体中的溶液加快挥发，表面产生皱褶。温度变化大，会产生雾状。

4. 制作季节可选择每年 5~10 月为宜，此时环境温度高，熟单体合成较快。

5. 操作过程中烧杯要随时加盖，以免药品挥发，最好能在接种箱中进行操作。

五、有机玻璃人工琥珀标本的局限性

1. 制作有机玻璃琥珀标本时，标本需要放置在专门的固定物上，可能影响标本的观察效果。

2. 包埋标本时，需要分多次注入熟单体，这一过程可能使标本出现分层现象，也可能使标本出现气泡等，影响观察效果。

3. 制作高质量的机玻璃琥珀标本通常需要全表面抛光，将导致制作成本增加。

综上所述，以松香为包埋材料，成本低且操作简便、省时省工，但产品质量难以保证，会出现硬度低、易碎、易熔化、标本有微黄色等缺点；而以有机玻璃和人工合成树脂为包埋材料，其产品质量好，具有硬度高、透明好、不易碎、不易溶解等优点，但其不足之处在于，成本较高、操作复杂、费时费工等。因此，如何寻找一种能够克服上述缺点的标本制作方法，对于节肢动物标本的保存具有重要意义。近年来，人们在人工琥珀标本保存法的基础上进行了改良，探索出了"胞衣保存法"，这种方法是以熟单体如松香、有机玻璃、脲醛树脂为材料对节肢动物标本裹上一层薄薄的包衣，与"人工琥珀法"相比，保存时间同样长久，但更加省工省料，操作简单，具有广阔的应用前景。

（张　浩）

参 考 文 献

[1] 刘宇明. 缅甸琥珀中的传粉双翅目节肢动物研究(节肢动物门,昆虫纲)[D]. 合肥:中国科学技术大学,2021.

[2] 李修伟,张茸茸,杨长碧,等. 水晶滴胶标本在昆虫学实验课程中的应用探索[J]. 安徽农学通报,2021,27(7): 165-167.

[3] 李朝品. 医学节肢动物标本制作[M]. 北京:人民卫生出版社,2019.

[4] 付春伶. 昆虫标本的制作、保存及管理概述[J]. 生物学教学,2019,44(8):73-75.

[5] 熊莉,席德慧,樊佳,等. 昆虫琥珀标本制作实验引入通识课程的探索[J]. 实验室科学,2019,22(2):9-13.

[6] 张启霄,姚亚丽,安硕,等. 水晶滴胶制作昆虫标本[J]. 实验室科学,2018,21(5):85-87.

[7] 曾虹. 浅谈采集和制作昆虫标本[J]. 读天下:综合,2017,(8):1.

[8] 董会,杨广玲,孔令广,等. 昆虫标本的采集、制作与保存[J]. 实验室科学,2017,20(1):37-39.

[9] 王念娇. 自制琥珀[J]. 第二课堂,2016,(8):11.

[10] 张建逵,邢艳萍,李倩,等. 环氧树脂AB胶制作叶、花类药用植物标本的研究[J]. 现代中药研究与实践,2015,(4): 28-30.

[11] 张凡,付荣恕,刘树真,等. "人工琥珀"昆虫标本制作及在无脊椎动物学实验教学中的应用[J]. 山东师范大学学报: (自然科学版),2012,27(1):146-147.

[12] 廖肖依. 昆虫标本的采集、制作和保存方法[J]. 现代农业科技,2012,(6):2.

[13] 杨永红. 脲醛树脂包埋昆虫标本的3点关键技术[J]. 林业实用技术,2010,(3):36.

[14] 齐静. 制作琥珀标本[J]. 科学课,2008,(12):56.

[15] 杨艳. 人工合成琥珀及蝶翅拼贴工艺的研究[D]. 雅安:四川农业大学,2008.

[16] 唐安科,唐发辉,赵元君. 一种透明水溶性树脂包埋生物标本的新方法[J]. 重庆师范大学学报(自然科学版),2008, 25(1):91-92.

[17] 刘福林,李淑萍. 昆虫琥珀标本制作的改进方法. 生物学教学,2007,32(3):55-56.

[18] 冉茂乾. 昆虫"琥珀包衣式"标本的制作方法[J]. 中学生物学,2004,(3):43.

[19] 陶翠玉,钱蓉华. 美观新颖的昆虫标本制作[J]. 江西林业科技,2002,(5):47-48.

[20] 王明春. 昆虫标本的制作[J]. 陕西林业科技,2000,(3):40-43.

[21] 王振平,孟焕文,伊卫东,等. 用脲醛树脂制作昆虫标本方法的研究[J]. 内蒙古农业大学学报(自然科学版),1999,20 (4):127-129.

[22] 余智勇. "人工琥珀"昆虫标本的制作方法[J]. 江苏农业科学,1999,(5):40-42.

[23] 林金龙. 如何制作"琥珀"生物标本[J]. 实验教学与仪器,1999,(2):16.

[24] 王瑛. 人造琥珀生物标本的制作[J]. 实验教学与仪器,1996,(2):28.

[25] 有保和. 人工琥珀标本的简易制作[J]. 生物学通报,1996,31(1):38.

[26] 洪友崇. 琥珀昆虫标本收藏之最[J]. 地球,1996,(5):12-13.

[27] 邓兆林. 用尿醛树脂制作昆虫标本的改进[J]. 昆虫知识,1989,26(1):44-45.

[28] 郭地生,蔡辉,武世珍. 琥珀解剖标本的研制I. 琥珀骨骼标本的研制[J]. 兽医大学学报,1986,(2):203-205.

[29] 李慕贤. 脲醛树脂昆虫标本制作方法改进简报[J]. 昆虫知识,1983,(4):42.

第十四章

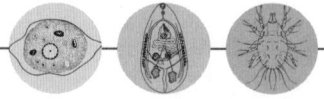

寄生虫宿主标本采集与制作

寄生虫的宿主和媒介动物种类广泛,包括淡水鱼类、甲壳类、贝类、鼠类、鸟类、两栖类和爬行类动物等,有些水生植物也是完成寄生虫传播的重要媒介。科学地采集和制作标本并妥善保管与收藏,对于开展寄生虫学教学工作、科学研究以及科普工作特别重要,它不仅能客观反映当地寄生虫的分布、流行现状,也能反映在人类影响下寄生虫宿主及植物媒介的变迁历史。

第一节 淡 水 鱼 类

淡水鱼种类繁多,在我国河湖沟汊多有分布。鱼类自身可感染多种寄生虫,包括原虫、扁虫、线虫和棘头虫等。同时,一些鱼类又是某些人兽共患寄生虫的中间宿主,这些寄生虫的幼虫阶段必须在鱼体内发育才能完成其生活史。当人、兽生食含有感染期幼虫的鱼类,即可罹患相应的寄生虫病。因而,在研究寄生虫的生活史、从事流行病学调查与防治时,鱼类标本的采集、制作与保存是重要内容。

一、标本采集

采集鱼类是制作与保存标本的第一步。采集前需要调查当地水域鱼类宿主种群构成、栖息地分布特点以及资源状况,初步了解当地常见的捕鱼方法,准备好相应的器材、采集工具和药品等。

(一)栖息地分布

鱼类终生生活于水中,鳃为主要呼吸器官,是自然界中最适应水生环境的脊椎动物类群。作为鱼类生活场所的水环境,复杂多样,仅就淡水水域而言,从大型的湖泊、水库到小型的池塘,生活的鱼类各不相同。经鱼类感染人体的寄生虫主要为棘口吸虫(*Echinostoma* sp.)、异形吸虫、华支睾吸虫(*Clonorchis sinensis*)、颚口线虫(*Gnathostoma*)、阔节裂头绦虫(*Diphyllobothrium latum*)和刚地弓形虫(*Toxoplasma gondii*)等。这些寄生虫的鱼类宿主多为鲤科鱼类的麦穗鱼(*Pseudorasbora parva*)、草鱼(*Ctenopharyngodon idella*)、鲫鱼(*Carassius auratus*)以及其他科目的泥鳅(*Misgurnus anguillicaudatus*)、黄鳝(*Monopterus albus*)等。这些鱼类宿主生活习性和栖息地分布差异较大,如麦穗鱼主要生活在江河、湖泊、池塘的浅水和水草茂盛区;草鱼为植食性鱼类,常孳生在水域中下层和近岸多水草区域;泥鳅喜欢栖息于静水的底层,常出没于湖泊、池塘、沟渠和水田底部富有植物碎屑的淤泥表层;黄鳝则喜欢栖息在松软且腐殖质多的浅水和静水淤泥中生活。在采集鱼类标本前,应了解鱼类的多样性,各自的生活环境及其习性特征,以便做好相应的样本采集和保存准备工作。

(二)采集工具、器材和药品

1. 采集工具 采集工具与所用的采集方法有关,可根据实际情况直接收购鱼类标本或者自行捕捞。如果采用捕捞法,常用的网具有拉网、围网、刺网、张网等。

2. 器材和药品

(1)器材:注射器、量筒、镊子、剪刀、解剖盘、胶皮手套或指套、针、线、脱脂棉、纱布、水桶、塑料薄膜、标签纸、记录本、照相机、海拔仪及便携式全球定位系统(Global Positioning System,GPS)。

（2）固定液的配制：鱼类标本常用 70% 乙醇或 5%~10% 福尔马林进行固定。用乙醇浸泡的标本很易褪色，且属易燃品，携带不便，因此常采用福尔马林溶液进行固定。市售福尔马林为含量 40% 左右的甲醛，固定标本时，将其作为纯溶液看待，加一定比例的水稀释，如配制 10% 溶液，可用 1 份福尔马林原液加 9 份水混合即可。原则上固定淡水鱼用淡水配制，海水鱼用海水配制，这样一方面有利于保持鱼类体型，另一方面还可以减缓鱼体褪色的速度。

（三）采集方法

1. 收购法　向当地专业捕鱼队、渔民或在市场上购买是收集鱼类标本的一个重要渠道。普通教学科研人员常缺乏专业的捕捞工具或捕捞经验，捕捞效率相对较低。专业的捕鱼队或渔民常常可以捕获一些大型鱼类标本。通过市场上收购也比较容易得到某些标本，如青鱼（*Mylopharyngodon piceus*）、草鱼、鲢（*Hypophthalmichthys molitrix*）、鳙（*Hypophthalmichthys nobilis*）和鲤（*Cyprinus carpio*）等。在乡镇集市和农贸市场周边，也常常有许多不同大小和种类的小型鱼类出售，可为我们提供种类繁多的鱼类标本。在收购时需要注意，须选择色泽鲜亮、鳞片完整的个体作为标本。

2. 自行捕捞法　对于一些小型鱼类，较容易捕捞，可以因地制宜地利用或者设计一些简易工具进行捕捞。

（1）网捕法：在沟渠、溪流、池塘、湖泊和水库等水域近岸带的水草附近，常有活跃着的一些鱼类，可以用各种水网进行采集。在水草茂密之处，可用菱形铲网在水草间推进捕捞；水面富有漂浮的水草（如水浮莲等）时，可将菱形铲网伸入水草下操底兜捞；而在水草稀疏处则可用网子在水草间来回扫荡；在水底较平坦、水草又短小的地方可用三角形推网或底拖网进行捕捞。在水草丛生处，常常可以捕获黄黝（*Micropercops swinhonis*）、沙塘鳢（*Odontobutis obscurus*）、鲫鱼、鳑鲏（*Rhodeus* sp.）等小型鱼类。

（2）张网驱捕法：有些生活在山洞或小溪流中的鱼类生性警觉，稍受惊动就会迅速逃离或钻入水底砾石间匿藏，采用张网驱捕法效果良好。捕捉时可用一个或几个网袋较长的水网拦截在水流下方狭窄处，然后捕捞人员从水流上游驱赶鱼群，使鱼群向下游游窜而落入网中。此法常可捕得平鳍鳅（*Homaloptera zollingeri*）、鳅鮀（*Gobiobotia pappenheimi*）、胡鮈（*Huigobio chenhsienensis*）、棒花鱼（*Abbottina rivularis*）等。

（3）瓶捕法：此法适于诱捕各种小型鱼类。敞口玻璃瓶用结实的绳子系好，瓶内放少许馒头、面包等食物，将瓶子沉入水中，可在水面抛散几把麸皮，数分钟后，便有小鱼赶来觅食，有些便会钻入瓶中取食。此时快速把瓶子从水里提出，便可捕获数条小鱼。此法常可捕得鳘条（*Hemiculter leucisculus*）、鳑鲏、鮈类（*Gobio* sp.）、鰕虎鱼（*Gobiidae*）、棒花鱼等小型鱼类。

（4）钩钓法：黄鳝等穴居鱼类，夜间外出觅食，白天常隐藏在生活的洞穴内，不易发现和捕捉。对这些鱼类可采用钩钓法进行采集。黄鳝的洞穴常位于沟渠岸边和水田田埂水面附近，洞穴直径 1~3cm，洞口圆滑。把 50cm 长度的细铁丝或钢丝的一端磨尖并弯曲成钩状，并穿上一段蚯蚓作为诱饵，慢慢伸入黄鳝隐居的洞穴内，轻轻来回抽动以引诱黄鳝咬食。如感觉到钓钩被咬拽住，用力缓缓将上钩的黄鳝拉出洞外即可。

二、标本制作预处理

无论以何种方法采集得来的鱼类宿主标本，首先都需要预处理，方可制成各式标本，以便长期保存，并供教学、科研或展览等用。其过程主要包括体表的清洗、登记编号、外形测量、种类鉴定等，部分标本还需要进行预固定，以便进行后续处理。

（一）清洗去污

选作标本的鱼，要求新鲜、完整、鳞片和鳍条要基本齐全，需记录所获标本的地方名、体型与大小、栖息环境、捕捞工具等。对于活标本，来不及马上处理的可暂养于桶内，一旦死亡，标本不能再浸泡在水中，以避免鱼体内渗透入过量的水分而导致鱼体型和颜色发生变化。

收集的鱼类标本先用清水洗涤，以去除黏附在体表的泥沙或黏液。有些鱼类体表黏液较多，如泥鳅、鲶鱼、黄鳝等黏液腺特别发达，需用软毛刷蘸水反复清洗。处理时动作要轻，避免弄掉鳞片或损伤鳍条。

（二）登记编号

对于采集到的标本，尽可能当天挂上标签，进行编号、记录，以防止误将不同地点和不同时间得到的标本混杂。记录内容包括每尾标本的采集日期、地点、水域名称、学名、地方名、生活环境、捕捞工具、新鲜时的体色及观察或访问的其他情况。操作时可把洗涤好的标本置于工作台上或大白瓷盘里，按照采集顺序悬挂标签，进行登记编号。标签可用布条制作，4cm×0.80cm 大小，一般挂于鱼的口部，方法是穿线针从口插入，由鳃孔穿出，与留在外面的线头打成死结。对于某些口部结构比较复杂并为重要分类性状的鱼类，可把标签挂于尾柄。在条件不具备的情况下，也可将采集编号用铅笔写在纸条上，折好后塞入鱼的口腔深部。

（三）外部形态测量

通过测定可量性状、可数性状并查阅相关分类学专著，有助于鉴定鱼类宿主种类。如图 14-1 所示。

1. 可量性状测定 用刻度尺测量各个项目的长度并填入预先准备的测量记录表中。测量内容如下：

（1）全长：从吻端到尾鳍末端的距离长度，常以厘米作为单位。

（2）体长：从吻端或上颌前端至尾鳍基部的直线长度。

（3）体高：躯干中部最大的垂直距离，通常采取背鳍起点处的垂直高度。

（4）头长：从吻部至鳃盖后缘的直线距离长度。

（5）吻长：吻端到眼眶前缘的直线长度。

（6）眼径：眼的最大直径，为眼眶前缘至后缘的直线距离。

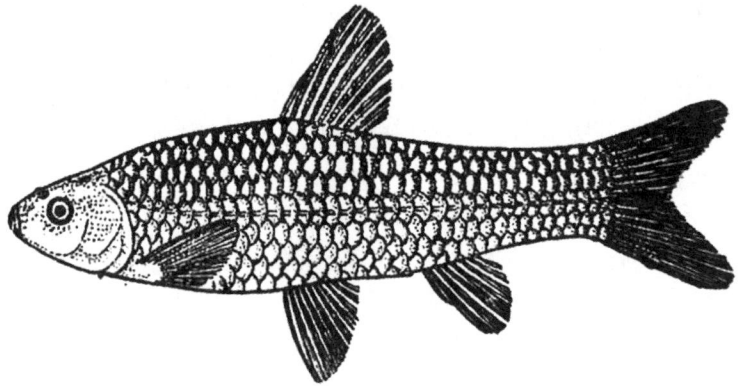

图 14-1 麦穗鱼
（改编自 唐仲璋）

（7）尾柄长：臀鳍基部后端至尾鳍基部垂直线距离。

（8）尾柄高：尾柄部分最狭长的高度（垂直距离）。

2. 可数性状测定 测定项目包括：鳍式、鳞式、鳃耙数、脊椎骨数等，具体可参考鱼类学书籍。除将上述项目测量记录外，还应将鱼的性别、虹膜色彩、体表颜色，采集时间地点等作详细记录。

（四）种类鉴定

首先根据腹鳍位置、背鳍棘有无及鳞片、为圆鳞还是栉鳞等情况，初步判断出大的类群，然后根据详细观测的可量、可数性状，参阅有关分类专著，依次鉴定出所属目、科、属，鉴定到具体种时，要详细对照文献中关于种的描述。最后，列出所鉴定出种类的分类地位、主要特征，并由低等到高等列一检索表。

（五）预固定

大型鱼类内脏易腐烂，如需要制作浸制标本，需要先用注射器向腹腔内注射适量固定液，即 10% 福尔马林溶液，特别是某些具有辅助呼吸器官的鱼类，如泥鳅、黄鳝，一般小型鱼类则不必进行腹腔注射。注射固定液后，再矫正标本的体型，为保持鱼体平直，必要时可绑上木板条。绑木板前，为避免损坏鳞片，需用纱布包好鱼体，然后再展开鱼鳍。操作时可剪两块与鱼鳍形状相似而略大于鱼鳍的硬马粪纸片，夹在展开的鱼鳍两侧，然后以回形针或夹子固定。整形后的标本再放入 10% 福尔马林溶液中继续固定，直到鱼体定形、变硬为止，此时便可拆去木板条和马粪纸。随后将标本装在保持潮湿的袋子里，尽快进行后续保存处理。

三、标本制作与保存

淡水鱼类宿主具有在水域生活的共同特征，但部分鱼类的外部形态差异很大，躯体的大小悬殊，内部各器官的构造也存在一定差异。因此，我们需要根据不同鱼类的形态特点，结合教学和科研等方面的不同要求，制成不同类型的标本，以供教学示范和实验观察时使用。鱼类标本制作方法主要有浸制法和剥制法,有时为了观察鱼类的横切面或者皮肤,也可以做成玻片标本,在这里仅介绍浸制法和剥制法。

(一) 浸制法

浸制法是常用的保存鱼类标本的方法。一些小型鱼类干燥后容易变形,故必须用乙醇、福尔马林等试剂配制成保存液将其固定保存,以防动物体腐烂。将预固定后的标本按照鱼体大小转入 10% 的福尔马林液中保存。新浸制的标本,过 2~7 天后需换液一次,然后即可长期保存。如在保存液内加入占总量10%~30% 的甘油,可使体色保存较长时间,减缓褪色。

对于容易悬浮的鱼类标本,可将标本固定在玻璃板上,再沉没到保存液中保存。具体做法如下:需要按照鱼的大小选用盛装标本的合适容器,然后制作宽度和长度与标本缸(瓶)相吻合的有机玻璃板,在有机玻璃板上准备放置鱼胸部和尾部的两个位置上,分别钻小孔一对。取一缝衣针,穿好尼龙纱线,分别从已固定的鱼体胸部、尾柄部侧处的皮肤内穿过,再将线的两头穿过有机玻璃板的两孔,轻轻扎紧。注意鱼的长度要略短于有机玻璃板的长度,特别是鱼尾不要伸出玻璃板外,尼龙纱线亦不能扎得过紧。在有机玻璃的背面衬上白纸或蓝纸,然后放入标本缸中,加满 10% 的福尔马林,封闭缸口,贴好标签。

对于易沉的标本,可在其顶端偏背方用细线穿入后悬挂于标本瓶瓶盖下方的玻璃钩上,或把标本固定在瓶内用细玻棒加工成的玻璃支架上。

(二) 剥制法

对于一些大于 30cm 长的某些鱼类宿主标本,很难用浸制方法保存,如有必要,则可制成剥制标本保存。制作时,尽量选择形体、鳞和鳍完好的新鲜鱼体做剥制材料。用清水把标本从头向尾,顺着鳞片方向冲洗干净后对整体和各个部位进行拍照,作为标本着色时的参考。测量后,用 5%~10% 福尔马林液将鱼固定。方法是先进行内脏注射,防止内脏腐败。然后整形,把鳍展开,尽量使其保持自然状态,平整地浸于福尔马林中 2~3 天。不经固定的鱼体,鳞片容易脱落,而皮肤弹性也大,剥制时常因为拉扯而变形走样。

制作流程较为复杂,可以分为剥皮、制作假体芯与嵌装、填充假体并缝合、整形、清理与修补及着色与涂漆等步骤,可参考相关鱼类学实验相关书籍进行制作。

四、注意事项

采集和制作一件合格的鱼类宿主标本,不是一件十分容易的事,不仅需要熟悉制作对象的生物学特性,包括形态、结构、生理机制、生活习性以及标本组织结构方面的理化性质等;也需要熟悉制作材料的化学性质、物理特性,结合标本的用途,如教学、科研或科普展出等,制作出符合要求的优良标本。

(一) 采集标本时的注意事项

1. 我国多数地区四季分明,鱼类活动有明显的季节性,多在春季进入繁殖季节,入秋后鱼类开始积聚营养物质,开始准备越冬。因此,一般在春季、夏季到秋季气温较高时采集鱼类相对容易,也可根据实际需要和具体情况在其他季节进行采集。

2. 具体采集地点以天然捕捞产量较高处、河流汇合处或湖泊进出水口处为宜。如采用捕捞法,捕捞前须对采集地点进行调查。

3. 选作标本的鱼,要求新鲜、完整、鳞片和鳍条要基本齐全,采集时最好能在现场做初步的种类鉴定,注意同相近种的区别。

(二) 固定和保存时的注意事项

1. 福尔马林的常用固定浓度为 5%~15%,具体使用浓度应根据鱼类的大小及数量而定。在北方地区,冬季室温较低,如在福尔马林保存液中加入乙二醇,可使保存液的冰点下降 5℃。防冻保存液配方是:5%~10% 福尔马林 2 份、乙二醇 1 份,混合即可。

2. 除一些小型鱼类外,多数鱼类标本需进行腹腔注射福尔马林等固定液进行预固定。一般用 10% 福尔马林进行腹腔内注射,注射量要适当,腹部稍硬即可。对于一些较大的标本,还应注射胸腔和背部肌肉。刚浸泡的鱼类标本,应避免互相挤压,否则容易变形。在实践中标本浸泡一天后,翻过一面继续浸泡,可使所固定的标本基本保持体型对称。

3. 如有多个预固定好的标本需要进行包装、运输,可在一块纱布上面将长度相近的标本整齐地交互叠放,即一尾标本的头向左,另一尾的头向右,并保持头部稍超出另一尾标本的尾鳍之外,这样可保护尾鳍不被折断。

4. 对于不需要绑缚玻璃板的标本,在装瓶时应注意将标本的头部朝下,以免折断尾鳍,破坏标本的完整性。

五、淡水鱼类标本的形态特征

鱼类物种繁多,全球现有鱼类 2 万多种,我国分布的淡水鱼类超过 800 种,其中约 500 种为我国特有种。分类隶属脊索动物门、脊椎动物亚门,主要包括圆口纲、软骨鱼纲、硬骨鱼纲三个纲。作为一种变温动物,鱼类终生生活在水中,依靠鳃进行呼吸,用鳍来完成运动并维持身体平衡。

鱼的体型主要包括纺锤形、侧扁形、平扁形和棒形四种基本类型。躯体可分为头部、躯干部和尾部三部分。头部位于身体最前端,主要器官包括吻、口、须、眼、鼻和鳃(裂)等。由于缺少颈部,头部不能灵活转动。肌肉在头部、躯干和尾部都有分布,是鱼类行使运动功能的主要组织,类型繁多,结构复杂,可以分为平滑肌、横纹肌和心肌等类型。

鱼鳍是重要的附肢,分布在躯干和尾部,具有运动和平衡身体的功能。按照是否对称,鱼鳍可分为偶鳍、奇鳍两类。胸鳍和腹鳍为偶鳍(对称),奇鳍(不对称)包括背鳍、臀鳍和尾鳍。鳞片覆盖在鱼的体表,对鱼体起保护功能,鳞片的大小、形状和数目常常是鉴别种类和年龄的重要依据。鱼类皮肤可以分为外层的表皮和内层的真皮,主要起保护、感觉和润滑等作用。

淡水鱼的呼吸器官主要有鳃、鳔和辅助器官等。鳃由鳃弓、鳃耙和鳃片组成,鱼类通过鳃与外界进行气体交换,吸取氧气,排出二氧化碳;鳔位于鱼类肠管上部,多为白色长形囊状,里面充满气体,具有呼吸、调节鱼体升降和感觉等功能;辅助器官包括皮肤和口咽腔黏膜等。

消化系统由体腔中的消化管及各种消化腺组成,消化管包括口咽腔、食管、胃、肠道、肛门(泄殖孔)等结构,消化腺包括口腔腺、胃腺、肠腺、肝脏、胰脏和胆囊等部分。鱼类摄取的食物经消化系统处理后,营养物质如蛋白质、糖类、无机盐等可被吸收利用。

循环系统由心脏、血管、血液等构成。循环系统有两个特点,一是封闭性的,心房连接静脉血管,心室连接动脉血管,毛细血管连接细胞组织及动脉和静脉,所有血管不开口;二是鱼类的循环系统为单循环,无肺循环,即血液在鱼体全身循环一周经过心脏一次。

泌尿系统由肾脏、输尿管、膀胱等器官构成。淡水鱼肾脏肾小体较发达,可排出过多的水分,以保持体内盐离子浓度平衡和渗透压的稳定。

多数淡水鱼为雌雄异体,生殖系统由生殖腺及生殖导管组成。雌鱼有卵巢一对,雄鱼有精巢一对,产生的卵子和精子在体外进行受精。

鱼的神经系统由中枢神经(脑和脊髓)、外周神经(脑神经和脊神经)以及植物性神经(交感神经和副交感神经)三部分构成,组成神经的基本单位是神经元。神经系统通过嗅觉、味觉、视觉和听觉等感觉器官和外界相联系,并调节体内外活动,使之与外界环境相适应。

(高　典)

第二节　甲　壳　类

甲壳类节肢动物的种类数量多,分布极为广泛,且不同种类之间的生活习性也不尽相同。剑水蚤、淡水虾、蝲蛄、淡水蟹类均属于甲壳纲动物,这些甲壳动物大多数可作为人体寄生虫的中间宿主,在寄生虫的生活史和寄生虫病的传播中扮演了重要角色。本节重点介绍剑水蚤、淡水虾、蝲蛄、淡水蟹在人体寄生虫学研究中的标本采集和制作方法。

一、甲壳动物的采集

剑水蚤、淡水虾、蝲蛄和淡水蟹主要栖息在湖汊、稻田、沟渠、水库等相对静止水体,也可栖息在水流较缓的溪流、江河近岸处。甲壳动物标本采集方法较多,为获得高质量的标本动物,应根据物种的生长阶段、形态大小、生活习性、运动方式不同,结合研究目标所需的标本数量,选取合适的标本采集方式。

(一) 直接捕捉法

采集体型较大的蝲蛄和淡水蟹,可选取本方法。淡水溪蟹主要分布于热带及亚热带地区,蝲蛄则分布在我国东北三省。每年的 4~6 月,天气晴朗的时间段,溪蟹和蝲蛄活动比较频繁;淡水溪蟹、蝲蛄成体喜独居,常躲避在水流较缓的水体近岸处、中小型鹅卵石下,伺机捕食。利用这一习性,在标本采集时可沿岸边翻找石块,徒手对成体溪蟹、蝲蛄进行捕捉,通常能够采集到体型较大的标本。体型较大的淡水溪蟹和蝲蛄不善于游泳,直接捕捉的成功率较大。

由于直接捕捉时必须接近待捕捉标本,较易惊吓到待捕捉标本而造成淡水虾、蝲蛄或淡水蟹逃脱。限于捕捉个体的活动能力,直接捕捉法在捕捉时更依赖于经验和技巧,可能存在被蝲蛄或淡水蟹的螯肢夹伤或因力度不适而造成待捕捉标本螯肢脱落等不同程度损伤。

(二) 钓竿法

钓竿法适用于捕捉体型较大成体淡水虾、蝲蛄或淡水蟹。在水流较缓的溪流、江河湖汊附近,寻找淡水虾、蝲蛄或淡水蟹藏匿处,用蚯蚓、禽肉、内脏、小米虾等作为诱饵置于钓竿前端,钓竿垂直于钓点的正上方,缓缓将钓线垂入水中淡水虾、蝲蛄或淡水蟹待捕个体附近,等淡水虾、蝲蛄或淡水蟹用螯肢紧紧钳住诱饵开始进食时,迅速拉起钓竿直至其脱离水体。

钓竿法的优点在于:可以在不直接接触待捕捉标本的情况下将其捕捉,以免被蝲蛄或淡水蟹的螯肢夹伤;同时不会因捕捉人在捕捉时,对淡水虾、蝲蛄或淡水蟹造成伤害,更有利于保持标本的完整性;钓竿法不需要标本采集人直接参与捕捉,钓饵诱捕标本动物,有效避免直接捕捉造成标本逃脱;此方法更加适合捕捉行动灵活、不易接近的淡水虾或小型蝲蛄、淡水蟹标本。

(三) 地笼诱捕法

地笼学名为定置串联倒须笼网,地笼诱捕法与钓竿法类似,是一种通过饵料诱捕的方式捕捉标本动物的方法。此方法需要提前将饵料放置于地笼靠近中心位置,同样选在溪流、江河、湖汊缓流近岸处,然后将地笼平缓慢沉入水底。溪流、江河等水体常随地势向一个方向平缓流动,地笼入口处放置的方向须与水体流动方向相同;在稻田、池塘、沟渠、水库等相对静止的水体中,地笼放置的入口方向则应与水面平行。地笼设置好后,可就地取材选取遮蔽物覆盖,辅以石块压实。淡水虾、蝲蛄、淡水蟹类喜夜间活动、摄食,因此建议当日 18:00 设置地笼诱捕,于次日晨 7:00 收起地笼检查是否捕获到所需要的标本,并将非所需标本动物放归水体。

地笼诱捕法对于喜食肉类的杂食性淡水水生甲壳动物淡水虾、蝲蛄、淡水蟹是一种非常有效的捕捉方法。地笼诱捕法属于布置陷阱诱捕猎物的方法,在捕捉过程中存在随机性,可同时在笼中发现水生肉食性昆虫、淡水虾、蝲蛄、淡水蟹、淡水鱼等多种水生动物,因地笼对水产资源的破坏相对较大,应该根据研究的需要选取适宜的网眼。此种方法的优点在于,无须值守人员,可以有效节省人力成本。与直接捕捉法和钓竿法相比,此种方法更适用于捕捉到善游泳的淡水虾或运动轨迹较为复杂的蝲蛄、淡水蟹的幼年个体。地笼法捕捉的标本数量也更多,根据地笼规格可诱捕到十余只到数十只待捕捉标本,能有效节省时间成本。

(四) 网捕法

网捕法是常用的捕捉水生动物标本的方式,根据捕网的种类不同又可分为抄网法和框架式尼龙网法。

抄网法是捕捉小型剑水蚤、淡水虾、蝲蛄和淡水蟹常用的方法。标本捕捉人员需要根据研究需要选择适合网眼大小的抄网,网眼过大无法捕捉体型较小的幼年标本,网眼过小又会增加水流对抄网的冲击力,增加待捕捉标本逃逸的机会。剑水蚤在水体中的行动较为简单且缓慢,可直接利用抄网捕捞。运用抄网法捕捉淡水虾、蝲蛄和淡水蟹类似于直接捕捉法,可缓慢将抄网靠近待捕捉的标本,迅速将其网住并捞出水面,再将标本放置于暂存箱中。也可将抄网放置于淡水虾、蝲蛄或淡水蟹可能逃逸的方向后,掀开其躲避的大型石块,驱赶待捕捉标本,在其误入抄网内时,迅速把抄网捞出水面进行捕捉。因蝲蛄、淡水蟹一般栖息在近岸处,在使用抄网捕捉标本时,应注意避免抄网在水中搅动,防止搅浑水底泥沙从而影响视野增加捕捉难度。抄网法对捕捉经验有一定的要求,淡水虾和蝲蛄擅长向身后迅速逃逸,而淡水蟹常在水体中横向逃逸,预判出淡水虾、蝲蛄、淡水蟹的逃逸方向可以大大提高捕获的成功率。夜间由于没有阳光直射,水体中通常不会产生捕捉者的倒影,配合便携光源设备更容易在水体中发现并捕捉待捕标本。另外,在单次捕捉后,应清洁抄网内的杂质、泥沙后再进行后续捕捉。

网框捕捉法通常用于捕捉体型较大的成体蝲蛄、淡水蟹等淡水甲壳动物。工具可采用自制网框或框架式尼龙网,尺寸可选用(50~60)cm×(70~80)cm矩形网框。使用网框捕捉待捕标本时,应选存在较大石块、水流较为湍急且水流方向存在豁口的溪流或湖泊港汊。捕捉标本时需要两个人协作配合,其中一名捕捉人员手持网框在水流下游豁口处进行拦截,另外一人在豁口上游迅速翻转、移动大型石块,将藏匿于其中的蝲蛄、淡水蟹暴露于水流中,同时搅动水底的泥沙。此时在水流中会形成一个狭长的通道,而蝲蛄、淡水蟹会因逃避不及而被湍急的水流冲入下游网框之内。该采集方法应用于捕捉蝲蛄、淡水蟹时效率较高,2小时内就能够在一段长度约百米溪流港汊中采集到数十只待捕标本。采用该方法捕捉蝲蛄、淡水蟹等淡水甲壳动物时,需对这些动物的栖息生境及其习性具有一定了解,才能在捕捉标本时做到事半功倍。

二、标本制作预处理

剑水蚤、淡水虾、蝲蛄以及淡水蟹,离开所生存的水体后易死亡。保存温度超过25℃极易腐败变质。因此,标本在运输转移之前就需要及时进行预处理。

标本的预处理可以采用95%乙醇作为固定液,先尽量去除标本体表的泥渍、污物,将标本直接浸入固定液中进行固定。但因活体标本体表和体内均携带大量的水分,会稀释标本固定液的浓度,使其保存作用一定程度上降低。因此,预处理48小时之后需要及时对标本进行正式处理。除此之外,在短途运输时,还可采用低温冷藏车进行运输。低温可以抑制淡水甲壳动物的代谢、活动能力,从而降低其能量消耗,延迟存活时间;另一方面,低温还可以降低淡水甲壳动物内体微生物的活性从而抑制死亡标本动物的腐烂速度。

三、标本制作与保存

甲壳类动物标本根据用途的差异可以选取不同的制作方式,主要的标本制作方法类型为浸制标本和干制标本。浸制标本制作方法简单,能够更好地保存标本的核酸分子,但是保存过程中需要定期更换新鲜的固定液。干制标本易于保存但制作的过程相对复杂,因其对标本的外观保存更好,可供教学、分类学研究使用。

(一)浸制标本

剑水蚤、淡水虾、蝲蛄和淡水蟹浸制标本,通常可根据标本的种类、大小、数量选取合适的浸制标本容器。大型的淡水虾、成年蝲蛄、成年淡水蟹整体标本可选用不同玻璃标本瓶,肢体或胃膜标本可先保存在1.5ml或2ml的离心管内,同所取材的整体标本保存在同一玻璃标本瓶内。剑水蚤、小型的淡水虾、蝲蛄或淡水蟹的幼体标本可使用塑料指管进行保存。初次固定或长期保存剑水蚤、淡水虾、蝲蛄、淡水蟹类标本的固定液通常选用浓度为85%~95%乙醇溶液。因乙醇属于易挥发的有机溶液,为了长期有效的保存浸制标本,避免标本裸露于液面之上,标本与浸制固定液的重量/体积比保持1:10。采集体型较大的淡水甲壳动物之后需要对其表面进行清洗,难免会携带少量水分,标本预处理会稀释初次使用固定液的浓度,因此对于标本预处理24小时后应及时更换等量的浸制固定液。

(二)干制标本

体型较大的淡水虾、蝲蛄和淡水蟹还可以制作成干制标本。首先要选取无变形、螯肢和步足无残缺、体表无明显损伤的完整成体。采用自然干燥或低温烘干的方法挥发预处理标本体内所含的固定液。配制标本填充液25g/100ml的赛璐珞丙酮溶液。用注射器将配制好的填充液注射到干燥后的淡水虾、蝲蛄或淡水蟹体内,使其身体充满填充液。利用钢丝架绑缚干制标本于展台或底盘上,摆正姿态,使其具有分类学意义的形态特征得到充分的展示。然后将标本置于70~90℃的50%甘油溶液中浸泡1~2分钟。若标本表面仍有不平整的地方,可使用50%甘油溶液注射填充进行修整后再置于70~90℃的50%

甘油溶液中浸泡 1~5 分钟。静置待标本自然冷却,浸入 95% 乙醇 2~24 小时脱水固定,采用油画颜料对标本进行上色,阴干 1~2 天后使用硝基清漆对标本表面进行处理。最后用 10% 福尔马林固定上色标本,24~48 小时后浸入甘油和 10% 福尔马林混合液(体积比 2:1)浸制 15~30 天,取出晾干后可长期存放。

四、标本采集与制作注意事项

做好信息登记是实施标本采集工作的基础。标本采集应及时制作信息记录标签,在标本制作时粘贴于标本瓶、标本盒或标本架。标签信息应包括:标本编号、物种名称、采集地点信息、标本生境信息(经纬度、海拔、水体温度及 pH)、标本采集者的基本信息(姓名和联系方式)等。

预处理标本运输过程中标本盒、标本瓶内应尽量装满固定液,以避免因挥发导致固定液失效。也可使用固定液浸泡过的纸张或棉花包裹标本,再将标本密封于密封袋中,这种方法可以有效降低因运输过程中可能产生的标本瓶易爆风险。干制标本的长期保存应将标本陈列于通风避光处,标本储存环境的温度控制在 10~25℃,相对湿度 30% 以下,并做好防尘和防虫工作。

五、剑水蚤、淡水虾、蝲蛄、溪蟹标本的形态特征

剑水蚤、淡水虾、蝲蛄和淡水蟹均隶属于节肢动物门(Arthropoda)、甲壳纲(Crustacea)、剑水蚤目(Cyclopoiade)和十足目(Decapoda),与人类的疾病和经济生活密切相关,对其形态、分类、生态和传播疾病的研究具有十分重要的医学价值。淡水虾可作为华支睾吸虫的第二中间宿主,而蝲蛄和淡水蟹则作为肺吸虫的第二中间宿主,帮助这些人体寄生虫完成其生活史。

剑水蚤隶属于剑水蚤科(Cyclopoida)、剑水蚤属(Cyclops),体长不超过 3mm,广泛分布在自然淡水水体中,营浮游与寄生生活,可作为曼氏迭宫绦虫的第一中间宿主。剑水蚤体型细小,呈圆锥形,背部稍隆起,腹面扁平。身体分节,头节和 5~6 节胸节组成头胸部,腹部细长分 3~5 节。雄性生殖节位于第 1 腹节,雌雄生殖节由 2~3 节愈合而成,身体两侧有 2 个卵囊。

淡水虾种类繁多,如细足米虾(*Caridina nilotica gracilipes*)、巨掌沼虾(*Macrobrachium superbum*)、中华长臂虾(*Palaemonetes sinensis*)等,物种之间的体型差异很大。淡水虾体型大多呈梭形长筒状,由头胸部和腹部构成。头胸部由头部和胸部愈合而成,头胸部和腹部可由颈沟加以区分。淡水虾腹部肌肉发达善于游泳,主要栖息于淡水湖泊、河流、沼泽的水草中。

蝲蛄隶属于蝲蛄科(Astacidae)、蝲蛄属(*Cambaroides*),仅在我国东北三省可见 3 种:即东北蝲蛄(*Cambaroides dauricus*)、朝鲜蝲蛄(*Cambaroides similis*)、史氏蝲蛄(*Cambaroides schrenckii*)。蝲蛄的甲壳更为坚硬,头胸甲向前方形成一个三角形突起为额剑,头胸部和腹部各有功能不同的附肢(图 14-2)。蝲蛄体型较大不善游泳,步足发达善于爬行。

淡水蟹,隶属于短尾次目(Brachyura),淡水蟹主要分布在黑龙江、吉林、辽宁、宁夏、青海以外(东经 95°~122° 与北纬 18°~37° 之间),而蝲蛄仅见于东北三省。淡水蟹的腹部扁平成片状,向前弯折紧紧贴附于头胸部下,雄性的腹部为三角形,雌性水蟹的腹部呈椭圆形。淡水蟹的头胸甲形态、前侧缘齿特征、雄性第 1 腹肢的形状、结构和朝向等形态特征具有重要的分类鉴别价值,应用形态学和分子生物学方法鉴别淡水蟹的种类,对于并殖吸虫和并殖吸虫病的防治和研究具有重要的科学意义。

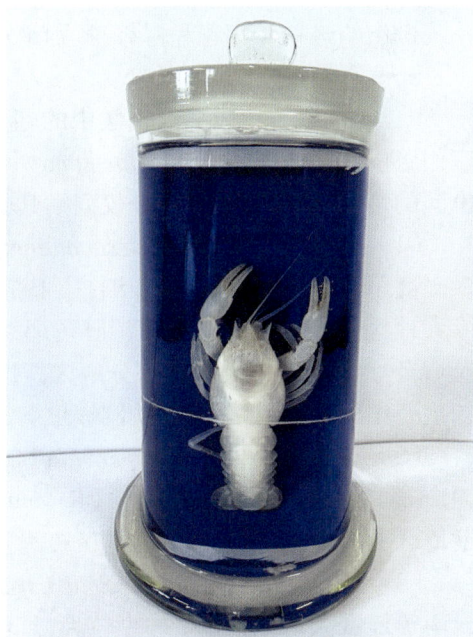

图 14-2 寄生虫宿主液浸标本(蝲蛄)

(蔡连顺 图)

(张 萌)

第三节 贝 类

软体动物（Mollusca）具有不发达的真体腔。身体柔软，不分节，由头、足和内脏团组成。身体背侧皮肤褶襞向下延伸成为外套膜，由它分泌出石灰质贝壳覆盖于体表，也有的贝壳退化。软体动物的种类繁多，约有 115 000 种，仅次于节肢动物，是动物界的第二大门。与传播人类疾病有关的软体动物统称为"医学软体动物"，也叫"医学贝类"，而研究医学贝类的学科就是医学贝类学（Medical Malacology）。软体动物门现存有 8 个纲，医学贝类学所研究的以腹足纲种类占大多数；根据其所生活的环境，可将之分为淡水贝类、陆生贝类和海生贝类。全世界约有 350 余种螺具有医学或兽医学意义，在淡水、海水和陆地均有分布，其中以淡水螺占绝大多数。

医学贝类最重要的意义在于某些螺种是相应寄生虫的中间宿主，特别是栖息于淡水中的贝类许多种类是传播人类寄生虫病的媒介，例如湖北钉螺（*Onclania hupensis*）、方格短沟螺（*Semisulcospira cancellata*）、纹沼螺（*Parafossarulus striatulus*）、大脐圆扁螺（*Hippeutis umbilicalis*）等，这是物种间长期进化适应过程中形成的特异生物学关系，是这些寄生虫病传播过程中不可或缺的环节。在我国流行的螺传寄生虫病种类多分布广，刘月英（2004）报道的医学贝类就有 155 种及亚种，在淡水、海水和陆地均有分布，而淡水螺约有 142 种，占绝大多数。其中除血吸虫病在中华人民共和国成立初期进行过大规模的防治和研究外，其他螺传寄生虫病公众知之甚少，防护意识淡薄，目前仍存在较大危害。螺类除传播寄生虫病之外，还可传播病毒（如甲型肝炎病毒）和细菌（如沙门菌）等食源性疾病。某些贝类还是传统的中药材，并具有较好的药用功效，值得研究开发加以利用。

一、医学贝类分类与鉴别

医学贝类学所研究的贝类种类繁多，形态各异，涉及多个软体动物类群。其分类在近几十年中屡经变动，本章节参考 Bouchet（2017）提出的最新分类系统编写。该系统对所有现存及化石腹足类动物进行了完整的分类，综合了分子生物学、解剖学、古生物学等多方面的证据，对腹足纲的 2 604 个科进行了系统的整理，涵盖了其有效性、发布日期、模式属等详细信息。该系统是对 Bouchet 在 2005 年提出的腹足纲分类系统做出的进一步完善和修订，特别是对超科及以上的分类单元进行了改动。

（一）医学贝类分类

1. 陆生贝类 医学贝类学中的陆生贝类均属于真肺螺总目（Eupulmonata），所感染的寄生虫种类以广州管圆线虫（*Angiostrongylus cantonensis*）为多，而物种多样性极为丰富的陆生贝类在医学贝类学中所扮演的角色则相对雷同，此处仅列举其中较有代表性的种类：

（1）褐云滑胚玛瑙螺（*Lissachatina fulica*）别名：褐云玛瑙螺、非洲大蜗牛、东风螺。属于大型螺种，成螺壳高可逾 10cm。原产地非洲，从 1931 年开始，至今已入侵至我国福建、台湾、广东、广西、海南及云南等广大地区。尚有近缘种无斑滑胚玛瑙螺（*L. immaculata*），体型与食量均大于褐云滑胚玛瑙螺，于 2015 年左右开始入侵广东及闽南部分地区。这二种螺在广东省俗称"东风螺"，并被采集食用，是广州管圆线虫的重要中间宿主，也是广州管圆线虫病流行的主要因素。

（2）灰尖巴蜗牛（*Acusta ravida*）旧名灰巴蜗牛（*Bradybaena ravida*），中型螺种，成螺壳高约 3cm，全国广布。近缘种有同型巴蜗牛（*B. similaris*）与条华蜗牛（*Cathaica fasciola*），前者亦全国广布，但在低纬度地区更为常见；后者在华北地区极为常见。

（3）皱疤坚螺（*Camaena cicatricosa*）大型螺种，成螺壳高可超过 5cm，主要分布于海南、广东、广西及云南等地区。本螺种由于体型较大，是乡村地区居民的传统食品，应留意可能存在的传播寄生虫病风险。

（4）黄蛞蝓（*Limax fiavus*）、光滑颈蛞蝓（*Deroceras laeve*）、双线嗜黏液蛞蝓（*Philomycus bilineatus*）、高突足襞蛞蝓（*Laevicaulis alte*）等蛞蝓类也已证实为广州管圆线虫的重要中间宿主。

2. 淡水贝类 绝大多数医学贝类为淡水螺类，特别是腹足纲的种类（俗称淡水螺）与医学关系最为密切，是严重危害人体健康的寄生虫之主要螺类宿主。由于淡水中的腹足类隶属多个不同类群，其生活史及生境亦天差地别,加之淡水环境适合于寄生虫幼虫的传播,故大多数淡水螺类也可成为寄生虫的中间宿主。相对而言,淡水螺类所感染的寄生虫种类最为丰富。

常见淡水医学贝类习惯上可将其分为五类:蜷类、觽螺类、田螺类、瓶螺类和肺螺类(图 14-3)。每一类包含一个科或数个科。下面逐一对这五类医学贝类中的代表性螺种作一简单介绍。

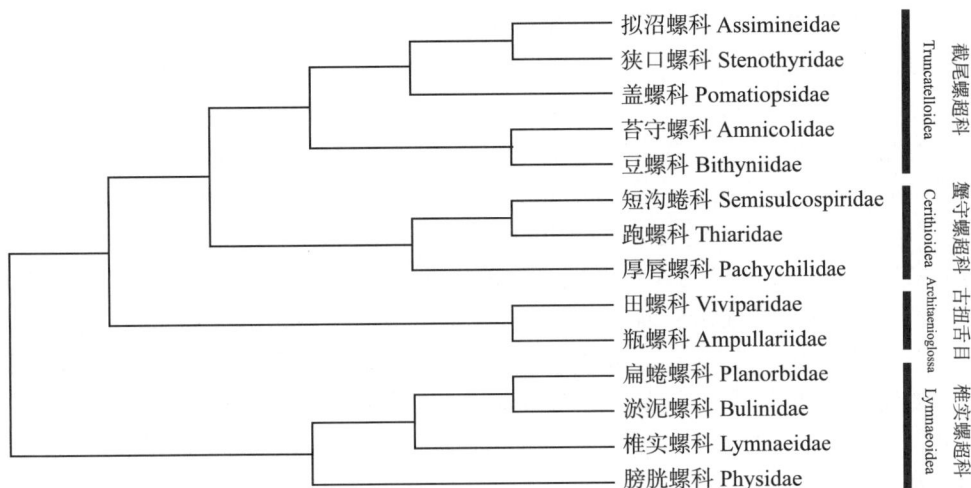

图 14-3 淡水医学贝类的系统分类

(1)蜷类:"蜷类"并非是一个严谨的分类学名称,而是对蟹守螺超科(Cerithioidea)内数个科的统称。蜷类外壳一般呈圆锥形,壳高因种类而不同,介于 1.50~10cm 之间。雌雄异体,有角质厣,繁殖方式为卵生或卵胎生。我国分布的有三个科,即跑螺科(Thiaridae)、短沟蜷科(Semisulcospiridae)和厚唇螺科(Pachychilidae)。蜷类主要作为并殖吸虫(*Paragonimus*)的第一中间宿主。

1)跑螺科:常见于华南地区,多生活在流速缓慢或不流动的水体中,尤以人工水体为多,如排水渠、景观池塘等。个体大小不等,下述种类壳高均不超过 3.60cm。卵胎生,厣为规则的卵圆形或长卵圆形,外套膜外缘有指状突起。本科属于医学贝类的种类不多,但较常见,且常以高密度聚集。代表种为瘤拟黑螺(*Melanoides tuberculata*)、斜粒粒蜷(*Tarebia granifera*)、塔蜷(*Mieniplotia scabra*)和斜肋齿蜷(*Sermyla riquetii*)。

2)短沟蜷科:全国除西北外各地区广布,多生活在较为清洁的水体中,如小溪、河流、水潭等。多为小型螺种,壳高一般不超过 3cm。卵生或卵胎生,厣为卵形,呈不规则椭圆形或出现缺损;外套膜外缘无指状突起。本科在中国共有 3 个属:短沟蜷属(*Semisulcospira*)、韩蜷属(*Koreoleptoxis*)和华蜷属(*Hua*),代表螺种:宁波短沟蜷(*Semisulcospira ningpoensis*)。本科的某些螺种(如多瘤韩蜷 *Koreoleptoxis peregrinorum*,即所谓"开化青蛳")常作为食用螺,故存在一定的寄生虫病传播风险。

3)厚唇螺科(Pachychilidae):湖南、江西、广东、广西、云南、海南常见。多生活在较为清洁的水体中,体型较大,最大者壳高可达 10cm(坚川蜷 *Brotia herculea*)。卵胎生,厣大多为圆形,稀为卵圆形,外套膜外缘无指状突起。本科在中国分布的仅有 2 个属,即沟蜷属(*Sulcospira*)和川蜷属(*Brotia*)。代表螺种:海南沟蜷(*Sulcospira hainanensis*)。本科中的许多螺种均作为食用的"山坑螺"售卖,需关注其潜在的寄生虫病传播风险。

(2)觽螺类 此处"觽螺类"亦非严格的分类,而是泛称一系列小型的淡水螺类。这些淡水螺类过去大多曾被置于觽螺科(Hydrobiidae)下,现已分属多个科,统归于截尾螺超科(Truncatelloidea)之下。觽螺类个体一般较小,除豆螺科(Bithyniidae)外,壳高均不超过 1cm。雌雄异体,有角质或钙质厣,繁殖方式为卵生。在我国常见的有盖螺科(Pomatiopsidae)、苔守螺科、豆螺科和狭口螺科(Stenothyridae)等。觽螺类可作为多种吸虫的中间宿主。

1)盖螺科:小型螺类,体球形或锥形,厣为角质。中国南方各地区广布,生境多样,种类多,且均为医学贝类,所传播的吸虫种类多样。以我国危害最大的日本血吸虫(*Schistosoma japonicum*)为例,湖北钉螺及其亚种是其唯一中间宿主,通过杀灭钉螺即可起到阻断血吸虫病传播的作用。鉴于前文所述之"蜷类"及部分陆生贝类形态上容易与湖北钉螺相混淆,故在此简述其区别:

①湖北钉螺虽然是两栖淡水螺类,但其最理想的栖息地是水线之上,植被覆盖较好的潮湿环境中。真正水线之下生存不了,因此,湖区就有一种很有效的"水淹灭螺"法。如出现在完全旱地上或海水中的则可判断非钉螺。②钉螺为小型种类,壳高不超过 1cm,如大于 1cm 则可判断非钉螺。③钉螺有椭圆形的角质厣,如无厣或厣为石灰质则可判断非钉螺。④钉螺的螺壳表面有纵肋或无,如壳表面有横向肋或其他更复杂的雕刻(如:断续的纵向或横向肋、交错排列的纵横肋等)则可判断为非钉螺。

盖螺科其他医学贝类尚有拟钉螺属(*Tricula*)、新拟钉螺属(*Neotricula*)和 γ- 拟钉螺属(*Gammatricula*)等。这些螺类可作为斯氏并殖吸虫(*P. skrjabini*)的第一中间宿主。

2)苔守螺科:微型螺类,一般壳高仅有 2mm 左右,贝壳圆柱形或短圆锥形。厣角质,并且薄而半透明。我国南方各地区广布。可作为斯氏并殖吸虫的中间宿主。本科的医学贝类有秋吉螺属(*Akiyoshia*)、洱海螺属(*Erhaia*)、翠娥螺属(*Chencuia*)。代表种:石门洱海螺(*Erhaia shimenensis*)。

3)豆螺科:小型螺类,壳高 6~20mm,外壳卵圆形或卵圆锥形。厣石灰质,厚而不透明。多生活在流速缓慢或静止的淡水水体中,全国广布。可作为包括华支睾吸虫(*Clonorchis sinensis*)在内的多种吸虫的第一中间宿主。本科的医学贝类有豆螺属(*Bithynia*)、沼螺属(*Parafossarulus*)和涵螺属(*Alocinma*),代表螺种:赤豆螺(*Bithynia fuchsiana*)。

4)拟沼螺科(Assimineidae):小型螺类,壳高约 6mm,外壳卵圆锥形,厣角质。主要分布在沿海地区,在潮湿的陆地、淡水、半咸水和海洋潮间带环境中均可生存。可作为华支睾吸虫和怡乐村并殖吸虫(*Paragonimus iloktsuenesis*)等的中间宿主。本科的医学贝类有拟沼螺属(*Assiminea*)和 *Pseudomphala* 属。代表物种:琵琶拟沼螺(*Assiminea lutea*)。

5)狭口螺科:小型螺类,壳高约 5mm,外壳圆桶状,壳口小而圆形,厣角质。本科在中国仅有 1 属,即狭口螺属(*Stenothyra*)。代表螺种:光滑狭口螺(*Stenothyra glabra*),全国广布。可作为窄口螺侧殖吸虫(*Asymphylodora stenothyrae*)及外睾吸虫(*Exorchis*)的中间宿主。

(3)瓶螺类 即瓶螺科(Ampullariidae)的螺种,属大型淡水贝类。成螺壳高在 5cm 以上,大者可达 9cm。外壳呈球形或卵圆形,壳口卵圆形,厣角质或半石灰质。雌雄异体,卵生,卵产在水面以上。分布在长江以南各省份,可作为广州管圆线虫的宿主。代表种类:小管福寿螺,又称"沟瓶螺"。原产地南美洲,作为食用螺种入侵我国,由于该螺适应性好、繁殖力强、食量大,给种植业带来危害,已成为部分地区农业生产的一大公害。而且福寿螺还能传播寄生虫病,其带虫率高、荷虫量大、分布区广,市场有销售和居民食用,因此,有必要关注其给人群带来的寄生虫病风险。与沟瓶螺相似的尚有另一种斑点福寿螺(*Pomacea maculata*),其体型较沟瓶螺更大且繁殖力更强。

我国除原产于南美洲的福寿螺外,还有一我国本土产的瓶螺(*Pila*),分布于海南及云南,厣为半角质半石灰质,寄生虫病风险与福寿螺相似。但由于福寿螺的入侵,本土瓶螺现已很难寻得。

(4)田螺类 即田螺科(Viviparidae),属于大型或中型淡水螺类,依种类不同成螺壳高在 3~7cm。外壳圆锥形或卵圆形,壳口卵圆形,厣角质。雌雄异体,卵胎生。全国广布。可作为广州管圆线虫、卷棘口吸虫(*Echinostoma revolutum*)、棘隙吸虫(*Echinochasmus*)等的中间宿主。有医学贝类学价值的主要有 3 属,即石田螺属(*Sinotaia*)、圆田螺属(*Cipangopaludina*)和河螺属(*Rivularia*)。代表螺种:方形石田螺(*Sinotaia quadrata*)和中华圆田螺(*Cipangopaludina cathayensis*)。本科螺种为传统食用种,其广州管圆线虫的感染率与荷虫量均低于小管福寿螺。

(5)肺螺类 医学贝类学所研究的淡水肺螺类大多属于椎实螺超科(Lymnaeoidea),包含多个科的成员。这些淡水肺螺的共同特征是:雌雄同体、卵生、无厣、可以直接呼吸空气。其壳高一般不超过 3cm,但静水椎实螺(*Lymnaea stagnalis*)壳高可达 7cm。我国有椎实螺科(Lymnaeidae)、膀胱螺科(Physidae)、扁蜷螺科(Planorbidae)和淤泥螺科(Bulinidae)分布。肺螺类是多种吸虫的中间宿主。

1)椎实螺科:全国广布,视种类不同,大小从不足 1cm 至 7cm 不等。一般生活在静止或流速缓慢的水体中。螺壳一般为卵圆形右旋,头部触角侧扁,宽大,呈三角形。本科螺种可作为多种吸虫的中间宿主,其中以肝片形吸虫(*Fasciola hepatica*)、巨片形吸虫(*F. gigantica*)、毛毕属吸虫(*Trichobilharzia*)、东毕属吸虫(*Orientobilharzia*)的危害最大。本科螺在我国包括土蜗属(*Galba*)、东方土蜗属(*Orientogalba*)、萝卜螺属(*Radix*)、藏萝卜螺属(*Tibetoradix*)和椎实螺属(*Lymnaea*)等。代表物种:耳萝卜螺(*Radix auricularia*)。

2)膀胱螺科:全国广布,壳高不超过 2cm,一般生活在静止或流速缓慢的水体中。螺壳卵圆形或细圆锥形,左旋,头部触角为丝状。本科螺种可作为卷棘口吸虫和广州管圆线虫的中间宿主(人工实验感染)。我国有无褶螺属(*Aplexa*)和膀胱螺属(*Physella*)分布。代表螺种:尖膀胱螺(*Physella acuta*)。

3)扁蜷螺科:全国广布。外壳多为圆盘状,难以区分上下端,直径不超过 2cm;稀为卵圆形或尖锥形,左旋,壳高小于 1cm。一般生活在静止或流速缓慢的水体中,头部触角为丝状,此类螺体内具有血红蛋白,同时螺壳半透明,所以肉眼可见软体部往往呈现红色。本科螺种可作为布氏姜片吸虫(*Fasciolopsis buski*)、卷棘口吸虫、单睾吸虫(*Haplorchis*)以及在世界范围内危害极大的曼氏血吸虫(*Schistosoma mansoni*)的中间宿主。我国有多旋螺属(*Anisus*)、旋扁螺属(*Helicorbis*)、旋螺属(*Gyraulus*)、多脉扁螺属(*Polypylis*)、扭螺属(*Camptoceras*)和双脐螺属(*Biomphalaria*)等。代表螺种:凸旋螺(*Gyraulus convexiusculus*)。

4)淤泥螺科:主要分布于我国华南地区。外壳为圆盘状或卵圆形,左旋,壳高不超过 2cm。一般生活在静止或流速缓慢的水体中,头部触角为丝状,此类螺体内具有血红蛋白,同时螺壳半透明,所以软体部往往呈现红色。本科外部特征与扁蜷螺科相近,唯内脏器官存在区别。本科螺种可作为印度血吸虫(*Schistosoma indicum*)、埃及血吸虫(*S. haematobium*)、间插血吸虫(*S. intercalatum*)以及马来棘口吸虫(*Echinostoma malayanum*)等的中间宿主。我国有泡螺属(*Bulinus*)和印度扁蜷螺属(*Indoplanorbis*)。代表螺种:印度扁蜷螺(*Indoplanorbis exustus*)。

3. 海水贝类　海水贝类的种类和数量在软体动物中为最多,但由于海水的渗透压不同,故能够直接危害人类健康的寄生虫种类为数较少,对人类的危害主要是:

(1)某些海水贝类,如织纹螺科(Nassariidae)有的是鸟类血吸虫的中间宿主,自螺体内逸出的尾蚴可能会导致人体尾蚴性皮炎;长牡蛎(*Crassostrea gigas*)则是徐氏拟裸茎吸虫(*Gymnophalloides seoi*)的中间宿主,自牡蛎体内所释放的后尾蚴经消化道进入人体后可致腹痛、腹泻、消化不良等临床症状。

(2)可能传播以动物为宿主的寄生虫,严重危害水产品养殖业,如食蛏泄肠吸虫(*Vesicocoelium solenophagum*)严重危害缢蛏(*Sinonovacula constricta*)养殖业。

(二)医学贝类标本鉴别

贝类的形态及大小因种类的不同而有差异。但有其共同的形态结构,即均可分为贝壳与软体两大部分。贝壳是由几丁质和石灰质构成的坚硬外壁,外形可呈塔形、圆锥形、圆柱形、圆球形或圆盘形等,还有两侧合抱软体的贝壳,可对称或不对称。壳面可光滑,具花纹、色带或纵肋、瘤状结节等。贝壳的顶端为壳顶,由此至基部具有多个螺层称螺旋部,其最底的一个螺层膨大称为体螺层,体螺层的开口称壳口。贝壳大小差异也比较大,有的仅 1.50mm,如苔守螺科的种类;而有的可到 130mm,如小管福寿螺、褐云玛瑙螺等。

根据螺壳及齿舌的形态(图 14-4),可将一些常见螺体标本初步鉴定至"科"或"属"。现将我国医学螺类的分科检索表附列如下:

1. 具厣、鳃,雌雄异体 ………………………………………………………… 2. 新进腹足亚纲 Caenogastropoda
　无厣、鳃,雌雄同体 ………………………………………………………… 9. 潮螺总目 Hygrophila
2. 壳多为大型或中型大小(>1.50cm)………………………………………………………………… 3.
　壳多为小型(<1.50cm)………………………………………………………………………………… 5.
3. 外套膜有指状突起 ……………………………………………………………… 跑螺科 Thiaridae
　外套膜无指状突起 …………………………………………………………………………………… 4.
4. 厣圆形(稀为卵形),育仔囊位于吻部后端 ……………………………………… 厚唇螺科 Pachychilidae
　厣卵形,育仔囊位于身体右侧,与直肠相邻 ……………………………………… 短沟蜷科 Semisulcospiridae
5. 体型通常 >1cm,厣为石灰质 ………………………………………………………… 豆螺科 Bithyniidae
　体型通常 <1cm,厣为角质 …………………………………………………………………………… 6.

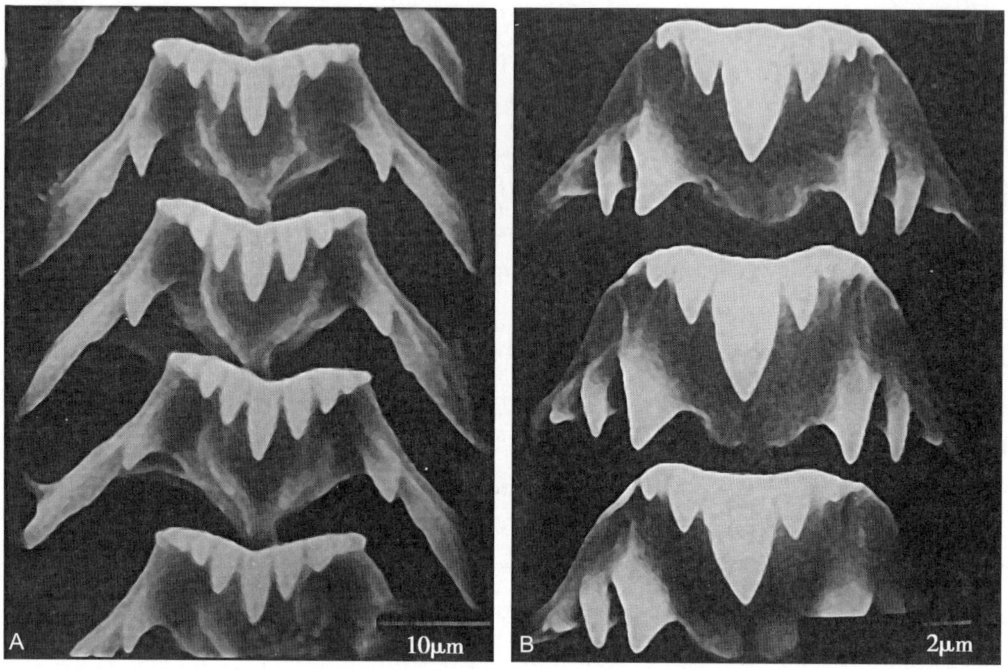

A. 苔守螺科;B. 盖螺科

图 14-4 螺齿舌的中央齿

6. 壳为圆桶形,壳口明显窄小 ···狭口螺科 Stenothyridae
   壳为锥形或圆柱形,壳口大小正常 ···7.
7. 眼位于短的眼柄上 ···拟沼螺科 Assimineidae
   眼位于触角基部 ···8.
8. 雌性受精囊导管不封闭,贝壳通常 <2mm ····························苔守螺科 Amnicolidae
   雌性受精囊导管封闭,贝壳通常 >2mm ·······························盖螺科 Pomatiopsidae
9. 血淋巴液含血红蛋白 ···10.
   血淋巴液含血蓝蛋白 ···11.
10. 阴茎鞘内无阴茎,但有一独立结构的假阴茎;贝壳为卵形或扁盘形 ···············淤泥螺科 Bulinidae
    阴茎鞘内有正常的阴茎;贝壳为扁盘形或斗笠形,稀为卵形或针形 ···········扁卷螺科 Planorbidae
11. 触角为扁片状三角形,贝壳右旋,左旋稀少·······························椎实螺科 Lymnaeidae
    触角丝状,贝壳全部为左旋 ···膀胱螺科 Physidae

根据新的分类系统(Bouchet,2017),我国日本血吸虫的唯一中间宿主钉螺在动物分类上的阶元等级如下:

软体动物门 Mollusca
　腹足纲 Gastropoda
　　新进腹足亚纲 Caenogastropoda
　　　吸腔群 Sorbeoconcha
　　　　高腹足亚群 Hypsogastropoda
　　　　　麂眼螺形演化支 Rissoiform Clade
　　　　　　截尾螺超科 Truncatelloidea
　　　　　　　盖螺科 Pomatiopsidae
　　　　　　　　盖螺亚科 Pomatiopsinae
　　　　　　　　　盖螺族 Pomatiopsini
　　　　　　　　　　钉螺属 Oncomelania

二、医学贝类采集

野外调查和采集寄生虫的贝类宿主,通过对其形态、生态和分类学的研究,可以深入了解某些贝类与相适宜寄生虫的生活史发育过程,寄生虫与螺类宿主之间的相容性及共进化关系。结合大数据的运用进而为这些寄生虫病的流行与防治提供重要的科学依据,并可有效监测局部地区螺传性疾病的潜在风险。

(一)采集地点选择

与寄生虫病有关的医学贝类大多数为淡水螺类。少数为陆生螺,如褐云玛瑙螺(*Achatina fulica*)等;或水陆两栖类螺,如湖北钉螺(*O. hupensis*)及小管福寿螺(*Pomacea canaliculata*)等;或海洋贝类,如缢蛏(*Sinonovacula constricta*)及长牡蛎(*Crassostrea gigas*)等)也是某些寄生虫的中间宿主。

淡水螺类栖息在江河、溪流、沟渠、湖泊、池塘、稻田等多种类型的水体。这些水体的共同特点是水流缓慢、植被茂密、食饵丰富。如传播华支睾吸虫病的豆螺科(Bithyniidae)螺类宿主、传播并殖吸虫病的黑贝科(Pleuroceridae)、跑螺科(Thiaridae)及苔守螺科(Amnicolidae)等螺类均孳生在这种类型的水体中。大型螺类如田螺(*Cipangopaludina*)、环棱螺(*Bellamya*)栖息在湖泊或河流的近底部及水田、池塘、沼泽等处;中、小型螺类如黑贝科的螺种栖息在水质清澈、多沙石、终年有水的沟渠、溪流或小河中;微小型螺类,如洱海螺(*Erhaia*)、拟钉螺(*Tricula*)则孳生在终年流水不断,水质清澈的山涧、小溪,或常年渗水的岩壁裂隙中。

两栖螺类孳生在稻田埂、池塘边、沟渠边、河岸及洲滩等水淹与干涸交替,且杂草丛生的潮湿地带,如钉螺、小管福寿螺等。

陆生螺多栖息于菜园、农田、草原等地区阴暗潮湿多腐殖质的草丛、土石缝或树洞中,如褐云玛瑙螺(*A. fulica*)、蛞蝓(*Agriolimax agrestis*)和蜗牛科(Fruticicolidae)的种类等。它们常于夜间或雨后外出活动觅食,而易于被捡获。

现场采集标本前,须先了解要采集的螺类的栖息地特点及生态习性,收集现场的有关资料,如水系、山系、气候、植被及野生动物等自然情况,根据研究内容制定采集目标及方法。

(二)采集工具

进入有水的采集环境,需备防水胶鞋,一次性薄膜手套或薄型乳胶手套备用。为捡取螺体并即时做好记录,须配有大、小镊子,长柄钢丝圆筛或小型三角拖网,配有橡皮圈及硬质标签卡的小型食品保鲜袋,硬页面记录本、遇水不化的记录笔及 H 铅笔等物件的采集包及小型手提塑料桶。为记录栖息地的自然情况,应配备照相机、温湿度计、pH 试纸、海拔仪或便携式全球定位仪等。

抓斗式底泥采泥器(例如彼得逊采泥器)采集湖泊、池塘或河流底层泥沙中的贝类,然后用 42 目/吋筛网将底泥筛洗后置于白搪瓷盘中进行分拣。

(三)标本采集

根据不同螺类的不同孳生环境,因地制宜采用相应的可行方法:

1. 淡水螺类的采集　浅水中及附着在水生植物上的螺类,可直接用镊子挟取;检查江河、湖沼的水下螺类时,可用长柄钢丝圆筛捞取岸边的螺体或用三角拖网刮取水底的螺类。

2. 陆生螺类的采集　可在草丛、树根、树干、石块缝隙、潮湿墙脚等处寻找,直接镊取或用长柄网刮取;小型陆生螺可挖取潮湿的富含腐质的土壤,用分样筛筛出。

尤其注意一些微小螺种,如拟钉螺亚科(Triculinae)和苔守螺科(Amnicolidae)中的某些螺种,如石门洱海螺(*Erhaia shimenensis*),其成螺的壳高仅为 2.50mm,且常附着在落叶或石块缝隙,如不仔细查找,极易漏捡。故采集螺类标本时,必须熟悉各螺类的栖息环境和生态习性。

现场采集的螺类标本应立即放入食品保鲜袋或小瓶中,并加入适量当地的水或土,并在标签上用铅笔写好采集地、标本编号及日期等,一并放入袋中,袋口用橡皮圈扎牢。体型大的螺类可直接放入有当地水的塑料桶内,做好标签及记录后带回。

在某些寄生虫病疫区采集螺类标本时,人体接触疫水或被污染的植物等,有被感染的可能性。因此,采集者要注意采取必要的防护措施。

采集螺类的方法又可因研究的需要分为定性采集或定量采集两种。如需了解当地螺种的组成情况及其与传播某种寄生虫病的关系,可采用定性采集法,即在栖息地直接用镊子挟取,或将附有螺体的小石块、枯树叶一并用筛网刮取,然后将其倒出,从中捡取螺体;如需研究某种螺在某地区的季节消长规律,及其与某种寄生虫病流行的关系,则需定点、定时、进行采集。例如在某血吸虫病流行区调查钉螺分布的季节消长规律和血吸虫病的流行情况与评价防治措施的效果时,可设计一定面积的"框"(如 $0.1m^2$),根据不同的地形特点,选择一定的间隔距离随机设框,每月定时采集各框内的全部钉螺,计数或计算出每框内的钉螺平均数,方可获得该地的有螺框出现率和平均螺密度。进一步绘制时间、数量统计线性图,便可清晰地反映出该地区钉螺分布的季节消长规律。在此基础上,对不同时间从每框所采集的钉螺中,随机抽取一定数量的钉螺进行剖检或逸蚴观察,就能获得阳性框的出现率和平均阳性率。若将钉螺的阳性率曲线与该地区同一时间内人群中血吸虫病的发病率曲线进行比较,就能非常客观地反映出两者的相关性。利用两者的变化态势,还能科学地评价防治措施的有效性。

(四) 采集记录

采集标本时要及时做好记录,包括:编号、采集日期、详细的采集地点(省、市、县、乡、村),及山系、水系等的名称;还应记录采集地的水温、水深、水体 pH,以及附近的地理环境和植被情况;最好能有海拔高程及GPS 经纬度的资料;当地实况应以照片保存,并绘出采集地与山系、水系、和居民点关系的草图;标本名称(现场初步认定的分类名,以及当地对该螺的俗称)等,最后签署采集者的姓名。同时也要记录与寄生虫病流行有关的资料。

三、医学贝类标本制作

医学贝类标本的采集只是研究工作中的基本环节,当采集到标本后还要制作标本和观察标本,这对于及时了解当地寄生虫病贝类宿主的生物学习性及疫情防控极为重要。

(一) 标本制作与保存

从野外采集到贝类标本后,需及时进行处理,否则会使标本受到一定程度的损坏。整理后的标本需妥善保存和管理,存放标本需要按系统编号保存,以利于查阅,浸制标本和干制标本应分开存放。

1. 浸制标本 野外采集的螺类标本,其螺壳表面往往有青苔、泥沙等污垢覆盖,故首先需用清水将其清洗干净。中、大型螺壳可用毛笔或软牙刷轻轻刷洗,如覆盖物质难以刷净,可用草酸溶液稍行漂洗,再用小刷子轻轻刷洗,然后用清水冲洗干净。浓草酸漂洗的时间不宜过长,以免螺壳受损,影响对螺饰的观察。

将已清洗干净的螺体放入 70% 乙醇中浸泡 24 小时后,倒去浸泡液,再将螺移入盛有 70% 乙醇的密封标本瓶内保存即可,一个标本瓶容纳的标本以不超过容器的 2/3 为宜。小型螺类或幼螺可置于有螺旋盖密封的玻璃或塑料指形管内保存。标本标签一式二份,一份放在容器内,一份贴在容器外壁上。

浸制标本不宜用 10% 福尔马林溶液作保存液,因为时间一长可产生较高浓度的游离甲酸,对螺壳有强侵蚀作用,可使螺壳表面受损。此外,浸制标本要定期检查标本瓶的瓶盖密封程度、补充保存液,一旦发现问题要及时处理,可用凡士林油膏将瓶盖密封。

瓶装标本整理好后,一般按标本采集地点或采集地的环境类型分别存放,整齐地排列在标本柜内。在标本柜门的外面要备有卡片,注明此柜内的标本编号或来源,便于查找。标本柜最好放在光线较暗处,以减少保存液的蒸发。浸制标本入柜后,定期检查,一旦发现保存液太少或瓶盖破裂等问题,及时处理。

2. 干制标本 螺壳干制标本可为形态学分类提供重要依据。这类标本制作简单,且可长期保存。可先用热水将软体部分清理掉,然后将空壳洗净、阴干;也可用 70% 乙醇固定 24 小时后,取出风干即可。注意尽可能将螺壳与螺厣一起保存,可用棉花填入空壳内,再将厣贴附在壳口处。

螺壳干制标本存入带盖指形管内,先将指形管放入小纸盒,再将小纸盒按螺的分类分别放在标本柜的不同抽屉里。标本标签应包括编号、标本名称(中文、拉丁文)、采集地、采集日期、采集人。标签一式二份,一份放在指形管内,一份放在小纸盒内。

(二) 医学贝类外形

螺壳的形态及大小因螺种的不同而异,多为螺旋形,包括圆锥形、塔形、圆球形或扁盘形等。壳面可光滑或具纵肋、瘤状结节、花纹、色带等螺饰。

成螺可因大小不同分为微型螺（壳高 <3mm）、小型螺（壳高 3~10mm）、中型螺（壳高 10~30mm）及大型螺（壳高 >30mm）。

螺壳分螺旋部和体螺层二部分。螺旋部由多个螺层构成，螺层的计数方法是螺口向下，计数螺旋的数目后再加 1。体螺层为螺旋的最下面一层，一般均较螺旋部的螺层为大。

将螺顶向上，螺口面对观察者，如螺口的位置在螺轴线的右侧，称为右旋螺，反之则称为左旋螺。

螺壳内含有一盘曲的软体。软体的前部为头足部（运动器官，可食用），其前端具眼、触角、口吻，打开口吻内有一梨形的口球，其内有一条带状齿舌（radula）。头足部可伸出壳外爬行或附于其他物体上。

多数螺种的软体前端附有一角质或石灰质的薄片，称厣（operculum），随头足部的伸缩而使壳口启闭。

对于雌雄异体的医学贝类，两者的外形难以区分，可根据其软体头足部上的触角附近有无阴茎，而辨别雄雌。

通过上述形态学的观察，为螺类标本分类鉴定提供必需的基本资料。

（三）齿舌与厣

1. 齿舌标本制作和检查　齿舌的排列及各齿（尤其是中央齿）的形态，是分类的重要依据之一。

（1）破壳：将已清洗的螺壳用钳夹碎或用小锤敲碎后，用小镊子挑除碎壳片，捡取其软体。

（2）取齿舌囊：切取软体的头足部，从软体的背侧线划开组织，暴露出一梨形的口球，将其摘取并剔除其周围的结缔组织后即可见齿舌囊。

（3）分离齿舌带：将齿舌囊中的齿舌带用小尖头镊轻轻拉出后，置于 7.5% 氢氧化钠水溶液的小平皿中，室温消化数小时（具体时间根据齿舌的大小及附着在齿舌上的结缔组织多少而定）后，移至清水中浸洗 5 分钟。

（4）齿舌的检查：将齿舌标本置于已滴有生理盐水的玻片上，用解剖针将其放平并使齿舌带正面向上，即可在配有测微尺的显微镜下测量齿舌的长度及宽度；然后用解剖针切取齿舌带中段的成熟部分，挑开齿舌带的侧齿，使 5 列齿舌完全暴露后，将齿舌带分割成数片，可清楚地观察其中央齿和侧齿的形态；如有需要，可经喷金镀膜处理后，在扫描电镜下进行深入的观察。

2. 螺厣标本制作和检查　中、大型螺种的厣较大，可用镊子取出螺的软体后，直接用解剖刀将厣刮下，清除附在厣后的组织，用清水洗净后，置玻片上镜检。微小型螺种的厣薄而脆，不能直接刮取，须连同软体一起置于 5% 氢氧化钾水溶液中浸泡 1~2 分钟，待厣面与软体组织脱离后，再用清水漂洗数次，将其用阿拉伯树胶固定于载玻片上，加盖玻片即可镜检。也可喷金镀膜处理后作扫描电镜观察。

四、医学贝类寄生虫检查

在我国流行的螺传寄生虫病种类多且分布广，其中华支睾吸虫病、姜片虫病、并殖吸虫病、血吸虫病和广州管圆线虫病等重要螺传人体寄生虫病，无论是实验室研究，还是野外流行病学调查，以及寄生虫病防控效果的评估，都离不开病原学检查。而从医学贝类中检获生物源性蠕虫的幼虫是进行实验研究的主要环节，也是流行病学调查的重要依据。常用的幼虫检查方法有以下几种：

（一）逸蚴法

根据需要取出一定数量的洁净指形管放在搪瓷盘里，用记号笔编号，一般 5 支指形管为一组，用橡皮筋捆绑在一起，将野外采集的钉螺放入指形管内，每支指形管放一个钉螺，再用滴管向指形管内加入去氯自来水，水面接近指形管口为宜，置于 20~25℃的室温下，用尼龙纱或纱罩盖好，防止钉螺爬出。2 小时后开始观察，之后每间隔 1 小时观察一次，将逸蚴管轻轻移到光线充足的地方，用肉眼或借助放大镜直视逸蚴管的水面，若水面出现了似灰尘样的漂浮物，再用白金接种环轻轻蘸取表面水滴涂于载玻片上，置于体视镜或普通光学显微镜下观察，若有典型的叉尾型尾蚴在不停地摆动即判定为阳性。

（二）压检法

将野外采集的小型或微小型螺类标本清洗干净后待检，可单个或 2~3 个间隔摆放在同一张载玻片上，之后在螺体上覆盖另一张载玻片轻轻把螺壳压碎，然后揭去覆盖的载玻片，在被压碎的螺上滴加 1~2 滴生理盐水,置体视镜下用解剖针先将压碎的螺壳分离弃之,再将螺的内脏组织轻轻撕碎后滴加 1 滴生理盐水,置于显微镜下查找寄生虫幼虫。若是中型螺类,可用尖嘴钳夹破螺壳,取出螺内脏组织后照上法处理即可。

(三) 组织匀浆法

大型螺类(如褐云玛瑙螺等)直接用小锤敲碎螺壳取出其软体部分,用普通食品榨汁机将其捣碎成匀浆,用筛网滤除粗渣,滤过液经自然沉淀 30 分钟后,收集上液加入 10% 福尔马林液,300g 离心力离心 3 分钟,倒弃上液,取沉渣镜检寄生虫幼虫。如需收集活幼虫,则取自然沉淀后的上液(不加福尔马林液),直接置于 5~8℃冰箱内自然沉淀,次日取沉渣镜检寄生虫幼虫。

(四) 肺囊检查法

此法主要用于广州管圆线虫的螺类中间宿主小管福寿螺的检查。将野外采集的螺类标本洗净后,直接用小锤敲碎螺壳取出其软体部分,用剪刀沿螺软体外套膜的一侧剪开,剪至基部,再将外套膜翻向另一侧,可见外套膜的后半部有一平均约 24mm×16mm 大小的椭圆形肺囊,取下肺囊,将其剪开摊平,用肉眼观察是否有灰白色,大小为(0.07~0.24)mm×(0.13~0.34)mm 的圆形或椭圆形幼虫结节,若有可用解剖针将结节挑破,幼虫立即逸出,置显微镜下观察便可检获广州管圆线虫的幼虫。

(五) 人工消化法

将野外采集的大型螺类标本(如褐云玛瑙螺等)清洗干净,用小锤敲碎螺壳取出其软体部分,再用剪刀将螺软体组织剪碎或用菜刀剁碎后放入玻璃器皿中,按 1g 螺组织加 25ml 的比例加入人工消化液,搅匀后放入 37℃温箱内消化 5~8 小时,然后用 60 目/吋筛网过滤,弃粗渣、沉淀、检查寄生虫幼虫。

人工消化液配方:胃蛋白酶 5g,浓盐酸 5ml,加清水至 1 000ml,混匀即可。

(六) 病理切片法

将已固定的螺软体,按石蜡切片常规制作过程处理(石蜡包埋切片法参考第三十二章第二节)制成螺组织连续切片,显微镜下检查组织内有无寄生虫幼虫。

(七) PCR 法

聚合酶链反应(polymerase chain reaction,PCR)是 20 世纪 80 年代中期发展起来的一项体外基因扩增技术。PCR 法与其他方法比较具有较高的灵敏度和特异性,而另一个显著的特点是对寄生虫轻度感染和早期感染的检测能力很强。该方法通过选择寄生虫基因中的保守区作为靶基因,设计合成特异性引物对提取的软体组织模板 DNA 进行体外扩增,最后对扩增产物进行观察或测序比对,即可以判断是否有相应寄生虫的感染。近几年来,随着分子生物学技术的不断发展,衍生出一系列其他 PCR 技术,如:多重 PCR(qPCR)、巢氏 PCR(Nest-PCR)、实时 PCR(Real-time PCR)和 PCR 限制性片段长度多态性(PCR-RFLP)等,这些新技术也都已应用于医学贝类体内寄生虫的检测。

(八) LAMP 法

环介导恒温扩增(loop-mediated isithermal amplification,LAMP)是在普通 PCR 核酸扩增技术的基础上衍生出的另一种核酸扩增技术。LAMP 是针对靶基因的 6 个区域,设计 4 种特异引物,利用一种链置换 DNA 聚合酶在恒温(63℃左右))中作用 1 小时,完成核酸扩增反应,反应结果以不同形式(电泳、沉淀、颜色变化)表现出来。LAMP 技术具有经济、快速、灵敏、特异性高、操作简便易行、结果观察方便及减少了非特异性污染等优点,因此也被应用于医学贝类寄生虫的检测。

五、医学贝类人工饲养

医学贝类生物学的研究、螺媒寄生虫生活史、寄生虫病的致病机制、寄生虫病科学防控以及教学等,均离不开活体贝类的人工饲养。像血吸虫病的多种实验研究需要大量的血吸虫尾蚴,过去只能依靠人工感染野外采集的钉螺而取得。随着大规模防治运动的开展,采集钉螺日益困难,因而需要进行钉螺的人工饲养繁殖。

(一) 钉螺饲养

钉螺的饲养主要有室内饲养和室外饲养两种。饲养成螺因目的不同,各实验室的成螺饲养方法也不相同。如为了培养感染性钉螺,常用瓷盘草纸饲养法;配对实验研究用螺时,常用培养皿饲养法;观察钉螺繁殖力时,常用室内瓦钵或搪瓷盘带泥环境饲养法;保种繁殖后代时,宜采用室外现场钉螺沟(池)饲养法;观察钉螺对各种环境的适应能力时,采用现场尼龙纱笼饲养法。

室内饲养及繁殖钉螺,既是某种(株)的钉螺品系在实验室保种传代之需要,也可满足血防科研的需求,已有较成功的室内饲养方法。

1. **瓷盘草纸饲养法** 以30cm×40cm×3.50cm大小的搪瓷盘,底部铺一层浸湿的薄海绵,上覆一层经去氯水浸泡过的粗草纸,保持潮湿环境。上盖纱罩以防钉螺外逃。每盘内饲养钉螺成螺1 000~1 500只为宜,每周喂食2次,换洗草纸环境一次,观察钉螺并拣去死亡钉螺。如不及时拣去死螺,因钉螺的腐败液极易影响周围钉螺,造成死亡率升高。如饲养管理良好,一般的钉螺死亡率每月可控制在2%左右。

2. **培养皿饲养法** 室内配对实验时常用该法。每对钉螺可饲养在铺有一层最好是当地钉螺孳生地取来的泥土,铺垫在培养皿内,便于每天观察交配产卵情况。培养皿以直径14cm为宜,铺泥土厚1cm,加水适量使泥土充分潮湿,每培养皿每周加混合饲料一次,硅藻(4%~5%)培养液3ml置光线充足、室温25℃左右的环境中。泥土上可种植一小棵垂盆草。在这种模拟生态环境中,钉螺存活率较高且繁殖率亦高。经一个繁殖季节,平均每对钉螺可得子一代80只左右。但注意,泥土环境每月必须换一次,保持饲养环境清洁。

3. **瓦钵或搪瓷盘带泥环境饲养法** 瓦钵通常为直径16cm,高13cm,直接将准备的厚泥浆倒入钵底,泥浆厚度2cm。泥浆干后出现裂缝时,用药匙压平缝隙,钵口用纱罩盖上。搪瓷盘以30cm×40cm×3.50cm为宜,先铺设1cm厚度泥层,加水使泥土充分湿润后,压紧泥层,盘口盖以纱罩。泥土表面种植垂盆草,每钵或盘中饲养钉螺约200只为宜。每周加适量水,一般情况下2~3个月换一次环境。

4. **泥土混合饲养法** 采集未受污染的灌溉沟表面泥土自然干燥,粉碎后经60目/吋铜丝分样筛出细泥2份。加上混合颗粒饲料,经粉碎筛出饲养粉1份,充分搅拌即成泥土混合饲养。

(二)淡水肺螺类饲养

常见的淡水肺螺类有椎实螺、膀胱螺、扁蜷螺、淤泥螺四大类,这些螺大多生活在静止或流速缓慢的小型水体中,并有能力直接呼吸空气。因此,这类螺的饲养较为容易。饲养淡水肺螺类可使用长度在20cm以上的水族箱等容器,在容器内加入清洁、去氯的清水,并适当放入一些水生植物,并根据水体大小,一般以每升水10只螺的比例控制螺类的饲养密度,若饲养小型螺类,可适当增加比例。饲养期间最好保持水温在15~25℃之间,有利于螺类的正常生活和生长。

淡水肺螺大多为杂食性,主要以水生藻类和腐烂的植物为食,也取食动物尸体,部分种类也有能力取食活体维管植物。在人工饲养条件下,可投喂水煮过的蔬菜叶,或市面上的成品观赏鱼饲料(最好为附壁性好的,便于螺类取食),每1~3天喂食一次。饲养时应每隔数日抽取容器底部的污物,以确保水质不会恶化。也可在容器中安装过滤设施进一步保证水质。在容器中尚可额外放置一些石灰石提供钙元素,以确保螺类能够从环境中摄取足够的钙质以维持外壳的生长代谢。

淡水肺螺为雌雄同体、卵生,繁殖较为容易。淡水肺螺类的卵通常为多个一组,包裹在卵囊中;不同种类的卵囊形状并不相同。卵囊通常附着在水生植物或缸壁、岩石上,因此可在容器中放入一定量的水草、质地粗糙的岩石或瓦片用于收集卵囊。在温度适宜的情况下,经过大约2周,卵囊即可孵化出幼螺。淡水肺螺可在几天内产下多个卵囊,每个卵囊中有数枚至数十枚卵,其繁殖能力很强。

(三)淡水蜷类饲养

常见的淡水蜷类有厚唇螺、短沟蜷、跑螺三大类。饲养淡水蜷类应使用长度在20cm以上的水族箱等容器,在其内加入清洁、无氯的清水,并适当放入一些水生植物。根据水体和螺的大小,以每升水3~10只的数量投放螺类:如较大型的川蜷、沟蜷,应以较低的密度饲养;而较小型的短沟蜷、跑螺,则可投放较多数量。川蜷、沟蜷和短沟蜷生活在清洁的流水中,因此需为容器添加过滤装置以维持水质,并提供充足的溶氧。若饲养跑螺科螺种,则无须添加过滤装置。部分厚唇螺科和短沟蜷科种类(如华蜷属)不耐高温,因此在饲养这些螺种时温度不应高于22℃;而跑螺科为热带物种,能够适应30℃的高温。

淡水蜷亦为杂食性,主要取食藻类和腐烂的植物。人工饲养时可投喂水煮过的蔬菜叶,或沉底性观赏鱼饲料(以植物成分占比较大者为宜),每 1~3 天喂食一次。饲养时应每隔数日抽取容器底部的污物,以确保水质不会恶化。在容器中同样可放置一些石灰石以提高水体的硬度。

淡水蜷类为雌雄异体,因种类不同,可卵生或卵胎生。除跑螺科种类外,在人工环境下的繁殖均存在一定困难,唯在长期稳定饲养的条件下可观察到。而跑螺科种类为卵胎生,并可连续产下发育完全的小螺,因而繁殖极为容易,个体数量能够迅速增加。但由于淡水蜷类外壳质地较厚,其生长发育速度显著慢于肺螺类。

(四) 大型淡水医学贝类饲养

大型淡水医学贝类,主要指瓶螺和田螺这两科的成员。饲养这些较大型的淡水螺类,应使用长度在 30cm 以上的水族箱或水槽、整理箱、水泥池等大型容器,根据螺体大小以每升水 1~5 只的比例投放螺类。由于螺体较大,其进食、排泄量均较大,因此须安装强力的过滤设施以确保水质清洁。温度可保持在 15~25℃。

福寿螺为杂食性,食量大,藻类、水生植物、动物尸体等皆来者不拒,故而可在饲养容器内投入黑藻、水浮莲(萍)等植物,既可净化水质,也可作为螺的一部分食料。除此之外,还可以直接投喂白菜叶、观赏鱼饲料、牲畜饲料等。田螺的主食为藻类和腐烂的植物,饲养时可投喂煮过的蔬菜叶或沉底性观赏鱼饲料等。喂食频率应控制在每 1~3 天喂食一次,需定期抽出容器内的污物以防止水质恶化。容器中应放些砸碎的石灰石以维持水质硬度。

田螺为卵胎生,直接产下小螺,在环境适宜时会自行繁殖。福寿螺为卵生,其卵须产在水面之上,故在容器的内壁水面之上须留出足够的高度以供其产卵所用,否则,产卵的雌螺可能会逃逸至容器之外。确保产下的卵块暴露在空气中、不会被水淹没,并保持较高的环境相对湿度(至少不低于 60%),经过 3~4 周后卵块会开始孵化,幼螺会垂直落入水中。

六、医学贝类标本采集与制作注意事项

医学贝类标本采集与制作要注意清洗,尤其是陆生贝类要用刷子反复清洗贝壳表面的污物,然后进行标本制作。

(一) 分子生物学研究标本

如要进行等位基因同工酶谱、DNA 等检测,医学贝类标本可采用 70% 乙醇或无水甲醇保存,也可将活螺置试管中速冻,保存于 -20℃,待日后再进行研究。

(二) 模式标本

若采集的螺类标本为可能的新种,描述者必须建立和保存被描述新种的形态完整、分类特征明显的正模式标本和一定数量的副模式标本。模式标本应为成螺的完整个体,幼螺或螺壳不完整的标本不能作为模式标本。

1. 正模标本(holotype) 正模标本是首次描述和命名新物种的重要依据,由描述者从同一物种个体中挑选的形态结构相对完整、分类特征明显、具有该物种代表性的标本,新种描述的重要分类学特征都是源自于正模标本。正模标本应尽可能保留其自然状态和绝大部分区别于其他物种的鉴别特征。当然也会存在一些次要鉴别特征不明显或看不清楚的情况,这种现象可通过副模标本提供补充。

对于正模式标本,应设立标本柜单独保存。干制标本在其保存瓶标签上贴上红色标志;浸制标本则用红色塑料丝系在保存瓶口上。并在其记录档案栏目前也要贴上红色标志,以示与其他标本的区别,以防混淆且便于查阅。

2. 副模标本(paratype) 副模标本是与正模标本同时、同地采集的,除正模以外的一个或多个标本,是描述和命名新物种时用来弥补正模标本的不足,具备正模标本没有保留或某一重要特征不够完整、不够清晰的标本。通过对副模标本的观察,有利于完善和突出该新物种的鉴别特征。

保存副模的标本瓶应放置在与其正模相邻的位置,且便于存取的标本柜内。

异模或配模标本(isotype):是同批采集的新种螺群中,与正模不同性别的任一标本。

(卢明科 陈翠娥 孟原正)

第四节 鼠 类

鼠类是哺乳动物中适应能力最强,分布最广,数量最多的种类,隶属脊椎动物亚门(Vertebrata)、哺乳纲(Mammalia)、啮齿目(Rodentia)。全球啮齿目动物有 33 科 481 属 2 277 种,我国有 13 科 75 属 239 种。鼠类是许多生物病原体的天然宿主和储备库,国内外已在鼠类中鉴定出 30 多种引起人类疾病的病毒,主要包括汉坦病毒科(Hantaviridae)、沙粒病毒科(Arenaviridae)、戊型肝炎病毒科(Hepeviridae)和痘病毒科(Poxviridae)中的病毒。还包括钩端螺旋体(Leptospira)、恙虫病立克次体(Rickettsia orientalis)、莫氏立克次体(Rickettsia Mooseri)等病原体。

汉坦病毒可致人类发生肾综合征出血热(hemorrhagic fever with renal syndrome,HFRS),主要宿主有:黑线姬鼠(Apodemus agrarius)、大林姬鼠(AP. peninsulae)、小林姬鼠(AP. sylvaticus)、高山姬鼠(Ap. chevrieri)、褐家鼠(Rattus norvegicus)、小家鼠(Mus musculus)、黄胸鼠(Rattus tanezumi)、棕背䶄(Myodes rufocanus)、皇家䶄(Myodes regulus)、莫氏田鼠(Microtus maximowiczii)、东方田鼠(Microtus fortis)、西伯利亚旅鼠(Lemmings sibiricus)等。

鼠疫,主要宿主包括:达乌尔黄鼠(Spermophilus dauricus)、喜马拉雅旱獭(Marmota himalayana)、蒙古旱獭(Marmota sibirica)、长尾旱獭(Marmota caudata)、灰旱獭(Marmota baibacina)、黄胸鼠、长爪沙鼠(Meriones Unguiculatus)、布氏田鼠(Lasiopodomys brandtii)、大绒鼠(Eothenomys miletus)等。

钩端螺旋体病,主要宿主包括:黑线姬鼠、拟家鼠(Rattus pyctoris)、黄胸鼠等。

恙虫病立克次体可致恙虫病,主要宿主包括:黄毛鼠(Rattus losea)、黑线姬鼠、黄胸鼠、大仓鼠(Tscherskia tritonde Winton)、大林姬鼠等。

莫氏立克次体可致地方性斑疹伤寒,主要宿主包括:飞行松鼠(flying squirrel)等。

不同的鼠种可传播不同的疾病,从事鼠传疾病监测、防治研究的医学工作者通常可通过鼠类标本来熟悉和掌握每种鼠的形态特征。因此,鼠类的采集和标本制作技术对于自然疫源性疾病的监控具有重要的作用。

一、鼠类标本采集

采集鼠类标本时,首先要了解鼠类的分布、栖息地和生活习性;其次要掌握从鼠体内查出存在的病原体或有关证据的实验技术;最后要能根据不同的研究内容和不同的现场制定适宜的采集方法。

(一)鼠类栖息地的分布

不同鼠种的栖息环境差异很大,在采集鼠类标本之前,必须了解鼠类地理分布。如在我国,黑线姬鼠分布广泛,甚至可达青海省循化县的黄河沿岸、新疆西北边境局部地区;蒙古旱獭和达乌利黄鼠(Citellus dauricus)常见于内蒙古东部草原;长尾旱獭和长尾黄鼠(Citellus undulatus)则栖息于新疆草原;五趾跳鼠(Allactaga sibirica)、三趾跳鼠(Dipus sagitta)、布氏田鼠、长爪沙鼠和子午沙鼠(Meriones meridianus)主要分布在荒漠草原;松鼠(Sciurus vulgaris)和红腹松鼠(Callosciurus erythraeus)主要分布在南、北方林区针叶林中,大林姬鼠可见于南北方一些林区的针叶、阔叶混合林中;褐家鼠、黄胸鼠和小家鼠主要分布于居民区。

(二)鼠类标本采集

1. 采集工具 捕鼠工具包括各种型号的鼠夹、捕鼠笼、粘鼠板和电子捕鼠器等。根据不同的研究内容和不同的现场选择合适的工具,最常用的工具是鼠夹、捕鼠笼和粘鼠板。同时,还要准备手套、口罩和适当的取鼠工具(长镊、铁夹或竹夹)等。此外,为记录采集地的自然情况,还应配备温湿度计、数码相机、海拔仪或便携式全球定位仪等。

2. 采集方法 根据不同的目的和不同的生境选用适宜的捕鼠方法。器械捕鼠方法历史悠久,特点是专一性强,对人、畜较为安全,结构简单,制作方便,使用简便,经久耐用,成本低,易于推广,故器械捕鼠法是进行鼠类区系调查和有关研究的最常用方法。此外,也可用锹挖、水灌、烟熏、枪击、圈套、毒饵等方法捕

鼠。器械捕鼠应注意以下几点:

(1)捕鼠器械的选择:区系调查时应选用型号、大小一致的鼠夹或捕鼠笼,最好用同一厂家和同一批号的产品。每只鼠夹或鼠笼的灵敏度也要基本一致。单纯地为了捕鼠,可以同时使用多种捕鼠器,不必考虑型号是否一致,只要能捕鼠即可。但捕鼠器的灵敏度应当适中,灵敏度过高或过低都不适合。

在某些特殊场所如幼儿园、医院、养鸡场等,应慎用捕鼠器,可使用粘鼠板粘鼠,以避免人受伤。但粘鼠板不适宜在低温和粉尘较多的场所使用。

(2)诱饵的选择:捕鼠器上放置诱饵的选择与捕鼠的目的有关。如果是进行区系调查,在调查期间(甚至连续多年调查),必须使用同一种诱饵,不能随意更换,以免影响调查结果的可比性。此外,还要考虑携带方便、不易霉变、腐烂等因素,最常用的为生花生米或瓜子。如果单纯为了捕鼠,可使用鼠喜食的物品,如花生米、瓜子、油炸食物等,也可就地取材,以引诱鼠上钩为选用原则,提高捕获率。

(3)捕鼠器布放点的选择:捕鼠器捕获率的高低与其布放的地点有关。野外进行鼠类区系调查时,在不同的生境内布放可采用直线布夹法,即行距50m夹距5m用捕鼠笼捕捉活鼠时,可采用棋盘式布放,笼的行距和列距均为10m单纯为了捕鼠,将捕鼠器放在鼠经常活动的地方即可。在室内捕捉褐家鼠、黄胸鼠等,不必放在洞口,因鼠对新物反应敏感,布放时应注意隐蔽或适当伪装,捕捉小家鼠可不伪装。在野外捕捉野鼠可将捕鼠器放置在洞口,如黄鼠、长爪沙鼠、大仓鼠等,将洞口挖个槽,将鼠夹或鼠笼放入,使鼠出洞时必须经过捕鼠器,可不放诱饵。

(4)捕鼠器的布放时间:根据不同鼠种的活动规律和栖息环境,确定布放捕鼠器的时间。如果是区系调查,应根据调查的需要按时布放。如果是调查灭鼠效果,灭鼠前后调查时间应一致,鼠夹布放位置也应该一致。单纯为了捕鼠,在鼠的活动高峰期前布放捕鼠器。如果是捕夜间活动的鼠,在傍晚前放下,早晨收回(尤其是有人活动的场所)。褐家鼠虽然是夜间活动的鼠种,但在无人或很少有人活动的场所,它们白天也出来活动,故在无人或很少有人活动的场所也可全天布放,并定时检查,将捕获的鼠取走。

(5)捕鼠后捕鼠器械的处理:捕获的鼠不能徒手从鼠夹上取下,应戴手套、口罩,使用铁夹或竹夹取鼠,然后根据需要进行不同处理。捕鼠器上鼠的血迹或排泄物,应妥善处理干净。在流行病区不应徒手接触污染物,要做好消毒处理,但消毒液不能有异味和腐蚀性,以免损坏捕鼠器或影响其使用。在非流行病地区可用沙土或草叶擦净,然后放在日光下曝晒数小时即可。用铁板夹在草原上调查,尤其是晴天捕鼠置夹期间已经曝晒,不必重晒。

(6)防疫措施:对于在鼠类流行病疫区进行捕鼠时,必须穿戴防疫服装、鞋、袜、手套等,防止被鼠类咬伤或被其体表的寄生虫叮咬而感染鼠类传染病。

同时应准备消毒用品。主要包括:氯仿(三氯甲烷,trichloromethane)、来苏尔(lysol)、乙醇(ethanol)、肥皂、洗涤剂等。除了捕鼠器械外,准备一些布袋、塑料袋、手套、熏桶、钳子、镊子等。

3. **鼠类数量调查方法** 鼠类数量调查方法主要用于鼠类的定量研究,是一种定量采集的方法。鼠类密度是指种群在单位面积或空间内的具体数量,一般用个体数目或生物量来表示,比如每公顷有黄鼠多少只。常用相对数量来表示动物的多少,如:100个鼠夹布放一昼夜的捕鼠数(捕获率)、或单位面积内见到的鼠洞数和单位面积中一段时间内看见的鼠数等。

由于各种动物行为和生活方式的多样性,因此,不可能用统一的数量调查方法来调查同一种动物,在不同的季节也需要用不同的方法。为此必须掌握各种方法的特点、适用性和局限性、优点和缺点,根据工作目的和条件,选择最适的方法。鼠类数量调查方法很多,现介绍几种常用的方法:

(1)鼠夹法:鼠夹法是目前常用方法。适用于居民区和野外调查。选用中型钢板夹,晚放晨收。室内1只/15m²夹,超过100m²的房间沿墙根1只/5m夹。每一调查点布夹不少于300只有效夹/晚。室外直线布夹,1只/5m夹。

$$鼠密度(捕获率) = 捕鼠总数(只)/有效夹总数(只) \times 100\%$$
$$有效夹数 = 布夹数 - 无效夹数$$

捕鼠总数是指鼠夹捕获鼠类的数量总和。需要注意的是鼠夹上夹有鼠头或大片鼠皮则定为捕到鼠,记入捕鼠总数;若鼠夹上只有鼠毛、鼠尾、鼠爪,定为未捕到鼠,不记入捕鼠总数,但该鼠夹应计入布夹总数。无效夹是指丢失或不明原因击发的鼠夹。

（2）粘鼠板法：粘鼠板是一种操作简便，对人安全的捕鼠器械。该法比鼠夹法操作简便、卫生，主要适用于室内鼠密度监测，包括餐馆、宾馆、食堂、农贸市场、食品加工厂、仓库等，一定条件下，外环境也可以使用。

本法使用的粘鼠板（15cm×20cm），靠墙的无胶边缘不能宽于0.50cm，否则体型小的鼠不易粘到。胶的强度要符合行业标准，以免高温季节发生粘连、流胶，个体较大的鼠易于逃逸。粘鼠板放置于室内鼠类经常活动的场所，一个15m²标准间放置2张。从封口处打开粘鼠板，紧靠墙基放置一夜，记录捕获老鼠的种类和数量。

$$鼠密度 =（捕鼠数/有效粘鼠板数）×100\%（密度单位为"只/粘鼠板"）。$$

使用本法应注意避免雨淋、阳光直射、地面潮湿以及尘土和污物的污染，否则会影响粘鼠效果，若胶面有水应晾干后使用。

（3）其他方法：鼠类数量调查除了上述两种方法外，还有粉迹法、标志流放法、路线调查法、目视调查法、洞口统计法及开洞封洞法等。

粉迹法：是一种较敏感的鼠密度监测方法，能够记录鼠类在监测场所内活动的痕迹。选择室内、外平整地面，用工业用滑石粉按照框架沿墙根布放20cm×20cm，厚度不超过3mm的粉块。一般傍晚布放，室内2块/15m²（对角放置），室外1块/5m²，次晨检查，有鼠迹者视为阳性。

密度计算方法为"鼠密度 =（阳性粉块数/有效粉块数）×100\%"，密度单位为"%"。

标志流放法：是在一定面积内（1m²或更大一些）棋盘式布放捕鼠笼，笼距10m，连续布笼5天，将捕获的鼠进行标志，一般用剪指（趾）编号法，并记录捕获时间、鼠种、性别、生殖等情况，然后原处放生。根据每天的捕获记录，推断该面积内鼠的总数。

路线调查法：是由1人或几人分别沿一定路线步行或乘车一定路程，统计各沿途内出现的鼠洞数，然后将几个人观察的鼠洞数换算成每公顷的洞口数，如有必要，还可以沿原来的路线返回，重复调查。

目视调查法：是指在单位面积内1天中鼠活动高峰时，在隐蔽处观察并记录地面上所见最多的鼠数，连续观察3天，将3天内记录的最大数目作为统计面积内鼠数，再换算成每公顷的平均数。此法适用于草原或荒漠地区白昼活动的鼠类。

洞口统计法：是指统计一定面积或一定线上的鼠洞数。此法适用于在开阔地带的调查研究，不同鼠种的洞形应能识别。

开洞封洞法：是利用鼠堵洞的习性，在调查地挖开一定数量的鼠主洞道，24小时后检查封洞数，利用封洞数与挖开洞数之比，求出鼠的封洞率。本法适于地下生活有封洞习性的鼠，但不能计算出鼠的确切数目。

4. 采集记录　采集标本时应即时做好相应的采集记录，内容包括：采集时间、采集地点（国家、省、市、县、乡、村及山系、水系等）、采集工具、采集者等。同时，还应记录采集地当时的气候条件（如温度、湿度、风力等），附近地理环境及植被情况；可能时记录海拔高度、经纬度；当地实况应以照片方式记录，并绘制出采集地与山系、水系和居民区间关系的草图。此外，若是流行病区，还应记录鼠与流行疾病的相关资料。

二、鼠类标本制作

鼠类标本制作，首先要对所采集鼠类进行预处理并做好测量与记录，然后再进行具体制作，制作方法主要分为剥制标本、研究标本、浸制标本等，在操作时要根据不同的研究内容和需求制定适宜的制作方法。

（一）标本预处理、测量和记录

对于捕获的活体鼠，需将鼠置于布袋内，扎紧袋口，一个袋只能放一只鼠，袋口挂上记录的标签。然后将布袋放入盛有一定量的氯仿的熏桶中，熏死鼠体外寄生虫。

对于活鼠应进行处死，处死方法主要有：破坏延髓、压挤胸腔窒息或放入二氧化碳密闭容器内窒息（小型鼠放入氯仿熏桶内也可直接熏死）等。

处死后，应仔细进行全身检查，检取内容包括体表是否有伤口、体表是否有寄生虫等，然后称其体重，量其体长、尾长、后足长、耳长和耳高，将这些数据记录在标签上。还应将虹膜颜色、性别、采集地点、采集日期等一并记录。

体长（mm）：头的先端到肛门的距离。

尾长（mm）：肛门至尾端的距离，尾毛不计在内。

后足长（mm）：踵关节至最长趾趾端的距离，爪长不计在内。

耳长（mm）：耳基部至耳尖的距离，耳尖簇毛不计在内。

耳屏：耳壳前面的一个小突起。

臂长（mm）：从肩到腕的距离。

肩高（mm）：由肩背水平线至足底水平线的距离。

臀高（mm）：由腰带背水平线到足底水平线的距离。

胸围（mm）：在前肢后面，以卷尺围绕躯体的量度。

腰围（mm）：在后肢前面，以卷尺围绕躯体的量度。

体重（g）：鼠体质量。

（二）鼠类剥制标本制作

鼠类剥制标本的方法主要有两种，一种是姿态标本，又称真剥制法，另一种是研究标本，又称假剥制法。两种方法各有优势和用途，这里重点介绍第一种。

1. 材料试剂与工具

（1）试剂：硼酸、石膏粉、乙醇苯酚饱和液、洗洁精、樟脑粉、明矾粉、酚醛清漆和各色油漆。

防腐剂：以硼酸、樟脑粉、明矾粉按 6：1：2 混合调匀。硼酸的防腐效果较三氧化二砷差，但具有毒性小的优点，使用起来较安全。

（2）工具：脱脂棉、泡沫板、圆柱形海绵棒、铜丝或铅丝、竹丝、针、缝合线、底托、义眼、热熔胶、木锉、钳子、镊子、解剖刀、剪刀、游标卡尺、切割工具（加热丝）、树枝或树根等。

2. 生态标本制作过程　生态标本，又叫姿态标本、姿势标本或真剥制标本。常用于陈列、展览、家庭装饰。制作姿态标本要求标本制作者掌握有关动物生态学知识，熟悉动物的生活习性。具体过程如下：

（1）剪前肢、剥头皮：将鼠体仰放在搪瓷盆内，用镊子在鼠体口和肛门塞入少许脱脂棉，用解剖刀沿腹部正中，从胸骨后至生殖器前端切开皮肤，慎勿切破腹肌及腹膜，以免内脏外流污染毛皮。

将腹部肌肉与皮肤剥离，继而向两侧、背部及后肢腿部推进，并在膝关节处剪断。再把生殖器、直肠与皮肤连接处剪断，清理尾基部周围的结缔组织，然后左手指紧卡住尾基部皮缘，右手指紧拉尾椎，即可缓缓抽出尾椎骨。

向前剥离至前肢，在肘关节处剪断，再剥至头部，先遇到的是半透明的耳基软骨，小心地剪断耳基与头骨的相接处。要留心眼部，紧贴头骨剪，应保持眼睑的完整并剔除眼球。剥离上下唇，并在鼻尖软骨处切断，剪去舌头，剔除口腔内上下颚的肌肉，头部其他部位的肌肉也一并仔细剔除。用注射器反复冲洗颅腔内的脑髓脑膜或用镊子加棉花掏净脑髓脑膜。

（2）清除肌肉：清除剥制好的鼠皮下脂肪和肌肉。越干净越好，但不能破皮。剥好的鼠皮如图 14-5 所示。

（3）涂抹防腐剂：将鼠皮内侧、尾基、四肢、头部皮肤均匀地涂上防腐剂。

3. 支架制作及填充整姿

（1）铅丝支架制作：根据鼠体大小选用适当粗细的三根铅丝（或铜丝），长度为体长的 1.2~1.5 倍，将三根铅丝在中部一起扎紧，形成 6 个铅丝头（尾、头各 1 个，四肢各 1 个）。前中间铅丝折回做一个圈，见图 14-6。

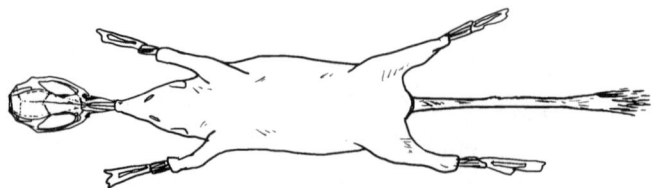

图 14-5　剥好的毛皮、头骨和四肢骨
（引自　王庭林等）

（2）标本预填充：将涂过防腐剂的鼠皮，用棉花缠绕头部，塑造成鼠头有肌肉的形状。再在皮上保留的四肢也按原有肌肉大小缠裹棉花，见图 14-7。

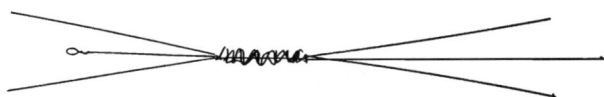

图 14-6　生态标本所需的铅丝支架

（引自　王庭林等）

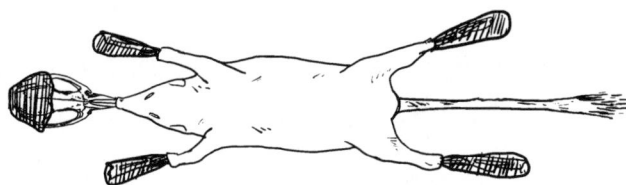

图 14-7　缠绕棉花的头骨和四肢骨

（引自　王庭林等）

（3）安放支架：将铅丝支架的小圈部分通过枕骨大孔插入鼠头骨的颅腔内，然后用小块的棉花分多次塞入颅腔中，直至紧紧固定住铅丝圈为止。随后在铅丝上用棉花卷成与颈部原有肌肉粗细相近的样式并将棉花前端塞入枕骨大孔中固定。头骨内铅丝支架的位置见图 14-8。

在头骨的眼眶部位填入适当的棉花并安放义眼，对眼睛、耳朵、脸颊、吻部等位置进行初步矫正。然后将鼠体四肢和尾部如图 14-9 所示插入铅丝支架，尾部铅丝插入前要用棉花从细到粗紧缠成与尾椎骨一样的形状。四肢铅丝沿着肢骨由掌部或脚底穿出，外面留一段来进行台架安放标本。

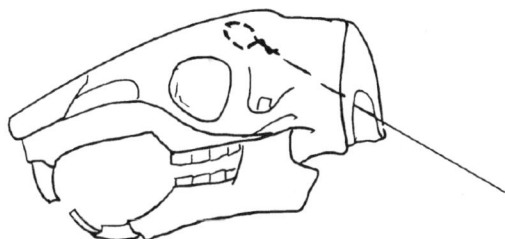

图 14-8　头骨内铅丝支架的位置

（引自　王庭林等）

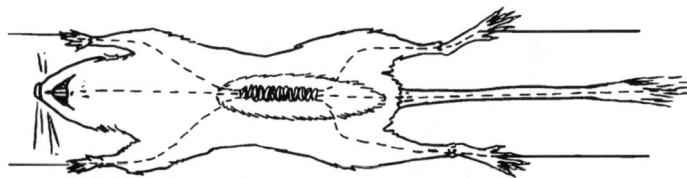

图 14-9　鼠体生态标本内铅丝支架安放图

（引自　王庭林等）

（4）鼠体填充：填充鼠体时，填入的棉花应当均匀，边填充边观察，不合适的地方要及时调整，不能操之过急，不能一次填入太多太大的棉花，尽量保持鼠体生前形状。

（5）整体缝合：填充完成后，体型较大的鼠体上、下唇可缝合一下，体型较小的可不缝合。缝合腹部皮肤切口，针头应由里往外穿缝。捏紧后再拉线，防止鼠皮划破。

（6）定型：待标本支架装好、缝合结束后根据该种标本的栖息地类型是地栖，或树栖型把它固定于木板或树枝上，将露出脚、手掌之外的铅丝牢牢固定于木板或树枝上后，整出需要的形态，使之尽量与生活时的姿态相符。

4. 挂好标签　标本制做好后，要写好标签。标签上须写种名、编号、采集地点、采集时间和采集人、制作人姓名。

（三）研究标本制作

研究标本的剥制方法，又称假剥制法，具体方法与前述的真剥制法基本相同。不同之处在于：

1. 研究标本剥制时是从肛门开始剪开腹部，一直剪到胸部中央。

2. 研究标本是要把头骨剪下，头部完全用棉花填充。

3. 研究标本固定时只用一根铅丝支架，安放方法将铅丝前端弯曲成小圈，插入鼠头并抵住鼻端，另一端铅丝按照尾椎形状缠绕涂擦防腐剂的棉花并插入鼠尾（图 14-10）。安放铅丝后用棉花进行充填，注意事项同前。

充填过程与真剥制法大致相同，充填后也

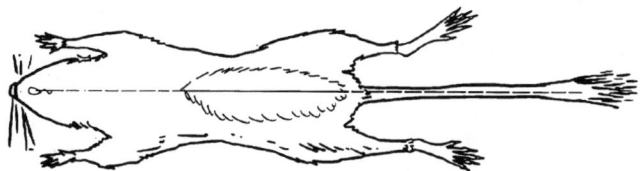

图 14-10　研究标本铅丝支架安装图

（引自　康立柱等）

要进行缝合,缝合后整理鼠体,使鼠体前足背朝上,不宜拉出很长;后足拉直向后,背部朝下,置于尾巴两侧。用大头针插入掌心将其固定在泡沫塑料板或纸板上,尾巴拉直,也用大头针在两侧固定(图 14-11)。

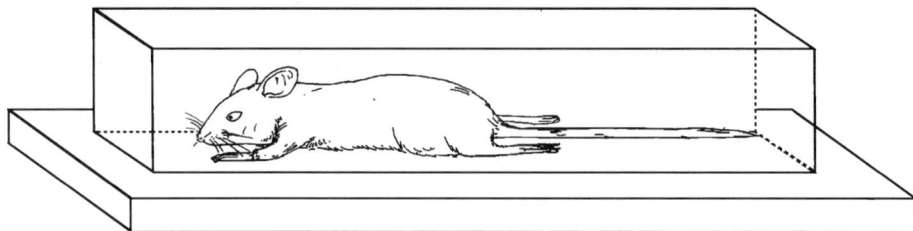

图 14-11 研究标本在泡沫板上固定图
(韩仁瑞改编自 康立柱)

制作好的标本要放置于通风处晾干,晾干过程中要勤于观察,在干燥过程中标本可能会有变形处,要加以调整。

(四)浸制标本制作

一次捕获较多标本时,野外工作条件来不及制作完毕,或制成剥制标本干后收缩影响标本的观摩,不利于进行分类鉴定,或为防止腐烂等原因,可用浸制法处理标本。

1. 材料试剂与工具

(1)试剂:浸制液用 5%~10% 的福尔马林液或 70% 的乙醇液。

(2)工具:钳子、镊子、解剖刀、剪刀、玻璃板、软塑料板、标本瓶、大头针、棉绳等。

2. 浸制标本制作过程

(1)整体标本浸制:先用清水洗净鼠体,对较大的个体腹腔,胸腔均需注射防腐剂,或在腹部剪一小口,以使防腐剂快速进入腹腔防止腐烂,如鼠类标本腹腔的内脏已经膨胀则可取出内脏然后浸泡。浸泡 1 晚后更换 1 次浸制液即可长期保存,但最好每年换 1 次浸制液,以确保标本永不变质。浸制液如变浑浊,需要及时更换。

浸制固定好的鼠标本,可根据鼠体大小,选择合适的玻璃板,将鼠体用棉绳固定于玻璃板上,最后用标本瓶封装,贴好标签。

(2)内脏器官标本浸制:先沿鼠体胸部和腹部正中剪开皮肉,露出鼠体内脏,将鼠的四肢和胸部皮肉尽量向两侧拉开用大头针固定在软塑料板上,一起放入浸制液中固定,一周后更换浸制液,保持浸制液透明。选用合适大小的标本瓶封装标本,贴好标签。为防止浸制液蒸发,还需用石蜡或凡士林将标本瓶盖密封,并定期检查及时更换。

(五)标本的保存

标本应放在标本柜内,尤其是剥制标本,并在柜内放入樟脑粉,每年更换 1 次,预防标本被虫蛀。标本陈列室要保持干燥、清洁、整齐,经常通风,防止标本发霉,避免阳光直射,阳光经常照射动物标本,毛色容易变浅。

教学标本与科研标本要分开保存,不要轻易动用科研标本和稀有标本。设专人保管,建立标本台账,借出有手续,损坏要注册。应该爱护标本,防止损坏,用后不能装错,一套完整的标本,应当视为重要的资源。

以上是鼠类标本的常用制作方法,在此基础上可根据鼠体大小、鼠的生活环境、鼠标本的展示目的等进行适当调整,以满足不同的需要。

第五节 鸟 类

鸟类是陆生脊椎动物中种类最多,最易见到的一类,全球现存的鸟类已知有 9 020 多种,隶属脊椎动物亚门、鸟纲(*Aves*)。很多鸟类是自然疫源性疾病的主要宿主,能携带或传播多种病原体,包括病毒、细菌、真菌和寄生虫等,常见的疾病有禽流感(avian influenza)、鹦鹉热(psittacosis)、森林脑炎(tick-borne encephalitis)、乙型脑炎(Japanese encephalitis)、莱姆病(Lyme disease)、Q热(Q fever)等。因此对鸟类的相关研究,尤其是鸟的种类、地理分布和迁徙规律的研究有利于控制动物源性疾病的传播。而掌握鸟类标本的采集和制作技术是进行鸟类研究的基础。

一、鸟类标本采集

采集鸟类标本时,首先要了解鸟类的分布、栖息地和生活习性;其次要掌握从鸟体内查出存在的病原体或有关证据的实验技术;最后要能根据不同的研究内容和不同的现场制定适宜的采集方法并使用不同的采集工具。

(一)栖息地分布

我国鸟类约有1 200多种,广泛分布于森林、草原、农田、居民点和各种水域中。

1. **森林中** 在我国东北针阔叶混交林地区,常见种类有黑啄木鸟(*Dryocopus martius*)、旋木雀(*Certhia familiaris*);在华北落叶阔叶林地区,以雉科(Phasianidae)、鸦科(Corvidae)较为常见,如雉鸡(*Phasianus colchicus*)、星鸦(*Nucifraga caryocatactes*)、喜鹊(*Pica pica*)等;在我国南方常绿阔叶林地区,鸟类呈南北混杂现象,主要在北方分布的禽鸟也在本区域繁殖,如银喉长尾山雀(*Aegithalos glaucogularis*)、黑尾蜡嘴雀(*Eophona migratoria*)及一些鹛类等。

2. **草原中** 鸟的种类和数量均不多,广泛分布的常见种有云雀(*Alauda arvensis*)、角百灵(*Eremophila alpestris*)、蒙古百灵(*Melanocorypha mongolica*)等。草原的水域及其附近是鸟类最多的地方。夏季,常有大量的大苇莺(*Acrocephalus arundinaceus*)、凤头麦鸡(*Vanellus vanellus*)及各种野鸭等迁徙到此繁衍生息。

3. **农田中** 常见鸟类有喜鹊、寒鸦(*Corvus monedula*)、黑卷尾(*Dicrurus macrocercus*)、灰椋鸟(*Sturnus cineraceus*)、珠颈斑鸠(*Streptopelia chinensis*)、红尾伯劳(*Lanius cristatus*)等。

4. **居民点** 常见鸟类有家燕(*Hirundo rustica*)、金腰燕(*Cecropis daurica*)、白鹡鸰(*Motacilla alba*)、喜鹊、火斑鸠(*Oenopopelia tranquebarica*)、黑枕黄鹂(*Oriolus chinensis*)、黄胸鹀(*Emberiza aureola*)、鹊鸲(*Copsychus saularis*)、斑头鸺鹠(*Glaucidium cuculoides*)、山麻雀(*Passer rutilans*)等。

5. **水域中** 常见鸟类有红额骨顶(*Fulica rufifrons*)、白骨顶(*Fulica atra*)、针尾鸭(*Anas acuta*)、绿翅鸭(*Anas crecca*)、凤头潜鸭(*Aythya fuligula*)、普通秋沙鸭(*Mergus merganser*)以及各种鸥类和鸻类等。

(二)采集工具、器材和药品

1. **网具** 用于捕捉灌木丛中和树上的小型鸟类。常用的网具为长方形,分为张网和挂网。根据捕捉对象的大小选择大小、粗细合适的网眼和网线。一般情况捕捉小型鸟类的网眼直径为1.80cm,网的长度为2~5m,宽度1.50m。在网的上下两个边和中部贯以较粗的绳索,以便于张挂。

2. **鸟笼** 用于暂时盛放捕捉到的鸟类。

3. **粘胶** 用松香和桐油(或苏籽油)熬成粘胶,用于胶粘法捕捉小型鸟类。

4. **照相机、记录本、铅笔、圆规和直尺等**,用于拍摄和记载被捕鸟类特征和鸟体测量。

(三)采集方法

鸟类标本采集的季节选择非常重要,因为鸟类具有周期性换羽习性,羽毛的质量对标本的好坏有较大影响,生长期的羽毛毛根充满血液等(常称"血管毛"),羽毛还未成型,不易保存,会影响标本质量,所以对于常见的品种在冬季采集比较理想。

1. **张网采集法** 适用于灌木丛中小型鸟类的采集。在林缘或林间空地上布网,将网的两端系在树干或事先带来的竹竿上。为了不使鸟类发现,网具最好安放在背后有灌木丛或小乔木的地方。网具安放好以后,可以人为地从远处将鸟群向安放网处驱赶,使鸟误入网眼中,然后进行捕捉。

2. **挂网采集法** 适用于树上鸟类的采集。将网具悬挂在枝叶茂密的树木上,待鸟飞落到张网附近时,人为地在树下进行驱赶,使其触网被捕。

3. **胶粘法** 适用于一些小型鸟类,用配制的黏胶涂在小鸟经常栖息的树枝上,使翠鸟等小型鸟类一停在那里就被粘住。

4. 其他 对于一些小型洞穴鸟类,根据白天查明的情况,晚间有的放矢地用电筒照明捕捉,对于鹰类等猛禽嗜食肉类,可用诱夹法捕获。捕捉到的鸟,逐个编号放入鸟笼中,然后带回实验室进行鸟体测量和种类鉴定。对触网受伤的鸟,应全部放入笼中带回治疗。

采集鸟类标本时应注意保护生物资源,国家法定保护的动物,未经管理部门批准、持有合法手续,不得任意捕捉,普通鸟类也不能大量捕捉。

二、鸟类标本制作

鸟类标本制作,首先要对所采集的鸟进行测量与记录,然后再进行具体制作,制作方法主要分为剥制标本、浸制标本等,在操作时要根据不同的研究内容和需求选用适宜的制作方法。

(一) 鸟类测量与记录

鸟类标本制作之前要对鸟类进行测量与记录,测量与记录是鸟类标本制作前的重要环节,教学和科研用的标本必须进行测量与记录。

体长(mm):自嘴端至尾羽端的长度(此项应在标本未剥之前加以测定)。

嘴峰长(mm):自嘴基生羽处至嘴端的直线距离。

翼长(mm):自翼角(即腕关节)到最长飞羽之先端的距离。

尾长(mm):自尾的羽基部至最长尾羽端的直线距离。

跗跖长(mm):自胫骨与跗跖关节后面的中点到跗趾与中指关节前面最下方之整片鳞的下缘。

体重(g):鸟体的质量。

一些海洋鸟类及一些猛禽等具有长形翼的鸟类,需要测量翼展长。有些鸟类还要测量嘴裂、中趾、后肢和爪长等。

测量完毕后,按照标本编号填写标签,系在鸟的右腿上。标签正面上记录:编号、标本保存地、名称(学名、中文名)、采集地(地理经纬度)、采集者、采集时间、标本制作者和鉴定者;标签反面上记录:鸟龄、体长、嘴峰长、跗跖长、尾长、翼长、翼展长、嘴裂、中趾长、爪长、性别、体重、制作日期和鉴定日期。记录时,除记录上述各种鸟体的量度外,还应记录鸟体型态、羽毛颜色、嘴颜色、脚颜色、虹膜颜色,并应进行照相。

(二) 剥制标本制作

选择鸟体新鲜、羽毛完整、喙脚齐全、皮肤外表完好无损的成鸟制作标本为佳。活体鸟应在剥制前2小时左右利用空气针注射法将其处死,以保证血液凝固,亦可采用胸部压迫窒息将其处死。对于已经死亡的鸟类,需要检查是否有腐烂或掉毛的现象,掉毛的标本,对于常见品种通常是放弃制作,对于稀有品种可以将整个鸟体浸泡于高浓度乙醇中固定羽毛,数天后取出进行剥制。

1. 材料试剂与工具

(1)试剂:硼酸、石膏粉、乙醇苯酚饱和液、洗洁精、固体肥皂、环保樟脑、AB艺术泥、明矾粉、酚醛清漆和各色油漆。

防腐剂:以硼酸、樟脑粉、明矾粉按6:1:2混合调匀。硼酸的防腐效果较三氧化二砷差,但具有毒性小的优点,使用起来较安全。

(2)工具:脱脂棉、泡沫板、圆柱形海绵棒、铅丝(8~26#)、竹丝、针、缝合线、底托、义眼、热熔胶、木锉、水砂纸(0#)、钳子、镊子、解剖刀、剪、游标卡尺、切割工具(加热丝)、电吹风、树枝或树根等。

2. 鸟类的剥皮 根据鸟类不同品种和制作目的,剥皮方法各有不同,通常有胸剥法、腹剥法和背剥法三种。这里重点介绍胸剥法。

(1)先用棉花把嘴、鼻孔、肛门以及伤口堵塞好,避免黏液、血液及排泄物污染标本的羽毛。

(2)把鸟的腹部朝上平放在解剖盘或解剖板,分开胸部的羽毛,裸露出绒毛和皮肤,清除绒毛,因为绒毛容易浸透油脂再污染到其他羽毛。

(3)从龙骨突前方中央下刀,沿中线至龙骨突下方为止,在开口处撒上少许石膏粉,使肌肉皮肤间保持干燥。之后再剥离时要勤撒石膏粉,用左手拉起皮肤(注意不能拉羽毛),右手挤压皮肤与肌肉的连接部,使肌肉与皮肤分离。要求胸部至两肋的皮肤与肌肉完全分开。

（4）左手拉起胸前皮肤,右手把(嗉囊)颈项、喉管拉出,并用剪刀将其一并剪断,用棉花堵住颈部断口。翻转鸟体,左手将双翅向后拉直,把鸟头与颈项放在双翅中间,用左手握紧,使两肩突露在外,把胸部开口处所有的羽毛翻向外,不要与肌肉粘连,然后剥离肩部与肱骨,露出肱骨的三分之一时,从根部剪断两边的肱骨,要注意左手握紧不要松开,待剪断肱骨后再松开,并勤撒石膏粉。

（5）用右手拿住双肩,左手自体背部、腰部及腹部同时转圈向尾部方向剥离,使皮肤与肌肉逐渐分开。当剥到腰部时必须要小心,不能用力强拉,最好用解剖刀或剪刀紧贴腰骨慢慢剥离。当露出双腿时,右手放开双肩,拿住一侧股骨,左手利用指甲慢慢向下剥出胫骨,直至露出无肌肉部位时剪断(也就是跗腕的上方),另一侧用同样方法剥离。涉禽类要注意不能剥到裸露部位,应在不裸露部位的上方剪断。然后剥向尾部,剪断直肠,剥至尾基部,剪断尾脂腺与尾综骨。清除尾脂腺、肌肉及腹部、腰部、皮上的脂肪。最后涂上防腐剂。

（6）用右手拉住肱骨断口的下方,左手围着肱骨向尺骨方向剥离,到掌骨的关节部位剪断(展翅姿态不要把飞羽根剥离,只从翅前方桡骨部位剥离,并清除尺、桡骨间的肌肉,保留尺、桡骨,而不动飞羽羽根)。并清除皮下肌肉与脂肪,而后涂上防腐剂,翻转皮毛,另一侧用同样方法操作。

（7）检查嘴与鼻孔的棉花是否已被血液或黏液浸透,如已浸透要更换新棉花,而后拉出颈椎、气管、食管、向头部剥离,依次剥离耳道眼睑(小心眼圈),剥至嘴的基部为止。接着清理眼球,在枕孔周围剪开脑颅腔,使颈椎与头颅分离,清除舌根,肌肉与颅腔内的脑脊液,涂上硼砂,用棉花塞紧眼窝与脑室,而后翻转皮毛。

（8）清除所有皮下残留的肌肉与脂肪,清理干净后将皮张浸入加有洗洁精或洗衣粉的温水中浸泡10分钟左右,用手轻轻揉搓,然后用纱布将水吸干,可以用电吹风将羽毛吹干,并梳理保持原有状态。在所有的皮肤内部涂上防腐剂,并把皮张合拢。工序完成。

对于一些特殊的鸟类要特别对待,如雁、鸭类头颅特别大颈部细而无法翻转,就必须在头后枕或喉部另开一个刀口,将头翻出。有肉冠的鸟类,如公鸡、董鸡、白鹇、角雉等,在剥离头部时可同时把肌肉脂肪清除,而后填上充填物,也可以在外部开口,但容易影响美观,中大型鸟类要在脚底挖出脚腱。

以上步骤为胸剥法,腹剥的方法是从龙骨突后缘到泄殖孔前缘将羽毛向两侧分开,用排行榜刀轻轻地割开皮肤,不能伤到腹膜。然后将皮肤向两侧分离,剥到膝关节将其剪断。向尾部分离至泄殖孔下面与尾综骨末端剪断,然后用手拿着腹部肌肉由后向前分离,方法与胸剥法相同。

背剥的方法是在背部中间分开羽毛割开皮肤,然后慢慢向腹部分离,其他方面的技巧与胸剥法基本相同。

3. 制作铅丝架

（1）由于鸟类的体型大小、高矮不等,所选用的铅丝型号有严格的要求。一般采取能穿过跗,而不使跗跖外皮暴裂,并就一根铅丝能支撑全身重量的型号为准。就铅丝的型号来讲,从26# 到8# 的铅丝在制作鸟类标本时均能用到,如:长尾红头山雀、暗绿绣眼鸟等特小型的鸟类,就采用26# 至24# 铅丝,丹顶鹤、秃鹫、鹈鹕等大型鸟类采用8# 号到10# 铅丝,但最为常用的有20#、18#、16#、14# 等几种型号。

（2）铅丝的组合与测量:选取三根铅丝,从头到左侧脚一根(腹面朝上),铅丝要长出鸟嘴3~4cm,超过脚5~6cm(大型鸟类要更长一些)。第二根从左翅到右脚,铅丝要长过脚5~6cm,(最好是翅的铅丝细于脚的铅丝,也就是翅半根,脚半根)。第三根铅丝从右翅到尾,长于尾综骨5~6cm,尾羽特别长的种类,如红嘴蓝鹊、红腹锦鸡等,通向尾部的铅丝要作"丫"形。把铅丝的连接部扎紧。

（3）在量铅丝前,先在鸟体的背、腰部填一层较薄的竹丝,穿好铅丝后,用手拿住三根铅丝的中部,把双翅、双脚轻轻拉直,使两边对称。脚的铅丝必须留出5~6cm,以备站立树枝或底托上,把铅丝从中间弯转,用另一根短铅丝从中扎紧,再把扎好的三根铅丝弯成桥形,而后分开。

还有采用2根(颈、尾1根,两腿1根)、4根(颈、尾1根,两腿1根,两翅各1根)、6根(颈、尾各1根,两腿各1根,两翅各1根)铅丝的方法,此处不做叙述。

4. **填充假体**　填充假体是至关重要的一个环节,填充的好坏直接影响到下一步的整形工作。因为剥好的鸟皮就像一个有弹性的空布袋,所以在剥皮时要注意观察鸟类体型各部位的肌肉情况,来决定填充各部位填充物的多少。

(1)把穿好铅丝架的鸟皮平放在工作台上,使头部朝左、胸腹朝上,用镊子或通条(前头开叉的专用工具),左手轻握头部,右手用镊子或通条把竹丝顺铅丝的下方送到后枕部,送填充物不宜过多,从后枕到双肩的前方按顺序填平。而后再用少量的竹丝从铅丝的上面填进,也就是颏、喉部位,使铅丝包在竹丝中间,填好后,用手触摸没有结块,并有松软的感觉为宜。

(2)将鸟体调转,头朝右,用镊子或通条把已在肩、背、腰部的竹丝铺匀,肩部相对要薄,腰部相对要厚而多一些,要求后背、腰的填充物是整体的三分之一左右为宜。

(3)用镊子或通条把竹丝送到小腿部,开始量要少,以后按顺序慢慢增多,填得要均匀。填好双腿后,开始填充尾部、腹部及两肋,先从尾部填起,按顺序填至胸部,要尽量使其恢复原体同样大小、饱满、相对结实。应该注意的是胸肌前方的嗉囊部要相对的松软,最后在胸部开口处铺上一层薄薄的棉花,以便缝合。

(4)缝合前要注意检查一遍各部位是否填充的均匀、饱满,而后用针线由前向后将剖开处加以缝合,针距不宜过密,不要缝到毛根,在缝合过程中,线暂勿收紧,等全部缝好后,用手轻轻捏紧躯体两边的皮肤,然后把线收紧,收线时用力要均匀,不能用力过猛,以免皮肤破裂或断线,线收紧后要立即打结。

5. 整姿(涂蜡、整理姿态) 整姿是整个标本制作过程中最重要的一环,怎样把标本做得生动、逼真使其恢复原貌,全在这个工序之中。也是反映制作者技术水平的主要标准。

(1)把缝合好的鸟体全身的羽毛梳理一遍,使羽毛基本恢复平整。而后使头朝左,向上拉起右脚,尽量把脚拉到原来的长度,用左手捏住大腿与小腿(股骨与胫骨)的关节部位,右手向后下方推,再把脚向上推弯(胫骨与跗骨间的关节),把大腿向前推到原位,左腿用同样的方法操作。

(2)翻过躯体,头朝前,背部朝上,左手从上方拿住腰部,用右手捏住右边翅膀,向后拉,用右手中指捏住肱骨与尺骨之间的关节部位,把尺骨部位向前推(次级飞羽),再把尺骨与掌骨间的关节拿住,把掌骨(初级飞羽)向后拉,再把肩羽、次级飞羽和初级飞羽的羽毛按顺序整理好,把整个翅膀推回原来的位置。左手拿住尾部,翻过躯体,头前,腹上,用同样的方法整理好左翅。

(3)整理好双腿、双翅后,鸟体的整个轮廓已经形成,用手拿住尾部,把全身的羽毛梳理一遍,尽量使羽毛顺势,平整,头部与眼睑处最为重要,如发现缺少羽毛,应尽可能利用附近的羽毛把它遮盖起来。倘若发现躯体某一部位还不适合表达所要求的造型时,可用通条插入胸部缝合处,从里向外矫正直到满意为止。

(4)头部的整形十分重要,为表达鸟类的动、静态效果,也就是颈部的长短,都由伸出嘴处的铅丝决定,当选好所需的长短位置后,把铅丝倒弯成钩状,剪去多余部分、而后张开鸟嘴把铅丝插入上颏使其固定。

(5)固定好头部铅丝的标本已基本定型,接着用镊子或小通条,从嘴部送进少量棉花补充眼睑、颏、喉等部位,使其两边均匀,再把眼圈拨圆安上义眼(或等干后再安义眼),把选好的树枝打好孔,将标本脚下的铅丝插入孔中,再把铅丝固定好,用镊子把已定型的标本羽毛重新整理一遍。等标本完全干后,对无羽区、裸区颜色褪掉的部位,要用油颜材料进行配涂。一般需要着色的部位有面部、冠部、颈部、跗趾、脚等。此外还要用清漆在喙的角质部、腿的跗趾部、脚趾部进行涂刷,起到保护作用。

仔细观察鸟的生活习性和形态特征,也可借助鸟类图谱等一些参考资料,将标本整理成活时的某一种姿态,要制作得真实、逼真、生动。最后,固定在标本板或树枝上,贴上标签。

6. 贴标签 制作完的标本,应将其名称及其信息、标本制作人及制作日期等记录在标签上。

7. 贮藏 制作完的标本尽量放置于标本陈列室,陈列室要干燥,通风,最好有对穿窗或门,切忌受潮。浸制标本和剥制标本不宜同室存放。存放标本一般宜用玻璃橱。橱内要放置樟脑精块或樟脑丸(防虫蛀、防霉变),并定期更换。

(三)浸制标本

浸制标本是采用保存液来防腐的标本。如果保存得好,这种标本可以长期保存下去。它能清晰地显示鸟类的外部形态和内部构造,还能长期保持原来的色泽。

1. 器材与药品(耗材) 解剖器、解剖盘、注射器、大号针头、软毛刷、量具、脱脂棉、医用外科手套、玻璃标本缸,10% 的福尔马林、甘油、石膏粉(或谷糠灰)、标签等。

2. 标本制作准备

(1)浸制液配制:浸制液用 10% 的福尔马林加少量甘油制成。

(2)标本选择:大型鸟类标本制作一般采用剥制法,主要原因是鸟类的羽毛如果浸在固定液中,容易凌乱或失去自然状态,但是对于小型鸟类或受伤严重的小鸟不适宜剥制的或者需要展示鸟类内脏的仍需要用浸制法制作标本。另外,对于来不及及时剥制的鸟,也可以先用浸制法处理,然后再剥制,这样可以避免因气温高、放置时间长而腐烂脱毛。为了展示鸟类内脏尽量用浸制法制作。

(3)标本处理:选择标本时要注意标本的完整性,如果发现鸟羽上有血迹或污物,先用毛刷蘸清水洗净,再用石膏粉或谷糠灰吸水,然后拍去粉灰,伤口必要时可用棉花塞住。标本整体处理好后,将标本腹部向上摆于解剖盘中,用注射器(大号针头)吸取浸制液向鸟体腔中注射,再将整体标本置于盛有浸制液的标本瓶中。

为了展示鸟类内脏情况,将鸟腹面向上放在解剖盘上,胸部羽毛向两侧拨开,暴露胸部,沿隆骨突的一侧切开胸部肌肉直至胸骨,再自后向前剪开胸骨和锁骨,并继续向前剪至颈部皮肤直达颌部,再向后剪开腹部腹壁,直至泄殖腔孔前缘,然后再将胸骨向两侧剪去,露出气囊和内脏,剪去腹面和体侧的体壁,如果有要展示的有病变的特征性脏器可将其展露出来,并作适当固定然后将整只鸟浸泡于浸制液的标本瓶中,可长期保存。

3. 标本制作

(1)整姿:为了展示鸟类内脏的情况,将要展示的有病变的特征性脏器展露出来,并作适当整理和固定,然后将整只鸟浸泡于浸制液的标本瓶中。

(2)固定:防腐固定,用浸制液浸泡标本,以达到长期保存的目的。

(3)装瓶:根据标本的大小选择合适的标本瓶,将标本尽量显露展示面放于瓶中,并用石蜡封瓶法把瓶口封严。

(4)贴标签:将标本名称及其信息、标本制作人及制作日期写于标签上,贴到瓶壁。

4. 标本的形态特征　制作好的标本要用文字对其主要展示内容作一简要叙述,同时贴于瓶壁,或制作简介牌,放于标本瓶旁边。贴放位置,应在瓶体的中央位置,标签的大小应根据标本瓶的大小而定,同时兼顾整体协调性和美观性。

5. 贮藏　标本制作好后,尽量放置于标本陈列室,陈列室要干燥,通风,最好有对穿窗或门,切忌受潮。浸制标本和剥制标本不宜同室存放,存放标本一般宜用玻璃橱。橱内要放置樟脑精块或樟脑丸,并定期更换。

鸟类标本制作方法均为我国传统的制作方法,主要分为假体法与填充法,采用填充法制作标本,制作省时,体轻易于掌握,根据所制作的标本姿态可灵活掌握填充各部位肌肉的多少,采用更多铅丝可使标本形成既是一个统一的整体,又达到相对的独立。采用假体法制作的标本有结构准确相对牢固等特点。但制作时间较长、重量较重,使用木块替代假体吸收了假体法结构准确的优点,同时又采用填充的方法,特别适合于大中型涉禽及大型猛禽标本。

除了上述形态标本之外,还有骨骼标本、单独器官标本等,由于骨骼标本制作在书中已有叙述,此处不再赘述。单独器官的保存与浸制标本方法基本一致,大家可以仿制。

(杨　举)

第六节　两栖类和爬行类

截至 2019 年底,我国共记录现存本土两栖动物 3 目 13 科 62 属 515 种;爬行动物 3 目 35 科 135 属 511 种。其中两栖类动物大多分布于淡水水域及其沿岸一带,少数分布于农田和森林地区,草原上的两栖类种类很少;爬行类动物广泛分布于森林、草原、农田、居民点以及淡水水域中。这些两栖类和爬行类动物体内一般会携带多种病菌和寄生虫,是众多病原体的天然储藏库或传染媒介,可传播很多自然疫源性疾病。例如青蛙带有裂头蚴、广州管圆线虫;黑斑蛙、金线蛙能感染汉坦病毒;蛇、蜥蜴、巨蜥、龟鳖类均可带有舌形虫;蜥蜴带有莱姆病螺旋体;龟、鳖带有丹毒丝菌等。近年来,随着人们生活水平的提高和饮食方式的多元化,蛙、蛇、龟等野生动物已进入美食家的视野,蜥蜴、壁虎等已成为有些人饲养的宠物,人类与动物的密切接触,可能会对人类的健康带来危害。因此,掌握两栖类和爬行类动物标本的采集和制作技术,对两栖类和爬行类动物的研究、动物源性疾病和食源性疾病的防治具有重要意义。

一、两栖类动物标本采集与制作

采集两栖类动物标本前,首先要明确所采集标本的分布和生活习性,明确采集地点、时间、用具、方法等。两栖类大多根据外形和内部骨骼特点进行分类检索。因此,在采集后应做好测量记录,并制作浸制标本和骨骼标本。

(一)两栖类动物标本采集

1. **两栖类动物栖息地的分布**　两栖类动物根据形态特征分为三个目。蚓螈目(*Gymnophiona*),主要特征是体细长,没有四肢,尾短或无,形似蚯蚓。我国仅有 1 种,即版纳鱼螈(*Ichthyophis bannanicus*)。有尾目(*Caudata*),主要特征是体圆筒形,有四肢,较短,终生有侧扁的长尾,爬行,多数种类以水栖生活为主,形似蜥蜴,如大鲵(*Andrias davidianus*),俗称娃娃鱼。无尾目(*Anura*),主要特征是体短宽,有四肢,较长,幼体有尾,成体无尾,跳跃型活动,幼体为蝌蚪,从蝌蚪到成体的发育中需经变态过程,如蛙和蟾蜍。两栖类动物在我国淡水水域及其沿岸一带分布最为广泛,北方常见的有黑斑蛙(*Pelophylax nigromaculatus*)、花背蟾蜍(*Bufo raddei Strauch*)、东方铃蟾(*Bombina orientalis*)、无斑雨蛙(*Hyla immaculata*)和东北小鲵(*Hynobius leechii*)等;南方常见的有雨蛙属(*Hyla*)、树蛙属(*Rhacophorus*)、沼蛙(*Hylarana guentheri*)、泽蛙(*Rana limnocharis*)、中华大蟾蜍(*Bufo gargarizans*)等。农田中的两栖类,北方常见的有花背蟾蜍、中华大蟾蜍、黑斑蛙、中国林蛙(*Rana chensinensis*)等;南方常见的有虎纹蛙(*Hoplobatrachus rugulosus*)、泽蛙、黑眶蟾蜍(*Bufo Melanostictus Schneider*)、雨蛙和各种林蛙、树蛙等。草原上的两栖类动物常见的只有花背蟾蜍一种。

2. **采集器材**

(1)捕网:适用于捕捉水中或岸边活动的无尾两栖类动物。捕网的结构与昆虫捕网相同。但网袋要用孔径较大的尼龙纱制成,以利透水。

(2)钓竿:适用于钓捕无尾两栖类动物。竿的顶端系一细绳,绳端系上蝗虫等诱饵。

(3)布袋:用于盛放两栖类成体。

(4)记录本、铅笔、温湿度计和照相机等。

3. **采集时间和环境**　两栖类动物的活动规律主要表现为季节性活动和昼夜活动。我国北方地区的两栖类动物,一般在 3~5 月份结束冬眠,开始苏醒;南方的两栖类动物则提早 1~2 个月。春夏两季是两栖类动物繁殖、生长发育和觅食的时期。秋末天气渐冷便陆续进入冬眠。无尾两栖类大多夜间活动,白天匿居于隐蔽处,以躲避炎热天气,如大蟾蜍常匿居于杂草丛生的凹穴内,黑斑蛙多匿居于草丛中等,黎明前或黄昏时活动较强,雨后更加活跃。但少数种类,如泽蛙则在白昼活动。有尾两栖类一般也多在夜间活动,如大鲵白天潜居在有回流水的细沙洞穴内,傍晚或夜间出洞活动,只在气温较高的天气,才在白天离水上岸边活动。

(1)采集时间:北方地区的 3~8 月,南方地区的 2~10 月都有两栖类进行繁殖,3~7 月是繁殖的高峰期,也是采集的最好时期。此时,雌、雄成体会聚集到水域或近水域的场所,抱对产卵,不仅可采到许多成体,也可采集到卵和蝌蚪。

(2)采集环境:适合采集两栖类动物的环境一般是草木繁茂、昆虫孳生、河流、池塘和山溪较多的地方。此类环境中,两栖类的种类和数目最多。

4. **采集方法**

(1)无尾两栖类动物的采集方法:对活动能力较弱的种类如大蟾蜍、花背蟾蜍和中国林蛙,可用手直接捕捉,用手握住蛙后肢前面身体的全部即可;对水中活动和跳跃能力较强的种类,如黑斑蛙、金线蛙、蝶螈等,可用网捕捉;蛙类具有吞食后不轻易松口的特点,据此可用钓竿系上诱饵进行诱捕。诱捕时,不时抖动钓饵,诱蛙捕食。此法适用于一些栖息于洞穴,水边或稻田草丛中的种类,如黑斑蛙等。此外,还可进行夜间捕捉,因无尾两栖类动物在夜间行动迟缓,尤其在手电筒照射时,往往呆若木鸡,易于捕捉。但夜间行路困难,采集者如果对道路不熟悉,容易落入水中,因此应格外小心,以防止发生意外。

（2）有尾两栖类动物的采集方法:有尾两栖类动物大多为水栖型,而且大多栖居于高山溪流的浅水中,有些种类生活在山区水塘中,如肥螈、瘰螈等,常能直接在水面上看到。这些种类一般性情温和,游动缓慢,可用手捕捉或用网捕捞,用手捉时捏颈部或躯干即可,不可触及尾部,有些种类的尾部很容易折断。也有的种类白天潜伏在枯枝落叶的石块下或石缝中,可在白天翻动石块寻找。需要注意大鲵等为法定保护动物,采集前应事先征求地方政府的许可。

(二) 两栖类动物标本制作

1. 外部测量

（1）有尾两栖类成体测量:包括:①体长:吻端至尾末端;②头长:吻端至颈褶;③头宽:左右颈褶间距离(或头最宽处);④吻长:吻端至眼前角;⑤眼径:与体轴平行的眼长度;⑥尾长:肛孔后缘至尾末端;⑦尾高:测量尾的最高处;⑧尾宽:测量尾基部的最宽处。

（2）无尾两栖类成体测量:包括:①体长:吻端至体后(末)端;②头长:吻端至上下颌关节后缘;③头宽:左右颌关节的间距;④吻长:吻端至眼前角;⑤鼻间距:左右鼻孔的间距;⑥眼间距:左右上眼睑内侧缘间最窄距离;⑦鼓膜:测最大直径;⑧前臂及手长:自肘关节至第 3 指末端;⑨后肢长:体后端正中部分至第 4 指末端;⑩胫长:胫部两端间的长度;⑪足长:内跖突至第 4 指末端。

2. 浸制标本制作　将活动物用乙醚等麻醉剂处死,用水洗净后放在解剖盘上,先向腹腔内注入适量 5%~10% 福尔马林液,然后放入装有 20% 福尔马林液的容器中固定。固定时将背部朝上,四肢摆成活时的匍匐状态,使指、趾伸展。一般固定数小时至 1 天左右。最后将标本放在 5% 福尔马林液或 70% 乙醇内浸制保存。如果在福尔马林液中贮存时间超过二周,需要加入硼砂予以缓冲,防止福尔马林产生的酸性物质腐蚀骨骼,使标本变软。

标本放入标本瓶后贴上标签,标签上应记录:编号、名称、采集地点、采集时间、生活环境、生活习性、体色、性别、第二性征、体长、头长、吻长、头宽、尾长和尾宽等。

3. 两栖类骨骼标本制作技术　见本章节三。

二、爬行类动物标本采集与制作

爬行动物主要为蛇类、蜥蜴类和龟鳖类等,广泛分布于森林、草原、农田、居民点以及淡水水域中。爬行动物标本制作,除了少数大型种类(如蟒、蛇、巨蜥、海龟等)必须制作剥制标本外,一般均制作浸制标本保存。

(一) 爬行类动物标本的采集

1. 爬行类动物栖息地的分布　现存的爬行动物隶属下列几个目:鳄目(*Reptilia*),包含鳄鱼(*Crocodylus siamensis*)、长吻鳄(*Gavialis gangeticus*)、短吻鳄(*Osteolaemus tetraspis Cope*)、以及凯门鳄(*caiman*)等 23 个种。喙头蜥目(*Rhynchocephaliformes*),包含生存于新西兰的喙头蜥(*Sphenodon punctatus*),共 2 个种。有鳞目(Squamata),包含蜥蜴(*Lizard*)、蛇(*Serpentiformes*)、以及蚓蜥,接近 7 900 种;龟鳖目(Tesudines),包含海龟(*Chelonia mydas*)与陆龟(*tortoise*),接近 300 种。现代的爬行动物除了南极洲以外,几乎栖息于整个大陆,但主要分布于热带与副热带地区。

森林中,东北小兴安岭和长白山针阔混交林地区,典型种类有黑龙江草蜥(*Takydromus amurensis*)、团花锦蛇(*Elaphe davidi*)和棕黑锦蛇(*Elaphe schrenckii*)等;华北落叶阔叶林地区,优势种为虎斑游蛇(*Rhabdophis tigrinus*)、黑眉锦蛇(*Elaphe taeniura*)和红点锦蛇(*Elapherufldorsfa*)等;亚热带常绿阔叶林地区,大部分地区最常见的蛇类有乌游蛇和草游蛇,蜥蜴类中最常见的是北草蜥(*Takydromus septentrionalis*)和石龙子科(*Scincidae*)的种类。草原中,蜥蜴类以丽斑麻蜥(*Eremias argus*)和榆林沙蜥(*Phrynocephalus frontalis*)较常见;蛇类以白条锦蛇(*Elaphe dione*)分布最广泛。农田中,北方农田及其附近常见蛇类有虎斑游蛇、黑眉锦蛇、红点锦蛇和赤链蛇;南方的山地、田野、稻田内常有中国水蛇(*Enhydris chinensis*)、乌梢蛇(*Zaocys dhumnades*)和铅色水蛇(*Enhydris plumbea*)等。居民点内,常见的蜥蜴类有无蹼壁虎(*Gekko swinhonis*)和多疣壁虎(*Gekko japonicus*)等;南方常见于住宅附近的蛇类有银环蛇(*Bungarus multicinctus*)和白唇竹叶青(*Cryptelytrops albolabris*),黑眉锦蛇和烙铁头蛇(*Trimeresurus mucrosquamatus*)也常侵入住宅内。淡水水域中,北方水域龟鳖目常见的有鳖(*Pelodiscus sinensis*),蛇类以虎斑游蛇和水赤链蛇常见;南方水域常见的有乌龟和锯缘摄龟等。

2. 爬行类动物的采集方法 爬行类属于变温动物,活动规律有一定的季节性,一般在11月份左右进入冬眠期,3月份前后苏醒出蛰,4~10月份为活动高峰期。爬行类能适应多种多样的生境类型,在田边、山坡、池塘、溪畔、灌木丛、草地、树上、房屋以及海域等生境中都有爬行类动物的分布,都可以作为它们的采集地点。

(1)蜥蜴类的采集:蜥蜴类通常生活在干燥、温暖、阳光充沛的山坡、草丛、树上或路旁的石堆缝隙中,有时爬到草丛上捕食昆虫。我国的蜥蜴大多数是小型种类,使用简单工具就能进行捕捉。常用工具有软树枝、活套、蝇拍、小网和钓竿等。

软树条扑打法:当发现蜥蜴后,可用软树枝或细竹梢扑打,使其受震而暂时不能活动,然后迅速拾起放入容器内。扑打时应注意不要弄坏蜥蜴的头部,因头部的鳞片是物种鉴定的重要依据。原产于我国的蜥蜴均无毒,完全可以用手拾取。这种方法主要用于地面上活动的种类。

活套捕捉法:用一根长竹竿,其末端结一根马尾或尼龙丝的活套,当遇到蜥蜴,待它停止不动时,趁机将竹竿轻轻伸出去,套住它的颈部,立刻拉回,或在蜥蜴面前摇动活套,挑逗蜥蜴,等它仰头时,将活套对准蜥蜴头部扣下,迅速提起拉回。此法主要用于捕捉树上活动的种类。

此外,可用诱饵垂钓进行诱捕,用一定长度的棉线系上昆虫作诱饵进行垂钓。此法用于捕捉石缝中的种类。还可以用蝇拍或小网捕捉,此法多用于墙壁上活动的种类。

(2)乌龟的采集:乌龟一般在11月份气温低于10℃时进入冬眠,第二年4月出蛰,当温度上升到15℃以上时,开始正常活动,进行大量摄食。乌龟主要在水中捕捉小鱼、小虾和螺类为食,也常到陆地上面觅食。在5~8月份,常于黄昏或黎明爬到沙滩或泥滩上产卵。可以利用它到陆上觅食和产卵的习性寻找捕捉。由于乌龟行动迟缓,一旦发现,完全可以用手直接捕捉。

(3)鳖的采集:鳖在我国淡水水域中广泛分布。它的季节活动周期与乌龟大致相同。采集鳖时,可在夏秋季节,到水边寻找水中有无鳖进食后,剩下的碎螺壳和鼠粪样的鳖粪,也可根据溪流岸边鳖爬行后留下的足迹,以辨别是否有鳖及其活动方向,如有发现,可用垂钓的方法进行捕捉。

(4)蛇类的采集:蛇类是我国爬行动物中种类最多的类群。鉴于毒蛇咬伤的危险性,采集时应格外小心,生手应尽量不采,可以求助于专业技术人员。采集工具有蛇夹子、木棒、望远镜、蛇袋等。采集时同样应注意不要损坏蛇的头部,其头部的鳞片是后续物种鉴定工作的重要依据。

(二)爬行类动物标本制作

制作标本前,首先应进行外部测量,包括:长度、重量和体全长(吻部至尾末端的距离),某些龟鳖类尾短不露出鳖甲外者,则量至臀盾后缘处;头体长:吻端至肛孔的距离;尾长:肛孔至尾端的距离。此外,龟鳖类还应测量鳖甲长:颈盾前缘至臀盾后缘的长度,相当于体长;鳖甲宽:前后肢之间的缘盾边缘的最宽处;鳖甲高:背、腹甲之间的最高处。测量完毕后,按照标本编号对应记录。爬行动物标本制作有以下两种。

1. 乙醇浸制法 小型爬行类动物,直接采用注射器向标本体腔内注入50%~80%乙醇防腐,然后浸泡;对于较大种类可在腹部中央纵切一刀,让乙醇充分渗透。最好由低浓度向高浓度逐步更换乙醇浸制液,使标本逐步脱水,最后保存在80%的乙醇中。这样处理的标本经长期保存后,仍能保持柔软,躯体不硬,不失原形,取出后仍可进行解剖和制作组织切片。最后在标本瓶外贴上标签,标明编号、名称、采集日期、采集地点、采集人、体外测量数据、制作人及鉴定人等。

2. 福尔马林浸制法 将捕获的蛇类或小型蜥蜴类用乙醚或氯仿麻醉,用7%~8%福尔马林从后侧腹部分数处(点)斜向注入体内,进行处死和防腐,待处死后,用水洗净身上的污物,盘曲整形固定,用线缠绕固定在玻条(板)上,先放入盛有20%福尔马林液的标本瓶内进行固定,几天后转入7%~8%福尔马林液中长期保存并加贴标签。

龟鳖类先从泄殖腔注入乙醚麻醉剂,麻醉后将头和四肢拉出,向体腔内注入7%~8%的福尔马林液处死,然后固定形状并保存于20%福尔马林液中,几天后转入7%~8%的福尔马林液中长期保存并加贴标签。

3. 爬行类动物骨骼标本制作技术　参考本章节三脊椎动物骨骼标本制作技术。

三、脊椎动物骨骼标本制作

脊椎动物种类繁多,体型大小悬殊,骨骼的坚硬程度也不一样。因此在制作时应根据不同情况,采用不同的制作方法。体型小的种类或幼体,最好采用透明骨骼标本的方法。

(一)骨骼透明标本

常用于蛇、蜥蜴、蛙及其胚胎时期动物骨骼透明标本制作。具体方法如下:

1. 清洗　取整体或去掉内脏的动物标本,用清水洗净。

2. 脱脂　将洗净的动物标本放入95%乙醇中固定1~2天,然后更换乙醇再浸泡5天左右。

3. 腐蚀透明　脱脂后的标本,放入2%氢氧化钾溶液中腐蚀透明4天左右,标本至半透明状态时取出。

4. 染色　再将半透明的标本移入茜素红S(0.01g茜素红溶于100ml的60%乙醇)溶液中,染色3~4天,待骨骼染成红色即可取出。

5. 脱色　若软组织染有红色,需进行脱色。可将标本放入2%福尔马林液和2%氢氧化钾的甘油溶液中脱色1周左右,前3天每天换液1次,直至软组织褪色为止。

6. 保存　脱色后,将标本放入装有纯甘油的有盖玻璃标本瓶内,石蜡封口,贴上标签。

(二)骨骼标本

主要是指大、中型脊椎动物全身骨骼标本制作。

常采用的方法是剔骨。可生剔或熟剔。生剔的优点是容易漂白,不易反黄。首先用水冲掉骨髓,以利脱脂和漂白。接着将骨骼浸没于0.40%~0.80%的氢氧化钾或氢氧化钠液中数日(视动物大小和气温高低而定),以腐蚀便于剔除肌肉,然后浸入汽油内脱脂后进行漂白,即将骨骼浸入4%的过氧化氢溶液中5~6天,清水冲洗,晾干,最后按照骨骼原位用金属丝连接、固定起来即可。

在炎热的夏季可用腐烂法,即将动物扒皮,除去内脏,剔除大部分肌肉和脂肪后,装在容器内加上水,放置在相对隐蔽的地方,使其骨骼上的有机物自然腐烂,然后用清水冲洗干净,晒干后钻孔用金属丝连接即可。

此外,也可将动物埋在土坑里,利用微生物使骨骼附着的软骨组织腐败分解,几年后挖出取骨,但制成的骨骼标本颜色不佳。近年还有报道利用虫蚀法制作骨骼标本。国内采用鞘翅目昆虫——皮蠹幼虫嗜食肉类的习性来清除骨骼上附着的肌肉,收到了较好的效果。皮蠹是一类重要害虫,饲养时要严防其逃逸造成危害。亦有利用黄粉虫(面包虫)进行虫蚀的报道。依据实际情况我们可以把这种方法与一般的"手工剔除法"结合起来,处理大型动物的骨骼标本。

第七节　水生植物类

水生植物与某些疾病的传播有着紧密的联系。在部分寄生虫的生活史中,某阶段幼虫期必须附着在不同种类的水生植物表面进行发育、繁殖,若是缺少这一环节就不能完成其生活史,疾病也不能传播。因此水生植物可作为传播人类寄生虫病的媒介植物,引起人及动物的寄生虫病。如布氏姜片吸虫的尾蚴必须吸附在水生植物(茭白、菱角、水浮莲等)上发育为囊蚴,从而具有感染性而致病。因此,了解这些水生植物的采集和标本制作技术在研究、教学及疾病防控工作中是至关重要的。

一、水生植物的生境与分布

水生植物分4类:①沉水型植物:指能完全沉浸于水中生活的植物。通常生长于河川、沟渠、池塘、水田、湖沼等水域环境中。如水车前、台湾水韭、茨藻等。②挺水型植物:植株高大,花色艳丽,绝大多数有茎、叶之分;直立挺拔,下部或基部沉于水中,根或地茎扎入泥中生长,上部植株挺出水面。包括草本与木本两类,草本类挺水植物种类众多、其中许多为水陆两栖类,生活范围广泛。挺水性木本植物,通常是指生活于咸淡各半的河口、沟渠及湖沼旁,以红树林植物为主。如水簑衣、荷花、水丁香等。③浮叶型植物:指能生活在较深的水域环境中,根状茎发达,无明显的地上茎或茎细弱不能直立,叶平贴于水面上,并能在枯水期间挺水生长的植物。主要生长于河川、沟渠、湖沼、水塘等。如睡莲、萍蓬草、菱、水马齿、小莕菜、眼子菜等。④湿地型植物:其根部生于含饱和水的泥土中,主要分布于河岸、湿地、潮湿岩壁等。如莎草科、禾本科、鸭跖草科、玄参科、菊科等科植物。

二、水生植物类标本采集

水生植物不同于陆生植物,它具有下列特征:如水分重、干重小,尤其花果纤细、无色。有些水生植物呈丝状,很小,或者生长在水底下。因此,我们必须采用特定的方法和操作规程来进行采集。

(一) 采集工具(图 14-12)

1. 标本夹 一般长约43cm,宽30cm。以宽3cm,厚5~7mm的小木条,横直每隔3~4cm,用小钉钉牢,四周用较厚的木条(约2cm)嵌实。

2. 枝剪或剪刀。

3. 采集箱、采集袋或背篓。

4. 采集瓶。

5. 浮游生物网。

6. 记录簿、号牌 用于野外记录用。

7. 便携式植物标本干燥器 用于烘干标本,代替频繁地换吸水纸。

8. 其他 海拔仪、全球定位仪、照相机、钢卷尺、放大镜、铅笔、高枝剪等用品。

(二) 采集方法

采集水生植物要保证植物的完整,并去掉表面的污物和水分,充分展平。有些种类具有地下茎,有些种类的叶柄和花柄是随着水的深度而增长的。因此采集这种植物时,有地下茎的应采取地下茎,这样才能显示出花柄和叶柄着生的位置。但采集时必须注意有些水生植物全株都很柔软且脆弱,一提出水面,它的枝叶就会彼此粘贴重叠,失去其原来的形态,并难于干燥,易生霉。因此,采集这类植物时,最好整株捞取,用塑料袋包好,放在采集箱里,带回室内立即将其放在水盆中,等到植物的枝叶恢复原来形态时,用台纸放在浮水的标本下轻轻将标本提出水面后,立即放在干燥的吸水纸里压制。对于生长在水生高等植物上的藻类,用镊子取下生长藻类最多的部分叶、茎一同保存(尽可能记下植物名称);对于一些漂浮的丝状藻藻

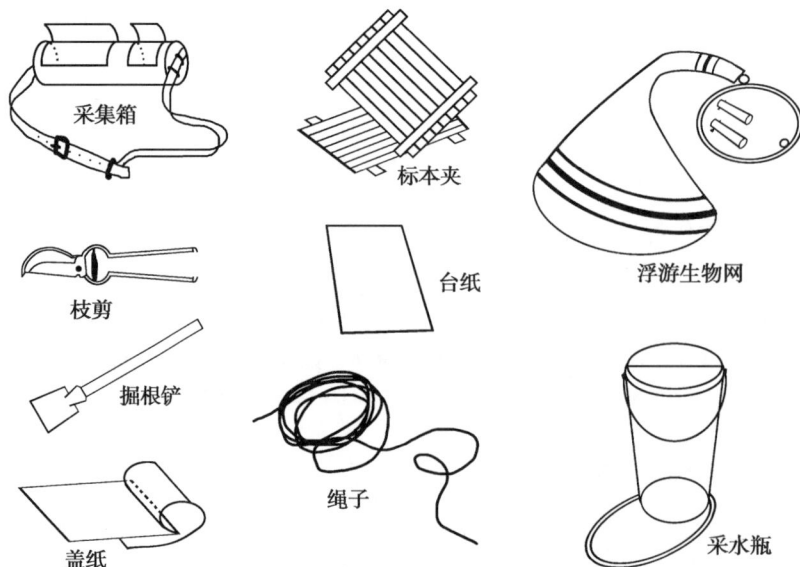

图 14-12 水生植物类标本采集工具

丛,采集时应注意取同一藻丛上不同颜色部分或不同颜色的藻丛,特别是变成黄褐色部分(常为生殖时期的植物体)。如采集较长的、分枝的藻类,不宜折取一段藻体,而应尽可能采整体。有时需用浮游生物网,一般用 25 号(网孔为 0.06mm)筛绢做成。在湖泊内应用的浮游生物网为圆锥形,口径约 20cm,网长约 60cm。也可以用采水瓶。

(三)采集记录

采集记录工作很重要,因为在野外采集时往往只能采集整个植物体的一部分,并且有不少植物压制后与原来的颜色,气味等差别很大。如果所采回的标本没有详细记录,日后记忆模糊,就不可能对这一种植物完全了解,鉴定植物时也会产生更大的困难。因此,去野外前必须准备足够的采集记录表(表 14-1),必须随采随记。一般应掌握 2 条基本记录原则:一是在野外能看得见,而在制成标本后无法带回的内容;二是标本压干后会消失或改变的特征。例如有关植物的产地、生长环境,习性,叶、花、果的颜色、有无香气和乳汁,采集日期以及采集人和采集号等必须记录。记录时应该注意观察,在同一株植物上往往不止一种叶形,如果采集时只能采到一种叶形,那么就要靠记录工作进行帮助。此外,如禾本科植物就像芦苇等高大的多年生草本植物,采集时只能采到其中的一部分。因此,必须将它的高度,地上及地下茎、节的数目,颜色记录下来。这样采回的标本对植物分类工作者才有价值。现将常用的野外采集记录表介绍如下:

表 14-1 水生植物类标本采集记录

采集日期:	
产地: 省 县(市)	
生境:	海拔: m
习性:	
体高: m	胸径: cm
叶:	树皮:
花:	
果实:	
附记:	
科名:	属名:
种学名:	种中文名:
采集者:	采集号:

采集标本时参考以上采集记录的格式逐项填好后,必须立即用带有采集号的小标签挂在植物标本上,同时要注意检查采集记录上的采集号数与小标签上的号数是否一致。同一采集人采集号要连续不重复,同种植物的复份标本要编相同号,记录上的情况是否是所采的标本这点很重要,如果其中发生错误,就会失去标本的价值,甚至影响到标本鉴定工作。

三、水生植物类标本制作

为能长期保持水生植物类标本形态特征,根据处理和保存方法不同,可分为浸制标本和蜡叶标本。浸制标本是指经过采集后,用药剂将水生植物浸泡到标本瓶中的标本,以便防腐保存。蜡叶标本是指经过采集和压制,水生植物体完全干燥后,装订到台纸上的标本。

(一)浸制标本

浸制的植物标本是把植物沉浸在化学药品配制的浸制药液中,使其保持原有形态结构及固有颜色的保存方法。浸制标本具有立体感强、形态逼真,能够保持植物原有形态特征和颜色等优点,广泛应用于教学和植物的分类鉴定。制作步骤如下:

1. 标本处理 对采集标本进行编号、测量,在制作前还必须经过清洗,清理枯枝烂叶和凋萎花果,并洗去泥沙杂质。

2. 取材与整姿 整理姿态,暴露特征部位,若叶子太密集,可适当修剪,但要保留植株的完整性。

3. 浸制 采回的标本,首先要浸制,一为固定,二为防腐。根据浸制标本的色泽和浸制目的选择不同的浸制液和方法。

(1)常用的浸制液有:①常用 7% 乙醇,优点是可以使标本保存较长时间;缺点是容易使标本脱色。②5% 福尔马林液,优点是可以临时保持实物的颜色;价格也比较便宜,缺点是药液本身容易变成褐色。③0.20% 亚硫酸液或 5% 氯化高汞(升汞)溶液。④用大蒜 100g 磨碎,加入 5g 酚液、200g 蒸馏水,在 30℃ 气温下密闭 12 小时,然后过滤,再加 2g 甘油,用作浸制液效果较好。一般的浸制标本,若保存在乙醇中,最好是从低浓度乙醇(30%)开始,渐次转入高浓度乙醇(70%)中,以免标本脱水太快而发生皱缩变形。福尔马林液的浸透力较差,外皮较厚的标本,往往在未浸透前,内部已经腐烂。因此,用福尔马林液浸制标本时,标本内部也要注射这种浸制液,或把标本剥开,以免内部腐烂。标本经过乙醇或福尔马林液浸泡以后,呈僵硬状态,不能用于解剖。若要制作成供解剖实验用的材料,可以在浸制液内加入少量的甘油。

(2)常用的保色处理法:①绿色标本保存法,用 50ml 冰醋酸和 50ml 水配成 50% 醋酸溶液,在溶液中慢慢加入醋酸铜粉末,不断搅拌,直到饱和为止,配成醋酸铜溶液,即为原液。将原液用蒸馏水稀释 4 倍,把稀释液放入烧杯内加热至 70~85℃,然后将新鲜绿色植物放入烧杯内,不久材料变成黄绿色,继续加热直至材料又变成跟原来的色泽相似时停止加热,取出绿色标本,在清水里漂洗干净,浸入 5% 的福尔马林溶液瓶中保存。还可用硫酸铜代替醋酸铜,配成饱和的硫酸铜溶液,同上述方法一样处理绿色植物。该法适用于保存果蔬、叶子、幼苗、桃、梨、苹果等绿色植物以及具病毒的茎、叶等。有一些特别幼嫩的植物,不宜加热,可浸入 5% 硫酸铜溶液里,直至材料由绿变黄,再由黄变绿时取出。浸泡时间约 5 天左右。标本经清水漂洗后,浸入 5% 的福尔马林溶液里保存。对体积较大,表面具蜡质且蜡质较多的果蔬、茎、叶标本,可取硫酸铜饱和液 700ml,福尔马林液 50ml,加水至 1 000ml。将植物标本浸入该液 10 天左右,取出用清水漂洗数次,再浸入 5% 的福尔马林液中保存。②黄色或淡绿色标本保存法,将黄绿色的果实或植物黄绿色部分浸入 5% 硫酸铜溶液 1~3 天,取出后漂洗干净,浸入亚硫酸甘油乙醇保存液中保存,保存液配方:10% 亚硫酸 20ml、甘油 20ml 和 95% 乙醇 20ml,加水至 600ml 配成。也可用 10% 亚硫酸 50ml 和 95% 乙醇 50ml,加水至 400ml 配成亚硫酸乙醇保存液,同样能达到保存的目的。③黑色、紫色标本保存法,取福尔马林 45ml、乙醇 280ml、蒸馏水 2 000ml 混合配成福尔马林乙醇溶液,将黑色、紫色标本直接浸入上述溶液中保存。此法适用于保存深褐色的梨、黑紫色的葡萄、樱桃等果实。取福尔马林 50ml,氯化钠饱和水溶液 100ml,蒸馏水 870ml 混合,沉淀过滤,用滤液保存标本,适用于保存红色的樱桃、葡萄、苹果等果实。④红色标本保存法,用硼酸粉 450g、75%~90% 乙醇 2 000ml、40% 福尔马林 300ml、水 2 000~4 000ml 混合起来,取澄清液保存红色标本,(如果是粉红色标本,可以不加福尔马林);另一种方法是用硼酸粉 30g、40% 福尔马林 40ml、水 4 000ml 的混合液浸渍标本 1~3 天,待标本由红变褐时,取出投入加上少许硼酸粉的 0.15%~0.20% 亚硫酸溶液中保存。标本在这种保存液中会重现红色。⑤白色标本保存法,取氯化锌 22.50g,溶于 63ml 水中,搅拌促其溶解,再加入 85% 乙醇 90ml,取上面的澄清液,将白色植物浸入上述溶液中保存;也可取氯化锌 15g,溶解在 300ml 水中,再加入 40% 福尔马林 8ml 和甘油 8ml,搅匀后静置沉淀,取上层澄清液保存。此法适用于保存白色桃、浅黄色梨和苹果等果实。

4. 装瓶 存放浸制标本的容器主要是各种规格的标本瓶,通常有圆形或长方形两种。

(1)石蜡:标本瓶的瓶盖盖好以后,把切碎的石蜡放在瓶口缝隙中,用烧热的镊子或小刀,把石蜡烫化、涂匀,等冷却以后,瓶口就封好了。溶化石蜡时,切忌用火直接在瓶口上加热,特别是对用乙醇作保存液的标本瓶,更应慎之又慎,以免发生意外。

(2)鳔胶:将鳔胶切成小块,用水浸 8~12 小时,捞出后再切成更小的小块,除去未浸透的硬结,放入乳钵中捣成泥状,加少量水,使成均匀的乳剂,再放入重温锅内加热到黏稠为止。为了避免鳔胶在雨季发霉,可加入少量苯酚。封瓶口时,瓶盖最好稍稍加温,然后用牙刷蘸鳔胶分别在瓶口和瓶盖上涂一薄层,立即将瓶盖盖好,5~6小时以后鳔胶变干,将瓶口封死。

5. 贴标签　给标本瓶贴上标签(注明标本的科名、学名、中文名、产地、采集时间和标本制作人等)。放置阴凉处妥善保存。

(二)腊叶标本

腊叶标本是在适当的季节,采集全株植物或植物的一部分,经整理,压平,干燥,装贴而制成的一种植物标本。这种已经干燥的植物标本便于长期保存,是用于教学和科研的宝贵科学资料。制作步骤如下:

1. 标本的挑选与清洗　挑选采集植物体完整及有生殖器官的标本,先用清水(海生的用海水)洗净,然后按种类分别放在盛有水的水盆内。制作海生植物标本用水一般用一半海水加一半淡水,但对某些耐淡水的种类,如浒苔、紫菜等可全部用淡水。而对有些接触淡水容易死亡的种类如软骨藻、红翎菜等,则全部用海水,以免由于死亡而色素游离出来、影响标本的质量。

2. 标本编号　在采集记录时应立即进行标本编号,挂上号牌(用硬纸制成)。其号数应与采集记录表上的一致。同一标本,一般采集三份,应用同一采集号。

3. 标本压制　标本的好坏及其在科学上的价值,取决于压制是否精细。采回的标本应立即进行压制,如放置过久,水分失去,叶、花卷缩,将无法保持原形而失去保存价值。压制前,首先要对标本进行初步整理,剪去多余的枝叶,除掉根部污泥杂物,准备压制。将标本夹中的一块作为底板,铺上5~6层草纸,把一份带有号牌的标本展平于草纸上,使标本的叶片展示出正面和反面,其他部分也尽量要有几个不同的观察面。盖上2~3层草纸,再放另一份标本。放标本时要注意逐个首尾互相交错摆入,以保持整夹标本的平整。这样一号一号按顺序压制。当标本压制到一定高度时,上面多放几层草纸,再盖上另一块夹板,用麻绳捆紧。放在日光下晒,如遇到阴雨天即放在通风处。

4. 换纸　新压制的标本,每天至少要换一次纸,待标本含水量减少后,可每二天换一次纸,以保持标本不发霉和减少变色。一般来说,标本干得越快,原色就保存越好。为使标本尽快干燥,就必须勤换纸。每次换下来的潮湿纸,要及时晒干或烘干,以供继续使用。在最初两次换纸时,要注意结合整形,将卷曲的叶片。花瓣展平。标本上脱落下来的部分,要及时收集装袋,并注上该标本号,与原标本放在一起。

5. 消毒　标本压干后,用升汞乙醇液消毒,以杀死标本上的虫和虫卵。升汞乙醇液的配法是用升汞1g,70%乙醇1 000ml配成。消毒方法是将标本放入盛有消毒液的大型平底瓷盘中,经10~30秒。升汞为剧毒药品,消毒时要特别注意安全。此外,亦可用DDV、二硫化碳或其他药剂消毒。消毒后的标本,要重新压干,再上台纸。

6. 上台纸　台纸是承托腊叶标本的白色硬纸。台纸一般长约40cm,宽约30cm,以质密、坚韧、白色为宜。上台纸时,按下列步骤进行:①取一张台纸平放于桌面,将标本按自然状态摆放在台纸上的适当位置,并进行最后一次整形,剪去过多的枝、叶、果,长的可折成V形或N形。②装订标本时,在根、枝条和叶柄的两侧用扁锥穿通台纸,穿进坚韧的纸条,在台纸背面,将纸条两端用胶水紧贴于台纸上。③凡在压制中脱落下来而应保留的叶、花、果,可按自然着生情况装订在相应位置上或用透明胶纸装贴于台纸上的一角。④在台纸的右下角贴上定名标签。按标本号,复写一份采集记录,贴于台纸的左上角。

7. 标本保存　上好台纸的腊叶标本,必须妥善保存,方能长期不坏。一般应按科、属分别放入标本柜中。标本柜以樟木或苦楝为最好,柜中应保持干燥,并适当放入樟脑丸等驱虫剂。此外,还要定期(2~3年)以有机聚酯类药物喷洒灭虫,有消毒室的,也可用熏烟法消毒。无论采用哪种方法药物都是有毒的,应特别注意安全。

(战廷正　刘登宇　晏鹏　陈明林　刘小燕　田晔)

第八节　宿主幼体透明骨骼标本制作

一般的脊椎动物骨骼标本制作过程主要有,处死动物,剔除肌肉,腐蚀脱脂,漂白骨骼以及整形装架等几个步骤。作为寄生虫宿主的小型脊椎动物幼体,由于个体较小,它们的骨骼软弱纤细或尚未完全骨化,无法将它们处理制成一般的骨骼标本,可以将之(其)制成透明骨骼标本。即通过解剖学方法对动物体进行处理,利用化学药品和染料,对剥皮、去鳞和去内脏的动物体进行固定和染色,然后再把肌肉上的颜色褪去,只保留骨骼上的颜色,并利用化学药品的作用,使肌肉透明,包裹在肌肉中染有颜色的骨骼被显现出来。小型动物透明骨骼标本可以精确而直观地向我们展示动物体的骨骼形状和位置,犹如 X 线片一样,对于研究动物的骨骼及其发育具有重要的参考价值,可以在保持标本外形完整的情况下显示出体内整体骨骼的全貌,可以显示一般解剖方法难以观察清楚的骨骼结构,因而无论在教学方面还是科学研究方面都有其实际意义。

以往显示透明骨骼标本的染色方法,无论是整体还是切片标本,多采用茜素红 S 染色,因其对含钙骨骼具有特异性的染色作用。若将茜素红 S 和阿利新蓝结合使用,对整体标本的骨骼和软骨实施分步复合染色,这种染色方法技术操作简单、方便,染色效果稳定,两种颜色对比清晰,硬骨部分为红色,软骨部分为蓝色,外形美观,骨骼清晰,可以长期保存。

作为一些寄生虫中间宿主的淡水甲壳动物也可以经茜素红 S 染色处理,制成色泽鲜艳的几丁质外骨骼染色标本。

一、麦穗鱼、蝲蛄、虾、剑水蚤透明骨骼标本

麦穗鱼、蝲蛄、虾、剑水蚤的个体较小,骨骼软弱纤细,制作透明骨骼标本比制作普通骨骼标本容易,利用化学药品使肌肉透明,着色后的骨骼被显现出来。

(一)所需用品

培养皿、解剖刀、眼科镊、解剖针、塑料离心管、玻璃标本瓶、纯净水、乙醇、丙酮、甘油、氢氧化钾、过氧化氢、乙酸、茜素红 S、阿利新蓝、麝香草酚。

1. 阿利新蓝染液配制　溶剂为 40 份乙酸及 60 份无水乙醇;或 20 份乙酸及 80 份 95% 乙醇。每100ml 溶剂中加入 20mg 阿利新蓝粉末,待溶解即可。

2. 茜素红 S 染液配制

(1)将茜素红 S 配制成 95% 乙醇饱和溶液,再将此饱和溶液加入 9 倍体积 1% 氢氧化钾水溶液内。

(2)茜素红 S 50mg 溶于 100ml 1% 氢氧化钾水溶液内。

以上两种茜素红 S 染液配方都可以用于标本染色,熟悉操作后可自行摸索效果更佳的配比。

(二)制作过程

1. 麦穗鱼双染色法透明骨骼标本制作

(1)固定:将处死的麦穗鱼置于培养皿中,用解剖刀、眼科镊或解剖针小心将其体表的鳞片去除,用水清洗干净后,放入 50ml 离心管中,加入数倍体积的 95% 乙醇固定液,大概 3~5 天后小鱼的身体会变得十分僵硬而定型。这期间每隔 1 天摇晃 1 次离心管,让固定液与材料充分混合。在固定过程中,若溶液有明显变色需要更换 1 次 95% 乙醇固定液继续固定至满意为止。

(2)脱脂:经过 95% 乙醇固定后,鱼体内残存的脂肪组织会影响后面染料对组织的浸透速度而妨碍染色,特别是比较肥的鱼其体内脂肪多,需要进行脱脂。加入适量丙酮对标本脱脂 1 天后,重新移入 95%乙醇中,将丙酮稀释洗脱。

(3)复水:将脱脂后的标本按 75% 乙醇、50% 乙醇、25% 乙醇依次梯度浸泡,每次至标本下沉,再换下一个梯度。最后用纯净水浸洗标本,每次半小时后再换新水,持续三次,以求标本内的乙醇等溶剂彻底清洗干净。

(4)阿利新蓝软骨染色:将标本浸入阿利新蓝染液中染色 2 天,再用纯净水浸泡数次,勤换水,将标本内乙醇、乙酸及残留染液洗掉。

(5)氢氧化钾预透明:将标本浸于 2% 氢氧化钾水溶液中透明,蛋白质在碱性溶液中变性,以使肌肉软化呈半透明状、骨骼隐约可见即停止。此操作过程要注意观察,浸泡时间不能过长,不能超过 8 小时,当离心管底部出现淡黄色溶液时就要特别留意,以防过度腐蚀造成鱼体散架。

(6)茜素红 S 硬骨染色:倒掉 2% 氢氧化钾水溶液后,用纯净水浸洗一下标本,然后加入茜素红 S 染液。根据室内温度情况,染 24~48 小时即可。刚染完色的标本整个是黑色的,肌肉组织里面有很多渗透进去的

染色剂,接下来用纯净水浸泡漂洗数次,直至水无变色,肌肉组织呈现粉红色为止,以达到充分去除残留染料的目的。

茜素红 S 溶液进行硬骨染色时要注意观察,把握好染色时间,因为此染液是碱性的,浸泡时间不宜过长,以免后续软组织脱色困难,甚至会造成标本被溶解。

(7)脱色:接下来将标本置于 3% 过氧化氢溶液中浸泡数小时,以将其肌肉组织中的染料色素给去掉,只保留骨骼上的颜色。

注意操作时要轻缓,否则大量气泡出现会把本来就脆弱的鱼体冲碎。骨骼脱色后应保持紫红色,不要在过氧化氢溶液中浸泡时间太久而被漂白。

(8)氢氧化钾-甘油复合溶液透明:将标本置于含 1% 氢氧化钾的 20% 的甘油复合透明剂(2% 氢氧化钾水溶液、纯甘油、纯净水按 5∶2∶3 的体积混合)中,进一步脱色透明。

这个阶段需浸泡大概 2~3 天,等小气泡基本消失,标本浸泡下沉就可以进入下一步操作。

(9)梯度甘油脱水透明:分别用 50%、80% 甘油水溶液和纯甘油浸泡,每级 5 天,标本将会呈现出肌肉透明,天蓝色软骨和紫红色硬骨清晰可见,极像精致的工艺品。

(10)装瓶保存:将标本置于适当大小的玻璃标本瓶或离心管中,缓慢注入纯甘油(防止产生大量气泡),再加入几粒麝香草酚防腐,把瓶口盖好,贴上标签,可供长期保存使用。

2. 蝲蛄及虾透明外骨骼染色标本制作

(1)固定:将处死的蝲蛄或虾置于培养皿中,用水清洗干净后,放入 50ml 离心管或玻璃瓶中,加入数倍体积 95% 乙醇,大概 2 天后材料会变得十分僵硬而定型。每天摇晃 1 次,让固定液与材料充分混合。在固定过程中,若溶液有明显变色需要更换 1 次 95% 乙醇继续固定。

(2)复水:将固定后的标本按 75% 乙醇、50% 乙醇、25% 乙醇依次梯度浸泡,每次至标本下沉,再换下一个梯度。最后用纯净水浸洗标本,每次半小时后再换新水,重复三次。

(3)氢氧化钾预透明:将标本浸于 2% 氢氧化钾水溶液中透明,蛋白质在碱性溶液中变性,以使肌肉软化呈半透明状。此步骤密切观察,浸泡时间不能过长,不能超过 3 小时,防止散架。

(4)茜素红 S 染色:去掉 2% 氢氧化钾水溶液后,用纯净水浸泡一下标本,然后加入茜素红 S 染液。根据室内温度情况,大概浸染 12~24 小时即可。接下来用纯净水浸泡漂洗数次,浸泡至水无变色,力求充分去除残留染液。

(5)脱色:接下来加入 3% 过氧化氢溶液浸泡标本数小时,将肌肉组织中的染料色素给去掉。

(6)氢氧化钾-甘油复合溶液透明:将标本置于 20% 的甘油 –1% 氢氧化钾混合溶液(即 2% 氢氧化钾水溶液、纯甘油、纯净水按 5∶2∶3 体积混合),进一步脱色透明,待标本浸泡沉底为止。

这个阶段浸泡大概 1 天,等小气泡消失就可以进入下一步。

(7)梯度甘油脱水透明:分别用 25%、50%、80% 甘油水溶液和纯甘油浸泡,每级 4 天,就会呈现红染的透明外骨骼标本。

(8)装瓶保存:将标本置于适当大小的玻璃标本瓶或离心管中,缓缓注入纯甘油并加入少许麝香草酚防霉,把瓶口盖好,贴上标签,可供长期保存使用。

3. 剑水蚤外骨骼染色标本制作

(1)固定:将采集到的剑水蚤放入离心管中,加入数倍体积 95% 乙醇固定 2 天。每天摇晃 1 次,让固定液与标本充分混合。

(2)复水:将固定后的标本按 75% 乙醇、50% 乙醇、25% 乙醇依次梯度浸泡 1 小时,之后用纯净水浸洗标本三次。

(3)茜素红 S 染色:加入茜素红 S 染液,根据室内温度情况,大概浸染 2 小时即可。接下来用纯净水浸泡漂洗数次,力求充分去除残留染液。

(4)梯度甘油脱水透明:分别用 50%、80% 甘油水溶液和纯甘油浸泡标本,每级 5 小时,就会呈现出红染的透明外骨骼标本。

(5)装瓶保存:将标本置于适当大小的离心管或玻璃瓶中,缓缓注入纯甘油并加入几粒麝香草酚防霉,盖好盖子,贴上标签,可供长期保存使用。

二、蛙类透明骨骼标本

蛙类透明骨骼标本制作时采用化学药品处理,使肌肉透明,从而显现出骨骼的形态与结构。

(一)所需用品

培养皿、解剖刀、眼科镊、解剖针、塑料离心管、玻璃标本瓶、纯净水、乙醇、丙酮、甘油、氢氧化钾、过氧化氢、乙酸、茜素红S、阿利新蓝、麝香草酚。

(二)制作过程

(1)剥皮:将处死的幼蛙置于培养皿,进行剥皮,先用解剖刀从蛙背部从头划到尾,然后由左向右剥皮,由于四肢的趾比较脆弱,要特别注意不要将其损坏,以保证蛙的完整性。剥皮后在蛙腹部正中位置切开小口,去除内脏,之后用镊子去除附着在肌肉上的脂肪组织,去除过程中注意不要损伤骨骼及胸壁结构。从腹中线割一小口,用镊子掏出胸、腹腔里的所有脏器,最后用清水将标本彻底冲洗干净。

(2)固定:将初步处理好的标本放入50ml离心管或玻璃瓶中,加入数倍体积的95%乙醇进行固定,要求标本尽可能伸展开来,液面没过标本,时间为3~5天,以确保标本有良好的形态,方便后期进行观察。每隔1天摇晃1次容器,让固定液与标本充分混合,期间还要更换1次95%乙醇,使标本被充分固定。

(3)脱脂:经过95%乙醇固定后,加入丙酮对标本脱脂2~4天后,中间换丙酮液1次。之后重新换入95%乙醇,以将丙酮稀释洗脱。

(4)复水:标本按75%乙醇、50%乙醇、25%乙醇依次梯度浸泡,每次至标本下沉,再换下一个梯度。最后用纯净水漂洗标本,每次半小时后再换新水,重复三次。将标本内的乙醇等溶剂彻底洗净。

(5)阿利新蓝软骨染色:将标本浸入阿利新蓝染液染色3天,再用纯净水浸泡,勤换水,有利于标本内的乙醇、乙酸及残留染液洗净。

(6)氢氧化钾预透明:将标本浸于2%氢氧化钾水溶液中透明1天左右,以便组织软化膨胀,使肌肉呈半透明状,隐约能看到骨骼为宜。此步骤注意观察,浸泡时间不能过长。

(7)茜素红S硬骨染色:去掉2%氢氧化钾水溶液后,用纯净水浸泡一下标本,然后加入茜素红S染液,大概染24~72小时,以可见到骨组织染成紫红色为止。然后用纯净水浸泡,并不断换水以去除残留染液。

此步骤要注意观察,染液浸泡时间不要过长,要根据标本大小而定,同时要随时观察,以免后续软组织脱色困难,甚至造成标本被溶解。

(8)脱色:接下来加入3%过氧化氢水溶液浸泡标本数小时,使肌肉组织内的染料色素给去掉。注意一定要轻轻慢慢地倒入过氧化氢水溶液,把握好时间,不要让骨骼被漂白。

(9)氢氧化钾-甘油复合溶液透明:将标本置于20%的甘油-1%氢氧化钾混合溶液(将2%氢氧化钾水溶液、纯甘油、纯净水按5:2:3体积混合),做进一步的脱色透明,待标本浸泡沉底即可。

本阶段要泡2~4天,等小气泡完全消失后,就可以进入下一步。

(10)梯度甘油脱水透明:先后用25%、50%、80%甘油水溶液和纯甘油浸泡,每级5天,将会呈现出颜色清晰,骨骼通透的标本。

(11)装瓶保存:将标本置于适当大小的玻璃标本瓶或离心管中,注入纯甘油并加入少许麝香草酚防腐,把瓶口盖好,贴好标签,可供长期保存使用。

三、鼠类双染色法透明骨骼标本制作

鼠类双染色法透明骨骼标本在鼠类发育研究和鼠种鉴定中有重要意义。

(一)所需用品

培养皿、解剖刀、眼科镊、解剖针、塑料离心管、玻璃标本瓶、纯净水、乙醇、丙酮、甘油、氢氧化钾、过氧化氢、乙酸、茜素红S、阿利新蓝、麝香草酚。

(二)制作过程

(1)剥皮:将处死的仔鼠置于培养皿,进行剥皮,剥皮时注意小鼠的细微处,如爪和尾的末端,还要注意保护鼠的耳部,剥皮后用镊子去除附着在肌肉上的脂肪组织。从腹中线割一小口,用镊子掏出胸、腹腔里的所有脏器,最后用清水将标本彻底冲洗干净。

（2）固定:将初步处理好的标本放入50ml离心管或玻璃瓶中,加入数倍体积95%乙醇进行固定,要求标本尽可能伸展开来,液面没过标本,时间为5天,以确保标本有良好的形态,方便后期进行观察。每隔1天摇晃1次容器,让固定液与标本充分混合,其间还要更换1次95%乙醇,使标本被充分固定。

（3）脱脂:经过95%乙醇固定后,加入丙酮让标本脱脂2~4天后,中间换丙酮液1次。最后重新换入95%乙醇,以将丙酮稀释洗脱。

（4）复水:对标本按75%乙醇、50%乙醇、25%乙醇依次梯度浸泡,每次至标本下沉,再换下一个梯度。最后用纯净水漂洗标本,每次半小时后再换新水,重复三次。将标本内的乙醇等溶剂彻底洗净。

（5）阿利新蓝软骨染色:将标本浸入阿利新蓝染液中染色2~3天,再用纯净水浸泡,勤换水,力求将标本内的乙醇、乙酸及残留染液洗净。

（6）氢氧化钾预透明:将标本浸于2%氢氧化钾水溶液中透明1天左右,以便组织软化膨胀,使肌肉呈半透明状,隐约能看到骨骼为宜。此步骤注意观察,浸泡时间不宜过长。

（7）茜素红S硬骨染色:去掉2%氢氧化钾水溶液后,用纯净水浸泡一下标本,然后加入茜素红S染液。染24~72小时,以可见到骨组织染成紫红色为止。然后用纯净水浸泡,并不断换水以去除残留染液。

此步骤要注意观察,染液浸泡时间不要过长,要根据标本大小而定,同时要随时观察,以免后续软组织脱色困难,甚至造成标本被溶解。

（8）脱色:接下来缓慢加入3%过氧化氢液浸泡标本数小时,使肌肉组织内的染料色素褪去。但要注意把握好时间,避免造成脱色过度而使骨骼被漂白。

（9）氢氧化钾-甘油复合溶液透明:将标本置于20%的甘油-1%氢氧化钾混合溶液中(2%氢氧化钾水溶液、纯甘油、纯净水按5∶2∶3的体积混合),做进一步的脱色透明,待标本浸泡沉底即可。

此阶段大概要泡2~4天,待小气泡等全部消失后,即可进入下一个步骤。

（10）梯度甘油脱水透明:先后用25%、50%、80%甘油水溶液和纯甘油浸泡,每级5天,将会呈现出色彩鲜艳、骨骼通透的标本。

（11）装瓶保存:将标本置于适当大小的玻璃标本瓶或离心管中,注入纯甘油并加入少许麝香草酚防腐,把瓶口盖好,贴好标签,可供长期保存使用。

四、宿主幼体透明骨骼标本制作的注意事项

宿主幼体透明骨骼标本制作与其他标本制作不同,制作过程中要细心谨慎。

1. 丙酮具有很强的溶脂特性,对于标本在染色前是否需要脱脂处理目前尚有异议。95%乙醇固定材料的同时具有一定的脱脂作用,因此对细小的幼虾、剑水蚤无须再进行丙酮脱脂处理。

2. 在低浓度的碱性环境中浸泡可以使肌肉组织软化提高通透性,将标本置于2%氢氧化钾水溶液中预透明时,需根据实际样品大小控制好时间,既要达到预透明目的,又不能过久,否则肌肉腐蚀过度,材料变得太软,甚至散架。氢氧化钾预透明之后标本已经软化,因此,后续的处理过程中一定要细心,尽量避免在倾倒溶液或移动标本时造成损坏。

3. 阿利新蓝染液和茜素红S染液可重复使用,不用时需放入冰箱4℃保存,染料颜色变浅时,需要更换新的。在茜素红S染色过程中要随时注意观察,骨骼染成紫色即可,不宜过染,否则影响软组织脱色,会使后面透明的效果不佳。

4. 梯度甘油透明过程中,甘油里出现气泡问题不大,如果标本组织里有大气泡,换液体时可以用解剖针轻轻刺破组织,气泡会自动逸出。在梯度甘油脱水透明时由于密度差的影响,装有标本的离心管旋紧盖子,可以先横放着,等甘油部分渗透了标本再慢慢直立,这个过程中标本透明度会越来越高,如果透明度不佳,可适当延长在透明液中的时间。

5. 实验过程中涉及的氢氧化钾及过氧化氢有腐蚀性,丙酮及乙醇具挥发性,最好戴上手套和口罩,在通风条件好的环境下小心操作,废液倒入专门的回收缸。

6. 透明骨骼标本不宜存放在阳光直接照射的地方。因为透明物质在强烈阳光照射下会分解,使甘油浑浊,影响标本的观察效果。

（卢明科）

参 考 文 献

[1] 郭海山,秦战营,董晓明,等 . 淡水鱼、小龙虾养殖及疾病防治[M]. 郑州:河南科学技术出版社,2019.
[2] 李典友,高本刚 . 生物标本采集与制作[M]. 北京:化学工业出版社,2016.
[3] 吴观陵 . 人体寄生虫学[M].4 版 . 北京:人民卫生出版社,2013.
[4] 范文安 . 自然保护区野外生存技术[M]. 兰州:甘肃人民出版社,2009.
[5] 李朝品 . 人体寄生虫学实验研究技术[M]. 北京:人民卫生出版社 . 2008.
[6] 张虎芳,张晓红 . 水生动物实习理论与方法[M]. 北京:海洋出版社,2006.
[7] 赵文 . 水生生物学[M]. 北京:中国农业出版社,2005.
[8] 周晓农 . 实用钉螺学[M]. 北京:科学出版社,2005.
[9] 宋延龄,杨亲二,黄永青 . 物种多样性研究与保护[M]. 杭州:浙江科学技术出版社,1998.
[10] 陈建秀,黄诚 . 基础生物学技术教程[M]. 南京:南京大学出版社出版社,1997.
[11] 吴志强 . 动物学野外实习指导[M]. 南昌:江西高校出版社,1994.
[12] 刘月英,张文珍,王耀先 . 医学贝类学[M]. 北京:海洋出版社,1993.
[13] 堵南山 . 甲壳动物学(下册)[M]. 北京:科学出版社,1991.
[14] 姚录鹏 . 生物技术[M]. 呼和浩特:内蒙古教育出版社,1988.
[15] 堵南山 . 甲壳动物学(上册)[M]. 北京:科学普及出版社,1987:165-266.
[16] 戴爱云,冯钟琪,陈国孝,等 . 中国医学甲壳动物[M]. 北京:科学出版社,1984:60-62.
[17] 刘月英,张文珍,王跃先,等 　中国经济动物志　淡水软体动物[M]. 北京:科学出版社,1979.
[18] 齐钟彦,马绣同,刘月英,等 . 中国动物图谱——软体动物　第四册[M]. 北京:科学出版社,1964.
[19] 日特尼科夫 . 自制脊椎动物直观教具[M]. 高震,丁立,译 . 上海:新知识出版社,1957.
[20] 李富丽,付蒙,张云智 . 重要的鼠传病毒及所致人类疾病研究进展[J]. 热带医学杂志,2021,21(1):116-119.
[21] 熊晴帆,陈蔚 . 野鸟与传染性疾病研究[J]. 畜禽业,2021,32(7):10-11.
[22] 李征兵,郭小峰 . 浅谈植物标本(腊叶标本)的采集与制作技术[J]. 花卉,2020,10:189-190.
[23] 刘若思,段波,刘娟,等 . 非洲大蜗牛形态特征及螺壳制作方法[J]. 现代农业科技,2020(5):2.
[24] 张希,杨洁,董宏伟,等 . 东北蝲蛄的生物学特性及现状分析[J]. 水产科技情报,2020,47(1):41-43.
[25] 张鑫,王辉,李东霞 . 植物标本制作的研究概述[J]. 教育教学论坛,2020,26:153-154.
[26] 陈锋,吴邹平,郭菁菁 . 牛蛙全身血管铸型及骨骼透明标本制作[J]. 中国兽医杂志,2019,55(6):35-37.
[27] 高丽芬,吴学林,胡海梅,等 . 2006-2017 年楚雄州 3 种鼠传疾病流行分析[J]. 现代预防医学,2019,46(9):1551-1554+1562.
[28] 林和,钱玉珍,刘千,等 . 鸟类剥制姿态标本制作技术的改进[J]. 实验室科学,2019,22(6):36-39.
[29] 刘泽宇 . 几种小动物透明骨骼标本制作方法的总结和体会[J]. 科学咨询,2019(1):62-63.
[30] 常文英,白一丹,邹波,等 . 汾西旱作农业区扁桃林鼠类的采集与浸泡标本制作[J]. 农业技术与装备,2018(6):84-86.
[31] 杜恩强,康璐,邹波,等 . 鼠类研究标本制作的测量和剥皮方法[J]. 农业技术与装备,2018(3):13-15+18.
[32] 康立柱,邹波,张艳兵,等 . 柳林县鼠类研究标本制作的充填和整形方法[J]. 农业技术与装备,2018(4):09-10.
[33] 廖浩霖 . 螺传寄生虫病防治[J]. 湖南畜牧兽医,2018(2):52-54.
[34] 王庭林,樊建斌,邹波,等 . 苹果病虫害绿色防控中鼠类生态标本制作[J]. 农业技术与装备,2018(5):11-13.
[35] 陈亚菲,高鑫,张雅楠,等 . 金线蛙不同时期蝌蚪骨骼的双染色研究[J]. 山东畜牧兽医,2017,38(3):6-7.
[36] 张乘月 . 关于制作小型动物透明骨骼标本方法的研究[J]. 科学家,2017,5(17):33-34.
[37] 周幼杨,谢广龙,周春花,等 . 曼氏血吸虫宿主藁杆双脐螺与几种扁蜷螺形态解剖学比较[J]. 海洋科学,2017,41(11):25-31.
[38] 田嘉诚,高乐乐,杜书范,等 . 蛙类染色透明标本制作及其骨骼系统研究[J]. 江苏科技信息,2016(2):76-77.
[39] 沈宏,何亮 . 爬行动物标本制作技术探讨[J]. 自然博物,2015,1:98-102.

［40］余向华,张孝和,倪庆翔,等.鼠传疾病流行病学研究进展［J］.中国媒介生物学及控制杂志,2015,26(6):634-636+644.

［41］沈宏.鸟类标本制作［J］.自然博物,2014(0):113-117.

［42］杨果,于大卫,崔国强,等.鸟类剥制标本制作与保藏管理［J］.现代农业科技,2014(23):344-345+349.

［43］白凤熙.鱼透明骨骼标本制作方法［J］.科技信息,2012(2):128-128.

［44］张宏,李啸红,张宏,李啸红.大鼠骨骼双染标本制作方法［J］.重庆医学,2012,41(2):153-154.

［45］黄铠,袁群芳,谢瑶,等.对比制作乳鼠骨骼染色透明标本体会［J］.解剖学研究,2009(5):387-389.

［46］王继芳,周凡,曹荣峰.整体显示小鼠骨骼标本制作试验［J］.中国农学通报,2009(13):10-13.

［47］许永贤.活体鸟类剥制标本制作方法［J］.中国畜牧兽医,2009,36(5):213-215.

［48］程由注,李莉莎,等.斯氏并殖吸虫第二中间宿主华南溪蟹属(Huananpotamon)两新种记述(十足目:溪蟹科)［J］.中国人兽共患病学报,2008,24(9):885-889.

［49］李友松,程由注,林陈新,等.感染并殖吸虫囊蚴唐氏华南溪蟹新种(Huananpotamon tangi sp. nov)记述(十足目:溪蟹科)［J］.中国人兽共患病学报,2008,24(2):125-127.

［50］魏纪玲,周卫川,邵碧英,等.PCR检测螺类感染广州管圆线虫方法的建立与应用［J］.中国人兽共患病学报,2008,24(12):1136-1140.

［51］刘和香,张仪,吕山,等.三种方法检测福寿螺肺囊内广州管圆线虫效果的比较研究［J］.中国寄生虫学与寄生虫病杂志,2007,25(1):53-56.

［52］赵荧,张栩胤.整体显示大鼠骨骼和软骨的复合染色法［J］.解剖学报,2006,37(01):117-119.

［53］张俊,杨子旺,葛海燕.小型哺乳动物剥制标本技术初探［J］.山东林业科技,2005,(3):52-53.

［54］杜天奎,周续莲,赵智荣.兽类剥制标本制作的几点补充方法［J］.农业科学研究,2004,25(1):93-94.

［55］邱挺.虫蚀法制作小型动物骨骼标本［J］.教学仪器与实验,2004,20(1):35-36.

［56］王树新,刘英杰.动物标本的日常管理与保藏［J］.特产研究,2002,24(3):51-53.

［57］李友松,程由注.携带并殖吸虫囊蚴华南溪蟹属一新种(十足目:溪蟹科)［J］.中国人兽共患病杂志,2000,16(1):48-50.

［58］祝尧荣.动物剥制标本制作技术［J］.绍兴文理学院学报:哲学社会科学版,2000,20(6):123-124.

［59］陈德牛,张国庆.陆生和淡水贝类标本的采集,保存及其外生殖器,齿舌和颚片的制作方法［J］.植物检疫,1996,02:78-81.

［60］陈洪贵.骨骼透明标本制作［J］.生物学杂志,1995,12(6):41-42.

［61］陈翠娥,康在彬,刘月英.亚洲和美洲的并殖吸虫的螺类宿主［J］.中国寄生虫学与寄生虫病杂志,1994,12(4):279-84.

［62］李得垣,谭奇伟.对一只蝲蛄体内自然感染卫氏并殖吸虫囊蚴类型的调查［J］.中国医科大学学报,1991,20(9):190-191.

［63］刘忠.肺吸虫囊蚴在蝲蛄体内分布情况及其抵抗力的观察［J］.吉林医大学报,1960,2(27):53-56.

［64］吴光.吾国肺蛭病之大概［J］.中华医学杂志,1937,23(7):943-950.

［65］SAADI A J,DAVISON A,WADE C M. Molecular phylogeny of freshwater snails and limpets(Panpulmonata:Hygrophila)［J］. Zoological Journal of the Linnean Society,2020,190(2):518-31.

［66］AYYAGARI V S,SREERAMA K. Molecular phylogenetic analysis of Pulmonata(Mollusca:Gastropoda)on the basis of Histone-3 gene［J］. Beni-Suef University Journal of Basic and Applied Sciences,2019,8(1):1-8.

［67］DU L-N,KÖHLER F,YU G-H,et al. Comparative morpho-anatomy and mitochondrial phylogeny of Semisulcospiridae in Yunnan,south-western China,with description of four new species(Gastropoda:Cerithioidea)［J］. Invertebrate Systematics,2019,33(6):825-48.

［68］BOUCHET P,ROCROI J P,HAUSDORF B,et al. Revised Classification,Nomenclator and Typification of Gastropod and Monoplacophoran Families［J］. Malacologia,2017,61(1-2):1-526.

［69］ZENG X,YIU W C,CHEUNG K H,et al. Distribution and current infection status of *Biomphalaria straminea* in Hong Kong［J］. Parasites & vectors,2017,10(1):1-12.

［70］LOW M E,TAN S K. Mieniplotia gen. nov. for Buccinum scabrum OF Müller,1774,with comments on the nomenclature of Pseudoplotia Forcart,1950,and Tiaropsis Brot,1870(Gastropoda:Caenogastropoda:Cerithioidea:Thiaridae)［J］. Occasional Molluscan Papers,2014,3:15-17.

[71] WILKE T, HAASE M, HERSHLER R, et al. Pushing short DNA fragments to the limit: phylogenetic relationships of 'hydrobioid' gastropods (Caenogastropoda: Rissooidea) [J]. Molecular phylogenetics and evolution, 2013, 66(3): 715-736.

[72] STRONG E E, COLGAN D J, HEALY J M, et al. Phylogeny of the gastropod superfamily Cerithioidea using morphology and molecules [J]. Zoological Journal of the Linnean Society, 2011, 162(1): 43-89.

[73] UTZINGER J, BERGQUIST R, OLVEDA R, et al. Important helminth infections in Southeast Asia: diversity, potential for control and prospects for elimination [J]. Advances in parasitology, 2010, 72: 1-30.

[74] ZHAO Q P, JIANG M S, LITTLEWOOD D T J, et al. Distinct genetic diversity of *Oncomelania hupensis*, intermediate host of *Schistosoma japonicum* in mainland China as revealed by ITS sequences [J]. PLoS neglected tropical diseases, 2010, 4(3): e611.

[75] GUAN F, NIU A-O, ATTWOOD S W, et al. Molecular phylogenetics of Triculine snails (Gastropoda: Pomatiopsidae) from southern China [J]. Molecular phylogenetics and evolution, 2008, 48(2): 702-707.

[76] ZHOU X M, ZHU C C, Naruse T. Bottapotamon nanan, A New Species of Freshwater Crab (Decapoda, Brachyura, Potamidae) from Fujian Province, China [J]. Crustaceana, 2008, 81(11): 1389-1396.

[77] KOHLER F, GLAUBRECHT M. A systematic revision of the Southeast Asian freshwater gastropod Brotia (Cerithioidea: Pachychilidae) [J]. MALACOLOGIA-PHILADELPHIA, 2006, 48(1/2): 159.

[78] BOUCHET P, ROCROI J P, FRYDA J, et al. Classification and nomenclator of gastropod families [J]. Malacologia, 2005, 47(1-2): 1-368.

[79] DAVIS G M, RAO S. Discovery of Erhaia (Gastropoda: Pomatiopsidae) in northern India with description of a new genus of Erhaiini from China [J]. Proceedings of the Academy of Natural Sciences of Philadelphia, 1997: 273-99.

[80] DAI A Y, PENG W D, ZHOU X M. Study on the Freshwater Crabs Genus Somanniathelpuusa Boot, 1968 of jiangxi Province (Crustacea: Decapoda: Brachyura: Parathelphusidae) [J]. ACTA ZOOTAXONOMICA SINICA, 1994, 19(2): 151-163.

[81] BERRY A, KADRI A B H. Reproduction in the Malayan freshwater cerithiacean gastropod *Melanoides tuberculata* [J]. Journal of Zoology, 1974, 172(3): 369-381.

第二篇

寄生虫感染的诊断技术

人类寄生虫病是传染性疾病的重要组成部分,多属于慢性传染病,尤其是脏器组织寄生虫,不易早期发现,明确诊断难度大,临床主要通过询问病史,了解患者的居住地、旅行史、生活习性、饮食习惯、既往史、接触史等,构建寄生虫病的疑似诊断,在此基础上进一步根据寄生虫的生活史及致病,选择相应的检测技术,以检获病原作为首选检查方法,辅以常规检查的临床检测是寄生虫感染实验诊断的基本原则。

寄生虫的感染和流行千百年来始终困扰着人类。寄生虫感染的实验诊断方法,很大程度源于时代的需要,局限于科技的发展。许多传统的病原学检查技术至今仍很实用,如粪便生理盐水直接涂片法、饱和盐水浮聚法、血膜涂片法、钩蚴培养法、毛蚴孵化法等,因其具有快速、易操作、低成本等优势,在临床检验诊断中仍然发挥着重要的作用。寄生虫感染的诊断技术质量取决于检验者对寄生虫学的基础理论、基础知识和基本技能的掌握程度。人体寄生虫大多寄生在肠道,部分寄生在血液、体液,小部分寄生在脏器组织,导致寄生虫虫卵、幼虫、成虫或滋养体(trophozoite)、包囊(cyst)排出的途径,包括了消化系统、呼吸系统、循环系统、生殖泌尿系统以及皮肤黏膜等。因此对检验者提出了更高的要求,不仅需要熟练的实验操作能力,还必须充分了解寄生虫的生活史,如正确选择分泌物、排泄物、体液等取材类别,明确取材的最佳时间,根据不同的标本以及检查目的,选择即时检验、人工培养或动物接种等检查方法。即时检验(point-of-care testing,POCT)的特点在于用最短的时间、最简便而经济的方法得到准确的结果,是21世纪医学检验的一个发展方向,并已经得到了越来越广泛的应用。

我国应用病原学诊断进行的第二次全国人体寄生虫病现状调查结果表明,在土源性线虫的感染率下降同时,触目惊心的是食源性寄生虫感染率在一些地区迅速攀升。2007年广州管圆线虫病多地暴发流行、2013年云南省片形吸虫病(大片吸虫病)集聚暴发流行等,都在警告人类,再现与新现的寄生虫病危害不可忽视,如未能及时诊断或误诊漏诊,导致脏器组织造成不可逆转的损伤,愈后较差。世界卫生组织用伤残调整生命年(disability-adjusted life years,DALYs)评价寄生虫病所导致的不仅只是生命的缩短,更是生命质量的下降。寄生虫感染的早期、快速、准确诊断,不仅可使患者得到及时有效的治疗,同时也最大限度地控制了寄生虫病的传播和流行。目前,针对寄生虫病的临床诊断技术主要包括病原学诊断、免疫学诊断、分子生物学诊断及影像学诊断。病原学诊断是寄生虫病临床确诊唯一的"金标准",通过检查患者的粪便、血液、痰液、尿液及活组织等分泌排泄物、体液或病变部位脏器组织样本,查到虫体的某个发育阶段而明确病原诊断。但是,病原学检测的检出率与寄生虫的感染时间、感染程度等诸多因素相关,在早期感染、轻度感染、单性感染(仅有雄虫)、隐性感染时诊断效率较低,其次针对组织脏器寄生虫诊断的创伤性取材,患者不易接受,操作难度较大,导致临床诊断难以广泛应用,而且现场检查耗时耗力,因此不适于大规模人群的流行病学筛查。

免疫学检验技术以简便、快速的优势迅猛发展,已广泛应用于寄生虫病的诊断,但因寄生虫抗原属于多种大分子组成的复合物,其物种的多样性、生活史的复杂性决定了寄生虫抗原的敏感性及特异性,在进行检测时可出现假阳性、假阴性、交叉反应等现象,导致临床误诊和漏诊。目前应用最多的抗体检查法,其敏感性和特异性虽然较为稳定,缺点是治疗后抗体仍较长时间存在于宿主血清中,难以区别现症感染与既往感染。近年来,迅速发展的循环抗原检测方法针对疗效考核及预后具有重要意义。因此,免疫学检验技术至今仍是临床最常用的辅助诊断方法,国内外用于寄生虫病诊断的各类免疫试剂盒,虽然有利于提高诊断效率,但是其自动化、程序化、标准化、结果客观化仍然是免疫学诊断技术临床应用面临的挑战。

随着分子生物学技术在各个学科中的快速应用,DNA探针、聚合酶链反应(PCR)技术、核酸检测技术、基因芯片技术及金属纳米粒子技术等相继进入应用性研究,寄生虫病的分子生物学诊断水平相应得到提高。寄生虫不同种、属都具有各自的特有基因,根据其特异的DNA序列差异,制备特定信号的探针和设计特异引物,进行核酸分子杂交或PCR扩增,即可对多数寄生虫病作出明确的分子生物学诊断,显示出了高度的敏感性和特异性,而且能分辨出是否为带虫者或潜在性感染,并可对病原做分类、分型鉴定。伴随着免疫学、分子生物学技术的迅猛发展,金属纳米粒子以其独特的物理、化学和生物学特性越来越受到人们的关注,纳米技术尤其是含有纳米金系统的生物大分子在生物医学检测、诊断、治疗等方面的研究发展迅速。纳米金粒子不仅能标记大范围的生物分子,而且被标记的生物分子的活性几无改变,这些方法的探索将促使纳米金生物技术成为一种较为稳定、高效、高敏和高通量的免疫标记技术,其应用前景可观。

　　总之,应用于寄生虫感染诊断的各种方法和技术各有其优势。病原学检查是寄生虫病确诊的唯一依据;免疫学技术简易、快速、微量等优势是寄生虫病辅助诊断最佳的选择;分子生物学技术从蛋白、核酸、基因等分子水平更深入认识寄生虫,为寄生虫病诊治及防控开拓了广阔的前景;寄生虫广泛寄生于人体各腔道及脏器组织,影像学属于器官视诊的特殊诊断技术,毫无疑问的介入了寄生虫病的诊断,其简便、快速、无创伤、能定位、易被患者接受等方面的优势,具有其他诊断方法不可替代的地位,尤其针对寄生虫占位性病变的临床鉴别诊断具有重要的参考价值,影像学结合特异免疫标记技术应用于寄生虫病诊断,将具有较大的发展空间。

　　寄生虫病的预防与控制是传染病与公共卫生领域的艰巨任务之一,简单、快速、可靠的检测技术是防治工作的重要保障。将医学前沿研究与寄生虫病防治实践相结合,不断改进、创新和优化寄生虫感染的诊断技术是发展的主要方向。随着科学技术快速发展,不断产生学科新的交叉点和生长点,多种学科交融和新兴领域的相继涌现,是寄生虫学科发展的重要推动力,也必然成为寄生虫学工作者关注和研究的热点。

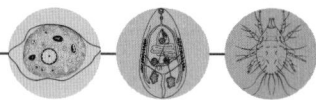

第十五章

病原学诊断

病原学检查是寄生虫病的实验诊断技术之一,是寄生虫临床诊断的"金标准",是明确感染虫种、发育阶段、感染程度、致病等的重要基础,不仅有助于临床治疗及预后评价,对制订寄生虫病流行防控策略具有重要的指导意义。根据寄生虫的种类和在人体的发育阶段和寄生部位的不同,采取不同的检查方法,蠕虫(helminth)和节肢动物(arthropod)的成虫大多肉眼可见,常根据其标本来源和形态特征即可做出初步判断。但是,原虫及蠕虫的虫卵、幼虫多数肉眼不能见,需借助显微镜观察,通过检验技术及一些具有针对性的染色或幼虫培养等特殊方法提高病原检出率。寄生虫的寄生习性、致病特点、形态特征等要素与临床检验技术有着密切的关系,寄生于人体腔道、脏器、组织、细胞等部位的各种寄生虫某一虫期可随人的粪、尿、痰等排泄物、分泌物排出,或在血液、组织液、脑脊液等体液中出现。不同的检测目标其标本来源不一、技术不同,从粪便到脑脊液、从分泌物到脏器组织,从标本本色观察到切片染色判断,病原学检查涉及专业技术范围较广。根据寄生虫的共性及个性,选择合适的检材、适当的取材时间、适宜的检验方法是寄生虫病原学诊断必须遵守的原则,是实现准确诊断的重要基础。

第一节 粪 便 检 查

粪便检查是诊断人体寄生虫病最基本、最重要的方法,主要包括涂片法、集卵法、幼虫培养、成虫收集等方法,可采取直接观察样本也可通过染色标本提高观察效果。粪便中的寄生虫主要包括原虫、蠕虫两大类,原虫多见叶足虫、鞭毛虫和纤毛虫;蠕虫有线虫、吸虫和绦虫。临床常规检测大多通过粪便的外观观察及显微镜检查,随着科技的快速发展,粪便自动分析仪器检测人体寄生虫卵也在各级医疗机构逐渐应用。

一、粪便检查方法

粪便的检查方法很多,采取不同的操作方法可检测不同的虫种及其发育阶段,也可根据不同的虫种在肠道的寄生情况选择高检出率的方法,单一的检查方法往往容易漏诊,两种或多种方法联合使用,可以提高检出率。

(一)直接涂片法(fecal direct smear method)

2016 年,全国科学技术名词审定委员会公布的地方病学名词。该法为粪便薄涂片观察,是检查粪便的基础技术,操作简单、快速、易掌握,成为检查粪便中蠕虫虫卵、幼虫及原虫包囊和滋养体等病原的首选方法。根据检测虫种的特点可采取生理盐水或碘液等不同的涂液制片,使之获得标本最佳观察效果。

1. 生理盐水直接涂片法(direct saline smearing) 此法是粪便检查中最常规、最便捷的检验方法;原理是用生理盐水稀释粪便,病原体在等渗环境中可保持其固有性状及活力,便于观察、识别或鉴定;是适用范围最广的一种粪便检测方法,尤其适用于蠕虫卵、原虫滋养体、活虫体的检测;不足之处是取粪量少,检出率相对低;建议每份粪便连续检查 3 张涂片,一张涂片 3 点取材,感染率低者可考虑连续检测 3 天,可提高检出率。

（1）蠕虫卵检查

1）操作方法：滴 2~3 滴生理盐水在洁净的载玻片中央，然后用竹签挑取绿豆大小的粪便，在生理盐水中捣碎、涂抹均匀，并剔除粗大的粪渣及纤维，如加盖片应避免出现气泡和液体溢出。粪膜呈椭圆形或长条状，其大小范围为玻片长、宽的 1/2~2/3（图 15-1）。

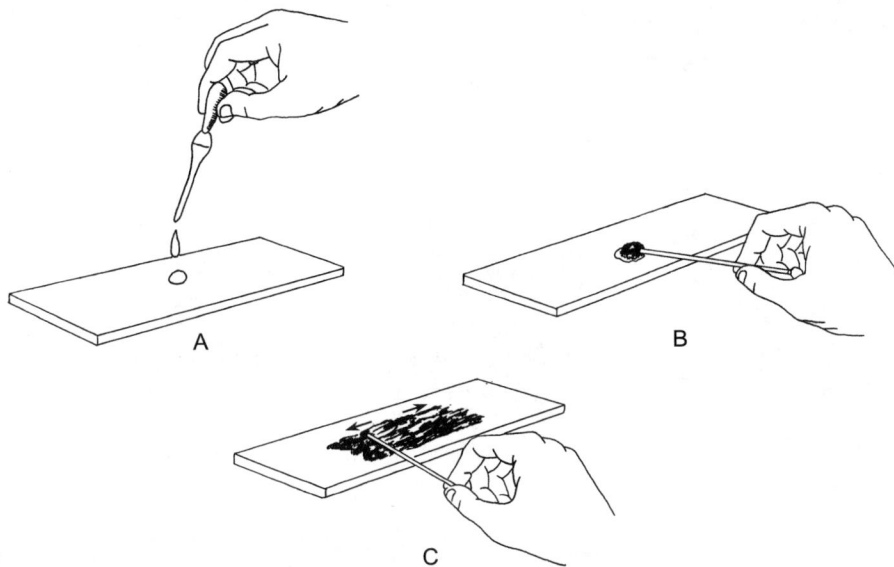

A. 取洁净载玻片一张，在中央滴 2~3 滴生理盐水；B. 用竹签挑取少量粪便（约绿豆大小）与粪便块混匀；C. 将粪便制成粪膜（隔粪膜可看见文字），直接镜检

图 15-1 粪便直接涂片法

（李朝品 仿绘）

2）注意事项：①涂片的厚度以透过玻片隐约可辨认书上的字迹为宜；②先在低倍镜下按顺序检查，再换高倍镜观察，转换高倍镜观察时务必加盖玻片；③注意鉴别虫卵与粪便中的异物，虫卵都具有一定的形状和大小，卵壳表面光滑整齐，具有光泽，卵内可见卵细胞或幼虫。粪检时蠕虫卵可参考人粪便中常见蠕虫卵（图 15-2）。

（2）原虫滋养体检查：粪便中查滋养体可采取直接涂片去血红蛋白检查，也可通过涂片后加盖玻片，直接低倍镜观察滋养体变形运动。

1）直接涂片去血红蛋白检查：①取粘液便或带血便，制成涂片；②将此片浸于四份 2.5% 冰醋酸的水溶液和一份 2% 的酒石酸水溶液合剂内，直至呈灰白色，即表明去血红蛋白作用已完成；③用蒸馏水或弱酸处理再次去血红蛋白后，用甲醇固定涂片约 3~4 分钟，再用蒸馏水洗涤待干后即可观察。

2）生理盐水涂片检查：粪便涂片应薄而均匀，加数滴温生理盐水使之融和，加盖玻片，在显微镜用低倍镜观察，可观察滋养体变形运动，温度越接近体温，滋养体的活动越明显，气温低时应用简易镜台保温装置观察，以保持滋养体的活力，便于识别。简易镜台保温装置（图 15-3）系采用薄铜片制成"T"形板，横条中央开一圆孔（与显微镜载物台透光孔等大）。检查时，T 形板的横条部分在载物台上，湿片置于其上，竖条部分则伸出镜台外，其下方用酒精灯加热，若置于近载玻片一端的小石蜡块缓缓溶化，则表明温度适宜。条件允许时，采用装有恒温罩的显微镜检查或在空调室内镜检则更好。

2. 卢戈碘液直接涂片法（iodine staining） 该法用于原虫包囊检测，以卢戈碘液代替生理盐水涂片。

（1）卢戈碘液配制：碘化钾 4g，碘 2g，加蒸馏水至 100ml。

（2）操作方法：用卢戈碘液粪便直接涂片，以 1 滴碘液代替生理盐水涂片，加上盖玻片，先在低倍镜下寻找小圆形或椭圆形的棕黄色包囊，然后在高倍镜下仔细观察。包囊细胞浆呈黄褐色，细胞核透明，动物淀粉质呈深褐色，鉴别各种包囊（图 15-4）。也可在同一载玻片上，一端作生理盐水直接涂片，另一端作碘液染色涂片，数秒钟后。分别镜检原虫的滋养体和包囊。

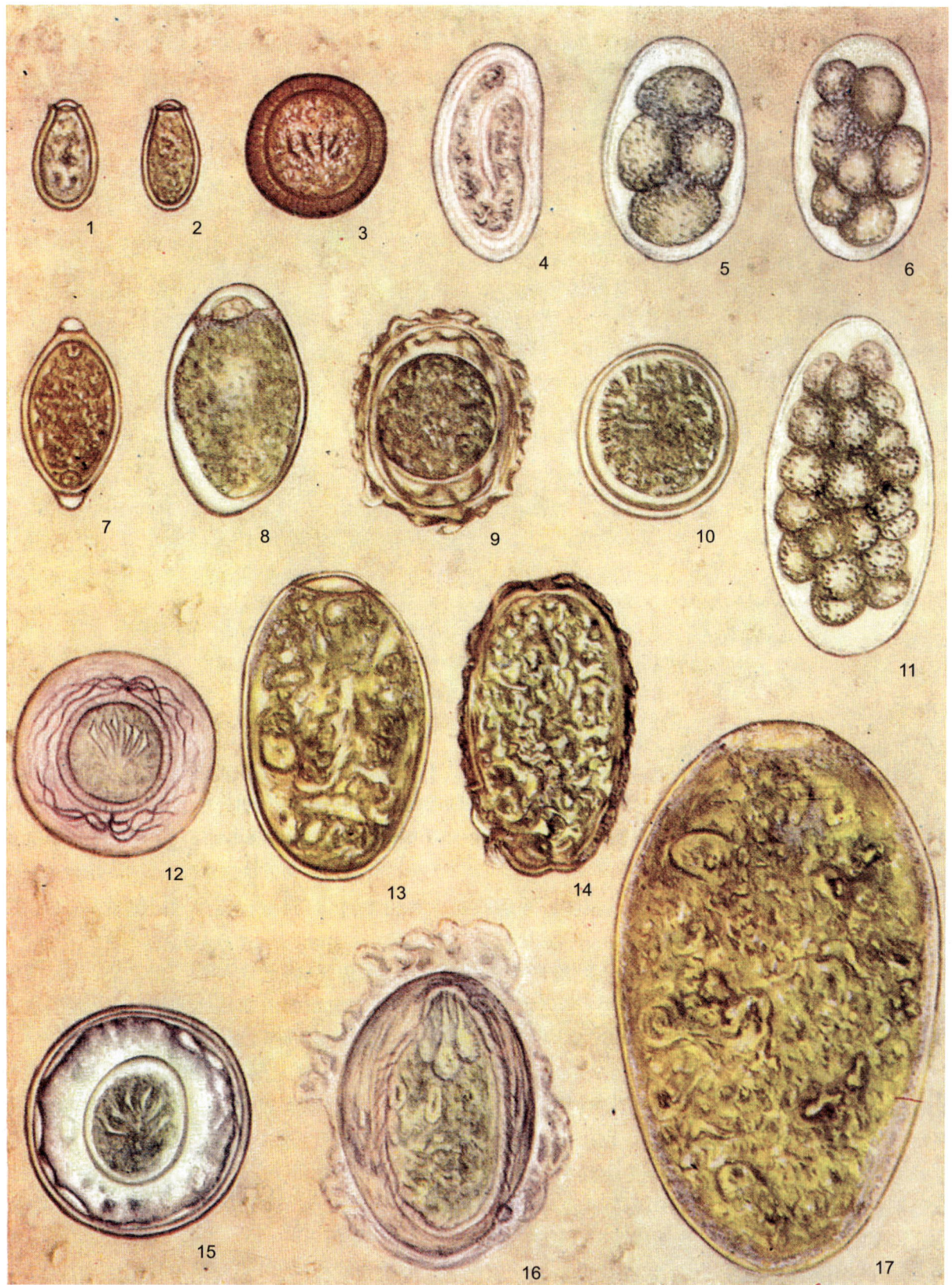

1.横川后殖吸虫卵;2.华枝睾吸虫卵;3.带绦虫卵;4.蛲虫卵;5~6.钩虫卵;7.鞭虫卵;8.阔节裂头绦虫卵;9.蛔虫卵(受精);10.蛔虫卵(脱蛋白质膜);11.东方毛圆线虫卵;12.微小膜壳绦虫卵;13.卫氏并殖吸虫卵;14.蛔虫卵(未受精);15.缩小膜壳绦虫卵;16.日本血吸虫卵;17.布氏姜片虫卵

图 15-2　人粪便中常见蠕虫卵

（引自　中山大学中山医学院）

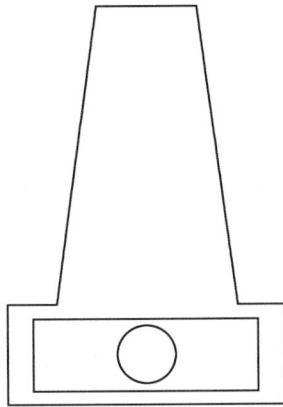

图 15-3　简易镜台保温装置
（李朝品　仿绘）

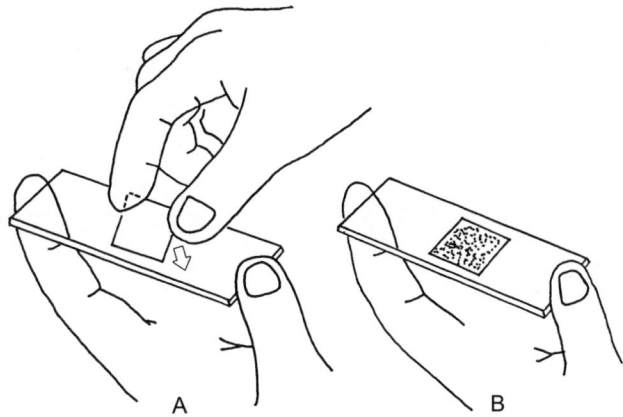

A. 滴 1 滴卢戈碘液与粪便混匀,轻轻盖上盖片;B. 盖上盖片
后,卢戈碘液粪便涂片制成

图 15-4　原虫包囊碘液染色操作方法
（李朝品　仿绘）

（3）注意事项:涂片时碘液不宜太多、太浓,否则粪便凝成团块,包囊结构(如囊壁、胞核等)折光性降低,反而有碍于镜检。粪检时原虫包囊可参考人粪便中常见原虫包囊(图 15-5)。

（二）厚涂片法

1. 定量透明厚涂片法　1954 年日本学者 Kato 和 Miura 首先报道了一种蠕虫卵厚涂片法的检查技术,是用甘油透明液中浸泡过的亲水玻璃纸替代盖玻片。1971 年巴西学者 Katz 等在此基础上进行改进,通过定量模具来获取定量粪便,实现了对蠕虫卵的定量检测,一次检查粪便量是直接涂片法的 20 倍以上,该法被称为加藤法（Kato-Katz technique）。1993 年世界卫生组织 WHO 推荐该法,其原理是利用粪便定量或定性厚涂片,以增加视野中虫卵数,可作虫卵定量检查。经甘油和孔雀绿处理,使粪膜透明,从而使粪渣与虫卵产生鲜明的对比,便于光线透过和镜检,孔雀绿则使视野光线变得柔和,以减少眼睛的疲劳。是目前应用最广泛的肠道寄生虫病病原检查方法之一,适宜检测常见蠕虫的感染度、患病率,在流行病学调查和防治效果考核中具有实用价值。

（1）材料准备

1）制备甘油-孔雀绿溶液玻璃纸:将玻璃纸剪成 30mm×22mm 大小的长方条,浸于甘油-孔雀绿溶液(纯甘油 100ml、蒸馏水 100ml、3% 孔雀绿水溶液 1ml)中,24 小时后玻璃纸浸透呈绿色即可使用。

2）制作定量板:应用改良聚苯乙烯作,大小为 40mm×30mm×1.37mm,模孔为一长圆,孔大小为 8mm×4mm,两端呈半圆形。

（2）操作方法:取的粪便样平均为 41.7mg。操作时将大小约 4cm×4cm 的 100 目尼龙网或金属筛网覆盖在粪便标本上,自筛网上用刮片刮取粪便,置定量板与载玻片上,用两指压住定量板的两端,将刮片上的粪便填满模孔,刮去多余粪便。掀起定量板,载玻片上留下一长形粪条,然后在粪条上覆盖含甘油-孔雀绿溶液的玻璃纸片,轻压,使粪便铺开(20mm×25mm)。置于 30~36℃温箱中约 0.5 小时或 25℃约 1 小时,使粪膜透明后镜检计数。所得虫卵数 ×24,再乘以粪便性状系数(成型便为 1,半成型便为 1.5,软便为 2,粥样粪便为 3,水泻便为 4),即为每克粪便虫卵数（eggs per gram,EPG）。

（3）注意事项:使用此法需掌握粪膜的合适厚度和透明的时间,粪膜厚,如透明时间短,虫卵难以发现,透明时间过长,因虫卵过分透明或已变形,亦不易辨认,易造成漏检。

2. 改良加藤厚涂片法（modified kato's thick smear）　该法是 2016 年全国科学技术名词审定委员会公布的地方病学名词,是指通过规范定量板、筛网等材料取样,利用甘油和亲水玻璃纸对粪样进行透明的粪便中蠕虫卵的定量检测方法。

（1）材料准备

1）制备甘油孔雀绿玻璃纸:同上。

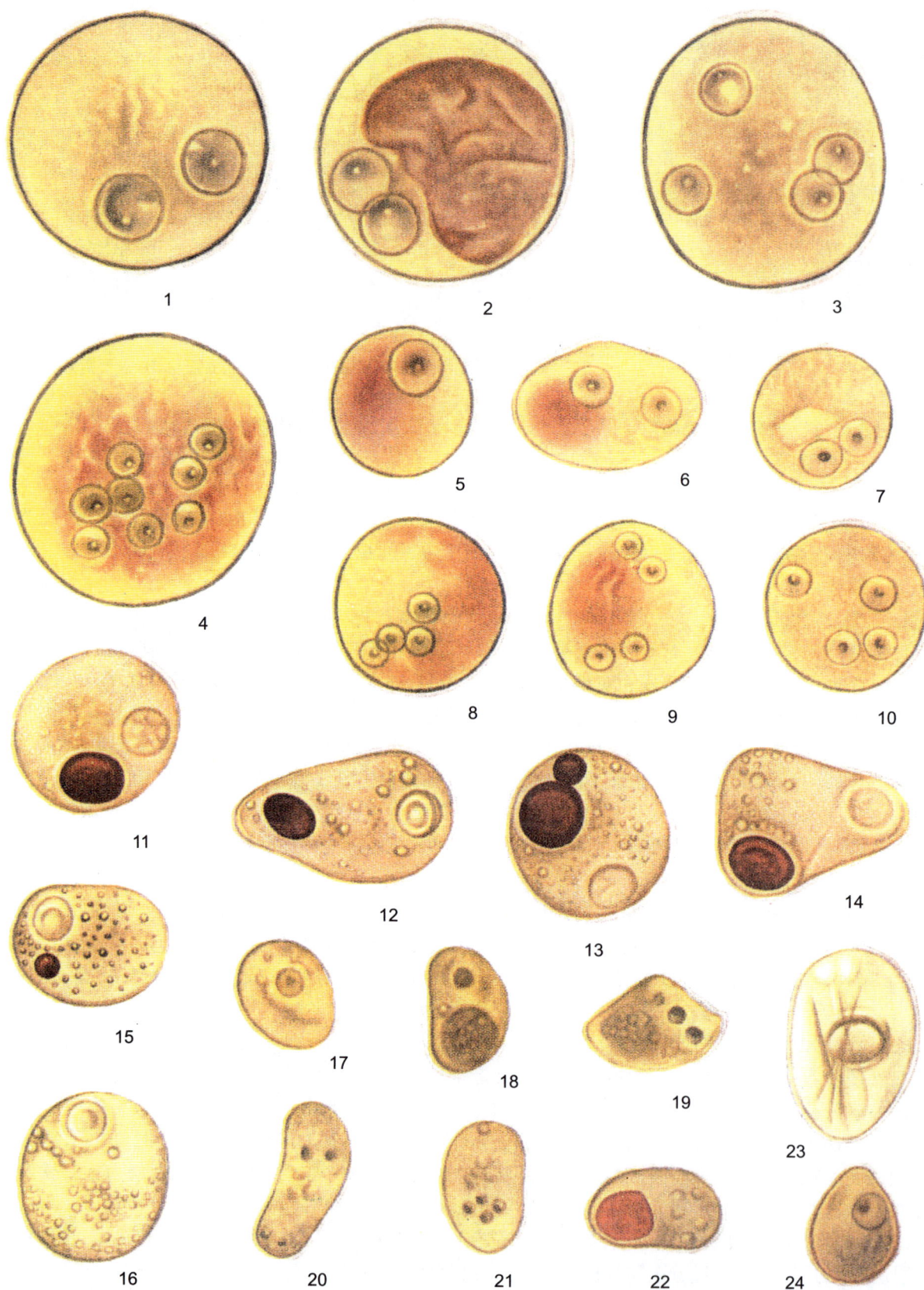

1~4.结肠内阿米巴（*Entamoeba coli*）包囊；5~10.痢疾阿米巴（*Entamoeba histolytica*）包囊；11~16.布氏嗜碘阿米巴（*Iodamoeba buetschlii*）包囊；17~22.微小内蜓阿米巴（*Endolimax nana*）包囊；23.蓝氏贾第鞭毛虫（*Giardia lamblia*）包囊；24.迈氏唇鞭毛虫（*Chilomastix mesnili*）包囊

图 15-5 人粪便中常见原虫包囊

（仿 中山大学中山医学院）

2）塑料定量板:规格为 30mm×40mm×1mm,中央孔为圆台形,其短径 3mm,长径 4mm,高 1mm,容积为 38.75mm(图 15-6)。

3）刮棒:长 60mm,宽 6mm,厚 2mm。

4）尼龙绢:80 目,即每英寸(25.4mm)长度内的筛孔数目为 80。

5）亲水性透明玻璃纸:厚 40μm,裁剪成 25mm×40mm 大小。

6）载玻片:长 762mm × 宽 254mm × 厚 1mm。

（2）操作方法(图 15-7)

1）取一张洁净的载玻片,用记号笔在一端标注样本编号。将塑料定量板小孔朝上放置在载玻片中部。

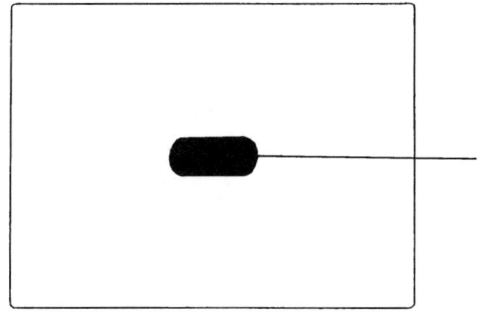

图 15-6 塑料定量板
(李朝品 仿绘)

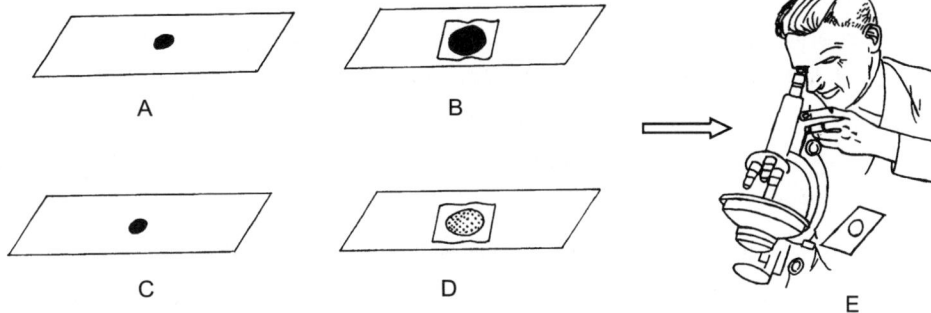

A. 洁净的载玻片,将塑料定量板小孔朝上放置在载玻片中部;B. 将尼龙绢平放在粪便上用刮棒轻压使尼龙绢与粪便紧密贴合,在其上方刮取粪便;C. 将刮出的粪样填入定量板的中央孔中,填满刮平;D. 移去定量板,粪便留在载玻片上,用亲水玻璃纸,覆盖在粪便上,轻压粪样,使粪便形成圆形的粪膜;E. 制好的涂片放置室温下透明后镜检

图 15-7 改良加藤厚涂片法
(李朝品 绘)

2）将尼龙绢(8cm×8cm)平放在粪便上摊开,用刮棒轻压尼龙绢,使尼龙绢与粪便紧密贴合,再用刮棒在尼龙绢上方刮取粪便。

3）将通过尼龙绢刮出的粪样填入定量板的中央孔中,直至填满刮平。

4）垂直向上移去定量板,粪便留在载玻片上。

5）取一张已浸泡在透明液中超过 24 小时的亲水玻璃纸,去除多余透明液后,覆盖在粪便上。取另一块洁净载玻片十字交叉轻压粪样,使亲水玻璃纸下的粪便均匀展开至载玻片边缘,形成圆形的粪膜。

6）用拇指固定亲水玻璃纸,将用来压粪样的载玻片轻轻平移取下,制好的涂片放置在室温下透明。粪膜透明后及时镜检,一般在室温 25℃、湿度 75%,涂片放置不宜超过 2 小时,若空气湿度大、气温较低,放置时间可适当延长。

（3）结果判定

1）根据涂片中虫卵的大小、形态、颜色、卵壳、内容物、卵盖、小棘等特征判定虫种。

2）计算每克粪便虫卵数是判定感染强度的指标。

（4）注意事项

1）过硬或过稀粪便均不宜使用本法。

2）泡沫状的粪便可在玻璃纸下形成多量微细小气泡,有碍于镜检,也不宜使用本法。

3）严格掌握粪膜的合适厚度及透明时间:粪膜厚且透明时间短,虫卵难以发现,若透明过度,薄壳虫卵易变形看不清楚容易造成漏检或误判。

3. 甘油厚涂片法 甘油厚涂片法是一种粪便检查的新方法,操作简便、快速,涂好片即可检查,不受时间和温度限制;因涂片未作染色,视野清晰,虫卵保持原有颜色,易于识别。特别对蛔虫卵和鞭虫卵等卵壳较厚且有颜色的虫卵,检出效果较好。制好的涂片若不能及时检查,放置24小时后再检查,效果如同新片。

（1）操作方法:挑取混匀的粪便约黄豆大小,置于载玻片上涂抹均匀,在涂好的粪膜上加甘油1滴,用竹签将甘油与粪映充分混合后再涂成一厚薄较均匀的粪膜,大小为30mm×15mm,上面覆一载玻片后轻压,即可镜检。

（2）注意事项:粪便不定量,无法作虫卵定量计数,不适用于感染度的检查。

（三）浓集法（concentration method）

该法是利用一些原虫包囊和蠕虫卵比重大可沉积于水底,或利用比重较大的液体使原虫包囊或蠕虫卵上浮集中于液体表面,检获包囊或虫卵的方法。优点为粪便用量大,可将其中的虫卵或包囊集聚在一个小范围内,阳性检出率比直接涂片法高。缺点是操作较直接涂片法略复杂,用时稍长。常用的方法包括沉淀法、浮聚法、集卵法等。

1. 沉淀法（sedimentation method） 沉淀法其原理是利用原虫包囊和蠕虫卵的比重大于水,因而在水中易于下沉、浓集,再取沉淀物作涂片镜检,即可提高检出率。沉淀所需时间与包囊或虫卵的比重及粪液浓度有关。但对于比重较小的钩虫卵和某些原虫包囊,此法的效果较差。

（1）自然沉淀法（natural sedimentation method）:本法亦称重力沉淀法或静置沉淀法。适用于各种蠕虫卵和幼虫以及原虫包囊的检查。

1）操作方法:①取粪便20~30g,放入杯状器皿内加水调成糊状。加水稀释后,经40~60目/吋金属筛过滤至500ml锥形量杯中;②用水清洗筛内和杯中的粪渣,使量杯中的水至满(距杯口约1cm,下同),静置30分钟;③倾去中上层粪液,再加满清水,沉淀20分钟,倾去中上层粪液;④每隔20分钟换水一次,如此沉淀3~4次,直至上液澄清为止;⑤倾去上清液,吸取沉渣片镜检(图15-8)。

2）注意事项:在操作中应选用合适的粪筛过滤,减少粪渣,可缩短沉淀时间。

（2）倒置沉淀法（inverted sedimentation method）:本法简便快速,适用于华支睾吸虫卵等比重较大的蠕虫卵。改良的乙醚倒置沉淀法(加乙醚0.5~1ml),检查效果优于常规倒置法。

1）操作方法:取0.5g左右的粪便置一小杯中,加水充分捣碎、混匀,经金属丝筛或湿纱布将粪液滤进玻璃瓶(高3.5cm,直径2cm的圆形直筒,也可用青霉素瓶代替),并加水至满,并在瓶口加一洁净的载玻片,然后连同瓶一齐翻转,使瓶倒立于载玻片上。静置15~20分钟后,两者一并迅速翻转,并立即提起载玻片、迅速翻转过来,置镜下检查(图15-9),此法实际应用较少。

2）注意事项:玻璃瓶口一定要平整、光滑。

（3）离心沉淀法（centrifuge sedimentation method）:此法可用于检查蠕虫卵和原虫包囊,其效果与自然沉淀法相似,因增加离心程序,费时少,适用于临床检验。

1）操作方法:取5g左右粪便置小杯内,加10ml清水,将粪便捣碎、调匀,经两层湿纱布滤入离心管中,离心(1 500~2 000r/min)1~2分钟。倾去上层粪液,再注入清水、离心沉淀。如此反复3~4次,直至上层液清晰为止;最后倒去上层液,取沉渣涂片镜检。

2）注意事项:离心时,一定要注意平衡。

（4）醛醚沉淀法（formalin-ether sedimentation）:本法用乙醚除去粪便中的脂肪,而分离出较轻的粪渣上浮,使虫卵和包囊沉入管底,从而提高了检出率。浓集效果好,且不损伤包囊及虫卵形态,其检出率可比一般粪便涂片法提高20~30倍。

1）操作方法:①取粪便1~2g置于小容器内,加水10~20ml调匀,将粪便混匀液经2层纱布或150μm(100目)金属筛网过滤;②离心(500g)2分钟倒去上层粪液,保留沉渣,加水10ml混匀,再离心2分钟倒去上层液,加10%甲醛10ml搅匀沉淀,静置5~10分钟;③加乙醚3ml,用橡皮塞紧塞瓶口,充分摇匀,取下瓶塞离心2分钟,即可见管内分为4层(自上而下为乙醚、黏附于管壁的粪渣、粪液、沉淀物),取管底沉淀物作涂片镜检即可(图15-10)。如查原虫包囊,则可作碘液染色,加盖玻片后镜检,本法不损伤包囊和虫卵的形态,易于观察和鉴定。

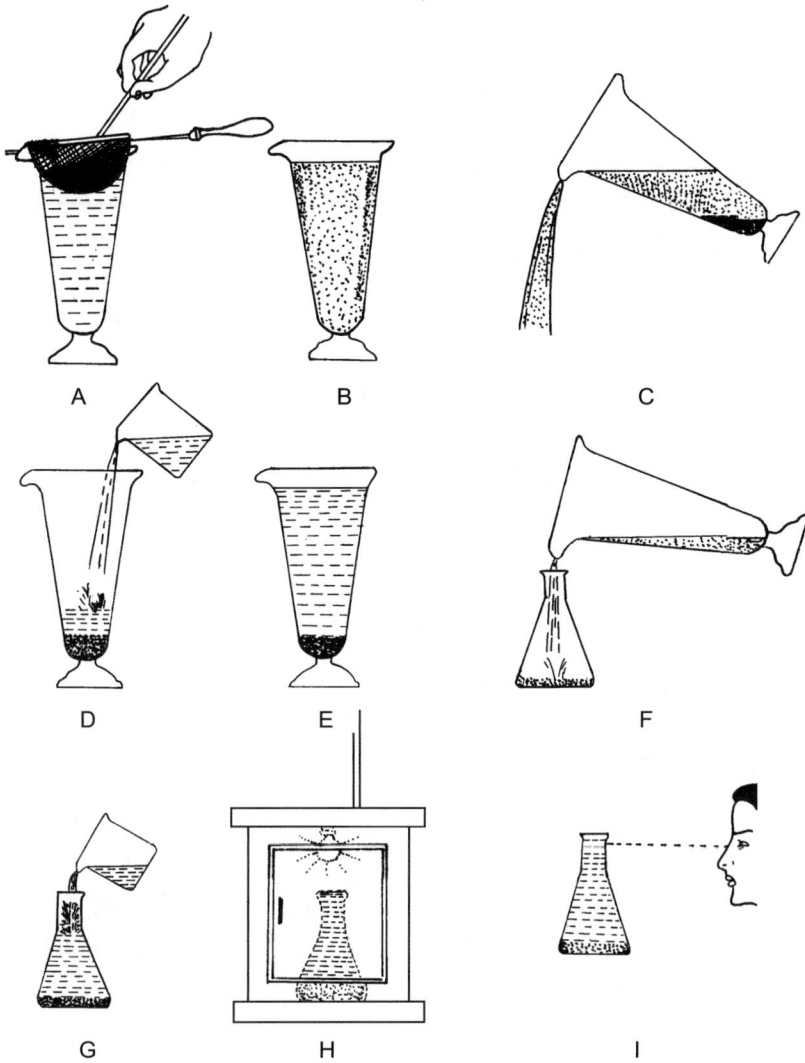

A. 粪便 20~30g 加水调成糊状后加水稀释,过滤至 500ml 锥形量杯中;B. 加水至距杯口约 1cm,静置 30 分钟;C. 倾去中上层粪液;D. 再加满清水;E. 沉淀20 分钟,如此每隔 20 分钟换水一次,沉淀 3~4 次至上液澄清,倾去上清液,吸取沉渣片镜检;F. 将沉淀物倒入三角烧瓶内;G. 加清水至瓶颈处;H. 将三角烧瓶置入 25~30℃温箱中孵化;I. 孵化2~6 小时后开始观察,观察时将烧瓶对着光,目光向烧瓶平视

图 15-8　粪便自然沉淀及毛蚴孵化法

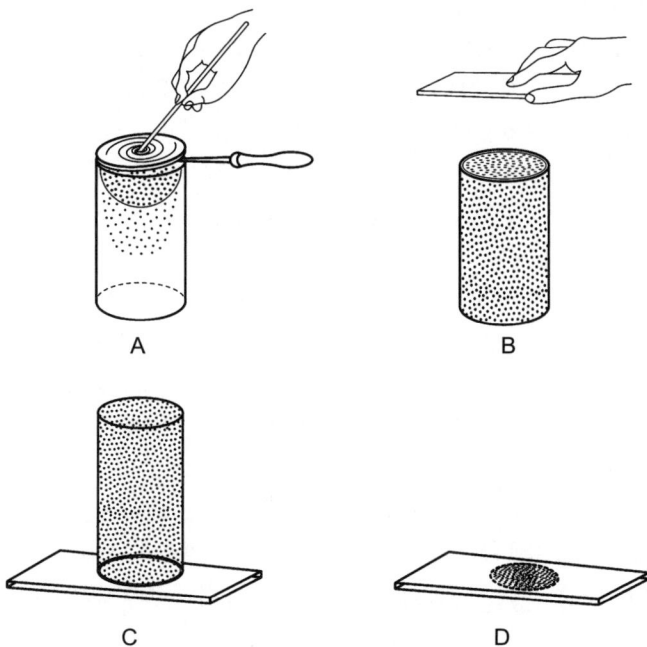

A. 取 0.5g 左右的粪便置杯中,加水充分捣碎、混匀;B. 用金属丝筛或湿纱布将粪液滤进玻璃瓶(高 3.5cm,直径2cm 的圆形直筒,也可用青霉素瓶代替);C. 加水至满,并在瓶口加一洁净的载玻片,然后连同瓶一齐翻转,使瓶倒立于载玻片上;D. 静置 15~20 分钟后,两者一并迅速翻转,并立即提起载玻片,迅速翻转过来,置镜下检查

图 15-9　粪便倒置沉淀法

(李朝品　仿绘)

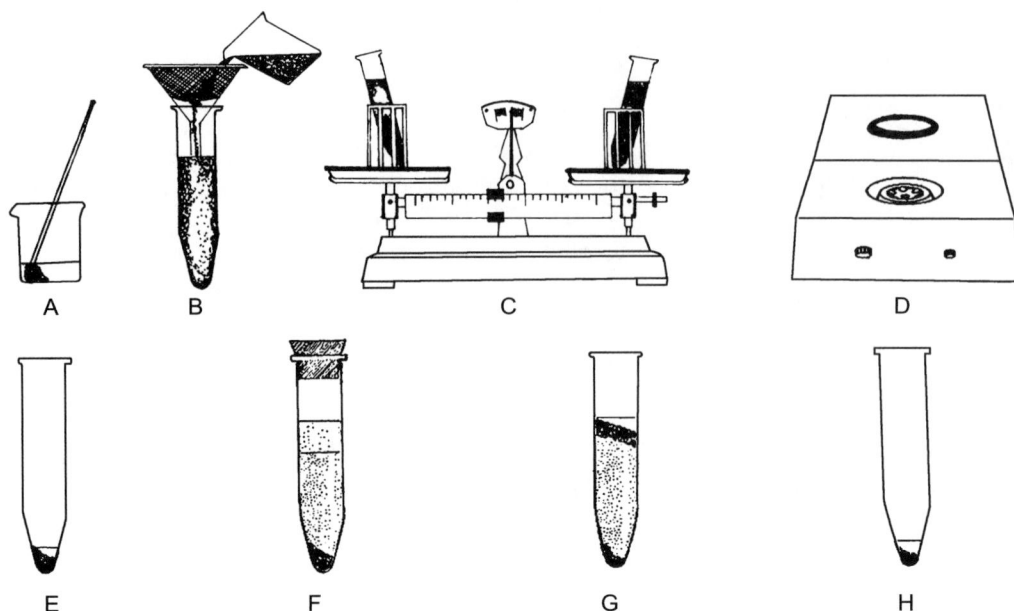

A. 粪便 1~2g 置于小容器内,加水 10~20ml 调匀;B. 将粪便混匀液经 2 层纱布或 150μm(100 目)
金属筛网过滤;C. 用天平称取每管粪液;D. 离心(500g)2 分钟;E. 倒去上层粪液,保留沉渣,加水
10ml 混匀,再离心 2 分钟倒去上层液;F. 加 10% 甲醛 10mL 搅匀沉淀,静置 5~10 分钟;G. 加乙醚
3ml,用橡皮塞紧塞瓶口,充分摇匀,取下瓶塞离心 2 分钟;H. 取管底沉淀物作涂片镜检。

图 15-10 醛醚沉淀法
(李朝品 仿绘)

2)注意事项:①对于含脂肪较多的粪便,本法效果优于硫酸锌浮聚法;②对布氏嗜碘阿米巴包囊、蓝氏贾第鞭毛虫包囊及微小膜壳绦虫卵等的检查效果较差;③本法可对滋养体造成破坏,一般不用于检查滋养体。

(5)汞碘醛液离心沉淀法(merthiolate-iodine-formaldehyde centrifuge sedimentation method,MFC):本法较醛醚沉淀法增加了硫柳汞酊和卢戈碘液,具有固定、保存、浓集和碘染作用,主要用于检查原虫包囊、滋养体及蠕虫卵和幼虫,若准确称取粪便量,还可以作蠕虫卵的定量检查,以测定感染度。

1)汞碘醛液配制:①汞醛液:1/1 000 硫柳汞酊 200ml,40% 甲醛 25ml,甘油 5ml,蒸馏水 200ml。②卢戈碘液:碘 5g,碘化钾 10g,蒸馏水 100ml。

2)操作方法:取汞醛液 9.4ml 及卢戈碘液 0.6ml,混合后立即加入粪便 1g,充分搅匀,经两层湿纱布滤入 15ml 离心管中,加入乙醚 4ml,盖橡皮塞振摇 2 分钟,去除橡皮塞,2 000r/min 离心 2 分钟,管内分为四层,即乙醚层、蜡状粪渣层、汞碘醛液层及沉淀物层。最后,吸弃上三层,取沉淀物作涂片,加盖玻片镜检。

3)注意事项:汞碘醛液需在检查时混合,混合液 8 小时后变质。卢戈碘液使用不宜超过 1 周。

2. 浮聚法(flotation method) 此法利用比重较大的液体,如饱和盐水、硫酸锌液、蔗糖溶液等溶粪便为液态,通过自然静置或机械离心使粪便中比重较小的蠕虫卵或原虫包囊上浮,集聚于液体表面获检,检出率优于沉淀法。蠕虫卵及原虫包囊的比重见表 15-1。

(1)饱和盐水浮聚法(saturated salt floatation method):此法利用某些蠕虫卵的比重小于饱和盐水,虫卵可浮于水面的原理,较适用于检查各种线虫卵,尤以检查钩虫卵的效果最好,也可检查带绦虫卵和微小膜壳绦虫卵,但不适宜检查吸虫卵和原虫包囊。

1)饱和盐水配制:烧杯中清水煮沸后,慢慢加入食盐并不时搅动,直至食盐不再溶解为止,冷却后的液体即为饱和盐水。100ml 沸水约加食盐 35~40g,比重约为 1.20。

2)操作方法:用竹签取黄豆粒大小的粪便置于浮聚瓶(可用青霉素瓶代替),先加入少量饱和盐水(约 2ml)调匀,再加饱和盐水至瓶口;挑去上浮粪渣,滴加饱和盐水至液面略高于瓶口而不溢出为止。取一洁净的载玻片,一侧先搁在瓶口边上,另一侧再轻轻置于液面上,静置 15 分钟后,将载玻片缓缓提起并迅速翻转,置镜下镜检(图 15-11)。

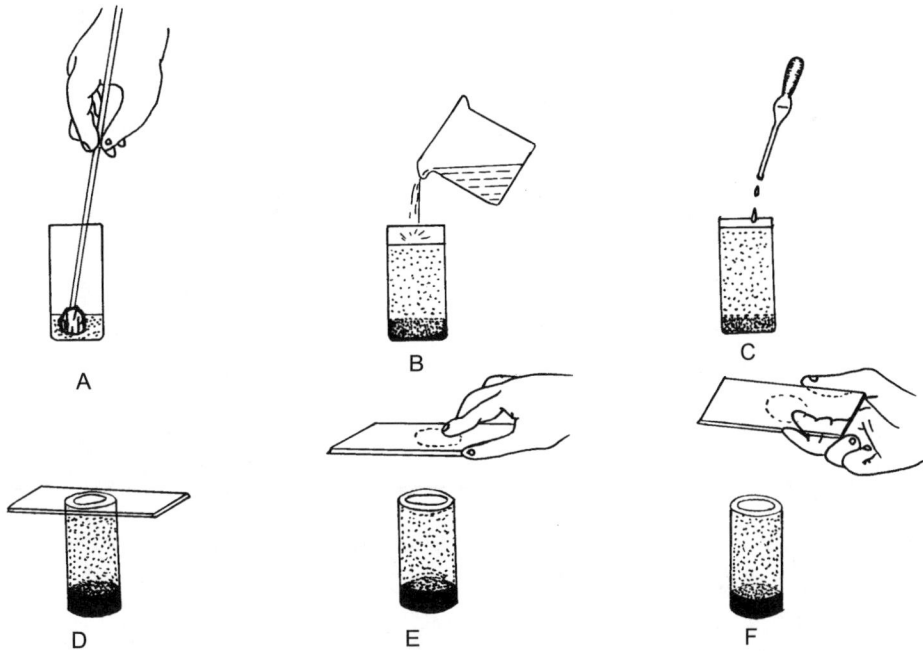

A.用竹签取黄豆粒大小的粪便置于浮聚瓶;B.加入少量饱和盐水(约2ml)调匀后再加
饱和盐水至瓶口;C.挑去上浮粪渣,滴加饱和盐水至液面略高于瓶口而不溢出为止;D.取
一洁净的载玻片,一侧先搁在瓶口边上,另一侧再轻轻置于液面上;E~F.静置15分钟后,
将载玻片缓缓提起并迅速翻转,置镜下镜检。

图 15-11 饱和盐水浮聚法

(李朝品 仿绘)

3)注意事项:操作时瓶口与载玻片之间不应有气泡与粗大粪渣;静置时间不宜太长或过短;载玻片翻转要平稳而迅速。

(2)硫酸锌液离心浮聚法(zine sulfate centrifuge flotation):本法主要检查比重较小的原虫包囊和部分蠕虫卵,尤适于检查粪类圆线虫卵,离心后应立即取标本镜检,若放置时间过长,会因包囊或虫卵变形影响观察效果。如将硫酸锌溶液比重提高到1.23,则可浮聚华支睾吸虫卵等比重稍大的蠕虫卵。

1)硫酸锌溶液配制:硫酸锌40g,加水100ml,充分溶解,用密度计测定其比重,如高于1.18,则加水;如低于1.18,则加硫酸锌,务必矫正至比重为1.18。

2)操作方法:取粪便约1g置小烧杯(先加入2ml水)内,加10~15倍水,充分捣碎、搅匀,经2层湿纱布滤入10ml离心管内,2 500r/min离心1分钟,倾去上液,反复数次,直至离心管内上层水澄清为止。弃去上清液,加入33%饱和硫酸锌(比重1.18)至瓶口下1cm处,离心1分钟。然后,用直径约0.5cm金属(如铅丝)环取表面液膜置载玻片上,于高倍镜下镜检。

3)注意事项:离心沉淀后,须待离心机自然停止。加硫酸锌溶液之前,应将管内上层液倒尽;离心后吊取标本时,应用金属环轻轻接触液面,切勿搅动液面。制片后应立即镜检;若搁置时间超过1小时,则包囊和虫卵均可能变形或下沉,从而影响检查结果。若检查原虫包囊,应加碘液和盖玻片。

(3)蔗糖离心浮聚法:此法适用于检查粪便中隐孢子虫的卵囊。

1)蔗糖溶液的配制:1 000ml水加入454g蔗糖(白糖)。

2)操作方法:取粪便约5g,加水15~20ml,以260目尼龙袋或4层纱布过滤。取滤液离心5~10分钟,吸弃上清液,加蔗糖溶液(蔗糖500g,蒸馏水320ml,石炭酸6.5ml)再离心,然后如同饱和盐水浮聚法,取其表液膜镜检(高倍或油镜)。卵囊透明无色,囊壁光滑,内有一小暗点和发出淡黄色折光的子孢子。隐孢子虫的卵囊在漂浮液中浮力较大,常紧贴于盖片之下,但1小时后卵囊脱水变形不易辨认,故应立即镜检。也可用饱和硫酸锌溶液或饱和盐水替代蔗糖溶液。

常见蠕虫卵、原虫包囊比重见表 15-1。

表 15-1 常见蠕虫卵、原虫包囊比重表

名称	比重	名称	比重
受精蛔虫卵	1.110~1.130	肝片形吸虫卵	1.2
未受精蛔虫卵	1.210~1.230	日本血吸虫卵	1.2
钩虫卵	1.055~1.080	带绦虫卵	1.14
鞭虫卵	1.15	微小膜壳绦虫卵	1.05
蛲虫卵	1.105~1.115	溶组织内阿米巴包囊	1.060~1.070
毛圆线虫卵	1.115~1.130	结肠内阿米巴包囊	1.07
华支睾吸虫卵	1.170~1.190	微小内蜒阿米巴包囊	1.065~1.070
姜片吸虫卵	1.19	蓝氏贾第鞭毛虫包囊	1.040~1.060

3. 尼龙绢筛集卵孵化法（Egg hatching method after nylon mesh bag concentration） 本法分别以孔径略大于和略小于日本血吸虫卵的两个尼龙袋较快地滤除粪便中的粪渣，主要用于浓集血吸虫卵，集卵速度较快，用水量少，并可避免在自然沉淀过程中已孵出的毛蚴在换水时被倒弃。由于尼龙袋便于携带，非常适合大范围普查时应用，是我国血吸虫病传染源监测、疫情病情分布特征等流行病学现场调查的首选方法。

尼龙绢袋的制备：将尼龙绢剪成圆片，周边缝于带柄的铁丝圆圈上，制成圆底形尼龙袋。内袋为 120 目/吋，筛径 8cm，深约 8cm。外袋为 260 目/吋，筛径 10cm，深约 10cm。

1）操作方法：将 120 目/吋（内袋）和 260 目/吋（外袋）套在一起，浸于盛有 1 000ml 水的塑料盆（桶）内。然后取 30g 粪便盛有少量水的搪瓷杯内捣碎、调匀，经 60 目/吋铜筛滤入上述内层尼龙绢袋，并将内、外二袋一起在清水盆（或桶）内缓缓地上下提放、洗涤，过滤袋内粪液；也可在自来水莲喷头下缓缓冲洗，至滤出的水澄清为止。然后，将内袋提出水面，洗去袋（外翻）内粪便，将外袋（外翻）中收集的滤出物（内含血吸虫卵）全部洗入锥形量杯内，静置 15 分钟，倾去上层粪液，吸取沉渣镜检虫卵，较好地收集血吸虫卵，并可进一步作血吸虫毛蚴（miracidium）孵化。

2）注意事项：操作时应用水缓洗，不可用竹片、玻棒等在尼龙绢袋内搅拌或挤压；尼龙绢袋用毕，应将其放入来苏尔中浸泡、消毒 30 分钟，然后用清水冲洗，绝不能刷洗或搓揉，亦忌用热水烫洗，以防尼龙袋的孔径扩大、缩小或变形；用清水洗净后，再晾干、保存。

（四）虫卵计数法（egg count method）

虫卵计数法是通过定量计数每克粪便中的虫卵数，推算蠕虫的每日产卵数（参见表 15-2），以测定某些蠕虫的感染度，指导用药，判断疗效和考核防治效果的方法。

表 15-2 常见蠕虫每日产卵数

单位：个

虫种	每条雌虫日产卵数	平均数
美洲板口线虫	5 000~10 000	9 000
十二指肠钩口线虫	10 000~30 000	24 000
似蚓蛔线虫	234 000~245 000	240 000
毛首鞭形线虫	1 000~7 000	2 000
华支睾吸虫	1 600~4 000	2 400
布氏姜片吸虫	15 000~48 000	25 000

1. 司徒尔（Stoll）氏虫卵计数法 也称"司氏稀释虫卵计数法"，适用于粪便内各种蠕虫卵的计数，并可推算出感染度。EPG<2 000，为轻度感染；EPG 若是 2 000~11 000，则为中等度感染；若 EPG>11 000，便

为重度感染。因该法属于稀释计数法,更适用于感染度较重者,而对感染度较轻者,则计数误差大。

（1）操作方法:将 0.1mol/L 氢氧化钠溶液加入司氏虫卵计数瓶内至 56ml 刻度处（图 15-12）,再缓缓加入粪便,使液面上升至 60ml 刻度处,即加入粪便 4ml（相当于 4g）。然后放入十余颗玻璃珠,并用橡皮塞塞紧瓶口,充分摇动,使瓶内粪液成为均匀悬液。如粪便过硬,则应置 4℃过夜。计数前须将粪液充分混匀,用刻度吸管吸取 0.15ml 悬液置洁净的载玻片上,加盖玻片,在低倍镜下计数全片虫卵。应连续做两次,计算平均虫卵数,然后乘以 100（若吸取 0.075ml 计数,则乘以 200）,再乘以粪便性状系数,即为每克粪便虫卵数（EPG）。

（2）注意事项:粪便中虫卵数受粪便性状影响,稀软便中水分多,虫卵含量比干便内的少,为统一标准,让结果具有可比性,所求得的虫卵数必须乘以粪便性状系数。

2. 洪氏过滤改良计数法　洪式闾（1894—1955）,中国寄生虫学的开拓者,1925 到汉堡热带病研究所工作时,将司徒尔（Stoll）氏虫卵计数法进行改良,成为唯一计算钩虫卵最精确的方法,即现在世界上还在通用的"洪氏过滤改良计数法"也称"洪氏钩虫卵测量法"。此法系根据虫卵在饱和盐水中浮聚浓集的原理设计的,适用于感染度较轻者,主要用于钩虫卵计数。计数的浮聚盒为厚约 0.05cm 的铜片制成直径 5.35cm、高 2cm 的无盖圆盒（图 15-13）。

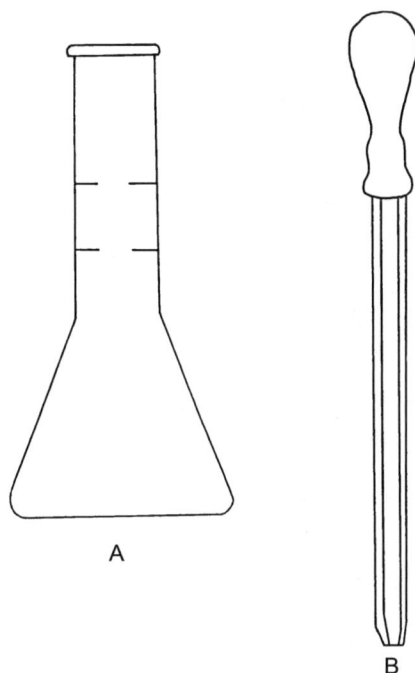

A. 取 0.1mol/L 氢氧化钠溶液加入司氏虫卵计数瓶内至 56ml 刻度处;B. 缓缓加入粪便,使液面上升至 60ml 刻度处,即加入粪便 4ml（相当于 4g）

图 15-12　司氏稀释虫卵计数法稀释瓶、吸管

（1）操作方法:称取 1g 粪便置小杯中,加少许饱和盐水,将粪便捣碎,再加饱和盐水,并充分混匀。然后将混匀的粪液经铜丝筛滤入浮聚盒内,继而用饱和盐水仔细冲洗筛内的粪便残渣,至液体充满浮聚盒为止。接着在液面上平放 3 张 18mm×18mm 的清洁盖玻片,使呈品字形,放时勿使产生气泡。静置 10 分钟后,用镊子夹持盖玻片置载玻片上,计算 3 张盖玻片上的虫卵总数,除以 3,求出 1 张盖玻片上的虫卵数,乘以 7（浮聚盒表面积 = 7mm×18mm×18mm）,再乘以粪便性状系数,即为 1g 粪便的虫卵数。

（2）注意事项:本法为浓集虫卵计数法,因浮聚后的虫卵太密集而不易计数,故不适宜重感染病例的虫卵计数。

3. 改良加藤厚涂片法　该法是通过改良加藤法（Kato-Katz technique）优化形成。

（1）材料准备:详见本节。

（2）操作方法:详见本节。

（3）结果判定:定量板孔中粪（41.7mg）内的虫卵数乘以系数（24）,再乘以粪便性状系数,即为每克粪便虫卵数（egg per gram,EPG）。粪便性状系数:成形粪便为 1,半成形便 1.5,软粪便为 2,粥样便为 3,水样粪便为 4（下同）。若保留患者 24 小时内全部粪量并记录重量,可推算出该患者 1 天内随粪便排出的虫卵总数,并推算出体内寄生的成虫数,计算公式如下:

$$雌虫总数 = \frac{每克粪便虫卵数 \times 24 小时粪便重量（g）}{已知某种寄生虫每一雌虫日平均产卵数}$$

估算蠕虫成虫数时,雌、雄成虫总数为雌虫总数的 2 倍。本法适用于各种蠕虫卵的检查和定量计数,操作简便,虫卵散失少,结果较准确。定量板被清洗后,再在来苏尔液中消毒（切勿烫、煮）,可反复使用。但对轻度感染者,计数误差大。

（4）注意事项:掌握粪便厚度和透明时间,粪膜厚薄要均匀,若过厚、透明时间太短,则镜检时模糊、虫卵难以认定,计数很难准确。几种常见蠕虫每日产卵数见表 15-2。

（五）幼虫培养法

某些虫卵可在人工培养创造的适宜环境下发育为幼虫,用肉眼或放大镜观察即可识别虫种,无须显微镜等设备,便于快速确诊,提高检出率,多用于某些虫种的进一步鉴定或作定量计数。

1. 钩蚴培养法(culture method for hookworm larvae) 本法根据钩虫卵在适宜的温、湿度和氧气充足的条件下很快发育并孵出幼虫而设计。钩蚴培养法的具体方法较多,其中最为常用的方法为试管滤纸培养法,主要用于鉴别钩口科虫种、研究药物对钩虫的驱虫效果、指导治疗以及钩虫感染的流行病学调查等,亦可应用于分离人体肠道内各种阿米巴滋养体及人毛滴虫滋养体,能提高检出率。此法检出率高于粪便直接涂片法的7.2倍,亦高于饱和盐水浮聚法,但耗时长,操作烦琐,不适宜临床诊断应用。

（1）操作方法(图15-14)

1）取1cm×10cm的洁净试管,加入冷开水或去氯水(如将自来水放置一夜)1~2ml。将滤纸剪成1.4cm×6.0cm的T形纸条并对折一下,在上端用铅笔写明受检者姓名、编号及检查日期。

2）取混匀的粪便0.2~0.4g(约黄豆粒大小),涂于纸条中上部2/3处;将滤纸条插入试管中,下端浸入水内,但不能接触管底,也不使粪便浸入水中,然后置25~30℃孵箱内培养,每天补充蒸发的水量。

3）3~5天后,用放大镜观察管底水中有无钩蚴,钩蚴虫体透明,作蛇形活动。

（2）注意事项:

1）培养一般为3~7天,时间长短与气温相关,检查时将滤纸条取出,摇动管内液体。

2）鉴定虫种时,应在摇动后待片刻,再吸取管底沉淀物置载玻片上,在显微镜下观察。

3）若用定量粪便作钩蚴培养法,可计数水中全部钩蚴数(或摇匀作定量计数),以便算出每克粪便虫卵数(EPG),明确钩虫感染度。

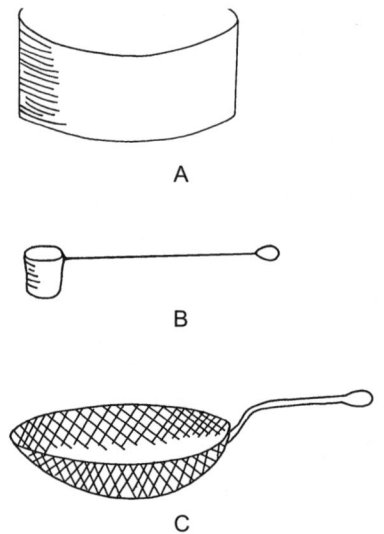

A. 计数的浮聚盒为厚约0.05cm的铜片制成直径5.35cm、高2cm的无盖圆盒;B. 用小勺称取1g粪便置杯中,加饱和盐水,将粪便捣碎,并充分混匀;C. 然后将混匀的粪液经铜丝筛滤入浮聚盒内,继而用饱和盐水仔细冲洗筛内的粪便残渣,至液体充满浮聚盒为止;

图15-13 洪氏虫卵计数器

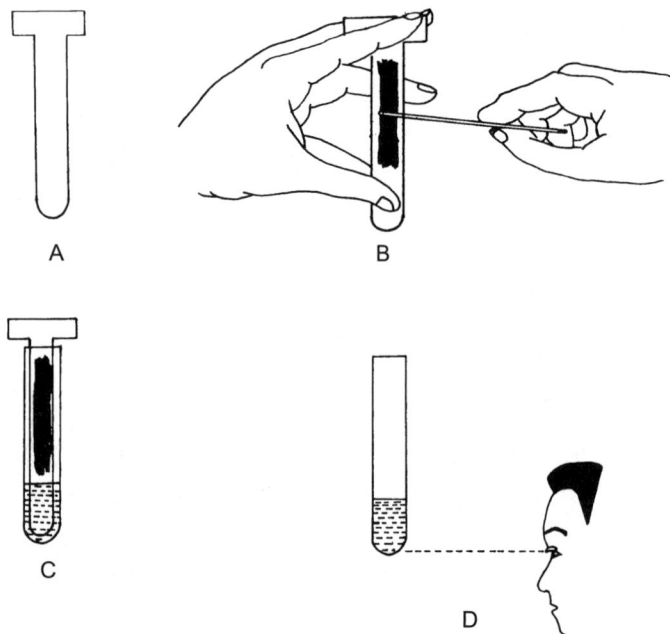

A. 在1cm×10cm的洁净试管,加入冷开水或去氯水1~2ml,将滤纸剪成1.4cm×6.0cm的T形纸条并对折一下,在上端用铅笔写明受检者姓名、编号及检查日期;B. 取混匀的粪便0.2~0.4g(约黄豆粒大小),涂于纸条中上部2/3处;将滤纸条插入试管中,下端浸入水内;C. 置25~30℃孵箱内培养,每天补充蒸发的水量;D. 3~5天后,用放大镜观察管底水中有无钩蚴,钩蚴虫体透明,作蛇形活动

图15-14 钩蚴培养法

2. 毛蚴孵化法(miracidium haching method) 此法用于诊断血吸虫病(schistosomiasis),其原理依据成熟血吸虫卵内的毛蚴在适宜温度(25~30℃)、pH(7.5~7.8)及光线下,短时间内可在清水孵化出来。毛蚴在水面下作直线游动,用肉眼或放大镜观察即可看到,查到毛蚴表明患者体内有血吸虫成虫。血吸虫病患者粪便中虫卵较少,直接涂片法不易检出,毛蚴孵化法将较大量粪便经水洗自然沉淀法或用尼龙绢筛集卵法浓集,再进行毛蚴孵化,使之检出率较一般方法显著提高,常与自然沉淀法或尼龙绢筛集卵法联用于血吸虫感染的诊断,应用于临床可判断患者相应的脏器现状,为诊治提供参考依据。

(1)操作方法:取粪便30g,采用自然沉淀法进行浓集处理,将沉渣倒入三角烧瓶(孵化瓶)内。然后加清水至瓶口下1cm处,置25~30℃室温或孵箱内孵化,经4~6小时毛蚴可孵出。观察时,应在瓶后衬以黑纸作背景,视线应在瓶口水平上,对着光用肉眼或放大镜观察。毛蚴如针尖大小、灰白色、半透明、有一定折光性,在水面下1~4cm处作匀速直线运动,须注意与水中原生动物(大小不均、色彩不一、运动不呈直线等)进行区别。可疑时,应用细口长吸管吸出,置镜下鉴定。若用尼龙绢筛集卵法收集的沉渣,亦可按上述方法作毛蚴孵化(图15-8)。

(2)注意事项

1)对于粪便中虫卵较少的患者,有时需多次检查才能查见毛蚴。

2)如见水面下有白色点条状物做直线来往游动,即可判定是毛蚴,必要时也可以用吸管将其吸出镜检。如无毛蚴,每隔4~6小时(24小时内)观察1次。气温高时,毛蚴可在短时间内孵出,因此在夏季要用1.2%食盐水或冰水冲洗粪便,最后1次才改用室温清水。

3)观察和鉴定毛蚴时应注意血吸虫毛蚴与水中自由生活原生动物的鉴别。血吸虫毛蚴与水中原生动物鉴别见表15-3。

表15-3 血吸虫毛蚴与水中原生动物鉴别

	毛蚴	原生动物
形状	针尖大小,长圆形,大小一致	大小不一,扁或圆形
颜色	白色,折光,半透明状	灰白或不透明,无折光
运动	游动迅速,直线匀速,衰老时才出现摇摆、翻滚	缓慢,无一定方向,游速不匀,摇摆翻滚
范围	在水面下1~4cm处	在水中各层

3. 粪便培养与幼虫分离法 圆线虫目所属线虫种类很多,其虫卵在形态上非常相似,很难区别。有时为了区别这些线虫的种类,常将含有虫卵的粪便加以培养,待其中虫卵发育成为幼虫时再检查,根据幼虫形态上的差异,加以鉴别。

(1)粪便培养:将待检的新鲜粪便塑成半球形,放在平皿中,并加少许水,如粪便已很稀,就不必加水,放在25~30℃温箱中(夏天在室温内)培养,根据具体情况,每天加少量水,使粪便保持一定的湿度,经7~10天,多数虫卵即可发育成第三期幼虫,并集中在皿盖上的水滴中,将幼虫吸出置载玻片上,放显微镜下检查。或将培养的幼虫连同粪便一起用漏斗幼虫分离法(贝尔曼法)分离,取试管底下的沉淀物进行镜检,观察有无活动的幼虫存在。

(2)幼虫分离:有些寄生虫(如网尾科线虫),其虫卵在新排出的粪便中已孵化为幼虫,类圆属线虫虫卵随粪便排出后,在外界温度较高时,经5~12小时即孵出幼虫。为了提高检出率,要将幼虫从粪便中分离出来进行检查。常用的方法为漏斗幼虫分离法(图15-15),是分离线虫的经典方法之一,亦称贝氏法(Baermann's technique):取被检新鲜粪便15~20g,置于直径10~15cm的衬以金属筛的漏斗上(可将金属筛布剪成圆片,放于漏斗中),漏斗下接一短橡皮管,管下再接一小试管,放入漏斗中铜筛上的粪便不必捣碎,加入40℃温水浸没粪球为止。此时应注意加入温水后,橡皮管内不应有气泡阻塞,如有气泡阻塞须排出,以免阻碍幼虫下沉。静置1~3小时,大部分幼虫游走于水中,并沉入试管底部,拔取小试管,取沉渣,在显微镜下检查,观察是否有运动活泼的幼虫。

（六）涂片染色法（smear staining）

涂片染色法多用于原虫的包囊和滋养体检查,染色后细微结构清晰易见,经脱水、透明、封片,还可在油镜下进一步观察。该法不仅是鉴定肠原虫的最佳选择,也是肠原虫检出率最高的方法之一。染色后的标本可长期保存,并可用于教学和科研。

1. 福氏（Faust）铁苏木精快速染色法 苏木精（苏木精）是从植物苏木中提取的天然染料,本身并无染色作用,经氧化后则变成弱酸性的苏木红染料。苏木红对组织亲和力很小,不能单独染色,而加入媒染剂（如铁明矾）则能产生染色作用,并形成黑色或蓝黑色的沉淀色素。其作用如同碱性染料,是细胞核的优良染剂,与组织结合后又可被铁明矾溶液脱色。所以,铁明矾在这里既是媒染剂,也是分色剂。本法用于溶组织内阿米巴及蓝氏贾第鞭毛虫包囊、滋养体的检查和鉴定。铁苏木精染色方法是检查肠道原虫的最佳方法,标本可保存数十年,已沿用了一个多世纪,随着时代的进步改进了很多,比经典方法大大缩短了操作时间,但操作较烦琐,用时较长,且需要一定的经验。

（1）苏木精染色液的配制:将苏木精粉 10g 溶于 95% 酒精 100ml 中,装入大口瓶内（勿超过瓶容量的 2/3）,用数层纱布覆盖瓶口,使瓶内溶液暴露于空气中或晒于阳光下,每日振摇,6~8 周后即氧化成熟。成熟染液滴入水中呈紫色,密封的原液可保存数年。染色时,将原液 1 份,加蒸馏水 19 份,配制成 0.5%（1∶20）的苏木精染色液。

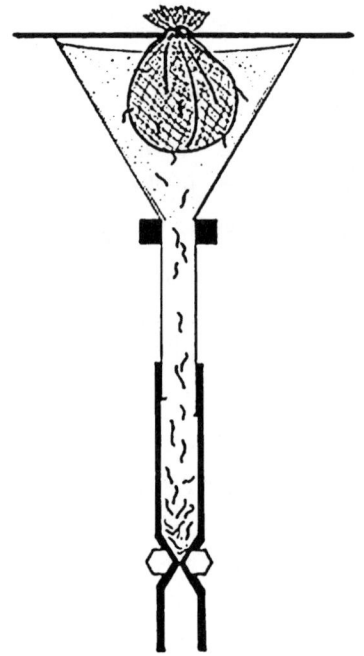

图 15-15 漏斗幼虫分离法
（杨毅梅 仿绘）

（2）操作方法:用竹签在粪便不同部位挑取少许标本,置洁净的载玻片上涂成均匀的薄粪膜,并立即放入 60℃的肖氏（Schaudinn）固定液（氧化汞饱和水溶液 66ml,95% 酒精 33ml,冰乙酸 5ml）中,固定 2 分钟。依次将标本放入 70% 碘酒精（70% 酒精中加入碘酒,呈红葡萄酒色）、70% 酒精、50% 酒精各 2 分钟,再流水冲洗 2 分钟。置 40℃的 2% 铁明矾溶液中 2 分钟,流水冲洗 2 分钟。放入 0.5% 苏木精溶液中染色 2 分钟,流水冲洗 2 分钟。置于 2% 铁明矾溶液（不加温）中脱色 3 分钟。脱色时,应不时在显微镜下观察,直至细胞核结构清晰时为止,并以流水冲洗 10~15 分钟,待标本呈现蓝色后,依次将其放入 70%、80%、90%、95% 及 100% 酒精中各脱色 2 分钟。在二甲苯中透明 3~5 分钟,用中性树胶封片后平置烤箱或温箱（40℃左右）内烘干。染色后,原虫呈蓝灰色,核膜、染色质粒、核仁、拟染色体及溶组织内阿米巴大滋养体内所含红细胞呈蓝黑色（图 15-16）,包囊内的糖原泡呈空泡状（图 15-17）。

（3）注意事项:掌握脱色程度是决定染色效果或成败的关键。脱色时,勿使标本干燥。

2. 劳氏快速染色法 本法是一种将固定液和染料配制在一起的快速染色法,其效果与福氏铁苏木精快速染色法相似。染色标本保存半年左右,仍可保持虫体的染色特征。

（1）固定染色液的配制及使用:丙酮 50ml,冰乙酸 10ml,甲醛 10ml,肖氏液 890ml,上液混合完毕后,加入酸性品红 1.25g,固绿 0.5g,溶解后贮存于密封的棕色瓶内,可保存使用 2 个月以上。染液具有固定及染色双重作用,配制后即可使用（无须氧化成熟过程）,且染色简便、迅速,一般仅需 2.5 分钟左右。

（2）操作方法:制作粪膜涂片（同上）。涂片湿时立即滴加固定染色液至覆盖整个粪膜。将标本置酒精灯上缓慢地通过火焰 2~3 次,直至出现蒸气为止,以不烫手为度,切勿煮沸或烤焦。以流水冲洗,然后依次放入 50%、70%、80%、95%、100% 酒精中各 30 秒至 1 分钟;最后浸入二甲苯内 1 分钟,取出后用中性树胶封片。染色后,标本背景呈淡蓝紫色,而虫体则被染成不同程度的蓝色至紫色,其形态特征则与铁苏木精染色标本相似,除脆弱双核阿米巴的效果不佳外,其他阿米巴滋养体及包囊的鉴别均可使用本法,鉴别肠道原虫滋养体及包囊所需要的形态特征清晰可辨。

（3）注意事项:对标本加热固定必须适度,脱水和透明均要充分。

3. 改良抗酸染色法（modified acid-fast staining） 改良抗酸染色法为检查隐孢子虫卵囊的常用方

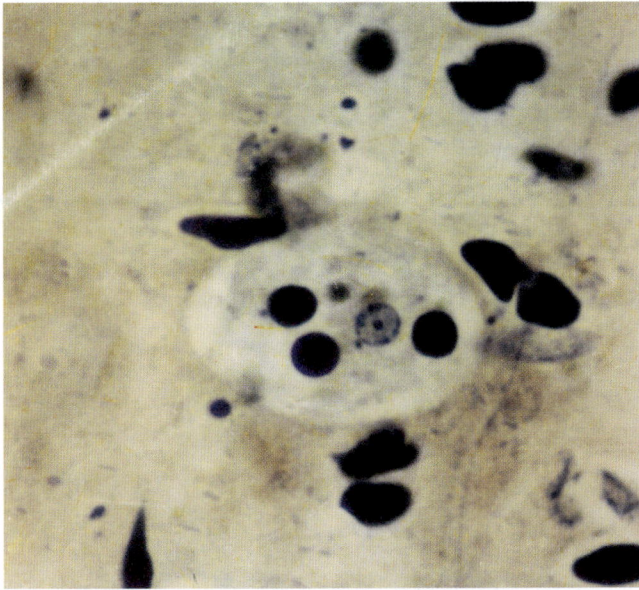

图 15-16　溶组织内阿米巴大滋养体（铁苏木精染色）

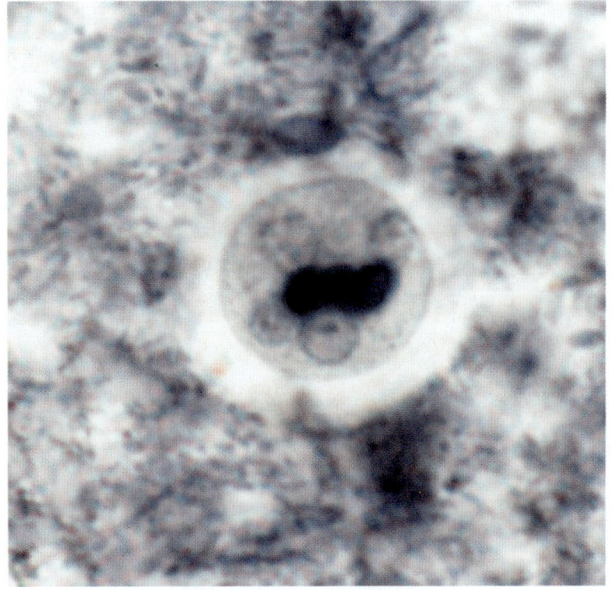

图 15-17　溶组织内阿米巴包囊（铁苏木精染色）

法,较简便。

（1）染液备制

1）石炭酸复红染（Ⅰ液）碱性复红 4g,95% 酒精 20ml,石炭酸 8ml,蒸馏水 100ml。

2）13% 盐酸溶液（Ⅱ液）分析纯盐酸 3ml,95% 酒精 100ml（一边搅拌,一边慢慢滴入盐酸）。

3）1∶10 孔雀绿工作液（Ⅲ液）:孔雀绿原液（孔雀绿 2g,蒸馏水 100ml）1ml,蒸馏水 10ml。

（2）染色方法:涂制薄层粪膜（同生理水直接涂片法）,干后用甲醇固定或通过火焰来回 3 次（以不烫手为度）。在粪膜上滴加Ⅰ液,盖满粪膜,染色 1.5~5 分钟后,用清水轻轻冲洗干净（下同）;滴加Ⅱ液,染色 1~3 分钟,水洗;滴加Ⅲ液,1 分钟后水洗,待干（或以软纸吸干）,镜检。染色后的标本背景呈蓝绿色,卵囊为玫瑰红色,呈圆形或椭圆形,内含 4 个裸露的月牙形子孢子（图 15-18）。镜检时,应注意卵囊与粪内类似物（无内容物或特定结构）的鉴别。见图 15-25 粪内常见物体示意图。

（3）注意事项:若着色太深,可用 3% 盐酸酒精脱色（在镜下边观察边脱色）。

4. 金胺-酚染色法（auramine-phenol staining）

荧光显微镜观察可见卵囊为一圆形小亮点,发出乳白色荧光。

（1）染液配制

1）金胺-酚染色液 1g/L（Ⅰ液）:金胺 0.1g,石炭酸 5.0g,蒸馏水 100ml。

2）3% 盐酸酒精（Ⅱ液）:盐酸 3ml,95% 乙醇 100ml。

3）高锰酸钾液 5g/L（Ⅲ液）:高锰酸钾 0.5g,蒸馏水 100ml。

（2）染色步骤:滴加第一液于晾干的粪膜上,10~15 分钟后水洗;滴加第二液,1 分钟后水洗;滴加第三液,1 分钟后水洗,待干。置荧光显微镜下检查。

（3）荧光显微镜观察:可见卵囊为一圆形小亮点,发出乳白色荧光。高倍镜下卵囊呈乳白或略带

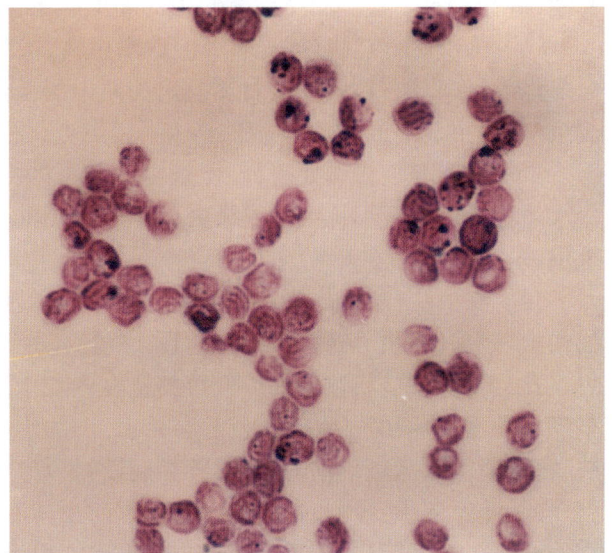

图 15-18　隐孢子虫卵囊（抗酸染色）

绿色,卵囊壁为一薄层,多数卵囊周围深染,中央淡染,呈环状,核深染结构偏位,有些卵囊全部为深染。但有些标本可出现非特异的荧光颗粒,应注意鉴别。

5. 金胺-酚染色-改良抗酸复染法　本法可克服上述染色法的缺点。具体操作方法包括:①先用金胺酚染色;②再用改良抗酸染色法复染;③置光学显微镜观察,卵囊同抗酸染色法所见呈玫瑰红色,因非特异性颗粒被染成蓝黑色,两者颜色截然不同,极易鉴别,检出率和准确性明显提高(图15-19)。

6. 沙黄-亚甲蓝染色法　此法是沙黄染液与亚甲蓝染液混合染色,主要针对观察显色的卵囊。

（1）染液配制

1）沙黄染液:沙黄0.25g,95%乙醇10ml,蒸馏水90ml;将沙黄溶解于乙醇中,然后用蒸馏水稀释。

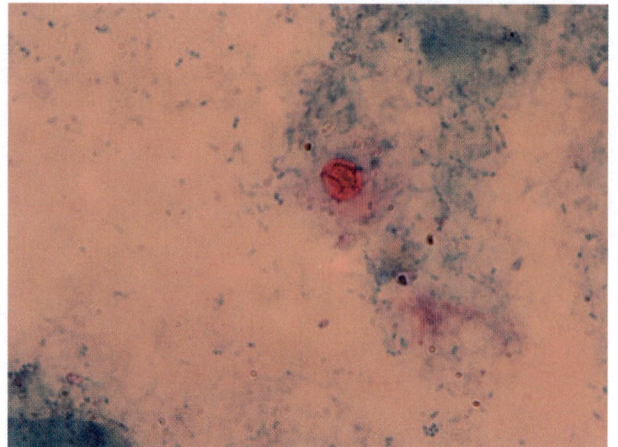

图15-19　隐孢子虫(金胺-酚染色-改良抗酸复染法)
(姜岩岩、曹建平　图)

2）亚甲蓝染液:亚甲蓝0.6g,95%乙醇30ml,0.01%氢氧化钾溶液100ml;先将亚甲蓝溶于乙醇,再与0.01%氢氧化钾溶液混合后保存在棕色瓶内。

（2）染色步骤:涂片火焰或甲醛固定,加3%盐酸甲醇溶液,3~5分钟后水洗,加1%沙黄水溶液,加热蒸发1~2分钟,冷却后水洗,再加1%亚甲蓝溶液染30秒,水洗干燥后镜检,卵囊橘红色,子孢子纤细淡染。

7. 达纳尔逊氏碘曙红染色法（Donaldson's iodine-eosin stain）　此法可用于溶组织内阿米巴包囊及结肠阿米巴包囊鉴别。混合等量碘液与曙红（Eosin）饱和液(用时配制,过12小时即无效),取此合剂与生理盐水各一滴置于载玻片,隔1CM,用牙签取粪便少许,先将粪便涂于生理盐水内,然后移于碘曙红液内,勿涂片太厚,加盖玻片,在显微镜下观察标本表面水红色,囊胞细胞质呈淡黄色,动物淀粉质（Glycogen body）呈暗褐色,用此法可用于溶组织内阿米巴包囊及结肠阿米巴包囊鉴别。

（七）成虫收集检查鉴定

肠道寄生的蠕虫有时能自然排出体外,服药驱虫后虫体亦可随粪便排出。排出的虫体通过检查和鉴定,可作为临床诊断、治疗及疗效考核的依据。

1. 虫体收集　某些肠道蠕虫在未经治疗的情况下,也可随粪便排出,例如猪带绦虫和牛带绦虫的孕节,常随粪便排出和主动从肛门逸出。儿童腹泻时,还可排出蛲虫成虫。有时蛔虫、姜片虫也可随粪便自然排出。检查随粪便排出的虫体,可以确诊某些寄生虫病。肠道蠕虫病患者,可在服药后3天内收集全部粪便,进行检查。检查驱虫后粪便中的蠕虫成虫,可判断治疗肠道蠕虫的疗效和虫种鉴定。

（1）拣虫法:该法直接观察粪便取出虫体,肉眼鉴别,快速、简便。

1）操作方法:用镊子或竹签挑出粪便中的虫体。此法主要用于肉眼可见的大型蠕虫,如蛔虫、姜片虫成虫、带绦虫成节或孕节等(图15-20,图15-21,图15-22)。

2）注意事项:操作要轻缓,检查要仔细。将挑出的虫体置大玻皿内,清洗后移至白色搪瓷盘内的生理盐水中检查。注意细长虫体或绦虫,切勿使头颈断落。粪便干燥过硬时,可先用生理盐水浸泡,化解后再行拣虫。

（2）淘虫法:该法需要一定的粪便量,淘洗粪便需要时间,但检出率高。本法主要用于收集小型蠕虫,如钩虫、蛲虫、鞭虫、短膜壳绦虫等(图15-23,图15-24)。

1）操作方法:将收集的粪便置搪瓷缸内加水搅拌成糊状,移至容量较大的玻璃缸或锥形量杯内,加水至满。静置20~30分钟后倾去上层粪水,再加水至满,如此反复3~4次,直至上层粪液澄清为止,弃上清液,将沉渣倒入大玻璃培养皿内,并在底面衬以黑纸进行检查。

2）注意事项:浸泡时间不宜过长,以防虫体胀裂。

（3）冲洗过筛法:本法适用于收集小型蠕虫,也可用于收集带绦虫成虫或其孕节。

1）操作方法:将调成糊状的粪便(在搪瓷缸内)倒入40~60目/吋铜丝筛内,用清水反复冲洗筛内粪

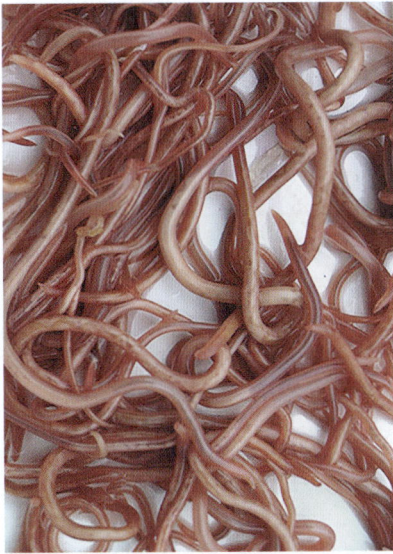

图 15-20　似蚓蛔线虫
（引自　李朝品、高兴致）

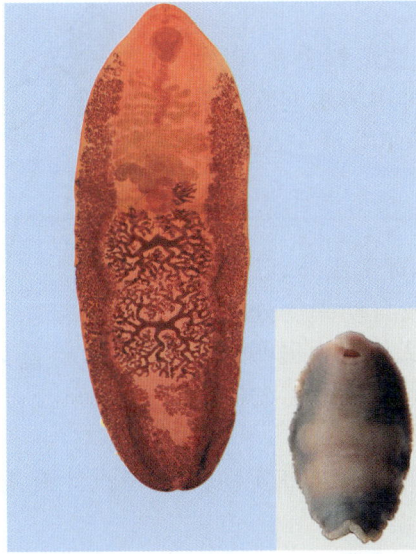

图 15-21　布氏姜片吸虫
（引自　李朝品、高兴致）

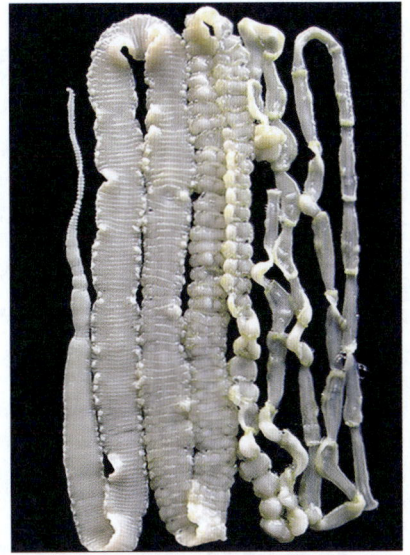

图 15-22　链状带绦虫
（引自　李朝品、高兴致）

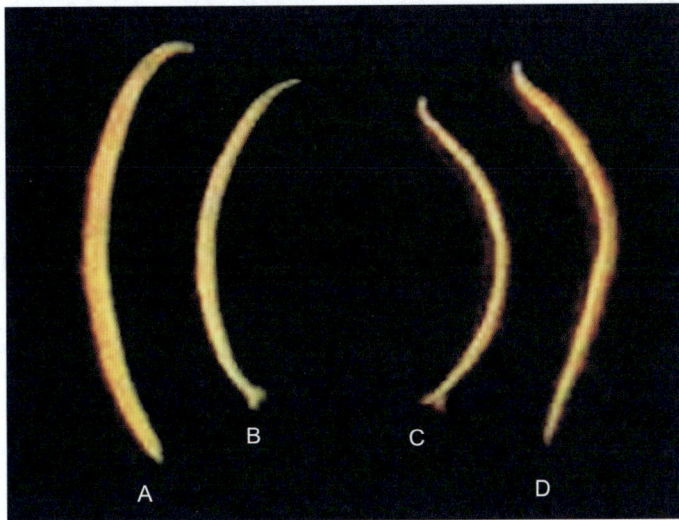

图 15-23　十二指肠钩口线虫、美洲板口线虫
（引自　李朝品、程彦斌）

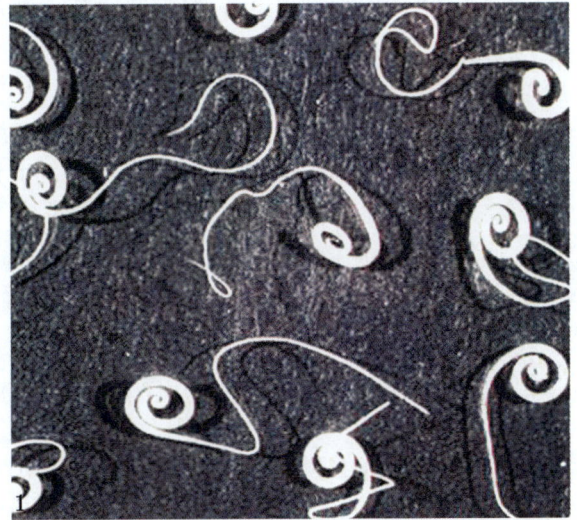

图 15-24　毛首鞭形线虫
（引自　李朝品、高兴致）

渣,直至冲出清水为止。取筛内粪渣置大玻皿内,加少许生理盐水,下衬黑纸检查。

2）注意事项:水冲洗不能过猛,时间不宜过长,以免虫体受损。

2. 虫体检查和鉴定　本法可直接用肉眼或放大镜观察虫体特征鉴定,需要通过内部结构鉴定的虫体也可采取压片或注射显色剂,提高观察效果。

（1）直接观察法

1）操作方法:用肉眼、放大镜或在解剖镜（体视显微镜）下观察虫体大小、形状、颜色及活动等,以便虫种鉴定。此法适用于各种蠕虫的检查。

2）注意事项:尽量先检查蠕虫的自然状态,然后在作适当处理（如进行固定）后再作进一步鉴定。

（2）压片法和注射法:本法适用于检查猪、牛带绦虫孕节（图 15-25）。

1）操作方法:①压片法是将检出的孕节用清水洗净后置两张载玻片之间,轻压后用尼龙线将玻片两端扎紧,然后对光观察孕节子宫侧支数目,以确定虫种;②注射法是将节片洗净后平放在玻片上,然后用结核菌注射器抽取墨汁或卡红液,从孕节子宫主干后端徐徐注入,待侧支充满染液后,再以清水冲去多余染液,进一步压片固定鉴定虫种。

2）注意事项:操作时应戴一次性塑料手套,以免虫卵污染。送检的节片若已干变,可用清水泡软后检查。使用过的器皿必须应放入来苏尔溶液中浸泡 30分钟后,再煮沸消毒。

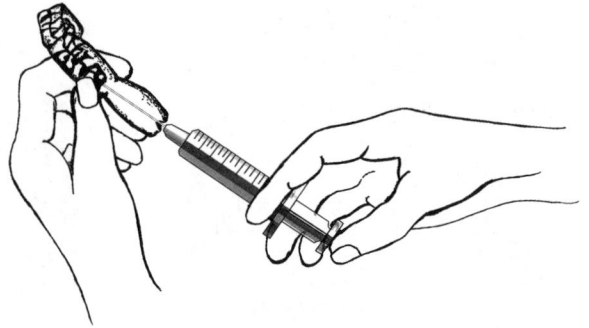

图 15-25　绦虫孕节片注射染色法
（李朝品　仿绘）

（八）自动粪便仪器分析法

运用自动粪便分析法检测人体寄生虫卵,已逐渐在各级医疗机构应用,但仍需要比较自动粪便分析法与传统手工检测法这两种方法检测人体寄生虫卵的优劣,比较两种方法检测结果的相关性。有待扩大检测样本量,作进一步评估验证。

1. 设备材料　粪便分析处理系统由采样瓶实物、采样瓶设计图、玻片套件实物图、玻片套件设计图和相关项目检测试剂卡组成。

2. 检验过程

（1）准备工作:检验人员将检测卡等实验耗材放入粪便分析处理系统指定位置后,输入样本信息,选择检测项目,放入样品架,把样品放在样品盘。

（2）开始检测:启动设备,系统自动传送样品架上的样品,自动搅拌混匀、自动滴样、自动涂片、自动传递到显微镜下拍照,显微镜自动转换高低倍镜,自动对焦,自动拍摄图片并对照检测卡照片,通过对图片的观察和分析得出检测结果,出具检验报告。

（3）检测结束:关闭电源。操作人员戴好防护手套、做好相关防护措施,清理废弃物和耗材,实验室中产生的废弃物,如剩余粪便、样品瓶、检测卡、玻片卡板等,严格按照医疗废物管理规定处理。

3. 工作原理　采样瓶为双层过滤设计,过滤网孔径大小是针对寄生虫卵大小设计的,同时底部设计集卵槽,寄生虫卵比重比细胞稀释度大,虫卵会沉在底部集卵槽内,从而提高寄生虫卵检出率。其次全自动显微镜操作和神经网络识别系统的运用。围绕拍摄视野和数量可调节,每个高倍视野拍摄的图片和对焦视频,神经网络识别技术,对图像进行精准捕捉,图像对比,分类筛选和识别,仪器自动化操作,减少人为操作误差,有效提高寄生虫卵检出率。

4. 临床评价　根据临床应用数据分析,自动粪便分析法常检出的寄生虫种及阶段是:肝吸虫卵、钩虫卵、蛔虫卵、鞭虫卵、蛲虫卵、绦虫卵、蓝氏贾第鞭毛虫、阿米巴原虫、人芽囊原虫等。观察到最多的是植物细胞、淀粉颗粒、灵芝孢子、脂肪球、气泡等粪内常见物体。

二、粪检注意事项

粪便检查结果的可靠性与标本的采集、检查时间及检查方法等诸多因素密切相关,以下注意事项非常重要。

（一）注意粪便及时送检且避免污染

送检粪便应新鲜,以自然排出的粪便为佳,粪便标本应避免污染,粪便中不可混入尿液、污水、药物和其他污染物。不能从粪池或地面上、幼儿的纸尿裤上采集粪便标本。储存标本的容器应干净,无水、尿及化学药品等污染。一旦出现容器非一次性或不清洁、受生水或脏水污染,可能出现轮虫、草履虫污染的情况,应重新采集标本。

（二）保证粪便取材量达到检测目的

送检粪量一般为 5~10g(约为白果大小),若作自然沉淀、尼龙袋集卵、血吸虫毛蚴孵化,则粪量应不少于 30g(约为小鸡蛋大),若检查成虫(如淘虫时),尚需留取患者的 24 小时内全部粪便。

（三）根据检测需求明确取材时间

要及时检查粪便标本,特别是在检查原虫滋养体时,须在粪便排出后半小时内检查,气温较低时,还应注意保温。若暂时不能检查,则应将标本保存在冰箱内(4℃),或将部分标本用福尔马林固定保存。

（四）关注粪便性状特点

应注意粪便的硬度、颜色等物理性状以及有无黏液、脓血等，如有黏液或脓血，应挑取这部分标本检查，并及时记录粪便性状。

（五）鉴别粪内相似物体

混在粪便中的酵母菌、白细胞或脓细胞、巨噬细胞、上皮细胞、脂肪滴、气泡、植物细胞及纤维、灵芝孢子、花粉细胞、淀粉颗粒等（图 15-26）和夏-莱雷登结晶（Charcot-Leyden crystal）（图 15-27）等易与原虫包囊、滋养体或蠕虫的虫卵、幼虫等混淆，在检查时应注意加以鉴别。

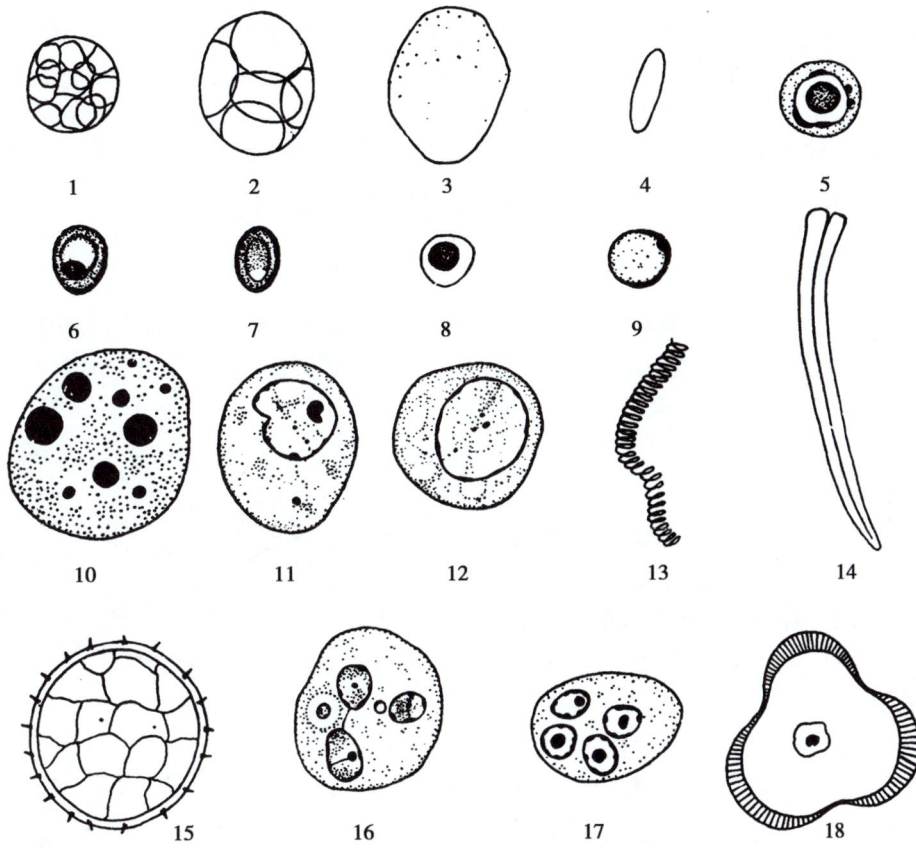

1. 琉璃苣；2. 虎尾草；3. 松；4. 菩提树；5. 人体酵母菌；6~9. 各种不同的酵母菌；10. 无核变质的巨噬细胞；11、12. 直肠黏膜的鳞状上皮细胞；13. 红罂粟；14. 绵葵；15. 花粉颗粒；16、17. 多核白细胞；18 花粉颗粒

图 15-26 粪便内常见物体示意图

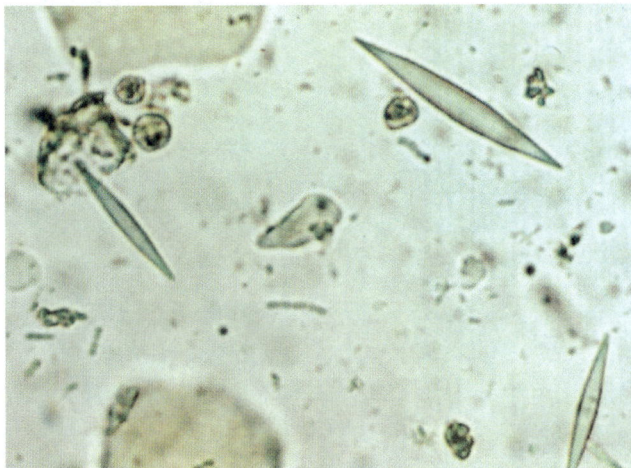

图 15-27 粪便内的夏科雷登晶体

（六）规范避免污染操作

在检验过程中应避免粪便污染设备或环境,检查完毕的标本片和剩余的粪便样本应投入消毒缸内处理。

（杨毅梅 马顺高）

第二节 肛周虫卵检查

肛周虫卵是指肛门及其周围的虫卵,肛周虫卵检查是根据蛲虫的特殊排卵方式而设计的检查方法。雌蛲虫在人体肠道内通常不排卵或仅排出少量虫卵,当宿主睡眠时,肛门括约肌松弛,雌虫爬出肛门外,因受温度、湿度的改变及氧气的刺激,在肛周皮肤上排出大量虫卵。因蛲虫卵有黏性,产出的虫卵常黏附于肛周和会阴部皮肤皱褶处。此外,带绦虫(猪带绦虫、牛带绦虫、亚洲带绦虫)在人小肠内寄生时,孕节自链体脱落后,孕节随粪便排出时或主动自肛门逸出(多见于牛带绦虫孕节),孕节破裂后虫卵也可黏附在肛门及其周围皮肤上。肛周虫卵检查也适用于带绦虫卵的检查。

一、肛门拭子检查法

肛门拭子检查法是一项用于检查肛门寄生虫卵的检查方法。此法是根据雌性蛲虫在人体肛门周围及会阴部产卵,带绦虫孕节从肛门排出或主动逸出过程中破裂、虫卵黏附于肛门周围皮肤上的特性而设计的。可以用于判断相应的病征。常用方法有透明胶纸法和棉签拭子法。

（一）透明胶纸法

将市售透明胶纸(宽约2cm)剪成长约6cm,粘在载玻片上,使用时揭开胶纸,用有胶的一面粘贴肛门周围的皮肤,蘸擦肛周皮肤,以粘取虫卵;将胶纸重新粘贴在载玻片上,背面用棉签拭子轻压,在显微镜下检查(图15-28)。

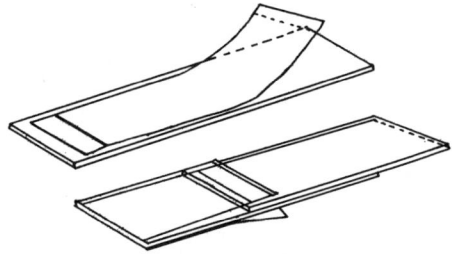

（二）棉签拭子法

先将消毒棉签浸泡在生理盐水中,取出后挤去过多的盐水,在肛门周围擦拭,随后将棉签放入盛有饱和盐水的试管中,充分搅动,迅速提起棉签,在试管内壁挤干盐水后弃去,再加饱和盐水至管口处,覆盖一张载玻片使其接触液面,5分钟后取下载玻片镜检。或将擦拭肛门的棉签放在有生理盐水的试管中,经充分洗涤后取出,在试管内壁挤去水分后弃去;试管静置10分钟,或经离心后,弃去上清液,取沉渣镜检。也可将擦拭肛门周围棉签上的黏附物涂于滴加有生理盐水的载玻片上直接镜检(图15-29)。

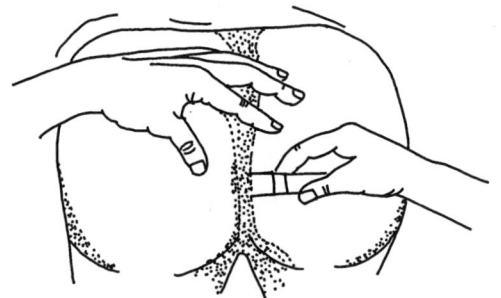

图15-28 透明胶纸法
（李朝品 仿绘）

（三）胶膜法

胶膜采用牢固程度较好的聚酯作为基质,在上面均匀涂布不干胶液(淡绿色),再覆盖保护纸。胶膜设计为圆形,面积36.3cm²,圆形中标有圆心和通过圆心的直径轴及箭头,以显示采样时的方向。采样时,圆心位置应针对肛门,可用手指在胶膜背面按压贴匀,然后轻轻揭下胶膜,按照直径对折即可。观察时将对折的胶膜置于两载玻片之间,在体视显微镜下检查,由于蛲虫

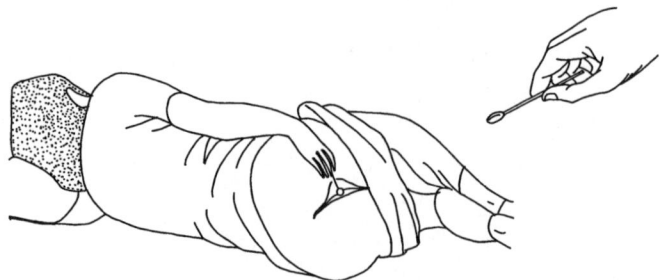

图15-29 棉签拭子法
（李朝品 仿绘）

卵无色,在淡绿色的胶膜上清晰可见,易于观察。本法胶膜为圆形设计,增加了与肛周的接触面积,不易漏检;并且在检查时胶膜的圆心正对肛门,箭头指向会阴部,统一了检测面,易于标准化。

二、肛周虫卵检查注意事项

肛周虫卵检查应在早晨受检者大便前进行,检查前不要洗浴、不要清洗肛周与会阴部皮肤。粘取虫卵后透明胶纸重新粘贴在载玻片上时,背面要用棉签拭子轻轻压实,以防留有过多气泡影响观察。由于蛲虫卵呈浅灰黄或无色,在光镜下检查时宜在弱光线下观察。

(崔 晶)

第三节 血 液 检 查

某些寄生虫或寄生虫生活史的某发育时期可见于血液中,临床检验时标本的适当收集和处理、正确的采集,规范的技术操作是血液检查寄生虫的基础,对于检查和确定血液中可疑寄生虫的感染非常重要。条件允许,样本的采集应该在治疗前进行。血液标本中可检测到的寄生虫包括疟原虫、弓形虫、巴贝西虫、锥虫和丝虫等。临床实验室进行血液寄生虫检查最重要的技术包括标本采集和制备、染色和血膜制作等。另外包括血沉棕黄层涂片和用来检获微丝蚴(microfilaria)的浓集技术。

一、血涂片制作

(一)血液采集

1. 采血时间　根据虫种的生活史特点,选择采血的最佳时间是提高检出率的关键,如间日疟及三日疟患者,应选择发作后数小时至 10 余小时采血,此时疟原虫发育至环状体乃至大滋养体,虫体大,疟色素已形成,受染红细胞也出现变化,有利于疟原虫的观察,检出率高;恶性疟原虫大滋养体和裂殖体是在皮下、脂肪和内脏微血管中发育,通常在外周血液中不易查到,但在发作初环状体可出现于外周血液,典型发作 2 次以上的患者还可检到配子体,故在患者发作初采血才有检测价值;针对丝虫微丝蚴的检测,宜在晚间 10 时到次晨 2 时采血,这个时段是班氏丝虫与马来丝虫的微丝蚴出现在外周血液的高峰期。

2. 采血部位及方法

(1)手指针刺末梢采血:手指末梢是常规采血部位,多从中指或食指末端(以左手无名指为宜)取血,替代部位有耳垂,婴儿通常从大拇趾第二趾骨腹面针刺采血。用 75% 乙醇擦拭采血部位进行皮肤消毒处理,为防止血液被乙醇破坏,应注意晾干乙醇。采血针刺入皮肤 1~2mm 深,用清洁纱布擦去第一滴血后取血,采血完毕后用干棉球轻压伤口止血。尽快直接涂片,以防血液凝固,影响涂片制作,降低检出率。

(2)静脉穿刺采血:采血时,先用 75% 乙醇擦拭取血部位皮肤,晾干,用含抗凝剂乙二胺四乙酸(ethylene diamine tetraacetic acid,EDTA)的真空管采静脉血,也可用注射器采血后直接注入含抗凝剂的试管中混匀。经过抗凝血处理,可以确保制备高质量的血涂片,采血后应尽快制片,以防止虫体形态改变。条件允许的情况下,取血后可直接在患者床边制备血涂片,效果更佳。疑似感染疟原虫的患者采血时,勿使用抗凝剂,会引起疟原虫变形并干扰染色。

(二)血涂片制备

血涂片的制备是血液检查的基本技术。制备血涂片可用不含抗凝剂的新鲜全血,也可用加抗凝剂的血液,或者是各种浓集法得到的血液沉积物。制作血涂片时要求使用洁净的脱脂玻片,以防止污染血膜和血膜脱落,这有利于寄生虫的准确检查和鉴定。

1. 新鲜血涂片的制备　主要用于丝虫微丝蚴的检查。自指尖或耳垂采血一滴置于载玻片上,加一滴水溶血稀释,加盖片,在低倍镜下观察,发现蛇形游动的幼虫后,做染色检查以确定虫种。

2. 血膜的制备　鉴定大多数血液寄生虫需要染色的血液涂片,根据操作步骤的差异分为薄、厚两种血膜。

(1)薄血膜的制备:薄血膜标本血液以薄层分布在载玻片上,产生完整的不重叠的细胞。血膜的完整性对于确定感染为细胞内或细胞外以及受感染的红细胞的大小很重要。

自患者指尖或耳垂采血滴于洁净载玻片上，左手持该片两端边缘，右手持另一洁净载片为推片，要求边缘光滑（最好为磨口边缘），将推片的一端中央置于血滴之前，使两载玻片之间的角度为 30°~45°，待血液沿推片边缘扩散后，自右向左推成薄血膜。推片时用力度均匀，速度适中，切勿中途停顿。两片夹角要适宜，过小血膜太薄，过大血膜太厚，都不利于观察。理想的薄血膜，应是一层均匀分布的血细胞，血细胞间无空隙且不重叠，血膜末端呈扫帚状（图 15-30）。也可将血液（约 1µl）滴于一张洁净盖玻片上（图 15-31），上盖另一张盖玻片，使两张盖玻片向两端拉开，置于平皿内自然干燥，即制成两张薄血片。

（2）厚血膜的制备：厚血膜涂片时，取 1~2 滴血液于载玻片上，用推片的一角将血滴自内向外铺展成直径为 1.5cm 的区域，制备厚血膜。将血膜在室温下干燥，将载玻片放置在超净工作台中减少干燥时间。合适的厚血膜应该可通过血膜读取报纸，如过厚血膜则易脱落。通过推片的一角轻轻地推动，同时铺展液滴，从而在载体载玻片上产生微小的划痕，为血膜提供额外的表面积，可以改善黏附性。该方法不影响微观形态，并且允许薄膜在干燥（30~60 分钟）内被染色。不宜加热载玻片以加快干燥，因为过热会固定红细胞并阻碍红细胞脱去血红蛋白。

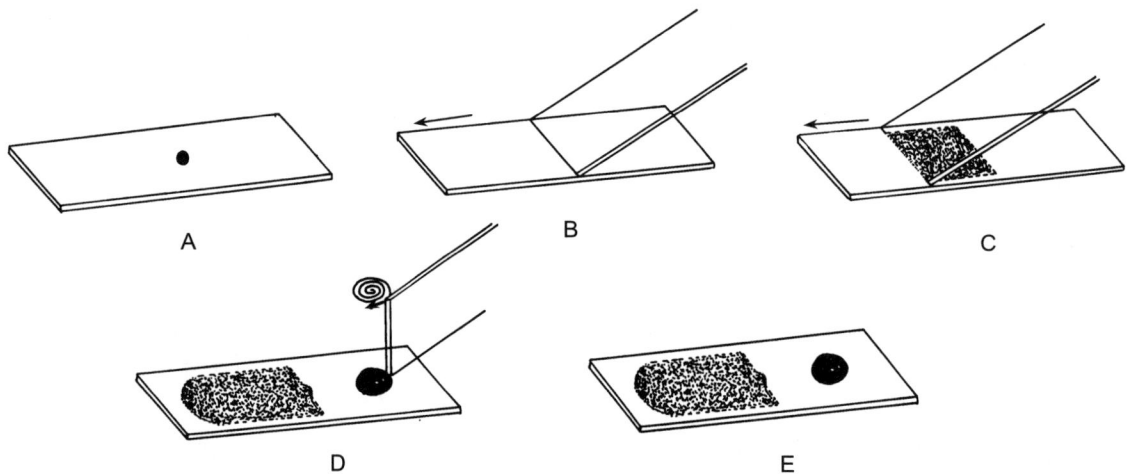

A. 自耳垂或手指端取血一小滴滴在载玻片上；B. 用推片的端缘接触血滴；C. 推片与载玻片 30°~45° 角向载玻片另一端推进；D. 自耳垂或手指端取血一大滴滴在载玻片的另一端，用推片的另一角将血滴涂成 1cm 的厚血膜；E. 制成的薄血膜与厚血膜

图 15-30 血液涂片制作

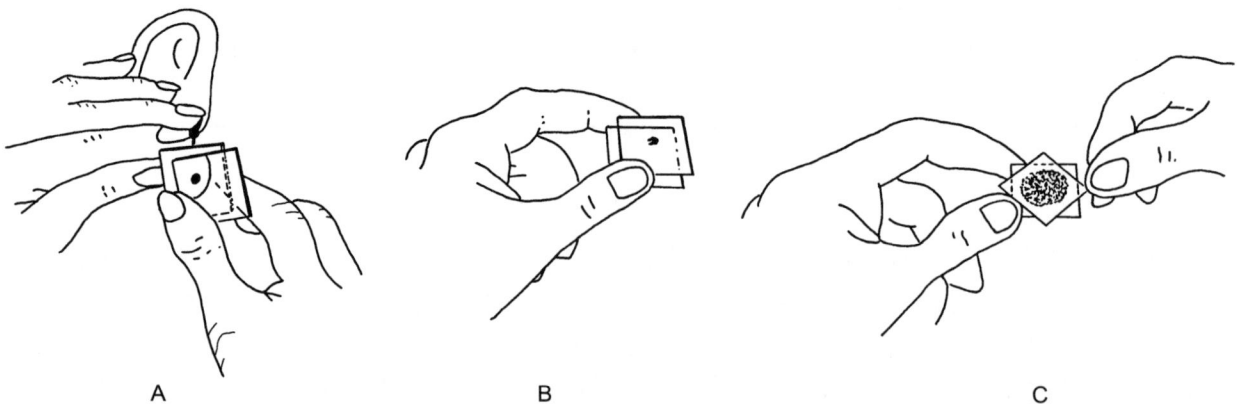

A. 将血液滴于一张洁净盖玻片上；B. 再覆盖上一张盖玻片（即两张盖玻片夹一滴血）；C. 将两张盖玻片轻柔向两端平拉开后，血液面向上置于平皿内自然干燥，即制成两张薄血片

图 15-31 盖玻片取血涂片法

（李朝品 仿绘）

在厚血膜中血液集中,多层细胞重叠,红细胞脱去血红蛋白,只可见白细胞核,血小板和寄生虫(如果存在)。厚血膜法适合于临床检验诊断,因为它含有比薄血膜多16~30倍的血液,因此增加了检测轻度寄生虫血症和减少检查所需的时间。虽然厚膜可提高检测率,但物种鉴定更多的是通过薄血膜形态观察确定,如疟原虫感染常规检测,均制备厚血膜和薄血膜两种血涂片,流行区调查大多采取厚薄血膜同片制作,厚膜快速找到虫,薄膜鉴别虫种。

3. **厚薄血膜同片制备** 用目测法将载玻片从右到左等分成6格(等分),在第三格中央涂制厚血膜,在第4格前缘至第6格中部之间推制薄血膜(呈舌状或长条形),第1、2格则用于贴标签。通常应先推制薄血膜,以免血液变稠后难以推片。

二、血涂片常用染色法

血涂片常用的染色方法包括瑞氏染色、吉姆萨染色、荧光素吖啶橙染色等,各有特点。一般情况多根据实验教学、临床诊断及科研需求等选择最有效的染色法,如疟原虫教学形态观察首选快速简便的瑞氏染色法,临床检查微丝蚴可用 Wright 和 Giemsa 混合染液染色法,鉴别虫种多用 Delafield 苏木精染液,该染液非常稳定,成熟后密封可保存2年,对核染色质染得很清晰细致,是一种染细胞核的优良染色剂,并可使细胞中不同的结构呈现不同的颜色。

血涂片染色要求血片必须充分晾干,保证染色时不易脱落。固定时用小玻棒蘸甲醇或无水乙醇在薄血膜上轻轻抹过。如薄、厚血膜在同一玻片上,应先将厚血膜溶血,再与薄血膜一同固定、染色。在稀释各种染液时,用pH7.0~7.2缓冲液使染色效果更佳(表15-4)。

表 15-4 常用缓冲液配制

pH	M/15 Na₂HPO₄*/ml	M/15 KH₂PO₄**/ml	双蒸水/ml
6.6	3.7	6.3	90
6.8	4.9	5.1	90
7.0	6.3	3.7	90
7.2	7.3	2.7	90
7.4	8.1	1.9	90

* M/15 磷酸氢二钠液:无水 Na_2HPO_4 9.64g,加双蒸水至1 000ml。

** M/15 磷酸二氢钾液:KH_2PO_4 9.07g,加双蒸水至1 000ml。

(一)瑞氏染色法(Wright's staining)

此法操作简便、快速,适用于临床检验、流行区现场观察及实验课操作示教。

1. **染液配制** 将瑞氏染剂粉加入甘油中充分研磨,然后加少量甲醇,研磨后倒入棕色瓶内,再分几次用甲醇冲洗研钵中的染液,倒入瓶内,直至用完为止。充分摇匀,塞紧瓶口,置阴暗处。1~2周后过滤备用,或放入37℃温箱24小时后过滤备用。

瑞氏染液配方:

瑞氏染剂粉	0.2~0.5g
甲醇	97ml
甘油	3ml

注意:因为新鲜配制的染料偏碱,须在室温或是37℃下贮存一定时间,待染料成熟,主要是亚甲蓝逐渐转变为天青 B 后才能使用,贮存时间愈久,染色效果愈好。

2. **染色方法** 瑞氏染剂含甲醇,薄血膜不需先固定。厚血膜需先溶血,溶血方法为滴加数滴双蒸水于厚血膜上,使红细胞溶解,待血膜呈灰白色时,将水倒去,晾干。染色前先将溶过血的厚血膜和薄血膜一起用蜡笔划好染色范围,以防滴加染液时外溢。快速滴加足够量的染液覆盖全部厚、薄血膜上,以防甲醇挥发,染液干涸在血膜上;30~60秒后用滴管加等量的双蒸水,轻轻摇动载玻片,使双蒸水和染液混合均匀,此时出现一层灿铜色浮膜(为染色),3~5 分钟后用水缓慢从玻片一端冲洗(注意勿先倒去染液或直对血膜冲洗),晾干后镜检。此法操作简便,适用于临床诊断,但血片较易褪色,保存时间不长,因此多用于临时性检验。

染色时间可根据不同情况作适当调整,与室温关系较大,天冷时较热天的染色时间长些。染液配制后,正式使用前,应先试染少量血片,摸索染色效果最佳的适宜时间。血膜中淋巴细胞着色清楚时,说明染色效果良好。

瑞氏染色后血液中血组分的颜色:红细胞,浅褐色,微红色或暗黄色;白细胞核,亮蓝色,胞浆浅蓝色;嗜酸性颗粒,亮红色;嗜碱性颗粒,粉紫色或淡紫色。疟原虫的胞浆染成浅蓝色,核染成红色。瑞氏染色时,薛氏小点和红细胞的其他内容物一般不着色或染色极淡。其他血液寄生虫如巴贝虫、锥虫、利什曼原虫,其核和胞浆的染色特征与疟原虫相似。微丝蚴鞘膜瑞氏染剂不能着色,微丝蚴的核可能染成浅蓝色至深蓝色。

用瑞氏-吉氏染液复合染色法,先以瑞氏染液作固定液染半分钟,再加 1∶20 稀释的吉氏染液复染,染色时间可缩短为 10 分钟,染色效果甚佳。

3. 注意事项 ①瑞氏染色法,因甲醇易于蒸发,掌握不当可能在血膜上产生沉淀,影响观察,所以制片后快速镜检;②染剂和溶剂的质量,染料、甲醇和甘油使用分析纯试剂,如不纯的甲醇中丙酮含量过多,则配成染液将偏酸或偏碱,影响着色。新配的染液需先进行试染,调整稀释用水的酸碱度;③染色时间长,化学反应充分,染色效果好,反之染色效果差。如外界温度高,可加速化学反应,染色时间可略缩短,气温低,则染色时间需适当延长;④稀释用水和冲洗用水 pH 很重要,一般应是中性双蒸水,或煮沸后的凉开水;⑤在较热的环境中易褪色,涂片保存时间较短。染液贮存过程中,必须塞严,以防止甲醇挥发和被氧化成甲酸。

(二)吉姆萨染色法(Giemsa staining)

吉姆萨染色法染色效果良好,对厚血膜尤佳(图 15-32、图 15-33)。经稀释后的染液对厚血膜兼有溶血和染色的双重作用。染色后,疟原虫细胞核和细胞浆红蓝分明,很少出现沉淀,不易褪色。适用染大批血片标本,供教学使用,但染色需时较长。

1. 染液配制 将染剂粉置研钵中,加少量甘油,充分研磨,再边加甘油边研磨,直至甘油用完。然后加少量甲醇,研磨后倒入棕色瓶中,剩余的甲醇分几次冲洗研钵中的染液,全部倒入瓶内,塞紧瓶塞充分摇匀,置 65℃温箱内 24 小时或室温下 1 周后过滤,即成原液。

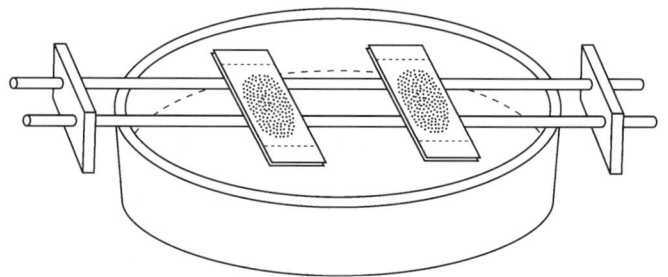

图 15-32　染色装置
(李朝品　仿绘)

吉姆萨染液配方:

吉姆萨染剂粉	1g
甘油	50ml
甲醇	50ml

2. 染色方法 取吉姆萨染液原液,用 pH7.0~7.2 磷酸缓冲液稀释 10~20 倍。厚血膜不需固定,薄血膜先用甲醇固定(如厚血膜在同一张载玻片上,切勿延及厚血膜),干后滴加稀释的吉姆萨染液,布满血膜(如大批染片,可置入染色缸),染 30 分钟(室温),再用上述缓冲液冲洗,注意不可直接对着血膜冲洗,血片晾干后镜检。此法染色效果良好,血膜褪色较慢,保存时间较久,但染色时间较长。

3. 注意事项 ①吉姆萨染色过程需要更多地注意试剂制备和染色方案。应使用新鲜的吉姆萨染色剂,用磷酸盐缓冲液对储存液进行稀释。为了实现将薛氏点和茂氏点染到最佳的效果,缓冲液必须保持在 pH7.0~7.2,故必须检查每个新的批次吉姆萨染液,以确定最佳染色时间和稀释度,因为每个新批次的性质都有些小的变化;②稀释的染液,宜用时现配,否则易产生沉淀,影响染色效果;③大批染片时,应根据染色

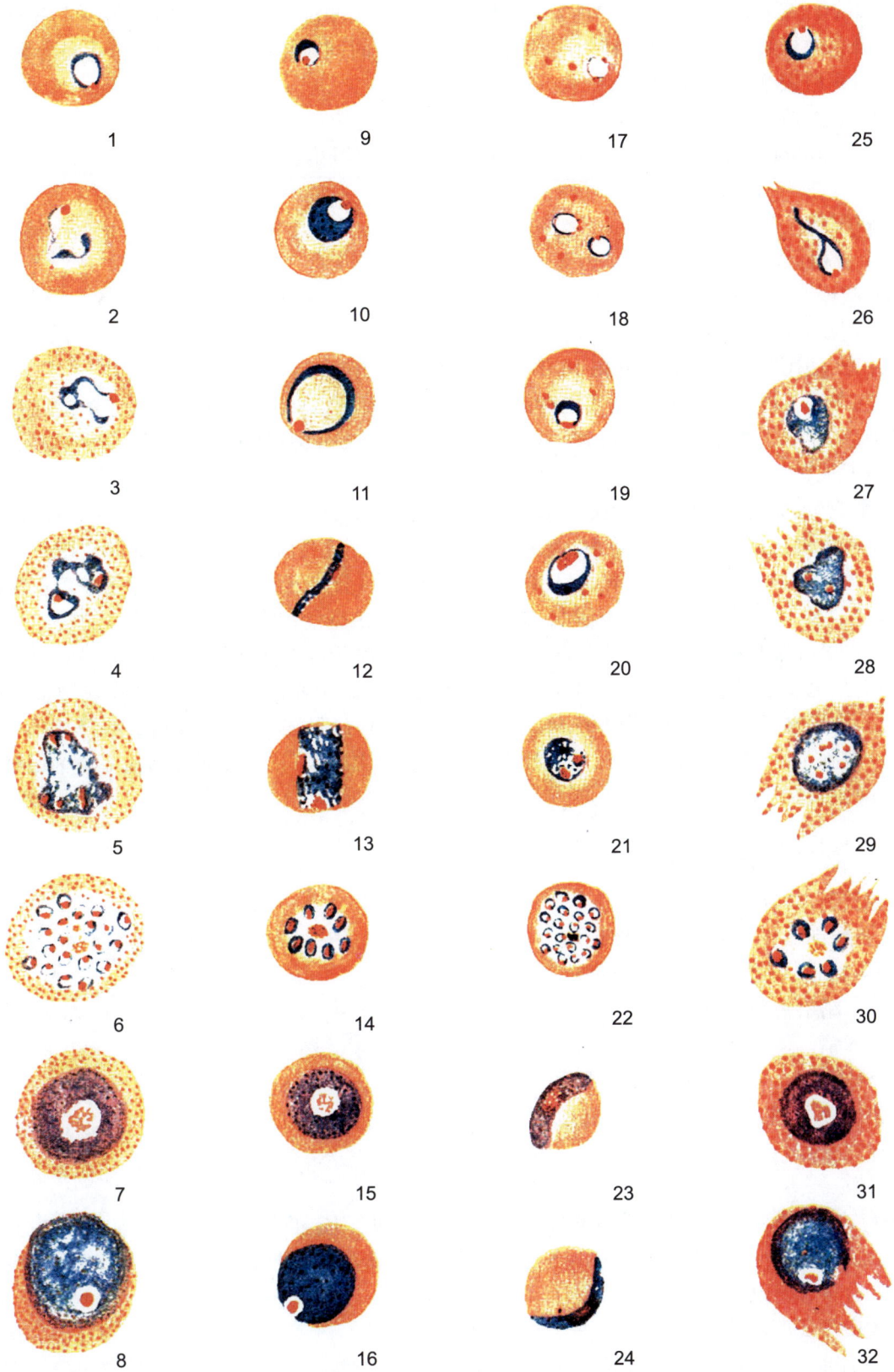

1~8. 间日疟原虫；9~16. 三日疟原虫；17~24. 恶性疟原虫；25~32. 卵形疟原虫；1、9、17、18、19、25. 环状体；
2、3、10、11、12、20、26、27. 大滋养体；4、5、13、21、28、29. 早期裂殖体；6、14、22、30. 成熟裂殖体；7、15、23、
31. 雄配子体；8、16、24、32. 雌配子体

图 15-33 四种人体疟原虫形态图

（引自 中山大学中山医学院）

时的条件,如不同患者的血片,染色时的室温、染液稀释程度、冲洗水的 pH 等情况的不同,先试染少量血片,摸索出染色效果最佳的时间和条件,再大批染片;④染色时间应随染液稀释情况作适当的调整,染液浓度高,染色时间可短些,反之则长。

(三)吖啶橙染色法

吖啶橙(acridine orange,AO)是一种常用荧光染料,吖啶橙染色法可用于检测血液中的疟原虫、丝虫微丝蚴等。

1. 染液配制

0.1% 吖啶橙原液配方:

　　吖啶橙　　　　0.1g

　　生理盐水　　　加至 100ml

　　注意:使用时用 pH7.0 的 PBS 10 倍稀释成吖啶橙染色液。

2. 染色方法　将血涂片置于 95% 乙醇或乙酸/甲醇中固定 15~30 分钟,用 1% 乙酸酸化 30 秒;用吖啶橙染液染色 30 秒或 1 分钟;用 0.1mol/L CaCl$_2$ 处理 30 秒至 2 分钟;PBS 漂洗 3 次,每次数秒;PBS 封片,荧光显微镜下观察并拍照。

3. 定量血沉棕黄层分析法(quantitative buffy coat analysis,QBC),或称微量红细胞比容离心法　是近年来发展出的一种荧光染色法,对血液寄生虫的检测比传统的厚薄血膜涂片更敏感。其原理是感染疟原虫的红细胞比正常红细胞轻,又比白细胞重,离心后分层,受感染红细胞即集中于正常红细胞压积层和褐色层(从上到下依次为血小板层、淋巴细胞和单核细胞的混合物、粒细胞层)的交界处。寄生虫或含有寄生虫的红细胞被浓缩成一个小的、1~2mm 的区带,靠近红细胞柱的顶部,并通过塑料浮子使其密切贴在管壁上,管壁上预包被的吖啶橙使寄生虫被染色而发出荧光,使其易于用荧光显微镜观察。QBC 法阳性率高,敏感性、特异性分别可达 93.6% 和 98.4%,但价格昂贵,需要特殊仪器设备,操作烦琐,虫种鉴别及原虫计数困难,不能长期保存。虽然本技术可检测疟原虫感染(比厚血膜和薄血膜更为敏感),但仍然需通过厚、薄血膜制片以鉴定虫种。

三、血涂片特殊染色法

(一)德氏苏木精染色法

1. 染液配制　将染色剂倒入棕色瓶中,瓶口用两层纱布扎紧,在阳光下氧化 2~4 周,过滤,加甘油 25ml 和甲醇 25ml,再过滤一次,保存备用。

德氏苏木精染色剂配方:

　　苏木精　　　　　4g

　　95% 乙醇　　　　10ml

　　10% 硫酸铝铵　　100ml

　　甘油　　　　　　25ml

　　甲醇　　　　　　25ml

2. 染色方法　将 Delafield 染液稀释 10 倍左右,将溶血、固定的厚血膜置于其内 10~15 分钟,在 1% 盐酸酒精中脱色 1~2 分钟,双蒸水洗涤 1~5 分钟,至血膜呈蓝色,再用 1% 伊红染色 30 秒~1 分钟,用双蒸水洗涤 2~5 分钟,晾干后镜检。

(二)改良德氏苏木精染色法

1. 染液配制　取苏木精用无水乙醇配成 10%(w/v)的溶液,将该溶液室温下放置 1~2 个月,使其充分作用。使用时取 10ml 上述溶液,加饱和铵明矾溶液 100ml、甲醇 25ml、甘油 2ml 混匀后即可用于染色。

改良德氏苏木精染色剂配方:

　　苏木精　　　　　10g

　　无水乙醇　　　　100ml

　　饱和铵明矾　　　100ml

```
甲醇          25ml
甘油          2ml
```

2. 染色方法　将干燥保存的涂片放入双蒸水中 10~20 分钟,以溶解细胞和去除结晶,取出玻片放入 37℃温箱内干燥或在室温下自然干燥,将干燥后的玻片放入 95% 无水乙醇中固定 30 分钟后取出干燥,再将玻片放入上述苏木精染液中,染色 12~24 小时,取出玻片,用自来水反复冲洗,去除染液。将玻片放入 3%~5% 的盐酸溶液中进行分色,其间不断在显微镜下观察,至微丝蚴体核鲜艳,鞘膜清晰时,用双蒸水冲洗除酸。如果染色效果不满意可重复染色步骤。冲洗后的玻片充分干燥,置显微镜下观察。低倍镜下观察虫体分布均匀,虫体完整、清晰、着色适中,与背景反差明显。高倍镜下观察虫体色泽鲜艳,鞘膜清楚,头间隙、体核、尾核、神经环清晰。

(三) 改良硼砂-亚甲蓝染色法

本染色方法的优点是染色步骤简单,虫体着色明显,视野背景浅淡。染色标本片在保存过程中不易褪色,目前主要用于丝虫微丝蚴的染色镜检。

1. 染液配制

(1) 改良硼砂-亚甲蓝染色原液配方:
```
硼砂          3g
亚甲蓝        2g
双蒸水        100ml
```
注意:充分搅动使其完全溶解,在室温中长期保存备用。

(2) 改良硼砂-亚甲蓝染色工作液配方:

原液 10ml、双蒸水 90ml、6% 氢氧化钠 1ml。

(3) 注意事项:①改良硼砂-亚甲蓝染色原液制备是注意充分搅动使其完全溶解,在室温中长期保存备用;②染色工作液应在使用时配制,染液加碱后应在半天内用完。

2. 染色方法　常规方法制备血液厚血膜,晾干,不需要固定也不需溶血处理,平置于桌面上,然后用滴管吸取应用液 1~1.5ml 盖满血膜,染色 30~60 分钟,用清水漂洗后斜插在插片板上,晾干,镜检。

四、血液中寄生虫检查

(一) 疟原虫检查

1. 新鲜标本检查法　在患者指尖或耳垂用 70% 乙醇消毒后,以消毒针刺取血液滴于载玻片上,覆盖玻片,周围封以凡士林。调节显微镜聚光器为暗视野,然后将制作的新鲜标本置于镜下直接观察,可见疟原虫为透明状,色素颗粒呈褐色,并可观察到疟原虫的运动。

2. 诱激法　对于轻度感染者、慢性迁延性感染者或治疗后患者可用诱激法(provocative test)检查疟原虫,以诱导疟原虫出现在血液里。用 1/1 000 的肾上腺素或麻黄碱 0.03g 作皮下注射,注射后 15 分钟、30 分钟和 60 分钟采血制作涂片,可提高疟原虫的检出率。

3. 胸骨穿刺液检查法　对于轻度感染者、慢性迁延性感染者或治疗后患者进行胸骨穿刺,抽取穿刺液,制片镜检,可提高疟原虫的检出率。

4. 血涂片检查法　薄、厚血膜可同片制备,染液可根据涂片的应用选择(详见本节二、血涂片主要染色法),厚血膜因溶血视野清晰及血膜厚、范围小有利于显微镜下快速观察,薄血膜主要用于虫种鉴别和原虫密度计数。染色后疟原虫核呈红色,胞浆蓝色。除环状体外,其他各期疟原虫均可查见褐色疟色素。现症患者至少检查 100 个厚血膜视野,带虫者应查完整个厚血膜,未发现疟原虫判为阴性。以薄血膜中平均每 100 个红细胞中原虫数或厚血膜平均每 100 个白细胞范围内原虫数,推算每微升血中原虫密度。厚血膜法的敏感性可达 10~20 个(原虫)/μl(血)。在低倍镜下(10×)对厚薄血片进行镜检往往查不到疟原虫,需要 100× 油镜来检测。用于检查薄膜的最佳位置是羽状边缘的区域,其中细胞的重叠很少,红细胞中心苍白。

在检查薄血膜过程中,有时遇见与疟原虫形态类似的物体,应注意区别排除。如单个血小板附于红细胞上,易误认为环状体或成长中的滋养体。成堆的血小板误以为成熟的裂殖体。血小板的形状多样,或呈圆形,卵圆形,有时呈不规则多角形,其长径为红细胞的 1/4~1/3。血小板中央部常呈紫红色颗粒状结构,周边部分着色浅,但不如疟原虫紫红色胞核与浅蓝色胞浆分得清楚。此外,还有染色液沉淀颗粒以及偶有细菌、霉菌、尘粒、白细胞碎片重叠于红细胞上,很像环状体和成长中的滋养体。但这些物质大多呈一种颜色,如微调显微镜焦距,可以看出它们与红细胞不在同一水平面上。厚、薄血膜涂在同一片时,应先检查厚血膜上的疟原虫,如鉴定虫种有困难,可再仔细观察薄血膜,以提高镜检效率(图 15-34,图 15-35)。

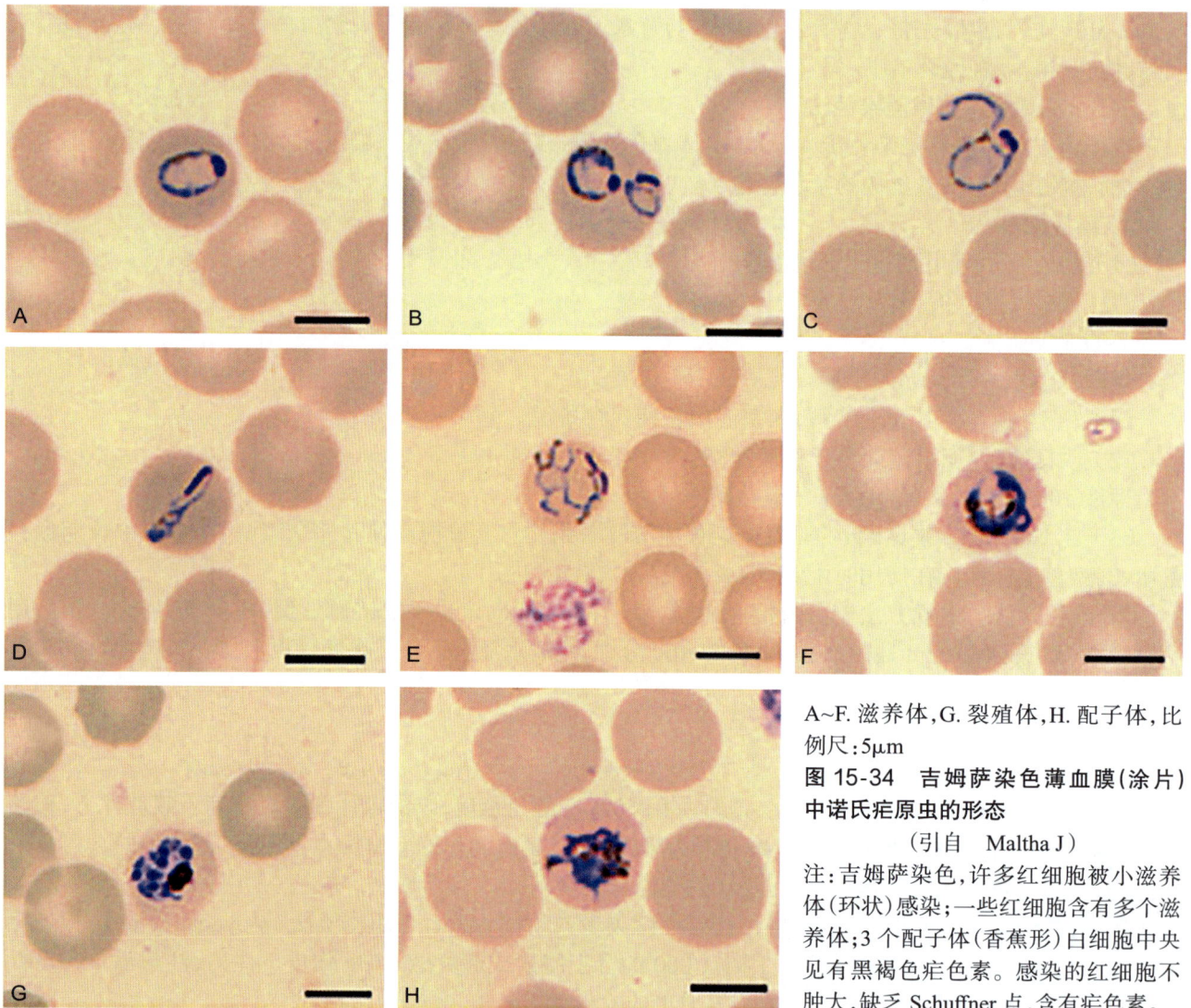

A~F. 滋养体,G. 裂殖体,H. 配子体,比例尺:5μm

图 15-34 吉姆萨染色薄血膜(涂片)中诺氏疟原虫的形态

(引自 Maltha J)

注:吉姆萨染色,许多红细胞被小滋养体(环状)感染;一些红细胞含有多个滋养体;3 个配子体(香蕉形)白细胞中央见有黑褐色疟色素。感染的红细胞不肿大,缺乏 Schuffner 点,含有疟色素。

5. 湿血片染色检查法 多用于疑似疟疾患者。

(1)方法一:先用血红蛋白吸管吸取亚甲蓝盐酸染液 7mm³ 滴于载玻片上,再用一支吸管从患者耳垂各吸取血液 3mm³ 与染液中混合,覆以盖玻片,置于油镜下镜检。镜下所见:正常红细胞大部分被破坏,而被疟原虫寄生的红细胞不被破坏。疟原虫胞浆着蓝色,核不着色,疟色素褐色,红细胞淡黄色,白细胞及淋巴细胞的核蓝色或淡蓝色。血片背景清晰。

亚甲蓝盐酸染液配方:

    0.2N 盐酸   5ml

    1% 亚甲蓝溶液   1.5ml

(2)方法二:用血红蛋白吸管吸取吉姆萨皂素生理盐水染液同方法一制片。镜下所见:正常红细胞全部被破坏,疟原虫寄生的红细胞大部分被破坏,而少数不被破坏的红细胞如仔细观察,可见到较淡的阴影。

疟原虫胞浆着色蓝,核红色,疟色素褐色。

吉姆萨皂素生理盐水染液配方:

1% 白皂素	1 份
生理盐水	1 份
吉姆萨染色原液	2 份

6. 吖啶橙荧光染色法 吖啶橙荧光染色法可用于疟疾诊断、监测及流行病学筛选。主要用于薄血膜原虫检测,厚血膜原虫检出率较低。

(1)血涂片制作:对疑似疟疾的患者自耳垂取血约 3mm³,在载玻片上制成半厚血膜(比厚血膜薄些),晾干后甲醇固定。

(2)染色和观察:在半厚血膜上加染液 1 滴,染5 分钟后加盖玻片置荧光显微镜下镜检。染色标本可用氯化钙净化液褪色和分色。吖啶橙染色过深

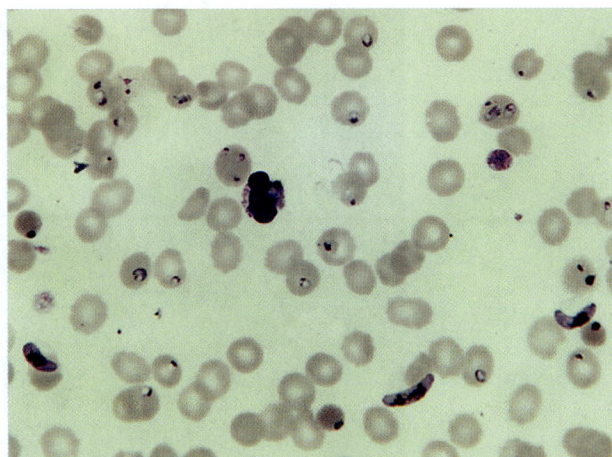

图 15-35 恶性疟疾患者薄血涂片中的疟原虫
(引自 van Hellemond JJ.)

时脱氧核糖核酸(DNA)和核糖核酸(RNA)均呈橙红色荧光,经净化液处理后,DNA 显现黄绿色荧光,而 RNA 仍呈橙红色荧光(图 15-36)。

染好的血涂片晾干后,可保存半至一个月不褪色。检查时,打开荧光光源,使紫色光柱直接照射在显微镜的反光镜上,利用反光镜将最亮的光线调节在视野的中心。在血膜上滴一小滴 pH7.2 磷酸盐缓冲液做表封剂,覆盖玻片,在高倍镜下观察,这样荧光色彩更鲜艳,物象更清楚。需用油浸镜观察时,在盖玻片上滴一小滴 90% 缓冲甘油。

荧光色素染色标本中如有可疑为原虫者,可直接用吉姆萨染液复染,在普通显微镜下复查。若普通染色标本需用荧光显微镜进行复查者,可用甲醇退去染料后,用荧光色素重染,然后观察。

1)荧光素染色母液配方

吖啶橙粉	1g
双蒸水	100ml

注意:过滤后置于棕色瓶中,保存于 4~8℃冰箱中备用。

2)0.01% 吖啶橙染液配方

荧光素染色母液	0.1ml
pH7.2 磷酸盐缓冲液	9.9ml

3)氯化钙净化液配方

CaCl₂	16g
双蒸水	1 000ml

4)90% 缓冲甘油配方

甘油	90ml
pH7.2 磷酸盐缓冲液	10ml

(3)注意事项:半厚血膜要比通常的厚血膜稍薄,厚薄力求均匀,这样可保证满意的染色结果。净化液染色的时间要适中,时间过短,原虫核显不出黄绿色荧光,时间过长,原虫胞浆橙红色荧光会减退。在血片制作、染色和观察过程中,要注意清洁,尽量避免细菌或其他水生物的污染,各种用水最好用蒸馏水或过滤的冷开水,否则血膜上污染的细菌等生物可着染绿或红色荧光,干扰检查。配制的吖啶橙母液要过滤,血片染色后要将表面的色素沉渣漂洗干净。判定疟原虫要具备核和胞浆两个基本条件,并符合疟原虫的形态结构。

7. 离心浓集法 由于疟原虫的寄生使红细胞比重变小,因此离心后被疟原虫寄生的红细胞浓集于正常红细胞的上层,故可用含抗凝剂的塑料管取血,1 500r/min 离心 3 分钟,然后取上层血细胞制成血涂片,固定染色后镜检。

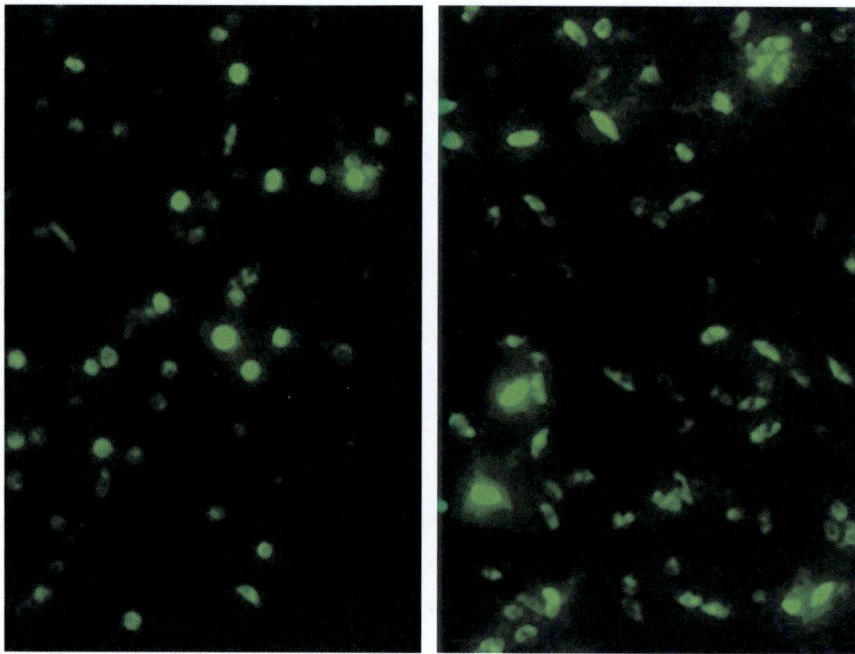

图 15-36　吖啶橙染色显示疟原虫配子体(左)和配子(右)

(引自　Lucantoni)

　　早期的浓集法是由 Bass 及 John 建立的。从患者采集一定量的静脉血,加入抗凝剂(柠檬酸钠、葡萄糖与蒸馏水混合液),然后分装于离心管内,2 500r/min 离心沉淀 5 分钟。用毛细吸管移去上层血浆,留下下面灰色层的白细胞与疟原虫,将此移于长 12cm,直径 0.5cm 的玻璃管内,再加等量的血浆与其混合,再次离心沉淀。用毛细吸管弃去上液,再搅拌,吸入吸管,用火焰封闭一端,刻画出血量柱的高度,将此细管移入离心管,仍以上述方法离心沉淀。此时疟原虫多聚集于沉渣上的白细胞灰色层与红细胞层的上面;在白细胞层底下 1~2cm 刻出一记号。用较细的毛细吸管移去白细胞、红细胞及少量的血浆,将其余沉淀物制成涂片,用瑞氏染液染色观察,此法可将恶性疟原虫的半月型配子体和三日疟原虫的各期查出。

　　90 年代,我国学者用白皂素破坏细胞膜,然后离心沉淀,染色后镜检疟原虫,即所谓浓湿法,具体方法概括为:取洁净有刻度的离心管,加入 2/10 000 白皂素水溶液备用。从患者采集静脉血 10ml 注入加有白皂素的离心管内,两者混匀,2 500r/min 离心沉淀 3~5 分钟,弃去上清液,将管底沉淀物吸移于载玻片上,再用吉姆萨-生理盐水染液染色(沉淀物与吉姆萨皂素生理盐水染液 1∶2 混匀),覆以盖玻片,置于油镜下镜检。镜下可见正常红细胞全部被破坏,疟原虫寄生的红细胞大部分被破坏,而少数不被破坏的红细胞如仔细观察,可见到较淡的阴影。疟原虫胞浆着色蓝,核红色,疟色素褐色。

　　8. 血内疟原虫计数法　此法应用于疟原虫感染的强度以及观察考核疗效。

　　(1)直接计数法及改良计数法:用毛细管自患者取血 10mm^3 于载玻片上,涂成 2cm×1cm 长方形的血片,用蒸馏水(数滴)溶解其中的红细胞,去除血红蛋白后用瑞氏或吉姆萨染液染色。调节目测微尺的正方形,横过血片的中央,将 200 个视野内计数疟原虫的数目乘以 10,即得 1mm^3 血内疟原虫的数目。此法由 Christophere(1924)创立。

　　改良计数法:用血红蛋白吸管吸血 20mm^3,将全部血液滴加在玻片上,准确制成 4cm×1cm 大小的均匀厚血片,按照厚血片染色法染色,将测微计放在显微镜上,测定目镜测微计与镜台测微计的大小比例,然后取下镜台测微计,换以检查血片,选择血片的中央部分,利用测微计测定好 0.01mm^2 的范围内计数原虫,将 200 个视野内所见的原虫总数乘以 10 即得每立方毫米血液内原虫数。

　　(2)间接计数法:在采制薄血片同时进行红细胞计数的检验,从薄血片上同范围查出疟原虫数与红细胞数算出百分比,再乘上患者每立方毫米血液内红细胞总数,间接计算出每立方毫米血液内疟原虫的约数。此法方便易行,用此法同时可将各期疟原虫分类计算出来。在计算疟原虫数,最好用具有线格的目镜。

(二)丝虫微丝蚴检查

丝虫微丝蚴周期性地出现在人体外周血中,经制片、染色、镜检可鉴别丝虫微丝蚴的种类。血中可以检查到的微丝蚴包括班氏吴策线虫、马来布鲁线虫、帝汶布鲁线虫和罗阿线虫等线虫的微丝蚴。

1. 血膜法

(1)采血时间:夜现周期型班氏丝虫病的采血时间必须在夜晚,根据班氏丝虫与马来丝虫的生活史,检出率最高的时间是晚上 10 时至凌晨 2 时。

(2)采血部位及采血量:从耳垂或指间取血,厚血膜法取 3 大滴(约 60μl),滴在干净的载玻片中央,用另一载玻片一角将血液涂成 1.5cm × 2.5cm 长方形或直径 1.5~2.0cm 的圆形厚血膜,边缘整齐,厚薄应均匀。自然晾干,后加水溶血,溶血后的血片,也可直接镜检微丝蚴。

(3)染色方法:主要有瑞氏染色和吉姆萨染色,也可用苏木精或硼砂亚甲蓝染色。吉姆萨染色和苏木精染色法多应用于流行病学调查、鉴别虫种和教学标本制作。德拉菲尔德(Delafield's)苏木精染剂也常用于微丝蚴鞘膜的染色。

(4)结果观察:在低倍镜下对厚、薄血片进行镜检可查见微丝蚴,特别应检查薄血膜涂片的羽毛状的边缘,因为微丝蚴通常在制备涂片时被推到边缘。随后可以使用油镜对血涂片进行原虫筛查。低倍镜下微丝蚴为细长、无色透明、头端钝圆、尾端尖细的呈不同形状弯曲的虫体,其粗细、大小相似。改良硼砂-亚甲蓝染色法染色可见红细胞全部破坏,视野背景极为浅淡,微丝蚴体核为深蓝色,虫体容易发现,亦有利于虫种的鉴别(图 15-37、图 15-38)。

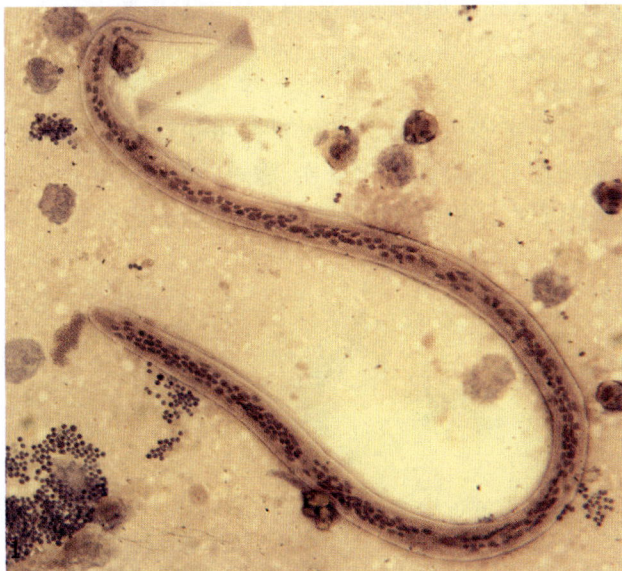

图 15-37 班氏吴策线虫微丝蚴

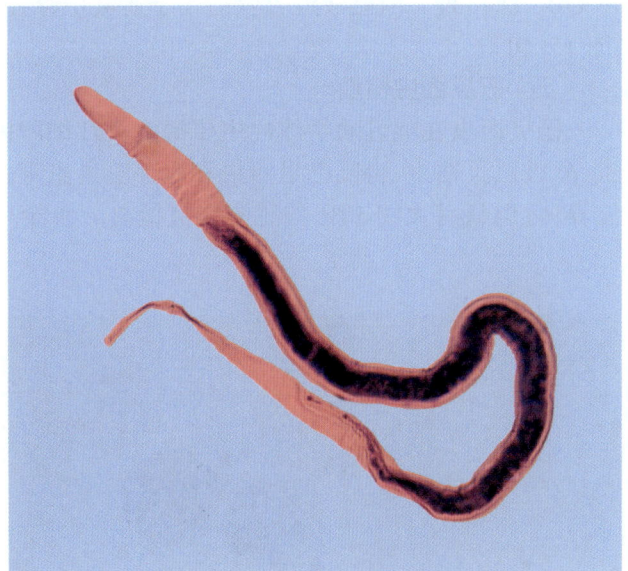

图 15-38 马来布鲁线虫微丝蚴

2. 浓集法

(1)离心浓集法查微丝蚴:当外周血中微丝蚴密度非常低时,用离心的方法浓集微丝蚴,提高检出率。取静脉血 1ml,置于盛有 3.8% 枸橼酸钠 0.1ml 的离心管中,摇匀,加双蒸水 9ml,待红细胞溶解后,以 3 000r/min 离心 2 分钟,弃去上清液,加水再离心,取沉渣镜检。也可在离心管中加蒸馏水半管,加血液 10~12 滴,再加生理盐水混匀,3 000r/min 离心沉淀 3 分钟,取沉渣镜检。

(2)微孔膜过滤法:将直径 25mm、孔径 5μm 的微孔薄膜经蒸馏水漂洗后装入过滤器内,滤膜下垫一张同样大小经生理盐水润湿的滤纸,用注射器取静脉血 1ml,加 5% 枸橼酸钠 0.1ml 抗凝,吸入 10% 聚氧乙烯脂肪醇醚硫酸钠 9ml,混匀后,缓慢注入过滤器,使已溶血的血液通过滤膜,以 10ml 生理盐水洗涤滤膜 3 次,取出薄膜,自然晾干后,置苏木精染液中染色 5 分钟,水洗、晾干、镜检。

（3）Knott 浓集或微孔膜过滤检查微丝蚴:用 2% 福尔马林裂解抗凝血,离心分离沉淀物中的微丝蚴,然后将其制备湿片用于检查,或用吉姆萨或苏木精染色。在膜过滤过程中,将血液裂解并通过 5μm 的膜过滤器,随后用苏木精染色可以显示微丝蚴。

（三）弓形虫检查

弓形虫感染的急性期或播散性感染时可在血中查到滋养体。采集急性期患者的脐带血或静脉血制作血涂片,经吉姆萨或瑞氏或亚甲蓝染色,镜检弓形虫滋养体。此法简便,但阳性率不高,阴性者不能排除,需进一步检查。血涂片经瑞氏染色,低倍镜观察到大量弓形虫滋养体,多呈团块状,主要分布在血膜起始端和血膜边沿,只有少量单个滋养体分散在血涂片中心。滋养体团块大小为（62.4 ± 28.8）μm ×（43.8 ± 23.3）μm,团块中有弓形虫滋养体 10 余个至上百个。滋养体并未在宿主细胞内。滋养体呈长椭圆形或月牙形,大小为（4.24 ± 0.65）μm ×（2.04 ± 0.41）μm,核居中央,呈紫红色,胞浆呈淡紫蓝色（图 15-39）。

（四）锥虫检查

血液标本中可检查到的锥虫包括克氏锥虫、布氏冈比亚锥虫、布氏罗德西亚锥虫、路氏锥虫和蓝氏锥虫等。用新鲜血滴制作血涂片检查,未染色血液湿涂片直接镜检法应用于一过性高原虫血症时可检出锥鞭毛体,但阳性率较低。薄血膜和厚血膜吉姆萨染色检查法仍是锥虫较好的检测技术,每日重复检查可提高检出率。当血中虫数多时,锥鞭毛体以细长型为主,血中虫数因宿主免疫反应而下降时,则以粗短型居多。浓集检查方法的应用可使锥虫检出的敏感性提高数倍。用血液离心沉淀检查锥鞭毛体,留置血液待自然凝固后镜检血清中的锥鞭毛体,或以 0.85% 氯化铵溶解红细胞,离心后镜检沉淀;也可以 QBC 法检查。但血液检查仅适用于血液中存在病原体的急性恰加斯病患者,对于慢性患者并不适用（图 15-40）。

（五）巴贝西虫检查

巴贝西虫在哺乳动物体内主要寄生于红细胞内。血液标本中可检查到的巴贝西虫包括微小巴贝西虫、分歧巴贝西虫、吉氏巴贝西虫和双芽巴贝虫等。感染动物或感染者末梢采血,涂厚、薄血膜片上发现滋养体,但只有大约 50% 的感染能被检出。血涂片经瑞氏或吉氏染色镜检是常用的办法。操作方法见

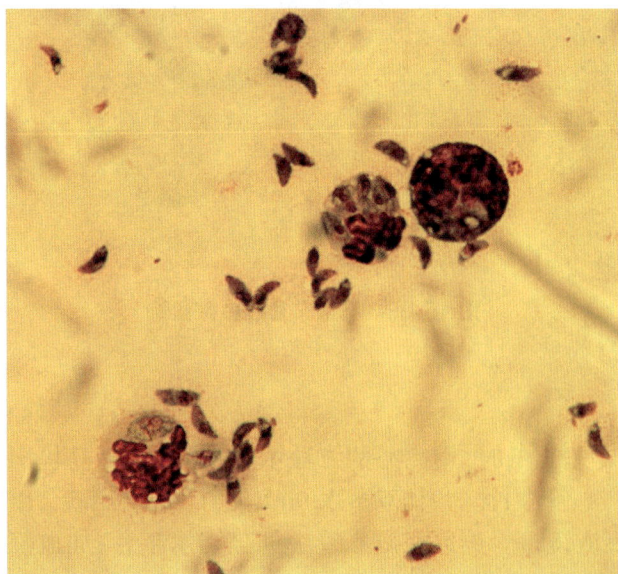

图 15-39 刚地弓形虫假包囊

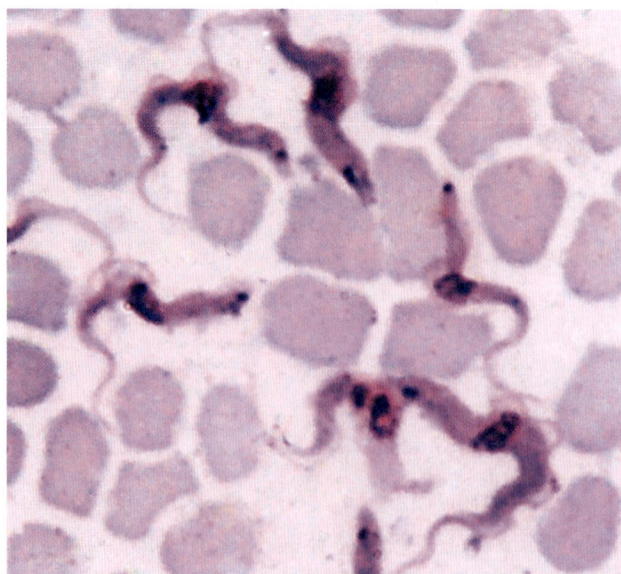

图 15-40 布氏冈比亚锥虫锥鞭毛体

疟原虫。在吉姆萨氏染色的薄血涂片中,微小巴贝西虫通常呈现细小圆形或卵圆形的环,胞浆蓝白色,可见一或两个微小的红点;更成熟者,则呈阿米巴样或梨状;多重感染时,在同一个红细胞内有两种或更多的形态,无色素沉积。在血涂片上,吉氏染色巴贝西虫形态较小,单个或单个环状存在,红细胞的染虫率为2%~6%或更高。来自毛细管网的血液(如耳朵)比来自稍大一点的血管的血液检出效果要好。用密度梯度法分离感染红细胞,可以提高检出率(图15-41)。

五、血液检查注意事项

血液检查是疟疾、丝虫病、弓形体病等寄生虫感染所致疾病临床上重要的检测方法。凡寄生于血液和红细胞内的寄生虫均可在血液中查到,可通过血液检查或骨髓检查来进行确诊。检测结果疑似的虫种必须重视复查,阴性结果不能否定诊断,需多次复查,或用免疫学及基因诊断方法检查。检查前不要吃抗寄生虫药物,以免影响结果。

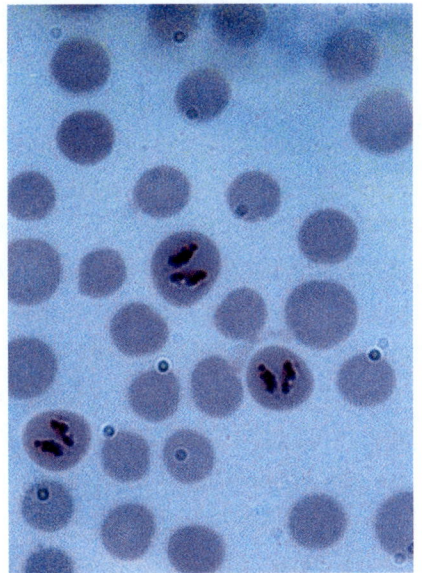

图 15-41　双芽巴贝虫

(王　斯)

第四节　组织病理学检查

作为疾病诊断的金标准,组织病理学检查在寄生虫病诊断过程中发挥着重要的作用。病理学检查可以确定所涉及的寄生虫种类、病理病变区域、可能并发症以及治疗前景。在临床送检标本中,大部分寄生虫病患者的标本根据常规方法甚至肉眼检查即可诊断是否为寄生虫病,而部分组织、内脏寄生虫病患者,往往需要通过病理组织切片观察才能确诊。无论从肉眼检查还是在显微镜下观察,从病变组织中检出寄生虫的某一发育阶段是组织寄生虫病最可靠的诊断依据。例如标本中的溶组织内阿米巴滋养体、棘球蚴中的白色粉皮样膜状物、子囊和头节以及各种虫卵等均可分别依据其各自病原学特点对标本做出明确诊断。

一、常规切片制作

组织切片是用切片机将组织标本切成以微米为单位的薄片,便于在显微镜下分清组织细胞的形态结构。不同的切片制备方法差别较大,组织切片法包括石蜡切片法、冷冻切片法、火棉胶切片法、树脂包埋薄切片法等,目前最常使用的是石蜡切片和冷冻切片。

(一)石蜡切片

组织经石蜡包埋后制成蜡块,用切片机制成切片的过程称为石蜡切片技术,是目前病理制片中最常应用的方法。石蜡切片具有易操作、切片薄、适合连续切片、可长期保存等优点,此部分内容详见"第三十二章第二节　石蜡切片技术"。

(二)冷冻切片

冷冻切片是快速将组织冷冻至一定的硬度,然后低温下切成薄片的过程,目前最常用的是恒温冷冻切片。从取材到制片一般只需要15~20分钟,因此常用于术中快速活体组织病理学检查,此部分内容详见"第三十二章第三节　冷冻切片技术"。

二、免疫组化染色

免疫组织化学(immunohistochemistry,IHC),简称免疫组化,是应用抗原抗体的特异性反应对组织或细胞内抗原进行定性和定位的技术。在寄生虫学研究中,免疫组化染色能够检测宿主组织中是否存在虫体以及对虫体抗原进行定位。由于多种因素的影响,冷冻组织的免疫组化效果较石蜡包埋组织差,因此临床上较少对冷冻组织进行免疫组化染色,故石蜡切片的免疫组化染色成为常规选择。

(一)免疫组化标本的固定

1. 适时的固定 为保持组织的抗原性,应在标本离体后 30 分钟内浸泡至标准固定液中。对于较大的组织或脏器应多切面切开固定,便于固定液快速地渗透到组织中。大多数组织在室温下需要固定 12~24 小时后才能取材,为了适应免疫组化染色的需要,通常固定时间不应超过 24 小时。固定时间过长、过短都会影响免疫组化染色效果,固定时间过长可掩盖组织抗原性,固定时间过短或者固定不充分会导致抗原的丢失,其危害程度远大于固定时间延长的后果。

2. 使用标准的固定液 固定液的选择非常重要,但是到目前为止,还没有一种能满足所有目的的固定液,也没有一种固定液适合所有的组织。临床上最常用的是 10% 中性缓冲福尔马林液(4% 中性缓冲甲醛),其可以较好地保存细胞核的形态结构和组织细胞的抗原性。同时要注意固定液的量,一般情况下要求固定液的体积应为组织体积的 10 倍以上。

(二)免疫组化染色前处理

1. 载玻片的处理 抗原热修复技术已经成为目前免疫组化染色常用的组织抗原暴露方法。为了防止切片在高温高压下脱片,因此需要对用于免疫组化染色的载玻片进行防脱片处理。目前最常用的两种试剂是 3-氨丙基-3-乙氧基硅烷(3-aminopropyl-triethoxy silane,APES)和多聚赖氨酸(poly-L-lysine)。APES 的作用机制是通过对玻片表面进行化学修饰从而增加载玻片对组织的吸附力。多聚赖氨酸则通过其分子结构中的阳离子集团与组织上的阴离子结合产生的吸附粘合作用来防止组织在免疫组化染色过程中的脱落。两者比较,APES 处理的玻片比多聚赖氨酸处理的玻片黏附性更好。

2. 内源性过氧化物酶的抑制 在肝、肾、肌肉等组织中及红细胞内存在的内源性过氧化物酶与显色剂 3,3' 二氨基联苯胺(3,3'-Diaminobenzidine,DAB)结合可造成非特异性染色。为避免或降低内源性过氧化物酶对免疫组化染色的影响,一般使用 0.3%~3% 过氧化氢甲醇液处理 5~20 分钟,浓度高时所需时间短,浓度低时所需时间长。由于过氧化氢能够影响抗原的活性,因此控制好过氧化氢的浓度和处理时间较为重要。

3. 抗原修复 甲醛固定过程中蛋白质发生交联,从而导致大部分抗原结合位点被封闭,目前可以采用酶消化和抗原热修复两种方法进行抗原结合位点的重新暴露。常用的酶消化方法包括 0.05%~0.1% 胰蛋白酶(trypsin)37℃消化 20~30 分钟,0.4% 胃蛋白酶(pepsin)37℃消化 20~60 分钟。然而各种研究表明,抗原热修复的有效性优于酶消化。抗原热修复的方法包括高压法、微波法、水浴法等。目前常用的抗原修复液主要有 0.01mol/L pH 6.0 枸橼酸抗原修复液、0.001mol/L pH 9.0 三羟甲基氨基甲烷(tri-hydroxymethyl aminomethane,Tris)-乙二胺四乙酸(ethylene diamine tetraacetic acid,EDTA)抗原修复液、0.001mol/L pH 8.0 EDTA 抗原修复液等,高压修复一般首选 pH 6.0 枸橼酸抗原修复液,微波法、水浴法常选择 pH 8.0~10.0 的抗原修复液。此外,不同热修复方法,还需要对抗原热修复的温度和时间做出相应的调整,才能获得较满意的实验结果。

(三)免疫组化染色基本流程

1. 试剂配制

(1)0.01mol/L pH 7.2 磷酸盐缓冲液(phosphate-buffered saline,PBS):磷酸二氢钠($NaH_2PO_4 \cdot 2H_2O$)9g,磷酸氢二钠($Na_2HPO_4 \cdot 12H_2O$)64.54g,氯化钠(NaCl)160g,蒸馏水 2 000ml。混合溶解后用盐酸(HCl)或氢氧化钠(NaOH)将 pH 调至 7.2。

(2)0.5mol/L pH 7.6 Tris-HCl 缓冲液(储存液):Tris 60.57g,1mol/L HCl 约 420ml,蒸馏水 1 000ml。先以少量蒸馏水溶解 Tris,加入 HCl 后,用 HCl 或 NaOH 将 pH 调至 7.6,最后用蒸馏水加至 1 000ml,4℃冰箱保存。

(3)0.05mol/L Tris-HCl 缓冲液(工作液):取 0.5mol/L Tris-HCl 缓冲液 10ml 与 90ml 0.9%NaCl 混合。

(4)0.3% 过氧化氢甲醇液:30% 过氧化氢(H_2O_2)1ml,甲醇 99ml,混合而成。

(5)抗原修复液:0.01mol/L pH 6.0 枸橼酸抗原修复液:A 液:$C_6H_8O_7 \cdot H_2O$ 2.1g,蒸馏水 100ml,混合

而成。B 液:C₆H₅O₇Na₃·2H₂O 14.7g,蒸馏水 500ml,混合而成。取 A 液 9ml,B 液 41ml,加于 450ml 蒸馏水中。0.001mol/L pH 8.0 EDTA 抗原修复液:EDTA·2H₂O 3.72g,蒸馏水 1 000ml。将 3.72g EDTA·2H₂O 加于 700ml 蒸馏水中,用 10mol/L NaOH 调至 pH 8.0 溶解,然后加蒸馏水至 1 000ml。0.001mol/L pH 9.0 Tris-EDTA 抗原修复液:EDTA·2H₂O 0.29g,Tris 6.05g,蒸馏水 1 000ml。将 0.29g EDTA·2H₂O、6.05g Tris 加于 1 000ml 蒸馏水溶解,再用 NaOH 或 HCl 调至 pH 9.0。

（6）蛋白酶:0.1%胰蛋白酶:在 100ml pH 7.8 的无水氯化钙溶液中加入 0.1g 胰蛋白酶。0.4% 胃蛋白酶:在 100ml 0.1mol/L 盐酸中加入 0.4g 胃蛋白酶。

（7）DAB 显色液:DAB 6mg,0.05mol/L pH 7.6 Tris-HCl 缓冲液 10ml,0.3% H₂O₂ 0.1ml。先用 Tris-HCl 缓冲液溶解 DAB,完全溶解后过滤,显色前加 H₂O₂。

因 DAB 有致癌作用,操作时应采取必要的防护措施。

2. 染色步骤

（1）三步法:石蜡切片脱蜡至蒸馏水;PBS 洗 3 次,每次 5 分钟;0.3% 过氧化氢甲醇液室温孵育 20 分钟;PBS 洗 3 次,每次 5 分钟;根据需要进行必要的抗原修复(酶消化、抗原热修复、不修复);PBS 洗 3 次,每次 5 分钟;封闭内源性生物素 15 分钟(30% 蛋清水溶液或者商品化专用封闭试剂);PBS 洗 3 次,每次 5 分钟;使用二抗同种动物血清或专用试剂封闭;弃去封闭液,滴加适当稀释的一抗,4℃冰箱过夜或 37℃温箱孵育 1~2 小时;PBS 洗 3 次,每次 5 分钟;滴加生物素化二抗,室温 1 小时或 37℃温箱 30 分钟;PBS 洗 3 次,每次 5 分钟;滴加三抗酶复合物,室温 1 小时或 37℃温箱 30 分钟;PBS 洗 3 次,每次 5 分钟;用新鲜配制的 DAB 液显色 5~10 分钟,镜下观察控制反应时间;自来水充分水洗,蒸馏水洗 5~10 秒,终止显色;用淡苏木精液复染细胞核,20~60 秒;自来水洗 5~10 分钟;无水乙醇脱水、二甲苯透明、中性树胶封固。

（2）两步法:石蜡切片脱蜡至水;PBS 洗 3 次,每次 5 分钟;0.3% 过氧化氢甲醇液室温孵育 20 分钟;PBS 洗 3 次,每次 5 分钟;根据需要进行必要的抗原修复(酶消化、抗原热修复、不修复);PBS 洗 3 次,每次 5 分钟;滴加适当稀释的一抗,4℃冰箱过夜或 37℃温箱孵育 1~2 小时;PBS 洗 3 次,每次 5 分钟;滴加二抗酶复合物,室温 1 小时或 37℃温箱 30 分钟;PBS 洗 3 次,每次 5 分钟;用新鲜配制的 DAB 液显色 5~10 分钟,镜下观察控制反应时间;自来水充分水洗,蒸馏水洗 5~10 秒,终止显色;用淡苏木精液复染细胞核,20~60 秒;自来水洗 5~10 分钟;无水乙醇脱水、二甲苯透明、中性树胶封固。

3. 染色结果　阳性反应部位呈淡黄色、棕黄色或棕褐色,细胞核呈淡蓝色。

4. 应用　免疫组化可用于检测寄生虫虫体的存在及虫体抗原的定位,如运用免疫组化染色将抗弓形虫 P30 单克隆抗体作为一抗,可以清楚地显示弓形虫所在的部位、形态和数量;将抗利什曼原虫的单克隆抗体 p19-11 作为一抗,可以识别不同种类的利什曼原虫并区分与之形态相似的病原体。此外,免疫组化染色可以用于阿米巴、疟原虫、血吸虫、肺吸虫、棘球蚴、丝虫、旋毛虫等寄生虫的定位;还可以用于鉴别蓝氏贾第鞭毛虫、克式锥虫、隐孢子虫属和巴贝虫属等。

（四）免疫组化染色注意事项

1. 免疫组化过程中使用的试剂要充分覆盖组织,为避免发生边缘效应,应超出组织边缘 2mm。

2. 正式实验开始前应进行预实验,摸索抗体的最佳浓度、抗体孵育时间、苏木精(hematoxylin)复染时间等,并且抗体在保存过程中应避免反复冻融从而降低抗体效价。

3. 整个过程中不能使切片干燥,否则易产生非特异性染色。

4. 抑制内源性过氧化物酶时也可使用 0.3%~3% 过氧化氢水溶液,其作用与 0.3%~3% 过氧化氢甲醇液相似,但是前者更容易使组织脱片,因此尽可能选择 0.3%~3% 过氧化氢甲醇液。

5. 免疫组化复染时核染色不要过深,复染细胞核的染色液应保持新鲜并定时更换。

6. DAB 有致癌作用,配制时应戴一次性口罩、护目镜、帽子和手套,避免直接接触人体或吸入体内。接触 DAB 的实验用品须经清洗液或消毒剂浸泡 24 小时后才能使用。

三、特殊染色

特殊染色可以显示特定的组织结构或其他的特殊成分,是常规染色的必要补充,在病理诊断中起辅助作用。特殊染色在寄生虫学研究中被经常使用,其简单、快捷、特异等优点使其无法被取代,特殊染色种类较多,最常应用于寄生虫学研究的特殊染色有下列几种。

(一)过碘酸希夫染色(periodic acid-Schiff staining,PAS)

1. 试剂配制

(1)0.5% 高碘酸液:高碘酸 0.5g,蒸馏水 100ml。溶解后用小口磨砂瓶盛装,置于 4℃冰箱保存。

(2)无色品红液(Schiff 试剂):碱性品红(basic fuchsin)1g,1mol/L 盐酸 20ml,偏重亚硫酸钠 1g,蒸馏水 200ml,活性炭 2g。将 1g 碱性品红溶于 80℃的 200ml 蒸馏水后,再加热煮沸片刻,并充分搅拌 5 分钟使碱性品红完全溶解;冷至 50℃时过滤,并加入 20ml 1mol/L 盐酸。冷却至 25℃左右时加入偏重亚硫酸钠,立刻用胶塞塞紧瓶口,并轻轻摇动使其溶解。将溶液存放在暗处或冰箱内 12~24 小时后,此时应呈淡草黄色或淡红色,再加入活性炭,振荡溶液 1~2 分钟,静置 1~2 小时后过滤。此时溶液应为无色、清澈透明状态。用棕色瓶贮存在冰箱内备用。

(3)0.5% 偏重亚硫酸钠液:偏重亚硫酸钠 0.5g,蒸馏水 100ml。溶解后用小口磨砂瓶盛装,置于 4℃冰箱保存。

2. 染色步骤 石蜡切片脱蜡至水;0.5% 高碘酸液氧化 10 分钟;蒸馏水充分洗涤;Schiff 试剂于暗处染色 10~30 分钟;0.5% 偏重亚硫酸钠液冲洗 3 次,每次 2 分钟;流动自来水洗 5~10 分钟;苏木精复染核,过染时盐酸乙醇稍分化,流水冲洗;乙醇脱水、二甲苯透明、中性树胶封固。

3. 染色结果 PAS 染色阳性物质呈红色至紫红色,细胞核呈蓝色。

4. 应用 PAS 染色可以将糖原、中性黏液和基底膜染成红色,当寄生虫虫体内部或周围存在这些物质时即可着色。例如由于阿米巴细胞浆内含丰富的糖原,故 PAS 染色后阿米巴滋养体和包囊均呈紫红色;华支睾吸虫寄生导致胆管上皮细胞常发生杯状细胞化生而分泌大量黏液,PAS 染色呈阳性;PAS 染色后,包虫囊肿的角皮层、生发层与角皮层之间的基底膜、育囊及原头蚴的外表面均呈红色。此外,弓形虫、多房棘球绦虫、微孢子虫等也可出现 PAS 染色阳性。

5. 注意事项

(1)注意用高碘酸氧化组织切片的温度和时间,环境温度不应超过 20℃,氧化时间控制在 10 分钟以内。

(2)配制 Schiff 试剂时,待蒸馏水温度降至 80℃左右时(停止加热 1 分钟后)加入碱性品红,否则煮沸的碱性品红液易喷溅。

(3)Schiff 试剂染色时间差异较大,环境温度较高时(夏季)染色 10 分钟,较低时(冬季)染色 20 分钟左右。

(4)高碘酸液、Schiff 试剂和偏重亚硫酸钠液均应置于 4℃冰箱保存,使用前 30 分钟~1 小时从冰箱取出,温度恢复至室温后开始使用。

(5)较理想的 Schiff 试剂应为无色清亮液体,溶液若变为淡红色表明试剂失效。

(6)在配制时,所有玻璃器皿要求十分清洁,一般要用清洗液浸泡过。

(二)吉姆萨染色(Giemsa staining)

1. 试剂配制

(1)吉姆萨染色原液:吉姆萨粉末 1g,甘油 50ml,甲醇 50ml。在 1g 吉姆萨粉末中加入 50ml 甘油,置于 55~60℃水浴锅中 2 小时,不时摇晃使其完全溶解,然后加入 50ml 甲醇混匀后于棕色瓶内室温保存,配后数天即可使用,可长期保存。

(2)磷酸盐缓冲液(PBS,pH=7.0):磷酸二氢钠(NaH$_2$PO$_4$·2H$_2$O)9g,磷酸氢二钠(Na$_2$HPO$_4$·12H$_2$O)64.54g,氯化钠(NaCl)160g,蒸馏水 2 000ml。混合溶解后用盐酸(HCl)或氢氧化钠(NaOH)将 pH 值调至 7.0。

(3)吉姆萨染色工作液:以吉姆萨原液:磷酸盐缓冲液 =1:19 的比例稀释成吉姆萨工作液。

(4)0.15% 乙酸水溶液:乙酸 0.15ml,蒸馏水 100ml,混合而成。

2. 染色步骤 石蜡切片脱蜡至水;PBS 洗 3 次,每次 3 分钟;吉姆萨工作液室温染色 10~24 小时;水洗 3 分钟;0.15% 乙酸水溶液分化 1~2 秒;充分水洗;无水乙醇脱水、二甲苯透明、中性树胶封固。

3. 染色结果　原虫类寄生虫细胞核呈红色,细胞浆呈蓝色;吉姆萨染色后肌肉旋毛虫幼虫囊包呈蓝色,周围非感染肌细胞呈红色;微丝蚴体核呈蓝色至紫红色,鞘膜弱着色或不着色。

4. 应用

（1）用于疟原虫、弓形虫、利什曼原虫等原虫的定位,如吉姆萨染色后,疟原虫胞浆被染成蓝色,胞核染为红色至紫红色,疟色素不着色;弓形虫滋养体胞浆呈蓝色,胞核呈紫红色;利什曼原虫的无鞭毛体核呈淡紫色至紫红色,动基体呈暗紫或深蓝色,其他寄生虫如巴贝虫属、锥虫、蓝氏贾第鞭毛虫等,其胞核和胞浆的染色特征与疟原虫相似。

（2）吉姆萨染色可用于肌肉旋毛虫幼虫的检测,染色后幼虫囊包呈蓝色,周围非感染肌细胞呈红色。

（3）可用于微丝蚴的定位,吉姆萨染色后,微丝蚴的鞘膜弱着色或不着色,体核呈蓝色至紫红色。

5. 注意事项

（1）每个批次的吉姆萨染色液都要摸索最佳染色时间。若时间有限,可采用相同条件 37℃染色 30 分钟。

（2）当染液稀释倍数增加时,染色时间相应延长。

（3）吉姆萨染色工作液在使用前新鲜配制,太多切片染色时,应及时更换染色液。

（4）吉姆萨染色原液保存过程中注意防潮,防止氧化,延长使用时间。

（三）瑞氏染色（Wright's staining）

1. 试剂配制

（1）瑞氏染色液:瑞氏染色剂 0.9g,甲醇 500ml。在研钵中加入 0.9g 瑞氏染色粉剂和 10~15ml 甲醇进行研磨,在研磨过程中逐渐加入甲醇。当染色剂在甲醇中溶解后,将溶液倒出,在研钵中加入更多的甲醇,重复此过程直至 500ml 甲醇全部用完,摇匀后密封室温避光保存,1 周后可以使用,放置 1 个月后使用最佳。

（2）磷酸盐缓冲液（pH=7.0）:参见“吉姆萨染色-试剂配制-磷酸盐缓冲液”。

（3）Wright 磷酸缓冲稀释液:瑞氏染色液 10ml,磷酸盐缓冲液 20ml,混合而成。

2. 染色步骤　石蜡切片脱蜡至水;瑞氏染色液染色 1~3 分钟;滴加 Wright 磷酸缓冲稀释液静置 4~10 分钟,然后蒸馏水从一侧充分冲洗;无水乙醇脱水、二甲苯透明、中性树胶封固。

3. 染色结果　原虫类寄生虫细胞核呈红色,细胞浆呈蓝色;瑞氏染色后肌肉旋毛虫幼虫囊包呈蓝色,周围非感染肌细胞呈红色;微丝蚴体核呈淡蓝色或深蓝色,鞘膜弱着色或不着色。

4. 应用

（1）用于疟原虫、弓形虫、利什曼原虫等原虫的定位,如瑞氏染色后,疟原虫胞浆被染成蓝色,胞核染为红色至紫红色,疟色素不着色;弓形虫滋养体胞浆呈蓝色,胞核呈紫红色;利什曼原虫的无鞭毛体核呈淡紫色至紫红色,动基体呈暗紫或深蓝色,其他寄生虫如巴贝虫属、锥虫、蓝氏贾第鞭毛虫等,其胞核和胞浆的染色特征与疟原虫相似。

（2）瑞氏染色可用于肌肉旋毛虫幼虫的检测,染色后幼虫囊包呈蓝色,周围非感染肌细胞呈红色。

（3）可用于微丝蚴的定位,瑞氏染色后,微丝蚴的鞘膜弱着色或不着色,体核呈淡蓝色或深蓝色。

5. 注意事项

（1）每个批次的瑞氏染色液都要摸索最佳染色时间,如果染色过深或过浅,应调整染色时间或者调整 Wright 磷酸缓冲稀释液中染液与缓冲液的比例。

（2）当染色过深时可以用乙醇适当脱色。

（3）染色后蒸馏水洗涤前不要直接倒掉染色液,否则切片上易残留沉淀物,可以直接用蒸馏水冲洗掉染色液。

（4）pH 对染色有一定的影响,载玻片应清洁,无酸碱污染,以免影响染色结果。

（四）Masson 三色染色（Masson's trichrome staining）

1. 试剂配制

（1）Weigert 铁苏木精液:A 液:苏木精 1g,无水乙醇 100ml,混合而成。B 液:30% 三氯化铁液 4ml,蒸馏水 95ml,纯盐酸 1ml,混合而成。A 液配制后数天即可使用,B 液配制后立即可用。临用前将 A、B 液等量混合,过滤后使用。

（2）丽春红酸性品红液:丽春红 0.7g,酸性品红 0.3g,冰醋酸 1ml,蒸馏水 99ml,混合而成。

（3）1% 磷钼酸水溶液:磷钼酸 1g,蒸馏水 100ml,混合而成。

（4）1% 亮绿液:亮绿 1g,冰醋酸 1ml,蒸馏水 99ml,混合而成。

（5）1% 盐酸乙醇:75% 乙醇 99ml,纯盐酸 1ml,混合而成。

（6）1% 冰醋酸水溶液:冰醋酸 1ml,蒸馏水 99ml,混合而成。

2. 染色步骤　石蜡切片脱蜡至水;Weigert 铁苏木精染色 5~10 分钟;流水冲洗 5~10 分钟;1% 盐酸乙醇分化数秒;流水冲洗 5~10 分钟;丽春红酸性品红液 5~10 分钟;蒸馏水稍洗;1% 磷钼酸水溶液处理约 5 分钟;直接 1% 亮绿液复染 5 分钟;1% 冰醋酸水溶液处理 2 分钟;95% 乙醇脱水 3 次;无水乙醇脱水、二甲苯透明、中性树胶封固。

3. 染色结果　原虫滋养体的胞浆被染成绿色,核仁染成红色,包囊被染成红色;胶原纤维、黏液、软骨呈绿色,胞浆、肌肉、纤维素、神经胶质呈红色,胞核呈黑蓝色。

4. 应用

（1）可用于原虫的定位,如阿米巴、蓝氏贾第鞭毛虫、结肠小袋纤毛虫、微孢子虫等的定位,原虫滋养体的胞浆被染成绿色,核仁染成红色,包囊被染成红色。

（2）可用于评价虫体或虫卵结节纤维化程度,便于寻找虫体或虫卵,如在肝血吸虫虫卵肉芽肿中,Masson 染色后死亡虫卵周围的胶原纤维被染成绿色,肝细胞胞浆呈红色,胞核呈灰黑色;在纤维化的旋毛虫囊包中,其周围的纤维化区域被染成绿色,周围肌肉组织呈红色。

5. 注意事项

（1）为防止氧化沉淀,Weigert 铁苏木精液 A、B 液应于临用前等量混合,而不要预先混合。A 液需配制后数天才可用,不宜配制过多,保存时间过长将影响染色效果,平时应密封保存。

（2）用 1% 磷钼酸处理切片时,应在镜下观察控制染色时间。

（3）冰醋酸水溶液既能用于分色又能防止染色剂洗脱,浓度范围为 0.2%~1%。

（4）若用 2% 醋酸苯胺蓝液（苯胺蓝 2g,冰醋酸 2ml,蒸馏水 98ml）代替 1% 亮绿液,阿米巴滋养体的胞浆呈浅蓝色,核浆为蓝色。

（五）苦味酸-酸性品红染色（Van Gieson staining,VG staining）

1. 试剂配制

（1）Weigert 铁苏木精液:参见本章 "Masson 三色染色-试剂配制-Weigert 铁苏木精液"。

（2）Van Gieson 液:A 液:1% 酸性品红水溶液。B 液:苦味酸饱和水溶液（饱和度约 1.22%）。临用前取 A 液:B 液体积比为 1∶9 混合,过滤后使用。

（3）1% 盐酸乙醇:参见本章 "Masson 三色染色-试剂配制-1% 盐酸乙醇"。

2. 染色步骤　石蜡切片脱蜡至水;用 Weigert 铁苏木精液染 5~10 分钟;充分水洗;1% 盐酸乙醇迅速分化;流水冲洗 5~10 分钟;用 Van Gieson 液染 1~2 分钟;弃去染液,直接用 95% 乙醇分化和脱水;无水乙醇脱水、二甲苯透明、中性树胶封固。

3. 染色结果　胶原纤维呈红色,肌纤维、细胞浆和红细胞呈黄色,细胞核呈黑色或棕蓝色。

4. 应用　可用于评价虫体或虫卵结节纤维化程度,便于寻找虫体或虫卵,如在 Van Gieson 染色的肝血吸虫虫卵肉芽肿中,胶原纤维呈鲜红色,肝细胞胞浆呈暗黄色,胞核灰黑色;在纤维化的旋毛虫囊包中,其周围的纤维化区域被染成红色,周围肌肉组织呈黄色。

5. 注意事项

（1）Van Gieson 液分 A、B 液,临用前再混合,混合后应马上使用,否则染色效果下降,因为酸性品红不易着色。

（2）由于酸性品红容易被水洗掉,苦味酸的黄色则易被 95% 乙醇洗脱,故 Van Gieson 液染色后经水和乙醇时动作要迅速。

（3）Van Gieson 液染色时,可不水洗直接进入无水乙醇分化,使染色鲜明艳丽。

（4）Weigert 铁苏木精液对着色的细胞核不容易脱色，如果着色不深，则不必进行分化。

（5）由于酸性品红退色较快，染色结果一般仅能保存 3~6 个月。

（六）Ziehl-Neelsen 染色（Ziehl-Neelsen staining）

1. 试剂配制

（1）Ziehl-Neelsen 酚品红液：碱性品红 2.5g，无水乙醇 10ml，苯酚 12.5ml（略加热使其溶解）；蒸馏水 250ml，充分混匀后，过滤置于棕色瓶内保存。

（2）1% 盐酸乙醇：参见本章"Masson 三色染色-试剂配制-1% 盐酸乙醇"。

（3）甲基蓝储存液：甲基蓝 0.7g，蒸馏水 50ml，混合而成。

（4）甲基蓝工作液：甲基蓝储存液 5ml，蒸馏水 45ml，混合而成。

2. 染色步骤
石蜡切片脱蜡至蒸馏水；将切片放入 Ziehl-Neelsen 酚品红液中于 60℃烤箱染色 1 小时；流水洗去多余的染液；1% 盐酸乙醇分化，冲洗退色至淡红色止，流水充分冲洗 5 分钟；蒸馏水冲洗；甲基蓝工作液染 30 秒；流水冲洗；梯度乙醇脱水、二甲苯透明、中性树胶封固。

3. 染色结果
隐孢子虫、环孢子虫和等孢球虫的卵囊染成粉红、红色或深紫红色，背景染成蓝色；曼氏血吸虫卵壳呈红色；细粒棘球绦虫和多房棘球绦虫的小沟 Ziehl-Neelsen 染色呈阳性，表现为粉红色、半透明、镰刀形、具有折光性，背景呈蓝色。

4. 应用

（1）Ziehl-Neelsen 染色是抗酸染色最常用的方法之一，在寄生虫病学的研究中，可用于隐孢子虫、环孢子虫和等孢球虫等的定位。

（2）Ziehl-Neelsen 染色有助于检测和鉴定血吸虫卵，在组织切片中，曼氏血吸虫卵壳呈阳性，埃及血吸虫卵壳呈阴性。

（3）Ziehl-Neelsen 染色可用于细粒棘球绦虫和多房棘球绦虫与其他绦虫的鉴别，也有助于细粒棘球绦虫和多房棘球绦虫的定位。

5. 注意事项

（1）染色时，应使用阳性切片作对照。

（2）染色时也可采用微波加热法：将 Ziehl-Neelsen 酚品红液放入微波炉中，80W 加热 45 秒，然后将切片置于热染液中 5 分钟。

（3）1% 盐酸乙醇分化要适度，切片经水洗后应为淡红色。

（4）甲基蓝复染时间不应过长，迅速乙醇脱水。

四、寄生虫病典型组织病理学特征

寄生于人体组织中并能致病的寄生虫主要是原虫、蠕虫及少数的节肢动物。原虫为单细胞真核动物，体积非常小，仅能在显微镜下才能看见。常见的致病原虫有溶组织内阿米巴、弓形虫、疟原虫、利什曼原虫等。蠕虫体积较大，肉眼可见，按其生活发育过程分为虫卵、幼虫及成虫。各种蠕虫致病作用各不相同，有的是虫卵致病，有的是幼虫致病，有的是成虫致病。寄生于人体内或体表可以引起病变的节肢动物，有蝇幼虫、疥螨、蠕形螨等。现就病理检查中可能会遇到的寄生虫病的病理学特征作一简要介绍。

（一）病变组织中可能检见的寄生虫

临床送检的各种寄生虫病活检组织和手术切除标本中，原虫感染性病变可能在组织中查见原虫滋养体，蠕虫和节肢动物感染性病变可能检获相关虫体的不同发育阶段或虫卵。组织切片中所常见原虫主要有溶组织内阿米巴、弓形虫、疟原虫、利什曼原虫等，所见到的蠕虫虫体主要有蛔虫、蛲虫、鞭虫、丝虫、旋毛虫、血吸虫、肺吸虫、猪囊尾蚴、棘球蚴、曼氏裂头蚴、华支睾吸虫等，有时还可以见到蛔虫卵、蛲虫卵、鞭虫卵、日本血吸虫卵、肺吸虫卵等。由于切片时不同切面蠕虫常呈不同形态，应根据各种虫体的特征仔细鉴别。组织切片中见到节肢动物的主要有蝇幼虫、疥螨、蠕形螨等。各种寄生虫病的病变多种多样，但均具有寄生虫病典型的组织病理学特征。

（二）寄生虫病共同的病理学特征

寄生在人体的各种寄生虫，其寄生部位、致病作用及对人体所造成的损害虽各不相同，但是所引起的病理变化存在一些共同特征。

1. **大量嗜酸性粒细胞浸润** 人体组织中的各种寄生虫的虫体或虫卵往往会导致大量嗜酸性粒细胞的浸润，这是大多数寄生虫感染的重要表现之一。有些寄生虫周围除有大量嗜酸性粒细胞聚集外，同时引起组织坏死、液化，形成嗜酸性脓肿（eosinophilic abscess）。嗜酸性粒细胞通常被认为是人体抵御寄生虫感染的效应细胞，尤其是由蠕虫引起的寄生虫感染，随着相关研究的深入，越来越多的文献报道了嗜酸性粒细胞对宿主或蠕虫发挥的保护作用，强调了其在寄生虫感染中的双重作用。某些真菌感染（曲霉菌、新型隐球菌等）、病毒感染（人类免疫缺陷病毒、呼吸道合胞病毒等）、血液系统疾病和肿瘤性疾病也可出现嗜酸性粒细胞增多，因此在临床上应注意对其进行鉴别诊断。

2. **肉芽肿形成** 寄生虫进入人体后成为一种异物，具有强大吞噬功能的巨噬细胞聚集将寄生虫包围，并逐渐衍变为多核巨细胞及上皮样细胞，中央为虫体及坏死细胞，周围常伴有淋巴细胞、嗜酸性粒细胞、树突细胞和成纤维细胞的浸润，共同构成肉芽肿结节。肉芽肿的形成是一种关键的宿主免疫反应，可以限制寄生虫的入侵并减少宿主损伤。引起寄生虫性肉芽肿形成的物质可以是原虫、蠕虫、节肢动物，如疟原虫、弓形虫、利什曼原虫、丝虫、血吸虫、旋毛虫等。有些寄生虫的幼虫进入人体，引起幼虫移行症，在一些幼虫周围可形成嗜酸性肉芽肿（eosinophilic granulomatosis）。在急性感染期，虫卵发育成熟前，变性卵周围有时可形成异物肉芽肿，虫卵成熟后周围可形成免疫性肉芽肿反应。

3. **纤维组织增生** 纤维组织增生是机体对寄生虫破坏组织的一种修复性反应。寄生虫的虫体和虫卵都可引起纤维组织增生，并且有的非常显著，对机体造成严重的不良影响，如血吸虫虫卵沉积在人体的肝脏时，虫卵抗原吸引巨噬细胞、嗜酸性粒细胞及成纤维细胞等汇集到虫卵周围，形成虫卵肉芽肿。随后虫卵肉芽肿逐渐纤维化，最终可导致血吸虫病性肝硬化。

4. **破坏或压迫组织** 寄生于人体内的各种寄生虫，对组织的破坏作用各不相同。有的虫体在体内穿行游走，直接破坏周围正常组织，形成不规则坏死腔穴和窦道，如胸肺型肺吸虫病或皮下型肺吸虫病等；有的为机械性压迫，如脑囊尾蚴病、肝棘球蚴病等；有的为化学物质的破坏，如丝虫周围组织常有明显的坏死，这可能与虫体所产生的化学物质或变态反应有关。

5. **病变组织中可能检见虫体或虫卵** 在临床送检的寄生虫病的标本中，由于病变的不同时期、取材局限、不同切面或其他原因等，显微镜下不是都能检见虫体或虫卵。一旦病变组织发现虫体或虫卵，则具有诊断意义。

（三）各种寄生虫病的组织病理学特征

1. **原虫感染典型的病理特征**

（1）阿米巴病（amebiasis）：主要是由溶组织内阿米巴感染人体所导致的疾病，可以累及许多组织和脏器。根据其致病特点，分为肠阿米巴病和肠外阿米巴病。

1）肠阿米巴病：肠阿米巴病多发生于盲肠和升结肠，也易累及乙状结肠及直肠，偶及回肠。可在肠黏膜面引起结肠炎及溃疡，溃疡可以很少或很多，可以分散或融合。典型的组织病理学改变是形成口小底大的"烧瓶样"溃疡（图15-42），其底部较口部宽，溃疡边缘不整齐，其下方呈潜行性，多由阿米巴滋养体侵入黏膜并在黏膜下层侧向扩张形成，溃疡间的黏膜正常或稍有充血水肿，这种典型的溃疡具有诊断价值。一般情况下病变较轻，溃疡仅局限于黏膜层和黏膜下层；当病变严重时，多个溃疡的底部相互融合形成隧道，其表面黏膜大片液化性坏死脱落，形成边缘下潜行的巨大溃疡，可深达肌层或浆膜层，严重者可穿孔引起局限性腹膜炎。镜下表现为黏膜层、黏膜下层甚至肌层、浆膜层的液化性坏死，并伴有少量淋巴细胞和浆细胞的浸润，中性粒细胞较少见，在溃疡边缘与正常组织交界处可见阿米巴滋养体（图15-43）。

组织切片中阿米巴滋养体多为圆形或卵圆形，直径20~40μm，体积通常较正常组织细胞大，核小隐约可见，呈圆形且偏位，胞浆较丰富，轻度嗜酸性，呈空泡状，有的滋养体具有明显的核膜和位于中心的核仁。HE染色呈浅紫红色，胞浆内含糖原空泡或吞噬的红细胞、淋巴细胞和组织碎片。在滋养体周围，常有一空隙包绕，目前认为是阿米巴释放的溶组织酶溶解周围组织所致，具有诊断意义。偶尔在病变组织中可

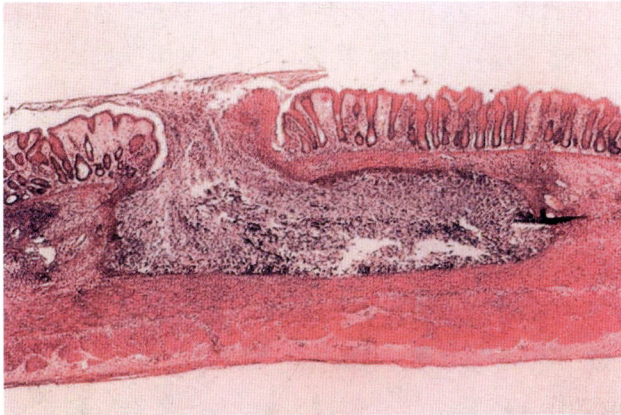

图 15-42 肠阿米巴病,形成口小底大的"烧瓶样"溃疡,
HE 染色

(引自 郭瑞珍)

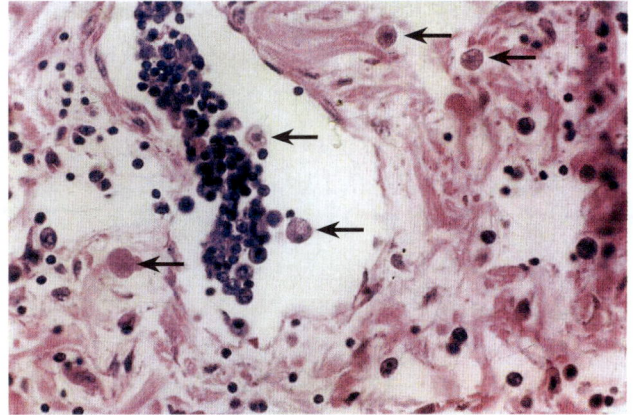

图 15-43 肠阿米巴病,溃疡边缘与正常组织交界处及小静
脉腔内见阿米巴滋养体,HE 染色

(引自 郭瑞珍)

检见包囊,呈圆形,含 1~4 个核;PAS 染色、Masson 三色染色等常用于阿米巴滋养体和包囊的定位。由于
细胞浆中存在糖原,故 PAS 染色呈强阳性,表现为阿米巴滋养体和包囊呈紫红色,十分醒目,背景呈蓝色;
Masson 三色染色,阿米巴滋养体的胞浆呈浅绿色,核浆为绿色,核仁红色,核周可见空晕。在滋养体分布
区域还可观察到直径 14~19μm 的圆形包囊,包囊的外囊呈星状皱缩而略成多边状,Masson 三色染色包囊
的内部染成深红色。

2)肠外阿米巴病:最常见的是阿米巴肝脓肿(amebic liver abscess,ALA),多由肠阿米巴病经血行播
散至肝脏而造成,阿米巴肝脓肿常位于肝右叶,且以右叶
顶部为主,多为单个。早期脓液呈粉红色,晚期脓液较浓
稠呈果酱样,脓液内可检出滋养体,脓肿壁上附有尚未彻
底液化坏死的汇管区结缔组织、血管和胆管等,呈破絮状
外观(图 15-44)。显微镜下,肝脓肿中心为坏死区,脓液
由变性坏死的肝细胞、红细胞、胆汁、脂肪等组成,脓肿壁
有不等量尚未彻底液化坏死的组织,肉芽组织较少,炎症
反应较轻微,有少量单核细胞、淋巴细胞及嗜酸性粒细胞
浸润,极少出现中性粒细胞;若同时合并化脓性感染,可
出现大量中性粒细胞。在脓肿边缘与正常肝组织交界处
可查见阿米巴滋养体。慢性脓肿周围可有肉芽组织和纤
维结缔组织包绕。在变性的肝组织内可见 PAS 阳性的
阿米巴滋养体。肺、脑、心包、皮肤等组织脏器亦可出现
阿米巴病。

(2)弓形虫病(toxoplasmosis):是由刚地弓形虫
(*Toxoplasma gondii*)引起的一种机会致病性病原虫,多
见于免疫功能低下的成人和先天性感染的婴幼儿。弓形
虫病可以累及脑、眼、淋巴结、肺、心、脾、肝、肾及肌肉等
多个组织和器官。

弓形虫引起中枢神经系统损害时,主要侵犯大脑皮

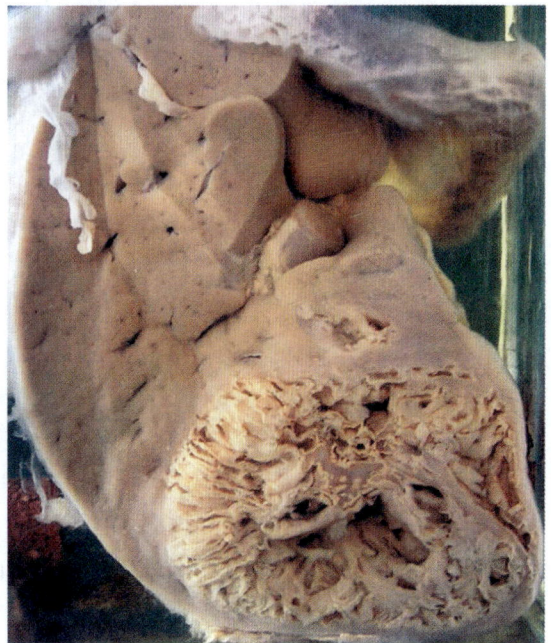

图 15-44 阿米巴肝脓肿位于肝右叶,呈破絮状外观
(引自 郭瑞珍)

质、基底节和脑干,可引起弓形虫"脓肿",组织病理学表现为中央呈液化性坏死改变,周围脑组织水肿伴炎
症细胞浸润,典型病例可出现血管壁及血管周围淋巴细胞浸润、血管内皮细胞肿胀、血栓形成和纤维素性坏
死。弓形虫常出现在脓肿周边,坏死中心一般找不到病原体。病程较长时,血管腔逐渐纤维化而闭塞。

成人获得性弓形虫病可累及淋巴结,受累的淋巴结中很少见到弓形虫,但典型的弓形虫淋巴结炎"三联征"为其诊断提供了证据:①淋巴滤泡增生,生发中心较明显;②增生的淋巴滤泡内或滤泡之间出现聚成小团的上皮样组织细胞,或单个分布呈星空现象,大者呈结节病样肉芽肿,其边界不清,其中偶见朗汉斯巨细胞;③淋巴窦扩张,其内充满淡染的窦组织细胞或单核样 B 细胞,可伴有大量浆细胞。

在人体组织中,弓形虫以速殖子、假包囊、包囊 3 种形态存在,后两者光镜下不易区分,统称为包囊型或细胞内型弓形虫。HE 切片中速殖子因切面关系,可呈弓形、香蕉形、椭圆形或圆形,可游离在病变组织中,或存在于巨噬细胞、上皮细胞、内皮细胞或肌细胞内,长 4~7μm,宽 2~4μm,胞浆嗜酸性或嗜双色性,核圆形、深蓝染、居中或偏于钝圆侧。包囊型弓形虫呈圆形或椭圆形,直径可达 200μm,境界清楚,包膜菲薄,囊内包含众多弓形虫,其核为蓝色颗粒状,分布均匀,大小一致,胞浆嗜伊红(图 15-45),可见于病灶内、有核细胞内及周围正常组织中。

确认弓形虫是病理诊断的关键,但是弓形虫滋养体和包囊在切片中的检出率较低,特殊染色和抗弓形虫抗体免疫组化染色有助于确诊。吉姆萨染色或瑞氏染色后可见弓形虫滋养体胞浆呈蓝色,胞核呈紫红色;包囊中的缓殖子 PAS 染色呈红色。此外,运用免疫组化技术将抗弓形虫 P30 单克隆抗体作为一抗,可以清楚地显示弓形虫所在的部位、形态和数量。免疫组化阳性特征为虫体呈棕黄色阳性反应,背景呈蓝紫色,对比鲜明,较易辨认。

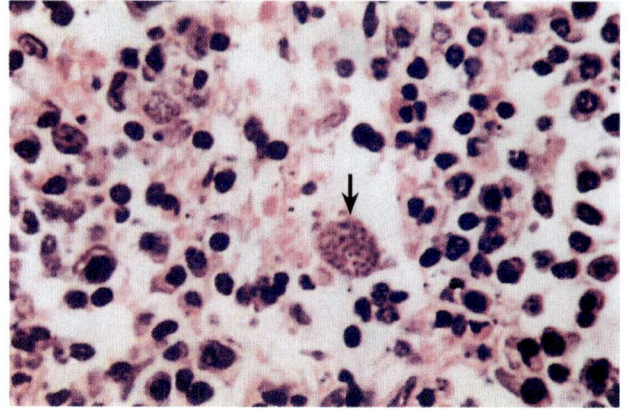

图 15-45 淋巴结中的包囊型弓形虫,HE 染色
(引自 郭瑞珍)

(3)疟疾(malaria):是由疟原虫感染所导致的疾病。疟原虫在人体内先后在肝细胞及红细胞内进行裂体增殖,临床上以周期性反复发作寒战、发热和出汗退热为主要特点,严重时可出现凶险型疟疾。

疟疾的最为特征性的病理表现是出现细颗粒状深棕色或黑色色素(疟色素),偏振光显微镜下疟色素具有双折光性,可溶于饱和酒精苦味酸。经吉姆萨或瑞氏染色后,疟原虫胞浆被染成蓝色,胞核染为红色至紫红色,疟色素不着色(图 15-46)。电镜下疟色素呈方形或梯形小体。

疟疾的病理变化主要由单核巨噬细胞增生所致。在脾内大量巨噬细胞吞噬含疟原虫的红细胞、及被疟原虫破坏的红细胞碎片与疟色素,因而患者脾大,肉眼观脾大、质硬、包膜厚,因巨噬细胞内含大量疟色素,故脾脏颜色较深,切面充血。显微镜下可见大量含疟原虫的红细胞及疟色素;反复发作者网状组织纤维化,因而病愈后脾脏不能恢复至正常大小。疟原虫感染时常导致肝大,肝窦淤血明显,组织学表现为肝窦内充满红细胞,其内常见疟原虫,呈圆形、卵圆形,有附着毛细血管壁的倾向,有时可被丰富的疟色素覆盖;肝小叶 Kupffer 细胞中也可出现疟色素(图 15-47),肝细胞核分裂象可见,出现局灶性坏死,并伴有肝细胞脂肪变性。汇管区常出现纤维化,呈弥漫性。随着机体免疫能力逐渐提高,疟色素分布区域减小,最后仅见于汇管区的巨噬细胞中。慢性病例中肝小叶中心坏死、萎缩。

凶险发作时,脑内的毛细血管高度水肿,含疟原虫的红细胞凝集在毛细血管内引起血管腔堵塞,进而造成局部脑组织的缺血坏死。肉眼观察大脑白质内散在出血点、充血;软脑膜显著充血水肿,重者沟回变浅,由于疟色素的沉积皮层切面呈暗灰色。显微镜下毛细血管充血扩张,管腔内淤积大量含疟原虫的红细胞,血管内皮细胞肿胀,细胞内有疟原虫和疟色素,血管周围间隙内可见游离的疟色素。还可见 Durcl 肉芽肿、环形出血灶、局灶性脱鞘和退行性病变。其他器官如肾、肺、胃、肠、心、骨髓、肾上腺等亦有不同程度的巨噬细胞增生,并可见吞噬含疟原虫的红细胞和疟色素,毛细血管内有含疟原虫的红细胞,甚者微血管阻塞,内皮脱落、变性坏死等。

(4)内脏利什曼病(visceral leishmaniasis):又称黑热病(Kala-azar),是杜氏利什曼原虫(*Leishmania donovani*)和婴儿利什曼原虫(*Leishmania infantum*)以白蛉为媒介感染人体所导致的寄生虫病。

利什曼原虫有前鞭毛体(promastigote)和无鞭毛体(amastigote)两种形态,仅有无鞭毛体能寄生于人体的单核吞噬细胞内,导致单核吞噬细胞系统性增生,引起肝、脾、淋巴结肿大,其中以脾肿大最常见,脾

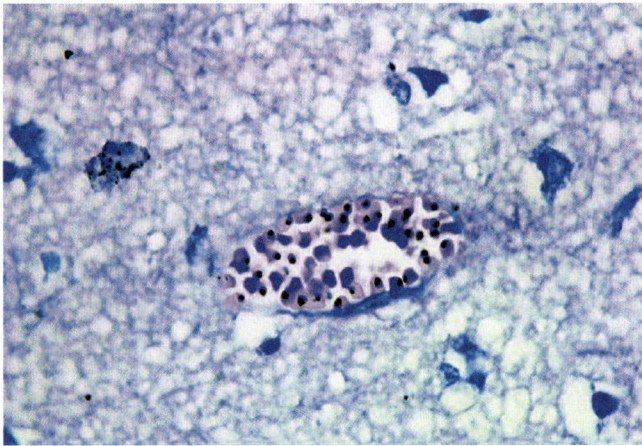

图 15-46 大量疟原虫寄生于脑组织毛细血管内红细胞，吉姆萨染色

（引自 江洁清）

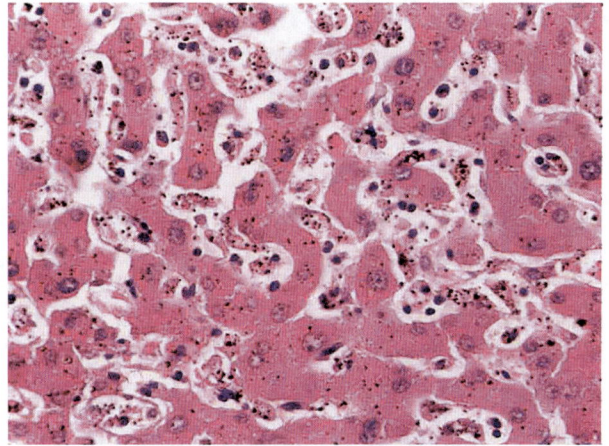

图 15-47 肝窦内红细胞、肝细胞、Kupffer 细胞内见到大量疟色素，呈棕黑色颗粒样

（引自 丛文铭）

脏被膜增厚或有纤维粘连，切面呈暗红色（图 15-48），晚期时脾脏常因纤维化而变硬。显微镜下见脾索、脾血窦、淋巴滤泡、脾小梁和血管外膜内有大量巨噬细胞浸润，其胞浆内见聚集的细小点状无鞭毛体（图 15-49），长 3~4μm，呈圆形或椭圆形。HE 染色核呈紫蓝色，瑞氏染色胞浆呈蓝色，核为红色或紫色、偏于周边部，核旁为动基体，呈紫红色、细小、杆状，另可见少许浆细胞浸润，无鞭毛体 PAS 和六胺银染色均呈阴性。晚期脾索内网状组织增多，脾小梁和血管附近的纤维增多，脾硬度显著增加。利什曼原虫感染肝脏时，肝脏多为轻-中度肿大，被膜光滑，切片呈淡黄色。镜下可见肝窦 Kupffer 细胞增生及汇管区巨噬细胞浸润，细胞体积增大，胞浆内含有大量的无鞭毛体，吉姆萨染色阳性，无鞭毛体核呈淡紫色至紫红色，动基体呈暗紫或深蓝色。少数肝细胞中可见病原体。部分患者见上皮样细胞、巨细胞及淋巴细胞构成的肉芽肿，中心坏死。非特异变化包括弥漫性肝窦内和汇管区出现以浆细胞为主的炎症细胞浸润、小叶内肝巨噬细胞增生、肝细胞大泡性脂肪变性、汇管区纤维化等。

特殊情况可运用免疫组化技术辅助诊断，将高敏感性和特异性的抗利什曼原虫的单克隆抗体 p19-11 作为一抗，可清楚显示利什曼原虫所在的部位，并且可以识别不同种类的利什曼原虫，区分与之形态相似的病原体（弓形虫、克氏锥虫和马尔尼菲青霉菌）。

2. 蠕虫感染典型的病理特征

（1）血吸虫病（schistosomiasis）：人体感染血吸虫后可引起血吸虫病，在中国流行的是日本血吸虫

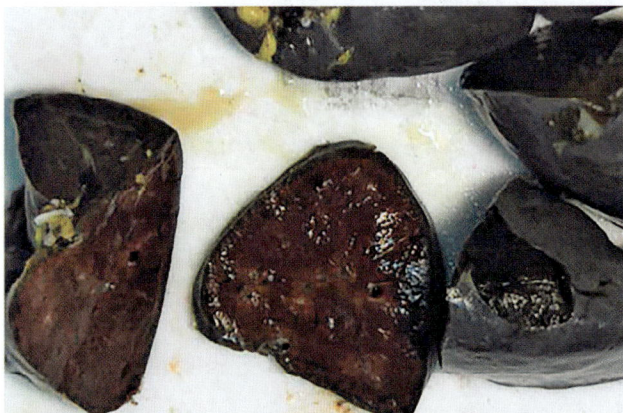

图 15-48 内脏利什曼病，脾脏切除标本，被膜增厚，切面呈暗红色

（引自 郎博娟）

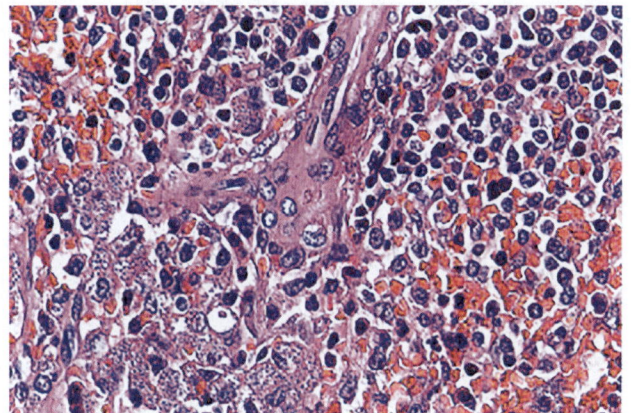

图 15-49 脾脏间质内见较多巨噬细胞浸润，胞浆内见较多点状蓝染无鞭毛体，HE 染色

（引自 郎博娟）

（*Schistosoma japonicum*）感染,故又称日本血吸虫病。

日本血吸虫主要寄生于人和哺乳动物的门脉-肠系膜静脉系统,但是在临床送检的标本中,较少见到寄生于门静脉系统的血吸虫成虫,一般在小静脉内,雌雄异体,呈合抱状态,雄虫粗短,雌虫较细长。横切面上,雄虫在外呈半环状,雌虫在环内,虫体内可见肠管及生殖器官,子宫内可见虫卵。成熟虫卵大小为（70~100）μm×（55~80）μm,椭圆形,卵壳较薄并呈强折光性,无卵盖结构,卵壳一侧有一逗点状小棘,壳内含胚胎或毛蚴（成熟虫卵）。

血吸虫病主要是由虫卵引起的病变,虫卵一般沉积在肝脏和肠壁组织中。急性期肝脏明显充血、肿胀,表面和切面均可见粟粒大小的灰白色虫卵形成的炎性肉芽肿结节,左叶较显著。晚期肝内沿门静脉分支分布的慢性虫卵结节逐渐纤维化,因血液循环障碍,导致肝细胞萎缩,表面有大小不等结节,凹凸不平,形成典型的干线型肝硬化。结肠病变以直肠、乙状结肠、降结肠最严重,横结肠、阑尾次之。急性期黏膜充血水肿,局部形成灰黄色粟粒样小结节,结节中央可发生坏死,因此形成大小不一的浅溃疡。慢性期由于纤维组织增生,肠壁增厚,可引起息肉和结肠狭窄。肠系膜增厚、缩短,淋巴结肿大与网膜缠结成团,形成痞块,可发生肠梗阻。虫卵沉积于阑尾,易诱发阑尾炎。

血吸虫病的病理特征是形成虫卵肉芽肿结节。急性虫卵结节由成熟虫卵（能分泌毒素引起周围组织坏死）引起,以坏死渗出性病变为主。早期的虫卵结节中央可见1~2个成熟虫卵,其周围是一片无结构的颗粒状坏死物及大量嗜酸性粒细胞组成的嗜酸性脓肿（图15-50）,偶可见夏科雷登结晶。随着虫卵周围出现肉芽组织,并逐渐向虫卵结节中央生长,出现围绕结节呈放射状排列的类上皮细胞,结节中浸润的嗜酸性粒细胞及其他炎细胞逐渐减少,如此构成晚期急性虫卵结节。急性虫卵结节形成后的十余天,结节向慢性阶段转化,主要表现为结节中坏死物逐渐被吸收,由类上皮细胞、异物巨细胞、淋巴细胞、浆细胞包绕已破裂或钙化的死亡虫卵形成慢性虫卵结节（图15-51）,与结核结节类似,最后结节纤维化、玻璃样变。在直肠或结肠黏膜活检中,血吸虫卵多沉积于黏膜层和黏膜下层。Masson三色染色和Van Gieson染色常用于评价血吸虫虫卵结节的纤维化程度,在Masson染色中,死亡虫卵周围的胶原纤维成分被染成绿色,肝细胞胞浆呈红色,胞核呈灰黑色。在Van Gieson染色中,胶原纤维呈鲜红色,肝细胞胞浆呈暗黄色,胞核灰黑色。

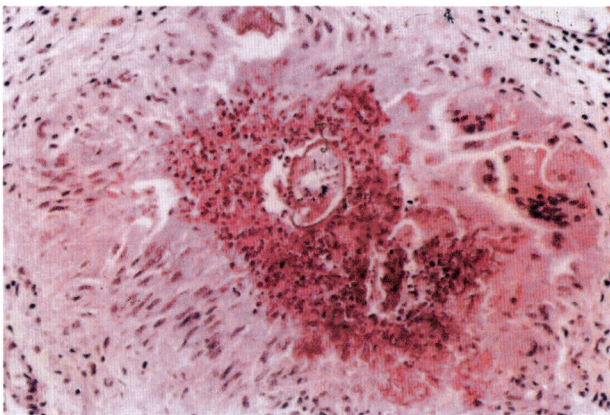

图15-50　急性虫卵结节,虫卵周围为无结构的颗粒状坏
死物和大量嗜酸性粒细胞浸润,HE染色
（引自　郭瑞珍）

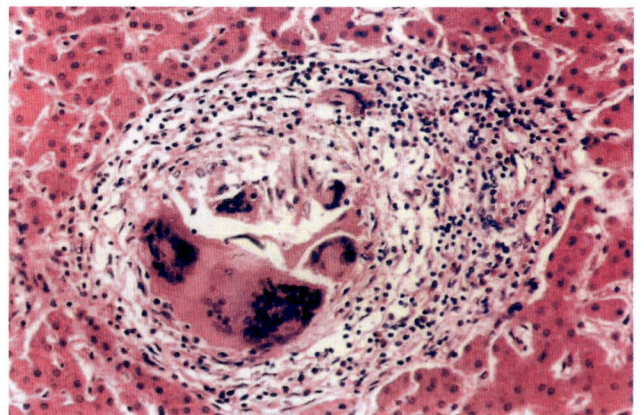

图15-51　慢性虫卵结节,由类上皮细胞、异物巨细胞、淋巴
细胞、浆细胞包绕死亡虫卵形成HE染色
（引自　郭瑞珍）

（2）华支睾吸虫病（clonorchiasis）:又称肝吸虫病（liver fluke disease）,是由华支睾吸虫（*Clonorchis sinensis*）寄生于肝内胆管引起的人畜共患性寄生虫病。

华支睾吸虫主要寄生于人体肝脏的二级胆管内,也可在胆总管、胆囊、胰管甚至十二指肠内或胃内引起病变,病变的严重程度因感染轻重和病程长短而异。肝脏病变以左叶最为明显,切面可见肝内大中胆管呈不同程度的扩张,直径可达6mm,管壁不规则增厚,其内充满胆汁和成虫。在有大量成虫寄生时,切开并轻压胆管时,成虫由胆管内鱼贯而出。组织学检查,镜下见胆管扩张,管壁因纤维组织增生而增厚,扩张的胆管内可见寄生的成虫。成虫体壁较薄,内见消化管道、网状结构的排泄系统及许多虫卵。虫体寄生处胆管上皮细胞呈不同程度的增生,重者呈乳头状(图15-52)、腺瘤样和不典型性增生,偶尔可导致胆管癌。胆管上皮细胞还常发生杯状细胞化生而分泌大量黏液,因此PAS染色呈阳性,常表现为虫卵被红色黏液包裹。此外管壁有不等量淋巴细胞、浆细胞和嗜酸性粒细胞浸润,并不断向肝实质侵入。周围肝组织受到压迫,在虫体与虫卵的作用下肝实质可发生坏死。有时肝内胆管可见吸虫虫卵,虫卵呈卵圆形,形似芝麻,一端较窄且有盖,卵盖周围的卵壳增厚形成肩峰,另一端有逗号状的疣状突起。慢

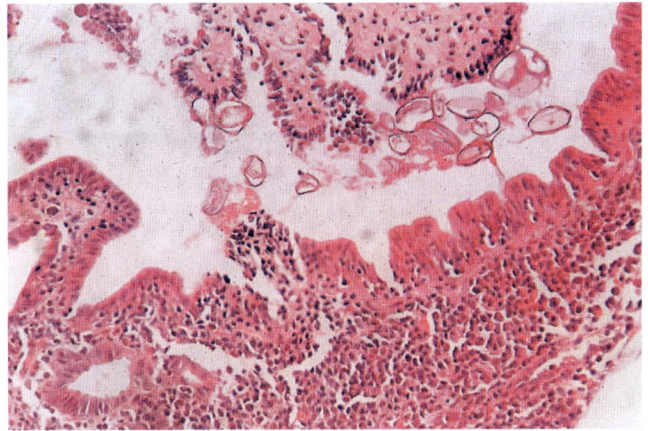

图 15-52 胆管内见华支睾吸虫虫卵,胆管上皮呈乳头状增生,HE 染色

(引自 郭瑞珍)

性病例常伴有纤维组织增生,甚至引起肝纤维化,导致 Masson 三色染色可呈阳性,表现为虫体周围大量增生的胶原纤维呈绿色。

(3)并殖吸虫病(paragonimiasis):是由并殖吸虫所导致的一种人兽共患的寄生虫病,因主要寄生于宿主的肺内,故又称肺吸虫病,在我国主要的致病并殖吸虫是卫氏并殖吸虫(*Paragonimus westermani*)和斯氏并殖吸虫(*Paragonimus skrjabini*),以前者较为多见。

并殖吸虫病的病变主要是由其幼虫或成虫在体内移行直接破坏组织所引起,典型的病理变化为虫体穿行留下的不规则坏死腔穴和窦道,其结构为:①中心为凝固性坏死物,有较多嗜酸性粒细胞及其他细胞碎屑(图15-53);②在坏死物质中可见散在分布的夏科雷登结晶,棱形,有强烈的双折光性,HE染色呈淡红或淡黄色,Van Gieson 染色呈黄绿色,PAS 染色呈浅灰色。晚期病变时,夏科雷登结晶可见于窦道周围囊壁组织或纤维瘢痕组织中(图15-54),夏科雷登结晶对肺吸虫病的诊断具有重要参考价值。③部分病例中可见虫体和/或虫卵,但是很少见。并殖吸虫虫体较大,长宽数毫米,体表满布均匀突起的皮棘,切片上呈波状突起,下有肌层(外环、中斜、内纵),虫体周围有均匀分布的卵黄腺。其内侧可见不同断面的肠道,中央可见子宫、卵巢,尾侧可见睾丸。有时在虫体穿行的隧道或腔隙坏死组织中见到虫卵(图15-55),

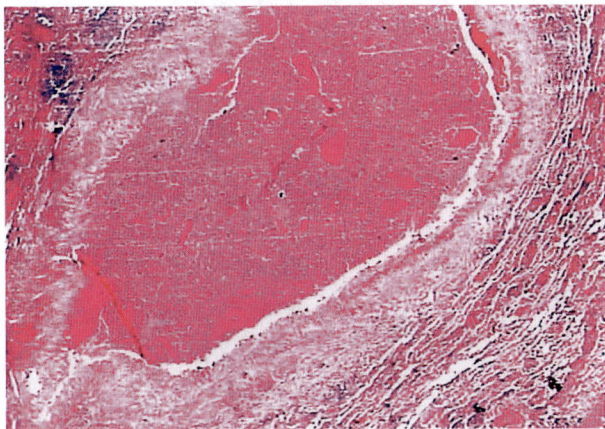

图 15-53 并殖吸虫移行遗留的窦道,中央为凝固性坏死物及肉芽肿形成,周围肺组织肺泡塌陷、萎缩,肺泡壁增厚,HE 染色

(引自 刘彤华)

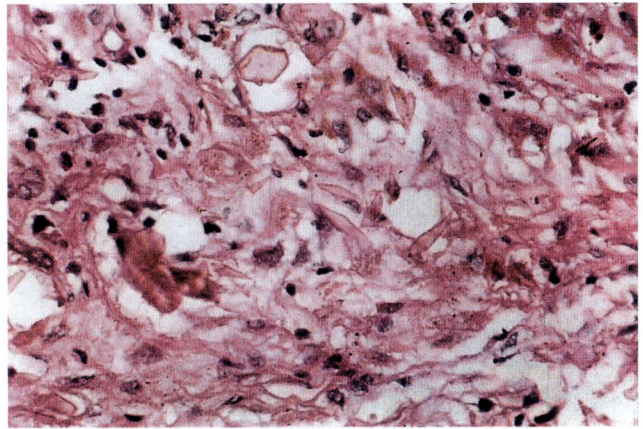

图 15-54 窦道壁中的夏科雷登结晶,HE 染色

(引自 郭瑞珍)

呈椭圆形,卵壳较厚,内含一个卵细胞,但在组织切片上常变形,长度很少超过 80μm;④坏死腔穴周围有肉芽组织包绕,内层为增生的类上皮细胞,外层为增生的毛细血管和纤维细胞,部分伴有异物巨细胞形成;病变陈旧者,周围纤维组织增生形成包膜。⑤外周部可见大量嗜酸性粒细胞浸润;病变陈旧者,嗜酸性粒细胞较少;⑥周围组织改变:周围肺组织肺泡大部分塌陷、萎缩,肺泡壁充血;周围脑组织可见明显的胶质细胞增生及出血;周围肝组织明显变性、萎缩,部分有坏死及灶性出血;皮下结节周围肌肉组织明显变性萎缩,部分有坏死,纤维组织广泛增生。

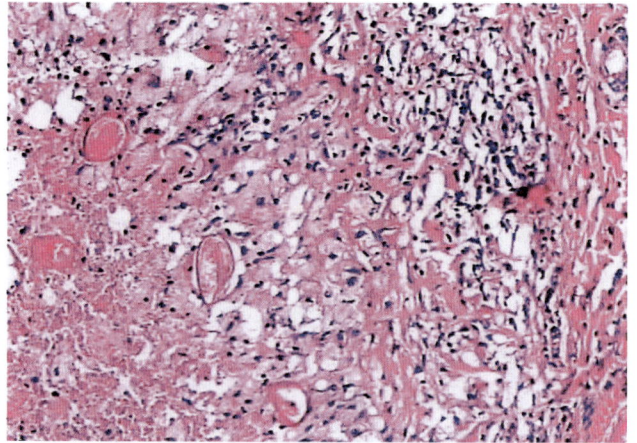

图 15-55 并殖吸虫虫卵(HE 染色)
(引自 刘彤华)

(4)囊尾蚴病(cysticercosis):链状带绦虫(*Taenia solium*)又称猪带绦虫,其幼虫囊尾蚴(*Cysticercus*)寄生于人体可以引起囊尾蚴病,又称囊虫病、猪囊虫病、猪囊尾蚴病。囊尾蚴在人体寄生的部位很广,多见于皮下、肌肉、脑、眼球和眼眶等处,其导致的病变基本相同。

肉眼观察囊尾蚴寄生处常形成大小不一的囊肿(图 15-56),直径多为 1~2cm,表面可见众多向外突起的小囊泡,囊壁灰白色、光滑,囊内含澄清液体和一条幼虫。囊尾蚴呈半透明、薄膜状,其上可见一乳白色头节。囊尾蚴寄生于人体某处后,即在该处长期寄生而不游走,故在病变组织中一般均能查见虫体,除非虫体死亡、液化,已被吸收。在组织切片上,囊尾蚴较小,表面的表皮层扭曲不平,如剪纸花样。头节处有 4 个吸盘,但因切面不同,切片上可见不同数目的吸盘,呈长圆形或 C 形,由密集的放射状肌肉组成,着色比其余部分较深。在囊尾蚴周围往往有明显的组织反应,或为肉芽肿,由上皮样细胞及多核巨细胞构成;或为一层纤维组织包膜,将虫体包围。在囊壁外层,急性期有弥漫性嗜酸性粒细胞及中性粒细胞浸润,慢性期则以淋巴细胞、浆细胞为主。如虫体死亡,引起的上述组织反应更为明显。久之,囊腔因囊壁纤维组织增生可变小,囊壁也显著增厚,甚至被修复增生的纤维组织所填塞。此外,在囊尾蚴实质组织中或者虫体崩解后的囊腔内可以见到大量石灰小体(calcareous body),直径 4~21μm,光镜下石灰小体呈圆形或椭圆盘状(图 15-57),外有囊壳包绕,内含钙质微粒,多少不定,排列方式各异,壳内微粒 HE 染色呈深蓝色,硝酸银染色呈黑色,聚集成块,石灰小体为绦虫特有,可以作为绦虫感染可靠诊断依据。

(5)细粒棘球蚴病(cystic echinococcosis):是由细粒棘球绦虫(*Echinococcus granulosus*)的幼虫寄生在人体所导致的一种慢性寄生虫病,又称包虫病(hydatid disease),常寄生于肝、肺、脑等组织中。

肝是包虫囊肿最好发的部位,多见于肝右叶,约 75% 的病例为单发,且多位于膈面,大者可突向腹

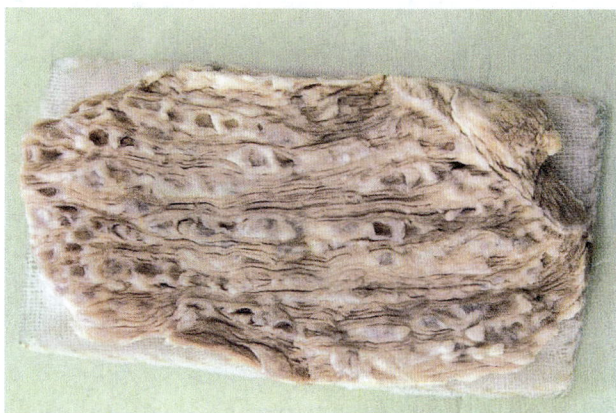

图 15-56 肌肉囊尾蚴病
(引自 郭瑞珍)

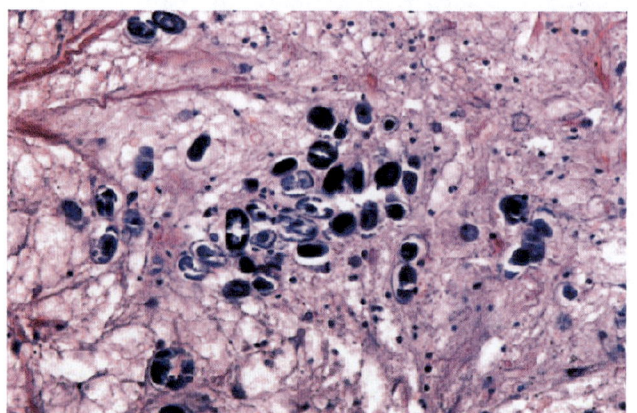

图 15-57 残存虫体实质层内深蓝染石灰小体(HE 染色)
(引自 秦晓怡)

腔。典型的肝包虫囊肿为球形囊状,直径悬殊较大,1~40cm不等,囊壁白色、半透明,似粉皮状,囊内含有无色透明液体,其中含有数量不等的子囊、孙囊及原头蚴。如包虫死亡,则囊内液逐渐被吸收,而变为白色或黄色胶泥质。显微镜下囊壁分两层,外层为纤维组织和透明变性的胶原纤维构成的角皮层,无细胞结构,厚3~5mm,HE染色呈红染相互平行的板层结构(图15-58),六胺银染色可使分层更加明显;内层为透明的生发层,紧贴角皮层,厚10~20μm,由单层或多层生发细胞构成。生发层向囊内长出许多原头蚴(protoscolex),原头蚴为向内翻卷收缩的头节,呈椭圆形或圆形,头节有四个吸盘及两圈头钩(图15-59)。细粒棘球绦虫的小沟Ziehl-Neelsen染色呈阳性,表现为粉红色、半透明、镰刀形,具有折光性,背景呈蓝色。在PAS染色中,角皮层、生发层与角皮层之间的基底膜、育囊及原头蚴的外表面均为阳性反应,呈红色,还可见石灰小体等。囊肿周围可有上皮样细胞、异物巨细胞及嗜酸性粒细胞浸润;相邻的肝实质常常出现压迫性萎缩和汇管区炎症浸润,其中以嗜酸性粒细胞浸润较为显著。当囊肿破裂时,常诱发明显的异物肉芽肿反应、嗜酸性粒细胞浸润和大片坏死,继发急性胆管炎或硬化性胆管炎。原头蚴最终钙化,有时在坏死区域仅残存耐酸的小沟,具有诊断意义。

肝包虫囊肿也可以穿过横膈进入肺,引起肺包虫病(图15-58)。以右肺多见,下叶多于上叶,通常单发,多为周围型,多向肺表面突出。肺包虫囊肿因易于破裂,故较肝包虫囊肿小,平均直径9.5cm。囊肿破裂后可引起肺泡壁纤维组织增生,炎症细胞浸润,囊内液可逐渐被吸收,凝固呈干酪样,钙化少见。除肝、肺外,也可寄生于其他部位,如胆囊、阑尾、胰腺、肾上腺、甲状腺、乳腺等。

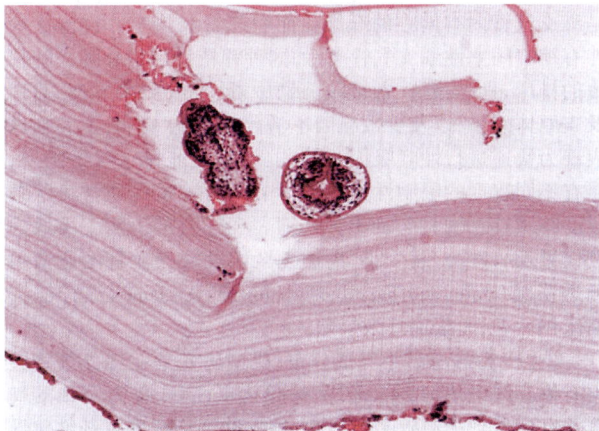

图15-58 肝包虫囊肿肺转移,可见角皮层和原头蚴
(HE染色)
(引自 刘彤华)

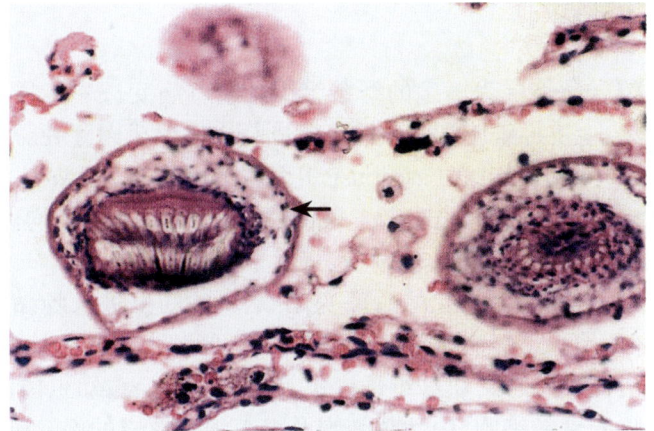

图15-59 棘球蚴的原头蚴(HE染色)
(引自 郭瑞珍)

(6)曼氏裂头蚴病(sparganosis mansoni):曼氏迭宫绦虫(*Spirometra mansoni*)的幼虫即裂头蚴在人体寄生可导致曼氏裂头蚴病,感染后可出现眼、皮下、腹壁、脑等寄生部位的炎症反应、包块及继发性感染。

一般情况,临床送检的病变组织常形成囊性包块,直径1~6cm,囊内可见一条或数条裂头蚴及少量浑浊脓样液体,曼氏裂头蚴虫体呈白色,长带形,长度差别较大,为0.5~30cm,宽0.3~1.0cm,头端膨大,中央有一明显凹陷,虫体不分节,但有不规则的横皱褶,后端多钝圆,活动时伸缩能力强。

裂头蚴组织学具有三种特征性的结构,即体表的横纹、体内的石灰小体和纵形肌纤维,这些结构具有病理诊断价值。裂头蚴的表层为一层较厚的红染物质,其内有一层呈放射状排列的低柱状上皮细胞,体表呈凹凸不均的皱褶,形成横纹;中心为疏松的网状组织,无消化器官(图15-60),其内散在分布大小不等的圆形和椭圆形的石灰小体;在纵切面和斜切面可见呈嗜伊红分散的纵向肌纤维束(图15-61)。有时切面还可见到分支状的消化管道;高倍镜下见部分皮层外有微绒毛,用来吸收营养。虫体移行形成窦道,导致局部组织结构被破坏,常形成坏死性腔隙,其内充满液体或坏死物,可见虫体。窦道周围见大量嗜酸性粒细胞、淋巴细胞、浆细胞浸润,偶见夏科莱登结晶。较特殊的是常有较多的中性粒细胞浸润,甚至出现化

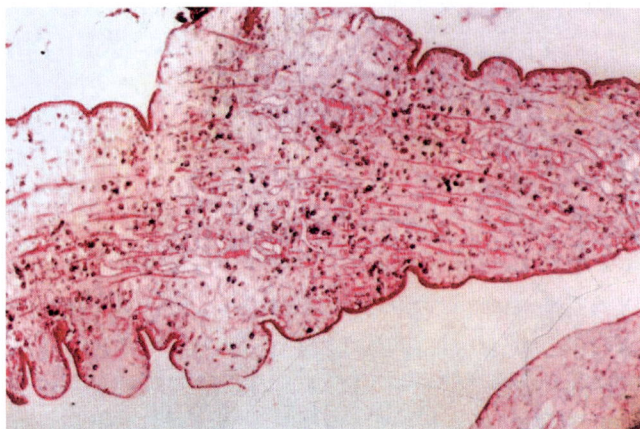

图 15-60 曼氏裂头蚴结构（HE 染色）
（引自 郭瑞珍）

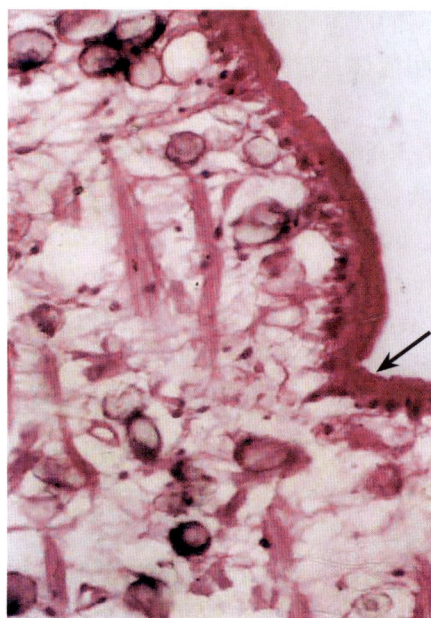

图 15-61 裂头蚴体表横纹、石灰小体、
纵形肌纤维（HE 染色）
（引自 郭瑞珍）

脓。最外层为增生的纤维组织。随着病变进一步发展,窦内嗜酸性坏死物逐渐被吸收,窦道周围组织机化,上皮样细胞和多核巨细胞围绕虫体形成肉芽肿。最终,虫体被裂解,残留有中央干酪性坏死的窦道。

（7）蛔虫病（ascariasis）:系似蚓蛔线虫（*Ascaris lumbricoide*）寄生于人体小肠或其他器官所致的常见疾病,多见于儿童患者。蛔虫的虫卵、幼虫和成虫均可对人体造成损伤,表现为变态反应、胃肠功能紊乱和机械性损伤等。

1）幼虫引起的病理变化:蛔虫的幼虫进入肠黏膜内,经由血管或淋巴管移行至肺内,感染严重的病例,幼虫可经血循环侵入脑、肝、脾、肾、眼、甲状腺等器官,引起异位寄生。组织学切片上,蛔虫幼虫表层光滑,肌层较厚,肌纤维长度不等,与表层垂直,幼虫体腔内具有扁平的肠腔。在肠黏膜及肝实质内,幼虫被嗜酸性粒细胞、中性粒细胞及组织细胞形成的肉芽肿所包围。在肺内,幼虫损伤肺毛细血管可导致出血,有炎症细胞及肉芽肿反应围绕幼虫,肺泡内有浆液性渗出物、支气管有嗜酸性粒细胞浸润,支气管黏液分泌增加。病变进一步发展,肉芽肿内的死亡幼虫可发生囊性变,囊壁上有厚薄不等的嗜酸性物质沉积。晚期的肉芽肿内不见幼虫,或仅在嗜酸性物质中检见死亡幼虫的残骸。

2）成虫引起的病理变化:蛔虫成虫是主要致病阶段,寄生在肠道内的蛔虫成虫往往包绕成团,呈圆柱形,形似蚯蚓,头部较尖细,尾部较钝圆,雌虫较雄虫稍粗大（图 15-62）,体表可见有细横纹,两侧可见明显的侧线。口孔位于虫体头端,口周具有"品"字形排列的 3 个唇瓣。显微镜下,蛔虫体表的角质层厚而横纹清楚,其下为较疏松的皮下层,内侧有较厚的肌层,向体腔内呈乳头状突起,中央为一条消化管道,体表两侧具有对称的侧线。有的切面可见生殖器官,雌虫子宫内可见虫卵。

3）蛔虫卵性肉芽肿:蛔虫卵在腹腔、肝脏、胰腺等可形成蛔虫卵性肉芽肿（图 15-63）,其特点为以大量嗜酸性粒细胞、巨噬细胞、淋巴细胞、单核细胞等浸润,逐渐肉芽组织增生,形成无数灰白色粟粒样蛔虫卵性小结节,继而相互融合形成较大的肉芽肿,到晚期肿块发生纤维化,与周围脏器或组织发生粘连固定形成包块。因病变形成时间和浸润细胞成分的不同,镜下形态分为可分为嗜酸性肉芽肿（较多嗜酸性粒细胞）、假结核结节（pseudotubercle）（较多的上皮样细胞及淋巴样细胞）及纤维性结节（有较多的纤维结缔组织）三种类型,初期多见嗜酸性肉芽肿,晚期则形成纤维性结节。蛔虫卵分受精卵和未受精卵,肉芽肿内最多见的是受精卵。受精蛔虫卵呈宽椭圆形,卵壳厚,虫卵内含一个大而圆的受精卵细胞,呈圆形或卵圆形,但切片中蛔虫卵常变形,表面的蛋白质膜可完全消失,导致卵壳与卵细胞之间为形成空白区（图 15-63）。

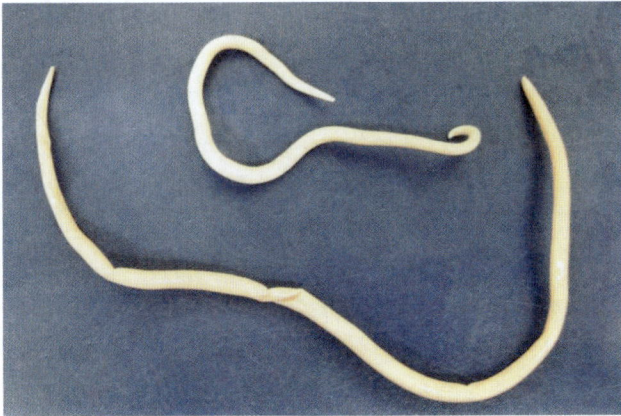

图 15-62　蛔虫成虫
上方为雄虫,体积较小,下方为雌虫,体积较大
（引自　郭瑞珍）

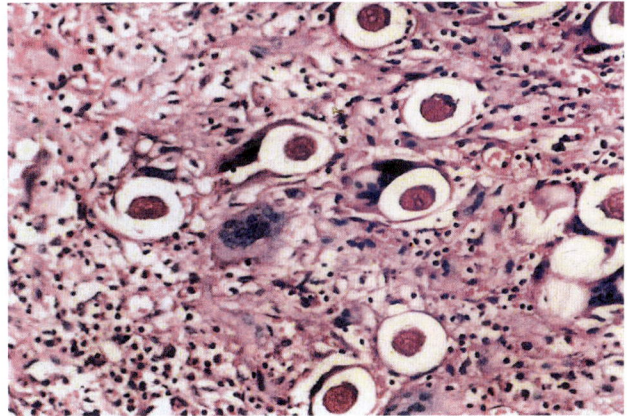

图 15-63　蛔虫卵性肉芽肿（HE 染色）
（引自　郭瑞珍）

（8）鞭虫病（trichuriasis）:是由毛首鞭形线虫（*Trichuris trichiura*）寄生于人体所致的一种肠道线虫病。轻度感染者常无症状,重度感染者可出现腹泻、腹痛、贫血及直肠脱垂等表现。

鞭虫成虫是主要致病阶段,其主要寄生于盲肠内,感染严重时也见于阑尾、回肠末端及结肠、直肠等（图 15-64）。鞭虫成虫以其细长的前端钻入肠黏膜层、黏膜下层乃至肌层,粗大的后段常游离在肠腔中,吸取组织液及血液为食,引起肠黏膜点状出血、炎症或溃疡。少数患者可有细胞增生,肠壁组织明显增厚。鞭虫成虫形如马鞭,前粗后细,细部约占体长的 3/5。雌虫尾端钝圆而直,雄虫稍小,尾端向腹面呈环状卷曲,有一根交合刺。显微镜下见肠黏膜有较多慢性炎症细胞浸润及出血灶,切面见虫体体壁肌肉细小,连续成环状,不突入体腔。鞭虫前部横切面可见虫体一侧为厚而透明的角皮层,另一侧在咽管腹面有较宽的杆状带（小刺样结构）,是鞭虫特有的结构。后部横切面可见其生殖器和肠管,雌虫后段见充满虫卵的子宫（图 15-65）,其旁常见卵巢组织,雄虫见睾丸等。鞭虫虫卵呈纺锤形或腰鼓形,卵壳较厚,两端各有一塞状突起。

（9）蛲虫病（enterobiasis）:是蠕形住肠线虫（*Enterobius vermicularis*）寄生于人体结肠及回盲部所致的疾病,以儿童常见。

肉眼观察肠腔内见数量不等的蛲虫成虫,乳白色,短而细,呈线头样,头尾部似埋在黏膜内或被腔内分泌物掩盖。成虫寄生部位黏膜可有肿胀,可见点状出血,雌虫偶尔穿入肠壁深层,造成出血、溃疡,甚至小

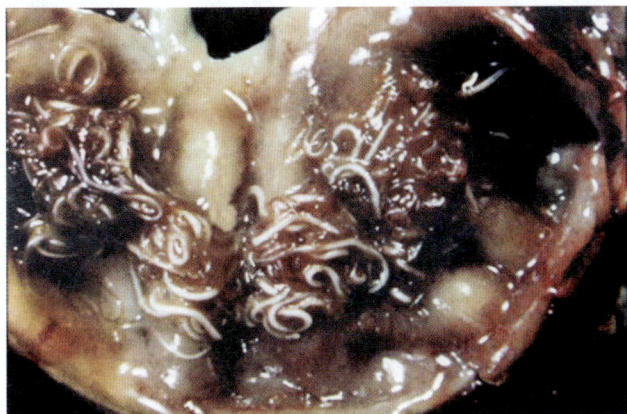

图 15-64　鞭虫寄生于宿主的盲肠
（引自　郭瑞珍）

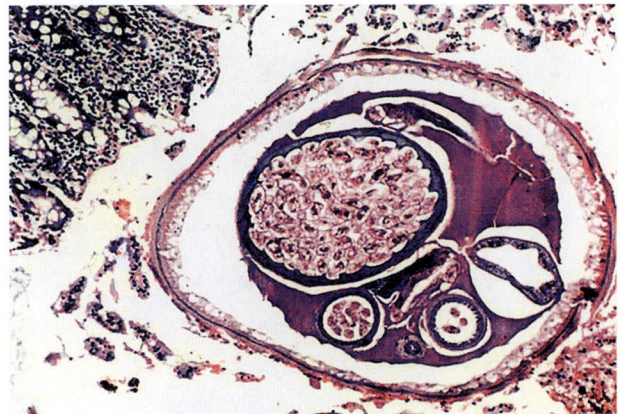

图 15-65　鞭虫雌虫后部横切面
内见充满虫卵的子宫和消化管道（HE 染色）
（引自　郭瑞珍）

脓肿,易误诊为肠壁脓肿。蛲虫侵入生殖器官可以引起阴道炎、子宫内膜炎、输卵管炎,若虫体进入腹腔,可导致蛲虫性腹膜炎和肉芽肿,常被误诊为肿瘤和结核病等。

有蛲虫寄生的阑尾,黏膜完整,虫体多游离在阑尾腔内,黏膜下淋巴组织增生,有时可见蛲虫头端钻入黏膜组织。蛲虫在组织切片上的形态及识别要点为:切面略呈圆形,直径为 0.1~0.5mm,体壁较薄,角皮层下几乎无皮下层,肌肉少,中间为消化道,横切面虫体两侧可见一对称的刺状侧线,呈三角形,尖而锐利,半透明略嗜碱性,刺状侧线的发现具有诊断意义(图 15-66)。体中部横切面最多见的部位为充满虫卵的子宫,次为卵巢、输卵管及肠管。此外,虫体周围可见大量淋巴细胞、浆细胞等慢性炎症浸润及纤维组织增生,或多量嗜酸性粒细胞及中性粒细胞浸润,同时引起组织液化坏死。有的虫体在腹膜、肠壁组织、输卵管等处可以形成以虫体或虫卵为中心的肉芽肿。虫卵肉芽肿切片中见不同发育阶段的变性虫卵,大小不等,形态各异。成熟含胚卵卵壳稍厚,呈不对称长椭圆形,一侧扁平,一侧稍凸出,纵切面两侧不对称,横切面为不等钝三角形,其内幼胚红染间以微细蓝色小颗粒。未成熟卵卵壳薄,纵切面为卵圆形,横切面为圆形,其内含红染卵细胞 2~8 个。

(10)旋毛虫病(trichinellosis):旋毛形线虫(*Trichinella spiralis*)的成虫和幼虫可分别寄生于人体的小肠和骨骼肌细胞内,引起旋毛虫病,严重感染时可致患者死亡。

旋毛虫主要致病阶段是幼虫,幼虫常寄生于横纹肌细胞内,几乎可累及全身所有的横纹肌,受损害的肌纤维发生肿胀,排列紊乱、横纹消失、发生透明变性或空泡变性,如肌膜破坏严重,肌浆完全溶解消失(图 15-67)。虫体周围出现炎症细胞浸润,尤以嗜酸性粒细胞浸润显著,而残存的肌细胞核有明显增生,渗出和增生的多种成分将虫体包绕起来形成旋毛虫性肉芽肿。如肌膜受损轻微,约在感染后一个月内较完整的肌膜逐渐形成薄壁囊包的囊壁,包裹卷曲的幼虫,囊包大小一般为(0.25~0.5)mm ×(0.21~0.42)mm,其内常含 1~2 条幼虫,多者可达 6~7 条,囊包的长轴与肌纤维长轴相平行。在感染 80 天后,幼虫所处的肌纤维由于虫体的机械刺激和代谢产物的刺激,促使纤维组织增生或透明变性,囊壁变厚,分为两层,内层为较厚的透明层,外层为较薄的纤维层,囊包外尚可见慢性炎细胞浸润。光镜下见囊包呈椭圆形或梭形,囊壁明显,内壁为胶原纤维,外壁为变性的横纹肌纤维。囊内为嗜碱性基质,基质中可见纵横交错的虫体切面。囊包若无机会进入新的宿主,多在半年后钙化,少数钙化囊包内的幼虫可存活数年。吉姆萨或瑞氏染色可用于肌肉旋毛虫幼虫的定位,染色后幼虫囊包呈蓝色,周围非感染肌细胞呈红色。Masson 染色和 Van Gieson 染色可以观察囊包周围肌组织纤维化水平,Masson 染色后纤维化区域呈现绿色,周围肌肉组织呈红色;Van Gieson 染色后纤维化区域呈红色,周围肌肉组织呈黄色。

(11)丝虫病(filariasis):系由丝虫(filaria)寄生于人体淋巴系统、皮下组织或浆膜腔所致的寄生虫病。在我国流行的丝虫主要是班氏吴策线虫(*Wuchereria bancrofti*)(简称班氏丝虫)、马来布鲁线虫(*Brugia*

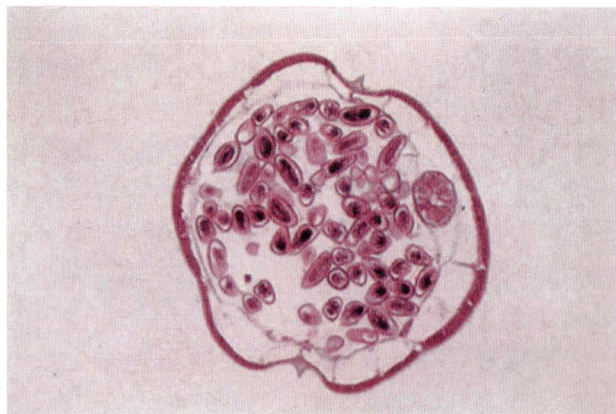

图 15-66 蛲虫雌虫横切面
子宫内见大量虫卵(HE 染色)
(引自 郭瑞珍)

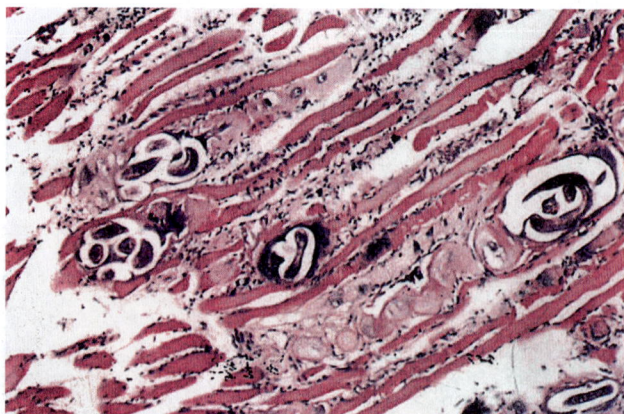

图 15-67 旋毛虫病
囊包周围肌细胞萎缩、变性,间质纤维组织增生、慢性炎症细胞浸润(HE 染色)
(引自 郭瑞珍)

malayi)(简称"马来丝虫")两种。

丝虫成虫是主要的致病阶段,均见于淋巴管或淋巴结内,虫体细长,乳白色,表面光滑。常多条缠绕成团,故切面可见多个虫体断面,呈圆形或不甚规则,直径为 0.1~0.3mm,虫体表面为一层较厚无结构的鞘膜。雌虫多见,其双管型子宫内含有较多微丝蚴,结构清晰,内布满深染体核。虫体发生退变时,微丝蚴结构模糊不清;虫体死亡时,仅可见虫体轮廓。

丝虫虫体、蜕皮及其代谢产物等刺激人体引起免疫反应,使局部淋巴管和淋巴结发生炎症,淋巴管扩张,内皮细胞增生,管壁增厚,并伴有多量嗜酸性粒细胞浸润。与受累淋巴管相关的淋巴结呈现窦性扩张,其中可检见丝虫成虫或微丝蚴。吉姆萨染色后,微丝蚴的鞘膜弱着色或不着色,体核呈蓝色至紫红色;瑞氏染色后,微丝蚴的鞘膜弱着色或不着色,体核呈淡蓝色或深蓝色。虫体死亡后,大量嗜酸性粒细胞、淋巴细胞以及单核细胞聚集形成嗜酸性脓肿,在坏死组织中,有时可找到多量呈大小不等菱形的夏科雷登结晶。周围逐渐出现上皮样细胞反应,并形成丝虫性肉芽肿。病变较久时,死亡的虫体被吸收或发生钙化,肉芽肿逐渐纤维化。这些病变导致淋巴管壁显著增厚,管腔狭窄,最终造成淋巴循环阻塞,导致阻塞部位以下的淋巴管压力增高,即皮肤及皮下组织有多量淋巴液贮积,同时刺激纤维组织大量增生,反过来又加重淋巴液的潴留。如此反复作用的结果,并伴以慢性炎症反应,使纤维组织更加增生,导致皮肤粗糙增厚,似幼象皮肤而称之为象皮肿,其病变甚为广泛,包括从表皮、真皮、皮下浅层、附件、淋巴管小血管均有不同程度的改变。显微镜下见表皮过度角化,真皮浅层和网状层不同程度的淋巴管及小血管的增生,闭塞和扩张同时并存;真皮深层胶原纤维严重增生和退行性变。皮肤附件不同程度萎缩,严重者全部消失。

3. 节肢动物感染典型的病理特征

(1)蝇蛆病(myiasis):主要是蝇的幼虫(又称蛆)寄生于人或动物的组织或腔道内而导致的寄生虫病。本病常见的侵犯部位为皮肤、鼻腔、口腔、眼睛及胃肠道等。

临床上引起皮肤蝇蛆病的虫体以狂蝇科(Oestridae)的人肤蝇(*Dermatobia hominis*)、丽蝇科(Calliphoridae)的嗜人瘤蝇(*Cordylobia anthropophaga*)、皮蝇科(Hypodermatidae)的蚊皮蝇(*Hypoderma lineatum*)和牛皮蝇(*Hypoderma bovis*)等为多。根据皮损特点不同,皮肤蝇蛆病可分为疖肿型、匍行疹型和创伤型蝇蛆病,其中以疖肿型最为多见。

疖肿型皮肤蝇蛆病的皮损多发生在皮肤松弛部位如眼睑、口唇、腰、腹、臀及前臂深处,数目 1~2 个或 10 余个不等。皮疹初发时为皮肤表面或皮下出现大小不等、深浅不一的风团样结节或肿块,蛆隐藏于结节内,呈游走性,局部红、肿、热、痛。当蛆即将钻出皮肤时,肿块或结节部位皮肤迅速肿大,毛孔扩张,伴刺痛及虫体蠕动感数小时后,在结节中央出现血性水泡,破溃后能挤出蛆和恶臭脓液,炎症随之迅速消退,皮肤表面可见穿凿性小孔。皮损中取出的蛆呈乳白色,长 10~15mm,无眼也无足,多数为圆柱形,前尖后钝。如蛆寄生部位较深,结节不易破溃,蛆可在皮下潜行数日后,距原结节数厘米处出现新的结节或肿块,肿块表面可出现小丘疹,形成假性脓肿,称变异性蝇蛆病。病理取蝇幼虫正在向外钻透时的皮肤肿块作活检,显微镜下可见蛆的不同剖面,其表皮向外突出呈三角形,虫体内部肌肉纤维和各种器官结构清晰可见。此外,虫体周围的炎症反应显著,胶原纤维肿胀。真皮毛细血管及小血管扩张充血,血管周围有淋巴细胞、浆细胞和嗜酸性粒细胞浸润。

(2)疥疮(scabies):系由疥螨(*Sarcoptes scabiei*)寄生于人体皮肤表层内所致的接触性传染性皮肤病,好发于皮肤薄嫩部位,如大腿内侧、腹股沟、下腹部、前臂屈侧、腋窝、脐周等。

疥螨成虫近圆形或椭圆形,背面隆起,乳白色或浅黄色。雄螨较雌螨略小,肉眼刚能看到。背面有横纹和皮棘,腹面有 4 对足,短粗呈圆锥形,分前后两组。疥螨引起的皮疹形态多种多样,基本损害是丘疹、水泡、隧道和结节。部分男性除有疥疮皮疹外,还在阴囊、阴茎皮肤上形成绿豆至黄豆大淡红色结节,称为疥疮结节,可持续至疥疮治愈后数周或数月。显微镜下,疥疮表皮呈角化过度和棘层肥厚,常伴海绵水肿及淋巴细胞浸润。海绵水肿进一步发展,导致水泡形成。角质层内可见隧道,其盲端可达棘细胞层,隧道内可发现疥螨的卵、幼虫、成虫或其部分躯体及排泄物。真皮浅层血管周围可见嗜酸性粒细胞、淋巴细胞、组织细胞浸润。疥疮结节表现为表皮增厚,真皮中血管增生,血管周围有局限性淋巴细胞及嗜酸性粒细胞浸润,界限清楚。

（3）蠕形螨病（demodicidosis）：毛囊蠕形螨（*Demodex folliculorum*）和皮脂蠕形螨（*Demodex brevis*）寄生于人体毛囊或皮脂腺内，引起蠕形螨病。

毛囊蠕形螨和皮脂蠕形螨的形态基本相似，螨体细长呈蠕虫状，乳白色，略透明，雌虫比雄虫略大。螨体分为颚体、足体和末体，颚体宽短呈梯形，足体腹面有4对足，粗短呈芽突状，末体细长如指状，体表有环状皮纹。毛囊蠕形螨末体较皮脂蠕形螨更细长，但是在组织切片中极难看到整个虫体，多数只能看到虫体的不同断面，因此在切片中难以区别两者，故统称为蠕形螨（demodicid mite）。

蠕形螨寄生后主要吞食宿主细胞和皮脂腺分泌物，由于虫体的机械性刺激及虫体排泄物的化学性刺激，可造成皮肤红斑、丘疹、脓疱、结节等多种损害。光镜下发现蠕形螨寄生的毛囊呈不同程度扩张，常表现为毛囊的杯状或袋状扩大。扩张的毛囊内毛发常脱落或毛根被破坏，坏死或层状结构共同形成了伊红色角蛋白的栓塞（角质栓）（图15-68），部分毛囊纵横切面内含有虫体或虫体碎片（图15-69），毛囊周围的组织内可见以淋巴细胞为主的炎症细胞浸润。真皮浅层毛细血管轻度增生、扩张、充血，周围组织轻度水肿，伴有炎症细胞浸润，以鼻尖部皮肤较常见。蠕形螨感染皮脂腺，早期引起皮脂腺细胞肿胀变性，皮脂腺袋增大，继而皮脂腺萎缩，细胞变小，胞浆红染，核固缩，皮脂腺底部的基底细胞增生。在真皮浅层和皮肤附件周围有淋巴细胞浸润。

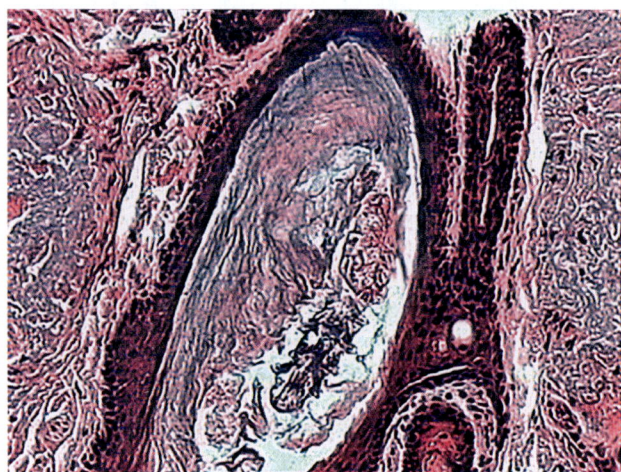

图15-68 毛囊内见蠕形螨和角质栓（HE染色）
（引自 李朝品）

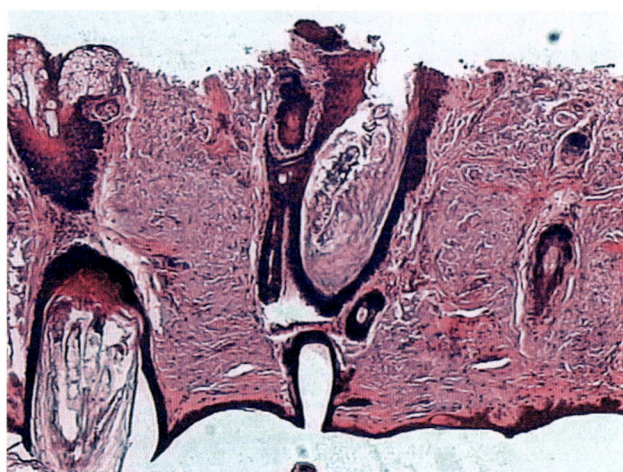

图15-69 毛囊内寄生的蠕形螨（HE染色）
（引自 李朝品）

（郭娇娇 范志刚）

五、活组织病理学检查

活组织病理学检查简称"活检"，是用局部切取、钳取、粗针穿刺、搔刮或切取病变器官等手术方法，从患者活体内获取病变组织或病变器官进行病理诊断。活组织检查可诊断的有日本血吸虫卵、猪囊尾蚴、溶组织内阿米巴滋养体、曼氏迭宫绦虫裂头蚴、斯氏并殖吸虫童虫、旋毛虫囊包、杜氏利什曼原虫无鞭毛体、卫氏并殖吸虫童虫和成虫、结肠小袋纤毛虫滋养体等，可根据不同的组织、不同的部位以及不同的病变采用不同的活检方式。

（一）皮肤

1. 皮肤利什曼原虫

（1）直接取材涂片染色法：在皮肤结节处用消毒针头刺破皮肤，取少许组织液，或用手术刀刮取少许组织作涂片，用瑞氏或吉姆萨染液染色，镜检查无鞭毛体。对疑似皮肤型黑热病的患者，可选择皮肤上出现丘疹和结节等皮损较明显之处，作局部消毒，用干燥灭菌的注射器刺破皮损处，抽取组织液做涂片。

（2）切面或切口涂片：用消毒的眼科剪刀，从皮损表面剪取一小片皮肤组织，以切面做涂片；还可将局部皮肤消毒后,以洗净的左手拇指和食指捏住皮肤结节,使其固定于两指间,再用灭菌干燥手术刀轻轻切开皮肤,刮取切口两侧的皮肤组织,制成涂片。

(3)皮损组织病理切片检查:涂片未见虫体时,可割取小丘疹或结节,固定后作组织切片染色检查。虫体胞质呈淡蓝色或深蓝色,核呈红色或淡紫色,动基体位于核旁,细小杆状,呈紫红色。

2. 溶组织内阿米巴 对疑似皮肤阿米巴病的患者,在其皮肤溃疡处摘取皮损组织,以竹签挑取米粒大小的待检组织置于洁净的载玻片上,滴加 1 滴生理盐水,混匀后低倍镜下观察,如发现可疑虫体,加盖玻片高倍镜观察确认。

3. 蠕形螨

(1)透明胶纸粘贴法:将市售透明胶纸(宽 1.5cm)剪成 2cm 长若干块(以防胶纸太长在睡眠中脱落),于睡前洗脸后贴在受检者颜面部,一般选取面部的鼻、鼻唇沟、额、颧和颏等处,次晨取下贴于载玻片上,滴加 50% 甘油 1 滴混匀镜检。检出率与透明胶纸的黏性、粘贴的部位、面积与取材时间有关。

(2)挤刮涂片法:用手指挤压或刮螨器刮取,或用沾水笔尖后端等器材刮取受检部位皮肤,用解剖针将刮取物挑至载玻片上,滴加纯甘油 1 滴混匀,盖上盖玻片镜检。

(3)挤粘结合法:即将透明胶带贴于受检部位,用双手拇指贴在胶带的不同部位用力挤压,将分泌物挤出并粘在胶带上,取下胶带贴于载玻片上镜检。此法省时、不易漏检,检出率较高,适合流行病学调查。蠕形螨检出率夜间比白天高。毛囊蠕形螨较细长,末体占虫体全长的 2/3~3/4,末端较钝圆。皮脂蠕形螨略短,末体约占躯体全长的 1/2,末端尖细呈锥形。

4. 疥螨 根据患者接触史及皮肤柔嫩皱褶等疥疮好发部位,特别是典型的皮下"隧道",检获疥螨可初步确诊。

(1)"隧道"染色法:用棉签蘸取蓝或黑墨水,涂抹于可疑的皮损处,用棉签揉擦 0.5~1.0 分钟后用水棉球揩去表面墨迹,可见染成蓝色或黑色的"隧道"痕迹,阳性率为 81.05%。本法简便、易行,不受条件限制,患者易于接受,适用于城镇及农村的防治工作。

(2)滤过紫外线灯检查:在皮损处涂 1% 四环素溶液,让其自然干燥 3 分钟,用蒸馏水棉球拭净并晾干,再将该皮损部位置于滤过紫外线灯下照射,因其渗入"隧道"后,疥疮患者皮损"隧道"处呈现亮绿色荧光反应,即为阳性。阳性率为 90.5%,假阳性率 20.5%,需注意。

(3)针挑法:用 6 号消毒注射针头,在隧道末端距螨约 1mm 处进针,针尖于皮肤面呈 10°~20° 角,针口向上,针头先垂直插至螨体下面,然后放平针杆(5°~10°),并稍加转动,疥螨即落入针口孔内,缓慢挑破皮肤或退出针头,移至滴有一滴甘油的载玻片上镜检。

(4)刮皮法:在患者手背指缝间等丘疹部位,滴加少许矿物油,用消毒的圆口手术刀片平刮 6~7 次,刮至油滴内有细小血丝为度,将刮取物置于滴有甘油的载玻片上,加盖玻片镜检。阳性检出率为 51.6%~79.82%。

(5)解剖镜镜检法:直接用解剖镜观察手及掌腕等嫩薄皮肤的皮损部位,可清晰地看到"隧道"及疥螨轮廓,用消毒的手术刀尖端挑出疥螨镜检。在解剖镜下,隧道内的疥螨呈淡黄色或淡棕色,螨体透明,颚体及躯体前部色泽较深,且隐约可见前足基节内突。该法隧道发现率为 100%,隧道内螨检出率为 92.51%~97.65%。

5. 猪囊尾蚴、裂头蚴、并殖吸虫 在皮下结节处局麻后,切开皮肤,剥离出结节,去除外层纤维被膜,小心分离虫体,在 2 张载玻片间压平镜检,也可经组织固定后作切片染色检查。

6. 丝状蚴、尾蚴 取皮疹处组织作切片染色检查。若有皮肤溃疡,则对溃疡灶进行刮片镜检。

7. 蝇蛆 蝇的幼虫可在皮下组织寄生引起蝇蛆病,被寄生部位可形成疖肿,可在疖肿四周挤压将幼虫挤出进行检查。

(二)淋巴结

1. 杜氏利什曼原虫

(1)淋巴结穿刺涂片法:穿刺部位一般选择腹股沟淋巴结,其他部位的淋巴结出现肿大,亦可作穿刺。先将局部皮肤消毒,用左手拇指和食指捏住一个较大的淋巴结,向上提起,并使其固定于两指之间,注意穿刺部位不得污染。右手用一干燥无菌6号针头穿过皮肤刺入淋巴结内,待数秒钟后即可将针头拔出,无须用针筒抽吸。将针头内少量淋巴结组织液滴于载玻片上做涂片,甲醇固定,染色,油镜观察。检出率为46%~87%,低于骨髓穿刺,但方法简便、安全。对于以往治疗的患者,因其淋巴结内原虫消失较慢,故仍有一定的诊断价值。

（2）淋巴结活组织检查法:将取出的淋巴结一半作病理切片检查,一半作若干印片,干燥、固定、染色后镜检,查无鞭毛体。多用于淋巴结型黑热病的诊断。

2. 丝虫成虫　同上法淋巴结穿刺抽取淋巴组织液,染色后镜检;手术摘取淋巴结剖检成虫;作淋巴结病理切片、镜检。

（三）肌组织

1. 旋毛虫幼虫　囊包幼虫寄生在横纹肌内,用外科手术从患者疼痛的肌肉(常选择腓肠肌、肱二头肌或股二头肌)取米粒大小肌肉一块,置于载玻片上,盖上另一载玻片,均匀压紧,并用橡皮筋固定载玻片两端,低倍镜下观察,查见旋毛虫幼虫或梭形囊包即可确诊。取下的肌肉也可作病理切片检查,发现肌纤维横纹消失、间质水肿等病变均有助于诊断。肌肉活检的检出率仅为50%左右,故其阴性结果不能排除该病,可采用免疫学方法加以辅助诊断。

2. 猪囊尾蚴　手术方法取患处肌肉一块,小心分离虫体压片镜检,查到米粒或黄豆大小的半透明卵圆形囊泡,内含乳白色透明液体,且囊壁上存在一乳白色的圆形头节,外形类似石榴籽样,即为活的囊尾蚴,通过观察头节的吸盘和小钩加以诊断。

3. 并殖吸虫、裂头蚴、棘球蚴、泡球蚴　手术摘取肌肉内可疑的结节,剥除外层纤维被膜,在2张载玻片间压平、镜检;也可将组织固定后作切片染色检查。

4. 林氏肉孢子虫　寄生在肌肉中的林氏肉孢子虫不易被发现,其诊断应在临床症状及流行病学的基础上,用免疫学和病理学方法确诊。目前主要依靠肌肉活组织压片和病理切片(HE染色)检出肉孢子囊确诊。

（四）肠黏膜

1. 日本血吸虫　慢性及晚期血吸虫病患者肠壁组织增厚、纤维化,虫卵排出受阻,粪便中不易查获虫卵,可做直肠黏膜活检,有助于发现沉积于肠黏膜内的虫卵。用直肠镜自可疑病变处钳取米粒大小的肠黏膜一块,放在2张载玻片间,轻轻压平,对光肉眼可初步观察到组织中成堆的黄褐色卵串,显微镜下便可确认。直肠镜检活组织检查发现虫卵只能证明感染过血吸虫,至于体内是否有活虫,必须根据虫卵的死活进行判断。镜检时可依据经验判断虫卵发育的阶段及其死活。各期血吸虫卵鉴别见表15-5。对从未经过治疗的患者检出虫卵,不论死卵、活卵,均有诊断价值。对有治疗史的患者,只有查见活卵或近期变性卵,才有诊断意义。

表 15-5　黏膜内各期未染色血吸虫卵的鉴别

	活卵	近期变性卵	死卵
颜色	淡黄色至黄褐色	灰白至淡黄色	灰褐色、棕色或黑色
卵壳	较薄	薄或不均匀	厚而不均匀
轮廓	清楚	清楚	不清楚
内含物	卵黄细胞或胚团或毛蚴	浅灰色或黑色小点或折光均匀的颗粒或萎缩的毛蚴	两极可有密集的黑点,含网状或块状结构物

2. 溶组织内阿米巴　活体组织检查主要针对痢疾阿米巴的慢性患者。用乙状结肠镜、直肠镜或纤维结肠镜直接观察黏膜溃疡,自溃疡边缘或深层刮取溃疡组织或刮拭物涂片,可发现滋养体,检出率高。必要时也可小心钳取出少许病变黏膜组织做病理学切片检查,但对于结肠损害严重的患者易造成肠穿孔,所以不宜采用。

3. 隐孢子虫　用乙状结肠镜获取肠黏膜标本,染色镜检,观察隐孢子虫卵囊。由于小肠镜检对人体的损伤,该方法通常被粪检法替代。

4. **蓝氏贾第鞭毛虫**　借助内镜在小肠 Treitz 韧带附近摘取黏膜组织,将绒毛面组织在载玻片上涂抹,晾干,甲醇固定,吉姆萨染色后镜检,染色后贾第虫滋养体着紫色,肠上皮细胞呈粉红色。也可将黏膜组织制作切片染色镜检,此法为创伤性检查,一般不作为常规选择。

5. **结肠小袋纤毛虫**　可采用乙状结肠镜取肠黏膜病理检查,在肠黏膜溃疡的边缘组织切片中常可检获滋养体。

6. **钩虫**　借助胃肠镜活检钳自十二指肠降部钳取虫体及附着黏膜组织,生理盐水冲洗后,做切片染色镜检,根据口囊腹侧前缘钩齿或板齿鉴定十二指肠钩虫和美洲钩虫。

(五)肝脾

1. **溶组织内阿米巴**　肝组织活检,患者取仰卧位,于右侧腋中线第8~10肋间隙在超声引导下,定位穿刺点并做好标记,常规消毒铺巾局麻后,穿刺针根据超声探头引导,获取病变处肝组织,加生理盐水涂片镜检,观察溶组织内阿米巴滋养体。镜下滋养体需与宿主组织细胞鉴别:①溶组织内阿米巴滋养体大于宿主细胞;②胞核与胞质大小比例低于宿主细胞;③滋养体胞核为泡状核,核仁居中,核周染色质粒清晰,胞质中可含红细胞和组织碎片。

2. **杜氏利什曼原虫**　脾脏穿刺液涂片镜检,该法检出率高,可达90.6%~99.3%,但不安全,一般少用或不用。肝脏穿刺检出率低于脾脏穿刺,仅76.9%~95.0%。

3. **日本血吸虫**　通过超声体表定位后进行肝穿刺,确定针尖刺入后吸取组织,抽吸3~4次,固定并作切片镜检;手术分离肉芽肿,制作病理切片镜检,少见临床应用。

4. **棘球蚴、泡球蚴**　彩色多普勒超声下定位进行肝穿刺,抽取内容物涂片镜检原头蚴或典型包虫囊壁结构即可确诊;手术摘除的包囊可做切片进行病理学诊断。

(六)肺

1. **肺孢子虫**

(1)支气管镜肺活检:单独使用经支气管肺活检和支气管肺泡灌洗液的检出率分别为86%~88%和85%~87%,两者结合阳性率可达94%~100%。也有报告单独使用支气管肺泡灌洗液阳性率可达98%~100%。

(2)经皮穿刺吸引术、开胸肺活检:经皮穿刺吸引术适用于儿童患者,诊断率为60%~95%。嘱患者进行数次深呼吸,最后一次深呼吸后,屏气15~30秒,用20~23号静脉针接10ml注射筒,于右侧腋中线上第4、5肋之间进针,达肺实质后用力抽吸并稍作移动,然后缓慢拔出注射器,让患者安静呼吸,并连续观察患者的一般状态,吸出液经离心后取沉淀物作涂片或直接用肺组织作印片,自然干燥后甲醇固定,用改良六亚甲基四胺银(Gomori methenamine silver,GMS)染色。

1)GMS工作液配制:3%六亚甲基四胺18ml,加5%硝酸银2ml,摇匀变清后,加5%四硼酸钠2ml,再加双蒸水22ml,混合后即成GMS工作液,该工作液应新鲜配制。

2)改良GMS染色步骤:①1%高碘酸滴于已固定好的肺印片上氧化10分钟,流水冲洗;②2%铁明矾染10分钟,流水冲洗;③印片放入60℃预热20分钟的工作液中40分钟左右开始观察,每5分钟观察1次,至玻片上印片处呈淡褐色即可,流水冲洗;④0.2%氯化金调色3~5分钟,流水冲洗;⑤2%硫代硫酸钠固定3分钟,流水冲洗;⑥置60℃烤箱内烤干,封片,油镜下观察。肺孢子虫包囊呈圆形、椭圆形或不规则形,囊壁染成棕色或棕褐色,囊内小体不着色。若囊内小体逸出,空囊形成的特征性括弧样结构是肺孢子虫包囊的典型特征,有着重要的诊断价值。此法不仅可用于新鲜的肺组织印片,还可用于涂片、组织切片。制印片时应注意用力挤压肺组织,使虫体从肺组织中逸出,以便提高虫体检出率。

2. **并殖吸虫、日本血吸虫、棘球蚴、泡球蚴、溶组织内阿米巴**　从肺脓肿抽取穿刺液,置于载玻片上,加少量生理盐水,盖上盖玻片,轻轻压平,立即镜检。也可经手术方式取出肺脓肿病变组织做病理学切片检查。

(七)骨髓

1. **杜氏利什曼原虫**

(1)涂片法:骨髓穿刺涂片法是检查杜氏利什曼原虫最常用的方法,一般选择髂骨穿刺检查杜氏利什曼原虫无鞭毛体,检出率为 80%~90%,安全易行,检出率较高。嘱患者侧卧,暴露髂骨部位,局部麻醉,视年龄大小,选用 17~20 号带有针芯的干燥无菌穿刺针,从髂骨前上棘后约 1cm 处刺入皮肤,然后将针竖起,使与水平线成 70°~80° 角,当针尖触及骨面时,可用旋转式的动作,将针尖慢慢地钻入骨内 0.5~1.0cm,放手后针不斜倒表示针尖已入骨内,即可拔出针芯,接一支 2ml 干燥注射器,抽取骨髓液。取少许骨髓液做涂片,甲醇固定,染色方法同疟原虫薄血膜染色法,油镜观察。

（2）培养法:将穿刺物无菌接种于 NNN 培养基中,22~24℃培养,10 天后用白金耳取少量培养液置显微镜下检查,如查见运动活泼的前鞭毛体,即可确定诊断。

NNN 培养基制备:琼脂 14.0g,氯化钠 6.0g,蒸馏水 900ml,盛入烧瓶中加热熔化,分装试管,每管 3ml。经压力蒸气灭菌,待稍冷却后每试管加入相当 1/3 量的去纤维兔血,均匀混合后斜置待冷。冷却后每管加入 0.5ml 洛克氏溶液,4℃冷藏备用。

（3）动物接种法:把穿刺物接种于易感动物(如金地鼠、BALB/c 小鼠等),1~2 个月后取肝、脾作印片或涂片,瑞氏染色后镜检。

2. 锥虫、弓形虫　同上法抽取骨髓穿刺液,涂片染色镜检。必要时离心后取沉淀物作涂片。此法简便,但阳性率不高,阴性者不能排除,需进一步检查。

（八）其他

并殖吸虫、日本血吸虫、裂头蚴、囊尾蚴、棘球蚴、泡球蚴、溶组织内阿米巴、弓形虫等还可寄生于脑部或眼部,大多采用手术方式取出虫体或病变组织,直接压片镜检或做病理切片检查。

（周必英）

六、组织病理学检查的注意事项

（一）常规注意事项

1. 对于手术切除的寄生虫感染标本,常规组织病理学检查在鉴别诊断中发挥至关重要作用,并且通常可以证实寄生虫的存在,在手术切除标本后,应及时固定和送检,部分寄生虫如阿米巴滋养体离体后极易死亡,容易漏检。

2. 寄生虫虫体较小,在取材时应注意标本袋内是否有残留的较小的组织或虫体,并且应仔细观察病变部位,仔细查找有无虫体。

3. 由于切片时不同切面虫体常呈不同形态,虽大多具有寄生虫病典型的组织病理学特征,但一般而言,病理组织中虫体的特征并不容易区分和鉴别具体的虫种,所以应注意结合患者的发病部位、临床症状、生活习惯、所在地区、其他实验室检查及免疫学检查等综合判断。

（二）特殊注意事项

1. 根据寄生虫的发病特点,选择合适的方法进行组织取材。

（1）杜氏利什曼原虫无鞭毛体在外周血液很难发现,故取材时应选择巨噬细胞丰富、利什曼原虫多、穿刺安全、操作简便的器官进行。常用的方法是髂骨穿刺。有时因取出的穿刺液较少,可用穿刺针在载玻片上尽量涂抹均匀,按疟原虫染色法进行染色镜检。脾、肝穿刺液涂片检出率虽较骨髓穿刺高,但手术的技术性要求高,且有内出血的危险,故一般少用。淋巴结穿刺最为安全,但检出率过低亦少用。此外,如穿刺液利什曼原虫很少,不易检出时,还可经培养法进行诊断。

（2）斯氏并殖吸虫的童虫形成的游走性皮下结节,应掌握切开手术的时间,最好是在刚形成时及时切开,否则童虫会移行至他处不易找到,切开结节可看到童虫移行的隧道,内有大量嗜酸性粒细胞或夏科雷登氏结晶,发现童虫将其放入生理盐水中,如需送检可用 70% 酒精固定。

（3）经支气管肺活检和支气管肺泡灌洗液的检出率均较高,具有重要应用价值。其关键是要掌握准确、熟练的灌洗技术,能将支气管镜顶端楔入 4 级以下支气管,应具有 40% 以上的回收率和保证灌洗液代表 4 级以下支气管和肺泡内成分。此外,支气管穿刺及开胸肺活检方法创伤性大,能引起气胸、出血等严重并发症,一般极少采用。

2. 穿刺活检、内镜黏膜活检、皮肤诊刮活检以及手术切除活检均为有创性操作,尤其是未经手术的深部脏器感染,标本取材时很容易损伤组织,可能引起穿孔、气胸、出血等并发症。因此要求操作者必须具备熟练的技术及经验,操作结束后需处理好伤口的清洁卫生工作。

3. 原虫寄生于细胞内,在检查时,如果在细胞内发现有较多密集的细小颗粒时,要警惕原虫感染的可能,可以使用特殊染色或免疫组化进一步明确诊断。

4. 蠕虫和节肢动物,当在镜下检见虫体断面时,如果其肉眼可见,需复查标本或借助解剖显微镜剥离送检标本,仔细检查有无细小虫体或虫卵,必要时将切片与蜡块对比,切下虫体所在部位,溶蜡后取出残余的虫体,并进行下一步的虫种鉴定。如果虫体仅在显微镜下可见,可以采用体视学方法绘制其立体形态,以便做出准确的诊断。

5. 各类寄生虫标本在送检过程中应强化对标本的保护工作,避免污染,特殊寄生虫标本还需要注意时间与温度的影响,以免影响检测结果以及后续的治疗手段。溶组织内阿米巴滋养体的检查要特别注意活体标本必须取材于溃疡边缘,脓腔穿刺亦应取材于壁部,并注意脓液性状特征,要求盛器洁净,注意保温,及时送检。

(郭娇娇　周必英)

第五节　其他排泄物或抽取物检查

寄生虫感染的病原学诊断技术中,除围绕上述样本(粪便、肛周虫卵、血液及组织等)开展的一些诊断方法外,有些寄生虫能够随人体排泄物或分泌物排出,亦或寄生于某些特殊部位、器官或组织中,通过一些特殊的诊断技术或染色方法得以检获。还有一些存在于其他排泄物或抽取物的特殊寄生虫(不同虫期或特定发育阶段)见表15-6。

表 15-6　其他排泄物或抽取物的检查方法及对应虫种(虫期)

其他排泄物或抽取物 检查方法	虫种(虫期)
痰液检查	溶组织内阿米巴滋养体、肺吸虫卵、棘球蚴的原头蚴、粪类圆线虫幼虫、蛔虫幼虫、钩虫幼虫、尘螨;偶见肺孢子菌包囊及蠊缨滴虫等
尿液检查	丝虫微丝蚴、阴道毛滴虫、弓形虫滋养体、埃及血吸虫卵、艾氏小杆线虫等
阴道分泌物检查	阴道毛滴虫;偶见蛲虫
十二指肠抽取物检查	蓝氏贾第鞭毛虫滋养体、华支睾吸虫卵、肝片形吸虫卵、异形吸虫卵、布氏姜片虫卵及蛔虫卵;偶见阿米巴滋养体、粪类圆线虫、等孢球虫及隐孢子虫卵囊等
骨髓检查	杜氏利什曼原虫和疟原虫等
脑脊液检查	福氏耐格里阿米巴、棘阿米巴、杜氏利什曼原虫、广州管圆线虫幼虫、弓形虫、冈比亚锥虫与罗得西亚锥虫、粪类圆线虫和脑囊尾蚴等
皮脂(皮肤刮取物)检查	疥螨、蠕形螨等
鞘膜积液检查	班氏微丝蚴等
前列腺液检查	男性泌尿生殖道内的阴道毛滴虫等
胸腹腔积液检查	棘球蚴、弓形虫、丝虫微丝蚴、卫氏并殖吸虫卵等
口腔内刮取物检查	齿龈内阿米巴和口腔毛滴虫等

一、痰液检查

痰液是气管、支气管和肺泡所产生的分泌物。正常情况下,此种分泌物较少,病理情况下,痰量增加,并有性状、成分的改变。在寄生虫感染中,某些寄生虫寄生于宿主肺脏、支气管或者消化道内,刺激宿主呼吸道及咽部而引起机械性咳嗽,虫体随痰液排出体外,常见的卫氏并殖吸虫卵、溶组织内阿米巴滋养体等,通过对患者痰液的检查,能够检测到这些寄生虫,棘球蚴的原头蚴、粪类圆线虫幼虫、蛔虫幼虫、钩虫幼虫以及尘螨等也能够通过检查痰液而查获。常用的检测痰液方法主要为直接涂片法、浓集法以及涂片染色法。

(一) 材料收集与处理

1. 采集痰液时间一般以清晨较好,收集第一、二口痰最佳。因为经过一夜蓄积,清晨痰量较多,从而能提高检查的阳性率。

2. 留痰时,应嘱患者用清水漱口或刷牙后再用清水漱口,并用力将咽喉分泌物咳出、丢掉,以减少口腔内物质对诊断的干扰。

3. 留痰时,嘱患者深吸气,在呼气时用力咳嗽,并嘱其尽量咳出气管深处的痰,使附在气管、支气管、肺泡壁的痰液松动、脱落,更易于排出。

4. 对于痰量少或无痰的患者,可将 0.9% 氯化钠溶液加温至 45℃左右后超声雾化吸入,使痰液稀薄、痰量增多而易于排出。

5. 有些幼儿痰液收集较为困难,可用消毒棉球擦拭喉部,刺激引起咳嗽反射,也可轻压胸骨柄上方,诱导咳痰,其后用棉球擦拭刮取标本。

6. 收集新鲜痰液时,用带盖的干净、无色广口容器。痰液注意及时送检,一般必须在 2 小时内检查完毕。

(二) 试剂与器材

1. 器材　载玻片、盖玻片、显微镜、离心机、带盖的痰液收集瓶、无菌离心管、一次性滴管等。

2. 吉姆萨染液的配制　将吉姆萨染剂粉 1g 置于玛瑙研钵中,分次加入甘油(甘油总量为 50ml)研磨后倒入棕色玻璃瓶中,分次用甲醇冲洗玛瑙研钵中的甘油染粉,直至 50ml 甲醇用完,倒入上述棕色玻璃瓶,塞紧瓶盖,充分摇匀,置于 65℃温箱 24 小时或室温 1 周,过滤备用。

3. 六亚甲基四胺银染色液的配制

(1) 10% 氢氧化钠:氢氧化钠 100g,加蒸馏水至 1 000ml;

(2) 0.9% 生理盐水:氯化钠 9g,加蒸馏水至 1 000ml;

(3) 5% 三氧化铬(铬酸):铬酸 50g,加蒸馏水至 1 000ml;

(4) 1% 亚硫酸氢钠:亚硫酸氢钠 1g,加蒸馏水至 100ml;

(5) 0.1% 氯化金:氯化金 0.5g,加蒸馏水至 500ml;

(6) 2% 硫代硫酸钠:硫代硫酸钠 2g,加蒸馏水至 100ml;

(7) 亮绿储存液/工作液:亮绿 0.2g,冰醋酸 0.2ml,加蒸馏水至 100ml 配成储存液;亮绿储存液 10ml,加蒸馏水至 40ml 配成工作液;

(8) 六亚甲基四胺银(GMS)工作液:3% 六亚甲基四胺 20ml,5% 硝酸银溶液 1ml,混匀生成白色沉淀,均匀摇动至沉淀消失;取 5ml 混合液加入 5% 四硼酸钠 0.4ml,再加入蒸馏水 5ml,混合即成 GMS 工作液,现用现配。

(三) 操作方法

1. 生理盐水直接涂片法　该法适用于卫氏并殖吸虫卵以及溶组织内阿米巴滋养体等检查。取一洁净载玻片,加 1~2 滴生理盐水;挑取痰液少许,最好选带铁锈色的痰,涂成痰膜,加盖片镜检。如未发现卫氏并殖吸虫卵,但有夏科-雷登晶体,提示可能是卫氏并殖吸虫患者,若多次涂片检查为阴性者,可改用浓集法。

2. 浓集法　主要用于蠕虫幼虫、螨虫类及多次检查卫氏并殖吸虫卵阴性样本。收集 24 小时痰液,置于玻璃杯中,加入等量 10% 氢氧化钠溶液,玻璃棒搅匀,置于 37℃温箱内 2 小时,使痰液消化成稀液状,分装于数个离心管内,以 1 500r/min,离心 5~10 分钟,弃上清液,取沉淀涂片检查。

3. 吉姆萨染色法　可用于肺孢子虫检测。用 pH7.0~7.2 的蒸馏水,按照 15∶1 的比例将吉姆萨染液稀释,用蜡笔画出染色范围,将稀释的染液滴入已固定的痰液膜上,室温染色 30 分钟后,蒸馏水冲洗干后镜检。

4. **改良六亚甲基四胺银染色法（GMS）** 主要用于肺孢子虫检测。将样本置于20℃的5%铬酸液中氧化15分钟，氧化后的标本用流水冲洗数秒；1%亚硫酸氢钠冲洗1分钟，其后自来水冲洗、蒸馏水洗涤3~4次。放入60℃的四胺银工作液内孵育90分钟，至标本转至黄褐色为止；流水、蒸馏水各清洗5分钟；1%氯化金洗涤2~5分钟，蒸馏水冲洗3~4次；2%硫代硫酸钠液浸泡5分钟后流水冲洗10分钟；亮绿复染45秒；95%、99%、100%乙醇逐级脱水；二甲苯透明3次，树胶封片。

（四）注意事项

1. 在留取痰液标本之前，患者需先刷牙，避免将食物残渣混入痰内。

2. 要注意痰液的颜色，如果为烂桃样痰液，可能是肺吸虫引起的肺组织坏死。对于肺吸虫检查，可先用直接涂片法检查，如为阴性，改用浓集法以提高检出率。

3. 痰液一定要新鲜，特别是卡氏肺孢子虫，检查要在两小时内送检。

4. 溶组织内阿米巴滋养体的检查，应取新鲜痰液做涂片，在寒冷季节需要注意镜台、载玻片的保温。

5. 处理痰液应十分小心，不可让痰液标本污染容器外壁、手或周围其他物体，更不可使痰液干燥而飞扬于空气中。工作台使用完毕后及时用5%苯酚溶液消毒，确保安全。

二、尿液检查

感染某些寄生虫时，尿液的性状或成分会出现异常，尿液检查是对尿液中的成分进行分析，为临床诊断和治疗提供重要的参考。有些寄生虫也可直接从尿液检出，如丝虫微丝蚴、阴道毛滴虫滋养体、弓形虫滋养体、埃及血吸虫卵、艾氏小杆线虫等。

（一）标本收集与处理

1. 一般情况下，尿液检查选择晨尿作为标本。晨尿是指早晨起床后首次排出的尿液。主要是因为人在夜间基本不饮食，尿液中的成分较少受到食物和饮水的影响，而那些导致机体异常的各种成分或细胞在尿液中的沉积也会更多。另外，经过一整夜的肾小管重吸收，尿液已经高度"浓缩"，同时往往偏酸性，尿中的有形成分不易破坏，又比较"充足"，最适合检查。

2. 一般情况下，尿液检查选择留取中段尿。因为前段尿可能在经过尿道和尿道口时被污染，后段尿可能带有膀胱内的杂质，而中段尿最能反映机体真实情况，适合尿常规检查。

3. 尿液标本收集容器要求清洁、干燥、一次性使用，有较大开口便于收集。

4. 注意仔细观察尿液的颜色和沉淀情况，如果尿液浑浊，应进一步观察和检查。脓尿呈灰白色云雾状且可能有沉淀出现；菌尿呈云雾状但静置后不下沉；乳糜尿呈白色乳浊状，必须做显微镜检查。

5. 尿液标本冷藏于4℃，可防止细菌生长及维持较恒定的弱酸性。

6. 尿量一般留取5~10ml，置于清洁、干燥的离心管中并加盖，尿标本收集后应在半个小时内送检。如果时间太长，会造成尿液中的细菌滋生，使尿素酵解，尿液pH值升高，对最终检查结果影响比较大。尿液标本也应避免强光照射，以免尿胆原等物质因光照分解或氧化而减少。

（二）试剂与器材

1. **常用器材** 载玻片、离心管、盖玻片、离心机、显微镜、一次性吸管等。

2. **常用染色剂的配制**

（1）瑞特染液：见前述（血液检查）。

（2）吉姆萨染液的配制：见前述（痰液检查）。

（三）操作方法

1. **离心沉淀法** 取尿液3~5ml，置于离心管内，以2 000r/min离心3~5分钟，吸取沉淀，涂片检查。淋巴丝虫病患者易出现乳糜尿，乳糜尿尿液中的主要成分为脂肪微粒、卵磷脂、胆固醇及少许纤维蛋白质和白蛋白等。患者因淋巴循环受阻，致使肠道吸收的乳糜液不能经淋巴管引流入血液，而逆流进入肾，导致肾盂输尿管处的淋巴管破裂，淋巴液随即进入尿液，使得尿液呈不同程度乳白色，严重的似乳汁。乳糜中较大的脂肪微粒在镜下呈球形，用苏丹Ⅲ染成红色为乳糜阳性。过小的脂肪微粒不宜在镜下观察，可利用其溶解乙醚的特性，加乙醚后使乳白色浑浊尿变清，判断其为乳糜阳性。乳糜沉渣镜检，需加入等量乙醚,用力振荡,使脂肪溶于乙醚,然后吸去脂肪层,加水稀释 10 倍,以 2 000r/min 离心 3~5 分钟,取沉渣镜检。如若乳糜尿中的蛋白质含量高,致使沉淀不易形成,可先加抗凝剂,再加水稀释,经离心沉淀后取沉渣镜检。

2. 染色法　可用于弓形虫滋养体检查。尿液经 2 500r/min 离心 10 分钟,吸取沉淀涂片,待涂片干燥后,甲醇固定,用瑞特染液或吉姆萨染液室温染色 30 分钟,蒸馏水冲洗后镜检。

(四)注意事项

1. 新鲜配制的瑞特染料偏碱,须在室温或 37℃贮存一定时间,待染料成熟后使用,贮存时间愈久,染色效果愈好。

2. 有许多干扰因素会影响到尿液检测结果的准确性,如饮食、感冒、运动等。尿液样本中若出现结晶,可放在 37℃下静置,一般结晶会消失,若仍有结晶体或出现其他异常时,可听从医生的建议做进一步的检查和分析,以免延误疾病的诊断。

3. 成年女性留尿时一般应避开月经期,防止阴道分泌物或月经血混入,若在经期要取尿液做检查,则需先清洗外阴。

4. 检查乳糜尿需加入等量乙醚,并且用力振荡。

三、阴道分泌物检查

通过女性的阴道分泌物性状可判断出其健康情况,正常情况下,分泌物为糊状、色白、量少,经期则是浑浊、微黏、透明,如果出现阴道分泌物反常,发出刺鼻气味、发黄等,需及时就诊,通过对阴道分泌物的检查可为临床诊治提供指导。

1. 阴道毛滴虫病(Trichomoniasis)系由阴道毛滴虫(*Trichomonas vaginalis*)感染所致。《阴道毛滴虫病诊治指南》(2021 修订版)指出,鉴于阴道毛滴虫可同时感染生殖道及泌尿道,引起尿道炎或膀胱炎,而大部分患者无症状,本病现在更多被称为"滴虫阴道炎",可性传播感染(sexually transmitted infection,STI),常与细菌性阴道病、沙眼衣原体感染和淋病并存。男性患者的前列腺中也可以查到阴道毛滴虫,主要通过分泌物、前列腺液直接涂片法查找虫体。

2. 女性患者的阴道分泌物中偶可查见蛲虫成虫或蛲虫卵。

(一)样本收集与处理

1. 阴道分泌物收集　阴道标本采集前 24 小时禁止性交、盆浴、阴道检查及局部上药;通过无润滑剂的阴道内镜,用无菌棉拭子从患者的阴道穹隆处采集阴道分泌物,均匀涂在载玻片上;当无阴道内镜时,可采用长无菌棉拭子从患者的阴道直接取材。

2. 前列腺液收集　男性前列腺液取材最好于清晨排尿之后采集,从后向前挤压尿道,挤出分泌物,或者用按摩法获取前列腺分泌物,置于消毒容器内送检。

(二)试剂与器材

1. 常用试剂　消毒注射器、载玻片、盖玻片、显微镜、离心机、无菌离心管、一次性滴管等。

2. 吉姆萨染液配制　同前(痰液检查)。

3. 瑞特染液配制　同前(血液检查)。

(三)操作方法

1. 直接涂片法　用消毒棉签在受检者阴道后穹隆、子宫颈及阴道壁上取分泌物,然后用生理盐水涂片镜检,即可发现活动的虫体。

2. 悬滴法　先在盖玻片周缘涂一薄层凡士林,中间滴 1~2 滴生理盐水。将阴道分泌物涂于生理盐水中,翻转盖片小心覆盖在具凹孔的载玻片上,稍加压使两片粘合,液滴即悬于盖片下面,镜检。

3. 涂片染色法　将拭取的阴道后穹隆分泌物涂于载玻片上,待自然干燥后,滴 2~3 滴甲醇覆盖样本,固定 5 分钟后,经吉姆萨染色法或瑞特染色法,染色镜检。

4. 培养法　无菌棉拭子从阴道后穹隆处取到阴道分泌物后直接插入阴道毛滴虫培养基中(如肝-胨-糖培养基),或者吸取阴道冲洗液离心沉淀,接种入液态培养基中,置于 37℃温箱中培养 24~48 小时,取培养混匀液 1 滴涂片,镜检。

(四)注意事项

1. 收集患者新鲜的阴道分泌物和前列腺分泌物,迅速检查。可用 5% 葡萄糖溶液浸泡片刻的棉签取样,能保持滴虫活力。

2. 采集用的器皿必须预先保温,以免虫体骤然遇冷而失去活力。寒冷季节必须通过保温保持滴虫的活力。

3. 女性患者取材所用的阴道内镜,只能用少量生理盐水清洗,不可用润滑剂,以免润滑剂影响滴虫活力。

4. 阴道毛滴虫属于兼性厌氧寄生虫,增加氧气不利于其存活。因此,取材时间要短,尽快检查。如采用接种法,虫体入培养基后立即旋紧管盖,如有条件可以在厌氧环境中培养。

(孔德龙)

四、十二指肠抽取物检查

十二指肠抽取液可用于检查蓝氏贾第鞭毛虫滋养体、华支睾吸虫卵、肝片形吸虫卵、布氏姜片虫卵等;在急性阿米巴肝脓肿患者,胆汁中偶可发现滋养体;粪类圆线虫、等孢球虫和隐孢子虫,以及肠道寄生虫(如钩虫、蛔虫及绦虫等)等也可能出现在十二指肠液中。本法常在粪检多次阴性而临床症状可疑时采用。

(一)十二指肠引流液检查

十二指肠引流液检查是临床上较常用的检查方法。十二指肠引流液是指通过引流管所取得的十二指肠液(通称 D 胆汁)、胆总管液(A 胆汁)、胆囊液(B 胆汁)和肝胆管液(C 胆汁)的总称。在某些寄生虫感染患者的十二指肠引流液中可发现寄生虫,一般在 B 胆汁中可见蓝氏贾第鞭毛虫滋养体、钩虫卵、蛔虫卵、华支睾吸虫卵、粪圆线虫幼虫等。引流液中的蓝氏贾第鞭毛虫滋养体常附着在小块黏液上,或虫体聚集成絮片状物。肝片形吸虫卵与姜片虫卵不易鉴别,但前者可出现于胆汁,而后者只见于十二指肠液中。肝吸虫病患者可在胆汁中检出虫卵,其检出率远较粪检高。胆道蛔虫症患者可在胆汁中找出蛔虫卵,偶可从肝脓疡患者的胆汁中检出阿米巴滋养体或包囊。为提高检出阳性率,必须将各份胆汁分别离心沉淀后,镜检全部沉渣。需要注意的是,十二指肠引流液检查法应在医院操作,因患者依从性较差,目前该法较少用。

1. 材料准备 治疗巾、润滑油、十二指肠引流管、试管、记号笔、止血钳、石蕊试纸、干净玻片若干、显微镜、离心机、生理盐水、33% 硫酸镁溶液、10%NaOH 溶液。

2. 操作方法

(1)空腹状态下,患者取坐位,颌下铺治疗巾,将经过灭菌处理并涂有润滑油的十二指肠引流管放入患者咽后部,嘱其做吞咽动作。当引流管进入 50cm 左右处暂停吞咽,抽出全部胃液。

(2)协助患者取右侧卧位,臀部垫高约 20cm,再缓缓吞进引流管至 75cm 左右处。用注射器抽出少许液体,此时用石蕊试纸检测抽出液,并观察液体颜色。

(3)若为碱性淡黄色液体,则表明引流管已进入十二指肠,固定引流管,将引流管的末端置于试管内(试管架放于床边,低于床沿 10cm 处)。开放引流管,使液体自然流入试管内,此液即十二指肠液,试管标记为 D。

(4)向管中注入温热(37℃)的 33% 硫酸镁溶液 50~100ml,然后用止血钳夹住引流管末端 5~10 分钟,使胆道口括约肌松弛,再松开止血钳,用注射器轻轻抽吸,待液体缓慢流出。

(5)先弃去流出的硫酸镁溶液。当金黄色的胆总管胆液(A 胆汁)流出,收集在 10~20ml A 管中;当流出棕褐、棕黄色的胆囊液(B 胆汁)时,收集 30~75ml 于 B 管中。最后流出的柠檬色稀薄液体为肝胆管胆汁(C 胆汁),收集在 C 管内。

(6)标本采集完毕,拔出引流管,标本及时送检。

(7)将各部分十二指肠引流液滴于载玻片上,加盖玻片后直接镜检,观察有无寄生虫。为提高检出率,将各部分引流液加生理盐水稀释搅拌后,分装于离心管内,2 000r/min,离心 5~10 分钟,吸取沉渣涂片镜检。若引流液过于黏稠,应先加 10% NaOH 消化后再离心。

3. 注意事项

(1)十二指肠引流液检查应在空腹状态下进行以减少胃液的干扰。

(2)插管不宜过快,否则会导致引流管盘曲。

(3)若石蕊试纸检测流出液为酸性,则引流管可能弯曲在胃内,此时须将引流管拔出少许,再行吞入。或通过注入 50ml 生理盐水,使弯曲的引流管伸直。必要时可皮下注射阿托品 0.5mg,以减轻痉挛。

(4)收集标本,须标准规范,色泽分明,是决定检查阳性率的关键。

(5)送检后,应立即检查,时间不宜过长,否则虫体易死亡,导致鉴别困难。

(二)肠检胶囊法

肠检胶囊法适于蓝氏贾第鞭毛虫。相较于十二指肠引流液检查,本法简便易行,患者易于接受,尤其是儿童检出率也高,可替代十二指肠引流液检查。

1. 材料准备 装有尼龙线的胶囊,石蕊试纸,干净载玻片若干,显微镜,棉签。

2. 操作方法 禁食后,先用棉签刮取口咽部分泌物送检。再让受检者吞下装有尼龙线的胶囊,线的游离端固定在颈部或胸部,随着胶囊的溶解,尼龙线逐渐舒展,到达十二指肠和空肠,3~4 小时后取出尼龙线,刮取黏附在其远端的黏液,并用石蕊试纸测酸碱性,若为碱性则黏液中含胆汁,接着涂片镜检。

3. 注意事项 由于取出尼龙线时远端会被口咽分泌物污染,吞下含尼龙线胶囊前,应该对口咽分泌物进行培养,之后注意核对口咽分泌物与取自尼龙线远端黏液的检测结果,以排除口咽分泌物对结果的影响。

(三)胶囊内镜法

1999 年,Paul Swain 等首次研发出人类第一个胶囊内镜,其大小为 26mm × 11mm,拍摄频率为 2 帧/秒,续航时间为 8 小时。2001 年 Appleyard 等首次报道胶囊内镜在 4 例不明原因消化道患者中的应用,实现了小肠病变诊断的无痛无创化。随着胶囊内镜法技术的不断革新,其平均阅片时间缩短,识别小肠病变的敏感性更高,在临床上的应用更加广泛。值得一提的是,常规胃镜、结肠镜无法检查全段小肠,对于粪检虫卵阴性、粪隐血阳性的肠道寄生虫感染者诊断困难;而胶囊内镜图像清晰、分辨率高,可全面可视化观察小肠腔内的病变,常用于不明原因的消化道出血、贫血、腹痛、腹泻等(比如钩虫、蛔虫感染)的诊断,具有检出率高、操作简便、患者依从性较好的特点,因此可作为传统检查手段的有力补充,减少误诊、漏诊。

1. 材料准备 OMOM 胶囊内镜消化道无线检查诊断系统。工作参数:拍摄速率 2 帧/s,图像分辨率 30 万像素(VGA 模式),视角(空气中)(140° ± 10°),景深(空气中)0~35mm,分辨率(空气中)3.51lp/mm。工作电压 3V,工作电流 0.5~80mA。数字双工多通道无线传输模式。

2. 操作方法

(1)受检者于胶囊内镜检查前 2 天进食少渣半流质食物,检查当日禁食早餐,检查前 2 小时禁服任何药物。

(2)受检者吞下内置摄像头和信号传导系统的智能胶囊后,胶囊内镜紧贴小肠内壁,随着胃肠肌肉的运动节奏,沿着胃-十二指肠-空肠-结肠-直肠的方向运行,同时对经过的腔段连续摄像,并将数字信号图像储存于患者体外携带的图像记录仪,智能胶囊吞服 8~72 小时后就会随粪便排出体外。

(3)医生通过回放图像记录仪记录的图像可进行诊断。

3. 注意事项

(1)吞服胶囊前必须进行肠道准备,可选用 20% 甘露醇或硫酸镁,待排出清水样便后可吞服胶囊。吞服胶囊 2 小时之内必须禁食、禁水,2 小时后可少量进水,4 小时后可进食半流质。

(2)密切观察胶囊是否随粪便排出,必要时可用腹部 X 线透视检查辅助核实,未经证实者禁止进行磁共振成像(magnetic resonance imaging,MRI)检查。

(3)年老体弱及病情危重者不宜使用本法。

(4)胃肠道梗阻者、消化道畸形、穿孔、狭窄或瘘管者、吞咽困难者、急性肠炎、放射性肠炎者、妊娠者、严重贫血者、体内植入心脏起搏器者禁用。

五、乙状结肠检查

乙状结肠的检查是借助乙状结肠镜的活组织检测,用乙状结肠镜于典型烧瓶样阿米巴溃疡边缘处检取黏液与坏死性的黏膜,涂片观察,若观察到滋养体,即可确诊阿米巴痢疾。为避免取材后出血引起视野模糊,一般一个溃疡只取一个样。乙状结肠镜可直接观察到肠黏膜的病变情况,同时取材方便,不受气温影响且易于找到阿米巴滋养体,常用于阿米巴痢疾的诊断。该法作为粪检的补充,大大提高了检出率,减少误诊、漏诊。

1. 材料准备　乙状结肠镜,活检钳,10% 福尔马林固定液、乙醇、二甲苯、石蜡、苏木精-伊红(HE)染液、甘油明胶、光学显微镜。

2. 操作方法　先行肠道术前准备,常规循腔进镜至乙状结肠溃疡边缘处,钳取后以稍微见血为宜,取 3~5 个活检组织,10% 福尔马林固定液固定,梯度乙醇脱水、二甲苯透明、浸蜡、包埋、制成薄切片,进行 HE 染色,甘油明胶封片剂封片、贴标签,在光学显微镜下观察。

3. 注意事项

(1)防止组织出现自溶与腐败,标本取材后要及时固定,固定液的量应为送检标本体积的 5 倍以上。

(2)取材时,应避免挤压,避免使用齿镊,防止组织变形而影响诊断。

(3)在组织固定、脱水中,为防止滋养体流失,最好用擦镜纸包裹组织进行处理。

六、骨髓检查

骨髓检查是临床上常用的诊断检查方法之一,广义上分为骨髓穿刺和骨髓活检两种。骨髓检查常用于内脏利什曼病、疟疾等寄生虫病的诊断。

骨髓穿刺

骨髓穿刺术(bone marrow puncture)是抽取骨髓液的一种常用诊断技术,其检查内容包括骨髓细胞形态学、细胞遗传学、病原微生物学等方面。黑热病感染初期,由于病原体增殖数量少或检验人员阅片水平不足,容易同血液系统疾病混淆。骨髓穿刺涂片查到利杜小体是确诊黑热病的最可靠手段。临床上常用血涂片法查找疟原虫或微丝蚴,诊断疟疾或丝虫病,而骨髓穿刺涂片可作为辅助检查手段,提高疟疾及丝虫病等疾病的检出率。骨髓穿刺部位最常选取髂前上棘,其相对脊椎的棘突及胸骨等处穿刺点,具有安全性较高、易于固定和操作简单的优势。

1. 材料准备

(1)治疗车:备有无菌骨髓穿刺包,内含有骨髓穿刺针 1 个、无菌盘 1 个、镊子 1 把、棉球若干、孔巾 1 个、注射器、纱布 2 块及胶布。

(2)消毒用品:75% 酒精、2% 碘酊或 0.5% 碘伏。

(3)麻醉药品:2% 利多卡因 2ml。

(4)染色:甲醇、吉姆萨染液、瑞氏染液、磷酸盐缓冲液。

(5)其他:干净玻片 6~8 张、推片 1 张、记号笔、无菌手套 2 副、一次性注射器 2 个。

2. 操作方法

(1)杜氏利什曼原虫检查

1)嘱患者侧卧,露出髂骨部位,用手指确定髂骨上棘,将该处周围皮肤用碘酒及酒精消毒,一般在局部麻醉下进行操作。

2)以髂骨前上棘后约 1cm 为穿刺处,先刺入皮肤,然后将针竖起,使与水平线成 70°~80°,穿过皮下组织及骨膜后,即能感觉出针头已触及骨的表面,可用旋转式的动作,将针尖钻入骨内。

3)针尖已入骨内,可将针轴拔出,接以 2ml 或 5ml 注射器,抽取骨髓后,应立即将穿刺针拔出,将骨髓制成涂片以便检查。骨髓涂片制成后让其自然干燥,用记号笔编号。

4)染色前先用甲醇覆盖整个薄膜,固定、晾干,将吉姆萨染液以水配制成 3% 的稀释液,染色 30 分钟,或在 2ml 水中加吉姆萨染液 3 滴,滴在涂片上,染色 20 分钟,流水轻轻冲洗,晾干,镜检。也可选用瑞氏-吉氏混合染色法,将 5ml 瑞氏染液、1ml 吉氏染液与 6ml 磷酸盐缓冲液混合后滤去沉淀,作为染液备用。甲醇固定标本后,将配置的染液滴到薄膜上,染色 5~10 分钟,冲洗缓冲液并晾干,镜检观察有无利杜小体。

5)也可将穿刺物无菌接种于 NNN 培养基,22~24℃培养,10 天后用白金耳取少量培养液置显微镜下检查,如查见利什曼原虫的前鞭毛体,即可确定诊断;或者把穿刺物接种于易感动物(如金地鼠),1~2 月后取肝脾作印片,染色镜检。

(2)疟原虫检查 骨髓液抽取步骤同上。用推片蘸取少许骨髓液于载玻片右端三分之一处,让推片与骨髓液接触,使骨髓液扩散成均匀粗线。接着推片与载玻片成 30°夹角,从右向左移动,直至载玻片左侧六分之一处,形成一层骨髓液薄膜。使用瑞氏-吉氏复合染液,以覆盖骨髓膜为宜,染色效果,一般以低倍镜下清晰观察到细胞核与胞浆分明后,流水冲洗干后镜检。

3. 注意事项

(1)穿刺针的大小,视患者年龄不同而异,婴儿及幼童用 20 号穿刺针,年龄较大的儿童及青年可用 5cm 长的 18 号腰椎穿刺针,成人用 17 号穿刺针,用具均需经压力蒸气灭菌。

(2)按患者年龄大小及胖瘦不同,穿刺的深度为 0.5~1.0cm,由浅入深,放手后针不斜倒,表示针尖已入骨内。

(3)注射器必须保持干燥,以免发生细胞破坏、变形。穿刺前将针芯插入穿刺针,检查穿刺针是否通畅。

(4)骨髓液抽取后必须立刻涂片,若骨髓液凝后涂片,影响标本质量。

(5)吉姆萨染色前的固定时间过短或固定液滴加过少,都会导致漂洗时载玻片上骨髓膜脱落,影响虫体观察结果。

(6)吉姆萨染色方法因染液受缓冲液 pH 影响较大,易偏碱性,不易着色,染色耗时长,操作不便,同时结果不稳定。瑞氏染色不如吉姆萨和瑞氏-吉氏染色清晰,不利于观察虫体的完整结构。瑞氏-吉氏混合染色法背景洁净,着色清晰,虫体内部结构清晰完整,染色所需时间短,效果佳,另外可以调整瑞氏和吉姆萨染液的比例以达到更好的染色效果。不同的染色方法对标本的保存效果也有差异,因此需要根据检查需要选择合适的染色方法。

(7)血友病及有严重凝血功能障碍者禁用。

(潘 伟)

七、脑脊液检查

脑脊液是存在于脑室及蛛网膜下腔内的无色透明液体,主要由脑室中的脉络产生其主要功能是调节中枢神经系统的酸碱平衡。如果中枢神经系统发生寄生虫感染,可以引起脑脊液的成分改变。所以,脑脊液检测对神经系统发生寄生虫感染具有一定的诊断价值。适用于脑脊液检查的寄生虫包括福氏耐格里阿米巴、棘阿米巴、杜氏利什曼原虫、广州管圆线虫的幼虫、弓形虫、冈比亚锥虫与罗得西亚锥虫、粪类圆线虫和脑囊虫等。

(一)材料准备

腰椎穿刺针、无菌穿刺包、无菌试管和离心管、一次性注射器、离心机、显微镜、载玻片、盖玻片、患者姓名或标本标识贴、吉姆萨染色液等。

(二)操作方法

1. 脑脊液的采集 一般采用腰椎穿刺术,脑脊液取材前,应告知患者进行脑脊液标本检查的目的、注意事项、适应证和禁忌证等。患者应尽量减少运动以保持平静,安静 15 分钟后卧床采集。脑脊液的取材应由临床医生按照既定程序进行腰椎穿刺采集,必要时可从小脑延髓池或侧脑室穿刺获得。腰椎穿刺时,为避免腰穿后头痛,最好使用小号穿刺针进行,放液不宜过快、过多(一般不超过 10ml)。腰椎穿刺后要防止脑脊液从针孔外渗,腰穿后让患者去枕平卧 2~4 小时,严密观察病情,注意生命体征和瞳孔的变化。

2. 检查方法

（1）沉淀法：经自然沉淀后的患者脑脊液沉淀物，取适量滴于载玻片上，加盖玻片后置于显微镜下观察，观察时光线不能太强。此法适用于脑脊液中阿米巴滋养体、广州管圆线虫幼虫等的检查。

（2）离心法：将患者脑脊液置于尖底离心管中，1 500r/min 离心 5 分钟后，收集离心后的沉淀物，涂片后镜检。

（3）吉姆萨染色法：取急性期患者脑脊液，1 500r/min 离心 5 分钟后，沉淀物涂片，经吉姆萨染色后，镜检。此法适用于脑脊液中弓形虫滋养体、冈比亚锥虫的检查。

（三）结果判定

正常的脑脊液中，主要含单核细胞，没有中性粒细胞。如有脑部寄生虫感染，脑脊液中可能出现嗜酸性粒细胞。脑脊液中如有寄生虫感染，结果判定可参考如下标准。

1. 福氏耐格里阿米巴滋养体　有一宽大的伪足位于前端，泡状的细胞核位于虫体中央。

2. 棘阿米巴　滋养体长椭圆形，体表有尖而透明的刺状突起。有叶状或棘状伪足。体内含空泡和一大而明显的核，核仁居中。包囊外层蜂窝状，内层多面体形，有一个细胞核。

3. 杜氏利什曼原虫无鞭毛体　虫体卵圆形，吉姆萨染液染色后，细胞浆呈淡蓝或深蓝色，内有一个较大的红色或淡紫色圆形核。

4. 广州管圆线虫　脑脊液中可检获广州管圆线虫的第四或第五期幼虫。

5. 弓形虫　弓形虫滋养体在镜下呈新月形或香蕉状。经吉姆萨染液染色后，胞浆染成蓝色，核染成红或紫红色。

6. 冈比亚锥虫与罗得西亚锥虫　经吉姆萨染液染色后，虫体细胞浆呈淡蓝色，核位于中央，紫红色。动基体为深红色，点状。波动膜为淡蓝色。细胞浆内有深蓝色的异染质颗粒。虫体数量多时，鞭毛以细长型为主。虫体数量下降时，则以粗短型居多。细长型长动基体位于虫体后部近末端。粗短型长动基体位于虫体近后端。

7. 粪类圆线虫　脑脊液中可检获粪类圆线虫幼虫或培养出丝状蚴。

8. 脑囊尾蚴　脑脊液检查白细胞总数升高可见于少数脑囊尾蚴病患者，并且增高的程度不大，以淋巴细胞为主。脑脊液生化检查时，可发现脑脊液蛋白升高。

（四）注意事项

1. 采集脑脊液时要严格遵循腰椎穿刺的适应证、禁忌证、并发症和穿刺注意事项。

2. 脑脊液放置过久，细胞可被破坏或沉淀后纤维蛋白凝集成块，导致后续检验不能正常进行，所以脑脊液标本留取后应立即送检，不能及时送检的标本，可室温保存，不超过 2 小时。

3. 脑脊液涂片固定时间不宜过长，不能高温固定，以免细胞发生皱缩。

八、皮脂（皮肤刮取物）检查

皮肤病是发生在皮肤和皮肤附属器官疾病的总称。皮肤病的病因多种多样，细菌、真菌、寄生虫等感染因素是引起皮肤病的重要原因。所以，皮脂（皮肤刮取物）检查对寄生虫感染引起的皮肤病具有一定的诊断价值。适用于皮脂（皮肤刮取物）检查的寄生虫主要包括疥螨和蠕形螨。

（一）材料准备

注射器针头、圆口外科手术刀片、透明胶带、弯头小镊子、解剖针、载玻片、盖玻片、显微镜、患者姓名或标本标识贴等。

（二）操作方法

1. 针挑法　用 6 号注射针头，持针与皮肤平面成 10°~20° 角，针口斜面向上。找到虫体隧道末端虫点处，在距离虫点约 1mm 垂直于隧道处长轴进针，直插至虫点底部并绕过虫体。然后放平针杆（呈 5°~10° 角）稍加转动，虫体即落入针口孔槽内。缓慢挑破皮肤出针（或直接退出），移至滴 1 滴油的载玻片上，即可镜检。此法适用于检查皮肤中寄生的疥螨。

2. 刮片法　用消毒外科刀片，蘸少许矿物油，滴在炎性血疹表面。平刮数下，至油滴内有小血点为度,以刮取丘疹顶部的角层部分。如此连刮6~7个丘疹后,移至有油的载玻片上镜检。此法适于检查寄生于躯干及四肢近端的疥螨。

3. 透明胶带法 睡前洗净患处皮肤,用透明胶带贴敷于皮损区如额、鼻、双侧颊部、下巴等部位,次日取下透明胶带置于载玻片上,即可镜检。此法适用于检查皮肤中寄生的蠕形螨,常用于人群流行病检查。

4. 挤压法 用弯头小镊子挤压皮肤或皮损处,也可直接用手(双拇指)挤压。将挤出的皮脂分泌物置于1滴甘油或花生油中置于载玻片上,然后用解剖针将挤出的分泌物尽量弄碎混匀,盖上盖玻片并轻轻压平,即可镜检。此法适用于检查皮肤中寄生的蠕形螨。

(三) 结果判定

皮脂(皮肤刮取物)中如有寄生虫感染,结果判定可参考如下标准。

1. 疥螨 近圆形,背面隆起,乳白色或浅黄色,半透明;雌螨略大于雄螨,无眼和气门。螨体由颚体和躯体组成,颚体短小,位于前端;躯体背面有波状横纹和鳞片状皮棘,躯体后半部有杆状刚毛和长鬃。腹面光滑,有4对短粗足,呈圆锥形。

2. 蠕形螨 分皮脂蠕形螨和毛囊蠕形螨,形态基本相似,成虫细长呈蠕虫状,由颚体、足体和末体构成。颚体位于前端,短小呈梯形;足体紧接颚体,粗短如芽状;末体位于虫体后端,约占虫体的一半。皮脂蠕形螨末体较短,半透明,末端尖呈锥状;毛囊蠕形螨末体较长,棕褐色,末端钝圆呈指状。

(四) 注意事项

1. 皮肤刮片时,宜选用圆刀口,以获得较大的接触面并避免刺伤。所选的皮疹必须是新发的、未经搔抓的无结痂的炎性丘疹。

2. 患者检查前洗净患处皮肤,检查前不要在患处涂抹药物。

九、鞘膜积液检查

鞘膜积液分为睾丸鞘膜积液和腱鞘囊积液。寄生虫感染常见于睾丸鞘膜积液。正常人睾丸的鞘膜囊仅有少量浆液;在病理情况下,如化脓性炎症、结核、肿瘤、丝虫感染等,可形成积液。

(一) 材料准备

无菌注射器、离心机、显微镜、载玻片、盖玻片、一次性滴管、生理盐水等。

(二) 操作方法

1. 睾丸鞘膜积液的采集 一般采用直接抽取法,睾丸鞘膜积液取材前,应告知患者进行睾丸鞘膜积液标本检查的目的、注意事项、适应证和禁忌证等。患者应尽量减少运动以保持平静,取仰卧位后,对其阴囊皮肤进行常规消毒,然后用注射器抽取患者少许鞘膜积液,将鞘膜积液直接涂片或者离心后取沉淀检查。

2. 检查方法

(1)离心法:将患者的睾丸鞘膜积液加适量生理盐水稀释离心,收集离心后的沉淀物,涂片后镜检。

(2)吉姆萨染色法:取患者的睾丸鞘膜积液,制成涂片,干燥后用甲醇固定,用吉姆萨染色法染色后镜检。

(三) 结果判定

阴囊内发生丝虫病时,可发生鞘膜乳糜肿,积液呈乳糜样,并在睾丸鞘膜积液中可查到微丝蚴。微丝蚴虫体细长,头端钝圆,尾端尖细,外被有鞘膜。体内有很多圆形或椭圆形的体核,头端无核区为头间隙,在虫体前端1/5处的无核区为神经环,尾逐渐变细,近尾端腹侧有肛孔。尾端有无尾核因种而异。

(四) 注意事项

1. 采集睾丸鞘膜积液时,要严格遵循睾丸鞘膜积液抽取的适应证、禁忌证、并发症和穿刺注意事项。

2. 注射器必须清洁无菌,抽取后必须迅速送检,不宜保存时间过长。

十、前列腺液检查

前列腺液是男性前列腺的分泌物,每日分泌量为 0.5~2ml。当患者出现慢性前列腺炎的症状,常规抗生素及其他综合治疗措施无效,而患者的配偶又患有滴虫性阴道炎时,则可能存在滴虫性前列腺炎。

(一) 材料准备

无菌试管、显微镜、载玻片、盖玻片、一次性滴管、生理盐水等。

(二) 操作方法

1. 前列腺液的采集　前列腺液的采集一般采用按摩法,由临床医生来进行,取材前应告知患者进行检查的目的、注意事项、适应证和禁忌证等。患者排尿后取膝胸卧位,手指从前列腺两侧向正中按摩,再沿正中方向向尿道外挤压。如此重复数次,再挤压会阴部的尿道,即可看见有白色黏稠性的液体自尿道口流出,用无菌试管收集后及时送检。

2. 检查方法

(1) 直接涂片法:取少许患者前列腺液,用生理盐水稀释后直接涂片,置于显微镜检查。

(2) 吉姆萨染色法:取患者的前列腺液,制成涂片,干燥后用甲醇固定,用吉姆萨染色法染色后镜检。

(三) 结果判定

患者前列腺内感染有阴道毛滴虫时,可在前列腺液中查到滋养体。滋养体无色透明,有折光性,体态多变,活动力强。固定染色后呈梨形或椭圆形,虫体前端 1/3 处有一个椭圆形的泡状核,核前方有 5 颗排列成环状的基体及由此发出的 4 根前鞭毛和 1 根后鞭毛。体外侧前部有一波动膜,其外缘与向后延伸的后鞭毛相连,波动膜较短,仅为虫体长的 1/3 左右,有一根纤细透明的轴柱纵贯虫体并于后端伸出体外。

(四) 注意事项

1. 如需对前列腺液进行培养,要严格遵循无菌操作和外阴消毒,并使用无菌容器接取标本。

2. 生殖系统结核及急性前列腺炎的患者,不适合做前列腺按摩取液。

十一、胸腹腔积液检查

正常情况下,人体的胸腔和腹腔内仅含少量的液体起润滑作用,胸腔液小于 200ml,腹腔液小于 50ml,一般采集不到。病理情况下可有大量液体潴留于胸腔或者腹腔形成积液。

(一) 材料准备

胸腹腔穿刺针、离心机、显微镜、无菌离心管、载玻片、盖玻片、一次性滴管等。

(二) 操作方法

1. 胸腹腔积液的采集　胸腹腔积液的采集一般由临床医生根据需要在无菌条件下,对各积液部位进行穿刺而收集;诊断用胸腹腔积液一般采集 10~20ml 即可。取材前应告知患者进行检查的目的、注意事项、适应证和禁忌证等。采集后标本应做抗凝处理,并立即送检,以免细胞变性破坏而影响结果。

2. 检查方法

(1) 直接涂片法:取少许患者的胸腹腔积液,直接涂片,置于显微镜检查。

(2) 离心法:将患者的胸腹腔积液离心,收集离心后的沉淀物,涂片后镜检。

(3) 吉姆萨染色法:取患者的胸腹腔积液,制成涂片,干燥后用甲醇固定,用吉姆萨染色法染色后镜检。

(三) 结果判定

胸腹腔积液寄生虫检查主要用于检获棘球蚴碎片或原头蚴,亦可用于检获弓形虫、微丝蚴、卫氏并殖吸虫卵等。

1. 棘球蚴碎片或原头蚴　棘球蚴为圆形囊状体,大小因寄生的时间、部位以及宿主的不同而异,直径从不足 1cm 至 40cm 不等,内含囊液。棘球蚴为单房性囊,由囊壁和内含物(生发囊、原头蚴、子囊、孙囊和囊液等)组成。原头蚴,椭圆形或圆形,为向内翻卷收缩的头节,其顶突和吸盘内陷。

2. 弓形虫、微丝蚴 如本节六、八所述。

3. 卫氏并殖吸虫卵 金黄色,椭圆形,一端有卵盖,较宽大,略倾斜。卵壳厚薄不匀,卵盖对侧的卵壳常有增厚的现象。卵内含 1 个卵细胞及 10 余个卵黄细胞。

（四）注意事项

1. 采集胸腹腔积液时要严格遵循胸腹腔积液抽取的适应证、禁忌证、并发症和穿刺注意事项。

2. 抽取后注意做抗凝处理,必须迅速送检,不宜保存时间过长。

十二、口腔内刮取物检查

因为寄生虫在口腔环境难以定植,所以口腔寄生虫病在临床上比较少见。口腔刮取物主要用于检查齿龈内阿米巴和口腔毛滴虫。

（一）材料准备

牙签、显微镜、载玻片、盖玻片、一次性滴管、生理盐水等。

（二）操作方法

用牙签从牙周组织或牙龈间隙挑取渗出物置于载玻片上,用生理盐水稀释后直接涂片,置于显微镜下或者染色后镜检。

（三）结果判定

患者感染有齿龈内阿米巴或口腔毛滴虫时,其口腔内刮物内可查到滋养体。

1. 口腔毛滴虫 口腔毛滴虫为寄生口腔的梨形鞭毛虫,仅有滋养体期,虫体有 4 根前鞭毛和 1 根后鞭毛,无游离末端,波动膜稍长于阴道毛滴虫,单个细胞核位于虫体前部中央,含多量染色质粒,轴柱较纤细,沿虫体末段伸出。

2. 齿龈内阿米巴 齿龈内阿米巴仅有滋养体时期,活体形态呈圆形、长椭圆形及不规则葫芦形等。细胞浆内、外质分明,外质透明,内质颗粒状,少数内、外质分界不清,内质有较多的食物泡。常伸出大小不同的舌状、叶状及指状伪足,透明无颗粒,少数可折叠,伸出体积一般不大于滋养体体积。

（四）注意事项

1. 采集患者口腔内刮取物时,应事先确认患者是否患有经呼吸道传播的传染性疾病。

2. 采集前患者不要刷牙,以免影响检查结果。

(刘相叶)

参 考 文 献

［1］ 丛文铭,郑建明.临床病理诊断与鉴别诊断:肝、胆、胰疾病［M］.北京:人民卫生出版社,2019.

［2］ 刘彤华.刘彤华诊断病理学［M］.4 版.北京:人民卫生出版社,2018.

［3］ 郑葵阳.医学寄生虫学(案例版)［M］.2 版.北京:科学出版社,2017.

［4］ 杨毅梅.临床寄生虫学［M］.北京:人民卫生出版社,2016.

［5］ 丁伟,王德田.简明病理学技术［M］.杭州:浙江科学技术出版社,2014.

［6］ 吴观陵.人体寄生虫学［M］.4 版.北京:人民卫生出版社,2013.

［7］ 王德田,董建强.实用现代病理学技术［M］.北京:中国协和医科大学出版社,2012.

［8］ 沈继龙,张进顺.临床寄生虫学检验［M］.4 版.北京:人民卫生出版社,2012.

［9］ 李朝品,高兴致.医学寄生虫图鉴［M］.北京:人民卫生出版社,2012.

［10］ 郭瑞珍.传染病与寄生虫病病理学彩色图谱［M］.贵阳:贵州科技出版社,2012.

［11］ 张进顺,高兴致.临床寄生虫检验学［M］.北京:人民卫生出版社,2009.

［12］ 李朝品.人体寄生虫学实验研究技术［M］.北京:人民卫生出版社,2008.

［13］ 周晓军,张丽华.肝脏诊断病理学［M］.南京:江苏科学技术出版社,2006.

［14］孙新,李朝品,张进顺.实用医学寄生虫学［M］.北京:人民卫生出版社,2005.

［15］陈兴宝,吴观陵,孙新,等.现代寄生虫病学［M］.北京:人民军医出版社,2005.

［16］吴观陵.人体寄生虫学［M］.3版.北京:人民卫生出版社,2005.

［17］吴忠道.临床寄生虫学检验［M］.北京:中国医药科技出版社,2004.

［18］李朝品.临床免疫学［M］.北京:人民军医出版社,2004.

［19］沈继龙.临床寄生虫学和寄生虫检验［M］.2版.北京:人民卫生出版社,2002.

［20］武忠弼,杨光华.中华外科病理学［M］.北京:人民卫生出版社,2002.

［21］李朝品.人体寄生虫学［M］.合肥,中国科学技术大学出版社,1991.

［22］陈佩惠,孔德芳,李慧珠,等.人体寄生虫学实验技术［M］.北京,科学出版社,1988.

［23］徐岕南.人体寄生虫的检验法［M］.上海,广协书局出版社,1951.

［24］郎博娟,胡余昌,周小鸽,等.内脏利什曼病3例临床病理分析［J］.临床与实验病理学杂志,2021,37(4):472-474.

［25］胡文婷,马阳阳,许爱娥,等.皮肤镜在疥疮诊断中的应用［J］.中国中西医结合皮肤性病学杂志,2021,20(2):136-139.

［26］秦晓怡,杨顺海,王友沛,等.眼囊尾蚴病7例的临床病理分析［J］.眼科学报,2021,36(8):630-635.

［27］陈利军,韩月东.肺吸虫病2例［J］.临床肺科杂志,2020,25(1):158-159.

［28］杨小迪,徐常艳,王舒颖,等.我国旋毛虫病流行病学诊断治疗及防治措施研究进展［J］.中国血吸虫病防治杂志,2020,32(5):448-452+458.

［29］季亚楠,廉晓丽,杨毅梅,等.金属纳米粒子在常见感染性疾病检测及治疗中的应用研究进展［J］.中国寄生虫学与寄生虫病杂志,2020,38(1):115-119.

［30］袁菊,徐杰,张伟琴.钩虫病误诊1例［J］.皮肤病与性病,2020,42(1):97-98.

［31］岳凤娇,吕建丽,张莉,等.皮肤利什曼病诊断技术研究进展［J］.中国病原生物学杂志,2019,14(6):731-734.

［32］金鑫,谭家亮,孙祯卿,等.脑裂头蚴病的诊断及手术取出活虫的经验［J］.临床神经外科杂志,2019,16(6)518-521+526.

［33］龚志红,徐芸,刘克星,等.江西省本地儿童肺细粒棘球蚴感染1例报告分析［J］.中国寄生虫学与寄生虫病杂志,2019,37(2)228-231.

［34］谭英征,龙云铸.1例皮下、肌肉型囊尾蚴病报告［J］.实用临床医药杂志,2019,23(10):92+95.

［35］刘先宁,安娜,刘超,等.睑缘炎及其相关眼表疾病患者蠕形螨的实验室诊断及结果分析［J］.现代检验医学杂志,2018,33(1):106-108.

［36］陈华瑜.皮肤CT和挤压涂片法对毛囊蠕形螨检出率的比较［J］.现代医用影像学,2018,27(8):2653-2654.

［37］李婷,杨坤.温扩增技术在寄生虫及其他病原体检测中的应用［J］.中国血吸虫病防治杂志,2018,30(2):232-236.

［38］王鑫玉.猪囊尾蚴病的临床特征、检验方法及防治措施［J］.现代畜牧科技,2017(2):124.

［39］郑伟,麻慧君,鲁婕,等.实时荧光重组酶介导核酸扩增在疟原虫快速检测中的应用研究［J］.中国卫生检验杂志,2017,27(2):295-296,304.

［40］胡康,徐珂,周必英,等.乳房曼氏迭宫绦虫裂头蚴病分析［J］.医学研究生学报,2014,27(9):1006-1007.

［41］宋贞英,江峰.日本血吸虫肝超声显像不同级别的肝叶变化［J］.河北联合大学学报(医学版),2013,15(6):752-753.

［42］汪洁清,沈忆文,詹成.人体组织切片的Giemsa染色法诊断输入性疟疾［J］.临床与实验病理学杂志,2012,28(3):344-345.

［43］陈龙庆,龙斌,万启惠,等.某高校大学生蠕形螨感染调查［J］.检验医学与临床,2008,5(20):1246+1248.

［44］周必英,戴晓煌,万启惠.肺孢子虫六胺银染色方法的改进［J］.遵义医学院学报,2005,28(2):177-178.

［45］崔晶,王中全.贾第虫病的实验诊断［J］.国际医学寄生虫病杂志,2005,32(03):106-110.

［46］王国英,都景芳.一种快速、简便检查蠕虫卵的厚涂片法［J］.中国寄生虫学与寄生虫病杂志,2002,20(4):250-250.

［47］刘玉冰,张洪花,徐洪秀,等.滴金免疫测定法用于检测囊虫病患者循环抗原的研究［J］.中国人兽共患病杂志,2002,18(2):85-87.

［48］陈振麟.微丝蚴硼砂-美蓝染色法的改良［J］.中级医疗,1982,6:55.

［49］FAN XM,ZHANG Y,OUYANG RH,et al. Cysticercuscellulosae regulates T-cell responses and interacts with the host immune system by excreting and secreting antigens［J］. Front Cell Infect Microbiol,2021,11:728222.

［50］HAWADAK J,DONGANG NANA RR,SINGH V. Epidemiological,Physiological and Diagnostic Comparison of

Plasmodiumovale curtisi and Plasmodium ovale wallikeri［J］. Diagnostics（Basel），2021,11（10）:1900-1910.

［51］ MA R,LIAN T,HUANG R,RENN JP,et al. Structural basis for placental malaria mediated by Plasmodium falciparum VAR2CSA［J］. Nat Microbiol,2021,6（3）:380-391.

［52］ NSOBYA SL,WALAKIRA A,NAMIREMBE E,et al. Deletions of pfhrp2 and pfhrp3 genes were uncommon in rapid diagnostic test-negative Plasmodium falciparum isolates from Uganda［J］. Malar J,2021,20（1）:4-9.

［53］ ACHARYA S,NINGOMBAM A,SARKAR A. A Suspected Case of Mixed Infection of Plasmodium vivax with Plasmodiumfalciparum:A Diagnostic Conundrum due to Pre-Analytical Error［J］. Am J Trop Med Hyg,2020,103（5）: 1755.

［54］ FABIAN O,TROJANEK M,RICHTEROVA L,et al. A case of amoebic colitis with Crohn-like endoscopic and histopathological features［J］. Cesk Patol,2020,56（2）:95-98.

［55］ KHANAMIR RA,NAQID IA, ZANGANA IQ, et al. Histopathological and serological analysis of aborted ewes and neonatal death with Toxoplasma gondii in duhok city, Kurdistan-Iraq［J］. Arch Razi Inst,2020,75（2）:241-248.

［56］ KOTEPUI M,KOTEPUI KU,MILANEZ GD,et al. Severity and mortality of severe *Plasmodium ovale* infection:A systematic review and meta-analysis［J］. PLoS One,2020;15:e0235014.

［57］ ASWAKULL P,JANYANGDIKUL P,PRACHAYAKUL V,et al. A rare cause of obscure occult gastrointestinal bleeding by Giardia Lamblia［J］. Digestion,2019,99（1）:114.

［58］ DIALLO MA,DIONGUE K,SECK MC,et al. Quality control of malaria microscopy reveals misdiagnosed non-falciparum species and other microscopically detectable pathogens in Senegal［J］. Ann Clin Microbiol Antimicrob, 2018,17（1）:8.

［59］ LUO B,YANG YF,ZHENG MH,et al. A case report of perineal sparganosis mansoni from an endemic region［J］. Trop Biomed,2018,35（2）:487-491.

［60］ BELDI N,MANSOURI R,BETTAIEB J,et al. Molecular characterization of Leishmania parasites in Giemsa-stained slides from cases of human cutaneous and visceral Leishmaniasis,Eastern Algeria［J］. Vector Borne Zoonotic Dis,2017: 416.

［61］ MOHAPATRA S, GHOSH A, SINGH R,et al. Hemozoin Pigment:An Important Tool for Low Parasitemic Malarial Diagnosis［J］. Korean J Parasitol,2016,54（4）:393-397.

［62］ NIE D,LIANG X,JIAN C,et al. Teaching NeuroImages:Giant neurocysticercosis with unusual imaging manifestations ［J］. Neurology,2016,87（21）:e260.

［63］ SASAKI Y,YOSHIDA T,SUZUKI J,et al. A case of peristomal cutaneous ulcer following amebic colitis caused by Entamoeba histolytica［J］. Kansenshogaku Zasshi,2016,90（1）:73.

［64］ LUCANTONI L,SILVESTRINI F,SIGNORE M,et al. A simple and predictive phenotypic High Content Imaging assay for Plasmodium falciparum mature gametocytes to identify malaria transmission blocking compounds［J］. Sci Rep,2015,5: 16414.

［65］ AHMED NH,SAMANTARAY JC. Quantitative Buffy Coat Analysis-An Effective Tool for Diagnosing Blood Parasites［J］. J Clin Diagn Res,2014 ,8（4）:DH01.

［66］ JIANG P,WANG ZQ,CUI J,et al. Comparison of artificial digestion and Baermann's methods for detection of Trichinella spiralis pre-encapsulated larvae in muscles with low-level infections［J］. Foodborne Pathog Dis,2012,9 （1）:27-31.

［67］ KUMAR B,KARKI S,YADAVA SK,et al. Role of fine needle aspiration cytology in diagnosis of filarial infestation［J］. Diagn Cytopathol,2011,39（1）:8-12.

［68］ MALTHA J,JACOBS J. Clinical practice:the diagnosis of imported malaria in children［J］. Eur J Pediatr,2011,170（7）: 821-829.

［69］ COSTA CA,GOMES MA,CALIARI MV,et al. Histopathological and immunohistochemical study of the hepatic lesions experimentally induced by Entamoeba dispar［J］. Eur J Histochem,2010,54（3）:e39.

［70］ VAN HELLEMOND JJ,RUTTEN M,KOELEWIJN R,et al. Human Plasmodium knowlesi Infection Detected by Rapid Diagnostic Tests for Malaria［J］. Emerg Infect Dis,2009,15（9）:1478–1480.

［71］ OZMEN O,YUKARI B A,HALIGUR M,et al. Observations and immunohistochemical detection of Coronavirus, Cryptosporidium parvum and Giardia intestinalis in neonatal diarrhoea in lambs and kids［J］. Schweiz Arch Tierheilkd,

2006,148（7）:357-364.

［72］ LUQUETTI AO,PONCE C,PONCE E,et al. Chagas'disease diagnosis:a multicentric evaluation of Chagas Stat2Pak,a rapid immunochromatographic assay with recombinant proteins of Trypanosomacruzi［J］. Diagn M icrobiol Infect Dis, 2003,46（4）:265-271.

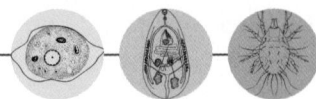

第十六章

免疫学诊断

对于寄生虫病的诊断,传统的方法是根据寄生虫生活史的特点,从患者的粪便、血液、尿液或其他体液以及组织中查见寄生虫的某一发育虫期而确诊,即上一章所介绍的病原学诊断。然而,有些寄生虫寄生于人体内的实质器官,例如寄生在心脏、肾脏、脑部等器官,不易取材进行病原学检查,往往给疾病的确诊及鉴别诊断造成困难。此外,由于病原学检查耗时耗力,一般不适于现场大规模普查。并且,随着我国寄生虫病防治工作的进展和深入,寄生虫的感染率和感染度显著下降,用经典的病原学检查方法亦不易查见病原体,而且对早期和隐性感染,以及晚期和未治愈的患者常常出现漏诊。免疫学诊断技术因其有较高的敏感性和特异性,则可作为辅助诊断手段弥补病原学检查的不足。寄生虫病的免疫诊断,主要是应用免疫学方法检测患者血清或体液中针对寄生虫的抗体或检测由寄生虫本身分泌排泄的抗原。随着抗原纯化技术的进步、诊断方法准确性的提高和试剂标准化的解决,使得免疫学诊断技术更加广泛地用于寄生虫病的临床诊断、疗效考核以及流行病学调查。对临床上疑似感染寄生虫病的患者,免疫学诊断可提供诊断依据,有重要的辅助诊断价值。在寄生虫病防治工作中,免疫学诊断可用于筛查患者、监测疫情变化和评价防治效果等方面。寄生虫病常见的免疫学诊断方法主要包括皮内试验、血清学诊断和免疫组化等方法。皮内反应的特异性较低,可供初次筛选感染者之用。血清学诊断包括应用不同的反应方法检查特异性抗原或抗体。特异性抗原阳性表示有现症感染,而特异性抗体阳性表明受检者体内有相应的寄生虫抗体,但无法区分既往或现症感染,因而在临床上仅用作辅助诊断。

随着免疫学理论的进展和相关技术的发展,检测技术也不断发展和更新,新方法层出不穷。血清学诊断已从简单的血清沉淀试验和凝集试验发展为微量、高效、快速的免疫标记技术(采用荧光素、酶、放射性核素等标记物)和高度敏感特异的酶联免疫印迹技术,这些诊断技术不仅可用于检测感染宿主体内的循环抗体或循环抗原,还可用于鉴别病期和考核疗效等方面。血清学诊断方法可以有效弥补病原学诊断敏感性不高的缺陷,对于寄生虫病的诊断将发挥愈来愈重要的作用。

第一节　寄生虫感染抗原检测

寄生虫抗原是指在宿主体内能诱导宿主产生特异性免疫应答或在体外能与相应抗体特异结合的虫源性物质或其类似物。由于寄生虫组织结构复杂,生活史阶段较多,加之虫种发育过程表现的遗传差别,以及为适应环境变化有些寄生虫产生变异等多种原因,寄生虫抗原十分复杂。随着生物化学、分子生物学和免疫学等学科的飞速发展,寄生虫抗原的研究技术和研究水平也得到了极大的发展。寄生虫抗原的研究对于了解寄生虫与宿主的相互关系和寄生虫的致病作用,以及对于寄生虫病的诊断、治疗和疫苗的研制,均具有重要意义。

一、寄生虫抗原种类

寄生虫抗原可从不同角度进行分类,目前寄生虫抗原的分类标准尚未统一。寄生虫抗原可按照免疫功能、寄生虫抗原来源和生物化学性质进行分类。

（一）按免疫功能分类

1. 免疫诊断抗原　即可用于各种免疫测定,具有诊断价值的抗原。例如日本血吸虫 Sj14-3-3 蛋白,日本血吸虫成虫 31/32kD 蛋白和虫卵蛋白 P40,旋毛虫排泄-分泌抗原 P49 和 P53,细粒棘球蚴特异性诊断抗原 Eg-07279 等。

2. 宿主保护性抗原　即能诱导宿主保护性免疫力的抗原。例如日本血吸虫体被蛋白 SjRAD23 和 SjMBLAC1,细粒棘球蚴的 EG95 重组抗原,多房棘球蚴的 Em95 重组抗原,恶性疟原虫的 PfMAg-1 抗原等。

3. 免疫病理抗原　即诱导宿主产生免疫病理反应相关的抗原。例如血吸虫可溶性虫卵抗原,尘螨变应原等。

4. 寄生虫保护性抗原　即与诱导封闭抗体或参与免疫逃避有关的抗原。例如恶性疟原虫裂殖子表面蛋白(merozoite surface protein,MSP)与宿主蛋白具有同源性,由于宿主对自身蛋白具有耐受性,所以对包含在这些同源区域中的表位难以诱导产生抗体,进而导致免疫逃避。

（二）按寄生虫抗原来源分类

1. 抗原的来源和定位

（1）可溶性外抗原:即由活的寄生虫、被寄生虫感染的细胞或培养的寄生虫释放的抗原。包括排泄分泌抗原、皮层转换抗原。排泄分泌抗原(excretory-secretory antigen,ESA)又称代谢抗原,也称循环抗原。主要是来自生活虫体的分泌排泄产物,酶类及脱落的表皮,死亡虫体的崩解产物等。多收集自虫体的培养液,为功能性抗原,有较好的免疫原性,可以应用于免疫诊断。排泄分泌抗原与宿主免疫系统直接接触,为诱导免疫反应的重要抗原。

（2）可溶性虫体抗原:即自寄生虫或被寄生细胞浸出的表面或虫体实质抗原。包括成虫或幼虫浸出液,寄生虫或被寄生细胞的表面抗原。表面抗原可分为膜表面蛋白和膜组成蛋白,前者可用金属螯合物或高离子强度的缓冲液溶解,后者可用清洁剂、有机溶剂和其他试剂如尿素、盐酸胍而获得,提取后可用于免疫诊断。如疟原虫环子孢子蛋白具有很强的免疫原性。

（3）死寄生虫,寄生虫碎片或分泌泡。

（4）活的全虫:例如,血吸虫病诊断用的环卵沉淀试验和尾蚴膜试验是采用完整的虫卵及尾蚴。间接免疫荧光试验,可用整虫作为抗原。虫体抗原较稳定,往往具有一定的免疫原性,但免疫原性不如膜抗原和代谢抗原强。

（5）线虫的体腔液。

（6）绦虫幼虫的囊液。

2. 寄生虫生活史不同发育期

（1）不同发育阶段虫体抗原:如属特异性、种特异性、株特异性和期特异性抗原。

（2）蜕皮抗原:例如线虫的生活史中幼虫需要经过 4 次蜕皮才能够发育为成虫,每一次的蜕皮液即为蜕皮抗原。

（三）按生物化学性质分类

1. 成分　按化学成分可分为蛋白、多糖、糖蛋白、糖脂抗原等。

2. 特性　根据大小、链结构、决定簇的数目和类型等进行分类。

3. 分子功能　酶、代谢物、受体、配体等。

4. 抗原的制备技术

（1）基因工程抗原:即用重组 DNA 技术在特定的宿主细胞内表达的重组蛋白。

（2）细胞工程抗原:即用杂交瘤技术产生的内影像抗独特型抗体以及用体细胞杂交瘤技术制备的抗原分泌型杂交瘤细胞所产生的抗原。

（3）化学合成抗原:即按某一抗原具免疫优势表位的氨基酸序列用化学合成生产的抗原。

二、寄生虫病诊断常用抗体的制备方法

寄生虫病诊断常用抗体主要包括多克隆抗体、单克隆抗体和基因工程抗体,抗体的制备方法根据不同

抗体的产生原理制定相应制备流程。下面将介绍抗体制备的相关技术。

（一）多克隆抗体的制备技术

1. 多克隆抗体概念 天然抗原分子中常含有多种不同抗原特异性的抗原表位，以该抗原物质刺激机体免疫系统，体内多个 B 细胞克隆被激活，产生的抗体中实际上含有针对多种不同抗原表位的免疫球蛋白，称为多克隆抗体（polyclonal antibody，PcAb）。

2. 抗原准备 可以作为抗原的物质有很多种，一般的科研实验中，经常使用的抗原有：天然蛋白、重组蛋白、人工合成多肽、偶联的小分子或化合物等等。常用的寄生虫抗原有活虫抗原、整体灭活抗原、组织细胞抗原、可溶性抗原和重组抗原等。

对可溶性抗原而言，为了增强其免疫原性或改变免疫反应的类型、节约抗原用量，常采用加佐剂的方法以刺激机体产生较强的免疫应答。

多克隆抗体产生的原理和制备流程详见第四十一章第一节。

3. 佐剂类型

（1）弗氏不完全佐剂（incomplete Freund's adjuvant，IFA）：羊毛脂 1 份（体积）+ 石蜡油 5 份（体积）混合，高压灭菌后保存。用时加热融化，冷却至 50℃左右，加抗原进行乳化处理。

（2）弗氏完全佐剂（complete Freund's adjuvant，CFA）：弗氏不完全佐剂 10ml+ 卡介苗 10~200mg，卡介苗可经 100℃灭活 10 分钟处理。

初次免疫时，最好用弗氏完全佐剂，以刺激机体产生较强的免疫反应。再次免疫时，一般不用完全佐剂，而采用弗氏不完全佐剂。

（3）脂质体：是人工制备的类脂质的小球体，由一个或多个酷似细胞膜的类脂双分子层组成，这种结构使其能够携带各种亲水的、疏水的和两性物质，它们被包裹在脂质体内部的水相中，或插入类脂双分子层或吸附、连接在脂质体的表面，起到明显的免疫增强作用。

（4）油佐剂：采用植物油和矿物油均可，包括豆油、花生油、油菜油等。应用最广的为矿物油。通常油佐剂是由 10 号白油（石蜡油）94ml + 6ml Span-80 + 2g 硬脂酸铝混合加热融化形成的淡黄色油状液体。用时按下列配方进行乳化：油相 3 份 + 水相（加 4%Tween-80）1 份，先把油相搅拌起来，然后缓慢加入水相乳化。Span-80 是油分散剂，Tween-80 是水分散剂，均有利于乳化。

4. 免疫动物 供免疫用的动物主要是哺乳动物，常选择家兔、绵羊、山羊、马、骡、豚鼠及小鼠等。动物的选择常根据抗体的用途和量来决定，也与抗原的性质有关。如要获得大量的抗体，多采用大动物；如要是获得直接标记诊断的抗体，则可直接采用同一物种的动物制备抗体；如要获得间接的标记诊断用抗体，则必须用异源动物制备抗体；如果难以获得的抗原，且抗体的需要量少，则可以采用纯系小鼠制备；一般实验室采用的抗体，多用兔和羊制备。免疫用的动物最好选择适龄的健康雄性动物，雌性动物特别是妊娠动物用于制备免疫抗体则非常不合适，有时甚至不产生抗体。由于对免疫应答的个别差异，免疫时应同时选用数只动物进行免疫。

免疫途径有皮内、皮下、肌肉、淋巴结、腹腔或静脉等。免疫时一般采用多点皮内注射，如腹部、背部两侧、耳后、淋巴结周围等。皮内免疫可提高抗体水平；静脉或腹腔注射多用于加强免疫；淋巴结内注射可节约抗原。作为人工免疫的动物，应避免自然感染寄生虫，免疫前应预先测定其血清标本，观察是否存在有针对注入抗原的"天然"抗体。动物免疫后要认真记录。一般免疫 4 周后可采血分离血清，采血前动物应禁食 24 小时以防血脂过高。兔或豚鼠可从心脏采血，小鼠可自眶内眦取血或心脏采血。采血时应无菌操作，将血盛于无菌玻璃平皿或三角烧瓶中，37℃ 放置 1 小时后，置于冰箱 4℃过夜，待血块自然收缩后分离血清，分装冻存备用。要从免疫血清中获取目的抗体，可应用亲和层析法或吸附法。前者是将无关抗原交联到琼脂糖上，装柱后将免疫血清通过层析柱，无关抗体吸附在柱上，流出液则是特异性抗体；后者是将无关抗原交联到颗粒状凝胶载体上制成固相吸附剂。对于纯化免疫球蛋白，可根据情况采用盐析法、离子交换层析法或亲和层析法。此外，动物或人体自然感染寄生虫后，其血清有时亦含有高效价的 PcAb，从而被用于免疫诊断。

（二）单克隆抗体的制备技术

1. 单克隆抗体概念 由一种抗原决定簇刺激机体，由一个 B 淋巴细胞接受该抗原表位刺激所产生的抗体称之为单克隆抗体(monoclonal antibody,McAb)。

2. 利用杂交瘤技术制备 McAb 的基本原理　利用杂交瘤技术制备 McAb 的基本原理是根据：淋巴细胞产生抗体的克隆选择学说，即一种克隆只产生一种抗体；细胞融合技术产生的杂交瘤细胞可以保持双方亲代细胞的特性；利用代谢缺陷补救机制筛选出杂交瘤细胞，并进行克隆，然后大量培养增殖，制备所需的McAb。

制备单克隆抗体是复杂而费时的工作，具体操作过程参见第四十一章第二节单克隆抗体部分的内容。

经过多年的研究，McAb 广泛用于寄生虫病临床与实验研究。如寄生虫虫种与虫株的分型和鉴定；建立以检测循环抗原为主的免疫诊断方法；分析和纯化抗原制备靶抗原等方面。目前，国内外的报告，涉及 McAb 用于疟疾、弓形虫病、血吸虫病、肺吸虫病、棘球蚴病、丝虫病分型鉴定和诊断等方面。有关 McAb 在疟疾中的应用，如对虫种、虫株的鉴定与分型，通过采用 McAb 特异性识别环子孢子蛋白(circumsporozoite protein,CSP)及裂殖体糖蛋白，为疟原虫分型鉴定提供了新的依据。McAb 的应用亦为提高临床免疫诊断价值提供了极好的工具，近年来，国内已有报告采用 McAb 双夹心斑点金银染色法和双夹心斑点酶联免疫吸附试验检测疟原虫循环抗原，阳性率分别达 90%~93.3% 和 85%~86.7%，具有较高的特异性和重复性，另外，发现某些抗子孢子、裂殖体(子)和配子体的单克隆抗体具有保护性作用。保护性 McAb 的发现不仅为制备抗虫疫苗的靶抗原的筛选提供了条件，而且为进行被动免疫开辟了途径。

在血吸虫病方面，单克隆抗体已应用于血吸虫抗原分析、免疫学诊断和保护性免疫研究。国内外均已报道采用 McAb 检测血吸虫循环抗原，如 Sj23、Sm38、Sj70 等抗原，其阳性率在 90%~97%，交叉反应低且有良好的疗效考核价值。有关保护性免疫研究方面，主要集中在分子量分别为 28kD 和 38kD 的抗原，现有资料初步表明以 McAb 提纯的 28kD 抗原免疫大白鼠后，可获得 70% 的保护率。在丝虫病方面，应用杂交瘤技术已制备出识别马来微丝蚴表面分子量分别为 70kD、75kD、110kD 等抗原的 McAb，某些 McAb 能介导巨噬细胞黏附于微丝蚴表面，引起虫体死亡。将这些 McAb 被动转移给受体动物，在体内能降低微丝蚴血症。

(三) 基因工程抗体的制备技术

1. 基因工程抗体概念　基因工程抗体又称重组抗体，是利用 DNA 重组技术及蛋白质工程技术对编码抗体的基因按不同需要进行加工改造和重新装配，经转染适当的受体细胞所表达的抗体分子。因此，基因工程抗体的根本出发点是解决抗体的鼠源性问题，优点是人源化或完全人源的抗体，均一性强，可工业化生产，缺点是亲和力弱，效价不高。

基因工程抗体的原理和制备流程详见第四十一章第三节。

2. 基因工程抗体的种类

(1) 嵌合抗体(chimeric antibody)：是最早制备成功的基因工程抗体。它是由鼠源性抗体的可变区(V区)基因与人抗体的恒定区(C区)基因拼接为嵌合基因，然后插入载体，转染骨髓瘤组织表达的抗体分子。因其减少了鼠源成分，从而降低了鼠源性抗体引起的不良反应，并有助于提高疗效。

(2) 人源性抗体(humanized antibodies)：是将人抗体的互补决定区(CDR)代之以鼠源性单克隆抗体的 CDR，由此形成的抗体，鼠源性只占极少，称为人源化抗体。

(3) 完全人源化抗体(fully humanized antibodies)：采用基因敲除术将小鼠 Ig 基因敲除，代之以人 Ig 基因，然后用 Ag 免疫小鼠，再经杂交瘤技术即可产生大量完全人源化抗体。

(4) 单链抗体(single-chain antibody)：是将 Ig 的 H 链和 L 链的 V 区基因相连，转染大肠杆菌表达的抗体分子，又称单链 Fv(single chain fragment of variable region,sFv)。sFv 穿透力强，易于进入局部组织发挥作用。

(5) 双特异抗体(bispecific antibody)：将识别效应细胞的抗体和识别靶细胞的抗体联结在一起，制成双功能性抗体，称为双特异性抗体。如由识别肿瘤抗原的抗体和识别细胞毒性免疫效应细胞(CTL 细胞、NK 细胞、LAK 细胞)表面分子的抗体(CD3 抗体或 CD16 抗体)制成的双特异性抗体，有利于免疫效应细胞发挥抗肿瘤作用。

三、寄生虫抗原的检测

寄生虫循环抗原(circulating antigens,CAg)即活虫体排泄到宿主体内的、具有抗原性、又可被免疫试验所识别的大分子颗粒。主要是排泄分泌物或脱落物,存在于各种组织内,含量与感染虫荷数相一致,早于循环抗体出现于宿主体内,因此,检测血液中的 CAg 不仅有利于作出早期诊断,而且在一定条件下能反映虫荷。

(一) 应用多克隆抗体检测感染宿主血清中的循环抗原

付益修等(2017)将抗日本血吸虫 SEA 纳米抗体固定于镀金的石墨烯薄膜上,制备了一种新型的阻抗型免疫传感器检测日本血吸虫循环抗原。实验结果显示,所制备的免疫传感器具有较好的特异性和灵敏度,与曼氏裂头蚴、刚地弓形虫、颚口线虫、异尖线虫、华支睾吸虫和卫氏并殖吸虫抗原没有交叉反应,检测日本血吸虫可溶性虫卵抗原达到 0.01ng/ml 水平;血吸虫病患者血清的阳性检出率为 66.7%,优于现有试剂盒 ELISA 法 56.7% 的检出率,与 ELISA 检测结果的符合率为 90%。

(二) 应用单克隆抗体检测感染宿主血清中的循环抗原

Corstjens 等(2020)应用 McAb 检测受检者血清中血吸虫循环阳极抗原(circulating anodic antigen,CAA),结果发现传统的病原学检测方法——从粪便中检获曼氏血吸虫卵,大大低估了低感染度流行区曼氏血吸虫病的流行程度。蔡玉春等(2014)建立了基于 A1E3 及 B1C4 单克隆抗体检测日本血吸虫循环抗原的夹心酶联免疫吸附试验(ELISA),用该法检测 20 例急性血吸虫病患者血清,阳性率为 100%,检测 46 例慢性血吸虫病患者血清,阳性率为 86.9%,检测 20 份正常人血清特异性为 100%。

(三) 应用多抗、单抗联合检测感染宿主血清中的循环抗原

宫枫举等(2017)用抗弓形虫分泌/排泄抗原(excretary/secretary antigens,ESA)多克隆抗体为捕捉抗体,筛选出的 3 株 CAg 单克隆抗体为标记抗体,建立了基于 ABC(avidin biotin-peroxidase complex)放大系统的双抗体夹心 ELISA 法,检测弓形虫循环抗原。该 ELISA 法对 ESA 最低检测限为 11.9ng/ml,与隐孢子虫早期感染牛血清、血吸虫尾蚴早期感染牛血清、艾美耳球虫早期感染鸡血清、犬瘟热急性感染早期血清、犬细小病毒急性感染血清无交叉反应。用该 ELISA 法检测感染弓形虫的犬血清,于感染后 2 天血清即显示阳性结果。用该法检测 68 份猪临床血样(其中包括 2 份标准阳性血清),检测结果与 Nest-PCR 结果一致。刘玉等(2013)制备并纯化了抗囊尾蚴循环抗原(CAg)卵黄抗体(immunoglobulin Y,Ig Y),建立了以抗 CAg 的 Ig Y 为捕获抗体,酶标记抗 CAg 的单克隆抗体 1A5 为检测抗体的双抗体夹心 ELISA 法,共检测样品 450 份,结果显示该法检测囊尾蚴病患者血清与脑脊液的 CAg 阳性率分别为 100%(139/139)与 89.5%(17/19),囊尾蚴病猪血清的阳性率为 100%(222/222),健康人与健康猪血清的阴性率为 100%。

第二节 寄生虫感染抗体检测

寄生虫抗体是寄生虫免疫的重要组成部分。在宿主体内,宿主产生的抗寄生虫抗体除了能直接杀虫(如细胞毒抗体、中和抗体等)外,还可在免疫效应细胞的参与下以抗体依赖、细胞介导的细胞毒作用发挥杀虫效应。此外,在寄生虫感染的免疫调节、免疫病理和免疫逃避中,寄生虫抗体亦发挥了重要作用。在体内,寄生虫抗体的另一重要作用是可以间接反应宿主受到了相应寄生虫抗原的刺激,通过检查宿主血清中寄生虫抗体,在临床上可以对相应寄生虫病做出辅助诊断;在流行病学调查中,可以判断寄生虫病的流行情况。寄生虫病患者经过有效治疗后,血清抗体滴度下降的幅度和速度有一定规律,通过比较治疗前后的抗体滴度变化情况,可以反映治疗效果。因此,检测寄生虫抗体在临床诊断、血清流行病学调查、疫情监测以及考核疗效等方面均有较高的价值。

一、寄生虫抗体种类

寄生虫抗体种类可按寄生虫抗原特异性、抗体功能和抗体生物化学特性进行分类。下面介绍寄生虫

抗体分类的依据及其应用。

（一）按寄生虫抗原特异性分类

1. 虫种和生活史

（1）属特异性抗体：由属特异性寄生虫抗原诱生。如疟疾单克隆抗体 M26-32（李文禄等，1986；高琪等，1990）能与多种疟原虫种、株以及红内各期抗原起反应，该单克隆抗体已被用于疟疾免疫诊断技术研究，并在现场试验中证实能检测泰国、马来西亚、巴布亚新几内亚、菲律宾和我国不同地区的恶性疟原虫和间日疟原虫抗原。

（2）种特异性抗体：由种特异性寄生虫抗原诱生。汪俊云等（2005）针对恶性疟原虫乳酸脱氢酶制备特异性单克隆抗体，结果筛选出的 15 株单克隆抗体均能唯一识别恶性疟原虫虫源蛋白 Mr 33 000 组分，而对 10 份非疟疾发热患者的红细胞组分无交叉反应。

（3）株特异性抗体：由株特异性寄生虫抗原诱生。如兔抗盘尾丝虫免疫血清中存在着对平原和雨林盘尾丝虫粗蛋白不同识别谱的株特异性抗体成分（Lobos 等，1985）。

（4）期特异性抗体：由期特异性寄生虫抗原诱生，如夏惠等（2004）针对猪囊尾蚴 kD26 抗原制备的单克隆抗体，与血吸虫、弓形虫、细粒棘球绦虫抗原均不发生交叉反应。

2. 寄生虫抗原的来源和定位

（1）抗膜抗原抗体：由寄生虫膜表面抗原诱生，如恶性疟原虫红内期裂殖子膜表面蛋白诱导产生的抗体与入侵红细胞的过程息息相关，可作为潜在的疟原虫红内期疫苗候选分子。王玠等（2012）针对日本血吸虫 23ku 膜蛋白大亲水肽段 Sj23HD 制备重组抗原，通过常规 ELISA 和 Western blotting 方法检测哨鼠血清抗 Sj23HD 抗体 IgG，结果发现检测抗 Sj23HD 抗体 IgG 的敏感性高于解剖查虫法，能提前哨鼠预警的时间，提高预警效果。

（2）抗代谢抗原抗体：由寄生虫代谢抗原诱生。如排泄-分泌抗原诱生的抗体，检测此种抗体可以反映现症感染。

（3）抗虫体抗原抗体：由寄生虫虫体抗原诱生。如用虫体粗蛋白免疫动物产生的抗体多为抗虫体抗原抗体。

（二）按抗体功能分类

1. 保护性抗体　具有直接或间接抗寄生虫的作用，如凝集疟原虫裂殖子的中和抗体和作用于锥虫及其宿主细胞的调理素抗体等，以及杀伤血吸虫童虫的 IgG、IgE 类抗体，在与巨噬细胞、嗜酸性粒细胞和血小板等效应靶细胞的协同作用下，对童虫发挥杀伤作用。

2. 介导超敏反应抗体　介导寄生虫产生超敏反应的抗体，多为 IgE 抗体。

3. 封闭性抗体　对虫体无任何杀伤活性，但可通过与保护性抗体竞争抗原表位或与免疫效应细胞竞争 Fc 受体而抑制保护性抗体的作用。

4. 佐剂性抗体　IgM 类特异性单克隆抗体可作为疫苗接种的佐剂应用。

（三）按抗体生物化学特性分类

1. 按化学成分分类　可分为抗糖蛋白抗体、抗糖脂抗体、抗 DNA 抗体等。

2. 按分子结构分类　可分为抗多肽抗体、抗线性表位抗体、抗单链 DNA 抗体等。

3. 按分子功能分类　可分为抗酶抗体、抗激素抗体、抗受体抗体等。

二、寄生虫病诊断常用抗原的制备方法

由于寄生虫在其生活史和存活于宿主体内期间，具有或产生非常复杂的混合物质。因此，必须仔细考虑选择用于免疫学试验的抗原性质和来源。随着生物化学和物理化学技术的不断发展，制备更好的抗原以及使用纯化抗原已成为可能。下面将介绍抗原制备的相关技术。

（一）组织细胞的破碎技术

除了某些寄生虫的囊液抗原，例如棘球蚴液、囊尾蚴液等，凡要提取组织内、细胞膜上及胞内的生物活性物质，都必须把组织和细胞破碎，使活性物质充分释放到溶液内。对于寄生虫不同时期的虫体抗原常用

以下方法进行细胞破碎。

1. 玻璃匀浆器　由一个内壁经过磨砂的玻璃管和一根一端为球状(球面经过磨砂)玻璃研杆组成。将虫体置于管内,加适量溶液,插入研杆,用手或电动转动研杆,并上下移动。用此法细胞破碎程度比较高,对大分子的破坏也少。

2. 超声波粉碎法　根据不同组织采用不同频率,处理 10~15 分钟,超声波处理时溶液温度升高,可使不耐热的物质失活,使用时为防止温度升高,除间歇开机外,还需人工降温,避免溶液内存在气泡。核酸及某些酶对超声波很敏感,要慎用。

3. 反复冻融法　将待破碎材料置于 −20~−15℃,冰冻后取出,然后缓慢解冻,如此反复操作,可使大部分细胞及胞内的颗粒破碎,但也可使生物活性物质失活。

4. 冷热交替法　把组织材料投入 90℃左右水中维持数分钟后取出,立即投入冰浴内使之迅速冷却,可使大部分细胞破碎。可用于提取蛋白质和核酸。

(二) 抗原的提取技术

提取是指在分离纯化前期,将经过处理或破碎了的细胞置于一定条件和溶剂中,让被提取物充分地释放出来的过程。影响提取的因素主要来自被提取物在提取溶剂中的溶解度以及它由固相扩散到液相的难易。一个物质在某一溶剂中的溶解度大小和该物质的分子结构及使用的溶剂的理化性质有关。一般说来,极性物质易溶于极性溶剂,非极性物质易溶于非极性溶剂。因此,在不同的抗原提取过程中,所选用的溶剂性质、pH、离子强度、温度、介电常数等因素是提取成败的重要因素。下面主要介绍蛋白质抗原的提取方法。

1. 水溶液提取法　由于蛋白质大部分溶于水、稀酸和稀碱溶液,因此,提取蛋白质以水溶液为主,其中尤以稀盐缓冲系统的水溶液对蛋白质稳定性好、溶解度大、是提取蛋白质最常用的溶剂,通常用量是原材料体积的 1~5 倍,提取时需要均匀的搅拌,以利于蛋白质的溶解。蛋白质是具有等电点的两性电解质,提取液的 pH 应选择在偏离等电点两侧的 pH 范围内。用稀酸或稀碱提取时,应防止过酸或过碱而引起蛋白质可解离基团发生变化,从而导致蛋白质构象的不可逆变化,一般来说,碱性蛋白质用偏酸性的提取液提取,而酸性蛋白质用偏碱性的提取液。提取的温度要视有效成分的性质而定。一方面,多数蛋白质的溶解度随着温度的升高而增加,因此,温度高有利于溶解,缩短提取时间;但另一方面,温度升高会使蛋白质变性失活,因此,基于这一点考虑提取蛋白质时温度通常选在 5℃ 以下。为了避免蛋白质在提取过程中的降解,可加入蛋白水解酶抑制剂,如二异丙基氟磷酸,碘乙酸等。低浓度盐溶液可促进蛋白质的溶解,称为盐溶作用。同时稀盐溶液因盐离子与蛋白质部分结合,具有保护蛋白质不易变性的优点。通常采用类似生理条件下的缓冲液,如 0.02~0.05mol/L 的磷酸盐缓冲液(pH 7.0~7.5)或 0.15mol/L Tris-HCl(pH 7.5~8.0)缓冲液作提取液。

2. 有机溶剂提取法　一些和脂质结合比较牢固或分子中非极性侧链较多的蛋白质,不溶于水、稀盐溶液、稀酸或稀碱中,可用乙醇、丙酮和丁醇等有机溶剂来提取,它们具有一定的亲水性,还有较强的亲脂性、是理想的提取脂蛋白的提取液。丁醇提取法对与脂质结合紧密的蛋白质提取效果较好,一是因为丁醇亲脂性强,特别是溶解磷脂的能力强;二是丁醇兼具亲水性,在溶解度范围内不会引起蛋白质的变性。另外,丁醇提取法对 pH 及温度选择范围较广。

(三) 抗原的分离纯化技术

目前寄生虫感染的免疫学诊断应用最多的是检测寄生虫抗体的方法,这要求检测所用抗原需具有一定的敏感性和特异性。由于大多数的寄生虫属于多细胞动物,抗原成分相当复杂,在寄生虫的不同发育阶段,种、属、科甚至纲之间,都可能有共同抗原存在。抗原成分的部分共同性,诱发产生相应的共同抗体。因此,在免疫学检测时,势必出现交叉反应,从而降低了检测的特异性。虽然用粗提抗原也能取得实际有效的结果,但应尽可能予以纯化,以提高检测的敏感性和特异性。此外,免疫血清的特异性主要取决于免疫用抗原的纯度。因此,欲获得高特异性的免疫血清,必须预先纯化抗原。分离纯化蛋白质的方法很多,我们可以根据蛋白质分子大小的不同,溶解度的不同,在不同 pH 环境中带电性质和电荷数量的不同,以及某些蛋白质能够与其配体特异而非共价结合的特点,采取不同的方法。并且蛋白质在组织或细胞中是以复杂的混合物形式存在,每种类型的细胞都含有上千种不同的蛋白质,为了达到更好的效果往往采取几种方法联合使用。下面详细介绍几种常用的方法:

1. **透析与超滤** 透析法是利用半透膜将分子大小不同的蛋白质分开。超滤法是利用高压力或离心力,使水和其他小的溶质分子通过半透膜,而蛋白质留在膜上,可选择不同孔径的滤膜截留不同分子量的蛋白质。

2. **凝胶过滤法** 也称分子排阻层析或分子筛层析,这是根据分子大小分离蛋白质混合物最有效的方法之一。柱中最常用的填充材料是葡聚糖凝胶(sephadex gel)和琼脂糖凝胶(agarose gel)。

3. **盐析** 中性盐对蛋白质的溶解度有显著影响,一般在低盐浓度下随着盐浓度升高,蛋白质的溶解度增加,此称盐溶;当盐浓度继续升高时,蛋白质的溶解度出现不同程度下降并先后析出,这种现象称盐析。将盐加到蛋白质溶液中,当盐浓度增加到一定程度时,盐离子与水分子作用,使水的活度降低,原来溶液中大部分的自由水转变为盐离子的水化水,从而降低蛋白质极性基团与水分子之间的作用,破坏蛋白质分子表面的水化层,使蛋白质胶粒相互聚集并沉淀析出。盐析时若溶液 pH 在蛋白质等电点则效果更好。由于各种蛋白质分子颗粒大小、亲水程度不同,故盐析所需的盐浓度也不一样,因此,调节混合蛋白质溶液中的中性盐浓度可使各种蛋白质分段沉淀。

蛋白质盐析常用中性盐,主要有硫酸铵、硫酸镁、硫酸钠、氯化钠、磷酸钠等。其中应用最多的是硫酸铵,它的优点是温度系数小而溶解度大(25℃时饱和溶液为 4.1mol/L,即 767g/L;0℃时饱和溶解度为 3.9mol/L,即 676g/L),在这一溶解度范围内,许多蛋白质都可以盐析出来;另外硫酸铵分段盐析效果也比其他盐好,不易引起蛋白质变性;硫酸铵溶液的 pH 在 4.5~5.5 之间,当用其他 pH 进行盐析时,需用硫酸或氨水调节。

蛋白质盐析时温度要求并不严格,除对温度敏感的蛋白质在低温(4℃)操作外,一般可在室温中进行;大多数蛋白质在等电点时在浓盐溶液中的溶解度最低;蛋白质浓度高时,欲分离的蛋白质常常夹杂着其他蛋白质一起沉淀出来(共沉),因此,在盐析前应适当稀释蛋白质;蛋白质沉淀后宜在 4℃放置 3 小时以上,以形成较大沉淀而易于分离。

蛋白质用盐析方法沉淀分离后,还需要脱盐才能进一步精提纯。脱盐常用透析法,如上所述。

4. **电泳法** 蛋白质的电泳分离是重要的生物化学分离纯化技术之一。电泳是指带电粒子在电场作用下,向着与其电荷相反的电极移动的现象。各种蛋白质在同一 pH 条件下,因分子量和电荷数量不同而在电场中的迁移率不同而得以分开。值得重视的是等电聚焦电泳,这是利用一种两性电解质作为载体,电泳时两性电解质形成一个由正极到负极逐渐增加的 pH 梯度,当带一定电荷的蛋白质在其中泳动时,到达各自等电点的 pH 位置就停止,此法可用于分析和制备各种蛋白质。此外,根据所采用的支持物不同,有琼脂糖凝胶电泳、聚丙烯酰胺凝胶电泳(PAGE)等。其中聚丙烯酰胺凝胶电泳由于无电渗作用、样品用量少(1~100μg)、分辨率高(可检出 10^{-12}~10^{-9}mol 的样品)、凝胶机械强度大、重复性好等优点而受到广泛的应用。

5. **离子交换层析法** 以纤维素、交联的葡萄糖凝胶或聚丙烯酰胺凝胶为载体,通过酯化、醚化或氧化等化学反应引入具有碱性或酸性的离子基团的离子交换剂(阴离子交换剂、阳离子交换剂),制备成柱后与蛋白质的离子基团进行交换吸附。蛋白质在不同 pH 的缓冲液中带有游离的氨基或羧基可与离子交换剂的酸性或碱性基团进行交换吸附,由于待分离的各种蛋白质因等电点、电荷的不同而与离子交换吸附的能力不同、可被不同离子强度和 pH 的缓冲液洗脱,从而达到分离纯化的目的。

6. **亲和层析法** 是分离蛋白质的一种极为有效的方法,它经常只需经过一步处理即可使某种待提纯的蛋白质从很复杂的蛋白质混合物中分离出来,而且纯度很高。该法是利用生物分子可以和它们相应的配体(如抗原和抗体、酶和底物)进行特异而非共价地结合,这种结合又可在一定的条件下解离,从而实现蛋白质的分离和纯化。用此法纯化抗原就是将某种纯化抗体连接于某种固体支持物上(如琼脂糖上),制成一种免疫吸附剂,装成柱,再将相应的粗抗原滴入柱中,此时特异性的抗原与抗体结合,而非特异性结合的以及非抗原性物质从柱中流出,经充分洗涤除去柱内的非特异性结合物质,然后通过改变缓冲液的 pH 和离子强度,将抗原物质从固相抗体上解离下来,获得纯化的抗原。

（四）纯化抗原的浓缩技术

在制备生物大分子时，常在提取后进行浓缩。常用的方法有以下几种：

1. 吸收浓缩 这是一种通过吸收剂吸收溶液中的溶剂分子达到浓缩目的的方法。使用的吸收剂应不与溶液起化学反应，且对生物大分子不起吸收作用。最常用的吸收剂有聚乙二醇（PEG）、凝胶和蔗糖等。使用 PEG 或蔗糖吸收剂时，先将生物大分子溶液装入透析袋里，扎紧袋口，外加吸收剂覆盖，袋内溶剂渗出被吸收剂吸去，吸收剂被溶剂饱和后亦可更换，直至浓缩至所需浓度为止。吸收剂可经加热除去吸收的水分后再次使用。选择凝胶颗粒筛孔的大小应为溶剂及低分子物质能进入胶粒孔内，而生物大分子完全被排除在胶粒之外。可将洗净干燥的凝胶直接加入待浓缩的溶液中，凝胶颗粒亲水性很强，在水中溶剂及小分子物质被吸收到胶粒内，生物大分子仍保留在剩余的溶液中，通过离心或过滤除去凝胶颗粒，即可得浓缩的生物大分子溶液，同时可起到浓缩及分离纯化两种作用。

2. 蒸发浓缩 蒸发浓缩装置常按照加热、扩大液体体表面积、减压及加速空气流动等因素而设计。如可将生物大分子溶液装入透析袋，扎紧袋口，然后将透析袋置电扇旁吹风，促使水分缓慢蒸发，可起到浓缩作用。

3. 超滤浓缩 这是使用一种特定孔径的滤膜对溶液中各种溶质分子进行选择性过滤的方法。溶液在一定压力下通过滤膜时，溶液和小分子物质可以通过，而大分子仍保留于原来的溶液中。超滤浓缩尤其适用于蛋白质和酶的浓缩和脱盐，并可用于生物大分子的分离纯化，具有成本低、操作方便，能较好保持生物大分子的生物活性及回收率高等优点。通过超滤浓缩，蛋白质的稀释液可浓缩到 10%~15%，回收率达 90%。

（五）浓缩抗原的保存

浓缩抗原可于液态或干燥状态储存，并应低温保存。液态贮存样品必须浓缩至一定浓度后才能封装储存，样品太稀时易引起生物大分子聚合变性。需有严格的防腐措施，常用防腐剂有甲苯、氯仿、叠氮钠、硫柳汞等。常用的稳定剂有甘油、蔗糖等。可采用低温干燥的方法将抗原冻干保存，干燥制品较稳定，在 0~4℃条件下可保存数年。

（六）纯化抗原的鉴定

纯化蛋白质抗原的定性鉴定常用的方法有双向免疫扩散、免疫电泳及聚丙烯酰胺凝胶电泳等。纯化蛋白质抗原浓度的定量测定可用双缩脲法或酚试剂法，亦可用紫外光吸收法。

（七）应用举例

蠕虫抗原的制备多从实验动物或自然感染的保虫宿主中获取成虫、幼虫、虫卵、囊液或分泌排泄物；原虫除可从实验动物获取外，常采用培养的方法得到大量的虫体或分泌代谢物为抗原材料，依据不同的免疫检测方法对抗原的要求，采用不同的方法制备抗原。

1. 虫体抗原 虫体抗原是寄生虫免疫检测中使用最为广泛的抗原，它可分为固相抗原和可溶性抗原，应用于不同的检测方法。

（1）固相抗原：固相抗原是将完整的虫体或虫体的一部分做成抗原。如将感染有疟原虫的人血或动物血推成血片；将提纯的弓形虫速殖子或杜氏利什曼原虫的前鞭毛体悬液滴在玻片上，干燥后固定制成全虫抗原；将含有旋毛虫囊包的实验动物肌组织、猪囊虫头节、肺吸虫、华支睾吸虫、丝虫的成虫等制成石蜡切片或冰冻切片。这些固相抗原多用于间接荧光抗体试验、免疫酶染色试验或免疫金银染色试验。又如将感染血吸虫的实验家兔肝组织经过组织捣碎器制成匀浆，用铜筛过滤，取沉淀物离心，除去肝组织后，再经 130~150 目尼龙绢过滤、离心沉淀获得新鲜虫卵，或再经冰冻干燥制成干卵，即得虫卵抗原，供血吸虫病的环卵沉淀试验使用。

（2）可溶性抗原：根据试验要求采用不同的方法制备各种可溶性抗原。制备成虫抗原一般是将收集来的新鲜虫体用生理盐水充分洗涤，除去附着在虫体上的宿主组织，然后经过冰冻干燥，研磨成细粉，丙酮脱脂。所得细粉再于生理盐水或缓冲液中冷浸、超声粉碎、再冷浸，离心后的上清液即为可溶性抗原。原虫可直接将洗净纯化后的虫体加蒸馏水，经反复冻融，再经超声粉碎后离心取上清液。可溶性抗原经分光光度计测定蛋白浓度后分装，置 -20℃保存备用。

棘球蚴、囊尾蚴的囊液用无菌注射器抽取,弃去有污染的囊液,经 3 000r/min 离心 30 分钟,取上清液,无菌过滤,分装,置-20℃保存备用。

2. 分泌代谢抗原　多收自虫体的培养液,从中提取抗原用于免疫检测。据报道,用马来丝虫微丝蚴和成虫体外培养,取培养液为分泌代谢抗原作免疫诊断。

3. 膜抗原　膜抗原是虫体的膜蛋白,分表面蛋白和膜组成蛋白。表面蛋白可用金属螯合物如乙二胺四乙酸或高离子强度的缓冲液溶解,膜蛋白可用清洁剂如 1% 或 0.5%NP40,有机溶剂或其他促溶剂如尿素、盐酸胍提取抗原。例如,现在已有用于弓形虫病诊断的弓形虫速殖子表膜 P_{30} 抗原,诊断血吸虫病的血吸虫童虫表膜蛋白抗原。

以上方法制备的抗原大多为粗制抗原。粗制抗原制备较简易,抗原量获得也较多,但成分不纯,即有特异性抗原成分又有共同性抗原成分。因此,在免疫学诊断中常因交叉反应而出现假阳性结果,影响结果判定。为了提高特异性,可将粗制抗原纯化,从复合抗原中分离出特异性更高的抗原成分。例如,在曼氏血吸虫研究中,Ruppel 等(1985,1987)报道了一种 31kD 蛋白质成分可用于诊断曼氏血吸虫病;在日本血吸虫研究中,裴丽姝等(1988)用日本血吸虫成虫盐水浸液抗原(ASE)与各型血吸虫病患者血清进行免疫印迹试验,提示 31/32kD 抗原可作急性感染患者的诊断抗原,24/25kD 抗原可用作慢性血吸虫患者的诊断抗原,37/38kD 抗原可用作晚期血吸虫病患者的诊断抗原;在肺吸虫中,Sugiyama 等(1988)用卫氏并殖吸虫成虫与感染猫、鼠血清进行免疫印迹试验发现了一种 27kD 的抗原,可作为卫氏并殖吸虫病的诊断标准抗原;在丝虫中,Yazdanbakhsh 等(1990)报道有一种分子量为 17kD 的多肽具有特异性诊断价值;在旋毛虫中,已有报告旋毛虫体表蛋白具有属和种的特异性,并具有较强的免疫原性,免疫小鼠结果诱导较强的保护性免疫,该抗原还具有潜在的诊断价值(Madden 等,1990)。

4. 重组抗原　近年来随着分子生物学的迅速发展,许多生物技术引入到寄生虫学的研究中。运用分子克隆等技术可以获得大量纯化的重组寄生虫抗原,使一些来源困难的抗原在分子水平上得到较好的研究,使寄生虫诊断抗原得到进一步鉴定和应用。

(1)基因工程抗原:基因工程的核心是 DNA 重组技术,即采用分子生物学方法分离具有遗传信息的 DNA 片段,使其与适宜的载体 DNA 重组,再将该体外重组的 DNA 分子引入活细胞扩增,从众多的重组 DNA 克隆中筛选出所需要的克隆,并使其进一步扩增,复制所需的 DNA 供分析,或引入特定的宿主细胞内表达基因产物。DNA 重组技术生产抗原的基本过程包括:基因分离与纯化;基因的剪切及与载体 DNA 的连接;重组 DNA 导入宿主细胞;重组体的筛选;重组体在细胞内的高效表达;重组蛋白的分离纯化。该技术能将寄生虫体内编码某一特定抗原的基因,通过扩增、纯化后,与合适的载体重组转移到另一种生物体内,使后者获得前者的遗传特征,表达重组寄生虫抗原。现在已能在大肠杆菌、芽孢杆菌、链霉菌、酵母菌、丝状真菌、哺乳动物细胞和昆虫细胞等中表达寄生虫抗原。目前,国内已有多种寄生虫 cDNA 文库被构建,如疟原虫、弓形虫、细粒棘球蚴和肝吸虫等。这些基因库为从大肠杆菌表达寄生虫抗原提供了有力的技术支持。已有许多用大肠杆菌等表达的基因重组抗原用于诊断寄生虫感染或用于免疫保护性的研究,如日本血吸虫 Sj p50、GST-Sj 31、Sj14-3-3 蛋白、盘尾丝虫 Ov-47 蛋白、细粒棘球绦虫 EG95 等。Raj 等(1999)用得自婴儿利什曼原虫的重组抗原 ORFF 检测内脏利什曼病患者,表现出很好的特异性和敏感性,抗原用量仅为 5ng,阳性率 100%,无交叉反应,且对于皮肤利什曼病患者呈阴性反应,显示出良好的应用前景。

(2)细胞工程抗原:细胞工程指用杂交瘤技术生产抗原,包括用 B 淋巴细胞杂交瘤技术制备内影像抗独特型抗体,以及用体细胞杂交瘤技术制备抗原分泌型杂交瘤细胞。内影像抗独特型抗体具有模拟抗原的作用,能诱发所模拟的抗原引起的效应,可以替代虫源抗原,尤其是糖类抗原决定簇的抗原。在 20 世纪 80 年代,国外报道应用体细胞杂交瘤技术(somatic cell hybrid technology)和体外培养技术用聚乙二醇(PEG)成功地将寄生虫细胞与小鼠骨髓瘤细胞系融合,形成杂交瘤细胞,并分泌特异性抗原。抗原分泌型杂交瘤细胞是抗原纯化的一种方法,因为它们仅分泌一种抗原。原虫和蠕虫的抗原均可用该方法获得,如肝片吸虫抗原以及多房棘球绦虫抗原等。

三、寄生虫抗体检测

寄生虫抗体检测在寄生虫病辅助诊断、血清流行病学调查、疫情监测以及疗效考核等方面均发挥了重要作用,但抗体检测不能区分现症感染与既往感染、在寄生虫病的早期诊断和疗效考核等方面也存在局限性。发展抗体定量检测系统可能是解决寄生虫抗体检测不能区分现症感染与既往感染的一条可行路径,而检测短程抗体可能成为解决寄生虫病疗效考核的另一条可行路径。

(一)检测寄生虫抗体的价值

1. 辅助诊断 寄生虫抗体是机体免疫系统受到寄生虫抗原刺激而产生的一种防御性物质,其特点是能与寄生虫抗原特异性结合,而且在患者血液中含量高,容易检测到,通常寄生虫抗体检测方法的敏感性均较高。因此,很多寄生虫病使用血清学方法检查抗体作为临床辅助诊断。抗体根据其重链恒定区氨基酸组成和排列顺序的不同,又可分为 IgM、IgD、IgG、IgA 和 IgE 五种类型,检测不同类型的免疫球蛋白,其检测结果所代表的意义也不尽相同。例如 IgM 是在个体发育和免疫应答过程中最早出现的抗体,IgM 通常出现在病程的早期,滴度高峰位于特异性 IgG 滴度高峰之前;IgM 滴度下降很快,当血清中特异性 IgG水平上升时,IgM 即处于低水平(吴邦和李允鹤,1990)。因此,检测寄生虫病患者血清中特异性 IgM 具有早期辅助诊断价值。如在 20 世纪 90 年代,认为检测抗弓形虫 IgM 抗体对弓形虫感染具有早期诊断价值(余毅等,1991;郭小华等,1994)。进入 21 世纪后,专家学者们认为采用 IgM 阳性判断为弓形虫近期感染,IgG 阳性判断为既往感染的定性标准不能够反映临床妊娠的实际情况。因此,对弓形虫感染的筛查、诊断与干预原则和工作流程达成了共识(章锦曼等,2016),认为应定量检测受检者体内 IgM 和 IgG。因为初次感染或复发感染,体内产生 IgG 或 IgM,是一个急剧变化的过程,只有通过定量分析浓度变化才适合进行弓形虫感染的筛查和诊断(Dollard 等,2011)。

目前,大多数寄生虫病的免疫学诊断仍是以检出血清中特异性 IgG 为主。因为 IgG 在血清中含量较高,持续时间较长,可以作为免疫诊断的主要指标。虽然在感染早期 IgG 水平一般不高,但随着病程的进展(一般为感染后 4 周)IgG 水平很快大幅度升高,容易被检出。此外,IgG 在体内存在时间长,滴度下降缓慢,即使在病程晚期或是经过有效治疗后仍然保持在一定水平。因此,一般检测 IgG 抗体难以区别现症感染和既往感染。若要推测感染情况,可从抗体动力学分析。根据抗体滴度高峰出现时间以及抗体增长的倍数,推测为急性期感染或活动期感染。迄今为止,已开发的检测特异性 IgG 抗体的血清学检测方法的敏感性多在 90% 以上,但特异性不够满意,容易出现交叉反应,这主要与各类试验所使用的抗原制备物的"纯"度有关。随着高新技术的发展和应用,抗原纯化的问题将会得到解决,血清学诊断方法检测抗体的敏感性和特异性亦将会得到进一步提升。

2. 流行病学调查研究 应用免疫学方法检测人群血清中抗寄生虫特异性抗体水平,可以大致判断寄生虫病的流行情况。如各地对血吸虫病、肺吸虫病、华支睾吸虫病、弓形虫病、旋毛虫病及猪囊虫病血清流行病学的调查资料均反映出当地人群或动物的感染率、年龄分布、性别比例及职业分布情况。在血吸虫病流行病学调查中,采用定量试验,根据年龄相关的抗体流行率和平均抗体水平作为指标,获取所谓"血清学人口资料"(serological population data),从群体角度对防治措施效果(含化疗效果和传播控制效果)作出评价和监测传播变化,为进一步预防和控制的决策和实施提供科学信息,并可根据人群抗体滴度全频率分布确定化疗对象(吴观陵,2005;陈淑贞等,1985)。

3. 疗效考核及疫情监测 寄生虫病患者经过有效治疗后,血清抗体滴度下降具有一定的规律性。通过比较治疗前后的抗体滴度,可以反映治疗效果。依据体液免疫应答的一般规律(龚非力,2005),抗体产生过程要经过潜伏期(lag phase)、对数期(log phase)、平台期(plateau phase)和下降期(decline phase)。尽管初次免疫应答和再次免疫应答呈现出相同的时相特征,但在再次免疫应答下降期中,应答减弱是其规律,表现为"量"的递减,最终因抗体被降解或与抗原结合而被清除,但这是一个漫长的过程。检测"短程抗体"是判断疗效的另外一条可行路径。近年来,学者们为解决寄生虫病疗效考核的方法问题作了大量研究,检测寄生虫病患者血清中"短程抗体",即检测治疗后消失最早的一抗体类或抗体亚类的研究成为当前的研究热点。朱荫昌等(1996)发现血吸虫可溶性虫卵抗原的 107~121kD 组分抗原在治愈后的宿主体内的相应抗体消失较早,故把107~121kD组分作为疗效考核的候选抗原,建立了FA-ELISA法。该法敏感性和特异性均较高,与粪检阳性符合率为93.3%,与并殖吸虫、华支睾吸虫、布氏姜片吸虫等寄生虫几乎无交叉反应,对经吡喹酮治疗后1年半的患者阴转率可达90%以上。

(二)检测寄生虫抗体的应用及展望

如前所述,检测寄生虫抗体在寄生虫病辅助诊断、血清流行病学调查、疫情监测以及疗效考核等方面均发挥了重要作用。但是在感染早期,寄生虫特异性抗体通常比虫体抗原出现迟。到感染后期,抗寄生虫特异性抗体水平不随虫荷的减少而下降,即使经过有效药物治疗后,虫体已经全部被杀死,宿主体内相应抗体水平仍可多年维持在较高水平。因此,检测寄生虫抗体在寄生虫病的早期诊断和疗效考核等方面仍存在局限性。学者们也纷纷看到了上述问题,做出各种尝试以期解决这些难题。虽然寻找短程抗体成为解决寄生虫病疗效考核的一条可行路径,学者们在对血吸虫病、肝吸虫病、肺吸虫病的疗效考核试验中都取得了相对满意的实验室研究结果,但是亦有一些研究结果表明检测短程抗体的敏感性达不到理想的程度。这种以牺牲检测敏感性获得的"短期"疗效考核结果,不是我们希望得到的结果。此外,已报告的所谓"短程抗体"检测系统仍需被动等待漫长的抗体消失时期,如1年或更长(王晓婷等,2009;梁幼生等,2001),在这漫长的等待时期中,就会跨过另一个感染季节,使寄生虫抗体检测结果更加难以解释。检测由寄生虫抗原刺激产生的同型限制性抗体也许有助于实现寄生虫病疗效考核的目标。众所周知,IgG是体液免疫反应的主要效应分子,是二次免疫应答的主要免疫球蛋白(Ig)类型。正常情况下,人血清中IgG约占血清Ig总量的75%~80%。根据γ链的抗原性不同,IgG又可分为IgG1、IgG2、IgG3、IgG4四个亚类。IgG4正常情况下仅占血清IgG总量的5%,但在蠕虫感染过程中,血清IgG4水平可显著升高,占总反应性抗体的50%以上,经过有效治疗后则下降较快,具有潜在的诊断和疗效考核价值。Grogan等(1996)对110名埃及血吸虫(*Schistosoma haematobium*)感染者治疗前后特异性IgG4抗体动态变化的研究显示,治疗后5周儿童与成人的IgG4-SEA水平均随着虫卵减少而显著下降,而儿童IgG4-AWA水平升高,成人IgG4-AWA水平则变化不明显。冯正等(2000)用自制抗人IgG4单抗检测慢性日本血吸虫病患者血清中特异性IgG4,发现治疗后12个月与治疗前相比,IgG4-SEA抗体水平下降趋势明显,但阳性率不变。张顺科等(2001)用ELISA法检测患者血清中抗肺吸虫成虫可溶性粗抗原的IgG4抗体,敏感性为95.35%(41/43),特异性为100%(40/40),与血吸虫患者、肝吸虫患者血清的交叉反应率低于IgG。研究结果证明,肺吸虫特异性IgG4与IgG相比具有相同的敏感性,且特异性明显提高,有更理想的诊断价值。Hong et al(1999)发现IgG4抗体可识别华支睾吸虫抗原中的43~50kD,34~37kD,26~28kD及8kD蛋白组分,吡喹酮治疗后6个月,26~28kD、8kD抗原特异性IgG4迅速下降、消失。表明华支睾吸虫特异性IgG4具有较高的诊断价值,一些特异性抗原分子诱导的特异性IgG4可作为华支睾吸虫活动性感染和疗效考核的标志。

发展抗体定量检测系统是解决免疫学诊断不能区分现症感染与既往感染的一条可行路径。吴观陵(2005)认为抗体定量变化的敏感性远大于定性变化的敏感性和快于定性变化出现,故发展定量检测试验,并根据抗体量(滴度)的变化确定诊断,则可相对精确地提示个案感染状态,也就具有相对的"确定诊断"意义。对于弓形虫感染的筛查、诊断与干预原则和工作流程专家学者们达成了共识(章锦曼等,2016),认为应定量检测受检者体内IgM和IgG,因为,采用IgM阳性判断为弓形虫近期感染,IgG阳性判断为既往感染的定性标准不能够反映临床妊娠的实际情况。

第三节 皮 肤 试 验

皮肤试验(skin test,ST)简称皮试,是借助抗原、抗体在皮肤的反应进行免疫学检测的方法。当试验抗原进入致敏者皮肤时,皮肤中结合有IgE的肥大细胞或致敏T细胞就会与试验抗原结合,引起速发型或迟发型的皮肤超敏反应。具体试验方法可分为皮内试验、皮肤点刺试验、皮肤挑刺试验和皮肤划痕试验。其中皮内试验和挑刺试验常用于某些寄生虫感染的诊断。

一、皮内试验

皮内试验（intrademal test）是最常用的皮肤试验，应用范围广。主要是利用宿主的速发型超敏反应，将特异性抗原液注入皮内，观测皮丘及红晕反应以判断有无特异性抗体（IgE）的存在称皮内试验。

皮内试验操作简单，可在短时间内观察结果。一般认为其阳性检出率可达 90% 以上，但特异性较低，由于寄生虫病之间有明显的交叉反应，患者治疗若干年后皮内试验仍可呈阳性反应。因此，皮内试验不能作为确诊的依据，也不宜用于疗效考核，只能在流行区对可疑患者起过筛作用。皮内试验可用于多种寄生虫病的检测，如血吸虫病、肺吸虫病、华支睾吸虫病、包虫病、丝虫病等。

（一）试验方法

1. 抗原准备　用于皮内试验的抗原大多为取材简便容易、得量多的成虫抗原和虫卵抗原。取得的成虫或虫卵样本可以制备成新鲜抗原，亦可制备成虫或虫卵干粉抗原。将制备好的抗原稀释成工作浓度，即可进行皮内注射。

2. 皮内注射　在受试者前臂屈曲面用 75% 酒精消毒，用 1ml 注射器将稀释好的抗原工作液（约 0.1ml）注入皮内，使抗原液恰好充满直径为 0.5cm 的皮丘。再用同法用另一注射器在抗原注射部位下 3~4cm 处注射空白对照（溶解抗原的介质）。15 分钟后观察反应结果。

3. 结果判断

阴性结果：抗原注射处与对照丘疹直径接近，且 <0.8cm。

阳性结果：抗原注射处丘疹直径≥0.8cm，且皮肤四周红晕较明显。

（二）应用举例

1. 血吸虫病皮内试验　皮内试验最常用于血吸虫病的调查，操作简单，并且可即时观察结果，适宜现场应用。根据抗原来源不同，其稀释度亦不同。血吸虫虫卵干粉抗原的稀释度一般为 1∶12 000，成虫干粉冷热浸抗原的稀释度一般为 1∶8 000，肝卵抗原的稀释度一般为 1∶6 000。前臂皮内注射肝卵抗原或成虫抗原 0.1ml，形成丘疹直径约 0.5cm，15 分钟后丘疹直径达 0.8cm 或以上为阳性反应。血吸虫皮内试验的阳性率在 95%~97%，假阳性率为 2%~4%，并且对其他寄生虫病如肺吸虫病、华支睾吸虫病的交叉反应较高（李允鹤等，1956）。

2. 并殖吸虫病皮内试验　皮内试验是目前较为安全而简便的方法，曾被广泛应用于并殖吸虫病的流行病学调查。浙江省肺吸虫病治疗研究技术委员会（1955）曾用猫体内的并殖吸虫成虫制成干粉，用 0.5% 石炭酸生理盐水浸出法制成抗原。结果发现经 1∶1 000 稀释的抗原皮内试验阳性率为 98.6%，经 1∶2 000 稀释的阳性率为 94.6%。结果表明皮内试验阳性率高，但与血吸虫、华支睾吸虫等有交叉反应。此外，还发现皮内试验反应强弱与患者痰液中虫卵数量不成比例，在治疗过程中有减弱倾向，治愈后有增强的倾向，但阳性率没有变化。王中全等（1993）应用并殖吸虫成虫可溶性抗原对 8 例并殖吸虫病患者进行皮内试验，其中 7 例为阳性反应。由于本病患者在误诊误治期间多数接受过激素治疗，患者的免疫功能被抑制从而使其体内的并殖吸虫抗体水平下降，以致有时不能检出。如该研究中即有 1 例患者皮内试验呈阴性反应，故作者认为皮内试验只可作为并殖吸虫病的初筛试验，对于临床酷似并殖吸虫病且皮内试验阴性的患者，应进一步选用敏感性和特异性较高的免疫学方法进行检测。

3. 华支睾吸虫病皮内试验　在华支睾吸虫病调查中，皮内试验由于方法简单，观察结果迅速，在大规模普查时节省了大量人力、物力和时间。温培娥等（1991）用华支睾吸虫代谢抗原进行了华支睾吸虫皮内试验，在 55 例华支睾吸虫卵阳性者中皮试阳性符合率高达 100%。曹维霁等（1985）对 124 人用同一抗原在前臂屈面、前臂伸面和后背肩胛间三部位同时做华支睾吸虫病皮试。结果发现三处的皮试阳性率无显著差异，但三处皮试一致阳性者的粪检阳性符合率显著高于仅一处或两处阳性者。三处皮试一致阴性者，均未查见华支睾吸虫卵。对 100 例 7 年前做过华支睾吸虫皮试者进行复查，结果表明华支睾吸虫感染经治愈 7 年后，多数病例的原有皮试反应已由阳性转为阴性，而在未经治疗和治疗未愈的病例，7 年后多仍为阳性。

4. 包虫病皮内试验　宁夏医学院（1980）自 1963 年开始，对 1∶10 人肝棘球蚴液抗原皮内试验的敏感性、特异性和阳性标准进行了观察。皮内注射 0.1ml 1∶10 抗原稀释液后,15 分钟后观察结果。结果显示对 76 例包虫病患者,皮内试验检测的阳性率为 92.1%,假阴性率为 7.9%。对于 96 例非包虫病患者和 152 例健康人,皮内试验检测共检测出 9 例阳性,假阳性率为 3.6%。晓梅(2010)用卡松尼皮内试验(ID)及 B 超对 2009—2010 年达日县境内 357(男 185,女 172)例常住居民进行包虫病感染及患病情况筛检,结果显示皮内试验阳性者 31 例,感染率为 8.68%;B 超发现带虫者 7 例,患病率为 1.96%,其中囊型包虫病患者 6 例(1.68%),泡型包虫病患者 1 例(0.28%)。表明皮内试验在筛查包虫病的过程中具有一定的参考价值。

5. **囊虫病皮内试验** 囊虫皮内试验操作简便、安全,不需特殊仪器和设备,特异性和敏感性均较高,在囊虫病的筛查过程中发挥了重要作用。朱敏等(1986)经无菌操作抽取人体内的囊虫液或手术采取的脑囊虫液,经过透析处理后制备成抗原稀释液即皮试液,用于皮内试验。检查结果显示,确诊为脑囊虫组有患者 135 例,其中皮内试验阳性者 132 例,阳性率为 98%。阴性 3 例,即假阴性率为 2%。对照组 169 例,其中皮内试验阴性者 165 例,阴性率 98%。阳性者 4 例,假阳性率 2%。潘玉君等(1997)对 320 例脑囊虫病患者和 321 例非脑囊虫病患者进行了皮内试验,结果显示,囊虫病皮内试验对 320 例脑囊虫病患者的阳性检出率为 86.56%,假阴性率为 13.44%。对 321 例非脑囊虫病患者的阳性检出率为 9.03%,即假阳性率为 9.03%。

6. **利什曼素皮内试验** 利什曼素皮内试验(leishmanin intracutaneous test,LDT)属于迟发性超敏反应,即被抗原致敏的机体再次接触同种抗原时出现的一种较为迟缓的病理损害反应。通常在皮内注射利什曼抗原,24 小时后观察反应结果。皮内试验阳性者表示机体在注射抗原前已致敏,对同种利什曼原虫的攻击感染具有免疫力。各种皮肤利什曼病除弥散型利什曼病外,在病程中呈阳性反应,对诊断有一定的参考价值,但在早期都是阴性,只有在晚期皮损开始消退时才出现阳性反应。黑热病在整个病程中皮试都是阴性,直到治愈后 1 个月始转为阳性,因此不能用于诊断。此种反应一旦出现,可保持数十年甚至终身不消失(Bao Y 等,1994)。在内脏利什曼病流行地区,皮试呈阳性者包括既往内脏利什曼病患者和隐性感染者。自 20 世纪 60 年代以来国外和国内广泛应用 LDT 对黑热病进行流行病学调查,对确定一个地方是否为疫区,判断流行程度和趋势,黑热病的疗效考核以及黑热病消灭后的检测,都有使用价值。王立英等(2014)应用 LDT 调查新疆喀什人源型利什曼病流行区人群的免疫状况,研究结果表明,试点地区内脏利什曼病的流行状况仍然比较严重,LDT 阳性的免疫人群占 38.63%,具有随着年龄的增加阳性率逐渐增高的趋势,且不同年龄组之间 LDT 阳性率的差异有统计学意义。即年龄越小,LDT 阳性率愈低。年龄越大则愈高,说明婴幼儿、儿童缺乏特异性免疫力,易被感染,应重点加强低年龄组人群的监测和防治力度。

二、皮肤点刺试验

皮肤点刺试验(skin prick test)的原理是挑破表皮以使微量过敏原进入表皮内,如受试者对过敏原产生 I 型超敏反应,会引起皮肤内局部肥大细胞脱颗粒,释放组胺等活性物质,导致局部毛细血管扩张,毛细血管通透性增强,从而使局部皮肤产生风团、红晕、瘙痒等反应。此法多用于诊断螨性超敏反应性疾病。

(一) 实验方法

1. **抗原准备** 制备相应寄生虫虫体粗抗原,稀释至适宜工作浓度,备用。

2. **皮肤消毒和标记** 试验前先用酒精棉球清洁前臂屈面皮肤,如既往患者有酒精过敏者,可改为生理盐水清洁皮肤,待自然干燥后,将阴性对照液、挑刺液、阳性对照液按自上而下的顺序滴在已清洁的前臂皮肤上,做好相应标记,每两滴间距离不小于 5cm 以防止反应红晕互相融合。

3. **皮肤点刺试验** 用点刺针尖垂直通过点刺液刺入皮肤表皮,保持轻压 3 秒,使少量点刺液进入皮肤表皮。为避免污染,每次点刺试验后均更换点刺针。

4. **结果观察** 根据挑刺液与阴性对照和阳性对照所致丘疹的面积比值来判定反应级别。

"−"比值为阳性对照丘疹 0~25% 或与阴性对照相同;

"+"比值为阳性对照丘疹 26%~50%;

"++"比值为阳性对照丘疹 51%~100%;

"+++"比值为阳性对照丘疹 101%~200%；

"++++"比值为阳性对照丘疹 200% 以上。

(二) 应用举例

黄赟等（2016）为了解遵义市儿童过敏性疾病的过敏原情况，采用北京协和医科大学提供的变应原点刺液，对儿科住院及门诊怀疑有过敏因素存在的患儿进行皮肤过敏原点刺试验，结果在所有作皮肤点刺试验的患者中，过敏性皮炎病例较多，粉尘螨过敏占多数，对粉尘螨过敏的 4 岁以上的患儿采用粉尘螨滴剂脱敏治疗，疗效满意。

三、皮肤挑刺试验

皮肤点刺试验（skin prick test）与点刺试验原理相同，仅是在操作上略有不同，挑刺试验中的抗原液是通过"挑"的方式进入皮内，点刺试验中抗原液是通过"点"的方式进入皮下。

(一) 试验方法

1. 抗原准备 制备相应寄生虫虫体粗抗原，稀释至适宜工作浓度，备用。

2. 皮肤消毒和标记 参考皮肤点刺试验。

3. 皮肤挑刺试验 轻轻绷紧局部皮肤，将皮试注射针头斜面朝上，针头穿过挑刺液（抗原），以近乎平行的角度，刺入表皮，至针尖斜面全部刺入表皮后，立即退出针尖，使少量挑刺液进入表皮。为避免污染，每次挑刺试验后均更换针头。

4. 结果判定 参考皮肤点刺试验。

(二) 应用举例

文利平等（2011）对皮肤点刺试验和改良挑刺试验进行了方法学对比，评估了 2 种皮肤试验方法的安全性、可重复性及疼痛程度等方面的差异。结果发现果 2 种方法均较安全，所致疼痛程度大致相当，可重复性均较高。

四、皮肤划痕试验

皮肤划痕试验（skin scratch test）是将少量高度纯化的致敏原液体滴于患者前臂，用针头轻轻划破皮肤表层，观察患者有无产生过敏反应的试验方法。

(一) 实验方法

1. 抗原准备 制备相应寄生虫虫体粗抗原，稀释至适宜工作浓度，备用。

2. 皮肤消毒和标记 用直径为 1cm 的小试管在前臂屈面皮肤盖一圆印，用 75% 酒精棉球清洁局部皮肤，如既往患者有酒精过敏者，可改为生理盐水清洁皮肤。干后滴一小滴抗原工作液。

3. 划痕试验（scratch test） 用三棱针或注射器针头在圆圈内的皮肤上划"十"字痕或"井"字痕，直划痕深度以表皮划开或有少许渗血为宜。经过 15~20 分钟后观察结果。

4. 结果观察

阳性标准：划痕处有下述一种反应即可为阳性。

（1）划痕部位有明显水肿；

（2）有明显伪足出现；

（3）仅有轻度水肿、伪足，但红晕直径超过 2.5cm。

阴性标准：划痕部位无明显扩大，红晕不明显，仅有伤痕。

(二) 应用举例

彭玉芳等（1964）应用人体钩虫抗原和犬钩虫抗原对 954 人进行了皮肤划痕试验，同时用粪检结果做了对比观察。结果显示，人体钩虫与犬钩虫抗原的效果大致相近。954 人中钩虫粪检阳性率为 84.1%，皮肤划痕试验阳性率为 70.0%，两种检查方法结果完全符合者 738 人，符合率为 77.3%，假阳性率为 6.1%，假阴性率为 21.8%。此结果表明皮肤划痕试验的检查效果虽不理想，但有简便快速的优点，在辅助诊断上有一定价值。此外，作者还对其中 117 例患者进行了治疗前和彻底驱虫治疗后的追踪观察，结果显示，治疗前,117 例中划痕试验阳性者 93 人（79.5%），经彻底驱虫后一个月后，皮肤划痕实验阳性者有 65 人，阳性率为 55.5%，治疗后五个月，仍有 63 例为阳性结果，阳性率为 53.8%，表明划痕试验的阳性率随着虫体的清除略有降低的倾向，但是降低的速度很慢，比例也不高。此外，由于划痕试验的力度不易掌握，容易划伤皮肤，出现假阳性结果，故目前应用不广泛。

第四节　凝集反应试验

凝集反应（agglutination）是指颗粒性抗原（完整的病原微生物或红细胞等）与相应抗体结合，在有电解质存在的条件下，经过一定时间，出现肉眼可见的凝集小块。既可作定性检测，又可作半定量检测。凝集反应分为直接凝集反应和间接凝集反应两类。目前，在寄生虫感染的诊断中常用间接凝集反应。间接凝集反应即将可溶性抗原（或抗体）先吸附于一种与免疫无关的、一定大小的颗粒状载体的表面，然后与相应抗体（或抗原）作用。在有电解质存在的适宜条件下，抗原与抗体特异性结合后可产生肉眼可见的凝集反应。用做载体的物质可用天然的微粒性物质，如人（O 型）和动物（绵羊、家兔等）的红细胞、活性炭颗粒或硅酸铝颗粒等；也可用人工合成或天然高分子材料制成，如聚苯乙烯胶乳颗粒等。由于载体颗粒增大了可溶性抗原的反应面积，当颗粒上的抗原与微量抗体结合后，就足以出现肉眼可见的反应，敏感性比直接凝集反应要高。常用的间接凝集反应包括间接血凝试验、间接血凝抑制试验、乳胶凝集试验等。

一、间接血凝试验

间接血凝试验（indirect haemagglutination test，IHA）即将抗原包被于红细胞表面，成为致敏的载体，然后与相应的抗体结合，通过抗体桥联，出现肉眼可见的凝集现象，以检测样本中的相应抗体。最常用的红细胞为健康人 O 形红细胞。现以检测日本血吸虫抗体为例，介绍间接血凝试验的具体实验步骤（WS/T 630—2018，2019-04-01 实施）。

（一）试验方法

1. 磷酸盐稀释液的配制　称取十二水合磷酸氢二钠 35.8g，氯化钠 8.5g，加去离子水（或蒸馏水）至 1 000ml，称 A 液。称取磷酸二氢钾 6.8g，氯化钠 8.5g，加去离子水（或蒸馏水）至 1 000ml，称 B 液。按 A 液/B 液为 72/28 的比例混合，即为 pH7.2 磷酸盐缓冲液（PBS）。

2. 致敏红细胞制备

（1）可溶性虫卵抗原的制备：取冻干虫卵，0.01% 硫柳汞生理盐水配制悬液，组织匀浆器研磨并置 −20℃ 反复冻融 3 次，10 000g 离心 30 分钟，取上清液。测定蛋白含量后，用硫柳汞生理盐水稀释至 0.75mg/ml，分装到西林瓶，置−20℃保存备用。

（2）醛化红细胞：取健康人 O 形红细胞，用生理盐水洗涤 3 次，移入刻度离心管，800g 离心 10 分钟，记录压积红细胞体积。取压积红细胞，每 1ml 加 0.1mol/L pH 7.2 PBS 25ml 混匀，再缓慢滴加 2.5% 戊二醛 2ml，边滴边摇。室温摇荡 1 小时，PBS 洗涤 3 次，再用蒸馏水洗涤 2 次。最后用 0.01% 硫柳汞生理盐水配成 10% 醛化红细胞悬液，置 2~8℃备用。

（3）鞣化红细胞：配制含 0.01% 鞣酸的生理盐水，与等量的 0.1mol/L pH7.2 PBS 混匀。取压积醛化红细胞倒入上述溶液中配成 1% 浓度，置 37℃恒温水浴振荡器中振摇 15 分钟，用 pH 7.2 PBS 洗涤 3 次。将洗涤后的红细胞倒入 0.1mol/L pH6.4 PBS 溶液中配成 1% 浓度，充分混匀，即为鞣化红细胞。

（4）致敏红细胞悬液：鞣化红细胞悬液中加入终浓度为 0.25% 的可溶性虫卵抗原，充分混匀，置 37℃恒温水浴振荡器中振摇 45 分钟致敏。离心沉淀弃去上清液，以含 1% 正常兔血清（经 56℃灭活 30 分钟后的血清）的 pH7.2 PBS 洗涤沉淀以去除未结合的可溶性抗原，再以含 1% 正常兔血清的 pH7.2 PBS 配制 4% 浓度致敏红细胞悬液。

（5）冻干致敏红细胞：在致敏红细胞悬液中加入蔗糖（10% 终浓度）和正常兔血清（2% 终浓度）。摇匀后分装于 2ml 的安瓿瓶内，每支 0.5ml。将分装后的致敏红细胞放入冷冻干燥机内进行冻干，并用封口机进行封口。

　　冻干致敏红细胞外观为褐色或淡红色疏松体,间接血凝法测定阳性对照血清效价不低于 1：640,测定阴性对照血清效价不高于 1：5。

　　3. 阳性对照血清　选择体重 2.5~3.0kg 的健康家兔,每只感染 800~1 000 条日本血吸虫尾蚴,饲养 60 天后,抽取心脏全血,分离血清,混合后按每支 0.1ml 分装于微量离心管冻干,作为阳性对照血清。阳性对照血清检测效价不低于 1：640。

　　4. 阴性对照血清　选择体重 2.5~3.0kg 的健康家兔,抽取心脏全血,分离血清,选出没有溶血的血清灭活补体(56℃灭活 30 分钟),混合后按每支 0.1ml 分装微量离心管冻干,作为阴性对照血清。阴性对照血清检测效价不高于 1：5。

　　5. 待测样本的采集　采集末梢血 100μl 或静脉血 2ml,室温下放置至血块收缩后,800g 离心 5 分钟,分离出血清后进行检测。待测样本编号,从左到右按 1~n 号依次排列。阴性对照血清、阳性对照血清各加 100μl 稀释液,使其充分溶解,移液器吹打数次混匀后备用。

　　6. 取 V 型 96 孔血凝反应板,横向平放纵向使用。于第 1 列第 1 孔加 PBS 稀释液 100μl,第 1 列的第 3、4 孔各加稀释液 25μl,第 2 孔不加稀释液。于第 1 列第 1 孔加 1 号待测样本 25μl,充分混匀后吸出 25μl 至第 2 孔,再从第 1 孔吸出 25μl 至第 3 孔,充分混匀后吸出 25μl 至第 4 孔,充分混匀后吸出 25μl 弃去。同上操作,依次进行第 2 至第 n 号样本、阴性对照血清、阳性对照血清的倍比稀释,血凝反应板纵向 4 孔的血清稀释度依次为 1：5、1：5、1：10、1：20。

　　7. 每支冻干致敏红细胞加 1ml 稀释液,充分混匀后备用。除每列第 1 孔血清稀释孔外,其余血清稀释孔各加致敏红细胞悬液 25μl,血凝反应板置微量振荡器振摇 1~2 分钟,封板并置 37℃电热恒温水浴箱 30 分钟,在白色背景下观察结果。

　　8. 结果判断　根据红细胞在孔底的沉积类型而定(图 16-1)。

　　阴性反应:红细胞全部下沉在孔底,形成紧密、边缘光滑的小圆点。以"–"表示反应强度。

　　阳性反应:红细胞出现程度不同的凝集反应。以"+""++"和"+++"表示反应强度。

　　"+"红细胞大部分沉集于孔底,形成一圆点,周围有少量凝集的红细胞,肉眼见周边模糊(或中间出现较为明显的空白点)。

　　"++"红细胞多数在孔底周围形成薄层凝集,孔底中心可见少量红细胞下沉的小圆点。

　　"+++"红细胞形成薄层凝集,布满整个孔底,边缘呈现不规则的皱褶。

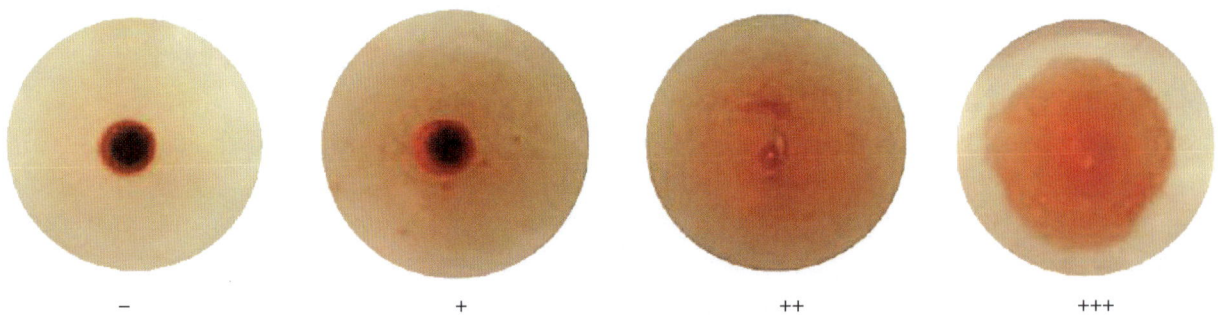

　　　　　–　　　　　　　　　　　　+　　　　　　　　　　　　++　　　　　　　　　　　+++

图 16-1　不同凝集反应强度模式图

(二)应用举例

　　IHA 操作简便,敏感性高,适于现场使用,可用以辅助诊断患者,及作为流行病学调查及综合查病方法,先后在多种寄生虫感染中应用,如血吸虫、疟原虫、猪囊虫、旋毛虫、肺吸虫、阿米巴、弓形虫和肝吸虫等。有些已制成商品诊断试剂盒,例如日本血吸虫病间接血凝试验诊断试剂盒。此法不足之处是不能提供检测抗体的亚型类别,容易发生异常的非特异性凝集。另外抗原的标准化,操作方法规范化亟待解决。

　　1. 血吸虫病间接血凝试验　在血吸虫病免疫学诊断方法中,间接血凝试验(IHA)因其具有较高的敏感度和特异度,以及操作简便、判断快速等优点,广泛应用于我国疫区化疗对象的筛查、人群病情监测、血吸虫病流行病学抽样调查与防治效果评价。周杰等（2016）应用 Meta 分析法对间接血凝试验（IHA）在日本血吸虫病诊断中的应用价值进行评价，对 1982—2014 年有关 IHA 诊断日本血吸虫病的相关研究文献分析评价后，发现 IHA 在现场应用中的日本血吸虫病诊断价值低于在实验室评估中的诊断价值。提示在消除血吸虫病阶段，亟待开发现场应用价值高的诊断试剂。

2. 脑囊虫病间接血凝试验　温桂枝等（1991）以猪囊尾蚴液为抗原做 IHA，156 例脑囊虫病患者血清中有 147 例阳性，阳性率为 94%；对 100 例健康人的检测结果均为阴性，与肝吸虫和肺吸虫患者血清之间无交叉反应，与包虫病患者血清有明显的交叉反应，在检测的 2 例肝包虫病患者中，有 1 例为阳性。郑宇等（1995）应用间接血凝试验血滴纸片法检测了 123 例囊虫患者、30 例正常人、193 例精神病患者和 450 例其他患者，结果 123 例囊虫患者阳性率为 96.7%，30 例正常人的阳性率为 3.3%。此外，血滴纸片法大大缩减了试验时间，整个试验过程仅需 2 小时左右，为猪囊虫病的流行病学调查提供了更为简便的方法。

3. 弓形虫病的间接血凝试验　由于弓形虫特异性抗体通常在弓形虫感染后一个月左右出现，IHA 对弓形虫早期感染和先天性感染敏感性不够，但其具有简便、经济、快速等优点，已广泛应用于弓形虫病血清流行病学调查。Miao 等（2013）应用 IHA 对云南省 266 份马血清和 133 份驴血清进行弓形虫抗体检测，阳性率分别为 30.5% 和 20.3%，较高的弓形虫病阳性率为该地区的弓形虫病防控提供一定依据。Yamamoto 等（1991）通过建立 IgM-IHA 检测模型，将弓形虫可溶性、碱性且具有热稳定性抗原致敏成熟稳定的人类红细胞，用于人类急性弓形虫病的血清学检测，其灵敏度达到 100%，特异性达到 98.5%。

二、间接血凝抑制试验

间接血凝抑制试验（indirect haemagglutination inhibition test，IHI）是由间接血凝试验（IHA）衍生的一种试验方法。其原理是将待测抗原（或抗体）与已知特异性抗体（或抗原）先行混合，作用一定时间后，再加入相应抗原（或抗体）致敏的载体悬液。若待测抗原与抗体发生特异性结合，随后加入的相应致敏载体颗粒不再被凝集，即原来本应出现的凝集现象受到抑制。此试验的灵敏度高于一般的间接凝集试验。

（一）试验方法

1. 检测抗原法　诊断试剂为抗原致敏的载体和相应的特异性抗体，二者混合应出现凝集，通过凝集反应测定抗体效价，对抗体进行标定。将待测标本作倍比稀释后，加入定量的特异性抗体混合，37℃作用 2 小时，使其充分结合。然后加入抗原致敏的载体悬液，再经 37℃ 1~2 小时。若不出现凝集现象，说明标本中存在与致敏载体相同的抗原，为阳性反应。

2. 检测抗体法　诊断试剂为抗体致敏的载体和相应的抗原，二者混合应出现凝集，通过凝集反应测定抗原效价，选用 4 单位抗原、2 单位抗原、1 单位抗原、1/2 单位抗原、1/4 单位抗原进行抗原标定。将待测标本作倍比稀释后与定量的已知抗原混合，37℃作用 2 小时。然后加入抗体致敏的载体，再次温育。若无凝集现象出现，说明标本中含有与致敏载体相同的抗体，为阳性反应。

（二）应用举例

诊断囊虫病最可靠的是手术取活组织检查，但进行手术活检存在风险，增加患者的心理负担。简便快速的间接血凝抑制试验（IHI）为囊虫病的诊断提供了新方法。施正良等（1991）制备了囊虫单克隆抗体（McAb），应用反向间接血凝抑制试验对囊虫病血清进行了诊断研究。结果显示该法的敏感性和特异性均较好，1 滴 μg/ml 的 McAb 6E$_{12}$ 可完全抑制 128 个血凝单位的抗原，即 0.3μg/ml 能抑制 4 个血凝单位的抗原。在 87 例囊虫患者血清中，6 例呈阳性反应，阳性率为 87.4%。

三、胶乳凝集试验

胶乳凝集试验（latex agglutination test，LAT）的原理与间接血凝试验相同，仅是载体有所不同。间接血凝试验的载体为致敏红细胞，而胶乳凝集试验的载体多为聚苯乙烯胶乳微粒。其试验原理为：将可溶性抗原（或抗体）致敏胶乳微粒，形成的免疫胶乳（immunolatex）可与相应的抗体（或抗原）结合，发生特异的凝集反应。所用聚苯乙烯胶乳载体，是一种直径约为 0.8μm 大小的圆形颗粒，带有负电荷，可物理性吸附蛋白分子，但这种结合牢固性差。也可制备成具有化学活性基团的颗粒，如带有羧基的羧化聚苯乙烯胶乳等,抗原或抗体以共价键交联在胶乳表面。胶乳为人工合成的载体,因此其性能比生物来源的红细胞稳定,均一性好。但其与蛋白质的结合能力以及凝集性能不如红细胞,胶乳凝集试验的敏感度不及间接血凝试验。

(一)试验方法

1. 聚苯乙烯胶乳制备 取苯乙烯1体积,加入1/2体积20%NaOH溶液于分液漏斗内萃取5分钟,共萃取2次。蒸馏水洗2次,即成去阻聚苯乙烯。在85℃水浴下,在3颈烧瓶内加入经煮沸去氧蒸馏水180ml,预热后,高速搅拌下依次加入1%十二烷基磺酸钠1ml、过硫酸钾0.65g、三聚磷酸五钠0.2g、去阻聚苯乙烯22ml,在严格控温条件下,合成6小时。过滤,即为致敏用聚苯乙烯胶乳。

2. 致敏聚苯乙烯胶乳 取10ml 5%聚苯乙烯乳胶,37℃电磁搅拌,滴加适量寄生虫抗体,继续搅拌2小时,离心洗涤后用pH 8.3甘氨酸缓冲液稀释成1%致敏胶乳悬液,加叠氮钠防腐,4℃冰箱保存。

3. 在黑色背景的玻片上滴加待测样品1滴(约50μl),再加致敏胶乳1滴(约50μl),摇动混匀,5~10分钟后观察结果。

4. 结果判断

(1)"++++":胶乳凝集成粗大颗粒并向周边扩散,中间清亮。

(2)"+++":胶乳成颗粒状凝集,中间较清亮。

(3)"++"胶乳有一半成颗粒状凝集,分布于整孔。

(4)"+":胶乳有部分呈细小颗粒状凝集,与阴性对照能明显分辨。

(5)"-":胶乳匀细分布于整孔。

(二)应用举例

本试验主要应用于弓形虫病、囊虫病、旋毛虫病、血吸虫病、棘球蚴病等寄生虫病的诊断。

1. LAT用于日本血吸虫病的检测 由于LAT具有操作简便快速,载体为例较易达到标准化等优点,在20世纪90年代被应用于日本血吸虫病的现场诊断和实验室诊断。裘丽姝等(1986)应用胶乳凝集试验检测日本血吸虫抗体,对143例慢性及32例急性血吸虫病患者血清检测的阳性率分别为89.6%及93.8%。对92份北京地区献血员及142份美国献血员血清未发现假阳性反应,对100份上海居民血清假阳性率为3%。曼氏血吸虫病和埃及血吸虫病患者的阳性率分别为40.6%(17/42)及46.6%(5/11),与丝虫病、华支睾吸虫病及肺吸虫病间有7.7%~10%的交叉反应,但强度明显低于同种反应。向静等(2007)为找寻特异性强、敏感性高、操作简便、费用低廉,并能大规模应用于临床的日本血吸虫病血清学诊断方法,分别对比了环卵沉淀试验(COPT)、血清法间接血凝试验(sIHA)和血纸法间接血凝试验(bp IHA)、胶乳凝集试验(PAPS)、三联斑点酶联免疫吸附试验(Dot-ELISA)5种血清学诊断方法用于牛日本血吸虫病的诊断效果,结果表明,COPT、sIHA和三联Dot-ELISA的检测结果与"三粪九检"结果符合率高,而bp IHA和PAPS检测血吸虫病的灵敏度、特异性与"三粪九检"结果符合率低于其他三种血清学诊断方法,易造成漏检和假阳性反应,故在普查时,不建议采用。

2. LAT用于猪囊虫病的检测 武峰等(1995)采用抗猪囊虫单克隆抗体化学交联胶乳免疫微球,分别检测了囊虫病患者脑脊液和血清中的循环抗原,阳性率分别为90%(27/30)和74.63%(50/67)。同时对比检测了脑脊液和血清中的囊虫抗体,结果表明,脑脊液的抗体检出率明显低于血清,循环抗原的检出率则无显著性差异。使用胶乳凝集试验检测猪囊虫循环抗原简便易行,有较高的特异性和敏感性,既可用于早期诊断和现症患者的确定,也可用于疗效考核。

3. LAT用于旋毛虫病的检测 崔晶等(1995)应用羧化聚苯乙烯胶乳进行LAT诊断旋毛虫病,结果显示用该法检测旋毛虫实验感染的大鼠及兔血清,抗体阳性率分别为90.91%(10/11)和100%(8/8),并且兔在感染旋毛虫后第3周即可测出抗体,而正常大鼠及兔血清均为阴性反应。应用LAT检测旋毛虫患者血清时抗体阳性率为92.11%(35/38),其中经肌肉活检确诊的6例患者全部阳性,而丝虫患者、囊虫患者及正常人血清均为阴性反应。表明该试验诊断旋毛虫病具有较高的敏感性和特异性。此外,作者将LAT在普通玻片上进行操作,观察结果时以黑色桌面或黑纸作背景,凝集颗粒清晰可见,与国外的特制玻片具有同样的效果。玻片法LAT除具有较高的敏感性和特异性外,还具有反应快速、操作简便及成本低廉等优点,易于在基层医疗单位推广应用。

第五节 沉 淀 反 应

沉淀反应(precipitation)是指可溶性抗原(多是蛋白质、多糖、类脂等可溶性物质)与其相应抗体在特定的条件下特异性结合,所出现的沉淀现象称为沉淀反应。根据沉淀反应介质和检测方法不同,大体分为液相沉淀试验和固相沉淀试验。液相沉淀试验主要包括环状沉淀反应、絮状沉淀反应和免疫浊度试验等技术。固相沉淀试验的反应介质多为凝胶,主要包括单向琼脂免疫扩散试验、双向琼脂免疫扩散试验和对流免疫电泳等技术。沉淀反应可用于血吸虫病、肺吸虫病、棘球蚴病等的免疫诊断,特异性较强,结果可靠,但敏感性较差,扩散缓慢而使试验耗时较长,结果不能精确定量。因许多免疫检测技术都是在沉淀反应的基础上建立起来的,故此沉淀反应是免疫学技术的核心。本节内容重点介绍液相沉淀相关试验,固相沉淀试验将在免疫电泳技术中着重介绍。

一、环状沉淀反应

环状沉淀反应(ring precipitation)的原理是指根据抗原与抗体特异性结合能形成肉眼可见的沉淀来判断待测物品中有无相应的抗原。环状沉淀实验由 Ascoli 于 1902 年建立,并用于炭疽的诊断。

(一)试验方法

先将已知的特异性抗血清加入内径为 1.5~2mm 的小玻管中,约加入 1/3 高度后,再用细长的滴管沿管壁滴加抗原溶液。由于抗血清蛋白密度较待测抗原大,所以抗原与抗体会分层。室温放置 10 分钟至数小时,若出现白色环状沉淀,则为阳性。该技术的敏感度为 3~20μg/ml 抗原量。该试验要求所使用的抗原、抗体溶液须澄清,否则会影响结果判断,出现假阳性结果。

(二)应用举例

该试验主要用于鉴定微量抗原,如法医学中鉴定血迹,流行病学用于检查媒介昆虫体内的微量抗原等,亦可用于鉴定细菌多糖抗原。该技术敏感性低,且不能作两种或两种以上抗原的分析鉴别,现已少用。

二、絮状沉淀反应

絮状沉淀反应(flocculation precipitation)是指抗原与抗体在溶液中发生特异性结合反应后形成肉眼可见絮状物沉淀的现象。

(一)试验方法

1. 抗原稀释法　将可溶性抗原作一系列稀释,与恒定浓度的抗血清等量混合,置室温或 37℃反应后,产生的沉淀物随抗原的变化而不同。该法主要用于确定抗原的最佳稀释浓度。

2. 抗体稀释法　将抗体进行系列稀释,用恒定的抗原量与不同程度稀释的抗体反应,得出的是抗体结合价和最适比。

3. 方阵滴定法　又称为棋盘格法,即将抗原稀释法与抗体稀释法相结合,将抗原和抗体同时稀释,找出最佳配比。

(二)应用举例

张红梅等(2007)将湖北钉螺血淋巴细胞经反复冻融后的上清与日本血吸虫可溶性虫卵抗原(SEA)反应,结果在滴加可溶性虫卵抗原和血淋巴上清的凹槽中央观察到絮状沉淀,表明湖北钉螺血淋巴细胞能沉淀日本血吸虫 SEA,具有一定的免疫防御作用。

三、免疫比浊法

免疫比浊法(turbidimetric immunoassay)是抗原抗体结合动态测定方法。即利用可溶性抗原、抗体在液相中特异结合,形成一定大小的抗原抗体复合物,使反应液出现浊度。当反应液中保持抗体过剩时(抗体浓度固定),形成的复合物随抗原量增加而增加,反应液的浊度亦随之增加,与一系列的标准品对照,即可计算出样品中抗原含量。

（一）试验方法

1. 免疫透射比浊法 抗原抗体结合后，形成免疫复合物，在一定时间内复合物聚合出现浊度。当光线通过溶液时，可被免疫复合物吸收。免疫复合物量越多，光线吸收越多。光线被吸收的量在一定范围内与免疫复合物的量成正比。利用比浊计测定光密度值，复合物的含量与光密度值成正比，同样当抗体量一定时，光密度值也与抗原含量成正比。本法要求免疫复合物的数量和分子量达到一定高度，否则就难以测出。

2. 免疫散射比浊法 一定波长的光沿水平轴照射，通过溶液使遇到抗原抗体复合物粒子，光线被粒子颗粒折射，发生偏转，光线偏转的角度与发射光的波长和抗原抗体复合物颗粒大小和多少密切相关。散射光的强度与复合物的含量成正比，即待测抗原越多，形成的复合物也越多，散射光也越强。散射光的强度还与各种物理因素，如加入抗原或抗体的时间、光源的强弱和波长、测量角度等密切相关。散射比浊法又分为速率散射比浊法和终点散射比浊法。

3. 免疫胶乳比浊法 胶乳比浊法即是将待测物质相对应的抗体包被在直径为 15~60nm 的胶乳颗粒上，使抗原抗体结合物的体积增大，光通过之后，透射光和散射光的强度变化更为显著，从而提高试验的敏感性。

（二）应用举例

罗江龙等（2006）采用免疫比浊法检测 177 例晚期血吸虫病患者血清前白蛋白（PA）水平，同时采用溴甲酚绿法测定血清白蛋白（ALB），比较不同肝损害程度患者血清 PA 和 ALB 的水平及其差异，结果发现检测 PA 较检测 ALB 能更灵敏地反映血吸虫性肝损害程度，并对晚期血吸虫病肝损害的早期诊断、病情判断和预后有一定的参考价值。

四、放射免疫沉淀试验

放射免疫沉淀试验（radio immunoprecipitation test，RIP）是将同位素分析的高度灵敏性和抗原抗体反应的高度特异性相结合的一种技术。此外，RIP 是用分离剂沉淀抗原抗体复合物，故能够检测出不完全抗体。

（一）试验方法

1. 抗原制备 按照常规方法制备寄生虫虫体或虫卵抗原。

2. 抗原标记 按 Hunter 氯胺-T 法标记，方法简便，效果较好。将纯化寄生虫抗原 13μg 放入反应瓶中，加入 ^{125}I 2mci（毫居里）充分摇匀，用微量注射器喷注新配制的氯胺-T 400μg，反应 3 分钟，立即加入 1 000μg 偏重亚硫酸钠以终止反应，再加 1% 碘化钾 0.1ml，将标记液转移至 1cm × 20cm 葡聚糖凝胶 G25 柱，除去游离碘，收集碘化蛋白峰，各管合并后即为工作母液，使用时将母液稀释至适当浓度。

3. 加入待检血清 将受检者血清进行系列稀释后，取 0.1ml 血清加入反应管中，再加入等体积 ^{125}I 标记抗原（约 100 000 脉冲/分钟），充分混匀后，置于 37℃温箱 2 小时后移至 4℃放置 24 小时，取出加入 3ml 7%~10% 聚乙二醇（PEG）沉淀剂，于 37℃温育 1 小时，然后再移至 4℃冰箱 24 小时，测定各管被检血清的总放射性，经 4 000r/min 离心 30 分钟，轻轻吸去上清液，用 PEG 洗 1~2 次，再测定沉淀放射性，计算沉淀率：沉淀率 =（沉淀物放射脉冲数-本底脉冲数）/（总的放射脉冲数-本底脉冲数）× 100%。

4. 结果判断 受检血清样本沉淀率高于正常对照血清沉淀率 1 倍以上者判为阳性。

（二）应用举例

Santoro F et al（1981）应用放射免疫沉淀-聚乙二醇测定法（RIPEGA）检测了巴西 420 例曼氏血吸虫病患者的循环抗原和免疫复合物（CIC）。检测结果表明该法对曼氏血吸虫抗原具有较高的敏感性和特异性。以不同含量的曼氏血吸虫成虫抗原（0.01~2mg）加入正常人血清中，测得的放射活性逐渐上升，而当加入肝片吸虫或细粒棘球蚴抗原时，即使浓度高达 2mg，其放射性亦与单纯正常人血清的本底相近。对 420 例曼氏血吸虫病患者 CSA 的阳性检出率为 75%，对 CIC 的阳性检出率为 70%。此外，还发现曼氏血吸虫病患者 CIC 和 CSA 水平间有显著的相关性，表明曼氏血吸虫病患者血清中有相当部分的

CSA 形成了特异性的 CIC。

五、单向琼脂免疫扩散试验

单向琼脂免疫扩散试验（single immunodiffusion test）是一种常用的定量检测抗原的方法。将抗体混合于琼脂内,倾注于玻片或平皿上,凝固后在琼脂上打孔,再将抗原标本加入孔内,经过一定的时间,在孔的周围出现抗原抗体复合物形成的沉淀环,环的大小与抗原含量和扩散时间相关。用不同浓度的抗原制成标准曲线,则未知标本中的抗原含量即可从标准曲线中求出。本试验主要用于检查血清中各种免疫球蛋白和补体成分的含量。

(一) 试验方法

1. 免疫琼脂板制备 将 1.2% 琼脂(用 pH 8.2、0.05mol/L 的巴比妥缓冲液配成),加热溶化,待琼脂冷至 56℃加入适量抗 Ig 血清(抗 Ig 血清最终稀释度取决于其标准化的稀释度),混匀,制成厚 1.5mm 的琼脂板,待琼脂凝固后打孔,孔径为 3mm,孔距 1.2~1.5cm。

2. 稀释标准血清及待测血清 标准血清、待检血清按要求进行稀释。

3. 加样 将上述稀释的标准血清分别滴入相应的抗体免疫板的一排孔内,其余孔滴加待检的稀释血清,每个样本加两个孔,每孔滴加 10μl。

4. 扩散 将免疫琼脂板置水平湿盘内,放进 37℃温箱,IgG 免疫板扩散 24 小时,IgA、IgM 板 48 小时后取出,置黑色背景前观察结果,(如果沉淀环不清晰,也可用 1% 鞣酸液浸泡免疫板半小时后观察),必要时可以染色后观察。

5. 绘制标准曲线 以沉淀环直径为横坐标,以 Ig 含量为纵坐标,绘制标准曲线。

6. 计算待测血清标本中 IgG、IgA、IgM 含量。

(二) 应用举例

由于单向琼脂免疫扩散试验受到的影响因素较多,如琼脂粉的质量和琼脂板的厚度会影响沉淀环的直径,扩散的时间及温度亦会影响沉淀反应,抗原与抗体的浓度和比例适当,才能形成清晰的沉淀环,否则亦会影响沉淀环的形成。该法因影响因素多,不易标准化,目前已较少用。

六、双向琼脂免疫扩散试验

双向免疫扩散试验（double immunodiffusion test）是一种分析鉴定抗原、抗体纯度和抗原特异性的试验,即抗原和抗体分子在凝胶板上扩散,二者相遇并达到最适比例时形成沉淀线。双向免疫扩散试验的原理是利用可溶性抗原与相应抗体在琼脂介质中相互扩散而形成一定类型的沉淀线,进而判定抗原种类、抗原特异性和抗体纯度。沉淀线的特征与位置不仅取决于抗原抗体的特异性及相互间浓度比例,而且与其分子大小及扩散速度相关。当抗原抗体存在多种类型时,可呈现多条沉淀线甚至出现交叉反应。

(一) 试验方法

1. 将已溶化的 1.2% 琼脂盐水管放 56℃水浴箱中平衡温度备用。

2. 将载玻片置于水平桌面上,倾注已溶化琼脂 3.5~4ml,制成厚度约 1.5mm 的琼脂板。

3. 根据不同需要在琼脂板上用打孔器打孔,可制成三角形、方阵型或梅花型。如三角形,即围成三角形的三个孔为一组。下面以三角形孔阵为例,介绍抗原和抗体的加样方法。

4. 用移液器在其中一孔中加抗体 10μl。各组所余两孔各按抗原 1、2 为一组,3、4 为二组,5、6 为三组,分别各加入 10μl。注意每加一样品均需更换加样器塑料吸头,以防止交叉现象影响实验结果。

5. 作好记录,放湿盒中,置 37℃温箱,24 小时后观察结果。

6. 结果判断

(1) 融合性沉淀弧,说明两孔中抗原相同,为同一性反应。

(2) 两沉淀线独自形成并形成交叉,说明两孔中的抗原完全不同,为非同一性反应。

(3) 融合性沉淀弧出现支线,或同时有另一条或两条沉淀线,说明两孔中抗原有相同部分又有不同部分。

(二)应用举例

肺吸虫病,尤其是皮下型肺吸虫病的临床病原学诊断存在一定困难。血清学诊断技术为肺吸虫病的诊断提供了新方法。陈桂光等(1984)应用对流免疫电泳与琼脂双向扩散试验评估了肺吸虫成虫和童虫抗原的检测效能,结果发现两种诊断抗原未见差异。对流免疫电泳检测动物肺吸虫病的灵敏度可达76.92%~95.00%,双向琼脂免疫扩散试验在适当的抗原浓度中灵敏度可为前者的89.81%,二者均有应用于临床辅助诊断肺吸虫病的意义。

第六节 免疫电泳技术

免疫电泳技术是电泳分析与沉淀反应的结合产物。这种技术有两大优点,一是加快了沉淀反应的速度,二是将某些蛋白组分利用其带电荷的不同而将其分开,再分别与抗体反应,以此作更细微的分析。免疫电泳技术的种类很多,常见的有对流免疫电泳和免疫印迹技术。

一、对流免疫电泳试验

对流免疫电泳(counter immunoelectrophoresis,CIEP)是以琼脂糖凝胶为基质,将双向免疫扩散与电泳相结合的一种快速、敏感的电泳技术。对流免疫电泳的基本原理是将受检者血清和诊断抗原分别加入琼脂凝胶片上一对相距0.5cm与电流方向平行的阳极端圆孔和阴极端圆孔内,在特定条件下,进行电泳。在一定的离子浓度下,以琼脂为载体,抗原蛋白在碱性缓冲液中,由阴极向阳极泳动,特异性抗体球蛋白,由于电渗作用,则从阳极向阴极泳动,当相应的抗原和抗体在合适的比例下相遇时,即形成特异性沉淀线。因电场力限制了抗原、抗体的自由扩散,使其定向泳动,从而增加了局部的抗原、抗体相对浓度,提高了反应的灵敏性。

(一)试验方法

1. 寄生虫抗原制备 根据不同要求和目的,制备需要的诊断抗原。用于检测的抗原,通常应用1%浓度的原液。

2. 凝胶片制备 取净化琼脂,用0.02mol/L pH8.6巴比妥缓冲液配制1%的缓冲琼脂,置于水浴加热溶解后,吸取3ml浇至玻片上,凝胶的厚度为2mm。按抗原与抗体孔间距离0.5cm打孔。抗原孔径为直径3mm的圆孔,抗体孔径为4mm的圆孔或2mm×11mm的长方形孔。每块凝胶片上各有6对抗原和抗体孔。抗原孔加1∶20~1∶30抗原(20μl)置于阴极端,抗体孔加受试者血清(30~50μl),置于阳极端。

3. 电泳条件 电压为5V/cm,电泳时间1小时。

4. 漂洗、固定与染色 将电泳完毕的凝胶片移入湿盒中,室温放置2小时后,置于生理盐水中漂洗24小时,中间换液数次,然后再以自来水漂洗2~4小时。最后将凝胶片烘干,用1%氨基黑染液进行染色,再以2%醋酸溶液脱色至适度,晾干后,观察反应结果。

5. 结果判断

阳性反应:抗原与抗体之间呈现明显的蓝黑色条带。

阴性反应:抗原与抗体之间无明显的蓝黑色条带。

(二)应用举例

对流免疫电泳较简单的扩散法至少敏感10~15倍,且省时省料。可用已知抗原检测抗体,也可用已知抗体检测抗原,反应结果特异,阳性反应的可信度高,适用范围广。近年来以本法为基础改进的技术有酶标记抗原对流免疫电泳(enzyme-linked antigen counter immunoelectrophoresis,ELACIE)和放射对流免疫电泳自显影(radio-immuno-counter electrophoretic autography,RCIEPA)等技术,二者克服了电泳技术本身不够灵敏的弱点。本法适用于血吸虫病、肺吸虫病、阿米巴病、贾第虫病、锥虫病、棘球蚴病和旋毛虫病等的血清学诊断和流行病学调查。

二、免疫印迹技术

免疫印迹技术是一种将高分辨率凝胶电泳和免疫化学分析技术相结合的杂交技术。该法可检测组织样本中相关蛋白质的特性、表达与分布,如组织抗原的定性定量检测、多肽分子的质量测定及病毒的抗体或抗原检测等。酶联免疫电转移印迹法(enzyme-linked immunoelectrotransfer blot,EITB),是将聚丙烯酰胺凝胶电泳、转移电泳、固相酶免疫试验三种方法合一的实验技术,是近年来发展迅速的一种新技术,可用于分析蛋白抗原和鉴别生物学活性抗原。近年已应用于检测寄生虫感染宿主体液内针对某分子量抗原的相应循环抗体成分或谱型,是一项高敏感和高特异的诊断方法,具有很大发展潜力。用于诊断的免疫印迹试验多采用酶标记的探针(即二抗及其标记结合物),因与 Southern 早先建立的检测核酸的印迹方法 Southern blot 相类似,亦被称为 Western blot。与 Southern 或 Northern 杂交方法类似,但 Western blot 采用的是聚丙烯酰胺凝胶电泳分离蛋白质,"探针"是特异性抗体,"显色"用标记的二抗。经过 SDS-聚丙烯酰胺凝胶电泳(SDS-PAGE)分离的蛋白质样品,转移到固相载体(例如硝酸纤维素薄膜)上,固相载体以非共价键形式吸附蛋白质,且能保持电泳分离的蛋白质或多肽类型及其生物学活性不变。以固相载体上的蛋白质或多肽作为抗原,与对应的抗体发生特异性结合,再与酶或同位素标记的第二抗体起反应,经过底物显色或放射自显影以检测电泳分离的特异性目的基因表达的蛋白成分,该技术也广泛应用于检测蛋白水平的表达。

（一）试验方法

1. **蛋白样品制备**　按照常规方法提取寄生虫虫体总蛋白,对虫体总蛋白进行定量,定量结束后,将蛋白与上样缓冲液混合,煮沸变性。

2. **电泳**　制备 5% 浓缩胶,在 60V 电压下压齐条带,待蛋白 maker 分开后,调整电压至 100V,在 10%分离胶中将溴酚蓝指示剂跑至底部。

3. **转膜**　将 PVDF 膜切成 7cm×6cm 大小,提前放入甲醇中激活,将电泳完毕 SDS-PAGE 凝胶切至适当大小,于转膜液中按转膜海绵、转膜滤纸、PVDF 膜、SDS-PAGE 凝胶、转膜滤纸、转膜海绵的顺序用安装夹夹好,放入电泳槽中,恒流 330mA 转膜 1 小时。

4. **封闭**　按目的蛋白大小,将转膜完毕后的 PVDF 膜剪裁至适当大小,置于 TBST 中漂洗 5 分钟,然后置于 5% 牛奶封闭液中,用摇床室温封闭 2 小时。

5. **孵育一抗**　封闭后的 PVDF 膜用 TBST 漂洗 3 次,每次 10 分钟,然后用纯化的特异性抗体作为一抗,一抗稀释液将抗体稀释成 20μg/ml,4℃条件下孵育 12~16 小时。

6. **孵育二抗**　一抗孵育完毕后的 PVDF 膜用 TBST 漂洗 3 次,用羊抗兔二抗(HRP)室温摇床上孵育 1 小时。

7. **显影**　二抗孵育完毕后,用 TBST 漂洗 3 次,准备显影,按 1∶1 比例混合 ECL 发光液 A 液及 B 液,显影前用吸水纸轻吸膜上 TBST,滴加适量混合好的 ECL 发光液,均匀铺满条带,放入显影仪中显影即可。

8. **灰度分析**　采用 Image J 软件分析条带灰度值,根据内参蛋白 Beta-actin 为基线,比较待测蛋白表达水平的变化。

（二）应用举例

1. **免疫印迹法在蓝氏贾第鞭毛虫(贾第虫)中的应用**　Jimenez 等(2009)对治疗前后的贾第虫病患者血清 IgA 抗体进行检测,发现贾第虫抗原 14kD、122kD 和 137kD 蛋白条带在治疗前后有所改变,提示治疗前后患者血清中 IgA 抗体有所变化。Boone 等(1999)通过检测贾第虫粪检阳性粪便发现,酶联免疫吸附试验(ELISA)可检出 9 例阳性样本,而 IBT 法仅检测出 9 份阳性样本中的 8 份。其中检测结果为阴性的一份样本,ELISA 法检测阳性且吸光度(A)值<0.5,提示样本中抗原含量较少,从而导致 IBT 法漏检。由于 IBT 法需要对样本进行电泳、转印、孵育和洗涤等处理,操作较烦琐且耗时,故此法仅适用实验室验证检测,不适用于现场应用。

2. **免疫印迹法在血吸虫病中的应用**　王玠等(2012)采用二维电泳、免疫印迹法和质谱技术鉴定日本血吸虫可溶性虫卵抗原(SEA)成分中具有早期诊断价值的抗原分子,结果免疫印迹试验显示健康小鼠血清与 SEA 不发生免疫识别,而感染后 1 周、2 周、6 周小鼠血清均能识别 SEA 中分子量约 72kD 和 78kD 的蛋白斑点,且随着感染时间的延长,斑点和血清之间的免疫反应逐渐增强。此结果显示 SEA 中小部分蛋白成分具有血吸虫感染的早期诊断价值,有助于建立特异性的血吸虫感染早期诊断方法。宋丽君等

（2020）为鉴定日本血吸虫虫卵分泌排泄物（ESA）中具有血吸虫病早期诊断价值的蛋白分子，采用一维电泳免疫印迹、二维电泳免疫印迹和飞行质谱技术对 ESA 进行分析。一维电泳免疫印迹试验显示血吸虫感染兔血清可识别 170×10^3、150×10^3、130×10^3、100×10^3、72×10^3、70×10^3、30×10^3ku 左右的 ESA 蛋白；二维电泳免疫印迹试验显示血吸虫感染兔血清可识别 8 个蛋白斑点，质谱分析其中 1 个蛋白斑点为日本血吸虫主要的虫卵蛋白 P40。提示，日本血吸虫虫卵排泄分泌抗原 P40 具有一定的血吸虫病诊断与早期诊断价值。

3. 免疫印迹法在弓形虫病中的应用　吴敏敏等（2019）应用生物信息软件 DNAStar 分析预测弓形虫 TgCDPK3 蛋白不仅具有理想的表面抗原和抗原指数，而且还具有多个 B 细胞表位，亲水性和柔性较好，表明其有望成为弓形虫候选疫苗。通过免疫印迹法（考马斯亮蓝染色）发现在预期位置 59kD 处有一个特异性的条带，通过免疫印迹检测表明兔的多克隆 CDPK3 抗体只能在 TgCDPK3 蛋白对应的位置产生特异性识别而对另一种纯化的重组 TgROP18 蛋白不能识别，证明成功诱导和表达 rTgCDPK3 蛋白。且接种 rTgCDPK3 蛋白的 BALB/c 小鼠能够抵抗急性和慢性弓形虫感染，这表明重组 rTgCDPK3 蛋白是抗弓形虫疫苗开发的潜在候选者。

4. 免疫印迹试验在包虫病中的应用

（1）EITB 法诊断包虫病

1）抗原膜条制备：采用 5%~20% 厚 0.75mm 梯度胶，包虫囊液抗原按 $1\mu g/ml$ 加入，上槽缓冲液为 0.1mol/L 硼酸缓冲液，下槽液为 0.424mol/L pH9.18 Tris/HCl，抗原经 SDS-PAGE 电泳分离后，再经转移电泳。转移电泳液为 0.212mol/L pH9.18 Tris/HCL，含 20% 甲醇电泳 30 分钟，即将分离的抗原蛋白带由凝胶转移到硝酸纤维膜上，此膜用 PBS-T 洗 3 次，PBS 洗 1 次，每次 5 分钟，然后将膜切成 3mm 宽的长条，此为抗原膜条，夹于 PBS 湿滤纸中封于塑料袋，保存于冰箱中备用，若存于低温冰箱，可长期保存。

2）操作方法：①试验时，将膜取出或解冻。先于反应槽中加入 $495\mu l$ 含 5% 脱脂奶粉及 3% 吐温 PBS，再加入 $5\mu l$ 待检血清，最后加入抗原膜条，每批试验应设参考阳性、阴性和 PBS 对照。室温振摇 1 小时（4℃可过夜）。次日，用 0.3% 吐温-PBS 洗 4 次，每次 5 分钟吸干。②加入工作浓度稀释的结合物，室温 1 小时，洗涤同前。③加入 DAB-H$_2$O$_2$ 系统（25mg 3,3'-二氨基联苯胺 +50ml 无吐温 PBS+$5\mu l$ H$_2$O$_2$）显色 10 分钟，自来水冲洗中止反应，晾干。

3）结果判定：目测特异性条带，以 60kD、36kD、32kD、24kD、20kD、17kD 和 12kD 为阳性条带。其中只要出现 12kD、17kD、24kD 条带即可判为阳性。

（2）EITB 法诊断泡型包虫病：

1）抗原膜条制备：收取人工感染多房棘球蚴的长爪砂鼠腹腔中的包囊，剪碎后收集原头节，反复洗涤后，用去氧胆酸钠溶液溶解并抽提后，用 PBS 透析，收集抗原，测定蛋白质含量并调整至 2mg/ml 浓度。

2）操作方法：用 12% 或 20% 浓度聚丙烯酰胺凝胶或 8%~16% 梯度胶（厚 1.5mm）按常规进行 SDS-PAGE 电泳。在长度为 6cm 的胶上每一大孔加蛋白质 $400\mu g$。电泳后按常规转移至硝酸纤维膜上（孔径 $0.45\mu m$）。然后切成膜条，进行免疫印迹试验。待检血清稀释 1∶50。

3）结果判定：在分子量为 18kD 位置出现酶免疫染色条带者为阳性。

EITB 用作鉴定寄生虫抗原的特定组分蛋白及诊断寄生虫病的方法，在疟原虫、弓形虫、血吸虫、肺吸虫、包虫等的研究分析方面有很多报道。国内用于检测包虫病患者血清抗体也获良好结果，初步应用于血吸虫感染现场调查。批量制备电泳分离的抗原薄膜条带，有可能成为适用于现场查病的特异性诊断药盒，不失为一项具有诊断潜能的新技术。免疫印迹的固相膜不易破碎，可存放 6~12 个月，可作多次分析，反应剂量小。随着技术的完善，IBT 可望成为高度敏感和特异的诊断寄生虫病和区别寄生虫感染期的有效方法。

（3）诊断包虫病 McAb-EITB 试验：

1）血清样品处理：每份待检血清各取 $50\mu l$，加 pH7.4 的 PBS 至 1ml，3 000r/min，30 分钟，取上清液加 0.2ml 30% 聚乙二醇（PEG 分子量 6 000），4℃过夜，3 000r/min，30 分钟，再以 50% PEG 洗涤，3 000r/min，30 分钟，最后沉淀物加 $50\mu l$ PBS 溶解备用。

2）十二烷基硫酸钠聚丙烯酰胺凝胶电泳（SDS-PAGE）：实验使用10%分离胶（浓缩液3.3μl，3mol/L Tris-HCl 1.25ml，10%十二烷基硫酸钠（SDS）100μl，四甲基乙二胺（TEMED）5μl，10%过硫酸胺 Ap50μl）；3%浓缩胶（浓缩液0.5ml，1mol/L Tris-HCl 0.625ml，H_2O_2 3.8ml，10%SDS 50μl，TEMED 5μl，10%Ap 25μl）。待胶板聚合完成后，每槽上样处理血清2μl。将制板插入电泳槽中，200V电泳50分钟。

3）电泳转移：将胶膜覆盖在硝酸纤维膜上对正，排除气泡。开动电源，电流为200mA，电压为15V，电泳30分钟即可。

4）转移后硝酸纤维膜用标准缓冲液（Tris-HCl pH7.4，明胶0.25%，0.5NP-40）洗三次，每次10分钟。

5）加1：500稀释的HRP-McAb，37℃1小时后4℃过夜，标准缓冲液洗三次，DAB-H_2O_2系统显色10分钟，水洗中止反应。

6）目测特异性条带，以130kD、100kD和25kD为阳性条带。

第七节　免疫标记技术

免疫标记技术指用荧光素、放射性同位素、酶、铁蛋白、胶体金及化学（或生物）发光剂等作为追踪物，标记抗体或抗原进行的抗原抗体反应；并借助荧光显微镜、射线测量仪、酶标检测仪、电子显微镜和发光免疫测定仪等精密仪器，对实验结果直接镜检观察或进行自动化测定，可以在细胞、亚细胞、超微结构及分子水平上，对抗原抗体反应进行定性和定位研究（其中免疫组化技术将在下一节介绍）。近年来，随着分子生物学、细胞生物学、基础免疫学和免疫化学等学科的进展以及应用现代高新技术建立的仪器分析日趋发展，免疫标记技术也不断完善和更新。各种新技术和新方法不断涌现，至今已发展成为一类检测微量和超微量生物活性物质的免疫生物化学分析技术。因此，免疫标记技术在敏感性、特异性、精确性及应用范围等方面远远超过一般免疫血清学方法。

根据试验中所用标记物的种类和检测方法不同，免疫标记技术分为免疫荧光技术、放射免疫技术、免疫酶技术、免疫电镜技术和免疫胶体金技术等。

一、免疫荧光标记技术

免疫荧光技术（immunofluorescence assay）是将抗原抗体反应的特异性和敏感性与显微示踪的精确性相结合。以荧光素作为标记物，与已知的抗体（或抗原）结合，但不影响其免疫学特性。然后将荧光素标记的抗体作为标准试剂，用于检测和鉴定未知的抗原。在荧光显微镜下，可以直接观察呈现特异荧光的抗原抗体复合物及其存在部位。在实际工作中，由于用荧光素标记抗体检查抗原的方法较为常用，所以一般通称为荧光抗体技术。目前用于标记抗体的荧光素主要有异硫氰酸荧光黄（FITC）、四乙基罗丹明（RB200）及四甲基异硫氰酸罗丹明（TRITC）。实际上应用最广的是FITC。

（一）试验方法

荧光抗体标记方法根据染色过程中抗原抗体反应的不同组合，经典的荧光抗体技术有以下几种方法：

1. 直接免疫荧光法　该方法是最早的免疫荧光技术，是用已标记了荧光素的特异性荧光抗体直接滴在含有相应抗原的载玻片上进行孵育，经反应和洗涤后，在荧光显微镜下观察检测结果。标本中如有相应抗原存在，即与荧光抗体特异结合，在镜下可见有荧光的抗原抗体复合物。此法的优点是简单、特异。但其缺点是检查每种抗原均需制备相应的特异性荧光抗体，且敏感性低于间接法。

2. 间接免疫荧光法　也称间接荧光抗体法（indirect fluorescent antibody method，IFA）。将抗原与未标记的特异性抗体（如患者血清）结合，作用一定时间后洗去未结合的抗体，然后使之与荧光标记的抗免疫球蛋白抗体（抗抗体）结合，三者的复合物可发出荧光。本法的优点是制备一种荧光标记的抗体，可以用于多种抗原、抗体系统的检查，既可用以测定抗原，也可用来测定抗体。IFA的抗原可用虫体或含虫体的组织切片或涂片，经充分干燥后低温长期保存备用。一张载片可等距置放多个抗原组织，用以同时检测多个样本或确定滴度。间接法有时易产生非特异性荧光，为其缺点。

3. 补体免疫荧光法　此法是间接免疫荧光法的一种改良，即利用补体结合反应的原理，在抗原抗体反应时加入补体,再用荧光素标记的抗补体抗体进行示踪。本方法主要优点是只需制备一种荧光素标记的抗补体抗体,就可用于检测各种抗原抗体系统,不受抗体来源的动物种属限制,敏感性也较高。缺点是易出现非特异性染色,操作过程复杂。

4. 双标记免疫荧光法 用两种荧光素(镜下显示不同颜色的荧光)分别标记所需的特异性抗体,用于检测同一标本中不同的抗原。

下面以间接免疫荧光法为例,介绍其操作方法:

(1)抗原标本用记号笔或蜡笔将各个抗原组织围圈隔离;

(2)在每个抗原位置滴加已稀释的血清样本或样本稀释系列,使样本液充满圈内,置于湿盒内,放入37℃孵育30分钟;

(3)用 pH8.0 0.01mol/L PBS 洗涤 3 次,每次 3~5 分钟,取出吹干;

(4)在抗原位置滴加经 pH 8.0 PBS 适当稀释的荧光素标记羊抗人 IgG 抗体(每批结合物的工作浓度需经滴定),使完全覆盖抗原膜,置于湿盒内,放入 37℃孵育 30 分钟;

(5)经洗涤(同步骤 3)后用 0.02% 伊文思蓝液复染 10 分钟,然后以 PBS 流水冲洗 0.5~1 分钟,吹干;

(6)用 pH8.5 或 pH 8.0 碳酸(或磷酸)缓冲甘油封片,也可加一小滴 PBS(pH8.0)覆以盖片在荧光显微镜下检查。

(7)结果观察:应及时进行镜检,以免荧光衰变。可使用荧光光源或轻便荧光光源,配以适合的激发滤片和吸收滤片,在低倍或高倍镜下检查。以见有符合被检物形态结构的黄绿色清晰荧光发光体、而阴性对照无可见荧光者为阳性反应。根据荧光亮度及被检物形态轮廓的清晰度,把反应强度分成 5 级(+++,++,+,±,−),"+"以上的荧光强度定为阳性。

(二)应用举例

1. 黑热病 IFA 实验

(1)抗原片的制备:收集经NNN培养基培养10天左右的利什曼原虫前鞭毛体,离心沉淀(3 000r/min)15 分钟,弃上清液,加生理盐水混匀,再经离心洗涤 3 次后,用含 0.2% 福尔马林 0.01mol/L PBS(pH7.2)固定,置 4℃冰箱内 1 小时取出,离心沉淀,弃上清,再用 PBS 洗涤一次,稀释至每个视野 50~100 个前鞭毛体,滴于玻片上,电扇吹干。此抗原片,可置−20℃冰箱中备用。

(2)干血滴的制备:在滤纸上画直径 1.2cm 的圆圈,在圈内滴入 2 滴(相当于 20mm³)患者耳垂血,晾干后放入装有干燥剂的塑料袋内,置−20℃冰箱保存待查。

(3)实验步骤:

1)从滤纸上剪下干血滴,以 0.2ml 0.01mol/L pH7.2 的 PBS 浸泡,相当于 1:20 血清的稀释度(如被检样本为血清,则作 1:20 稀释),置冰箱内过夜。

2)作倍比稀释至 1:320 或 1:640,把不同稀释度的血清或干血滴浸泡液分别滴在抗原片上,置于湿盒内,37℃温育 30 分钟后,用 pH 7.2~8.0 的 PBS 缓慢洗去血清或干血滴浸泡液,再以 PBS 浸泡 10 分钟,继续用蒸馏水洗一次,电扇吹干。

3)分别滴加 1:10 稀释的荧光标记的羊抗人 IgG,置湿盒内,放入 37℃温育 30 分钟,如前清洗,吹干待检。

4)检查时在玻片上加蒸馏水一滴,覆以盖玻片,用荧光显微镜或 6×40 倍的光学显微镜在高压汞灯荧光光源的配合下进行观察。阳性者虫体的胞浆及鞭毛呈黄绿色荧光,轮廓清楚,而核及动基体一般不显荧光。

(4)结果判定:每次试验均以患者干血滴(或血清)和正常人干血滴(或血清)浸泡液及 PBS 作对照,由于正常人血样在 1:20 稀释时亦偶可出现"+",故以"++"为阳性标准,并以 1:20(即 1:20 ++)为最低阳性稀释度。

该法具有较高的敏感性、特异性和重现性,国内外广泛应用于利什曼病的血清学诊断、血清流行病学调查和疫情监测等方面。

2. 疟疾间接免疫荧光试验(IFA) 是当前公认的最有效的检测疟疾抗体的方法,常用抗原为疟疾患者血液中红内期裂殖体抗原;以恶性疟原虫或食蟹猴疟原虫(代替间日疟原虫)的厚血膜涂片为抗原,室温下干燥、固定,滴加待检血清,然后加荧光素标记的二抗,洗涤后在荧光显微镜下观察,此抗原片在-30℃可保存1年左右。

疟疾间接免疫荧光抗体试验临床意义:>1∶80以上者表明不久前有疟疾感染或疟疾未根治。对恶性疟疾患者抗体效价≥1∶80时,可认为是带虫者或近期感染疟疾的标志。

3. 弓形虫病间接荧光抗体试验临床意义　正常值≤1∶16。本试验灵敏度较高,≥1∶32为阳性;≤1∶64为既往感染;1∶256可能为近期感染;1∶1 024为现症急性感染。但如血清类风湿因子阳性时常同时存在着本试验的假阳性反应。新生儿如检出IgM抗体,代表婴儿受到感染后自身产生了抗弓形虫IgM抗体,而非母亲传输而来。

4. 阿米巴病间接免疫荧光抗体试验临床意义　检查阿米巴肝脓肿患者血清抗体,阳性率可达90%~100%。血清抗体滴度在1∶80或1∶160有诊断意义。治疗后抗体滴度下降。肠道阿米巴疾病阳性率较低为59%~91%。

二、酶免疫标记技术

酶免疫技术就是将抗原和抗体的免疫反应和酶的催化反应相结合而建立的一种新技术。酶与抗体或抗原结合后,既不改变抗体或抗原的免疫学反应的特异性,也不影响酶本身的酶学活性,即在相应而合适的作用底物参与下,使基质水解而显色,或使供氢体由无色的还原型变为有色的氧化型。这种有色产物可用肉眼、光学显微镜和电子显微镜观察,也可以用分光光度计加以测定。显色反应显示了酶的存在,从而证明发生了相应的免疫反应。所以,这是一种特异而敏感的技术,可以在细胞或亚细胞水平上示踪抗原或抗体的所在部位。到目前为止,所应用的酶大多是辣根过氧化物酶,其次有:碱性磷酸酶、酸性磷酸酶、葡萄糖氧化酶、β-D-半乳糖苷酶,每种酶通过与自己的特殊作用底物反应,而产生不同的颜色。

酶免疫技术主要分为酶免疫组织化学技术和酶免疫测定两大类,前者用于组织切片或其他抗原的定位,将在本章的第八节介绍,而后者用于体液中抗原抗体的定性或定量测定。在酶免疫测定的操作中不需通过离心或洗涤步骤来分离结合的和游离的酶标记物,这种方法称为均相酶免疫测定法。反之,操作中需要在分离结合和游离的酶标记物后,才能测定某一待测抗原或抗体,称为非均相酶免疫测定法,这是目前应用最广的一类免疫检测技术,如酶联免疫吸附试验。在非均相酶免疫测定方法中,根据是否使用固相支持物作为吸附抗体或抗原的载体,又分为固相酶免疫测定和液相酶免疫测定两种类型。以下着重介绍酶联免疫吸附试验(enzyme-linked immunosorbent assay,ELISA)。

(一)酶联免疫吸附试验(ELISA)

ELISA的基本原理如下:①抗原或抗体物理性地吸附于固相载体表面,可通过蛋白和聚苯乙烯表面间的疏水性部分相互吸附,并保持其免疫学活性;②抗原或抗体可通过共价键与酶连接形成酶结合物,而此种酶结合物仍能保持其免疫学和酶学活性;③酶结合物与相应抗原或抗体结合后,可根据加入底物的颜色反应来判定是否有免疫反应的存在,而且颜色反应的深浅是与标本中相应抗原或抗体的量成正比例的,因此,可以按底物显色的程度显示试验结果。

由于ELISA法一方面是建立在抗原与抗体免疫学反应的基础上,具有特异性;而另一方面又由于酶标记抗原或抗体是酶分子与抗原或抗体分子的结合物,它可以催化底物分子发生反应,产生放大作用,正因为此种放大作用而使本法具有很高的敏感性。因此,ELISA法是一种既敏感又特异的方法。

(二)试验方法

1. 间接法　此法是测定抗体最常用的方法。将已知抗原吸附于固相载体,加入待检标本(含相应抗体)与之结合,洗涤后加入酶标抗抗体(对人的标本来说即加入酶标抗人球蛋白IgG、IgM)和底物进行测定。本法用不同种抗原包被固相载体后,只要用一种酶标记抗人球蛋白,即可作多种人的寄生虫病的血清学诊断。如用酶标记抗人IgM,则可用于早期诊断。

操作步骤:

(1)用已知抗原包被固相载体:用包被缓冲液稀释抗原至最适浓度(5~20μg/ml)各0.3ml加于微反

应板每个凹孔中,4℃过夜或37℃水浴2~3小时,贮存冰箱;

（2）洗涤:移去包被液,凹孔用洗涤缓冲液（含0.05%吐温-20）洗3次,每次5分钟;

（3）加待检标本:每凹孔加入用含有0.05%吐温-20的稀释缓冲液稀释的被检血清各0.2ml,37℃,作用1~2小时;

（4）洗涤:重复（2）;

（5）加入酶结合物:每凹孔加入稀释缓冲液稀释的酶结合物0.2ml 37℃作用1~2小时;

（6）洗涤:重复（2）;

（7）加底物:加入0.2ml底物溶液于每个凹孔,室温作用30分钟（另作一空白对照,0.4ml底物加0.1ml终止剂）;

（8）加终止剂:每凹孔加2M H₂SO₄或2M柠檬酸0.05ml;

（9）观察记录结果:目测或用酶标仪测定OD值。

2. 竞争法 此法可用于抗原和半抗原的定量测定。首先将特异性抗体吸附于固相载体表面,经洗涤后分成两组,一组加酶标记抗原和被测抗原的混合液,而另一组只加酶标记抗原,再经孵育洗涤后加底物显色,这两组底物降解量之差,即为我们所要测定的未知抗原的量（图16-2）。该法的优点是快,因为只有一个保温洗涤过程。但需用较多量的酶标记抗原为其缺点。

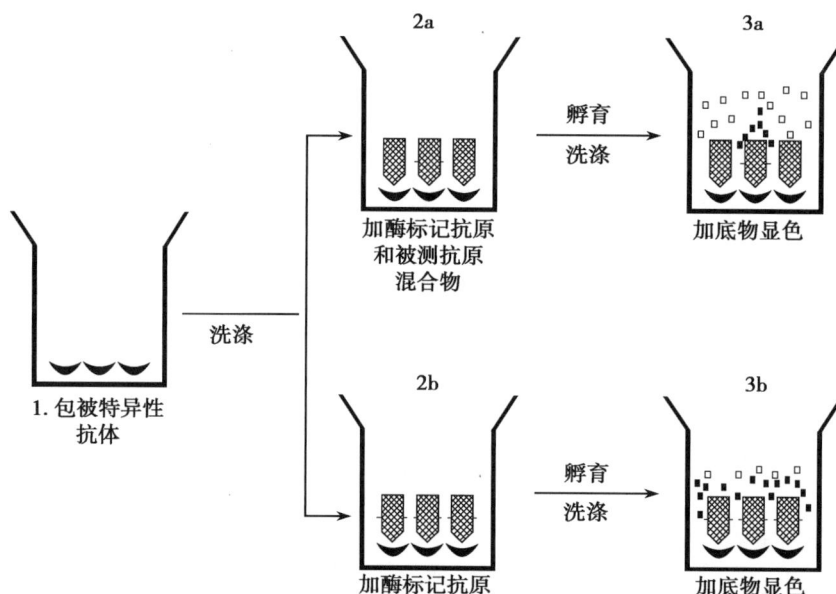

图 16-2 竞争法测抗原示意图

（引自人民卫生出版社《人体寄生虫学实验研究技术》第1版图7-2）

操作步骤:

（1）包被抗体:用包被缓冲液稀释特异性抗体球蛋白至最适浓度（1~10μg/ml）,每凹孔加0.3ml,4℃过夜,或37℃水浴3小时,冰箱贮存;

（2）洗涤:移去包被液,凹孔用洗涤缓冲液（含0.05%吐温-20）洗3次,每次5分钟;

（3）加抗原:分2组,a组加酶标记抗原和被检抗原混合液0.2ml,另一组只加酶标记抗原液0.2ml,37℃作用1~2小时;

（4）洗涤:重复（2）;

（5）加底物:加入0.2ml底物溶液于每个凹孔,室温作用30分钟;

（6）加终止剂:每凹孔加2M H₂SO₄或2M柠檬酸0.05ml;

（7）观察结果:用酶标仪测定a、b两组OD值,并求出差数。

3. 双抗体夹心法 此法常用于测定抗原。用特异性抗体包被于固相载体,经洗涤后加入含有抗原之待测样品,如待检样品中有相应抗原存在,即可与包被于固相载体上的特异性抗体结合,经保温孵育洗涤后,即可加入酶标记特异性抗体,再经孵育洗涤后,加底物显色进行测定,底物降解的量即为检测抗原的量(图 16-3)。

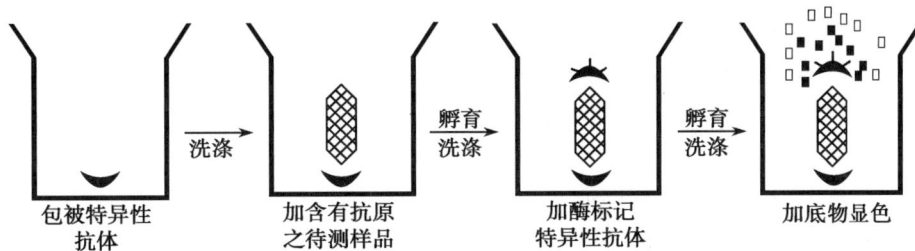

图 16-3 双抗体夹心法测抗原示意图

(引自人民卫生出版社《人体寄生虫学实验研究技术》第 1 版图 7-3)

操作步骤:

(1)包被抗体:用包被缓冲液稀释特异性抗体球蛋白至最适浓度(1~10μg /ml),每凹孔加 0.3ml,4℃过夜,或 37℃水浴 3 小时,贮存冰箱;

(2)洗涤:移去包被液,凹孔用洗涤缓冲液(含 0.05% 吐温-20)洗 3 次,每次 5 分钟;

(3)加被检标本:每凹孔加入 0.2ml 用稀释缓冲液稀释的含抗原的被检标本,37℃作用 1~2 小时;

(4)洗涤:重复(2);

(5)加酶标抗体:加入 0.2ml 用稀释缓冲液稀释的酶标记特异性抗体溶液,37℃作用 1~2 小时或由预试实验确定作用时间;

(6)洗涤:重复(2);

(7)加底物:加入 0.2ml 底物溶液于每个凹孔,室温作用 30 分钟(另作一空白对照,0.4ml 底物加 0.1ml 终止剂);

(8)加终止剂:每凹孔加 2M H_2SO_4 或 2mol/L 柠檬酸 0.05ml;

(9)观察记录结果:目测或用酶标仪测定 OD 值。

4. 改良双抗体夹心法 本法首先是将特异性抗体 a 包被于固相载体,经洗涤加入含有待测抗原的样品。经孵育洗涤后再加入未标记的特异性抗体 b,抗体 b 与第一次包被于固相载体上的特异性抗体 a 需用不同种动物免疫制备,但对被测抗原都具有特异性,以减少非特异性反应。经孵育洗涤后,再加酶标记抗 b 抗体,再经孵育洗涤后加底物显色进行测定。这种方法与双抗体夹心法不同之处是多加了一次抗体。因此,放大的倍数更高,故比双抗体夹心法更加灵敏。同时避免标记特异性抗体,只要标记一种抗抗体,即可达到多种应用(图 16-4)。

酶联免疫吸附试验为高灵敏检测技术,结果可定量表示;可检测抗体、抗原或特异性免疫复合物;微量滴定板法消耗样本试剂少,可实现全自动操作,适用批量样本检测;因此在寄生虫感染的研究和诊断领域乃至血清流行病学调查方面均被广泛应用。国内外有多种寄生虫感染的 ELISA 试剂盒出售,包括血吸虫

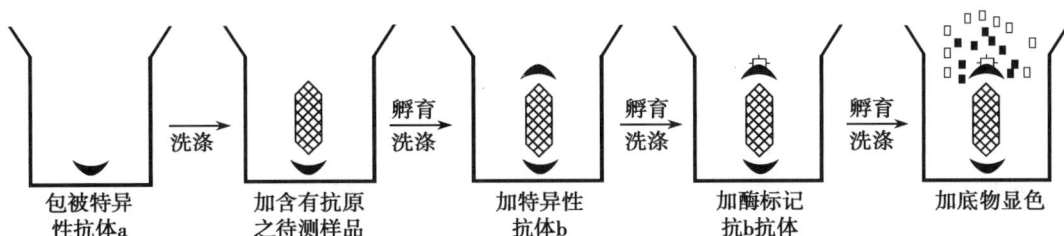

图 16-4 改良双抗体夹心法测抗原示意图

(引自人民卫生出版社《人体寄生虫学实验研究技术》第 1 版图 7-4)

病、弓形虫病、阿米巴病、丝虫病、蛔虫病、旋毛虫病和犬蛔虫病等 ELISA 检测试剂盒。ELISA 操作程序不如 IHA 简单快速,但方法具有很大的改良潜力和适应范围。判断结果需用分光光度计,限制了扩大应用;另外,应用抗原和酶结合物尚需进一步标准化,操作方法也应规范化。

5. 改进的酶联免疫吸附试验(以血吸虫为例)

(1)快速-ELISA:改进特点为用 PVC 薄膜代替聚苯乙烯微量反应板作载体;将 1% 可溶性血吸虫卵抗原与尿素溶解性血吸虫卵抗原等量相混合预吸附于薄膜上;用抗人 IgG McAb 代替羊抗人 IgG 制备酶结合物;用底物四甲基联苯胺(TMB)代替邻苯二胺(OPD)。该法主要以目视法判断结果,整个操作流程仅需 20 分钟左右。

(2)硫酸铵沉淀抗原-ELISA:可溶性血吸虫虫卵抗原经饱和硫酸铵沉淀后用作 ELISA 诊断抗原;在系列实验基础上,使操作方法达到规范化;用质量控制图控制检测差异,并以标准曲线单位判断结果;缩短检测时间,节省试剂用量,提高了敏感性,特异性和重复性。

6. 斑点 ELISA(Dot-ELISA) 是近年新发展的一种 ELISA 技术,选用对蛋白质有很强吸附能力的硝酸纤维(NC)薄膜作固相载体,底物经酶促反应后形成有色沉淀物使薄膜着色,然后目测或用光密度扫描仪定量。Dot-ELISA 可用来检测抗体,也可用来检测抗原,由于该法检测抗原时操作较其他免疫学试验简便,故目前多用于抗原检测。

操作方法:加抗原或抗体 1~2μl 于硝酸纤维膜(NC)膜上作为包被,然后将待检血清作 1:1~1:20 稀释,用微量加样器将 1μl 血清点滴于 NC 膜上,置于 70℃ 1 小时,将 NC 膜浸于 1%BSA-PBS 中,室温摇荡 1 小时,洗涤 2 次,加 1:1 000 稀释的 McAb 酶标记物,室温摇荡 2 小时,洗涤 3 次后,加底物,辣根过氧化物酶(horseradish peroxidase,HRP)的不溶性底物有 3-3-二氨基联苯胺或 4-氯-1-乙萘酚,15 分钟后,流水终止反应,以目视法判断结果。使用 3-3-二氨基联苯胺时,凡显示棕色斑点者为阳性,否则为阴性。以产生棕色斑点反应的最高稀释度为抗原滴度。4-氯-1-萘酚显紫蓝色,背景较好。

该法简易、快速,适合于现场应用,有广阔的应用前景。现有的资料初步证明该法具有诊断患者和考核治疗效果价值,国内已用于血吸虫病、疟疾、丝虫病、棘球蚴病的诊断。国内学者曾比较斑点 ELISA 和双抗体夹心 ELISA 用于检测班氏丝虫患者循环抗原,采用相同的单克隆抗体和患者血清进行两种方法对比试验,结果显示两种方法检测的特异性均大于 95%,但是它们的敏感性有明显不同。国外还用作旋毛虫病、弓形虫病以及肺孢子虫病的血清学诊断。

(三)应用举例

1. 诊断包虫病 ELISA 试验

(1)抗原:包虫囊液纯化抗原(磷钨酸、氯化镁沉淀法制备)。

(2)操作方法

1)抗原包被聚苯乙烯板:用 0.05mol/L pH9.6 碳酸缓冲液稀释抗原至最适浓度,每凹孔加入 100μl,置温盒。4℃过夜(或 12~24 小时),次日,倾去抗原,用含 0.05% 吐温-20 磷酸缓冲盐水(0.01mol/L,pH7.4 PBS-T)洗涤 3 次,每次 5 分钟,甩干。

2)加待检血清:血清用 PBS-T 作 1:200 稀释,每凹孔加入 100μl,每板应设参考阳性一孔,参考阴性三孔及 PBS 对照一孔。置温盒,37℃ 1 小时,然后取出,倾去血清,洗涤同前。

3)加结合物:加入用 PBS-T 作工作稀释度的辣根过氧化物酶(horseradish peroxidase,HRP)标记结合物 100μl,37℃,1 小时后倾去结合物,洗涤同前。

4)加底物:通常加邻苯二胺(OPD)底物溶液(10mg OPD+25ml pH5.0 柠檬酸缓冲液 +30%H_2O_2 10μl)100μl,37℃,30 分钟。

5)加终止液:2mol/LH_2SO_4 50μl。

(3)结果判定:在酶标专用比色计上读取 492nm OD 值,以待测样本(S)对阴性对照血清(N)的 S/N 值≥2.1 为阳性临界值。

2. 诊断包虫病 PVC 薄膜快速 ELISA

(1)抗原:包虫囊液纯化抗原。

（2）操作方法

1）取已包被好抗原的 PVC 薄膜软板，编号，用 PBS-T 洗一次，然后每孔加 PBS-T 200μl。

2）加待检血清及参考血清（每板作阴性对照一孔、阳性对照一孔）：每凹孔 10μl，混匀，置湿盒 37℃ 5 分钟（或 25℃室温 10 分钟）。倾去血清，用 PBS-T 连续洗 8 次，甩干。

3）加酶结合物：按工作浓度稀释，每孔 200μl，37℃ 5 分钟，倾去结合物，同上洗涤 8 次，再加蒸馏水洗一次，甩干。

4）加入底物溶液：含 3%H_2O_2 的 TMB 底物，每凹孔 200μl，反应 5~10 分钟（TMB 底物溶液的制备：TMB 50mg 溶于 10ml 二甲基亚砜中作为母液，4℃保存。用前取母液 1ml+pH5.0 柠檬酸缓冲液 50ml+30% H_2O_2 8μl）。

（3）结果判定：按每批的阴性及阳性对照目视判断结果。阴性基本无色，阳性为鲜蓝色。

3. **诊断黑热病 PVC 薄膜快速 ELISA**

（1）抗原（前鞭毛体可溶性抗原）：收集利什曼原虫前鞭毛体，以生理盐水离心洗涤 3 次，按压积体积加 10 倍量的 0.01% 硫柳汞生理盐水，在冰浴中超声处理 2 次，每次 10 分钟，反复冻融 5 次，经 4 000r/min 离心 3 分钟，上清液存–20℃贮存备用。

（2）操作方法

1）实验前先在 PVC 致敏膜背面上编号，然后每孔加血清稀释液（PBS）0.2ml。

2）按编号加入待测血清及参考血清（每批设一个阴性对照，一个阳性对照），每孔 10μl，混匀置 37℃ 5 分钟（如放 25℃室温，则需 10 分钟）。

3）温育后，倾去稀释血清，用洗涤液（PBS/T）连续洗 8 次，甩干。

4）加入按工作浓度稀释的酶结合物，每孔 0.2ml，放 37℃内 5 分钟。

5）倾去酶结合物，先用洗涤液洗 8 次，再用蒸馏水洗一次，甩干。

6）加入已加 3%H_2O_2 的四甲基联苯胺（TMBs）底物液，每孔 0.2ml，反应 5~10 分钟，即可观察结果。

（3）结果判定：目视判断：按每批的阳性对照及阴性对照判断结果。阳性为鲜蓝色，阴性基本无色。分光光度计比色判断：不用 H_2O_2 终止，选用 595nm 波长比色，以 P/N≥2.1 判为阳性（P-患者的光密度值；N-正常人的光密度值）。

4. **血吸虫病 ELISA 试验**　阳性率在 90%~100% 之间，假阳性反应率在 0~2.3% 之间，与旋毛虫有明显交叉反应。本试验可作为血吸虫病的疗效考核指标，对疫情监测亦有重要价值。

5. **诊断黑热病 dot-ELISA 实验（酶标记单克隆抗体）**

（1）以戊二醛二步法标记提纯的单克隆抗体制备成 HRP-McAb，–30℃保存备用。

（2）将待测血清依次作倍比稀释至 1：8。吸取 2μl 样本滴于硝酸纤维膜上，4℃阴干。

（3）滴有血清的硝酸纤维（NC）膜置于标准缓冲液（0.1mol/L Tris-HCl pH7.4 0.25% 明胶，0.5%NP-40）内，室温摇床洗涤 4 次，每次 10 分钟。

（4）洗涤后加 1：100 稀释的 HRP-McAb，室温摇床 2 小时，标准缓冲液洗涤 6 次，每次 10 分钟。

（5）加底物 4-氯乙萘酚，摇床 10 分钟，水洗终止反应。

（6）目测以出现蓝灰色斑点者为阳性反应。阴性则无蓝灰色斑点或仅有血清痕迹。每次试验均需设有阳性及阴性对照。

三、放射免疫标记技术

放射免疫标记技术是将同位素分析的高灵敏度与抗原抗体反应的特异性相结合，以放射性同位素作为示踪物的标记免疫测定方法。此项技术具有灵敏度高［可检测出纳克（ng）至皮克（pg），甚至飞克（fg）的超微量物质］、特异性强（可分辨结构类似的抗原）、重复性强、样品及试剂用量少、测定方法易规范化和自动化等多个优点。

放射免疫分析（radio immunoassay，RIA）用放射性核素标记来检测抗原抗体反应的高度灵敏的技术。待测抗原和标记抗原对有限量抗体存在竞争性结合，在 RIA 反应系统中，标记抗原（Ag*）、末标记抗原

（Ag）和特异性抗体（Ab）三者同时存在时，由于两种抗原具有相同的决定簇，互相竞争结合抗体的能力相同，结果形成 Ag*-Ab 和 Ag-Ab 复合物。当 Ag* 和 Ab 的量固定时，且 Ag* 与 Ag 之和大于 Ab 上结合点数目时，Ag* 与 Ag 存在竞争抑制，Ag 数量增加，则 Ag-Ab 生成量增加，Ag*-Ab 数量就减少，游离的 Ag* 就增多，即 Ag*-Ab 复合物的形成量与 Ag 含量之间呈一定的负相关函数关系。用层析等方法将 Ag*-Ab 复合物（B）与游离 Ag*（F）分离，测定 B 和 F 的放射活性。预先用一系列已知浓度的未标记抗原和一定量的标记抗原及抗体混合，以相同方法绘制 B/F 和 Ag 量的关系的标准竞争抑制曲线图。根据待测 Ag 的放射性结合率，依标准曲线即能查出 Ag 量。此项技术需要放射性同位素及其安全保护装置，另外在检测中需要一定的仪器和设备，在推广应用时，常常受到一定限制。

（一）试验方法

1. 放射免疫分析中抗原的制备

（1）完全抗原：为了保证免疫反应的特异性，对放射免疫抗原的纯度要求较高，必须在90%以上。通常采用电泳、凝胶过滤、离子交换层析等技术获得较高纯度的抗原。纯化的抗原必须经过纯度鉴定才能使用。鉴定办法：通过电泳只出现一条沉淀线，或者以圆盘电泳进行纯度分析。

（2）半抗原：要获得较好的免疫原性，必须将半抗原与蛋白质大分子的载体结合起来形成一个完全抗原。结合的载体，通常包括血清白蛋白、球蛋白、纤维蛋白、甲状腺球蛋白、鸡卵蛋白等。连接方式则因半抗原的功能基团与蛋白质载体功能基团所决定。常用的连接剂有二亚胺、二异氰酸、过碘酸盐等。

2. 抗原的标记

（1）放射性同位素的选择：选择同位素遵循以下基本原则：

1）定方法简单、经济、便于推广应用。

2）易于防护。

3）同位素与标记物结合好，不易从标记物上脱落。

4）对标记物不引起辐射损伤，使蛋白变性。

5）具有较高的计数效率。

目前常用的同位素有 ^3H、^{125}I，其他还有 ^{14}C、^{35}S 和 ^{32}P 等。^3H 因所有的有机化合物中均含有氢，用 ^3H 来置换氢，不至于影响其原有化合物的化学性质。^3H 的半衰期长，是一个弱衰变，能量低，便于防护。一次标记可以使用较长时间，采用闪烁仪测量，测量效力可达60%。^3H 标记要求条件较高，一般需由专门机构来承担，不易推广。^{125}I 碘标记的化合物比度高，标记方法简便，而且标记物可在碘化钠晶体"井"型计数器上直接测定。^{125}I 发射射线，含有酪氨酸的蛋白质和多肽均可用放射性 I 标记。虽然 ^{125}I 的放射比活性仅为 ^{131}I 的13%，但 ^{125}I 的半衰期较 ^{131}I 长，同位素丰度大，辐射损伤小，计数效率也较高，因此 ^{125}I 比 ^{131}I 更为常用。

（2）标记方法：目前常用的是碘标记法。碘化标记的方法很多，如氯化碘法、乳过氧化酶法、过氯酸法和连接标记法等。但比较起来，氯胺 T 法最为简便，效果好，易于采用。

氯胺 T 碘化标记法的原理：氯胺 T 是一种氧化剂，在水溶液中可以缓慢地释放次氯酸，因而可以在标记的过程中形成一种能产生温和氧化效果的中间体，它可使放射性碘离子氧化而呈活泼形式的碘离子，并取代抗原分子中酪氨酸苯环羟基邻位的1个或2个氢原子，使之成为含有碘化酪氨酸的多肽链。其记过程为：

1）将蛋白质抗原以 0.5mol/L pH7.5 PBS 液稀释为 $20\mu g/\mu l$，取 $5\sim10\mu l$。

2）取 $Na^{125}I$ $5\mu l$（含 $2\sim3mci$）。

3）将 1mg 氯胺 T 溶于 0.5mol/L pH7.5 PBS 液 0.1ml 中。

4）再将 $Na^{125}I$ 和氯胺 T 分别缓缓加入蛋白质液中，于冰浴中边加边搅拌，加完后再搅拌5分钟。

5）加 0.1ml（含 3mg）偏重硫酸钠（以 PBS 液配制）。

6）再加 1% 碘化钾液 1 滴，看液体是否完全透明。如仍呈棕色，应继续加少许的偏重硫酸钠。

7）过 SephadexG50 柱，取第一峰，即为碘标记的蛋白质抗原。

（3）标记的最佳条件：

1）放射性碘活性要高。

2）反应体积要小。

3）标记反应的 pH，以 pH7.5 为宜，超过 8.5，碘则取代酪氨酸以外的其他成分。

4）氯胺 T 的用量必须事先测定。其方法为定出在标记的蛋白质存在时，10% 的三氯醋酸能沉淀最大量放射性碘所需要的最小量的氯胺 T。氯胺 T 的用量必须适当。用量少，虽能满足反应的要求，但产率低；用量大易使蛋白质变性。

5）蛋白质的浓度决定碘化的效率。对含量中等的氯胺酸的蛋白质而言，在蛋白质浓度为 1mg/ml，蛋白质的回收率为 100%，浓度为 300μg/ml，则为 80%~90%，当浓度降至 50μg/ml 时，则回收率只有 60%~70%。

（4）标记物的鉴定：

1）放射性化学纯度鉴定是指某一化学形式的放射性物质的放射强度在该样品中所占放射性总强度的百分比。鉴定方法为：取标记的蛋白质或多肽抗原液少许，加入 1%~2% 载体蛋白及等量的 15% 三氯醋酸，摇匀静置数分钟后，3 000r/min 离心 15 分钟分别测上清液（含游离碘）及沉淀（含标记抗原）的放射活性。一般要求游离碘含量占总放射性碘的 5% 以下。标记抗原贮藏较久后，仍有部分放射碘从标记物上脱落下来，使用时应除去后再用，否则影响放射免疫分析的精确度。

2）免疫化学活性鉴定：采用碘标记的抗原，通常由于氧化剂的作用可引起部分活性的损伤，而采用 ^3H、^{14}C 等标记的抗原，则不改变抗原的化学结构。免疫活性的检查方法：以小量的标记抗原加过量的抗体，在适当的条件下充分反应后，分离 B、F，分别测其放射性，算出百分结合率。此值应在 80% 以上，最大可超过 90%。该值越大，表示标记的免疫化学活性损失越少。

3）放射强度：放射性强度以比度表示。即单位重量抗原的放射性强度。比度越高，敏感性越高。因此根据测定需要的敏感度，要求适当比度的标记抗原。标记抗原比度的计算是依据放射性碘的利用率。

（5）B、F 分离：当标记的抗原与未标记的抗原和抗体结合后，均形成抗原抗体复合物。由于其浓度低，不能自动沉淀。而放射免疫测定的终点决定于标记抗原与竞争者的结合比，因此将抗原抗体复合物与游离的标记抗原分离得完全与否是放射免疫测定的关键。分离技术的选择是根据抗原的特性、待测生物液体的体积、测定需要的敏感度、精确性以及技术上可达到的熟练程度等。

1）盐析法：利用 33% 饱和硫酸铵液可使其抗原抗体复合物沉淀下来。向溶液内加入饱和硫酸铵，使其最终饱和度达到 36% 左右，摇匀静置，然后离心沉淀即为标记抗原抗体复合物，而游离的标记抗原仍留于溶液中。此法的缺点是，游离抗原也同时有随标记抗原抗体复合物沉淀的可能。

2）双抗体法：双抗体法是目前常用的方法，抗体在与标记抗原结合后，同时还具有对抗抗体的结合能力，因此用第一抗体动物的提纯的免疫球蛋白去注射另一种动物，获得第二抗体（即抗抗体）。当第一抗体与标记抗原形成复合物时再遇上第二抗体即形成 *Ag-Ab1-Ab2（也有 Ag-Ab1-Ab2）更大的复合物而沉淀下来。达到与游离的抗原分离的目的。此法比较温和，分离也较完全（可达 80%~90%）。

3）清蛋白（或葡聚糖衣）活性炭吸附法：是将活性炭悬浮于一定浓度的葡聚糖水溶液中（或清蛋白），葡聚糖分子在活性炭表面形成一层具有一定孔径网眼的膜，这层膜只允许较小的分子吸附于上面，进而被活性炭所吸附，大分子的物质被排在门外，不被活性炭吸附。从而达到分离的目的。最佳分离条件是 pH6.5~9.0，4℃，15~30 分钟。

此法快速、方便而且分离效果好。但是当标记抗原与抗体结合不牢固时，待游离抗原被活性炭吸附后打破了抗原抗体反应的平衡，而造成抗原抗体复合物的离解。在这种情况下，此法不能应用。

（6）标准曲线的制作：标准曲线的制作直接影响到放射免疫测定的敏感性、精确度和工作范围。

1）抗体滴定曲线的制作：将抗体进行不同的稀释，然后加入等量的标记抗原和非标记已知抗原，分离结合的和游离的标记抗原，测出 B/F 比率，然后与抗体稀释度（做横轴）作图，绘制曲线。以能结合 50% 标记抗原的抗体稀释度作为试验中的抗体用量。

2）标准曲线的制作：根据抗体滴定曲线，求出能结合 50% 标记抗原的抗体用量，以此制作标准曲线（又称抗原相加线）。以此抗体用量，加入不同稀释度的已知抗原和标记的抗原作用一定时间后，分离 B、F，测 B 的放射性,以标记 Ag 与抗体复合物的脉冲数或结合率为纵坐标,以未标记抗原浓度的对数为横坐标作图。如得不到直线可通过 logit 计算,将曲线换成直线。在纵坐标上,曲线的斜率最大的部分是放射免疫测定的工作范围。斜率越大,敏感性越高,测定范围小。斜率小,工作范围大,而敏感性就较差。在同样条件下,测未知样品时,只要测出标记抗原与抗体复合物的放射性,算出结合率,就可以从标准曲线上查出未知抗原的含量。

(二)应用举例

Avraham 等(1981)用固相 RIA 先后对猴疟和恶性疟原虫的抗原抗体进行了分析。体外培养的恶性疟原虫感染红细胞,经超声粉碎后包被塑料管,然后加入抗恶性疟抗体,再加入 ^{125}I 标记的蛋白 A 显示抗体。血清中的抗原通过测定血清抑制抗体结合于包被管的能力测出。此法可检出原虫血症 $10^2 \sim 10^3$ 原虫/10^6 红细胞的抗原,抗体检测的灵敏度比 IFA 高 100 倍。为提高敏感性,使该技术经济简易,达到"测定极微量的抗原作为活动或近期感染的指征"的目的,用微量滴定板代替塑料管,用纯化的感染红细胞代替粗制的感染红细胞作为包被抗原,结果敏感性提高了 $10 \sim 100$ 倍,使原虫血症的检测水平达到了 1 个原虫/10^6 红细胞。

四、胶体金标记技术

胶体金标记技术(immunogold labeling technique)是以胶体金作为示踪标记物,应用于抗原抗体反应的一种新型免疫标记技术。已成为继荧光素、放射性同位素和酶之后免疫标记技术较常用的一种非放射性示踪剂。胶体金是由氯金酸在还原剂如白磷、维生素 C、枸橼酸钠和鞣酸等作用下,聚合成特定大小的金颗粒,并由于静电作用成为一种稳定的胶体状态,故称为胶体金。利用它在碱性环境中带负电荷的性质,与蛋白质分子的正电荷基团借静电吸引而形成牢固结合,除抗体蛋白外,胶体金还可与其他多种生物大分子结合。

由于标记物制备简单,方法敏感特异,不需使用放射性同位素或有潜在致癌性的酶显色底物,因而应用范围广。近年来,胶体金技术已应用于免疫转印、流式细胞术、液相和固相免疫测定中的斑点金免疫渗滤测定法等多种标记免疫检测方法中。

(一)试验方法

1. 斑点金免疫渗滤测定法

(1)原理:此法是在斑点免疫渗滤测定法(dot immunofihration assay,DIFA)基础上,改用胶体金标记物代替酶,省却加底物显色步骤。以硝酸纤维膜(NC)为载体,将试剂及样本滴加在膜上,通过渗滤而逐步起反应,全过程可在数分钟内完成,阳性结果在膜上呈现红色斑点。

(2)操作方法

1)胶体金的制备:根据对金颗粒直径的不同要求选取不同的方法。主要有白磷还原法、抗坏血酸还原法、枸橼酸三钠还原法和鞣酸-枸橼酸钠还原法,可获得 $3 \sim 150$nm 之间的各种大小不同的胶体金颗粒。其中以枸橼酸三钠还原法和鞣酸-枸橼酸钠还原法较好,制备的胶体金颗粒大小直径比较均匀。

2)胶体金标记蛋白的制备:胶体金标记实质是抗体蛋白等生物大分子被吸附到胶体金颗粒表面的包被过程。胶体金颗粒表面带负电荷,与蛋白质分子的正电荷之间靠静电相互吸引,达到范德华引力范围内即形成牢固的结合,胶体金颗粒的粗糙表面也是有利于形成吸附的重要条件。此过程与胶体金的颗粒大小、离子浓度、蛋白质分子量等因素有关。结合过程主要是物理吸附,不影响蛋白质的生物活性。

3)方法步骤:①测定法的装置为一塑料小盒,分底和盖两部分,盖的中央有一个小孔(直径 0.5cm),盒底充填吸水性强的垫料,在盖孔下紧贴垫料处放置一片硝酸纤维薄膜(NC),紧闭盒盖,即为渗滤装置;②在孔中央的 NC 膜上点加 $1 \sim 2\mu$l 特异性抗体(或抗原),室温下自然干燥,保存备用;③试验时,先在小孔的 NC 膜上加 2 滴(100μl)封闭液(含 0.2%BSA 和 0.05% 吐温-20 的 50mol/L,pH7.2 PBS),待其渗入盒内;④在 NC 膜上加待检标本 1 滴(50μl),待其渗入盒内;⑤滴加胶体金标记的抗体 1 滴(50μl),待其渗入与 NC 膜上吸附的检品发生反应;⑥加洗涤液 2 滴(100μl,50mol/L,pH7.2PBS)待其渗入,阳性反应时,在小孔 NC 膜上出现红色斑点。全部试验过程可在 5 分钟内完成。

2. 斑点免疫金银染色法（Dot-IGS/IGSS）

（1）原理：将斑点酶联免疫吸附试验（Dot-ELISA）与免疫金银染色法相结合。蛋白质抗原通过直接点样或转移电泳吸附在硝酸纤维素膜（NC膜）上，与特异性抗体反应后，再滴加胶体金标记的第二抗体，结果在抗原抗体反应处发生金颗粒聚集，形成肉眼可见的粉红色斑点，再通过银显影液增强，即斑点金银染色法（Dot-IGS/IGSS）。

（2）操作方法

1）抗原点样：用微量加样器在NC膜上直接点样1~2μl，或经转移电泳将抗原吸附在NC膜上，自然干燥。

2）封闭未饱和的蛋白结合位点：将点样后的NC膜浸入20mmol/L，pH7.6 TBS内，37℃30分钟。

3）抗原抗体反应：NC膜用TBS洗涤3次，各5分钟，然后与适当稀释的第一抗体在室温反应2小时。阴性对照以稀释液替代抗体。

4）与金标抗体反应：即免疫金染色。金标抗体用含0.4%明胶和0.1%BSA的TBS适当稀释，将NC膜洗涤3次，各5分钟，浸入金标抗体溶液内。反应时间视金标抗体稀释度而定，一般1∶25稀释反应时间为2小时；1∶100~1∶200稀释则需16小时。

5）银显影反应：需要时可将金标抗体染色后的NC膜，用TBS洗涤3次，各5分钟，再用双蒸水洗2次，各5分钟，浸入0.2mol/L、pH3.85枸橼酸盐缓冲液内2分钟，然后放入银显影液中，避光作用5~15分钟，再移入定影液中5分钟。自来水冲洗，自然干燥。阳性结果在NC膜上形成棕黑色斑点、阴性对照基本上不显色。

（二）应用举例

段友刚等（2007）应用斑点金免疫渗滤测定法检测开化县桐村、华埠、封家、池淮、张湾、城关、马金、杨林、长虹、青阳、星口等11个乡镇57个行政村470头耕牛血清及相对应的血纸，2岁以下幼牛99头，其中8头幼牛的血清及血纸判为家畜血吸虫抗体可疑，其他全部阴性。对8头判为家畜血吸虫抗体可疑幼牛，采集粪便进行粪便毛蚴孵法复检，检测为阴性。试验结果表明该法检测家畜血吸虫病，敏感、特异、快速、简便，且采用血纸样品与血清样品检测，其检测结果一致。不但适用于血吸虫病流行地区的血吸虫病快速诊断，而且也适用于血吸虫病消灭地区的监测查病，尤其适用于血吸虫病普查和现场检测。刘宜升等（2004）将日本血吸虫虫卵可溶性抗原点加于微孔滤膜，经预作用和封闭后，依次加入待检血清和金标记二抗（即快速斑点免疫金染色法R-Dot-IGS），观察结果，并与快速微量斑点免疫金银染色法（RM-Dot-IGSS）和斑点免疫金银染色法（Dot-IGSS）进行比较。结果用R-Dot-IGS、RM-Dot-IGSS和Dot-IGSS同步检测55份日本血吸虫病患者血清，三种方法的阳性率分别为98.18%（54/55）、98.18%（54/55）和100%；检测50例健康人血清均为阴性，检测10例肝吸虫患者和10例肺吸虫患者血清，仅有1份肝吸虫患者血清在RM-Dot-IGSS反应为阳性。R-Dot-IGS检测过程仅为15分钟，不需银显影，具有敏感特异、快速简便实用的特点，适用于日本血吸虫病的现场流行病学调查和临床快速诊断。

五、生物素-亲和素标记技术

生物素-亲和素系统是一种新型生物反应放大系统。由于它具有生物素和亲和素之间高度亲和力及多级放大效应，并与荧光素、酶、同位素等免疫标记技术有机地结合，使各种示踪免疫分析的特异性和灵敏度进一步提高，已广泛应用于生物医学实验研究的各个领域，用于抗原、抗体的定性、定量及定位研究。

亲和素又名为卵白素（avidin），具有4个由128个氨基酸组成的相同亚基，与生物素（Biotin，又称维生素H）以及其他物质（例如荧光素和酶）具有很高的亲和力。由于该法是以物质对某种组织成分具有高度亲和力为基础，一方面区别于古老的组织化学分解、置换、氧化和还原反应，另一方面本质上又是非抗原抗体反应，因此，Bayer（1976年）首次称之为亲和组织化学（affinity histochemistry）。亲和组化技术是利用亲和素（avidin）和生物素（biotin）之间的高度亲和性，将酶、荧光素等标记物与亲和物质连接，对抗原或者其他靶蛋白进行定位和定量的方法。常用的方法有标记亲和素-生物素（labeled avidin biotin，

LAB）技术、桥式亲和素-生物素（bridged avidin biotin，BRAB）技术和亲和素-生物素-过氧化物酶复合物（avidin-biotin peroxidase complex，ABC）技术。

1. 标记亲和素-生物素（labeled avidin biotin，LAB）技术　是将活化的生物素（即利用生物素的羧基加以化学修饰后可制成各种基团的衍生物）和免疫球蛋白等共价偶联后，加入与荧光或过氧化物酶结合的亲和素，利用生物素和亲和素的结合，显示生物素偶联的蛋白（即抗原）。

2. 桥式亲和素-生物素（bridged avidin biotin，BRAB）技术　是利用亲和素作为桥梁，连接生物素偶联物质和生物素化的过氧化酶，而显示生物素偶联的物质。

上述两种方法均须以生物素标记第一抗体，应用有一定的困难和局限。

3. 亲和素-生物素-过氧化物酶复合物（avidin-biotin peroxidase complex，ABC）技术　该技术是由 1981 年 Hsu 等在 LAB 和 BRAB 的基础上，改良而成。先将亲和素与生物素偶联的过氧化酶按一定的比例组合成亲和素-生物素-过氧化物酶复合物（ABC 复合物），并使亲和素分子上至少空出 1 个生物素结合位点，从而保证亲和素有一定的游离结合点让生物素偶联物质结合。染色时，标本中的抗原先与第一抗体结合，后者再与生物素标记的第二抗体结合，然后加入 ABC 复合物，结合到第二抗体的生物素上，最终形成的复合物网络了大量的酶分子。因此，敏感性更高。目前常用的亲和素从链霉菌（streptomyces）培养物中提取，因此称为链霉亲和素-生物素-过氧化物酶复合物技术（streptavidin biotin-peroxidase complex method，SABC）。ABC 技术具有以下优势：

（1）敏感性强：Hsu 等应用 ABC 法与过氧化物酶-抗过氧化物酶（PAP）法相比发现其敏感性较 PAP 法高 20~40 倍，能显示 PAP 法所不能显示的抗原。

（2）特异性强：由于敏感性提高，第一抗体和第二抗体都可被稀释至尽可能高的浓度，减少了非特异性染色，背景淡。

（3）方法简便：由于亲和素与生物素间的极高亲和能力，使得结合时间可明显缩短。

（4）由于生物素与亲和素具有与多种示踪物高度亲和的能力，可用于双重或多重免疫染色。

以检测肝吸虫 IgG4 抗体 SABC 法为例介绍其实验步骤：

（一）试验方法

1. 肝吸虫成虫抗原的制备与包被　将肝吸虫虫体用生理盐水洗净，洗净后将虫体磨成匀浆，加入蛋白酶抑制剂苯甲基磺酰氟 PMSF 至终浓度为 1mmol/L，置于冰上超声破碎后，4℃高速离心，上清液即为肝吸虫可溶性成虫抗原，分装后，置于-80℃保存。用 pH9.6 碳酸缓冲包被液将肝吸虫成虫抗原稀释至 0.5~10μg/ml 的溶液，按照每孔 100μl 包被酶标板，4℃放置过夜后洗板 3~4 次，用牛血清白蛋白封闭酶标板，封闭 2 小时后，弃去封闭液，洗板 3~4 次。

2. 生物素标记的抗人 IgGD4 单克隆抗体的制备　将 N-羟基硫代琥珀酰亚胺生物素冰箱取出平衡至室温，称取 2mg 于西林瓶中加超纯水 300ml，轻轻摇匀活化。立即将活化的生物素溶液缓慢加入 2ml 抗体溶液中，室温反应 30 分钟，反应液用 10mmol/L 的 PBS 4℃透析 8 小时（换液 4 次），收集生物素标记的抗人 IgGD4 单克隆抗体，加入等量丙三醇，-20℃保存。

3. 酶标记的链霉亲和素的制备　将 5mg 辣根过氧化物酶溶于 1ml 蒸馏水中，加 0.2ml 新配的 0.1mol/L 高碘酸钠（NaIO$_4$）溶液，室温避光 20 分钟，1mmol/L pH4.4 醋酸钠缓冲液透析，4℃过夜（换液 3 次）。加入链霉亲和素，形成辣根过氧化物酶和链霉亲和素复合物。

4. 反应操作步骤　向已经包被了肝吸虫成虫可溶性抗原的酶标板中加入 100μl 1∶100 稀释的待测样本，37℃孵育 1 小时，甩去孔内液体，洗板 5 次。再加 100μl 1∶5 000 稀释的生物素标记的抗人 IgGD4 单克隆抗体，37℃孵育 45 分钟，洗涤 5 次后拍干，每孔加入 100μl 1∶5 000 稀释的辣根过氧化物酶标记的链霉亲和素，37℃孵育 45 分钟，洗涤 5 次后拍干，加入 50μl 显色液避光显色 5 分钟后，加入 50μl 终止液，最后在酶标仪上测定各反应孔 450nm 波长处的吸光值。

5. 结果判断　所有对照与待测样品空的 A450nm 值均应减去空白孔的 A450nm 值。阳性结果：检测样品孔的 A450nm 值/阴性对照孔 A450nm 值≥2.1，判断为肝吸虫 IgG4 抗体阳性；阴性结果：检测样品孔的 A450nm 值/阴性对照孔 A450nm 值 <2.1，判断为肝吸虫 IgG4 抗体阴性。

（二）应用举例

陈红根等（2006）制备出 TM5.28 抗日本血吸虫肠相关抗原单克隆抗体,建立了单抗-生物素-链霉亲和素系统检测日本血吸虫循环抗原。对各类血清（50 份急性血吸虫患者、224 份慢性血吸虫患者、49 份晚期血吸虫患者;46 份血吸虫病治疗前、治疗后 6 个月和治疗后 1 年的连续追踪患者;19 份华支睾吸虫病患者;31 份肺吸虫病患者;23 份乙型肝炎患者;100 份正常人）进行检测。检测结果显示该检测系统对慢性血吸虫患者和正常人检测的敏感性和特异性分别为 83.1% 和 94.0%,Youden 指数为 0.771;对急性血吸虫患者的检出率 94.0%;对肺吸虫病、华支睾吸虫病和肝炎患者的交叉反应为 12.9%、15.8% 和 13.0%。血吸虫患者治疗后 6 个月和 1 年的阴转率分别为 43.9% 和 62.1%,其 OD 值几何均数从治疗前的 0.172 下降到治疗后 6 个月的 0.081 和 1 年的 0.068,下降了 60.30%。轻、中感染度慢性血吸虫患者的检出率相近,分别为 83.9% 和 82.1%,重感染度患者的检出率最高达 90.00%。表明该检测系统对血吸虫患者的检测显示了较高的诊断效能和化疗后阴转率,对人群感染状况的判定和个体诊断有一定的应用价值,为日本血吸虫病的免疫诊断和疗效考核提供了一种可行方法。

第八节　免疫组织化学技术

免疫组织化学（immunohistochemistry,IHC）又称免疫细胞化学（immunocyto-chemistry）,简称免疫组化,是组织化学的分支。它是在组织细胞原位通过抗原-抗体反应和组织化学的显色反应,借助可见的标记物,对相应抗原或抗体进行定位、定性和定量检测的一种免疫检测方法。它把免疫反应的特异性、组织化学的可见性巧妙地结合起来,借助显微镜（包括荧光显微镜、电子显微镜）的显像和放大作用,在细胞、亚细胞水平检测各种抗原物质（如蛋白质、多肽、酶、激素、病原体以及受体等）。随着免疫组化技术的不断改进,在生物学、组织学、病理学等多个学科的研究中得到了广泛应用,不仅可以直观的表现出病原对机体的损害程度,而且可以在机体各脏器中定位病原体,从而了解该病原体的作用位点和作用机制。随着抗原的提纯和抗体标记技术的改进,特别是单克隆抗体技术和原位杂交技术的引入,使免疫组织化学技术在生物医学基础研究中日益显示出巨大的实用价值。

免疫组织化学的全过程包括:抗原的提取与纯化;免疫动物或细胞融合,制备特异性抗体以及抗体的纯化;将显色剂与抗体结合形成标记抗体;标本的制备;免疫细胞化学反应以及呈色反应;观察结果。由于抗体的商品化,免疫组织化学实验目前多从取材及标本制备开始。

一、组织样本的取材

若样本为穿刺液,可直接涂片或经离心沉淀后作涂片;体液、腹水、尿液等可经过离心,取沉淀物涂片;悬浮培养的细胞可离心沉淀制备细胞涂片,经丙酮固定、吹干后保存备用;各种实验动物以及人体活检组织均为新鲜材料,是免疫组化样本的主要来源。

在样本处理过程中,固定是非常重要的。固定剂的选择是免疫组化技术成功与否的基础,固定剂要能够快速固定抗原;防止抗原物质扩散;固定后的抗原能被抗体识别,不影响与抗体的结合反应。10% 中性福尔马林液、Zenker 固定液、Bouin 固定液以及其改良的 Zanbani 固定液都是可供选择的理想固定液。单纯固定剂如丙酮、乙醇也常用干抗原的保存,尤以冷丙酮对冰冻切片的固定效果更令人满意,而乙醇加 5% 冰醋酸对于涂片抗原的保存较为理想。固定时间 5~15 分钟,吹干后保存于冰箱中备用。

二、组织样本的制备

冰冻切片和石蜡切片是免疫组化最常用的制片方法,为了使抗原最大量的保存,首选的制片方法是冰冻切片。

（一）冰冻切片的制备

冰冻切片标本取材体积要小,冷冻迅速,一般取大约 2cm×2cm×lcm 大小的组织块,用甲基纤维素或 OCT 包埋后迅速置液氮或异戊烷—干冰内。待冻成白色冻块后,储存于液氮罐内（不一定浸入液氮内,以防止融化时组织块膨胀而破裂)。一些新鲜组织也可立即经二氧化碳迅速冰冻成块后,置 Cryostol 切片机进行切片。切片厚度为 5~10μm,贴于载玻片上,放室温片刻,再用冷丙酮固定 5~10 分钟。然后吹干或不经固定液处理,直接吹干,储藏于低温冰箱保存备用。

(二) 石蜡切片的制备

石蜡切片是研究形态学的主要制片方法,它不但是观察组织细胞结构的理想方法,而且可用在陈旧石蜡包埋材料的免疫组化的回顾性研究。切片薄(切片厚度一般为 2~3μm)而有连续性,蜡块又可长期保存,所以石蜡切片是目前各种切片制作方法中最常用的一种方法。由于石蜡切片的标本中仅含有限的抗原,其标本的处理非常关键。固定液的浓度要低,并尽可能缩短固定时间。

固定好的组织在切片前要经石蜡包埋封存,而石蜡与水不相溶。故需用乙醇脱去组织内多余水分。脱去水分后,组织中的乙醇与石蜡不相溶,故还需用二甲苯替换乙醇,使组织透明,然后将透明的组织放入熔化的石蜡中浸透,最终包埋和切片。其基本步骤如下:

1. 包埋前脱水 常用梯度乙醇溶液作为脱水剂,脱水的时间长短与组织块的大小和结构有关。用于免疫组织化学染色的组织块脱水和透明均应在 4℃ 下进行,以减少组织抗原的损失,此外不能在 70% 乙醇中长时间浸泡。脱水过程是:70% 乙醇 30 分钟,80% 乙醇 30 分钟,95% 乙醇(Ⅰ)1~2 小时,95% 乙醇(Ⅱ)1~2 小时,100% 乙醇(Ⅰ)1~2 小时,100% 乙醇(Ⅱ)1~2 小时。

对于组织块小而柔软的组织还可适当缩短每一步脱水时间,如胚胎组织应从 30% 乙醇开始脱水,以防止组织变脆。

2. 透明 常用的透明剂是二甲苯,透明的时间长短与组织的大小和结构有关。一般过程是:二甲苯(Ⅰ)0.5~1 小时,二甲苯(Ⅱ)0.5 小时~1 小时。应注意脱水和透明的时间一定要充分,否则不利于浸蜡,易使石蜡与组织之间形成夹层而使切片困难。但时间也不能过长,否则组织变得过硬,不便于浸蜡,且易引起切片时脆裂。

3. 浸蜡 经透明的组织放入熔化的石蜡中浸透,一般需经 3 次,每次 0.5~1 小时,其时间的长短与组织大小和结构有关,可以灵活掌握。浸蜡时间不能过长或不足。用于免疫组织化学的标本浸蜡和包埋温度不能高于 60℃,否则高温在非缓冲体系下会破坏组织中抗原。因此最好选择低熔点软蜡(56~58℃)。

4. 包埋 浸透石蜡的组织块要加入新的石蜡中冷却凝固,即包埋(embeding)。包埋时,包埋器中倒入熔化的新蜡,在其凝固之前迅速放入组织块,放入前要分清组织的各个面,将所需断面朝下。包埋有腔组织时,需平放或立放,以获得所需断面。

5. 修块 石蜡凝固后,组织便包封在石蜡内。切片前需把包有组织的蜡块修成一定形状,并且把各个面修平,注意不能把蜡边与组织边靠得太近,也不能太远,近则不易连片,远则废刀。在修块时选适当的地方做标记,便于日后辨认。

石蜡包埋的材料大都用甲醛固定保存,使得细胞内抗原形成醛键、羧甲键而被封闭了部分抗原决定簇,同时蛋白之间发生交联而使抗原决定簇隐蔽。所以要求在进行 IHC 染色时,需要先进行抗原修复或暴露,即将固定时分子之间所形成的交联破坏,而恢复抗原的原有空间形态。常用的抗原修复方法有微波修复法,高压加热法,酶消化法,水煮加热法等,常用的修复液是 pH6.0 的 0.01mol/L 的柠檬酸盐缓冲液。

1. 抗原热修复

(1)高压热修复:在沸水中加入 EDTA(pH8.0)或 0.01mol/L 枸橼酸钠缓冲溶液(pH6.0)。盖上不锈钢高压锅的盖子,但不进行锁定。将玻片置于金属染色架上,缓慢加压,使玻片在缓冲液中浸泡 5 分钟,然后将盖子锁定,小阀门将会升起来。10 分钟后,去除热源,置入凉水中,当小阀门沉下去后打开盖子。本方法适用于较难检测或核抗原的抗原修复。

(2)煮沸热修复:电炉或者水浴锅加热 0.01mol/L 枸橼酸钠缓冲溶液(pH6.0)至 95℃ 左右,放入组织芯片加热 10~15 分钟。

(3)微波热修复:在微波炉里加热 0.01M 枸橼酸钠缓冲溶液(pH6.0)至沸腾后将组织芯片放入,断电,间隔 5~10 分钟,反复 1~2 次。适用的抗原有:AR,Bax,Bcl-2,C-fos,X-jun,C-kit,C-myc,E-cadherin,Chromogranin A,Cyclin,ER,Heat shock protein,HPV,Ki-67,MDMZ,p53,p34,p16,p15,P-glycoprotein,

PKC,PR,PCNA,ras,Rb,Topoismerase Ⅱ等。

2. 酶消化方法　常用 0.1% 胰蛋白酶和 0.4% 胃蛋白酶液。胰蛋白酶使用前预热至 37℃,切片也预热至 37℃,消化时间约为 5~30 分钟;胃蛋白酶消化 37℃时间为 30 分钟。适用于被固定遮避的抗原,其中有:Collagen,Complement,Cytokeratin,C-erB-2,GFAP,LCA,LN 等。需用酶消化处理切片,可使抗原决定簇重新裸露,否则染色结果不理想,甚至出现假阴性结果。

三、抗体标记技术

根据抗体(或抗原)标记方法的不同,免疫组织化学技术可分为免疫荧光组织化学技术、免疫酶组织化学技术、免疫金标记技术、亲和免疫组化技术和探针标记免疫组化技术。

(一)荧光标记免疫组化技术

免疫荧光组织化学技术是在用荧光素标记已知抗原或抗体,将该荧光抗体(或抗原)作为探针,检查组织内的相应抗原(或抗体)。该技术适用于冰冻切片,故染色后切片只能保存 1 周左右,且在光镜下病理组织形态较差,但因其检测时间短,特异性强,定位准确,可以用于活细胞染色,在临床检验等方面上发挥重要作用。具体步骤如下:

1. 冰冻切片制备　建议用新鲜组织,否则组织细胞内部结构破坏,易使抗原弥散。选用干净锋利的刀片、组织一定要冷冻适度等,防止裂片和脱片。

2. 组织切片固定　切好片风干后立即用冰丙酮等固定液进行固定 5~10 分钟,尤其要较长时间保存的白片,一定要及时固定和适当保存。

3. 血清封闭　为防止内源性非特异性蛋白抗原的结合,需要在一抗孵育前先用血清(与二抗来源一致)封闭,减弱背景着色。血清封闭时间可根据情况调整,一般 10~30 分钟。

4. 加入一抗孵育　在免疫组化反应中最重要,包括孵育时间和抗体浓度。一抗孵育温度有几种:4℃、室温、37℃,其中 4℃效果最佳;孵育时间:这与温度、抗体浓度有关,一般 37℃:1~2 小时,4℃:需过夜,且从冰箱拿出后需在 37℃复温 45 分钟左右。

5. 加入二抗孵育　二抗一般室温或 37℃ 0.5~1 小时,具体时间需要摸索,切记要避光反应。在免疫荧光试验中一般先固定二抗浓度和孵育时间,然后去摸索一抗浓度和孵育时间。最后,荧光素标记的二抗随着保存时间的延长,会有大量的游离荧光素残留,配制时尽量分装成小包装和并进行适当离心。

6. 复染　目的是形成细胞轮廓,从而更好地对目标蛋白进行定位。一般常用 DAPI 复染。

7. 封片　为了长期保存,一般用缓冲甘油等封片,此外还有专门的抗荧光淬灭封片液。封片时要避免产生气泡。

8. 切片清洗　为了防止一抗、二抗等试剂残留而引起非特异性染色,所以适当地加强清洗(延长时间和增多次数)尤为重要,一般在一抗孵育前的洗片时间是 3 分钟 ×3 次,而一抗孵育后的洗片时间为 5 分钟 ×5 次。

9. 洗片注意事项

(1)单独冲洗,防止交叉反应造成污染。

(2)温柔冲洗,防止切片的脱落。

(3)冲洗的时间要足够,才能彻底洗去结合的物质。

(4)PBS 的 pH 在 7.4~7.6,浓度为 0.01mol/L。因为在中性及弱碱性条件(pH7~8)有利于免疫复合物的形成,而酸性条件则有利于分解;低离子强度有利于免疫复合物的形成,而高离子强度则有利于分解。

10. 拍照　立即拍照,若不能及时拍照,也要封好片和用指甲油封固,保持避光和湿度。

11. 个人防护和荧光显微镜的维护　应在暗室中进行检查。防止紫外线对眼睛的损害,在调整光源时应戴上防护眼镜。检查时间每次以 1~2 小时为宜,超过 90 分钟,超高压汞灯发光强度逐渐下降,荧光减弱。标本受紫外线照射 3~5 分钟后,荧光也明显减弱或褪色。激发光长时间照射,会发生荧光的衰减和淬灭,所以照射时间不得超过 2~3 小时。荧光显微镜光源寿命有限,标本应集中检查,以节省时间,保护光源。天热时,应加电扇散热降温,新换灯泡应从开始就记录使用时间。灯熄灭后欲再启用时,须待灯光充分冷却后才能点燃。一天中应避免数次点燃光源,关闭汞灯至少在开启 15~30 分钟后;标本染色后立即观察,因时间过长荧光会逐渐减弱。将标本放在聚乙烯塑料袋中 4℃保存,可延缓荧光减弱时间;使用的玻片等载体,都必须厚度均匀,无明显的自发荧光,如果使用油镜,须保证镜油为无荧光镜油;电源最好装稳压器,否则电压不稳不仅会降低汞灯的寿命,也会影响镜检效果。

(二)酶标抗体免疫组化技术

免疫酶染色试验(immunoenzymic staining test,IEST)是在已知抗体上标记过氧化物酶,应用抗原-抗体特异性结合,通过显色反应对相应抗原进行定位、定量检测的技术。该方法的优点是敏感性较高,方法简单,适合于一般病原微生物的检测,缺点是不能用于活细胞染色。其原理和操作步骤如下:

1. 原理 免疫酶染色试验是以含寄生虫病原的组织切片,印片或培养物涂片用作抗原进行过氧化物酶特异免疫染色后在光镜下检示样本中的特异性抗体。在蠕虫和原虫感染中均有多种应用。

2. 操作方法

(1)抗原组织作冰冻(5~10μm)或石蜡连续切片(4~8μm)排列于载玻片,经丙酮固定贮存于 -20℃备用。原虫纯培养亦可制成分隔涂片,方法均同荧光染色法抗原制片。试验时先将抗原片在稀释的过氧化氢溶液浸泡 15 分钟,除去可能存在于组织中的内源性过氧化物酶;

(2)抗原片用 PBS 冲洗后经 Tris 缓冲液(PBS,pH7.6)10 倍稀释的正常兔或羊血清培育 10 分钟,迅速以 PBS 洗涤后加检测样本(单个或系列稀释度),置湿盒室温(20~25℃)或 37℃培育 30 分钟;

(3)PBS 洗涤 3 次,每次 5 分钟,然后加兔或羊抗人过氧化物酶结合物(参照 ELISA 法),结合物中可加入所用抗原组织片供体动物血清约 1/25~1/3 体积,用以阻断可能的交叉反应,降低背景色度;

(4)抗原片以 PBS 洗涤 3 次后加联苯胺(DAB)底物溶液(饱和联苯胺液加等量 pH7.6 硼酸缓冲液,用前按 9:1 体积加入 0.1%H_2O_2 液),室温显色 10~15 分钟后在光镜下观察反应结果。

3. 结果判定

(1)阴性:组织内抗原部位不呈现棕红色为 "-"。

(2)阳性:组织内抗原部位(如血吸虫肝卵切片中的虫卵)呈现棕红色为 "+";局部呈现清晰的棕红色为 "++";呈现非常清晰的棕红色为 "+++"。

该法简单,节省抗原;判断结果不需要特殊仪器;适合于现场应用。IEST 可用作辅助诊断患者,考核疗效,血清流行病学调查及监测疫情的方法。目前主要应用于血吸虫病、丝虫病及囊虫病诊断,也可用来诊断华支睾吸虫病、肺吸虫病、包虫病和弓形虫病。

目前对该方法改进有:①用感染鼠肝组织内虫卵制成 3~5μm 厚度冰冻切片(或石蜡切片)作为诊断用固相抗原代替可溶性血吸虫卵抗原作 IEST,具有取材容易和应用抗原经济的优点。②将冰冻切片置于载玻片上,可以反复使用载玻片,较一次性用的 PVC 薄膜/苯氯乙烯反应板价廉,显著地降低了检测费用。③判断结果时,应用普通光镜即可。染色标本不必即时检查。可保存很长时间,便于复查。④本法基本原理与环卵沉淀相似,但以虫卵切片代替整卵,反应在 2 小时内便可完成,比 COPT 大大缩短了时间。⑤阳性血清进行系列稀释,可以半定量抗体水平。

本法对血吸虫患者的检测敏感性为 93.6%~100%,健康人的假阳性为 0.8%~3.2%,对肺吸虫病、肝吸虫病和姜片虫病的交叉反应,分别为 4%、2.6% 和 4%(陈静卿等,1984;周维立,1984)。病鼠肝组织内虫卵冰冻切片抗原 IEST,目前已在疫区扩大应用。现已研制成试剂盒,批量生产,供应现场应用。

(三)胶体金标记免疫组化技术

免疫金(银)染色(immunogold silver staining,IGSS)的基本原理是通过免疫反应沉积在抗原位置的胶体金颗粒起着一种催化剂作用,用对苯二酚还原剂将银离子(Ag^+)还原成银原子(Ag),被还原的银原子围绕金颗粒形成一个 "银壳","银壳" 一旦形成本身亦具有催化作用,从而使更多银离子还原并促使 "银壳" 越长越大,最终使抗原位置得到清楚放大。

该方法只有在抗原存在的情况下,才有金颗粒沉积并促使 "银壳" 的形成。没有抗原区域就没有抗原-抗体反应,也就不会有颗粒存在,银离子与对苯二酚的反应则很慢,这样光镜下就能看到抗原-抗体反应部位呈黑色或黑褐色。IGSS 方法可提高抗原-抗体反应部位金颗粒的可见度,它是一种简便、特异而敏感的方法。具体操作步骤如下：

1. 石蜡切片脱蜡，PBS 洗涤 3 次。

2. 0.1% 胰蛋白酶 37℃ 消化 20 分钟或抗原修复 20 分钟（98℃），自然冷却至室温。

3. 0.05mol/L（pH 7.4）TBS 洗 3 分钟 ×3 次。

4. 1% 卵蛋白（EA）15 分钟，不洗。

5. 适当稀释的特异抗体室温 4 小时 或 4℃ 孵育 20 小时，或 37℃ 孵育 1 小时。

6. 0.05mol/L（pH 7.4）TBS 洗 5 分钟 ×3 次。

7. 0.02mol/L（pH 7.4）TBS（内含 0~1%BSA）洗 10 分钟。

8. 1% EA 15 分钟，不洗，1：10~1：20 稀释的 PAG 10nm 室温孵育 1 小时，或 37℃ 孵育 30 分钟。

9. 0.05mol/L（pH 7.4）TBS 洗 10 分钟。

10. 1% 戊二醛洗 10 分钟。

11. 双蒸水洗 5 分钟。

12. 1% 明胶洗 5 分钟。

13. 银避光显影 8~15 分钟。

14. 双蒸水洗 15 分钟。

15. 固定 用显影定影液（1：4 或 1：10）固定 5 分钟，也可以用 15% 硫酸钠-20% 硫代硫酸钠混合液固定 1~3 分钟，或用 1% 戊二醛固定 5 分钟，50℃ 温水洗 3~6 分钟。

16. 衬染，核固红衬染 3 分钟或甲基绿衬染 3 分钟。

17. 常规脱水，二甲苯透明，常规树胶封片。

18. 镜检 阳性物质呈黑色或黑褐色，颗粒分布于抗原-抗体反应部位；背景较干净，呈红色。

（四）生物素-亲和素标记免疫组化技术

生物素-亲和素系统（biotin-avidin system，BAS）广泛应用于各种免疫学实验方法，尤其在免疫酶技术中的应用更为普遍。BAS 试验系统的基本方法最常用的有 BAB 法（biotin-avidin bind，BAB），其利用亲和素的多价性，以游离的亲和素作为桥臂居中，将生物素化抗体和标记生物素（如酶标生物素）联结起来，使大量酶分子积聚于复合物周围；然后加相应底物，会产生强烈的酶促反应，故可提高检测的灵敏度。

ABC 法是 BAB 法的改良，先按一定比例将亲和素或链霉亲和素与酶标生物素结合，形成可溶性的亲和素（或链霉亲和素)-生物素-过氧化物酶复合物（avidin-biotin-peroxidase complex，ABC）。当其与生物素化抗体（直接法）或生物素化第二抗体（间接法）相遇时，ABC 中未饱和的亲和素结合部位可与抗体上生物素结合，使抗原抗体反应体系与 ABC 标记体系连成一体，成为一个多级放大体系。其中网络大量酶分子，使该法的检测敏感性明显提高。

BA 法是以标记亲和素或链霉亲和素直接与免疫复合物中的生物素化抗体连接进行检测。该法也有相当高的灵敏度，由于省略了加标记生物素的步骤，操作较 BAB 法简便。

BAS 在免疫荧光分析（IFA）、酶免疫测定（EIA）、放射免疫测定（RIA）中的应用，进一步提高了各种液相和固相免疫测定方法的灵敏度和稳固性，使其更加适用于微量抗原和抗体的定性、定量检测。已广泛用于病原生物学学科的实验研究领域。

下面以 ABC 法为例介绍具体操作步骤：

1. 石蜡切片常规脱蜡入水。

2. 0.3% H_2O_2-甲醇 10 分钟，水洗。

3. 必要时胰酶消化，37℃ 30 分钟。

4. 蒸馏水清洗 2 次，PBS 清洗 2 次。

5. 加入正常羊血清（1：5~1：10 稀释）室温，孵育 10~20 分钟。

6. 特异性抗体适当稀释，置湿盒中 37℃ 孵育 60 分钟或 4℃ 过夜。

7. PBS 洗 3 次。

8. 生物素化（biotin）第二抗体，37℃ 孵育 20 分钟。

9. PBS 洗 3 次。

10. ABC 试剂,置湿盒中,37℃孵育 30 分钟。临用前将试剂 A 与试剂 B 等量混合,稀释为 1:100 的浓度,滴加于切片上。

11. PBS 洗 3 次。

12. DAB 显色。

13. 流水冲洗,复染、脱水、封片。

第九节 细胞免疫检测技术

细胞免疫检测技术即检测参与免疫应答的各种细胞(即免疫细胞)的数量和功能的方法。由于免疫系统或其他系统的疾病,或由于免疫接种或某些临床治疗措施及某些外界环境因素的影响,免疫细胞的数量或功能均可发生变化。因此,进行细胞免疫检测,对于某些疾病的诊断和发病机制研究、免疫治疗或预防接种的效果评估及环境因素对机体免疫功能的影响,都具有重要的意义。

一、免疫细胞分离

免疫细胞是指参与免疫应答或与免疫应答相关的细胞,包括淋巴细胞、树突状细胞、单核/巨噬细胞、粒细胞、肥大细胞等细胞。免疫细胞的分离是检测细胞的数量、功能及其相关产物如细胞因子的前提条件。

(一)淋巴细胞的分离

细胞免疫检测首先要从人或动物血液及组织中分离出活的淋巴细胞。分离淋巴细胞的方法有多种,目前常用从外周血或脾脏中分离淋巴细胞。

1. 从外周血中分离淋巴细胞

(1)制备外周血单核细胞(peripheral blood mononuclear cells,PBMC)悬液:取外周血 10ml 加到抗凝管(可用肝素或者 ACD 抗凝剂)中,加等量 PBS 稀释全血。将稀释的全血加在与血液等量的 Ficoll 淋巴细胞分离液上,室温中(20~25℃),水平离心 $500×g$(或 2 000r/min)20 分钟。此时离心管中形成 5 层:最上面是血浆,血浆层和淋巴细胞分离液之间白色的细胞层是 PBMC,淋巴细胞分离液层和最下面的红细胞层之间是粒细胞层,又成为棕黄层。弃去最上层的血浆,收集血浆层和淋巴细胞分离液交界面的单核细胞,尽量全部吸出 PBMC。加 1~2 倍体积含 5IU/ml 肝素、2% 灭活小牛血清的 Hanks 液(洗涤液),混匀后 $200×g$(或 1 000r/min)离心 10 分钟,低速离心有利于去除细胞悬液中留存的血小板,去上清液。再用同样洗涤液洗涤细胞 2 次,每次 $500×g$(或 2 000r/min)离心 10 分钟,洗去残留的淋巴细胞分离液。加入培养基重悬细胞,用 1% 台盼蓝染色检测细胞活力并计数细胞。再用含 10% 小牛血清的细胞培养液将细胞配成适当浓度。通常,每毫升外周血可得 $1×10^6~2×10^6$PBMC。

(2)外周血淋巴细胞的分离:通常利用单核细胞在 37℃和 Ca^{2+} 存在条件下,能主动黏附在玻璃、塑料、尼龙毛、棉花纤维或葡聚糖凝胶的特性,建立许多从 PBMC 悬液中去除单核细胞的方法,借以获得高纯度的淋巴细胞群。

1)黏附贴壁法:将已制备的 PBMC 悬液倾于玻璃或塑料平皿或扁平小瓶中,移至 37℃温箱静置 1 小时左右,单核细胞和粒细胞均贴于平皿壁上,而未贴壁的非黏附细胞几乎为纯淋巴细胞。因 B 细胞也有贴壁现象,用本法分离的淋巴细胞群中 B 细胞有所损失。

2)吸附柱过滤法:将 PBMC 悬液注入装有玻璃纤维或葡聚糖凝胶 SephadexG10 的柱层中,凡有黏附能力的细胞绝大部分被吸附而黏滞在柱层中,从柱上洗脱下来的细胞主要是淋巴细胞。此法简单易行,对细胞极少损害。

3)磁珠吸附法:利用单核细胞具有吞噬的特性,在 PBMC 悬液中加直径为 3μm 的羰基铁颗粒,置 37℃温箱内短时旋转摇动,待单核细胞充分吞噬羰基铁颗粒后,用磁珠将细胞吸至管底,上层液中含较纯的淋巴细胞。

2. 从脾脏中分离淋巴细胞

（1）将小鼠颈椎脱臼处死，置于 75% 乙醇中浸泡 30 秒，然后将小鼠固定于已消毒的泡沫板上。

（2）在超净台内无菌取脾脏，并置于含 5% 胎牛血清（fetal calf serum，FCS）的 RPMI 1640 培养液中。

（3）用研磨棒在 200 目不锈钢滤网上将脾脏研磨成细胞匀浆，吸取细胞匀浆，转入无菌 15ml 离心管内。

（4）4℃离心，300×g 10 分钟。

（5）弃上清液，加入 1ml 1×PBS（pH7.4），轻柔混匀。

（6）加入 10ml 1× 红细胞裂解液，置于冰上，裂解红细胞 1~2 分钟，立即 4℃离心 300×g 10 分钟。

（7）弃上清液，加入 10ml 1×PBS，4℃离心，300×g 10 分钟，重复两次。

（8）弃上清液，再加入适量 1×PBS 混匀，制成单细胞悬液。

（9）用 1% 锥虫蓝（即台盼蓝）染色计数存活脾淋巴细胞。

（二）巨噬细胞的分离

巨噬细胞在培养中易于传代和瓶壁分离，但难以建株。培养巨噬细胞可从不同来源的组织获取细胞，以小鼠腹腔取材法最为实用，其法如下：

1. 提前配制腹腔灌洗液（内含 2% FBS 的 1×PBS），置于冰上预冷备用。

2. 颈椎脱臼处死小鼠，75% 乙醇中浸泡 5 分钟，仰面固定小鼠，置于细胞间超净台上。

3. 弯头镊提起小鼠腹部皮肤，使用眼科剪剪开腹部皮肤（注意不要损伤肌层）。腹部皮肤剪开 1cm 切口后，经钝性分离，让小鼠的腹部皮肤层与肌层完全分离，然后扩大腹部皮肤层切口，使腹膜完全暴露。

4. 使用 5ml 注射器抽取预冷 1×PBS，由下腹部中线旁边少许，腹腔内侧脂肪组织处进针（注意避开腹壁的小血管），将预冷的 1×PBS 注入腹腔中。

5. 轻揉腹部 1~2 分钟，令液体在腹腔内充分流动，使腹腔中的巨噬细胞进入灌洗液中。

6. 用针头轻轻挑起腹壁，使动物体微倾向一侧，使腹腔中灌洗液集于针头下吸入注射器内。缓慢抽吸，收集腹腔灌洗液置于 15ml 离心管中。注意进针时不要损伤腹部脏器，回吸收灌洗液时避免脏器堵塞针头，操作全过程保持无菌。

7. 可反复灌洗、收集 1~2 次，将灌洗液室温放置，300×g 离心 8 分钟。

8. 弃上清液，沉淀用 1640 完全培养基（10% FBS + 1640 培养基 + 0.1% 青链霉素）重悬，接种于 6cm 培养皿中。放置于 37℃，5% CO_2 条件下培养，培养 12 小时和 24 小时后各换液一次，以纯化腹腔巨噬细胞，更换培养液时用 PBS 轻洗细胞，不要吹落贴壁的细胞。

二、细胞因子检测

（一）流式细胞术检测细胞因子

流式细胞术（flow cytometry，FCM）是利用流式细胞仪在功能水平上对液流中排成单列的细胞或其他生物微粒（如微球、细菌、小型模式生物等）进行快速定量分析和分选（sorting）的技术。它综合了流体力学技术、激光技术、细胞化学与免疫细胞化学技术、光电测量技术、计算机技术、图像分析技术等多领域成果，是多学科多领域技术进步的结晶。FCM 可以同时从一个细胞中测得多个细胞特征参数，进行定性或定量分析，具有速度快、精度高、准确性好等特点。FCM 广泛应用于细胞生物学、遗传学、生物化学、免疫学、肿瘤学、血液学等基础研究和临床实践各个方面。在寄生虫学方面，FCM 主要应用于寄生虫病诊断、免疫学研究以及相关的临床药物研究等方面。应用 FCM 对寄生虫分子免疫学的研究较多，主要集中于免疫细胞以及相关细胞因子的变化。下面以流式细胞术检测细胞因子为例，介绍具体操作方法。

1. 常用的标本类型和处理方法

（1）全血：使用肝素钠抗凝的真空采血管采血，不宜采用肝素锂、EDTA 和 ACD 抗凝剂，血样在 8 小时内分析，超过 8 小时会导致活性的损失，一般细胞因子阳性细胞会减少 5%。如不能在 8 小时之内检测，应将真空采血管水平室温放置。

（2）外周血单核细胞（PBMCs）：使用肝素钠抗凝采血后，用 Ficoll 分离 PBMCs，将细胞重悬于含

10%~15% 热灭活胎牛血清（FBS）的 RPMI-1640 培养基中，调节细胞浓度为（2~3）× 10⁶ 细胞/ml。

（3）组织中制备的单细胞悬液，用含 10%~15% 热灭活胎牛血清（FBS）的 RPMI-1640 培养基调节细胞浓度（2~3）× 10⁶ 细胞/ml 于新鲜培养基中。

（4）冰冻全血与 PBMCs：使用 1× 红细胞裂解液处理活化的外周血或者 PBMCs，用 PBS 漂洗，并用含 1% 的 BSA 及 10% 的 DMSO 的 PBS 重悬，–70℃ 冻存。溶化后细胞置于染色管中，加上 2~3ml 的洗液，离心 5 分钟后，用破膜剂对细胞进行破膜和染色。

2. 细胞培养和刺激的基本方法　细胞活化的最终结果是产生细胞因子，根据检测指标和标本的不同，需要选择不同的刺激剂和刺激时间，以获得最佳的实验结果。常用的细胞因子的活化方法为使用佛波酯（PMA，10~50ng/ml）和离子霉素（Ionomycin，0.5~1μg/ml）刺激 4~24 小时。为防止细胞内细胞因子分泌到胞外，在培养的最后 4~6 小时，需要使用蛋白转运抑制剂（如 3μmol/L monensin，10mg/ml 的 BFA）。

3. 细胞表面标记　设置空白管、对照管、补偿管和样本管。用灭活的血清预封闭后，在各自对应流式管加入抗细胞表面抗原分子的荧光抗体。加入流式细胞染色缓冲液于流式管中，4℃ 离心，300 × g 离心 10 分钟，洗涤两次。

4. 固定和破膜　加入预冷 1× PBS 溶液重悬细胞，再加入固定破膜工作液 100μl，涡振荡重悬细胞后，室温避光作用 0.5~1 小时。直接加入 2ml 1× 破膜缓冲液，4℃ 离心，300 × g 离心 10 分钟。重复洗涤一次。加入 100μl PBS 重悬细胞。

5. 细胞内染色

（1）加入荧光标记的细胞因子抗体，混匀，室温暗处孵育 30 分钟。

（2）加 2~3ml PBS，离心 500g × 5 分钟，弃上清液，适量体积的 Flow Cytometry Staining Buffer 重悬细胞，上机检测。

（二）流式微球阵列术检测细胞因子

流式微球阵列术（cytometric bead array，CBA）是液相多重蛋白定量技术，是以流式细胞仪为检测平台，以不同大小或携带不同荧光信号的微球为载体，能同时定量测量样品中的多种可溶性分子和细胞因子，具有高通量、线性范围广、准确性高、重复性好等诸多优点。该技术建立以后被广泛地用于临床诊断与基础医学研究中。细胞因子在检测标本中含量低，样本数量少，传统的方法无法满足多因子检测。CBA 法可一次性定量检测种细胞因子，用时短，标本用量少，尤其适用于微量样本。下面以检测小鼠血清细胞因子为例介绍 CBA 法。

小鼠血清细胞因子流式微球阵列（CBA）检测：

1. 准备 Mice Soluble Protein Flex Set 标准品　Mice Soluble Protein Flex Set 标准品为干粉状态，与检测试剂混合前首先应该重新稀释。打开即将用于检测对应细胞因子的标准品瓶，将所有干粉转移到 15ml 流式上样管中，用 4ml Assay Diluent 溶液稀释重悬，此管标记为 TOP Standard，室温静置 15 分钟。取 8 根试管，每根管中加入 500μl Assay Diluent 稀释液，从 Top Standard 管中吸去 500μl 标准品至第一管中，此时标准品稀释度为 1∶2，然后从第一管中吸取 500μl 标准品稀释液至第二管中，按照次法依次稀释至第九管，稀释的比例依次为 1∶4、1∶8、1∶16、1∶32、1∶64、1∶128 和 1∶256，蛋白的含量依次为 10 000pg/ml、5 000pg/ml、2 500pg/ml、1 250pg/ml、625pg/ml、312.5pg/ml、156pg/ml、80pg/ml、40pg/ml；最后取一根管标记为 0pg/ml，只加入 500μl Assay Diluent 稀释液。

2. 混合 Mice Soluble Protein Flex Set 捕捉微球　捕捉微球为 50 倍浓度保存，使用前应稀释为最佳反应浓度。按照实验要求，每种微球单次检测母液量为 1μl，公式为：总体积 = 捕捉微球种类数 × 1μl × 检测样本数 +（捕捉微球种类数 × 1μl × 检测样本数 × 49）；将稀释好的捕捉微球标记为 "Mixed Capture Beads" 待用，不能长时间储存。

3. 稀释待测样本　小鼠标准品覆盖范围为 200~5 000pg/ml，如果预测待测样本浓度过大，需对其进行稀释。实验者根据样品预测浓度，选择合适的稀释比例，也可以使用多个稀释比例摸索一个最佳稀释量，稀释缓冲液为 Assay Diluent，小鼠血清和血浆一般要求稀释 4 倍以上。

4. 准备小鼠 Protein Flex Set 检测试剂 小鼠 PE 检测试剂为 50 倍浓缩试剂,加入检测管前要确保此时检测试剂终浓度为 1× 工作液,单次反应量为 1μl。(此过程需避光)

5. 标准品以及样品上机前处理步骤 加入 50μl 小鼠 Soluble Protein Flex Set Standard 稀释液到 10 个流式管里,加入 50μl 未知样品到分析管里,轻轻混匀捕捉混合微球,室温孵育 1 小时;每个待测管中加入 PE 检测试剂 50μl,轻轻振荡混匀。室温孵育 2 小时;加入 1ml 清洗液 Wash Buffer。200×g 离心 5 分钟,去上清液;加入 300μl 清洗液 Wash Buffer 清洗,振荡重悬微球;上机检测。

第十节　寄生虫病免疫病理诊断技术

寄生虫病历来在人类感染性疾病中占有重要位置。感染性疾病的病理学检查,对于阐明疾病本质、病变特征、发病机制以及探索感染病因等方面发挥着重要作用。人体感染病原体后会引发机体产生炎症反应,有关炎症性的病理变化,在相关病理学教材和专著已充分论述,其基本病变包括各种变性、坏死、炎细胞渗出、浆液和纤维素渗出、巨噬细胞增生、肉芽肿形成、上皮细胞增生及间质成分增生等,感染也可以处于无反应状态即无炎症改变。在不同的感染性疾病中以及疾病的不同部位与发育阶段其病理变化又有不同,而病理检查的主要作用在于确定炎症类型和检测病原体。病理变化有时能直接确定病原体,有时却只能提示病因诊断的线索,需借助电镜、组织化学、免疫病理和分子病理学等技术进一步确定病因。因此,病理学检查既可鉴定感染的炎症类型,也可以进行病因、发病机制和病变特征等方面的研究,验证病原体与形态学改变之间的关系,确定病原体的致病作用,为利用病变特征诊断感染性疾病提供依据与经验。由于在第八节中已经对病理学常用的诊断技术——免疫组化技术做了相对详细的介绍,本节着重对常见蠕虫感染及原虫感染引起的免疫病理反应和病理变化特征做详细的描述和介绍,以期为疾病的病理诊断提供参考。

一、蠕虫病免疫病理诊断

蠕虫(helminth)是一类多细胞的无脊椎动物,由于这些动物依赖肌肉的收缩进行蠕动,故统称为蠕虫。由蠕虫引起的疾病统称为蠕虫病(helminthiasis)。寄生在人体的蠕虫,依据其寄生部位大致可分为肠道寄生的蠕虫和组织内寄生的蠕虫。在肠道内寄生的蠕虫从粪便中容易检获虫卵,进而可做出病原学诊断,而寄生在组织内的蠕虫,依据其寄生部位的不同,从粪便中很难检获病原体,此时病理学诊断则可通过病理形态学观察和免疫病理技术做出确诊,为临床诊断提供依据。因此,对于组织内蠕虫寄生的病理学形态特点的观察和辨认是本节的重点内容。跟人类密切相关的蠕虫主要包括线虫、吸虫和绦虫,下面将以线虫纲中旋毛形线虫引起的旋毛虫病、吸虫纲中血吸虫引起的血吸虫病以及绦虫纲中细粒棘球绦虫棘球蚴引起的包虫病为代表,介绍各个病原体在宿主组织内引起的典型的病理改变。

(一)旋毛虫病

旋毛虫病(trichinellosis)是由旋毛形线虫(*Trichinella spiralis*)感染引起的人兽共患病。1828 年 Peacock 在伦敦进行尸检时首次在人体肌肉组织中发现该虫,1835 年 Owen 描述了其幼虫的形态,命名为 *Trichina spiralis*,后由 Railliet 改名为 *Trichinella spiralis*。我国已发现的旋毛虫为旋毛虫和乡土旋毛虫 2 种,旋毛虫是引起人体旋毛虫病的主要病原体。我国首次发现旋毛虫是 1881 年于厦门的猪肉内检获旋毛虫幼虫囊包,1964 年首次在西藏林芝发现人体感染旋毛虫病例。旋毛虫成虫寄生在宿主的小肠,幼虫寄生在同一宿主的骨骼肌细胞内,在骨骼肌内发育至具有感染性的幼虫囊包(图 16-5)。宿主吞食具有感染性的幼虫囊包后,在消化液的作用下,幼虫脱囊而出,钻入十二指肠和空肠上段的肠黏膜内,经 24 小时发育再返回肠腔,于感染后 48 小时内经历 4 次蜕皮发育为成虫。雌雄成虫交配后,雌虫于感染后 5 天开始产出幼虫。产出的新生幼虫侵入局部淋巴管或小静脉,随淋巴和血循环到达全身各组织、器官,但只有到达骨骼肌的幼虫才能进一步发育为具有感染性的幼虫囊包。旋毛虫完成生活史不需要在外界发育,但是必须转换宿主才能开启下一代的生长发育。临床上常表现为恶心、呕吐、腹泻或腹痛,乏力,全身肌肉酸痛,尤以腓肠肌、肱二头肌、肱三头肌显著,血中嗜酸性粒细胞升高,重症者可因肺炎、心肌炎和脑炎而死亡。由于旋毛虫病临床表现复杂,临床上常难以及时、正确的诊断,因此,掌握旋毛虫幼虫移行过程中以及在寄居部位中引起的病理变化,有助于临床医生做出准确判断。由于旋毛虫病是一种人兽共患病,在人体内和脊椎动物体内,对移行所经部位以及寄生部位引起的炎症反应和病理改变相似,下面则以人体活检标本和尸体解剖样本中旋毛虫病的病理特征进行描述。

1. 心肌病理变化 李经邦等(1975)从6例尸检中发现,心肌纤维有不同程度的变性,表现为蜡样变、水泡变、萎缩乃至灶性坏死,可见核肥大、核增生。间质炎症普遍存在,轻者表现为散在的炎症细胞,重者呈弥漫性炎症,甚至可见肌纤维变性坏死,形成小脓肿样灶。炎症细胞主要为淋巴细胞、单核细胞、嗜酸性粒细胞和中性粒细胞。间质有不同程度水肿,血管内皮细胞肿胀。各例切片中均为发现旋毛虫幼虫。

2. 横纹肌病理变化

(1)幼虫侵入横纹肌早期病理变化:旋毛虫幼虫经血行到达肌肉组织后,穿破毛细血管,迅速侵入肌纤维内,此时虫体成腊肠状,被侵入的肌纤维无明显变化,紧靠虫体处可见空白带,虫体周围的肌原纤维纹理清楚,染色鲜艳,周围无炎症细胞浸润或仅有极少数炎症细胞浸润。

(2)肌纤维变性:随着虫体发育,幼虫由腊肠状逐渐变为钩状乃至卷曲螺旋状。被侵入的横纹肌纤维增粗,逐渐失去纵横纹,呈网状结构,或胞浆液化形成絮状嗜碱性物质,肌细胞核增殖、肥大呈椭圆形或圆形,由肌纤维边缘向中央移动,游离于液化的肌浆中。上述肌纤维病变由虫体寄生部位开始,向两端蔓延,有的可使整条肌纤维发生变性。

(3)肉芽肿形成:随着虫体继续发育及肌纤维变性的加重,周围炎症细胞逐渐增多,有的侵入严重变性至肌纤维内,当肌膜破坏时,虫体及变性之肌浆被大量的炎症细胞所包围,形成脓肿样结构。有的可出现明显的间质反应,成纤维细胞大量增生,形成上皮样细胞,围绕虫体,外周为淋巴细胞及嗜酸性粒细胞浸润,上述改变构成了肉芽肿性病变。

(4)囊包形成:虫体卷曲后,其寄生肌纤维膨大呈梭形,当该处肌膜未被破坏时,其周围相连的结缔组织增生,进一步加厚,并将虫体包裹于其中,形成梭形囊包。囊包初形成时,囊壁甚薄,随着病程的延长,囊壁逐渐增厚。在病理切片中,成熟囊包可见囊壁分为内外两层,外层较薄,为纤维结缔组织,称为纤维层;内层较厚,为同质红染无结构之玻璃样物质,称为透明层。内腔为嗜碱性液状物,可见散在细胞核,一至数个虫体切面分布于其间。囊包周围炎症细胞多少不等,随着病程的延长而减少,成纤维细胞逐渐转变为纤维结缔组织。

(5)囊包钙化:囊包两端开始出现钙盐沉积,再延及囊壁,最后使虫体和整个囊包发生钙化。在有些切片中可表现为虫体先发生钙化,然后累及囊壁钙化。

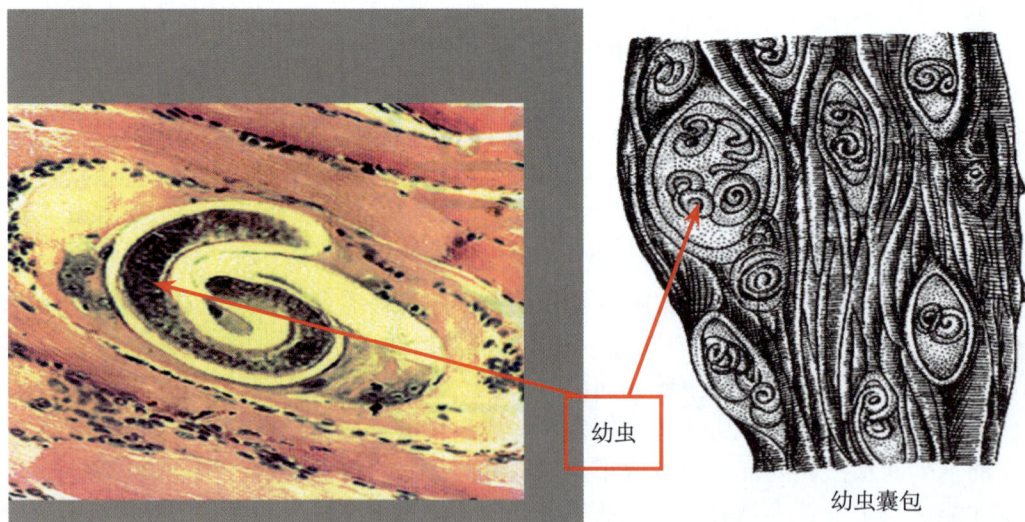

幼虫

幼虫囊包

图 16-5 肌肉切片中的旋毛虫幼虫囊包

[引自人民卫生出版社《人体寄生虫学》第9版(ISBN 978-7-117-26660-4)数字内容:第三篇医学蠕虫学第十五章线虫第六节旋毛形线虫旋毛虫幼虫囊包(肌肉切片)]

3. 其他组织器官病理变化

（1）肺脏：可表现为肺部炎症、肺部灶性出血，或水肿合并出血，严重者可出现肺部弥漫性出血。

（2）脑部：可见神经细胞固缩变性，伴有单核细胞、淋巴细胞和嗜酸性粒细胞浸润。白质中可见血管周围间隙增宽，伴有少数胶质细胞浸润。

（二）血吸虫病

血吸虫病是一种呈全球性流行的、被忽视的、人兽共患寄生虫病。该病在全球 78 个国家和地区流行，感染者愈 2.5 亿，约 7.79 亿人面临感染威胁。寄生在人体的血吸虫主要包括日本血吸虫、曼氏血吸虫、埃及血吸虫、间插血吸虫、马来血吸虫和湄公血吸虫 6 种，其中以日本血吸虫、曼氏血吸虫和埃及血吸虫流行范围最广、危害最大。血吸虫的生活史包括在中间宿主淡水螺体内的无性增殖阶段和在终宿主（人和脊椎动物）体内的有性生殖阶段，人群通过接触疫水（含有尾蚴的水体）经皮肤感染血吸虫。在血吸虫感染过程中，尾蚴、童虫、成虫和虫卵均可对宿主造成损害。进入宿主体内的三个不同发育阶段（童虫、成虫和虫卵），其分泌物、排泄物和代谢产物均可作为抗原物质引起宿主产生各型超敏疫反应，引起宿主发病。不同血吸虫在人体内的寄生部位不同，导致不同血吸虫感染引起的主要临床表现也有差异。虫卵是血吸虫病的主要致病因子，日本血吸虫卵和曼氏血吸虫卵主要沉积在宿主的肠壁和肝脏，埃及血吸虫卵主要沉积在宿主的膀胱壁和生殖器官。虫卵在这些组织中发育成熟后，卵内毛蚴释放的可溶性虫卵抗原（SEA）经卵壳上的微孔渗透到宿主组织周围，通过抗原提呈细胞（如树突细胞、巨噬细胞等）提呈给辅助性 T 细胞（Th 细胞）。致敏的 Th 细胞再次受到同种抗原刺激后产生各种细胞因子，引起淋巴细胞、巨噬细胞、嗜酸性粒细胞、中性粒细胞和浆细胞积聚于虫卵周围，形成虫卵肉芽肿。虫卵肉芽肿不断破坏肝脏、肠壁、膀胱壁等组织结构，引起慢性血吸虫病。卵内毛蚴死亡后，逐渐停止释放抗原，肉芽肿直径开始减小，虫卵逐渐消失，代之以纤维化。最终，患者出现排尿困难、尿痛、血尿、阴道炎等泌尿生殖系统疾病（埃及血吸虫病），或腹痛、腹泻、食欲缺乏、便血等胃肠道疾病和肝脾血吸虫病（曼氏血吸虫病和日本血吸虫病）。

1. 肝脏基本病理变化　急性期可见肝脏轻度肿大，表面及切面可见多个大小不等的灰白或灰黄色粟粒样结节。镜下汇管区附近见许多急性虫卵肉芽肿，虫卵周围出现许多浆细胞伴有抗原-抗体复合物沉着，即何博礼现象（Hoeppli phenomenon），如图 16-6 所示。肝细胞受压萎缩，也可有变性及小灶性坏死。肝窦充血，库普弗细胞增生并吞噬血吸虫色素。慢性期肝内可见慢性虫卵结节和纤维化，卵内毛蚴死亡后逐渐停止释放抗原，肉芽肿直径开始缩小，虫卵逐渐消失，代之以纤维化。晚期感染的病例，汇管区周围有大量纤维结缔组织增生，肝脏因严重纤维化而变硬、变小；肝脏表面不平，有浅的沟纹分割成若干大小不等的分区，严重时形成粗大结节。在肝脏切面上，由于虫卵沿门静脉分支（窦前静脉）分布，故纤维组织可沿小叶周围伸展而形成干线型结构，引起干线型纤维化（pipestem fibrosis）。镜下可见汇管区有大量慢性虫卵结节，伴有多量的纤维组织增生，肝小叶破坏不严重，故不形成明显假小叶。汇管区可见虫卵阻塞、基质增生并相互连接形成粗大纤维间隔，常包绕多个肝小叶，小叶内肝细胞因缺血缺氧、营养不良而呈现水样变，但无坏死。

2. 结肠基本病理变化　急性期，虫卵沉积在结肠黏膜及黏膜下层，形成急性期虫卵肉芽肿。肉眼可见肠黏膜充血水肿及典型的灰黄色细颗粒状隆起的病灶。病灶中央可发生坏死脱落，形成大小不一、边缘不规则的浅表溃疡。此时期虫卵可随坏死肠壁组织落入肠腔，在粪便中可查见虫卵，患者可出现腹痛、腹泻等临床表现。在感染的慢性期和

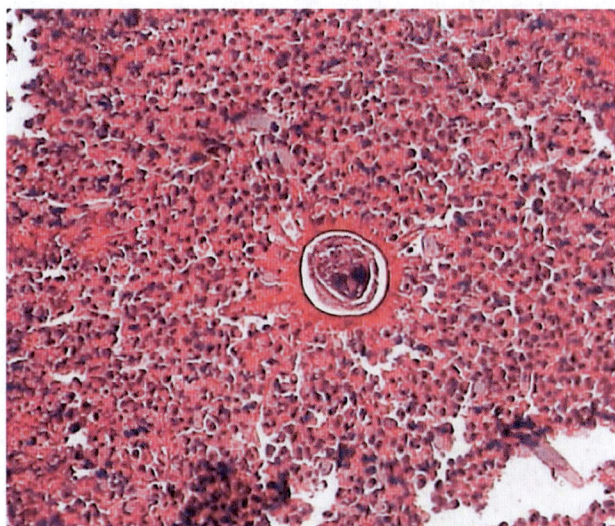

图 16-6　日本血吸虫何博礼现象

[引自人民卫生出版社《人体寄生虫学》第 9 版（ISBN 978-7-117-26660-4）数字内容：第三篇医学蠕虫学第十三章吸虫第六节裂体吸虫（血吸虫）]

晚期，虫卵逐渐钙化和死亡，虫卵肉芽肿逐渐被纤维组织代替，出现肠壁纤维化，导致肠壁增厚变硬，肠腔变窄，甚至出现肠梗阻。在病理切片上可见肠黏膜下层及固有层内淋巴细胞、浆细胞增多，肠黏膜上皮萎缩，肠腺不同程度减少，部分肠黏膜下层组织增生伴有不同程度的纤维化，其间包埋着钙化的血吸虫卵。部分患者肠黏膜萎缩，皱襞消失，部分呈息肉状增生，甚至并发结肠癌（图 16-7）。

3. 脾脏基本病理变化　早期脾脏略肿大，主要由成虫的代谢产物引起的单核巨噬细胞增生所致。晚期脾脏进行性肿大，形成巨脾，主要由门静脉高压引起的脾淤血所致。

4. 泌尿生殖系统病理变化　泌尿生殖系统的病理变化主要由感染埃及血吸虫引起。埃及血吸虫

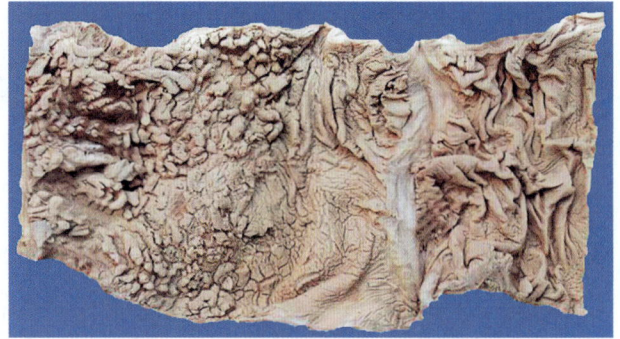

图 16-7　慢性血吸虫病的结肠

［引自人民卫生出版社《人体寄生虫学》第 9 版（ISBN 978-7-117-26660-4）数字内容：第三篇医学蠕虫学第十三章吸虫第六节裂体吸虫（血吸虫）］

成虫主要寄生在输尿管和膀胱周围的小静脉丛中，雌虫产卵后，一部分虫卵进入膀胱腔内随尿液排出，另一部分虫卵沉积在膀胱壁上，诱导组织发生强烈炎症反应，形成虫卵肉芽肿，导致膀胱壁上皮脱落、溃疡和出血。虫卵钙化后，周围组织逐渐被纤维组织替代，导致膀胱壁纤维化和钙化，可致膀胱壁增厚并发展为假性息肉和肥厚性肿块，甚至引起膀胱鳞状细胞癌。在感染后 10~12 周出现血尿是埃及血吸虫病进入活动期的第一个迹象，晚期埃及血吸虫病还可表现为输尿管和尿道梗阻、膀胱钙化、泌尿道继发细菌感染、蛋白尿（常为肾病综合征）、肾盂积水、肾绞痛和肾衰竭。在生殖器系统中，埃及血吸虫虫卵常沉积在男性的前列腺和精囊或女性的宫颈中，导致组织发生炎症。男性发生生殖器血吸虫病时，炎症细胞因子水平升高，精液中的白细胞也增多，还可出现血精。女性生殖系统血吸虫病是由血吸虫虫卵沉积于生殖道引起的黏膜出血、血管异常和外阴、会阴、宫颈的"沙性斑块"，患者可表现为外阴结节、阴道出血和输卵管损伤等生殖器病变。在育龄妇女中，埃及血吸虫感染也是自然流产、宫外孕、痛经、经间出血的常见原因，还是胎盘炎症、感染导致的新生儿低体重、分娩结局差的常见原因。由于病变和炎症，患有泌尿生殖系统血吸虫病的人群也更容易感染艾滋病病毒和其他性传播疾病。

病理切片 HE 染色观察可见膀胱固有层有大小不等、呈纺锤形的虫卵，大小约为 157μm × 67μm，有的虫卵可见清晰的终末棘，棘长约 11μm。大部分虫卵内毛蚴清晰可见。虫卵周围有大量嗜酸性粒细胞浸润并侵入移行上皮内，有嗜酸性脓肿形成，可见多核巨细胞反应。间质内血管增生，移行上皮细胞层次增多，灶性腺样增生。

5. 异位血吸虫病　异位血吸虫病最常发生于脑部和肺脏。

（1）脑部病理变化：脑型血吸虫病主要是由于血吸虫虫卵在脑组织中沉积所致的异位损害。宋金军等（2007）对 20 例脑型血吸虫病的活检标本和病理切片进行了记录和观察。活检标本显示病变部位脑回变平坦，脑沟变浅。病灶浅表者可见硬脑膜、蛛网膜与皮层粘连，脑表面有散在粟粒状结节。大部分为脑瘤型，病灶多呈结节状，无明显境界，散在或多个融合，切面呈灰白色、灰红色或黄白相间，少部分切面内为琼脂样物。对脑组织做石蜡切片，经 HE 染色后，镜下可见数量不等的虫卵沉积在脑组织内，主要沉积在脑皮质、脑膜、白质浅层、小脑皮质。基本病理形态表现为：①急性虫卵结：虫卵周围炎症反应明显，有弥漫性嗜酸性粒细胞及淋巴细胞、浆细胞浸润，可见含毛蚴虫卵卵壳周围附有放射状嗜酸性物质和周围一片无结构的颗粒状坏死物并有大量嗜酸性粒细胞浸润的嗜酸性脓肿。②慢性虫卵结节：由类上皮细胞、异物巨细胞、淋巴细胞和浆细胞包绕已破裂或钙化的死亡虫卵形成假结核结节，结节纤维化不明显。同一切片中可见急性虫卵结节和慢性虫卵结节并存，有时可见由急性虫卵结节向慢性虫卵结节过渡的形态改变。③常见多个小结节融合成较大的结节，周围脑组织水肿明显，可见神经元变性坏死，胶质细胞增生，大量淋巴细胞、浆细胞浸润，血管扩张充血，并可见血管周围淋巴细胞浆细胞浸润形成袖套现象。

（2）肺部病理变化：当血吸虫异位寄生于肺组织时引起肺血吸虫病，其虫卵、童虫或成虫在肺循环血

管内移行、发育,使周围组织发生炎性浸润、间质出血,严重时引起嗜酸性脓肿和假结核病变,造成肺、支气管及胸膜的损害,表现出咳嗽、咳痰、咯血、胸痛或哮喘等呼吸道症状,伴低热或不发热,可有两肺干、湿性啰音及少量胸腔积液。急性期行纤维支气管镜检查可见支气管黏膜充血水肿,慢性期则出现溃疡、粟粒样结节、支气管管腔狭窄等表现,容易误诊为结核、肺炎、肺癌等疾病。肺组织病理切片经 HE 染色后可见:①急性虫卵结节,中央为新鲜虫卵肉芽肿,周围大量嗜酸性粒细胞浸润,形成嗜酸性肉芽肿。②慢性期虫卵结节,中央为退变虫卵,其外为增生的成纤维细胞、上皮样细胞和异物巨细胞,形成假结核样结节。

(三)棘球蚴病

棘球蚴病(echinococcosis)也称包虫病(hydatid disease),是一种人畜共患的自然疫源性疾病。人因食入棘球绦虫卵而感染,虫卵在宿主消化液的作用下,卵内六钩蚴脱壳而出,侵入肠壁血管,随血流经肝门静脉到达肝脏发育为棘球蚴,故临床以肝包虫病最为常见。寄生于人体的棘球蚴主要有细粒棘球蚴和泡状棘球蚴,我国以细粒棘球蚴多见,本节重点介绍细粒棘球蚴病的病理特征。

1. 大体检查

(1)单囊型:一般呈边界清楚的孤立性囊肿,直径 10~15cm,切面见凉粉样内囊壁和囊泡样透明的子囊(图 16-8)。

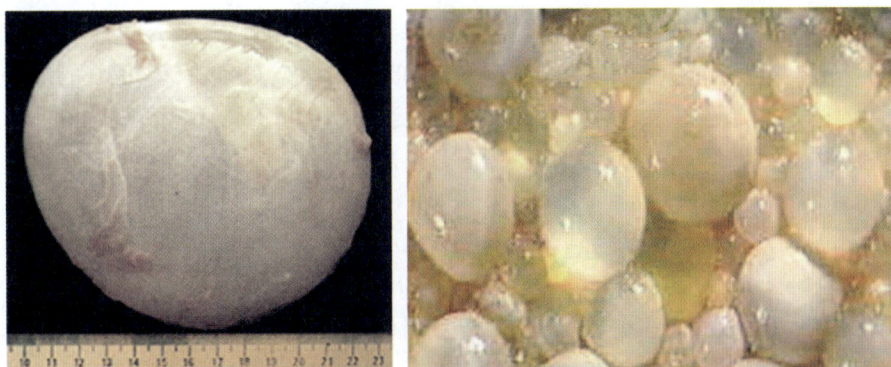

图 16-8　棘球蚴及子囊
[引自人民卫生出版社《人体寄生虫学》第 9 版(ISBN 978-7-117-26660-4)数字内容:
第三篇医学蠕虫学第十四章绦虫第九节细粒棘球绦虫]

(2)多房囊型:多表现为囊腺瘤样特点,直径 10~20cm,边界清楚。

(3)囊壁塌陷型:特征性表现为退变和钙化囊壁的外囊和内囊分离、塌陷。

(4)洋葱皮样坏死退变型:切面由实性洋葱皮样同心圆排列的内囊构成,该型常伴有明显的退变、坏死等特征。

(5)泡状棘球蚴:此型较少见,一般呈单个巨块型,有时为结节型,呈灰白色,质较硬,不形成大囊泡,而由无数小囊聚集呈海绵状,边缘不整,无完整角质膜和纤维包膜,小囊内容物为胶样液,囊泡周围有嗜酸性粒细胞浸润,伴有结核样肉芽肿形成,囊泡周围组织常发生萎缩、变性和坏死(图 16-9)。

2. 镜下观察　肝细粒棘球蚴解剖组织结构分为囊壁结构和原头蚴两部分。囊壁结构分为外囊和内囊,外囊为宿主的免疫反应引起的纤维囊壁伴炎

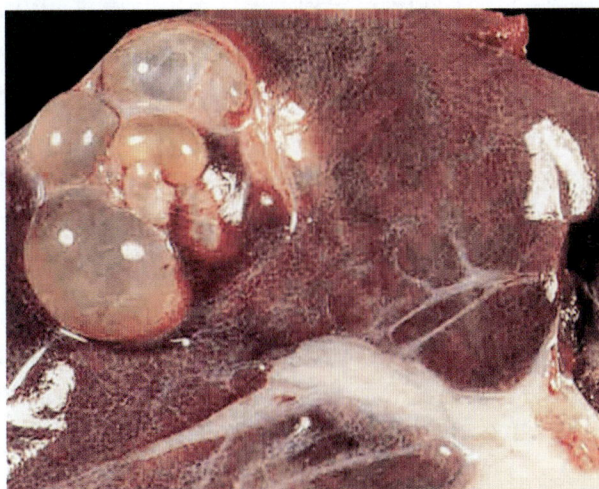

图 16-9　肝泡球蚴大体标本
[引自人民卫生出版社《人体寄生虫学》第 9 版(ISBN
978-7-117-26660-4)数字内容:第三篇医学蠕虫学第十四
章绦虫第九节细粒棘球绦虫]

性细胞浸润,包括淋巴细胞、浆细胞等,或伴有肉芽肿反应。内囊由两层结构构成,外层为淡嗜伊红的透明变样物质囊壁构成,又称角皮层(laminated layer),为淡粉色半透明粉皮样物,质软而脆,系生发层细胞的分泌物形成,镜下为淡粉色平行的板层结构,对包虫起保护和吸收营养作用。内层又称生发层,由单层或多层生发细胞构成。生发上皮细胞很小,直径为2~3μm,核细小、圆形、卵圆形,大小较精子细胞核略小。在囊内形成生发囊,生发囊脱落形成子囊,其生发层又可生出5~30个小头节,子囊和母囊结构相同,还可再产生生发囊和子囊。囊内附着数量不等的原头蚴,可见明显的顶突、小钩和石灰小体,外周包有薄层壳样角皮层结构,体内组织为疏松网状排列的透明细胞构成。

3. **免疫组织化学** 肝细粒棘球蚴外囊可见带状和灶性浸润的炎性细胞,免疫组织化学染色发现炎性细胞主要以CD20和CD3阳性表达的B淋巴细胞和T淋巴细胞浸润为主,伴有CD38阳性的浆细胞浸润和少量IgG和IgG4阳性表达的浆细胞浸润。部分病例可见明显的肉芽肿反应及异物巨细胞形成。

4. **特殊染色** 弹力纤维染色可以清楚地显示棘球蚴囊壁角皮层规则的平行板层纹理样结构;网状纤维染色可显示角皮层纹理内的黑色深染的铁丝样的网状纤维成分。

二、原虫病免疫病理诊断

原虫属于单细胞真核生物,寄生于人体腔道、体液细胞或组织内的原虫称为医学原虫(medical protozoa),常见的医学原虫包括叶足纲、动鞭纲、孢子纲和动基裂纲,分别以溶组织内阿米巴、利什曼原虫、疟原虫、弓形虫等为代表,本节着重对溶组织内阿米巴引起的组织病理变化和利什曼原虫引起的组织病理变化进行详细介绍。

(一)阿米巴病

阿米巴病(amebiasis)是由溶组织内阿米巴(*Entamoeba histolytica*)原虫感染人体引起的,该原虫主要寄生于结肠,引起肠阿米巴病(intestinal amebiasis),即阿米巴痢疾(amebic dysentery)。亦可经血流播散或直接侵袭等方式到达肝、脑、肺和皮肤等处,引起肠外阿米巴病(extraintestinal amebiasis),例如阿米巴肝脓肿、阿米巴脑脓肿和阿米巴肺脓肿等。

1. **肠阿米巴病病理变化** 病变部位主要在盲肠、升结肠,其次为乙状结肠和直肠,严重病例整个结肠均可受累。

(1)大体所见:肠壁的早期病变,在黏膜面可见灰黄色隆起的小病灶,中心部有针眼大小的溃疡。剖面可见口小底大的烧瓶样溃疡,底部通常在黏膜下层,有较广泛的坏死,而黏膜面上开口则较狭窄,溃疡边缘黏膜悬覆于溃疡面上,溃疡间的黏膜一般仍属正常或仅表现轻度卡他性炎症(图16-10)。如病灶继续扩大,邻近溃疡可在黏膜下层相互融合,可致表面黏膜大面积剥脱,形成边缘潜行的巨大溃疡。严重者可累及肠壁肌层,甚至造成肠穿孔,引起腹膜炎。在感染的慢性期,由于新旧病灶同时存在,坏死、溃疡、肉芽组织增生及瘢痕形成反复交错发生,可致黏膜增生形成息肉,最终可使肠黏膜完全失去正常形态。肠壁可因纤维组织增生而增厚变硬,甚至引起肠腔狭窄。有时可因肉芽组织增生过多,形成局限性包块,称为阿米巴肿,易被误诊为结肠癌。

(2)镜下所见:病变以组织的液化性坏死为主,炎性反应很轻微,通常仅见少量淋巴细胞和单核细胞(巨噬细胞)浸润。其中较大的溃疡常继发

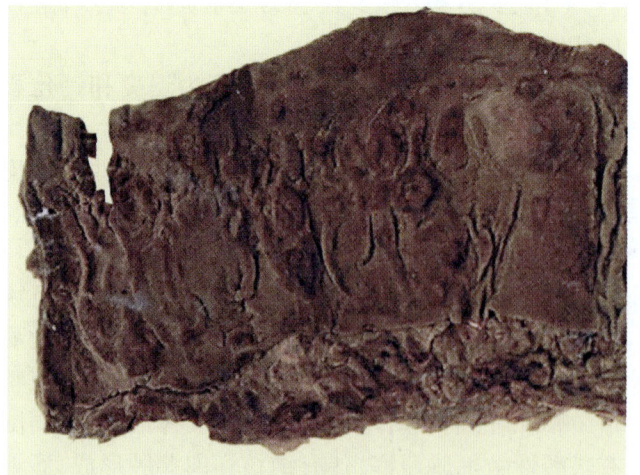

图16-10 阿米巴结肠炎病理标本

[引自人民卫生出版社《人体寄生虫学》第9版(ISBN 978-7-117-26660-4)数字内容:第二篇医学原虫学第九章叶足虫第一节溶组织内阿米巴]

细菌感染,而有数量不等的中性粒细胞浸润。阿米巴滋养体常成群或零星地存在于坏死组织与正常组织的交界处,有时也见于肠壁小静脉腔内。在组织切片上,阿米巴滋养体一般呈圆形,体形较巨噬细胞为大,直径 20~40μm,核小而圆,呈蓝紫色,直径 4~7μm,胞质内可见吞噬的红细胞、淋巴细胞或组织碎片等。在滋养体周围常有一空隙,可能因组织被溶解所致。

2. 阿米巴性肝脓肿病理变化 肝阿米巴病是最主要的肠外阿米巴病,以阿米巴肝脓肿(amebic liver abscess)最常见。大多发生于阿米巴痢疾发病后 1~3 个月内,一般是由于肠黏膜下或肌层的阿米巴滋养体侵入肠壁小静脉,经肝门静脉到达肝脏,或者直接进入腹腔而侵犯肝脏。阿米巴肝脓肿以单个为多见,亦可见多个,且多位于肝右叶。

(1)阿米巴肝脓肿样本肉眼观:脓肿大小不等,大者可几乎占据整个肝右叶。脓肿内容物呈咖啡色果酱样,由液化坏死物质和陈旧性血液混合而成,炎症反应不明显,脓肿壁上附有尚未彻底液化坏死的汇管区结缔组织、血管和胆管等,呈破絮状外观(图 16-11)。

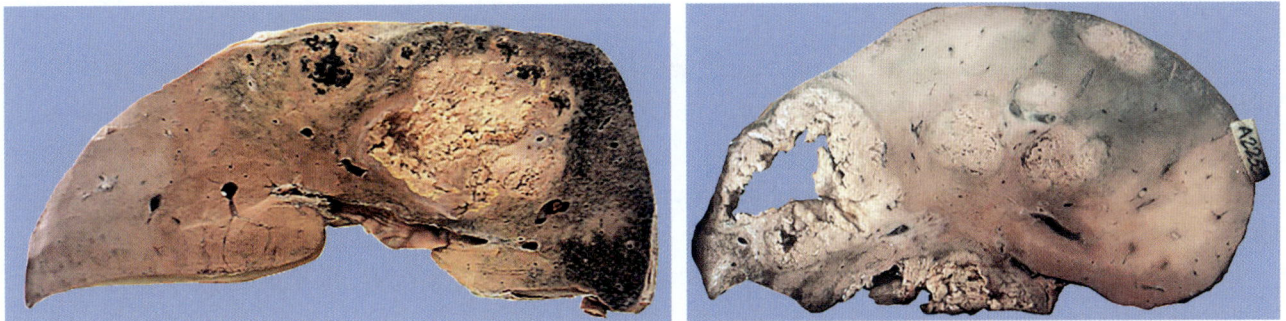

图 16-11 阿米巴肝脓肿病理标本

[引自人民卫生出版社《人体寄生虫学》第 9 版(ISBN 978-7-117-26660-4)数字内容:第二篇医学原虫学第九章叶足虫第一节溶组织内阿米巴]

(2)镜下所见:脓肿中央为坏死区,有均质的细颗粒状嗜酸性碎片和坏死的细胞残骸。坏死区外周有不同程度淋巴细胞、单核巨噬细胞及少量中性粒细胞和浆细胞浸润。大量成簇的阿米巴滋养体分布于肝细胞之间,滋养体较大,胞质疏松,有时可见被吞噬的红细胞。在坏死组织与正常组织交界处可查见溶组织内阿米巴滋养体,在血管周围及靠近外周正常肝组织有较多的虫体(图 16-12)。感染的慢性期和晚期可见坏死液化区脓肿中央嗜酸性无定形碎片。肉芽组织区与坏死液化区界线清楚,由大量成纤维细胞和

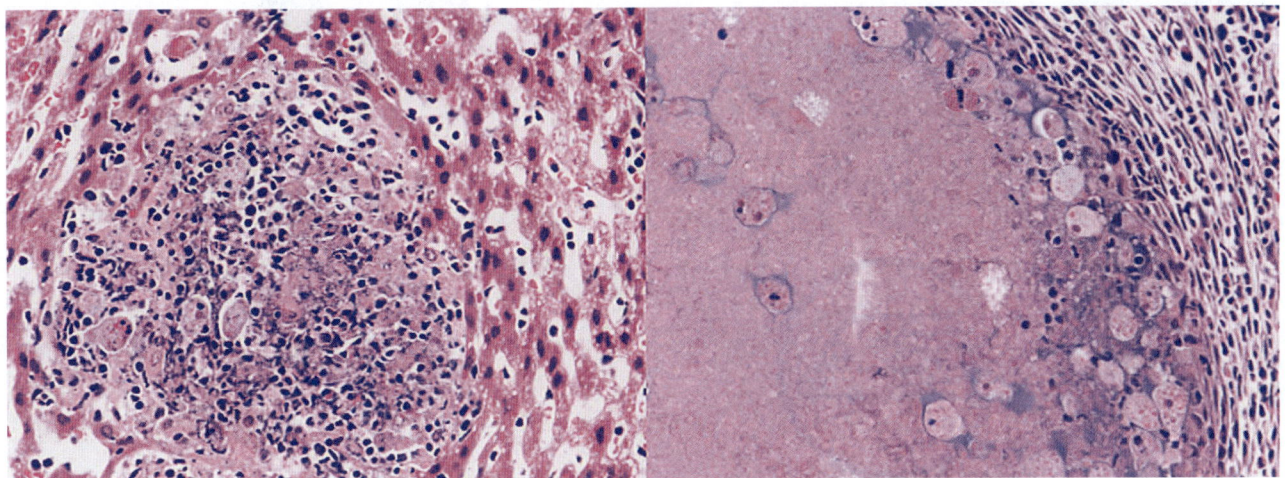

图 16-12 阿米巴肝脓肿病理切片(金黄地鼠动物模型,HE 染色)

[引自人民卫生出版社《人体寄生虫学》第 9 版(ISBN 978-7-117-26660-4)数字内容:第二篇医学原虫学第九章叶足虫第一节溶组织内阿米巴]

毛细血管形成肉芽组织,成纤维细胞间有大量阿米巴滋养体。肝细胞变性坏死呈散在或索状分布,大量炎症细胞浸润。有时见浸润细胞、多核巨细胞和滋养体形成不典型肉芽肿。外周肝组织区残存肝细胞排列紊乱,肝窦扩张充血,成纤维细胞和毛细血管增生,细胞浸润严重。

3. **阿米巴肺脓肿病理变化** 多数是由阿米巴肝脓肿穿过膈肌直接蔓延而来,少数亦可经血行播散而来。脓肿多位于右肺下叶,但不仅局限于右下肺,可累及两肺任何部位。脓肿腔内含咖啡色坏死液化物质,如破入支气管,坏死物质被排出后形成空洞,在坏死组织中可查见溶组织内阿米巴滋养体。患者临床表现与肺结核、肺炎等疾病相似,容易误诊。

4. **皮肤阿米巴病病理变化** 皮肤阿米巴病是溶组织内阿米巴感染的罕见临床表现。以腹壁皮肤和会阴部位多见。腹壁阿米巴溃疡则与肝脓肿引流或自然穿破的皮肤污染有关;会阴病变常因粪便污染皮肤引起,也可由性交引起。溃疡形状不规则,边缘厚,周围有红晕。不经治疗溃疡可由皮肤表浅而至深部组织破坏,基底为坏死肉芽组织和脓血性渗出物,疼痛而易出血,溶组织内阿米巴滋养体多位于溃疡基底部,在此部位刮拭活检,检出滋养体概率高。

(二)利什曼病

利什曼病(leishmaniasis)是由利什曼原虫感染引起的人畜共患寄生虫病。利什曼原虫属于动基体目,利什曼属。生活史包括前鞭毛体(promastigote)和无鞭毛体(amastigote)两个阶段,前者寄生于白蛉消化道内,后者寄生于人和脊椎动物的单核巨噬细胞内,通过白蛉吸血传播。寄生于人体的利什曼原虫可引起3种类型的利什曼病,即内脏利什曼病(visceral leishmaniasis)、皮肤利什曼病(cutaneous leishmaniasis)和皮肤黏膜利什曼病(mucocutaneous leishmaniasis)。本部分着重对3种利什曼病的病理变化进行介绍。

1. **内脏利什曼病病理变化** 内脏利什曼病患者皮肤常有暗的色素沉着,并有发热,故又称为黑热病,主要由杜氏利什曼原虫(*Leishmania donovani*)致病。患者的三大主要症状为长期不规则发热,脾、肝、淋巴结肿大和全血细胞减少性贫血。

(1)患者脾脏病理变化:脾切除标本肉眼可见被膜增厚,切面见脾脏红髓增多,白髓萎缩,呈暗红色(图16-13)。脾脏切片经HE染色后,间质内见较多组织细胞增生,以巨噬细胞和浆细胞增生为主,在巨噬细胞胞质内可见圆形或椭圆形蓝染病原体。

(2)骨髓穿刺涂片:经吉姆萨染液染色后可见椭圆形无鞭毛体,即利杜体(Leishmania-Donovan body,LD body),胞质呈淡蓝色,内有一大而明显的细胞核,呈深紫红色。核旁可见一个细小、杆状的动基体(图16-14)。

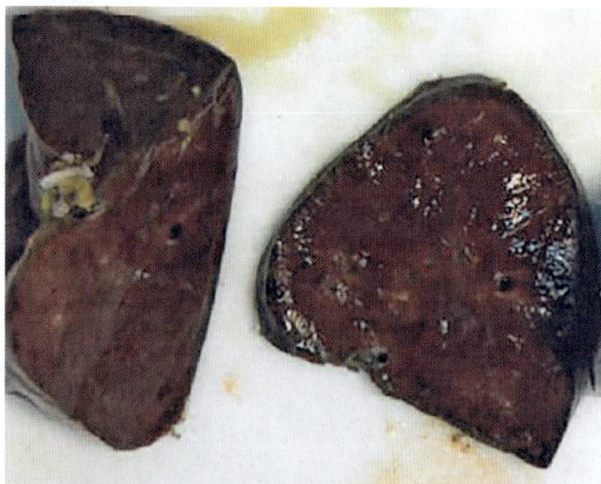

图16-13 感染杜氏利什曼原虫后切除的脾脏
(引自 郎博娟等)

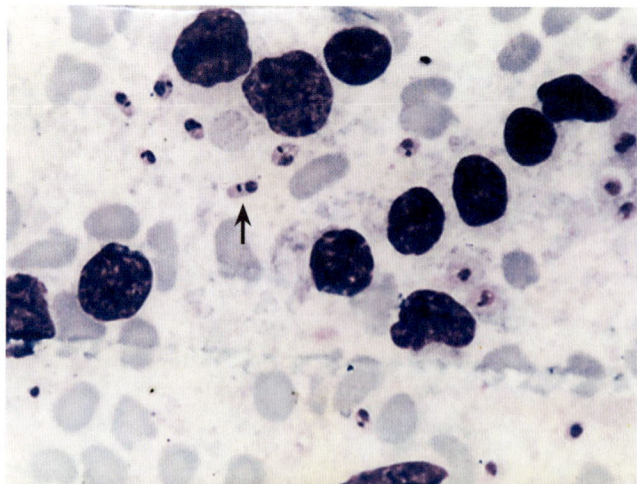

图16-14 杜氏利什曼原虫无鞭毛体(吉姆萨染色)
[引自人民卫生出版社《人体寄生虫学》第9版(ISBN 978-7-117-26660-4)数字内容:第二篇医学原虫学第十章鞭毛虫第一节杜氏利什曼原虫]

2. 皮肤利什曼病病理变化　根据入侵利什曼原虫的种类不同,皮肤利什曼病可分为硕大利什曼原虫所致皮肤利什曼病、热带利什曼原虫所致皮肤利什曼病(又称东方疖)、墨西哥利什曼原虫所致皮肤利什曼病(又称采胶工溃疡)、秘鲁利什曼原虫所致皮肤利什曼病(又称犹大疖)和埃塞俄比亚利什曼原虫所致皮肤利什曼病。皮肤利什曼病因入侵的利什曼原虫种类不同,宿主免疫系统的差异,皮损变化多样。杨元清等(1994)等对新疆克拉玛依流行地区 28 例皮肤利什曼病总结,其皮肤表现可分为丘疹或斑块、软结节或脓肿、溃疡、硬结节 4 种类型。

(1)丘疹或斑块型:为高出皮面的粟粒样或绿豆大小的半圆形或不规则形突起,色淡红或深红(图 16-15),组织病理学观察显示表皮结构较为完整,但其中的棘细胞层均有不同程度的肿胀,部分胞浆内还有空泡出现,真皮层内有成团或成片的巨噬细胞聚集,胞浆内均含有大量的什曼原虫,真皮层血管有扩张充血,组织有明显水肿及炎细胞浸润,其中以淋巴细胞较多,但亦见有中性粒细胞及嗜酸性粒细胞混杂其间,病灶内的胶原纤维均因原虫寄生而变性破坏,有的部位则基本消失。

(2)软性结节或脓肿型:为绿豆或黄豆大小向皮面凸出的圆形或卵圆形肿块,质较软,有的中央可见粟粒般大小的灰黄色或黄白色的脓头,其周还出现炎性红晕。组织病理学观察可见表皮显著萎缩或变薄,局部的真皮组织由于原虫繁殖而彻底破坏,其中可见到崩解的中性粒细胞及坏死的组织碎屑,病灶内的利什曼原虫大部变性或坏死,部分坏死组织已液化成为脓肿,相应部位的表皮因受到脓液的挤压而变得相当菲薄,病灶周围的真皮组织显示有充血、水肿及炎细胞浸润等病变,较丘疹或斑块型的为轻。

(3)溃疡型:为皮肤脓肿溃破后组织脱落的结果,溃疡呈火山口状,周围有淡色红晕,有的溃疡面上还有厚痂覆盖(图 16-16)。组织病理学观察显示皮肤有局部坏死脱落,并有典型的溃疡面形成,有的深及皮下层,残留于溃疡面的坏死物中,大多是利什曼原虫以及中性粒细胞为主的炎性细胞碎屑,在溃疡的边缘部分,除有肉芽组织形成外,还见邻近表皮棘细胞混浊肿胀,溃疡周围的真皮层内有充血、水肿及炎细胞浸润,但均较脓肿时期明显减轻,其中的利什曼原虫显著减少。

(4)硬性结节型:是向皮肤表面突起的、黄豆般大小的坚硬肿块,这种肿块常与皮肤有轻度粘连。组织病理学观察可见真皮的深浅部位均可发现有结节形成,结节内含有不同数量的成纤维细胞及上皮样细胞,亦见有淋巴细胞及浆细胞浸润,中性粒细胞及酸性粒细胞均属偶见,病灶内的利什曼原虫均明显减少或基本消失,真皮深部的结节内还可查见新生的小血管及多核巨细胞的形成,有的结节内有较多的血管出现,并示有内皮细胞的肿胀,有的则已演变成为没有细胞结构的瘢痕样病变,但

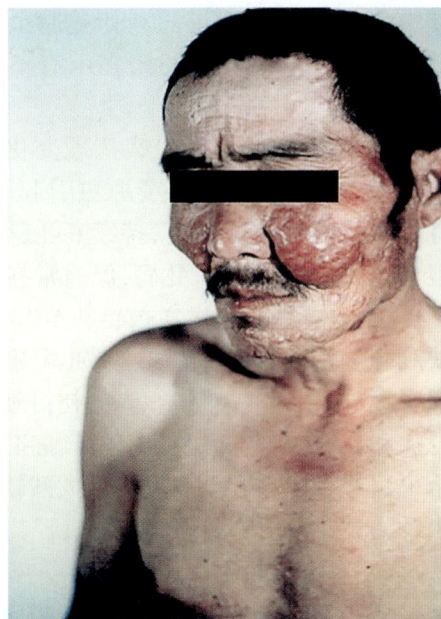

图 16-15　皮肤利什曼病患者照片(丘疹型)

[引自人民卫生出版社《人体寄生虫学》第 9 版(ISBN 978-7-117-26660-4)数字内容:第二篇医学原虫学第十章鞭毛虫第一节杜氏利什曼原虫]

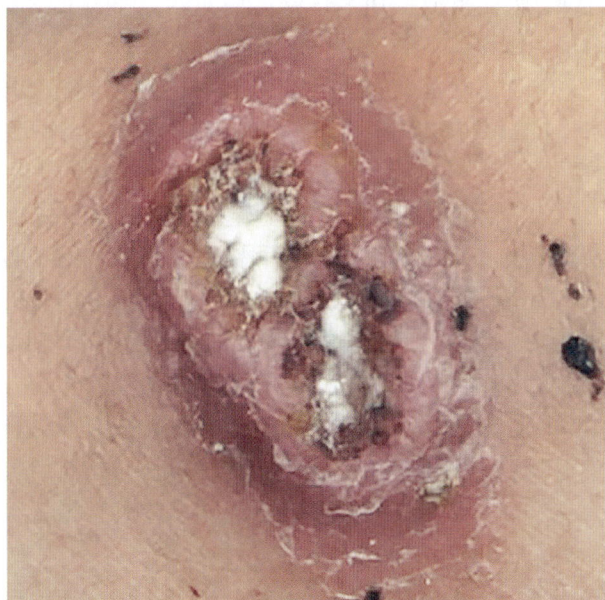

图 16-16　皮肤利什曼病患者照片(溃疡型)

(引自　何俊辰等)

其中仍可查见有零星的利什曼原虫。这型的皮肤表皮结构,除深部结节外,多示有不同程度的萎缩性变化。

3. 黏膜皮肤利什曼病病理变化 黏膜皮肤利什曼病主要由巴西利什曼原虫引起,感染后 2~3 个月出现原发性皮肤溃疡,持续 6~15 个月,溃疡病变很像单纯性皮肤利什曼病,但通常在原发性病变愈合后 1 年内,偶尔也可在数年甚至数十年后,黏膜皮肤利什曼病可转移到鼻黏膜,亦可累及面部、软腭、咽和喉等皮肤和黏膜组织。最初可观察到鼻黏膜有炎症和充血表现,随后可出现鼻黏膜溃疡和穿孔,甚至可引起鼻中隔和上颚发生巨大残缺而需作整形手术矫治(图 16-17)。

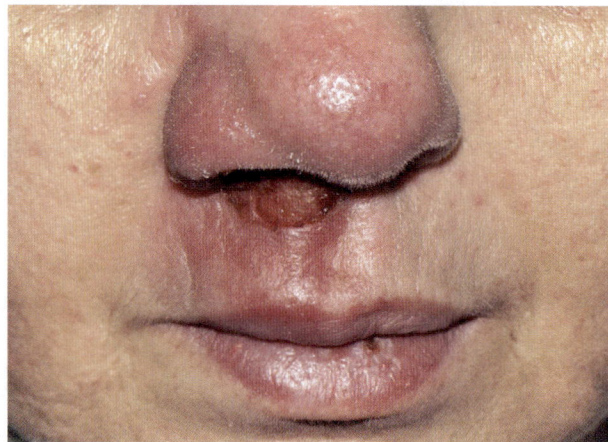

图 16-17 鼻黏膜利什曼病患者照片
(引自 Abadías-Granado I 等)

第十一节 寄生虫学特有免疫诊断技术

寄生虫学特有的免疫诊断技术主要包括尾蚴膜反应、环卵沉淀试验、环蚴沉淀试验和弓形虫染色试验。

一、尾蚴膜试验

尾蚴膜反应(cercarien hullen reaction,CHR)是血吸虫病免疫诊断技术之一。其基本原理:当尾蚴置于血吸虫病患者血清中时,尾蚴的分泌物、排泄物(ES 抗原)与血清中的特异性抗体相结合,在尾蚴周围形成透明而折光性强的膜状沉淀物,即为阳性反应;如尾蚴置于健康者血清中,因血清中无相应抗体,故不会在尾蚴周围形成透明膜,即为阴性反应。

(一)试验方法

1. 尾蚴的获取

(1)活体尾蚴的制备:将感染性钉螺置于盛有清水的试管(含 2~3 只钉螺)或小烧杯内(含 10 只左右钉螺),水面下放一块铜丝网或尼龙网,置于白炽灯光下,室温 20~25℃,经 2~4 小时即能观察到尾蚴逸出,用于后续尾蚴膜试验。

(2)冻干尾蚴的制备:用金属环挑取新鲜逸出的尾蚴,置于 1ml 小玻璃杯底面,直至铺满玻璃杯底面为止,然后将玻璃杯底面置于糊状的乙醇-干冰(约−70℃)中,使尾蚴速冻后,再进行真空干燥约 4 小时,最后将冻干尾蚴冷藏干燥保存,备用。冻干尾蚴保存于 4~6℃中,经 4 周~5 周,效价不减。

2. 操作方法 将受检血清(3 滴)置于凹玻片内,取冻干或活的血吸虫尾蚴 10~20 条置于血清中,覆以灭菌的盖玻片,用熔化的石蜡封边,置 20~25℃温箱中 3~4 小时后观察反应结果。

3. 反应标准

(1)阴性反应:尾蚴体表正常或仅出现颗粒状沉淀。

(2)阳性反应:

"+"在尾蚴体表的全部或局部形成一层不明显的薄而有折光的胶状膜,在低倍镜下即能观察到;

"++"在尾蚴体表形成一层较为明显的胶状膜,在低倍镜下易于辨认;

"+++"在尾蚴周围形成一层明显的胶状膜或套膜,在低倍镜下清晰可见。

4. 反应强度 以平均"+"表示。

$$平均"+"值 = \frac{1a + 2b + 3c}{尾蚴总数}$$

公式中 a,b,c 分别代表阳性反应为"+","++"和"+++"的尾蚴数。例:标本中尾蚴总数为 10 条,其中 3 条反应为"+",4 条反应为"++",3 条反应为"+++",其平均"+"值为:

$$\frac{(1 \times 3)+(2 \times 4)+(3 \times 3)}{10}=2$$

5. 注意事项

(1)活尾蚴逸出后不宜放置过久,应在 10 小时内用作试验。

(2)一般在受检者血清中加 10~20 条尾蚴较为适宜。

(3)血清在 4~8℃保存超过 4 天时,应添加 0.01ml 补体(2 只豚鼠的新鲜混合血清)。

(4)环境温度 >25℃时,可在血清中加入青霉素(5 000U/ml),防止细菌污染。

(5)观察结果时,应准确地识别阳性反应的尾蚴膜特征,并与非特异性反应(如尾蚴体表周围的沉淀)相区别。

(6)实验室每次挑取尾蚴的解剖针,必须在酒精灯上烧灼,并在清水中冷却后再用。

(7)盛过尾蚴的试验器皿,如试管、玻片等,需用碘酒或开水煮沸杀死尾蚴后再以清水洗净,备用。

(二)应用举例

尾蚴膜反应为 Vogel 及 Minnig 首先发现,称为 cercarian huellen reaction(CHR),并在 1949 年应用于诊断人体曼氏血吸虫病。其后,国内外学者有关资料多次报道尾蚴膜反应试验具有较高的敏感性和特异性,对血吸虫病具有早期诊断价值。裴洪康等(1958)应用尾蚴膜反应检测不同感染度家兔血清,结果显示在实验家兔接种后第 12 天,尾蚴膜试验反应即可呈阳性,感染后 14~31 天阳性率达 100%。反应开始出现和全部出现阳性日期的间距和感染度有关,感染度愈重则间距愈短。在犬体内,感染日本血吸虫尾蚴后,尾蚴膜试验最早亦可在感染后第 12 天呈阳性反应,均早于粪便孵化法。从动物实验结果来看,尾蚴膜实验具有早期诊断价值。郑志明等(1981)应用尾蚴膜反应(CHR)检测了 487 例疫区受检者血清,CHR阳性人数 75 例,阳性率为 15.4%。CHR 与皮试阳性符合率为 66.6%,与直肠活组织检查的阳性符合率为50.0%,与粪检阳性符合率为 14.5%。22 例 CHR 阴性者中 8 例直肠活组织检查阳性,直肠活组织检查阳性率为 36.4%。CHR 阴性反应 412 例中 5 人粪检阳性,粪检阳性率为 1.2%。29 例粪检、直肠活组织检查阳性者中,CHR 阴性反应 13 例,CHR 的假阴性率为 44.89%。这些结果表明,CHR 有一定的检出率,可用来筛选粪检、直肠活组织检查对象,提高粪检、直肠活组织检查的检出率,但 CHR 也有相当高的假阴性率,特别是对老疫区的慢性血吸虫患者。对急性血吸虫病治疗后的不同时间及不同治疗次数的慢性血吸虫病患者作了 CHR 的比较,差异无显著性,CHR 与急性血吸虫病治疗后的不同时间及慢性血吸虫病治疗次数无关。

二、环卵沉淀试验

环卵沉淀试验(circumoval precipitin test,COPT)为血吸虫病诊断特有的检测方法。当成熟血吸虫虫卵内毛蚴的分泌物、排泄物(即可溶性虫卵抗原 SEA)与待测血清中特异性抗血吸虫抗体相结合后,在虫卵周围出现特异性沉淀物,即为阳性反应。在未感染血吸虫受检血清中,因无抗血吸虫抗体存在,故在虫卵周围不出现特异性的沉淀物,即为阴性反应。沉淀物的形成取决于虫卵内分泌物、排泄物透过卵壳微孔的速度和透过部位的面积。

(一)试验方法

1. 血吸虫虫卵分离

(1)新鲜纯卵的收集和分离:选取 1.5~2kg 的家兔,接种 1 000~1 500 条尾蚴,饲养 42~45 天后,处死家兔,经解剖后,取肝脏,去除大血管、胆管及结缔组织,剪成碎块,置组织匀浆器中,加入适量生理盐水进行匀浆研磨,经 50~120 目/时分样筛过滤,滤渣再次捣碎制成匀浆,如上法过滤,滤液置沉淀杯内,沉淀 45分钟以上,倾去上层液,沉渣再用 2 000~2 500r/min 离心 3~5 分钟,离心管内容物分为 3 层,用毛细管吸去上层生理盐水及中层肝渣部分,留下管底金黄色虫卵部分,反复离心分层,直至呈现金黄色纯净虫卵为止。

然后用 130~150 目/吋尼龙绢过滤,滤渣即为纯卵,夏季分离虫卵时,可用冷却生理盐水或 1.0%~1.2% 盐水抑制毛蚴孵化。

(2)虫卵干粉的制备:取纯血吸虫卵 1 份,加 1.5% 甲醛溶液 10~30 份,作用 15 分钟,每隔 5 分钟搅拌 1 次,让其自然沉淀,弃去上层液,立即加入蒸馏水 10~30 份浸泡 5 分钟,重复 1 次后将沉淀的虫卵吸至直径 15mm 的小玻璃杯中,尽量吸去水分,然后将小玻璃杯置于糊状的乙醇-干冰中(约 −70℃),使虫卵速冻,将小玻璃杯置于盛硅胶的抽滤瓶中,于冰浴内进行真空干燥,4~6 小时,次日于室温中再真空干燥 2 小时,最后将干燥的虫卵分装于洁净的安瓿中,在真空条件下封口,置于 4~6℃ 干燥保存,备用。冰冻干燥虫卵的有效期在 6 个月以上。

(3)热处理超声干卵的制备:生理盐水在沸水浴中加热至 100℃ 后,将分离的新鲜虫卵悬液按照 1:50 的比例,徐徐滴入,边滴边搅。15 分钟后,取出加热虫卵,室温中使虫卵自然沉淀。冷却后,调换冷却生理盐水一次,保存于 4~6℃ 中,备用。先在玻璃杯中加入生理盐水 10ml,置于超声粉碎机上,选定适宜频率,调节电流,加入经加热处理的虫卵悬液 1ml,超声 2 分钟。将虫卵悬液吸至离心管内,室温中使虫卵自然沉淀,吸去上层液。用生理盐水换洗 2 次,每次自然沉淀 5 分钟。虫卵经洗涤后,吸去生理盐水,先加 95% 乙醇并用吸管搅拌,自然沉淀 10 分钟,吸去 95% 乙醇,再加无水乙醇、乙醚,分别重复上述步骤,最后吸去乙醚并将虫卵移入小玻璃杯中,置于 37℃。经 2 小时,即成松散状的干燥虫卵,分装于安瓿,室温保存,备用。

2. 操作方法

(1)石蜡密封法:先用融化的石蜡在洁净载玻片两端分别划两条相距 20mm 的蜡线,在蜡线之间加受检者血清 50~80μl,然后用三棱针挑取鲜卵或干卵约 100~150 个,加入血清中,混匀,加盖 22mm×22mm 盖玻片,四周用石蜡密封后,置于 37℃ 温箱中,反应 48 小时后,用低倍镜观察结果,必要时需观察 72 小时的反应结果。

(2)双面胶纸条法:取国产双面胶纸条(厚度约 300μm)一块,裁剪成 50mm×23mm 长条,用打孔器打两个相距约 1cm 的圆孔(直径 16mm)。将含有 50 个圆孔的胶纸条卷成一卷,备用。取洁净载玻片,编号。取双面胶纸条卷,剪含有 2 个圆孔的胶纸条,将粘胶面紧贴在载玻片上,使其于载玻片紧密粘牢。揭去双面胶另外一面覆盖纸,在圆孔内加入虫卵 100~150 个,然后加入 50μl 受检者血清,混匀。将 22mm×22mm 盖玻片细心地覆盖在双面胶上,使其与双面胶紧密粘合。将玻片置于 37℃ 温箱中,48~72 小时后观察结果。

(3)血吸虫干卵抗原片(或膜片)环卵沉淀试验:利用环卵抗原活性物质的耐热特性,将分离的纯卵超声和热处理,定量滴加,烤干固定于载玻片或预制的聚乙稀薄膜上。此种干卵膜片,保存时间较长(4℃ 半年),已有市售商品。试验时只需加入血清试样,湿盒孵育,判读结果与常规法相同。干卵膜片法还具有简化操作规程,提高虫卵抗原的规范要求,并可长期保存等优点。

3. 反应标准

(1)阴性反应:虫卵周围光滑,无沉淀物,或有小于 10μm 的泡状物沉淀。

(2)阳性反应:

"+"虫卵周围出现泡状、指状、片状折光性沉淀物的面积,小于虫卵面积的 1/4,细长卷曲的带状沉淀物小于虫卵的长径。

"++"虫卵周围出现泡状、指状、片状折光性沉淀物的面积,大于虫卵面积的 1/4,细长卷曲的带状沉淀物相当或超过虫卵的长径。

"+++"虫卵周围出现泡状、指状、片状折光性沉

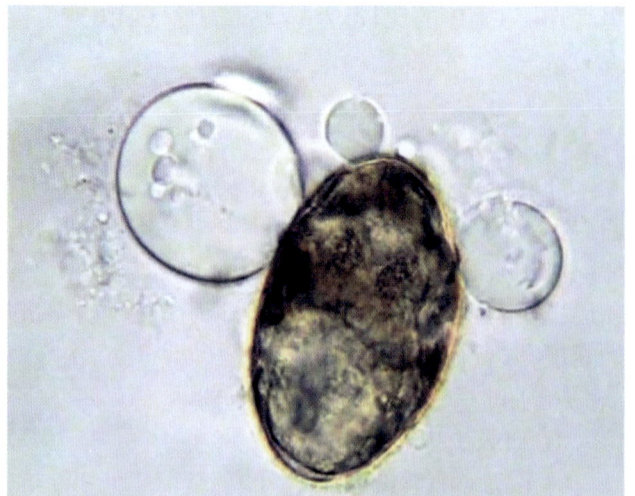

图 16-18 环卵沉淀试验阳性结果

[引自人民卫生出版社《人体寄生虫学》第 9 版(ISBN 978-7-117-26660-4)数字内容:第三篇医学蠕虫学第十三章吸虫第六节裂体吸虫(血吸虫)]

淀物的面积,大于虫卵面积的 1/2,细长卷曲的带状沉淀物相当于或超过虫卵长径的 2 倍(图 16-18)。

（3）环沉率:是指出现阳性反应的虫卵数占全片观察虫卵数的百分数。凡环沉率≥5% 者可报告为阳性(在基本消灭和消灭血吸虫病地区,环沉率≥3% 者可判为阳性),1%~4% 者为弱阳性。

(二) 应用举例

COPT 可作为诊断血吸虫病的血清学方法之一,也可用作临床考核疗效和血清流行病学调查及监测疫情。Oliver-Gonzalez(1954)最早应用 COPT 诊断曼氏血吸虫病,并获得较好结果,诊断阳性率达 100%,假阳性率为 8.3%。随着 COPT 应用抗原的制备成功,亦为该法的现场应用创造了条件。由于 COPT 操作烦琐、难以规范化以及反应结果易受影响等缺陷,亦限制了其现场应用。殷水龙等(1989)应用 DGS-COPT 和 CV-COPT 对比试验同时检测了 100 份日本血吸虫感染兔血清和 90 例日本血吸虫患者血清,两法的平均 "+" 值和平均环沉率之间,无显著的差异(t 值均 <2,P 值均 >0.05),表明 DGS-COPT 具有与 CV-COPT 相似的诊断效果,但 DGS-COPT 具有方法规范、操作简易、节省时间和工效高的优点,更易于商品化,促进该法在现场检查中的应用。1985 年全国血吸虫病研究委员会诊断专题组会议上确定了在基本消灭血吸虫病地区,必须将 COPT 列为首先应用的血清学诊断方法。虽然目前 COPT 在方法的操作和反应条件等方面已趋于标准化,但是,诸如虫卵抗原的批间差异难以消除,客观影响了 COPT 的应用。朱荫昌等(1989)先是对血吸虫虫卵得量进行了标准化研究,结果显示无论是冰冻干卵还是热超声干卵,感染后 45 天及 50 天的得量较其他组为高,但 COPT 的反应性则 45 天组虫卵较 50 天组虫卵为好。认为感染后 45 天剖杀实验兔收集虫卵,制备干卵抗原较为适宜。为进一步确定热超声干卵和冰冻干卵的检测结果,朱荫昌等(1990)进行了实验对比研究和在单盲条件下的现场验证。结果表明两者均具有较高的敏感性和特异性,可用于评价治愈疗效。二种抗原间各项比较均无显著的差异,均适合作为 COPT 试验的标准化抗原。但由于热超声干卵在制备时较简便,干卵周围较清洁,易于观察,似更适合作为 COPT 标准化抗原推广应用。周晓农等(1997)应用质控血清评估了 COPT 的现场查病质量,结果 24 个县共检测质控血清 1 147 份,平均检测阳性符合率(灵敏度)为 21.45%(0~50.0%),阴性符合率(特异度)为 84.36%(48.57%~100.0%),实际诊断符合率为 65.34%,期望诊断符合率为 59.61%,为评估现场 COPT 查病质量提供了依据。

三、环蚴沉淀试验

环蚴沉淀试验(circumlarval precipitin test,CLPT)是旋毛虫病特有的免疫诊断技术。

(一) 试验方法

1. 旋毛虫纯净幼虫提取　取含有旋毛虫幼虫猪肉,用剪刀剪成小块,经口喂食健康小白鼠,饲养 2 个月,解剖小白鼠,将全身各部肌肉绞碎,置三角烧瓶内,加人工消化液 37℃消化 10~18 小时,经过滤,反复水洗,离心沉淀收集纯净活幼虫。

2. 玻片法环蚴沉淀试验　用凹玻片或载玻片以消毒凡士林制成圆形小凹,直径约 1cm。每片取已消化好的幼虫 50~100 条放玻片圆形小凹中,加待检血清 1 滴(约 20μl)覆以盖玻片,放入湿盒中,37℃培养 24 小时后观察反应结果。以虫体口部或肛周出现透明凝块状或泡沫团块状沉淀物附着时为阳性结果,计算阳性率。

3. 胶纸条环蚴沉淀试验　采用国产市售双面胶纸,裁成 55mm×18mm 长条,打 2 个相距约 8mm 的圆孔(孔径 15mm),平贴于载玻片上。试验时揭去上面的覆盖纸,滴加纯净旋毛虫幼虫 50~100 条,再加 40~50μl 待检血清于圆孔中,覆以 22mm×22mm 盖玻片,使其与双面胶紧密贴合。将载玻片置于湿盒中,37℃孵育 72 小时后,观察反应结果。虫体口、肛周出现透明凝块状或泡沫团块状沉淀物为阳性反应,计算阳性率。

(二) 应用举例

旋毛虫病的诊断最可靠而准确的方法是从患者寄生部位的肌肉组织中找到旋毛虫幼虫,常用肌肉压片镜检或人工消化分离虫体等方法。但肌肉组织活检受到取材等方面的限制,受检者也有一定的痛苦。此外,感染早期及轻度感染者往往不易检出。故多年来国内外学者均致力于血清学诊断方法的研究并取得很大进展。宋铭忻等(1997)以玻片法环蚴沉淀试验检测了实验感染猪、犬旋毛虫的犬血清。结果犬血清在感染后第 3 周开始出现阳性反应,第 5 周阳性率达 100%,至感染后 10 周阳性率仍为 100%。结果表明该血清学检测方法用于诊断旋毛虫病具有较好的特异性和敏感性,操作简便易行,且具有早期诊断价值。刘文献等(2000)应用间接血凝试验(IHA)和胶纸条环蚴沉淀试验(GS-CLPT)检测感染旋毛虫豚鼠血清,阳性率分别为 100% 和 97.1%,其他对照血清二种方法均为阴性反应。同时观察了实验动物豚鼠感染前后血清抗体的变化,结果 IHA 在感染后第 1 周出现阳性,第 3 周达 90% 以上,第 5 周后为 100%;GS-CLPT 在感染后第 2 周出现阳性,第 4 周后阳性率达 90% 以上,表明两种方法用于旋毛虫病的诊断均具有较好的敏感性和特异性,并且有早期诊断价值。余礼军等(2009)采用玻片环蚴沉淀试验(S-CLPT)、斑点 ELISA(Dot-ELISA)和免疫酶染色试验(IEST)检测感染旋毛虫豚鼠血清 IgG 抗体,结果三种方法的阳性率分别为 97.3%、100% 和 97.4%,差异无统计学意义。用三种检测方法检测正常豚鼠血清、血吸虫病病兔血清、蛔虫患者血清、鞭毛虫患者血清和猪囊虫病患者血清 IgG 抗体,除 1 例蛔虫患者血清 IEST 出现假阳性反应外,其余血清的检测结果均为阴性反应,表明三种血清学诊断试验对旋毛虫病特异性 IgG 抗体的检测均具有较好的敏感性和特异性。

四、弓形虫染色试验

1948 年 Sabin 等首次应用染色试验(dye test,DT)检测弓形虫感染。该试验是弓形虫病特有的一种免疫反应,为补体介导的中和试验,具有良好的特异性、敏感性和重复性。其原理是:活弓形虫速殖子在有致活因子的参与下,与样本中特异性抗体相结合,使虫体表膜破坏而不为碱性亚甲蓝所染色。而与正常血清混合后,在 37℃孵育 1 小时或室温数小时后,大多数虫体失去原有的新月形特征,而变为圆形或椭圆形,此时若用碱性亚甲蓝染色则胞质深染。

(一) 试验方法

1. 辅助因子的制备 取正常人全血,分离血清,取 0.1ml 正常人血清与 0.1ml 弓形虫速殖子悬液混合,于 37℃孵育 1 小时,加入碱性亚甲蓝液 0.1ml,室温中放置 5~10 分钟,取悬液在高倍镜下观察计数 100 个虫体,有 95% 以上虫体被碱性亚甲蓝染色,该血清方可使用,分装后置 -20℃备用。

2. 弓形虫速殖子悬液的制备 用弓形虫速殖子经腹腔感染小鼠,3 天后抽取腹腔液,以生理盐水离心(3 000r/min,10 分钟)3 次,收集纯净虫体,用含辅助因子的血清稀释后,将虫液调至约 50 个虫体/高倍视野。

3. 碱性亚甲蓝溶液 将亚甲蓝 10g,溶于 100ml 浓度为 95% 的酒精内,制成饱和酒精溶液,过滤后取 3ml 再与 10ml 临时配制的碱性缓冲液(pH 11.0)混合。

4. 待检血清的处理 人血清经 56℃、30 分钟灭活,动物血清经 60℃、30 分钟灭活,-20℃保存待检。被检血清按照 4 倍稀释,每份血清做 1∶16、1∶64 和 1∶256 三个稀释度,每支反应管含稀释血清 0.1ml。

5. 操作方法 向阴性对照、阳性对照和待检血清各稀释管中(每管含稀释血清 0.1ml)加弓形虫速殖子悬液 0.1ml,置 37℃水浴 1 小时。自水浴中取出试管,每支试管加碱性亚甲蓝溶液 0.1ml,室温放置 5~10 分钟,自每管取悬液 1 滴镜检。

6. 结果判定 判断被测血清之前,先观察对照组各管。阴性对照中,染色虫体数目不低于 95%,阳性血清的滴度应不变,否则试验无效。镜下计数 100 个弓形虫速殖子,统计着色和不着色速殖子比例数。以能使 50% 弓形虫不着色的血清最高稀释度为该血清染色试验阳性效价。≥1∶8 为隐性感染,1∶256 为活动性感染,≥1∶1 024 为急性感染。重复测定,效价上升 4~8 倍则有确诊价值。如母亲和小儿的血清抗体效价均 >1∶256 是先天性感染的可靠诊断依据。初生婴儿的抗体可来自母体,如 4 个月后重复检查,抗体效价仍高可确定为感染。

(二) 应用举例

赵恒梅等(1991)应用染色试验对 11 份弓形虫阳性兔血清和 34 份弓形虫患者的血清进行检测,发现阳性率分别为 100% 和 94.1%,并与血吸虫病、肺吸虫病、疟疾等均无交叉反应。染色试验由于其特异性强、敏感性高等优势曾被称为最有价值的检测方法,在早期的诊断中被广泛使用。但此方法使用的弓形虫抗原必须为活体,存在着巨大的危险性,因此使用具有局限性。Udonsom 等(2010)应用常规 DT 和间接免疫荧光抗体试验(indirect fluorescent antibody test,IFAT)检测了 210 份人血清样本,发现利用从小鼠体内获得的速殖子,DT 试验检测的检出率为 4.3%,IFAT 检出率为 3.8%。而利用从体外培养的速殖子检测显示,DT 和 IFAT 方法的检出率均为 2.8%。Oncel 等(2005)应用 DT 和乳胶凝集试验(LAT)对从亚洛瓦 2 个地区的 63 只大于 1 岁的绵羊收集的血清进行了抗弓形虫抗体测试,在所测试的 63 个样品中,DT 检测出 42 例阳性血清(66.66%),LAT 检测出 41 个(65.08%)阳性血清。试验中 DT 为主要参考方法。所以,即使免疫学检测方法逐年增多,DT 法仍然是检测弓形虫病的有效手段。

第十二节 其他免疫学诊断技术

随着时代的不断进步,越来越多的科学技术手段被应用于寄生虫病的诊断中,本节着重介绍免疫荧光组织化学技术、PCR-ELISA 和免疫电镜技术。

一、免疫组织荧光技术

免疫荧光技术(immunofluorescence technique)是标记免疫技术中发展最早的一种。它是在免疫学、生物化学和显微镜技术的基础上建立起来的一项技术。Coons 等于 1941 年首次采用荧光素进行标记抗体获得成功。经过几十年的发展,该技术已相当成熟。用荧光抗体示踪或检查相应抗原的方法称荧光抗体法。用已知的荧光抗原标记物示踪或检查相应抗体的方法称荧光抗原法。这两种方法总称免疫荧光技术。在实际工作中荧光抗原技术很少应用,所以人们习惯将荧光抗体技术称为免疫荧光技术。免疫荧光组织化学技术是采用免疫荧光技术检测待测组织或细胞标本中的靶抗原(或抗体),形成的抗原抗体复合物上带有荧光素,在荧光显微镜下,可以分辨出抗原(或抗体)的所在位置及其性质,并可利用荧光定量技术计算其含量,以达到对抗原(或抗体)物质定位、定性和定量测定的目的。

免疫荧光组织化学是根据抗原抗体反应的原理,先将已知的抗原或抗体标记上荧光素,再用这种荧光抗体(或抗原)作为探针检查细胞或组织内的相应抗原(或抗体)。在组织或细胞中形成的抗原抗体复合物上含有标记的荧光素,荧光素受激发光的照射,由低能态进入高能态,而高能态的电子是不稳定的,以辐射光量子的形式释放能量后,再回到原来的低能态,这时发出明亮的荧光(黄绿色或橘红色),利用荧光显微镜可以看见荧光所在的细胞或组织,从而确定抗原或抗体的性质和定位,以及利用定量技术测定含量。

(一)试验方法

免疫荧光组织化学分直接法、间接法和补体法。

1. 直接法

(1)检查抗原方法:这是最简便、快速的方法,用已知特异性抗体与荧光素结合,制成特异性荧光抗体,直接用于细胞或组织抗原的检查。此法特异性强,常用于肾穿刺,皮肤活检和病原体检查,其缺点是一种荧光抗体只能检查一种抗原,敏感性较差。

(2)检查抗体方法:将抗原标记上荧光素,用此荧光抗原与细胞或组织内相应抗体反应,而将抗体在原位检测出来。

2. 间接法

(1)检查抗体(夹心法)方法:此法是先用特异性抗原与细胞或组织内抗体反应,再用此抗原的特异性荧光抗体与结合在细胞内抗体上的抗原相结合,抗原夹在细胞抗体与荧光抗体之间,故称夹心法。

(2)检查抗体方法:用已知抗原细胞或组织切片,加上待检血清,如果血清含有切片中某种抗原的抗体,抗体结合在抗原上,再用间接荧光抗体(抗种属特异性 IgG 荧光抗体)与结合在抗原上的抗体反应,在荧光显微镜下可见抗原抗体反应部位呈现明亮的特异性荧光。此法是检验血清中自身抗体和多种病原体抗体的重要手段。

(3)检查抗原法:此法是直接法的重要改进,先用特异性抗体与细胞标本反应,随后用缓冲盐水洗去未与抗原结合的抗体,再用间接荧光抗体与结合在抗原上的抗体结合,形成抗原-抗体-荧光抗体的复合物。同直接法相比荧光亮度可增强 3 或 4 倍。此法除灵敏性高外,它只需要制备一种种属间接荧光抗体,可以适用于同一种属产生的多种第一抗体的标记显示,这是现在最广泛应用的技术。

3. 补体法

（1）直接检查组织内免疫复合物方法：用抗补体 C3 荧光抗体直接作用于组织切片，与其中结合在抗原抗体复合物上的补体反应，而形成抗原-抗体-补体——抗补体荧光抗体复合物，在荧光显微镜下呈现阳性荧光的部位就是免疫复合物上补体存在处，此法常用于肾穿刺组织活检诊断等。

（2）间接检查组织内抗原方法：常将新鲜补体与第一抗体混合同时加在抗原标本切片上，经 37℃孵育后，如发生抗原抗体反应，补体就结合在此复合物上，再用抗补体荧光抗体与结合的补体反应，形成抗原-抗体-补体-荧光抗体的复合物，此法优点是只需一种荧光抗体可适用于各种不同种属来源的第一抗体的检查。

4. 双重免疫荧光组织化学标记方法 在同一组织标本上需要同时检查两种抗原时要进行双重荧光染色，一般均采用直接法，将两种荧光抗体（如抗 A 和抗 B）以适当比例混合，加在标本上孵育后，按直接法洗去未结合的荧光抗体，抗 A 抗体用异硫氰酸荧光素标记，发黄绿色荧光；抗 B 抗体用 TMRITC 或 RB200 标记，发红色荧光，可以明确显示两种抗原的定位。

（二）应用举例

以间接免疫荧光组织化学法检测抗体为例，介绍其基本原理和操作步骤。该法染色步骤分为两步，第一步，用未知未标记的抗体（待检标本）加到已知抗原标本上，在湿盒中 37℃保温 30 分钟，使抗原抗体充分结合，然后洗涤，除去未结合的抗体。第二步，加上荧光标记的抗球蛋白抗体或抗 IgG、IgM 抗体。如果第一步发生了抗原抗体反应，标记的抗球蛋白抗体就会和已结合抗原的抗体进一步结合，从而可鉴定未知抗体。

1. 试剂与仪器

（1）磷酸盐缓冲液（PBS）：0.01mol/L，pH7.4。

（2）荧光标记的抗人球蛋白抗体：以 0.01mol/L，pH7.4 的 PBS 进行稀释。

（3）搪瓷桶三只（内有 0.01mol/L，pH7.4 的 PBS 1 500ml）。

（4）有盖搪瓷盒一只（内铺一层浸湿的纱布垫）。

（5）荧光显微镜。

（6）玻片架。

（7）滤纸。

（8）37℃温箱等。

2. 实验步骤

（1）滴加 0.01mol/L，pH7.4 的 PBS 于已知抗原标本片，10 分钟后弃去，使标本片保持一定湿度。

（2）滴加以 0.01mol/L，pH7.4 的 PBS 适当稀释的待检抗体标本，覆盖已知抗原标本片。将玻片置于有盖湿盒内，37℃保温 30 分钟。

（3）取出玻片，置于玻片架上，先用 0.01mol/L，pH7.4 的 PBS 冲洗 1~2 次，然后按顺序过 0.01mol/L，pH7.4 的 PBS 三缸浸泡，每缸 5 分钟，不时振荡。

（4）取出玻片，用滤纸吸去多余水分，但不使标本干燥，滴加一滴一定稀释度的荧光标记的抗人球蛋白抗体。

（5）将玻片平放在有盖湿盒内，37℃保温 30 分钟。

（6）重复操作（3）。

（7）取出玻片，用滤纸吸去多余水分，滴加一滴缓冲甘油，再覆以盖玻片。

（8）荧光显微镜高倍视野下观察，判定结果：

"−"无荧光；

"±"极弱的可疑荧光；

"+"荧光较弱，但清楚可见；

"++"荧光明亮；

"+++"~"++++"荧光闪亮。

待检标本特异性荧光染色强度达 "++" 以上,而各种对照显示为 "±" 或 "–",即可判定为阳性。

3. 注意事项

(1)荧光染色后一般在 1 小时内完成观察,或于 4℃保存 4 小时,时间过长,会使荧光减弱。

(2)每次试验时,需设置以下三种对照:

1)阳性对照:阳性血清 + 荧光标记物。

2)阴性对照:阴性血清 + 荧光标记物。

3)荧光标记物对照:PBS+ 荧光标记物。

(3)已知抗原标本片需在操作的各个步骤中,始终保持湿润,避免干燥。

(4)所滴加的待检抗体标本或荧光标记物,应始终保持在已知抗原标本片上,避免因放置不平使液体流失,从而造成非特异性荧光染色。

二、PCR-ELISA 技术

聚合酶链反应(PCR)技术自诞生以来,在各个领域都得到了广泛应用。传统检测 PCR 扩增产物的方法主要是琼脂糖凝胶电泳荧光显色法,以定性检测为主,只能进行粗略的半定量,易产生假阴性和假阳性结果。由于固相捕获技术的成熟和应用,尤其是酶联免疫吸附试验(ELISA)的应用,为核酸定量检测提供了新思路,应用固相捕获的 PCR 定量技术应运而生。PCR-ELISA 技术是一种在酶标板上对 PCR 产物进行的快速、非放射性检测方法,其原理是在做 PCR 扩增时应用生物素(biotin)标记的引物,这样 PCR 扩增产物就可结合到亲和素(avidin)包被的酶标板上,再用地高辛标记的探针与 PCR 产物杂交,然后就利用抗地高辛抗体产生的酶联反应定量检测 PCR 产物。

(一)试验方法:

1. PCR 扩增　按基本 PCR 技术做 DNA 扩增,只是其中一条引物的 5' 端需用生物素或地高辛、荧光素等标记物标记。通常可在 DNA 合成仪上直接合成 5' 端带生物素标记的引物。

2. 地高辛标记的探针与 PCR 产物杂交　取 $0.1\mu g$ 地高辛标记的 DNA 探针,稀释于 $90\mu l$ 50mmol/L Tris-HCl(pH8.3)+80mmol/L KCl 中。取 $10\mu l$ PCR 产物加到管中,加热至 90℃,缓慢冷却至 67℃,离心 1 秒,置 52℃水浴保温 1 小时。

3. 将杂交产物固定到酶标板上

(1)可用商品供应的亲和素包被的酶标板,亦可用普通酶标板按常规方法包被亲和素。

(2)每孔加 $100\mu l$ 封闭液(含 10mg/ml BSA,1mg/ml 鱼精 DNA 的 PBS),室温放置 1 小时,PBST 洗板 3~4 次。

(3)将地高辛探针杂交的 PCR 产物直接加到酶标孔中,室温孵育 1 小时,PBST 洗 3~4 次。

4. ELISA 检测

(1)将抗地高辛抗体稀释于 PBS 中,每孔 $100\mu l$,37℃孵育 0.5~1 小时,PBST 洗 3~4 次。

(2)将酶标记二抗稀释于 PBS 中,每孔 $100\mu l$,37℃孵育 30 分钟,PBST 洗 3~4 次。

(3)每孔加 $100\mu l$ 酶底物,在颜色适合后,以 2mol/L H_2SO_4 终止反应。

(4)在酶标仪上测定 OD 值。

5. PCR-ELISA 的技术应用要点

(1)PCR 扩增是 PCR-ELISA 反应的限速步骤,因此,PCR 扩增体系的优化至关重要。如果反应条件不合适,会导致引物二聚体增多,假阳性反应增加。

(2)避免污染 PCR-ELISA 在扩增之后又要进行 ELISA 反应,而 ELISA 的洗板过程,很容易产生污染引起假阳性。为减小污染,一定要严格分区隔离,以避免污染。同时,使用 dUTP 与 UNG 酶也可以在一定程度上减小污染的影响。

(二)应用举例

张龙兴等(1998)针对疟原虫 SSUr-RNA 基因保守序列,设计并合成一对通用引物用于检测恶性疟原虫和间日疟原虫,其中一条引物的 5' 端加以生物素标记。经 PCR 扩增后,携带有生物素的扩增产物与先期包被于 ELISA 板上的亲和素结合,再与恶性疟原虫、间日疟原虫特异性荧光素标记的寡核苷酸探针分别杂交,再经底物显色等步骤,使 PCR 产物得以半定量地检出。结果显示该法检测恶性疟原虫和间日疟原虫的最低原虫密度阈值分别为 4 和 10 个原虫/μl 血(取血 20μl),且该法检测两种疟原虫未发现交叉反应。李健等(2006)将生物素标记的 PCR 产物与地高辛标记的特异性探针杂交,通过酶免疫显色反应测出吸光度(A 450nm)值,判断弓形虫的感染情况,结果显示该方法的检测阈值为 20fg 弓形虫 DNA,灵敏度为电泳法的 10 倍,并且与人、小鼠、疟原虫和旋毛虫 DNA 均无交叉反应,表明所建立的 PCR-ELISA 法是一种快速、敏感、特异、稳定的检测方法,可用于临床弓形虫病的诊断。

三、免疫电镜技术

免疫电镜技术(immunoelectron microscope,IEM)是免疫化学技术与电镜技术相结合的产物,是将抗原抗体反应的特异性与电子显微镜的高分辨率相结合,在亚细胞和超微结构水平上对抗原物质进行定位分析的一种高度精确、灵敏的方法。特异性抗体(或抗原)用铁蛋白、酶、胶体金等标记后使之与组织超薄切片中的抗原(或抗体)结合,在电镜下可观察到标记物所在位置,即为抗原抗体反应的部位。根据标记方法的不同,分为凝集素电镜标记技术、免疫铁蛋白技术、免疫酶标技术和免疫胶体金技术,其中应用较多的是胶体金技术。免疫电镜的应用,使得抗原和抗体定位的研究进入到亚细胞的水平。

(一)试验方法

无论采用哪种标记物,免疫电镜技术的基本程序都大致相同,均包括抗原的固定、包埋、切片、染色及观察。

1. 组织固定　同常规免疫组化。固定的原则是既要保存良好的细胞超微结构,又要保持组织的抗原性。

2. 组织包埋　包括树脂包埋和低温包埋,常用低温包埋。树脂包埋剂多为环氧树脂,低温包埋剂多为乙烯系列化合物,如:Lowicryls(丙烯盐酸和甲基丙烯盐酸的混合物)、LR white 和 LR gold(混合的丙烯酸单体)等,其特点是能允许部分水的存在,不需要完全脱水。

3. 组织切片　制备常规超薄切片,有条件的亦可制备冰冻超薄切片。

4. 染色　免疫电镜的染色主要指免疫染色,将组织切片依次滴以抗血清或浮于抗血清中,是抗原抗体在室温或 37℃ 充分进行反应。免疫染色的原则是注意增强特异性染色,尽量减少或消除非特异性染色。因此,应根据不同标记物及其染色原理、应用范围、染色程序等选择合适的染色条件及步骤,阻断非特异性反应。电镜染色用铀、铅染色,可根据实验要求选择单染、双染或不染。下面以胶体金标记免疫电镜技术为例,详述其操作流程。

胶体金标记法是 Faulk 和 Taylor(1971)提出的,并首先用于免疫电镜。它是利用胶体金在碱性环境中带有负电的性质,使其与抗体相吸附,从而将抗体标记。当用胶体金标记的抗体与抗原反应时,在光镜下胶体金液呈现鲜艳的樱红色,不需加外进行染色。在电镜下,胶体金颗粒具有很高的电子密度,清晰可辨。因此,胶体金标记免疫电镜技术近年来被成功地应用于生物学的各个方面,并取得了可喜的进展,解决了一些过去未能解决的问题。胶体金标记抗体技术在电镜水平应用有许多优点:首先,不需用 H_2O_2 等损伤微细结构的处理步骤,对微细结构的影响较少。其次,胶体金颗粒具有很高的电子密度,在电镜下胶体金颗粒清晰可辨,易于与其他免疫产物相区别。因此,胶体金标记法还可以和酶标记法相结合进行双重或多重染色的超微结构定位。由于胶体金具有强烈的继发电子的能力,因此,不仅可以用于透射电镜的超薄切片观察,也可以用于扫描电镜对细胞表面的抗原、受体进行标记定位观察。胶体金液体无毒性,对人体无损伤。

电镜水平的免疫金染色法:

应用于电镜水平的免疫法,可分为包埋前染色和包埋后染色,由于包埋前染色对细胞膜的穿透性差,一般只用于细胞表面的抗原标记,如需穿透细胞膜,则需辅以冻融法或加入 Triton X-100、皂素等活性剂,后者会加重细胞超微结构的破坏,因此,现较普遍采用包埋后染色,现分别介绍如下:

1. 包埋后染色　组织经固定、树脂包埋、超薄切片后再进行染色,优点是渐变可靠,可重复性高,但抗原性在处理过程中可能被破坏,为改善这种状况,常需要提高醛类固定剂的浓度,延长固定时间,还可选用低温包埋剂。过碘酸-赖氨酸-多聚甲醛(PLP)固定液对抗原性的保存较好。

(1)超薄切片厚50~70nm,载于200~300目网孔的镍网上。

(2)置于1% H_2O_2 中处理10分钟至1小时(视树脂的硬度和切片的厚度而定),以去除锇酸和增进树脂穿透性,利于抗体进入。如切片很薄或于低温包埋时,此步可省略。操作时,滴入1%H_2O_2液1滴于蜡板上,将网的载片面轻浮于液滴上。对中枢神经系统切片,有主张以1%过碘酸钾(KIO_4)代替 H_2O_2。

(3)双蒸水洗3次,每次10分钟。第1和2次洗涤浮于液滴上,第3次以盛双蒸水的注射器沿镍网面冲洗,水流应有适当压力,但不宜过高强,用滤纸在网缘将水吸干。

(4)浮于正常羊血清(1:50~1:100)滴上,室温30~60分钟,以饱和固定剂中的游离醛基占据非特异性结合部位。

(5)PBS漂洗3分钟,洗1次(也可不洗)。

(6)滤纸吸干,孵育于第一抗体血清滴上,先室温预孵1小时,再置于4℃24~36小时。

(7)PBS漂洗3分钟,3次。

(8)PBS(内含1%的牛血清白蛋白)pH8.2中,5分钟,此步为胶体金结合作准备。

(9)加入适当稀释的胶体金标记抗体液(1:30~1:100),淡红色为适宜稀释液,室温孵育10分钟至1小时或4℃放置20小时。

(10)双蒸水洗3分钟,洗3次。

如作双重染色,则应将镍网翻过来,用另一类抗体血清,重复上述步骤(2)~(10)。

(11)5%醋酸铀(双蒸水配制)染5分钟,然后用双蒸水洗涤3次。

(12)枸橼酸铅(或醋酸铅)染色5分钟,双蒸水洗净。

(13)电镜观察。

2. 包埋前染色

(1)组织经过适当固定,为增强细胞穿透性,可在固定液中加入皂角素(saponin),使其浓度为0.01%,经含皂角认固定剂处理5~8分钟后,应用0.01mol/l PBS Ph7.4冲洗12小时左右,中间换洗3~4次。

(2)组织切片贴于明胶涂抹的坡片上,细胞可制成混悬液,用离心法操作或制成涂片。

(3)0.05mol/LPBS pH7.4洗3分钟。

(4)以1:5稀释的正常羊血清处理切片30分钟(室温),以阻断非特异性吸附。

(5)滴加适当稀释的一抗,4℃孵育20小时后,室温放置2小时或过夜。

(6)0.05mol/L TBS pH7.4洗3分钟×3次。

(7)0.02mol/L TBS pH8.2洗3分钟×3次,为与胶体金结合作准备。

(8)再次阻断非特异性吸附,同(4)。

(9)以胶体金标记的二抗(工作浓度1:40左右)在室温下孵育1小时。

(10)0.02mol/L TBS pH8.2洗3次,每次洗涤3分钟。

(11)0.05mol/L TBS pH7.4洗3次,每次洗涤3分钟。

(12)1%锇酸(0.1mol/L PBS溶液配制)固定1小时。

(13)双蒸水洗涤15分钟。

(14)常规系列酒精或丙酮脱水,包埋、超薄切片。

(15)枸橼酸铅对照染色,电镜观察。

为减少非特异性染色,有的实验室倾向在TBS中加入1%小牛血清白蛋白(Bovine Serum Albumin,BSA)。理想的免疫金染色切片,背景应清洁,无残留的胶体金或其他无机盐颗粒,胶体金颗粒集中在抗原、抗体反应部位。要获得理想的免疫金染色切片,需注意的因素很多,其中主要的如:①抗体血清的高度特异性和亲和力;②待检组织应有较高浓度的抗原;③洗涤液的清洁度,冲洗的彻底程度以及整个过程中应用的各种器皿的清洁度等;④所有溶液最好用微孔滤过器过滤,滤膜孔径0.2~0.45μm,所有器皿应清洁和专用。整个操作过程应在湿盒内进行,以使载网保持湿润。

（二）应用举例

1. **铁蛋白标记免疫电镜技术** 铁蛋白（ferritin，Fn）是直径为 12~14nm 的球形蛋白，通过双功能交联剂可与抗体、SPA 等共价结合，在电镜下 Fn 很容易和其他粒子相区别，显像清晰。但由于 Fn 的分子量太大，难以透过细胞膜和组织，只适用于细胞表面抗原的定位，而且其染色标本只适合于电镜观察，不能用普通光学显微镜观察。

2. **酶标记免疫电镜技术** 目前最常用的是以辣根过氧化物酶（HRP）标记抗体，然后通过底物系统被酶分解的显色反应，来显示抗原抗体的反应部位。HRP 的分子量比铁蛋白小近 20 倍，酶标记抗体较易透过经适当处理后的组织和细胞膜，能用于定位细胞内抗原。但酶反应产物的分辨率不如铁蛋白、胶体金等颗粒性标记物高。

3. **胶体金标记免疫电镜技术** 胶体金是当前免疫电镜工作者最感兴趣的标记物。胶体金是氯金酸（HAuCl$_4$）的水溶胶颗粒，在电镜下比铁蛋电颗粒更致密，易于辨认，定位也比酶标记精确。胶体金容易和多种大分子物质，包括抗体、蛋白 A、凝集素等结合。使用不同直径的胶体金颗粒制备标记物，可以在同一标本片上显示两种或多种抗原物质，即所谓双标记或多标记。胶体金标记物还可代替铁蛋白作为扫描免疫电镜和冷冻蚀刻免疫电镜的标记物。

（夏超明 许 静）

参 考 文 献

[1] 何俊辰,王绍瑜,王中江,等.DNA-病原微生物宏基因组检测输入性皮肤利什曼病 1 例[J].中国寄生虫学与寄生虫病杂志,2021,39(2):271-272.

[2] 郎博娟,胡余昌,周小鸽,等.内脏利什曼病 3 例临床病理分析[J].临床与实验病理学杂志,2021,37(4):472-474.

[3] 宋丽君,殷旭,王玠,等.日本血吸虫虫卵排泄分泌物中具有诊断价值的抗原分子的初步鉴定[J].中国病原生物学杂志,2020,15(3):311-316.

[4] 付益修,孔庆明,郑斌,等.基于纳米抗体和石墨烯/金复合材料的免疫传感器检测日本血吸虫循环抗原的研究[J].寄生虫与医学昆虫学报,2017,24(2):70-78.

[5] 宫枫举,蒋蔚,陈永军,等.双抗体夹心 ABC-ELISA 检测弓形虫循环抗原方法的建立[J].畜牧与兽医,2017,49(1):65-70.

[6] 黄赟,黄仕辉,唐蓉.皮肤点刺试验及粉尘螨滴剂治疗结果分析[J].吉林医学,2016,37(9):2168-2170.

[7] 李朝品,赵蓓蓓,湛孝东.屋尘螨 1 类变应原 T 细胞表位融合肽对过敏性哮喘小鼠的免疫治疗效果[J].中国寄生虫学与寄生虫病杂志,2016,34(3):214-219.

[8] 章锦曼,阮强,张宁,等.TORCH 感染筛查、诊断与干预原则和工作流程专家共识[J].中国实用妇科与产科杂志,2016,32(6):535-540.

[9] 周杰,官威,危芙蓉,等.间接血凝试验在日本血吸虫病间接血凝试验在日本血吸虫病诊断中的价值研究[J].中国血吸虫病防治杂志,2016,28(4):375-380.

[10] 李朝品,赵蓓蓓,姜玉新,等.尘螨 1 类嵌合变应原 TAT-IhC-R8 的致敏效果分析[J].中国血吸虫病防治杂志,2015,27(5):485-489.

[11] 蔡玉春,陈韶红,田利光,等.基于 A1E3 及 B1C4 单克隆抗体检测日本血吸虫循环抗原 ELISA 法的建立及现场初步应用[J].中国血吸虫病防治杂志,2014,26(1):42-45.

[12] 王立英,伍卫平,官亚宜,等.新疆内脏利什曼病流行区人群免疫状况调查[J].中华地方病学杂志,2014,33(1):90-92.

[13] 刘玉,王元伦,唐雨德.基于 IgY 的 ELISA 用于囊尾蚴循环抗原的检测[J].东南国防医药,2013,15(2):135-137.

[14] 李朝品,石连,李秋雨,等.粉尘螨I类变应原瞬时表达载体的构建及其在烟草中的表达[J].中国人兽共患病学报,2012,28(11):1088-1092.

[15] 王玠,宋丽君,何伟,等.质谱技术鉴定日本血吸虫可溶性虫卵抗原具有早期诊断价值的蛋白分子[J].中国血吸虫病防治杂志,2012,24(2):132-136.

[16] 王玠,余传信,张伟,等.检测抗 Sj23HD IgG 在监测预警哨鼠血吸虫感染早期诊断中的价值[J].中国病原生物学杂

志,2012,7（8）:594-598.

［17］文利平,刘君,尹佳,等.皮肤点刺试验和改良挑刺试验对比研究［J］.中华临床免疫和变态反应杂志,2011,5（4）:258-262.

［18］晓梅.2009~2010年达日县肝包虫病患病情况调查［J］.医学新知杂志,2010,20（4）:392-394.

［19］王晓婷,朱荫昌,华万全.组分抗原斑点金标免疫渗滤法检测血吸虫短程抗体的研究［J］.中国血吸虫病防治杂志,2009,21（5）:416-418.

［20］余礼军,郭鄂平,周红.S-CLPT、Dot-ELISA法和IEST检测旋毛虫抗体的研究［J］.现代预防医学,2009,36（18）:3547-3548.

［21］段友刚.斑点金免疫渗滤测定法检测耕牛血吸虫病的效果观察［J］.浙江畜牧兽医,2007,（1）:30.

［22］宋金钧,王上忠,曹之清,等.脑型血吸虫病临床病理分析［J］.东南国防医药,2007,9（1）:5-7.

［23］向静,刘毅,江为民,等.牛日本血吸虫病5种血清学诊断技术比较［J］.湖南农业大学学报（自然科学版）,2007,33（1）:49-52.

［24］陈红根,曾小军,葛军,等.单克隆抗体生物素-亲和素系统诊断日本血吸虫病的研究［J］.中华预防医学杂志,2006,40（4）:244-247.

［25］李健,杨秀珍,梁东春,等.检测弓形虫PCR-ELISA方法的建立［J］.中国病原生物学杂志,2006,1（2）:135-137.

［26］罗江龙,罗庆礼,方静,等.血清前白蛋白检测在晚期血吸虫病诊断中的临床意义［J］.临床输血与检验,2006,8（3）:193-194.

［27］龚非力,主编.医学免疫学［M］.北京:科学出版社,2005,224.

［28］李朝品,杨庆贵,陶莉.HLA-DRB1基因与螨性哮喘的相关性研究［J］.安徽医科大学学报,2005（3）:244-246.

［29］汪俊云,包意芳,杨玥涛,等.恶性疟原虫乳酸脱氢酶特异性单克隆抗体的制备［J］.中国寄生虫学与寄生虫病杂志,2005,23（4）:213-216.

［30］吴观陵.我国血吸虫病免疫诊断发展的回顾与展望［J］.中国寄生虫学与寄生虫病杂志,2005,23（5）:323-328.

［31］李朝品.临床免疫学［M］.北京:人民军医出版社,2004.

［32］刘宜升,杜文平,郑葵阳,等.斑点免疫金染色法与免疫金银染色法诊断日本血吸虫病的比较（英文）［J］.中国热带医学,2004,4（6）:928-930.

［33］夏惠,方强,孙新,等.抗猪囊尾蚴kD26抗原单克隆抗体杂交瘤细胞株建立和特性鉴定［J］.蚌埠医学院院报,2004,29（2）:99-101.

［34］梁幼生,朱荫昌,宁安,等.FA-ELISA检测血吸虫病人短程抗体试剂盒近期疗效考核价值的研究［J］.中国血吸虫病防治杂志,2001,13（2）:69-71.

［35］冯正,裴丽姝,张永红,等.血吸虫病患者治疗前后特异性IgG4抗体的观察［J］.中国寄生虫学与寄生虫病杂志,2000,18（5）:291-292.

［36］刘文献,贝涛,付帅伟,等.IHA和GS-CLPT诊断旋毛虫病的研究［J］.陕西医学检验,2000,15（2）:23-24.

［37］张顺科,易新元,舒新华,等.KLH检测日本血吸虫病人血清中特异性IgG和IgG4考核疗效的研究［J］.湖南医科大学学报,1999,74（3）:219-221.

［38］张龙兴,汤林华,冯晓平,等.PCR-ELISA检测疟原虫DNA的研究［J］.中国寄生虫学与寄生虫病杂志,1998,（1）:11-14.

［39］潘玉君,宿丽英,张文萃.囊虫皮内试验效果评价［J］.沈阳医学院院报,1997,11（3）:53-54.

［40］宋铭忻,王丽杰,王延年,等.环蚴沉淀试验诊断犬旋毛虫病的研究［J］.黑龙江畜牧兽医,1997,（4）:7-8.

［41］周晓农,孙乐平,洪青标,等.考核血吸虫病低度流行区血清学查病质量的方法学研究Ⅰ.综合评估指标的研究［J］.中国血吸虫病防治杂志,1997,9（2）:70-73.

［42］朱荫昌,华万全,刘韵娟,等.日本血吸虫虫卵组分抗原疗效考核价值的研究［J］.中国血吸虫病防治杂志,1996,8（6）:321-324.

［43］崔晶,武峰,王中全,等.胶乳凝集试验快速诊断旋毛虫病的研究［J］.中国卫生检验杂志,1995,5（5）:274-276.

［44］武峰,晋雪香,毛福荣,等.单克隆抗体胶乳凝集试验检测囊虫病循环抗原［J］.中国人兽共患病杂志,1995,11（1）:26-27.

［45］郑宇,刘桂菊.间接血凝试验血滴纸片法诊断囊虫病的实验研究［J］.哈尔滨医科大学学报,1995,29（1）:15-17.

［46］郭小华,林勇,陈观今.弓形虫IgM抗体检测方法的研究［J］.寄生虫与医学昆虫学报,1994,1（3）:6-9.

［47］杨元清,管立人.克拉玛依地区28例皮肤利什曼病的临床病理观察［J］.中国寄生虫学与寄生虫病杂志,1994,12（3）:

182-184.

[48] 王中全,晋雪香,崔晶,等.皮内试验和间接荧光抗体试验诊断并殖吸虫病的初步研究[J].河南医科大学学报,1993, 28(4):317-319.

[49] 施正良,翟春生,王永山.反向间接血凝抑制试验诊断囊虫病[J].中国寄生虫病防治杂志,1991,4(4):295-296.

[50] 温桂芝,赫贵生.间接血凝试验在脑囊虫病免疫学诊断中的应用[J].佳木斯医学院学报,1991,14(4):286-287.

[51] 温培娥,李桂萍,朱育光,等.应用不同抗原作皮内试验诊断华支睾吸虫病的比较观察[J].中国寄生虫病防治杂志, 1991,(3):164.

[52] 余毅,傅翠娥,陈彩华,等.弓形虫IgM抗体捕捉酶联免疫吸附法的初步探讨[J].浙江医学,1991,13(6):9-10.

[53] 赵恒梅,徐克继,杨惠珍.免疫酶染色试验诊断弓形虫感染的研究[J].中国人兽共患病杂志,1991,7(5):13-14.

[54] 高琪,杨仲炎,张炜琪.用单克隆抗体酶联免疫吸附试验双抗体夹心法检测红内期恶性疟原虫抗原.中国血吸虫病防治杂志,1990,2(2):43-45.

[55] 吴邜,李允鹤.同种和异种丝虫成虫抗原免疫动物后血清特异性抗体动态的研究[J].寄生虫学与寄生虫病杂志, 1990,8(3):210-213.

[56] 朱荫昌,张崇峙,刘韵娟,等.COPT抗原标准化研究——热超声干卵与冰冻干卵的比较[J].中国血吸虫病防治杂志, 1990,2(4):54-55.

[57] 殷水龙,熊海波,朱家勇,等.日本血吸虫病环卵沉淀试验方法改进的继续研究[J].中国血吸虫病防治杂志,1989,1 (3):42-43.

[58] 朱荫昌,张崇峙,王熙,等.环卵沉淀试验抗原标准化研究——虫卵得量研究[J].中国血吸虫病防治杂志,1989,1(1): 39-44.

[59] 裴丽姝,薛海筹,张永红,等.酶联免疫电转移印斑技术的应用——日本血吸虫病患者对成虫抗原的抗体应答[J].上海免疫学杂志,1988,8(2):118-119.

[60] 李文渌,樊汝恭,毛映红,等.三株抗恶性疟原虫抑制性单克隆抗体的鉴定[J].中国医学科学院学报,1986,8: 430-434.

[61] 裴丽姝,薛海筹,张永红,等.胶乳凝集试验检测日本血吸虫病抗体的实验观察[J].寄生虫学与寄生虫病杂志,1986, 4(3):177-179.

[62] 朱敏,冯淑兰,刘力平.以囊虫液作抗原的皮内试验总结[J].中华护理杂志,1986(8):366-367.

[63] 曹维雾,胡瑞云,高佩芝,等.华支睾吸虫病皮内试验的一些观察[J].寄生虫学与寄生虫病杂志,1985,3(1):9-11.

[64] 陈淑贞,吴观陵,蔡银龙,等.间接血凝抗体滴度在血吸虫病流行病学上的意义[J].江苏医药杂志,1985,10:12-15.

[65] 陈桂光,沙人钰,郭延飞,等.肺吸虫病的血清对流免疫电泳与琼脂双向扩散试验[J].福建医学院学报,1984,18(1): 17-20.

[66] 陈静卿,蒋明森,周述龙.组织内虫卵石蜡切片免疫酶染法对血吸虫病的诊断价值[J].湖北医学院学报,1984,5(2): 127-130.

[67] 周维立.感染鼠肝脏切片免疫酶染色法诊断日本血吸虫病的初步研究[J].寄生虫学与寄生虫病杂志,1984,2(3): 182-184.

[68] 殷水龙,施云松,杨光堡,等.血吸虫病环卵沉淀反应试验方法的改进[J].江苏医药,1981,7(3):44-45.

[69] 郑志明,邱红,赵立才,等.487例尾蚴膜反应结果报告[J].湖北医学院学报,1981,2(1):49-53.

[70] 宁夏医学院寄生虫学/生物化学教研组.包虫病的免疫诊断:I.棘球蚴液抗原皮内试验[J].中华医学杂志,1980,60 (7):433-434.

[71] 李经邦,焦宏钧.旋毛虫病的病理观察[J].中华医学杂志,1975,(4):282-284.

[72] 彭玉芳,罗远强,张启霞.皮肤划痕试验在诊断钩虫感染上的价值[J].中华医学杂志,1964,50(4):259.

[73] 裴洪康,徐克继,樊培方,等.尾蚴膜反应对日本血吸虫病诊断价值的探讨[J].上医学报,1958,(4):289-294.

[74] 李允鹤,奚桂清.有关血吸虫病皮内反应几个问题的研讨[J].中级医刊,1956,(4):9-11.

[75] 浙江省肺吸虫病治疗研究技术委员会.肺吸虫成虫抗原皮内试验的观察[J].中华医学杂志,1955,12:1220-1227.

[76] ABADIAS-GRANADO I,DIAGO A,et al. Cutaneous and Mucocutaneous Leishmaniasis. Actas Dermosifiliogr(Engl Ed),2021,112:601-618.

[77] SAHIN U,OEHM P,DERHOVANESSIAN E,et al. An RNA vaccine drives immunity in checkpoint-inhibitor-treated melanoma[J]. Nature,2020:107-112.

[78] CORSTIENSorstjens PLAM,DE DOOD CJ,KNOPP S,et al. Circulating Anodic Antigen(CAA):A highly sensitive

diagnostic biomarker to detect active Schistosoma infections-improvement and use during SCORE［J］. Am J Trop Med Hyg,2020,103（1_Suppl）:50-57.

［79］ WU M,AN R,CHEN Y,et al. Vaccination with Recombinant Toxoplasma gondii CDPK3 induces protective immunity against experimental toxoplasmosis［J］. Acta Trop,2019,199:105148.

［80］ LI C,LI Q,JIANGY. Efficacies of immunotherapy with polypeptide vaccine from ProDer f 1 in asthmatic mice［J］. International journal of clinical and experimental medicine,2015,8（2）:2009-2016.

［81］ LI,C. P.,YANG,B. H. A hypothesis-effect of T cell epitope fusion peptide specific immunotherapy on signal transduction ［J］. Int J Clin Exp Med,2015,8（10）:19632-19634.

［82］ LI,C.,CHEN,Q.,JIANG,Y.,et al.Single nucleotide polymorphisms of cathepsin S and the risks of asthma attack induced by acaroid mites. Int J Clin Exp Med,2015,8（1）:1178-1187.

［83］ LI,C.,XU,P.,XU,H.,et al..Evaluation on the immunotherapy efficacies of synthetic peptide vaccines in asthmatic mice with group Ⅰ and Ⅱ allergens from Dermatophagoides pteronvssinus［J］. International journal of clinical and experimental medicine,2015,8（11）:20402-20412.

［84］ LI,C.,ZHAN,X.,ZHAO,J.,et al. Gohieria fusca（Acari:Astigmata）found in the filter dusts of air conditioners in China ［J］. Nutr Hosp,2015,31（2）:808-812.

［85］ LI,C.,ZHAO,B.,JIANG,Y.,et al. Construction and Expression of Dermatophagoides pteronyssinus group 1 major allergen T cell fusion epitope peptide vaccine vector based on the MHCⅡ pathway［J］. NUTRICION HOSPITALARIA, 2015,32（5）:2274-2279.

［86］ LI,C. P.,GUO,W.,ZHAN,X. D.,et al. Acaroid mite allergens from the filters of air-conditioning system in China［J］. Int J Clin Exp Med,2014,7（6）:1500-1506.

［87］ LI,C.,JIANG,Y.,GUO,W.,et al. Production of a chimeric allergen derived from the major allergen group 1 of house dust mite species in Nicotiana benthamiana［J］. Hum Immunol,2013,74（5）:531-537.

［88］ MIAO Q,Wang X,SHE LN,et al. Seroprevalence of Toxoplasma gondii in horses and donkeys in Yunnan Province, Southwestern China［J］. Parasit Vectors,2013（6）:168.

［89］ DOLLARD SC,STARAS SA,AMIN MM,et al. National prevalence estimates for cytomegalovirus IgM and IgG avidity and association between high IgM antibody titer and low IgG avidity［J］. Clin Vaccine Immunol,2011,18（11）:1895-1899.

［90］ UDONSOM R,BUDDHIRONGAWATR R,SUKTHANA Y. Is sabin-feldman dye test using T. gondii tachyzoites from animal inoculation still the best method for detecting toxoplasma gondii antibodies?［J］. Southeast Asian J Trop Med Public Health,2010,41（5）:1059-1064.

［91］ JIMENEZ JC,PINON A,DIVE D,et al. Antibody response in children infected with Giardia intestinalis before and after treatment with Secnidazole［J］. Am J Trop Med Hyg,2009,80（1）:11-15.

［92］ ONCEL T,VURAL G,BABUR C,et al. Detection of toxoplasmosis gondii seropositivity in sheep in yalova by sabin feldman dye test and latex agglutination test［J］. Turkiye Parazitol Derg,2005,29（1）:10-12.

［93］ BOONE JH,WIKINS TD,NASH TE,et al. TechLab and alexon Giardia enzyme-linked immunosorbent assay kits detect cyst wall protein 1［J］. J Clin Microbiol,1999,37（3）:611-614.

［94］ HONG ST,LEE M,SUNG NJ,et al. Usefulness of IgG4 subclass antibodies for diagnosis of human clonorchiasis［J］, Korean J Parasitol,1999,37（4）:243-248.

［95］ GROGAN JL,KREMSNER PG,VAN DAM GJ,et al. Antischistosome IgG4 and IgE responses are affected differentially by chemotherapy in children versus adults［J］. J Infect Dis,1996,173（5）:1242-1247.

［96］ BAO Y,WANG ST,SHAO QF. A further study of LDT and IFAT tests in evaluating the control of kala-azar in China［J］. J Trop Med Hyg,1994,97（6）:357-361.

［97］ YAMAMOTO YI,HOSHINO-SHIMIZU S,CAMARGO ME. A novel IgM-indirect hemagglutination test for the serodiagnosis of acute toxoplasmosis［J］. J Clin Lab Anal,1991,5（2）:127-132.

［98］ MADDEN KB,MURRELL KD. Immunodiagnosis of nematode infections and prospects for vaccination,with special reference to Trichinella spiralis［J］. Rev Sci Tech,1990,9（2）:519-532.

［99］ YAZDANBAKHSH M. Molecular biological approaches towards immunodiagnosis of filariasis［J］. Parasitol Today, 1990,6（7）:207-208.

［100］ SUGIYAMA H,HINOUE H,KATAHIRA J,et al. Production of monoclonal antibody to characterize the antigen of

Paragonimus westermani [J]. Parasitol Res,1988,75（2）:144-147.

[101] RUPPEL A,SHI YE,WEI DX,et al. Sera of Schistosoma japonicum-infected patients cross-react with diagnostic 31/32 kD proteins of S. mansoni [J]. Clin Exp Immunol,1987,69（2）:291-298.

[102] LOBOS E,WEISS N. Immunochemical comparison between worm extracts of Onchocerca volvulus from savanna and rain forest [J]. Parasite Immunol,1985,7（3）:333-347.

[103] RUPPEL A,DIESFELD HJ,ROTHER U. Immunoblot analysis of Schistosoma mansoni antigens with sera of schistosomiasis patients:diagnostic potential of an adult schistosome polypeptide [J]. Clin Exp Immunol,1985,62（3）: 499-506.

[104] AVRAHAMH,GOLENSER J,SPIRA DT,et al. Plasmodium falciparum:assay of antigens and antibodies by means of a solid phase radioimmunoassay with radioiodinated staphylococcal protein A[J]. Trans R Soc Trop Med Hyg,1981,75（3）: 421-425.

[105] SANTORO F,PRATA A,SILVA AE,et al. Correlation between circulating antigens detected by the radioimmunoprecipitation-polyethylene glycol assay（RIPEGA）and C1q-binding immune complexes in human schistosomiasis mansoni [J]. Am J Trop Med Hyg,1981,30（5）:1020-1025.

[106] FAULK WP,TAYLOR GM. An immunocolloid method for the electron microscope [J]. Immunochemistry,1971,8（11）: 1081-1083.

[107] OLIVER-GONZALEZ J. Anti-egg precipitins in the serum of humans infected with Schistosoma mansoni [J]. J Infect Dis,1954,95（1）:86-91.

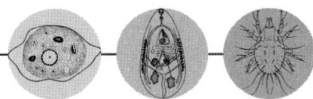

第十七章

脑、肺、肝胆寄生虫感染的影像学诊断

寄生虫病一直是长期困扰我国的一个重要公共卫生问题,严重威胁人民的健康。随着卫生事业发展和人民生活水平的提高,寄生虫病的发病率已逐年降低,在大多数地区已经成为少见病,即使是专科医生遇到的病例也很少,很可能因对寄生虫病认识不足而使患者得不到及时正确的诊断,影响患者的治疗和预后。因此医务人员有必要提高对常见寄生虫病及其并发症的诊断及鉴别诊断能力,使患者得到合理的治疗。寄生虫病的诊断包括临床诊断和实验室诊断,实验室的病原学检查常常是确诊的金标准,但也存在一些缺陷,比如人为操作的误差、标本的交叉污染、某些部位很难获得病原体以及部分寄生虫病有穿刺禁忌(如肝包虫病)等等,造成检出率不足,可能会出现假阳性或假阴性结果。作为临床诊断的重要环节,影像学检查是实验室检查的重要补充,可为寄生虫病及其相关并发症的诊断和治疗提供重要的依据。寄生虫病常用的影像学诊断方法有 X 线、超声、计算机断层扫描(CT)、磁共振成像(MRI)等。

常规 X 线检查的诊断价值有限,已很少应用,但某些造影检查具有一定的诊断价值,如内镜下逆行胰胆管造影(endoscopic retrograde cholangiopancreatography,ERCP),是一种在内镜下经十二指肠乳头插管注入造影剂,从而逆行显示胰胆管的造影技术,可直接显示肝胆管寄生虫病原体及其导致的胆管系统扩张。

超声检查方便快捷,是肝胆管寄生虫病的首选检查方法,可显示寄生虫病原体的形态,尤其是可实时观察到某些虫体的蠕动(如胆道蛔虫),有确诊价值。超声还能显示寄生虫病的继发改变,如肝外形改变、肝纤维化、胆道梗阻等,但对寄生虫病常见的一些影像特征(如钙化)显示能力不如 CT。

CT 图像具有很高的密度分辨率,图像清晰,是寄生虫病最重要的检查方法,可涵盖各个系统,尤其是对肺部、肝脏的 CT 检查具有突出的优越性。CT 检查在病灶的定位定性、相关并发症的诊断及鉴别诊断都有重要价值,特别是对钙化灶的显示,优于超声及 MRI。CT 增强能更清晰的显示病灶及其血供特征;CT 血管成像(CTA)可显示血管的情况;CT 灌注(CTP)是一种功能成像技术,能发现病灶及其邻近区域的血流灌注水平,能更加清楚地揭示病理特征。

MRI 检查软组织分辨率高,可多参数、多序列、多方位成像,尤其在中枢神经系统、胆管系统显示上具有明显的优势,是首选的检查方法。MRI 检查对于病灶一些特殊的病理改变,如凝固性坏死、纤维肉芽组织等的显示能力优于 CT;MRI 还具有多种功能成像序列,能进一步反映病变的特征,从而能提高病变的诊断和鉴别诊断能力。

第一节　中枢神经系统寄生虫感染

中枢神经系统寄生虫感染是指寄生虫不同发育期侵犯脑和脊髓,通过阻塞、压迫、破坏等致病作用,引起中枢神经系统损害,包括占位性病变、脑炎或脑膜炎等。主要包括脑囊尾蚴病、脑及脊柱包虫病、脑型血吸虫病、脑型并殖吸虫病(脑型肺吸虫病)、脑弓形虫病和脑裂头蚴病等。在各种中枢神经系统寄生虫病中,以脑囊尾蚴病、脑包虫病相对常见。中枢神经系统寄生虫病的影像学检查中,X 线和超声价值有限。CT 和 MRI 是主要的检查方式,在定位、定性诊断上均有重要价值。CT 显示钙化灶优势明显,扫描速度快,费用相对低廉。磁共振软组织分辨率高,可以显示寄生虫迁移引起的脑实质出血、炎性病变、水肿及特征性隧道样改变等特征,其各种特殊及功能成像序列可以反映颅内寄生虫感染的血流动力学、组织代谢、纤维束走行或破坏等信息。

一、脑囊尾蚴病(neurocysticercosis)

脑囊尾蚴病是猪带绦虫的囊尾蚴(*Cysticercus*)寄生于人体的颅内所造成的疾病,是中枢神经系统最常见的寄生虫感染性疾病之一,半数以上囊尾蚴病患者可有中枢神经系统明显受累的临床表现,如头痛、癫痫、呕吐等。

(一)流行病学及病理特点

人是猪带绦虫唯一的终宿主,同时也可作为其中间宿主。人摄入含囊尾蚴的猪肉,囊尾蚴在小肠内发育为成虫,并可存活多年,孕节常单独或5~6节相连地从链体上脱落,随粪便排出,脱离虫体的孕节可因挤压破裂而使虫卵散出。人体感染囊尾蚴病的方式有3种:①自体内感染:患者本身感染有猪带绦虫成虫,当患者恶心呕吐时可将成虫孕节反流到胃中释放虫卵引起自身感染;②自体外感染:猪带绦虫患者误食自己排出的虫卵而感染;③异体感染:误摄入虫卵污染的水和食物直接感染。一般而言,自体感染较为常见且严重。人感染猪带绦虫虫卵后,虫卵在小肠内孵出六钩蚴,然后借其小钩和分泌物的作用钻入肠壁,再经血液循环或淋巴系统到达宿主全身各处,发育为囊尾蚴,引起囊尾蚴病。脑囊尾蚴病占全身囊尾蚴病的65%左右。由于人脑中血液丰富,也就成为了囊尾蚴寄生的最常见部位。脑部囊尾蚴主要寄生在脑膜、白质、大脑皮质、脑室、脑干、脊髓等位置,因此根据囊尾蚴在脑的寄生部位分脑实质型、脑室型、脑膜型、混合型。病理变化分活虫期、退变死亡期、钙化期、混合期。尽管病原学诊断是寄生虫病确诊的主要依据,但对于脑寄生虫病患者,往往很难获得病原体,因此辅助检查就显得十分重要。所以对患者进行影像学检查是十分有必要的。

(二)影像学表现

脑囊尾蚴病的影像学检查包括X线、CT及MRI检查,X线检查已不常用,主要是CT或MRI检查。通过影像学检查可以明确病灶部位,有些影像表现具有一定的特异性,掌握这些影像学表现对脑寄生虫病的鉴别与正确诊断有重要帮助。MRI诊断活动期囊尾蚴病与退变期囊尾蚴病敏感度明显优于CT,而CT诊断非活动期囊尾蚴病优于MRI。对脑囊尾蚴病的分型分期诊断需将免疫学检查结合CT及MRI影像学表现,可提供更全面的诊断信息,大幅提高诊断的准确率。

1. X线表现 X线下可显示囊尾蚴死亡后的钙化灶,患者多病程比较长,可达10年以上;X线平片检查可发现脑内的椭圆形钙化影,但即使在囊尾蚴已死亡钙化的病例中,检出率也非常低,仅5%左右;脑室造影可协助脑室内囊尾蚴病的诊断。

2. 头颅CT表现 CT能显示脑囊尾蚴数目、位置、病期,具有定性和定位诊断价值,CT可明确囊尾蚴的存活情况,可动态观察囊尾蚴的演变过程,对治疗期有指导作用,根据脑囊尾蚴病的特征性表现,可明确诊断,对不典型病例,结合临床及结合血、脑脊液免疫试验阳性而明确诊断。对钙化的检出优于MRI。CT增强可以进一步明确病变分型分期。根据囊尾蚴寄生部位可将CT影像学表现分为脑实质型、脑室型、脑膜型、混合型。

(1)脑实质型:按照脑实质型的病期又分为急性脑炎型、囊泡型、多发结节型以及慢性钙化型。①急性脑炎型是指许多囊尾蚴经体循环进入脑实质从而出现一系列急性期炎症反应,CT显示大部分大脑灰白质交界处模糊,呈多发点状或片状低密度影,增强扫描后强化不明显或呈环形强化,常伴有不同程度占位效应,脑室池及脑沟裂变窄,严重者脑白质弥漫性水肿,全脑肿胀。上述征象类似其他类型的急性期脑炎征象,无特异性;②囊泡型,CT平扫显示单发或者多发囊状低密度灶,直径为3~10mm,密度近似于或略高于脑脊液,部分小囊灶中央可出现2~3mm点状、结节状高密度头节,此征象具有特征性,增强扫描病灶一般不强化,囊壁可有轻度强化,灶周水肿不明显;③多发结节型,平扫显示多发结节样低密度、等密度或略高密度,灶周水肿明显,增强呈结节状或环形强化,二者单独出现或并存;④慢性钙化型,由于虫体死亡,囊液吸收、虫体部分或整体钙化,平扫示单发或多发点状钙化头节,某些病灶囊壁出现部分或者完全钙化,直径可达10mm,边界清晰,病灶周围未见水肿,CT增强未见强化(图17-1)。

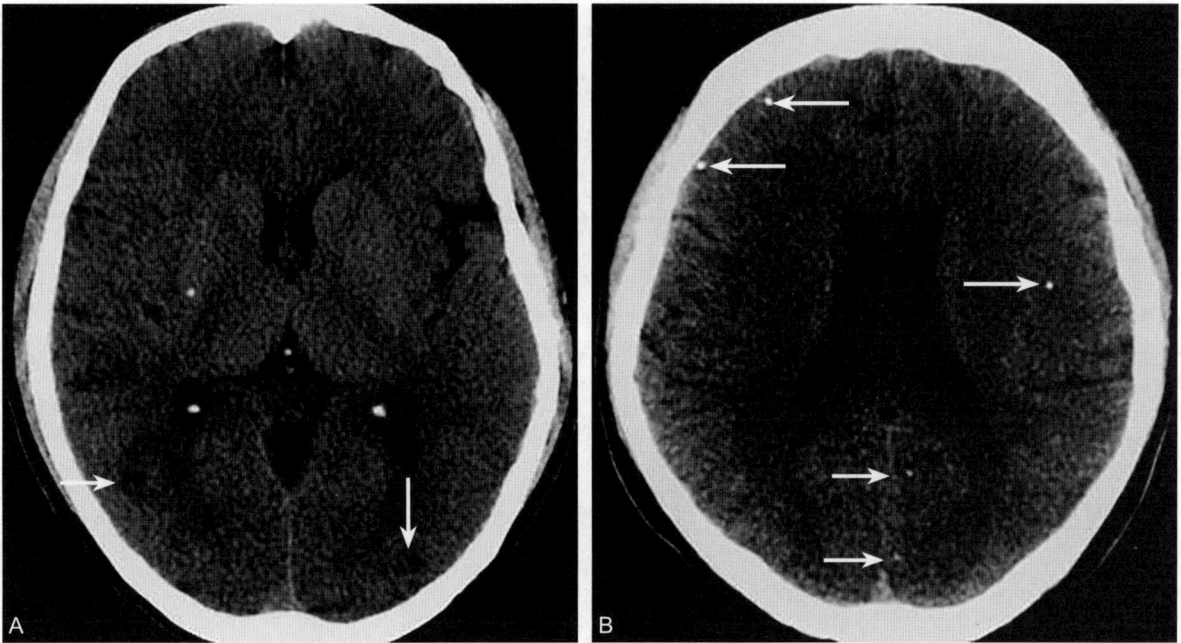

A. CT 平扫,左枕叶与右颞叶类圆形低密度灶,内见点状等密度影,右豆状核后部点状高密度影;B. CT 平扫,双侧大脑半球多发点状高密度影

图 17-1　脑囊尾蚴病 CT(脑实质型)

(2)脑室型:脑室型脑囊尾蚴病主要分于第四脑室及侧脑室,CT 表现为脑室扩大,可见卵圆形囊状低密度影,接近或稍高于脑脊液密度,囊壁较薄,囊内可见点状高密度头节,部分病灶可有囊壁钙化,增强无强化,病灶较大可继发梗阻性脑积水(图 17-2)。

(3)脑膜型:较少见。活体囊虫的比重与脑脊液相似,在脑室系统呈悬浮状态,可随脑脊液流动,进入蛛网膜下腔,形成脑膜型脑囊尾蚴病。因为一般脑膜型脑囊尾蚴病很少能看到高密度头节,所以 CT 诊断困难,主要是从脑组织炎症或者脑沟裂池增宽、变形来间接诊断。病灶多发生于软脑膜上,易形成局部脑膜炎,增强可见病灶有强化;因脑膜型囊尾蚴病常导致慢性脑膜炎,因此可继发交通性脑积水或梗阻性脑积水,但常常比较轻度(图 17-3)。

(4)混合型:大多两型或三型并存。

3. MRI 表现　脑囊尾蚴病 MRI 表现具有一定的特征性,对病灶大小、数目、位置及囊内头节的显示均优于 CT。此外,MRI 对不同病期的脑囊尾蚴病的影像学特征显示清晰,可多方位、多参数对中枢神经系统的病变进行定位定性诊断,具有一定的优势;在 MRI 检查中,可对蛛网膜下腔、基底池、脑室内以及脊髓内这些特殊部位的囊尾蚴进行很好的显示,对于囊尾蚴病病理三期分型不同期的病灶都能明确显示。

(1)脑实质型:①活虫期:病灶主要位于幕上灰白质交界处,单发或多发,圆形或类圆形,大小不均,边界清晰,多带偏心头节,且囊虫的头节、囊壁和囊液并存。囊尾蚴头节呈小点样,多附于囊壁,少数囊虫头节位于囊心。在 T1WI 序列下可见囊虫头节呈高信号影,囊液呈低信号影,即出现"黑靶征"改变;在 T2WI 序列下可见囊尾蚴头节呈低信号影,囊液呈高信号影,即出现"白靶征"。在 T1WI 序列和 T2WI 序列下均可见囊壁呈低信号影,病灶周围无水肿或发生轻度水肿。进行增强扫描可见囊尾蚴头节和囊壁出现轻度强化征或未出现强化征;②退变死亡期:病灶周围因虫体死亡释放异体蛋白而出现广泛的水肿带,占位效应较活虫期明显,头节常消失,显示不清。颅内多发或单发类圆形及不规则形长 T1、长 T2 信号,灶周可见广泛长 T1、长 T2 信号水肿带。增强扫描可见囊壁呈环形或结节状强化征,囊壁明显增厚。③钙化期:囊尾蚴死亡后发生钙化,表现为多发性粟粒样结节,结节内可见稍长或等 T1、短 T2 信号影,病灶周边水肿消失,无占位效应。增强扫描无明显强化。④混合期:以上两期或三期特征并存(图 17-4)。

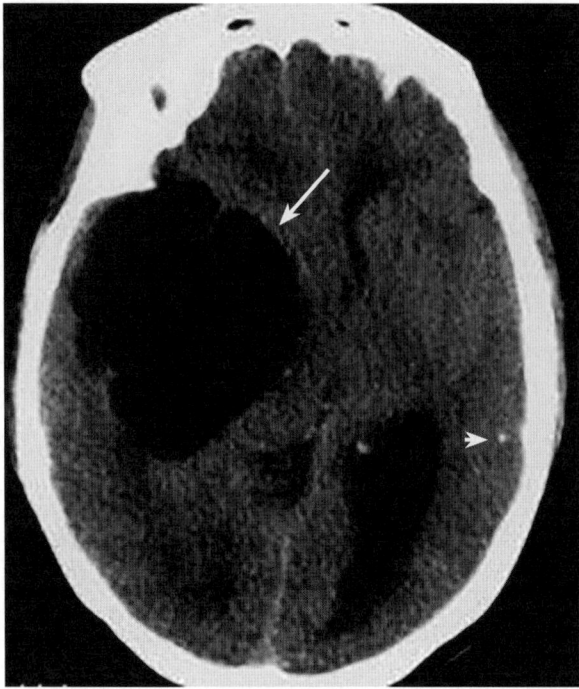

CT平扫,右侧侧脑室-颞叶区域巨大囊性病变,边缘清楚,内部为水样密度,内见不完全分隔(箭);左颞叶另见一点状高密度影(箭头)

图 17-2 脑囊尾蚴病 CT(脑室型)

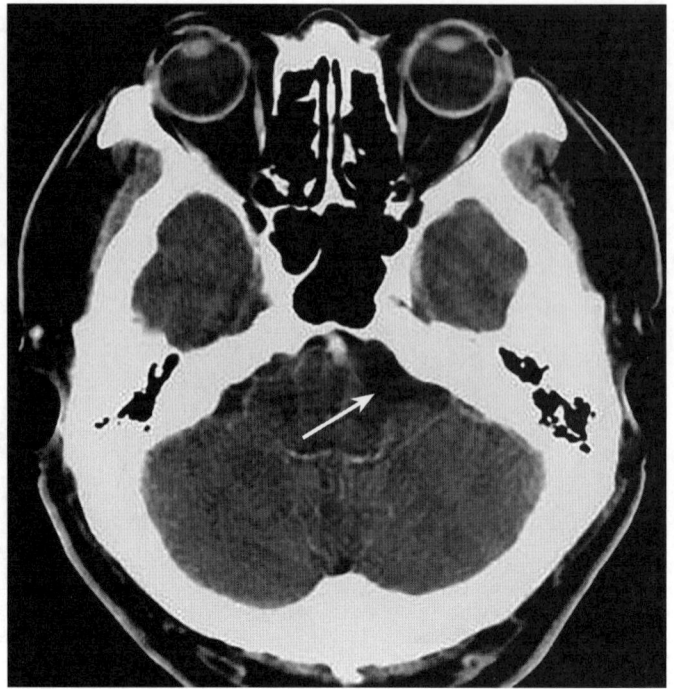

CT增强,左桥小脑角区囊状低密度病变,无强化,脑干及邻近血管受压移位

图 17-3 脑囊尾蚴病 CT(脑膜型)

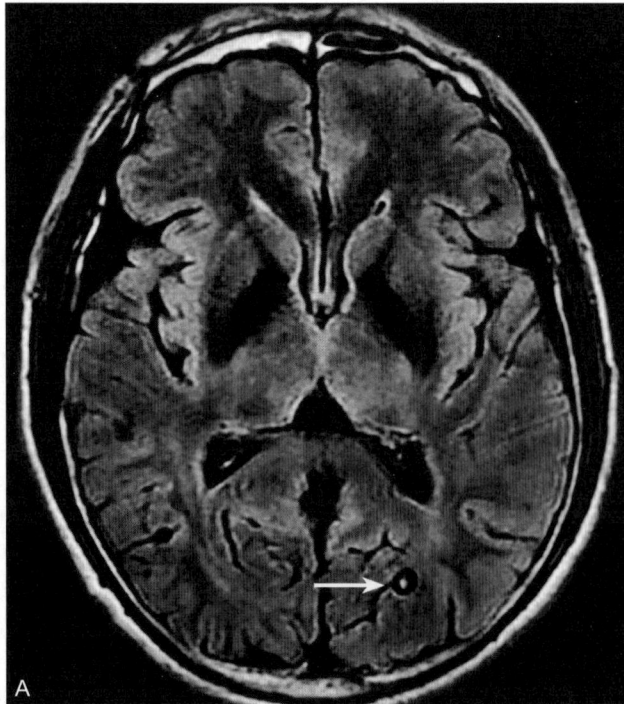

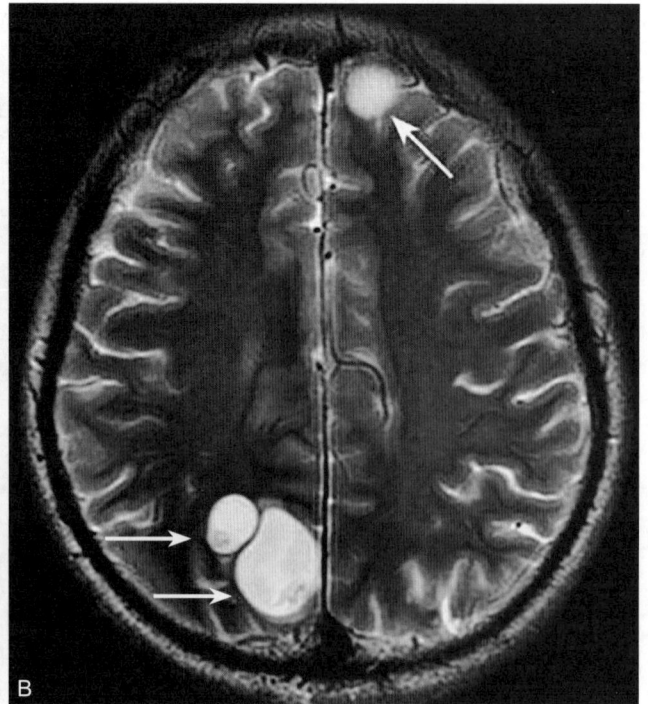

A.T2FLAIR序列示左侧枕叶类圆形低信号影,内见结节状略高信号;B.T2WI示左额上回及右顶叶多发较大类圆形高信号灶,其内隐约可见稍高信号结节

图 17-4 脑囊尾蚴病 MRI(脑实质型)

（2）脑室型：单发常见，呈圆形或椭圆形囊状灶，与脑实质囊尾蚴相比，脑室内囊尾蚴通常更大，幕上脑室扩张明显，可出现梗阻性脑积水；囊壁在 T1WI 呈环状细线状稍高信号，T2WI 示囊壁和头节低于脑脊液信号，且呈环形强化，头节可轻度强化。退变死亡期囊虫张力减低，囊周室管膜与囊壁粘连、增厚，增强可见不均匀强化，虫体以上可见梗阻性脑积水，脑脊液电影技术可评估脑积水程度（图 17-5）。

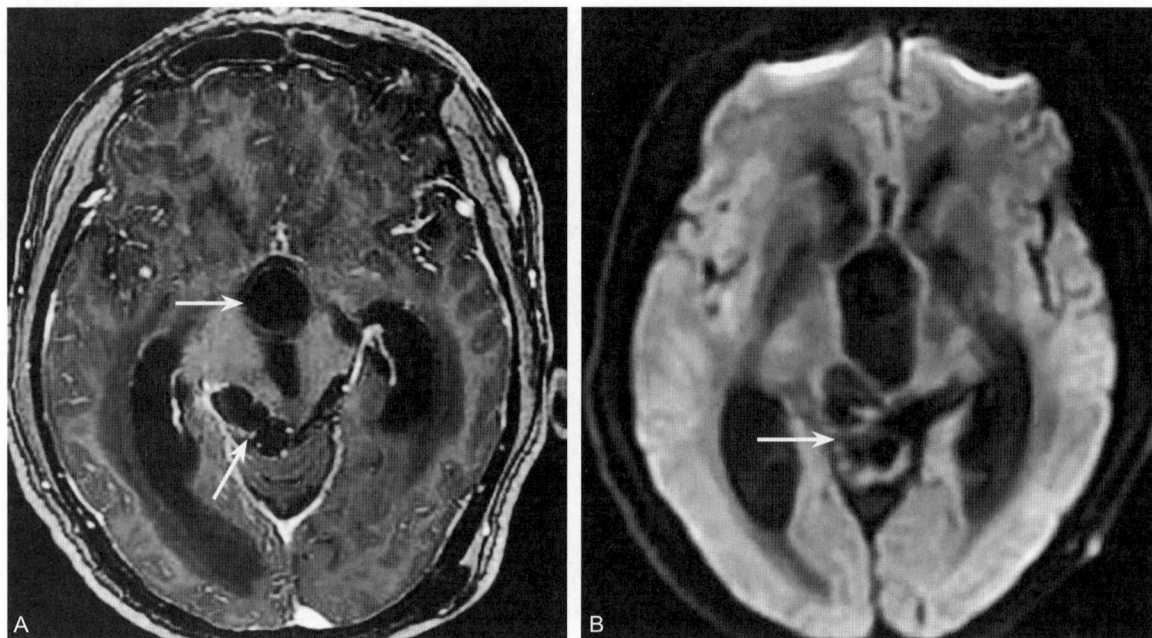

A. 增强 T1WI，第三脑室及四叠体池右侧多发囊状病变，囊壁轻度强化（箭），双侧侧脑室扩大，中脑受压；B. DWI，上述病变无扩散受限（箭头）

图 17-5　脑囊尾蚴病 MRI 图像（脑室型）

（3）脑膜型：以多发为主，呈葡萄串状或分叶状，不易见到头节。脑膜型囊尾蚴多发生于软脑膜上，易形成局部脑膜炎而致病灶强化（图 17-6）。

（4）混合型：具有上述各型或两型以上特点。

综上所述，MRI 检查软组织分辨力高，并可以多序列、多方位成像，对脑囊尾蚴病进行定位定性诊断，可通过观察囊尾蚴的头节、囊壁增厚的情况及病灶水肿的程度等区分活动期脑囊尾蚴病和蜕变死亡期脑囊尾蚴病，比如活虫期囊尾蚴可见偏于一侧的头节；退变死亡期囊尾蚴头节消失，囊壁增厚，周围脑组织水肿明显；钙化期囊尾蚴显示不如 CT 检查。此外，MRI 检查可更好的诊断脑室型或脑膜型囊尾蚴病及其继发梗阻情况。

（三）鉴别诊断

不同类型脑囊尾蚴病应与相关疾病进行鉴别。如脑囊尾蚴急性脑炎型需与脑炎、脱髓鞘病变鉴别，类似其他类型的急性期脑炎征象，无特异性，主要通过病史进行鉴别，脱髓鞘病变主要累及侧脑室旁白质；单囊型脑囊尾蚴病应与脑脓肿、蛛网膜囊肿鉴别，脑脓肿临床

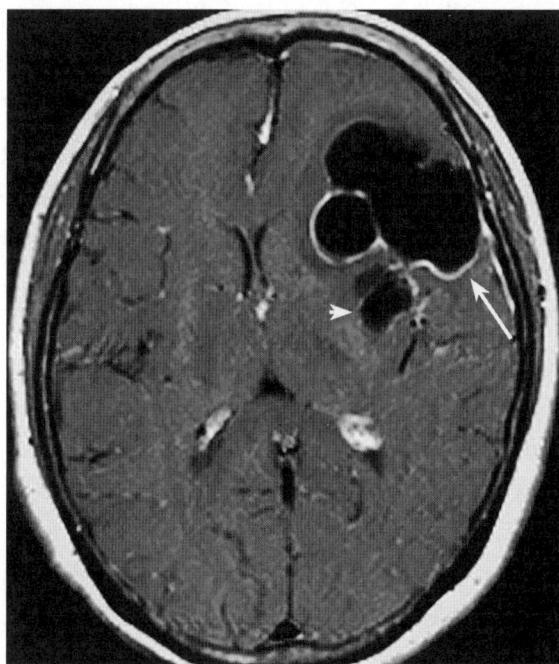

T1WI 增强示左外侧裂区多囊状低信号病变，囊壁部分强化（箭），左基底核类似病变（箭头）

图 17-6　脑囊尾蚴病 MRI（脑膜型）

特点典型,癫痫少见,增强脓肿壁较厚,DWI 呈高信号,蛛网膜囊肿主要发生在颅中窝及外侧裂池,边界清晰,可压迫脑组织,但水肿不明显;还可与多发性脑转移瘤、其他类型囊状肿瘤鉴别,一般结合病史、免疫学检查、头节特征等鉴别不难。

二、脑包虫病(cerebral echinococcosis)

脑包虫病临床上较少见,占包虫病患者的 2% 左右,原发者少见,多为继发。常见的症状为头痛、癫痫发作和神经功能障碍。部分病例影像学表现不具特征性,以致被误诊、漏诊,患者得不到早期诊断及正确处理,造成严重后果,甚至危及生命。

(一)病理特点

1. 脑囊型包虫病

(1)大体表现:纤维包膜较厚,易与正常脑组织分离。囊性,半透明灰白色,宽粉皮状组织及无色或淡黄色囊液,一般为单发、偶为多发,体积较大。

(2)组织学表现:病灶中央一般可见虫体,有时可见头节。虫体为平行层状嗜伊红角皮质,可见生发层(内层细胞层),部分可见幼虫头节。多为圆形、卵圆形小囊,内见较多嗜碱性颗粒。虫体周边见显微囊壁伴较多淋巴细胞、嗜酸性粒细胞和类上皮细胞浸润,少数可见异物巨细胞。

2. 脑泡型包虫病

(1)大体表现:无包膜,与正常脑组织呈花絮状交错浸润,分离时常带正常脑组织。切面实性,少有或有微小囊腔,灰白色、质硬、较干燥。一般为多发,体积大小不一。

(2)组织学表现:病灶中央可见凝固性坏死灶,灶间散在或成片小囊泡,腔内见单层或双层嗜伊红角质层,呈串珠状、扭曲状或环状(虫体),不见头节。病灶或新鲜虫体周边可见由淋巴细胞、上皮样细胞、异物巨细胞、嗜酸性粒细胞组成的假结核结节,相互融合,向周围正常脑组织呈花絮状或圆钝状浸润,陈旧病灶可见虫体钙化,组织纤维化、退变坏死,部分可见细胞影轮廓。

(二)影像学表现

1. X 线检查 平片对脑包虫诊断价值有限,可显示颅板压迹、颅缝增宽和弧形钙化影。

2. CT 检查

(1)脑囊型包虫病:病灶单发多见,平扫为圆形或者卵圆形囊性低密度肿物,密度均匀,接近脑脊液密度;边缘光滑清楚,周围可有水肿;较大的囊肿可出现占位效应;增强扫描囊肿边缘不强化,少数病灶边缘可有轻微强化。含子囊型包虫,囊内出现数量不等的子囊,子囊的密度低于母囊的密度。包虫退行性改变时包虫囊壁因变性而增厚并出现钙化。包虫破裂并感染时囊液密度增高,囊肿壁出现明显的环形强化而类似“脑脓肿”;包虫破裂时周围脑组织广泛水肿,病灶呈蜂窝状低密度区伴边缘的环形强化。颅内脑外包虫病常位于颅骨或者硬膜外间隙,呈广基与颅骨相连,病程久者可压迫颅骨内板凹陷,出现骨质破坏;病灶内部可见子囊(图 17-7)。

(2)脑泡型包虫病:病灶单发或多发,好发于皮质区或皮质下区。病灶呈软组织密度,内部可有钙化;增强扫描后呈结节状强化,边缘区可见小囊泡影。有时增强后因边缘有强化而中心无强化(或有钙化),形成类似结核瘤的“靶征”;如果不均匀强化则十分类似肿瘤。病灶有强化的表现特点,不同于身体其他部位的泡状棘球蚴病灶,系因生长于脑实质的泡状棘球蚴病灶破坏了局部的血脑屏障,以及病灶周围有神经胶质增生有关;不同于包虫囊肿,泡状棘球蚴病灶周围往往伴有明显的水肿和占位效应(图 17-8)。

3. MR 检查

(1)脑囊型包虫病:脑组织柔软,血液供应丰富,有利于包虫的生长。病灶较大时可有占位效应和灶边水肿。囊性包虫的内囊壁是虫体本身,外囊为脑组织的胶质细胞增生形成的假包膜,极其菲薄,在 MR 上显示不佳。以单发者为多见,单发或多发囊性病灶,在 T1WI 呈低信号,在 T2WI 呈高信号,囊壁多呈连续一致的低信号影(图 17-9)。增强扫描不强化。多子囊者,多沿母囊周边排列,呈“玫瑰花瓣”状或“车轮”状,在 T1WI 上呈低信号,在 T2WI 上为高信号,在 T1WI 上子囊的信号低于母囊,似水样信号,子囊壁不显示,但由于母囊与子囊的信号不同,故可勾勒出子囊在母囊中排列的轮廓。增强扫描边缘轻度强化。

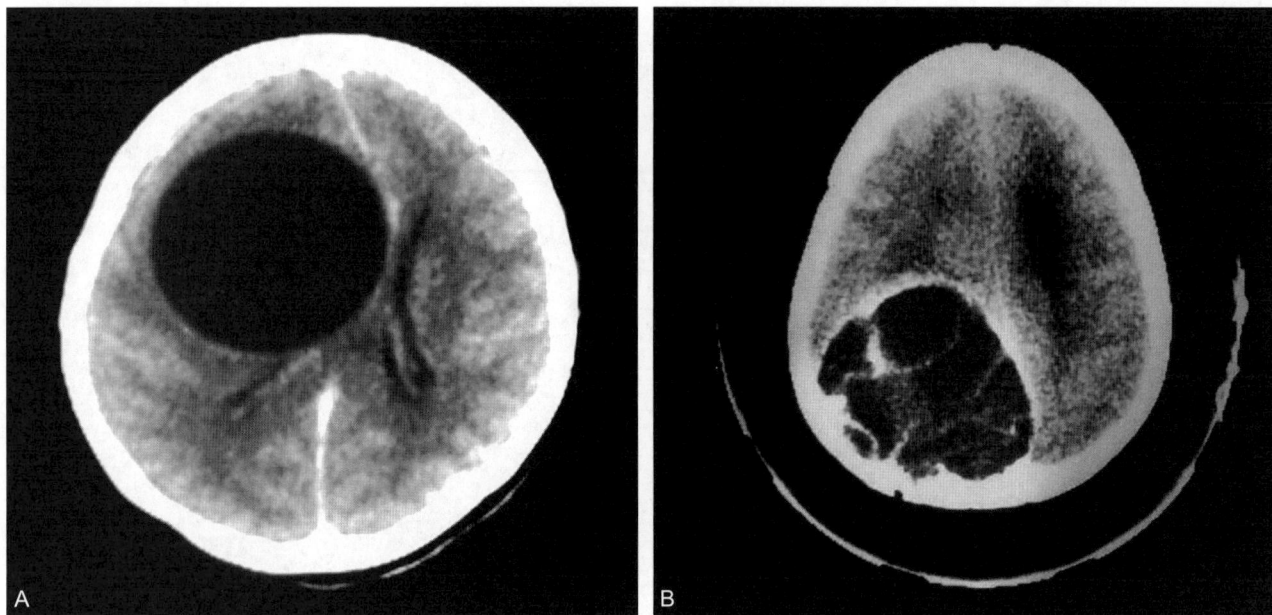

A. 单发圆形囊性低密度肿物，密度均匀，接近脑脊液密度；边缘光滑清楚，囊肿较大出现占位效应。B. 右顶多房囊性占位，囊壁可见环状钙化

图 17-7　脑囊型包虫

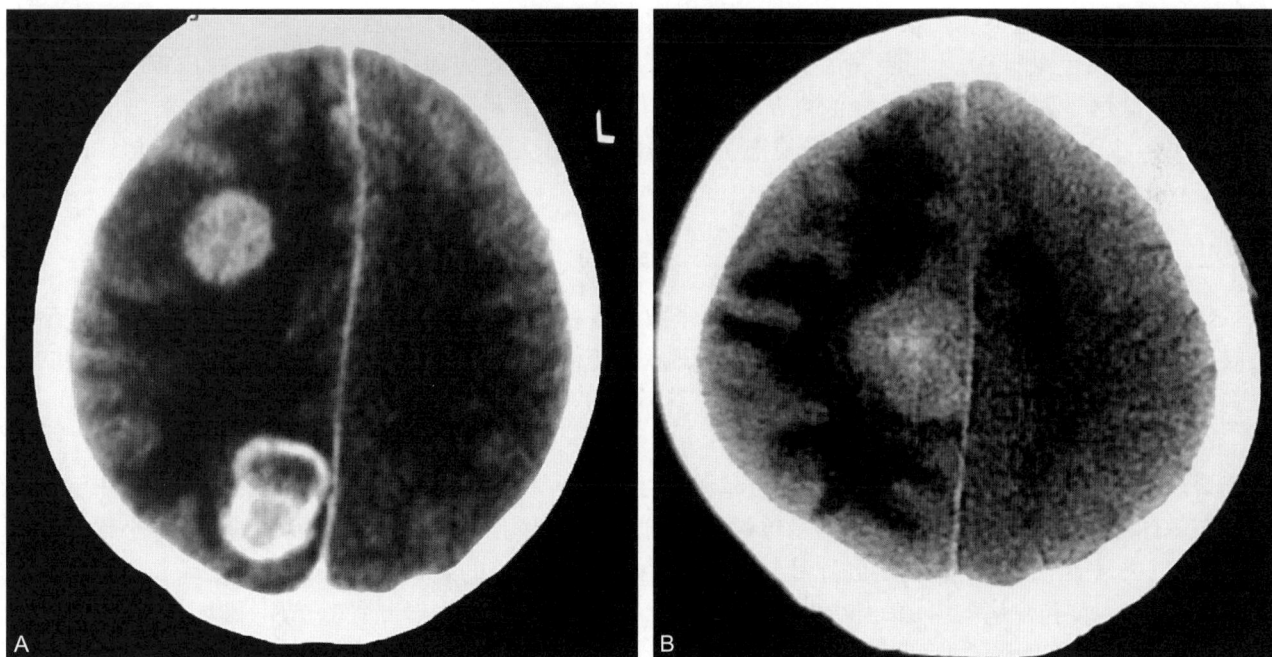

A. 右顶叶见一软组织密度的结节，内部有钙化，边缘区域可见小囊泡影，病灶周围有水肿；B. 右侧顶叶多发软组织密度肿块，其内可见小囊泡影及其囊变区，以边缘区为主，病灶周围有水肿，并有轻度占位效应

图 17-8　脑泡型包虫

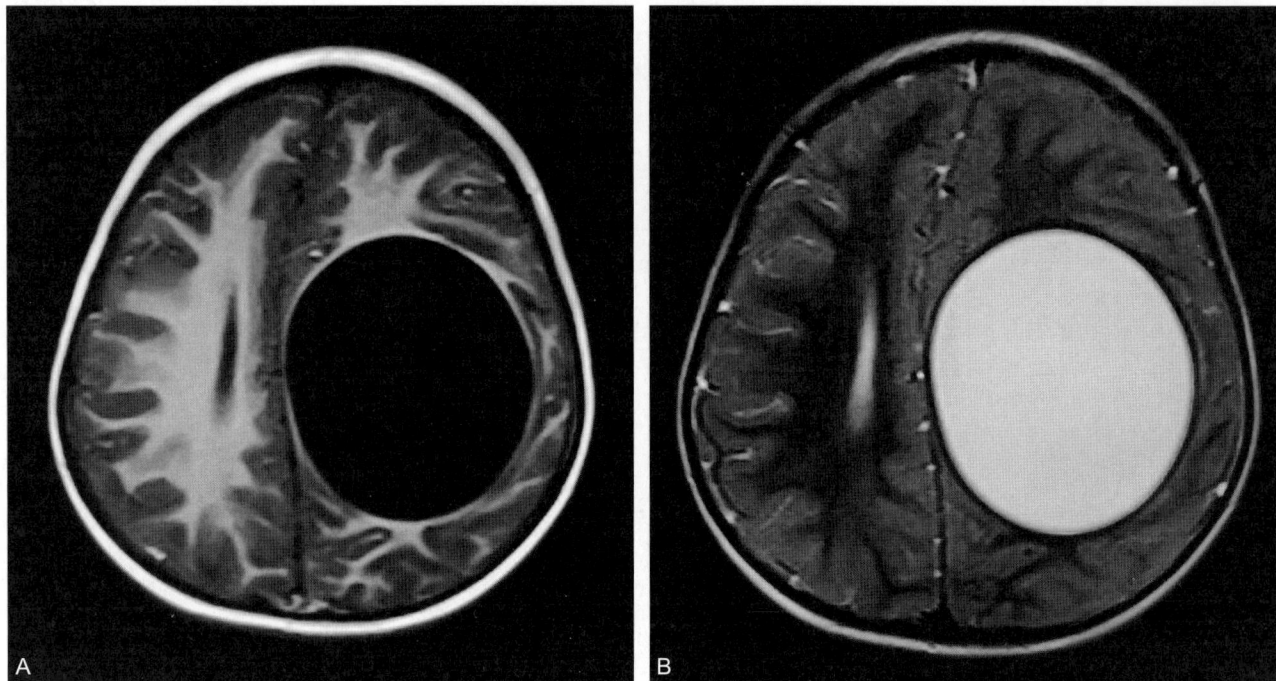

A. 为 T1WI,B. 为 T2WI。左侧大脑半球单纯囊型包虫,左侧脑室明显受压,大脑中线右移

图 17-9 脑单纯囊型包虫

合并破裂感染者,囊壁不规则增厚,囊液信号增高,增强扫描呈明显的环状强化。

（2）脑泡型包虫病:病灶呈浸润性生长,界限欠清,多有占位效应和灶边水肿,病灶在 T1WI 呈等信号,T2WI 上以低信号为主,小囊泡或囊泡巢在 T2WI 上信号稍高且界限不清,在水成像上显示清晰。部分病例可见多个沙砾样的低信号钙化。与其他泡状棘球蚴病不同,增强后有不规则强化,这是脑泡球蚴的特点（图 17-10）。

三、脊柱包虫病（vertebral echinococcosis）

骨包虫病占全身包虫的 0.5%~4.0%,其中约半数发生在脊柱。多以细粒棘球蚴绦虫感染为主,泡型包虫仅少数为原发病变,其多数源于肝泡球蚴的血型播散转移。脊柱包虫病灶可发生于任何节段的椎体,但以胸椎最为多见。因病灶生长缓慢,病程较长,临床症状不典型,诊断主要依据影像学检查。

（一）病理特点

脊柱包虫是骨包虫病最好发的部位,可单独发生,也可继发于邻近包虫病的直接蔓延。脊柱包虫多为细粒棘球蚴引起的囊型包虫病,多房棘球蚴引起的泡型包虫病罕见。骨骼组织致密坚硬、骨小梁间隙很小,囊型包虫只能沿着阻力最低的腔隙蔓延生长,结果形成不完整的囊状破坏区,内部有分隔,如蜂窝或者葡萄状,类似泡型包虫病的影像;当幼虫增大时,海绵状的松质骨扩大,局部骨骼挤压、破坏;囊型包虫的这种生长方式决定其膨胀性改变的影像特点。骨骼包虫一般无纤维外囊,内面没有胚叶层,是骨包虫的特征。无骨膜反应及新骨生成,是与其他骨病鉴别要点。

（二）影像学表现

1. X 线 平片对脊柱包虫诊断有很大困难,中晚期主要表现为形态不规则的囊性骨质破坏,局部骨

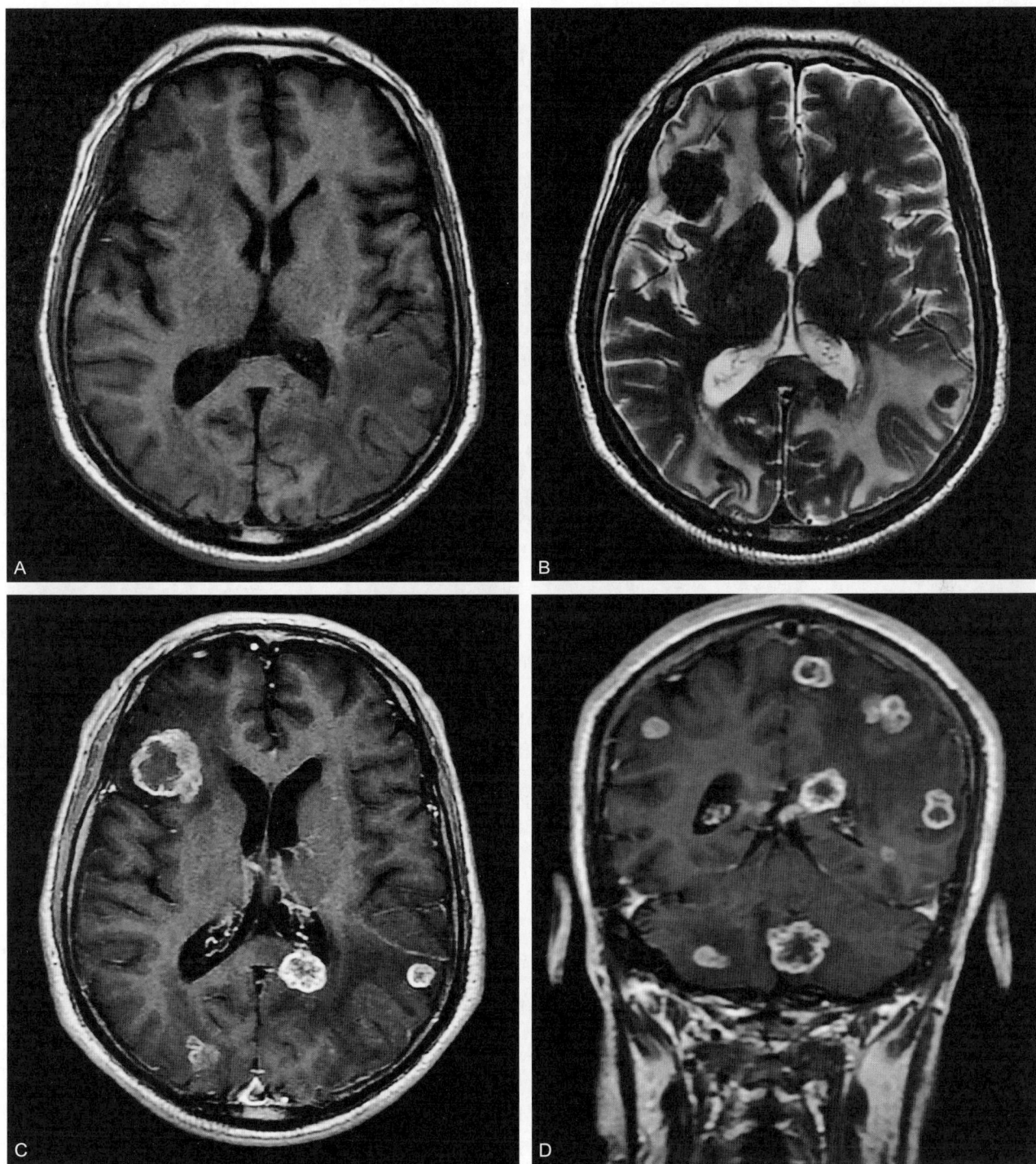

A. 为 T1WI；B. 为 T2WI；C. 为轴位增强；D. 为冠状位增强。颅内多发大小不一异常信号，T1WI 呈等信号，T2WI 呈低信号，
周围见斑片状水肿。增强扫描呈环形、结节状明显强化

图 17-10　脑泡型包虫

密度减低呈虫蚀样、蜂窝样等多样化表现。但 X 线片缺乏特征性表现，对肌肉软组织包虫病效果更差
（图 17-11 A）。

2. CT　能清晰显示包虫内部结构，表现为多椎体受累的多发大小不等的囊状膨胀性低密度偏心性
骨质破坏缺损，呈"多房"样或"串珠"样改变；骨皮质变薄膨隆，易断裂，病灶边缘比较锐利清晰，有时见
硬化环；病灶可挤压破坏骨皮质而突入胸、腹盆腔继续生长形成软组织肿块，亦可突入椎管，侵及腰大肌等椎

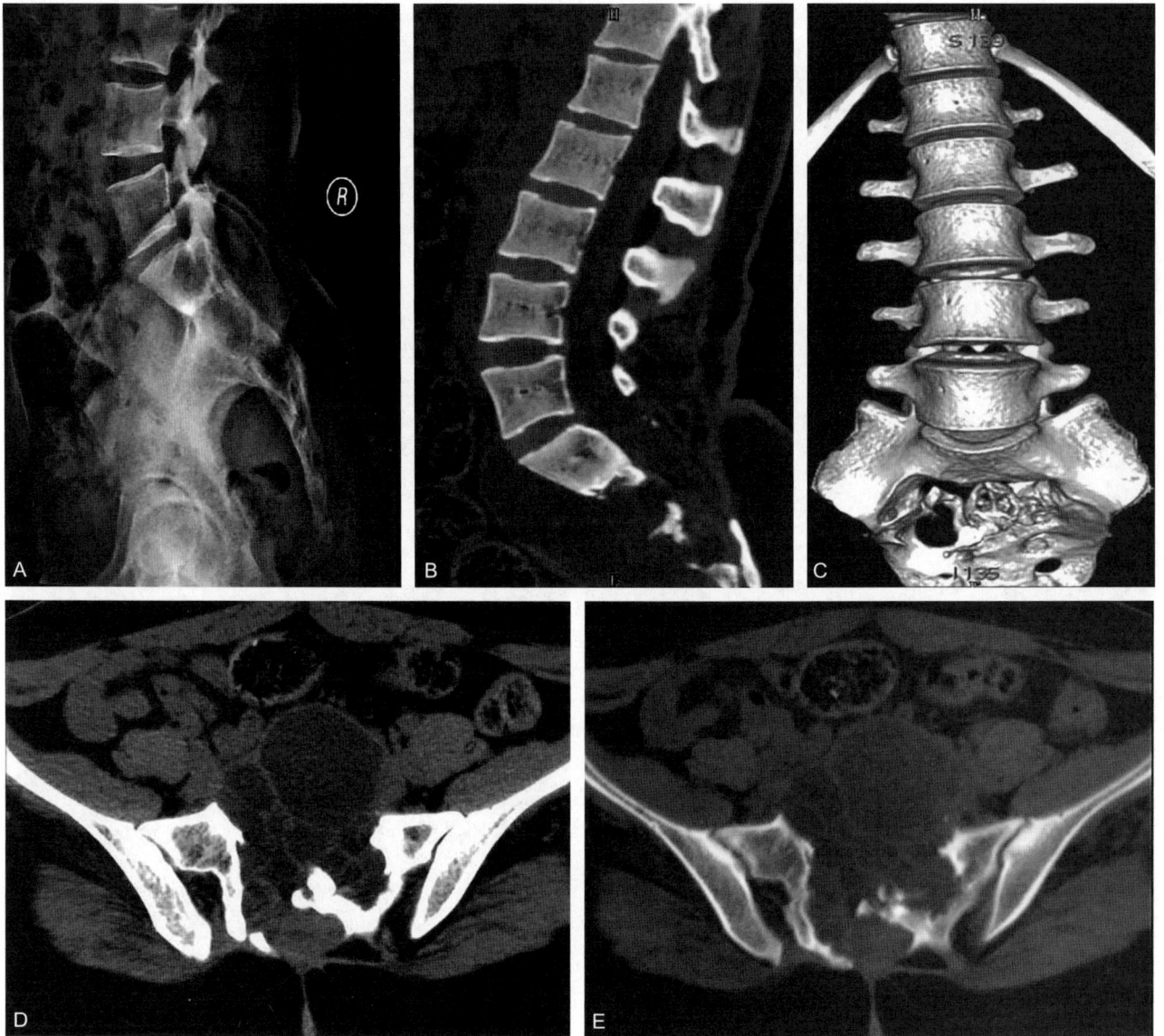

A. X线平片；B. CT 骨窗矢状位；C. CT 三维重建；D. CT 软组织窗轴位；E. CT 骨窗轴位。S2~3 椎体囊状膨胀性低密度偏心性骨质破坏缺损，呈"多房"样改变，骨皮质断裂，局部见硬化边，病灶突入骨盆腔。三维重建更加清晰、立体展示骨质破坏情况

图 17-11　骶骨包虫

旁组织形成有特征性的改变，但不易侵犯椎间盘；CT 增强扫描对脊柱包虫显示有较大意义，其边缘多呈轻度强化，使病灶显示更加清晰；三维重建可直观立体显示骨质破坏的范围（图 17-11 B~E）。

3. MR　MR 是目前诊断脊柱包虫的最佳方法，对显示病变及与邻近组织结构的关系方面具有特殊的诊断价值，对于 CT 表现不典型，或者难以与骨巨细胞瘤鉴别者，应申请 MR 进一步检查。

单囊者表现为类圆形囊性病灶，边缘光滑锐利，呈长 T1、长 T2 信号；多子囊型能清晰显示子孙囊的形态、大小，呈"玫瑰花"状、"桑葚"状或"车轮"状，T1WI 母囊信号稍高于子囊；感染破裂者可表现为形态不规则、边界模糊，由于囊内的蛋白含量增加，信号普遍增高（图 17-12）。

（三）鉴别诊断

1. 脊柱结核　结核多有全身症状，如午后低热、夜间盗汗、消瘦疲倦、贫血等。脊柱可出现后凸畸形，下腹部可触及包块。X线片可见椎体骨质破坏，CT 及 MR 检查可见死骨形成、椎间隙变窄、椎旁脓肿形成等。

2. 脊柱肿瘤　椎体及附件肿物多为转移性肿瘤。这些肿瘤均可压迫神经组织引起症状。累及骨性

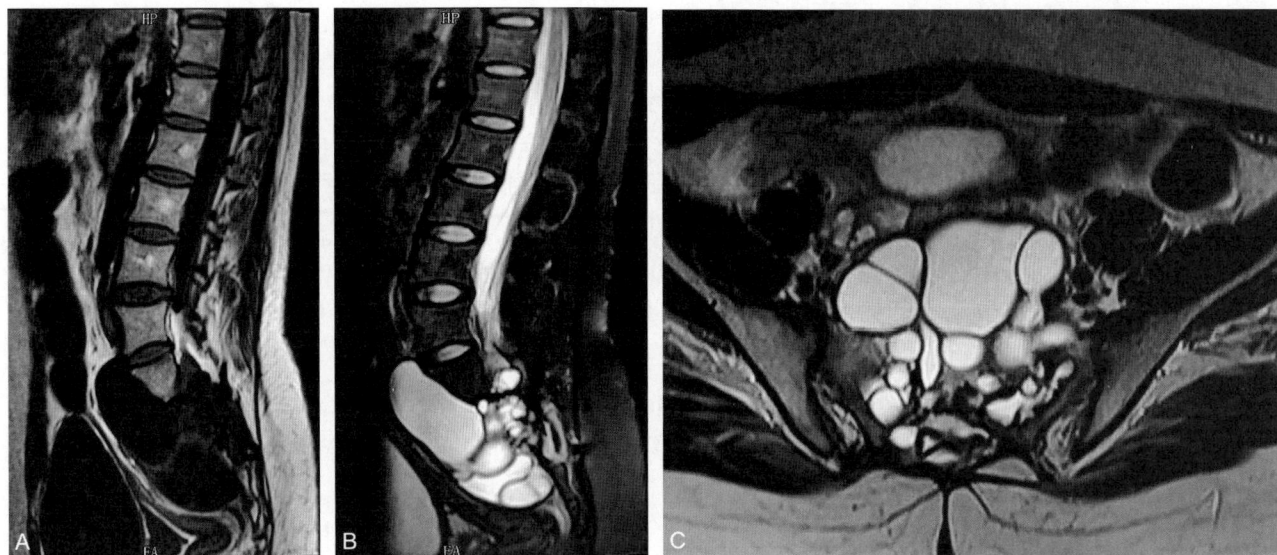

A. T1WI 矢状位,B. T2WI 压脂序列矢状位,C. T2WI 轴位。S2~3 椎体长 T1、长 T2 异常信号影,边缘光滑,锐利,病灶延伸至盆腔内

图 17-12 骶骨包虫

结构的肿瘤在 X 线片和 CT 片多可见溶骨性或成骨性破坏,累及椎管内或软组织的肿瘤应首选 MR 检查。

3. **化脓性脊柱炎** 临床上较少见,多发生于青壮年。病灶由椎体中心或边缘向椎弓扩展,也可先由椎弓感染在向前扩展至椎管和椎体。影像表现与脊柱结核相似,X 线片可见椎体骨质破坏,CT 和 MR 检查可见椎旁脓肿形成。

四、脑型血吸虫病(cerebral schistosomiasis,CSM)

脑型血吸虫病是血吸虫(Schistosoma)虫卵在颅内沉积引起的中枢神经系统疾病。多由日本血吸虫感染所致,曼氏血吸虫感染亦可引起。可发生于血吸虫感染的任何时期,大多发生于血吸虫尾蚴感染后3~6 个月。

(一)流行病学及病理特点

血吸虫是以人或其他哺乳动物为终宿主、以淡水螺类作为中间宿主的扁形裂体两性生殖吸虫,种类较多,在我国流行的多为日本血吸虫。日本血吸虫最易致脑血吸虫病,这可能与日本血吸虫虫卵体积较小、圆滑,容易停留在脑部有关。患者常有疫水接触史,好发于农村男性青壮年,首发以癫痫多见。人体感染血吸虫病后,血吸虫虫卵通过血液循环移行至脑部异位寄生,引起脑血吸虫病,虫卵常沉积于顶枕叶皮质或皮质下。急性期虫卵分泌毒素和代谢产物,引起急性虫卵反应,虫卵周围有大量嗜酸性细胞浸润,脑组织形成边界不清的肿块和结节,分布于皮质或皮髓质中,称为嗜酸性脓肿,周围有脑水肿表现。慢性期大量虫卵沉积和异物反应,形成虫卵性肉芽肿。经过半年到 1 年后,虫卵先后死亡后可出现钙化,脑组织形成纤维化结节,出现脑萎缩和瘢痕。

(二)影像学表现

脑血吸虫病临床表现多样,随虫种、病期及虫卵沉积部位不同而异,可对患者造成严重危害,且易误诊,因此,如果能早期正确诊断和治疗,患者多预后良好。确诊血吸虫感染的直接方式是粪便检查找到虫卵,但检查时具有一定困难。目前诊断主要结合临床症状、疫水接触史、血液及脑脊液实验室检查,尤其是头颅 MRI、CT 等影像学检查,对脑型血吸虫病的定位和定性诊断有很大的价值。

1. **头颅 CT 表现** CT 扫描可用于确定脑组织内部病灶的大小范围和类型,且可用于观察疗效和判断预后,与脑脊液免疫学检测联合应用可显著提高诊断准确率。病变大多发生于大脑半球的皮质及皮质下区,以枕顶叶多见。脑血吸虫病 CT 表现结合病理可分为四型:脑炎型、肉芽肿型、脑梗死型、脑萎缩型。

（1）脑炎型：虫卵栓塞血管及虫卵分泌毒素和代谢产物引起过敏和中毒性脑炎等急性期表现,CT 显示边界不清、形状不规则的片状低密度影,有占位效应,单发或多发,多位于皮质或皮质下,可见于脑的一叶及多叶,以顶枕叶最常见,增强后病灶内可见不均匀斑点状、斑片状强化。

（2）肉芽肿型：此型最多见。CT 平扫为颅内多处不规则片状低密度水肿区,多数为大片"指套状",占位效应明显,水肿区内出现小结节状等或稍高密度影,灶内可见钙化。增强后有皮质与髓质交界处结节状强化,且融合成团。平扫可见病灶周围片状或不规则形水肿区,增强扫描多数病灶有明显结节状、斑片状或脑回样强化,延迟 5~15 分钟扫描病灶强化最为明显。

（3）脑梗死型：虫卵栓塞或脉管炎引起脑组织缺血坏死,平扫示脑皮质及皮质下扇形低密度梗死区,占位效应较轻,增强后呈脑回状强化。

（4）脑萎缩型：当虫卵先后死亡后,病灶区可出现钙化,脑组织形成纤维化结节,出现脑萎缩和瘢痕,呈不规则无强化低密度灶,有些尚见对称或非对称性脑室扩张,局部或弥漫性脑沟裂增宽。

2. 头颅 MRI 表现

（1）急性期病变呈长 T1 长 T2 改变,大部分呈"指套状",少数呈不规则状或片状。

（2）慢性期的肉芽肿在 T1WI 为等、稍低信号,T2WI 为高、稍高信号。

（3）病变可出现不同方式的强化,急性期大部分呈砂粒样、斑点状及小斑片状强化,少数病变不强化,慢性期常呈多个散在或密集的大小不等结节状强化,强化病灶呈簇状聚集融合成团块状,呈较均匀强化,可出现邻近脑膜的强化（图 17-13）。

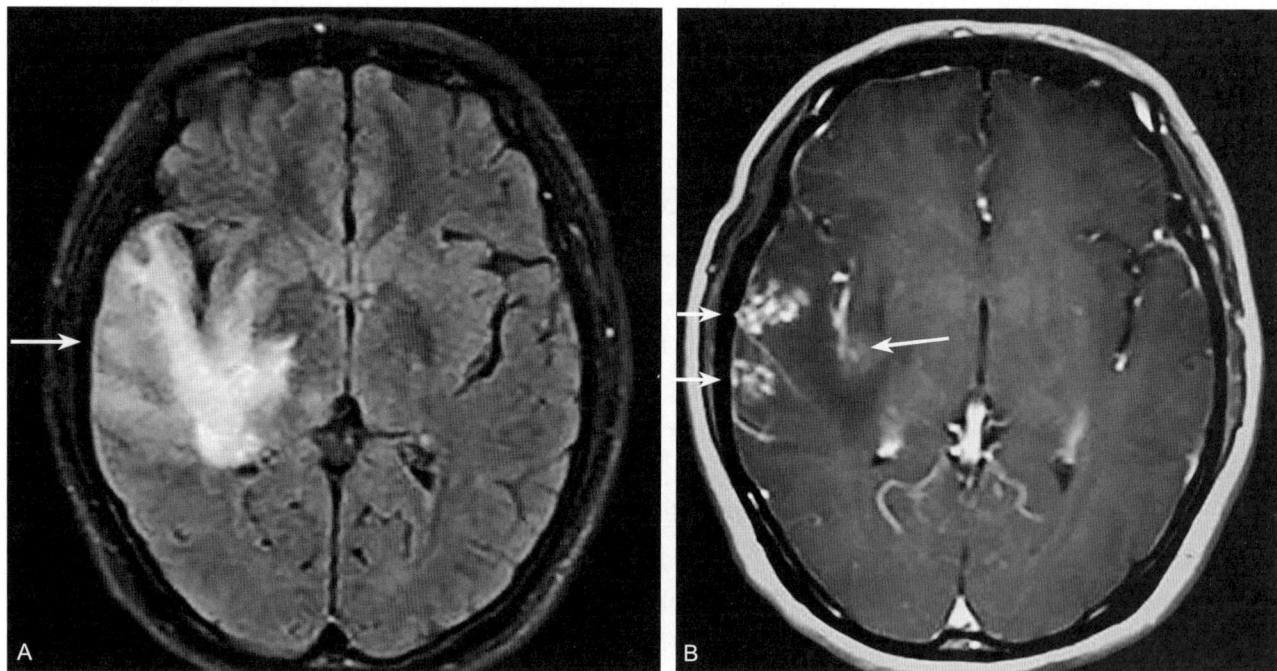

A. T2FLAIR 示右侧颞叶、岛叶、基底核外后方大片高信号（箭头）,以白质区高信号更明显；B. T1WI 增强示右颞叶皮质及皮质下、右外侧裂及岛沟周围多发斑点状、结节状及片状强化（箭头）

图 17-13 脑型血吸虫病 MRI 图像

综上所述,头颅 CT、MRI 两者比较,MRI 具有多序列、多参数、多方位成像优点,空间分辨力高,对病灶的定位、病变水肿区的观察、病变性质的了解、邻近脑膜的变化以及鉴别诊断价值要优于 CT。有研究显示,血吸虫病灶和灶周水肿在 DWI 图上均呈等信号或稍高信号,与对侧脑组织比较,血吸虫病灶、灶周水肿的 ADC 值均明显增高,而 eADC 值明显减低。据此认为,DWI 对于中枢神经系统血吸虫病的诊断具有重要价值。

（三）鉴别诊断

脑血吸虫病需与以下疾病进行鉴别诊断：①急性脑炎：急性期的脑型血吸虫病与急性脑炎不易鉴别，后者表现为不规则的边界模糊的低密度区或不均匀的混杂密度影，MRI 呈明显长 T2 信号，中心脑炎区呈略低信号，增强后强化或呈不规则斑点状或脑回样强化；②转移瘤：对于水肿明显者，须与转移瘤鉴别，转移瘤有原发肿瘤病史，以多发病灶为主，呈结节状或环形强化，而脑血吸虫肉芽肿呈簇状聚集融合成团块状伴周围散在小结节状强化，与之不同。此外，转移瘤可伴有出血，灶周水肿明显，呈"小结节、大水肿"特点；③胶质瘤：胶质瘤一般位于深部脑白质区，以单发肿块状为主，呈结节或环状强化，可见病变呈囊状伴壁结节，肿瘤内可伴有出血、囊变、坏死，占位效应明显；④脑囊尾蚴病：脑囊尾蚴病呈圆形或类圆形散在分布，其内可见点状头节，为特征性征象。

对于影像学鉴别诊断困难者，结合脑脊液免疫学检查及临床症状、体征，有助于正确诊断脑型血吸虫病。

五、脑型并殖吸虫病（cerebral paragonimiasis）

并殖吸虫病俗称肺吸虫病，是由并殖吸虫（*Paragonimus*）寄生于人体组织内引起以侵犯胸肺为主的，呈世界性分布的人兽共患病。由于并殖吸虫成虫与童虫均具有游走性，在人体除引起肺部病变外，还可移行至肝脏、脑、脊髓、眼等器官，引起异位病变。大脑是最常见的肺外寄生部位，以儿童和青少年多见。

（一）流行病学及病理特点

依据并殖吸虫的寄生宿主以及能否在人体发育成熟与所致临床特征不同，将其分为两大类：一类是人兽共患的卫氏并殖吸虫（*Paragonimus westermani*），主要引起胸肺型肺吸虫病；另一类是兽主人次型的斯氏狸殖吸虫，主要引起皮肤和内脏幼虫移行症。我国流行的主要是卫氏并殖吸虫。能排出虫卵的患者、带虫者和肉食类哺乳动物是肺吸虫病的传染源，猫、犬、虎、豹、狼等保虫宿主在传播中起重要作用。

脑组织病理表现主要是童虫和成虫在脑内穿行和寄居对组织造成机械性损伤，引起出血和纤维素性炎，损伤血管导致脑组织渗血和梗死；虫体分泌物和代谢产物的毒性作用使局部脑组织产生无菌性炎症、水肿和组织破坏；虫体在脑组织内的机械运动形成坏死性窦道；成虫在脑内寄居，因组织坏死和炎症可形成脓肿，常为多房囊肿，其中有成虫及虫卵；成虫离去或死亡较久则局部脑组织出现纤维性萎缩或钙化。脑血吸虫病与胸肺型吸虫病由于颅内病变类似，均为寄生虫导致的炎性反应，因此临床表现均以癫痫和颅内压增高为主要变现，临床不易鉴别。

（二）影像学表现

通过显微镜对并殖吸虫病进行直接的寄生虫诊断是很困难的，敏感性低，因此，头颅影像学检查有重要的作用。

1. 头颅 CT 特征　根据 CT 表现，可分为三型，即脑炎型、囊肿型和脑萎缩型。

（1）脑炎型：病灶多位于颞顶或颞枕叶，平扫示大小不一、不规则条片状、结节状、团块状混杂密度或低密度影，边缘模糊，增强扫描可见结节状或环状增强，伴有脑水肿和轻微占位效应。

（2）囊肿型：CT 平扫表现为单个或多个大小不一圆形和环形的囊样病灶，增强扫描囊壁呈环状或结节状不规则增强，囊壁相连，如葡萄串表现，占位效应明显。

（3）脑萎缩型：脑内多发圆形或椭圆形的环形泡沫样钙化，钙化周围或邻近脑组织可见低密灶，局部脑皮质萎缩或脑室扩大。

2. 头颅 MRI 特征　MRI 可以显示肺吸虫迁移引起的脑实质出血、炎性病变、水肿及特征性隧道样改变，对活动期的胸肺型吸虫脑病诊断有重要意义。早期典型表现为聚集多发的环样增强病灶伴有周围水肿；有不同程度的多发性不规则出血改变；出血吸收后形成长 T1 的"隧道"样表现。MRI 显示出血敏感，在本病的诊断中极具优势。病灶具有迁移性和相对聚集性，符合其病理特点，为其较特异性征象（图 17-14）。

（三）鉴别诊断

脑型肺吸虫病影像特征性不强，在诊断时必须结合上述特征综合分析。对脑内表现多发、不规则病变

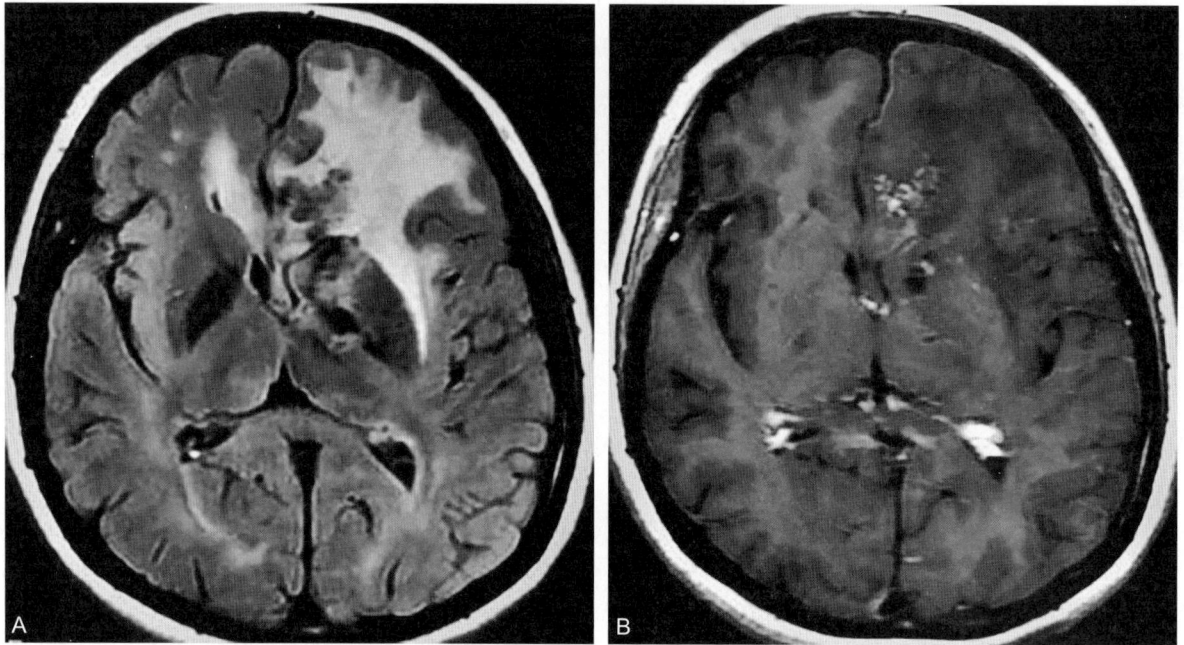

A. T2-FLAIR 示左侧额叶、基底节区结节状稍低信号灶,灶周明显水肿;B. 增强扫描可见明显簇形强化

图 17-14 脑型并殖吸虫病 MRI 图像

(病例图片由复旦大学附属华山医院提供)

及出血时应想到此病,若同时伴有"隧道"征及周围水肿的病例,则应高度怀疑。对于肺吸虫疫区的儿童,有生食或半生食螃蟹史,嗜酸性粒细胞计数升高,CT 显示脑内病变或同时伴有肺及胸膜病变者临床上可考虑脑型肺吸虫病。需注意与脑结核、脑脓肿、脑囊尾蚴病、转移瘤等鉴别。

六、脑弓形虫病(cerebral toxoplasmosis)

弓形虫病是由刚地弓形虫(*Toxoplasma gondii*)寄生人体所引起的一种人畜共患的寄生虫病,因其滋养体呈弓形而得名。

(一)流行病学及病理特点

猫科动物为弓形虫的终宿主,人和其他动物为中间宿主。弓形虫的感染途径有先天性和后天获得性两种。先天性感染是孕妇初次感染后,通过胎盘传染给胎儿;后天获得性感染主要是由于人类通过食入未烤熟的肉类或被含弓形虫卵囊的猫粪便污染的不洁食物而感染。弓形虫病是人体免疫力低下时容易并发的一种机会性致病寄生虫病,可以侵犯多种脏器,引起多系统损害,而中枢神经系统的损害最为常见。获得性脑弓形虫病在脑内可形成急性或慢性炎性病变。急性期较轻的病变可见血管周围炎、细胞浸润和胶质细胞增生结节,较重时脑内可见坏死灶及炎性细胞浸润,并构成肉芽肿样结构,还可以形成弓形虫脓肿,周围明显水肿;在免疫功能良好或疾病的慢性期则多形成包囊,内含缓殖子。治疗后病变可以逐渐愈合,坏死物被吸收、排出或钙化包裹,病灶缩小伴胶质增生。

(二)影像学表现

脑弓形虫影像学检查主要包括 CT 和 MRI 检查。先天性弓形虫病常见的影像表现有无脑、脑积水、小脑畸形、脑钙化等。后天获得性脑弓形虫病临床表现无特异性,易侵犯大脑皮质、基底节和脑干,CT 平扫一般表现为多发斑片状、大片状低密度灶,部分病灶内可见点片状较高密度影或钙化灶,增强后呈环状或斑片状、结节状强化,近皮质侧环壁有向环内突出的小结节影是特征性的 CT 征象;MRI 平扫表现为病灶呈斑片状及结节状,T1WI 为低信号,T2WI 及 FLAIR 序列病灶为高信号,部分病灶中心可出现软化灶,呈长 T1 长 T2 信号,FLAIR 序列呈低信号,增强后呈单发或多发环状强化或斑片状、结节状强化,但是该病影像学检查需结合血清学检测来综合判定(图 17-15、图 17-16)。

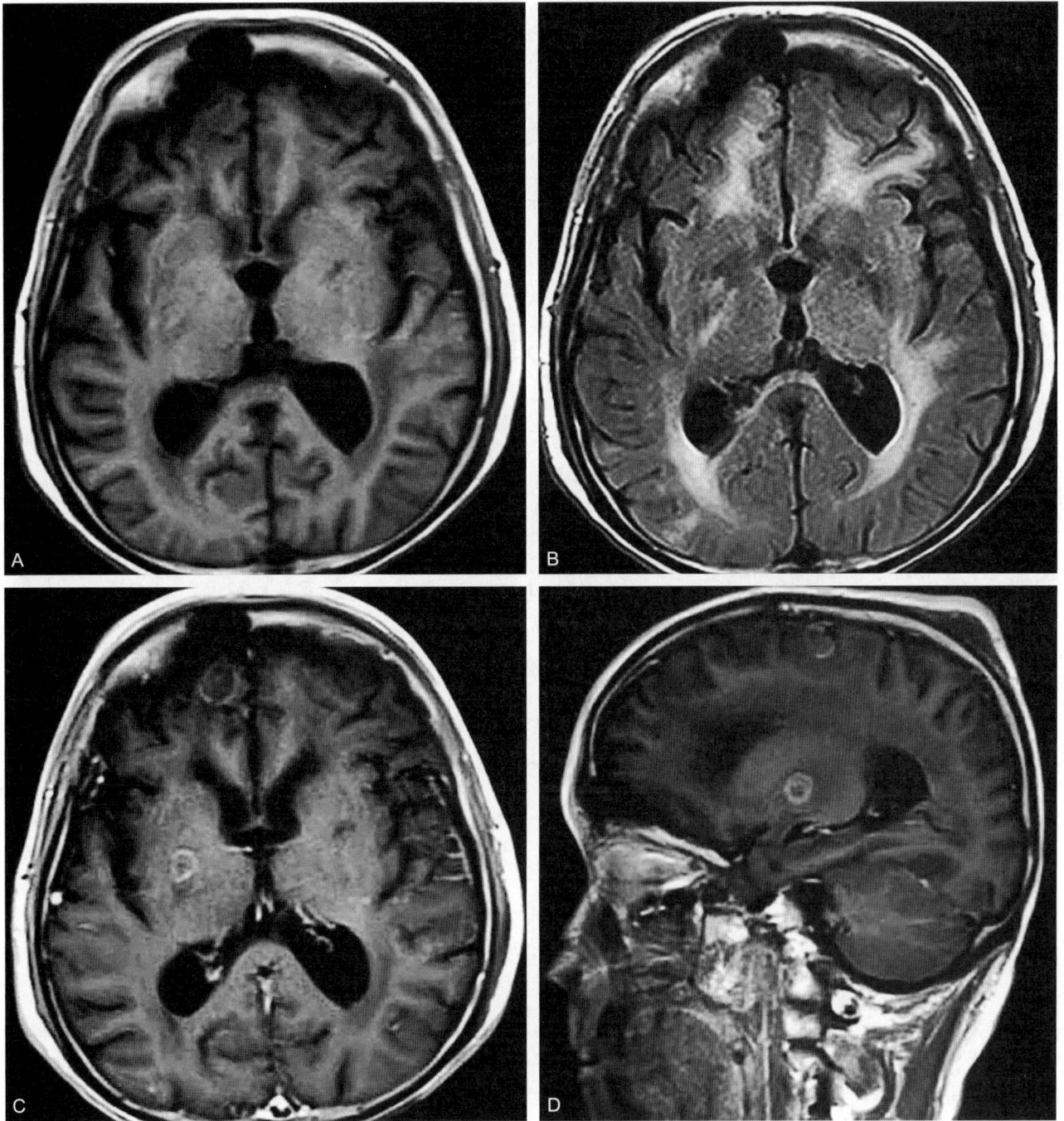

A. T1WI 右侧额叶、基底节各见一稍低信号结节,边缘稍高信号环;B. T2-FLAIR 呈高信号;C、D. 横断位及矢状位增强扫描病灶明显环形强化(病例图片由复旦大学附属华山医院提供)

图 17-15　脑弓形虫病 MRI 表现

(三) 鉴别诊断

　　脑弓形虫病需与以下疾病鉴别:①脱髓鞘性假瘤:可以是多发病变,影像学检查也显示环形增强病变。但病变内主要是髓鞘脱失,髓鞘染色阳性,病变坏死不彻底,轴索相对保留,细胞外找不到弓形虫滋养体,免疫组化标记弓形虫抗体阴性;②结节性硬化:钙化常呈结节状或斑块状,边缘清楚,多突入侧脑室内,可见到未钙化的胶质结节,且不伴有脑内低密度灶;③新生儿缺血缺氧性脑病:脑组织损伤主要表现为低密度病灶,后期脑实质钙化多位于软化灶周围;④妊娠期宫内感染:为弓形虫、风疹病毒、巨细胞病毒、疱疹病毒等一组常见的感染病原体,均可导致颅脑发育畸形及钙化灶,CT 不能鉴别。

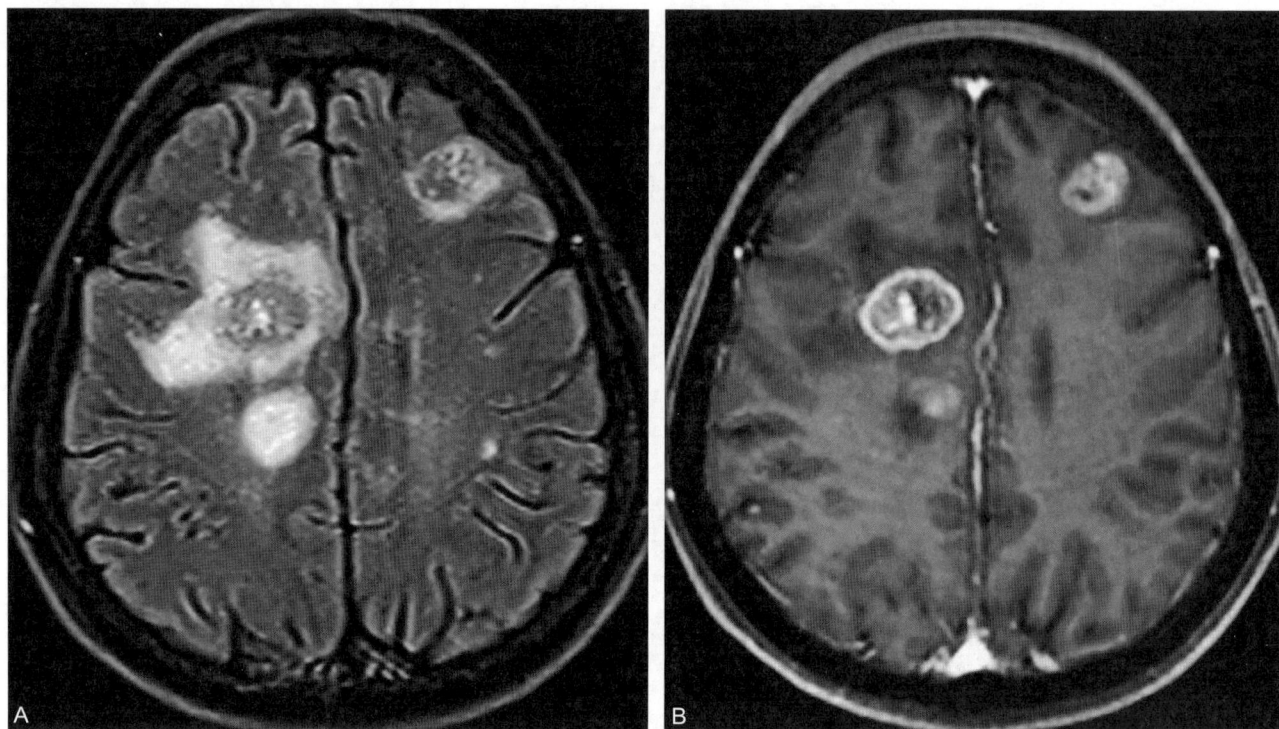

A. T2-FLAIR 双侧额叶见类圆形短 T2 结节影,周围见水肿信号;B. 轴位 T1WI 增强扫描病变呈环形强化

图 17-16 脑弓形虫病 MRI 表现

七、广州管圆线虫病(angiostrongyliasis cantonensis)

广州管圆线虫病是广州管圆线虫(*Angiostrongylus cantonensis*)幼虫侵入人体而引起的疾病。1935年由我国陈心陶教授首先在广州褐家鼠的肺动脉中检出广州管圆线虫。

（一）流行病学及病理特点

该病好发于热带、亚热带地区,以太平洋岛屿及东南亚地区为主,现在已在其他地区有病例报道。广州管圆线虫成虫常在鼠肺动脉内发育、产卵,虫卵随血流进入肺毛细血管,孵出第 1 期幼虫。幼虫穿过肺泡入呼吸道,再经气管上行至咽喉部转入消化道,随粪便排出体外。此时若接触到中间宿主如陆生螺类或淡水螺类,即可侵入宿主体内。经 2 次蜕皮继续发育成第 2、3 期幼虫,第 3 期幼虫为感染阶段,人多由于生吃或半生吃含有第 3 期幼虫的中间宿主或转续宿主(常见为各种陆生螺类,以及鱼、虾、蛙、蟹等)而感染。近年来,该病曾在温州、福州、北京、广州等地局部暴发流行,均为食用福寿螺引起。如今已被列为国家新发传染病。该病主要侵犯中枢神经系统,偶尔累及呼吸和消化系统,其临床主要表现为嗜酸性粒细胞增多性脑膜炎或脑膜脑炎。文献报道中的尸检病理报告显示,在患者的大脑、小脑、脊髓、脑膜、脊膜等处发现虫体,虫体周围有大量淋巴细胞、嗜酸性粒细胞及巨噬细胞浸润、神经胶质增生、局部血管扩张,形成包裹幼虫的肉芽组织。脑内形成弥漫或局灶性脑炎,可并发脑梗死。受侵脑膜增厚、粘连,可引起脑积水。

（二）影像学表现

MRI 示诊断该病的最佳影像学检查,可以显示中枢神经系统内病灶的病理改变、明确病变程度和范围,并动态了解病变及受累脑组织、脑膜的改变。

广州管圆线虫病的 MRI 表现是多样化的,有文献报道认为,脑实质内弥漫或散在的结节样病灶是本病最主要的 MRI 表现,T1WI 呈稍低或等信号,在 T2WI 和 FLAIR 序列呈高信号,增强扫描示病变中央可见圆形、卵圆形或长条形显著强化灶,这些形态可能是虫体和病变长轴方向与扫描层面的角度不同造成的。FLAIR 序列相较于普通 T2WI 序列,由于抑制了正常脑脊液信号,对脑表面病变的显示更加清晰。脑脊膜呈线条形或结节状强化也是本病主要的 MRI 表现之一,MRI 平扫一般不能显示脑膜结构,增强后正常的硬脑膜因缺乏血脑屏障,可有节段性或细线状强化,而正常蛛网膜及软脑膜则无强化,不能显示。国内外文献报道均说明增强 MRI 是检查脑脊膜病变的最佳方法,但脑膜强化缺乏特异性。确诊本病需要结合流行病学、饮食习惯、临床症状、血液中或脑脊液中的嗜酸性粒细胞增多等。

(三)鉴别诊断

本病在影像上需要和结核性脑膜脑炎、化脓性脑膜炎、病毒性脑膜炎等疾病鉴别:①结核性脑膜脑炎:患者多有其他部位结核病史,如肺结核病史,外周血白细胞计数增高、血沉增快、皮肤结核菌素试验阳性或胸部 X 片可见活动性或陈旧性结核感染证据;脑脊液发现抗酸杆菌阳性;②化脓性脑膜炎:患者通常起病急,好发于婴幼儿和 60 岁以上老年人,常有发热等细菌感染症状;③病毒性脑膜炎:脑脊液白细胞计数通常低于 $1\,000\times10^6/L$,糖及氯化物一般正常或稍低,细菌涂片或细菌培养结果阴性;④其他寄生虫脑病,如脑囊尾蚴病、脑型肺吸虫病、脑裂头蚴病、脑弓形虫病等,均有类似临床症状,需结合流行病学、实验室检查等。

八、脑裂头蚴病(cerebral sparganosis)

脑裂头蚴病是假叶目裂头科迭宫属的曼氏迭宫绦虫(*Spirometra mansoni*)中绦期裂头蚴寄生脑内而引起。曼氏迭宫绦虫是一种人兽共患的寄生虫病,1882 年在我国厦门一男尸首次检出,1918 年国外首次报道脑裂头蚴病例。

(一)流行病学及病理特点

脑裂头蚴病以中南亚地区高发,我国主要见于南方各省,多发生于青少年。传染源主要是猫和狗,第一中间宿主是剑水蚤,第二中间宿主是蛙、蛇、鸟类和猪等可作为其转续宿主,人可作为曼氏迭宫绦虫的第二中间宿主、转续宿主和终宿主。感染途径多为经口感染、经皮肤或黏膜感染。脑裂头蚴病的病理学表现具有一定特点,裂头蚴在脑内迁徙游走形成坏死隧道,同时引起周围组织炎性反应,并导致相应脑组织坏死,最后形成炎性肉芽肿,肉芽肿内可见有单条或数条虫体。脑裂头蚴病的临床表现因感染部位的不同而各异,多以头痛、癫痫大发作及肢体活动障碍等为主,严重者可致颅内高压、视力损害、意识障碍甚至突然死亡。

(二)影像学表现

本病十分少见,影像学检查容易误诊。脑裂头蚴病多累及单侧脑实质,且为单发。CT 表现特征:①病灶较小,灶周可见片状水肿,平扫表现为病变部位不规则片状低密度灶;②典型病例可见到细小钙化,对诊断有一定价值,这与死亡变性虫体钙盐沉积及裂头蚴体内散在分布有圆形或椭圆形石灰小体有关;③增强呈环形或规则强化,部分病灶强化不明显。

MRI 平扫表现为片状长 T1 长 T2 信号影,边界不清;增强后显示病灶区结节状、串珠状、扭曲条索状强化(虫体形态);钙化显示不佳。

(三)鉴别诊断

本病需要与以下疾病进行鉴别:①颅内肿瘤:颅内肿瘤以胶质瘤最常见,多有明显的占位效应,也可表现为环形强化灶,一般直径较大,且随病程有增大的趋势。如发现病灶有迁徙性或病灶内见有虫体显示,有利于脑裂头蚴病的诊断。脑裂头蚴病可无占位效应或表现为轻微的占位效应;强化灶直径多较小,病灶无进行性增大;②炎性肉芽肿:增强扫描后均可表现为环形强化,有时鉴别困难,但炎性肉芽肿多内壁不光整,壁厚薄不均,脑裂头蚴病多为符合虫体形态的特殊强化特点,如绳结状、扭曲条索状强化。临床上炎性肉芽肿常有急性感染起病的过程,血象白细胞常升高,有助于本病的诊断;③脑囊尾蚴病:是最常见的脑部寄生虫感染性疾病,可分布在大脑的各个部位,增强扫描病灶可无强化或环形强化,当脑囊尾蚴病为单发时容易混淆,鉴别点是脑囊尾蚴病圆形或类圆形,其内可见点状头节,周围水肿不如脑裂头蚴病明显;④脑型肺吸虫脑病:肺吸虫童虫在脑内也可像裂头蚴一样迁徙游走,形成"隧道征"。但裂头蚴虫体较细长,形态有区别,典型 MRI 表现增强呈绳结征、扭曲索条征,有助鉴别。

九、脑型疟疾(cerebral malaria,CM)

脑型疟疾是恶性疟原虫(*Plasmodium falciparum*)感染所致暴发性神经系统并发症,也是恶性疟最严重的并发症之一,死亡率极高,是导致非洲儿童死亡的三大原因之一。

（一）流行病学及病理特点

疟疾主要通过雌性按蚊叮咬传播，主要流行区域为热带或亚热带。儿童及外来人口更容易发病，患者发病后出现不同程度的意识障碍如抽搐、昏迷、嗜睡以及剧烈头痛等。

近年来越来越多的证据表明，机体过度免疫应答和大量炎症因子释放，即促炎-抑炎反应失衡是脑型疟发生的主要原因。新近研究进一步证实，重度炎症是儿童脑型疟的重要特征。主要病理特征是感染疟原虫红细胞在脑微血管中的滞留、脑实质中的局限性出血，以及广泛的脑内皮细胞活化、局灶性内皮细胞损伤和坏死等。但其发病机制至今尚不明确，机械阻塞学说、免疫病理学说是较受公认的两大学说，最新研究表明，两者是相互补充的，可较好的解释脑型疟的发病机制。

免疫学检测同常用于输血对象的筛查、疟疾流行病学调研及临床辅助诊断。PCR技术准确鉴别疟原虫种类，通常用于科学研究。

（二）影像学表现

临床上以血涂片染色检出疟原虫作为诊断疟疾的金标准，影像学检查可在脑型疟疾的诊断中起到重要的辅助作用。头颅CT检查主要可以显示脑型疟疾引起的脑出血和脑水肿（图17-17），而头颅MRI检查，因其软组织分辨率高，能更早期、更清楚的显示病灶及其范围，在诊断脑型疟疾方面优于CT检查。MRI的影像特征为双侧侧脑室周围白质、胼胝体、皮质下枕部和双侧丘脑发现局灶性T2高信号灶（图17-18），DWI显示弥散不受限，

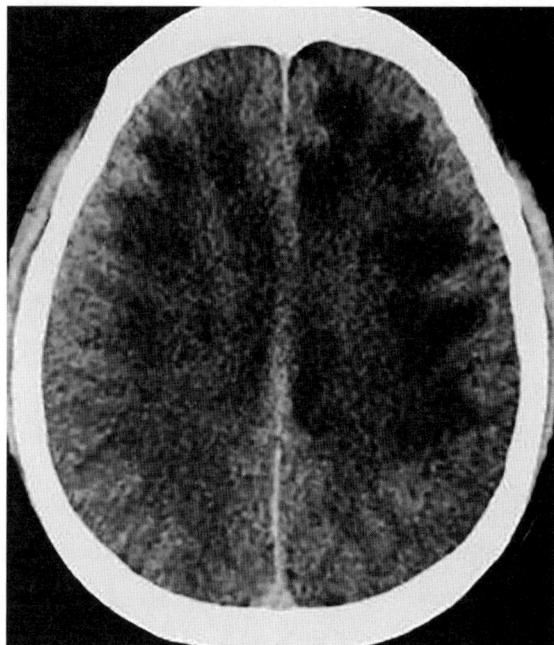

CT平扫示双侧颞叶、额叶片状低密度影

图 17-17 脑型疟疾 CT

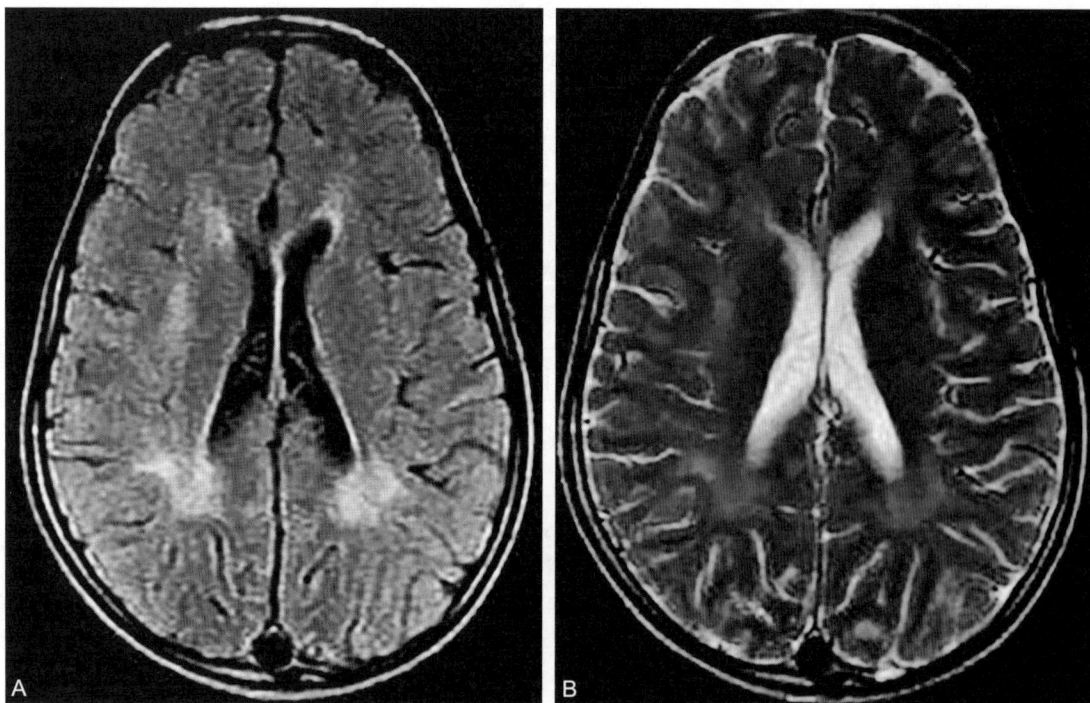

A~B. MRI平扫示双侧侧脑室周围白质多发斑片状高信号

图 17-18 脑型疟疾 MRI

（引自 Kampondeni 等）

增强扫描后病变无明显强化。SWI序列可发现多发微小出血灶。有学者认为,丘脑梗死性的环状出血灶是脑型疟疾诊断中的特征性影像学表现。

(三)鉴别诊断

根据患者有疫区居住史、蚊叮咬史等病史,结合抽搐、昏迷、嗜睡、剧烈头痛等临床症状,初步判断脑型疟疾;需与流行性乙型脑炎、化脓性脑膜脑炎、中毒性痢疾,以及由其他原因引起的急性感染中毒性脑病相鉴别。脑型疟患者血涂片可检出恶性疟原虫,脑脊液检查基本正常,可以明确鉴别诊断。

第二节　肺部寄生虫感染

肺部寄生虫感染是指体内寄生虫随血液循环进入肺脏,并引起病变。结合寄生虫的习性和临床特点,可分为以肺脏为寄居场所的寄生虫感染,如肺吸虫病等;以其他部位为主要寄生场所的寄生虫病,有时也可以侵犯肺脏,如肺包虫病、胸肺型血吸虫病、阿米巴肺脓肿等;X线和CT是肺部寄生虫病的主要检查方法,X线检查可用于初筛,可以发现肺纹理增多、肺部的炎性渗出、囊状空洞或空腔、纤维钙化灶等病变;相对于X线,胸部CT的密度分辨率更高,结构清晰度更明显,对病灶检出的敏感性及准确性均明显高于X线,尤其是对细小钙化、"隧道征"等寄生虫病常见病灶特征的显示更清晰。肺部寄生虫病的影像学检查常常没有特异性,非常容易误诊,需要注意一些寄生虫病常见的典型征象,如肺吸虫爬行留下的"隧道征"、肺包虫囊肿破裂形成的"水上浮莲征"等,这些征象对诊断寄生虫病有重要价值。肺部寄生虫感染的影像诊断仍需结合寄生虫病流行区域、患者免疫功能、嗜酸性粒细胞增多等信息。

一、胸肺型并殖吸虫病(pneumothorax paragonimiasis)

并殖吸虫病又名肺吸虫病,是一种人兽共患寄生虫病,是由并殖吸虫侵入人体后童虫或成虫在组织与器官内移行、寄居造成的机械性损伤及其代谢产物等引起的免疫病理反应。

(一)流行病学及病理特点

人和动物(犬、猫和虎、豹等野生动物)是肺吸虫的终宿主,人体因生食或半生食含有并殖吸虫囊蚴的溪蟹或蝲蛄而受染。在国内主要有卫氏并殖吸虫和斯氏并殖吸虫两种,卫氏并殖吸虫最常见。童虫可在组织中移行并徘徊于各器官及腹腔间,然后穿过膈肌至胸腔入肺,最后在肺内定居发育,成熟后产卵。

胸肺型并殖吸虫病根据病变过程可分为急性期反应和慢性期反应。急性期反应主要由童虫移行所致。脱囊后的后尾蚴穿过肠壁黏膜形成出血性或脓性窦道,虫体可侵入腹腔、各腹腔脏器、腹壁等,引起出血或化脓性炎症。慢性期反应,是并殖吸虫童虫或成虫移行寄居过程中的机械性破坏及虫体代谢产物所诱发的变态反应,其病理过程可分三期:①脓肿期:虫体在肺部移行,引起的组织破坏、出血、炎症,囊壁由肉芽组织形成,周围有大量渗出;②囊肿期:肺组织由于渗出性炎症,大量细胞坏死液化,形成脓液,囊壁因肉芽组织增生而肥厚,以在器官或组织内形成互相沟通的多房性小囊肿为特点,病理图片可清楚显示窦道。囊肿壁上皮本身就是细支气管上皮,故有人认为囊肿是虫体穴居引起细支气管扩张及炎性增厚所致;③纤维瘢痕期:虫体寄居或死亡溶解后或囊肿通过支气管与外界相通,囊肿内容物通过支气管排出或吸收,囊内由肉芽组织增生填充、纤维化,最后形成瘢痕,可出现钙化。

肺吸虫病的肺部病变多数靠近肺表面,以在膈面及纵隔附近较多见。胸肺型卫氏并殖吸虫病临床表现以咳嗽、胸痛、咯血痰为主,铁锈色或棕褐色血痰为典型特征。当成虫游走于胸腔时,可出现胸痛、气急等症状,痰中有时可查见肺吸虫卵。

(二)影像学表现

影像学检查对于肺吸虫病的诊断和治疗有着重要的意义,但该病临床及影像学表现复杂多样,极易误诊,为了提高对该病的认识,现影像学检查特点总结如下:

1. 胸部X线检查　在CT问世前,胸部X线是最主要的影像学检查方式。对肺吸虫病的胸部X线进行分析,往往采用常规后前位平片,但有时候病灶比较分散,常靠近肺表面,位于肺野外带或横膈、纵隔的附近,因此病灶不易显示,容易漏诊。有学者通过动物实验发现 X 线平片总检出率为 60% 左右,侧位片检出率高于正位片。检出率以上肺野及内带最低,所以认为,肺吸虫病的胸部 X 线检查应同时做正侧位,以减少漏诊。肺吸虫病病灶,两肺野均可分布,其中以两侧下肺野最多,中肺野次之,上肺野最少,右侧多于左侧。

根据本病不同的发育阶段,肺部征象有如下特征:①支气管周围炎影:双肺纹理增多增粗,主要位于病变的周围,可见沿肺纹理周围分布磨玻璃样阴影;②浸润性改变:单发或多发,多位于肺边缘,病灶形态及范围不一,呈斑片状、椭圆形密度增高影,边界欠清,可出现炎性浸润伴窦道形成,系并殖吸虫在肺组织穿凿迁移而引起的出血和局部过敏性反应所导致的影像改变;③囊腔影:代表病变的囊肿期,分布于肺门附近,单发或者多发,圆形、类圆形或多房状,边界清晰,周围见条索状影;④结节影:单发或多发,圆形、椭圆形,边界清晰,大小为 3~30mm;⑤硬结钙化影:代表病变的静止期。直径为 4~8mm,密度均匀,边缘整齐的圆形或斑点状致密影,钙化影表现为囊样钙化、结节样钙化和花瓣样钙化;⑥胸膜改变:可有胸膜的增厚、钙化,并伴有胸腔积液等征象。

2. 胸部 CT 检查　CT 检查分辨率高,对肺部微细结构显示清晰,影像间无重叠,处于肺的外围边缘或横膈、纵隔的附近病灶亦可清楚显示,能在肺组织深部发现肺吸虫病特征性空泡状阴影,可发现后肋膈角少量积液,避免了常规 X 线胸片识别上的困难和错误,提高了检出率。根据临床病理与影像学演变过程将其分为脓肿期、囊肿期和纤维瘢痕期:

(1)脓肿期:

1)支气管周围炎:CT 表现为支气管周围淡薄小片状及毛玻璃样影,与童虫移行所致肺部过敏反应有关。临床多有哮喘发作、皮疹样过敏反应及嗜酸性粒细胞增高等。

2)浸润性改变:斑片状、片状及结节状影,部分病灶周围见月晕状淡薄影;炎性浸润伴窦道形成,CT 表现为扭曲小条状、枯枝状及小点状密度增高影,周围见淡片状月晕征,其密度比一般炎症高,边缘较清楚。

3)隧道形成:CT 表现斑片状影中出现隧道样低密度影,即隧道征。

以上三种表现可同时或单独出现(图 17-19)。

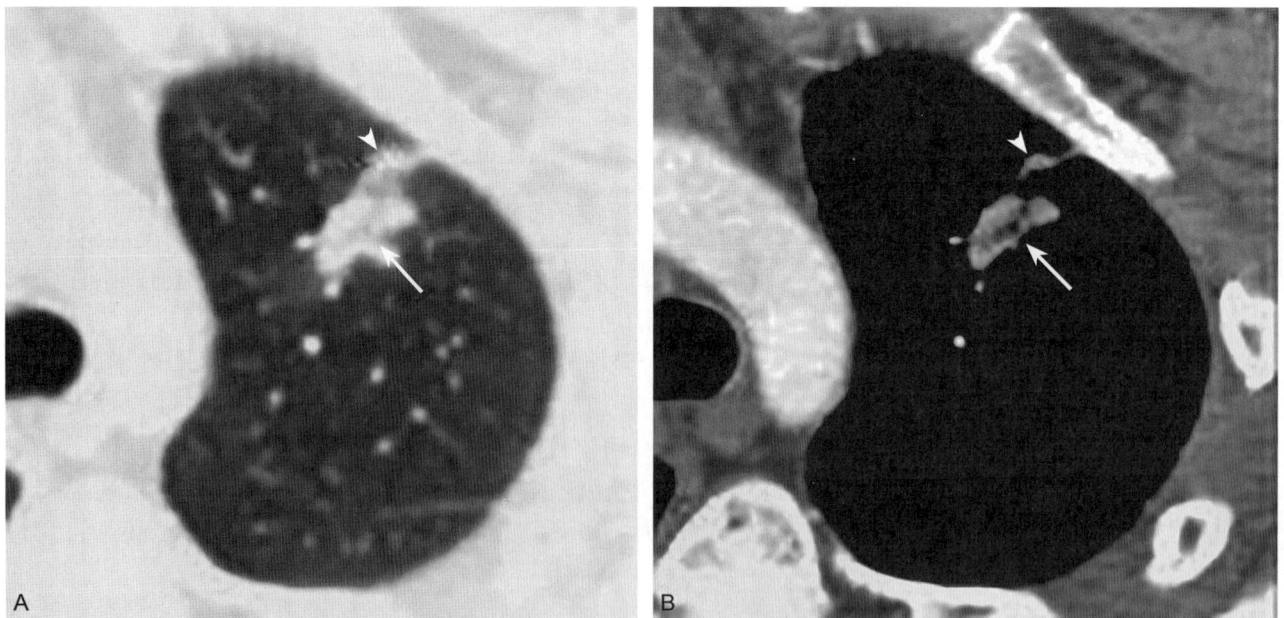

A. CT 肺窗示左肺上叶分叶状结节,边缘模糊,灶周见晕征,结节前缘见迂曲条索影与胸膜连接(箭头);B. CT 软组织窗示结节密度不均匀,病灶内可见隧道样低密度影

图 17-19　肺型并殖吸虫病

(引自　Henry TS 等)

（2）囊肿期：表现为片状阴影中出现小囊状透亮区，多发者呈蜂窝状，周围炎性浸润吸收，可有液平或无，内壁可出现附壁小结节。囊腔中充满血液、坏死物及脓性分泌物。

（3）纤维瘢痕期：可为薄壁囊肿，内壁光整或附壁结节或小点状虫体钙化，周围见斑片状、索条状、结节状影及弯曲、边缘锐利的纤维性隧道。囊肿内出现结节时需与肺霉菌病鉴别。

除上述肺部征象外，胸肺型并殖吸虫病还可累及胸膜、心包、肺门、纵隔、横膈等部位。形成自发性气胸、胸腔包裹性积液、胸膜增厚、胸膜包壳样钙化、心包积液、肺门或纵隔淋巴结肿大等影像征象。在脓肿期所摄的胸片中胸膜反应更加显著，注意心脏和横膈的运动情况，则有助于早期诊断。

（三）鉴别诊断

1. 支气管肺炎鉴别要点

（1）支气管肺炎多为幼儿、老年或免疫力低下者，肺吸虫病不受年龄影响，患者来自疫区，近期有肺吸虫感染史，肺部病灶抗炎治疗无效。

（2）前者多为不规则小片状及斑点状，边缘模糊致密阴影，沿肺纹分布，常有局限性气肿；后者大部分为较淡薄毛玻璃样改变且临床多伴支气管哮喘样发作或皮疹样过敏反应、嗜酸细胞增高。肺吸虫皮试阳性可作鉴别。

2. 肺结核鉴别要点：

（1）肺结核好发两肺上部，肺吸虫病大多在肺中下部。

（2）肺结核有全身中毒症状，痰内有结核分枝杆菌，肺吸虫病咳铁锈色痰，痰内可找虫卵。

（3）肺结核中央密度较深，外缘逐渐变淡阴影，且有主灶与子灶之分；肺吸虫病所致炎症浸润影，多为密度较均匀，中心反而较淡薄，其中隐约可见多个小囊泡样改变。

（4）肺结核空洞较肺吸虫病的囊肿大，灶周无星形放射线影；肺吸虫病的囊肿含有多个空泡，周围有星形放射线影。

（5）肺吸虫病常发生胸膜变化，位于下肺及肺底，肺结核多位于上肺。

3. 支气管扩张症鉴别要点　肺吸虫患者下肺野所显示之浸润，其中常发现蜂窝状透光区，与支气管扩张难鉴别，但肺吸虫病在其他部位亦有浸润或结节阴影存在。

总之，胸肺型并殖吸虫病好发于胸膜下肺边缘，隧道征对其诊断有一定特征性，窦道伴月晕征、小囊泡样改变或空腔内附壁结节对诊断具有提示意义。若患者来自疫区，肺部病灶抗炎治疗无效，应考虑肺吸虫病可能性，需及时了解流行病学史并进行相关实验室检查。

二、肺包虫病（pulmonary echinococcosis）

肺包虫病又称肺棘球蚴病，其发病率仅次于肝包虫病。根据感染体不同可分为肺囊型包虫病和肺泡型包虫病，肺囊型包虫病比较多见，占98%左右。肺囊型包虫病起病隐匿，临床表现不典型，主要取决于发病部位、体积大小及虫囊的完整性。肺包虫病常有干咳、咯血、胸闷等症状，偶然可以咳出包虫囊膜，具有诊断意义。包虫囊肿破入胸腔时可发生严重液气胸，侵袭引起支气管胸膜瘘和继发感染等。

（一）病理特点

1. 肺囊型包虫病　肺囊型包虫生长过程及病理改变与肝包虫相同，以单纯囊肿型多见，为80%~90%，其次为多子囊型，实变钙化型很少见。约2/3病变位于右肺，以下叶居多，这与双肺的解剖结构和血循环的分布有关。由于肺组织疏松阻力小，血运非常丰富等因素，包虫囊肿生长速度较快，大小不一，巨大囊肿可对肺造成机械性压迫，使周围肺组织萎缩、纤维化或有淤血、炎症发生。肺包虫病的基本病理改变是炎症，有大量巨噬细胞及嗜酸性粒细胞浸润。肺包虫囊肿外囊为人体组织形成纤维包膜，内囊为虫体，包括生育囊、原头蚴及囊液。少数包虫可破入支气管引起肺实变不张，并咳出粉皮样包虫内囊是其典型特征，具有诊断价值。

2. 肺泡型包虫病　原发型肺泡型包虫病罕见，约95%以上由肝泡型包虫病经血行途径转移而来，个别情况下可以由呼吸道直接吸入感染或肝脏病灶的直接蔓延而发生。泡球蚴穿出血管后，先在毛细支气管腔内寄生，由于毒素作用引起柱状上皮细胞增生及炎症反应，邻近胸膜常有结节状改变，受侵的肺组织常表现为慢性间质性肺炎,血管多有内膜炎、栓塞或坏死的改变,有时在小血管内可发现不同时期的小囊蚴。肺泡型包虫病病灶分布两肺无明显差别,中下叶略多于上叶,大小多在1~3cm之间,肺组织的特殊结构有利于包虫的生长,病灶几乎均为多发,其数量随时间而逐渐增多,如少量单发者在治疗随访过程中也呈多发改变。由于泡球蚴固有的病理生长方式,决定了其在转移至肺内以后,也反复芽生形成无数个新的小囊泡,散在或群簇状分布于病灶内形成其特有的影像学表现。

(二)影像学表现

1. X线

(1)肺囊型包虫病:X线能发现直径>1cm以上的病灶;直径大于3cm的病灶相对富有特征,表现为边缘光滑、密度均匀的高密度球形病灶(图17-20),少数有大分叶;囊肿张力较大;较大者囊肿内可见液气平面或压迫周围肺组织引起肺不张或实变,较易做出诊断。当包虫破裂并继发感染时,其X线平片征象往往失去包虫囊肿的特点,边缘毛糙不清晰,界限模糊不清,囊内密度增高不均匀,囊肿张力减弱;而在囊肿破裂后由于大量囊液流出,内囊塌陷,气体进入形成碎片漂浮于液面上呈波浪样起伏,形似"水上浮莲",或随体位变化而呈多种形态改变,是肺包虫破裂的特征。若外囊穿破支气管,而内囊完整,气体进入内外囊之间则出现月牙状透明影,形似"新月"或"镰刀"。

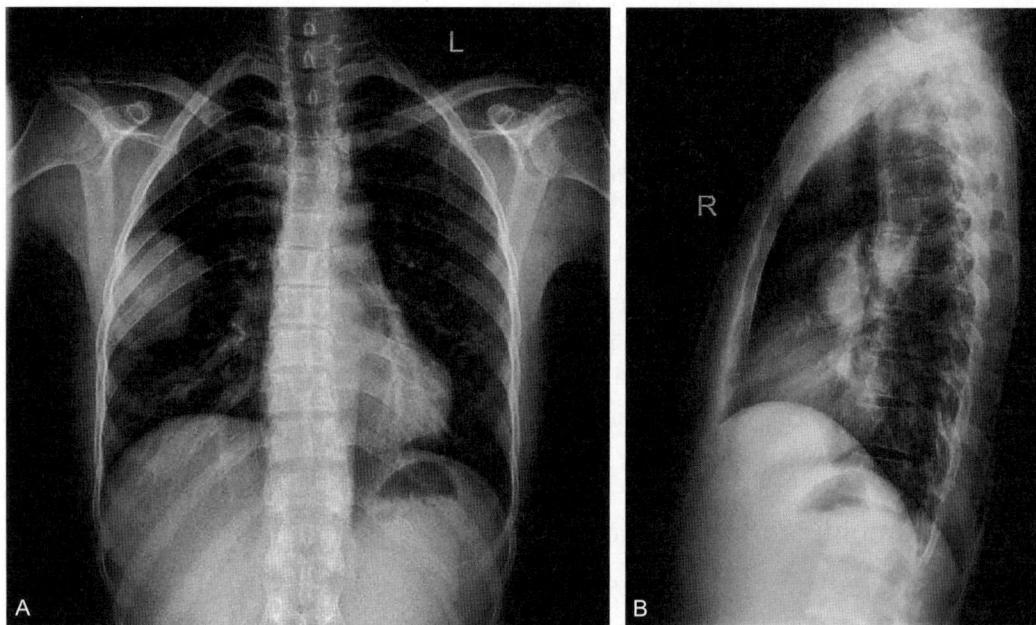

A.胸部X线正位片显示右肺中野外带类圆形高密度灶,边缘光滑,密度均匀;B.侧位片示病灶位于右肺下叶

图17-20 单纯性肺包虫囊肿

(2)肺泡型包虫病:X线可发现肺内病灶,但不能定性。肺内单发高密度结节或肿块,类似棉花团样改变,病灶内可见多发小空泡,与转移瘤很难鉴别。

2. CT 肺部CT能客观清晰地显示肺包虫形态大小和内部结构,明确其与周围组织的关系、评估手术治疗效果,是目前诊断肺包虫病的最好和首选检查方法。

(1)肺囊型包虫病:肺内单发或多发圆形或椭圆形病变,边缘光滑,少数有大分叶;囊壁菲薄,厚约1~3mm,部分囊壁有钙化;囊内呈液性密度,CT值为4~20HU,若合并感染则可达20~30HU(图17-21)。含子囊的肺包虫囊肿较少见,表现为母囊内多发大小不等、形态近似的子囊或孙囊,内有分隔,一般呈"车轮"或"放射"状排列,有时也呈"蜂房"样改变;子囊的密度永远低于母囊液是其特征;如果子囊较小,沿着母囊边缘分布,则整个病灶呈现"玫瑰花瓣征";多个较大的子囊充满母囊时整个病灶呈"桑葚状"或"蜂窝状"(图17-22)。肺包虫破裂后,其破口与支气管相通,则囊内容物咳出并有空气进入囊腔;如囊内

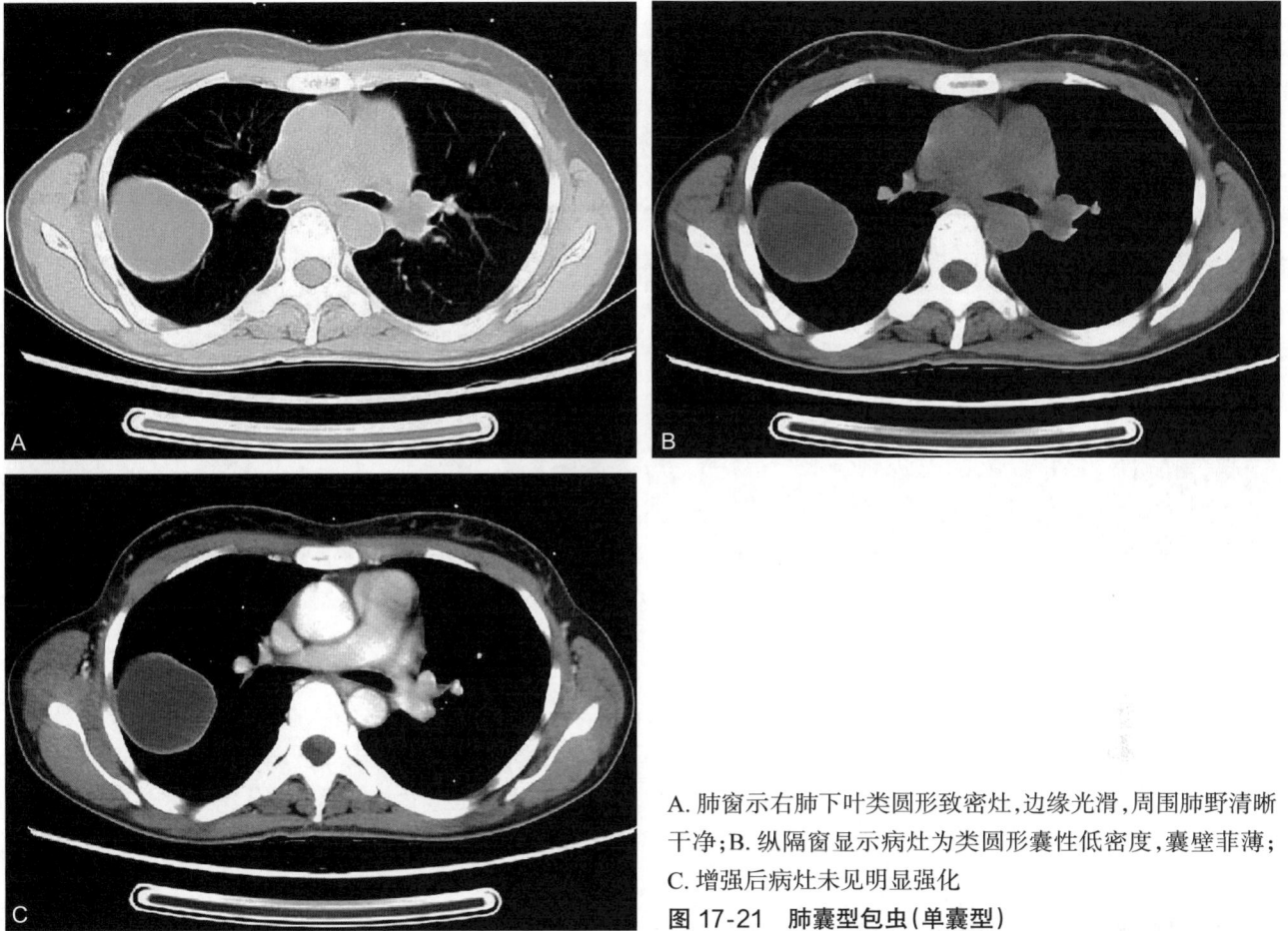

A. 肺窗示右肺下叶类圆形致密灶，边缘光滑，周围肺野清晰干净；B. 纵隔窗显示病灶为类圆形囊性低密度，囊壁菲薄；C. 增强后病灶未见明显强化

图 17-21　肺囊型包虫（单囊型）

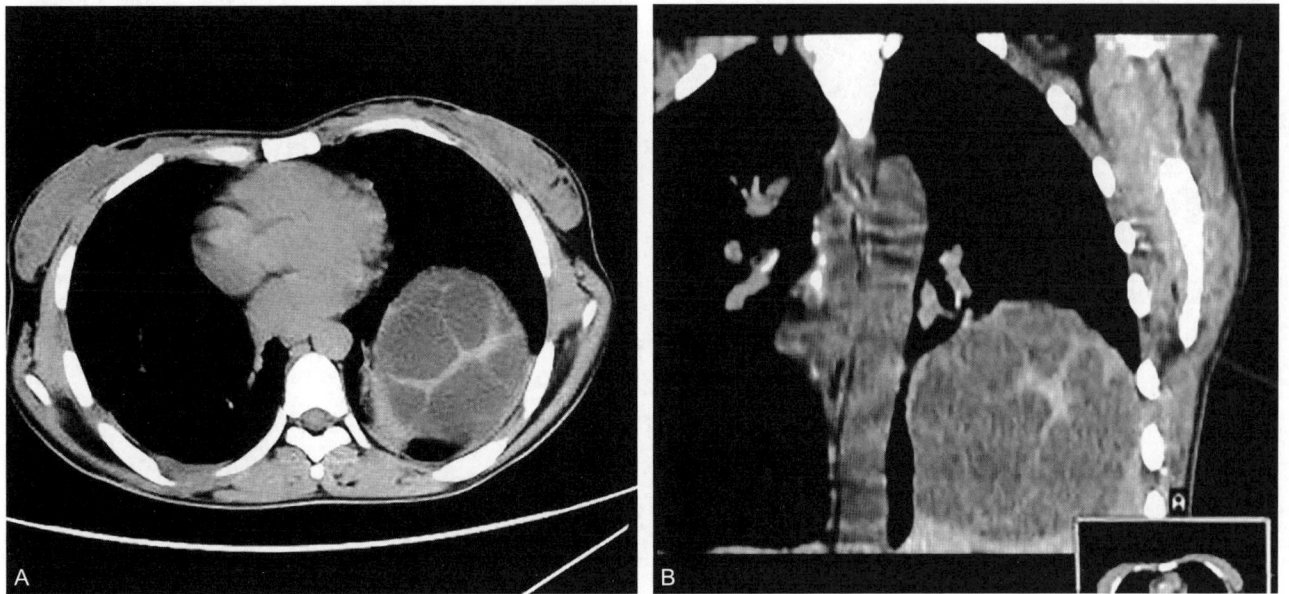

A. 左下肺单发类圆形液性密度病灶，CT 值接近水密度，其内见多个较大子囊充满母囊时使整个病灶呈"桑葚状"或"蜂窝状"；B、C. 同一患者 MPR 冠矢重建图

图 17-22　肺囊型包虫病（多子囊）

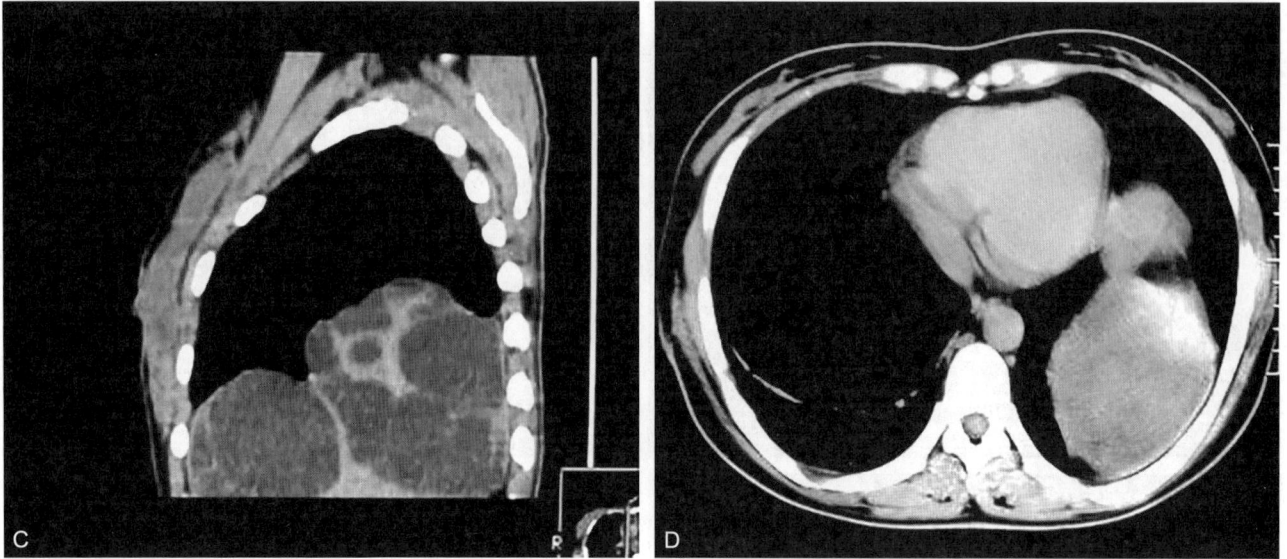

D.同一患者药物治疗后1年复查,包虫囊肿囊液密度明显增高

图 17-22(续)

容物完全咳出,则该囊肿可成为空腔,并可逐渐缩小直到消失而自愈;包虫可破入胸膜腔而产生液气胸,囊液内大量的头节和子囊可在胸膜种植生长(图 17-23);在上述病灶演变过程中,可以发现各种不同的包虫囊肿破裂征象,如"新月征(镰刀征)""光环征""双月征""水上浮莲征/水上百合征""水落石出征""飘带征"等。肺包虫囊肿增强扫描时囊壁可呈轻度环形强化,而子孙囊的囊壁一般轻度强化或无强化。

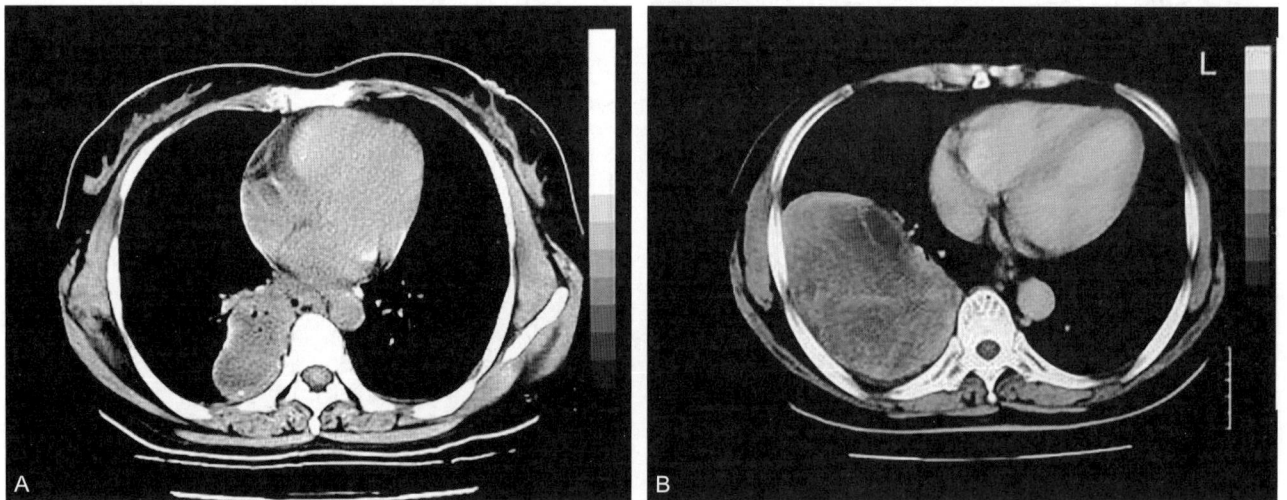

A.外囊破裂塌陷,内囊液部分咳出,空气进入内囊;B.内外囊破裂后少量囊液咳出,空气进入,因气体量少,构不成液平面,
仅在肿块内见斑片状气体影,同时可见囊膜漂浮在囊液中

图 17-23 肺包虫破裂感染

(2)肺泡型包虫病:两肺内多发的病灶,肺野外带居多,表现为粟粒状、结节状、实质性肿块或小斑片状软组织密度影,边缘多不规整,有时呈分叶状,边界模糊,多发不规则分布的小囊泡是其特征性征象(图 17-24);较大的病灶内可见液化坏死形成空洞;由于钙盐的不断沉积,病灶内常见小颗粒状或斑点状钙化;由于泡型包虫病灶的转移性生长特征,由肝脏顶部向上穿透膈肌引起的病灶表现为肺炎样模糊影,同时可以伴随有胸腔积液;病灶生长过程中侵犯胸膜,可形成肺内和胸膜的融合性团块,并致邻近胸膜的增厚粘连。

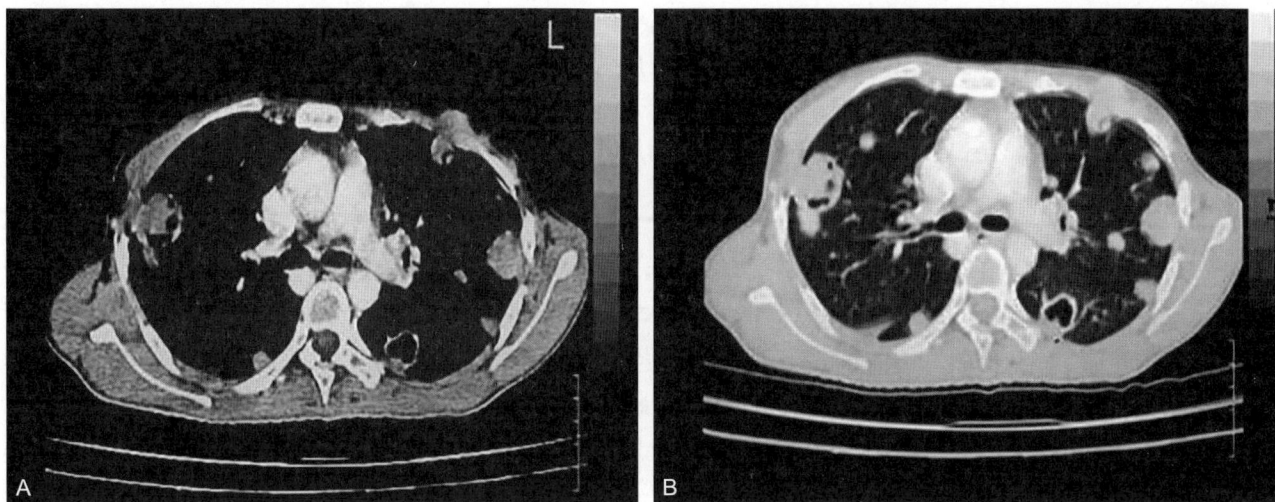

A、B. 双肺多发的结节病灶,以双肺外带肺野多见,病灶边缘呈小结节状或者分叶状隆起,内部密度不均匀,并可见病灶内的
"小空泡征"或偏心空洞

图 17-24　肺泡型包虫

3. MR　MR 可多方位、多角度显示、多参数成像,更好地显示囊肿与周围组织的关系,定位准确。

(1)肺囊型包虫病:包虫囊肿在 T1WI 呈低信号,T2WI 呈高信号,内部信号较均匀;包膜是宿主对虫体反应形成的显微结缔组织,在 T1WI 和 T2WI 均呈低信号,是其特征性表现,增强扫描无强化。含子囊的包虫囊肿内可见多个大小不等的子囊,形似玫瑰花瓣状;子囊多时形似桑葚,子囊的信号低于母囊,呈"囊肿囊征"。合并破裂感染病灶的信号不均匀,囊壁不均匀增厚,囊内呈现与 CT 类似的包虫囊膜破裂征象。MR 冠状位和矢状位很容易显示压迫或者破入支气管的病灶。

(2)肺泡型包虫病:病灶在 T1WI 和 T2WI 均为等信号病灶,内部信号欠均匀,期内可见液化坏死。

(三)鉴别诊断

1. 结核球　直径多在 3cm 以下,边缘较光滑,周围常有卫星病灶,多数有不同程度钙化,钙化形式有环形、弧形及层状,增强扫描病灶一般不强化或轻度强化。

2. 周围型肺癌　多为实性肿块,密度不均,边缘不光整,可见分叶及毛刺,常出现"空泡征"及"胸膜凹陷征",并伴有肺门淋巴结肿大。

3. 肺脓肿　患者常常急性起病,有寒战、高热、胸痛等全身中毒症状;脓肿壁多厚薄不均,周围见明显反应性渗出。

4. 支气管囊肿　常需与肺囊型包虫病鉴别。支气管囊肿囊内常含气体,当与支气管相通时可见气液平面,易继发感染密度增高。

三、肺型血吸虫病(pulmonary schistosomiasis)

肺型血吸虫病是由于血吸虫的童虫、成虫在肺内移行、发育、寄生,或其虫卵在肺组织内沉积引起的病变。

(一)流行病学及病理特点

血吸虫是以人或其他哺乳动物为终末宿主、以淡水螺类作为中间宿主的扁形裂体两性生殖吸虫,种类较多,在我国流行的为日本血吸虫。日本血吸虫成虫寄生于宿主门静脉系统,重度感染时,童虫也可能在门静脉系统之外的组织或器官寄生并发育为成虫,此为异位寄生。异位寄生的成虫产出的虫卵沉积于门静脉系统之外的组织或器官,也可引起虫卵肉芽肿反应,由此造成的损害称为异位损害或异位血吸虫病。人体比较常见的异位损害部位在肺和脑。

肺型血吸虫病为最常见的异位血吸虫病之一,其临床表现与感染的轻重、病程和患者的免疫状态有关。其多发生在大量尾蚴感染的急性期,但慢性期及晚期患者也可出现,主要表现为下列两种形式:①血吸虫童虫在移行过程中,在肺部穿越肺泡毛细血管壁可引起点状出血,细胞浸润等反应,临床上肺部损害轻者可无呼吸道症状,重者可出现咳嗽,喘息,胸闷,呼吸困难,发热等表现。②急性期时,虫卵可通过肝窦,或门体侧支循环,经体循环与心脏,沉积于肺动脉末端,形成肉芽肿。成虫亦偶可异位寄生于肺小动脉产卵,引起病变。虫卵肉芽肿的形成使肺动脉管壁增厚,管腔变窄,导致肺动脉高压,严重者出现肺源性心脏病、甚至慢性或急性右心衰竭的征象。可表现为咳嗽、咳痰、呼吸困难。

（二）影像学表现

1. X线表现 ①粟粒状阴影：最为常见,是由于虫卵在肺小血管壁产生的嗜酸性脓肿与假结核结节所形成,病灶呈弥漫粟粒状均匀地沿肺纹理分布于两肺野,以双中下肺中带较密集,肺野呈磨玻璃状；因虫卵结节的新旧、大小和形态不同,而表现为密度和大小不一的粟粒状病灶,部分病灶境界清楚,直径在2~4mm之间,很少超过5mm；②片絮状阴影：在粟粒状病变的基础上出现,多为急性嗜酸性脓肿伴周围渗出性浸润；③大片状或不规则块状阴影（图17-25A）：由于重度血吸虫感染或继发其他感染所致；④小结节阴影：多为虫卵结节所致。其他表现有肺门增大,肺纹理增粗、紊乱。部分还合并有少量胸腔积液。

2. CT表现 在两肺中下叶中、内带见有弥漫性粟粒样结节影,直径为1~3mm,也可有5mm大小结节,密度不均,边缘模糊,病灶沿肺纹理走行分布。也可融合成小斑片状密度较淡薄阴影（图17-25B）。经吡喹酮有效治疗后一般在1~2个月可吸收好转,部分还可形成絮状或大片状不规则阴影。两肺门阴影增大,其结构不清。

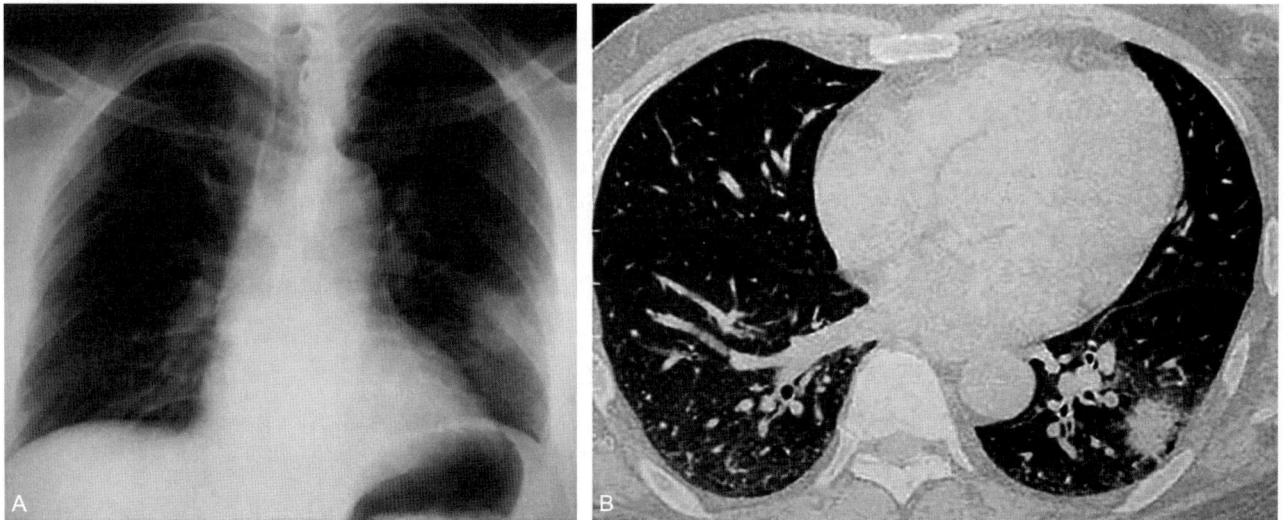

A. X线胸片见左下肺一团块影,边缘模糊,密度均匀；B. CT平扫肺窗显示左肺下叶软组织密度肿块,边缘毛糙

图 17-25 血吸虫病性肉芽肿

（三）鉴别诊断

肺型血吸虫病是以肺部异位损害为主的血吸虫病,多见于急性血吸虫病患者。以呼吸系统症状和体征为主,容易与急性上呼吸道感染、急性支气管炎、粟粒性肺结核等相混淆,极易误诊。因此,遇到类似患者特别是在血吸虫病流行区,临床医务人员必须详细询问病史,进行全面的体格检查及必要的辅助与病原学检查等才能做出正确的诊断。

四、阿米巴肺脓肿（amebic lung abscess）

阿米巴病（amebiasis）,是指人体腔道寄生的阿米巴和侵入人体组织的致病性自由生活阿米巴所致疾病的统称。其中寄生于人体肠道具致病作用的只有溶组织内阿米巴（*Entamoeba histolytica*）,病变发生于结肠,引发阿米巴痢疾及肠炎,在少数病例中该病原体还可侵入肺,形成阿米巴肺脓肿。

（一）流行病学及病理特点

阿米巴病是由溶组织内阿米巴所引起的感染。本病分布遍及世界各地，但以热带及亚热带地区为多，20~40 岁男性多见。阿米巴性肺脓肿多为继发性，为阿米巴肝脓肿穿过横膈，蔓延至邻近胸膜及肺。原发性阿米巴肺脓肿为肠道阿米巴通过血液循环至肺，极为少见。继发性阿米巴肺脓肿容易误诊为其他肺部感染性病变，如细菌性肺脓肿。当阿米巴肝脓肿即将向穿过胸腔时，患者伴有肝区疼痛和剧烈右肩疼痛，这是因为膈神经受刺激所致，这是本病的一个诊断特点。

（二）影像学表现

X 线及 CT 表现：病变常不局限于一个肺叶及肺段，常累及多个肺叶或肺段，右肺中下叶好发，这于阿米巴肺脓肿常由肝脓肿直接蔓延而来有关；脓肿多呈圆形或椭圆形，不规则形少见；脓肿直径常较大，脓腔内径一般大于 2cm，脓肿壁光滑，可厚薄不均匀；病灶常累及后下胸膜。

（三）鉴别诊断

阿米巴肺脓肿极易误诊，主要与肺脓肿鉴别。患者病程一般较细菌性肺脓肿长，常超过 3 个月，甚至半年以上，抗阿米巴治疗后有效；同时有反复发热、肝区疼痛、右肩酸痛等临床症状，影像资料提示脓肿多侵犯右肺下叶，与邻近胸膜粘连，要考虑到此病可能，反复从痰、粪便及穿刺活检中找到溶组织内阿米巴滋养体，是确诊此病的依据。

第三节　肝胆管寄生虫感染

肝胆管寄生虫感染是指人体寄生虫侵入肝脏，在肝内及胆管、胆囊移行并停留引起肝胆机械性损害及其代谢产物引起的病变，如炎症反应、纤维组织增生、虫卵肉芽肿形成、门静脉阻塞及胆道梗阻等等，晚期可出现肝硬化、门静脉高压、腹水等等相关症状。常见的肝胆管寄生虫包括棘球蚴、日本血吸虫、华支睾吸虫、片形吸虫、蛔虫、溶组织内阿米巴等。影像学检查对于肝胆管寄生虫感染的早期诊断、定性、治疗和随访都非常重要。超声、CT 和 MRI 检查能够准确检出大多数的感染性征象，甚至有时候可以提供其病原学线索。三者各自有自己的优势，超声主要用于初筛，但对于胆道和胆囊寄生虫病是首选，在一些寄生虫相关疾病，如肝纤维化、肝硬化的诊断方面也有重要价值；CT 具有很高的密度分辨率，应用范围较广，尤其对微细钙化灶的显示，有时具有定性价值。比如肝包虫病，可显示其囊肿的细节特征，特别是出现子囊、囊壁纤维钙化灶，可直接确诊；MRI 能精细地显示软组织解剖结构、反应病灶构成的病理特征，还在胆管与病灶的关系方面具有优势。MRCP 能无创显示寄生虫侵入胆道的影像，以及发现有无合并胆道梗阻、邻近胆管的受压移位等影像特征。

一、肝棘球蚴病（hepatic echinococcosis）

肝棘球蚴病系棘球绦虫的幼虫寄生于肝脏而发生的人畜共患的寄生虫病，分为细粒棘球蚴病和泡状棘球蚴病二种，前者多见，又称为包虫病。该病主要流行于农牧区，我国以新疆、青海、宁夏、内蒙古和西藏等地多见。而近年来随着旅游业的发展、人口的流动和饲养家犬的增多，城市人群的患病数量有逐渐增多的趋势。棘球绦虫成虫寄生在犬、狼、狐狸等食肉动物终宿主的小肠内，虫卵随粪便排出污染牧场草地、蔬菜或水源，被中间宿主如牛、羊、田鼠和人误食后，在胃内孵化成六钩蚴，后者借助吸盘小钩吸附于小肠黏膜并可钻透肠壁内的毛细血管进入门静脉循环到达肝脏寄生，少数随血循环播散到其他脏器和组织。

（一）病理特点

棘球绦虫虫卵经消化道感染至人体后，在十二指肠内孵化成六钩蚴，六钩蚴脱壳而出后，借助小钩吸附于小肠黏膜，并可进入肠壁内的毛细血管，经肠系膜静脉进入门静脉系统，随门静脉循环到达肝脏寄生。该病起病隐匿，早期多数无症状，随着病灶的增大，可出现腹胀、肝区疼痛、恶心呕吐等不适，棘球蚴破入胆道或侵犯胆管可引起梗阻性黄疸。实验室检查血嗜酸性粒细胞可增多；囊液抗原皮内试验（Casoni 试验）可为阳性；酶联免疫吸附试验检测血清 IgA、IgE、IgG 认为是较敏感的指标。

细粒棘球蚴为圆形或类圆形的包囊体，直径为 1~10cm，囊壁由外囊及内囊构成。外囊是棘球蚴在生长过程中由周围的宿主组织炎症反应形成的较厚的纤维性包膜，常发生钙化；内囊为棘球蚴虫体本身，由囊壁和内容物组成;内囊壁又分两层:外层为角皮质,起到保护内层及吸收营养的作用;内层为生发层,不断分泌无色透明或微带黄色囊液,并向囊内长出许多原头节和生发囊,生发囊进一步发育可形成与母囊结构相同的子囊,使棘球蚴呈多囊状外观。棘球蚴在生长过程中,可因各种因素导致内囊从外囊上剥离,或合并感染,或合并破裂,形成各种继发性改变。

与棘球蚴不同,泡状棘球蚴由无数小囊泡聚集而成实性肿块。小囊泡的角皮质发育不完整,生发层以外生性出芽生殖方式向周围浸润,病灶与正常肝组织界限不清。病灶实质因小囊泡的囊液外漏继发炎症反应、纤维化和钙盐的沉积,病灶中心因营养障碍导致组织变性坏死或液化形成含胶冻状液体的囊腔。位于肝门部或者累及肝门的病灶可推压、包绕和侵蚀胆管和血管,从而引起相应的胆系和血管并发症,当病灶侵犯入血管后可继发远隔部位脏器的血行播散灶。

(二)影像学表现

1. 细粒棘球蚴病

(1)X线 腹部平片可见细粒棘球蚴导致的肝脏轮廓增大,膈顶上移;有时可以显示呈环状或者壳状钙化的棘球蚴囊肿壁,以及病灶内的结节状或不规则的钙化。

(2)CT 基本表现为肝实质内单发或多发,大小不一,圆形或类圆形,呈水样密度的囊性病灶,CT值0~10HU,增强扫描后病灶无强化;其境界清晰,边缘光滑,囊壁较薄,表现为菲薄的线状稍高密度带(图17-26);子囊的出现使病灶呈现出"囊中囊""玫瑰花瓣""蜂窝征"等多房状的外观,子囊的密度总是低于母囊液的密度而使其区别于其他性质的囊肿性病变(图17-27);当内囊完全剥离并漂浮在囊液中则呈现"飘带征""水蛇征""双环征"等具有特异性征象(图17-28);病灶破入外囊壁的胆道中,引起胆道阻塞和扩张,形成棘球蚴囊肿性胆道瘘,合并感染时囊壁可明显增厚并强化;位于肝顶部的病灶可与膈肌粘连或突破入胸腔,形成胆道-膈肌-支气管瘘,邻近肺野出现炎症或伴有胸腔积液;棘球蚴变性和退变时从囊壁开始钙化,呈弧线状、蛋壳状,进一步累及囊内容物呈现絮状或者整个病灶的钙化(图17-29)。

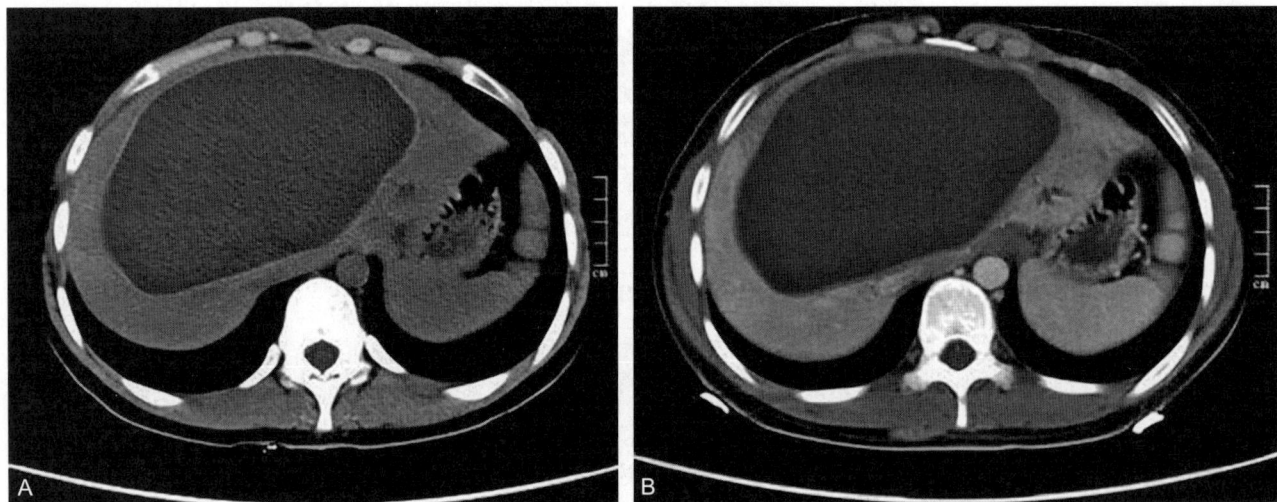

A. CT平扫,肝右叶类圆形低密度病灶,囊壁较薄,边缘清晰;B. CT增强,囊内及囊壁均未见明显强化

图17-26 单纯型细粒棘球蚴CT表现

(3)MRI 基本表现为肝实质内单发或多发、圆形或类圆形、边缘光滑锐利的病灶,囊液在T1WI上为低信号,T2WI上为高信号,信号均匀;囊壁厚薄均匀一致,T2WI上囊壁呈低信号是其特征性表现(图17-30);母囊内含有多个子囊时表现为"玫瑰花瓣征""轮辐征"等;子囊信号在T1WI上低于母囊,在T2WI上高于母囊(图17-31);当内囊皱缩或完全塌陷分离,内囊囊膜悬浮于囊液中时形成"飘带征";病变破入胆道时MRCP可清晰显示病灶与胆道的关系;囊壁钙化在T1WI和T2WI上均为低信号,但MRI显示效果不如CT。

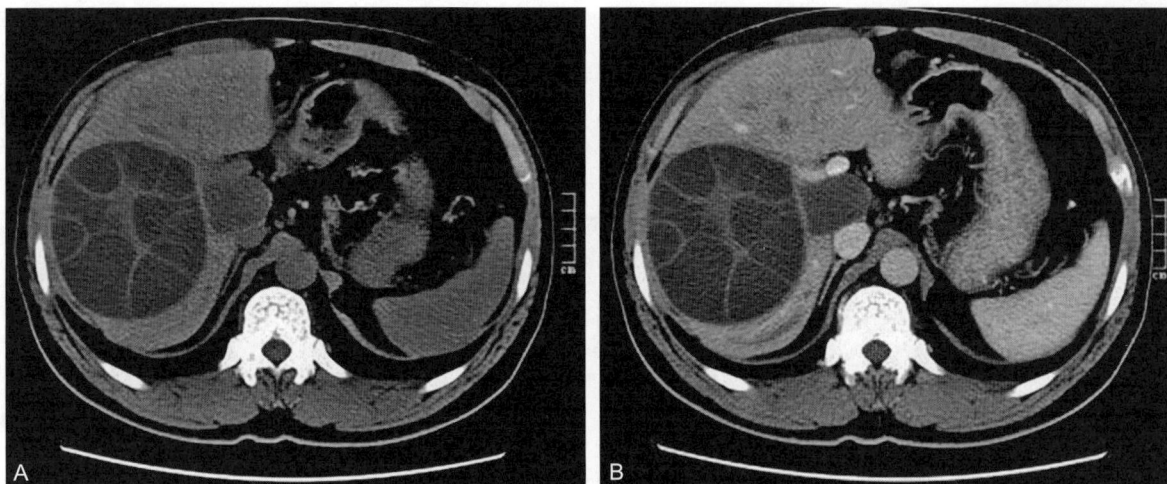

A. CT 平扫, 肝右叶多子囊型细粒棘球蚴, 母囊内可见多个大小不一、类圆形更低密度子囊结构, 多靠近母囊边缘排列, 呈现 "囊中囊" 征象; B. CT 增强扫描, 病灶未见明显强化

图 17-27　多子囊型细粒棘球蚴 CT 表现

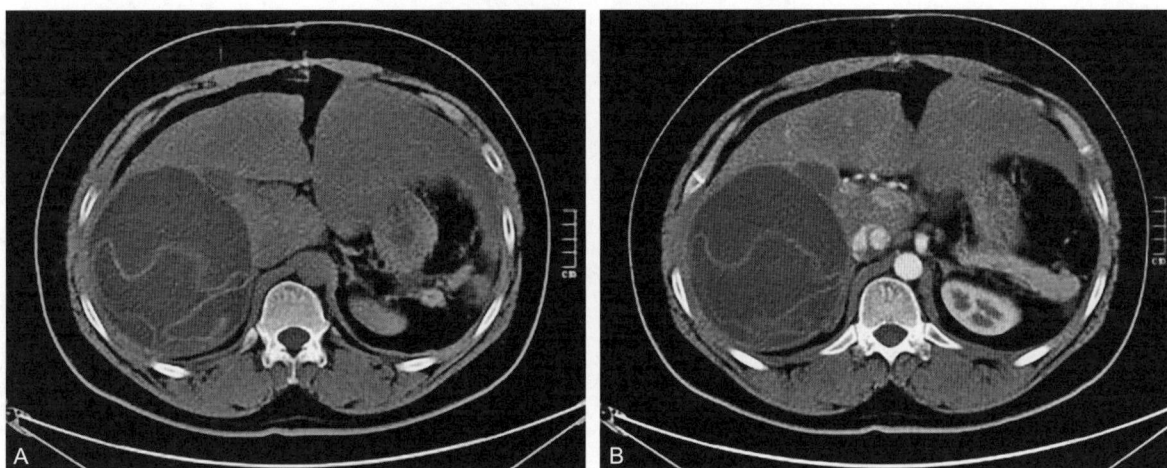

A. CT 平扫, 肝右叶病灶内囊破裂, 内囊壁漂浮于囊液中, 形成典型的 "飘带征"; B. CT 增强扫描, 内囊壁显示更清晰, 增强扫描无明显强化

图 17-28　内囊破裂型细粒棘球蚴 CT 表现

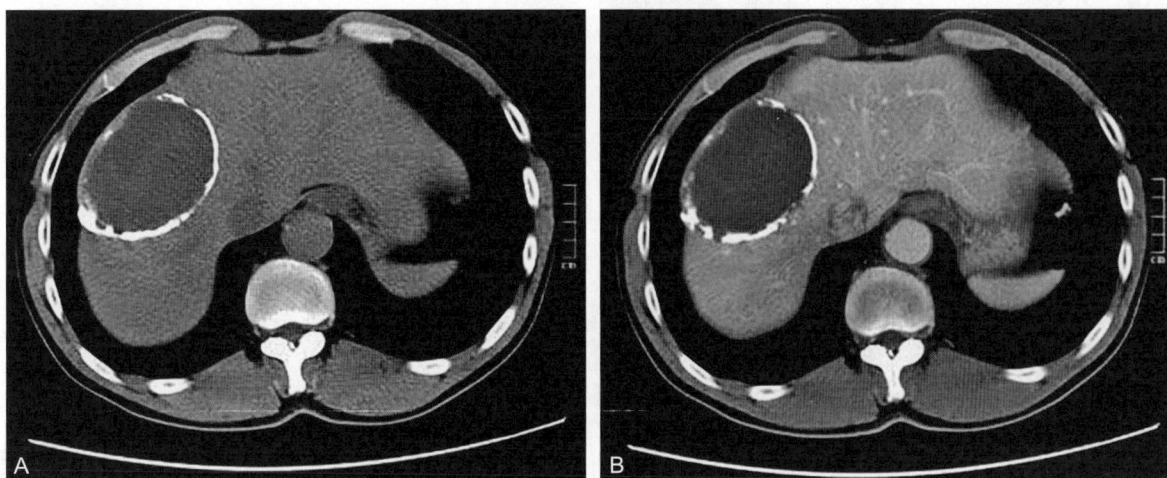

A. CT 平扫肝右叶病灶囊壁呈蛋壳样钙化; B. CT 增强扫描病灶未见明显强化

图 17-29　钙化型细粒棘球蚴 CT 表现

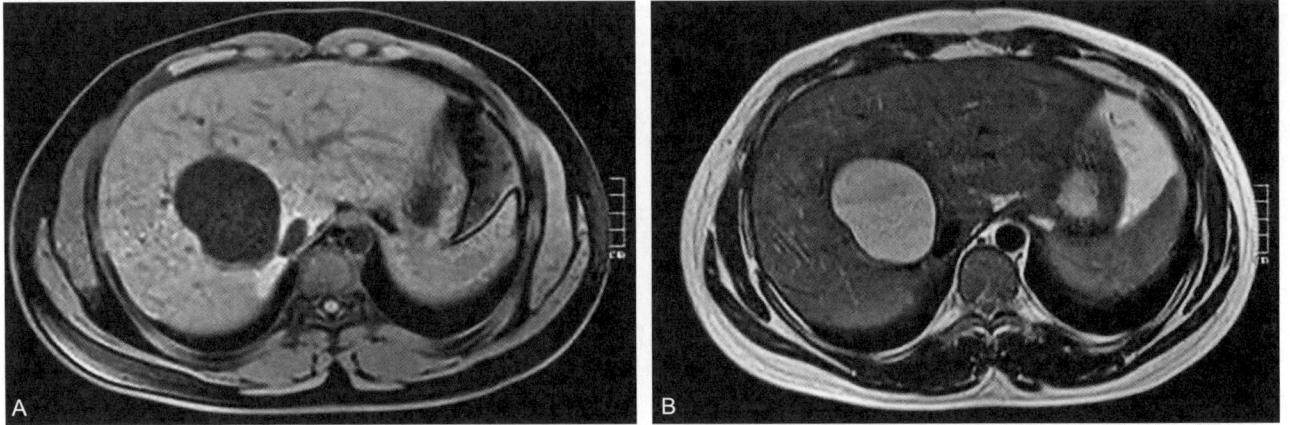

A、B. T1WI 和 T2WI 压脂,肝右叶类圆形病灶,边缘清晰,T1WI 低信号,T2WI 高信号,囊壁在 T2WI 上呈低信号

图 17-30 单纯型细粒棘球蚴 MRI 表现

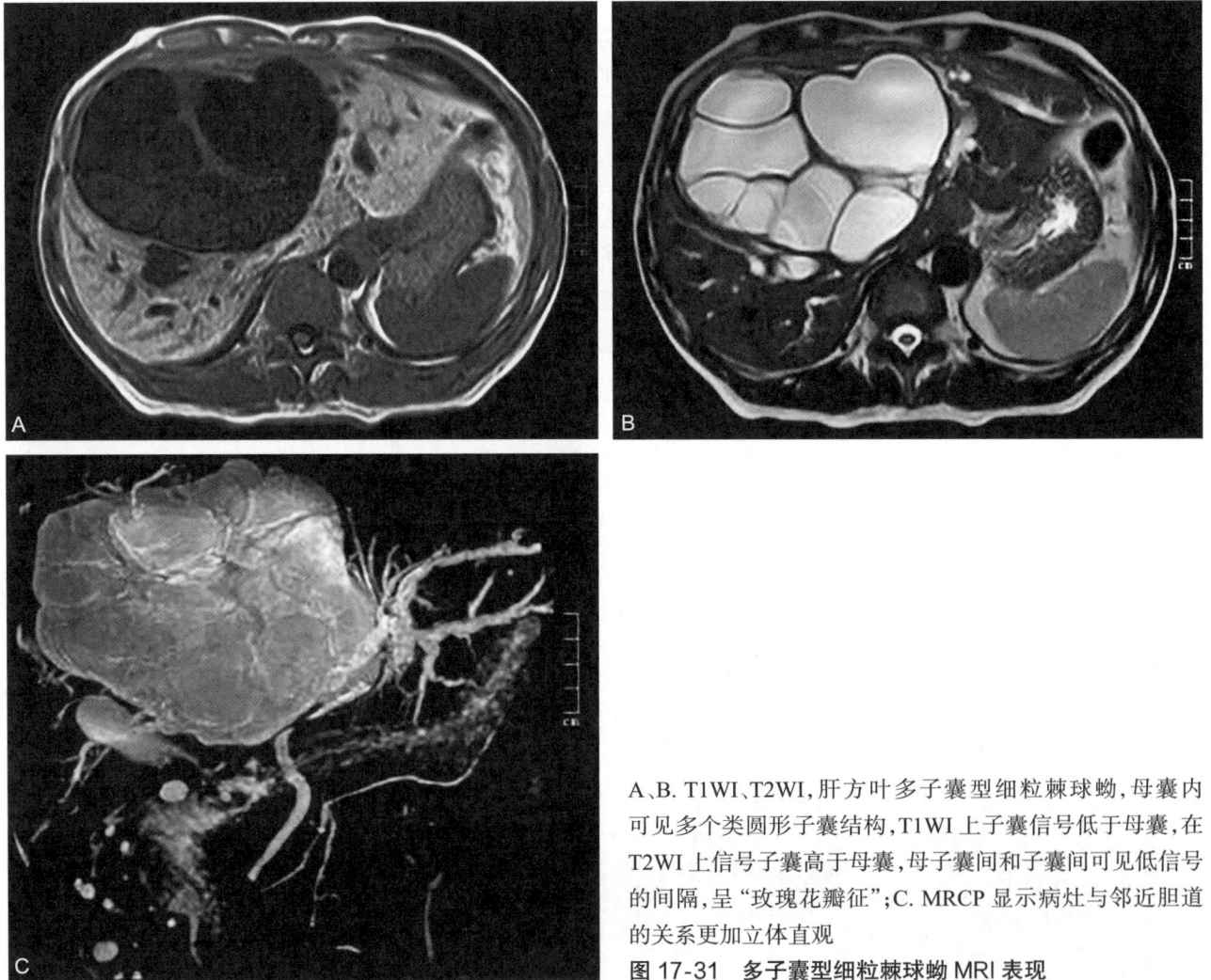

A、B. T1WI、T2WI,肝方叶多子囊型细粒棘球蚴,母囊内可见多个类圆形子囊结构,T1WI 上子囊信号低于母囊,在 T2WI 上信号子囊高于母囊,母子囊间和子囊间可见低信号的间隔,呈"玫瑰花瓣征";C. MRCP 显示病灶与邻近胆道的关系更加立体直观

图 17-31 多子囊型细粒棘球蚴 MRI 表现

2. 泡状棘球蚴病

（1）X线：腹部平片对本病的诊断价值有限，有时能显示泡状棘球蚴的点状、结节状的钙化。对没有钙化的病灶很难做出正确诊断。

（2）CT：表现为肝实质内形态不规则的实性肿块，密度不均匀，呈低或混杂密度，边缘模糊不清；增强后病灶强化不明显，但因为有周围正常肝质强化而境界变得清楚，显示其凸凹不平的边界；病灶内常常有数量不一，散在或者群簇状分布的"小囊泡"，即直径1cm以内的小囊状低密度区；病灶内常常伴有钙化，呈"小圈状"、颗粒状或不定型钙化，其中小圈状钙化最具有特征性（图17-32）；小囊泡与散在于其中实质内的钙化同时并存时整个病灶显示"地图样"外观；较大的病灶中央常发生液化坏死，呈现"假囊肿"表现（图17-33）；位于肝门或者累及肝门的病灶常常累及血管和胆道，继发门静脉高压征或者胆道梗阻扩张，CT血管成像（CTA）及胆道成像技术能清楚显示这些并发症的表现；由于病灶内大量纤维化及液化坏死，肝泡球蚴病灶所在的肝叶/段边缘显示收缩凹陷，而健叶/段常常代偿性增大，有别于肝内其他实性肿瘤。

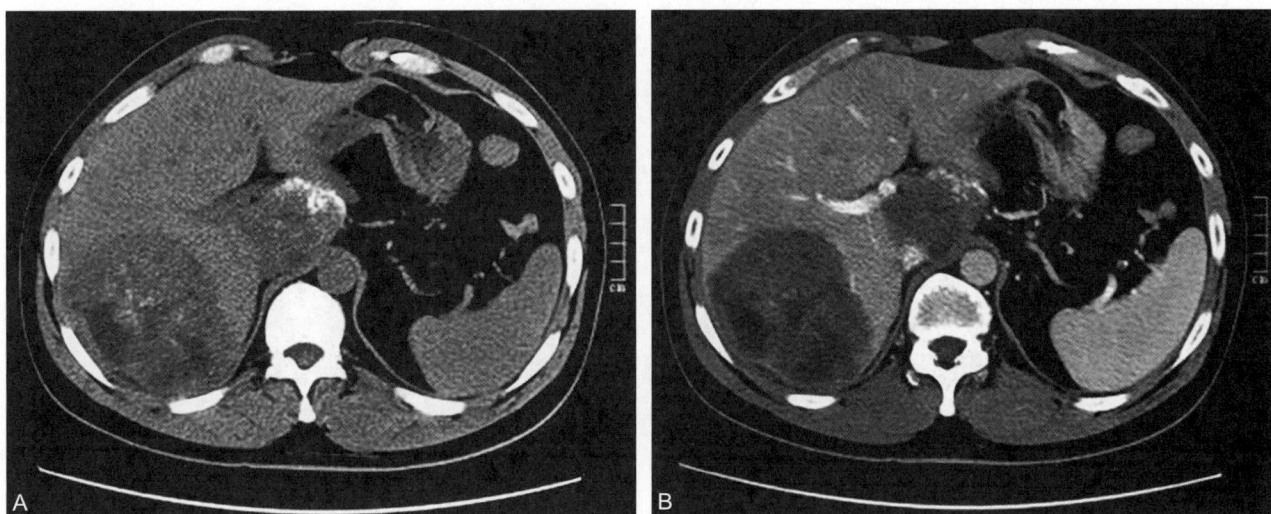

A. CT平扫显示实性肿块，边界不清晰，病灶内可见小囊泡影，并可见多发钙化；B. CT增强扫描，病灶未见明显强化，境界逐渐清晰，病灶边缘不规则

图 17-32　实体型泡状棘球蚴

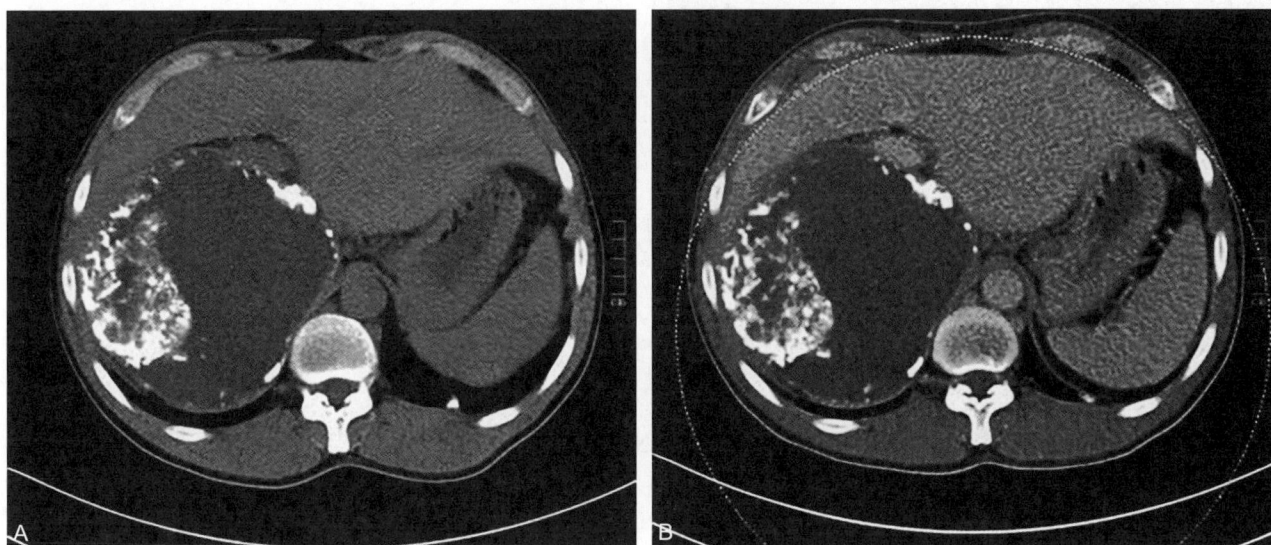

A. CT平扫肝右叶泡球蚴内液化，周围可见不规则钙化；B. CT扫描显示病变无明显强化

图 17-33　假囊肿型泡状棘球蚴

（3）MRI 表现为肝内无包膜的实质性占位,形态不规则,边界显示不清,内部信号不均匀,病灶在 T1WI 上为低信号,在 T2WI 上多呈以低信号为主的混杂信号,即病灶的实性部分在 T2WI 上为低信号,而小囊泡、囊泡巢在 T2WI 上呈稍高信号(图 17-34);DWI 可见泡状棘球蚴病向外周增殖而形成稍高信号的"浸润带"或"晕带征",此繁衍层逐渐衰老退行性变并钙盐沉积,形成"钙化带",对于病程较长的病灶,这两种病理过程相间连续出现,形成多层形态的"年轮征",典型的钙化灶在 T1WI 和 T2WI 上均为低信号;病变内部可发生液化坏死,呈现"熔岩征"表现,液化区在 T1WI 上为近似于水的低信号,在 T2WI 上为近似于水的高信号(图 17-35A~B);增强扫描后病灶多无明显强化,但因邻近正常肝实质的强化而衬托出边缘,有时肝静脉、门静脉内可见泡状棘球蚴"栓子"。

MRCP 可清楚显示泡状棘球蚴病灶内无数密集的小囊泡,还可显示病灶是否侵蚀破坏胆管、引起胆管梗阻及邻近胆管受压移位等情况(图 17-35C)。MRA 可显示病变与血管的关系,是否累及门静脉、下腔静脉和肝动脉等。

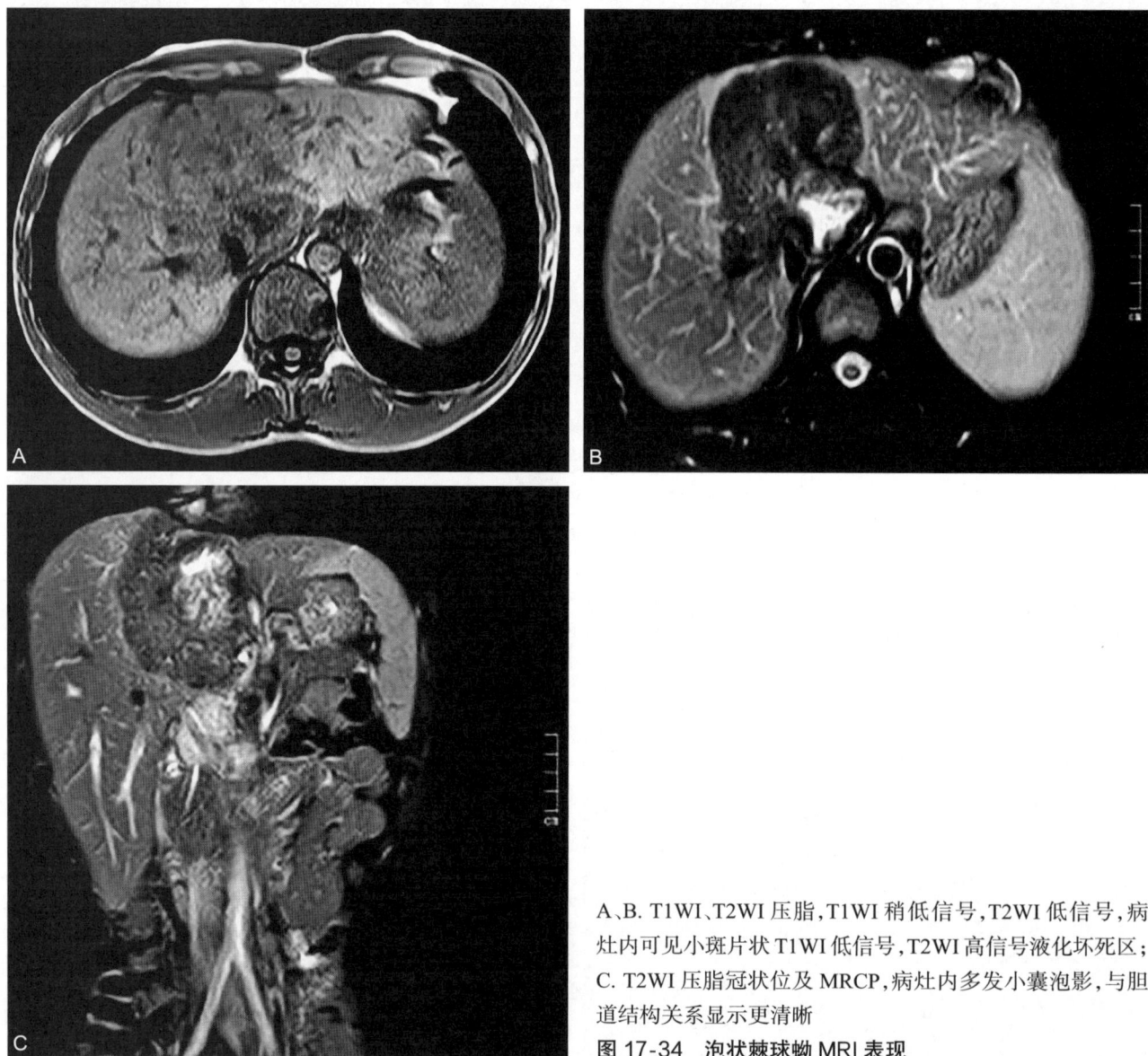

A、B. T1WI、T2WI 压脂,T1WI 稍低信号,T2WI 低信号,病灶内可见小斑片状 T1WI 低信号,T2WI 高信号液化坏死区;
C. T2WI 压脂冠状位及 MRCP,病灶内多发小囊泡影,与胆道结构关系显示更清晰

图 17-34　泡状棘球蚴 MRI 表现

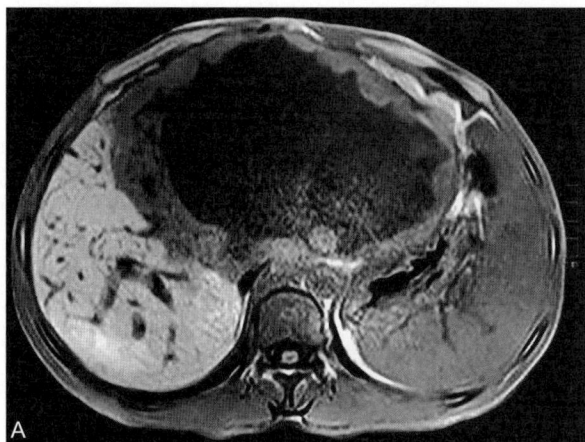

A. T1WI 肝左叶泡状棘球蚴内部液化坏死表现为"熔岩征"或"地图征",肝实质内可见多发转移灶；B. T2WI 冠状位；C. MRCP 病变与胆道关系显示更清,肝左叶肝内胆管破坏

图 17-35 泡状棘球蚴"熔岩征"

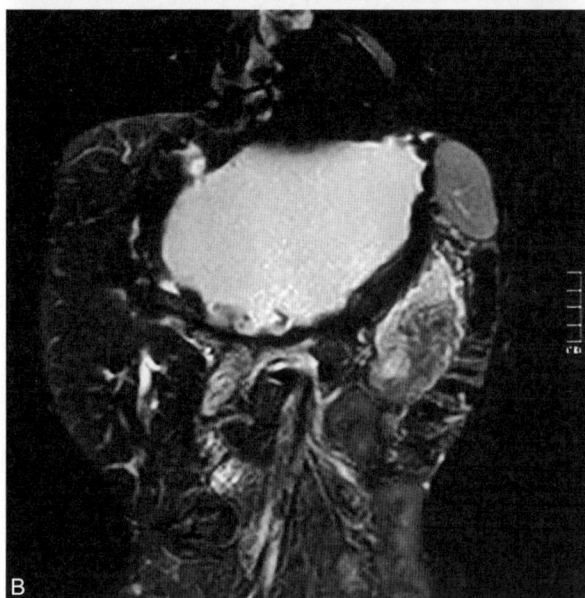

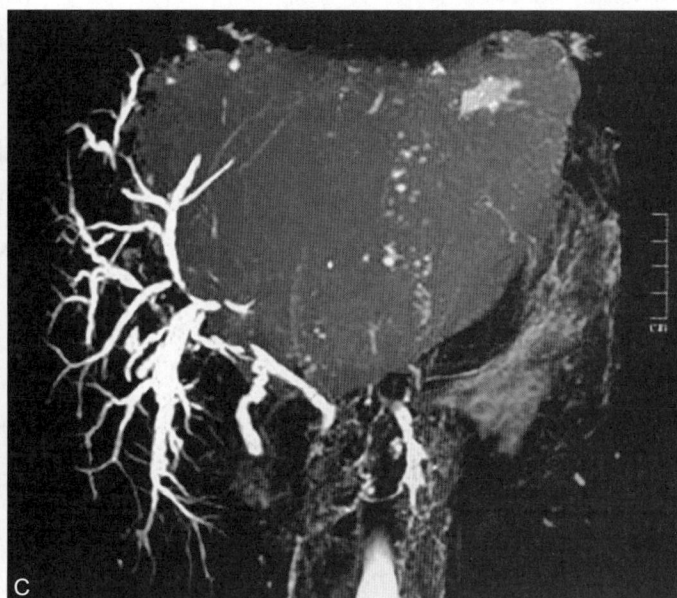

（三）鉴别诊断

当肝棘球蚴病出现子囊、内外囊剥离征象及钙化这些特征性表现之一时,即可确定诊断。但单囊性棘球蚴病需与肝脏单纯性囊肿鉴别；感染时难与肝脓肿鉴别；肝泡球蚴病需与乏血供性肝癌等鉴别,病灶增强后无明显强化、小囊泡的显示、特征性的小圈状的钙化、中心液化坏死等泡球蚴的特征有助于鉴别诊断。

二、肝血吸虫病（hepatic schistosomiasis）

肝血吸虫病是由日本血吸虫（*Schistosoma japonicum*）成虫寄生在门静脉分支内,其虫卵经门静脉血流进入肝脏,滞留于门静脉的终末支,引起的虫卵性肉芽肿。

（一）病理特点

血吸虫虫卵在肝内导致缺血和炎症,其后发生肉芽肿性增生,从而导致肝脏纤维化,并不断的沉积,慢慢形成虫卵肉芽肿。随着时间推移,肉芽肿被吸收形成纤维样瘢痕组织,继而虫卵发生退化直至钙化示假小叶弥漫形成,多数假小叶中可见钙化的虫卵结节,且假小叶周围纤维组织明显增生及钙化。

急性期病理表现为肝脏轻度肿大,切面呈灰白色或灰黄色的粟粒样或者绿豆大小结节。镜下可见汇管区聚集大量急性虫卵结节,肝细胞受压萎缩或出现变性、坏死。临床症状以发热最多见,部分患者也可有头痛、肝区疼痛、厌食及腹泻等。慢性血吸虫病患者的症状可有可无,其中以无明显症状者最多,仅在粪便普查或因其他疾病就医时发现虫卵而确诊。晚期肝汇管区周围大量纤维组织增生,致肝内门静脉小分支和肝窦阻塞、受压,进而门静脉回流障碍,导致严重的门静脉高压。患者常出现腹水、巨脾及上消化道出血逐步发展至肝硬化。与门脉性肝硬化不同,肝小叶并未受到严重破坏,再生结节不明显,应称为血吸虫性肝纤维化,可进一步发展为不可逆性肝硬化、门静脉高压。

(二)影像学表现

超声、CT 及 MRI 等影像学检查对肝血吸虫病对的早期诊断、治疗及预后评估具有重要的价值,某些影像征象具有特异性,可做定性诊断。X 线对血吸虫病肝病的诊断价值不大。超声检查安全无创、无辐射,是血吸虫病肝病的主要影像检查方法,被广泛应用于血吸虫病肝病的诊断、肝纤维化评估分级及疗效观察,特别是在肝纤维化评估方面具有重要价值。CT 具有较高的空间分辨率,对钙化敏感,可检测出慢性血吸虫病肝病的钙化灶,结合三期增强检查也可发现肝硬化、门静脉高压、脾大等继发征象,有助于评估病情。MRI 是一种无创性检查方法,安全无辐射,能从形态学上观察和评价肝纤维化,还能从血流动力学、功能、力学性能等多方面对其进行评价诊断,在血吸虫性肝硬化及其并发症方面具有较高的诊断价值。但 MRI 在血吸虫虫卵结节影像表现方面还有待于进一步认识。

1. **超声表现** 超声对急性期血吸虫肝病特异性不明显,可见到肝脏轻度肿大,肝实质可无明显改变,或可出现局部炎性病灶;少数患者也可出现肝脓肿,声像图上肝脏回声稍减低或散在分布的低回声区,肝内血管轻度受压、变细;慢性期成熟虫卵死亡、钙化,坏死组织吸收,纤维增生并包绕钙化虫卵形成慢性虫卵结节,沿门静脉肝内分支分布,导致不同程度的血吸虫性肝纤维化。肝脏包膜不光滑,肝实质回声增强,可出现高回声结节、团块,后期可有高回声纤维条索或网格样结构,将肝实质分隔成不同大小的区域,成网格状、地图状改变,是血吸虫病肝病特征表现(图 17-36A)。肝内门静脉壁回声增厚增强,可呈"干线"状改变,可见门静脉血栓和门静脉海绵样变性;肝静脉变细,回声模糊或消失;伴有肝硬化时可有肝硬化门静脉高压的声像图表现,如门静脉增宽、脾大、脾静脉增宽、侧支循环形成、腹水等;彩超显示肝内血流无异常,当并发肝硬化门静脉高压时,可示门脉血流速度减慢及侧支循环的异常血流信号。超声可无创性评估肝纤维化程度,根据肝纤维化发展的不同阶段,可分为三级,Ⅰ级表现无特异性,仅提示轻度肝纤维,Ⅱ、Ⅲ级表现典型,肝内回声呈网络状,伴有门静脉改变,常为中重度肝纤维化,可提示血吸虫病肝病诊断。

2. **CT 表现** CT 检查是慢性及晚期肝血吸虫病评估的重要影像诊断方法之一,CT 对显示钙质的存在具有很高的敏感性,而慢性血吸虫病患者几乎均有肝内钙化,以地图样、线状、分隔状、弧形和包膜样钙化及门脉区钙化为主,肝内地图样钙化最具特征,大部分患者出现多种形态的混合钙化。肝实质的钙化相互交错,将肝脏分隔成大小不等、形态不一的小分区,形成"地图肝"或"龟背肝"(图 17-36B),是本病最具特征的 CT 表现,具有较高的诊断价值。肝内汇管区增宽,CT 平扫呈低密度灶,增强后内见中心血管影明显强化,系虫卵沉积引起的汇管区纤维组织增生和迂曲扩张门静脉及其分支血管,此征象也具有特异

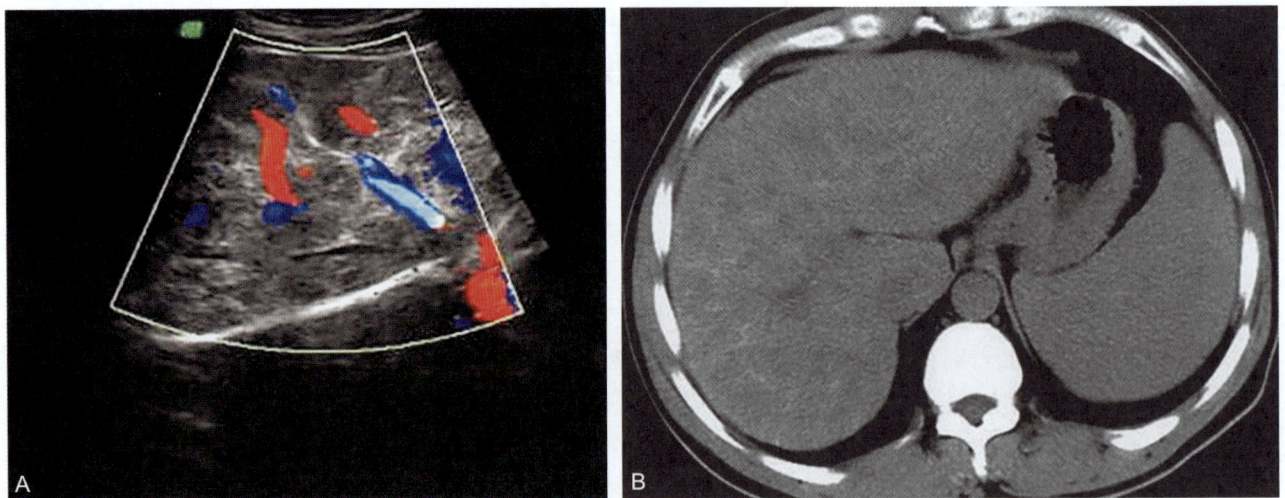

A. 超声示肝包膜欠光滑,肝实质回声增粗且不均匀,呈"地图"样改变,管网不清;B. CT 平扫示肝脏增大,密度不均,肝实质内多发线状钙化,呈"网格"状,脾脏增大

图 17-36 肝血吸虫病

性,有诊断价值。由于反复发生大量的虫卵结节形成和纤维组织增生,可导致肝硬化征象,如肝脏各叶比例失调、肝脏缩小、肝裂增宽、肝脏密度增高、脾脏增大,以及门静脉、脾静脉、胃周静脉扩张和腹水等。CT增强肝实质表现不均匀强化,肝内见较粗的间隔状纤维条索呈分隔状强化,多位于肝外周,肝包膜呈线状强化,此征象也具有诊断价值。

3. MRI 表现　肝血吸虫病 MRI 表现基本与 CT 表现相似,对钙化的显示不如 CT,但 MRI 能观察和评价肝纤维化,为诊断和治疗提供重要价值。MR 平扫显示肝血吸虫病左叶增大,而肝炎后肝硬化以肝右叶缩小及单纯尾状叶增大为特点。MRI 还能对包括脾静脉、食管胃底静脉丛、肠系膜侧支血管等侧支循环形成及门静脉血栓形成进行识别。早期肝内虫卵结节形成纤维化和纤维间隔,呈线条状,呈长 T1、长 T2 信号;门静脉周围纤维增生导致门静脉壁增厚,表现为高信号的门静脉周围的低信号晕环影,或表现为弥漫小结节状,出现纤维袖口征,在 T1WI 和 T2WI 上均呈低信号;晚期钙化 MRI 对其显示不敏感。MR 增强检查,肝血吸虫病表现为肝内不均匀性强化,纤维化肝组织强化,正常肝组织不强化。血吸虫病可致肝脏不同程度的纤维化,应用 MRI 功能成像可以评估肝纤维化程度,如 MR 弹性成像(MR elastography,MRE)是通过机械波定量测量组织弹性、硬度,可以对肝纤维化进行分级;此外,也有文献报道,扩散加权成像(diffusion weighted imaging,DWI)、扩散张量成像(diffusion tensor imaging,DTI)也可以用来评估诊断肝纤维化。

(三) 鉴别诊断

CT 平扫提示肝内线状、"蟹足"状、"龟背"样钙化,多位于肝包膜下、门静脉周围,肝外周多见,这些征象具有很强的特征性,再结合流行病史诊断不难。但征象不典型时需要与以下疾病鉴别:

1. 阿米巴肝脓肿　肝血吸虫病肝内表现为低密度病变时,需要和阿米巴肝脓肿鉴别,但阿米巴肝脓肿临床表现为发热、肝区疼痛等症状,抗阿米巴治疗有效,肝内液性占位,增强典型征象呈环形强化;B 超或 CT 下穿刺脓液找到阿米巴滋养体。

2. 病毒性肝炎　肝血吸虫病后期可出现慢性血吸虫肝硬化、门静脉高压等征象,需与肝炎性肝硬化鉴别,主要鉴别点包括:①疫区接触史;②肝内同时伴有线状、蟹足状、龟背样钙化;③门静脉高压表现明显而肝形态改变相对轻微,肝脏可增大、正常或缩小,一般以左叶增大,右叶缩小;④伴有血吸虫肠病等肝外表现。

三、华支睾吸虫病(clonorchiasis)

华支睾吸虫病是由华支睾吸虫(*Clonorchis sinensis*)的成虫寄生于人体肝胆系统所引起的疾病,俗称肝吸虫病。

(一) 流行病学及病理特点

华支睾吸虫病是食源性寄生虫病之一,在我国流行区域广,感染人数多,对人体健康危害较大。人因食入未经煮熟的含华支睾吸虫活囊蚴的鱼或虾而感染。华支睾吸虫主要寄生在肝胆管内,导致胆管上皮受到损伤、胆管阻塞,从而引起华支睾吸虫病。轻度感染症状可不明显,重度感染在肝内外胆管均可见虫体及虫卵,可超过数百条以上,引起胆管阻塞、胆汁淤积等病变。虫卵与虫体及其死亡的碎片、脱落的胆管上皮可随胆汁流至总胆管或胆囊内,构成结石,造成机械阻塞和炎症,出现阻塞性黄疸、急性胆囊炎和胆管炎。

(二) 影像学表现

本病临床表现无特征性,临床诊断需结合血液检查、免疫学检查、寄生虫学检查,影像学检查可提供辅助诊断,并对华支睾吸虫病并发症的诊断和鉴别诊断起很重要的作用。

1. ERCP 检查　内镜下逆行胰胆管造影,是一种在内镜下经十二指肠乳头插管注入造影剂,从而逆行显示胰胆管的造影技术,华支睾吸虫感染后,虫体及虫卵可导致胆道损伤和胆管系统扩张,为最常见的临床表现。ERCP 可观察到胆管内细丝状或椭圆形充盈缺损,为华支睾吸虫虫体或虫卵,并可见不同程度胆道梗阻扩张。ERCP 还能见到胆汁内碎片影,为虫体、虫卵及其分泌物和脱落胆管上皮细胞团块,具有特征性。引流胆汁内查到华支睾吸虫或虫卵,可确诊本病。但 ERCP 是有创检查,对术者操作要求高,有并发症风险,如急性胰腺炎、胆道损失等,要结合实际情况选择。

2. **超声检查** 华支睾吸虫病多累及肝左叶,表现为肝左叶轻度增大,内部回声较粗,分布不均匀,肝左叶小胆管增粗为主,声像图上显示为肝内胆管扩张,肝左叶最为明显,胆管壁增厚、回声增强,可出现胆囊肿大、胆囊内絮状弱点样回声沉积、肝实质回声局限性增强、肝外胆管轻度扩张等声像图改变。可能是因为左叶肝内胆管较平直,幼虫较易入侵所致。因此,超声探查过程中发现肝左叶不明原因的胆管扩张,要询问患者是否有华支睾吸虫流行病史,要考虑患此病的可能性。华支睾吸虫病根据超声图像特点可分为轻型、中型、重型。

(1)轻型:该类患者一般无明显症状。声像图示肝内点状、管状强回声,以左叶为主,可见少数点状、小"="样强回声。肝脏回声稍增强,光点分布尚均匀。胆囊多以胆囊壁增厚、不光滑为主,囊内可见少量沉积物,为华支睾吸虫虫体。

(2)中型:肝脏可轻度肿大,实质回声增粗增强,分布欠均匀。肝内胆管广泛中度扩张,扩张至右叶,管壁增厚明显,肝内呈现大量分布不均的斑点样或"落雪"样高回声。胆囊受累明显,表现为胆囊体积增大,囊壁增厚、毛糙,回声增强,其内可见明显漂浮状弱点样回声。肝外胆管、胰导管轻度扩张,脾脏可见淤血改变。

(3)重型:患者临床症状较明显,可表现发热、肝区痛、黄疸等。肝内胆管全部受累,呈弥漫性扩张,可呈软藤样,肝内胆管内透声差,部分可见絮状弱回声或结石强光团。肝脏弥漫性增大,肝脏实质回声显著增粗增强,分布不均匀,肝内血管显示不清。胆囊体积明显增大,肝外胆管中度扩张,胆囊及胆管内均可出现大量絮状弱点样回声漂浮。扩张胆管、胆囊内见管状强回声或悬浮物在探头加压下有蠕动现象为特征性征象。

肝吸虫感染 B 超声像图特征性改变,对诊断肝吸虫感染以及为进一步做相关检查和临床诊断提供了一种简单、方便、可靠的依据。

3. **CT 检查** CT 检查密度分辨率高,对并发症的诊断与鉴别诊断具有重要的作用。华支睾吸虫病的特征性 CT 表现主要为:肝内胆管的弥漫性扩张(图 17-37),以肝包膜下末梢胆管扩张为主,肝门部胆管扩张相对较轻,肝外胆管一般不扩张,肝内胆管扩张程度以轻、中度扩张为主,且多伴末梢胆管的小囊状扩张,重症患者可见肝内胆管弥漫性扩张,肝包膜下高度扩张呈囊状,向肝表面隆起,其内可见点状软组织密度影的虫体及低密度胆汁影。伴或不伴肝外胆管扩张。肝吸虫病肝内胆管大部分为成比例轻度扩张,而中重度扩张胆管较均匀扩张,远近侧管径大小相近或较近侧粗,可认为是肝吸虫病较具特征性的表现。当 CT 扫描层面与胆管走行相垂直时,扩张胆管呈囊状扩张,扫描层面与扩张胆管走行平行时,扩张胆管呈杵状扩张。由于虫体的蠕动及其分泌物不能完全阻塞胆管,胆总管无扩张或轻度扩张为其特征,临床表现为无黄疸或仅一过性轻度黄疸,黄疸无进行性加重。

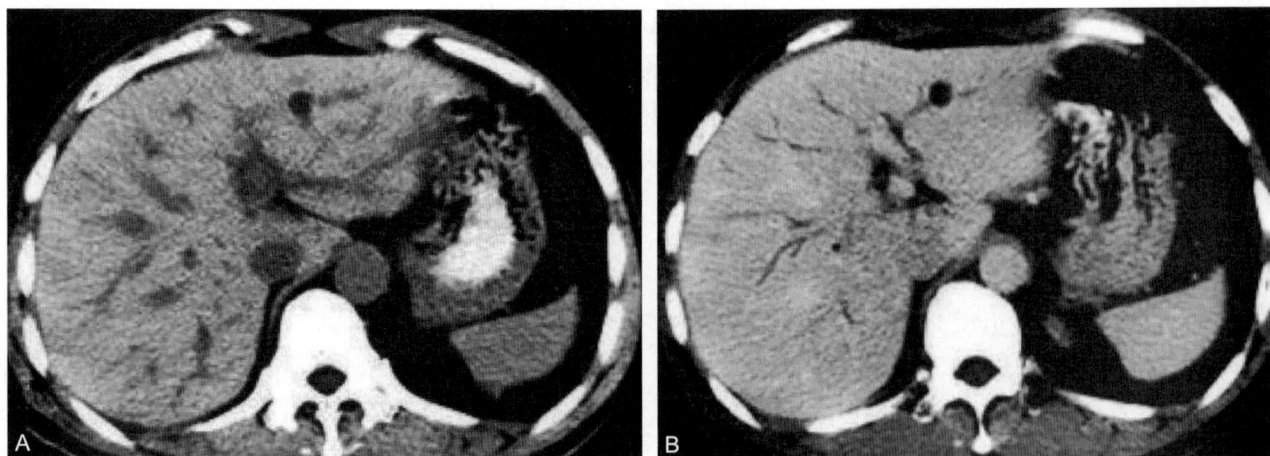

A. CT 平扫示见肝内多发低密度影;B. CT 增强扫描肝实质期表现为肝内小胆管的广泛扩张

图 17-37 肝吸虫病

大量的虫体或虫卵对胆管及胆囊的机械性刺激,在合并细菌感染引起胆管炎、胆囊炎,甚至肝脓肿的形成。华支睾吸虫病最严重的并发症是肝胆系统肿瘤。华支睾吸虫性胆管癌好发于肝右叶,以肝内结节/肿块型胆管癌多见。肝内较均匀的低密度结节或肿块,边界不清,形态不规则,动态增强呈进行性强化特点,强化范围扩大,可继发肝内转移,血管内瘤栓少见,多伴肝门、腹膜后淋巴结转移或远处脏器转移。

总之,华支睾吸虫病 CT 特征性表现反映其临床病理改变,CT 检查可以发现肝内胆管不同程度扩张,在扩张胆管或胆囊内发现点状、絮状、团片状软组织密度影为特征性影像表现。CT 检查还能评估有无并发症,并提供重要的诊断信息。

4. MRI 检查　MRI 是一种无创性的检查,相比 CT 无辐射。华支睾吸虫的 MRI 影像征象与 CT 类似,此外,也有自己的优势。比如磁共振胰胆管造影(magnetic resonance cholangiopancreatagraphy,MRCP)是一种利用重 T2 加权脉冲序列来显示胆道系统的检查方法,无创、不用对比剂、无副作用、准确率高,是目前临床上最为常用和首选的胆道检查方式,对末梢胆管显示清晰,结合增强检查对华支睾吸虫所致的胆道壁增厚、炎症、胆道狭窄、胆道肿瘤的诊断准确性最高,并且能显示华支睾吸虫虫体。

(三)鉴别诊断

诊断肝吸虫病要结合流行病学资料,患者有生食淡水鱼虾史,并进行粪便虫卵检查,并做必要的免疫学检查。华支睾吸虫所致胆管扩张需与以下疾病鉴别:

1. 肝血吸虫病　两者均可导致肝纤维化、肝硬化,血吸虫病主要累及门静脉系统,不累及肝内胆管,而华支睾吸虫病主要累及肝内胆管,伴有肝内胆管不同程度扩张。

2. 原发硬化性胆管炎　这是一种慢性胆汁淤积性病变,其特征主要表现为进行性炎症和纤维化,最终会导致胆管狭窄,引起肝硬化和门静脉高压,可能与自身免疫有关。也可表现为肝内外胆管壁弥漫性增厚,管腔呈多发性、节段性狭窄甚至闭塞,其狭窄近端管腔扩张,呈"串珠样"改变,为其特征性影像征象,而华支睾吸虫病多累及肝内胆管,肝外胆管一般不受累,扩张肝内胆管内可见点絮状软组织密度影。

3. 胆道结石及肿瘤引起的胆道梗阻　两者所致的胆管扩张形态上存在明显区别,胆道结石、肿瘤所引起的胆管扩张均表现为胆管由粗到细逐渐变化的过程,而华支睾吸虫病各期、各级的胆管扩张均表现为粗细不均的扩张,近肝表面的末梢胆管以囊状扩张为主。

四、肝片形吸虫病(fascioliasis)

肝片形吸虫病是由肝片形吸虫(*Fasciola hepatica*)寄生于人体肝及胆管内引起的一种人兽共患寄生虫病。

(一)流行病学及病理特点

肝片形吸虫常寄生于牛、羊及其他哺乳动物胃肠道、肝脏或胆道内,偶可寄生人体。人体感染肝片形吸虫主要是生食含有肝片吸虫囊蚴的水生植物或食入含肝片形虫童虫的牛、羊内脏而获得感染。

进入人体后,幼虫在小肠内脱囊,穿破肠壁进入腹腔并在腹腔内游窜,穿破肝包膜后进入肝实质,并进一步钻入肝内胆管,在此发育成熟并产卵。虫体在肝实质内移行可引起肝组织损伤性的炎症改变,病理可见肝窦内、汇管区、肝组织充血水肿,表现为损坏性肝炎,严重时会形成肝纤维化、肝硬化甚至肝癌;进入胆管后受虫体的慢性刺激,可引起胆管上皮细胞增生、慢性胆管炎以及慢性肝炎等。根据患者的临床表现可将肝片形吸虫病分为急性期、潜隐期和慢性期 3 个阶段。

(二)影像学表现

影像学检查结合流行病史、临床表现及实验室检查,能提高本病的诊断率,并能动态评估治疗效果,为进一步的治疗方案提供依据。

1. CT 表现　肝脏肿大,肝实质弥漫性密度减低,以包膜下肝实质内为主,相互融合呈隧道样或簇状病灶(图 17-38A)。三期增强扫描动脉期表现为周边轻度强化,门脉期呈逐渐强化,延迟期为不均匀强化部分,肝包膜可有强化;部分伴有肝内胆管轻度扩张、肝周淋巴结肿大、脾大等征象。

2. MRI 表现　MRI 是本病的最佳影像学检查,可提示肝脏增大,肝周及包膜下可见多发隧道样、结节样、囊样及片状异常信号,隧道样结构是特征性影像改变,窦道内部分在 T2WI 上呈等/稍高信号,窦道壁

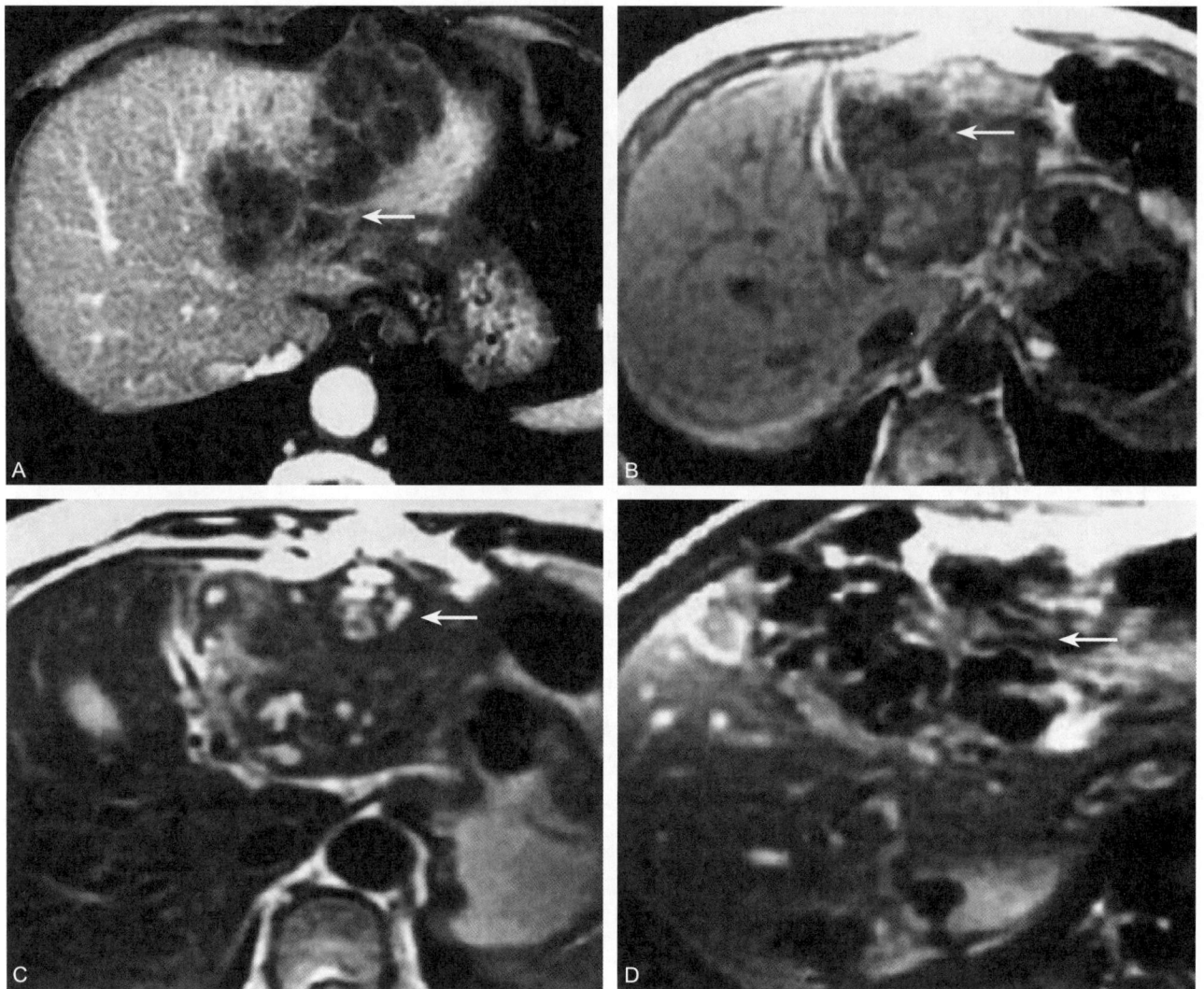

A. CT 增强示肝左叶多发结节状病灶,边缘呈不规则形环状强化,病灶内强化较周围肝实质低;B. MRI 平扫 T1WI 显示肝左叶大片状混杂信号影,边界不规则,其内见斑点、结节状长 T1 信号;C. T2WI 显示肝左叶病灶主要呈等 T2 信号,内见多发斑点、结节状长 T2 信号,病灶边缘隐约可见环状短 T2 信号影;D. 增强 MRI 显示肝内病灶呈环形不均匀强化

图 17-38 肝片形吸虫病

表现为肉芽纤维组织的早期强化及延迟强化;另外可见囊腔及不规则蜂窝状结构,增强扫描环形强化,这是寄生虫所致肝实质凝固性坏死形成的脓肿,部分在动脉期可见病灶周围的片状异常灌注。部分靠近肝包膜的病灶可引起包膜增厚及延迟强化。MRCP 检查可显示胆管扩张(图 17-38B~D)。

(三)鉴别诊断

1. 肝脓肿 肝片形吸虫病可表现为多发簇状微脓肿形成,需要与其他类型肝脓肿如细菌性肝脓肿、阿米巴性肝脓肿鉴别,细菌性肝脓肿多为单发病灶,脓肿较大、壁较厚,无隧道样病灶,常有高热,寒战,起病急,病情进展快,白细胞升高等表现;阿米巴肝脓肿以单个多见,且多位于肝右叶,脓肿周围炎症反应轻。肝片形吸虫病脓肿为多发微小脓肿,多位于肝外周及包膜下,可见隧道征,常伴有胆管轻度扩张等,可资鉴别。

2. 肝棘球蚴病 肝棘球蚴病也可以表现为肝实质内多发囊状灶,但多大小不一,密度较低,呈水样密度,可出现"囊中囊""飘带征""水蛇征"等特异性影像征象,慢性期可见囊壁钙化。

五、阿米巴肝脓肿(amebic liver abscess,ALA)

阿米巴肝脓肿是由溶组织内阿米巴引起。溶组织内阿米巴可分为包囊和滋养体两个不同生活史期,4

核包囊为感染期,滋养体为致病期,可引起肠阿米巴病和肠外阿米巴病。

(一)流行病学及病理特点

溶组织内阿米巴滋养体可自肠道经血液-淋巴系统蔓延至肠外器官而引起各种肠外型阿米巴病,其中以肝脓肿最常见。阿米巴肝脓肿可为单发或多发,但以单个多见,且多位于肝右叶(80%)。病灶大小不等,粟粒大至10cm。脓腔内的脓液黏稠,呈巧克力酱样,为溶解和坏死的肝细胞、红细胞、脂肪,约1/3的病例在脓液中可找到滋养体,脓肿壁上附有尚未完全液化坏死的组织,呈破絮状外观,具有一定的特征性,脓肿周围炎症反应轻。阿米巴肝脓肿可继续扩展并向周围组织穿破及继发细菌感染。肝右叶脓肿向上穿破时,可在肝和横膈之间形成膈下脓肿。如果肝和膈肌先有粘连,则肝脓肿常破入胸腔、肺,形成肺脓肿或肺支气管胸膜炎。肝左叶脓肿如向上穿破,可破入纵隔、左胸腔和心包,形成胸膜炎、急性心脏压塞。肝脓肿向下穿破时,可穿入腹腔及腹腔脏器,如胃、肠及胆囊等,引起相应部位的阿米巴性炎症,也可经胃肠排出体位。

(二)影像学表现

1. **超声检查**　超声是阿米巴肝脓肿的首选检查方式,能实时准确地显示病变部位、性质、大小、范围以及与周围脏器的关系,可以动态观察病灶的演变过程。阿米巴肝脓肿根据不同的病理阶段,有不同的B超表现。

(1)早期肝脓肿:多位于肝右叶,一般为单发;肝包膜下圆形或类圆形低回声区,边界模糊,中心回声均匀,边界模糊,有时周边可出现炎性反应带,呈较宽的高回声圈或无回声晕环。病变后方可见回声增强。因早期炎症局部充血水肿,尚未形成脓腔,未见明显液性暗区,声像图显示为肝局部不均匀片状低回声团块,边界不清,酷似肝实质性病变,应与肿瘤性病变混淆,诊断时要结合病史及追踪观察。

(2)中期肝脓肿:此期征象较典型。脓肿内组织坏死,但因脓液粘稠坏死组织尚未完全液化,声像图表现为强回声光团或光斑。如果坏死组织大部分液化,则可出现液性暗区,在高灵敏度下内部呈现有均匀一致的细小回声光点,呈粟粒样,为漂浮在脓液中的组织碎屑,此征象认为是阿米巴肝脓肿特有的超声特征。如让患者快速深呼吸或改变体位时观察更明显,静卧可显示分层现象,浅层无回声,深层呈不规则强回声区。部分脓肿呈蜂窝状结构,液化区出现无回声区。

(3)晚期肝脓肿:抗阿米巴治疗后,病灶逐渐稳定,脓腔慢慢缩小,内部细小光点减少,边界逐渐光滑清晰,无合并感染的单纯性阿米巴肝脓肿,合理治疗后脓腔可完全消失,缩小的脓腔透声良好。合并感染的病灶称为混合性肝脓肿,恢复期较长,声像图可见回声增强的脓肿壁和残留脓腔的杂乱回声,可出现细菌性肝脓肿的声像特征。经抗阿米巴治疗完全好转的患者随访发现多数脓腔消失或仅仅少量斑点状强回声。

2. **CT**　肝脏CT检查可通过连续横断面扫描图像可显示病灶的位置、大小、形态及与周围脏器的关系,脓肿囊壁的单环、双环征,囊液的性质等,还可在CT引导下穿刺,抽出脓液,若在脓液中找到溶组织阿米巴滋养体,可确诊该病。脓肿CT表现无特异性,大部分位于肝右叶,后段多于前段,脓肿中央呈稍低密度,略高于水密度,增强扫描环形强化,脓肿壁强化程度稍高于肝实质,灶周可见完整或不完整的环形水肿带,增强无强化(图17-39)。脓肿周围管道结构受推压移位,胆管受压扩张;CT检查还能发现继发征象,如肝右叶脓肿可向上蔓延,形成膈下脓肿,进入胸腔可形成脓胸、肺支气管瘘等;肝左叶脓肿向左上蔓延进入纵隔,导致胸膜炎、纵隔脓肿等,向左破溃累及胃肠等腹腔器官。

3. **MRI检查**　同CT检查,可见肝右叶圆形或类圆形囊状肿块,多单发,脓腔内液体呈长T1长T2信号,略混杂,DWI序列弥散可受限,呈高信号,此征象可以和一般肝囊肿鉴别;增强扫描呈环形强化,灶周可见片状水肿信号(图17-40)。

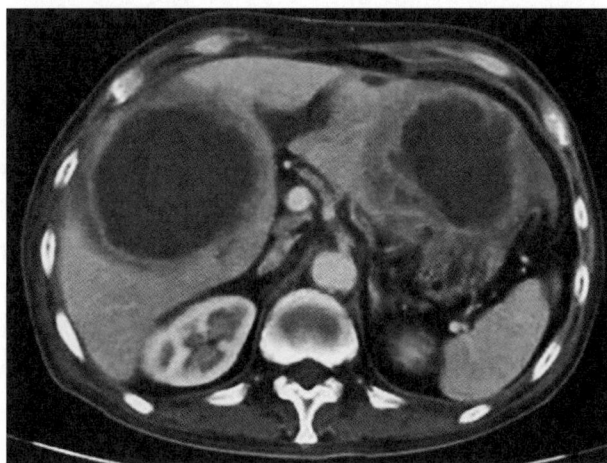

CT增强示肝内多发类圆形低密度病灶,脓肿壁明显强化,厚薄不均匀,周围见环形水肿带,脓腔内无强化

图17-39　阿米巴肝脓肿CT

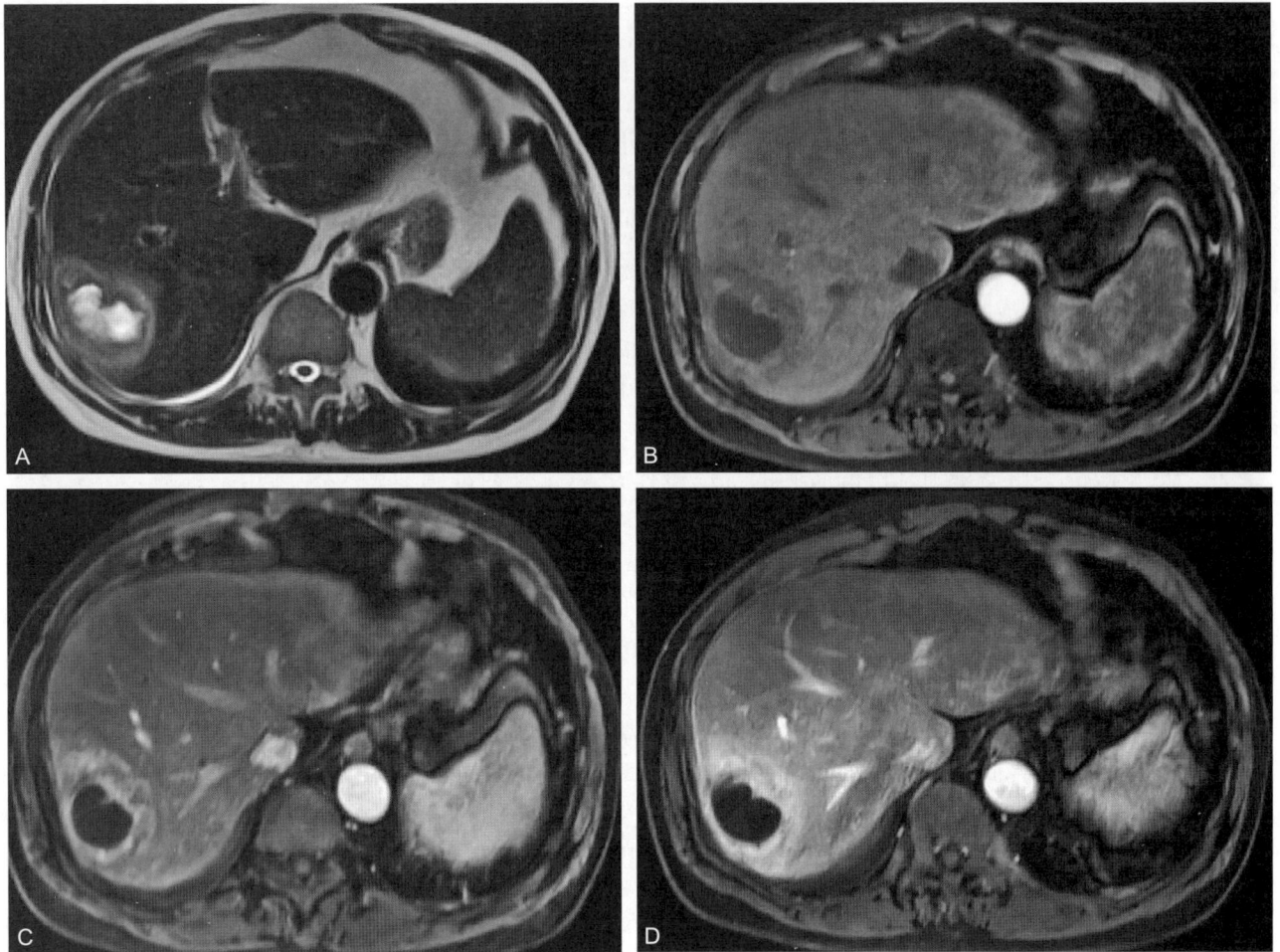

A. MR 平扫 T2WI 见肝右叶内一类圆形灶,约 5cm×7cm,中央脓腔及环形水肿带呈高信号,等信号脓肿壁位于两者之间,脓肿壁厚约 1cm,周围见模糊不清稍高信号环形水肿带;B~D. 动态增强扫描动脉期病灶周边可见较明显强化,并持续至静脉期及延迟期

图 17-40　阿米巴肝脓肿 MRI

(三) 鉴别诊断

阿米巴肝脓肿可根据典型的影像学表现,抗阿米巴治疗有效,再结合流行病资料、阿米巴的血清免疫学检查、B 超或 CT 下穿刺脓液找到阿米巴滋养体等方式明确诊断。对于不典型的病例,需注意其鉴别诊断:

1. **细菌性肝脓肿**　临床症状与阿米巴肝脓肿类似,也有发热、肝脾肿大及疼痛、白细胞增多等表现。但细菌性肝脓肿常有高热,多伴寒战,有盗汗。起病急,病情进展往往更快,多有近期感染史或手术史,白细胞升高更显著,脓液为黄色,能培养找到细菌,抗生素治疗有效。

2. **原发性肝癌**　二者可都有发热、肝脏肿大、肝区疼痛及压痛、消瘦等表现,阿米巴早期肝脓肿的影象征象也可表现为局限性占位,肝癌中央液化坏死,也可出现类似脓腔样改变。鉴别点可根据临床病史,比如肝癌患者多有乙肝病毒感染史、肝硬化背景、AFP 增高等特点,进展往往更快。肝脏 CT 或 MRI 三期增强有助鉴别,肝癌肿块常常呈现"快进快出"增强特点,而阿米巴肝脓肿病灶无此特点,多为进行性强化或环形强化。

3. **肝囊肿**　影像学大多容易鉴别,壁薄、边界光滑、回声或密度均匀,短期动态复查无变化;但部分复杂性囊肿,如伴感染、出血等,鉴别困难,需结合临床病史。

六、弓形虫性肝炎 (hepatitis of toxoplasma)

弓形虫病 (toxoplasmosis) 是由刚地弓形虫寄生人体所引起的一种人畜共患的机会性致病寄生虫病,可寄生在除红细胞以外的所有有核细胞中。弓形虫随血流进入肝脏,可引起肝脏损伤,称为弓形虫性肝炎。

（一）流行病学及病理特点

猫科动物为弓形虫病最重要的终宿主和传染源，人和其他动物为中间宿主。弓形虫的感染途径有先天性和后天获得性两种。先天性感染是孕妇初次感染后，通过胎盘传染给胎儿；后天获得性感染由于人类通过食入未烤熟的肉类或被猫的粪便污染的不洁食物而感染。

弓形虫在人群中的感染率较高，大多是隐性感染，极少数人免疫力低下时容易并发弓形虫病，是一种机会性致病寄生虫。弓形虫可以侵犯多种脏器，包括淋巴结、眼、中枢神经系统、肝和心等，引起多系统损害。弓形虫损害肝脏的重要途径是虫体在组织血管及毛细血管周围的肝细胞内寄生、繁殖，导致肝细胞发生肿胀变性，细胞破裂形成坏死区，及周围组织的肉芽肿样炎性病变，晚期会导致血管壁破坏，肝组织内广泛出血。弓形虫性肝炎表现为肝脏肿大、腹水、肝硬化，临床表现类似急慢性肝炎。有时伴有淋巴结肿大，和病毒性肝炎不易鉴别。

（二）影像学表现

1. **超声检查**　B超提示肝内多发片状不均匀稍低回声区，边界不清，周边无低回声晕征。其内有正常血流信号穿过；肝门区可见肿大淋巴结声像。超声引导下穿刺得到暗红色混合物，镜下见肝细胞混浊、水肿变性，伴点状、小灶状坏死，另见中性粒细胞、淋巴细胞、嗜酸性粒细胞。

2. **肝脏CT检查**　肝脏CT可显示肝实质损伤的病理改变，肝内多发片状、不规则低密度病灶是由于弓形虫感染后形成了局部组织细胞坏死液化；增强后病灶内部及边缘无明显强化，无占位效应，门脉期随着正常肝实质进一步强化，病灶在正常肝背景下显示更加清晰。

（三）鉴别诊断

弓形虫性肝炎凭临床症状和体征无特异性，很难诊断，影像学检查只能起到辅助检查作用，必须依赖实验室检查才能确诊。可借助超声引导下穿刺，检查弓形虫抗体；对于腹水的患者，还可以检查腹水中的弓形虫抗原，有些时候还能发现弓形虫滋养体及假包裹。肝脏穿刺病理检查，在穿刺组织中找到弓形虫可确诊。弓形虫性肝炎可与下列疾病鉴别：

1. **病毒性肝炎**　二者的临床表现及影像学特征均无明显特异性，鉴别困难，确诊必须依赖临床及实验室检查，病毒性肝炎可有肝炎病毒抗原阳性，但需注意的是，二者可同时感染，因为肝脏是乙型肝炎和弓形虫病共同靶器官，有研究表明，乙肝表面抗原携带者弓形虫感染率达22.37%，明显高于健康者。因此临床医师需提高对本病的认识，特别是在超声显示肝脏无明显原因的多发片状灶，并伴有肿大淋巴结时，应注意在肝炎的防治中同时监测弓形虫感染的情况，避免误诊及漏诊。

2. **早期多发肝脓肿**　早期多发肝脓肿常为细菌致肝组织急性炎症，病变局部出现大量中性粒细胞浸润，以后才出现肝组织坏死、溶解和液化，此时相应CT表现为肝内圆形、类圆形或蜂窝状病灶，增强后有明显强化壁等特征，但是早期影像学并不能准确反映其病理改变情况并作出准确判断。

3. **转移性肝癌**　都可见肝脏多发、弥漫性分别片状影，形状不规则，门脉期及延迟期都可出现清晰片状低密度灶。但转移瘤有原发恶性肿瘤病史，CT平扫多为单发或多发类圆形低密度灶，以结节状多见，可有或无强化，增强可有"牛眼征"等特征性影像学表现。

七、胆囊及胆道蛔虫病（biliary ascariasis）

胆道蛔虫病是因肠道蛔虫（*Ascaris lumbricoides*）经十二指肠乳头开口进入胆道甚至是肝内胆管而引起的一系列临床表现，蛔虫钻入胆道时导致机械性刺激，引起Oddi括约肌和胆管收缩痉挛而出现突发上腹部疼痛。

（一）流行病学及病理特点

蛔虫呈世界性分布，全世界约有1/4的人口感染过蛔虫。在流行区，用人粪施肥或随地大便是蛔虫卵污染土壤和地面的主要方式。蛔虫卵在外界发育为感染期虫卵后，人可以通过多种途径误食虫卵而感染。成虫具有钻孔习性，可钻入胆道引起胆道蛔虫病。肠道细菌随蛔虫进入胆道后主要位于胆总管内，可引起急性化脓性胆管炎，可向上蔓延入肝内，形成肝脓肿；细菌也可随胆汁进入胰管，继发急性胰腺炎。当感染累及肝脏和肝内胆管，可因汇管区血管受累及引起胆道出血。由于蛔虫虫体光滑呈圆柱形，且不断蠕动，胆管阻塞多不完全，可引起胆管不同程度的梗阻扩张。蛔虫死亡后尸体碎片和虫卵可形成结石，是肝胆管结石的重要成因之一。进入胆道的蛔虫可进一步进入肝内,导致肝蛔虫病。其主要病理改变是蛔虫性肝脓肿和蛔虫性肝肉芽肿,可并发胆道出血、胆管炎等,少数可引起蛔虫性肝硬化表现。

（二）影像学表现

1. B超检查 本病影像学诊断首选 B 超,由于其安全、简便和无创性,胆道扩张是胆道蛔虫的重要图像特征,胆道扩张的程度与蛔虫的大小、数目有关;扩张胆道显示双光带或多光带回声,是蛔虫所形成的特有图像(图 17-41),是诊断胆道蛔虫的主要依据,实时超声有时可见虫体蠕动,基本可确诊。除虫体回声外,胆囊和肝外胆管可见胆汁淤积或感染时的细小光点回声;虫体坏死、钙化后,呈强回声光团,光带或光斑,后方伴声影,呈"等号"样,但中央假腔的无回声显示不清晰。

2. MRI检查 MRI+MRCP 检查也是胆道蛔虫的重要影像学检查方式,是 B 超检查的有效补充,其影像表现明显、直观,尤其是冠状 MRI 和 MRCP 扫描,可清晰显示胆道系统全貌,可明确虫体在胆道内的位置、数目、形态,同时还对腹腔其他并发症进行明确诊断。轴位示胆道和/或胆囊内可见点状、细条状稍长 T1、短 T2 信号,边界清楚;MRCP 可见胆道和/或胆囊内条索状充盈缺损,继发胆道系统梗阻扩张。

3. CT检查 具有成像速度快、分辨率高、成像清晰等优点,但具有辐射性,且由于蛔虫影像与胆管及周围组织的影像分辨力差异不大,因而无法明确诊断蛔虫。

4. 造影检查 当蛔虫尚未完全进入胆道时,十二指肠钡餐造影可见十二指肠乳头处有条索状充盈缺损(蛔虫影);静脉胆道造影可见胆管扩张,肝内或肝外胆管内有条索状充盈缺损。

5. ERCP检查 ERCP 可显示胆管内长条状呈弯曲的透亮影(图 17-42),也可引流胆汁查虫卵,但其操作复杂,属于有创检查,有并发症风险。

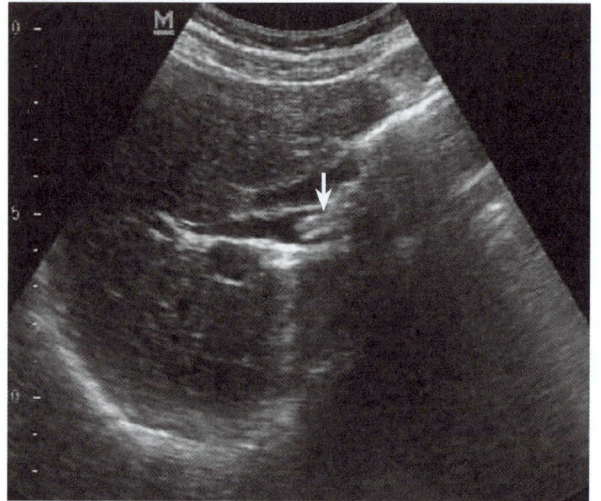

肝外胆管呈不同程度的扩张,其内有数毫米宽的双线状强回声带

图 17-41 胆道蛔虫超声表现

（引自 刘晓娜）

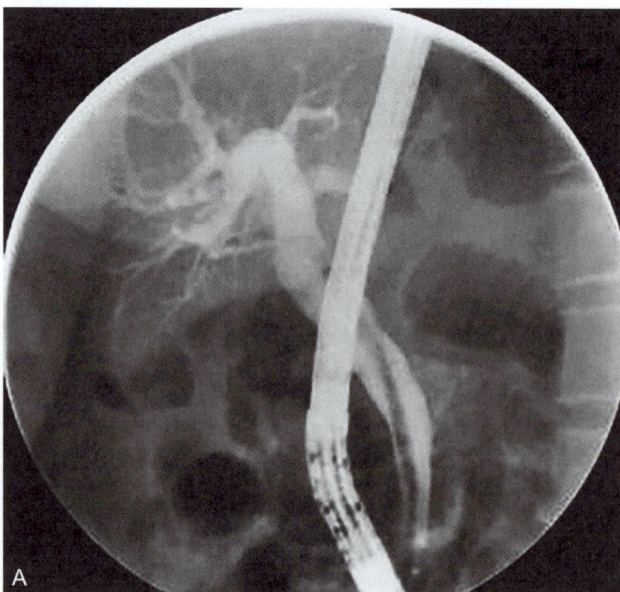

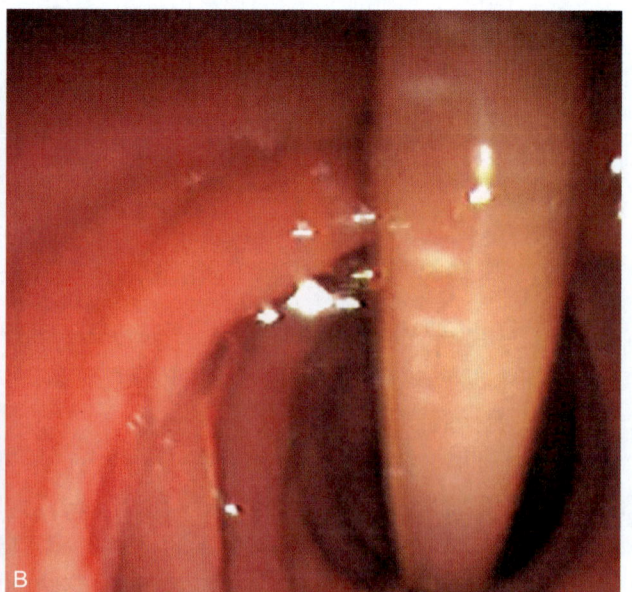

A. ERCP 显示胆总管内条形充盈缺损影像;B. 胃镜见十二指肠内部分胆道蛔虫影像

图 17-42 胆道蛔虫

（三）鉴别诊断

B 超显示扩张胆道内有双光带或多光带回声,甚至可见虫体蠕动;MRCP 检查可见胆道系统扩张,胆道内显示细条状充盈缺损,再结合患者有阵发性腹部剧烈疼痛,而腹部阳性体征不明显,可以明确诊断胆道蛔虫病。鉴别诊断需要和其他急腹症,如急性阑尾炎、胃十二指肠溃疡穿孔、急性肠梗阻、急性腹膜炎等鉴别。

（李韩建 涂蓉 刘文亚 张铁亮）

参 考 文 献

［1］ 邓维成,曾庆仁.临床寄生虫病学［M］.北京:人民卫生出版社,2014.

［2］ L.S.GARCIA（美）.诊断医学寄生虫学［M］.5 版.张进顺,李薇,孙新,等译.北京:人民卫生出版社,2010.

［3］ 马超,黄金勇,罗雪峰,等.骨包虫病诊治的研究进展［J］.中国病原生物学杂志,2021,16（5）:608-613.

［4］ 刘文亚,蒋奕,王健.肝包虫病影像学诊断专家共识［J］.临床肝胆病杂志,2021,37（4）:792-797.

［5］ 苏国华.脑囊虫病在 CT 平扫及 MRI 检查中的影像学表现特点分析［J］.中国 CT 和 MRI 杂志,2021,19（7）:27-29.

［6］ 陈雨薇,赵之颢,柳俊杰,等.骨盆囊型包虫病影像学征象分析［J］.中华实用诊断与治疗杂志,2020,34（2）:188-190.

［7］ 叶帅,赵建卿,蒋奕,等.肝泡型包虫病的钙化特点及其生物学活性［J］.中华放射学杂志,2018,52（4）:283-285.

［8］ 郑超,刘军,夏黎明.脑型血吸虫病 MRI 表现临床分析［J］.医学影像学杂志,2018,28（11）:1779-1781.

［9］ 邓美玉,张令晖,陈玲.阿米巴肺脓肿、脓气胸合并厌氧菌感染 1 例报告［J］.临床肺科杂志,2017,22（10）:1933-1936.

［10］ 李建良,李凯,郭媛,等.脑型疟研究新进展［J］.中国中药杂志,2017,42（23）:4548-4555.

［11］ 李航,鲁植艳.血吸虫肝病影像学表现及研究进展［J］.中国血吸虫病防治杂志,2017,29（5）:656-659.

［12］ 陈木养,黄伟坚,余洪希.华支睾吸虫性胆管炎的病理、临床及影像学分析［J］.实用影像学,2017,18（2）:143-145.

［13］ 张洪,孟令平.血吸虫肝病 MRI 研究进展［J］.国际医学影像学,2015,38（5）:438-441.

［14］ 贾立红,周世航,王正林.溶组织阿米巴致病因素研究进展［J］.四川医学,2015,36（11）:1599-1601.

［15］ 文亮,康绍磊,陆琳.9 例肝胆片形吸虫病的 MRI 表现［J］.临床放射学,2014,33（7）:1022-1026.

［16］ 谢天皓,吕海龙,赵阳阳,等.肝囊性包虫病的 CT 表现与临床病理改变的相关性研究［J］.实用医学杂志,2013,29（13）:2107-2110.

［17］ 董彦,王立,绞条玉,等.超声在肠道及胆道蛔虫症诊断中的价值［J］.中国临床医学,2013,20（6）:835-837.

［18］ 王小燕,林岚,刘江.广州管圆线虫病患者中枢神经系统 MR 的影像学表现［J］.中国寄生虫学与寄生虫病,2012,30（1）:49-51.

［19］ 米日古丽·沙依提,贾文霄.脑包虫病的 MRI 表现及诊断［J］.中华放射学杂志,2010（7）:700-703.

［20］ 黄勇,邱丽华,夏玉萍,等.肺吸虫病的影像学分析［J］.实用影像学,2010,30（1）:9-11.

［21］ 郑晓燕,阴赪宏,谷俊朝.并殖吸虫病诊治研究进展［J］.中国病原生物学杂志,2009,4（3）:236-239.

［22］ 董江宁.脑血吸虫病 CT 和 MRI 表现及其分型研究进展［J］.实用放射学,2009,25（3）:424-427.

［23］ 赵冬梅,陈东,韩福刚,等.脑型肺吸虫病的 CT 和 MRI 诊断［J］.实用放射学杂志,2007,221（11）:1445-1448.

［24］ 毛青,杨亚英,包颜明,等.肝脏弓形虫感染的 CT 表现［J］.中华放射学,2005,39（12）:1331-1332.

［25］ 李欣,李明林,杨志勇.先天性脑弓形虫病 CT 表现三例［J］.中华放射学杂志,1995,（8）:565-566.

［26］ CHEN YW,AIERKEN,ZHAO Y. Evaluation of imaging features of pelvic echinococcosis based on multimodal images［J］. Orthop Surg Res,2020,15（1）:493.

［27］ KAMPONDENI SD,POTCHEN MJ,BEARE NA,et al. MRI findings in a cohort of brain injured survivors of pediatric cerebral malaria ［J］. Am J Trop Med Hyg,2013,88（3）:542-546.

［28］ SOKOUTI M,SOKOUTI B,SOKOUTI MA. Structure of the pulmonary hydatid cyst ［J］. Med Ultrason（2001）,2014,41（2）:251-252.

［29］ HENRY TS，LANE MA，WEIL GJ，et al. Chest CT features of North American paragonimiasis ［J］. AJR，2012，198（5）：1076-1083.

［30］ TÜZÜN M，HEKIMOĞLU B. CT findings in skeletal cystic echinococcosis ［J］. Acta Radiology，2002，43（5）：533-538.

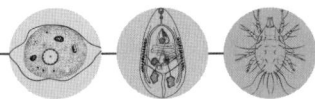

第十八章

核酸分子诊断

核酸检测技术（nucleic acid testing, NAT）是以脱氧核糖核酸（DNA）和核糖核酸（RNA）为诊断材料，利用物理、化学和生物的技术，对样本的病原体核酸序列进行检测分析，因核酸检测具有高特异性和高灵敏性，且反应效率高的特点，在医疗诊断、食品安全、环境监测等领域有广泛应用；该分子诊断技术亦可用于判断是否有寄生虫感染。核酸检测作为体外诊断和即时检测领域最主要的检测方式之一，其方法优化和改进日新月异，核酸探针、聚合酶链反应、生物芯片技术以及高通量检测等常规检测技术日趋成熟；如在常规 PCR 技术的基础上发展的数字 PCR 技术、液相芯片技术和 DNA 条形码技术等。核酸检测技术的精益求精，既可为寄生虫感染病例提供可靠的医学检验证据，为患者赢得宝贵的治疗时间；同时在科学研究中，又有助于掌握相关寄生虫病的流行趋势、虫种分布情况、宿主特异性、分子遗传特点、基因变异规律和溯源，具有重要意义。

第一节　PCR 技术概述

聚合酶链反应（polymerase chain reaction, PCR）技术早已成为生物技术领域最重要的技术之一，它具有特异、敏感、快速、简单的特点，能在实验室条件将特定 DNA 片段于数小时内扩增数十万乃至上百万倍，可使相应 DNA 序列扩增并在反应液中形成优势 DNA 分子，用于详细分析、检测或对扩增基因进行人工操作。

一、PCR 技术的原理

PCR 技术是通过在体外创造一定的环境条件来实现 DNA 的体外稳定扩增。其原理是在基本成分包括：模板 DNA（待扩增 DNA）、引物（寡核苷酸序列）、4 种脱氧核苷酸（dNTPs）、DNA 聚合酶以及适宜缓冲液存在的条件下，经过双链 DNA 的高温变性（denaturation）、引物与模板的低温退火（annealing）和适温延伸（extension）这三步反应反复循环使模板 DNA 在短时间内实现大量扩增。

高温模板变性（denaturation）：模板 DNA 在 90~94℃时，DNA 分子中双链碱基间的氢键断裂，DNA 分子由双链变为两条单链，为引物的结合及后续复制创造条件。

低温退火（annealing）：当反应温度由变性温度（94℃）迅速降低至 37~58℃后，高浓度的引物会与变性 DNA 单链模板在碱基互补的基础上重新形成氢键，即发生特异性地结合。

适温延伸（extension）：在耐高温的 DNA 聚合酶-Taq DNA 聚合酶的最适温度（75℃左右）下，聚合酶将脱氧单核苷酸加到引物 3'-OH 末端，并以此为起始点，从 5' 端向 3' 端的方向进行延伸，合成一条新的 DNA 互补链。

每进行一次变性-退火-延伸反应，DNA 数量扩增一倍，所需时间也仅为 2~4 分钟。在原料、酶等条件足够的条件下，对这三个反应进行反复循环，即可使 DNA 在体外呈指数扩增，从而在短时间内获得大量目的 DNA。但 PCR 循环的后期，因引物、原料的消耗和酶活力的下降，可使扩增产物累积趋向饱和。

二、PCR 反应的成分

PCR 反应所需的成分为:模板、引物、DNA 聚合酶、底物和 PCR 缓冲液。

(一) 模板

模板即为待扩增的目的 DNA。模板 DNA 可通过直接从细胞中提取、人工合成、mRNA 逆转录成 cDNA 等方式获取。PCR 对模板 DNA 的纯度要求不高,但应尽量不含有对 PCR 反应有抑制作用的杂质存在,如蛋白酶、核酸酶、TaqDNA 聚合酶抑制剂、能与 DNA 结合的蛋白质。模板 DNA 的量也不能太高,否则扩增可能不会成功,在此情况下可适当稀释模板。

(二) 引物

引物是人工合成的小片段核苷酸分子。PCR 反应中有两条引物,能分别与 DNA 分子的两条单链的 3' 端上的小段序列互补,从而为子链的合成提供起点。现在引物通常通过计算机软件来进行设计,常见的引物设计软件有 Primer5、Oligo7 等,也可通过 Primer3 Plus 及 NCBI 的 Primer-Blast 等在线 PCR 引物设计软件来进行引物设计。但值得注意的是,引物设计时应遵循以下原则:

1. 引物长度一般为 15~30 个碱基,引物过长或过短都会降低特异性;

2. 其 3' 末端一定要与模板 DNA 配对,末位碱基最好选用 A、C、G(通常不选用 T,因为 T 错配也能引发链的延伸);

3. 引物 G+C 占 45%~55%,碱基应尽量随机分布,避免嘧啶或嘌呤堆积;

4. 两引物之间不应有互补链存在,不能与非目的扩增区有同源性。PCR 反应体系中引物浓度一般为 0.1~0.5μmol/L,因为浓度过高会引起错配和非特异扩增,浓度过低则得不到产物或产量过低。

(三) DNA 聚合酶

PCR 中使用的 DNA 聚合酶为 *Taq* 酶,它是一种从水生栖热菌(*Thermus aquaticus*)中分离出来的 DNA 聚合酶。*Taq* 酶能拷贝靶序列而且对热具有稳定性,能耐 95℃ 高温而不失活,其最适 pH 为 8.3~8.5,最适温度为 75~80℃,一般用 72℃。*Taq* 酶能以 DNA 单链为模板,以碱基互补配对原则为基础,催化 dNTP 分子以 5' → 3' 方向逐个连接到引物的 3' 端,合成一条与模板 DNA 互补的新的 DNA 子链。*Taq* 酶无 3' → 5' 的外切酶活性,因此在扩增过程中没有校正功能。同时,当 PCR 反应体系中某种 dNTP 或 Mg^{2+} 浓度过高时,会增加其错配率。

(四) 底物(dNTPs)

PCR 反应需要底物即四种游离的脱氧核糖核苷酸(dNTPs)。dNTPs 具有较强酸性,其储存液一般用 NaOH 调 pH 为 7.0~7.5,存储浓度通常为 10mmol/L,各成分以等当量配制,反应终浓度为 20~200μmol/L。dNTPs 高浓度可加速反应,但同时增加错配和实验成本,低浓度会降低反应速度。

(五) PCR 缓冲液

1. 无 Mg^{2+} buffer 由纯水、KCl、Tris 组成。Tris 用于调节反应体系 pH,使 *Taq* 酶在偏碱性环境中发挥活性。KCl 可降低退火温度,但其浓度不能超过 50mmol/L,否则会抑制 DNA 聚合酶活性。

2. Mg^{2+} Mg^{2+} 浓度影响 *Taq* 酶的活性及退火温度等,从而影响 PCR 反应的特异性和产率,因此需要选择合适的浓度。需要特别注意 Mg^{2+} 与 dNTPs 之间的浓度关系,通常 Mg^{2+} 终浓度为 1.5~2.0mmol/L,对应 dNTP 为 200μmol/L。dNTP 与 *Taq* 酶之间也会竞争 Mg^{2+},当 dNTP 浓度达到 1mmol/L 时会通过竞争 Mg^{2+} 抑制 *Taq* 酶的活性。

3. BSA(牛血清蛋白) 一般用乙酰化的 BSA,起着减少 PCR 管对 *Taq* 酶的吸附作用,对 *Taq* 酶有保护作用。

三、PCR 反应常规体系及条件优化

PCR 反应的特异性依赖于与模版互补的寡核苷酸引物,PCR 反应常规体系包括以下成分,其含量构成见表 18-1:

表 18-1　PCR 反应常规体系

成分	终浓度
10×PCR 缓冲液	1/10 体积
MgCl₂	1.5~2.0mmol/L
Primer	0.2μmol/L
dNTPs	200μmol/L
BSA	100μg/mL
Taq 酶	1~2.5U
模板 DNA	100ng
ddH₂O	25~50μl

（一）温度参数及时间

1. 变性　反应液被加热到 90℃以上，这时双股螺旋链不再稳定，DNA 分子分开成为单链，利于 DNA 聚合酶作用并进行拷贝。模板变性完全与否是 PCR 成功的关键，一般先于 94℃（或 95℃）变性 3~10 分钟，接着 94℃变性 30~60 秒。

2. 退火　反应液被冷却到能使引物结合到单链 DNA 的温度，且不允许变性双链重新进行结合，这个过程称为退火。退火温度一般低于引物本身变性温度 5℃。引物长度在 15~25bp 可通过公式 $T_m=(G+C)\times4℃+(A+T)\times2℃$ 计算退火温度，一般退火温度在 40~60℃之间，时间为 30~45 秒。如果（G+C）低于 50%，退火温度应低于 55℃。较高的退火温度可提高反应的特异性。

3. 延伸　延伸温度应在 *Taq* 酶的最适温度范围之内，一般在 70~75℃。延伸时间要根据 DNA 聚合酶的延伸速度和目的扩增片段的长度确定，通常对于 1kb 以内的片段，50 秒至 1 分钟比较适宜。

（二）PCR 循环数及扩增效率

1. 循环数　PCR 的循环数主要由模板 DNA 的量决定，一般 20~30 次循环数较合适，过多的循环数会增加非特异扩增产物，过少的循环数则会达不到所需的 DNA 数量，具体要多少循环数可通过预试验确定。

2. 扩增效率　扩增效率是决定扩增程度的重要因素，是检测 PCR 性能最重要的指标之一。PCR 反应中，理论上 DNA 的数量每进行一次循环都会扩增一倍，但在实际情况中，由于酶、模板、底物及引物浓度等原因，循环一次的 DNA 扩增数量低于一倍，即扩增效率 <1。标准曲线是评估 PCR 扩增效率最可靠和稳定的一种方法，可通过做出标准曲线，计算斜率得出扩增效率。扩增效率可通过优化温度、浓度、时间等来提高。

（三）PCR 产物的检测

PCR 扩增完成后，一般需要对扩增产物的特异性等进行检测，通常通过琼脂糖凝胶电泳、聚丙烯酰胺凝胶电泳、核酸杂交试验或序列分析等方式进行检测。

1. 琼脂糖凝胶电泳　是实验室最常用的 PCR 产物检测方法。其原理为通过电泳区分不同分子量的 DNA 分子，再通过溴化乙锭（EB）染色观察，即可对待扩增产物进行粗略分析。缺点是不能对产物序列进行分析，而且存在污染。

2. 聚丙烯酰胺凝胶电泳　较琼脂糖凝胶电泳烦琐，但其具有高分辨力、产物染色后高灵敏度等优点，通常可用于 PCR 扩增产物的酶切限制性长度多态性分析（PCR-RFLP）及多重 PCR 分析等。

3. 核酸探针杂交实验　是通过荧光标记的核酸探针（一小段能与目标序列进行特异性结合的核酸序列）与 PCR 产物进行杂交，而后，通过检测荧光来对目标 PCR 产物进行分析。它能检测 PCR 产物的特异性，还能检测产物是否存在突变。

4. 单链构型多态性分析法（PCR-single strand conformation polymorphism，PCR-SSCP）　是通过先对模板双链 DNA 进行 PCR 扩增，再使其变性为单链，而后进行变性聚丙烯酰胺凝胶电泳，因其空间结构的变化会使其在凝胶条带上产生差别,从而通过条带的差异即可反映出 PCR 产物序列的差异。该技术可用于检测多种基因的突变分析,在遗传性疾病、免疫性疾病中已得到广泛应用。

5. PCR 产物测序　可直接通过对 PCR 产物进行序列测定来进行产物检测,这是检测产物特异性最为可靠的方法,但其缺点是成本比较高。

四、PCR 技术发展及分类

PCR 技术的自身发展及快速发展的分子生物学技术结合形成多种 PCR 衍生技术,使其具备更高的特异性,与传统 PCR 技术相比,在应用上更具优势。

(一) 原位 PCR 技术

原位 PCR(in situ PCR)是 Hasse 等人在 PCR 技术的基础上于 1990 年建立的技术。与其名字相对应,该技术就是直接在组织细胞内进行的 PCR 反应,是原位杂交技术与 PCR 技术的结合。

传统 PCR 技术能够在短时间内大量扩增微量的 DNA 或 RNA,满足后续分析的需求,但是该技术的模板 DNA 是通过对组织或细胞进行破碎来获取,不能反映出扩增的目的产物与组织或细胞之间的关系,也不能对模板 DNA 的定位进行分析。而原位杂交技术能对核酸序列在细胞或组织内的定位进行精确分析,但其敏感性较低,对低浓度的目的基因检测能力较低。原位 PCR 技术通过将二者结合起来,因而同时具有了细胞定位和高度特异敏感性等优点,可用于直接对组织或细胞中低浓度的特异序列进行检测。原位 PCR 既能分辨鉴定带有靶序列的细胞,又能标出靶序列在细胞内的位置,因而对在分子和细胞水平上对一些疾病的研究具有重大实用价值。

原位 PCR 技术,需用原位反转录 PCR(原位 RT-PCR)对组织或细胞中的目标 RNA 进行逆转录,然后对逆转录产物进行 PCR。总体上原位 PCR 可分为:

1. 直接原位 PCR　通过使用荧光素、放射性同位素等标记的引物或脱氧三磷酸核苷酸进行 PCR 扩增,使产物中渗入标记物,最后通过检测标记信号即可确定产物在细胞内的位置。

2. 间接原位 PCR　先在不施加标记物的情况下进行 PCR 反应,使目的核酸序列进行大量扩增,然后通过标记的核酸探针进行原位检测。间接原位 PCR 是使用最为广泛的原位 PCR。

原位 PCR 因其高特异敏感性及精确定位的特点,已被广泛应用于病理学、病毒学、肿瘤及临床医学等研究,但也存在假阳性、假特异性等需要解决的缺点。

(二) 反向 PCR 技术

反向 PCR(inverse PCR,IPCR)是最早提出的基于 PCR 的染色体步行技术之一,常规的 PCR 技术是对两段已知序列之间的基因片段进行扩增,而 IPCR 是对一段已知序列两端的未知 DNA 片段进行扩增,从而能在短时间内获得大量的未知序列。IPCR 的实验程序一般包括:

1. 用已知序列和待扩增序列都没有切点的限制性内切酶酶切 DNA。

2. 酶切后的 DNA 片段用 T4 DNA 连接酶进行自连接,产生环状 DNA 片段。

3. 根据已知片段设计反向引物,以环化产物为底物进行 PCR 扩增,从而得到含有未知片段的扩增产物。

IPCR 具有较广泛的用途,它适用于基因游走、转位因子和已知序列 DNA 旁侧病毒整合位点分析等研究。IPCR 是基因组已知片段旁侧序列的高度灵敏、高度特异的克隆方法,还能用于缺失断点定位及高效构建基因的点突变体等。

(三) 巢式 PCR 技术

巢式 PCR(nested PCR)相较于常规 PCR(只使用一对引物),巢式 PCR 使用两对 PCR 引物。第一对引物序列位于模板的外侧,第二对引物序列位于模板(相较于第一对引物而言的模板)内侧。第一对引物对模板序列进行扩增后,第二对引物称为巢式引物结合第一对引物的扩增产物并继续进行 PCR 扩增。第二对引物结合在第一对引物扩增产物的内部,因而会使第二次 PCR 扩增产物短于第一次扩增产物。两对引物进行的两次扩增能大大降低错误核酸片段的产生,极大地提高了 PCR 的特异性。巢式 PCR 技术是效果最好、扩增质量最高的 PCR 技术。

（四）实时荧光定量 PCR 技术

实时荧光定量 PCR（quantitative real-time PCR）是一种在 PCR 扩增过程中，通过荧光信号对 PCR 进程进行实时检测的一种 PCR 技术。它通过在 PCR 反应体系中加入荧光基团，然后通过不断累积的荧光信号实现实时监测 PCR 全程，并且可根据反应时间和荧光信号的变化做出标准曲线从而对未知模板进行定量分析。一般来说，通过反应时间与荧光信号做出的标准曲线可以分 3 个阶段：荧光背景信号阶段、荧光信号指数扩增阶段和平台期。在荧光信号指数期，PCR 产物量与起始模板量之间存在线性关系，所以在 PCR 反应处于指数期的某一点上来检测 PCR 产物的量，便可推断出模板最初的含量而对其进行定量分析。

此项技术具有定量准确、特异性强、灵敏度高、操作简便等优点，已被广泛应用于分子生物学、医学、食品检测和环境监测等多个领域，如用于定量核酸浓度、研究基因表达、检测 DNA 甲基化的生物学研究，以及用于病原体检测、肿瘤基因检测、药物选择和疗效判断等医学研究。

（五）其他 PCR 技术

PCR 技术已趋于成熟，现在已发展出诸如随机引物多态性 PCR、差异显示 PCR、反转录 PCR、多重 PCR、重组 PCR、免疫 PCR、不对称 PCR 等 30 余种 PCR 技术，它们被广泛应用于各个领域并分别作出了巨大贡献。

1. 反转录 PCR（reverse transcription-PCR，RT-PCR）　先通过对 RNA 进行反转录生成 cDNA，然后再以 cDNA 为模板进行 PCR 扩增。RNA 的反转录需要反转录酶及反转录引物，常用的反转录酶为 AMV 反转录酶及 MoMLV 反转录酶，反转录引物通常有随机引物、Oligo［适用于 3' 端带 poly（A）尾的 mRNA］、特异性引物（针对特异性目的 RNA 设计的引物）。反转录 PCR 通常用于不能以 RNA 为模板进行直接扩增的 RNA 病毒、细胞因子 mRNA 等的检测。

2. 多重 PCR（multiplex PCR）　指在同一反应体系中加入多对引物，从而同时对多个核酸片段进行扩增的 PCR 技术。该技术相较于常规 PCR，在反应体系中加入了多对引物，能同时对多个核酸序列进行扩增，从而减少了时间成本，大大提高了效率。多重 PCR 主要用于多种病原体的同时检测或病原体、遗传病及癌基因的分型鉴定。

3. 重组 PCR（recombinant PCR）　是将两个不相邻的 DNA 片段重组在一起的 PCR 技术，该技术能在 DNA 片段的任何位置引入点突变、插入和缺失等突变并且能连接两个不相邻的 DNA 片段，通常用于重组体的实验中。

4. 免疫 PCR（immuno-PCR）　是利用抗原抗体反应的特异性及 PCR 的高灵敏性建立的用于检测极微量抗原的技术。它是在 ELISA 基础上建立起来的新技术，其常规步骤为：

（1）抗原、抗体进行特异性结合。

（2）通过一个连接分子将抗原抗体复合物、DNA 连接起来，形成抗原抗体-连接分子-DNA 复合物。

（3）对复合物中的 DNA 进行 PCR 扩增。

（4）通过检测扩增后的 PCR 产物判断是否存在特异性抗原。该法具有极高的灵敏度及特异性，能对极微量抗原进行检测。

PCR 技术仍在发展中，相信随着科学技术的进步，未来还会出现更多更具优越性，更适用的 PCR 技术。

五、PCR 技术在寄生虫学研究中的应用

在寄生虫学中，PCR 技术从临床检测到基础科研均显示其优越性。PCR 技术能直接对病原体的 DNA 或 RNA 进行检测，具有灵敏、快速、高特异性的优点，已被广泛用于阿米巴病、疟疾、锥虫病、利什曼病、蓝氏贾第虫病、弓形虫病、微孢子虫病等的寄生虫病的临床诊断及流行病学调查。

（一）原虫病的诊断

1. 疟疾　疟疾的诊断主要依靠实验室血涂片染色后的显微镜检查。但是当血内原虫数低时，特别是脑型疟采用以上方法很难检测到原虫，而且有混合感染时，常规方法很难查到所有不同种的原虫，而原虫

的鉴别诊断对治疗方案的选择至关重要。PCR 诊断疟原虫,敏感性和特异性高,而且快速。PCR 法的高度敏感性用于筛选疟疾带虫者血样中低原虫率样品有较高的应用价值,尤其在低疟区的流行病学调查中更能显示其优越性。将采集的血样置于滤纸上干燥后用 PCR 法检查能诊断每 1L 全血中仅含 1 个恶性疟原虫和 2 个间日疟原虫的血样。此外,疟疾的耐药性监测和临床药物试验也常规使用分子基因分型方法进行校正。

2. 阿米巴病 临床上阿米巴病的常规检查方法比较费时费力。近几年发展了 PCR 诊断阿米巴病,PCR 扩增和检测小 RNA 基因或其他溶组织内阿米巴特异 DNA 序列是诊断阿米巴病最敏感有效的方法,一般来说用 PCR 方法足以检出 5 个包囊的 DNA,从而确定是否为溶组织内阿米巴感染,或进行鉴别诊断。分子检测技术具有高度的敏感性和特异性,尤其是 LAMP 法的快速和简便使其得以推广,并适用于现场的检测。

3. 锥虫病 锥虫是南美恰加斯病(Chagas 病)和非洲睡眠病的主要病原体。由于锥虫在血液中存在的数量极少,因此用病原学诊断非常困难。近几年,许多 PCR 技术已发展和应用于锥虫病的诊断,有些 PCR 方法甚至不需要 DNA 提纯并能查到每毫升血液仅含 1 个锥虫的血液样本。PCR 技术也被用于调查不同种和亚种在中间宿主之间的流行情况,PCR 技术能直接鉴别舌蝇属(Glossina)的采采蝇(tsetse fly)是由一种还是多种锥虫混合感染,为防治工作提供可靠依据。

4. 微孢子虫病 微孢子虫是寄生在细胞内的原虫,该寄生虫越来越引起广泛的重视,因为它与 HIV 流行有关。至少有 5 种不同属的微孢子虫感染人,因此检查和区分它们的种和株对确定感染来说是十分重要的。临床上检查和鉴别微孢子虫非常困难,因为虫体小,样品来源多样化,使临检变得更加复杂和困难。电子显微镜是目前诊断微孢子虫的最好方法。应用巢式 PCR 对粪便 DNA 样本进行扩增,核糖体内部间隔转录区(internal transcribed spacer,ITS)可用于检测和确定基因型特征。

5. 刚地弓形虫病 PCR 技术在机会致病原虫病诊断的应用也较为深入。刚地弓形虫是一种最常见的机会性致病原虫,寄生于宿主有核细胞,但大多数弓形虫的感染者为隐性感染者,在宿主免疫功能抑制或低下时,可造成多种脏器和组织损害,引起弓形虫病。妊娠妇女感染弓形虫,可通过胎盘将弓形虫传播给宫内胎儿,使其患先天性弓形虫病,造成流产、早产、死胎或胎儿畸形。在艾滋病患者中,其感染率为30%~40%。实验室诊断方法有组织活检、细胞培养、动物接种、免疫学试验等,但都存在不足之处。Burg 等首先将 PCR 技术用于弓形虫病诊断的研究,克隆了 B1 基因并依据其基因序列,设计了一对引物,建立了检测弓形虫 DNA 的 PCR 方法,其灵敏度可达检测出单个弓形虫 DNA 的水平。Grover 等对已确诊的 10 例先天性弓形虫感染的胎儿进行 PCR 检测,结果发现 PCR 的检出率为 80%。此外,弓形虫的不同基因型的毒力相差较大,SAG2 基因是弓形虫分型中最常用的特异性标记物。

6. 隐孢子虫病 是免疫缺陷患者常见的机会性寄生虫病,在 AIDS 患者,发病率仅次于弓形虫病。病原体为隐孢子虫,寄生于人体肠上皮细胞内。免疫功能健全者,尤其是儿童,临床表现为持续数天的水样腹泻,不经治疗可很快自愈。一旦 AIDS 患者感染隐孢子虫,水样腹泻则可持续数月。近年来,PCR 方法也应用于检测隐孢子虫。Shin 等(2018)报道,用于检测隐孢子虫的多重 PCR 和 RT-PCR 方法可以单独使用和可以组合使用,并且可以同时检测包括隐孢子虫在内的多种病原,Mero 等(2017)建立了一种同时用于检测隐孢子虫、贾第虫以及阿米巴原虫的多重 PCR 检测方法,其中针对隐孢子虫的敏感性达到0.1ng/mL。

(二)蠕虫病的诊断

1. 丝虫病 丝虫病是因丝虫寄生于淋巴组织、皮下组织或浆膜腔所引起的寄生虫病,其感染症状主要为一些寄生部位的炎症如淋巴管炎、淋巴结炎以及淋巴管阻塞引起的一系列症状和体征。其临床检测方法通常为血清学检测以及通过 DNA 探针、成虫检查等方式的病原学检测。用于分子生物学检测的 PCR 技术相较于前两者,具有较高的敏感性和特异性,而且操作简便、迅速、经济,已用于班氏丝虫及输入性罗阿丝虫的检测。

2. 囊尾蚴病 囊尾蚴病是重要的人畜共患病,由猪带绦虫的幼虫(猪囊尾蚴)寄生于人的组织器官内的寄生虫病。临床诊断上,一般用酶联免疫吸附试验(ELISA)或间接血凝试验(IHA)检测血清或尿液中的特异性 IgG 抗体或对皮下结节作活体组织检查来进行诊断。PCR 技术主要用于对囊尾蚴的核酸序列进行扩增以满足分子生物学、临床诊断和研究的需要。

3. 棘球蚴病　棘球蚴病,俗称包虫病,是棘球绦虫幼虫(棘球蚴)寄生于人和动物的肝脏、肺脏等组织器官引起的一种严重影响人体健康和畜牧业发展的人兽共患病,是我国重点防治的寄生虫病。我国是棘球蚴病流行最严重的国家之一,新疆、青海、甘肃、西藏、内蒙古、陕西等高山草甸地区或干旱少雨、天气寒冷的牧区及半农半牧区为高发流行区。棘球蚴病在感染早期(形成棘球蚴囊前)无临床症状,因此棘球蚴病的早期诊断面临着巨大的挑战。目前,棘球蚴病的诊断通常采用超声检查及免疫学检测方法。超声检查对操作人员的技术水平和临床经验依赖程度较高,且无法实现早期诊断,而免疫学检测方法常与其他绦虫、吸虫有交叉反应,使得假阳性率较高。聚合酶链反应(PCR)、荧光 PCR、环介导等温扩增(LAMP)等技术主要用于感染动物地检测,棘球蚴病的早期检测和诊断仍需要进一步地探索。

4. 旋毛虫病　旋毛虫病是旋毛形线虫引起的人畜共患病。人通常食用生的或未熟的动物肉而感染。临床上通常采用皮内试验、血清学检查等免疫学检查及病原学检查。病原学诊断常用肌肉活检法,虽可确诊但因取材局限,检出率并不高;免疫学诊断相较于病原学诊断检出率较高,然而其在特异性、灵敏性等方面均有不足。PCR 技术的扩大使用有望解决这些问题,常规 PCR、多重 PCR、简单重复序列区间 PCR(SSR-PCR)、实时荧光 PCR 均有应用于旋毛虫病检测的报道。

虫体形态学检查及免疫学检查等目前仍然是动物寄生虫病的主要手段,但在某些虫体小,形态特征存在多样性、虫荷低以及早期或不显性感染时,这些检测方法就凸显其局限性。目前,PCR 和 PCR 相关技术已经用于一些寄生虫病的检测,相信随着更多的探索与发现,基于 PCR 的技术将会在寄生虫病原快速检测上发挥越来越重要的作用。

(三) 基于 PCR 的寄生虫遗传变异鉴定技术

寄生虫的遗传变异十分普遍,精确分析寄生虫的遗传变异在寄生虫的分类鉴定及遗传变异研究中具有重要意义。基于 PCR 的分子分类方法具有简便、快速、信息量丰富等优点,是种、株鉴定的有力工具,在形态上难以区分的寄生虫分类方面可以起到重要作用。近年来,随着分子生物学技术的发展,基于 PCR 的分子生物学技术在寄生虫的分类上也取得了一定进展,如 PCR、RFLP、RAPD、SSR-PCR、AFLP、DNA 序列分析以及突变检测方法等。

1. 聚合酶链反应-限制性片断长度多态性(polymerase chain reaction-restriction fragment length polymorphism,PCR-RFLP)　是对传统 RFLP 的一种改进方法。具体方法是:先用一对特异引物或相对特异的引物对基因组的某一段序列进行 PCR 扩增,再将扩增产物用一种或数种限制性内切酶消化,然后将限制性片断用琼脂糖凝胶电泳分离。与常规的 RFLP 相比,该方法的优点在于:快速简便;成本较低,只需将微量的 DNA 扩增;而且对样品的纯度要求不高;无须用放射性标记探针做杂交。近年来,PCR-RFLP 方法被广泛用于各种寄生虫的分类鉴定。研究结果表明,利用虫体 DNA 的种(株)特异性遗传标记,PCR-RFLP 可以区分种内及种间的差异。例如,建立的多重 PCR-RFLP(Mn-PCR-RFLP)对弓形虫的包括 SAG2 基因在内的 10 个遗传标记进行生物学鉴定的方法已广泛用于弓形虫的确切分型。

依据按蚊 ITS2 区段的基因序列特征对嗜人按蚊和中华按蚊的 PCR-RFLP 基因鉴别技术,这是一种新的、准确、特异和简便的嗜人按蚊和中华按蚊基因鉴别技术,该项基因鉴别技术将改进传统的形态学特征鉴定方法中存在的不足,并能对可疑嗜人按蚊进行准确、特异和简便的基因鉴别。

2. 随机扩增多态性 DNA(random amplified polymorphic DNA,RAPD)　是对标准 PCR 方法的一种改进。标准的 PCR 使用一对特异引物,而 RAPD 使用一个随机的短引物(通常为 10 个核苷酸)。这些随机引物可与基因组 DNA 模板序列最同源的部位在不严格的条件下结合。如果在模板的另一股上也有结合位点,而且其距离能为 DNA 酶所达到即可扩增出双股 DNA 产物。扩增片段的数量及特性取决于引物及模板的序列以及所使用的 PCR 条件。扩增产物通过聚丙烯酰胺或琼脂糖凝胶电泳分离,经染色或放射自显影来检测扩增产物 DNA 片段的多态性。RAPD 技术是 PCR 技术的延伸,因此既继承了 PCR 的优点,即效率高、样品用量少、灵敏度高和容易检测等,同时又具有其自身的特点:

（1）引物的随机性,所用的引物为随机设计的寡核苷酸引物。

（2）引物的通用性,不同的物种可以使用通用的引物进行遗传分析。

（3）可以在对物种没有任何分子生物学研究的情况下,对其进行 DNA 多态性分析,而且可以对整个基因组做变异研究。

（4）技术简单,容易掌握,不需要复杂的准备工作。优于同工酶技术和 RFLP 技术。在寄生虫学领域,RAPD 技术已广泛应用于线虫、绦虫、吸虫、原虫及昆虫的分类鉴定。

3. 简单重复序列锚定 PCR（single sequence repeat-anchored PCR,简称 SSR-PCR） 是基于微卫星和 PCR 的新技术。SSR-PCR 就是针对真核生物中高度密集的 CA 微卫星简单重复序列,设计与之互补的重复 CA 碱基作单引物扩增其重复片段,从而揭示其多态性。PCR 扩增产物在聚丙烯酰胺凝胶中电泳,染色观察结果。SSR-PCR 反应条件基本同一般 PCR,只是引物为单引物。与 RAPD 方法比较,SSR-PCR 有一个突出优点,即 SSR-PCR 在高严谨度的扩增条件下反应,避免了引物竞争引起的低重复性及假扩增条带。该技术近年来已用于人、动物、植物及寄生虫的研究。SSR-PCR 可望成为寄生虫分子流行病学研究中十分有用的工具。SSR-PCR 分析技术的缺点是必须针对每个染色体座位的 SSR,测定并找到两端单核苷酸设计引物,这无疑要投入大量的人力、物力。

4. 扩增片段长度多态性（amplified fragment length polymorphism,AFLP） 是 RFLP 与 PCR 相结合的产物,其基本原理是先对基因组 DNA 进行双酶切,形成大小不同的随机限制片段,然后通过 PCR 扩增,获得大量产物后进行电泳分离,从而根据扩增片段的不同长度检测多态性。AFLP 结合了 RFLP 和 RAPD 两种技术的优点,具有分辨率高、稳定性好、效率高等优点。作为一项新的且具有很大功能的 DNA 指纹技术,AFLP 在寄生虫的基因鉴定方面发挥重大作用。

PCR 技术目前也存在一些缺点,如 PCR 技术也存在假阳性和假阴性结果,且用该技术检查临床上各种各样的标本,在处理程序中也存在一定的问题,比如 DNA 的提取,在有些被污染的样品中得到特异性 DNA 片段是较困难的。粪便是作 PCR 诊断最困难的临床标本,为了使 PCR 技术能作为常规的实验室检查方法,需发展一种快速、可靠处理粪便标本的方法。另外,尽管 PCR 技术用于原虫类寄生虫病的诊断还存在不少的问题,还需不断完善,但作为分子生物学诊断技术的高敏感性和高特异性,有着广阔的应用前景。随着现代分子生物学技术的不断发展,新技术的不断涌现,PCR 目前存在的问题将被克服,方法将进一步完善,在不久的将来能成为一种实验室的常规检查方法。作为取代传统的形态学鉴定方法的基因鉴别技术也将为寄生虫提供更为准确、特异的鉴别方法。

（黄慧聪）

第二节　环介导等温核酸扩增

Notomi 等于 2000 年报道了一种新型等温核酸扩增方法—环介导等温扩增（loop-mediated isothermal amplification,LAMP）,因具有高敏感性、高特异性、操作简单且不需要 PCR 仪,结果观察方便等特点,引起了广泛的关注与研究热情。近年来,关于 LAMP 的研究从未间断过,经过 20 多年的发展,已经被广泛应用于细菌、病毒、早期胚胎性别鉴定、肿瘤检测等领域。迄今为止,关于 LAMP 在寄生虫检测等方面的应用也越来越多。日益受到广大学者的青睐,并且在临床及现场快速检测方面显示出了较好的应用发展前景。

一、LAMP 技术的原理

60~65℃是双链 DNA 复性及延伸的中间温度,DNA 在 65℃左右处于动态平衡状态。因此,DNA 在此温度下合成是可能的。LAMP 根据目的基因的保守序列设计内外引物（FIP、BIP、F3、B3）,利用高活性链置换 DNA 聚合酶（Bst 酶）的相关功能对目的基因片段进行特定的指数式体外扩增,以此检测出目的基因。

LAMP 反应主要包括 2 个阶段:扩增起始阶段和扩增循环阶段。第 1 阶段为起始阶段,任何一个引物向双链 DNA 的互补部位进行碱基配对延伸时，另一条链就会解离，变成单链。上游内部引物 FIP 的 F2 序列首先与模板 F2c 结合，在链置换型 DNA 聚合酶的作用下向前延伸启动链置换合成。外部引物 F3 与模板 F3c 结合并延伸，置换出完整的 FIP 连接的互补单链。FIP 上的 F1c 与此单链上的 F1 为互补结构。自我碱基配对形成环状结构。以此链为模板，下游引物 BIP 与 B3 先后启动类似于 FIP 和 F3 的合成，形成哑铃状结构的单链。迅速以 3' 末端的 F1 区段为起点，以自身为模板，进行 DNA 合成延伸形成茎环状结构。第 2 阶段是扩增循环阶段。以茎环状结构为模板，FIP 与茎环的 F2c 区结合。开始链置换合成，解离出的单链核酸上也会形成环状结构。迅速以 3' 末端的 B1 区段为起点，以自身为模板。进行 DNA 合成、延伸及链置换，形成长短不一的 2 条新茎环状结构的 DNA，BIP 引物上的 B2 与其杂交。启动新一轮扩增。且产物 DNA 长度增加一倍（图 18-1）。如果在反应体系中添加 2 条环状引物 LF 和 LB，它们也分别与茎环状结构　结合启动链置换合成，周而复始。扩增的最后产物是具有不同个数茎环结构、不同长度 DNA 的混合物。

二、LAMP 反应的成分

LAMP 反应的成分包括反应的模板（扩增靶序列）、引物（针对靶序列的特定区域设计）、Bst DNA 聚合酶、dNTP、反应缓冲液和甜菜碱。

（一）模板

LAMP 扩增的靶序列长度最好在 300bp 之内，大于 500bp 则扩增效率明显降低，所以不建议进行长链 DNA 的扩增。

（二）引物

一般情况下，LAMP 引物包含一对外引物（outer primer）和一对内引物（inner primer），需要提高扩增特异性和缩短反应时间时，可以再设计一对环引物（100p primer）。2000 年，Notomi 等对 LAMP 引物的设计主要是针对靶基因的 6 个不同的区域，基于靶基因 3' 端的 F3c、F2c 和 F1c 区以及 5' 端的 B1、B2 和 B3 区等 6 个不同的位点设计 4 种引物。FIP（Forward Inner Primer）：上游内部引物，由 F2 区和 F1c 区域组成，F2 区与靶基因 3' 端的 F2c 区域互补，F1c 区与靶基因 5' 端的 F1c 区域序列相同。F3 引物：上游外部引物（Forward Outer Primer），由 F3 区组成，并与靶基因的 F3c 区域互补。BIP 引物：下游内部引物（Backward Inner Primer），由 B1c 和 B2 区域组成，B2 区与靶基因 3' 端的 B2c 区域互补，B1c 域与靶基因 5' 端的 B1c 区域序列相同。B3 引物：下游外部引物（Backward Outer Primer），由 B3 区域组成，和靶基因的 B3c 区域互补。2001 年，Nagamine 等通过设计 1 对环引物来大幅推进反应速率。环引物 LF 与茎环结构结合的区域位于 F2 和 F1 之间，环引物 LB 与茎环结构结合的区域位于 B2 和 B1 之间，使得茎环结构可以与内引物杂交，也可以与环状引物杂交来启动链置换反应，从而加快反应速度，平均耗时减少了 0.5 小时，使得 LAMP 检测更加迅速，然而添加环引物会增加引物错配概率。

（三）Bst DNA 聚合酶

Bst DNA 聚合酶（Bst DNApolymerase）是嗜热脂肪芽孢杆菌（*Bacillus stearothermophilus*）DNA 聚合酶的一部分，是 LAMP 反应的一种链置换酶，具有 5'-3'DNA 聚合酶活性，但不具有 5'-3' 外切核酸酶活性。反应温度可以在 50~70℃，但 65℃最合适。

（四）dNTP

dNTP 是由于 dATP、dCTP、dGTP、dTTP 等摩尔组成，但他们的稳定性不同，发生降解的程度不同，导致 4 种 dNTP 的浓度不一致，即使不发生降解，4 种 dNTP 如果浓度不等，从而可能影响 LAMP 反应效率和正确率，而且反复冻融会使 dNTP 发生降解。故建议在应用 LAMP 进行寄生虫样本的检测时，将 dNTP 分装小包装，以减少反复动容冻融的次数。

（五）反应缓冲液

LAMP 反应缓冲液包括 Tris-HCl、KCl 、（NH$_4$）$_2$SO$_4$、MgSO$_4$、Tween-20。

（六）甜菜碱

在 LAMP 反应体系中加入甜菜碱，可以起到促进 DNA 双链的解链作用，同时因为 LAMP 体系的引物浓度很高,容易产生引物二聚体,加入甜菜碱后可以减少引物二聚体的产生的作用。

三、LAMP 反应常规体系及条件优化

LAMP 反应体系中每个因素对反应结果均有影响,其中反应引物对 LAMP 反应的特异性及敏感性起到决定性的作用。此外,反应温度、Betaine 浓度和 Mg^{2+} 浓度也是重要的影响因素。

(一) 引物的设计

LAMP 方法对引物特异性的要求特别高,设计也更为复杂。外引物限定了扩增靶序列的大小,同时也是内引物的模板。有些学者在每条内引物的两段 DNA 短片段通过 TTTT 序列连接,也有学者认为,不加 TTTT 序列进行连接,对 LAMP 的扩增效率并没有影响。LAMP 引物设计可以在线设计,常用网站为 http://primerexplorer.jp/e/,只要导入靶基因就能自动生成成组引物。近年来,LAMP 研究学者所使用的 LAMP 引物设计软件版本主要有 Primer Explorer V3、Primer Explorer V4。 具体使用方法为:单击浏览按钮选择靶基因序列文件,靶序列默认的是小于 22kbp,网站支持普通文本格式(仅含序列),FASTA 格式和 GenBank 格式共三个类型的文件。然后选择定参数设定(引物设计条件)条件。设计合适的引物是进行 LAMP 反应的关键,通过考虑碱基组成,GC 含量,二级结构的形成,Tm 值等因素可以通过 Pimer Explore 软件来设计 LAMP 反应的引物。以下几个关键点是引物设计的重要影响因素:

1. 引物之间的距离　F2 区段的 5' 端到 B2 区段的 5' 端(LAMP 反应扩增的区域)之间的距离建议是 120~180bp。 F3 区段的 3' 端到 F2 区段的 5' 端之间的距离是 0~20bp(同理 B2 和 B3 之间的距离是 0~20bp)。 F2 区段的 5' 端到 F1 区段的 5' 端或者 B2 与 B1(形成环的部分)之间的距离是 40~60bp。

2. 引物的 Tm 值　引物的 Tm 值采用近邻分析法(the nearest-neighbor method)来计算,这种方法是目前认为计算值最接近真实值的一种方法。计算 Tm 值的时候会受到盐浓度(salt concentration),寡核苷酸的浓度等实验条件的影响,所以最好是在确定的实验条件下来计算 Tm 值。例如:寡核苷酸的浓度为 0.1μmol,钠离子的浓度是 50mM,镁离子的浓度 4mM 等。

Tm(退火温度 $= \triangle h*1\,000/[\triangle S+Rln(C/4)]-273.15+16.6log[Na^+]$ 式中,℃;为摩尔气体常数,1.987ka1/℃·mol ;$\triangle h$ 为焓变;$\triangle S$ 为熵变;C 为寡聚核苷酸的浓度;$[Na^+]$ 为钠离子浓度。对于 GC 含量正常或是 GC 含量富集的引物 Tm 值为 60~65℃,而对于 AT 富集的引物 Tm 值为 55~60℃。在设计引物的时候,F1c 和 B1c 的 Tm 值大概是 65℃(64~66℃),F2、B2、B3c 的 Tm 值大概是 60℃(59~61℃)。

3. 引物末端的稳定性　引物的末端作为 DNA 合成的起点必须有一定的稳定性,自由能改变值($\triangle G$)是指反应物的自由能与产物的自由能之差,反应朝着自由能减小的方向运行口引物和目的基因之间的退火反应是一个动态平衡的反应,自由能改变值($\triangle G$)越小,引物与模板之间的退火反应越容易发生。

一般在进行引物设计的时候,F2/B2、F3/B3 的 3' 端和 F1c/B1c 的 5' 端的自由能改变值小于或等于 $-4kal/mol$。F1c 的 5' 端扩增以后相当于 F1 的 3' 端,所以它的稳定性很重要。

4. GC 含量　引物在设计的时候使其 GC 含量介于 40%~65% 之间,但是当引物的 GC 含量介于 50%~60% 时,引物的质量相对好一些。

5. 二级结构　引物在设计的时候要防止形成二级结构,特别是 3' 端。

(二) 温度、时间及 Mg^{2+} 浓度等因素对 LAMP 反应的影响

LAMP 反应体系一般为 25μl 总体积,包括模板、缓冲液、dNTP、引物、Bst 酶和 $MgCl_2$,有时候也可加入甜菜碱。并且内外引物浓度比、Bst 酶和 $MgCl_2$ 浓度、甜菜碱浓度不同以及反应温度对 LAMP 扩增效率影响较大。

黄斌在对以 ITS-1 弓形虫基因为靶序列建立的 LAMP 反应体系进行了全面优化。在对 60℃、61℃、62℃、63℃、64℃、65℃分别进行 LAMP 法检测敏感性评价,结果显示 65℃时检测敏感性最好;设置引物浓度比梯度来研究引物浓度对 LAMP 反应的影响,内外引物浓度比梯度分别为 1:1、2:1、3:1、4:1、5:1、6:1、7:1、8:1 和 9:1,琼脂糖凝胶电泳结果显示引物浓度为 7:1 时扩增出条带的最为清晰,而引物浓度为 1:1,2:1,3:1,4:1 时则未见梯状条带;在 LAMP 反应体系中 Mg^{2+} 浓度也会对引物及 Bst 酶活性产生影响,通过对 Mg^{2+} 浓度为 1mmol/L、2mmol/L、3mmol/L、4mmo/L、5mmol/L、6mmo/L、7mmol/L、

8mmol/L 和 9mmo/L 共 9 个浓度梯度情况下,比较了该 LAMP 法检测的敏感性,琼脂糖凝胶电泳显示 6mmo/L 是该 LAMP 反应的最佳浓度;在研究 dNTP 浓度梯度对 LAMP 反应的影响时,dNTP 浓度梯度设置为 0.2mmol/L、0.4mmol/L、0.6mmol/L、0.8mmol/L、1.0mmol/L、1.2mmol/L、1.4mmol/L、1.6mmol/L、1.8mmol/L。琼脂糖凝胶结果显示最佳 dNTP 浓度是 1.4mmol/L。

虽然 Bst 酶作用的最佳温度是 65℃,但也有学者 Tm 报道在反应中可以选择不同的反应温度。因为在不同的引物设计时不能保证所有的引物值完全一致,所有曹仁祺对 LAMP 反应的温度进行优化,选取 56.0℃、56.8℃、57.5℃、58.6℃、59.9℃、61.3℃、62.5℃、63.5℃进行反应温度梯度的优化,结果显示:反应温度在 62.5℃时,扩增结果最为清晰。

(三) LAMP 产物的检测

1. 目视检测　LAMP 反应体系中含有大量的三磷酸碱基脱氧核苷酸,在 DNA 聚合酶的作用下,一个三磷酸碱基脱氧核苷酸脱掉一个焦磷酸根离子生成一个脱氧核苷酸。每生成的一个四价焦磷酸根离子与反应液中的两个二价镁离子结合,生成一个焦磷酸镁,即白色沉淀物。因此,只有在发生核酸扩增的反应液中才会出现白色浑浊。日光下通过肉眼进行判断,检测管中如果有扩增产物,则出现明显浑浊为阳性,未见浑浊为阴性。并且有研究发现,二者生成量之间呈线性关系,并且焦磷酸镁沉淀在 400nm 处有吸收峰,从而可以进行 LAMP 的定量检测。

2. 加染料后检测　LAMP 扩增完成后也可加入 SYBIP Green I(10 000 ×)荧光染料或羟基萘酚蓝(HNB),通过颜色变化来观察结果。日光下通过肉眼进行判断,反应液变绿为阳性,如果没有扩增产物则保持 SYBR Green I 的橙色不变,即为阴性。

3. 电泳检测　将 LAMP 扩增产物进行琼脂糖凝胶电泳,取 1μl 扩增产物与 0.2μl 上样缓冲液混匀后点样于 2%~3% 琼脂糖凝胶中,70V 电泳 60~100 分钟后溴化乙锭染色,置于凝胶成像系统中成像,电泳显示 LAMP 特征性梯状条带,则结果为阳性;如无任何条带则结果为阴性。

四、LAMP 法与其他 PCR 法的比较

与 PCR 反应相比,LAMP 反应速度快,且检测敏感性更高、特异性更高,反应不需要 PCR 仪,肉眼即可判断反应结果,具有较好的应用前景。

1. LAMP 反应的特异性更强　LAMP 的 4 条引物对靶序列的 6 个特异序列区的识别,保证了 LAMP 扩增的高度特异性,几乎不会产生非特异性扩增。PCR 反应是 2 条引物,只针对靶序列的 2 个区域,相比而言,特异性稍低。

2. LAMP 反应的敏感性高　与 PCR 相比,其检测限更低,仅为 5 个拷贝。LAMP 扩增产物可以达到 10^9~10^{10}。

3. LAMP 在等温条件下即可进行高倍扩增　LAMP 在等温(60~65℃)条件下扩增,

不会因温度改变而造成时间的损失,在 1 小时内可将靶列扩增至 10^9~10^{10} 倍,且不需要模板的热变性。

4. LAMP 反应操作简便　反应不需 PCR 仪和特殊试剂,仅需要一台水浴锅即可,更加适用于基层适用。

5. LAMP 反应所需时间更短　LAMP 反应一般在 15~60 分钟即可,而 PCR 反应则需要 2~3 小时。

6. 扩增产物观察方便　LAMP 反应用目视观察即可,而 PCR 必须要进行琼脂糖凝胶电泳才行。

五、LAMP 技术在寄生虫学研究中的应用

LAMP 法在寄生虫检测的研究很多,现已被应用于弓形虫、恶性疟原虫、肺吸虫等多种寄生虫的研究中。其中肺吸虫病的检测研究中表明 LAMP 法的敏感性是普通 PCR 法的 100 倍,弓形虫病小鼠肝脏的 LAMP 检测的敏感性是普通 PCR 法的 1 000 倍。以上研究资料均显示了 LAMP 检测病原体的高度敏感性,即是 PCR 检测的 10~1 000 倍,而与巢式 PCR 的敏感性相当。

（一）原虫

1. 疟原虫　疟原虫的检测是疟疾流行病学调查的重要内容,传统的厚薄血膜涂片法检测疟原虫具有简便、成本低及可区别虫种等优点,但费时、费力且容易漏诊、误诊。Han 等根据人疟原虫 18SrDNA 建立 LAMP 方法可以检测人体的 4 种疟原虫,检测三日疟原虫、卵形疟原虫的极限为 10 拷贝,而对于恶性疟原虫和间日疟原虫的检测极限为 100 拷贝。与显微镜检相比其显示了较高的敏感性和特异性。Poon 等用 LAMP 方法检测疟疾虫的小亚基核糖体 rRNA（SSU rRNA）基因,可准确判断人体是否患有疟疾。Aonuma 等建立了检测蚊体中疟原虫的 LAMP 方法,该 LAMP 方法应用 SPECT2 基因可在受感染蚊子整个虫体提取的 DNA 中检测到疟原虫卵囊和子孢子,还可检出感染蚊体的单个卵囊,这在常规镜检中常被忽视。在国内,杨秋林等采用 LAMP 技术检测间日疟血样本,其敏感性可达 1.5 个疟原虫/10^7 红细胞（RBC）。邓鹏程针对 P. f 的 CSP 基因（大小为 190bp）设计引物,并提取恶性疟原虫、间日疟原虫、卡氏肺孢子虫及弓形虫 DNA,同时提取健康人全血 DNA,在 65℃条件下反应 60 分钟。将原虫血症为 1.5% 的 P. f 血样用正常人血按 1：10 倍比稀释为 1.5×10^{-3}、1.5×10^{-4}、1.5×10^{-5}、1.5×10^{-6}、1.5×10^{-7}、1.5×10^{-8} 6 个浓度后进行 LAMP,检测其敏感性,结果显示可检测到 P. f 的最低浓度为 1.5×10^{-7}。不与间日疟原虫、弓形虫、卡氏肺孢子虫及人全血 DNA 发生交叉反应,具有很好的特异性。

2. 弓形虫　人的先天性弓形虫病在胎儿或婴儿可出现发育畸形、智力障碍、脑炎甚至死亡等。Sotiriadou 等建立检测水中弓形虫的 LAMP 方法,LAMP 的检出率为 100%,而巢式 PCR 为 53.0%,LAMP 法弓形虫检出率高。赖植发等根据弓形虫 RH 株 SAG1 基因序列合成 2 对特异性 LAMP 引物,优化扩增体系与参数,结果 LAMP 法检测弓形虫基因组 DNA 的灵敏度是传统 PCR 方法的 100 倍。

3. 隐孢子虫　隐孢子虫病是一种重要的人兽共患病。Karanis 等利用 LAMP 技术进行动物隐孢子虫的检测研究,根据微小隐孢子虫 60kD a 糖蛋白（gP60）基因设计引物,验证 LAMP 方法的特异性。史亚东等建立并优化了以 SYBR Green I 显色的 LAMP 快速检测隐孢子虫的方法。微小隐孢子虫 18SrRNA 基因的 4 条特异性引物,2 条环引物,建立了微小隐孢子虫 LAMP 检测方法,为野外和临床隐孢子虫的快速检测提供了技术手段。

4. 弓形虫　弓形虫是一种呈世界性分布的机会性致病原虫,可以寄生于包括人在内的几乎所有温血动物的有核细胞内。免疫力低下的人群（如艾滋病患者、骨髓移植和器官移植患者等）感染该病后,会产生严重的病变,甚至会引起死亡。孕妇感染该病,常可引起流产、死胎、以及胎儿眼部、大脑和中枢神经损伤等。目前针对弓形虫的检测技术,存在着操作复杂、敏感性低,假阳性率高,需要昂贵的仪器设备等缺点。黄斌等基于弓形虫 RH 株的核糖体 DNA 内转录间隔区基因 1（ITS-1）序列（基因序列:X75429.1）,设计特异性引物,建立了针对弓形虫的普通 PCR 检测方法。该普通 PCR 检测体系特异性强,不能在犬新孢子虫、棘球蚴、旋毛虫、李斯特杆菌、猪链球菌基因组 DNA 中扩增出条带;敏感性高,该方法可检测到的弓形虫 DNA 最低量为 90fg/μl。同时基于弓形虫 RH 株的 ITS-1 基因序列,设计 6 条特异性识别靶序列上 8 个区域的引物,经过扩增和体系优化,建立检测弓形虫的 LAMP 方法。该 LAMP 方法在 65℃恒温条件下,经过 30 分钟扩增即可完成反应。特异性试验结果显示,该方法与犬新孢子虫、棘球蚴、旋毛虫、李斯特杆菌、猪链球菌等病原体的基因组 DNA 不会发生交叉反应。敏感性试验结果表明,其最低能检测到的弓形虫 DNA 量为 0.9fg/μl,与前面建立的普通 PCR 检测方法相比,该 LAMP 检测方法的敏感性要高 100 倍。该检测体系的成功建立为兽医基层单位提供弓形虫病的临床诊断和流行病学调查的技术支持。同时还从屠宰场采集 118 份猪肉膈肌样本,应用建立的普通 PCR 和 LAMP 检测体系对采集的 118 份膈肌样本进行检测。结果显示上述地区猪肉中弓形虫阳性率较高,其中 LAMP 检测方法检出 16 份阳性样本,阳性率为 13.56%;普通 PCR 方法检出 11 份阳性样本,阳性率为 9.32%。

5. 蓝氏贾第鞭毛虫　贾第鞭毛虫是一种常见的肠道原虫,其宿主范围非常广泛,可引起包括人在内的多种哺乳动物的急慢性腹泻,主要通过食物和水传播,故被称为"旅游者腹泻,现已列为全世界危害人类健康的 10 种主要寄生虫病之一。刘雅文通过 PCR 法扩增了贾第鞭毛虫的磷酸丙糖异构酶基因（Trios phosphate isomerase,TPI）和 β-贾第素基因（β-giardin）,并将其克隆入 pMD-19T 载体,获得重组质粒 pMD-19T-TPI 和 pMD-19T-β-giardin,并建立了 LAMP 检测方法,通过重组质粒进行倍比稀释,基于 TPI 和 β-giardin 基因建立的 LAMP 方法检测到的最低 DNA 含量分别为 1.85×10^9ng 和 1.65×10^9ng。常规 PCR 所能检测到的最低 DNA 含量分别为 7.4×10^9ng 和 6.6×10^9ng,结果表明 LAMP 方法的敏感性是常规 PCR 方法的 400 倍。特异性检测显示贾第鞭毛虫基因组与旋毛虫、弓形虫、大肠杆菌和猪链球菌均无交叉反应。将此 LAMP 法应用于 69 份犬与野生动物的粪便进行常规 PCR 检测和 LAMP 检测,结果发现,形态学检测方法鉴定出的 8 个阳性样品,检出率为 11.6%;PCR 法检测出 13 个阳性样品,检出率为 18.8%;LAMP 检测结果为 13 个阳性,检出率为 18.8%,与 PCR 检测结果一致,且高于普通镜检,能够提高检出率与检出的准确度。

(二) 蠕虫

1. 旋毛虫　旋毛虫是一种寄生于组织的寄生虫。李雪莲等建立了依赖 LAMP 技术的敏感且快速检测肌肉组织中旋毛虫(*Trichinella spiralis*)幼虫的方法。针对 *T. spiralis* 基因组一个保守且重复的 1.6kb 的序列设计了 1 6 对引物,敏感性比普通 PCR 高 10 倍。这也是首次应用 LAMP 技术在实验感染鼠的肌肉样本中检测到 *T. spiralis* 幼虫,提示 LAMP 在肉类检疫中直接用于 *T. spiralis* 幼虫的检测具有应用价值。有望在提高人及动物旋毛虫病的早期诊断,旋毛虫病的现场检测、肉类检疫及流行病学调查等领域发挥更大作用。

2. 华支睾吸虫　2010 年 Cai 等针对华支睾吸虫组织蛋白酶 B3 基因设计特异性引物,用 LAMP 法进行扩增,并通过实验对比发现 LAMP 检测华支睾吸虫的灵敏性为常规 PCR 的 100 倍。这为快速检测鱼体内华支睾吸虫的感染提供了极为有用的工具,对有效防治华支睾吸虫病有着非常重要的意义。将 LAMP 分析应用于从韩国的华支睾吸虫病地区采集的人粪便样品。使用 Kao -Katz 方法和实时 PCR 作为参考标准,LAMP 测定显示出 97.1 % 的灵敏度和 100% 的特异性。

3. 卫氏并殖吸虫　2011 年陈家旭等采用 LAMP 技术建立了一种快速检测卫氏并殖吸虫的试剂盒。实验证明可快速准确地鉴卫氏并殖吸虫成虫、囊蚴和虫卵。同年陈木新等建立了一个基于 rDNA ITS-2 基因的 LAMP 法,可以鉴定卫氏并殖吸虫的成虫、囊蚴及自人体和动物样本获得的卫氏并殖吸虫卵。检测自中间宿主淡水蟹和蝲蛄体内,以及肺吸虫病患者痰液和胸腔积液样本中提取的卫氏并殖吸虫 DNA,进一步证实该方法是有效的,且 LAMP 法灵敏度约是常规 PCR 的 100 倍。

4. 日本血吸虫　LAMP 法用于血吸虫 DNA 的检测逐渐增多。研究显示,国内外学者血吸虫 LAMP 法靶序列的选择主要是参考了已经成功应用于各种 PCR 检测中的靶序列。应用 SjR2 靶基因的 230bp 靶序列建立的 LAMP 法,可从日本血吸虫感染家兔的肝组织、粪便、血清模板中扩增到了特异性的梯状条带,并显示了较高的特异性和极高的敏感性,为 0.08fg/µl,是 PCR 法(800fg/µl)的 10^4 倍。邓鹏程根据日本血吸虫尾蚴钙结合蛋白基因(calcium-binding protein,CaBP)(登录号:AY262018)的 883bp-1 075bp 区域序列,设计引物,LAMP 反应条件为:65℃孵育 60 分钟。结果显示 LAMP 可检测到尾蚴 DNA 的最低浓度为 1pg/µl。PCR 可检测到尾蚴 DNA 的最低浓度也为 10pg/µl,由此可见 LAMP 比 PCR 检测尾蚴的敏感性高 10 倍。并以肝吸虫、弓形虫评价了此种方法的特异性。结果显示,只有尾蚴检测管产物经电泳后呈 LAMP 特征性梯状条带,肝吸虫、弓形虫均未扩增出条带。

5. 细粒棘球绦虫　徐祥珍等根据囊型棘球蚴病病原细粒棘球绦虫线粒体 12S rRNA 序列的保守区域,设计 4 条 LAMP 反应引物,发现能检测到含 1 个虫卵的 DNA 样本,提示该法具有较高的敏感性。因此 LAMP 技术有望成为检测棘球蚴病病原感染的新方法,并可用于终宿主棘球绦虫感染的常规监测。

LAMP 作为一种新颖的核酸扩增方法,虽然已经被广泛应用于寄生虫的核酸检测中,但是由于 LAMP 采用了多条引物在同一温度条件下扩增,如果引物设计不合适,可能会扩增出非特异性的条带,而造成假阳性,并且 LAMP 实验极易造成污染。所以,在 LAMP 科学研究中应该高度重视预防非特异性扩增和污染。

(郭俊杰)

第三节 核酸分子探针技术

核酸分子探针技术是利用核苷酸碱基互补配对的原则,通过使用一段携带标记的 DNA 或 RNA 核酸序列(探针)去特异性杂交结合待测碱基序列,然后对标记信号进行检测以分析鉴定靶序列的技术。核酸杂交技术最早是由 Hall 等人于 1961 年开始进行探索的,后续 Bolton、Nygaard、Britten 等进行了进一步的研究。20 世纪 70 年代后各种分子生物学技术的发展极大地推动了核酸分子探针技术的发展。到今天为止,核酸分子探针技术已发展出诸如 Southern 印记、Northern 印记、荧光原位杂交(FISH)、基因芯片、四维核酸杂交等多种技术。核酸分子探针技术在基因筛选、病毒基因分型、病原体检测、基因表达水平检测等方面发挥重要作用,被广泛应用于分子生物学研究及医学领域。在寄生虫病诊断中,探针多是病原体的特异核酸序列,可用来检测病原体是否存在,其关键环节在于获得特异的核酸探针。近年来应用特异性的核酸探针鉴定寄生虫和诊断寄生虫病的研究报道逐渐增多。资料表明,首先,利用核酸分子杂交检测,特异性和敏感性高;其次,核酸分子杂交是直接检测寄生虫的基因,比血清学方法可靠;最后,试验结果的可重复性较好。在寄生虫领域核酸分子杂交主要应用于以下两个方面:一是分类学探针进行虫株的鉴定;二是诊断性探针用于寄生虫感染的诊断和流行病学调查。目前,核酸分子杂交技术已用于疟原虫、弓形虫、丝虫、隐孢子虫、猪带绦虫和猪囊虫等的虫种鉴定和所引起疾病的诊断研究。另外,核酸探针已成功地用于许多传播媒介体内寄生虫的鉴定。

一、核酸分子探针技术的原理

(一) 核酸变性

核酸变性(nucleic acid denaturation)是指在物理和化学因素的作用下,核酸二级结构的氢键和碱基堆积力受破坏,DNA 由双链解旋为单链的过程。核酸变性只涉及次级键的变化,并不引起共价键的断裂,即不改变核酸的一级结构。引起核酸变性的因素很多,如高温、过酸、过碱、变性剂(乙醇、甲酰胺、脲等)。在核酸变性过程中,由于 DNA 双链中的碱基在这个过程中逐渐暴露出来,会使其在 260nm 处的紫外吸收值出现明显增加。变性也会导致核酸的黏度下降、沉降速度加快、生物学功能部分或全部丧失等。

在高温热变性过程中,影响 T_m 的因素有:

1. DNA 分子大小及 G-C 的含量 DNA 分子越大 T_m 值越高,反之则越低;DNA 分子中 G-C 含量越高,T_m 越高,这是由于有三个氢键的 G-C 碱基对相较于只有两个氢键的 A-T 碱基对更为稳定,更耐高温。

2. 溶液离子强度 DNA 分子携带较多的负电荷,能与溶液中的离子形成离子键,从而影响 T_m。总的来说,溶液离子强度较高时,T_m 较高,反之则 T_m 较低。

3. pH pH 较低(<4)或较高(>11)时,会对 DNA 分子氢键的形成造成较大的影响,从而影响 T_m。

4. 变性剂 变性剂如尿素和甲酰胺会干扰碱基堆积力和氢键的形成,因此会降低 T_m。

(二) 核酸复性

变性核酸在适当条件下,两条互补链全部或部分恢复到双螺旋结构的现象称为核酸复性(nucleic acid renaturation),是变性的一种逆过程。热变性的 DNA 一般经缓慢冷却即可复性,此过程称为"退火"。影响 DNA 复性速度的因素有:

1. DNA 片段的大小 DNA 片段越大,DNA 两条互补链之间正确配对的难度就越大,复性速度就越慢。

2. DNA 分子的复杂性 在 DNA 分子碱基对数目一定时,DNA 分子越复杂,复性速度越慢。

3. DNA 的浓度 DNA 浓度越高,DNA 单链之间碰撞的概率越高,复性速度越快。

4. 溶液离子强度 通过增加溶液中盐浓度可提高 DNA 的复性速度,因为盐能中和 DNA 中的负电荷,减少变性双链之间的静电排斥作用。

(三) 核酸分子杂交

核酸分子杂交(molecular hybridization of nucleic acid)是指在核酸变性及复性的基础上,同源或异源的核苷酸序列按照 Walson-Crick 碱基配对原则进行互补配对形成稳定杂合双链 DNA 或 RNA 分子的过程。杂交过程是通过大量结合位点间的氢键作用力和碱基专一配对作用实现的,因此具有极高的特异性。杂交反应只能发生在具有互补配对区域的 DNA 分子或 RNA 分子之间,但并不要求两条杂交链碱基序列完全互补,只要单链序列间有一定程度的互补就行。利用核酸分子杂交的原理,使用携带标记的已知序列核酸片段(探针)与未知待测序列进行杂交,便可对其特异性等进行分析鉴定,这就是核酸分子探针技术,也称为核酸分子杂交技术。

探针可以是单链 DNA,也可以是 RNA,可通过人工合成等方式获取。具体可分为:

1. **基因组 DNA 探针**　基因组 DNA 探针是先从基因组 DNA 文库中选取某一基因片段,然后与载体(如质粒等)进行连接,通过 PCR 扩增后进行酶切即可制备,其具有制备方法简单、不易降解、标记方法成熟等优点。

2. **cDNA 探针**　cDNA 探针是通过将逆转录获得的 cDNA 与载体连接后进行扩增获得的,其具有不含内含子及高度重复序列等优点,但不易制备。

3. **RNA 探针**　RNA 探针用于检测 DNA 及 mRNA,具有杂交效率高、稳定性高、非特异性杂交较少等优点,但容易降解,标记方法也比较复杂。

4. **寡核苷酸探针**　寡核苷酸探针是根据需要人工合成的短片段核酸序列,具有杂交时间少、能大量合成、成本低等优点。

用于检测的探针需要携带特殊的标记信号如放射性同位素、荧光物质等,以便通过对标记信号的检测来鉴别靶序列。核酸探针标记方法可分为放射性同位素标记及非放射性标记两大类:

1. 放射性同位素标记法是将核素(^{32}P、^{35}S、^3H)标记的化合物作为底物,在合成或修复核酸分子时掺入到的核酸分子中,从而使核酸分子携带标记信号,即可用做探针。放射性同位素标记探针的方法有缺口平移法、随机引物法、末端标记法及反转录标记法等。

2. 非放射性标记是通过化学手段或酶促反应使非放射性标记物如荧光素、生物素、地高辛等直接结合到探针上,从而使其携带相应标记。非放射性标记具体可分为化学修饰标记法及酶促反应标记法。化学修饰标记法是利用标记物分子上的活性基团与探针分子上的某些基团发生化学反应,将标记物直接或间接结合到探针分子上;酶促反应标记法是将辣根过氧化物酶或碱性磷酸酶预先标记在核苷酸分子上,然后利用酶促反应将标记的核苷酸分子显色。

核酸分子探针技术作为一项基本技术,被广泛应用于核酸结构与功能的各方面研究中。核酸分子探针技术具有高度的灵敏度及特异性,在克隆基因的筛选、基因组特定序列的定性定量检测及疾病的诊断等方面发挥重要作用。核酸分子杂交技术已发展出固相分子杂交、原位杂交及液相分子杂交等技术,成为分子生物学研究领域最基本和应用最广泛的技术。

二、核酸分子探针技术的类型

(一)固相核酸分子杂交

核酸分子杂交按其反应环境可分为固相杂交、原位杂交以及液相杂交三类。固相杂交是将待测的靶核苷酸链预先固定在固体支持物(如硝酸纤维素膜、尼龙膜、乳胶颗粒、磁珠)上,而标记的探针则游离在溶液中,杂交反应后,使杂交分子留在固相支持物上,故称固相杂交。固相杂交具有简便、快速、特异性好、敏感性高等优点,而且未杂交的游离探针通过漂洗可较容易的除去。固相杂交有主要有 Southern 印迹杂交、Northern 印迹杂交、斑点杂交等。

1. **Southern 印迹杂交**　Southern 印迹杂交是由英国爱丁堡大学的 E.M.Southern 于 1975 年建立的一种检测 DNA 分子的核酸分子杂交方法。该方法先对酶切 DNA 片段进行凝胶电泳分离,然后将电泳后的 DNA 片段吸附在硝酸纤维素膜或尼龙膜等固相支持物上,接着使用标记的特异性探针与待测 DNA 分子片段进行杂交,通过放射自显影等对杂交结果进行检测,最后便可对靶向 DNA 序列进行鉴定分析。具体的步骤如下:

(1)待测 DNA 样品酶切:获得待测 DNA 样品后,因为 DNA 分子量通常较大,所以常常需要使用限制性 DNA 内切酶对其进行消化,使其裂解为大小不同的片段;根据不同的目的可选择使用一种或多种限制酶进行酶切。

（2）凝胶电泳分离待测 DNA 样品:DNA 样品被酶切成不同大小的片段后,通过琼脂糖凝胶电泳进行分离,最后结果显示为凝胶上出现许多不同位置的条带。

（3）DNA 原位变性:通常采用碱变性法对凝胶中的 DNA 进行变性,使其变形并断裂形成较短的单链 DNA 片段。碱变性法即是将凝胶浸在数倍体积的 1.5mol/L NaCl 和 0.5mol/L NaOH 中 1 小时左右;变性完成后需要用中性 pH 的缓冲液中和凝胶中的缓冲液。

（4）转膜:将电泳变性后的 DNA 片段转移到固体支持物上的过程称为印迹,此过程最重要的是保持各 DNA 片段相对位置不变。印迹的方法有毛细管转移法、电转移法及真空转移法,其中电转移法是最常用的方法,具有简便、迅速等优点。硝酸纤维素膜（NC 膜）及尼龙膜是使用最为广泛的固体支持物。

（5）预杂交:固定在膜上的 DNA 片段与探针杂交前,必须先有一个预杂交的过程。预杂交的目的是将膜上所有能与 DNA 结合的位点全部封闭,从而防止探针 DNA 与膜上条带以外的位点进行非特异性结合。预杂交是用含大量非特异性 DNA 分子的预杂交液,如含鲑鱼精子 DNA（与探针 DNA 同源性低,不会探针 DNA 杂交）的预杂交液与膜进行温育,封闭膜上的 DNA 结合位点,从而使探针不能与条带外的部位结合。

（6）杂交:将携带标记的单链探针 DNA 与经过预杂交后的膜在相对高离子强度的缓冲盐溶液中进行杂交反应,如果膜上的条带 DNA 与探针 DNA 具有较高的同源性时,二者即会进行杂交。

（7）洗膜:这步的目的是将膜上游离的探针分子和非特异性杂交分子漂洗掉,消除二者对结果的影响。

（8）杂交信号检测:通常通过放射性自显影对杂交信号进行检测。

Southern 印迹杂交是研究 DNA 图谱的基本技术,在遗传病诊断、DNA 图谱分析、DNA 含量检测及 PCR 产物分析等方面具有重要作用。

2. Northern 印迹杂交　Northern 印迹杂交是对特定 RNA 分子进行检测的另一种核酸分子探针技术。该技术最早是由 James Alwine 于 1977 年在 Southern 印迹杂交的基础上创建出来,其基本原理与 Southern 印迹杂交相似。Northern 印迹杂交与 Southern 印迹杂交的步骤也大体相同,主要步骤为:

（1）样品 RNA 的获取及变性:提取组织中的总 RNA 并用甲基氢氧化汞或乙二醛、甲醛处理,使 RNA 变性。

（2）电泳:对变性后的 RNA 进行电泳分离,使其在凝胶上根据分子量的不同区分为不同的条带。

（3）转膜:将凝胶上的条带转印到固体支持物如硝酸纤维素膜上。

（4）预杂交:以 Southern 印迹杂交类似,这步的目的均为封闭膜上的探针非特异性结合位点。

（5）Northern 杂交:使用针对 RNA 的 DNA 或 RNA 探针与膜上的 RNA 条带进行杂交结合。

（6）洗膜。

（7）杂交结果检测。

Northern 印迹杂交与 Southern 印迹杂交类似,但需要注意:①NaOH 会水解 RNA 的 2'-羟基基团,所以进样前用甲基氢氧化银、甲醛或乙二醛使 RNA 变性而不用 NaOH。甲基氢氧化银是一种强力、可逆变性剂,但有毒,因而应尽量选用甲醛等作为变性剂;②转印后不能用低盐缓冲液洗膜,否则 RNA 会被洗脱;③EB 会影响 RNA 与硝酸纤维素膜的结合,所以凝胶中不能加入 EB;④所有操作均应避免 RNase 的污染,也可通过加入适当 RNA 酶抑制来避免 RNA 降解。

Northern 印迹是研究特定 RNA 表达的方法技术,能对总 RNA 或 mRNA 中的特异性 RNA 进行检测,从而从转录组水平对基因的表达等进行分析,可用于构建 mRNA 表达谱、筛选基因克隆等。

3. 斑点杂交　斑点杂交是指将探针或变性后的待测 DNA 直接点在硝酸纤维素膜、尼龙膜等固体支持物上,然后用携带标记的待测 DNA 样品或探针进行杂交,洗膜后检测杂交结果从而对待测核酸序列进行分析鉴定的方法,根据固体支持物上是探针还是待测样品可分别分为反向斑点杂交（reverse dot-blot,

RDB）和正向斑点杂交（forward dot-blot）两类。反向斑点杂交是先将不同的探针分别点在固相支持物上，然后用标记的待测 DNA 样品与其进行杂交，洗涤之后通过检测杂交信号即可对待测样品进行分析鉴定。反向斑点杂交可以通过同时将多种探针固定在固相支持物上从而实现对多个样品的同时检测，而正向斑点杂交一次只能检测一种探针的同源序列，对于某个基因座位上可能含十几甚至几十个等位基因而言，这种检测方法就显得繁杂。正是因为反向斑点杂交的多通量检测优势，所以反向斑点杂交应用更为广泛。相对于 Northern 印迹杂交与 Southern 印迹杂交，斑点杂交不需要限制酶消化，不需要凝胶电泳或转印，速度快，效率高，能同时分析多个样品，且成本较为低廉，但也存在特异性较低的问题。

斑点杂交主要用于基因缺失或拷贝数改变的检测，还能用于基因分型检测。

（二）原位核酸分子杂交

原位杂交技术（*in situ* hybridization）是在核酸分子杂交基础上发展起来的一门技术，始于 20 世纪 60 年代。1969 年美国耶鲁大学的 Gall 用爪蟾核糖体基因探针与其卵母细胞杂交，对核糖体基因进行了定位。1970 年，Nardelli 和 Amaldi 等人相继利用同位素标记核酸探针进行了细胞或组织的基因定位，从而创造了原位杂交技术。自诞生以后，原位杂交技术得到了广泛的应用并且也发展出了许多新技术，如基因组原位杂交、荧光原位杂交（fluorescence in situ hybridization，FISH）、多彩色荧光原位杂交（multicolor fluorescence in situ hybridization，M-FISH）等。

原位杂交是以核酸变性及复性为基础，使用携带信号标记的外源已知序列核酸探针对固定的组织或细胞中的核酸序列进行检测的一门核酸分子杂交技术。该技术区别于其他核酸分子杂交技术的是它是在不破坏细胞或组织形态的条件下，对细胞或组织中的核酸进行原位检测，因而它不仅能对核酸进行定性定量分析，还能进行定位分析。原位杂交技术通常用于正常或异常染色体的基因定位、特定基因的表达水平检测、病原体检测等方面，在分子病理学等方面发挥着重要的作用。

过去的探针均采用放射性物质——同位素来进行标记，其灵敏度虽然较高，但也存在不稳定、污染环境，对人体健康不利等问题。非放射性标记信号如荧光与放射性标记相比具有安全、特异性高、速度快、稳定等优点。荧光原位杂交是用携带荧光标记的核酸探针与组织或细胞中的待测核酸序列进行杂交，通过观察荧光信号在染色体上的位置来反映相应基因情况的核酸杂交技术。FISH 经过不断完善，已经形成如多色荧光原位杂交、原位杂交显带技术（in situ hybridization binding，IFISH）、FISH 基因定位（FISH mapping）等一系列的新技术。

FISH 的大体程序为：

1. 探针选择及标记　根据检测的核酸样品的不同，可选用不同的探针。如检测单体和三倍体染色体，可选用定位于染色体着丝粒或端粒的特异性重复 DNA 序列作为探针，而检测染色体的异变或畸变则可选用从基因组 DNA 文库中分离出来的全长染色体做为探针。探针标记主要有两种方法，一种是将荧光物直接标记在探针核苷酸上，称为直接法。另一种是先在探针核酸序列上接上半抗原（如生物素、地高辛等），最后用能与半抗原特异性结合的荧光素标记抗体对其进行检测，称为间接法。

2. 细胞或组织的固定　使用固定剂（如多聚甲醛）将细胞或组织切片固定在玻片上，固定剂应满足不会对细胞形态造成破坏、能最大限度保持细胞内 DNA 或 RNA 水平、不对探针进入细胞进行杂交造成影响等要求。

3. 增强组织通透性及核酸探针穿透性　使用去污剂及蛋白酶处理细胞或组织切片以增强组织的通透性及探针穿透性。常用的去污剂有 Triton X-100、十二烷基硫酸钠（SDS），而常用的蛋白酶有蛋白酶 K、胃蛋白酶等。

4. 预杂交　与其他核酸分子杂交技术相同，FISH 需要进行预杂交以封闭非特异性结合位点。

5. 杂交　将杂交液滴于切片组织上，使探针与组织或细胞中的核酸序列进行杂交。杂交时探针的浓度、探针的长度、杂交温度和时间等需要根据实验条件的不同而进行选择。

6. 杂交后处理　杂交后需要对切片进行漂洗以除去非特异性结合的探针。

7. 显色及检测　利用荧光显微镜等进行检测，如果探针是直接用荧光素进行标记的可直接通过检测荧光信号进行分析鉴定，而探针如果是用间接方法标记的则需要通过间接免疫荧光法进行检测。

FISH 在基因定位、基因制图、基因诊断等方面发挥着巨大的作用,已被应用于临床染色体异常及基因突变的检测,在植物育种及转基因工程中也发挥着一定的作用。

(三) 液相核酸分子杂交

液相核酸分子杂交是将待测核酸和探针同时放入液体中进行杂交反应的一种核酸分子杂交技术,从发展历史来看,该技术早于固相杂交技术,是最早使用的杂交方法。固相核酸分子杂交与液相核酸分子杂交基本原理是一样的,区别在于固相核酸分子杂交是在固相支持物(如 NC 膜、尼龙膜)上进行样品核酸与探针的杂交,而液相核酸分子杂交是在液相中进行的杂交反应。液相核酸分子杂交可分为吸附杂交、发光液相杂交等。

1. 吸附杂交 吸附杂交是指在核酸探针与待测样品在液相中完成杂交后,将杂交体吸附到一定的固相支持物上以进行后续检测的液相核酸分子杂交技术。

根据吸附的固相载体的不同,吸附杂交可分为:

(1) 羟基磷灰石吸附杂交:利用杂交双链在低盐溶液条件下会特异性地吸附到羟基磷灰石(HAP)上,然后通过离心将吸附有杂交双链的 HAP 沉淀分离出来的一种方法。分离出 HAP 后,使用缓冲液离心漂洗几次即可进行检测。

(2) 磁珠吸附杂交:通过使用磁化的有孔小珠(阳离子磁化微球体)特异性地吸附溶液中的杂交体,然后通过磁体吸出磁珠从而实现将杂交双链从溶液中分离出来的技术。

(3) 亲和吸附杂交:使用生物素标记的 DNA 探针与溶液中过量的靶核酸序列杂交,然后通过酰化亲和素包被的固相支持物吸附杂交物,再使用特异性抗杂交双链的单克隆抗体与固相支持物上的杂交双链反应,加入酶显色底物。

2. 发光液相杂交 可分为以下两类:

(1) 能量传递法:该法使用两个探针,一个探针的一端用化学发光基团(供体)标记,另一个探针的一端用荧光物质标记,并且这两个探针靠得很近。当探针与特异的靶序列杂交后,这些探针上的标记物会靠得很近,一种标记物发射的光会被另一种标记物吸收,并重新发出不同波长的光,通过检测器对第二次发射光的进行检测即可对杂交结果进行分析。只有当两个探针分子结合待测核酸序列导致空间位置很近时,探针分子才能发出第二次发射光,因此这种方法具有较好的特异性。

(2) 吖啶翁酯标记法:吖啶翁酯标记探针与靶核酸杂交后,未杂交的标记探针分子上的吖啶翁酯可以用专门的方法选择性除去,所以杂交探针的化学发光是与靶核酸的量成比例的。该法的缺点是检测的敏感度低(约 1ng 的靶核酸),仅适用于检测扩增的靶序列,如 rRNA 或 PCR 扩增产物。

液相核酸分子杂交的探针与待测核酸是在溶液中进行杂交反应的,所以其杂交效率高于固相杂交,但也存在杂交后溶液中过量的未杂交探针去除较麻烦,对实验结果影响较大,且核酸分子的自身复性也无法避免。

(四) 核酸分子杂交实验条件的优化

1. 探针的优化 包括探针选择、标记方法和探针浓度的优化。

(1) 探针的选择:根据不同的杂交实验要求,应选择不同的核酸探针。克隆的 DNA 或 cDNA 双链探针在大多数情况下均适用。但在有些情况下,例如,在对样品核酸序列的单个碱基突变进行检测时,应选用寡核苷酸探针而不宜选用 DNA 或 cDNA 双链探针;而检测核酸序列时,应使用与其互补的 DNA 单链或 RNA 做为探针。长的双链 DNA 探针特异性较强,适宜检测复杂的靶核苷酸序列,但因为其分子量太大不易透过细胞膜进入胞内或核内,所以不能用于组织原位杂交。而寡核苷酸探针和短的 PCR 标记探针(80~150bp)适合组织原位杂交。

在选用探针时经常会受到可利用探针种类的限制,这时可通过人工合成等方式来解决。人类和动物间在同一基因的核苷酸顺序上存在较高的同源性,如果已有其他动物的同种基因克隆,这时也可利用已鉴定的动物基因作探针来筛选人类基因克隆。对于基因核苷酸序列背景清楚但无法获得克隆探针时,可采用 PCR 方法扩增某段基因序列,并克隆到人合适的质粒载体中,从而获得探针。这种方法十分简便,无论基因组 DNA 探针还是 cDNA 探针都可以容易地获得,并可建立 PCR 的基因检测方法,与探针杂交方法同时作对比,可谓一举两得。

（2）探针标记方法的选择:探针标记方法有放射性同位素标记法及非放射性标记法,可根据实验要求及条件进行确定。选择探针标记时应尽量满足以下条件:①灵敏度高,检测时效果好;②标记效率高,能特异性地高度标记探针;③保存时间长、价格低;如生物素探针技术、HRP 显示系统;④安全,对环境污染小,在灵敏度许可的情况下,应尽量选用非放射性标记。

（3）探针浓度:在一定条件下,探针浓度增高,杂交率及检测敏感性也会增高。通常,在膜杂交中,^{32}P 标记探针与非放射性标记探针的用量分别为 5~10ng/ml 和 25~1 000ng/ml,而原位杂交中,无论应用何种标记探针,其用量均为 0.5~5.0μg/ml。探针的任何内在物理特性均不影响其使用浓度,但受不同类型标记物的固相支持物的非特异结合特性影响。

2. 杂交温度的优化　杂交最适温度的选择很大程度上影响着杂交的效果。当复性温度低于 T_m 值 10~15℃,具有高度同源序列的互补链会形成稳定的双链,碱基错配也会较低。而当复性温度低于 T_m 值 30℃以上时,碱基配对会减少而且错配率较高,氢键结合的也更弱。所以最适复性温度通常比 T_m 值低 25℃。杂交温度通常有三种:①最适复性温度（optimum renaturation temperature,TOR）,其值比 T_m 低 25℃;②苛刻复性温度,通常比 T_m 低 10~15℃;③非苛性复性温度,通常比 T_m 低 30~35℃。杂交后,一般需要进行洗膜以除去非特异性结合的探针,这步的洗膜温度也需要进行控制。一般在低于 T_m 值 5~12℃的条件下进行洗膜,通常为 55℃。

3. 反应时间的优化　杂交时间的选择对核酸分子杂交技术来说至关重要。时间短了,杂交反应不完全,时间长了则会引起非特异结合的增多。通常的杂交时间一般选用 20 小时左右。

三、核酸分子探针技术在寄生虫学研究中的应用

（一）原虫病的诊断

1. 疟疾　疟疾的传统诊断检查主要是通过对抽取的血液进行显微镜检查,这种检查既费时又费力;免疫诊断既快又简单,可以实现自动化,节省人力。但是,只要曾经发生感染,抗体就会在血液中存在。核酸探针技术的发展克服了血清学诊断的不足。核酸探针技术用于疟疾诊断的研究主要集中在制备恶性疟原虫的 DNA 探针,用于检测恶性疟红内期原虫,少数用于流行病学调查研究。目前已有基因组 DNA、重组特异 DNA、rDNA 片段以及人工合成寡核苷酸等制备的探针用于疟原虫的报道。一般认为基因组 DNA 探针最敏感,但特异性不理想,与其他疟原虫有交叉反应。刁忠玉等以 ^{32}P 标记的海南株 Pf 基因组 DNA 探针检测 39 例恶性疟原虫患者,38 例阳性,而 10 例间日疟原虫患者,有 7 例出现阳性。Franzen 等从恶性疟原虫红内期基因组文库筛出 Rep 2 克隆,以 ^{32}P 标记其中含有 21bp 的重复序列,以此作为探针与受检血样进行 DNA 斑点杂交,其敏感度可检出 25pg 的 P.f. DNA,相当于 1 个虫体/10^5 红细胞的 DNA 量。Holmberg 等以此 21bp 的重复序列探针在利比里亚为 28 名居民作检查,并以镜检对照。杂交结果 17 例出现阳性,镜检疟原虫有 21 例阳性,4 例镜检阳性而杂交阴性者,原虫密度均低,为 2~40 个虫/μl 血液。其后 Barker、Zolg、Mclaughlin、及 Sethabutr 等相继报道了重组 DNA 片段的选择、标记方法的改进。不同探针的敏感度范围变化颇大,但多在 1 个虫/10^5 红细胞左右。刁忠玉等用 ^{32}P 标记重组质粒 PF rep20 探针检测 P.f. DNA,杂交阳性率为 94.9%。Waters 和 Mccutchan 将用 rDNA 探针杂交检测小亚基的 rRNA,由于恶性疟原虫体内该 rRNA 含量高,敏感性可提高 100 至数百倍。

同位素标记探针,敏感性高,但价昂,半衰期短,且有放射性污染,普通实验室应用有一定困难,不易推广应用。故在非放射性标记方面也做了很多探索,张兆松等分别应用光敏生物素和异羟基洋地黄毒苷配基（digoxigenin,Dig）标记含 P.f. DNA 的重组质粒 DNA 片段 pPFl4,结果表明,生物素化探针敏感性好,最低可检测出 100pg P.f. DNA,但因正常人体内存在有天然生物素,检测的血样必须粗提 DNA,否则有一定的假阳性。Dig 标记的探针,其敏感性及特异性均较好,最低可检测 40pg pf DNA 和 0.005% 的原虫密度;检测 38 例 P.f. 患者抗凝血,阳性率86.84%。陈淑贞等用人工合成的酶联 DNA 探针,检测恶性疟患者血样,亦表明有较好的敏感性及特异性,由于在寡核苷酸探针合成的过程中也连接上了酶分子,因之操作简便,反应迅速,若能小量生产,有一定的使用价值。

张龙兴等用 ^{32}P 标记的 0.24kb DNA 探针检测间日疟原虫,出现阳性杂交反应的原虫密度为 16 个虫/μl 血液。翁屹等用 ^{32}P 标记的含 P.v. DNA 片段的重组质粒 pVA DNA 作探针,斑点杂交试验检测 P.v.,对 P.v. 基因组 DNA 的检测敏感度为 1ng;但 6 例恶性疟有 1 例为阳性,3 份约氏疟和 6 例正常人均为阴性,敏感性及特异性尚待提高。总之,应用核酸探针检测 P.v. DNA 虽有良好的特异性及稳定性,但敏感性仍不足。

2. **弓形虫病(toxoplasmosis)** 血清学诊断对于免疫受到抑制的患者,如艾滋病及器官移植者并发弓形虫感染,因免疫功能低下,其诊断意义受限。Burg 等用针对 P 株弓形虫抗原的小鼠多克隆血清及寡核苷酸探针对 RH 株弓形虫基因组文库进行筛选,得到一个 2.2kb EcoRI 基因片段的重组噬菌体,该片段在基因组中串联重复。应用不同长度的 B1 质粒和总基因组 DNA 进行定量 Southern 印迹分析结果表明,B1 基因重复 25~50 次,根据对每条带活性的更精确定量计算可知,在弓形虫基因组中 B1 基因拷贝数大约有 35 个。B1 基因序列高度保守,高度重复,是检测弓形虫病的目的基因之一。Cristina 等以 λEM813 质粒构建弓形虫基因组文库,然后与放射性标记的弓形虫 DNA 杂交。经分析发现 TGR1E 被认为是重复数最高且最为高度保守的 DNA 片段。1993 年 Cuay 等报道 rDNA-PCR 直接从虫体裂解溶液扩增,其敏感度特别高,如果对扩增产物进行 Southern 印迹分析,其敏感度还能提高 100 倍。Angel 等将 5 例疑有脑弓形虫病的艾滋病患者的脑脊液标本的 DNA 抽提物点至硝酸纤维素膜上,用地高辛标记的特异性探针 ABGTg7 与之杂交,加底物显色后,发现其中 4 例呈阳性,而用同样的探针检测分枝杆菌或其他病毒感染的脑脊液则均为阴性。王克敏等根据弓形虫(ZS2 株)特异 DNA 克隆片段,以地高辛标记的该 PCR 产物中弓形虫特异顺序的寡核苷酸为探针,对不良生育史孕妇进行产前诊断,34 例外周血白细胞 DNA 检测,2 例阳性,分别为出生水肿胎儿和死胎;76 例羊水细胞 DNA 检测,3 例阳性,其中 2 例出生为无脑儿;30 例绒毛 DNA 检测,4 例阳性,均出现流产。PCR 产物结合地高辛分子杂交方法可测出少至 10fg 的弓形虫 DNA,该方法灵敏度和特异性均较高。

总之,由于核酸分子杂交的高度特异性和检测方法的高度灵敏性,使得该技术成为分子生物学领域内应用最广泛的基本技术之一,如果与其他方法联合应用,其在临床诊断的应用则会更加广泛。

3. **隐孢子虫病(cryptosporidiosis)** 对隐孢子虫病的诊断主要依靠于查找病原体的病原学诊断。早期对隐孢子虫病的诊断进行肠黏膜活组织检查,近年来则主要从粪便中查出卵囊确诊,检查方法多用粪便直接涂片染色法,检查费时费力。随着分子生物学方法的不断更新,DNA 探针技术已用于隐孢子虫病的诊断研究。Laxer 等选择隐孢子虫 DNA 片段中一段 452bp 片段作为 PCR 靶序列,设计并合成一对 26 碱基的引物和 2 个 20 个碱基的探针,用地高辛标记的寡核苷酸探针检测对 9 种不同来源的 DNA 的 PCR 产物进行的 Southern 印迹分析,可检出 fg 水平的 DNA,相当于一个虫体的 DNA 含量,比耐酸染色法及免疫荧光抗体法检测粪中卵囊的敏感性约高 5 000 倍,对于粪中排出卵囊少的无症状带虫者或轻症病例的诊断具有很大的价值。证明此法敏感性高,特异性强,有望成为隐孢子虫病诊断和流行病学调查的有力手段。

(二)蠕虫病的诊断

1. **囊尾蚴病** 囊尾蚴病的诊断多依据临床表现、CT 扫描和血清免疫学检测等,阳性率低,且特异性较差,甚至出现假阴性结果。而敏感、特异性高的诊断方法以便及早诊断囊虫病的原发性感染对患者的诊断、治疗及预后都相当重要。冯笑梅等根据猪囊尾蚴 27kDa 蛋白基因保守序列设计了一对特异性引物,建立 PCR 与地高辛(DIG)标记特异性核酸探针相结合,以 DIG 标记的探针排除 PCR 非特异性扩增的可能,增强了实验的可靠性和准确性。成功地检出标本中极微量的猪带绦虫 DNA,其敏感性达 50fg 或扩增单个头节水平,特异性较高,对细粒棘球蚴和健康人白细胞无交叉反应。该方法简便安全、检测周期短、准确、成本低廉、特异性强和灵敏度高,可与同位素标记相媲美,而优于生物素标记核酸探针;且弥补了囊虫抗体检测不能判断囊虫是否为活动性感染和作为考核疗效的确切指标这一重大缺点。

2. **丝虫病(filariasis)** 由班氏丝虫及马来丝虫引起的淋巴丝虫病及盘尾丝虫所致的"河盲症"是严重危害人体健康的丝虫病。在我国在 20 世纪 80 年代后期估计有 9 万多人感染了淋巴丝虫病。诊断主要依靠从外周血、乳糜尿、抽出液中检查微丝蚴的病原学方法和检测血清中的丝虫抗原和抗体的免疫学诊断。因淋巴丝虫病在我国已消除,新近的研究不是很多。马来丝虫中曾克隆出两种含重复序列的 DNA 探针 pBM68 和 pBMl5,而 ^{32}P 标记 pBM68 和 pBMl5 两者可检出 300~500pg 的马来丝虫基因组 DNA, 相当于检出一条感染性幼虫或 5 条微丝蚴。人工合成 2 种寡核苷酸探针,均能检出 500pg 丝虫 DNA。 孙新等应用异羟基洋地黄毒苷配基标记马来丝虫重组 DNA 片段,制备非放射性马来丝虫 DNA 探针 pBMl5-F-Dig。进行微丝蚴 DNA 模拟阳性血样和患者血标本的斑点杂交试验检测结果表明。该探针可 检出 1pg 的同源 DNA,240pg 微丝蚴 DNA,100μl 患者血样中 3.5~7 条微丝蚴,但敏感性尚不足以检测到 血样中一条微丝蚴。陈志琳等根据 Dissanayake 等发现的班氏丝虫(*Wuchereria bancrofti*)特异 IWb35 重 复序列,合成一对 PCR 引物,用 PCR 法扩增回收班氏丝虫特异性片段(656bp),以 Dig 标记,制备非放射 性探针。把 PCR 和 DNA 探针杂交检测方法结合起来,检测流行区班氏丝虫患者血样中的微丝蚴。结果 表明,该探针与马来丝虫及人白细胞 DNA 不发生杂交,仅与班氏微丝蚴 DNA 发生杂交,显示种的特异性。 其敏感性可检出 0.5pg 同源 DNA,微丝蚴血样经 PCR 扩增后,扩增产物与探针进行斑点杂交,能检出 60μl 血样中一条微丝蚴;而单独 PCR,仅能测及 60μl 血样中 10 条微丝蚴。流行区 31 例班氏微丝蚴阳性者,检 出阳性 30 例,32 例流行区"正常人"检出阳性 2 例,32 例非流行区正常人均为阴性。

(王 龙 黄慧聪)

第四节 DNA 芯片技术

DNA 芯片(DNA chip)技术是 20 世纪 90 年代迅速发展起来的一项分子生物学技术。该技术主要用 于基因检测工作,可进行基因的高通量、大规模、平行化、集约化、自动化的信息处理和功能研究。因其具 有快速、高通量、可靠性高、检测效率高、低成本等特点,因此被广泛应用于表达谱分析、单核苷酸多态性 分析(SNP)、疾病诊断、病原微生物检测等方面。与传统检测方法相比,DNA 芯片可在一次实验中同时快 速、敏感地检测上千个基因,获得大量的诊断信息,解决了操作效率低和结果客观性差等问题。随着许多 寄生虫的基因组测序的完成,将代表各种寄生虫的特殊基因制成一张芯片,不仅可以在 DNA 水平上寻找 和检测与疾病相关的内源基因及外源基因,而且可以在 RNA 水平上检测致病基因的异常表达及表达水 平,从而对寄生虫疾病作出高效快速、敏感特异的诊断。目前,DNA 芯片在寄生虫病诊断方面进行了研究 和尝试,具有一定的应用前景。

一、DNA 芯片技术的基本原理

DNA 芯片技术是通过机械臂将成千上万种特定序列的 DNA 片段(核酸探针分子)有序地排列在面 积不大($2cm^2$)的固相载体材料(硅片、玻片、尼龙膜等)上,再经过物理吸附作用使之固化,也可以直接在 固相载体材料载体上进行化学合成,构成的一个二维 DNA 探针阵列,然后根据碱基互补的原理,与待测 标记样品进行杂交,通过检测杂交信号的强度及分布来进行识别特定基因、观察成千上万个基因在不同组 织或同一组织不同发育时期或不同生理条件下的表达情况。

(一)样品制备

生物样品往往是复杂的混合物,除少数特殊样品外,大多不能直接与芯片探针反应,因此在杂交之前, 一般需要对靶基因(被检基因)进行分离、扩增和标记,待检样品的有效标记直接关系到基因芯片技术成 功与否。通常从待检样品中采用常规的分子生物学方法提取核酸分子,再通过 PCR 扩增和凝胶电泳对获 得目的基因进行分析。获得的目的基因在和探针杂交之前,需要对其进行标记,根据标记物的不同,可以 分为生物素标记、荧光素标记、放射性同位素标记、胶体金标记等。目前使用最多也是最成功的是荧光标 记,所用的荧光染料主要是 Cy3、Cy5 等,标记方法和常规的 PCR 扩增或克隆,反转录(mRNA)方法大体 相同,主要是在聚合反应体系中加入荧光标记的 dNTP,通过扩增使其进入合成产物中,与其他标记法相 比,荧光素标记方法操作简单,标记效果稳定,但需要借助特定的仪器设备观察结果。也可以采用末端标 记法,先合成荧光标记的引物,再通过扩增得到末端标记的靶基因。另外,还可以用同位素(^{32}P、^{33}P)和效 果更好的胶体金等方法标记。

(二) 杂交检测

探针与目标基因间的杂交过程属于固液反向杂交,即固定在基质表面的探针分子与液相靶分子进行反应。该技术涉及的实验步骤较多,因此影响杂交结果的因素也很多,包括探针浓度、探针长短、连接臂长度、杂交液成分及浓度、靶基因浓度、杂交双方的序列构成、杂交时间、盐浓度和温度等。通过试验选择能使杂交反应条件中的绝大多数处于最佳状况,使假阳性和假阴性尽可能地减少。在杂交体系中,当靶标浓度约高于探针 10 倍时可以大大减轻制作点阵芯片中各单元点因靶标浓度不准确所导致的微小差异,这点对于平行分析尤为重要。杂交液中 Na^+ 的浓度一般为 1mol/L,ONA 和 CDA 试验中杂交温度一般分别为 25~42℃和 55~70℃。在所有杂交条件中,序列组成是最难控制的参数,如杂交探针的 GC 含量及其所带电荷,探针和芯片之间连接臂的长度及种类,被检基因二级结构等,但是我们应选择出最佳的杂交序列及长度,使尽可能多的异源双链有一个最佳的信噪比。杂交后的芯片要经过严谨条件下的洗涤,将未结合的探针洗脱干净,以免发生竞争性结合。用于基因表达检测的芯片,杂交条件的严格性较低,而用于突变检测的芯片要求杂交温度高,杂交时间短,因此杂交条件相对严苛。

(三) 结果分析

杂交信号检测分析的方式由标记方式决定。荧光素标记的待检样品需要用激光共聚焦荧光检测系统对杂交信号进行扫描、收集,再对荧光信号强度进行分析比较,进而对样品进行定性或定量分析。此法有较高灵敏度和精确度。原理是激光从芯片背面射入,聚焦于芯片杂交反应面上的荧光标记物使其被激活并发出荧光,之后经聚焦后荧光进入检测器被激光共聚焦显微镜检出。扫描一般只需 3min/片,主要采集各杂交点的荧光信号位置、荧光强弱,然后用软件进行运算分析,从而可以得出以下数据:荧光点位置也就是基因部位,荧光强弱,各种强度的分布,本底荧光的强弱,直方图和分布曲线等,从这些数据中我们可以得到想要的基因结构信息及表达信息等。同位素标记的待检样品进行杂交信号检测时,需通过放射自显影技术进行检测分析;生物素标记的待检样品则先将亲和素-碱性磷酸酶复合物与生物素结合后作用于底物显色,再通过 CCD 芯片扫描仪扫描结果或是直接通过肉眼进行观察。胶体金标记的靶基因,具有良好的特异性和敏感性,不仅可直接用肉眼观察结果,而且信号检测强度是荧光标记法的 100 倍。另外,近年来,还发展了许多种检测方法,如光导纤维法、化学发光法、质谱法等,促进了基因芯片检测技术的发展。

二、DNA 芯片分类

(一) 基因芯片的载体

1. 按照载体材料分类,载体材料可分为无机和有机材料两种。无机材料有玻璃、硅片、陶瓷等,有机材料包括有机膜、凝胶等。膜芯片的介质主要采用的是尼龙膜,其阵列密度比较低,用到的探针量较大,检测的方法主要是用放射性同位素的方法,检测的结果是一种单色的结果。而以玻璃为介质的芯片,阵列密度高,所用的探针量少,检测方法具有多样性,所得结果是一种彩色的结果,与膜芯片相比,结果分辨率更高一些,分析的灵活性更强。

2. 按照载体上点的 DNA 种类的不同,基因芯片可分为寡核苷酸芯片(oligo-microarray)和 cDNA 芯片(cDNA microarray)两大类。寡核苷酸芯片主要通过碱基互补配对原则进行杂交,来检测对应 mRNA 片段的存在与基因丰度。寡聚核苷酸芯片序列选择经过优化,利用合成的一定长度(如 20、30、60、70-mer 等)的寡核苷酸单链探针代替全长 cDNA 点样,制成芯片。由于寡核苷酸芯片的特异性强,操作方便,已逐渐成为基因芯片中的应用主流。寡核苷酸芯片也可通过直接点样制备,但固定率不如 cDNA 芯片高。寡核苷酸芯片主要用于点突变和测序等,也可以用于表达谱研究。cDNA 芯片是将微量 cDNA 片段在玻璃等载体上按矩阵密集排列并固化,基因点样密度虽不及原位合成寡聚核苷酸芯片高,但比用传统载体,如混合纤维素滤膜或尼龙膜的点样密度要高得多,可达到每张载玻片 6 万个基因。cDNA 芯片主要用于表达谱研究。

(二) 基因芯片的合成方式

根据芯片制备点样方式不同,可分为原位合成芯片、微矩阵芯片(分喷点和针点)和电定位芯片等 3 类。

1. 原位合成芯片是以美国 Affymetrix 公司为代表制备的一类 DNA 芯片,采用显微光蚀刻等技术,在芯片的特定部位原位合成寡核苷酸而制成。这种芯片的集成度较高,可达 10 万~40 万点阵/cm²。但合成的寡核苷酸探针长度较短,一般为 8~20 个核苷酸残基,最长为 50nt。因此,对于一般长度的基因,需使用多个相互重叠的探针片段进行检测,才能对基因进行准确地鉴定。虽然物理集成度高,但相对而言生物遗传信息的集成度受到影响。

2. 微矩阵芯片是将 PCR 等方法得到的 cDNA、寡聚核苷酸片段等用针点或喷点的方法直接排列到玻片等介质上,从而制备成芯片。

3. 电定位芯片是利用静电吸附的原理将 DNA 快速定位在硅基质、导电玻璃上。其优点是在电力推动下可使杂交快速进行,但制作工艺复杂,点样密度低。比较之下,喷点和针点方式较方便,点样密度也可满足需要,因此能更广泛地得到推广。

(三) 根据芯片用途

根据 DNA 芯片的用途可分为表达谱芯片、诊断芯片、指纹图谱芯片、测序芯片、毒理芯片等等,其中表达谱基因芯片是目前应用最为广泛的一种基因芯片。

1. 表达谱基因芯片又称为微点阵或微阵列,它是用来检测基因表达(转录水平)的芯片,是指将克隆到的成千上万个基因特异的探针或其 cDNA 片段固定在固相载体上,用于对来源于不同的个体、组织、细胞周期、发育阶段、分化阶段、病变、刺激下的细胞内 mRNA 或反转录后产生的 cDNA 进行大规模的检测,从而对这些基因表达的个体特异性、组织特异性、发育阶段特异性、分化阶段特异性、病变特异性、刺激特异性进行综合的分析和判断。

2. 诊断基因芯片一次能做多种传染病或遗传病的检测,将已知的多种传染病或遗传病的基因作为靶基因,点于芯片上,就可以对一个标本同时进行多种病的检测,具有灵敏度高、特异性好、结果快速可靠的优点。

3. 指纹图谱芯片是利用分子标记技术开展 DNA 多态性的检测,例如扩增片段长度多态性、限制性片段长度多态性、随机扩增多态性、微卫星 DNA、简单重复序列、任意引物 PCR 等。微卫星 DNA 一般与限制性片段长度多态性技术结合以获得微卫星 DNA 指纹图谱,信息含量高,但它在染色体上分布不均匀;微卫星 DNA 既可用作探针获得指纹图谱,也可通过 PCR 方法进行微卫星位点多态性分析,但工作量大。DNA 指纹图谱芯片可用于开发生物战病原体检测系统,进行血型、亲子鉴定、中药材成分研究、疾病检测及 DNA 指纹图谱分析等方面。

4. 人类基因组计划的实施促进了更高效的、能够自动化操作的测序方法的发展,测序芯片利用固定探针与样品进行分子杂交产生的杂交图谱而排列出待测样品的序列,这种测序方法比传统的 Sanger 双脱氧链终止法快速,具有十分诱人的前景,研究表明,测序芯片的准确率可达 99%。

5. 随着生物芯片技术在生物学领域的飞速发展,基因芯片技术已开始用于毒理学领域,包括大规模的药物毒理学研究、化合物的致突变作用、药物毒理机制的研究、毒理学中药物毒性的预测、化学物代谢特性分析与评价、化学致癌物筛选和识别以及药物临床前安全性评价等。据报道,美国国立环境卫生研究院已开发出检测环境有害物质的毒理芯片。

三、DNA 芯片技术在寄生虫学研究中的应用

基因芯片可以同时固定大量的探针分子,理论上可以在一次实验中检出所有潜在的病原体,也可以用同一张芯片检测某一致病原的各种遗传学指标,这为平行检测多个菌种或同菌种内多个致病原提供了一条便捷的途径;同时检测的灵敏度、特异性和快速便捷性也很高,因而在致病原分析检测中有很好的发展前景。此外,基因芯片在基因组测序、基因表达及功能分析、基因文库筛选、基因突变检测及基因多态分析、新药物的筛选开发及致病机制研究等方面也得到了广泛的应用。

(一) 原虫病的诊断

1. 疟疾 研制疟原虫诊断和分型 DNA 芯片可以适应大规模、高通量和平行检测的要求,提高检测的敏感性和特异性,用于虫株的分类鉴定,具有快速、可移动、易操作的优势,可用于突发公共卫生应急

事件处置中的现场实验室,可大大提高应急事件的处置效率。适合于现场应用,是疟疾流行病学调查、疗效考核的有效手段。国内研究者筛选疟原虫高度保守而且具有种属特异性的小亚单位核糖体核糖核酸(SSUrRNA)基因片断为探针,初步建立了检测间日疟原虫和恶性疟原虫诊断和分型基因芯片,优化确定了芯片检测条件,并对部分样本进行了测试比较,结果显示有较好的特异性和敏感性,未见有非特异性的交叉反应,还可以对疟疾进行分型和鉴定混合感染。也有学者将 DNA 芯片技术应用于恶性疟原虫耐药基因检测方面,利用基因芯片技术,实现一次反应完成 5 个基因(Crt、mdrl、dhfr、dhps、ATPase6)21 个抗药性相关 SNP 的检测。此外,基因芯片技术也应用于疟原虫与宿主互作方面的研究,如将疟原虫感染肝细胞后,研究者利用基因芯片分析肝脏细胞基因表达情况,发现疟原虫感染初期,应激相关基因表达量升高,最终转化为宿主细胞代谢过程和细胞增殖等相关基因表达异常。此外,有学者开发了 C580Y 的芯片检测,C580Y 是与抗青蒿素疟疾相关的最常见单核苷酸多态性,结合环介导等温扩增技术,可用于开发一种完全便携式、定量的疟疾诊断仪。

2. 弓形虫病 已有研究者尝试采用 DNA 芯片技术进行弓形虫病的分子生物学诊断,随着弓形虫分子遗传学和弓形虫核酸微阵列技术的研究进展,DNA 芯片将在弓形虫病的基因诊断方面发挥重要的作用。国内研究者根据弓形虫、风疹病毒、巨细胞病毒及单纯疱疹病毒基因序列分别设计 16 只寡核苷酸探针,成功建立可以同时检测以上 5 种病原体的基因芯片检测技术,用于妊娠期妇女常见病原体的检测,与荧光定量 PCR 的灵敏性和特异度一致。以弓形虫 B1 基因及旋毛虫 18S rDNA 基因为靶序列,设计特异性引物,建立高效、灵敏、特异的液相基因芯片检测方法,为食源性寄生虫的检测提供新方法。ToxoDB 是弓形虫及相关生物的功能基因组学资源,提供对基因组和功能基因组数据的访问。该资源包含 32 个完全测序和注释的基因组,还包含许多功能基因组数据集,包括微阵列、RNA 序列、蛋白质组学、芯片序列和表型数据。

3. 肠道原虫病 粪便涂片镜检操作简便,仍是临床实验诊断肠道原虫感染的首选方法。近年来出现的肠道原虫感染的实时定量 PCR 和 DNA 芯片技术等,不仅对检测粪便中的肠道原虫具有高度的敏感性和特异性,还可对肠道原虫进行基因分型,亦可对外界环境(如饮用水和污水样本)中的肠道原虫进行检测,具有广阔的应用前景。研究者根据溶组织内阿米巴、迪斯帕内阿米巴、蓝氏贾第鞭毛虫及隐孢子虫的属、种、亚型的特异性探针和引物建立了一种寡核苷酸 DNA 芯片,联合多重 PCR 技术可对临床患者粪便和外界环境中的原虫进行检测和基因分型。这种方法可以检测到 5 个蓝氏贾第鞭毛虫包囊,比 PCR 法灵敏度更高,可同时检测多种病原体。

(二)蠕虫病的诊断

1. 血吸虫病 血吸虫病诊断方法包括病原诊断和免疫学诊断。病原诊断主要以解剖镜和显微镜为检测手段,既不灵敏又费时,难以提供准确的流行病学资料。目前已建立的血吸虫检测系统,主要依赖于免疫学诊断,其敏感性和特异性皆不够理想。国内研究者根据日本血吸虫高度保守的编码毛蚴抗原 5D 基因,筛选并设计 PCR 引物和芯片上的特异探针,制备了日本血吸虫检测芯片,对重度流行区现场的钉螺进行检测,阳性符合率 100%。该芯片具有较高的敏感性和较好的特异性,可以高效、正确地监测血吸虫和钉螺,用于现场大规模流行病学调查,对血吸虫病预防和控制具有重要意义。基因芯片技术主要是应用于基因突变的检测,且检测精度很高,对于检测日本血吸虫也是可靠和有用的一种工具,南京军区军事医学研究所研发出用于检测日本血吸虫的基因芯片,其敏感性高、特异性强,他们设计的引物和芯片上的特异探针与其他同属的裂体吸虫都没有显著同源性。我国研究者通过 cDNA 芯片分析了日本血吸虫不同发育阶段差异表达基因状况。以 7 天虫体 cDNA 为对照,分别与日本血吸虫 6 个不同发育阶段(7、13、18、23、32、42 天)以及 42 天雌虫、42 天雄虫 cDNA 进行双通道杂交,结果发现了一批不同发育阶段差异表达的基因,聚类分析表明差异基因主要归为 9 类变化趋势,对这 9 类基因的变化进行深入分析可发现一些与虫体发育过程中生物学变化特点相关的信息或线索。也有研究者运用 cDNA 芯片对曼氏血吸虫早期差异表达基因进行研究,筛选出了在刚进入宿主体内转为童虫时期的最初阶段高表达基因,这些分子对于虫体在宿主体内的存活起到了至关重要的作用,有望筛选出作为新的疫苗或药物靶标。

2. 旋毛虫病 旋毛虫病的主要检测方法为病原学诊断、血清学诊断及分子生物学诊断,动物感染旋毛虫后几乎没有任何症状,而人旋毛虫病因临床表现症状不明显,临床诊断较为困难,易与其他传染病混淆,所以主要通过肌肉活检、发现幼虫或包囊来确诊,但在感染早期往往不易检出,免疫学方法具有快速、简便等优点,既解决了人体取材的局限性,又克服了临床病症易误诊的难题,但免疫学诊断方法所利用的抗原存在特异性和敏感性差以及存在诊断盲区等弊端,根据旋毛虫 SB2 和 18s rDNA 基因构建了基因芯片,这些芯片灵敏性和特异性较高。

(三) 其他方面的应用

除以上病原体外,已有研究者建立起华支睾吸虫、丝虫、猪带绦虫等寄生虫的 DNA 芯片检测方法。如利用基因芯片技术对华支睾吸虫感染的小鼠进行研究,小鼠肝脏表达基因出现显著变化,脂肪酸代谢相关基因如 Peci、Cyp4a10、Acml、Ehhadh、Gcdh 和 Cyp2 家族基因表达量显著降低;Wnt 信号通路分子如 Wnt7b、Fzd6、Pdgfrb 等和细胞周期调节分子如 cyclin-D1、Cdca3、Bcl3 基因表达特异性增加。以马来丝虫三期幼虫为研究对象,通过构建寡核苷酸基因芯片,对体外培养的马来丝虫、蚊虫体内马来丝虫和辐射致弱的马来丝虫的基因表达谱两两比较,发现了 771 个差异表达基因,这些差异表达基因主要为能量代谢、免疫逃避、生长发育相关基因。将猪肉绦虫 cDNA 文库中的 1 520 个基因(表达序列标签)构建基因芯片,杂交试验发现有 51 个 EST 片段与其他种属抗原重叠,113 个基因与胞外黏附相关,为免疫诊断和疫苗研究提供了很好的研究基础。

(赵　威　黄慧聪)

第五节　CRISPR 分子诊断技术

核酸扩增技术是目前分子生物学领域最常用的技术之一,在诊断感染性疾病、肿瘤或遗传疾病发展相关的突变等方面起着重要作用。然而,PCR 技术需要反复的热变性,依赖精良的仪器以及专业技术人员,从而限制了其在很多领域,尤其是偏远地区的应用。随着研究的不断深入,20 世纪 90 年代初,很多恒温扩增技术应运而生,它们的反应过程不需要热变性,对设备要求低,但其在检测灵敏度,特异性等方面仍存在一定的局限性。因此,开发具有更高的灵敏度和特异性,同时能够适用于现场快速即时诊断(point-of-care testing,POCT)的核酸检测技术至关重要。成簇的规律间隔短回文重复序列(clustered regularly interspaced short palindromic repeats,CRISPR)/CRISPR 相关蛋白(CRISPR associated protein,Cas)系统,作为基因编辑工具已经被广泛应用于基因组编辑及调控机制的研究。近年来发现的一些 Cas 系列的核酸酶被开发为一种高效的分子诊断工具,在病原体核酸检测、单核苷酸多态性(SNP)分析以及基因突变检测等方面具有广阔的应用前景。

一、CRISPR 分子诊断技术的原理

将等温核酸扩增技术与 CRISPR/Cas 系统结合的方法,目前已被开发成新一代分子诊断工具。其中,等温扩增技术主要起放大待检核酸信号的作用,而 CRISPR/Cas 系统则发挥特异性核酸检测功能。

(一) 几种等温核酸扩增技术的原理

1. 链置换扩增　1992 年,美国学者 Walker 等首次报道关于链置换恒温扩增(strand displacement amplification,SDA)的研究,标志着一种新的基于酶促反应的等温核酸扩增技术的诞生。其反应体系包括限制性核酸内切酶(Hinc Ⅱ)、具有链置换活性的 DNA 聚合酶、两对引物、dNTP、钙离子、镁离子和缓冲系统。其反应过程主要包括三个阶段,即制备单链 DNA 模板、产生两端带有酶切位点的目的 DNA 片段以及 SDA 循环。其反应原理是:引物分别与靶 DNA 序列对应的 DNA 单链退火,在 DNA 聚合酶的作用下合成新的靶 DNA 序列,由于靶 DNA 序列的 5' 及 3' 端含有 Hinc Ⅱ 的识别位点,其随后进入 SDA 循环;即 Hinc Ⅱ 识别相应位置并切割产生缺口,具有链置换活性的 DNA 聚合酶在缺口处合成新的 DNA 链替代被切割的 DNA 链,该新的替代链又作为新一轮扩增反应的底物,进行限制性核酸内切酶的切割,DNA 聚合酶的延伸和替换以及引物的延伸等过程。这些步骤在整个反应过程中不断重复,从而达到对靶 DNA 序列指数级扩增的目的。

2. **重组酶聚合酶扩增**　重组酶聚合酶扩增（recombinase polymerase amplification，RPA）最早在 2006 年由英国 TwistDx Inc 公司成功研发。RPA 的反应体系主要包含三种组分，重组酶、单链 DNA 结合蛋白、以及链置换 DNA 聚合酶。其反应原理是：在 ATP 存在的条件下，重组酶与引物结合形成重组酶-引物复合体，并在双链 DNA 模板中寻找同源序列。复合物定位到同源序列后，会插入双链 DNA 模板并形成 D-Loop 结构。复合物水解 ATP 供应能量后，复合物发生构象改变，重组酶被水解，引物与 DNA 聚合酶结合并启动新的 DNA 链合成。同时，单链结合蛋白与被置换出的 DNA 单链结合，防止被进一步置换。RPA 技术作为一种经典的等温核酸扩增技术常与 CRISPR/Cas 系统相结合，用于开发新一代分子诊断工具。

3. **环介导的恒温扩增**　详见于本章第二节。

4. **滚环扩增**　滚环扩增（rolling circle amplification，RCA）是一种简单有效的恒温酶促反应过程，自然界中质粒或病毒等环状 DNA 分子通常以此方式进行复制。RCA 是以单链环状 DNA 为模板，利用 Φ29 DNA 聚合酶，将引物与模板退火而进行 DNA 合成过程。RCA 包含线性扩增（linear RCA，LRCA）、指数扩增（hyper branched RCA，HRCA）等形式。LRCA 是指一条引物与环状 DNA 模板结合后，在具有强链置换活性 Φ29 DNA 聚合酶的作用下，边合成边取代，产生大量含有与环状 DNA 模板互补的重复序列的线性 DNA 单链。HRCA 的原理与 LRCA 相同，但 HRCA 需要两条引物参与反应。其中第一条引物与 LRCA 的引物相同，第二条引物与环状 DNA 模板序列相同。第一条引物用于 LRCA 反应，第二条引物能够与 LRCA 的扩增产物结合并发生 DNA 链的合成，其产物又可作为第一条引物的模板参与反应，因此产物可在短时间内发生指数倍增，扩增效率极高。

5. **依赖核酸序列的扩增**　依赖核酸序列的扩增（nucleic acid sequence-based amplification，NASBA）是 1991 年由 Compton 等开发，主要用于扩增单链 RNA 的恒温扩增技术。其反应体系主要包含：AMV 逆转录酶、RNaseH、依赖 DNA 的 T7 RNA 聚合酶，以及两条特别设计的寡核苷酸引物。NASBA 模拟体内的 RNA 逆转录过程，反应分为非循环相和循环相。在非循环相中，第一条引物与 RNA 模板退火，在逆转录酶的作用下合成 cDNA 链，随后在 RNaseH 的作用下，cDNA-RNA 杂交链中的 RNA 模板链被降解。第二条引物含有与 cDNA 链退火，在 T7 RNA 聚合酶的作用下合成 DNA 互补链。由于第一条引物序列分为两部分，分别与 RNA 模板的 3' 端和 T7 启动子序列互补，所以反应过程中合成的双链 DNA 含有 T7 启动子序列。T7 RNA 聚合酶识别双链 DNA 的启动子序列，转录合成大量 RNA，RNA 又可在逆转录酶的作用下合成 DNA，反应进入循环相。NASBA 技术已被应用于多种单链 RNA 病毒的核酸检测。

6. **依赖解旋酶的恒温扩增**　依赖解旋酶的恒温扩增（helicase-dependent isothermal DNA amplification，HDA）是由美国 New England Biolabs 研究人员在 2004 年发明的一种新型等温核酸扩增技术。该技术模拟动物体内的 DNA 复制过程，反应体系较为简单，主要包括解旋酶、DNA 聚合酶及单链 DNA 结合蛋白。其反应原理为：恒温条件下，解旋酶首先解开 DNA 双链，单链 DNA 结合蛋白随即与解开的模板单链结合，使模板单链处于稳定完整的状态。引物分别与两条模板单链的 3' 端结合，在 DNA 聚合酶的作用下合成双链 DNA。新合成的双链 DNA 可作为模板进入下一轮循环扩增反应。

（二）CRISPR/Cas12 分子诊断技术的原理

CRISPR/Cas 系统是广泛存在于细菌及古细菌中的适应性免疫防御系统，主要由 Cas 效应蛋白及 CRISPR RNAs（crRNAs）组成。其中，CRISPR/Cas9 系统已被广泛应用于基因编辑领域。此外，其他种类的 CRISPR/Cas 系统，包括 Cas12、Cas13、Cas14 蛋白，由于具有间接的非特异催化活性而被应用于分子诊断领域。

CRISPR/Cas12 系统属于 V 型 CRISPR 系统。Cas12a 蛋白含有 RuvC 结构域，可在 crRNA 的引导下识别靶标 dsDNA 的原间隔序列邻近基序（PAM）TTTN 序列，并在 PAM 序列下游 18~25nt 发挥其核酸内切酶的功能。同时，Cas12a 的非特异性反式切割活性会被激活，可以非特异地裂解 ssDNA（图 18-1）。2018 年，Jennifer Doudna 团队将 Cas12a 的这一特殊性质与等温核酸扩增结合，开发了一种新的 DNA 检测方法——DETECTR（DNA endonuclease targeted CRISPR trans reporter）。该系统首先利用重组酶聚合酶扩增（RPA）样本核酸，CRISPR/Cas12a 与扩增产物混合后被靶标序列激活，切割靶标序列及反应体系中的 ssDNA 荧光探针，释放荧光信号，指示检测结果。DETECTR 仅需 1 小时即可完成检测，检测灵敏度可

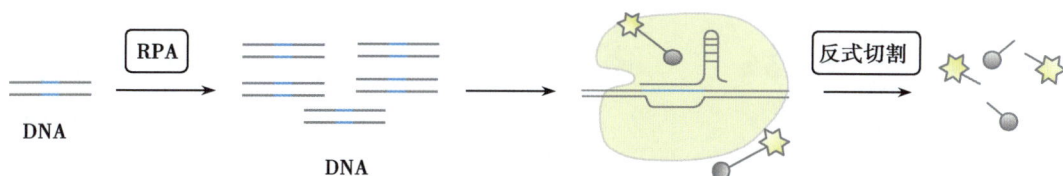

图 18-1　DETECTR 原理

达 amol/L 级。受 DETECTR 的启发,Cas12 的另一种蛋白 Cas12b 也被用于开发核酸检测工具,Cas12b 含有单个 RuvC 结构域,同样显示出 DNA 的反式切割活性,据此创建了 CDetection(Cas12b-mediated DNA detection),HOLMESv2(one-hour low-cost multipurpose highly efficient system(HOLMES)v2)等病毒核酸检测平台。

(三) CRISPR/Cas13 分子诊断技术的原理

Cas13 是 Ⅵ 型 CRISPR 系统相关蛋白,含有两个不同的 HEPN 结构域,具有 guide RNA 指导的核糖核酸酶(RNase)活性。和 Cas12 相似,除了对靶标 RNA 的切割,Cas13 还有对非靶标 RNA 分子的反式切割活性。2017 年,张锋团队开发了第一个基于 CRISPR/Cas13a 的特异性核酸检测系统即 SHERLOCK(specific high-sensitivity enzymatic reporter unlocking)。该系统首先利用 RPA 或逆转录-RPA(RT-RPA)扩增为含有 T7 启动子的 DNA 模板,随后进行转录,获得的 RNA 作为靶标被 Cas13a 特异性识别并切割。同时,Cas13a 的非特异性反式切割活性被激活,反应体系中的 ssRNA 荧光探针被切割,使其发出荧光信号(图 18-2)。2018 年,该团队在 SHERLOCK 基础上进一步开发 SHERLOCKv2 系统,将 Cas13a 与辅助 CRISPR-Ⅲ 型核酸酶 Csm6 联用,使检测灵敏度提高了 3.5 倍。同时,Myhrvold 等将加热未提取样品以消除核酸酶(heating unextracted diagnostic samples to obliterate nucleases,HUDSON)技术与 SHERLOCK 相结合,通过对样本进行快速加热处理及化学处理,实现灭活病毒和核酸酶并同时释放核酸,无须核酸提取,2 小时内即完成对临床样本的病毒核酸检测。

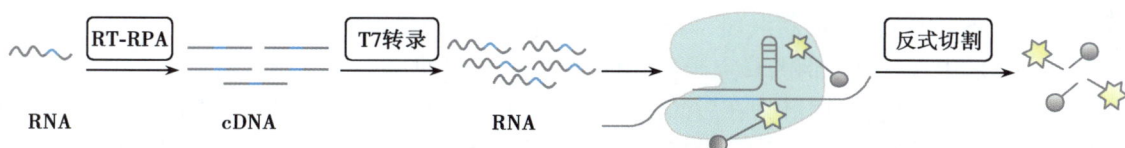

图 18-2　SHERLOCK 原理

(四) 胶体金免疫层析技术的原理

为实现对细菌病毒等病原体的快速现场即时检测,目前已开发的 DETECTR、SHERLOCK 等 CRISPR 分子诊断平台常利用便携式横向流动试纸条将检测结果转换为易读取信号,使整个检测系统更适用于临床即时检测。横向流动试纸条检测是将 CRISPR/Cas 系统与胶体金免疫层析技术相结合,其原理见图 18-3,具体为:Cas12a 或 Cas13a 在识别靶标后,对 FAM-生物素报告分子进行切割,将反应后的溶液滴在试纸条加样处,试纸条的样品结合垫包被胶体金偶联的 FAM 抗体,质控线处包被有大量链霉亲和素,而检测线处含有抗 FAM 抗体的二抗。报告分子由于毛细作用,在结合垫与胶体金偶联 FAM 抗体结合后继续向前流动,含有生物素的一端或完整的报告分子会在质控线被生物素捕获,而 FAM-胶体金偶联 FAM 抗体复合物则在检测线被特异性捕获,产生易读取信号。整个检测过程可在 40 分钟内完成。

二、CRISPR 分子诊断技术的流程

CRISPR 分子诊断技术的流程主要包括几大模块,包括样本处理,核酸扩增,CRISPR 检测及检测结果的读取等。

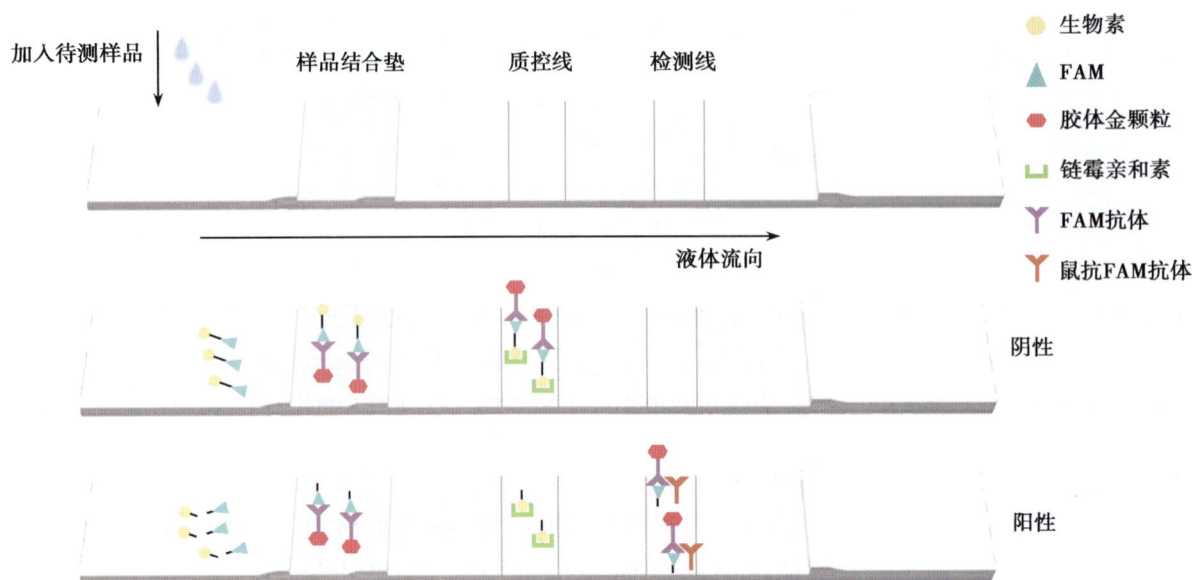

图 18-3 试纸带原理

（一）样本的处理

CRISPR 分子诊断技术的第一步是样本处理，能否提取出高质量的核酸分子是核酸检测的关键，提取方法的灵敏度、特异性也将直接关系到后续试验的成败。样本的处理包括样本的预处理及核酸提取。

1. 样本预处理 病原核酸检测在临床上常见的样本类型有组织、血液、拭子、痰液等，不同的样本预处理方式有所差别。

（1）组织样本：块状组织样本短时间内无法充分裂解，一般需要进行样本预处理。取新鲜组织样本用生理盐水清洗 2 次，再将清洗后的组织块用玻璃砂研磨或组织研磨机制成匀浆，加入生理盐水或磷酸盐平衡生理盐水（PBS）进行剧烈振荡混匀、离心，取上清液进行核酸提取。

（2）血液：采用含有抗凝剂的真空采血管保存即可，建议使用乙二胺四乙酸（EDTA）或枸橼酸钠抗凝管，不建议使用肝素抗凝管（因肝素在后面的核酸提取过程中很难去除，且肝素对 PCR 反应有很强的抑制作用，因此不建议使用肝素抗凝管）。采集完血液，颠倒混匀备用。如果需要血清或血浆，取全血后，静止 1~2 小时，置于离心机 3 000r/min 离心 15 分钟即可进行核酸提取。

（3）拭子样本：拭子样本一般储存在病毒保存管中。采样拭子直接接触采样部位，拭子的材质也会对后续检测结果产生影响，其中绒拭子因其良好的吸水性和更有利于释放病毒的特性得到广泛应用，取样后将拭子在保存液中充分振荡混匀，取上清液进行核酸提取。

（4）痰液样本：痰液中含有大量黏蛋白和杂质，比较黏稠，直接进行核酸提取效果不佳，因此要进行痰液预处理。用氢氧化钠（NaOH）或变性剂液化，然后离心取沉淀进行核酸提取。

2. 核酸提取 核酸提取是下游核酸检测、研究或产品开发的起点，所分离的核酸的质量和完整性直接影响研究或诊断结果。理想的抽提方法可以获取高质量的靶核酸，同时没有蛋白、糖、脂和其他核酸污染。目前已有很多专业化的核酸抽提方法可以从各种生物样品中抽提出 DNA、RNA 或者总核酸。这些方法大多数已开发成商业化的试剂盒，有的可以与仪器结合实现自动化抽提，从而简化抽提过程。

（1）传统的核酸抽提方法：传统的核酸抽提方法主要包括酚-氯仿抽提法、溴化十六烷基三甲铵（CTAB）抽提法、溴化乙锭-氯化铯（EtBr-CsCl）梯度离心法和寡聚脱氧胸腺嘧啶核苷酸（Oligo-dT）-纤维素层析法等。以酚-氯仿抽提法为例，DNA 提取步骤如下：

1）将处理过的样本加到 1.5ml 离心管，在管中加 10μl 蛋白酶 K。用封口带将离心管封口，放入 56℃ 摇床 3 小时。

2）加入等体积的 Tris 饱和酚 500μl,摇匀 10 分钟。

3）离心:12 000rcf,7 分钟,4℃。离心后分成上中下三层,上层为 DNA,中层为蛋白质,下层为有机质。

4）吸取上层液体加入新的离心管。

5）在含有上清液的离心管中加入 Tris 饱和酚、氯仿和异戊醇混合液(25∶24∶1)450μl,摇匀 10 分钟。

6）离心:12 000rcf,7 分钟,4℃。吸取上清液加到新的离心管,加入等体积的氯仿和异戊醇混合液(24∶1)400μl。

7）离心:12 000rcf,7 分钟,4℃。吸取上清液加入新的离心管,加入 2.5 倍体积经过-20℃冷冻的100% 的乙醇。-20℃过夜。

8）将样品取出,12 000rcf,7 分钟,4℃离心。弃上清液,留白色沉淀(即 DNA)。

9）加 400μl 的经过-20℃冷冻的 75% 乙醇,反复吹打溶解。

10）重复第 9)步骤 2 次(用 75% 乙醇洗三次),提取 DNA 完成。

（2）核酸固相抽提法:市场上大多数商业核酸抽提试剂盒采用固相纯化法。与传统的方法相比,更加快速高效,并且可以避免液-液萃取中分离不完全等问题。固相抽提包括细胞裂解、核酸吸附、漂洗和洗脱四个关键性步骤。首先需要通过特定的缓冲液调节柱状态,使其固相表面或功能基团转换成某一特定化学形态,然后将裂解缓冲液处理的样本转移到至吸附柱。吸附柱为特殊的硅基质吸附材料,在高 pH 和高盐浓度的结合液作用下,可吸附核酸。虽然蛋白质等其他化合物也可与吸附柱结合,但随后利用含竞争性试剂的漂洗缓冲液可将其去除。最后利用低盐高 pH 的洗脱液进行洗脱,达到分离纯化核酸的目的。在纯化过程的漂洗和洗脱步骤中,通常要求快速离心、真空抽滤或者柱分离。目前市面上有磁珠法 DNA 提取试剂盒、离心柱法 DNA 提取试剂盒、离心柱法 RNA 提取试剂盒等。

（3）简化核酸提取:简化核酸提取过程主要包括基于高温和溶液的直接裂解法,以及基于纸片的核酸提取法等。其中代表性的为 2018 年出现的 HUDSON 技术,此方法对未处理的样本进行快速的热处理和化学处理,除去导致病毒核酸降解的 RNase,同时溶解病毒衣壳,把核酸释放到待检测液中。

1）基于高温的直接法:在几分钟内就可以释放核酸,是一种常用的物理裂解方法,通过金属浴和水煮法等方式,破坏病原体和组织细胞的结构,如病毒的衣壳、细菌坚实的细胞壁和细胞包膜等,短时间内粗略提取核酸。

2）基于溶液的直接裂解法:是指在标本中通过加入高效的裂解缓冲液充分裂解病原体,释放病原体核酸。采用碱裂解、酸中和的新型免核酸提取的"一步法"成功地应用于肺炎支原体和乙型肝炎病毒等的检测。

3）基于纸片的核酸提取方法:这是一种新兴的核酸提取方法,其原理是经化学处理过的纸片裂解细胞或病原体,并保留过滤基质中的核酸。使用未处理的纤维素基纸的 FTA 卡(flinders technology associates cards),30 秒内可完成样品中核酸提取。使用 FTA 卡可成功检测多种寄生虫、人类乳头瘤病毒和口腔液中的人类免疫缺陷病病毒Ⅰ型等。

（二）等温核酸扩增与转录、逆转录

1. 等温核酸扩增　主要包括环介导等温扩增(LAMP)、交叉引物扩增(SDA)、重组酶聚合酶扩增(RPA)、依赖核酸序列的扩增(NASBA)、滚环扩增(RCA)和依赖解旋酶的扩增(HDA)等。以 RPA 为例,扩增步骤如下:

（1）在 1.5ml 的 PCR 试管中准备以下主混合体系,冰上操作(表 18-2):

表 18-2　PCR 试管准备冰上操作

成分	含量/μl
上游引物,10μmol/L	2.4
下游引物,10μmol/L	2.4
RPA 扩增水合缓冲液	29.5
无核酸酶水	13.2

（2）在混有核酸外切酶的冻干粉（重组酶、聚合酶、单链结合蛋白）中加入 40μl 的以上混合体系,小心地将混合物置于冰上。

注意:不要在重悬和转移时更换枪头,因为当使用多个枪头时,RPA 反应组分的黏性可能会导致反应酶的大量损失。

（3）向反应中加入 2.5μl 的 280mmol/L 醋酸镁,然后短暂涡旋并快速离心（在室温下使用微型离心机2~3 秒）。

注意:在 RPA 体系中加入醋酸镁会激活酶活性,并可能导致强引物二聚体的形成。因此,快速进行样品添加非常重要。

（4）将上一步中的 RPA 体系转移至 PCR 管或 PCR 平板中,之后在每个反应中加入 1μl 的提取的核酸,仔细混匀并快速离心。包括不含核酸的阴性对照。

（5）在预热的恒温加热器或水浴锅中,37℃的温度下进行 10~30 分钟的反应。如果进行 RT-RPA 反应,由于冻干粉中添加了 M-MLV 逆转录酶,需要在 42℃下进行反应。对于需要提高灵敏度的反应,反应时间可以延长到 1 小时。扩增完成后,可以立即对扩增产物进行 CRISPR 检测,也可以在 4℃保存 2~3 天或在 −20℃保存长达数周。

2. 转录步骤　所有操作都需注意防止 RNase 污染。

（1）在 PCR 管中制备以下体系进行退火反应（表 18-3）:

表 18-3　PCR 试管准备退火反应

成分	含量/μl
DNA 模板,100μmol/L	1
T7 启动的寡核苷酸,100μmol/L	1
Taq 退火缓冲液	1
无核酸酶水	7

（2）变性退火 5 分钟,然后缓慢冷却至 4℃。

（3）在退火产物中加入以下转录混合物（表 18-4）:

表 18-4　退火产物中加入转录混合物

成分	含量/μl
退火产物	10
NTP 混合缓冲液	10
T7 RNA 聚合酶,50U/μl	2
无核酸酶水	17

（4）37℃孵育 4 小时,孵育完毕后加入 2μl 的 DNaseI,并加水补至 50μl 体积,37℃ 孵育 15 分钟后去除 DNA 模板。所得产物用于后续 RNA 纯化。

注意:反应产物可以在 −20℃下储存最多 2 周,也可以直接进行 RNA 纯化。

3. RNA 纯化　使用 RNA 清洁试剂进行 RNA 纯化,纯化步骤如下:

（1）向 50μl 的转录产物中加入 2 倍体积即 100μl 的吸附膜结合缓冲液,吹打混匀。

（2）加入 150μl 的无水乙醇,吹打混匀,勿剧烈振荡。

（3）用移液枪将混匀的溶液移至放在收集管里的吸附柱中,15 000rcf 离心 1 分钟。

（4）离心后弃去滤液,加入 500μl 洗脱缓冲液至吸附柱中,15 000rcf 离心 1 分钟。

（5）重复步骤（4）再洗一次。

（6）将吸附柱移入新的 1.5ml EP 管中,加入 60μl 无核酸酶水,室温静置 5 分钟。

（7）15 000rcf 离心 2 分钟，获得约 60μl 滤液，进行浓度测定以及电泳鉴定，RNA 纯化产物于 −80℃冰箱保存。

（三）CRISPR/Cas12 对 DNA 靶点的检测

基于 CRISPR/Cas12 系统的分子诊断主要用于检测 DNA，反应中含有易降解的 crRNA，因此建议在无酶环境下进行操作，实验中需设立阳性对照和阴性对照。合适的阴性对照是无核酸酶水的扩增产物。合适的阳性对照包括 DNA 靶标或已知存在靶标的纯化 DNA。步骤如下：

1. 使用 RNase 清除剂擦拭工作台。

2. 冰上解冻 crRNA、Cas12a 蛋白、Cas12a 反应缓冲液、单链 DNA 荧光报告探针等试剂，用铝箔覆盖以避光。

3. 配制 20μl 的 CRISPR/Cas12a 检测体系（表 18-5）：

表 18-5　配制 20μl 的 CRISPR/Cas12a 检测体系

成分	含量/μl
LbaCas12a，1μmol/L	1
crRNA，1μmol/L	1
Cas12a 反应缓冲液	2
无核酸酶水	16

4. 上述体系在 37℃预孵育 10 分钟，形成 RNA-蛋白质复合物后，加入 0.1μl 的单链 DNA 荧光报告探针（浓度为 100μmol/L）。

单链 DNA 荧光报告探针：5'-FAM-TTATTATT-BHQ1-3'

5. 取 18μl 的检测体系加入 PCR 管或 PCR 平板中，冰上操作。

6. 将扩增产物离心（使用小型离心机或平板旋转器在室温下离心 5 秒），小心打开反应管，将 2μl 的扩增产物加入上述 18μl 体系中，短暂离心除去气泡。

7. 样品应迅速放入荧光读取仪器中，仪器提前 37℃预热。

8. 37℃孵育 1~2 小时，每隔 2 分钟进行一次荧光数据采集。

（四）CRISPR/Cas13 对 RNA 靶点的检测

CRISPR/Cas13 主要用于检测靶标 RNA，需要在无 RNA 酶环境下进行操作。建议在实验的同时设计阳性对照和阴性对照。阴性对照通常为无核酸酶水的扩增产物，阳性对照通常包括 RNA 靶标或已知存在靶标的纯化 RNA。步骤如下：

1. 使用 RNase 清除剂擦拭工作台。

2. 冰上解冻 crRNA、Cas13a 蛋白、Cas13a 反应缓冲液、单链 RNA 荧光报告探针等试剂，用铝箔覆盖以避光。

3. 配制 CRISPR/Cas13a 检测体系（表 18-6）：

表 18-6　配制 CRISPR/Cas13a 检测体系

成分	含量/μl
HEPES 缓冲液，1mol/L	0.4
MgCl₂，1mol/L	0.2
Cas13a 反应缓冲液	1
LwaCas13a，1μmol/L	2
crRNA，1μmol/L	1
RNase 抑制剂	1
T7 RNA 聚合酶，50U/μl	0.1
无核酸酶水	14.3

4. 加入 0.2μl 单链 RNA 荧光报告探针(浓度为 100μmol/L)单链 RNA 荧光报告探针:5'-FAM-rUrUrUrUrUrU-BHQ1-3'

5. 取 18μl 反应体系加入 PCR 管或 PCR 平板中,冰上操作。

6. 将等温扩增产物离心(使用小型离心机在室温下离心 5 秒),小心打开反应管,取 2μl 加入上述 18μl 体系中,短暂离心除去气泡,冰上操作。

7. 样品应迅速放入荧光读取仪器中,仪器提前 37℃预热。

8. 37℃孵育 1~2 小时,每隔 2 分钟进行一次荧光数据采集。

(五)检测信号的放大

我们在实际检测样本时,会遇到核酸过于微量而无法检出的问题。为了解决此问题,通过在检测过程中加入信号放大技术,以达到检测阈值,可实现超灵敏的检测。传统的检测信号放大方法主要为等温核酸扩增技术。近年来,研究者们陆续开发了新的信号放大技术,包括表面等离子共振、串联 Cas 蛋白、人工生化回路等。

1. 表面等离子共振法 贵金属纳米材料具有表面等离子体共振特性,可用于提高信号强度。将纳米粒子和 DNA 组成 DNA 功能化的金纳米颗粒,通过金属纳米颗粒内部的等离子体共振作用,可以使其表面附近荧光物质的荧光强度显著增强,这一现象被称为金属荧光增强。利用此原理开发的基于 CRISPR/Cas12 的核酸无扩增荧光生物传感器,可以通过金属荧光增强效应检测细胞的游离 DNA。在该系统中,Cas12 能够识别靶标 DNA,可以在 30 分钟内高灵敏的检测乳腺癌基因-1(BRCA-1)。这种快速、高选择性的传感器还可用于测量其他核酸类生物标志物,并且可用于建立 POCT 平台。

2. 串联 Cas 蛋白 有研究表明,将 Csm6 蛋白与 Cas13a 联用,可以提升 SHERLOCK 的检测灵敏度。Csm6 可感知 RNA 小环的存在,激活后会切割反应中各种 RNA 分子。Gootenberg 等人在 SHERLOCK 的基础上加入 Csm6,当 Cas13a 检测到靶标 RNA 并发生切割反应时,切割产物会结合并触发 Csm6,Csm6 发生蛋白构象改变,进一步切割其对应的 RNA 荧光报告探针,达到级联放大荧光信号的作用。当每个 Cas 蛋白都可以切割更多的荧光报告探针时,灵敏度可以极大提升。这种 Cas13a 联合 Csm6 的串联 Cas 蛋白的方法无须前置扩增步骤,在 37℃下将所有组分放到单一的反应体系中就可进行核酸检测,为更快、更简单的现场即时检测提供技术基础。

3. 人工生化回路 人工生化回路可以精确地控制化学反应网络的功能和动态,在生物的调控传感和生物工程领域有着广阔的应用前景。Shi Kai 等人受到生物信号通路及化学反应网络的启发,利用 CRISPR/Cas12a 系统高特异性的序列识别的特性,以及反式切割活性,构建了具有指数级信号放大能力的 CRISPR/Cas12a 自催化核酸正反馈网路。此网路由信号转换器 T1、信号放大器 A 和信号转换器 T2 组成,A 和 T2 并联形成正反馈回路。其中,A 即为待转换的 guide RNA,其被 Cas12a 切割后即可转换为新的 crRNA 参与反应。而 T1 即为 Cas12a-crRNA 复合物,能够识别并切割靶标 DNA。同时,Cas12a 发挥其反式切割活性切割荧光报告探针,以及待转换的 guide RNA。由此产生新的 crRNA 作为信号放大器 A 的输入,经过 T2(由 Cas12a 蛋白和辅助 DNA 组成)转换成一个新激活的 Cas12a-crRNA 复合物;这样 A 与 T2 之间形成正反馈循环,使得每次 Cas12a 的附属切割行为不仅产生荧光输出,还生成一个新的被激活的 Cas12 蛋白,实现自催化放大,同时产生的荧光信号以指数形式累积。该方法成功将 Cas12a 反式切割活性的线性信号扩增转化成指数级信号放大,从而实现对靶标 DNA 的超灵敏检测。

(六)检测结果的几种展示

基于 CRISPR 的分子诊断工具比传统的核酸检测工具更灵敏、快速、便携,其检测结果也有多种读取方式,包括紫外激发光下肉眼观察荧光,试纸带,及比色分析等。

CRISPR/Cas 系统切断荧光报告探针后,阳性反应管发出荧光,阴性反应管则无变化,因此检测结果可在紫外激发光下肉眼直接观察。为便于现场可视化检测,有研究者使用 FAM 生物素报告探针,与胶体金免疫层析技术结合,利用试纸带对结果进行直接读取。其中,阴性结果只能观察到质控线显示,阳性结果可观察到质控线与检测线同时出现。

同时,有研究人员建立了一种基于金纳米颗粒的比色分析方法。比色法是根据纳米粒子间的表面等离子体耦合效应和各粒子间的距离影响其光学性质的改变,使得纳米粒子呈现不同的颜色从而建立确定目标物质含量的分析方法。同时 CRISPR 系统还可与石墨烯的场效应晶体管和纳米孔传感器结合,不需要进行 DNA 扩增,利用 Cas12a 识别目标序列来影响电子信号的输出,通过反式切割活性获得高传导信号,通过观察电流差异间接提示是否存在靶标 DNA。

三、CRISPR 分子诊断技术的应用

目前部分 CRISPR/Cas 系统已被证明具有高效的核酸识别能力,近年来基于 CRISPR/Cas 系统的核酸检测工具已被广泛应用于多个领域,病原体核酸检测如细菌,病毒,寄生虫等,以及其他领域的临床诊断,如肿瘤突变,循环 DNA,外泌体等。

(一)病毒检测应用

传统的病毒核酸检测方法为荧光定量 PCR(q-PCR),但是耗时较长,且需要精密的仪器。Jennifer Doudna 团队开发的基于 CRISPR/Cas12a 的 DETECTR 的方法,对 DNA 的检测灵敏度能达到 amol/L 级,应用于医疗诊断时,可对人乳头瘤病毒(human papilloma virus,HPV)患者的样本进行检测分析。张锋团队开发的 SHERLOCK,以及与 Csm6 联用的多通道检测平台 SHERLOCKv2,能够在非常低浓度(低至 1 拷贝/μl)的生物液体样本中直接检测病原体核酸,已成功用于检测寨卡病毒(Zika virus,ZIKV),登革热病毒(Dengue fever virus,DFV)以及黄热病毒(yellow fever virus,YFV)。与此同时 Myhrvold 等研制出 HUDOSON 的方法,可以简化样本处理的步骤。通过将 HUDOSON 与 SHERLOCK 联用,在不使用仪器的条件下,成功从患者的尿液、全血、血浆、血清及唾液样本中检测出 ZIKV。赵国屏团队成功开发的基于 CRISPR/Cas12a 的高灵敏检测方法 HOLMES(one-hour low-cost multipurpose highly efficient system),能够对目标 DNA 和 RNA 做快速检测,保证检测灵敏度的同时还可区分 SNP 位点,成功实现对乙型脑炎病毒(Japanese encephalitis virus,JEV)及伪狂犬病病毒(pseudorabies virus,PRV)的检测。此外,陆续出现的 CRISPR/Cas 系统与色度传感器、电化学传感系统等的结合,使检测平台的高效性、便携易操作的特性不断优化,目前已成功应用于新型冠状病毒(severe acute respiratory syndrome coronavirus 2,SARS-CoV-2),非洲猪瘟病毒(African swine fever virus,ASFV),埃博拉病毒(Ebola virus,EBOV),流感病毒(influenza virus,Flu),血浆 EB 病毒(Epstein-barr virus,EBV)等的临床诊断,检测灵敏度与最常用的 q-PCR 的检测灵敏度相当。目前,CRISPR 分子诊断工具在病毒检测快速应用上已表现出巨大潜力,能够对新冠疫情防控期间的早期诊断和干预提供有力的技术支持。

(二)细菌检测应用

在细菌检测方面,临床常见方法为细菌分离培养及鉴定,较费时费力。在假单胞菌属(Pseudomonas)的检测中,目前在 HOLMES 系统的基础上应用 Cas12b 蛋白,创建的 HOLOMES 的改进版本 HOLOMESv2,可将扩增与 Cas12b 检测两个独立步骤整合至同一系统中,避免发生交叉污染,已应用于检测铜绿假单胞菌(P. aeruginosa)。在肠杆菌科(Enterobacteriaceae)的检测中,志贺菌属(Shigella),沙门菌属(Salmonella),耶尔森菌属(Yersinia)均有研究报道利用 CRISPR 诊断工具检测细菌核酸分子。目前,CRISPR 分子诊断工具已被成功应用于副溶血弧菌(Vibrio parahaemolyticus)、幽门螺杆菌(Helicobacter pylori)、蜡样芽孢杆菌(Bacillus cereus)等细菌的检测。

除了基因组编辑功能,CRISPR/Cas9 系统用于分子诊断的功能也在不断被发掘。已有研究报道,CRISPR/Cas9 可以与光学 DNA 定位结合,用于鉴定细菌抗生素抗性基因,而 CRISPR/Cas9 与 DNA 荧光原位杂交(FISH)结合可以检测耐甲氧西林的金黄色葡萄球菌(methicillin-resistant Staphylococcus aureus,MRSA)。由于 Cas9 核酸酶的两个结构域突变后的 dCas9 只能结合 DNA 而没有核酸酶活性,此特点被用于开发基于 dCas9 的体外 DNA 检测系统,实现对结核分枝杆菌(Mycobacterium tuberculosis)的高灵敏、高特异性检测。

(三)寄生虫检测应用

在病原体检测领域,除了病毒及细菌检测,基于 CRISPR/Cas12 及 CRISPR/Cas13 的检测平台也已被用于疟原虫(Plasmodium)、隐孢子虫(Cryptosporidium)、刚地弓形虫(Toxoplasma gondii)等的寄生虫的

临床诊断及流行病学调查。

1. **疟原虫**　疟疾防控在一定程度上受到无症状携带者的阻碍，这些携带者充当持续传播的寄生虫宿主。低密度感染（即 1μl 血液中含少于 100 个虫体）是指低于目前使用的主要诊断方法——光学显微镜和基于抗原的疟疾快速诊断试验的检测限的感染状态，但其在地方环境中尤其常见。Rose A. Lee 等人开发了一种基于 SHERLOCK 的超灵敏疟疾诊断方法，以恶性疟原虫（*P. falciparum*）18S rRNA、线粒体（细胞色素氧化酶 III、细胞色素 B）和亚端粒（Pfr364）为靶标，通过 10 分钟寄生虫核酸快速提取与约半小时的 SHERLOCK 检测，再通过荧光或试纸带读取结果，整个检测过程不超过 1 小时。这种方法的最低检测限达到了每微升血液中可检出 2 个虫体，符合世界卫生组织建议的检测极限。Clark H 等人也进行了以恶性疟原虫 18S rRNA 为靶标的 SHERLOCK 的检测，并且在疟疾流行国家收集的干血斑样本上成功进行了验证。

2. **隐孢子虫**　隐孢子虫是一种肠道原虫，可以感染各种脊椎动物，包括人类、非人灵长类以及各种家畜和野生动物。研究证明，隐孢子虫病是儿童腹泻和死亡的第二大原因，仅次于轮状病毒。目前，鉴定隐孢子虫 IId 亚型，即 SF（subtype-family）只能通过 DNA 检测，如 PCR 扩增结合一代测序。然而，这种方法费时费力，需要训练有素的操作人员和昂贵的专用设备，不适用于现场疾病监测，尤其在资源有限的地区。Fuchang Yu 等人通过整合 RPA 和 Cas12a 的反式切割活性建立了 ReCTC 技术（recombinase polymerase amplifcation and the Cas12a/crRNA trans-cleavage system），可在蓝光下肉眼观察荧光信号以及与试纸带结合用于快速现场诊断。此方法可以从临床粪便样本中检测出微小隐孢子虫的 IId SF，而不需要专业技术人员、昂贵的仪器或烦琐的操作，并且纯样本和复杂样本的检测极限分别为 1 拷贝和 10 拷贝。常规的 PCR 测序是目前诊断微小隐孢子虫 SF 常用的金标准。用于临床样本检测时，以 ReCTC 为基础的检测结果与其 100% 一致。Yi Li 等人通过抗体-DNA 偶联物将抗体的识别与 CRISPR/Cas12a 的荧光信号放大相结合，建立了一种适用于微生物检测的超灵敏 CRISPR/Cas12a 免疫传感方法。该方法可检测 4μm 大小的微小隐孢子虫卵囊，线性范围为 6~1 600 个卵囊/ml，最高灵敏度为每个样本 1 个卵囊。该方法还展现了可适用于各类复杂样品的应用潜力，能够从泥浆样本中检测到 10 个卵囊。

3. **弓形虫**　弓形虫是一种机会致病原虫，在世界范围内分布广泛，对宿主和细胞类型选择极不严格。传统的诊断方法，如光学显微镜检查，既耗时又不可靠，需要大量的生物和环境样本。此外，血清学诊断方法也有一些局限性，例如，在免疫功能低下的患者中很难诊断出弓形虫病。目前基于 q-PCR 的方法在检测低浓度的靶标 DNA 方面表现良好。但商品化的 q-PCR 试剂盒昂贵、依赖仪器且耗时长。QiaoNi Ma 等人将重组酶辅助扩增（recombinase-aid amplification，RAA）与 CRISPR/Cas12a 相结合，开发了一种 RAA-Cas12a-TG 系统，通过靶向弓形虫 529bp 重复元件检测土壤样品中的弓形虫。该方法在 37℃ 下于 1 小时内可成功检出信号，检测极限低至 1fmol/L，比常规 PCR 法更灵敏。

（四）其他检测应用

基于 CRISPR/Cas 的分子诊断工具不仅广泛用于病原体核酸检测，还可用于检测临床患者体液样本中的疾病相关生物标志物，如识别肿瘤细胞中突变 DNA 等。

循环游离 DNA（circulating free DNA，cfDNA）是一种因细胞坏死、凋亡后游离于胞外的 DNA，在肿瘤患者体内高水平存在。如前所述的基于 CRISPR/Cas12a 的核酸检测技术，就可以通过金属荧光增强效应检测细胞的游离 DNA。cfDNA 可作为有效的疾病相关生物标志物，所以检测 cfDNA 可作为一种重要的早期诊断策略，能够大大降低常见临床上有创的组织活检带来的机体损伤和不适。

外泌体（exosome）是细胞分泌到胞外的直径为 30~150nm 的小囊泡，携带有多种蛋白质、脂类、RNA 等重要信息，有望成为多种疾病的早期诊断标志物。随着对外泌体认识的不断加深，通过 CRISPR 技术检测外泌体的方法也逐渐发展起来。赵贤贤等人研发出一种基于 CD63 适配子和 CRISPR/Cas12a 反式切割的快速、灵敏的外泌体检测技术。该方法已被成功地应用于对培养细胞释放的外泌体和血浆外泌体的检测。刘万里等人构建了一种将 PCR 和 CRISPR/Cas12a 相结合的检测方法，用于检测 TEV（Tumor-derived Extracellular Vesicle）表面蛋白。同时基于杂交链式反应（hybridization chain reaction，HCR）和 CRISPR/Cas12a 的双重信号扩增，研发了灵敏、简单、临床可行且具有成本效益的 apta-HCR-CRISPR 外泌体检测技术,作为检测 TEV 蛋白的广泛有效的生物传感策略。

肠癌和其他多种肿瘤可主动释放或分泌 CEx(cancer-derived exosomes),CEx-miRNA 也成为一种潜在的生物标志物。Benjamín Durán-Vinet 等人提出了基于 CRISPR/Cas13a 的对 CEx-miRNA 检测技术的设想与验证,可进一步增强微创方法中的 CEx-miRNA 检测效率。

此外,有研究人员将金纳米颗粒(Au nanoparticle,AuNP)和铂纳米金颗粒(Pt nanoparticle,PtNP)比色分析方法与 CRISPR/Cas12a 及 Cas13a 结合,可以用于识别和报告血清中的多种肿瘤基因突变。

总之,随着对 CRISPR/Cas 系统的发掘和优化,基于 CRISPR 的分子诊断工具有望在病原体和生物标志物检测与肿瘤的诊疗等多个领域带来革命性的影响。

(杜忆南)

第六节　外泌体核酸检测技术

细胞外囊泡(EVs)是指细胞主动分泌的具有膜结构的微小囊泡的统称,几乎所有的细胞都会分泌细胞外囊泡,然而细胞外囊泡一度被认为只是细胞向外运输物质的"垃圾袋",是细胞移除碎片和清除特定大分子的一种途径,因此在过去很长一段时间内,细胞外囊泡并没有引起人们的注意。直到 1983 年,Harding 等和 Pan 等分别独立发现网织红细胞在成熟过程中分泌的小于 50nm 的小囊泡可以传递转铁蛋白至细胞外空间,几年后 Rose Johnstone 将这类细胞外囊泡命名为"外泌体(exosome)"。目前根据大小、生物特性和形成过程的不同,细胞外囊泡主要分为,外泌体、微囊泡和凋亡小体三大类。其中,外泌体广泛存在于细胞上清液及多种体液中,如血清、血浆、尿液、唾液、乳汁、脑脊液、羊水等。通过运输细胞内的蛋白质、核酸和脂质等促进细胞通信交流,进而影响受体细胞的基因表达和功能改变。越来越多的科研成果表明寄生虫在寄生过程会分泌外泌体,并且外泌体在寄生虫与寄生虫之间通信和寄生虫与宿主互作中都发挥重要作用,同时外泌体也参与寄生虫病原的传播并在宿主免疫系统中发挥重要功能。

一、外泌体技术的原理

外泌体可在唾液、尿液和血液等体液中检测到,这表明使用外泌体作为非侵入性的新型生物标志物的潜在优势。特别是,外泌体中的核酸,包括基因组 DNA(gDNA)和线粒体,以及 RNA(mRNA、microRNA、lncRNA、cirRNA 等)可作为生物标志物,为各种疾病的诊断、预后预测和疗效评估提供了有力帮助。

(一)外泌体的形成机制

外泌体是多种活细胞主动向胞外分泌的囊泡样小体,直径为 40~200mm,在蔗糖梯度中浮力密度为 1.13~1.18g/ml,在电镜下观察呈杯状结构。外泌体是由核内体系统形成的,主要经历 3 个阶段:首先,细胞质膜初次内陷形成内吞小体(endocytic vesicles),多个内吞小体相互融合形成早期核内体(early endosomes);其次,早期核内体再次内陷包裹细胞内物质,形成多个腔内小囊泡(intraluminal vesicles,ILVs),进一步转变成晚期核内体,即多泡体(multivesicular bodies,MVBs);最后,MVB 与细胞质膜融合,释放 ILVs 到细胞外空间,即外泌体(图 18-4)。

(二)外泌体中内容物成分

外泌体中含有一些重要的生物活性物质,主要由蛋白质、核苷酸和脂类等组成。随着蛋白质、核苷酸和脂质组学分析技术的快速发展,质谱技术和高通量测序等技术的应用实现了外泌体中内容物成分大规模筛选和鉴定,使得外泌体中的内容物成分被更快更详尽地揭示(图 18-5)。根据数据库(http://www.exoca rta.org)显示,目前已发现外泌体,包含 9 769 种蛋白质、3 408 个 mRNAs、2 838 个 miRNAs 和 1 116 种脂类,它们作为自分泌和/或旁分泌因子发挥作用,同时也可作为预后标志物、治疗靶点和药物载体。

外泌体中含有不同形式的 RNA 和 DNA,并且主要以 RNA 为主包括 mRNA、microRNA、lncRNA、cirRNA 等。RNA 作为一类极其重要的生物大分子,具有重要的生物学功能,能通过直接参与转录、转录后的加工和蛋白质翻译、修饰等对靶细胞基因表达和功能进行调节,这些分子能通过多种调节机制对

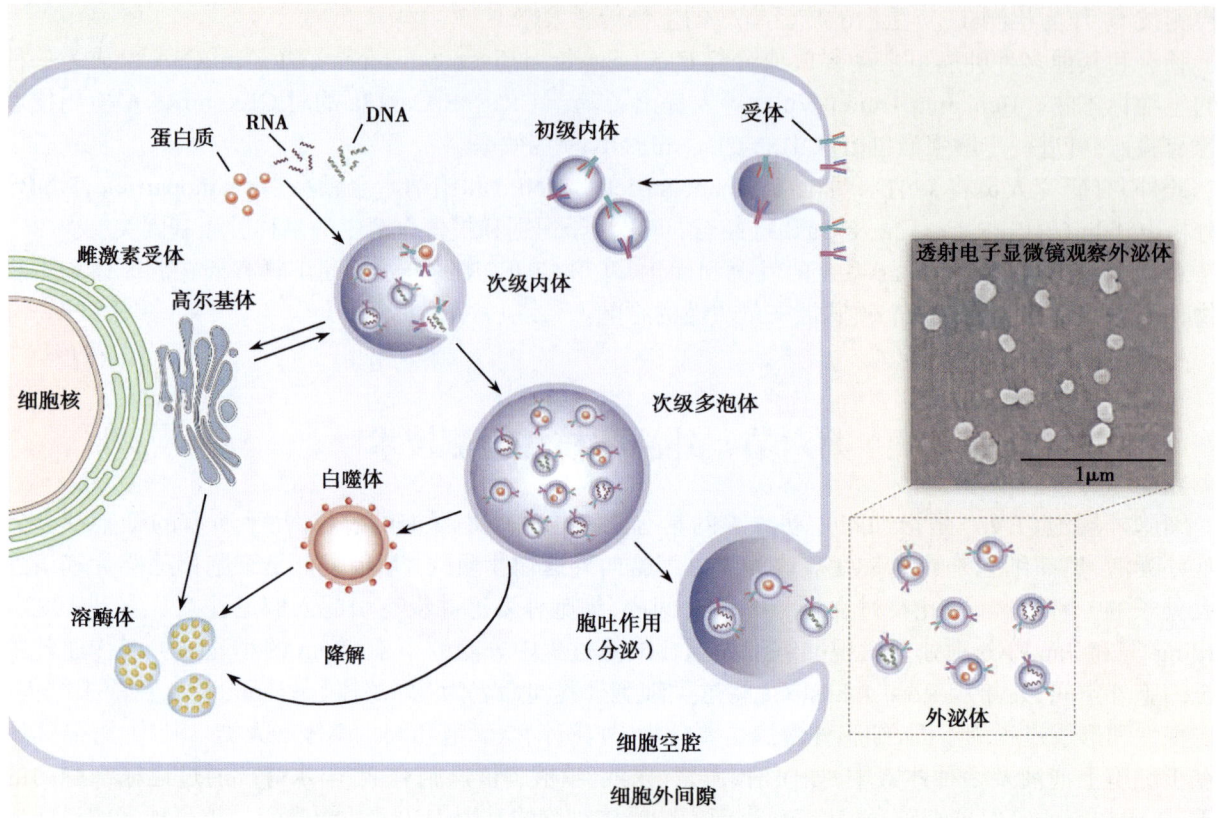

图 18-4　外泌体的生成

（引自 doi:10.3390/cells8040307.）

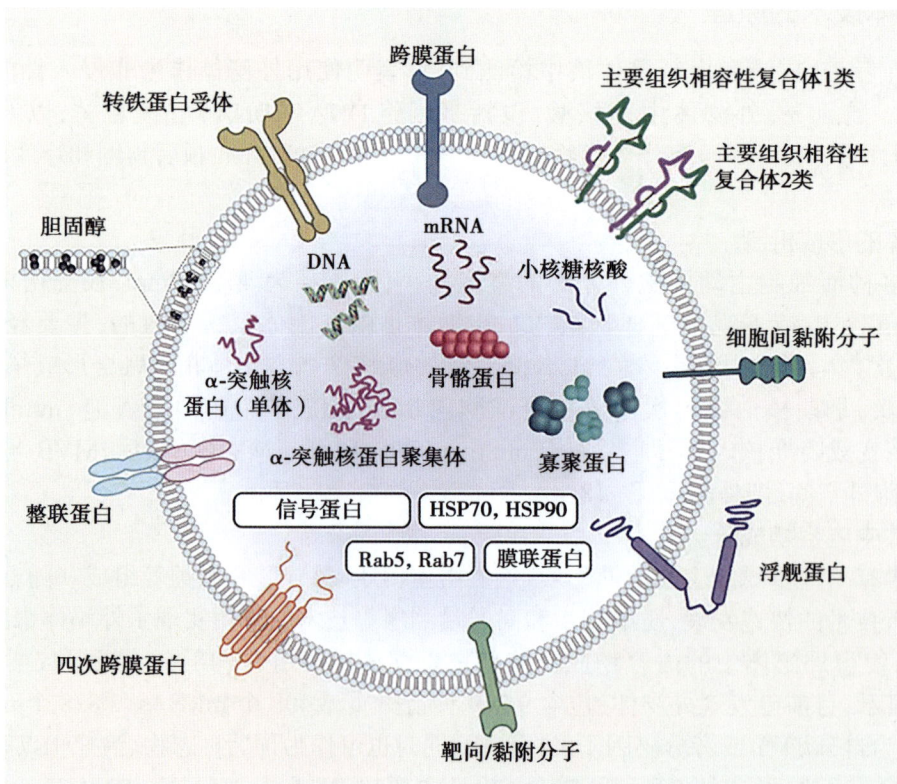

图 18-5　外泌体中内容物成分

（引自 doi:10.3390/cells8040307.）

mRNA 和蛋白质的翻译及翻译后修饰进行调节,对细胞的生物学功能和疾病的进展起到调控作用。外泌体中的 miRNA 被发现与许多疾病相关联。例如,外泌体中的 miRNA 与其来源的肿瘤细胞中的某些 miRNA 相似,说明外泌体具有潜在的用于癌症诊断的价值。越来越多的研究表明,miRNA 存在于唾液等一些能通过非创伤途径获得的体液中,这也表明外泌体可以作为一种新型液体活检标志物,用于疾病的诊断与治疗。

二、外泌体分析的实验流程

(一) 外泌体分离方法

外泌体常用的分离方法包括,差速超速离心法及密度梯度超速离心、免疫分离法、聚合沉淀法、切向流超滤法、尺寸排阻色谱法和微流控芯片分离法(图 18-6)。其中差速超速离心法是被使用最广泛的外泌体分离方法,被视为"金标准"。该方法最常见的实施方式是差速离心,先低速离心去除细胞及碎片,再通过超速离心使外泌体形成沉淀。此外,通过密度梯度超速离心法也可实现外泌体的分离。免疫亲和捕获法

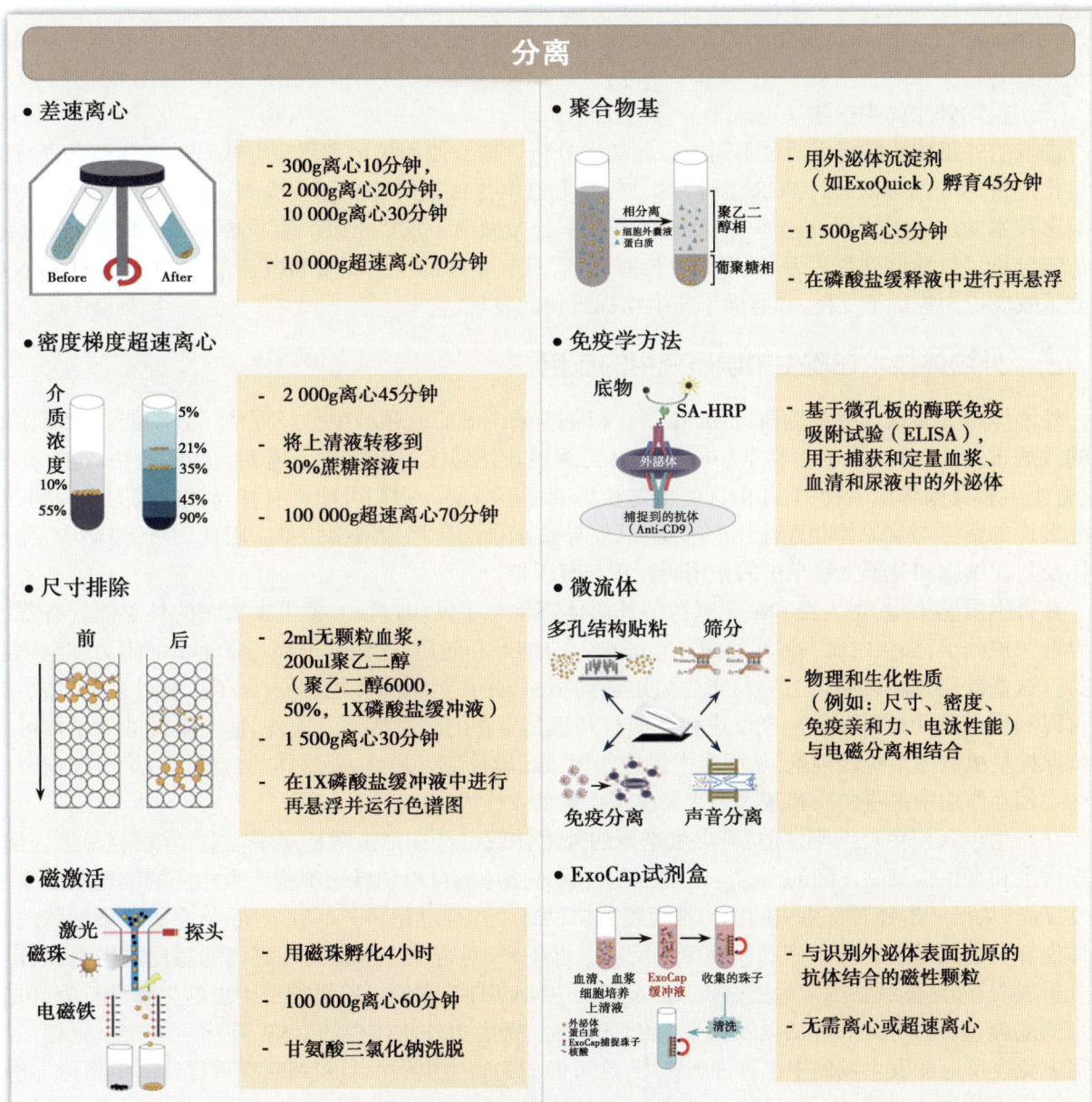

图 18-6　常用的外泌体分离方法

(引自 doi:10.3390/cells8040307.)

通常使用免疫磁珠等技术,捕获膜表面表达特定蛋白质的外泌体。该方法特异性好,可富集特定的一类外泌体。聚合沉淀法利用聚乙二醇(polyethylene glycol,PEG)一类的聚合物能与在样品溶液中聚合析出,促使外泌体沉淀。该方法操作简便,不少商业化试剂盒都是基于这个方法提取外泌体。切向流超滤法主要分为两个步骤,首先用孔径大于外泌体粒径的滤膜或离心法去除大颗粒,然后再以孔径较小的超滤膜截留外泌体,从而实现外泌体的富集。切向流超速法是最简便快捷的方法,无须特别的仪器设备,有利于从尿液等大体积样本中富集外泌体。尺寸排阻层析法利用排阻层析柱里的多孔固定相,使较小的颗粒在柱子里的保留时间更长,从而实现按粒径大小对样品进行分离,收集特定组分的流出液,即可获得外泌体。微流控芯片分离法则采用物理手段,用纳米材料或芯片捕获微流体中的外泌体。

(二) 提取外泌体中核酸

提取外泌体核酸有很多方法和技术。通常包括酚/氯仿法和离心柱技术。与细胞的 RNA 提取一样,基于苯酚/氯仿的方法是通过萃取、离心使水相和酚有机相分离;核酸存在于水相,通过乙醇等沉淀回收。这种方法费时费力,但可提供高纯度的 RNA。另外,离心柱技术是一种固相萃取方法,能够快速纯化 RNA。该方法依赖于在超极性试剂存在下核酸与二氧化硅的强结合,从而实现苯酚/氯仿萃取后的纯化过程,便于回收加工。不同试剂盒间的外泌体核酸谱与特异性核酸之间存在显著相关性,但因方法不同而存在差异。

(三) 检测外泌体中核酸

提取的外泌体核酸可以通过不同的检测技术分析。通常使用扩增和测序方法对外泌体核酸进行检测和量化。目标序列可以通过 PCR 选择性扩增,并通过电泳或实时荧光测量检测。在高通量检测方面,二代测序技术的进展对检测外泌体 RNA 的含量及其分布做出了重要贡献。更重要的是,基于测序的 RNA 表达谱分析可以检测到数百万、数千万个核酸序列,具有良好的检测深度和覆盖范围,为研究外泌体介导的分子效应机制提供了支持,并有助于新生物标志物的发现。

三、外泌体技术在寄生虫学研究中的应用

外泌体由大多数真核细胞所分泌,在癌症和免疫系统等研究领域中已经评估了其功能。然而在微生物的致病机制中,外泌体的生物学功能尚未得到阐述。外泌体不仅存在于哺乳动物细胞中,也存在于细菌、寄生虫和真菌等微生物中,并由这些生物和感染细胞分泌。它们可能含有特异性的毒力化合物,并从功能多样的宿主与病原体相互作用中产生,从而导致感染的传播或限制感染。因此,在传染病中,关于外泌体及其在细胞和分子生物学中的作用研究正与日俱增。

在寄生虫感染中,寄生虫和宿主来源的外泌体都参与了发病过程。寄生虫来源的外泌体含有寄生虫特异性保护分子,如蛋白质、RNA、lncRNA、miRNA、DNA 和脂质,这些分子都与寄生虫的毒力和生物发生有关。这些外泌体可以将内容物从寄生虫运送到宿主,并在组织间传播抗原/分子。通过这种方式,寄生虫可以利用细胞间通讯调节免疫反应和其他有利于其生存的宿主活动。此外,宿主来源的外泌体可以通过抗原提呈机制激活免疫细胞,从而产生保护作用或超敏反应。最终,外泌体的含量可以通过控制寄生虫与宿主相互作用中的蛋白质和基因表达来决定疾病的发生发展。

在寄生虫入侵免疫细胞之前,寄生虫来源的外泌体就已经在宿主微环境中释放,并很容易进入细胞,建立宿主和寄生虫细胞之间的通信。宿主细胞内化外泌体后可以诱导靶细胞产生相应的细胞因子来调节免疫反应,从而产生针对寄生虫的保护性免疫或协助寄生虫建立感染。研究表明,从受感染细胞释放的外泌体能够通过其载物诱导细胞和体液免疫反应。近年来,对寄生虫来源的外泌体的蛋白质组学和转录组学分析表明,外泌体载物由大量蛋白质、RNA 和 miRNA 组成,它们可以影响寄生虫的生物学行为,包括寄生虫的适应、繁殖、分化和存活以及宿主的免疫应答。寄生虫外泌体中的 RNA 在宿主与寄生虫相互作用和宿主免疫反应的发生发展中也有许多作用,这可能成为寄生虫病诊断和判断严重程度的生物标志物。

(一) 医学原虫外泌体

医学原虫以及原虫感染性疾病至今仍是全球亟须解决的医疗卫生问题,外泌体的发现和研究为防治原虫疾病带来了新的转机。已有研究表明,弓形虫、疟原虫、利什曼原虫和锥虫等多种医学原虫都能够释

放外泌体,并且已有学者从原虫的分泌物中成功分离并纯化外泌体,这对于外泌体在医学原虫领域的研究打下了坚实的基础。

1. 疟原虫　引起人类感染疟疾最常见的虫株为恶性疟原虫、间日疟原虫和三日疟原虫。疟原虫的大部分体外试验集中在生命周期中的红内期,观察到外泌体在上述的所有种类疟原虫中。疟原虫感染宿主红细胞后进行生长繁殖,导致疟原虫来源的外泌体和红细胞来源的外泌体不易鉴别,相关报道较少。Couper 等从感染伯氏疟原虫的小鼠血清中分离出外泌体,发现其含有伯氏疟原虫的抗原成分,确认其主要为疟原虫来源而非红细胞、血小板或内皮细胞来源。疟原虫外泌体在体外可以激活巨噬细胞,而巨噬细胞的激活被认为是人和动物疟疾发病的关键。Yang 等发现感染约氏疟原虫的小鼠血浆外泌体可以显著抑制肿瘤血管的形成,其机制可能是外泌体中的 miRNA 抑制血管内皮细胞生长因子受体 2(VEGFR2)的表达,从而阻断血管生成的信号通路,但这些外泌体来自受感染的红细胞还是疟原虫有待进一步研究。这些研究表明,疟原虫外泌体通过调控虫株间通讯、生长发育和致病过程,增强对宿主的感染能力,对外泌体的深入研究或许是疟疾防治的新研究方向。

2. 弓形虫　2004 年 Aline 等首次对弓形虫来源的外泌体进行了研究,发现弓形虫全虫可溶性抗原刺激小鼠 DC 产生的外泌体对慢性弓形虫感染有免疫保护作用,之后多国研究者开展了弓形虫外泌体研究。已有研究证实,弓形虫外泌体中含有大量的 miRNA,但 miRNA 具体的数量、种类和功能尚不清楚。

3. 阴道毛滴虫　Olivia 等首次对阴道毛滴虫来源的外泌体进行鉴定并对其功能进行了深入研究,揭示了其在介导寄生虫和细胞间、寄生虫和寄生虫间通讯以及调控宿主免疫反应中的重要作用。阴道毛滴虫黏附于上皮细胞是其引起感染的重要一步,将低黏附力的阴道毛滴虫 G3 虫株与高黏附力虫株来源的外泌体短期共培养,可以增加 G3 虫株对子上皮细胞的黏附能力。阴道毛滴虫外泌体也可调节宿主免疫反应,将这些外泌体与子宫颈上皮细胞共培养可促进后者 IL-6 和 IL-8 的表达,而在外泌体与子宫颈上皮细胞共培养后感染阴道毛滴虫,IL-8 表达下降。IL-8 是中性粒细胞募集的关键因子,中性粒细胞通过凝集素途径或旁路途径激活补体而发挥杀虫作用,有氧环境下产生的活性氧中间物也可以破坏虫体的细胞膜。因此 IL-8 的降低有利于寄生虫在宿主体内的存活,说明阴道毛滴虫外泌体在感染宿主过程中发挥重要作用,但这些作用是否和其包裹的蛋白质、RNA 相关有待进一步研究。另外,泌尿生殖道中是否存在阴道毛滴虫来源的外泌体,进而作为一种非侵入式的疾病诊断方法,目前仍未见报道。

4. 锥虫　Maria 和 Ethel 对克氏锥虫外泌体中的小 RNA 进行了鉴定,发现他们主要源自 tRNA 和 rRNA。tRNA 来源的小 RNA(tsRNA)可以与克氏锥虫的 Argonaute 蛋白-TcPIWI-tryp 共定位,并可以传递给其他克氏锥虫或宿主细胞,促进克氏锥虫从上鞭毛体向锥鞭毛体的形态转变和增加宿主细胞的易感性。进一步研究发现,外泌体携带的 tsRNA 可以诱导宿主细胞某些基因表达谱的改变。克氏锥虫和某些单细胞寄生虫缺少有效的 RNA 干扰途径,而 tsRNA 在其他生物体中具有和小干扰 RNA(siRNA)类似的功能。所以外泌体中的 tsRNA 可能通过改变宿主的基因表达而增强克氏锥虫适应环境的能力,从而在克氏锥虫感染过程中发挥关键作用,因此这些 tsRNA 进行干预可能为恰加斯病防治技术的突破开创机遇。

(二)医学蠕虫外泌体

研究表明,麝猫后睾吸虫、肝片吸虫、血吸虫等多细胞寄生虫也能分泌外泌体,并且是机体-虫体免疫调节的关键:包括抗原呈递、调节宿主免疫应答、表达某些活化分子、免疫监视以及介导细胞间通讯。

1. 肝片形吸虫　2012 年 Marcilla 等发现肝片形吸虫可以分泌外泌体,这是对寄生性蠕虫外泌体的首次报道。肝片形吸虫外泌体携带大量蛋白质和 miRNA,并可以被宿主细胞摄取,这表明外泌体可以介导肝片形吸虫和宿主间的通讯。寄生虫逃避宿主的免疫反应是其致病的重要一步,已有研究证明寄生虫外泌体中携带的 miRNA 可以调控宿主免疫反应。Fromm 等发现,肝片形吸虫外泌体含有 53 条 miRNA,其中 48 条为物种间保守的 miRNA,5 条为肝片形吸虫特异性 miRNA。宿主的 miR-10 和 let-7 等家族成员可参与免疫调控,肝片形吸虫外泌体中的保守 miRNA 是否在感染宿主过程中具有类似的生物学功能,仍需进一步研究,这将为阐明肝片形吸虫致病机制打下基础。

2. 血吸虫　血吸虫生活史复杂,其童虫、成虫和虫卵发育阶段都可以分泌外泌体,并且携带大量蛋白质和 RNA 等活性物质,其中 RNA 大部分为 miRNA。Nowacki 等从曼氏血吸虫童虫外泌体中鉴定出 35 条已知 miRNA 和 170 条新 miRNA;Zhu 等发现日本血吸虫成虫外泌体中含有 15 条已知 miRNA 和 19 条待验证的新 miRNA。这些 miRNA 可以通过外泌体被宿主肝细胞摄取,并下调肝细胞中相应的靶基因。这些研究表明,外泌体携带的 miRNA 在血吸虫和宿主相互作用中发挥重要作用,可能参与调控血吸虫致病过程。

3. 丝虫 Zamanian 等对马来丝虫 L3 期幼虫进行体外培养,首次鉴定出丝虫来源的外泌体。这些外泌体含有多种与宿主同源的 miRNA,如 let-7、miR-1、miR-9、miR-92 等。有研究发现宿主来源的 let-7 家族 miRNA 可以调节免疫反应,miR-1 可以通过靶向 HSC60、HSC70 促进细胞凋亡,而丝虫外泌体中的保守 miRNA 是否具有类似的生物学功能,仍需进一步研究加以阐明。Tritten 等分别从感染犬恶丝虫和盘尾丝虫的宿主血清中发现 245 条和 21 条 miRNA,其中 miR-71 可以作为诊断犬恶丝虫感染的标志物。随后,Tritten 等发现,不同性别和发育阶段的马来丝虫培养基上清中的 miRNA 存在差异性表达,但没有特异性表达的 miRNA。另外,丝虫外泌体可以被巨噬细胞摄取,并激活巨噬细胞成为促炎表型。丝虫感染宿主后可引起局部和全身炎症反应,外泌体在这个过程中可能发挥重要作用。

（三）医学节肢动物外泌体

医学节肢动物的控制是目前防治媒介疾病最有效的方法之一。随着人们对外泌体有了更深入的了解,医学节肢动物外泌体及其在媒介病毒和媒介疾病中的研究成果也相继问世。其中,以蜱虫和蚊虫等节肢动物外泌体的研究成果最具代表性,学者们希望通过对节肢动物外泌体的研究能给媒介疾病的防治提供新的思路和参考价值。

1. 蜱虫 蜱虫是多种脊椎动物体表的暂时性寄生虫,同样也是一些人兽共患病的重要传播媒介和贮存宿主。研究发现,来自蜱神经元细胞的外泌体可能介导蜱虫传播的黄病毒 RNA 和蛋白质,并在中枢神经系统中从一个神经元细胞向另一个神经元细胞传递。另外,蜱传兰加特病毒(tick-borne langat virus,LGTV)是一种与蜱传脑炎病毒(tick-borne encephalitis virus,TBEV)密切相关的模式病原体,其能够充分利用节肢动物外泌体将病毒 RNA 和蛋白传递到宿主皮肤角化细胞和血细胞。

2. 蚊 伊蚊(Aedes)是登革病毒(Dengue virus,DENV)的主要传播媒介,DENV 属于黄病毒科黄病毒属,含 4 种血清型(Ⅰ、Ⅱ、Ⅲ、Ⅳ型)。外泌体不仅参与伊蚊的各项生理机能,同样参与着登革热疾病的感染过程,登革热是一种广泛流行于热带和亚热带的人兽共患疾病。Vora 等曾报道感染 DENV Ⅱ型或Ⅲ型的伊蚊细胞能够分泌携带病毒 RNA 和蛋白质的外泌体,且这些外泌体能够继而感染伊蚊 C6/36 细胞和哺乳动物细胞。

（四）宿主源性外泌体

外泌体可以保护其携带的 miRNA 免受 RNA 酶降解,因此可稳定检出。细胞与外泌体中的 miRNA 有同样的变化趋势,且外泌体中 miRNA 变化幅度更显著。在体液中分离和纯化外泌体后,miRNA 的序列分析和功能预测更加方便和有效,并可用于疾病诊断。已有研究发现血吸虫和丝虫释放到宿主血浆中的外泌体 miRNA 可用于开发特异和敏感的用于诊断的生物标志物。比如 He 发现日本血吸虫感染小鼠后,宿主血清中 miR-223 表达量显著增加,可作为血吸虫病早期诊断的标志物;Tal Meningher 等人发现在血吸虫病患者中,从循环外泌体中分离的 miRNA 显著高于未感染组,这表明 miRNA 可用于疾病监测并作为寄生虫负担的指标。Jia 等发现宿主在感染刚地弓形虫后,mmu-miR-217-5p、mmu-miR-712-3p 和 mmu-miR-511-5p 三种特异性的 miRNA 可以作为检测感染刚地弓形虫的生物标志物。因此,检测宿主血清中的寄生虫 miRNA 将有望成为寄生虫感染诊断标准之一。

除此之外,鉴定宿主外泌体内寄生虫蛋白质,可以提示可能参与疾病感染的分子标志。因此,一些研究人员将重点放在了鉴定寄生虫特异性蛋白质上,利用循环外泌体来发现生物标志物并揭示寄生虫疾病的生物学特性。最近,一项研究通过蛋白质组学分析确定了棘球蚴病患者血浆外泌体中的潜在生物标志物,也提供了免疫系统在存在有活性或没有活性囊尾蚴时所产生反应的信息情况。另一项研究也通过蛋白质组学,分析了感染间日疟原虫小鼠的血浆外泌体,结果表明某些蛋白质有可能揭示肝脏感染的生物学特性,并鉴定为囊尾蚴感染的生物标志物。此外,据报道,在锥虫分泌的外泌体中发现的金属肽酶蛋白可作为潜在的药物靶点或诊断生物标志物。外泌体蛋白内容物的研究为诊断生物标志物、疫苗和未来化疗提供了新的见解。

（黄慧聪　赵　威）

参 考 文 献

[1]　王亚楠,陈昌国.重组酶聚合酶扩增技术研究进展[J].解放军医学杂志,2021,46(5):504-511.

[2]　胡秀文,刘华,王宇,等.CRISPR-Cas系统在核酸检测中的应用研究[J].生物技术通报,2021,37(9):266-273.

[3]　张会军.陕西和青海两个藏香猪场三种肠道原虫的感染情况与基因型研究[D].西北农林科技大学,2019.

[4]　王雪峰,蔡爱玲,周明莉.血吸虫病实验诊断的研究现状[J].国际检验医学杂志,2016,37(13):1824-1826.

[5]　李雪莲.环介导等温扩增(LAMP)技术检测旋毛虫DNA的研究[D].郑州大学,2016.

[6]　王倩,赵俊桃,陈聪,等.CRISPR/Cas系统在生物核酸检测中的应用进展[J].生物加工过程,2021,1-12.

[7]　朱晓娟,徐德顺,陈莉萍,等.依赖核酸序列的扩增技术在诺如病毒基因检测中的应用[J].中国卫生检验杂志,2015,25(5):697-699.

[8]　罗茗月,熊礼宽.恒温扩增技术在病原体检测中的应用[J].国际检验医学杂志,2015,36(7):972-976.

[9]　贾辉,胡兰,马晓威.依赖解旋酶DNA等温扩增技术的研究进展[J].新农业,2015,(9):9-10.

[10]　许爱玲,曲人亮,艾颖娟,等.浓缩一步法新型肺炎支原体核酸检测试剂盒的临床应用初步评价[J].标记免疫分析与临床,2014,21(3):328-332.

[11]　赖植发,黄慧萍,顾金保,等.LAMP技术检测弓形虫感染方法的建立[J].热带医学杂志,2014,14(8):1035-1037+1068.

[12]　刘雅文.贾第鞭毛虫LAMP检测方法的建立与应用[D].南京农业大学,2014.

[13]　史亚东,赵子方,朱丹,等.LAMP(环介导等温扩增)的原理及在寄生虫检测上的应用[J].中国人兽共患病学报,2011,27(10):935-939.

[14]　汪琳,罗英,周琦,等.核酸恒温扩增技术研究进展[J].生物技术通讯,2011,22(2):296-302.

[15]　徐祥珍,金小林,李健,等.环介导等温扩增技术检测细粒棘球绦虫DNA的初步研究[J].中国血吸虫病防治杂志,2011,23(5):558-560+565.

[16]　曹仁祺.日本血吸虫病环介导等温扩增诊断方法的建立和初步应用[D].华中农业大学,2010.

[17]　邓鹏程.LAMP快速检测日本血吸虫感染性钉螺、卡氏肺孢子虫及恶性疟原虫的研究[D].南华大学,2009.

[18]　杨秋林,许丽芳,沈元琼,等.环介导等温扩增技术检测恶性疟原虫的研究[J].中国人兽共患病学报,2008(11):1045-1046.

[19]　许静.核酸检测技术在日本血吸虫感染宿主早期诊断及疗效考核中的应用研究[D].苏州大学,2008.

[20]　杨劲,蔡挺,徐岱,等.乙型肝炎病毒DNA等温扩增体系的建立[J].中华检验医学杂志,2006,(11):1021-1023.

[21]　徐霞,张英杰,陈锡慰.卡氏肺孢子虫特异性DNA探针的制备及其实验应用[J].中国人兽共患病杂志,2005(6):498-500.

[22]　陈志琳,沈一平,冯笑川,等.PCR结合非放射性标记DNA探针技术用于班氏微丝蚴检测的研究[J].中国寄生虫病防治杂志1995(2):91-95.

[23]　孙新,张兆松,陈淑贞,等.非放射性马来丝虫DNA探针pBm15-F-Dig的制备及其用于微丝蚴检测的研究[J].中国血吸虫病防治杂志1993(2):100-102+129.

[24]　刁忠玉,陈培霞,李霖,等.质粒PF rep20探针检测我国恶性疟原虫的初步研究[J].寄生虫学与寄生虫病杂志,1991(2):12-15.

[25]　MÄRKLE H,JOHN S,CORNILLE A,et al. Novel genomic approaches to study antagonistic coevolution between hosts and parasites[J].Mol Ecol,2021,30(15):3660-3676.

[26]　CHOI J H,LIM J,SHIN M,et al. CRISPR-Cas12a-based nucleic acid amplification-free DNA biosensor via Au nanoparticle-assisted metal-enhanced fluorescence and colorimetric analysis[J].Nano Lett,2021,21(1):693-699.

[27]　KONG Q,ZHUO X,YANG X,et al. Early detection of *Trichinella spirali*s DNA in rat feces based on tracing phosphate ions generated during loop-mediated isothermal amplification[J].J Parasitol,2021,107(2):141-146.

[28]　CUNNINGHAM C H,HENNELLY C M,Lin J T,et al. A novel CRISPR-based malaria diagnostic capable of *Plasmodium*

detection, species differentiation, and drug-resistance genotyping [J]. EBioMedicine, 2021, 68:103415.

[29] LI H, XING S, XU J, et al. Aptamer-based CRISPR/Cas12a assay for the ultrasensitive detection of extracellular vesicle proteins [J]. Talanta, 2021, 221:121670.

[30] LI Y, DENG F, HALL T, et al. CRISPR/Cas12a-powered immunosensor suitable for ultra-sensitive whole *Cryptosporidium* oocyst detection from water samples using a plate reader [J]. Water Res, 2021, 203:117553.

[31] YU F, ZHANG K, WANG Y, et al. CRISPR/Cas12a-based on-site diagnostics of *Cryptosporidium parvum* IId-subtype-family from human and cattle fecal samples [J]. Parasit Vectors, 2021, 14(1):208.

[32] LEE RA, PUIG H, NGUYEN PQ, et al. Ultrasensitive CRISPR-based diagnostic for field-applicable detection of *Plasmodium* species in symptomatic and asymptomatic malaria [J]. Proc Natl Acad Sci U S A, 2020, 117(41):25722-25731.

[33] PANDEY R, ABEL S, BOUCHER M, et al. Plasmodium condensin core subunits SMC2/SMC4 mediate atypical mitosis and are essential for parasite proliferation and transmission [J]. Cell Rep, 2020, 30(6):1883-1897.e6.

[34] ZHAO X, ZHANG W, QIU X, et al. Rapid and sensitive exosome detection with CRISPR/Cas12a [J]. Anal Bioanal Chem, 2020, 412(3):601-609.

[35] XING S, LU Z, HUANG Q, et al. An ultrasensitive hybridization chain reaction-amplified CRISPR-Cas12a aptasensor for extracellular vesicle surface protein quantification [J]. Theranostics, 2020, 10(22):10262-10273.

[36] HARB OS, ROOS DS. TOXO DB: Functional genomics resource for *Toxoplasma* and related organisms [J]. Methods Mol Biol, 2020, 2071:27-47.

[37] FELGER I, SNOUNOU G, HASTINGS I, et al. PCR correction strategies for malaria drug trials: updates and clarifications [J]. Lancet Infect Dis, 2020, 20(1):e20-e25.

[38] SAIDIN S, OTHMAN N, NOORDIN R. Update on laboratory diagnosis of amoebiasis [J]. Eur J Clin Microbiol Infect Dis, 2019, 38(1):15-38.

[39] GUARNER J. Chagas disease as example of a reemerging parasite [J]. Semin Diagn Pathol, 2019, 36(3):164-169.

[40] XUNHUI Z, QINGMING K, QUNBO T, et al. DNA detection of *Paragonimus westermani*: Diagnostic validity of a new assay based on loop-mediated isothermal amplification (LAMP) combined with a lateral flow dipstick [J]. Acta Trop, 2019, 200:105185.

[41] GUNGORMEZ C, GUMUSHAN AKTAS H, DILSIZ N, et al. Novel miRNAs as potential biomarkers in stage Ⅱ colon cancer: microarray analysis [J]. Mol Biol Rep, 2019, 46(4):4175-4183.

[42] HAJIAN R, BALDERSTON S, TRAN T, et al. Detection of unamplified target genes via CRISPR-Cas9 immobilized on a graphene field-effect transistor [J]. Nat Biomed Eng, 2019, 3(6):427-437.

[43] KELLNER MJ, KOOB JG, GOOTENBERG JS, et al. SHERLOCK: nucleic acid detection with CRISPR nucleases [J]. Nat Protoc, 2019, 14(10):2986-3012.

[44] PÉREZ-MOLINA JA, MOLINA I. Chagas disease [J]. Lancet, 2018, 391(10115):82-94.

[45] NSANZABANA C, DJALLE D, GUÉRIN PJ, et al. Tools for surveillance of anti-malarial drug resistance: an assessment of the current landscape [J]. Malar J, 2018, 17(1):75.

[46] SHIREY RJ, GLOBISCH D, EUBANKS LM, et al. Noninvasive urine biomarker lateral flow immunoassay for monitoring active onchocerciasis [J]. ACS Infect Dis, 2018, 4(10):1423-1431.

[47] CHEN JS, MA E, HARRINGTON LB, et al. CRISPR-Cas12a target binding unleashes indiscriminate single-stranded DNase activity [J]. Science, 2018, 360(6387):436-439.

[48] GOOTENBERG JS, ABUDAYYEH OO, KELLNER MJ, et al. Multiplexed and portable nucleic acid detection platform with Cas13, Cas12a, and Csm6 [J]. Science, 2018, 360(6387):439-444.

[49] YERA H, MÉNÉGAUT L, BRENIER-PINCHART MP, et al. Evaluation of five automated and one manual method for *Toxoplasma* and human DNA extraction from artificially spiked amniotic fluid [J]. Clin Microbiol Infect, 2018, 24(10):1100.e7-1100.e11.

[50] MYHRVOLD C, FREIJE CA, GOOTENBERG JS, et al. Field-deployable viral diagnostics using CRISPR-Cas13 [J]. Science, 2018, 360(6387):444-448.

[51] GOOTENBERG JS, ABUDAYYEH OO, LEE JW, et al. Nucleic acid detection with CRISPR-Cas13a/C2c2 [J]. Science, 2017, 356(6336):438-442.

[52] VOLKMAN SK,HERMAN J,LUKENS AK,et al. Genome-wide association studies of drug-resistance determinants [J]. Trends Parasitol,2017,33(3):214-230.

[53] RENOUX LP,DOLAN MC,Cook CA,et al. Developing an Apicomplexan DNA barcoding system to detect blood parasites of small coral reef fishes [J]. J Parasitol,2017,103(4):366-376.

[54] ZOU Y,MASON MG,WANG Y,et al. Nucleic acid purification from plants,animals and microbes in under 30 seconds[J]. PLoS Biol,2017,15(11):e2003916.

[55] SIDIK SM,HUET D,GANESAN SM,et al. A Genome-wide CRISPR screen in *Toxoplasma* identifies essential Apicomplexan genes [J]. Cell,2016,166(6):1423-1435.e12.

[56] LI M,CUSHING SK,WU N. Plasmon-enhanced optical sensors:a review. Analyst [J],2015,140(2):386-406.

[57] ZHAO Y,CHEN F,LI Q,et al. Isothermal amplification of nucleic acids [J]. Chem Rev,2015,115(22):12491-12545.

[58] LIU Q,WANG ZD,HUANG SY,et al. Diagnosis of toxoplasmosis and typing of *Toxoplasma gondii* [J]. Parasit Vectors, 2015,8:292.

[59] NARAYANASWAMY N,DAS S,SAMANTA PK,et al. Sequence-specific recognition of DNA minor groove by an NIR-fluorescence switch-on probe and its potential applications [J]. Nucleic Acids Res,2015,43(18):8651-8663.

[60] NUNES MC,DONES W,MORILLO CA,et al. Chagas disease:an overview of clinical and epidemiological aspects [J]. J Am Coll Cardiol,2013,62(9):767-776.

[61] GUAN Y,GRAVITT PE,HOWARD R,et al. Agreement for HPV genotyping detection between self-collected specimens on a FTA cartridge and clinician-collected specimens [J]. J Virol Methods,2013,189(1):167-171.

[62] KAFSACK BF,PAINTER HJ,LLINÁS M. New Agilent platform DNA microarrays for transcriptome analysis of *Plasmodium falciparum* and *Plasmodium berghei* for the malaria research community [J]. Malar J,2012,11:187.

[63] LIU C,GEVA E,MAUK M,et al. An isothermal amplification reactor with an integrated isolation membrane for point-of-care detection of infectious diseases [J]. Analyst,2011,136(10):2069-2076.

[64] CHEN MX,AI L,ZHANG RL,et al. Sensitive and rapid detection of *Paragonimus westermani* infection in humans and animals by loop-mediated isothermal amplification(LAMP)[J]. Parasitol Res,2011,108(5):1193-1198.

[65] MU J,MYERS RA,JIANG H,et al. *Plasmodium falciparum* genome-wide scans for positive selection,recombination hot spots and resistance to antimalarial drugs [J]. Nat Genet,2010,42(3):268-271.

[66] CAI XQ,XU MJ,WANG YH,et al. Sensitive and rapid detection of *Clonorchis sinensis* infection in fish by loop-mediated isothermal amplification(LAMP)[J]. Parasitol Res,2010,106(6):1379-1383.

[67] OKAY TS,YAMAMOTO L,OLIVEIRA LC,et al. Significant performance variation among PCR systems in diagnosing congenital toxoplasmosis in São Paulo,Brazil:analysis of 467 amniotic fluid samples [J]. Clinics(Sao Paulo),2009,64 (3):171-176.

[68] YERA H,FILISETTI D,BASTIEN P,et al. Multicenter comparative evaluation of five commercial methods for toxoplasma DNA extraction from amniotic fluid [J]. J Clin Microbiol,2009,47(12):3881-3886.

[69] AONUMA H,SUZUKI M,ISEKI H,et al. Rapid identification of *Plasmodium*-carrying mosquitoes using loop-mediated isothermal amplification [J]. Biochem Biophys Res Commun,2008,376(4):671-676.

[70] SOTIRIADOU I,KARANIS P. Evaluation of loop-mediated isothermal amplification for detection of *Toxoplasma gondii* in water samples and comparative findings by polymerase chain reaction and immunofluorescence test(IFT)[J]. Diagn Microbiol Infect Dis,2008,62(4):357-365.

[71] CHEN Y,MUNECHIKA K,GINGER DS. Dependence of fluorescence intensity on the spectral overlap between fluorophores and plasmon resonant single silver nanoparticles [J]. Nano Lett,2007,7(3):690-696.

[72] KARANIS P,THEKISOE O,KIOUPTSI K,et al. Development and preliminary evaluation of a loop-mediated isothermal amplification procedure for sensitive detection of *Cryptosporidium* oocysts in fecal and water samples [J]. Appl Environ Microbiol,2007,73(17):5660-5662.

[73] HAN ET,WATANABE R,SATTABONGKOT J,et al. Detection of four *Plasmodium* species by genus-and species-specific loop-mediated isothermal amplification for clinical diagnosis [J]. J Clin Microbiol,2007,45(8):2521-2528.

[74] KAMACHI K,TOYOIZUMI-AJISAKA H,TODA K,et al. Development and evaluation of a loop-mediated isothermal amplification method for rapid diagnosis of Bordetella pertussis infection [J]. J Clin Microbiol,2006,44(5):1899-1902.

[75] POON LL,WONG BW,MA EH,et al. Sensitive and inexpensive molecular test for falciparum malaria:detecting

Plasmodium falciparum DNA directly from heat-treated blood by loop-mediated isothermal amplification [J]. Clin Chem,2006,52(2):303-306.

[76] SEKI M,YAMASHITA Y,TORIGOE H,et al. Loop-mediated isothermal amplification method targeting the lytA gene for detection of *Streptococcus* pneumoniae [J]. J Clin Microbiol,2005,43(4):1581-1586.

[77] PARIDA M,HORIOKE K,ISHIDA H,et al. Rapid detection and differentiation of dengue virus serotypes by a real-time reverse transcription-loop-mediated isothermal amplification assay [J]. J Clin Microbiol,2005,43(6):2895-2903.

[78] ELLIS J,SINCLAIR D,MORRISON D. Microarrays and stage conversion in *Toxoplasma gondii* [J]. Trends Parasitol, 2004,20(6):288-295.

[79] HIRAYAMA H,KAGEYAMA S,MORIYASU S,et al. Rapid sexing of bovine preimplantation embryos using loop-mediated isothermal amplification [J]. Theriogenology,2004,62(5):887-896.

[80] JALAL S,NORD CE,LAPPALAINEN M,et al. Rapid and sensitive diagnosis of *Toxoplasma gondii* infections by PCR[J]. Clin Microbiol Infect,2004,10(10):937-939.

[81] BOOTHROYD JC,BLADER I,CLEARY M,et al. DNA microarrays in parasitology:strengths and limitations [J]. Trends Parasitol,2003,19(10):470-476.

[82] SIMPSON AJ. Sequence-based genomics [J]. Genome Biol,2002,3(9):reports4029.

[83] RATHOD PK,GANESAN K,HAYWARD RE,et al. DNA microarrays for malaria [J]. Trends Parasitol,2002,18(1): 39-45.

[84] NAGAMINE K,WATANABE K,OHTSUKA K,et al. Loop-mediated isothermal amplification reaction using a nondenatured template [J]. Clin Chem,2001,47(9):1742-1743.

[85] MOULDS JM,ZIMMERMAN PA,DOUMBO OK,et al. Molecular identification of Knops blood group polymorphisms found in long homologous region D of complement receptor 1 [J]. Blood,2001,97(9):2879-2885.

[86] ANGEL SO,MATRAJT M,MARGARIT J,et al. Screening for active toxoplasmosis in patients by DNA hybridization with the ABGTg7 probe in blood samples [J]. J Clin Microbiol,1997,35(3):591-595.

[87] KOBAYASHI M,URATA T,IKEZOE T,et al. Simple detection of the 5S ribosomal RNA of *Pneumocystis carinii* using in situ hybridisation [J]. J Clin Pathol,1996,49(9):712-716.

[88] CRISTINA N,DEROUIN F,PELLOUX H,et al. Detection of *Toxoplasma gondii* by "Polymerase Chain Reaction" (PCR) technique in AIDS infected patients using the repetitive sequence TGR1E [J]. Pathol Biol(Paris),1992,40(1):52-55.

[89] HOLMBERG M,WAHLBERG J,LUNDEBERG J,et al. Colorimetric detection of *Plasmodium falciparum* and direct sequencing of amplified gene fragments using a solid phase method [J]. Mol Cell Probes,1992,6(3):201-208.

[90] SMYTHE JA,COPPEL RL,DAY KP,et al. Structural diversity in the *Plasmodium falciparum* merozoite surface antigen 2 [J]. Proc Natl Acad Sci U S A,1991,88(5):1751-1755.

[91] HOLMBERG M,SHENTON FC,FRANZÉN L,et al. Use of a DNA hybridization assay for the detection of *Plasmodium falciparum* in field trials [J]. Am J Trop Med Hyg,1987,37(2):230-234.

[92] HOLMBERG M,BJÖRKMAN A,FRANZÉN L,et al. Diagnosis of *Plasmodium falciparum* infection by spot hybridization assay:specificity,sensitivity,and field applicability [J]. Bull World Health Organ,1986,64(4):579-585.

[93] FRANZÉN L,WESTIN G,SHABO R,et al. Analysis of clinical specimens by hybridisation with probe containing repetitive DNA from *Plasmodium falciparum*. A novel approach to malaria diagnosis [J]. Lancet,1984,1(8376): 525-528.

寄生虫人工感染的实验动物模型

寄生虫感染实验动物模型是医学研究中建立的具有寄生虫病模拟表现的动物实验对象及相关材料。随着近年来新发及突发传染病不断发生,人们对寄生虫病的危害有了新认识,它不仅严重危害人类生命健康,而且阻碍了畜牧业和农业的发展,成为区域性或全球性的重大公共卫生问题。人体寄生虫感染的实验动物模型可于研究寄生于动物体内寄生虫的形态、生活史和生理生化等病原学问题,以及寄生虫感染动物后进行流行病学、免疫学、临床症状和发病机制等方面的研究,是认识生命科学客观规律和研究新发及突发传染病防控策略的重要实验方法和手段。

现代医疗卫生事业和医学伦理学的发展,使得动物模型能够有效地避免人体实验造成的危害,克服在疾病研究中面临的伦理和道德限制。人体寄生虫感染的实验动物模型通过在动物身上复制寄生虫感染与疾病,探讨感染与疾病发生、发展的机制,或是在寄生虫病的流行与防治上,都起着十分重要的和不可替代的作用。事实上,通过人兽共患寄生虫病动物模型的建立,可比较同一寄生虫在不同动物上引起的损害,更有利于全面认识该疾病的本质。众多科学研究表明,在探讨人兽共患寄生虫病病理机制、免疫机制方面,通过感染动物,研究某一病理、免疫过程所得到的数据,能加深人们对疾病发病机制的了解,推动对疾病的研究,取得更有价值的进展。此外,寄生虫感染动物模型的建立与应用,对寄生虫与宿主相互关系的研究、寄生虫分类、寄生虫感染免疫、致病机制、抗虫药物的筛选和疗效等方面开辟新的途径和平台。

用动物复制寄生虫病模型,需要优先考虑感染动物对象的遗传特性,一般来说,并不是发育程度高的动物更适合,要选择个体间差异性小,相似度高的动物。可选择相同品种、品系、年龄、性别、体重、健康状况及相同环境内观察研究,从而减少混杂因素干扰及增加建模方法上的可比性。人兽共患寄生虫病模型中实验动物的易感性也需要细致考虑,建模前需排除实验动物中寄生虫自然感染,对于腔道原虫还需排除肠道微生物的干扰。在实施方案中,如果有不同种类的动物可供选择,则应考虑和选择来源容易、成本较低、实验操作和饲养方便的动物作为建模对象。一般应遵从动物模型建立的设计原则:

1. 相似性原则 复制的动物模型应尽可能接近人类感染情况,最好能找到与人类感染情况相似的动物模型,如血吸虫肝纤维化动物模型。

2. 重复性原则 理想的动物模型应该是可重复的,可以标准化的。动物模型可重复性是进行应用研究的基础。适宜的实验动物选择、饲养管理、实验及环境条件、昼夜节律、实验方法及步骤、仪器型号、生产厂家、批号、纯度规格、实验者操作技术熟练程度等都是增强动物模型复制时的重复性的可靠保证。

3. 可靠性原则 复制的动物模型应该力求可靠地反映人兽共患寄生虫病,即可特异地、可靠地反映寄生虫病某种功能、代谢、结构变化,应具备该种疾病的主要临床症状和体征。因此,选用的动物应是该寄生虫的保虫宿主、储存宿主或转续宿主。

4. 适用性和可控性原则 本篇在寄生虫感染动物模型的建立过程中,从寄生虫虫株的来源、接种数量、动物的选择、接种技术、饲养时间与条件等方面对模型动物感染的程度进行有效控制,确保实验目的的适应性和可控性。例如,人工感染日本血吸虫小鼠,每只鼠接种尾蚴的数量通常应控制在20条左右。若接种尾蚴的数量过多,一方面严重影响小鼠对虫体的不耐受而危及生命,另一方面会人为增加实验误差,使实验缺乏重复性、可靠性、适用性和可控性。

5. 易行性与经济性原则 建立动物模型时,在满足实验目的的前提下,所选用的动物应遵从易获得性和经济性原则。众所周知,虽然灵长类动物与人最为近似,用于建立寄生虫感染的动物模型,其相似性最好,但却均因来源和数量稀少、价格昂贵而难以实施。小鼠、大鼠、家兔、豚鼠等作为实验室常用动物模型,其中,大、小鼠疾病作为模型在医学使用量已高达70%~90%,适用于多数研究人员使用,容易复制,实验中便于操作和采集各种标本,在建模稳定性、易获得性、经济性方面具有不可替代的优点。

建立动物模型除了上述设计原则外,还应注意模型要尽可能再现所要求的人兽共患寄生虫病,注意所选用动物的实用价值,模型的动物对象应便于饲养,无须特殊的饲养设施和转运条件,从而经济上和技术上容易得到保证。复制模型时必须注意动物种群的选择,要了解各类动物种群的优点和缺点对复制动物的影响。

实际上,所有的动物模型都是通过人工感染而建立的。我们应当认识到,没有一种动物模型能完全复制人兽共患寄生虫病真实情况,动物模型只是一种间接的研究手段,只可能局部或几个方面反映人体感染疾病相似性,得出的结论的正确性也是相对的,需要正确地评估动物疾病模型。

　　动物模型的建立,除作为一种研究手段,在探讨寄生虫与宿主的相互关系、寄生虫感染免疫、分子生物与生物化学、寄生虫的病原学、病理学、流行病学、免疫学、药物的筛选与鉴定等,发挥十分重要的作用外,对寄生虫虫株的收集与保存,也提供了可靠的来源。

　　在动物模型的建立过程中,一般来说,根据研究目的与需要应选择适宜的动物作为实验对象。基于寄生虫生活史发育规律,寄生虫感染的实验动物模型除了建立适宜宿主、常见寄生部位的动物模型外,还可建立异位寄生的动物模型,如肺型血吸虫病、溶组织内阿米巴肝脓肿等动物模型。基于人是一些寄生虫的非适宜宿主和终末宿主,转续宿主动物模型的建立在对寄生虫的深入研究和人兽共患寄生虫病防控中具有重要作用。因此,本篇的扁虫和线虫章节涉及了部分吸虫和线虫的异位寄生、幼虫期的动物模型以及并殖吸虫、十二指肠钩口线虫和异尖线虫转续宿主动物模型的建立等内容。棘头虫虫种来源于天牛等节肢动物,基于节肢动物的危害性和传播疾病的方式,除了棘头虫实验动物模型外,本篇还增加了节肢动物过敏性疾病实验动物模型的建立。

(章孝成　曹建平)

第十九章

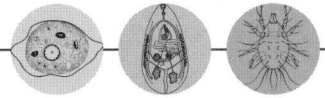

原虫感染的动物模型

原虫为单细胞真核生物,医学原虫寄生在人体腔道、体液、组织或细胞内,种类繁多。多数原虫需通过体外培养增殖和纯化后再进行动物感染。原虫体外培养的环境、条件要求较高,部分原虫需要特殊的培养基体系。原虫可通过体外培养、冷藏保存和动物接种等方式保存。基于实验动物的易获得性、经济易行性、对原虫的易感性、排囊的周期性、和实验室常规饲养性等特点选择适宜的感染动物。对于实验动物不易感的原虫,如结肠小袋纤毛虫、肉孢子虫、隐孢子虫、肺孢子虫等必须人为干预实验动物的免疫力,使用糖皮质激素类使其机体免疫力下降才能建模成功。原虫寄生途径的不同,选择不同的接种方式感染实验动物。腔道原虫主要以胃部灌注的方法,组织和血液原虫主要以腹腔注射的方式,其他原虫可通过灌注法、鼻黏膜滴鼻或静脉注射等方式感染实验动物。病原学、病理学或分子生物学可有效检测虫体包囊,鉴定动物模型建立成功。

第一节 腔 道 原 虫

腔道原虫虫株大多数来源带囊者排泄物或分泌物,经水洗、过滤、离心、沉淀、浓集、纯化等步骤获取包囊悬液。虫体可通过体外培养后获得较多数量的病原体后再接种动物。不同的培养基或细胞系适应于不同虫体的体外培养。蓝氏贾第鞭毛虫可通过改良 TYI-S33 培养基、溶组织阿米巴、人芽囊原虫通过Locke's 液进行体外培养并建立动物模型。分离纯化后的包囊接种适宜的动物体内,通过病原学、病理学或分子生物学等手段进行动物模型鉴定。

一、蓝氏贾第鞭毛虫

蓝氏贾第鞭毛虫(*Giardia lamblia*)简称贾第虫,寄生于人体小肠,以十二指肠常见,偶尔寄生于胆道或胆囊内,可引起蓝氏贾第鞭毛虫病(giardiasis)。蓝氏贾第鞭毛虫是 HIV/AIDS 合并感染的常见机会致病性病原体。

1. 虫种来源与保存

(1)虫种来源:自然感染蓝氏贾第鞭毛虫包囊密度较高者,收集其新鲜粪便标本,经洗脱、过筛、离心、沉淀后,通过蔗糖梯度密度离心法浓集、纯化包囊。

(2)培养:WB 株、GS 株和 H3 株是三种最常见的用于实验室实验的虫种。新鲜粪便中纯化的虫种包囊接种于含 10% 灭活牛血清的完全改良的 TYI-S33 培养基中,培养容器可选择一次性硼硅玻璃管或大量培养滋养体可用带密封盖的 T-25 细胞培养瓶,置于水平方向成 10°~15°的倾斜架子上于 37℃ 细胞培养箱中培养。不同虫种的贾第鞭毛虫的生长速度有所不同,一般倍增时间为 8~12 小时。

(3)虫体保存:虫体通常培养 3 天左右待融合度达到 70%~80% 收集虫体。通过细胞计数仪计数包囊,用 PBS 制成 1×10^6/ml 包囊悬液置于 4℃ 保存备用。也可含有 20% FBS 和 10% DMSO 的 TYI-S33 培养基进行液氮低温保存。

2. 动物选择 人源蓝氏贾第鞭毛虫适宜动物有家犬、家猫、家兔、B 细胞缺陷小鼠、C57BL/6N 小鼠、

C57BL/6J 小鼠、长爪沙鼠、蒙古沙鼠。WB 株不容易在成年小鼠中建立感染,GS 株和 H3 株更易感染小鼠。基于贾第鞭毛虫实验动物包囊排出规律,C57BL/6N 小鼠、C57BL/6J 小鼠、沙鼠为易感动物,宜建立动物模型。

3. 动物接种技术

灌注法:感染前,每只鼠每天经食管灌注甲硝唑 10mg,疗程为 3 天,以清除动物可能存在的自然感染。停药一周后,用硫酸锌浮聚法或醛醚浓集法粪检包囊,连查 3 天未查见贾第虫,进行无特定病原体(specific pathogen free,SPF)级饲养。肠道微生物群可以干扰小鼠感染蓝氏贾第鞭毛虫定植,使用抗生素鸡尾酒治疗可使小鼠易于定植。用血细胞计数板计数包囊悬液中包囊数,调整包囊数为 5×10^4 个/ml。将口服灌胃针连接到 1ml 注射器上,并装入适当体积的包囊悬液约含 1×10^4 个包囊,用适当的抓挠技术约束小鼠,轻轻地将喂食针插入食管,如果感觉到任何阻力,取出针头,然后再试一次,因为阻力可能表明放置在气管而不是食管中。缓慢给予感染剂量并等待 2~3 秒,然后再取出针头。

4. 动物饲养条件与时间　将感染的老鼠放到一个新的笼子里,选用适宜该动物的饲料进行 SPF 级饲养,饲养时间视感染动物和实验需求而定,一般以 4~6 周为宜。

5. 动物模型的鉴定

(1)病原学检测:灌注包囊后第 3 天开始,每日收集感染动物 2 小时粪便,浓集粪检包囊。也可对感染鼠的紧贴 Treitz 韧带远端处切长度约 3cm 的十二指肠,进行肠黏液或肠黏膜刮取物生理盐水涂片法查滋养体。

(2)滋养体的活体成像检测:待包囊形成所需天数后,每只鼠腹部剃毛,腹腔注射 D-荧光素(15mg/ml),每只小鼠接受 0.15mg 荧光素/g 体重,使用异氟醚(1.5%~3%)镇静小鼠,转移镇静小鼠于成像室并将小鼠置于其背表面,在 10 分钟的时间内不断收集曝光 2 分钟的图像,观察滋养体活体成像。

(章孝成　曹建平)

二、阴道毛滴虫

阴道毛滴虫(*Trichomonas vaginalis*),简称阴道滴虫,寄生于阴道及尿道内,引起滴虫性阴道炎及尿道炎,统称为毛滴虫病(trichomoniasis)。

1. 虫种来源与保存

(1)虫种来源:阴道毛滴虫来自感染患者或感染动物。

(2)虫种保存:用棉签从阴道毛滴虫阳性患者阴道后穹隆部取白带分泌物,可接种到肝浸汤培养液或 RPMI 1640 培养基中,置 37℃ 温箱培养,每 3 天转种传代。肝浸汤培养液中培养 48 小时,阴道毛滴虫达到生长高峰,虫体呈现出多分裂象;RPMI 1640 培养基中阴道毛滴虫培养 72 小时达到生长高峰,未见多分裂现象,虫体与生理盐水涂片中阴道毛滴虫形态、大小相近。通常在第 3 次转种后即可获得无菌培养,可通过传代保种长期保存。阴道毛滴虫在含 10% 甘油或 15% 二甲基亚砜的肝浸液培养基中,4℃ 可存活 1 个月;在液氮中可保存 4 年以上,最长达 21 年,仍保持其致病力。

2. 动物选择　大鼠、小鼠、仓鼠、兔、猪、牛及非人灵长类均可用于阴道毛滴虫感染模型的建立,而鼠最为常用。

3. 动物接种技术　阴道毛滴虫动物模型的建立有经阴道接种、腹腔接种和经皮下接种等多种方法。

(1)经阴道接种:可用雌激素加滴虫,或雌激素、乳酸杆菌加滴虫进行造模。前者在感染后 10 天有自愈倾向,而后者感染后 14 天感染率仍无明显下降。选择成年雌性小鼠,感染前用 PBS 冲洗阴道,再皮下注射雌激素苯甲酸雌二醇,滴虫阴道接种造模,有自愈倾向。苯甲酸雌二醇(1mg/ml)0.5mg,注射 3~4 次,给予乳酸杆菌悬液、2×10^5 个阴道毛滴虫悬液各 2 次,注入小鼠阴道内,每次 20μl/只,可成功建立小鼠感染模型。

(2)经腹腔接种:选择体重为 18~20g 的小鼠,采用腹腔注射接种 1×10^5 个阴道毛滴虫悬液,小鼠在接种后 2~4 天发病,7~9 天出现典型症状,2 周后死亡。症状明显且持续时间较长,是药物研究的理想模型。

(3)经皮下接种:用 1×10^6 个阴道毛滴虫皮下注射小鼠,建立感染的动物模型,接种的虫体大量繁殖,局部发生炎症反应,形成皮下脓肿。

4. 动物饲养条件与时间 感染动物进行常规饲养。经阴道接种后 2~14 天,用 60µl 无菌生理盐水反复冲洗阴道,取冲洗液涂片镜检,如能找到大量活动的阴道毛滴虫,可确定小鼠造模成功。经阴道接种的小鼠全身反应不典型,部分感染小鼠出现瘙痒症状。腹腔接种的小鼠,一般接种后 2~3 天小鼠出现倦怠、全身发抖、步履蹒跚、对刺激无反应、毛发竖立,腹部随时间的延长而胀大,接种后 7~9 天出现典型变化,2 周后死亡。皮下接种小鼠,4 天即可出现皮下脓肿,活虫在小鼠体内维持的最长时间为 40 天。

5. 动物模型鉴定 病原学检测可用直接涂片法或吉姆萨染色法镜检。用少许培养液冲洗实验动物阴道,吸出冲洗液涂片,立即镜检。在生理盐水涂片中加入白细胞稀释液镜检,可显著提高阴道毛滴虫的检出率。如果来不及直接镜检,可待涂片干燥后甲醇固定,取吉姆萨染液染色镜检。还可提取实验动物阴道分泌物的核酸,PCR 或 LAMP 扩增,进行分子生物学检测。

(胡 媛 曹建平)

三、溶组织内阿米巴

溶组织内阿米巴(*Entamoeba histolytica*)属内阿米巴科的内阿米巴属,至今是惟一被肯定能可引起人类阿米巴病的肠道阿米巴原虫。它与非致病性的迪斯帕内阿米巴和莫西科夫斯基内阿米巴虽形态相似,但抗原性、同工酶谱、基因序列各有差异,可以借助于同工酶、ELISA 和 PCR 分析相鉴别。人多因摄入被成熟包囊污染的食物或饮水而感染;具有致病性的滋养体侵入宿主肠黏膜导致肠壁溃疡,引起阿米巴肠道病变;亦可随血流侵入肝脏和其他器官致肠外脓肿。

(一) 肠内溶组织内阿米巴动物模型

1. 虫种来源与培养 早期的动物实验是使用自然感染的新鲜粪便作为感染源。自 1918 年 Cultur 氏始在人工培养基上培养溶组织内阿米巴获得成功,1925 年 Boec 和 Drbohlav 创用 LES 培养基体外培养阿米巴满足实际应用。

阿米巴的培养方法经历了三个明显的技术发展阶段,即有菌培养(xenic culture)、单种培养(monoxenic culture)和无菌培养(axenic culture)。

有菌培养是指阿米巴培养中并存有细菌丛的培养,可以来自采样中的粪便或人为加入。常用培养基为营养琼脂双相培养基、洛克氏液鸡蛋血清培养基和 Robinson 培养基等,此外需添加米粉(大小为 10µm,适合虫体吞噬),培养基呈 30° 的斜面放置。培养中因其生长在低氧张压下分解葡萄糖,生成二氧化碳和醋酸等,故在培养基接种后孵育 2~3 天,pH 下降,须及时转种。该方法培养的溶组织内阿米巴,使得虫株毒力维持时间长,致病力强,供形态学研究和以完整阿米巴做抗原的免疫学试验。

单种培养是指任何单种细菌或锥虫(包括短膜虫)与溶组织内阿米巴联合培养。其中的细菌或锥虫作为主要营养食物来支持阿米巴的生长和繁殖。该方法主要为溶组织内阿米巴过渡到无菌培养提供虫源。

无菌培养即为在阿米巴培养中无并存的细菌或原虫,也称为纯培养,为提供纯虫细胞开展多方面的实验研究之用。最常用的培养基是 BIS-33,为液体培养基,培养在 6ml 的玻璃有盖培养管中,盖紧管盖,呈 5°的角度放置。然而,无菌培养的虫株在仓鼠肝内不产生肝脓肿,在豚鼠盲肠内也不发生侵袭性病变,因此长期无菌保种后可导致虫株毒力减弱以至于消失。失去毒力的虫株用伴有菌群和米粉的培养基培养或在培养时加入胆固醇/铁剂后,再经仓鼠肝脏接种可促使毒力恢复。

2. 虫种接种 取新鲜脓血便、稀便或肝穿刺物等约 0.5ml,如果从急性溶组织内阿米巴痢疾患者粪便中取种,应在脓血交界处,此处虫体数量最多,取 0.1ml 即可;如是慢性患者或带虫者粪便,取黄豆大小粪便即可,加入培养管后将其冲散。由于上述两种来源的虫体均含有较多细菌,需第一次接种时必须加入配好的青链霉素(250U/ml),抑制细菌的生长。培养保种的过程中,一般 3 天转种一次,吸取培养液沿培养基斜面稍作冲洗,吸底部培养液 0.1ml 转管;超过 3 天后,由于营养缺乏,虫体多转变为包囊,故多取一些(0.15ml);7 天后转种,则虫体多数已死亡,须镜下观察包囊;若 10 天以后转种,一般无活的虫体。

3. 实验动物选择 最初的动物实验是在狗体内进行的,之后先后应用猫、猴、兔、豚鼠、小鼠、金黄地鼠、仓鼠、长爪沙鼠等建立了多种阿米巴动物模型,均在不同程度上展现了类似人肠阿米巴病的病理变化。

猫一般无自然感染,但人工接种后死亡率高;幼年狗对阿米巴易感,但个体差异较大;豚鼠及各种鼠类对阿米巴均易感,以感染后 3~10 天的肠道病变最重,尤其是豚鼠及大鼠盲肠接种后感染率高,易出现肠壁溃疡,如事先不用胆固醇或孕酮处理,一般不伴发阿米巴肝脓肿,常用作肠阿米巴病的动物模型。

长爪沙鼠盲肠接种溶组织内阿米巴后,肠道(100%)与肝脏(87%)出现病变,与人阿米巴肝脓肿的播散途径、症状及病理变化类似,是目前比较理想的实验动物。

4. 动物接种技术

(1)实验动物前处理:接种前为确保动物模型的成功建立,须反复检查或培养动物粪便,或应用甲硝唑[推荐剂量参考大鼠:200mg/(kg·d),3 天]驱虫,以消除可能存在的自然感染的溶组织内阿米巴或其他肠道原虫,并于停药 1 周后实验。接种前 1 天再进行食管灌注 50% 硫酸镁(参考大鼠剂量:0.3ml/只),禁食 2 小时后进行接种。

(2)虫种选择:由于溶组织内阿米巴滋养体的毒力因培养基和培养时间的不同而存在差别,故选择体外培养的毒力最强对数生长期(48~72 小时)滋养体进行接种。

(3)接种方法:接种引起病变所需的滋养体数目在 $5×10^4$~$5×10^7$ 之间;采用自然沉淀法除去培养基中较大的淀粉颗粒,经 300×g 离心沉淀 5 分钟后,用生理盐水洗涤沉淀物 1 次,加适量生理盐水将洗涤后的沉淀物混匀,用血细胞计数板计数滋养体,并调至所需密度。根据接种动物的体重选择,溶液体积以不造成肠管扩张为宜。

1)盲肠内接种法:最常用的方法。给受试动物腹腔内注射 0.5% 巴比妥钠 0.4ml/100g,麻醉后于无菌条件下将腹部剖开,暴露盲肠末端,结扎盲肠使其成为密闭的肠袢,用 5 号针头吸取滋养体悬液注入盲肠内,拔出针头后以 75% 乙醇棉球擦拭,用 1~0 号丝线分层缝合腹部切口。该方法手术简单,感染率高,病变局限,易于取材观察。

该模型所需实验周期 5~30 天,诱发的肠道病变可根据病变程度分级计分,进行统计学处理。

2)密闭清洗盲肠内接种法:给受试动物腹腔内注射 0.5% 巴比妥钠 0.4ml/100g,麻醉后于无菌条件下将腹部剖开。将盲肠从腹腔取出,用 5 号注射针头靠近结盲瓣处穿入肠腔,用丝线固定,结扎回肠远端。沿盲肠近侧部切下,在切口处装入一塑料插管,用丝线固定做引流用。通过注射针头将生理盐水注入盲肠,洗净肠内容物后,再注入培养液。取出插管,关闭切口,然后通过在盲肠远端的注射针头注入阿米巴滋养体悬液。最后拔出针头,结扎盲肠使其成为密闭的肠袢。以 75% 乙醇棉球揩拭,用 1~0 号丝线缝合腹部切口。该方法手术后 24~48 小时后 75% 的动物产生肠壁溃疡。

该模型所需实验周期短,病变重,手术复杂,只适用于急性感染实验。

3)胃肠道灌注法:早期用于猫、狗等大动物,因胃酸和肠蠕虫影响大,目前很少用该方法。

5. 动物饲养条件与时间　选用受试动物的颗粒饲料进行常规饲养。

6. 动物模型鉴定

(1)病原学检测:受试动物感染后粪便多不成形、有黏液,生理盐水涂片法检查粪便,显微镜下可见大小为 20~40μm、伸出伪足的滋养体和脱落的上皮细胞。

在实验犬、猴的肠道溶组织内阿米巴的检测中,则遵循 GB/T 18448.9—2001《实验动物肠道溶组织内阿米巴检测方法》,采用碘液染色,显微镜直接观察到直径为 10~20μm 包囊,低倍镜下包囊呈现黄色折光小圆点;高倍镜下可见包囊为圆球形,棕黄色、囊壁发亮,不着色,有明显界限,1~4 个核,可见棕红色的糖原泡和亮棒状或亮块状的拟染体。

肠内容物观察分为五度:①0 度:正常;②Ⅰ度:肠内固体物质较正常略少;③Ⅱ度:肠内含轻度黏液;④Ⅲ度:肠内充满黏液和少量固体物质;⑤Ⅳ度:无固体物质,仅为白、黄黏液(Neal RA,1951)。

(2)病理学检测:解剖动物,摘取盲肠,选材后制作切片,HE 染色。

对盲肠的组织学病变程度肉眼观察采用 Gill 评分标准:①Ⅰ级正常;②Ⅱ级为增厚盲肠壁上的充血斑块,无明显溃疡;③Ⅲ级可见 1~2 个溃疡,每个溃疡的大小 <2mm;④Ⅳ级为 2 个以上直径大于 2mm 的溃疡,或一个或多个直径大于 1cm 的溃疡。

对盲肠的组织学 HE 染色观察肠壁病变根据 Prathap 及 Vinayak 的分级标准,将组织病变划分为

5级：①0级为肠壁结构组织正常；②Ⅰ级为黏膜呈弥漫性非特异性炎症；③Ⅱ级为局限于黏膜层内的浅表溃疡；④Ⅲ级为溃疡深达黏膜下层，病灶处血管壁有纤维素样坏死及血栓形成；⑤Ⅳ级为溃疡累计肌层及浆膜层。

（二）溶组织内阿米巴肝脓肿动物模型

1. 虫种来源与保存　同肠内溶组织内阿米巴动物模型。

2. 动物选择　常用金黄地鼠、中华仓鼠、长爪沙鼠，也可用小鼠。

3. 动物肝脏注射接种技术　取培养48~72小时的溶组织内阿米巴培养管，冰浴5分钟，收集阿米巴滋养体于无菌离心管中，以洛克氏液离心洗涤后，经300×g离心沉淀5分钟，吸取沉淀物的上层，用血细胞计数板计数滋养体，在显微镜下调节阿米巴浓度到5×10⁵/ml。适宜接种的滋养体浓度为$5×10^4$~$5×10^6$/ml，容量为0.1ml。

给受试动物腹腔内注射0.5%巴比妥钠0.4ml/100g，麻醉后于无菌条件下作腹正中切口，完全暴露肝脏，用OT注射器把制备好的滋养体悬液0.1ml缓慢注入肝中叶实质内，直到肝脏注射部位出现一白色小点隆起，拔出针头后用沾有无菌生理盐水的纱布压迫止血，并防止注射液外溢，在关闭腹腔前滴加庆大霉素（0.04ml/100g），分层缝合关闭腹腔。

4. 动物饲养条件与时间　选用受试动物的颗粒饲料进行常规饲养7天。

5. 动物模型鉴定

（1）病原学检测：于实验动物肝脏脓肿腔周围刮取物质作生理盐水涂片，镜下可见溶组织内阿米巴滋养体。

（2）病理组织学检查：取肝脏制作切片作HE染色，对肝脏病变评分：①0度：无病变；②Ⅰ度：病变直径1~5mm；③Ⅱ度：病变直径5~10mm；④Ⅲ度：病变直径10~20mm；⑤Ⅳ度：病变直径>20mm。

（姜岩岩　曹建平）

四、人芽囊原虫

人芽囊原虫（*Blastocystis hominis*）由Brumpt在1921年首次描述命名，1967年Zerdt根据其超微结构等方面的特点而将其归为原虫类，1993年江静波等将其归入芽囊原虫（Blastocysta）亚门。该原虫可寄生于高等灵长类和人类肠道内引起人体腹泻。

1. 虫体来源与保存

（1）虫种来源：自感染人芽囊原虫患者或感染动物的粪便中分离培养获得人芽囊原虫虫体。目前人芽囊原虫可分为至少28个基因型，其中基因型ST1-ST9和ST10已经在人体中发现。

（2）培养：人芽囊原虫可在多种培养基中生长，能长期传代培养虫体的是Locke双相鸡蛋斜面培养基，具体方法如下：首先将Locke液置于121℃灭菌15分钟，冷却至室温，过滤除去沉淀，加入适量硫代乙酸醇钠并调整浓度为0.1%，混匀后高压灭菌，备用。随后制备鸡蛋斜面：Locke液与鸡蛋按1:8体积比混匀后，加入带螺旋帽的试管中，每管5ml，成30°斜面，置90~100℃烤箱加热凝固制成。将碘液染色法鉴定的粪便1克，用生理盐水2ml混匀，每管加入含14%灭活的无菌新生小牛血清及含碱性抗生素（0.4%氨苄西林，0.1%链霉素，0.000 6%两性霉素）的Locke液5ml。动物模型的建立用培养48小时、以包囊型为主的虫体，于血细胞计数器在生物显微镜下计数，备用。

（3）虫体保存：人芽囊原虫多通过传代保种达到长期保存的目的，最长的曾经存活10年，虫体的传代保种通常采用Locke双相鸡蛋斜面培养基，也可用甘油或二甲基亚砜进行液氮低温冷冻保存。

2. 动物选择　大鼠、小鼠、豚鼠、猪和兔均可用于建立动物模型，其中大鼠感染时间较长，且能排除包囊，因此大鼠模型较常见。

3. 动物接种技术

（1）接种方法：BALB/c小鼠用胃管灌注甲硝唑2mg/只，2次/d，连续服用5天以清除可能的感染。同时经腹膜内注射（intraperitoneally，IP）地塞米松1mg/d，1次/d，连续5天。常用的方法为经口接种，具体操作用灌胃针吸取虫体经口腔直接插入动物食管，将含10^3~10^6个虫体的悬液200μl缓缓灌注入鼠胃。接种小鼠应注意含有虫体的水量以 200μl/鼠为限。

4. 动物饲养条件与时间 将感染动物放到一个新的笼子里,选用适宜动物的颗粒饲料在 SPF 条件下饲养,饲养时间视感染动物和实验需求而定。在动物的饮水中加入抗生素预防细菌感染。最早在感染第 2 天可从粪便中检到虫体,多在粪便检查首次发现虫体后 7~10 天内自行转阴。部分实验鼠感染 2 周后仍有虫体排出。

5. 动物模型鉴定

(1)病原学检测:主要以粪检为主,可采用生理盐水直接涂片法、碘液染色法、三色染色法、吉姆萨染色法等。常用的是碘液染色法,取绿豆粒大小的粪便直接涂于载玻片上(或滴加适量的生理盐水),涂成 1cm 左右较均匀的粪膜,厚度以透过粪膜略能辨识其下面报纸的试剂为宜。然后滴加 1 滴碘液,上覆盖玻片,显微镜观察即可。人芽囊原虫的形态多样,常见的形态有空泡型、颗粒型虫体、阿米巴型和包囊型,直径变异较大。空泡型虫体中间有一圆形或不规则圆形的深染区为中央体,细胞质与细胞核呈月牙形,位于一侧;颗粒型虫体细胞质中充满颗粒状物质;阿米巴型虫体形态多变,可见伪足突起;包囊型虫体具有多层纤维层组成的囊壁。

(2)分子生物学鉴定:采用 PCR 方法鉴定人芽囊原虫特异性 DNA 已被广泛应用于分子流行病学研究及保虫宿主的鉴定。具体方法是收取感染动物的粪便,采用商品化试剂盒提取基因组 DNA,PCR 扩增人芽囊原虫核糖体 RNA(ribosomal RNA)及相关基因进行分子鉴定,该方法特异性好,敏感性高。

(刘 华 曹建平)

五、隐孢子虫

隐孢子虫(*Cryptosporidium* spp.)为体积微小的人兽共患肠道原虫,广泛存在于哺乳类、鸟类、爬行类和两栖类等动物体内。能感染人并引起隐孢子虫病(cryptosporidiosis)的种类主要为微小隐孢子虫(*Cryptosporidium parvum*)和人隐孢子虫(*C.hominis*),占人体感染的 90% 以上。

1. 虫种来源与保存

(1)虫种选择:隐孢子虫种类众多,迄今,已有 45 个有效虫种,120 多个基因型,感染人的虫种和基因型 23 种。一般用于动物感染、模型或体外实验的,主要为微小隐孢子虫,故这里以微小隐孢子虫为例。卵囊来源:微小隐孢子虫感染者、感染动物或传代保种实验感染动物粪便中分离纯化获得的卵囊。

(2)卵囊分离纯化:采用漂浮法或沉淀法对隐孢子虫卵囊进行分离纯化。漂浮法主要有 Sheather 蔗糖漂浮法、硫酸钾漂浮法、33% 硫酸锌漂浮法、36% 饱和盐水漂浮法和硫酸镁漂浮法等;沉淀法有福尔马林-乙醚法和福尔马林-乙酸乙酯法。Sheather 蔗糖漂浮法较常用:取约 10g 感染粪便,加 5 倍~10 倍体积的纯水混合后经 260 目/吋铜筛过滤,1 000×g 离心 10 分钟,弃去上清液,加适量纯水重悬。将 Sheather 液(500g 蔗糖溶于 320ml 灭菌蒸馏水中,加入苯酚 9ml 85% 苯酚,混匀)用 0.025mol/L 的磷酸盐缓冲液(PBS)按 1∶2 和 1∶4 的比例稀释成 A 液和 B 液(比重分别为 1.103 和 1.064)。取 50ml 离心管,底层先加入 A 液 10ml,再沿管壁缓慢加入 B 液 10ml 形成分层,最后缓慢加入初筛悬液 5ml,4℃,1 000×g 离心 15 分钟。用移液器收集 A 液和 B 液之间的白色卵囊带,以 pH 7.4 的 0.01mol/L PBS 稀释至 10ml,1 000×g 离心 10 分钟,洗涤 2 次,留最下层液体(约 1ml)即为提纯的卵囊,加适量 PBS 悬浮沉淀,混匀后于血细胞计数器在高倍镜下计数,备用。注意:如粪便来自犊牛或断奶前奶牛,则需对粪便采用乙醚去除粪便脂肪。初筛粪便沉淀:水:乙醚体积比为 1∶1∶1,充分振荡摇匀,离心弃上清,留沉淀。

(3)保存:分离纯化后的卵囊于 4℃ 冰箱保存,保存时间 4~6 个月。

2. 动物选择 据报道有 240 多种动物可以感染隐孢子虫,多种品系的大鼠和小鼠、豚鼠、犬、牛、羊、猪、鸡均可用于建立动物模型。一般是幼仔、免疫缺陷或免疫相关基因敲除的动物,目前较常用的有大鼠、小鼠和新生犊牛,新生犊牛则为最合适的动物保种模型。

3. 动物接种技术

(1)小动物接种:小鼠感染前需给予免疫抑制剂,建立免疫抑制小鼠模型。4~6 周龄 BALB/c 小鼠(18~22g),给予地塞米松(1L 水中加地塞米松 1mg、四环素 1g、白糖 50g)诱导免疫抑制,1 周后可以进行卵囊接种。常用的动物接种方法为经口接种,可用灌胃针灌胃:灌胃针吸取含 10^3~10^{10} 个微小隐孢子虫卵囊的悬液 200µl 经口腔缓缓灌注入胃内。接种小鼠时应注意含有卵囊的水量以 200µl/鼠为适宜。倘若灌注用水量过大(如 400µl/鼠),则易造成小鼠呃逆而致卵囊吐出丢失,致使感染量不准确或接种失败而影响后续实验。

（2）大动物接种:1~3 日龄犊牛,雄性,取 $5×10^6$ 微小隐孢子虫卵囊口服感染犊牛,每天检查犊牛粪便卵囊排出情况,显微镜下检查到卵囊后收集犊牛粪便进行卵囊纯化、传代。

4. 动物饲养条件与时间

（1）小动物:选用适宜动物的颗粒饲料进行 SPF 条件下常规饲养,感染后 7~10 天卵囊排出数量达到高峰,根据实验需要确定饲养时间。免疫抑制小鼠往往持续排出卵囊,直至停用免疫抑制剂或动物死亡。

（2）大动物:适宜的饲养环境(室温),采用纯牛奶饲喂犊牛,感染后 7 天为排卵高峰。一般收集 3~10 天的粪便,用于卵囊纯化及实验。

5. 动物模型鉴定

（1）病原学检测:采用改良抗酸染色法将粪便直接涂于载玻片上(或加适量的生理盐水),涂成粪膜,自然干燥后加甲醇固定 5 分钟,改良抗酸染色后用光学显微镜油镜观察卵囊形态、大小。

（2）分子鉴定:基于隐孢子虫核糖体小 RNA（18S rRNA）,巢氏 PCR 扩增,扩增产物（约 830bp）进行测序、blast 比对分析,鉴定虫种。

（沈玉娟 曹建平）

六、微孢子虫

微孢子虫（Microsporidia）为人兽共患寄生虫,广泛寄生于节肢动物、鸟类、鱼类、爬行类、哺乳动物和人类。已发现 200 余属,已经报道感染人体的微孢子虫至少有 9 属 17 种,引起人体微孢子虫病（microsporidiosis）。

1. 虫种来源与保存

（1）虫种选择:目前报道的微孢子虫动物模型,大都是以兔脑炎微孢子虫作为病原体。此外,肠脑炎微孢子虫、海伦脑炎微孢子虫、条纹微孢子虫属（Vittaforma）的角膜条纹微孢子虫（V. corneae）和微粒子虫属（Nosema）中的 N. cornnori 也可以在体外进行培养并建立动物模型。

（2）虫体来源:从患者粪便样本分离孢子,体外细胞培养后获得较多数量的病原体再进行动物接种。不同的虫种选择不同的培养细胞系,如犬肾细胞（MDCK）和人胚肺成纤维细胞系（MRC5）适用于 E. cuniculi、E. hellem 和 N. cornnori。兔肾细胞系（RK13）适合于培养 E. intestinalis。

2. 动物选择　微孢子虫的适宜动物有 BALB/c 小鼠、C57BL/6J 小鼠、SCID 小鼠。根据宿主的适应性,多选用 E. cuniculi 感染佛兰德大白兔（Flemish Giant rabbit）、BALB/c 小鼠或 SCID 小鼠;也可以用 E. cuniculi、E. hellem 或 V. corneae 感染去胸腺的 BALB/c 或 C57BL/6J 小鼠;或者用经口感染受猿免疫缺陷病毒（SIV）感染的恒河短尾猴等。

3. 动物接种技术

接种方法

1）小鼠接种:BALB/c 小鼠用胃管灌注甲硝唑 2mg/只,2 次/d,连续服用 5 天以清除可能的感染。同时经腹膜内注射（intraperitoneally,IP）地塞米松 3~5mg/（kg·d）,每周 2 次,用药 1 周后,将 $3×10^7$ 个 E. cuniculi 孢子经 IP 接种小鼠。

2）兔子接种:同（1）的方法甲硝唑处理小鼠并注射地塞米松,用药 1 周后用 $5×10^5$~$5×10^7$ 个 E. cuniculi 孢子/只,经直肠灌入 5~6 月龄的佛兰德大白兔。

4. 动物饲养条件与时间　将感染的动物放到一个新的笼子里,选用适宜该动物的颗粒饲料进行在 SPF 条件下饲养,饲养时间视感染动物和实验需求而定。在动物的饮水中加入抗生素预防细菌感染。整个动物模型中都应使用免疫抑制剂。通常在接种微孢子虫孢子 7 天后可查见病原体,14~28 天后感染虫荷较多,之后虫体有减少趋势。

5. 动物模型鉴定

（1）病原学检测

1）光镜检查：感染动物的粪便、十二指肠和空肠内容物中均可检查到微孢子虫的孢子,吉姆萨染色、改良三色染液染色法及荧光染色法均可检测到粪便中的孢子。

2）组织学检查：常用的是小肠活检组织切片染色法,主要用于着染微孢子虫孢子生殖期和孢子,目前的染色方法是苏木精染色、吉姆萨染色、革兰氏染色和过碘酸-Schiff 试剂等染色法。

3）电镜观察：电镜观察主要检测组织和体液等样本,被认为是诊断微孢子虫的金标准。在透射电镜下课清晰辨别不同虫种的形态,检出率高。

（2）病理学鉴定：将组织制成石蜡切片标本,采用苏木精-伊红染色。HE 染色很难发现虫体,主要通过观察组织器官的病理变化：小鼠通常在重要器官如肝、肺、肾、肠和脑组织出现肉芽肿样病变；感染后的兔子常以产生严重的肝损伤为主要病变,HE 染色可通过观察门脉周围及其分支是否出现大量的巨噬细胞和上皮细胞浸润,少量的多核巨细胞、淋巴细胞和浆细胞渗出等变化。

（3）分子生物学鉴定：PCR 方法鉴定微孢子虫已被广泛应用于分子流行病学研究及保虫宿主的鉴定。具体方法是收取感染动物的粪便,采用商品化试剂盒提取基因组 DNA,PCR 扩增微孢子虫核糖体 RNA（ribosomal RNA）及相关基因进行分子鉴定。

（刘　华　曹建平）

七、腔道原虫建模注意事项

1. **建模重复性**　结合研究目的充分了解腔道原虫建立所需动物模型的诱导疾病条件、发病周期和感染宿主特征,注意模型能尽可能再现腔道原虫所致的寄生虫病,复制动物具有重复性、相似性。

2. **建模动物实用性**　注意建模动物来源充足,容易复制,适用于扩大样本和重复实验的实施,建模动物能够有一定的生存期,便于长期观察,避免动物饲养需要特需的饲养设施和转运条件,建模动物满足经济性、易行性、可靠性、适用性和可控性的设计原则。

3. **建模动物影响因素**

（1）虫株影响：获得单一性状的虫株是建模成功的关键因素之一。可通过建立体外培养标准化技术体系获得纯化的单一性状虫株,腔道原虫体外培养所需培养基或细胞系的选择直接影响虫株的获得,这也是建模中首要关键步骤。

（2）环境因素影响：动物模型的成败与饲养环境密切相关。腔道原虫感染动物模型应饲养在 SPF 级动物房中,一方面避免环境中其他病原体对建模动物污染,另一方面保护环境免受寄生虫的危害。饲养条件确保每笼建模动物数量适宜,避免拥挤,避免饲养饮食改变,模拟日夜更替避免过度光照。

（3）接种影响：采用灌注法建模时,可根据选择动物的特性,接种前后适时饥饿感染动物,用于降低动物免疫力和减少动物吞咽动作,增加动物易感性。另外,对于一些不易感或机会性寄生虫建模时用于降低免疫力所需地塞米松类激素的选择应视虫株而有所不同。

（章孝成　曹建平）

第二节　组织和血液原虫

寄生在组织和血液的原虫有利什曼原虫、疟原虫、刚地弓形虫、巴贝虫等,本节将介绍几种原虫的虫种保存及建立实验动物模型的方法。

一、利什曼原虫

利什曼原虫包括引起内脏利什曼病的杜氏利什曼原虫（*Leishmania donovani*）,引起皮肤利什曼病的硕大利什曼原虫（*L.major*）、热带利什曼原虫（*L.tropical*）和引起皮肤黏膜利什曼病的巴西利什曼原虫（*L.braziliensis*）。利什曼原虫的生活史包括两种宿主,即白蛉和哺乳动物。在人和哺乳动物体内的单核巨噬细胞寄生的为无鞭毛体,在白蛉消化道内寄生的是前鞭毛体。此处具体介绍如何建立上述几种利什曼原虫感染的动物模型。

(一)虫种保存

1. 培养、转种保存

(1)杜氏利什曼原虫 接种前需配制洛克液、培养基,目前常用的是NNN培养基(Novy-MacNeal-Nicolle culture medium,3N培养基)。

3N培养基配方:琼脂1.4g、氯化钠0.6g、蒸馏水90ml。

3N培养基配法:将上述试剂混合后加热溶解,121℃,20分钟灭菌,冷却至50℃左右。加入此液体体积1/7量的无菌去纤维兔血混匀,分装于试管中,每管2~4ml。将管倾斜、4℃冷凝。随后将试管置于37℃温箱中24小时,检查是否有杂菌生长,如证实无菌可在4℃贮存。

3N培养基用途:用于培养利什曼原虫前鞭毛体。

注意事项:使试管内的培养液体快速冷却可以增加凝水量,有利于利什曼原虫前鞭毛体的生长。

1)培养材料的获取及培养过程:取内脏利什曼病患者的脾、肝、骨髓、淋巴结、皮肤结节穿刺物,或皮肤刮取物,将抽取物与0.2ml洛克液混匀,注入培养基内。在实验室也可用感染内脏利什曼病的实验动物,乙醚麻醉,无菌条件下手术取出肝、脾后研碎,加入10~20ml(适量)洛克液混匀,吸取上清液适量注入培养基。将培养管置于20~25℃温箱内恒温培养,一般7~10日后虫体开始显著生长,可查见前鞭毛体。有时虫体生长缓慢,可能需2~3周。利什曼原虫在培养基中的寿命因培养基的种类而异,一般可维持2~4周,因此最好2周左右转种一次。

洛克氏液的配方:氯化钠9.0g、氯化钙0.2g、氯化钾0.4g、碳酸氢钠0.2g、葡萄糖2.5g、蒸馏水1 000ml。

洛克氏液的配法:用适量水溶解氯化钠、氯化钾、碳酸氢钠和葡萄糖。另用一烧杯取蒸馏水溶解氯化钙。两种液体分别115℃灭菌15分钟,冷却后无菌操作混合。混合后的液体调节pH为7.2~7.4,4℃保存。

洛克氏液的用途:一种生理盐溶液。

配制溶液时注意不要一次把所有试剂倒入水中溶解,因为二氧化碳加热后游离会与钙结合,生成不溶性的碳酸钙沉淀。

2)培养注意事项:所有过程均须严格无菌操作,以防细菌污染造成培养、保种失败。可在培养基内加青霉素500~1 000U/ml,用以抑菌。前鞭毛体的生长需要水分,因此接种时应保持培养基有足够的液体。配制NNN培养基时宜快速冷凝,利于冷凝水的析出。必要时可用少量无菌生理盐水或洛克液补充液体,以保证培养基水分充足。

Nicolle(1925)曾用NNN培养基保持杜氏利曼原虫的一个虫株达15年之久,但生长于培养基内的利什曼原虫会逐渐失去感染力,尤其培养年代较久后的原虫不易感染实验动物。据Adler(1929)报告,体外培养的利什曼原虫如能在适宜的白蛉体内生存一个时期,便又可恢复其感染性。

(2)硕大利什曼原虫:接种前需配制工作液,进行前鞭毛体的离体培养及提纯。

1)制备利什曼培养基:用于体外培养硕大利什曼原虫前鞭毛体。①1mol/L HEPES工作液:用无菌1×PBS配制HEPES溶液,pH 7.4,无菌经0.2μm筛网过滤器过滤后置于灭菌的玻璃瓶中,4℃储存;②10mmol/L腺嘌呤工作液:用50mmol/L HEPES溶液和腺嘌呤配制,4℃储存;③0.25%血红素工作液:用50%三乙醇胺来配制,4℃储存;④无菌条件下在350ml M199培养液(1×)中加入100ml胎牛血清、14.25ml 199培养液(10×)、5ml 10 000U/ml青霉素(或10 000μg/ml链霉素)、5ml L-谷氨酰胺、20ml 1mol/L HEPES溶液、5ml 10mmol/L腺嘌呤溶液和1ml 0.25%血红素液,经0.2μm筛网过滤器过滤后置于灭菌玻璃瓶中,4℃储存。

2)培养材料的获取和培养过程:包括从组织中分离无鞭毛体、离体培养及提纯培养的前鞭毛体。

从组织中分离无鞭毛体:切除感染动物(或者人)肿胀但无破溃的皮肤组织,①所取组织经PBS清洗后用研磨器打碎,吸取无鞭毛体加入PBS混匀;②用70μm细胞过滤器过滤去除多余组织后收集液体;③4℃、200×g离心8分钟,取上清液;④重复离心1次,取上清液;⑤4℃、3 000×g离心8分钟,弃上清液;⑥加入1~3ml含5%正常小鼠血清的DMEM,37℃培养10分钟。

前鞭毛体的离体培养：25cm² 的培养瓶中可用 5ml 培养液，无鞭毛体的浓度在（10~20）×10⁶ 个为宜，27℃ 厌氧环境下培养，一般 2~3 天左右可出现前鞭毛体。此后开始每 2 日转种 1 次，每次采用原培养液：新培养液 =1：5 的浓度稀释，持续 2~3 代。当前鞭毛体进入对数生长期后，采用 1：10 的比例进行稀释培养。前鞭毛体的增殖可持续 4~6 周。

提纯培养液内的前鞭毛体：①使用培养了 6~9 日的旧培养液，按照 1：1 的比例加入 DMEM，200×g 离心 8 分钟；②将上清液转到新试管中，200×g 继续离心 8 分钟；③取上清液，3 000×g 离心 8 分钟，弃上清液，加入 2ml DMEM；④在 15ml 试管中加入 2ml 20% Ficoll 分离液，用 1ml DMEM 稀释 1ml 20% Ficoll 制成 10% Ficoll 液，将 10% 的 Ficoll 慢慢加在 20% Ficoll 液上，再注入步骤③获得的虫体液，形成分层；⑤2 000×g 离心 15 分钟，离心后试管中的溶液分为 4 层，前鞭毛体在上两层中；⑥取上两层的溶液加入 5ml DMEM，3 000×g 离心 8 分钟，弃上清液；⑦在沉淀中加入 1~3ml DMEM 混匀，可以按照与 4% 多聚甲醛 1：100 的比例进行稀释后进行虫体计数；⑧用 DMEM 稀释成 10⁵ 个前鞭毛体/ml 的虫体悬液。

3）培养注意事项：宿主经感染后破溃的皮肤可能含有脂多糖及细菌，不利于后续培养，因此在取材时务必避开破损处，取受染肿胀但无破溃的皮肤组织。小鼠血清可以促进抗原呈递细胞更好地摄入无鞭毛体，因此从组织中分离无鞭毛体后进行 37℃ 培养时最好加入含小鼠血清的 DMEM。

2. 冻存　人工培养的前鞭毛体、感染实验动物的组织匀浆，甚至感染媒介昆虫均可作为冻存材料。早在 20 世纪 40 年代，国外研究者就将人工培养的热带利什曼原虫前鞭毛体及感染杜氏利什曼原虫的地鼠组织进行冷冻保存，在 -70℃ 条件下分别经 794 日和 276 日仍能存活。到 20 世纪 80 年代，有学者报道从低温保存的白蛉体内成功分离出活的巴西利什曼原虫。

取感染的阳性地鼠，乙醚麻醉，行无菌操作取出脾和肝置无菌钵内，加适量生理盐水研碎后制成匀浆。吸取动物组织匀浆或培养基内的培养液，与等量细胞冻存液混匀（冻存液中含 10% 二甲基亚砜及 10% 小牛血清），可采用一步速冻法也可采用多步缓冻法，但多数研究人员倾向后者。将样本分装于冻存管中，4℃ 放置 2~4 小时，置于 -20℃ 低温冰箱过夜，后悬于液氮罐内液面上（此处温度约为 -70℃）15 分钟左右，最后投入液氮内保存。复苏时宜采用快速解冻法，即冷冻材料从液氮取出后快速放入 37℃ 水浴中。

（二）内脏利什曼原虫动物模型

1. 模型动物选择　各种动物对杜氏利什曼原虫的易感性不同，以地鼠（又名田鼠或仓鼠）、黄鼠、小家鼠、亚洲花鼠和地松鼠为最适宜，常用地鼠作动物模型。国外文献报道用 BALB/c 小鼠作为利什曼病的动物模型，采用前鞭毛体经尾静脉感染构建内脏利什曼病模型。但国内研究者的实验结果显示：BALB/c 小鼠对我国杜氏利什曼原虫的种株不敏感，无法成功建立内脏利什曼病的动物模型。也有报道称可用灵长类动物做模型，用于药物筛选和疫苗研究，但杜氏利什曼原虫对不同灵长类动物的易感性及致病性有所差异，一些如东非的长尾猴、狒狒等虽易感，但可在感染后自愈。因此灵长类动物是否为内脏利什曼病的理想动物模型、哪种灵长类动物可作为理想模型仍需探索。

2. 动物接种　常用腹腔注射和尾静脉注射法。皮下注射也能引起全身感染，但感染率仅为腹腔注射法的 1/3。胸腔内接种效果虽较皮下注射为佳，但可能造成实验动物严重内伤而致死亡。其他如皮内注射、皮肤划痕、口饲等方法有时虽也能使地鼠感染，但结果不可靠，一般不采用。

（1）接种材料：可用来自患者的穿刺液、感染实验动物的组织悬液、NNN 培养基中的培养液。取一只感染的阳性地鼠，乙醚麻醉，行无菌操作取出脾和肝置无菌钵内，加少量生理盐水研碎研细。再以适量生理盐水（10~20ml）稀释，制成混悬液，取上清液 0.5ml 注射至地鼠腹腔内。也可取 3N 培养基中含虫体的培养液，用 Hanks 液清洗 3 次后计数，经腹腔注射 8×10⁷ 个或尾静脉注射 5×10⁷ 个前鞭毛体于地鼠。

（2）腹腔注射法：地鼠腹部向上四肢展伸、固定，尾部抬起头部稍低，持注射器自下腹部腹中线稍偏左或右的位置进针。针头到达皮下后，再向前进针 5mm 左右，针尖通过腹肌可明显感觉抵抗力消失，遂以 45° 角刺入腹腔缓慢释放液体。

（3）尾静脉注射法：固定地鼠、露出尾部。注射前可用温水浸泡或用 75% 乙醇棉球擦拭鼠尾，以使其表皮角质软化。将尾部向左或右拧，使静脉朝上，以拇指和食指捏住鼠尾两侧，无名指和小指夹住鼠尾末梢，用中指从下方顶起鼠尾。注射器针头与静脉近平行进针，先缓注少量液体，如感觉无阻力可持续注入。

鼠尾末端皮薄易刺入,可在此部位进行注射。

3. 动物饲养 选用适宜该动物的颗粒饲料进行常规饲养,一般地鼠在接种 15~20 日后,即有少数获得轻度或中度的感染。接种后 2 个月时,约 80% 的地鼠已具有相当程度的感染。由此看来,地鼠接种后至多 1~2 个月的时间内即发生全身感染。潜伏期长短与接种原虫的数量和虫种毒力有关。如果用量较小,原虫的毒力又低,可能延长到 5~6 个月;反之,也可能在半个月内即已获得全身感染。有少数地鼠(2.25%)获得感染后可能自愈,但在感染后 70 日内自愈的极为少见。如果接种量较少,不但潜伏期延长,自愈率亦较高,可达 5.1%。

田鼠必须分开饲养,以免互相残杀。对保种动物,每日至少观察两次,以便尽早发现死鼠。刚死亡的鼠可立即取样用以接种健康鼠或涂制玻片标本;死亡已久的鼠应立即处理。

4. 感染动物模型鉴定 可采用病原学检测。感染 1~2 个月后,实验动物行骨髓穿刺涂片或血液涂片,经吉姆萨(Giemsa)或瑞特(Wright)染色,油镜检查杜氏利什曼原虫无鞭毛体。肝穿刺是比较安全可靠的诊断方法。固定实验动物头背部和后肢使腹部朝上,以 75% 乙醇涂擦右上腹部,用注射器从腹部正中线或略偏右的肋下部向背侧部刺入肝内,抽取肝组织液,做涂片检查。操作时需小心,有时可能因穿刺太深,伤及动物内脏血管而造成实验动物死亡。此外,有 5%~10% 的地鼠,肝内虽有病原体但肝穿刺结果为阴性。模型鉴定也可在感染半个月后每周处死动物,剪取肝、脾直接在载玻片上进行涂片、染色后观察。

(三)皮肤利什曼原虫动物模型

1. 模型动物选择 适宜动物有小鼠、豚鼠、金色仓鼠、猴、长爪沙鼠。BALB/c 小鼠是皮肤利什曼病的常用模型,用硕大利什曼原虫接种 BALB/c 小鼠效果要好于 C57BL/6 小鼠;墨西哥利什曼原虫(*L.mexicana*)对 CFW 株小鼠和金色仓鼠均易感。

2. 动物接种 接种时可模拟白蛉自然叮咬传播的状态,采用低剂量(前鞭毛体 10^3 个)通过皮下、耳或者足垫进行感染;也可以用高剂量(前鞭毛体 $2×10^5$ 个)通过同样的方法进行接种。将小鼠麻醉后固定,每只小鼠接种 10μl 含 PBS 的前鞭毛体悬液。如果是在小鼠耳部皮肤接种,需注意不要刺穿鼠耳;注射时从耳远端(靠近外耳道)入针,便于将来对损伤处大小进行测量。

3. 感染动物模型鉴定 可采用病原学检测。在接种 6 周后刮取溃疡周围组织作涂片染色法,经瑞氏染液染色后镜检,查无鞭毛体。或将结节和溃疡切下作组织学检查,HE 染色,显示皮肤的真皮层内有散在的利什曼原虫无鞭毛体寄生。

二、刚地弓形虫

刚地弓形虫(*Toxoplasma gondii*)对宿主的选择性不强,人和多种哺乳动物都易感。通过对弓形虫病动物模型的研究,可以进一步理解原虫特点并对其进行有效的针对性预防及控制。

(一)虫种来源和保存

1. 虫种来源 实验室常用的虫株是 RH,一种 I 型强毒株,可引起急性弓形虫病。刚地弓形虫滋养体采自患者或感染动物的体液、脑脊液或肿大的淋巴结,尤其是颈部孤立肿大的淋巴结。脊髓液、尿液、腹水等需离心(2 500r/min)10 分钟,弃上清液取沉淀获取虫体。如动物死亡,还可取病变部位的组织器官。卵囊采自猫或猫科动物的粪便及其活动地潮湿的表面土壤。

(1)滋养体或包囊的收集:取感染动物的各种组织,如横膈、心、脑等,①加入 10 倍量 0.25% 的胰蛋白酶或胃蛋白酶,37℃ 消化 2 小时,消化时经常摇动容器使充分反应;②过滤粗渣后 2 000r/min 离心 15 分钟,弃消化液;③沉渣用生理盐水或 PBS 清洗 1 次;④清洗后的沉渣加生理盐水或 PBS 制成混悬液待用。

(2)卵囊的收集

1)从猫粪或胃肠内容物中分离卵囊:目前对于分离卵囊的方法有不少探索,这里简要介绍其中几种:①取粪便或胃肠内容物加入 10 倍体积的水制成混悬液,过滤去掉粗渣;②3 000r/min 离心 10 分钟;③弃上清液取沉渣悬浮于 33% 硫酸锌溶液或 35% 蔗糖溶液(内含 0.5% 石炭酸)中,1 000r/min 离心 10 分钟;④取上层液 2ml,加 10 倍量的水,1 000r/min 离心 10 分钟;⑤沉淀物悬浮于 2.5% 重铬酸钾溶液中,注入平皿内约 5mm 深,置室温 7 日备用(此时孢子形成并具传染性)。

伊藤等（1976）认为以下方法较好：①将猫粪用生理盐水清洗并过滤；②1 000r/min 离心 10 分钟，弃上清液；③取沉淀悬浮于 35% 蔗糖溶液中，置室温 15 分钟；④1 000r/min 离心 15 分钟，取上清液，用生理盐水清洗 1 次；⑤1 000r/min 离心 10 分钟，取沉淀；⑥加入 20% 蔗糖溶液，1 000r/min 离心 15 分钟，取中间层，用生理盐水清洗；⑦1 000r/min 离心 10 分钟，取沉淀浸于 2.5% 重铬酸钾溶液中，室温保存 7 日。

Dubey 等（1972）提出一种减少离心步骤的简便方法，①用 10 倍体积蔗糖溶液制成粪便悬液，过滤粗渣；②滤液 1 000r/min 离心 10 分钟；③从上层液吸 0.5ml，加 2% 硫酸液 5ml，放试管内于室温振荡 3~7 日，用 3.3% 氢氧化钠（加 0.1% 酚红）中和后备用。

丁建祖（1990）介绍过改良的弓形虫卵囊分离方法，①取猫粪 5g，加入 50ml 45% 蔗糖溶液（蔗糖 45g 加入 0.8% 酚溶液，溶解后定容至 100ml）混匀；②过滤去除粗渣，分装入离心管，每管 10ml；③静置 10~15 分钟，2 500r/min 离心 20 分钟；④吸取一滴顶层上清液滴于载玻片，镜检查卵囊；⑤取卵囊阳性的离心管中最上层清液 0.5~1ml，合并所有离心管中收集的上清液，加入 10 倍量生理盐水混匀；⑥3 000r/min 离心 20 分钟，弃上清液，沉淀中即含大量弓形虫卵囊；⑦在沉淀中加入适量生理盐水制成悬浮液，加入 10 倍量 2% 硫酸溶液，混合后在室温保存 7~14 天；⑧待卵囊孢子化后置于 4℃ 保存。

2）土壤中卵囊的收集：可采用伊藤等（1970）介绍的方法，①取表层泥土，加 10 倍量的水制成悬液；②用磁力搅拌器振荡 10 分钟；③50KHz 超声波处理 10~30 分钟；④经 50 孔过滤器过滤后 2 500r/min 离心 7 分钟，弃上清液；⑤沉渣加水 10~15ml 制成悬浮液；⑥加入蔗糖溶液（比重 1.266）50ml 混合，1 000r/min 离心 3 分钟；⑦静置 3 小时，吸取上层液，加 10 倍水混合；⑧2 500r/min 离心 7 分钟，弃上清液，沉淀加少量水充分混合后备用。

2. 虫种保存　可用动物接种、体外细胞共培养或冷冻的方式保存虫种。

（1）动物接种：用小鼠接种传代进行虫种保存既方便又实用，而且通过调整接种虫数，还可以控制小鼠的发病及死亡时间。

1）配制磷酸盐缓冲液

磷酸盐缓冲液的配方：氯化钠 8.0g、氯化钾 0.2g、磷酸二氢钾 0.2g、磷酸氢二钠 2.899g、氯化钙 0.1g、氯化镁 0.1g。

磷酸盐缓冲液的配法：分别配制 A、B、C 三液，高压灭菌冷却后混合。用蒸馏水溶解氯化钠、氯化钾、磷酸二氢钾、磷酸氢二钠，定容至 800ml（A 液）；用 100ml 蒸馏水溶解氯化钙（B 液）；用 100ml 蒸馏水溶解氯化镁（C 液）。三种液体经 121℃、20 分钟灭菌，冷却后混合。

2）接种：选择患弓形虫病的小鼠，处死后立即固定于木板或蜡盘内，无菌操作。用 75% 乙醇作体表消毒，用镊子提起腹部皮肤，在腹部剪开一个小口（注意不要损伤腹膜），缓慢向下扩大剪开，使皮与腹膜分离。提起腹膜，将 1~2ml 无菌生理盐水或磷酸缓冲液迅速注入腹腔，随即轻轻揉动腹膜混匀液体，抽取腹腔液。操作时需注意不刺破小鼠内脏，以免造成污染。操作者需戴好眼罩、手套等防护设备，做好个人防护防止实验室感染的发生。抽取的液体高倍镜下见活动的滋养体，经腹腔注射接种于体重 20~30g 的健康小鼠，每只接种 0.5ml，3 日后取腹腔液涂片镜检查看接种效果。一般每隔 3~5 日转种一次。实验证明：通过小鼠连续传代并不会改变虫体的毒力和生物特性。

（2）体外培养传代：弓形虫没有宿主特异性，滋养体除红细胞外（不包括鸡和蛙类红细胞），在人和各种动物的有核细胞均可寄生与繁殖，因此与细胞共培养进行虫体传代也是保存弓形虫的有效方法。体外培养弓形虫速殖子常采用 HeLa 和 Vero 细胞，尹昆等（2021）利用小鼠巨噬细胞 RAW264.7 为目标细胞系建立了 RH 速殖子体外感染的模型，许丽芳等（2004）用包皮成纤维细胞（Human foreskin fibroblasts，HFF）成功建立了培养弓形虫的方法。卵囊孢子化后有较强的感染性，因此很少用卵囊进行虫种保存。

1）细胞培养：这里对三种细胞的培养做一简要介绍。

HeLa 细胞：①培养于含 10% 小牛血清的 RPMI 1640 培养液（细胞培养液）中；②用 0.25% 胰酶消化 5~10 分钟；③吸去胰酶加入适量细胞培养液；④按 1:3 分瓶传代，于 37℃、5% CO_2 培养箱培养至 70%~80% 的 HeLa 细胞融合；⑤更换含 2% 小牛血清的 RPMI 1640 培养液（速殖子培养液），12 小时后即可用于弓形虫速殖子体外培养。

小鼠巨噬细胞：①培养于含 10% 胎牛血清的 DMEM 高糖细胞培养液中；②待细胞密度达 80% 时弃培养基，用 Hank's 平衡盐溶液洗涤 2 次（去除含胎牛血清的培养基）；③用 0.25% 的胰酶消化 5~10 分钟；④吸去胰酶加入适量细胞培养液，用吸管均匀吹打将细胞从壁上吹打下来；⑤加入含 1%~3% 胎牛血清的培养液，37℃、5% CO_2 培养箱培养 12 小时后可加入弓形虫速殖子共培养。

HFF 细胞：①培养于含 10% 胎牛血清的 DMEM 细胞培养液中；②当细胞长满培养瓶底时用 0.25% 胰酶消化，显微镜下观察细胞形态，当细胞出现胞质回缩、细胞间隙开始增大即终止消化；③吸去胰酶加入适量细胞培养液，用吸管吹下贴壁细胞，加入含 1%~3% 胎牛血清的 DMEM 培养基，用于共培养。为调整弓形虫速殖子的感染密度，可在细胞培养时取内径为 2.5cm 的培养皿，内置一盖玻片（18mm×18mm），将细胞悬液滴加在皿中的盖玻片上，待细胞贴壁后用吸管吸出未贴壁的细胞，加适量含 10% 小牛血清的 DMEM 培养基，细胞长满盖玻片后吸去培养液，加入含 1%~3% 胎牛血清的 DMEM 培养基用于后续感染。

2）纯化弓形虫速殖子：抽取感染小鼠腹水，①加入适量 PBS，1 000×g，离心 10 分钟，弃上清液；②加入 PBS 重复离心 1 次；③加入 2 倍体积的 PBS，缓慢通过 3μm 滤膜去除白细胞；④加入含 1%~3% 胎牛血清的 DMEM 培养基，4℃ 保存。

3）共培养：不同细胞与弓形虫速殖子的共培养操作步骤有所不同。

HeLa 细胞：①接种于 T25 培养瓶中，当细胞生长至铺满瓶底 80% 时更换为速殖子培养液；②12 小时后接种速殖子（$3×10^6$ 个/瓶），于 37℃ 5% CO_2 培养箱培养 8 小时；③弃培养液，以 PBS 清洗 2 次去掉未感染的游离速殖子；④加入新的速殖子培养液 37℃ 培养 72 小时；⑤移入 25℃ 生化培养箱培养 120 小时；⑥在培养瓶中加入 1ml 0.25% 胰酶，室温消化 5 分钟；⑦收集培养瓶中的培养液，1 000g 离心 10 分钟，弃上液，收集弓形虫速殖子，加入 PBS 定容至 1ml；⑧用注射器反复抽吸使感染的 HeLa 细胞破裂释放速殖子。

RAW264.7 细胞：①接种于培养瓶中，37℃、5% CO_2 培养箱培养 12 小时；②更换细胞培养液，待细胞长至 80% 时按照 1:1 的比例加入纯化后的弓形虫速殖子；③共培养 2 小时后 90% 以上的速殖子可以侵入细胞，4 小时后假包囊开始形成，24 小时后假包囊开始破裂，32 小时后 85% 的假包囊破裂，培养瓶中出现大量被释放的虫体。

在 HFF 细胞培养皿中加入 10^3 个弓形虫速殖子，37℃、5% CO_2 培养箱培养，一般 3~5 小时后虫体开始侵入细胞，23 小时后 HFF 变圆形成假包囊，32 小时后假包囊开始破裂释放出虫体。如在培养瓶中培养，在速殖子侵入 HFF 后，将培养瓶盖拧紧移至 25℃ 生化培养箱放置 15~20 日，再放入 37℃、5% CO_2 培养箱继续培养，3~5 日后虫体可大量繁殖。

（3）虫种冻存：可用 DMSO 进行保存，①用针管吸取 2ml 7% 或 10% 的 DMSO，注入感染小鼠的腹腔内；②轻揉腹膜混匀液体；③抽出腹腔液注入无菌冻存管中，每管 0.5~1.0ml，封口；④将冻存管放在液氮罐口下（-70℃）停留 30 分钟；⑤完全浸入液氮中冻存。

吴叙苏（1990）建立了改良的弓形虫冷冻保存方法，①三羟甲基氨基甲烷 3.028g、葡萄糖 1.25g、柠檬酸 1.075g，加水定容至 100ml（115℃、15 分钟高压消毒）；②吸取步骤①高压消毒后的液体 95ml，加入 DMSO 5ml、卵黄 20ml、青霉素 10 000U/ml、链霉素 10mg/ml 混匀；③吸取步骤②混合均匀的液体 96ml，加入甘油 4ml；④纯化后的弓形虫速殖子用无菌小牛血清稀释，含虫量为 $3×10^5$~$5×10^6$ 个/ml；⑤每毫升含虫液中加入步骤②中新配制的液体 0.5ml，4℃ 放置 1 小时；⑥无菌加入步骤③中配制的液体 0.5ml，4℃ 放置 1 小时；⑦将含虫液分装在冻存管中，置液氮罐口下、液面上预冷（-70℃）3 分钟；⑧将冻存管沉入液氮内保存。

（4）冻存虫种复苏：复苏时取所需冻存管，迅速投入 37℃ 恒温水浴箱中，轻摇试管使虫体快速解冻。接种实验动物前可用生理盐水或 PBS 稀释含虫液。

（二）动物模型建立

1. 动物模型选择　弓形虫的宿主非常广泛，但不同动物的易感性、感染后的症状及转归均有不同。目前弓形虫病相关研究中所用的实验动物主要有小鼠、家兔、大鼠等。小鼠对弓形虫较敏感，主要用于急性弓形虫病的研究。家兔常被用来制备高效价和特异性强的免疫血清；在弓形虫病的研究中，也常用家兔建立弓形虫性视网膜脉络膜炎动物模型，进行眼弓形虫病的治疗和免疫预防等方面的研究。大鼠与人一样,对弓形虫感染的敏感性偏低,感染虫后多呈隐性感染(亚临床)状态,为此被认为是更接近人感染后状态的动物模型。

2. 动物接种 常用腹腔内接种和灌胃法。

(1)腹腔内接种:取患者(感染动物)体液或脑脊液 0.5~1.0ml,通过腹腔接种 2 只体重 20g 左右的健康小鼠。如果是纯化的速殖子,可以用生理盐水或 PBS 稀释调整速殖子数为 5×10^4 个/ml,每只小鼠接种 0.2ml(1×10^4 个速殖子)。

(2)灌胃法:将速殖子稀释成含虫悬液,每只小鼠(体重 20g)灌胃不超过 0.5ml,感染量为 1×10^4 个速殖子。灌注时左手固定小鼠使其腹部朝上,右手持灌胃器,先沿体壁用灌胃针估测口角至最后肋骨之间的长度,作为入针的深度。将灌胃器经口角插入口腔,与食管成直线,再将灌胃针沿上颚壁缓慢插入食管 2~3cm,通过食管的膈肌时会略有抵抗感。如小鼠呼吸无异常即可注入含虫液。

3. 动物饲养 小鼠属杂食性动物,饲料范围极广,但以谷物为主,可喂以颗粒性饲料,通常每日每只鼠的食物量为 3~7g,饮水量 4~7ml。饲养小鼠的鼠笼垫料每周更换至少 2 次,同时需保持饲养环境温湿度的相对稳定,尤其是感染后进入发作期的小鼠,应注意保暖。

4. 感染动物模型鉴定 接种后每日注意观察动物发病情况,是否出现毛松竖、不活泼、闭目、腹部胀大、颤动、弓背或呼吸急迫等表现。

(1)涂片染色法:感染 7~10 天后取感染动物腹水涂片、固定,用吉姆萨或瑞特染色,显微镜下检查。

(2)动物接种法:若接种后观察 21 日小鼠不发病,则可采集其淋巴结、肝、脑等组织,剪碎后轻轻研磨,加生理盐水制成 1:10 的悬液(青霉素 500~1 000U/ml,链霉素 0.5~1.0mg)。取上悬液腹腔接种健康小白鼠,每只小白鼠接种 0.5~1.0ml 进行盲目传代,一般连续盲目传代 3 次(每代 21~30 天)仍不发病,同时检查脑内也无包囊者,可以判定为阴性。由于虫株毒力不同,有时盲传 3 次并不发病,而继续传代则可能发病。

5. 垂直传播小鼠模型建立 建立模型可用 BALB/c、BALB/K 和 Swiss 品系小鼠,其中 BALB/c 和 BALB/K 小鼠的垂直传播情况与人类相似,即先天性弓形虫病只发生于母体妊娠期间初次感染,母体在妊娠前的感染可以使胎儿获得免疫力,因此实验室常用 BALB/c 小鼠建立垂直传播模型。

(1)虫种来源同上。

(2)8~10 周龄未经生产的雌性 BALB/c 小鼠称重记录,随后雌雄鼠按 2:1 的比例合笼,次日早晨查雌鼠孕栓,查到孕栓者为孕 0 日。受孕第 8 日再次称重,保留体重增长 ≥1.5g 的雌鼠(排除假孕鼠)。

(3)在小鼠孕第 8 日采用灌胃或者腹腔注射的方法进行接种。由于速殖子来源不同,虫株毒力存在差异,因此每只小鼠的接种量不定,现有实验数据接种 40~8 000 个速殖子均有报道,因此需提前预实验确定适宜虫数。

(4)孕鼠感染后会出现竖毛、弓背、厌食、消瘦、腹水、迟钝、流产等表现。小鼠的妊娠期为 19~21 日。

(5)目前对胎鼠是否感染的鉴定比较困难,可待乳鼠出生后进行病原学检查。如果能在孕鼠妊娠期取羊水或胎鼠 DNA,可用 PCR 检测弓形虫 RH 株特异性 B1 基因效果更好,但操作较复杂。

(6)如无须乳鼠则可以在小鼠孕 18 日时取胎鼠组织,匀浆后加入 0.85% 生理盐水混匀(可在 −80℃ 保存),利用试剂盒提取 DNA 后进行 PCR 扩增,扩增后的产物利用凝胶电泳进行检查鉴定。

三、动物疟原虫

动物疟原虫对疟疾的科学研究具有十分重要的意义,目前国内外实验室中保种的有鼠疟、鸟疟和猴疟等动物疟原虫,对疟原虫生物学各方面的研究作出了重要贡献。

(一)鼠疟原虫模型

鼠疟原虫是研究疟原虫生物学、致病机制、宿主感染后免疫等的重要工具,在疟疾学的研究中占有重要地位。

1. 虫种保存

(1)虫种:实验室中常用的鼠疟虫种有伯氏疟原虫(*Plasmodium berghei*),自然感染宿主为丛林鼠;约氏疟原虫(*P.yoelii*),自然感染宿主为红树鼠;夏氏疟原虫(*P.chabaudi*),自然感染宿主是红树鼠。

（2）虫种保存：常用的疟原虫虫种保存方法有两种，动物保种法和液氮冻存法。

1）动物保种：小鼠是最常用的动物模型，常用的小鼠品种有 KM、BALB/c、ICR 小鼠、CFW 等。小鼠一般在感染后 6~8 日因发病而开始死亡，此时其红细胞中有大量虫体。如在感染后 3~4 日取血，可获得红内各期的疟原虫。

2）液氮冻存保种：液氮冻存是目前疟原虫最常用的保种方法之一。①按照 10% 二甲基亚砜（dimethyl sulfoxide，DMSO，用生理盐水配制）与 10% 小牛血清 1:1 的比例配制冻存液（为提高疟原虫复苏后的活力也可按 1:4 的比例）；②当感染小鼠的血症达到 50% 以上即可采血，将含虫血注入含肝素（20U/ml）或 EDTA（10μl/ml）的抗凝管；③在血中加入等量冻存液充分混匀，4℃ 放置 2 小时，随后移入 –20℃ 冻存 12~15 小时；④将冻存虫株的试管移至液氮罐提筒内，置于罐颈部、液面之上 10 分钟；⑤最后将试管完全放入液氮内（–196℃）冻存。如果虫种在 1 个月内就要使用，可以直接放在 4℃ 环境中；如需半年内复苏，可将在 –20℃ 冻存后的试管置于 –80℃ 的低温冰箱内保存。

3）冻存虫种复苏：复苏时，取出冻存管直接放入 37℃ 恒温水浴锅内，解冻后立即接种小鼠，转种 2~3 代后疟原虫生长稳定。

2. 模型动物选择　近交系小鼠是最常用的鼠疟原虫保种动物。此类小鼠个体间遗传基因高度重合，相似程度可达 99% 以上；基因位点的近似程度达 98% 以上。近交系动物个体差异小、特性稳定，多次实验结果趋于一致，因此被广泛使用。目前实验室常用的近交系小鼠有 C57BL/6 和 BALB/c，也是疟原虫感染常用的模型动物。此外，封闭群小鼠 ICR 和 KM 也可用于鼠疟原虫的保种。

3. 动物接种

（1）小鼠的血液采集方法：如需多次重复采血时可从眶静脉窦和尾静脉采血，但从尾静脉采血量不大，适用于仅需少量或微量血时。如只需一次采血，可用摘除眼球的方法。

1）眶静脉窦采血：将小鼠浅麻醉，采用侧眼向上的体位。①用左手拇指和食指从小鼠背部稍用力握住其颈部（注意控制力度防止动物窒息），此时小鼠头部静脉血液回流受阻，眼球外突、眶静脉窦充血；②右手持带针头的注射器与小鼠成 45°角，针头斜面朝向眼球，在泪腺区域内由眼内角在眼睑和眼球之间向喉头方向刺入 2~3mm，刺入后针头旋转 180° 使斜面朝向眼眶后界；③入针后感到有阻力时后退 0.5mm 左右，边退边抽，随后使注射器针头保持水平位，稍旋转后退，血液可进入针管；④采血后释放左手压力的同时拔出针头，用消毒纱布压迫眼球以防出血。20~30g 的小鼠每次可采血 0.2~0.3ml，一般 1 周左右采血部位可愈合。

2）尾静脉采血：将小鼠固定露出尾，为便于采血可将鼠尾浸于温水中或用乙醇反复擦拭，使血管扩张。擦净鼠尾及小剪刀，减去 1~2mm 尾尖，用注射器针头吸取血滴，也可用试管等容器。如需促进血液流出，可自尾根部向尾尖按摩。采血后用棉球压迫止血。

3）眶动脉和眶静脉取血：常用眼球摘除的方法进行取血。①将小鼠放在实验台上，右手抓住鼠尾，左手抓住小鼠颈部皮肤，拇指尽量将眼周围皮肤向眼后压，使小鼠眼球突出充血；②左手抓起小鼠稍倒置使头向下，右手用眼科镊迅速夹去眼球，用试管盛接流出的血液。这种方法可取小鼠体重 4%~5% 的血量，但只能一次采血。

（2）小鼠接种方法：多采用腹腔接种或尾静脉接种，如需保持虫种的传染性，建议在腹腔接种或尾静脉接种几次后采用蚊传。

1）腹腔接种或尾静脉接种：当感染小鼠血症达 50% 以上即可转种，血症太高时因严重贫血导致采血困难，因此不建议在感染末期采血。①用无菌注射器抽取无菌的生理盐水；②将种鼠尾尖剪去 1~2mm，取血至注射器内的生理盐水变为淡红色即可；③给健康小鼠腹腔注射或尾静脉注射（方法同"内脏利什曼原虫动物接种"）转种，每只 0.5~1ml。转种后第 3 日开始从尾部采血进行涂片染色，检查是否转种成功。新的种源鼠感染成功后方可处理原种源鼠。

2）蚊传：经血传 1~2 代的小鼠作为种源鼠，当血症达 10%~20% 即可准备传种。制作薄血涂片，用油镜视野观察（1 000×），每 10 个视野可见 1~2 个配子体时就可作为供血源。①3~7 日龄的斯氏按蚊（Anopheles stephensi）饥饿 24 小时，以 100 只左右叮咬供血鼠；②供血小鼠剪去腹毛，腹面向下固定在蚊笼上,也可固定在木板上放进蚊笼;③吸饱血后的按蚊用长直试管扣取,管口用纱布盖严、扎紧,无菌脱脂棉球吸取10%葡萄糖放在纱布上饲喂;④将试管置于18~24℃、相对湿度70%~90%的环境中饲养;⑤经过11~15日,蚊体内的疟原虫可发育为成熟子孢子,此时解剖蚊唾液腺查找、鉴定子孢子以确认按蚊感染是否成功。以感染成功的按蚊叮咬健康小鼠进行传种。

4. 动物饲养 同弓形虫的小鼠饲养。

5. 感染动物模型鉴定 从小鼠血液中检查红内期疟原虫是病原学检测最常用的方法。取感染小鼠一只,从鼠尾采血,将血滴到表面平整光滑、无油污的玻片上,制成薄血膜、固定、用吉姆萨或瑞特染液进行染色。待染色的血涂片干燥后,置于显微镜下镜检。

(二)猴疟原虫模型

猴疟原虫的研究始于20世纪初期,至60年代发展较快。目前世界上已报告的猴疟原虫(包括猩猩和猿)约20种。

1. 虫种及保存 常用的猴疟原虫虫种有食蟹猴疟原虫(*P. cynomolgi*),自然感染的宿主为食蟹猴、猪尾猴、台湾猴、猕猴等;诺氏疟原虫(*P. knowlesi*),自然感染的宿主为食蟹猴、猪尾猴、群叶猴等;猪尾猴疟原虫(*P. inui*),自然感染的宿主为台湾猴、食蟹猴、猕猴、猪尾猴、帽猴等。猴疟原虫的保存方法与鼠疟原虫相同。

2. 动物选择 恒河猴最初发现于孟加拉国的恒河河畔,所以称恒河猴或孟加拉猴。我国广西这种猴较多,俗称"广西猴"。恒河猴适应性强,容易驯养繁殖,生理上与人类较接近,被广泛应用于生物学、心理学、医学等多种学科的科学研究。在动物疟原虫的研究中,恒河猴对多种猴疟原虫敏感,是实验室常用的猴疟原虫保种动物。在选择实验猴时,要求选用由人工培育子二代、来源清楚、遗传背景明确、对其携带的微生物和寄生虫实行监控的健康三级实验动物。

3. 动物接种

(1)子孢子分离接种:感染后的斯氏按蚊或大劣按蚊(*An.dirus*)置于温度在26~28℃、相对湿度为75%~90%的环境内饲养,12~14日子孢子进入唾液腺。用乙醚麻醉蚊体,剪去其腹部只留蚊的头部,在4℃含20%灭活猴血清的M199培养液中研磨,过滤粗渣,1 000r/min离心5分钟,取上清液,从大隐静脉接种给猴。自研磨至接种完毕不超过0.5小时。接种量按照每2.5kg猴体重接种10^5~10^7个子孢子。

(2)蚊传:用实验室饲养的阳性斯氏按蚊或大劣按蚊,令其叮咬健康的猴。

1)麻醉被接种的猴:用5%的硫喷妥钠(以10ml注射用水稀释0.5g药品)溶液对猴进行肌内注射。一般小猴用量2ml,体重6kg以上的大猴用量7ml(用药量为0.1~0.5g/kg)。

2)接种:接种前使蚊饥饿24小时,将被麻醉的猴放入蚊笼或置于蚊笼上饲喂。

(3)接种注意事项:非人灵长类动物在世界各国都属于保护动物,能作为实验动物的非人灵长类物种的数量受到严格限制;此外,猴疟原虫也可能造成人的感染,因此应尽量减少使用猴疟原虫模型。

4. 动物饲养 猴是杂食性动物,以素食为主。实验室人工饲养的恒河猴,可喂以各种饲料如玉米、瓜果、蔬菜等。一般生、熟饲料兼喂,这样才利于恒河猴的健康生长。饲喂时要注意各种饲料的搭配,在喂食米饭、馒头等主食时,为了避免饲料单一及营养不足,可掺入一定量的牛奶、奶粉、鸡蛋、鱼粉、骨粉和食盐。主食后加副食,副食可根据季节供给瓜果、蔬菜。喂食以前,水果及蔬菜一定要用水冲洗干净,最好用0.2%~0.3%高锰酸钾溶液消毒后再饲喂,以免实验动物因腹泻或农药中毒造成疾病或死亡。一只成年猴每日饲料量大约500g。实验猴的饮用水必须充足,此外还可加些糖水、茶水。猴舍要保持良好卫生状况,常清粪;饲喂用具及猴舍应定期消毒,杜绝疾病发生。

感染猴疟原虫的猴及种源猴,必须饲养在装有细纱门窗设备的猴舍内,以防止蚊虫叮咬造成传播。在接种后8~9日,被感染的猴开始出现疟原虫血症。

5. 感染动物模型鉴定 用厚、薄血涂片染色法检查红内期疟原虫。接种后5日开始,取猴外周血制片,用吉姆萨或瑞特染色后镜检。

(三)鸡疟原虫模型

鸟疟原虫发现于1885年,迄今为止已知近30种,其中实验室研究中常用的是鸡疟原虫(*P. gallinaceum*)。

1. 虫种及保存　鸡疟原虫主要分布于南亚和东南亚,自然感染宿主是丛林鸡。保存方法与鼠疟原虫相同。

2. 动物选择　家鸡对鸡疟原虫极易感,被广泛应用于鸡疟原虫的保种及实验。用家鸡感染鸡疟原虫1周,即可出现重度血症,一个红细胞甚至可含 10 个以上滋养体,有些滋养体游离于血浆中。急性期约维持 9 日,然后疟原虫密度急剧下降,维持低密度原虫血症,以后间隔一定时间出现再燃。疟原虫可长期存在血循环中达数年之久。

体重 1kg 左右的来航鸡比较适宜感染疟原虫,体重太小的幼鸡接种后易死亡,所以不能用来保种。如果是从市场采购来的鸡须隔离饲养 2 周以上,以确保其健康无疾病。

3. 动物接种

(1)血液转种:由受染鸡翅下肘静脉或颈静脉取血 1ml 入抗凝管,充分摇匀后,自保种鸡肘静脉或胸肌注入,每只接种 0.5ml。

(2)蚊传:用白纹伊蚊(*Aedes albopictus*)或埃及伊蚊(*Ae.aegypti*)作为鸡疟的传播媒介。当接种成功的鸡血症达 10%、配子体率到 4% 左右时,即可释伊蚊进笼叮咬吸血;也可将鸡褪毛裸露皮肤后固定在蚊笼上。吸血后的伊蚊在 26~28℃ 的饲养室内用 10% 的葡萄糖水饲养(同鼠疟原虫)。10 日后解剖伊蚊检查子孢子,发现有成熟子孢子即可用叮咬的方法感染新宿主。

(3)子孢子接种:阳性伊蚊感染后 10 日经解剖唾液腺发现子孢子,将唾液腺加少量生理盐水研磨,低速离心(转速 750r/min,3 分钟)。取上清液接种到保种鸡的静脉或胸肌,接种量一般为每只鸡用 2~4 对唾液腺中的虫量。

4. 动物饲养　感染后的鸡必须饲养在装有细纱门窗的鸡舍内,防止蚊虫叮咬造成疾病扩散传播。鸡舍应透气、朝南,有充足的阳光;饲料中可定期补充维生素 D,预防软骨病。接种后的鸡最好单养,防止互啄。如用蚊虫进行叮咬实验、吸血后的蚊虫饲养,须在防蚊设备下进行,要严防吸血后的蚊虫外逸。

5. 感染动物模型鉴定　接种后 1 周左右,自鸡冠或脚蹼取血检查,确认阳性后也需每日取血观察血症上升情况,如血症达 20% 及以上时,需用奎宁治疗。治疗剂量为 40mg/kg,1 次/d,连续 3 日。喂药时可直接用胃管将 1ml 药注入鸡的食管中,给药后需持续观察。

四、巴贝虫

巴贝虫病(babesiosis)是一种由蜱媒传播的人兽共患寄生虫病。巴贝虫(*Babesia*)主要寄生于各种家养和野生哺乳动物(牛、马、羊、猪、啮齿类等)的红细胞内,引起红细胞破坏溶解。感染人体的主要有田鼠巴贝虫(*Babesia microti*)、分歧巴贝虫(*B.divergens*)和邓肯巴贝虫(*B.duncani*)。此外,还有牛巴贝虫(*B.bovis*)和犬巴贝虫(*B.canis*)感染人的报告。

(一)虫种及保存

1. 虫种来源　巴贝虫寄生在人和各种哺乳动物的红细胞内,实验研究用的虫种可以取自感染者及感染动物的外周血,也可以来自冻存的标本。

2. 虫种保存

(1)动物接种:当感染田鼠巴贝虫的小鼠血症达 50%~60% 时,可通过尾静脉或眶动脉和眶静脉采血,抗凝后用生理盐水稀释含虫血液,含虫液粉红即可。经腹腔内接种 6~8 周的健康小鼠,每只的接种量为0.2~0.5ml,接种后每日观察临床症状,感染后 3 日开始用血涂片染色镜检确定血症。

(2)体外培养传代:可用红细胞和培养基对红细胞内的巴贝虫进行体外培养。

1)培养液:一般不同巴贝虫采用不同培养液,如牛巴贝虫、分歧巴贝虫用含 40% 小牛血清的 RPMI 1640 培养液。无论哪种培养液,都需加入 60U/ml 青霉素和 60μg/ml 链霉素及 0.15μg/ml 两性霉素 B。培养体系采用微气静相培养技术(microaerophilic stationary-phase culture system,MASP),即 5% CO_2、5% O_2、90% N_2 的人造生长环境。培养时每日更换 1ml 新培养液,随时监测被感染的红细胞数量。

2)红细胞采集:由于不同巴贝虫的宿主不同,因此培养时需要不同的哺乳动物红细胞。从感染动物无菌采血后用玻璃珠脱纤维,4℃ 1 000r/min 离心 10 分钟,弃血清(血清可以分装在冻存管中,−30℃ 保存备用）。压积的红细胞用含 20mmol/L HEPES 缓冲液的培养基清洗 3 次，最后加入等体积培养基，收集到的红细胞可 4℃ 保存 2 个月。

（3）冻存

1）冻存液的配制：可用 16% DMSO-阿氏液或 20% PVP-199 培养液。

16% DMSO-阿氏液：100ml 去离子水中加入枸橼酸钠 0.8g、葡萄糖 2.05g、氯化钠 0.42g 溶解，加适量柠檬酸调整至 pH 6.1，115℃ 灭菌 15 分钟（阿氏液）。DMSO 16ml 与灭菌后的阿氏液 84ml 混合即可。

20% PVP-199 培养液：称取 20g PVP（聚乙烯吡咯烷酮）缓慢溶解于 80ml M199 培养液内。

2）冻存步骤：从感染动物无菌采血后用玻璃珠脱纤维，4℃ 1 000r/min 离心 10 分钟，弃血清；加入等体积 16% DMSO-阿氏液或 20% PVP-M199 培养液混匀，分装于冻存管。将冻存管置于液氮罐口下、液面上方预冷 15~30 分钟，随后完全放入液氮内。

（二）动物模型建立

1. 模型动物选择　巴贝虫主要寄生在各种哺乳动物，其不同种类的自然宿主不同，因此实验室常根据具体虫种来选择实验动物。目前常用小鼠、大鼠和犬作为实验动物。

2. 动物接种　对小型啮齿类动物常用腹腔内接种，对于犬等中大型动物一般采用静脉注射方式接种。

3. 蜱传　巴贝虫病是一种由蜱传播的虫媒病，传播媒介有草原革蜱（*Dermacentor nuttalli*）、森林革蜱（*D.silvarum*）、中华革蜱（*D.sinicus*）、镰形扇头蜱（*Rhipicephalus haemaphysaloides*）、长角血蜱（*Haemaphysalis longicornis*）等，可在实验室模拟自然传播状态，通过蜱虫叮咬实验动物（如小鼠）进行接种。

（1）用体外培养的含虫红细胞人工饲喂硬蜱。

（2）感染时使硬蜱叮咬健康小鼠：将小鼠放在容器内，用镊子夹取硬蜱放置小鼠背上。容器口用纱布遮盖缠紧，放在盛水的大型培养皿中，吸饱血的硬蜱会爬出容器落入水中。

（3）饲养时需注意场所的安全性，防止病原体扩散。

4. 动物模型鉴定　感染后的动物会逐渐出现消瘦、萎靡、黏膜苍白、尿液浓茶样、走路不稳等表现。接种后取外周血进行涂片，吉姆萨或瑞特染色，镜检感染率。

五、组织和血液原虫建模注意事项

利什曼原虫、刚地弓形虫、巴贝虫均可感染人，因此在操作的时候须注意防护，所有培养及感染操作均应在生物安全二级实验室（bio-safety level laboratory-2，BSL-2）中完成。涉及动物的实验需通过伦理审查，并遵循替代（replace）实验动物、减少（reduce）实验动物数量以及优化（refine）实验程序以减少对动物伤害的"3R"原则。使用的化学药品应严格遵守相关的法律法规。

（贾默稚　吴　伟）

第三节　其他原虫

由于缺乏有效的疫苗以及传播媒介控制的困难，齿龈内阿米巴，棘阿米巴，耐格里属阿米巴，锥虫，猪人肉孢子虫以及结肠小袋纤毛虫的感染仍然是世界性的公共卫生问题。建立这些原虫的动物模型，便于科研工作者进行深入的研究它们的发病机制、病理特征、宿主的免疫反应机制和抗虫药物的筛选等。

一、齿龈内阿米巴

齿龈内阿米巴（*Entamoeba gingivalis*）是人和许多哺乳动物如犬、猫等口腔齿龈部的共栖型阿米巴，在不注意口腔卫生的人群中感染率很高，常与齿龈部的化脓性感染并存，偶在支气管黏液中繁殖而出现于痰液中。该原虫最早是在 1849 年的牙菌斑样本中被发现，也是在人类中发现的第一个阿米巴原虫，然而它与人类的致病关系直到 1914 年才确定。大约 50% 的牙龈健康的人和 95% 的牙龈疾病患者携带这种寄生虫。齿龈内阿米巴仅有滋养体期，其直径为 10~20μm。细胞基质有内外之分：外质透明，具有运动、摄食等作用,是构成运动结构伪足的主要成分;内质包含有细胞器、细胞核及食物泡等。伪足内外质分明,活动迅速,形变能力发达,常呈现出指状、球状、舌状及其他很不规则的形状。食物泡常含有细菌、白细胞,偶有红细胞,胞核核仁明显居中或略偏位,有均匀分布的核周染色质粒,与溶组织内阿米巴形态相似。虽然齿龈内阿米在牙周炎(牙周炎是一种炎症和骨丢失与微生物菌群变化相关的疾病)患者中高度富集,但这种原生动物在口腔感染性疾病中的潜在作用尚不清楚。在健康的口腔中齿龈内阿米巴会被清除,但齿龈内阿米巴对口腔卫生状况的真实影响仍存在差异。一些研究者认为这种阿米巴原虫引起了牙周炎,而另一些研究者则认为它只是牙周病引发的分子环境中的一个机会存活者。然而,人们已经认识到齿龈内阿米巴与共生菌协同作用,在免疫功能受损的宿主中引起牙周病。目前,齿龈内阿米巴动物模型的建立主要是以小鼠和大鼠口腔炎症疾病模型为主,用来研究其致病性和相关疾病的发病机制。

（一）虫种来源与保存

虽然齿龈内阿米巴为自由生活的非致病性阿米巴原虫,但流行病学研究表明,口腔疾病患者齿龈内阿米巴的检出率比健康人群更高,因此通常从牙周炎患者中分离该原虫。用牙科探针刮取牙周炎患者的牙周袋的内容物分离齿龈内阿米巴,用改良的双相培养基(Locke-egg-serum,LES),LES 培养基配方如下:3 个全蛋加 2 个蛋黄,加入琼脂 1g,Ringer 液 75ml,蒸馏水 50ml,用 KH_2PO_4 调 pH 为 6.4~6.7,80℃ 加热 1 小时。改良的 LES 培养基,固体成分主要是鸡蛋,虫体不悬浮于培养基中,有利于虫体收集。连续培养 3 天后,将管底培养物进行过滤,无菌生理盐水离心洗涤 3 次,调节齿龈内阿米巴滋养体数,等量加入各管,每个样本各有 2 管。吸取 10µl 培养物显微计数,计算各管虫体均数。然后置 36℃ 连续培养,经不同时间取样计数。以培养 90 小时为繁殖高峰,阿米巴数量达到 $1.856×10^6$ 个/ml。

（二）动物选择

常用于建模的实验动物有雄性大鼠和小鼠,大鼠主要用于口腔炎症疾病模型,大鼠体重 200~250g。也可利用雄性昆明小鼠进行腹腔注射实验建模,小鼠体重 20~24g。

（三）动物接种技术

实验前给大鼠下颌的切牙龈沟每天滴入 1% 甲硝唑液 5 滴/只,连续 4 天,为了加快病程,给大鼠后肢股四头肌部位肌内注射免疫抑制剂醋酸泼尼松龙,每天肌内注射 1.25mg/只,连续 7 天。大鼠感染前 1 天,用牙科正畸钢丝结扎下颌 2 切牙颈部。接种前将大鼠用乙醚全麻,然后下牙龈袋用棉球拭干,用 5 号针头注射器沿左下切牙唇侧龈沟,针斜面向内注入 0.15ml 含 $1×10^6$ 个滋养体生理盐水悬液于龈袋根部。小鼠在处理前需禁食 12 小时,每只小鼠腹腔注射阿米巴液 1.0ml,浓度为 $1×10^6$~$3×10^6$ 个/ml。

（四）动物饲养条件与时间

需要在清洁级(SPF)实验室选用适宜该动物的颗粒饲料进行常规饲养,饲养时间以 2 周为宜。

（五）动物模型鉴定

1. 病原学检测　取大鼠脓液作生理盐水涂片法镜检滋养体,或将脓液接种于改良的 LES 双相培养基体外培养后镜检。或通过后颈椎脱臼处死小鼠,无菌条件下打开腹腔,取腹腔液涂片,瑞氏染色,镜检。

（1）瑞氏染色操作步骤:①先滴加瑞氏-吉氏 A 液(0.5~0.8ml)于涂片上,并让染液覆盖整个标本染色 1 分钟;②再将瑞氏-吉氏 B 液加于 A 液上面(滴加量为 A 液的 2~3 倍),以嘴或洗耳球吹出微风使液面产生涟漪状,使两液充分混合,染色 3~10 分钟(染血片时间可略短,染骨髓片时间应视细胞量多少而异)。③水洗(冲洗时不能先倒掉染液,应以流水冲去,以防有沉渣沉淀在标本上),干燥、镜检。

（2）注意事项:①染色时间须视何种标本,涂片厚度,有核细胞多少,何种细胞及室温等而定;气温较低时,可适当延长染色时间。染色结果如出现嗜酸性粒细胞变碱,则考虑是否染色时间太长所致。②染液量需充足,勿使染液蒸发干燥,以防染料沉着于涂片上。③做细胞染色时,当天气寒冷或湿度较大时,应于 37℃ 温箱中保温促干,以免细胞变形缩小或在染色时脱片。④染料放置时间越长,染色效果越好。

2. 病理学检查　取大鼠下颌牙周组织及牙齿进行组织切片,HE 染色,显微镜下观察组织病理变化。HE 染色石蜡切片的制作过程:

（1）取材与固定:取动物新鲜组织块(一般厚度不超过 0.5cm)投入预先配好的固定液中(10% 福尔马林,Bouin 固定液)使组织、细胞的蛋白质变性凝固,以防止细胞死后的自溶或细菌的分解,从而保持细胞本来的形态结构。

（2）脱水透明：一般用由低浓度到高浓度乙醇作脱水剂，逐渐脱去组织块中的水分。再将组织块置于既溶于乙醇，又溶于石蜡的透明剂二甲苯中透明，以二甲苯替换出组织块中的乙醇，才能浸蜡包埋。

（3）浸蜡包埋：将已透明的组织块置于已溶化的石蜡中，放入溶蜡箱保温。待石蜡完全浸入组织块后进行包埋：先制备好容器（如折叠一小纸盒），倒入已溶化的石蜡，迅速夹取已浸透石蜡的组织块放入其中。冷却凝固成块即成。包埋好的组织块变硬，才能在切片机上切成很薄的切片。

（4）切片与贴片：将包埋好的蜡块固定于切片机上，切成薄片，一般为 5~8μm 厚。切下的薄片往往皱褶，要放到加热的水中烫平，再贴到载玻片上，放 45℃ 恒温箱中烘干。

（5）脱蜡：常用 HE 染色，以增加组织细胞结构各部分的色彩差异，利于观察。苏木精（Hematoxylin，H）是一种碱性染料，可将细胞核和细胞内核糖体染成蓝紫色，被碱性染料染色的结构具有嗜碱性。伊红（eosin，E）是一种酸性染料，能将细胞质染成红色或淡红色，被酸性染料染色的结构具有嗜酸性。染色前，须用二甲苯脱去切片中的石蜡，再经由高浓度到低浓度乙醇，最后入蒸馏水，就可染色。

（6）染色：HE 染色过程是：①将已入蒸馏水后的切片放入苏木精水溶液中染色数分钟。②酸水及氨水中分色，各数秒钟。③流水冲洗 1 小时后入蒸馏水片刻。④入 70% 和 90% 乙醇中脱水各 10 分钟。⑤入乙醇伊红染色液染色 2~3 分钟。

（7）脱水透明：染色后的切片经纯乙醇脱水，再经二甲苯使切片透明。

（8）封固：将已透明的切片滴上加拿大树胶，盖上盖玻片封固。待树胶略干后，贴上标签，切片标本就可使用。

二、棘阿米巴

棘阿米巴（Acanthamoeba）是一种微观的、自由生活的原生动物，多见于污染的土壤和水体中，经常从土壤、水、空气和健康个体的鼻咽黏膜中分离出来。现已分离到 7 个致病种，其中以卡氏棘阿米巴（Acanthamoeba castellanii）为多见。棘阿米巴入侵途径尚不完全清楚，已知可从皮肤伤口、穿透性角膜外伤、损伤的眼结膜或经呼吸道、生殖道等进入人体。多数寄生于脑、眼、皮肤等部位。棘阿米巴的生命周期包括两个阶段：滋养体和包囊。滋养体（大小约 10~25μm）是一种以有机物和其他微生物为食并进行有丝分裂的营养体。当滋养体暴露在缺乏营养或极热或极冷的恶劣条件下，会分化为双壁包囊（大小为8~12μm）。包囊外层由多糖组成，内层由纤维素组成。这些包囊能抵抗反复的冻融循环，也能抵抗高剂量的紫外线和伽玛线辐射。包囊不具有代谢活性，在干燥的条件下可存活长达 20 年。致病性棘阿米巴物种引起两种截然不同的疾病：肉芽肿性阿米巴脑炎和阿米巴角膜炎。肉芽肿性阿米巴脑炎最常见于免疫功能低下的患者，而棘阿米巴最常见的疾病是发生在免疫能力强的个体中的阿米巴角膜炎。

棘阿米巴角膜炎是一种由致病性棘阿米巴引起的罕见但威胁视力的疾病。尽管棘阿米巴角膜炎无处不在，但与其他形式的感染性角膜炎相比，其发病率相对较低。虽然戴隐形眼镜是一个主要的危险因素，但接触污染的水和眼外伤也与棘阿米巴角膜炎有关。一旦患者发展为棘阿米巴角膜炎，预后非常差，除非较早采取积极的治疗方案。因此，棘阿米巴动物模型的建立，对于研究肉芽肿性阿米巴脑炎和阿米巴角膜炎的致病机制尤其重要。

（一）虫种来源与保存

棘阿米巴原虫来自从角膜炎患者手术切除的角膜材料中分离的虫种，也可从北京眼科研究所购买标准虫株。PYG 液体培养基主要成分是蛋白胨-酵母-葡萄糖（PYG），内含有青霉素（500×10^3U/L）和链霉素（5mg/L），临用前在培养基上均匀涂布加热灭活的大肠杆菌。4~6 天后棘阿米巴原虫转化为包囊，取部分包囊转入 PYG 液体培养基，待其大部分转为滋养体后离心，PBS 洗涤 3 次，用 PBS 调整原虫浓度为1×10^6 滋养体/mL（90% 以上为滋养体），并用台盼蓝（trypan blue）染色确定原虫的活力大于 90%。

（二）动物选择

棘阿米巴原虫对人、中国仓鼠、猪的角膜易感，有文献报告用中国仓鼠和猪佩戴棘阿米巴原虫污染的角膜接触镜也可成功制成此动物模型。棘阿米巴原虫动物模型中常用的动物为新西兰大白兔（体重

2.0~2.5kg,雌雄各半)以及 BALB/c 小鼠(体重 23~26g,雄性,5~6 周龄)。

(三)动物接种技术

1. 兔的接种 实验前将 40 只猪眼球制成全厚角膜植片,置于无菌甘油中保存。实验前用裂隙灯显微镜检查兔眼无眼前节病变,以右眼为实验眼,左眼为对照眼。实验眼、对照眼手术方法相同,实验前用氯霉素滴眼液滴双眼,每天 4 次,共 3 天。戊巴比妥钠(30mg/kg)耳缘静脉注射全身麻醉,10g/L 丁卡因滴眼,常规消毒,在无菌条件下,刮除角膜上皮,取制备好的角膜植片从内皮面作"#"形划痕,用 10-0 尼龙缝线放射状间断缝合 8 针,将其固定于兔眼角膜缘外浅层巩膜上。将 0.1ml 棘阿米巴滋养体悬液(1×10⁶ 滋养体/ml)用 5 号针头注射器注入上述二者层间,对照眼层间注入等量无菌生理盐水。结膜囊涂金霉素眼膏,5-0 丝线缝合上下眼睑。

2. 小鼠的接种 刮取生长在 NNA 平板上的棘阿米巴与热灭活的大肠杆菌,悬浮于无菌 PBS 中,低速快速离心,用 0.9% 等渗 NaCl 洗涤。用少量 PBS 重悬颗粒,用细胞计数板细胞计数为 10³ 滋养体/ml。并在无菌条件下,在生物安全柜中使用活检穿孔机(直径 2mm)切割 24 枚人用隐形眼镜(每日一次性)。12 个镜片用 PBS 清洗,与含有 10³ 滋养体/ml 棘阿米巴的接种物孵育 2~3 小时,以促进寄生虫附着在镜片上。作为对照的镜片单独用 PBS 清洗。小鼠单独被关在室温下的笼子里,食物和水是随意供应的。所有小鼠的右眼接种,左眼作为对照。小鼠用 0.1ml 的麻醉鸡尾酒/20g 小鼠体重麻醉(氯胺酮 60mg/kg+ 甲苯噻嗪 5mg/kg),另外用 0.5% 丙美卡因眼药水进行角膜麻醉。在解剖显微镜下,眼睛用手术刀划伤,垂直和水平分别划 15 次。在解剖显微镜下检查动物的眼睛,以排除角膜的任何损伤。然后将与棘阿米巴滋养体预孵育的隐形眼镜放入老鼠的眼睛,加入 2 滴 ~3 滴棘阿米巴悬浮液(10³ 滋养体/ml),并在眼科医生的监督下,用 2 条 6-0(0.7m)薇乔缝线进行缝合。每只小鼠的两只眼睛都滴入红霉素眼药水,以防止细菌感染。3 天后拆线,解剖显微镜下检查眼睛。

(四)动物饲养条件与时间

选用适宜该动物的颗粒饲料进行常规饲养,饲养时间以 28 天左右为宜,饲养中注意观察实验动物角膜病变情况。

(五)动物模型鉴定

1. 病原学检测,包含刮片镜检和体外培养两种方法。

(1)刮片镜检:实验眼和对照眼于术后 24 小时拆线,移除角膜植片,第 1 天、第 3 天、第 5 天进行 100g/L 氢氧化钾湿封片检查,刮取兔角膜较深层病变组织涂于载玻片上,显微镜下观察。

(2)体外培养:接种后第 1 天、第 3 天、第 5 天、第 7 天、第 9 天、第 14 天、第 28 天分别解剖家兔,取角膜用无菌生理盐水充分冲洗,置 2% 无营养琼脂培养基中央表面,滴入 1~2 滴活大肠杆菌肉汤,胶布密封后置 35℃ 温箱内培养,涂片镜检。

2. 病理学检查 取第 1 天、第 3 天、第 5 天、第 7 天、第 9 天、第 14 天、第 28 天家兔进行裂隙灯显微镜检查照相,并进行临床评分,评分后处死,取角膜用无菌生理盐水充分冲洗,经固定,脱水、石蜡包埋、切片及脱蜡,最后苏木精-伊红染色和高碘酸 Schiff 染色,显微镜进行组织病理学观察。

3. 分子生物学技术 取兔眼角膜,用无菌生理盐水充分冲洗,于液氮中保存备 PCR 用。采用 Trizol 一步法提取总 RNA,并设计特定的引物进行 PCR 扩增,电泳检测。

Trizol 法 RNA 提取实验操作步骤:

(1)取棘阿米巴滋养体悬浮液,12 000r/min,离心 5 分钟,弃上清液。或者用匀浆仪对兔眼角膜进行匀浆处理,悬浮液不经离心,直接加 0.5ml Trizol reagent 于冰上充分匀浆,悬浮液样品体积一般不要超过 Trizol 体积的 10%,然后再加入 0.5ml Trizol 冲洗匀浆器,转移至 1.5ml EP 管中。也可直接在悬浮液中加入 Trizol 裂解细胞,加 1ml Trizol 用取样器吹打几次。离心取滋养体(每 5×10⁶~10×10⁶ 滋养体加 1ml Trizol。加 Trizol 前不要洗涤,以免降解 mRNA)。

(2)1ml Trizol Reagent,振荡混匀。

(3)将匀浆样品在 15~30℃ 放置 5 分钟,使得核酸蛋白复合物完全分离。

(4)可选步骤:4℃ 12 000r/min 离心 10 分钟,取上清液。

如果样品中含有较多蛋白、脂肪、多糖或肌肉、植物结节部分等,可离心去除。离心得到的沉淀中包括细胞外膜、多糖、高分子量 DNA,上清液中含有 RNA。处理脂肪组织样品时,上层是大量油脂,应除去。取澄清的匀浆溶液进行下一步操作。

5)每使用 1ml Trizol 加 0.2ml 氯仿,盖好管盖,在漩涡振荡器上振荡 15 秒,室温放置 3 分钟。如不能涡旋混匀,可手动颠倒混匀 2 分钟代替。

6)4℃ 12 000r/min,离心 10~15 分钟,样品会分成三层:红色的有机相,中间层和上层无色的水相,RNA 主要在水相中,把水相(约 600μl,约为所用 Trizol 试剂的 60%)转移到新管中(如要分离蛋白质和 DNA,可保留黄色的有机相)。

7)在得到的水相溶液中加入等体积(500μl)的异丙醇,上下颠倒混匀,-20℃ 放置 20~30 分钟。

8)4℃ 12 000r/min,离心 10 分钟,去上清液(离心前 RNA 沉淀经常是看不见的,离心后在管侧和管底形成胶状沉淀)。

9)加入 1ml 75% 乙醇(DEPC 水处理过的水配制)洗涤沉淀。加入后使 RNA 沉淀重悬,每使用 1ml Trizol 至少加 1ml 乙醇。为避免 RNA 被洗掉,此步可以省掉,洗涤之后可以晾干或者使乙醇挥发,但是不能过于干燥,否则不易溶解。

10)4℃ 12 000r/min,离心 5 分钟,弃上清液;短暂快速离心,用移液器小心吸弃上清,注意不要吸弃沉淀。

11)室温放置晾干(不要晾得过干,RNA 完全干燥后会很难溶解,晾干 2~3 分钟即可)。加入适量 DEPC 水(根据实验需要,可加 30~100μl 水)或 0.5%SDS,用枪头吸打几次,充分溶解 RNA。50℃ 保温 1 小时。如 RNA 用于酶切反应,勿使用 SDS 溶液。RNA 也可用 100% 的去离子甲酰胺。溶解,-70℃ 保存。可以分装保存,防止污染。

12)取 1μl RNA +1μl buffer 电泳检测 RNA 完整性,稀释一定倍数,分光光度计测定纯度和浓度。

PCR 反应条件:10× 扩增缓冲液 10μl;4 种 dNTP 混合物各 200μmol/L;引物各 10~100pmol;模板 DNA 0.1~2μg;Taq DNA 聚合酶 2.5μl;Mg^{2+} 1.5mmol/L;加双蒸水至 100μl 体系。94℃ 30 秒,58℃ 30 秒,72℃ 45 秒,扩增 35 个循环,然后 72℃ 延伸 5 分钟。

三、耐格里阿米巴

耐格里阿米巴(Naegleria),多孳生于淡水中,活动的滋养体呈长阿米巴形,大小为 7μm×20μm,常向一端伸出宽大奔放的伪足,另一端较细小为伪尾区,在不良环境中可形成有 2 根鞭毛的滋养体,此型不分裂也不直接形成包囊。包囊为圆形,直径 9μm,单核,囊壁光滑有孔,包囊多在外环境形成,组织内不成囊,滋养体在 35℃ 下加速增殖,0.7% 盐水可致死。能致病的有福氏耐格里阿米巴(Naegleria fowleri)和澳大利亚耐格里阿米巴(Naegleria australiensis)两种。感染方式主要通过接触污染水体或在游泳池游泳,虫体侵入鼻腔增殖后穿过鼻黏膜和筛状板,经嗅神经上行入脑部寄生。

福氏耐格里阿米巴是一种自由生活的阿米巴,因为它可以以一种游离状态在水中、土壤、或在宿主体内(人类中枢神经系统)生存。福氏耐格里阿米巴感染的病例报道主要发生在健康儿童和成人休闲的水上活动中,包括游泳、潜水、滑水。福氏耐格里阿米巴有滋养体和包囊 2 个阶段。滋养体又有阿米巴型和鞭毛型。阿米巴型滋养体细长,大小约 7μm×22μm,常向一端伸出伪足,活动活泼。核为泡状核,核仁大而居中,核仁与核膜间有明显晕圈。胞质颗粒状,含有伸缩泡和食物泡,侵入组织的滋养体可见吞噬的红细胞。扫描电镜下可见虫体表面不规则,有皱褶,并具有多个吸盘状结构。此结构和虫体的毒力、侵袭力和吞噬力有关。滋养体二分裂增殖,在不适宜环境或将滋养体放入蒸馏水中,虫体呈长圆形或梨形,前端伸出 2 根或多根鞭毛,核位于前端狭窄部,此即鞭毛型。鞭毛型与阿米巴型可互变(双态营养型),但只有阿米巴型直接形成包囊。包囊圆形,直径约 9μm,单核,囊壁光滑,上有微孔,包囊多在外环境形成,在组织内不成囊。人感染这种寄生虫病的情况比较罕见。此虫一般由鼻孔进入人体内,并最终进入大脑引起损伤,感染者出现头痛、发热、恶心呕吐及颈部僵硬等症状,因此又被称为"食脑虫"。福氏耐格里阿米巴原虫一般从人的鼻孔进入大脑。当人接触带虫水体的时候,滋养体和包囊可以侵入人体的鼻黏膜,在鼻内增殖后沿嗅神经上行,穿过筛状板进入颅内增殖,引起脑组织损伤,即原发性阿米巴脑膜脑炎。

阿米巴可以入侵大脑后进入鼻腔通道。当通过鼻内注射小鼠模型时,培养的福氏耐格里阿米巴表现出低毒力。然而,在鼠脑中连续传代后,福氏耐格里阿米巴获得了高度的毒性状态。通过建立福氏耐格里阿米巴感染小鼠模型,有利于人们从分子水平去阐释福氏耐格里阿米巴的致病机制以及寻找治疗原发性阿米巴脑膜脑炎的候选靶点。

（一）虫种来源与保存

来源于临床样品的耐格里属阿米巴分离株无疑是致病性的。环境中分离到的耐格里属阿米巴原虫可能是致病性的,也可能是非致病性的。福氏耐格里阿米巴易从脑脊液中分离,也可从活检或尸检的脑组织(尤其是中脑)中分离。自由生活阿米巴从土壤和水中也很容易分离,具体方法为:环境中污染的温泉水样本经 5μm 孔径滤膜过滤之后,取下滤膜反转覆于涂有大肠杆菌的无营养琼脂板上,在 43~45℃ 下培养 24 小时后转入 Nelson 氏或 Chang 氏培养基中继续培养,当发现耐格里属阿米巴后,以同工酶鉴定虫种或由美国疾病预防控制中心提供的虫种。

除了定期传代保存虫株外,冰冻是另一种保存虫株的方法。冻存方法:收集培养的阿米巴,原虫密度大约 $2×10^6$ 个/ml,与等体积 20% 的二甲基亚砜(DMSO)混合,冻存液的终浓度为 10% 的 DMSO。将混合物冻存在液氮中。使用 12%DMSO、20% 热灭活血清、10% 葡萄糖以及生长培养基作为冻存液,冻存对数生长期的福氏耐格里阿米巴。冻存 1 个月后复活率为 64%,6 个月后复活率为 38%。

（二）动物选择

适宜动物有小鼠、新西兰兔、大鼠,其中小鼠模型最常用。

（三）动物接种技术

通过鼻腔或脑内接种小鼠是简单易行的方法,将对数生长的阿米巴经 800r/min 离心,弃上清液。再用无菌生理盐水洗涤 3 次,用血细胞计数板计数,最后以每只小鼠给 $1.9×10^3$~$4.8×10^4$ 个阿米巴滋养体 17μl 接种量从鼻孔滴入到小鼠的鼻内。也可将 10^3~10^5 个滋养体注射到小鼠或新西兰兔的脑室中。

（四）动物饲养条件与时间

选用适宜该动物的颗粒饲料进行常规饲养,饲养时间以 21 天为宜。年幼的小鼠更易感。小鼠感染后可在 1~4 周死亡,死亡时间取决于阿米巴虫种、接种量以及虫株的毒力。一般鼻内接种小鼠 5~7 天死亡,稍长的 2 周左右全部死亡。新西兰兔的脑室中接种了耐格里属阿米巴滋养体后只能存活 45~57 小时。

（五）动物模型鉴定

1. 病原学检测 感染动物死后开颅观察脑部病变,取脑膜渗出液作生理盐水涂片法镜检阿米巴滋养体。根据滋养体细长,常向一端伸出伪足,核为泡状核,核仁大而居中,核仁与核膜间有明显晕圈,胞质颗粒状,含有伸缩泡和食物泡,侵入组织的滋养体可见吞噬的红细胞这些特征进行鉴别。

2. 分子生物学技术 取脑脊髓液或病变脑组织(用无菌生理盐水充分冲洗,于液氮中保存备用)。采用 Trizol 一步法提取总 RNA,通过设计的特定引物进行 PCR 扩增,电泳检测,具体方法同棘阿米巴的分子生物学检测技术。

四、猪人肉孢子虫

肉孢子虫(Sarcocystis)所致肉孢子虫病(sarcocystosis)为一种人畜共患性疾病,呈世界性分布,主要对畜牧业造成一定危害,偶尔寄生于人体。肉孢子虫虫种的鉴别与分类颇为混乱,一般认为寄生于人体小肠并以人为终末宿主的肉孢子虫有两种,即猪人肉孢子虫(Sarcocystis suihominis Taelros et Laarman,1976),中间宿主为猪;人肉孢子虫(Sarcocystis hominis Railleita et Lucet,1891),中间宿主为牛。上述两种均寄生于人的小肠,故又统称人肠肉孢子虫。此外,以人为中间宿主,在人的肌肉组织内形成肉孢子虫囊的为人肌肉肉孢子虫,也称林氏肉孢子虫(Sarcocystis lindemanni),其终末宿主尚不清楚。这三种肉孢子虫在我国均有人体病例报道。

迄今为止,以人为终末宿主、猪为中间宿主的肉孢子虫,被公认的只有猪人肉孢子虫一种。我国云南、广西及西藏地区均有猪人肉孢子虫分布。人因生食或误食含有猪人肉孢子虫孢子囊的肉类而感染,囊内的缓殖子侵入肠壁细胞而致病,可出现食欲缺乏、腹痛、腹泻、恶心、呕吐等非特异性的消化道症状。还可出现血性腹泻。严重感染可引起贫血、坏死性肠炎等。一般来说免疫功能正常的人群没有或仅有轻微症状,但是免疫受累的宿主则可出现严重症状。

(一) 虫种来源与保存

收集含孢子囊的人粪,按 Ryley 法制备混悬液粪便,置 2% 重铬酸钾溶液中经 40 目/吋、100 目/吋过滤,在饱和盐水中漂浮 3 次,取漂浮液离心沉淀,在次氯酸盐或 5% 吐温 80 玻璃珠的柱中纯化,然后用蔗糖密度梯度离心,收集孢子囊用于感染小猪。目前尚无较完善的猪人肉孢子虫培养和保存方法。

(二) 动物选择

适宜动物有 2 月龄小猪、猕猴和恒河猴,在符合医学伦理的前提下,也可进行人感染。

(三) 动物接种技术

1. 猪的接种　用薛氏糖漂浮法从肉孢子虫自然感染病例粪便中收集孢子囊 10 000 个以上(卵囊按 2 个孢子囊计数),拌入饲料感染家猪,即日起观察猪的健康状况。

2. 猴的接种　取家猪膈、肋、心和舌部肌肉 100g(含包囊约 140 000 个以上),剁碎后夹入香蕉中,喂食轻度麻醉(用戊巴比妥钠 1.8ml 缓慢静脉推注)的猕猴。即日起,每天取猴粪便 1g,用硫酸锌漂浮法检查孢子囊或卵囊。每天观察猴的健康状况。

3. 人的接种　人作为志愿者的接种方法与猴的接种相同,在实验开始前需与志愿者签署知情同意书,落实医学伦理责任。

(四) 动物饲养条件与时间

选用适宜该动物的饲料进行常规饲养,饲养时间小猪以 9 周,猴以 2~3 周为宜。

(五) 动物模型鉴定

1. 病原学检测　感染 56 天后剖杀小猪,分别取猪的骨骼肌和心肌作组织切片,HE 染色,显微镜检查孢子囊,肉孢子囊呈圆柱形或纺锤形,长径为 1~5cm,横径 0.1~1cm,囊壁内有许多间隔把囊内虫体——缓殖子分隔成簇。或各取 1g 心、舌、食管、腹和臀肌作压片镜检查孢子囊。猴感染后的第三天开始粪便检查,用饱和盐水漂浮法检查虫体卵囊。成熟的卵囊为长椭圆形,大小为 9~16mm,内含两个孢子囊,其内各含 4 个子孢子。

2. 分子生物学技术　收集猪的肌肉组织或猴的粪便,提取 RNA,用 18S rRNA 及 COX1 作为分子标志物进行 PCR 扩增,电泳检测,并测序鉴定,具体方法同棘阿米巴的分子生物学检测技术。

五、结肠小袋纤毛虫

结肠小袋纤毛虫(*Balantidium coli*)属动基裂纲、小袋科,是人体最大的寄生原虫。寄生在猪、猴、人及其他动物的结肠内,可侵犯宿主肠壁组织引起肠壁损伤,产生消化道症状。结肠小袋纤毛虫的生活史分为滋养体和包囊两个发育阶段:滋养体呈椭圆形,大小为(30~200μm)×(25~120)μm,无色透明或淡灰略带绿色,腹面略扁平,背面隆起,表面凹凸不平,全身披有斜纵行的纤毛;包囊呈圆形或卵圆形,直径为 40~60μm,呈淡黄色或浅绿色,囊壁厚而透明,染色后可见一明显的腊肠形胞核。包囊为结肠小袋纤毛虫的感染阶段,宿主通过食入被包囊污染的食物或水而感染结肠小袋纤毛虫。包囊被宿主吞食后,在胃肠道内受消化液的作用脱囊逸出滋养体,并下行至结肠内定居。

结肠小袋纤毛虫的致病,除了与虫体本身因素有关外,还与其寄生环境和宿主的免疫状态密切相关。滋养体寄生于结肠,大量增殖,可导致宿主出现消化功能紊乱,另外虫体可分泌透明质酸酶并借助机械运动侵犯结肠黏膜甚至下层,引起溃疡。在早期,肠黏膜呈现数毫米大的火山口状溃疡,溃疡数目因感染程度而异,溃疡逐渐扩大融合,多数不向深层发展,而是在黏膜下向四周蔓延形成口小底大,边缘不整的溃疡,其表面覆盖黏液和坏死组织,在其四周常可检获滋养体。主要病变部位是盲肠和直肠,偶尔可以侵及回肠末端。结肠小袋纤毛虫病的临床表现可分为三型:多数感染者为无症状型,但粪便中可有包囊排出;慢性型患者表现为周期性的腹泻,大便呈粥样或水样,常伴有黏液,但无脓血;急性型也称痢疾型,患者表现为突然发病,可有腹痛、腹泻和黏液血便,并伴有里急后重,有的出现脱水、营养不良及消瘦。

结肠小袋纤毛虫呈世界性分布,多见于热带、亚热带地区。其寄生的宿主比较广泛,包括多种家畜和野生动物,如猪、鼠、豚鼠、马、牛、猴等30多种动物,其中猪的感染较普遍,其感染率高达100%,是最重要的传染源。为了便于对结肠小袋纤毛虫进行深入研究,现选择常见的结肠小袋纤毛虫的实验动物模型进行介绍。

(一) 虫种来源与保存

结肠小袋纤毛虫寄生在猪、猴、人及其他动物的结肠内。收集感染结肠小袋纤毛虫的猪或患者的粪便,加水制成混悬液,用60目筛网过滤,再用清水冲洗筛网残渣。将过滤后的粪液,室温1 500r/min,离心2分钟,弃上层液体,再离心沉淀,如此反复直至上层液澄清,弃上清液,取沉渣。向试管中加入64ml蒸馏水制成结肠小袋纤毛虫混悬液,再加400mg庆大霉素,1 500mg硫酸链霉素和1 500mg氨苄青霉素,保存于4℃,作为接种物待用。用细胞计数法计算每毫升接种物内含包囊的总数,取少量混悬液接种于洛克液琼脂平皿培养基上,置37℃恒温箱中培养,保种。

(二) 动物选择

食蟹猴和30天龄的断奶仔猪是结肠小袋纤毛虫的适宜动物。

(三) 动物接种技术

1. 猴的接种　取4龄食蟹猴,感染前对其进行连续3天的粪检、驱虫,确定无结肠小袋纤毛虫等寄生虫感染后待用。连续4次用导胃管灌服含2.6×10⁴个结肠小袋纤毛虫包囊的接种物2ml。

2. 猪的接种　接种前对其进行连续3天的粪检、驱虫,确定无结肠小袋纤毛虫等寄生虫感染后,隔离饲养待用。用导胃管灌服5.2×10⁴个纤毛虫包囊。

(四) 动物饲养条件与时间

适宜条件下常规饲养,最佳饲养时间为2个月。

(五) 动物模型鉴定

1. 病原学检测　接种后第4天开始粪检,用直接涂片法,镜检,为提高检出率每份样品重复3次,观察到结肠小袋纤毛虫包囊或滋养体即可确定感染成功。

2. 分子生物学技术　收集感染动物的粪便,提取粪便样本DNA,通过PCR特异性扩增结肠小袋纤毛虫的ITS,18S rRNA和SSU RNA基因,可以有效鉴定实验动物结肠小袋纤毛虫的感染。

六、锥虫

锥虫(*Trypanosome*)属于锥虫科锥虫属,是寄生在鱼类两栖类、爬行类、鸟类、哺乳类以及人的血液或组织内的鞭毛虫。寄生于人体的锥虫有两种类型:布氏锥虫(*Trypanosoma brucei*)和克氏锥虫(*Trypanosoma cruzi*)。布氏锥虫有3个亚种,其中布氏冈比亚锥虫和布氏罗得西亚锥虫寄生人体,引起非洲锥虫病(African trypanosomiasis)。非洲锥虫病是非洲人畜共患的重要疾病之一,其媒介昆虫是舌蝇。美洲锥虫病,又称恰加斯病(Chagas disease)是一种自然疫源性疾病,克氏锥虫是其病原体。

布氏冈比亚锥虫和布氏罗得西亚锥虫以锥鞭毛体的形式在人体血液、淋巴液和脑脊液内寄生。在血液中,锥鞭毛体具有多形性,可分为细长型、中间型和粗短型。细长型长20~40μm,前端较尖细,有一长达6μm的游离鞭毛,动基体位于虫体后部近末端。粗短型长15~25μm,宽3.5μm,游离鞭毛短于1μm或不游离,动基体位于虫体后端。动基体为腊肠形,内含DNA,一端常生出细长的线粒体。经吉姆萨液或瑞特液染色后,锥鞭毛体的细胞质呈淡蓝色,核1个居中,呈红色或红紫色;动基体为深红色,点状;波动膜为淡蓝色;细胞质内有异染质颗粒,呈深蓝色。电镜观察,锥鞭毛体的表膜外有一层糖蛋白构成的表被,厚12~15nm,包住整个虫体和鞭毛。鞭毛起自基体,伸出虫体后,与虫体表膜相连,当鞭毛运动时,表膜伸展,即成波动膜。

布氏冈比亚锥虫和布氏罗得西亚锥虫的生活史过程包括在舌蝇体内和脊椎动物体内的发育。在病程早期,锥鞭毛体存在于血液、淋巴内,晚期可侵入脑脊液内。高原虫血症时,锥鞭毛体以细长型为主,当血中虫数因宿主的免疫反应而下降时,则以粗短型为主。在各型锥鞭毛体中,仅粗短型对舌蝇具感染性,但不增殖。舌蝇叮咬受染的脊椎动物宿主后,锥鞭毛体随血液进入舌蝇体内,随之细长型虫体死亡,粗短型在中肠内发育为细长型锥鞭毛体,以二分裂法增殖。在感染约 10 天后,锥鞭毛体从中肠经前胃到达下咽,最终到达舌蝇唾液腺,附着于唾液腺上皮细胞的微绒毛上,转变为上鞭毛体。经过增殖最后形成循环后期锥鞭毛体,其形小而粗短,无游离鞭毛,但对人具有感染性。当受染的舌蝇叮人吸血时,循环后期锥鞭毛体随涎液进入人体皮下组织,转变为细长型,繁殖后进入血液。

布氏冈比亚锥虫和布氏罗得西亚锥虫的致病与免疫病理反应密切相关,基本过程包括虫体在局部所致的局部初发反应,在体内散播的血淋巴期,以及侵入中枢神经系统的脑膜炎期。两种锥虫所致病程不尽相同,布氏冈比亚锥虫病呈慢性过程,病程数月至数年;布氏罗得西亚锥虫病则呈急性过程病程为 3~9 个月。锥虫侵入人体后的病理过程和临床表现,大致分为 3 个阶段:

1. **锥虫下疳期**　舌蝇叮咬人体后循环后期锥鞭毛体在局部增殖,引起淋巴细胞、组织细胞及少量嗜酸性粒细胞和巨噬细胞浸润,使得局部皮下组织发炎,红肿并伴有发热。局部肿胀多见于罗得西亚锥虫病。锥虫下疳约在感染后 6 天出现,初为结节,以后肿胀,形成硬结,有痛感,约 3 周后消退。

2. **血淋巴液期**　又称锥虫血症期,出现在舌蝇叮咬后 2 周左右,由于在局部繁殖的锥虫大量进入血液循环和淋巴系统,患者出现发热、淋巴结肿大、剧烈头痛、关节痛、肢体痛等症状。淋巴结肿大主要见于颈后三角区,无压痛,不粘连,直径约 1cm,称 Winterbottom 征,是冈比亚锥虫病的特征。此外,肝脾肿大、心脏增大、心包炎、心力衰竭等也可发生。

3. **中枢神经系统受累期**　锥虫最终穿过血脑屏障,侵入中枢神经系统,可在发病后几个月或数年后出现。常见病变为弥漫性软脑膜炎,脑皮质充血、水肿,神经元变性,胶质细胞增生等。患者有行为改变、表情淡漠、举动迟钝、肌肉震颤、妄想、狂躁等表现,随着病程进展最终完全昏睡。

布氏冈比亚锥虫病流行于西非和中非,布氏罗得西亚锥虫则流行于东非和南非。前者的主要传染源为患者和带虫者,牛、猪、山羊、犬等动物可能是其保虫宿主,栖息于河流沿岸或植物稠密地带的须舌蝇为布氏冈比亚锥虫的主要传播媒介。布氏罗得西亚锥虫的主要传播媒介为刺舌蝇等,这类蝇孳生在热带草原,湖岸边低矮森林和灌木丛,嗜吸动物血,人因进入上述地带而感染。其保虫宿主为非洲羚羊、牛、狮、鬣狗等动物,传染源为人(猎人、渔民和采集工人)。

克氏锥虫因寄生环境不同有 3 种形态:无鞭毛体、上鞭毛体和锥鞭毛体。无鞭毛体存在于细胞内,圆形或椭圆形,大小为 2.4~6.5μm,具有核和动基体,无鞭毛或有很短鞭毛。上鞭毛体存在于锥蝽的消化道内,纺锤形,长 20~40μm,动基体在核的前方,游离鞭毛自核的前方发出。锥鞭毛体存在于宿主血液或锥蝽的后肠内(循环后期锥鞭毛体),大小为 (11.7~30.4) μm×(0.7~5.9) μm,游离鞭毛自核的后方发出。在血液内,外形弯曲如新月状。克氏锥虫的生活史包括在人体或多种哺乳动物(如狐、松鼠、犬、猫、家鼠等)体内和传播媒介锥蝽体内两个阶段。在锥蝽体内发育形成的循环后期锥鞭毛体,为其感染阶段。当受染的锥蝽吸血时,循环后期锥鞭毛体随锥蝽粪便经皮肤伤口或黏膜进入人体。侵入局部的锥鞭毛体进入末梢血液或附近的网织内皮细胞,转变为无鞭毛体,进行二分裂增殖后形成假包囊(其内含数百个无鞭毛体),约 5 天后一部分无鞭毛体经上鞭毛体转变为锥鞭毛体,锥鞭毛体破假包囊而出进入血液,再侵入新的组织细胞。其传播途径,除经媒介昆虫锥蝽叮人吸血传播外,还可经输血、母乳、胎盘或食入被传染性锥蝽粪便污染的食物传播。

无鞭毛体是克氏锥虫的主要致病阶段,致病过程分急性期和慢性期。感染克氏锥虫后可立即进入急性期,血液中可检测到病原体。锥虫侵入部位的皮下结缔组织出现炎症反应,叮咬局部出现结节,称为"查加斯肿",如侵入部位在眼结膜则出现结膜炎、单侧眼睑水肿及耳前淋巴结炎,此为急性美洲锥虫病的典型特征。主要临床表现有发热、头痛、出疹、淋巴结和肝脾轻微肿大等。急性期通常发生在儿童身上。如果不进行治疗,有 5%~10% 有症状的患者在这个阶段死于脑脊髓炎或严重的心脏衰竭。感染后 2~4 个月急性期症状消失,血液中克氏锥虫数量减少,此时大多数患者无临床症状,有的患者则转为慢性期。慢性期,常出现在感染 10~20 年后,主要病变为心肌炎,食管与结肠出现肥大和扩张,继而形成巨食管和巨结肠,此时期患者血液中难以检测到克氏锥虫。心脏病变是慢性期最常见的后遗症和致死原因。美洲锥虫病主要流行于拉丁美洲。外周血中含有锥鞭毛体的人或哺乳动物是美洲锥虫病的传染源。除人外,克氏锥虫还寄生于多种哺乳动物,如狐、松鼠、食蚁兽、犰狳、犬、猫、家鼠等。

锥虫是一类具有广泛宿主的人畜共患寄生原虫,流行于非洲和美洲等地,严重的危害着人类健康,制约着当地经济的发展。随着全球经济一体化的进程,国际交流与贸易活动日益广泛,人口流动加快,我国已有输入性非洲锥虫病等的报道。目前,锥虫病的防治手段主要依靠化学药物杀虫,随着给药次数增多,锥虫逐渐产生抗药性。面对如此形势,构建锥虫感染的实验动物模型,对于该锥虫病的研究和诊断、治疗有着重要的意义。

(一)布氏罗得西亚锥虫

1. 虫种来源与保存　取从坦桑尼亚锥虫病患者体内分离得到的布氏罗得西亚锥虫($Trypanosoma$ $brucei$ $rhodesiense$)STIB704 株,用生理盐水制成虫体悬液,经腹腔注射 0.2ml 于健康小鼠。5 天后,将受染小鼠杀死,取血,4℃ 1 200g,离心 30 分钟。取沉淀用 PSG 缓冲液将虫体稀释至一定浓度,保存于液氮内备用。

2. 动物选择　BALB/c 小鼠、C57BL/6 小鼠、大鼠、恒河猴为布氏罗得西亚锥虫的适宜动物,其中小鼠是其最常用的模型。

3. 动物接种技术　腹腔注射法:取 0.2ml 含 $1×10^6$ 个锥鞭毛体的 PSG 缓冲液,注射于小鼠腹腔内进行接种。

4. 动物饲养条件与时间　适宜条件下常规饲养,7 周为最佳饲养时间。

5. 动物模型鉴定

(1)病原学检测:感染后 8 天,取小鼠尾静脉血液涂片,经吉氏或瑞氏染色镜检,查到虫体即可确诊。

(2)分子生物学技术:取 2ml 小鼠尾静脉血,提取血液样本中的 DNA,用 PCR 特异性扩增布氏罗得西亚锥虫的基因片段,通过对扩增产物进行电泳分析,即可快速鉴定实验动物的感染情况。

(二)布氏冈比亚锥虫

1. 虫种来源与保存　用采自几内亚布氏冈比亚锥虫病(Ko117_2 株)患者的血液,经腹腔注射于健康 BALB/c 小鼠,扩增传代。自感染第 3 天后,取小鼠尾静脉血液涂片镜检,当观察到大量锥虫后,处死小鼠,取血,离心,取沉淀用 PSG 缓冲液制成一定浓度的虫体悬液,置于液氮中保存待用。

2. 动物选择　BALB/c 小鼠、C57BL/6 小鼠、A/J 小鼠、大鼠是布氏冈比亚锥虫($Trypanosoma$ $brucei$ $gambiense$)的适宜动物,其中小鼠是最常用的模型动物。

3. 动物接种技术　腹腔注射法:取 0.5ml 含 $5×10^4$ 冈比亚 Ko117_2 的锥鞭毛体 PSG 缓冲液,腹腔注射于小鼠。用同样方法,向大鼠体内接种 10^6 个冈比亚锥鞭毛体。

4. 动物饲养条件与时间　适宜条件下常规饲养,4~5 周为最佳饲养时间。

5. 动物模型鉴定

(1)病原学检测:感染 5 天后,取小鼠尾静脉血液涂片,经吉氏或瑞氏染色镜检。

(2)分子生物学技术:取 2ml 小鼠尾静脉血,提取血液样本中的 DNA,PCR 特异性扩增基因片段,通过对扩增产物进行电泳分析,即可快速鉴定实验动物的感染情况。

(三)克氏锥虫

1. 虫种来源与保存　取从巴西一名恰加斯病急性期患者的外周血中分离出来的克氏锥虫($Trypanosoma$ $cruzi$)SC2005 株,加入 LIT 培养基中 28℃ 培养 21 天,收集培养液,用血细胞计数器计数锥鞭毛体,胃管灌服 0.3ml 于健康小鼠保种。

2. 动物选择　Swiss 小鼠、BALB/c 小鼠、A/J 小鼠、C57BL/6 小鼠、大鼠、兔、犬、猴是克氏锥虫的适宜动物,其中鼠类为其常用的动物模型,犬、兔、猴主要用于构建克氏锥虫病的心脏损伤模型。

3. 动物接种技术

(1)腹腔注射法:取 4 周龄的 C57BL/6 小鼠,腹腔注射含 $1×10^4$ 个锥鞭毛体的 LIT 培养液或含等量锥鞭毛体的保种动物血液。

(2)灌注法:用胃管灌服 $3×10^6$ 个锥鞭毛体于 BALB/c 小鼠。

4. 动物饲养条件与时间　适宜条件下常规饲养,50~400 天为最佳饲养时间。

5. 动物模型鉴定

（1）病原学检测：感染 5 天后，取尾静脉血涂片，经瑞氏液染色镜检查锥鞭毛体，或取心脏、骨骼肌、肝脏等组织做病理切片，HE 染色查无鞭毛体。在慢性期，血中锥虫少，可用动物接种法，即用人工饲养的锥蝽幼虫吸受检者血，10~30 天后检查虫肠道内有无锥虫。

（2）分子生物学技术：取小鼠外周血或心脏、骨骼肌、肝脏等组织，提取样本中的 DNA，PCR 特异性扩增基因片段，通过对扩增产物进行电泳分析，即可快速鉴定实验动物的感染情况。

七、其他原虫建模注意事项

尽管一些自由生活阿米巴的致病性不强，但在操作时与其他原虫一样须注意好防护。涉及动物的实验需通过伦理审查，并遵循"3R"原则，动物手术要选择技术过硬的实验人员，避免对动物反复造成伤害。实验中相关化学药品的使用应严格遵守相关的法律法规，尤其是有毒有害化学药品和危化品要严格加强管理。

（罗　波　刘　芳）

参 考 文 献

［1］　吴观陵. 人体寄生虫学［M］. 4 版. 北京：人民卫生出版社，2013.

［2］　郝光荣. 实验动物学［M］. 2 版. 上海：第二军医大学出版社，2002.

［3］　陈佩惠，孔德芳，李慧珠. 人体寄生虫学实验技术［M］. 北京：科学出版社，1988.

［4］　HAS C，SITARU C. Molecular Dermatology：Methods and Protocols［M］. Totowa，NJ：Humana Press，2013.

［5］　廖力夫，罗芸，史深，等. 荒漠型黑热病动物模型的建立与评价［J］. 热带医学杂志，2021，21（4）：448-459.

［6］　张丽新，赵桂华，徐超，等. 弓形虫 RH 株速殖子体外入侵小鼠巨噬细胞系感染模型的构建［J］. 中国寄生虫学与寄生虫病杂志，2021，39（3）：494-500+504.

［7］　赵丽丽，缪徐，谢换飞，等. PCR 和 LAMP 检测阴道毛滴虫的研究［J］. 中国寄生虫学与寄生虫病杂志，2021，39（2）：260-264.

［8］　何凯，闫文朝，孙晨阳，等. 结肠小袋纤毛虫滋养体体外成囊条件的筛选和优化［J］. 中国人兽共患病学报，2020，36（6）：434-438+447.

［9］　德宣，王文广，孙晓梅，等. 恶性疟原虫动物模型及基因编辑研究进展［J］. 实验动物与比较医学，2019，39（1）：65-71.

［10］　高正琴. 中国实验动物中结肠小袋纤毛虫快速鉴定及感染调查［J］. 现代检验医学杂志，2018，33（5）：19-23.

［11］　王瑾，王宣焯，郭中敏，等. 美洲锥虫病的研究现状［J］. 传染病信息，2018，31（5）：466-470.

［12］　李佳洁，赫燕侠，高思，等. 刚地弓形虫垂直传播小鼠模型的建立［J］. 中国病原生物学杂志，2017，12（7）：643-646.

［13］　王波，王瑞，王钰玲，等. 齿龈内阿米巴体内吞噬能力与毒性分析［J］. 生物医学，2017，7（2）：4.

［14］　杨伦，闫可可，钱萌希，等. 犬吉氏巴贝斯虫人工感染试验方法的建立［J］. 中国兽医学报，2017，37（4）：668-670.

［15］　游学华，方清英，陈金弟. 提高阴道毛滴虫湿片检出率的方法［J］. 医技与临床，2017，21（2）：199-200.

［16］　李冬冬，庞琴霞，朱敏，等. 阴道炎动物模型制备方法研究进展［J］. 实验动物与比较医学，2016，36（4）：317-322.

［17］　杜鹏飞，关贵全，刘爱红，等. 牛巴贝斯虫体外培养体系的建立［J］. 中国兽医科学，2012，42（8）：771-775.

［18］　方瑶，毛旭虎. 小鼠巨噬细胞 RAW264.7 的培养技巧及经验总结［J］. 现代生物医学进展，2012，12（22）：4358-4359.

［19］　林秀丽，朱学军，胡建章，等. 兔棘阿米巴角膜炎 IL-1β 和 MIP-1 的表达［J］. 眼科新进展，2012，32（9）：4.

［20］　刘曼，陈莹，赵莹，等. 昆明小鼠对伯氏疟原虫的易感性和组织病理研究［J］. 热带医学杂志，2012，12（4）：363-365+381+498.

［21］　胡群，贺智慧，王焱. 齿龈内阿米巴对大白鼠牙龈组织的致病作用［J］. 中国病原生物学杂志，2011，6（1）：2.

［22］　朱学军，林秀丽，胡建章，等. 角膜表面镜片术建立兔棘阿米巴角膜炎模型［J］. 眼科新进展，2010，30（5）：4.

［23］　郭步平，李宇飞. 低温保存阴道毛滴虫的实验观察［J］. 中国病原生物学杂志，2009，4（10）：797-799.

［24］　李锦辉，黎学铭，覃业新，等. 广西猪人肉孢子虫的发现与研究［J］. 中国热带医学，2009，9（3）：3.

［25］　彭恒，朱淮民. 致病性自由生活阿米巴的培养［J］. 中国寄生虫学与寄生虫病杂志，2009，27（4）：4.

［26］　张仁刚，张洁，敬保迁. 不同种株利什曼原虫对 BALb/C 小鼠和金黄地鼠的致病性研究［J］. 四川动物，2009，28（2）：

202-206+321.

［27］陈琢,王容.滴虫性阴道炎模型建立的实验研究［J］.华中科技大学学报(医学版),2008,37(2):259-265.

［28］吴亮,陈盛霞,李琳婕,等.刚地弓形虫 RH 株速殖子在 HeLa 细胞系体外培养的实验观察［J］.中国寄生虫学与寄生虫病杂志,2008,26(6):452-256.

［29］李锦辉,林珍,杜进发,等.广西猪人肉孢子虫实验感染研究［J］.中国寄生虫学与寄生虫病杂志,2007,25(6):3.

［30］马莹,陆小军.内脏利什曼病鼠动物模型建立之探讨［J］.四川动物,2006,25(1):174-175.

［31］唐旭,王海龙,殷国荣,等.经口感染弓形虫垂直传播小鼠模型的建立［J］.山西医科大学学报,2006,37(8):804-806.

［32］郑姣妹,薛飞群,王权,等.隐孢子虫感染小鼠动物模型［J］.国际医学寄生虫病杂志,2006,33(3):113-116.

［33］赖植发,陈晓光.弓形虫感染大鼠动物模型的研究进展［J］.热带医学杂志,2005,5(6):874-876.

［34］顾婷婷,乔继英,杨珺华,等.乳酸杆菌产生的微环境对阴道毛滴虫的影响及阴道毛滴虫小鼠模型的建立［J］.热带医学杂志,2004,4(3):247-252.

［35］许丽芳,杨秋林,张愉快,等.用包皮成纤维细胞培养弓形虫速殖子的研究［J］.中国寄生虫病防治杂志,2004,17(5):268-269.

［36］张杰,杨亚波,单联喆,等.弓形虫垂直传播小鼠动物模型的建立［J］.山西医科大学学报,2003,3(3):199-201.

［37］祝虹,高兴致,刘德亮.阴道毛滴虫小鼠模型的建立及感染动物免疫学诊断的研究［J］.中国寄生虫病防治杂志,2003,16(4):200-202.

［38］张守发,玄学南.吉氏巴贝斯虫实验动物模型的研究［J］.中国兽医寄生虫病.2002,10(2):11-13.

［39］刘光英,陈金富,温旺荣,等.齿龈内阿米巴致病作用的动物实验［J］.中国寄生虫学与寄生虫病杂志,2001,19(4):229-232.

［40］陈金富,刘光英,温旺荣,等.齿龈内阿米巴的连续培养与致病性研究［J］.中国寄生虫学与寄生虫病杂志,2000,18(2):84-86.

［41］林立群,陈金富.齿龈阿米巴原虫感染牙周组织的动物模型及药物杀虫疗效分析［J］.海峡药学,2000,12(2):26-28.

［42］邓新国,郭雪,庞广仁,等.家兔棘阿米巴角膜炎动物模型的建立［J］.中国寄生虫学与寄生虫病杂志,1999,17(5):308-310.

［43］侯岩岩,柴君杰,左新平,等.婴儿利什曼原虫实验感染草原兔尾鼠的进一步观察［J］.地方病通报,1999,14(1):23-24.

［44］江静波,何建国,黄建成,等.脑型疟灵长动物模型及其病理机制的探讨［J］.中山大学学报(自然科学版),1999,(S1):90-94.

［45］杨月中,曾丽,李治滢,等.结肠小袋纤毛虫动物感染的实验研究［J］.中国人兽共患病杂志,1997,13(2):39-40+13.

［46］杨元清,管立人,吴嘉彤,等.用草原兔尾鼠复制内脏利什曼病模型初探［J］.上海实验动物学,1995,15(2):82-84.

［47］赵俊龙,刘钟灵,姚宝安,等.水牛牛巴贝斯虫液氮保存方法的比较［J］.华中农业大学学报,1995,14(6):555-558.

［48］姚宝安,赵俊龙,马丽华,等.水牛牛巴贝斯虫低温保存和复苏后的致病力研究［J］.畜牧兽医学报,1994,25(3):268-272.

［49］许永湘,杨期涛,包意芳.利什曼原虫无鞭毛期的低温保存及其存活情况的观察［J］.实用寄生虫病杂志,1993,1(2):35-36.

［50］卢思奇,郭增柱,纪爱平,等.肠阿米巴病的长爪沙鼠动物模型［J］.首都医学院学报,1991,12(3):197-200.

［51］沈静德,李文简.利什曼原虫的低温保存［J］.国外医学(寄生虫病分册),1991,2:52-54.

［52］王祥生,胡力生.弓形虫、泰氏锥虫和伊氏锥虫超低温冷冻保存的试验研究［J］.畜牧兽医学报,1991,22(3):263-267.

［53］丁建祖,袁行政.刚地弓形虫感染家猫及猫粪中弓形虫卵囊(oocyst)分离方法的介绍［J］.浙江医学情报,1990,6:9-10.

［54］白玲,周惠民.实验性肠阿米巴病及病理变化［J］.国际医学寄生虫病杂志,1989,6(2):56-59.

［55］许永湘,包意芳,杨朋涛,等.低温保存利什曼原虫的简易方法［J］.地方病通报,1988,3(4):10.

［56］易有云,程眉荪,邹万忠.福氏纳格勒阿米巴原发性脑膜脑炎小鼠模型的建立［J］.寄生虫学与寄生虫病杂志,1983,1(2):99-101.

［57］BADRI M,OLFATIFAR M,ABDOLI A,et al. Current global status and the epidemiology of *Entamoeba gingivalis* in humans:a systematic review and meta-analysis［J］. Acta Parasitol,2021,66(4):1102-1113.

［58］SHARMA C,THAKUR A,BHATIA A,et al. Acanthamoeba keratitis in a mouse model using a novel approach［J］. Indian Journal of Medical Microbiology,2021,39:523-527.

［59］ LI W，XIAO L. Ecological and public health significance of *Enterocytozoon bieneusi*［J］. One Health，2020，12：100209.

［60］ DAYAO DA，SHEORAN A，TZIPORI S，et al. An immunocompetent rat model of infection with *Cryptosporidium hominis* and *Cryptosporidium parvum*［J］. Int J Parasitol，2020，50（1）：19-22.

［61］ DOMINGUES CS，CARDOSO FO，HARDOIM DJ，et al. Host genetics background influence in the intragastric *Trypanosoma cruzi* infection［J］. Front Immunol，2020，11：566476.

［62］ FINK MY，SHAPIRO D，SINGER SM. Giardia lamblia：laboratory maintenance，lifecycle induction，and infection of murine models［J］. Curr Protoc Microbiol，2020，57（1）：e102.

［63］ HUI WANG，YAO WANG，JILEI HUANG，et al. *Babesia microti* protein BmSP44 is a novel protective antigen in a mouse model of babesiosis［J］. Front Immunol，2020，11：1437.

［64］ CARVALHO LJM，TUVSHINTULGA B，NUGRAHA AB，et al. Activities of artesunate-based combinations and tafenoquine against *Babesia bovis* in vitro and *Babesia microti* in vivo［J］. Parasit Vectors，2020，13（1）：362.

［65］ LIU A，GONG B，LIU X，et al. A retrospective epidemiological analysis of human Cryptosporidium infection in China during the past three decades（1987-2018）［J］. PLoS Negl Trop Dis，2020，14（3）：e0008146.

［66］ XU N，SHEN Y，CAO J，et al. First report of *Cryptosporidium viatorum* and *Cryptosporidium occultus* in humans in China，and of the unique novel C. viatorum subtype ⅩVaA3h［J］. BMC Infect Dis，2020，20（1）：16.

［67］ CASASSA AF，VANRELL MC，COLOMBO MI，et al. Autophagy plays a protective role against *Trypanosoma cruzi* infection in mice［J］. Virulence，2019，10（1）：151-165.

［68］ BATIHA GE，BESHBISHY AM，TAYEBWA DS，et al. Evaluation of the inhibitory effect of ivermectin on the growth of *Babesia* and *Theileria* parasites in vitro and in vivo［J］. Trop Med Health，2019，47：42.

［69］ HUANG Z，YE Y，ZHANG H，et al. Morphological and molecular characterizations of *Sarcocystis miescheriana* and *Sarcocystis suihominis* in domestic pigs（Sus scrofa）in China［J］. Parasitology Research，2019，118（12）：3491-3496.

［70］ GUSWANTO A，NUGRAHA AB，TUVSHINTULGA B，et al. 17-DMAG inhibits the multiplication of several *Babesia* species and *Theileria equi* on in vitro cultures，and *Babesia microti* in mice［J］. Int J Parasitol Drugs Drug Resist，2018，8（1）：104-111.

［71］ BONNER M，FRESNO M，GIRONÈS N，et al. Reassessing the role of *Entamoeba gingivalis* in periodontitis［J］. Frontiers in Cellular & Infection Microbiology，2018，8：379.

［72］ CUI Z，DONG H，ZHANG L，et al. A canine model of experimental infection with *Cryptosporidium canis*［J］. Exp Parasitol，2018，195：19-23.

［73］ KABORÉ J，CAMARA O，KOFFI M，et al. Differences in pathogenicity and virulence of Trypanosoma brucei gambiense field isolates in experimentally infected BALb/C mice［J］. Infect Genet Evol，2018，63：269-276.

［74］ BARASH NR，NOSALA C，DAWSON SC，et al. Giardia colonizes and encysts in high-density foci in the murine small intestine［J］. mSphere，2017，2（3）：e00343.

［75］ BÜSCHER P，CECCHI G，JAMONNEAU V，et al. Human African trypanosomiasis［J］. Lancet，2017，390（10110）：2397-2409.

［76］ LIU H，SHEN Y，CAO J，et al. Occurrence and multilocus genotyping of Giardia duodenalis in pets and zoo animals in Shanghai，China［J］. J Infect Dev Ctries，2017，11（6）：479-486.

［77］ NEELAM S，NIEDERKORN JY. Pathobiology and immunobiology of Acanthamoeba keratitis：insights from animal models［J］. Yale J Biol Med，2017，90（2）：261-268.

［78］ MAEDA H，HATTA T，ALIM MA，et al. Establishment of a novel tick-Babesia experimental infection model［J］. Sci Rep，2016，6：37039.

［79］ GRACE E，ASBILL S，VIRGA K. Naegleria fowleri：pathogenesis，diagnosis，and treatment options［J］. Antimicrob Agents Chemother，2015，59（11）：6677-6681.

［80］ AVCI P，SADASIVAM M，GUPTA A，et al. Animal models of skin disease for drug discovery［J］. Expert Opin Drug Discov，2013，8（3）：331-355.

［81］ POIRIER P，WAWRZYNIAK I，DELBAC F，et al. New insights into Blastocystis spp.：a potential link with irritablebowel syndrome［J］. PLoS Pathog，2012，8：e1002545.

［82］ PEZERICO SB，LANGONI H，DA SILVA AV，et al. Evaluation of *Toxoplasma gondii* placental transmission in BALb/C mice model［J］. Exp Parasitol，2009，123（2）：168-172.

［83］QVARNSTROM Y,VISVESVARA GS,SRIRAM R,et al. Multiplex real-time PCR assay for simultaneous detection of Acanthamoeba spp.,Balamuthia mandrillaris,and Naegleria fowleri［J］. J Clin Microbiol,2006,44（10）:3589-3595.

［84］MATHIS A,WEBER R,DEPLAZES P. Zoonotic potential of the microsporidia［J］. Clin Microbiol Rev,2005,18（3）: 423-445.

［85］RADWANSKA M,CLAES F,MAGEZ S,et al. Novel primer sequences for polymerase chain reaction-based detection of *Trypanosoma brucei* gambiense［J］. Am J Trop Med Hyg,2002,67（3）:289-295.

［86］IGARASHI I,SUZUKI R,WAKI S,et al. Roles of CD4+ T cells and gamma interferon in protective immunity against *Babesia microti* infection in mice［J］. Infect Immun,1999,67（8）:4143-4148.

［87］AVARZED A,IGARASHI I,KANEMARU T,et al. Improved in vitro cultivation of *Babesia caballi*［J］. J Vet Med Sci, 1997,59（6）:479-481.

［88］VÄYRYNEN R,TUOMI J. Continuous in vitro cultivation of *Babesia divergens*［J］. Acta Vet Scand,1982,23（3）:471- 472.

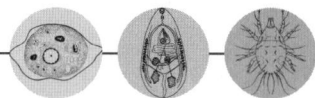

第二十章

扁虫感染的动物模型

医学扁虫（medical platyhelminths）为最原始的三胚层无体腔多细胞动物。扁形动物是动物界进化中的一个新阶段，虫体背腹扁平，两侧对称，三胚层，虫体一般较小，可有前、后、左、右及背腹之分。体前端形成一个可辨认的头部。背面具有保护功能，腹面具有爬行和摄食的功能，神经系统和感觉器官使其对外界环境条件能及时反应。自生生活种类广泛分布在海水和淡水的水域中，少数在陆地潮湿的土壤中生活。大部分种类为寄生生活。全世界约 1.2 万种，中国已发现近 1 000 种。根据扁形动物形态特征和生活方式的不同，本门动物可分为以下 3 个纲：

1. 涡虫纲（Turbellaria）　扁形动物中最原始的类群，体表被纤毛，肠道较发达，体长 5mm~60cm，已知约 1 500 种，多数营自生生活。

2. 吸虫纲（Trematoda）　成虫体表无纤毛，肠道较简单，通常有口吸盘和腹吸盘等吸附器官。已知约 6 000 种，均营寄生生活，生活史复杂，包含 1~2 个中间宿主。

3. 绦虫纲（Cestoidea）　成虫体表无纤毛，消化系统（包括口和肠等）全部退化消失，寄生于人体的多节亚纲成虫一般为长带状，由多个节片组成，有吸盘和小钩等附着器官，已知约有 3 400 种，均营体内寄生生活，寄生在脊椎动物的肠道等器官内。

在医学科学研究中，人们为了探讨扁虫所致疾病对人体的危害，建立了各种具有人类扁虫病模拟表现的动物感染模型，以其作为实验对象来深入探讨疾病发生机制，通过间接地观察动物模型表现，积累防治扁虫病的经验。关于扁虫动物模型的建立，早在 20 世纪 70 年代，国内外就相继报道了卫氏并殖吸虫和斯氏并殖吸虫经皮下、肌肉和腹腔接种犬、猫、大鼠获得成功；胡文英等（1987）以腹腔注射及胃管喂饲法观察了犬感染卫氏并殖吸虫后脏器的病理变化及虫体分布和发育状况；蔡士椿等（1987）对小鼠和大鼠进行了卫氏并殖吸虫囊蚴经口与腹腔感染实验，比较了两者的虫体检获率，并观察了童虫在鼠体内的分布。高广汉等（1992）应用沙鼠动物模型对华支睾吸虫在宿主体内排卵随时间的变化情况进行了动态观察。杨维平等（1998）在大鼠和赤拟谷盗间建立缩小膜壳绦虫生活史循环，构建了缩小膜壳绦虫的感染动物模型，首次报道似囊尾蚴的发育包括成熟期、有泡期和保护性外膜形成期。由弘等（2003）和张静宵等（2005）分别以细粒棘球绦虫六钩蚴和原头蚴建立了小鼠包虫病模型，为深入开展包虫病生物学、免疫学研究奠定了基础。顾志香等（1999）以孵化后的六钩蚴经尾静脉感染昆明小鼠，9 周后剖检，在小鼠的心脏及肺脏查见猪囊虫，感染率为 100%，为猪囊虫病研究提供了制作简便、经济的实验动物模型；张艳等（2009）和陈贝妮等（2013）分别以仓鼠和金黄地鼠构建了猪带绦虫感染动物模型。

实际上，所有的动物模型都是通过人工感染而建立的。我们应当认识到，与人体感染完全相同的动物模型是难以找寻的，即便是灵长类也还存在一定的差异。因此，动物模型可视为一种间接的研究手段，得出的结论也是相对的而不是绝对的。

（姜　鹏）

第一节 裂体吸虫

埃及血吸虫是最早发现并命名认可（1852）的一种血吸虫；随后日本血吸虫虫卵和成虫分别由 Kasai（1903）和 Katsurada（1904）发现，1909 年 Fujinami 证实了血吸虫尾蚴通过皮肤侵入人体；1913—1914 年，Miyagawa，Miyairi 和 Suzuki 完成了日本血吸虫生活史及其在人体内移行途径的研究。血吸虫动物模型对于研究血吸虫的生理生化、机体免疫应答、免疫病理及机制具有重要意义，有助于了解血吸虫病致病机制、开展血吸虫病诊断、疫苗和药物研发等。

一、日本血吸虫动物模型

各种动物对日本血吸虫的易感性不一，可分为"可容宿主"和"不可容宿主"，日本血吸虫在小鼠、仓鼠、沙鼠、豚鼠、兔、犬、黄牛、水牛、猪、山羊、绵羊、恒河猴等动物宿主体内均能发育成熟并排出活卵，属于前者；而大鼠则属于后者；可能与宿主免疫力或虫体生存所需条件相关。需要观察血吸虫病的自然病理演变及免疫和生化指标的变化时，较好地模拟其在人体的感染和发病过程时，往往用血吸虫尾蚴自然状态感染实验动物。

（一）器材、试剂

1. 器材　搪瓷方盘、6 孔板、接种棒（附白金耳）、解剖针、解剖镜、网纱（最好是不含化学品的钢丝网）、稻草、三角烧瓶（100ml）、吸管、温箱、鼠板、电动剃刀、手术刀片、手术剪、注射器、塑料尼龙网筛（130 目以上）、360 孔/25.5mm 分样筛。

2. 试剂　去氯水、生理盐水、肝素、欧氏液。

（二）模型动物的选择

需根据具体实验研究的内容和目的、衡量成本效益等酌情选择。小鼠是最常用的可容宿主动物模型，但是不同品系小鼠对同种血吸虫的免疫应答差别很大，这是遗传决定的；其中昆明小鼠和 NIH 小鼠敏感、适应性高，为血吸虫实验研究的首选动物；BALB/c 小鼠常用于单克隆抗体杂交瘤细胞制备时的免疫脾脏 B 淋巴细胞供体；大鼠为血吸虫不可容宿主，常用于抗血吸虫免疫机制的研究；家兔常被用于大量收集成虫和肝脏内虫卵，也可作为免疫诊断方法的动物模型；猪和牛常被用于日本血吸虫疫苗相关研究的动物模型；恒河猴等灵长类动物因伦理和动物保护等方面原因，目前已不用于血吸虫病相关的研究。

（三）日本血吸虫感染期幼虫的收集与保存

1. 阳性钉螺采集　钉螺是水陆两栖螺类，生活在流行区的河、沟、渠、塘、田及江洲湖滩等有草的潮湿泥土上。以稻草编成 0.1m² 大小的方帘，放置于河沟的近岸水面或洲滩水面，经 3~7 天后取回，检获并根据螺壳的旋数（5~9 个）、长度（5~10mm）、旋向（右旋）、颜色（暗褐色或黄褐色）以及壳口卵圆形、有唇脊、有厣，来确定查获的螺类是否为钉螺。

抽样检查钉螺感染情况：将钉螺置于载玻片上，另用一张较厚的玻片将钉螺轻轻压碎，然后在螺体上加一滴脱氯清水，置于解剖镜（10×）或低倍显微镜下观察。用解剖针拔开外壳，撕碎钉螺消化腺等软体组织，发现日本血吸虫尾蚴、胞蚴即为阳性钉螺。

2. 尾蚴释放　将 10~20 只阳性钉螺放入三角烧瓶（100ml）中，加去氯水或凉开水至瓶口，将小块网纱裁剪成略大于烧瓶口，将其微向下凹折呈 U 形，压入水面下 1cm 处，以防止钉螺外爬。将三角烧瓶置于有光源的孵箱中，保持温度 20~25℃，也可置于室内，用白炽灯照射烧瓶提供温度和光照（需放置一温度计监测温度），一般静置 1~3 小时。一般情况下，30 分钟左右即可在水面观察到早期逸出的尾蚴，但 3 小时左右达最多量。尾蚴在去氯水中 5℃ 时可存活 204 小时；25℃ 时存活 23 小时；40℃ 时存活 2 小时。

（四）感染模型动物

1. 实验动物的准备　将 6 周龄左右的 SPF 级健康小鼠仰卧，四肢固定于鼠板上，用电动剃刀剃去下腹部腹毛，面积约 20mm×20mm，用棉签蘸去氯水湿润小鼠腹部剃毛皮肤。

2. 尾蚴收集　取一张载玻片，将盖玻片置于其中间，用吸管取去氯水 1 滴，滴于盖玻片中央。用白金耳接种环从上述释放出尾蚴的烧瓶水层表面轻取液滴,置于盖玻片水滴中,显微镜下观察尾蚴。从左到右、从上到下计数尾蚴,如尾蚴数量不够可再蘸取,如过多可用烧热的解剖针烫死多余的尾蚴。

3. 感染步骤　用平头镊夹持上述计数过的含有尾蚴的盖玻片,小心贴于湿润的小鼠腹部,使之与皮肤紧密接触,10~20分钟后,取下盖玻片,解除小鼠固定。家兔等其他动物的感染方法与小鼠类似。

4. 注意事项　操作过程中需要注意以下事项:①应使用去氯水,以免影响尾蚴活力,水温、光照、pH等也影响尾蚴的逸出效率,最适温度为20~25℃,5℃以下无尾蚴逸出,全黑暗时无尾蚴逸出,pH6.6~7.8为宜;②钓取的尾蚴应随取随用,时间稍长会脱尾或死亡,影响感染效果;③感染动物时,含尾蚴盖玻片贴置于实验动物腹部期间应不时用小吸管从盖玻片边缘滴加去氯水保持皮肤湿润,以利尾蚴活动,感染结束后盖片立即投入碘酒或酒精溶液中;④不同实验动物适宜接种的尾蚴数量不同:5~80条/小鼠、200条/大鼠、100~1 000条/家兔、2 000条/水牛、500条/黄牛、200条/恒河猴。

感染所用的尾蚴数随动物种类和实验目的而定,不同感染度所用尾蚴数量不同。小鼠重度感染为80条/只、中度感染40条/只、轻度感染20条/只,如饲养3个月以上者,不宜超过10条/只;家兔所用尾蚴数量为轻度感染200条/只,中度感染1 000条/只,如收集肝脏内未成熟虫卵,可感染450~5 000条,观察减虫率,至少感染100条/只。

(五)动物饲养条件与时间

选用适合相应动物的颗粒饲料进行常规饲养,根据感染度及实验要求决定饲养时间,如收集肝脏内未成熟虫卵动物饲养30天;收集成虫或肝脏内成熟虫卵需饲养45天;观察肝脏虫卵肉芽肿形成及其免疫调节饲养45~90天或更长。

(六)动物模型的鉴定

1. 粪便中虫卵的检查　感染小鼠42天后收集小鼠粪便,用清水稀释后取少量置于载玻片上,平铺样品控制其厚度使样品成磨玻璃样,覆盖盖玻片后置于高倍镜下检查虫卵。

2. 成虫的检查　自感染22天后,颈椎脱臼处死小鼠,以手术剪自腹中线向上剪开皮肤,再剪开腹腔、胸腔,暴露肠管及肝脏、心脏,将导管针头插入小鼠左心室,导管另一端连接含50ml生理盐水的注射器,慢推注射器,待肝门血管充盈、肝叶膨大时,剪开肝门静脉血管,继续推注射器,用塑料尼龙网筛接收冲出的成虫虫体。

3. 皮肤型童虫的检查　小鼠感染30分钟后,去掉其腹部盖玻片,用干棉花擦干腹部,沿腹部剃毛区域皮肤的边缘,用手术刀片将皮肤划开,用眼科镊剥离被感染的皮肤,置于含0.1mg/ml肝素的欧氏液中洗涤2次,清洁除去鼠毛和凝血,在更换的欧氏液内将皮肤剪碎呈粟米粒状,置37℃温箱中孵育2小时,取出孵育的皮肤组织液,用尼龙网筛(130目/2.5cm²)过滤,滤液1 500r/min离心2~3分钟后,弃上清液,管底即为皮肤型童虫。

4. 肺型童虫的检查　将已感染72小时的小鼠固定于鼠板上,电动剃刀剃去胸部毛,再剖开胸腔,暴露心脏,于心尖部左侧左心室处先用5号针头扎一针眼,再从右侧右心室插针灌注含0.1mg/ml肝素的欧氏液约10ml,以肺脏膨胀发白为度,剪下肺脏,置于欧氏液中洗涤2次。在干净的欧氏液中将肺组织剪碎至粟米粒状,置37℃温箱中孵育2小时后,用130目/2.5cm²尼龙网筛过滤,将滤液以1 500r/min离心2~3分钟,弃上清液,管底即为肺型童虫。

二、血吸虫肝脏肉芽肿及其纤维化模型

观察脏器虫卵肉芽肿病理学、局部免疫微环境可采用血吸虫虫卵注射建立相应脏器肉芽肿模型,实验周期相对较短。用血吸虫虫卵或含虫卵抗原的颗粒注入小鼠或家兔的肝门静脉,研究肉芽肿形成或纤维化的机制,但因操作不便,动物死亡率较高。近年来改进了用虫卵注射途径,经脾脏注射,同样可以形成肝脏虫卵肉芽肿,并且克服了门静脉注射的缺点。

(一)虫卵的收集与处理

家兔按前述方法感染血吸虫(2 000条/只)尾蚴45天后,处死取肝脏,以生理盐水洗净,去除结缔组织、大血管及筋膜后剪碎,加入生理盐水用组织捣碎机捣碎组织,每次1~2分钟,连续3~5次。过粗筛后,

以 260 目尼龙筛网过滤,收集滤液,0.25% 胰蛋白酶 37℃ 消化 2 小时,再次过滤除去纤维蛋白。离心弃上清,生理盐水水洗沉淀,4℃ 条件下以 5 000r/min 水平离心 5 分钟,收集沉淀虫卵;生理盐水重悬虫卵,经 360 孔/25.5mm 分样筛再次过滤,收集纯化虫卵。将另一部分虫卵置于合适的研磨器中,按照 1∶100 的比例加入生理盐水,研磨,待溶液呈现乳白色之后,停止研磨。将乳白色液体置于−70℃,反复冻融 3 次,超声(超声 1 秒、间隔 9.9 秒),时间 1 小时,12 000r/min 离心 15 分钟,取上清即为虫卵可溶性抗原,用 BCA 法测定抗原浓度,分装后,−80℃ 保存备用。

(二)动物的准备与接种

于实验当天,小鼠先经腹腔注射可溶性虫卵抗原 300μg,加福氏佐剂 0.1ml。0.5% 戊巴比妥钠 0.15ml 腹腔注射麻醉小鼠。将小鼠腹部皮肤剃毛,左侧卧位固定,无菌条件下在左侧肋缘下与肋弓平行处切开皮肤、肌肉,作一长约 1cm 的切口,保留完整腹膜。透过腹膜看清脾脏轮廓,以左手固定腹膜下脾脏,右手持头皮静脉针经腹膜刺入脾脏末端,缓慢推注 25 000 个/ml 虫卵混悬液 0.1ml,持续时间为 20~30 秒,推注完后取下静脉针,缝合皮肤、消毒。

(三)动物饲养条件与时间

常规饲养 4~5 周。

(四)动物模型的鉴定

实验动物饲养 4 天后解剖小鼠,取肝脏制作病理切片,HE 染色后观察,肝脏汇管区可见虫卵肉芽肿。该方法建立的肝脏肉芽肿多数为单个虫卵结节,成簇虫卵肉芽肿数目很少,未见肉芽肿互相融合的现象。饲养 3 周后,制作肝脏组织切片经 HE 及 Masson 染色后可观察胶原纤维沉积情况。

三、血吸虫肺肉芽肿动物模型

河野谦次于 1917 年首先提出血吸虫肺肉芽肿模型制备技术,1957 年我国学者武忠弼也使用过。von Lichtenberg 于 1962 年首次用数学的方法定量测定肉芽肿的大小,进行统计学分析。Warren 于 1967 年在虫卵静脉注射前,先用虫卵预致敏,创建了致敏小鼠的肺肉芽肿模型。

(一)虫卵的收集与处理

同血吸虫肝脏肉芽肿动物模型。

(二)动物的准备与接种

常规饲养的健康 6 周龄小鼠,小鼠皮下注射可溶性虫卵抗原 30μg,加福氏佐剂 0.1ml。10 天后将小鼠仰卧,四肢以鼠板固定,留出鼠尾。将鼠尾去毛,左手向后拉住鼠尾,右手持头皮静脉针经尾背静脉缓慢注射 15 000 个/ml 虫卵混悬液 0.2ml。

(三)动物饲养条件与时间

常规饲养 8~16 天。

(四)动物模型的鉴定

解剖小鼠取肺左叶,制作病理切片做 HE 染色。镜下可见肺脏组织虫卵周围产生细胞浸润,多为嗜酸性粒细胞和单核细胞,形成虫卵肉芽肿。

四、血吸虫脾肉芽肿动物模型

参考日本血吸虫动物模型。

五、毛毕吸虫动物模型

毛毕属(*Trichobilharzia*)吸虫为鸟类血吸虫,其尾蚴可侵袭人体引起变态反应性皮炎。毛毕属吸虫的终末宿主主要为家鸭和绿头鸭、绿翅鸭、斑嘴鸭和斑背潜鸭、苍顶夜鹭等候鸟,其中家鸭是人们研究毛毕属吸虫常用的实验动物,无论是研究其生活史、分类还是流行病学调查都用家鸭作为成虫的动物模型。毛毕吸虫除寄生在鸭体内的门静脉和肠系膜静脉外,还可以寄生于肺和心脏。

（一）器材与试剂

1. 器材　50ml 滴瓶、滴管、7 号注射用针头、自制针头套（略粗于针头的细玻璃管，一端用火封闭）、遮光黑纸或锡纸、解剖镜、载玻片、注射器、解剖针、平皿、手术刀、眼科手术剪、止血钳、毛笔等。

2. 试剂　去氯水、肝素、生理盐水。

（二）模型动物的选择

毛毕属吸虫为鸟类血吸虫，其尾蚴可侵袭人体引起变态反应性皮炎，该属吸虫宿主较多，家鸭是其主要的终末宿主之一，一般选用麻鸭雏鸭进行人工感染，雌雄不限。

（三）感染期幼虫的收集与保存

在亚热带与暖温带之间、四季分明、雨量充沛、湖泊较多的地区，在水稻田或孳生有多种水生植物的湖沼地采集耳萝卜螺。耳萝卜螺壳为淡黄色，薄；大小为（18~30）mm×（12~20）mm；有 4 个螺层，螺旋部极短、尖锐；体螺层极其膨大；壳口外展呈耳状，壳面有明显的捶击样凹痕。耳萝卜螺自然感染率较高，被感染的螺在 4~10 月均可检出尾蚴，以 7 月检出率最高、6 月份次之。

取 50ml 滴瓶 1 个，加去氯水至 3/4 处，投入 1 只耳萝卜螺，置于有光源温箱，25℃、6 小时孵育后取出螺，加入去氯水至瓶颈处。取滴管一支，细端安上针头，套上针头套，使之封闭，再加满去氯水。将盛满水的滴管倒置，滴管带有针头端朝上，基部插在滴瓶口内，两者水面接触即可，滴瓶内水面不得超过滴管基部水面太多；用滴瓶套将滴瓶完全遮光处理 5~10 分钟，注意滴管要充分暴露在光亮条件下；取下滴管，接上橡皮头，套上滴管套遮光 5 分钟，去掉针头套，挤出水滴于载玻片中，于解剖镜下观察、判断尾蚴成熟度并计数。

（四）感染模型动物

1. 实验动物的准备　刚出壳的麻鸭，先在动物房单独饲养育雏 35~45 天，粪孵法检查毛蚴阴性者用于试验。

2. 感染步骤　固定雏鸭，剪去背部毛羽，暴露皮肤，室温下用去氯水湿润，将计数好的含眼点成熟尾蚴液体滴于暴露皮肤上，每只雏鸭感染毛毕属吸虫尾蚴 45 条 ±1 条，保持暴露皮肤湿润，20 分钟后即可解除固定。

3. 注意事项　自螺体逸出的毛毕吸虫尾蚴在 20~25℃ 情况下，40 小时内对宿主具有感染性。

毛毕吸虫尾蚴在实验室内遇光线刺激具有吸壁的习性，以腹吸盘牢固地吸附于玻璃容器壁上或底部，吸管吸取非常费力；因其吸壁太紧，使用解剖针也无法挑取毛毕吸虫尾蚴，若反复挑取，易造成大量尾蚴体尾断开；用离心沉淀法收集也会严重降低尾蚴的活力和寿命，无法成功感染；在光亮时吸附于容器内壁的毛毕吸虫尾蚴，一般遮光后即离壁活动，并主动迅速转移到顶端光亮处的滴管内。

（五）动物饲养条件与时间

常规喂养 10~20 天。

（六）动物模型的鉴定

1. 虫卵检查　最早在感染后第 10 天可利用粪便涂片法在鸭粪中找到毛毕吸虫虫卵，感染后 12 天在鸭的粪便中均能找到虫卵。毛毕吸虫有两种形态的虫卵，多为菱形，新月形偶见。菱形卵卵壳一端圆钝；一端尖锐，略呈钩状，内含毛蚴。

2. 成虫的检查　可以通过以下方法来查找成虫：

（1）肝门静脉、肠系膜静脉解剖法：将阳性鸭固定在解剖台上，乙醚麻醉后，剖开胸腹部，将肝门静脉和肝静脉结扎，从较细的肠系膜静脉开始，分段以解剖针刺破静脉，并以解剖针从静脉远端驱赶血液，用毛笔蘸取流出血液至含有生理盐水的平皿中，小心多次换上层液清洗后解剖镜下查找成虫。

（2）离体肝脏逆行灌注法：将阳性鸭固定在解剖台上，翅根部注射肝素钠，用乙醚麻醉后解剖，暴露内脏。用止血钳分别夹住肝静脉和门静脉起始端，分离肝脏，移至平皿内。将连有生理盐水滴瓶的吸管慢慢插入肝静脉内，以生理盐水进行灌注，将门静脉流出液倒入玻璃量杯中，沉淀，换水数次，缓慢弃去上清液，沉淀液倒入小平皿内，在解剖镜下检虫。

六、裂体吸虫建模注意事项

裂头吸虫自然感染终末宿主的方式是尾蚴钻入皮肤感染,在建立裂体吸虫自然感染动物模型时要根据不同裂体吸虫尾蚴的生活习性、活力特点以确保实验动物模型构建成功,同时很重要的是实验操作者既要保护好自己不受感染,也要避免造成实验环境的污染。

1. 操作员穿长袖上衣和裤子,穿球鞋或皮鞋,外加长袖实验服,戴手套和口罩,将裸露的皮肤减至最少,使用工具(镊子、接种环)进行实验操作确保自己不接触感染源。

2. 将感染的螺置于去氯水中,不要使用自来水,以免影响逸出尾蚴活力;盛螺的器皿中加水量要适中,不能逸出容器以避免实验环境被释出尾蚴污染;选用释放出雌性、雄性尾蚴的感染螺一起进行培养释放,使用于感染的尾蚴雌雄比例适当,以获得理想的病理变化动物模型。

3. 注意在适宜温度下培养螺以释放尾蚴,尾蚴逸出最适温度为20~25℃,环境温度越高,逸出的尾蚴寿命越短,逸出的时间越长,其侵袭力越差,一般感染螺释放1小时左右计数尾蚴并进行感染。

4. 不同裂体吸虫尾蚴逸出后在水体的不同层面活动,日本血吸虫尾蚴多集中于水面活动,而曼氏血吸虫尾蚴则悬混于水体中,毛毕吸虫尾蚴在玻璃器皿光照环境下逸出后则喜吸附在玻璃壁,因此感染时选用不同的处理方式,以确保采集到适量可用的尾蚴。

5. 在感染实验动物之前计数水体里尾蚴的数量,根据不同需要感染适当数量的尾蚴;感染过程中始终保持感染部位湿润,感染时间约20分钟。

6. 感染完成后,所有实验用具、器材(镊子、接种环、烧杯、培养板、玻片等)都要煮沸处理;若操作过程中皮肤不慎接触含有尾蚴的水,应立即用碘酒和消毒酒精消毒该部位。

(黄　艳)

第二节　并殖吸虫

并殖吸虫(*Paragonimus*)隶属于斜睾目(Plagiorchiida)的并殖科(Paragonimidae),因成虫雌、雄生殖器官左右并列而得名。成虫主要寄生于人和哺乳动物肺部,又称肺吸虫(lung fluke)。迄今为止,各国报道的并殖吸虫有50多种,有些是同名异种,有些是同种异名,其中32种是中国报道的。在我国,对人体致病的并殖吸虫主要有:卫氏并殖吸虫(*Paragonimus westermani*)、斯氏并殖吸虫(*Paragonimus skrjabini*)、异盘并殖吸虫(*Paragonimus heterotremus*)等,是人兽共患或兽主人次的虫种。因此,并殖吸虫在完成生活史的过程中,拥有众多的保虫宿主。一些并殖吸虫还存在转续宿主,转续宿主长期保存滞育虫体,在并殖吸虫的传播中起着十分重要的作用。此外,并殖吸虫与人体的宿主关系,也因虫种而异。人兽共患的并殖吸虫(卫氏并殖吸虫三倍体型和异盘并殖吸虫)在人体肺部可发育成熟并产卵,而兽主人次的并殖吸虫(卫氏并殖吸虫二倍体型、斯氏并殖吸虫),人却是非适宜宿主,在人体内一般不能发育成熟,但也有人是二倍体型卫氏并殖吸虫终末宿主的报道。为了对并殖吸虫进行深入的研究,本节我们增加了转续宿主动物模型的内容。现选择我国常见的几种并殖吸虫的实验动物模型加以介绍。

一、卫氏并殖吸虫

卫氏并殖吸虫(*P.westermani*)是人体并殖吸虫病的主要病原,也是最早被发现的并殖吸虫,以在肺部形成囊肿为主要病变,以咳烂桃样血痰和咯血为主要症状。卫氏并殖吸虫的终末宿主是人,同时许多肉食性动物如犬、猫、虎、豹等可以作为保虫宿主,第一中间宿主为黑贝科和蜷科中某些属的淡水螺类,第二中间宿主为甲壳纲的淡水蟹或蝲蛄。对人体致病主要是由童虫或成虫在组织器官内移行及寄居引起的,应用动物建模方法研究卫氏并殖吸虫病,有利于患者的早期诊疗和预后评估。

(一)卫氏并殖吸虫动物模型

1. 器材与试剂　研钵、40目/吋铜丝筛、三角量杯、玻皿、玻璃吸管、温箱、显微镜、冰箱、人工消化液、清水、生理盐水。

2. 模型动物选择　卫氏并殖吸虫的保虫宿主种类繁多,分属猫科、犬科、灵猫科、鼬鼠科等动物,也有家猪自然感染三倍体型卫氏并殖吸虫的报告。卫氏并殖吸虫在食蟹猴体内的发育与其染色体核型有关,二倍体型卫氏并殖吸虫绝大多数可发育成熟,而三倍体型则大多数处于滞育状态。因此,常用的实验动物是家犬、家猫等,它们是两型卫氏并殖吸虫的适宜宿主。

3. 虫源的获取与保存

（1）取材:卫氏并殖吸虫成虫标本可取自于手术切除的皮下包块或压迫脑脊髓的虫体结节,也可以从自然流行区采集自然感染卫氏并殖吸虫的淡水溪蟹或蝲蛄,获取囊蚴后感染实验动物,从而得到卫氏并殖吸虫成虫。

（2）分离囊蚴:将溪蟹或蝲蛄放入研钵中捣碎、研磨成匀浆后,加适量清水充分混匀。取 40 目/吋铜丝筛预先置于 500~1 000ml 三角量杯上,将已混匀的溪蟹匀浆过滤,在此期间加适量清水不断冲洗铜筛上的残渣,量杯内水量在杯口下 2cm 处为宜。自然沉淀 10~15 分钟,倒弃上层液体,而后加清水再次混匀沉淀之。如此反复 3~5 次,直至量杯中上层液体完全清亮为止。此后缓缓弃上清液,保留溪蟹沉渣备作镜检。

也可将溪蟹或蝲蛄放入研钵中捣碎、研磨成匀浆后,置于烧杯中,按 1:5 的比例加入人工消化液(胃蛋白酶 5g,盐酸 5~7ml,加温水到 1 000ml),置 37℃ 温箱 5~8 小时后,用 40 目/吋铜丝筛过滤,水洗沉淀后,取沉渣镜检分离囊蚴。取 5~10ml 溪蟹沉渣置于直径 12~15cm 的玻皿中,并加入适量清水。先将玻皿作顺时针方向旋转,待蟹渣略集中到玻皿中央后,再将玻皿作反时针旋转,使蟹渣集中到玻皿中央,此时囊蚴大多分布在蟹渣的外围圈部分。

（3）囊蚴的保存:采用自制口径为 1mm 的玻璃或塑料吸管,于解剖显微镜下吸取纯净的囊蚴,计数并分装于预先存有适量生理盐水的凹皿中备用。如当天不接种实验动物,则可将所分离的囊蚴,集中在装有生理盐水的玻璃器皿中,加盖于 4℃ 冰箱保存。存于 4℃ 冰箱的囊蚴,一般可保存 30 天左右。在接种动物之前,需在镜下剔除若干变性或可能死亡的囊蚴(判断标准:囊蚴内虫体结构、肠支模糊不清或囊蚴变黑),以确保接种成功。

4. 动物模型的构建

（1）辅料的选择:在饲养动物时应根据动物的习性和实验实际情况选择饲料和垫料。犬、猫喂以熟食,大鼠用颗粒饲料进行常规饲养,饮用新鲜洁净水。

（2）接种技术:适宜接种囊蚴参考数量为 50~100 个/犬;50 个/猫。

1）喂食法:这种方法比较简单,将预先准备好的囊蚴,用吸管吸取后,挤在馒头或肉块中,喂食家犬、家猫。或拌入动物饲料中,使其自行吞食。

2）灌注法:将家犬、家猫四肢捆绑固定,自制一块 20cm×3cm 的金属板,板的中间钻穿一个能通过吸管,直径为 1cm 的小孔。灌注时,先将板平放在动物的口腔中,然后将其竖起,使口腔撑开。迅速将吸有囊蚴的吸管插入孔中,顺着犬或猫上腭进入咽部,沿咽后壁慢慢挤入食管。喂完后,再用吸管吸取少量清水,喂食家犬、家猫,将吸管中囊蚴全部喂入。

3）腹腔注射法:充分麻醉后,腹部朝上仰卧位,用 75% 酒精消毒腹部皮肤。右手持 2ml 带有 9 号或兽用 16 号针头的注射器,吸取预先准备好的囊蚴。将针头在其下腹部腹白线稍向左的位置,几乎平行地刺入犬、猫皮肤,待针头到达皮下后,再向前进针 3~5mm,当针头能自由活动时,再把针稍稍竖起,使注射器与皮肤呈 45°角,斜刺腹肌进入腹腔。固定针头,回抽针栓,如无回血或尿液,则可慢慢注入囊蚴。

（3）饲养条件和时间:动物感染后最好圈养,喂以熟食,饲养室的温度控制在 20~26℃,饲养时间70~90 天。

5. 动物模型的鉴定

（1）鉴定方法

1）病原学检查:动物感染 50 天后,开始收集粪便,用直接涂片法或水洗沉淀法检查虫卵。粪便检查发现虫卵后,解剖动物,从胸腔中查找是否有游离的虫体,然后观察肺部虫囊形成情况。卫氏并殖吸虫感染后,大多数虫囊位于动物肺部。用手术剪小心剪开虫囊,囊内一般有 1~2 条虫体,并充满囊液。吸取囊液涂片检查,可见大量虫卵。

2）免疫学检测：皮内试验常用于普筛，阳性率可达 95% 以上，但假阳性和假阴性较高。酶联免疫吸附试验（enzyme-linked immunosorbent assay，ELISA）、酶联免疫吸附抗原斑点试验（AST-ELISA）、间接血凝试验（indirect haemagglutination test，IHA）及间接免疫荧光抗体试验（indirect fluorescent antibody test，IFAT）等均有辅助诊断价值。

3）病理学观察：卫氏并殖吸虫寄生的动物肺脏表面可以观察到囊状病变，呈现出凹凸不平的状态，颜色灰暗，如切开其中之一囊，内有 1~2 条虫体，肉眼可见病变处呈隧道状或窟穴状。

（2）解剖方法：用每千克体重 100mg 的剂量静脉注射戊巴比妥钠麻醉家犬，充分麻醉后放血处死。犬置仰卧位，沿腹中线将家犬皮肤剪开。将腹壁从耻骨前端至胸骨剑突沿中线打开后，沿最后肋骨的左右季肋部及下腹部的左右肠道外角剪开，将腹壁向左右翻转。提起剑突，沿最后肋骨剪开横膈膜后，将左右侧肋骨沿肋软骨结合部向颈部剪断后切断胸锁关节，切开胸骨及肋骨。把肺与气管、食管剥离，摘出肺脏。观察肺脏表面是否有病变，然后用解剖刀切开虫囊收集成虫。如果需要收集虫卵，吸取囊液涂片镜检即可。

（二）转续宿主动物模型

1. 器材与试剂　研钵、40 目/吋铜丝筛、三角量杯、玻皿、玻璃吸管、温箱、显微镜、冰箱、人工消化液、清水、生理盐水。

2. 模型动物选择　可作为卫氏并殖吸虫转续宿主的动物至少有 15 种，主要涉及哺乳类和鸟类。常用小鼠、家兔、豚鼠等作为实验动物。

有采用 SD 大鼠、Wistar 大鼠、普通雏鸡、雏鸭、鹌鹑、鹦鹉、野猪、家猪、恒河猴和刺猬等作为卫氏并殖吸虫转续宿主的研究报道。卫氏并殖吸虫在大鼠、家猪体内的发育与其染色体核型有关。家猪是二倍型卫氏并殖吸虫转续宿主，却是三倍体型的适宜宿主。对于大鼠的研究各家报道不一，菲律宾二倍型卫氏并殖吸虫感染大鼠 8~10 周后，虫体在肺虫囊内达性成熟，表明大鼠为其适宜宿主。而日本不同地区二倍型卫氏并殖吸虫在大鼠体内的发育存在差异，一些报道能发育成熟，一些则不能。我国有报道二倍型卫氏并殖吸虫在大鼠体内长期滞育，大鼠为其转续宿主；三倍体型卫氏并殖吸虫可在大鼠肺部形成虫囊并达性成熟，大鼠为其终末宿主。

3. 虫源的获取与保存

（1）取材：自然流行区采集自然感染卫氏并殖吸虫的淡水溪蟹或蝲蛄。

（2）分离囊蚴：详见本节卫氏并殖吸虫动物模型。

（3）囊蚴的保存：详见本节卫氏并殖吸虫动物模型。

4. 动物模型的构建

（1）辅料的选择：小鼠、豚鼠用颗粒饲料进行常规饲养，家兔喂以熟食。

（2）接种技术

1）灌注法：用左手将动物抓住，固定其头部，使其张开口腔。用自制并具一定生理弯曲的玻璃或塑料吸管，吸取囊蚴，直接插入动物口腔，从舌根部顺着上腭进入咽部，沿咽后壁将囊蚴缓缓灌注入。注意在小鼠接种时，含囊蚴的水量以 200μl/鼠为适宜。倘若灌注用水量过大（如 400μl/鼠），则易造成小鼠呃逆而致囊蚴吐出丢失，致使感染量不准确或接种失败而影响后续实验研究。

2）皮下接种法：每鼠 20~25 个囊蚴，分装于盛有 2~3ml 无菌生理盐水的消毒试管中。用 1ml 注射器和兽用 16 号针头吸取囊蚴，水量不宜太多，于腹部消毒处刺入动物腹壁皮下并注入囊蚴。注射完后，再用注射器吸取无菌生理盐水少许，冲洗针管，将残留在针管的囊蚴全部注入鼠体。

3）肌内注射法：方法同上，注射器吸取囊蚴后，刺入动物股部肌肉注入囊蚴。

4）腹腔注射法：详见本节卫氏并殖吸虫动物模型。

（3）饲养条件和时间：选用适宜该动物的颗粒饲料进行常规饲养，饲养时间以 2~3 周为宜。有实验表明，卫氏并殖吸虫滞育童虫在小鼠体内可存活 576 天。

5. 动物模型的鉴定

（1）鉴定方法

1）病原学检查：从体腔、内脏与肌肉等部位检测童虫。①腹腔滞育童虫的收集：将动物致死。用手术剪从动物耻骨联合部,由下至上剪至下颌部位为止并剥离动物的皮。而后先剪开腹腔,并将整个动物腹腔部分浸泡在室温下保存的生理盐水中,蠕动其内脏,充分清洗腹腔,目的使存在于腹腔中的童虫失去吸附能力,而游离于生理盐水中,然后取出腹腔中所有脏器并分别存放于 50~100ml 的烧杯中待检。②胸腔滞育童虫的收集:收集完成腹腔部位的滞育童虫后,剪开胸腔,再以上述同样方法收集胸腔中的童虫。取出肺、心,分别存放于 50ml 的烧杯中待检。③肌肉内滞育童虫的收集(生理盐水逸出法):用手术剪将肌肉作横断面剪切,肌肉大小约半瓣黄豆大。将剪碎的肌肉置于盛有 50~100ml 生理盐水的烧杯中。再将烧杯放入 36℃±0.5℃ 恒温水浴箱中孵育 4~6 小时,期间用敷料镊搅拌数次。取出烧杯,加入适量冷却的生理盐水,以使吸附在肌肉上的童虫遇冷收缩而自然沉淀于杯底。而后,将含有肌肉的全部液体倒入预先置入40 目/吋铜丝筛的 500ml 量杯中使其过滤,再用冷却的生理盐水反复冲洗铜筛上的肌肉,以使可能存在肌肉上的童虫完全洗脱下来。自然沉淀 5 分钟后,倒弃上层液体,取沉渣倒在直径 12~15cm 的玻皿中,并加入适量清水,于解剖显微镜下用口径为 1mm 的玻璃或塑料吸管吸取童虫。④肺脏、心脏、肝脏、肾脏、肠支等部位滞育童虫的收集(生理盐水逸出法):用上述同样方法收集肺脏、心脏、肝脏、肾脏、肠支等部位滞育童虫。童虫的形态学特征为乳白色,虫体狭长,大小为 750μm×500μm,其内部结构似脱囊后尾蚴,肠支清晰可见,排泄囊内充满黑色颗粒。

2)免疫学检测:详见本节卫氏并殖吸虫动物模型。

3)病理学观察:详见本节卫氏并殖吸虫动物模型。

(2)解剖方法:将小鼠采用颈椎脱臼法处死后,酒精棉球将小鼠腹部皮肤消毒。用手术剪将小鼠胸部皮肤剪开,继续将腹腔和胸腔剪开,眼科剪小心分离出肺脏。

二、异盘并殖吸虫

异盘并殖吸虫(P.heterotremus)由陈心陶教授描述于 1964 年。成虫虫体肥厚,腹面扁平,背面凸起,活体粉红色,口吸盘明显大于腹吸盘是其明显特征。异盘并殖吸虫的终末宿主是人,猫、犬、猕猴、大鼠为保虫宿主;第一中间宿主为拟钉螺(Tricula spp.)。第二中间宿主为蟹类。异盘并殖吸虫的致病特点近似于卫氏并殖吸虫。

(一)异盘并殖吸虫动物模型

1. 器材与试剂 研钵、40 目/吋铜丝筛、三角量杯、玻皿、玻璃吸管、温箱、显微镜、冰箱、人工消化液、清水、生理盐水。

2. 模型动物选择 SD 大鼠、Wistar 大鼠、家犬、家猫等。自然界有银杏竹鼠感染异盘并殖吸虫的报道。

3. 虫源的获取与保存

(1)取材:自广西那坡的异盘并殖吸虫流行区采集自然感染异盘并殖吸虫的弯肢溪蟹。

(2)分离囊蚴:通过研磨、水洗沉淀后,从溪蟹沉渣中分离囊蚴。

(3)囊蚴的保存:将纯净的囊蚴集中于装有生理盐水的玻璃器皿中,加盖于 4℃ 冰箱保存。但在接种动物之前,需在镜下检查,选择虫体结构清晰、排泄囊与肠支清晰可见的囊蚴,以确保接种成功。

4. 动物模型的构建

(1)辅料的选择:犬、猫喂以熟食,大鼠用颗粒饲料进行常规饲养。

(2)接种技术

1)喂食法(家犬、家猫):详见本节卫氏并殖吸虫动物模型。

2)灌注法:两种方法适宜接种囊蚴数量为 50~100 个/犬;50 个/猫;50~100 个/鼠。

3)皮下接种法(大鼠):每鼠 20 个囊蚴,分装于盛有 2~3ml 无菌生理盐水的消毒试管中。用 1ml 注射器和兽用 16 号针头吸取囊蚴,水量不宜太多,于腹部消毒处刺入大鼠腹壁皮下并注入囊蚴。

4)肌内注射法(大鼠):用注射器吸取 20 个囊蚴后,刺入大鼠股部肌肉注入囊蚴。

5)腹腔注射法(大鼠):详见本节卫氏并殖吸虫动物模型。

(3)饲养条件和时间:犬、猫感染后最好圈养,喂以熟食,饲养时间为 70~90 天。大鼠感染后将其放在大号塑料盒中,选用适宜该动物的颗粒饲料进行常规饲养,饲养时间 70 天以上为宜。

5. 动物模型的鉴定

（1）鉴定方法

1）病原学检查：动物感染50天后，开始收集粪便，用直接涂片法或水洗沉淀法检查虫卵。皮下接种法感染的大鼠，粪检发现虫卵的时间平均为49.2天；肌内注射法感染的大鼠，平均为55天。腹腔注射时，平均为51.3天。皮下接种与肌内注射法获虫率分别为14.0%和4.0%。粪便检查发现虫卵后，解剖动物。从胸腔、腹腔中查找是否有游离的虫体。然后观察肺部、肝脏虫囊形成情况。研究表明异盘并殖吸虫经口感染大鼠后，成虫除寄生于动物肺部外，还可在肝脏形成虫囊且成熟产卵，肝脏也是其适宜的寄生部位。虫囊常突出于肺、肝的表面，且多个虫囊相互串通，囊壁坚硬。用手术剪小心剪开虫囊，囊内有多条虫体，并充满囊液。吸取囊液涂片检查，可见大量虫卵。研究表明，肝虫囊内虫体发育良好。此外，异盘并殖吸虫在大鼠体内的发育呈多态性，分布于肌肉的虫体长期滞育。

2）免疫学检测：详见本节卫氏并殖吸虫动物模型。

3）病理学观察：异盘并殖吸虫寄生的动物肺、肝表面形成突出的囊状，多个虫囊相互串通，囊壁坚硬。用手术剪小心剪开虫囊，囊内有多条虫体，并充满囊液。

（2）解剖方法：将小鼠采用颈椎脱臼法处死后，酒精棉球将小鼠腹部皮肤消毒。用手术剪将小鼠胸部皮肤剪开，继续将腹腔和胸腔剪开，眼科剪小心分离出肺脏。

（二）转续宿主动物模型

1. 器材与试剂　研钵、40目/吋铜丝筛、三角量杯、玻皿、玻璃吸管、温箱、显微镜、冰箱、人工消化液、清水、生理盐水。

2. 模型动物选择　小鼠、豚鼠、家兔。

3. 虫源的获取与保存

（1）取材：详见本节异盘并殖吸虫动物模型。

（2）分离囊蚴：详见本节异盘并殖吸虫动物模型。

（3）囊蚴的保存：详见本节异盘并殖吸虫动物模型。

4. 动物模型的构建

（1）辅料的选择：大鼠用颗粒饲料进行常规饲养，家兔喂以熟食。

（2）接种技术：常用灌注法，适宜接种囊蚴数量为50个/豚鼠；50~80个/家兔；20个/小鼠。

（3）饲养条件和时间：选用适宜该动物的颗粒饲料进行常规饲养，饲养时间不宜太长，一般以2周~3周为宜。实验表明，异盘并殖吸虫在小鼠、豚鼠、家兔体内虫体发育会出现分化，分布于肌肉的虫体长期滞育；而分布于体腔的虫体稍有发育，但不能发育成熟。如果感染时间太长，当虫体较大时，由于虫体在脏器间窜扰，容易造成胸腔血管破裂，导致出血而动物死亡。

5. 动物模型的鉴定　参照本节卫氏并殖吸虫动物模型。

（宫梓琳）

三、斯氏并殖吸虫

斯氏并殖吸虫由我国学者陈心陶于1959年首次报道。成虫主要寄生于果子狸、猫、犬等动物肺部。第一中间宿主是拟钉螺和小豆螺，第二中间宿主多为华溪蟹和石蟹。成虫一般不寄生于人，但幼虫在人体可引起皮肤幼虫移行症、内脏幼虫移行症，表现为游走性皮下结节、或在肝、胸肺、脑、腹腔等部位移行引起相应病变。斯氏并殖吸虫在国外尚未见报道，我国流行于由青海至山东连线的南部地区。为开展对该病的病理学、免疫学、药理学、诊断及治疗等方面的研究，建立斯氏并殖吸虫病的动物模型。

（一）斯氏并殖吸虫动物模型

1. 材料　华溪蟹、烧杯、移液器、研钵、人工消化液、温箱、离心机、胶头滴管、离心管、80目标准筛、计数器；胃蛋白酶、盐酸、水。

2. 模型动物选择　斯氏并殖吸虫自然感染的保虫宿主有猫科、犬科与野生动物，果子狸、家猫、豹猫、小灵猫、家犬、野猪、豪猪、狐、黄鼬等。实验感染的动物常用家犬、家猫、大鼠。

3. 虫源的获取与保存

（1）采集阳性溪蟹：自流行区采集自然感染斯氏并殖吸虫的华溪蟹或石蟹，将淡水华溪蟹或石蟹放入研钵中捣碎、研磨成匀浆后，加适量清水充分混匀。

（2）分离囊蚴：将华溪蟹或石蟹匀浆置于烧杯中，按 1∶5 的比例加入人工消化液（胃蛋白酶 5g，盐酸 5~7ml，加温水到 1 000ml），置 37℃ 温箱 5~8 小时后，用 80 目标准筛过筛，去滤渣，在滤液中添加生理盐水沉淀静置 30 分钟，轻轻倾倒上层液体，然后再加入生理盐水沉淀 15 分钟左右，重复此操作数次，直至上清清澈，再次倾倒上层液体后，将沉淀物用胶头滴管吸于离心管中，1 500r/min 离心 5 分钟，随后用移液器将沉淀转移到干净的平皿上，添加少许生理盐水摇动混匀，置于显微镜下观察鉴别囊蚴并计数。

（3）囊蚴的保存：将囊蚴分装于预先存有适量生理盐水的 EP 管中，于 4℃ 冰箱保存。存于 4℃ 冰箱的囊蚴，一般可保存 30 天左右。但在接种动物之前，需在镜下剔除若干变性或可能死亡的囊蚴（判断标准：囊蚴内虫体结构、肠支模糊不清或囊蚴变黑），以确保接种成功。

4. 动物模型的构建

（1）辅料的选择：家犬、家猫喂以熟食，大鼠用颗粒饲料进行常规饲养。

（2）接种技术：参照卫氏并殖吸虫，适宜接种囊蚴数量为 100~200 个/犬；50 个/猫；50 个/大鼠。

（3）饲养条件和时间：家犬、家猫感染后最好圈养，饲养时间为 90 天。大鼠饲养时间以 90~12 天为宜。

5. 动物模型的鉴定

（1）病原学检查：动物感染 50 天后，收集粪便，用直接涂片法或水洗沉淀法检查粪便中虫卵。感染斯氏并殖吸虫后，成虫可在多部位寄生，除寄生于动物肺部外，还可在肝脏、纵隔、腹后壁等部位形成虫囊且成熟产卵。大鼠经口感染 60 天后在肺部出现虫囊，感染 90 天及 110 天肺部虫囊检出童虫及少数成虫，感染 120 天后 87.5% 虫体成熟。

（2）免疫学检测：常用酶联免疫吸附试验（ELISA）或斑点酶联免疫吸附试验（Dot-ELISA），敏感性高、特异性强。

（3）病理学观察：斯氏并殖吸虫寄生的动物在其肺脏、肝脏形成虫囊，其内有发育成熟成虫及童虫。

（二）转续宿主动物模型

1. 材料　华溪蟹、烧杯、移液器、研钵、人工消化液、温箱、离心机、胶头滴管、离心管、80 目标准筛、计数器；胃蛋白酶、盐酸、水。

2. 模型动物选择　常用昆明系小鼠、豚鼠、家兔。也有用囊蚴人工感染雏鸡、鸭、鹌鹑、鹦鹉和虎纹蛙、黑斑蛙成功的报道。此外，还发现棘腹蛙自然感染斯氏并殖吸虫的现象。实验表明，斯氏并殖吸虫感染豚鼠、家兔后，虫体发育会出现分化，分布于体腔与肝脏的虫体，发育较肌肉中的更好。

3. 虫源的获取与保存　同斯氏并殖吸虫动物模型。

4. 动物模型的构建

（1）辅料的选择：小鼠、豚鼠用颗粒饲料进行常规饲养，家兔喂以熟食。

（2）接种技术：同卫氏并殖吸虫。适宜接种囊蚴数量为 20~30 个/小鼠；50 个/豚鼠；100 个/家兔。

（3）饲养条件和时间：圈养，饲养时间以 2~3 周为宜。

5. 动物模型的鉴定　参照卫氏并殖吸虫转续宿主动物模型鉴定。

四、三平正并殖吸虫

三平正并殖吸虫（*Euparagonimus cenocopiosus*）由我国学者陈心陶于 1962 年首次发现于广东山区，此后在浙、粤、皖、闽等五省发现。宿主、寄生部位、终末宿主至今尚不明。实验动物犬虽可获得感染，生活史第一中间宿主待查。第二中间宿主为锯齿华溪蟹等淡水蟹。

（一）三平正并殖吸虫动物模型

1. 材料　溪蟹、烧杯、移液器、研钵、人工消化液、温箱、离心机、胶头滴管、离心管、80 目标准筛、计数器；胃蛋白酶、盐酸、水。

2. 模型动物选择（根据实验目的）　常选用家犬、家猫、水貂等。实验动物犬虽可获得感染，但虫体成熟所需的时间似长些,一般要在 3 个月以上。

3. 虫源的获取与保存

(1)采集阳性溪蟹:自三平正并殖吸虫(*E.cenocopiosus*)流行区采集自然感染三平正并殖吸虫的溪蟹。

(2)分离囊蚴:由于三平正并殖吸虫囊蚴主要分布于溪蟹的心脏,在分离时,可逐个剥离溪蟹的头胸甲,暴露其心脏,用镊子取出心脏,放入研钵中捣碎、研磨成匀浆,分离囊蚴方法同斯氏并殖吸虫动物模型。

(3)囊蚴的保存:将囊蚴分装于预先存有适量生理盐水的 EP 管中,于 4℃ 冰箱保存。存于 4℃ 冰箱的囊蚴,一般可保存 30 天左右。但在接种动物之前,需在镜下剔除若干变性或可能死亡的囊蚴(判断标准:囊蚴内虫体结构、肠支模糊不清或囊蚴变黑),以确保接种成功。

4. 动物模型的构建

(1)辅料的选择(食物、药品)

(2)接种技术(感染方式):参照卫氏并殖吸虫。灌注法适宜接种囊蚴数量:50~100 个/犬;50 个/猫;60 个/水貂。

(3)饲养条件和时间:家犬、家猫感染后最好圈养,喂以熟食。有报告三平正并殖吸虫在犬、猫体内经 104~115 天才排出虫卵,因此,饲养时间最好长一些,100~120 天为宜。

5. 动物模型的鉴定

(1)病原学检查:参照卫氏并殖吸虫,研究表明三平正并殖吸虫感染水貂后,最早发现虫卵的时间为 68 天。86 天解剖获成虫,检虫率为 69.29%,成熟率为 85.37%。比感染家犬、家猫的高。

(2)免疫学检测:常用酶联免疫吸附试验(ELISA)或斑点酶联免疫吸附试验(Dot-ELISA),敏感性高、特异性强。

(二)转续宿主动物模型

1. 材料 溪蟹、烧杯、移液器、研钵、人工消化液、温箱、离心机、胶头滴管、离心管、80 目标准筛、计数器;胃蛋白酶、盐酸、水。

2. 模型动物选择 常用小鼠、大鼠,也有用囊蚴感染雏鸡和虎纹蛙成功的报道。

3. 虫源的获取与保存 同三平正并殖吸虫动物模型的虫源获取与保存。

4. 动物模型的构建

(1)辅料的选择:选用适宜该动物的颗粒饲料进行常规饲养。

(2)接种技术:参照卫氏并殖吸虫,接种囊蚴数量为 50 个/大鼠;20~30 个/小鼠。

(3)饲养条件和时间:饲养时间以 2 周 ~3 周为宜。如感染时间太长,三平正并殖吸虫在小鼠体内虫体的发育会出现分化,分布于体腔与肝脏中的虫体,发育为大型童虫,因虫体移行导致小鼠胸腔出血或肺出血而死亡。

5. 动物模型的鉴定 参照卫氏并殖吸虫,三平正并殖吸虫感染小鼠的检虫率为 11.3%,感染大鼠仅为 1.7%。雏鸡和虎纹蛙的检虫率分别为 8.5% 和 6.7%。

五、并殖吸虫建模注意事项

1. 提供良好饲养环境。避免模型动物处于拥挤、过度光照、噪声、过于潮湿的环境下,任何一项被忽视都可能给模型动物带来严重影响。

2. 选用使用价值高的动物。模型动物的选择需要具备容易复制、便于实验操作、易于标本采集、饲养简单及来源充足的特点。

3. 谨防污染发生,恰当处理实验用品。接种使用的用品及动物等需严格按照医疗废物处理办法进行无害化处理。

4. 注意实验安全,做好个人防护。应避免被家犬、鼠类咬伤,被猫抓伤等。

(苏菊香)

第三节　华支睾吸虫

华支睾吸虫（*Clonorchis sinensis*），又称肝吸虫（liver fluke），可引起华支睾吸虫病（肝吸虫病），该病是一种严重危害人类健康的人畜共患病。第一中间宿主为淡水螺类，如豆螺、沼螺、涵螺等，第二中间宿主为淡水鱼、虾。华支睾吸虫成虫主要寄生在人体或猫、犬、猪、鼠等多种哺乳动物的肝胆管内引起华支睾吸虫病，是我国当前最严重的食源性寄生虫病之一。因此，建立适宜的动物模型对研究华支睾吸虫病的发病机制、病理特征、宿主的免疫反应机制和抗虫药物的筛选等都具有重要意义。

一、器材与药品

需根据具体实验研究的内容和目的，选择器械、仪器和试剂，并且需要根据实际情况进行替换和增补等调整。在构建动物模型实验中，选择合适的实验器材可以起到事半功倍的作用。

1. 器械工具　手术剪刀、载玻片、三角烧瓶、玻璃棒、60 目分离筛（孔径 200μm）、2 000ml 大量杯、500ml 小量杯、玻璃平皿、吸管、小试管、不锈钢方盘、有齿镊子、注射器、灌胃针、10ml 移液管、20~200μl 移液枪、200μl 枪头、100~1 000μl 移液枪、1 000μl 枪头、记号笔、乳胶手套、口罩、护目镜、防咬手套。

2. 仪器　体视显微镜、绞肉机、37℃ 恒温培养箱/恒温振荡器、冰箱、动物笼具和笼架。

3. 试剂　清水、生理盐水、胃蛋白酶（1:3 000），浓盐酸，阿尔塞弗氏液（Alsever's solution）、乙醚、华支睾吸虫抗体 ELISA 检测试剂盒、麻醉剂（2.5% 戊巴比妥钠、20% 乌拉坦等）。

4. 其他　动物饲料和垫料等。

试剂的配制：人工消化液，阿尔塞弗氏液，见本书附录。

二、模型动物选择

动物选择依实验目的而不同。研究表明，大部分哺乳动物肝胆管的理化条件可能都适合华支睾吸虫的生长发育，因而在实验室环境中能够感染成功。但不同的实验动物对华支睾吸虫的敏感性会有所不同，例如，沙鼠对囊蚴的耐受量在 100 个以内，而豚鼠的耐受量为 1 000 个囊蚴。实验动物对感染的耐受量与动物种类、重量及体积有关。实验室常用家猫、家犬、家兔、豚鼠、大鼠、小鼠等动物作为华支睾吸虫的终末宿主来构建实验动物模型。如果以观察病变、收集成虫、虫卵或制作组织切片标本为目的，可选用豚鼠，其肝脏表面病变比其他动物明显，感染率也高；以获取大量成虫为主，最好选择家猫、家犬作为实验感染动物；以研究免疫致病机制为主，一般选择大鼠、小鼠，动物易标准化，相应研究试剂丰富；由于家兔的感染效果不如以上动物，一般少用。

三、虫种来源与保存

从流行区采集感染华支睾吸虫的淡水鱼，从中获取华支睾吸虫囊蚴，感染实验动物。

采集阳性淡水鱼

1. 阳性淡水鱼处理　到华支睾吸虫病流行区采集含囊蚴的淡水鱼，或在人工生态室采集人工感染的含华支睾吸虫成熟囊蚴的淡水鱼。从采集的淡水鱼中抽取少量样本，取鱼肉压片，于显微镜下观察，发现囊蚴的即可确定为阳性。将鱼处死，去掉鱼鳞、内脏、鱼头等硬组织，冲洗干净，用绞肉机搅碎鱼肉，称取鱼肉重量并记录。将鱼肉放入合适的沉淀杯中，用生理盐水清洗沉淀，重复 3 次，置于有盖的玻璃器皿内。按每克鱼肉加人工消化液 30ml 计算，加入定量人工消化液，置 37℃ 温箱里消化 6~12 小时，在消化过程中经常搅拌混匀，使鱼肉充分消化。

2. 分离囊蚴　从温箱中取出消化完的鱼肉消化液，弃去上液，用 60 目/吋的铜丝筛过滤，滤液用适量生理盐水冲洗后再过滤入量杯，加生理盐水至满，静置沉淀 20~30 分钟，轻轻倾倒弃去量杯中的上液，如此反复操作 4~5 次，直至上清液清澈。吸取适量沉淀物置于玻皿，加入预冷的生理盐水，按一个方向旋转玻皿数次，待沉渣略集中到玻皿中央，解剖镜下，用解剖针或细的吸管进一步去除杂质，并在此过程中反复用冷生理盐水清洗,直至得到纯净华支睾吸虫囊蚴,用吸管小心吸取囊蚴,收集至盛有生理盐水的玻璃平皿或小试管中。若不立即使用,迅速放入 4℃ 冰箱保存备用。

3. 活囊蚴的保存 将分离的囊蚴用消毒生理盐水洗涤多次,保存在无菌生理盐水中,置 4℃ 冰箱内,每周吸出旧生理盐水,取新的生理盐水冲洗后更换生理盐水保存,囊蚴可存活 6 个多月,但随着囊蚴排泄囊颜色变浅、变空,感染力逐渐降低。用放置 4℃ 冰箱 30 天后的囊蚴感染实验动物,与刚分离的新鲜囊蚴比较,结果无统计学差别;保存 60 天后,选择排泄囊颜色较深且饱满的囊蚴感染动物,感染结果仍然与新鲜囊蚴相似。但选择排泄囊颜色较浅而空的活囊蚴感染动物,其效果较差,有人将这种囊蚴感染 3 只豚鼠,110 个囊蚴/豚鼠,40 天后解剖,3 只豚鼠仅分别检获 5 条、3 条和 1 条成虫。

如欲保存囊蚴更长时间,最好将获得的囊蚴置于阿尔塞弗氏液中,4℃ 保存。在此条件下保存至 210 天,80% 的囊蚴仍存活,且对终末宿主的感染力未见下降,20% 的囊蚴可存活 8~9 个月。

四、动物模型构建

因华支睾吸虫病主要由成虫与虫卵引起,华支睾吸虫动物模型的构建主要是指构建能提供华支睾吸虫由囊蚴发育为成虫所需的寄生环境的模式动物,此实验工作为华支睾吸虫病的相关研究提供稳定的疾病模型和虫种资源。

(一) 辅料的选择(食物、药品)

在饲养动物时应根据动物的习性和实验实际情况选择饲料和垫料。

大鼠对营养缺乏敏感,饲料要保证营养需要。常在颗粒饲料中混合一定含量的动物肉。饮水应符合标准,一般饮用消毒无菌的水。大鼠的饲养环境与小鼠饲养环境基本相同,但大鼠对湿度要求很高,在空气相对湿度低于 40% 时易患环尾症。饲养大鼠笼具可使用实底装铺垫物的垫料窝,垫料除注意消毒外,还应注意控制其物理性能,可选用较大颗粒的玉米芯垫料。

豚鼠性情温和,生性好动却胆小怕惊,对营养和饲养条件要求较高,饲养条件的变动容易导致豚鼠死亡,饲养温度最好保持在 25~27℃,维持恒定适宜的相对湿度,保持安静。一般采用自由取食,保证供给营养,饮用新鲜洁净水,水中可补充维生素 C 0.2~0.4mg/L,或者每天除了喂食常规饲料外,再添加新鲜的胡萝卜、大白菜等蔬果食物。

兔子有食粪癖,其饲养应使用架空的金属笼具,并在底部安放同面积的托盘。饲料应选用有许可证厂家生产的兔颗粒饲料,每天定量投喂,防止暴食,一般成兔 200g/d。给予足量的饮水。

犬属于肉食动物,但可给一些杂食,充足的饮水。实验用犬宜用链绳栓喂,最好能由实验者亲自喂养。

家猫在饲养时可喂颗粒饲料与商品罐头或煮熟的食物,其中动物性饲料应占 30%~40%,可用加工过的肉类、鼠肉。食物可含一定量的脂肪,应注意补充维生素 C、B 族维生素和维生素 D。食物不宜更换,否则易导致食量减少或拒食。不能采用自动饮水设备,每天至少添加 1 次饮水。

(二) 接种技术

感染囊蚴数量应根据动物个体大小、实验目的而定参考数量如下:每只家犬 600~1 000 个囊蚴,家猫 400 个,家兔 300 个,豚鼠 100 个,大鼠 60 个,长爪沙鼠 10~50 个;小鼠 10~50 个。一般豚鼠获虫率为 57%~61.2%,大鼠获虫率为 48.8%,长爪沙鼠获虫率为 6.4%~21.7%,犬和猫的获虫率为 33.6%~71.0%。

1. 直接饲喂感染 将流行区采集或人工饲养的含有华支睾吸虫成熟囊蚴的第二中间宿主淡水鱼或虾,直接饲喂或与食物饲料混合在一起饲喂实验动物。此感染方法简便易行,但不能定量,一般在淡水鱼、虾体内含囊蚴少的情况下采用。

2. 定量感染

(1) 感染家犬和家猫,可用吸管吸取已备囊蚴,包在鱼肉、鸡肉、猪肉等肉类食物中间,置饲喂盘内让动物自然迅速食下。

(2) 感染家兔、豚鼠、大鼠、小鼠,用连接注射器的特制圆形灌胃针吸取定量囊蚴,经口、食管插入胃内将囊蚴注入,或用吸管吸取定量囊蚴饲喂感染,注射后,再吸取无菌生理盐水少许,冲洗针管、吸管,将残留的囊蚴全部注入动物体内。

（三）饲养条件和时间

选择适宜该动物的食物（如颗粒饲料、肉、菜等）和特定的条件（普通级、清洁级等）进行饲养，饲养室的温度控制在 20~26℃，饲养时间根据实验需要而不同，一般 4 周左右感染虫体可成熟产卵。

（四）动物行为的观察和记录

最好能在人工感染后每天进行观察和记录。小鼠感染华支睾吸虫囊蚴 10 天后可出现精神萎靡，进食减少，体重增加减慢，部分小鼠体重略有下降，经 25 天可在粪便中检出华支睾吸虫虫卵。豚鼠感染 30 天后毛色灰暗，摄食减少，精神萎靡，常常在角落聚集成堆，此时粪便里可检出虫卵。犬、猫经 20~30 天，可在粪便中检出虫卵。

五、动物模型鉴定

动物模型鉴定是指鉴定实验动物模型是否构建成功，病原体是否成功存活的工作。需根据实验目的采用不同的鉴定方法，鉴定以病原学检查为主要手段，并辅以免疫学检测、病理学观察等鉴定方法。

（一）鉴定方法

1. **病原学检查**　粪检找到华支睾吸虫卵是确诊的根据，一般在感染后 1 个月可在粪中发现虫卵，常用的检测方法有：

（1）涂片法：直接涂片法操作虽然简便，但由于所用粪量少，检出率不高，且虫卵甚小，容易漏诊。改良加藤法（Kato-Katz，定量透明厚涂片法），可提高检出率，并能用于定性和定量检查。

（2）集卵法：此法检出率较直接涂片法高。集卵法包括漂浮集卵法和沉淀集卵法两类，沉淀集卵常用水洗离心沉淀法，乙醚沉淀法。

（3）十二指肠引流胆汁检查：引流胆汁进行离心沉淀检查也可查获虫卵。此法检出率接近 100%，但技术较复杂，操作较烦琐；此法还能检出成虫。

华支睾吸虫卵在形态与异形类吸虫卵极为相似，容易造成误诊，应注意鉴别。

2. **免疫学检测**　目前，在临床辅助诊断和流行病学调查中，免疫学方法已被广泛应用。常用的方法有酶联免疫吸附试验（ELISA）、间接血凝试验（IHA）和间接免疫荧光抗体试验（IFAT）。

3. **病理学观察**

（1）肝胆器官外观观察：正常肝脏外表光滑，红褐色，色泽均匀一致，硬度柔软如唇。感染了华支睾吸虫的肝脏普遍有如下病变：肝表面颜色灰暗或变黄，凹凸不平，深浅不一，可见白色泡状凸起的结节，水泡内液清亮。肝脏外形稍肿胀，质地变硬，手触可触摸到肿块，边缘可出现多个炎性结节和灰白色囊肿。胆管增粗，管壁增厚，胆囊膨胀。胆管内可能有褐色、血色或黄绿色泥沙状物，剪断胆管并挤压肝胆管可见活的华支睾吸虫成虫排出，用显微镜观察排出物还能找到大量虫卵。

根据感染成虫数及肝脏纤维化程度，可将终末宿主的病变感染分为轻、中、重度感染。以家猫的感染为例，感染虫数在 20 条以下属轻度感染，未见胆囊膨胀，但可见胆总管略有肿胀，二级胆管稍粗，外观未见明显病变。感染虫数在 21~100 条之间属中度感染，其边缘可见少量大小不等的白色泡状结节；胆囊膨胀，总胆管明显肿胀，在断口处可见成虫；二级胆管明显增粗。感染虫数在 100 条以上属于重度感染，病变特别明显，整个肝脏表面可见较多大小不等的白色泡状结节；肝脏呈现凹凸不平的状态，颜色灰暗，质地变硬；胆囊极度膨胀，胆囊壁变薄，可见成虫寄生；二级胆管明显增粗，有大量成虫堆积，并可见三级胆管增粗，有少量成虫寄生。

（2）病理切片观察：成虫早期寄生在二级胆管的门管区，引起胆管扩张和管周纤维化，以及胆管组织腺瘤样形成。随着时间和病程的发展，肝胆管病变发展至三级胆管和末梢胆管，并使静脉腔的扩张更为严重，病变重心向肝小叶发展，导致整个肝小叶形成纤维化。感染时间越长、感染度越高，肝胆管病变越严重，主要是门管区的胆管腔、静脉和动脉腔不断扩张，纤维化不断加剧。华支睾吸虫感染的肝脏组织切片可见成虫、虫卵和卵内毛蚴，虫卵周围有炎症细胞浸润。肝细胞水肿，汇管区增宽，肝小叶结构紊乱，形成假小叶。肝小叶门管区可见肝小叶坏死后的组织纤维化区域，区域内可见数量不等的空白小腔，呈圆形、椭圆形或不规则形状，经 HE 染色呈现粉红色；经 Masson 染色后依据组织纤维化轻重程度，呈现深浅不同的蓝色。胆管管壁增厚,管周纤维组织坏死,出现腺泡样增生,伴有胆管扩张。门管区静脉管腔扩张,管内可能会出现溶血现象,胶原纤维沉积于胆管周围。淋巴样白细胞浸润出现在空白小腔外周和肝小叶门管区,经三色染色后被染成紫蓝色。

(二)动物解剖

1. 解剖大鼠

(1)麻醉大鼠:取感染50天左右的大鼠,先在玻璃麻醉缸内放一团棉花,将乙醚倒入缸内浸湿棉花,抓取单只大鼠放入麻醉缸内,加盖,观察麻醉中的大鼠状况,待大鼠吸入麻醉剂深度麻醉后,取出解剖。注意房间通风,以防乙醚影响操作者。

(2)解剖方法:将大鼠放入有少许水的不锈钢方盘内,腹面向上,左手持有齿镊提起下腹部皮肤,右手持手术剪,在下腹部剪一横向切口,然后使剪刀尖向上并向头部方向剪开腹腔,暴露肝脏,从基部剪下肝脏,放入盛有生理盐水的方盘内,先观察肝脏表面是否有病变,然后用挤压法从边缘挤压肝脏,必要时剪切肝脏后再行挤压,收集成虫。如果需要收集虫卵,可收集挤压、清洗肝脏和清洗成虫的生理盐水,经反复沉淀至上液清晰,弃上液,取沉渣收集虫卵即可。

2. 解剖豚鼠　操作方法同大鼠。

3. 解剖家猫　取麻醉剂经肌肉组织注入体内麻醉家猫,其他操作方法同大鼠。

4. 解剖家兔　安乐术处死家兔,取5ml注射器吸取空气,从耳静脉或心脏注入一定量的空气,致使家兔发生空气栓塞,最后因血循环障碍而死亡。将家兔放入有少许水的大方盘内进行解剖,操作方法同大鼠。

六、华支睾吸虫建模注意事项

1. 实验操作中应避免被鼠类、犬咬伤,被猫、家兔抓伤等。
2. 解剖动物时操作要小心,做好个人防护,用过的器械要消毒。

(李美玉)

第四节　布氏姜片吸虫

布氏姜片吸虫(*Fasciolopsis buski*)简称姜片虫,是寄生于人和猪小肠内的一种大型吸虫,引起姜片虫病(fasciolopsiasis)。中间宿主是扁卷螺,如大脐圆扁螺[*Hippeutis*(*Helicorbis*)*umbilicalis*]、尖口圆扁螺(*Hippeutis cantori*)等。感染期为囊蚴,常附着于菱角、荸荠、茭白、水浮莲、浮萍等水生植物的表面,或游离于水中,水生植物为其传播媒介。

一、器材与药品

软刷、解剖镜、解剖针、玻璃吸管、烧杯、量杯、冰箱、玻片、蒸馏水、生理盐水、甲醛、辣根过氧化物酶标记的羊抗人IgG、邻苯二胺、磷酸-柠檬酸缓冲液、过氧化氢、碳酸盐缓冲液、吐温-20、聚苯乙烯反应板。

二、模型动物选择

常选用家猪和家兔作为实验动物。姜片虫囊蚴、尾蚴实验感染猪所得的成虫率较兔高。收集教学标本常选家猪仔。野猪、猕猴和犬也曾有过自然感染的报告,姜片虫在猴、水牛体内只能发育到排卵前期。

三、虫种来源与保存

姜片吸虫虫种来源于流行区媒介水生植物如水红菱、荸荠、茭白、水浮莲等,从这些水生植物分离囊蚴,用于实验感染动物。

(一)自然流行区采集水生植物

自姜片吸虫流行区采集水红菱、荸荠、茭白、水浮莲等媒介水生植物。

（二）分离囊蚴或尾蚴

将采集的水红菱、荸荠、茭白、水浮莲等水生植物,放入盛有大量清水的容器中,用软刷轻轻刷洗水生植物,使附着在水生植物表面的姜片虫囊蚴脱落,然后弃去水生植物。由于囊蚴常漂浮于水面,应吸取表层水,于解剖镜下分离囊蚴。附着于水生植物表面的囊蚴,在室温为 30~32℃ 时,可存活 90 天以上,在 4℃ 冰箱中,生存约 25 天。囊蚴对干燥及高温的抵抗力较弱,在沸水中 1 分钟或阳光下曝晒 1 天即死亡。

有学者发现姜片吸虫尾蚴亦具有感染性,并有用尾蚴实验感染猪和兔成功的报道。自姜片吸虫流行区采集自然感染姜片吸虫的扁卷螺,用清水逸出法或直接捣碎法获取姜片虫尾蚴。将扁卷螺放入盛有清水的烧杯中,在 25~28℃ 温箱中孵育,尾蚴可自行逸出,且多在夜间逸出;同批感染的扁卷螺体内尾蚴逸出可持续 54 天,一只感染螺在一夜最多可逸出尾蚴 146 条。也可将螺置于一块玻璃板上直接压碎,滴加清水后,在解剖镜下用解剖针自压碎的内脏中分离尾蚴。

（三）囊蚴、尾蚴的保存

将纯净的囊蚴、尾蚴置于盛有生理盐水的玻璃器皿中,加盖于 4℃ 冰箱保存,在近期内使用。

四、动物模型构建

姜片虫囊蚴的准备同前,可采用灌胃法或喂食法进行接种,接种剂量根据具体实验需要,一般可选择 100 个/猪、兔。

（一）辅料的选择

饲料、药品、生理盐水等。

（二）接种技术

感染之前先粪检证明家猪、兔等无姜片虫卵。

1. 灌胃法　采用麻醉或非麻醉固定实验动物,取灌胃针吸取囊蚴,经口插入胃内注入囊蚴。

2. 喂食法　将分离的活囊蚴或尾蚴拌于饲料中,诱导动物直接食入。

（三）饲养条件和时间

家猪感染后最好圈养,喂以熟食;家兔用颗粒饲料进行常规隔离饲养,饲养时间均为 100 天。

（四）动物行为的观察和记录

观察实验动物进食情况、排便情况、毛色、体重等。病猪表现消瘦、贫血、腹泻,粪便稀薄、混有黏液,发育迟缓等。

五、动物模型鉴定

鉴定动物模型是否构建成功需根据实验目的采用恰当的鉴定方法。通过灌胃、喂食接种的动物,可采用病原学、免疫学检查、病理学观察等进行鉴定。

（一）鉴定方法

1. 病原学检查　动物感染 60 天后,用生理盐水直接涂片法或水洗沉淀法、离心沉淀法、Kato-Katz 定量透明法检查粪便中虫卵。显微镜观察,姜片虫卵呈椭圆形,大小为（130~140）μm×（80~85）μm,淡黄色,卵壳薄而均匀,一端有一不明显的小盖,卵内含有一个卵细胞和 20~40 个卵黄细胞。

2. 免疫学检测　免疫学方法对早期感染的诊断有较好价值。常用的有 ELISA、IHA 等。

3. 病理学观察　解剖取虫,并观察实验猪、兔的病变情况。通常着重观察猪、兔小肠虫体附着处,注意有无黏膜充血、出血点及炎症、溃疡。

（二）解剖方法

解剖猪和兔,于小肠内检获姜片虫,加以计数,测量虫体大小与发育情况。布氏姜片吸虫在终末宿主体内发育的时间不一,人体感染的报告最短查获虫卵的时间为 31 天。猪感染后 53~100 天,粪便中可查获虫卵。研究表明,猪感染姜片虫后检虫率为 26.6%,兔的检虫率为 10.1%。一般从猪体内获得成虫比兔体内的大。将收集的虫体置 37℃ 灭菌生理盐水中洗涤 4~5 次,放入培养瓶培养,可收集虫卵。

姜片虫成虫硕大、肉红色,虫体肥厚,椭圆形,背腹扁平,前窄后宽,长 20~75mm,宽 8~2mm,厚

0.5~3mm,体表有细皮棘。两吸盘相距很近,口吸盘亚顶位,腹吸盘呈漏斗状,较口吸盘大 4~5 倍。

六、姜片吸虫建模注意事项

1. 姜片虫囊蚴对人体或动物具有感染性,因此,严禁在实验室中饮食。实验者需戴好手套、口罩,穿着白大衣进行实验。在实验过程中应避免囊蚴污染外界环境。所有实验废液不能随意倒弃,需煮沸杀死囊蚴后倒弃。用过的手套、口罩、白大衣、实验所用器具、均需煮沸。

2. 对实验猪、兔的粪便,应排入三格化粪池。防止粪便直接排入水体。

3. 姜片虫病建模操作过程中,要避免被动物咬伤、踢伤

4. 采集到的虫体应尽快制成标本或保存至 4℃ 冰箱。

(王光西)

第五节　肝片形吸虫

肝片形吸虫(*Fasciola hepatica*)是一种寄生在牛、羊及其他哺乳动物肝胆管内的寄生虫。侵入人体可致片形吸虫病(fascioliasis)。成虫寄生在终末宿主的肝胆管内,虫卵随胆汁进入十二指肠,混在粪便中排出体外。在适宜的条件下虫卵孵出毛蚴,寻找并感染中间宿主螺,毛蚴在中间宿主螺体内的发育包括胞蚴、母雷蚴、子雷蚴,子雷蚴释放大量尾蚴到外部环境。尾蚴在水中寻找固态支持物(如水生植物)褪去尾部,迅速形成囊蚴。终末宿主误食囊蚴,在胃和十二指肠各种酶的作用下褪去最外层的囊壁变为童虫,童虫移行经过肠壁、腹腔、肝包膜、肝实质到达肝脏胆管并发育成熟产卵。目前肝片形吸虫病缺乏有效的诊断标准和治疗措施,以及耐药性的出现。面对严重的形势,构建肝片形吸虫感染的实验动物模型,对于该疾病的研究、诊断、治疗有着重要意义。

一、器材与药品

早在 1883 年,Leuckart 和 Thomas 就完成了肝片形吸虫生活史,建立动物模型是生活史研究过程中重要环节。现将建立肝片形吸虫动物模型的器材与药品依据实验顺序介绍如下。

(一)虫卵获取与毛蚴孵育

1. 虫卵获取　手术刀、托盘、试剂瓶、感染肝片形吸虫的牛肝或羊肝、蒸馏水、PBS、RPMI 1640 培养基、细胞培养皿、离心机、孔径 30~500μm 的筛网、各种规格的塑料离心管、铝箔、冰箱、恒温培养箱、体式显微镜。

2. 毛蚴孵育　恒温培养箱、蒸馏水、试剂瓶、体式显微镜。

(二)囊蚴获取与保存

10ml 玻璃试管、塑料框(30cm×20cm×10cm)、中间宿主螺、体视显微镜、培养皿、生菜、颤藻、巴氏吸管、空调、保鲜膜、冰箱、蒸馏水、去氯水、灭菌有机土、恒温培养箱、冰箱、剪刀、镊子、食品袋。

(三)模型动物感染

毛笔、灭菌蒸馏水、细胞培养皿、体式显微镜、肝片形吸虫囊蚴、移液器、灌胃针(12 号或 16 号)、胶囊、投药枪。

二、模型动物选择

小鼠、大鼠、家兔、牛、羊等可用于肝片形吸虫动物模型构建。小鼠常选用的品系有 BALB/c、C_{57}BL/6、ICR、129Sv/Ev、C_3H/He、昆明系小鼠等。肝片形吸虫在小鼠体内很难到达肝脏胆管,且感染时间不宜过长,4 周以上小鼠大量死亡,基于动物伦理和福利等方面原因,小鼠模型建议用作早期或急性期感染动物模型。Wistar 大鼠、SD 大鼠及 Lewis 大鼠对肝片形吸虫具极强的耐受性,肝片形吸虫在大鼠体内可发育至成虫阶段,常作为疫苗、药物治疗和免疫学相关研究的动物模型。家兔常被用于制作多克隆抗体,主要作为诊断方法研究。牛、羊作为肝片形吸虫最常见的保虫宿主,需要注意的是黄牛对肝片形吸虫易感,但

感染后 20 周内大部分虫体被排出体外。水牛可能是肝片形吸虫的非适宜宿主,可用于抗肝片形吸虫免疫机制的研究。

三、虫种来源与保存

肝片形吸虫生活史复杂,包括在中间宿主内的无性增殖阶段和终末宿主脊椎动物体内的有性生殖阶段。如何在实验室维持肝片形吸虫整个的生活史,受到持续的关注,具广阔的应用前景。此处向读者详细介绍肝片形吸虫虫卵、毛蚴的获取;中间宿主螺的饲养、毛蚴感染中间宿主和囊蚴的生产。获取的囊蚴可用于体内外实验,这将增进对肝片形吸虫与宿主相互作用机制的了解。

(一) 虫卵的分离与毛蚴孵育

1. 虫卵分离　自肝片形吸虫流行区屠宰场收集感染肝片形吸虫的羊或牛肝脏,以刀横断切开胆囊和胆管收集胆汁,将收集的胆汁置于 37℃ 的温水浴中。之后挤压胆管,虫体可随胆汁排出,并将收集到的虫体置于胆汁中,尽量解剖所有的胆管,将虫体和胆汁运输到实验室。以 37℃ 预热 PBS 洗净虫体表面的胆汁和宿主组织,然后更换新的 RPMI 培养基进行培养(1 条虫/ml),每隔 5 小时更换一次培养基,并及时挑选出死亡的虫体;收集去除虫体的培养上清,2 000r/min 离心 5 分钟,弃上清液后用灭菌蒸馏水清洗虫卵 2~3 次。胆汁中虫卵的收集:将孔径为 200μm 的金属筛放在孔径为 35μm 的尼龙筛上,倒入胆汁,以自来水冲洗,直至胆汁清洗干净,换用灭菌蒸馏水反复冲洗尼龙筛,将尼龙筛反转过来洗入 500ml 的烧杯中,静置约 1 小时,虫卵集中在烧杯杯底,用巴氏吸管尽可能去除上清液后将虫卵转入标本瓶内,置于冰箱 4℃ 避光(锡箔纸包裹瓶身)保存。

2. 毛蚴孵育　当温度超过 10℃,虫卵即可向毛蚴发育但过程较缓慢,随着温度的升高,虫卵发育速度加快,25~26℃ 经 10~12 天可在虫卵中发现毛蚴,此时每天在体视显微镜下观察虫卵的发育状态,当大部分虫卵内发现成熟的毛蚴时,光照虫卵诱导毛蚴逸出卵壳,之后感染中间宿主螺。

(二) 囊蚴的获取与保存

已知的肝片形吸虫中间宿主约 20 余种,中国境内有小土蜗螺(*Galba pervia*)、椭圆萝卜螺(*Radix swinhoei*)、耳萝卜螺(*R.auricularia*)、青海萝卜螺(*R.cucunorica*)、狭萝卜螺(*R.lagotis*)、截口土蜗螺(*Galba truncatula*)。野外采集的中间宿主螺大小为 2~3mm,适应性养殖 2~3 天后进行感染试验。每支 10ml 玻璃试管中放入 1 只螺,加入 7~8ml 的去氯自来水,在体视显微镜下,挑选活力良好的毛蚴,用吸管吸取 2~3 个毛蚴放入试管中。室温人工光照条件下放置约 5 小时,期间应检查试管,勿让螺爬出水面。之后将螺转到培养筐中(30cm×20cm×10cm),材质以玻璃或塑料为宜;养螺的过程中应使用去氯自来水,培养筐内铺垫灭菌后的泥土并使之成斜面,部分泥土露出水面,模拟螺在野外的生存环境,关注培养盆中的水量并及时补充。颤藻(*Oscillatoria*)和生菜是人工养殖条件下螺较喜欢的食物。每天用巴氏吸管吸出螺的食物残渣和排泄物,并更换总量 1/3 体积的水,保持温度 24~26℃ 和适宜的湿度。毛蚴感染螺后经 31~32 天的时间可发育到尾蚴阶段,所以在感染螺 28 天后每天压螺观察其在螺体内的发育阶段。当观察到尾蚴,更换不含泥土培养筐,内部以保鲜膜或食品袋将其围起,并在水面放置数片 2cm×2cm 的保鲜薄膜或食品袋,环境温度设置 15~18℃ 可刺激尾蚴逸出螺体;尾蚴一般在水面上游动并找寻附着物(食品袋)逐渐褪去其尾部,形成囊蚴。收集囊蚴附着的保鲜膜以灭菌蒸馏水浸润,4℃ 保存待用,并定期补充蒸馏水。使用前在显微镜下检查囊蚴活力。

四、动物模型构建

肝片形吸虫具广泛的宿主适应性,偶蹄动物、啮齿动物等哺乳动物均可作为其终末宿主,为肝片形吸虫动物模型的建立提供了多种选择。需根据研究的内容、范围及成本效益原则酌情选择合适的动物模型。

(一) 实验动物的选择

小鼠品系:BALB/c、C57BL/6、ICR、129Sv/Ev、C3H/He、昆明系小鼠;大鼠:Wistar 大鼠、SD 大鼠、Lewis 大鼠;家兔、绵羊、山羊、黄牛、奶牛、水牛等。

（二）感染方式

进行感染试验时,用毛笔轻轻将囊蚴刷至装有灭菌蒸馏水的细胞培养皿中,在体视显微镜下,挑选出结构完整、活力尚好的囊蚴,用 200μl 规格的移液器吸出。以灌胃针(小鼠选用 12 号灌胃针,大鼠选用 16号灌胃针)注入小鼠/大鼠胃内,可用适量无菌蒸馏水冲洗注射器和灌胃针;对照组给予等量的蒸馏水。家兔、绵羊、山羊、黄牛、水牛可用胶囊包裹囊蚴用投药枪投服或直接喂服。动物模型感染囊蚴参考数量:小鼠感染 1~15 个囊蚴/只;大鼠感染 20~50 个囊蚴/只;兔感染 20~50 个囊蚴/只;羊感染 100~500 个囊蚴/只;牛感染 500~3 000 个囊蚴/头。

（三）动物饲养条件与时间

选用适宜各种试验动物的饲料进行常规饲养,依据动物福利原则小鼠感染不宜超过 4 周;大鼠感染≤20 周;羊≤14 周;黄牛感染≤20 周为宜。

五、动物模型鉴定

主要包括病原学检查、免疫学检测和病理学观察。

（一）病原学检查

检查实验动物新鲜粪便中的虫卵,检查方法有直接涂片法、沉淀法、尼龙筛集卵法、改良加藤法等。也可解剖动物查找虫体,打开动物腹腔后用灭菌 PBS 或生理盐水清洗腹腔,查找肝脏表面或异位寄生的虫体。虫体可能随胆汁排进小肠,必要时对实验动物肠道进行剖检,查找虫体。将肝脏从腹腔取出后,对肝脏进行拍照记录病变情况。将肝脏切成大约 1cm^3 的小块,收集所能查到的虫体,置于 37℃ 的 PBS 孵育 1 小时恢复虫体活力,使虫从剖检的肝组织中迁移出来;用手挤压在 PBS 中充分清洗,去除小块肝组织将 PBS 经 0.5mm 孔径的筛网过滤,过滤残渣以少量的 PBS 清洗至烧杯中,在体视显微镜下检查残留在筛子上的虫体;因虫体可能被切成小块,计数完整的虫体后,虫体碎片以头或尾取数字较高的代表虫体数,计算得虫体率。

（二）免疫学检测

ELISA 法是检测肝片形吸虫感染最常用的免疫学检测方法,多以虫体粗抗原(排泄分泌抗原、虫体匀浆产物)和已知具良好诊断效果的抗原,如组织蛋白酶 L1、脂肪酸结合蛋白、皂素样蛋白-1 等作为捕获抗原,检测所感染动物的抗肝片形吸虫 IgG 抗体效价,感染 2 周即可观察到感染动物抗体水平显著升高。

（三）病理学观察

所有的实验动物都要进行剖检,记录肝片形吸虫所致眼观病变(纤维化、虫体移行路径、肉芽肿、瘢痕、出血等)。急性感染较轻微,常见的病变包括肝脏表面红色出血斑点或弯曲的白色虫道。慢性感染腹水增多,严重时腹腔中大量红色的腹水;肝脏表面有瘢痕、白色弯曲的虫道,纤维素样肝周炎,有时可在肝脏表面发现虫体;胆囊和大的胆管肿胀扩张,胆汁颜色性状发生改变,胆汁棕色黏稠;肝淋巴结、脾大等。分别从肝右叶和肝左叶收集病变组织共 4 份,经 10% 的福尔马林固定后进行石蜡包埋,切片后进行苏木素伊红染色(HE)或 Masson 染色。急性感染病理切片可见肝实质坏死灶,伴随嗜酸性粒细胞、少量淋巴细胞和巨噬细胞浸润;局部出血。慢性感染受损肝组织明显的纤维化甚至是肝硬化,病变部位会有大量的含铁血黄素巨噬细胞、多核细胞、淋巴细胞、浆细胞、嗜酸性粒细胞浸润和中心坏死的肉芽肿病变。

六、肝片吸虫建模注意事项

人工饲养中间宿主螺时,若管理不当可导致死亡率增加,不能获取足够的囊蚴数量。动物模型的状态对实验结果的可靠性至关重要。囊蚴可感染人,若处理不当造成散播,可导致重大的生物安全事故。为确保实验顺利进行并获得可靠数据应注意以下事项:

1. 使用去氯自来水养殖中间宿主螺,以免影响螺的活力;每天应及时检查爬出培养筐的螺,以免因缺水死亡。

2. 选择活力良好的毛蚴感染螺,以每只螺感染 2~3 个毛蚴为宜,过多可增加螺的死亡率。

3. 实验中所有可能接触囊蚴的器具、养螺用水、培养筐均需高温灭活,切不可随意丢弃,注意实验安全,做好个人防护。

4. 需根据研究的内容、范围及成本效益原则酌情选择合适的动物模型;动物模型养殖、操作应严格遵循动物福利和伦理原则;实验动物感染囊蚴数量应视模型种类和实验目的进行调整。

5. 采集到新鲜囊蚴尽快保存至 4℃ 冰箱,建议使用存放不超过一个月的囊蚴进行感染实验;如囊蚴存放时间过久可进行体外脱囊试验计算囊蚴脱囊效率,评估囊蚴活力,并适当调整囊蚴感染数量。

(盛兆安)

第六节　带绦虫囊尾蚴

猪带绦虫(*Taenia solium*)和牛带绦虫(*Taenia saginata*)的成虫都可寄生于人体小肠,引起带绦虫病。据 2015 年全国重点寄生虫病现状调查报告显示,全国带绦虫的平均感染率为 0.06%,全国有 12 个省区发现带绦虫感染,西藏感染率仍最高,其标化感染率为 11.43%,其次为四川(0.19%)和云南(0.11%)。猪带绦虫的主要中间宿主是猪和野猪,其幼虫——猪囊尾蚴还可寄生于人体组织引起猪囊尾蚴病。牛带绦虫的中间宿主是牛科动物(黄牛、水牛、牦牛等),羊、野猪等也可被牛囊尾蚴寄生。因此,建立猪带绦虫和牛带绦虫的囊尾蚴动物模型对于了解囊尾蚴病的致病机制、诊断和防治都具有重要意义。

一、猪带绦虫囊尾蚴动物模型

国内外学者通过人工感染家猪建立猪带绦虫囊尾蚴的实验动物模型,还用啮齿动物如小鼠、仓鼠、金黄地鼠等成功建立了猪囊尾蚴的小型实验动物模型,为猪囊尾蚴病的相关研究提供了稳定的疾病模型和实验材料来源。

(一)虫种的来源与保存

1. 孕节与虫卵的来源与保存　猪带绦虫病患者用槟榔-南瓜子法驱虫,成人清晨空腹服生南瓜子仁 50~90g 或带皮南瓜子 80~125g,1 小时后服 80~100g 槟榔熬制的煎剂,0.5 小时后再服 50% 硫酸镁 50~60ml 或甘露醇导泻,儿童和体弱者用量酌减,多数患者在 2~3 小时内即排出完整的虫体。驱出的成虫以生理盐水漂洗,分离虫体末端的成熟孕节,孕节经压片镜检,子宫分支数每侧为 7~13 支,即确定为猪带绦虫。将孕节保存于生理盐水中,尽快置于 4℃ 冰箱保存备用。从孕节分离虫卵的方法有物理法和酸性胃蛋白酶消化法。

(1)物理法:先将约 20 个孕节置于消毒乳钵内,用无菌玻璃棒轻轻地挤压孕节,迫使孕节子宫内虫卵充分排出,然后加入适量生理盐水,再用玻璃棒挤压孕节数次。将孕节碎片及生理盐水混合物经四层医用灭菌纱布或者 150 目/吋筛网过滤 2 次。滤液经 1 500r/min 离心 20 分钟或 2 500r/min 离心 10 分钟,弃去上清,加适量生理盐水后再次离心,反复离心 3 次。所得沉淀物内即含有大量胚膜完好的、洁净的猪带绦虫卵。

(2)酸性胃蛋白酶消化法:用剪刀将孕节剪碎,将孕节碎片放入试管,每管加入 1% 胃蛋白酶溶液(称取 1g 胃蛋白酶,加入 60ml 0.9% 生理盐水,完全溶解后加入 36%HCl 2.8ml,加 0.9% 生理盐水至 100ml)0.5ml,置 37℃ 培养箱 40~50 分钟,轻摇振荡试管,至无肉眼可见片状碎片后充分混匀,所得混合液内即含有胚膜完好的、洁净的猪带绦虫卵。获得的猪带绦虫卵混悬液均置于 4℃ 冰箱保存备用。

2. 猪带绦虫六钩蚴的来源与保存

(1)消化酶法:先配制虫卵孵化液,孵化液采用蒸馏水配制,内含 1.5% 胰酶,1% $NaHCO_3$,5% 猪胆汁。将猪带绦虫卵置于 2~3ml 孵化液中,37℃ 水浴振荡,5 分钟后用吸管吸取混匀的孵化液。镜下观察,可见全部虫卵胚膜破裂,六钩蚴释出后,即加入 10~20 倍的生理盐水,室温自然沉淀,弃上清液,白色沉淀物即为聚集的六钩蚴,再加生理盐水至原体积。注意加入孵化液后应立即塞紧瓶塞,防止 CO_2 逸出,否则六钩蚴即使释放出来,也不能被激活。

(2)次氯酸钠法:于普通规格的离心管内加入猪带绦虫虫卵悬液 100μl,再加入浓度为 0.4%~1.0% 的次氯酸钠溶液 400μl,孵化 5 分钟后,置于 4℃,1 500r/min 离心 5 分钟,弃上清液,加 100μl 生理盐水重悬沉淀,于显微镜下观察六钩蚴存活率。重复孵化 3 次。要严格控制反应时间,一般为 3~5 分钟,时间过长,容易导致虫卵崩解、死亡。

二者均采用台盼蓝染色法判断六钩蚴的存活状况。存活的六钩蚴经台盼蓝染色后不着色,呈椭圆形,六钩蚴的 6 个小钩清晰可见。六钩蚴运动频繁,在六钩蚴周围有一光环存在。而死亡的六钩蚴体积膨大,经染色后呈致密的深蓝色,内部结构无法辨认。活六钩蚴达到 90% 以上即可使用,放于 4℃ 冰箱保存。

台盼蓝染色液的配制:先用蒸馏水配成 0.4% 浓度,而后以 0.1mol 的 pH 为 7.4 的 PBS 稀释配制所需实验浓度为 0.2%,于染色后 3~10 分钟镜下观察六钩蚴着色情况。

(二) 动物的选择

常用家猪、昆明小鼠、仓鼠、金黄地鼠、SD 大鼠和豚鼠。Tsubota K 等(2009)曾用短尾猴、白手长臂猴与大狒狒成功感染猪囊尾蚴。重度联合免疫缺陷(Severe combined immune-deficiency, SCID)小鼠也可感染猪囊尾蚴,感染率高达 100%。感染前需经粪便检查、驱虫及间接血凝实验检测抗囊尾蚴抗体,以确保实验动物无囊尾蚴感染。

(三) 动物接种技术

1. 喂饲法　将含有猪带绦虫孕节或虫卵的食物或饲料直接喂养家猪。每个成熟孕节里约含 10 000 个猪带绦虫虫卵。每头家猪感染虫卵 25 000~100 000 个。通常认为只要猪带绦虫卵发育成熟,经口感染家猪,感染率一般均为 100%。

2. 灌胃法　使用自制并具一定生理弯曲的塑料吸管,吸取定量的猪带绦虫虫卵或六钩蚴混悬液,经口腔直接插入家猪及啮齿动物昆明小鼠、仓鼠、金黄地鼠、SD 大鼠和豚鼠等的食管,将虫卵或六钩蚴缓缓灌注入胃,再用适量生理盐水冲洗管壁残留的虫卵入胃。

3. 注射法(肌内、皮下、腹腔及静脉)　使用 1ml 一次性针管吸取猪带绦虫虫卵或六钩蚴的混悬液从肌肉(如股内侧肌)、皮下、腹腔或静脉(如尾静脉)注射入实验动物体内。感染啮齿动物需注射虫卵或六钩蚴 1 000 个左右。肌内注射感染家猪时,每个注射点需虫卵 1 500~2 000 个。

(四) 动物饲养条件与时间

以专用饲料隔离喂养,避免自然感染。昆明小鼠、仓鼠、金黄地鼠、SD 大鼠和豚鼠等小型啮齿动物饲养 30~60 天、家猪饲养 60 天以后解剖探察动物体内囊尾蚴感染情况。

研究表明,以 3 节猪带绦虫孕节感染 2~3 月龄、体重约 20kg 的仔猪后,最早于 19 天时在骨骼肌中发现幼期囊尾蚴,60 天以后发育为较成熟的囊尾蚴,可出现于各部位肌肉组织、脑、肝、肺、肾等内脏器官中。

方文等(2008)以 100 000 个猪带绦虫卵灌胃感染 20~30 日龄、体重约 7kg 的仔猪后,于 40 天在肝脏、心脏、脑、肺、舌、四肢和躯干肌肉内发现大量未成熟囊尾蚴,80 天各器官组织内囊尾蚴逐渐发育成熟,120 天或 150 天除肝脏外的各器官组织内仍可见大量成熟囊尾蚴,肝脏内囊尾蚴几乎全部钙化死亡。实验全程未见囊尾蚴寄生于肾脏和脾脏。

以啮齿动物建立猪囊尾蚴实验动物模型的研究中发现,尾静脉注射感染小鼠的效果最好,小鼠的肌肉和肝脏中可发现成熟的囊尾蚴。此外,Ito 等(1997)通过皮下及腹腔注射猪带绦虫六钩蚴感染 SCID 小鼠获得 100% 的囊尾蚴感染率,而且皮下感染 5 个月后 SCID 小鼠体内的囊尾蚴仍具有活力。

(五) 动物模型的鉴定

1. 免疫学检测　用间接血凝试验(IHA)或酶联免疫吸附试验(ELISA)、斑点酶联免疫吸附试验(Dot-ELISA)检测所感染动物的抗囊尾蚴抗体,对于抗体阳性反应的动物进行常规解剖后查虫体。

2. 病原学检测　常规解剖被感染的实验动物,囊尾蚴主要寄生在猪的前肢、后肢各肌群,以及背最长肌、肋肌、膈肌、心肌、舌肌、咬肌等部位,肝脏、肺脏、脑部也有寄生但相对较少。囊尾蚴还可寄生于小鼠的肺脏、心脏、咬肌和腿部肌群等部位。可用手术剪沿着肌纤维走向分层切开肌肉组织或划开内脏器官后肉眼观察猪囊尾蚴寄生情况。小心剥离囊尾蚴外的宿主组织包膜后获取完整囊尾蚴并计数,部分剥离出来的囊尾蚴进行测量和胆汁孵化试验,观察头节翻出情况和囊尾蚴形态特征。

3. 病理学检测　取出肌肉组织或内脏的部分囊尾蚴直接压片后用 10% 福尔马林或 75% 乙醇固定,经卡红染色后在光学显微镜下观察虫体的形态特征,并将含有囊尾蚴的组织器官制成病理切片,再用 HE

染色后在显微镜下观察病变情况。

二、牛带绦虫囊尾蚴动物模型

国内外学者主要通过人工感染牛建立牛带绦虫囊尾蚴的实验动物模型,也有学者用家猪和昆明小鼠建立牛囊尾蚴动物模型,为牛囊尾蚴病的相关研究提供了稳定的疾病模型和实验材料来源。

(一)虫种的来源与保存

1. 孕节与虫卵的来源与保存　用槟榔-南瓜子法对牛带绦虫病患者进行驱虫,将获得的牛带绦虫用生理盐水洗净,取其末端成熟孕节片剪碎,用无菌生理盐水漂洗,除去虫体碎片后,1 000r/min 离心 5 分钟,弃上清液,所得沉淀物内即含有胚膜完整、洁净的牛带绦虫卵。置于 4℃ 冰箱保存,一周内使用。

2. 六钩蚴的来源与保存　参见猪带绦虫六钩蚴的收集。用次氯酸钠法时,将 0.5% 次氯酸钠溶液加入离心后的虫卵沉淀物中,室温振荡混匀,8 分钟后吸取混匀的孵化液置于光学显微镜下观察,待大部分胚膜破裂、六钩蚴孵出后,离心,去上清液加入 10ml 无菌蒸馏水混匀后,倒入培养皿中,再分别用 60ml 无菌蒸馏水洗净离心管后倒入培养皿中,混匀后镜下计数,调整六钩蚴数量至约 700 个/ml 备用。

(二)动物的选择

常用荷兰霍尔斯坦(Holstein)种乳牛、家牛,也可用家猪和昆明小鼠。实验前需经粪检、驱虫和间接血凝试验检测囊尾蚴抗体,以确保实验动物无囊尾蚴感染。

(三)动物接种技术

1. 灌胃接种法　牛、猪感染虫卵的剂量为 30 000~100 000 个/头,灌胃或者直接喂食动物。接种小鼠用注射器将 1 400 个六钩蚴混悬液经灌喂注入小鼠胃内。

2. 注射接种法　用注射器吸取 700 个六钩蚴,缓慢注入小鼠皮下或腹腔,或吸取 8 000~30 000 个六钩蚴从静脉注射入牛体内。

(四)动物饲养条件与时间

以专用饲料隔离喂养,避免自然感染。饲养时间:小鼠为 30~60 天;牛、猪为 25~125 天。

(五)动物模型的鉴定

1. 病原学检测　常规剖检感染的实验动物,牛囊尾蚴主要分布在牛的四肢肌肉、心肌、舌肌、膈肌、肋间肌等肌肉组织,也可见于肝脏、肺脏、肾脏等器官。可用手术刀沿着肌纤维走向分层切开全身肌肉组织或划开肝、心、肾等内脏器官肉眼观察牛囊尾蚴寄生情况。小心剥离囊尾蚴外的宿主组织包膜后获取完整囊尾蚴并计数,部分剥离出来的囊尾蚴进行测量和胆汁孵化试验,观察头节翻出情况和囊尾蚴形态特征。

2. 病理学检测　取出部分囊尾蚴直接压片后用 10% 福尔马林或 75% 乙醇固定,经卡红染色后光学显微镜下观察虫体的形态特征,并将含有囊尾蚴的组织器官制成病理切片,再用 HE 染色后在显微镜下观察病变情况。

三、带绦虫囊尾蚴建模注意事项

为避免带绦虫囊尾蚴建模过程中对环境的污染,并保证建模的成功率,需要注意以下事项:

1. 带绦虫卵对人体或动物具有感染性,因此在实验过程中应避免虫卵污染外界环境。实验中的所有废液不能随意倒弃,需煮沸杀灭虫卵后倒弃。实验所用器具也需煮沸杀灭虫卵或用 75% 乙醇处理,实验台面亦需用 75% 乙醇处理。

2. 实验动物感染强度主要视感染虫卵的数量和活力而有所变化。因此,感染虫卵的数量应根据动物种类和实验需求做相应调整,以确保囊尾蚴感染率。此外,采集到的虫体或孕节应尽快保存至 4℃ 冰箱,并且最好在一周内分离虫卵后感染动物,否则虫卵的活力会大大降低。

(牟　荣)

第七节 迭宫属绦虫

迭宫属绦虫主要包括曼氏迭宫绦虫（*Spirometra mansoni*）、拟曼氏迭宫绦虫（*S. mansonoides*）、增殖迭宫绦虫（*S.proliferatum*）等。由迭宫属绦虫的幼虫——裂头蚴（sparganum，plerocercoid）寄生于人体所引起的寄生虫病称裂头蚴病（sparganosis，plerocercoidosis），迭宫绦虫的成虫偶可寄生于人体小肠引起迭宫绦虫病（spirometriosis）。此外，阔节裂头绦虫（*Diphyllobothrium latum*）的分类地位同曼氏迭宫绦虫，又称阔节绦虫（broad tapeworm）或鱼绦虫（fish tapeworm），其幼虫（裂头蚴）寄生于多种鱼体，成虫主要寄生于犬科动物，也可寄生于人小肠，我国仅报道数例人体阔节裂头绦虫病（diphyllobothriasis latum）。

一、曼氏裂头蚴动物模型

曼氏裂头蚴（sparganum mansoni）为曼氏迭宫绦虫（*S. mansoni*）的中绦期幼虫，侵入人体后常引起曼氏裂头蚴病。对曼氏裂头蚴病的致病机制、免疫特点、血清免疫学诊断、临床治疗等方面的深入研究，均需要稳定的感染模型和大量生物学性质稳定的标准化虫种资源。目前使用的曼氏裂头蚴虫种主要采集自第二中间宿主蛙或蝌蚪体内，由于受到季节性因素的限制，不能长期获得曼氏裂头蚴活虫体，这使得曼氏裂头蚴病的研究进度受到了严重阻碍。因此，迫切需要建立稳定的曼氏裂头蚴感染动物模型，为曼氏裂头蚴病的相关研究提供稳定的疾病模型和标准化的虫种资源。

（一）实验器材

1. 常规器械和试剂 解剖剪、镊子、移液器、移液器枪头、培养皿、酒精灯、鼠笼，灭菌生理盐水。

2. 自制简易灌胃器

（1）简易灌胃器的构成：简易灌胃器由移液器和与其相配套的塑料枪头组成，使用前将塑料枪头进行简易改装即可。移液器和枪头均为实验室最常用的普通仪器设备，取材方便，可重复使用。

（2）简易灌胃器的制作：先用剪刀对塑料枪头进行略微修剪，剪去其尖端尖锐部分，使枪头的吸孔直径增大，将断面处置于酒精灯火焰上稍加热，使断面圆润光滑；再将经改装的枪头连接至移液器即为简易灌胃器。

（二）曼氏裂头蚴的获取与鉴定

1. 野外采集 获得有关部门批准后，捕捉野生青蛙或蝌蚪（主要是泽蛙或黑斑蛙等），在实验室将青蛙或蝌蚪解剖，仔细观察是否感染裂头蚴；从自然感染裂头蚴的青蛙或蝌蚪体内将裂头蚴分离出，用灭菌的生理盐水清洗 3 次后浸泡在灭菌生理盐水中。通过形态学和分子生物学方法确定为曼氏裂头蚴。

2. 其他实验室内已经保存的、通过鉴定的曼氏裂头蚴虫株。

（三）模型动物选择

小鼠可作为曼氏迭宫绦虫的转续宿主，对曼氏裂头蚴的感染较为敏感。曼氏裂头蚴在转续宿主小鼠体内虽不能繁殖，但是由于其颈部具有很强的生发功能，因而在接/转种时仅需剪取头部和颈部，每转种一次即可获得大量活虫体；且小鼠的饲养简单，易于标准化，因而采用小鼠作为曼氏裂头蚴虫种活体保存的模式动物。使用曼氏裂头蚴感染小鼠动物模型可长期为科研提供疾病模型和大量生物学形状稳定的活体虫种资源。

一般选择 2 月龄，SPF 级（specefic pathogen free，SPF）的健康昆明小鼠进行接种，雌雄不限，接种前禁食禁水 1 天。

（四）动物模型构建与转种

由于曼氏裂头蚴颈部的生发功能较强，接种时仅需向小鼠体内灌注曼氏裂头蚴头部和具有生发功能的颈部即可保证曼氏裂头蚴虫种的延续，因此，接种时可根据情况选择使用完整虫体或只用头部和颈部，曼氏裂头蚴虫体的其余部分可用于制作抗原等用途。若只选取曼氏裂头蚴的头部和颈部进行接种，则须在灌胃前仔细观察并剪取头部和颈部，接种剂量一般可选择 3~10 条/鼠。

1. 灌胃法 先将浸在无菌生理盐水中的曼氏裂头蚴或剪取的头颈部吸入简易灌胃器的枪头内，一手固定小鼠,另一手持简易灌胃器从小鼠的一侧口角插入口中,沿咽后壁慢慢将吸头插入食管,将裂头蚴和生理盐水一起缓慢注入小鼠食管。在注入曼氏裂头蚴后应先将被灌胃小鼠置于一未使用的空白笼具中,仔细观察 3 分钟以上,确定小鼠没有将曼氏裂头蚴吐出则可认为灌胃成功。

2. 喂饲法　将已禁食 1 天的小鼠置于空白饲养笼具中,用镊子夹取裂头蚴虫体或其头颈部,逐一喂饲小鼠,喂饲后仔细观察小鼠 3 分钟以上,确认小鼠食入虫体,确保喂饲成功。

（五）饲养条件和时间

1. 感染动物的标准化饲养　昆明小鼠被接种曼氏裂头蚴后,置于小鼠专用饲养笼具中,笼具外贴上标签,标签标注内容须包括接种的虫种名称、虫种来源、接种日期、小鼠种系及级别、小鼠性别及出生日期、小鼠实验分组及编号、管理人员姓名等重要信息,之后将感染动物放置在专业的动物房中按照实验动物管理条例进行标准化饲养。在标准化饲养过程中需每天观察保种动物的健康状况,定期清洁笼具,并检查饲养接种的小鼠笼具有无损坏,标签内容是否完整、清晰等。一般,灌胃后 1 周内若没有出现保种动物死亡,提示曼氏裂头蚴接种小鼠成功。

2. 饲养时间　曼氏裂头蚴在感染小鼠动物模型体内每月可增长 3~5cm,可根据科研所需,在 1~6 个月进行一次新的复壮转种保藏。转种步骤及要求同上,如此反复,即可保证曼氏裂头蚴虫种的延续,同时可获得大量曼氏裂头蚴活虫体,并可长期为曼氏裂头蚴病研究提供稳定的疾病模型。

（六）动物模型的鉴定

常采用病原学检测鉴定曼氏裂头蚴感染小鼠模型:在感染 1 个月后,处死感染鼠并解剖,重点检查皮下（颈部、背部、腹部）、肌肉、内脏等处,此时检出的裂头蚴明显比蝌蚪或蛙体内的虫体大,检出裂头蚴表明动物模型构建成功。此外,也可采用间接 ELISA 等免疫学方法检测感染小鼠血清中特异性 IgG 抗体水平,帮助判断动物模型是否构建成功。

二、曼氏迭宫绦虫动物模型

曼氏迭宫绦虫（*S. mansoni*）成虫主要寄生于猫科或犬科动物的小肠内,偶可寄生于人体小肠引起曼氏迭宫绦虫病（spirometriosis mansoni）,主要临床表现为轻微的胃肠道症状。构建稳定的曼氏迭宫绦虫感染动物模型,可为曼氏迭宫绦虫病的发病机制、早期诊断研究提供稳定的疾病模型,并可为迭宫属绦虫的生物学特性研究提供稳定的虫种资源。

（一）实验器材

解剖剪、镊子、自制简易灌胃器、胶头滴管、培养皿、动物笼具,乙醚、灭菌生理盐水。

（二）曼氏裂头蚴的获取与鉴定

1. 野外采集　同上。

2. 其他实验室内已经保存的、通过鉴定的曼氏裂头蚴虫株。

3. 保种动物（小鼠）体内的曼氏裂头蚴　在保种小鼠感染曼氏裂头蚴 1 个月后,处死感染鼠并解剖,从皮下（颈部、背部、腹部）、肌肉、内脏等处分离出曼氏裂头蚴,用灭菌的生理盐水清洗 3 次后,浸泡在灭菌生理盐水中备用。

（三）模型动物选择

猫和犬均可作为曼氏迭宫绦虫的终末宿主,常选用猫作为模型动物。选取 3 月龄以上、体重 3~5kg 的家猫,攻击感染前,连续 3 天进行粪检,排除曼氏迭宫绦虫既往感染及其他寄生虫感染。接种前禁食禁水1~2 天。

（四）动物模型构建与转种

曼氏裂头蚴的准备同前,可采用灌胃法或喂饲法进行接种,接种剂量根据具体实验需要,一般可选择5~40 条/猫。

1. 灌胃法　用乙醚轻度麻醉家猫,先将浸在无菌生理盐水中的曼氏裂头蚴或剪取的头颈部吸入简易灌胃器或胶头滴管内,一手固定猫的头部,另一手持简易灌胃器或胶头滴管从猫的一侧口角插入口中,沿咽后壁慢慢将吸头插入食管,将裂头蚴和生理盐水一起缓慢注入猫的食管。在注入曼氏裂头蚴后,应先将被灌胃的猫置于一未使用的空白动物笼具中,仔细观察 5~10 分钟,确定猫未将曼氏裂头蚴吐出则可认为灌胃成功。

2. 喂饲法 用镊子将裂头蚴放入猫的块状食物中,如火腿、肉块等,并包埋伪装好,以含有裂头蚴的块状食物投喂已禁食 1~2 天的猫,将猫置于饲养笼具中,静静观察,待猫将食物全部食入后,再继续观察 5~10 分钟,确认猫已食入虫体,确保喂饲成功。

（五）饲养条件和时间

猫被接种曼氏裂头蚴后,置于专用饲养笼具中,笼具外贴置标签指示牌,标签指示牌标注内容须包括接种的虫种名称、虫种来源、接种日期、实验分组及编号、管理人员姓名等重要信息,之后将感染动物放置在专业的动物房中按照实验动物管理条例进行标准化饲养。在标准化饲养过程中需每天观察保种动物的健康状况,定期清洁笼具,并检查标签指示牌内容是否完整、清晰等。一般感染 2 周 ~3 周后可在猫粪便中检获虫卵,饲养时间根据实验进度和需求确定。

（六）动物模型的鉴定

采用病原学检测鉴定曼氏迭宫绦虫感染模型。一般感染 10 天后开始逐天收集粪便,经水洗过滤、沉淀,镜检虫卵,记录排卵时间、计算排卵量;感染 4 周后,乙醚麻醉患猫,解剖,观察肠道内是否有曼氏迭宫绦虫寄生,镜下观察曼氏迭宫绦虫头节、体节,以鉴定成虫。粪便中检获曼氏迭宫绦虫虫卵、或剖杀患猫后在肠道检获曼氏迭宫绦虫成虫均表明动物模型构建成功。

三、迭宫属绦虫建模注意事项

在构建裂头蚴感染小鼠模型或曼氏迭宫绦虫感染猫模型的过程中,一些细节往往能决定感染动物模型是否能构建成功,应加以注意。

1. 简易灌胃器制作的注意事项

（1）吸孔直径大小的把握:据统计,采自蝌蚪体内的曼氏裂头蚴大小为（1~8）mm×（0.2~0.5）mm,青蛙体内采集的曼氏裂头蚴大小为（1~13）cm×（1~2.5）mm,虫体最宽大处均为其头部,由于曼氏裂头蚴的伸缩运动能力较强,在使用简易灌胃器吸取曼氏裂头蚴时,只要其头部能通过枪头的吸孔,整个虫体即可被吸取,因此,在制作简易灌胃器时,吸孔直径大小以恰好能通过曼氏裂头蚴头部为宜;根据曼氏裂头蚴大小,以小鼠为模式动物时,一般选用 200μl 移液器和配套枪头改装组成简易灌胃器,通常需剪去枪头尖端 1~2cm 的尖锐部分。

（2）必须将移液器枪头的剪切断面处置于火焰上加热处理,使断面圆润光滑,避免在灌胃过程中划破小鼠食管而造成动物死亡。

2. 灌胃法操作注意事项

（1）若枪头顺利进入小鼠食管则插入时无阻力,如遇阻力或动物挣扎则应将枪头拔出,以免损伤食管或误入气管。

（2）向食管注入裂头蚴和生理盐水时速度一定要缓慢,缓慢注入可协同利用小鼠自身的吞咽作用,有利于曼氏裂头蚴顺利进入小鼠食管。

（3）在注入曼氏裂头蚴后应先将被灌胃小鼠置于一未使用的空白动物饲养笼具中,仔细观察 3 分钟以上,尤其应注意小鼠口部,观察小鼠是否将曼氏裂头蚴吐出,确定小鼠没有将曼氏裂头蚴吐出则可认为灌胃成功。

3. 曼氏迭宫绦虫病建模操作过程一定要注意安全,避免被猫抓伤。

（姜　鹏）

第八节　棘球绦虫棘球蚴

棘球蚴病（echinococcosis）是由棘球绦虫属的幼虫寄生于人或动物体内所致。棘球绦虫生活史过程需要哺乳类动物分别作为终末宿主(犬科类)和中间宿主(反刍类、啮齿类等)。棘球蚴病是一种严重危害畜牧业地区人类健康和畜牧业发展的人畜共患病,已成为全球性的公共卫生问题,是我国重点防治的寄生虫病之一。棘球蚴的种类较多,目前认为可以引起人体棘球蚴病的棘球绦虫主要有两种,即细粒棘球绦虫(*Echinococcus granulosus*)和多房棘球绦虫(*Echinococcus multilocularis*)。当人类或草食动物吞食了细粒棘球绦虫的虫卵和/或孕节后,卵内六钩蚴在小肠内孵出,钻入肠壁小血管,经血液循环可到达肝脏、肺、骨、脑等器官,经 3~5 个月可发育成直径为 1~3cm 的棘球蚴,棘球蚴在组织器官内可继续发育,直径平均每年增长 1~5cm,最大可长到 30~40cm,囊内可含原头蚴数千至数万,甚至数百万个;泡球蚴呈外生性生长,形成囊泡状团块,常见无数小囊泡相互连接、聚集,囊内含囊液和少量原头蚴。囊液泄漏可导致原头蚴在中间宿主体内形成继发性棘球蚴或泡球蚴。由于棘球绦虫寄生于人体导致疾病的阶段为棘球蚴,故以下介绍两种棘球蚴动物模型的建立方法,实验者根据实验设计和实验目的选择使用不同的模型制备方法。

一、细粒棘球蚴动物模型

棘球蚴动物模型可通过接种虫卵(六钩蚴)和原头蚴完成,口饲细粒棘球绦虫虫卵更接近于自然状态下感染,棘球蚴的发生、发展与人类棘球蚴病发病相似,可建立原发性棘球蚴感染动物模型,此法最大程度排除了人为因素的影响,但由于收集虫卵时容易造成环境感染,为保障研究人员的安全必须在特定环境中进行,所需时间、人力、物力较多,因此目前该模型较少用。直接接种原头蚴可以模拟继发感染,通过在不同部位接种原头蚴,可构建多脏器继发性棘球蚴感染动物模型,此途径相对安全可行。

(一) 材料与方法

1. 器材和试剂

(1)器材:50ml 注射器、50ml 离心管、大试管、吸管、10cm×10cm 培养皿、培养瓶、烧杯、试管架、手术剪、手术钳、0 号(规格为 3/8,3×10)手术缝合针,缝合线(规格为 5-0,线长 30cm)、棉棒、眼科钳、眼科镊、持针器、钝性分离器、超净工作台(手术操作前,用 75% 乙醇溶液擦拭,并用紫外灯照射 30 分钟)、5% CO_2 恒温培养箱等。

(2)试剂:1% 伊红染液或 0.4% 台盼蓝染液、5% 或 10% 水合氯醛、无菌生理盐水、PBS 液、75% 乙醇、碘伏、RPMI1640 培养基、胎牛血清、青霉素、链霉素等。

以上所需器材及部分试剂均需事先消毒备用。

2. 接种虫体的收集

(1)原头蚴收集和活力鉴定:可至疫区屠宰场或市场采集有细粒棘球绦虫棘球蚴寄生的绵羊、骆驼肝脏或肺脏,流水冲洗 3~5 遍,然后在脏器表面喷洒 75% 乙醇消毒。将消毒后的脏器移到超净工作台中,用手术镊将棘球蚴囊壁轻轻提起,用 50ml 注射器沿着镊子轻轻刺入囊中,吸取囊中含原头蚴的囊液及游离原头蚴,然后移到消毒好的玻璃瓶或试管中沉淀。待初次囊液吸完后,剪开囊壁,充分暴露囊内壁,此时改用吸管吸取 PBS 或生理盐水反复冲洗、吹打囊内壁数次,以尽可能获得更多的原头蚴。弃去容器中的上清液,留下底层白色原头蚴沉淀层,然后倒入无菌 PBS 或生理盐水混匀,待大部分原头蚴沉淀后,弃去上清液,重复 10 次左右后,用加样枪吸取原头蚴,移入 100mm 培养皿。加入 10ml 左右的 PBS,用移液器吹打混匀,然后弃去上清液。如果看到微囊,可直接破碎掉;如果有囊皮,用移液器吸住,然后弃入废液缸,重复洗涤 10 次以上,直至沉淀后的上清液呈无色透明,此时可见白色沉淀好的原头蚴。将购买的成品RPMI 1640 培养基,然后按照 10% 胎牛血清,1%(青霉素 1 000U 和链霉素 800U)双抗配制成完全培养基,将洗好的原头蚴移入 75mm 的培养瓶中或 10ml 玻璃试管中,加入完全培养基,充分混匀,置 4℃ 冰箱过夜后接种或直接用于实验;若不能及时取用,可置 -80℃ 低温冰箱短暂保存。接种前用无菌生理盐水或 PBS 调节接种浓度。

原头蚴,常称原头节(Protoscolex),呈椭圆形或圆形,大小为 170μm×122μm,可见内陷的顶突和吸盘,数个透亮的小钩,实质内还可见数个小泡状石灰小体。鉴定原头蚴活力的染液可选择 0.5% 伊红(eosin)、0.4% 台盼蓝(trypan blue)或伊红-亚甲蓝(eosin methylene blue)等染液,着色者为死亡原头蚴,不着色者为活原头蚴,活性在 95% 以上可用于后续实验。以伊红染色为例,用移液器混匀含细粒棘球蚴头节的培养基,吸取 50μl 至玻片上,加入 0.5% 的伊红 5μl,混匀,静置 10 秒,在光学显微镜的低倍镜下计数,计数 3

个视野下的着色和不着色原头蚴,测算其存活率。或者吸取 10μl 至玻片上,加入伊红,混匀,静待 10 秒后,在显微镜低倍镜下计数载玻片上全部原头蚴,计数染色原头蚴个数,即可计算出原头蚴活力。

（2）棘球蚴微囊的培养:由于原头蚴直接接种建模具有感染周期长、成囊率较低等缺点,而且一般需要注射较大剂量的原头蚴才能保证建模成功,可将原头蚴进行体外培养,待其发育成微囊后,再进行动物接种,可提高建模成功率。

将获取的原头蚴以 2 000 个/ml 的培养密度接种于含 20% 胎牛血清的 RPMI 1640 培养基中,37℃、5% CO$_2$ 恒温培养箱中培养,每 2 天更换一次培养液,40 天左右获得包虫囊(微囊),直径 200~300μm 的微囊可用于动物接种。

（二）建立动物模型

1. 动物的选择　常用昆明小鼠、BALB/c 小鼠、C57BL/6 小鼠、长爪沙鼠等,小鼠鼠龄一般 6~8 周龄,体重 18~22g。Wistar 雄性大鼠体重 250~300g。各实验室应根据实验设计选择适宜的动物构建棘球蚴模型。

2. 接种方法　虫卵一般经口感染,即可建立原发性棘球蚴感染动物模型。六钩蚴和原头蚴可经腹腔、皮下、尾静脉、肝被膜下、颅骨穿刺等感染以建立继发性棘球蚴感染动物模型。常见继发性棘球蚴动物模型接种方法如下:

（1）腹腔细粒棘球蚴模型

原头蚴接种:小鼠适应性饲养 1 周后,小鼠需先用 10% 水合氯醛溶液麻醉(0.3ml/100g 体重),接种部位脱毛并消毒腹部皮肤,每只小鼠注射 100μl(含 2 000 个左右原头蚴)生理盐水混悬液。

微囊接种:小鼠需先用 10% 水合氯醛溶液麻醉(0.3ml/100g 体重),接种部位脱毛并消毒腹部皮肤,于中上腹处剪开约 0.5cm,用无菌小勺在每只小鼠腹腔接种 1 个直径为 5~15mm 的细粒棘球蚴囊泡,常规消毒并丝线缝合关闭腹腔。

（2）肝细粒棘球蚴模型:如前法麻醉小鼠,脱毛消毒接种部位皮肤,于中上腹尖剪开约 0.5cm,直视下用 7 号针头在左肝叶注射含有原头蚴 2 000 个的混悬液 0.1ml,然后按压止血,常规消毒,丝线缝合关闭腹腔。

（3）长骨(如股骨)细粒棘球蚴模型:如前法麻醉小鼠,接种部位脱毛并消毒接种部位皮肤,然后用 7 号注射针头稍加用力钻入长爪沙鼠后腿骨膜下和骨髓腔内,注入原头蚴。

（4）脊柱包虫病动物模型:如前法麻醉小鼠,背部(背部区域范围包括沿胸椎 T1 起始部位至远端腰骶部联合处,两侧沿后正中线向两侧延伸 1.5cm)接种部位脱毛并消毒局部皮肤,无菌操作,用手指确定椎体序列,以骶髂关节为水平线,沿着棘突向上确定 T6~L5 阶段,沿着棘突向两侧定位椎旁肌组织,从 L4~L5 节段斜 30° 进针,针头进入椎旁肌肉组织后水平进针,至 T6~T7 节段,抽吸未见血液后,缓慢推送细粒棘球蚴悬液,同时沿着椎旁肌退针,直至拔出注射器,完成接种。

（5）微囊接种腹腔细粒棘球蚴模型:待接种动物准备要求同前所述,将体外培养获得的细粒棘球蚴微囊,用无菌 PBS 溶液洗 3 遍以上,以每只鼠 50 个微囊的剂量,通过腹腔注射的途径分别接种 BALB/c 小鼠,制备小鼠棘球蚴继发感染模型。

3. 动物饲养条件与时间　接种前动物应适应性饲养 1 周,以专用饲料隔离喂养,饮用水中可加入四环素或庆大霉素以避免自然感染。饲养环境湿度保持在 50% 左右、恒温,定期清理鼠笼并保持笼内清洁。饲养时间为 21~25 周,4~6 个月。感染棘球蚴微囊的饲养时间略短,约为 100 天。接种后常规观察动物一般情况,腹腔内接种者密切检测接种动物体重和腰围,皮下接种者观察是否有包块生长及包块生长速度。

（三）动物模型鉴定

鉴定动物模型是否构建成功需根据实验目的采用恰当的鉴定方法。通过皮下、腹腔及疏松组织等处接种的动物,动物饲养过程中可直接观察棘球蚴生长情况。另外,免疫学、影像学检查等方法亦可动态检测棘球蚴生长情况。

1. 免疫学检测　用间接血凝试验(IHA)或酶联免疫吸附试验(ELISA)、斑点酶联免疫吸附试验(Dot-ELISA)检测所感染动物的抗体效价。IHA 和 ELISA 最为常用,阳性率约 90% 左右。对于阳性反应动物,解剖查病原体。

2. 大体观察 接种 6 个月后分别对其进行剖检取材和鉴定。解剖前观察,可见腹腔内接种小鼠腹大如鼓,似怀孕状。皮下接种者可见接种部位隆起,扪之有波动感。脏器内的棘球蚴无直接观感。采用颈椎脱臼法处死后,观察各种接种部位棘球蚴感染情况。一般腹腔感染阳性小鼠的棘球蚴位于肝、脾、肠壁、肠系膜、腹后壁、膈等处,可见乳白色泡状小囊呈游离状或附着于脏器融合成团状。前者大小可为直径 1~2cm,后者可由数个或数十个 1~10mm 的棘球蚴组成。

用几种不同感染方式棘球蚴寄生部位和数量大小存在差异,发现腹腔感染生长的棘球蚴几乎全部寄生于腹腔内(游离于腹腔内或寄生于腹腔各个脏器表面),直径明显大于皮下感染的棘球蚴直径。皮下、长骨、脑等部位感染生长的棘球蚴平均荷囊数与棘球蚴的大小均较腹腔棘球蚴低,这可能是因为致密组织的血液循环和营养供给不如胸腹腔内充足,如皮下棘球蚴的生长受到皮肤和肌肉的制约,生长阻力很大,而且容易被接种动物自己抓破,导致建模失败。但皮下感染也具有它独特的优点,发育的棘球蚴位于皮下,在感染后 10 周便可观察或触摸到皮下寄生的棘球蚴,不用剖杀即可从外观看到其生长。

3. 组织学鉴定 选取病变组织和囊状结构,用 10% 多聚甲醛固定,石蜡包埋,连续超薄切片、HE 染色。可见棘球蚴生发层和层粘连蛋白结构完整,角皮层浅染、板层状、有一定厚度;生发层红染、单层或 2~3 层细胞堆积,可见淡蓝色细胞核,但微囊内无生发囊及原头蚴产生。

4. 其他鉴定方法 CT 上显示大小不等的圆形或椭圆形低密度影,囊内充满液体呈水样密度,囊内或囊壁可出现钙化,低密度影边缘部分显示大小不等的车轮状圆形囊肿影。

骨棘球蚴 X 线特点:接种 6 个月时 X 线示有种植处骨膜反应,种植处骨膜下包虫囊,大小约 1cm×1cm×1.5cm 和 0.5cm×0.5cm×0.6cm。接种后 12 个月时拍摄放大 1.64 倍的 X 线,接种处有骨骼破坏,包虫囊最大约 1cm×0.5cm×2cm,生长比较缓慢。

B 超显示多个囊性病变,囊泡为边界清楚的无回声液性暗区,后壁回声增强。较大而完整的包囊可见双层壁。成熟的包囊由于囊砂增多,显示囊内浮动光点和沉积于底部的光点。

二、多房棘球蚴动物模型

多房棘球绦虫的幼虫称为多房棘球蚴(简称泡球蚴),寄生在啮齿动物或人体内引起的泡球蚴病(alveolar echinococcosis)是人兽共患寄生虫病。该病主要发生于宿主肝脏,也可累及多个脏器,因泡球蚴呈弥漫性浸润生长,导致病情严重且致死率高,故被称为"虫癌"。泡球蚴病的口服药物效果欠佳,手术复杂,常常无法进行根治性的切除。因此,建立泡球蚴感染动物模型对研究该病的发病机制、预防控制、治疗方案等具有重大意义。目前主要有完全模拟原发疾病过程的原发动物模型和继发性感染动物模型。

(一) 材料与方法

1. 器材和试剂

(1)器材:动物绑定器、动物剃毛器、无菌纱布、注射器、无菌手套、一次性口罩、帽子、止血钳、组织剪、手术刀柄、手术刀片、石蜡切片机、组织摊片烤片机、恒温培养箱、显微镜、电推剪、40 目和 80 目不锈钢滤网、乳钵、酒精灯、干燥器等。器材使用前后应注意消毒。

(2)试剂:生理盐水、磷酸盐缓冲液、多聚甲醛、二甲苯、无水乙醇、石蜡、伊红和苏木素、青霉素钠注射液、1% 戊巴比妥注射液、肝素、阿托品等。

2. 泡球蚴的来源与原头蚴的收集和培养

(1)泡球蚴的来源与原头蚴的收集:泡球蚴可采自多房泡球蚴病病畜,随后采集原头蚴、腹腔接种不同啮齿动物(如灰仓鼠)进行传代保种感染。将感染泡球蚴 6 个月后的灰仓鼠麻醉处死,75% 乙醇溶液浸泡 10 分钟。在无菌条件下,剖开感染鼠腹腔,收集腹腔中透明、生长良好的泡球蚴囊泡组织。将囊泡组织置于无菌平皿中,用生理盐水冲洗 2~3 次。取一部分组织放入研钵内的 40 目滤网上,进行剪碎研磨,双抗生理盐水冲洗两次;滤液经 80 目/吋滤网过滤,用生理盐水从 80 目滤网的反方向冲洗下原头蚴。自然沉淀后将冲洗液中的沉淀置于培养皿中,用微量移液器不断吹打搅拌,使培养皿中的混合物最后分成 3 层,其中内层为包囊及宿主脏器碎片,外层为钙质,中间层为淡黄色的原头蚴。用加样管将中间层的原头蚴吸到另一个无菌培养皿中用生理盐水清洗 3 遍,除去沉淀较慢的死亡原头蚴,制成每毫升 4 000~5 000 个的原头蚴悬液。取一定量的原头蚴悬液置于 1.5ml EP 管中,以 0.1% 的亚甲基蓝染色 1 分钟后弃去染液,用 PBS 洗 1~2 遍,弃去上清液。将沉淀置于载玻片上,于显微镜下观察原头蚴的活性、形态、数量并计算活力,通常原头蚴活力在 90% 以上即可用于腹腔接种,若不能及时使用可以置于 4℃ 或 -80℃ 冰箱中保存备用。

（2）原头蚴微囊的培养:原头蚴腹腔直接注射动物建模具有动物感染周期长,成囊率较低等缺点,建模过程中常常需要注射较大剂量的原头蚴才能保证建模成功。而事先将原头蚴进行适当体外培养,待其发育成微囊后,再进行相应注射,则可有效避免。

将获得的原头蚴悬液按 2 000 个原头蚴/ml 的培养密度接种于含 20% 胎牛血清的 RPMI 1640 培养基中,置于 37℃、5%CO₂ 恒温培养箱中进行培养,每 3 天更换一次培养液,观察并记录原头蚴生长发育情况,大约 40 天左右即可获得微囊,通常认定直径在 200~300μm 包虫囊为微囊。

（二）建立动物模型

1. 模型动物的选择　泡型包虫病主要寄生于啮齿动物如沙鼠、仓鼠等体内,人类、猪等属于泡球蚴的非适宜性中间宿主。所以目前有关泡型包虫病的动物模型,主要以小型啮齿动物为主。实验室常选用灰仓鼠、砂土鼠、昆明小鼠、小白鼠、沙鼠、大鼠、兔尾鼠、家兔等小型啮齿动物。啮齿动物模型具有泡球蚴囊泡发育佳,生长速度快等特点,如:灰仓鼠在感染第 90 天后,原头蚴就能发育成熟,所以小型啮齿动物的泡型包虫病动物模型在相关免疫学、分子生物学等研究领域中广泛应用。小鼠鼠龄通常为 6~8 周龄,体重在 18~20g;灰仓鼠体重 35~45g。

小型啮齿动物模型同时也存在与人类种属、解剖、免疫差异较大等缺点,故无法完全模拟临床疾病情况,目前国内外已经开展以小型猪为基础的动物模型研究。因不同实验动物对泡球蚴的敏感性不一,故实验过程中应根据自身的需要选择不同的动物进行造模。

2. 接种方法　虫卵经口感染模式动物,即可获得原发性泡球蚴感染动物模型。而原头蚴和微囊则可经皮下、气管内、前肢腋下、腹腔、门静脉、肝脏、心脏、颅骨多点穿刺等接种方式建立起继发性泡球蚴感染动物模型,其中腹腔环境适宜做周期短的动物模型和保种。常见动物模型接种方法如下:

（1）腹腔注射法:按 2 000 个原头蚴/只的剂量,用原头蚴悬液对相应的啮齿动物进行腹腔接种。

（2）门静脉注射法:小鼠在手术前 12 小时禁食,麻醉前 1 小时禁水;称重,剃掉腹部被毛,防止继发感染。将等体积的 10% 水合氯醛与 0.9% 生理盐水混匀后,按 6μl/g 的剂量对小鼠进行腹腔注射麻醉。当小鼠不能自由翻身并处于昏迷状态时将小鼠固定于解剖台上。沿小鼠腹部正中剪开皮肤,用手术剪小心剪开真皮层,近肝端颜色较深且粗的静脉血管即为肝门静脉。按照 2 000 个原头蚴/只的剂量使用 24G 的头皮针进行门静脉注射。注射完成后迅速拔出针头,用半干的消毒棉签压迫止血。随后用可吸收缝合线缝合创口,碘伏消毒缝合处后,将小鼠放回笼内,注意监测小鼠体温,保持笼中干燥。

（3）肝脏穿刺注射法:小鼠麻醉后固定实验台,常规备皮、消毒后,取上腹部剑突下 1cm 纵行切口,长约 5cm。暴露出肝中叶后,用 1ml 注射器以 30° 角斜形注入肝脏约 2mm,注入制备好的原头蚴悬液 0.2ml,压迫止血,逐层关腹后,常规饲养,监测小鼠。

（4）泡球蚴微囊注射法:培养好的微囊用无菌 PBS 溶液洗 3 遍,以每啮齿动物 50 个微囊的剂量,通过腹腔注射或其他的途径进行接种。

3. 动物饲养条件与时间　将接种后的动物进行隔离喂养,同时使用专用颗粒饲料,定期清理鼠笼,并保持笼内清洁,避免自然感染。饲养环境与对照小鼠无异,饲养时间受接种材料、接种方式和模型动物影响,通常为 90~100 天,接种微囊的建模时间相应缩短。接种后要求密切关注动物生长情况,腹腔内接种者要密切关注接种动物体重和腰围的变化,皮下接种者要注意观察是否有包块出现及包块的生长速度。

（三）动物模型鉴定

实验动物模型的鉴定往往根据实验目的采用不同的鉴定方法。首先是动物的大体观测,通常可见腹腔内接种动物腹大如鼓,似怀孕状;皮下接种者可见接种部位隆起,抠之有移动感。脏器内的泡球蚴通常无法获得直接观感,因此可以进行影像学检测,其中超声、CT、MRI 等影像学方法鉴定具有快捷、直观的优点,同时还能够为临床的诊断提供更多的循证数据,但受实验条件的限制一般实验室很难开展相应工作,实际应用相对少,故常规鉴定仍然以免疫学、病原学等鉴定方法为主。

1. 免疫学鉴定　免疫诊断法具有简单易行和费用低廉的特点。补体结合试验(CF)、酶联免疫吸附试验(ELISA)、间接血凝试验(IHA 和 LA)、免疫印迹试验、沉淀试验、金标免疫渗滤法(DIGFA)等都可以在一定程度上检测所感染动物的抗体效价。目前实验室中多通过检测动物血清中的 IgG,作为包虫病免疫学诊断的主要指标。同时也可以利用单克隆抗体技术检测动物模型血清的抗原,实验过程中要注意对抗原的选择,目前常用抗原有 EM2、EM10、EM13、EM18 等,对于阳性反应动物可进一步进行病理学检测和病原学检测。

2. 大体和镜检法鉴定　通过肉眼观察动物模型体内有无感染泡球蚴、显微镜下能否观察到包囊内有原头蚴生长及原头蚴的生长发育状况,这 3 个指标也可以作为评价建立泡球蚴病动物模型的鉴定依据。造模后不同时间对动物剖检,注意是否有淡白色水泡状包囊,随着造模时间增长,病灶囊壁增厚。故可以依据包囊大小判断包囊生成时间,同时注意观察囊液内是否有小白点后,进一步在 400 倍下镜检原头蚴。通过计算包囊系数、计算感染率、观察包囊发育状况评价造模。

3. 组织学鉴定　实验设计时间剖检感染动物,可见单个或多个融合包囊的病灶。选取肉眼可见透明包囊和距离病灶周围不同距离的组织,剪取 5mm×5mm 的泡球蚴,经常规脱水、石蜡包埋、切片(4μm)后,进行常规 HE 染色或免疫组化,观察角质层、生发层和原头蚴的发育情况。

4. 核酸鉴定　随着分子生物学技术的快速发展,利用核酸诊断技术进行诊断寄生虫病成为可能。其中常规 PCR、多重引物 PCR、实时荧光定量 PCR、环介导等温扩增技术(LAMP)等是实验室常用方法。实验前可以根据 GenBank 数据库上多房棘球绦虫线粒体基因组序列进行引物设计,随后提取多房泡球蚴感染模型动物组织样本的 DNA 进行核酸检测。

三、棘球绦虫棘球蚴建模注意事项

动物模型构建成功,是实验顺利进行的基本保证,为了获得足够数量的模型动物进行相关实验,要求精心饲养实验动物。另外,因为此实验动物携带特殊病原体,若被猫、狗、鼠类等摄入,易造成播散,导致实验室安全事故,尤其应注意以下事项。

(一)提供良好饲养环境

动物饲养室应保持恒温和适宜的湿度。大、小鼠类生长的舒适区温度为 20~24℃,兔为 16~23℃,猪为 18~25℃,豚鼠为 18~22℃,犬为 17~20℃。在相对湿度低于 20% 的环境中,大鼠容易发生尾根部坏死的环尾症,死亡率非常高;但如果相对湿度偏高,由于微生物易于繁殖,饲料、垫料易于霉变,动物也更容易发生传染病。

(二)避免动物突发死亡

由于棘球蚴生长缓慢,接种后尤其要注意饲养过程管理。小鼠喜欢互相打斗、笼内空间有限,要尽可能地降低饲养密度,给动物留出足够的空间,对于打架异常激烈和频繁的动物,要及时介入处理,并进行隔离。每笼小鼠数量应限制在 5 只左右。若在饲养过程中出现动物死亡的情况,需要及时解剖进行病理学观察,相关组织、器官、粪便等冻存或送检,了解原头蚴在动物体内生长情况。如果出现大批量动物死亡时,最先考虑的因素应该是急性感染的可能性。

(三)恰当处理使用过器材以及剩余动物组织

接种使用的器材、由疫区采集的病畜脏器及剖检后的动物剩余组织等须经 10% 福尔马林溶液和含氯消毒剂各处理 12 小时后,严格按医疗废物处理办法进行集中无害化处理,同时要防止动物饲养房中野鼠的出没。

第九节　缩小膜壳绦虫

缩小膜壳绦虫(*Hymenolepis diminuta*)又称长膜壳绦虫,最早由 Olfer 于 1766 年在南美洲鼠体内发现,属膜壳科、膜壳属,是鼠和其他啮齿动物常见的肠道寄生绦虫,成虫偶尔也可寄生于人体,导致缩小膜壳绦虫病。寄生肠道的成虫将脱落的孕节和释放的虫卵随宿主粪便排出体外,虫卵被中间宿主蚤、谷蛾等节肢动物吞食后,在节肢动物消化道内孵出六钩蚴随后进入血腔发育成感染性幼虫似囊尾蚴,鼠类或人体主要因食用含有似囊尾蚴的昆虫感染。

缩小膜壳绦虫生活史简单,中间宿主多,动物模型建立相对简单且易于传代维护。其模型利于评估识别宿主的免疫效应或调节机制,进而为宿主的炎症和自身免疫性疾病提供新疗法。

一、器材与药品

缩小膜壳绦虫动物模型建立过程需要培养中间宿主(节肢动物),故所需器材和试剂较多,实验器材和药品、饲料依据选择中间宿主不同而有区别。常见器械和试剂具体如下。

(一)器材

恒温恒湿培养箱、体视显微镜、解剖刀、金属浴锅、粉碎机、电子天平、温湿度计、玻璃瓶、带孔小管、40目筛子、80目筛子、透明饲养盒、弯头玻璃吸管等。

(二)试剂

次氯酸钠、氯化钠、无菌水、乙醇,以及麦麸、米糠、秸秆、全麦粉、酵母、大鼠饲料等作为宿主动物的饲料。

二、模型动物选择

动物模型的建立要根据实验目的选择不同的宿主。缩小膜壳绦虫终末宿主较为明确,鼠和其他啮齿动物作为终末宿主,但中间宿主较多,拟谷盗、谷蛾、蚤类等节肢动物可作为中间宿主。建立缩小膜壳绦虫感染动物模型要注意根据实验目的及实验室自身的条件选择恰当的中间宿主。

(一)终末宿主动物的选择

缩小膜壳绦虫的终末宿主是鼠类等啮齿动物,实验室常选用无其他寄生虫感染的大鼠、昆明小鼠为终末宿主动物。大鼠体重控制在 140~160g。

(二)中间宿主动物的选择

目前已证明赤拟谷盗、谷蛾、蟑螂、蚤类等 60 多种节肢动物是缩小膜壳绦虫的中间宿主。根据其饲养方便度,目前实验室常用的节肢动物主要有赤拟谷盗、黄粉虫。

三、虫种来源与保存

正确的虫种来源与保存是保证动物模型建立的前提条件。虫卵和似囊尾蚴主要的来源是粮食储藏场所的宿主。

(一)虫卵的收集

收集粮食仓库野鼠或动物中心血清学检测缩小膜壳绦虫抗体呈阳性鼠的粪便,饱和盐水分离后经网眼直径为 44μm 的滤布过滤备用。

(二)似囊尾蚴的收集

收集仓储常见节肢动物(赤拟谷盗、黄粉虫、谷蛾等),将采集到的赤拟谷盗等昆虫于解剖镜下常规解剖,并用生理盐水收集活的似囊尾蚴备用。其中昆虫前体腔(围神经窦)和后体腔(围脏窦或围心窦)中的似囊尾蚴较多。光镜下可见似囊尾蚴体表形成膜状外被与宿主明显分离,分为体部和尾部两部分,体部膨大呈囊状,尾部末端钝圆,中间可见含顶突和吸盘的内缩头节。似囊尾蚴分离出来后,可以用无菌生理盐水加以洗涤,保存在无菌生理盐水中,置于 4℃ 冰箱内,可存活 3 个多月,但其感染力会逐渐降低。

四、动物模型构建

模型构建过程中,根据构建目的选择不同宿主,按相应方法进行接种和培养。要注意宿主动物实验前期的无感染检查和培养过程中的污染。

(一)终末宿主动物的接种技术

选择体重正常,检验无其他寄生虫感染的大鼠,用直径 2mm 的弯头玻璃吸管吸取 10 个似囊尾蚴,通过胃内直接注入大鼠。

（二）中间宿主的接种技术

将抽检似囊尾蚴阴性后的赤拟谷盗，放置于透明饲养盒中，将缩小膜壳绦虫阳性大鼠排出的新鲜粪便混于饲料中进行人工喂养。

（三）动物饲养条件与时间

终末宿主大鼠进行常规隔离饲养，避免自然感染，感染周期以 2~3 周为宜。中间宿主赤拟谷盗的饲养温度为 28℃±2℃，相对湿度为 70%±5%，光周期为 12：12（D：L），以 19：1 的全麦粉和酵母饲料进行饲养。饲养 10 天后可以开始在赤拟谷盗中抽检似囊尾蚴，平均检出似囊尾蚴 2 个左右。

五、动物模型鉴定

模型构建完成后，正确的鉴定是确保实验进行的必要手段。实验感染的终末宿主若出现烦躁、腹泻等状态，随后可以进行粪便查卵和解剖查体。

（一）虫卵的检测鉴定

收集大鼠的新鲜粪便，用生理盐水直接涂片法和饱和盐水浮聚法进行粪检。可见大小为（40~60）μm×（36~48）μm，圆形无色透明、卵壳较薄，胚膜两端有丝状物的虫卵。

（二）成虫的检测鉴定

发现粪检阳性大鼠后，常规解剖感染鼠，从其肠道检获虫体，并进行形态学鉴定。

六、缩小膜壳绦虫建模注意事项

人体感染缩小膜壳绦虫主要是因为误食被污染的食物或水，所以建模过程中要注意实验室清洁，严禁人在实验室中饮食。同时对建模后的动物进行严格的安全处理。

（叶　彬　张　静　陆　合）

参 考 文 献

［1］　周文正,孙俊刚,赵喜滨,等. 三维适形调强放疗对大鼠继发性股骨细粒棘球蚴感染的疗效研究［J］. 中国寄生虫学与寄生虫病杂志,2021,39（4）:1-6.

［2］　梁翠莎,陈剑煌,徐鸣阳,等. 家猫华支睾吸虫感染状况与肝胆管病变观察［J］. 热带医学杂志,2021,21（12）:1509-1511+1538+1641.

［3］　回晶,张业崎,孙世明,等. 缩小膜壳绦虫的研究与发展［J］. 辽宁大学学报,2021,48（3）:271-276.

［4］　郭宝平,田梦潇,吴川川,等. 泡球蚴肝门静脉注射感染小鼠方法的建立［J］. 中国动物传染病学报,2021:1-12.

［5］　吴宏烨,李锴,王芬,等. 原头蚴体外形成棘球蚴的优化培养体系研究［J］. 第三军医大学学报,2019,41（5）:415-423.

［6］　殷国荣,王中全. 医学寄生虫学［M］. 5 版. 北京:科学出版社,2018.

［7］　王展,胥瑾,王海久,等. 泡球蚴感染青藏高原野生田鼠动物模型的建立［J］. 临床肝胆病杂志,2018,34（2）:373-377.

［8］　王岩,苏争明,陈骞,等. 人工建立肝脏泡球蚴模型后小鼠的死亡规律和原因分析［J］. 中国人兽共患病学报,2018,34（3）:207-212.

［9］　仝德胜,侯如,张英,等. 曼氏裂头蚴病动物模型的建立及诊治技术研究 I 小鼠动物模型建立及感染后血清特异性 IgG 抗体变化［J］. 中国血吸虫病防治杂志,2018,30（5）:537-539+558.

［10］　李朝品,程彦斌主编. 人体寄生虫学实验指导［M］. 第 3 版. 北京:人民卫生出版社,2018.

［11］　王振生,毛映红,魏春燕,等. 血吸虫病小鼠动物模型在人体寄生虫学教学中的应用［J］. 基础医学与临床,2017,37（11）:1658-1662.

［12］　王慧,李军,郭宝平,等. 微囊法棘球蚴继发感染小鼠动物模型的建立［J］. 中国人兽共患病学报,2016,32（9）:784-788.

［13］　郭明佳,陈刚,唐洁,等. 肝片吸虫蚴虫的形态学及分子学鉴定［J］. 畜牧与兽医,2016,48（6）:6-9.

［14］　赵登云. 日本血吸虫虫卵及相关抗原的研究［D］. 中国农业科学院,2015.

［15］ 吴忠道,诸欣平.人体寄生虫学［M］.北京:人民卫生出版社,2015.

［16］ 王勇,赵红梅.吡喹酮对雏鸭体内毛毕属吸虫作用的观察［J］.水禽世界,2015（1）:32-34.

［17］ 姜鹏,张玺,祁欣,等.裂头蚴感染小鼠模型的建立［J］.中国病原生物学杂志,2015,10（3）:247-248+271.

［18］ 孙艳宏.华支睾吸虫在小鼠体内的发育及致病性研究［D］.皖南医学院,2014.

［19］ 黄金妹,钟赛凤,吕刚,等.曼氏迭宫绦虫裂头蚴体外培养系统的建立和实验观察［J］.海南医学,2014,25（12）:1723-
1724.

［20］ 方文,李天美,李科荣,等.大理地区肝片形吸虫感染中间宿主实验研究［J］.中国寄生虫学与寄生虫病杂志,2014,32
（4）:285-288.

［21］ 张瑞琳.人体寄生虫学实验技术指南及彩色图谱［M］.广州:中山大学出版社,2013.

［22］ 尤晓伟,曹国群,朱宏儒,等.IHA 和 ELISA 试剂盒在血吸虫病临床检验中特异性的评价［J］.热带病与寄生虫学,
2012,10（1）:24-27.

［23］ 王贵燕,王敏,关小燕,等.广州珠三角地区家猫自然感染华支睾吸虫的调查及豚鼠模型的构建［J］.中国病原生物学
杂志,2012,8（11）:966-968,985.

［24］ 张静,叶彬,邹晓毅,等.异源接种建立小鼠和兔包虫病动物模型的初步探讨［J］.第三军医大学学报,2011,33（7）:
679-681.

［25］ 蔺西萌,张红卫,刘长军,等.曼氏迭宫绦虫动物模型的建立和生活史观察［J］.中国人兽共患病学报,2011,27（2）:
152-153.

［26］ 李红卫,袁芳,李燕兵,等.昆明种小鼠棘球蚴病感染动物模型的建立［J］.宁夏医科大学学报,2011,33（5）:411-415.

［27］ 蔺西萌,刘长军,张红卫,等.曼氏裂头蚴病流行病学调查及动物实验［J］.中国寄生虫学与寄生虫病杂志,2010,28
（2）:132-134.

［28］ 李楠,崔晶,王书伟,等.曼氏裂头蚴感染小鼠血清 IgG 抗体动态变化［J］.中国人兽共患病学报,2010,26（9）:837-
839.

［29］ 李朝品.人体寄生虫学实验研究技术［M］.北京:人民卫生出版社,2008.

［30］ 方文,肖靓靓,包怀恩,等.猪带绦虫囊尾蚴在实验感染家猪体内的分布和发育［J］.贵阳医学院学报,2008,33（6）:
577-580.

［31］ 王伙聪,陈勤.小鼠膜壳绦虫感染调查分析［J］.中国人兽共患病学报,2007（2）:208.

［32］ 周宪民,彭卫东,严涛,等.江西省并殖吸虫的宿主动物研究［J］.中国寄生虫学与寄生虫病杂志,2006（S1）:42-47.

［33］ 谢增如,刘大鹏,温浩,等.骨细粒棘球蚴病动物模型的建立［J］.中国寄生虫病防治杂志,2005,18（4）:127-129.

［34］ 盛似春,张明群,秦志辉,王梅.淮河水系毛毕吸虫中间宿主椎实螺的研究［J］.中国寄生虫病防治杂志,2005（2）:129-
131.

［35］ 王钜,陈振文.现代医学实验动物学概论［M］.北京:中国协和医科大学出版社,2004.

［36］ 陈思礼,陈强,袁媛,等.酶联免疫吸附试验检测姜片虫感染者血清抗体［J］.湖北农业科学,2004（4）:123-125.

［37］ 朱名胜,朱丹,刘文献,等.斯氏狸殖吸虫豚鼠动物模型的建立［J］.医学动物防制,2003（12）:750-751.

［38］ 陈龙,王丙云,毛鑫智,等.急性感染肝片吸虫水牛血中几种花生四烯酸代谢物及激素动态变化［J］.畜牧兽医学报,
2003,34（6）:605-608.

［39］ 朱名胜,王绍基,刘文献,等.斯氏狸殖吸虫感染多种动物及体内发育的研究［J］.郧阳医学院学报,2002（2）:73-74.

［40］ 郭鄂平,王绍基,张光玉,等.斯氏狸殖吸虫动物模型的研究［J］.医学动物防制,2002（3）:118-120.

［41］ 盛似春.滴瓶遮光法收集毛毕吸虫尾蚴［J］.中国人兽共患病杂志,2001（6）:128.

［42］ 林睿,黎学铭,张鸿满.异盘并殖吸虫两种途径感染大鼠的实验观察［J］.广西预防医学,2001,7（4）:201-203.

［43］ 李朝品,秦志辉,盛似春.滴瓶遮光法收集毛毕吸虫尾蚴［J］.锦州医学院学报,2001（3）:23.

［44］ 李朝品,秦志辉,许礼发.毛毕吸虫成虫分离方法的研究初报［J］.中国人兽共患病杂志,1999（4）:74-76.

［45］ 顾志香,唐雨德,刘玉,等.猪囊虫病实验动物模型的建立［J］.中国兽医学报,1999,19（4）:360-362.

［46］ 张洪英,沈永林.山羊和水牛感染肝片吸虫前后部分细胞免疫指标动态变化［J］.中国农业大学学报,1998（S2）:134-
135.

［47］ 杨维平,沈一平,邵靖鸥,等.缩小膜壳绦虫动物模型的建立及其似囊尾蚴的形态观察［J］.中国寄生虫学与寄生虫病
杂志,1998（1）:19-22.

［48］ 严涛,李国良,董苌安.异盘并殖吸虫在大鼠体内发育研究［J］.中国寄生虫学与寄生虫病杂志,1998,16（2）:126-129.

［49］ 黄文德,汤子慧.姜片虫尾蚴经口感染猪、兔获得成虫［J］.温州医学院学报,1998,28（4）:308.

［50］ 严涛,张惠群,李国良,等. 异盘并殖吸虫在齿类动物体内的发育及终末宿主间的转换［J］. 中国寄生虫病防治杂志,
　　　 1997,10（2）:123-125.

［51］ 严涛,郭鄂平,詹希美,等. 卫氏并殖吸虫和斯氏狸殖吸虫感染禽、蛙及宿主转换的研究［J］. 中国寄生虫学与寄生虫
　　　 病杂志,1997,15（1）:29-33.

［52］ 闵正沛. 肝片形吸虫囊蚴培育及其中间宿主的研究［J］. 中国兽医杂志,1997,23（11）:2.

［53］ 张鸿满,胡文庆,黎学铭. 异盘并殖吸虫及斯氏狸殖吸虫经皮下腹腔感染大鼠的实验观察［J］. 广西预防医学,1996,2
　　　（3）:133-136.

［54］ 曹建平,仇锦波,邵英远,等. 免疫诊断技术用于姜片虫病流行病学调查的研究Ⅲ. 间接血凝试验检测姜片虫感染的初
　　　 步研究［J］. 实用寄生虫病杂志,1995,3（1）:12-15.

［55］ 赵欣花. 三平正并殖吸虫囊蚴调查及犬的感染试验［J］. 福建畜牧兽医,1994（3）:34-36.

［56］ 杨晓明,许华,曹自文,等. 猪囊尾蚴病的小鼠动物模型的建立［J］. 中国寄生虫学与寄生虫病杂志,1994,12（4）:297-
　　　 299.

［57］ 冯振卿,李玉华,薛婉芬,等. 小鼠日本血吸虫肝虫卵肉芽肿模型的建立［J］. 中国血吸虫病防治杂志,1994（6）:323-
　　　 326.

［58］ PETER WP,GERLDINE MD,寇志华. 缩小膜壳绦虫卵的纯化、定量和机械孵化［J］. 医学动物防制,1993（3）:180-
　　　 181.

［59］ 钱昊,郎所. 布氏姜片虫排泄分泌抗原的提取及其免疫化学特性研究［J］. 中国兽医寄生虫病,1993,1（1）:23-26.

［60］ 吴晓蔓,潘炳荣. 血吸虫虫卵肉芽肿实验研究进展［J］. 中国兽医杂志,1993（3）:52-53.

［61］ 严涛,周宪民,董苌安. 斯氏狸殖吸虫感染多种动物及宿主转换的研究［J］. 中国寄生虫病防治杂志,1993,6（1）:12-
　　　 15.

［62］ 严涛,周宪民,董苌安. 斯氏狸殖吸虫在大鼠体内多部位寄生与宿主转换的实验研究［J］. 中国寄生虫学与寄生虫病
　　　 杂志,1991,9（3）:202-204.

［63］ 黄文德,于振康,叶克诚,等. 浙江西南三平正并殖吸虫的分布及动物感染观察［J］. 中国人兽共患病杂志,1986（6）:
　　　 33-35.

［64］ 朱金昌,朱启建. 家猪感染卫氏并殖吸虫的实验研究［J］. 寄生虫学与寄生虫病杂志,1986,4（2）:123-125.

［65］ 李秉正,曹颖林,王恩荣,等. 华支睾吸虫囊蚴的保存实验［J］. 动物学杂志,1984,19（2）:34-35.

［66］ 张龙兴,章谷生. 血吸虫虫卵肉芽肿研究概况［J］. 国外医学（寄生虫病分册）,1982（2）:49-54.

［67］ 唐仲璋,唐崇惕. 產生皮膚疹的家鸭血吸虫的生物学研究及其在哺乳动物的感染试验［J］. 福建师范学院学报,1962
　　　（2）:1-44.

［68］ SRICHARERN W,INPANKAEW T,KAEWMONGKOL S,et al. Molecular identification of *Trichuris trichiura* and
　　　 Hymenolepis diminuta in long-tailed macaques（*Macaca fascicularis*）in Lopburi,Thailand［J］. Veterinary World,2021,
　　　 14（4）:884-888.

［69］ PERMANA AD,PAREDES AJ,ZANUTTO FV,et al. Albendazole nanocrystal-based dissolving microneedles with
　　　 improved pharmacokinetic for enhanced treatment of cystic echinococcosis［J］. ACS Appl Mater Interfaces,2021,13（32）:
　　　 38745-38760.

［70］ HUANG SY,GONG JZ,YANG B,et al. Development of a nest-PCR for detection of *Fasciola hepatica* DNA in the
　　　 intermediate snail host,*Radix cucunorica*,and the prevalence in northwestern China［J］. Infect Genet Evol,2019,75:
　　　 103984.

［71］ AI L,CHEN J,CAI Y,et al. Prevalence and risk factors of fascioliasis in China［J］. Acta Tropica,2019,196:180-188.

［72］ MOKHTARIAN K,MEAMAR A R,KHOSHMIRSAFA M,et al. Comparative assessment of recombinant and native
　　　 immunogenic forms of *Fasciola hepatica* proteins for serodiagnosis of sheep fasciolosis［J］. Parasitol Res,2018,117（1）:
　　　 225-232.

［73］ VALERO MA,PEREZ-CRESPO I,CHILLON-MARINAS C,et al. *Fasciola hepatica* reinfection potentiates a mixed Th1/
　　　 Th2/Th17/Treg response and correlates with the clinical phenotypes of anemia［J］. PLoS One,2017,12（3）:e0173456.

［74］ WANG H,LI J,GUO B,et al. In vitro culture of *Echinococcus multilocularis* producing protoscoleces and mouse infection
　　　 with the cultured vesicles［J］. Parasit Vectors,2016（1）:411-417.

［75］ MACHICADO C,MACHICADO JD,MACO V,et al. *Fasciola hepatica* infection with liver fibrosis,cirrhosis,and cancer:
　　　 a systematic review［J］. PLoS Negl Trop Dis,2016,10（9）:e0004962.

［76］ ESCAMILLA A,ZAFRA R,PEREZ,J,et al. Distribution of Foxp3+ T cells in the liver and hepatic lymph nodes of goats and sheep experimentally infected with *Fasciola hepatica* ［J］. Vet Parasitol,2016,230:14-19.

［77］ KOLODZIEJCZYK L,LASZCZYNSKA M,MASIUK M,et al. Immunoexpression of intermediate filaments and morphological changes in the liver and bile duct of rats infected with *Fasciola hepatica* ［J］. Biotech Histochem,2015,90 （7）:1-9.

［78］ CARON Y,MARTENS K,LEMPEREUR L,et al. New insight in lymnaeid snails（Mollusca,Gastropoda）as intermediate hosts of *Fasciola hepatica*（Trematoda,Digenea）in Belgium and Luxembourg ［J］. Parasite Vectors,2014,7（1）:66.

［79］ CHUNG JY,BAE YA,YUN DH,et al. Experimental murine fascioliasis derives early immune suppression with increased levels of TGF-β and IL-4 ［J］. Korean J Parasitol,2012,50（4）:301-308.

［80］ MCKAY DM. The immune response to and immunomodulation by *Hymenolepis diminuta* ［J］. Parasitol,2010,137（3）: 385-394.

［81］ DE PAULA RC,Cassali GD,Negrão-Corrêa D,et al. Development and pathology of *Fasciola hepatica* in CCL3-deficient mice ［J］. Vet Parasitol,2010,173（1-2）:147-151.

［82］ TSUBOTA K,NAKATSUJI S,Matsumoto M,et al. Abdominal cysticercosis in a cynomolgus monkey ［J］. Vet Parasitol, 2009,161（3-4）:339-341.

［83］ FLYNN RJ,MULCAHY G. The roles of IL-10 and TGF-beta in controlling IL-4 and IFN-gamma production during experimental *Fasciola hepatica* infection ［J］. Int J Parasitol,2008,38（14）:1673-1680.

［84］ DREYFUSS G,NOVOBILSKY A,Vignoles P,et al. Prevalence and intensity of infections in the lymnaeid snail *Omphiscola glabra* experimentally infected with *Fasciola hepatica*,*Fascioloides magna* and *Paramphistomum daubneyi* ［J］. J Helminthol,2007,81（1）:7-12.

［85］ MAS-COMA S,BARGUES MD,VALERO MA. Fascioliasis and other plant-borne trematode zoonoses ［J］. Int J Parasitol. 2005,35（11-12）:1255-1278.

［86］ CHEN L,DAUGSCHIES A,WANG B,et al. Blood eicosanoids and immune indices during fasciolosis in water buffaloes ［J］. Parasitol Int,2 000,49（4）:273-278.

［87］ ITO A,CHUNG WC,CHEN CC,et al. Human *Taenia* eggs develop into cysticerci in scid mice ［J］. Parasitol,1997,114 （Pt1）:85-88.

［88］ DOYLE JJ. Evidence of an acquired resistance in calves to a single experimental infection with *Fasciola hepatica* ［J］. Res Vet Sci,1972,13（5）:456-459.

［89］ DOYLE JJ. Acquired immunity to experimental infection with *Fasciola hepatica* in cattle ［J］. Res Vet Sci,1971,12（6）: 527-534.

［90］ KENDALL SB,OLLERENSHAW CB. The effect of nutrition on the growth of *Fasciola hepatica* in its snail host ［J］. Proc Nutr Soc,1963,22:41-46.

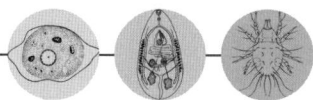

第二十一章

线虫感染的动物模型

线虫对宿主的选择相对严格,人是许多线虫的适宜宿主,为了深入研究线虫的生物学特征以及线虫与宿主之间的关系,构建线虫感染的动物模型是十分必要的。经过长期实践,寄生虫学家摸索出许多适合构建线虫感染的动物、适合感染的途径、方法和技术,建立了线虫感染的实验动物模型。这些动物模型在线虫生活史、致病性以及抗线虫药物的研究中发挥了重要作用,为线虫病的防治提供了良好的研究基础。

第一节 十二指肠钩虫与美洲钩虫

寄生于人体的钩虫,主要为十二指肠钩口线虫(*Ancylostoma duodenale*)和美洲板口线虫(*Necator americanus*),即十二指肠钩虫和美洲钩虫。目前,全球钩虫(hookworm)感染人数约 9 亿之多,我国的感染率为 2.62%,估计感染人数 1 697 万人,防治钩虫病依然任重道远,需要寄生虫学工作者和医务人员、疾病防控专家从病原体的基础研究、临床治疗和预防控制等方面的研究领域通力合作,才能达到消除钩虫病的目的。了解和掌握钩虫在宿主体内生长发育的特点,对防治钩虫病和有关基础研究有着相当重要的意义。构建钩虫的实验动物模型将为钩虫病的基础、临床与预防的研究工作创造条件,也为筛选治疗钩虫病的新药提供了一个可靠的研究手段。

一、器材和药品

构建十二指肠钩虫与美洲钩虫感染动物模型需要以下器材和药品。

（一）主要器材

生物显微镜,解剖显微镜(立体显微镜),离心机,恒温培养箱等。

（二）药品

0.5% 的盐酸溶液,醋酸氢化可的松。

二、模型动物选择

可选用小白鼠(体重 18~25g)、金地鼠(1~6 月龄)、仓鼠(6 月龄以上成年仓鼠)、沙鼠(体重 20~51g,3~6 月龄)、幼兔(体重 40~60g,约 2 日龄)或幼犬(1~1.8kg)等实验动物,雌雄不限。研究者可以根据自己的研究需要以及实际条件选择合适的模型动物。

三、虫种来源与保存

选用来自感染者的钩虫卵,经过体外培养获得丝状蚴后,感染动物构建十二指肠钩虫或美洲钩虫感染动物模型。

（一）虫种的来源

收集十二指肠钩虫或美洲钩虫感染者的粪便。采用双重平皿滤纸法进行幼虫培养。取大、小两个平皿,小的直径约为 6cm,大的直径约 10cm,将小平皿的底及周围用滤纸包裹后,皿底朝上,口朝下,安放在大平皿的中央。称取粪便约30g,加入适量清水洗涤沉淀后,将含卵粪渣置于小平皿底的滤纸上,放在28℃恒温箱中培养。每日加水,防止滤纸干燥。培养3天后,在大平皿内加水。以后每天检查并加水,保持水深3~4mm。再培养5~7天,吸取部分水,解剖镜下观察,可见虫体透明的钩蚴在水中作蛇形游动。镜下吸取钩蚴置于冷开水中,水洗2~3次,显微镜下鉴定虫种并计数。

(二) 保存

培养皿盛放适量无菌生理盐水,将检获的第3期幼虫放入培养皿,置于4℃冰箱,约7天仍具有感染性。构建动物模型的第3期幼虫宜尽快感染实验动物,不宜放置过久。

四、动物接种技术

动物接种可采用经皮感染、皮下注射、口腔感染及腹腔注射等途径感染动物,以经皮感染和皮下注射感染最为常见。钩虫建模接种方法和剂量:家兔接种幼虫参考数量一般为500~1 000条/兔;家犬接种幼虫参考数量一般为2 000~2 500条/犬。

1. 经皮感染　将接种动物仰卧固定后,剃去腹部毛发,依次以75%乙醇和蒸馏水棉球清洁皮肤(需去净乙醇),再用喷漆把直径1.7cm的玻圈固定在动物的腹部皮肤上,然后将含上述剂量的第3期钩蚴悬液0.2ml滴于玻圈内,持续1小时。

2. 皮下注射感染　将含上述剂量的第3期钩蚴悬液0.2ml用注射器注入模型动物的腹部皮下,再吸取适量蒸馏水注入皮下两次,以减少钩蚴残留在注射器内。

五、饲养条件与时间

选用适宜该动物的颗粒饲料,常规饲养即可。饲养时间以选用的实验动物、需要构建的模型虫种、虫期以及实验目的饲养不同时间。如选用小鼠构建幼虫移行期动物模型,饲养时间一般1周为宜,也可根据研究需要持续饲养1个月或更长。小鼠感染十二指肠钩虫后第30天,其肺内幼虫依然可见,其回收率明显显著下降(4.7%~6.3%);如为感染动物为金地鼠,感染后30天的幼虫回收率仍较高(33.7%~46.3%);而美洲钩虫感染仓鼠7天后,多数虫体进入肠道,肺内3期钩蚴很少,大约30天后肠道虫体发育成熟,可交配产卵。

每周给幼犬称体重1次,适当控制饮食,使幼犬体重控制在2kg以内。饲养时间在50~60天。

六、动物模型鉴定

实验动物感染钩虫后,是否满足实验动物模型的要求,可以通过以下方法进行鉴定。

(一) 病原学检查

根据研究需要,可以在设置的时间段处死实验动物,在不同脏器检获虫体,进行病原学检测鉴定。

对于鼠类小型动物,如小白鼠或金地鼠,可通过乙醚麻醉后使其颈椎分离致死。以手术剪从动物耻骨联合部,由下至上剪至下颌部位为止并剥离鼠皮。而后依次剪开腹腔和胸腔,将鼠的腹腔和胸腔脏器全部取出。使用手术剪将鼠的皮肤、肺及骨骼肌(包括头部的)剪碎,并与其他组织(心、肝、脾、肾、生殖器、肠及肠系膜等)分别置于100ml量杯中的塑料纱上。倒入0.5%的盐酸溶液淹没组织,量杯置于37℃水浴箱中24小时。轻轻提取塑料纱和分离物,沉淀液静置2~4小时,弃上清液,约留10ml液体,倒入15ml的离心管中,再沉淀后即得全部幼虫。各部位幼虫分布均较稳定,以骨骼肌为最多,其次为皮肤。这两种组织中分离的幼虫占全部幼虫的90%以上。凡感染后超过10天的动物则先取出全肠纵剖,用肉眼或在解剖镜下检出肠内和经水洗沉淀的粪便内的4期幼虫、童虫或成虫后,再按上述方法分离。所检获的虫体均采取70%乙醇加热固定,逐条鉴定并测其大小。

对于幼犬,可用饱和盐水漂浮法在粪便中检获虫卵,最早查见虫卵的时间为41天,最迟54天,其卵经培养均可孵出幼虫。用注射器静脉注入空气处死幼犬,以手术剪剪开幼犬的皮肤及腹腔,取出小肠纵剖,可获得较多的钩虫成虫。

(二) 病理学检查

1. 小肠　大体标本(肉眼观)可见部分小肠绒毛低矮或伴有分泌亢进;病理切片经HE染色镜下可见

上皮细胞变性脱落,固有层轻度充血伴有数量不等的炎症细胞浸润,以浆细胞最多,淋巴细胞次之,可见少量中性粒细胞,偶见嗜酸性粒细胞。

2. 肺　大体标本(肉眼观)可见肺脏组织呈轻度或中度充血,部分散在性轻度实变区肺泡内有出血及少量含铁血黄素沉着;病理切片经 HE 染色镜下可见肺泡间质出现炎症改变,浸润细胞多为嗜中性粒细胞、淋巴细胞及浆细胞,偶见嗜酸性粒细胞。

3. 肝　大体标本(肉眼观)可见肝脏轻度充血;病理切片经 HE 染色镜下可见部分肝细胞呈轻度浊肿改变。

(三) 免疫学检查

可用酶联免疫吸附试验(ELISA)、斑点酶联免疫吸附试验(Dot-ELISA)、滴金免疫渗滤法(DIGFA)检测感染动物的血清抗体,对于呈阳性结果的动物,解剖后查找虫体。

七、钩虫建模注意事项

1. 从患者粪便采集的钩虫卵,经过孵化后需要鉴定虫种,确保动物模型的准确性。

2. 选择活力较好的第 3 期钩蚴,以保证感染的效率。

3. 注意接种第 3 期钩蚴的数量根据不同的接种方法所需,不宜数量过大而导致感染动物死亡。

4. 人体钩虫感染非适宜宿主以幼龄动物为易。十二指肠钩虫感染 1~6 月龄幼犬后 17~73 天可发育为成虫、产卵、传代,并导致临床症状与体征。美洲钩虫感染 1~6 日龄地鼠后 35 天,在给予激素条件下,两性虫体发育成熟、产卵。若感染较大的地鼠皮肤经肺移行至小肠,虫体发育不到成熟即被排出。

5. 两种钩虫的实验动物模型包括以幼虫期和成虫期为主的两种动物模型。如果需要建立稳定的成虫期动物模型,建议使用免疫抑制剂;如果需要构建幼虫期动物模型,可以不用免疫抑制剂。

6. 通常认为美洲钩虫感染幼犬和地鼠后给予激素可提高其感染成功率(粪检虫卵阳性)、缩短虫体发育成熟的时间、延长虫体在肠内寄生的时间。可在感染之日起皮下注射醋酸氢化可的松 6mg/(kg·d),7 天后改为灌服,直至解剖为止。使用激素适用于构建成虫期动物模型;如果构建幼虫期动物模型,不建议使用激素。目前有些研究认为,是否使用激素对于动物模型构建没有明显影响,研究者可以根据自己的实验设计决定是否使用激素。

7. 两种钩虫第 3 期幼虫在模型动物体内迁移持续时间不同,十二指肠钩虫 3 期钩蚴感染后 3~70 天的沙鼠绝大多数肺内均可见 3 期钩蚴,但是美洲钩虫 3 期钩蚴在感染后 14 天肺内已经分离不到 3 期钩蚴,结果提示,美洲钩虫幼虫期动物模型最好使用感染后 14 天内的感染动物开展实验研究。

(程彦斌)

第二节　广州管圆线虫

广州管圆线虫病主要是由广州管圆线虫(*Angiostrongylus cantonensis*)幼虫侵害人的中枢神经系统而引起,人感染后常表现为嗜酸性粒细胞增多性脑膜炎或脑膜脑炎(eosinophilic meningitis or meningoencephalitis, EM),严重感染甚至危及生命。2004 年,该病被列为中国新发传染病,目前该病的致病机制尚不完全清晰,且仍未有治疗本病的特效药。因此,建立广州管圆线虫感染的实验动物模型,对于研究其致病机制、研发诊断新技术和新药物有着重要的意义。

一、器材和药品

建立广州管圆线虫感染动物模型需要以下器材和药品。

(一) 主要器材

高速组织研磨机,解剖显微镜,解剖针。

(二) 药品

胃蛋白酶消化液:胃蛋白酶 5g(3 000U),蒸馏水定容至 1L,并用浓盐酸调 pH 至 1~2,现用现配,亦可配制好后短时间贮存待用。

二、模型动物选择

常用 SD 大鼠,体重 180~220g,雌雄不限。

三、虫种来源与保存

从中间宿主体内查找和收集第 3 期幼虫,感染大鼠建立广州管圆线虫感染动物模型。

(一) 虫种来源

广州管圆线虫常见的中间宿主有褐云玛瑙螺、福寿螺和蛞蝓、蜗牛类,转续宿主有蛙、蟾蜍、淡水鱼、虾、蟹等。通常采集中间宿主褐云玛瑙螺、福寿螺,分离和收集第 3 期幼虫,即感染性幼虫,常用的方法有胃蛋白酶消化法、组织匀浆法、肺检法(操作方法详见第八章第三节)。胃蛋白酶消化法能够直观显示虫体的形态和活动度,且因螺组织消化后沉淀物少而计数较准确。但该方法检测速度较慢,且加胃蛋白酶后可导致部分幼虫死亡。该方法适合于幼虫分离、计数与定量筛选。组织匀浆法亦能够直观显示虫体的形态和活动度,幼虫活力保持较久,在 4~15℃部分幼虫可存活 2~3 周以上,但因沉淀物多常导致幼虫漏检。该方法适合于幼虫的分离、收集及动物的接种。肺检法简便、快捷,可根据幼虫结节的形状及大小初步估计幼虫所处的发育阶段。第 3 期幼虫与第 1 期幼虫结节形状近似圆形,结节内幼虫大多呈 O 状;第 2 期幼虫结节似椭圆形。但此法不能直观显示虫体的形态和活动度,且只适合于螺肺的解剖,有一定的局限性。该方法适合疫区大体螺类的定性筛查。通常应用酶消化法或组织匀浆法联合肺检法查找和收集幼虫,即用肺检法检测到结节密度较高的螺再行酶消化法或组织匀浆法,该操作可在较短时间内筛选到高度感染的螺,从而在较短时间内收集到较多的幼虫。

张仪等(2006)根据 GenBank 数据库中广州管圆线虫第 3 期幼虫的 cDNA 特异性片段基因序列(ACU17581)设计引物,上游引物 5'-ATCGCCGAGAACGCATTGAGC-3';下游引物 5'-AAAAAGGGGGCCAAAAGCAATGTA-3'。将采集的螺清洗干净,击破或压碎螺壳,将螺组织放入液氮。待冷冻后,放入预冷的研钵中研磨,用 TRIzol 提取 RNA,一步法获得 RNA,再进行 RT-PCR 扩增,反应总体积为 50μl。反应条件为:45℃ 45 分钟,94℃ 2 分钟,随后再按 94℃ 30 秒,60℃ 1 分钟,68℃ 2 分钟,循环 50 次;68℃ 7 分钟。该方法适合疫区大体螺类的定性筛查,发现阳性螺后再行酶消化法或组织匀浆法查找虫体以节约时间。

(二) 保存

培养皿盛放适量无菌生理盐水,将检获的第 3 期幼虫放入培养皿,置于 4℃冰箱,约 7 天仍具有感染性。

四、动物接种技术

动物接种可采用经口、皮肤感染和腹腔、皮下注射等途径感染动物,以经口感染最为常见。接种方法与剂量:建立感染广州管圆线虫实验动物模型主要有以下 4 种方法,每种方法接种的第 3 期幼虫数量不同。

1. 经口感染 用注射器吸取约含 50 条第 3 期幼虫的无菌生理盐水,用 9 号灌胃管从大鼠口中插进并直接注入虫体。

2. 腹腔注射感染 用注射器吸取含 50~100 条第 3 期幼虫的无菌生理盐水,注射入大鼠腹腔内。

3. 皮下注射感染 用皮试注射器吸取约含 100 条第 3 期幼虫的无菌生理盐水,注入大鼠的大腿皮下。

4. 经皮肤感染 将大鼠麻醉后,固定,剃去腹部的毛,然后用生理盐水清洁和湿润皮肤,用 5 号注射器针头轻轻划痕皮肤(更有利于幼虫从皮肤侵入),吸取约 100 条第 3 期幼虫滴在剃毛部位的皮肤上,滞留 25~30 分钟。

五、饲养条件与时间

接种后的大鼠,选用适宜的颗粒饲料进行常规饲养即可,无须添加特殊食料。于大鼠感染后第 6 周、第12~23天、第50天,分别从粪便内检获第1期幼虫、从脑组织检获第5期幼虫、从心肺组织中检获成虫。

六、动物模型鉴定

实验动物感染第3期幼虫后,是否满足实验动物模型的要求,可通过病原学检测、病理学检测、免疫学检测进行鉴定。

(一)病原学检查

分离和检测感染的大鼠体内各期虫体。

1. 第1期幼虫的收集　大鼠感染后第6周,每隔12小时收集一次粪便,连续收集3天。将收集的所有粪便浸泡在去氯自来水中,捣碎后经100孔/25.4mm铜丝筛过滤。收集滤液,采用自然沉淀法收集虫体:室温静置沉淀30分钟后,去上清液。再加水静置沉淀15分钟后,去上清液,留沉淀物。将沉淀物加适量去氯水,倒入培养皿中,解剖镜下检查幼虫,并分离计数。亦可置于贝氏装置(Baermann apparatus)中用两层滤纸过滤,于室温下静置2小时后收集过滤所得滤液,以低转速离心10分钟后,弃去上清液,再以去氯水清洗一次并离心,弃去上层液后,即可得第1期幼虫。

2. 第5期幼虫的收集　大鼠感染第3期幼虫后第12~23天是第5期幼虫迅速生长阶段。感染24~30天后幼虫已稀少,大部分虫体逐渐从脑组织转移至心、肺定居。故于感染后第19~21天内,将大鼠麻醉后处死,将脑组织取出放入盛满pH为7.4磷酸缓冲液(PBS)的平皿中,置解剖镜下,用镊子撕碎脑组织,或用解剖针钝性分离脑组织,分离检获第5期幼虫(有时可能为第4期幼虫),无菌生理盐水反复洗涤后,收集并冷冻保存。

3. 成虫的收集　大鼠感染约50天后,将大鼠麻醉、处死。剪开大鼠胸腔,充分暴露胸腔,取出心脏和肺。生理盐水清洗后,于解剖显微镜下检查心腔及肺组织中所有血管,挑出成虫,区分雌雄虫体,分别用无菌生理盐水和PBS洗涤后,收集并冷冻保存。

(二)病理学检查

1. 肺　大体形态观:肺组织呈不同程度肿胀,相对重量增加,感染时间越长肿大越明显。肺的表面和切面可见点状、小片状淤血和出血灶。肺动脉及其分支可见虫体栓塞。肺内可见有针尖大小黄白色虫卵结节。感染时间越长,病变范围越广泛,肺实变亦明显。另外,肺病灶区亦可见小脓肿、肺气肿及肺不张等病变。镜下形态观:早期肺组织仅见病灶区充血、出血。中期见肺动脉内有成虫阻塞,血管内皮细胞轻度增生,肺组织中有新鲜虫卵结节,周围有较多炎性细胞浸润。晚期可见大小不等的虫卵结节,结节周围有组织细胞反应及纤维化,肺泡隔增厚,肺泡轮廓消失,结节内虫卵可发育为多细胞期、含幼虫期及第1期幼虫,一个结节中可见10~20个虫卵和第1期幼虫;成虫阻塞于肺动脉内,血管内皮细胞簇状增生,肺小动脉呈现坏死性血管炎;肺组织伴有支气管肺炎、肺脓肿等病理变化。

2. 脑　大体形态观:在感染早、中期,脑膜充血,有散在点状出血;在感染后期,脑膜表面充血伴脑膜增厚。镜下形态观:感染早期,部分顶叶皮质区可见少数幼虫;感染中期,脑膜充血、散在点状出血伴水肿及淋巴细胞浸润;感染后期,脑膜增厚、纤维化及组织细胞增生。感染度越高,病变越严重。

3. 心　大体形态观:感染早期未见异常,从感染中期开始,心腔内可见成虫致心室扩大,少数心包膜表面有纤维素渗出。镜下形态观:在感染中期,右心腔中可见成虫,虫体嵌入腱索和乳头肌之间,周围伴纤维素和血凝块,内皮细胞部分脱落,部分内膜层见棕黑色色素沉着,心肌纤维肿胀伴水肿变性,间质水肿、充血,有嗜酸性粒细胞浸润。

4. 肝　在感染各期,大体和镜下形态观无明显差别。大体形态观:肝呈暗红色、质软。镜下形态观:肝小叶结构存在,部分中央静脉扩张,部分肝细胞脂肪变性与肿胀,肝内见色素沉着,库普弗细胞增生活跃,汇管区胆管内皮细胞增生并有炎性细胞浸润。

(三)免疫学检查

可用酶联免疫吸附试验(ELISA)、斑点酶联免疫吸附试验(Dot-ELISA)、金标免疫渗滤法(DIGFA)检测所感染的大鼠的抗体,对于呈阳性结果的大鼠,解剖后查找虫体。

七、广州管圆线虫建模注意事项

1. 从外界采集的螺,需要清洗干净,以免有自由生活的线虫污染。
2. 选择活力较好的第 3 期幼虫,以保证感染的效率。
3. 注意接种第 3 期幼虫的数目根据不同的接种方法而确定,不宜接种数目过多的第 3 期幼虫而导致感染动物死亡。

(马长玲)

第三节 班氏丝虫与马来丝虫

班氏吴策线虫(*Wuchereria bancrofti*)和马来布鲁线虫(*Brugia malayi*),也称班氏丝虫和马来丝虫,其动物模型的建立对于进行淋巴丝虫的分子生物学特性、免疫学诊断,丝虫病的免疫、发病机制、病理学及其药物筛选等方面的研究具有十分重要的意义。建立丝虫实验动物模型必须具备的知识和条件:①了解被选用的病原及其媒介的生活史;②在实验室里复制这些病原和媒介的能力;③在终末宿主体内,宿主-寄生虫关系的研究中,动物模型必须尽可能相似的模拟人体感染的一个或多个特征;④必须能控制与实验终末宿主、病原和媒介有关的实验变异。

1945 年,美国和英国的一些实验室建立了丝虫-棉鼠动物模型,这是人类最早也是至今仍广泛应用的一种动物模型,该动物模型适用于抗丝虫药物筛选等方面的研究,海群生就是应用该动物模型研制的结果。在 1970 年以前,用各种鼠类建立彭亨丝虫(*Brugia pahangi*)或马来丝虫动物模型的尝试都遭到了失败。1970 年,Ash 和 Riley 用 3 种布鲁属线虫:彭亨丝虫、亚周期型马来丝虫(subperiodic *Brugia malayi*)和派特丝虫(*Brugia patei*)人工感染长爪沙鼠(*Meriones Unguieulataus*)获得成功,为淋巴丝虫的研究奠定了基础,这是丝虫实验动物模型研制工作的一个重要里程碑。

人是班氏丝虫的唯一终末宿主,迄今尚未发现班氏丝虫有保虫宿主的文献报告。1971 年,Ash 等人曾报告萨摩亚株亚周期型班氏丝虫在长爪沙鼠体内的早期发育。此种丝虫能完成第 3 次蜕皮,但在第 6 周左右虫体发育至第 4 期早期时,即停止发育。虽然这项工作仅取得有限的成功,但对班氏丝虫动物模型的建立是有启发的。1979 年,Zielke 将西非株班氏丝虫感染期幼虫分别接种长爪沙鼠和纳塔尔多乳鼠(*Mastomys natalensis*),均获得幼虫。班氏丝虫幼虫在多乳鼠体内存活的时间比在沙鼠体内长,但接种 60 天后,虫体发育受到抑制,因此认为两种啮齿动物不是其适宜宿主。1979 年和 1982 年,国外学者在班氏丝虫动物模型的研究方面取得了很大进展,发现台湾猕猴(*Macaca cyclopis*)和银叶猴(*Presbytis cristatus*)对班氏丝虫具有较高的易感性,可作为动物模型。但这些猴类均属珍贵动物,来源有限,代价很高,因此不适合用于一般实验室。

马来丝虫除可寄生于人体外,还能在多种脊椎动物体内发育成熟。能自然感染亚周期型马来丝虫的动物有长尾猴、黑叶猴、群叶猴、叶猴、家猫、豹猫、野猫、狸猫、麝猫以及穿山甲等,其中叶猴感染率可达70%。在印度尼西亚、马来西亚、菲律宾和泰国,由马来丝虫引起的森林动物丝虫病,已成为重要的动物源性疾病,并在动物与人,以及人与人之间发生传播。

1975 年,遵义医学院寄生虫学教研室在国内成功建立了周期型马来丝虫-长爪沙鼠动物模型。1998 年,大连医科大学寄生虫学教研室完成了我国七个不同地区周期型马来丝虫虫库的建立。

我国仅有班氏丝虫和马来丝虫流行,这两种寄生虫寄生于人体的淋巴系统。我国存在的马来丝虫属于夜现周期型,虽实验感染猕猴、家猫和长爪沙鼠获得成功,并从这些动物体中可以获得成虫,但尚无动物自然感染的报道。在研制的马来丝虫-长爪沙鼠动物模型中,有许多成虫寄生于沙鼠淋巴系统,与人体感染十分接近,因此研究丝虫感染(或丝虫病)与人体之间的关系用沙鼠是非常理想的动物模型。

一、器材和药品

建立马来丝虫感染动物模型需要以下器材和药品。

（一）主要器材

解剖镜,贝氏分离器,水浴箱,注射器,头皮针式接种器,广口瓶,解剖针,饲血瓶,平皿等。

（二）药品

无菌生理盐水,冰醋酸,乙醇,乙醚,甘油,Hank 液（pH7.0~7.2）,酵母粉,兔肝粉,兔血,10% 糖水等。

二、模型动物选择

我国存在的马来丝虫属夜现周期型,目前为止尚无动物自然感染的报道,实验感染长爪沙鼠,猕猴和家猫已获得成功。

（一）常见动物

我国流行的马来丝虫已成功接种动物即长爪沙鼠。人工感染马来丝虫最好选用 1~3 个月左右大小的雄性幼鼠,其接种成功率及虫载负荷都比雌性沙鼠高。

长爪沙鼠,隶属于仓鼠科（Cricetidae）的沙鼠亚科（Gerbillinae）,这个亚科约有 14 个属,其寿命最长可达 2~3 年。1935 年,长爪沙鼠由日本人从蒙古东部引出并进行实验驯化,它是一种有着广阔应用前景的多功能实验性动物,具有许多独特的生物学特性,已被广泛用于医学、生物学等不同领域的研究。目前,国外已培育了多个近交系和突变系,国内仅有封闭种群。

（二）其他动物

据研究资料报告,虽然通过人工接种马来丝虫感染期幼虫也可以感染恒河猴（Macaca mulatta）、家猫等动物,并能较长时间获得微丝蚴,也可以获得成虫。微丝蚴在猫体内维持 9 个月,在恒河猴体内可达 2 年以上。然而,在一项研究中发现,雪貂（Mustela putorius furo）皮下注射马来丝虫感染期幼虫产生的病理变化与人体感染后所产生淋巴水肿的临床症候群相似。在皮下接种感染期幼虫 5~8 个月后,成虫主要存在于淋巴管,也存在于皮肤和心脏。85%~90% 感染的雪貂中,微丝蚴血症在接种后 3 个月显著增多,可持续 6~8 个月。静脉接种微丝蚴,微丝血症可持续 3~4 周,4 个月后微丝血症逐渐减少至零。感染的雪貂所表现出病理性损害与人类相似。马来丝虫已经成功接种的实验动物除了上述动物外还包括乳鼠属（Mastomys）和小鼠（mice）。

三、虫种来源与保存

丝虫病的传染源为外周血内有微丝蚴的患者和带虫者。2007 年经 WHO 批准认可,我国成为全球第一个宣布消除丝虫病的国家,目前我国原丝虫病流行地区只有慢性丝虫病患者。因此,如今的实验室研究人员感染蚊虫所用的微丝蚴主要来自实验室保种的丝虫感染的阳性长爪沙鼠。

（一）虫种来源

1. 微丝蚴阳性患者的静脉血液　20 世纪 80 年代,实验室研究人员感染蚊虫所用的微丝蚴多半来自丝虫病流行区高密度马来微丝蚴血症者的血液。先采集感染者耳垂血或手指末梢血液,采用厚血膜涂片法检查微丝蚴密度。通常每个高倍视野虫体数要求达到 6~10 条以上,然后抽取抗凝静脉血 3~5ml 备用（需用肝素或枸橼酸钠对人血作抗凝处理）。

2. 微丝蚴阳性长爪沙鼠的腹腔液　如今学者大多数是从实验室保种的丝虫感染阳性沙鼠的腹腔灌洗液中获取微丝蚴。首先检测阳性沙鼠感染虫体负荷,通常以高感染性即每个高倍视野虫体数 100~200 条及以上为宜。然后向阳性沙鼠腹腔中注入 5ml 无菌生理盐水,上下转动沙鼠,抽取含有微丝蚴的腹腔液,加入事先已制备的抗凝兔血（或人血）进行倍比混匀,以每毫升血液中微丝蚴含量约 500 条（或低倍镜下每个视野约 10 条微丝蚴）饲蚊为宜。

（二）蚊媒感染与感染期幼虫的收集

1. 蚊媒感染　首先用人胎盘膜、盐渍或风干的猪肠衣（是一种廉价人胎盘膜替代品,容易得到并且效果良好）包贴饲血器（瓶）底部,注意不要有漏孔,用作离体饲血之用。从阳性长爪沙鼠腹腔液中抽取微丝蚴加入新鲜兔血中,混匀后取 5ml 血置于 250ml 广口瓶的瓶底部,用胎盘膜封好,供中华按蚊饲用。饲血器放在蚊笼金属网上,保持饲血器温度在 37~38℃ 之间,让蚊笼内饥饿的蚊虫主动吸血。我国传播马来丝虫病的传播媒介为中华按蚊（Anopheles sinensis）和嗜人按蚊（Anopheles anthropophagus）,实验室常使用中华按蚊为传播媒介。

2. 感染期幼虫的收集 因蚊媒虫种和养蚊室饲养条件不同,蚊媒体内的丝虫感染期幼虫发育成熟的时间有所差异。周期型马来丝虫微丝蚴在中华按蚊体内通常需经 7~11 天发育成熟,形成感染期幼虫。观察蚊体内感染期幼虫是否已发育成熟,应首先采集少数感染蚊虫,用解剖针分解蚊体,分离丝虫的幼虫,用碘酒快速染色制片,在解剖镜下观察其尾部的 3 个乳突发育程度,如果其发育成熟,可采用蚊体解剖法和改良贝氏分离法分离收集丝虫感染期幼虫。

(1)蚊体解剖法收集幼虫:在蚊笼底部先放一张白纸,用吸蚊管吸出蚊虫或将整笼蚊虫用乙醚麻醉致死,然后挑取蚊虫放置在滴有生理盐水的凹玻片上,除去蚊翅及三对足,在解剖镜下逐个解剖,挑取感染期蚴于盛有 0.5ml 生理盐水或 Hank 液(pH 7.0~7.2)或 Earle 液等分离液的离心管中并计数,供接种备用。

(2)改良贝氏分离法收集幼虫:①在蚊笼底部先放一张白纸,并将感染蚊笼转入装有乙醚的密闭塑料袋中,待笼内的蚊虫被麻醉致死后,将蚊虫置于 12cm×8cm 大小的玻璃板上,滴加少量生理盐水,用试管在蚊体上滚压,压力不能过大,以免损伤感染期幼虫及出现较多的虫体蛋白;②把碾碎的蚊体转入贝氏分离器中,以单层 140 目(网孔直径约 0.11mm)的绢纱作为贝氏分离器的滤网,绢纱可减少杂质及蚊卵的通过,以达到使蚊卵、蚊体组织碎片与感染期幼虫分离的目的;③贝氏分离水浴槽水温控制在 30℃,在水浴槽下添加一个 37℃ 的水浴箱,使水浴槽及水浴箱水温相差 7℃,能诱导更多的感染期幼虫穿过绢网进入贝氏分离胶管中。待贝氏分离感染期幼虫 40 分钟后,撤走下部的水浴箱,再静置和冷却贝氏分离胶管 20 分钟,以降低贝氏分离胶管内的温度,使感染期幼虫活动力减弱而沉积于管底部,有利感染期幼虫的收集;④将贝氏分离胶管内的感染期幼虫移入离心管中,沉淀 30 分钟,除去上清液,保留含有感染期幼虫的沉淀物。有报道用生理盐水、Hank 液或 Earle 液等洗涤感染期幼虫的沉淀物 2 次,在接种丝虫幼虫后 1~2 天内不再发生沙鼠死亡。这可能是由于洗涤感染期幼虫而减少了接种液中蚊体蛋白的含量,使沙鼠不会因为对异体蛋白过敏反应而死亡;⑤将感染期幼虫移入凹玻片上并计数,以供接种沙鼠之用。

四、动物接种技术

动物接种可采用腹腔注射、皮下注射和眼接种等方法感染动物,其中以腹腔注射法最为常见。

(一)腹腔注射接种法

接种剂量 接种前,用 5ml 注射器吸取 3ml 生理盐水,然后吸入少量空气作标记,再吸取感染期幼虫,通常每只沙鼠接种感染期幼虫 50~200 条。有研究表明,大于 80% 的雄性沙鼠可发展稳定的微丝蚴血症,而雌性沙鼠不到 50%,但雌性和雄性沙鼠对感染期幼虫到成虫阶段的易感性没有显著的不同,被接种沙鼠一般要求以雄性为主,鼠龄在 1~3 个月为宜,感染成功率较高。

(二)皮下注射接种法

采用头皮针式接种器在沙鼠蹊部皮下注射感染期幼虫。接种时,当针头进入皮下后,稍移动针头,扩创成一个皮下组织囊,然后注射已计数的感染期幼虫。皮下注射后,在最初的 4 天大部分幼虫在注射部位附近的皮肤内发现,随后主要在淋巴管中发现。大约25%的感染期幼虫发育为成虫,定居在淋巴结、心脏、肺和胸膜腔。雌性沙鼠比雄性沙鼠更容易感染淋巴管。在雌性沙鼠,大多数见于下肢的淋巴管,而在雄性沙鼠,大多数虫体在睾丸的排出淋巴管中发现。

(三)眼接种法

将微丝蚴滴在沙鼠的角膜上进行眼接种,微丝蚴可以穿透角膜,在 5 分钟内一部分虫体可在胸膜腔内发现,而且大多数虫体最终将在那里定居。这导致了一个相对低水平的微丝蚴血症,这可能是由于微丝蚴进入循环系统前侵入毛细血管的原因。

五、饲养条件与时间

建立周期型马来丝虫感染的动物模型需要媒介中华按蚊和动物宿主长爪沙鼠。

(一)中华按蚊饲养

中华按蚊的饲养时间和温度 在适宜的温度和环境中,从蚊卵发育到成虫约 2 周。按蚊最适宜生长发育的温度为 20~25℃。雄蚊平均寿命为 1~3 周,雌蚊在夏天一般能存活 1 个多月,而越冬的雌蚊存活可达数月之久。1~4 日龄的蚊幼虫每天用兔肝粉及酵母粉喂养,羽化 1~2 天后喂血。蚊虫在室温 28~30℃、相对湿度在 80%~90% 的条件下,间隔 2 天左右饲兔血,蚊虫吸血 30~60 分钟。同时保证饲养期间每天用 10% 糖水补充营养,喂饲含微丝蚴血经 7~11 天,即可在蚊体内收集到感染期幼虫。

(二) 长爪沙鼠饲养

无论采用何种方式接种感染期幼虫的长爪沙鼠,均可按常规的小鼠饲养方法进行饲养,阳性沙鼠可单只饲养,也可以成对饲养。在饲养长爪沙鼠过程中,其尾部或身体其他部位皮肤一旦损伤出血便很容易被其他沙鼠咬死。长爪沙鼠有较强的"一夫一妻"配对倾向,具有一些独特的行为和社会结构特征,幼鼠分笼宜早不宜过晚。

六、动物模型鉴定

沙鼠一般于接种后的 3 个月左右检测微丝蚴或成虫,通常采用病原学检测。

(一) 微丝蚴检测

1. 腹腔液检查法　用乙醚麻醉沙鼠,一手持握沙鼠,使腹向上,另一手用 6 号针头的结核菌素注射器,吸取 1ml 灭菌生理盐水,注入沙鼠腹腔,抽出针头,立即摇晃沙鼠,使液体均匀分布在沙鼠腹腔内。然后用原注射器再次刺入沙鼠腹腔,此时翻转沙鼠,使腹向下,抽出少量腹腔注射液,镜检微丝蚴。

2. 沙鼠眶窦静脉或心脏血检查微丝蚴　用乙醚麻醉沙鼠,然后用 5 号半针头的结核菌素注射器采取眶窦血或心脏血,进行鲜血法及厚血膜片溶血吉氏染色法镜检微丝蚴。

3. 剖检法检查微丝蚴　用乙醚麻醉处死接种鼠,将其固定在解剖盘上。开胸后立即进行心脏穿刺,采取心脏血,取三大滴血制成厚血膜片,剩余的血置于 20% 乙醇内离心,然后镜检微丝蚴。

血液中检获的微丝蚴按一般常规制片法。腹腔液中检获的微丝蚴,分别滴于事先涂有少量血清的玻片上,直接用甲醇或冰醋酸固定,按热梅氏苏木精染色法制片,用显微镜观察测量。

(二) 成虫检测

剖检法检查成虫　用乙醚麻醉后处死沙鼠,打开整个胸和腹腔,然后将心、肺、睾丸(或卵巢)及其附近组织、淋巴结、淋巴管、肝、肾、其他内脏、胸腔洗出液、腹腔洗出液分别置于盛有 Hank 液(pH7.0~7.2)的平皿内,撕碎组织,用肉眼和解剖镜检查成虫。成虫用冰醋酸固定,70% 乙醇保存,乙醇甘油逐步透明,作临时封片,镜检及测量。

马来丝虫的长爪沙鼠动物模型,虽然虫体寄生部位与在人体内的寄生部位不同(人体主要寄生于淋巴系统包括淋巴结和淋巴管),但可从沙鼠的腹腔内、雄鼠睾丸等处获得到一定数量的成虫,同时可以获得大量的微丝蚴。马来丝虫成虫和微丝蚴亦可少量出现于沙鼠淋巴系统和血液中。微丝蚴一般出现在沙鼠被接种后 3 个月左右,在腹腔中出现的时间较早,并可存活长达 2 年时间。

七、丝虫建模注意事项

注射器插入腹腔后,保证其不要扎入肠管中,气泡进入腹腔后继续向沙鼠腹腔中注入生理盐水 2ml,以保证感染期幼虫完全接种于沙鼠腹腔内。接种后的沙鼠分笼饲养,做好标记。

对感染期幼虫进行腹腔注射可以让虫体恢复得更好,超过 90% 的幼虫在腹膜腔内存活和发育,高达 50% 的幼虫可发育到成虫阶段,因此更容易收集和计数虫体。尽管腹腔注射是建立成虫感染的一种有效的途径,但与自然感染相比,腹腔注射后的虫体定位和病理性损害是不同的,这可能限制了腹腔接种实验的实用性。

(杨凤坤)

第四节　结膜吸吮线虫

结膜吸吮线虫(*Thelazia callipaeda*)属于吸吮线虫属,是专性寄生于人与犬、猫、兔等动物眼内的寄生虫(又称眼虫),是一种人兽共患寄生虫。本虫主要分布于我国及其他亚洲国家,近年发现欧洲流行亦较严重。目前我国26个省份有病例报道。该病最早(1917)在我国发现,其后病例不断增多,我国文献报道的病例数居各国之首。安徽医科大学研究团队通过长期系统的流行病学调查和反复的实验研究,证实了我国结膜吸吮线虫的媒介宿主为冈田绕眼果蝇(*Amiota okadai*),同时研究发现大绕眼果蝇(*Amiota magna*)也是我国结膜吸吮线虫的传播媒介,而欧洲的传病果蝇为变色伏绕眼果蝇(*Phortica veriegata*)。该课题组先后创建了发酵水果包诱捕及直接网捕等采集媒介果蝇、媒介果蝇感染与饲养、以及犬和兔感染与饲养等技术,成功建立了媒介果蝇感染模型及实验动物感染模型,在实验室里完成了结膜吸吮线虫生活史的全过程,为结膜吸吮线虫传播媒介确定、疾病的防治提供了有效的实验技术支持。该项技术同时也在欧洲意大利等地应用,获得满意效果。通过运用此项技术,在意大利完成流行病学调查和标本采集,实验室接种感染等研究,并证明欧洲眼虫媒介果蝇为变色伏绕眼果蝇。

一、器材和药品

建立结膜吸吮线虫感染动物模型需要以下器材和药品。

(一) 主要器材

生物显微镜,解剖显微镜,解剖针,平皿等。

(二) 药品

吉姆萨染液,70% 乙醇。

二、模型动物选择

结膜吸吮线虫主要的保虫宿主为犬,其次为猫、兔等动物。流行病学调查结果显示犬为最适宜的自然感染的宿主,通过对犬的实验室感染,可获得满意的实验研究结果。将自然感染犬眼内的虫体,通过移植实验,证实家兔、豚鼠、猕猴也适于结膜吸吮线虫寄生。但比较这些动物饲养的方法和实验的简便性,家兔为最适宜的实验动物模型。我国亦有实验报告表明猴、长爪沙鼠皆可做实验保种动物。

三、虫种来源与保存

结膜吸吮线虫为生物源性线虫,其中间宿主(传播媒介)在我国主要是冈田绕眼果蝇,在欧洲为变色伏绕眼果蝇。犬作为保虫宿主,感染十分普遍。因此,成虫的获取,可以通过流行病学调查,从感染的犬眼中收集;初产蚴亦可从感染犬眼的分泌物中或直接解剖发育成熟的雌性成虫获取;而感染期幼虫可以通过解剖中间宿主果蝇获得。

(一) 成虫的来源与保存

由于犬感染结膜吸吮线虫较为普遍,可通过对犬的流行病学调查,来判定犬眼中是否有本虫寄生。对于有自然感染的犬,采取如下方法取虫:在犬主人帮助下,缚住犬四肢和嘴,使其侧卧于地面,用橡皮洗耳球吸取无菌生理盐水,冲洗犬眼结膜囊,此时虫体可随生理盐水外溢而被取出,获得自然感染来源的结膜吸吮线虫成虫。

根据实验需要,取出的部分虫体可以用70%乙醇固定保存;其余用于移植实验,将产蚴期成虫,雌雄虫配对,移植到家兔眼内保种,继而深入研究本虫的生活史及传播,以及生物学特性、致病等相关内容。

(二) 初产蚴的来源与保存

结膜吸吮线虫的生殖方式属卵胎生,产出的幼虫称作初产蚴(图21-1)。自然感染的犬等动物、移植感染的动物、或幼虫感染后35~37天的实验动物,眼内雌虫已发育成熟并产出初产蚴,故可在感染动物的眼分泌物内采集到初产蚴。但此时得到的初产蚴数量较少且混有眼分泌物,通常很少采用此法。成熟雌虫产下的或从子宫内剖出的皆为可活动的初产蚴,实验中常采用成熟雌虫解剖方法,直接收

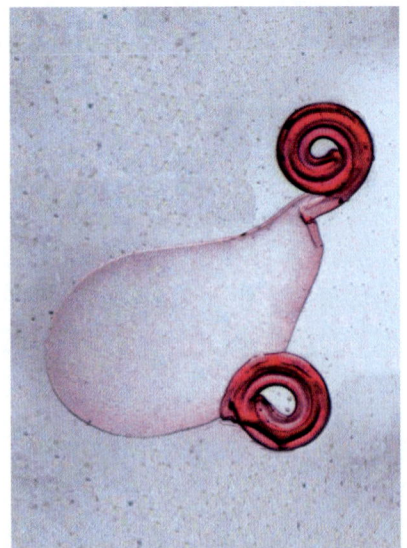

图 21-1 结膜吸吮线虫初产蚴

集从其子宫内释出的初产蚴。其自然形态为盘曲状,体被鞘膜,幼虫尾端拖挂 1 个大的膜囊。初产蚴在 20~23℃、湿润条件下可存活达 72 小时以上,短期保存可选择此条件。

(三) 媒介果蝇的感染与感染期幼虫的收集

取 3 只成功移植感染的家兔作为虫源,以实验室繁殖出的第二代及二代以后的冈田绕眼果蝇用于实验感染。每日检查兔眼分泌物中初产蚴数量,达到一定数量后取其眼分泌物喂饲二代的果蝇。也可直接解剖结膜吸吮线虫雌虫,从其子宫释出初产蚴,进行果蝇喂饲感染。喂饲前,将果蝇断水断食 6 小时,使果蝇处于饥渴状态,以利于后续摄食;喂饲时,蝇数与幼虫数之比为 1:3,将初产蚴混于略发酵的果汁中,置玻片上,将玻片放入蝇笼底部光亮处或倒置蝇笼上壁纱上,蝇聚集玻片处食取果汁中所含幼虫而感染。每日喂饲,并观察果蝇生存状态。感染 17~20 天后,对上述果蝇逐只进行解剖鉴定检查。解剖时使用解剖针挑开果蝇头部,按压其口器,可以发现自口器中逸出的结膜吸吮线虫幼虫,而无幼虫逸出的果蝇,则为未感染成功的果蝇。通过收集解剖出的幼虫,即可获得结膜吸吮线虫感染期幼虫(图 21-2)。

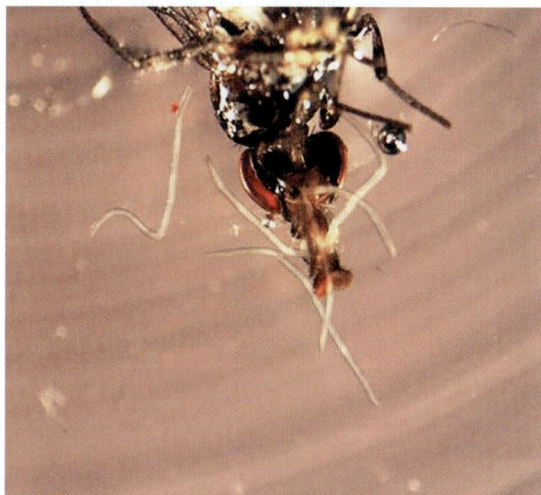

图 21-2　果蝇口器逸出的感染期幼虫

也可通过发酵水果包诱捕及直接网捕等方法,采集媒介果蝇,进行解剖检查和鉴定,从自然感染的果蝇体内解剖分离出结膜吸吮线虫感染期幼虫,进行后续的实验研究。感染期幼虫可用 75% 乙醇长期保存。

四、动物接种技术

接种数量:对于仅作为虫株保存使用的动物接种,可将采自保虫宿主眼内的自然感染的结膜吸吮线虫成虫,移植感染实验家兔眼内,双眼均可感染。若短期保种备用,接种成虫数量不限;若长期保种传代,则接种成虫数量一般不超过 20 条/眼。若建立实验动物临床感染模型,可以根据所需模型轻重,选择接种虫数,左右眼均可,也可单眼接种,另一眼作对照。重症模型者每只眼接种 40 条以上,轻症者接种 20 条以内。

根据实验研究的需要,可选择结膜吸吮线虫生活史中相应的虫期进行感染接种。在实验研究中,若仅用于虫种的保存,通常可将采集的成虫直接转移感染家兔眼内即可。结膜吸吮线虫成虫寿命半数达 1 年,少数存活可长达 2 年半以上,可完成虫种保存实验研究需要。若需要研究在中间宿主媒介果蝇体内的生活史,需要选择初产蚴进行果蝇饲喂感染。而研究结膜吸吮线虫在终末宿主眼内的发育情况和致病机制,则需要采用感染期幼虫接种实验动物。

五、饲养条件与时间

接种后的犬、兔等实验动物,按照相应动物的常规饲养方法喂养即可,无须添加特殊食料。根据结膜吸吮线虫成虫寿命,接种动物饲养时间一般在 1 年左右。

六、感染动物模型鉴定

可通过检查感染动物患眼,来确定是否成功建立感染动物模型。当翻开患眼的眼睑检查时,可见虫体受到惊扰游动,并潜入结膜囊底部。另外可见患眼结膜充血,虫体多于 3 条时,常绕曲成团,寄生于眼结膜囊上穹隆、下穹隆,以及内眦、外眦等处(图 21-3)。以生理盐水冲洗感染动物患眼,检查冲洗液,可对结膜吸吮线虫感染情况进行

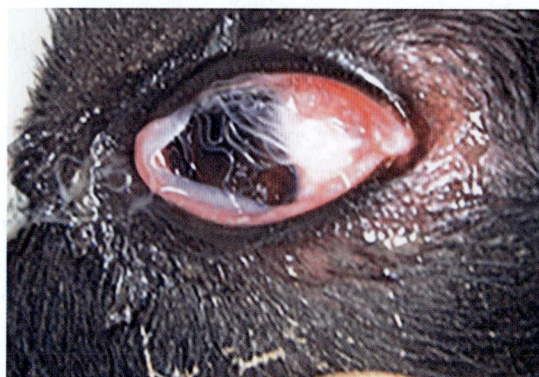

图 21-3　犬眼中寄生的结膜吸吮线虫成虫

检查和鉴定。

七、结膜吸吮线虫建模注意事项

实验动物接种后,早期连续数天每日观察接种效果,并记录有无死亡虫体随眼分泌物排出。若接种虫数较多,随着时间推移,动物可出现眼部不适、流泪、眼红、分泌物增多等症状,每日观察动物状态和眼部症状即可。

(罗庆礼)

第五节 旋毛形线虫

旋毛形线虫(*Trichinella spiralis*)简称旋毛虫,常用的实验动物模型有小鼠、大鼠、豚鼠、兔等,可用于旋毛虫活虫体的保种与传代、生物学特性、血清学诊断、侵入机制、免疫预防与治疗以及与宿主相互作用机制等的研究。

一、器材和药品

包括虫体分离、接种动物、病原学检查、血清学检查及分子生物学检查所需要的器材和药品。

1. 分离虫体与接种动物及病原学检测所需器材和药品 烧杯,锥形量筒,三角烧瓶,手术剪,镊子,载玻片,生物显微镜;胃蛋白酶,盐酸等。

2. 免疫学检测所需器材和药品 200μl 可调节微量移液器,聚苯乙烯微量反应板,酶联免疫检测仪,恒温箱;HRP-山羊抗小鼠 IgG,邻苯二胺,双氧水(过氧化氢)等。

3. 分子生物学检测所需器材和药品 超净工作台,高速离心机,涡旋仪,PCR 扩增仪,微波炉,电泳仪,凝胶成像系统;*Taq* 酶,dNTPs,分子量指示物,PCR 试剂及核酸提取试剂盒,磷酸盐缓冲生理盐水(PBS),Tris-乙酸电泳缓冲液(TAE),琼脂糖凝胶,扩增旋毛虫核糖体延伸片段 5 基因(expansion segment 5,ESV)、转录间隔区 1 基因(internal transcribed spacer 1,ITS1)和 ITS2 基因的特异性引物等。

二、模型动物选择

目前有 150 多种动物可感染旋毛虫,实验感染旋毛虫常用的小型实验动物有大鼠、小鼠、豚鼠及兔等。虽然不同品系的大鼠和小鼠对旋毛虫的感染性不同,但多种大鼠(SD 大鼠、Wister 大鼠等)及小鼠(如瑞士 CD1 小鼠、昆明小鼠、BALB/c 等)均适合于旋毛虫的传代保种。根据研究目的不同,也可实验感染犬、狐、猪、马、绵羊、山羊、鹿等动物。如果要鉴别从动物体内获得的虫体是否是伪旋毛虫(*T. pseudospiralis*),可实验感染母鸡和鹌鹑。巴布亚旋毛虫(*T. papuae*)和津巴布韦旋毛虫(*T. zimbabwensis*)在自然温度(26~32℃)下可实验感染凯门鳄、蜥蜴、蟒蛇、海龟等爬行动物。

三、虫种来源与保存

自屠宰场取猪肉(膈肌、舌肌或咬肌等),或现场调查中获得的犬肉、野猪肉、马肉及其他动物的骨骼肌(首选横纹肌、舌肌或咬肌),剪成米粒样大小,置两张载玻片之间,压片后显微镜下检查旋毛虫;或将实验感染有旋毛虫的小鼠或大鼠处死,剥皮,去除脂肪和内脏后取骨骼肌肉压片镜检。含有旋毛虫幼虫囊包的肌肉可在 4℃ 保存 3~5 天。肌肉经人工胃液(人工消化液)消化后,经改良贝氏法可收集纯净的旋毛虫幼虫;虽然经冷冻保存后的肌幼虫有 50%~60% 仍可活动,但只有 11%~16% 的肌幼虫对实验动物具有感染性。

四、动物接种技术

旋毛虫建模动物接种技术包括接种剂量与方法两方面。

(一)接种剂量

接种剂量随实验动物的种类和实验目的而异。为了保种,每只小鼠可接种 100~200 条旋毛虫幼虫,大鼠接种 300~500 条幼虫。如接种剂量太大,在接种后 1 周,动物可因急性肠炎而死亡。然而,接种剂量太小,则不能成功感染动物。每只小鼠的最低经口感染剂量是 20 条幼虫,低于此剂量既不能在小鼠小肠中发现成虫,也不能在肌肉中发现幼虫(崔晶等,2008)。

为了收集旋毛虫肌幼虫,每只小鼠可接种 500 条幼虫,大鼠接种 500~2 000 条幼虫;如为了收集旋毛虫成虫,每只大鼠可接种 5 000~10 000 条幼虫。前期研究结果表明,对雌性 BALB/c 小鼠,每只雌鼠经口接种 3 000~4 000 条幼虫,感染后 3 天剖杀,可收集到最多的成虫(约 1 500 条成虫)。

用仔猪进行实验感染时,每公斤体重可接种 10 000 条幼虫。如果仅为了传代保种,接种 3~5 只小鼠即可,因从每只感染小鼠可回收 20 000~60 000 条幼虫。

(二)接种方法

1. **喂食法**　将含有旋毛虫幼虫的肌肉直接喂饲动物。将肌肉压片后镜检计算幼虫数量,选取含有所需数量幼虫的肌肉,用镊子将肌肉塞入小鼠或兔的咽部,让其咽下,小鼠可感染 100~500 条幼虫。感染动物前需禁食 1 天。感染大鼠,可将含有旋毛虫幼虫的肌肉放入小平皿内,饥饿的大鼠会主动摄入肌肉;感染猪、马、羊等动物,可将肌肉包埋于食物或食料中,单个喂饲。喂食法一般用于旋毛虫保种时的动物感染,对感染剂量要求不太精确的情况下使用。

2. **灌胃法**　用人工消化法将含有旋毛虫幼虫的猪肉或保种旋毛虫的小鼠或大鼠肌肉消化,收集旋毛虫幼虫后再感染动物。在感染后 30~40 天,将小鼠麻醉后拉颈处死,剥皮剔除内脏、脂肪、四肢末端以及头前端。先取一小块膈肌压片镜检,观察有无旋毛虫感染及其密度。将感染小鼠胴体称重,根据重量配制人工消化液(0.1% 胃蛋白酶、0.7% 盐酸、0.85% 氯化钠),配制时先在烧杯内加入 43℃ 的温水,加入氯化钠,待溶解后再加入盐酸搅匀,最后加入胃蛋白酶(活性为 1∶30 000);如用活性为 1∶3 000 的国产胃蛋白酶,则其浓度为 1%。按 1g 肌肉加入 10ml 消化液的比例配制。实验研究时常采用灌胃法。

将人工消化液与肉样混合绞碎,然后置入三角瓶内,用封口膜封口,放入专用的恒温磁力搅拌装置或 43℃ 恒温摇床内消化 4~6 小时,每隔 1 小时观察肌肉消化情况及摇床运行情况。当在消化溶液中看不到完整的碎肉,则表示消化过程已经完成。如果在普通温箱中消化,一般需过夜(12~18 小时)才能消化完全,且消化过程中应经常搅拌或摇动。取出消化好的肉汁过双筛(上层 40 目,下层 320 目),用水将筛内虫体充分冲洗,以洗去消化液,下层筛子内的残渣经贝氏法收集纯净的旋毛虫肌幼虫,或将消化好的肉汁过 40 目/吋筛,滤液收集到 500ml 锥形量杯中,冲洗筛上残渣,尽可能将筛子上附着虫体洗入杯中,自然沉淀 30 分钟后,倒去大部分上清液,用清水洗涤 3~5 次,除去消化液,再按贝氏法收集纯净的旋毛虫肌幼虫。人工消化法的具体操作步骤及注意事项,参见本书第五十七章肉源性寄生虫检测技术。将肌幼虫用生理盐水反复洗涤后,收集到带有刻度的小烧杯中,加入一定量的生理盐水或 5% 明胶溶液后用磁力搅拌器连续搅拌,取一定量的溶液计算幼虫数量(幼虫数/ml),连续计数 5 次,取其均数;搅拌时应将磁力搅拌器调至低速,速度过高可将幼虫沉于容器边缘。用生理盐水(或明胶溶液)调整每毫升溶液中所含的幼虫数量至达到所需要求。每只小鼠灌胃 0.3~0.5ml,若灌注量过大,可造成小鼠呃逆而致幼虫吐出。大鼠在麻醉状态下灌胃 1ml。

鼠类的灌胃器由注射器和顶端为球形的灌胃针构成。左手固定小鼠,右手持灌胃器,将灌胃针从小鼠的右口角插入口中,沿咽后壁慢慢插入食管,使其前端到达膈肌位置。灌胃针插入胃时无阻力,如有阻力或动物强烈挣扎则应退针或将针拔出,以免损伤、穿破食管或误入气管。

3. **腹腔接种法**　将人工消化法收集的旋毛虫肌幼虫用生理盐水洗涤数次并计数后,用注射器注入小鼠或大鼠腹腔。由于腹腔接种法不是旋毛虫的正常感染途径,对 20 只小鼠腹腔接种 300 条旋毛虫肌幼虫,感染后 35 天剖杀时旋毛虫感染率仅为 60%(12/20),且每克肌肉的肌幼虫荷(381.53 条)与雌成虫的生殖力指数(32.33)均明显低于经口感染小鼠(Jiang 等,2017)。因此,腹腔接种法不适用于建立旋毛虫实验动物模型。

4. **手术移植法**　为了鉴别旋毛虫虫种,常需在两种旋毛虫间采取单对虫体杂交试验和种内单对虫体自交试验。先将小鼠麻醉、消毒皮肤后,无菌条件下剖腹,在小肠上剪一小口,将鉴定性别后的肌幼虫移入小肠内,缝合小肠后关腹。

五、饲养条件与时间

选用适合相应动物的颗粒饲料进行常规饲养。用小鼠保种时,可间隔 6~9 个月转种一次;大鼠可维持 1~2 年。但如时间太长,部分幼虫囊包可发生钙化。然而,钙化囊包中的有些幼虫仍有感染性。

六、动物模型鉴定

动物模型的鉴定包括病原学、血清学及分子生物学检查。

(一)病原学检查

约在感染后 1 个月内(最早在感染后第 19 天),幼虫周围形成梭形囊包,成熟囊包对新宿主具有感染性。也有人发现感染后第 11 天的幼虫对小鼠已具有感染性,但仍以成囊幼虫的感染力最强。一般在接种后 4 周将感染动物处死,取膈肌压片镜检,发现旋毛虫幼虫囊包者表明动物感染成功。成熟幼虫卷曲于横纹肌内的梭形囊包中,囊包大小为(0.25~0.5)mm×(0.21~0.42)mm,其长轴与横纹肌纤维平行排列。一个囊包内通常含有 1~2 条幼虫。

由于伪旋毛虫、巴布亚旋毛虫及津巴布韦旋毛虫在其肌幼虫周围不形成囊包,故病原学检测时采用肌肉压片镜检法容易漏检,观察时应仔细寻找。对不成囊的旋毛虫进行病原学检测时,肌肉样本最好采用人工胃液消化法。

对于旋毛虫感染动物进行肌肉压片检查时,也可用吉姆萨染液进行染色后在低倍镜下进行观察,肌幼虫与其周围的胶原囊染成蓝色,而未被旋毛虫侵入的肌肉则呈粉红色。

此外,小鼠感染旋毛虫后 1 周,取小鼠外周血液(尾静脉或眶窦采血)涂片或用蒸馏水溶血后离心取沉淀检查,有时可发现移行期幼虫。

(二)血清学检查

接种后 2~3 周,应用肌幼虫、成虫或肠道感染性幼虫 ES 抗原 ELISA、感染小鼠肌肉或肌幼虫切片的免疫荧光抗体试验 IFA 等血清学方法,在感染动物血清中检出抗旋毛虫抗体 IgG,至感染后 4~6 周,抗体阳性率可达 100%。

(三)分子生物学检查

Uparanukraw 等(1997)应用 PCR 在小鼠实验感染旋毛虫后 5~14 天,在其血液中扩增出了移行期幼虫的 DNA。Pozio 等(1999)应用随机扩增多态性 DNA(random amplified polymorphic DNA,RAPD)对 75% 乙醇室温保存的源于家猪肌肉中的单个旋毛虫幼虫进行了 DNA 扩增,结果表明只要样本中的 DNA 未被损坏,RAPD 的敏感性为 100%,旋毛虫虫种和基因型鉴定的特异性可达 88%,若在样本中另外添加 1~4 条幼虫,其特异性则达 100%。Li 等(2010)发现 PCR 检测感染小鼠血液中旋毛虫 DNA 的敏感性与感染程度和检测时间有关,300 条幼虫感染小鼠,感染后 5~15 天可检出旋毛虫 DNA。由于旋毛虫幼虫在血循环中存在时间较短,故检测旋毛虫 DNA 仅对感染早期抗体检测阴性时有一定应用价值。

多重 PCR(multiplex PCR)是指在单一反应体系中加入 1 对以上的特异性引物,同时扩增多个序列的反应过程。该方法简便,迅速,且对样品的要求较低,可以分析在非最佳条件下保存的样品。Zarlenga 等(1999)选用 5 对不同的引物同时对 7 种旋毛虫和 1 个基因型的 rDNA 的扩展片段 V 区(expansion segment V region,ESV)和内部转录间区(internal transcribed spacers,ITS)ITS1 和 ITS2 进行多重 PCR,电泳时均产生各自特异的 DNA 带型,能够简单明确的区分所有的旋毛虫虫种和基因型。用针对扩展片段 V 区的引物对每种旋毛虫或基因型均可扩增出至少一条 DNA 片段。通过对每种旋毛虫的多个地理株的鉴定,证实了每种旋毛虫 DNA 带型的可靠性和重复性。崔晶等用多重 PCR 方法对我国不同地区的猪源旋毛虫进行分析,证实我国黑龙江、河南及云南猪源旋毛虫均是 *T. spiralis*,特异片段均为 177bp,仅用 1 条旋毛虫肌幼虫也可扩增出特异性的 DNA 条带,且 75% 乙醇保存的肌幼虫标本也可用于虫种进行鉴定。该方法可在单个肌幼虫水平上区分旋毛虫的不同虫种或不同的基因型,现已成为国际旋毛虫委员会推荐的虫种鉴定方法。

七、旋毛形线虫建模注意事项

用于接种动物的旋毛虫肌幼虫对人具有感染性,操作时应防止人体感染。用移液管吸取含有肌幼虫的溶液时,严禁用口吸。接种动物后多余的肌肉及肌幼虫,应煮沸将幼虫杀死后再废弃;含有肌幼虫的动物尸体,应焚烧或深埋,以免感染周围环境中的动物。工作人员接触肌幼虫或含有肌幼虫的肌肉后,应将手充分洗净。流行病学调查表明屠宰场工作人员的旋毛虫血清抗体阳性率高于一般人群。

(崔　晶　王中全)

第六节　其 他 线 虫

在人群活动范围不断扩大、人们生活方式以及与动物相处模式、全球气候环境不断改变的状况下,一些曾主要在动物体内寄生的线虫,感染人体并致病的报道越来越多,如犬弓首线虫、肝毛细线虫、异尖线虫等感染病例时有出现。人是这些线虫的非适宜宿主或少见的终末宿主,因此人体被寄生时产生的病理变化和临床表现都更为复杂,而我们目前却知之甚少,相关研究也不多,因此构建这些线虫的实验动物模型,模拟其在人体中寄生的过程,观察其在非适宜宿主模型动物体内的分布、病理损害变化等,可为进一步认识这些寄生虫对人体致病及机制提供参考,从而为进一步研制诊断、疫苗、治疗药物提供支撑。

一、犬弓首线虫幼虫期动物模型

犬弓首线虫(*Toxocara canis*)是犬科动物常见的肠道寄生线虫,呈全世界分布,以幼犬的感染率为高。虫卵随犬粪排出体外后,在适宜条件下经 3~4 周发育为感染期虫卵。犬科以外的脊椎动物,如猴、猪、兔、鼠、包括人等均是它的非适宜宿主,这些非适宜宿主可以因食入犬弓首线虫的感染期虫卵而受到感染。其幼虫在非正常宿主的肝、肺、脑、肾、骨骼肌、心肌等器官、组织内可以长期生存,但不能继续发育,导致内脏幼虫移行症,眼睛幼虫移行症也较多见。建立犬弓首线虫幼虫动物模型,对于研究幼虫移行症的致病机制等方面有着重要的意义。

(一)器材和试剂

1. 器材　手术剪、镊子、眼科小镊子、灌胃器/针、培养箱、离心机、培养皿、吸管、显微镜、计数器/板、烧杯等。

2. 试剂　2% 中性福尔马林:37%~40% 的甲醛溶液 20ml,Na_2HPO_4 6.5g,$NaH_2PO_4 \cdot H_2O$ 4g,蒸馏水 900ml(pH 在 7.2~7.4);生理盐水。

(二)感染期虫体的收集和保存

解剖幼犬小肠检获犬弓首线虫成虫雌虫,用小镊子将虫体子宫下段内的虫卵挤出,置于 2% 中性福尔马林培养皿里,用吸管反复吹洗,使虫卵分散。然后放置于 26℃ 温箱中培养,每天搅动培养液 1~2 次,使聚集成团的虫卵分散开,维持培养液液面离培养皿 1cm 左右。培养 21 天,虫卵发育至感染期,采用自然沉淀法将虫卵与培养液分离,使用生理盐水反复清洗后,1 000r/min 离心 5 分钟,去上清液后用生理盐水配成含感染期虫卵约 1 500 个/ml 的虫卵悬液。

(三)动物的选择

目前多采用鼠作为动物模型,包括 Swiss 小鼠、NIH 小鼠、BALB/c 小鼠、昆明小鼠、Clarke's 小鼠、Wistar 大鼠、SD 大鼠等。犬弓首线虫虫卵感染不同小鼠,在各组织中均可发现幼虫,以脑和肌肉中最多,肝与肾中最少,但相同时间点幼虫分布以及不同部位幼虫数量有所差异;与 C57BL/6、C3H、NMRI 和 DAB 小鼠比较,BALB/c 小鼠感染后第 8~21 周脑中幼虫数量最多。此外,除 BALB/c 小鼠外其他品系感染鼠均有不同程度的神经系统症状,并逐渐加重,有的死亡;BALB/c 感染小鼠血中嗜酸性粒细胞计数的消长与其他感染鼠亦有明显不同。有研究显示,犬弓首线虫幼虫在人、猴、鼠肝可引起明显炎症反应及肉芽肿形成。幼虫侵入人和猴眼、脑内也可引起肉芽肿形成,但犬弓首线虫幼虫侵入鼠脑后,脑内幼虫周围无明显组织反应;有研究表示,犬弓首线虫虫卵感染猫后,在眼、脑中未查到幼虫;虫卵感染鹌鹑后,幼虫主要分布在肝,少量幼虫分布在肌肉、脑、眼等器官组织。因此,在选用模型动物时需要考虑。

(四)动物接种

1. 动物准备 清洁级 SD 大鼠,体重 180~200g;或昆明小鼠,体重为 18~22g。

2. 感染步骤 大鼠每只灌胃含约 3 000 个感染期虫卵生理盐水悬液 2ml(大鼠)或 1 000 个感染期虫卵生理盐水悬液 0.2~1ml(小鼠)。

(五)饲养的条件与时间

常规饲料饲养。在感染不同的时间、不同组织脏器均可检测幼虫,感染后前 7 天幼虫主要分布于肝和肺,感染后第 1 天即可从鼠肝内查到幼虫。第 7 天以后幼虫主要分布于脑和肌肉,第 7~44 天脑内幼虫数基本恒定。

(六)动物模型的鉴定

烧杯上放一块做成锥形的塑料纱网,将从鼠体内分离的肝、肺、心、肾、骨骼肌或脑组织剪碎放在纱网上,加入 0.5% 盐酸,使组织样品浸泡于其中。将烧杯置于 37℃ 培养箱,让组织中幼虫自行逸出并沉于杯底;24 小时后取出纱网,倒去上清液,将沉淀转移到 50ml 刻度离心管,静置 4 小时后,吸取上层液体,留取 2ml 沉淀,混匀后取 100μl 于载玻片上,在显微镜下观察幼虫。

(七)注意事项

1. 从雌性成虫体内取出的虫卵需要经过 27℃ 培养 21 天才能形成具有感染性的虫卵;培养过程中每天搅动培养液 1~2 次,使聚集成团的虫卵分散开,期间维持培养液液面离培养皿 1cm 左右的深,以使虫卵正常发育。

2. 确保感染性虫卵通过灌胃进入到动物胃肠道。灌胃时,以灌胃器轻轻压鼠头部,使口腔与食管成一条直线,再将灌胃针沿上腭壁轻轻进入食管,如果灌胃针的位置插入正确,鼠可自行吞服虫卵悬液,灌胃针插入位置不正确,小鼠会强烈挣扎,必须拔出重插,否则可能将虫卵悬液灌入气管;小鼠一次最大灌胃量为每周 0.4ml/10g。

3. 感染后根据实验观察需要,在不同时间点收集脏器组织,如感染 7 天前主要在肝和肺,而 7 天后主要在脑和骨骼肌分布。

二、肝毛细线虫动物模型

肝毛细线虫(*Capillaria hepatica*)是一种小型线虫,属毛细科毛细属,世界范围分布。人及某些动物因误食感染期虫卵污染的食物或水而感染肝毛细线虫病,该病在野生啮齿动物群中普遍流行,偶尔感染人体,但感染后死亡率较高,因此建立相应的动物模型可为进一步探索肝毛细线虫病的免疫诊断、疫苗研制、治疗及发病机制奠定基础。

(一)器材和试剂

1. 器材 捕鼠器、手术剪、镊子、眼科小镊子、恒温摇床、培养箱、离心机、六孔培养板、吸管、显微镜、计数器/板、80 目/吋筛、烧杯、锥形烧瓶、三角锥形量杯、注射器或灌胃针。

2. 试剂 盐酸、胃蛋白酶(3 000U)、生理盐水、蒸馏水

(二)感染期虫体的收集和保存

鼠类是肝毛细线虫的最易感宿主,也是肝毛细线虫病的主要传染源。肝毛细线虫生活史不需要中间宿主,成虫寄生于肝实质组织,并在其中受精、产卵,产出虫卵沉积在肝组织中不能发育,直到宿主死亡后尸体腐烂,虫卵暴露污染土壤。目前国内报道多种鼠可以被感染,其中感染率较高、感染较为普遍的是褐家属。

捕抓褐家鼠,处死后解剖取肝脏,压片镜检,检查有无肝毛细线卵。取阳性鼠肝组织,将其在烧杯中充分剪碎,转入锥形烧瓶与人工胃液(1% 胃蛋白酶,0.7% 盐酸和 0.9% 氯化钠)按 1g∶10ml 混合,42℃ 恒温摇床中振荡消化 4~6 小时,然后过 80 目筛除去较大的残余肝组织。滤液装入三角锥形量杯用,100ml 37℃ 温生理盐水冲洗锥形烧瓶和筛子滤液一起自然沉淀 30 分钟后,弃上清液。重复 2~3 次直至澄清,沉渣以 1 500g 离心 5 分钟,用蒸馏水反复洗涤 2~3 次,收集虫卵,镜下计数。

为便于观察与采集,用吸管将虫卵转移于六孔培养板中,1 000 个/孔 ±100 个/孔,加蒸馏水没过虫卵,置于 28℃ 培养箱中培养,每 2 天更换蒸馏水并在显微镜下观察虫卵发育情况,直至其发育为感染期虫卵。

(三) 动物的选择

SD 大鼠、Wistar 大鼠、昆明小鼠、Swiss 小鼠均有报道用于模型构建。有研究显示,Wistar 大鼠在感染后 15 天肝脏出现了成虫和虫卵,感染后 40~45 天成虫消失,或只遗留部分钙化的成虫残体,感染后 40 天出现了间质纤维;感染后肝脏肿大、淤血等病变较为明显;大鼠适于进一步开展组织病理研究。Swiss 小鼠在感染后 30 天肝脏内出现了成虫和虫卵,感染 90 天肝脏内只存在虫卵,整个过程炎性细胞浸润明显,但未见间质纤维发生;感染后 1 年小鼠肝内的肝毛细线虫虫卵经体外培养后仍有 90% 可发育至感染期,说明小鼠是肝毛细线虫的适宜保虫宿主。此外,感染肝毛细线虫的大鼠和小鼠的血清抗体曲线有明显差别,两种宿主肝脏纤维化形成和缓解主要是由于各自的免疫机制不同所致,因此需根据研究目的选用实验动物。

(四) 动物接种

1. **动物准备** 雄性 SD 大鼠,体重 150g/只或雄性昆明小鼠,4 周龄,18~20g/只。饲养于通风良好的动物房,有充足的水及鼠料。

2. **感染步骤** 将收集的感染期虫卵调整为 500 个/ml,用注射器或灌胃针吸取含卵溶液 1ml 经口注入大鼠,500 个虫卵/只;同样方法制备含感染期虫卵,经口感染小鼠,200 个虫卵/只。

(五) 饲养的条件与时间

常规饲养至 28 天及以上。

(六) 动物模型的鉴定

将小鼠或大鼠颈椎分离致死,以手术剪剪开鼠皮和腹腔,肝脏虫卵收集见第二十一章第六节,步骤与"二、肝毛细线虫(二)感染期虫体的收集和保存"相同。或取肝表面黄色斑点处组织压片观察虫卵。虫卵纺锤形,其大小平均 60μm×26μm,卵壳厚,分 2 层,外层粗糙,内外层之间有许多放射状条纹,虫卵两端有透明塞状物,类似鞭虫卵,但不突出于膜外。在鼠肝内除观察到有大量虫卵的斑点外,尚可见有大量的成虫存在于肝组织中,极活跃,但成虫纤细,不易与肝组织分离。

(七) 注意事项

由野外阳性褐家鼠体内收集的肝毛细线虫虫卵的发育过程并非同步,有些虫卵已发育成熟,但有些虫卵尚未发育,因此,要建立感染动物模型,还需做好虫卵培育等前期工作;肝毛细线虫虫卵发育的条件不高,只要在适当的温度和湿度条件下就可发育,在实验过程中有时因水分蒸发而干枯,或受到真菌污染,虫卵仍可发育并具有感染力,但避免这些现象可提高感染性虫卵的比例,利于模型构建。实验中所用的器皿使用完毕后均要煮沸消毒。

三、异尖线虫转续宿主动物模型

异尖线虫(*Anisakis*)属旋尾目、异尖线虫科、异尖线虫属,到目前为止,世界范围内已鉴定出的异尖属线虫有 9 种。人通过食用生的、腌制的或未煮熟的含异尖科线虫某些种第 3 期活幼虫的海鱼而感染,幼虫破坏消化道、引起过敏反应出现异尖线虫病,也称为鲱鱼虫病。1993 年,我国将异尖线虫病列入《中华人民共和国禁止进境的动物传染病、寄生虫病名录》,是我国禁止入境的二类寄生虫病。随着生食海鱼饮食方式的逐渐流行,异尖线虫病的感染率及发病率可能将有所增长,而由于该病无特异性临床症状,因此常被误诊。建立异尖线虫转续动物模型,可为研究异尖线虫病的预防、控制、诊断和治疗等提供科学依据。

(一) 器材和试剂

1. **器材** 手术剪、镊子、六孔培养板或小培养皿、吸管等。

2. **试剂** 生理盐水。

(二) 感染期虫体的收集和保存

异尖线虫第 3 期幼虫大部分寄生在海鱼的内脏。采集大马哈鱼、鳕鱼、大比目鱼或大西洋鲱鱼等,以手术剪剪开腹腔并取出其内脏,置于含青霉素 500U/ml 和链霉素 1μg/ml 的生理盐水中,洗涤 3 次。检查肠系膜、肠壁、胃幽门盲囊、胃壁、肝脏、腹膜和生殖腺等器官,用镊子轻轻挑取幼虫,计数并置于含生理盐水的培养板或皿中。如当天不接种实验动物,则可将含幼虫的培养板或皿加盖置于 4℃ 冰箱保存。在 4℃ 生理盐水中的幼虫最多可保存 8 个月仍具有感染性。

(三)动物的选择

常用大鼠(为异尖线虫的转续宿主动物),250~350g/只 ±25g/只,Wistar 和 SD 大鼠均可。

(四)动物接种

1. 动物准备　实验大鼠于感染前需禁食 24 小时。

2. 感染步骤　用塑料吸管吸取异尖线虫第 3 期幼虫,吸管经口腔直接插入大鼠食管,将幼虫缓缓灌注入胃。适宜接种幼虫数量为 10 条/鼠。

(五)饲养条件与时间

常规饲养大鼠,饲养时间不超过 1 周。

(六)动物模型鉴定

感染 2 天内即可将大鼠颈椎脱臼致死,手术剪剪开鼠皮和腹腔,取出胃及肠管置于生理盐水中,肉眼检查在大鼠的胃壁、肠壁或消化道内的异尖线虫幼虫。第 3 期幼虫虫体无色、微透明,胃部呈白色,在水中蠕动如蚯蚓状,体长在 12.5~30mm,虫体两端较细,尤以头端为甚。

(七)注意事项

用镊子从阳性海鱼挑取感染性幼虫,避免夹取,从而破坏虫体;大鼠感染前需禁食,空腹有利于感染,禁食 24 小时感染率较高;感染 2 天以后,多数虫体经消化道排出,极少数侵入胃壁、肠壁及腹腔,因此模型鉴定宜在感染 2 天内进行。

四、小兔唇蛔虫动物模型

小兔唇蛔虫(*Lagocheilascaris minor*)是一类寄生于野生猫科动物的胃、咽及气管的线虫,属兔唇蛔虫属,偶可感染人。在美洲被发现,报道的病例多在中、南美,尤其是亚马孙河流域地区。人若感染本虫,可因虫体寄生部位和宿主免疫力的不同而表现出不同的症状,多表现为颈部、中耳、扁桃体、鼻窦部位的皮下或组织脓肿。

(一)器材和试剂

1. 器材　钢丝筛、不同量程三角锥形量杯、注射器。

2. 试剂　1% 的福尔马林、生理盐水。

(二)感染期虫体的收集和保存

收集小兔唇蛔虫感染猫的粪便,经水洗、钢丝筛过滤、沉淀后,收集虫卵。将虫卵置于 1% 的福尔马林中室温培养 30 天,待虫卵发育至感染期虫卵,生理盐水稀释制备虫卵悬液。

(三)动物的选择

35~60 日龄的 C57BL/6 小鼠,雌雄不限。

(四)动物接种

1. 动物准备　常规饲养小鼠。

2. 感染步骤　用注射器吸取感染期虫卵悬液经口感染小鼠,感染量为 1 000~3 000 个/鼠。

(五)饲养条件与时间

感染后常规饲养 2 周。

(六)动物模型鉴定

感染后 4 小时肉眼即可在小肠和盲肠的远侧部观察到穿行黏膜的早期 3 期幼虫,6 小时后幼虫可出现于门静脉分支,可在肝实质内观察到游离的幼虫;24 小时后幼虫移行进入肺实质,13 天后可在肺和骨骼肌内观察到 3 期幼虫。

（七）注意事项

感染动物粪便中收集的虫卵需培养至感染期虫卵；模型鉴定在 2 周内进行。

（黄　艳）

参 考 文 献

［1］　刘佩梅,李泽民. 医学寄生虫学［M］. 4 版. 北京：北京大学医学出版社,2019.

［2］　王建明,许金俊,周永华,等. 广州管圆线虫生活史动物模型的效果观察［J］. 中国血吸虫病防治杂志,2014,26（6）：675-677.

［3］　李晓恒,张仁利,陈木新,等. 广州管圆线虫感染致大鼠肺组织病理改变及免疫组化研究［J］. 热带医学杂志,2009,9（8）：852-854.

［4］　崔晶,王洁,王中全,等. 旋毛虫对昆明小鼠最小感染剂量的实验研究［J］. 中国寄生虫学与寄生虫病杂志,2008,26（1）：73-74.

［5］　崔晶,赵桂花,王中全,等. 应用多重 PCR 技术鉴定我国 6 个旋毛虫地理株的研究［J］. 中国寄生虫学与寄生虫病杂志,2008,26（2）：86-89.

［6］　刘和香,张仪,周晓农,等. 福寿螺休眠期体内广州管圆线虫生长发育及其感染性的观察研究［J］. 中国寄生虫学与寄生虫病杂志,2006,24（4）：269-272.

［7］　张仪,周晓农,刘和香,等. PCR 检测大瓶螺体内广州管圆线虫幼虫方法的建立［J］. 中国寄生虫学与寄生虫病杂志,2006,24（5）：353-355.

［8］　王增贤,王朝兰,沈继龙,等. 江西省结膜吸吮线虫病流行因素的调查研究［J］. 安徽医科大学学报,2004,39（5）：364-366.

［9］　王增贤,陈群,江宝玲,等. 中国结膜吸吮线虫及结膜吸吮线虫病流行病学［J］. 疾病控制杂志,2002,6（4）：335-337.

［10］　王增贤,王可灿,沈继龙,等. 结膜吸吮线虫中间宿主冈田氏绕眼果蝇的诱捕和鉴定［J］. 动物学杂志,2002,37（3）：58-61.

［11］　陈韶红,孙德建,施恒华,等. 马来丝虫长爪沙鼠动物模型保种衰退期的观察［J］. 中国寄生虫学与寄生虫病杂志,2002,22（5）：308-309.

［12］　王宗敏,谢丽微,李连云. 大白鼠感染广州管圆线虫后各脏器的病理变化观察［J］. 温州医学院学报,2001,31（6）：355-359.

［13］　王增贤,杜继双,杨兆莘,等. 我国结膜吸吮线虫病流行因素及传播机制的研究［J］. 中国人兽共患病学报,1998,14（4）：30-32.

［14］　方福德,周吕,丁濂,等. 现代医学实验技巧全书［M］. 北京：北京医科大学中国协和医科大学联合出版社,1996.

［15］　王莉莉,余品红,毛玲玲,等. 周期性马来丝虫感染长爪沙鼠的实验观察［J］. 河南预防医学杂志,1995,6（4）：205-206.

［16］　王增贤,杨兆莘. 我国结膜吸吮线虫的生活史研究成果报告［J］. 生命科学,1995,7（2）：30-31.

［17］　赵慰先. 人体寄生虫学［M］. 2 版. 北京：人民卫生出版社,1992.

［18］　胡自强,胡运瑾. 福寿螺的形态构造［J］. 动物学杂志,1991,26：4-6.

［19］　杨超,张孝蓉,廖祖瑜. 十二指肠钩虫移行幼虫的动物模型研究［J］. 四川动物,1990,9（4）：25.

［20］　崔子海,刘波,王兆俊. 班氏丝虫动物模型研究进展［J］. 国际医学寄生虫病杂志,1988,6：241-243.

［21］　王天顺,张仁刚,赵文轩. 人体钩虫感染幼兔（不用免疫抑制剂）的再次实验［J］. 南充医专学报,1985（1）：1-4+92.

［22］　张孝蓉,杨超,廖祖瑜,等. 试用长爪沙鼠建立美洲板口线虫动物模型的实验研究［J］. 四川动物. 1985,5（2）：25-28.

［23］　何士访,吴德莲,寿干城,等. 美洲钩虫在仓鼠（Mesocrcetus auratus）体内移行和发育情况的研究［J］. 动物学研究,1982,3（增刊）：191-195.

［24］　陈桂光,沙人钰,曾国琦,等. 十二指肠钩虫感染金色地鼠（Mesocrcetus auratus）初步报道［J］. 福建医大学报,1980,18-23.

［25］　张孝蓉,张芬. 美洲钩虫和十二指肠钩虫在长爪沙鼠体内发育的初步实验［J］. 医学研究通讯,1979（4）：31-32.

［26］　遵义医学院寄生虫学教研组. 长爪沙鼠实验感染周期型马来丝虫的继续观察［J］. 动物学报,1979,25（1）：44.

［27］　遵义医学院寄生虫学教研组. 长爪沙鼠实验感染周期型马来丝虫［J］. 动物学报,1977,23（2）：219.

［28］　遵义医学院寄生虫学教研组. 长爪沙鼠人工感染周期型马来丝虫实验观察［J］. 动物学报,1975,21（2）：212.

［29］ JACOB J，TAN G，LANGE I，et al. In vitro efficacy of anthelmintics on *Angiostrongylus cantonensis* L3 larvae［J］. Parasitology，2021，148（2）：240-250.

［30］ JARVI S，PROCIV P. *Angiostrongylus cantonensis* and neuroangiostrongyliasis（rat lungworm disease）：2020［J］. Parasitology，2021，148（2）：129-132.

［31］ JI L，YIYUE X，XUJIN H，et al. Study on the tolerance and adaptation of rats to *Angiostrongylus cantonensis* infection［J］. Parasitol Res，2017，116（7）：1937-1945.

［32］ XU DM，WEN H，WANG LA，et al. Identification of early diagnostic antigens in soluble proteins of *Trichinella spiralis* adult worms by Western blot［J］. Trop Biomed，2017，34（1）：191-198.

［33］ WANG LC，JUNG SM，CHEN KY，et al. Temporal-spatial pathological changes in the brains of permissive and non-permissive hosts experimentally infected with *Angiostrongylus cantonensis*［J］. Exp Parasitol，2015，157：177-184.

［34］ MORRIS CP，EVANS H，LARSEN SE，et al A comprehensive，model-based review of vaccine and repeat infection trials for filariasis［J］. Clin Microbiol Rev，2013，26（3）：381-421.

［35］ RAMÍREZ-MELGAR C，GÓMEZ-PRIEGO A，DE-LA-ROSA JL. Application of Giemsa stain for easy detection of *Trichinella spiralis* muscle larvae［J］. Korean J Parasitol，2007，45（1）：65-68.

［36］ OTRANTO D，LIA RP，CANTACESSI C，et al. Nematode biology and larval development of *Thelazia callipaeda*（Spirurida Thelaziidae）in the drosophilid intermediate host in Europe and China［J］. Parasitology，2005，131（Pt6）：847-855.

［37］ PALMIERI JR，CONNOR DH，PURNOMO，DENNIS DT，et al. Experimental infection of *Wuchereria bancrofti* in the silvered leaf monkey *Presbytis cristatus* Eschscholtz，1821［J］. J Helminthol，1982，56（3）：243-245.

［38］ SCHRATER AF，ROSSIGNOL PA，HAMILL B，et al. *Brugia malayi* microfilariae from the peritoneal cavity of jirds vary in their ability to penetrate the mosquito midgut［J］. Am J Trop Med Hyg，1982，31（2）：292-296.

［39］ CROSS JH，PARTONO F，HSU MY，et al. Experimental transmission of *Wuchereria bancrofti* to monkeys［J］. Am J Trop Med Hyg，1979，28（1）：56-66.

［40］ ZIELKE E. Attempts to infect *Meriones unguiculatus* and *Mastomys natalensis* with *Wuchereria bancrofti* from West Africa［J］. Tropenmed Parasitol，1979，30（4）：466-468.

［41］ ASH LR，SCHACHER JF. Early life cycle and larval morphogenesis of *Wuchereria bancrofti* in the jird，*Meriones unguiculatus*［J］. J Parasitol，1971，57（5）：1043-1051.

［42］ ASH LR，RILEY JM. Development of subperiodic *Brugia malayi* in the jird *Meriones unguiculatus* with notes on infections in other rodents［J］. J Parasitol，1970，56（5）：969-973.

［43］ ASH LR，RILEY JM. Development of *Brugia pahangi* in the jird *Meriones unguiculatus* with notes on infections in other rodents［J］. J Parasitol，1970，56（5）：962-968.

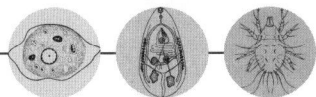

第二十二章

棘头虫感染的动物模型

棘头虫种类繁多,全部营寄生生活。广泛寄生于鱼类、两栖类、鸟类及哺乳类动物。生活史中需要甲壳纲、昆虫纲或多足纲等节肢动物作为中间宿主。成虫寄生于终末宿主的小肠,具胚胎的卵随粪便排出,当被甲虫类如金龟子,天牛等吞食后,经发育,被终末宿主吞食而感染。实验动物模型主要通过中间宿主获取幼虫,再根据需要接种适合的终末宿主,建立动物模型。

第一节　猪巨吻棘头虫

猪巨吻棘头虫(*Macracanthorhynchus hirudinaceus*)由 Pallas 于 1776 年首先发现,1781 年定名。因虫体前端有一明显且具有数列小钩的吻突而得名。本虫隶属于棘头动物门(Phylum Acanthocephala),原棘头虫纲(Class Archiacanthocephala),寡棘吻目(Order Oligacanthorhynchida),寡棘吻科(Family Oligacanthorhynchidae),巨吻棘头虫属(Genus *Macracanthorhynchus*)。猪巨吻棘头虫是猪体内的一种常见肠道寄生虫,成虫寄生于猪的小肠内,偶可寄生于人体。

猪巨吻棘头虫寄生于人体小肠所致的人体猪巨吻棘头虫病(macracanthorhynchosis)是一种人兽共患寄生虫病。其流行具有明显的地域性,国内首先由冯兰滨等于 1964 年在辽宁报告 2 例,此后相继在山东、河北、河南、安徽、广东、四川、内蒙古、西藏、云南、海南、吉林、北京和天津等 10 多个省份报道 360 多例,其中辽宁和山东部分地区曾呈地方性流行。国外的人体病例报告较少,主要发现动物感染。流行病学资料显示,西班牙东部的巴伦西亚社区 89.6% 的野猪有感染,伊朗西南部野猪感染率为 52%,意大利自然动物园的野猪体内也发现大量感染。

猪巨吻棘头虫的生活史包括成虫、虫卵、棘头蚴、棘头体和感染性棘头体等发育阶段。成虫乳白色或淡红色,体表有明显的横皱纹,尤以体前部为甚。存活时,虫体背、腹面略扁平,固定后为长圆柱形,前端粗大,后端渐细,尾端钝圆(图 22-1,图 22-2)。整条虫体由头部及吻突、颈部和躯干三部分组成。吻突类圆球形,可伸缩,为棘头虫独特的形态结构特征和鉴定的重要依据。吻突周围有 5~6 排尖锐透明的吻钩,每排 6 个,呈螺旋形排列(图 9-2,图 9-3)。无口及消化道,营养物质自体表吸收。雌虫大小为(20~65)cm×(0.4~1.0)cm,尾部钝圆(图 22-1,图 9-1)。雄虫大小为(5~10)cm×(0.3~0.5)cm,虫体尾端有钟状交合伞(图 22-2,图 9-1)。

虫卵呈椭圆形(图 22-3),深褐色,大小为(67~110)μm×(40~65)μm,卵壳厚,由三层组成:外层薄而透明;第二层明显增厚,并有凹凸不规则的皱纹,一端闭合不全,呈透明状,卵壳易从此处破裂;内层光滑而薄。成熟虫卵内含一个棘头蚴。

棘头蚴长椭圆形,大小为(70~87)μm×(28~42)μm,体表有鳞状皱褶及成排的长小棘。棘头体呈乳白色,外观似芝麻粒状,大小为(2.4~2.9)mm×(1.6~2.0)mm,前端较宽平,中央因吻突缩入而稍凹陷,后端较窄。虫体后 1/5 的体表有 7~8 条明显的横纹,体内可见吻突、吻钩等的雏形,以及 6~7 个胞核。虫体外有一层白色的结缔组织囊壁包绕。

感染性棘头体(图 22-4)呈乳白色,外观似芝麻粒状,大小为(2.4~2.9)mm×(1.6~2.0)mm,前端较宽

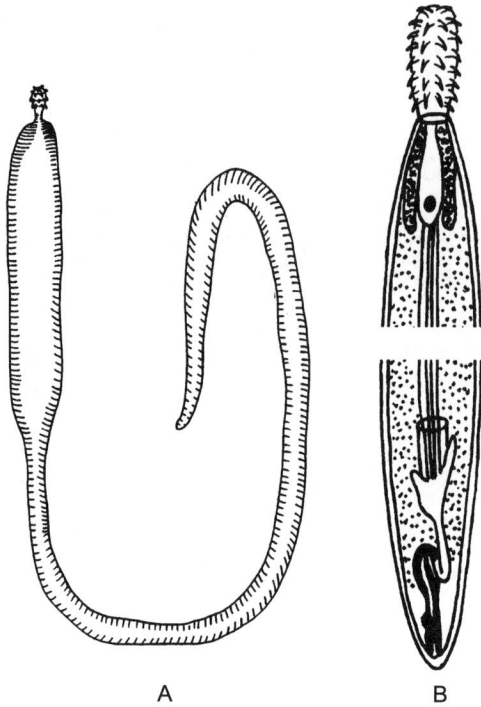

图 22-1 猪巨吻棘头虫（雌虫）
（引自 李朝品．医学寄生虫图鉴．
北京：人民卫生出版社，图 10-2）

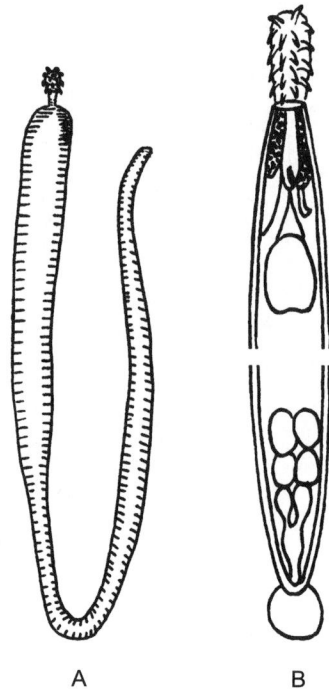

图 22-2 猪巨吻棘头虫（雄虫）
（引自 李朝品．医学寄生虫图鉴．
北京：人民卫生出版社，图 10-3）

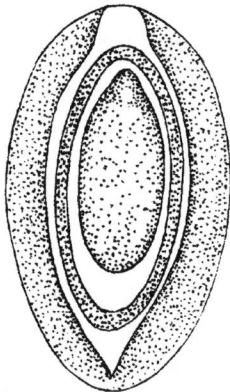

图 22-3 猪巨吻棘头虫虫卵
（引自 李朝品．医学寄生虫图鉴．
北京：人民卫生出版社，图 10-4）

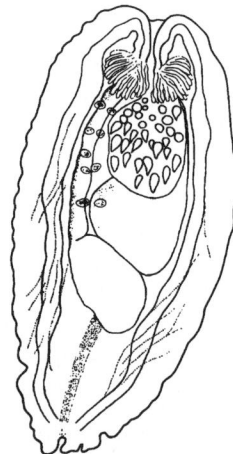

图 22-4 感染性棘头体
（引自 吴观陵．人体寄生虫学．4 版．
北京：人民卫生出版社，图 15-7）

平，中央因吻突缩入而稍凹陷，后端较窄。虫体后 1/5 的体表有 7~8 条明显的横纹，体内可见吻突、吻钩等的雏形，以及 6~7 个胞核。虫体外有一层白色的结缔组织囊壁包绕。

猪巨吻棘头虫的适宜终末宿主是猪和野猪等，偶尔可在人、犬、猫体内寄生；中间宿主为鞘翅目昆虫（甲虫），包括多种天牛和金龟子。成虫寄生在终末宿主小肠内，吸附于小肠壁（图 22-5）。

虫卵随粪便排出，散落在土壤中，由于虫卵耐干旱和寒冷，在土壤中可存活数月至数年。当虫卵被甲虫的幼虫吞食后，卵壳破裂，棘头蚴逸出，穿破肠壁进入甲虫血腔，在血腔中经过棘头体阶段，最后发育为感染性棘头体。从棘头体发育至感染性棘头体，需 3~5 个月。感染性棘头体存在于甲虫各发育阶段（幼虫、蛹、成虫）的体内，可存活 2~3 年，并保持对终末宿主的感染力。当猪等动物吞食含有感染性棘头体的甲虫后,在其小肠内经 1~3 个月发育为成虫。人感染棘头虫主要与生食或半生食含活感染性棘头体的甲虫密切相关,在流行区,人们习惯在高峰季节将天牛或某些金龟子捕获后用沸水烫或去翅用食油烹炒食用,儿童常喜捕捉天牛和金龟子生吃或烤吃。但人不是猪巨吻棘头虫的适宜宿主,在人体内多不能发育成熟和产卵,故人作为本病传染源的意义不大,猪是重要的传染源。

一、虫种来源与保存

虫源的获取与保存的重要环节是在适当的季节和适宜的流行区采集足量的中间宿主,以及从中间宿主体内检获和分离幼虫。

(一)中间宿主采集(流行区采集阳性天牛、金龟子等甲虫标本)

棘头虫的中间宿主,又是其传播媒介,主要为一些鞘翅目昆虫。在我国有 9 科 35 种鞘翅目昆虫可为本虫的中间宿主。其中大牙锯天牛(*Dorysthenes paradoxus*)、曲牙锯天牛(*D.hydropicus*)和棕色鳃金龟(*Holotrichia titanus*)等甲虫感染率较高。棘头虫采集时注意其地域性和季节性,大牙锯天牛在辽宁于每年 7 月中旬至 8 月上旬羽化为成虫,是采集的最佳季节。

(二)棘头体分离与保存

解剖采集到的天牛、金龟子等中间宿主,从其体内感染性棘头体,挑选并计数虫体数量,置生理盐水于冰箱冷藏中保存备用。

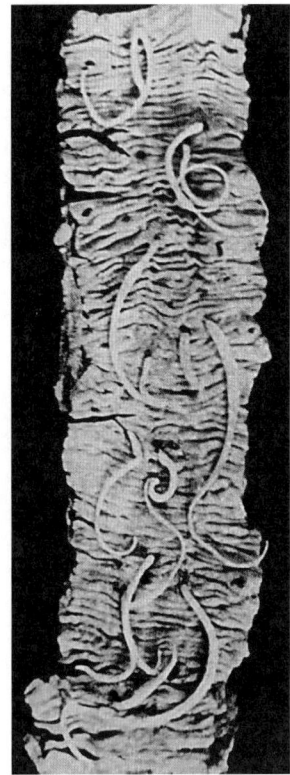

图 22-5　棘头虫寄生小肠内
(引自　吴观陵.人体寄生虫学.4 版.
北京:人民卫生出版社,图 15-9)

二、动物模型构建

成功构建动物模型是研究棘头虫的基本条件。选择适宜宿主是成功建立模型的关键。因此在建立动物模型之前必须根据研究需求选择适当的动物。动物感染方式应以仿自然感染方式为佳。

(一)实验动物的选择

自然的适宜宿主是猪和野猪。考虑经济成本及动物模型管理、饲养及接种等方面的问题。人工感染动物多选择经济适用的动物。如兔、豚鼠、金色仓鼠、豆鼠、松鼠、猴、小牛、羊等。大白鼠一般不易感染,不适宜做棘头虫的感染动物模型。

(二)动物感染

解剖显微镜下挑选保存备用的棘头体,将其计数后,用生理盐水稀释,经食道灌注接种于预先麻醉的实验动物。动物的种类不同,接种棘头体适宜的数量不同,一般兔为 20~50 个/只、豚鼠为 20~30 个/只、仓鼠与豆鼠为 10~20 个/鼠。接种注意事项同肺吸虫囊蚴的接种。

(三)动物饲养条件和时间

常规条件下饲养 6~12 周。

(四)动物行为的观察和记录

同肺吸虫。

三、动物模型鉴定

鉴定动物模型是否感染成功最可靠的依据是找到病原体,包括检获成虫、虫卵以及特异性基因检测。病理学检查也是可靠的佐证。

(一)病原学检查鉴定

包括检查动物粪便中有无虫卵以及解剖动物观察其小肠内有无虫体。

1. 成虫鉴定　乙醚呼吸道麻醉动物,常规方法解剖动物。打开腹腔,剥离并切下全部肠管,纵向切开肠道,顺次仔细检查肠壁是否有虫体及病变。回收棘头虫放入 60℃ 温水中约 6 小时,当虫体舒展后将其移至 63℃ 含有乙醇、福尔马林、醋酸溶液中,72 小时后转移虫体到含 5% 甘油的 70% 乙醇溶液中固定保存。测量和分析蠕虫的大小、总长度和宽度以及吻突周围钩子的数量和排列,以确认棘头动物的种类。注意,新取出的活虫放入生理盐水中,会立即蜷成一圈,能保持活力 2 小时,此期间是观察活虫的虫体外观结构、测量大小的最佳的时间。虫体死后会伸开变长。

2. 虫卵鉴定　收集实验动物的粪便,用直接涂片法或浓集法检查有无虫卵。虫卵的形态特征,外形为对称的卵圆形、卵壳厚,有三层壳。成熟卵内含 1 条具有小钩的幼虫,即棘头蚴。卵大小在 (67~110) μm×(40~65) μm 范围内。

（二）分子生物学鉴定

1. DNA 的提取　将分离出的虫体,剪取 0.5~1cm 大小虫体,常规方法提取 DNA。

2. 基因扩增与鉴定

（1）引物:合成 Cox1 引物（Acanth_Cox1-F1:5'-TTTGGAGGGGTTTGATGGGT-3' 和 Acanth_Cox1-R4:5'-CCCCAGACATTCTTCTCTCCA-3'）。

（2）PCR 扩增:常规程序进行 PCR。

（3）扩增产物:扩增可获得长 rDNA 核苷酸序列（5 870~5 890bp）,从 18S rDNA 的开始一直到 28S rDNA,包括内部转录间隔区,以及 1 384bp Cox-1 核苷酸序列。

（4）分子遗传学表征鉴定:应用常规基因鉴定方法,对核糖体 RNA 基因（rDNA）和线粒体细胞色素 c 氧化酶亚基 1 基因（Cox-1）进行分子遗传学表征鉴定。从基因水平确定动物模型成功建立。

（三）病理学鉴定

本虫的致病机制主要是因虫体吸附于肠壁所致的机械性刺激及炎症反应等。虫体通常以吻钩附于肠黏膜上,造成黏膜组织充血、出血、坏死并形成溃疡;局部形成棘头虫结节。若虫体损伤达肠壁深层,也易造成肠穿孔,肠梗阻等病理过程。可根据这些典型的病理学改变进行动物模型鉴定。

1. 肉眼观察　解剖动物观察小肠,可见小肠内棘头虫寄生,虫体有的游离于腹腔内,大多数吸附于肠壁上,有的吻突深理于肠壁内。肉眼可见虫体吸附处的小肠黏膜充血、水肿,或溃疡以及结缔组织增生形成棘头虫结节。棘头虫结节为本病的特征性病变,结节的外观呈圆形或椭圆形,直径为 0.7~1.0cm,质硬,中心偏白色,周围组织充血呈暗红色,结节突出于浆膜面,黏膜面较轻微,结节可与大网膜、邻近的肠管、肠系膜等粘连形成包块。由于虫体不断更换附着部位,使肠壁多处受累,且损伤可达肠壁深层,甚至穿破肠壁造成肠穿孔,导致局限性腹膜炎及腹腔脓肿,亦可因肠粘连出现肠梗阻。

2. 显微镜下观察　选择吻突嵌入肠壁的肠组织进行组织切片、HE 染色,光学显微镜下观察检查。可见吻钩吸附部位的肠组织出现严重炎症反应,正常肠道结构被破坏,黏膜、黏膜下层和部分黏膜出现坏死和溃疡。结节的病理学显示为嗜酸粒细胞性肉芽肿样改变,其中央为凝固性坏死,周边为肉芽组织带。肠切片显示与虫体顶端相邻的组织被压缩坏死,周围的组织含有大量淋巴细胞和单核细胞;虫体躯干周围的绒毛和坏死的上皮细胞被侵蚀。

第二节　念珠棘头虫

念珠棘头虫（*Moniliformis moniliformis*）最早由 Bremser 在白俄罗斯的条纹田鼠中检获并进行了简短描述。本虫属于原棘头虫纲（Class Archiacanthocephala）,念珠棘头目（Order Moniliformida）,念珠棘头科（Family Moniliformidae）,念珠棘头属（Genus *Moniliformis*）。念珠棘头虫的成虫乳白色,圆柱形虫体前端 4.0~5.0mm 和后端 15mm 的体表光滑,除此之外的体表呈现环状增厚的皱褶,形成念珠状的假体节。吻突呈长圆柱形,前部粗大,吻钩为 12~14 纵列,每列 7~8 个钩,前端的钩较大,后部的钩渐渐变小。雌虫大小为（10~27）cm×（1.5~2.0）cm,成熟雌虫内含大量虫卵,雄虫较小,长为 4~13cm。虫卵呈椭圆形,大小为（85~118）μm×（40~52）μm,卵壳较薄,由三层卵膜组成:外层较薄,中膜最厚,内层呈膜状裹着棘球蚴光镜下可见卵内幼虫体前排列着 3~4 对小钩。

念珠棘头虫为鼠类、犬、猫等的寄生虫,最适宜的终末宿主大鼠,其次是小鼠,仓鼠、犬、猫等。食粪类甲虫或蜚蠊等为其中间宿主或传播媒介,蛙、蟾蜍、蜥蜴可作为其转续宿主,人为其非适宜宿主。自然界中,鼠是念珠棘头虫病重要的传染源。成虫寄生于终末宿主的小肠内,以吻突固着于肠壁上。虫卵随粪便排出体外,在外界可长久存活。虫卵若被中间宿主摄食,在肠液的作用下卵壳破裂,棘头蚴逸出,借小钩穿肠壁进入中间宿主血腔,逐渐发育为棘头体,4~6 周后发育为感染性棘头体。当鼠类吞食含有感染性棘头体的甲虫或蜚蠊后,其在小肠内伸出吻突,固定在肠壁上,约经 6 周发育为成虫,成虫寿命约 1 年。念珠棘头虫是一种人兽共患的动物源性寄生虫,偶尔感染人体。感染途径主要是误食含有活的感染性棘头体的甲虫所致,常见于儿童。念珠棘头虫寄生人的小肠,以吻突固着与肠黏膜,虫体代谢物和毒素可使局部肠黏膜发生坏死、炎性渗出、溃疡等病理变化。导致患者腹痛、腹泻、乏力及神经症状和血中是酸性粒细胞增多。虫体不断向肠壁深层侵犯,直至累及浆膜下层,引起肠黏膜的机械性损伤和出血,甚至导致肠穿孔、腹膜炎等。

念珠棘头虫最适宜的是感染动物是大鼠,其次是小鼠,仓鼠、犬、猫等。动物模型的构建与猪巨吻棘头虫的类似。

一、棘头体分离与保存

从流行区采集阳性甲虫、蜚蠊(俗称蟑螂)等标本。检查并收集念珠棘头虫的棘头体,计数。

二、动物模型构建

接种技术、动物饲养的条件与时间同猪巨吻棘头虫。

三、动物模型鉴定

动物模型鉴定的可靠的依据是找到成虫,虫卵以及分子生物学证据。观察病理学改变也是鉴定动物模型的辅助佐证。

(一)病原学检查鉴定

检查动物粪便中有无虫卵,解剖动物,观察小肠内有无成虫,方法同猪巨吻棘头虫。

成虫及虫卵形态(见第 9 章图 9-6,图 9-7)。

(二)病理学鉴定

显微镜下观察,取材与观察及病理组织学方法同猪巨吻棘头虫。

(安春丽)

参 考 文 献

[1]　理查德·A·麦克弗森. 临床实验诊断学[M]. 23 版. 王琳,译. 北京:人民卫生出版社,2020.

[2]　吴观陵. 人体寄生虫学[M]. 4 版. 北京:人民卫生出版社,2013.

[3]　李朝品,高兴致. 医学寄生虫图鉴[M]. 北京:人民卫生出版社,2012.

[4]　文心田,于恩庶,徐建国,等. 当代世界人兽共患病学[M]. 成都:四川科学技术出版社,2011.

[5]　张进顺,高兴致. 临床寄生虫检验学[M]. 北京:人民卫生出版社,2009.

[6]　DESSÌ G,CABRAS P,MEHMOOD N,et al. First molecular description of *Macracanthorhynchus hirudinaceus* in wild boars from Italy with pathomorphological and epidemiological insights[J]. Parasitol Res,2022,121(1):197-204.

[7]　NATH TC,EOM KS,CHOE S,et al. Insights to helminth infections in food and companion animals in Bangladesh:Occurrence and risk profiling[J]. Parasite Epidemiol Control,2022,17:e00245.

[8]　MIGLIORE S,PULEIO R,GAGLIO G,et al. A neglected parasite:*Macracanthorhynchus hirudinaceus*,first report in feral pigs in a natural park of Sicily(Southern Italy)[J]. Front Vet Sci,2021,8:659306.

[9]　LIZANA V,GORTAZAR C,PRATS R,et al. *Macracanthorhynchus hirudinaceus* in expanding wild boar(*Sus scrofa*)populations in Eastern Spain[J]. Parasitol Res,2021,120(3):919-927.

［10］CHANCEY RJ，SAPP SGH，FOX M，et al. Patent *Macracanthorhynchus ingens* infection in a 17-month-old child，Ohio［J］. Open Forum Infect Dis，2020，8（2）：641.

［11］PANAYOTOVA-PENCHEVA M，TODOROVA K，DAKOVA V. Pathomorphological studies on wild boars infected with *Metastrongylus* spp.，*Ascarops Strongylina*，and *Macracanthorhynchus hirudinaceus*［J］. J Vet Res，2019，63（2）：191-195.

［12］HARTNETT EA，LÉVEILLÉ AN，FRENCH SK，et al. Prevalence，distribution，and risk factors associated with *Macracanthorhynchus ingens* infections in raccoons from Ontario，Canada［J］. J Parasitol，2018，104（5）：457-464.

［13］SHIMALOV VV. The first finding of *Moniliformis moniliformis*（Acanthocephala，Moniliformidae）in Belarus［J］. J Parasit Dis，2018，42（2）：327-328.

［14］KAMIMURA K，YONEMITSU K，MAEDA K，et al. An unexpected case of a Japanese wild boar（*Sus scrofa leucomystax*）infected with the giant thorny-headed worm（*Macracanthorhynchus hirudinaceus*）on the mainland of Japan（Honshu）［J］. Parasitol Res，2018，117：2315-2322.

［15］AMAYOUR A，EL ALAOUI Z，ALKHALI A，et al. Presence of very high prevalence of *Macracanthorhynchus hirudinaceus* infection in wild boars（*Sus scrofa barbarus*）in El Hajeb province，Middle Atlas，Morocco［J］. J Entomol Zool Stud，2017，5：1784-1787.

［16］GASSÓ D，SERRANO E，CASTILLO-CONTRERAS R，et al. Coprological tests underestimate *Macracanthorhynchus hirudinaceus* burden in wild boar［J］. Parasitol Res，2016，115（5）：2103-2105.

［17］MATHISON BA，BISHOP HS，SANBORN CR，et al. *Macracanthorhynchus ingens* infection in an 18-month-old child in Florida：A case report and review of acanthocephaliasis in humans［J］. Clin Infect Dis，2016，63（10）：1357-1359.

［18］SARKARI B，MANSOURI M，NAJJARI M，et al. *Macracanthorhynchus hirudinaceus*：the most common helminthic infection of wild boars in southwestern Iran［J］. J Parasit Dis，2016，40（4）：1563-1566.

［19］MOWLAVI G，MAKKI M，HEIDARI Z，et al. *Macracanthorhynchus hirudinaceus* eggs in canine coprolite from the Sasanian Era in Iran（4（th）/5（th）Century CE）［J］. Iran J Parasitol，2015，10（2）：245-249.

［20］TEIMOORI S，GHARAGUZLU MJ，MAKKI MS，et al. Heavy worm burden of *Moniliformis moniliformis* in urban rats with histopathological description［J］. Iran J Parasitol，2011，6（3）：107-112.

［21］BERENJI F，FATA A，HOSSEININEJAD Z. A case of *Moniliformis moniliformis*（Acanthocephala）infection in Iran［J］. Korean J Parasitol，2007，45（2）：145-148.

［22］NEAFIE RC，MARTY AM. Unusual infections in humans［J］. Clin Microbiol Rev，1993，6（1）：34-56.

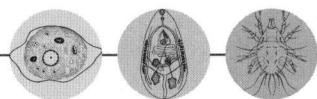

第二十三章

节肢动物过敏动物模型

医学节肢动物（medical arthropod）对人体的危害包括骚扰、刺蜇、吸血、毒害、寄生、导致人体过敏和传播病原体等。目前由节肢动物引起的过敏反应多由蜱螨和昆虫引起。蜱螨和昆虫种类繁多，但能引起人体过敏反应的种类仅是其中的一部分，所引起过敏性疾病的临床表现也大致相同，例如，过敏性荨麻疹、过敏性哮喘和过敏性休克等。研究节肢动物引起的过敏反应需要依赖相应的动物模型，不同节肢动物过敏性疾病动物模型的制作原理和基本步骤差别不大。

郝瑞瑞等（2021）提出过敏性疾病体内外模型需要满足以下几点：①模型构建尽可能贴合人类过敏性疾病发生发展病理生理过程；②满足研究所需的定性定量要求；③能够确定反映过敏性疾病的相关免疫指标，并能够找到一定的方法精确、经济的测量；④符合动物伦理、福利要求并进行评估。设计和建立节肢动物过敏的实验动物模型也要充分考虑以上几点，获得的实验数据才能更加可靠真实的反映人体的疾病过程，科学的阐述节肢动物过敏的发病机制以及相关的药物评估。本章仅以粉螨和蜚蠊诱发的过敏性实验动物模型为代表，介绍节肢动物过敏模型的建立技术。

第一节　粉螨过敏

粉螨个体微小，生态环境广泛，大多孳生于房舍和储藏物中，例如室内尘埃、沙发、卧具、空调、储藏粮食、储藏干果及储藏中药材等。目前全球已记述的粉螨约 27 科 430 属 1 400 种，我国约有 150 种。粉螨多可引起过敏性疾病，临床表现为过敏性皮炎、过敏性鼻炎、过敏性咽炎和过敏性哮喘等。就过敏性疾病的发病率而言，Helmont（1662）就提出了接触尘埃可诱发哮喘的假说，Leeuwenhoek（1693）在给皇家学会的信中也有房屋内有螨类孳生的描述。Kern（1921）和 Cooke（1922）也提出过敏性哮喘和过敏性鼻炎与屋尘（house dust）中的特殊抗原有关。Willem Storm van Leeuwen（1924）就提出螨可能是灰尘中的重要过敏原，同期《慕尼黑医学周刊》报道了一个因室内搬进了一件旧沙发诱发哮喘的病例，将该沙发从室内搬走后患儿的哮喘自然缓解。采集该旧沙发内外的积尘，发现积尘中有大量的螨及其皮壳。Dekker（1928）在过敏性哮喘患者的床铺灰尘中检获了尘螨和食甜螨，认为螨是非常重要的哮喘诱因，并推测至少 60%的过敏性哮喘由螨引起。Ancona（1932）提出食酪螨和食甜螨等均可诱发过敏性哮喘。据估计螨性过敏性疾病的发病率已从 1960 年的 3% 增加到现在的 30%，有些国家和地区发病率更高。目前研究表明，患者过敏的严重程度与粉螨暴露呈正相关，过敏性疾病患者中有 60%~80% 对粉螨过敏，其中约有 80% 婴幼儿哮喘和 40%~50% 成人哮喘由粉螨（尘螨）引起。粉螨的排泄物、分泌物、蜕下的皮屑（壳）和死螨裂解物等均具过敏原性，其中排泄物（螨的粪粒）过敏原性最强。粪粒易悬浮在空气中成为吸入性过敏原的重要成分。Voorhorst（1962）在 Boezeman 的帮助下从屋尘中发现了尘螨。Voorhorst 和 Oshima（1964）首次提出屋尘中过敏原的主要成分来源于室内尘土中的尘螨，指出尘螨螨体及其代谢产物均是过敏原；同年 Voorhorst 和 Spieksma 研究证实尘螨是室内灰尘中过敏原的主要成分。Mitchell（1969）指出，螨死亡后，其尸体等仍具过敏原活性。Miyamoto（1968）等发现尘土过敏原的活性与尘土中螨的数量呈正相关。McAllen（1970）提出屋尘螨是一种重要的过敏原，且活性很高，仅需 0.05~1μg 就可诱发特异性者发生哮喘。Romagnani（1972）研究证实了屋尘和屋尘螨、粉尘螨之间的关系。Tovey 等（1981）报道,尘螨过敏原主要来源于尘螨的排泄物,其次为发育过程中蜕下的皮屑(壳)等。Le Mao（1983）用免疫电泳和放射免疫电泳分析了尘螨提取物的过敏原成分。Heymann（1989）运用生化和分子生物学技术证实了 Der f 1 和 Der f 2 是粉尘螨的主要过敏原。自 20 世纪 80 年代以来,世界卫生组织（WHO）和国际免疫学学会联盟（ICIU）多次联合举办国际尘螨过敏与哮喘的工作会议,汇集研究成果,制定指导文件,指导科学研究,推动了全球尘螨过敏研究工作的开展。随着城市化进程及人们生活方式的改变,过敏性疾病的发病率与病死率呈现逐年上升趋势,已经成为严重影响人类健康的公共卫生问题。

我国自 20 世纪 70 年代初起开始对尘螨过敏研究,温廷桓教授在国内率先研制了尘螨浸液并将其应用于临床诊断和特异性脱敏治疗。继此之后,我国粉螨与过敏性疾病的研究工作在全国陆续开展。北京协和医院、沈阳军区 202 医院等也相继开展粉尘螨浸液制备工作。王玥等（2009）对温州 908 例哮喘患儿进行皮肤点刺试验,结果吸入性过敏原中粉尘螨和屋尘螨的阳性率分别为 72.4% 和 74.7%。王长华（2010）采用免疫印迹法对北京房山地区 180 例荨麻疹、湿疹患者血清特异性免疫球蛋白 E（SIgE）和总 IgE 进行检测,结果吸入性屋尘螨和粉尘螨过敏原阳性者占 28.9%。陈实等（2011）对海南 2361 例哮喘患儿进行吸入性过敏原皮肤点刺试验,结果显示屋尘螨、粉尘螨和热带无爪螨的阳性率分别为 91.2%、89.3% 和 86.3%。蔡枫等（2013）对上海地区 342 例哮喘患者进行特异性过敏原检测,结果证实以吸入性过敏原为主,屋尘螨和粉尘螨为主要过敏原,分别为 68.53% 和 70.63%。汤少珊等（2015）对广州地区 174 例过敏性疾病患儿进行吸入性过敏原特异性 IgE（SIgE）检测,结果屋尘螨和粉尘螨 SIgE 占 39.7%。温壮飞等（2015）对海口地区 1496 例患儿进行过敏原皮肤点刺试验,在吸入性过敏原中粉尘螨和屋尘螨阳性率分别为 51.7% 和 51.0%。钟少琴等（2019）采用"阿罗格"点刺液对 2 974 例临床确诊慢性荨麻疹的患者行皮肤点刺试验,受试者对粉尘螨、屋尘螨的阳性率分别为 78.04% 和 73.76%。由此可见,我国在粉螨过敏的基础研究和临床应用方面,诸如尘螨浸液制备、尘螨过敏性疾病的诊断、免疫治疗和预防等都做了卓有成效研究工作。

过敏性疾病的发生发展是十分复杂的,要深入探讨其发病机制及疗效机制,往往依赖于使用动物模型作为实验假说和临床假说的试验基础,进而推用到人类,以控制人类的疾病,达到延长人类寿命或提升生存质量的目的。动物实验是了解过敏性疾病发生、发展机制的研究基础。过敏实验动物模型的建立,对过敏性疾病的发病机制、免疫治疗及治疗作用机制等方面的研究具有积极的作用。迄今为止,粉螨引起的过敏性疾病的发病机制及脱敏治疗的免疫耐受机制尚不明确,由于伦理道德等诸多因素的限制,在患者体内直接进行相关研究十分困难,因而建立粉螨过敏动物模型对研究粉螨引起的过敏性疾病的发病机制、免疫治疗方法及免疫治疗作用机制等方面具有积极的作用。而小鼠制作的过敏模型因具有与人类相似的病理生理学特征,因此该模型目前常被用于过敏性疾病的研究。本节以粉螨过敏性哮喘动物模型为例进行介绍。

一、器材与试剂

构建粉螨过敏实验动物模型需要以下器材和试剂:

（一）常用器材

天平、恒温水浴锅、恒温摇床培养箱、多功能酶标仪、紫外可见分光光度计、体式显微镜、针头式过滤器（0.22μm）、超声波细胞粉碎机、超声雾化器等。

（二）常用试剂

碳酸氢钠-盐水提取液（Coca 液）、卵清蛋白（OVA）、氢氧化铝、Bradford 蛋白浓度测定试剂盒、小鼠 IgE、IgG、IL-4、IL-10、IL-13、IFN-γ 等 ELISA 检测试剂盒。

二、过敏原制备与保存

粉螨过敏原浸液是指通过适当的溶剂从粉螨螨体提取的具有过敏原活性成分的制剂,这种制剂在临床上通常用作粉螨过敏的实验诊断和脱敏治疗,在实验室则作为进行粉螨过敏教学和科研的实验制剂。

1997 年 WHO 日内瓦会议统一用"过敏原疫苗"代替"过敏原提取物"。但无论赋予什么名称,事实上粉螨过敏原浸液就是粉螨螨体的浸出液。

(一) 常见螨种

粉螨种类多,过敏原成分复杂。可引起人体过敏性疾病的粉螨约有几十种,如粗脚粉螨(*Acarus siro*)、热带无爪螨(*Blomia tropicalis*)、拱殖嗜渣螨(*Chortoglyphus arcuatus*)、粉尘螨(*Dermatophagoides farinae*)、小脚尘螨(*Dermatophagoides microceras*)、屋尘螨(*Dermatophagoides pteronyssinus*)、梅氏嗜霉螨(*Euroglyphus maynei*)、家食甜螨(*Glycyphagus domesticus*)、害嗜鳞螨(*Lepidoglyphus destructor*)、腐食酪螨(*Tyrophagus putrescentia*)等。这些粉螨的分泌物、排泄物(粪粒)、皮壳和死亡螨体裂解产物均是强烈的过敏原,可引起人体过敏性鼻炎、过敏性哮喘和过敏性皮炎等过敏性疾病。根据 WHO/IUIS 数据库显示,截至 2022 年 1 月,已公布无气门目(Astigmata)的 10 种粉螨有 110 种过敏原(表 23-1)。

表 23-1 10 种粉螨的过敏原

常见粉螨种类	过敏原组分数量	过敏原组分
粗脚粉螨(*Acarus siro*)	1	Aca s 13
热带无爪螨(*Blomia tropicalis*)	14	Blo t 1-8,10-13,19,21
拱殖嗜渣螨(*Chortoglyphus arcuatus*)	1	Cho a 10
粉尘螨(*Dermatophagoides farinae*)	36	Der f 1-8,10,11,13-18,20-39
小脚尘螨(*Dermatophagoides microceras*)	2	Der m 1,2
屋尘螨(*Dermatophagoides pteronyssinus*)	31	Der P 1-11,13-15,18,20,21,23-26,28-33,36-39
梅氏嗜霉螨(*Euroglyphus maynei*)	5	Eur m 1-4,14
家食甜螨(*Glycyphagus domesticus*)	1	Gly d 2
害嗜鳞螨(*Lepidoglyphus destructor*)	5	Lep d 2,5,7,10,13
腐食酪螨(*Tyrophagus putrescentia*)	14	Tyr p 1-3,7,8,10,11,13,20,28,32,34-36

(二) 过敏原的制备

粉螨过敏原粗提液制备,包括下列步骤:粉碎、脱脂、提取、透析、酸碱度的校正、浓缩、灭菌和蛋白浓度测定等。

1. **粉碎** 将纯化饲养的粉螨分别过 20 目/吋和 80 目/吋分样筛,去除部分培养料,挑出粉螨用生理盐水或蒸馏水清洗干净后,再将螨置于 200 目尼龙绢中,用吸水纸吸干表面的水分。借助机械(常用的工具为乳钵、组织捣碎机、小型电动粉碎机和电动匀浆机等)将粉螨粉碎,破坏细胞膜以增加后续浸出时的总表面积,从而利于粉螨中有效成分的浸出和提取。

2. **脱脂** 常用的有机溶媒包括乙醚、丙酮、甲苯和二甲苯等,去除粉螨中油脂和其他刺激性物质。此外,脱脂可防止提取过程发生乳化作用从而避免获得的抗原浑浊不清。将粉碎的粉螨浸于溶媒中,在室温下不断搅拌约 2 小时后静置,待沉淀后,轻轻倒掉上面带脂的溶媒,换入新鲜的溶媒如此反复脱脂,直至溶媒不再浑浊或有色为止。

3. **提取** 提取液常用的是碳酸氢钠-盐水提取液(亦称 Coca 液),其配方为:氯化钠 5.0g,磷酸氢钠 2.75g,石炭酸(结晶酚)4.0g,蒸馏水 1 000ml。此外,还有 0.125mol/L 碳酸氢铵(NH$_4$HCO$_3$)溶液、磷酸缓冲盐溶液(PBS 液)和 PBST 液(含 0.05%Tween-20 的 PBS 液)等提取液。将被提取的材料按料液比 1 : 20(W/V)加入提取液,超声粉碎(200V)5 分钟,置气浴恒温振荡器内提取(4℃,50r/min,48~72 小时)。提取液离心(4℃,2 500r/min,30 分钟)取上清液。

4. **透析** 透析可去除杂质等刺激成分,如低分子电解质、色素等。透析所用的透析袋根据需要选择。将提取完成的过敏原浸液放入透析袋内,用夹子扎紧袋口。以提取该过敏原时所用的提取液为溶媒。4℃条件下每 4~6 小时更换一次溶媒,直至溶媒的颜色不再改变,通常换 4~6 次溶媒即可完成。

5. **酸碱度校正** 过敏原提取液的酸碱度会影响诊疗。过酸或过碱的过敏原提取液用于皮肤试验,易出现假阳性反应；若用于脱敏治疗，会加剧患者注射时的疼痛感。因此，需用氢氧化钠或盐酸校正酸碱度至 pH7.0。

6. **浓缩** 可采用真空冷冻干燥等方法对其浓缩，其目的是获得量小而有效的成分。一般浓缩成原来容量的 1/10 即可。

7. **灭菌** 过敏原活性成分不耐热，故不可用高压灭菌或任何加热方法处理，可采用 0.22μm 针头式滤菌器物理除菌。

8. **蛋白浓度测定** 采用 Bradford 蛋白浓度测定试剂盒或 BCA 蛋白浓度测定试剂盒测定过敏原浸液蛋白浓度，以便后续试验浓度配制所需。

（三）过敏原的保存

动物模型建立的实验周期一般较长，但每次所需剂量较小，不可能随时制作随时使用，同时为避免制备过程中出现差异引起实验误差，在制备过敏原时一般会根据整个实验用量进行提取，为防止过敏原的降解或变性，须将测定过蛋白浓度的提取液分装保存于 -20℃ 冰箱中，分装保存的目的是减少冻融次数，延缓蛋白变性。

三、模型动物选择

常用动物哮喘模型主要包括小鼠、大鼠、豚鼠、兔等，狗、羊和灵长类动物由于价格昂贵等原因较为少用。小鼠由于其遗传背景明确、品系多、价格便宜以及容易诱发出气道高反应性，产生气道炎症以及黏液增多等症状，因此是最常使用的哮喘模型。常用的品系包括 BALB/c、C57BL/6 和 KM 小鼠等。其中由于 BALB/c 小鼠比其他小鼠造模成功率高，因而使用率高。在模型的构建中多选用 SPF 级，6~8 周龄，雌性小鼠，体重为 20g±2g。

（一）小鼠

小鼠是支气管哮喘研究最常用的动物模型，具有免疫遗传背景清楚、品系纯、成本低、来源广、生物学试剂易得等优点。可复制出哮喘经典的气道高反应、气道慢性炎症、黏液增多等症状。小鼠模型的缺点是造模需要多次致敏和激发，不同于人类哮喘的肺部分布。实验室中常用的品系为 BALB/c、C57BL/6J 和 KM 小鼠。

（二）大鼠

大鼠也是常见的用于过敏性气道模型的动物，具有价格低廉、繁殖快、易饲养等与小鼠相似的优点，且大鼠过敏多由 IgE 介导，与人类哮喘反应特点相似。国内实验室常用的大鼠品系有 SD 大鼠和 Wistar 大鼠，SD 大鼠较 Wistar 大鼠对呼吸道疾病的抵抗力更强。缺点是模型重复稳定性略差一些。

（三）豚鼠

豚鼠易被致敏，是最早选用的哮喘动物模型。豚鼠的气道解剖和对炎症介质的反应与人类相似，因此是抗哮喘药物评估的首选动物模型。该模型的强大之处还在于抗原攻击时直接产生过敏性支气管收缩。使用的主要缺点是缺乏相关免疫学和分子生物学试剂，且豚鼠过敏多由 IgG 所介导，这一点与人类不同。另外，豚鼠的妊娠时间较长，需要 60~75 天，繁殖率低，实验过程死亡率高。

四、动物模型构建

将实验动物分为 3 组（每组 6~10 只小鼠）：实验组（A 组）、OVA 阳性对照组（B 组）及 PBS 阴性对照组（C 组）。哮喘模型的建立主要分为致敏阶段和激发阶段两个过程。

（一）致敏阶段

于实验第 0 天（当天）、7 天、14 天分别致敏，共 3 次。A、B 组小鼠腹腔注射 200μl 致敏液。A 组致敏液中含过敏原 50μg，氢氧化铝 4mg；B 组致敏液中含 OVA 50μg，氢氧化铝 4mg；C 组用 PBS 代替。

（二）激发阶段

激发一般有雾化法和滴鼻法。

1. **雾化法** 从实验第 21 天起，将模型小鼠置于自制小鼠雾化吸入箱中，由超声雾化器雾化。A 组以粉螨粗提液浸液（蛋白浓度 0.5μg/ml）进行雾化吸入激发，雾化 30min/d，连续雾化 7 天，观察并记录小鼠哮喘发作情况。B、C 组分别以 0.5μg/ml 的 OVA 和 PBS 进行雾化。

2. 滴鼻法 从实验第 21 天起，在乙醚麻醉下 A 组、B 组和 C 组小鼠分别经鼻滴入粉螨粗提液 25μg、OVA 25μg 及 PBS。利用小鼠自然吸气的方式吸入气道，连续 7 天，观察并记录小鼠哮喘发作情况。

五、动物模型鉴定

哮喘模型建立的成功与否主要通过模型鼠的行为、血清抗体检测、细胞因子检测、细胞分类计数和病理学检查这几个方面进行判断。

（一）模型鼠的行为

成功致敏的小鼠在雾化过程中出现不同程度的烦躁不安或安静少动、点头呼吸、抓耳挠背、呼吸急促、弓背立直、竖毛、前肢缩抬、大小便失禁等表现。

（二）血清抗体检测

最后一次雾化或滴鼻激发后，24 小时内 5% 的水合氯醛（约 0.1ml/10g）小鼠腹腔注射进行麻醉，取小鼠眼球血，10 000r/min，4℃，离心 15 分钟，取上清液，ELISA 试剂盒检测血清 IgE 和 Ig G 滴度，具体步骤按试剂盒说明书进行。致敏小鼠血清总 IgE、IgG 滴度水平明显升高。

（三）细胞因子检测

一般检测模型小鼠支气管肺泡灌洗液（bronchoaleolar lavage fluid，BALF）中细胞因子的浓度来进行验证。小鼠麻醉后，固定在石蜡板上，剥离气管，将自制的气管插管针插入小鼠气管内，插入约 1cm 后固定，注射无菌 PBS 缓冲液（依次 0.3ml、0.3ml、0.4ml），然后反复缓慢抽吸，将灌洗液进行回收（回收率 >80%）。将该回收液 4℃，3 000r/min，离心 5 分钟，取上清液，并做好标记。采用相应的 ELISA 试剂盒检测肺泡灌洗液中细胞因子 IL-4、IL-5、IL-10、IL-13、IL-17 和 IFN-γ 滴度。具体步骤按试剂盒说明书进行，根据样本 OD 值，计算出细胞因子浓度。过敏性哮喘小鼠体内细胞因子一般呈现 Th1 型细胞因子浓度降低，如 IFN-γ、IL-2 分泌减少，而 Th2 型细胞因子浓度增多，如 IL-4、IL-5、IL-13 等。

（四）细胞分类计数

向上述步骤中获得的 BALF 离心沉淀物中加入 0.5ml PBS 混匀重悬，取 2μl 置于血细胞计数板，显微镜下计数；另取 0.5ml 再次离心后涂片，瑞氏-吉氏染色，显微镜下计数 200 个细胞，分类并计数。

（五）病理学检查

切取模型小鼠未灌洗的肺组织，经 10% 甲醛液固定，石蜡包埋，常规切片，HE 染色后，显微镜下可见肺组织水肿明显，细支气管、支气管黏膜、黏膜下层及伴行血管周围可见大量炎症细胞浸润。炎症细胞以嗜酸性粒细胞、淋巴细胞及巨噬细胞为主，肺间质和肺泡内也可见炎症细胞浸润，支气管壁增厚，部分可有脱落，黏膜皱襞减少，杯状细胞增生。

六、建模注意事项

1. 提取粉螨过敏原浸液需要大量的粉螨。将采集到的粉螨进行分检，以获得某种目标粉螨。分检方法可采用直接分离法、振筛分离法、电热集螨法和光照驱螨法等。若获得的目标螨太少，可根据实际需要选择适当的饲养方法进行人工饲养，以获得大量的目标粉螨。将获得的粉螨置于清水中用摇床反复轻轻振荡清洗数遍，除去体躯上的附着物后，再用丙酮清洗、灭活、脱脂 3 次，37℃ 恒温干燥，三次称重为同样重量时，密闭贮存备用。

2. 在粉螨过敏原浸液提取的过程中，尽可能防止蛋白损失及降解。①提取时加入的提取液比例越高，得到的过敏原总量原则上会更多，但过敏原浓度则相应较低；若后续无相应条件对过敏原提取液进行浓缩，则根据实验要求适当更改加入提取液的比例，以达到过敏原目标浓度；②在提取过程中，恒温振荡仪的转速可根据溶液体积相应调整，但也不能过快，否则液面容易与瓶口摩擦产热，造成过敏原损失；③由于整个过敏原提取时间长，故在提取过程中，应尽可能在 4℃ 的环境下提取，以减少过敏原的降解；④反复冻融会造成过敏原的变性，故应将提取完成的过敏原分装，以减少冻融次数。

3. 粉螨在饲养过程中应防止被其他螨种污染,确保螨种的纯度,提取的蛋白为目标螨种蛋白。

4. 在进行建模前,小鼠最好饲养一周左右,以适应新环境。

5. 在建模时,进行小鼠腹腔注射时应该有回吸的过程,确保注射到腹腔,避免注射到膀胱或其他部位。

6. 在进行小鼠眼球取血时,不要进行酒精擦拭,或等酒精挥发后再进行操作,以防溶血的发生。同时需注意防止鼠毛混入血液进而导致溶血的发生。

除用粉螨直接提取过敏原浸液外,还可利用现代生物技术制备粉螨疫苗,如 T 细胞表位多肽疫苗、B 细胞表位多肽疫苗、重组过敏原疫苗、类变应原疫苗、佐剂偶联的分子疫苗和纳米型疫苗等。

哮喘的发病机制比较复杂,是多种炎症细胞及其炎性介质参与的气道炎症反应。建立哮喘动物模型是了解哮喘病理生理学和试验新疗法的必要前提。在设计哮喘动物模型时,重要的是要了解各种哮喘动物模型的特点、造模方法和独特表现,以及了解所选动物模型哪些方面的肺组织结构和功能与人类哮喘相似。适宜的哮喘动物模型可为哮喘的临床治疗及实验研究提供重要的研究基础。

(叶向光 陶 宁)

第二节 蜚蠊过敏

昆虫作为过敏原引发人类过敏的途径可以有吸入、食入和昆虫叮咬。吸入途径的昆虫过敏原主要是蜚蠊和其他一些昆虫的碎屑、代谢产物;食用昆虫(如蚱蜢、蚕蛹、蝉)等也可引起人体过敏反应;通过叮咬能引起过敏反应的昆虫主要有蜜蜂、胡蜂、牛虻、蚊、蚁、蚤等。为了更有效方便地研究昆虫过敏性疾病,需成功构建过敏性动物模型。致敏动物以发生 I 型和IV型过敏反应为主,包括嗜酸性粒细胞浸润、肥大细胞和嗜碱性粒细胞脱颗粒、抗原特异性 IgE 的产生、Th 细胞的活化、Th1/Th2 失衡等。目前,实验室中尝试较多的昆虫致敏的动物模型主要为蜚蠊过敏原诱发的过敏性鼻炎、过敏性哮喘。此外,还有跳蚤抗原诱发的过敏性皮炎动物模型的建立、蛾类粗制过敏原诱导小鼠致敏等。这些动物模型的建立,为研究昆虫的致病机制以及过敏性疾病的防控提供了参考。本节仅以蜚蠊诱发的过敏性实验动物模型为例,介绍昆虫过敏模型的建立技术。

一、器材与试剂

制备蜚蠊过敏实验动物模型常用的器材和试剂如下。

(一)常用器材

低温冷冻离心机、小动物实验固定台、小动物吸入麻醉装置、恒温振荡仪、微量加样枪、天平、超声雾化器、振荡式肺功能检测系统、全自动血液体液分析仪、酶标分析仪、生物显微镜。

(二)常用试剂

卵清蛋白(OVA)、氢氧化铝、戊巴比妥钠注射液、无菌生理盐水、甲醛、各种细胞因子 ELISA 试剂盒。

二、过敏原制备与保存

过敏原又称变应原或致敏原,是过敏性疾病发作的主要诱因。对于昆虫过敏原,目前国内研究最多的为蜚蠊。蜚蠊过敏原(cockroach allergen,CRA)被认为是城市哮喘发病的主要病原。蜚蠊的分泌物、排泄物、呕吐物以及蜚蠊尸体干粉末,是引起 I 型过敏反应疾病的重要致敏原之一,在过敏性疾病中都起着重要作用。Bernton 和 Brown(1964)首次证实蜚蠊过敏原可以引起皮肤过敏;Kang 等(1979)确定了蜚蠊过敏原和哮喘之间的相互关系;Rosenstreich 等(1997)调查结果发现,对蜚蠊过敏且暴露于室内高浓度蜚蠊过敏原的哮喘患儿,其哮喘住院率约为其他患儿的 3~4 倍。目前世界范围内蜚蠊的危害也越来越引起人们的重视。符征等(2007)对海南省过敏性鼻炎的过敏原分布情况进行了调查,结果显示由蜚蠊引起变应性鼻炎高达 40%,仅次于螨类。美国城市儿童呼吸道过敏性疾病发病因素研究项目的最新结果显示,蜚蠊过敏原诱发的症状明显比尘螨或宠物过敏原严重。因此,有关蜚蠊诱发哮喘的病原学研究是近年来过敏与哮喘研究领域的又一热点。

(一) 常见种类

蜚蠊种类及特性存在很大差异,在室内常见的种类有美洲大蠊(*Periplaneta americana*)、德国小蠊(*Blattella germanica*)、亚洲小蠊(*Blattella asahinai*)、东方小蠊(*Blatta orientalis*)、凹缘大蠊(*Periplaneta emarginata*)、澳洲大蠊(*Periplaneta austratasiae*)、黑胸大蠊(*Periplaneta Fuliginosa*)、中华地鳖(*Eupolyphage Sinensis*)、日本大蠊(*Periplaneta japonica*)。在上述种群中美洲大蠊、德国小蠊、黑胸大蠊是最常见的种群,各在一些地区形成优势种群,如在法国等欧洲国家以德国小蠊为主,而美国、巴西等美洲国家以美洲大蠊居多。在我国蜚蠊的优势种群是美洲大蠊,占 70%。

1. 美洲大蠊主要过敏原 各种免疫化学技术证实大部分过敏原分布在 6~120kD 之间。Wu 等(2005)从美洲大蠊排泄物中分离了两种过敏原,分别是 Cr-PⅠ(Per a3)和 Cr-PⅡ(Per a1)。其中,Cr-PⅠ中两种重要蛋白片段引发蜚蠊过敏患者 T 细胞增殖,同时,Cr-PⅡ中的三个蛋白片段是美洲大蠊和德国小蠊的主要过敏原。目前已有 Per a1、Per a2、Per a3、Per a4、Per a5、Per a6、Per a7、Per a8、Per a9、Per a10 共计 10 种美洲大蠊过敏原被克隆、表达并鉴定。

2. 德国小蠊主要过敏原 Helm 等(1994)鉴定出德国小蠊全虫浸液有 8 种过敏原:90kD、80kD、67kD、48kD、36kD、27kD、25kD、18kD,其中 36kD 的主要过敏原是德国小蠊全虫浸液所特有的。Pollart 等(1991)用鼠单抗对德国小蠊主要过敏原进行鉴定,证实了两个可被 Mab 10A6 和 Mab 8F4 识别的德国小蠊主要过敏原,分别命名为 Bla g 1 和 Bla g 2。Bla g 1 分子量约为 60kD,热稳定蛋白,与 Per a1 具有交叉反应性;Bla g 2 分子量为 36kD,是德国小蠊特异性的主要过敏原。目前已有 Blag1、Blag2、Blag4、Blag5、Blag6、BlagBd90k 和 Blag7 共 7 种德国小蠊过敏原被克隆、表达并鉴定出免疫学特性。

(二) 过敏原制备

1. 蜚蠊粗浸液 目前国内临床上所使用的蜚蠊浸液均为粗浸液。取美洲大蠊活体成虫置于玻璃缸,仅供水不供食 5 天。−20℃ 冷冻 30 分钟,剪去翅、足、触须,用 75% 乙醇浸泡美洲大蠊尸体 1 小时,并在超净工作台上挥发乙醇;蒸馏水反复冲洗虫体 3 次,每次 5 分钟,自然风干。称重,置研钵内,加入预冷蒸馏水研磨成浆,置−20℃ 冷冻 20 分钟,反复 3 次以便于使虫体充分研磨成浆。向研磨物中加入 2 倍体积 0.02M PBS 溶液(pH7.4)充分混匀,4℃ 静置抽提过夜。4℃ 离心 30 分钟(12 000r/min),取上清液于无菌 EP 管中,保存于 4℃。于超净工作台对上清液进行过滤除菌,所用滤膜孔径为 0.22μm,得到美洲大蠊过敏原粗浸液,BCA 法定量蛋白浓度,4℃ 保存备用。

2. 重组蜚蠊过敏原 目前蜚蠊致敏过敏性疾病的临床诊断是用未经标准化的蜚蠊全虫粗浸液来进行。但是蜚蠊过敏原粗浸液的成分非常复杂,包括主要、次要致敏蛋白组分、非致敏蛋白组分及其他大分子、小分子物质,且容易为外源性的毒性物质、病原微生物污染,影响其安全性,同时含有天然蛋白水解酶可降解致敏蛋白组分,影响效价。利用基因重组技术制备蜚蠊过敏原具有易纯化和标准化等优点,在过敏反应性疾病中无论是改进现有免疫诊断抗原、提高检测灵敏性与特异性,还是从发展脱敏疫苗的目标考虑都是很有价值的。在成功构建美洲大蠊 cDNA 表达文库基础上,刘志刚等(2003)对美洲大蠊主要过敏原 Cr-PⅠ(Per a3)进行了克隆表达与纯化,方法简述如下:

(1)血清收集:选择对蜚蠊过敏原皮试阳性的过敏性哮喘和过敏性鼻炎患者,取静脉血 5ml,分离血清,用法码西亚 CAP 过敏原自动检测系统,收集对蜚蠊过敏原特异性反应阳性达 2 级或 2 级以上患者血清,分装后 −70℃ 保存。

(2)基因表达质粒的构建:以阳性噬菌体克隆为模板,T7、SP6 为引物,通过 PCR 扩增出目的 DNA 片段,克隆入 PUCm-T 载体经测序证实为 Cr-PⅠ 后,提取质粒作 NotⅠ 和 EcoRⅠ 双酶切,与同样经过 NotⅠ 和 EcoRⅠ 双酶切的 pGEX-5X-1 表达载体,在 T4 DNA 连接酶作用下 16℃ 连接过夜,获得重组质粒。

(3)融合蛋白 GST-Cr-PⅠ 的表达:将重组质粒 pGEX-5X-1/Cr-PⅠ 先转化克隆菌株 JM109,再转化表达菌株 BL21。将在大肠杆菌中的表达产物经 10% SDS-PAGE 电泳,考马斯亮蓝染色结果显示在 66kD 和 97kD 之间出现明显表达带,表达产物的可溶性分析表明,融合蛋白主要以包涵体形式存在于沉淀中。

（4）融合蛋白的变复性与亲和层析：上述诱导物沉淀经 Triton X-100 及 2mol/L 尿素洗涤后，去除大量杂蛋白，目的蛋白的纯度近 70%。由于融合蛋白带有 GST 标签，故可用 Glutathione Sepharose 4B 胶对融合蛋白进行亲和层析纯化，此时获得的蛋白纯度达 90% 以上。

（5）重组过敏原 Cr-P I 的鉴定：蛋白免疫印迹试验结果显示融合蛋白在 80kD 左右处呈阳性反应，且能被蜚蠊过敏患者血清特异性 IgE 所识别。

（三）过敏原保存

实验所用的蜚蠊过敏原，不论是蜚蠊粗浸液还是重组过敏原，均不建议保存时间过久，原则为现用现制备，以保证过敏原的免疫活性和生物学效应。蜚蠊过敏原的保存方法与其他蛋白保存方法类似，短期内（1 周内）要进行实验研究的可置于 4℃ 保存备用，-20℃ 冷冻保存最好不超过一个月，-80℃ 冷冻保存最好不超过半年，每次使用前都要重新进行蛋白定量和测定蛋白活性。

三、模型动物选择

建立昆虫过敏原激发的过敏性疾病动物模型，应尽可能地模拟人类过敏性疾病的发病过程、临床表现，从而提供关于人体由于昆虫过敏原引发支气管哮喘、过敏性鼻炎、过敏性皮炎等疾病的发病机制以及药物治疗等有价值的信息。目前制作昆虫过敏的动物模型多选用豚鼠、大鼠、小鼠，他们具有易于操作和成本相对低廉的优点。模型动物的选择参见本章第一节。

四、动物模型构建和鉴定

实验室建立蜚蠊致敏的动物过敏模型，目前还没有成熟和标准化的实验步骤，每个研究者报道的方法都不尽相同，但是基本原理和方法差别不大，这里仅以瞿廷念和张春林（2014）美洲大蠊粗浸液致 SD 大鼠过敏性哮喘模型的建立和张鑫悦等（2009）蜚蠊过敏原致豚鼠过敏性鼻炎动物模型的建立为代表，介绍蜚蠊过敏的动物过敏模型的建立方法。

（一）美洲大蠊粗浸液致 SD 大鼠过敏性哮喘模型

1. 动物分组　实验 SD 大鼠随机分为三组，每组 8~10 只，分别为阴性对照组，卵清蛋白（OVA）阳性对照组，美洲大蠊粗浸液致敏组。

2. 致敏阶段　于实验第 0 天（当天）、7 天、14 天、21 天分别皮下注射致敏。阴性对照组：PBS 无菌溶液 1ml，皮下注射；OVA 阳性对照组：OVA100μg+ 氢氧化铝 100mg/ml 等体积混匀，皮下注射 1ml；美洲大蠊粗浸液致敏组：美洲大蠊粗浸液 100μg+ 氢氧化铝 100mg/ml 同等体积混匀，皮下注射 1ml。

3. 激发阶段　第 22 天起，采用雾化吸入激发致敏，阴性对照组吸入 0.01M 的 PBS 无菌溶液 20ml，阳性对照组吸入 1%OVA 溶液 20ml，过敏性哮喘组吸入 1% 美洲大蠊粗浸液 20ml。每天 1 次，每次 30 分钟，连续 7 天。

4. 动物模型的鉴定　包括大鼠行为学观察、支气管灌洗液检查、肺组织病理学观察、ELISA 检测细胞因子表达。

（1）行为学观察：美洲大蠊粗浸液组和 OVA 组在致敏及激发过程中均出现不同程度的烦躁不安、抓耳搔腮、舔肢体、呼吸急促、弓背直立，前肢缩抬、腹肌痉挛等体征。这与过敏性哮喘的临床表现基本符合。

（2）支气管灌洗细胞计数：在灌洗液涂片中，与阴性对照组比较，美洲大蠊粗浸液组、阳性对照组的细胞总数显著增高，可见支气管内有大量脱落细胞，提示存在气道过敏性炎症反应。

（3）肺组织病理学观察：OVA 组和美洲大蠊粗浸液组支气管上皮及管壁增厚，上皮破坏和脱落明显，管腔可见黏液栓阻塞，有炎症细胞浸润，支气管和血管平滑肌增生，可见吞噬细胞增多，肺泡间隔明显增宽；美洲大蠊粗浸液组管腔明显狭窄，杯状细胞增生明显，大中气道和血管周围可见大量的嗜酸性粒细胞和淋巴细胞浸润。符合过敏性哮喘的基本病理特征。

（4）ELISA 检测细胞因子：可对血清中 IL-4、IL-5 等炎症因子检测，获取过敏性哮喘的免疫学指标等相关数据。

（二）蜱螨过敏原致豚鼠变应性鼻炎动物模型的建立

1. 动物分组　健康豚鼠,雌雄不限,体重 250~300g,随机分为三组,每组 8 只,分别为高剂量致敏组、低剂量致敏组和阴性对照组。

2. 致敏阶段　于实验第 1 天、10 天、14 天分别腹腔注射致敏。阴性对照组:无菌生理盐水 1ml+ 氢氧化铝 5mg;高剂量组:蜱螨过敏原 100μg+ 氢氧化铝 5mg;低剂量组:蜱螨过敏原 50μg+ 氢氧化铝 5mg。

3. 激发阶段　第 21 天起,采用鼻腔滴注进行激发,阴性对照组用无菌生理盐水滴鼻,高剂量组和低剂量组用蜱螨过敏原滴鼻,剂量为 1g/L,50ml,1 次/d,连续 5 天。

4. 动物模型的鉴定　包括鼻部症状观察、鼻腔分泌物检测、鼻黏膜组织病理学观察等指标。

（1）鼻部症状:每次激发后记录挠鼻次数、鼻分泌物量及喷嚏次数,总分超过 5 分为动物模型建立成功。记分方法如下:

1）挠鼻次数:轻度抓鼻计 1 分;频繁抓鼻计 2 分;抓鼻不止计 3 分。

2）鼻分泌物量:鼻涕流至前鼻孔计 1 分;超过前鼻孔计 2 分;涕流满面计 3 分。

3）喷嚏次数:喷嚏 4 个以内计 1 分;4~10 个计 2 分;11 个以上计 3 分。

（2）鼻腔分泌物涂片:致敏组豚鼠鼻腔分泌物涂片中可见脱落坏死的上皮细胞及嗜酸性粒细胞,间杂有中性粒细胞和浆细胞;低剂量组嗜酸性粒细胞计数低于高剂量组;阴性对照组豚鼠鼻腔分泌物未见嗜酸性粒细胞。

（3）鼻黏膜组织病理学观察:肉眼观察,致敏组豚鼠鼻黏膜苍白、水肿明显;低倍镜下见黏膜上皮损伤、脱落严重,组织破坏较严重;高倍镜下可见上皮细胞广泛变性、坏死,固有层中血管扩张,间质水肿,浆液性腺体增生,腺体细胞肿大,黏膜全层有炎性细胞浸润,其中以嗜酸性粒细胞为主,并伴有少量浆细胞及中性粒细胞;低剂量组黏膜损伤程度不及高剂量组。

五、建模注意事项

动物模型为研究昆虫过敏性疾病提供了很多有价值的研究,但仍然存在许多问题。

（一）动物哮喘模型与人类哮喘存在差异

动物气道结构与人类气道结构不同,远不如人类复杂,因此不能完全反映人类哮喘,目前还没有与人类哮喘完全相符的动物模型。

（二）对模型缺乏规范化的评判标准

目前尚没有统一的标准明确一个成功的哮喘模型或其他过敏模型应具备什么指标。研究者报道的致敏动物、过敏原种类、致敏和诱导的时间、方式等各不相同。而且蜱螨过敏原诱导的哮喘模型表现出更严重和持续的迟发炎症反应,可以说现阶段的研究还不是很成熟,很多方面都需要完善和改进。研究者可根据实验目的选择合适的模型,并继续寻找更接近人类过敏性疾病的动物模型。

由于人类生活环境的复杂性和多样性,过敏性动物模型可能无法完全模拟过敏性疾病的流行病学、致病因素、疾病发展及转归,但其能够较好地揭示其发病机制,包括相关细胞因子表达、信号通路转导等信息。我们应该更为客观、科学地看待此种局限性。尽管实验动物研究已取得一定的研究进展,但向临床医学转化仍然任重道远。值得肯定的是,构建昆虫过敏性动物模型为探究昆虫过敏性疾病的发病机制、寻找潜在的治疗靶点提供了重要的研究模型。

（秦元华）

参 考 文 献

[1]　李朝品,孙新,孟繁平. 医学免疫学［M］. 北京:人民军医出版社,2004.

[2]　苏寿泜,叶炳辉. 现代医学昆虫学［M］. 北京:高等教育出版社,1996.

[3]　郝瑞瑞,庞菲,靳洪涛. 过敏性疾病体内外模型构建研究进展［J］. 中国比较医学杂志,2021,31（7）:125-134.

[4]　白梦天,胡竹林. 过敏性疾病小鼠动物模型建立及表型变化的研究进展［J］. 中国比较医学杂志,2020,30（2）:

128-134.

[5] 李泳兴,钟鸣,王勇,等. 常用哮喘动物模型的建立. 中国比较医学杂志,2020,30(11):97-101.

[6] 吴瑞,李秀敏,苗明三. 基于数据挖掘的哮喘动物模型应用分析[J]. 中国比较医学杂志,2020,30(3):89-93.

[7] 孔瑞,尹佳. 过敏性哮喘动物模型[J]. 中华临床免疫和变态反应杂志,2019,13(1):67-72.

[8] 张丹参,张楠. 诱发支气管哮喘动物模型方法及评价[J]. 神经药理学报,2019,9(4):1-8.

[9] 高琴琴,丁子桐,李友林,等. 不同剂量卵蛋白诱发 BALB/c 小鼠支气管哮喘模型的比较[J]. 中国比较医学杂志,2019,29(4):52-57.

[10] 黄超文,赵强,钟连娣,等. 三种哮喘小鼠动物模型的对比研究[J]. 齐齐哈尔医学院学报,2019,40(11):1321-1323.

[11] 张睦涵,朱振刚. 哮喘动物模型建立的研究进展[J]. 实验动物科学,2018,35(4):83-86.

[12] 周艳丽,阮研硕,劳文艳,等. 哮喘动物模型的建立方法研究进展[J]. 环境与健康杂志,2017,34(10):931-936.

[13] 郑凌霄,于芬芳,刘曼曼,等. 哮喘小鼠动物模型的建立与评价[J]. 热带病与寄生虫学,2017,15(4):244-247.

[14] 袁丽粉,乔建瓯,王健. 建立小鼠哮喘模型两种不同方法的比较[J]. 医学研究杂志,2017,46(8):132-134+138.

[15] 李朝品,赵蓓蓓,湛孝东. 屋尘螨 1 类变应原 T 细胞表位融合肽对过敏性哮喘小鼠的免疫治疗效果[J]. 中国寄生虫学与寄生虫病杂志,2016,34(3):214-219.

[16] 谭杰军,王甜甜,刘志伟,等. 哮喘动物模型建立的思考与体会[J]. 中国中医急症,2016,25(5):816-818.

[17] 李朝品,赵蓓蓓,姜玉新,刁吉东,李娜,陆维. 尘螨 1 类嵌合变应原 TAT-IhC-R8 的致敏效果分析[J]. 中国血吸虫病防治杂志,2015,27(5):485-489.

[18] 马子凤,尹磊淼,冉君,等. 小鼠过敏性哮喘模型制备的特点分析[J]. 东南大学学报(医学版),2014,33(5):650-655.

[19] 冉苇,邓宜红,庄义军,等. 以粉尘螨提取液为致敏原产生高水平 IgE 的改良小鼠哮喘模型的建立和评估[J]. 中国免疫学杂志,2014,30(2):235-239.

[20] 陈一平,李超乾. 支气管哮喘动物模型建立及研究现状[J]. 医学综述,2014,20(5):840-843.

[21] 赵新凤,曾本华,谭毅,等. 两品系小鼠食物过敏模型的比较[J]. 中国实验动物学报,2014,22(3):35-39+4.

[22] 瞿廷念,周波,张春林. 美洲大蠊粗浸液致 SD 大鼠过敏性哮喘模型建立[J]. 免疫学杂志,2014,30(8):699-703.

[23] 李朝品,湛孝东,孙恩涛,等. 储藏中药材孳生肉食螨种类及其群落生态研究[J]. 中药材,2013,36(9):1412-1416.

[24] 刘贵颖,张慧琪,朱振刚. 卵清蛋白致敏大鼠支气管哮喘模型的制备[J]. 临床肺科杂志,2013,18(7):1167-1169.

[25] 李朝品,石连,李秋雨,等. 粉尘螨I类变应原瞬时表达载体的构建及其在烟草中的表达[J]. 中国人兽共患病学报,2012,28(11):1088-1092.

[26] 郭伟,刘志明,姜玉新,等. 不同方法提取粉尘螨变应原致敏效果的优化研究[J]. 中国病原生物学杂志,2012,7(11):812-815+819.

[27] 吕洪臻,黄诚,崔玉宝. 支气管哮喘动物模型的研究进展[J]. 医学综述,2012,18(19):3216-3220.

[28] 李海银,朱黎明,戴爱国,等. 豚鼠中性粒细胞性哮喘模型的建立[J]. 中华哮喘杂志(电子版),2012,6(4):245-249.

[29] 张星东. 过敏性哮喘动物模型在致敏、哮喘发作和气道高反应性等方面的应用研究[J]. 中国比较医学杂志,2012,22(9):1-7.

[30] 高云娟,任远,吴国泰. 哮喘动物模型研究现状分析[J]. 中药药理与临床,2012,28(5):231-234.

[31] 曹珊珊,孙轶秋. 支气管哮喘动物模型制备的研究[J]. 中国中医急症,2012,21(10):1574-1576.

[32] 湛孝东,姜玉新,李良怿,等. 不同浓度卵蛋白变应原对小鼠哮喘模型建立的影响[J]. 中国实验动物学报,2012,20(4):16-20+94.

[33] 窦迎婷,刘贵颖. 浅谈建立哮喘模型的体会[J]. 江西中医学院学报,2012,24(2):72-73.

[34] 王春田. 支气管哮喘实验动物模型的研究进展[J]. 内蒙古中医药,2011,30(13):89-90.

[35] 张鑫悦,卢良,刘利兵,等. 蟑螂致变应性鼻炎豚鼠模型的建立[J]. 第四军医大学学报,2009,30(3):279-281.

[36] 李朝品,江佳佳,王慧勇,等. 淮南储藏物粉螨防制研究[J]. 安徽大学学报(自然科学版),2006(1):85-88.

[37] 于淑清,文仪. 蟑螂过敏原对城市儿童哮喘发病的危害最大. 国外医学情报,2005,26(5):21-22.

[38] 李朝品,江佳佳,贺骥,等. 淮南地区储藏中药材孳生粉螨的群落组成及多样性[J]. 蛛形学报,2005(2):38-41.

[39] 李朝品,杨庆贵,陶莉. HLA-DRB1 基因与螨性哮喘的相关性研究[J]. 安徽医科大学学报,2005(3):244-246.

[40] 李朝品,贺骥,江佳佳,等. 淮南市不同环境中粉螨群落组成和多样性现场调查[J]. 中国寄生虫学与寄生虫病杂志,2005(6):460-462.

［41］李朝品,杨庆贵.粉尘螨Ⅱ类抗原 cDNA 原核表达质粒的构建与表达［J］.中国寄生虫病防治杂志,2004（6）:54-56.

［42］李朝品,崔玉宝,杨庆贵.螨性哮喘患者脱敏治疗前后免疫功能的变化［J］.安徽大学学报（自然科学版）,2003（2）: 104-107.

［43］李朝品,崔玉宝,杨庆贵,等.腐食酪螨和粉尘螨的共同抗原［J］.吉首大学学报（自然科学版）,2003（2）:31-34.

［44］刘志刚,黄炯烈,周珍文,等.美洲大蠊若虫变应原的基因克隆及序列测定［J］.热带医学杂志,2002,2（1）:32-3.

［45］李朝品,王克霞.肺螨病的 HBDT 和 Dot-ELISA 免疫病理研究［J］.安徽医科大学学报,2002（6）:470-473.

［46］李朝品,刘竞.应用螨体抗原片间接荧光抗体试验和印迹酶联免疫吸附试验诊断肺螨病的研究［J］.新医学,2001（2）: 74-76.

［47］DZAMA K,CLOETE SW,VAN WYK JB,et al. Cutaneous hypersensitivity reactions against unfed tick larval extract of Rhipicephalus evertsi in South African Mutton Merino,Namaqua Afrikaner and Dorper sheep［J］. Small Rumin Res, 2018,169（1）:113-117.

［48］YAMADA K,MATSUSHITA K,WANG J,et al. Topical glucose induces claudin-1 and filaggrin expression in a mouse model of atopic dermatitis and in keratinocyte culture,exerting anti-inflammatory effects by repairing skin barrier function ［J］. Acta Derm Venereol,2018,98（1）:19-25.

［49］LI CP,LI QY,JIANG YX. Efficacies of immunotherapy with polypeptide vaccine from ProDer f 1 in asthmatic mice［J］. International journal of clinical and experimental medicine,2015,8（2）:2009-2016.

［50］LI CP,JIANG YX,GUO W,et al. Morphologic features of Sancassania berlesei（Acari:Astigmata:Acaridae）,a common mite of stored products in China［J］. Nutricion Hospitalaria,2015,31（4）:1641-1646.

［51］LI CP,YANG BH. A hypothesis-effect of T cell epitope fusion peptide specific immunotherapy on signal transduction［J］. Int J Clin Exp Med,2015,8（10）:19632-19634.

［52］LI CP,CHEN Q,JIANG YX,et al. Single nucleotide polymorphisms of cathepsin S and the risks of asthma attack induced by acaroid mites［J］. Int J Clin Exp Med,2015,8（1）:1178-1187.

［53］LI CP,LI QY,JIANG YX. Efficacies of immunotherapy with polypeptide vaccine from ProDer f 1 in asthmatic mice［J］. Int J Clin Exp Med,2015,8（2）:2009-2016.

［54］LI CP,XU PF,XU HF,et al. Evaluation on the immunotherapy efficacies of synthetic peptide vaccines in asthmatic mice with group Ⅰ and Ⅱ allergens from Dermatophagoides pteronvssinus［J］. International journal of clinical and experimental medicine,2015,8（11）:20402-20412.

［55］LI CP,ZHAO BB,JIANG YX,et al. Construction and Expression of Dermatophagoides pteronyssinus group 1 major allergen T cell fusion epitope peptide vaccine vector based on the MHC Ⅱ pathway［J］. Nutr Hosp,2015,32（5）:2274-2279.

［56］LI CP,GUO W,ZHAN XD,et al. Acaroid mite allergens from the filters of air-conditioning system in China［J］. Int J Clin Exp Med,2014,7（6）:1 500-1506.

［57］LI CP,ZHAN XD,SUN ET,et al. The density and species of mite breeding in stored products in China［J］. Nutr Hosp, 2014,31（2）:798-807.

［58］LI CP. ZHAN XD,ZHAO JH,et al. Gohieria fusca（Acari:Astigmata）found in the filter dusts of air conditioners in China ［J］. Nutr Hosp,2014,31（2）:808-812.

［59］LI CP,JIANG YX,GUO W,et al. Production of a chimeric allergen derived from the major allergen group 1 of house dust mite species in Nicotiana benthamiana［J］. Hum Immunol,2013,74（5）:531-537.

［60］MARUFU MC,CHIMONYO M,MANS BJ,et al. Cutaneous hypersensitivity responses to Rhipicephalus tick larval antigens in pre-sensitized cattle［J］. Ticks Tick Borne Dis,2013,4（4）:311-316.

［61］DEMAIN JG,MINAEI AA. Anaphylaxis and insect allergy［J］. Curr opin Allergy Clin lmmunol,2010,10（4）:318-322.

［62］DE GRAAF DC,AERTS M,DEVREESE B,et al. Bee wasp and ant venomics pave the way for a component-resolved diagnosis of sting allergy［J］. J Proteomics,2009,72（2）:145-154.

［63］LIN ZHAO,HUALI JIN,RUIPING SHE,et al. A rodent model for allergic dermatitis induced by flea antigens［J］. Veterinary Immunology and Immunopathology,2006:285-296.

［64］MELGERT BN,POSTMA DS,KUIPERS I,et al. Female mice are more susceptible to the development of allergic airway inflammation than male mice [J]. Clin Exp Allergy,2005,35(11):1496-1503.

[65] WU,LEE MF. Molecular characteristics of cockroach allergens [J]. Cell Mol Immunol,2005,2(3):177-180.

[66] PABST R. Animal models for asthma:controversial aspects and unsolved problems [J]. Pathobiology,2002,70(5):252-254.

[67] PENG Z,XU W,JAMES A A,et al. Expression,purification,characterization and clinical relevance of rAed a 1-a 68-kDa recombinant mosquito Aedes aegypti salivary allergen [J]. Int Immunol,2001,13(12):1445-1452.

[68] SASAKAWA T,HIGASHI Y,SAKUMA S,et al. Atopic dermatitis-like skin lesions induced by topical application of mite antigens in NC/Nga mice [J]. Int Arch Allergy Immunol,2001,126(3):239-247.

第四篇

寄生虫人工培养技术

寄生虫人工培养即寄生虫体外培养,是指对寄生虫生活史各发育阶段给予特定的理化条件和必需的基本营养成分,使寄生虫在体外维持生存的技术手段,其目的在于通过培养获得足够数量的活体或虫体,可用于多方面的研究和满足防治工作的实际需要:①获取足量虫体材料,供制备诊断用抗原;②观察培养过程中虫体某一发育阶段的形态及生理生化和代谢特点,模拟宿主体内因素及治疗药物对虫体该发育阶段的影响及其机制,为可能的防治手段及药物筛选奠定基础;③获取足够量的某发育阶段虫体,用于进一步的体内试验,如以感染期或非常规感染期接种于正常或非正常宿主;④建立寄生虫的体外连续培养系统,观察理化、生物等外界因素对寄生虫生长发育的影响。

寄生虫体外培养所需要的基本条件:

1. **理化条件** 寄生虫在进行体外培养时必须模拟其自然寄生状态下的环境,包括以下要素:

(1)温度:一般情况下,寄生虫某发育阶段的体外培养的适宜温度与其自然状态下的温度相仿,在体内寄生阶段,与该发育阶段在宿主体内的内环境相关;在人体和其他温血动物体内有比较恒定的适温范围,在细胞内寄生者其适宜温度更趋稳定(如一般为 35~37℃);而在非温血动物宿主如媒介节肢动物体内的特定发育阶段,其适宜温度一般与环境温度相关,如利什曼原虫在白蛉体内的发育阶段及疟原虫在按蚊体内的发育阶段。在宿主转换的特定时期,其培养温度一般视具体情况,经多次试验确定。

(2)湿度:适宜的培养湿度也是成功培养的必要条件。对于严格细胞内寄生的虫种,该指标相对更为重要,如吉氏巴贝虫(*Babesia gibsnoi*)需要高湿环境下通气培养;在腔道和组织内寄生的虫种,其要求的湿度条件一般较为稳定。

(3)pH:酸碱度对培养成功与否及虫体收获的数量和质量具有关键影响。pH 偏离适宜范围,其微小变化足以抑制虫体生长,甚至不能存活。与前述的温度和湿度条件相似,特定虫种培养的适宜 pH 与其自然状态下(各发育阶段宿主体内或在外界的自生阶段)所适应的酸碱度相关。

(4)渗透压:培养条件下渗透压的形成借助于培养基中各种无机盐的加入,无机盐同时也是维持虫体正常存活的必要营养条件。寄生虫在细胞内培养时,若偏离适宜范围的渗透压,可导致细胞脱水皱缩或溶解;对于单细胞的原虫、多细胞的蠕虫以及节肢动物的幼虫期,渗透压的改变均可导致其代谢紊乱。

(5)光照:一般虫体在宿主体内的寄生阶段,对光照没有特殊要求。某些虫种进行体外培养时,光照条件需与外界环境相似,如一些吸虫的幼虫期在淡水中发育,常受光照的影响,不同的照度条件下幼虫(如血吸虫的尾蚴)有不同的生物学行为,可影响到幼虫自螺体逸出、逸出数量以及幼虫在水中的深度位置等。

2. **营养条件**

(1)蛋白质及氨基酸和肽类:体内寄生阶段各种寄生虫的营养均来自宿主,有的虫种有体外发育阶段,其营养来源或来自体内阶段的蓄积,或来自外环境,而寄生虫个体形成的结构蛋白质、涉及代谢分泌的蛋白质,尤其是可繁殖阶段其增殖所需的蛋白质均来自体内外环境,因而培养条件下各种蛋白质是必需的,一般采用各种血清或/和不同的动物组织,有些虫种还有特殊要求。

(2)脂质:脂类的需求因虫种而异;一般而言有些虫种并不能直接利用脂肪酸,却有可能需要固醇类。

(3)无机盐:各种无机盐既是构成渗透压的条件,又是培养状态下寄生虫必不可少的营养元素;体内阶段的虫种对无机盐的需求大同小异,有些虫种有特殊要求。

(4)维生素:不同的虫种对维生素的需求差异较大,依虫种、发育阶段而异;除必需的维生素外,有的虫种因其特殊代谢特点而有特殊要求,如加入维生素 C 0.05g,更有利于阴道毛滴虫滋养体的生长。

(5)微量元素:关于微量元素与寄生虫体外培养的关系文献报道不多,已知在某些寄生虫体外培养时需要特定的微量元素。

3. **气相条件** 气相条件可视作理化因素,同时也是寄生虫代谢所需营养来源的一部分。寄生虫体外培养所需的气相条件在寄生原虫中较为严格,包括一定比例的 CO_2、N_2 和 O_2;不同虫种对气体的需求取决于其自然状态下所处环境的气相条件,如厌氧环境需一定浓度的 CO_2;而体外生活阶段的培养则一般不需特殊气体条件。

寄生虫体外培养采用的培养基：寄生虫的体外培养，根据不同的培养目的，可采用以下类型的培养基。

（1）普通培养基，有单相和双相培养基，例如培养利什曼原虫前鞭毛体的 NNN 培养基和阴道毛滴虫的 CPLM。

（2）液体培养基，有 199 培养基和 RPMI 1640 培养基。

（3）无血清培养基，它既不含血液，又无血清。

（4）传代培养基，主要用于传代。

（5）分离培养基，一般加有抗生素，用于寄生虫分离。

（6）保种培养基，用于保种，也可用于液氮保种。

第二十四章

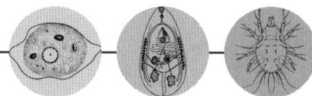

寄生原虫的培养

寄生原虫属于原生生物界（Kindom Protista），原生动物亚界（Subkingdom Protozoa）下属的三个门，即肉足鞭毛门（Phylum Sarcomastigophora），顶复门（Phylum Apicomplexa）和纤毛门（Phylum Ciliophora）。寄生原虫有细胞内寄生和细胞外寄生两种，寄生原虫在进行体外培养时，必须模拟其自然寄生状态下的营养条件和环境条件。营养条件包括含不同浓度动物血清的各种类型的液体培养基，环境条件即培养时的温度、pH、湿度、CO_2、无机盐和微量元素等，其中温度和 pH 最为重要。影响寄生原虫培养的因素较多，在进行寄生原虫体外培养时，需进行多次实验，才能获得最佳的培养基和培养条件。

第一节　鞭　毛　虫

鞭毛虫隶属于肉足鞭毛门（Phylum Sarcomastigophora）的动鞭纲（Class Zoomastigophorea），以鞭毛作为运动细胞器，有一根或多根鞭毛，少数种类无鞭毛，为阿米巴型。有泡状细胞核 1 个。以纵二分裂法繁殖。有些种类尚可形成包囊。鞭毛虫的种类繁多，分布很广，生活史多样。营寄生生活的鞭毛虫主要寄生于消化道、泌尿生殖道、血液及组织内。

寄生于人体的鞭毛虫常见的有十余种，其中利什曼原虫、锥虫、阴道毛滴虫及蓝氏贾第鞭毛虫对人体危害较大，分别引起利什曼原虫病（leishmaniasis）、锥虫病（trypanosomiasis）、滴虫病（trichomoniasis）及贾第虫病（giardiasis）。目前实验室可培养的鞭毛虫发育期有利什曼原虫无鞭毛体和前鞭毛体、锥虫的锥鞭毛体、蓝氏贾第鞭毛虫的滋养体和包囊、阴道毛滴虫的滋养体和迈氏唇鞭毛虫的滋养体。

一、杜氏利什曼原虫的培养

利什曼原虫（*Leishmania*）生活史环节中，需要转换宿主。在人、犬等哺乳动物宿主体内为无鞭毛体期，寄生于单核巨噬细胞内，在白蛉消化道内就转化为前鞭毛体期。它们寄生的微环境不同，体外培养条件也各异。

在杜氏利什曼原虫（*Leishmania donovani*，*L.d.*）基础理论及临床实验研究方面，如进行一些生理和生化的测定，测量原虫的生长发育变化情况，以及用同位素标记物来追踪原虫的代谢变化等多方面的研究，常需要较大数量的无鞭毛体或前鞭毛体。因而，体外培养技术成为科学研究中的一个重要环节。体外培养 *L.d.* 的三大主要目的可概括为：①准确诊断。对疑似诊断的患者难以查出无鞭毛体时，通过培养技术，无鞭毛体可转化为活动的前鞭毛体，后者可以大量扩增，容易识别，作出确诊。②保存虫种。分别保存从不同流行区、不同宿主分离出的 *L.d.* 分离株。③提供实验材料。为实验室研究及现场应用提供大量的寄生虫材料，如制备抗原。

L.d. 体外培养的一般条件和要求较多，现简述如下：

制作 *L.d.* 培养基的容器要绝对洁净，宜用硬质玻璃器皿，绝对不能用钢质、铁质或铝制容器，否则影响其配方的成分及培养后的结果。管口需用棉塞、橡皮塞或厚质牛皮纸卷制成盖子。配制培养液所用药品应为分析纯，溶剂应为双蒸水或三蒸水。

制作琼脂培养基,应经浴水煮沸30分钟,取出后分装培养管并加塞,然后进行高压灭菌,取出后待完全冷却,再贮存于0~4℃冰箱备用。

培养基贮存的时间不宜过长,时间过长就会降低培养基的营养价值。还有可能由于空气中二氧化碳的影响,使培养基变为酸性。因此,贮藏时间较长的培养基若还需要继续使用时,应再次置于沸水中煮沸10~15分钟,以除去二氧化碳,必要时还应调整培养基pH。

温度和pH:不同虫种而略有差异。如培养利什曼原虫前鞭毛体适宜温度为25℃左右,培养利什曼原虫无鞭毛体适宜温度为36℃左右。pH可用4% NaOH溶液或盐酸调整酸碱度,pH依虫种而异。

糖:尤其是葡萄糖,其功能是供给虫体的能量和促进虫体新陈代谢,起到极为重要的作用。同时对维持虫体渗透压的平衡也起到了一定的作用。一般用于虫体在发育阶段的培养基,常含有葡萄糖、蔗糖、果糖、麦芽糖和醛糖。

抗生素:可用于培养基内以抑制细菌污染,抗生素种类较多,常用的有:①庆大霉素。使用剂量为200μg/ml时,其对革兰阳性细菌和革兰阴性细菌都有效,而且优于青霉素和链霉素,因为庆大霉素比青霉素和链霉素稳定;此外庆大霉素能够抑制某些支原体的生长,而支原体在培养基中,是最常见的一种污染物,同时支原体又不容易被发现。②青霉素、链霉素。一般使用浓度青霉素100U/ml比较安全,它对抑制革兰阳性细菌有效。使用链霉素100μg/ml,对抑制革兰阴性细菌有效。故常联合使用青、链霉素。

(一) 杜氏利什曼原虫前鞭毛体的体外培养

1. 培养条件与方法　一般用于培养利什曼原虫前鞭毛体培养基的pH多在6.8~8.0之间。培养温度以25℃左右为宜。最方便的常规传代方法,即吸取1~2滴有前鞭毛体生长的培养基,接种于数毫升新鲜培养基内(盛于16mm×125mm试管)。扩大培养时,可用100~200ml培养基置于适宜器皿内,如一次性的组织培养烧瓶。大量培养时,可用洁净的玻璃瓶和发酵瓶等。

为预防细菌污染,培养基内应含有抗生素,如庆大霉素200μg/ml,或青霉素100U/ml和链霉素100μg/ml。这样的常规用量,对前鞭毛体的生长并无明显的有害作用。一般情况,抗生素常用于从活检组织材料分离 L.d.,或从媒介白蛉体内的首次分离。

当开始接种前鞭毛体数为$1×10^5~1×10^6$/ml,在半合成液体培养基内适宜环境下,3~4天可达到稳定期(stationary phase),并可达$10^7~10^8$原虫/ml的高峰。在对数生长期(log phase),一代时间大约8小时。前鞭毛体在培养基内的培养阶段显现高度多型形态,包括圆形、卵圆形、椭圆形、圆柱形和圆筒形。当出现不活泼虫体、空壳和不正常个体,如巨大虫体和多鞭毛虫体时,通常表示由于不适当的培养条件所致细胞退变。应注意及时换液。

2. 用于诊断的培养基　诊断性培养基大体可分为以下几种类型:

(1) NNN培养基(Nicolle-Novy-NacNeal medium)培养:Nicolle于1908年首次连续培养利什曼原虫前鞭毛体获得成功。他仿用Novy和NacNeal(1904)培养锥虫的双相培养基微作修改而成,故称NNN培养基,而被广泛使用。

1) NNN培养基配方:琼脂14.0g,氯化钠6.0g,蒸馏水900ml,盛入烧瓶中加热熔化,分装试管,每管5ml。经15磅20分钟高压灭菌,待冷却至45℃时,再给每管加入相当于培养基1/3量的无菌去纤维蛋白兔血清,并混合均匀,注意要斜置,冷却后即成斜面。临用时每管再加入无菌的洛克氏液0.2~0.5ml,用无菌的橡皮塞将试管口塞紧,置于37℃温箱内24小时,证明无菌后,存放冰箱内备用。

无菌去纤维兔血制备:用无菌操作取兔心脏血液,置于装有玻璃珠的消毒三角烧瓶内,立即振摇10分钟左右,除去血中的纤维蛋白,以防止凝固,同时按每1ml兔血加入青霉素500~1 000U,以防止污染。

洛克氏溶液配制:氯化钠9.0g,氯化钙0.2g,氯化钾0.4g,碳酸氢钠0.2g,葡萄糖2.5g,蒸馏水900ml。高压灭菌后即可使用。

2) 操作方法:虫体接种时,须采用无菌操作步骤。将穿刺黑热病患者或动物所得的穿刺液,迅速注入培养基管的液体中,若穿刺液过少,需加入少量林氏液或洛克液混合后再注入培养基中。置25℃温箱内培养。在接种后第6天左右即应取培养液涂片检查,有的需要培养2~3周才能查见前鞭毛体。检查为阴性者,则需继续培养,直至1个月。

需要进行长期保种时,应每隔两周转种一次。转种时,用消毒的毛细吸管,吸取管底的混合液,注入新的培养基内,在25℃环境下进行培养。

（2）Drosophila 细胞培养基（schneider,1972）：在非洲现场诊断试验结果显示,该培养基加以30%HIFBS（灭活小牛血清）较 NNN 培养基有更高、更快的阳性生长率。

（3）营养血液体培养基：利什曼原虫在这一单相的液体培养基内生长良好,且应用方便。也可采用改良利什曼原虫液体培养基,如加入胎牛血清,效果更好。

3. 实验保种培养基　保种培养基包括非合成液体培养基、合成液体培养基、无血清培养基和添加刺激生长因子培养基。

（1）非合成液体培养基（undefined media）：如 NNN 培养基内可去除某一成分,使其简化且不损失营养价值。非合成培养基即在此基础上出现大批不同组成成分,而有利于在短时间内大规模培养利什曼原虫。培养基内也可增加某些成分,以提高原虫产量。营养素血液培养基属于这类。

1）脑-心浸剂溶血培养基：将脑-心浸剂溶于 900ml 蒸馏水中,高压灭菌,再加入经冻融的人全血溶血产物 100ml。此培养基的优点在于制备过程简单,如改进为加入 1% 酵母抽提物和 0.2% 葡萄糖,并将血溶解物离心（50 000g）1 小时,则利什曼原虫生长更好。

2）双相培养基（Schuster,2002）：其固相部分富含多种有机物,包括蛋白胨、牛肉浸剂、葡萄糖、色氨酸、肝抽提物、脑心浸剂、个别氨基酸、营养物,或胰蛋白酶水解酪蛋白、大豆琼脂,以及兔血（2.5%~50%）。该系统的液相可用洛克液等。估计可达 10^6~10^8/ml 的原虫数。用双相培养基要收获大量原虫是困难的,可采用液体（单相）培养基。

3）其他改良的培养基：Limoncu（1997）使用一种较廉价的培养基,含蛋白胨和酵母提出物,加 10% 小牛血清,成为另一类组织培养基,已用于培养婴儿利什曼原虫（L.infantum）、热带利什曼原虫（L.tropica）取得良好效果。Kar（1997）以脑心浸液为基础的培养基,加高浓度叶酸（达 100mg/ml）,用于培养从黑热病患者首次分离的前鞭毛体,可促进原虫生长。但在缺少叶酸的培养基,则会抑制前鞭毛体的生长繁殖（Schuster FL 和 Sullivan JJ,2002）。

（2）合成培养基（defined media）：目前广泛应用于利什曼原虫的合成培养基有 RE 系列（Streiger 和 Streiger）和 HOSMEN（Berens 和 Marr）。合成培养基不含动物血清等生物性产物,在生物化学研究方面不需要考虑未知因素的干扰,但必须指出,合成培养基并不适合于各种利什曼原虫的培养,且获取虫数量较低。本节举出合成培养基 HOSMEM-Ⅱ,可培养 L.d. 前鞭毛体。HOSMEM-Ⅱ培养基配方含：MEM 粉剂 10.58g；NaHCO₃ 1.0g；50×MEM 氨基酸 10.0ml；100×MEM 非必需氨基酸 10.0ml；1% 丙酮酸钠 11.0ml；30mmol/L MOPS 6.28g；葡萄糖 2.0g；生物素传 0.1mg；p-氨基苯甲酸 1.0mg。再加入 10.0ml A 液（次黄嘌呤 150mg；2mg；维生素 B_{12} 2mg；无脂肪酸牛蛋白Ⅳ 50mg；硫辛酸 4mg；甲萘醌 4mg；视黄醇乙酸盐 4mg；双蒸水 91ml）；2.5ml B 液（氯高铁血红素 250mg；叶酸 500mg；0.05mol/L NaOH 50ml；双蒸水 50ml）和 800ml 双蒸水。

Streiger 和 Streiger（1976,1977）较早使用合成培养基以培养 L.d. 和巴西利什曼原虫（L.braziliensis）,RE Ⅰ含有 17 种氨基酸,RE Ⅲ减为 14 种氨基酸而含有葡萄糖、腺嘌呤核苷、维生素复合物、类脂酸和牛蛋白。也可用加倍量的牛蛋白。使用 RE Ⅲ培养两种利什曼原虫,27℃经 17 小时,培养基内的前鞭毛体可达 $5×10^7$ 个/ml。

McCarthy-Burke 在商品化组织培养基的基础上,设计出培养 L.d. 前鞭毛体的合成培养基。如用 199 培养基加上叶酸、氯高铁血红素及维生素复合物,或 RPMI 1640 加以同样的添加剂,再加谷氨酰胺、腺嘌呤核苷。两种培养基都培养出相近的细胞数（$3×10^7$~$4×10^7$ 前鞭毛体/ml）。繁殖一个世代的时间：以 RPMI 1640、199 为基础的培养基分别为 16 小时、9 小时。

（3）无血清培养基：Sadigursky 等制备出一种非合成培养基,以培养利什曼原虫前鞭毛体。它既不含血液,又无血清。这种液体培养基含有肝浸肉汤、色氨酸、葡萄糖,加入 1% 的组织培养基 199 和 RPMI 1640（20×）的混合液。利什曼原虫前鞭毛体在这种培养基内的生长可达到含有小牛血清的标准培养基类似水平,接近 10^7 个前鞭毛体/ml。

（4）添加刺激生长因子培养基：Schuster 等（2002）在 Schneider's Drosophila 培养基（含有 10% 小牛血清）加入 2% 过滤消毒人尿，对 11 份不同种利什曼原虫标本都有刺激生长效果。Howard（1991）还发现收获前鞭毛体数量可达 10^8/ml。此外，还有利于从利什曼原虫引起的皮肤损伤处分离出病原体。当无鞭毛体数少至 10 个原虫/ml 时，也可培养出前鞭毛体。Armstrong 等（1997）用 199 培养基培养巴西利什曼原虫实验中，发现加入 5% 尿可促进前鞭毛体生长，其效果相当于加入 5% 小牛血清。前鞭毛体数可达到大于 10^7/ml。Pal（2001）在体外细胞培养实验中发现培养基内加入适合浓度的高铁血红素（10μm），可使蛋白合成达到最优条件，因而在前鞭毛体细胞繁殖中可取代小牛血清。

（二）杜氏利什曼原虫无鞭毛体的体外培养

杜氏利什曼原虫能转换地寄生于白蛉消化道内（前鞭毛体期）及人、哺乳动物宿主的巨噬细胞内（无鞭毛体期）。由于在不同宿主体内生活的微环境不同，在体外培养时必须注意各期不同的生理特点。如无鞭毛体适宜在 pH5.5、36℃ 环境下生长。

1. 杜氏利什曼原虫纯净无鞭毛体（*L.d.*axenic amastigote，LdAxAm）培养　由于杜氏利什曼原虫无鞭毛体对人和其他哺乳动物宿主的严重致病性，对它的细胞生物学、分子生物学等方面的研究十分重要。在这些研究中常需要繁殖大量的、均一的无鞭毛体。建立体外培养系统，使无鞭毛体既能在体外延续繁殖，又具有对实验动物的感染能力，且在形态学及生化特点方面都与来自感染动物组织的无鞭毛体相近似。这种纯净无鞭毛体没有巨噬细胞及其代谢产物的混淆、干扰，获取方法更为简便可行。

（1）培养 LdAxAm 的技术方法：Saar 等（1998）报道 *L.d.* 无鞭毛体体外培养过程。①当 *L.d.* 前鞭毛体培养至对数后期时，转入加 25% 小牛血清的 199 培养基，37℃，空气含 5%CO_2，培养 16~24 小时。②离心培养物（1 200g），室温，10 分钟，再悬浮于相同培养基，加以 10mmol/L 琥珀酸。加 Tris 滴定至 pH5.5（10mmol/L 琥珀酸/Tris）再同上培养。在这样条件下，前鞭毛体经 120 小时转化为无鞭毛体。LdAxAm 在培养基内可长时间保持稳定生长，常规的每 10 周再循环转化一次，获得新的 LdAxAm 细胞系。无鞭毛体也可转化回前鞭毛体，用前鞭毛体培养基，即 199 培养基 pH7.4，加 10% 小牛血清，10 倍稀释无鞭毛体；或将无鞭毛体离心后再悬浮于前鞭毛体培养基，26℃，24 小时后前鞭毛体开始出现，48 小时后完全转化为前鞭毛体。

Debrabant 等（2004）类似研究报道中也提出所获的纯净无鞭毛体很容易再转化为前鞭毛体，在 199 培养基加入 pH6.8 的 Hepes，26℃ 下生长。LdAxAm 细胞系可与前鞭毛体之间继续循环。

（2）LdAxAm 长期培养：Doyle 等将前鞭毛体转化为 LdAxAm，培养于 37℃，95% 空气和 5%CO_2 潮湿空气中，100%FCS，培养器 25cm×25cm 或 75cm×75cm 塑料组织培养瓶，相应的盛 5ml 或 10ml 培养基。每 48~52 小时转种一次，培养的 LdAxAm 能持续在 2 年以上，转种次数达 300 次。

曹得萍等（2012）将中国利什曼原虫四川人株 SC10H2 的前鞭毛体接种在含有 15% 小牛血清的 M199 培养基，26℃ 培养。体外模拟人体内环境 37℃、pH5.5 左右、5% CO_2 的条件下，利用 RPMI 1640 含双抗生素培养基（20% 胎牛血清，56℃ 灭活 30 分钟；青霉素 100U/ml 和链霉素 100μg/ml）完成前鞭毛体向无鞭毛体的初步转化，应用双向聚丙烯酰胺凝胶电泳技术和质谱分析技术，通过分析这株虫体前鞭毛体与无鞭毛体蛋白质表达谱，初步分析这株虫体前鞭毛体和无鞭毛体阶段差异表达蛋白质的性质和功能。

李浇等（2017）通过对 216 种不同的体外培养环境中利什曼原虫的转化率进行测试，从而优化了中国利什曼原虫 *L.d.*H2 体外转化无鞭毛体的培养体系。在 216 种培养条件中，*L.d.*H2 分离株在培养 13 天后达到转化率最高 94%，其培养条件为：32℃ 5% CO_2 含量的细胞培养箱中培养，含有 50% 小牛血清且 pH 6.4 的施耐德果蝇培养基。同时本试验首次在体外完成了利什曼原虫的两个生命阶段，即无鞭毛体阶段和前鞭毛体阶段，这对于以后研究利什曼原虫感染人体的分子机制以及寻找新的治疗方法提供了重要的工具和材料。

2. 体外培养巨噬细胞获取 *L.d.* 无鞭毛体

（1）*L.d.* 前鞭毛体感染巨噬细胞：培养的巨噬细胞在组织培养瓶内形成单层贴壁，维持数小时至几天，再吸取其他细胞，获取较纯的巨噬细胞。感染实验中利什曼原虫与巨噬细胞数的比例，在 2∶1~20∶1，依不同虫种而略有不同。用于杜氏利什曼原虫的感染实验时，常规比例为 10∶1，即 *L.d.*10^7/ml∶巨噬细胞

10^6/ml。将 4ml 混悬液盛于 25cm×25cm 的组织培养瓶内。约 80% 巨噬细胞可受到感染。每个巨噬细胞含 5~10 个 *L.d.*，保持每 3 天更换新培养基。

（2）培养基及相关因素：常用的培养基，如 MEM、RPMI、Mccoy 及 199 培养基，都需添加 10%~20% 灭活小牛血清（HIFBS），也有报道用人体巨噬细胞感染 *L.d.* 时加入 13% 人血清。田鼠巨噬细胞感染 *L.d.* 实验则可用 199 培养基加 10% 灭活马血清，10% HIFBS 及 0.5% 乳酸蛋白水解产物。培养基内含 Hepes（25~50mmol/L）可保持酸碱度，气温的高低也随虫种不同而异，对 *L.d.* 的感染则以近 37℃ 为宜。

（3）从受感染巨噬细胞中分离无鞭毛体：将巨噬细胞悬液加入 2mmol/L EDTA 的 PBS 液内，置涡旋振荡器（vortex）上剧烈旋转震动，以破裂巨噬细胞，离心（3 500g）3 次，分离无鞭毛体。

杜氏利什曼原虫体外培养的研究与实践中，从粗制培养基到合成培养基，以及添加剂的配制，可以使 *L.d.* 前鞭毛体及无鞭毛体在体外生长良好，繁殖大量虫体。杜氏利什曼原虫的培养有利于疑难内脏利什曼病的确诊，抗利什曼原虫新药的筛选和疫苗研制。

二、蓝氏贾第鞭毛虫的培养

蓝氏贾第鞭毛虫（*Giardia lamblia*）是一种肠道寄生原虫，致贾第虫病，其临床表现主要为腹泻，在儿童中还能引起吸收不良和发育障碍，且是旅游者腹泻的常见病原。该原虫生活史包括滋养体和包囊两个阶段。贾第虫病的实验诊断主要通过对标本进行病原学涂片镜检，或进行免疫学及分子生物学的检查，而培养主要用于贾第虫基本的生物学、致病性、药物效应等研究。Meyer（1976）建立了自人体分离的蓝氏贾第虫纯培养（axenic culture）。随后，世界各地相继出现了蓝氏贾第虫纯培养的报道。贾第虫成囊的体外诱导最初由 Gillin 等（1987）报道，Boucher 等（1990）成功诱导了体外脱囊，遂使该原虫的整个生活史可以在体外诱导完成。卢思奇等（1990）用改良 TYI-S-33 培养基成功培育了我国第一个贾第虫虫株 BEIJ88/BTMRI/l。朱艳红等（2004）通过提高改良 TYI-S-33 培养基中的胆汁浓度至 10mg/ml，pH 至 7.8 以诱导成囊，体外诱导的包囊先经酸刺激，再用胰蛋白酶处理而诱导其脱囊，成功诱导了蓝氏贾第鞭毛虫的成囊和脱囊，证实贾第虫 C2 株可在体外完成其生活史。赵永军等（2005）培育了我国第一个不含病毒的犬贾第虫虫株。

（一）包囊的收集

培养用包囊的来源，包括分离自患者的临床标本中的，从实验感染的动物获得包囊，直接使用保藏的活体包囊，或在实验室用滋养体诱导成囊。可利用蔗糖密度梯度离心-G1 耐酸漏斗滤过法分离和纯化粪便标本中的贾第虫包囊，经口感染 5 天龄的沙鼠幼鼠，8 天后无菌取其小肠上段，分离出滋养体，转入改良 TYI-S-33 培养基中进行体外纯培养。

1. 包囊分离和纯化 在收集包囊后的 1~3 天内，以蔗糖梯度离心法浓集清洗包囊。在包囊悬液清洗后 1~5 天内，在酸性溶液中逸出包囊。以改良 TYI-S-33 培养基进行纯培养。

贾第虫包囊分离纯化 从患者粪便中收集的包囊，以简化的蔗糖梯度离心法收集纯化。以蒸馏水洗 2 次，存于 4℃，在使用前最长贮存 3 天（Cruz 等，2003）。

2. 蔗糖密度梯度离心-G1 耐酸漏斗滤过法 配制 0.85mol/L 蔗糖溶液，4℃ 保存备用。30ml 冷蔗糖（0.85mol/L）加于 50ml 离心管。小心加入预处理粪样 10ml，500g 离心 20 分钟。将水相与蔗糖间包囊带吸至另一离心管。用蒸馏水稀释后 650g 离心 10 分钟，取沉淀。用蒸馏水稀释至 10ml，重复上述操作一次。再将 10ml 包囊液用蒸馏水稀释至 100ml，过 G1 耐酸漏斗，滤液经 800g 离心 10 分钟，用蒸馏水洗涤沉淀 2 次，收集沉淀。用蒸馏水稀释制备包囊悬液（1×10^6 个包囊/ml），置 1.5ml 离心管中备用。

（二）滋养体的分离培养和成囊培养

1. 滋养体的分离培养

（1）犬贾第虫滋养体的分离和培养 自长爪沙鼠小肠分离的滋养体接种于 TYI-S-33 培养基，一天后大量虫体死亡，仅少量虫体存活，存活虫体大多成游离状态。3 天后即见到个别虫体贴附于培养管壁，5 天后有少量虫体呈分裂状态。7 天后虫体数量明显增多，个别处有 10 余个虫体在一起铺成单层。14 天后虫体已在管壁形成密集的细胞单层。用显微镜观察肉汤和血琼脂平板培养，结果表明，贾第虫滋养体培养物内无细菌或/和其他微生物生长,属纯培养。

（2）从慢性腹泻患者粪便分离获得贾第虫滋养体　采用 Keister 改良的 Diamond TYI-S-33 培养基 10ml,加入具旋塞的细胞培养瓶,置 37℃ 进行纯培养,其中含青霉素 G 和硫酸链霉素(各 250mg/ml)、硫酸 庆大霉素(50mg/ml),两性霉素 B(0.25mg/ml)。2 天后收获滋养体,将培养瓶置 4℃ 15 分钟后,以 1 000r/min 离心 10 分钟,滋养体以 PBS 缓冲液(8mmol/L,pH 7.1)洗 3 次,血细胞计数器计数。

2. 成囊培养

以 C2 株为例,将冷冻保存于液氮的蓝氏贾第鞭毛虫滋养体复苏,再用改良 TYI-S-33 培养基于 37℃ 培养 72 小时至对数生长晚期,作为诱导成囊的接种物。诱导成囊的几种方法如下:①以"冰浴法"使滋养体从培养管壁脱落:培养管冰浴 20~30 分钟,倒置 10 次,使附壁的滋养体自管壁脱落,500g,20 分钟离心;用 D-Hanks 平衡盐溶液洗涤,接种至改良 TYI-S-33 培养基,接种密度为 $0.6\times10^5\sim1\times10^5$/ml,培养滋养体至汇合时,换上含牛胆汁 12.5mg/ml、pH 7.8 的 TYI-S-33 培养基,于 37℃ 培养 72 小时,离心、洗涤,用去离子水裂解尚存的滋养体和未完全成囊的包囊,500g,20 分钟离心,加蒸馏水 1ml,血细胞计数板计数。②将滋养体接种于不含胆汁的 TYI-S-33(pH7.8)培养基中,加胆盐 0.617mg/ml,接种密度为 $0.6\times10^5\sim1\times10^5$/ml,37℃ 培养 4 天,离心,再用 4℃ 去离子水处理,500g,20 分钟离心,加蒸馏水 1ml,血细胞计数板计数。③以"冰浴法"使培养至对数生长期的虫体从培养管壁脱落,离心,用 D-Hanks 平衡盐溶液洗涤,将滋养体接种在含胆汁 0.5mg/ml、pH 7.1 的 TYI-S-33 培养基中,至对数生长期,换上含胆汁 10mg/ml、pH 7.8 的 TYI-S-33 培养基,37℃ 培养 24 小时后,500g,20 分钟离心,去上清,再更换为 pH 7.1,含胆汁 0.5mg/ml 的 TYI-S-33 培养基,再 37℃ 培养 24 小时,血细胞计数板计数。④将滋养体接种到不含铁盐、维生素和抗生素的 TYI-S-33 培养基中,37℃ 培养至对数生长晚期,"冰浴法"离心收集滋养体,计数。预成囊培养:以 5×10^3/ml 接种到预冷(4℃)的 TYI-S-33(pH7.1)培养基中(含抗生素但不含胆汁),37℃ 培养 3 天。成囊培养:颠倒培养管 8 次,更换为 pH7.8,含胆汁 0.25mg/ml 及乳酸 5mmol/L 的 TYI-S-33 培养基,37℃ 培养 66 天后,将培养管颠倒 8 次,将包囊及未贴壁的滋养体转移到 15ml 的离心管中,离心,沉淀用 15ml 双蒸水洗涤,之后加双蒸水于室温放置 30~45 分钟,低温(4~10℃)500g 离心 5 分钟,加蒸馏水 1ml,血细胞计数板计数。实验表明各成囊方法均可诱导蓝氏贾第鞭毛虫 C2 株形成一定数量的包囊,各方法包囊获得数差异显著,其中方法 1 的获得数最低,为 1×10^4/ml,方法 3 的获得数最高,可达 1×10^5/ml。

成囊培养的最佳 pH 为 7.8,最佳胆汁浓度在 10mg/ml 左右。诱导时间也影响成囊数,诱导时间越长,成囊数越多,但所获包囊的活性下降。因此在涉及胆汁/盐诱导成囊的实验中应选择适当胆汁浓度、pH 及成囊时间。在成囊培养基中不加 5mmol/L 乳酸的情况下,其成囊数可高达 6×10^5/ml,但是所获得包囊的活性不高,脱囊率仅为 2% 左右,虽然添加乳酸可使脱囊率增加,但也仅增至 8%。曾观察到在培养基中添加胆盐成功地诱导出包囊(Gillin 等,1987),随后报道的成囊也多是由胆盐或胆汁诱导的。但不含胆盐的培养基也可体外诱导成囊。Lujan 等(1998)利用不含脂蛋白的血清也可诱导滋养体成囊,并证明胆固醇饥饿是诱导成囊的原因,但无脂蛋白的血清价格较贵、不易获得。

（1）预成囊培养:成囊前的滋养体培养条件对体外成囊有重要作用。在培养至对数生长晚期时,冷却培养基,倒置 12 次,以血细胞计数器计数;滋养体(终浓度 5 000 个/ml)加入冷的预成囊液,后者为新鲜配制:TYI-S-33 培养基(pH 7.1)含抗生素哌拉西林(500μg/ml)和阿米卡星(125μg/ml),但不含牛胆汁;预成囊培养在垂直倾斜 5°,在 37℃ 条件下培养 3 天,在其尚处于对数生长期、单层培养细胞有 50%~80% 相互汇接时,将培养管倒置 8 次,弃去培养基和未黏附贴壁的滋养体,继之以新鲜的预成囊培养基继续培养。

（2）成囊培养:用 1mol/L NaOH 将预成囊培养基酸碱度调至 pH7.8,加入猪胆汁(终浓度为 0.25mg/ml)和乳酸(半钙盐乳酸,终浓度 5mmol/L);培养基、胆汁(10mg/ml 贮存液)、乳酸(100mmol/L 贮存液)均新鲜配制,分别滤过除菌,即为成囊培养基。成囊中的滋养体培养 66 小时,有研究表明这一孵育时间对包囊的生物学活性是最优化的。虫体收获按照既往程序,省去冷却一步。

（3）虫体的分离和培养:取 5 日龄(未断乳)长爪沙鼠,将已制备好的包囊悬液经口注入乳鼠胃内(0.2ml/只,约含包囊 1×10^4 个),接种后再放回母鼠笼内喂养。接种后第 8 天处死乳鼠。无菌剖腹,剪取上段小肠(长 0.5~1.0cm),弃肠内容物,纵向剪开肠腔,置 4℃ 含 3ml 台氏液(含葡萄糖 0.25g、NaHCO₃ 0.25g、

KCl 0.05g、Na$_2$HPO$_4$ 0.012 5g 和 NaCl 2.0g,加蒸馏水至 250ml)的尖底玻璃离心管内,振摇 10 分钟,使虫体与肠壁组织分离。取出肠段,以 500g 离心 10 分钟,弃上清液。沉淀(内含滋养体)加 0.5ml 改良 TYI-S-33 培养基,混匀后移至含新鲜培养基的培养管内,倾斜 5°~7°,于 37℃ 培养。每天用倒置显微镜观察、记录虫体生长情况。连续培养 3 天,每天将管内培养基吸出 1/3,再补充等量预热 37℃ 的新鲜培养基。此后,每隔 2~3 天重复一次,直至虫体在管壁上形成密集的细胞单层为止。在上述操作过程中,切勿搅动虫体,陆续将小肠样品带入的残渣吸除。

(4)细菌检测:每天肉眼观察管内培养物的清晰度。如液体混浊,提示有细菌污染的可能。应进一步检测及作细菌培养。取培养物样品,在显微镜下观察有无细菌污染。定期取样,分别接种于肉汤内和血琼脂平板上,置 37℃ 培养。每天观察肉汤的清晰度和平板上有无菌落出现。每份样品观察 3~5 天。

(5)虫体传代:虫体在管壁上形成密集的细胞单层后,即可开始传代。传代前需使虫体从管壁脱落下来。在培养初期采取吹打法。用吸管反复用力吹打管壁使虫体脱落下来,混匀后,吸出 0.5~1.0ml 培养物,转入新管培养。原管可加入等量新鲜培养基继续培养。经上述方法传代几次,待虫体在管内生长稳定后,即可采用冰浴法。先将培养管置于冰水中 10~15 分钟,取出后在双手掌间用力搓动数次,再将培养管上下颠倒摇动几次使虫体混匀。吸出 0.5~1.0ml 转入新管培养,原管加入新鲜培养基继续培养。

(6)纯化:经蔗糖密度梯度离心纯化,大量贾第虫包囊位于蔗糖和水相之间,经 G1 耐酸漏斗过滤后镜下观察,可见包囊纯净,形态正常,视野清晰,粪便中的大多数细菌及其他杂质已除去。

(三)滋养体的纯培养

卢思奇等(1994)将从某儿童粪内分离、纯化的贾第虫包囊,经口注入长爪沙鼠乳鼠体内,在无菌条件下,从受染鼠小肠上段分离滋养体,接种于改良 TYI-S-33 培养基内,置 37℃ 培养 72 小时后,虫体生长旺盛并形成细胞单层。传代后,虫体生长良好。在液氮内冷冻保存 5 个月的虫体,复苏后的复活率可达 70%~75%。该株贾第虫定名为 FUJI/92/DPCIM/1。

从家兔分离贾第虫包囊,接种于 BALB/C 小鼠,从粪便中收集的滋养体接种入 TYI-S-3 培养基,使培养管与水平位呈 5°~7° 倾斜,置 37℃ 培养。开始培养后的前 5 天,每日吸出培养基的 1/3,逐渐将培养基中的残渣吸除,之后加入等量经 37℃ 预热的新鲜培养基;每隔 2~3 天重复一次,直至虫体在培养管形成密集的细胞单层。采用吹打法或水浴法使虫体自管壁脱落,充分混匀后吸出 1~2ml 转入新管,加入新鲜培养基继续培养;以后每隔 3~4 天传代 1 次。培养过程中观察培养基的清亮度及有无细菌和其他微生物生长,定期取样,接种于血琼脂平板置 37℃ 培养,观察有无菌落出现,共持续 1 周。接种 72 小时后,有少数虫体贴壁并进行细胞分裂,因接种的滋养体数目较少,培养初期虫数增长较慢,至第 7 天起,贴壁虫体明显增加并在局部管壁形成单层,可观察到滋养体分裂和游离于培养基中;至第 20 天在管壁形成密集的细胞单层;传代后滋养体大量繁殖。以该方法建立了源自家兔贾第虫的纯培养(阎歌等,1995)。

贾第虫在体外培养中含有血清或血清组分的培养基中存活,而为何在无血清成分的小肠肠腔能够存活尚不清楚。Gillin 等(1986)发现,人肝脏或胆囊的胆汁可在无血清条件下维持贾第虫存活 24~48 小时,但不能增长,并证实人工胆汁支持贾第虫的无血清培养。

据文献报道,从患者临床标本分离贾第虫包囊建立纯培养的成功率在 21%~44%;包囊活性、有否细菌污染和滋养体对培养基的适应性,是影响能否逸出成功建立培养的主要影响因素。从粪便中分离出高浓度的包囊是逸出滋养体继而建立纯培养的必要条件。在逸出过程中,滋养体从包囊孵出,经历了细胞形成并在 1~3 小时内黏附于培养瓶表面的过程。若培养成功,滋养体在 2~3 天内分裂增殖,继而在培养瓶表面形成单层细胞。

(四)虫体的传代、冻存与复苏

虫体在管壁形成细胞单层时进行传代,以后每隔 48~72 小时传代 1 次,经多次传代后虫体生长依然旺盛。虫体经吹打培养管壁法传代和冷却培养管法传代均获成功,而且传 30 余代活力不减。传代同时进行液氮冻存。贾第虫滋养体可冻存于液氮中,置 37℃ 加热后,接种至改良的 TYI-S-33 培养基(李雅杰等,1998)。将在液氮内冻存 5 个月的虫体进行复苏,复活率达 90% 以上,复苏后的虫体再培养后形态及生长状况同前。

虫体的冻存与复苏：在虫体冻存前，用新鲜培养基配制含 10%（v/v）二甲基亚砜（DMSO）的冻存液，分装于 2ml 塑料冷冻管内，每管 0.5ml，4℃ 保存备用，用前至少预冷 2 小时。将培养 48~72 小时虫体生长旺盛的培养管，置于冰水中 10~15 分钟使虫体脱壁。混匀后用血细胞计数板计数虫体，并用培养基调整虫液至 2×10^6 个虫体/ml。取 0.5ml 虫液缓慢滴入含 0.5ml 冻存液的冷冻管内，混匀。标记后置 4℃ 冰箱 2 小时，取出，置液氮表面初冻 20 分钟，然后缓慢浸入液氮内。

虫体复苏时，自液氮取出冷冻管，立即置于 40℃ 水中轻摇。融化后，将培养物移至含适量新鲜培养基的培养管内，500g 离心 5 分钟，弃冻存液。管内加满新鲜培养基，置 37℃ 培养。第 2 天吸除 1/3~2/3 培养基，再加入等量新鲜培养基继续培养。

将液氮内冻存的 C2 株贾第虫复苏：置含改良 TYI-S-33 培养基的 10ml 硼酸硅培养瓶内，于 37℃ 培养。48~72 小时后（虫体呈对数生长），选取虫体贴满瓶壁的培养管，置 4℃ 冰浴 15 分钟，在双手掌间滚搓培养管数次，使贴壁生长的虫体完全自管壁脱落，用血细胞计数板计数虫数，再用培养基将虫液密度调至滋养体含量至 6×10^9~10×10^9/L。

三、阴道毛滴虫的培养

阴道毛滴虫（*Trichomonas vaginalis*）寄生于人体泌尿、生殖道，主要引起滴虫性阴道炎，孕妇感染后可导致早产、低体重儿。其与艾滋病病毒的传播也密切相关，滴虫感染可促使艾滋病病毒经生殖道进入体内。阴道毛滴虫在世界范围内普遍流行，世界卫生组织 1995 年估计全世界大约 1.7 亿成人感染阴道毛滴虫。因此长期以来，国内、外学者对阴道毛滴虫的体外培养作了大量的研究，为开展滴虫病的防治工作打下了良好的基础。

（一）培养基

1. 阴道毛滴虫培养基：包括肝浸汤培养基、胱胨肝麦芽糖（cysteine-peptone-liver-maltose，cPLM）培养基、酪蛋白胰酶水解物-酵母提取物-麦芽糖（trypticase-ycast extract-maltose，TYM）培养基、蛋黄浸液培养基、肝胨琼脂培养基、鸡胚培养基、克隆阴道滴虫的培养基、大豆蛋白胨培养基、血清简易培养基和肝汤培养基。上述 10 种培养基是目前比较常用的体外培养阴道毛滴虫的培养基。由于培养基的制作比较费时，为了提高效率，许多公司生产了商品化培养基，如 Diamond、Trichosel、InPouchTV 培养基等。

2. 阴道毛滴虫培养基制备的注意事项　培养基内各种成分应准确称量。培养基的酸碱度，必须准确测定，特别对含有指示剂的培养基，每批培养的颜色要一致，否则可影响培养基反应的观察。培养基在煮沸时，蒸发失去的水分要补足。在加热前要在容器上做好标记，或称其重量，制成后，再按丢失的水分或重量补足。培养基不可过度加热以免影响其营养价值和酸碱度。培养基制好后不宜贮存过久，因为能吸收空气中的 CO_2，使培养基变酸，尤其是糖发酵更易变酸。在进行培养之前，采集的患者标本，应先作悬滴涂片，用低倍镜检查虫体数量，每视野 3~5 个活动虫体，方可培养。

3. 阴道毛滴虫培养基的研究进展　国内外有关阴道毛滴虫的体外培养研究取得了明显的进展。1943 年 Johnson 和 Trussell 提出使用胱胨肝麦芽糖培养基培养效果良好。1955 年叶英在 CPLM 培养基的基础上对其进行简化改进，提出肝浸汤培养基效果更好，此法已在国内广泛应用。1957 年 Diamond 建立了酪蛋白胰酶水解物-酵母提取物-麦芽糖培养基。1968 年 Rayner 对阴道毛滴虫在 CPLM 培养、F-W 培养基（Feinberg 和 Whittington，1957）及 S-M 培养基（Squires 和 McFadzeam，1962）等三种培养基中的生长繁殖情况进行比较后发现 CPLM 培养基的效果优于另外两种培养基，原因可能在于该培养基是一种半固体培养基，同时含有半胱氨酸盐酸盐作为还原剂，为滴虫的兼性厌氧呼吸提供了生长条件。1979 年孔德芳比较了肝-胨-糖等 7 种培养基，发现含肝浸液的培养基优于其他培养基。1981 年王健等又比较了阴道毛滴虫在肝浸汤培养基、蛋黄浸液培养基及肝-胨-琼脂培养基等三种培养基中的虫体密度及培养峰值密度所需时间，发现肝浸汤培养基较其他两种培养基为优。2002 年耿志辉等比较了半胱氨酸-肝-胨-麦芽糖培养基、肝-胨-麦芽糖培养基和大豆-肝-胨-麦芽糖培养基中滴虫的存活情况，发现半胱氨酸-肝-胨-麦芽糖培养基较适于阴道毛滴虫体外增殖。2003 年郝祥俊等对肝浸汤培养基进行了改进，将常规培养基中葡萄糖 0.5g 换为麦芽糖 0.8g，并加入维生素 C 0.05g，更有利于阴道毛滴虫滋养体的生长。

上述培养基的主要成分包括肝浸液、肉汤、大豆、蛋白胨、糖类、血清和生理盐水等,这些物质有利于阴道毛滴虫的生长和繁殖。肝脏浸出物是培养阴道滴虫不可缺少的成分,这是因为肝脏是机体的重要器官之一,流入肝脏的血液,主要来自门静脉,含有极丰富的物质,如各种维生素和某些矿物质,蛋白质和糖类含量也很高。葡萄糖是能量的来源,可刺激阴道毛滴虫增殖,蛋白质可促进阴道毛滴虫生长与繁殖,增长其活动力。

(二)培养技术

1. **单相液体培养基培养技术** CPLM、TYM、肝浸汤培养基,以及蛋黄浸液和鸡胚培养基,均为单相液体培养基。培养方法如下:①在培养基中加入 1ml 无菌灭活的人或马血清;②吸取 0.5ml 含生理盐水的培养物接种于培养管内;③置 37℃ 温箱内,经 48 小时培养后即可生长繁殖。

2. **双层琼脂培养技术** TYM 培养基和 CPLM 培养基可用于阴道毛滴虫的克隆化,滴虫在琼脂平皿上的克隆生长培养,多采用双层琼脂培养技术。双层琼脂的制备过程如下:

(1)基础层的制备:①无菌培养皿(直径 100mm)中先加入 0.2ml 青霉素(5 000U/ml)及链霉素(5 000mg/ml);②用大口管倒 20ml 含 1.6%(w/v)的琼脂无血清培养基于灭菌培养皿中;③轻轻转动灭菌培养皿后,置于有 5g 冰块的密闭匣中,无菌培养皿留于匣中至少 15 分钟,以使琼脂硬化并吸收 CO_2。

(2)覆盖层的制备:①20~25mm 直径的试管中融化 10ml 的含 0.8% 琼脂的合适培养基;②置 40℃ 水浴中加 0.1ml 温的抗生素混合物和 1ml 绵羊血清;③取 0.5ml 滴(虫)液接种于培养基中,培养基立即浇覆于基础层上,置于 CO_2 培养箱使其凝结变硬并吸收 CO_2 气体。

(3)培养用干燥器的制备:①每立升容积的干燥器底部置 100ml 10% NaOH(w/v)及 10g 焦没食子酸;②真空硅脂封盖,并抽真空至 500mmHg 的压力。③将培养基置于在 37℃ 中培育 3~5 天,典型克隆见于覆盖层中,可得到充分分离的群落,其数量取决于接种量。

3. **无菌培养技术** 阴道毛滴虫的无菌培养是研究阴道滴虫的生理、生化以及药物实验等的重要技术。初从阴道采集的毛滴虫标本混有阴道上皮细胞、白细胞以及细菌。这些杂物,尤其是细菌,若不加以适当处理,会使培养的阴道毛滴虫死亡。大多数阴道中的细菌对青霉素和链霉素都是敏感的。利用这两种抗生素便可获得无菌培养。在无菌条件下,吸取生长 48 小时的虫液 3μl,接种于每毫升含有 1 000U 青霉素,0.15~1mg 链霉素及抗真菌药物(如 25μg 制霉菌素或 2μg 两性霉素 B)的培养管内进行常规培养,如此转种培养 3 次后,可获得无菌培养的阴道毛滴虫供长期保种及实验用。亦可应用 W 形培养管,利用滴虫在培养液内游动的特性,从接种侧的对侧竖管内获得大量的无菌培养虫体。

(三)阴道毛滴虫体外培养的影响因素

滴虫在培养基中的生长除要求一定的营养条件外,还受很多因素的影响,包括温度、pH、培养时间等。

1. **温度对阴道毛滴虫的影响** 滴虫生长的最佳温度为 36℃ 左右。易世红等实验表明阴道毛滴虫在培养温度为 36.5℃±0.5℃ 时,虫体数量多且生长发育良好,为培养最佳温度;当温度降至 25℃ 培养 24 小时、48 小时虫体数量减少,体形肥大;而当温度升至 40℃ 及以上培养时,虫体数量显著减少甚至可无虫体出现。此外有实验证明当温度降至 31℃ 时可延缓滴虫生长繁殖,每周转种一次,可获得长期保种效果。如需进行实验,把温度调回 36℃±1℃,滴虫又繁殖如常,培养 48 小时可获得理想虫密度。可见温度过高或过低都影响阴道毛滴虫的生长发育,因此掌握适宜的培养温度是十分重要的。

2. **pH 对阴道毛滴虫的影响** 阴道毛滴虫在人体内的生存环境 pH 为 4.4~4.8,易世红等对阴道毛滴虫的体外培养结果表明,最适 pH 为 5.2~5.4,并非其在人体生存环境的 pH;当体外培养 pH 为 4.0 时,24 小时和 48 小时滴虫数量均较少,当 pH 升高至 7.0 及以上时虫体数量也明显减少。王健等比较了肝浸汤培养基、蛋黄浸液培养基及肝陈琼脂培养基中滴虫繁殖与 pH 的关系,发现培养所需的最适 pH 可因培养基的不同而异,三种培养基适宜的 pH(加血清后)分别为 6.0、6.4、6.9。郭步平等也观察了阴道毛滴虫在不同的 pH 培养基中的培养效果,认为 pH 6.0 时,阴道毛滴虫生长良好,运动活泼,繁殖速度快,培养各项指标均较好,适合阴道毛滴虫体外快速培养。

3. **培养时间对阴道毛滴虫的影响** 阴道毛滴虫在不同的培养基中繁殖达到高峰的时间各不相同。应用 CPLM 培养基、肝浸汤培养基及 TYM 培养基培养 48~72 小时后,滴虫繁殖数量最大;而用蛋黄浸液培养基和肝陈琼脂培养基培养时,120~144 小时虫体数量方达高峰。

在无菌培养时,TYM培养基在24~48小时培养液中出现混浊絮状层,大部分活虫集中于层的下带,原因可能是无菌血清在制作培养基时已均匀混于培养液中,故繁殖的滴虫在培养液中形成絮状带。而应用肝浸汤培养基进行无菌培养48小时后,在培养管的亚末端开始出现峰状絮状区,峰区内含有大量活虫,因为此种培养基临用时加入无菌血清,其比重大沉于下部,为滴虫生长提供丰富营养物质而大量繁殖。

4. 其他因素对阴道毛滴虫的影响 在阴道毛滴虫的体外培养过程中,每次接种量也对阴道毛滴虫的繁殖数量有一定的影响。史明珠等认为每次转种量以10万/管至100万/管,或接种量1万/ml至10万/ml为宜。

需要说明的是二氧化碳培养箱对培养阴道毛滴虫的影响不大。Schmid和Gelbart等认为5%~7%CO_2及80%~85%湿度是不必要的。国内学者在实验中也发现拧紧培养管(瓶)的螺旋盖,普通培养箱中,无论在肝浸汤、TYM或改良的Diamond培养基中培养,阴道毛滴虫都能很好地生长。

四、其他鞭毛虫的培养

寄生在人体的鞭毛虫种类繁多,除上述种类外,还有迈氏唇鞭毛虫、口腔毛滴虫、锥虫等。它们对人体的危害较大,现分述如下。

(一)迈氏唇鞭毛虫的培养

迈氏唇鞭毛虫(*Chilomastix mesnili*)是寄生于肠道内的鞭毛虫,生活史包括滋养体和包囊两期,主要寄生于回盲部,既往认为并不致病,但近年来有因迈氏唇鞭毛虫感染而产生临床症状的报道。动物实验感染提示,在实验动物免疫功能降低时,该原虫可引起实验动物肠黏膜的损害。

郭鄂平等(2003)进行了迈氏唇鞭毛虫的培养观察,包囊采自一名迈氏唇鞭毛虫病患儿(女性,6岁)的新鲜粪便标本。经蔗糖密度梯度离心法浓集、纯化后,用生理盐水制成包囊悬液,置4℃保存备用。培养基制备:Locke-Egg-Serum(LES)培养基,Locke液:血清=4:1,pH调至5.8、6.8两种。接种前,在培养基液相中加入青霉素800U/ml,链霉素1 000μg/ml。以Locke液1ml溶解抗生素,再根据要求抽取一定量的溶解液放入培养基液相中,分装培养基液相,每管液相3ml。青霉素和链霉素易分解,以现用现配为宜。在灌注迈氏唇鞭毛虫包囊后32天,处死实验动物,无菌取上段小肠。将肠管纵向剪开,取肠内容物镜检。剪取经证实已有虫体的回肠置洁净培养皿中,加5ml培养用Locke液漂洗,用灭菌双层纱布过滤,制成接种用滋养体悬液。取一滴镜检,滋养体密度为$1.5×10^4$/ml。每试管接种滋养体悬液0.5ml,pH5.8和pH6.8培养基各接种3管。斜置(角度10°)、液相向上,于37℃恒温箱内培养。另两管pH5.8培养管中接种滋养体悬液0.5ml,作为传种试验。培养1天后,转种于3只培养试管中,斜置,于37℃恒温箱内培养。在无菌室超净工作台上取一滴培养液,放入红细胞计数器中观察、记数、记录。每次取培养液时均需严格无菌操作。转种后的迈氏唇鞭毛虫滋养体的生长情况:培养1天后,转种于pH5.8培养管中,转种时培养液中的滋养体密度接近$0.21×10^4$/ml,培养24小时、48小时、72小时及96小时后培养液中的滋养体密度分别为$(1.9±0.14)×10^4$/ml、$(2.7±0.42)×10^4$/ml、$(2.34±0.47)×10^4$/ml及$(1.75±0.07)×10^4$/ml。

寄生条件下迈氏唇鞭毛虫滋养体在肠道回盲部以纵二分裂法进行繁殖,当条件不利时可形成包囊,经粪便排出体外。根据近年研究,其培养基pH以5.8为宜,变化范围为5.6~7.0。培养基液相中,血清浓度20%最合适。生长环境温度35~37℃。关于来源培养的取材,因滋养体在回肠和盲肠中均较多,而盲肠中包囊多、菌多,其内容物不适宜做培养用,一般宜从回肠部取材培养,培养易于成功,被污染的可能性较小(曾凡龙等,2003)。滋养体在培养后第2天至第3天达到最大量,以后逐渐减少。在pH5.8和pH6.8环境中,迈氏唇鞭毛虫滋养体的生长无显著差异(*P*>0.05),说明该原虫有一定的环境适应能力。转种后,虽然与初种时接种量相当,但培养后观察表明,虫体数目增长速度减缓,约为其量的1/3至1/4。说明转种后,虫体的生长环境与寄生时的生长环境有较大差异。

迈氏唇鞭毛虫培养的难度小于预期,早期的培养仅含有生理盐水和血清。曾试用马、羊和人的三种血清,结合不同比例的林氏液或洛氏液,经试验发现,以1份人血清配伍以4份洛氏液,可达到最佳的生长效果和最大的增殖数量。

培养前适当清洗含鞭毛虫的粪便标本,可除去粪便残渣、有机分解产物和过多的细菌,这些内含物在培养初期可能对滋养体的增殖具有抑制作用。使滋养体维持活力的培养可维持1~10天,一般为1~8天;在第1、第2和第3天,鞭毛虫维持增殖,在第4天也常可维持,其后则数量逐步减少直至消失。早期的研究者通过更换培养液以去除代谢产物和其他可能的抑制成分,曾连续培养4个月余(Boeck,1920)。

(二)口腔毛滴虫的培养

口腔毛滴虫(*Trichomonas tenax*)常见于龋齿与牙周病患者,其感染率较健康人群高。有关口腔毛滴虫的生物学特性报道很少,其致病性尚待研究。

刘光英等(1997)对口腔毛滴虫体外培养的培养基、pH和温度以及繁殖高峰进行了观察,虫源系自牙周病患者的牙周袋、牙龈沟取材做涂片与培养。培养基采用LES、Locke-Arga-Surum(LAS)、Locke液及生理盐水4种,其中Locke液配制方法按文献(陈佩惠等,1988)略加改良。4种培养基均含20%小牛血清、青霉素1 000U/ml、链霉素2 000U/ml。每试管加入液相3ml,灭菌米粉约20mg。各种培养基均培养2管虫体。以LES培养基观察在不同温度、pH下虫体的生长繁殖情况与繁殖高峰。虫体转种培养24小时后,每管吸弃1ml盖液,余下培养液混匀,每天吸0.1ml于载玻片,于光镜观察左、中、右3个视野,2管算出均数。培养液做共生菌分离鉴定。结果显示,44例牙周病患者口腔毛滴虫检出率:涂片法为9.09%(4/44),培养法为22.73%(10/44)。培养法检出率明显高于涂片法(P<0.01)。不同培养基虫体的繁殖效果:虫体在含同量小牛血清、米粉、pH5.8的LES、LAS、Locke液与生理盐水中均可活17天。17天虫体总数(虫数/每个高倍视野)进行Poisson分布的U检验处理(取a=0.05)。除LAS与Locke液之间无差异外(P>0.05),其余的两两之间差异均有显著性。繁殖效果以LES最好,生理盐水最差。连续观察6天,pH5.8~7.0之间均生长良好,pH6.4较pH5.8或pH7.0稍好,但差异无显著性(P>0.05)。pH5.4虫体繁殖效果明显较上述pH差(P<0.05)。虫体在35℃中繁殖效果比37℃好(P<0.05)。虫体在35℃培养的繁殖高峰,处于培养的第6天。Locke液的配制简便、口腔毛滴虫检出率较高,可供常规检查之用。但要取得大量虫体,最佳条件是用LES培养基、pH6.4左右、培养温度35℃,繁殖高峰在培养的第6天。因此,每5~6天转种一次,可获得大量虫体。

口腔毛滴虫与齿龈内阿米巴常同时在口腔疾患的患者被检出,并混有大量厌氧菌、兼性厌氧菌或需氧菌,它们之间如何互相协同引起口腔疾患值得研究。口腔毛滴虫长期培养能否成功与共生菌的种群和数量关系密切。共生菌过量繁殖,发酵产酸,pH下降至5.4以下,虫体就难以长期生长,故抗生素的应用、缓冲液培养基pH维持衡定等至关重要。Tsvetkova等(1967)观察了培养温度对口腔毛滴虫的影响,发现在38℃和36℃虫体增殖较快,而32℃培养则可延迟增殖,从而延长维持培养的接种周期。

(三)锥虫培养

布氏锥虫伊氏亚种(*Trypanosoma evansi*)培养 丁惠东(1993)以M199培养基添加25mmol/L Hepes,5.5mmol/L D葡萄糖,0.2mmol/L 2-巯基乙醇,2mmol/L 丙酮酸钠和2mmol/L L谷氨酰胺为培养液,并加20%的灭活马血清,分别以牛肺成纤维细胞和小牛胸腺成纤维细胞为饲养层细胞组成两种组合;或以同样的培养液改加20%灭活犊牛血清或20%灭活驴血清,以牛肺成纤维细胞作为饲养层细胞组成另两种组合。用这4种组合在37℃和烛缸的气相条件下成功地连续培养伊氏锥虫江苏高邮株,以上培养的虫体对小白鼠的感染性和致病力无明显变化。

在M199培养基添加25mmol/L Hepes,5.5mmol/L D葡萄糖,0.2mmol/L 2-巯基乙醇,2mmol/L 丙酮酸钠和2mmol/L L谷氨酰胺做为培养基,进行布氏锥虫伊氏亚种培养条件的观察,发现5%~20%的灭活马血清,20%灭活犊牛血清和20%灭活驴血清,均能维持伊氏锥虫正常生长。同时发现培养基加入150mg/L青霉素和250mg/L链霉素可降低伊氏锥虫生长。37℃是培养伊氏锥虫的最佳温度。

(陈建平 孙 新 赵亚娥)

第二节 阿 米 巴

阿米巴是单细胞原生生物,可感染人体的阿米巴多数营寄生生活,少数可自生生活亦可寄生生活。营寄生生活的阿米巴其自身营养代谢能力退化明显,生存和繁殖所需主要掠夺自宿主。因此体外培养,特别是纯培养对培养基的营养要求非常高,很多阿米巴虫种无法体外纯培养。而自生生活阿米巴其体外培养营养要求较低,生存能力较强。

一、溶组织内阿米巴的分离和培养

1925 年溶组织内阿米巴体外培养获得成功,最初为有菌培养,可作为溶组织内阿米巴诊断的辅助方法。此后研究者反复尝试改良培养基,于 1931 年和 1961 年分别完成单栖培养和无菌培养。无菌培养的成功为溶组织内阿米巴的研究工作带来了巨大的便利,从此溶组织内阿米巴的基础研究进入了高速发展期。

(一) 溶组织内阿米巴的分离

取新鲜采集的粪便 1g 置于 20ml 双蒸水中,搅拌混匀后静置 24 小时后尝试有菌培养。或使用双蒸水反复洗涤粪便 8~10 次,静置 24 小时后尝试有菌培养。

(二) 溶组织内阿米巴的有菌培养

1. Robinson 培养基　用 Robinson 培养基,不仅可以培养溶组织内阿米巴,也可以培养哈门氏内阿米巴、结肠内阿米巴、微小内蜒阿米巴等多种阿米巴。一般应用 6~7ml 或更小的螺旋有盖培养管。

在含有琼脂斜面的螺口培养瓶中加入米粉 10mg、红霉素液 120μl、邻苯二甲酸氢钾和 BRS 液 4:1 混合液 4ml,加入粪便,混匀后 37℃ 培养 24 小时,倾去培养上清液,再加入适量 4:1 混合液、少量米粉和 60μl 红霉素液,37℃ 再培养 48 小时后,取米粉与培养液混合物一滴,镜检观察。

2. 试剂配制

(1) 琼脂培养基配制:将 15g 琼脂和 7.5g 氯化钠溶于双蒸水,定容至 1L。高压灭菌 (121℃,20 分钟) 后分装于灭菌培养管中,每管 3ml,倾斜放置使其形成斜面后,4℃ 保存。

(2) 红霉素溶液配制:将红霉素 0.5g 与 70% 乙醇 20ml 混合后,4℃ 放置 2 小时以上,然后加灭菌双蒸水至 50ml,4℃ 保存。

(3) BRS 储存液、BRS 溶液配制。

BRS 储存液配制:将氯化钠 50g,硫酸铵 10g,二水柠檬酸 20g,七水硫酸镁 0.5g,磷酸二氢钾 5g,乳酸 (90% 纯度)4ml 溶于双蒸水,定容至 1L,调节 pH 至 7.0,分装高压灭菌,制备成贮存液。

BRS 溶液配制:将 100ml BRS 贮存液加入 850ml 双蒸水,调节 pH 7.0 分装高压灭菌,即为 R 工作液。挑取 1 个克隆的大肠杆菌加入 25ml 的 R 工作液中,37℃ 振摇培养至 OD=1,即为 BR 溶液。在 BR 溶液中加入等量血清 (56℃ 30 分钟灭活的牛或马血清),继续培养至 OD_{600}=1,即为 BRS 溶液。

(4) 邻苯二甲酸氢钾溶液配制:将邻苯二甲酸氢钾 5.1g 溶解于双蒸水中,然后定容至 500ml。调节 pH 到 6.3,121℃ 20 分钟高压灭菌,4℃ 保存。

(三) 溶组织内阿米巴的无菌培养

1. 溶组织内阿米巴单栖培养　溶组织内阿米巴自身代谢能力退化,因此其无菌培养难度较高。一般先从有菌培养转为单栖培养。在单栖培养成功后,再尝试无菌化。单栖培养的培养基和无菌培养基一致,仅在无菌培养基中添加一种生物,常用灭活的细菌或原生生物。培养基最常用的是 BIS-33 培养基,也称 TYI-S-33 培养基,几乎可用于所有的内阿米巴属原虫。培养在 6ml 的玻璃有盖培养管中,由于阿米巴为兼性厌氧代谢,故应紧盖管盖,并呈 5° 的角度放置。

2. 有菌转单栖培养　Robinson 培养基上生长的溶组织内阿米巴滋养体,当生长到对数生长期时,将每管的上清液吸去一部分,然后将各管液体混合至同一离心管,自然沉淀 1~2 分钟,再吸弃部分上清液,再混匀。将混合物加入含滤纸的三角漏斗中,收集滤液,同时不断加少量温暖的 BIS 完全培养液保持滤纸湿润。向滤液中加入抗生素 (10 倍于常量):如 1 000U/ml 青霉素,1mg/ml 链霉素,1 000U 多黏菌素/6ml。同时加入固定的短膜虫。37℃ 斜放培养。24 小时后,弃全部培养基,加入新鲜的 BIS 培养基、固定的短膜虫和抗生素。待虫体大量增长后,可按常规转种,同时加入半量抗生素和固定的短膜虫。经两周左右细菌完全死亡,可按照一倍量的抗生素维持传代培养。

3. 单栖培养转无菌培养　连续单栖培养的溶组织内阿米巴滋养体 1 个月左右,如单栖培养中的内阿米巴滋养体生长速度正常,则可考虑逐步减少培养基中的短膜虫用量,直到最后完全移除短膜虫,则该株滋养体无菌化成功。如移除短膜虫后滋养体无法增殖,则应继续添加短膜虫再培养 1 个月。如此反复尝试,直到无菌化成功。溶组织内阿米巴无菌化有一定失败概率,有些虫株无法无菌培养,只能长期单栖培养。

4. 利用实验动物进行无菌化 由于最初用于体外培养的溶组织内阿米巴包囊来源不同,其伴随的生物种类不同。在无菌化尝试过程中可能出现抗生素无法杀死的微生物,其中以真菌类微生物多见。此时可尝试利用实验动物进行无菌化。

(1)溶组织内阿米巴滋养体的准备:将培养于 37℃ 处于单栖培养状态的溶组织内阿米巴滋养体置于冰上 10 分钟,培养管上下颠倒 10 次,倒入冰预冷的灭菌 50ml 离心管中,细胞计数。500g 离心 2 分钟,弃上层培养基,加入适量的 BIS-33 完全培养基,调整细胞浓度为 1×10^7 个/ml。使滋养体重悬在培养基中,放于冰上待用。

(2)肝内注射溶组织内阿米巴:在金黄地鼠肝内注射溶组织内阿米巴滋养体。用架盘药物天平对地鼠称重,以 33mg/ml 戊巴比妥钠 200μl 腹腔注射地鼠,5~10 分钟后地鼠被有效麻醉,剪去腹部的毛,固定于木板上,酒精消毒腹部,从胸骨剑突下用手术刀切开约 2cm 的切口,止血钳分离皮下组织,将地鼠的肝脏外翻,暴露其肝脏右叶背侧面。用 1ml 注射器吸取 0.1ml 上述置于冰上的溶组织内阿米巴滋养体(含 1×10^6 个滋养体),注射入地鼠肝脏右叶内。注射完成后,立即将其暴露的肝脏塞回腹腔中。连续缝合地鼠皮下组织,间断缝合皮肤。注意保温,约 60 分钟后地鼠可自行苏醒。

(3)分离肝脏:在地鼠肝内注射溶组织内阿米巴滋养体 7 天后,观察效果。以 33mg/ml 戊巴比妥钠 200μl 腹腔注射仓鼠,5~10 分钟后地鼠被有效麻醉,剪开腹腔,暴露膈肌,从膈肌处剪开胸腔。肉眼观察肝脏情况,有无脓肿、脓肿大小、多少等。钝性分离肝脏,取出后放入干净的平皿中。

(4)阿米巴滋养体培养:将肝脏脓肿与正常肝脏组织分离,并将小块脓肿投入 BIS-33 培养基置于 36.5℃ 的温箱中培养,得到经过生物体净化的无菌化溶组织内阿米巴滋养体。

5. 阿米巴滋养体液氮冷冻保存

(1)冷冻:溶组织内阿米巴滋养体在 BIS-33 培养基培养 2 天后,取出培养管,冰浴 5 分钟,收集虫体于无菌离心管,500g 离心 5 分钟,再弃上清液,将沉淀打匀,加入无二甲基亚砜(DMSO)的商品化细胞冻存液,取 0.5ml 封装在冷冻管内,放入冻存杯,室温静置 20 分钟后置于 -70℃ 低温冰箱冻存,24 小时后可放入液氮保存。

(2)复苏:从液氮取出冷冻管,立即置 37℃ 温浴中,待内容物全部溶解后,将冻存液滴入含有培养基的离心管内,37℃ 温箱培养。

复苏时在即刻取自冷冻管中的标本中可见:凡虫体已经死亡者,细胞膜残缺不全,内含许多较粗颗粒状物质;虫体存活者,多数呈圆形或椭圆形,细胞膜完整,内容物较清亮,有时并可见到典型的伪足运动,经培养复苏后的虫体生长良好。

6. 试剂配制

(1)BIS 不完全培养基:将酪蛋白胨 20g,酵母提取物 10g,葡萄糖 10g,氯化钠 2g,磷酸二氢钾 0.6g,磷酸氢二钾 1g,半胱氨酸盐酸盐 1g,维生素 C 0.2g,枸橼酸铁铵 22.8mg 溶解于 750ml ddH$_2$O 中,测定并调节 pH 至 6.8,而后定容总体积至 880ml,分装。121℃ 高压蒸汽灭菌 20 分钟,压力下降后迅速取出,冷却后 -20℃ 保存备用。

(2)维生素混合液配制

1)配方

溶液 A:烟酰胺 45mg,维生素 B$_6$ 4mg,泛酸钙 23mg,盐酸硫胺 5mg,维生素 B$_{12}$ 1.2mg;

溶液 B:核黄素 7mg;溶液 C:叶酸 5.5mg;溶液 D:D-生物素 2mg;溶液 E:DL-6,8 硫辛酸 1mg,95% 乙醇 5ml,吐温-80 500mg。

2)配法:将上述试剂于双蒸水中,其中溶液 A 定容至 25ml,溶液 B 定容至 45ml,溶液 C 定容至 45ml,溶液 D 定容至 45ml,溶液 E 定容至 20ml。最后将溶液 A 至溶液 E 混合后定容至 200ml,pH 试纸测定 pH 在 6.5~7.0 之间为配制成功。0.22μm 滤膜过滤除菌,4℃ 避光保存备用。

（3）BIS 完全培养基配制

1）配方：BIS 不完全培养基 88ml,灭活成牛血清 15ml,维生素混合液 3ml。

2）配法：临用前混合上述试剂。

3）成牛血清灭活：取 −20℃ 保存成牛血清,待融化并平衡至室温置于 56℃ 水浴中,加热灭活 4 小时,每半小时轻轻摇匀。分装,−20℃ 保存备用。

（四）注意事项

溶组织内阿米巴培养成功率取决于多种因素。其中粪便新鲜程度尤为重要,采集新鲜粪便并在 24 小时内开始着手培养可有效提高培养成功率。其次粪便中某些特定生物存在与否也决定了培养成功率,如人芽囊原虫和耐两性霉素真菌。通过蒸馏水浸泡 24 小时,一般可有效杀死粪便中的人芽囊原虫,如此步未残留未杀死的人芽囊原虫,则内阿米巴滋养体的培养将大概率失败。而耐两性霉素真菌也可大幅度降低培养成功率,此时可尝试减少培养管中的空气残留,抑制需氧真菌的繁殖。

溶组织内阿米巴无菌培养时对外源的营养要求较高,无菌培养时应使用新鲜配制的培养基,培养基在 4℃ 保存过程中营养会逐渐流失,保存期 2 周为宜。

二、肠道非致病性内阿米巴的分离和培养

肠道非致病性内阿米巴主要包括迪斯帕内阿米巴、结肠内阿米巴、莫斯科夫斯基内阿米巴等等。其培养亦自粪便中的包囊开始。

（一）肠道非致病性内阿米巴的分离

取新鲜采集的粪便 1g 置于 20ml 双蒸水中,搅拌混匀后静置 24 小时后尝试有菌培养。或使用双蒸水反复洗涤粪便 8~10 次,静置 24 小时后尝试有菌培养。

（二）肠道非致病性内阿米巴的培养

肠道非致病性内阿米巴无致病性,除莫斯科夫斯基内阿米巴外,其他虫种体外培养难度较溶组织内阿米巴更高,因此一般仅尝试有菌培养。培养基为 Robinson 培养基,主要培养方法与溶组织内阿米巴类似,可参考相关章节。

1. Robinson 培养基　Robinson 培养基,适用于多种阿米巴的培养。培养基配方、操作要点请参考溶组织内阿米巴的培养章节。

2. BIS-33 培养基　为肠道非致病性内阿米巴的常用培养基,迪斯帕内阿米巴、莫斯科夫斯基内阿米巴均可使用该培养基培养。迪斯帕内阿米巴滋养体培养时常需要添加短膜虫。培养基配方、操作要点请参考溶组织内阿米巴的培养章节。

（三）注意事项

肠道非致病性内阿米巴无菌化培养的成功案例较溶组织内阿米巴少,其中莫斯科夫斯基内阿米巴一般可成功无菌化培养,而迪斯帕内阿米巴多数虫株仅可维持单栖培养,结肠内阿米巴一般仅可有菌培养。

三、齿龈内阿米巴的分离和培养

齿龈内阿米巴只有滋养体阶段。因此其培养主要将口腔采集的分泌物直接置于培养基中进行培养。

1. 标本采集　用消毒棉拭子在口腔内病灶处涂抹分泌物,或用牙周专用探针刮取齿龈边缘物、龋齿洞残渣或挑取牙垢在载玻片上均匀涂片,涂片置显微镜下观察,如检查到齿龈内阿米巴滋养体,则可尝试进行培养。

2. 体外培养　上述取出的标本可置 TYGM-9 培养基内,加入高压蒸汽灭菌的米粉溶液,置 35℃ 温箱培养。其操作可参考溶组织阿米巴有菌培养转单栖培养相关章节。

3. TYGM-9 培养基制备

（1）配方：磷酸氢二钾 2.8g,磷酸二氢钾 0.4g,酵母提取物 3g,氯化钠 7.5g,胃黏膜素 2g。

（2）配法：将上述试剂溶于双蒸水中,定容至 970ml,高压蒸汽灭菌。使用前添加 30ml 灭活的成牛血

清,0.5ml 过滤除菌的 10% 吐温 80-乙醇溶液。

四、致病性自由生活阿米巴的分离和培养

致病性自生生活阿米巴一般孳生于自然界的水体和土壤中,包括耐格里属和棘阿米巴属,近期还报道了巴拉姆希属。这些种类的自生生活阿米巴具有潜在致病性,但不具有寄生性,在特定情况下侵入特定部位而致病,或在免疫低下的宿主致机会性感染。福氏耐格里阿米巴的典型生长环境是自然或人工湖等水体,如游泳池,水温热而有污染,阿米巴可借以吞噬细菌而增殖。棘阿米巴属的一重要危害是导致阿米巴角膜炎,多数情况下见于角膜接触镜佩戴者,由于不适当的或不洁的维护,使得阿米巴孳生于冲洗用的溶液中或镜片盒内,在佩戴时污染角膜所致。巴拉姆希属阿米巴是另一种自生生活阿米巴,所致疾病近期国内译作肉芽肿性阿米巴脑炎(granulomatous amebic encephalitis),由狒狒巴拉姆希阿米巴引起。

(一)耐格里阿米巴的培养

研究发现致病性耐格里属阿米巴分离株其营养需求反而简单,仅需要基于蛋白胨和牛血清的培养基。一种用于线虫的培养基被用来培养福氏耐格里阿米巴,可培养致病性分离株,但不能成功培养非致病性的耐格里属阿米巴(N. gruberi),其成分包括酪蛋白、葡萄糖、胎牛血清和新鲜酵母浸液。

1. SCGYEM 培养基 该培养基被 De Jonckheere 成功用于耐格里属致病性和非致病性虫株培养;Chang 还曾加用羊血和肝浸液。Haight 和 John 比较了几种不同的培养基在振摇和非振摇状态下对福氏耐格里阿米巴的培养效果,认为最优条件是以 Nelson 培养基振摇培养,该培养基含有葡萄糖(1.0g),肝浸液或肝消化物(2.0g),胎牛血清(50.0ml),双蒸水(pH6.5,450ml),由于原配方的有些成分不易获得,该培养基有所改良。

(1)SCGYEM 培养基配方:酪蛋白胨 10g,葡萄糖 2.5g,酵母提取物 5g,胎牛血清 100ml,青霉素-链霉素 200μg/ml,磷酸氢二钠 1.325g,磷酸二氢钾 0.8g。

(2)配法:将上述试剂溶于双蒸水中,定容至 1L。制备后 4℃ 避光保存备用。

2. PYNFH 培养基 PYNFH 培养基也可用于耐格里属阿米巴培养,和 SCGYEM 培养基相似。

(1)PYNFH 培养基配方:蛋白胨 10g,酵母核酸 1g,酵母提取物 10g,叶酸 15mg,血红素 1mg。

(2)配法:将上述试剂溶于双蒸水中,定容至 880ml,高压蒸汽灭菌使用前添加 Buffer Solution 20ml 和胎牛血清 100ml 配成完全培养基。

(3)Buffer Solution 配制:将磷酸氢二钠 25g,磷酸二氢钾 18.1g 溶于双蒸水中,定容至 1L,调节 pH 到 6.5,高压蒸汽灭菌。制备后 4℃ 避光保存备用。

3. 虫株的冷冻保存 将培养阿米巴原虫的培养基(约含 $2×10^6$/ml 阿米巴)加入等量的 20% 二甲基亚砜(DMSO),使其终浓度达到 10%,冷冻,然后置液氮中冻存。有研究者观察了福氏耐格里阿米巴的冷冻保藏效果,在培养至对数生长期时,以含有 12% 二甲基亚砜,20% 灭活血清,10% 葡萄糖的培养基,以 10^6/ml 阿米巴冻存,在 1 个月和 6 个月后分别有 64% 和 38% 的虫体保持活力。

(二)棘阿米巴的分离和培养

与耐格里属阿米巴不同,致病性和非致病性棘阿米巴在同一种培养基中均能良好生长,其耐受培养条件的幅度范围较大;且对渗透压的适应范围较宽,曾从体内或体外,如从淡水中,或从组织培养时的污染培养基中,或从土壤中分离出棘阿米巴。支持棘阿米巴生长的基础培养基包含示蛋白胨或蛋白胨,酵母浸出液和葡萄糖(分别是 PPYG 或 PYG)。在大多数培养基的配方中上述成分的浓度为示蛋白胨 0.75%,酵母浸出液 0.75%,葡萄糖 1.5%,Jensen 等用这种基础培养基在振摇条件下培养卡氏棘阿米巴(Acanthamoeba castellanii),结果一代增殖时间为 6 小时,阿米巴得量为 $3×10^7$/ml。对不同的虫株曾采用特别细化的不同培养基,如 Adam 等培养 Neff 株加入 18 种氨基酸,醋酸作为碳源,并加入维生素 B_{12} 和维生素 B_1,以后的研究还有加入生物素的报道。Byers 等基于这些早期研究设计了两种培养基,DGM-21A 和 DGM-21B,其一代培养增殖时间分别为 13 小时和 16 小时,阿米巴得量为 $2×10^6$/ml~$3×10^6$/ml,该两种培养基的差异在于维生素和无机盐的含量,DGM-21B 较之 DGM-21A 少用 4 种维生素(维生素 C、叶酸、硫辛酸和核黄素)和 4 种无机盐,并揭示葡萄糖对提高增殖速率是必需的。近年来从临床标本中分离出许多棘阿米巴不同

的种株,其中大多数可用 PYG 培养基维持培养;De Jonckheere 以含有酪蛋白、葡萄糖、酵母浸出液的培养基观察其在 37℃ 的生存增殖能力以判断其毒力。但一些虫株(或许是新种)需要 PYG 基础培养基辅以牛血清和多种维生素。

1. 蛋白胨酵母葡萄糖培养基(peptone-yeast-glucose,PYG)　棘阿米巴滋养体在 PYG 液体培养基中培养,培养环境是 26℃ 恒温培养箱。培养条件是需氧,一般培养三天后可以铺满 25cm² 细胞培养瓶底部。滋养体生存能力强,当所需的营养不能满足其繁殖需求时其可以在原培养基继续生存。

(1)PYG 培养基配方:酪蛋白胨 10g,酵母提取物 10g,葡萄糖 10g,氯化钠 5g,磷酸二氢钾 0.68g,十二水合磷酸氢二钠 3.58g,半胱氨酸盐酸盐 0.95g。

(2)配法:将上述试剂于双蒸水中,用 1mol 氢氧化钠调节 pH 至 6.5,然后定容至 1L,0.22μm 滤膜过滤除菌。制备后 4℃ 避光保存备用。

2. M-11 培养基　Shukla 等从组织培养分离致病性柯氏棘阿米巴(*A. culbertsoni*)的培养基进行了优选,一代细胞增殖时间约为 10 小时,一代增殖数量为 $1×10^7/ml\sim2×10^7/ml$。

(1)M-11 培养基配方:L-精氨酸 825μg/L,氨基乙酸 1 500μg/L,L-组氨酸 160μg/L,L-异亮氨酸 600μg/L,L-亮氨酸 900μg/L,L-赖氨酸 1 250μg/L,L-蛋氨酸 300μg/L,L-苯丙氨酸 900μg/L,L-苏氨酸 500μg/L,L-色氨酸 200μg/L,L-缬氨酸 700μg/L,葡萄糖 1 800mg/L,柠檬酸钠 1 000mg/L,生物素 0.25mg/L,维生素 B_{12} 0.001 25mg/L,维生素 B_1 1.25mg/L,二水氯化钙 58.8mg/L,七水硫酸镁 985mg/L,磷酸二氢钾 340mg/L,二水合磷酸氢二钠 445mg/L,硫酸亚铁铵 19.6mg/L,四水氯化锰 2.3mg/L,七水硫酸锌 1.0mg/L,七钼酸铵 0.4mg/L,五水硫酸铜 0.003 3mg/L,氯化钴 0.017mg/L,硼酸 0.1mg/L,乙二胺四乙酸二钠 0.01mg/L。

(2)配法:将上述试剂于双蒸水中,调节 pH 至 6.5,0.22μm 滤膜过滤除菌。制备后 4℃ 避光保存备用。

3. 棘阿米巴体外诱导成囊　七种体外诱导成囊的培养基,包括六种液体体外诱导成囊培养液和一种固体诱导成囊培养基即为无营养琼脂平板。

(1)液体成囊培养基:液体体外诱导成囊培养液包括 Tris 培养基、McMillen 培养基、RPMI 高糖培养基、氨基丁二醇高糖培养基、牛磺酸-氯化镁培养基、氯化镁-葡萄糖-PBS 培养基共六种。

将处于对数生长期的滋养体重悬,用预冷的磷酸盐缓冲液将其转移至 50ml 离心管中,磷酸盐缓冲液洗,4℃ 800g 离心 10 分钟,离心弃上清液,重复 2 次,最后一次计数。将其转移至不同的液体成囊培养基中,密度均为每毫升培养液中含有 $5×10^5$ 个滋养体,培养温度为 30℃,除氨基丁二醇高糖培养基和 1/4 林格氏溶液(Ringer's solution)培养基外其余均体外诱导成囊培养 72 小时。氨基丁二醇高糖培养基(pH 7.6)培养 48 小时后改用氨基丁二醇高糖培养基(pH 9.0),30℃ 继续培养,培养至 120 小时收集。牛磺酸-氯化镁培养基体外诱导成囊培养基培养 7 天后收集。

所有液体成囊培养基培养结束收集包囊转移至 50ml 离心管中,用磷酸盐缓冲液洗 3 次,800g 离心 10 分钟,接着用 0.5% 十二烷基硫酸钠处理 10 分钟去除未成熟的包囊,之后用磷酸盐缓冲液洗 3 次,洗最后一次时计数。成囊率的计算公式为经十二烷基硫酸钠处理的包囊数与成囊前滋养体总数的比值。

(2)固体成囊培养基:悬浮对数生长期的滋养体,用磷酸盐缓冲液洗 3 次,计数,取少量冻存于 -80℃,其余按照每平方厘米平板含有 $2×10^5\sim5×10^5$ 个滋养体的密度进行成囊,加入含滋养体的少量磷酸盐缓冲液,之后用涂布棒涂抹均匀,待其干燥后置于 30℃ 培养 14 天后,将平板置于 4℃ 放置 30 分钟,在平板上加适量磷酸盐缓冲液在摇床上缓慢摇动 60 分钟,之后用细胞刮刮取平板表面收集包囊,接着用 0.5% 十二烷基硫酸钠处理 10 分钟,磷酸盐缓冲液洗 3 次,离心最后一次计数。成囊率计算方法同上。

(3)棘阿米巴成囊液体培养基

1)Tris 培养基

配方:氯化钠 2.78g,氯化钾 0.186g,七水硫酸镁 0.99g,氯化钙 0.022g,碳酸氢钠 0.042g,Tris-HCl 20mmol/L。

配法:将上述试剂溶于双蒸水中,用 5mol/L 盐酸调 pH 至 9.0,定容至 500ml,0.22μm 滤膜过滤除菌。制备后 4℃ 避光保存备用。

2)McMillen 培养基

配方:氯化钠 7g,氯化镁 3mg,硫酸亚铁 3mg,氯化钙 3mg,磷酸氢二钠 142mg,磷酸二氢钾 136mg。

配法:将上述试剂溶于双蒸水中,用 5mol 盐酸调 pH 至 6.8,定容至 1L,0.22μm 滤膜过滤除菌。制备后 4℃ 避光保存备用。

3)RPMI 1640 高糖培养基

配方:葡萄糖 4g,RPMI 1640 培养基 50ml。

配法:将上述试剂混合,0.22μm 滤膜过滤除菌。制备后 4℃ 避光保存备用。

4)牛磺酸-氯化镁培养基

配方:氯化钠 2.25g,氯化钾 0.105g,六水氯化镁 3.05g,氯化钙 0.12g,碳酸氢钠 0.05g,牛磺酸 2.503g。

配法:将上述试剂溶于双蒸水中,定容至 1L,0.22μm 滤膜过滤除菌。制备后 4℃ 避光保存备用。

5)氨基丁二醇高糖培养基

配方:葡萄糖 32g,氯化钾 2.98g,七水硫酸镁 0.788 7g,氯化钙 0.018g,2-氨基-2-甲基-1,3-丙二醇 0.841g。

配法:将上述试剂溶于双蒸水中,调 pH 到 7.6,定容至 400ml,0.22μm 滤膜过滤除菌。制备后 4℃ 避光保存备用。

6)氯化镁-葡萄糖-磷酸盐缓冲液培养基

配方:氯化钠 16g,氯化钾 0.4g,六水氯化镁 20.33g,十二水合磷酸氢二钠 5.8g,磷酸二氢钾 0.4g,葡萄糖 200g。

配法:将上述试剂溶于双蒸水中,定容至 2L,0.22μm 滤膜过滤除菌。制备后 4℃ 避光保存备用。

7)成囊固体培养基(无营养琼脂平板)

配方:氯化钠 0.12g,琼脂 15g,七水硫酸镁 0.004g,十二水合磷酸氢二钠 0.357 8g,磷酸二氢钾 0.136g,氯化钙 0.003g。

配法:将上述试剂溶于双蒸水中,调 pH 至 6.8,定容至 1L,121℃ 灭菌 20 分钟后,待其温度降到 65℃,从高温灭菌锅中取出,戴手套摇匀后,在生物安全柜中将培养基转到平板上,每个平板中加入约 25ml,待其冷却后,4℃ 避光保存备用。

(三)狒狒巴拉姆希阿米巴的培养

狒狒巴拉姆希阿米巴作为一种新的致阿米巴脑膜脑炎的自生生活阿米巴于 1990 年被发现,其后从西非狒狒(山魈)脑组织中分离出典型虫种,以后又陆续从不同类型的患者和动物分离出虫体,曾以非洲绿猴肾细胞培养从脑组织标本中分离出虫体,但以细菌(无论死菌或活菌)均不能成功培养。Schuster 等以 BM-3 培养基分离了几株狒狒巴拉姆希阿米巴,依虫株不同其一代增殖时间 20~28 小时,虫数得量约 10^6/ml。迄今从自然环境的土壤和水体中分离狒狒巴拉姆希阿米巴的尝试均未获成功,研究者认为有赖于进一步了解其生态特点和感染方式。

BM-3 培养基

配方:酪蛋白胨 2g,圆酵母核糖核酸 0.5g,酵母提取物 2g,Hanks 平衡盐液 34ml,5% 肝消化物 100ml,维生素混合液 5ml,脂混合液 0.5ml,非必需氨基酸 5ml,10% 葡萄糖 5ml,高铁血红素(2mg/ml)0.5ml,0.5% 牛磺酸 5ml,小牛血清 50nl。

配法:将上述试剂溶于双蒸水中,调节 pH 至 7.2,定容至 560ml,0.22μm 滤膜过滤除菌。制备后 4℃ 避光保存备用。

(四)注意事项

自生生活阿米巴滋养体可快速转变为包囊,其生存力较高。同时自生生活阿米巴致病也明显严重,因此自生生活阿米巴体外培养需密切注意个人防护。据报道热消毒可有效地灭活自生生活阿米巴的包囊,优于化学消毒,也有推荐用苯甲烃胺防腐的盐水和含硫柳汞及乙二胺四乙酸钠盐(EDTA)的溶液清洗被自生生活阿米巴污染的物体。

五、其他阿米巴的培养

消化道阿米巴生活史有滋养体和包囊两个时期,但目前仅滋养体可体外培养,而无滋养体体外稳定成囊方法,导致阿米巴包囊的研究受到限制。研究者将目光投向其他阿米巴原虫,发现侵入内阿米巴与人体消化道阿米巴较为相似,可以体外成囊,是目前包囊研究工作的重要工具虫种。

(一)侵入内阿米巴的培养

侵入内阿米巴是冷血动物的寄生虫,其在较低的温度(27℃)生长,通常使用 LYI Entamoeba Medium 培养基培养,BIS-33 培养基也可用于培养。培养操作可参考溶组织内阿米巴无菌培养相关章节。

1. LYI Entamoeba Medium 基础培养基　LYI 培养基营养成分和 BI-S-33 培养基相似,以酵母提取物部分替代蛋白胨。

(1)LYI Entamoeba Medium 培养基

配方:酪蛋白胨 5g,酵母提取物 25g,葡萄糖 10g,氯化钠 1g,磷酸二氢钾 0.6g,磷酸氢二钾 1g,半胱氨酸盐酸盐 1g,维生素 C 0.2g,枸橼酸铁铵 22.8mg。

配法:将上述试剂于双蒸水中,溶解于 750ml 双蒸水中,测定并调节 pH 至 6.8,而后定容总体积至 880ml。121℃ 高压蒸汽灭菌 20 分钟,压力下降后迅速取出,冷却后 −20℃ 保存备用。临用前加入 20ml Vitamin Mixture 和 100ml 灭活成牛血清。然后定容至 880ml。

(2)Vitamin Mixture 配制

配方:溶液 A:烟酰胺 62.5mg,对氨基苯甲酸 12.5mg,维生素 B 62.5mg,泛酸钙 25mg,肌醇 125mg,维生素 B_1 25mg,氯化胆碱 1 250mg,核黄素 25mg;溶液 B:叶酸 25mg,D-生物素 25mg;溶液 C:维生素 D_2 300mg,9.5% 乙醇 63ml,维生素 A 300mg,维生素 K 60mg,5% 吐温-80 水溶液 300ml;溶液 D:维生素 E 25mg。

配法:将上述试剂于双蒸水中,其中溶液 A 定容至 500ml,溶液 B 定容至 500ml,溶液 C 定容至 2 500ml,溶液 D 定容至 250ml。最后将溶液 A 至溶液 E 混合。0.22μm 滤膜过滤除菌。制备后 4℃ 避光保存备用。

2. BIS-33 培养基　具体配方请参见溶组织内阿米巴无菌培养章节。

(二)侵入内阿米巴的体外成囊

侵入内阿米巴体外成囊是通过将对数生长期的侵入内阿米巴置于低渗的培养基中,1 周左右滋养体可转化为包囊。培养基为不含葡萄糖的 LYI Entamoeba Medium 培养基。

无葡萄糖 LYI Entamoeba Medium 培养基

配方:LYI Entamoeba Medium 基础培养基(无葡萄糖)933ml,Vitamin Mixture 20ml,灭活成牛血清 47ml。

配法:混合上述试剂。配制后 4℃ 保存备用。

(三)注意事项

内阿米巴的成囊是目前亟待解决的研究课题,侵入内阿米巴是研究内阿米巴成囊和包囊生物学特性的重要工具。虽然有多篇文献报道研究其成囊,但实际其体外成囊率仍然较低,且其形成的包囊形态和自然成囊后的包囊有一定区别,需要引起注意。

(冯　萌)

第三节　芽　囊　原　虫

人芽囊原虫(*Blastocystis hominis*)广泛分布于世界各地,主要寄生于高等灵长类和人类肠道内。1899 年由 Perroncito 首次报道,1912 年由 Brumpt 正式命名,因形态似酵母被归属为酵母类。1967 年因发现其在超微结构与生理上和酵母菌的差异,被定为是一种致病性原虫。按照 FEG Cox 分类(2003),人芽囊原虫属于色混界(Chromista),色物亚界(Chromobiota),双环门(Bigyra),芽囊原虫纲(Blastocystea)。1990 年我国在广州首次发现人芽囊原虫病(Blastocystosis hominis)病例。

人芽囊原虫传播途径主要为粪-口传播,人摄入被粪便中虫体污染的食物、饮水等均可感染人芽囊原虫。尽管对于人芽囊原虫的致病性尚存在一定争议,但随着近年来人类对人芽囊原虫认识的深入,越来越多的证据表明人芽囊原虫与人类多种疾病密切相关,其中肠易激综合征和溃疡性结肠炎等胃肠道疾病最常见。目前认为,人芽囊原虫是导致人类腹泻的重要机会致病原虫。

　　体外培养人芽囊原虫对于人芽囊原虫感染的临床诊断和研究具有重要意义。选择高效经济的培养基为人芽囊原虫的生活史、形态分类、感染免疫等后续研究奠定基础。国内外已有采用不同的培养基进行培养研究的报道,并比较观察了不同的培养条件对培养效果的影响。乔继英等(2001)、苏水莲等(2004)和答嵘等(2006)观察了人芽囊原虫在不同培养基中生长状况,对培养条件从不同角度和环节进行了探索。培养基根据其物理状态可分为单相培养基和双相培养基,单相培养基又可分为液相和固相培养基。双相培养基中使用较多是 LES(locke's egg serum)培养基(即改良的 Boeck-Drbohlav 培养基),然而制备 LES 双相培养基的步骤较为复杂,加上样品来自患者粪便,细菌污染的现象往往很难控制;而且,LES 双相培养基中添加的营养源较为简单,容易导致虫体适应不良、生长迟缓。国外学者一般采用 Jones 和 IMDM(Iscove's Medium-Dulbecco Medium)培养基对人芽囊原虫进行体外培养,而国内学者采用 LES 和 RPMI 1640 等培养基培养也取得较好的实验结果。人芽囊原虫的体外培养先后经历了 LES 双相培养、液相培养和固相培养三个阶段。双相培养基相比于单相培养基,制作方法复杂,培养基容易被细菌污染;固相培养基研究相对较少,但是也具有一定的优点:简单、经济、并有可能根据集落形态通过肉眼观察初步鉴定人芽囊原虫虫株;而液相培养是最常用的培养方法,也是发展最丰富的方法。

一、器材与药品

(一)试剂和仪器

1. 试剂　碘、碘化钾、洛变蓝、氯化汞、氯化钠、磷酸二氢钾、冰醋酸、无水乙醇、二甲苯、亮绿、磷钨酸、液体石蜡、血清、青霉素 G、硫酸链霉素、水溶性两性霉素 B、阿莫西林克拉维酸钾、硫代乙酸醇钠、Bacto agar、琼脂、无水氯化钙、氯化钾、氯化镁、磷酸氢二钠($Na_2HPO_4 \cdot 12H_2O$)。

2. 仪器　恒温培养箱、光学显微镜、倒置显微镜、高速台式离心机、超净工作台、立式压力蒸汽灭菌器、烘干箱、冷藏冷冻冰箱、血细胞计数板、电子天平、电热恒温水槽。

3. 主要耗材　巴士滴管、0.22μm 滤器、(10ml、5ml、1ml)注射器、15ml 离心管、1.5ml 离心管、9cm 细菌培养皿、普通载玻片、盖玻片、厌氧产气袋。

(二)常用试剂的配制

1. 碘液的配制　将碘化钾 10g,碘 5g,溶于 100ml 蒸馏水中配制储存液;再用蒸馏水按 1∶5 稀释后作为工作溶液;工作液放置于棕色带滴管的瓶子中。工作溶液呈深茶色。

2. 肖氏固定液的配制　氯化汞饱和水溶液 66ml,95% 酒精 33ml,冰醋酸 5ml。冰醋酸应在临用前加入。

3. 三色染色剂的配制　洛变蓝 0.6g,亮绿 0.3g,磷钨酸 0.7g,冰醋酸 1.0ml,蒸馏水 100ml;制备染液时,先加冰醋酸于混匀的染料干粉中,于室温静置 30 分钟,按比例加入蒸馏水,此时制备的染液呈紫色。

4. 70% 碘乙醇的储存液和工作液的配制　①储存液:碘 2g,70% 乙醇 100ml,此时溶液呈深色;②工作液:使用时,用 70% 乙醇稀释储存液直至溶液颜色呈现深棕色或深茶色。

5. 普通洛氏液的制备　氯化钠 8g、氯化钙 0.2g、氯化钾 0.2g、六水合氯化镁 0.021g、十二水合磷酸氢二钠 5.04g、碳酸氢钠 0.4g、磷酸二氢钾 0.3g、蒸馏水 1 000ml;121℃ 灭菌 15 分钟,压力 15 磅,冷却至室温,过滤(1 号滤纸)除去沉淀,再高压灭菌。

6. 改良洛氏液的制备　氯化钠 8g、氯化钙 0.2g、氯化钾 0.2g、六水合氯化镁 0.021g、十二水合磷酸氢二钠 5.04g、碳酸氢钠 0.4g、磷酸二氢钾 0.3g、蒸馏水 1 000ml;121℃ 灭菌 15 分钟,压力 15 磅,冷却至室温,过滤(1 号滤纸)除去沉淀,加入适量硫代乙酸醇钠并调整浓度为 0.1%,混匀后,再分装高压灭菌,冷却至室温,4℃ 保存备用。

二、虫种来源与鉴定

　　虫源可从腹泻患者粪便标本或正常人群中筛选人芽囊原虫阳性者,用碘液染色后检查人芽囊原虫的感染情况获取。选择人芽囊原虫阳性的黏液便或黏液脓血便标本为接种标本,此标本高倍镜(400×)下观察视野清亮,没有其他的寄生虫感染,没有霉菌及其他的细菌感染,有或无红细胞、白细胞、单核细胞等炎性细胞。取新鲜粪便标本,置塑料离心管中密封,及时带回实验室;标本运送过程中注意保温。

三、培养基制备

(一)RPMI 1640 培养基制备

将 1 袋 RPMI 1640(10.4g)倒入洁净烧杯中,加 1 000ml 双蒸水溶解,调整 pH 至 7.5,G6 滤菌器除菌,于超净工作台内分装至具硅胶塞的高压灭菌玻璃试管(180mm×50mm)中,每管 5ml,于 4℃ 保存备用。

(二)199 培养基制备

Medium199(9.5g),配制及保存方法同 RPMI 1640 培养基。

(三)LES(locke's egg serum)培养基制备

用 70% 的酒精消毒新鲜鸡蛋的表面,打碎到刻度量筒中;3.6 份 Locke 液与 1 份全卵鸡蛋乳化后,用纱布过滤,分装至具硅胶塞的高压灭菌玻璃试管中,每管 4ml;放厌氧环境(蜡烛缸)中 5 分钟,重复 2 次,置血清凝固器中(斜面呈 30°),90~95℃ 蒸 60 分钟自然冷却,第 2 天以 20 磅蒸汽压力灭菌 30 分钟,冷却后取出,4℃ 保存备用。Locke 液按同样方法灭菌后分装,每管 5ml,冷藏备用接种时将固、液相混合。

(四)DMEM 培养基的制备

将 1 袋 DMEM 13.4g,倒入洁净烧杯中,用量筒量取 1 000ml 双蒸水,冲洗包装袋内面 3 次,于磁力搅拌器上溶解均匀,用盐酸和氢氧化钠调整酸碱度,经 G6 滤器除菌后于超净工作台内分装至具硅胶塞的容量为 16mm×100mm 的玻璃试管中,每管 5ml,于 4℃ 冰箱保存备用。

(五)Iscove's Modified Dulbecco's Medium(IMDM)

IMDM 细胞培养基是由 Iscove 改良的 Eagle 培养基,培养液含额外的氨基酸和维生素、丙酮酸钠、硒和 HEPES。可促进小鼠 B 淋巴细胞、LPS 刺激的 B 细胞、骨髓造血细胞、T 细胞和淋巴瘤细胞的生长。也适合于细胞密度较低、细胞生长较困难的情况,如细胞融合之后杂交细胞的筛选培养。本产品含有多类细胞培养所需的氨基酸、维生素、无机盐等多种成分,但不含蛋白质、脂类或任何生长因子,故此产品需搭配血清或无血清添加物使用。本产品经过 0.1μm 无菌过滤,适用于无菌培养。培养基含有核黄素、色氨酸,暴露在荧光光线下,这些成分会被紫外线光激活产生过氧化氢,因此建议不要长时间暴露在光下。

(六)琼脂培养基配制

将等量的 2×IMDM 和 0.72% 琼脂混合在 50ml 离心管中,根据实验所需,获得不同的最终体积,之后再加入适当的血清和虫体接种量,在 37℃ 的厌氧罐中培养。

四、培养方法及其结果判定

以 LES 培养基和 RPMI 1640 培养基转种培养人芽囊原虫举例介绍实验方法。

(一)虫体的分离和培养

1. 取经镜检人芽囊原虫阳性的患者粪便 1 份(体积),加 2 份灭菌的生理盐水(0.9%),搅匀,取 0.1~0.2ml 至 LES 培养基中,置 37℃ 培养箱中培养 48 小时镜检,取虫体密度较高、细菌量少的培养试管的虫体传代。视虫体生长情况,48 小时或 72 小时接种传代一次。

2. 抗生素的使用　青链霉素液的配制:青霉素 80 万 U 和链霉素 100 万 U 各加生理盐水 8ml、10ml,则青霉素和链霉素各为 10 000U/ml,分装小瓶,4℃ 保存。使用时 99ml 培养液加 1ml 青链霉素混合液,最终青霉素 100U/ml,链霉素 100U/ml。

3. 接种传代培养　取虫体密度较高、细菌量少的培养试管的虫体传代,将 0.2ml 培养液分别接种于 LES 培养基和 RPMI 1640 培养基中。

4. LES 培养基培养　鸡蛋斜面培养基在接种前置入蜡烛缸内厌氧至少 48 小时,无菌条件下将高压灭菌过的 Locke 固液相培养基混合,将用来接种的人芽囊原虫阳性标本 0.2ml(接种标本的量可依标本中虫体的密度而增减)转入上述培养基中,再按标准加入青链霉素混合液、血清 1ml,轻轻混合均匀,置入蜡烛缸内 37℃ 厌氧培养。每 24 小时重点蜡烛一次以保证低氧状态,24 小时后观察。

5. RPMI 1640 培养基培养 培养基要求、接种量及加入青、链霉素、血清的量均与 LES 培养时相同，轻轻混合均匀，置入蜡烛缸内 37℃ 厌氧培养。每 24 小时重点蜡烛一次以保证乏氧状态，24 小时后观察。

6. 培养结果观察 分别从 LES 培养基和 RPMI 1640 培养基向相同的培养基转种培养人芽囊原虫时，人芽囊原虫形态和繁殖方式比较稳定。在 2 种培养基中均可见到人芽囊原虫的 4 种形态，以空泡型和颗粒型多见，转种最初 24~48 小时可见包囊型和阿米巴型，且阿米巴型较包囊型出现时间稍晚。此时人芽囊原虫的繁殖方式以二分裂为主，可以见到出芽生殖。培养 1 周以后虫体形态多为空泡型和颗粒型，虫体繁殖基本停滞，虫体密度不再增高，此时显微镜下见到一种现象，部分虫体内部出现密集活动的颗粒状物，继续观察发现最终虫体破裂，活动的颗粒状物溢出并扩散到培养基中，但继续培养和接种到新的培养基中并未再度见到虫体生长。

（二）人芽囊原虫体外纯培养

目前 IMDM 培养基是国内外学者最常用的培养基，而其他使用 RPMI 1640、199、DMEM 等培养基培养也取得成功。培养过程中往往需要应用基础抗生素（青霉素和链霉素），以达到杀菌抑菌的作用，然而由于耐药性的存在使简单的联合应用抗生素并不能实现人芽囊原虫的纯培养。由于人芽囊原虫的获取需要依靠粪便培养来获得，有大量的细菌，因此收集的虫体往往不是纯净的，这是大量实验结果不被学界接受或者不同研究的结果之间不同的主要原因之一。以下介绍的为采用联合使用抗生素和两性霉素 B 以杀灭细菌和真菌，以达到无菌纯培养，同时采用固体培养基进行原虫单细胞克隆，建立一套人芽囊原虫纯培养体系。

1. 材料

（1）实验材料、主要试剂、实验仪器和标本来源与上述一致。

（2）鸡蛋完全培养基的制备：用 70% 的酒精消毒新鲜鸡蛋的表面，打碎到刻度量筒中；每 45ml 鸡蛋加入 12.5ml 洛氏液；超声乳化（900W，工作 3 秒，间隔 3 秒，超声 12 分钟）；加 3ml 乳化后的鸡蛋到培养试管中，把试管放置产生约 20mm 截距的角度，70℃ 凝固 1 小时；冷却至室温后，121℃，压力 15 磅，高压灭菌 15 分钟。冷却至室温，4℃ 保存备用。

（3）抗生素的配制

抗生素种类	浓度
青霉素	50 000U/ml
硫酸链霉素	50 000μg/ml
两性霉素 B	1 000μg/ml
磷霉素	1 000μg/ml
阿莫西林-克拉维酸钾混悬液	156.25mg/ml
氯霉素	1 000μg/ml

2. 方法

（1）人芽囊原虫带菌培养

1）配制鸡蛋-洛氏-血清（LES 培养基）：用 5ml 液体培养基覆盖鸡蛋完全培养基斜面，其中液体培养基为内含 10% 马血清、青霉素 1 000U/ml、硫酸链霉素 1 000μg/ml、2.5μg/ml 两性霉素 B 的普通洛氏液。

2）人芽囊原虫洗涤：用灭菌 PBS，2 000g，5 分钟离心洗涤培养阳性标本的人芽囊原虫虫体 2 次，并用 500μl 灭菌 PBS 悬浮虫体。

3）接种和培养条件：将重悬后的人芽囊原虫虫体接种至 LES 培养基中，置于厌氧罐中，37℃ 厌氧培养 72 小时。

4）传代：重复上述过程，每 3 天传代一次，注意无菌操作，避免引入新的细菌；同时，每次传代前应镜检是否有真菌污染，以及时停用两性霉素 B。

（2）人芽囊原虫纯培养的建立

1）配制洛氏-鸡蛋-血清培养基（LES 培养基）：用 5ml 液体培养基覆盖鸡蛋完全培养基斜面，其中液体培养基为内含 10% 马血清、青霉素 1 000U/ml、硫酸链霉素 1 000μg/ml、2.5μg/ml 两性霉素 B 的普通洛氏液。

2）人芽囊原虫洗涤：用灭菌 PBS，2 000g，5 分钟离心洗涤人芽囊原虫虫体 2 次，并用 500μl 灭菌 PBS 悬浮虫体。

3）接种与扩种：接种到 LES 培养基，37℃ 恒温，厌氧培养 72 小时，连续培养 3 代，每次转种均需离心洗涤 2 次，同时进行镜检和计数，每管的接种量在 10⁶/管左右，以确保扩种效率；扩种的目的是增加虫体的数量，并初步杀灭或抑制细菌和可能的真菌。

4）抗生素的联合应用：经镜下确认无真菌后，在 LES 培养基的基础上，停用两性霉素 B，再加入磷霉素（终浓度 20μg/ml）、阿莫西林-克拉维酸钾混悬液（终浓度 31.25μg/ml）、氯霉素（终浓度 20μg/ml），连续传代培养数周，在此过程中及时丢弃上清液混浊且无改善的虫株，直至达到无菌培养。

（3）单克隆：制备鸡蛋-血清-bacto agar 混合液，在 37℃ 加入计数调整后的虫液，使混合液中人芽囊原虫的密度为 20 个 /ml，混匀后迅速倒板，每板 15ml，开盖凝固、晾干，1 小时后翻板，置厌氧罐，37℃ 厌氧条件恒温培养 2 周左右，直至肉眼可见白色虫落形成后，倒置显微镜下观察。

3. 培养结果观察

（1）人芽囊原虫体外培养：培养基上清液呈混浊半透明状，打开后有臭味；镜下观察，带菌培养的虫体以空泡型为主，虫体大小差异较大，背景充满活跃的细菌；颗粒型少见，一般观察不到阿米巴型和包囊。通过大剂量的抗生素联合使用，实现人芽囊原虫的纯培养，则培养基上清液透亮，打开后无臭味，有轻微发酵的味道；纯培养的人芽囊原虫的形态较为均一，背景很干净，观察不到细菌；虫体以空泡型为主，颗粒型少见，观察不到阿米巴型和包囊。

（2）人芽囊原虫单克隆：37℃ 厌氧条件恒温培养 2 周，细菌培养血中的混合琼脂表面肉眼可见白色虫落形成，直径为 1~3mm，使用倒置显微镜观察，可见由大量空泡型虫体形成的"菌落状"虫体集落。该方法采用鸡蛋上清液-洛氏-bacto agar 混合琼脂实现人芽囊原虫单克隆，可为即使联合大剂量使用抗生素仍无法获得纯培养的人芽囊原虫提供可靠的分离技术，以提供纯的、遗传背景完全一致的人芽囊原虫虫体，为相关实验研究提供虫源。

（三）人芽囊原虫保存

人芽囊原虫株：取自医院门诊患者阳性粪便，以生理盐水离心沉淀，分离洗涤 3 次，可获得不同株的人芽囊原虫。用生理盐水将虫体稀释成 2×10⁶/ml 浓度，分装到无菌冻存管内。每管约 1ml。加入 40% 丙三醇（GL）冻存剂。置入液氮 −196℃ 中保存。每次复苏时，取出冻存管于 37℃ 水浴速溶，吸取 1 滴于载玻片上，显微镜下观察原虫形态和活力。然后用生理盐水洗去冻存剂。将原虫转入含 15% 新生小牛血清的洛克氏鸡蛋血清双相培养基（locke-egg-serum，LES）中培养 72 小时，观察原虫生长增殖情况。

人芽囊原虫在 18~20℃ 下可存活 3 周，而在 4~6℃ 存活不到 1 周，在常温下无法较好地保存虫体。用 40% 丙三醇 GL 作冻存剂，于液氮低温下冻存的虫体保存半年后复苏，活力仍达 41%~70%，培养 72 小时后多见分裂象细胞，且冻存半年后复苏细胞仍具增殖活性，培养 1 周后能形成细胞岛。

第四节 孢 子 虫

孢子虫在分类学上属顶复门（Phylum Apicomplexa）、孢子虫纲（Class Sporozoa）。孢子虫均营寄生生活、为细胞内寄生原虫。孢子虫生活史较为复杂，有两种生殖方式，即无性的裂体增殖（schizogony）孢子增殖（sporogony）和有性的配子生殖（gametogony）。孢子虫因虫种不同，可以在同一个宿主或分别在两个不同宿主体内完成其两种生殖方式。常见寄生人体的且危害性较大的孢子虫有：血孢子目（Haemosporidia）的疟原虫（Plasmodium），真球虫目（Eucoccidia）的弓形虫（Toxoplasma）、隐孢子虫（Cryptosporidium），肉孢子虫（Sarcocystis）和等孢球虫（Isospora）等，梨形目（Piroplasmida）的巴贝虫（Babesia）等。孢子虫由于生活史和寄生方式复杂，体外培养各有特点和要求，以下分别予以介绍。

一、疟原虫培养

疟原虫（Plasmodium）是引起疟疾（malaria）的病原体。寄生于人的疟原虫有 5 种，即间日疟原虫

（*Plasmodium vivax*）、恶性疟原虫（*P. falciparum*）、三日疟原虫（*P. malariae*）、卵形疟原虫（*P. ovale*）和诺氏疟原虫（*P. knowlesi*）。诺氏疟原虫曾被认为主要是猴的疟原虫，近年来在东南亚陆续出现感染人的病例报道，现已被列为能够感染人的第 5 种疟原虫。疟原虫有严格的宿主特异性，自然界中，寄生于两栖类、爬行类、鸟类、哺乳类等动物的疟原虫，大多数的种类一般不寄生于人体。

人体疟原虫体外培养经历了漫长的探索。自 Bass 和 Johns1912 年首次尝试并成功短期培养了红内期疟原虫以来，对疟原虫体外长期培养的研究经历了 60 多年漫长的时间，直至 1976 年，两个独立的研究小组 Trager 和 Haynes 先后宣布连续体外培养红内期恶性疟原虫成功，为药物研发、寄生虫生物学、免疫学研究、基因测序以及疟疾疫苗生产打下了基础。以后该技术得到了不断改进，并相继运用于动物及其他人体疟原虫红内期的培养。目前，所有 5 种人体寄生的疟原虫都可以体外培养或维持；然而，只有恶性疟原虫可以完成生活史体外全部培养。在间日疟原虫红内期体外连续培养方面，虽经多方努力和大量的尝试，迄今为止尚未完全解决。利用经过优化的培养体系和培养条件，目前已能做间日疟原虫红内期培养，可以维持 26 个月，保持 0.01% 寄生虫血症。在人体疟原虫红外期体外培养方面，Mazier 等（1984）用人的原代肝细胞建立间日疟原虫红细胞外期培养获得成功。但由于人肝细胞的来源困难，使这种培养系统的应用受限。Ifediba 等（1981）在 Trager 建立的体外培养红内期恶性疟原虫基础上，改进培养方法，在培养基中加入一定量的次黄嘌呤，可以培养出功能成熟的恶性疟原虫配子体。疟原虫蚊期的培养始于 20 世纪 60 年代，近年来亦有了一定进展，目前国内外很多实验室开展了动物疟原虫蚊期的配子生殖期和孢子生殖期的分段培养。包括配子体发育为成熟动合子以及早期卵囊发育为成熟子孢子。Warburg 等（1993）首次报道恶性疟原虫在体外培养中完成了蚊期生活史的全部发育过程。近年来利用非传统培养系统，如空心纤维毛细管生物反应器使红细胞通过模拟体内环境，持续流动，不仅增加了营养交换的表面积，还允许不断添加新鲜培养液，允许在生理血容水平上进行高虫体繁殖。该生物反应器的泵流设计特别促进了药物浓度的体外精确调节，从而产生了更紧密地模仿体内药物治疗的药理动力学的条件。基于生物反应器的研究还可以促进收集大量寄生虫抗原，以评估免疫逃避或疫苗开发等研究。现将疟原虫各期培养分述如下。

（一）疟原虫的红内期培养（恶性疟原虫）

自 1976 年建立了恶性疟原虫体外培养技术以来，此技术经过改进和调整，现在以多种组合方式被用于各种实验研究。体外培养系统只是体内条件的模拟，在人类红细胞内的生长，使疟原虫暴露于非常复杂的环境中。温度、氧张力、营养和免疫状态只是患者体内波动的几个因素，但在恶性疟原虫体外培养物中通常非常稳定，这些因素对寄生虫的生物学有深远的影响，因此，研究人员在解决实验问题时必须注意培养系统的缺点，并相应地调整其培养系统。以下介绍恶性疟原虫红内期体外培养较常使用的实验方法，并解释基本原理，以便研究人员可以根据特定情况调整实验步骤。

1. 材料

（1）吉姆萨染色

1）100% 甲醇。

2）吉姆萨染色剂。

3）显微染色容器。

（2）培养基：恶性疟原虫感染的人红细胞在体外培养目前主要使用碳酸氢盐/HEPES 缓冲的 RPMI 1640 培养基，并补充次黄嘌呤和脂质（来自人血清或 Albumax）。

1）RPMI HEPES 培养基：RPMI 1640 培养基，含有 25mmol/L 的 HEPES，2g/L 碳酸氢钠，200μM 次黄嘌呤和 20μg/ml 庆大霉素。

取 RPMI 1640 培养基 1 包（10.4g），先加入双蒸水 900ml，充分溶解，加入 Hypoxanthine 10mg，L-glutamine 0.184g，HEPES 5.94g 搅拌使溶解，然后加双蒸水至 960ml，再加入庆大霉素 30mg，用孔径为 0.15μm 或 0.22μm 的微孔滤膜过滤，按每瓶 96ml，分装于无菌瓶中，冰箱 4℃ 保存备用。临用前每 96ml 培养液加 5% 碳酸氢钠溶液 4.2ml，成为 RPMI 1640 不完全培养液（不含血清或血清替代品，如 Albumax），加入血清后则成为完全培养液。如碳酸氢钠液是新鲜的，当加到培养液中时会使培养液的颜色从淡黄稍变橙色，经 10~15 分钟后 pH 升高到 7.0~7.4，培养液变为橙红色。通常不需再作调整。如仍呈淡黄色

（pH7.0 以下），可用 1mol/L 氢氧化钠液，调整到 pH7.2~7.3。未加碳酸氢钠液的培养液可 4℃ 储存 4~5 周。已加 5% 碳酸氢钠溶液的培养液能储存 1 周。

注意碳酸氢钠和 L-谷氨酰胺都是易变化的关键因素。L-谷氨酰胺可以用更稳定的二肽 L-丙氨酰-L-谷氨酰胺替代。如果储存瓶中的培养基减少，需转移到较小的瓶子中，以防止培养基的 pH 变化。实验操作使用抗生素庆大霉素，其作用于革兰氏阳性和革兰氏阴性细菌。也可以使用其他抗生素溶液，但有报道青霉素/链霉素对疟原虫不利。抗生素的使用既不能提供 100% 的细菌污染保护，也不能提供任何针对真菌的保护措施。完美无菌技术是成功培养恶性疟原虫的先决条件。

2）5% Albumax-Ⅱ溶液：在 37℃ 下，将 5g Albumax-Ⅱ粉末溶解在 100ml RPMI-Hepes 中。过滤灭菌并储存在 4℃。

3）人体血清：血库购买凝血袋准备方法：

① 将血清转移到无菌的 50ml 管中。

② 通过以 500g 离心 10 分钟除去红细胞。

③ 小心地将血清上清液倒入无菌的 500ml 瓶中。血清上清液应为透明和黄色；丢弃任何红色或浑浊的血清。为了减少任何批次变化，请在每个瓶子中收集至少四种不同的供体血清。血清可以储存在 –20℃。

④ 将 500ml 血清在 56℃ 下加热灭活 1 小时。

⑤ 将热灭活血清等分到 100ml 瓶中，在 –20℃ 长期储存。热灭活血清在 4℃ 可用约 2 周。

培养用血清宜采自无疟史的献血者。人血清昂贵又难得，还可能含有免疫因子或其他病原体和抗疟药物等原因，可采用哺乳动物血清（牛、猴、马、山羊、绵羊、兔或猪）代替人类血清，还开发了无血清的培养液。经试验证明，兔及绵羊血清是较好的代用品。采血时用充分干燥无菌的采血用具与盛血的烧瓶，不加抗凝剂。取血后，装入烧瓶，勿摇动，以防溶血。37℃ 2 小时后静置于冰箱 1 天。每 200ml 血可得血清60~80ml。吸取血清后用 0.3μm 的微孔滤膜过滤，血清可按 10ml 分装，以便取用。分装后的血清置 56℃水浴 30 分钟后，存于 –70~–20℃ 备用。保存于 4℃ 1 周以上或冻融多次的血清皆不宜用于连续培养。加入培养基中的血清含量，最终浓度应为 10%~15%（v/v）。初建立的培养系，可稍多加一些，即开始培养时加 20%，待原虫适应于体外培养条件时，血清的浓度可逐渐减少至 10%。

（3）红细胞

血库以 200~250ml 为单位提供人体血液。每个袋子都标有血型，使用的抗凝血剂类型和有效期。

1）在转移到生物安全柜之前，用 70% 乙醇喷洒袋装血液。

2）用无菌剪刀，切开袋子（在有空气的区域进行切割）。

3）轻轻地对袋子施加压力，无菌地将血液转移到 50ml 管中。

4）储存在 4℃，直到准备使用。人类红细胞的保质期为 4~5 周。

自采的新鲜血加柠檬酸盐抗凝的红细胞，可 4℃ 贮存 30 天备用。临用前吸取血液 10ml，放入有螺旋盖刻度的离心管中，2 000r/min 离心 10 分钟。用吸管吸除血浆及灰黄色层。在压积红细胞上加入不含血清的不完全 RPMI 1640 培养液 10ml，使其重新悬浮，再用 2 000r/min 离心 10 分钟，除去上清液及残留的灰黄色层。然后如此再洗一次。洗过两次的压积细胞大约有 3ml，加等量含有 10% 同型（或 AB 型）人血清（或 15% 兔血清）的 RPMI 1640 完全培养液。这种红细胞悬液即可供培养使用一周。A、B、AB、O 血型的红细胞均可用，但要与相应的血清配合。

（4）培养条件

1）各种尺寸的标准聚苯乙烯培养皿（直径为 35mm、90mm 和 150mm，分别可容纳 2ml、10ml 和 30ml）：也可以使用带封闭盖的组织培养瓶。组织培养瓶可以单独充气 30 秒，然而，当处理大量寄生虫时，会很耗时，这时培养皿更合适。

2）温度：恶性疟原虫感染的红细胞在 37℃ 下孵育。当使用密封组织培养瓶、密闭培养盒或 candlejar 时，培养箱的唯一目的是提供 37℃ 的恒定温度。

3）气相：恶性疟原虫是一种专性微嗜氧生物。在 1%~10% O_2 和 1%~6% CO_2 中生长良好。可使用定制瓶装混合气体:比如:1%O_2,5% CO_2,94% N_2,或 5%O_2,5% CO_2,90% N_2,注意 CO_2 浓度要与碳酸氢钠缓冲液适配,以保持相对的 pH。将培养皿放在有机玻璃密闭培养盒中注入混合气体孵育。或使用更经济的蜡烛缸(candle jar),即将盛有培养物的培养皿(或培养瓶)置于玻璃真空干燥器内,点燃蜡烛,然后盖上已打开活塞的缸盖,待蜡烛将熄灭时紧闭活塞。如用无活塞的玻璃干燥器,可在盖上缸盖时留一缝隙,到蜡烛将灭时推闭缝隙。笔者曾测过蜡烛缸内的气体组成,CO_2 和 O_2 的浓度分别为:2.7% 和 17.5%,氧气浓度较高,但可以用于恶性疟的培养;也可以将混合气体通过缸盖上的活塞单独充气 40 秒于蜡烛缸内,以节省购买或制作密闭培养盒的费用。有条件的实验室一般使用三气培养箱。

(5)寄生虫同步

5%(w/v)山梨醇溶液:5g 山梨醇溶于水中,使用 0.22μm 过滤器灭菌。

(6)疟原虫的克隆化培养 通过有限稀释进行寄生虫克隆

1)血细胞计数器。

2)无菌 96 孔培养板,U 形底。

3)多通道移液器(例如,50~200μl)。

2.方法

(1)正常维护培养

通过将培养物稀释至 0.2% 的寄生虫血症来维持寄生虫的连续生长。48 小时后,产生的寄生虫血症将为 3%~8%,具体取决于恶性疟原虫虫株和所使用的培养条件。

1)寄生虫血症测定:①将 3μl 血液放在标记的显微镜载玻片上。使用第二张载玻片作为推片准备薄血涂片。将推片以 40° 角放在血滴旁边,让血液沿着推片的边缘分布,然后稳定而快速地将推片从血滴上移开,血液将通过毛细管作用沿着标记的显微镜载玻片扩散成薄膜。②让血涂膜风干。③用 100% 甲醇固定 1 分钟。④吹干甲醇,在吉姆萨中染色 6 分钟。⑤用自来水冲洗载玻片,用薄纸轻轻吸干,然后风干。⑥进行涂片的显微镜检查。

2)寄生虫稀释:①将培养基预温至 37℃。②在生物安全柜中,将所需量的预热培养基转移到无菌的 50ml 管中,并加入红细胞以构成 4% 的血细胞比容。③计算初始培养物的稀释因子,以获得 0.2% 的最终寄生虫血症。如果稀释因子小于 1∶5,则在稀释培养物之前用新鲜培养基替换培养物上清液。④将所需体积的原始培养物转移到新培养皿中,并构成 4% 的血细胞比容溶液。如果使用相同的培养皿,请注意一些受感染的红细胞会粘在培养皿的底部,由此产生的寄生虫血症会略高。⑤将培养皿转移到有机玻璃培养盒中,注入混合培养气体 30 秒,然后快速关闭阀门。或置于 Candle jar(玻璃真空干燥器)内。最好直接放置在三气培养箱内。⑥在 37℃ 下孵育。

(2)高容量培养:由于恶性疟原虫代谢的能量转换相对较低,营养物质的周转率和代谢最终产物的积累率很高。因此,必须经常更换培养基,这使得恶性疟原虫培养很耗力。已经建立了几种方法,通过提供恒定的介质流量来产生大量的寄生虫材料。事实上,早期的恶性疟原虫培养方法之一利用了连续流动系统(见后)——其中红细胞的静态薄层被缓慢的单向介质层覆盖。这样可以持续补充营养物质并清除废物。然而,在这种情况下,仪器设置和红细胞的收获可能很繁重。为了减少维持寄生虫培养所涉及的工作,已经设计出了其他几种用于半自动培养的系统,包括专门设计的玻璃瓶,深培养和中空纤维生物反应器系统,所有这些系统的共同点是提供足够的能循环的培养基,并减少维持寄生虫培养所涉及的劳动力。

(3)同步化培养(山梨醇处理方法):在人类宿主中,恶性疟原虫倾向于同步生长。寄生虫种群之间的这种发育协调被认为是由宿主的昼夜节律和体温变化决定的,并可能反映为促进寄生虫传播或生存的适应方式。在体外没有这些宿主因素的情况下进行几轮复制后,可以在培养物中找到所有发育阶段的疟原虫,即恶性疟原虫在体外培养的无性繁殖过程中呈现出生长的非同步化状态。随着基因组学、蛋白质组学和细胞生物学技术的进步和灵敏度的提高,对红细胞中不同恶性疟原虫阶段的需求增加。在科研过程中,保持疟原虫体外培养的同步化生长非常重要。

1)常见的同步化方法有以下种类:

渗透压分解法(osmotic lysis method):在环状体感染率相对较高时加入 5% 的山梨醇,室温下静止 5

分钟,离心后弃掉上清液,连续处理两个周期。原理是受感染的细胞使用 5% 的山梨醇处理后,会选择性的使含有晚期红内期虫体的细胞裂解,而选择保留含早期环状体(成熟 <18 小时)的红细胞。该方法相对廉价,操作简单,但由于山梨醇对虫体有一定的毒性,需要消耗较长时间来恢复虫体的健康状态。该方法是目前最经典的同步化方法,时至今日,仍然被广泛采用。

Percoll 梯度法(percoll gradient method):该方法又分为无山梨醇法,山梨醇法及葡萄糖联合法。被感染红细胞的细胞膜在最初的 6 小时之内才有很好的渗透耐受性,利用这一差别,将 Percoll 配制成不同的浓度梯度来分离各期疟原虫。同步化后的原虫仍然有很强的感染新鲜红细胞的能力。由于该方法可以分离出各个时期的疟原虫,所以很多研究人员仍在应用。但是该方法需要精确的仪器和较为严格的操作。

浓度分离法(density method):该方法基于被恶性疟原虫感染的红细胞沉降速度受原虫不同发育阶段的影响,其沉降速度也不同。此方法可以分离出各个时期的疟原虫,但同步化程度相对较低。

温度周期法(temperature cycling method):恶性疟原虫在不同的发育时期需要的发育时间是不同的,且在某个时期升高和降低培养温度,会抑制疟原虫此时的进一步发育,先使疟原虫停止在成熟滋养体期,然后将培养温度恢复到 37℃,此时疟原虫会很快发育到裂殖体,最后裂殖子同时释放并侵染红细胞,从而达到同步化的效果。

Plasmion 富集法(plasmion enrichment method)和 Plasmagel 富集法(Plasmagel enrichment method):Plasmion 富集法是根据恶性疟原虫各期对 Plasmion 处理后反应的不同,利用 Plasmion 来获得高效的同步化结果。此方法操作简单,而且不需要特殊的仪器设备。不足之处就是不易把握后期培养时间。Plasmagel 富集法与之相似,但是由于适用范围窄而没有被广泛应用,所以被 Plasmion 富集法逐渐替代。

阿非迪霉素法(aphidicolin):阿非迪霉素是真核细胞 α-DNA-聚合酶的抑制因子,能够可逆性的阻断恶性疟原虫 DNA 复合物的合成,从而使成熟滋养体和裂殖体不能进一步发育。另外,阿非迪霉素也能可逆性阻断环状体和早期滋养体的进一步发育。阻断主要发生于裂殖子感染红细胞后的 30 小时之后,因此,阿非迪霉素法用于高密度无性繁殖期的同步化。

磁性分离法(magnetic separation method):该方法的原理是:①疟原虫利用血红蛋白的代谢产物之一是疟色素。裂殖体期的疟原虫代谢产生的疟色素最多,而其他期产生的疟色素甚微;②疟色素含有 Fe^{3+},而血红蛋白含有 Fe^{2+};③Fe^{3+} 的顺磁效应(paramagnetic effect)要比 Fe^{2+} 强得多,因此 Fe^{3+} 在磁场中产生的磁吸引力(magnetic attraction)也大得多;④利用磁性吸附柱(magnetic bead column)可以将裂殖体分离出来,从而达到同步化的目的。同步化后的裂殖体仍有很强的侵染新鲜红细胞的能力。但是该方法需要特殊的仪器,投资较大。

流式细胞分析仪法:基于细胞内染色法,在培养基中加入不同的染色剂,培养一段时间,恶性疟原虫体内就会含有不同的染色剂,再根据染色剂荧光度值的不同,用流式细胞分析仪进行分离而得到生长状态高度同步的恶性疟原虫细胞。该方法需要价格昂贵的流式细胞分析仪,投资较大。

2)山梨醇处理方法步骤:①预热培养基和山梨醇溶液。②测定寄生虫血症。培养物应含有至少 1% 的环状体感染红细胞。③以 500g 离心 4 分钟并弃去上清液。④加入 5 个沉淀体积的 5% 山梨醇,轻轻混合,在 37℃ 下孵育 10 分钟。⑤以 300g 离心 5 分钟并丢弃上清液(根据寄生虫血症的不同,上清液可能因成熟期感染的红细胞裂解而呈粉红色/红色)。⑥加入 10× 体积的不完全培养液,洗涤两次,以除去残留的山梨醇。⑦取出沉淀物并转移到新培养皿中。⑧在 37℃ 的培养气体环境中,孵育培养皿。

(4)通过有限稀释分离克隆寄生虫:体外培养提供的一个优点是使用等基因细胞系。以下方案可以从混合群体中分离克隆寄生虫细胞系,寄生虫被稀释到它们的后代仅来自(统计上)一个细胞的程度。该设置是稀释每孔 0.5~2 个寄生虫。这些是理论稀释度,可因移液误差和寄生虫血症的计数误差而变化。在实践中,只应使用稀释液中阳性孔的含量低于 33% 的克隆,连续两轮有限稀释可提供最可靠的结果,最好从同步培养开始。

1)对于每个寄生虫细胞系,制备 10ml 含 2% 红细胞的培养基。

2)通过血涂片确定保存株的寄生虫血症。

3)用新鲜培养基替换储备培养基,并将重悬培养物转移到 10ml 管中。

4）取 38μl 完全培养基放入 Eppendorf 管中,并加入 2μl 重悬的储备培养基。轻轻但彻底地混合,并取 10μl 放在血细胞计数器上进行计数。

5）使用 40× 物镜,在中央的 25 个正方形中计数 5 个(如果细胞接触单元格两侧的任何线,则仅只计数上行和右行单元格线上的细胞)。确定 1 个平方的平均计数,然后乘以 25(= 平方总数),乘以 20(= 稀释)并乘以 10 000(=RBC/ml)。例如,如果以 5 个正方形(即 80 个单元格/正方形)计算 400 个单元格,则有 $80×25×20$ 个 $×10 000=4×10^8$ 红细胞/ml。

6）添加包含 $1×10^6$ 细胞正好 10ml 完全培养基(例如,10μl 的 $4×10^8$ 红细胞/ml 培养物 $=4×10^6$ 红细胞,则 2.5μl$=1×10^6$ 红细胞),彻底混合。

7）在培养基中加入 200μl(获得 2 个寄生虫/孔)和 50μl(获得 0.5 个寄生虫/孔)到 Z×10ml 2% 红细胞,其中 Z=% 寄生虫血症和 10ml=96 孔板所需的体积(100μl/孔)。例如,3% 寄生虫血症将在 30ml 中产生 200μl,或者,由于只需要 10ml,2 个寄生虫/孔在 10ml 中为 66.7μl,对于 0.5 个寄生虫/孔,10ml 中为 16.7μl。彻底混合。

8）用 100μl 无菌水填充每个板的外部孔以防止蒸发。这为寄生虫克隆留下了 60 个孔。混合稀释的寄生虫,倒入无菌培养皿中。使用多通道移液器,向每个孔中加入 100μl。

9）在没有选择药物(如果可以避免)的情况下铺板,并用 80μl 新鲜培养基代替 80μl 旧培养基悬液,每 6~7 天更换一次。

10）将带有无菌水浸泡纸巾的开口培养皿放入培养盒中进行加湿,将培养板放入培养盒中,并在 37℃ 的混合气体中培养孵育。

11）培养盒每 2~3 天重新充气一次。

12）克隆应在 14 天后出现,但最多可能需要 24 天。阳性孔可以通过培养基的 pH 变化/颜色变化或涂片(在孔中仅使用 1μl 细胞沉淀)来识别。

13）一旦寄生虫血症达到 1%,将孔的内容物转移到含有新鲜培养基和 4% 红细胞的较大培养皿中。如果需要,添加适当的选择药物。在标准培养条件下继续,频繁更换培养基,直到培养出足够的用于分析和冷冻保存的细胞。

（5）注意事项

1）以下营养素对恶性疟原虫的生长很重要,但仅从红细胞获得(至少在某些株中)受到限制。因此,在培养基中提供这些营养素似乎是有益的:葡萄糖,嘌呤衍生物次黄嘌呤,4-氨基苯甲酸,高密度脂蛋白,几种氨基酸(异亮氨酸、蛋氨酸、半胱氨酸、谷氨酸、谷氨酰胺、脯氨酸和酪氨酸)和维生素(泛酸盐,核黄素、烟酰胺、吡哆胺和硫胺素)。恶性疟原虫使用血糖作为能量来源。转化是通过发酵乳酸生产而不是氧化磷酸化进行的。受感染红细胞的葡萄糖消耗量比未感染红细胞高 50~100 倍。然而,RPMI 1640 培养基中葡萄糖(11.1mmol/L)的水平高于人血中存在的水平(4~8mmol/L),故不应成为限制因素。乳酸和甘油是恶性疟原虫代谢的重要最终产物,并被释放到培养基中,导致环境的 pH 变化。

2）脂质补充。恶性疟原虫无法从头合成脂质,必须从宿主处获得。因此,体外培养基必须补充 10%~15% 人血清,0.5%Albumax(富含脂质的牛白蛋白)或两者的组合。虽然组成不相同,但两者都支持恶性疟原虫的体外生长和发育。在人类血清中生长的寄生虫对过度生长更具弹性,认为 Albumax 中必需营养素的供应有限。AlbumaxⅡ仅含有微量的载脂蛋白,磷脂含量是血清的十分之一。低密度脂蛋白(LDL)似乎是毒力因子 PfEMP1 从 Maurer 裂隙转运到红细胞表面的重要成分,因此是受感染红细胞对微血管的细胞黏附性的重要组成。比较含有 0.5%Albumax 和含有 8% 人血清的培养基中生长的寄生虫,PfEMP1 的表达降低了 10%~40%。然而,人血清显示出高度的批次间变异性,使其供应可能受限。

3）在静态条件下,恶性疟原虫在红细胞的薄层上培养。在培养物中将人体 45%~52% 的生理血细胞比容降低至 4%,可确保营养物质的有效交换和裂殖子的再感染扩散。更高的寄生虫血症可以通过进一步降低血细胞比容来实现。实验常用 O 型血,因为它们很容易获得并且与所有血清类型兼容。也可以使用其他血型,但必须与适当的血清捐献者匹配。

红细胞多态性对疟原虫感染有重大的影响。据估计,每 14 名感染者中就有 1 人携带由疟原虫感染导致的红细胞突变［例如,葡糖-6-磷酸脱氢酶（G-6-PD）缺乏症、地中海贫血、糖蛋白多态性］。由于遗传构成的这些变化会影响寄生虫的生存能力,曾试图通过混合来自两个或三个不同供体的红细胞来平衡潜在的红细胞多态性。然而,这可能会带来供应困难,并增加潜在污染的风险。实验一般使用不到4周的捐赠红细胞,更新鲜的红细胞样本可以更好地维持恶性疟原虫感染。一些实验（例如,通过有限稀释进行转染或克隆）的红细胞周转率有限,在这些情况下,应使用最新鲜的捐赠红细胞。应将红细胞储存稳定在4℃的温度条件下。反复的温度变化（例如,打开和关闭冰箱门）会使其对恶性疟原虫培养的适宜性产生不利影响,并显著缩短保质期。

在使用前用RPMI-Hepes培养基洗涤红细胞将降低沉淀形成的风险,但它会将洗涤血液的保质期缩短至5天,并且可能会降低某些实验（例如转染）的效率。

（6）灌流培养法:本法要点是在静止的红细胞上保持一层连续缓慢流动的培养液流,借以供给养分和带走废物。其优点是节省每天换液的劳动力。

灌流培养的主要装置由三部分组成,包括供液瓶,培养瓶和废液瓶。供液瓶装于4℃冰箱中,容量为500ml,内盛RPMI 1640不完全培养液350ml。临用时加入5%碳酸氢钠溶液14.7ml和血清40ml,瓶口有橡皮塞,塞上有2个孔,分别通入一长一短玻璃管,短管上端塞有棉花约3cm长,使培养液流出后空气补充入瓶,长管直插瓶底,上端连接聚四氟乙烯管,通出冰箱后接上硅橡皮管,经过供液蠕动泵后再接上聚四氟乙烯管进入恒温箱,连接于培养瓶左口长玻璃管上端。培养瓶固定在37℃恒温箱中,瓶底呈山字形,长16cm,宽2~5cm,左、右端及中央侧旁各有一口。中央瓶口用疫苗瓶塞套住,供取血检查和收获时用。左口橡皮塞上有2支玻璃管,长管上端接供液瓶,下端紧贴瓶壁;短管连接气体供给管。混合气体储存于钢瓶中,内含7% CO_2、5% O_2和88% N_2（或含8% CO_2、2% O_2及90% N_2）。气体在通入恒温箱前,先通过1个洗气瓶,扭开钢瓶上的调节器,以每秒1个小气泡的量通入培养瓶。气体入瓶后从右口逸出,右口橡皮塞上也有2支玻璃管,短管内塞有棉花,供废气逸出,长管下端距瓶底4mm,上端接四氟乙烯管,通出恒温箱后联接硅橡皮管,借蠕动泵吸出超过4mm深度的培养液排入废液瓶。废液瓶是一个容量250ml,带有棉塞的玻璃瓶,棉塞中插1支长玻璃管用以引废液入瓶,每周更换2次。

开始培养时,先在培养瓶中加入上述含虫的8%红细胞悬液11ml,静置约1小时,待红细胞沉底后接上供液蠕动泵,按每天50~55ml供液,然后接上培养瓶开动吸出蠕动泵,其速度可略快于供液蠕动泵。供液瓶通常每周换1次。更换时,将橡皮塞连玻璃管拔出,插入新的供液瓶。每4~6天收获和添加新的红细胞1次,收获前先用注射器自侧口橡皮塞刺入培养瓶,自瓶底吸取少量红细胞,涂制薄片,经染色后计算含虫率,然后轻轻摇动培养瓶,使沉底红细胞混悬均匀,吸取大部分培养物,留存适量培养物,再添加适量的8%红细胞悬液,使新培养物的含虫率恢复到开始培养时的0.1%~0.2%。再充分混匀以后取血制血片1张,算出新培养物开始时的确切含虫率。

培养瓶及所有连接管道至少每2个月更换1次,换下的瓶、管,在连接处拆开,分别充分洗刷后再经自来水、双蒸馏水冲洗洁净,晾干,换上新棉花塞,用消毒巾包好后经高压灭菌,低温烘干,以备下次再用。

灌流培养法疟原虫繁殖率平均每2天增加7~8倍,每3天增加10~15倍,每周约增加700倍。虽培养液较蜡烛缸法费用高,但大量节省人力,污染机会亦少。

（7）悬浮培养法:上述的培养法或灌流培养法统称为静置法,都是培养液覆盖在一薄层沉底的红细胞上面或流过,红细胞都是静止不动的。这种方法有两个主要缺点:一是红细胞及疟原虫的代谢产物不易排除而营养物质不易充分供应;二是疟原虫成熟破裂出来的裂殖子不易散开,只能钻入贴近的红细胞,常出现一个红细胞感染多个裂殖子现象,导致培养物中疟原虫的收得率减少。悬浮法则是仿效脊椎动物体内血液循环的方法,红细胞随培养液呈混悬流动状态,使培养物中疟原虫的获得率大幅度提高。

混悬培养法需要一种使培养液流动的装置,目前尚未定型。可用转动孵箱、磁搅拌器或振荡器,转速100r/min。在换液前2小时各种驱动装置都要停止转动,使红细胞自然沉降,然后吸出上清液换入新的含有10%人血清（或血清替代品）的RPMI 1640完全培养液。一般每24小时换液1次,气相同前（比如:5% O_2、5% CO_2、90% N_2）,以能维持pH7.2~7.5,但要用管道导入培养瓶内,并要加装过滤灭菌及增加湿度的装置。

（二）恶性疟原虫配子体的体外培养

恶性疟原虫在红细胞生活史中，遵循以下两种发育之一：循环无性繁殖或终末分化成配子体。研究表明，所有起源于单一裂殖子的裂殖体要么是无性，要么是有性，一旦有性裂殖子侵入红细胞，即开始复杂的分化和成熟过程。从阶段 I 期配子体开始（形态学上几乎与无性滋养体相同），并以形成大型新月形 V 期配子体结束。成熟的 V 期配子体是唯一能够在蚊体中存活的寄生虫形式。因此，了解配子细胞的发生可能改进疟疾控制策略。然而，在体外培养生产大量纯配子体比较困难。

体外配子体生成有三个主要挑战。首先，只有极少数寄生虫（5%）会分化成配子体。此外，不同的恶性疟原虫株在产生配子体的能力上也不同。在连续培养过程中，疟原虫可能会完全失去产生配子体的能力。其次，配子体需要 10~15 天才能成熟，并且每天需要更换新鲜的培养基，这会使实验变得费力且成本高昂。最后，虽然人们普遍认为"压力"可以诱导或增加配子体的数量，目前还不完全清楚"压力"的定义是什么。有报道称，配子体数量可以随着某些药物的加入而增加，比如，增加 cAMP 或添加用过的或经过调整的培养基。除了难以产生大量配子体外，生产特定时期的配子体同样具有挑战性。以下介绍用于可靠、大量地生产多种恶性疟原虫株的配子体和纯化每个配子体阶段的方案。

1. 材料

（1）设备

1）37℃ 培养箱。

2）可设置为 37℃ 的滑动加热器。

3）培养用混合气体（5% O_2、5% CO_2、90% N_2）或蜡烛缸。

4）25cm^2 或 75cm^2 带塞盖的培养瓶或 6 孔培养板（如果使用蜡烛缸）。

5）MACS 和 LS 色谱柱。

6）15ml 和 50ml 锥形管。

7）玻璃巴斯德移液器，高压灭菌。

8）小型酶联免疫吸附（ELISA）板摇床。

9）冷藏台式离心机。

（2）培养耗材

1）不完全培养基：将 RPMI 1640（含 L-Gln，无 NaHCO$_3$）10.4g，7.5%NaHCO$_3$ 24ml，1mol/L HEPES 25ml，20% 葡萄糖 10ml，25mg/ml 次黄嘌呤 0.5ml，庆大霉素 50mg/ml 混合，加双蒸水 900ml，将 pH 值调节至 7.4，将水加至 1L，过滤灭菌，分装并储存在 4℃。

2）完全培养基：取上述不完全培养基，加入热灭活（从 –80℃ 解冻后移到 55℃ 至少 45 分钟）人血清至终浓度为 10%。

3）新鲜（小于 1 周龄）人红细胞，洗涤并重悬于 50% 血细胞比容的完全培养基中。

4）5M N-乙酰葡糖胺溶于 RPMI 1640 中，在 4℃ 下短暂储存（<1 个月），在 –20℃ 下可储存较长时间。

（3）纯化耗材

1）5% D-山梨醇：将 50g D-山梨醇与 1L 双蒸水混合，过滤灭菌，储存在 37℃。

2）10×RPMI-HEPES：将 RPMI（含 L-Gln，无 NaHCO$_3$）10.4g 溶于 80ml 双蒸水，加入 HEPES 5.84g，调整至 100ml 双蒸水，过滤灭菌，储存在 4℃。

3）1×RPMI-HEPES：10×RPMI-HEPES 10ml 与 90ml 双蒸水混合，过滤灭菌并储存在 4℃。

4）90% Percoll-6% 山梨醇梯度溶液：将 10×RPMI-HEPES 20ml 与 Percoll 180ml 混合，加入 D-山梨醇 12g，过滤灭菌，储存在 4℃。

5）70% Percoll-山梨醇梯度溶液：将 90% Percoll-6% 山梨醇梯度溶液 37.5ml 与 1×RPMI-HEPES 10.5ml 混合，过滤灭菌，储存在 4℃。

6）40% Percoll-山梨醇梯度溶液：将 90% Percoll-6% 山梨醇梯度溶液 21ml 与 1×RPMI-HEPES 27ml 混合。

7）多层 Percoll 梯度溶液：80% Percoll（Percoll 80ml，不完全培养基 20ml，过滤灭菌并储存在 4℃）；

65% Percoll（Percol 65ml,不完全培养基 35ml,过滤灭菌并储存在 4℃）;50% Percoll（Percoll 50ml,不完全培养基 50ml,过滤灭菌并储存在 4℃）;35% Percoll（Percoll 35ml,不完全培养基 65ml,过滤灭菌并储存在 4℃）。

（4）吉姆萨染色

1）显微镜载玻片。

2）吉姆萨染液。

3）1× 磷酸盐缓冲液。

4）100× 物镜显微镜。

（5）寄生虫株:NF54、3D7A 或其他能够产生高数量配子体的恶性疟原虫株。

2. 方法　将寄生虫保持在 37℃ 非常重要,特别是当配子体成熟时。操作时,确保将培养瓶放在培养罩中的加热器上。在将其添加到培养物之前,始终将培养基加热至 37℃。以下介绍的两种"崩溃"方法中:以下（1）和（2）最适合获得高产量的中晚期配子体,并检查特定克隆或株是否产生配子体;以下（3）最适合同步配子体的产生,但比较费力、费时;以下（4）和（5）是可以纯化每个特定配子体阶段的方法;以下（3）（4）和（5）适用于获得蛋白质分离,核酸分离或免疫荧光的纯配子体制备。

（1）生产大量不同步配子体（"崩溃"方法）

1）在 4% 血细胞比容下保持健康的培养（<6% 疟原虫血症）。

2）当培养物达到 3%~5% 环状体时,用 5% D-山梨醇同步（第 0 天）。

3）第二天（第 1 天）,用无菌移液管去除陈旧的培养液。确保不要取到红细胞。加入新鲜的 37℃ 培养基并重悬培养物。做吉姆萨染色涂片检查环状体。

4）当出现环状体时（通常在第 2 天）,将培养物稀释至 0.1% 环状体。此时使用低速小型摇床,如 ELISA 板摇床。在其上放置一张硬塑料片,将其放在培养箱内,并在"崩溃"日之前用它来摇晃培养瓶。摇动培养瓶可降低红细胞多重感染的发生率,并比平时更快地增加疟原虫血症。摇晃速度应非常轻柔,调节至 40~50r/min。

5）每天在特定的时间更换培养液,但不要添加红细胞。另一个要点是在新旧培养液交换过程中不应去除色素,这些色素的存在能触发配子体的生成。

6）7 天后能够观察到无性阶段的"崩溃"和大量配子体,特别是Ⅲ期和Ⅳ期出现。Ⅴ期配子体在第 10~12 天明显。

（2）替代"崩溃"方法

1）在 4% 血细胞比容下保持健康的培养（<6% 疟原虫血症）。

2）当培养物达到 3%~5% 环状体时,用 5% D-山梨醇同步。

3）继续每天更换培养液并检查寄生虫血症,不要添加新的红细胞。

4）当培养物达到 10% 疟原虫血症时,将 N-乙酰葡糖胺加入至终浓度为 50mmol/L。N-乙酰葡糖胺能选择性杀死滋养体和裂殖体这些无性阶段,而对配子体发育没有任何毒性作用。

5）更换培养液并在接下来的 72~96 小时内加入 N-乙酰葡糖胺,进行涂片检查。

6）应该看到无性阶段减少,配子体在停止添加 N-乙酰葡糖胺后 2~4 天达到峰值。

（3）同步配子体的生产

1）在 4% 血细胞比容下保持健康的培养（<6% 疟原虫血症）。

2）当培养物达到 3%~5% 环状体时,用 5%D-山梨醇同步。

3）第二天,涂片检查是否有裂殖体。

4）当大多数寄生虫是裂殖体时,通过 Percoll-山梨醇梯度收集裂殖体,方法如下。

5）在 15ml 锥形管中,装入 3ml 70% Percoll-山梨醇梯度溶液和 3ml 40%Percoll-山梨醇梯度溶液（保持无菌并储存在 4℃ 直至使用）。

6）从 37℃ 培养箱中取出培养物。重悬培养物并转移到 50ml 管中,然后在室温下以 2 600r/min（1 270g）离心 3 分钟。

7）除去旧培养液,重悬至 50% 血细胞比容。

8）于4℃取出 Percoll-山梨醇梯度液,小心地将重悬的培养物放在梯度液的顶部,然后在20℃下以3 500r/min(2 300g)离心20分钟。

9）从40/70%界面层收集疟原虫,加入10×体积的不完全培养液,洗涤两次,然后将寄疟原虫以4%的血细胞比容重新培养。

10）每半小时小心摇动培养物,或将培养物放在培养箱中的 ELISA 板摇床上。一定要慢慢摇晃。

11）完成 Percoll-山梨醇梯度处理后3小时,涂片染色检查,如果大多数疟原虫是环状体,再次用 D-山梨醇同步,以获取纯净的环状体种群。

12）将疟原虫放回培养,增加新鲜红细胞,将血细胞比容增加到10%~20%。

13）更换培养液,每天涂片检查,观察"受压"的疟原虫。"受压"疟原虫的特征是高度疟原虫血症,小的紧密裂殖体,三角形环状体和奇形怪状滋养体,陈旧的培养液为黄褐色而不是粉红色,疟原虫血症可能高达20%。这可能需要长达1周的时间。

14）一旦出现受压疟原虫,Percoll 梯度纯化裂殖体,然后像以前(第1天)一样在梯度纯化后3小时进行山梨醇同步。

15）培养液倍增:在山梨醇同步后第0天,26小时,进行涂片检查,检查寄生虫是否为滋养体。注意勿移除旧培养液,保留旧培养液并添加等体积的新鲜完全培养液,以降低血细胞比容并进一步对疟原虫施加压力,同时为配子体存活提供必要的营养。

16）在接下来的几天里,像往常一样更换培养液,配子体应如下所示:第1~1.5天(培养液倍增后24~48小时),Ⅰ期配子体;第2~3天(培养液倍增后48~72小时),Ⅱ期配子体;第4~5天(培养液倍增后96~120小时),Ⅲ期配子体;第6~7天(培养液倍增后144~168小时),Ⅳ期配子体;第8~9天(培养液倍增后192~216小时),Ⅴ期配子体。

（4）Ⅰ期和Ⅱ期配子体的纯化

1）按照上面(3)产出高度同步化的配子体。

2）在第1~3天,Ⅰ期和Ⅱ期配子体可以被纯化。

3）Percoll-山梨醇梯度纯化寄生虫:如上面(3)所示。但是,这一次,收集底层。该层包含正常红细胞、环状体和早期配子体。用37℃不完全培养液洗涤,并在37℃下重悬于5ml 不完全培养液中。

4）将配子体与正常红细胞分开,并通过 MACS 磁铁环。

5）将 LS 柱放在 MACS 磁体上。

6）在37℃下用5ml 不完全培养液平衡。

7）在室温下将5ml 环状体,正常红细胞和早期配子体通过柱(在开始之前,将 LS 柱保持在37℃,并确保不完全培养液加热至37℃)。

8）在37℃下用5ml 不完全培养液洗涤柱三次。

9）小心地从磁铁中取出 LS 柱,放入15ml 锥形管中,并在37℃下用3ml 不完全培养液洗脱结合的寄生虫。

10）洗涤两次,重悬于所需体积的不完全培养液中。用于 SDS-PAGE 凝胶或免疫荧光试验。

（5）Ⅲ期、Ⅳ期、Ⅴ期配子体的纯化

1）按照上面(3)产出高度同步化的配子体。

2）在第4~5天,收集Ⅲ期配子体;在第6~7天,收集Ⅳ期配子体;在第8~9天,收集Ⅴ期配子体。

3）将多层 Percoll 梯度液倒入15ml 锥形管中:2ml 80%Percoll,2ml 65%Percoll,2ml 50% Percoll,2ml 35% Percoll,在4℃下保持无菌。

4）将培养物收集在50ml 管中,以2 600r/min(1 270g)离心3分钟,除去旧培养液,然后将沉淀重悬于2ml 不完全培养液中。

5）于4℃取出多层 Percoll 梯度液,并将2ml 寄生虫缓慢添加到梯度液的顶部。

6）在2 800r/min(1 473g)下离心梯度液10分钟。

7）从35%/50%界面层收集Ⅲ期、Ⅳ期或Ⅴ期配子体。

8）将收集的配子体重悬于5ml不完全培养液中洗涤,以2 600r/min(1 270g)离心3分钟,除去培养液。重悬于所需体积的不完全培养液中。用于SDS-PAGE凝胶或免疫荧光试验。

3. 注意事项

（1）烧瓶的大小,25cm^{2}或75cm^2,将取决于配子体制备的目的;在25cm^{2}烧瓶内培养5~10ml,适用于免疫荧光试验,吉姆萨涂片,RNA或DNA制备;75cm^{2}烧瓶培养25~50ml,适用于蛋白制备。

（2）传统上,配子体培养只能使用人血清;最近有报道,1%的AlbuMax Ⅱ也可以生成配子体。

（3）为避免红细胞表面抗原导致红细胞在培养物中聚集,请确保血型和血清相容。

（4）将红细胞储存在完全培养液(与人血清一起)中可以大大提高它们的生存能力,并防止它们在储存过程中裂解。以这种方式储存的红细胞可用于长达10天的配子体的生产。

（5）克隆寄生虫系,以便分离出产生高水平配子体的克隆。

（6）山梨醇被滋养体和裂殖体特异性吸收,导致破裂。环状体不表达山梨醇受体,因此对山梨醇不敏感。

（7）裂殖体、滋养体和成熟配子体可以从Percoll-山梨醇梯度液的40/70界面收集。环状体、正常红细胞和早期配子体可以从Percoll-山梨醇梯度液的最底部收集。

（8）摇动培养物将促进裂殖子的入侵,并且还将减少红细胞的多次入侵。

（9）当使用MACS磁铁时,具有血红素的配子体将黏附在磁铁上,而环状体和未感染的红细胞将流过。

（10）如果在纯化晚期配子体时存在大量滋养体和裂殖体,则可以用5% D-山梨醇处理培养物。这将杀死滋养体和裂殖体,但不会杀死配子体。

（三）疟原虫的红外期培养

侵入肝细胞是建立疟疾感染的第一个自然步骤。当唾腺中带有成熟子孢子(sporozoite)的雌性按蚊叮吸人血时,子孢子随唾液侵入人体,并随血流进入肝血窦。肝血窦壁由内皮细胞组成,内皮细胞中散布着Kupffer巨噬细胞。在侵入肝细胞并发展到下一个感染阶段之前,子孢子穿过Kupffer细胞,也许还有其他几种肝细胞。这种通过宿主细胞的迁移,激活子孢子顶端细胞器的胞吐作用,是成功形成纳虫空泡所必需的。一旦进入受感染肝细胞的纳虫空泡,子孢子转化为滋养体,经裂体增殖形成数以万计的裂殖子。对于某些疟原虫,如间日疟原虫和卵形疟原虫,某些滋养体的发育在早期阶段被阻止,形成休眠的迟发型子孢子,这是导致疟疾复发的原因。

对人类疟疾红细胞外期发展的了解相当有限。而红外期的生物学特性与疟疾潜伏期的长短及间日疟类疟疾复发的机制密切相关,红外期疟原虫的抗原构成及免疫机制是疟疾免疫的重要组成部分。因此,建立人疟原虫的红外期体外培养系统十分重要。利用人疟原虫的红外期体外培养系统不仅在人疟的某些研究方面可以取代来源困难、价格昂贵的动物模型,而且在研究子孢子侵入肝细胞的最初发育阶段、休眠体与红外期裂殖体的比例、肝期疟原虫的药物筛选、理化因素对红外期发育的影响以及研究肝期疟原虫的抗原特性等方面具有体内实验无法比拟的优点。建立人疟原虫红外期体外培养系统的难度较大,除虫源问题外,关键在于一是需要准备适宜的宿主细胞;二是在较长时间的培养过程中防止污染。由于人疟原虫子孢子对宿主细胞有较严格的选择性,大多数关于红外期阶段的研究都使用了动物疟疾模型。这主要是由于缺乏在体外培养红外期的成熟系统。用取自肝活检的原代人肝细胞培育间日疟原虫红外期获得成功,但原代肝细胞在培养物中不能连续生长。人肝癌细胞系HepG2-A已被用于培养几种间日疟原虫株的红外期,然而,恶性疟原虫无法在该细胞系中实现完全成熟。最近,Jetsumon等(2006)从正常人肝组织中建立了肝细胞系HC-04,该系统支持恶性疟原虫和间日疟原虫的红外期体外发育全过程,该细胞系应用有助于在体外研究红外期发育,确定两种寄生虫的基因表达库,监测耐药性,并阐明休眠子发育的机制。下面以肝细胞系HC-04为例介绍恶性疟原虫和间日疟原虫红外期培养及注意事项。

1. 材料

（1）细胞培养

1）HC-04细胞系（ATCC专利保存号:PTA-3441;ATCC,马纳萨斯,弗吉尼亚州）。

2）培养基（CM）：混合等体积的 MEM 和 F-12 营养混合物，补充 10% 胎牛血清（FBS），15mmol/L HEPES，20mmol/L 碳酸氢钠和 15μM 酚红。

3）青霉素（10 000U/ml）和链霉素（10 000μg/ml）（Invitrogen）分别以 100U/ml 和 100μg/ml 的最终浓度加入 CM 中。

4）磷酸盐缓冲盐水（PBS）：溶解 8g 氯化钠、0.2g 氯化钾、0.24g KH_2PO_4 和 1.44g Na_2HPO_4 在 800ml 蒸馏水中，用 HCl 调节 pH 至 7.4，加入蒸馏水至 1L，高压灭菌器灭菌。

5）0.25% 胰蛋白酶-EDTA 溶液。

6）0.1% 台盼蓝/PBS（w/v）。

7）培养瓶（25cm²）、15ml 培养管和 CO_2 培养箱：37℃，5%CO_2。

8）血细胞计数器。

9）二甲基亚砜（DMSO）。

10）冷冻管（1.8ml）。

（2）蚊虫饲养和子孢子收集

1）蚊饲血器（mosquito membrane feeder）组成：循环水浴，水套玻璃饲血器，Baudruche 膜或封口膜（parafilm），纸杯蚊笼和小松紧带。

2）15ml 塑料管。

3）正常人 AB 血清（血库提供）。

4）肝素抗凝管。

5）蚊用灭菌液：70% 乙醇、400U/ml 青霉素、400μg/ml 链霉素溶液和 2.5μg/ml 两性霉素 B。

6）解剖培养基：无血清 CM，含 400U/ml 青霉素和 400μg/ml 链霉素。

7）1.5ml Eppendorf 管，塑料组织研磨机。

（3）感染肝细胞系

1）侵袭培养基由 CM 补充 10% 人血清（在 56℃ 下热灭活 30 分钟）和 200U/ml 青霉素和 200μg/ml 链霉素制备。

2）96 孔组织培养板。

（4）吉姆萨染色

1）Shandon Cytospin 细胞离心涂片机和 ShandonTPX 白色滤光片。

2）甲醇，吉姆萨溶液，用于吉姆萨染色的磷酸盐缓冲液。

3）显微镜载玻片，浸油 B 型。

（5）间日疟原虫红细胞侵袭富集网织红细胞血液的制备

1）完全培养基（CCM）：RPMI 1640，补充 L-Glu 和碳水化合物，370μM 次黄嘌呤，25mmol/L HEPES，10μg/ml 庆大霉素和 0.225%$NaHCO_3$（W/V）。

2）通过将 CF-11 纤维素粉倒入 10~20ml 注射器管中来制备 CF-11 柱。通过敲击注射器管的侧面，用铝箔包裹，直立高压灭菌。使用前，用 PBS 淋洗平衡。

3）Plasmodipur 过滤器可用作 CF-11 纤维素柱的替代品。

2. 方法

（1）HC-04 细胞系的维护

1）肝细胞系 HC-04 最初由健康肝活检建立，连续维持在 CM 补充青霉素和链霉素的 25cm² 培养瓶中。所有培养操作均于无菌条件下在安全柜中完成。使用倒置复合显微镜进行细胞生长的日常观察。

2）当细胞生长接近 80%~90% 时，进行传代。首先，用 PBS 洗涤细胞单层 3 次，并使用血清移液器吸出 PBS。为解除细胞贴壁，加入 0.25% 胰蛋白酶-EDTA 溶液并在 37℃ 下孵育 6 分钟。将胰蛋白酶化的细胞收集在 15ml 培养管中，以 70g 离心 5 分钟。将细胞沉淀重悬于 CM 中，将细胞接种到密度为 20 000 个细胞/cm² 的培养瓶中。培养基每 48 小时更换一次。

3）通过使用血细胞计数器在 100× 倍的复合显微镜下计数细胞。简而言之，将 CM 中 1 体积重悬的细胞与 1 体积的 0.1% 台盼蓝 PBS 混合并加载到血细胞计数器上。对九个大正方形中的四个中进行细胞计数,以获得一个大正方形中的平均细胞数。将总数乘以 2(稀释因子)和 10 000,得到细胞数/ml。染成蓝色的细胞已死亡。

4)为了在液氮中储存肝细胞系,对细胞进行胰蛋白酶消化,洗涤和计数。然后,将 $3 \times 10^6 \sim 5 \times 10^6$ 细胞重悬于 1ml 10%DMSO CM 中,并转移到无菌的 1.8ml 冷冻管。将细胞立即在 $-80°C$ 下冷冻 4~24 小时,然后移至液氮中。

5)为了从冷冻细胞开始培养,从液氮罐中取出冷冻管,在无菌条件下开盖以释放空气,然后重新盖上盖子。细胞在 37°C 的水浴中完全解冻。用 70% 乙醇短暂冲洗冷冻管,并在安全柜里用无菌纸巾擦干。将细胞悬浮液转移到 50ml 离心管中。将 CM 缓慢加入到 10ml 的最终体积,并用移液器轻轻吸放以彻底混合。使用血细胞计数器计数细胞数和活力。将细胞转移到密度为 2×10^4 细胞/cm² 的 25cm² 培养瓶。25cm² 培养瓶的培养液为 5ml,每 48 小时更换一次。

（2）蚊子感染和子孢子的收集

1）大劣按蚊

2）恶性疟原虫或间日疟原虫的感染通常使用复合显微镜油镜(放大 1 000×)检查吉姆萨染色的厚血片来诊断。对于确诊病例,使用无菌技术抽取 5ml 血液注入肝素抗凝管中。将血液以 1 500g 离心 5~10 分钟,然后除去血浆。用 10ml PBS 洗涤沉淀,并用无感染的 AB 型血清重组为蚊子喂养的原始体积。血液重建是必要的,因为患者血清通常具有阻断传播的能力。

3）蚊虫饲血装置由一系列水套玻璃膜饲血器组成,通过塑料管连接到循环水浴。每个膜饲血器含有 0.3~0.5ml 感染血液,饲喂 100 只 5~7 天的雌性蚊子 30 分钟。未能吸血的蚊子从容器中取出,将吸血的蚊虫饲养在 24°C 的昆虫室内以收集子孢子。在第 7~10 天,解剖 10 只蚊子,查看中肠上是否存在卵囊以确认感染。

4）子孢子解剖:在解剖镜下的洁净工作台上进行,感染 15 天后,将蚊子于冰上冷却 15 分钟,用镊子将腿去除。蚊虫按顺序短暂浸入三种溶液中灭菌:70% 乙醇,青霉素/链霉素和两性霉素 B。将清洁的蚊子放在一块无菌纱布上擦拭后,转移到滴有解剖培养基的无菌载玻片上。使用细镊子将蚊子头部与身体分开,查看透明的唾液腺,将唾液腺收集到微量离心管中。

5）将收集的唾液腺于微量离心机中在 4°C 下,10 000g 离心 10 分钟,并用解剖培养基洗涤两次。

6）唾液腺在 50μl 侵袭培养基中短暂研磨,并使用血细胞计数器估计子孢子的数量。

（3）HC-04 细胞感染

1）HC-04 实验细胞在 96 孔培养板中培养。感染前两天,在每个孔中接种 100μl(CM 中含 50 000 个 HC-04 细胞)。

2）将 25μl 侵袭培养基中约 2×10^4 子孢子加入每个孔中,在 5% CO₂,37°C 下培养 4 小时。用移液器除去培养基,加入 100μl 新鲜侵袭培养基。子孢子感染的 HC-04 细胞在 5% CO₂,37°C 下培养,需每天更换培养液。

（4）通过吉姆萨染色检测和定量红外期

1）通过用 PBS 和胰蛋白酶消化(30μl/孔)洗涤 HC-04 细胞,并重悬于 200μl 侵袭培养基中来收集 HC-04 细胞。

2）将细胞在 Shandon Cytospin 细胞离心涂片机中以 800r/min 离心 2 分钟,在显微镜载玻片上制备 HC-04 细胞单层。

3）将吉姆萨 HC-04 载玻片用甲醇短暂固定,并用 6 体积磷酸盐缓冲液稀释的吉姆萨染色 20 分钟。用淡水冲洗染色载玻片几秒钟,在室温下干燥,在 1 000× 复合显微镜下观察。

（5）侵袭红细胞的制备

1）正常足月分娩产生的脐带血可用作富含网织红细胞的血源。在 500g 下离心 10 分钟后,除去血浆,如果使用 CF-11 柱去除白细胞,则将细胞重悬于两个原始体积的 PBS 中。或者,将细胞重悬于 PBS 至 20ml,使用 Plasmodipur 柱去除白细胞。

2）为了从脐带血中去除白细胞,预先用 PBS 冲洗 CF-11 柱。将血细胞悬浮液加入柱中,并将流出物收集到新的 50ml 管中。或者,将红细胞以 250g 离心 5 分钟,并用 RPMI 1640 培养基洗涤一次。

（6）由受感染肝细胞发育而来的裂殖子感染红细胞(红外期裂殖子的感染性检测)

1）为了确定间日疟原虫红外期在体外培养中发育是否成熟并侵入网织红细胞,在 CCM 中加入富含网织红细胞的脐带血,其血细胞比容为 2%~5%,并补充 10%~25% 的人 AB 血清。这种共同孵育通常在肝细胞感染后 6~20 天进行。对于恶性疟原虫感染,使用正常的红细胞。

2）在共同孵育后 24~30 小时,收集红细胞并用于制备厚血膜和薄血膜。薄厚血膜用吉姆萨染色,用于观察无性血液阶段。或者,也可以通过使用特异性抗体 IFA 方法来观察寄生虫。

3. 注意事项

（1）通常分别制备 MEM 和 F-12 营养混合物,它们可以在 4℃ 储存长达 1 个月。CM 通常在一周内使用。在储存过程中,培养基的 pH 将增加,由于添加酚红作为 pH 指示剂,当 pH 上升时,它会从橙色变为粉红色。

（2）HC-04 细胞在形态上类似于肝实质细胞。在最佳培养条件下,它的倍增时间为 24 小时。在连续培养过程中,细胞可能会失去肝细胞的某些特征,这对于寄生虫侵袭可能很重要。在不同传代中,已经监测到肝细胞蛋白的合成和分泌,如白蛋白、α 胎蛋白和转铁蛋白。

（3）以这种方式制备的脐带血通常含有 3%~8% 的网织红细胞。4℃ 储存,可在 4 天内使用。在此储存条件下,网织红细胞数量每天减少 2.2%。对于红细胞的恶性疟原虫感染,常规使用血库中的正常血液。

（4）已经观察到子孢子感染后长达 28 天的疟原虫连续发育成熟过程,观察发现该体外系统中疟原虫的发育是异步的,不是最佳的。对于间日疟原虫尤其如此,甚至在 20 天后观察到小（5μm）滋养体。这些滋养体让人联想到休眠的迟发型子孢子,表明这种体外系统可用于研究间日疟原虫中休眠体发育的机制。

（四）恶性疟原虫配子体体外分化为动合子

当雌性按蚊叮吸疟疾带虫者血液后,雌配子体发育为不活动的雌配子（female gamete）;雄配子体通过出丝形成雄配子（male gamete）,雄配子脱离母体,钻入雌配子后受精形成合子（zygote）。合子逐变为长形香蕉状、能活动的动合子（ookinete）。动合子穿入蚊胃壁,停留于胃弹性纤维膜下,形成球形的卵囊（oocyst）,一个卵囊内可含有 1 000~10 000 个子孢子,子孢子随卵囊破裂后释出,并随蚊血腔中的血淋巴至蚊体内各组织,其中进入蚊唾腺内的子孢子具传染性。当蚊再次叮人吸血时,子孢子随蚊唾液侵入人体,并进入人体内发育。关于配子体分化为动合子所知甚少。虽然配子体可以从体外恶性疟原虫培养物中获得,但将配子体转化为动合子的典型方法效率较差,据报道转化效率仅为 0.002%（每 10 000RBC 中有 0.2 个动合子）。这与啮齿类寄生虫 *P.berghei* 的体外分化形成鲜明对比,后者是有效的,单个受感染小鼠的配子体可转化产生约 10^6 动合子。最近在配制培养液以改善成熟恶性疟原虫的体外生产恶性疟原虫和间日疟原虫动合子方面取得了进展。以下介绍一种支持成熟恶性疟原虫动合子的有效分化和发育的培养方法,使用 20% 的人血清代替 20% 的胎牛血清（FBS）,并添加人类红细胞裂解物和蚊蛹提取物作为补充剂。

1. 材料

（1）培养基、血清和化学品

1）培养基:RPMI 1640,Schneiders 培养基,Waymouth 培养基。

2）血清:人血清（O 型）。

3）次黄嘌呤。

4）吉姆萨染液。

5）碳酸氢钠（S495-500）。

6）混合气体（5% CO_2、5% O_2 和 90% N_2）。

（2）寄生虫

恶性疟原虫,NF54 分离株。

（3）设备

1）生物安全柜（无菌 GARD Ⅲ 级）。

2）台式离心机。

3）加湿组织培养箱。

4）振荡器。

5）带数码相机的显微镜。

6）均质机。

7）玻片染色缸:用于吉姆萨染色。

2. 方法

（1）寄生虫培养

1）制备恶性疟原虫培养基:含有 L-谷氨酰胺的 RPMI 1640 培养液,补充 0.2% 碳酸氢钠和 10%（v/v）人血清。

2）用 RPMI 1640 培养基洗涤人红细胞三次,重悬至 50% 血细胞比容,并储存在 4℃。

3）根据标准方法（37℃ 和疟疾混合气体）用 5% 的血细胞比容培养 NF54 恶性疟原虫。

（2）诱导配子体分化:当寄生虫血症达到 2%~3% 时,停止添加新鲜人血,通过不提供额外的红细胞,但需每天更换培养基来诱导配子体血症,直到第 18 天。

（3）冈比亚蛹提取物的制备

1）收集约 500 个冈比亚蛹,用无菌蒸馏水洗涤几次,最后洗涤时用 PBS 洗涤,并储存在 –80℃ 直至使用。

2）解冻冷冻蛹,重悬于 500μl PBS 中,然后转移到玻璃均质器中。

3）在冰上匀浆 10~12 次,并在 4℃ 下以 14 500g 离心 10 分钟。

4）将上清液转移到干净的管中。

5）将澄清的上清液在 60℃ 下加热 1 小时,并冷却至室温（RT）。

6）在 4℃ 下以 14 500g 离心 30 分钟,并将透明上清液储存在 –80℃ 直至使用。

（4）人红细胞裂解物的制备

1）将人 O 型红细胞（约 0.5ml 体积）在无菌 PBS 中洗涤。

2）加入 900μl 无菌蒸馏水,摇动 30 秒以裂解红细胞。

3）裂解后立即向管中加入 100μl 的 10×PBS 以使其等渗。

4）在 4℃ 下以 2 500g 离心裂解物 30 分钟,等分上清液,并在 –80℃ 下储存直至使用。

（5）动合子培养基的制备

1）将 RPMI1640 22.6ml,Schneiders 培养基 22.6ml,Waymouth 培养基 22.6ml,人血清 20ml,50μM 次黄嘌呤 1ml,4% 碳酸氢钠 5ml,人 RBC 裂解物 4ml 和蛹提取物 2ml 混合,制备 100ml 储备动合子培养基。用 10 N NaOH 调节 pH 至 7.4。

2）通过过滤器过滤灭菌。

（6）吉姆萨染色

1）在锥形管中用自来水（1∶10 稀释）稀释吉姆萨染液,倒置 3~5 次充分混合。

2）染液倒入玻片染色缸中,将玻片直立放在凹槽内,在室温下放置 3~5 分钟。

3）用流动的自来水清洗载玻片 2~3 分钟,风干并储存在室温下。

（7）配子体血症的测定:隔天,取约 10μl 培养物于载玻片上涂片,用甲醇固定,并用吉姆萨染色（1∶10）以计数配子体的百分比。

（8）测量出丝

1）在第 18 天取 100μl 配子体培养物,以 650g 离心 5 分钟,并将细胞重悬于相同体积的动合子培养基中。

2）将 4~6μl 配子体培养物滴到载玻片上。轻吹盖玻片,然后将其盖在液滴上。

3）在室温下孵育载玻片以诱导出丝（10~15 分钟）。10 分钟后,使用 40× 物镜计算出丝现象的数量。如果 10 分钟后未观察到出丝现象,则每 2 分钟检查一次,直到观察到出丝开始计数。

（9）体外转化产生动合子

1）检查配子细胞血症（2%~3%）后，将 3ml 培养物转移到 15ml 锥形管中，并在 37℃ 下以 650g 离心 5 分钟。

2）将细胞轻轻重悬于 250µl 动合子培养基中。

3）转移到 24 孔组织培养板的一个孔中，在振荡器（50r/min）上以 24℃±2℃ 孵育 24 分钟。

（10）动合子载玻片的制备

1）将 100µl 配子体培养物以 200g 离心 5 分钟并弃去上清液。

2）通过轻摇将细胞重悬于 20µl 人血清中，并在两到四张载玻片上作薄涂片。

3）风干载玻片并用无水甲醇在室温下固定 2~3 分钟。将所有载玻片储存在室温下，以便使用与配子体染色相同的方法通过吉姆萨染色进行后续组织学分析。

（11）动合子计数：通过用 100× 油浸物镜对吉姆萨染色的载玻片进行显微镜检查来计算动合子分化的不同阶段。确定每 5 000 个红细胞中动合子阶段的总数。

（12）摄影

1）使用 CCD 相机和适当的软件（例如 Spot 3 软件）在油镜下使用 100× 物镜捕获图像。

2）在 ADOBE Photoshop CC 2020 中分析图像质量并进行合并。

3. 注意事项

（1）对于恶性疟原虫培养，血型至关重要，应为 O 型血。人体血液和血清需要在无菌条件下在生物安全柜中小心处理。

（2）培养配子体的培养基需要每天更换，因为代谢物的积累是有害的。为了更换培养基，使用连接到真空管的无菌巴斯德移液器，并从培养井的上层吸出培养基，注意不要干扰含有受感染红细胞的底层。

（3）蛹提取物含有黄嘌呤酸，这是一种在蚊子眼睛和中肠中发现的配子体激活剂。热处理至关重要，应在 55~60℃ 下持续 1 小时。较高的温度会降解配子体激活因子（黄嘌呤酸）。

（4）在红细胞裂解后，立即重新调整盐浓度以避免蛋白质聚集。

（5）转化培养基的 pH 至关重要。最好将培养基储存在 –20℃ 的冰箱中以 10ml 或 20ml 等分储存。等分的培养基应在转化当天在室温下解冻，并重新调整至 pH7.6。

（6）用玻片染色缸可避免染料颗粒沉积在载玻片上，这可能导致寄生虫计数的假阳性。

（7）第五阶段是关键的配子体阶段（成熟配子体），也是应该计数的阶段。它具有细长的形状，中心有血红素颗粒。

（8）所有材料，包括显微镜，都应准备就绪，以便出丝计数可以在 10 分钟后准确开始，并在大约 15 分钟后结束。此过程对时间非常敏感。

（9）用于将配子体转化为动合子的培养箱的温度非常重要，应为 24℃±2℃。培养物应置于非常缓慢的振荡条件下（50r/min）。

（10）最好用人血清而不是 PBS 重悬沉淀，以使动合子更好地黏附在载玻片上。这可以防止在洗涤步骤中脱落。

（11）从形态学上讲，恶性疟原虫的动合子可能类似于V期配子体。为了熟悉差异，请考虑将含配子体的载玻片与含动合子的载玻片并排比较。

（12）浸油会导致吉姆萨染色的载玻片逐渐褪色。因此，最好拍照，提供永久记录。

（五）鼠疟原虫蚊期的体外培养（动合子体外培养）

鼠疟原虫（*P. berghei*，*P. yoelii yoelii*）和鸡疟原虫（*P. gallinaceum*）动合子体外培养方法较成熟，现介绍鼠疟原虫动合子体外培养。

1. **鼠疟原虫配子体获取** 经斯氏按蚊（*Anopheles stephensi*）感染纯系小鼠或裸鼠，取血传 1~4 代感染鼠血，于感染 2 天（裸鼠）或 3~4 天（纯系小鼠）配子体血症达高峰时取尾血，作薄血涂片，吉氏染色，显微镜观察，每 5 个油镜视野发现 1 个以上配子体的感染鼠红细胞，即可用于培养。

2. **疟原虫蚊期培养基**

（1）MEM-Earle 盐培养基

MEM-Earle 盐培养基粉　　　0.47g

双蒸水　　　　　　　　　　50ml

滤器除菌,–20℃ 冰箱保存,使用前加 15%~20% 灭活小牛血清(或胎牛血清),并用 5.6% NaHCO₃ 调 pH 为 7.6~7.8。

(2) MEM(或 RPMI 1640)-次黄嘌呤-HEPES 培养基:MEM(或 RPMI 1640)培养基加入次黄嘌呤 50μg/ml、25mmol/L HEPES,除菌、保存、加血清,调 pH 同培养基(1)。

(3) 199-水解乳蛋白培养基:将 199 培养基粉 5.49g,水解乳蛋白 4.20g 溶于 600ml 双蒸水中,除菌、保存、加血清,调 pH 同培养基 1。

(4) MEM-蚊细胞系培养基:MEM-Earle(或 199-水解乳蛋白)培养基中加入生长活跃的单层蚊细胞系,制成完全培养基。

注意:为防止细菌污染,上述培养基溶液中均可加青霉素 5μg/ml、链霉素 5μg/ml 和新霉素 1μg/ml。

3. 动合子培养方法

(1) 直接培养法:取感染鼠尾或心脏血,于肝素(用生理盐水配制,1 000U/ml)和培养基混合液中,肝素、培养基和感染鼠血按 0.1：1：1 的比例加到培养板中,置 21~22℃ 温箱培养 12~24 小时。

(2) 离心培养法

1) 原理:疟原虫配子体比重比正常红细胞轻。

2) 操作步骤:①取感染鼠心脏血(配子体血症高峰期)加肝素和培养基(其比例如直接培养法)。②经 CF-11 柱(预先用培养基平衡)过滤,以除去白细胞。③过滤血放入离心管中,1 000g 离心 5 分钟,弃去上清液。④取沉淀上层血细胞,加培养基,血与培养基比例为 1：1。⑤所用培养板和培养条件同直接培养法。

(3) 分离培养法

1) 按离心培养法取沉淀上层血细胞,加培养基。

2) 经 CF-11 柱,除去白细胞。

3) 离心管中加入 Hypaque-Ficoll 梯度液。

4) 沿离心管壁缓缓将感染鼠血(除白细胞血)加在 Hypaque-Ficoll 梯度液上,两者不能混合,感染鼠血:梯度液为 1：1。

5) 1 000g 离心 5 分钟后,10 000g 离心 10 分钟。

6) 取中间分层细胞,放入装有培养液的离心管中。

7) 10 000g 离心 5 分钟。

8) 取沉淀细胞,加培养基,置培养板中培养,培养条件同直接培养法。

(4) 浓集动合子方法

1) 动合子培养完成后,取其培养物。

2) 用低温离心机 1 000g 离心 5 分钟,弃上清液。

3) 沉淀用 20 倍体积的 0.17mol/L NH₄Cl 重新悬浮 10 分钟。

4) 加入等量动合子培养基。

5) 1 000g 离心 5 分钟。

6) 沉淀用 PBS、动合子培养基和改良 Laemmli 标本缓冲液重悬,分别进行免疫、杂交瘤筛选和 SDS-PAGE。

4. 观察培养结果

(1) 雄配子形成观察:培养 10~15 分钟活体或染色观察,因雄配子活动,搅动周围红细胞,故直接观察雄配子容易,而固定、染色标本却不易看到,用相差显微镜观察活体标本最佳。

(2) 动合子形成观察:培养 4 小时开始出现早期动合子,培养 7~18 小时动合子发育成熟,以培养 12 小时成熟动合子数量最多,感染鼠血可产生 1 000~2 000 个动合子/mm³,最高可达 2 753 个/mm³,获得动合子的数量与鼠血中雌、雄配子体的比例、配子体成熟程度和数量有关。体外培养的动合子与蚊胃内活体发育过程和形态特点相同。

5. 动合子培养在寄生虫学研究中的应用 疟原虫配子体经体外培养可获得成熟动合子,主要用于疟原虫蚊期生物学、生理生化和蛋白组学的研究,以及传播阻断免疫和药物筛选等多项研究。

(七)疟原虫的冷冻保存和复苏

采自患者、受感染动物的抗凝含虫血或体外培养物,可低温长期保存备用。低温保存有保持疟原虫的生物学特性及配子体产生能力等优点,疟原虫保存方法有多种,最好使用甘油、山梨醇方法冷冻保存,该法解冻后可以获得最多活的疟原虫。

1. 材料 超纯甘油、山梨醇、氯化钠、0.45μm 过滤器、冷冻管、冷冻保护剂、乙醇-干冰浴

注:

配制冷冻保护剂:①甘油 85%33ml。②山梨醇 3g。③氯化钠 650mg。④加双蒸水至 100ml。⑤使用 0.45μm 过滤器对溶液进行过滤灭菌,储存于 4℃。

2. 方法

(1)冷冻保存疟原虫

1)通过吉姆萨染色检查血液疟原虫的生长阶段。疟原虫应该是早期环状体,只有环状体在冷冻保存过程中能存活。优良的低温保存需要至少 1% 环状体血症。

2)将从患者、受感染动物身上采集的抗凝含虫血或体外培养物在 500g(低转速防止溶血)下离心 10 分钟,除去上清液。

3)加入等体积的冷冻保护剂至沉淀红细胞,充分混匀后在室温中放置 5~10 分钟。

4)按每瓶 400μl 分装入低温冻存管。

5)在乙醇-干冰浴中快速冷冻。

6)然后立即浸入液氮中保存或暂时放入 -80℃ 冰箱中。

(2)疟原虫复苏(解冻):复苏方法要与冷冻保存法相对应,如果需要注射感染动物,解冻的原液最好培养过夜,以便能够检查疟原虫存活情况,并计算注入疟原虫的数量。

1)将液氮冻存管放在干冰上,准备一个装有 9ml 完全培养基的 T25 烧瓶。将水浴的温度设置为 37℃。

2)在 37℃ 水浴中快速解冻。

3)转移到 2ml 管中,加入等体积的 3.5% NaCl。在 Eppendorf 离心机中以最大速度离心 10 秒。

4)除去上清液,添加 1/2 原始体积的 3.5% NaCl 到红细胞沉淀并离心。

5)除去上清液,加入 1× 原始体积的完全培养基(不同疟原虫的培养基成分略有不同)。比如:对于 *P.knowlesi* 和 *P.cynomolgi*:RPMI 1640 含有 15μg/ml 庆大霉素和 20% 人 A 型血清,对于间日疟原虫完全培养基,2g/L D-葡萄糖。

6)在 5× 原始体积的完全培养基中再次离心。

7)除去上清液,将沉淀重悬于 1ml 完全培养基中,并将悬浮液转移到含有 9ml 完全培养基的培养瓶中。

8)在温和搅拌低氧条件下(5% O_2、5% CO_2、90% N_2)培养疟原虫。

9)间日疟原虫的体外培养物在注射到动物体内之前应保持最多 18 小时,由于缺乏再侵袭能力,较长的培养时间将减少疟原虫的数量。

10)对于体外培养的 *P.knowlesi*,在解冻后立即将猕猴红细胞添加到最多 2.5% 的血细胞比容。

11)解冻恶性疟或 *P.knowlesi* 原液后的第 2 天,应更换培养基,并用薄血膜法检查疟原虫培养物。

(何深一)

二、弓形虫培养

弓形虫(*Toxoplasma gondii*)隶属顶复门(Phylum Apicomplexa)的孢子虫纲(Class Sporozoa)。1908 年法国学者突尼斯巴斯特研究所所长 Nicollk 在刚地梳趾鼠(*Ctenodactylus gondii*)肝和脾单核细胞中发

现了一种形态类似利什曼原虫的寄生物,经过仔细研究后命名为刚地弓形体。自 1929 年 Levaditi 等用鸡胚或鸡和鸽子的神经组织作为宿主细胞开始培养以来,随着科技的进步和弓形虫生活史被逐渐阐明,已有许多学者利用各种细胞和组织进行弓形虫的体外培养和观察。1965 年,于恩庶、应薄康在国内首次报道了对一株家兔的弓形虫在猴肾和猪肾单层细胞的培养,由此开创了我国弓形虫体外培养的研究。体外培养对弓形虫株的分离、传代、收集虫体以制备抗原、供细胞生物学研究或探索药物对虫体的作用等方面均极为重要。

（一）器材与药品

1. 实验仪器　CO_2 细胞培养箱、生化培养箱、超净工作台、低温低速离心机、恒温水浴箱、双目显微镜、液氮罐、超低温冰箱、超纯水器、移液枪、PCR 仪。

2. 实验耗材　T25 细胞培养瓶（培养底面积为 25cm²）、35mm 细胞培养皿和细胞冻存管、离心管（10ml、15ml、50ml）、6 孔板、24 孔板、96 孔板、Eppendorf 管、Tips 一次性移液管、玻璃吸管、0.22μm 一次性滤器。

3. 实验试剂　DMEM 液体培养基、RPMI 1640 液体培养基、胎牛血清、青霉素-链霉素混合液、PBS 缓冲液、胰酶消化液、冻存液、蔗糖溶液、盐酸-胃蛋白酶消化液。

（二）虫源的获取与虫株鉴定

1. 虫源的获取

（1）速殖子的获取：采用盐酸-胃蛋白酶方法分离弓形虫虫株。

1）将感染动物的组织（淋巴结、脑、肌肉、脾、肺、肝等组织）去除结缔组织,各自取约 50g 剪至小块状。

2）冰上匀浆后加盐酸-胃蛋白酶消化液于 37℃ 摇床消化 1 小时,经过滤、离心、中和后,用灭菌生理盐水制成 1：10 混悬液（每 1ml 加青霉素 1 000U、链霉素 100μg）。

3）将细胞悬液经腹腔接种 5~10 只小鼠,每只小鼠接种 1ml。

4）接种后如有皮毛松竖、弓背、腹部膨大、颤动、呼吸急迫等症状,即进行断颈处死,取腹水做涂片,检查是否有游离的速殖子,也可将有速殖子的腹水接种至细胞,进行弓形虫的体外培养。

（2）卵囊的收集

1）采集感染动物的组织直接喂猫,允许猫在 2~4 天内任意食用受感染的动物组织（最多 500g）。

2）每天取粪便镜检,直到猫排出卵囊,每天从猫砂盒中收集所有粪便,并立即冷藏,以防止卵囊产孢,将粪便杯（盖好盖子）放入足够的水,刚好盖住摇壶上的粪便,使粪便软化并部分乳化。

3）将猫粪便约 10g（10ml）与 5 体积的蔗糖溶液混合（蔗糖比重为 1.15 或更高）,制成混悬液,经过纱布过滤,离心 1 180g,10 分钟,大多数卵囊浮在管顶部。从上层液吸 0.5ml,加 2% 硫酸液 5ml,将分离出来的卵囊倒入培养瓶。在室温（20~22℃）,摇床（150 转/分钟）摇上 7 天,诱导产孢。

4）产孢效率可以用血细胞计数板来评估。由于卵囊具有感染性,操作过程需谨慎小心,操作完毕需将所有废物高压灭菌。

2. 虫株鉴定　弓形虫具有丰富的遗传变异（基因型）。弓形虫基因结构的差异是由于数万年来人类耕作、迁移和贸易,促进了弓形虫在家猫-鼠的寄生关系和各地域优势基因型的演化。基因分型方法较多,包括多位点酶电泳（mlEE）、可移动遗传元件-聚合酶链反应（MGE-PCR）、随机扩增多态性 DNA-聚合酶链反应（RAPD-PCR）、聚合酶链反应-限制性片段长度多态性（PCR-RFLP）、微卫星（MS）标记、多位点 DNA 测序（mlST）;此外,还有血清学分型等。目前以 PCR-RFLP 方法最为常用。利用 PCR-RFLP 法获取虫株和鉴定虫株主要有 3 个步骤,包括：鉴定动物弓形虫感染;受感染动物的血液或者组织中提取 DNA;弓形虫株 PCR-RFLP 基因分型。鉴于弓形虫是一种人兽共患病原体,在处理可能含有弓形虫的动物组织时,所有涉及的步骤都必须谨慎操作。此外,这些方案也适用于从人类样本中分离弓形虫。

（1）鉴定动物弓形虫慢性感染：应用改良凝集试验（MAT）鉴定动物弓形虫感染的血清学诊断。MAT 试验是诊断动物弓形虫感染最广泛使用的方法,可以用于哺乳动物和鸟类。该方法的优点是灵敏度和特异性高,性能简便,不需要专门的设备。

1）抽取动物血液或组织样本,将血清、血浆或组织液样品在 96 孔板中按 1：25、1：50、1：100、1：200、

1∶400、1∶800、1∶1 600、1∶3 200 倍比稀释。以经人工感染弓形虫的鼠血清作为阳性标准,以 SPF 鼠的阴性对照血清为阴性标准。

2)收集弓形虫速殖子,并将弓形虫速殖子悬液经 5μm 滤膜过滤,之后用甲醛固定抗原,悬浮于 pH 8.9 的碱性缓冲液作为稳定的抗原液。

碱性缓冲液:NaCl 7.2g、H₃PO₃ 3.09g、1M NaOH 24ml、叠氮钠 2g、BSA(bovine serum albu 4g,调整 pH 8.95、定容至 1L,4℃保存。

3)用移液器将抗原混合均匀,将 25μl 的抗原液转移到每孔中,移液器的枪尖不应接触孔底部,确保每孔至少有 $3×10^5$ 个速殖子。

4)将孔板在 37℃孵育 16~24 小时,孔底有清晰颗粒表示阴性,没有球团(形成扩散圈)的孔表示阳性。对于哺乳动物,MAT 滴度为≥1∶25 的血清样本被认为是阳性。对于鸟类,MAT 滴度大于等于 1∶5 被认为是阳性。

(2)受感染动物的血液或者组织中提取 DNA

1)取感染动物的淋巴结、脾和肺组织,剪碎后加入 1ml 生理盐水充分研磨 8 000r/min 离心 5 分钟。

2)取上清液 400μl,加入 400μl 细胞裂解液和 5μl 蛋白酶 K,混匀。

3)进行酚-氯仿抽提,乙醇沉淀 DNA,-20℃保存备用。也可提取感染动物的血液,按 DNA 提取试剂盒说明书提取 DNA,并将提取的基因组 DNA 于 -20℃保存。

(3)弓形虫株 PCR-RFLP 基因分型

1)采用 Su 等报道的多基因位点 PCR-RFLP 方法,以国际通用的基因型Ⅰ型代表株 RH 株和基因型Ⅱ型代表株 ME49 株弓形虫参考虫株及感染动物的全血 DNA 标本为模板。

2)扩增 SAG1、SAG2、SAG3、5'+3'SAG2、BTUB、GRA6、c22-8、c29-2、Pk1、L358 和 Apico 等 11 个位点基因片段,反应总体积为 25μl,其中 PCR PremixTaq12.5μl,上、下游引物各 1μl,DNA 模板 1.5μl。

3)PCR 扩增条件为:94℃ 5 分钟;94℃ 30 秒,60℃ 1 分钟,72℃1.5 分钟,共 35 个循环;最后 72℃ 10 分钟。

4)扩增产物经琼脂糖凝胶电泳,阳性 PCR 产物用限制性内切酶 Sau96Ⅰ、HaeⅡ、HinfⅠ、TaqⅠ、NciⅠ、BsiEⅠ、MseⅠ、BsmAⅠ、MboⅡ、RsaⅠ、HaeⅢ、NlaⅢ、AvaⅠ、AflⅡ和 Dde Ⅰ酶切,酶切产物经 2.5% 琼脂糖凝胶电泳鉴定,溴化乙锭染色。

5)在凝胶成像系统观察结果。PCR 所用引物序列、反应体系以及 RFLP 酶切体系参照 Su 等报道。

(三)培养细胞(适宜的细胞株)的选择

弓形虫能在宿主网状内皮系统以及各种器官的细胞内繁殖,如心、肝、脾、肺、肾、平滑肌、骨骼肌、神经血管、淋巴细胞和单核细胞等都是其寄生部位。随着人们对弓形虫体外培养技术进行了大量的研究,发现弓形虫对宿主细胞的专一性要求并不高,可以在多种细胞内寄生,但寄生于不同细胞株时速殖子的增殖效率是有差异的。国外常用于弓形虫速殖子体外培养的细胞系有人包皮成纤维细胞(HFF 细胞)、人子宫颈癌细胞(HeLa 细胞)、牛肾细胞(MDBK 细胞)、猴肾细胞(Vero 细胞)和小鼠成纤维细胞(NIH/3T3 细胞)等。弓形虫体外培养使用最为普遍的是 HFF 细胞系。

(四)细胞培养液制备

DMEM 培养基配制 体外培养弓形虫的 DMEM 培养基可采用两种制备方法:第一种方法是购买商品化的 DMEM 液体培养基,然后添加血清和抗生素直接使用。商品化 DMEM 液体培养基成分不同,种类较多,使用者需要注意成分;第二种方法是实验室自制。

(1)实验室 DMEM 配制

1)取 1 个丝口试剂瓶,清洗干净盖好盖子,用锡箔纸包住瓶盖,高压灭菌。将 1 个过滤器放置在超净工作台中紫外照射杀菌。

2)用去离子水(双蒸水)洗净烧杯和磁力搅拌器转子,并放置在超净工作台中紫外照射杀菌。

3)用烧杯取去离子水 800ml,加入 1 袋 1×DMEM 粉剂,放在磁力搅拌器上以 400r/min 搅拌溶化粉剂,粉剂中不含 HEPES 和碳酸氢钠,称取 3.7g 碳酸氢钠和 2.38g HEPES,加入 DMEM 水溶液中,搅拌 20~30

分钟。粉剂中含有足量的谷氨酰胺,不用再额外添加。

4)用去离子水洗净的 500ml 烧杯清洗 pH 计探头,测定 DMEM 溶液的 pH,调节 pH 至 7.2。

5)添加去离子水,定容至 890ml 搅拌摇匀。

6)在生物安全柜中将过滤器上杯安装至丝口试剂瓶口,将真空泵胶管接在过滤器过滤嘴处,将 890ml DMEM 溶解液转移至过滤器上杯,启动真空泵,过滤 DMEM 溶解液。

7)向 DMEM 溶液中添加 100ml 胎牛血清和 10ml 青霉素和链霉素混合液,每瓶培养基最后体积应为 1L。

8)为减少污染且方便使用,可将 1L 的培养基分装至 50ml 的无酶离心管中。

(2)商品化 DMEM 培养基配制

1)商品化 DEME 液体培养基为 500ml,用吸管吸出 50ml,留取 450ml。

2)向 DMEM 溶液中添加 45ml 胎牛血清和 5ml 青霉素和链霉素混合液,盖上盖子,摇晃均匀,每瓶培养基的最后体积为 500ml。

3)为减少污染且方便使用,可将 500ml 的培养基分装至 50ml 的无酶离心管中。

注意:①胎牛血清品种繁多,因培养 HFF 细胞对血清相对要求较高,建议选用高质量的血清或实验室培养条件下对比多家血清在细胞和虫株培养中的表现,选择性价比较好、较稳定的血清;②胎牛血清需要在 56℃ 处理至少 30 分钟,以减少血清中抗体和补体对细胞培养的影响。

(五)细胞培养模型

1. 弓形虫速殖子接种到人包皮成纤维细胞(HFF)的培养　HFF 是从新生儿包皮中分离建立,可用作饲养层细胞,HFF 为原代细胞,容易培养,且生物性状稳定,成为二倍体细胞培养的主要材料,现已广泛用于弓形虫的培养。也可以从 ATCC 购买 HFF 然后自己进行传代培养,HFF 传的代次越少,长势就越好,所以在平时使用时要注意传代次数,尽量在传代次数较少时就保存一些。

(1)HFF 的培养

1)用 84 消毒液擦拭细胞培养箱的内壁及支架,待其干燥后再用 75% 酒精喷洒。

2)无菌条件下收集新生儿环切手术的包皮样本,用 PBS 缓冲液(含有 200U/ml 青霉素、链霉素)漂洗 5~10 分钟。

3)待包皮样本到发白状态,再将包皮组织浸泡于 75% 乙醇中 1~2 分钟,然后迅速将包皮组织转移至 DMEM(含 0.3mg/ml 谷氨酰胺、10% 小牛血清、100μg/ml 青霉素、100μg/ml 链霉素)完全培养基中。

4)用眼科剪子剪成 0.5~1mm³ 的组织小块。在剪切过程中,可以适当向组织滴加 1~2 滴培养液,以保持湿润。

5)在超净工作台将剪切好的组织小块,用眼科镊送入培养瓶内,用牙科探针或弯头吸管将组织块在瓶壁上均匀摆置,每小块间距 0.5cm 左右,量不要多,25ml 培养瓶(底面积约为 17.5cm²)以 20~30 小块为宜。

6)组织块放置好后,轻轻将培养瓶翻转,让瓶底朝上,向瓶内加入适量 DMEM 培养液(含 0.3mg/ml 谷氨酰胺、10% 小牛血清、100μg/ml 青霉素、100μg/ml 链霉素),盖好瓶盖,将培养瓶斜置于 37℃ 恒温箱内,放置 2~4 小时。

7)待组织小块贴附后,将培养瓶慢慢翻转平放,静置培养(该过程动作要轻巧,让液体缓缓覆盖组织小块,严禁动作过快液体产生冲力使粘贴的组织块漂起而造成原代培养的失败)。若组织块不易贴壁可预先在瓶壁涂薄层鼠尾胶原,待成纤维细胞长满瓶底后,可以将组织块转移至新的培养瓶继续培养。

8)从组织中初始培养出来的细胞是 HFF 和上皮样细胞的混合体,实验证明用 0.25% 胰蛋白酶消化 1 分钟后,绝大多数的 HFF 已被消化下来,上皮样细胞仍贴壁。

9)将初始培养的 HFF 用胰酶消化 1 分钟,在显微镜下观察到细胞缩小变圆、细胞间隙变大后加入 4~5ml 的 DMEM(含 0.3mg/ml 谷氨酰胺、10% 小牛血清、100μg/ml 青霉素、100μg/ml 链霉素),用吸管吹打混匀,1:2 或 1:3 传代继续培养,同样的方法传代 2~3 次便可以获得纯化的 HFF。将部分细胞用于传代,剩余细胞及时进行冻存。

（2）HFF 的传代

1）将 15ml 离心管、T25 细胞培养瓶（简称"T25"）、移液管、移液枪枪头在无菌通风橱内紫外照射 20~30 分钟，然后将 DMEM 培养基、PBS 放入 37℃ 水浴锅升温备用。

2）待紫外照射完成后，在培养箱内取出长满的 HFF 放到通风橱，点燃酒精灯，用移液管吸出培养基弃掉。用 3~4ml 的 PBS 清洗 T25 中的 HFF 3 次，将 PBS 吸出弃掉（在加入 PBS 时可以将培养瓶竖立，然后将 PBS 垂直打到瓶底，不要吹到有细胞的瓶壁，防止将细胞吹掉）。

3）加入 1ml 的胰酶消化液消化 1 分钟（加入消化液后可以将 T25 移到培养箱内开始计时，这样消化效果更好），在显微镜下观察细胞皱缩变圆后转移到通风橱内将胰酶吸出，并立即加入 4~5ml 的 DMEM 培养基，这个过程要迅速，减少胰酶对细胞的损伤。

注意：①具体的消化时间根据显微镜下细胞的变化，如果 1 分钟没消化掉，可以适当延长消化时间，但注意不要使细胞完全消化脱壁；②如果消化时间太长，细胞已经悬浮，则需将细胞吸出到 15ml 离心管中，加入 3~4ml DMEM（为了节约可以加不带血清的 DMEM），1 500r/min 离心 5 分钟，然后吸取上清液弃掉，用 DMEM 重悬细胞，再分成 2~3 份，加入到培养瓶内。

4）最后用移液管吸 T25 中的培养基反复吹打，将贴壁细胞吹打混匀，吹打好的培养基平均分出来 1~2 份，将分出来的培养基转移到新的 T25 内，然后用 DMEM 补齐至每个 T25 有 4~5ml 的液体，则完成了 HFF 细胞的 1∶2 或 1∶3 的传代。

（3）HFF 的冻存

1）提前将移液管、细胞冻存管、枪头等耗材在超净工作台紫外照射 20~30 分钟。无血清 DMEM、PBS、胰蛋白酶放入 37℃ 水浴锅升温备用。

2）将长满 HFF 的 T25 中的培养基吸出弃掉，加入 PBS 3~4ml 清洗 3 次弃掉 PBS，加入 1ml 胰蛋白酶消化 1 分钟，消化完毕后，加入 3~4ml 的无血清 DMEM 将 HFF 从瓶壁上吹下来，然后把混合细胞的培养基吸到 10ml 的离心管里，1 500r/min 离心 5 分钟。

3）离心结束后弃掉上清液，加入 1ml 的冻存液并用移液枪将细胞团吹散混匀，转移到冻存管内，将冻存管置于湿的冰上或放入 4℃ 冰箱中，5 分钟内开始冷冻步骤。

4）HFF 细胞以 1℃/min 进行冷冻，可以通过可编程序的冷冻器进行或者把隔离盒中的冻存管放到 -90~-70℃ 的冰箱中，然后转移到液氮中贮存。

（4）HFF 的复苏：冻存细胞较脆弱，要轻柔操作。冻存细胞要快速融化，并直接加入完全生长培养基中。若细胞对冻存剂（DMSO 或甘油）敏感，离心去除冻存培养基，然后加入完全生长培养基中。

1）直接铺板方法：①取出贮存细胞，37℃ 水浴中快速融化；②直接用 DMEM 在 T25 中铺板细胞。1ml 冻存细胞使用 4~5ml DMEM。进行活细胞计数，细胞接种活细胞数应该至少为 $3×10^5$/ml；③培养细胞 12~24 小时，更换新鲜的完全生长培养基，去除冻存剂。

2）离心方法：①取出贮存细胞，37℃ 水浴中快速融化；②把 1ml 冻存细胞转移到 10ml 离心管中，并加入 4~5ml 无血清 DMEM，轻轻混匀。以 1 500r/min 离心 5 分钟后弃掉上清；③再继续加入 4~5ml 的 DMEM 将细胞团吹散混匀，并且进行活细胞计数。在 T25 中进行细胞铺板，细胞接种活细胞数应该至少为 $3×10^5$/ml。

注意：复苏的细胞状态不好不适宜直接用于实验，需要传代 2~3 次。

（5）弓形虫感染 HFF 的培养

1）将 HFF 从液氮中取出，在 37℃ 的水浴锅恒温融化，待冷冻液完全溶解后全部转移到 10ml 离心管内。

2）加入 4~5ml 的无血清 DMEM，1 500r/min 离心 5 分钟，弃掉上清液，再用 4~5ml 的 DMEM 将细胞团吹散混匀，转移到 T25 中进行培养。

注意：HFF 细胞重悬液也可传代至 6 孔板、24 孔板或 96 孔板中，通常一个 T75 可传代 6 个 6 孔板或 24 孔板，或者 10 个 96 孔板，培养 5~7 天可以用作弓形虫培养使用。

3）将细胞传代 2~3 次之后 HFF 的状态变好，可以直接感染弓形虫，通常Ⅰ型虫株可以每瓶 T25 感染

$3×10^6$~$5×10^6$ 个虫体,而Ⅱ型虫株则需要成倍增加剂量才可以保证在虫体生长 2~3 天时间逸出宿主细胞。

4)Ⅰ型虫株 2~3 天可以逸出细胞,Ⅱ型虫株一般在 3~5 天,当大部分 HFF 细胞裂解后,可以根据虫体的数量多少吸取 200μl 至 1ml 的培养基传到新长满的 HFF 细胞中,第二天要及时对感染虫体的细胞换液,按此方法进行虫体的传代。

5)剩余的虫体先用细胞刮刀刮下来,通过 18 号注射器针头破细胞(吸打 2~3 次就可以使细胞裂解)和分散虫体,制备虫体悬液,可以用于实验。

注意:若为了减少传代次数,则可以在虫体侵入细胞后(加入虫体后 0.5~1 小时),将培养瓶移出 CO_2 培养箱,旋紧塞盖,放置在室温下(最好无菌),15 天左右后再旋松塞盖,放回 CO_2 培养箱,虫体可在细胞内繁殖起来,导致细胞裂解,释放出虫体。

2. 弓形虫速殖子接种到人子宫颈癌细胞(HeLa 细胞)的培养

(1)HeLa 细胞的培养:HeLa 细胞是从人子宫颈癌组织分离出来的细胞株,具有以下特点:可以连续传代;细胞株不会衰老致死,并可以无限分裂下去;增殖异常迅速,感染性极强。正是由于这些特点,HeLa 细胞被广泛用于细胞培养。

1)HeLa 细胞可以用 DMEM 培养基(含 0.3mg/ml 谷氨酰胺、10% 小牛血清、100μg/ml 青霉素、100μg/ml 链霉素)培养,也可以用 RPMI 1640 培养基(含终浓度为 100μg/ml 青霉素、100μg/ml 链霉素,2mmol/L 谷氨酰胺及 10% 小牛血清)培养,以下方法用 RPMI 1640 培养基。

2)将 HeLa 细胞按常规方法传代培养:①倾去 HeLa 细胞培养瓶中的培养上清液,用 D-Hanks 液漂洗一次,以去除残留培养液中的小牛血清(后者对胰蛋白酶活性有影响);②用 0.125% 胰蛋白酶溶液消化。于细胞表面滴加数滴消化液,覆盖于细胞表面,消化 1~2 分钟,吸出消化液;③加入 4~5ml 的培养基,用移液管轻轻吹打,将贴在瓶壁上的细胞洗脱并吹散。④将重悬的培养基分成 2~3 份,加入到新的培养瓶内,再补齐培养基到 4~5ml,使之重新贴壁,长成单层。这样就完成了细胞的 1:2 或 1:3 的传代,HeLa 细胞是一种永生细胞,可以一直传代。

(2)速殖子的制备

1)复苏液氮保种的弓形虫 RH 株。经腹腔常规接种昆明小白鼠,3 天后收集腹水,用 Ficoll-Urografin 密度梯度离心法纯化虫体。

2)吸取 5ml 含虫腹水加入离心管内,用移液管从悬浮液底部加入 Ficoll-Urografin 液 5ml,以 800r/min 离心 8 分钟后,加速至 2 000r/min,再离心 10 分钟。管中沉淀成三层,上层为细胞碎片,中层为虫体,下层为细胞凝块。

3)用移液器收集中层虫体,收获率可达 99.3%,活性及纯度可达 99% 以上。

4)将虫体悬浮于含 2% 小牛血清的 RPMI 1640(pH7.9)培养液中,于细胞计数板上计数。

(3)弓形虫速殖子感染 HeLa 细胞

1)待弓形虫已经完全从细胞破裂出来之后,用 18 号注射器针头破细胞和分散虫体,制备虫体悬液。

2)取一瓶复苏后传代超过 3 次以上的已经长满的 HeLa 细胞,加入弓形虫速殖子悬液,使宿主细胞与虫体之比约为 2:1。

3)置 37℃ 培养箱中孵育 90 分钟,使虫体感染 HeLa 细胞。

4)倾去细胞表面培养基,用 PBS 冲洗 2~3 次后,加入新鲜培养基。以后每隔 2~3 天换液一次。

3. 弓形虫速殖子接种到人白血病单核细胞(THP-1 细胞系)的培养　THP-1 是人外周血的单核细胞系,最初来源于急性单核细胞性白血病患者。属于悬浮细胞,适合用于转染或感染实验。

(1)THP-1 细胞的培养

1)THP-1 细胞适合培养于改良的 RPMI 1640 培养基(含终浓度为 100μg/ml 青霉素、100μg/ml 链霉素,2mmol/L 谷氨酰胺及 10% 小牛血清)。

2)在培养瓶中接种 10^5 个 THP-1 细胞,培养基 4~5ml。状态好的 THP-1 细胞在 3~4 天培养基会变黄,这时候可以加入 2~3ml 的培养基继续培养,也可以传代。

3)THP-1 细胞由于是悬浮细胞,所以传代需要离心,将培养基全部转移到 15ml 离心管,1 500r/min

离心 5 分钟后弃掉培养基。

4）然后加入 8~10ml 的 RPMI 1640 重悬细胞再平均转移到 2 个或 3 个 T25 中继续培养（传代细胞浓度不能低于 1×10^5 个 /ml）。

（2）弓形虫速殖子感染 THP-1 细胞

1）弓形虫速殖子的制备方法同上。纯化的虫体用 RPMI 1640 培养基重悬，然后进行计数。

2）将制备好的速殖子悬液接种到新鲜传代的 THP-1 培养物中，使培养瓶中弓形虫的密度为 4×10^5 个/ml，THP-1 细胞 2×10^5 个/ml（虫体与宿主细胞之比为 2：1）。

3）在 37℃ 培养箱中培养 48 小时后，速殖子侵入多数 THP-1 细胞。此时，按弓形虫速殖子与 THP-1 细胞的比例为 1：1 或 2：1，将培养物的量调整到每毫升新鲜 THP-1 中含 2×10^5~4×10^5 个速殖子，第二天传代 1 次。

4. 弓形虫速殖子接种到小白鼠淋巴瘤细胞株（YAC-1 细胞）的培养

（1）YAC-1 细胞的培养：YAC-1 细胞也是一种悬浮细胞，YAC-1 细胞所用的培养基是含 10% 小牛血清的 RPMI 1640 培养液。YAC-1 细胞的培养和传代方法同上。

（2）弓形虫速殖子的制备：方法同上。

（3）弓形虫速殖子感染 YAC-1 细胞。

1）于接种虫体前 48 小时将 YAC-1 细胞传代一次。

2）将制备好的虫体接种到长势良好的 YAC-1 细胞培养物中，使培养瓶中弓形虫的密度为 4×10^5 个/ml，YAC-1 细胞为 2×10^5 个/ml（虫体与宿主细胞之比为 2：1）。

3）将培养瓶置 37℃ 培养箱中培养。48 小时后，大多数 YAC-1 细胞被虫体感染，此时可用以下方法之一传代培养感染的培养物：①取总量 2%~20% 的感染 2 天的 YAC-1 培养物混合，进行传代培养；②按弓形虫速殖子与 YAC-1 细胞的比例为 1：1 或 2：1，将感染的培养物的量调整到每毫升新鲜 YAC-1 中含 2×10^5~4×10^5 个速殖子，第二天传代 1 次。

5. 弓形虫在鸡胚和鸡胚器官的培养　鸡胚培养是经典的活机体细胞培养方法。鸡胚作为接种对象目前已基本被组织培养法所代替。但鸡胚作为接种对象具有准备简单、价廉、自然无菌、营养物质丰富等特点，且可保持虫体的毒力、不产生抗体等，仍不失为对弓形虫分离保种、大量制备的有效方法。通常采用鸡胚绒毛尿囊接种弓形虫的途径感染鸡胚。

（1）鸡胚的准备：将受精蛋放入 37~38℃ 恒温箱中孵育，每日翻动 1~2 次。在恒温箱中放置水盘以保持一定湿度。孵育 10~20 天，可用于接种。

（2）RH 株速殖子的制备

1）复苏冻存的 RH 株，小白鼠腹腔接种，收取腹水，纯化虫体。方法同上。

2）将纯化好的虫体悬浮于上述改良的 RPMI 1640 培养基（含 4% 的小牛血清），计数。

（3）鸡胚接种弓形虫培养

1）取孵育 10~20 天的鸡胚，在胚胎附近（无大血管处）去掉一片壳，但勿伤及壳膜。

2）在气室中央（鸡蛋大头顶部）钻一小孔，于壳膜上刺破一小缝（勿伤及下面的绒毛尿囊膜）。

3）加 1 滴生理盐水于壳膜上，然后用小橡皮球自气室小孔处向外吸气，使绒毛尿囊膜凹下，与壳膜分开，造成供接种用的人工气室。

4）用 1ml 注射器或毛细管吸取待接种材料 0.1~0.2ml 滴于绒毛尿囊膜上。

5）将鸡胚轻轻旋转使接种物扩散到人工气室之下的整个绒毛尿囊膜。

6）用消毒胶布封闭小孔，使人工气室朝上，置 35~36℃ 培养，培养时间视研究目的而定。

（4）收获虫体：在人工气室处用镊子扩大开口处，轻轻夹起绒毛尿囊膜，用消毒剪刀将感染的膜全部剪下，置于盛有灭菌生理盐水的平皿中，收取虫体。

6. 弓形虫包囊的培养

（1）弓形虫成囊株在小白鼠原代星形细胞中的培养

1）包囊的获取：用弓形虫成囊株感染小鼠获取包囊。操作方法：①经腹腔注射接种成囊株的包囊、滋养体或口服包囊感染,如注射 20 个 ME-49 株的包囊至小鼠腹腔;②当小鼠发病时,在其饮水中加入 0.25mg/ml 磺胺嘧啶,6~8 周后(时间与虫株有关),处死小鼠,取其脑组织匀浆,离心分离包囊。亦可用 0.25% 的胰蛋白酶在 37℃ 下消化脑组织匀浆液 2 小时,2000r/min 离心 5 分钟,沉淀用生理盐水洗一次,就可得到较纯净的包囊。

2)小白鼠原代星形细胞培养:①在 25ml 培养瓶内培养 C57BL/6 小白鼠的原代星形细胞(一种神经胶质细胞),采用 Iscove 培养液,辅以 HEPES 缓冲液、2.5% 胎牛血清和 100μg/ml 庆大霉素;②星形细胞在 37℃、5%CO$_2$ 条件下分裂缓慢,间隔 1~3 个月用胰蛋白酶消化和分瓶;③在原代培养物中虽然也有小神经胶质细胞,但主要是星形细胞;④当培养物中出现成纤维细胞样的细胞时,应该用冻存的细胞开始新的原代细胞的培养。在接种弓形虫之前,培养的星形细胞的密度应达到约 50% 融合。

3)弓形虫包囊在原代星形细胞中的培养:①无菌操作取出感染弓形虫的鼠脑,研磨成匀浆,并用 18 号针头抽吸 3 次,悬浮于含 10% 胎牛血清的培养液中;②按每个培养瓶接种 30~40 个弓形虫包囊数,将悬液覆盖于贴壁的星形细胞上,置 37℃、5%CO$_2$ 中培养;③3 天后除去带小白鼠脑残渣的覆盖液,加入新鲜的培养液(含 HEPES 和 2.5% 胎牛血清),开始长期培养,最长时间可达半年以上;④接种弓形虫包囊 6 小时后,包囊内弓形虫释放到培养液中,8 天后在每个星形细胞中有 1~4 个速殖子,20 天后每个囊内有 16~32 个速殖子,40 天后见有假包囊,80 天后出现细胞外包囊,120 天后可见到速殖子、细胞内假包囊和细胞外包囊;⑤虽然不加干扰素也能形成包囊,但是,为了控制弓形虫速殖子的分裂并使包囊长期处于破裂状态,可在星形细胞-弓形虫培养系统中加入 100U/ml γ-干扰素。

(2)弓形虫 PP 株速殖子在 HeLa 细胞内形成包囊的培养

1)培养液:含 5% 胎牛血清的 RPMI 1640 培养液,pH7.2。

2)HeLa 细胞培养:按常规方法传代培养。

3)PP 株速殖子悬液的制备:①复苏虫体,腹腔接种昆明小白鼠,3 天后收取腹水,纯化虫体。方法同上;②用含 5% 胎牛血清的 RPMI 1640 培养液重悬,计数,备用。

4)弓形虫速殖子感染 HeLa 细胞的培养:①将 1 000 个速殖子加入到传代 48 小时的 HeLa 细胞培养瓶中;②置 37℃、5%CO$_2$ 培养箱中培养。2~3 天换液 1 次;③从第 5 天起不断少量补充新鲜的 HeLa 细胞。

5)感染 6 天后,开始有包囊出现,可维持 26 天。

7. 弓形虫的 3D 培养　为了充分理解弓形虫感染的途径和相互作用,模拟自然感染的实验系统,人们对 3D 培养模型产生了兴趣。3D 培养模型极大地推进了基础细胞科学,并为宿主-病原体相互作用与细胞形态的内在联系提供了独特的见解。Jeffrey Danielson 等人使用胶原蛋白模拟细胞外基质,创建三维胶原蛋白基质,复制组织密度,模拟了弓形虫自然感染的 3D 环境,以研究寄生虫从寄生液泡的复制和逸出。

在 3D VERO 细胞培养系统中,细胞表现出与 2D 细胞相似的活力。在三维条件下,弓形虫高效地复制,其复制速度与弓形虫在二维单分子层中的复制速度相似,此外,3D 弓形虫感染改变了宿主细胞的表型,寄生虫从细胞向四面八方逃逸。

(六)结果判定及其虫种保存

弓形虫接种细胞后在 37℃、5%CO$_2$ 培养箱培养,状态好的虫体在 3~5 天能使培养细胞裂解,待细胞被裂解 90% 以上后可以对虫体进行冷冻保存;在鸡胚中接种的虫体根据实验研究目的确定培养时间,到时间后根据收获虫体的方法进行操作进行收集,然后进行保种。弓形虫低温冷冻保存方法如下:

1. 冻存虫株的操作都在超净工作台进行,在冻存虫株之前,一定要确保从虫株接种到细胞以及细胞全部裂解虫株全部逸出的过程中没有受到污染。

2. 首先用细胞刮刀将未裂解的细胞从瓶壁上刮下来,然后用 18 号注射器针头破细胞和分散虫体(吸打 2~3 次细胞即可破裂),制备虫体悬液。

3. 将悬液转移到离心管内,在离心机 3 000~4 000r/min 离心 5 分钟,弃掉上清液。

4. 向沉淀中加入 1ml 20% 低温 DMSO 冻存液(10ml DMSO + 40ml DMEM)重悬虫体沉淀,迅速转移到冻存管内。

5. 立即放入 4℃ 异丙醇保存盒中,将盒子尽快放入 –80℃ 超低温冰箱,1 天后将冻存盒取出,迅速转移至液氮保存盒中长期保存。

（七）注意事项

1. 进行弓形虫体外培养的整个过程都要穿着实验服,戴好无菌手套。进行实验操作前手要用 75% 乙醇擦拭。

2. 在超净工作台进行操作时,必须将超净台提前紫外照射 30~60 分钟,所有用到的实验材料、工具也要进行紫外照射。实验用到的试剂在配制时也要在超净台上无菌操作,每一次使用试剂时,需要提前 30 分钟将试剂先在 37℃ 水浴锅进行温育。并且在实验结束后需要对超净台喷洒酒精擦拭,紫外照射 30 分钟左右。

3. 细胞培养环境应均一稳定。同时避免细胞培养瓶反复进出,影响细胞贴壁。应对培养细胞进行详细信息记录,可以在培养瓶上直接记录,比如记录细胞名称、传代时间、操作者姓名等,避免错拿造成交叉污染。

4. 在常温下,二甲基亚砜对细胞的毒副作较大,因此,必须在 1~2 分钟内使冻存液完全融化。如果复苏速度太慢,会造成细胞的损伤,离心前须加入少量培养液。细胞解冻后二甲基亚砜浓度较高,注意加入少量培养液可稀释其浓度,以减少对细胞的损伤。

5. 将冻存管放入液氮容器或从中取出时,要做好防护工作,以免冻伤;冻存和复苏最好用新配制的培养液。

6. 取细胞的过程中注意带好防冻手套,护目镜。此项尤为重要,细胞冻存管可能漏入液氮,解冻时冻存管中的气温急剧上升,可导致爆炸。

7. 有些细胞的传代次数有限,要尽量减少传代或者及时更换细胞;弓形虫的培养状态不好时,可以将适量的虫体注射到动物体内,取出后重新接种细胞。

8. 在实验过程中用过的被弓形虫污染过的吸管、玻片、培养瓶、枪头等实验材料要统一放到消毒桶内,待实验结束后统一进行高压消毒。

9. 如果带有弓形虫的液体沾到手上,应将手浸入来苏水中 5~10 分钟,然后用自来水冲洗;如果吸入口中,应立即吐出,再用浓度为 0.1% 的高锰酸钾漱口,必要时服用相关药物。

三、隐孢子虫培养

隐孢子虫（*Cryptosporidium*）隶属顶复门（Phylum Apicomplexa）的孢子虫纲（Class Sporozoa）。隐孢子虫于 1907 年在实验小鼠胃腺上皮细胞内发现并命名。1976 年首次报道隐孢子虫感染人。1986 年我国兰州地区发现犊牛隐孢子虫病,广东发现鸡隐孢子虫病;1987 年在南京和安徽发现人感染。隐孢子虫是一种人兽共患性寄生原虫,具有广泛的宿主,可寄生于人、哺乳类、禽类、爬行类、两栖类和鱼等 260 多种动物。人隐孢子虫（*C. hominis*）和微小隐孢子虫（*C. parvum*）为主要感染人的两类虫种。其他感染人体的种类还包括:火鸡隐孢子虫（*C. meleagridis*）、猫隐孢子虫（*C. felis*）、犬隐孢子虫（*C. canis*）、小鼠隐孢子虫（*C. muris*）、安氏隐孢子虫（*C. andersoni*）和猪隐孢子虫（*C. suis*）等。对隐孢子虫病的研究需要详细了解隐孢子虫的致病机制,但因缺乏可靠、长期的体外培养模型而进展缓慢。已建立了多类动物培养模型,但培养成本较高。相比之下,隐孢子虫体外培养模型成本较低,简单易得,隐孢子虫在其中能够完成完整的生活史,且大多数能长期产生大量具有感染性的卵囊。隐孢子虫体外培养模型包括鸡胚及鸡胚器官培养、细胞培养、无细胞培养、三维（3D）培养模型和肠道类器官培养模型。

（一）鸡胚及鸡胚器官培养模型

鸡胚培养模型最早用于隐孢子虫培养,其来源方便,培养安全简单。1983 年,Current 等第一次利用鸡胚绒毛尿囊膜的内胚层细胞对隐孢子虫人、牛分离株进行了体外培养,收集到对小鼠具有感染性的隐孢子虫。Lindsay 等建立了贝氏隐孢子虫的鸡胚培养模型。张西臣等（1990）将隐孢子虫卵囊接种鸡胚后,在绒毛尿囊膜上能够收集到隐孢子虫。赵亚荣等（1995）在鸡胚绒毛尿囊膜内胚层成功培养了贝氏隐孢子虫。黄磊等（2010）用纯化的贝氏隐孢子虫建立了能稳定获得大量贝氏隐孢子虫卵囊的鸡胚培养方法。Huang 等利用鸡胚培养贝氏隐孢子虫,完成了隐孢子完整的生活史。任冠静（2018）以贝氏隐孢子虫感染雏鸡气管,研究了与贝氏隐孢子虫感染相关的宿主长链非编码 RNA、mRNA 和环状 RNA 表达谱。由此可见,鸡胚可以支持贝氏隐孢子虫完整生活史阶段的发育,可为进一步研究隐孢子虫提供优良的体外培养模型。Zhang 等(2012)首次将感染性贝氏隐孢子虫卵囊接种于鸡胚气管环,鉴定到了不同发育阶段的贝氏隐孢子虫,且培养获得的隐孢子虫与接种前的具有相似的形态、免疫学和分子特征,表明成功建立了贝氏隐孢子虫鸡胚气管环培养模型。

以下以贝氏隐孢子虫为例介绍鸡胚培养方法:

1. 仪器与试剂

(1)台式离心机、电热鼓风干燥箱、架盘药物天平、恒温培养箱、临界点干燥仪。

(2)丙酮、乙醇、l% 锇酸、醋酸异戊酯。

(3)PBS 原液配制:NaCl 80g,KCl 20g,KH$_2$PO$_4$ 20g,Na$_2$HPO$_4$·12H$_2$O 29g,先加入 300ml 双蒸水充分溶解,再定容至 1 000ml。配制成 0.1mol/L 的 PBS,使用时将原液稀释 10 倍即为工作液。

(4)pH 7.4 的 2.5% 戊二醛溶液:①原液 A:3.12g NaH$_2$PO$_4$·2H$_2$O 加双蒸水至 100ml;②原液 B:7.164g NaH$_2$PO$_4$·12H$_2$O 加双蒸水至 100ml;③取 A 液 9.5ml、B 液 40.5ml、25% 戊二醛 10ml 加双蒸水至 100ml,即得 pH 7.4 的 2.5% 戊二醛溶液。

(5)Sheather 蔗糖溶液(食用白糖 500g,蒸馏水 320ml);1:1、1:2、1:2.5 的蔗糖溶液(Sheather 蔗糖溶液与蒸馏水按体积比混合)。溶液的理论密度以 Sheather 蔗糖溶液密度为 1.318g/ml,蒸馏水密度为 1.000g/ml,不考虑混合后总体积的变化计算得到。

2. 卵囊的分离纯化

(1)卵囊分离:饱和蔗糖漂浮法收集卵囊。由实验室保存的卵囊经 3 日龄雏鸡传代扩增,收集粪样分离获得贝氏隐孢子虫卵囊。将粪样溶于蒸馏水中,经 80 目/吋筛过滤,滤液 3 000r/min 离心 10 分钟,弃去上清液后,加入 Sheather 蔗糖溶液,充分搅匀,3 000r/min 离心 10 分钟。用金属吊环收取上层卵囊,加入一定量蒸馏水,混匀后 3 000r/min 离心 10 分钟。弃去上清液,沉淀用 2.5% 重铬酸钾溶液稀释,4℃ 冰箱中保存备用。

(2)卵囊纯化:取 50ml 离心管,下层加入 1:1 蔗糖溶液 30ml,上层加入 2.5% 重铬酸钾溶液中保存的卵囊液 15ml,3 600r/min 离心 15 分钟,吸取卵囊带于烧杯中;以 1:2 蔗糖溶液同法纯化上步回收的卵囊,吸取卵囊带于烧杯中;以 1:2.5 蔗糖溶液同法纯化 1:2 蔗糖溶液回收的卵囊液,吸取卵囊带于烧杯中。每次添加的卵囊液用一定量的蒸馏水稀释并充分混匀。纯化后的卵囊用 0.5% 次氯酸钠 4℃ 处理 10 分钟,用 PBS 离心冲洗 3 次后,加入含青霉素(100U/ml)和链霉素(100U/ml)的 PBS,4℃ 冰箱中保存备用。

(3)卵囊计数:用移液器取 0.2ml 卵囊悬液和 0.8ml 孔雀绿染液,将二者置 eppendorf 管中充分混匀后注入血细胞计数室,静置 5 分钟,于 400 倍镜下计数,以确定接种卵囊的个数。

3. 鸡胚接种与培养　将购得的 6 日龄鸡胚置于 38℃ 恒温箱,湿度 40%~60%,每日翻动 1~2 次。孵育至 10 日龄时进行鸡胚尿囊腔接种:首先将鸡胚在照蛋器上照视,用铅笔画出气室与胚胎位置,并在绒毛尿囊膜血管较少的地方作记号。然后将蛋胚竖放在蛋座木架上,钝端向上。用碘酒消毒气室蛋壳,并用钢针在记号处钻孔。用带 18mm 长针头的 1ml 注射器吸取含有药物或未含药物的卵囊液,针头刺入记号孔内,经绒毛尿囊膜入尿囊腔,注入 0.2ml,约含卵囊 3.0×10^5 个,用石蜡封孔后于 38℃ 恒温箱孵育。24 小时后弃去死亡的鸡胚。

贝氏隐孢子虫接种鸡胚后 192 小时的发育过程:其在 96 小时完成整个发育史,可在鸡胚尿囊膜和尿囊液中发现大量新生成熟卵囊。96 小时以后尿囊膜上虫体数量不断增多,表现为带虫空泡及卵囊数量的增多,在 168 小时鸡胚尿囊液中卵囊数量达到高峰,一般接种后 7 天是获取卵囊的最佳时间。在蔗糖溶液中,带虫空泡为白色,而成熟卵囊为粉红色。

贝氏隐孢子虫各阶段出现的次序为:子孢子、滋养体、裂殖体、大配子体和小配子体、成熟卵囊。整个发育过程包括三个阶段分别为:裂体生殖阶段、配子生殖阶段和孢子生殖阶段。

(二)细胞培养模型

Woodmansee 等于 1983 年首次利用人直肠肿瘤细胞和 RPMI 1640 培养基培养隐孢子虫牛分离株,观察到了无性发育阶段虫体。Current 等（1984）报道了微小隐孢子虫可在人胎肺细胞系、原代鸡肾细胞和猪肾细胞系中完全发育。随后，Woodmansee 等（1986）报道了微小隐孢子虫可在单核巨噬细胞中进行无性发育。Flanigan 等（1991）报道了微小隐孢子虫可在人结肠癌细胞系和单层克隆人结肠癌细胞分化的人肠细胞系中进行无性发育。Rosales 等建立了微小隐孢子虫在犬肾细胞中的完整体外培养。Yu 等（2000）首次建立了微小隐孢子虫感染人结肠腺癌细胞（human colon adenocarcinoma cells，HCT-8）、人胃腺癌细胞、犬肾细胞和人结肠癌细胞的培养模型。陈甫等（2009）在犬肾细胞中培养微小隐孢子虫，观察到完整的各发育阶段的虫体。目前大多数研究者使用 HCT-8 细胞进行隐孢子虫体外研究。HCT-8 细胞系体外培养系统为隐孢子虫的长期体外繁殖提供了模型，可用于研究宿主细胞-隐孢子虫相互作用以及筛选不同基因型和生活史的抗隐孢子虫药物。

微小隐孢子虫可在食管鳞状细胞癌细胞系 COLO-680 N 中繁殖，产生感染性卵囊，该细胞培养模型有利于感染性微小隐孢子虫卵囊的长时间持续繁殖，有助于对微小隐孢子虫生活史进行系统性地研究。除癌细胞系外，微小隐孢子虫可感染人原代肠上皮细胞，且感染可持续 120 小时。原代细胞比癌细胞系具有显著优势，在结构和功能上都更接近于体内模型，可以模拟体内各种微环境，能够更好地支持隐孢子虫的发育。因寿命有限，原代细胞需要从人类或动物组织中获得。

以下介绍安氏隐孢子虫在 HCT-8 和 AGS 细胞中的培养方法。

1. 实验仪器 双目显微镜、恒温水浴箱、超纯水器、低温低速离心机、流式细胞仪、CO_2 培养箱、超净工作台、一次性滤器等。

2. 实验耗材 Eppendorf 管、Tips、PCR 管、9cm 一次性细菌培养皿、15ml 和 50ml 离心管、T25 细胞培养瓶、35mm 细胞培养皿和细胞冻存管、6 孔细胞培养板等。

3. 实验试剂 RPMI 1640 液体培养基，4℃ 避光保存；胎牛血清（FCS），–20℃ 保存；新生牛血清，–20℃ 保存；L-谷氨酰胺（L-glutamine）；青、链霉素；1mol/L HEPES 缓冲液；碘化丙啶（propidium iodine，PI）；牛脱氧胆酸钠；次氯酸钠；EDTA 钠盐；吉姆萨染料等。

4. 试剂配制

（1）1mg/ml PI 应用液：10mg PI 中加入 10ml 灭菌 PBS 缓冲液，充分溶解，置于 4℃ 避光保存。

（2）卵囊脱囊液（2×）：称取 50mg 胰酶和 150mg 牛脱氧胆酸钠，溶于 10ml PBS 中，0.22μm 滤膜过滤除菌，即为 2× 卵囊脱囊液（含 0.5% 胰酶和 1.5% 牛脱氧胆酸钠）。分装于 1.5ml 无菌 EP 管中，0.5ml/管，–20℃ 保存备用。

（3）200mmol/L L-谷氨酰胺储备液：称取 2.922g L-谷氨酰胺溶于 100ml 三蒸水中，0.22μm 滤膜过滤除菌。分装于 15ml 无菌离心管中，10ml/管，–20℃ 保存备用。

（4）pH 8.0 TE 缓冲液：1mol/L Tris·HCl（pH 8.0）1ml 与 0.5mol/L EDTA（pH 8.0）0.2ml 混合后，以蒸馏水定容至 100ml，高压灭菌后备用。

（5）50mg/mlml 氨苄西林储备液：称取 100mg 氨苄西林钠盐溶于三蒸水，定容至 2ml，0.22μm 滤器过滤分装，–20℃ 保存备用。

（6）1mol/L IPTG 储备液：取 2.38g IPTG 定容于 6ml 三蒸水中，0.22μm 滤器过滤分装，–20℃ 保存备用。

（7）20mg/ml X-gal 储备液：75mg X-gal 溶于 3.75ml DMF 中，–20℃ 避光保存备用。

（8）LB 液体培养基：胰蛋白胨 10g，酵母提取物 5g，氯化钠 10g，以三蒸水定容至 1 000ml，高压灭菌后 4℃ 保存备用。

（9）LB 固体培养基：在上述 LB 液体培养基中加入终浓度为 20% 琼脂，高压灭菌。待冷却至 50℃ 时加入终浓度为 100μg/ml 氨苄西林钠，分装于直径为 9cm 细菌培养皿内（20ml）。倒置细菌培养皿待琼脂完全凝固，保存于 4℃ 备用。

（10）Sheather 蔗糖溶液：称取 500g 蔗糖溶于 320ml 灭菌双蒸水中，加入 9ml 85% 苯酚，混匀。

（11）1.103 蔗糖使用液：量取 Sheather 蔗糖溶液 300ml，加入 600ml 灭菌双蒸水混匀。

（12）1.064 蔗糖使用液：量取 Sheather 蔗糖溶液 200ml，加入 800ml 灭菌双蒸水混匀。

（13）安氏隐孢子虫培养液：RPMI 1640 培养液中加入终浓度为 10%FCS，15mmol/LHEPES，常量青、链抗生素（青霉素 100U/ml，链霉素 100μg/ml），4mmol/L L-谷氨酰胺。

（14）细胞消化液：称取 0.25g 胰酶和 0.02g EDTA，定容于 100ml PBS 缓冲液中。0.22μm 滤膜过滤除菌。分装于 15ml 无菌离心管中，10ml/管，−20℃ 保存备用。20mg/ml 蛋白酶 K：将 20mg 蛋白酶 K 溶于 1ml 灭菌水中。分装于 500μl EP 管中，100μl/管，−20℃ 保存备用。

5. 实验虫种　安氏隐孢子虫卵囊可采自奶牛场犊牛粪便，经 60 目过筛后，保存于 2.5%K$_2$Cr$_2$O$_7$ 保存液中（4℃）备用。

6. 实验细胞　HCT-8 细胞和 AGS 细胞分别培养于含 10% 新生牛血清（NBCF）和 10%FCS 的 RPMI 1640 培养液中，置 37℃，5%CO$_2$ 温箱中培养，待细胞生长融合至单细胞层后以胰酶消化，1∶5 接种于新培养瓶中。

7. 实验方法

（1）安氏隐孢子虫卵囊提纯：采用蔗糖密度梯度离心法，并略加改进提纯卵囊。方法如下：取 50ml 离心管，底层加入 1.103 蔗糖使用液 15ml，然后在其上加入 1.064 蔗糖使用液 15ml，最后加入适宜浓度的初筛沉淀悬液 15ml，4℃下经 1 000g 离心 15 分钟，小心吸取 1.103 和 1.064 蔗糖使用液之间富含卵囊的部分，用生理盐水洗涤 2 次（1 000g 离心 10 分钟），留最下层液体（约 1ml）即为提纯的卵囊。保存于 2.5%K$_2$Cr$_2$O$_7$ 溶液中 4℃ 备用。

（2）安氏隐孢子虫卵囊活率检测：取纯化后的卵囊约 1×10^5 个，用 PBS 缓冲液重悬至 300μl，分装于 1.5ml EP 管中，每管 100μl。阳性对照管置于 90℃ 水浴 20 分钟以彻底灭活卵囊。检测前在活率测定管和阳性对照管中加入 100μl PI（1mg/ml）应用液染色 20 分钟（37℃）。于流式细胞仪上检测测定管中被 PI 染色和未被染色的卵囊数，计算卵囊活率，以除去死亡卵囊的数量。

（3）安氏隐孢子虫卵囊无菌化处理及脱囊：从 2.5%K$_2$Cr$_2$O$_7$ 保存液中吸取纯化的安氏隐孢子虫卵囊，双蒸水洗涤 2 次（1 000g 离心 10 分钟），以除去 K$_2$Cr$_2$O$_7$，将洗涤后的卵囊以灭菌双蒸水重悬至 900μl 并加入 100μl 预冷的 1.05% 次氯酸钠溶液，剧烈振荡后置于冰上 5min，以无菌 PBS 缓冲液洗涤 2 次（1 000g 离心 10 分钟），重悬至 500μl。在无菌化的 500μl 卵囊悬液中加入 500μl 卵囊脱囊液（2×），置 37℃ 水浴中脱囊 40 分钟。无菌 PBS 缓冲液洗涤 2 次（1 000g 离心 10 分钟），沉淀以含 10%FCS 的 RPMI 1640 培养液重悬，用于细胞感染。

（4）吉姆萨染色法观察细胞中安氏隐孢子虫的增殖：将无菌化处理的 22mm×22mm 盖玻片置于 6 孔板中后，于每孔中加入 2×10^5 个 HCT-8 细胞和 1.5×10^5 个 AGS 细胞及 2.5ml 含 10%FCS 的 RPMI 1640 培养液，置 37℃，5%CO$_2$ 温箱中。待细胞生长融合至 50~60% 时，彻底弃掉旧培养液，以无菌 PBS 洗涤 2 次，每孔接种 2.5×10^5 个经上述处理的卵囊，培养 8 小时后彻底吸弃旧培养液，以无菌 PBS 缓冲液洗涤 2 次，加入 2.5ml 上述培养液。待培养至 24 小时和 48 小时，弃上清液，以无菌 PBS 缓冲液洗涤 2 次后，将盖玻片取出，甲醇固定后常规吉姆萨染色，于高倍镜连续观察 50 个视野，计数隐孢子虫数。

（三）无细胞培养模型

有研究者尝试使用比细胞培养更为简便的无细胞体系来培养隐孢子虫，克服了宿主细胞过度生长和衰老导致隐孢子虫无法在其中完成完整生活史的困难。Hijjawi 等（2004）首次研究了微小隐孢子虫在无宿主细胞的 RPMI 1640 培养基中的完整体外发育。Boxel 等（2008）使用抗子孢子和抗卵囊壁抗体进行抗体染色，可在无细胞培养中识别到所有生活史阶段的微小隐孢子虫。Yang 等（2015）用扫描电镜观察无细胞培养中微小隐孢子虫，并比较其在 HCT-8 细胞培养和无细胞培养中的基因表达，发现细胞培养和无细胞培养中的微小隐孢子虫基因表达模式相似，但与细胞培养系统相比，无细胞培养中子孢子表面抗原蛋白和卵囊壁蛋白的基因表达下调。Aldeyarbi 等（2016）首次使用透射电镜研究了微小隐孢子虫在无细胞培养体系中进行的外源性无性发育过程。证实微小隐孢子虫可数天内完成其生活史。

（四）3D 培养模型

随着对隐孢子虫卵囊长期高产的需求，人们对 3D 培养模型产生了兴趣。3D 培养系统可以提供更准确的体外培养模型，能够提高细胞密度以及隐孢子虫感染率和产量，同时虫体可长期持续繁殖，为研究隐孢子虫提供了较佳的体外培养模型。

Alcantara 等（2008）报道了低剪切微重力培养系统在微小隐孢子虫中的应用，发现在低剪切微重力环境中培养 HCT-8 细胞，使其形成柱状上皮样结构和组织顶端发育良好的刷状边缘，可使微小隐孢子虫成功感染，且其感染至 48 小时达到高峰期。该方法为隐孢子虫的培养提供了一个新思路，即利用添加额外营养成分的生物反应器作为培养隐孢子虫的体外模型。此后，采用成熟的中空纤维技术开发了一种 3D 培养系统，在该系统中接种 HCT-8 细胞后，微小隐孢子虫可在其中培养长达 6 个月，每天产生对小鼠具有感染性的卵囊量约为 1×10^8 个/ml 培养基。该培养系统通过提供营养和低氧条件模拟肠道环境，更有利于隐孢子虫的长期培养。DeCicco 等（2017）使用蚕丝作为生物材料支架，接种人结肠癌细胞建立了一种 3D 培养系统，微小隐孢子虫可在该系统连续培养 17 天并产生卵囊。该离体组织培养系统有利于了解新产生的隐孢子虫卵囊在体内感染的机制。Wilke 等（2019）使用源自肠上皮干细胞的"气液界面"培养物体外培养，微小隐孢子虫可以完成完整的生活史并且能够长期生长发育。此外，"气液界面"培养物可使虫体增殖超过 100 倍，产生的卵囊可在体外传播并感染 C57BL/6 小鼠，甚至可致其死亡。

（五）肠道类器官培养模型

为实现隐孢子虫长期培养的要求和模拟宿主体内环境，研究者建立了肠道类器官培养模型。肠道类器官的结构与原发组织差异很小，具有多个隐窝区域，包含了几乎所有肠道干细胞及其分化类型的细胞，同时还保留了肠道干细胞自我更新和多向分化的能力。Sato 等（2009,2011）报道了成年小鼠和成人小肠类器官的构建方法，体外模拟了肠上皮细胞的增殖分化过程。肠道类器官可以模拟体内肠道复杂的生理环境利于隐孢子虫寄生。与细胞系培养系统相比，肠道类器官培养模型更有利于全面深入地了解肠道中宿主-寄生虫的相互作用和有效药物的开发。

Baydoun 等（2017）通过培养成年小鼠结肠外植体并模拟体内肠道环境，开发了结肠外植体培养模型，该模型中结肠外植体能在离体保存 35 天。在该模型中培养微小隐孢子虫，27 天后发现了肿瘤性病变，为寄生虫在诱导癌症病变发生过程中的作用提供了新的证据。该模型有望促进对宿主-寄生虫相互作用的生物学研究。

Heo 等（2018）证明微小隐孢子虫可以感染人肠道类器官和肺类器官，且能产生新的感染性卵囊。他们通过显微注射将微小隐孢子虫卵囊引入人肠道类器官空腔中，微小隐孢子虫可在其中完成整个生活史，产生的卵囊与从宿主动物中获得的相当。随后，为探索在类器官能否长期培养寄生虫，将微小隐孢子虫注射到扩增和分化的小肠类器官管腔中，并诱导类器官的分化，通过扩增和分化条件的转换，微小隐孢子虫可在类器官内生存至少 28 天。在 3 次传代培养的类器官中研究虫体入侵期间宿主转录组的变化，结果表明，上皮细胞可通过 I 型干扰素信号传导防御微小隐孢子虫感染，为深入研究隐孢子虫入侵宿主的转录调控机制奠定了基础。

总之，隐孢子虫的鸡胚和鸡胚器官培养模型培养简单方便，有利于了解隐孢子虫的致病机制和抗隐孢子虫药物筛选。隐孢子虫细胞和无细胞培养模型来源方便，且培养方法简单，适用于大多数隐孢子虫的体外培养，但可持续的时间较短。新型的隐孢子虫 3D 培养模型能够提供更好的发育环境，可在体外重现隐孢子虫完整生活史，便于研究寄生虫与宿主之间的相互作用，为寄生虫功能流行病学研究奠定基础，还可以为疫苗或药物测试提供试验平台。肠道类器官包含了肠道的复杂细胞结构特性，能够实现对寄生虫的长期持续性培养及繁殖，在保持宿主遗传特性的同时模拟肠道的结构和功能，可以在体外系统中探索宿主与寄生虫的相互作用。

四、巴贝虫培养

巴贝虫隶属于孢子门（Sporozoa）、球虫纲（Coccidea）、梨形目（Piroplasmida）、巴贝虫科（Babesiidae）、巴贝虫属（Babesia）。目前已经发现有 100 多种巴贝虫可以感染家养或野生哺乳动物，已明确能感染人体的巴贝虫有 7 种，主要的有 4 种：微小巴贝虫（Babesia microti），又称田鼠巴贝虫、分歧巴贝虫（B.divergens）、邓氏巴贝虫（B.duncani）和猎人巴贝虫（B.venatorum）。巴贝虫病（babesiasis）是人类所认知的第一个经由节肢动物传播给脊椎动物的人兽共患原虫病，亦称为梨浆虫病（piroplasmosis）。Smit 和 Kilbourne（1893）首先发现得克萨斯牛热病（Texas cattle fever）的病原体，当时认为是一种梨浆虫，后来被认定为双芽巴贝虫（*Babesia bigemina*）。Wilson 和 Chowning（1908）在美国西部落基山斑疹热患者的红细胞内也发现了类似于 Smit 和 Kilbourne 在牛红细胞内观察到的梨形病原体，但当时把这种病原体被命名为人梨浆虫（*Pyroplasma hominis*），这是人类最早发现的巴贝虫病例。最早直接以人体巴贝虫病命名该病的病例源于 1957 年一个脾切除的原南斯拉夫农民。自此，有 4 种巴贝虫被逐渐认识并作为人巴贝虫病的病原体。

巴贝虫主要通过蜱叮咬传播，也可以经过输血传播和垂直传播。目前人巴贝虫病主要在美国东北部和中西部流行，*B.microti* 为主要流行种；其次在欧洲存在散发流行，*B.divergens* 及 *B.venatorum* 为主要流行种；此外其地理分布不断扩大，南美洲、非洲、澳大利亚和亚洲均有散发病例报道。随着巴贝虫的流行及其输血相关病例被逐渐认识，2011 年巴贝虫病被美国 CDC 纳入国家上报疾病。巴贝虫病作为一种新发重要的人畜共患病，对大众健康及输血安全的风险日益引起人们的重视。笔者 1999 年在日本神户发现一例人巴贝虫病也是由于输血引起的。

国内人感染巴贝虫已发现 317 例，其中少数有临床症状，大多为无症状感染。中国的大陆地区和台湾地区均有相关病例报道，大陆地区的云南、广西、浙江、河南、山东、黑龙江、陕西、重庆、新疆、内蒙古等省份均有分布；虽然目前没有详细的巴贝虫在人群中的调查数据，但能感染人的巴贝虫在我国广泛分布，并且很可能存在某些虫种的自然疫源地；隐匿性感染在某些地区可能普遍存在，因此巴贝虫对我国输血安全的风险值得进一步评估。

以下以提取分歧巴贝虫（*B.divergens*）RNA 为例，介绍巴贝虫体外培养分离获取虫源的实验方法步骤。

（一）器材、药品和虫株

在生物安全柜中使用超纯水（保证纯度 25℃ 时为 18MΩ·cm）制备所有溶液，使用分析级试剂，与体外培养 *B.divergens* 相关的材料应在生物安全柜中制备。

1. *B.divergens* 体外培养

（1）*B.divergens*（Bd Rouen 1987 株）。

（2）人类 A 型红细胞。

（3）RPMI 1640 粉末介质。使用新鲜的 RPMI 1640 培养基培养 *B.divergens*，建议不要使用即用型 RPMI 1640 培养基。

（4）用于培养基的无菌蒸馏水。

（5）次黄嘌呤。

（6）500ml 真空驱动，0.22μm 过滤器。

（7）7.5%（w/v）碳酸氢钠溶液，无菌过滤，用于细胞培养。

（8）A 型人血清。

2. 分离 *B.divergens* 游离裂殖子

（1）Percoll（密度 1.130 5g/ml±0.005g/ml）。

（2）1.5M 氯化钠（NaCl 密度 1.058g/ml）：将 8.775g 氯化钠溶于 100ml 超纯水中。

（3）制备等渗 Percoll 溶液如下：在聚丙烯 50ml 离心管中加入 4ml 1.5mol/L NaCl，33.53ml Percoll 和 2.47ml 蒸馏水。

（4）RPMI 1640。

（5）10×PBS（磷酸盐缓冲盐水）：将 NaCl 80g，Na_2HPO_4 14.4g，KH_2PO_4 0.245g，溶于 800ml 蒸馏水中，调节溶液 pH 至 7.4，加蒸馏水定容至 1 000ml。

（6）1×PBS：用超纯水从 PBS 10× 溶液中制备 1/10 稀释液。

（二）*B.divergens* 体外培养方法

1. 将两包 RPMI 1640 粉末培养基溶解在 1.9L 无菌蒸馏水中。

2. 将 100ml 蒸馏水加入一小瓶玻璃杯中，在微波炉中加热至沸腾。

3. 将 0.1g 次黄嘌呤加入热水中，搅拌 30 分钟。注意：由于次黄嘌呤是一种热敏试剂，因此只有在蒸馏水冷却到 50℃ 或更低后才应添加。然后，用力摇晃玻璃瓶 1 分钟，以使其溶解。

4. 将溶解的次黄嘌呤加入 RPMI 1640 中,继续搅拌 1.5 小时。

5. 在水浴中将 50ml A 型人血清在 65℃ 下灭活 30 分钟,并保持在 4℃ 直至使用。

6. 将 RPMI 1640 培养基的 pH 调至 7.3。

7. 使用 500ml 真空驱动,0.22μm 过滤器过滤 1.5L RPMI 1640 培养基,并将过滤后的介质倒入无菌瓶中。将瓶子标记为"不完全培养基"并储存在 4℃。

8. 为了制备含有 10% 人血清的完全培养基,加入 50ml 灭活的 A 型人血清,16ml 的 7.5% 碳酸氢钠溶液和 450ml 不完全培养基,并使用相同的 500ml 真空驱动,0.22μm 过滤器过滤溶液。将瓶子标记为"完全培养基"并储存在 4℃。

9. 在 2 支 Falcon 管内倒入 50ml 全血,并以 1 224g 离心 15 分钟。然后,使用连接到真空泵的无菌移液器除去血浆。注意使用轨道离心机(orbital centrifuge),以避免离心过程中过度溶血。

10. 每只 Falcon 管倒入不完全培养基,并倒置 2~3 次以混合红细胞。

11. 将 Falcon 管以 1 224g 离心 15 分钟,除去培养基。再重复步骤 10 和 11 两次。

12. 将红细胞重悬于等体积的不完全培养基中,以获得 50% 的血细胞比容,4℃ 储存。红细胞可在四周内使用。

13. 为了在 5% 血细胞比容下用 A 型红细胞培养 *B.divergens*,加入 2.5ml 新鲜红细胞和 23.5ml 完全培养基于 75cm^2 培养瓶。将培养瓶置于 37℃,5% CO_2 的培养箱中,预热 30 分钟。

14. 从液氮中取含有感染寄生虫的人红细胞冷冻管,于手中加热解冻。使用 1ml 血清移液管将冷冻管内容物转移到预热培养瓶中。将培养瓶以水平位置放回培养箱,使培养基覆盖红细胞单层。在 37℃,5% CO_2 下孵育 48 小时。

15. 小心地从培养箱中取出培养瓶,放入生物安全柜。打开培养瓶,使用连接到真空泵的无菌移液器尽可能多地取出完全培养基,但要避免抽到细胞。

16. 用移液器从培养瓶中取出一滴培养物,滴入载玻片上进行涂片。

17. 加入新鲜的完全培养基至约 25ml 的适当培养体积,并将培养瓶放回培养箱。

18. 每 24 小时更换一次完全培养基,10 天内可以获得 30%~60% 的含虫红细胞。

19. 使用快速试剂盒(quick panoptic kit)用于快速吉姆萨染色。将载玻片放入染色盘中,在试剂 A 中浸泡 10 秒,取出载玻片将其浸入试剂 B 中 5 秒,取出载玻片将其再浸入试剂 C 中 10 秒。用蒸馏水快速冲洗玻片,并在室温(RT)下风干。注意:涂片也可以用甲醇固定薄血膜 15 秒,除去甲醇,用 10% 吉姆萨(体积/体积)溶液(5ml 吉姆萨试剂在 45ml 蒸馏水中)完全覆盖薄血膜涂片 15~30 分钟。用水冲洗载玻片。

20. 使用光学显微镜和油浸 ×100 物镜检查并确定寄生虫血症。

(三)分离 *B.divergens* 游离裂殖子

1. 制备三个独立的 40% 寄生虫血症的 *B.divergens* 体外培养瓶。

2. 将培养瓶的内容物转移到 Falcon 管中,并在 600g 和 4℃ 下离心 5 分钟。注意:使用轨道离心机(orbital centrifuge),以避免离心过程中的过度溶血。

3. 保留含有感染了 *B.divergens* 红细胞的细胞沉淀,以进行 RNA 提取,并使用 1ml 注射器经 5.0μm 过滤器过滤上清液一次,经 1.2μm 过滤器(Versapor 膜)过滤两次。立即用 Falcon 管 2 000g,4℃ 离心所得过滤液 2 分钟。除去上清液并在 TRIzol 试剂中快速重悬沉淀物(每 0.25ml 样品加入 0.75ml TRIzol 试剂)以裂解细胞,避免 RNA 降解。注意为了裂解成功,样品体积不应超过 TRIzol 试剂体积的 10%。

(四)分离 *B.divergens* 红细胞内寄生虫

1. 使用三个独立的 *B.divergens* 细胞沉淀,其中含有感染寄生虫的红细胞用于 RNA 提取。

2. 将沉淀重悬于不完全培养基中,以 600g 离心 10 分钟,洗涤三次,以除去可能游离的微量裂殖子。

3. 除去不完全培养基,用 RPMI 1640 以 1:3 稀释。将悬浮液叠加在 1.122g/ml 等渗 Percoll 溶液的顶部。

4. 将样品在 2 000g 和 20℃ 下离心 10 分钟。在 Falcon 管中收集含有感染 *B.divergens* 红细胞的界面层,避免细胞碎片或微量的游离裂殖子。

5. 收集的界面层用 PBS 在 600g 和 4℃ 下,离心 5 分钟,洗涤三次。

6. 在 TRIzol 试剂中快速重悬沉淀物(每 0.25ml 沉淀加入 0.75ml TRIzol 试剂)以裂解细胞,避免 RNA 降解。

(何深一)

第五节　结肠小袋纤毛虫

结肠小袋纤毛虫(*Balantidium coli*)体外培养始于 1921 年,Barrett 首次使用生理盐水和人血清养活了滋养体,但因虫体存活时间较短,且重复性差,结果并不令人满意。Jameson(1927)利用改良的溶组织内阿米巴的培养基成功地培养出纤毛虫,标志着结肠小袋纤毛虫体外培养向前迈进了一大步。该虫体外培养的成功,为开展病原学研究、临床治疗、药物筛选和疾病防控等奠定了重要基础。此后,不少学者对培养基的组分和培养条件的控制等进行了一系列的探讨和改进。时至今日结肠小袋纤毛虫的培养方法是采用有菌培养,包括非纯培养(xenic cultivation)和单栖培养(monoxenic cultivation)。

一、器材与药品

恒温培养箱、高压灭菌锅、离心机、小安瓿(或玻璃试管)、离心管、纱布、量杯、玻棒、移液器、移液器吸头、温度计、显微镜、电子天平、酸度计等。药品有青霉素、链霉素、硫酸庆大霉素等,但具体情况因培养基而异。

二、虫源的获取与鉴定

结肠小袋纤毛虫是人体最大的寄生原虫,核大呈肾形。包囊直径为 50~70μm;滋养体为(30~200)μm×(40~70)μm,呈螺旋状运动,在湿片中容易识别。因此取宿主粪便,PBS 稀释后直接涂片,光镜低倍镜检查(放大 100 倍),可检获滋养体和/或包囊,然后根据形态进行鉴定。

三、培养基制备

单相和双相非纯培养基都曾用于结肠小袋纤毛虫的体外培养,但因双相培养基的制备过程费时费力,所以应用较少。目前主要采用的是单相液体非纯培养基,如 RSS(林格氏液、消毒米粉、小牛血清)培养基、RPMI 1640 培养基和 DMEM 培养基等。

(一)RSS 培养基与改良 RSS 培养基

RSS 培养基是以林格氏液(Ringer 液)、消毒米粉、小牛血清等组成的培养基。

1. Ringer 液配制　氯化钠 6.00g,氯化钾 0.10g,氯化钙 0.10g,氯化镁 0.01g,碳酸氢钠 0.10g,葡萄糖 0.10g,蒸馏水定容至 1 000ml,高压灭菌 20 分钟。Ringer 液配制完成后,4℃ 保存。

2. RSS 培养基的制备　Ringer 液,使用前加入灭活小牛血清、消毒米粉和抗生素,培养基最终含有小牛血清 20%~25%,消毒米粉 7~10mg/ml,青霉素和链霉素各 10 000U/ml,pH 为 7.00~7.50。

3. 改良 RSS 培养基　将上述的 RSS 培养基中的消毒米粉替换成可溶性淀粉,用量不变。

(二)RPMI 1640 培养基

1. 培养基配制　RPMI 1640 干粉(1 000ml 的量),碳酸氢钠 2.00g,超纯水 1 000ml 溶解,并以滤器过滤除菌,配成 RPMI 1640 基础培养基,4℃ 保存。使用前加入小牛血清、可溶性消毒淀粉、抗生素,培养基最终含有小牛血清 25%,可溶性消毒淀粉 13mg/ml,青霉素和链霉素各 10 000U/ml,pH 为 7.00。

2. RPMI 1640 培养基优点　与 RSS 培养基或改进型 RSS 培养基相比,RPMI 1640 培养基配制更方便,且可以获得更高的种群密度。

(三)DMEM 培养基

1. 培养基配制　DMEM 干粉(1 000ml 的量),碳酸氢钠 3.70g,超纯水 1 000ml 溶解,并以滤器过滤除菌,配成 DMEM 基础培养基,4℃ 保存。使用前加入灭活小牛血清、可溶性淀粉和抗生素,培养基最终含有小牛血清 20%,可溶性消毒淀粉 5mg/ml,青霉素 G 钾盐 5 000U/ml,硫酸链霉素 0.50mg/ml,硫酸庆大霉素 0.20mg/ml,两性霉素 B 0.04mg/ml,pH 为 7.00~7.50。

2. DMEM 培养基优点　与 RSS 培养基相比,DMEM 培养基完成一个世代所需时间更短,且可获更高的原虫密度。与 RPMI 1640 培养基相比,DMEM 培养基获得的虫体密度更高。

（四）其他培养基

此外,培养溶组织内阿米巴的非纯培养基,如 LE、Robinson、TYGM-9 等,也适用于结肠小袋纤毛虫的培养。

四、培养方法与步骤

体外培养包括有菌培养和无菌培养。但结肠小袋纤毛虫仅采用有菌培养,无菌培养迄今为止未见成功。

（一）培养方法

结肠小袋纤毛虫采用单相培养基,进行非纯培养。

（二）培养步骤

1. 培养基准备　取经严格清洗和灭菌的小安瓿或玻璃试管,分装上述培养基,3ml/管,盖上盖备用。

2. 原虫准备与计数　将采集的宿主粪便标本中加入灭菌 PBS 混匀(或保种的结肠小袋纤毛虫悬液混匀),取 20μl 滴于载玻片上,盖上盖玻片于 100× 视野下观察,选择只有滋养体或包囊的样本计数。若为滋养体,当虫体密度 >10 个/视野,可直接混匀,制备成滋养体悬液;若为粪便来源的包囊,当虫体密度 >30 个/视野,则将含包囊的粪液经纱布过滤,15ml 离心管收集,377g 离心 5 分钟,去上清液,然后经灭菌 PBS 洗脱三次后混匀,制备成包囊悬液。

3. 接种　滋养体或包囊都可用于接种。

（1）滋养体接种:取上述滋养体悬液 240μl 直接接种于分装有培养基的安瓿(或试管)内。

（2）包囊接种:取上述包囊悬液 500μl 接种于分装有培养基的安瓿(或试管)内。

4. 培养　将安瓿瓶(或试管)加盖后放入恒温培养箱,28℃,静置培养。

5. 镜检　接种 24 小时以后,用显微镜直接镜检观察虫体生长情况。之后每 12 小时检查一次,观察虫体生长情况及计数种群密度。

五、培养的过程控制

结肠小袋纤毛虫的体外培养主要受培养温度、培养基的 pH、虫体密度等因素的影响,因此在培养过程中需要注意监测。

（一）温度监测

以温度计测量。培养温度可控制在 25~40℃ 范围内,以 28℃ 为最佳,超过该范围,纤毛虫难以生长。

（二）pH 监测

以酸度计测量。培养基 pH 7.00~7.50 为宜,超过该范围,虫体难以生存和繁殖。

（三）虫体密度监测

以光学显微镜检查计数。接种 24 小时后镜检第一次,然后每 12 小时镜检一次,用低倍显微镜检查(放大 100 倍),计数 30 个视野下的虫体总数。当样本群密度连续两次下降即停止培养。一般培养 48~72 小时。

六、结果判定及虫种保存

受培养条件及分离虫株的影响,接种于培养基的滋养体或包囊能否培养成功、以及虫体密度均需要定期检查。成功培养的虫株,可以通过传代的方式保种。

（一）结果判定

接种 24 小时后,将培养液混匀,取出 60μl 置于载玻片上,盖上盖玻片,低倍显微镜检查(放大 100 倍)。有活动的滋养体的安瓿(或试管)记为阳性,继续培养,并每 12 小时计数虫体密度。未见活动滋养体的安瓿(或试管)亦继续培养,每 24 小时镜检,若 72 小时未见滋养体,则弃之,结果记为阴性。

（二）虫种保存

若虫体不作进一步实验,则每 48 小时传代一次,如此传代保种可达 2 年以上。目前尚未见低温成功保种结肠小袋纤毛虫的报道。

七、注意事项

可溶性淀粉含量 5~15mg/ml 为宜,过少不能满足虫体对碳水化合物的需求,过多可能造成虫体死亡。小牛血清含量 20% 最佳,过少不利于虫体生长和繁殖,且使用前须以 56℃,30 分钟灭活。此外,实验废液须进行无害化处理。

（向　征）

第六节　其　他　原　虫

关于其他寄生原虫的体外培养,主要讲述微孢子虫和肉孢子虫。微孢子虫是一类原始的专性细胞内寄生的单细胞真核生物,在自然界分布广泛,可以感染很多无脊椎动物和包括人类在内的多种脊椎动物。目前被证实能够感染人的微孢子虫有脑炎微孢子虫属（*Encephalitozoon*）、肠上皮细胞微孢子虫属（*Enterocytozoon*）、微粒子虫属（*Nosema*）和匹里虫属（*Pleistophora*）等。由于微孢子虫十分微小,使用光学显微镜难以进行形态鉴定,因此早期关于人类微孢子虫病及流行病学的研究和相关文献非常有限。1927 年报道了第一例人微孢子虫感染,此后随着检测技术的发展和进步,在临床上越来越多的病例被检测出来。目前微孢子虫的检测方法包括体外培养、形态染色、抗原检测、电镜观察、分子生物学检测以及测序等。随着微孢子虫检测技术的进步,人类可以更好地认识微孢子虫的特性,并制定出相应的快速检测方法及防控策略。

肉孢子虫种类繁多,可以感染爬行动物、鸟类以及包括人在内的哺乳动物,动物感染遍及全球。以人为终末宿主的肉孢子虫主要是人肉孢子虫（*Sarcocystis homins*）和猪人肉孢子虫（*Sarcocystis suihominis*）,两者均寄生于人体小肠,故又称为人肠肉孢子虫。以人为中间宿主的肉孢子虫目前命名的只有林氏肉孢子虫（*Sarcocystis lindemanni*）,主要寄生于人体肌肉,又称为人肌肉肉孢子虫。肉孢子虫的临床诊断主要通过患者粪便中的卵囊和孢子囊的形态以及分子生物学诊断进行确诊,但粪检敏感性差,阳性率低,因此建立肉孢子虫的体外培养方法,对于肉孢子虫病的临床诊断及生物学特性研究有重要意义。

一、微孢子虫培养

20 世纪 30 年代,Trager 等第一次尝试并成功对家蚕体内的微孢子虫进行了体外培养,之后不断改进培养方法,花了将近 22 年才培养出感染哺乳动物的微孢子虫。直到 1990 年,研究者们才建立了兔脑炎微孢子虫（*E.cuniculi*）哺乳动物宿主的体外培养体系。一般情况下,临床标本含有微孢子虫的数量较少,不容易被常规方法检出,因此对微孢子虫进行体外培养,在微孢子虫病的临床诊断和研究中起着至关重要的作用。不同的微孢子虫,培养的细胞系也有所不同,可以用来培养微孢子虫的细胞株主要有非洲绿猴肾上皮细胞（Vero）、猴肾细胞（E6）、人包皮成纤维细胞（HFF）、兔肾细胞（RK13）、人结肠癌细胞（HT-29）、兔角膜上皮细胞（SIRC）、人肺成纤维细胞（HLF）和犬肾上皮细胞（MDCK）等,其中 HFF 和 RK13 两种细胞被广泛应用于大部分微孢子虫的体外培养。

（一）器材与试剂

HFF 或 RK13 细胞,DMEM 培养液或 MEM 培养液,胎牛血清（FBS）,青链霉素混合液（100×）,杜氏磷酸盐缓冲液（DPBS）,二甲基亚砜（DMSO）,核酸提取试剂盒,T25 无菌细胞瓶,1.5ml 离心管,注射器,移液器,过滤器,5% CO_2 恒温培养箱,恒温箱,离心机,低温冰箱,PCR 仪等。

（二）虫源的获取与鉴定

1. 虫源的获取　人类微孢子虫可感染肠道、肝、肺、脑等部位,引起慢性腹泻、肝炎、角膜炎、脑炎、血液系统性感染等,因此可以取微孢子虫病患者的粪便、脑脓肿引流液、十二指肠液、胆汁和痰液等,或者取冻存的微孢子虫培养液。

2. 虫种的鉴定 微孢子虫的鉴定可以采用染色法、透射电镜等观察形态,但是有些微孢子虫如兔脑炎微孢子虫(*E.cuniculi*),海伦脑炎微孢子虫(*E.hellem*)和肠脑炎微孢子虫(*E.intestinalis*)在光学显微镜下无法区分,因此现在常用 PCR 的方法进行鉴定。

(三)培养基制备及其注意事项

基础培养液

(1)配方:培养 HFF 细胞用 DMEM 培养液,培养 RK13 细胞用 MEM 培养液,青霉素链霉素混合液(100×),FBS。

(2)配法:DMEM 培养液或 MEM 培养液 450ml,加入青霉素链霉素混合液(100×)5ml,使其青霉素 G 终浓度为 100U/ml,链霉素终浓度为 0.1mg/ml,FBS 45ml,其终浓度为 10%。配制好的基础培养液放入 4℃ 冰箱内保存,使用前需放入 37℃ 温箱中平衡温度。

(四)培养条件及操作步骤

1. 细胞复苏及培养 从液氮储存罐中取出细胞,放入 37℃ 水浴,轻轻摇晃约 1 分钟至完全解冻。向细胞冷冻瓶外壁喷洒 75% 乙醇消毒后,将解冻的冷冻瓶放入生物安全柜内,无菌条件下将其转入含有 5ml 基础培养液的 T25 细胞瓶,吹散。将细胞瓶置于 37℃,5% CO_2 恒温培养箱中进行培养。24 小时后,用新鲜的基础培养液换掉原细胞瓶中的培养液。之后,每 3 天更换基础培养液,每天用倒置显微镜观察细胞的生长,直到细胞形成融合的单层。

2. 标本接种 将含有标本的试管外壁经 75% 乙醇喷洒消毒后,转入生物安全柜。打开瓶盖,吸出感染液 1ml 放入含有 5ml 基础培养液的单层细胞的细胞瓶中,将其置于 37℃,5% CO_2 恒温培养箱中培养。24 小时后,用新鲜的基础培养液换掉细胞瓶中的液体。之后,每 3 天换一次液,每天通过倒置显微镜观察细胞感染情况。如果用冻存的微孢子虫培养液感染的细胞,通常在 7 天后可见到细胞感染。

3. 培养物收集 培养 2 周以后,用细胞刮刀刮取细胞连同上清液收集到 15ml 离心管中,放入低温离心机 4℃,1 500g 离心 20 分钟。弃上清液,加入 10ml DPBS 重悬。用一个 10ml,4 号针头的注射器反复吹打细胞,以保证大多数细胞破裂。将细胞悬浮液用 5μm 过滤器过滤,以移除碎片。将过滤后的液体,放入低温离心机,4℃,1 500g 离心 20 分钟。沉淀物即为微孢子虫液。

(五)培养的过程控制

1. 在培养过程中,遵循无菌原则,否则容易污染,影响结果。

2. FBS 使用前需要热灭活,因为血清中的补体可以在体外干扰微孢子虫的生长。

3. 含有微孢子虫的培养液应保存在 4℃ 冰箱内,微孢子虫在 4℃ 条件下可以存活一年以上。

4. 装有微孢子虫的培养液可以用 DPBS 代替,能够控制污染物的生长。

(六)结果判定及其虫种保存

1. 结果判定 提取微孢子虫培养液中的核酸,使用微孢子虫的引物(表 24-1),进行 PCR 扩增。将产物电泳进行条带比对,或将产物测序。

表 24-1 脑炎微孢子虫属的诊断引物(Han 等,2019)

种名	引物	退火温度/℃	扩增片段长度/bp
兔脑炎微孢子虫	5'-ATGAGAAGTGATGTGTGTGCG-3' 5'-TGCCATGCACTCACAGGCATC-3'	55	49
海伦脑炎微孢子虫	5'-TGAGAAGTAAGATGTTTAGCA-3' 5'-GTAAAAAGACTCTCACACTCA-3'	55	547
肠脑炎微孢子虫	5'-TTTCGAGTGTAAGGGAGTCGA-3' 5'-CCGTCCTCGTTCTCCTGCCCG-3'	55	520

2. 虫种保存 取上述离心后的微孢子虫液,每管加入 1ml DPBS,并将细胞微球化。用血细胞计数器在显微镜下进行微孢子虫计数并调整悬浮液中微孢子虫浓度为(2.00~4.00)×10⁷ 孢子/ml。将孢子液与等

体积的 20% 二甲基亚砜在 DPBS 中混合,放入 37℃,5%CO$_2$ 恒温培养箱中培养 30 分钟。将 0.5ml 等量液体分装到无菌冷冻管中。将标记过的冷冻管放置在 4℃ 冰箱中 2 小时,–20℃ 冰箱 2 小时,–80℃ 冰箱 2 小时,最后放入液氮中长期保存。

二、肉孢子虫培养

人肉孢子虫病是一种危害较大的人兽共患寄生虫病,目前其生活史、致病性、诊断等方面研究不多。虽然人肉孢子虫被认为是重要的人类肠道原虫,但是人肉孢子虫病的感染率不高,通常表现为亚临床感染状态,并且人肉孢子虫卵囊在粪便中数量较少,不容易检出,因此人肉孢子虫病在人群中的流行程度可能被低估。而肉孢子虫的体外培养则可以增加肉孢子虫的数量,有利于肉孢子虫病的诊断、治疗以及防控等方面的研究。肉孢子虫体外培养重要的环节之一是选择合适的细胞株,不同的肉孢子虫体外培养所选择的细胞株也有所不同,如枯氏肉孢子虫(*Sarcocystis cruzi*)是在牛的肌细胞内发育,牛肺动脉内皮细胞(CPA)是其适宜的细胞。一般常用的细胞株有犬肾上皮细胞(MDCK)、非洲绿猴肾成纤维细胞(CV-1)、人成纤维细胞(HF)、小鼠成纤维细胞(MF)等,但大部分肉孢子虫已被证明容易在 CV-1 中发育。

(一) 器材与试剂

CV-1 细胞,RPMI 1640 培养液,胎牛血清(FBS),青链霉素混合液(100×),杜氏磷酸盐缓冲液(DPBS),核酸提取试剂盒,蔗糖,HBSS 平衡盐溶液,二甲基亚砜(DMSO),T25 无菌细胞瓶,1.5ml 离心管,移液器,丝网筛,5%CO$_2$ 培养箱,恒温箱,离心机,振荡器,低温冰箱,研磨器,显微镜,刮刀,注射器,PCR仪,剪刀等。

(二) 虫源的获取与鉴定

1. 虫源的获取　收集肉孢子虫患者的粪便或感染了肉孢子虫的动物宿主的粪便、小肠组织。

(1)患者或感染动物粪便的处理:取患者或感染动物的粪便 5~10g 放入 500ml 玻璃瓶中,加入清水浸泡,去除粪便中杂质,使粪便软化。放置 1~2 小时后,用玻璃棒将样品均质,然后旋紧盖子放在振荡器上,震动 1~2 小时。用 100μm 丝网筛过滤,将滤液放入 250ml 玻璃瓶中,800g 离心 10 分钟,或者静置 30 分钟,丢弃上清液。按照 1∶4(浆液∶2mol/L 蔗糖溶液)加入 2mol/L 蔗糖溶液。将糖-粪混合物放入 50ml 离心管中,800g 离心 10 分钟。取 5ml 上清液与 45ml 水混合,800g 离心 10 分钟,弃上清液。取 1 小滴沉淀物放置在载玻片上并盖上盖玻片,在显微镜下观察卵囊。将沉淀物悬浮在 HBSS 抗生素的混合液中,置于 4℃ 冰箱中保存备用。

(2)动物宿主小肠的处理:取出感染肉孢子虫的动物宿主小肠,纵向剪开,黏膜面向上平铺在纸巾上,用载玻片轻轻刮拭肠黏膜,卵囊多集中在小肠绒毛上皮内。将刮取液悬浮在 200~500ml 水中,用研磨器高速研磨 1~5 分钟或更长时间,研磨过程中可以停顿数次,有利于防止气泡产生。将匀浆置于 250ml 离心瓶中 800g 离心 10 分钟,弃上清液。将沉淀物重悬于 200~500ml 水中,再次离心,弃上清液。重复上述过程 3~5 次,直到大多数卵囊从宿主组织细胞中释放出来。取 1 小滴沉淀物放置在载玻片上并盖上盖玻片,在显微镜下观察卵囊。将沉淀物悬浮在 HBSS 抗生素的混合液中,置于 4℃ 冰箱中保存备用。

2. 鉴定　在光学显微镜下观察卵囊:肉孢子虫的卵囊很小,通常为 9μm×16μm,长椭圆形,囊壁薄,内含 2 个孢子囊,其内各含 4 个子孢子。

(三) 培养基制备及注意事项

1. 基础培养液

(1)配方:RPMI 1640 培养液、青霉素链霉素混合液(100×)、FBS。

(2)配法:RPMI 1640 培养液 450ml,加入青霉素链霉素混合液(×100)5ml,使其青霉素 G 终浓度为 100U/ml,链霉素终浓度为 0.1mg/ml,FBS 45ml,其终浓度为 10%。

(3)用途:细胞培养。

(4)注意事项:配制好的基础培养液放入 4℃ 冰箱内保存,使用前需放入 37℃ 温箱中平衡温度。

2. 2M 蔗糖溶液

(1)配方:双蒸水、蔗糖和液体苯酚。

（2）配法：双蒸水 1 000ml 分 4 次加入 684.60g 蔗糖（MW 342），充分搅拌，直至蔗糖完全溶解。

（3）用途：处理患者或动物的粪便。

（4）注意事项：长期保存，可加入 5ml 液体苯酚，防止真菌生长。

3. HBSS 抗生素混合物

（1）配方：HBSS 溶液、青霉素 G、链霉素、两性霉素 B 和制霉菌素。

（2）配法：HBSS 溶液 1 000ml，加入青霉素 G 10 000U，链霉素 10mg，两性霉素 B 0.05mg，制霉菌素 500U/ml，搅拌混匀。

（3）用途：用于保存肉孢子虫沉淀物。

（4）注意事项：配制好的 HBSS 抗生素混合物分装成小瓶，每瓶 100ml，放入 -20℃ 冰箱内保存，使用前室温解冻。

（四）培养条件及操作步骤

1. 细胞复苏及培养　从液氮储存罐中取出 CV-1 细胞，放入 37℃ 水浴，轻轻摇晃约 1 分钟至完全解冻，75% 乙醇喷洒试管外壁后放入生物安全柜。无菌条件下，将其吸入含有 5ml 基础培养液的 T25 细胞瓶，转入 37℃，5% CO_2 恒温培养箱中培养。24 小时后更换新的基础培养液。之后每 3 天更换基础培养液，每天用倒置显微镜观察细胞的生长，直到细胞形成融合的单层。

2. 标本接种　将含有肉孢子虫沉淀物的试管经 75% 乙醇喷洒消毒后，转入生物安全柜，摇匀，打开瓶盖，吸出 1ml 悬液放入含有 5ml 基础培养液的单层细胞的细胞瓶中，置于 37℃，5% CO_2 恒温培养箱中培养。24 小时后，用新鲜的基础培养液换掉细胞瓶中液体。之后每 3 天换一次，每天通过倒置显微镜观察感染情况。

3. 培养物收集　培养 3 周以后，用细胞刮刀刮取细胞连同上清液收集到 15ml 离心管中，放入低温离心机，4℃，800g 离心 20 分钟。弃去上清液，加入 10ml HBSS 液重悬。用一个 10ml、6 号针头的无菌注射器反复吹打细胞数次，之后在离心管中加入 2mm 的无菌小玻璃球，大约 0.5ml，然后涡漩 10 秒或更长时间。放入低温离心机，4℃，800g 20 分钟，弃上清液，用 1ml HBSS 液重悬沉淀。沉淀物即为肉孢子虫培养物。

（五）培养过程控制

1. 在培养过程中，遵循无菌原则，否则容易污染，影响结果。

2. FBS 使用前需要放入 56℃ 温水浴热灭活 45 分钟，因为血清中的补体可以在体外干扰肉孢子虫的生长。

3. 不同的肉孢子虫卵囊和孢子囊在外界环境中的存活情况不同，一般情况下孢子囊在 4℃ 下可存活数月，在 HBSS 抗生素混合物中，可存活 12 个月甚至更长。

（六）结果判定及虫种保存

1. 结果判定　取 1 滴培养液置于载玻片上，覆加盖玻片在显微镜下镜检，查见肉孢子虫卵囊即为阳性。或者提取培养液中的核酸，使用肉孢子虫的引物，进行 PCR 扩增，产物经电泳后进行条带比对，有相应条带者为阳性。

2. 虫种保存　肉孢子虫培养液可以利用低温冷冻方法保存。取上述离心沉淀后的肉孢子虫培养物，每管加入 1ml HBSS 液，并将细胞微球化，用血细胞计数器在显微镜下进行卵囊计数。将肉孢子虫与等体积的 20% 二甲基亚砜混合。取 0.5ml 等量液体分装到无菌冷冻管中。将标记过的冷冻管放置在 4℃ 冰箱中 2 小时，-20℃ 冰箱 2 小时，-80℃ 冰箱 2 小时，最后放入液氮中长期保存。

（李 娟）

参 考 文 献

［1］ 刘斌. 细胞培养［M］. 3 版. 世界图书出版公司，2018.

［2］ 李朝品，程彦斌. 人体寄生虫学实验指导［M］. 3 版. 北京：人民卫生出版社，2018.

［3］ 李典友，高本刚. 生物标本采集与制作［M］. 北京：化学工业出版社，2016.

［4］ 吴观陵.人体寄生虫学［M］.4 版.北京：人民卫生出版社，2013.

［5］ 李朝品，高兴致.医学寄生虫图鉴［M］.北京：人民卫生出版社，2012.

［6］ 伍玉明.生物标本的采集、制作、保存与管理［M］.北京：科学出版社，2010.

［7］ 李朝品.人体寄生虫学实验研究技术［M］.北京：人民卫生出版社.2008.

［8］ 李作龙，刘更.生物标本的采集制作［M］.光明日报出版社，1989.

［9］ 陈佩惠.人体寄生虫学实验技术［M］.北京：北京科学出版社，1988：36-38.

［10］ 莫碧莹，包佳玲，周泽扬.人类微孢子虫检测方法研究进展［J］.微生物学报，2021，61（5）：1031-1043.

［11］ 王天奇，闫文朝，丁轲，等.RPMI 1640 培养基体外培养结肠小袋纤毛虫的研究［J］.中国畜牧兽医，2011，38（2）：243-246.

［12］ 王天奇，闫文朝，丁轲，等.DMEM 体外培养结肠小袋纤毛虫的研究［J］.中国病原生物学杂志，2009，4（12）：907-909+921.

［13］ 王天奇，丁轲，张玲，等.改进型 RSS 培养基体外培养结肠小袋纤毛虫的效果研究［J］.湖北畜牧兽医，2008，28（10）：6-8.

［14］ 王天奇，闫文朝，丁轲，等.RSS 培养基体外培养结肠小袋纤毛虫的效果观察［J］.中国兽医寄生虫病，2008，16（6）：17-21.

［15］ 陈丽凤，李建华，等.犬贾第虫携病毒株体外纯培养的建立［J］.中国寄生虫学与寄生虫病杂志，2006，24（4）：261-265.

［16］ 赵永军，张西臣，刘全.犬贾第虫纯培养的建立［J］.中国人兽共患病杂志，2005，21（8）：706-709.

［17］ 朱艳红，牛安欧，卢思奇.体外诱导蓝氏贾第鞭毛虫滋养体的成囊和脱囊［J］.热带医学杂志，2004，4（4）：375-376.

［18］ 曾凡龙，郭鄂平，王燕，等.迈氏唇鞭毛虫的培养观察［J］.医学动物防制，2003，19（5）：263-264.

［19］ 郭鄂平，曾凡龙，王绍基，等.迈氏唇鞭毛虫的分离与纯培养［J］.郧阳医学院学报，2003，22（3）：180-181.

［20］ 李雅杰，王凯慧.瑞士蓝氏贾第虫株变异性富含半胱氨酸表面蛋白的研究［J］.寄生虫与医学昆虫学报，1998，5（1）：1-9.

［21］ 陈金富，刘光英，曾国琦，等.口腔毛滴虫的体外培养［J］.福建医科大学学报，1997，31（2）：203-205.

［22］ 阎歌，卢思奇，王凤云.从家兔分离贾第虫并建立纯培养［J］.首都医学院学报，1995，16（1）：24-26.

［23］ 卢思奇，王凤芸，肖祖林.蓝氏贾第虫福建株的分离与纯培养［J］.首都医学院学报，1994，15（3）：188-190.

［24］ 丁惠东，汪志楷，沈永林.伊氏锥虫体外培养的研究 Ⅱ影响培养的因素［J］.南京农业大学学报，1993，16（增刊）：122-126.

［25］ 丁惠东，汪志楷，沈永林.伊氏锥虫体外培养的研究 Ⅰ培养系统的建立［J］.南京农业大学学报，1993，16（2）：74-76.

［26］ 卢思奇，王正仪，祝虹.贾第虫纯培养的建立［J］.中国寄生虫学与寄生虫病杂志，1990，8（3）：199-202.

［27］ 田喜凤，卢思奇，尚红伟，等.双氢青蒿素对体外蓝氏贾第鞭毛虫滋养体细胞骨架的损伤作用［J］.世界华人消化杂志，2006，14（20）：1977-1981.

［28］ YAN W，WANG T，ZHAO L，et al. Modified DMEM xenic culture medium for propagation, isolation and maintenance of Balantioides coli ［J］. Acta Trop, 2021, 214：105762.

［29］ HAN B，MORETT M，M Weiss L. Encephalitozoon：Tissue Culture, Cryopreservation, and Murine Infection ［J］. Curr Protoc Microbiol, 2019, 52（1）：e72.

［30］ JIAO LI，ZHI-WAN ZHENG，GAYATHRI NATARAJAN，et al. The first successful report of the in vitro life cycle of Chinese Leishmania：the in vitro conversion of Leishmania amastigotes has been raised to 94% by testing 216 culture medium compound ［J］. Acta Parasitologica, 2017, 62（1）, 154-163.

［31］ BARBOSA AS，BASTOS OM，UCHÔA CM，et al. Isolation and maintenance of Balantidium coli（Malmsteim, 1857）cultured from fecal samples of pigs and non-human primates ［J］. Vet Parasitol, 2015, 210（3-4）：240-245.

［32］ AHMED，N. Cultivation of parasites ［J］. Tropical Parasitology, 2014, 4（2）：80-89.

［33］ MANNA D，EHRENKAUFER GM，SINGH U. Regulation of gene expression in the protozoan parasite Entamoeba invadens：identification of core promoter elements and promoters with stage-specific expression patterns ［J］. Int J Parasitol, 2014, 44（11）：837-845.

［34］ NIMRI L. Unusual case presentation of intestinal Sarcocystis hominis infection in a healthy adult ［J］. JMM Case Rep, 2014, 1（4）：e004069.

［35］ DE CÁDIZ AE，JEELANI G，NAKADA-TSUKUI K，et al. Transcriptome analysis of encystation in Entamoeba invadens ［J］. PLoS One, 2013, 8（9）：e74840.

［36］ DE-PING CAO，DA-LI CHEN，JIAN-PING CHEN，et al. Axenic culture and identification of amastigotes from Sichuan human strain of Chinese Leishmania isolates［J］. Veterinary Parasitology,2012,183（3-4）:353-355.

［37］ JEELANI G,SATO D,HUSAIN A,et al. Metabolic profiling of the protozoan parasite Entamoeba invadens revealed activation of unpredicted pathway during encystation［J］. PLoS One,2012,7（5）:e37740.

［38］ IGOR AR,BIANCA AS,ANDRE LS,et al. A new experimental culture medium for cultivation of Leishmania amazonensis:its efficacy for the continuous in vitro growth and differentiation of infective promastigote forms［J］. Parasitology Research,2010,106:1249-1252.

［39］ JULIANA DIAS COSTA,RENATA SOARES,LÉA CYSNE FINKELSTEIN,et al. Fast high yield of pure Leishmania（Leishmania）infantum axenic amastigotes and their infectivity to mouse macrophages［J］. Parasitology Research,2009,105:227-236.

［40］ MAKIOKA A,KUMAGAI M,KOBAYASHI S,et al. Involvement of serine proteases in the excystation and metacystic development of Entamoeba invadens［J］. Parasitol Res,2009,105（4）:977-987.

［41］ DEBRABANTE A,JOSHI MB,PIMENTA PFP,et al. Generation of Leishmania donovani axenic amastigotes:their growth and biological characteristics［J］. Internation J Parasitol,2004,34（2）:205-217.

［42］ CRUZ A,ISAURA SOUSA M,AZEREDO Z,et al. Comparison between two common methods for measuring Giardia lamblia susceptibility to antiparasitic drugs in vitro［J］. Acta Trop,2003,88（2）:131-135.

［43］ CLARK CG,DIAMOND LS. Methods for cultivation of luminal parasitic protists of clinical importance［J］. Clin Microbiol Rev,2002,15（3）:329-341.

［44］ MARCIA T,REGILENE S,ROMINA BS,et al. A simple and reproducible method to obtain large numbers of axenic amastigotes of different Leishmania species［J］. Parasitology Research,2002,88:963-968.

［45］ SCHUSTER FL,SULLIVAN JJ. Cultivation of clinically significant Hemoflagellates［J］. Clinic Microbiol Rev,2002,15（3）:374-389.

［46］ VISVESVARA GS. In vitro cultivation of microsporidia of clinical importance［J］. Clin Microbiol Rev,2002,15（3）:401-413.

［47］ PAL JK,JOSHI-PURANDARE M. Dose-dependent differential effect of hemin on protein synthesis and cell proliferation in Leishmania donovani promastigotes cultured in vitro［J］. J Biosci,2001,26（2）:225-231.

［48］ KOBAYASHI S,IMAI E,TACHIBANA H,et al. Entamoeba dispar:cultivation with sterilized Crithidia fasciculata［J］. J Eukaryot Microbiol,1998,45（2）:3S-8S.

［49］ SAAR Y,RANSFORD A,WALDMAN E. et al. Characterization of developmentally-regulated activities in axenic amastigotes of Leishmania donovani［J］. Molecul and Biochem Parasitol,1998,95（1）:9-20.

［50］ CLARK CG. Axenic cultivation of Entamoeba dispar Brumpt 1925,Entamoeba insolita Geiman and Wichterman 1937 and Entamoeba ranarum Grassi 1879. J Eukaryot Microbiol,1995,42（5）:590-593.

［51］ SANCHEZ L,ENEA V,EICHINGER D. Identification of a developmentally regulated transcript expressed during encystation of Entamoeba invadens［J］. Mol Biochem Parasitol,1994,67（1）:125-135.

［52］ BOUCHER SE,GILLIN FD. Excystation of in vitro-derived Giardia lamblia cysts［J］. Infect Immun,1990,58（11）:3516-3522.

［53］ JAMESON A. The Behaviour of Balantidium coli Malm［J］. in Cultures. Parasitology,1927,19（4）:411-419.

［54］ BARRETT HP,YARBROUGH N. A method for the cultivation of Balantidium coli［J］. Am J Trop Med,1921,1:161-165.

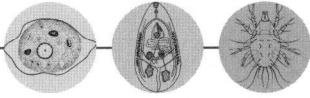

第二十五章

寄生扁虫的培养

　　寄生扁虫（Flatworm）是扁形动物门（Platyhelminthes）吸虫纲（Trematoda）与绦虫纲（Cestoidea）体形扁平、两侧对称的寄生虫。寄生扁虫的体外培养（*in vitro*），最早可追溯至 20 世纪 30 年代，Lee 等（1935）用马、羊、兔血清及患者腹水培养日本血吸虫（*Schistosoma japonicum*）成虫，使 2 条成虫（adult）存活 82 天。后陆续有其他吸虫（Stephenson，1947；Yokogawa 等，1955；Yasuraoka 等，1970、1974；Lo 等，1974）与绦虫（Silverman 等，1955；Smyth 等，1962；Sinha 等，1967；Seidel & Voge，1975）进行体外培养研究的报道。进入 80 年代后，扁虫的体外培养突飞猛进、进展迅速，取得了长足发展；并逐渐从虫体培养跨入细胞培养（cell culture），如：日本血吸虫、猪带绦虫（*Taenia solium*）与细粒棘球绦虫（*Echinococcus granulosus*），体外培养的细胞（cell）均能长成单层进行传代（passage）；尤其是对猪带绦虫囊尾蚴以及细粒棘球绦虫生发细胞的培养，分别建立了猪带绦虫囊尾蚴细胞系（CC-9）（李靓如等，1995）与人源细粒棘球蚴细胞系（13G-5）（陆家海等，1998）。扁虫体外培养的长足发展，对于深入理解扁虫的生理、生化、摄食、营养及其与宿主的关系发挥了重要作用，极大地推动了扁虫代谢抗原、免疫效应、免疫逃避机制的研究，为疾病的诊断及抗虫药物的筛选和机制的阐明奠定了基础，为基因功能的研究提供了条件。

第一节　吸　　虫

　　寄生于人体的吸虫分类上属于扁形动物门吸虫纲的复殖目，称复殖吸虫（digenetic trematode），有 30 余种。我国常见且重要的有日本血吸虫（*S. japonicum*）、华支睾吸虫（*Clonorchis sinensis*）、卫氏并殖吸虫（*Paragonimus westermani*）、斯氏并殖吸虫（*P. skrjabini*）、布氏姜片吸虫（*Fasciolopsis buski*）和肝片形吸虫（*Fasciola hepatica*）等。吸虫的培养，最早见于日本血吸虫（Lee 等，1935），后陆续有华支睾吸虫（Chu，1938）、肝片形吸虫（Stephenson，1947）、卫氏并殖吸虫（Yokogawa 等，1955）、布氏姜片吸虫（Lo 等，1974）等的报道；培养的虫期涉及生活史中多个阶段，尤其是日本血吸虫，所有发育阶段的培养研究均有报道；不仅如此，还深入开展了细胞培养的研究。尽管体外培养尚未达到预期目的，但已为杀虫药物筛选（Keiser，2010）等各种实验研究提供了一个十分重要的模型。

一、日本血吸虫培养

　　日本血吸虫的体外培养，早在 20 世纪 30 年代就有学者（Lee 等，1935）进行成虫培养的尝试，50 年代后陆续有成虫及其产卵、童虫（schistosomulum）等生活史其他阶段培养的报道；80 年代后，日本血吸虫虫体的体外培养有了长足的发展。在终末宿主体内各发育阶段虫体的培养，可将尾蚴（cercariae）成功转变为童虫，童虫经长程培养可生长、发育、合抱、甚至产卵，但所产虫卵（egg）为异常卵（Wang 等，1986）；收集终末宿主体内的成虫，经体外培养后可产出正常卵，但产卵量较少，畸卵率较高，且不能长期持续产卵；在中间宿主螺体内发育阶段虫体的培养，可将毛蚴（miracidium）经人工方法转变为母胞蚴（mother sporocyst），母胞蚴经与曼氏血吸虫（*S. mansoni*）中间宿主光滑双脐螺胚胎（*Biomphalaria glabrata* embryonic，Bge）细胞系共培养可发育为子胞蚴（daughter sporocyst），并从母胞蚴体中逸出，但尚不能进一步发育为尾蚴。除虫体培养外,董惠芬等开创了日本血吸虫的细胞培养研究,建立细胞培养的方法(董惠芬等,1995a),筛选了细胞培养的条件(董惠芬等,1995b),观察了培养细胞的形态(董惠芬等,1995c)与特性;还有不少研究者进行了细胞培养条件的进一步研究,但最终未能建立细胞系(cell line)。张中庸等(2002)与李靓如等(2002)分别进行了毛蚴、尾蚴与成虫的细胞培养研究,报道均已称传了数代。我国学者进行的体外培养研究,Ye 等于 2013 以英文形式又作了报道。

(一) 成虫

1. 虫体培养

(1)研究概况:日本血吸虫成虫的离体培养研究,可追溯至 1935 年,Lee 等用马、羊、兔血清及患者腹水来培养成虫,使 2 条成虫存活 82 天。接着,Chu(1938)以马血清加等量林格氏液(Ringer's solution)及数滴马红细胞为培养基,使部分雄虫存活 4 个月、雌虫存活 2 个月,雌雄虫体可以配对,但存活不超过 24 小时。用台氏液(tyrode's solution)加羊血清培养成虫,其中雌虫存活 10.5~15.5 天,雄虫存活 9~34 天;用骡血清代替羊血清,成虫在台氏液中存活也良好(周述龙等,2001)。王凤临(1983)的研究使雄虫平均存活 79 天,最长达 100~108 天;雌虫平均存活 70 天,最长可达 110~187 天。

Newsome 早在 1962 年报道,用 10 份台氏液与 3 份人血清附加 2mg/ml 葡萄糖(glucose,Gluc)的培养基培养日本血吸虫成虫,可让成虫产卵。许世锷(1974)以 3 份台氏液与 1 份马血清附加少量小白鼠红细胞为培养基培养成虫,雌虫不论是否处于合抱状态均能产卵,不仅能使子宫中已经形成的虫卵产出,而且可以形成新的虫卵;产卵高峰期一般为培养的第 2~7 天,所产虫卵的数量与培养基的种类及雌虫的存活时间有关。这一结果后也被王凤临(1983)的研究所证实。研究表明,离体培养条件下,日本血吸虫卵发育成熟的必需条件是培养基中所含的血清及红细胞,尤以红细胞更为重要。Kawanaka(1983)比较了不同培养基对成虫产卵量的影响,发现成虫在 Eagle's 平衡盐溶液(Earle's balanced salt solution,EBSS)、Dulbecco's 改良的 Eagle 培养基(Dulbecco's modified Eagle's medium,DMEM)或 RPMI 1640 培养基中培养 48 天,平均产卵量分别为 104.8 个、1392.7 个、748.6 个;上述培养基中加入 10% 胎牛血清后,产卵量增加 1 倍多,分别上升到 365.3、2270.8、1826.7 个。为了改善培养过程中日本血吸虫的产卵状况,华先欣等(1988)在 Wang 等(1986)构建的 841 培养基(medium 841)基础上,用水解酪蛋白(casein hydrolysate,CH)代替 841 中水解乳蛋白(lactoalbumin hydrolysate,LH),再添加部分 199、ATP 与维生素 C 构成 851 培养基(medium 851),观察 851 对日本血吸虫产卵量的影响。结果发现,与 841 比较,851 培养基培养的成虫,其产卵量增大,产卵高峰期延长,产出的正常虫卵数增多,畸卵率下降,但培养 7 天后畸卵率呈指数上升,10 天后产卵量明显下降。杨静等(1997)在无血清 841 培养基中加入胸腺嘧啶核苷(thymidine)、鸟氨酸(ornithine)、泼尼松(prednisolone)、胰蛋白胨(tryptone)等形成 891 培养基(medium 891),培养 15 天可见,891 中成虫的比 841 中的产卵量高、畸卵率低、产卵高峰持续时间长。汪世平等(1996)及 Zhong 等(2004)用 RPMI 1640 含 15%~20% 正常兔血清以及 2% 正常兔红细胞组成的培养基培养 38~45 天虫龄的日本血吸虫成虫,成虫可产卵,除一部分虫卵正常发育外,还观察到异常卵,有的甚至一产出就不发育;大量连续产出的虫卵,形态常呈扁橄榄形,且多相互粘连串叠在一起;若轻轻晃动培养基,肉眼侧面观初产卵形态近似梭形,镜下见其多为两头稍凸的长椭圆形;初产卵颜色较深,呈黑(灰)褐色。Yuan 等(2005)运用电穿孔法,将 pEGFP-C1 质粒在体外导入日本血吸虫成虫,在 CMV 启动子引导下使 EGFP 在成虫中得到了表达,证明了电穿孔法是一种有效的日本血吸虫转化方法。

(2)培养相关溶液

1)生理盐水(normal saline):称取 NaCl 8.5g 加双蒸水至 1 000ml 溶解,67.6kPa(115.6℃)高压灭菌 15 分钟,冷却后 4℃下保存备用。

2)100× 三抗:无菌条件下,取青霉素(penicillin)100 万单位、链霉素(streptomycin)1g、庆大霉素(gentamicin)50 万单位溶于无菌三蒸水 100ml 中,使青霉素、链霉素与庆大霉素的浓度分别为 10 000U/ml、10 000μg/ml 与 5 000U/ml,分装后置于 -20℃下保存。

3)兔红细胞制备:①将兔放入专用固定板上,暴露双耳;②剃去耳缘静脉部位的毛发,75% 乙醇棉局部消毒,用手指轻轻摩擦兔耳,使静脉血管扩张;③用带有 5.5 号针头的 10ml 注射器在静脉末梢端刺入血管,回抽取血 5~10ml;④将血溶解于含 10U/ml 肝素的 EBSS 溶液中;⑤混匀,1 000r/min 离心 5 分钟;⑥去上清液,加不含肝素的 EBSS 溶液洗涤,1 000r/min 离心 5 分钟;⑦重复⑥2 次;⑧去上清液,加 RPMI 1640培养基稀释至 5ml,4℃下保存,可用 2 周。

4)兔血清制备:①将兔腹部向上平躺于固定板上固定;②剪去心脏部位的毛发,75% 酒精棉局部消毒;③从胸骨左缘 3mm 处、第 3 肋骨间隙进针抽血;④用无菌离心管盛血置于 37℃ 温箱内;⑤待血液凝固后,3 000r/min 离心 5~10 分钟;⑥吸取上清液,56℃下灭活 30 分钟,冷却后储存于 -20℃ 备用。

5)851 培养基:无血清 851 培养基配方见表 25-1,按表中各成分用 950ml 三蒸水溶解,再加三蒸水至1 000ml,过滤除菌,分装后 4℃ 下保存备用。使用时,取无血清培养基 89ml、兔血清 10ml、100× 三抗 1ml混匀即成,其中含兔血清 10%、三抗终浓度分别为青霉素 100U/ml、链霉素 100μg/ml 与庆大霉素 50U/ml(简称 "常量三抗")。

表 25-1　无血清 851 基础培养基配方

成分名称	剂量/($g·L^{-1}$)	成分名称	剂量/($g·L^{-1}$)
199 培养基粉剂	2.20	水解酪蛋白	1
PRMI 1640	10.40	维生素 C	0.01
5-羟色胺	$1.76×10^{-4}$	ATP	0.20
氢化可的松	$3.62×10^{-4}$	胰岛素	0.2U/L
次黄嘌呤	$6.81×10^{-4}$		

6)891 培养基:无血清 891 培养基配方见表 25-2,按表中各成分用 950ml 三蒸水溶解,再加三蒸水至1 000ml,过滤除菌,分装后 4℃ 下保存备用。使用时,取上述无血清培养基 89ml、兔血清 10ml、100× 三抗1ml 混匀即成。

表 25-2　无血清 891 培养基配方

成分名称	剂量/($g·L^{-1}$)	成分名称	剂量/($g·L^{-1}$)
PRMI 1640	10.40	水解乳蛋白	1
5-羟色胺	$1.76×10^{-4}$	鸟氨酸	0.01
氢化可的松	$3.62×10^{-4}$	胰蛋白胨	1.00
次黄嘌呤	$6.81×10^{-4}$	泼尼松	0.04
胰岛素	0.2U/L	胸腺嘧啶核苷	0.038 8

7)肝素(heparin sodium)母液:取 4 支(12 500U/支)肝素用无菌生理盐水溶解至 100ml 使终浓度为500U/ml。

8)EBSS:母液配方为:NaCl 6.8g/L、KCl 0.40g/L、$MgSO_4·7H_2O$ 0.20g/L、$Na_2HPO_4·H_2O$ 0.14g/L、葡萄糖 1.00g/L、酚红 0.4g/L、$CaCl_2$ 0.20g/L。配制时,$CaCl_2$ 单独用三蒸水溶解至 100ml;其余依次用三蒸水溶解补足至 900ml,分别经 67.6kPa 灭菌 15 分钟,待冷却后,无菌条件下将 $CaCl_2$ 溶液慢慢倒入 900ml 盐溶液中混匀,4℃ 下保存备用。使用时,取母液 1 份、无菌三蒸水 9 份混匀即可,用 5.6% $NaHCO_3$ 调节 pH 至7.2~7.4。

9)5.6% $NaHCO_3$:称取 $NaHCO_3$ 5.6g 用三蒸水溶解至 100ml,67.6kPa 灭菌 15 分钟,或过滤灭菌,4℃下保存。

(3)培养方法:步骤见下。

1)无菌解剖感染日本血吸虫尾蚴 42~45 天的家兔;

2)用含肝素终浓度为 10U/ml 的生理盐水灌注法收集成虫;

3)用含 3× 三抗(终浓度为青霉素 300U/ml、链霉素 300μg/ml 与庆大霉素 150U/ml)和 0.5% 水解乳蛋白的 EBSS 洗涤虫体至少 5~6 次；

4）以 1 对/ml 的密度接种，加兔红细胞 1 滴/ml，用 $NaHCO_3$ 调节 851 或 891 培养基的 pH 为 7.6~7.8，5% CO_2、37~37.5℃ 下培养，每周换液 2 次。

2. 细胞培养

（1）研究概况：董惠芬等（1995）开创了日本血吸虫细胞培养的研究，先探索了用贴壁法、冷消化法与联合法等 3 种方法接种培养日本血吸虫的成虫细胞，结果显示，贴壁法接种培养后，贴壁的组织块边缘少见有向外长出的细胞，细胞数量少，最长存活 60 天；冷消化法培养后，细胞甚难贴壁，接种 3 天后即开始退化，后陆续死亡；联合法接种培养后，细胞数量多，形态以多角形与圆颗粒形为主，存活时间最长，达110 天。从而创建了一种简便易行的培养方法——联合法（董惠芬等，1995a）。接着对成虫细胞培养的条件（董惠芬等，1995b）进行了研究，发现日本血吸虫成虫细胞不论是在 RPMI 1640 还是 TC-199 基础培养基中，随着培养基血清浓度的减少，细胞在体外的存活时间均延长，在 5% 血清浓度中存活时间最长，可达184 天。同时在光镜下观察了雌雄合抱成虫混合培养细胞的形态（董惠芬等，1995c），发现成虫细胞在刚接种时为圆形，大小不等；贴壁后细胞外形呈多角形、三角扇形、圆颗粒形、鞭毛形、不规则形等多种形状，但以多角形为主；贴壁细胞立体感强，轮廓清楚，均质透亮，弹性好，并可观察到细胞的移动。用目测微尺测量，成虫细胞大小为（6~28）μm×（4~22）μm，平均为 14μm×11μm；不同组织来源的培养细胞，其形态和大小有一定差异，来自卵巢的细胞，以圆颗粒形占多数，平均为 9μm×7μm，大小较一致；来自卵黄腺的细胞，主要由多角形和圆颗粒形组成，平均为 16μm×13μm，大小相差比较悬殊，常常可观察到透亮的小细胞中间镶嵌着一些大细胞，其呈扁平状，颜色较深，内含许多颗粒状物质；还观察到未知来源的细胞群，多角形细胞占大多数，大小约为 24μm×17μm。

董惠芬等（1999a）在透射电镜下观察了成虫培养细胞的形态，发现其外形与光镜下观察到的相似，分多角形、圆颗粒形、三角扇形和鞭毛形等多种形状，也以多角形为主，但大小略小，如生殖细胞为（4~7.1）μm×（6~13）μm，卵黄细胞为（2.5~8.8）μm×（5.5~22.5）μm。鞭毛形细胞中，不同细胞的鞭毛虽有粗细、长短之分，但均有不同程度的微管、微丝和居间纤维分布，其直径分别为 20~25nm、5~6nm 与 7~10nm；并可观察到有线粒体分布其间。培养细胞表面有的光滑，有的有乳头状突起、微绒毛和微饮泡等结构。细胞核一般呈圆形，核膜为一单位膜，上有清晰的核孔；核内的异染色质丰富，散在或聚集成块状；还可观察到呈圆形的核仁。细胞质内分布有不同数量的线粒体、内质网、核糖体和糖原颗粒等，高尔基复合体很少或无。线粒体有的正常，基质电子密度高，嵴丰富细长；有的则出现不同程度的变性。变性早期，线粒体轻度肿胀，基质电子密度降低，嵴变短变少，排列紊乱；进一步变性时，基质内逐渐出现电子透明区，使基质呈斑点状甚至空泡状，空泡一般在线粒体的一侧，嵴大部分消失；高度变性时，线粒体即转变为无结构的大空泡。不同组织来源的细胞，具有不同的内部特征。来源于卵黄腺的细胞，数量最多，以多角形居多，其次为圆颗粒形，大小为（2.5~8.8）μm×（5.5~22.5）μm；培养 36~37 天时，切到的卵黄细胞均为未成熟卵黄细胞，其表面较光滑，细胞核一般呈圆形或椭圆形，也有不规则的，核内异染色质丰富，并出现大小不等斑块状的电子透亮区；胞质中也出现有电子透亮区，并有数量不等的卵黄滴，其内卵黄球的数目为单个或数个，但均在 10 个左右或 10 个以下，个别含卵黄球数目较多的卵黄滴内的卵黄球已相互融合，卵黄滴膜与卵黄球之间的空隙开始涨大，卵黄滴附近分布有较多的粗面内质网，其已发生轻微扩张，可观察到脂滴和丰富的核糖体，几乎未见到其他细胞器。来源于卵巢的培养细胞，外形以圆形和椭圆形为主，其次是多角形，大小为（4~7.1）μm×（6~13）μm；表面光滑，细胞核的核膜清晰，异染色质较丰富，散在或呈块状分布，核仁大，多数呈卵圆形；胞质中常散在分布线粒体、内质网和糖原颗粒以及许多游离核糖体和大小不等的囊泡，未见高尔基复合体；线粒体的形状呈圆形、椭圆形、哑铃形、梨形等，大小不等，嵴细长，嵴间腔明显；有的细胞在其膜内缘可观察到单个或数个皮质颗粒；培养 48 天时，细胞核中异染色质的含量变得很高，核膜边缘已出现电子透亮区；胞质中观察到少量的线粒体和不规则的小囊泡，细胞膜内缘皮质颗粒成串排列，多数皮质颗粒为全致密，局部致密型和同心圆形数量均较少，并见到正在释放的皮质颗粒。焰细胞的外形以圆颗粒形为主，大小为（1.8~6.2）μm×（2.9~8.2）μm；细胞核呈圆形，核膜由一单位膜组成，异染色质较丰富，一般呈块状分布核膜内缘，常染色质均匀分布于异染色质之间，未切到核仁；胞质内除了含有线粒体、内质网、糖原颗粒和核糖体外,最典型的结构是具有一束长 2~6μm、直径为 0.15~0.20μm 的纤毛,纤毛分为游离部和基部二部分,游离部突出于细胞表面,外有纤毛膜包围,内部微管结构为 "9 + 2" 构型;基部位于细胞质内,无中央微管,为 "9 + 0" 构型。培养 63 天的焰细胞,胞质及胞核内均出现电子透亮区,线粒体的基质均匀,电子密度下降,嵴变短;核膜上的核孔增大,异染色质聚集成团,核内物质似有从核孔向胞质散出的趋向。培养 13 天的神经细胞胞质中分布有许多由一层嗜锇膜包绕、呈圆形或椭圆形的突触小泡,根据小泡内电子的致密程度,可分颗粒小泡与清亮小泡两种,前者最常见,有大小两种类型,直径分别为 70~100nm 与 40~60nm,小泡中央为电子密度很高的颗粒构成的致密体,周围有一低密度的明区与小泡膜相隔;后者的数量较多,大小为 30~60nm,小泡内电子密度低;小泡之间往往分布有线粒体、多泡体等,有的线粒体内基质密度低而均匀,有的线粒体出现髓鞘样变性;多泡体则是由一层界膜围成、内有许多小泡的结构(Dong 等,2002)。

不少研究者进一步在原位显示了培养细胞的一些组分。范虹等(2001a)用考马斯亮蓝染色法和鬼笔环肽荧光染色法观察了感染 24 天成虫培养细胞骨架(cytoskeleton,CSL),结果显示,成虫培养细胞其 CSL 呈致密网络状结构,尤其是团簇状排列的细胞,其中有的细胞可观察到核的一侧有一染色深的区域,该深染区似乎起着组织中心的作用;体积较大的细胞其 CSL 分布较均匀;鬼笔环肽荧光染色后,可见细胞内有均匀、密集的荧光亮点。表明,成虫培养细胞的微丝(microfilament,MF)呈纵横交错的网络状结构,弥散性颗粒分布其中,缺乏粗大聚合状的 MF 束,推测可能是成虫培养细胞在体外难以持续分裂的原因之一。用(NH₄)₂SO₄ 抽提的培养细胞 CSL 与未用(NH₄)₂SO₄ 抽提者,未见明显的形态学差异,表明成虫培养细胞 CSL 的构成成分相对以稳定的中间纤维(intermediate filament,IF)为主。刘晴等(2002a)和董惠芬等(2002)在原位显示了成虫培养细胞的碱性磷酸酶(alkaline phosphatase,AKP)和酸性磷酸酶(acid phosphatase,ACP)以及琥珀酸脱氢酶(succinate dehydrogenase,SDH)、乳酸脱氢酶(lactate dehydrogenase,LDH)和葡糖-6-磷酸脱氢酶(glucose-6-phosphate dehydrogenase,G-6-PDH)活性,发现圆颗粒细胞、三角扇形细胞及合胞体的 AKP 活性细胞质较细胞核弱,团簇状排列的细胞主要分布在细胞质,而鞭毛形细胞则集中于细胞核和鞭毛部位;ACP 的活性均较强,尤其是体积较大的培养细胞,活性部位集中分布在核周或弥散分布在细胞质中。SDH 活性在细胞膜内缘和鞭毛细胞的鞭毛部位最强;所有成虫培养细胞均具有 LDH 与 G-6-PDH 活性,其染色较为相似,颜色明显比同一时间的 SDH 深,颗粒更丰富、粗大,尤其在体积较大、细胞质丰富的细胞中,颜色更深,但 G-6-PDH 的染色颗粒比较均匀、细小。刘昌军等(2002)观察了感染 32 天成虫培养细胞内的糖类物质,根据显色的特点,可将成虫培养细胞分为四类,第一类细胞又称颗粒型细胞,内含着色深且丰富、粗大的颗粒,或仅分布于细胞质中,或散布整个细胞;该类细胞数量多,体积大,既含糖原,又存在酸性黏多糖以及其他的黏液物质。第二类细胞又称弥散型细胞,着色浅,呈弥散状,可区分细胞质与细胞核区域,细胞质颜色较深;该类细胞数量最多,体积较小,无糖原,糖复合物成分主要以酸性黏多糖以外的黏液物质为主。第三类细胞除细胞膜外几乎不着色,呈空白状,仅见细胞轮廓;该类细胞数量少,体积较大,主要以糖原为主。第四类细胞染色深,着色颗粒相对细小、丰富,布满整个细胞或分布于细胞质中;该类细胞数量极少,体积比第一类细胞稍小,糖含量与第一类细胞相似,但以酸性黏多糖为主。可见,成虫培养细胞大多几乎不含糖原和酸性黏多糖;较多既含糖原物质,也含酸性黏多糖以及中性黏多糖、黏蛋白、糖蛋白、糖脂等其他糖类物质;少数仅含糖原和酸性黏多糖,以糖原为主;极少数以酸性黏多糖为主。核仁组织区相关嗜银蛋白(argyrophilic nucleolar organizer region associated proteins,AgNORs)是鉴别细胞分化和增殖活性的一个重要指标,董惠芬等(2004)原位显示了成虫培养细胞的 AgNORs,发现其呈棕色或棕黑色颗粒分布于呈黄色的细胞核中。

董惠芬等(2000a)研究了卵黄培养细胞的动态变化,发现随着培养时间的延长,卵黄细胞的超微结构发生一系列渐进性变化。培养 6 天,卵黄细胞内除见不到线粒体外,未观察到其他较明显的变化,如核和胞质的染色均均匀,与对照组比较无明显区别,核仁清晰。未成熟卵黄细胞胞质中粗面内质网仍丰富,其上的核糖体分布均匀,清晰可数。培养 12~18 天,核和胞质开始出现电子透亮区,即空泡化;胞质中,卵黄滴内卵黄球之间的界限清晰,未成熟卵黄细胞内粗面内质网较丰富,但已观察不到别的细胞器;此时成熟与未成熟卵黄细胞出现的比率几乎均等。培养 24 天,切到成熟卵黄细胞的数目减少,未成熟卵黄细胞出现率增大;此时,成熟卵黄细胞核中仍可见核仁,胞质中空泡化程度比未成熟卵黄细胞严重,但成熟卵黄细胞胞质中卵黄滴仍较正常,其膜与滴内卵黄球之间的界限清晰。未成熟卵黄细胞中的卵黄滴正常,但染色质与核仁染色逐渐变淡,核内的空泡化比胞质严重。至 30 天,很少观察到成熟卵黄细胞,核内染色质与核仁已无法区分,核膜有部分缺失,胞质中卵黄滴内卵黄球之间很多已发生融合;但未成熟卵黄细胞相对良好,仍可观察到核仁,核膜完整,卵黄滴内卵黄球之间未见融合,胞质中仍具粗面内质网。培养 36~48 天,偶见成熟卵黄细胞,其核膜、胞膜缺失,核中染色质稀淡,胞质亦稀淡,卵黄滴内卵黄球已完全融合成一团电子密度高的致密物;趋于成熟的未成熟卵黄细胞中少数卵黄滴内卵黄球之间也发生融合,粗面内质网轻微扩张,核、胞质空泡化加重;而大部分未成熟卵黄细胞中仍可见明显的核仁,卵黄滴内卵黄球仍未融合,而包围的膜开始涨大,胞质虽有空泡化发生,但轻于前者,还可见粗面内质网。至 54~66 天,仅观察到未成熟卵黄细胞,其核膜仍完整,异染色质变得很丰富;粗面内质网扩张并呈囊泡变,其上的核糖体有脱颗粒现象,卵黄滴的膜部分涨大,可见有卵黄球从中释放出来,成为裸露体。73 天,未成熟卵黄细胞胞质中粗面内质网扩张和囊泡变更加严重,核质与胞质空泡化加重,多数卵黄细胞中的卵黄球已裸露,但仍有一些细胞内卵黄滴被稍涨大的膜包围,卵黄球之间尚未全部融合,胞膜仍完整。培养过程中在发生以上渐进性变化的同时,脂滴也发生了变化,成熟卵黄细胞内的脂滴数目逐渐增多,体积逐渐增大;而未成熟卵黄细胞中的脂滴从无到有、数量从少到多发生改变。随着培养时间的延长,成熟卵黄细胞出现的概率减少,而未成熟卵黄细胞出现的概率增多,至 30 天,很少观察到成熟卵黄细胞,且细胞变性严重;培养 36 天,几乎未见成熟卵黄细胞,即使偶尔见到,细胞变性亦相当严重,表明其已趋向退化死亡;但未成熟卵黄细胞数量较多,受外界环境的影响相对较小,较为正常,甚至在 73 天仍有一些卵黄细胞并未退化死亡,意味着卵黄细胞在体外存活时间的长短取决于卵黄细胞的成熟度。成熟卵黄细胞大于未成熟卵黄细胞,且先发生变性;未成熟卵黄细胞中,趋于成熟的先变性。卵黄细胞发生变性的特征主要表现在卵黄球相互融合,成为一团高电子密度的致密物,卵黄球与外面包绕的膜之间的间隙逐步增大,最终从中释出变成裸露体;脂滴数目增多,体积增大;粗面内质网扩大和囊泡变,其上的核糖体脱颗粒等。培养 12 天的成虫体细胞和培养 24 天的童虫细胞中,虽有不同程度变性的线粒体出现,但也观察到有正常的线粒体存在,表明两者的生命活动仍处于正常的生理状态;而培养 6 天的卵黄细胞内,却并未观察到线粒体,从而可以说明卵黄细胞对外界条件的改变十分敏感,体外培养过程中先发生变性。未成熟卵黄细胞内具丰富的粗面内质网,而成熟卵黄细胞内粗面内质网很少或无,推测是与卵黄细胞本身的生理状态相关。未成熟卵黄细胞内粗面内质网的扩张、囊泡变、脱颗粒等变化,早期表现为粗面内质网核糖体数目减少、胞浆游离核糖体数目增多,随后膜结构损害加重,发生轻微扩张甚至囊泡变、断裂或溶解,附着及游离核糖体减少,多聚核糖体解聚,影响蛋白合成,导致脂蛋白合成障碍,使内质网合成的甘油三酯贮积增加,从而使成熟卵黄细胞内的脂滴数目逐步增加、体积逐渐增大,未成熟卵黄细胞内脂滴从无到有、从少到多发生变化(Dong 等,2002)。

范虹等(2001b)观察了培养过程中成虫细胞培养液中氨基酸(amino acid,AA)、Gluc、甘油三酯(triglyceride,TG)含量的动态变化,结果发现精氨酸(arginine,Arg)、苏氨酸(threonine,Thr)、蛋氨酸(methionine,Met)、赖氨酸(lysine,Lys)及 Gluc 含量有不同程度下降;天门冬氨酸(asparaginic acid,Asp)、丙氨酸(alanine,Ala)等有明显上升;TG 变化不明显。因此,培养液中适当增加 Arg、Thr、Met、Lys 和 Gluc,同时减少 Asp 和 Ala 的含量,及时更换培养液有利于维持血吸虫细胞生长。董惠芬等(2002)观察了成虫培养细胞 SDH 和 LDH 含量的变化规律,结果显示,培养 1 天的成虫细胞,其 SDH 和 LDH 活性最强,随着培养时间延长而逐渐减弱,其中 SDH 活性下降较快,培养 5 天时大部分细胞的已极弱;而 LDH 活性下降则较缓慢,培养至 56 天时仍较强。表明,培养细胞的能量代谢类型与成虫相似,既存在三羧酸循环需氧型呼吸链,也具有无氧糖酵解,但以无氧糖酵解为主。蒋明森等(2004)观察了成虫培养细胞 AKP 和 ACP 活性的动态变化后发现,成虫培养细胞的 AKP 和 ACP 活性均随培养时间的延长而减弱。培养 21 天后,所有培养细胞的 AKP 活性均开始减弱;至 49 天,AKP 阴性反应的细胞所占比例增大,但仍有较多培养细胞具 AKP 活性。ACP 活性在培养 14 天时,有的细胞明显增强,而有的显著减弱;至 35 天,所有细胞的 ACP 活性减弱,且出现 ACP 阴性反应的空泡状细胞;培养至 49 天,大部分细胞的 ACP 反应为阴性。陈喜珪等(2006a)观察了培养 35 天内成虫细胞 AgNORs 的变化发现,随着培养时间的延长,成虫细胞

AgNORs 的颗粒数目减少与平均光密度值减小。明珍平等（2005）研究了培养过程中成虫培养细胞内糖类物质的动态变化,培养的第 1、2 周,四类细胞的着色无明显变化。培养第 3 周,第一类细胞的着色与前 2 周相似,第二类细胞中部分的着色开始变浅。至第 5 周,第一类细胞的着色明显变浅,染色颗粒减少,分散或成团分布;部分第二类细胞的体积增大,呈不规则多边形,着色极浅或不均一;未观察到第三、四类细胞。在培养过程中未见分裂细胞。纵观上述培养过程中成虫细胞的变化,培养细胞的超微结构与 SDH、LDH、G-6-PDH、AKP、ACP 活性以及 AgNORs 颗粒和糖类物质着色的变化,可作为评价血吸虫细胞培养条件优劣的客观指标,尤其是细胞的原位显色,既客观又简便敏感。

因此,为了改善成虫细胞的条件,易同寅等（2003）以 AKP 和 ACP 活性为评价指标,比较了肝基质（bio-matrix from liver of rabbits）与鼠尾胶（collagen of rat tail）对成虫细胞存活、生长的影响。结果发现,不同细胞外基质（extracellular matrix,ECM）培养的细胞,AKP 和 ACP 染色后的着色深浅不同,均按对照组、鼠尾胶组、肝基质组依次加深;定量分析显示,AKP 染色在培养 14 天内,3 组细胞两两比较,差异均显著（$P<0.01$ 或 $P<0.05$）;21 天后,除鼠尾胶组与对照组之间的无差别（$P>0.05$）外,其余的差别均显著（$P<0.01$）。ACP 染色在培养的头 5 天,两基质组的均明显深于对照组（$P<0.05$）,两基质组之间的无差异（$P>0.05$）;14 天后,各组之间两两比较均有差异（$P<0.05$）。表明肝基质比鼠尾胶更适合成虫细胞的存活与生长。在此基础上,明珍平等（2005）观察了肝基质对培养过程中成虫培养细胞内糖类物质的影响,结果发现,染色细胞的类型与刘昌军等（2002）类似,可分为 4 类细胞。在培养的第 1、2 周,肝基质中培养细胞的糖含量明显少于对照组的;但培养第 3 周起,含量增加,并观察到第二类细胞中有分裂细胞出现;至第 3 周末,糖含量与对照无明显差别;至第 5 周,第一与二类细胞的着色明显加深,并且第二类细胞常可见到分裂细胞。表明,肝基质可增强培养细胞合成糖类物质和增殖的能力。

为了促进成虫培养细胞的分裂、增殖,董惠芬等（1998）用终浓度为 333.3μg/ml 的植物血凝素（phytohemagglutinin,PHA）刺激开始发生退化的成虫培养细胞 24 小时,在光镜下观察到在老化的培养细胞中间出现一些类似于淋巴母细胞样的新细胞,饱满且富有弹性;在光镜与扫描电镜下,均见到有呈哑铃状成对出现的细胞;在透射电镜下,观察到处于分裂的细胞,有的其染色质已浓缩成团块状,核仁与部分核膜消失;有的其染色质变成粗颗粒状,中心粒一分为二,两中心粒间还见有纺锤丝牵引;但一次刺激最终未能使培养细胞持续分裂。董惠芬等（2000b）研究了 N-甲基-N-硝基-N-亚硝基胍（N-methyl-N-nitro-N-nitrosoguanidine,MNNG）诱导成虫培养细胞增殖的研究,结果发现,分别用终浓度 1μg/ml、2μg/ml、3μg/ml、4μg/ml、6μg/ml、9μg/ml 的 MNNG 诱导后 3 天,6μg/ml、9μg/ml 浓度组的培养细胞大片脱落,仅残留少量细胞;至 6 天时,残留的细胞也死亡;而此时其余浓度组细胞均生长良好,均质透明,伸展性好,体积明显增大,形态以多角形和圆形为主,计数各组分裂细胞的百分比发现,1μg/ml 和 2μg/ml 组的相差不大,平均约为 1%;3μg/ml、4μg/ml 组的分裂细胞相对较多,平均约为 4.5%。培养至 75 天时,未诱导的对照组细胞生长较差,未见分裂细胞;1μg/ml 和 2μg/ml 浓度组偶见分裂细胞;3μg/ml 和 4μg/ml 组的分裂细胞平均上升至 9%,但未观察到转化灶。150 天时,对照组细胞大部分已退化,1μg/ml 和 2μg/ml 浓度组的细胞比对照组的相对较好,但已观察不到分裂细胞;3μg/ml 与 4μg/ml 组的生长良好,开始观察到转化灶。216 天时,3μg/ml 与 4μg/ml 组细胞仍生长良好,并观察到明显的转化灶;但经传代培养后,并未观察到预期的细胞分裂、增殖现象。董惠芬等（2000c）进一步观察了表皮生长因子（epidermal growth factor,EGF）及其与 MNNG 联合作用对成虫细胞分裂增殖的影响。结果发现,分别用终浓度 0.5ng/ml、1ng/ml、2ng/ml、4ng/ml、8ng/ml、12ng/ml、16ng/ml、20ng/ml、24ng/ml、28ng/ml 的 EGF 刺激后,成虫细胞在 2 周后均出现不同程度的脱落、退化;并且,随着 EGF 浓度的升高,培养细胞脱落、退化的现象逐渐加重。EGF 与 MNNG 联合作用后,并未观察到两者的协同促进作用,反而加速了培养细胞的老化。

在此基础上,明珍平等（2001）运用正交试验法筛选 MNNG 诱导培养细胞发生增殖的最佳作用条件,期望引起培养细胞的大量繁殖,结果显示用浓度为 3μg/ml 的 MNNG 诱导成虫细胞 48 小时,可使成虫培养细胞发生明显的分裂现象,存活长达 246 天以上;但仍未见大量的细胞增殖。有文献报道称,体外培养细胞发生转化时,CSL 排列会出现紊乱,其紊乱程度与细胞的恶化程度呈正相关。范虹等（2001c）观察了 MNNG 诱导后成虫培养细胞的 CSL,发现培养细胞在 MNNG 诱导后 3 周内与未诱导的基本相同,但在第 4~6 周时发生了一定改变,部分细胞的 CSL 出现稀疏、断裂和排列紊乱的现象,从而认为 MNNG 对成虫培养细胞有一定的诱导转化、促进其分裂的作用。刘晴等(2002b)检测了 MNNG 诱导后成虫培养细胞 AKP 和 ACP 的活性,发现其活性明显强于对照组细胞的($P<0.01$)。董惠芬等(2003)在扫描电镜下观察了 MNNG 诱导后的成虫培养细胞,发现其表面出现形态各异的结构,有的与对照组类似,表面较光滑和有乳突;有的光滑如玻璃珠状,还有的具长纤突、微嵴、皱褶、微绒毛、蜂窝和仙人球状等多种结构。而且,培养第 4 天的成虫细胞用 MNNG 诱导后,将其培养至第 5 周时,观察到可发生转化而出现分裂、增殖。明珍平等(2006a,2006b)观察了 MNNG 诱导后成虫培养细胞糖类物质的动态变化及其与肝基质联合后的影响,结果显示,随着培养时间的延长,未经 MNNG 诱导的对照组培养细胞其着色逐渐变浅,糖含量逐渐减少;经 MNNG 诱导后的培养细胞其着色则逐渐加深,糖类物质和糖原含量均逐渐增加,与未经诱导的对照组比较,差异明显($P<0.01$);与肝基质联合作用后,可明显增强日本血吸虫培养细胞的糖代谢和分裂增殖能力,二者具协同作用能力,尤其在 MNNG 诱导后第 5 周,可见培养细胞的糖细胞化学染色最深,第二类细胞和分裂细胞数目显著增加(Ming 等,2006)。钟沁萍等(2009)观察了 MNNG 诱导后成虫培养细胞 AgNORs 含量的动态变化,探讨 MNNG 诱导对培养细胞增殖的影响。结果显示,随着培养时间的延长,未诱导细胞 AgNORs 染色逐渐变浅、含量逐渐降低;MNNG 诱导细胞除在第 2 周时着色变浅、含量降低外,其余着色逐渐加深、含量逐渐升高,至第 6 周即 MNNG 诱导后第 5 周着色最深、AgNORs 含量达高峰,观察到细胞核呈深棕色,有粗大的银染颗粒,核仁呈黑色,并观察到分裂细胞,但随后着色逐渐变浅、含量降低,直至第 9 周。表明,MNNG 诱导可明显增强培养细胞的 rDNA 转录活性,提高细胞的分裂增殖能力,尤其在诱导后第 5 周,细胞增殖能力最强,但无法持续增殖。

亚精胺(spermidine,Spd)是多胺的一种,是所有生物体重要的代谢调节物,其可通过对细胞内众多酶分子、膜受体、离子通道和蛋白质分子的化学修饰,协同环腺苷酸(cyclic adenosine monophosphate,cAMP)系统参与细胞内核酸和蛋白质的代谢调节,发挥对细胞多效调节功能,如细胞信号传导和基因表达,从而影响细胞的生长、增殖与分化;同时,Spd 带有多价正电荷,且正电荷排列分散,易与膜磷脂结合,以增强膜磷脂的抗氧化能力,降低生物膜对氧自由基的反应性,起到稳定亚细胞结构的作用。为此,易同寅等(2005)以 SDH 作评价指标,观察用不同浓度的 Spd 作用不同时间对成虫培养细胞分裂、增殖的影响。结果发现,Spd 在相同作用时间下,培养细胞的 SDH 活性随着作用浓度的升高而逐渐增强,至终浓度为 75μmol/L 时达到最高,随后又逐渐减弱;作用浓度相同时,成虫培养细胞的 SDH 活性随着 Spd 作用时间的延长逐渐增强,至 48 小时达到最高,随后逐渐减弱;统计学分析显示,Spd 的作用效果显著($P<0.01$),表明 Spd 作用的最佳浓度与时间分别为 75μmol/L 与 48 小时。随后,陈喜珪等(2006a)以 AgNORs 为评价指标,用易同寅等(2005)筛选出的最佳浓度与时间处理培养细胞,观察培养过程中 Spd 对成虫细胞的促增殖作用,结果表明 Spd 具有促进培养细胞增殖的能力;认为每周用 Spd 处理培养细胞,可能会更大限度地促进血吸虫培养细胞的生长。李俊琳等(2006a)以 AgNORs 及 LDH 为评价指标,检测了雄虫抽提物对卵黄培养细胞的影响,并筛选了其最适作用浓度。结果表明,雄虫抽提物可显著提高卵黄培养细胞的增殖能力与代谢活性,其最适的作用质量浓度为 100mg/L。在此基础上,钟沁萍等(2011)观察了雄虫抽提物对卵黄培养细胞超微结构的影响,结果发现,雄虫抽提物可显著促进卵黄细胞从未成熟发育为成熟,延长了卵黄细胞在体外的存活时间。

需要特别提出的是,李靓如等 2002 报道,将收集的成虫先漂浮于含有 0.2% 胰酶的 1mM 二乙氨四乙酸(ethylene diamine tetraacetic acid,EDTA)0.5ml 的 1ml 培养液中,机械切碎后再用 250U 的蟹胶原酶(crab-derived collagenase)于 37℃ 孵育 30 分钟,获得的成虫细胞及一些组织碎片接种后,在培养的头 3 天内可见有成对的细胞出现,10 天左右可形成细胞单层,随即以 1:2 的比例传代,每 7~14 天即可传代 1 次,至报道时约 4 个月传至第 8 代。这一报道十分令人欣喜,但同一团队后来的工作似乎重复不出这一结果。曾铁兵等(2008)用人原生殖细胞(human primordial germ cells,HPGC)培养基和改良 HPGC 培养基,分别对感染 36 天的日本血吸虫成虫全细胞进行选择性培养,比较观察了培养细胞的生长特性和一般形态。结果发现,HPGC 培养基培养 2 周后出现形态和大小较均匀的细胞;4 周时超微结构观察显示细胞有异常形态,AKP 染色呈阳性;6 周时多数细胞死亡或崩解。改良 HPGC 培养基培养的细胞呈半悬浮集落状态,

4周内生长较快,6周后细胞生长速度减慢,8周内均可观察到有细胞分裂相,但至第10周左右最后死亡;细胞形态4周内差异悬殊,随着培养期延长,转变为相似的圆形,核和核仁清晰;BrdU掺入法检测发现,培养4周细胞可见有核酸合成;超微结构观察显示,培养5周的细胞形态正常,具生殖类细胞有大小不等的囊泡特征;染色体核型表现为血吸虫的单倍体和双倍体特征;培养6周的细胞AKP染色显示,呈强阳性。表明,用HPGC改良培养基培养日本血吸虫成虫细胞,能使具有生殖类细胞部分特征的成虫细胞增殖,但至第10周左右死亡。刘碧源(2011)用改良HPGC培养42天虫龄的成虫细胞,观察到培养3天后出现细胞分裂球,单个细胞呈圆形或卵圆形,折光性强,核质不明,有部分细胞出现裂解,形成大量圆形小颗粒;2周后分裂球增大,增殖成一类形状较均一的细胞群体,核质清楚;培养3周细胞成片出现,细胞形态较均一,均呈半贴壁生长状态;随着培养时间延长,细胞生长繁殖减慢,6周后又形成形态大小不等的细胞,细胞核消失而死亡。培养4周后检测细胞的AKP活性发现,大部分细胞呈强阳性,表明细胞活力良好;对8周细胞进行超微结构观察,培养细胞的膜消失,胞浆内染色质固缩、可见水肿现象,囊状小泡多数消失。表明,持续培养期不长。

（2）培养相关溶液

1）商品化溶液:RPMI 1640、消化液(0.25%胰蛋白酶与0.02% EDTA混合液)、胎牛或小牛血清等。购回的胎牛或小牛血清在56℃下灭活30分钟,冷却后储存于-20℃备用。

2）100×双抗:无菌条件下,取青霉素100万单位、链霉素1g溶于无菌三蒸水100ml中,使青霉素与链霉素的浓度分别为10 000U/ml与10 000μg/ml,分装后置于-20℃下保存。

3）与成虫虫体培养相同的溶液有:生理盐水、肝素、5.6% NaHCO₃。

（3）培养方法

1）方法一:根据董惠芬等(1995)的报道:①无菌解剖小鼠;②用终浓度含肝素为10U/ml的无菌生理盐水灌注法冲虫,收集成虫;③将成虫置于终浓度含10×双抗(青霉素1 000U/ml、链霉素1 000μg/ml)的生理盐水中洗涤4~5次,每次更换新的洗涤器皿,总洗涤时间持续至少1.5小时;④用消化液洗涤3次;⑤吸去极大部分消化液,剪碎虫体,加入5倍于虫体体积的新消化液,混匀;⑥置于4℃下冷消化至少10小时,混匀后1 000r/min离心3~5分钟;⑦去上清液,加含5%~20%小牛或胎牛血清(血清种类与浓度可视研究目的而定)附加常量双抗(青霉素与链霉素的终浓度分别为100U/ml与100μg/ml)的RPMI 1640培养基混匀,1 000r/min离心3~5分钟;⑧去上清液,加少许新培养液,混匀后,将细胞与组织均匀涂布于T 25cm²的培养瓶壁上于36~37℃下培养;⑨12小时后翻转培养瓶,加入3ml新培养液继续培养,用5.6% NaHCO₃调节培养液的pH为7.2~7.4,每周换液2次,每次弃去1/2旧培养液。

2）方法二:根据李靓如等(2002)的报道整理如下:①无菌采集日本血吸虫成虫,将其置于含有10%胎牛血清的培养基中;②将300~500条成虫漂浮于12mm×75mm硅玻管中,管内含有0.2%胰酶的1mmol/L EDTA 0.5ml的1ml培养液;③待成虫沉于管底后,将培养液量减少至500μl;④用组织刀在5分钟内每条成虫至少切2~3刀;⑤用1ml培养液清洗刀片于硅玻管中,加入250U蟹胶原酶,在37℃孵育30分钟;⑥离心后,以50条/ml成虫碎裂物的浓度加入适量培养基混匀,培养基中含有青霉素100U/ml、链霉素100μg/ml与两性霉素B(amphotericin B)0.25μg/ml;⑦将2ml成虫(约含100条)组织碎裂物接种于含有0.5%胎牛血清(低浓度有助于贴壁)的培养瓶中,并于37℃下孵育;⑧第2天更换新制备的含有5%~20%胎牛血清的培养基;⑨每7~14天进行传代,以1:2的密度传代培养。

（4）注意事项

1）虫体组织的消化时间视温度而定,方法一中选用低温消化,若在37℃下消化,消化时间可缩短。

2）方法一⑨中翻转培养瓶加新培养液时,注意不要将培养液直接滴到涂布的细胞与组织上,以防止细胞与组织块的脱落。

3）上述加完培养液,移动培养瓶至培养箱过程中,保持培养瓶的方向不变,待放置于培养箱中后,再轻轻翻转培养瓶,使培养液浸没细胞与组织块,以防止其随培养液的晃动而脱落。

（二）虫卵

1. 研究概况　Newsome(1962)的研究表明,日本血吸虫成虫在10份台氏液与3份人血清附加2mg/ml

葡萄糖培养基中产出的虫卵经 14~17 天的培养,可发育成熟并孵出毛蚴,但毛蚴无感染力。许世锷(1974)以 3 份台氏液与 1 份马血清附加少量小鼠红细胞的培养基培养成虫产出的虫卵,虫卵经胚胎发育后在 13 天内孵出毛蚴;王凤临(1983)的研究也证实了这一结果。Kawanaka(1983)报道,将感染 8 周的成虫置于含 10% 胎牛血清 RPMI 1640 培养基中在 37℃、5%CO₂ 条件下培养 48 小时,收集产出的虫卵培养于无血清 MEMSE-J 培养基中 2 周,可使 40% 以上的虫卵发育至毛蚴阶段,转移虫卵至无菌水中可孵出毛蚴,对钉螺有感染性。作者认为,14 种氨基酸和 2 种维生素是维持虫卵体外发育成熟的必需营养物质(周述龙等,2001);此外,保持葡萄糖的浓度在 0.16~20.00mmol 范围比较适宜。Kawanaka 等(1992)用无血清 MEMSE-J 培养基培养日本血吸虫虫卵 16 天,分析了培养基上清液中虫卵的排泄-分泌产物(E-S)释放规律。结果显示,培养 0~4 天初产卵的 E-S 释放量(N-SEA)和 12~16 天成熟卵的(M-SEA)均多于 4~12 天的;SDS-PAGE 结果发现,除 N-SEA 在 66kD 处出现最粗条带外,其余条带与 M-SEA 的相似;Western blot 分析结果显示,人血清中的抗体可识别 M-SEA 中的 140~160kD 蛋白,但 N-SEA 中未见识别;同位素[35S] 与[3H]对新合成的 SEA 和 E-S 产物的蛋白或糖蛋白进行标记发现,随着毛蚴发育成熟,E-S 蛋白和糖蛋白的释放更加明显。上述结果表明,N-SEA 主要来源于卵黄细胞的分解,而 M-SEA 主要来源于毛蚴分泌物。汪世平等(1996)及 Zhong 等(2004)用含 15%~20% 兔血清与 2% 兔红细胞的 RPMI 1640 培养日本血吸虫初产卵,发现离体后的虫卵经数小时发育,光镜下可清楚地观察到一个卵细胞和许多分界明显的卵黄细胞,卵细胞的大小约为红细胞的 3~5 倍;随着虫卵的进一步发育,胚团逐渐增大,卵黄细胞逐渐分解,残存的卵黄颗粒分布于胚细胞团周围。初产卵经培养 12~15 天后,即可见到部分发育成熟的毛蚴,少数毛蚴可在壳内伸缩并破壳而出,毛蚴成熟时间比终末宿主体内的延迟 2~4 天。杨静等(1997)的研究发现,在 841 培养基中添加胸腺嘧啶核苷 1.6×10^{-5}mol/L、鸟氨酸 10mg/L、泼尼松龙 10^{-5}mol/L 和胰蛋白胨 1.0g/L 组成的 891 培养基培养日本血吸虫初产卵(体外培养 24 小时内产出的虫卵),经 15 天的发育,可使 $30.1\% \pm 7.8\%$ 的虫卵发育成熟。

2. 培养相关溶液

(1)商品化溶液:RPMI 1640、胎牛血清。购回的胎牛血清在 56℃ 下灭活 30 分钟,冷却后储存于 −20℃ 备用。

(2)100× 双抗:见成虫细胞培养相关溶液 2)。

(3)与成虫虫体培养相同的溶液有:EBSS、生理盐水、肝素、5.6% NaHCO₃。

(4)MEMSE-J 培养基:按表 25-3 的配方,将各成分剂量溶于 950ml 三蒸水中,溶解后加三蒸水至 1 000ml 配制成无血清 MEMSE-J 培养基,过滤灭菌,储存于 4℃ 下备用;使用时,取无血清 MEMSE-J 培养基 89ml、胎牛血清 10ml、100× 双抗 1ml,混匀即成。

表 25-3 无血清 MEMSE-J 培养基配方

培养基成分名称	剂量/(g·L⁻¹)	培养基成分名称	剂量/(g·L⁻¹)
L-盐酸精氨酸	0.126	L-丝氨酸	0.030
L-胱氨酸	0.024	甘氨酸	0.010
L-盐酸组氨酸	0.042	氯化胆碱	0.003
L-异亮氨酸	0.052	烟酰胺	0.001
L-盐酸赖氨酸	0.072 5	NaCl	6.800
L-亮氨酸	0.052	KCl	0.400
L-蛋氨酸	0.015	CaCl₂	0.200
L-苯丙氨酸	0.032	MgCl₂·6H₂O	0.200
L-苏氨酸	0.048	NaH₂PO₄·2H₂O	0.150
L-色氨酸	0.010	NaHCO₃	2.000
L-酪氨酸	0.036	葡萄糖	2.000
L-缬氨酸	0.046	酚红	0.010
L-谷酰胺	0.300		

3. 培养方法

（1）无菌解剖感染日本血吸虫尾蚴 6~8 周的家兔或小鼠，用终浓度含肝素为 10U/ml 的无菌生理盐水灌注法冲虫，收集成虫。

（2）挑取雌雄合抱成虫 4~5 对，置于加有 5ml 含 10% 胎牛血清附加常量双抗的 RPMI 1640 培养基的 T 25cm² 培养瓶中。

（3）培养 48 小时，收集全部培养基，1 500r/min 离心 3 分钟。

（4）去上清液，用 5ml 含常量双抗的 EBSS 洗涤。

（5）重复（4）步骤 2 次。

（6）加适量 MEMSE-J 培养基，将虫卵制成密度为 1 000 个/ml 的悬液接种，于 37℃、5% CO_2 条件下培养，调节培养基的 pH 为 7.4 左右，每周更换 2 次培养基。

（三）毛蚴

1. 虫体培养

（1）研究概况：Voge 等（1972）用培养曼氏血吸虫（*S. mansoni*）毛蚴的方法培养日本血吸虫毛蚴，使毛蚴在体外发育至母胞蚴阶段。Kawanaka（1983）将毛蚴用无血清或添加血清的 MEMSE-J 培养基培养，均可使毛蚴转化为母胞蚴；若用 NCTC 109 培养，获得相似结果。梅柏松等（1988）以制动率、脱纤率和存活率为指标，探讨了不同渗透压和 pH 对日本血吸虫毛蚴转变为母胞蚴的影响。结果显示，当渗透压为 345mOsm/L、pH 为 7.2 时，毛蚴的制动率、脱纤率均可达 100%，存活率分别为 85.2% 及 100%；接着（梅柏松等，1989）又运用正交试验对 4 种培养基、4 种血清、不同浓度的半乳糖、二巯基苏糖醇及部分三羧酸循环中间产物，观察对毛蚴体外人工转变与母胞蚴存活的影响，发现稀释 1 倍的 RPMI 1640 加 10% 兔血清为适宜培养基，而添加半乳糖、二巯基苏糖醇及部分三羧酸循环中间产物对毛蚴转化无益；并且柠檬酸可显著抑制毛蚴的转化。Coustau 等（1997）用传代 2 天的 Bge 细胞培养日本血吸虫毛蚴，结果发现有部分毛蚴很快脱去纤毛板发生转化，尽管未观察到纤毛板脱落的确切顺序，但通常最前面一排往往最后脱落。在培养的 48 小时内，大部分毛蚴的纤毛板脱落，转化为体表光滑的母胞蚴；偶尔也有少数纤毛板未脱落，并在母胞蚴体表保留数天。转化后的母胞蚴运动剧烈，不停地移动、伸缩，尤其在光照的条件下，甚为活跃，甚易区分死活。在光镜与扫描电镜下观察发现，培养的虫体与宿主体内发育的虫体形态相似。Zhu 等（2012）在梅柏松等（1989）的研究基础上，用胎牛血清替换了兔血清，探讨钉螺头足部浸出液与肝脏浸出液对毛蚴体外转化的影响，结果发现：培养 1 天极大部分毛蚴均可转化为母胞蚴，与是否添加组织浸出液以及添加不同种类的组织浸出液，均无明显差别。

（2）培养相关溶液

1）商品化溶液：RPMI 1640、胎牛血清。胎牛血清购回后，于 56℃ 下灭活，冷却后 -20℃ 下保存备用。

2）与成虫虫体培养相同的溶液有：EBSS、生理盐水、100× 三抗、肝素、5.6% $NaHCO_3$。

3）1.2% NaCl 溶液：称取 NaCl 12g 溶于 1 000ml 双蒸水中，67.6kPa（115.6℃）高压灭菌 15 分钟，冷却后 4℃ 下保存备用。

4）毛蚴洗涤液：无三抗的毛蚴洗涤液配方见表 25-4。配制时，将水解乳蛋白单独用无菌三蒸水调成糊状，然后补加无菌三蒸水至 100ml，不断搅拌，使其充分溶解，过滤除菌。$CaCl_2$ 单独用三蒸水溶解至 100ml；其余依次用三蒸水溶解补足至 800ml，分别经 67.6kPa 灭菌 15 分钟，待冷却后，无菌条件下将三者混匀，4℃ 下保存备用。使用时，取上述备用溶液 95ml、100× 三抗 5ml 混匀即可，毛蚴洗涤液的三抗浓度分别为青霉素 500U/ml、链霉素 500μg/ml 与庆大霉素 250U/ml。

表 25-4　无三抗毛蚴洗涤液配方

成分	剂量/（g·L⁻¹）	成分	剂量/（g·L⁻¹）
NaCl	6.500	$NaHCO_3$	0.200
KCl	0.140	$CaCl_2$	0.120
水解乳蛋白	5.000		

5）无菌去氯水:取自来水,曝气 3 天,67.6kPa(115.6℃)高压灭菌 15 分钟,冷却后常温下保存备用。

6）培养基:无菌条件下,取 RPMI 1640 44.5ml、无菌三蒸水 44.5ml、胎牛血清 10ml、100× 三抗 1ml 混匀即可。

（3）培养方法

1）无菌解剖感染日本血吸虫尾蚴 6~7 周的小鼠,摘取肝脏。

2）用含 5× 三抗(终浓度分别为青霉素 500U/ml、链霉素 500μg/ml 与庆大霉素 150U/ml)的生理盐水洗涤小鼠肝脏数次,去除残血,以眼科剪、镊子去除胆囊和肝门静脉处筋膜。

3）加适量预冷含 5× 三抗的 1.2% NaCl 盐溶液,用消毒过的家用自动绞肉机开 5 秒、关 10 秒,连续3~5 次,将肝脏搅碎成稀糊状。

4）用 100 目/吋滤网过滤肝脏组织,反复用上述预冷含 5× 三抗的 1.2% NaCl 盐溶液冲洗肝脏组织。

5）收集 100 目/吋滤网下的悬液,再用 260 目/吋滤网过滤。

6）收集 260 目/吋滤网上的虫卵组织,置于 50ml 无菌三角烧瓶中。

7）加含 5× 三抗的 1.2% NaCl 盐溶液至最大量,避光静置 10~30 分钟。

8）慢慢倾去上清液后,重复步骤 7）2 次。

9）去上清液,将沉淀转移至离心管,2 000r/min 离心 3 分钟。

10）去上清液,加无菌去氯水,将虫卵转移至小三角烧瓶中,继续加去氯水至瓶口处,于 25~29℃ 下光源照射孵化。

11）每隔 45~60 分钟,收集 5ml 孵出的毛蚴于冰浴过的 10ml 离心管中。

12）加等体积含 5× 三抗的毛蚴洗涤液,轻轻吹打混匀,800r/min 离心 2 分钟。

13）去上清,加含 5× 三抗的毛蚴洗涤液混匀。

14）800r/min 离心 2 分钟。

15）重复步骤 13）与 14）各 1 次。

16）去上清液,加 pH 为 7.2~7.4 的培养基混匀,调节毛蚴的密度为 500~600 条/ml。

17）接种 5ml 毛蚴于 T 25cm² 培养瓶中,置于 26~27℃ 下培养 24~48 小时,毛蚴即可脱去纤毛转化为母胞蚴。

（4）说明:培养毛蚴的培养基,不同报告者使用的培养基不同,但均可使日本血吸虫毛蚴成功转变为母胞蚴。研究者可根据不同的研究目的选择适合自己研究的培养基,本法采用的培养基是以常规、简便、节省为原则。

2. 细胞培养

（1）研究概况:据张中庸等(2002)报道,将无菌收集的日本血吸虫毛蚴,分别用胰酶与 EDTA 的混合液以及 250U 蟹胶原酶处理后,加适量含有青霉素 100U/ml、链霉素 100μg/ml 与两性霉素 B 0.25μg/ml的培养基,以 100 条/ml 毛蚴碎裂物的密度接种于含有 0.5% 胎牛血清(低浓度有助于贴壁)的培养瓶中,37℃ 下培养至第 2 天,换用含有 5%~20% 胎牛血清的培养基培养,结果观察到培养物一开始是以毛蚴细胞占优势,也有一些大小不同的毛蚴组织碎片,偶尔有个别虫卵。在培养的头 3 天,可见有成对的细胞,张中庸等(2002)认为可能是一次细胞复制的迹象;在培养良好的毛蚴碎片周边,观察到有发亮而饱满、呈单个或索状排列的增殖细胞;10 天左右形成细胞单层,然后以 1:2 的密度传代,每 7~14 天传代 1 次,至报道时约 3 个月,已传至第 6 代。

（2）培养相关溶液(张中庸等,2002),

1）培养基:报道中未列出具体成分或种类。

2）消化液 1:0.2% 胰酶的 1mmol/L EDTA。

3）消化液 2:250U 蟹胶原酶。

4）培养基中抗生素浓度:青霉素 100U/ml、链霉素 100μg/ml 与两性霉素 B 0.25μg/ml。

（3）培养方法:根据张中庸等(2002)的报道整理如下步骤。

1）无菌收集毛蚴,将其置于含有 10% 胎牛血清的培养基中。

2）将 1 000~2 000 条毛蚴漂浮于含 0.5ml 消化液一的 1ml 培养液中。

3）待毛蚴沉于离心管底后,去上层培养液,留约 200μl。

4）用组织刀在 5 分钟内切每条毛蚴至少 2~3 刀。

5）用 1ml 培养液清洗刀片于离心管中,加 250U 蟹胶原酶,在 26℃下孵育 30 分钟。

6）离心,去上清液。

7）加适量含青霉素 100Uml、链霉素 100μg/ml 与两性霉素 B 0.25μg/ml 的培养基混匀,以 100 条/ml 毛蚴组织碎裂物的密度接种于含 0.5% 胎牛血清(低浓度有助于贴壁)的培养瓶中,37℃下孵育。

8）第 2 天更换新制备的含有 5%~20% 胎牛血清的培养基。

9）培养 10 天,以 1:2 的密度进行第一次传代培养。

10）第一次传代后,每隔 7~14 天,以 1:2 的密度连续传代。

(四)胞蚴

1. **研究概况** Kawanaka(1983)将体外转化的母胞蚴培养于无血清 MEMSE-J 培养基中,发现培养 16 天时,母胞蚴可长至 63μm×34μm;若在无血清 MEMSE-J 中添加 10% 胎牛血清,可提高母胞蚴的存活率;随着培养时间的延长,虫体继续长大,45 天达 205μm×100μm,但 55 天后发生退化。若用 NCTC 109 替代 MEMSE-J,结果相似。梅柏松等(1988)运用正交试验对 4 种培养基、4 种血清、不同浓度的半乳糖、二疏基苏糖醇及部分三羧酸循环中间产物,观察对母胞蚴存活的影响,发现稀释 1 倍的 RPMI 1640 加 10% 兔血清为适宜培养基,添加半乳糖、二疏基苏糖醇及部分三羧酸循环中间产物对母胞蚴存活并无裨益。使用上述培养基培养 36 小时,母胞蚴体内出现大量胚球样结构;培养 24 天,有的母胞蚴壁增厚并出现皱褶,与宿主钉螺体内的发育相似;培养 34 天,虫体最长可增长近 1 倍,达 164μm,最长可存活 48 天(梅柏松等,1989)。Coustau 等(1997)将已转化的母胞蚴用培养 Bge 细胞的培养基培养,随着培养时间的延长,母胞蚴逐渐退化而丧失生存能力,最长存活 4 周。但当母胞蚴与 Bge 细胞共培养后,母胞蚴最长可存活 30 周,比仅用培养 Bge 细胞的培养基培养存活时间长 26 周;虫体长度平均从刚转化时的 80μm±10μm 增长至 11 周的 350μm±20μm;Bge 细胞的密度,对母胞蚴的存活和生长具显著影响,在培养的 2~11 周,高密度 Bge 细胞 350 个/mm²±100 个/mm² 中母胞蚴的存活率与生长率为低密度 60 个/mm²±20 个/mm² 的 2 倍。在培养的头 9 周,高细胞密度下的母胞蚴比低细胞密度的体积大 20~30 倍,并可观察到一些母胞蚴体内有发育良好、伸长的子胞蚴胚胎;培养 11 周,可观察到有成熟的活动子胞蚴形成,少数子胞蚴从母胞蚴中钻出后可存活 14 周,子胞蚴大小达(770±100)μm×(48±13)μm,最大的体积可达 1mm×0.1mm;而低 Bge 细胞密度条件下的生长速率与对照相比相差不大。培养过程中还发现,无论培养开始时 Bge 细胞密度的大小如何,母胞蚴一般均分布于细胞密集处,与 Bge 细胞密度相比,母胞蚴密度对其自身活力、生长、发育的影响除第 9 周($P<0.001$)外均不显著;并且,1 个母胞蚴往往产生 1 个子胞蚴,然后退化;子胞蚴体内的胚胎几乎不能识别。观察培养母胞蚴的超微结构发现,其与宿主钉螺体内发育的相似。与培养曼氏血吸虫不同的是,培养过程中未观察到 Bge 细胞包裹日本血吸虫母胞蚴的现象。表明 Bge 细胞分泌的可溶性因子,明显促进了胞蚴在体外的存活与发育。周向玲等(2008)探讨了 5-HT 对体外培养母胞蚴生长发育的影响,结果显示,用 0.1μmol/L、1μmol/L、10μmol/L、100μmol/L、1 000μmol/L 的 5-HT 处理母胞蚴 48 小时后,随着 5-HT 浓度的增加,母胞蚴的活动率及体长均逐渐增加,至浓度为 10μmol/L 时达到最大,随后逐渐减小;用终浓度为 10μmol/L 的 5-HT 分别处理母胞蚴 0.16 小时、6 小时、24 小时、48 小时发现,随着作用时间的延长,母胞蚴的活动率、体长、活力均逐渐增加,至 24 小时活动率达最高、48 小时体长达最长、活力最强。

Zhu 等(2012)用稀释 1 倍的 RPMI 1640 加 10% 胎牛血清培养体外转化的母胞蚴,探讨添加钉螺头足部浸出液或肝脏浸出液对其生长发育的影响。结果显示:无论是否添加钉螺头足部浸出液,母胞蚴均能在体外存活 35 天,并保持生长趋势;测量培养 35 天母胞蚴的大小发现,未添加钉螺组织浸出液培养的母胞蚴,其体长由 86.373μm±7.862μm 增长至 120.530μm±12.600μm,体宽由 40.986μm±3.339μm 增宽至 50.380μm±5.053μm,体积由(0.949±0.064)×10⁵μm³ 增大至(2.08±0.303)×10⁵μm³,增大 2.19 倍;添加头足部组织浸出液培养的母胞蚴,其体长由 84.639μm±8.377μm 增至 152.768μm±13.956μm、体宽由 42.233μm±3.294μm 增至 52.020μm±3.633μm，体积由（0.984±0.101）×$10^5μm^3$ 增至（2.892±0.332）×$10^5μm^3$，增大 2.94 倍。添加肝脏组织浸出液培养的母胞蚴，20 天后绝大部分死亡崩解；测量其大小发现，体长由 84.694μm±6.149μm 增加至 101.782μm±9.435μm，体宽由 41.707μm±2.716μm 增宽至 44.835μm±5.573μm，体积由（0.965±0.077）×$10^5μm^3$ 增至（1.390±0.248）×$10^5μm^3$，增大 1.44 倍。结果表明，钉螺头足部组织浸出液对母胞蚴的生长发育具有促进作用，但肝脏组织浸出液不仅无促进作用，相反似乎还有毒性作用。比较与母胞蚴同一和不同地区钉螺头足部浸出液对其存活的影响，发现同一地区的效果优于不同的。扫描电镜观察显示，添加钉螺头足部浸出液后，母胞蚴体表环嵴和凹槽出现时间更早、数量更多、乳头状凸起更明显、体积更大、数目更多，发育与形态更接近钉螺体内发育的虫体。抑制差减杂交和斑点杂交结果显示，钉螺头足部浸出液可影响体外培养母胞蚴基因的表达。

2. 培养相关溶液及细胞

（1）商品化溶液：RPMI 1640、Schneider's 果蝇培养基（Schneider's drosophila medium）、10% 半乳糖、10% 水解乳蛋白、0.4% 酚红、胎牛血清。胎牛血清购回后，于 56℃ 下灭活，冷却后 -20℃ 下保存备用。

（2）与成虫虫体培养相同的溶液有：100× 三抗、5.6% $NaHCO_3$。

（3）钉螺灭菌液（sterilizing solution for *Oncomelania hupensis*）：终浓度含青霉素 500U/ml、链霉素 500μg/ml、庆大霉素 250μg/ml 的无菌双蒸水。取无菌双蒸水 95ml、100× 三抗 5ml 混匀，于 4℃ 下可保存 1 周使用。

（4）钉螺生理盐水（isotonic sodium chloride of *O.hupensis*）：配方为：NaCl 2.8g/L，KCl 0.097g/L，$MgSO_4·7H_2O$ 0.325g/L，$Na_2HPO_4·12H_2O$ 0.043g/L，$CaCl_2$ 0.42g/L。配制时，$CaCl_2$ 单独溶于 100ml 三蒸水中；其余先用 800ml 三蒸水溶解，然后加三蒸水至 900ml，分别经 67.6kPa 灭菌 15 分钟，待冷却后，无菌将两者混匀，4℃ 下保存备用，使用时用 1mol/L 的 NaOH 调节 pH 至 7.2~7.4。

（5）钉螺头足部浸出液：①将现场采集的湖北钉螺，用钉螺灭菌液洗涤数次后，无菌条件下饲养 1~2 天；②选取 150 只活力强、无感染、7~8 旋的阴性钉螺，分别放置于灭菌过的载玻片上，取另一载玻片轻轻压碎螺壳，在解剖镜下用解剖针仔细剔去螺壳，取出软体；③用无菌手术刀分离并切取头足部组织，用钉螺生理盐水快速清洗数秒；④置于玻璃匀浆器内，加钉螺生理盐水 4ml 人工匀浆；⑤将匀浆液在 -20℃ 和室温下间反复冻融 3~4 次；⑥离心后，吸取上清液；⑦加无菌钉螺生理盐水至 10ml，混匀，即为钉螺头足部浸出液，-20℃ 下无菌保存，可供一个月内使用。

（6）母胞蚴培养基：无菌条件下，取 RPMI 1640 44ml、无菌三蒸水 44ml、胎牛血清 10ml、钉螺头足部浸出液 1ml、100× 三抗 1ml 混匀，5.6% $NaHCO_3$ 调节 pH 在 7.2~7.4，现配现用。

（7）Bge 细胞：来源于美国菌种保藏中心（ATCC CRL 1494；Rockville，MD）。

（8）Bge 完全培养基：含 22% Schneider's 果蝇培养基、10% 胎牛血清、0.13% 半乳糖、0.45% 水解乳蛋白、0.01% 酚红、常量三抗。取 Schneider's 果蝇培养基 22ml、胎牛血清 10ml、无菌三蒸水 58.7ml、10% 半乳糖 1.3ml、10% 水解乳蛋白 4.5ml、酚红 2.5ml、100× 三抗 1ml 混匀。

3. 培养方法

（1）方法一

1）按毛蚴培养部分介绍的方法将日本血吸虫毛蚴转化为母胞蚴。

2）将母胞蚴以 500~600 条/ml 的密度加母胞蚴培养基，于 26℃ 大气条件下培养在 T 25cm² 培养瓶中。

3）每周更换培养基 2 次，更换时，将培养瓶竖起，静置 5~10 分钟。

4）轻轻吸弃上层 1/2~3/4 的老培养基，加入等量新培养基。

（2）方法二

1）将 Bge 细胞以 350 个/mm²±100 个/mm² 的密度加 Bge 完全培养基接种于 24 孔组织培养板（Falcon）中，于 26℃ 大气条件下培养。

2）培养 2 天后，将转化的母胞蚴（按毛蚴培养部分介绍的方法转化）以 300~500 个/孔或 900~1 100 个/孔密度加入上述 24 孔板中与 Bge 细胞共培养。

3）每隔 1 周，重悬浮 Bge 细胞，以 350 个/mm²±100 个/mm² 的密度接种 2 天后再移入胞蚴。

（五）尾蚴

1. 虫体培养

（1）研究概况　毕晓云等（1992）分别观察了不同培养基对发育至胚裂期、胚尾期的日本血吸虫尾蚴胚胎生长发育的影响，结果显示，尾蚴胚裂期胚胎在含 10% 兔血清、稀释 1 倍的 RPMI 1640 培养基中，培养的头 3 天内生活良好，体壁完整，内部结构清楚，可区分胚细胞与体细胞；培养第 4 天，部分胚胎表面出现疱疹样改变；第 5 天，部分胚胎内部开始模糊，体壁出现断裂，内部结构全为粗大的颗粒，甲基蓝染色发现，胚胎死亡；观察胚胎 1 周的存活率为 36.11%、体长增长了 36.33%。在上述培养基中，分别添加 2.5% 与 5% 的钉螺头足部浸出液后，胚裂期胚胎在培养的头 5 天生长均良好，但第 6 天开始死亡，1 周的存活率分别为 48.39% 与 46.88%、体长平均增长了 53.29% 与 79.00%。用同样的培养基培养胚尾期尾蚴胚胎时，发现培养的头 3 天内部结构清楚，可见头器、腺细胞与复吸盘细胞以及排泄管等，还观察到稍微晚期的胚芽具有缓慢的伸缩活动，但培养第 4 天活动就不明显，开始出现退行性改变，1 周的存活率为 33.33%、体长增长了 35.22%；当上述培养基中分别添加 2.5% 与 5% 的钉螺头足部浸出液后，胚尾期胚胎在培养的第 7 天仍能见到胚胎内部结构，晚期胚芽期 5 天内均能观察到其活动，但未见到内部器官的明显变化；1 周的存活率分别为 46.42% 与 48.27%、体长平均增长了 69.31% 与 51.30%。但用钉螺肝脏组织浸出液代替上述头足部浸出液时，发现其对尾蚴胚胎的生长并未表现出像头足部浸出液那样的促进作用，反而显示出抑制作用，胚裂期胚胎 1 周的平均存活率分别为 17.39% 与 14.29%，体长平均仅增长了 17.05% 与 5.31%；胚尾期胚胎 1 周的平均存活率分别为 18.18% 与 16.00%，体长平均增长了 17.39% 与 4.04%，明显比未添加浸出液的存活率低、体长增长率小。从而表明：用稀释 1 倍的 RPMI 1640 培养基中添加 10% 兔血清与 2.5% 钉螺头足部浸出液培养尾蚴胚胎，对其生长具有促进作用。

　　Yasuraoka（1978）用含 50% 兔血清的 NCTC-109 培养基培养日本血吸虫尾蚴 72 小时，使 80% 的尾蚴转变为童虫。王薇等（1986）将从中间宿主钉螺体内释出的日本血吸虫成熟尾蚴分别用含 10%、25% 与 50% 浓度的新鲜兔血清或 50% 新鲜小牛血清的 RPMI 1640 培养基培养，72 小时后分别使 96.5%、98.9%、100% 或 100% 的成熟尾蚴人工转变为童虫；统计分析发现，与含 50% 血清培养基培养的转变率比较，有显著差异（$P < 0.05$）。在无血清的 RPMI 1640 培养基中培养相同时间，童虫的转变率仅为 3%；在储存 2 周的兔血清培养基中，转变率降低至 62.9%；在储存约半年的小牛血清培养基中，转变率为 25.5%；在灭活补体血清中的转变率为 29.8%；在去补体 C_3 血清中为 12.5%。表明：血清补体对于尾蚴尾部的脱落发挥重要作用。1988 年，王大坤等用含 25% 或 50% 浓度的新鲜兔血清培养尾蚴，再次证实均可使 80% 以上的成熟尾蚴在体外转变为下一个阶段童虫。除上述方法外，肖树华等（1987）用终浓度为 1μg/ml 或 10μg/ml 的吡喹酮（praziquantel）在室温或 30℃ 下作用 30 分钟，然后加入含 2% 小牛血清的亨氏平衡盐溶液（简称血清-HBS）静止约 5 分钟，去上清液，加血清-HBS，反复操作 3 次，也可使 85% 的尾蚴转变为童虫。此外，王薇等（1986）还用带有 6 号针头的 10ml 注射器推压 16~18 次对日本血吸虫尾蚴进行机械断尾，可使尾蚴人工机械转变为童虫。上述人工方法转变的日本血吸虫童虫，具有前后钻腺排空、尾蚴膜反应消失、对补体不敏感等尾蚴自然脱尾童虫的特征，在生理及超微结构上与终末宿主体内的童虫相似（王薇等，1986；Chai 等，2006）。

（2）培养用相关溶液

1）商品化溶液：RPMI 1640、10% 水解乳蛋白。

2）与成虫虫体培养相同的溶液有：100× 三抗、EBSS、兔血清、5.6% $NaHCO_3$。

3）与胞蚴虫体培养相同的溶液有：钉螺灭菌液、钉螺生理盐水、钉螺头足部浸出液。

4）尾蚴胚胎培养液（culture medium of cercaria embryo）：稀释 1 倍的 RPMI 1640 含 10% 兔血清、2.5% 钉螺头足部浸出液附加常量三抗。取 RPMI 1640 43.25ml、无菌三蒸水 43.25ml、兔血清 10ml、钉螺头足部浸液 2.5ml、100× 三抗 1ml，混匀即可。

5）尾蚴洗涤液：含终浓度为 0.5% 水解乳蛋白与青霉素 300U/ml、链霉素 300μg/ml、庆大霉素 150U/ml 的 EBSS。取 EBSS 92ml、10% 水解乳蛋白 5ml、100× 三抗 3ml 混匀即可。

（3）培养方法　参考毕晓云等（1992）的报道，操作步骤如下：

1）取感染日本血吸虫毛蚴 10 周左右的钉螺。

2）浸泡钉螺于钉螺灭菌液中 30 分钟。

3）重复 2）1 次。

4）取钉螺于一张无菌载玻片上，加一滴无菌钉螺生理盐水在其上；取另一张无菌载玻片放置其上，轻轻压碎螺壳。

5）用解剖针在解剖镜下仔细剔去螺壳，在螺肝处分离尾蚴胚胎，收集于离心管中。

6）用 10 倍体积的钉螺生理盐水洗涤。

7）1 000r/min 离心 2 分钟，去上清液。

8）重复步骤 6）与 7）至少 2 次。

9）加尾蚴胚胎培养液用吸管轻轻吹打均匀。

10）1 000r/min 离心 2 分钟，去上清液。

11）重复步骤（9）与（10）各 1 次。

12）以 10~15 条/孔的密度将尾蚴胚胎接种于 16 孔培养板中，每孔加 2ml 尾蚴胚胎培养液培养，5.6% NaHCO$_3$ 调节培养液的 pH 为 7.0~7.4。

13）将 16 孔培养板置于温度为 27~28℃、CO$_2$ 浓度为 2%、湿度为 10% 的条件下培养。

14）每周更换培养液 2 次，每次换去一半培养基。

2. 细胞培养

（1）研究概况：据张中庸等（2002）报道，无菌收集从阳性钉螺释放的 5 000~10 000 条尾蚴，置于含有 10% 胎牛血清的培养基中；然后将尾蚴漂浮于 1ml 含有 0.2% 胰酶的 1mM EDTA 0.5ml 的 RPMI 1640 培养液中，待尾蚴沉入瓶底时，吸去上清液留 200µl 培养液；用微型组织刀切碎尾蚴，加 250U 蟹胶原酶在 26℃ 孵育 30 分钟，离心后置于含青霉素 100U/ml、链霉素 100µg/ml 与两性霉素 B 0.25µg/ml 的 RPMI 1640 改良培养基中，每个培养瓶中接种 1 500 条尾蚴的碎裂物，加含 0.5% 胎牛血清（低浓度有助于贴壁）的 RPMI 1640 培养基和适量促生长物在 37℃ 下孵育，第 2 天换用含有 5%~20% 胎牛血清的 RPMI 1640 改良培养基。培养物一开始是以尾蚴细胞占有优势，也有一些不同大小的尾蚴组织碎片，偶尔有个别尾蚴体部。在培养的头 3 天内可见有成对的细胞，研究者认为可能是一次细胞复制的迹象，在培养良好的尾蚴碎片周边，有发亮而饱满的细胞呈单个存在或索状排列的增殖细胞；之后可见不同细胞构成的多个细胞小岛呈无序分布，接着细胞小岛互相连接而形成细胞岛，显示细胞增殖；在原代培养的第 10 天形成细胞单层，随后细胞增殖生长旺盛，且见贴壁与悬浮细胞同时存在；随着培养细胞的不断增殖，在培养的 14 天左右细胞贴壁生长长满瓶底，随即以 1∶2 的密度传代；在传代培养的第 10 天左右，培养物又形成密集、大小相近、分布均匀的细胞；以后每 7~14 天传代 1 次，约 2 个月传至第 5 代。用 ELISA 法将第 5 代传代培养细胞超声后上清液检测 31 例血吸虫病患者血清，阳性率达 90.3%；30 例正常人血清中，阳性 2 例，假阳性率为 6.7%。王敏等（2004）用 1 万个第 5 代尾蚴传代培养细胞免疫小鼠（共免疫 3 次），与福氏完全佐剂对照组和 PBS 对照组相比，尾蚴培养细胞诱导小鼠分别产生 21.34% 和 23.30% 的成虫减虫率（$P<0.01$）以及 42.5% 和 45.8%（$P<0.001$）的肝组织减卵率；但免疫鼠体内均未发现产生高滴度的 IgG 抗体。

（2）培养相关溶液

1）改良培养基：基础培养基为 RPMI 1640，5%~20% 的胎牛血清，其他成分或种类报道中未公开。

2）消化液 1：0.25% 胰蛋白酶 1mmol/L EDTA。

3）消化液 2：250U 蟹胶原酶。

4）抗生素：青霉素 100U/ml、链霉素 100µg/ml 与两性霉素 B 0.25µg/ml。

（3）培养方法：根据张中庸等（2002）的报道整理如下步骤。

1）无菌收集阳性钉螺释放的尾蚴，将其置于含有 10% 胎牛血清的培养基中。

2）将 5 000~10 000 条尾蚴漂浮于 12mm×75mm 硅玻管中，管内装有含 0.25% 胰酶 1mmol/L EDTA 0.5ml 的 RPMI 1640 培养液 1ml。

3）待尾蚴沉于管底后，将培养液量减少至 200µl。

4）用微型组织刀在 5 分钟内切碎尾蚴。

5）用 1ml 培养液清洗刀片于硅玻管中,加入 250U 蟹胶原酶,在 26℃ 孵育 30 分钟。

6）离心后,置于含青霉素 100U/ml、链霉素 100μg/ml 与两性霉素 B 0.25μg/ml 的 RPMI 1640 改良培养基中。

7）混匀,每只培养瓶中接种 1 500 条尾蚴的碎裂物,加含 0.5% 胎牛血清(低浓度有助于贴壁)的 RPMI 1640 培养基和适量促生长物,并于 37℃ 下孵育。

8）第 2 天更换新制备的含有 5%~20% 胎牛血清的 RPMI 1640 改良培养基。

9）原代培养 14 天,以 1∶2 比例进行第一次传代。

10）以后每 7~14 天以 1∶2 比例传代培养。

(六) 童虫

1. 虫体培养

（1）研究概况：Yasuraoka（1978）用含 50% 兔血清的 NCTC-109 培养基培养经血清方法转变的童虫,发现培养第 12 天可达到肠管汇合,第 30 天雄虫前端睾丸中有精子出现,性器官发育成熟,并能雌雄合抱,但雌虫不产卵。王薇等（1986,1987）构建 841 培养基,将机械断尾或血清孵育转变的童虫培养在 36~37℃、5% CO_2 培养箱内,结果发现在培养的第 5 天,童虫开始摄食红细胞,形态由细长变为粗短,活动减弱,体中部肠管由原来的透明转而出现有深褐色色素颗粒;培养 7~8 天,肠管呈马蹄形,内充满深褐色色素颗粒;11~12 天,出现口吸盘轮廓,肠管开始汇合;14~15 天,口吸盘形成,汇合的肠管向后延伸。在含 50% 兔血清的培养基中,童虫最早于 35 天雌雄开始合抱;当血清浓度降为 10% 时,合抱时间推迟至 41 天。雄虫可见 6~7 个呈串珠状排列的球形睾丸,雌虫可观察到卵巢。合抱后的雌虫在第 80 天左右开始产卵,所产虫卵数量甚少,无活性,部分虫卵可观察到侧刺。培养虫体至少可存活 110 天。透射电镜观察显示,培养虫体肠道内的微绒毛及脂滴与感染动物体内发育的虫体相同;可见雄虫睾丸组织中有大量脂滴及少量精子;雌虫可观察到梅氏腺结构,其后段的卵黄细胞、卵黄滴和脂滴比动物体内发育的虫体少。

林建银等（1986）将皮肤型童虫经培养后,可使虫体大小达 665×189μm,肠管发生汇合并向体后端延伸;扫描电镜观察发现,培养早期的童虫其体表结构如体棘、皮褶、感觉乳突等与感染鼠体内发育 3 天童虫的一致。以 3 日龄肺型童虫（林建银等,1983）为培养材料,比较了两种培养基对肺期童虫的影响。结果发现,在培养 25 天时,虫体大小增大了 5 倍,并见生殖器官的发育,最终存活了 30 天;同时发现,童虫在体外的生长发育特点与其在终末宿主体内的相似（Lin 等,1983 年）。1988 年,华先欣等观察了 841、改良 841（M-841）与含影细胞（ghost cell）的 M-841 等 3 种培养基对 18 日龄肝门型童虫生长、生殖器官发育与产卵的影响,结果发现,在培养的 35 天内,3 种培养基中雌雄童虫的合抱率随培养时间的延长而逐渐升高,841 培养基中的升高速度慢于 M-841 与含影细胞 M-841 培养基中的,但睾丸与卵巢的生长速度差异不显著;培养 35 天时,841 中雌雄虫体的体长最短,分别为 2.50mm±0.50mm 与 2.50mm±0.79mm;然后依次是 M-841 与含影细胞的 M-841 中的雌雄虫体,分别为 3.33mm±0.91mm 与 3.59mm±0.90mm 以及 3.69mm±0.68mm 与 3.60mm±0.97mm;统计分析显示,M-841 与含影细胞 M-841 中的虫体之间无显著差异,但与 841 培养基中的虫体有明显差别。观察生殖器官发育与产卵发现,3 种培养基中雌虫卵巢与卵黄腺的发育以及雄虫睾丸列的长度之间无显著差别;虫体的产卵时间有差别,产卵最早的是培养于含影细胞 M-841 中的虫体,10 天即有虫体产卵;其次是 841 中的虫体,25 天;M-841 中的虫体最迟,29 天才见有虫体开始产卵;但所产虫卵均不正常。

Chai 等（2006）将日本血吸虫尾蚴机械断尾转变为童虫后,研究其培养 3 天时与终末宿主体内发育的肺型童虫超微结构及基因表达的差别。结果发现,体外培养的日本血吸虫肺型童虫与终末宿主体内的比较,体被、体被下细胞与实质细胞的超微结构差别甚小,但基因表达方面的差别显著。Ye 等（2012）用宿主细胞作饲养层,观察了其对培养机械断尾转变的日本血吸虫童虫的影响。结果显示,培养 72 小时,用宿主细胞 ED-25 人肝静脉内皮细胞（ED-25 human hepatic vein endothelial cells）作饲养层（CoE 组）培养的童虫与宿主小鼠体内发育（H 组）的其外形相近,均细长;宿主细胞 NCI-H1299 人肺腺癌细胞（NCI-H1299 human lung adenocarcinoma cell）（CoH 组）和鼠成纤维 3T3 细胞（Mouse fibroblast 3T3 cells）（CoT 组）培养的童虫其外形相近,均较粗短;DMEM(DMEM 组)和 841(CC 组)培养基培养的童虫相似,最粗短。各组童虫透亮,活动良好,均以首尾纵向收缩和左右摆动两种方式活动,虫体大小的结果见表 25-5。由表 25-5 可知,用宿主细胞作饲养层培养的童虫,其各指标的值比用 DMEM 和 841 常规培养的更接近于宿主体内童虫的各指标值;其中,静脉内皮细胞和肺腺癌细胞培养的童虫与宿主体内发育童虫体长的差异均无显著性($P>0.05$),但体宽、长宽比、体表面积和体积等指标均具有显著性差异($P<0.05$);其余各组与宿主体内发育童虫在体长、体宽、长宽比、体表面积和体积均有显著性差异($P<0.05$)。比较 3 种宿主细胞的结果,静脉内皮细胞 ED-25 为培养日本血吸虫童虫的最佳宿主细胞。

表 25-5　不同培养组日本血吸虫童虫的大小

培养体系	体长/μm	体宽/μm	体长/体宽	体表面积 /×10^4μm^2	体积/×10^5μm^3
H 组	196.94±27.14	30.13±5.32	6.80±1.74	1.99±0.30	1.33±0.37
CoE 组	185.07±35.81	34.40±4.40*	5.57±1.72*	2.15±0.23*	1.57±0.24*
CoH 组	179.57±31.37	33.72±3.40*	5.46±1.38*	2.06±0.23*	1.47±0.22*
CoT 组	172.52±29.26*#	39.30±5.65*#	4.54±1.28*#	2.34±0.26*#	1.89±0.35*#
DMEM 组	151.94±8.21*#	40.95±2.84*#	3.73±0.38*#	2.23±0.17*	1.82±0.24*#
CC 组	154.19±22.76*#	40.88±3.78*#	3.83±0.81*#	2.22±0.25*	1.82±0.30*#

* 与 H 组比较;

除 H 组外的其余组与 CoE 组比较;

$P<0.05$。

研究观察了不同的静脉内皮细胞 ED25 细胞密度 1.0×10^5 个/ml(CoE1)、2.0×10^5 个/ml(CoE2)、3.0×10^5 个/ml(CoE3)对童虫生长发育的影响,结果(见表 25-6)发现,培养 3 天的 CoE2 组童虫其体长、体宽和长宽比宿主小鼠体内发育(H 组)童虫的最接近,其体长与 H 组童虫的无显著性差异($P>0.05$),其余各指标均有显著性差异($P<0.05$)。比较 3 种宿主细胞密度,2.0×10^5 个/ml 为与培养日本血吸虫童虫的最佳密度。

表 25-6　不同密度宿主细胞共培养日本血吸虫童虫的大小

培养体系	体长/μm	体宽/μm	体长/体宽	体表面积/×10^4μm^2	体积/×10^5μm^3
CoE1(1.0×10^5 个/ml)	167.52±20.56	39.05±3.35	4.34±0.77	2.28±0.23	1.84±0.28
CoE2(2.0×10^5 个/ml)	183.21±17.81	37.30±3.30	4.98±0.91	2.35±0.16	1.85±0.23
CoE3(3.0×10^5 个/ml)	157.99±13.03	40.80±3.12	3.90±0.53	2.28±0.22	1.87±0.28
H	192.41±24.19	30.35±4.60	6.53±1.49	1.96±0.26	1.31±0.31

研究进一步用 2.0×10^5 个/ml 的静脉内皮细胞 ED25 作饲养层培养机械断尾转变的日本血吸虫童虫(Coc 组),观察其与 841 培养基常规培养(CC 组)和宿主小鼠体内发育(H 组)的童虫在超微结构、基因与蛋白表达的差别,结果发现,Coc 组童虫的体表体棘排列整齐、均指向虫体末端,体被厚 400~600nm,外质膜由 7 层组成,体被各层分界清楚,体表与体被结构均比 CC 组的更接近于 H 组童虫。H 组与 Coc 组童虫差异表达基因 91 个,其中 H 组童虫上调表达基因 55 个,Coc 组童虫上调表达基因 36 个;Coc 组与 CC 组童虫差异表达基因 107 个,其中 Coc 组童虫上调基因 76 个,CC 组童虫上调基因 31 个。将差异表达基因相应阳性克隆的 PCR 产物变性,分别点在 3 张尼龙膜上的相同位置,分别与 3 种探针(H 组、Coc 组与 CC 组童虫双链 cDNA 探针)在 42℃ 杂交,杂交后洗膜、显色发现,同一基因 H 组与 Coc 组童虫间的表达丰度较 CC 组童虫间更为接近;半定量 PCR 检测的结果也相似。分别制备 Coc 组、CC 组、H 组童虫以及宿主 ED-25 细胞的可溶性蛋白进行 SDS-PAGE 电泳与硝酸银染色后的结果显示,3 组童虫均含 4 条分子量分别约为 55kD、40kD、28kD 和 18kD 的主要蛋白条带外,与 CC 组相比,Coc 组与 H 组童虫还共同含有分子量约为 65kD 和 26kD 的蛋白条带;CC 组童虫的可溶性蛋白分子量在 60~70kD 区间显现较明显条带,而 H 组和 Coc 组的在此区间的蛋白条带均较模糊;ED-25 细胞可溶性蛋白图谱与 3 组童虫的差异较

大,上样浓度相同条件下,分子量约为 100kD、50kD、38kD 和 18kD 处可见与 Coc 组童虫的具有相同条带。Western Blot 检测发现,3 组童虫中 100kD 和 45~55kD 的蛋白分子均能与感染日本血吸虫 42 天小鼠血清中的抗体结合,形成褐色沉淀条带;其中,100kD 处条带三组童虫显色均较弱,45~55kD 处条带 H 组和 Coc 组童虫的显色一致均较强,CC 组童虫的显色较弱;此外,Coc 组和 CC 组童虫在分子量约为 12.5kD 处有一显色较弱的条带。综上,与 CC 组童虫相比,Coc 组童虫不仅在形态学(包括超微结构)与基因表达水平上更接近于 H 组童虫,而且可溶性蛋白的生化与免疫学特性与 H 组童虫也更为相似。Yuan 等(2005)运用电穿孔法将 pEGFP-C1 质粒在体外导入人工机械转变的日本血吸虫童虫,在 CMV 启动子引导下使 EGFP 在童虫中得到了表达,证实了电穿孔法不仅可以转染成虫,也可以转染童虫。

（2）培养用相关溶液

1）商品化试剂:RPMI 1640、TC-199、小牛血清。小牛血清购回后,56℃ 下灭活 30 分钟,冷却后 –20℃ 下保存。

2）与成虫虫体培养相同的溶液有:EBSS、生理盐水、100× 三抗、肝素、兔红细胞、兔血清、5.6% NaHCO$_3$。

3）尾蚴洗涤液:见尾蚴虫体培养相关溶液 4）。

4）兔影细胞制备:①将生理盐水稀释 1 倍;②在制备好的兔红细胞中加入 3 倍体积的生理盐水稀释液,混匀;③冰浴 10 分钟;④3 500r/min 离心 8~10 分钟;⑤去上清液,加 RPMI 1640 培养基于 4℃ 下保存,可用 2 周。

5）841 培养基:根据王薇等(1986)的报道,无血清配方见表 25-7,用三蒸水溶解至 1 000ml,过滤除菌,分装后贮存于 4℃ 冰箱内。使用时,取无血清 841 培养基 89ml、兔血清 10ml、100× 三抗 1ml,混匀组成含 10% 兔血清附加常量三抗(青霉素 100U/ml、链霉素 100μg/ml 与庆大霉素 50U/ml)的 841 培养液,用 5.6% NaHCO$_3$ 调节培养液的 pH 约为 7.2~7.4。

表 25-7　无血清 841 培养基配方

成分名称	剂量	成分名称	剂量
RPMI 1640	10.4g/L	水解乳蛋白	1.00g/L
氢化可的松	10^{-6}mol/L	胰岛素	200U/L
5-羟色胺	10^{-6}mol/L	次黄嘌呤	5×10^{-7}mol/L

6）改良 841 培养基(M-841):无血清 M-841 配方见表 25-8,用三蒸水溶解至 1 000ml,过滤除菌,分装后贮存于 4℃ 冰箱内。使用时,取上述无血清 M-841 培养基 89ml、兔血清 10ml、100× 三抗 1ml,混匀即成,用 5.6% NaHCO$_3$ 调节培养液的 pH 为 7.2~7.4。

表 25-8　无血清 M-841 培养基配方

成分名称	剂量	成分名称	剂量
RPMI 1640	8.32g/L	水解酪蛋白	1.00g/L
TC 199	2.2g/L	ATP	0.1g/L
氢化可的松	10^{-6}mol/L	胰岛素	200U/L
5-羟色胺	10^{-6}mol/L	次黄嘌呤	5×10^{-7}mol/L

7）皮肤型与肺型童虫培养基:小牛血清 50ml、TC-199 48ml、兔红细胞 1ml、100× 三抗 1ml 混匀,用 5.6% NaHCO$_3$ 调节培养液的 pH 为 7.2~7.4。

（3）培养方法

1）人工转变童虫的培养:从中间宿主钉螺体内释出的日本血吸虫尾蚴,可用多种方法将其人工转变为童虫,再继续培养。步骤如下:

①尾蚴逸放:将阳性钉螺用去氯水洗涤后置于含 50ml 去氯水的三角烧瓶中,用尼龙网罩住烧瓶瓶口

以防止钉螺外爬,控制水温在 25~28℃ 之间。

②尾蚴收集:待尾蚴达到一定数量,用吸管沿瓶壁缓慢加入去氯水至水面稍高于瓶口止,然后用洁净的盖玻片正反两面粘贴水面的尾蚴,置盖玻片于尾蚴洗涤液中冰浴半小时。

③尾蚴洗涤:用转速为 1 500r/min 离心 3 分钟,去盖玻片后,将尾蚴转入新的上述洗涤液中重复离心洗涤数次备用。

④童虫的人工转变

a. 机械转变法:用吸管吸取 4~5ml 上述洗涤过的备用尾蚴悬液移入一小培养皿中,用 10ml 注射器吸取尾蚴悬液,排尽空气,接上特制的联体双针头,再接上另一个注射器,左右两手各握一个注射器重复推拉 20 次,有 80%~90% 的尾蚴转变成童虫。若无上述的联体双针头,可用 6 号针头代替,也同样可达到断尾的效果。然后将上述童虫置于清洁小培养皿集中洗涤,在体视显微镜下,用吸管吸去悬浮的尾蚴尾部,左手轻轻旋转小培养皿使童虫集中于培养皿中心备用(王薇等,1986)。机械转变童虫由于无血清污染,方法简便,已用于众多研究中。

b. 血清孵育法:将洗涤过的备用尾蚴置塑料培养板中于 36~37℃、CO_2 培养箱内孵育培养,虫体的密度约 600 条/孔,每孔加 2ml 含 25% 或 50% 新鲜兔血清的 RPMI 1640 培养液,培养 48 小时后有 95%~100% 的尾蚴断尾转变成童虫(陈佩惠等,1995)。

c. 培养基孵育法:将备用尾蚴离心,去上清液,留微量(不可过多)溶液于 37℃、5% CO_2 培养箱内静置孵育 15 分钟,然后加入少量无血清 RPMI 1640 培养基重悬浮,转移尾蚴至另一支洁净离心管中,加足培养基继续孵育 3 小时,1 000r/min 离心 5 分钟,再用洗涤液洗 3 次,脱尾率可达 90% 左右(王大坤等,1988)。此法与机械转变法相似,均无血清污染,有利于免疫学研究。

d. 药物孵育法:将日本血吸虫尾蚴与浓度为 1μg/ml 或 10μg/ml 的吡喹酮混匀,然后置于 25~30℃ 下孵育 30 分钟,3 000r/min 离心 3 次,弃上清液,加入含 2% 小牛血清的亨氏盐平衡盐(血清-HBs)溶液后静置 5 分钟,离心,去上清液,反复 3 次,也可使 85% 的尾蚴断尾转变为童虫。无论用上述哪一种方法转变童虫,均须观察尾蚴的转变率,判断指标分别为:脱位率、前后钻腺排空率、对水的耐受性、尾蚴膜试验阴性等,具体参见王薇(1986)及肖树华等(1987)。

⑤童虫的培养:将上述童虫以 100~120 条/ml 的密度接种,置于 37℃ 下 5% CO_2 的 841 培养基中培养;培养 48 小时,每瓶加 1 滴兔红细胞;每周换 2 次培养液,每次换液前,将培养液放入 CO_2 培养箱内预温半小时(王薇等,1986)。

2)皮肤型童虫的培养(林建银,1985):①常规方法逸放日本血吸虫尾蚴,用 2 000~3 000 条尾蚴经腹部感染小白鼠;②半小时后,取棉花拭干感染处水滴,用手术刀划开腹部皮肤,取眼科镊轻轻剥离感染处皮肤,刮净皮下脂肪;③置皮肤组织于含 10U/ml 肝素的 EBSS 液中洗涤,洗去鼠毛与凝血;④加适量新 EBSS 液,用眼科剪将皮肤组织剪碎呈粟米状,置于 37℃ 培养箱中孵育 2 小时;⑤用 130 目/吋的尼龙网过滤孵育过的皮肤组织,收集滤过液于离心管中,1 500r/min 离心 3 分钟;⑥去上清液,加含 3× 三抗(终浓度青霉素 300U/ml、链霉素 300μg/ml 与庆大霉素 150U/ml)的 EBSS 液 5ml,轻轻吹打均匀,离心;⑦重复⑥3 次;⑧加适量皮肤型童虫培养基,轻轻吹打均匀,以 10~20 条/ml 的密度接种,置 37℃ 下培养,每周换液 2 次,换液时每次应先将培养基预温。

3)肺型童虫的培养(林建银,1983):①按常规方法逸放日本血吸虫尾蚴,用 3 000 条尾蚴经腹部感染小白鼠;②感染 72 小时,无菌解剖小白鼠,暴露心脏,于心尖部左侧左心室处先用 5 号针头扎一针眼(利于灌注时减压);③从右心室插一连有注射器的医用输液器针,用 10ml 含肝素 10U/ml 的 EBSS 液灌注,使肺脏膨胀、颜色变白为止;④用眼科剪摘取肺脏置于含肝素 10U/ml 的 EBSS 中洗涤 2 次;⑤转移肺脏至装有新 EBSS 液的青霉素瓶中,用眼科剪将肺脏剪碎成大小约为 1mm³ 的组织块;⑥转移组织块至装新 EBSS 液的小培养皿中,于 37℃ 培养箱中孵育 2 小时;⑦130 目/吋的尼龙网过滤;⑧收集滤过液,1 500r/min 离心 3 分钟;⑨去上清液,收集沉淀物即为肺型童虫;⑩加适量肺型童虫培养基,以 10~20 条/ml 的密度接种,置 37℃ 下培养,每周换液 2 次,换液时每次应先预温新培养基。

4)肝门型童虫的培养(华先欣,1988):①按常规方法逸放日本血吸虫尾蚴,用 3 000 条尾蚴经腹部感染家兔;②感染 18 天时无菌解剖家兔,背主动脉插管灌注法收集肝门型童虫;③转移童虫至预先盛有预温、含常量三抗的 EBSS 的培养皿中,用吸管轻轻吹打使其均匀;④重复③3 次,每次换一无菌新培养皿;⑤转移虫体至含影细胞的 M-841 培养基中轻轻吹打均匀;⑥以 2 对/ml 的密度接种,置于 37℃ 下培养,每周换液 2 次。

2. 细胞培养

(1)培养概况:陈晓蓓等(1997a)用感染 21 天的日本血吸虫肝门型童虫为材料,在光镜与扫描电镜下观察了日本血吸虫童虫培养细胞的形态。光镜下,培养细胞的外形大致可分为圆颗粒形、鞭毛形、三角扇形、多角形及不规则形等类型,其中以圆颗粒形居多,直径 2~6μm,较成虫培养细胞小;其边界清晰,有立体感;细胞核大而圆,核质比例较高,细胞质透亮;接种后第 5 天,可见有 2 个细胞连接在一起呈葫芦状分裂的迹象,但不能大量增殖;随着培养时间的延长,童虫细胞逐渐退化,最长存活了 7 个月。退化细胞的边界变模糊,立体感消失,形态变圆,体积变大,细胞内颗粒物质增多,胞质浑浊,细胞最终破裂死亡。退化细胞开始呈点灶状散在分布,后逐渐增多并连成片状,继而小片甚至大片脱落,细胞脱落处的培养瓶上呈圆形或椭圆形脱落斑。扫描电镜下,童虫培养细胞的形态分类与光镜下的一致,但其表面结构更清晰,可见表面结构极不规则,有乳突样突起、凹窝及小孔;此外,鞭毛形细胞表面可见圆柱状细长的鞭毛;不规则形细胞中类成纤维细胞伸出数个细长的伪足。退化的童虫细胞,其表面小孔逐渐扩大并相互连接成较大的裂孔,最终破裂而死亡。董惠芬等(1998)在透射电镜下根据童虫细胞特有的细胞器,将其区分为:生殖细胞、焰细胞、神经细胞、肥大细胞、肌肉细胞、体被下细胞、间质细胞、穿透腺细胞和支持细胞等,以生殖细胞为主。生殖细胞为卵原细胞,以圆颗粒形为主,高核质比例;焰细胞的结构特征与成虫焰细胞的一样,细胞质中除细胞器外,还包含一束纤毛,大小为(5.6~7.5)μm×(6.1~8.8)μm;神经细胞的颗粒小泡仅有直径小(40~60nm)的类型,清亮小泡直径为 40~50nm,其他还有线粒体和染色深的纤维束;肥大细胞含特殊、直径小于 0.8μm 的分泌颗粒,内含纤维样和颗粒样物质,还有轮状和指纹状的膜样结构;肌肉细胞具特有的粗肌丝和细肌丝以及大而多嵴的线粒体;体被下细胞是特殊的合胞体结构;间质细胞具糖原和脂滴;穿透腺细胞含丰富的颗粒;支持细胞具特殊的残余体、脂滴、线粒体、糖原和核糖体。还观察到核仁消失、核膜部分消失、染色质浓缩、并凝聚成染色体、明显处于分裂状态的童虫培养细胞,说明其具有分裂增殖的潜能(Dong 等,2002)。

董惠芬等(2003)观察了童虫培养细胞整装内质网膜系统的三维结构,发现其由膜性小管、小泡相互连接构成了小型扁囊样的网络结构。彭延等(2003)用钙离子荧光探针(Fura-2/AM)检测静息状态下感染 18 天童虫培养细胞内的游离钙离子浓度 {[Ca^{2+}]i} 发现,培养 1~3 天的细胞其 [Ca^{2+}]i 平均为 187.0nmol/L±10.7nmol/L,与对照培养 0 天细胞的 188.2nmol/L 比较无显著性差异(P>0.05)。董惠芬等(2004)原位显示了童虫培养细胞的 AgNORs。

为了解童虫细胞在培养过程中所发生的变化,蒋明森等(1998)检测了童虫细胞内超氧化物歧化酶(superoxide dismutase,SOD)和丙二醛(malondialdehyde,MDA)含量的动态变化。结果显示,从培养开始至第 12 天,SOD 含量逐渐增高,至最大值,为 23.1U/μg;第 18 天降至 8.9U/μg,随后至 54 天一直保持在低平状态。MDA 含量在刚开始培养的 85nmol/mg 增至 18 天的 404.5nmol/mg,达第一个高峰;第 24 天降至 219.5nmol/mg,随后又逐渐增加,至第 48 天达第二个高峰,为 519nmol/mg;第 54 天又降至 186.5nmol/mg。董惠芬等(1999)观察了培养 0~54 天的童虫细胞超微结构的变化,结果显示(表 25-9),童虫培养细胞内质网的超微结构变化最早,在培养 6 天内,其呈环状排列,而 7~18 天时多呈短管状;24 天时,线粒体的变化也比较明显,并已观察不到高尔基体,且核中异染色质含量显著增加,与常染色质的比例几乎相等。表明,随着培养时间的延长,童虫细胞逐渐退化,培养条件尚不能满足童虫细胞的生长发育。

陈晓蓓等(1997b)运用正交试验法筛选了平衡盐溶液(PBS、D-Hanks、生理盐水)、基础培养基(RPMI 1640、TC199、D-MEM/F-12)及其血清浓度(5%、10%、20%)对童虫培养细胞存活的影响,结果显示,最佳组合是用生理盐水处理虫体后培养在含 5% 小牛血清附加常量双抗(青霉素 100U/ml 与链霉素 100μg/ml)的 RPMI 1640 培养液中,童虫培养细胞的存活时间可达 7 个月;而且发现,血清浓度对童虫培养细胞存活的影响最大,不同血清浓度之间对培养细胞存活的影响具有显著性;其次分别是基础培养基与平衡盐溶液,但均无明显差异。

表 25-9 不同培养时间童虫培养细胞超微结构的变化

	0~6 天	7~18 天	19~30 天	31~41 天	42~54 天
胞膜、核膜	完整	完整	完整	完整	有缺失
异染色质/常染色质	<1	<1	≈1	>1	>1
电子透亮区	无	无	无	少量	多
线粒体	丰富,嵴细长,结构清晰,基质电子密度高	丰富,嵴细长,结构清晰,基质电子密度高	正常线粒体减少,变性线粒体增多	体积很小,基质均匀,电子密度明显降低	体积很小,数量很少,电子密度低
内质网	环状排列	短管状	短管或空泡状	无	无
其他细胞器	核糖体、高尔基体、糖原颗粒	核糖体、高尔基体、糖原颗粒	核糖体、糖原颗粒	核糖体、糖原颗粒	深染颗粒

　　为改善童虫培养细胞的生存环境,陈迪才等(2002)先将培养瓶铺敷肺生物基质(bio-matrix from lung of rabbits)及鼠尾胶,再用董惠芬等(1995)报道的联合法接种细胞,结果发现,与对照组相比,铺敷有肺生物基质及鼠尾胶的实验组细胞饱满,弹性好,立体感强,存活时间长,LDH 活性强,对高温更具耐受性;尤其是肺基质中培养的细胞,酶活性最强,且在培养 60 天时仍观察到细胞具有分裂能力。表明,不管是肺生物基质还是鼠尾胶,均能改善日本血吸虫培养细胞生存、生长的微环境;两种基质比较,肺基质更优。朱俊勇等(2002)进一步以童虫培养细胞的 SDH 和 LDH 活性为评价指标,比较了肝、肺生物基质及鼠尾胶 3 种细胞外基质 ECM 对童虫细胞存活、生长的影响。结果显示,不同 ECM 培养的细胞,SDH、LDH 染色后的着色深浅不同。SDH 染色后细胞的着色按对照组、鼠尾胶组、肺基质组、肝基质组依次加深;定量分析结果显示,肝、肺基质组培养细胞 SDH 的着色与对照组的差异显著($P<0.01$),但鼠尾胶组与对照组的差异不显著($P>0.05$)。各基质组培养细胞的 LDH 着色与对照组比较,差异显著($P<0.01$);各基质组之间两两比较差异亦具有显著性,其中肝基质组的颜色最深。可见,3 种 ECM 比较,用肝基质培养日本血吸虫童虫细胞最合适。董惠芬等(2003)观察了 ECM 对童虫培养细胞整装内质网膜系统三维结构的作用,结果显示,用 ECM 培养的童虫细胞其内质网膜系统较对照组发达、丰富;ECM 的种类不同,培养细胞内质网膜系统的形态各异。鼠尾胶中培养细胞的内质网膜系统多由膜性小管和小泡构成,其网眼数目较少,可见伪足样结构;伪足较短,也由膜性小管或小泡构成管囊状网络。肺基质中培养细胞的几乎均为小管,小泡极少;网眼和伪足数目增多,伪足呈针状。肝基质中细胞的内质网膜系统与肺基质中的相似,但网眼和伪足数目更多,伪足细长,呈纤维状。邓世敏等(2005)以 SDH、LDH 和 G-6-PDH 为评价指标,进一步运用正交试验法筛选 ECM(肝基质、肺基质、鼠尾胶)、基础培养基(TC-199、RPMI 1640、DMEM)与血清浓度(5%、10%、20%),结果显示,铺以肝基质、用含 20% 小牛血清的 RPMI 1640 培养童虫细胞,其 SDH、LDH、G-6-PDH 活性均最强;并且,血清浓度对童虫培养细胞酶活性的影响最大,然后依次是细胞外基质与基础培养基;其中,血清浓度对 3 种酶活性影响的差异均明显,基质对 SDH、LDH 影响的差异显著,但对 G-6-PDH 的不明显;基础培养基的影响均无差异。表明,3 种 ECM 中,肝基质的作用最佳;LDH、SDH 与 G-6-PDH 均可作为评价培养条件的指标。

　　上述研究的细胞接种方法,均是参照董惠芬等(1995a)报道的联合法接种,借助于半干的环境贴壁。由于日本血吸虫细胞直接接种,即董惠芬等(1995a)命名的冷消化法接种贴壁困难,影响了培养细胞的分裂增殖。因而,朱俊勇等(2004)试验了用冷消化法接种童虫细胞观察肝、肺生物基质及鼠尾胶等 3 种 ECM 的促贴壁作用,结果发现接种 8 小时有中、小细胞开始贴壁,但不牢固;随着培养时间的延长,贴壁细胞增加、贴壁率增高,至 48 小时为最高,72 小时又下降;培养相同时间童虫细胞的贴壁率,均为对照组、肺基质组、肝基质组及鼠尾胶组依次增高,48 小时的最高贴壁率,分别为 37.74%、45.36%、48.95% 及 63.27%;统计分析显示,两两比较除肝基质组与肺基质组之间为 $P<0.05$ 水平外,其余均为 $P<0.01$ 水平的差异。可见,ECM 对童虫培养细胞具有明显的促贴壁作用;其中,鼠尾胶的促贴壁作用最强。在此基础

上,李俊琳等（2006b）利用鼠胚胎成纤维细胞（mouse embryonic fibroblast,MEF）饲养层具有促细胞贴壁的特性,试验了 MEF 饲养层联合鼠尾胶（联合组）对童虫细胞的促贴壁作用,结果显示与朱俊勇等（2004）类似的特点,贴壁率从低到高的组别分别是对照组、鼠尾胶组、MEF 组及联合组,48 小时最高贴壁率分别为,19.46%、40.86%、45.25% 及 65.24%;统计分析显示,两两比较贴壁率之间的差异均明显（$P<0.01$）。表明,MEF 对 21 天虫龄细胞的贴壁具有促进作用,MEF 饲养层与鼠尾胶联合对培养细胞的贴壁具有协同作用。分析上述研究结果发现,不管是 ECM 还是 MEF 饲养层,均对日本血吸虫童虫细胞的贴壁具有一定的促进作用,最高贴壁率约 65%,且继续培养细胞至 72 小时,贴壁率又下降。说明不借助于外界的力量,细胞的贴壁并不牢固。本文除张中庸等（2002）、李靓如等（2002）、龚燕飞等（2005）、曾铁兵等（2008）与刘碧源（2011）外,其余作者的细胞接种方法均采用董惠芬等（1995a）报道的方法。

　　为促进童虫细胞的分裂增殖,董惠芬等（2004）以 AgNORs 为评价指标,观察了 β-巯基乙醇对童虫培养细胞的促分裂作用,并且比较了童虫与成虫培养细胞的增殖潜能。结果表明,β-巯基乙醇具有一定的促增殖能力,童虫比成虫培养细胞更具增殖潜能。同时发现,β-巯基乙醇可诱导童虫培养细胞的［Ca^{2+}］i 明显上升（$P<0.01$）,并随 β-巯基乙醇诱导浓度的增大而升高（彭延等,2003）。彭延等（2004）以 AgNORs 和 LDH 染色为评价指标,研究了 β-巯基乙醇与肝基质分别及联合对培养 7 天童虫细胞的影响,结果显示,两者均能促进培养 7 天童虫细胞的增殖与代谢,前者的作用比后者显著,但两者联合并无协同作用。覃金红等（2005）以 LDH 染色为评价指标,观察了 β-巯基乙醇与肝基质分别及联合对培养 1~4 周童虫细胞的影响,结果发现,在培养的前 2 周,LDH 染色 β-巯基乙醇组最深,其次依次是联合组与肝基质组,对照组最浅;定量分析显示,β-巯基乙醇组与联合组之间以及肝基质组与对照组之间差异均不明显（$P>0.05$）,但前者与后者之间有统计学意义（$P<0.05$）;培养第 3 周始,肝基质组细胞的 LDH 染色最深,与其余组比较,差异均显著（$P<0.05$）;其余组之间两两比较,差异均不明显（$P>0.05$）。表明,肝基质对童虫培养细胞 LDH 活性的促进作用比 β-巯基乙醇的稳定、长效,两者联合无协同作用。龚燕飞等（2005）以 RPMI 1640 为基础培养基,运用正交试验法对添加或不添加转铁蛋白（transferrin）、核苷酸（nucleotide）、碱性成纤维细胞生长因子（basic fibroblast growth factor,b-FGF）、黄体酮（progesterone）以及非必需氨基酸与维生素组合等 5 种促细胞增殖因子对童虫培养细胞的影响。结果显示,在 10% 胎牛血清的 RPMI 1640 中添加 1.5ng/ml 的转铁蛋白、0.3mg/ml 的核苷酸与 5ng/ml 的 b-FGF 对日本血吸虫童虫培养细胞的生长与繁殖具有促进作用,但从总体上看,细胞增殖速度非常缓慢,培养 2 个月后,细胞增殖停止,部分增殖生长细胞开始退化或死亡,整个组织细胞培养周期为 75 天,未能达到持续生长增殖的目的。Yuan 等（2005）运用电穿孔法将 pEGFP-C1 质粒导入用贴壁法培养的日本血吸虫原代童虫细胞,在 CMV 启动子引导下使 EGFP 在原代童虫培养细胞中得到了表达,证实电穿孔法既可以转染日本血吸虫成虫与童虫,也可以转染原代培养细胞。陈喜珪等（2006b）以 AgNORs 与过碘酸希夫染色（periodic acid-Schiff staining,PAS）为评价指标,也观察了肝基质对童虫培养细胞形态与增殖的影响,发现肝基质中培养的童虫细胞其细胞质突起和分裂细胞增多,分裂方式除常见的一分为二方式外,还观察到一分为三的多极分裂方式,但对照组未观察到。表明,肝基质可明显影响日本血吸虫童虫培养细胞的形态,可显著促进培养细胞的增殖。熊飞等（2006）利用 MEF 饲养层除促贴壁外还具有促培养细胞存活与增殖的特性,观察了 MEF 饲养层及其与肝基质联合对日本血吸虫童虫培养细胞的作用,结果发现 MEF 饲养层能促进日本血吸虫童虫培养细胞的代谢活性,并能与肝基质发挥协同促进作用。黄晶晶等（2007）探讨了恒稳电磁场诱导感染 21 天虫龄童虫细胞的作用,并以 LDH 为评价指标,筛选恒稳电磁场作用的最适强度与时间。结果显示,恒稳电磁场可以明显增强童虫培养细胞的 LDH 活性,其最佳诱导强度与时间分别为 20Gs、48 小时。罗超等（2010）分别收集培养 24、48、72 小时的人鼻咽癌细胞（human nasopharyngeal carcinoma cell）培养基制成条件培养基,以 AgNORs 和 LDH 染色为评价指标,观察其对童虫培养细胞增殖与代谢的作用。结果显示,3 种条件培养基均能明显促进童虫细胞的增殖与代谢,且 72 小时条件培养基的作用最显著。

　　刘碧源（2011）用生殖类细胞改良培养基对感染 12 天的童虫细胞进行培养,结果发现,在培养早期,细胞出现明显的分裂现象,呈葡萄状样生长繁殖,形成细胞团,台盼蓝染色鉴定细胞活力达 90% 以上;第 3 周可见大量形态结构相近的细胞呈半贴壁生长状态;培养第 4 周部分细胞开始出现皱缩和裂解,但大部分细胞生长状态良好,核质分明;培养6周时,台盼蓝染色鉴定细胞活力下降至50%左右,溴脱氧尿苷(Bromodeoxyuridine,BrdU)染色证明有15%的培养细胞呈强阳性反应,超微结构观察显示童虫培养细胞具有生殖细胞的特征,并发现仍有部分细胞在生长繁殖,可持续至第8周;未生长繁殖的细胞在2周内基本裂解呈碎片。采用专门进行上皮细胞培养的改良上皮细胞培养基进行选择培养,结果显示,培养3天的细胞出现不规则形生长。培养1周时细胞呈半贴壁生长,每天可见细胞数量增多;吉姆萨(Giemsa)染色后细胞多呈长梭形,结构完整,核质分明,细胞核清晰可见,核仁明显;吖啶橙(acridine orange,AO)-溴化乙锭(ethidium bromide,EB)染色后可见细胞的活力均旺盛,形态均呈不规则类上皮样,细胞核质明显。培养2周,超微结构观察发现,细胞膜完整,细胞器无扩张、水肿现象,核仁和核膜清晰,未见明显的病理改变。培养3周,核型(karyotype)检查显示,童虫培养细胞的染色体核型为8对染色体。用斑点-酶联免疫吸附试验(dot-enzyme linked immunosorbent assay,Dot-ELISA)方法检测培养4周细胞的抗原性,发现童虫培养细胞成分及其培养上清液均呈强阳性反应,均被血吸虫细胞免疫血清所识别。培养30天,倒置显微镜下见大部分细胞均出现无光泽和形态改变的退化死亡表现,继续培养后未见细胞持续生长,逐渐相继退化死亡。根据上述培养细胞的形态特征和抗原性,研究者认为经上皮细胞培养基培养的童虫细胞为上皮类细胞。用1640-40综合培养基培养感染12天的日本血吸虫童虫细胞发现,培养起始时,细胞大多为圆形,形态、大小一致,轮廓清晰,完整饱满,核质分明。培养7天内可见细胞分裂相,不同培养孔中出现多种不同的细胞分裂相和繁殖方式。培养14天,观察到细胞克隆(clone)生长现象,细胞分裂形成细胞团;氚-胸腺嘧啶核苷(^{3}H-TdR)掺入法检测发现,童虫培养细胞DNA的合成能力明显强于对照($P<0.01$)。培养30天,细胞生长繁殖能力达到高峰,继后减慢;超微结构观察发现,细胞的形状多数为圆形或椭圆形,少数为多角形、不规则形或长梭形;部分细胞显示出的形态结构正常,胞膜完整,核膜和核仁清晰,胞质内细胞器无扩张和水肿等异常现象。培养40天,可观察到呈悬浮生长的细胞群;培养60天,可见悬浮生长细胞系;多数细胞的染色体核型为8对;提取培养细胞的DNA进行PCR扩增,获得日本血吸虫特异的条带;用AO-EB染色法检测培养细胞的活性,存活率达70%以上。培养70天和90天,仍可观察到培养细胞的分裂现象,但增殖能力明显降低。将处于对数生长期培养20天的童虫细胞在液氮分别冻存30天、90天和180天后复苏,细胞的存活率分别约为60%、50%及40%,继续培养均基本保持冻存前的生长状态和分裂增殖能力。其还进一步用猴肾细胞病毒40大T抗原(simianvirus 40 large T antigen,SV40LT)基因通过腺病毒载体转染童虫培养细胞,试图诱导童虫原代细胞发生永生化,但未能诱导童虫细胞在体外持续分裂增殖并最终建立永生化细胞系。

（2）培养相关溶液

1）商品化溶液与试剂:DMEM(高糖)、RPMI 1640、TC-199、M199、胎牛或小牛血清、D-Hanks、PBS(-)、70%乙醇、消化液(0.25%的胰蛋白酶与0.02%的EDTA混合液)、胶原酶Ⅳ。

2）与成虫培养相同的溶液有:生理盐水、100×双抗、肝素、5.6% NaHCO$_3$。

3）培养基(刘碧源,2011):①生殖细胞改良培养基主要成分:基础培养基为DMEM(高糖),添加胎牛血清、人重组白血病抑制因子(lif)、谷氨酰胺、非必需氨基酸、β-巯基乙醇、人重组碱性成纤维细胞生长因子(b-FGF)、氟司可林、胰岛素;②上皮细胞培养基的配方:基础培养基为RPMI 1640和角质细胞无血清培养基(keratinocyte serum-free medium,K-FM),添加的主要成分有胎牛血清、50%葡萄糖注射液、转化生长因子β$_1$(TGF-β$_1$)、PHA和长效胰岛素;③1640-40综合培养基:基础培养基为RPMI 1640和M199,添加的主要成分有胎牛血清、转铁蛋白、PHA、核苷酸、微量元素(硒、锌)、谷胱甘肽、胰岛素和感染日本血吸虫10天的鼠门静脉血清;具体含量均未公开。

（3）培养方法

1）贴壁培养法:参考董惠芬等(1995a)报道的方法,步骤为:①将感染日本血吸虫18~21天的小鼠麻醉后,在70%乙醇中浸泡10秒,无菌解剖;②用含终浓度为10U/ml肝素的无菌生理盐水灌注法冲虫,收集童虫;③将收集的童虫置于含终浓度为10×双抗(终浓度青霉素1 000U/ml与链霉素1 000μg/ml)的PBS(-)中洗涤4~5次;④用消化液洗涤3次;⑤待虫体下沉后,吸去上清液,剪碎虫体,加入新消化液,使虫体与消化液的体积比为1:10,混匀;⑥置于4℃下冷消化至少8小时;⑦混匀,1 000r/min离心,用含

10% 或 20% 小牛血清附加常量双抗(青霉素 100U/ml 与链霉素 100μg/ml)的 RMPI-1640 或 TC199 培养液重悬浮;⑧待虫体组织沉入管底,去上清液,加少许新培养液,混匀后将组织与细胞均匀涂布于 T 25cm² 培养瓶壁或小盖玻片(飞片)上,不加培养液在 36~37℃ 下培养 8~12 小时;⑨翻转培养瓶,加入 3ml 新培养液继续培养,培养液的 pH 为 7.2~7.4,每周换液 2 次,每次弃去 1/2 旧培养液。

2)半贴壁培养法:根据刘碧源(2011)描述整理,步骤为:①将感染日本血吸虫 12 天的家兔(2 500~3 000 条/兔)在无菌条件下用含肝素的 D-Hanks 灌注冲虫,收集童虫;②用含青霉素 1 000U/ml、链霉素 1 000μg/ml 与肝素 180U/ml 的 RPMI 1640 培养液反复沉淀洗涤 3~5 次,每次 10 分钟,以去除血块和宿主组织;③将虫体置于 300 目/吋筛网轻轻快速研磨、过滤,1 000r/min 离心 5 分钟;④用含终浓度为 0.2μg/ml 胶原酶Ⅳ 的消化液 37℃ 下消化 30 分钟;⑤用含青霉素 100U/ml、链霉 100μg/ml 和 10% 胎牛血清的 1640 培养液 800r/min 下离心洗涤 3 次,10min/次,以去除消化酶;⑥在沉淀中加生殖细胞改良培养基或 1640-40 综合培养基,计数细胞,调整细胞密度为 $2×10^6$ 个/ml,接种于 6 孔培养板中,于 35℃ 在 5% CO_2 条件下培养,每隔 3~5 天半量换液 1 次;⑦当细胞数为原有细胞密度 2 倍以上时,吸出细胞悬液,离心后更换新培养基,以 1:2 接种培养。

(4)注意事项

1)从动物体内收集的虫体用含 10× 双抗的平衡盐溶液洗涤,是为了将虫体除菌以保证其达到无菌状态,故每次洗涤须更换新的无菌器皿,总洗涤时间须达 1.5~2 小时。

2)贴壁培养法中,在组织块与细胞接种培养 8~12 小时后加新培养液时,注意不要对着培养瓶或小盖片的接种面加液;盖好瓶盖后,还要注意尽量不要让组织块与细胞浸泡在培养液中,待其置于培养箱内后,再轻轻翻转培养瓶使培养液淹没组织块与细胞,以防止组织块与细胞脱落。

3)半贴壁培养法中,由于细胞不完全贴壁生长,换液时需注意细胞的丢失,原文中未说明半量换液的方法。

4)半贴壁培养法培养童虫上皮细胞时,步骤中的③是将虫体剪碎;④用含终浓度为 0.2μg/ml 胶原酶Ⅳ 的消化液 37℃ 下消化过夜;培养基用上皮细胞培养基。

二、华支睾吸虫培养

寄生于人肝胆管内的华支睾吸虫,2009 已被世界卫生组织确定为引起人类胆管癌的生物致癌物,引起的疾病是东亚地区重要的地方性传染病之一,现被列为一种食源性被忽视的热带病,但其致病机制尚不清楚。华支睾吸虫的体外培养,可为其致病机制的研究提供重要的技术支撑,并为杀虫药物筛选及其诊断等研究提供条件。目前,华支睾吸虫的体外培养,包括囊蚴(metacercaria)的体外保存、脱囊及童虫、成虫的培养。其中,离体囊蚴最长可保存 270 天;囊蚴经人工脱囊后,可进一步进行体外培养;成虫在无机盐溶液中最短可存活 3 天、最长 57 天,用 RPMI 1640 代替无机盐培养虫体,其存活时间显著延长,最长可存活 114 天;培养的成虫可产卵,每天约产 4 000 枚,但不能形成新的活虫卵,体内已形成的未成熟虫卵也难以在体外培养成熟,下面分阶段加以介绍。

(一)囊蚴

1. 研究概况　有资料显示,温度对华支睾吸虫囊蚴存活的影响较大,囊蚴在 -4℃ 和 37℃ 下很快死亡;在 8~24℃ 的室温中,随着温度的升高,培养液中细菌迅速繁殖,且有原生动物生长,保存液变质发臭,囊蚴代谢增强,死亡加速;在细胞培养液中最长可存活 74 天,生理盐水中最长为 104 天。在 3~4℃ 的冰箱中保存,囊蚴存活时间最长,在细胞培养液、生理盐水与阿尔塞弗溶液(Alsever's solution)中可分别存活 153 天、168 天与 270 天;其中用阿尔塞弗溶液保存的囊蚴,其中的 80% 存活 210 天、28% 存活 240 天、8% 存活 270 天。同时发现,尽管囊蚴可在生理盐水中保存 168 天,但保持感染力的时间并不长,保存 15 天的囊蚴感染家兔可检获成虫,超过 15 天后再感染动物均未检获虫体;0.4% 盐水在冰箱内保存 53 天的囊蚴以 50 个/只 ±5 个/只的密度感染豚鼠,1 月后 2 只鼠中仅检获 1 条成虫;将阿尔塞弗溶液保存 15~210 天的囊蚴感染家兔后,发育为成虫的比率最低为 13.3%、最高为 40.0%;保存 240 天的囊蚴感染动物后,收获成虫的比例为 3.3%。可见,用阿尔塞弗溶液在 3~4℃ 下保存囊蚴,不仅存活时间较长,而且接种家兔后的存活率也较高。

Li 等（2006）研究 PBS（pH8.0）、含抗生素的 PBS（pH 8.0）、PBS+10μmol/L 碘乙酸（Iodoacetic acid，IAA）、含抗生素 PBS+IAA 对保存华支睾吸虫囊蚴的影响，结果发现用含抗生素的 PBS 保存的囊蚴其存活率和感染性均明显高于不加抗生素 PBS 的；添加半胱氨酸蛋白酶抑制剂 IAA 并不能增加囊蚴的存活率和感染性；但每月更新保存液，对囊蚴的存活率和感染率有明显的促进作用。

2. 分离与保存溶液

（1）人工消化液（Chen 等，2010）：盐酸 0.674%、胃蛋白酶 5g/L。配制时，取盐酸 6.74ml 加入无菌蒸馏水 100ml 中混匀，称取胃蛋白酶 5g 于上述稀释的盐酸溶液中，加无菌蒸馏水至 1 000ml，使蛋白酶充分溶解。

（2）阿尔塞弗液（刘宜升等，2012）：葡萄糖 20.50g/L、NaCl 4.20g/L、枸橼酸钠（柠檬酸钠）8.00g/L、枸橼酸（柠檬酸）0.55g/L。配制时，称取上述各成分，用双蒸水溶解至 1 000ml。

（3）PBS（pH8.0）溶液：K_2HPO_3 5.59g/L，KH_2PO_3 0.41g/L，加双蒸水至 1 000ml。

（4）100× 双抗：见日本血吸虫成虫细胞培养相关溶液 2）

（5）囊蚴保存液：取阿尔塞弗液或 PBS 溶液 99ml、100× 双抗 1ml 混匀。

3. 分离与保存方法

（1）囊蚴分离：①采集鲤科鱼类，取鱼肉搅碎或剪碎，置于 500ml 烧杯中；②每克鱼肉中加 10ml 人工消化液，在 37℃ 下消化过夜；③用 60 目/吋的筛子过滤，以去除大组织块；④将过滤液装于锥形量杯中，静置 40 分钟；⑤去上清液，加去氯水混匀，静置 30 分钟；⑥重复步骤⑤，直至上清液变清；⑦倒去上清液，吸取适量沉淀于培养皿中，在显微镜下查找囊蚴。囊蚴形态呈椭圆形，平均大小为（121~150）μm×（85~140）μm，囊壁薄，囊内虫体运动活泼，一团黑色的排泄囊明显；⑧用吸管吸囊蚴于离心管中计数备用。

（2）囊蚴保存：取上述分离、计数的囊蚴，加保存液于 4℃ 下保存，每隔 7~15 天换 1 次保存液。

4. 注意事项

（1）鱼肉在消化时，若振动消化，可缩短消化时间，但振动的频率需慢、幅度应小。

（2）消化后的沉淀物一般要换水 4~5 次才能澄清，如果室温偏高，最后 2 次最好换成生理盐水在 4℃ 下沉淀。为提高效率，笔者认为可以参照"尼龙绢集卵法"收集囊蚴，即将消化后的沉淀物直接倒入 2 个套叠在一起的尼龙绢袋，内、外袋的孔径分别为 60 目/吋与 200 目/吋，边加去氯水冲洗、边用竹筷或玻棒搅拌，使粗渣滞留于内袋，而细渣与可能存在的囊蚴滤入外袋；移去内袋，继续用去氯水冲洗外袋内的沉渣，并用压舌板轻刮外袋外侧，以加速水的滤过，直至滤出液变清，收集外袋内的沉淀于培养皿中，在显微镜下查找囊蚴。需要说明的是，笔者未亲身实践，参考者可做 1 次预实验即知效果与效率。

（3）鱼肉中常有其他种类吸虫的囊蚴，均较大，较难与华支睾吸虫囊蚴鉴别的是东方次睾吸虫的囊蚴，其比华支睾吸虫囊蚴略大，镜下可见囊壁纤细发亮、无色、厚而明显；华支睾吸虫囊蚴的囊壁薄，无色或略带浅棕黄色；两者的共同点是囊壁外均可有一层鱼肉组织形成的不规则的壁。

（4）短期（1 周内）保存，可用含常量双抗的生理盐水代替保存液。

（二）童虫

1. 研究概况　Li 等（2008）研究了胆汁和胆汁酸对新脱囊华支睾吸虫童虫存活的影响，发现童虫可在洛克氏液（Locke's solution）、DMEM、NCTC 109、Eagle's、RPMI 1640 和 0.1% 葡萄糖中存活，但在 2 倍浓度的洛克氏液、0.85% NaCl 和 PBS 中活性迅速下降；NCTC 109 为最佳培养基，而洛克氏液适合于分析生物活性化合物与分子的生物学效应。培养基中的大多数氨基酸有利于童虫的存活，然而天冬氨酸、谷氨酸和腺嘌呤降低童虫的存活；浓度高于 0.1% 的胆汁也显著降低童虫的存活，但用低浓度胆汁预处理后培养在高浓度胆汁的培养基中，可延长童虫的存活时间；胆汁酸有增强童虫活性的作用，但石胆酸（LCA）起反作用。

2. 培养相关溶液

（1）洛克氏液：NaCl 8.90g/L、KCl 0.42g/L、$CaCl_2$ 0.24g/L、$NaHCO_3$ 0.20g/L。配制时，依次称取 NaCl 8.90g、KCl 0.42g、$CaCl_2$ 0.24g、$NaHCO_3$ 0.20g，加双蒸水至 1 000ml，经 67.6kPa 灭菌 15 分钟，冷却后 4℃ 下

保存备用。

（2）商品化基础培养基：NCTC 109、RPMI 1640、DMEM 等。

（3）人工消化液：见囊蚴分离与保存溶液（1）。

（4）人工肠液：猪胆汁 25%、胰蛋白酶 5g/L、NaCl 2.0g/L、Na₂CO₃ 1g/L。配制时，取猪胆汁 25.0ml、胰蛋白酶 0.5g、NaCl 0.20g、Na₂CO₃ 0.10g，加无菌双蒸水至 100ml，混匀。

3. 培养方法

（1）将分离干净的囊蚴在人工消化液中 37℃ 温育半小时。

（2）吸去人工消化液，再加入人工肠液，37℃ 温育半小时。

（3）将脱囊童虫用洛克氏液洗涤，并在洛克氏液或 NCTC 109、RPMI 1640、DMEM 等培养基中于 37℃ 含 5% CO_2 浓度的培养箱内培养，2~3 天换 1 次培养基。

（三）成虫

1. 研究概况　国内方钟燎等（1995）用林格氏液（Ringer's solution）、洛克氏液与台氏液 3 种不含血清的无机盐溶液培养华支睾吸虫成虫，发现成虫在开始培养的头 2 天活力均佳，第 3 天活力下降，其中林格氏液中培养的虫体活动力最弱，第 4 天就开始死亡，第 7 天死亡一半虫体；其次是洛克氏液，培养第 12 天时死亡一半虫体；台氏液中培养的虫体活力最强，存活时间也最长，培养 16 天时虫体死亡一半。研究者认为，林格氏液中虫体存活时间最短与活性最差可能与盐溶液中 Ca^{2+} 离子的缺乏有关，Ca^{2+} 离子对维持虫体表面的坚固性与渗逢性有很大作用。董文其等（1999）为了收集华支睾吸虫的循环抗原，利用含 15% 兔血清的 RPMI 1640 完全培养基对取自猫胆管及胆的囊华支睾吸虫成虫进行了连续体外培养观察，随着培养时间的延长，虫体内结构逐渐变得模糊不清、生殖器官逐步蜕化，培养共维持了 51 天。

国外 Uddin 等（2012）系统研究了华支睾吸虫成虫的体外培养条件，发现成虫在无机溶液 0.85% NaCl、PBS 与 Locke 中分别存活了 3 天、7 天、57 天，但在培养基 DMEM、RPMI 1640、IMDM 中可分别存活 106 天、114 天、114 天。观察虫体的存活率发现，洛克氏液与营养培养基 RPMI 1640、DMEM、IMDM 培养的虫体在培养的 21 天内存活率均超过 80%，36 天内存活率无显著差异，但 RPMI 1640 中的虫体在几乎每个时间点的生存率均最高；其次是 IMDM、DMEM 和洛克氏液；而且 3 个月后，RPMI 1640 培养基的成虫其存活率（50%）高于 DMEM（20%±10%）和 IMDM（33.3%±25.2%）。Locke 溶液中如果添加 0.005% 的牛胆汁，在培养的 21~42 天内可显著提高成虫的存活率，42 天后可延长虫体的存活时间至 70 天；浓度高于 0.005% 牛胆汁或分别添加不同浓度的胆酸（cholic acid，CA）、去氧胆酸（deoxycholic acid，DCA）、石胆酸（lithocholic acid，LCA）、牛磺去氧胆酸钠（NTCDC）以及葡萄糖，对虫体的存活均无促进作用。在培养基中添加低于 0.1% 浓度的 L-精氨酸、L-丝氨酸和 L-色氨酸，未观察到对虫体的存活有显著的促进作用，但添加 L-天冬氨酸、L-谷氨酸和腺嘌呤后，对虫体有毒性作用，虫体培养 1 天即死。

Uddin 等（2012）还研究了 Locke 液与营养培养基 RPMI 1640、DMEM、IMDM 对华支睾吸虫成虫产卵的影响。结果发现，在培养的 1~3 天，IMDM 培养基中的虫卵最多，为 4 756 枚/（条·d）±202 枚/（条·d）；在 7~14 天，虫卵数逐渐减少至 1 000 枚/（条·d）以下，21 天时不足 100 枚/（条·d），56 天后仍有虫卵产出；但成虫所产之卵均为其体外培养前子宫内已经形成的虫卵，每条成熟成虫子宫中约有虫卵 37 000 枚。研究还观察了虫卵的形态与活性，发现培养 30 天的虫卵长度缩短约 1μm；随培养时间的增加，虫卵的长/宽比逐渐减小，在培养的 30 天、60 天与 90 天时分别为 1.8、1.7 与 1.5，虫卵的活性也逐渐下降；而且长/宽比小于 1.7 的畸形卵难以存活。培养 60 天时，大多数虫卵可观察到其内的毛蚴，但 90 天时卵壳变形，其内的毛蚴无法识别，变成黑色颗粒或液泡。扫描电镜观察发现，虫卵表面的褶皱消失，变光滑，但小疣仍突出可见。

2. 培养相关溶液

（1）台氏液：配方为：NaCl 8.0g/L、KCl 0.2g/L、MgCl₂ 0.1g/L、CaCl₂ 0.2g/L、NaH₂PO₃ 0.05g/L、NaHCO₃ 1.0g/L、葡萄糖 1.0g/L。配制时，CaCl₂ 单独用三蒸水溶解至 100ml；其余依次用三蒸水溶解补足至 900ml，分别经 67.6kPa 灭菌 15 分钟，待冷却后，无菌条件下将 CaCl₂ 溶液慢慢倒入 900ml 盐溶液中混匀，4℃ 下保存备用。

（2）洛克氏液：配方与配制方法见华支睾吸虫童虫培养相关溶液（1）。不同研究者报道的洛克氏液配方有所不同，本文采用 Uddin 等（2012）报道的配方，因其中培养的虫体比别的研究者培养的存活时间长，无机盐的成分简单。

（3）林格氏液：配方为：NaCl 6.0g/L、KCl 0.1g/L、MgCl$_2$ 0.1g/L、NaHCO$_3$ 0.10g/L、葡萄糖 0.1g/L。配制时，依次称取 NaCl 6.0g、KCl 0.1g、MgCl$_2$ 0.1g、NaHCO$_3$ 0.10g、葡萄糖 0.1g，加三蒸水溶解至 1 000ml，67.6kPa 灭菌 15 分钟，待冷却后 4℃ 下保存备用。

（4）商品化基础培养基：IMDM、RPMI 1640、DMEM 等。

（5）生理盐水：见日本血吸虫成虫虫体培养相关溶液 1）。

3. 培养方法

（1）取囊蚴灌胃感染动物（家兔：500 个/只，大鼠：50 个/只），感染 8 周后麻醉动物解剖，摘取肝脏。

（2）无菌生理盐水洗涤肝脏数次。

（3）分别用拇指、食指与中指从肝脏边缘处向肝门方向轻轻推挤，使虫体随胆汁沿着胆管从肝总管挤出，用小镊子或毛笔轻轻挑起虫体放入无菌生理盐水中。

（4）换生理盐水清洗虫体至少 4~5 次，再用台氏液洗涤 2 次。

（5）挑选发育成熟、运动活泼、无损伤的虫体以 10 条/孔的密度接种于 6 孔培养板中，每孔加 3ml 培养基，置于 37℃ 含 5% CO$_2$ 浓度的培养箱内培养，每 3 天更换 1 次培养基。

4. 注意事项

（1）灌胃感染动物时，在注意避免损伤动物食管的同时，应再吸取适量保存液重复冲洗灌注 2 次，保证囊蚴进入胃部。

（2）若从肝总管未挤出虫体时，可从肝门处按叶分解肝脏，每叶肝脏按上述方法推挤；若仍未见虫体，可取剪刀从肝门端垂直于胆管方向剪去一小条肝脏，重复上述方法推挤；若还未见虫体，可再次剪去一小条肝脏，直剪至肝脏边缘。

（3）若感染的是小动物，可采用将肝脏撕碎找虫的方法。

（4）小鼠内的虫体一般发育较差，虫体小，可置于解剖镜下寻找。

（5）培养的虫体密度、培养基体积、选择何种培养基以及更换培养基的频度等，可视培养目的、时间与实际情况而定。如需收集成虫的分泌排泄蛋白，可采用台氏液或洛克氏液等无机盐溶液；若需收集成虫所产虫卵，可选用 IMDM 等商品化的培养基。

三、并殖吸虫培养

并殖吸虫（*Paragonimus*）隶属于扁形动物门、吸虫纲、复殖目、并殖科（Paragonimidae）、并殖属（*Paragonimus*），大多寄生于兽类，幼虫可在宿主体内移行窜扰，成虫定居于终末宿主的肺部引起肺吸虫病（paragonimiasis）。长期以来，并殖吸虫的分类比较混乱，全球报道的包括亚种与同种异名的有 50 种（亚种）之多。2019 年，顾梦杰等通过整理，认为已报道的并殖吸虫属典型种约 30 余种；文献报道（Procop，2009；Calvopiña 等，2014；顾梦杰等，2019；Zhou 等，2021）可寄生于人体引起肺吸虫病的有 8 种：卫氏并殖吸虫、宫崎并殖吸虫（*P. miyazakii*）、斯氏并殖吸虫、异盘并殖吸虫（*P. heterotremus*）、双侧宫并殖吸虫（*P. uterobilateralis*）、非洲并殖吸虫（*P. africanus*）、克氏并殖吸虫（*P. kellicotti*）和墨西哥并殖吸虫（*P. mexicanus*）；其中，卫氏并殖吸虫分布最为广泛，是导致人体肺吸虫病的重要病原。并殖吸虫的体外培养研究，见有报道的有卫氏并殖吸虫、宫崎并殖吸虫、斯氏并殖吸虫与大平并殖吸虫（*P. ohirai*），涉及囊蚴、童虫与成虫 3 个不同的发育阶段，分别简述如下。

（一）囊蚴

1. 研究概况 日本学者 Yokogawa（1965）报道，由 NaCl（220%）、MgCl$_2$（2%），CaCl$_2$（15%）、NaHCO$_3$（2%）组成的无机盐溶液中在 5℃ 条件下，可使卫氏并殖吸虫囊蚴在体外存活 4 个月之久。国内樊培方等（1980）用 Yokogawa（1965）报道的溶液体外保存卫氏并殖吸虫囊蚴，效果不佳；但其研究了林格氏液、台氏液与蟹的体液对卫氏并殖吸虫囊蚴保存的影响，发现采用林格氏液在 4℃ 中保存囊蚴的存活时间最长，可达 270 天。张庄熠等（2010）的研究发现，卫氏并殖吸虫囊蚴自第二中间宿主蟹体内分离出来后，可保存于生理盐水、林氏液、自来水、去氯水和井水中 48 天以上，特别是在生理盐水和林格氏液中，分别可存活 78.93 天和 86.42 天；保存的囊蚴虫体完整、内部结构清晰、存活率高；保存囊蚴的最佳温度为 5~10℃，过高或过低均不适宜。不同虫种中以卫氏并殖吸虫的囊蚴最长，为 92.32 天；斯氏并殖吸虫的居中，为 78.25 天；三平正并殖吸虫的最短，为 23.26 天。分析原因，与囊壁厚薄及虫体寄生的部位有关，三平正并殖吸虫囊蚴寄生于蟹的心脏。

2. 保存液　林格氏液（樊培方等，1980）：NaCl 6.5g，CaCl$_2$·2H$_2$O 0.16g，KCl 0.14g，NaHCO$_3$ 0.20g，MgSO$_4$·7H$_2$O 0.39g，葡萄糖 2.00g，加双蒸水至 1 000ml，储存于 4℃ 下。

3. 保存方法

（1）采集卫氏并殖吸虫第二中间宿主蟹，捣碎，显微镜下分离囊蚴。

（2）用林格氏液洗涤囊蚴，将其收集于灭菌过的青霉素小瓶或离心管中，置于 5℃ 下保存。

（二）童虫

1. 研究概况　并殖吸虫脱囊幼虫（童虫）的体外培养最早由 Yokogawa 等（1955）尝试，培养的生物学材料童虫往往是采集中间宿主蟹类后从中分离囊蚴、并在一定条件下脱去囊壁获取。不同的研究者，囊蚴脱囊的方法与条件有所不同。Yokogawa 等（1955，1958，1965）用 pH8.0~8.4 的台氏液在 38℃ 下处理卫氏并殖吸虫囊蚴 8 小时 ~10 小时，即可使囊蚴脱囊转变为童虫。樊培方等（1980）观察了卫氏并殖吸虫囊蚴在生理盐水、台氏液、林格氏液、1% 与 2% 胆盐液、1% 与 2% 胆酸盐液、20% 蟹体液（pH7.0~7.5）于 40℃ 下 1 小时后的脱囊情况，结果显示：2% 胆盐液中的囊蚴全部脱囊，1% 胆盐液中的脱囊率为 98%；延长至 3 小时，1% 胆酸盐液中的脱囊率由 1 小时的 88% 提高到 94%，林格氏液中的由 40% 提高到 78%，其余变化不大。进一步比较卫氏并殖吸虫与斯氏并殖吸虫囊蚴的脱囊率发现，后者因为囊壁薄，脱囊率高于前者。因此认为，可用 1%~2% 浓度的胆盐液在 40℃ 下对并殖吸虫囊蚴进行脱囊。王尊哲等（1989）运用正交试验法研究了胃蛋白酶（1∶3 000）、胰蛋白酶（1∶250）和牛磺胆酸钠等消化液主要成分对卫氏并殖吸虫囊蚴体外脱囊的影响，结果发现在 37℃ 条件下，用 pH2 的胃蛋白酶溶液无论作用多长时间，均未见囊蚴脱囊，且其内的幼虫偶动或不动；当这些囊蚴从酸性溶液转移到 pH7.4 的胰蛋白酶与牛磺胆酸钠溶液中后，其内幼虫活动迅速加强，并出现脱囊；方差分析结果表明，胃蛋白酶作用时间、胃蛋白酶和牛磺胆酸钠对囊蚴的脱囊具有显著影响，而胰蛋白酶的影响不显著，最优的组合是：囊蚴在 0.025% 的胃蛋白酶溶液中作用 10 分钟后，再置于 0.025% 牛磺胆酸钠溶液中作用 20 分钟，最有利于囊蚴的脱囊。姚曙光（2000）的研究显示，斯氏并殖吸虫囊蚴可因温度升高而出现自行脱囊现象，其脱囊过程为：囊内虫体剧烈伸展，囊壁瞬间破裂，虫体头端约 1/2 迅速暴露于破裂口处，虫体继续活动而迅速摆脱囊壁，这种脱囊方式被作者称为囊壁爆裂式；而且发现血清有促进囊蚴脱囊的作用。曲桂玉等（2007）运用正交试验法研究了 pH 为 2 条件下的胃酶浓度与作用时间以及胰酶与胆盐浓度对卫氏并殖吸虫囊蚴脱囊的影响，结果显示，影响囊蚴脱囊因素的重要性从大至小依次为胃酶浓度、胃酶作用时间、胆盐浓度、胰酶浓度，脱囊的最佳条件为 0.25% 的胰酶、0.025% 的胃酶与胆盐浓度作用时间 10 分钟。Hata 等（1987）将分离的宫崎并殖吸虫与大平并殖吸虫囊蚴先用含青霉素 400U/ml 和链霉素 200μg/ml 的 Hanks 平衡盐溶液（Hanks' balanced salt solution，HBSS）中洗涤 5 次，然后再用 5ml 含青霉素 200U/ml 和链霉素 100μg/ml 的 NCTC 109 在 37.5℃ 的 CO$_2$ 培养箱中培养过夜，分别使 100~300 个两种并殖吸虫囊蚴脱囊。

蔡士椿等（1988）将卫氏并殖吸虫的囊蚴感染其非适宜宿主小鼠与大鼠 33~45 天，解剖动物分别取肌肉、心、肝、肺等组织剪成碎片，置林格氏液中于 37℃ 下孵育，发现童虫的回收率：小鼠组织孵育 1 小时为 91.32%，2 小时累计达 95.98%，4 小时累计达 98.73%，6 小时后再未收集到童虫；大鼠组织孵育 2 小时为 93.62%，4 小时累计达 98.99%，延长至 8 小时仅收集到 2 条，占 0.07%；且两者均以肌肉组织回收的童虫最多，分别占 85.41% 和 98.63%。可见，用 37℃ 的林格氏液孵育感染卫氏并殖吸虫囊蚴的小鼠、大鼠等转续宿主组织 4 小时，可回收 99% 的童虫，回收率高、虫体活力强，有利于后续研究。上述各种获取并殖吸虫童虫的方法，为童虫的体外培养准备了充分的生物学材料。下面分别对童虫培养研究进展进行简述。

（1）卫氏并殖吸虫：Yokogawa 等（1955，1958，1965）将脱囊后的童虫于 37℃ 下培养在 pH 为 7.0~7.4、

用台氏液稀释猫血清 2~4 倍的培养液中,每隔 3 天更换一次含少量猫红细胞(RBC)的培养基,结果使虫体存活了 203 天。期间观察到:虫体从培养液中摄取红细胞,体积增加 12 倍以上,卵巢、子宫和睾丸出现分化;但未见卵黄腺与卵的形成。

Kannangara(1974)将脱囊后的卫氏并殖吸虫童虫培养于 4 种不同培养基中,结果发现,培养于 1 号培养基(含人血清 40%、2% 酵母提取物和 1% 葡萄糖的 NCTC 135 40%、鸡胚提取物 10% 与人红细胞 10% 以及附加青霉素 100U/ml 与链霉素 100μg/ml)中的童虫,摄取红细胞、活动力强,并可通过口吸盘吸附在沉积的红细胞表面,所有童虫均聚集在培养系统的同一个区域,表明其释放的化学物质可能存在相互吸引的作用,或者这个区域可能是培养系统中最有利的位置;童虫聚集的另一个原因可能是培养器皿的晃动所致。在培养的第 17 天,收集虫体用醋酸胭脂红染色后,观察到虫体的大小比囊蚴增加了近 3 倍,体表的单生棘在腹吸盘前区域发育最好;口吸盘与腹吸盘的比例由囊蚴阶段的 1∶1.76 变为 1∶1.25,更接近成虫的比例;卵巢区域的细胞其密度比周围组织的大,卵巢对面一侧可以观察到子宫小管的原基即具管状特征的子宫雏形;位于虫体后三分之一肠支盲端内侧的 8 细胞期睾丸为 2 个小椭圆形致密团块,位置稍倾斜,轮廓光滑,8 个大细胞核与虫体的长轴平行。培养第 29 天,虫体体积增大,运动活跃,体棘与成虫的相似;口、腹吸盘的大小基本相同,两者比例与成虫的相似;体内肠道中充满了红细胞,睾丸已发育为 16 细胞期,其体积增大,卵巢和子宫原基更容易被观察到。培养第 43 天,发现培养基被污染,虫体死亡,但观察到有 1 条虫体中子宫内有含颗粒状物质的虫卵。将童虫培养于 2 号培养基(5 倍体积鸡蛋黄浸出液和 1 倍体积鸡蛋白浸出液的混合液与 2% 酵母提取物和 1% 葡萄糖的 NCTC 135 等体积混合溶液)中,在培养的第 29 天内均发生解体、死亡;在上述培养溶液中添加红细胞成为 3 号培养基,童虫在其中培养第 29 天全部死亡,但死亡虫体的体积增加,可观察到其早期的性腺原基和肠道内的消化物质。当脱囊童虫在 4 号培养基(用血琼脂或血清琼脂涂于培养瓶壁上作为基质,联合 3 号培养基)时,在接种数分钟后,童虫迅速钻入琼脂基质,虽然此时未观察到其摄取红细胞,但在第 2 天观察到童虫的肠支充满了红细胞,表明童虫在摄入红细胞的时候迁移回基质表面,然后再钻入基质;培养 4~5 天后,虫体离开琼脂基质出现在培养基底部的红细胞沉积层。童虫的上述行为,类似于其在宿主体内穿过肠壁到腹腔、进入腹壁停留 5~7 天又回到腹腔的移行过程。培养至第 43 天,培养基被污染,虫体死亡,观察到死亡虫体的发育与 1 号培养基培养第 29 天的虫体相似。

蔡士椿等(1988)将脱囊后的童虫保存于生理盐水与林格氏溶液中,结果发现在 37℃ 或 20~25℃ 下保存 1~2 天即有童虫发生死亡,至第 5 天或第 8 天全部死亡;但保存在 4~8℃ 冰箱中,童虫 5 天内未见死亡,至 13 天均尚有半数或以上存活。还发现,保存在生理盐水中的童虫于第 18~19 天全部死亡,而林格氏液中的童虫有的存活 39 天以上,且其中 1 条童虫在 27~33 天时形成一层薄而透明的类圆形胶状膜包裹自己,可见虫体结构清晰、与膜分离、可以转动,直至第 83 天后才死亡。为了研究药物对体外培养虫体的影响,国内王勇等(1994)分别对 RPMI 1640 与不同浓度 NaCl 溶液培养感染小鼠 27 天童虫的生存状况进行了短暂观察,发现虫体在不同浓度 NaCl 溶液与 RPMI 1640 中生存均良好,尤其是在 0.3% 的低渗 NaCl 溶液以及 RPMI 1640 中最佳。邢文鸾等(2008)用含小牛血清 10% 的 RPMI 1640 附加庆大霉素 80U/ml 的培养液培养感染大鼠 10 天的童虫 4 小时,虫体生存状态良好,大多数运动活跃或微动。王利芳等(2010)收集 Wistar 大鼠体内的童虫,室温下在灭菌生理盐水中培养 12 小时,收集培养液离心、取上清液透析浓缩为童虫的排泄分泌蛋白做后续研究。

(2)宫崎并殖吸虫:Hata 等(1987)将脱囊后宫崎并殖吸虫童虫分别培养于含 30% 兔血清与 30% 兔血清、50% 蛋黄-109 附加 3 滴兔红细胞的 NCTC 109 培养液中后发现,分别在 154 天与 172 天观察到卵巢、子宫和睾丸的分化,虫体体表被单生体棘所覆盖,复吸盘比口吸盘稍大,与宿主体内发育的成虫相似;但所有虫体未见卵黄腺或虫卵。上述含 30% 兔血清培养液中培养 154 天的虫体最长为 4.8mm,平均 4.0mm;含 30% 兔血清、50% 蛋黄-109 培养液中培养 172 天的虫体最长为 5.6mm,平均 4.2mm。单独用基础培养基 NCTC 109 培养的虫体,未观察到有发育迹象,但可以存活 2 周以上;基础培养基中添加肝脏浓缩液和蛋黄-109,对虫体的发育未见有明显的促进作用。

(3)大平并殖吸虫:Hata 等(1987)将脱囊后的童虫培养在含 30% 犬血清、0.2% 酵母提取物和 0.05%

水解乳蛋白附加 3 滴犬红细胞的 NCTC 109 培养液中培养 252 天,发现虫体发育至卵黄形成阶段,体积比脱囊童虫增加了 14 倍,体长最长为 7.0mm,平均 5.5mm;其中一条虫体具有成虫的形态学特征:体棘成族排列,复吸盘略大于口吸盘,虫体两侧可见有卵黄腺,卵巢呈珊瑚状分支状,子宫内充满虫卵,但虫卵发育有缺陷;睾丸的形状与宿主体内发育的未成熟虫体相似,精囊内未发现精子。培养过程中发现,犬红细胞是大平并殖吸虫生长所必需的培养基成分,但在培养基中添加鸡胚提取物(CEE),发现对虫体的发育未见有明显的促进作用。

综上所述,脱囊后的并殖吸虫童虫,在含 30% 犬血清、0.2% 酵母提取物和 0.05% 乳清蛋白水解物附加 3 滴犬红细胞的 NCTC 109 培养液中的存活时间最长,可达 252 天,体积增加了 14 倍,并且可观察到卵黄腺,具有成虫的形态学特征(Hata 等,1987),故下面主要介绍 Hata 等(1987)报道的培养溶液与培养方法。

2. 培养相关溶液　主要来自 Hata 等(1987)的报道。

(1)商品化溶液:动物血清、NCTC 109、HBSS、水解乳蛋白。动物血清购回后,在 56℃ 灭活 30 分钟,于 -80℃ 保存;其余溶液可直接使用。

(2)林格氏液:见并殖吸虫囊蚴保存液。

(3)EBSS:见日本血吸虫成虫虫体培养相关溶液 8)。

(4)100× 双抗:见日本血吸虫成虫细胞培养相关溶液 2)。

(5)酵母提取物水解乳蛋白 Earle 平衡盐溶液(yeast extract lactalbumin hydrolysate Earle's BSS,YLE):①用 EBSS 将 10% 水解乳蛋白溶液(GIBCO)稀释至 0.5% 浓度的水解乳蛋白 Earle 平衡盐溶液(LHE);②将 2mg 酵母提取物先用 10ml LHE 溶液溶解,再用 LHE 稀释至 100ml 制成 2% 浓度的 YLE;③用 0.45μm 微孔过滤器过滤灭菌,于 4℃ 下保存。

(6)犬红细胞:①从犬的心脏采集新鲜血液;②用含肝素的 EBSS 洗涤后离心,去上清液;③重复步骤 ②2 次;④用 3 倍体积的 NCTC 109 重悬浮红细胞,于 4℃ 下保存;每 2 周制备 1 次。

(7)童虫培养基:取犬血清 30ml、YLE 10ml、NCTC 109 59ml、100× 双抗 1ml、30 滴犬红细胞混匀,现配现用。

3. 培养方法

(1)囊蚴分离:将采集的第二中间宿主蟹捣碎,显微镜下分离囊蚴。

(2)无菌处理:将分离的囊蚴置于含 4× 双抗的无菌 HBSS 中洗涤 5 次,每洗涤 1 次更换 1 次所用吸管与器皿。

(3)童虫获取

1)囊蚴直接脱囊获取:将约 100~300 个囊蚴转入装有 5ml 含 2× 双抗的 NCTC 109 中,置于 37.5℃ 下 CO_2 培养箱中过夜脱囊,吸去 NCTC 109 培养基,用 HBSS 洗涤以清除囊壁收集童虫备用。

2)感染动物中获取(蔡士椿等,1988):将并殖吸虫囊蚴感染其非适宜宿主小鼠与大鼠不同时间(研究者视实际情况而定),解剖动物,将肌肉剪成厚约 0.5cm 的薄片,心、肝、肺等组织剪成碎片,置林格氏液中于 37℃ 下孵育 2 小时 ~4 小时,用林格氏液洗涤各组织,收集孵育液与洗涤液中的童虫备用。

(4)童虫培养:加童虫培养基,以 10~20 条/ml 的密度接种童虫,于 37.5℃ 下、含 5% CO_2 的培养箱中培养,每周换 2 次培养基。

4. 其他说明

(1)关于童虫培养的培养基,研究者可根据自己的研究目的,选择不同的培养基。若童虫要长程培养,可使用上述 Hata 等(1987)报道的培养基;若进行药物筛选等短程培养,可选择 RPMI 1640 等常见的商品化基础培养基;若要收集虫体的排泄分泌蛋白,可用生理盐水、林格氏液等。

(2)研究中,若欲使囊蚴快速脱囊,可选择樊培方等(1980)报道的用 1%~2% 的胆盐液(文章未标明具体种类)在 40℃ 处理,1 小时即可使囊蚴脱囊。此外,也可以选择王尊哲等(1989)报道的在 37℃ 下先用 pH2、0.025% 的胃蛋白酶(1:3 000)溶液作用 10 分钟,再用 pH7.4、0.025% 的牛磺胆酸钠溶液作用 20 分钟。

（三）成虫

1. 培养概况　Hata 等（1987）研究了 3 种培养基对大平并殖吸虫成虫产卵的影响，发现含 30% 犬血清、10% YLE 附加 3 滴犬红细胞的 NCTC 109 培养液对成虫产卵的效果最佳，成虫的产卵数约为 HBSS 和 NCTC 109 中培养的 2 倍；在产卵持续时间方面，前者在培养的 10~13 天内持续产卵，而后两者在培养的第 5 天就停止产卵；从成虫所产虫卵的活力来看，前者在培养的头 1 周、后两者培养的头 2 天内所产虫卵均能孵出毛蚴。此外，前者培养的虫体产卵停止后继续存活了 60 余天，但在培养 28 天时，虫体的生殖系统出现了明显的退化，尤其是卵黄腺、卵巢和睾丸。

国内对并殖吸虫成虫的培养，多半是为了观察药物对其的杀灭作用，其次是收集虫体的排泄分泌蛋白。如：许世锷等（2000）为研究三氯苯达唑对卫氏并殖吸虫成虫的杀灭作用，将成虫在体外进行了培养，结果发现，培养于含 10% 小牛血清附加青霉素 50U/ml 与链霉素 50μg/ml 的 BME 培养液中的成虫，最短存活 5 天，最长存活 67 天，平均存活 21.86 天。邢文鸾等（2008）用含 10% 牛血清附加庆大霉素 80U/ml 的 RPMI 1640 培养液培养囊蚴感染犬 100 天的成虫 4 小时，虫体生存状态良好，大多数运动活跃或微动。王利芳等（2010）收获犬体内的成虫，室温下将其培养在灭菌生理盐水中 12 小时，然后收集培养液离心、取上清透析浓缩为成虫的排泄分泌蛋白做后续研究。

2. 培养相关溶液　与并殖吸虫童虫培养的相同。

3. 培养方法

（1）无菌解剖并殖吸虫的保虫宿主，摘取肺脏，剪开虫囊，收获成虫。

（2）将收获的成虫置于含 4× 双抗的无菌 HBSS 中洗涤。

（3）转移 2 条成虫至加有 5ml 培养基的培养瓶中于 37℃ 培养箱中培养，每 3 天更换 1 次培养液。若要收集虫卵，每天收集 1 次培养液。

四、片形吸虫培养

片形吸虫的培养，最早见于 Stephenson（1947）在肝片形吸虫成虫中的研究，随后 Dawes（1954）、Rohrbacher（1957）和 Wikerhauser 等（1967）等先后研究了多种无细胞培养基对成虫存活的影响。Wikerhauser 等（1967，1968）除用无细胞培养基外，还分别研究了原代与传代培养细胞对肝片形吸虫脱囊后幼虫（童虫）与成虫生长发育的影响，使童虫在体外存活了 29 天，但生殖系统未见有明显的发育。Smith 等（1981）除研究了不同基础培养基的影响外，还探讨了不同血清浓度对肝片形吸虫童虫生长发育的影响，结果使虫体的存活延长至 98 天，并观察到子宫、卵黄腺和含精子的睾丸等生殖系统的发育；但卵巢仍处于初级阶段，未形成卵子。国内李必富等（1990）研究了在常温下不同基础培养基与不同种类的动物血清及其浓度对肝片形吸虫成虫体外存活时间与产卵的影响。除肝片形吸虫外，国外 Lo 等（1974）、国内吴德恒等（1981）对布氏姜片吸虫成虫进行了体外培养研究。此外，Laursen 等（1999）用 Bge 细胞培养了大拟片形吸虫（*Fascioloides magna*）毛蚴，使毛蚴顺利转化为胞蚴，并发育为雷蚴。下面分种加以简述。

（一）布氏姜片吸虫

1. 研究概况　Lo 等（1974）用洛克氏液、EBSS 与 TC199 为基础培养基，添加 20% 猪血清、酵母浸出液、水解乳蛋白等营养物质，对布氏姜片吸虫成虫首先进行了体外培养研究，结果发现，洛克氏液中虫体的存活时间最长，可存活 9~20 天，平均 13.2 天。吴德恒等（1981）参考了 Lo 等（1974）的结果，以洛克氏液为基础配制了 8 种培养基，观察其对姜片虫成虫存活与排卵的影响。结果显示，成虫在培养 24 小时后，体色由肉红色变为紫红色；培养 3 天后，虫体活动减弱，有的呈卷筒形，复吸盘紧紧吸着虫体，有的处于抑制状态；当换入新鲜培养液后，虫体的活动又变活跃。随着培养时间的延长，虫体的活力逐渐减弱，虫体的前部、侧面或其他部位的颜色逐渐变成紫酱色，最后变为乳白色呈坏死状态。坏死常从头部开始，有时前半部虫体坏死而后半部虫体活动自如；有的虫体五分之四坏死，其余五分之一仍可见其活动，正常组织与坏死组织间界限分明。在培养 10 余天后，虫体明显缩小，至 30~60 天时，缩小至原来体积的一半左右。观察成虫的产卵行为发现，产卵主要发生在离体培养的第 1 周内，产卵数占总产卵量的 98.7%，其中第 1 天平均产出虫卵 36 440 枚,明显多于宿主体内虫体的日产卵量 25 000 枚;但第 2、3 天骤然下降,第 4 天又明显升高,第 5 天再次下降,至第 13 天时停止产卵;同时,随着培养时间的延长,产出未成熟虫卵数的比例增高。

培养中发现,营养因素影响体外培养虫体的存活时间。添加猪血清,可以促进姜片虫的存活,平均存活时间从 38 天延长至 48 天;增加每条虫体培养液的体积从 20~30ml,虫体的存活时间从平均 35.5 天延长至 47.7 天。培养过程中,培养液的 pH、是否更换培养液与培养液中的代谢产物均影响培养虫体的存活。在培养的头 24 小时内,由于虫体的产卵量大,代谢旺盛,代谢产物与子宫分泌物增多,可见培养液颜色变黄,快速酸化,pH 明显下降;若培养液较少、虫体密度大时,在培养的 2~4 小时,pH 即从 7.4 降至 6.5 及以下、甚至 5.0;在 30ml/虫的培养瓶中,至培养第 3 天,pH 降为 5.77~5.67;随着培养时间的延长,虫体活力降低,产卵量、代谢产物与子宫分泌物减少,pH 的变化越来越小。将每条虫体的培养液体积从 30ml 增加至50ml,每天调节 pH,但不更换培养液,虫体最短存活 4 天、最长 12 天;而每 3 天更换 1 次培养液的虫体,最短存活 35.5 天、最长 64 天。

2. 培养相关溶液

(1)猪血清:购回后,在 56℃ 下灭活 30 分钟,冷却后储存于 −20℃ 备用。

(2)生理盐水:见日本血吸虫虫体培养相关溶液 1)。

(3)100× 双抗:见日本血吸虫细胞培养相关溶液 2)。

(4)洛克氏液:见华支睾吸虫童虫培养相关溶液(1)。

(5)林格氏液:见华支睾吸虫成虫培养相关溶液(3)。

3. 培养方法

(1)从屠宰场自然感染的猪体小肠内获取成虫。

(2)置于 37℃ 下无菌生理盐水中换液洗涤 3 次。

(3)转入含 10× 双抗的生理盐水或林格氏液中 37℃ 下保存。

(4)运回实验室后,重复(3)步骤。

(5)每条虫体加入 30ml 含猪血清 20% 附加 10× 双抗的洛克氏液培养基在 37℃ 下培养,每 3 天更换1 次培养基,培养基的 pH 为 7.4。

(二)肝片形吸虫

1. 童虫

(1)研究概况:Wikerhauser 等(1967)用多种培养基、原代培养细胞与传代培养系培养脱囊后的肝片形吸虫童虫,结果显示:童虫在含与不含 0.1% 琼脂的 Htdon-Fleig 培养基中均仅存活 2 天,马血清以及含5% 马血清或 15% 小牛血清与 0.5% 水解乳蛋白的 HBSS 中均存活 3 天,在小牛睾丸、牛胚胎肝、猪肾原代细胞以及猪胚胎肾培养细胞系中分别存活 10 天、10 天、13 天以及 3 天,在牛胚胎肾原代细胞中存活 14天,在猴心细胞系中存活 11 天,但均未见童虫有生长发育的迹象。1968 年,Wikerhauser 等进一步研究小牛睾丸原代细胞与猴和猪肾培养细胞系对肝片形吸虫童虫生长发育的影响,结果发现虫体在培养细胞中最长存活了 29 天,但仍未见有显著的生长发育;从而认为决定虫体存活的因素可能是细胞的数量,而不是细胞的种类。Davies 等(1978)尝试多种条件培养肝片吸虫,结果发现,在 37~38℃ 条件下,脱囊童虫在含50% 灭活鸡血清和羊红细胞的 NCTC 135 培养液中可发育 11 天,虫体形态与从小鼠肝脏中回收的虫体相似;但生殖器官并无发育。当培养液中添加肝脏提取物、胆汁、酵母提取物、胚胎提取物、鸡蛋制剂、单层细胞和双相培养基等时,也均未能促进虫体的发育,虫体似乎处于"假死"状态;但当将其注射入小鼠腹腔内后,虫体能继续发育成熟并产卵;从小鼠腹部和肝脏中收集虫体在体外继续培养,虫体可生长,但生殖器未见进一步发育。

随后,Smith 等(1981)研究了水解乳蛋白、RPMI 1640 与 NCTC 135 等 3 种基础培养基以及不同浓度血清对肝片吸虫童虫生长发育的影响。结果显示,在培养开始的前 2 周,水解乳蛋白与 RPMI 1640 对童虫的生长相同;随后水解乳蛋白中培养的童虫生长速度下降,至第 4 周完全停止;到第 6 周时,培养童虫全部死亡;RPMI 1640 中的童虫在培养的 6 周内基本呈线性生长。在以 NCTC 为基础培养基中的童虫,其生长速度最慢,在第 4 周结束时,所有虫体均已死亡。同时发现,在培养的头 3 周,含 25% 或 50% 人血清培养基中的童虫生长速度基本相同,随后含 25% 人血清中的虫体生长缓慢,但含 50% 人血清中的虫体其生长持续呈线性上升;然而,当人血清浓度进一步提高到 75% 时,童虫的生长并没有随之升高超过 50% 人血清中的。当人血清浓度为 5% 时,童虫的生长仅发生在培养的头 2 周,之后几乎没有进一步再生长;当不加血清时,基础培养基 RPMI 1640 中的虫体生长非常缓慢,至第 3 周末时全部死亡。当用等浓度的兔血清代替人血清时,在培养的前 6 周,虫体的生长相似,但之后的生长比人血清中的慢;至第 10 周时,所有虫体均死亡。在此基础上,采用 50% 人血清进行进一步实验,即将虫体培养在含 2% 人红细胞与 50% 人血清的 RPMI 1640 中时,在培养的 14 周中,观察到虫体的生长以线性增加,平均长 3.1mm±0.2mm,可见子宫和睾丸等生殖器官的发育;6 周后,观察到有一些完全不动的虫体;到 14 周时,约有 50% 的虫体死亡和分解,培养被终止;但有 2.9% 的虫体在培养 6 周后突然开始快速发育,至第 14 周时长度长至 6~7mm,最大直径为 3.0~3.5mm,大小相当于小鼠体内生长的性成熟虫体(Dawes,1962),其内可见子宫、卵黄腺和含精子的睾丸等生殖系统的发育,但卵巢发育不全,也未见虫卵的形成。

（2）培养相关溶液

1）商品化溶液:30mmol/L 的 4-羟乙基哌嗪乙磺酸缓冲液(HEPES)、HBSS、RPMI 1640。

2）活化液:①在装有 10ml 冷蒸馏水的离心管中通入纯 CO_2,使蒸馏水鼓泡 30 秒;②加入 20mg 干燥的亚硫酸氢钠(0.02mol/L),迅速盖紧盖子;③加热至 37℃ 出现细小云雾状沉淀,备用。

3）脱囊液:解剖家兔,无菌条件下摘取胆囊、吸取胆汁 10ml,与经 HEPES 调节 pH 为 7.4 的 HBSS 90ml 混匀,含兔胆汁 10% 浓度的脱囊液。

4）EBSS:见日本血吸虫成虫虫体培养相关溶液 8）。

5）A 型人血清:从自愿献血者获取的血液置于离心管中,37℃ 下静置,待其凝固后,10 000r/min 离心半小时,再经 0.22μm 滤膜过滤、56℃ 灭活 30 分钟,置于 -20℃ 下储存备用。

6）A 型人红细胞:①从自愿献血者获取血液;②用含肝素 10U/ml 的 HBSS 洗涤后离心,去上清液;③重复步骤②2 次;④用 3 倍体积的 RPMI 1640 重悬浮红细胞,4℃ 下保存可使用 2 周。

（3）培养方法

1）虫卵获取:可用下列 3 种方法获取虫卵,分别为:①培养成虫获取:从实验动物新西兰白兔(Smith 等,1981）或牛、羊等动物肝脏、胆管中收集肝片形吸虫成虫,将其置于无菌的 RPMI 1640 或 HBSS 中,在 37℃ 下培养过夜,次日收集培养基中的虫卵;②从宿主胆囊中获取:在屠宰场剖杀疫区来的牛羊时,凡发现其胆管中有肝片形吸虫者,收集胆汁,并刮取胆囊内壁上的虫卵,将胆汁与含虫卵的胆壁黏液组织置于下套 166 目/吋 MX103 尼龙网兜的 40 目铜筛上,用流水轻轻冲洗,收集尼龙网兜中的虫卵;③从成虫子宫获取:收集成虫后,挤压其子宫,使虫卵排出体外而获取。

2）虫卵的孵化:①将虫卵加入含去氯水的烧杯中,置于 28℃ 下孵育 12~13 天;②将烧杯置于室温下光照半小时,促使毛蚴孵出。

3）毛蚴感染宿主螺:将 2~3mm 长的幼螺置于培养板孔内,1 只/孔,加适量去氯水,吸取 3~5 条毛蚴加入其中,在室温(22℃)下感染 3~4 小时。

4）宿主螺的饲养:感染结束后,将感染螺移入玻璃缸内,于室温下用菜叶、树叶等饲养 35~40 天。

5）尾蚴逸出与成囊:将感染螺清洗后移至含去氯水的玻璃培养皿中,置于 14℃ 下以促进尾蚴的逸出;当温度恢复到室温时,大量囊蚴出现在培养皿壁上。

6）囊蚴的收集:用硬质小号油画笔或解剖刀轻轻将囊蚴从培养皿壁上刮下,计数后置于带螺旋盖的离心管中。

7）囊蚴脱囊:①将 37℃ 预热的 10ml 活化液倒入离心管,立即拧紧盖子;②1 小时后,加蒸馏水洗涤 2 次,转移囊蚴至新离心管;③加 5ml 脱囊液在 37℃ 下孵育 2~2.5 小时使囊蚴脱囊。

8）童虫培养:①用 10ml 含 30% 人血清附加青霉素 50U/ml 和链霉素 50μg/ml 的无菌 HBSS 清洗脱囊童虫共 5 次,移童虫至瓶盖带过滤膜的培养瓶中;②用含 8% CO_2 的空气通入培养瓶处理 30 秒;③置于 37℃ 下含人红细胞 2%、人血清 50% 以及附加青霉素 50U/ml 和链霉素 50μg/ml 的 RPMI 1640 中培养,虫体的接种密度为 7~10 条/ml,培养液的 pH 为 7.4,每 3~4 天换 1 次培养液。

（4）说明

1）肝片吸虫可感染终末宿主新西兰白兔和中间宿主椎实螺在实验室维持其生活史。

2）收集的虫卵在去氯水中置于 4℃ 下可维持其活力保存 1 年。

3）虫卵孵化时,注意每天需换 1 次水。

4）毛蚴感染过程中,椎实螺易上爬离开水面,需不时用玻棒将上爬的螺拨入水中。

5）毛蚴感染后,在宿主螺内的发育与温度有关,室温 22℃ 下,3~4 天发育为胞蚴,10~15 天可查见母雷蚴,15~25 天母雷蚴内含有子雷蚴,28~30 天子雷蚴内可见有尾蚴,35~40 天尾蚴可逸出体外。

6）每隔 2~3 天,每只感染螺可逸出 1 次尾蚴,每次逸放约数十条,每只螺逸放尾蚴的时间可持续 1 个月。

7）囊蚴可在含青霉素 100U/ml 和链霉素 100μg/ml 的蒸馏水中于 4℃ 下保存 10 个月。

8）加脱囊液后约 40 分钟开始脱囊,2 小时内 70%~85% 的囊蚴可脱囊。

9）未用完的新鲜兔胆汁（原液）,可储存于 -20℃ 条件下备用。

10）短期培养可以用其他动物血清代替人血清,还可用 0.65% 的水解乳蛋白代替 RPMI 1640。

2. 成虫

（1）研究概况:国外 Wikerhauser 等（1967）用多种培养基、原代培养细胞培养肝片形吸虫成虫,结果显示:成虫在 Htdon-Fleig 培养基与马血清中可存活 5 天,含 0.1% 琼脂的 Htdon-Fleig 培养基中存活 4 天,而在小牛睾丸原代细胞以及牛胚胎肾原代细胞中均仅存活 2 天。国内李必富等（1990）研究了在常温下不同基础培养基与不同种类的动物血清及其浓度对肝片形吸虫成虫体外存活时间与产卵的影响。结果发现,3 种基础培养基中成虫的存活时间有差异,以 RPMI 1640 为最佳,可存活 10~12 天,平均 11 天;TC-199 次之,平均存活 6 天;台氏液最差,平均存活 3 天;成虫的产卵数与产卵天数之间无明显差异,但 TC-199（13.2%）中异形卵的百分比明显低于 RPMI 1640（36.6%）中的。不同种类动物血清中,成虫在小牛、绵羊、山羊血清中的存活时间（分别为 8.5 天、8.7 天和 8.4 天）与产卵数及产卵天数之间无明显差别,但兔血清中最差。10% 与 20% 不同血清浓度之间虫体的存活时间无明显差异,但产卵数与产卵天数有差别,20% 血清浓度优于 10%。11~17℃ 与 20~23℃ 不同室温下,虫体的产卵数与产卵天数无明显差异,但虫体的存活时间有差异,分别为 7.5 天和 5.5 天,表明低温有利于虫体的存活。综上所述,11~17℃ 下含 10% 牛或羊血清的 RPMI 1640 培养肝片形吸虫成虫,保存其存活比较经济;含 20% 牛或羊血清的 TC-199 有利于成虫产更多的正常卵。陈龙等（2000）通过对肝片形吸虫成虫进行体外培养,研究虫体及其分泌于培养液内的花生四烯酸代谢物水平,结果表明肝片形吸虫成虫及其培养液中均含有花生四烯酸前列腺素 E_2（PGE_2）、6-酮-前列腺素 $F_{1\alpha}$（6-keto-$PGF_{1\alpha}$）和血栓素 B_2（TXB_2）等花生四烯酸代谢物,其含量均是 PGE_2 最高,6-keto-$PGF_{1\alpha}$ 次之,TXB_2 最低;作者认为,这类代谢物的存在,可能对宿主机体有重要影响。

（2）培养相关溶液

1）商品化溶液:牛或羊动物血清、RPMI 1640、TC-199。购回的血清,56℃ 下灭活 30 分钟,冷却后 -20℃ 下保存备用。

2）台氏液:见华支睾吸虫成虫培养相关溶液（1）。

3）100× 双抗:见日本血吸虫成虫细胞培养相关溶液 2）。

（3）培养方法（李必富等,1990）

1）从屠宰场宰杀的黄牛或水牛肝脏、胆管中收集成虫。

2）将虫体置于含 3× 双抗的台氏液中清洗数次。

3）挑选活力强的成虫在室温下培养于含小牛血清 10% 的 RPMI 1640 或含小牛血清 20% 的 TC-199 附加 5× 双抗的培养液中,每条虫体加培养液 8ml,每 2~3 天换 1 次培养液,培养液的 pH 为 7.2~7.4。

（三）大拟片形吸虫

1. 研究概况　Laursen 等（1999）将从野生动物鹿肝脏中收集的大拟片形吸虫毛蚴在体外与 Bge 细胞共培养,结果发现,当毛蚴与 Bge 细胞共培养 4 小时开始转化,18~24 小时纤毛板完全脱落转化为胞蚴,

12~16 天后形成雷蚴,14~20 天雷蚴发育成熟,在体外存活可超过 60 天,直径达 150~170μm,但未见进一步的发育;培养中观察到:虽然雷蚴直肠内有可见的颗粒样物质,但未观察到雷蚴摄食 Bge 细胞,也未见其被 Bge 细胞附着或包裹。24 小时内毛蚴转化为胞蚴的百分比在对照——含胎牛血清 10% 的 Chernin 平衡盐溶液(CBSS:Chernin,1963)与 Bge 细胞培养基(完全或 C-Bge 培养基)中的分别为 1.5% 与 5%。研究还发现,当用条件 C-Bge(用 C-Bge 培养基培养 Bge 细胞,待其长成单层后回收的培养基)、条件 CBSS(Bge 培养细胞长成单层后,用 CBSS 孵育过夜后回收的 CBSS)与 30kD 条件 CBSS 培养基(条件 CBSS 培养基经 Millipore 超滤离心管离心获得 30kD 分子条件 CBSS 培养基)培养毛蚴后,毛蚴的转化率分别为 66.7%、83.7 和 82.7%,比 C-Bge 与 CBSS 中的显著提高,从而可以推测:促使毛蚴转化与发育的因子并非 Bge 细胞本身,而是 Bge 细胞分泌的因子。进一步将条件培养基在 56℃ 下处理 30 分钟或 100℃ 处理 10 分钟、或在 22℃ 下用 1U 蛋白酶 k 处理 30 分钟,毛蚴的转化率又显著降低,与 C-Bge 与 CBSS 中的无明显差别。可见,促使毛蚴转化和支持早期幼虫发育的 Bge 细胞分泌因子为一种不耐热的蛋白,并可被蛋白酶 K 所灭活。

2. 培养用细胞与试剂

(1)Bge 细胞:来源于美国菌种保藏中心(ATCC CRL 1494;Rockville,MD)。

(2)商品化试剂:10% 半乳糖、10% 水解乳蛋白、Schneider 果蝇培养基(Schneider's drosophila medium)、0.4% 酚红、胎牛血清。胎牛血清购回后,于 56℃ 下灭活,冷却后 -20℃ 下保存备用。

(3)CBSS(Chernin,1963):NaCl 2.8g/L,KCl 0.15g/L,MgSO$_4$·7H$_2$O 0.45g/L,Na$_2$HPO$_4$ 0.07g/L,NaHCO$_3$ 0.05g/L,CaCl$_2$·2H$_2$O 0.53g/L,葡萄糖 1.0g/L,海藻糖 1.0g/L,0.4% 酚红 5ml/L。配制时,CaCl$_2$·2H$_2$O 单独溶于 100ml 三蒸水中;其余先用 800ml 三蒸水溶解,然后加三蒸水至 900ml,分别经 67.6kPa 灭菌 15 分钟,待冷却后,无菌将两者混匀,4℃ 下保存备用。

(4)100× 三抗:见日本血吸虫成虫虫体培养相关溶液 2)。

(5)无菌三蒸水:取三蒸水经 67.6kPa 灭菌 15 分钟,室温下保存备用。

(6)Bge 完全培养基:见日本血吸虫胞蚴培养相关溶液(8)。

3. 培养方法

(1)每隔约 2cm,切开野生动物鹿的肝脏以显露虫囊,从虫囊中取出成虫置于温盐水中约 2 小时。

(2)用吸管吸取虫囊中含虫卵的分泌排泄液与孵育成虫含虫卵的温盐水于水中清洗,反复沉淀浓缩。

(3)将清洗干净的虫卵置于三角烧瓶中,加水在 26℃ 下孵育 2~3 周。

(4)待有毛蚴孵出时,将三角烧瓶置于灯下,并在距离瓶口 1cm 处用铝箔纸包裹,促使毛蚴集中于瓶口。

(5)用吸管吸取瓶口的毛蚴,将其转移至装有 15ml 含常量三抗无菌水的离心管中洗涤。

(6)重复步骤(5)5 次。

(7)用 CBSS 洗涤 2 次。

(8)预先在 26℃ 无 CO$_2$ 条件下用 Bge 完全培养基培养 Bge 细胞,待其长成单层后,将毛蚴加入培养。

4. 说明

(1)从动物体内收集的虫卵,在 26℃ 下孵育 2~3 周,见其内毛蚴活动时可储存于 4℃ 的水中备用,虫卵活力可保持 1 年以上。当再次需要虫卵孵化毛蚴时,可将其在 26℃ 下孵育 15 分钟即可。

(2)CBSS 的配方原文中没有显示,本文参照周述龙等(2001)提供的配方。

五、其他吸虫培养

吸虫培养除上述几种吸虫外,横川后殖吸虫、东方次睾吸虫、台湾次睾吸虫和棘口吸虫等均积累了一些资料。

(一)横川后殖吸虫(Metagonimus yokogawai)

1. 研究概况　Yasuraoka 等(1970)对横川后殖吸虫囊蚴的脱囊与脱囊幼虫(童虫)的培养进行了研究,使虫体在体外发育为成虫。研究先用酸性胃蛋白酶处理宿主鱼,囊蚴可从鱼的鳞片中释放出来,但虫体本身似乎不受胃蛋白酶的影响,仍被包裹在囊内;当其被转移到胰蛋白酶溶液时,虫体在囊内开始剧烈旋转,数分钟内囊壁的某一点出现一小隆起,接着在 5~10 分钟后虫体在出现隆起的地方破壁而出,囊壁的其余地方似乎不受酶作用的影响;80%~90% 的囊蚴可在胰蛋白酶处理后的 20 分钟内脱囊。将脱囊童虫培养于 NCTC 109 中,虫体仅存活 2~3 天,至第 4 天全部死亡,未见内部结构的变化与发育迹象。当 NCTC 109 中添加 20% 的人血清后,可使童虫存活 25~30 天,最长 35 天,0.2r/min 慢速旋转培养,可提高虫体的存活率;随着生存时间的延长,童虫的生长发育受到限制,睾丸发育后,排泄囊前外侧收缩,其形状呈 Y 形。将脱囊童虫培养于含 40% 鸡胚提取物与 30% 人血清的 NCTC 109 培养基中时,观察到虫体可发育成熟,精囊内挤满了精子,子宫中出现 70~90 个虫卵,但卵黄腺发育与卵壳形成受阻,虫卵无卵盖;与宿主体内的虫体比较,培养虫体的发育迟缓。在培养基中添加肝脏浓缩物、酵母提取物、维生素混合物或鸡蛋黄等,对虫体的生长发育未见有促进作用。进一步用单个囊蚴感染实验动物,虫体在动物体内的发育正常。从而表明,异体受精可能并非横川后殖吸虫虫卵卵壳形成的必要先决条件。

2. 培养相关溶液

(1)商品化溶液:NCTC 109、鸡胚提取物(CEE)、D-Hanks。

(2)生理盐水:见日本血吸虫成虫虫体培养相关溶液 1)。

(3)100× 双抗:见日本血吸虫成虫细胞培养相关溶液 2)。

(4)人血清:见肝片形吸虫童虫培养相关溶液 5)。

(5)0.7% 盐酸-0.03% 胃蛋白酶:称取 30mg 胃蛋白酶(1∶3 000),用 0.7% 的盐酸溶解补足至 100ml。

(6)0.2% 胰蛋白酶(pH7.1):①将 D-Hanks 用 5.6% 的 $NaHCO_3$ 调节 pH 至 7.1;②称取 1g 胰蛋白酶(1∶250)粉末,加少量 D-Hanks 液调成糊状;③补足 D-Hanks 液至 100ml,于 4℃ 下搅拌过夜;④先用滤纸过滤,再用 0.22μm 滤器过滤除菌;⑤取其 1 份与 4 份 pH7.1 的无菌 D-Hanks 液混合即成。

(7)林格氏液:见华支睾吸虫成虫培养相关溶液(3)。

(8)5.6% $NaHCO_3$:见日本血吸虫成虫虫体培养相关溶液 9)。

(9)培养基:无菌条件下,将 NCTC 109 29ml、CEE 40ml、人血清 30ml、100× 双抗 1ml 混匀,$NaHCO_3$ 调节 pH 为 7.2,现配现用。

3. 培养方法

(1)用手术刀从鱼体上分离感染横川后殖吸虫囊蚴的鳞片。

(2)将鳞片在稀释 1 倍的无菌生理盐水中彻底洗涤。

(3)转移鳞片至 0.7% 盐酸-0.03% 胃蛋白酶在 39~40℃ 条件下处理 3 小时。

(4)转移至无菌生理盐水洗涤 2 次。

(5)加 0.2% 胰蛋白酶(pH7.1)在 37℃ 下处理 30 分钟。

(6)用含 2× 双抗的林格氏液洗涤数次。

(7)加培养基,调整虫体密度为 25~50 个/ml,置于 37.5℃、含 8% CO_2 的 CO_2 培养箱中以 0.2r/min 的速度旋转培养。

(二)东方次睾吸虫(*Metorchis orientalis*)和台湾次睾吸虫(*Metorchis taiwanensis*)

1. 研究概况　王尊哲等(1992)运用正交试验法,模拟吸虫囊蚴在宿主体内的脱囊过程,选用不同 pH 的胃蛋白酶与不同浓度的胃蛋白酶、胰蛋白酶和牛磺胆酸钠对东方次睾吸虫囊蚴和台湾次睾吸虫囊蚴进行体外脱囊试验,结果表明:在 37℃ 条件下,囊蚴经 pH 为 2 的 0.02% 胃蛋白酶处理 5 分钟,再经 pH 为 7.4 的 0.2% 胰蛋白酶作用东方次睾吸虫囊蚴 20 分钟、台湾次睾吸虫囊蚴 30 分钟,囊蚴透明的外壁迅速溶解消失,表明囊壁的化学成分包含了这两种酶的底物;并且观察到:囊蚴的外壁溶解后,囊内幼虫的活动加剧,内壁随虫体的不断运动而变形,随后童虫脱囊而出。因此,认为 pH、胃蛋白酶和胰蛋白酶是两种次睾吸虫囊蚴脱囊的主要影响因素。

2. 相关溶液

(1)0.02% 的胃蛋白酶(pH2):称取 20mg 胃蛋白酶(1∶3 000)先用 0.1mol/L 的盐酸溶解,加蒸馏水至 98ml,再用盐酸调节其 pH 至 2。

(2)0.2% 胰蛋白酶(pH7.4):①将 D-Hanks 用 5.6% 的 $NaHCO_3$ 调节 pH 至 7.4;②称取 1g 胰蛋白酶

（1∶250）粉末,加少量 D-Hanks 液调成糊状;③补足 D-Hanks 液至 100ml,于 4℃下搅拌过夜;④先用滤纸过滤,再用 0.22μm 滤器过滤除菌;⑤取其 1 份与 4 份 pH7.4 的无菌 D-Hanks 液混合即成。

（3）5.6% 的 $NaHCO_3$:见日本血吸虫成虫虫体培养相关溶液 9）。

3. 脱囊方法

（1）采集麦穗鱼,用绞肉机搅碎过筛分离检获东方次睾吸虫和台湾次睾吸虫囊蚴。

（2）用预热的 0.02%、pH2 的胃蛋白酶在 37℃下处理 5 分钟。

（3）用预热的生理盐水洗涤 2 次。

（4）用预热的 0.2%、pH 7.4 的胰蛋白酶作用东方次睾吸虫囊蚴 20 分钟、台湾次睾吸虫囊蚴 30 分钟,几乎所有囊蚴的囊壁被水解,以供后续研究。

（三）棘口吸虫

1. 研究概况　Ataev 等（1998）将体外来源的棘口吸虫（*Echinostoma caproni*）毛蚴与 Bge 细胞共培养,结果显示,虫体的生长发育、繁殖与存活时间与血吸虫相似,棘口吸虫胞蚴最长可存活 17 周,无 Bge 细胞的对照仅存活 2 周;Bge 细胞的存在,可显著促进胞蚴的生长,并通过完整的胚胎发生发育为含 100~110 个细胞的母雷蚴,但在发育为子雷蚴前就逐渐退化变性。在整个培养过程中,Bge 细胞与胞蚴之间无明显接触。表明,虫体的发育是由 Bge 细胞释放的可溶性因子产生的。

2. 培养方法　参照日本血吸虫或大拟片形吸虫。

（董惠芬）

第二节　绦　　虫

随着体外培养技术的不断发展,绦虫的体外培养也取得重要进展,特别是一些重要绦虫的幼虫、成虫培养均获得成功,如应用猪带绦虫囊尾蚴组织进行体外培养并建立了猪带绦虫囊尾蚴细胞系;棘球绦虫的原头蚴可体外培养至性成熟和产卵阶段;缩小膜壳绦虫的似囊尾蚴也可体外培养至成虫阶段。本节主要介绍一些重要绦虫的体外培养技术。

一、猪带绦虫的培养

猪带绦虫（*Taenia solium*）的成虫寄生于人体的小肠,引起猪带绦虫病;而猪带绦虫卵感染人体或猪后,在中间宿主小肠内孵化出六钩蚴并侵入血流到达全身各处,尤其是皮下肌肉、脑、眼等处,发育为囊尾蚴,造成局部或全身损害,引起猪囊尾蚴病,其是一种危害人体健康和畜牧业的重要人兽共患寄生虫病。猪带绦虫体外培养技术是对猪带绦虫生物学、生理、生化、免疫、致病机制及防治等方面进行深入研究的关键技术,从 20 世纪 50 年代起,国内外学者就对猪带绦虫的体外培养技术作了许多探索性研究,也为猪带绦虫疫苗的研制及猪囊尾蚴病的预防、治疗药物的研发等奠定了基础。猪带绦虫的体外培养主要包括虫卵的孵化、六钩蚴及猪带绦虫囊尾蚴的体外培养三个方面。

（一）研究概况

猪带绦虫卵的孵化及六钩蚴的激活是模拟宿主胃肠道环境或者采用化学方法溶解包裹在六钩蚴外围的胚膜,孵化出具有活力的六钩蚴。目前研究较多且方法比较成熟的是虫卵的孵化和六钩蚴的激活。Silverman 等（1955）使用胰蛋白酶消化牛带绦虫卵的胚膜,可以使 74% 的牛带绦虫卵孵化并激活六钩蚴使其具有活性,随后多年该方法被广泛使用。1970 年,Gallie 对此方法进行了改进,通过增加培养瓶内 CO_2 浓度,能使 90% 牛带绦虫卵孵化。1984 年,Lightowlers 等开始使用次氯酸钠溶解六钩蚴胚膜孵化六钩蚴,使得带绦虫卵孵化更加简便,取得了较好的效果。此后 Negita 和 Ito（1994）对次氯酸钠法作了相应的改进,使本方法更加实用简便。Wang 等（1997）用以上两种方法分别对猪带绦虫卵进行孵化,并进行比较性研究,结果显示,消化酶法可以使 85.7% 的猪带绦虫卵孵化成功,其中六钩蚴的存活率为 79.7%;而用次氯酸钠法,猪带绦虫卵的孵化率为 97.9%,六钩蚴的存活率为 86.7%,表明次氯酸钠法是一种比较理想的绦虫卵孵化法,不仅孵化率高,而且六钩蚴的孵化时间短,同时也不需要价格较贵的胃蛋白酶和胰蛋白酶,因此更加实用。方强等(2004)的研究进一步证实,用 0.4%~1.0% 的次氯酸钠孵化猪带绦虫卵,只要孵化 3~6 分钟就可达到较好的孵化效果,但次氯酸钠浓度过低或孵化时间过短,均会影响猪带绦虫卵的孵化率,同时次氯酸钠浓度过高或孵化时间过长,也都影响猪带绦虫六钩蚴的存活率。

　　猪带绦虫六钩蚴的体外培养是指人工模拟宿主消化道环境使六钩蚴在离体状态下完成其类似于宿主体内寄生阶段的生长发育,接近或完成六钩蚴到囊尾蚴的发育。但六钩蚴的体外培养是一个极为艰难的过程,国内外研究甚少,部分学者也作了一些有益的尝试,但只探究了猪带绦虫六钩蚴的体外培养条件,表明六钩蚴在一定程度上也有生长发育,但培养至囊尾蚴阶段尚有很大距离。Lawrence 等(1980)报道使用 Vero 细胞、鼠胚成纤维细胞等培养羊带绦虫六钩蚴,可见其形态、结构的发育,据报道大约有 80% 的六钩蚴发育为囊尾蚴,认为细胞单层可能起到提供必要的营养,改变培养的理化环境,作为酶底物,防止虫体分泌的酶破坏自身结构的作用。可见选择适宜的饲养层细胞对六钩蚴的生长发育具有很重要的意义。耿进明等(1995)首先开展了猪带绦虫六钩蚴的体外培养,使用 RPMI 1640 并加入灭活的小兔血清、葡萄糖、谷氨酰胺及抗生素等成分,在38℃培养,发现培养 2 天时的幼虫多呈圆形,6 个小钩模糊不清,说明六钩蚴发生了结构上的变化。在本次实验中,体外培养 12 天后,幼虫仍然没有明显的头节和吸盘,只发现幼虫体积增大,出现了两层体壁,幼虫内部可见吸盘样组织,可能是头节和吸盘的雏形。刘永杰等(2002)对猪带绦虫六钩蚴的体外培养作了较深入的研究,结果表明,使用单层 Vero 细胞或 Pk 细胞作为营养介质且无气相存在的培养体系能促使大部分六钩蚴向后期发育,虫体最长可存活 16 天,此时虫体六钩消失,内部可见致密团块样变,并出现许多丝状物质缠绕,六钩蚴的外膜增厚,最后出现双层膜状结构,但仍未能使其发育为成熟的囊尾蚴。

　　此外,从 20 世纪 80 年代起,我国学者李靓如等应用猪带绦虫囊尾蚴特定部位的组织进行体外细胞培养成功,可以将长成单层的猪带绦虫囊尾蚴细胞传代,最终建立了猪带绦虫囊尾蚴 CC-9 免疫细胞系,开发出猪带绦虫囊尾蚴细胞疫苗,免疫猪后可以获得高达 96.18% 的保护率。

　　(二)培养相关溶液

　　1. 猪带绦虫卵的孵化液

　　(1)人工胃液:称取 120mg 胃蛋白酶(1:10 000),加入 1mol/L HCl 2ml 及蒸馏水 20ml,混匀,即为 pH 为 2.0 的人工胃液。

　　(2)人工肠液:称取 100mg 胰酶(1:250),加入新鲜猪胆汁 0.5ml、0.85% NaCl 10ml 及 10% NaHCO$_3$ 1ml,即 pH 为 7.2~7.4 的人工肠液;36% 次氯酸钠溶液。

　　2. 猪带绦虫六钩蚴的体外培养基　以 Vero 细胞或 Pk 细胞作为饲养层细胞,生长液为 RPMI 1640 完全培养液,内含 1.04g/100ml RPMI 1640、100U/ml 青霉素、100μg/ml 链霉素、10% 灭活小牛血清、20mmol/L Hepes、20mmol/L 谷氨酰胺及 5×10^{-5}mmol/L β-巯基乙醇。配制完成后,用 5.6% NaHCO$_3$,溶液调整 pH 至 7.2~7.4,滤菌器除菌后即可。

　　3. 猪带绦虫囊尾蚴的组织培养基　RPMl-1640,4ml;1% 植物血凝素(PHA),0.05ml;小牛血清,1ml;1 000U/ml 青霉素和 1 000μg/ml 链霉素;用 NaHCO$_3$,将 pH 调至 7.4,滤菌器除菌后即可应用。

　　(三)猪带绦虫体外培养技术

　　1. 猪带绦虫卵的孵化　猪带绦虫卵孵化的方法主要有消化酶法和次氯酸钠法两种。

　　(1)消化酶法

　　1)猪带绦虫虫卵的制备:将新鲜、成熟的孕节片用 0.85%NaCl 溶液洗净后,置于内含 400U 庆大霉素的 0.85%NaCl 溶液的平皿内作用 1 小时,剪碎节片后用 150 目不锈钢或铜筛网过滤,将虫卵洗至烧杯,其后 3 000g 离心 5 分钟,弃上清液,沉淀用 0.85%NaCl 溶液重复洗涤 2 次,4℃ 保存备用。

　　2)猪带绦虫六钩蚴的孵化:将制备的虫卵液 3 000g 离心 5 分钟后倾去上清液(上留 2~3ml 液体),加入等量人工胃液,4℃ 孵化 15 分钟,加 0.85%NaCl 至 10ml,混匀,3 000g 离心 5 分钟,弃上清液,留沉淀,同法洗涤 2 次;然后加入等量人工肠液后移入组织培养瓶,并塞紧瓶塞,41℃ 孵育 15 分钟后,置室温(20~25℃)15 分钟,并进行观察。然后将孵化的六钩蚴用无菌的 0.85% NaCl 洗涤 2 次,加入适量 0.85% NaCl 混匀后置 4℃ 保存备用。

3）猪带绦虫六钩蚴孵化率和存活率的检测：取 1 张载玻片，滴虫卵培养液 1 滴于其上，并覆上盖玻片，置光学显微镜下观察虫卵孵化情况，计算猪带绦虫卵孵化率。另取六钩蚴悬液 1 滴置一张洁净载玻片上，再加 1 滴 0.4% 台盼蓝溶液，覆上盖玻片后，置光学显微镜下观察，死亡的六钩蚴体积膨大，台盼蓝染色后呈深蓝色，结构致密，无法辨认内部结构，存活的六钩蚴经台盼蓝染色后不着色，具有椭圆形结构，运动活跃，在其周围可见光环，据此计算六钩蚴存活率。

（2）次氯酸钠法

1）猪带绦虫孕节的制备：收集用中药槟榔、南瓜子驱虫而排出患者体外的猪带绦虫成虫成熟孕节片，用 0.85% NaCl 漂洗后备用。

2）猪带绦虫卵的分离制备：将孕节片置于 0.85%NaCl 溶液中，剪碎，滤沉渣，并用 0.85% NaCl 洗涤 2 次，具体方法同酶消化法中虫卵的分离制备。

3）猪带绦虫卵的孵化：取干净离心管 1 支，加入 200μl 虫卵悬液，再加入 7.5% 次氯酸钠溶液 800μl，使次氯酸钠终浓度达到 0.6%，混匀后室温静置 3~5 分钟，加 0.85% NaCl 溶液 10ml 终止实验。3 000g 离心 5 分钟，弃上清液，再用 0.85% NaCl 重复洗涤 2 次，加 200μl 0.85% NaCl 溶液重悬沉淀。

4）猪带绦虫卵孵化率检测：取一滴孵化后的悬液滴片，在光学显微镜下计数 100 个虫卵，观察其孵化六钩蚴的情况，计算猪带绦虫卵孵化率。

5）猪带绦虫六钩蚴存活率检测：取虫卵悬液 1 滴加于载玻片上，滴加一滴 0.4% 台盼蓝溶液后，在光学显微镜下计数 100 个六钩蚴，观察其着色情况，计算六钩蚴存活率。

2. 猪带绦虫六钩蚴的体外培养　下面简介刘永杰等（2002）的方法：

（1）猪带绦虫六钩蚴的孵化及处理：用消化酶法孵化获得的六钩蚴用无菌的 0.85% NaCl 溶液洗涤 2 次后，加入适量的 pH 为 7.4 的 0.01mol/L PBS 缓冲液，并以 1:5 的比例加至 Percoll 溶液中，4℃ 条件下 3 000g 离心 30 分钟，在 Percoll 和盐水交界面形成一薄层六钩蚴，将界面处样品仔细吸出，用无菌的 0.85% NaCl 溶液洗涤 2 次，加入适量的 0.85% NaCl 溶液，测定猪带绦虫六钩蚴存活率后混匀备用。

（2）猪带绦虫六钩蚴的培养

1）饲养细胞制备：Vero 细胞及 Pk 细胞从液氮中取出按常规方法解冻、复苏，然后进行细胞计数并制备细胞悬液。生长液为 RPMI 1640 完全培养液，细胞传代比例为 1:4，37℃ 培养 2~3 天长成单层后备用。

2）六钩蚴培养：当培养瓶内 Vero 细胞或 Pk 细胞生长成单层时，按每毫升 RPMl-1640 培养液的体积加入 100 个已经孵化的六钩蚴的比例将六钩蚴加入培养体系，塞紧瓶盖置 37℃ 恒温培养箱内培养。间隔 24 小时取出培养瓶于倒置显微镜下观察六钩蚴的发育情况。每周更换 2 次培养液。

当培养体系中细胞出现融合状态时，将虫体移入新的单层培养瓶，加入新的培养液，继续培养观察。

3. 猪带绦虫囊尾蚴的组织培养　李靓如等（1995）开展的猪带绦虫囊尾蚴组织培养的具体流程如下：

（1）囊尾蚴获取：取含猪带绦虫囊尾蚴（猪囊虫）的新鲜猪肉，在无菌条件下剥离 8~10 个囊尾蚴，将其剪成碎片备用。

（2）原代培养：在培养瓶一侧瓶壁内，加一滴小牛血清，涂布均匀后将剪碎的虫体组织块，按 1mm³ 左右间隔附贴于涂有血清的瓶壁上，静置 1~2 分钟，翻转培养瓶，使虫体组织附着的一面向上，加入培养液。置 37℃ 温箱中培养。48 小时后，可见有大量细胞成长；72 小时逐渐形成细胞岛，2 周后形成细胞单层。多数细胞呈瓜子形。

（3）传代培养：原代培养形成单层细胞后进行传代。移去原代培养物中的组织碎片，用滴管直接沿瓶壁吹打，分散细胞制成悬液，然后等量移悬液种植于两个培养瓶内，添加培养液。此后每周更换营养液 1 次。为获得较多细胞培养物应每周换培养液一次。

二、微小膜壳绦虫的培养

微小膜壳绦虫（*Hymenolepis nana*）寄生于鼠及人的小肠，引起微小膜壳绦虫病。目前主要有一些微小膜壳绦虫似囊尾蚴和成虫阶段性体外培养的探索研究。

（一）研究概况

Sinha 等（1967）观测了单一或各种组合的胃蛋白酶、胰蛋白酶、各种胆盐和胰酶对微小膜壳绦虫似囊尾蚴脱囊的影响，结果发现似囊尾蚴经胃蛋白酶-HCL 预处理后，在胰酶-胆盐溶液中可迅速脱囊。在脱囊液中停留时间过长对似囊尾蚴不利，因为商品胆盐中存在去氧胆酸盐，对幼虫有很大毒性。Seidel 和 Voge（1975）曾将虫卵孵化的六钩蚴进行体外培养，六钩蚴可发育到能感染小鼠的似囊尾蚴。国内对微小膜壳绦虫阶段性发育的培养，主要用于体外药物作用效应和作用机制的研究。许正敏等（1996）以阶段性培养观察了不同药物对微小膜壳绦虫的作用。

（二）培养相关溶液

培养液采用无钙、镁的 Hanks 液与 50ml 含 50% 小牛血清的 RPMI 1640 培养基混匀（一般采用 4∶1 混合），其中加青霉素（200U/ml）和链霉素（200μg/ml），pH 为 7.4，呈红色。

（三）体外培养技术

1. 体外脱囊技术　在 Hanks 基础盐溶液中，从甲虫中剖出似囊尾蚴，再转移到含 1% 胃蛋白酶的 Hanks 生理盐水中，pH1.7，37℃ 下培养 12~15 分钟后，于 37℃ 下用 Hanks 液冲洗三次，再移至含 0.5% 胰酶及 0.3% 糖牛磺胆酸盐的 Hanks 生理盐水中（pH7.2，37℃）。大部分似囊尾蚴在培养 8~10 分钟后脱囊。然后将虫体于 Hanks 生理盐水中洗三次备用。

2. 微小膜壳绦虫阶段性发育的培养　将小白鼠致死，剖离肠管置生理盐水中，分离微小膜壳绦虫，用棉签挑取置 37℃ 培养液中洗涤 2 次，然后选取蠕动活泼的微小膜壳绦虫，置含有培养液的青霉素瓶中，置 37℃ 温箱培养，24 小时更换一次培养液，无菌操作。此培养条件下，24 小时内虫体运动活泼，48 小时内可维持虫体正常蠕动，72 小时虫体运动渐趋缓慢。也有报道若选取虫体运动活泼、状态良好的成虫进行培养观察，在观察期（72 小时）内虫体可维持活跃运动。

三、细粒棘球绦虫的培养

1962 年，Smyth 首次成功地进行了棘球绦虫的体外培养，迄今为止，细粒棘球绦虫（*Echinococcus granulosus*）和多房棘球绦虫（*Echinococcus multilocularis*）主要发育阶段均能在体外进行培养，原头蚴在体外培养至性成熟和产卵阶段已获得成功。棘球绦虫体外培养所需培养材料来源可以是棘球蚴或虫卵，但由于收集虫卵时，容易造成环境的污染，研究人员有被感染的风险，所以现多采用原头蚴作为培养材料。

（一）研究概况

来源于棘球蚴的原头蚴在不同宿主条件下有两个发育方向：①从棘球蚴囊中漏出至中间宿主牛、羊等食草动物或人的组织内，可进一步发育为棘球蚴，引起继发性棘球蚴病；②被犬、狼等犬科动物食入后发育为成虫。在体外培养中应用不同营养条件的培养液可使原头蚴发育为棘球蚴或成虫。Smyth（1967）观察到原头蚴在体外培养有囊型和无囊型二种发育模式。不同来源的外翻原头蚴体外发育表现不同，来源于人和山羊的原头蚴可以发育至分节，而牛源和马源原头蚴则不能分节。原头蚴在体外培养中尽管能存活一定时间，但不能生长发育至性成熟阶段，即使改变培养条件也不能促使马源原头蚴在体外的生长和发育，其原因可能与马源原头蚴独特的营养代谢方式有关。据此有学者认为细粒棘球绦虫可能存在着不同的"生理株"。Smyth（1979）认为，在体外培养中原头蚴发育到链体需要双相培养基才能够完成，且不同来源的原头蚴发育至链体的情况不同。原头蚴仅能在双相培养基中发育分节，且不能在体外培养中受精的机制尚不清楚，但有两个重要条件，一是原头蚴必须是外翻的，二是必须提供有利于原头蚴的培养基质，像琼脂等无营养的基质不能启动原头蚴的分节发育，有营养且能够凝结的牛血清的效果比马和犬的血清要好，这可能是其提供了使原头蚴发育至链体的刺激物质。郭炜等（2019）在 5% CO_2 培养箱中 37℃ 条件下，以 RPMI 1640 为基础培养基及含 20% 胎牛血清的单相培养体系中体外长期培养细粒棘球绦虫原头蚴，显微镜下观察并记录原头蚴生长发育情况。结果发现体外培养原头蚴的体积随培养时间的延长存在从小到大再逐渐缩小的规律，且原头蚴在成囊发育过程中可出现多种不同的形态学变化，具体表现为：在体外培养的第 1 周，原头蚴开始形成蒂端发泡，在体外培养的前 6 周，原头蚴的形态以蒂端发泡为主要变化特征,其数量逐渐增加,体积逐渐增大。第 5 周可见原头蚴外周形成一层角质层,开始向成囊方向发育;原头蚴的体积随培养时间的延长逐渐增大,最大囊的直径约为 1.2mm。第 17 周部分原头蚴囊外周的角质层开始变得毛糙,囊的体积缩小,其内部结构变得模糊不清,浓缩聚集成团,外周的角质层有明显的界限,培养至 7 个月时,90% 以上的囊泡出现上述形态学变化,原头蚴的最大成囊率约为 11%。

棘球绦虫细胞培养是棘球绦虫体外培养的重要内容之一。1967 年,Sakamoto 等首次采用蛋白水解酶分离细粒棘球绦虫细胞并在体外进行细胞培养,但仅仅培养几代后,细胞即失去繁殖能力。此后,Fiori 等(1988)从细粒棘球蚴生发层细胞所分离的原代细胞进行长期培养,发现培养的细胞具有哺乳动物成纤维细胞的形态特点且细胞核型与宿主细胞核型相似,有研究者推测 Fiori 等的结果只是对宿主细胞的培养,并非对细粒棘球蚴细胞的培养。Furuya 等(1991)采用从泡球蚴分离的细胞进行体外培养,所培养的细胞形态与 Fiori 所培养的细胞形态相似,很可能也是对污染的宿主细胞的培养而不是泡球蚴细胞的培养。Spiliotis 等(2008)在泡球蚴培养中使用了"无宿主成分干扰"培养体系,有效解决了宿主因子污染问题,并在体外成功培养了泡球蚴原代细胞,但该体系只能用于棘球绦虫感染后期的研究,而不能用于感染早期的研究。Albani 等(2010)在泡球蚴原代细胞培养基础上发展了细粒棘球蚴原代细胞培养体系,使得棘球蚴的体外培养技术趋于成熟。

此外,细粒棘球绦虫的成虫和六钩蚴的体外培养也有一些探索性结果。Smyth(1966)将在体内尚未发育成熟的虫体成功在体外培养至含有虫卵的成虫。Smyth(1976)将六钩蚴培养 30 天后可发育为 2cm 的囊。

(二)原头蚴培养相关溶液及方法

1. 囊型发育

(1)培养基:常采用 S-10 培养基,组分如下:Parker858 或 NCTC135,130ml;5% 犬胆汁(或 0.2% 牛磺胆酸钠),0.7ml;30% 葡萄糖(水溶),2.8ml;青霉素,100U/ml;链霉素,100μg/ml;胎牛血清(56℃ 灭活),50ml;5% 酵母提取液(Parker858 配制),18ml。

(2)培养方法:

1)通过外科手术方法从不同宿主体内获取棘球蚴。无菌操作穿刺,抽取囊液置无菌容器内,静置数分钟使育囊和原头蚴下沉,弃上清液。用 Hanks 液洗 2~3 次去掉死亡的原头蚴,加入适量青霉素、链霉素。

2)用 0.5% 伊红或 0.05% 亚甲蓝排斥试验测定原头蚴活力,原头蚴存活率达 95% 以上。

3)加入预温的 0.1% 胃蛋酶溶液(pH 为 2.0),在 37℃ 水浴中消化 30 分钟,吸去上清液。用 Hanks 液洗 4 次,每次 15 分钟。

4)用外翻液进行处理(Parkers 858 培养液中含犬胆汁 0.05% 或 0.02mg 牛磺胆酸钠),38℃ 下孵育 18~24 小时,计数。

5)将 0.1ml 原头蚴(约 10 000 个)接种于培养瓶中,加上述培养液,在 38℃、10% O_2、5% CO_2、85% N_2 条件下进行培养。48 小时换液一次。

(3)结果:Smyth(1967)用上述方法观察到在培养的早期,仅形成壁很薄的囊。5~7 周后囊壁增厚变大,其体积约是原来的 3 倍。无囊型发育主要表现为在原头蚴的尾部形成囊泡,随着培养时间的延长,囊泡增大形成层状的外壳。从原头蚴到棘球蚴形成可持续 4 个月。

2. 链体发育

(1)培养基:为双相培养系统,固相培养基的配制方法是,将小牛血清于 78~80℃ 水浴加热 90 分钟使之凝固。液相培养基为 S-10 培养基。

(2)培养方法:①原头蚴的取材、活性测定方法同前;②将原头蚴用 0.5% 胃蛋白酶溶液消化 10 分钟,再用 0.4% 胰蛋白酶和 5% 犬胆汁(pH 为 7.6)于 38℃ 处理 1~2 小时,促使其外翻;③取 0.1ml 外翻原头蚴(约 10 000 个),在 38℃、10% O_2、5% CO_2、85% N_2 条件下培养,可能使其发育成性成熟的成虫。

3. 成虫发育

(1)培养基:①液体培养基:199 培养基,650ml;30% D-葡萄糖溶液,14.5ml;5% 牛磺胆酸钠,4ml;5% 酵母浸出液,90ml;小牛血清,20%;$NaHCO_3$,4.2mg;庆大霉素,10mg/ml;青霉素,500U/ml;链霉素,500μg/ml。

②固相培养基:在培养瓶内加小牛血清 1.5ml,置 78℃ 水浴中处理 90 分钟,使其凝固形成薄膜,在室温下冷却待用。

（2）培养方法:①标本收集与处理,用碘酒及 75% 乙醇分别消毒脏器表面,无菌操作穿刺棘球蚴抽取囊液置于无菌容器内,静置数分钟使育囊和原头蚴下沉,弃上清液;②加入 Hanks 液洗 2~3 次。再加入适量青、链霉素备用;③经染色排斥试验测定原头蚴的存活率可达 95% 以上;④将原头蚴用 Hanks 液洗一次,加入预温的 0.1% 胃蛋白酶溶液（pH 为 2）,于 37℃ 水浴中消化 30 分钟。吸去上清液,用 Hanks 液漂洗 3 次,每次 15 分钟;⑤加入 5% 犬胆汁,于 37℃ 水浴条件下激活 2 小时;⑥吸去上清液,加入液相培养基,在 CO_2 培养箱中于 37℃、6% CO_2 条件下静置培养。每 48 小时换液一次。

（3）结果:用上述方法培养不同来源的原头蚴,体外发育结果有差异。焦伟等（1992）观察了骆驼源原头蚴在体外的发育情况,发现经胃蛋白酶消化和犬胆汁处理后外翻的原头蚴于培养第 6 天出现排泄管;第 15 天形成排泄囊;第 16 天出现分节;第 36 天和第 39 天明显形成两节虫体;第 60 天见到第二体节的成虫。

（三）生发细胞培养相关溶液及方法

1. 改良的胶原膜培养体系

（1）培养基:为改良的 DMEM 培养液:DMEM,40%;L-谷氨酰胺,1%;0.5% 水解乳蛋白,40%;小牛血清（56℃ 下灭活 30 分钟）,15%;PHA（10μg）或 ConA（50μg）,1%;青霉素、链霉素、卡那霉素,各 1%。

（2）培养细胞的制备

1）通过外科手术方法从细粒棘球蚴患者体内获取棘球蚴,用无菌注射器抽出囊液。在无菌条件下剥离生发层。用 200 目不锈钢网磨滤制备细胞悬液。

2）将原头节用 0.25% 胰蛋白酶消化 25 分钟。用培养液制成细胞悬液。以 0.05% 结晶紫染色（活细胞着色,死细胞不着色）作活细胞计数。最后,用培养液调整细胞悬液,使细胞密度达 $2×10^6$ 个/ml。

（3）培养法

1）培养瓶用鼠尾胶原包被。鼠尾胶原溶液的制备方法:取大白鼠数只,获取鼠尾,无菌条件下剥皮取筋腱,剪碎自然干燥,然后研成粉末,紫外线照射 48 小时,称重。用 0.1%（w/v）醋酸溶液制成 0.4%（g/v）胶原溶液,在 4℃ 搅拌溶解 48 小时,然后离心,收集上清液,即为鼠尾胶原溶液。取鼠尾胶原溶液 0.1ml 直接浸润培养瓶,塞上棉花塞,自然干燥。

2）将制备好的细胞悬液接入培养瓶。原代培养每 2~3 天换液一次。

3）待细胞融合形成单层,用 0.25% 胰蛋白酶在室温消化 15~20 分钟,使细胞脱壁后,按常规方法进行传代培养。

（4）结果:陆家海等（1998）用上述方法培育一株人源细粒棘球蚴细胞系（13G-5）,培养了 140 天,其间传了 21 代。原代培养时,悬浮的游离细胞呈圆形或类圆形,贴壁细胞从第 7 天开始伸出各种形状的伪足如梭形等。前三代细胞形态为多形性,随着代数的增加,贴壁细胞逐渐变透明,或纤维细胞占明显优势（90% 以上）。从原代培养到第一次传代约需 20~40 天。

2. 原代细胞培养体系

（1）培养基:为改良的 199 培养基,加入 10% 胎牛血清,10% 棘球蚴囊液,还原剂（$5×10^{-5}$mol/L 2-巯基乙醇及 100μmol/L L-半胱氨酸）,2mmol/L L-谷氨酰胺,4mg/ml 葡萄糖,2mmol/L 丙酮酸钠溶液,0.6U/ml 胰岛素以及抗生素（青霉素、链霉素和庆大霉素各 100μg/ml）。培养基的 pH 为 7.5。

（2）培养细胞的制备:

1）从感染动物牛的肝脏和肺脏获取棘球蚴,囊壁用无菌的 PBS 液（100mmol/L NaCl,15mM KH_2PO_4,85mmol/L Na_2HPO_4,链霉素 100μg/ml,青霉素 100μg/ml,pH7.2）清洗数次,每次浸入液体中 10 分钟。

2）用刀片刮取棘球蚴生发层,置于含 0.25% 胰蛋白酶的 5 倍体积液体中,37℃ 下振荡培养 30 分钟（转速 22 次/min）。然后在 4℃ 下,2 000g 离心 10 分钟,再将沉淀物置于含 20% 胎牛血清的预热培养基中复苏,以制备细胞悬液。

（3）培养法:将细胞悬液置于 12 孔细胞培养板,调整细胞密度约为 10^5 个/cm^2,每孔加入 2ml 培养液,在 5% CO₂ 培养箱中 37℃ 条件下进行培养,每周更换培养液。在倒置显微镜下观察细胞生长情况,并以台盼蓝染色来判断细胞的存活情况。

（4）结果:Albani 等（2010）用上述方法培养细粒棘球蚴的原代细胞,结果表明:在培养 24 小时后,这些细胞分裂繁殖,贴壁生长;48 小时后细胞数量倍增,表明原代细胞具有快速的增殖能力;在 3~4 周后细胞聚集在一起,与邻近的细胞形成单细胞层,能够观察到小的聚集体黏附在培养板底部;当培养板内表面完全被生长繁殖的细胞黏附时,这些单细胞层就会形成一些小块,悬浮在上清中,当转移至新的培养板时,这些小块就会黏附在内表面,细胞开始繁殖,最后形成囊泡,其是否具有感染性尚有待进一步研究。

（四）成虫培养相关溶液及方法

1. 培养基　199 液体培养基,含青霉素和链霉素各 1 000U/ml。

2. 培养方法

（1）用含原头蚴的棘球蚴人工感染犬,28 天后剖杀犬。

（2）立即取出犬小肠,剪成 10cm 长段,中间剖开。

（3）肠段立即置入 pH 为 7.4,39℃ 的 Hanks 液中孵育 5 分钟。

（4）检查脱落的虫体,可适当延长孵育的时间到 15~30 分钟,收集虫体。

（5）用含青霉素、链霉素的 199 培养基冲洗虫体 5 次。

（6）转入含青霉素、链霉素 199 培养基的瓶中,在 39℃、5% CO₂、10% O₂、85% N₂ 条件下进行培养。

（五）六钩蚴培养相关溶液及方法

1. 培养基　NCTC-135 培养基,加入 20% 的小牛血清或小兔血清。

2. 培养方法

（1）将新鲜、成熟的孕节用无菌生理盐水洗净,置于无菌 pH 为 7.4 的 PBS（含有 400U 庆大霉素）中作用 1 小时,将节片剪碎,经 0.106mm 孔径不锈钢筛网过滤,3 000r/min 离心 5 分钟,收集虫卵。

（2）在虫卵中加入人工胃液,41℃ 下孵化 15 分钟,用无菌生理盐水冲洗 3 次,加入人工肠液 41℃ 下再孵化 15 分钟,室温放置 15 分钟。观察六钩蚴孵化情况。

（3）孵化的六钩蚴用无菌生理盐水 3 000r/min 离心 5 分钟,3 次,收集六钩蚴。

（4）加入含双抗（青霉素和链霉素）的培养基,37℃ 进行培养。

四、多房棘球绦虫的培养

多房棘球绦虫各发育阶段的体外培养技术日趋成熟,特别是泡球蚴囊泡的体外培养体系不断完善。1995 年 Hemphill 等提出了"组织-碎片"培养体系,1996 年 Jura 等提出了胶原膜培养体系,即在培养板底层和上层覆盖胶原纤维层,饲养细胞和泡球蚴囊泡位于两夹层中间。此后,Spiliotis 等提出了"大规模液体培养体系",该培养体系用少量胰酶消化的新鲜肝细胞来代替死亡的饲养细胞,可获得大量不同成熟程度的泡球蚴囊泡。Spiliotis 等还提出了"无宿主成分干扰"培养体系并成功培养了泡球蚴原代细胞。目前泡球蚴囊泡多在肝癌细胞作为饲养细胞的条件下进行体外培养。韩振阳等（2019）比较了不同培养基与饲养细胞组合对多房棘球蚴体外培养模型的影响,结果证实同条件下 DMEM 高糖型培养基（葡萄糖质量浓度为 4 500g/L）中囊泡大小和数量优于 DMEM 低糖型培养基（葡萄糖质量浓度为 1 000g/L）和RPMI1640 培养基;大鼠肝癌细胞作为饲养细胞的囊泡大小和数量优于 HeLa 细胞。DMEM 高糖型培养基与大鼠肝癌细胞共同作用的环境下原头蚴生长发育的成囊率及囊泡大小最佳,可作为体外培养泡球蚴原头蚴获得囊泡的最优选择。

（一）原头蚴培养相关溶液及方法

1. 培养基　液相和固相双相培养基（与细粒棘球绦虫培养基相同）。

2. 培养方法

（1）在无菌条件下分离育囊,用消化液（0.5% 胃蛋白酶溶液,pH 为 2.0）消化 0.5~1 小时。然后用筛网滤过。反复漂洗,即可获得较纯的原头蚴。

（2）每个培养瓶接种 0.5ml 原头蚴悬液。在 38℃、10% O₂、5% CO₂ 条件下培养。

原头蚴在单相和双相培养基中均可发育至性成熟,但不分节。延长培养时间(50~80天),少数虫体形成无节间分隔膜的节片。

(二)泡球蚴组织培养相关溶液及方法

1. 培养基 DMEM 完全培养基,加青霉素 200U/ml,链霉素 200U/ml。

2. 培养材料的制备和培养方法

(1)肝癌细胞的培养:当人肝癌细胞 HepG2 生长至基本融合时,用胰酶消化法 1:2 传代。加入 1ml 的 0.25% 胰蛋白酶,使消化液流遍所有细胞表面,弃去消化液,再加 1ml 新的消化液进行消化,消化 8~10 分钟后,在倒置显微镜下观察,若胞质回缩、细胞间隙增大,终止消化。反复吹打使细胞脱离瓶壁,接种在待用的培养瓶内。

(2)泡球蚴组织制备及培养:无菌条件下对泡球蚴组织进行修剪,将宿主组织剥离干净后剪成 $0.5cm^3$ 的小块(修剪过程中可适当加数滴无菌 PBS,以防止组织块干燥);用无菌 PBS 缓冲液(0.01mmol/L,pH 为 7.4)冲洗数遍直至液体较为澄清,每个 $25cm^3$ 的培养瓶(已用肝癌细胞 HepG2 包被)中放入 4 块,加入 10ml 含 10% 胎牛血清的 DMEM 完全培养基;将培养瓶直立于 37℃、5% CO_2 细胞培养箱中培养,48 小时换液,观察并记录游离囊泡数。

从小鼠腹腔内取出的泡球蚴组织块放入上述培养基培养 3 天后,可见有透明囊泡以出芽方式从泡球蚴组织块上长出。在随后的 6 周内,透明囊泡的体积和数量都明显增加。8 周后,泡球蚴的直径大体在 1~6mm 之间,每组泡球蚴的囊泡数在 60~100 个之间。

(三)生发细胞培养相关溶液及方法

1. 培养基 DMEM 培养基,加入青霉素 100U/ml、链霉素 100mg/ml 以及从无菌培养的囊泡中获取的囊液。兔肝癌细胞作为饲养细胞。

2. 培养细胞的制备

(1)无菌条件下剖检获取感染鼠体内的泡球蚴,在含有还原剂(0.01% 2-巯基乙醇,100μmol/L L-半胱氨酸,10μmol/L 浴铜灵二磺酸)的肝细胞培养基内培养,氮气气相条件下培养 2 周。

(2)无菌条件下用吸管吸取培养液中的囊泡并剪碎。用无菌的 PBS 液(15mmol/L NaH_2PO_4,100mmol/L NaCl,85mmol/L Na_2HPO_4,pH7.4)培养液洗 2 次,室温下 2 000g 离心 5 分钟,沉淀物加入 8 倍体积的溶液(含 0.05% 胰蛋白酶和 0.02% EDTA)作用 10 分钟,然后用 30μm 的滤器去除残存的细胞碎片。过滤获得的原代细胞悬液 1 000g 离心 10 分钟,将沉淀物用无菌 PBS 重悬。

3. 培养方法 将细胞悬液置于 12 孔细胞培养板,每孔加入 2ml 培养基以及 10mmol/L 浴铜灵二磺酸,每 0.5ml 培养基加入新鲜的兔肝癌细胞 10^4 个,在 5% CO_2 培养箱中 37℃ 条件下进行培养,每周更换培养液。在倒置显微镜下观察细胞生长情况。

4. 结果 Spiliotis 等(2008)按上述方法成功建立了泡球蚴囊泡的原代细胞培养,并证实分离培养的细胞是泡球蚴细胞而非宿主细胞。研究结果表明:原代细胞在还原剂和厌氧条件及含有囊液的培养基中培养,几周内就能够分裂增殖,并形成小的细胞聚集体;当饲养细胞存在时,能够迅速增殖,约 3 周时会形成细胞小体,到 5 周时会形成中心腔(原始腔),到 6 周之后就能形成成熟的泡球蚴囊泡(含有角质层和生发层),并且这些新形成的囊泡具有感染性。

(四)成虫培养相关溶液及方法

1. 培养基 199 液体培养基,含青霉素和链霉素各 1 000U/ml。

2. 培养方法

(1)用含原头蚴的泡球蚴组织块人工感染犬(狐),25 天后剖杀犬(狐)。

(2)立即取犬(狐)小肠,剪成 10cm 长段,中间剖开。

(3)肠段立即置入 pH 为 7.4、39℃ 的 Hanks 液中孵育 5 分钟。

(4)检查脱落的虫体,可适当延长孵育的时间到 15 分钟~30 分钟,收集虫体。

(5)用含青霉素、链霉素的 199 培养基冲洗虫体 5 次。

(6)转入含青霉素、链霉素 199 培养基的瓶中,在 39℃、5% CO_2、10% O_2、85% N_2 条件下进行培养。

（五）六钩蚴培养相关溶液及方法

1. 培养基　Vero 单层细胞 +RPMI 1640（含 10% 小牛血清）或 Pk 单层细胞 +RPMI 1640（含 10% 小牛血清），无气相要求。

2. 培养方法

（1）六钩蚴的孵化：收集虫体，从孕节收获虫卵，经加入双抗（青霉素和链霉素）的 PBS 充分漂洗后，将沉淀虫卵置于胃酶液（1% 胃蛋白酶 +0.85% 氯化钠 +1% 盐酸）中于 37℃ 下消化后离心，弃上清液，用 PBS 洗沉淀 3 次，再加入胰液（1% 胰蛋白酶 +1% 碳酸氢钠 +5% 羊胆汁），不断镜检直至约有 90% 以上的虫卵脱壳，离心，弃上清液，沉淀用 PBS 洗涤。并用 Percoll 对脱壳的六钩蚴进行密度梯度离心纯化处理，以漂浮不成熟的六钩蚴及沉淀溶液中被消化的卵壳碎片等杂质，将六钩蚴沉淀用含青霉素和链霉素的 PBS 洗涤并用少量 PBS 悬浮。对六钩蚴进行活力测定、计数，置 37℃ 水浴中备用。

（2）六钩蚴的体外培养：在培养体系中加入活六钩蚴 100 个/ml，置于 37℃ 恒温箱中培养。间隔 24 小时取出培养瓶于倒置显微镜下观察六钩蚴生长发育过程中的形态变化。每周更换 2 次培养液。当细胞出现融合时，将虫体移至新形成单层细胞的培养瓶中，加入新的营养液继续培养。

（3）结果：新孵化出的六钩蚴呈椭圆形，6 个小钩清晰可见，六钩蚴运动频繁，在六钩蚴的周围有一光环存在；培养 2 天后的幼虫，体积稍有增大，小钩收缩，移向虫体一端；5 天后，小钩消失，虫体内部可见致密的团块样组织，虫体周围有少量分泌物和排泄物；8 天后，虫体内部出现许多丝状物质，缠绕在一起，六钩蚴外膜增厚；16 天后，虫体出现双层膜状结构。

五、其他绦虫的培养

在 20 世纪 70 年代和 80 年代，缩小膜壳绦虫（*H.diminuta*）的体外培养获得成功，似囊尾蚴可在体外培养至成虫阶段。此外，对巨颈绦虫和牛带绦虫的囊尾蚴和肥头绦虫的体外培养技术也有一些探索性研究。

（一）缩小膜壳绦虫（*H.diminuta*）的培养

1. 似囊尾蚴培养相关溶液及方法

（1）Graham 和 Berntzen（1970）的方法

1）培养基：NCTC109（Gibco）中的葡萄糖改为 0.3%（W/V），并补充以 20% 马血清（W/V）用来建立初级大鼠成纤维细胞培养的单层细胞株。培养基中的抗生素是 200U/ml 青霉素 G 和 250μg/ml 硫酸链霉素。

2）方法：从感染的 Sprague-Dawley 实验室大白鼠获取缩小膜壳绦虫的虫卵，通过浸于 1:5 000 苯扎氯铵水溶液中灭菌 20 分钟（Hundley Berntzen，1969），然后在灭菌蒸馏水中洗涤 5 次，21℃ 下储藏于烧瓶中备用。虫卵首先在含 0.5ml 直径 3mm 玻璃珠和 3ml Earle 盐溶液的 20ml 螺盖管中破裂卵壳而孵化；再置于涡旋混合器（Vortex）上 30 秒，然后将含破裂卵的溶液转移至含有 1% 胰酶（w/v）及 1% 细菌淀粉酶（w/v），以 5% Na_2CO_3（w/v）缓冲至 pH 为 7.2 的 Earle 盐溶液组成的孵化液中，40 分钟后六钩蚴借离心、虹吸及在室温下重悬于 Earle 生理盐水中的方法清洗四次。再制备无菌蔗糖梯度溶液，糖浓缩液由 500g 蔗糖和 350ml 水组成，在 50ml 的锥形离心管中使孵化的六钩蚴分层。将 15ml 的 3:1 的糖稀释液加入管底部，随后加入 10ml 的 2:1 的稀释液，15ml 的 1:1 的稀释液及最后 2ml 六钩蚴置于 Earle-生理盐水中，1 000r/min 离心 1.5~2 分钟，然后从 1:1 糖溶液层得到无碎屑的六钩蚴（即在包含膜及死六钩蚴的阶梯的顶层之下）；如前述重复离心、虹吸、重悬，在 Earle 盐溶液中洗 6 次，最后一次冲洗液被调成每滴含有 250~300 个六钩蚴的浓度。成纤维细胞的单层培养按 Paul（1960）从 18 天的 SD 大鼠的胚胎制备，保存于 37℃ 含有 10ml 培养基的螺旋盖血清培养瓶内（160mm×50mm×50mm），培养物用 70% N_2、20% O_2、10% CO_2 混合物通气。用 5 000~6 000 个已洗涤的六钩蚴接种，置于 30℃ 保持 3 天 ~4 天，然后移除 2ml 旧培养基而换以新鲜培养基。此后每周重复一次，如培养基变成酸性，需更频繁地更换，每次更换后重新通气并返回培养箱。25 天后，似囊尾蚴达到完全发育。如省去成纤维细胞，则无发育出现。

（2）Voge（1975）的方法

1）培养基

组分:L-精氨酸盐 2g,L-天冬氨酸 0.2g,L-谷氨酸 1g,α-丙氨酸 0.12g,β-丙氨酸 0.044 5g,L-半胱氨酸 0.101g,L-谷氨酰胺 0.559g,甘氨酸 0.2g,L-组氨酸盐 0.404g,L-亮氨酸 0.249g,L-赖氨酸 0.012 4g,L-甲硫氨酸 0.492g,L-脯氨酸 0.748g,L-丝氨酸 0.083g,L-苏氨酸 0.02g,L-酪氨酸 0.362g,L-缬氨酸 0.152g,$MgSO_4$ 0.67g,KCl 0.894g,$CaCl_2$ 0.484g,NaCl 7.42g,$NaHCO_3$ 0.424g,NaH_2PO_4 0.01g,葡萄糖 2.5g,海藻糖 6.9g,α-酮戊二酸 0.365g,柠檬酸 0.015 3g,延胡索酸 0.005 8g,苹果酸 0.058g,琥珀酸 0.005 9g,酵母抽提汁 1g,水解乳清蛋白 3.5g。以上组分溶于 900ml 双蒸水中,经 0.22μm 孔径的微孔膜滤器过滤,于-25℃ 贮藏备用。

100ml 的胎牛血清(贮于-25℃)须在用前加入,用 5% $NaHCO_3$(W/V)调节 pH 到 7.0,加链霉素 300μg/ml 和青霉素 300U/ml,用蒸馏水制备 L-半胱氨酸溶液(还原剂)$7.9×10^{-2}$mol,过滤灭菌,分装成小瓶后于-25℃ 冻存备用。

2)方法:从表面消毒过的孕节解剖获得缩小膜壳绦虫的虫卵,卵壳机械破碎后,六钩蚴在含 1% 胰酶或胰蛋白酶 25 000U/ml 和 1% 细菌淀粉酶的 Earle 无菌盐液中孵化,室温下用 $NaHCO_3$ 调 pH 至 7.0。20 分钟后,当大部分六钩蚴已孵化时,六钩蚴移至含 6ml 培养基的螺旋盖试管中,新鲜解冻的 L-半胱氨酸贮备液加于管中,终浓度为 $8.93×10^{-4}$mol 至 $1.62×10^{-3}$mol。用石蜡封口膜封闭,倾斜培养于 28℃,较低的培养温度可持久地减慢生长而产生异常。培养的第一周不更换培养基,但此后每周三次更换一半培养基,每毫升新鲜培养基加一滴 L-半胱氨酸贮备液,培养管重新封蜡,于 18 天大部分六钩蚴缩入头节,但似囊尾蚴还需 6~7 天才具有感染能力。

(3)Voge、Jaffe、Bruckner 和 Meymarien(1976)的方法

1)培养基:与 Voge(1975)所描述的相同。

2)方法:用 100% N_2 或 95% N_2 和 5% CO_2 的气相,在加入 L-半胱氨酸后对试管通气 1 分钟,随后用蜡封闭,每次更换培养基后要重新通气,当存在适当的还原剂时,N_2 的应用造成机体发育之快近乎它们在空气中的两倍;没有适当的还原剂时,无论所用气相如何都没有发育。

同样,用还原的谷胱甘肽、D-半胱氨酸、L-胱氨酸、L-甲硫氨酸均未获得生长,在存有 L-半胱氨酸,高半胱氨酸及辅酶 A,浓度均为 1mmol,则出现完全的发育。

2. 成虫培养相关溶液及方法

(1)Schiler(1965)的方法

1)培养基:一种双相培养基,包括血琼脂培养(Novy 和 MacNeal,1903;Nicolle,1908)覆盖以 Hanks 平衡盐液。

组分:营养琼脂 16g 和 NaCl 3.5g 溶于 700ml 蒸馏水中,高压消毒后,与 300ml 灭菌去纤维兔血(灭活 30 分钟,56℃)充分混合,血琼脂混合物分装于灭菌的具棉塞 50ml 三角烧瓶中,每瓶 70ml,并将青霉素(100U/ml)和链霉素(100μg/ml)加于每一烧瓶中。在用绦虫幼虫接种前,在以 97% N_2 和 3% CO_2 混合气体饱和 10 分钟后,培养基以 $NaHCO_3$ 调 pH 至 7.5,当混合气体不断流经溶液时,用玻璃电极测定 pH。

2)方法:缩小膜壳绦虫的成虫培养开始于似囊尾蚴,从感染后 16 天的实验感染赤拟谷盗中解剖出似囊尾蚴,可在未稀释的牛胆汁中培养(30~37℃)而加以人工脱囊,在接种到培养基之前,脱囊的幼虫在含青霉素(100U/ml)和链霉素(100μg/ml)的灭菌生理盐水中清洗三次。10~15 只脱囊幼虫放入烧瓶并置于振动培养箱中,培养条件:37℃,97% N_2 和 3% CO_2 混合气体,通气 100ml/min,容器振荡约 30r/min。

连续培养 6 天后,每个烧瓶中的上清液分别倒入灭菌的培养皿中,无菌条件下用不锈钢解剖钩转移到新鲜培养基中,于第 8 天虫体被再次转移,此时及随后在整个培养期间,在液相培养基中加入葡萄糖(1mg/ml),于第 10 天将虫体分开并转移到别的瓶中,更换培养基中的葡萄糖含量保持不变。此后,每 24 小时进行转移,于第 20 天,每个烧瓶中的 Hanks 生理盐水容积增至 20ml,再次加入葡萄糖粉(1mg/ml)。当进一步培养时,培养基制备方法保持不变。

3)结果:Schiler 通过这种方法在体外培养 24 天后缩小膜壳绦虫似囊尾蚴进入成虫阶段,产生了存活的卵(通过对甲虫的感染而证实)。在体外,一条虫体生存了 62 天,从 24 天起连续产卵。

(2)Robert 和 Mong(1969)的方法:Robert 和 Mong 应用 Schiller(1965)的培养基,对技术略加更改

以便于气相控制和 O₂ 测定,其研究目的是测定在有或无 O₂ 时虫体的生长。在加入血琼脂之前,Hanks 液通过一搪瓷玻璃气体散布管,以所需气体混合物（0%、1%、5% 或 20% O₂）通气 10 分钟,然后封闭容器直至溶液加入培养烧瓶中。

用自动滴管分装 Hanks 液于培养瓶中,通气,然后重新封起烧瓶。在加入虫体前,培养烧瓶预先培养于所需气相中,培养物保持于有气体混合物连续流动和循环的 Dubroff 水浴（37℃）中。在水浴的气罩中有一气体排出口,以便于对流出的气体进行氧分析。

（3）Robert（1973）的方法:

1）培养基:Schiller（1965）的培养基略加更改,以马血和羊血代替兔血和羊血清。去纤维羊血是一种恰当的代替物,而羊血清则不利于其生长。

2）方法:从大白鼠移出的虫体可在含 0.1%Phisohex（一种商品消毒剂）的 Hanks 基础液中洗 2~3 秒而消毒。这一操作方法并不妨碍以后虫体的体外培养。

（二）巨颈绦虫和牛带绦虫的囊尾蚴培养（Heath 和 Elsdon-Dew,1972）

1. 培养基　基础培养基是 NCTC135,以来自天然宿主的 20% 血清（w/v）补充,对牛带绦虫的培养最好用 6 周小牛血清,对巨颈绦虫的培养则用大鼠血清。

2. 方法　牛带绦虫的卵从孕节剖出,置于一个具螺旋盖的试管中,管内加入含 1% 胃蛋白酶（W/V）和 1% 盐酸（w/v）的 0.9% NaCl 溶液,在 37~39℃ 预处理 1 小时。然后将试管 3 000r/min 离心 3 分钟,弃去上清液,加入孵化液（1% 胰酶,1% NaHCO₃,5% 全胆液,小牛血清,贮于 -10℃,用前于蒸馏水中解冻）。培育 30 分钟后,离心如上,弃去上清液并清洗及离心六钩蚴三次,悬浮于含青霉素 1 000U/ml,硫酸链霉素 1 000μg/ml 和制霉菌素 1 000U/ml 的培养基中。巨颈绦虫卵的六钩蚴孵化方法如上,但未用胃蛋白酶及 40% 猪胆汁（v/v）混合物预处理,在孵化液中应用了 40% 牛胆汁（v/v）和 20% 兔胆汁（v/v）。

将六钩蚴接种于含 10ml 培养基的培养管中,拧紧塞子,在 37℃ 以空气为气相静止培养。培养基每周换两次,轻微离心用以集中幼虫。于 10 天后在培养基中可观察到具一腔的幼小虫体。

Schromlova（1983）将牛带绦虫成熟虫卵在人工胃及肠液中孵化后,获得的六钩蚴于 37℃,在 Leibovitch 培养基及 10% 牛血清中或在单层细胞上培养,可存活较长时间,但仅少数幼虫连续发育。

（三）肥头绦虫的培养

1. 幼虫的培养　制备一种双相培养基,由 70% 营养琼脂及 30% 新鲜去纤维兔血组成,以含青霉素（200U/ml）及链霉素（200μg/ml）的 Hanks 平衡盐液覆盖;烧瓶塞以棉塞,先进行预培育（34℃,24 小时）。加入葡萄糖（1.0mg/ml）,每瓶接种 5 只约 0.5mm 直径的芽球。烧瓶培养于 Dubnoff 振荡培养箱（约 100r/min,37℃）,用 95% N₂ 和 5% CO₂ 气相。每 72 小时转移虫体至新鲜培养基。用这一系统,在两周中芽体直径达到 3~5mm,头节完全发育,而其头节常可见小芽体。连续培养的最长时间为 162 天,每一芽体可产生平均 157.3 子代。

2. 幼成虫的培养（Esch 和 Smyth,1976）

（1）培养基:液相由 100 份培养基 858,25 份灭活胎牛血清及 12.5 份酵母抽提物组成。于 1L 培养基中加入 22ml30% 葡萄糖（W/V）,5ml 2% KCl（W/V）,100U/ml 青霉素和 100μg/ml 链霉素。培养容器为有机玻璃烧瓶,内含 5ml 牛血清,于 75℃ 凝结 60~90 分钟以形成一柔软基质,供囊尾蚴迁移。覆盖液是 10ml 上述液体培养基,而气体为 N₂ 含 10% O₂、5% 或 10% CO₂。

（2）方法:幼虫从小白鼠转移到有温热 Hanks 平衡盐液的培养皿中。然后幼虫经 Hanks 液清洗两次。50ml Hanks 液含 10mg/ml 胃蛋白酶,pH 为 1.9,在水浴振荡器内于 38.9℃ 加入囊尾蚴。20 分钟后,幼虫在温热 Hanks 液中洗三次,转移至翻出液（Hanks 生理盐水含 3mg/ml 胰酶,0.1mg/ml 牛磺胆酸钠及 0.15mg/ml 胰蛋白酶）中,在振荡水浴中于 38.9℃ 培养 3~20 小时。然后在温热 Hanks 液中洗涤两次,再转移到有温热培养基的培养皿中。具有翻出头节的幼虫有十分发达的钩,接种于培养烧瓶中,每瓶 3~6 条幼虫;烧瓶经通气而保持于 38.9℃ 振荡水浴中。每 48 小时换覆盖液一次。在培养 13 天后,幼小虫体具有阳茎原基及其生殖孔的节片。

（牟　荣）

参 考 文 献

[1]　刘宜升,陈明,余新炳. 华支睾吸虫的生物学和华支睾吸虫病防治[M]. 2版. 北京:科学出版社,2013.

[2]　吴观陵. 人体寄生虫学[M]. 4版. 北京:人民卫生出版社,2013.

[3]　刘碧源. 日本血吸虫细胞选择培养与用 SV40 大 T 抗原基因转染的研究[D]. 湖南:中南大学博士学位论文,2011.

[4]　李朝品. 人体寄生虫学实验研究技术[M]. 北京:人民卫生出版社,2008.

[5]　周述龙,林建银,蒋明森. 血吸虫学[M]. 2版. 北京:科学出版社,2001.

[6]　陈佩惠,周述龙. 医学寄生虫体外培养[M]. 北京:科学出版社,1995.

[7]　泰勒,贝克. 寄生原虫和蠕虫的体外培养[M]. 沈沁汶,郎所,译. 上海:华东师范出版社,1987.

[8]　顾梦杰,李友松,董惠芬,等. 并殖吸虫的分类和遗传多样性研究概述[J]. 中国人兽共患病学报,2019,35(8):744-750.

[9]　韩振阳,邓子,王泽宇,等. 不同培养基与饲养细胞组合对多房棘球绦虫体外培养模型的影响[J]. 中国组织工程研究,2019,23(19):3080-3085.

[10]　倪兴维,李宏民,者永辉,等. 棘球蚴体外培养研究进展[J]. 中国人兽共患病学报,2011,27(6):559-562.

[11]　徐莉莉,薛剑,张永年,等. 7种抗蠕虫药物的体外抗华支睾吸虫作用[J]. 中国寄生虫学与寄生虫病杂志,2011,29(1):10-15.

[12]　钟沁萍,李俊琳,明珍平,等. 日本血吸虫雄虫抽提物对卵黄培养细胞超微结构的影响[J]. 中国血吸虫病防治杂志,2011,23(4):424-427.

[13]　罗超,明珍平,钟沁萍,等. 条件培养基对日本血吸虫童虫培养细胞 LDH 及 AgNORs 的影响[J]. 中国血吸虫病防治杂志,2010,22(6):552-556.

[14]　王利芳,张锡林,牛靖萱,等. 斯氏狸殖吸虫童虫、成虫排泄分泌产物的分析研究[J]. 热带医学杂志,2010,10(6):633-636.

[15]　张庄熠,林陈鑫. 并殖吸虫囊蚴的保存方法实验观察[J]. 中国人兽共患病学报,2010,26(4):401-402.

[16]　钟沁萍,明珍平,蒋明森,等. MNNG 诱导对日本血吸虫成虫培养细胞核仁组织区相关嗜银蛋白的影响[J]. 中国血吸虫病防治杂志,2009,21(5):378-381.

[17]　曾铁兵,曾庆仁,刘伟,等. 改良人原生殖细胞培养基培养日本血吸虫生殖类细胞的初步研究[J]. 中国病原生物学杂志,2008,3(2):107-109,封3.

[18]　邢文鸾,秦茜,谭峰,等. 青蒿琥酯对体外培养的卫氏并殖吸虫童虫及成虫杀虫效果观察[J]. 中国人寿共患病学报,2008,24(4):365-367.

[19]　周响玲,董惠芬,蒋明森,等. 5-HT 体外对日本血吸虫母胞蚴运动性与体长的影响[J]. 中国寄生虫学与寄生虫病杂志,2008,26(4):295-298.

[20]　黄晶晶,董惠芬,明珍平,等. 恒温电磁场对体外培养的日本血吸虫童虫细胞 LDH 的影响[J]. 中国人兽共患病学报,2007,23(8):769-773.

[21]　曲桂玉,陈景武,杜国防. 多因素分析对肺吸虫囊蚴脱囊优化条件的探讨[J]. 中国病原生物学杂志,2007,2(1):47-50.

[22]　陈喜珪,董惠芬,明珍平,等. 肝基质对日本血吸虫培养细胞生长的影响[J]. 中国血吸虫病防治杂志,2006b,18(1):25-28.

[23]　陈喜珪,易同寅,明珍平,等. 亚精胺对日本血吸虫成虫培养细胞 Ag-NORs 的影响[J]. 中国地方病学杂志,2006a,25(1):50-53.

[24]　李俊琳,蒋明森,钟沁萍,等. 雄虫抽提物对日本血吸虫卵黄培养细胞最适浓度的筛选[J]. 中国地方病学杂志,2006a,25(5):482-486.

[25]　李俊琳,熊飞,钟沁萍,等. 鼠胚胎成纤维细胞饲养层及与鼠尾胶联合促日本血吸虫培养细胞贴壁作用的研究[J]. 中国地方病学杂志,2006b,25(2):145-149.

[26]　明珍平,钟沁萍,董惠芬,等. MNNG 对日本血吸虫成虫培养细胞糖类物质作用[J]. 中国公共卫生,2006a,22(1):50-52.

[27]　明珍平,钟沁萍,董惠芬,等. 肝基质和 MNNG 对日本血吸虫成虫培养细胞糖细胞化学作用的研究[J]. 中国人兽共

患病学报,2006b,22(3):259-262.

[28] 熊飞,李俊琳,明珍平,等.鼠胚胎成纤维细胞饲养层及其与肝基质联合对日本血吸虫童虫培养细胞 LDH、ACP 影响的研究[J].中国人兽共患病学报,2006,22(6):502-505.

[29] 邓思敏,董惠芬,钟沁萍,等.正交试验法筛选日本血吸虫细胞的培养条件[J].中国血吸虫病防治杂志,2005,17(2):111-115,封4.

[30] 龚燕飞,曾庆仁,张祖萍,等.日本血吸虫童虫细胞体外培养条件的初步研究[J].中国人兽共患病杂志,2005,21(2):159-163,124.

[31] 明珍平,董惠芬,钟沁萍,等.日本血吸虫培养细胞糖细胞化学动态变化及肝基质对其的影响[J].中国地方病学杂志,2005,24(5):513-516.

[32] 覃金红,彭延,董惠芬,等.肝基质与β-巯基乙醇分别及联合作用对日本血吸虫培养细胞 LDH 的影响[J].中国公共卫生,2005,21(10):1182-1183.

[33] 易同寅,董惠芬,蒋明森,等.亚精胺对日本血吸虫成虫培养细胞 SDH 的影响[J].中国寄生虫病防治杂志,2005,18(5):339-341,附页5.

[34] 董惠芬,彭延,蒋明森,等.日本血吸虫培养细胞核仁组织区相关嗜银蛋白的研究[J].中国人兽共患病杂志,2004,20(6):492-494.

[35] 蒋明森,刘晴,董惠芬,等.日本血吸虫培养细胞磷酸酶细胞化学的动态变化[J].武汉大学学报(医学版),2004,25(6):617-620.

[36] 彭延,董惠芬,蒋明森,等.β-巯基乙醇与肝基质对日本血吸虫培养细胞的影响[J].中国地方病学杂志,2004,23(4):307-310.

[37] 王敏,曾宪芳,李先平,等.日本血吸虫尾蚴细胞对小鼠免疫保护性的初步研究[J].中南大学学报(医学版),2004,29(2):238-239.

[38] 朱俊勇,董惠芬,蒋明森,等.细胞外基质促日本血吸虫培养细胞贴壁作用的研究[J].中国人兽共患病杂志,2004,20(4):328-331.

[39] 陈景武,王尊哲.卫氏并殖吸虫囊蚴脱囊条件的优选[J].中华综合医学,2003,4(1):62.

[40] 董惠芬,蒋明森,刘晴,等.MNNG 诱导日本血吸虫成虫培养细胞的扫描电镜观察[J].中国寄生虫病防治杂志,2003,22(6):485-487.

[41] 董惠芬,朱俊勇,钟沁萍,等.日本血吸虫培养细胞整装内质网膜系统形态及基质对其结构的影响[J].中国地方病学杂志,2003,22(6):485-487.

[42] 彭延,董惠芬,蒋明森,等.Fura-2/AM 荧光法测定日本血吸虫培养细胞内游离钙离子浓度[J].中国血吸虫病防治杂志,2003,15(2):139-141.

[43] 易同寅,董惠芬,蒋明森,等.肝基质、鼠尾胶对日本血吸虫培养细胞 AKP 和 ACP 影响的研究[J].中国血吸虫病防治杂志,2003,15(6):418-421.

[44] 朱名胜,刘文献,贝涛,等.斯氏狸殖吸虫童虫的生物学特性[J].医学动物防制,2003,19(5):259-260.

[45] 陈迪才,董惠芬,蒋明森,等.肺生物基质及鼠尾胶对日本血吸虫培养细胞影响的研究[J].中国地方病学杂志,2002,21(4):261-263.

[46] 董惠芬,蒋明森,刘晴,等.日本血吸虫成虫培养细胞 SDH 和 LDH 细胞化学研究[J].中国人兽共患病杂志,2002,18(2):69-71.

[47] 李靓如,易新元,张中庸,等.日本血吸虫成虫细胞体外培养研究[J].天津农学院学报,2002,9(3):10-12.

[48] 刘昌军,董惠芬,蒋明森,等.日本血吸虫成虫培养细胞糖细胞化学的研究[J].武汉大学学报(医学版),2002,23(3):202-204.

[49] 刘晴,董惠芬,蒋明森,等.甲基硝基亚硝基胍对日本血吸虫成虫培养细胞磷酸酶影响的研究[J].中国血吸虫病防治杂志,2002b,14(1):14-16.

[50] 刘晴,董惠芬,蒋明森,等.日本血吸虫成虫培养细胞 SDH、AKP 和 ACP 的组织化学观察[J].中国公共卫生,2002a,18(5):557-558.

[51] 刘永杰,郝红艳,李庆章.猪带绦虫六钩蚴的体外培养[J].华中农业大学学报,2002,21(3):257-260.

[52] 张中庸,曾宪芳,李靓如,等.日本血吸虫尾蚴细胞的传代培养基抗原性检测[J].中国寄生虫学与寄生虫病杂志,2002,20(6):332-334.

[53] 张中庸,曾宪芳,李靓如,等.日本血吸虫幼虫—毛蚴、尾蚴和成虫细胞体外培养获得成功 I.日本血吸虫毛蚴细胞体外

培养研究[J].天津农学院学报,2002,9(3):5-7.

[54] 朱俊勇,董惠芬,蒋明森,等.基质对日本血吸虫培养细胞 SDH 和 LDH 影响的研究[J].中国寄生虫病防治杂志,2002,15(5):297-299.

[55] 范虹,董惠芬,蒋明森,等.甲基硝基亚硝基胍对日本血吸虫成虫培养细胞骨架作用的研究[J].中国地方病学杂志,2001c,20(6):401-403.

[56] 范虹,董惠芬,蒋明森,等.日本血吸虫成虫培养细胞骨架系统的研究[J].中国血吸虫病防治杂志,2001a,13(5):280-281.

[57] 范虹,董惠芬,蒋明森,等.日本血吸虫成虫培养液中氨基酸及葡萄糖含量的动态变化[J].中国寄生虫学与寄生虫病杂志,2001b,19(1):45-47.

[58] 明珍平,董惠芬,蒋明森,等.正交试验法研究 MNNG 诱导日本血吸虫成虫培养细胞增殖条件的研究[J].华中医学杂志,2001,25(2):85-86.

[59] 陈龙,王丙云,Award Daugschies,等.肝片形吸虫及其培养液内花生四烯酸代谢物水平和作用探讨[J].中国兽医科技,2000,30(3):8-9.

[60] 董惠芬,蒋明森,明珍平,等.EGF 对用或未用 MNNG 诱导的日本血吸虫成虫培养细胞生长的影响[J].中国地方病学杂志,2000c,19(5):347-349.

[61] 董惠芬,蒋明森,明珍平,等.甲基硝基亚硝基胍诱导日本血吸虫成虫培养细胞增殖的研究[J].中国公共卫生,2000b,16(10):883-884.

[62] 董惠芬,蒋明森,杨孟祥,等.日本血吸虫卵黄培养细胞超微结构动态的研究[J].水生生物学报,2000a,24(1):25-29.

[63] 许世锷,陆秀君,金立群.三氯苯达唑体内外杀灭卫氏并殖吸虫的效果和虫体蛋白质、糖原及 DNA 含量测定[J].中国人兽共患病杂志,2000,16(3):18-21.

[64] 姚曙光.斯氏狸殖吸虫囊蚴的脱囊及感染途径[J].中国寄生虫学与寄生虫病杂志,2000,18(4):封3.

[65] 董惠芬,蒋明森,陈晓蓓,等.日本血吸虫童虫培养细胞超微结构动态变化的研究[J].中国寄生虫病防治杂志,1999b,12(2):140-142.

[66] 董惠芬,蒋明森,杨明义,等.日本血吸虫成虫培养细胞的超微结构观察[J].动物学报,1999a,45(1):1-7.

[67] 董文其,李明,曲利芝.华支睾吸虫的体外培养[J].广东寄生虫学会年报,1999,21(1):42-43.

[68] 董惠芬,陈晓蓓,蒋明森,等.日本血吸虫童虫培养细胞的超微结构观察[J].寄生虫与医学昆虫学报,1998b,5(4):211-216.

[69] 董惠芬,蒋明森,陈晓蓓,等.PHA 诱导日本血吸虫成虫培养细胞增殖的研究[J].中国人兽共患病杂志,1998a,14(5):41-44.

[70] 蒋明森,陈晓蓓,董惠芬,等.日本血吸虫童虫培养细胞 SOD 和 MDA 动态变化的研究[J].中国寄生虫学与寄生虫病杂志,1998,16(5):357-359.

[71] 陈晓蓓,董惠芬,蒋明森,等.日本血吸虫童虫培养细胞形态的初步观察[J].湖北医科大学学报,1997a,18(1):7-9.

[72] 陈晓蓓,董惠芬,蒋明森.正交试验法研究日本血吸虫童虫细胞的培养条件[J].中国人兽共患病杂志,1997b,13(2):41-42.

[73] 杨静,李瑛,周述龙.日本血吸虫成虫在体外培养中产卵和虫卵发育成熟的影响因素研究[J].湖北医科大学学报,1997,18(4):308-311.

[74] 汪世平,赵慰先,周汩波,等.日本血吸虫卵的体外培养与抗卵胚发育研究[J].中华医学杂志,1996,76(3):218-221.

[75] 董惠芬,蒋明森,李瑛,等.日本血吸虫成虫细胞培养条件的初步研究[J].中国血吸虫病防治杂志,1995b,7(4):257-261.

[76] 董惠芬,蒋明森,李瑛,等.日本血吸虫细胞培养方法初探[J].水生生物学报,1995a,19(1):382-383.

[77] 董惠芬,蒋明森.日本血吸虫培养细胞形态的初步观察[C].//中国动物学会寄生虫学专业学会第三次会员代表大会暨第五次学术讨论会论文集.北京:中国动物学会,1995c:131-133.

[78] 方钟燎,石维志,刘荣珍,等.华支睾吸虫三种培养液效果的比较[J].中国寄生虫病防治杂志,1995,8(4):307.

[79] 林邦良.肝片形吸虫幼虫在中间宿主体内的实验室培养[J].中国兽医寄生虫病,1995,3(4):30-31.

[80] 王勇,汪昊.吡喹酮对体外培养卫氏并殖吸虫童虫的影响[J].实用寄生虫病杂志,1994,2(1):26-27.

[81] 毕晓云,周述龙,李瑛.体外培养日本血吸虫发育期尾蚴的观察[J].中国血吸虫病防治杂志,1992,4(1):18-21.

[82] 王尊哲,崔巍,黄红,等.消化液主要成分对影响两种次睾吸虫囊蚴体外脱囊的影响[J].潍坊医学院学报,1992,14(4):263-266.

［83］ 李必富,朱辉清,龚荣慈. 常温下肝片形吸虫成虫的体外培养［J］. 西南民族学院学报(畜牧兽医版),1990,（1）:21-27.

［84］ 梅柏松,周述龙. 营养因素对日本血吸虫毛蚴人工转变母胞蚴及体外培养的影响［J］. 水生生物学报,1989,13(4):326-333.

［85］ 王尊哲,崔巍,梁瑞文,等. 胃蛋白酶、胰蛋白酶、牛磺胆酸钠对卫氏并殖吸虫囊蚴脱囊影响的研究［J］. 中国寄生虫病防治杂志,1989(S1):72-74.

［86］ 蔡士椿,沈一平. 卫氏并殖吸虫童虫回收和体外保存的实验研究［J］. 动物学杂志,1988,23(4):17-19.

［87］ 华先欣,李瑛,周述龙. 日本血吸虫肝门童虫在体外培养中的生长、发育和产卵［J］. 湖北医学院学报,1988,9(3):195-199.

［88］ 梅柏松,周述龙. 渗透压、pH 值对日本血吸虫毛蚴体外转变成母胞蚴的影响［J］. 湖北医学院学报,1988,9(3):200-205.

［89］ 王大坤,赵慰先. 一种简便的日本血吸虫体外培养童虫转化法［J］. 中国人兽共患病杂志,1988,4(4):61-62.

［90］ 肖树华,薛海筹,乐文菊,等. 日本血吸虫尾蚴经吡喹酮作用后转变为童虫的观察［J］. 中国寄生虫学与寄生虫病杂志,1987,（2）:55-57+85.

［91］ 王薇,李瑛,周述龙. 日本血吸虫尾蚴体外转变为童虫的观察［J］. 寄生虫学与寄生虫病杂志,1986,4:212-214.

［92］ 林建银,李瑛,周述龙. 日本血吸虫皮肤型童虫体外培养及其早期体表变化的观察［J］. 中华医学杂志,1985,65:49-50.

［93］ 林建银,李瑛,周述龙. 日本血吸虫肺期童虫体外培养的初步研究［J］. 寄生虫学与寄生虫病杂志,1983,1(3):164-167.

［94］ 王凤临,王稚秋,王秀珍,等. 日本血吸虫成虫的体外培养观察［J］. 动物学报,1983,26(4):398.

［95］ 吴德恒,徐亚雄,沈志芳,等. 姜片虫体外培养试验［J］. 南通大学学报(医学版),1981,（1）:1-6.

［96］ 樊培方,陈黛霞,刘家荣. 并殖吸虫囊蚴的保存与脱囊研究［J］. 蚌埠医学院学报,1980,7-10.

［97］ 许世锷. 日本血吸虫离体培养中的产卵和虫卵发育过程的研究［J］. 动物学报,1974,20:231-240.

［98］ ZHOU X J,YANG Q,TAN Q H,et al. Paragonimus and its hosts in China:An update［J］. Acta Trop,2021,223:106094.

［99］ CALVOPINA M,Romero D,CASTANEDA B,et al. Current status of Paragonimus and paragonimiasis in Ecuador［J］. Mem Inst Oswaldo Cruz,2014,109(7):849-855.

［100］ YE Q,DONG H F,GREVELDING C G,et al. In vitro cultivation of Schistosoma japonicum-parasites and cells［J］. Biotechnol Adv,2013,31(8):1722-1737.

［101］ YOSHINO T P,BICKHAM U,BAYNE C J. Molluscan cells in culture:primary cell cultures and cell lines［J］. Can J Zool,2013,91(6):10.

［102］ UDDIN M H,BAE Y M,CHOI M H,et al. Production and Deformation of Clonorchis sinensis Eggs during In Vitro Maintenance［J］. Plos one,2012,7(12):e52676.

［103］ UDDIN M H,LI S,BAE Y M,et al. In vitro maintenance of Clonorchis sinensis adult worms［J］. Korean J Parasitol,2012,50(4):309-315.

［104］ YE Q,ZHU J Y,MING Z P,et al Studies on the establishment of a co-culture system of lung stage Schistosoma japonicum with host cells［J］. Parasitol Res,2012,111(2):735-748.

［105］ ZHU J Y,YE Q,ZHAO Q P,et al. Effects of protein extract from head-foot tissue of Oncomelania hupensis on the growth and gene expression of mother sporocysts of Schistosoma japonicum［J］. Parasitol Res,2012,110(2):721-731.

［106］ ALBANI CM,ElISSONDO MC,CUMINO AC,et al. Primary cell culture of Echinococcus granulosus developed from the cystic germinal layer:Biological and functional characterization. Int J Parasitol,2010,40(11):1269-1275.

［107］ CHEN D,CHEN J,HUANG J,et al. Epidemiological investigation of Clonorchis sinensis infection in freshwater fishes in the Pearl River Delta［J］. Parasitol Res,2010,107(4):835-839.

［108］ KEISER J. In vitro and in vivo trematode models for chemotherapeutic studies［J］. Parasitology,2010,137(3):589-603.

［109］ PROCOP G W. North American paragonimiasis(Caused by Paragonimus kellicotti)in the context of global paragonimiasis［J］. Clin Microbiol Rev,2009,22(3):415-446.

［110］ LI S,KIM T I,YOO W G,et al. Bile components and amino acids affect survival of the newly excysted juvenile Clonorchis sinensis in maintaining media［J］. Parasitol Res,2008,103(5):1019-1024.

［111］ SPILIOTIS M,LECHENER S,TAPPE D,et al. Transcient transfection of Echinococcus multilocularis primary cells and complete in vivo regeneration of metacestode vesicles. Int J Parasitol,2008,38(8-9):1025-1039.

［112］CHAI M，MCMANUS D P，MCINNES R，et al. Transcriptome profiling of lung schistosomula，in vitro cultured schistosomula and adult Schistosoma japonicum［J］. Cell Mol Life Sci，2006，63（7-8）：919-929.

［113］LI S，KANG H W，CHOI M H，et al. Long-term storage of Clonorchis sinensis metacercariae in vitro［J］. Parasitol Res，2006，100（1）：25-29.

［114］MING Z P，DONG H F，ZHONG Q P et al. The effect of a mutagen（N-methyl-N-nitro-N-nitrosoguanidine）on cultured cells from adult Schistosoma japonicum［J］. Parasitol. Res，2006，98（5）：430-437.

［115］CHOI J H，LEE J H，YU H S，et al. Molecular and biochemical characterization of hemoglobinase，a cysteine proteinase，in Paragonimus westermani［J］. Korean J of Parasitol，2006，44（3）：187-196.

［116］YUAN X S，SGEN J L，WANG X L，et al. Schistosoma japonicum：A method for transformation by electroporation［J］. Experimental Parasitology，2005，111（4）：244-249.

［117］ZHONG F，WANG S P，LI W K，et al. Studies on the cultivation of newly laid eggs of Schistosoma japonicum in vitro［J］. Chinese Journal of Zoonoses，2004，20（7）：561-565.

［118］ZHANG H，LEE C H，LI S，et al. Lethal effect of ammonia on metacercariae of Clonorchis sinensis. Parasitol Res，2003，90（5）：421-422.

［119］DONG H F，CHEN X B，MING Z P，et al. Ultrastructure of cultured cells from Schistosoma japonicum［J］. Acta Trop，2002，82（2）：225-234.

［120］YONEVA A，MIZINSKA-BOEVSKA Y. In vitro cultivation of helminths and establishment of cell cultures［J］. Experimental Pathol & Parasitol，2001，20（4）：3-8.

［121］COUSTAU C，YOSHINO T P. Flukes without snails：advances in the in vitro cultivation of intramolluscan stages of trematodes［J］. Exp Parasitol，2000，94（1）：62-66.

［122］IVANCHENKO M G，LERNER J P，MCCORMICK R S，et al. Continuous in vitro propagation and differentiation of cultures of the intramolluscan parasite Schistosoma mansoni［J］. Pro Natl Acad Sci USA，1999，96（9）：4965-4970.

［123］LAURSEN J R，YOSHINO T P. Biomphalaria glabrata embryonic（Bge）cell line supports in vitro miracidial transformation and early larval development of the deer liver fluke，Fascioloides magna［J］. Parasitology，1999，118（Pt 2）：187-194.

［124］ATAEV G L，FOURNIER A，COUSTAU C. Comparison of Echinostoma caproni mother sporocyst development in vivo and in vitro using Biomphalaria glabrata snails and a B. glabrata embryonic cell line［J］. J Parasitol，1998，84（2）：227-235.

［125］COUSTAU C，ATAEV G，JOURDANE J，et al. Schistosoma japonicum：in vitro cultivation of miracidium to daughter sporocyst using a Biomphalaria glabrata embryonic cell line［J］. Exp Parasitol，1997，87（2）：77-87.

［126］KAWANAKA M，CARTER C E. Schistosoma japonicum：excretory-secretory products of the eggs during miracidial development［J］. Exp Parasitol，1992，74（2）：143-150.

［127］HATA H，YOKOGAWA M，KOBAYASHI M，et al. In vitro cultivation of Paragonimus miyazakii and P. ohirai［J］. J Parasitol，1987，73（4）：792-796.

［128］LIN J Y，ZHOU S L. In vitro cultivation of Schistosoma japonicum schistosomula［J］. Chin Med J，1986，99（10）：812-814.

［129］WANG W，ZHOU S L. In vitro cultivation of Schistosoma japonicum from cercariae to egg-producing adult worms［J］. Chin Med J，1986，99（9）：713-716.

［130］KANNANGARA M，HAYASHI S，OHTOMO H. Nutritional requirements of Schistosoma japonicum eggs［J］. J Parasitol，1983，69（5）：857-861.

［131］SMITH M A，CLEGG J A. Improved culture of Fasciola hepatica in vitro［J］. Z Parasitenkd，1981，66（1）：9-15.

［132］DAVIES C & SMYTH J D. In vitro cultivation of Fasciola hepatica metacercariae and of partially developed flukes recovered from mice［J］. Int J Parasitol，1978，8（2）：125-131.

［133］YASURAOKA K，IRIE Y. Conversion of schistosome cercariae to schistosomula in serum supplement media and subsequent culture in vitro［J］. Jpn J Exp Med，1978，48（1）：53-60.

［134］KANNANGARA D W. In vitro cultivation of the metacercariae of the human lung fluke Paragonimus westermani［J］. Int J Parasitol，1974，4（6）：675-676.

［135］LO C T，CROSS J H. In vitro cultivation of Fasciolopsis buski［J］. Southeast Asian J Trop Med Public Health，1974，5（2）：252-257.

［136］YASURAOKA K,KAIHO M,HATA H,et al. Growth in vitro of Parvatrema timondavidi Bartoli,1963（Trematoda：Gymnophallidae）from the metacercarial stage to egg production ［J］. Parasitology,1974,68（3）:293-302.

［137］VOGE M,SEIDEL J S. Transformation in vitro of miracidia of Schistosoma mansoni and S. japnicum into young sporocysts ［J］. J Parasitol,1972,58（4）:699-704.

［138］YASURAOKA K,KOJIMA K. In vitro cultivation of the Heterophid trematode,Metagonimus yokogawai,from the metacercaria to adult ［J］. Jpn J Med Sci Biol,1970,23（3）:199-210.

［139］WIKERHAUSER T,CVETNIC S,BRUDNJAK Z. Further study of the survival of young Fasciola hepatica in cell cultures ［J］. Wiad Parazytol,1968,14（5）:703-705.

［140］WIKERHAUSER T,CVETNIC S. Survival of young and sexually mature adult Fasciola hepatica in various cell-free media with and without mammalian cell cultures ［J］. Exp Parasitol,1967,20（2）:200-204.

［141］YOKOGAWA M. Paragonimus and paragonimiasis ［J］. Advances in Parasitology,1965,3:99-158.

［142］DIXON K E. Excystment of metaceracariae of Fasciola hepatica L ［J］. In vitro. Nature,1964,202:1240-1241.

［143］NEWSOME I. Maturation of schistosome eggs in vitro ［J］. Nature,1962,195（4842）:722-723.

［144］YOKOGAWA M. OSHIMA T,KIHATA M. Studies to maintain excysted metacercariae of Paragonimus westermani in vitro. 2. Development of the excysted metacercariae maintained in vitro at 37℃ for 203 days ［J］. Japanese Journal of Parasitology,1958,7:51-55.

［145］ROHRBACHER G H Jr. Observations on the survival in vitro of bacteria-free adult common liver flukes,Fasciola hepatica Linn.,1758 ［J］. J Parasitol,1957,43（1）:9-18.

［146］YOKOGAWA M. OSHIMA T,KIHATA M. Studies to maintain excysted metacercariae of Paragonimus westermani in vitro ［J］. Japanese Journal of Parasitology,1955,4:70-75.

［147］DAWES B. Maintenance in vitro of Fasciola hepatica ［J］. Nature,1954,174（4431）:654-655.

［148］TEPHENSON W. Physiological and histochemical observations on the adult liver fluke,Fasciola hepatica L;survival in vitro ［J］. Parasitology,1947,38（3）:116-122.

［149］CHU H J. Certain behavior reactions of Schistosoma japonicum and Clonorchis sinensis in vitro ［J］. Chin Med J,1938,suppl 2:411-417.

［150］LEE C U,CHU H J. Simple technigue of studying schistosoma worm in vitro ［J］. Proc Soc Exp Med,1935,32:1397-1400.

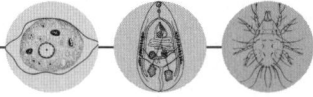

第二十六章

寄生线虫的培养

线虫在自然界分布广泛,大多数营自生生活,广泛分布在淡水、海水、沙漠和土壤等自然环境中。营寄生生活的只是其中很少的种类,可寄生于人体并导致疾病的线虫有 60 余种,其中在我国常见的寄生线虫约有 10 余种,如蛔虫、鞭虫、钩虫、蛲虫、丝虫、旋毛虫等。

体外培养是一种重要的寄生虫学研究方法,模拟宿主体内环境条件从而使虫体在离体情况下完成其寄生阶段的生长发育。体外培养技术的发展对寄生虫学及寄生虫病防治方面的研究具有重要的意义。最早的寄生虫体外培养的研究工作是在 1903 年,Novy 等用营养琼脂和血液制备成培养基,于试管中成功培养了布氏锥虫(*Trypanosoma brucei*)。最早的寄生虫体外培养仅仅是维持其体外存活,直到无菌技术的问世和发展,并随着寄生虫体外培养方法的改进和完善,寄生虫在体外不仅可以存活的很久,还可以进一步生长发育。1959 年纽约科学院就蠕虫的体外培养技术召开了专题研讨会,促进了寄生虫体外培养技术的迅速发展,尤其是在线虫体外培养方面,更是取得了迅猛的发展。在我国,从 80 年代初就开始进行此方面的工作,先后对十二指肠钩虫、犬钩虫、马来丝虫等线虫进行了体外培养,对寄生虫的生理生化、致病机制、免疫学研究以及疫苗制备等方面的研究发挥了推动作用。

第一节 旋 毛 虫

旋毛形线虫(*Trichinella spiralis*),简称旋毛虫,其成虫和幼虫分别寄生于同一宿主的小肠和骨骼肌细胞内。旋毛虫的生活史包括成虫、新生幼虫、成囊前期幼虫、成囊期幼虫(亦称为肌幼虫或感染性幼虫)、肠道感染性幼虫(intestinal infective larvae,IIL)等阶段。由于旋毛虫不能在体外完成完整的生活史,目前对旋毛虫的研究多是采用人工感染动物的方法获得不同发育期虫体,但不易大量获得纯净的成虫、新生幼虫及成囊前期幼虫。因此,开展旋毛虫的体外培养工作,对于研究旋毛虫的形态与生活史,虫种或地理株的鉴定,侵入与致病机制的研究,获取大量排泄分泌(excretory-secretory,ES)蛋白进行不同虫种或不同发育期蛋白/免疫蛋白组学研究,侵入蛋白的筛选与鉴定、血清学诊断和免疫预防抗原的筛选,以及抗旋毛虫药物的筛选等均具有重要意义。

一、旋毛虫体外培养的研究概况

早在 1914 年,Keilty 应用一种连续的流动系统培养旋毛虫脱囊幼虫,以仅含有少量营养物质的平衡盐溶液进行培养,观察到虫体长度增加 1 倍。Kim(1962)将 Weinstein 等培养巴西日圆线虫的技术用于培养旋毛虫,结果遇到了多重鞘(multiple sheaths)的问题。Berntzen(1965)成功地将旋毛虫从感染性幼虫培养到能产新生幼虫的成虫,但所用的培养基成分复杂。Taylor 等(1968)描述了从肌幼虫到成虫的培养,Meerovitch(1970)及 Tarakanov(1971)等也发表了类似的研究报告。Shanta 等(1970)研究了激素对肌幼虫最后一次脱鞘的控制作用,发现凡尼甲基酯能抑制雌虫外生殖器的发育。Tarakanov(1976)将旋毛虫脱囊后的肌幼虫置于 MC 15 培养液中于 37℃ 可生存 12 天,大多数可脱皮 1 次,但雌雄虫体都不能达到完全的性成熟。Salcamots(1979)将肌幼虫培养于含 0.5% 水解乳蛋白、0.1% 酵母浸汁及 20% 灭活小牛血清的NCTC135培养液中,气相条件为90% N_2、5% CO_2 及5% O_2,培养12~120小时后可见到鞘的形成,有少数虫体蜕皮,虽然生殖腺有所发育,但未见到受精。

Gagliardo等(2002)将旋毛虫幼虫接种到培养的肠上皮细胞中,幼虫可蜕皮、发育到成虫期并能产新生幼虫。幼虫首先侵入并在单层细胞中移行(ManWarren等,1997),然后在Caco-2细胞的长期培养过程中,高达50%的第1期幼虫可发生蜕皮,体外培养时幼虫的蜕皮需要幼虫侵入细胞,能阻止幼虫侵入细胞的条件也能阻止幼虫蜕皮。当幼虫以低密度接种后培养5~9天,50%的幼虫可发育到成虫期,在培养基中还可见到少量具有交配附器的成熟雄虫,但存活5天及5天以上的绝大多数虫体为未受精的雌虫,低密度培养可使4%~5%的雌虫发育到含胚胎的阶段。结果表明,宿主的肠上皮细胞可完全维持旋毛虫的肠生活史阶段。

二、旋毛虫体外培养的应用

旋毛虫体外培养可用于研究旋毛虫的生物学特性,如幼虫的蜕皮与发育、虫体代谢及雌虫的生殖力等。旋毛虫体外培养还可用于收集不同期虫体(肌幼虫、成虫及新生幼虫)的表面抗原与ES抗原用于血清学诊断和免疫预防,以及用于筛选抗旋毛虫药物等。

(一) 蜕皮与发育的研究

为了观察旋毛虫肌幼虫在不同培养基中的发育情况,将旋毛虫肌幼虫接种在不同培养基中于37℃ 5% CO_2 条件下培养18天,观察幼虫开始蜕皮的时间和蜕皮率,并测量幼虫长度。发现肌幼虫在RPMI 1640、含5%胎牛血清(FBS)的RPMI 1640培养液、PBS和生理盐水中开始蜕皮的时间分别为15小时、23小时、19小时和37小时;肌幼虫在RPMI 1640与5% FBS+ RPMI 1640中分别蜕皮1~4层和1~2层,在PBS与生理盐水中仅蜕皮1层。培养5天后,RPMI 1640中培养幼虫的蜕皮率(77.94%)显著高于在其他3种培养液培养的幼虫蜕皮率(39.83%、44.64%和8.84%);培养18天后,在RPMI 1640中蜕2~4层皮的幼虫蜕皮率(25.6%、1.32%及0.26%)显著高于在5% FBS+RPMI 1640中培养的幼虫蜕皮率(0.45%、0和0);在2种培养液中培养1~18天的幼虫长度的差异无统计学意义,幼虫长度均随培养时间的延长而减小。结果表明,绝大多数旋毛虫肌幼虫在RPMI 1640与5% FBS+RPMI 1640培养液中不能蜕下完整表皮,不能发育到成虫阶段(王莉,等,2010a)。随后,作者等应用肠上皮细胞与半固体培养基对旋毛虫体外发育进行了观察,将旋毛虫肌幼虫在大鼠肠内容物或小鼠胆汁中孵育2小时后,分别接种至半固体培养基(DMEM/F12完全培养基+1.75%琼脂糖)、半固体培养基+T84细胞、DMEM/F12完全培养基+T84细胞及半固体培养基(高糖DMEM完全培养基+1.75%琼脂糖)+Caco-2细胞中,37℃ 5% CO_2 培养24小时,观察并计数细胞层中的1期及2~4期幼虫。结果显示,经肠内容物与胆汁孵育后的幼虫在半固体培养基+Caco-2细胞中发育为2~4期幼虫的百分比分别为50.00%和34.78%,均明显高于经RPMI 1640孵育幼虫的8.70%。经肠内容物孵育后的幼虫在半固体培养基+T84细胞中2~4期幼虫的百分比(40.00%)显著高于半固体培养基中幼虫的4.76%;在T84和Caco-2细胞中发育为2~4期幼虫的百分比分别为40.00%和50.00%,两者的差异无统计学意义(P>0.05);在完全培养基+T84细胞中未观察到2~4期幼虫;在半固体培养基中,幼虫可侵入T84/Caco-2细胞并在细胞单层中移行,留下明显的移行轨迹,培养37小时与42小时后分别发现1条雌虫与3条雄虫。结果表明,旋毛虫肌幼虫经肠内容物或胆汁孵育后再接种至半固体培养基,幼虫可在体外侵入肠上皮细胞并能生长发育(王莉等,2010b)。

Ren等(2011)采用胶原酶I与透明质酸酶联合消化正常小鼠小肠组织,分离培养获得了小鼠肠上皮细胞(intestinal epithelial cells,IEC)。IEC呈单层生长,多角形或卵圆形,排列紧密,呈典型的"铺路石样",细胞界线清晰,核较大,呈圆形,体外分裂增殖能力强,表达细胞角蛋白CK18、紧密连接蛋白ZO-1及隐窝干细胞标记Notch-1,扫描与透射电镜显示细胞表面有大量微绒毛。将经小鼠胆汁激活后的肌幼虫接种至小鼠IEC单层,幼虫在数秒内侵入IEC内并在其中移行,留下受损细胞轨迹;免疫荧光染色及Western blot结果显示遗留在受损细胞内的旋毛虫ES抗原成分可被旋毛虫感染鼠血清识别。为了进一步观察不同剂量的旋毛虫幼虫在体外对IEC的侵入及发育情况,笔者等将旋毛虫肌幼虫在小鼠胆汁中孵育2小时后,按不同类型的培养基,将高(10.4条/cm^2)、中(4.2条/cm^2)、低(1.7条/cm^2)3个幼虫密度以及大(9.6cm^2)和小（3.8cm²）面积的培养皿接种后，在37℃ 5% CO₂ 条件下进行培养，观察幼虫存活与发育。幼虫在半固体培养基 +IECs 中培养36小时，30.93% 的幼虫发育为 2~4 期幼虫，而幼虫在单纯半固体培养基与 DMEM 完全培养基 +IECs 中均不能发育到 2~4 期幼虫。将幼虫按 3 个密度在半固体培养基 +IECs 中培养 7 天，低密度组的虫体存活率（31.44%）明显高于中密度组（7.82%）和高密度组（3.9%）。幼虫低密度接种至大小 2 种面积培养 7 天，发育至成虫的百分率分别为 33.29% 与 26.19%（P>0.05），但只有在大面积内培养的幼虫才能观察到雄虫和受孕的雌虫。结果表明，旋毛虫肌幼虫在半固体培养基 +IECs 中采用低密度大面积培养可发育至成虫（刘若丹等，2013）。

旋毛虫肌幼虫在体外培养时完成蜕皮与发育为成虫的 3 个必备条件是，胆汁激活为肠道感染性幼虫（IIL）、半固体培养基以及 IEC 单层。旋毛虫幼虫 -IEC 外体侵入模型的建立，为研究旋毛虫与宿主 IEC 的相互作用，阐明旋毛虫侵入肠黏膜的机制、筛选抗旋毛虫新药的分子靶标等，提供了技术平台（Ren 等，2013）。应用旋毛虫幼虫 -IEC 体外侵入模型，通过 qPCR 及免疫蛋白组学技术，发现了旋毛虫侵入 IEC 的相关蛋白，当 IIL 与 IEC 接触后，旋毛虫部分基因的转录与表达水平明显升高，幼虫表达与合成了一些新的旋毛虫蛋白，如 nudix 水解酶（Cui 等，2013；Long 等，2014）、丝氨酸蛋白酶（Sun 等，2018）、谷胱甘肽 S-转移酶（Li 等，2015；Liu 等，2018）、氨基肽酶（Guo 等，2020）、蛋白酶体 β7 亚基等（Yang 等，2015），其中部分蛋白酶可与 IEC 细胞膜结合并进入 IEC 内（Wang 等，2012，2013）。

旋毛虫幼虫 -IEC 外体侵入模型还可用于评价 RNA 干扰后旋毛虫幼虫在体外的侵入、蜕皮与发育。应用 RNA 干扰旋毛虫幼虫的半胱氨酸蛋白酶（Hu 等，2021）、组织蛋白酶 L/X（Hu 等，2021；Yan 等，2021）后，对 IEC 的侵袭力明显降低。在沉默旋毛虫焦磷酸酶（Hu 等，2021）、金属蛋白酶（Ren 等，2021）、天冬氨酸蛋白酶（Xu 等，2020）及谷氨酰胺合成酶（Zhuo 等，2021）后，显著阻止了幼虫在体外的蜕皮与发育，表明上述旋毛虫蛋白酶在旋毛虫侵入与蜕皮过程中发挥了重要作用。

1640 培养基的配制：L-1640 干粉培养基，含 L-谷酸胺，无血清，净重 10.4g/pkg，配制 1L 培养基。量取温度约 15~30℃ 的 500ml 去离子水，置于烧杯中，加入 1640 干粉，用去离子水冲洗袋内，确保粉末都倒干净，轻轻搅动混匀。再加入 5.958g/L 的 HEPES 干粉，充分混匀，最后加入 2g/L NaHCO₃，持续搅拌直到溶解完全，用 1N NaOH 或 1N HCl 调节 pH 到最终需要的 pH（7.2~7.4），加入足量去离子水到终体积 1L。用 0.22μm 微孔滤膜过滤器过滤除菌、分装，置 4℃ 可保存 4 周（表 26-1）。

配制的注意事项：①整个操作过程需在无菌操作间进行；②所用的器皿、粗滤纸、滤膜及去离子水均需高压灭菌；③确保 1640 干粉、HEPES 干粉及 NaHCO₃ 均充分溶解。

表 26-1　Hanks 液的配制

成分	含量/(g·L⁻¹)	成分	含量/(g·L⁻¹)
NaCl	8.00	NaH₂PO₄·2H₂O	0.06
KCl	0.20	KH₂PO₄	0.06
CaCl₂	0.14	NaHCO₃	0.35
MgSO₄·7H₂O	0.20	酚红	0.02

配制步骤：①将 CaCl₂ 先溶解在 100ml 水中；②其他试剂依次溶解于 750ml 水中（NaHCO₃ 除外），注意应待前一种试剂完全溶解后，再加入另一种成分，气温低时，磷酸盐不易溶解，可放于 37℃ 水浴锅中助溶；③用数滴 5.6% NaHCO₃ 溶液溶解酚红；④将①缓慢加入②中，并不时搅动，防止出现沉淀；⑤将③加入④中，并移入容量瓶中，补足水充分混匀；⑥可以按上述成分配制成 10 倍浓缩储存液，在储存液中加入数滴氯仿防腐，保存在 4℃ 冰箱中，用时按比例稀释，滤纸过滤，分装瓶中，包装，0.06~0.07MPa，10~20 分钟，高压蒸汽灭菌，取出后在无菌条件下，换上翻口橡皮塞，置 4℃ 冰箱保存备用；⑦用水配制 7.4% NaHCO₃ 溶液，过滤除菌，分装备用，使用时用 NaHCO₃ 溶液调整 pH 到 7.2~7.4，其 NaHCO₃ 量即等于配方量。

（二）虫体代谢的研究

旋毛虫成虫的碳水化合物含量占虫体干重的 3.3%。定量研究证实，糖原和海藻糖仅分别占成虫干重的 1.3% 和 1.7%。成虫的糖类含量相对较少这一事实提示,在无外源葡萄糖存在时,成虫在 Krebs-Ringer 碳酸氢盐缓冲液(KRB)中的存活时间不超过 12 小时,而在含有 5mmol/L 葡萄糖的 KRB 中则至少可存活 48 小时。成虫在短期体外培养过程中可吸收大量葡萄糖,感染后 48 小时胚胎发生开始时雌成虫对葡萄糖的吸收明显增加,感染后 3 天达高峰,感染后 5 天雌成虫开始产幼虫时对葡萄糖的吸收又明显减少。成虫能排泄挥发性脂肪酸及能在厌氧条件下于含葡萄糖的 KRB 中存活 48 小时,表明成虫可通过糖酵解获得能量。在厌氧条件下成虫和肌幼虫产生的发酵酸种类相同,包括甲酸、乙酸、丙酸、正戊酸、正丁酸、正己酸,但成虫排出的酸类的总量只是同样数量肌幼虫排出量的 1/3。在成虫的 ES 产物中还发现了具有抗原性的分子量为 18kD、40kD、50kD 的丝氨酸蛋白酶,其酶活性可被从旋毛虫感染宿主纯化的 IgG 所抑制(Todorova 等,2000)。

氧在成虫的代谢中具有重要的生理学意义,体外培养证明,在有氧条件下成虫发育最好。目前对成虫营养的研究不多,体外培养的成虫可吸收并分解代谢葡萄糖及脂肪酸。

肌幼虫在 37℃ 于 KRB 中培养时很容易吸收葡萄糖。在含有放射性标记葡萄糖的 KRB 中培养 3 小时,肌幼虫可将吸收的放射性标记葡萄糖的 98% 结合进酸溶性的糖原、蛋白及脂类组分中,且大多数标记物见于碳水化合物组分中。肌幼虫对有机物的吸收部位仍不清楚,肠道表面或虫体表皮可能是主要的吸收部位。在缺乏外源性葡萄糖时体外培养的肌幼虫可迅速消耗其内源性葡萄糖及海藻糖的贮备。在 37℃ 于 KRB 中需氧或厌氧培养 48 小时,幼虫可利用大约 70% 的葡萄糖和大约 60% 的海藻糖。在有氧及无氧酵解中排泄的挥发性脂肪酸在种类和数量上均相似,包括正戊酸、正己酸、乙酸、甲酸、丙酸及丁酸。正戊酸是肌幼虫有氧及无氧酵解的主要终产物。对在 0.7% NaCl 中无菌有氧培养 24 小时的肌幼虫排泄的含氮物质进行的定量研究表明,氨、挥发性胺、肽及氨基酸分别占含氮排泄物的 33.3%、7.4%、20.8% 和 28.5%(王中全,2005)。

旋毛虫肌幼虫 ES 蛋白具有不同的酶活性,de Vos 等,(1992)发现了肌幼虫 ES 产物中的胆碱脂酶。Criado-Fornelio 等,(1992)在肌幼虫 ES 产物中发现有蛋白水解酶活性(pH3 和 pH5),并认为存在有多种蛋白酶,每种酶有其适宜的 pH 值;随后对 35kD 和等电点 6.2 的蛋白酶进行了纯化和定性,发现其具有色氨酸和丝氨酸蛋白酶的性质,活性在 pH3~9 之间,且对热敏感。Arden 等,(1997)在肌幼虫 ES 产物中检测出了分子量分别为 70kD 和 135kD 丝氨酸和苏氨酸蛋白激酶。Todorova(2000)在肌幼虫 ES 产物中发现了分子量为 25~55kD、pH5~7 的丝氨酸、半胱氨酸及金属蛋白酶,其中丝氨酸蛋白酶占优势,具有水解胶原和弹性纤维的作用,这些蛋白酶的活性可被感染旋毛虫小鼠血清中的 IgG 所抑制。在肌幼虫 ES 产物中还发现了一种在碱性 pH 下具有色氨酸蛋白酶性质的蛋白酶。此外,在旋毛虫 ES 产物中还发现了双股核酸内切酶活性,随后又在旋毛虫和伪旋毛虫 ES 产物中发现了可水解单股 DNA 和 RNA 的单股核酸内切酶,该酶至少由分子量为 50~60kD 的 3 种多肽编码,对 Zn^{2+} 和高浓度的 NaCl 敏感。上述蛋白水解酶和核酸内切酶可能与旋毛虫侵入宿主组织及调节宿主细胞的基因表达有关,对于了解宿主-寄生虫的相互作用和研制抗旋毛虫疫苗具有重要意义(王中全等,2003)。

近年来,通过旋毛虫幼虫在外体与 IEC 共培养,应用酶抑制剂、底物、以及质谱分析等方法,鉴定出了旋毛虫 IIL ES 蛋白中对宿主肠上皮的主要侵入蛋白酶为丝氨酸蛋白酶与半胱氨酸蛋白酶,其次为天冬氨酸蛋白酶与金属蛋白酶(Ren 等,2021;Song 等,2022)。发现弹性蛋白酶、组织蛋白酶 B、天冬氨酸蛋白酶均可促进 IIL 对 IEC 的侵入,而特异性抗体、RNAi 或抑制剂则可抑制幼虫的侵入(Hu 等,2020;Xu 等,2020)。

(三)生殖力测定

自从旋毛虫被发现后,过去一直认为旋毛虫属只有一个种,即 *T. spiralis*,近年来根据生物学、遗传学、生物化学和分子生物学的研究,已将旋毛虫属分为 10 个种:即旋毛虫(*T. spiralis*,T1)、乡土旋毛虫(或北方旋毛虫,*T. nativa*,T2)、布氏旋毛虫(*T. britovi*,T3)、伪旋毛虫(*T. pseudospiralis*,T4)、穆氏旋毛虫(*T. murrelli*,T5)、纳氏旋毛虫(或南方旋毛虫,*T. nelsoni*,T7)、巴布亚旋毛虫(*T. papuae*,T10)、津巴布韦旋毛虫(*T. zimbabwensis*,T11)、巴塔哥尼亚毛形线(*T. patagoniesis*,T12)及羌查旋毛虫(*T. chanchalensis*,T13),以及 3 个分类地位尚未确定的基因型(genotype),即 *Trichinella* T6、T8 和 T9,其中伪旋毛虫、巴布亚旋毛虫及津巴布韦旋毛虫在肌肉内不形成幼虫囊包（Zhang 等，2022）。我国已发现存在有 2 个种，即旋毛虫和乡土旋毛虫。*T. spiralis* 分布广泛，是引起人体旋毛虫病的主要病原体，多数死亡病例是由此种旋毛虫所致。

旋毛虫的雌虫生殖力（female fecundity）是指旋毛虫在宿主体内产生新生幼虫的能力，也称为生殖力指数（reproductive capacity index，RCI），指每条 7 日龄雌成虫在体外培养 72 小时的新生幼虫产量，是鉴别旋毛虫虫种或基因型的重要依据之一。旋毛虫、乡土旋毛虫、布氏旋毛虫、伪旋毛虫、穆氏旋毛虫、纳氏旋毛虫体外 72 小时新生幼虫产量分别为 110.0 条 ±2.6 条、29.8 条 ±2.0 条、47.4 条 ±1.2 条、48.5 条 ±3.1 条、30.6 条 ±1.9 条及 47.0 条 ±3.2 条（王中全等，2002）。巴布亚旋毛虫在大鼠与小鼠体内的 RCI 低于 T1、T3 及 T4，但高于成囊型的其他种旋毛虫与基因型。巴塔哥尼亚旋毛虫在大鼠与小鼠体内的 RCI 比 T1 低 4~2 000 倍，在家猪体内的 RCI 是 0~0.05。

生殖力测定也常用于检测旋毛虫某个特定基因沉默后对雌虫生殖力的干扰效果。如对旋毛虫丝氨酸蛋白酶 1.2（TsSP1.2）及丝氨酸蛋白酶抑制因子（TsSPI）基因分别应用特异性 siRNA 沉默后，TsSP1.2-siRNA、对照组及 PBS 组的雌虫生殖力为 53.33±8.26、78.17±6.33 和 76.17±6.78（$P<0.001$）；TsSPI-siRNA、对照组及 PBS 组的雌虫生殖力分别为 40.67±6.32、78.17±6.33 和 76.17±6.78（$P<0.001$），表明丝氨酸蛋白酶 1.2（TsSP1.2）与丝氨酸蛋白酶抑制因子参与了旋毛虫的生殖（Yang 等，2019，2020）。

生殖力测定还可用于评价旋毛虫疫苗的免疫预防效果，旋毛虫 nudix 水解酶 DNA 疫苗经口免疫小鼠，用旋毛虫疫苗组的雌虫长度显著短于空质粒组与 PBS 对照组；雌虫及子宫的长度与生殖力呈明显的相关性（Liu 等，2015）。旋毛虫弹性蛋白酶（TsE）DNA 疫苗肌内注射接种小鼠后，在攻击感染后 7 天疫苗组雌虫的生殖力明显低于 ISA201 佐剂与 PBS 对照组（Zhang 等，2020）。旋毛虫组织蛋白酶 B 重组蛋白、TsDNase Ⅱ DNA 皮下/肌内注射免疫小鼠后雌虫生殖力亦明显低于对照组（Qi 等，2018；Cui 等，2019）。表明旋毛虫重组与 DAN 疫苗经皮下/肌内注射或经口接种小鼠后，均可抑制旋毛虫的生殖力，从而减少了免疫动物的肌幼虫荷，减轻了旋毛虫感染程度。

（四）表面抗原与 ES 抗原的研究

旋毛虫不同虫种或同种旋毛虫在不同发育阶段，虫体的表面抗原与 ES 抗原并不完全相同，旋毛虫抗原具有属、种以及期特异性。

1. 表面抗原　旋毛虫外表皮是宿主-寄生虫免疫应答过程中相互作用的重要部位，也是宿主的免疫系统最先识别的部位，可引起宿主的保护性免疫应答，故对旋毛虫表面抗原的研究有助于研究旋毛虫侵入机制、筛选疫苗与血清学诊断的靶抗原。用放射性碘标记技术证明，虫体表面成分为期特异的糖蛋白。Grencis 等（1986）发现旋毛虫角皮上的表面抗原具有较强的免疫原性和免疫保护性。不同发育期的旋毛虫表面抗原互不相同，具有期特异性。肌幼虫的表面抗原分别为 105kD、90kD、55kD、47kD；新生幼虫为 64kD、58kD、30kD、28kD。成虫表面抗原分别为 40kD、33kD、20kD。虫体表面的一些蛋白质分子，在蜕皮后发生质的改变；在某一发育期生长期间发生量的变化。新生幼虫从雌成虫产出后 30 分钟，仅有 1 种分子量为 64kD 的表面标记抗原，至 6 小时仍为 1 种。但在 18 小时龄的新生幼虫新生表面又出了 3 种新的表面标记抗原（分子量分别为 58kD、34kD、32kD），这 4 种蛋白组分均具有抗原性，可被旋毛虫免疫血清识别，胰凝乳酶肽分析表明 32kD 和 34kD 抗原的蛋白结构相似，58kD 和 64kD 的抗原蛋白的结构则互不相同，且与 32kD 和 34kD 抗原也不同。表明旋毛虫幼虫的表面抗原不但在二次蜕皮之间发生了完全改变，在同一虫期内也发生了很大变化（Jungery 等，1983）。Ortega-Pierres 等（1984）用不同发育期虫体特异的单抗进行检测旋毛虫抗原分子量和抗原定位，发现可诱导免疫反应的抗原是暴露于虫体表面的抗原决定簇，并认为并不是所有的旋毛虫不同发育期的表面抗原都能诱导宿主产生保护性免疫力，而且有期特异性免疫现象。Yepez-Mulia 等（1989）从旋毛虫的 cDNA 文库中筛选出能够编码 2 个多肽的 3 个克隆，发现能够识别这些多肽的抗体亦能识别 4 种分子量的表面抗原（105kD、90kD、55kD、47kD）。

应用双向电泳（2-DE）对旋毛虫肌幼虫表面蛋白进行分离，对获得的 33 个蛋白点进行质谱分析，鉴定出 14 种旋毛虫蛋白，其中 5 种蛋白（P49 抗原、DNase Ⅱ 及 3 种丝氨酸蛋白酶）具有催化与水解活性（Liu 等，2013）。随后的实验证实 DNase Ⅱ 及丝氨酸蛋白酶均具有较好的免疫保护效果（Qi 等，2018；Sun 等，2019）。Liu 等（2015）首先制备了旋毛虫肌幼虫与肠道感染性幼虫（intestinal infective larvae，IIL）的表面抗原,然后进行质谱分析,发现 41 种旋毛虫蛋白为 2 期幼虫的共同蛋白,肌幼虫与肠道感染性幼虫分别有 85 种与 113 种期特异性蛋白;qPCR 验证了一些蛋白基因在肠道感染性幼虫期高表达,可能在旋毛虫侵入与发育过程中发挥了重要作用。

2. 肌幼虫 ES 抗原用于血清学诊断 Save 等(1969)在 5% CO_2 的气相下,在加有 [14]C-氨基酸的 Hanks 平衡盐溶液(Hanks' balanced salt solution,HBSS)中将肌幼虫培养 66 小时,观察到有放射性物质的形成且具有抗原性。Gamble 等(1983)将分离的新鲜肌幼虫用 pH 为 7.2,含有抗生素的 Eargle 平衡盐溶液洗涤 3 次,按 10 000 条幼虫/ml 加入 pH 为 7.2 的 L15 培养液或 199 培养液,在 37℃ 培养 72 小时,用 0.2μm 微孔滤膜除去幼虫获得肌幼虫 ES 抗原。Gamble 等应用旋毛虫肌幼虫 ES 抗原研制出 ELISA 诊断试剂盒,用于检测猪的旋毛虫感染时具有良好的敏感性和特异性,可检出每克膈肌低至 0.01 条幼虫的自然感染猪,亦可完全消除假阳性反应,而用粗抗原时假阳性反应率则为 9.1%;1987 年美国农业部食品安全检验局批准该试剂盒用于猪旋毛虫病的诊断。随后 Gamble 等(1988)发现在培养 24 小时内收集的抗原特异性最好,而培养 48 小时或 72 小时收集的 ES 抗原则出现了逐渐升高的假阳性反应率。Mahannop 等(1992)将培养 18 小时的肌幼虫 ES 抗原用于 ELISA 检测活检确诊的旋毛虫病患者血清中的 IgG 抗体,结果表明感染后 57 天和 120 天检测时其敏感性和特异性均为 100%。

崔晶等(2003)将新分离出的活的旋毛虫肌幼虫用 Hanks 平衡盐溶液彻底清洗后置于无血清的 1640 培养液(含 10mmol/L HEPES 和 50μg/ml 庆大霉素)中,每毫升培养液约含 5 000 条幼虫。在 5% CO_2 培养箱中 37℃ 分别培养 18 小时和 30 小时,培养液 4℃ 200×g 离心 5 分钟,取上清液分别装入透析袋中,用去离子水 4℃ 透析 3 天。每 6 小更换 1 次去离子水。快速真空浓缩系统冰冻干燥浓缩后即得到 18 小时、30 小时 ES 抗原,应用 SDS-PAGE 和 Western blot 进行分析,发现旋毛虫肌幼虫 18 小时、30 小时 ES 抗原组分大致相同,但只有 23kD 蛋白组分为旋毛虫肌幼虫的特异性抗原,可用于旋毛虫病的血清学诊断及血清流行病学调查。

3. 肌幼虫 ES 抗原用于免疫预防 Campbell(1955)首次发现含有肌幼虫 ES 产物的培养液具有免疫原性。用 [35]S-甲硫氨酸体外标记肌幼虫、成虫和新生幼虫,提示所有 ES 成分是期特异的,但并不全为抗原;将肌幼虫短期体外培养时所收集的 ES 抗原免疫小鼠,证明 ES 抗原可诱导产生保护性免疫力;被免疫的小鼠在攻击感染后不仅肠道排虫加速,而且雌虫的生长发育也发生障碍。Gamble(1985)、Gamble 等(1986)、李爱民等(1989)及朱兴全等(1990)在小鼠及猪体实验证明,肌幼虫 ES 抗原具有较好的免疫原性。将旋毛虫肌幼虫 ES 抗原与弗氏完全佐剂(complete Freund's adjuvant,CFA)乳化后经腹腔注射小鼠,成虫和肌幼虫的减虫率分别为 21% 和 64%,接种 10μg 或 100μg ES 抗原对肌幼虫减虫率无明显影响,但均显著高于接种 1μg 抗原时的减虫率;给猪免疫 250μg 抗原可诱导 57% 的肌幼虫减虫率。Quan 等(2004)用旋毛虫肌幼虫 ES 抗原不用佐剂直接免疫大鼠,通过观察肠道中的成虫荷和攻击感染后膈肌中的肌幼虫荷评价免疫保护作用;通过流式细胞仪鉴定脾脏和外周血中的淋巴细胞亚群并测定细胞因子和特异性 IgG、IgG1 及 IgG2a 抗体应答。结果表明用肌幼虫 ES 抗原免疫大鼠可产生非常明显的保护作用,成虫和肌幼虫分别减少 98.4% 和 82.9%;Th2 细胞因子 IL-10 和 IL-4 占优势;末次免疫后第 2 天和攻击感染后第 7 天抗肌幼虫 ES 抗原的抗体均明显升高,依次为 IgG2a>IgG1>IgG;CD4[+] 和 CD4[+]/CD8[+] 比值与对照组相比均明显升高;结果表明用旋毛虫肌 ES 抗原免疫可诱导强烈的免疫反应和抗感染性肌幼虫的免疫保护,且不用任何佐剂即可获得这种保护作用。

4. 成虫 ES 抗原 Chipman(1957)将成虫作短期培养收集 ES 抗原并用于免疫小鼠,结果表明成虫 ES 抗原也具有很好的免疫原性。朱兴全等(1990)将 6~7 日龄成虫在 199 培养液中培养 24~48 小时,收集 ES 抗原,将 ES 抗原与弗氏完全佐剂乳化后免疫小鼠,所诱导的抵抗成虫及抑制成虫生殖能力的免疫力十分强烈,而对肌幼虫的免疫力稍差。100μg 抗原所诱导的成虫、新生幼虫及肌幼虫减虫率分别为 87.36%、96.68% 及 75.77%。申丽洁等(1999)比较了旋毛虫成虫可溶性抗原和 ES 抗原对小鼠的免疫保护作用,成虫可溶性抗原诱导的成虫、新生幼虫和肌幼虫的减虫率分别为 79.55%、62.25% 和 65%。成虫 ES 抗原诱导的成虫、新生幼虫和肌肉幼虫减虫率分别是 97.27%、86.60% 和 90%。结果表明成虫 ES 抗原具有更强的免疫原性。

虽然旋毛虫肌幼虫 ES 抗原是目前国内外应用最广泛的血清学诊断抗原,但在旋毛虫病早期检测特异性 IgG 常为阴性,旋毛虫感染后具有 2~3 周的"窗口期"(Wang 等,2017;Bruschi 等,2019)。鉴于旋毛虫生活史中的肠道期虫体(IIL 与成虫)比肌幼虫更早暴露于宿主的免疫系统,激发宿主产生特异性抗体。近年来笔者等制备了旋毛虫 IIL 与成虫 ES 抗原,通过 ELISA 评价了其早期诊断价值。在旋毛虫感染小鼠,成虫或 IIL ES 抗原在感染后 10 天或 12 天即可检测出特异性抗体 IgG,而肌幼虫 ES 抗原在感染后 12 天之前则不能检测。当 IIL 与成虫 ES 抗原用于感染后 19 天的早期旋毛虫病患者检测时,两种抗原的敏感性均为 100%,均显著高于肌幼虫 ES 抗原的 75%;两种抗原的特异性(98.11%,96.86%)亦明显高于肌幼虫 ES 抗原的 89.31%,IIL 和成虫 ES 抗原与日本血吸虫患者、华支睾吸虫患者、裂头蚴患者及正常人血清均无交叉反应(Sun 等,2015a,b)。因此,旋毛虫肠道期虫体(IIL 与成虫)ES 抗原可作为旋毛虫病早期特异性诊断抗原的新来源。

Wang 等(2022)将旋毛虫肌幼虫与成虫前期 ES 抗原与金纳米颗粒相结合,建立了一种快速敏感的免疫层析纸条(immunochromatographic strip,ICS),用于检测 100 条、1 000 条及 10 000 条肌幼虫实验感染猪的特异性抗体 IgG,肌幼虫 ES 抗原分别在感染后 30 天、25 天、21 天首次检测到抗体,而成虫 ES 抗原则分别在感染后 25 天、21 天、17 天首次检测到抗体,且与其他寄生虫感染血清无交叉反应在。表明成虫 ES 抗原可提前 4~5 天检测出特异性抗体。

5. 新生幼虫抗原 Marti 等(1987)用冻融的新生幼虫整虫粗抗原加弗氏完全佐剂后免疫家猪,对攻击感染可诱导 78% 的保护效果,而肌幼虫 ES 抗原免疫家猪的抵抗力只有 40%。朱兴全等参照 Marti 等的方法,将冻融灭活的新生幼虫按不同数量与等体积弗氏完全佐剂乳化后按不同免疫程序经腹腔免疫猪,攻击感染后 35 天剖杀全部免疫猪,取膈肌脚消化检查,计算每克肌肉的虫荷及免疫保护效果,同时观察免疫后及感染后的血清抗体水平变化。结果表明,新生幼虫对猪具有很好的免疫保护作用,10 万条灭活新生幼虫所诱导的减虫率高达 95.3%,免疫保护期至少持续 90 天。免疫后特异抗体增加,免疫猪体内肌幼虫的感染性明显减弱。

(五)筛选抗旋毛虫药物

Jenkins 等(1981)应用体外培养的方法系统地研究了多种抗蠕虫药物在体外对旋毛虫脱囊幼虫的杀伤效果,将幼虫培养于多孔塑料皿中,每孔加入 2ml 培养液及 50 条幼虫,于 37℃ 培养 4 天,最后确定了不同药物的体外最低有效杀虫浓度。以苯丙咪唑类药物的杀虫效果较好,其中以奥苯达唑的效果最优,最低有效浓度为 0.001mg/L;其他 10 多种药物包括盐酸左旋咪唑的杀虫效果很差;氨苯咪、硝硫氰胺等药物即使在 100mg/L 的浓度时也无杀虫作用。

三、旋毛虫体外培养技术

旋毛虫体外培养技术包括肌幼虫、成虫及新生幼虫的体外培养,其中对肌幼虫的体外培养研究较多,目前已能成功将肌幼虫在体外培养至成虫期。成虫的体外培养主要是为了收集成虫 ES 抗原与新生幼虫。对新生幼虫的体外培养,目前还不能将其培养至具有感染性的肌幼虫期。

(一)肌幼虫的体外培养

1. Berntzen 法 Berntzen(1965)成功地将旋毛虫从肌幼虫在体外培养到成虫,所采用的方法是首先用两步消化法制备纯净的旋毛虫肌幼虫。胃蛋白酶消化肌肉分离幼虫,将幼虫经胰蛋白酶、胰酶制剂及牛胆酸钠(sodium tauroglycocholate)处理激活后,再将纯净幼虫在灭菌的 Tyrode 溶液中离心洗涤 10 次,然后在 100ml Tyrode's 溶液中加入 0.5mg 链霉素、100 万 U 青霉素 G 及 5 000U 制霉菌素。将已洗涤 10 次的肌幼虫放在此消毒液中,37℃ 孵育 30 分钟,然后用不含抗生素但灭菌的 Tyrode's 溶液洗涤 5 次。这样灭菌后的肌幼虫即可被移入培养系统。在 37℃ 培养不同时间后取样计数、分类并进行组织学观察。在所使用过的不同的培养系统、不同的培养液以及不同的气相中,以连续流动培养系统最为成功,培养液的流动率为 100ml/24 小时,培养液组成及气相条件较复杂,气相由 85% N_2、5% CO_2 及 10% O_2 组成;液相由添加 0.01mol/L 盐酸半胱氨酸的 pH7.4 的 102B 培养液组成。该培养液是作者专为培养旋毛虫而设计的,由 A、B、C、D、E、F 6 种组分混合而成。

制备 102B 培养液时,首先分别制备 A、B、C、D、E 各组分,然后混合之;用 NaHCO₃,将混合液的 pH 调到 7.0~7.2;蔡氏滤器过滤除菌;加入除菌的鸡胚浸汁并搅拌均匀,置 5℃ 贮存备用。贮存期间不能冻结,否则会形成沉淀,不能再使用。在良好的培养液中,最早可于培养后 8 小时观察到肌幼虫开始生长发育,可观察到一次蜕皮,这次蜕皮一般于培养后 8~72 小时之间完成。但是,通过改变一种或数种环境条件,可导致形成多重鞘,这样的虫体不能发育到性成熟。培养 48~120 小时可见已蜕皮的成虫。在培养 8~10 小时一般可见产新生幼虫的雌虫。

Berntzen(1965)报道的上述方法是体外培养旋毛虫肌幼虫最成功的方法,随后 Sakamoto(1979)也给予了证实,培养的肌幼虫中有 75% 可发育到成虫期,培养后 10 天可观察到新生幼虫,但所用的培养基成分太复杂,目前在旋毛虫研究中并未广泛应用。

2. Gagliardo 氏法 Gagliardo 等(2002)将旋毛虫幼虫接种到培养的肠上皮细胞中,幼虫可蜕皮、发育到成虫期并能产新生幼虫。现将其培养方法介绍如下。

(1)肌幼虫的收集与处理:在进行培养前首先对肌幼虫进行处理,至少在大鼠感染旋毛虫后 28 天收集肌幼虫,然后再接种于禁食 8 小时的大鼠,2~3 小时后从小肠收集肠道感染性幼虫;接种大鼠时先用乙醚轻度麻醉,然后用 85% 生理盐水 0.3~1ml 经口接种 5 000~6 000 条幼虫;为了回收肠道中的幼虫,通过吸入 CO₂ 杀死大鼠,立即取出小肠,用生理盐水冲洗,纵向剪开,在含有抗生素的生理盐水(青霉素 200IU/ml,链霉素 200μg/ml,庆大霉素 50μg/ml)中孵育 60~90 分钟。幼虫用 200 目筛过滤,再用含有抗生素的生理盐水冲洗,然后用于接种细胞。

胃蛋白酶消化后收集的肌幼虫接种细胞前先用肠内容物或胆汁激活处理。将禁食 8 小时的成年大鼠剖杀后,取出小肠,用 5ml 含抗生素的生理盐水冲洗,1 200×g 离心沉淀 10 分钟除去大的碎片,上清液即为肠内容物,用生理盐水 1:2 稀释后 -20℃ 保存备用,应用前再用生理盐水 1:10 稀释。绵羊或大鼠胆汁 1:20 稀释。肌幼虫在含有胆汁或肠内容物的生理盐水中 37℃ 孵育 2~3 小时(ManWarren 等,1997)。经上述处理后,将幼虫用 15ml 生理盐水冲洗 5 次,在含抗生素的生理盐水中孵育 1 小时,用 200 目筛过滤,然后用于接种细胞。

(2)细胞培养:所用的细胞为人结肠癌细胞系(human colonic carcinoma cell line)Caco-2,维持在补充有丙酮酸钠、L-谷氨酸、非必需氨基酸及 10% 胎牛血清的 Earle 盐的 MEM 培养基中,也可用含有同样补充成分的 Dulbecco MEM 培养基。胰蛋白酶处理后收集细胞,用于试验前传代不超过 15 次。

在 12 孔培养板上培养上皮细胞,将活幼虫悬浮于 Dulbecco MEM 培养基(含 L-谷氨酸、非必需氨基酸、15mmol/L HEPES、10% 胎牛血清及 1.75% 琼脂糖),然后覆盖到细胞层上。在 37℃、8% CO₂ 孵育 18~24 小时后,加 0.85% 生理盐水 1ml 于 37℃ 孵育 20 分钟,除去琼脂糖,用生理盐水洗涤细胞层 3 次,回收幼虫。含有残余虫体的细胞层及回收的所有虫体用 2% 甲醛固定,用甘露糖特异性的单抗 18H 进行荧光抗体染色。只有在第一期幼虫的体表具有甘露糖。线虫从一个幼虫期发育到下一个时期需要 2 个步骤:一是幼虫合成新的表皮,随后幼虫从前一期幼虫的表皮中退出,此过程称为蜕皮(ecdysis)或脱鞘(exsheathment);在倒置荧光显微镜下可计数无荧光的幼虫(即已蜕皮的幼虫)的百分率。结果表明,只有侵入上皮细胞的幼虫才发生蜕皮。

在 12 孔或 16 孔培养板或直径 100mm 的培养皿上连续培养至接种后 11 天,间隔不同时间计数在肠上皮细胞中主动移行的虫体,这些虫体寄生在上皮细胞中,可认为已成功的营寄生生活;而在琼脂糖或培养液中的虫体则不计算在内,因这些虫体没有占据肠上皮细胞。为了在显微镜下仔细观察从培养基中回收的虫体,虫体用 2% 甲醛固定,用 5% 甘油-70% 乙醇清洗,然后置于玻片上的甘油凝胶中镜下观察。

在培养基中补充大鼠抗甘露糖单抗、抗人转移生长因子(transforming growth factor,TGF)ß 的抗体、蜕皮激素、20-羟基蜕皮素(20-hydroxyecdysone)及大鼠肠内容物,观察这些物质能否促进或抑制幼虫的蜕皮及发育。结果表明,培养基中加入大鼠肠内容物、蜕皮激素、20-羟基蜕皮素、TGF-ß 均不能明显提高幼虫蜕皮的发生率;然而,抗甘露糖单抗 18H 高浓度时(>125μg/ml)可完全阻止幼虫侵入上皮细胞,低浓度时则将幼虫滞留在上皮细胞层中。

当接种 100 条幼虫/3.8cm²(12 孔培养板,接种 100 条幼虫/3.8cm²),1%~9%(通常是 3%~4%)的幼

存活 4~6 天且在上皮细胞层中仍有活动性,存活的虫体主要是雌虫,但很少见到从培养基中回收的妊娠雌虫。在培养板中减少接种幼虫的数量可促进幼虫的存活及发育,当在 3.8cm^2 培养基中接种少量幼虫(1~2 条幼虫/cm^2),培养 6~8 天后幼虫的存活率可提高 25%,但仍较难见到雄虫;即使雌雄虫均存在,但未交配。将同样密度的幼虫接种到大的培养皿中则可促进雌虫受孕,在 9.1cm^2 和 78.5cm^2 的培养皿培养 5 天雌虫受孕率为 4%~5%,但培养 8 天后受孕的雌虫数量没有增加。培养 4 天和 6 天收集到的雄虫形态与接种后 3 天从大鼠收集到的成虫相似,培养的旋毛虫雄虫具有交配附器、充满精子的睾丸及受精囊。培养的雌虫也与从大鼠小肠回收的雌虫相似。一些雌虫在培养第 4 天时开始产新生幼虫。

3. 其他培养方法　郭鄂平等(2005)用含 20% 小牛血清的 Roswell Park Memorial Institute(RPMI)1640 和 M199 作为培养基,在 37℃、5% CO$_2$ 的二氧化碳培养箱中培养,旋毛虫脱囊幼虫能在培养基中存活 20 天,但虫体无明显增大。张守发等(2003)将乡土旋毛虫肌幼虫分别接种于 RPMI 1640、D-Minimum Essential Medium(MEM)和 M-199 培养液中,发现肌幼虫在 37℃、8% CO$_2$ 条件下,在 pH 为 7.0 的 RPMI 1640 培养液存活时间最长;将 RPMI 1640 培养液作为乡土旋毛虫肌幼虫的基础培养基,分别加入 10% 肉汤、10% 蛋白胨、10% 小牛血清,在 5% CO$_2$、37℃ 条件下进行培养,发现肌幼虫在含 10% 蛋白胨的 RPMI 1640 培养基中存活时间最长;将肌幼虫置于 pH 为 7.0 的含有 10% 蛋白胨的 RPMI 1640 培养液中,在 CO$_2$ 浓度为 8%、37℃ 条件下进行体外培养至第 10 天时虫体存活率为 87%,培养至第 15 天时为 67%,培养至第 20 天时为 38%,培养至第 24 天时虫体基本全部死亡。

也有人报道铁对旋毛虫肌幼虫在体外培养时具有重要作用,无铁的培养基可明显降低肌幼虫的存活时间,并且在含铁培养基中可见到肌幼虫的蜕皮,但在无铁的培养基中则见不到肌幼虫蜕皮(Theodoropoulos 等,1986)。

4. 培养幼虫的感染性　旋毛虫肌幼虫常在 CO$_2$ 培养箱中进行培养,在有一定量的 CO$_2$ 条件下能存活一定时间,但在 CO$_2$ 条件下培养的幼虫多数对小鼠已不具有感染性。Bolas-Fernandez(2002)将旋毛虫肌幼虫在厌氧、微氧及 5% CO$_2$ 条件下于 RPMI、MEM、199 及 HBSS 培养基中培养 24 小时,然后接种瑞士 CD-1 小鼠检查肌幼虫的感染性,发现在所有培养基中只有在厌氧条件下培养的幼虫对小鼠具有感染性;在微氧及 5% CO$_2$ 条件下,在 199 和 HBSS 培养基中培养的幼虫中有 78% 以上均失去了对小鼠的感染性,而在 RPMI 和 MEM 培养基中培养的幼虫中则有 96% 以上失去了对小鼠的感染性。

(二)成虫的体外培养

为了对旋毛虫成虫进行体外培养,首先应用肌幼虫感染实验动物。对雌性 BALB/c 小鼠,每只雌鼠经口接种 3 000~4 000 条肌幼虫,感染后 3 天剖杀,可收集到最多的成虫(约 1 500 条成虫)(Xu 等,2017;文慧等,2018)。Webster 等(2004)报道从啮齿动物小肠回收旋毛虫成虫的方法并不适合于大的实验动物如狐。狐感染旋毛虫后 4~5 天,将狐小肠纵向剪开,用标准孵育法(将小肠浸入生理盐水中孵育)或是将狐小肠包埋于琼脂凝胶中,比较这两种方法回收旋毛虫成虫的效果,发现成虫的总回收率为接种剂量的 0.2%~4.4%;用标准孵育法回收的样本非常不干净,且计数成虫时费时,而将狐小肠包埋于琼脂凝胶中孵育时,肠内容物的碎片则保留在凝胶内,且回收的成虫数量一般也多用于标准孵育法。琼脂凝胶技术可用于从狐小肠中回收旋毛虫成虫。

培养成虫可获得成虫的 ES 抗原及大量的新生幼虫。收集成虫可选用 Despommier(1973)的"热移动装置"(thermal migration apparatus),该装置直接用白炽灯泡作热源,调节灯泡上下的距离以调节温度。Tada 等(1988)根据贝氏法的原理设计了一种收集成虫的方法,将感染有成虫的小肠置于单层纱布上浸于 37℃ 的生理盐水中孵育 1.5~2 小时后,从尖底烧杯的底部收集成虫。朱兴全等(1988)将感染旋毛虫成虫的小肠剪成 3~5cm 的片段,置于生理盐水中于 37℃ 孵育 2~3 小时,此时大部分成虫均已从肠上皮细胞中钻出。挑出小肠片段及大的脱落黏膜后,以自然沉淀法收集成虫。用灭菌生理盐水反复洗涤、沉淀,以收集纯净的成虫。将成虫置于添加有 20% 小牛血清的 199 培养液中,在 37℃、5% CO$_2$ 及 95% 相对湿度的 CO$_2$ 培养箱中培养 24~48 小时后,用 200 目铜网将成虫与新生幼虫分开,然后将含新生幼虫的滤液离心沉淀即可收集到大量的新生幼虫。

Denham 等(1970)及 Harley 等(1971)的研究表明,5 日龄的成虫即可产新生幼虫。为确定每天成虫产新生幼虫的数量,Janitschke 等(1962)应用甲氧乙吡啶将感染限制于某一天。结果发现,在感染后 6~7 天雌虫产新生幼虫的数量最多。因此,为获得大量的新生幼虫,一般在人工感染旋毛虫后 6~7 天剖杀宿主,收集成虫后进行培养。

Sivovolova 等(1991)比较了旋毛虫雌成虫在 3 种培养基中的产幼虫情况,在 Erl 盐溶液中可见到多数活动的新生幼虫,而在 Eagle 培养基及水解乳白蛋白培养基中则只能见到少数活动的新生幼虫;在 Erl 盐溶液中培养 4 小时即可获得 80% 的新生幼虫,获得的新生幼虫的数量是其他 2 种培养基的 2.5~10 倍。因此,将旋毛虫雌成虫在 Erl 盐溶液中培养 4~6 小时即可获得大量的旋毛虫新生幼虫。

申丽洁等(1999)报道了一种无菌分离和体外培养旋毛虫成虫的简便方法,给每只成年 SD 大鼠经口灌服 10 000 条旋毛虫肌幼虫,感染后第 5 天禁食,第 6 天在乙醚麻醉下解剖大鼠,取出并纵行剖开小肠,再将小肠剪成 2~3cm 的肠段。在无菌生理盐水中轻轻荡洗小肠段 3 次,去除剩余的肠内容物。然后将小肠段平铺于线虫幼虫分离器分离筛滤布上(以约 95 目/吋的的确良布作为滤布),加入 37℃ 预温的无菌生理盐水至刚好浸没小肠为宜。将其置于 37℃ 恒温水浴箱内 3~4 小时,这期间大部分成虫主动从小肠上皮细胞内钻出并穿过滤布到生理盐水中,从而得到较纯净的成虫。将线虫幼虫分离器从 37℃ 恒温水浴箱内取出,移去分离筛,用自然沉淀法收集分离器外套生理盐水中的成虫并计数。作者用线虫幼虫分离器对成虫的回收率为 58.75%。分离成虫时,脱落的肠黏膜碎片较少,由此可减少成虫洗涤次数及虫体在洗涤过程中丢失的机会,得到较纯净的成虫。采用旋转培养装置时,培养液中的成虫运动活泼,死亡虫体极少。将纯净的成虫在含青、链霉素各 800U/ml 的无菌生理盐水中离心洗涤 3 次(按 500r/min 离心 10 分钟),然后再用含青、链霉素各 100U/ml 的不含小牛血清的 RPMI 1640 培养液离心洗涤 1 次。采用上述 RPMI 1640 培养液按 100 条成虫/ml 稀释,每管 4ml 分装于培养管内。将培养管插入转数为 7.5r/min 的旋转培养装置上,置 37℃ 隔水式电热恒温培养箱内旋转培养,共培养 7 天。每天取培养管在倒置显微镜下观察成虫存活及产新生幼虫情况,分离成虫和新生幼虫,成虫继续培养,收集的培养液按 1 000r/min 离心 10 分钟,吸取上清液即为成虫 ES 抗原。

收集及培养成虫的注意事项为:①分离成虫时间不宜超过 4 小时,否则肠管易变质,分离器外套中生理盐水变浑浊,增加了细菌污染的机会;②因为青霉素水溶液易分解,分解后杀菌能力降低,故最好使用时新配制;③为防止细菌污染,在成虫清洗过程中,青、链霉素可用到 800U/ml,对虫体活力无明显影响。

许汴利(1991)对旋毛虫成虫体外培养时影响新生幼虫产量的一些因素进行了研究,发现在 M199 或 RPMI 1640 完全培养液中的成虫的新生幼虫产量高于在 MEM、BME 和 Hanks 液完全培养液中的产量,故在以下实验中均用 M199 培养液。实验动物种类及性别等对成虫的新生幼虫产量也有影响,大鼠、长爪沙鼠和小鼠相比较,从大鼠小肠收集的成虫产新生幼虫数量最多,长爪沙鼠次之,小鼠最少;自雄性大鼠小肠收集的成虫新生幼虫产量多于雌性大鼠,自大鼠前半部小肠收集的成虫的新生幼虫产量多于后半部小肠。大鼠的旋毛虫感染剂量对成虫的产幼虫量也有影响,感染剂量越大,每条雌成虫的平均新生幼虫产量越小,在作者观察的感染剂量组(250~8 000 条幼虫/只大鼠)中以 250 条幼虫感染大鼠时从大鼠小肠收集的成虫产新生幼虫数量最多;7 日龄成虫的新生幼虫产量较 5、9、11 日龄的成虫为多。37℃ 培养时的新生幼虫产量高于在其他温度(15℃、30℃、35℃、40℃、42℃)培养时的产量。在每 3ml 培养液中含有 20~160 条雌虫时,新生幼虫产量受成虫密度的影响。雌虫的新生幼虫产量不受培养液中是否有雄虫存在、肾上腺素及催产素的影响。

M199 完全培养液的配制:按说明书取一定量的 M199 干粉溶于新鲜的去离子水中,用孔径为 0.2μm 的微孔滤膜过滤,装入无菌瓶中密封后置 4℃ 冰箱中备用。临用前按 29% 的比例加入灭活的新鲜小牛血清,按 250U/ml 加入青霉素,按 250μg/ml 加入链霉素,用 5% $NaHCO_3$ 调 pH 至 7.4,即为 M199 完全培养液。

(三) 新生幼虫的体外培养

Tada 等(1989)报道了旋毛虫新生幼虫体外培养的方法及条件,有下述几种培养条件可供选用:①只用 199 培养液;②添加 10%、20% 或 30% 的胎牛血清;③添加人造小牛血清;④添加 30% 灭活的 ddy 小鼠血清、中国仓鼠血清或日本猴血清或人血清。培养方法是将收集的新生幼虫培养于 37℃、95% 相对湿度及 5% CO_2 的培养箱中,定期观察虫体生长发育及存活情况;新生幼虫的密度为 100μl 培养液中加 65 条新生幼虫。培养结果表明,刚从雌虫产出的新生幼虫平均长度为108μm±2.3μm。在不添加血清的199培养液中培养,新生幼虫无明显生长;在添加有10%、20%或30%胎牛血清的199培养液中培养6~7天,新生幼虫的长度增加到135μm,增加的长度为原长度的25%;在添加有30% ddy小鼠血清、中国仓鼠血清或日本猴血清的199培养液中培养,体长亦增加到135μm。在添加有30%的人造小牛血清的199培养液中培养,体长仅增加到120μm。用添加20%胎牛血清的199培养液进行新生幼虫培养较为适宜。在不加其他成分的199培养液中进行培养,新生幼虫的存活时间不超过2天;在添加20%胎牛血清的199培养液中培养4天时,新生幼虫的存活率仍为100%,但培养4天后存活率迅速下降,到第12天时已全部死亡。

张帆等(2002)将收集的干净的旋毛虫成虫,加入含双抗的199培养基中(20%小牛血清,每毫升含青霉素1万U、链霉素10mg、制霉菌素2 500μg),5% CO₂,37℃温箱中孵育2天,250目纱网过滤,将成虫和新生幼虫分离,滤液中即含有新生幼虫,2 000r/min离心,收集沉淀,反复洗涤、离心,收集纯净新生幼虫。将所得新生幼虫各4万条分别置于2ml生理盐水、纯199培养液、199培养液加20%小牛血清、199培养液加20%胎牛血清(每毫升含青霉素1万单位、链霉素10mg、制霉菌素2 500μg)等4种培养基中,5% CO₂,37℃温箱中不换液连续培养,以在光学显微镜下能否运动为标准判断其死活,每隔24小时取50μl镜下计数,并计算出当时的存活率。发现新生幼虫在生理盐水中4天之内全部死亡;在纯199培养基中存活9天;在加有小牛血清或胎牛血清的199培养基中可存活26天。结果表明新生幼虫的存活率在无血清与加有血清的培养基中有显著性差异,在2种加有不同血清的培养基中无显著性差异。

(四)旋毛虫冷冻保存技术

1. 肌幼虫的冷冻保存　Rossi等(1988)将含肌幼虫的2克肌肉放入试管中,加入0.2ml未经稀释的乙二醇,置于-10℃ 2~3周后肌幼虫的存活率仍达60%,对大鼠仍具有感染性。一般说来,存在于肌肉中囊包内的肌幼虫对低温的抵抗力较强。Jackson-Gegan等(1988)为了增加旋毛虫肌幼虫的表面渗透性,先将脱囊幼虫在10%的胆汁中于37℃作预处理1小时,在20%(v/v)的乙二醇中于37℃孵育10分钟,然后经33%的乙二醇、33%甲醇、34%生理盐水(v/v)的混合液中于0℃处理15分钟,快速冷冻后放液氮中保存。室温解冻后感染小鼠,感染后5天回收成虫。结果未经任何处理和未经冷冻保存的肌幼虫有14.5%可在肠道中发育为成虫;经胆汁及保护剂处理但未经冷冻保存的肌幼虫有16.5%发育为成虫;而经冷冻保存的肌幼虫只有1.14%可发育为成虫。Nagornyi等(1991)报道液氮中保存的旋毛虫肌幼虫中有50%~60%仍可活动,但其中只有11%~15%具有感染性和生殖能力。

2. 新生幼虫的冷冻保存　Rossi等(1988)报道旋毛虫新生幼虫的冷冻保存已获部分成功,并认为10%的二甲基亚砜(DMSO)是最适宜的保护剂,每小瓶中加入1ml DMSO和10 000条新生幼虫,先按0.3℃/min的速度慢慢冷冻到-80℃,然后置于液氮中保存。保存2~12个月后于37℃水浴中快速解冻,稀释后将新生幼虫于37℃培养3小时,结果80%的新生幼虫仍具有活动能力。经静脉注射感染小鼠后,有9%的新生幼虫可发育为肌幼虫;而未经冷冻的新生幼虫有24%可发育为肌幼虫。Pozio等(1988)研究了旋毛虫不同期虫体的冷冻保存方法,冷冻保存旋毛虫和乡土旋毛虫的肌幼虫时,在不同浓度、不同孵育时间和温度对DMSO、乙二醇、羟乙基淀粉(hydroxylethyl starch)及聚乙烯吡咯烷酮等4种不同冷冻保护剂进行了研究,冷冻速度为0.6℃/min,解冻后孵育3小时,发现冷冻保存的肌幼虫中80%具有活动能力,但对小鼠已无感染性。对旋毛虫、乡土旋毛虫、纳氏旋毛虫及伪旋毛虫新生幼虫冷冻保存时,10%二甲基亚砜作为冷冻保护剂,37℃孵育15分钟,冷冻速度为0.6℃/min,新生幼虫在液氮中保存、解冻后,在培养基中培养3小时,结果80%的新生幼虫具有活动能力;冷冻保存后的旋毛虫、乡土旋毛虫及伪旋毛虫新生幼虫感染小鼠后分别有8%、6%及0.5%在小鼠体内发育为肌幼虫,而未经冷冻保存的旋毛虫、乡土旋毛虫及伪旋毛虫新生幼虫,则分别有33%、21%及2%发育为肌幼虫;但冷冻保存后的纳氏旋毛虫新生幼虫在小鼠体内不能发育为肌幼虫。

朱兴全等(1995)参照上述方法冷冻保存旋毛虫新生幼虫也获得了初步成功,作者用含10%小牛血清和10%二甲基亚砜的RPMI 1640培养液作保护剂,将新生幼虫加适量保护剂后先于37℃孵育15分钟,然后置液氮气雾中(液面上9cm左右)40分钟,最后放入液氮。40分钟后取出,于37℃水浴中解冻,解冻后抽样观察新生幼虫活力,发现80%的新生幼虫有明显运动。加入10倍量的RPMI 1640培养液,于

37℃孵育30小时后离心浓缩,每只小鼠5 000条新生幼虫尾静脉注射感染,感染后39天后剖杀,人工消化后每只小鼠平均回收肌幼虫25条,回收率为0.5%;而未经冷冻的新生幼虫尾静脉注射感染小鼠,每只小鼠平均回收肌幼虫80条,回收率为1.6%。

(五) 旋毛虫体外培养存在的问题

旋毛虫的生活史较为复杂,感染后31小时感染性第1期幼虫(肌幼虫)在宿主小肠内先后经过4次蜕皮,第1次蜕皮发生于感染后10小时内,最后1次蜕皮后发育为成虫,雌雄虫交配,感染后第5天雌虫开始产新生幼虫,进入肌肉组织再发育为感染性第1期幼虫。第1期幼虫被新宿主摄入后开始下一代生活史。目前,体外培养技术尚不能完整的重复旋毛虫的生活史。

旋毛虫的体外培养包括两个阶段,一是从感染性第1期幼虫培养到产新生幼虫的雌虫;二是从新生幼虫培养到感染性第1期幼虫。Gagliardo等(2002)将低密度的旋毛虫肌幼虫接种到培养的Caco-2细胞中,虫体存活率为26%~50%,但只有5%的虫体发育为受孕的雌虫,绝大多数存活的虫体为未受孕的雌虫。如果实验结束时在培养的细胞中未发现雄虫,则发现的雌虫也未受孕;雄虫主要存在于琼脂糖中而不在培养的细胞层中;因此,如何提高细胞层中的雄虫存活率是促进雌虫受孕的关键。在新生幼虫的培养方面,迄今只有日本学者Tada等(1989)的初步报道,尽管作者报道了培养的条件、虫体生长及存活情况,但未提及新生幼虫的发育及感染性等问题。因此,为了在体外重复旋毛虫的完整生活史,还需要进一步改善培养基的成分及培养条件。

啮齿动物实验感染旋毛虫后5~7天,即激活宿主的免疫防御机制时雌虫开始受孕。对旋毛虫肌幼虫的体外培养可研究旋毛虫的寄生及生殖机制,而不受宿主先天及后天免疫反应的影响;随后在特定培养基中加入免疫调节因子可进一步研究宿主的防御机制。此外,对旋毛虫肌幼虫的冷冻保存技术的研究,有望作为旋毛虫动物传代保种的一种替代方法,如何提高肌幼虫经长期冷冻保存后的存活率与感染性,则需要进一步研究。

(崔 晶 王中全)

第二节 丝 虫

丝虫(filaria)是由吸血节肢动物传播的一类寄生线虫。目前已知寄生于人体的丝虫共有五属8种,它们分别寄生于人体的淋巴系统、皮下组织和体腔内等组织脏器内引起丝虫病。中国曾有班氏吴策线虫(*Wuchereria bancrofti*)(班氏丝虫)和马来布鲁线虫(*Brugia malayi*)(马来丝虫)二种丝虫病流行。除正常寄生于人体的丝虫外,有些动物丝虫,如犬恶丝虫(*Dirofilaria immitis*)偶尔也可寄生人体。

一、丝虫体外培养的研究进展

丝虫体外培养系统的建立有助于对其寄生虫学,生物化学和免疫学的研究及抗丝虫药物的筛选,因此,对于丝虫病的防治具有重要意义。近年来,丝虫体外培养的研究有了较大的进展,简述如下。

(一) 丝虫体外培养的发展史

丝虫的体外培养研究工作始于20世纪初期(Wellman等,1921;Takeshito和Okuda,1925),当时研究水平较低并且进展不大,且多数采用动物寄生丝虫的微丝蚴。20世纪80年代以后,丝虫各期培养取得了很大的进展,在探讨丝虫体外培养过程中使得不同生活史时期的虫体在体外培养系统中能够很好地生长、发育并且得到分化(Townson等,1986;Falcone等,1995)。近年来,有关丝虫成虫或幼虫的体外培养技术已逐渐成熟(Cupp,1991;张庆军等,1999;Townson等,2006)。学者们通过多次研究总结发现较为理想的丝虫体外培养系统应具备:①能了解和分析调节控制丝虫在体外培养发育过程中生长、蜕皮、分化和生殖等理化因素和营养条件;②可供多方面免疫学研究;③通过培养可以收集期特异性抗原和排泄分泌抗原;④可提供在相应的生理条件下进行免疫效应机制的系列研究;⑤可供抗丝虫药物的筛选及研究药物对不同虫期的作用机制等(吴观陵,2005)。

（二）丝虫体外培养技术中培养基的研究进展

培养基是寄生虫体外培养赖以生存的环境和营养摄取的基础,是决定寄生虫体外培养是否成功的关键因素,可分为天然培养基和合成培养基两类。

1. **天然培养基的应用**　天然培养基富含天然的营养成分,可提供丝虫成虫和幼虫体外培养过程中生长发育所需的营养。天然培养基有全血、血细胞及血清等多个种类,其中较为重要的一种为动物血清。动物血清是组织培养中最大的天然培养基,富含天然的营养成分供寄生虫生长发育,如:大分子蛋白和核酸等。血清种类很多,其中有小牛、胎牛、马和人胎盘血清等。Wisnewski 等(1993)报道在不同培养条件下观察彭亨丝虫幼虫的生长发育,在加入 6 种不同类型和批次动物血清的培养基中发现其都能支持感染期幼虫发育蜕皮。在加入小牛血清、胎牛血清和其他的附加成分的培养液中,在体外培养 8~13 天左右时间,感染期幼虫蜕皮发育到第 4 期幼虫高达 95%;认为血清对丝虫虫体生长发育非常重要。Falcone 等(1995)应用 10% 人血清培养马来丝虫感染期幼虫使其发育到早期成虫。因此,在培养基中加入一定类型、一定浓度的灭活的动物血清,对于丝虫各期在体外培养系统中生长、发育和分化是必需的。胎牛血清比较理想但不易获得,目前实验室多采用小牛血清,常用的血清浓度一般在 10% 左右。Abranam 等(1987)和徐大刚等(1986)研究均发现血清具有许多可变的因素,同一种生物不同个体血清生物学活性亦有较大差异,血清既有刺激丝虫虫体生长发育的作用,有时也可以有相反作用,不同批次血清的差异可能导致不同的体外培养结果。

2. **合成培养基的应用**　合成培养基混合了完整动物生存和发育所必需的物质和有价值的营养物。合成培养基主要成分是氨基酸、维生素、碳水化合物、无机盐和其他一些辅助物质。由于寄生虫种类繁多、生活史差异很大,对营养及生存环境需求不一,目前还没有一种能提供各种寄生虫的体外培养所通用的合成培养基。但多数应用于动物细胞和组织的合成培养基也能适用于寄生虫的培养。最常用的有:TC199、NCTC109、Eeagle(MEME)及 RPMI 1640 培养基等。Franke 和 Weinstein(1984)体外培养魏氏丝虫(*Dipeptalonema viteae*)第 3 期幼虫时,对不同种类商品培养基的培养效果进行了比较,发现 1∶1 组合的 NCTC135 和 RPMI 1640 或 NCTC135 和 IMDM 培养系统,幼虫生长发育最好。Litchfield 等(1991)用 TC199、HAMF12、RPMI 1640 和 Mark M20 四种培养系统对牛盘尾丝虫(*Onchocerca gibsoni*)微丝蚴进行体外培养观察,这 4 种培养基对微丝蚴的生长发育均有促进作用,不同的组合效果不同。合成培养基各有各的优点,选用时主要依据实验要求、培养丝虫种类、工作条件和研究者的经验而确定。

3. **动物组织和细胞系的应用**　动物组织和细胞系包括节肢动物组织和细胞系与哺乳动物组织和细胞系两种。节肢动物组织和细胞系常用的有:中华按蚊、斯氏按蚊、埃及伊蚊和白纹伊蚊等细胞系,该细胞系主要应用于丝虫微丝蚴体外培养,供其体外生长发育营养所需。哺乳动物组织和细胞系常用的有:沙鼠肌肉、肾和睾丸,恒河猴肾和绿猴肾等组织细胞系,目前国外更多地选用猴肾细胞系(LLCMK)(Townson,1986),该细胞系主要应用于丝虫感染期幼虫的体外培养。Weinsteing(1963)应用 Grace 昆虫组织培养液进行班氏微丝蚴的体外培养,发现腊肠期幼虫数量增加。1966 年 Wood 和 Suitor 首次报道在选用含有埃及伊蚊细胞的 Grace 培养基进行台湾狐猿线虫微丝蚴的培养过程中,微丝蚴能存活 33 天,并蜕皮发育至第 2 期幼虫,少量发育到第 3 期幼虫。Cupp(1973)实验表明犬恶丝虫微丝蚴和猴犬恶丝虫微丝蚴在含有蚊细胞的培养液中,微丝蚴能发育至腊肠期,但马来丝虫微丝蚴在其选用的 4 种蚊细胞系的培养基内均不发育。Devaney(1979)将彭亨丝虫微丝蚴和马来丝虫微丝蚴放在含有 5 种蚊细胞系(马来伊蚊系 MM/MK、假鳞斑伊蚊系 MM/VP12、埃及伊蚊系 MM/VP 15、斯氏按蚊系 MK/VP12 和埃及伊蚊 SS+MM/MK)的培养液进行培养,彭亨丝虫微丝蚴在 4 种蚊细胞系中均能发育到腊肠期;在体外培养的第 6 天,仅在含有 MM/MK 培养液中,约有 30% 脱鞘的马来微丝蚴可发育至腊肠期。Sneller 和 Weinstein(1982)报道犬恶丝虫微丝蚴在不加血清而含白纹伊蚊细胞和 5% CO_2、95% N_2 的 HamF12 中培养效果最好。1986 年 Kumar 则发现将班氏丝虫微丝蚴培养于含有库蚊细胞的 RPMI 1640 培养基中,未见蚊组织对微丝蚴的发育有促进作用。陶鸿章等(1989)报道将周期型马来丝虫微丝蚴体外培养于含有中华按蚊细胞系和白纹伊蚊细胞系两种细胞系的 TC199 培养液中进行比较观察,结果表明微丝蚴在含有中华按蚊细胞系的 TC199 培养液中能发育,在培养 12 天后有 25.5% 发育到腊肠期幼虫。而在含有白纹伊蚊细胞系的 TC199

的培养液中,微丝蚴只存活而不发育。提示中华按蚊及其代谢产物具有刺激马来微丝蚴发育的因子,原因可能与该蚊种是其易感宿主的生物学特性有关。

20世纪70年代末期,学者开始应用哺乳动物细胞系体外培养丝虫感染期幼虫。Chen等(1979)曾用含有Hela细胞系的培养系统体外培养彭亨丝虫的第3期幼虫,幼虫能存活7天但未蜕皮。徐大刚(1986),万启惠等(1989)采用含有人肺癌细胞系(GLC-82)、人羊膜细胞系(FL)和人卵巢癌细胞系的培养系统,体外培养周期型马来丝虫第3期幼虫,幼虫能很好发育并且能蜕皮发育至第4期。Townson等(1986)实验检测了多种不同的培养液浓度及组合、血清浓度、CO_2气相和哺乳动物细胞系对喉瘤盘尾丝虫成虫培养效果,以猴肾细胞(LLCMK)组合的体外培养系统效果最好。目前国外许多研究者以此体外培养系统模式进行有关的丝虫科研工作。

(三)丝虫低温保存技术的发展

丝虫低温保存技术的发展 根据低温能降低生物体的新陈代谢,延长其寿命的原理,低温保存技术已被广泛地应用于保存各种寄生虫。由于这种技术能长期保存虫体的存活力及其原有的生物学特性,在需要时可以随时复苏,接种动物或进行体外培养,还可以远途运输,因而它可为寄生虫的生物学、免疫学、体外培养、药物筛选以及媒介易感性研究提供虫源,并且不受时间和地理条件的限制。这样可节省动物接种或体外培养保种所消耗的人力、物力,并可避免因此而引起的寄生虫原有的生物学特性的改变。因此它是一种提供虫源比较经济而又实用的方法。

1. 微丝蚴的冷冻保存技术的发展 据研究资料记载,Fülleborn等在1929年便开始丝虫的低温保存研究工作,他在实验中观察到犬恶丝虫微丝蚴在没有任何保护剂的条件下,在0℃下可以存活4~7周。在其之后的30多年的时间里,陆续有许多学者从事这方面的研究工作,丝虫微丝蚴低温保存虽然存活时间延长,但虫体也出现了形态与结构的改变。Ogunba等(1969)在总结前人工作经验的基础上,在低温保存彭亨丝虫微丝蚴时,以二甲基亚砜(DMSO)作低温冷冻保护剂,调节冷冻速度,采用二步冷冻法对其进行低温保存的实验研究,结果复苏后的微丝蚴存活率明显提高,而且能在相应的蚊媒宿主体内发育到感染期幼虫。陶鸿章等(1986)参照Ham等(1983)的二步冷冻法,用含有5%~6% DMSO冷冻保护剂和15%~20%小牛血清的台氏液或RPMI 1640冷冻保存液,在液氮中冻存马来丝虫微丝蚴,复苏后感染蚊媒发育至三期蚴,并在终末宿主长爪沙鼠体内发育至成虫。沈静德等(1988)在探讨低温保存马来丝虫微丝蚴的冷冻实验中,观察到用5% DMSO或14%聚乙烯吡咯烷酮(PVP)作保护剂,并加入0.04mol/L吐温80,其冷冻效果比不加吐温80的效果好。20世纪70—80年代以后,在低温保存丝虫生活史各期虫体的研究中,冷冻保护剂和控速的二步冷冻法得以广泛的应用,这些虫体被长期低温保存在-196℃的液氮中。经液氮低温保存后的微丝蚴能在其适宜的蚊媒宿主发育至感染期幼虫,后者亦能成功感染终末宿主。

2. 丝虫感染期蚴的冷冻保存技术的发展 Ham等(1980,1983)和Lowrie等(1983)分别用20%甲醇、9% DMSO和0.004mol/L PVP、Grace昆虫组织培养基与5%灭活小牛血清低温保存彭亨丝虫、马来丝虫与魏氏丝虫感染期幼虫,中间温度从-80℃到-20℃,复苏后的三期蚴不仅存活,而且能在终末宿主体内发育到成虫(陶鸿章等,1986;Ham,1980;Lowrie,1983)。Lok等(1983)低温保存犬恶丝虫感染期幼虫,认为保护剂以5% DMSO保存虫体效果最好。

3. 丝虫成虫的冷冻保存技术的发展 Ham等(1986)以乙二醇(ED)为保护剂,采用二步快速冷冻法,于液氮中保存喉瘤盘尾丝虫雄虫获得成功。崔昱等(1992)报道用6% DMSO保护剂和玻璃安瓿作贮存器,采用二步冷冻法在液氮中保存马来丝虫成虫获得成功。

目前低温保存丝虫的技术手段尚不完善,主要原因是对低温保存丝虫的机制和影响因素还需更多地了解,有必要做更深入的探讨,通过不断摸索和改进低温保存方法,尽快建立丝虫各生活史时期宿主体外虫库,以满足丝虫生物学和丝虫病防治研究的需要。

二、丝虫体外培养的目的和意义

丝虫体外培养是探讨人体丝虫在不同生活史发育时期所需要的必要生长发育条件,在不需要中间宿主及终末宿主的条件下完成其整个生活史发育过程,建立没有宿主条件下的丝虫体外培养系统。这种丝虫体外培养系统的建立对于深入研究有关丝虫生物学、免疫学研究和药物防治等问题着重要的意义。

(一) 在物质代谢方面研究的应用

Jaffe 和 Doremus（1970）对犬恶丝虫微丝蚴在 37℃ 时的代谢进行了研究，阐明了微丝蚴的碳水化合物、核酸和蛋白质代谢的各种途径。Ando 等（1980）进行犬恶丝虫微丝蚴体外培养时，发现每天每 10 000 个微丝蚴消耗 10μg 葡萄糖；天冬氨酸、亮氨酸、谷氨酸、苏氨酸和脯氨酸显著减少，表明丝虫生长发育过程中对氨基酸和碳水化合物糖的需求。Middleton（1979）利用体外培养的彭亨丝虫成虫、魏氏棘唇线虫成虫、棉鼠丝虫成虫观察虫体对丙酮酸的利用比较，结果发现被完全氧化成 CO_2 和水的丙酮酸的数量是很少的，说明三羧酸循环在这些丝虫的代谢中并不发挥主要作用，而且棉鼠丝虫体内存在着丙酮酸氧化酶系统，催化丙酮酸氧化脱羧生成醋酸盐和 CO_2。

(二) 制备抗原用于免疫诊断

白礼益等（1983）用体外培养的马来丝虫、犬恶丝虫成虫的可溶性粗制抗原作 ELISA 微量法测定，分别测试了马来丝虫微丝蚴阳性者血清 47 份及非流行区健康人血清 49 份，用肉眼观察和分光光度计法测定反应液吸收值判断结果。马来丝虫抗原的阳性符合率为 100%，犬恶丝虫抗原的阳性符合率为 95.7%，假阳性率分别为 6.1% 和 8.2%。表明用犬恶丝虫成虫粗制抗原作 ELISA 对诊断马来丝虫病亦可得到满意的效果。Bhaskar CH（1986）等研究证实，班氏丝虫微丝蚴在无血清的 199 培养液中释放的代谢抗原（ES），用于检测丝虫抗体，具有高度的敏感性和特异性。李桂萍等（1993）自马来丝虫阳性长爪沙鼠体内获取马来丝虫成虫，置于 RPMI 1640 培养液中培养，收集上清培养液制备成虫代谢抗原。同时将无菌收集的马来微丝蚴超声粉碎制备马来微丝蚴虫体抗原。将制备好的马来微丝蚴虫体抗原、马来丝虫成虫代谢抗原分别免疫小鼠，获取单克隆抗体，用此抗体检测丝虫患者血清中的循环抗原，阳性符合率为 78.46%~87.12%。

(三) 筛选抗丝虫药物的应用

Stote 等（1987）尝试使用化疗药物 CGP6140 和 CGP20376 对体外培养的盘尾丝虫微丝蚴进行杀虫实验的观察，分别采用间断试验和连续试验两种方法来检测药物的作用效果。间断试验为微丝蚴在无血清的培养基中接触药物 1 小时和 3 小时，再换为含血清无药培养基继续观察，连续试验为微丝蚴接触药物 72 小时以上而不更换培养基。两种方法均为每隔 12 小时检查一次培养基，连续检查 3 天，评价指标为幼虫活动率。实验表明 CGP6140 杀灭微丝蚴效果较 CGP20376 略差，需要更高的浓度或接触更长的时间，但过敏反应轻微，而 CGP20376 在间断试验中低于 270nmol 时，也可使微丝蚴发生不可逆的静止，但过敏反应严重。为了寻找安全有效的抗丝虫药物，Walter RD 等（1987）在布鲁丝虫体外培养系统中筛选各种酶的抑制剂和抗丝虫药物，评价药物的指标为观察体外培养的成虫的活动性和虫体葡萄糖消耗的最终产物乳酸盐的排泄量，实验结果提示抗疟药甲氟喹对派特丝虫和马来丝虫微丝蚴和成虫均有杀灭疗效。接着 Vandewas EA（1989）利用相同的评价体系，选用彭亨丝虫作为喹啉类抗疟药的体外实验模型，选用不同浓度的九种喹啉类抗疟药分别作用虫体 24 小时、48 小时以及 72 小时，这些喹啉类抗疟药对丝虫均产生了不同程度的敏感性，并呈现浓度依赖性和时间依赖性。Baird 等（1991）为了解伊维菌素对班氏丝虫病的治疗效果，从感染班氏丝虫微丝蚴 2 周后的东乡伊蚊体内收集班氏丝虫第 3 期幼虫（L_3），放入含有 10% 人血清，5% CO_2 的 Frank NI 培养基中进行培养，每次实验至少设 2 个不含任何药物的对照试管，药物组每管含 20~25 条幼虫，分别加入伊维菌素 0.1~1 000ng/ml 或枸橼酸乙胺嗪（海群生）（0.1~1 000ng/ml）。实验结果提示伊维菌素可抑制班氏丝虫幼虫 L_3 的蜕皮，其效果优于海群生 20 倍。

丝虫生活史各期的体外培养工作经过 90 年的探索研究，不论是在培养基种类、血清的种类与浓度、节肢动物细胞或哺乳动物细胞系、培养气相、pH 和温度等培养条件方面均取得了巨大的进展，还推动了丝虫物质代谢、免疫学、实验诊断、药物防治等问题的研究。在此基础上深入进行丝虫生活史各期体外培养系统的分析，创造类似丝虫寄居的微环境，将有助于人们探索出建立体外丝虫培养的理想系统模式，进一步推动丝虫以及相关学科的实验研究。

三、丝虫体外培养的方法

包括丝虫微丝蚴的体外培养、丝虫感染期幼虫的体外培养、丝虫成虫的体外培养技术。

（一）丝虫微丝蚴的体外培养

1. 器材与药品（耗材） 注射器，平皿，培养皿，离心管，皂素，无菌生理盐水，磷酸缓冲液，Hanks 平衡盐溶液，培养基，血液，恒温培养箱，解剖镜。

2. 虫源的获取与鉴定 周期型马来丝虫微丝蚴取自实验室保种传代的阳性长爪沙鼠的腹腔液、丝虫病感染者的静脉血或液氮低温保存的微丝蚴。

3. 培养基制备及其注意事项 丝虫微丝蚴体外培养（包括成虫和感染期幼虫）常用的培养基有 HamF12、TC199 和 RPMI 1640 等，根据实验目的不同可适当添加一定的辅助成分，如一定浓度的血清、适合的气相条件和葡萄糖或氨基酸等物质。

4. 培养环境（条件） 气相条件为空气，5% CO_2 和 95% N_2 三种混合气体，也可以是 3% CO_2、17% O_2 和 80% N_2 三种混合气体，置于 28℃±1℃ 的温箱内培养。

5. 人工培养操作步骤

（1）微丝蚴的收集：取微丝蚴阳性沙鼠，用乙醚麻醉，经碘伏消毒腹部后，向沙鼠腹腔内注入约 5ml 无菌生理盐水，冲洗腹腔，再用注射器回抽腹腔液，检查微丝蚴密度。

（2）沙鼠腹腔液中微丝蚴的分离：目前常用的有溶血法、滤膜法、黏附细胞去除法和聚蔗糖梯度离心法，分别介绍如下：

溶血法：通常采用对微丝蚴活力可能有影响的皂素、植物血凝素和酶等来分离微丝蚴，或将含有 0.83% NH_4Cl 的磷酸缓冲液与血液沉淀以 1∶4 相混合，在室温下溶血后收集微丝蚴。

滤膜法：用微孔滤膜（孔径 5μm）进行血液滤过，或在含有肝素的血中加入皂素使其溶血后过滤。再用逆过滤和机械振荡使微丝蚴脱离滤膜。

黏附细胞去除法（Ash 等，1974）：从长爪沙鼠腹腔液中采集微丝蚴，并将其置于 5cm 直径的平皿内，斜放 2 小时，待腹腔巨噬细胞黏附于平皿底壁后，用吸管将微丝蚴移入离心管中，加入缓冲液或生理盐水，50r/min 离心 15 分钟，弃去白细胞及沙鼠腹腔细胞，反复多次直至得到纯净的微丝蚴。

聚蔗糖梯度离心法（Jones 等，1975）：从沙鼠腹腔液中收集微丝蚴，并将其转入离心管中，加入 5ml 磷酸缓冲液或生理盐水，1 500r/min 离心 10 分钟，弃去上清，保留沉渣，反复洗涤 3 次。将含有大量微丝蚴的沉淀物移入用磷酸缓冲液或生理盐水配制成浓度为 10% 的聚蔗糖（Ficoll-400）5ml 溶液的离心管中，在室温下静置分离 30~60 分钟，可见离心管出现 3 层分层液，上层为白细胞、中层为微丝蚴、下层为巨噬细胞，取中层微丝蚴备用。

（3）血液中微丝蚴的分离：从丝虫病感染者静脉收集到 5ml 阳性抗凝血，并将其转入离心管内，在室温下静置过夜。次日除去上清液，加入 19 倍体积的 2% 皂素溶液溶血，以 1 500r/min 离心 10 分钟，弃去上清液，然后再加入磷酸缓冲液或生理盐水，重复离心洗涤 3 次，即得纯净的微丝蚴。

（4）液氮中低温保存的微丝蚴复苏方法：从液氮中取出冷冻样品管，并将其迅速投入 45℃ 热水中，不要摇动，待其缓慢融冻后，打开安瓿，将其内的虫体与保存液一起倾入盛有 20ml 无保护剂的冷冻保存液的离心管内，500~1 000r/min，离心 2~5 分钟后，弃去上清液，以此法继续洗涤，重复洗涤 1~3 次，以除去保护剂，即可获得纯净微丝蚴。

（5）微丝蚴的脱鞘：按 Devaney（1979）介绍的两种方法促进微丝蚴快速脱鞘。

方法 1：将微丝蚴孵育在 20mmol/L $CaCl_2$ 无磷酸盐的 Hanks 平衡盐溶液（HBSS）中 1 小时，可使 90% 的微丝蚴脱鞘。将脱鞘后的微丝蚴在离心机中以 1 500r/min 离心 10 分钟，浓集脱鞘的微丝蚴备用。

方法 2：将微丝蚴孵育在含有 5.8μg/ml 肽链内切酶或 3μg/ml 木瓜蛋白酶的无 Ca^{2+} HBSS 溶液中，30 分钟后即可使 95%~100% 的幼虫脱鞘。

（6）微丝蚴培养过程：

方法 1：取 4ml 配制好的 HamF12 培养液分装于培养瓶内，每瓶加入微丝蚴 100 条左右，以空气或者 5% CO_2 和 95% N_2 或者 3% CO_2、17% O_2、80% N_2 三种混合气体作气相，用无菌橡皮塞塞紧瓶口，在 28±1℃ 的温箱内培养 10 天。每天定时观察微丝蚴生长发育的情况，以停止活动为死亡标志。10 天后将部分培养瓶内的培养物移入离心管内，以 1 500r/min 离心 10 分钟，弃去上清液，取沉淀物检测微丝蚴生长发育状况,并测量其大小。

方法2:取3ml配制好的TC199培养液置于玻璃培养瓶内,再加入中华按蚊细胞系或白纹伊蚊细胞系,细胞加入的比例为0.05ml含1×10^5个细胞,然后加入微丝蚴约100条,气相条件同上,塞以无菌橡皮塞,置于28℃±1℃的温箱内培养。加入的蚊细胞3天后即贴瓶生长,形成供微丝蚴生长发育之需的饲养层。在培养过程中,有时因蚊细胞生长过快出现死亡从瓶壁上脱落,可考虑及时更换培养液及蚊细胞。每天定时观察微丝蚴生长发育的情况,12天后终止培养,用5%福尔马林固定,测量其发育程度。

6. 结果判定及其虫种保存

(1)结果判定:不同的培养基及培养条件,虫体的发育略有不同,下面将微丝蚴在HamF12培养液和TC199培养液中的实验结果简述如下。韩俊、陶鸿章(1989)在HamF12培养液中的实验结果观察发现,周期型马来丝虫微丝蚴在含20mmol/L $CaCl_2$的HBSS缓冲液内人工脱鞘后,分别培养于添加有5%小牛血清、2mg/ml葡萄糖和600µg/ml谷胺酰胺三种成分的HamF12、TC199和RPMI 1640培养基中,培养至第10天其发育到腊肠期幼虫的比率为38.9%、37.1%和29.2%。微丝蚴在HamF12培养基中发育至腊肠期蚴仅需要48小时,并在5~6天发育进入高峰;陶鸿章等(1988)在TC199培养液中的实验结果发现,微丝蚴在含有中华按蚊细胞系的TC199培养液中经体外培养后,48小时虫体缩短变粗,72小时发育至腊肠期,第8天为腊肠期发育高蜂,在培养12天后有25.5%发育到腊肠期幼虫,而在含有白纹伊蚊细胞系的TC199的培养液中,微丝蚴只存活而不发育。

(2)微丝蚴的低温冷冻保存方法:首先需要配制冷冻保存液、冷冻保护液及抗生素。常用的丝虫冷冻保存液有:TCl99、RPMI 1640、HamF12、NCTC135和台氏液等配制成的基础冷冻保存液,加5%~10%的小(胎)牛血清、青霉素100U/ml和链霉素100µg/ml,使用时用$NaHCO_3$调整pH值为7.0~7.2之间。目前常用的冷冻保护剂有:5%~10% DMSO、16%羟乙基淀粉(HES)、16% PVP及5%~10%甲醇。从实验室感染马来丝虫阳性沙鼠腹腔液中收集微丝蚴,计数,将虫体移入盛有2~4ml冷冻保存液的塑料冻存管或玻璃安瓶内,微丝蚴虫数约每管4 000条。然后向冷冻管中加入DMSO等冷冻保护剂,封口,待用。目前一般采用二步冻存法,将含有样品的冷冻管装入双层纱布缝制的带有紧口线绳的布袋内。将线绳系在液氮提筒杆上,在提筒内放置低温温度计或半导体点温计。将提筒置于液氮罐的液氮气相中,控制1℃/min的下降速度,缓慢下降,待温度计显示-70℃后,迅速将提筒移入液氮中冻存。

7. 注意事项　实验研究结果表明,微丝蚴在HamFl2、TCl99和RPMI 1640三种培养液中,均能生长发育至腊肠期,如果添加适当的辅助成分,如一定浓度的血清、适合的气相条件和葡萄糖或氨基酸等物质,可以提高微丝蚴体外培养的功效。

(二)丝虫感染期幼虫的体外培养

1. 器材与药品(耗材)　平皿,培养瓶,离心管,无菌生理盐水,葡萄糖,青霉素,链霉素,培养基,哺乳动物细胞系,小牛血清,恒温培养箱,解剖镜。

2. 虫源的获取与鉴定　人工感染中华按蚊,应用改良贝氏分离法(崔昱等,1994),在感染8~10天后收集丝虫感染期幼虫,置于含有青霉素1 000U/ml和链霉素1 000µg/ml的培养液的无菌离心管内,在37℃±0.5℃温箱内静置1.5~2小时,再用上述培养液洗涤3次,每次间隔10~15分钟,收集到感染期幼虫备用。

3. 培养基制备及其注意事项　可选用的培养基有TC199、NCTC109、Eeagle(MEME)及RPMI 1640培养基等。亦可将二种以上的培养基加以组合进行体外培养。附加成分有:5%~10%灭活小牛血清或人血清,不同种哺乳动物细胞系(如恒河猴肾细胞系、沙鼠原代睾丸细胞、人羊膜细胞系、人胚肾细胞等)及青霉素100U/ml、链霉素100µg/ml等。将上述培养液及附加成分按比例和应用经验配制成工作液。

4. 培养环境(条件)　气相条件为5% CO_2、10% O_2、85%~90% N_2组成的混合气体,37℃恒温培养箱。

5. 人工培养操作步骤　将上述收集到的纯净的感染期幼虫每组按20~30条计数,置于含有2~5ml工作液的培养瓶内,用无菌的橡皮塞塞住瓶口,将培养瓶倾斜5°角放置,在37℃恒温培养箱中,通入5% CO_2、10% O_2、85%~90% N_2的混合气体进行培养。每隔3~4天换工作液一次。换液时,培养瓶内留下含活幼虫的约0.2~0.5ml旧培养液,加入2~5ml新鲜培养液。每天用倒置显微镜观察虫体生长发育和蜕皮情况。

在不同时间收集一定数量的幼虫观察其活性,做好测量,并对死亡虫体进行形态学观察。

6. 结果判定及其虫种保存

(1)结果判定:徐大刚(1986)采用人羊膜细胞系(FL)体外培养周期型马来丝虫感染期幼虫结果显示:含 FL 细胞系的 T1C99 培养液中,幼虫不蜕皮,最长存活 19 天;含 FL 细胞系的 RPMI 1640 培养液中,感染期幼虫(L_3)在培养后 10 天开始出现蜕皮,整个蜕皮过程约在 24~72 小时内完成,培养 30 天结束实验,已有 37.0% 的幼虫出现蜕皮,其中 22.2% 的幼虫发育至第 4 期幼虫(L_4),提示这两种基础培养液所含的氨基酸和维生素等化学成分其质和量的差异,可能直接或/和间接通过 FL 细胞系的代谢作用影响丝虫感染期幼虫的生长发育。在含有 FL 细胞系的 RPMI 1640 培养液中添加葡萄糖(2mg/ml)和 10% 小牛血清,幼虫的生长发育和存活等各方面均有明显改善,L_3 蜕皮率和发育至 L_4 率分别为 63.2% 和 26.3%,可见葡萄糖可能是体外培养丝虫所必需的重要成分。

(2)虫种保存:感染期幼虫的冷冻保存方法同微丝蚴,只是每管虫数为 800 条。

7. 注意事项　培养过程中,更换工作液时,易造成幼虫的丢失,故不宜频繁换液,以 3~4 天更换一次为宜,也可根据实验具体情况灵活调整,并且更换时,要保留一部分旧培养液,减少幼虫的丢失。

(三)丝虫成虫的体外培养

1. 器材与药品(耗材)　剪刀,镊子,玻璃钩,注射器,平皿,培养皿,培养瓶,离心管,乙醚,无菌生理盐水,台氏液,青霉素,链霉素,培养基,小牛血清,恒温培养箱,解剖镜。

2. 虫源的获取与鉴定　从实验室感染周期型马来丝虫的阳性沙鼠腹腔中通过无菌手术取出丝虫成虫。用乙醚将沙鼠麻醉,腹部消毒,并打开腹腔,向腹腔中注入 5~10ml 台氏液或无菌生理盐水,冲洗腹腔。用玻璃钩挑出虫体或用 5ml 无针头注射器将虫体吸入注射器内,后将虫体转入盛有台氏液的培养皿内,洗涤 3 次,备用。

3. 培养基制备及其注意事项　选用台氏液、TC199 或 RPMI 1640 配制的培养液作基础液,附加辅助成分有:5% 灭活或未灭活的小牛血清;2 滴长爪沙鼠血细胞悬液或长爪沙鼠全血及青霉素 100U/ml 和链霉素 100μg/ml。培养液的 pH:台氏液在 7.82~7.98 之间;TC199 培养液在 7.35~7.88 之间;RPMI 1640 培养液在 7.31~7.92 之间。

4. 培养环境(条件)　气相条件为 5% CO_2、5% O_2、90% N_2 组成的混合气体,37℃ 恒温培养箱。

5. 人工培养操作步骤　随机取雌雄虫 5~10 对,置于含有约 5ml 培养液的培养瓶内,用无菌橡皮塞盖住,移入 37℃ 温箱中培养。每 2 天换一次培养液,换液过程中,注意用特制的玻璃弯钩轻轻挑起虫体,转入含有新鲜培养液的培养瓶内,保持培养液稳定的 pH 值。在虫体体外培养过程中,注意每天检测成虫生长发育、虫体活动和释放的微丝蚴和虫卵情况,当虫体完全停止活动可作为判定死亡的标志。

6. 结果判定及其虫种保存

(1)结果判定:郑福申等(1983)报告经体外培养的周期型马来丝虫在台氏液中平均存活时间是 14~21 天,持续释放微丝蚴 10~16 天;在 TC199 培养液中,雄虫平均存活时间是 55 天,雌虫可存活 45 天,并持续释出微丝蚴 37 天;在 RPMI-1640 培养浓中,雄虫存活最长时间是 73 天,雌虫为 37 天,雌虫可持续释放微丝蚴 25 天,并且有一条雌虫释出微丝蚴多达 13 356 条。

(2)虫种保存:丝虫成虫的冷冻保存方法同微丝蚴,只是每管虫数为雌雄虫各 10~20 条。

7. 注意事项　在丝虫成虫培养中,培养基 pH 的调整极为重要,各种丝虫成虫培养的最适 pH 为 7.2~8.0。在培养过程中定期更换培养液有利于成虫存活,一般可采用每日换液或隔日换液,以去除酸性代谢产物。总之,培养基(基础培养基 + 血清 + 其他补充物)和培养条件(温度 +pH+ 换液 + 气相条件)的联合作用对体外培养的成功常常起着重要的作用。

第三节　其 他 线 虫

随着细胞体外培养技术的发展和日臻完善,也推动了寄生虫体外培养技术的突破和更新,为了满足教学和科研的需要,越来越多的寄生线虫也实现了体外培养,如蛔虫、钩虫、蛲虫、管圆线虫等。

一、蛔虫培养

蛔虫在宿主体内的移行路径比较复杂,在其移行过程中,经历不同的脏器,所处的环境条件也会相应有所改变,蛔虫的体外培养环境必须提供与其在宿主体内相似的环境条件,这就使其体外培养面临很大挑战。尽管不少学者在这方面做了很多努力,仍然没有完成蛔虫生活史的全程体外培养。猪蛔虫（*Ascaris. suum*）是猪的常见寄生线虫,其不同阶段的培养有较多研究报道（陈宁等,2006）。早期 Pitts（1963）对源自于人和猪体的两种蛔虫进行了虫卵孵出后的新生幼虫的培养观察,Harpur（1964）观察了人蛔虫在体外培养条件下虫体自身所发生的一系列变化。其他如犬弓首线虫（*Toxocara canis*）亦有幼虫培养观察的记录（罗仲金等,1991）。下面以猪蛔虫为例,将猪蛔虫卵、感染期虫卵、幼虫的体外培养方法描述如下:

（一）器材与药品（耗材）

剪刀,镊子,注射器,滤纸,研钵,平皿,培养皿,培养瓶,离心管,40 目筛网,PBS,1.5% 福尔马林,无菌生理盐水,7.5% 次氯酸钠,玻璃珠,台氏液,青霉素,链霉素,培养基,小牛血清,恒温培养箱,振荡器,显微镜。

（二）虫源的获取与鉴定

猪蛔虫成虫采自肉联厂新鲜宰杀的猪的肠道内,用灭菌生理盐水清洗数次;如若进行感染期蛔虫卵以及幼虫的培养,在区分雌雄虫后,立即解剖雌性成虫,收集子宫的后 1/2 段,用灭菌的 PBS 液在研钵内稍加研磨后,加 PBS 液及 1.5% 福尔马林液各清洗及离心 2 次,弃上清液,将沉淀放入培养皿中培养。

（三）培养基制备及其注意事项

猪蛔虫培养常用的合成培养基有 NTNC109、NTNC199、NTNC135 培养基、RPMI 1640、MDM、DMEM、MEM、Grace 培养基、VP12 培养基;常用的培养液有 Ringer 液、Hanks 液、Tyrode 液、Gey 液、Lock 液等,在培养基和培养液中常需加入一定比例的动物血清,常用量为 10%~30%,以及抗生素（青霉素、链霉素、两性霉素 B 等）,根据实验要求还可以添加附加成分,如葡萄糖、氨基酸、维生素、胆固醇等。

（四）培养环境（条件）

1. 温度 温度是影响蛔虫体外培养的重要因素,从自由生活阶段和哺乳动物体内获得的幼虫或成虫的培养适宜温度一般为 37℃。

2. pH 和气相条件 蛔虫培养必须提供与其在宿主体内相似的环境条件,要注意从幼虫到成虫连续选择寄生部位所显示出的生理变化。蛔虫培养时一般 pH 为 7.0,常在 5% CO_2 的空气条件下培养,厌氧条件有利于幼虫的发育,Sylk（1974）采用了 90% N_2+5% O_2+5% CO_2 培养蛔虫的感染期幼虫（L_3）,Urban（1983）采用 95% N_2+5% CO_2 和 85% N_2+10% O_2+5% CO_2 培养蛔虫的第 2 期幼虫（L_2）。

（五）体外培养操作步骤（黄翠琴等,2006）

1. 猪蛔虫成虫的培养 取 1 000ml 无菌生理盐水放入锥形瓶中,加入葡萄糖 1g,青霉素 1 000U/ml,链霉素 1 000μg/ml,搅拌溶解,将混合液加热至 30℃,取上述清洗干净的蛔虫 10 条放入瓶中,置于 30℃ 温箱中,每日更换上述培养液,蛔虫成虫可以存活很长时间。

2. 猪感染期幼虫（L_3）的培养 在无菌培养皿上先铺上一层约 0.5cm 厚的棉花,在棉花上铺一层滤纸,将上述获得的沉淀均匀铺在滤纸上,并在上面滴数滴 1.5% 福尔马林液,以保持底部棉花的湿润并起到抗菌作用。盖上皿盖,28~30℃ 温箱培养 30 天左右。培养期间,定期添加 1.5% 福尔马林液。每隔 1 周取样镜检观察虫卵的发育情况。

3. 体外脱鞘获得感染性幼虫 步骤 1 中培养 30 天左右即可获得感染期虫卵,取部分感染期虫卵,用40 目筛网过滤,收集滤液于 50ml 离心管中,加 7.5% 次氯酸钠,37℃ 过夜后,用灭菌生理盐水离心数次,充分洗去次氯酸钠,最后将沉淀用 1.5ml 离心管分装,加数粒玻璃珠,并加生理盐水至刚好淹没玻璃珠,在振荡器上振荡 5 分钟至卵壳破裂,幼虫孵出。用 200 目分样筛过滤去除玻璃珠,收集滤液,并按彭国华等（2003）报道的方法进行改良后分离滤液中的幼虫和破裂卵壳,即用淋巴细胞分离液通过密度梯度离心法离心滤液后,将滤液分为四层,分别吸取第二层下环中的幼虫和底层幼虫,用灭菌生理盐水洗涤离心 2 次后,再用淋巴细胞分离液重复分离 3 次,最后收集最底层的脱鞘幼虫。

4. L_3 的接种和培养 无菌条件下,将 25ml 培养瓶中加入培养液 10ml,培养液为含有 10% 小牛血清的 RPMI 1640 培养液(也可以是含有小牛血清的 KW-2 培养液或者 DMEM 培养液)。培养液中添加青霉素 1 000U/ml、链霉素 1 000μg/ml、两性霉素 1 000μg/ml 以及胆固醇 50μg/ml。将体外脱鞘后的幼虫(L_3)约 1 500 条接种在培养瓶中,充入混合气体(95% N_2+5% CO_2),注意尽量排出瓶内空气。用封口膜封口后,置于 37℃ 培养箱培养。接种后,每 4~5 天换液一次,换液时先将 5ml 新鲜培养液充入新的培养瓶中,并将培养瓶置 37℃ 温箱预热 30 分钟。同时,取出旧培养瓶,吸取少量培养液沿瓶壁轻轻吹下,使虫体与培养液充分混匀。然后将旧培养液移入 10ml 离心管中,1 000r/min 离心 3 分钟,弃上清液,将沉淀移入预热的新培养瓶中,充气,封口膜封口,于相同条件下继续培养。每天取培养瓶在倒置显微镜下观察。

(六) 结果判定及其虫种保存

1. 猪感染期虫卵的培养结果 约 28 天后,虫卵已基本发育成感染期蛔虫卵,收集这些感染期虫卵,于 4℃ 保存备用。

2. 感染期蛔虫卵的脱鞘率 采用 6% 次氯酸钠消化过夜和玻璃珠振荡结合的方式对猪蛔虫卵进行体外脱鞘,脱鞘率可达 85% 以上。

3. 感染性幼虫(L_3)体外培养结果 培养 21 天后大多数 L_3 都可以发育至 L_4,虫体明显增大。

4. 保存方法 肉联厂收集的猪蛔虫成虫,用灭菌生理盐水清洗数次后洗净后解剖,取近阴门段子宫卵放入研钵内,加入少量 2% 甲醛液(生理盐水稀释)碾磨至虫卵散出,于 25℃ 培养箱孵育 4 周后,再加入 2~3 倍的 2% 甲醛溶液,置 4℃ 冰箱保存。王唯唯(2002)用此法保存蛔虫卵 5 年,使用猪胆汁滤纸双平皿法孵化,虫卵孵化率为 33%。

(七) 注意事项

1. 蛔蚴培养时要进行脱壳处理,常用方法有生物脱壳法和化学脱壳法,前者较慢,条件难以控制,脱壳率不高,但对虫体影响小;而后者时间短且脱壳率高,但对虫体的影响较大。与其他许多蠕虫的虫卵相似,化学脱壳法常采用次氯酸钠溶液。

2. 蛔虫幼虫体外培养较为复杂,培养基的化学成分、血清含量、渗透压、pH 和气相条件等都会影响实验结果。Urban 等(1981)观察了猪蛔虫第 3 期幼虫在体外培养条件下的发育,从感染 7 天的猪肺组织获取第 3 期幼虫(L_3),置含 5% CO_2 的气相条件下在静止的多孔培养板内培养,选用不同的培养基比较其培养效果,证实对于 L_3 至 L_4 的培养以 DMEM 补充以血清(DM-S)是最优化培养基,而对 L_4 以后的维持体外培养则发育缓慢,至培养 21 天时未观察到性别分化,至 52 天时虫体长度为 9.2mm。尽管至 14 天时在不同的培养基中幼虫的生长发育相似,在上述 DM-S 培养基和 DMEM 中加入终浓度 200ng/ml 的三肽(甘氨酰-组氨酰-赖氨酸)的 DM-200 培养基中,可以显著提高 L_3 发育至 L_4 的比率。总而言之这些培养条件仍需不断的改进,今后的体外培养工作要加强蛔虫生存环境的生理生化研究,寻找更为合适的培养条件,简化培养程序,使体外培养方法标准化,从而成为实验寄生虫学有力的研究手段,为研究寄生虫的发育生物学及其特异性发育的功能基因组学奠定基础。

二、钩虫培养

钩虫的体外培养最早由日本小宫义孝(1956—1958)报道,采用犬血清加 Krebs-Ringer bicarbonate 液培养犬钩虫获得成功,Yasuraoka(1960)用人血清及马血清培养十二指肠钩虫也获得成功。我国学者王凤临等(1964—1966)用幼犬血清培养十二指肠钩虫,其存活时间较 Yasuraoka 报道的长。黄先翔(1979)用各种方法降低幼犬免疫力后,进行美洲钩虫人工感染,获得大量活的美洲钩虫,在此基础上进行了美洲钩虫的体外培养,并获得成功。黄先翔等于 1982 年对虫龄 17 天的十二指肠钩虫童虫进行培养,获得发育成熟的成虫,1988 年又对虫龄 14 天的十二指肠钩虫童虫进行培养,获得成熟成虫,其中有两对童虫在体外发育成熟后出现交配,雌虫排出受精虫卵,将该虫卵培养后,获得了感染期钩虫幼虫,将此幼虫再感染给幼犬,首次检获钩虫成虫 436 条。黄先翔等人的研究基本实现了体外完成钩虫的生活史周期,这些为研究钩虫的形态、生理生化、免疫以及药物筛选提供了条件,标志着钩虫的体外培养研究已进入到一个新的阶段。

（一）器材与药品（耗材）

剪刀，镊子，注射器，载玻片，滤纸，研钵，平皿，培养皿，培养瓶，离心管，10ml 试管，60 目筛网，无菌生理盐水，台氏液，青霉素，链霉素，培养基（RPMI 1640 或者 Eagle 培养基均可），幼犬血清，恒温培养箱，显微镜，解剖镜。

（二）虫源的获取与鉴定

十二指肠钩虫和美洲钩虫的童虫、成虫取自人工感染的幼犬的小肠，虫卵取自犬粪；犬钩虫从自然感染的成犬小肠获得。十二指肠钩虫和美洲钩虫的虫卵也可以通过收集钩虫感染者的粪便获得。

（三）培养基制备及其注意事项

体外培养钩虫常用的合成培养基有 RPMI 1640、Eagle 培养基、199 培养基等，培养基中加入青霉素 500U/ml，链霉素 500μg/ml，存放在冰箱里，临用时使用 $NaHCO_3$ 调节 pH 为 7.2 左右。根据实验设计要求加入灭活的幼犬血清（50%~75%），幼犬血清的量直接决定了虫体的存活时间。不建议使用小牛血清或人血清，钩虫的生存时间和发育程度均会受到影响。王凤临和黄先翔等（1979—1985）采用多种培养基对美洲钩虫、十二指肠钩虫、犬钩虫进行培养比较，发现钩虫的童虫在不同培养基中的存活时间差异显著，其中以含 75% 幼犬血清的 RPMI 1640 液、纯幼犬血清及含 50% 幼犬血清的 Eagle 培养基的培养效果最好。此外，还观察了 3 种钩虫的交配、产卵以及增长发育等情况，结果表明在幼犬血清中钩虫的增长发育最为显著，童虫较成虫明显。

（四）培养环境（条件）

37℃ 恒温培养箱。

（五）体外培养操作步骤

1. **成虫的体外培养**　解剖人工感染十二指肠钩虫或美洲钩虫的幼犬，从小肠壁检获活的钩虫，立即用预温至 37℃ 的生理盐水和台氏液各清洗 3 次，再转移至恒温箱中培养 2~4 小时，用玻璃钩或者吸管挑取活泼虫体，放于预温 37℃ 的盛有培养液的培养皿中，置 37℃ 恒温箱中继续培养。培养可分快速测试和连续观察两步，均在无菌条件下进行。快速测试为每个培养皿注入培养液 3ml，虫体约 30 条，观察 24 小时虫体存活情况。连续观察，每个培养皿注入培养液 1.5ml，虫体 2~10 条，每隔 24 小时更换培养液一次，并在解剖镜下观察虫体的活动、交配以及培养基变化等，计数培养基中的幼虫、受精卵和未受精卵的数目。虫体死亡后，鉴定虫种并测量其大小。

2. **钩蚴的体外培养**

（1）炭末培养方法：取木炭或板炭研制成粉末，用 60 目筛子过筛，再经 120~140℃ 干烤 2~3 小时，装入瓶内备用。检查钩虫患者粪便（或犬粪），直接涂片法镜检，低倍镜每视野 1~2 个虫卵即可。然后取 20g 含有钩虫卵的粪便，加入适量的清水调匀，但不能过湿，再加入炭末混匀（比浆糊状要干些为宜），将混匀的材料分装于高压灭菌过的培养皿内，并轻轻压平，以免钩蚴孵出时爬在盖上。最后置于 25~30℃ 温箱中进行培养。在培养过程每天观察培养基内水分是否适宜，如果过湿就把培养皿盖打开，让其水分蒸发掉一部分，再盖上盖，如果过干每天加入冷开水 3~5 滴保持适宜的水分，否则有碍于钩蚴的孵育。培养 5 天后即可检测，检测时，先将培养皿中注入清水，静置 15 分钟，取上液检查。

（2）小试管钩蚴培养法：取滤纸一张，用剪刀将纸剪成比试管略宽、略短的纸条，并使一端较尖。再加入 3~4ml 冷开水于试管内，将剪好的纸条纵向折一下再摊平，然后用竹签挑取钩虫患者（或感染钩虫的病犬）粪便黄豆大小约 0.2g，均匀地涂在纸条中段，再将纸条插入试管中。并使尖端的一头与水接触，使全纸潮湿，但水勿与粪便触及。然后置于 25~30℃ 的温箱内培养。培养过程中应注意观察水分的蒸发情况，必要时每天沿管壁补充适量冷开水。也可在管口加塞棉塞，以减少水分蒸发。

3. **钩虫童虫的体外培养**　选健康幼犬，经腹股沟皮下注入十二指肠钩虫感染期幼虫 5 000 条，此感染期幼虫可通过上面所述的步骤获取，感染后 14 天既可以解剖幼犬，自小肠壁检获童虫。取出的童虫按照无菌操作流程，使用 37℃ 无菌生理盐水分离和清洗，再将洁净的童虫放入培养皿中，每皿 10 条，每天更换培养基，在解剖镜下观察虫体的生长发育和交配产卵等生理现象。

(六) 结果判定及其虫种保存

1. **成虫体外培养结果** 美洲钩虫在体外的适应力差,产卵量少,存活时间短,最长存活时间为 52 天,十二指肠钩虫最长可存活 119 天。钩虫成虫于培养当日即可产卵,培养基中可查见受精卵、未受精卵、第 1 期、第 2 期钩虫幼虫。雌虫最长产卵 48 天,平均每日产卵量 100 个左右。将培养皿中收集到的受精卵混入钩虫卵阴性的人粪中培养,7 天后可查见感染期幼虫。

2. **钩蚴体外培养结果** 在第 3~7 天观察培养结果,阳性者可以肉眼或放大镜在试管底部查见钩蚴。钩蚴在此培养管中可以存活半年之久。

3. **钩虫童虫的培养结果** 生活于培养基中的童虫,多呈蜷曲状,伴有轻微颤动,有时游动十分活跃,甚至虫体相互咬吸在一起,不易分开。虫体呈淡黄色,体壁较薄,甚至可见内部结构(虫体死后体壁变厚,体长缩短,呈黑色,表皮出现皱褶)。虫体摄食时,头部常灵活转动,棒状食管呈现闪烁状收缩。在培养后 3 天即可出现雌虫的蜕皮过程,先从虫体头部的鞘膜开始分离,并逐步伸向尾端,历时 3 天脱出一完整鞘膜。培养 1 周后虫体逐渐增长,角皮及体腔内均有黑色颗粒沉着,肠管逐渐增粗。培养 10 天左右,雌虫的阴门唇状突起明显,雄虫的交合伞增大,各辐肋增粗。培养 15 天后,虫体的生殖小管(睾丸、卵巢)开始显现,并随培养时间的增加而逐渐增粗和延长,盘曲于肠道左右,培养 26 天左右,雄虫可见纺锤形贮精囊,雌虫的子宫、输卵管内可见串珠状排列的虫卵,培养 35 天的雌虫生殖管道进一步发育成熟,并排出虫卵。经此法培养发育为成虫的钩虫可以进行雌雄交配,交配后可以持续排出受精卵。

4. **虫种保存** 张文卫等于 1989 年首次以液氮深低温保存十二指肠钩虫的感染性幼虫取得成功。其方法是将十二指肠钩虫感染性幼虫注入小鼠腹部皮下,1~1.5 小时后剪下小鼠腹部皮肤和肌肉,置于 39℃ 的 0.5% 盐酸液中 3~4 小时,分离出钩虫脱鞘的感染性幼虫。将此幼虫置入安瓿中沉淀,并尽量吸去盐水,将安瓿封口不加低温保护剂。其冷冻步骤是先在 4℃ 1 小时,–4℃ 2 小时,–70℃ 14~16 小时,最后放入液氮中低温保存。复苏时快速取出安瓿置入 4℃ 水浴中解冻。溶解后加入 0.05% 盐水培养以恢复幼虫的活力。其结果是该幼虫在液氮中低温保存 14 天和 425 天,其活动率分别为 29.4% 和 16.9%。将冻存后的感染性幼虫接种健康小鼠,仍具有在鼠体内发育为成虫并交配和产卵的能力。

沈静德等(1990)首次以 7.5% 乙二醇为低温保护剂,在液氮中深低温保存犬钩虫卵取得成功。其冷冻步骤是将犬钩虫卵先在 –20℃ 冰箱中预冷 30 分钟后,即快速移入液氮中低温保存。冻存 9 天后快速复苏,即体外培养孵化以观察虫卵的存活力,孵化率为 30%~40%。

(七) 注意事项

钩虫的体外培养过程中,影响钩虫产卵的因素,除温度、pH 和培养基的种类外,虫体的个体差异也很重要,就同一犬所获得的钩虫,其大小、发育状况、活力、产卵及对外界的适应性,往往也存在差异。十二指肠钩虫和美洲钩虫在培养过程中,其代谢产物也出现差异,表现为十二指肠钩虫童虫和成虫的培养液会产生絮状白色沉淀,而美洲钩虫的培养液中则未见这种沉淀,进一步分析这些物质的理化特性,对于研究这两种钩虫的差异以及钩虫病的防治研究具有重要作用。

在虫种保存上建议冻存虫卵期,因钩虫卵较易大量收集,且可省去感染性幼虫低温保存前需脱鞘的步骤,如若实验设计需要大量感染性幼虫,可将低温保存的钩虫卵随时取出,孵化出大量活的感染性幼虫。

三、蛲虫培养

许正敏等(1996)进行了鼠蛲虫的体外培养,首先自小鼠肠道中分离鼠蛲虫,用棉签挑取虫体放入含培养液的培养皿中,培养液的组成为 Hanks 液 + 小牛血清,并加入双抗(青霉素 200U/ml,链霉素 200μg/ml)。采用无菌操作流程,将虫体在此培养液中洗涤 3 次,然后挑取运动活泼的虫体,置于培养皿中,37℃ 恒温培养箱中培养,每天更换培养液 1 次,并观察虫体活动程度和培养液的沉淀物组成。该实验由于是对药物作用的观察,只进行了 3 天,结果显示虫体运动活泼,体态自然,虫体完整,内部结构清晰,头翼及咽管球结构完好,清晰可见,具虫种鉴别特征。培养 48 小时,取培养液的沉淀镜下观察,可见蛲虫卵满视野,并有能活动的幼虫,72 小时后仍可见蛲虫卵和幼虫。此法进行的是鼠蛲虫的体外培养,但可以为人体寄生的蛲虫的体外培养提供一个思路和借鉴。

四、管圆线虫培养

管圆线虫属于分肠纲,圆线目,后圆总科,管圆科,已有文献记载的管圆线虫属的虫种逾 20 种,可寄生于人体并使人致病的管圆线虫主要有两种:广州管圆线虫(*Angiostrongylus cantonensis*)和哥斯达黎加管圆线虫(*A. costaricensis*),二者均是人兽共患寄生虫病病原体。近年来,管圆线虫的体外培养已经取得了较大的进展,徐娜等(2015)对管圆线虫体外培养方法进行了归纳整理,这些方法的建立对该虫的生理生化、致病机制、生长发育的全过程、药物筛选、诊断试剂的开发等方面都具有重大的推动作用和研究意义。

(一)广州管圆线虫的培养

广州管圆线虫是一种可以引起嗜酸性粒细胞增多性脑脊髓膜炎的寄生线虫。目前广州管圆线虫主要分布在热带亚热带地区,我国主要在台湾、广东、浙江和黑龙江等地。广州管圆线虫的成虫主要寄生在终末宿主鼠的肺动脉内并在此处产卵,虫卵随血流进入肺毛细血管发育为Ⅰ期幼虫,Ⅰ期幼虫刺破肺毛细血管进入肺泡并上行至咽,吞入消化道,随宿主粪便一起排出体外。当排出体外的Ⅰ期幼虫被螺、蛞蝓等适宜的中间宿主或转续宿主食入后可发育成为具有感染性的Ⅲ期幼虫。人因生食或半生食含有广州管圆线虫Ⅲ期幼虫的中间宿主或转续宿主而引起广州管圆线虫病的感染。中山大学的元冬娟等(2016)建立了一种广州管圆线虫的体外培养体系,成功完成了虫卵期、Ⅰ期幼虫、Ⅲ期幼虫、Ⅳ期幼虫以及Ⅴ期幼虫的分离培养,简述如下:

1. **培养基制备及其注意事项** 体外培养广州管圆线虫常用的合成培养基有 Waymouth,RPMI 1640,Eagle,M199,DMEM,Ham F-12,NCTC135 培养基等;常用的培养液有 Ringer 液,Hanks 液,Tyrode 液等,在培养基和培养液中常需加入一定比例的动物血清(如胎牛血清、鼠血红蛋白等),常用量为 10%~30%,以及抗生素(青霉素、链霉素、两性霉素 B 等),缓冲液可用含抗生素的 HBSS,CBSS 等。

2. **培养环境(条件)** 28~37℃ 恒温培养箱,5%~8% CO_2 的气相条件,厌氧环境有利于幼虫的发育。

3. **人工培养方法**

(1)虫卵的分离培养:实验室人工感染广州管圆线虫 60 天的 SD 大鼠,解剖处理,自肺部血管中分离成虫。成虫取出后在含抗生素的 HBSS 缓冲液中清洗 3 次,洁净的虫体放入制备好的虫卵培养基中(Ham F-12 培养基 + 青霉素 G 钾 100 000U/ml+ 链霉素 50 000μg/ml+ 两性霉素 B 500μg/ml),37℃,5% CO_2 条件下孵育 3 小时。将成虫挑走,培养液(含虫卵)转移至 96 孔板中,每孔 100μl,显微镜下观察并计数虫卵。再将 96 孔板置于培养箱中,37℃,8% CO_2 条件下培养,不需更换培养基,7 天后开始有Ⅰ期幼虫孵出,10 天后 80% 的虫卵全部发育为Ⅰ期幼虫。

(2)Ⅰ期幼虫的分离培养:实验室人工感染广州管圆线虫 80 天的 SD 大鼠,取粪便 20 粒,平铺在双层擦镜纸上,将擦镜纸放在 200 目筛网上,并将筛网置于沉淀杯上,加过滤水至液面略高于筛网,室温静置 3 小时,收集杯底部的Ⅰ期幼虫于 15ml 离心管中,管口加上双层筛网,倒扣在含抗生素的 CBSS 缓冲液中,室温放置 30 分钟,1 000r/min,离心 5 分钟,吸取沉淀,在解剖镜下观察并计数,再加入 10ml 含抗生素的 CBSS 缓冲液,按体积比 1 000∶1.3 加入 13μl 次氯酸钠,消毒 10 分钟,1 000r/min,离心 5 分钟,吸取沉淀,加入 20ml 幼虫培养基中,培养基组成为 DMEM+0.1% 5mg/ml 胆固醇乙醇溶液 +20% 胎牛血清 +1% 螺组织提取液 + 青霉素 G 钾 100 000U/ml+ 链霉素 50 000μg/ml+ 两性霉素 B 500μg/ml,再均匀的转移至 24 孔板中,每孔 1ml,将培养板置于 28℃,5% CO_2 条件下培养,每 3 天更换一次培养基。每日镜下观察虫体活力和形态变化。幼虫可存活 30 天以上,但感染螺体的能力会随着时间的延长而减弱。

中国台湾学者陈秀男(1969)曾尝试体外培养广州管圆线虫Ⅰ期幼虫,研究发现在 RPMI 1640、Macy、MEM 和 M199 培养基中,Ⅰ期幼虫可存活 27~30 天,但不能发育为Ⅲ期幼虫。随后 Hata 等(1990)的研究发现,广州管圆线虫Ⅰ期幼虫在 NCTC109 培养基和 L-15 培养基中可使Ⅰ期幼虫早期阶段发育到中期阶段,仍不能发育为Ⅲ期幼虫。

(3)Ⅲ期幼虫的分离培养:将实验室人工感染广州管圆线虫 21 天的 5 只藁杆双脐螺,放入消化液中(1.5mg/ml 的胃蛋白酶溶液)消化 1 小时,加入生理盐水终止消化,在解剖镜下计数虫数,将收集到的Ⅲ期幼虫转移至含抗生素的 CBSS 缓冲液中,按体积比 1 000∶1.3 加入 13μl 次氯酸钠,消毒 10 分钟,1 000r/

min,离心 5 分钟,吸取沉淀,加入 5ml 幼虫培养基中,培养基组成为 Waymouth 培养基 +20% 胎牛血清 + 青霉素 G 钾 100 000U/ml+ 链霉素 50 000μg/ml+ 两性霉素 B 500μg/ml,再均匀的转移至 6 孔板中,每孔 1ml,将培养板置于 28℃,5% CO_2 条件下培养,每 3 天更换一次培养基。每日镜下观察虫体活力和形态变化。幼虫可存活 30 天以上,而且感染老鼠的能力不会减弱。

Hate 等(1993)在对广州管圆线虫Ⅲ期幼虫的体外培养研究中发现,分别有 9% 和 4% 广州管圆线虫Ⅲ期幼虫在 PRMI-1640 培养基和 NCTC135 培养基中可以由早期阶段发育到Ⅲ期幼虫的晚期阶段。

（4）Ⅳ期幼虫的分离培养:实验室人工感染广州管圆线虫 14 天的 SD 大鼠,解剖处理,取脑组织,放于含抗生素的 HBSS 缓冲液中,用镊子小心的撕开组织,挑出Ⅳ期幼虫,将幼虫使用 HBSS 缓冲液清洗 3 次,然后放在幼虫培养基中,培养基的组成成分与Ⅲ期幼虫的一致,再均匀的转移至 6 孔板中,每孔 1ml,将培养板置于 28℃,5% CO_2 条件下培养,每 3 天更换一次培养基。每日镜下观察虫体活力和形态变化。幼虫可存活 1 个月以上,并且保持较好的活力。

Hate 等(1993)在对广州管圆线虫Ⅳ期幼虫的体外培养研究中发现,幼虫在 Waymouth 培养基和 NCTC135 培养基中部分可发育为童虫,尤其在 Waymouth 培养基中约 74% 的幼虫可发育为成虫。

（5）Ⅴ期幼虫的分离培养:实验室人工感染广州管圆线虫 28 天的 SD 大鼠,解剖处理,在脑组织中分离获取Ⅴ期幼虫,分离虫体与培养过程等操作与上述Ⅳ期幼虫的分离培养一致。

（二）哥斯达黎加管圆线虫的培养

哥斯达黎加管圆线虫是 1971 年首次被发现,其生活史与广州管圆线虫相似,人因食入含有感染期幼虫的蛞蝓及污染的蔬菜而导致感染。其幼虫主要侵犯阑尾、回肠末段、升结肠前端及这些部位的淋巴结引起以肠壁炎症为主要症状的腹部管圆线虫病。

日本千叶大学的 Hata(1991)曾在体外培养观察了哥斯达黎加管圆线虫从Ⅲ期幼虫至早期成虫的发育,1996 年又完成了哥斯达黎加管圆线虫虫卵至Ⅰ期幼虫的发育过程,其培养过程简述如下:

1. 培养基制备及其注意事项　体外培养哥斯达黎加管圆线虫的培养基与广州管圆线虫基本相同,如 Waymouth、RPMI 1640、Eagle、M199、DMEM、Ham F-12、NCTC135 培养基等;所需的培养液、抗生素以及缓冲液同上面的广州管圆线虫。

Hata(1996)观察了体外培养哥斯达黎加管圆线虫培养基中基本成分的合适浓度,将不同浓度的 L-组氨酸、L-赖氨酸、L-蛋氨酸、L-色氨酸、氯化胆碱或葡萄糖过滤除菌,将从光滑双脐螺收集的虫体置 Waymouth 培养基中培养,其间不更换培养基。结果发现该虫成虫的培养需要较高浓度的氯化胆碱和色氨酸,还发现在 Waymouth 培养基中如仅含氯化胆碱和吡哆醇,管圆线虫的发育率较含多种维生素的 Waymouth 培养基为低,表明其他维生素也是必需的。

2. 培养环境（条件）　37℃ 恒温培养箱,8% CO_2 的气相条件。

3. 人工培养方法

（1）虫卵至Ⅰ期幼虫的体外培养:成虫取自实验感染 2~4 个月的棉鼠肠系膜动脉。成虫取出后用含抗生素的 HBSS 缓冲液洗涤 3 次,将洁净的成虫置于含有培养液的培养皿中,置 37℃ 培养 3 小时,收集培养液中的虫卵,继之以 HBSS 离心洗涤 3 次。取 200~300 个虫卵放入 10ml 培养液中,再均匀的加在 6 孔板内,37℃、8% CO_2 的恒温培养箱中培养,其间不需更换培养基。实验结果显示,培养 5 天时,卵壳内形成幼虫,其后幼虫即孵出。培养 10 天后,34% 的虫卵可发育为Ⅰ期幼虫,以这些幼虫感染螺类中间宿主（光滑双脐螺）,可在中间宿主体内发育至Ⅲ期幼虫。实验还观察到培养 5 天的含胚卵对螺类宿主也具有感染性。该作者认为在所观察的化学成分确定的培养基中,仅 Ham F-12 培养基是最适培养基。

（2）Ⅲ期幼虫至早期成虫的体外培养:从光滑双脐螺体内收集哥斯达黎加管圆线虫Ⅲ期幼虫,置于 Waymouth 培养基中,培养 28 天后,77% 的Ⅲ期幼虫发育至早期成虫阶段,尽管其后虫体陆续死亡。该实验又观察了不同的附加成分对虫体发育的影响,分别在 Waymouth 培养基中加入了鼠红细胞、血清、酵母浸出物、水解乳蛋白及生长因子。实验结果发现,加入红细胞是继续培养的必要条件,这些早期成虫可继续发育。在培养至第 14 天和 21 天时,在含有红细胞培养基中的虫体其平均长度显著大于不含红细胞培养基中的虫体;培养至第 28 天时,雄虫和雌虫的最大长度分别达到 2.1mm 和 3.3mm。而在培养基中加入血清、酵母浸出物、水解乳蛋白及生长因子,均不能促进虫体发育。

五、粪类圆线虫培养

粪类圆线虫(*Strongyloides stercoralis*)又名肠类圆线虫,为兼性寄生虫,可营自由生活,亦可营寄生生活。其确诊主要靠实验室检出病原体,临床常用的方法就是粪便直接涂片法,镜下查见的粪类圆线虫幼虫与钩虫的幼虫极为相似,为进一步确诊,可对其幼虫进行体外培养,获得成虫,通过成虫的形态特征可明确诊断,并且培养法还可以提高该虫的检出率。目前可以参考的培养方法有两种,一个是新垣民树(1988)的琼脂平板培养法,另一个是粪便直接培养法。琼脂平板培养法是把粪便直接涂布于普通琼脂培养板上,在 37℃ 培养一夜后,即可观察到虫体在平板上游走的轨迹及线状的细菌群落,且在有的病例还可以看到自生世代的成虫或虫卵。鉴定时,在平皿上没有琼脂处加水,集中虫体,便于观察形态(李志刚译,1989)。粪便直接培养法操作简单,将患者粪便放在培养皿中,置于 25℃ 恒温培养箱中培养 7 天,可查见大量自由生活的丝状蚴和成虫。

(秦元华　崔昱)

参 考 文 献

[1]　褚欣平,苏川.人体寄生虫学[M].3 版.北京:人民卫生出版社,2018.

[2]　吴观陵.人体寄生虫学[M].4 版.北京:人民卫生出版社,2013.

[3]　唐仲璋,唐崇惕.人兽线虫学[M].北京:科学出版社,2009.

[4]　陈佩惠,周述龙.医学寄生虫体外培养[M].北京:科学出版社,1995.

[5]　沈沁汶,郎所.寄生原虫和蠕虫的体外培养[M].上海:华东师范大学出版社,1987.

[6]　元冬娟,解辉,罗诗琪,等.一种广州管圆线虫体外培养基和体外培养方法[J].中国专利,CN106614426A,2019,10.

[7]　文慧,王李昂,刘春颖,等.旋毛虫病人血清 Western blot 对成虫可溶性蛋白中早期诊断抗原的鉴定[J].中国病原生物学杂志,2017,12(2):132-135,139.

[8]　徐娜,杨毅梅.管圆线虫体外培养及其驱虫药筛选研究进展[J].中国病原生物学杂志,2015,10(1):91-93.

[9]　刘若丹,王中全,任会均,等.旋毛虫幼虫体外对正常小鼠肠上皮细胞侵入及其发育的观察[J].中国病原生物学杂志,2013,8(6):435-538.

[10]　王莉,崔晶,王书伟,等.旋毛虫肌幼虫在不同培养基中发育情况的观察[J].中国病原生物学杂志,2010,5(10):746-748,728.

[11]　王莉,崔晶,王书伟,等.旋毛虫幼虫体外对肠上皮细胞侵入及发育的观察[J].中国病原生物学杂志,2010,5(12):901-903,911.

[12]　陈宁,黄翠琴,林瑞庆,等.猪蛔虫幼虫体外培养的初步研究[J].热带医学杂志,2007,7(6):522-524.

[13]　徐正敏,李智山,孙莉,等.犬钩蚴固体培养基滤纸培养法[J].中国寄生虫学与寄生虫病杂志,2007,25(4):358-封 3.

[14]　陈宁,黄翠琴,朱兴全.猪蛔虫的生活史及体外培养研究进展[J].热带医学杂志,2006,6(2):220-223.

[15]　黄翠琴,陈宁,邹丰才,等.猪蛔虫不同发育期幼虫的收集方法研究[J].热带医学杂志,2006,6(5):487-489.

[16]　郭鄂平,曾凡龙,王珺,等.鼠旋毛虫肌幼虫的分离与体外培养[J].山西医科大学学报,2005,36(4):446-447.

[17]　方强,孙新,夏惠,等.次氯酸钠法孵化猪带绦虫卵的实验研究[J].寄生虫与医学昆虫学报,2004,11(1):19-23.

[18]　王唯唯,陈传.猪蛔虫卵低温保存 5 年后的存活率及侵袭力[J].中国寄生虫学与寄生虫病杂志,2002,20(3):140.

[19]　尹晓梅,王勇,沈光金,等.三种方法检查钩虫感染的现场对比观察[J].实用寄生虫病杂志,1999,7(1):46.

[20]　张庆军,卢笑丛,YUPHA R,等.班氏丝虫感染 Scid 小鼠模型的建立[J].中国实验动物学报,1999,7(2):107-110.

[21]　田明礼,邓达.体外培养管圆线虫培养基中基本成分的合适浓度[J].国外医学寄生虫病分册,1997,24(3):132-133.

[22]　许正敏,胡生梅,许敏,等.光镜观察氟苯哒唑对体外培养鼠蛲虫的活力、产卵及形态学影响[J].中国兽医寄生虫病,1996,4(3):21-22.

[23]　崔昱,李杰,刘涛,等.贝氏分离丝虫三期蚴方法进一步改进[J].大连医科大学学报,1994,16(2):150-151.

[24]　沈静德.钩虫低温保存的应用[J].医学研究通讯,1992,21(11):18-19.

[25]　李永祥.粪便直接涂片结合培养确诊粪类圆线虫病二例[J].浙江畜牧兽医,1991,02:40-41.

［26］ 沈静德,沈树满. 液氮冻存犬钩虫卵的研究［J］. 中国寄生虫学与寄生虫病杂志,1990,8(2):149.

［27］ 万启惠,黄蕙芬. 周期型马来丝虫感染期幼虫在人卵巢癌细胞系中的体外培养［J］. 动物学报,1989,35(2):182-187.

［28］ 李志刚. 粪类圆线虫新的检出法—琼脂平板培养试验［J］. 宁夏医学杂志,1989,11(4):35.

［29］ 郑惠君,陶增厚,张晓辉. 班氏丝虫和马来丝虫感染期幼虫体外培养的进一步研究［J］. 中国寄生虫学与寄生虫病杂志,1989,7(4):276-279.

［30］ 徐大刚,黄蕙芬,叶淑铭. 体外培养周期型马来丝虫感染期幼虫［J］. 动物学报,1989,35(1):104-106.

［31］ 韩俊,陶鸿章. 马来丝虫微丝蚴体外培养的研究［J］. 中国人兽共患病杂志,1989,5(3):16-18.

［32］ 黄先翔,尹光耀,李明惠. 十二指肠钩虫14日龄童虫体外培养至成虫的研究［J］. 中国寄生虫学与寄生虫病杂志,1988,6(3):182-185.

［33］ 陶鸿章,徐大刚,韩俊,等. 马来丝虫微丝蚴体外培养发育到腊肠期蚴［J］. 遵义医学院学报,1988,11(3):32-34.

［34］ 陶鸿章,韩俊,徐大刚,等. 冷冻保存马来丝虫成虫［J］. 贵州医药,1988,12(6):359-360.

［35］ 周宪民,严涛. 双玻皿滤纸炭末钩蚴培养法［J］. 江西医学院学报,1987,4:10.

［36］ 姜维纬. 周期型马来丝虫蚊体内阶段的体外培养研究［J］. 中国寄生虫学与寄生虫病杂志,1987,5(4):299-300.

［37］ 黄先翔,贺蓉君,张秀芳. 体外培养十二指肠钩虫童虫的研究［J］. 中华医学杂志,1987,67(2):96-98.

［38］ 徐大刚,万启惠,黄蕙芬. 体外培养周期型马来丝虫感染期幼虫的初步观察［J］. 遵义医学院学报,1986,9(2):32-34.

［39］ 徐大刚,万启惠. 周期型马来丝虫感染期幼虫体外培养某些条件探讨［J］. 遵义医学院学报,1986,9(4):1-3.

［40］ 陶鸿章,黄蕙芬. 946d 冷冻保存的马来丝虫微丝蚴的生物学特性［J］. 遵义医学院学报,1986,9(4):4.

［41］ 陶鸿章,黄蕙芬. 马来丝虫微丝蚴低温保存及其后在中华按蚊体内继续发育的观察［J］. 动物学报,1986,32(4):383.

［42］ 万启惠. 丝虫成虫体外培养的研究进展［J］. 遵义医学院学报,1985,8(4):40-43.

［43］ 黄先翔,韩家俊. 体外培养美洲钩虫成虫的研究［J］. 中国寄生虫学与寄生虫病杂志,1985,3(1):35-37.

［44］ 黄先翔,张德洪,贺蓉君. 美洲钩虫、十二指肠钩虫及犬钩虫的体外培养比较［J］. 四川医学,1985,6(6):354-356.

［45］ 姜维维,席裕瑞,任道性. 丝虫体外培养研究的进展［J］. 国外医学(寄生虫病分册),1984,4:152-155.

［46］ 王凤临,贺蓉君,黄先翔,等. 十二指肠钩虫及犬钩虫的体外培养［J］. 中华医学杂志,1979,59(12):759-764.

［47］ 贵州省遵义医学院寄生虫学组. 长爪沙鼠人工感染周期型马来丝虫实验观察［J］. 动物学报,1975,21(2):212.

［48］ SONG YY,LU QQ,HAN LL,et al. Proteases secreted by *Trichinella spiralis* intestinal infective larvae damage the junction of epithelial cell monolayer and mediate larval invasion［J］. Vet Res,2022,53:19.

［49］ ZHANG XZ WANG ZQ,CUI J. Epidemiology of trichinellosis in China during 2009-2020［J］. Acta Trop,2022,229:106388.

［50］ BAI Y,MA KN,SUN XY,et al. Molecular characterization of a novel cathepsin L from *Trichinella spiralis* and its participation in invasion,development and reproduction［J］. Acta Trop,2021,224:106112.

［51］ HU CX,ZENG J,HAO HN,et al. Biological properties and roles of a *Trichinella spiralis* inorganic pyrophosphatase in molting and developmental process of intestinal larval stages［J］. Vet Res,2021,52:6.

［52］ HU YY,ZHANG R,YAN SW,et al. Characterization of a novel cysteine proteinase in *Trichinella spiralis* and its role in larval intrusion,development and fecundity［J］. Vet Res,2021,52:113.

［53］ REN HN,BAI SJ,WANG Z,et al. A metalloproteinase Tsdpy31 from *Trichinella spiralis* participates in larval molting and development［J］. Int J Biol Macromol,2021,2021,192:883-894.

［54］ REN HN,ZHUO TX,BAI SJ,et al. Proteomic analysis of hydrolytic proteases in excretory/secretory proteins from *Trichinella spiralis* intestinal infective larvae using zymography combined with shotgun LC-MS/MS approach［J］. Acta Trop,2021,216:105825.

［55］ WANG X,TANG B,ZHAO Y,et al. Development of a rapid and sensitive immunochromatographic strip based on EuNPs-ES fluorescent probe for the detection of early *Trichinella spiralis*-specific IgG antibody in pigs［J］. Vet Res. 2021,52(1):85.

［56］ YAN SW,HU YY,SONG YY,et al. Characterization of a *Trichinella spiralis* cathepsin X and its promotion for the larval invasion of mouse intestinal epithelial cells［J］. Vet Parasitol,2021,297:109160.

［57］ ZHUO TX,WANG Z,SONG YY,et al. Characterization of a novel glutamine synthetase from *Trichinella spiralis* and its participation in larval acid-resistance,molting and development［J］. Front Cell Dev Biol,2021,9:729402.

［58］ GUO KX,BAI Y,REN HN,et al. Characterization of a *Trichinella spiralis* aminopeptidase and its parcipation in the penetration,development and fecundity［J］. Vet Res,2020,51:78.

［59］HU CX,ZENG J,YANG DQ,et al. Binding of elastase-1 and enterocytes facilitates *Trichinella spiralis* larval intrusion of the host's intestinal epithelium［J］. Acta Trop,2020,211:105592.

［60］XU J,LIU RD,BAI SJ,et al. Molecular characterization of a *Trichinella spiralis* aspartic protease and its facilitation role for larval invasion of host intestinal epithelial cells［J］. PloS Negl Trop Dis,2020,14(4):e0008269.

［61］YANG F,GUO KX,YANG DQ,et al. Functional analysis of *Trichinella spiralis* serine protease 1. 2 by siRNA mediated RNA interference［J］. Trop Biomed,2020,37(2):457-470.

［62］ZHANG XZ,SUN XY,BAI Y,et al. Protective immunity in mice vaccinated with a novel elastase-1 significantly decreases *Trichinella spiralis* fecundity and infection［J］. Vet Res,2020,51:43.

［63］BRUSCHI F,GÓMEZ-MORALES MA,HILL DE. International Commission on Trichinellosis:Recommendations on the use of serological tests for the detection of *Trichinella* infection in animals and humans［J］. Food Waterborne Parasitol,2019,14:e00032.

［64］CUI J,HAN Y,YUE X,et al. Vaccination of mice with a recombinant novel cathepsin B inhibits *Trichinella spiralis* development,reduces the fecundity and worm burden［J］. Parasit Vectors,2019,12:581.

［65］SUN GG,LEI JJ,REN HN,et al. Intranasal immunization with recombinant *Trichinella spiralis* serine protease elicits protective immunity in BALB/c mice［J］. Exp Parasitol,2019,201:1-10.

［66］YANG F,YANG DQ,SONG YY,et al. In vitro silencing of serine protease inhibitor suppresses *Trichinella spiralis* invasion,development and fecundity［J］. Parasitol Res,2019,118(7):2247-2255.

［67］LIU CY,REN HN,SONG YY,et al. Characterization of a putative glutathione S-transferase from the parasitic nematode *Trichinella spiralis*［J］. Exp Parasitol,2018,187:59-66.

［68］QI X,YUE X,HAN Y,et al. Characterization of two *Trichinella spiralis* adult-specific DNase Ⅱ and their induced protective immunity［J］. Front Microbiol,2018,9:2504,

［69］SUN GG,REN HN,LIU RD,et al. Molecular characterization of a putative serine protease from *Trichinella spiralis* and its elicited immune protection［J］. Vet Res,2018,49:59.

［70］WANG ZQ,SHI YL,LIU RD,et al. New insights on serodiagnosis of trichinellosis during window period:early diagnostic antigens from *Trichinella spiralis* intestinal worms［J］. Infect Dis Poverty,2017,6:41.

［71］XU DM,WEN H,WANG LA,et al. Identification of early diagnostic antigens in soluble proteins of *Trichinella spiralis* adult worms by Western blot［J］. Trop Biomed,2017,34(1):191-198.

［72］EVANS H,FLYNN AF,MITRE E. Endothelial cells release soluble factors that support the long-term survival of filarial worms *in vitro*［J］. Exp Parasitol,2016,170:50-58.

［73］LI LG,WANG ZQ,LIU RD,et al. *Trichinella spiralis*:Low vaccine potential of glutathione S-transferase against infections in mice［J］. Acta Trop,2015,146:25-32.

［74］LIU P,WANG ZQ,LIU RD,et al. Oral vaccination of mice with *Trichinella spiralis* nudix hydrolase DNA vaccine delivered by attenuated *Salmonella* elicited protective immunity［J］. Exp Parasitol,2015,53:29-38.

［75］LIU RD,CUI J,LIU XL,et al. Comparative proteomic analysis of surface proteins of *Trichinella spiralis* muscle larvae and intestinal infective larvae［J］. Acta Trop,2015,150:79-86.

［76］SUN GG,LIU RD,WANG ZQ,et al. New diagnostic antigens for early trichinellosis:the excretory-secretory antigens of *Trichinella spiralis* intestinal infective larvae［J］. Parasitol Res,2015a,114(12):4637-4644.

［77］SUN GG,WANG ZQ,LIU CY,et al. Early serodiagnosis of trichinellosis by ELISA using excretory-secretory antigens of *Trichinella spiralis* adult worms［J］. Parasit Vectors,2015b,8:484.

［78］YANG W,LI LG,LIU RD,et al. Molecular identification and characterization of *Trichinella spiralis* proteasome subunit beta type-7［J］. Parasit Vectors,2015,8:18.

［79］LONG SR,WANG ZQ,LIU RD,et al. Molecular identification of *Trichinella spiralis* nudix hydrolase and its induced protective immunity against trichinellosis in BALB/c mice［J］. Parasit Vectors,2014,7:600.

［80］CUI J,LIU RD,WANG L,et al. Proteomic analysis of surface proteins of *Trichinella spiralis* muscle larvae by two-dimensional gel electrophoresis and mass spectrometry［J］. Parasit Vectors,2013,6(1):355.

［81］CUI J,REN HJ,LIU RD,et al. Phage-displayed specific polypeptide antigens induce significant protective immunity against *Trichinella spiralis* infection in BALB/c mice［J］. Vaccine,2013,31(8):1171-1178.

［82］REN HJ,LIU RD,WANG ZQ,et al. Construction and use of a *Trichinella spiralis* phage display library to identify the interactions between parasite and host enterocytes Parasitol Res, 2013, 112 (5): 1857-1863.

[83] WANG L, WANG ZQ, CUI J. Proteomic analysis of the changed proteins of *Trichinella spiralis* infective larvae after co-culture in vitro with intestinal epithelial cells [J]. Vet Parasitol, 2013, 194 (2-4): 160-163.

[84] WANG ZQ, WANG L, CUI J. Proteomic analysis of *Trichinella spiralis* proteins in intestinal epithelial cells after culture with their larvae by shotgun [J]. J Proteomics, 2012, 75 (8): 2375-2383.

[85] REN HJ, CUI J, WANG ZQ, et al. Normal mouse intestinal epithelial cells as a model for the in vitro invasion of *Trichinella spiralis* infective. Larvae [J]. PLoS One, 2011, 6 (10): e27010.

[86] TOWNSON S, TAGBOTO S, MCGARRY HF, et al. Onchocerca parasites and *Wolbachia* endosymbionts: evaluation of a spectrum of antibiotic types for activity against *Onchocerca gutturosa in vitro* [J]. Filaria J, 2006, 5: 4.

[87] WEBSTER P, SAEED IS, KAPEL CM. Evaluation of techniques for the recovery of live intestinal *Trichinella spiralis* worms from experimentally infected foxes [J]. Vet Parasitol, 2004, 124 (3-4): 269-274.

[88] GALIARDO LF, MCVAY CS, APPLETON JA. Molting, ecdysis, and reproduction of *Trichinella spiralis* are supported in vitro by intestinal epithelial cells [J]. Infect Immun, 2002, 70 (4): 1853-1859.

[89] LAURSEN JR, YOSHINO TP. *Biomphalaria glabrata* embryonic (Bge) cell line supports in vitro miracidial transformation and early larval development of the deer liver fluke, *Fascioloides magna* [J]. Parasitology, 1999, 118 (2): 187-194.

[90] MANWARREN T, GAGLIARDO L, GEYER J, et al. Invasion of intestinal epithelia in vitro by the parasitic nematode *Trichinella spiralis* [J]. Infect Immun, 1997, 65 (11): 4806-4812.

[91] MURREL KD, SLOTVED HC, ERIKSEN L, et al. Improved method for the recovery of *Ascaris suum* larvae from pig intestinal mucosa [J]. J Parasitol, 1997, 83 (2): 321-324.

[92] HATA H. In vitro cultivation of *Angiostrongylus costaricensis* eggs to first stage larvae in chemically defined medium [J]. Int J Parasitol, 1996, 26 (3): 281-286.

[93] SLOTVED HC, ROEPSTORFF A, BARNES EH, et al. Comparison of methods for recovering migrating *Ascaris suum* larvae from the liver and lungs of pigs [J]. J Parasitol, 1996, 82 (4): 612-615.

[94] FALCONE FH, SCHLAAK M, HAAS H. *In vitro* cultivation of *Brugia malayi*, a parasitic nematode that causes human lymphatic filariasis [J]. ALTEX. 1995, 12 (4): 179-187.

[95] FALCONE FH, ZAHNER H, SCHLAAK M, et al. *In vitro* cultivation of third-stage larvae of *Brugia malayi* to the young adult stage [J]. Trop Med Parasitol, 1995, 46 (4): 230-234.

[96] HATA H. *In vitro* cultivation of the third and fourth stage larvae of *Angiostrongylus cantonensis* [J]. J Vet Med Sci, 1993, 55 (2): 345-347.

[97] WISNEWSKI N, WEINSTEIN P. Growth and development of *Brugia pahangi* larvae under various *in vitro* conditions [J]. J Parasitol, 1993, 79 (3): 390-398.

[98] BAIN O, PHILIPP M. Animal models in the study of the phenomenon of parasitism: filariae and other parasites [J]. Ann Parasitol Hum Comp, 1991, 66 (Suppl 1): 64-68.

[99] CUPP MS. Perspectives on the *in vitro* culture of filariae [J]. In Vitro Cell Dev Biol, 1991, 27 (6): 505-508.

[100] HATA H, KOJIMA S. *Angiostrongylus costaricensis*: culture of third-stage larvae to young adults in a defined medium [J]. Exp Parasitol, 1991, 73 (3): 354-361.

[101] LITCHFIELD TM, MACKENZIE CD, VARMA MG. The conditions required for the maintenance of *Onchocerca lienalis* microfilariae *in vitro* [J]. Acta Trop, 1991, 48 (4): 293-304.

[102] LYSEK H, STERBA J. Colonization of ascaris lumbricoides eggs by the fungus verticillium chlamydosporium goddard [J]. Folia Parasitol (Praha), 1991, 38 (3): 255-259.

[103] NAGORNYI SA, VASERIN IUI. The resistance of muscle larvae of *Trichinella spiralis* to exposure to low temperatures [J]. Parazitologiia, 1991, 25 (3): 275-278.

[104] RIBERU WA, ATMOSOEDJONO S, PURNOMO, et al. Cultivation of sexually mature *Brugia malayi in vitro* [J]. Am J Trop Med Hyg, 1990, 43 (1): 3-5.

[105] POZIO E, ROSSI P, SCRIMITORE E. Studies on the cryopreservation of *Trichinella* species [J]. Exp Parasitol, 1988, 67 (2): 182-189.

[106] TOWNSON S, CONNELLY C, MULLER R. The development of a laboratory model for onchocerciasis using

Onchocerca gutturosa:*in vitro* culture,collagenase effects,drug studies cryopreservation [J]. Trop Med Parasitol,1988, 39(suppl 4):475-479.

[107] REW RS,URBAN JF JR,DOUVRES FW. Screen for anthelmintics,using larvae of *Ascaris suum* [J]. Am J Vet Res, 1986,47(4):869-873.

[108] TOWNSON S,CONNELLY C,MULLER R. Optimization of culture conditions for the maintenance of *Onchocerca gutturosa* adult worms *in vitro* [J]. J Helminthol,1986,60(4):323-330.

[109] KHARAT I,HARINATH BC. *In vitro* and *in vitro* development of *Wuchereria bancrofti* microfilariae [J]. Indian J Med Res,1985,82(8):127-132.

[110] FRANKE ED,WEINSTEIN PP. *In vitro* cultivation of *Dipeptalonema viteae* third-stage larvae:evaluation of cuture media,serum,and other supplements [J]. J Parasitol,1984,70(5):618-628.

[111] KUMAR H,SAHAI R,RAO CK. *In vitro* cultivation of infective larvae of *Dirofilaria immitis* [J]. J Commun Dis, 1984,16(1):77-81.

[112] URBAN JF JR,DOUVRES FW,XU S. Culture requirements of *Ascaris suum* larvae using a stationary multi-well system:increased survival,development and growth with cholesterol [J]. Vet Parasitol,1984,14(1):33-42.

[113] FRANKE ED,WEINSTEIN PP. *Dipetalonema viteae*(Nematoda:filarioidea):Culture of third-stage larvae to young adults *in vitro* [J]. Science,1983,221(4606):161-165.

[114] HAM PJ,JAMES ER. Successful cryopreservation of *Brugia pahangi* third stage larvae in liquid nitrogen [J]. Trans R Soc Trop Med Hyg,1983,77(6):815-819.

[115] LOK,JB,M MIKA-GRIEVE,RB GRIEVE. Cryopreservation of *Dirofilaria immtis* microfilariae and third-stage larvae [J]. Helminthol,1983,57(4):319-324.

[116] LOWRIE RC. Cryopreservation of third-stage larvae of *Brugia malayi* and *Dipetalnema viteae* [J]. Am J Trop Med Hyg, 1983,32(4):767-771.

[117] SNELLER VP,WEINSTEIN PP. *In vitro* development of *Dirofilaria immitis* microfilariae:selection of culture media and serum levels [J]. Int J Parasitol,1982,12(2/3):233-238.

[118] URBAN JF JR,DOUVRES FW. *In vitro* development of *Ascaris suum* from third-to fourth-stage larvae and detection of metabolic antigens in multi-well culture systems [J]. J Parasitol,1981,67(6):800-806.

[119] ANDO K,MITSUHASHI J,KITAMURA S. Up take of aminoacids and glucose by microfilariae of *Dirofilariaa immitis in vitro* [J]. Am J Trop Med Hyg,1980,29(2):213-216.

[120] BERNTZEN AK. Comparative growth and development of *Trichinella spiralis* in vitro and in vivo with a re-description of the life cycle [J]. Exp Parasitol,1965,16:74-106.

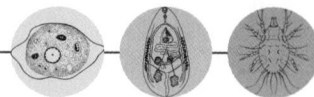

第二十七章

医学节肢动物的饲养与培养

节肢动物是动物界中最大的动物类群,约有 120 万现存种,占动物总数的 85% 以上。它们的生存环境极其广泛,无论是海洋、山脉、森林、沙漠还是冰川和冻土中到处都有其活动的踪迹。节肢动物中有少数种类与医学密切相关,它们能寄生在人和/或其他动物的体内或体表,通过骚扰、蜇刺、吸血、毒害、寄生和传播病原体等方式危害人畜健康,这些危害人畜健康的节肢动物,称为医学节肢动物(medical arthropod)。研究医学节肢动物的分类、形态、生活史、生态、习性、地理分布、致病和防制方法的科学,称医学节肢动物学(medical arthropodology)。

医学节肢动物的形态千姿百态,生活习性差异很大,生殖方式和孳生环境多种多样。它们对人类的危害日益受到国际社会的关注,并被视为当今人类健康和公共卫生安全的主要生物威胁。医学节肢动物能在人与人之间、动物与动物之间和动物与人之间传播,储存某些病原体。据统计,人类传染病约 2/3 是由节肢动物传播,这些由节肢动物传播的疾病通常称为虫媒病(vector-borne diseases)。回眸 20 世纪 70 年代以来的新发和重现传染病(emerging and re-emerging infectious disease),虫媒传染病占了相当大的比例,其中既有"老"的病种,如肾综合征出血热(hemorrhagic fever with renal syndrome)、登革热(dengue fever)、黄热病(yellow fever)、鼠疫(plague)、疟疾(malaria)等;又有新的或重现的病种,如登革出血热(dengue hemorrhagic fever)、莱姆病(Lyme disease)、西尼罗热(West Nile fever)、裂谷热(Rift Valley fever)、巴尔通体病(bartonellosis)、东方斑点热(Oriental spotted fever)、单核细胞埃立克次体病(human monoctyic ehrlichiosis)、人粒细胞埃立克次体病(human granulocytic ehrlichiosis)、寨卡病毒病(Zika virus disease)、基孔肯亚热(Chikungunya fever)和人附红细胞体病(human eperythrozoonosis)等。有些医学节肢动物的寿命很长,且能长期储存病原体,对人的健康威胁具有迁延性,在虫媒病的流行病学上具有重要意义,如乳突钝缘蜱(*Ornithodoros papillipes*)能储存回归热病原体长达 25 年。因此,医学节肢动物既是虫媒病的传播媒介,又是病原体的储存宿主,在自然疫源性疾病的传播和流行上起着重要作用。

近半个世纪以来,全球气候逐渐变暖,导致热带、亚热带的范围不断扩大,加之现代化交通工具的快速发展以及人类交往的日益频繁,直接或间接影响了动、植物生态系统和群落结构,导致医学节肢动物和传病啮齿动物的种属、密度、分布区域发生变化,使虫媒病的流行规模不断扩大,并出现了新的病种。我国医学节肢动物种类多,分布广,若要控制虫媒病,需要具备节肢动物的饲养技术,如蚊蝇的规模化饲养与释放,可以针对性的在特定区域消除传病媒介。

第一节 昆 虫

在鉴定节肢动物的种类,或在谋取大量节肢动物生活史中各期材料,或在寻求某些原虫与蠕虫在节肢动物体中所发生的各种标本,以及在进行节肢动物种群实验研究等场合时,特别对于传病的昆虫,常有饲养与孵育的必要。

一、蚊的饲养

幼虫与蛹自自然界采集后饲养,在实验室孵育为成蚊。同样的,成蚊也可采集后饲养,在实验室产卵和孵育。一般地讲,实验室内饲养要尽量做到,既符合自然界的生存环境,又能提供生长发育所需合适的饲料。否则初期的幼虫特别是按蚊的幼虫,虽经饲养仍不易孵育为第四龄幼虫,而成蚊所产的卵也不易逐步孵育。因此在采集幼虫时,应尽量选取第四龄以及蛹,而在成蚊产卵后,或在采集幼虫时所捞集的卵,最好应分别采用该种蚊产地中的水或产卵处的水以供饲养,同时可加入产地中常见的水生植物。许多蚊可用自来水或雨水养育,尤其是加入水藻后可使幼虫顺利发育。无论用哪种水,都必须经常更换,且在一个容器中不应饲育过多的幼虫。如果采用产地的水,还须除去水内的其他节肢动物。有些库蚊亚科的幼虫能掠食其他蚊种的幼虫或互相残食,因此须分开饲养。

(一)饲养器材

饲养工具　蚊虫整个生活史的标本对形态分类至关重要,在野外采集到的幼虫和蛹需要饲养至成虫从而获得各龄期的标本,饱血雌蚊单雌饲养可以获得一系列的标本。实验室蚊虫饲养所需的工具准备如下:

(1)幼虫和蛹的饲养:瓷盆、塑料碗、胶头吸管、单个饲养管、幼鱼饲料(粉末状)、标签纸、记号笔、铅笔、蜡笔等。

(2)成蚊的单雌饲养:纸杯(250ml)、平底盆、瓷碗、塑料吸蚊管、滤纸、细纱漏网、纱网、脱脂棉、葡萄糖(粉末)、大玻璃缸(培养蚊幼虫用)、干湿球温度计、大口滴管(吸取幼虫及蛹用)、标本瓶(3寸×1.5寸,作分离培养蚊用)、昆虫笼(图27-1)、标记笔等。

(二)饲养环境的常规要求(养蚊室的条件)

养蚊室应设置三道生物门防线,安装风幕机以形成强劲的自上而下风帘,防蚊子飞出。设置安排多间自动恒温、恒湿实验室,用以饲养蚊子包括卵、幼虫、蛹、成虫各个龄期。我国在广州科学城建有3 500m²多的蚊子大规模生产基地。

养蚊室的条件设置为:①封闭式恒温室(恒温24~29℃),需压机和热机辅助控温;②闭合式的空气循环系统及空气净化设备,保持室内空气无菌状态;③感应式湿度调节器(室内湿度保持60%~90%),可以随时感应室内湿度变化对室内的加湿器进行调控。

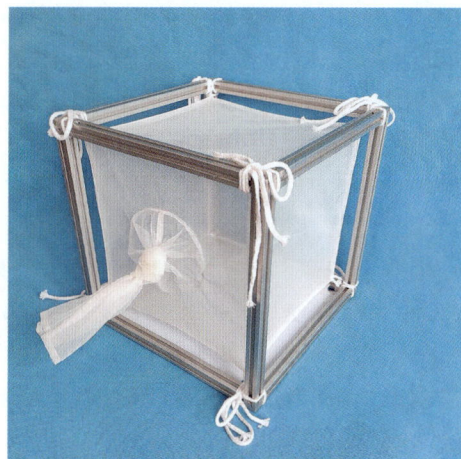

图 27-1　昆虫笼

(三)饲养方式

蚊的饲养方式包括个体饲养、群体饲养和规模饲养。从野外采集蚊虫的幼虫、蛹、饱血雌蚊带回实验室进行人工饲养,同时进行实验室的蚊虫单雌饲养驯化,扩大实验室蚊虫种群的规模,为蚊虫更进一步的研究提供材料。

1. **蚊虫个体饲养**　幼虫和蛹的单管饲养是获得的蚊虫幼虫皮、蛹皮及成虫整套形态学分类鉴定标本的简易途径。

(1)幼虫的单管饲养:将野外采集的幼虫和蛹从采集袋中转移到盛有蒸馏水或纯净水的碗中(采用从采集地带来的水饲养效果好),选取Ⅳ龄幼虫到单个饲养管中,在幼虫未化蛹之前,单个饲养管的盖子可以不用;如果Ⅳ龄幼虫较少,可以选取Ⅲ龄幼虫进行饲养,但要在饲养过程中喂食少量的肝粉或幼鱼饲料,并且为了避免幼虫因饲料过多死亡,应先取少量的饲料加水稀释后再用吸管加少量的稀释饲料到单个饲养管中,单个饲养管中加水不宜超过管高的1/2,并在管壁上注明采集编号。待到幼虫化蛹,再把单个饲养管的盖子加上,以免羽化后成蚊飞走。

(2)蛹的单管饲养:将蛹分别用吸管单个放入饲养管中,盖上盖子,待其羽化24小时后收集蛹皮和成蚊并保存。

（3）饱血蚊虫的单雌饲养：蚊虫单雌饲养不仅可以进行该蚊种在实验室的传代,获得该种的大量标本,同时也可以为分类学、流行病学、杀虫剂敏感性测定等提供重要研究材料。

1）野外采集饱血成蚊的保存及运输：在野外（猪圈、牛棚和人房等）采集到的饱血雌蚊,如果采集点距蚊虫饲养室较近,可以将饱血雌蚊放入蚊笼内带回实验室直接进行单个饲养。否则,需将采集的饱血雌蚊单个分装到 100ml 规格的纸杯中,纸杯底部垫上浸水的滤纸,并用清水浸湿的厚纱布封住纸杯口,再在纱布上滴加少量的 10% 的葡萄糖溶液饲食雌蚊。在运输过程中,每天早晚应在纱布上加水及葡萄糖溶液两次,应尽量避免纸杯剧烈振荡、倒置,并保持滤纸和纱布的湿润。

2）饲养方法：养蚊室的条件设置为：①温度,根据不同蚊种,以 24~29℃ 为宜;②湿度,一般保持在 60%~80% 相对湿度;③每日人工光照 12~13 小时,或模拟自然条件,白天室内为自然光照射,夜间尽量避免灯光打扰。

饲养步骤：①野外采集饱血按蚊并进行单个纸杯（100ml 规格）分装;②在纸杯底围放 1cm 高的滤纸条并加蒸馏水,水高为 0.5~0.8cm,在每个纸杯的纱网上放置 10% 的葡萄糖溶液棉球,棉球每天早晚滴加葡萄糖溶液保持湿润;③单个饲养的饱血雌蚊一般在吸血后 3 天即产卵,产卵后将产在滤纸上的卵用蒸馏水冲洗到瓷碗中,并加入少量的清水（卵未孵化前加水少许即可）。卵孵化后,开始在水面撒施肝粉或幼鱼饲料,每天早晚各一次。根据每碗幼虫的虫龄及数量多少控制撒食的量,如Ⅰ、Ⅱ、Ⅲ龄幼虫撒食应少量多次,而Ⅳ龄幼虫则撒食量要适当加大,并减少次数;同时根据幼虫的多少及虫龄改变其饲养容器,如瓷碗可以换成平底盆。幼虫在饲养过程中应注意其中水质的变化。蚊虫的幼虫饲养用水来自该幼虫生长环境的水源最为适宜;如无法满足,用纯净水或蒸馏水饲养成活率也比较高,一般每天根据水质变化用塑料管将幼虫饲养容器中的水吸出 1/2~2/3,主要吸出盆底的食物残渣及蜕皮皮渣,并加入新鲜的水,然后再撒食饲料;④F₁ 代幼虫全部羽化后在同一纸杯中喂食葡萄糖棉球,一般规格为 500ml 的纸杯可以饲养成蚊 200~500 只,规格为 2.5L 的大纸杯可以饲养 800~1 000 只,每个饲养杯中也尽量保证雌雄数量的平衡以利于自由交配,待其自由交配 3 天后开始喂血;⑤喂血时将麻醉小白鼠翻身固定在固定板上作为血源。喂血前需将小白鼠肚皮上毛剃光。每天将雌蚊单独挑出,首先饥饿 10~12 小时,然后放入笼中喂血 2 小时左右,待雌蚊吸血后将雌蚊继续用 10% 的葡萄糖棉球饲养 2 天后放入纸杯产卵;未吸血的雌蚊可以换一只小白鼠继续喂血。如果不需要进一步喂血,可在蚊笼内放置一个加少量水的小碗,并将滤纸折成漏斗状浸湿覆盖小碗,将成蚊放入蚊笼内,成蚊即会将卵产于滤纸上,此法便于卵的收集。以此不断进行蚊虫的单雌传代。

（4）蚊虫养殖的小鼠固定夹：蚊虫人工养殖一般采用小白鼠活体供血的方法进行繁殖传代,早年通常使用小白鼠的固定板作为固定小白鼠的工具,将小鼠四肢用橡皮筋拉紧并固定于木板的四角,此种固定方法操作困难,需经反复训练才能将鼠固定,而且小鼠的死亡率很高,即使个别存活下来也会四肢残缺无法继续使用,过于残酷,且往往造成不必要的浪费,现代理念是要关爱实验动物。可以自制一种可重复喂血、操作简便的小白鼠固定夹。用直径 2mm 金属丝焊接成 2 个 135mm×90mm 的长方形铁丝环,环内用 13mm×13mm 网孔的铁筛网焊接,形成鼠夹的夹页,将两个夹页的一端用金属环固定为一体,使另一端保持可自由开启或闭合。固定小鼠操作：开启小鼠固定夹,将麻醉小鼠纵向放入鼠夹中间,头向夹的固定端,尾朝开启端,将两夹页合并,用 30mm 大小的书夹将上下夹页固定,使小鼠腹部向上放入蚊笼,当笼内蚊虫完成吸血后即时取出小鼠放回正常饲养,待下次重复喂血。根据使用情况,最后用安乐死处理小鼠。采用此法用喂血,可节省操作时间,有效地降低蚊虫养殖的费用。

（5）蚊虫饲血器：蚊虫是人类多种疾病的传播媒介,人们在研究媒介与宿主,媒介与人类疾病的传播关系以及蚊媒的控制方面,人工饲养方法是一项十分重要的基本技术。早期的蚊虫养殖是依靠人体为雌蚊供血,蚊虫可以在养殖室内自由活动,实际是以养殖技术人员作为蚊虫血源的提供者。以后室内种群的大量繁殖是以活体动物提供蚊虫养殖的血源。我国蚊虫的人工养殖基本是采用此种方法。活体喂血方法不仅增加操作与管理上的麻烦,而且由于实验动物的个体差异往往对实验结果有一定影响。采用膜喂血技术可克服以上不利因素。早在 1912 年有人用大白鼠皮膜给舌蝇喂血,进行非洲锥虫病的研究获得成功,此后许多作者进行了用人工膜饲喂各种节肢动物如蚤、蚊、虱、臭虫、白蛉、蜱和螨等的研究。目前规模化蚊虫饲养基本采用人工膜饲血方法。

人工膜饲喂装置已有较大进展,结构从复杂型到简单型,温度的控制精度也越来越高,可以说无论何种装置,温度的控制是核心,因此根据控温方法概括所有类型大致分为三大类,即通过水升温、电加热和化学放热反应方法将血或血液代用品提高到蚊虫所需温度。血液用去纤维蛋白的血液或抗凝血,适当加入诱蚊吸血物质,比如 ATP 等,还可以加入各种病原作研究。

2. **实验室群体饲养** 由于各种蚊虫的生活习性不同,有很多种蚊虫在实验室内不易培养。在实验室内饲养蚊虫,原则上尽量模仿该蚊种孳生地的环境,对成蚊则喂以所喜吸动物的血,并模仿进行交配之环境等。

在实验室内饲养蚊虫,湿温度是非常重要的,蚊虫饲养温度保持在 24~29℃,湿度保持在 70%~90% 为宜。

(1)幼虫饲养方法

1)由蚊卵直接孵化:将采集到的吸血雌蚊,养于饲养笼内。笼内放一玻璃平皿,平皿中先铺一层脱脂棉,加水使之湿润,再在上面放一同器皿大小的滤纸,以便晚间雌蚊产卵。产卵后将滤纸上的卵移入水中,经 2~4 天即可见幼虫孵出。向水中加入少量的水棉,人工培养的原生动物或酵母粉、肝粉作饲料,幼虫即可逐渐长大。

2)采集野外的幼虫:可自池塘、水沟等场所采集Ⅲ、Ⅳ龄幼虫放在大口径的容器中带回实验室,避免剧烈震动、拥挤,防止幼虫死亡。饲养方法同上。

(2)蛹的饲养方法:幼虫成熟后化为蛹,蛹能活动但不会摄食,所以可用大口吸管将蛹吸起,放在小烧杯中,大量的蛹可放在瓷碗中。小容器要用灯罩罩好,羽化的成蚊即飞到灯罩内。大量的蛹可放在昆虫笼内,羽化后飞到笼中。

(3)成蚊饲养方法:将成蚊放入昆虫笼内,夏天时,笼外盖一湿布,以保持湿度,同时,蚊口渴时可以喝水。又可以使光线暗淡,减少活动,避免死亡。

将饲养笼放入饲蚊缸内,缸底铺砂。加水使砂完全浸没,内放一搁架,将笼放在搁架上,缸口覆盖黑布。天气炎热时要经常洒水,使布保持潮湿。

成蚊的饲料有蜂蜜、糖水、切开的橘子、苹果以及人和动物的血,其中蜂蜜最好,糖水也可以。糖水可用 1 份糖 9 份水,于烧杯内搅匀,将棉球浸湿,每个笼内放直径 1.5cm 的糖水棉球一个,用针固定在笼架上使吊在空中。每天换一次。

用动物来饲养时,根据蚊种可选兔、小白鼠、豚鼠等。先将动物麻醉,剪去背部毛,露出皮肤,放入笼中,以便吸血。喂血后,可检查一次,如果腹部膨大鲜红,说明已经吸血。

蚊的饲养首先要注意温度、湿度、饲料及操作方法等事项。

(4)常见伊蚊、按蚊、库蚊的饲养方法

1)埃及伊蚊的饲养方法

成蚊的饲养:温度、湿度、通风和合适的饲料是成蚊生长、发育的重要条件。温度:埃及伊蚊所需温度较高,以 26~29℃ 为宜。湿度:一般保持在 60%~70% 相对湿度。饲料:通常喂 10% 葡萄糖液,但为能产卵传代,则需喂以小白鼠血。喂葡萄糖液,可用海绵或棉花浸葡萄糖水,放在培养器皿内,或以葡萄糖棉球挂在笼上,供成蚊吸食。为避免发霉或干燥,1~2 天需更换一次。葡萄糖水的浓度要适中,如过稀,蚊子会因营养不足成批死亡,并影响雌蚊受精;过浓则易将蚊子粘死。

蚊卵的收集保存:在雌蚊吸血后,可于蚊笼内放一个 100ml 刻度小烧杯,杯内侧放一层滤纸(先注明产卵日期),加水到 2/3 处,使纸保持潮湿。当滤纸上布满蚊卵时即取出,用蒸馏水洗去蚊残骸,保存于盛有饱和硝酸钾溶液的干燥器内(使保持一定潮湿度)。在此条件下,保存 3~5 个月,甚至半年,仍能孵出幼虫。

幼虫的饲养:为了使幼虫同时孵化,应事先把蚊卵从干燥器内取出,放入较潮湿的纱布上,一同放入碗内,在 24~29℃ 内过夜,再放入预先放出氯气的水碗中,在水温 24~26℃ 时,半小时到数小时内,大部分卵即可孵化出一批幼虫。这时应把幼虫再分碗饲养,每碗(直径约 20cm,高 6~7cm)可饲养幼虫 100 条左右。在饲养幼虫过程中,掌握好水温,饲料和幼虫密度这三个环节是很重要的。幼虫饲料,通常以兔肝粉(或牛肝粉）与酵母粉混合制成。即把兔肝切片烘干,研成细粉经 80 孔筛过筛,和酵母粉按 2∶1 配制。喂食时,可用眼药滴瓶,均匀地把混合粉撒于水面上,同时用滴管加入少量的混悬液,便于沉于水底的幼虫摄食。随着幼虫的发育,每天要适当增加饲料的量和喂食次数,如 3~4 龄幼虫,发育迅速,食量增大,这时应在水面上撒以足量的饲料,每天 2~3 次,并在水底四周再加上饲料的混悬液,以补充养料。在饲养过程中,每隔 2~3 天要倒去一些水,补充部分清水。饲养幼虫水质很重要,如果发现因水变质,产生水膜,影响幼虫呼吸而死亡时,应立即将活的幼虫连同一部分水换于新的碗中,并补充足量的清水。按上述条件饲养,一般从初孵幼虫发育到蛹而至蚊,共需 1 周左右。

蚊蛹:幼虫发育成蛹,可用粗吸管把蛹吸出;当需要大量蛹时,可把带有幼虫和蛹的水大部分倾去,立即倒入 3~5℃ 冷水,这时绝大多数蛹浮在水面,而幼虫立即沉入水底,再用纱网勺捞出蚊蛹。然后把蛹放在容器中(如酒杯,小玻璃杯等),置于蚊笼内,在上述的温度下,两天左右大多数蛹即可羽化成蚊。

2）白纹伊蚊的饲养方法:白纹伊蚊是在实验室比较容易养殖的蚊种之一。饲养方法与埃及伊蚊相似,但此种蚊卵可保存于冰箱中备用:①幼虫养殖方法与埃及伊蚊基本相似,由于白纹伊蚊幼虫比较活跃水易浑浊,每天应不定时的用纱布条在水面平行掠过,以除去微生物油膜,使幼虫更好的呼吸,吃食,成长;②化蛹大部分在饲养开始后第 8~10 天,在第 8 天吸蛹前最好换水一次,使水质较清,便于挑蛹。把所挑的蛹盛于新鲜的净水中,碗中的水不宜太满,放到成蚊笼内;③成蚊的饲养:食物与以上蚊虫一样,但白纹伊蚊产卵喜欢在潮湿的附着物上,用小碗盛上一定的水,碗周围贴上白色滤纸,供雌蚊产卵,产卵后,把带有卵的滤纸取出吸去多余的水,放置培养皿内,在恒温处保存孵化。

3）中华按蚊的饲养方法

成蚊的饲养:影响成蚊的寿命主要有温度、相对湿度、食物和光照等因素,而交配、吸血和产卵则是蚊群延续传代的关键。将现场捕获的成蚊立即放入蚊笼内,或将饲养的蛹集中于小瓷碗内,放入蚊笼内,经 48 小时多数羽化为成蚊。蚊笼两旁放两个盛水的盆,将覆盖在蚊笼上的湿布两端浸在水盆内,以增加蚊笼内的湿度,保持笼内外空气流通。不要剧烈震动,成蚊带回后放于 29℃ 左右的饲养室培养。蚊笼内放 10% 葡萄糖水棉球一个,挂在笼内,或蚊笼纱网上面放上浸透 10% 葡萄糖液的海绵,供成蚊吸食,葡萄糖水棉球或海绵 1~2 天更换一次。成蚊羽化 2~3 天后,小白鼠放入蚊笼内供雌蚊吸血。如果吸血率低,可延长成蚊光照时间;成蚊吸饱血后 2~3 天,把做好的产卵皿放入笼内,供雌蚊产卵。

卵的收集和保存:将已吸血的采集或实验室饲养的雌蚊放入蚊笼内正常饲养。待胃血消化完,卵巢发育成熟后,在蚊笼内放入一个垫有棉花的培养皿,上覆盖一张直径与培养皿等大尼龙布或滤纸,浸湿供雌蚊产卵;笼外覆盖湿毛巾,以增加笼内湿度。早晨,产卵后将有卵的尼龙或滤纸折叠后放进垫有厚层湿棉垫的培养皿内,盖好,恒温放置 2~3 天,通常 48 小时胚胎发育成熟。发育成熟后,放置 2~3℃ 冷藏箱内。正常卵下水时间不宜超过 10 天,但卵的孵化率随蚊卵放置时间延长而逐渐减低;幼虫的饲养:关键在于掌握保持合适的水温、幼虫密度、饲料三个环节和注意水体的清洁。Ⅰ、Ⅱ龄幼虫饲养方法:将胚胎成熟的蚊卵放入盛脱氯自来水的白锗瓷盆内,经 2~8 小时大部分卵孵出幼虫,去除浮在水面和盆边的卵壳和尚未孵出的卵粒,使幼虫同步发育。将少量兔肝粉均匀撒在水面上,每天 2~4 次,每次撒下饲料应能尽快吃完,避免兔肝粉在水面发酵成膜,致使幼虫缺氧死亡。饲养是否充足可按下法判断:先轻吹一下水面,如果水面吹得开,食料和幼虫迅速向四周均匀扩散则加饲料;如果水面吹不动或是吹开一部分又立即合拢,表示不能再加饲料,应立即加些清水。Ⅲ~Ⅳ龄幼虫的饲养:Ⅲ~Ⅳ龄幼虫发育快,密度以每盆 600~700 条幼虫为宜。每天增加撒酵母粉的量。当幼虫进入Ⅳ龄末期即将化蛹前,幼虫食量明显减退,应及时减少每次喂料量,以免剩余的酵母粉发酵而使水质浑浊腐臭,引起幼虫大量死亡。饲料中的兔肝粉经过脱脂并经 100 目筛,酵母粉应用纯品,亦用 100 目筛,投加饲料的量和次数按照不同龄期和不同密度的幼虫而定。饲养的水,一般为自来水或天然水,但自来水需放置过夜,脱去其中的氯气;蛹的处理:幼虫化蛹后,用大口吸管将蛹吸出,放入 13cm×5cm 的搪瓷碗内。每碗放蛹 1 000 只左右,并用水漂洗 2~3 次,然后置于 35cm×25cm×25cm 的蚊笼内,48 小时后,蛹几可全部羽化。在大批饲养蚊虫时,可以利用幼虫和蛹的不同习性,用玻璃漏斗将两者分开。方法:固定玻璃漏斗,漏斗柄端连接一条长 10cm 左右的透明塑料软管,软管的末端套一个弹簧夹。玻璃漏斗内盛满水,将 3~4 盆蛹和Ⅳ龄幼虫用纱网滤出,把滤出蛹和幼虫浸入漏斗中,用玻璃棒轻轻拨动水面,幼虫受惊而下沉,而蛹在水面上下来 回泳动,幼虫自动分离。这时打开弹簧夹,放出幼虫至下面盛水的盆内,将蛹集中于小瓷碗内,每碗 1 000 只左右,将蛹碗放入蚊笼内,经 48 小时多数羽化为成蚊。

4)淡色库蚊的饲养方法:①卵的孵化:在直径 32cm 搪瓷盆内,加入 3L 脱氯清水,放入 6~8 块卵块,以饲养幼虫 500~600 条为宜。因为库蚊卵不能离开水,在水中保存,孵化。淡色库蚊的卵在 5℃ 时,可保持一周左右的活力;②幼虫饲养:幼虫培养基质配方酵母-肝粉混悬溶液:将鸡肝或猪肝煮熟并剥离掉大、中血管,放入 60~80℃ 烤箱中烘干。烘干粉碎后过 80 目筛,制成鸡肝粉或猪肝粉。然后将鸡肝粉或猪肝粉与医用酵母粉,按 1:2 的质量比例混匀。取定量酵母-肝粉与定量水调配成所需比例的混悬液。小鼠饲料溶液配方:将定量的小鼠饲料放入水中浸泡,待其完全稀释,取糊状固体饲喂。酵母粉溶液配方:取定量酵母粉与定量水调配成所需比例的溶液。幼虫孵化后,用吸管吸取 5% 酵母-肝粉混悬溶液 1ml,将混悬液添加到搪瓷盆底部一圈。I~II 龄每天早、晚各喂食 1 次。喂食后,间隔 4~6 小时用纱布条或其他工具刮膜 1 次,喂食前先刮膜后喂食。幼虫生长至III~IV龄,用 10% 酵母-肝粉混悬溶液或小鼠饲料饲喂,根据幼虫密度和食量决定饲料加入量,每天刮膜 1~2 次。水蒸发后应加水补充,一般不需换水,如水质发混发臭则应及时更换;③蛹的饲养:待IV龄幼虫变蛹时,分别将蛹挑出置于盛水容器内,蚊蛹 >500 只,以蛹所占水面积不超过水面总面积的 80% 为宜。将盛蛹容器放入饲养笼中,待其全部羽化后取出容器;④成蚊的饲养:待蛹羽化后,饲养食品与按蚊一样,食用 5%~10% 葡萄糖液,用小白鼠供雌蚊吸血。但淡色库蚊喜欢晚上吸血,为此每天应在成蚊笼附近增蓝色灯光照的时间,刺激成蚊群飞,有利于交配、吸血、产卵。

5)注意事项:根据种蚊的生活习性不同,饲养方法也不尽相同。中华按蚊幼虫喜静,取食喜在水面;淡色库蚊、埃及伊蚊和白纹伊蚊喜在水下取食,所以用混合粉稀释加底饲料,白纹伊蚊幼虫活跃,水易浑浊、变质,产生油膜,需每天用纱布条刮去水面上的浮膜。产卵方式、保存方式也不尽相同。按蚊卵、埃及伊蚊和白纹伊蚊都在潮湿的滤纸上存放、发育;淡色库蚊在水里产卵,同样也在水里保存,孵化。喂血时间不可过早(一般在羽化 3 天后),过早喂血没有交配的雌蚊吸血后不产卵。喂血前可饥饿一天(笼上放一块用清水浸透的海绵,使雄蚊吸取一定水分,保持笼内雌雄比例平衡),这样可以提高雌蚊的吸血率。经过长期对蚊群的饲养驯化,掌握了熟练的技能,可以使任何一种蚊种均能达到繁殖一定数量和控制在一定数量的目的,为蚊虫抗药性研究等有关实验提供大量实验虫源,近年来进行的大规模的蚊虫种群压制试验就是规模化饲养蚊虫的典型实施。

3. 规模化饲养 最早报道种群压制现场试验是 1967 年,在缅甸的一个村庄连续 12 周释放来自加利福尼亚的库蚊雄蚊,每天释放 5 000 只,在第 11 周的时候发现卵的孵化率降低至 14.5%,孵化出的幼虫 10 天后未羽化出成虫,从而根除本地传播丝虫病的致倦库蚊。

在过去的十几年间,通过显微胚胎注射技术成功人工转移沃尔巴克氏体,对昆虫不育技术起了很大的促进作用。直到 2014 年,昆虫不育技术获得了美国环境保护总局的田间试验许可证,2014 年 6 月开始在美国肯塔基州的 Lexington 进行小规模的白纹伊蚊种群压制试验,每周释放 10 000 只 HC(注射库蚊体内的沃尔巴克氏体到白纹伊蚊卵内)不育雄蚊,经过 17 周的释放,在蚊虫密度高峰期的 7 和 8 月,与对照区相比,释放区不仅雌蚊数量有所下降,而且卵孵化率也下降了 30.0%。

更大规模的种群压制现场试验在我国广州市的沙仔岛进行。沙仔岛面积约 25 万 m^2,从 2015 年开始,Zheng 等每周释放平均约 100 万只 HC 不育雄蚊,每年的 4~11 月释放,经过 3 年的时间,到 2017 年 11 月底,白纹伊蚊雌蚊数和卵孵化率均下降 94.0%,压制效果达到 90.0% 以上。此现场试验是迄今为止规模最大的种群压制试验。

种群压制技术通过持续释放大量不育的雄性昆虫,与野外雌性昆虫交配后,使其无法产生后代,从而导致目标昆虫数量下降,达到区域性根除有害昆虫的目的。主要程序包括大规模饲养、雌雄分离、辐射或沃尔巴克氏体、确认交配竞争性、包装和运输、释放和现场监测等。

对于蚊虫雌雄分离,目前大多采用物理机械的方式进行,不论伊蚊还是库蚊雌蛹比雄蛹大,比如某种雄蚊蛹的头胸宽在 1.05~1.2mm,雌蚊蛹在 1.3~1.4mm,通过特定大小的筛子或尼龙网或可调节夹角的玻璃板时,雄蛹先出来,雌蛹后出来,如此进行有效的分离。该方法不能 100% 的分离,会有少量的雌蛹混入雄蛹中,此时可采用辐射,使雌蛹绝育。目前我国已经研发出世界上第 1 台用于蚊虫雌雄分离的 X 射线仪,发现 45Gy 不影响雄蚊的竞争力,又可以使雌蚊绝育。

1)用于蚊虫幼虫的自动化大规模饲养系统:在蚊虫防制中,不育雄虫释放技术是一门近年兴起的技术,即培育昆虫的不育雄虫并进行释放,使该雌雄昆虫交配后无法繁衍后代,以达到消灭该昆虫的目的。目前一般仍采用通过笼子人工释放的"原生态"方式,而以色列已有公司专门研究如何在直升机上投放,并保证蚊子存活率。在大规模的蚊子雄虫释放计划中,需要大规模培育蚊虫,而其中一个关键环节就是大规模饲养蚊虫幼虫。因此需要使用一种集约化、简便的幼虫饲养装置,以获得大量释放所需的雄虫。

该系统可提供一种蚊虫幼虫大规模饲养设备及饲养盘,能够集中加水与收集蚊蛹,提高空间利用率,提高生产效率;适用蚊虫幼虫的规模化饲养。自动化大规模饲养系统可以促进孵化、进料、监控昆虫幼虫和蛹的生长和羽化。在一些实施例中,自动化大规模饲养系统可以包括生产单元、运送单元、存放单元、分配单元和监控单元。这种自动化大规模饲养系统可以促进在很少或没有人为干预的情况下的、从卵孵化一直到发育为成虫或其间诸如幼虫饲养过程(从幼虫到蛹)的某些阶段的大规模蚊子生长。通过自动化昆虫卵、幼虫和蛹的饲养和运送,死亡或发育问题可以最小化。在这种自动化中使用了各种技术和装置使得在发育期间对昆虫造成最小干扰,从而使昆虫的存活率和健康最大化。

2)大规模饲蚊笼:优化大规模饲养条件以生产蚊卵,需要不断努力实现经济效率和高产率。目前,有几种大规模蚊子饲养方法,包括粮农组织/国际原子能机构为按蚊物种提供的不锈钢参考大规模饲养笼(mass-rearing cage,MRC)。然而,单个 2m 长的不锈钢蚊笼,重量约为 20kg,这使得处理和运输变得烦琐而昂贵。Zhang 等人为白纹伊蚊成虫开发了一种笼状结构,以支持建立中等规模蚊子饲养设施。然而,需通过打开笼子进行蚊卵收集,这最终可能增加蚊逃逸的风险,从而被雌性蚊子叮咬。奥地利塞伯斯多夫粮农组织/国际原子能机构、粮食和农业核技术联合司的虫害防制实验室最近开发了一种由有机玻璃制成的低成本大规模饲养笼(MRC)原型,以取代以前昂贵而沉重的伊蚊不锈钢 MRC。新的 MRC 原型可以在不与蚊子直接接触的情况下从外部完全操作,已成功用于埃及伊蚊、白纹伊蚊和阿拉伯按蚊测试,并被证明在蚊子存活率,产卵量和卵孵化率方面表现良好。

大规模饲蚊笼原型由聚甲基丙烯酸甲酯(有机玻璃)激光切割板等组成。笼子容积为 162L,总尺寸为长 900mm× 高 900mm× 宽 200mm,带四根螺纹杆允许调整笼子高度,两个容器用于装载蛹和收集卵和纱网沿着顶部和底部有机玻璃板用薄橡皮筋固定,以便在需要时易于更换。笼子重约 5kg,可以放在桌子上,也可以使用链条垂直悬挂在天花板上。多个笼子可以悬挂在高架轨道上,允许它们四处移动以方便进入。不使用时,可以拆卸笼子进行储存。

装蛹盒,蚊笼的底部有两个矩形孔(长 284mm× 宽 158mm),其中两个黑色容器(长 306.82mm× 宽 185mm× 高 76mm)可以放置蛹以备羽化成虫。每个容器可容纳多达 14 000 个蛹,密度为 25 个蛹/cm²,蚊笼底面的双有机玻璃固定装置允许滑动容器以进行拆卸或更换。

喂糖器,两个由透明塑料制成的固定内部容器(长 150mm× 宽 90mm× 高 50mm)用作喂糖器将每个容器密封在底部有机玻璃的两端,装满 500ml 10%(w/v)糖溶液(100g 蔗糖溶解在 1 000ml 反渗透纯净水中),以持续到笼子的饲养周期。每个糖容器顶部的插槽(长 135mm× 宽 2mm)允许插入纤维素海绵布,该海绵布保持饱和,含有 10% 的糖溶液用于蚊子喂养。

喂血器,笼子顶部的有机玻璃板有两个圆孔(直径 50mm),用作供血口两只 170mm 长的网眼袋垂直悬挂在这些端口上,允许插入充满血液的膜饲血器进行血液喂养。

蚊卵收集系统"装蛹盒"部分描述的可移动蛹容器具有双重用途,也用作产卵容器,将蚊卵收集在容器内的滤纸上,该滤纸装有 1L 反渗透纯净水。蚊卵纸由 10mm 厚的塑料板固定,该塑料板衬在容器底部。如果需要,塑料板的设计允许在每个容器中插入多达 5 张蚊卵纸(每个笼子总共 10 张纸)。为了收集蚊卵,将容器滑到笼子的底部。如要用新容器替换旧容器,可以沿着滑块将现有容器推出,换装有新纸和水的新容器。滑动时,每个容器都可以用适合开口的 4mm 塑料板覆盖以避免蚊逃逸。轻轻震动产卵容器,以使休息的蚊子飞开,然后从笼子中取出。

该笼子是按照开源硬件原则声明 1.0 设计制造的。笼子的所有元件均可以由世界各地现成的常见材料制成,因此可以在当地采购有机玻璃板,在世界任何地方使用激光切割机制造,也可以从在线原型公司采购。大规模饲蚊笼样品的技术图纸可作为支持信息文件免费获得,并可根据知识共享 4.0 署名国际许可证在粮农组织/原子能机构联合司网站上免费获取。

(四)从孳生地采集分离培养

分离培养可得到成虫、幼虫(皮)及蛹(皮)的整套标本,并借以证实成蚊、幼虫皮及蛹属于一个种。也有些种类已发现成蚊,但其幼虫尚未发现,可用分离培养法去发现其幼虫和蛹。另外,分离培养法可发现新的蚊种。分离培养的方法如下:

1. 将在不同孳生地采集的幼虫先放入大玻盘中,用肉眼观察。将不同种类的幼虫分别开来,每种幼虫,分离培养 5~10 只,每标本瓶中培养一只。但所要培养的幼虫为成熟的四期幼虫,并统一编号,做好记录。

2. 将不同种类的幼虫一部分置昆虫笼中培养使羽化出成蚊,用针插起,一部分幼虫加以固定,编号,以备日后查用。

3. 幼虫脱皮变蛹后,将幼虫皮用大口吸管吸出,加以固定。将蛹放入笼中,待其羽化成虫,用针插成标本,再将蛹皮取出固定。如条件不够,也可在标本瓶中放一植物茎或植物叶,以利成蚊羽化后栖息其上,减少溺死机会,瓶口蒙以纱布,防蚊飞出。传代饲养请参考前面的个体饲养。

(何深一)

二、白蛉的饲养

在 20 世纪初,白蛉就已被证实为黑热病的传播媒介。历史上山东省为黑热病最严重的流行区之一,经过长期大规模有效防制,本病已于 60 年代在全国率先基本消灭。然而,随着改革开放的发展,国内外交流日益频繁,在我国局部地区尚有黑热病发生,特别是在西北发病有上升趋势,同时也有境外输入性患者入境,因此对白蛉的研究以及黑热病的监测与防控仍相当重要。在自然环境中,白蛉的卵、幼虫各期及蛹均难以采集,因此人工饲养显得尤为重要。现将白蛉的饲养方法简介如下。

(一)蛉种的采集

1. 野外收集成蛉,带回实验室鉴定,饲养繁殖。

2. 在野外捕捉成蛉方法较多,如传统的吸管捕集法、试管捕集法、捕蛉瓶捕集法等,至今仍然适用。还有一些方法是以动物为诱饵的蓖麻油捕蛉器、灯光诱蛉器、CO_2 捕蛉器等。

3. 在白蛉孳生地取土样,在解剖镜下寻找幼虫或蛹,直接鉴定或饲养到成蛉鉴定,养殖扩大种群。

(二)饲养条件

1. 温湿度　环境温湿度对白蛉生活史各期的发育快慢、生长率的高低和虫体质量的优劣等均有较大的影响。白蛉在野外出现和终止的平均气温为 18℃,高峰时平均气温为 25~29℃。当气温降低时,虫体不发育,甚至以四龄幼虫钻入土壤越冬。不同种类的白蛉所需温湿度不同。

在实验室内饲养白蛉,一般温度为 18~30℃,相对湿度为 60%~100%。幼虫体壁薄,需要湿度偏高,而成蛉要求不是很严格,如室温保持在 28℃,光周期为 L:D=17:7 时,可打破幼虫滞育,每年繁殖三代。

2. 养殖装置

(1)成蛉饲养装置:根据饲养数量的多少,可选用不同大小的成蛉饲养笼,笼子的其中一侧壁安装布袖套,其余几面用 24 目/吋细铜纱。饲养笼可直接架在水盘上以保持湿度。可将蛹罐放入笼内,成蛉羽化后直接自动入笼,这样将固定好的小白鼠放入笼内以供雌蛉吸血。还可观察成蛉的飞行、交配和吸血等活动。也有用饲养缸代替饲养笼。

(2)成蛉产卵装置

1)饲养管:取不同粗细的一段玻璃管或塑料管,用石膏装底,绢纱封口,内放浸有 5% 糖水的滤纸条供白蛉取食。此管立于湿砂上以维持湿度。饲养管透明、易观察,体积小携带方便,适于野外流动采集。

2)饲养罐:一般为粘土烧结而成,采用直径 15cm 的饲养罐,用绢纱封口,罐壁钻一个 0.5~0.7cm 的小洞,放入 50 只白蛉后封住。罐放在湿砂上。亦有在大的饲养罐底钻 30~35 个直径为 2cm 的圆洞,再浇石膏,可同时养 200~250 只雌蛉,此罐的优点是养殖量大,占空间小,操作简单,罐内壁粗糙,阴暗潮湿,有利于雌蛉产卵。

（3）幼虫饲养装置:即成蛉产卵装置,成蛉产下的卵不久便孵出幼虫,此时直接在罐底撒少许幼虫饲料,供幼虫生长需求。

3. 饲料

（1）成蛉饲料:雄蛉以植物汁液为食,在室内饲喂 5% 糖水、葡萄干、苹果片、玉米浆、蜂蜜等。

雌蛉以血为食,在自然条件下,因种类不同可吸食人,家畜(牛、驴和羊等)及野生动物(犬、大沙鼠、仓鼠、蜥蜴、蟾蜍等)的血液。亦可饲喂植物汁液来维持雌蛉的生命。

在实验室内饲喂雌蛉的方法很多。可将装有成蛉的饲养管蒙有绢纱的一端,紧贴在动物剃了毛的腹部,可让雌蛉吸血。亦可将固定在木板上的小白鼠腹部去毛,放饲养笼内,供雌蛉吸血。亦可用吸血膜喂血器饲养白蛉。用膜喂血养殖白蛉方法简单,减少白蛉吸血时动物和干扰及个体间的差异,并使感染实验安全可靠。雌蛉在交尾、吸血后 4~5 天即可产卵,可将孕雌蛉单个或群体放入产卵容器里。

（2）幼虫饲料:白蛉幼虫在土壤疏松、腐殖质丰富及阴暗潮湿的地方均可生存,对食物要求不严格,多种人工配制的饲料可不同程度地满足幼虫发育的需要(表 27-1)。幼虫人工饲料必须满足三个条件:①营养:加入酵母粉和肝粉可缩短幼虫发育期;②质地疏松;③防真菌及螨虫。

表 27-1　白蛉幼虫饲料的配制表

饲料组成	饲养蛉种	资料来源
霉菌	中华白蛉	Patton,1928
霉菌	—	Shortt,1932
兔饲料、酵母粉、牛血粉、肝粉	白长须蛉	Geechn,1971
兔粪、蝙蝠粪、血粉	—	首都医学院寄生虫学教研室,1978
兔粪粉	银足白蛉、静食白蛉	Pandya,1980
兔肝粉、酵母粉	中华白蛉	上海寄研所,1980
狗饲料、狗饲料 + 兔粪、牛肝粉	罗蛉属 4 种	Youg,1981
兔饲料、陈兔粪	毛蛉科 3 属 9 种	Endris,1982
兔粪粉 + 血粉、肝粉 + 酵母粉	中华白蛉	熊光华等,1983
兔粪粉 + 砂土 + 干鱼虫	中华白蛉	热带病研究所,1984

（三）生活周期

白蛉生活周期长短,首先决定于蛉种,其次是外界环境条件,在适温范围内,温度越高,生活周期越短。中华白蛉,饲养室温度 25~30℃,湿度为 90%~95%,从成蛉吸血到产卵其生活史需 41~57 天,其卵至一龄幼虫为 9 天左右,第一龄幼虫至第二龄幼虫为 7 天左右,第二龄至第三龄幼虫为 6 天左右,第三龄至第四龄幼虫为 5 天左右,第四龄幼虫至蛹为 7 天左右,从蛹羽化为成蛉为 11 天左右。在自然界中推测白蛉完成生活史的时间将比在实验室更为长些。

（王　刚）

三、蠓的饲养

由于蠓类是完全变态昆虫,不同虫态的生境和习性有所不同,如幼虫和蛹生活在水中或土壤中以微生物为食,而成虫则为陆栖并以人畜血液或者植物汁液为食,这也给蠓类的实验室养殖带来困难。目前,实验室蠓类养殖成功的案例并不多,国内仅见荒川库蠓、明斑库蠓、台湾蠛蠓等为数不多的吸血蠓养殖成功的报道。

（一）幼期饲养

幼期的饲养包括卵、幼虫和蛹三个阶段,从收集虫卵开始到幼虫和蛹的饲养,关键在于选择合适的培养基质以及饲料,同时控制饲养的条件。

1. 卵

(1)培养皿收集:将高温灭菌的滤纸剪成圆形,平铺于培养皿中备用。收集虫卵时用双蒸水润湿滤纸,将培养皿置于成虫养殖笼中,等待成虫产卵。

(2)指形管收集:将高温灭菌的滤纸剪成长条形纸条(1cm×5cm左右),置于指管中备用。先用双蒸水润湿滤纸,再将饱血雌虫扣入指管中,用棉球封住管口,待雌虫产卵于滤纸上。

2. 幼虫和蛹

(1)培养基:螨类不同种属的幼虫和蛹孳生地有所不同,如库螨生于水体中,而蠓螨等生于土壤中。因此,幼虫和蛹饲养中所用的培养基质大致可分为以下几类。

1)土质:取自然界原孳生地的土干燥后磨成粉使用,如50份土粉加4份炭粉、6份酵母粉,搅拌均匀后平铺在培养皿中厚3~5mm,加入双蒸水没过土的上缘,备用。

2)菌液:取牛粪或土壤中分离出的菌种培养,如菌液1ml加牛肉汤2~4ml、苜蓿粉500g、高蛋白畜料粉250g、蛋白粉25g等配制成饲料粉,混匀后加入双蒸水制成菌液盘,盘内放置纤维等固状物供幼虫附着。

3)琼脂 以1%~1.5%的琼脂半固体培养基作为基质,如50g血琼脂加0.5g干酵母粉、30ml蒸馏水混匀,高温灭菌后保存,使用时在脱氯、氟自来水中加入上述琼脂块。亦可用纯的琼脂制成1%的琼脂平皿,加入微线虫供幼虫食用。

4)其他:除上述方法外,尚有针对树穴孳生螨类的腐叶液培养法,以及海岸沙滩孳生螨类的细沙培养基质等方法。

(2)饲养条件:螨类幼虫和蛹阶段应在避光条件下饲养,尤其像蠓螨幼虫等孳生于土壤中的种类,而生于水体中的库螨幼虫虽需要有一定的光照,但仍有避开强光的习性。此外,饲养环境的温度控制在25~27℃,相对湿度为75%~80%。

(二)成虫饲养

螨类成虫的实验室养殖中最重要的环节是吸血、交配和产卵,分述如下。

1. 交配 将捕获或饲养出的成螨置于养虫笼内,由于成虫具有趋光性,可用光将两性成虫聚集在一较小的区域中,则更易于接触交配。因此,成虫饲养中需根据不同种属螨虫的交配习性创造其适宜的交配条件。

2. 血食 雌性成虫必须有充足的血食才能使卵发育成熟。根据实验室饲养螨虫的取食偏好,可以利用雏鸡、小鼠、幼兔以及豚鼠等提供血源。多数种类一次血餐后即可满足卵发育成熟所需,但也有需要再次吸血的。除血餐外,仍需利用脱脂棉浸渍糖水或蜜液供成虫取食,作为维持食物。

3. 产卵 饱血的受精雌螨通常选择在湿润处产卵,如前所述将湿润的滤纸、布片或细砂盘置于养虫笼内供雌螨产卵。初产卵极不耐旱,室内湿度不能低于70%,且产卵盘内不宜过湿,以防雌虫被粘或被淹。此外,雌虫通常至夜间产卵。

(三)台湾蠓螨饲养

目前,尽管很多学者对螨虫实验室养殖进行探索,但仍不完善。最近,侯晓晖课题组总结前人的螨类养殖经验,开展了台湾蠓螨的实验室养殖工作,设计出一套吸血螨的实验室养殖系统,具体方案如下:

1. 饲养装置 吸血螨的实验室养殖系统,主要包括成虫饲养管、卵饲养皿、幼虫饲养皿、蛹饲养皿以及恒温箱、滤纸、脱脂棉、镊子、毛笔、塑料盖等设备和耗材。

(1)成虫饲养管:一种玻璃试管,规格为管口内径15mm、长度100mm,底部设有集卵装置,顶部设有喂食装置。

(2)卵饲养皿:一种玻璃培养皿,规格为直径60mm,底部放置0.5cm厚脱脂棉,脱脂棉上覆盖一层圆形直径60mm滤纸紧贴培养皿侧壁。

(3)幼虫饲养皿:一种12孔细胞培养板,可单只幼虫在孔板中进行养殖,适合观察并记录幼虫的运动、活力、蜕皮、生长等情况。

(4)蛹饲养皿:一种玻璃培养皿,规格为直径60mm,底部放置脱脂棉及滤纸与卵饲养皿类似,不同的是其上方放置一半圆形透明塑料盖及同等大小的滤纸(直径 60mm),利于蛹孵化出的成虫停靠于干燥的滤纸上。

2. 饲养方法 根据不同阶段蠓虫的特性及饲养需求,具体饲养方法如下:

(1)饱血雌蠓饲养及集卵:将成虫饲养管中滤纸润湿,捕捉饱血雌蠓后,每日在顶端脱脂棉处滴入少量 5% 糖水饲喂雌虫。通常于饱血后 2~3 日雌蠓将卵产于润湿滤纸处。

(2)卵期饲养:将产有虫卵的滤纸片置于卵饲养皿中,在卵周围滴入含有小球藻的悬液,以便幼虫孵化后取食,且每日补充适当水分,保持滤纸呈湿润状态,随时观察卵的颜色及孵化情况。

(3)幼虫期饲养:将新孵幼虫转移至幼虫饲养皿中,单虫单孔,每日补充一滴球藻悬液提供营养,随时观察幼虫的生长及化蛹情况。

(4)蛹期饲养:幼虫蜕皮成蛹后,将蛹转入蛹饲养皿中,每日补充一滴球藻悬液提供营养,待其羽化为成虫。

(5)成虫期饲养:蛹羽化为成虫后,将其转入成虫饲养管中,每日在顶端脱脂棉处补充糖水维持成虫生长发育所必需。此外,将两性成虫聚集在同一指管中进行交配,之后雌虫提供血食以便产卵,雄虫继续饲喂糖水。

3. 饲养条件 上述装置均放于人工培养箱中,饲养条件为温度 27℃±1℃,光周期(L∶D=12∶12 小时),湿度为 70%±10%。

四、蚋的饲养

与蠓虫、蚊虫等不同,蚋虫幼期需在流水中生长和发育,故实验室蚋类饲养必须具备流水环境。蚋类饲养国内仅见安继尧等(1991,1997)、贾若等(2018)在实验室条件下对不同蚋虫进行人工饲养,进而对其生活史和生物学进行深入研究。

(一) 幼期饲养

如前所述,蚋类幼期饲养需在流水中进行,不同学者研发了一系列方法,如槽式饲养系统、空气压缩饲养系统、磁力搅拌饲养系统以及蚋类饲养系统等,其中以槽式饲养系统最为经典,以下简要介绍:

1. 饲养装置 分为饲幼槽和水循环装置两部分。饲幼槽由玻璃板制成,大小为 77cm×30.8cm、厚 1cm,边板高 5cm、厚 0.5cm,此槽呈 45° 角置入 1 号储水装置(65cm×60cm×60cm)中,在距该装置底部 5cm 处侧壁安装有抽水管,后者通过水泵将水抽到距地面 1 米左右的 2 号储装置(77cm×70cm×80cm)中,自该装置侧壁引出水管至饲幼槽上缘。通过水泵将两个储水装置中的水循环,饲幼槽上水的流速保持在 0.2~0.3m/s。为了应对紧急停电,上述装置安装了应急电源。

2. 饲养用水 饲养用水有两种:一种是取自蚋孳生地的水,pH 为 7.5;另一种是储存 3 天的自来水。饲养装置循环水量为 100L。

3. 蚋虫来源及饲料 蚋虫采自自然界中的蚋类栖息地,带回实验室后即放入饲养槽中进行饲养。采用饲喂蚊虫的"622"食料,按每天 5~50mg/条加入。

4. 饲养条件 根据实验需要设置适合的温度、湿度和光照。温度一般设置为 27℃±1℃,湿度设置在 85%±10%,光照设置在 16/8~12/12 范围内。

(二) 成虫饲养

与其他吸血双翅目昆虫类似,蚋类成虫的实验室饲养中关键环节也是交配、吸血和产卵,以下仅对常用方法加以介绍。

1. 饲养条件 室温为 28~30℃,湿度为 90%±5%,光照设置为 14/10,饲喂 10% 葡萄糖水。

2. 交配 包括指管法和黑笼法两种。

(1)指管法:将雌、雄成虫按比例移入玻璃指管(长 3.9cm,内径 0.8cm)中,管口用棉球堵住,将蚋虫轻轻敲到管的另一端,观察交配情况。

(2)黑笼法:将两性成虫移入养虫笼(大小为 20cm×30.5cm×30cm,各面均蒙纱网,一侧面具开口接袖套)中,黑布遮光仅顶部留有 2cm 三角透光区,引诱雌、雄成虫聚集于此碰撞交配。

3. 吸血　以人、小白鼠、兔和鸡等作为刺叮吸血的血源,实验前将动物拟吸血处体毛剪掉,充分暴露皮肤,便于雌虫吸血。此外,可用血糖水(10% 葡萄糖水与猪血按 1∶1 比例混合)浸湿棉球或纱布,供成虫食用。

4. 产卵　产卵笼置于有流水的产卵槽上方,留有软木塞或树叶等,作为雌虫产卵底物,同时提供 10% 葡萄糖水作为食物。

(侯晓晖)

五、虻的饲养

虻(Tabanid fly,Horse fly,Deer fly,Cleg)俗称牛虻,是一类大型吸血昆虫,主要为害家畜和野生动物,有的也叮人,传播人畜多种疾病。长期以来,人们只将其视为害虫,而其显著的药用价值被忽略。随着医药事业的发展,虻的药用价值越来越受到青睐,野生资源已无法满足市场需要,人工养殖虻虫逐渐兴起,现将虻虫养殖技术要点归纳如下。

(一) 饲养环境

1. 种虻室　面积为 16~48m²,设有玻璃窗纱窗,双层门。将种虻笼放在其中,冬季设煤炉或其他设施保温,最好设 1~2 个红外线灯补热。

2. 商品虻育成室　面积可大可小,一般为 16 平方米。幼虫可以单养和池养,分瓶养和池养两种方式。

(1)瓶养:可用各种广口瓶,如罐头瓶、饮料瓶等。养前将瓶子洗刷干净,装入清洁、湿润的河沙 2~3cm,每瓶放幼虫 1 只。

(2)池养:内设 6~8 个育蛆池,池深 10~15cm,距池壁四周 10~15cm 处留出化蛹场所。池内放发酵好的鸡、猪粪,其含水量 80% 以上。幼虫、成虫可同一室内饲养。

(二) 饲养用器材

1. 扣网　捕捉种虻使用。可用粗细适宜的铁丝绕成直径 20cm 的圈,将纱圈(网)一端缝合制成桶状固定于铁圈上,用竹竿或木棍做网柄即可。

2. 虻虫笼　为边长 50cm 的立方体,用铁丝或光滑的木棍作支柱。外覆纱网,一侧设有操作口。

3. 养殖器皿　准备 3 个小盒,用塑料盒、碗均可,最好不用铁制品,分别用于盛装饵料、集卵信息物、水。在饮水盒中放一块海绵,把 3 个小盒置于虻虫笼中。

(三) 饲料

成虫的饲料为各种动物的血液如猪血、牛血、鸡血、鸭血,还有蜂蜜、奶汁、花果汁液、全脂奶粉、白糖、鱼粉、鱼肠、屠宰下脚料、厨房废弃物等。每 100ml 的动物血液中宜加入枸橼酸钠 1g,以防血液凝结。幼虫的饲料为蚯蚓、甲壳、软体动物及昆虫的幼虫如黄粉虫、地鳖虫、洋虫、螟蛾类幼虫、蝇蛆等和动物肉与内脏。集卵信息物为发酵腐熟的牛、猪、鸡粪及米糠。

(四) 饲养方法

1. 种虻来源　初养者以捕捉野生虻为主,虻的活动季节依地区及种类而异。我国南方地区为每年 4~10 月,北方地区为 5~8 月。以 6~8 月最多。成年雌虻吸血,以中午为最活跃。雄虻不吸血,仅吸取植物的汁液,生活在草丛及树林中。捕捉时,用扣网到草场上的牛马群中捕捉雌虻,雄虻可到牛马群附近的草丛及树林中捕捉。

2. 种虻的饲养管理　将虻虫置于虻虫笼中,给予适当光照。种虻的生活温度为 15~30℃,以 27~28℃,空气相对湿度 65%~70% 条件下产卵最多。

3. 虻虫各生长阶段管理　虻虫为全变态昆虫,其发育过程包括卵、幼虫、蛹、成虫 4 个阶段。雌虻交尾后将卵产在集卵信息物上,卵呈白色,聚成堆,每次产卵 800~1 200 粒。

将卵移至 25℃ 育蛆室内孵化。可利用盆、瓶、杯等容器孵化。孵化时把卵块放入孵化器具内,加入适量水,以利孵出的幼虫存活。盆孵时,需要在盆水中投放木块,浮在水面上,将卵块摆在木板上面。利用瓶、杯孵化时,可将产在稗草叶上的卵块斜靠在瓶、杯壁上,卵块须高出水面,幼虫孵化后自然掉入水中。同一天产的卵块放入同一器具内孵化。孵出幼虫应尽快移出专门喂养,否则会互相残杀。卵经 1~2 天转变为褐色或黑色,再经 6~8 天即孵出幼虫。

刚孵出的幼虫很细小。采用瓶养时,宜用湿润的毛笔尖将幼虫移入养殖瓶内,每瓶投放 1 只。幼虫呈白色或黄色,圆柱形,两端呈锥状,体长 2~4mm。幼虫孵出后即钻入育蛆料中寻食,这时可添喂如蚯蚓、软体动物等,也可向育蛆池中投入白糖、奶粉、动物血液等,让其快速生长。幼虫的生活适温为 25~30℃。幼虫需经 6~8 次蜕化,生活期为 5~20 天。

蜕化后的幼虫爬出育蛆料,到干燥地方化蛹。这时可在育蛆池的边缘撒一薄层干燥米糠、锯末等物。蛹期为 7~20 天,此期温度应在 20℃ 以上,以利其发育。

4. 成虻的采收 当蛹羽化为成虫之后即可捕捉,方法不限,通常采用捕虫肉或食物引诱捕虫。捕虫时注意保持其完整性。捕到的虻虫用线穿成串,以沸水烫死后晒干或烘干。也可以放入锅内用文火炒至微黄,取出摊晾。加工后的干品宜用纸箱装好,密封,置干燥处存放,防虫蛀、霉变。

六、蝇的饲养

蝇的饲养,目前主要是用在研究蝇的生物学、生态学、药物筛选、防制实验、灭蝇效果考核及抗性测定等方面。

(一) 饲养环境

蝇的饲养通常在室温 25~30℃、相对湿度 60%~70% 的恒温恒湿室内进行。饲养室大小 8~10m² 即可,不宜过大,墙壁与顶最好装以热绝缘材料,采用连接温度控制器的电炉或电热油汀等取暖器(1 000~3 000W)加热,辅以加湿器或在室内放置盛有水的水盆等,使室温保持在 25~30℃,相对湿度保持在 60%~70%。夏季则可安装空调调节室温。饲养室中间另需安装连接时间控制器的 40W 日光灯或 100W 白炽灯,保证每日光照不少于 10 小时。

(二) 饲养用器材

1. 成蝇饲养用器材 所用蝇笼大小取决于要饲养的蝇数的多少。例如,在 23cm² 的铁架上,用 21cm×21cm×21cm 的纱布制作的蝇笼,此笼底为粗布,笼的一侧开一直径 20cm、长 30cm 的供放蝇及更换饲料用的纱布袖筒。这种规格的蝇笼一般可饲养 400~500 只蝇。也可用直径 0.3cm 的铁丝外套塑管,制成高与宽为 30cm,长为 40cm 的架,用尼龙蚊帐网罩上,后侧面留 35cm 袖筒。或者底部为木板、30cm 的正方形木架的玻璃笼,其中一侧为长 35cm 尼龙袖,其对侧玻璃可移动,以便换料。在蝇笼中,另需放置饲料杯、水杯和产卵杯。饲料杯可用小塑料杯,以便清洗。水杯用 50ml 的烧杯,当盛水后,于水面上放一直径稍小的软木片(或泡沫塑料片),供饮水蝇停站。产卵杯也可用 50ml 的烧杯,内盛幼虫饲料,供蝇产卵。可沿墙壁做木架,放成虫笼的架高 2.1m,分四层,每层高 40cm,长可根据饲养室的条件大小而定,宽 40cm。

2. 幼虫饲养用器材 通常可用 500ml 的玻璃缸(或罐头瓶),为防幼虫爬出,缸口需扎以尼龙纱。如果饲养丽蝇可用 5 000ml 的圆筒标本缸,以放食物。放幼虫的木架高 1.8m,分六层,每层高 25cm,幼虫喜暗,要用黑布遮住。

3. 其他器材 搪瓷托盘、小搪瓷盆、干湿球温度计、大匙、长镊子、小镊子、玻璃蜡笔、大头针及标签等。

(三) 饲料

培养不同的蝇类,所用饲料有所不同,大致如下:

1. 肉类 如瘦猪肉、牛肉、兔肉、蟹肉、臭蛋等。可以培养丽蝇、绿蝇、伏蝇、金蝇、麻蝇、黑蝇等。

2. 奶粉麦麸 奶粉 5g、粗麦麸 100g、水适量,加水后能捻成团,但挤不出水。可培养舍蝇、厩腐蝇等。家蝇成蝇的饲养也常用干奶粉与红糖,幼虫的饲料则用粗麦麸 100g、奶粉 1g、水 200ml,配成一份饲料(可养幼虫 400~500 只)。按上述奶粉麦麸配好,再滴加几滴兔尿,可培养红尾拉蝇和元厕蝇等。

3. 酱、酱油或盐水 可培养酱亚麻蝇。

4. 粪类

(1)人粪:用于培养厩腐蝇、蓝翠蝇、尾黑麻蝇和黄须亚麻蝇等。

(2)牛粪:用于培养粪种蝇、横带花蝇、舍蝇、黑边家蝇和东方角蝇等。

（3）鸡粪：用于培养横带花蝇、元厕蝇和厩腐蝇等。

5. 麦麸混合培养物　奶粉 5g，麦麸 100g，干牛粪 50g，血粉 10g，水适量，可培养厩螫蝇。

6. 豆腐渣　鲜豆腐渣 500g，酵母粉 15g，先在饲养缸底上放 2~3cm 厚的稻草（经过干热灭菌），再在稻草上放豆腐渣。可饲养花蝇科。

7. 麦麸奶粉酵母粉　麦麸 150g、小米糠或大米糠 50g、奶粉 10g、酵母粉 2g，水 450ml。先将麦麸和米糠混合均匀，再从 450ml 水中取适量的水加热冲好奶粉，冷后倒入麦麸混合物中，再将酵母粉溶解在冷水中倒入充分搅拌待用。

8. 鸡蛋　鸡蛋 100g，加水 300ml 混匀，倒入饲养缸里，再放一块 60cm×250cm 的纱布，纱布将蛋液吸收，缸底无多余的蛋液备用。将卵放在纱布上，幼虫孵出后便钻入纱布层中生长发育，而后化蛹。

9. 其他　无毒蕈类、初萌豆芽、果实等，可饲养花蝇科。

（四）家蝇的饲养方法

1. 成蝇的饲养　在蝇笼内放入即将羽化为成蝇的蛹，同时放入盛有干奶粉和红糖的饲料杯及盛有新鲜水的水杯。水对蝇的生存至关重要，必须充足，且保持新鲜（每天至少要更换一次）。在室温近 30℃ 时，蝇若 24 小时饮不到水，就会有 40%~50% 死亡。家蝇羽化后第 5~6 天即产卵，此时需放入盛有幼虫饲料的产卵杯供产卵，且应每日检查产卵杯一次，如无卵，则需要更换新饲料。家蝇每次产卵几十至几百个，形成一堆，产于表面 1~2cm 处，每块卵 100 个左右。

2. 幼虫的饲养　于幼虫饲养缸中加入 2/3 的幼虫饲料，将卵移放到饲料表面，每缸一般放卵 4~5 块，在 400~500 粒卵。用尼龙纱扎紧缸口，待卵孵化。孵出的幼虫以饲料中发酵的霉菌为食，并由表面逐层地向下吃，至三龄老熟幼虫，再返回表面化蛹。幼虫与饲料需成一定的比例。如果幼虫多而饲料少，幼虫因饲料发酵的霉菌少而不够吃，发育受到影响致龄期不齐，不化蛹或提前化蛹，直至影响羽化。反之幼虫少而饲料多，幼虫吃不完发酵的霉菌，饲料就会结块发霉，致使幼虫不能自由钻动而死亡。幼虫缸中的饲料需在放入幼虫后 24~48 小时内翻动一次，这样既可防止饲料结块，又可使饲料散热而避免温度过高。

3. 蛹期　幼虫在缸内生长到第 7 天时，可从饲料中爬到表层开始化蛹，这时缸内温湿度对幼虫化蛹较适宜，不必翻缸。一般待化蛹完毕时即将蛹筛出至平皿中，放入笼内羽化。蛹经过 3~4 天发育，开始羽化，经 24 小时后把平皿取出（可能还有羽化不完全的）。只收 24 小时内羽化者，可使虫龄整齐。

（五）蝇类饲养注意事项

1. 每个饲养缸内幼虫数目不要太多。

2. 应给予充足饲料，但亦不要过多，否则会发霉影响幼虫生长。

3. 缸内温度不可过高，如较高应将饲料发松使温度降低。

4. 幼虫吃饲料一般是自上而下，到化蛹时又返回向上，在上层较干的饲料内化蛹。如饲料内温湿度过高，幼虫就向外爬，所以饲养缸内应盖以细铜纱、尼龙纱或绢纱，用皮圈或线绳扎紧，以防爬出。

（李金福）

七、蚤的饲养

根据饲养容器不同可分为缸饲养法、桶饲养法、瓦罐与玻璃管饲养法。

（一）缸饲养法

适用于饲养蚤的生活史各期。

1. 成虫的饲养

（1）饲养环境及供血小鼠饲料：25℃ 左右的温度和 90% 以上湿度下饲养。以混合饲料块或黄豆、麦子、碎屑、蔬菜和水果等，作为供血小鼠的饲料。

（2）饲养器材：取一高 35~40cm，直径 20~25cm 的缸，缸底加入约 1cm 厚、经 80℃ 烘烤消毒的沙土或草屑、木屑。

（3）饲养方法：缸内放一只体重 25g 以上供血小白鼠（须带颈枷，以防鼠吞食其身上的跳蚤）。亦可将鼠放入一小铁丝笼内再放入缸中。将蚤放入缸中，缸口盖上铁纱缸盖（鼠装笼后再放入缸中者，则可不用),在缸盖外再扎上纱布以防蚤跳出。另放一个小盘,存放鼠的饲料。若小白鼠死亡,可先放入新的小白鼠,3小时后再取出死鼠,让死鼠身上的蚤慢慢转移至活鼠身上。死鼠取出后应立即浸于2%来苏尔中,数小时后取出检查身上有无遗留的蚤。

经一段时间的饲养,蚤产卵于缸底的砂土或草、木屑中,在适宜的温湿度下,卵可孵出幼虫,发育为蛹,并脱茧为成虫。

2. 幼虫的饲养

(1)饲养环境:饲养幼虫的适宜温度为15~27℃,湿度为90%以上。

(2)饲养方法:将饲养成蚤缸中的砂土或草屑、木屑放至缸中,加入研磨成粉的鼠粪或地上、席子下的尘土作为蚤幼虫的饲料,亦可放入血粉(鼠血粉适于喂养鼠类的蚤幼虫、狗血粉适于饲养狗猫的蚤幼虫,血粉系取动物血置于器皿内,让其自然晾干,然后研成细粉,过细筛后得到)作饲料,但效果不如上述两种。

3. 蛹的饲养

(1)饲养器材:将获得的卵和幼虫放入一只底部有少量消毒砂和饲料的试管或小杯子中,试管或杯口扎上纱布,然后放入稍大的玻璃缸中,缸底贮以深3~5cm的饱和盐水,以保持湿度。获得的蛹可放入湿饲养管内饲养。

(2)饲养方法:饲养时,可将蚤的幼虫、蛹和成虫等放入缸内,然后用细纱布或细尼龙纱将玻璃缸口封紧,再盖上一个铁纱网盖,以防蚤跳出、鼠爬出缸外。在适宜温度下,缸内的雌蚤产下的卵可于2~3周发育为成虫。

蚤喜阴暗环境,宜将饲养缸放阴暗处,或用黑布遮盖之。待雌蚤产出的卵发育为成虫时,可打开缸盖及纱布,取出小鼠。然后将原缸内留下的含有蚤发育各期的材料,移于集蚤器中收集蚤标本。

(二)桶饲养法

专为饲养印鼠客蚤(*Xenopsylla cheopis*)的成虫和幼虫。

1. 饲料 幼虫饲料采用干猪(马或牛)血粉1份、干酵母粉1份、干沙(先过20目/吋筛)10份混合后,过16目筛备用。供血小鼠每天供一片苹果或少量干净的蔬菜及混合饲料块。

2. 饲养器材 饲养蚤桶用高30cm、口径30cm、底径略小的白搪瓷斜面桶。桶底中央放一铁丝制小鼠笼,笼底有盛盘(较鼠笼大些),盘上垫吸水纸,以收集尿液,每周换2次,桶口覆盖纱布。

3. 饲养方法 每桶放入100只雌蚤和40只雄蚤,以后每周加入雌蚤40只和雄蚤10只,以保持适当数量,有利于蚤的发育。实验观察,在25℃±2℃和85%±15%相对湿度条件下,印鼠客蚤雌蚤在结茧后第8天开始羽化成虫,第15天达高峰,30天结束。雄蚤则在结茧后第14天开始羽化成虫,第20~22天达高峰,40天结束。雌蚤比雄蚤早羽化几天。这种羽化期的特点有利于分离雌雄蚤。收集茧蛹的方法,先用8目/吋筛除去粗大的污物,再用16目/吋筛筛出茧蛹。筛余的血粉干沙中仍有部分幼虫和卵,可倾入化蛹桶内,并覆以纱布。以后每周用16目/吋筛筛茧蛹一次。在3~4周后,不再出茧,血粉和干沙可弃之。收集的茧蛹可用瓦罐与玻璃管饲养。

(三)瓦罐与玻管饲养法

适用于饲养蚤卵和幼虫及蛹。

1. 饲养器材 取高约10cm、直径约8cm瓦罐一只,装入半罐消毒沙土,并混合少量幼虫饲料。

2. 饲养方法 将瓦罐下半部埋于含有潮湿沙土的瓷盘内,以保持瓦罐中的沙土潮而不湿。饲养时,用湿毛笔尖蘸取蚤卵或幼虫,放在瓦罐内的沙土即可,置一般室温中饲养。间隔2~3天过筛(16目/吋)一次,以观察幼虫生长情况,并适量补充少许血粉。如发现有茧蛹,即用湿毛笔蘸取置于长约8cm、直径2~3cm的玻管内,然后把玻管两端蒙上纱布,扎紧,放于盛有少量水或饱和盐水的干燥器内培养,待其发育为成虫。

八、虱的饲养

虱是人体的专性体外寄生虫,若虫和雌、雄成虫均嗜吸人血。虱嗜粗糙的表面,如未压光的纸和毛、棉织物,而避拒光滑的表面,如压光的纸和丝织品,也不喜潮湿的接触面。同时,虱具有背光性,趋向黑暗和黑色的环境。生长发育最适温度为 30℃，相对湿度为 76%。综上所述可参考下述方法进行虱的饲养。

（一）小盒饲养法

制备一硬小盒，将盒内壁涂黑，盒底开一直径约 1cm 小孔并紧贴 1 张网眼很小的绢纱（避免虱通过）。将数片小布条置盒内供虱产卵与歇息，然后将虱放入盒内，盖紧盒盖，将盒底有绢纱的一面贴于人的皮肤上使虱能通过绢纱网眼吸血。用此法饲养时，需将饲养盒终日固定在皮肤上，以保证虱的孵育能顺利进行。

（二）指管法

将虱置于折叠的黑布片夹层中，然后放入指管中，用棉花塞紧管口，置 28~32℃ 温箱内。每日 2~3 次将布片取出，移置于人的皮肤上让虱自然吸血，待虱吸饱血爬回布片或置虱入布片内，再将布片放入管中，继续置于 28~32℃ 温箱内孵育。

（三）肛注血液法

在虱传虫媒病的研究中，常进行人工感染。由于虱已吮吸了患者的血液，故不能使它叮咬健康人。为了维持虱的生命，须自虱的直肠注入去纤维蛋白后的人血。具体方法如下：先制备一末端外径为 0.1mm 的毛细玻璃管，管尖要圆滑，在细玻璃管的粗端紧扣一橡皮帽；吸取纤维蛋白后的人血于毛细玻璃管内；将虱置于载玻片上，在体视显微镜下操作，左手用纸片轻压固定乱体，露出腹部，右手持含有去纤维蛋白人血的毛细管，将毛细管的尖端插入虱的肛门内，并加压于橡皮帽，这样，毛细管内的血液就进入虱的肠腔内。这种方法，在 27℃ 的温度中每日只需注血 1 次，如在 32℃ 中饲育，则每日需进行 2 次注血才能维持虱的生命。

（四）血垫法

取一块面积适中的保鲜膜拉伸至 4 倍大小并放在直径为 9cm 的玻璃皮氏培养皿顶部。将一个直径为 3.5cm，厚度为 0.2cm 的圆形棉垫放在保鲜膜上，取 1ml 经过肝素抗凝处理的人血涂在棉花上，并用另一张拉伸的保鲜膜覆盖。小心推压棉花边缘确保其密封性。用剃刀将血垫的边缘剪断，放在另一个皮氏培养皿的底部，并在 37℃ 的电热垫上孵育。放置一块圆形的直径 2cm，厚 2cm 的黑色毛毡在血垫的中心，将虱释放在毛毡上自行吸血。

（吴渊明）

九、臭虫的饲养

臭虫（Bedbug）中仅温带臭虫（*Cimex lectularius*）和热带臭虫（*C. hemipterus*）嗜吸人血，此处介绍分布范围更广的温带臭虫的人工饲养。

（一）饲养环境

臭虫畏光，营夜间生活，因此饲养室宜选择不被日光直射处，墙壁、门窗应能隔热与保温，空间不宜过大，室内设水槽与较好的人工照明，以利实验操作。25~30℃、相对湿度 60%~65% 最适宜温带臭虫的生长繁殖。

（二）饲养用器材

1. 恒温装置　包括电炉或电热油汀等取暖器（1 000~3 000W），恒温控制器，自动温、湿度记录器等。

2. 饲养架　木质或不锈钢架，放饲养缸用。架高 1.75m，长 1m，前后宽 0.4m，分四层，每层间高 35cm，架脚高 35cm。

3. 饲养缸　为圆柱状玻璃缸，高 30cm，直径 20cm，上沿可涂油脂或凡士林。

4. 喂血笼　按小白鼠平卧之体态设计制作，长 7.5~8cm，头端较小，进入一端（即尾部一端）为近似梯形之笼门，上底约 3cm× 下底 3.5cm× 高 2cm，铁丝纱的孔径约 0.5cm×0.5cm。

5. 栖息板　为 2 块长 12cm× 宽 4cm× 厚 1cm 之木板，一端用铁质活页固定，在每块板的相对面各有一条中央沟，沟长 1cm× 深 0.7cm× 宽 1cm，每边各有 6~7 条交错的孔直径 0.5cm 的侧横沟，以便臭虫进入中央沟内栖息。

（三）饲料

以体重 20~30g，健康小白鼠的血液为饲料。

(四) 饲养方法

将自然界中采集的温带臭虫,移入放有栖息板的饲养缸内,一般每块板可供 70~80 只臭虫栖息,每缸放三块板为宜。当臭虫放入缸内后,会自动进入板的侧沟以至于中央的沟内栖息,交配与产卵。每周喂血 2~3 次,即可保证充足的营养与若虫较快的发育。

1. 供血　将小白鼠放入喂血笼内,于黄昏前放入饲养缸内(笼下垫以粗滤纸或草纸)过夜,次晨取出,放入搪瓷盘内仔细检查鼠笼与鼠体有无臭虫,然后送回实验动物房或废弃。喂血笼用完后应放入 60~70℃ 的烤箱内 1~2 小时,以杀灭残存的臭虫及卵。

由末期若虫变为成虫后,经 1~2 日即可交配。雌虫受精后 3~4 日开始排卵,但排卵前至少有一次吸血。卵至一定数量(每块栖息板约 100 个)应进行卵的分离,一般每周分离卵 1~2 次。

2. 分离　先将应分离卵的栖息板取出放入白色长方形的搪瓷盘内,再将此盘放于较大且盛有水的搪瓷盘内,以防臭虫逃走。然后打开栖息板,计算其卵数,若需分离者,用毛笔或昆虫镊子将臭虫赶至另一新的栖息板内后仍放回原缸饲养。将留下卵的栖息板贴上标签,记录分离时间、代数等,放入新的饲养缸内,即可进行下一代的饲养与繁殖。

(李金福)

十、蜚蠊的饲养

蜚蠊俗称蟑螂,是昼伏夜出的负趋光性昆虫,在阴暗、静音、温度和湿度适宜的环境下,活动活跃,食量最大,生长发育最快,繁殖力最强。活动时间多在夜间无光的时段,夏秋季活动时间从 18 时或 19 时起开始活动,21 时或 23 时达到高峰,午夜后活动减少,天亮则又隐匿起来。家栖蜚蠊,喜栖于温暖、潮湿、食物丰富的厨房、饭堂、旅店房间和仓库的柜、屉、墙的缝隙中;野栖蜚蠊,常聚集在栖于野外树洞、石缝、落叶下、垃圾堆、枯朽木中,以及阴暗场所。

(一) 饲养器材与设备的选择

1. 小孵化瓶　用 500ml 烧杯或 500ml 果酱瓶等,进行单个卵荚孵化,开展蜚蠊的卵荚孵化率和若虫的令期等生活史观察。

2. 大孵化瓶　用 1 000ml 烧杯 25cm×25cm、高为 15cm 的圆形或方形的玻璃缸等,进行多卵荚孵化,2~3 日收集 1 次卵荚孵化的若虫,开展饲养,可获得相对令期整齐虫源。

3. 饲养缸　一般选用圆形标本缸或长方形养鱼缸,也有用养小白鼠的塑料箱,比较轻,不容易损坏。饲养缸是饲养蜚蠊的必备容器,其形状不一,一般为圆形或方形的玻璃缸,大小、多少依饲养规模而定,一般直径为 25cm 或 30cm×25cm,高均为 30cm。

4. 饲养车间　饲养车间的面积可根据所用虫量的多少和房源情况而定。选一间 15~30m² 的房间,墙壁贴瓷砖,地面铺地砖,平整无缝。温度控制在 28℃±0.5℃,有通风设备,水池,可定时换气和洗刷饲养用具。维持正常的昼夜规律(12∶12),相对湿度在 60%~80%。设两道门,出口处应设有小缓冲间,饲养车间还须有以下设备。

(1) 饲养架:主要是摆放饲养缸,可根据饲养缸的大小、饲养量的多少、饲养时间的长短、设计相应的饲养架。架的层数一般为三层。架的多少大少、长度、宽度等,可根据饲养室的具体情况、饲养的性质、饲养规模而定。架的高度和层高应考虑工作方便,留有适当的余地。主要放置上面的养虫缸,其数量、长短、高度等根据养虫数量、规模而定。饲养架一般都靠墙放置,比较稳固,用木条或钢架等制作,结构严密,不留缝隙。

(2) 栖息床:饲养缸内设置栖息床,供蜚蠊栖息藏身,是规模化饲养蜚蠊的必要器材,根据蜚蠊在白天喜欢钻洞藏缝、隐居在隐蔽角落中的生活习性,增加蜚蠊栖息和活动的场所,同时便于清理和分离工作。

1) 滤纸铁丝托:用中粗铁丝做 2 个直径约 8cm 的铁丝圈,再剪 3 根同号长约 12cm 的铁丝。3 根铁丝等距离用细铁丝绑在 2 个铁丝圈上,一个圈在顶部,另一个放在下面,留 2cm 作脚。下面 1 个圈用细铁圈编成网,整个形状就像一个茶杯托。用滤纸(12cm×12cm)折叠成瓦楞状,5 张瓦楞状滤纸塞在一只铁丝托内。根据饲养缸的大小,一个缸内放 2 只以上滤纸铁丝托,供蜚蠊栖息。

2）硬纸板小方格：可用装 20ml 葡萄糖注射液纸盒中的防振碎的纸板小方格,用它作为蜚蠊的栖息床。

（3）蜚蠊饲料：由于蜚蠊的食性杂,适应性强,饲料的选择性较为广泛。

1）面粉 50 份,全脂奶粉 40 份,干酵母粉 4 份,葡萄糖粉 1 份,鸡蛋黄 5 份,加水搅拌后,放在搪瓷盘中压平,用刀划成小方块,放入烘箱中烘干,取出后装在盛器中备用。

2）豚鼠料粉 17 份,酵母粉 1 份,肝粉 1 份,糖 1 份将上列成分混合均匀后再加适量清水制成 2cm^3 小块,在 60℃ 烤箱中烘干待用。

3）豚鼠料或者市购面包均可临时饲喂。

5. 其他器材　油漆开铲、毛刷、玻璃平皿或塑料瓶盖、1:1 医用凡士林和液体石蜡混合剂、温湿度控制仪、海绵皮或医用棉花、纱布、橡皮筋、金属网、货架或饲养桌等。

（二）饲养方式

1. 单缸饲养　在一个饲养缸中只饲养同一卵荚孵出的若虫。每缸应设有记录卡,记录虫种、世代、虫龄变化日期等。缸内放入栖息床和两个玻璃平皿,一个盛饲料,一个盛脱氯清水,供蜚蠊食饮。在盛清水平皿中加放一块同平皿内径相同的海绵皮,防止若虫溺死。盛水平皿应 1~2 天加水 1 次,如发现有死虫应及时取出,饲料食完及时补充。饲养缸每周清理 1 次。清理方法是取出盛水平皿、饲料平皿,用铲、刷清除污物,然后再放入盛水平皿和饲料平皿。饲养密度应控制在可栖息面积的 1/3 之内为宜,密度过高将影响其正常生长发育,密度过低将浪费人力物力。

2. 混合饲养　蜚蠊是一种群居性的昆虫,为保证蜚蠊的正常发育,有时会在多卵荚孵化后,将不同种群的蜚蠊混合饲养,以确保蜚蠊个体的正常发育。

缸口最好是用铁纱网盖实,饮水与饲料放置在一个固定的位置上,以便于蟑螂形成条件反射,定期到固定的位置上取食。缸养的饲料投放最好用瓷盆盛装,这样残食就不会掉入缸底,减少清洁卫生的难度,其余饲养管理措施、方法同单缸饲养。

3. 种群饲养

（1）来自同一卵荚的同种系群体饲养：饲养成虫及若虫应按不同虫种、虫龄分别在缸内进行饲养,保证虫种属于同代,定期管理。饲养方法同单缸饲养。

（2）来自不同卵荚异系群体饲养：准备好清洁饲养缸,将缸四周内上沿涂上约 3cm 宽的 1:1 的液体石蜡和凡士林混合液,缸内放置有新鲜饲料平皿、饮水平皿。将成虫和若虫一同从原栖息床中清除到准备好的有新鲜栖息床的上述缸内,进行正常饲养。在原饲养缸内检出卵荚,集中放入新饲养缸内,供水供食,如果有若虫孵化可采用分离器进行定期分离。每 2 周分离 1 次。每次分离出的若虫应在饲养卡中注明分离日期,孵化日期和虫种世代。

蜚蠊饲养过程中,世代分离工作在蜚蠊饲养过程中是不可缺少的。把不同代的蜚蠊及时分离,同一代的放在同一缸中饲养,这是标准化养虫的基本要求。贴上标签,注明代数,羽化日期等。第一代成虫产出卵鞘,要及时选出来,另置一缸,它们长出的成虫便是第二代虫,也要及时分离饲养。这样一代接一代分离、饲养,就可培育出第三代、第四代虫。在一缸（箱）中,如果大部分若虫都已羽化为成虫了,对剩下尚未羽化的晚熟若虫一起处理掉,倒入热水烫死,这是保证规范化养虫。世代分离工作主要是结合每周的清洁工作同时进行,由于小蠊和大蠊的产卵习性不同,所以分离方法也相对有别。

1）小蠊世代分离：小蠊若虫与母体的分离是在饲养过程中,首先将分离器的内外上沿涂约 3cm 宽的 1:1 液体石蜡和凡士林混合物,置于带有饲料、水平皿和蜚蠊的饲养缸内。再将原饲料缸内的蜚蠊（包括成虫、若虫）轻轻地移到分离器内进行正常分离饲养一天,这样若虫将从分离器的小孔中钻入饲养缸内的蜚蠊床内栖息和饲食。分离出的若虫进行正常饲养,并在饲养缸的记录中注明分离日期和世代。最后将分离器内带有成虫的蜚蠊床放回到原饲养缸内,这样如此反复可获得不同龄期的若虫,每 2 周 1 次开展小蠊世代分离。

2）大蠊的世代分离：收集卵荚。准备好清洁饲养缸,将缸四周内上沿涂上约 3cm 宽的 1:1 的液体石蜡和凡士林混合液,缸内放置有新鲜饲料平皿、饮水平皿。将成虫和若虫一同从原栖息床中清除到准备好的有新鲜栖息床的上述缸内,进行正常饲养。在原饲养缸内检出卵荚,集中放入新饲养缸内,供水供食,如果有若虫孵化可采用分离器进行定期分离。每2周分离1次。每次分离出的若虫应在饲养卡中注明分离日期,孵化日期和虫种世代。

(三)规模饲养环境与条件

蜚蠊规模饲养(批量饲养、大量饲养)的要求高,在设定蜚蠊饲养房时,要注意房屋密封要求,最好是平顶房屋,房屋上下左右密封度要全面检查,一个小的缝隙都会造成蜚蠊逃逸。在房屋的四周砌隔层墙,用水泥抹面,饲养层的设计按房屋的尺寸设定,室内中央留一条走道,饲养层高30~40cm,用钢筋混凝土预浇。要有通风设备,冬天可保温或电热等加温。

蜚蠊生活环境的温度应该保持在28℃,相对湿度要在70%以上,随时都应保证有食有水,特别是水,远离噪声,光照要符合蜚蠊生物钟的要求,同时要防病害、农药和蜚蠊天敌。

(曹 敏)

十一、甲虫的饲养

由于隐翅虫、芫菁、金龟子和天牛等其他医学昆虫的生态要点存在一定的差异,不同种类的饲养方法亦不尽相同。

(一)隐翅虫饲养

隐翅虫发育为完全变态,生活史包括卵、幼虫(一般2龄)、蛹和成虫4期。刚羽化的成虫活动不活跃。雌虫一生交配多次,交配不久即产卵,产卵期长,可断续产卵。卵在相对湿度85%的条件下才能发育,3~19天可孵化出幼虫。幼虫共2龄,1龄幼虫4~22天,2龄幼虫7~36天。卵期和幼虫期时间长短随着环境变化而不同。1龄幼虫较活跃,从卵孵出后即能四处爬动和觅食;2龄幼虫较迟钝。老熟幼虫多在稻丛基部或土表1~2cm处化蛹。预蛹期1~7天,蛹期4~12天。毒隐翅虫是农田常见的捕食性天敌昆虫,食物范围很广,能捕食蚜虫、玉米螟、叶蝉、蓟马、卷叶虫、飞虱和双翅目、直翅目及鳞翅目幼虫等20多种作物害虫。隐翅虫食性可因环境的变化而不同,有腐食性或捕食性,成虫为多食性,主要以昆虫、螨类及土壤线虫为食,也有以腐殖质为食;幼虫主要肉食性,食性虽广,但也有一定的选择性。隐翅虫的发育过程包括卵、幼虫、蛹和成虫4个阶段。成虫一般将卵置于潮湿的有机基层上,卵孵化在一定的温度范围内发生,并且温度和时间的逆向的线性关系。幼虫在干燥环境下较为敏感,在潮湿的陆上生活并能隐藏其生境。

1. 饲养器材 恒温箱、倒置显微镜、放大镜、烧杯、量筒、三角瓶、广口瓶、培养皿、研钵、塑料盒、塑料瓶、滴管、移液器、漏斗、纱布、保鲜膜、棉花、棉球、载玻片、盖玻片、镊子、剪刀、解剖针、滤纸等。

2. 饲料

(1)天然饲料:萝卜蚜(*Lipaphis erysimi*,Kaltenbach),室内用新鲜萝卜叶在培养皿内饲养(萝卜叶叶柄基部用湿棉花包住保湿,培养皿用带孔保鲜膜封上,三天更换一次叶柄基部的棉花)或新鲜家蝇蛹(切开)饲养。

(2)人工饲料:①猪肝匀浆饲料,将新鲜猪肝切碎放入研钵内捣成匀浆,用纱布滤去渣子后倒入广口瓶 -5℃ 保存,隔6天需重新制匀浆,用时取部分与蜂蜜以 5:1 重量比混合,每 10g 饲料加 10% 甲醛 0.1ml 做为防腐剂;②猪肝粉饲料,将新鲜猪肝放入烘箱内烘干,后放入研钵内碾成粉末状,倒入广口瓶内室温保存,用时取部分与蜂蜜以 5:1 重量比混合,每 10g 饲料加 10% 甲醛 0.1ml 制成防腐剂;③蛋黄饲料,将煮熟鸡蛋的蛋黄和白砂糖以 5:1 重量比在研钵内混合碾匀,碾磨过程中滴入 10% 甲醛作为防腐剂(每 10g 饲料加 10% 甲醛 0.1ml),混合均匀后放入广口瓶内 -5℃ 保存,隔10天需重新配制一次。

3. 饲养方法

(1)萝卜蚜饲养:取 250ml 烧杯(120℃ 恒温箱中消毒 24 小时)一个,底部放入一个遮光棚(用三张盖玻片搭成一个三角形小棚,其外粘上黑布条制成可遮光的黑色小棚)和一个润湿棉球,再放入接有萝卜蚜若虫(3~4龄)的萝卜叶片,最后放入梭毒隐翅虫;烧杯口封上保鲜膜,在保鲜膜上扎若干透气孔,室内自然变温条件下集体饲养;每天更换接有蚜虫的萝卜叶,蚜虫数量保持在一个相对固定的数量,3天更换一次湿棉球(阴雨天时2天更换一次,若产生霉菌需立即更换),6天更换一次消毒烧杯以保持清洁;注意每天观察隐翅虫存活状况。

（2）猪肝匀浆饲料饲养：基本方法同上，将接有萝卜蚜的萝卜叶替换成装有一小勺猪肝匀浆饲料的小塑料瓶盖（饲料配制后需放置一天才能用于饲养），3 天更换一次饲料，阴雨天时 2 天更换一次（若发现霉菌需立即更换），其他步骤不变，每天观察隐翅虫存活状况。

（3）猪肝粉饲料饲养：基本方法同上，只需将饲料替换成猪肝粉饲料（饲料配制后需放置一天才能用于饲养），其他步骤不变，每天观察隐翅虫存活状况。

（4）蛋黄饲料饲养：基本方法同上，只需将饲料替换成蛋黄饲料（饲料配制后需放置一天才能用于饲养），其他步骤不变，每天观察隐翅虫存活状况。

（二）芫菁饲养

芫菁科的昆虫属于复变态昆虫，一生中由幼虫到化蛹，在形态上有多次复杂的变化。自卵中孵化来的为第Ⅰ龄幼虫，脱去第一次皮后到达Ⅱ龄，称为步甲幼虫型。当脱去第二三四次皮，到达Ⅲ、Ⅳ、Ⅴ龄时，称为一期蛴螬型。过冬前脱去第五次皮后身体表皮变厚，色亦变深，系静止状态的过冬阶段，称为假蛹或坚皮幼虫。翌年夏初脱去第六次皮又变成二期蛴螬型。不久即脱去幼虫期的最后一次皮变为真蛹再脱皮变为成虫。芫菁幼虫有自相残杀行为，在其取食蝗卵时，若两头幼虫相遇，则会互相撕咬。因此，幼虫的饲养空间要足够大，或者隔离饲养，以免自相残杀。再者，芫菁多 1 年发生 1 代，Ⅴ龄幼虫为不吃不动的滞育性假蛹，自然条件下该阶段约持续 6 个月左右。本科幼虫一般寄生于蜂巢，或食蝗卵，成虫为害豆科植物及杂草。幼虫孵出后在整个冬季进行休眠。春季，细小的三爪幼虫附在蜂体上，吃蜂卵和贮藏在蜂巢中的食物，经几个发育阶段，从幼虫变成无足的蛴螬型。蛹期结束后，羽化的成虫落在地上，开始取食栽培作物。

1. 饲养技术

（1）天然饲料饲养：目前多数学者常采用芫菁喜食的天然饲料植物和蝗卵来进行芫菁的饲养。不同种类的芫菁成虫对天然饲料植物具有不同的喜好。如大斑芫菁（南方大斑蝥）和眼斑芫菁（黄黑小斑蝥）成虫喜食植物的花，尤其喜食豆科植物的花，喜食程度依次为：黄豆花、豇豆花 > 丝瓜花 > 南瓜花，一般不取食冬瓜花。短翅豆芫菁成虫最喜食天胡荽叶、豇豆叶和大豆叶，喜食三叶草和苋菜叶，厌食野豌豆叶和何首乌叶；饲养的最佳条件是，在温度为 17.5~25.0℃、土壤含水量为 10% 时存活期最长，充分的光照及空气流通有利于其生存。

（2）人工饲料饲养：研发人工或半人工饲料的合理配方是芫菁人工规模养殖成功的关键所在，然而此方面的研究还比较少。采用玉米螟幼虫半人工饲料的改良配方（半人工饲料每份含黄豆粉 15g，葡萄糖 7.5g，干酵母 9g，多种维生素糖丸 5 粒，蜂蜜 1ml，奶粉 2g，山梨酸 0.5g 和琼脂 2g，共加水 100ml 制成凝胶块）饲养的细纹豆芫菁成虫，相对于对照组（用新鲜的牛膝和菜豆叶片天然饲料饲养），其虫体体重和生殖腺发育及雄虫斑蝥素含量均有明显提高，说明此半人工饲料适用于细纹豆芫菁成虫的饲养。采用上述相似的半人工饲料饲养红头豆芫菁、细纹豆芫菁和大斑芫菁成虫和幼虫，发现其成虫成活率达 100%，雌雄成虫平均寿命及雌虫产卵量明显高于用蝗卵饲养所得结果，大斑芫菁少数幼虫取食该饲料后能发育成正常的成虫，说明该饲料具较大的应用价值。此外，取食半人工饲料（改良的玉米螟幼虫半人工饲料配方再添加天然成分丝瓜花粉配成）的眼斑芫菁成虫的产卵量等与取食天然饲料丝瓜花的无显著差异；相对于饲喂蝗虫卵的幼虫，半人工饲料饲养的幼虫发育缓慢且羽化率低，但发现在饲料中添加适量的蝗虫粉对食性专一的芫菁幼虫有很大的引诱取食作用，说明芫菁幼虫的半人工饲料配方及其喂养环境尚有待于进一步深入研究。

2. 饲养条件

（1）饲养场地：饲养场可分为室内饲养和室外饲养。室外饲养多采用饲养棚饲养，一般根据所养殖的芫菁种类，选择不同的场地，并设计不同大小的饲养棚，棚内种植大豆等芫菁喜食的植物作为天然饲料。也可在棚内放置饲养箱或饲养瓶等。饲养棚及饲养箱都用窗纱等封住，以免芫菁逃出。同时在饲养棚中饲养蝗虫，并种植蝗虫喜食的植物，以供芫菁取食蝗虫的卵块，蝗虫的种类以芫菁的种类而定。室内饲养相对室外较精细、系统，但成本较高。一般选用饲养瓶或饲养箱饲养。将芫菁放入烧杯等容器内，杯底铺上 5~10cm 厚的细沙，每天投喂饲料，待其产卵，然后将卵取出孵化，一龄幼虫投喂蝗卵供其取食。

（2）土壤：芫菁对土壤的要求不是很严格，饲养豆芫菁一般用 5~10cm 的含水量 20% 左右的沙壤土，或含水量 11% 左右的洁净河沙，以供其产卵和插饲料用。也有记载大斑芫菁所需土壤为腐殖土和沙各占 50%，放入烘箱内杀菌冷却后加水至含水量 15% 左右，土厚 6~10cm，随时保持土壤的湿度。

（3）饲料：根据芫菁不同的种类选择不同的饲料。成虫饲料：豆芫菁属喜食的食物有马铃薯叶、大豆、西红柿、马兰叶、辣椒叶、大豆叶、豇豆叶、天胡荽叶等；眼斑芫菁可用南瓜花、大豆花、豇豆花、牵牛花以及苹果和梨的果肉作为饲料。幼虫饲料：Ⅰ~Ⅳ龄幼虫以蝗虫卵为食或寄生于蜂巢内。以上是用天然饲料饲喂芫菁，人工或半人工饲料如上所述。但迄今为止，我国还没有关于芫菁幼虫人工饲料的研究报道。

（4）投食方法：将采回的新鲜或经过一定处理的饲料（植物的花或叶）放入饲养箱（饲养瓶或饲养棚）内，每天更换饲料，并清除饲养箱（饲养瓶或饲养棚）内剩余饲料和虫粪，以保持饲养环境清洁。

（5）温度湿度：芫菁成虫和幼虫各龄期对温、湿度条件均有一定的要求。有研究表明：大斑芫菁不同生长发育时期对温度、土壤含水量要求有所不同，1~6 龄幼虫发育速率最快时的温度和土壤含水量依次为：32.6℃、6%；35.6℃、6%；36.3℃、6%；38.0℃、6%；35.6℃、6%；38.0℃、7.1%，蛹发育速率最快时的温度、土壤含水量为 37.1℃、6%。卵孵化率最高时的温度、土壤含水量为 34.0℃、12%，卵发育速率最快时温度、土壤含水量为 33.2℃、7%。

（6）滞育的打破：芫菁幼虫在Ⅴ龄时化成假蛹，假蛹不吃不动。1 年大部分时间在休眠中度过，极大地影响了芫菁的发育速度，制约了芫菁的规模化养殖，加大了人工养殖的成本。因此解决滞育问题已成为芫菁规模化饲养的一个难题。

（三）天牛饲养

天牛发育分卵、幼虫、蛹和成虫四期，属完全变态。当卵孵出幼虫后，初龄幼虫即蛀入树干，化蛹。蛹为裸蛹，身体形状和头、胸附器的比例均与成虫相似。蛹期为 10~30 天。成虫羽化后，约半个月后交尾产卵。成虫寿命一般 10 余天至 1~2 个月，但在蛹室内越冬的成虫可达 7~8 个月，雄虫寿命比雌虫短。天牛生活史因种类而异，同一种类在不同地域的生活史有时亦很不同。成虫可取食花粉、嫩树皮、嫩枝、叶、根、树汁、果实和菌类等。幼虫可蛀蚀树干、枝条及根部。

1. 饲养条件　试验仪器：50ml 平底生物离心管（直径 2.8cm，高 10.5cm）、玻璃瓶（直径 10.0cm，高 12.0cm）、指形管（长 8.0cm，直径 1.5cm）、有机玻璃箱（1.0m×1.0m×1.5m）和培养皿（直径 13.0cm）。将成虫转入玻璃瓶中，在温度 25℃±1℃、相对湿度 70%~80% 和光周期 14L：10D 的室内用木棉枝条进行饲养。在成虫产卵盛期，将直径 3.0cm、长 8.0cm 左右的新鲜枝条放入玻璃瓶中供雌虫产卵，24 小时后取出枝条，用解剖刀在距着卵刻槽上下各 1cm 处横切，再从刻槽的两侧各纵切（纵切刀口间距离为 1.2cm），将其撬下即得到 2.0cm×1.2cm 的带卵韧皮层，然后置于培养皿中（内置一湿棉团保湿）等待孵化。5~6 天后，待卵韧皮层小木段有粪便堆出，即说明幼虫已孵化。用镊子轻轻挑开皮层，确认每一皮层只有 1 头幼虫。

2. 饲料配制　松树木屑过孔径为 0.8mm 筛，60℃ 干燥灭菌 8 天待用。取消毒后的 4L 的不锈钢锅，加入 800ml 双蒸水煮至沸腾后加入 40g 琼脂，待琼脂完全融化后加入除松树木屑和 H_2SO_4 以外的所有组分，充分煮沸后，用 0.5mol/L 的 H_2SO_4 滴定调节饲料的 pH，再加入灭菌的木屑，充分搅拌。之后倒入洁净的瓷盘中使其冷却至凝结成块，最后用保鲜膜封好，置于 4℃ 冰箱中保存备用。

3. 饲养方法　将配制的饲料切成直径 20mm、高 30mm 的圆柱体，中间钻一个直径 5mm、深 1cm 的小孔，放入 20ml 的塑料管中。当幼虫孵化后，用 1% 的福尔马林对虫体进行表面消毒，放入饲料孔内，盖上具有通气孔的盖子后，放入光照培养箱，在相对湿度 70%~80%、25℃±2℃、光暗周期均为 12 小时的条件下饲养。将成虫转入玻璃瓶中，在温度 25℃±1℃、相对湿度 70%~80% 和光周期 14L：10D 的室内用木棉枝条进行饲养。在成虫产卵盛期，将直径 3.0cm、长 8.0cm 左右的新鲜枝条放入玻璃瓶中供雌虫产卵，24 小时后取出枝条，用解剖刀在距着卵刻槽上下各 1cm 处横切，再从刻槽的两侧各纵切（纵切刀口间距离为 1.2cm），将其撬下即得到 2.0cm×1.2cm 的带卵韧皮层，然后置于培养皿中（内置一湿棉团保湿）等待孵化。5~6 天后，待卵韧皮层小木段有粪便堆出，即说明幼虫已孵化。用镊子轻轻挑开皮层，确认每一皮层只有 1 头幼虫。

（四）金龟子饲养

金龟子生活史经卵、幼虫、蛹和成虫四个阶段，属于完全变态的昆虫。每年发生代数尚不清楚，大多只发生一代，以幼虫、蛹或成虫在土壤内过冬。4~6 月发生成虫，5~6 月交配产卵，卵多产在树根旁土壤中。发生早的幼虫 8~9 月老熟化蛹，并羽化成虫。所以 9~10 月仍有成虫发生，后入土过冬。发生晚的则以幼虫或蛹在土壤内过冬。本科甲虫生活习性依种类不同而有差异。成虫取食时多交配，喜在落叶、草地和草堆等有机物腐殖质处产卵，或散产于土中。本科幼虫可生活于哺乳动物粪便中，成虫取粪作球，然后藏于地下室内，以供食用。也有些种类的幼虫栖息在土壤中，取食植物的根或土中有机质，或以动物粪便、腐朽木质、腐尸或真菌、动物碎屑为生。下面以粪金龟为例，探讨金龟子的人工饲养技术。

1. 饲养条件　成虫夜出活动与当夜的降雨有密切的关系，晴天诱捕率高于雨夜。在群体饲养中，适宜的放养密度为 20~30 对/m²。土壤含水量越低，产卵深度越深；反之，产卵深度越浅；土壤含水量为 26% 时对成虫产卵有利。在 3 个面积为 1m² 的露地圆坑饲养池中各投放 20 对种虫，分别以人粪、猪粪和牛粪作为食料，以新鲜人粪产卵最多、猪粪次之、牛粪最差。

2. 饲养方法

（1）地上虫笼养殖法：在室外用三角铁架设虫笼长 3m、宽 2.5m，地下四周用不锈钢丝网围住，深 100cm。地上部用孔径 0.5cm 的尼龙网罩住。在虫笼四周距虫笼 20~30cm 处挖排水沟，沟深 90cm、宽 20cm。在虫笼的一侧面留一门，便于操作与管理。种虫按 1m² 投放 20 对，同时要及时投放新鲜猪粪，以后每 2~3 天投料一次。

（2）地下虫笼养殖法：在地下挖塘：圆形、直径 100cm、深 80cm，塘的四周及底均用不锈钢网围住，上露 20cm，后用土填满填实，上面用尼龙网做成盖子盖上，每个虫笼放种虫 20 对，并同时投放新鲜猪粪，管理同上。

（3）水泥池养殖法：建造水泥池：正方形长、宽、高各 100cm，壁厚 15cm。里面填满填实泥土，根据粪金龟所需适宜的土壤含水量，在土壤中适当加水。池中泥土距池面 10cm。上面用不锈钢钢丝或尼龙网扎成的盖子封盖，使盖面与土面留有 10cm 的空间。每池投入成虫 20 对。管理方法同上。针对水池不透水的特性，在水泥池上面加罩，以防积水。

（4）砖墙养殖场饲养法：进行较大规模养殖时，在背风向阳的高燥平坦地段，围地 130~150m²，砖墙高 140cm，地下墙基 1m，砖墙上面用水泥封项，面上每 30cm 安上钢丝钩 1 个，以便固定上面的尼龙网，网的孔径 0.5cm，为支撑尼龙网，里面竖 3~4 根水泥柱，柱高 180~190cm，以水泥柱为　支点向四周辐射拉上铅丝数根，以架住尼龙网不至下陷。在墙的一侧与墙高留一门。门与墙之间不留任何空隙，以防成虫逃逸。为了保持养殖场内干燥不积水，在场内开一"十"字形排水沟，有一暗沟通到外面，出水口用不锈钢丝网挡住，以防止成虫外逃及其他野生动物钻入侵害虫体。投虫的密度及管理方法与上面其他饲养法相同。但要在投新鲜猪粪的地方，临时搭上可移动的遮阴棚，以防新鲜猪粪被晒干而降低利用率。

3. 饲养管理

（1）选择种虫：饲养的种虫，以 5~6 月份最佳，这部分成虫都为越冬成虫，一旦放养，1 个月就能产卵。7 月份气温太高，种虫在运输中易死亡。同时在这时期，又有大雨或暴雨，饲料易被冲走，也会造成种虫死亡（有防雨棚的除外）。放养种虫时，选择个体大、强壮、翅足完整无损的个体，按雌雄 1∶1 左右投放，以提高成活率和繁殖率。

（2）勤喂饲料：投入种虫后，及时投料。起初每天投料，以后视取食情况，随时补充。一般每 2~3 天一次。在食料选择上，虽然人粪优于猪粪，猪粪优于牛粪，但根据来源与习惯，以猪粪作饲料最为方便，投放时要注意选择新鲜粪便、生霉或晒干的都不宜饲喂。

（3）注意敌害：在饲养中发现，蚯蚓、蝼蛄是主要敌害，常将土室钻破或钻通，导致泥球毁坏而使金龟子的幼虫或蛹体死亡。为避免其危害，要注意降低土壤湿度与选择干燥含肥量低的沙壤土。

（五）谷盗饲养

谷盗属昆虫纲鞘翅目，小至中形，多为细长圆筒形，体色一般深暗而有光泽，具刻点。全球已知有 650 余种，主要分布于热带、亚热带与温带。中国有 7 种。经室内饲养发现，拟步甲科昆虫卵期为 10~14

天,幼虫一般为 7 龄,各龄幼虫龄期长短不一,蛹前期 8~10 天,蛹经过 10~12 天羽化为成虫,羽化成虫经 210~280 天性成熟,即可交配产卵,成、幼虫生长周期长。室内饲养条件下,该虫 3 天发生 1 代,生活史不整齐,以成虫和不同龄期的幼虫在沙土中越冬。成虫于 4~9 月份交尾产卵。幼虫期长,幼虫经过 2 次越冬于第 3 年 6 月中旬至 8 月下旬化蛹。羽化成虫经 210~280 天性成熟开始交配产卵。老熟幼虫在进入预蛹期后会不喜活动,且仰卧等待化蛹。成虫可以取食草本植物的嫩叶、茎秆及其枯枝落叶,它的取食过程可以分为 3 个阶段,即寻找食物、取食和取食后。

1. **饲养条件** 自然温湿度条件下的普通养虫室,白天开门,夜间关门。在夏季气温最高的时候,室内有时白天开空调降温至 30℃ 左右,冬季不加温。

2. **饲养工具及饲料** 用直径 90mm× 高 18mm 的培养皿,放入一定量的饲料,接上虫子,盖上盖子,将培养皿置于铁柜内,关上柜门,避光饲养。饲料可选用小麦粉,将小麦粒用研钵砸碎研磨成半粉状;或杏仁。

3. **取卵、取蛹方法** 将新羽化的雌雄成虫先用小麦粉饲养 10~15 天,然后用干净的杏仁粒饲养。成虫交配后产卵在杏仁粒上,每天定期逐粒检查有无虫卵。将有虫卵的杏仁粒单粒放入新的培养皿内,记录产卵日期。有些杏仁粒上可能同时有几粒卵,当卵孵化时,要把当天孵出的幼虫及时移出,与随后孵出的幼虫分别记录日期。因老熟幼虫在化蛹前 2~3 天不食不动,与其他幼虫易于区别。待幼虫饲养到老熟阶段时,把虫子连同饲料倒在磁盘上,挑出不食不动的老熟幼虫,放入新的培养皿内,待其化蛹,并记录化蛹日期。

(六)皮蠹饲养

皮蠹属于鞘翅目皮蠹科,分布于世界各地,为重要的检疫仓储害虫,食性杂,危害重。中国已知 8 属 40 余种。室内饲养观察发现,花斑皮蠹 1 年发生 1~2 代,以不同龄期的幼虫越冬。翌年 4 月初开始活动取食,4 月中旬开始化蛹,5 月上中旬为化蛹盛期;成虫 4 月下旬开始羽化到 8 月上旬结束;第 1 代卵 4 月下旬出现到 8 月上旬结束;幼虫 5 月上旬初始,孵化盛期在 6 月上中旬;蛹于 6 月中旬出现至 9 月中旬结束;成虫羽化在 6 月下旬至 9 月下旬。第 2 代卵于 7 月上旬出现至 9 月下旬结束,幼虫孵化盛期 8 月上、中旬。10 月下旬以第一、二代幼虫进入越冬。研究表明,白腹皮蠹的生长、发育、繁殖的适温范围为 20~32℃;41%~94% 的湿度范围为白腹皮蠹生长、发育、繁殖的适宜湿度。在不同温湿度下,白腹皮蠹的发育历期、成活率、产卵量及产卵天数等均有差异,从而影响了种群趋势指数的变化。

1. **饲养条件** 可用花生、大麦、小麦和油菜籽在培养箱中饲养;花生、大麦、小麦、油菜籽清洗、干燥后在 −20℃ 冰箱中贮存 15 天以上。取出后在室温条件下平衡水分后对种子进行手工研磨,破碎至粉状与颗粒状,1:1 混合用于试虫饲养。饲养条件为:温度 35℃±1℃,湿度 65%±5%,光周期 L:D=0:24。

2. **饲养方法** 分别取花生、大麦、小麦和油菜籽上培养的新羽化皮蠹成虫,转移至底部附有黑色纸片的 90mm 玻璃培养皿中收集其卵。将同一日龄的卵与相应的寄主转移至温度为 35℃±0.5℃,相对湿度为 65%±5%,光周期为 L:D=0:24 的培养箱中进行培养。逐日定时观察卵的发育情况,并记录卵的孵化率、幼虫存活率、化蛹率和成虫羽化率等数据。成虫羽化后,分别从每个培养皿中随机取出新羽化谷斑皮蠹雌雄虫,转移至新的培养皿中记录其产卵历期、成虫存活时长、总产卵量等生殖力参数。

(张 玺)

十二、昆虫细胞培养

细胞培养技术是细胞生物学研究方法中重要和常用技术,通过细胞培养既可以获得大量细胞,又可以借此研究细胞的信号转导、细胞的合成代谢、细胞的生长增殖等。昆虫细胞培养指在体外模拟昆虫体内环境(无菌、适宜温度、酸碱度和一定营养条件等),使之生存、生长、繁殖并维持主要结构和功能的一种方法。此外昆虫细胞还可以用来感染、培养、分离或富集一些病原微生物(例如寄生虫和虫媒病毒等),研究病原与宿主的相互作用等,为媒介传染病的有效防控提供细胞模型上的支持。

(一)常见的昆虫细胞

随着几代科学家的不断努力,我国已经建立起一些稳定的昆虫细胞系。这些细胞主要源于蚊虫、家蚕和棉铃虫等昆虫的幼虫、胚胎和卵巢等组织。这些细胞系的建立对于昆虫细胞生物学以及媒介与病原的相互作用研究具有重要意义。下表是对我国建立的昆虫细胞系及其生物学特性的描述（表 27-2）。

表 27-2　我国建立的昆虫细胞系及其生物学特性（彭建新，2010）

细胞系虫种	组织来源	细胞系名称	生物学特性
埃及伊蚊	初孵幼虫	Aa2-678	多为上皮样细胞，少量双核细胞，贴壁生长
白纹伊蚊	初孵幼虫	Aa6-678	多为上皮样细胞，少量双核细胞，贴壁生长
中华按蚊	初孵幼虫	As-684	上皮样细胞，贴壁生长
小菜蛾	全蛹	BCIRL-P$\times^2$-HNU^3	以圆形和卵圆形为主，疏松贴壁生长
黄条行军虫	成虫卵巢	BCIRL-SO$_3$-HNU$_1$	以圆形为主，疏松贴壁生长
黄条行军虫	成虫卵巢	BCIRL-SO4-HNU$_2$	以圆形为主，疏松贴壁生长
棉铃虫蛹	卵巢	SIE-Ha-798	以梭形细胞为主，贴壁生长
棉铃虫蛹	卵巢	SIE-Ha-806	以梭形细胞为主，贴壁生长
斜纹夜蛾	胚胎	ZSU-S1-1	以球形和纺锤形细胞为主，贴壁生长
黏虫	血细胞	SIE-LsH-805	悬浮生长
小埃尺蛾	蛹卵巢	SLE-Eo-801	以圆形细胞为主，群体倍增 36h
小埃尺蛾	蛹卵巢	SLE-Eo-803	以梭形细胞为主，群体倍增 57.6h
甜菜夜蛾	血细胞	Le-H-HNU$_7$	以多边和圆形细胞为主，贴壁生长
银纹夜蛾	早期胚胎	Pa-E-HNU6	以圆形和梭形细胞为主
菜青虫	胚胎	Pr~HNU8	以梭形细胞为主，贴壁生长
菜青虫	胚胎	Pr~E-HNU9	以圆形细胞为主，贴壁生长
粉纹夜蛾	脂肪体	HNU-Tn-FB1	以圆形和椭圆形细胞为主
粉纹夜蛾	胚胎	BTI-Tn5-B1-4	
草地贪夜蛾	卵巢	Sf21	
家蚕	胚胎	BmE-SWU1	以梭形细胞为主，群体倍增 57.6h
家蚕	胚胎	BmE-SWU2	以梭形和圆形细胞为主
家蚕	胚胎	BmE21-HNU5	以圆形和梭形细胞为主
落叶松毛虫	胚胎	NEAU-Ds-950821	以圆形细胞为主，群体倍增 52.6h
黏虫	胚胎	NEAU-Ms-980312	以圆形和梭形细胞为主
黏虫	胚胎	NEAU-Ms-927311	以圆形和梭形细胞为主
蓖麻蚕	血细胞	Pcr-S2	以圆形细胞为主，悬浮生长
蓖麻蚕	蛹卵巢	WVB-Pcr-02	以圆形细胞为主，悬浮生长

（二）昆虫细胞培养的一般方法

1. 昆虫细胞培养系统　昆虫细胞培养系统有两种类型：①机质依赖型或停泊依赖型，生长细胞附着在培养瓶壁或其他支持物表面；②悬浮培养型，生长细胞悬浮在液体培养基内。

2. 昆虫细胞原代培养　通过组织块直接长出单层细胞或用酶或机械方法将组织分散成单个细胞开始培养，在首次传代前的培养被称为细胞原代培养。昆虫细胞原代培养的一般过程包括：①确定昆虫细胞组织来源；②确定昆虫细胞培养方法；③进行昆虫细胞培养，一般昆虫细胞培养时间比较长。

细胞主要来源于昆虫未发育成熟组织，如胚胎和卵巢胚胎细胞，一般未经分化且处于活跃分裂状态。成体幼虫的卵巢管细胞、血淋巴、脂肪体细胞、受精卵、中肠、唾腺、马氏管、神经细胞、肌肉细胞等也可尝试进行原代培养。昆虫细胞原代培养的常用方法包括组织块培养法和酶消化培养法。组织块培养法简便、易行且有效，但容易出现组织块损伤、细胞外迁的情况，其操作方法是将组织剪为小块于培养瓶接种。酶消化培养法适用于培养大量组织，但操作比较烦琐、易污染且成本高，其操作方法是将组织置于含有酶的培养基中，分散细胞形成悬液，再分瓶培养。

胚胎细胞原代培养的一般步骤：①将昆虫胚胎细胞置于 28℃ 培养箱中孵育 2 天；②采用 70% 酒精 + 4% 次氯酸钠对其处理，置于 Hanks 或 Puck 液洗涤；③置于培养基内，剪碎，纱布过滤，保留过滤物置于培养瓶，28℃ 恒温培养。

初孵幼虫原代培养的一般步骤：①采用 70% 酒精对胚胎处理，置于有湿润滤纸的无菌培养皿，待幼虫孵化；②转至含 0.25% 胰蛋白酶的培养皿，剪碎，碎片转至含有胰蛋白酶的培养皿，37℃ 保温 10 分钟，加 FBS 终止胰蛋白酶作用；③研磨、过滤、离心，保留离心沉淀并加培养基，28℃ 恒温培养。

中肠细胞原代培养的一般步骤：①采用 70% 酒精 +1% 次氯酸钠对末龄幼虫处理，置于培养基，待蚊虫羽化；②解剖中肠，PBS 洗涤，置于细胞培养板，加胶原蛋白酶的培养基，4℃ 保温过夜；③用滴管轻柔吹打释放中肠上皮细胞，无菌纱布过滤，离心；④沉淀细胞用培养基悬浮并转至培养瓶，28℃ 恒温培养。

3. 昆虫细胞传代培养　传代培养指细胞由原培养瓶内分离稀释后传到新的培养瓶的过程。贴壁细胞消化的操作步骤：①去除旧液，加消化液；②37℃ 消化 5 分钟；③吹打细胞形成细胞悬液。悬浮细胞传代的操作步骤：①直接传代或离心；②离心 5 分钟去上清液；③吹打细胞形成细胞悬液。一般 5~7 天传代一次。适宜昆虫细胞增殖的环境条件是：28℃、pH 6.2 左右、渗透压力 340~390mOsm/kg、不需要 CO_2 以及额外补充氧气。

4. 昆虫细胞培养基　昆虫细胞培养基是昆虫细胞培养的关键。培养基包括：Roswell Park Memorial Institute 1640、TNM-FH、S85、TC-100、IPL-41、MGM-448、minimal medium（MM）、Grace 以及 TC199-MK，其中 Grace、IPL-41 和 TC-100 这 3 种培养基是目前成分稳定且应用广泛的商品化基础培养基。使用时，需要补充 5%~10% 胎牛血清（fetal bovine serum，FBS）以及条件培养基、脂肪体提取物、20-羟基蜕皮甾酮、α-芳基蛋白等生长因子或激素，有些还需要补充水解乳蛋白、谷氨酰胺、L-半胱氨酸、维生素 C、泛酸、异己酸、乙酸、核黄素、胆碱、硫胺素、尼克酰胺及碳酸氢钠等辅助因子。在进行悬浮细胞传代时，可添加甲基纤维素、PVP-40、Fluronic RF68 或 Pluronic 多聚醇等多聚物。

因为使用血清会产生一些问题，例如成分复杂的血清可能对基因工程表达产物的后续处理存在影响，血清来源困难、价格昂贵、质量不稳定等，因此使用价格较低、成分稳定且全能的昆虫细胞无血清培养基已经成为一种发展趋势。

昆虫细胞无血清培养基中的酵母提取物、蛋白水解物、蛋黄提取物和脂类复合物等生物活性物质是目前常用的血清替代物。酵母提取物富含维生素和嘌呤碱基；蛋白胨提供氨基酸，通常和酵母提取物一起添加到培养基内；蛋黄提取物或者脂类复合物提供脂质。同时，因为昆虫细胞在无血清培养基环境中较易受到剪切力损伤，因此还需补充一些多聚物保护剂，如 Fluronic RF68。目前应用较为广泛的昆虫细胞无血清培养基是 Ex-Cell™-401 和 Sf-900 II SFM，Ex-Cell™-401 是一种半成品无血清，Sf-900 II SFM 是一种低蛋白含量的无血清培养基。下表是对常用昆虫细胞无血清培养基的简要描述（表 27-3）。

表 27-3　常用昆虫细胞无血清培养基（彭建新，2010）

培养基	特点
ISFM	IPL-41 配方基础上改良，在 IPL-41 配方中添加脂质混合物
Sf-900 II SFM	IPL-41 配方基础上改良，不含蛋氨酸和胱氨酸
Ex-CellTM-400	5mmol/L Tris Cl，pH8.0
Ex-CellTM-401	1.0mg/ml 蛋白酶
Ex-CellTM-405	用于 BTI-Tn5B1-4 细胞悬浮及单层培养
Ex-CellTM-420	用于 Sf-9 和 Sf-21 等细胞，无蛋白培养基
Express Five SFM	用于 BTI-Tn5B1-4 细胞悬浮和单层培养，无谷氨酰胺

5. 昆虫细胞系鉴定方法

（1）昆虫细胞染色体分析：染色体的核型核心分析可以用于区分不同目昆虫的细胞系。昆虫细胞核型分析显示，大多数细胞染色体是二倍体，也有异倍体。一般的步骤：①取对数生长期细胞，加秋水仙素；采集分裂期细胞，离心弃上清液，平衡盐洗涤，离心；②加 5ml 0.075mol/L KCL 处理 30 分钟，离心弃上清液；③加 5ml 固定液（冰醋酸:甲醇 =1:3）处理，离心，吸上清液制细胞悬液；④吉姆萨染色 15 分钟，二甲苯透明处理，中性树胶封片。

（2）昆虫细胞同工酶测定：同工酶是昆虫细胞系的重要生化指标与细胞鉴定参数。用途：①同工酶电泳图谱用于昆虫细胞系"种"的鉴定工作；②用于新建细胞系与细胞系来源昆虫之间的鉴定与验证。常测定的昆虫细胞同工酶有异柠檬酸脱氢酶、磷酸葡萄糖异构酶、乳酸脱氢酶、谷草转氨酶等。

（3）DNA 分子标记技术：①DNA 扩增指纹图谱；②简单重复序列区间扩增多态性分子标记；③限制性片段长度多态性技术。

（4）双荧光素酶报告基因系统：该报告基因系统用于昆虫细胞小 RNA 靶基因的鉴定。

6. 昆虫细胞冷冻保存 昆虫细胞冷冻保存的传统方法是逐级降温再液氮保存，也可以利用多种高浓度保护剂组合而成的冷冻保护液悬浮细胞，再液氮保存，例如含 10% DMSO 冷冻保护剂。如果短期保存细胞，可以选择 4℃ 保存或 -20℃ 保存，4℃ 的保存期为 20 天左右。

7. 昆虫细胞活力测定 昆虫细胞活力测定最常使用染料排除法，测定常用染料是台盼蓝，特殊情况下也可选用 MTT 法。

8. 采用 CRISPR/Cas9 基因编辑技术对昆虫细胞基因组进行基因编辑 这种方法为控制虫媒疾病和入侵物种的传播提供了潜在途径。一些研究团队建立的方法包括蚊虫胚胎注射技术、ReMOT 控制（受体介导的卵巢转导）技术等。

（三）昆虫细胞培养的特殊方法

昆虫中肠呈管状，前端接前胃，后端接马氏管；其细胞可分为柱状细胞、杯状细胞、再生细胞和内分泌细胞 4 种；其生理作用是分泌消化液、消化食物和吸收养分；也是多种微生物作用的主要靶标，例如苏云芽孢杆菌破坏中肠正常结构从而杀灭昆虫。昆虫中肠细胞的分离方法包括组织块分离法、机械分离法和酶消化分离法。

组织块分离细胞法对细胞损伤小且细胞生长状态较好，但容易混有肌肉细胞，其操作步骤是：解剖中肠，培养基中清洗，剪碎，加培养基。机械分离法对细胞损伤大且杂质多、易污染，细胞存活率也一般，其操作步骤是中肠置于离心管中，每 10 分钟涡旋 1 次，共 6 次。酶消化法可以消除细胞间的相互作用，但细胞存活率较差，其操作步骤是：将中肠置于含有酶的培养基中。酶包括分散酶、胶原酶和胰蛋白酶。分散酶可以剥离组织细胞，避免细胞聚集，一般在 28℃ 处理 30 分钟；胶原酶可以特异性水解胶原蛋白的三维螺旋结构，一般在 13~18℃ 处理 15~20 小时；胰蛋白酶可以破坏基质和黏附蛋白的蛋白水解酶。

（四）蚊细胞培养

蚊细胞培养常用于蚊媒病毒性传染病的研究，通过分离并繁殖蚊细胞，鉴定其所含病毒或利用蚊细胞系富集病毒再感染媒介，深入研究病毒与媒介间的相互作用。

1. 常见的蚊虫细胞系 蚊虫细胞系是指从原代培养物开始第一次传代以后的细胞群。建立蚊细胞系对于研究蚊及其传播的疾病具有重要意义，可以为实验室开展杀虫剂抗性分子机制、蚊媒病毒、寄生虫等研究提供重要平台。表 27-4 介绍了已经建立的蚊虫细胞系。

2. 蚊细胞系组织来源 蚊细胞系的主要组织来源于胚胎、卵巢及初孵幼虫，初孵幼虫和胚胎建立细胞系成功率较高，卵巢易取材但细胞增殖能力有限。在蚊细胞分离及培养的全过程，都需要保持无菌意识，同时可以通过采取轻柔的手法，减轻对蚊虫组织、细胞损伤。对于产出 24~72 小时的胚胎，可以使用 2.5% 次氯酸钠洗涤 2 分钟，水洗 2 次，70% 酒精消毒 10 分钟。对于产出 26~28 小时的胚胎，可以使用 70% 酒精消毒 10 分钟，无菌水冲洗 5 次。

获取蚊胚胎细胞的一般方法：①对羽化 4~5 天的蚊进行血液喂养，喂血 4 天后收集蚊卵，使用 70% 酒精消毒和无菌水冲洗；②将表面消毒的胚胎用无菌玻璃棒压碎，加胰蛋白酶消化，过滤，离心，收集胚胎细

表 27-4　已经建立的蚊虫细胞系及其所传播疾病（Thomas Walker，2014）

蚊种类	传播主要疾病	细胞系名称	取材
埃及伊蚊	登革热、黄热病和寨卡病毒病	CCL-125	幼虫
		Aag-2	胚胎
		RML-12	幼虫
白纹伊蚊	登革热、黄热病和寨卡病毒病	C6/36	幼虫
		C7-10	幼虫
		Aa-778	幼虫
甲型黄玲伊蚊	淋巴丝虫病	AP-61	幼虫
三野伊蚊	拉克罗斯病毒性脑炎	A.t.GRIP-1	胚胎
		A.t.GRIP-2 &-3	幼虫
刺扰伊蚊	西尼罗河热	UM-AVE1	胚胎
冈比亚按蚊	疟疾	Mos.55	幼虫
		Sua1B	幼虫
		4a-3B	幼虫
亚洲斯氏按蚊	疟疾	Mos.43	幼虫
		MSQ43	幼虫
白魔按蚊	疟疾	LSB-AA695BB	胚胎
五带淡色按蚊	西尼罗河热，淋巴丝虫病	未命名	卵巢
		未命名	胚胎
希式库蚊	裂谷热	未命名	胚胎
三带喙库蚊	流行性乙型脑炎	NIID-CTR	胚胎
二带喙库蚊	流行性乙型脑炎	未命名	胚胎
安汶巨蚊	—	TRA-171	胚胎
致倦库蚊	流行性乙型脑炎	BmE-SWU1	幼虫

胞；③转移至组织培养瓶，添加细胞培养液，26℃孵育，每 3~4 天更换一次培养基。

获取蚊卵巢细胞的一般方法是：消毒雌蚊，解剖卵巢，撕破卵巢置于培养瓶，添加细胞培养液，26℃孵育，每 3~4 天更换一次培养基。

获取蚊初孵幼虫细胞的一般方法是：①将表面消毒的胚胎置于灭菌滤纸上，28℃温箱 24 小时，置于含有 ddH₂O 瓶中，在 28℃的条件下培养 2 小时，幼虫孵出；②幼虫通过过滤置于滤纸上，生长培养液冲刷至培养皿，用灭菌眼科剪碎置于培养瓶，加生长液；③对无菌生长的幼虫也可以采取加胰蛋白酶消化的方法，过滤，离心，收集幼虫细胞。

3. 蚊细胞培养的条件　蚊细胞培养需要碳水化合物、脂质、氨基酸及其他微量物质等营养成分，同时也需要适宜的温度和 pH 以及相对稳定的渗透压。

蚊细胞培养的培养基可以是 RPMI1640、S85 培养基、TC-100、I PL-41、MGM-448、MM、Grace 培养基以及 TC199-MK。同时，培养基中补充 5%-10% 胎牛血清 FBS、生长因子、辅助因子以及青霉素和链霉素（双抗）、卡那霉素等抗生素。例如，埃及衍生的 Aag-2 细胞培养条件：28℃，5% CO₂ 的 MEM 培养基，并补充 10% 胎牛血清、1× 非必需氨基酸、1% L-谷氨酰胺、1% 100× 抗生素抗真菌剂（10 000mg/ml 链霉素、10 000U/ml 青霉素和 25mg/ml 两性霉素 B）和 5% 的 7.5% 碳酸氢钠溶液。

4. 蚊细胞的生长情况

（1）蚊细胞原代培养的生长情况：蚊细胞传代时一般在 $5×10^4~50×10^4$ 个/ml，形成单层的速度与传代时细胞数量成正比。例如淡色库蚊 $12×10^4~25×10^4$ 个/ml，2.5~3 天形成单层；$6.25×10^4$ 个/ml，约一周形成单层。

（2）蚊细胞传代培养的生长情况：①初孵幼虫一般1周个别贴壁，断端囊泡先空泡后带核；约2周贴壁；3~4周形成单层；②雌蚊卵巢一般在培养液中进行节律性收缩运动，2周贴壁形成细胞岛，约1个月传代，1.5个月形成单层。

5. 蚊细胞系中的病毒鉴定　蚊细胞培养可以用于深入研究蚊媒病毒与媒介间的相互作用，通过分离并繁殖蚊细胞，鉴定其所含病毒。一些研究团队在埃及伊蚊的Aag-2细胞系中鉴定出Phasi Charoen like病毒（布尼亚病毒科）和Cell Fusing Agent病毒（黄病毒科）这两种病毒，在白纹伊蚊的U4.4细胞系中鉴定出 *Culex* Y病毒（dsRNA病毒科），在白纹伊蚊的Hsu细胞系中鉴定出Merida病毒（弹状病毒科）。

（邓胜群）

第二节　蜱螨

蜱螨（ticks and mite）属于小型节肢动物，一般来说，蜱较大，螨较小。小者体长仅0.1mm左右，大者可达10mm以上。蜱是专性吸血的体表寄生虫（ectoparasite），主要寄生在陆生哺乳类、鸟类、爬行类和两栖类。蜱的种类相对较少，全球已知800余种。螨的分布则十分广泛，生态习性复杂多样，有植食性、捕食性和寄生性等多种类群，种类繁多，全球已知5万余种。蜱螨生活史可分为卵、幼虫、若虫和成虫4个基本时期，若虫期1~3个或更多。成熟雌虫可产卵、产幼虫，有的可产若虫，还有些种类行孤雌生殖（parthenogenesis）。医学蜱螨的主要类群有硬蜱（hard tick）、软蜱（soft tick）、革螨（gamasid mite）、恙螨（trombiculid mite，chigger mite，sand mite，harvest mite）、粉螨（acaroid mite，flour mite）、疥螨（sarcoptid mite，itch mite）、蠕形螨（*Demodex* mite，demodicid mite，follicle mite）等。医学蜱螨的采集和培养方法因类群（或种类）不同而存在很大差异，有的类群主要自栖息地和孳生场所采集，如粉螨等，饲养也相对方便简单；有的类群必须从宿主动物体表采集，如疥螨和蠕形螨等，并且由于寄生具有宿主特异性，目前体外培养尚未成功；有的类群从宿主动物体表只能采集特定的生活史时期，如恙螨幼虫，其他生活史阶段都是自由生活，因此饲养方法因螨期不同而存在差异；有的类群既可以从栖息和孳生场所采集，也可以从宿主体表采集，如蜱，需要根据物种和虫期不同选择合适的饲养动物。医学蜱螨的细胞培养存在的困难较多，目前处于起步阶段，涉及的物种有限，方法尚不十分成熟。

（赵亚娥）

一、蜱的饲养

蜱分为硬蜱、软蜱和纳蜱3个类群。全球蜱类800余种，其中硬蜱700余种，软蜱100余种，纳蜱仅1种，与医学有关的主要是硬蜱和软蜱。蜱类的繁殖、生长与发育均需在宿主身上饲血完成。蜱虽然对宿主有一定选择性，但多数蜱种寄生宿主广泛，对宿主适应能力强。在实验室饲养条件下，宿主类型可以改变，通常采用宿主动物或实验动物的血液饲养。

（一）硬蜱

1. 硬蜱的采集　常用的采集工具有昆虫扫网、50~100ml标本瓶、金属镊子、白布、白布袋、吸虫管、长柄金属小勺、乙醚或氯仿，可以从自然界、宿主栖息地以及宿主体表采集蜱。对于野外栖息场所的蜱，也可以用宿主动物引诱采集，即将牛、羊、犬等体型较大的宿主动物拴系在一个固定的位置，或将关在笼内的兔、鼠等实验动物放置在野外不同栖息场所引诱蜱的侵袭。每隔一定时间检查并采集宿主动物上的蜱。

2. 饲养方法　常用的饲养方法是通过蜱类叮咬宿主动物，饲血动物包括家兔、豚鼠、大白鼠、小白鼠、家畜和禽类。饲血技术的关键在于防止饲血动物干扰和蜱类逃逸，主要依据饲血动物的种类因地制宜地选择固定饲血动物的方法。由于蜱类吸血时间较长，需根据饲血动物取食和排泄的需要，将所要吸血的蜱类放入灯罩或小盒等两端开口的容器中，将这些容器开口端黏附固定在饲血动物血管丰富且剃去毛的部位，然后从容器的另一开口端放入蜱类，关闭开口并保证饲血容器不受动物撕咬或啄食，同时注意保持蜱类空气流通。

（1）幼蜱饲养：用小白鼠、大白鼠作为供血动物。选择健壮的成年鼠，用剪刀剪除白鼠体表背面的背毛,以便于幼蜱吸附寄生,在小鼠颈部套上硬纸板或者旧胶片制成的圆形颈枷,以防小鼠伤害在其身上吸血的蜱。将幼蜱直接接种在白鼠身体上,每只小鼠可供喂 100 只左右幼虫。把小鼠放在缸底垫有二层滤纸的玻璃缸内,缸口用纱布遮盖,周围用橡皮胶布缠紧,以防白鼠、硬蜱逃逸,把玻璃缸放在盛水的大型培养皿或白色方搪瓷盘内。吸饱血的幼虫可沿缸壁爬行且爬出缸外落于水中,每天在缸内及水盘中观察 1~2 次。另外,也可将带有幼蜱的小鼠饲养在小型铁丝笼内,将笼悬挂,下面放一个盛水的大玻璃皿,用毛笔尖将检出掉落水中的幼蜱并放入饲养器内。小鼠可喂以混合饲料块、蔬菜或水果片。

(2)成蜱饲养:一般选用家兔作为供血动物。选择健壮的成年兔,用白色棉布制成两端开口的圆筒状耳袋,将耳袋套在兔耳上,一端与兔耳基部皮肤用粘合剂、胶带固定,经耳袋口将需饲血的蜱放入耳袋中,迅速用胶带封口,并将耳袋固定在兔背上,每日打开布袋观察蜱的活动及叮咬吸血情况。也可选择用兔或豚鼠喂血。用电动推剪推去家兔或豚鼠背后方的毛,其面积视饲血的蜱数而定。饲血盒圆筒状塑料盒,直径 2.0~3.5cm,高约 3cm,一端具螺口盖,上面凿钻有很多细孔;另一端无盖,且具有向外突出的边缘。用蜂蜡将饲养盒固定在兔皮肤上,再沿盒外的突出边加贴胶布,必要时以胶布将饲养盒顺动物的背腹部扎紧。蜱吸饱血后自动离开兔体,此时可将它移入饲养器中饲养。

当硬蜱饲养量较大时,一般选用羊、牛作为供血动物。方法是取数个直径 3~4cm 的广口塑料瓶,盒盖上打许多小孔,经加工后使瓶底中央缺底,四周边缘部分向外突出,用粘合剂和橡皮膏将塑料瓶固定在事前准备好的牛、羊的头顶部和背部(固定处剪毛、清洁),然后旋开盒盖,将蜱放入塑料瓶中进行饲养。饲养过程中随时可旋开盒盖,观察记录饱血时间。如果需要大动物供血,将饲养盒罩在动物背后部两侧或头上。此外,还可以采用人工喂血器和皮膜技术喂血,将新鲜皮膜或 Parafilm 膜拉开绷紧覆盖在血液面上,将膜固定在饲血杯上,血膜去纤维或加抗凝药并采用电子炉保持血液温度。将饥蜱放在膜上即可吸血,也可将毛发或棉纤维黏附在膜上以提高饲血率。

硬蜱一般都喜欢生活在潮湿的环境,所以可将蜱放入潮湿饲养环境中饲养。饲血完成后,打开容器,取出吸血蜱置于养殖容器中,在湿度 85%~95%、温度 25℃、光照 12∶12 条件下养殖。饲养发育各期蜱的饲养器为一种两端开口的玻璃管,口径 1~2cm,管长 6~10cm,两端塞以脱脂棉或蒙盖一层白绸布,其周围用胶布缠紧。管内放一、两根草或折叠的滤纸条,然后把放有蜱的玻璃管斜放在含湿沙的容器内,置于温度适宜的阴暗之处。此外还可在玻璃试管内放一条横径小于内径的滤纸,试管口用纱布包好的棉花塞塞好。把饲养蜱的试管放在特制小木柜内,柜旁有通气小孔,柜门上悬有不同浓度的盐溶液来控制湿度,如饱和碳酸钠溶液(湿度为 65%)、饱和氯化钠(湿度为 75%)、25% 的氢氧化钾(湿度为 80%)等。每个中等大小试管可放入 100 只幼蜱、50 只若蜱或 20 只成蜱,以保证蜱的正常活动和发育。试管饲养法也可以用以保存活蜱,放 4℃ 冰箱,有些蜱经保存数年仍有复苏能力,为病原分离和做动物实验的材料。

(二)软蜱

1. 软蜱的采集 软蜱多宿主广泛栖息,包括啮齿动物(如老鼠)、小型哺乳动物(如宠物)、猪、鸟类、灵长类等体表、洞穴、裂缝和巢穴,有时也可以从猪圈内的啮齿动物的洞穴中收集。不同种类的软蜱会有不同偏好的场所和栖息地,采集方法同硬蜱。

2. 饲养方法 以常见的乳突钝缘蜱和波斯钝缘蜱为例进行介绍。

(1)乳突钝缘蜱饲养:喜欢吸食豚鼠血,小白鼠也可。将豚鼠腹部朝上,四肢固定。剪剃腹部毛,用上述饲养盒饲养法,或用高和直径各 2~3cm 两端开口的玻璃管或塑料管,下方固定于豚鼠皮肤。放入蜱后,将管口扎上一层纱布。软蜱吸血时间不长,一般仅为 0.5~1 小时,用手轻轻扶管待吸饱血后即可取下,无须固定。将饱餐蜱放入盛有半瓶消毒砂土的广口瓶中,瓶口扎以纱布。通常 3~4 个月饲血一次。

(2)波斯钝缘蜱饲养:喜吸鸡血,但不同发育阶段,供血的动物条件不同。若蜱和成蜱可用较大的鸡供血。将鸡侧面捆定于木架上,并用纱布包住鸡头,以免鸡啄饲养盒。剪去腹侧的毛或翅下毛,用上法固定饲养盒后放入蜱吸血。用小镊子将吸饱血的蜱取出,放入大玻璃缸的沙土中,将缸置入相对湿度 50%~70% 环境中,每隔 2~3 个月喂血一次。幼蜱的饲养采用孵出 2 周左右的小鸡,用毛笔蘸取不超过 100 只幼蜱轻轻放在小鸡身上。幼蜱多在小鸡翅膀下,腋下和腿基部等处吸血。将小鸡饲养于钢丝笼内,笼底托以塑料盘,再将此盘放入盛有水的大搪瓷盘中间。幼蜱吸饱血后掉在塑料盘边缘的缝隙内或掉在外盘水中。取出幼蜱置于盛有沙土的石膏底的广口瓶中饲养。与硬蜱相比,软蜱更能适应干燥和高温环境,它在相对湿度 20%~40% 的条件下能生活很长时间,甚至可耐受 60℃ 左右高温。

(赵亚娥　胡　丽)

二、革螨饲养

革螨分布广泛,生活方式和生态习性复杂多样,大多数革螨营自生生活,少数革螨营寄生生活。自生生活的革螨主要捕食小型节肢动物,亦能以腐败的有机质为食。自生革螨孳生场所广泛,可见于枯枝落叶下、草丛、土壤、禽畜粪堆和仓库贮藏物等。寄生革螨多数寄生宿主体外(体表或巢穴),少数寄生宿主体内(鼻腔、呼吸道、外耳道、肺部等)。寄生革螨食性复杂,有的为专性吸血,以宿主的血液和组织液为食;有的为兼性吸血,既可刺吸血液,亦可取食小型节肢动物或有机质。多数革螨整年活动,但有繁殖高峰,影响季节消长的因素复杂,因种而异。对不同环境、场所、部位采集的革螨可人工饲养,其饲养方法按照饲养规模可分为大量饲养、中量饲养和小量饲养三种,各有不同用途。

(一) 大量饲养

大量饲养的方法目前主要包括玻璃缸饲养、胶合板箱饲养、薄金属板盒饲养和干燥器饲养。

1. **玻璃缸饲养**　用 8~10L 大玻璃缸作人工巢穴,即缸最下层置细沙约 4cm 高,其上置木屑、稻草、竹花等(或缸内放 10~15 层滤纸),沿缸壁加水使沙潮湿,以保持缸内湿度。缸内放一小白鼠(饲养毒厉螨则需放大白鼠)供革螨血食,鼠颈上需套硬纸或 X 线片领枷,以防止鼠搔螨或吃螨。对兼性血食螨,还需每周另加二次游离血于载玻片或玻璃纸上,并给以虫类食物,如蚊、蝇组织和活粉螨等。为防螨逸出,在缸口围上浸有驱避剂 DMP 的布带防护,并盖上铁纱缸盖以防鼠逃出。将玻璃缸放在盛有水的搪瓷盘中,饲养于 20~30℃ 的恒温室或地下室。

该饲养方法可使革螨大量繁殖,可用来饲养柏氏禽刺螨、茅舍血厉螨、格氏血厉螨、毒厉螨、鼠颚毛厉螨、厩真厉螨等螨种。

2. **胶合板箱饲养**　其人工巢穴由胶合板制成上下两层箱。下层箱大小为 25cm×25cm×25cm 的巢室,上层箱为 20cm×40cm×25cm 作为鼠的饲养室,箱顶有 1.5cm 的孔供通气用。两层箱中间有 8cm×8cm 的孔相通,隔以白铁皮和闸门。巢室内放长尾黄鼠 5~6 只幼鼠和 1 只母鼠,上室放牛奶、蔬菜、青草,并每天清理。温度保持在 20~25℃,相对湿度 50%~60%。

该法可用来大量饲养仓鼠赫刺螨,放 100 只螨,2 周后可繁殖达数千只。过冬可将巢室内容物装于白布袋,浸湿放于冷处或 4℃ 冰箱。

3. **薄金属板盒饲养**　薄金属板盒大小为 38cm×38cm×38cm。底上铺一层 10~12.5cm 高的混有活性炭的木屑,以保持湿度,其上放一张 0.6cm 孔径的金属网纱,以防宿主弄乱木屑层;盒中放大白鼠、绵垫、食物和水;盒顶盖上 1.3cm 孔径的金属网纱,既能防鼠逃出,又可保持通气良好。此法可用来大量饲养毒厉螨,在上述条件下,毒厉螨大量繁殖,并可用吸螨器取螨。

4. **干燥器饲养**　用口径 25cm× 高 23cm 的干燥器,下层放蒸馏水,上下层间隔以金属网,网上放一层棉花和一层泥土,以保持足够的湿度。其中放革螨,同时放燕麦、胡萝卜等,使粉螨和线虫繁殖作为革螨的食料,防护同上。此法可用来大量饲养厩真厉螨。

(二) 中量饲养

1. **方法**　用高 8.5cm、中部内径 8cm、口径 6.5cm(或大一号)的玻璃圆筒马灯罩。筒底用石膏(或石膏、碳粉混合物),加水适量制成厚度为 0.8~1cm 的硬底,适于吸收水分,以保持一定湿度;筒口围以有驱避剂的松紧带圈,以防螨逸出。作为饲料可根据螨种,给予血膜、昆虫组织或乳鼠。将饲养瓶放于盛有细沙的搪瓷盘内,沙内含适量水分;沙盘外套一稍大的盛有清水的搪瓷盘,以防螨逃逸;可置于温箱或温室,以调节适宜温度。上海寄生虫研究所用塑料筒代替马灯罩,盖以有尼龙绢纱小窗的塑料盖,饲养柏氏禽刺螨。

2. **用途**　这种中量饲养方法应用于饲养多种革螨,可用来集体饲养自然界采回的革螨,也是用于实验研究时作为繁殖革螨的装置;这种装置不仅易于取螨放螨,也易于在双筒体视显微镜(解剖镜)下观察,便于分种、分期和计数,用于实验前和实验中短期存放革螨。

(三) 小量饲养

1. 方法 目前应用的小量饲养方法主要有:①湿饲养管法,即用普通试管装约 1/4 冷开水,再将脱脂棉卷紧塞入水中;棉花上依次放消毒细沙、薄层棉花和 2~3 层滤纸,使滤纸潮湿;管中垂直放一条折成直角的滤纸,供螨栖息活动;管口加棉塞,使管内保持足够湿度。②玻璃筒法,用玻璃筒,筒底用石膏作硬底,筒侧有特制的小窗孔,用尼龙绢扎好,保持通气良好,以减少发霉和螨的死亡,玻璃筒放于湿沙盘中,保持足够湿度。③王敦清(1965)用直径 2.5cm、高 4.5cm 的玻璃管,管底用石膏混合炭粉作硬底,管外口包上防蚊油浸润的纱布圈,以防螨爬出。④Owen(1965)用长 5cm、直径 1cm 的玻璃管,两端开口处各放一块绸布,用 6mm 长橡皮管包好,放于干燥器中,干燥器下层盛饱和硫酸铵溶液,保持相对湿度 81%,置于 30℃温箱中,用于饲养毒厉螨。

关于小量饲养革螨的饲料,对于兼性血食革螨,可用玻璃纸涂血膜和以昆虫组织、粉螨等喂食,也可补充蚯蚓小块组织和蚤的幼虫;对于专性血食革螨,则需用活的动物喂血或人工皮膜喂血。

2. 用途 小量饲养法用于仔细观察革螨的生活史、营养、交配、繁殖以及做各种试验,观察方便,可直接在双筒解剖镜下观察,并且携带方便。平时可置于恒温箱中,为革螨提供适宜的生活条件。

(李士根 诸葛洪祥)

三、恙螨饲养

恙螨是一类特殊的节肢动物类群,生活史过程复杂,包括卵、次卵(deutovum)或前幼虫(prelarva)、幼虫、若蛹(nymphochrysalis)、若虫、成蛹(imagochrysalis)和成虫 7 个时期,其中仅幼虫(幼螨)阶段是寄生生活,其他生活史阶段都是自由生活。

(一) 恙螨的采集

恙螨幼虫微小,对于寄生在哺乳类、鸟类、爬行类、两栖类等的恙螨,采集时往往需要借助放大镜。对于孳生地的恙螨,可以用宿主诱集法、光诱集法和漂浮集螨法等方法进行采集。

(二) 不同螨期饲养

根据不同螨期的生活特征选择合适的饲养方法。

1. 成螨饲养 采用集体饲养若虫法。集体培育出来的若螨,饲以蚊卵或鸡粪、酵母、麦芽糖和琼脂的混合物,于温度 27~30℃ 和湿度 85% 条件下,经 28~36 天发育为成螨。若螨和成螨的饲料以螨种不同而不同,一般包括蚊、蚤、蝇、蚂蚁等昆虫卵以及土壤中的小昆虫。

2. 幼螨饲养 包括自由叮咬法和胶布碟法两种。自由叮咬法是指取刚出生 1~2 天的小白鼠乳鼠,放于玻璃器皿内,将器皿放于盛有清水的培养皿中。把刚孵出的幼螨移置乳鼠身上让其吸取组织液和血液。也可在小白鼠颈部戴上硬纸枷,将幼螨放入其耳内,然后翻下外耳壳,闭住耳孔,再用胶布封固,将小白鼠放于加铁纱罩的缸内饲养,再将缸置于盛有清水的搪瓷盘内。胶布碟法是在家兔背部剃毛一块,挑取幼螨于去毛部分,然后将用圆形胶布和滤纸制成的胶布碟覆盖于上,封闭。

(三) 饲养方法

按照饲养量的不同,分为大量饲养法和少量饲养法

1. 大量饲养法 用高约 6.5cm、外径 3cm 的无底玻璃管,管两端磨平,在管底倒入厚约 1cm 的由 9 份石膏和 1 份活性炭加水调成的糊状混合物,待石膏硬结后,将管放入装有 1.5cm 高细沙的培养皿,沙内加入适量水,使石膏底吸收水分以保持一定湿度,盛沙的培养皿内经常加水保持湿度。将恙螨放入罐内,管的上口套上涂有驱避剂的松紧带圈以防螨逃逸。沙皿再放入盛有清水的搪瓷盘内作为防护。饲养温度要求 27~30℃,湿度 85% 以上。

2. 少量饲养法 将粗滤纸剪成直径为 1.5~2cm 圆片,微折圆片边缘向上成蝶状。用解剖针挑取鼠耳上饱食幼螨置于纸蝶内,把纸蝶复在培养皿盖内面,并用胶布把它周围粘在皿盖上。皿内盛水 10ml,并经常保持皿内水量。将此装置放在 30~35℃ 温箱内,经 8~19 天若螨即可育出来。

(赵亚娥 胡 丽)

四、粉螨饲养

粉螨个体较小、种类繁多、生境广泛,可在储藏物中大量的孳生,主要以植物或动物的有机残屑为食,但以储藏物中的储粮、干果、毛皮等为主。粉螨可以破坏粮种的胚芽,使粮种的品质降低;当储粮和干果中粉螨孳生密度增加到一定程度,其迁移过程将多种真菌和微生物播散,加速储粮、干果的变质过程;同时其排泄物、分泌物等对储粮和干果也可污染;粉螨还可以引起螨性过敏性疾病,甚至导致肺螨病、肠螨病、尿螨病等。

粉螨虽然广泛孳生储藏粮食、中药材和家居环境中,但当我们对粉螨进行生物学研究时,就需要人工对粉螨进行饲养。此外当我们利用粉螨制作变应原时,也需要大量的纯种粉螨,这也涉及粉螨的饲养。

(一) 饲养前的准备

粉螨生长需要的条件主要有温度、湿度、饲料,另外需要合适的饲养容器。人工气候箱能提供恒的温度、湿度和光照(粉螨为负趋光性,无须光照),是粉螨饲养的必备设备。如果没有人工气候箱,也可以在干燥器底部加入过饱和食盐水以保持约 75% 的相对湿度,然后将干燥器置于 25℃ 的恒温箱中或放在可保持 25℃ 左右的室内。饲料在粉螨的饲养中也至关重要,应根据不同螨种的嗜性,配制不同比例的饲料,才能让粉螨更好的生长。关于饲料的配制下文会详细叙述。粉螨饲养的容器可以使用培养皿、称量瓶等玻璃器皿,也可以用自制的盒子,没有固定的要求,但是应根据饲养数量的多少选择合适的大小,以防止饲养密度过高和过低。

除了以上的必备材料外,还需要体视显微镜、挑螨针、分样筛、载玻片、封固液等器材,用于粉螨的分离、鉴定与接种。具体内容见相关章节,这里就不再赘述。

(二) 螨种的获取与鉴定

1. 粉螨的获取

(1) 样本的种类:粉螨生境广泛,可根据不同的研究目的选择相应的采样点,如:粮仓、粮店、储藏室、面粉厂车间、居民卧室、厨房等。有些粉螨孳生在房舍和储藏物中,有些在植物的根、茎、叶上,有些在动物的巢穴中。采集粉螨就是在粉螨孳生的环境中采集样本,包括面粉厂的地脚粉,米厂的地脚米及其细糠,中药厂剁药车间的灰尘及碎药材渣、沫,中药材柜灰尘等;谷物(小麦、玉米、大豆等)、饲料、面粉等;过期糕点、干果、蜜饯、奶酪、鱼(肉)干、鱼粉等;砂糖、柠檬粉、酸梅粉和橘子粉等;骨制品、兽皮、皮毛织物、棉麻和人造纤维织物等;室内墙壁和窗台灰尘;小型哺乳动物的巢穴,家禽的屋舍、鸟巢、蝙蝠窝等;油坊、烤房和糕点作坊下脚料、垃圾等;植物根及围根土,植物茎、叶,草堆,牧场,草编制品等;商品货仓、储藏商品、粮仓、药库等。

(2) 样本的采集

1) 器材:一次性采样袋、小铲子、其他器材,如温度计、湿度计。

2) 方法:一般对体积较小的堆积样本,应采集样本表层下 2~3cm 处;对地脚粉的采集应选取背光、避风处;对卧室内床尘或地尘的采集,可用手提式吸尘器抽吸,须注意为了避免样本间的相互污染,应在洗尘器集尘袋内套上带孔的一次性采样袋。

2. 粉螨的分离
对所采集来的样本,根据形状、性质等可采用下列方法进行分离。

(1) 直接镜检法:把取回的样本,称取一定重量放在平皿内,置连续变倍显微镜下,将样本用零号毛笔从平皿一侧铺至另一侧,直接镜下检螨,当发现螨时,再用另一支零号毛笔(蘸水并撇尖)将粉螨挑出。

(2) 水膜镜检法:将采集的样本称取一定重量后,放入小烧杯内加一定量的水,然后搅匀,待样本沉淀后,用接种环吊水膜于载片上,置载片于连续变倍显微镜下,用零号毛笔及解剖针分离螨。

(3) 振筛分离法:选择不同孔径的筛网作为阻螨筛,通常分样筛的孔径为 40~160 目/吋。将选定的分样筛安装在电动振筛机上(从上至下分样筛的孔径逐渐变小),在最上面的分样筛内放样本,盖上筛盖,旋紧固定螺栓,然后启动振筛机;根据所要分离螨的大小,取某一孔径筛网上的阻留物,供进一步分离用。没有电动振筛机,也可手执标准分样筛分离螨。若是用细粉(100~160 目/吋过筛面粉)振筛分离法,可一次筛取大量活螨。

（4）电热集螨法：选取孔径适宜的标准分样筛，将采集的样本放入筛内.并均匀平铺在筛网上，厚不超过 2cm；再将筛放进电热集螨器的铁丝网上，打开电源开关，经几小时到十几小时后，收集瓶中便获得了所要分离的螨。

（5）光照驱螨法：用水将样本润潮（用手搦不成团为宜），均匀地平铺在玻璃板上，厚不超过 1cm，宽度 3cm，长度不限（依黑纸的大小而定）；取一张黑纸折成两部分（不剪开），每一部分 10cm 宽，将折线与样本一侧对齐，使其中一部分平展于玻璃板上，样本另一侧，距样本 1cm 处与样本平行架一玻璃棒，高度 5cm 左右，将另一部分黑纸架在玻璃棒上；沿玻璃棒平行放一日光灯，打开电源，螨受光线刺激向黑纸板下爬去。灯亮几小时后就可用毛笔从黑纸及玻璃板上收集螨。

（6）避光爬附法：粉螨足跗节端部多具爪垫，在爬行时能附着在物体表面上。选平底搪瓷盘盖和黑纸板（遮光黑纸板或三合板上贴黑纸），或在平皿内垫一黑纸（小样本收集多采用平皿），划定面积作为爬附区；将样本平展其上，置于光照之下，每隔 15~20 分钟把样本轻轻拍转到下一爬附区。若不计数每次爬附所获得螨数，只是为了收获粉螨，则可放置数小时（一般 4~6 小时），任其爬附。为了防止粉螨逃脱，在爬附区周围可涂一圈黏性物质。最后用毛笔收集螨。

（7）背光钻孔法：针对粉螨有背光移动的习性，设计了"粉螨分离器"。在样本室（料室）内加一定量的样本（加满为止）；打开日光灯管的电源开关，螨就背光自动钻过铜丝网爬向有折皱带小孔的黑纸，再钻过黑纸上的小孔，螨就进入遮光的集螨室。在集螨室内可收到较为纯净的活螨。

（8）食料诱捕法：将收集的样本经用 40 目/吋和 80 目/吋标准分样筛初筛除尘、除渣后，将样本以宽 4cm× 厚 2cm× 长 20cm 堆放在玻璃板上，其上覆盖浸有药物的滤纸条（滤纸条长 22cm，宽 5cm；所浸的药物包括邻苯二甲酸二甲酯、邻苯二甲酸二丁酯、苯甲酸苄酯、二乙基-间-甲苯甲酰胺，可单用，或 2~3 种混合使用）；滤纸与堆放的样本平行，样本一侧外露，一侧用药物滤纸条遮盖；在外露附近处，用一条浸有红糖水并反复折皱的滤纸条，滤纸条上盖有黑纸。按上述方法放好后 2 小时，就可在含糖滤纸条及黑纸板收集到活螨。

（9）其他方法：粉螨体小而轻，在粉螨孳生较多的场合，空气中含有浮悬螨类，其分离方法可采用空气粉尘采样器采集空气中的粉尘，开机一定时间后，取下滤膜，分离出粉螨，且可根据空气流量，计算出空气中浮悬螨的密度。也可在玻片上滴加 50% 甘油，然后置于窗台、桌面、地板上等，螨落在玻片上的甘油中即无法逃逸，然后在体视显微镜下分离粉螨。若样本为易溶于水的物品，如砂糖等，则可用温水将其溶解后，吊取水膜分离或用铜丝网过滤分离。对各种纤维织物、砂糖包装袋、糕点箱等，采取粉螨时，先拍打几下后，再置搪瓷盘上敲打，也可拍打后用吸尘器吸取。

3. 粉螨的鉴定　粉螨的鉴定需要将采集到的粉螨制成玻片标本，具体过程如下：

1）封固剂：临时封固剂常用的有①50%~100% 乳酸；②乳酸苯酚（酚 20 份、乳酸 20 份、甘油 40 份、蒸馏水 20 份）；③乳酸木桃红（乳酸 60 份、甘油 40 份、木桃红微量）。永久封固剂，常用的有三种：①Faure 改进的贝氏封固剂；②C-M 封固剂（甲基纤维素 5g、多乙烯二醇 2g、一缩乙二醇 1ml、95% 乙醇 25ml、乳酸 100ml、蒸馏水 75ml）；③多乙烯乳酸酚封固剂（多乙烯酵母液 56%、酚 22%、乳酸 22%）。

2）标本制作：临时标本：将粉螨直接封入 50%~100% 乳酸中，放在约 60℃ 的板上加热，冷却后即可。用乳酸苯酚易使体软的螨类皱缩；乳酸木桃红常用于骨化不明显的粉螨，可使表皮被木桃红染色。永久标本：直接用活螨制作标本，也可把保存液中保存的螨类，用吸管吸出并置滤纸上吸干后制作标本。用玻棒蘸取一些封固剂滴在载玻片中央 2~3 滴，将粉螨标本 2~3 只或更多置于封固剂中，用毛发针搅动，以清除粉螨躯体及足上的杂质；另取一块同样滴加有封固剂的载玻片，将"洗浴"后的粉螨用毛发针移到封固剂中，加盖玻片。封固剂的量要适当，以盖玻片盖上后正好铺满但不外溢为宜。对背面隆起的粉螨，可在封固剂中放入 3~4 块碎盖片后再加盖玻片，以免标本被压碎或变形。

标本制作完成后常用电吹风法、酒精灯法和烘箱法进行加热处理，其中以电吹风法处理最为理想。电吹风法是利用电吹风的热风加热玻片标本，当封固剂出现气泡或开始沸腾时，停止加热，冷却后即可。此法容易掌握，制成的粉螨玻片标本透明，八足挺展。酒精灯加热处理是把玻片标本放在酒精灯火焰上加热，其余基本同电吹风加热法，但此方法与电吹风加热法相比，加热适度不易掌握。烘箱法是把玻片标本平放在烘箱中（60~80℃），每日观察多次，至玻片标本完全透明为止。在 80℃ 烘箱中，约需 6 天。另外，也可放置于 37℃ 温箱中 25~30 天。

玻片标本完全干燥后，在相对湿度较大的地区可在盖玻片四周涂封一层无色指甲油，以防封固剂发霉。最后在玻片标本的右方粘贴标签，经鉴定后在标签上写明粉螨的学名和汉名、采集时间、采集地点、采集人姓名以及寄主等。

（三）饲料选择与配制

饲料的选择与配方的制定是饲养粉螨很重要的技术工作。除了提供给粉螨适宜的温度和湿度条件外，饲料是否合适是决定粉螨生长速度的重要条件。

1. 饲料分类 传统的饲料分类方法是根据饲料的来源将饲料分为：植物性饲料、动物性饲料、微生物饲料（单细胞蛋白饲料）、矿物性饲料、人工合成饲料。这一分类方法的特点是符合人们的习惯，便于组织饲料采购和生产，其缺点是不能反映饲料营养价值的内在特性。

国际饲料分类法是外国学者 Harris（1956）根据饲料的营养特性，将饲料分成八大类，即粗饲料、青绿饲料、青贮饲料、能量饲料、添加剂、矿物质饲料、维生素饲料和蛋白质饲料，并对每类饲料给以相应的饲料编码。八大类饲料的编码形式及划分依据为：

（1）粗饲料（编码形式 1-00-000，下同）：指饲料干物质中粗纤维的含量在 18% 以上的一类饲料。主要包括干草类、秸秆类、农副产品类以及干物质中粗纤维含量为 18% 以上的糟渣类、树叶类等。

（2）青绿饲料（2-00-000）：指自然水分含量在 60% 以上的一类饲料。包括牧草类、叶菜类、非淀粉质的根茎瓜果类、水草类等。

（3）青贮饲料（3-00-000）：用新鲜的天然植物性饲料制成的青贮及加有适量糠麸类或其他添加物的青贮饲料。包括水分含量在 45%~55% 的半干青贮饲料。

（4）能量饲料（4-00-000）：指干物质中粗纤维的含量在 18% 以下，粗蛋白质的含量在 20% 以下的一类饲料。主要包括谷实类、糠麸类、淀粉质的根茎瓜果类、油脂、草籽树实类等。

（5）蛋白质饲料（5-00-000）：指干物质中粗纤维含量在 18% 以下，粗蛋白质含量在 20% 以上的一类饲料。主要包括植物性蛋白质饲料、动物性蛋白质饲料、单细胞蛋白质饲料等。

（6）矿物质饲料（6-00-000）：包括工业合成的或天然的单一矿物质饲料、多种矿物质混合的矿物质饲料，以及加有载体或稀释剂的矿物质添加剂预混料。

（7）维生素饲料（7-00-000）：指人工合成或提纯的单一维生素或复合维生素，但不包括某项维生素含量较多的天然饲料。

（8）添加剂（8-00-000）：指各种用于强化饲养效果。如各种抗生素、抗氧化剂、防霉剂、着色剂、增味剂以及保健与代谢调节药物等。

按饲料营养价值分类又可分为以下四类：

（1）全价配合饲料：指能满足动物所需要的全部营养，它是由能量饲料、蛋白质饲料、矿物质饲料、维生素、氨基酸及微量元素添加剂等组成，并按规定的饲养标准配合而成的饲料。它是一种质量较好，营养全面、平衡的饲料。这类饲料可以直接饲喂动物。

（2）浓缩饲料：它是由蛋白质饲料、矿物质饲料、添加剂预混料按一定比例混合而成。这类饲料不能直接饲喂，而要按说明书的说明要求加入玉米或其他能量饲料后方可饲喂动物。

（3）添加剂预混料：它是由一种或多种微量的添加剂原料和载体以及稀释剂一起拌合均匀的混合物。微量成分经预混合后，在饲料中分布均匀。添加剂预混料是配合饲料的半成品，不能直接用来饲喂动物。

（4）精料混合料：主要由能量饲料、蛋白质饲料和矿物质饲料按一定的比例组成。

2. 饲料选择 动物从自然界摄取食物，以维持生命。其食物的种类有很多，并有各种营养物质组成。通常把人为给饲动物的食物称为饲料。粉螨在自然界分布广泛，食物种类多种多样。但粉螨饲养时，要求环境条件稳定，其饲料的种类和配方尽可能不变，是获得的结果比较一致的保证。

（1）蛋白质饲料：是饲料营养成分中的蛋白质主要来源。蛋白质饲料分为：植物性蛋白质饲料、动物性蛋白质饲料、单细胞蛋白质饲料、非蛋白氮饲料。其中有的饲料含有一些抗营养因子，影响其饲喂价值,因此需要控其制添加量或进行预处理。其种类有鱼粉、豆粕、肉骨粉、羽毛粉、酵母粉、蛋白粉、脱脂奶粉等。

1)鱼粉:是配合饲料中最常用的优质动物性蛋白饲料,其粗蛋白含量可达 65% 以上。它含有较完全的动物所需的必需氨基酸,蛋白品质好,生物学价值高,适口性好;富含 B 族维生素,还含有维生素 D 和维生素 E 等脂溶性维生素,但在加工条件和贮存条件不良时,很容易被破坏。它也是良好的矿物质来源,钙、磷的含量很高,且比例适宜动物的营养需要,所有磷都是可利用磷。鱼粉中还含有促生长的未知因子,可刺激动物生长发育。由于鱼粉用量大,价格高,所以掺假现象特别严重。优质鱼粉的外形为粉状,含鳞片、鱼骨、鱼肉丝等。手捏有疏松感、不成团、不粘结,放手后能恢复成松散状。具有烤鱼香味、甜香味并稍带鱼油味。鱼粉镜检的一般指标:优质鱼粉可见鱼肌肉束(块),越多越好;含有白玉色鱼骨,但不应太多;可见薄而透明的鳞片和小球状鱼眼球。

2)豆粕:大豆饼粕是目前广泛使用、用量最多的植物性蛋白质原料,世界各国普遍采用。大豆饼粕粗蛋白质含量一般在 40%~50% 之间,因大豆的榨油方法不同而异。必需氨基酸的含量高,组成比例合理,尤其是赖氨酸的含量达到 2.4%~2.8%。大豆饼粕的赖氨酸与精氨酸的比例也较为恰当,大约是 100:130,异亮氨酸含量高达 2.4%,是饼粕类饲料中最多者,也是与亮氨酸之间的比值最好的一种。此外,大豆饼粕的色氨酸和苏氨酸的含量也很高,分别达到 1.85%、1.81%。与玉米等谷实类配伍可起到互补作用。大豆饼粕的缺点是蛋氨酸含量不足(含量为 0.5%~0.7%),因此在主要使用大豆饼粕的配方日粮中,一般需要添加 DL-蛋氨酸,才能满足动物的营养需要。大豆粕一般呈不规则碎片状,颜色为浅黄色至浅褐色,具有烤大豆香味的味道。在显微镜下可观察到:纯豆粕外壳内外表面光滑,有光泽,并有被针刺时的印记,豆仁颗粒无光泽,呈奶油色,不透明。

3)羽毛粉:是高蛋白质饲料,蛋白质含量可高达 80%,氨基酸组分比较齐全,其赖氨酸、蛋氨酸低于进口鱼粉外,其余微量元素均高于鱼粉,而且胱氨酸的含量,居所有天然饲料之首,是蛋白质饲料来源之一,不足之处是动物对其消化利用率较低。

4)酵母粉:是单细胞蛋白质饲料,色泽淡黄至褐色,具有酵母的特殊气味,无异臭味。粗蛋白含量 40% 以上。

(2)能量饲料:是粉螨生长、发育、繁殖的能量来源。主要包括谷实类、面粉、糠麸类、淀粉质的根茎瓜果类、油脂类等。

1)谷物籽实:营养特点是无氮浸出物含量高;粗纤维含量低,消化率高;蛋白质含量低,并且蛋白质品质差;脂肪含量一般在 2%~4%,燕麦脂肪含量可达到 5%,麦类较低,一般低于 2%;矿物质比例不平衡,钙少磷多;维生素类含量低,且组成不平衡,除黄玉米外,普遍缺乏胡萝卜素和维生素 D。

2)面粉:营养成分主要是淀粉,其次还含有蛋白质、脂肪、维生素、矿物质等营养素。其形状细小,利于粉螨的摄食。李朝品等在粉螨的生态学研究工作中,从面粉中发现粉螨、椭圆食粉螨、腐食酪螨等多种粉螨。提示粉螨多以面粉为食。

3)米粉:营养物质含蛋白质、脂肪、碳水化合物、钙、铁、锌、磷、维生素 A、维生素 B_1、维生素 B_2、维生素 B_6、维生素 B_{12}、维生素 D_3、维生素 E 等。

4)玉米:营养成分有碳水化合物、蛋白质、脂肪、胡萝卜素和核黄素等。

5)油脂类饲料:油脂是油与脂的总称,按照一般习惯,在室温下呈液态的称为"油",呈固态的称为"脂"。随着温度的变化,两者的形态可以互变,但其本质不变,它们都是由脂肪酸与甘油所组成。油脂来自于动植物,是动物的营养物质之一,它能提供的能量比其他饲料含有的能量都要高,成为配制高热能饲料所不可缺少的原料。

(3)矿物质饲料:是补充动物矿物质需要的一类饲料。它包括人工合成的、天然单一的和多种混合的矿物质饲料,以及配合载体或赋形剂的含有微量、常量元素的补充饲料。矿物质元素在各种动植物饲料中都有一定的含量,其含量有差别,但由于动物采食饲料的多样性,各种矿物质元素往往可以相互补充而满足动物对矿物质的需要。但在人工饲养条件下的动物对矿物质元素的需要量增多,因此必须在动物的饲粮中添加所需的矿物质。常见的矿物质饲料有食盐、贝壳粉、蛋壳粉、骨粉、磷矿石、石膏等。

1）食盐：成分是氯化钠，精制食盐氯化钠含量在 99% 以上，粗盐中氯化钠含量为 95%。食盐为白色细粒，工业盐为粗粒结晶。食盐具有维持体液渗透压和酸碱平衡的作用，同时还具有调味剂的作用。食盐在日粮（风干）中的用量一般以 0.3%~0.5% 为宜。

2）贝壳粉：主要成分为碳酸钙，是各种贝类（蚌壳、牡蛎壳、蛤蜊壳、螺蛳壳等）外壳经加工粉碎而成的粉状或粒状而成。优质的贝壳粉呈白色粉状或片状，含钙高，含杂质少。贝壳粉内常掺杂砂石和泥土等杂质，使用时注意检查。另外若贝肉未除尽，存贮不当，易出现发霉、腐臭等情况，会使其饲料价值显著降低。选购和应用时要特别注意。

3）蛋壳粉：从禽蛋加工厂或孵化厂等地收集的蛋壳，经干燥灭菌、粉碎后，即可得到蛋壳粉。蛋壳粉在加工的过程中蛋壳干燥的温度应超过 82℃，达到消除传染病源的目的。无论蛋品加工后的蛋壳或孵化出雏后的蛋壳，都残留一些壳膜和蛋白，因此其营养成分含有 34% 左右钙、7% 的蛋白质、0.09% 的磷等。蛋壳粉是理想的钙源饲料，动物的利用率高。

4）石膏：成分是硫酸钙，是采用天然石膏粉碎后的产品。其含钙 20%~23%，硫 16%~17%，是钙和硫的良好来源，生物利用率高。一般在饲料中的用量为 1%~2%。

5）骨粉：营养成分十分丰富，含钙 20%~30%、磷 8%~14% 和 Mg、K、Na、Ba、Co、Cu、Fe、Mo、Ni、Si、Ti、V、Zn、Sr 等微量元素；氨基酸种类齐全；蛋白质含量 35.7%、脂肪含量 10.3%；此外，骨粉还含有其他维持生命活动所必需的营养成分，如磷脂质、磷蛋白等。用作饲料钙磷平衡调节剂，骨粉中钙磷含量比例接近 2:1，是动物吸收利用钙磷的最佳比例。可补充动物所需的钙磷及其他成分，是饲料必不可少的有效成分，且无副作用，是一种经济实用的饲料添加剂。骨粉含有丰富的营养素，要注意原料的保鲜和消毒杀菌，骨粉对动物无副作用。

（4）维生素饲料：是指人工合成或提纯的单一维生素或复合维生素，但不包括某项维生素含量较多的天然饲料。维生素是动物机体代谢所必需的一类微量有机物质。有三个特点：需要量少，通常以微克、毫克计；是有机物，与微量元素（是无机物）不同；参与机体代谢调节，不构成机体组织，也不供给热能，在机体内起催化作用，促进主要营养素的合成与降解。它分为水溶性维生素（包含维生素 B_1、维生素 B_2、维生素 B_6、维生素 B_{12}、烟酸、泛酸、生物素、叶酸、胆碱、维生素 C 等）和脂溶性维生素（包含维生素 A、维生素 D、维生素 E、维生素 K）两大类。

1）维生素 A：有视黄醇、视黄醛、视黄酸三种衍生物。维生素 A 只存在于动物体内，植物饲料中不含维生素 A。

2）维生素 D：为固醇类衍生物，常见维生素 D_2 和维生素 D_3。维生素 D_2 为麦角钙化醇，维生素 D_3 是胆钙化醇，二者侧链不同，分别由麦角固醇及 7-胆氯胆固醇经紫外线照射而得。其来源是青干草和人工合成产品。

3）维生素 E：是一组化学结构近似的酚类化合物。青饲料、谷物胚芽、植物油和动物饲料中含量丰富，籽实饲料和副产物中含量较少。

4）维生素 K：以多种形式存在，都是萘醌衍生物。维生素 K_2 为甲萘醌，来自微生物和动物。维生素 K_3 为人工合成。维生素 K 是一种金黄色黏稠油状物，对热稳定，但在氧化、碱性、强酸、光照以及辐射等环境下易被破坏。维生素 K 为叶绿醌，存在于植物中，青绿饲料和动物饲料中含量丰富。

5）维生素 B_1：又叫硫胺素。易溶于水，微溶于乙醇，不溶于其他有机溶剂，对热稳定，干热至 100℃ 不易分解，对碱特别敏感。酵母、禾谷籽实及其副产品、饼粕饲料及动物性饲料中含量丰富。

6）维生素 B_2：由核酸与二甲基异咯嗪组成，呈橘黄色，又叫核黄素。维生素 B_2 为橙黄色晶体，味苦，在水、醇中的溶解性中等，易溶于强碱、稀酸中，对热稳定，遇光（特别是紫外光）易分解而形成荧光色素，是荧光分析的基础。绿色植物、酵母和某些细菌能合成核黄素，快速生长的绿色植物、牧草（特别是苜蓿）中富含维生素 B_2，叶片含量丰富；动物性饲料中含量较高，禾谷籽实及其副产品含量低。

7）维生素 B_6：包括吡哆醇、吡哆醛和吡哆胺三种吡哆衍生物。三种衍生物对动物的生物活性相同。维生素 B_6 为无色，易溶于水和醇的晶体，对酸、碱、热稳定，对光（在中性或碱性条件下）敏感，容易破坏，商业制剂为吡哆醇盐酸盐。动物性饲料、青绿饲料、整粒谷物及其副产品中含量丰富，植物饲料中主要成分是磷酸吡哆胺,动物性饲料中主要成分是磷酸吡哆醛。

8）烟酸:烟酸与烟酰胺有同样生理功能。广泛分布于谷类籽实及其副产品和蛋白质饲料中,植物中主要以烟酸形式存在,动物中主要以烟酸胺形式存在。

9）泛酸:为β-丙氨酸衍生物,为黄色黏稠的油状物,对氧化剂、还原剂稳定稳定,在干热及在酸碱介质中加热易破坏。广泛存在于动植物饲料中,米糠及麦麸是其良好来源,泛酸含量比相应谷物高2~3倍。

10）生物素:为白色针状晶体,能溶于热水和稀碱中,不溶于有机溶剂。广泛存在于动植物组织中,饲料中一般不缺乏,但利用率不等,苜蓿、油粕及干酵母中生物素利用率最好。

11）叶酸:叶酸主要存在于植物叶部,故而得名,是维生素中已知生物学活性形式最多的一种,理论上可达150种。叶酸为黄色晶体,微溶于水,其钠盐在水中溶解度大,在中性及碱性溶液中稳定,但在酸性溶液中加热则分解,容易被光破坏。它存在于动物、植物和微生物中,绿色植物富含叶酸,豆类和一些动物产品也是叶酸的良好来源,谷物中含叶酸较少。

12）维生素 B_{12}:是1948年发现的一种维生素。1956年确定其结构,1961年报道维生素 B_{12} 辅酶结构。维生素 B_{12} 为红色结晶,易溶于水和乙醇,不溶于丙酮和乙醚,在弱酸性水溶液中相当稳定。在维生素的使用中,它的使用量最低,作用最强。自然界只有微生物才能合成,且是唯一的分子中含金属元素的维生素。是一类含金属的类咕啉,有多种形式,如氰钴胺素、硝钴胺素、羟钴胺素、甲钴胺素、5'-去氧核苷钴胺素等。通常所说的维生素 B_{12} 指氰钴胺素。能够合成天然维生素 B_{12} 的微生物广泛分布于土壤,淤泥、粪便及动物消化道中,植物性饲料不含维生素 B_{12},动物饲料中以肝脏的含量最高,饲养动物维生素 B_{12} 需要来源是动物性饲料和人工合成维生素 B_{12}。

3. 饲料配方与加工 对饲料的化学分析只能说明饲料中各种养分的含量,而不能说明各种养分能被动物消化利用的程度或性质。只有测定饲料或日粮的养分消化率,才能比较准确地评定饲料营养价值。消化率的测定,必须通过消化试验完成。国外有学者利用指示剂法研究粉螨的饲养试验表明:在食物中添加淀粉型底物能加速物种的增长。抑制剂阿卡波糖能抑制淀粉水解和螨虫的生长。提示我们淀粉是粉螨喜爱的饲料。饲养粉螨饲料配方的优劣主要依据粉螨的饲养效果来进行评价。现以屋尘螨和粉螨的饲养为例,介绍相关饲料的配方。

Larson（1969）等在对比了鱼粉、酵母、大豆粉、腮须胡须粉尘、纸皮屑和狗食之后,采用狗食进行了培养,所谓的狗食在当时被称为盖恩斯汉堡包,是一种经过改进的肉馅饼,其成分包括牛肉副产品、牛肉、蔬菜、干奶皮、维生素和矿物质等。通过总结前人的成果与经验,在比较了干酵母、牛肝粉、鞣酸蛋白和鱼干粉之后,1970年Sasa等创出了一种既经济又实用的培养法,即采用实验室用动物饲料(用于喂养大鼠和小鼠),在温度为25~28℃的条件下精确控制饲料的含水率为12%,经培养,从100g饲料中可以获得1~3g湿重状态下的粉螨。

屋尘螨的饲养比粉螨较困难。美国的纺织品防螨检测标准规定,屋尘螨的人工饲养使用除水的牛肝粉和干酵母粉1∶1搭配的混合饲料;而日本的纺织品防螨检测标准规定,屋尘螨的人工饲养使用实验动物粉末饲料和干酵母混合而成的饲料。国际上对于屋尘螨的人工饲养研究可以追溯到20世纪70年代,Miyamoto等尝试大批量饲养屋尘螨,采用实验室老鼠粉末饲料、干酵母及粉末鱼粉按2∶2∶1的搭配,在温度25℃和相对湿度75%的培养环境中,将饲料的含水率调制成16%,经12周培养,每100g饲料可以获得2~3g湿重的屋尘螨。Ree等进行了批量培养实验,采用粉末鱼粉与干酵母1∶1搭配,经12周的培养,屋尘螨的增长数量为初始数量的51.8倍;实验表明,温度25℃和相对湿度75%为最佳培养条件,经10周的培养,屋尘螨的增长数量为初始数量的1391.7倍;另外,在温度28℃和相对湿度64%的条件下,培养10周也可获得1385倍的数量增长;当培养饲料量相同时,饲养容器的表面积越大则繁殖率越高,培养12周后,表面积为154cm²的容器的增长数量是表面积为79cm²的容器的200.8倍。赖乃揆等在屋尘螨的批量饲养方法研究上取得了成功,采用全麦粉外加麦皮、干酵母、虾皮、牛肉粉、维生素C、肌醇、胆固醇以及山梨酸等按不同的比例混合,温度控制为24.8~25.3℃,相对湿度范围为70%~75%,可以获得批量的屋尘螨。

（四）饲养环境

粉螨的饲养方法有个体饲养和集体饲养两种。研究粉螨的生活史和粉螨纯培养(在选种阶段)一般采用个体饲养的方法；为了获得大量的试验对象（粉螨）需采用集体饲养的方法。

1. **温湿度**　温湿度是影响粉螨生长的重要物理因素。粉螨发育适宜温度为 28℃ 左右，相对湿度（relative humidity，RH）为 75% 左右。因粉螨种类的不同，温湿度有一定的波动。粉螨是变温动物，体壁薄，躯体很小，体温调节能力弱，环境温度的变化会直接影响其体温；同时粉螨用皮肤进行呼吸，温度的变化也明显影响它的生长发育甚至影响到其存活。粉螨活体的含水量较高，可达 85% 以上，因此，温、湿度与粉螨的生长发育有着密切的关系。

2. **光照**　粉螨具负趋光性，饲养粉螨时饲养器应放置在隐蔽避光的环境中，人工操作时可选用红光照明。

3. **个体饲养**　粉螨个体饲养（individual-rearing，IR）是单个螨的养殖，将一只螨放在小型饲养器中饲养。

（1）沈兆鹏（1995）记述了一种个体饲养器（图 27-2），该饲养器由三部分组成：①一块厚 3mm，载玻片大小的无色有机玻璃板，其上钻一小孔，孔上方直径 6mm，下方直径 3mm，孔壁周围用氯化乙烯涂抹光滑，以去除幼螨及各静息期粉螨的隐匿场所；②一块涂黑的 15cm² 的滤纸，用胶水将其粘贴在小孔下方，以作饲养器底部；③一块普通盖玻片，充当饲养器盖，先在上孔边缘用凡士林涂抹一薄层，然后将盖玻片盖在上孔上压紧，防止粉螨逃逸。饲养时，先在孔内放入少量饲料，然后接种入需饲养的粉螨；置于 25℃ 和相对湿度 75% 的环境条件下养殖。

（2）李朝品（2018）在书中介绍了一种个体饲养器（图 27-3），由上下两层有机玻璃板和燕尾夹构成的小室。采用 2 块长 30mm× 宽 20mm× 厚 3mm 的长方形有机玻璃板，下层有机玻璃板正中央带有一直径 10mm 的圆孔，圆孔底层以长 20mm× 宽 15mm、300 目的黑色纱布覆盖，纱布能够完全密封圆孔。在纱布上接入粉螨及饲料后，覆盖没有圆孔的上层有机玻璃板，两层有机玻璃板在左右两端分别用燕尾夹固定。

制作完成的个体饲养器可放置在托盘上，置于人工气候箱内培养。大部分种类粉螨适宜繁殖的温度在 20~30℃ 范围内。粉螨体壁薄、体温调节能力弱，环境温度的变化会直接影响其体温，适宜而恒定的温度有利于多数粉螨的卵、幼螨和若螨的生长发育。当不具备可调节温湿度的人工气候箱时，亦可将个体饲养器置于干燥器内，通过饱和食盐水溶液调节相对湿度，并将干燥器置于温度比较适宜的室内遮光饲养。

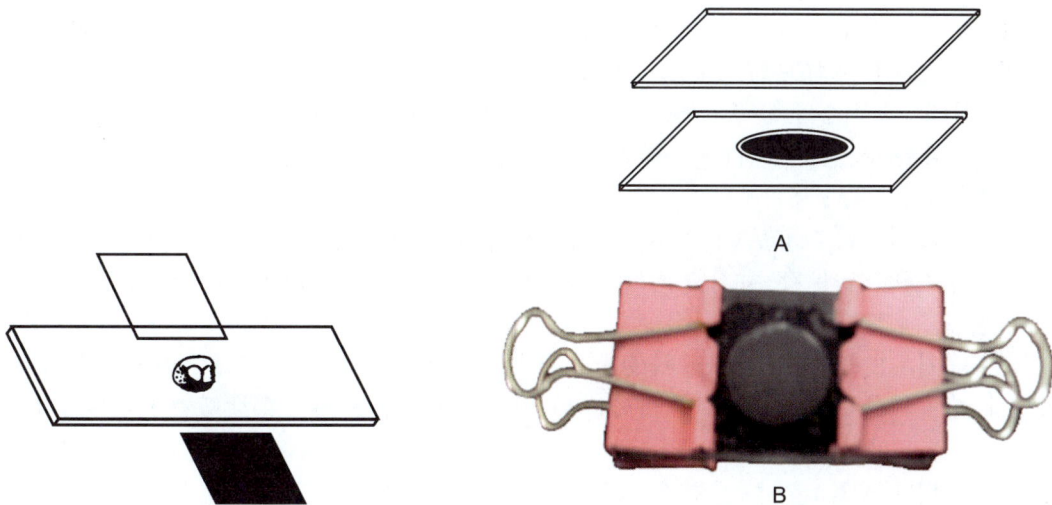

图 27-2　粉螨个体饲养器
（仿　沈兆鹏）

A. 分体结构；B. 整体结构
图 27-3　个体饲养器

（3）其他简易粉螨个体饲养器（图 27-4），目前常用的饲养器为凹玻片、小指形管、ep 管或 25ml 扁形称量瓶，在实际工作中使用起来简单方便。

4. **粉螨群体饲养**　粉螨群体饲养（group-rearing，GR）是同种粉螨的分组饲养或 2 种及以上粉螨的混合饲养，是为了获取大量目的粉螨而采用的一种饲养方法。

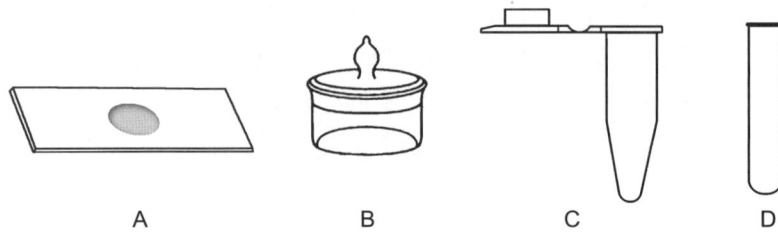

A. 凹玻片;B. 称量瓶;C. ep 管;D. 指形管

图 27-4 简易个体饲养器

（1）少量粉螨饲养:少量群体饲养可选用体积较小饲养容器,饲养容器通常为实验室常用的培养皿、广口玻璃瓶、称量瓶;或日常使用的玻璃饭盒和塑料饭盒等。在容器内加入足量的培养料、保湿材料(湿海绵、湿熟石膏快)和适量的螨种。在饲养容器上套上黑色塑料(布)袋,集中放在托盘中,置人工气候箱中饲养。

（2）大量粉螨饲养:大量群体饲养可选用体积较大饲养容器(图 27-5),饲养容器的体积根据实际需求可选择数百毫升到数升,材质没有严格的限定,玻璃、塑料、有机玻璃或搪瓷器皿等均可以使用。在饲养容器中加入足量培养料(层厚度 3~4cm)、保湿材料和足量的粉螨种,套上黑色塑料(布)袋,置人工气候箱中饲养。

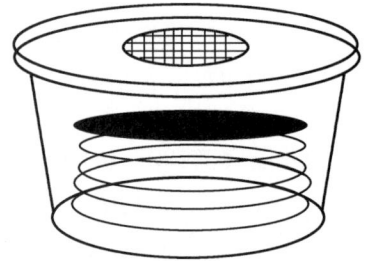

图 27-5 群体饲养器示意图

5. 规模饲养(mass-rearing,MR)是同种或多种粉螨车间化大量生产时所采用的一种饲养方法。

在粉螨的研究和应用过程中,粉螨变应原的制备、粉螨作为捕食螨的饲料等都需要饲养大量的粉螨。粉螨的大规模饲养中所需要的饲料、温湿度等条件和群体饲养相同。不同点在于饲养容器较大,可采用培养床饲养粉螨,并依据粉螨生活周期及时分离。培养床一般分为 3 层,即一层为基层(容器层)和两层为筛层,规格可根据粉螨实际需要量确定。基层可选用木箱、塑料箱、有机玻璃箱或铁皮箱;筛层可选用铜丝筛网制成,大小(长 × 宽)略小于基层,形状与基层相同,铜丝筛目数视粉螨种类和培养料类型而定。饲养室须配备相应的清洗设施用于清洁饲养容器与器材。大规模饲养还应在饲养室附近独辟空间配制其他一些专用设备设施以简化流程、保障操作:如采用电热鼓风干燥箱对饲料等进行干燥、采用高温高压灭菌锅对饲料等进行除虫消毒、采用小型粉碎机粉碎混合饲料、采用人工或自动分样筛收集粉螨产品。除此以外,需配制体视显微镜在饲养过程中进行样本检查。

（五）螨类收集与保存

粉螨在经过一段时间的饲养后,密度会明显增大,当种群密度达到高峰后就会开始下降,这个时候就需要将粉螨进行分离和收集保存,并补充饲料。现以粉螨为例,介绍其收集与保存方法。其他粉螨的饲养与粉螨的饲养管理基本相同。

粉螨经过一段时间的培养后,在培养料的表面有大量微红色颗粒出现,在显微镜下可观察到大量粉螨的活动情况。将培养料分别过 20 目和 80 目分样筛,其之间有大量粉螨。将活螨置于生理盐水中,将螨体清洗干净,再将螨置于 200 目尼龙绢中,浸入丙酮,脱脂 30 分钟,经冷冻干燥。将去脂后干燥的粉螨准确称量,用无菌安瓿分装,每瓶 1g,封口,注明标记,保存备用。

（六）注意事项

无论采用集体饲养还是个体饲养,粉螨饲养均存在一些共同的至关重要的环节,其中,挑出活供试螨、饲养条件及饲料配方是三个关键环节。

1. 挑出活的供试螨　供试螨一般取自该种粉螨发生量较大及危害较为严重的粮食、储藏物及其他物品上。

2. 饲养条件　温湿度是影响粉螨生长的重要因素。粉螨躯体小,体壁薄,调节体内温度的能力较弱,同时因其用表皮进行呼吸,外界环境的温湿度变化会直接影响其生长繁殖。因此提供适宜粉螨生长的温湿度条件极为重要。人工气候箱能提供恒定的温湿度,但在不具备该设备的条件下,也可用替代的方法。研究发现,用氯化钠作过饱和盐水可以得到76%左右的相对湿度,用氯化钾可得到87%左右的相对湿度,用硫酸钾可得到98%左右的相对湿度。饲螨器应置于恒温条件下,若条件简陋,温度上下浮动绝对值也要控制在5℃以内,以防冷凝影响观察。

3. 饲料配方　营养条件对粉螨的生长繁殖起到极为重要的作用。营养条件较好则有利于螨体的生长发育及提高抵御外界不良环境的能力。因此采用何种饲料配方对粉螨的培养至关重要。应根据不同的螨种选择不同配方的饲料。放入饲养器前,最好先灭菌(酵母除外),以防发霉,然后按适当的比例搭配混合,放入饲螨器中。

(七) 常见粉螨饲养

因粉螨种类繁多,螨体较小,尽管其繁殖较快,但是要把各类粉螨都检到并培养出来是非常困难的,不同螨种饲养方法也各异。以下记述几种常见粉螨的饲养。

1. 粉螨　粉螨和屋尘螨是屋宇生态系统中最常见的两种变应原,可引起多种变态反应性疾病。因粉螨的培养相对简单,并且粉螨与其他螨种之间存在着广泛的交叉反应,所以目前国内多使用粉螨变应原进行疾病的诊断和治疗。

每年的5~6月和9~10月一般为粉螨繁殖的高峰期,可从粮店、面粉厂的地脚粉及各种储藏物中采集标本,用直接镜检法、振筛分离法、避光爬附法等方法获取活粉螨,经鉴定后备用。

李全文等(2002)采用大米、面粉等普通饲料饲养粉螨。首先用接种针或毛笔将螨接种到玻璃瓶或玻璃器皿内的新鲜米、面上,然后放在干燥器挡板上层。挡板下加入过饱和食盐水,使器皿内保持75%左右的相对湿度。盖好干燥器皿盖,将干燥器放在25℃左右的恒温箱中或在25℃室温下进行培养。4~6周即可形成群落,满布于饲料表面。将培养出的螨连同饲料转移到装有新鲜饲料的圆筒形玻璃缸中继续培养。玻璃缸直径约15cm×高18cm,缸中放置大米400g,大米上放置面粉,使饲料总量达700g左右,在面粉表层加入一定量的酵母或麦曲可促进其发育繁殖。用塑料布覆盖并用线绳扎紧缸口,放置在25℃,相对湿度75%恒温箱中培养。4~6周后螨即开始大量繁殖。此时,又可将缸中的螨同部分饲料移入另外的若干带有新鲜饲料的玻璃缸中,重复以上条件进行培养,即可获得大量的粉螨。

Larson等(1969)采用拉森等饲料饲养粉螨,其配制成分为家庭尘埃和粉碎的狗饲料。供试螨放在9mm×30mm的小瓶中,瓶口用尼龙绸布蒙上并用橡皮瓶塞塞紧,置于内有NaCl饱和溶液的干燥器中饲养,干燥器内保持25℃、75%的温、湿度条件,饲料每星期加三次。30天后,有85%的个体发育为成螨。每只雌螨平均每天产卵0.8~1.4粒。Waki和Matsumoto(1973)采用了由等量干酵母和鱼粉混合制成的饲料饲养粉螨,将市售沙丁鱼干在105℃下加热5天,然后研成粉末,与酵母混合即可。据报道用25g该饲料可培养出900只粉螨。

2. 屋尘螨　屋尘螨是国际公认的最强致敏原之一,但屋尘螨人工饲养较为困难。目前在我国仅少数单位进口屋尘螨抗原用于研究,其在临床上应用较少。因此,将屋尘螨在人工条件下培养成功并制成标准化抗原浸液,对变态反应患者的病因诊断和提高疗效具有重要意义。

赖乃揆等(2001)人工饲养屋尘螨获得成功,其实验过程如下:首先从居室床尘、枕尘中挑出活的尘螨,放入小烧杯中加饲料进行饲养。2个月后,若有繁殖则挑出进行鉴定,如为屋尘螨则转种于另一加饲料的烧杯中;若不能繁殖则放弃,再另外挑出活螨进行饲养。正式的饲养用干燥玻璃缸,下层用饱和盐水,中层用塑料盆,饲料放在盆中,将挑出的活螨放入盆中,塑料盆缘涂一层凡士林以防螨虫爬出。玻璃干燥缸边缘亦涂一层凡士林,盖一平面玻璃盖,中央制成10cm×10cm的大孔,并用滤纸将孔覆盖,在滤纸边缘亦用凡士林涂之,用滤纸可使饲养缸内保持一定的氧气。采用生化培养箱,以温度24.8~25.3℃,湿度为70%~75%,并在通气和防霉的环境下屋尘螨才能繁殖和生长,可用饱和盐水和硅胶来调节干湿度。屋尘螨的培养与粉螨不同,仅用面粉作饲料时,屋尘螨很难繁殖。可采用以全麦粉为主加以适量的麦皮、干酵母、虾皮、牛肉粉、维生素C、肌醇、胆固醇、山梨酸等混合物,经磨碎、高温高压除霉灭菌后放入饲养盆中,挑出一批经鉴定的活的屋尘螨进行饲养。若饲养成功,2~3个月后可用爬盘法收集活螨一批,并制片进行再次鉴定后换上新的饲料进行大量饲养。

Miyamoto 等（1975）采用的饲料配方为：实验室养鼠和养兔用的动物饲料 2 份；干酵母 2 份；干鱼粉 1 份。先将干鱼粉碾碎，再将全部成分干燥加热至 90℃，经 30 分钟，加入适量水，使达到要求的各种湿度。放入 20mm×10mm 的培养皿或 5cm×8cm 直径的玻璃缸中，饲料装量达 1 cm 厚，以提供较大的表面区和一定程度的通气条件，玻璃缸每周敞开一次，用摇动的方法来搅拌饲料。将这些饲养器放在干燥器中，各干燥器底部有不同盐类的饱和溶液，用来保持各干燥器内预定的相对湿度。在 25℃ 和 75% 湿度条件下，12 周后，每 100g 饲料平均产生 2~3g 潮湿屋尘螨，约有 1 500 只。

3. **腐食酪螨** 腐食酪螨是世界范围内仓储物品和食用菌重要害螨，也是人体螨病和螨性变态反应疾病的主要病原体之一，因此对该螨生活史和发育情况的研究也较多，故腐食酪螨的培养无论在临床应用还是在科研实践中均具有重要意义。

于晓等（2002）对腐食酪螨有效积温的研究中采用的饲养小室由长 7.6cm× 宽 2.8cm× 厚 2mm 的有机玻璃板制作而成。每片有机玻璃板上挖两排（间隔 5mm）锥型小孔，每排各 5 个孔（间隔 6mm），每孔的上口直径为 6mm、下口直径为 3mm。然后每个小孔的下口用 300 目的纱网封住、上口用透明玻璃纸封住，作为一个饲养小室，即每片 10 个饲养小室。供试螨采自大蒜皮，以酵母片作为食料，在温度为 27.5℃±1℃、相对湿度 85% 以上的人工气候箱内集体饲养数代后备用。取个体大小、龄期一致且同一世代的腐食酪螨雌成螨 100 只，放在塑料小盒（直径为 3.8cm）内让其产卵。将 4 小时内产的卵接种入饲养小室，每室放一粒卵，然后分别放在温度为 12.5℃、15℃、20℃、25℃、30℃，且湿度为 80% 以上的人工气候箱内进行饲养，以酵母为食料，从卵饲养至雌成螨开始产卵为止。每个温度条件下放置 30 粒卵，记录卵历期、孵化情况和幼螨至成螨历期及其各阶段的发育情况。

刘婷等（2006）对不同温度和营养条件下腐食酪螨生长发育情况进行研究。所用饲养小室是在前人（Hughes，1983）的基础上加以改进的，将长 20cm× 宽 2cm× 厚 2mm 的有机玻璃直尺截成 4 段，每段长度 5cm；然后在各段上分别挖两个间隔 3cm，上直径 6mm，下直径 3mm 的锥形小孔，孔的下方用黑色滤纸封口。上孔待放入实验螨及饲料后，用 18mm×18mm 盖玻片盖好，并用透明胶带封口。供试螨采自市场所购食用红枣上，经啤酒酵母粉纯化饲养多代后备用。先随机挑取雌成螨每 10 只置于一饲养小室中，分别置于温度为 12.5℃、15℃、20℃、25℃、30℃，相对湿度 80%±7% 的全黑暗人工气候箱中让其产卵。每处理设 3 个重复，即 30 只雌成螨。4 小时后从供产卵的饲养小室中取出卵，以每小室 1 粒卵的方式接种于另外的饲养小室中，并分别置于与产卵时相对应的温度下用酵母粉和玉米粉分别喂养。以同种饲料、同一温度组合为一个处理，每处理观察卵 50 粒。记录各阶段发育情况至成螨产卵为止。

腐食酪螨分布范围广、食性杂，Rodriguez 和 Lasheen（1971）采用的饲料配方较为复杂，由多种氨基酸和其他营养成分组成。每 100ml 饲料其详细配制成分包括：丙氨酸 0.26g、精氨酸 0.34g、天门冬氨酸 0.60g、胱氨酸 0.09g、谷氨酸 0.94g、甘氨酸 0.28g、组氨酸 0.18g、异亮氨酸 0.23g、亮氨酸 0.40g、赖氨酸 0.31g、蛋氨酸 0.07g、苯丙氨酸 0.25g、脯氨酸 0.33g、丝氨酸 0.26g、苏氨酸 0.20g、色氨酸 0.08g、酪氨酸 0.15g、缬氨酸 0.25g；其他成分包括：RNA0.10g、琼脂 3.0g、蔗糖 8.0g、纤维素 1.0g、韦氏盐 2.5g、十四烷酸 0.056g、棕榈酸 0.494g、硬脂酸 0.268g、油酸 0.494g、亚油酸 0.070g、亚麻酸 0.028g、胆固醇 0.500g、吐温 80 0.01g、范氏加强混合剂 0.40g（此混合剂中总共含葡萄糖 0.339g）、链霉素 0.05g、5% 对-羟基苯甲酸甲酯（95% 乙醇溶液）1.0ml、10% 福尔马林 0.1ml、22.5% 氢氧化钾水溶液 0.5ml。配制方法：水溶成分用滤菌器过滤灭菌，无机物和不溶于水的成分用高压灭菌。饲料制成后灌注于已灭菌的玻璃指管中，每一指管注入 2.5ml，用灭菌棉花塞塞好备用。饲养情况：新孵化的 100 只幼螨饲养在饲料中，28 天后获得 68 只成螨及 364 只幼螨。

Rodriguez（1972）采用的新饲料配方除氨基酸与脂类分别用 8g 酪蛋白（无维生素）和 7g 麦胚代替外，基本与上一配方相同。在 27℃±1℃ 温度和 80%±2.5% 相对湿度下，200 只新孵幼螨，28 天后繁殖到 280 只成螨、370 只幼螨和成螨。

4. **刺足根螨** 刺足根螨又名球根粉螨，为世界性害螨，主要危害百合科的花卉，多种蔬菜和药材等。以百合科植物受害最为严重，可引起被害种球的腐烂，造成叶片发黄枯萎。刺足根螨既是一种重要的经济害螨，也是杀虫剂筛选的重要靶标，因此进行刺足根螨的人工饲养十分重要。

张丽芳等（2006）采用马铃薯作饲料进行人工饲养。温度控制在 25℃±2℃，相对湿度在 60%~80%，幼螨、若螨、成螨均在直径 8cm 的培养皿中饲养。将市场上购买的大小适中的新鲜无病马铃薯用自来水洗净后在室温下晾干,切成 1cm 厚的薄片,薄片的四周切制一道深 0.4cm 的凹槽,用灭菌水湿润,保持100% 的湿度,形成一道屏障,防止虫体外逃,表面用解剖刀轻轻划成网格状,饲养过程中只需在薯块的边缘加水,水分就会沿着网格流向其他部分,较易达到所需的湿度。皿底加滤纸,用来保湿,将薯块放入培养皿,盖上皿盖。放入塑料带中封口(防止水分挥发过快)。成螨、若螨均采自百合种球。雌、雄螨配对,挑到薯块上,随后盖上培养皿,稍干后继续加水。雌螨交配后 1d 即能产卵。刺足根螨喜高湿的环境条件,饲养过程中要注意随时保持薯块表面的湿度,皿底不要积水,每天更换 1 次培养皿,保持清洁,可以延缓饲料的腐烂时间。

Rodriguez 和 Lasheen(1967)采用的饲料配方较为复杂,包括麦胚 24.0g、酪蛋白(不含维生素)5.0g、干燥酵母粉 22.0g、琼脂 6.0g、维生素 C 2.5g、氯化胆碱 0.2g、肌醇 0.2g、胆固醇 0.1g、对-羟基苯甲酸甲酯1.2ml、水 250ml,其中对-羟基苯甲酸甲酯用以抑制菌类发生。配制方法:充分混合麦胚、酵母及酪蛋白,将胆固醇溶解在 25ml 25%~75% 的丙酮-乙醚混合液中,再将麦胚、酵母及酪蛋白与混合液搅拌混匀,然后将混合物敷成薄层,使其溶剂蒸发;用 200ml 水溶解琼脂,并加热使其溶化;维生素 C、胆碱及肌醇溶解在50ml 水中,与麦胚、酵母、酪蛋白混合物一同加入煮沸的琼脂中;在继续搅拌中加热至沸点,然后放入玻璃皿中,待冷却、封闭、备用。用该培养基在 70%~75% 相对湿度、25℃ 温度条件下,完成一代需 8~10 天。一个玻璃皿中放入 5 对粉螨,可在 5~6 周后满布整个平皿。

5. 河野脂螨　Matsumoto(1970)将啤酒酵母和鱼粉按 4∶6 的比例充分混匀作为饲料,以一系列条件不同的温湿度进行饲养试验。结果在 87% 相对湿度和 30℃ 条件下饲养最好。另据 Matsumoto(1968)报道,在 82% 相对湿度和 25℃ 条件下,0.5g 饲料,生产了 256 只螨,7 天后又增殖到 912 只。

(湛孝东　李生吉)

五、疥螨饲养

疥螨是皮肤永久性寄生螨,对宿主选择性强,人疥螨仅能寄生在人体皮肤表皮角质层间,不能在动物体表培养。人疥螨的培养目前只涉及不同温度、湿度以及离氢子浓度对其体外存活情况的生态学研究,为今后疥螨体外饲养奠定基础。

(一)疥螨的采集

疥螨标本来源主要为感染者皮肤的隧道内容物和炎性丘疹,主要通过针挑法、刮皮法和解剖镜镜检法获取。

(二)体外培养环境对疥螨存活的影响

1. 温度　屈孟卿等(1988)从患者皮损处以解剖镜镜检法采集大量雌性活疥螨,挑选活动力强、离体不超过 1 天的螨体作为实验对象,观察离体疥螨不同温度下的存活力。结果显示(表 27-5),在 0~9℃ 时,离体雌性疥螨颚体及 4 对足均不能活动,呈 "休眠" 状;10~12℃ 时,肢体可活动,但不能爬行;13~14℃ 可缓慢爬行;15~31℃ 有钻皮活动,爬行速度因温度的高低而异;32~38℃ 爬行速度明显加快,钻皮活动减少;39~40℃爬行呈逃窜状,无钻皮现象;43~45℃ 前 2 对足动作不协调,有时不能正常伸展,前进速度非常缓慢;46~48℃前 2 对足虽有不停的伸展活动,但已失去爬行能力;50℃ 时 30 秒至 1 分钟内死亡。以上结果表明,离体疥螨散播温度为 13~40℃,最适散播温度为 15~31℃,在此温度界限内可侵犯宿主,造成人体感染的机会最多。

表 27-5　离体人疥螨(♀)的活动与温度的关系(屈孟卿等,1988)

温度/℃	活动状态	温度/℃	活动状态
0~9	"休眠"	39~40	呈逃窜状 ***
10~12	肢体活动	43~45	爬行减慢 *
13~14	缓慢爬行 *	46~48	不能爬行
15~31	正常爬行 **	>50	死亡
32~38	爬行加快 ***		

注:* 不能钻皮;** 具钻皮活动;*** 钻皮活动减少。

离体雌性活疥螨在50℃水温中1分钟内死亡率100%(表27-6),提示用50℃及以上热水,浸泡被疥疮患者污染的衣物,是杀死离体疥螨的简便、有效的方法之一。屈孟卿等(1988)还观察了在-12℃±4℃超低温条件下,离体雌性活疥螨在不同时间内的死亡率(表27-7),证明其在该条件下12小时全部死亡。提示采取这种冷冻措施,在我国北方严寒的冬季将患者的内衣、被褥置于室外通风处一昼夜,亦可起到杀灭疥螨的作用。

表 27-6　离体人疥螨对不同水温的耐受性(屈孟卿等,1988)

观察指标	水温/℃					
	40	45	50	55	60	65
观察疥螨数/只	64	61	60	42	40	40
停留作用时间/min	20	10	1	1	1	1
死亡疥螨数/只	0	0	60	42	40	40
死亡率/%	0	0	100	100	100	100

表 27-7　在-12℃±4℃条件下离体雌性人疥螨在不同时间内的死亡情况(屈孟卿等,1988)

观察指标	时间/h				
	4	6	8	10	12
观察疥螨数/只	67	70	42	50	28
死亡疥螨数/只	31	39	30	41	28
死亡率/%	46.26	52.85	71.42	82.00	100

2. **温度和湿度**　屈孟卿等(1986)观察了离体雌性人疥螨在浴池业的各种微小气候下的平均寿命。结果证明,在河南济源市元月,公共浴池洗澡间昼夜平均温度为16.25℃(12~20℃),相对湿度为84%~96%,离体雌性活疥螨的平均寿命为3.07天,最长存活7天,48小时死亡率18.42%;更衣室昼夜平均温度为14.87℃(11.8~16.8℃),相对湿度88%,其平均寿命为3.21天,最长存活5天,48小时死亡率为57.14%;而置于公共浴池公用湿毛巾中,平均寿命3.41天,最长生存7天,48小时死亡率为29.26%。1988年,屈孟卿等进一步设计了三种实验环境观察疥螨体外存活时间:第一种不加盖的干滤纸皿内;第二种是湿润的带盖的生理盐水湿滤纸皿内;以上两组均放在不同梯度温箱内和冰箱中。第三种是将离体疥螨置于不加盖的玻皿内,分别放于浴池洗澡间、休息更衣室及浴用湿毛巾上。观察记录疥螨离体后,在上述诸条件下的每天存活情况,按 $\Sigma fd/n$ 的公式计算平均存活天数,即其平均寿命(L_1),以平均寿命的例数($1/L$)表示日死亡率(F),并以 $1-F$ 求得日存活率。

表27-8显示离体雌性活疥螨在温度较高及所处环境的相对湿度较低时,平均较短,48小时死亡率较高;反之,温度较低,相对湿度较大时,寿命较长,48小时死亡率较低。如10℃时,生活于生理盐水湿滤纸皿内的离体疥螨平均寿命为7.62天,最长存活12天,48小时死亡率为10.34%,而在35℃时,平均寿命只有1.05天,最长存活不足2天,48小时死亡率100%;同样为10℃,暴露在干滤纸皿内者平均寿命1.68天,最长存活5天,48小时死亡率为84.21%。在15~25℃条件下,暴露在干滤纸皿内者平均寿命分别为2.49天、1.48天和1.16天,最大存活时间依次为5天、3天和2天,48小时死亡率分别为48.83%、87.50%和100%;同样在此温度条件下,生理盐水湿滤纸皿的疥螨,平均寿命依次为5.86天、2.51天和1.94天;最长存活时间为12天、6天及3天;48小时死亡率分别为15.90%、54.23%及62.85%。再以同湿润条件,但温度分别为0℃和10℃,前者的平均寿命为5.38天,最长寿命10天,48小时死亡率为20.68%;后者平均寿命7.62天,最长存活12天,48小时死亡率10.34%。在干燥条件下,0℃其平均寿命2.7天,最长存活4天,48小时死亡率为58.33%;10℃其平均寿命1.68天,最长存活5天,48小时死亡率为84.21%。各实验组疥螨除生存的最后2天外,均能正常爬行。总的看来,低温高湿或高温低湿对离体疥螨的存活均不利。

屈孟卿等认为，暴露在干燥滤纸皿内和放置于生理盐水湿滤纸皿内的疥螨生存条件，与离体后疥螨所处的外界干、湿条件较为接近。若结合疥螨离体后的爬行和钻皮活动与温度关系来分析，并以平均寿命作为离体疥螨存活的有效时限，在外界比较干燥的条件下，估计其有效扩散温度为15~20℃，有效扩散时限为1~2.49天；而在外环境较为湿润的条件下，有效扩散温度为15~35℃，有效扩散时限为1.05~5.85天。另外，离体后疥螨无论在外界较干燥或湿润的条件下，48小时的死亡都是较高的。Arlian等（1984,1989）对疥螨的观察也获得了相似的结果。低温和较高的相对湿度（RH）有利于疥螨存活，而高温和低湿易导致死亡；相同条件下雌螨的生存率远远大于雄螨。对犬疥螨成虫及各发育阶段的离体生存率研究表明，低温（10~15℃）高湿可延长疥螨各发育阶段。雌虫及若虫在湿度为97%可存活1~3周；湿度为75%可存活1~2周；湿度为45%为5~8天。20~25℃时，各阶段存活率显著减少，但至少在湿度为25%可存活2天；湿度为75%~100%可存活5~6天。在相同条件下若虫和雌虫的生存率大于幼虫和雄虫。

表27-8　不同温度的干燥及湿润条件下离体雌性人疥螨的平均寿命（屈孟卿等，1988）

温度/℃	微环境	观察疥螨数/只	逐日死亡累计只数/d													平均寿命/d	每天存活率/%
---	---	---	1	2	3	4	5	6	7	8	9	10	11	12	13	---	---
0	A*	12	0	7	8	12										2.75	0.64
	B**	29	1	6	6	9	14	20	23	27	28	29				5.38	0.81
10	A	38	23	32	34	37	38									1.68	0.41
	B	29	1	3	3	4	5	9	11	23	23	26	28	29		7.62	0.87
15	A	43	11	21	35	41	43									2.49	0.60
	B	33	3	4	4	7	12	24	25	29	29	33				5.86	0.83
20	A	40	36	35	40											1.48	0.32
	B	59	14	32	49	54	57	59								2.51	0.61
25	A	44	37	44												1.16	0.14
	B	35	15	22	35											1.94	0.49
35	A	18	18													1.00	0
	B	80	76	80												1.05	0.02
40	B	12	12													1.00	0

*暴露在干滤纸皿内（无盖）；**生理盐水湿滤纸皿内（带盖）。

3. 氢离子浓度　屈孟卿等（1988）将离体雌性活疥螨接触不同氢离子浓度溶液湿滤纸8小时后，观察其死亡率（表27-9）。实验结果表明，雌性疥螨耐碱不耐酸，在中性及弱碱性环境下，死亡率较低。

表27-9　pH对离体疥螨生存的影响（屈孟卿等，1988）

湿滤纸 pH	接触时间/h	死亡率/%	湿滤纸 pH	接触时间/h	死亡率/%
3~5	8	100.0	9	8	5.1
6	8	13.9	10	8	17.0
7	8	2.8	11	8	28.4
8	8	4.9	12	8	93.6

上述人疥螨离体生态的资料并非真正意义上的实验培养，换言之对于疥螨的培养迄今尚无成功经验，所积累的离体存活条件不足以形成一个发育阶段的维持培养，因而对疥螨体外存活的适宜条件值得进一步探索。

（赵亚娥　胡丽）

六、蠕形螨饲养

人蠕形螨是一种专性寄生螨,对寄生宿主具有物种特异性。目前在实验室体外培养尚未取得成功,虽然有人尝试用人体蠕形螨接种兔或幼犬获得初次实验成功,但未见反复传代感染成功的报道。研究较多的是不同的理化因素、生物因素及其他因素对蠕形螨体外存活的影响,但只能延长螨体在外界环境的存活时间,而不能完成生活史的发育和繁殖。

(一)人蠕形螨的获取

人体蠕形螨寄生在人皮肤、外耳道、眼睑等浅部的毛囊和深部的皮脂腺内,不同感染部部位不同采集方法可能获得不同生活史期的蠕形螨。面部皮肤蠕形螨可通过透明胶纸粘贴法、刮试法、挤粘结合法或标准皮肤表面活检法获取,外耳道蠕形螨可通过采集耵聍获取,眼睑蠕形螨可通过睫毛检查法获取。

(二)体外培养环境对蠕形螨存活的影响

1. 温度 Zhao 等(2009)对不同温度条件下毛囊蠕形螨和皮脂蠕形螨的存活力(存活时间和活动度)进行了系统的观察研究,结果显示(表 27-10 和表 27-11),毛囊蠕形螨和皮脂蠕形螨均耐低温而不耐高温,体外最适宜的维持温度为 5℃,体外培养最佳生长温度为 16~20℃。温度在 0℃ 以下和 37℃ 以上对螨是有害的,致死温度为 54℃,有效杀螨温度为 58℃。

毛囊蠕形螨在体外不同温度处理存活时间有显著差异(表 27-10)。在低温条件下(−15~0℃),螨的存活时间随着温度的降低而缩短。在 −15℃ 条件下只能存活 5.5 小时,明显短于 −5℃ 和 0℃ 亚群的存活时间($P<0.01$)。7 个中温亚组在 5~37℃ 的生存时间差异有统计学意义($P<0.01$)。温度越高,螨存活的时间越长。毛囊蠕形螨的最佳生存温度为 5℃,存活时间为 110 小时,但 5℃ 的中位生存时间与 8~10℃ 和 16~20℃ 的中位生存时间无显著差异($P>0.05$)。16~20℃ 生存时间明显长于 25~26℃ 和 29~30℃ 生存时间($P<0.05$)。随着温度升高至 36~37℃,存活时间大幅缩短至 16.5 小时,高温亚组间也存在显著差异($P<0.01$)。在 45℃ 下,螨的存活时间为 90 分钟,而在 54℃ 下,螨的存活时间急剧下降至 5 分钟。两组间差异有统计学意义($P<0.01$)。当温度上升到 56℃、58℃ 和 60℃ 时,毛囊蠕形螨的存活时间分别为 3 分钟、1 分钟和 1 分钟。58℃ 组与 60℃ 组间差异无统计学意义($P>0.05$)。

表 27-10 不同温度条件下毛囊蠕形螨的存活时间比较(Zhao 等,2009)

分组	温度/℃	螨数/只	存活时间		
			最长	最短	中位数
低温组	−15	41	11.0	2.0	5.5
	−5	71	32.5	3.0	21.5
	0	59	39.0	3.0	23.0
中温组	5	42	270.0	7.0	110.0
	8~10	37	274.0	6.0	81.0
	16~20	53	184.0	6.0	68.0
	25~26	67	151.0	4.0	49.5
	29~30	36	84.0	4.0	34.0
	32~33	50	65.0	4.0	20.0
	36~37	39	54.0	2.0	16.5
高温组	45	33	215	30	90
	54	107	27	3	5
	56	30	6	2	3
	58	30	2	1	1
	60	30	1	0	1

注:存活时间单位:低温度和中等温度单位为小时,高温度单位为分钟。

温度对皮脂蠕形螨存活时间有明显影响(表 27-11)。在 3 个低温亚组中,皮脂蠕形螨存活时间最短(5 小时)发生在-15℃,显著短于-5℃ 亚组和 0℃ 亚组($P<0.01$)。7 个中温亚群间存在差异($P<0.01$)。皮脂蠕形螨在 5℃ 下存活时间最长(145 小时)。8~0℃ 和 16~20℃ 亚组间差异无统计学意义($P>0.05$)。而 16~20℃、25~26℃、29~30℃ 亚组间差异均有统计学意义($P<0.01$)。随着温度的升高,存活时间逐渐缩短。当温度上升至 36~37℃ 时,存活时间迅速缩短至 17 小时。5 个高温亚组间也存在显著差异($P<0.01$)。除 58℃ 组与 60℃ 组间差异外($P<0.05$),其余各组间差异均有统计学意义。

表 27-11 不同温度条件下皮脂蠕形螨的存活时间比较(Zhao 等,2009)

分组	温度/℃	螨数/只	存活时间		
			最长	最短	中位数
低温组	-15	34	11.0	0.5	5.0
	-5	61	57.0	1.0	34.0
	0	52	58.0	6.0	35.0
中温组	5	71	246.0	12.0	145.0
	8~10	55	204.0	4.0	87.0
	16~20	80	228.0	7.0	88.0
	25~26	90	110.0	5.0	40.0
	29~30	58	94.0	7.0	30.0
	32~33	56	75.0	5.0	27.5
	36~37	54	32.0	3.5	17.0
高温组	45	58	60	30	30
	54	43	13	2	3
	56	53	5	1	2
	58	55	2	1	1
	60	45	1	0	1

Zhao 等(2009)认为,毛囊蠕形螨在 25~26℃ 时不仅存活时间长,而且活动良好,故此认为,25~26℃ 是毛囊蠕形螨生长发育的最适温度,适宜发育范围在 20~30℃。当温度在 8~10℃ 与 16~18℃ 时虽然存活时间较长,但活动力较差;低温环境下,螨体代谢速度减慢,螨体内储存的营养物质消耗减少,因此存活时间延长。当温度低于 0℃ 时,温度过低易导致螨体冰结晶使原生质破裂,损坏细胞内和细胞间的细微结构,细胞停止代谢而快速死亡。当温度高于 37℃,达到 45℃ 时,螨体遇到高温刺激,产生应急反应,运动加速以逃离不良环境,继而很快进入抑制状态,运动迟缓直至死亡;并且高温加速螨体代谢过程,能量消耗加快,体内储存的营养物质耗尽而加速死亡。当温度达到 54℃ 以上时,螨体不能耐受,机能衰竭而致死。

2. 湿度 蠕形螨喜潮湿,怕干燥。研究表明蠕形螨适宜高湿环境生活,在 23℃ 潮湿纱布上可生存 48~132 小时;在温度为 36℃ 和湿度为 95% 条件下,毛囊蠕形螨和皮脂蠕形螨的生存时间分别为 94 小时和 95 小时,湿度为 50% 时则分别为 5 小时和 2 小时。吴建伟和孟阳春(1990)研究结果显示,25℃ 时两种蠕形螨的生存时间与湿度梯度递增不呈直线关系,近似一指数曲线。湿度低于 65%,生存时间均在 4 小时左右,湿度为 96% 时却显著增加,种间无差异,进一步证实蠕形螨仅适宜高湿(湿度为 96%)环境生存。

3. 酸碱度 蠕形螨对外界各种环境均有一定的耐受力,陈国定(1985)报道蠕形螨对酸性环境的耐受力强于碱性环境。由于蠕形螨主要寄生在皮脂中,而皮脂呈弱酸性,pH 介于 4.5~6.5 之间,所以弱酸环境有利于其生存,进行蠕形螨的培养酸碱度应该控制在弱酸条件下较为适宜。

4. 趋光性 关于蠕形螨的趋光性亦存在分歧。有学者认为毛囊蠕形螨白天可出现在皮肤表面;但也有学者认为蠕形螨具负趋光性,夜间光线暗时活动力增强,爬出毛囊、皮脂腺,在皮肤表面爬行求偶,在毛囊口或皮脂腺口处交配,因此蠕形螨夜间比白天检出率高;还有学者认为毛囊蠕形螨成螨的活动与光照的关系不大,夜间和中午均处于螨逸出高峰期。推测是由于人体睡眠静止状态对螨活动干扰少,致使螨的逸出增加,或人体睡眠时的某种生理变化(如皮脂分泌、毛囊扩张等)有利螨的逸出。

5. 温度和介质　Zhao 等(2011)对不同介质和温度条件下毛囊蠕形螨和皮脂蠕形螨的存活力进行系统观察后发现,温度、介质以及它们之间的相互作用对两种螨类的生存都有显著影响(图 27-6),毛囊蠕形螨和皮脂蠕形螨的生存时间在 16~22℃ 组明显长于 25~26℃ 以及 36~37℃(Tamhane's T2 检验,$P<0.05$)。此外还发现毛囊蠕形螨在人血清和 1640/血清培养液中的存活的时间明显长于液体石蜡、生理盐水、脂肪或对照组($P<0.05$),但毛囊蠕形螨在人血清中的存活时间与 1640/血清培养中的存活时间没有显著差异($P<0.05$);皮脂蠕形螨在不同培养基中的存活情况与毛囊蠕形螨相似,表明温度 16~22℃、介质为血清可以作为人蠕形螨的体外保种条件。

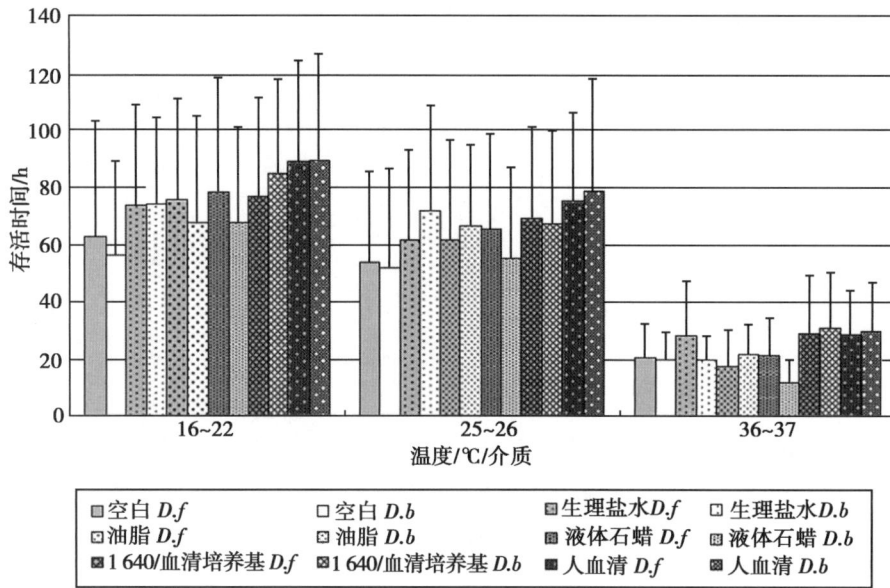

图 27-6　毛囊蠕形螨($D.f$)和皮脂蠕形螨($D.b$)在不同温度和介质中的存活时间

综上所述,温度 16~20℃、高湿(湿度为 96%)、介质为血清、pH 介于 4.5~6.5 之间,是目前蠕形螨体外饲养的最佳条件,但是具体的饲养技术有待于进一步研究。

(赵亚娥　胡丽)

七、蜱细胞培养

1952 年 Weyer 首次报道蜱细胞培养,1958 年 Rehacek 进行了边缘革蜱(*Dermacentor marginatus*)的体外细胞培养,但未能实现传代培养。1975 年 Varma 等成功建立了附尾扇头蜱(*Rhipicephalus appendiculatus*)内脏组织的 3 个细胞系,并进行了病毒感染试验。我国在 20 世纪 80 年代建立了全沟硬蜱细胞系应用于莱姆病研究。目前蜱细胞系及其应用已比较广泛。

(一)细胞来源

最好用实验室内人工饲养繁殖的蜱,选择的蜱组织必须能提供大量细胞,保证一定的接种密度,起始培养时不宜过繁操作,因此以若蜱、蜱卵、雌蜱血淋巴等作为材料最好,因为这些组织分裂能力强,取材方便,能获得较多的培养材料。

(二)蜱体消毒

成蜱和若蜱消毒一般利用 75% 的乙醇、0.5% 苯扎溴胺或 1% 次氯酸钠浸泡灭菌 10~20 分钟;卵巢一般采用 0.5% 苯扎溴铵(新洁尔灭)溶液消毒 5 分钟,再用 75% 乙醇消毒 10 分钟,最后用无菌蒸馏水洗 3 次,晾干。

（三）原代培养

1. **若蜱组织块法** 若蜱组织处理,可采用组织块法及单细胞法。组织块法的操作要点如下:待虫孵化出来后,挑取若虫,移入消毒的小培养皿,用预先灭菌好的眼科剪将其剪碎,加入少量 2.5g/L 胰酶溶液处理 10 分钟,将处理好的细胞悬液吸入到 25ml 的培养瓶中,每瓶 2ml 左右,然后加入培养基补足 5ml 进行培养。单细胞法的操作要点是:待虫孵化出来后,挑取幼虫,放入装有胰酶的离心管中捣碎,以 1 500r/min 离心 10 分钟,弃去上清液,再将沉淀组织移至培养瓶中,加适量培养基于培养瓶中,用长吸管打散沉淀物制成悬浮液,置于培养箱中进行培养。

2. **卵巢细胞** 置入小培养皿的培养基中,用眼科镊子将蜱卵巢放在不锈钢纱网上碾碎,得到胚胎细胞、卵黄和卵壳碎片的混合物,将上述混合物以 1 500r/min 离心 10 分钟,所得沉淀物明显分两层,上层呈奶油黄色,主要由胚胎细胞组成,下层呈深褐色,主要由卵壳组成。用吸管将上层小心吸出混匀于营养液中,则得到含卵壳碎片很少的细胞悬液,然后置于 28℃ 培养箱中培养。

3. **饱血雌虫血淋巴细胞** 于无菌条件下使其腹面朝上将背面粘在玻片上,用眼科剪在靠近附肢基部 1/3 处剪断(或口下板),轻轻挤压腹部,用毛细管收集从附肢流出的血淋巴于 EP 管中,迅速加入 PBS 缓冲液并轻轻振荡。为提高效率,在最短的时间内收集更多血淋巴,可同时剪断一侧的 4 条附肢。挤压蜱腹部时一定要轻,否则很容易把体腔内的中肠等器官挤破污染血淋巴。将几个蜱的血淋巴集合在一起,用营养液混匀后装入小方瓶中进行培养。

将上述获得的细胞加入 L15 培养液,混匀并计数。加入 15%~30% 胎牛血清或新生小牛血清,分装培养瓶,28℃、pH 6.5±0.2 培养,一般不需通气。24 小时开始贴壁,4 周内能形成单层细胞则较适宜。必要时可加入蜱组织研磨液,弥补培养基的营养成分。为增加原代细胞的贴壁能力,可预先用少许胎牛血清预处理培养瓶。在接种 6~10 天内换液 1 次,倒去一半旧液,加入等量新培养基。

（四）传代培养

待原代细胞贴壁、生长、分裂、形成单层细胞,覆盖 80%~90% 的培养瓶底面时可传代。用吸管反复吹打,待细胞分散悬浮后分装传代(由于蜱细胞一般贴壁不牢,因此不用胰酶消化),将 2.5ml 细胞悬液移入新培养基,其余仍留在原培养瓶,各加入 2.5ml 条件培养基,在培养瓶写上标记,即完成第 1 次细胞传代。

（五）细胞冻存与复苏

1. **细胞冻存** 遵循 "慢冻速融" 的原则。配制含 10% DMSO 和 90% 血清的细胞冻存液。取对数生长期细胞,用吸管吹打制成细胞悬液,1 000r/min 离心 5 分钟后弃上清液,每 $1×10^6$~$5×10^6$ 个细胞加入 1ml 细胞冻存液,保存于冻存管中,标记冷冻细胞名称和冷冻日期。细胞冻存标准程序:当温度在 −25℃ 以上时,每分钟 1~2℃;当温度达 −25℃ 以下时,每分钟 5~10℃;当温度达 −100℃ 时,细胞冻存器可迅速放入液氮中。也可将装有细胞的冻存管放入 −20℃ 冰箱 2 小时,然后放入 −80℃ 冰箱中过夜,取出冻存管,移入液氮容器内。

2. **细胞复苏** 从液氮中取出冷冻管,迅速投入 37~38℃ 水浴中,使其在 1 分钟左右融化。5 分钟内用培养液稀释至原体积的 10 倍以上。1 000r/min 离心 10 分钟,弃去上清液,取沉淀细胞。加新鲜培养液培养刚复苏的细胞,28℃、pH 6.5±0.2 培养,一般不需通气。

（胡 丽 赵亚娥）

八、螨细胞培养

螨细胞培养体系的建立较蜱细胞要困难得多。1986 年和 1999 年南京军区军事医学研究所曾对螨细胞进行原代培养,结果细胞培养 20 多天后病变脱落难以继续培养。2002 年该所邓小昭等人进一步改进培养条件,成功建立了革螨、恙螨细胞原代培养体系并能传代 4 次。

（一）细胞来源

1. **革螨细胞** 于 HFRS 流行季节 10~11 月份挖鼠窝捕鼠、收集窝草置布袋中检出革螨;将鼠肺 HFRSV 抗原阳性和阴性的鼠窝格氏血厉螨(*Haemolaelaps glasgowi*)和厩真厉螨(*Eulaelaps stobularis*)分别分类,将饲养缸置 28℃ 生化培养箱内饲养,以发育为幼虫和若虫作为细胞培养材料。

2. 恙螨细胞　捕获黑线姬鼠，将从鼠体自行爬下的饱食恙螨幼虫入饲养管于28℃生化培养箱中饲养，以饲养出的若虫、成虫、卵、子代幼虫作为螨细胞培养材料。用小黑板采集，应选择晴天，于10:00—16:00，将小黑板置于野外草丛中，10分钟后收回检查。将饱食恙螨幼虫置于28℃饲养室饲养。以饲养出的若虫、成虫、卵和子代幼虫作为螨细胞培养材料。若虫、幼虫正处于生长阶段，生长激素旺盛，可弥补培养基中某些昆虫生长激素的不足，容易培养成功。

（二）螨体消毒

将革螨、恙螨的幼虫、若虫置于70%乙醇中消毒10分钟，弃去乙醇后置于含有1%氯的次氯酸钠溶液中2分钟，水洗后再用含0.05%氧化汞的70%乙醇溶液消毒分钟，水洗，在28℃中培养10小时左右。

（三）原代培养

将培养10小时后的螨(革螨、恙螨)若虫及子代幼虫用无菌眼科小剪反复剪切螨体，使之呈小块状；每种螨加2ml 0.75%胰蛋白酶(pH 7.2~7.4)在37℃水溶液中消化30分钟取出，以2 000r/min离心15分钟，弃上清液，将沉淀物悬于4ml 10%牛血清液内，反复吹打，直至螨组织块成絮状为止，再用10%牛血清199液离心洗涤3次。每种螨可得细胞悬液3ml，接种于TC199(Gibco)培养液中，加0.4%水解乳蛋白，15%胎牛血清(FBS)，0.03%谷氨酰胺，100IU/ml青、链霉素和适量18种非必需氨基酸，放置pH 6.8~7.2，28℃、5% CO_2 环境，每周半量换液培养。原代培养初期(10天左右)细胞表面不断长出小囊泡，不时落下附着瓶壁，在细胞周围似有由细胞分泌或代谢的稍稠液覆盖着。

（四）传代培养

在传代时，用EDTA和胰酶消化，细胞仍多聚成团；贴壁后呈岛状生长。待细胞生长成单层后移去上层培养液，在"条件培养基"(即换液量与原液量各半)中继续生长2~3天，刮下细胞层，用吸管吹打分散后传代。数代后，每周以1:(2~4)分种传代。传代消化时细胞分散均匀以1:3分种，5天可形成单层，加维持液可维持培养达10天以上。上皮细胞大小为(7~10)μm×(7~17)μm，核大小为3~4μm，圆形细胞大小为(10~12)μm×(5~6)μm。从第3代开始，小囊泡细胞渐减，梭形贴壁细胞增多，但以上皮型细胞为主。5天后形成单层细胞，加维持液可维持培养达10天以上。传代第4天活细胞达高峰，是第一天的6~8倍，第6天后略有下降。4代后改用国产小牛血清代替进口胎牛血清，细胞生长良好细胞群体倍增时间为20.50小时；传代第4天活细胞达高峰，是第一天的6~8倍，第6天后略有下降。将部分细胞悬液加10%二甲基亚砜冻存于液氮罐中，复苏后生长良好。

（胡　丽　赵亚娥）

参 考 文 献

[1] 凌冬冬,卢少华,鲁玉杰,等.4种寄主饲喂谷斑皮蠹的种群发育比较[J].植物检疫,2020,34(2):9-12.

[2] 吕建华,黄宗文,史雅,等.不同温度对拟谷盗生长发育和繁殖的影响[J].中国粮油学报,2020,35(1):132-136.

[3] 彩万志,庞雄飞,花保祯,等.普通昆虫学[M].2版.北京:中国农业大学出版社,2019:321-333.

[4] 李朝品.医学节肢动物标本制作[M].北京:人民卫生出版社,2019.

[5] 贾若,杨曜铭,寻慧,等.兴义维蚋气管鳃形态发育过程的初步研究[J].贵州医科大学学报,2018,43(1):1-6.

[6] 罗岚,崔峰.一株新的致倦库蚊细胞系的建立与鉴定[J].昆虫学报,2018,(1):79-85.

[7] 史亮,刘屹,彭建,干龙梅,等.林业有害生物普查昆虫标本的制作与保存[J].四川林业科技,2018,39(5):96-99.

[8] 诸欣平,苏川.人体寄生虫学[M].北京:人民卫生出版社,2018:227.

[9] 陈瑞旭,王露洁,林涛,等.松墨天牛的人工饲育技术研究[J].南京林业大学学报(自然科学版),2017,41(1):199-202.

[10] 董会,杨广玲,孔令广,等.昆虫标本的采集、制作与保存[J].实验室科学,2017,20(1):37-39.

[11] 刘宪伟,朱卫兵,戴莉,等.中国东南部地区的螽蟖[M].河南:河南科学技术出版社,2017.

[12] 李朝品,赵蓓蓓,湛孝东.屋尘螨Ⅰ类变应原T细胞表位融合肽对过敏性哮喘小鼠的免疫治疗效果[J].中国寄生虫学与寄生虫病杂志,2016,34(3):214-219.

[13] 马伟,王家敏,令世鑫,等.昆虫细胞无血清培养基研究进展[J].动物医学进展,2016,37(2):101-104.

[14] 李朝品,赵蓓蓓,姜玉新,等.尘螨I类嵌合变应原TAT-IhC-R8的致敏效果分析[J].中国血吸虫病防治杂志,2015,27(5):485-489.

[15] 李岳诗,黎淳锋,张玉静,等.一种新的眉斑并脊天牛幼虫饲养方法效果评价[J].南京林业大学学报(自然科学版),南方农业学报,2015,46(8):1420-1424.

[16] 杨凤轩,周建威.短翅豆芫菁养殖技术和人工孵化卵的研究[D].贵阳:贵州师范大学,2015.

[17] 崔耀仁,兰晓宇,郑楠,等.中性树胶封藏蚤类标本的方法及观察[J].中国地方病防治杂志,2014,29(1):54.

[18] 吕亮,周红章.中国颈隐翅虫亚科分类与隐翅虫的早期分化(鞘翅目:隐翅虫总科)[D].北京:中国科学院动物研究所,2014.

[19] 陈元生,涂小云.芫菁科昆虫的滞育、饲养及生防利用研究进展[J].中国植保导刊,2013,33(5):16-19,24.

[20] 李朝品,姜玉新,刘婷,等.伯氏嗜木螨各发育阶段的外部形态扫描电镜观察[J].昆虫学报,2013,56(2):212-218.

[21] 李朝品,湛孝东,孙恩涛,等.储藏中药材孳生肉食螨种类及其群落生态研究[J].中药材,2013,36(9):1412-1416.

[22] 刘敬泽,杨晓军.蜱类学[M].北京:中国林业出版社,2013.

[23] 刘玮琦,董奇彪,张贵,等.谷斑皮蠹幼虫标本的制作与检疫鉴定[J].植物检疫,2013,27(4):69-71.

[24] 童丹丹,吴艳蕾,郑桂玲,等.昆虫中肠细胞的离体培养[J].环境昆虫学报,2013,35(3):390-398.

[25] 吴观陵.人体寄生虫学[M].北京:人民卫生出版社,2013:904-905.

[26] 黄一平,陈琼,陈铭德.饲养条件对赤拟谷盗发育和繁殖力影响的探究实验[J].生物学教学,2012,37(9):58-59.

[27] 李朝品,石连,李秋雨,等.粉尘螨I类变应原瞬时表达载体的构建及其在烟草中的表达[J].中国人兽共患病学报,2012,28(11):1088-1092.

[28] 王永芬,杨爽,赵绪永,等.动物细胞培养技术[M].武汉:华中科技大学出版社,2012.

[29] 黄斌,黄新华.微小牛蜱细胞培养技术[J].动物医学进展,2011,32(5):116-119.

[30] 黄斌.硬蜱的采集与饲养[J].生物学通报,2011,46(5):43-45.

[31] 杨斯琦,周金林.蜱胚胎细胞培养研究进展[J].上海畜牧兽讯,2011(2):16-20.

[32] 彭建新,杨红,洪华珠.昆虫细胞生物技术[M].武汉:华中师范大学出版社,2010.

[33] 闫玉涛,贺莉芳,刘晖,等.昆虫细胞培养及应用[J].医学动物防制,2010,26(8):705-707.

[34] 朱峰.虻虫养殖技术[J].农村新技术,2010,(10):21-22.

[35] 李朝品.医学节肢动物学[M].北京:人民卫生出版社,2009:722-747.

[36] 李朝品,刘小燕,贺骥,等.安徽省房舍和储藏物孳生粉螨类名录初报[J].中国媒介生物学及控制杂志,2008(5):453-455.

[37] 李朝品,吕文涛,裴莉,等.安徽省动物饲料孳生粉螨种类调查[J].四川动物,2008(3):403-407.

[38] 李朝品,裴莉,赵丹,等.安徽省粮仓粉螨群落组成及多样性研究[J].蛛形学报,2008(1):25-28.

[39] 李朝品,沈静,唐秀云,等.安徽省储藏物孳生粉螨的群落组成及多样性分析[J].中国微生态学杂志,2008(4):359-360+364.

[40] 李朝品,陶莉,杨庆贵,等.安徽省房舍和储藏物孳生粉螨物种多样性研究[J].中国病原生物学杂志,2008(3):206-208.

[41] 李朝品,王晓春,郭冬梅,等.安徽省农村居民储藏物中孳生粉螨调查[J].中国媒介生物学及控制杂志,2008(2):132-134.

[42] 陆善旦.牛虻养殖技术[J].农村新技术,2008,(1):21-22.

[43] 李朝品,崔玉宝,杨庆贵,等.腹泻患者粉螨感染调查[J].中国病原生物学杂志,2007(4):298-301.

[44] 李朝品,贺骥,王慧勇,等.淮南地区仓储环境孳生粉螨调查[J].中国媒介生物学及控制杂志,2007(1):37-39.

[45] 李朝品,唐秀云,吕文涛.安徽省城市居民储藏物中孳生粉螨群落组成及多样性研究[J].蛛形学报,2007(2):108-111.

[46] 李朝品,田晔.百特药液体外抑杀人体蠕形螨作用的实验研究[J].中国病原生物学杂志,2007(5):374-376.

[47] 李朝品,王健,朱玉霞,等.土壤中甲螨孳生与铅污染相关性研究[J].安徽大学学报(自然科学版),2007(2):87-90.

[48] 李朝品,张荣波,胡东,等.安徽省部分地区不同环境内粉螨多样性调查[J].动物医学进展,2007(7):32-34.

[49] 李朝品.医学蜱螨学[M].北京:人民军医出版社,2006.

[50] 张佑红,朱雄伟,陈燕.昆虫细胞培养及其应用进展[J].武汉化工学院学报,2006,28(3):20-24.

[51] 周敏.梭毒隐翅虫人工饲料研究[J].昆虫天敌,2006,28(1):13-17.

[52] 李朝品,贺骥,江佳佳,等.淮南市不同环境中粉螨群落组成和多样性现场调查[J].中国寄生虫学与寄生虫病杂志,

2005（6）：460-462.

［53］ 李朝品,贺骥,王慧勇,等.储藏中药材孳生粉螨的研究［J］.热带病与寄生虫学,2005（3）：143-146.

［54］ 李朝品,陶莉,王慧勇,等.淮南地区粉螨群落与生境关系研究初报［J］.南京医科大学学报（自然科学版）,2005（12）：955-958.

［55］ 李朝品,王慧勇,贺骥,等.储藏干果中腐食酪螨孳生情况调查［J］.中国寄生虫病防治杂志,2005（5）：68-69.

［56］ 李朝品,王慧勇,江佳佳,等.淮南地区屋宇生态系粉螨群落组成和多样性研究［J］.生态学杂志,2005（12）：1534-1536.

［57］ 李朝品,杨庆贵,陶莉.HLA-DRB1基因与螨性哮喘的相关性研究［J］.安徽医科大学学报,2005（3）：244-246.

［58］ 李守信,吴文君,李长友,等.昆虫细胞培养研究进展［J］.西北农业学报,2005,14（3）：41-48.

［59］ 陈仕江,程地芸,曾纬,等.斑蝥成虫食物及投食方式探讨［J］.中国中药杂志,2004,29（12）：1214,1218.

［60］ 张继虎.医学昆虫繁养技术［J］.医学动物防制,2004,20（6）：339-341.

［61］ 高山.土耳其扁谷盗标本的制作［J］.吉林粮食高等专科学校学报,2003,18（1）：4-5.

［62］ 陆宝麟,吴厚永.中国重要医学昆虫分类与鉴别［M］.郑州：河南科学技术出版社,2003.

［63］ 邓小昭,岳莉莉,张云,等.革螨、恙螨细胞培养及其特征的初步研究［J］.中国公共卫生,2002（10）：55-56.

［64］ 周亚竞,张志芳,张元兴,等.昆虫细胞培养研究进展［J］.蚕业科学,2 000,26（A）：74-78.

［65］ 刘立春,陈小波,陈建军,等.药用蜣螂的饲养及成虫微量元素和氨基酸测定［J］.昆虫知识,1998,35（2）：99-100.

［66］ 武秀兰.实用医学昆虫学实验技术［M］.济南：山东科学技术出版社,1998.

［67］ 安继尧,郝宝善,严格,等.黄足真蚋实验室饲养（二）［J］.中国媒介生物学及控制杂志,1997（3）：201-203.

［68］ 冯平章,郭予元,吴福桢.中国蟑螂种类及防治.北京：中国科学技术出版社,1997.

［69］ 安继尧,郝宝善,严格.黄足真蚋实验室饲养研究（一）［J］.吸血双翅目调查研究导刊,1991,3：19.

［70］ 蓝明扬,赵郁光.蚊细胞培养及应用技术［M］.北京：原子能出版社,1991.

［71］ 吴建伟,孟阳春.离体蠕形螨活动和生存能力的研究［J］.苏州医学院学报,1990（2）：94-97+168-169.

［72］ 杜云静.实验室养殖白岭的方法及生物学观察［J］.医学动物防制,1989,5（3）：58-61.

［73］ 胡超群.荒川库蠓实验室养殖的研究［M］.虞以新主编.《吸血双翅目昆虫调查研究集刊》.上海科学技术出版社.1989：231-234.

［74］ 屈孟卿,等.雌性人疥螨感染能力的实验研究［J］.河南寄生虫病杂志,1989,2（1）：15-16.

［75］ 薛健,孟祥瑞,于晓敏.明斑库蠓人工驯化的初步研究［J］.中国寄生虫病防治杂志.1989,（2）：90+85.

［76］ 李光密,张新雄,邓德生.吉首纤恙螨人工饲养及经卵传递恙虫病立克次体的试验［J］.湖南医学,1988（5）：265-266.

［77］ 刘永平,张生芳.中国仓储品皮蠹害虫［M］.北京：农业出版社,1988.

［78］ 逢春积.全沟硬蜱细胞培养和感染莱姆病螺旋体的研究［J］.军事医学科学院院刊,1988（3）：207-211.

［79］ 屈孟卿,等.离体人疥螨的生态特征［J］.河南寄生虫病杂志,1988,1（1）：17-18.

［80］ 屈孟卿,等.人疥螨的某些生物学特征与疥疮季节发病的关系［J］.河南寄生虫病杂志,1988,1（2）：31-32.

［81］ 颜林,陈佩惠,潘李珍.体外培养蚊细胞的生长条件及蚊细胞系的建立［J］.国际医学寄生虫病杂志,1988,（6）：11-15.

［82］ 诸葛洪祥,孟阳春,蓝明扬.鼠颚毛厉螨和厩真厉螨自然感染和叮刺传播流行性出血热病毒的研究［J］.中国公共卫生,1987,6（6）：335-336.

［83］ 忻介六,邱益三.昆虫、螨类、蜘蛛的人工饲料［M］.北京：科学出版社,1986.

［84］ 陈国定.几种环境因素对两种人体蠕形螨生活力的影响［J］.昆虫学报,1985（1）：75-79.

［85］ 范惠炯.温带臭虫的饲养［J］.昆虫知识,1982,（1）：34-35.

［86］ 虞以新,等.中国蠓蟆的研究［M］.北京：科学出版社.1982：55-59.

［87］ 忻介六,苏德明.昆虫、螨类、蜘蛛的人工饲料［M］.北京：科学出版社,1979.

［88］ 陈天葆,廖灏溶,翁士珍.实验室饲养恙螨的饲料供应［J］.昆虫知识,1966（1）：53-54.

［89］ 王敦清,廖灏溶.鼠颚毛厉螨的饲养方法和生活习性的初步观察［J］.寄生虫学报,1965,2（1）：81-87.

［90］ TUR C,ALMENAR D,BENLLOCH-NAVARRO S,et al. Sterile Insect Technique in an Integrated Vector Management Program against Tiger Mosquito Aedes albopictus in the Valencia Region（Spain）：Operating Procedures and Quality Control Parameters［J］.Insects,2021,12（3）：272.

［91］ ZHANG D,XI Z,LI Y,WANG X,et al. Toward implementation of combined incompatible and sterile insect techniques for mosquito control：Optimized chilling conditions for handling Aedes albopictus male adults prior to release［J］.PLoS Negl Trop Dis,2020,14（9）：e0008561.

［92］ MAÏGA H,MAMAI W,BIMBILÉ SOMDA NS,et al. Assessment of a Novel Adult Mass-Rearing Cage for Aedes albopictus（Skuse）and Anopheles arabiensis（Patton）［J］. Insects,2020,11（11）:801.

［93］ LÜ L,CAI CY,ZHANG X,et al. Linking evolutionary mode to palaeoclimate change reveals rapid radiations of staphylinoid beetles in low-energy conditions［J］. Curr Zool,2020,66（4）:435-444.

［94］ ZHENG XY,ZHANG DJ,XIZY. Incompatible and sterile insect techniques combined eliminate mosquitoes［J］. Nature, 2019,572:56-61.

［95］ ZHANG DJ,LI YJ,SUN Q,et al. Establishment of a medium-scale mosquito facility:tests on mass production cages for Aedes albopictus（Diptera:Culicidae）［J］. Parasit Vectors,2018;11:189.

［96］ WEGER-LUCARELLI J,RÜCKERT C,GRUBAUGH ND,et al. Adventitious viruses persistently infect three commonly used mosquito cell lines［J］. Virology,2018;521:175-180.

［97］ ZHAN XD,LI CP,WU H. Investigation on the endemic characteristics of Metorchis orientalis in Huainan area,China［J］. Nutr Hosp,2017;34（3）:675-679.

［98］ ZHAN XD,LI CP,CHEN Q. Carpoglyphus lactis（Carpoglyphidae）infestation in the stored medicinal Fructus Jujubae［J］. Nutr Hosp,2017,34（1）:171-174.

［99］ ZHAN XD,LI CP,YANG BH,et al. Investigation on the zoonotic trematode species and their natural infection status in Huainan areas of China［J］. Nutr Hosp,2017,34（1）:175-179.

［100］ ZHAN X,LI C,WU H. Trematode Aspidogastrea found in the freshwater mussels in the Yangtze River basin［J］. Nutr Hosp,2017,34（2）:460-462.

［101］ YANG BH,LI CP. Characterization of the complete mitochondrial genome of the storage mite pest Tyrophagus longior （Gervais）（Acari:Acaridae）and comparative mitogenomic analysis of four acarid mites［J］. Gene,2016,576（2）:807- 819.

［102］ YAO YS,CHANG WW,HE LP,et al. An updated meta-analysis of transforming growth factor-beta1 gene:Three well-characterized polymorphisms with asthma［J］. Hum Immunol,2016,77（12）:1291-1299.

［103］ BRABBS T,COLLINS D,HÉRARD F,et al. Prospects for the use of biological control agents against Anoplophora in Europe［J］. Pest Manag Sci,2015,71（1）:7-14.

［104］ LI CP,CHEN Q,JIANG YX. Single nucleotide polymorphisms of cathepsin S and the risks of asthma attack induced by acaroid mites［J］. Int J Clin Exp Med,2015,8（1）:1178-1187.

［105］ LI C,LI Q,JIANG Y. Efficacies of immunotherapy with polypeptide vaccine from ProDer f 1 in asthmatic mice［J］. Int J Clin Exp Med,2015,8（2）:2009-2016.

［106］ LI CP,YANG BH. A hypothesis-effect of T cell epitope fusion peptide specific immunotherapy on signal transduction［J］. Int J Clin Exp Med,2015,8（10）:19632-19634.

［107］ LI C,XU P,XU H,et al. Evaluation on the immunotherapy efficacies of synthetic peptide vaccines in asthmatic mice with group Ⅰ and Ⅱ allergens from Dermatophagoides pteronvssinus［J］. Int J Clin Exp Med,2015;8（11）:20402-20412.

［108］ LI C,ZHAN X,HE J,WANG J,et al. The density and species of mite breeding in stored products in China［J］. Nutr Hosp,2015,31（2）:798-807.

［109］ LI C,ZHAN X,ZHAO J,et al. Gohieria fusca（Acari:Astigmata）found in the filter dusts of air conditioners in China［J］. Nutr Hosp,2015,31（2）:808-812.

［110］ LI C,ZHAO B,JIANGY,et al. Construction and Expression of Dermatophagoides pteronyssinus group 1 major allergen T cell fusion epitope peptide vaccine vector based on the MHC Ⅱ pathway［J］. Nutr Hosp,2015;32（5）:2274-2279.

［111］ LI CP,JIANG YX,GUO W,et al. Morphologic features of Sancassania berlesei（Acari:Astigmata:Acaridae）,a common mite of stored products in China［J］. Nutr Hosp,2015;31（4）:1641-1646.

［112］ LI N,XU H,SONG H,et al. Analysis of T-cell epitopes of Der f3 in Dermatophagoides farina［J］. Int J Clin Exp Pathol, 2015,8（1）:137-145.

［113］ LIU JX.,SUN YH.,LI C P. Volatile oils of Chinese crude medicines exhibit antiparasitic activity against human Demodex with no adverse effects in vivo［J］. Exp Ther Med,2015,9（4）:1304-1308.

［114］ MAGNI PA,VOSS SC,TESTI R,et al. A biological and procedural review of forensically significant Dermestes species （Coleoptera:Dermestidae）［J］. J Med Entomol,2015,52（5）:755-769.

［115］ YANG BH,LI CP. The complete mitochondrial genome of Tyrophagus longior（Acari:Acaridae）:gene rearrangement and loss of tRNAs [J]. J Stored Prod Res,2015,64:109-112.

［116］YAO YS,WANG LH,CHANG WW,et al. Association between CTLA-4 exon-1 +49A/G polymorphism and asthma:an updated meta-analysis [J]. Int J Clin Exp Med,2015,8(3):3107-3113.

［117］YAOY,REN X,HE L,et al. TLR4 +896A>G(Asp299Gly) polymorphism is not associated with asthma:a update meta-analysis [J]. Int J Clin Exp Med,2015,7(12):5358-5361.

［118］ZHAN X,LI C,GUO W,et al. Prokaryotic Expression and Bioactivity Evaluation of the Chimeric Gene Derived from the Group 1 Allergens of Dust Mites [J]. Nutr Hosp,2015,32(6):2773-2778.

［119］ZHAN X,LI C,JIANG Y,et al. Epitope-based vaccine for the treatment of Der f 3 allergy [J]. Nutr Hosp,2015,32(6):2765-2772.

［120］ZHAN X,LI C,WU Q. Cardiac urticaria caused by eucleid allergen [J]. Int J Clin Exp Med,2015,8(11):21659-21663.

［121］ZHAN X,LI C,XU H,et al. Air-conditioner filters enriching dust mites allergen [J]. Int J Clin Exp Med,2015,8(3):4539-4544.

［122］HUANG Y,ZHANG Y,Li C,et al. Immunoregulation effect of crude extract of C. elegans on allergic asthma [J]. Int J Clin Exp Med,2014,7(4):886-892.

［123］LI CP,GUO W,ZHAN XD,et al. Acaroid mite allergens from the filters of air-conditioning system in China [J]. Int J Clin Exp Med,2014,7(6):1 500-1506.

［124］LU J,JIANG S,YE S,et al. Sequence analysis of the drugresistant rpoB gene in the Mycobacterium tuberculosis Lform among patients with pneumoconiosis complicated by tuberculosis [J]. Mol Med Rep,2014,9(4):1325-1330.

［125］LU J,JIANG S,LIU QY,et al. Analysis of mutational characteristics of the drug-resistant gene katG in multi-drug resistant Mycobacterium tuberculosis L-form among patients with pneumoconiosis complicated with tuberculosis [J]. Mol Med Rep,2014,9(5):2031-2035.

［126］WALKER T,JEFFRIES CL,MANSFIELD KL,et al. Mosquito cell lines:history,isolation,availability and application to assess the threat of arboviral transmission in the United Kingdom [J]. Parasit Vectors,2014;7:382.

［127］YAO YS,LI J,JIN YL,et al. Association between FcepsilonRIbeta and IFN-gamma Polymorphisms and Asthma in,Asian Population:a Meta-Analysis [J]. Iran J Allergy Asthma Immunol,2014,14(1):1-11.

［128］YAO Y,REN X,WEI N,et al. The relationship between dental caries and obesity among primary school children aged 5 to 14 years [J]. Nutr Hosp,2014,60-65.

［129］ZHAO BB,DIAO JD,LIU ZM,et al. Generation of a chimeric dust mite hypoallergen using DNA shuffling for application in allergen-specific immunotherapy [J]. Int J Clin Exp Pathol,2014,3608-3619.

［130］LIU Z,JIANG Y,LI C. Design of a ProDer f 1 vaccine delivered by the MHC class II pathway of antigen presentation and analysis of the effectiveness for specific immunotherapy [J]. Int J Clin Exp Pathol,2014,7(8):4636-4644.

［131］LI C,JIANG Y,GUO W,et al. Production of a chimeric allergen derived from the major allergen group 1 of house dust mite species in Nicotiana benthamiana [J]. Hum Immunol,2013,74(5):531-537.

［132］REN XH,YAO YS,HE L,et al. Overweight and obesity associated with increased total serum calcium level:comparison of cross-sectional data in the health screening for teaching faculty [J]. Biol Trace Elem Res,2013,156:74-78.

［133］KUWATA R,HOSHINO K,ISAWA H,et al. Establishment and characterization of a cell line from the mosquito Culex tritaeniorhynchus(Diptera:Culicidae) [J]. In Vitro Cell Dev Biol Anim,2012,48(6):369-376.

［134］SEGURA NA,SANTAMARIA E,CABRERA OL,et al. Establishment and characterisation of a new cell line derived from Culex quinquefasciatus(Diptera:Culicidae) [J]. Mem Inst Oswaldo Cruz,2012,107(1):89-95.

［135］MUMCUOGLU KY,DANILEVICH M,ZELIG O,et al. Effects of blood type and blood handling on feeding success, longevity and egg production in the body louse,Pediculus humanus humanus [J]. Med Vet Ent,2011:12-16.

［136］ZHAO YE,GUO N,WU LP. Influence of temperature and medium on viability Demodex folliculorum and Demodex brevis (Acari:Demodicidae) [J]. Exp Appl Acarol,2011,54:421-425.

［137］ZHAO YE,GUO N,WU LP. The effect of temperature on the viability of Demodex folliculorum and Demodex brevis [J]. Parasitol Res,2009,105(6):1623-1628.

［138］SHINJI K,MINORU M,MASAKAZU T,et al. An artificial blood feeding system for body louse,Pediculus humanus [J]. Med Entomol Zool,2003:343-351.

［139］TAKANO-LEE M,YOON K S,EDMAN JD,et al. In vivo and in vitro rearing of Pediculus humanus capitis(Anoplura:

Pediculidae）［J］. J Med Entomol,2003,628-635.

［140］ MULLER HM,DIMOPOULOS G,BLASS C,et al. A hemocyte-like cell line established from the malaria vector Anopheles gambiae expresses six prophenoloxidase genes［J］. J Biol Chem,1999,274（17）:11727-11735.

［141］ BELLO FJ,BROCHERO H,BOSHELL J,et al. Establishment and characterization of a cell line from the mosquito Anopheles albimanus（Diptera:Culicidae）［J］. Mem Inst Oswaldo Cruz,1997,92（1）:123-128.

［142］ CHARPENTIER G,BELLONCIK S,DUCROS G,et al. Establishment and characterization of three cell lines from Aedes triseriatus（Diptera:Culicidae）［J］. J Med Entomol,1995,32（6）:793-800.

［143］ LAN Q,GERENDAY A,FALLON AM. Cultured Aedes albopictus mosquito cells synthesize hormone-inducible proteins ［J］. In Vitro Cell Dev Biol Anim,1993,29A（10）:813-818.

［144］ MAZZACANO CA,MUNDERLOH UG,KURTTI TJ. Characterization of a new continuous cell line from the flood water mosquito,Aedes vexans［J］. Cytotechnolog,1991,5（2）:147-154.

［145］ LAN Q,FALLON AM. Small heat shock proteins distinguish between two mosquito species and confirm identity of their cell lines［J］. Am J Trop Med Hyg,1990,43（6）:669-676.

［146］ OELOFSEN MJ,GERICKE A,SMITH MS,et al. Establishment and characterization of a cell line from the mosquito Culex theileri（Diptera:Culicidae）and its susceptibility to infection with arboviruses［J］. J Med Entomol,1990,27（6）: 939-944.

［147］ ARLIAN LG,VYSZENSKI-MOHER DL,POLE MJ. Survival of adults and development stages of Sarcoptes scabiei var. canis when off the host［J］. Exp Appl Acarol,1989,6（3）:181-187.

［148］ ARLIAN LG,RUNYAN RA,ACHAR S,et al. Survival and infectivity of Sarcoptes scabiei var. canis and var. hominis［J］. J Am Acad Dermatol,1984,11（2 Pt 1）:210-215.

［149］ KUNO G. Cultivation of mosquito cell lines in serum-free media and their effects on dengue virus replication［J］. In vitro,1983,19（9）:707-713.

［150］ KUNO G. Persistent infection of a nonvector mosquito cell line（TRA-171）with dengue viruses［J］. Intervirology,1982, 18（1-2）:45-55.

［151］ PANT U,BANERJEE K,ATHAWALE SA,et al. Susceptibility of Culex bitaeniorhynchus cell line to some arboviruses［J］. Indian J Med Res,1982,76:789-794.

［152］ MARHOUL Z,PUDNEY M. A mosquito cell line（MOS. 55）from Anopheles gambiae larva［J］. Trans R Soc Trop Med Hyg,1972,66（1）:183-184.

［153］ PUDNEY M,VARMA MG. Anopheles stephensi var. mysorenis:establishment of a larval cell line（Mos. 43）［J］. Exp Parasitol,1971,29（1）:7-12.

［154］ HSU SH,MAO WH,CROSS JH. Establishment of a line of cells derived from ovarian tissue of Culex quinquefasciatus Say［J］. J Med Entomol,1970,7（6）:703-707.

［155］ SCHNEIDER I. Establishment of three diploid cell lines of Anopheles stephensi（Diptera:Culicidae）［J］. J Cell Biol, 1969,42（2）:603-606.

［156］ SINGH KRP. Cell cultures derived from larvae of Aedes albopictus（Skuse）and Aedes aegypti（L.）［J］. Curr Sci,1967, 36（19）:506-508.

第五篇

寄生虫细胞生物学研究技术

　　本篇主要介绍在寄生虫学实验研究中经常用到的细胞生物学研究技术,包括光学显微镜拍摄技术、激光共聚焦显微镜技术、电子显微镜技术,以及酶组织化学技术、寄生虫染色体制备技术、细胞培养技术、组织切片技术、同位素示踪技术、细胞死亡方式研究技术等。这些技术大部分虽是传统的、经典的研究技术,但是与寄生虫学实验研究密切相关,是不可或缺的基本实验研究技术。

　　实验技术的进步不仅是在现存的技术条件下改进和积累过程,更重要的是各种相关技术的互相渗透和融合而引导的一种过程。相关技术的融合产生新的技术,重大的实验技术创新总是与相关领域不同的技术渗透和融合联系在一起的,这种相关可实现实验目的的最佳手段与方法,对现代实验科学产生了重要的推动作用。例如激光共聚焦显微镜(laser confocal microscope)是 20 世纪 80 年代后期发展起来的设备,该设备集合显微成像技术、激光扫描技术、荧光探针技术、计算机图像处理技术于一体,实现了活细胞或组织内部微细结构的三维图像,达到观察活细胞的形态变化或生理功能的改变目的;经过持续的技术改进,包括采用更稳定的激光器、更有效的扫描镜、更灵敏的光电探测器、电子滤波器(electronic filters)的使用、多荧光通道采集方法的改进,以及计算机数字成像系统的改进,激光共聚焦显微镜已经日益成为生物医学科学的重要工具。组织切片技术是经典的实验研究技术,但它与其他技术相结合就形成了许多新的实验技术,例如组织细胞中酶的活性或者酶的定位就可以通过组织切片技术和酶的化学反应技术完成检测和分析,从而形成了"酶的组织化学技术";酶的组织化学技术中酶的定位可以用免疫学中特异性抗体抗原反应技术定位,这就形成了"免疫组织化学技术",该技术不仅可以定位组织中的酶,而且可以检测及定位目标抗原;定位酶的活性部位可以使用电子显微镜观察,也可以使用计算机图像处理软件对酶的活性定量描述。另外,免疫组织化学技术又可根据示踪剂的不同构成不同的免疫组织化学技术,如标记荧光素或荧光蛋白就构成免疫荧光组化技术;如标记放射性同位素示踪剂就构成了放射免疫组化技术;如标记酶就构成免疫酶组化技术;如用胶体金标记就构成了免疫胶体金技术。以上例证都是几种经典实验研究技术相结合的结果,也使得传统的研究技术的应用范围得以延伸。

(程彦斌)

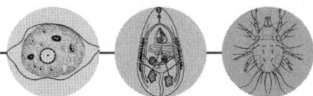

第二十八章

普通光学显微镜拍摄技术

普通光学显微镜拍摄技术就是利用显微镜将标本微细结构放大,利用摄影装置存储记录影像的一种实验研究技术。一般的显微镜拍摄系统都是将数码摄像机与显微镜集成一体,具有实时拍照、摄像功能,即数码显微镜。根据不同用途选用不同的数码显微镜,如普通光学显微镜、倒置显微镜、相差显微镜、荧光显微镜、暗视野显微镜、偏光显微镜、微分干涉相差显微镜、共聚焦显微镜和多功能显微镜。这些数码显微镜在使用时有共性的操作流程,也有不同的适用范围和特殊的操作要求,需要教学科研工作者掌握相关知识,更好地服务于自己的工作。

第一节　显微照相技术

显微照相技术(micrographics)是通过显微镜、照相机等工具,把微观上的影像信息,转化显示为可供我们直接观察的放大影像,并存储记录在某种形式的信息载体(如胶片的化学形式或者数字存储记录方式)上,以供显微影像信息再现的技术。

一、显微照相系统组成

显微照相系统是利用不同类型的光学显微镜形成观察物体的清晰影像,并将影像拍照或数字化,以存储并再现影像的装置系统。根据设备装置的功能不同,显微照相系统由显微装置和摄影装置两个基本部分组成。摄影装置目前有普通照相装置和数码照相装置两种设备。

(一)显微装置

显微镜是生物学和医学实验室及研究工作中的常用工具。显微镜原理是利用两组会聚透镜组成的光学折射成像系统。两组透镜分别称为物镜和目镜。通过这两组会聚透镜的二次放大对所观察目标进行放大,把人眼所不能分辨的微小物体放大成像。生物光学显微镜基于其不同用途,显微镜的种类和型号繁多,但其基本结构、原理是相似的,主要是由光学和机械系统两部分组成。其作为一种光学仪器,利用高倍放大作用原理,可以观察到人肉眼看不到的信息。显微镜放大倍率是物镜与目镜各自放大倍率之乘积,一般为100~1 000倍,再高的放大倍率需要借助电子显微镜技术。

用于显微摄影的显微镜多为具有三个镜筒的专用照相显微镜,它与双筒显微镜的区别在于其目镜镜筒底部与物镜连接处的光学部件由一组棱镜构成,光线既可到达目镜用于观察,又可到达照相目镜镜筒,用于照相。

显微镜的分类　光学显微镜有普通光学显微镜、倒置显微镜、相差显微镜、暗视野显微镜、荧光显微镜、偏光显微镜等。以下就基本原理、构造等及其在寄生虫学中的应用作简单介绍。

(1)普通光学显微镜:简称光镜(light microscope)。光镜的结构分机械部分和光学部分。机械部分由镜座、镜臂、载物台、镜筒、物镜转换器和调焦螺旋等组成;光学部分包括目镜、物镜、聚光器和反光镜。目镜一般有放大5倍、8倍、10倍、15倍几种,物镜一般有4倍、10倍、20倍、40倍和100倍(油镜)几种。粗、细调焦螺旋每旋转一周可分别使镜筒或载物台升降10mm和0.1~0.2mm,使物像清晰。聚光器也可调节升降,聚集由反光镜反射的光线。聚光器内附有光栅,其开大或缩小可调节光线的强弱。

光镜的放大率等于物镜和目镜放大倍数的乘积。放大率受物镜分辨率的限制,分辨率是指能分辨物体两点间最短距离的能力。物镜的分辨率取决于它的镜口率(A),镜口率是指物镜从物体吸收的光度,它取决于物体点到镜面所成的角度和光线通过介质的折射率。镜口率等于介质的折射率(n)与镜口角(u)半数的正弦乘积。一般物镜光线通过的介质是空气,镜口率都小于1,而油浸镜的介质是香柏油,镜口率可达1.4。物镜的分辨率(δ)与光线的波长(λ)和物镜的镜口率(A)成一定比例($\delta=\lambda/A$)。已知可见光的波长平均为0.55μm,物镜最高镜口率为1.4,所以光镜最高分辨率约为0.4μm。由光源发出的光由聚光镜接收并聚焦在标本面A的前后。标本A经物镜形成的像A,经镜筒内的双目棱镜组分光后,一个像落在目镜的前焦平面上,另一个像落在摄影目镜的内部。位于目镜前焦面的像A',经目镜放大后为人眼观察,而位于摄影目镜内部的A'像再次分光成像:其一,由摄影目镜单独形成一个二次像A″,进入照相机使底片感光;其二,由摄影目镜与调焦目镜构成的组合系统,将像A'在观察目镜的前焦面上形成一个二次像A″,该前焦平面与观察目镜中的分画面重合。

普通光学显微镜在寄生虫学的发展中发挥了重要的作用,是寄生虫研究中应用最为广泛的一种显微镜。

(2)倒置显微镜(inverted microscope):是将正立式显微镜的物镜、聚光镜和光源位置都颠倒过来,利用相衬、微分干涉相衬技术,对组织、培养的细胞、浮游生物等无色透明活体标本进行显微观察的显微镜。

由于被检物体均浮游于培养皿(瓶)中或沉贴于培养皿(瓶)的底壁,培养皿(瓶)的高度无法放置于普通显微镜的载物台上。只有使物镜和聚光镜的工作距离加长,将物镜置于载物台下方,聚光镜和光源位于载物台上方,方能直接对培养皿中的被检物体进行显微观察和研究。虽然倒置显微镜的物镜和聚光镜的工作距离较正立式显微镜长,但仍是有限的,物镜的最大放大率为×60,一般研究用倒置显微镜都配置有×4、×10、×20及×40相差物镜。

倒置显微镜可装配多种附件,为更好地保持活体标本的生存状态,以便活体标本继续后续的培养,高级研究用倒置显微镜在载物台上加有有机玻璃罩,并配置温度调节装置。也可加配相差长焦距聚光器和物镜、暗视野聚光器、荧光显微镜光源和滤片(激发滤片和阻断滤片)以及摄影、摄像附件等,可用于多种实验观察。目前DNA重组、细胞融合、蛋白质改造等基因细胞工程技术不断发展,显微镜操作已广泛地应用到微观世界的研究,将显微操纵器(micromainpulator)组装到高级倒置显微镜上可进行高精度操作。显微操纵器有各种类型,即手动操作式、油压驱动遥控式和微机控制式,附有细胞内注射和吸引体液等的微型泵、玻璃针、微型注射器、微型吸液管、电视装置和防振台等。防振台主要是一块铁板和若干橡皮球组成,放在显微镜座下面,使显微镜不受外部振动的影响。防止振动是进行显微操作必不可少的条件。倒置显微镜与显微操纵器组合应用,在从事细胞学和遗传工程学等研究中,可进行细胞内注射、吸引细胞内液、细胞切割及细胞核移植等操作。以全新型万能倒置显微镜为基础,与自动显微注射系统和无限远色差校正的长工作距离光学系统相组合,能提供70mm的工作距离和足够的空间进行显微注射。其中自动显微操作器,可由杠杆控制进行X轴、Y轴两个方向的注射功能,更配有微机控制,所需注射的细胞通过摄影机可显示于电视监视器上,配合简易操作的软件指令、显微工作台及注射器定标,使注射器的移动可精细至300nm之精度,大大提高了工作的精度、速度和重复性。自动显微注射系统可同时记忆100个视场,每个视场内可定标100多个细胞,可作连续自动、快速和精确的注射,每小时最多可注射2 000个细胞,同时可返回到每个细胞的位置进行观察。

(3)相差显微镜(phase contrast microscope):也叫相衬显微镜,用于研究体外培养的活细胞,可直接观察未经染色活细胞的形态结构及分裂增殖和运动等变化。由于它对透明程度不等的标本,都能产生优异的反差效果,分辨出活细胞的运动以及内部结构细节,所以比暗视野显微镜有一定的优越性。

相差显微镜与普通显微镜相比,差别在于用环状光阑代替可变光阑,用带有相位板的物镜取代普通物镜;其次,还带有合轴调节用的中心望远镜;对光源要求也较高。为获得较满意的相衬效果,要求标本要薄,并尽可能用单色光源。

1)相差显微镜基本原理:光是一种可见的电磁波,各种颜色不同的光有不同的波长,即波长决定光的颜色,而光的振幅决定光的亮度。观察标本时,只有在光的波长和振幅发生变化时,才能看到被检物的微细结构。大部分生物学标本和医学标本在生活状态下多为无色透明,光通过这些物体时,其波长和振幅并不发生显著变化,所以在普通光学显微镜下不能看清其微细结构。相差显微镜的特点是改变光的相位,使相位差变为振幅差,借助增强或减弱光的明暗度而观察生活标本的微细结构。

光通过无色透明标本时,被检物体各部分的厚度或折射率不同,但差别很小。如果有方法能分辨物体的厚度或折射率的微小差别,则标本不必经过染色即能观察其微细结构。光通过物体时,由于物体各部分的厚度和折射率不同,就发生光程差。当两束光在进入同一厚度的水层和玻璃层之前,其光的波峰并列(相位相同),但进入水层的光出来时,而进入玻璃层中的光仍在玻璃层内,前者向前进了一段距离之后,后者才出玻璃层。这样,两束光的波峰和波谷位置不再并列,即发生了相位差。相位差决定于光的光程差。光程差越大,相差也越大。但人的眼睛不能分辨光的相位差。利用光的衍射和干涉现象,把光的相位差变为振幅差(明暗差),就能识别被检物体的微细结构,这就是相差显微镜基本原理的光学基础。

2)相差显微镜装置:主要包括环状光阑、相位板和中心望远镜。环状光阑是由大小不同的环状孔形成的光阑,因需要随物镜倍数的高低变更其大小,通常将大小不同的(×10、×20、×40、×100)环状光阑与聚光器装在一起组成转盘聚光器,转动聚光器可更换大小不同的光阑。在转盘的前端有标示孔,标示孔对应的数字表示位于聚光器下面的光阑的类型,例如标示孔的数字为"×10"时,则应与×10物镜并用。标示孔的数字为"0"时,表明该处无环状光阑,为普通明视野观察孔。相位板是表面涂有铬、银等金属的薄膜,包括可以吸收光的吸收膜和推迟光相位的相膜。相位板装在物镜的后焦面部位。中心望远镜是为矫正环状光阑的中心和物镜的光轴使其完全位于一条直线上的观察工具。调节光中心时,摘下目镜插入中心望远镜,一面观察视野中的明亮圆环,一面升降聚光器(或旋转装在转盘聚光器的调节钮),调节环状光阑的大小(暗环),使明亮的圆环和暗环完全重合,即获得良好的相差效果。取下中心望远镜换上目镜,即可进行标本的观察。

近年来新设计的显微相差增强系统采用光学和电子系统相结合的新技术,将显微镜下观察的样品,通过摄像机和电子系统处理,可使清晰的相差图像在监测器上显示,同时利用电子控制器调节图像和背景的亮度与反差,大大增强了相差效应,操作更加迅速。

3)应用:相差显微镜可用于观察活细胞、未染色的组织切片或缺少反差的染色标本。

(4)荧光显微镜(fluorescent microscope):荧光显微镜装置由发出强紫外线的光源(超高压汞灯)、提供一定波长范围的滤片系统和适合于观察荧光图像的显微镜组成。光学系统分为透射型和落射型两类,目前,新型的荧光显微镜均为落射型。

需要注意的是超高压汞灯原则上要求在垂直状态工作,防止发生破裂。因为超高压汞灯会发出强烈的紫外线,故不能用眼对灯直视,以免伤害眼睛。在调整光源时应戴防护眼镜或在显微镜镜体上安装防护罩。标本制成后,最好立即用于观察或摄影,保存时间不宜过久。观察时对标本同一部位也不应过长时间照射激发光。

荧光显微镜的主要特点是标本之所以能够被看到,不是由于光源的照明,而是由于标本内的荧光物质吸收光源发出的激发光的光能所呈现的荧光现象。

1)光、发光和荧光:光实质上是物质的原子或分子向外辐射的一种可见的电磁波。在均匀透明的介质中,光呈直线传播。光传播时,是与其进行方向相垂直的平面内呈波形振动,两个波峰之间的距离为波长,波峰的大小即为该光波的振幅。不同波长的光具有不同的颜色,即光的波长不同,光的颜色也不同,其折射率亦不同。红光的波长最长(800nm),折射率最小;紫光的波长最短(400nm),折射率最大。波长介于400~800nm的光为可见光,波长长于800nm的红外光和短于400nm的紫外光均为非可见光。光进入某些物质后,部分或全部光能可被物质的分子或原子所吸收,物质从外部吸收光能后,进入新的状态,称为"激发态"。当物质从激发态回到原来的基态时,能以电磁辐射的形式释放所吸收的能量,这种现象叫作"发光"。物质对光的吸收有高度选择性,根据物质的这种特性,可制成各种滤片,使之吸收一定波长范围的光,只允许特定波长的光通过。

荧光(fluorescence)也是一种光致发光的现象。电子的高能状态是不稳定的,经过8~10秒后,以辐射光量子的形式释放吸收的能量,而回到原来的能态(基态),这种辐射出的能量即荧光,物质由激发态回到原来的基态之前,它的一部分能量作为热能被丢失。所以,它释放出的荧光比激发光的波长较长,即释放出的光向光谱的红光侧偏移,引起荧光的最有效的光是激光、紫外光和蓝紫光。根据不同荧光素染色的标本,可产生红、橙、黄、绿、青、蓝、紫色的荧光。荧光分自发性荧光和继发性荧光。自发性荧光是标本不经荧光素染色而呈现的荧光;继发性荧光则是标本以某种荧光素浸染,组织或细胞内的一定成分与荧光素结合后所呈现的荧光。

2)光源:目前各类型荧光显微镜和万能显微镜所采取的光源是各型高压汞灯,受检标本内的荧光强度取决于光源激发光的强度。高压汞灯能以最小的表面积释放出最大数量的短光波,亮度大、稳定。

3)滤片系统:滤片系统包括激发滤片、阻断滤片、吸热滤片和吸收紫外线滤片等。

激发滤片(excitation filter):各种滤片多根据其光谱的基本色调命名,如 BG-12,B(blue)代表蓝色,G-12 为玻璃型号;或者以 UV(ultra-violet,紫外线)、BV(blue-violet,蓝紫光)等标记激发滤片。激发滤片装在光源和显微镜之间的滤片滑板中,其作用是吸收波长较长的可见光允许特定波长的短光波(如紫外或蓝紫光)通过,作为荧光显微镜的激发光,如 UV 激发滤片允许波长近 365nm 的紫外线通过,V-干涉激发滤片允许大约波长在 410~420nm 的紫光通过,BV-激发滤片允许波长在 404~435nm 的蓝紫光通过,B-干涉激发滤片允许波长在 490nm 的蓝光通过,G-干涉激发滤片允许波长在 520~550nm 的激发光通过。

阻断滤片(harrier filter):阻断滤片是装在物镜和目镜之间的光路滑板中。阻断滤片多采用数字作为标志,吸收短于滤片标记数字的波长,允许长于标记数字的波长通过。它的主要作用是吸收视野内未被标本吸收的激发光,允许标本内的物质发射的荧光通过,以获得清晰的荧光图像和保护观察者的眼睛。阻断滤片有 410W、460W、515W、530W 和 580W 阻断滤片。进行荧光染色观察时,激发滤片和阻断滤片必须联合应用,这是使用荧光显微镜的关键。根据使用的荧光素有效吸收波长的不同,选用适当的激发滤片(表 28-1)。按激发滤片允许通过的激发光的波长,将相应的阻断滤片插入光路。即激发滤片允许某种波长范围的激发光通过,则相应地使用能吸收和阻断该波长范围的阻断滤片,这样才能达到清晰的荧光图像和保护观察者眼睛的要求。

表 28-1 激发滤片和阻断滤片的联合使用

激发滤片	阻断滤片		应用
UV	410W		异硫氰酸荧光素(FITC)免疫荧光和硫代黄素荧光染色
V	460W		单胺荧光染色
BV	415W	530W	吖啶橙荧光染色
B	515W		FITC 免疫荧光和金胺荧光染色
G	580W		四甲基异硫氰酸罗丹明(TRITC)免疫荧光,Feulgen 反应和四乙基罗丹明荧光染色

吸热滤片:一般光源均含有一定量的红光,红光能产生大量热。在各型荧光显微镜的光源附近均配制吸热滤片。

吸收紫外线滤片:该滤片位于光源和显微镜之间的滤片滑板中,它的主要作用是吸收汞灯发射出的紫外线,允许可见光通过。当荧光显微镜作为普通光镜使用时,可将该滤片推入光路中。一般荧光显微镜均附有低压光源。

各型中性滤片:滤片可不同程度地吸收可见光,减弱其光强度,进行普通光镜观察时使用。各型中性滤片均装在光源和显微镜之间的滤片滑板中。

4)荧光显微镜:荧光显微镜分透射和落射两种。较大型的荧光显微镜或万能显微镜兼有透射和落射两种方式的激发光路,通过改变光路的反光镜,可以进行透射或落射式荧光观察,无论何种荧光显微镜,均附有高压汞灯和低压钨丝或卤素灯两种光源,前者为荧光显微镜光源,后者为进行普通生物学标本观察时的照明光源。

落射光荧光显微镜光源的激发光是通过物镜周围的特殊垂直照明器,由物镜的周围部分落射到标本表面,由标本发射出的荧光经物镜的中央部分进入,物镜本身起聚光器作用。而物镜的镜口率又随着放大倍数的增加而加大。因而标本的亮度也随着放大倍数的增大而增强。并且由于激发光不透过载玻片,减少了激发光的无效吸收,这样就使得落射光荧光显微镜的高倍荧光图像的亮度较透射光的亮度大大增强。

5)荧光素:荧光素不同于一般染料,它可以吸收激发光的光能和发射荧光。一定的荧光素和组织细胞的某些成分结合后,可呈现一定颜色的荧光。从而利用荧光染色法可以观察组织细胞的结构、细胞内某些成分含量的变化,并探讨细胞的功能状态。或用某些荧光素标记免疫球蛋白,进行免疫荧光细胞化学研究。

6)荧光显微镜技术的应用:荧光显微镜技术包括显示组织细胞的自发性荧光、荧光染色法和荧光免疫细胞化学染色法。

组织细胞的自发性荧光:动物组织一般呈现弱淡蓝色荧光,其中弹性纤维的荧光较强,呈亮淡蓝色荧光。某些药物可呈现一定的荧光,奎宁为绿色荧光,四环素为黄色荧光。四环素可与骨基质中的钙结合,利用这一特性,可用四环素饲喂动物,观察新骨质的形成。用 Vero 细胞作为宿主细胞对弓形虫进行体外培养,观察速殖子向缓殖子转化过程中,利用虫体的自发荧光,从感染后 4 天起,在 330~385nm 下可观察到缓殖子和包囊所发出的灰蓝色荧光,这种荧光的强度在感染后 8~10 天增强,而速殖子以及含有速殖子的纳虫泡在任何时间都没有检测到荧光。包囊期可以产生足够且持久强度荧光的特性有助于研究并检测弓形虫包囊和缓殖子。新鲜粪便标本中的圆孢子虫卵囊可产生自体荧光,用紫外显微镜在 365nm 的双色激发滤光片下呈蓝色,在 450~490nm 双色激发滤光片下呈绿色。

荧光染色法(续发性荧光):荧光染色法可以显示细胞的形态结构、细胞内某些生物化学成分的变化、细胞的不同分化程度和功能状态,是一种良好的细胞化学染色方法。如应用吖啶橙生理盐水溶液浸染活细胞、寄生虫和虫卵等,活细胞的核为亮黄绿色荧光,胞质呈绿色荧光,胞质内的蛋白多糖颗粒为橘红色荧光。细胞死亡后的核则变为红色。利用该染色法可鉴别某些寄生虫和虫卵的死活,例如溶组织阿米巴原虫的伪足为暗绿色荧光,胞质中含有红色颗粒,核为绿色荧光,死原虫则全部呈现红色荧光。利用吖啶橙可使含 DNA 的细胞核染成黄绿色荧光、含 RNA 的细胞浆呈橘红色荧光而红细胞不着色的特点,可进行疟原虫检测。BCP(benzothiocarboxypurine)可将疟原虫各发育期染成鲜亮的苹果绿色,胞浆疟色素呈黄色,从而能在荧光显微镜下将其与网织红细胞、白细胞、异物等区别开,便于快速定性筛选,适于大规模检查。该染色法更广泛地应用于鉴定杀虫药使各种寄生虫或虫卵体外致死的有效浓度和时间。

在基因表达、蛋白质定位及迁移变化以及病原体侵入宿主细胞的分子过程等研究中,绿色荧光蛋白(green fluorescent protein,GFP)提供了良好的手段。GFP 是一类存在于水母、水螅等腔肠动物体内的生物发光蛋白质,通过对发光基团和其他区域进行随机诱变,已经得到许多 GFP 突变体,有的发蓝光,有的发出的荧光比野生型强。随着分子生物学、细胞生物学的不断发展,人们不但要将外源基因转入生物体内表达,而且需要了解外源基因在生物体内的发育命运、表达调控机制及分布等。GFP 作为基因表达和蛋白质定位的理想标记物,已经成为寄生虫学研究中常用的标记蛋白,配合荧光显微镜,从而对基因表达蛋白质定位真正做到活体、原位、适时地检测,开展寄生虫的发育学研究、寄生虫与宿主的相互关系、药物作用等研究。

免疫荧光染色法:又称荧光抗体染色法,它是将免疫学抗原-抗体结合反应和荧光染色示踪法相结合的一种技术方法,具有免疫学的特异性和荧光染色的敏感性。凡具有抗原性的物质均可用这种方法进行定位、示踪和检测。通过将荧光素与抗人免疫球蛋白或其他第二抗体在不影响抗体免疫特性的情况下,用化学方法结合起来,制备成荧光抗体。当作为检测用的未标记的抗原(或抗体)与待测标本中相应的抗体(或抗原)结合成抗原-抗体复合物时,加入荧光抗体与之结合形成免疫荧光复合物,即可在荧光显微镜下显示出相应的荧光,从而间接地显示出待测标本中存在着相应抗体(或抗原)。操作上有直接法(DFAT)和间接法(IFAT)两种。免疫荧光技术应用广泛,特别是用单克隆抗体间接免疫荧光染色法对免疫活性细胞如淋巴细胞和巨噬细胞的功能、分化和亚群分类研究等方面发挥了独特的作用。该技术也广泛应用于寄生虫感染的免疫学和发病机制的研究与临床诊断,例如 IFAT 用于血吸虫病的研究、抗原定位以及低流行区或非流行区血吸虫病的诊断和疫情监测;另外,IFAT 作为丝虫病血清学诊断、流行病学监测和防治效果考核的重要工具发挥了重要作用。

（5）暗视野显微镜（dark field microscope）：又叫暗场显微镜，是相对于观察对象的背景是明亮的、近乎白色的明视野显微镜（bright field microscope）而言的。暗视野显微镜的分辨率大大高于明视野显微镜，可达 4~200nm 的微粒存在，也就是说普通光镜看不见的微粒利用暗视野显微镜可以看见，暗视野显微镜常常被用来观察透明或半透明样本，如微生物、原虫、细胞结构、结晶内含物等。

从结构上看，暗视野显微镜的主要特点是聚光镜不同，其余部分则与普通光镜基本相同。暗视野显微镜是以胶体粒子的反射和散射现象为基础设计的。光和粒子的相互作用决定于光波长和粒子大小的比例关系。若粒子大于光的波长，则光线以一定角度由粒子表面反射，见于粗分散系；若粒子远小于光的波长，则光线绕过粒子前进而不受阻碍，见于真溶液。真溶液分散粒子的半径在 1nm 以下，而可见光的波长为400~800nm，故光能直穿真溶液。若粒子的大小和光的波长接近并略小时，则一部分光线向四方散射，这种现象称为光的散射。光通过浑浊介质（如烟、雾、悬浮液或乳状液等）时，浑浊介质所呈现的强烈散射现象，通常称为 Tyndall 现象。暗视野显微镜的基本原理即是利用斜照明法，不使照射被检物的光线直接进入物镜和目镜，视野黑暗，视野内所看的不是光源的照明光线，而是光线与被检物发生的散射现象。这种情况是通过特殊聚光器实现的，该聚光器是不让光柱由下而上通过标本，而是把光线改变途径，使亮度很强的光束不直接进入物镜，而是以一定角度斜射在标本上，光线经被检物发生散射或反射，散射的光线投入物镜内，由于暗视野照明法是利用被检物体表面散射的光层来观察被检物的，所以只能看到物体的存在和运动，不能分辨物体的微细结构。但被检物为非均质物体时，则各种衍射光线同时射入物镜，在某种程度上可观察物体的结构。普通光学显微镜观察物体的最大分辨率为 0.4μm，而暗视野照明下虽然看不清物体微细结构，但可以分辨 4~200nm 的微粒子。暗视野聚光器种类很多，生物学和医学中常用的是抛物面型聚光器。该聚光器是使抛物面的焦点会聚在聚光器上面的被检物上，透镜下面没有中央光挡，由下面射入的照明光线经过抛物面的反射形成斜照明，光不进入镜筒内，只有被检物的衍射光进入物镜，这样就形成了暗视野。

暗视野显微镜主要适用于观察液体介质中未染色的细菌、酵母、真菌及血液中白细胞和血清中分子的布朗运动，以及细胞内线粒体的运动等。暗视野聚光器和透射荧光显微镜联合应用，在黑暗的视野内，可获得鲜艳清晰的荧光图像。利用暗视野显微镜观测疟疾患者不同白细胞中疟色素出现的时间及数量，能反映疟原虫的虫荷，是判断疟疾患者预后的一个敏感指标。在抗疟药应用的疟区，用暗视野显微镜镜检白细胞的疟色素对严重发热疾病的鉴别诊断有价值。

（6）偏光显微镜（polarization microscope）：是利用光的偏振性观察标本细微结构光学性质（各向同性或各向异性）的一种特殊显微镜。凡具有双折射性（各向异性），又不宜染色的物质，均可在偏光显微镜下分辨。须注意的是凡用于偏光显微镜镜检的标本制片不宜过厚。

它与普通显微镜的主要不同点是具有产生偏光和检查偏光的装置。前者装在光源和被检物之间，称起偏器；后者装在目镜和物镜之间，称检偏器。偏光显微镜的基本原理是，光通过空气或玻璃等各向同性体（isotropic substance）时，在与光线垂直的平面内的各个方向以同一振幅进行振动，但进入各向异性体时，振动的方向就受到限制，这种现象称为光的偏振现象。最简便的偏振光是只在一个振动面振动的光，称平面偏振光或直线偏振光。从同一光源射出的光线进入双折射体时，就形成两种平面偏振光，两者的振动方向互相垂直，而速度折射率和波长等原则上都不相同。光线通过偏光显微镜中的起偏器时，只能形成在一个平面上振动的偏振光。如果起偏器和检偏器的位置平行，由起偏器产生的平面偏振光能完全通过检偏器，所以视野明亮，称平行检偏位，如果起偏器与检偏器二者的位置垂直.则起偏器产生的平面偏振光不能通过检偏器，视野完全变黑，称正交检偏位。使用偏光显微镜时，原则上要使二者保持垂直位置，即在正交检偏位观察被检物。在正交检偏位观察被检物时，如旋转显微镜的载物台时，视野始终黑暗，则被检物是单折射物体；如旋转镜台一周时，被检物 4 次暗，4 次明亮，说明被检物是双折射体。因为光线通过单折射体时，由起偏器产生的平面偏振光不改变振动方向，这种偏振光不能通过正交位的检偏器，所以视野始终黑暗。而光线通过双折射体时，它可以使起偏器产生的平面偏振光分解为振动方向互相垂直的两种偏振光。

　　偏光显微镜在医学上有广泛用途。因活体与非活体有机物含有光学各向异性成分,故利用偏光显微镜可以清楚观察人、动物、病原体包括寄生虫的不同组织或细胞的结构细节或活细胞的内含物,分析变性过程;也可用于区别正常细胞与肿瘤细胞,因为正常细胞对偏振光是左旋的,而肿瘤细胞多呈右旋。

　　(7)微分干涉相衬显微镜(differential interference contrast microscope):简称干涉相衬显微镜。原理是当一束光通过起偏器后,再经过一组棱镜分裂出振动方向互相垂直且强度相等的两束光,分别处在距离很近的两个点上,经聚光镜后,平行射过标本,再经物镜和另一组棱镜将两束光束重新复合,然后经检偏器使其振动方向一致便发生干涉,在像平面上形成三维立体浮雕图像。与相衬显微镜相比,微分干涉相衬显微镜形成的图像衬度高,立体感强,边界清楚,细微结构表现丰富,更能反映细胞的内部特征。微分干涉相衬显微镜对标本适应性较广,无论标本是否活体、厚与薄、染色与否及折射率相差是否大等均能观察,但制片表面不能有污物和灰尘。

　　实际使用时要注意:①载玻片的厚度标准是1mm;盖玻片的厚度标准是0.17mm;载玻片和盖玻片一定要清洁。②微分干涉相衬显微镜在检测灵敏度上有方向性(相差显微镜无方向性),应使用旋转载物台。③一般第1棱镜与聚光镜相连,第2棱镜与物镜相连,所以要匹配所使用的聚光镜和物镜。④根据各厂家的具体操作步骤依序进行操作:调节柯勒照明;调节起偏镜和检偏镜为正交位置;调节与标本相应的理想干涉色,使形成很好的微分干涉差影像。

　　用微分干涉显微镜可观察隐孢子虫脱囊、裂体生殖、配子生殖、孢子生殖过程,在生活状态下观察脱囊的时间、子孢子的形态和运动,裂体生殖、配子生殖、孢子生殖的特点和相关形态变化情况;在一些原虫的卵囊检测、基因转移研究、对细胞进行显微操作等实验中,均可借助微分干涉显微镜获得普通光学显微镜无法得到的生物信息。

　　(8)体视显微镜(stereomicroscope):又称实体显微镜、解剖镜,是一种具有正像立体感的目视仪器,其光学结构是由一个共用的初级物镜,对物体成像后的两光束被两组中间物镜——变焦镜分开,并成一体视角再经各自的目镜成像,它的倍率变化是由改变中间镜组之间的距离而获得的,因此又称为"连续变倍体视显微镜"。

　　体视显微镜的特点可归纳为:①双目镜筒中的左右两光束不是平行的,而是具有12°～15°夹角(体视角),因此成像具有三维立体感。②由于目镜下方装有倒转像的棱镜,因此成像是直立的。③视场直径大,虽然放大率不高,但工作距离长,如一些型号可达198mm。因此体视显微镜可方便地用于实体的解剖操作,并便于观察被检物体的全层。

　　体视显微镜在寄生虫形态结构与分类研究中应用较多,可用于观察较大虫体的形态结构,昆虫的分离、鉴定,蚊、蝇、蜱、螨等的解剖、毛序结构分析和鉴定等,也可用于寄生虫的分离、计数,如各种囊蚴的分离、收集、计数,血吸虫尾蚴的观察和计数等。

　　(9)多功能研究显微镜:多功能研究显微镜系指大型、多用途的显微镜,这种显微镜配置有多种附件。将不同附件安装在主体上即可组成不同用途的显微镜。如明场、暗场、荧光、偏光、相衬及微分干涉相衬显微镜等,并具有显微摄影及显微摄像功能。

　　目前,多功能研究显微镜已采用体现尖端科技的万能无限远(universal,UIS)校正光学系统,其核心部件是集多种用途于一体的UIS无限远校正物镜(又称万能物镜)。光线通过物镜后成为平行光束通过镜筒,并在结像透镜处折射或完成无相差的中间像。物镜与观察筒内结像透镜之间可添加光学附件,而不影响总放大倍数。这种物镜不仅具有宽阔的视场,确保获得明亮、清晰、对比度高的显微图像,而且具有系统多用性,能够实现明视野法、暗视野法、荧光法、微分干涉相衬法和偏振光的显微观察,省却了以往进行不同方式的观察需要更换不同镜头的麻烦,极大地方便了使用。高档多功能研究显微镜还配有全自动显微摄影装置,并可以与多种视频适配器连接,具有高质量的视频监视器图像直接投影功能。

　　除上述列举的几种显微镜外,还发展了用远红外线作光源的显微镜,由于波长不受水的干扰,反差也好,因此不用染色即可观察活体标本。还有利用紫外线作光源的显微镜。另外根据显微镜的不同用途对其结构作适当的改变后,可形成许多其他类型,如比较显微镜、毛细管显微镜以及离心显微镜等。

（二）普通照相装置

1. 照相机 照相机的型号种类很多,但其大体结构基本相同,主要是由镜头、光圈、快门、取景器、测距器和机身等部分组成。照相机工业发展很快,对其中结构作了很大的改进,如所谓"傻瓜"相机,使用时就不需要光圈、测距装置,可直接取景,简化了操作步骤。

（1）镜头

镜头的焦距:焦距是镜头的重要光学特性之一。每个镜头的焦距值都在镜头圈上标出。所谓焦距是指无限远处的景物在镜头上所结成的清晰影像至镜头透镜中心的距离,也即由镜头透镜中心至底片间的距离。按照国际惯例,镜头焦距皆以英文字母 F 或 f 来代表,长度单位为毫米或厘米。镜头焦距长,成像大;反之,焦距短,成像小。镜头焦距越长,摄取范围越大;焦距越短,拍摄范围也越小。

光圈:可由控制钮逐级放大或缩小,不同光圈孔径与镜头焦距比值的倒数称为光圈系数,也即 F 或 f 系数。例如镜头的焦距为 50mm,某级光圈孔径为 25mm,那么光圈系数 f=25/50=1/2,其倒数是 "2",便是 f 系数。通常写作 f/2,依次类推。目前,f 系数的标法趋向统一。多采用下列标准,f 系数:1、1.4、2、2.8、4、5.5、8、11、16 等。光圈是用来控制光通量的,光圈系数每差一档,镜头的光通量也相差一倍。控制焦距清晰区,即使景物在感光片上结像焦点清晰的范围,称其为"景深"。光圈越大,景深越小;光圈越小,景深越大。适当缩小光圈,可改善镜头成像的质量。在显微照相时光圈已固定,不可调整。

镜头的视角:镜头的视角是指当镜头与底片保持在焦点距离时,由镜头中心至底片对角线两端所形成的夹角。视角大,包括空间范围广,容纳的景物多。反之,容纳景物少。镜头的视角与成像二者间成反比,视角越大,成像越小。反之,视角越小,成像越大。

镜头的种类和用途:细胞生物摄影中常用的相机镜头大致有以下几种:

1）标准镜头:所谓标准镜头是指视角同人眼视角差不多(约 50°)、焦距与底片画面的对角线相等或近似的镜头。通常相机本身固定装备的就是标准镜头。

2）远摄镜头:镜头的焦距大于标准镜头,即长于所拍摄底片画幅对角线的长度,这类镜头除了能将远处景物的影像拍得大而清晰外,还具有景深范围小,把远的景物之间距离拉近及视角较狭窄等特点。特别在野外进行拍摄时,当拍摄者无法靠近目的物,或为不至于引起目的物(如动物)注意时,必须应用远摄镜头。

3）广角镜头:广角镜头的焦距比标准镜头短,也即短于所拍底片画幅对角线的长度。其特点是:视角大,成像小,拍摄范围广;景深范围大;空间深度立体感强;容易使水平线呈弯曲状,画幅边缘的垂直线条向中间呈倾斜状;有画幅中心亮、四周依次减弱、明暗度不均匀的缺点等。

4）微距镜头:微距镜头也称近拍镜头,是供近距离拍摄景物的一种镜头,适合拍摄微小目的物,安装在显微镜上的相机镜头即属此类镜头。应用这种镜头拍摄,可使景物与像达 1:1,甚至 1:20。微距镜头是经特殊设计的,所得影像具有较好的分辨率和透视效果。由于拍摄距离近,景深缩小,因此,对焦必须十分准确,同时要尽量使用小光圈以增加景深;近摄时,一般拍摄速度较慢,所以一般应固定相机的位置与角度,以免相机移动而造成对焦、取景不准;一般不必增加曝光量,但严格地讲,应增加原曝光量的 1/3 左右为宜。在细胞生物科学中,对小物体的拍摄,虽然可以在标准镜头前加"近摄镜",或加一套筒,拉长皮腔等方法来完成,但其所拍摄质量或效果不如使用微距镜头好。

5）变焦距镜头:其特点是在一定的范围内,焦距是可以变化的,变化的范围视各种不同镜头的设计而不同。从效果上讲,一个变焦距镜头实际上是多种镜头的综合体,其在不移动相机位置的情况下,通过变焦距的方法,选择合适的画面,可使底片面积得到最充分的利用;可在较远的位置上拍摄较小的物体,以免被拍摄体变形,且可得到较好的透视效果。另外,当情况需要不断改变镜头焦距时,不必来回调换镜头,有利于拍摄各种变化中的目标。

（2）快门:快门是照相机上一个主要的机械部件,其作用是:①与光圈系数配合,控制感光片的曝光量;②用于动体摄影,以抓住瞬间动作,使之成像清晰。按其结构不同快门可分为机械快门和电子快门两种。

1）机械快门:依其基本结构与所在位置的不同,又分为镜中快门和焦点平面快门。镜中快门位于镜头前后透镜组的中间,光圈的前面,由几叶极薄的钢片组成,其最大速度在 1/500~1/300 秒之间。焦点平面快门,也称作帘布快门,是由帘布制成的,装在相机后壁,感光片的前面,接近焦点平面的地方,其速度可高达 1/1 000 秒或 1/2 000 秒,但拍动景易变形。

2)电子快门:以电子组件代替机械部件,快门的速度以秒(s)为计算单位,快门的速度盘上刻有一系列数字,如 1、2、4、8、15、⋯、250 等,它们分别代表 1 秒、1/2 秒、1/4 秒、⋯、1/250 秒等。在光圈系数相同的情况下,快门开启的时间长,从镜头进来到达感光片的光线数量就多,反之就少。它们之间成正比,如 1/25 秒比 1/50 秒慢,进光亮就多。此外,还有"B""T"两极快门。

(3)取景器:取景器是用来选取景物和调整构图的装置。它的视角和镜头的视角相一致。近代相机的取景多与对焦装置结合在一起,称为对焦取景器。目前已发展到全息取景器,多由电脑控制。但常见仍属直式取景器和光学反射式取景器。取景器的一般要求:①距离镜头越近越好,可减少上下左右的视差;②从取景器看到的范围,通常都比实际拍摄的画面小些;③有一定校正平移视差的功能,使远近目标的景物与底片画面基本一致。

(4)测距器:为使被拍摄的景物通过镜头在底片上结成焦点,拍出清晰的照片,在拍摄时就要随时调整相机上的距离标尺。这个装置便是测距器,也称对焦器。现代相机的取景与测距器多在一个孔内,也称连动测距器。各种相机的取景调焦装置虽不一样,但多数是采取重合调焦。

(5)自拍装置:自拍装置实际上就是一种延缓开启快门的装置,它属于快门的附件,它的结构性能基本上与慢速结构一样,它的延缓时间一般为 10 秒左右。

(6)偏振镜:偏振镜也称偏光镜。在寄生虫摄影工作中,常需要拍摄放置在玻璃柜、匣、橱窗及镜框内的标本等,也需要在水缸中拍摄鱼类等。这些拍摄过程中常会遇到闪耀的反光问题,这种反光会影响景物细部的表现效果,同时说明有偏振光的存在。于是就出现偏振镜,它是用来消除这类反光的摄影附件,犹如淡灰色的滤色镜,使用时加在相机的镜头前,以阻止不需要的偏振光。偏振镜的结构包括两层玻璃和一层胶膜。在两层玻璃之间的胶膜中,有极细的按相同方向顺序排列着的直线结晶物。拍摄时,将偏振镜细线所成的角度转至与物体反射的偏振光相垂直的位置,就可以把不需要的偏振光阻挡住,而仅让所需要的光线通过。使用时,金属圈上的红点朝上,安装在镜头上徐徐转动。在取景器中观察物体平面上的反光,待反光现象消除或部分消除时,即可拍摄。它还可以与滤色镜合用。偏振镜呈淡灰色,对物体上彩色无影响,可用于拍摄彩色片。偏振镜的曝光系数与滤色镜相似,即计算曝光时间应将快门速度乘以曝光系数。

2. **显微摄影的基本要求**　目前研究中多使用集成度很高的数码显微镜,但传统的普通显微摄影仍然在部分研究机构使用,需要熟悉显微摄影的要求,才能拍摄出高质量的图像或视频资料。

(1)显微镜的正确使用:正确选用和使用显微镜,已如前述,除此之外还应注意以下问题。

1)照明:宜采用人工光源,并选择附有光源电压调整的装置,用于调节照明光源的亮度和色温,以满足在感光度和色温方面,因不同设计所产生的感光片需求。

2)聚光镜:在照相时比较重要的是用聚光镜上的孔径光阑,使聚光镜的数值孔径(N.A)较物镜的 N.A 略小,即缩去 60%~80%,使成像的反差增大,也可使焦深略增大。

3)物镜:为保证图像在照片的中央部位和周边部位都能清晰,显微照相必须选用平场消色差或平场复消色差物镜,物镜的 N.A 和分辨率与照片的放大倍数应适应。照相与观察应选用不同 N.A 的物镜,观察时应选用 N.A 大的物镜,而照相时则选用 N.A 小的物镜以增加照相的焦深;如 40 倍物镜的 N.A 有 0.65、0.70、0.85、0.95 四种,在观察和照相时可分别选用合适 N.A 的物镜。盖玻片的厚度也应标准,如不标准应选用带有校正环的高倍物镜。在油镜、荧光、暗视野显微照相时,应调节物镜的光阑,选择最佳图像对比度。

4)目镜:普通观察用目镜并不适用于照相。照相时应选用照相目镜或投射目镜,以校正物镜的残余色差,将像差做光学上的补偿,以保证成像在一个平面,使感光片中央和周边的图像都清晰。照相目镜最好选用显微镜生产厂家的原配产品。

(2)标本选择:切片质量的高低是显微摄影的内在决定因素,对质量不高的切片,再好的显微摄影系统也无济于事。因此,用于显微摄影的切片,不仅要有符合要求的载物片和盖玻片,更重要的是切片组织本身不能太厚,一般应在 5μm 以下(脑、神经组织可以略厚);切片中拍摄部位和周围之间的反差要明显,色彩区分要鲜明,并且切片中无杂质、斑点等。

（3）感光片的选择:根据照相机类型和拍照要求选择感光片。

1）感光片的种类及其感光度:按显微镜摄影装置的要求,可分别采用 135 胶卷,或 4″、6″ 胶片。感光片分黑白和彩色两类。感光片感光度即感光片对光线的敏感程度。目前国际上感光片感光度均以 ISO/ASA 制标示,常见的标准有 ISO 40/17°、ISO64/19°、ISO 100/21°、ISO 200/24°、ISO 400/27°。感光度数值越小,感光速度越慢;感光度数值越大,感光速度越快。

2）黑白感光片的选用:黑白感光片是指以黑、灰、白不同的深浅影调记录被摄体颜色的感光片。黑白感光片又分无色片(盲色片)、分色片和全色片 3 种,前两类在显微镜摄影中很少应用,全色片又分 A、B、C 3 型。A 型片为普通型,对蓝色光敏感,而绿、红光不敏感;B 型片对蓝、绿光敏感,而红光稍弱,此型片与人眼的色泽敏感性近似,为一般中速微粒全色片;C 型片对各色部较敏感,为高速全色片。B、C 型片都适用于显微摄影。黑白色调层次丰富,曝光宽容度大,但其反差(黑白对比度)较低,在显微摄影时通过加滤光片可使图像反差增大,拍出较好的照片(滤光片的使用见后)。在感光度的选择上一般用 ISO 100/21° 即可,也可选用 ISO 64/19° 的全色黑白片。

3）彩色感光片的选用:分为彩色负片、彩色正片、彩色反转片等种类。彩色正片只能用于将彩色负片翻印成正色的幻灯片,通常不能用于彩色显微摄影。彩色负片上显示的影像信息色彩为观察标本原来颜色的补色,可以用于印制彩色照片和翻印彩色幻灯片。彩色反转片记录的信息呈现与观察标本固有色彩一致的颜色,可以直接用做幻灯片放映,也可用反转照相纸印成彩色照片,这两种感光片均可用于显微摄影。彩色感光片对光源的要求不同,分为日光型、灯光型和混合型 3 种。彩色正片只是灯光型,主要适用于“负-正”之间的后期拷贝制作。日光型要求光源的色温在 5 500K 左右(在显微摄影以外的日常摄影中适宜日光、电弧光、闪光灯等),灯光型要求光源的色温为 3 400K 左右(适宜钨丝灯、碘钨灯等光源),混合型要求光源的色温为 4 000K 左右。最常使用的是彩色负片(即常用的彩卷)。

日光型彩色胶卷和灯光型彩色胶卷在拍摄时不可串用。如果串用,则应用色温校正滤色片加以调整,以取得光源色温和彩色感光片的色温相一致。显微摄影时最好使用灯光型胶卷,如果使用日光型胶卷,在拍摄时就应在聚光镜与光源之间安放色温平衡滤色片以提高光源色温,使之接近日光色温。现在一般成套的显微照相设备均配有色温仪,内装有色温平衡滤色镜。拍照时根据仪器说明书使用。此外,照明光源电压的变化,色温也起着相应的变化。电压高,色温高,拍出的照片发蓝;电压低,色温低,拍出的照片发红。所以,一般在某一电压值下通过加滤色镜校正好色温后,在拍照时应使电压稳定,否则将影响拍摄效果。感光胶片的感光速度因为用途不同而设计成不同的感光度,通常高感光度的胶片适用于微弱光线下摄影,但是成像颗粒会较粗;反之,最终成像颗粒细腻的感光材料又难以设计成高感光度的胶片。这是感光化学材料制作工艺中的矛盾,也是感光化学技术领域一直在致力于研究克服的课题。显微照相常需将感光片的影像,特别是 135 胶卷,在后期制作中再度放大,因此应尽量选用中、低速感光片,利用其银颗粒细的固有特点,配合选用微粒显影液配方,从而获得细腻的影像效果,以满足扩印成 4 寸或 6 寸照片;如果能够直接用 4 寸或 6 寸胶片记录影像,不经过放大直接印制成 4 寸或 6 寸照片则摄影效果更好。由于大部分显微摄影是透过光的明场照明,建议选用感光度 ISO/ASA 50~100 之间的彩色片。在荧光、暗视野、偏振光等特殊方式显微镜下照相时,因视场和影像亮度较低,则不得不选用高感光速度的感光片,这时是以损失感光颗粒细腻度为代价的。

彩色感光片的色温容度(color temperature tolerance)也要求操作者在调节色温时严格掌握。在彩色负片中日光型色温容度为 ±1 000K,灯光型为 ±700K,而彩色反转片的色温容度只有 ±100K。只有严格调节色温,才能摄出合格的彩色照片或反转片(幻灯片)。

（4）滤光片应用:滤光片(滤光镜)是用颜色玻璃或二层无色透明玻璃中夹入一层透明均匀的色胶所制成。滤光片有不同的颜色与深浅程度,它的特性是只允许与它相同的色光透过,而其他的色光则被部分或全部吸收。显微照相中滤光片的使用十分重要,它能调节图像,使其反差和细致结构适当地显现出来。显微摄影中滤光片的应用主要是有:吸收富含热量的红外线、控制通光强度,以及在彩色摄影中调节色温,在黑白摄影中改变影调结构从而调节影像反差效果。

用于显微摄影方面的滤光片,主要有以下几种类型:

1)色温平衡滤光片:用于转换显微镜光源的色温,以适合彩色片的要求。日光型彩色感光片选用LBD-2滤光片,灯光型选用 LBT 滤光片。

2)中性密度滤光片(ND):用于改变照明强度,但不影响色温变化。这种滤光片的圆环上标有数字,指的是透光值。例如中性密度滤光片 ND6,总发光率 94% 的光被吸收仅有 6% 的光透过。其他数字代号,依次类推。

3)彩色补偿滤光片(CC):用于还原彩色时,如颜色的轻微变化或者在彩色(照)片的冲洗过程中某种颜色的衰减。这种滤光片都在它的边缘上注明有大写的英文字母。通常备有 6 种常用的颜色,每种颜色还分别有 6 种不同深浅密度的滤光片(表 28-2)。

表 28-2　彩色补偿滤光片的选择

减去所偏的颜色	需加用补偿滤光片的颜色	补偿滤光片颜色缩写
蓝色	黄色	CCY
青色	红色	CCR
绿色	品红色	CCM
黄色	蓝色	CCB
红色	青色	CCC
品红色	绿色	CCG

蓝色滤光片:多用于显微镜采用人工光源观察时。因钨丝灯光中橙黄色较多,用蓝色滤光片可吸收部分黄橙色与红色光线,而容许蓝、青和紫色光通过,使视野光照的颜色近似白色。在显微黑白照相时偶然使用。

绿色滤光片:在显微黑白照相中最常使用,根据其玻片的厚度有浅绿(薄片)和深绿(厚片)之分。它能通过绿、黄及部分橙色与青绿色光线(500~620nm 光波),不同程度地吸收蓝、紫(330~500nm 光波)和红色(620~700nm 光波)光线,可使通常染色的组织切片上的紫、蓝、绿、橙、黄等颜色在感光片上增强不同的感光反差。另外,在相差显微镜上用深绿(如 9mm 厚)滤光片,一方面可使光源的波长近似 550nm 的绿色光;另一方面可增加相差显微镜所形成的色调差异,增加感光片上不同感光的反差。

黄色滤光片:它可通过黄、橙色光线和部分绿与红色光线,吸收较多的蓝、紫及紫外光线。在显微照相中常使用。

红色滤光片:显微照相中很少使用。它虽可按特殊要求容许较多红色光通过,而限制绿、青、蓝、紫光线通过,但由于黑白感光片对红色光的敏感性较低,加上红色光的波长较长,会降低显微镜的成像分辨率,导致照相效果下降。

荧光激发滤光片(BG、UG 等)和吸收滤光片(OG 等):已在荧光显微镜中介绍,显微摄影时的使用方法与其完全相同,故不再介绍。

4)反差滤光片:专用于控制黑白摄影的反差,使标本的色调与照片上的色调相一致。黑白显微摄影上常用的是绿色滤光片,但要得到最佳效果,还要根据标本的特点来选择。如果要增强标本不同颜色和反差,选用不同的滤光片;如果要减弱标本的反差,选用与标本颜色相同的滤光片。例如蓝色标本组织就用蓝色滤光片,其他色依此类推,对于多数染色标本均要用到绿色滤光片,其原因有二:①由于物镜有像差的缺陷,它对邻近的绿色波长范围不能很好地补偿,因而加用绿色滤光片以后,可增加绿色波长,使物镜色差的校正达到最佳程度,使所拍摄照片的清晰度大大提高。②苏木素和伊红色素所染的组织片的颜色,对绿色光吸收的能力比较好,加用绿色滤光片以后,可使所拍摄的照片得到较高反差。

5)铷镨滤光片:用于强调某种颜色,例如某种彩色片本身内在的红色不足,或者要增强某种标本组织的红颜色,或者是在波拉彩色片上提高颜色反差。

6）吸热滤光片：用于吸收显微镜光源发射出来的辐射热，以防止对活体标本的损伤或破坏。由于这种滤光片会透过少量的蓝色光，因此在彩色摄影时，还需要加用彩色补偿滤光片（CC10Y 或 CC10M）。

（5）曝光时间的控制：感光材料受光作用的过程叫曝光。摄影的曝光，是使光线通过光学透镜（即镜头）来完成的。曝光量的大小，取决于感光材料（感光片）受光的照度与曝光时间。摄影时，为了得到准确的曝光，在照相机上，照度可用光圈大小来调节，曝光时间可用遮光器（俗称快门）速度来控制。在显微摄影系统，对应于光圈的是不同倍数的物镜，但在应用某一倍数的物镜拍照时，其光圈值是固定的，这时影响光照的因素是显微镜光源的强弱。高级一些的显微镜均可通过调节电压（2~10V）来改变光照的强弱，这样在拍照时就可通过控制电压和快门的速度来确定曝光。

显微拍摄时，根据被摄物体组织结构所占帧幅面积的百分比来调节曝光补偿。在明场情况下，如果组织结构的各部分在帧幅内均匀分布，这样不论是平均测光还是点测光，都不需要曝光补偿；若被摄物体所占的面积小或分散，则需要进行曝光补偿，延长曝光时间，否则被摄物体的曝光不够。而在暗场情况下，物像是明亮的，应根据明亮的物像面积大小，在曝光的补偿上作相应的调整。

在摄影时应考虑感光片的曝光容度（exposure tolerance），彩色摄影时更应注意，而且也应注意色温容度。曝光容度指感光片对曝光值偏离（感光不足和感光过度）的宽容程度。一般黑白感光片的曝光容度较大，在曝光不足方面可有 1~2 级的容度，在曝光过度方面可有 5 级甚至 5 级以上的容度（注：级别以 2 的倍数表示，如：2、4、8、16、32 倍）。彩色感光片的曝光容度较小。彩色负片在曝光不足方面可有 1/2~1 级的容度，而曝光过度方面可有 3 级左右的容度。彩色反转片的容度更小，面且与彩色负片和黑白片相反，曝光过度方面容量较小，仅 1/2~1 级（现在技术改进可容许 1 级）；曝光不足方面可略大，但也只有 1 级。另外感光片的感光度愈高则感光容度愈小，反之，低感光度的感光片容度则较大。在普通照相中曝光容度可以帮助摄影者根据摄影对象的最亮与最暗部分的级别，决定曝光条件（光圈与曝光时间）。显微摄影则比较简单，只需决定曝光时间。黑白摄影时，因曝光容度较大，允许较大的误差。在人工控制显微摄影中，可略偏于曝光不足考虑曝光时间。半自动及全自动显定影系统，则由曝光表决定或控制曝光；在彩色显微摄影中，除非有极为丰富的经验，一般都需用半自动或全自动显微摄影系统控制曝光，才能取得比较好的结果，特别是用彩色反转片更应严格要求，必要时应该反复做曝光测定预试验，以精确调整控制仪的增减曝光时间。一般宁可曝光过度，不可曝光不足。显微摄影曝光时间一般在 0.01~0.5 秒之间选择。

（6）感光片倒易律失效的补偿：在感光片曝光中应考虑的另一个问题是倒数律失效或倒易律失效（reciprocity failure），在普通照相中，改变恰当的曝光条件（如光圈 f/8；曝光 1/125 秒），将光圈加 1 倍或几倍，速度相应减 1 倍或几倍，可照出曝光条件相似效果的底片，此为"倒数律"或"倒易律"，意思是在一定范围内胶片的成像密度与曝光量呈线形关系。但此规律有一定的范围限度，即曝光亮度很高或很低，以及曝光时间较长或较短的情况下，上述线性关系失效，我们称作"倒易律失效"。如黑白片将时间延长到 1/2 秒以上或缩短到 1/1 000 秒以下时，都会发生曝光不足的情况；或长时间曝光会增加感光片上图像的反差。以上现象在彩色摄影时更为明显，当时间延长到 1/10 秒以上或缩短到 1/1 000 秒以下即出现倒数律失效现象。在彩色显微摄影中，一旦选定好物镜，则固定了相应的数值孔径和孔径光阑，所以不能轻易改变聚光镜孔径光阑的大小来补偿曝光时间，否则会影响物镜的成像质量，只有在倒易律的范围内适当延长或缩短曝光时间，才能获得适当曝光的底片。对这一现象的处理办法有：①将显微照相的曝光时间尽量安排在 1/10~1/100 秒之间；②增加（补偿）曝光时间；③在全自动控制摄影装置上调节倒数律失效补偿旋钮（按其说明书上的方法对不同感光片的倒数律失效系数进行调节）。倒数律失效是暗视野、荧光、偏光、像差显微镜摄影中常遇到的问题。另外，由于图像在视野所占的比例和背景大小与光照亮度等问题所需的曝光补偿或调节，与普通照相技术的处理相同。

（三）数码照相装置

1. **数码照相机**　随着计算机的普及，用计算机进行图文处理已是日常工作的需要。但计算机只能识别和处理数字文件，对于普通胶片拍摄的照片不能直接处理。数码照相机（digital camera）与普通胶片照相机的区别是拍摄的图像直接生成数字文件，存储在相应介质上或传输至计算机或互联网。从而使计算机的在线分析成为可能，可以进行人工无法完成或者非常烦琐的工作，为科研或临床提供更加准确和可靠的数据。

2. 数码照相机的特点　数码照相机核心部分是电荷偶合器件（charge-coupled device，CCD）图像传感器，CCD 内含的晶体管数量越多，像素（pixel）就越多，分辨率也就越高。数码照相机不同于传统的相机，传统的相机是以化学方法将影像记录在卤化银胶片上，而数码照相机则是将影像的模拟信号转换成数字信号，以精细模式将影像直接存储在相机中影像记忆卡内或直接传输存储于计算机中。数码照相机具有普通胶片照相机无法比拟的优点：数据可以传输到计算机进行图像处理；不需要冲洗胶卷，当时得到结果；生成的数字文件可永久保存。

3. 数码照相机的性能指标　衡量数码照相机的性能的指标有多种，主要有：

（1）有效分辨率，由 CCD 彩色图像传感器决定，即图像传感器在单位面积内扫描的像素点，而图像分辨率越高，图像越清晰。

（2）可根据标本的分布状况进行中心测光和点测光。

（3）曝光时间在 1/1 000~1/4 秒，且可进行自动曝光和自动曝光锁定。

（4）具有全自动白色平衡，以取得最佳色彩还原效果。

（5）具有可预览取景效果，检查所拍照片效果的 LCD 显示器。

（6）具有高容量的影像记忆卡或用电缆直接输入计算机，不至于因胶片冲洗和影像扫描而延误时间；还可直接与数码彩色打印机连用，实时打印图像，供观察分析。

4. 传统胶片相机与现代数码相机的区别

（1）制作工艺不同：传统相机使用银盐感光材料即胶卷作为载体，拍摄后的胶卷要经过冲洗才能得到照片。数码相机使用电荷耦合器 CCD 或是 CMOS 元件感光，然后将光信号转变为电信号，再经模拟信号/数字信号转换后记录于计算机存储介质中，可直接保存图像文件，需要的时候可以打印输出图像。

数码相机的芯片有两种，一种为 CCD，另一种为 CMOS。CCD 即"电荷耦合器件"，以百万像素为单位。数码相机规格中的像素数是指 CCD 的分辨率。CCD 是一种感光半导体芯片，用于捕捉影像图形，与胶卷的原理相似，光线穿过一个镜头，将图形信息投射到 CCD 上。CCD 将图形数据不停留地送入一个"模-数"转换器，一个信号处理器以及一个存储设备（比如存储芯片或卡）。CCD 有不同的尺寸，最大的有 2×2=4 吋，技术参数中标称的 CCD 尺寸是指其对角线长度。CCD 尺寸越大，获得影像的信噪比越大，成像质量越高。

CMOS（complementary metal oxide semiconductor），即"互补金属氧化物半导体"。它是计算机系统内一种重要的芯片，保存了系统引导所需的大量资料，是数码相机关键器件之一。

目前使用的生物显微数码相机多使用 1/2 英寸或 2/3 英寸的 CCD 芯片，像素也从 200 万到 800 万不等，多使用插值运算的方式。插值运算（interpolation）是在不生成像素的情况下增加图像像素大小的一种方法，在周围像素色彩的基础上用数学公式计算丢失像素的色彩。新的 CCD 采用了先进的像素微距移动技术，通过多次像素移动真实地实现了图像最大分辨率，每个像素色彩也真实地还原，不会丢失像素的色彩。

（2）拍摄效果不同：传统相机的卤化银胶片可以捕捉连续的色调和色彩，而普通数码相机的 CCD 元件是通过表面镀膜的芯片通过差值运算得到的 RGB 三色分布域，通过转换器转换为色彩，色彩还原性较差。最新的技术是采用离子沉淀镀膜的 CCD 芯片，通过多层高锐度的特殊镀膜技术把原来偏色的颜色涂层提升到均匀的高锐度涂层，视野更光亮，反差也得到了提升。

目前数码相机 CCD 元件所采集图像的像素还小于传统相机所拍摄图像的像素。一般而言，传统 35mm 胶片解析度为每英寸 2 500 线，相当于 1 800 万像素甚至更高。目前数码相机使用的最好 CCD 像素达到 20 000 万，达到或超过了传统胶片相机的水平。

（3）拍摄容量不同：普通胶卷为 36 张，无法拍摄长时间快速动态影像。数码相机由于拍摄的图像文件可直接保存在硬盘上，所以可以支持长时间快速动态影像拍摄，例如可长时间拍摄细胞分裂的整个周期，观察神经元生长的树突和轴突分布等（活细胞工作站 + 激光防热漂移系统）。

（4）输出方式不同：数码相机的影像可直接输入计算机，处理后打印输出或直接制作报告，方便快捷。传统相机的影像必须洗印，其图像质量受胶卷、冲印液和冲印技术的影响很大。数码显微摄影拍摄的图片直接转化为数字化文档,可用多种软件处理,方便用于教学或编辑出版工作。

(5)分析测量功能不同:传统相机得到的照片通过扫描仪输入计算机后,通过传统软件分析处理,只能修改图像大小尺寸和对比度,无法计算某些生物学专用的参数,例如分析虫卵肉芽肿、测量免疫荧光相对强度和绝对强度等。

生物专业的数码相机一般都使用专门的图像分析处理软件,如某些软件,拥有图像采集、处理、轨迹跟踪、景深扩展、自动测量、统计分析、图像比较、图像调整、放大、拼接、位移矫正、添加标注、图像批处理、荧光合成、荧光定位分析等生物学实用功能,有的软件还支持 3D 影像和动态拍摄。

Bit(位)是计算机图像中的术语,用来描述生成的图像所能包含的颜色数。"深度是 8 位"意味着图像只含有 256 种颜色。现在的数码相机,每一种颜色的颜色深度都是 8 位。由于每一个像素的颜色都是由红色、绿色和蓝色三种颜色混合而成的,所以图像包含的颜色可达 256×256×256 共计 1.67 亿种,也就是所谓的 24 位色。8bit=256,10bit=1 024,12bit=4 096,14bit=16 384,16bit=65 536。

二、操作步骤

由于显微摄影装置的迅速发展,由胶片成像显影的普通显微照相技术发展到数字成像显影的数码照相技术,影像的质量、存储、再现、编辑等都有了大幅提升,二者的操作步骤也相差较大,下面简要介绍普通显微照相和数码显微照相的基本方法。

(一) 普通显微照相

1. 查看显微摄影所需的装置是否已装配齐全 透射光显微镜对染色标本进行感光片显微摄影所需要的基本配件:摄影显微镜,照相目镜或聚焦望远镜,聚焦放大镜,照相机后背,自动或手动曝光机构主体,自动或手动曝光控制器,滤光片,电源线和连接线,标本切片,底片。另外,需要准备好数据记录表格和吹气皮球、清洁液、镜头纸等清洁用具。将整个显微摄影系统正确合理连接安放,其余物品则安放在合适的位置。

2. 显微镜照相装置的操作使用及显微摄影操作步骤

(1)选定拍摄底片尺寸,常用 35mm 照相机拍摄。

(2)装底片方法要合适,把底片装入照相机时,确认底片是否绕上,不能使片头伸出收片轴的片槽口外,否则会使画幅的间隔不一致。

(3)选定底片的感光度,通过感光度旋钮选定。

(4)选定倒易律失效的补偿指数,通过感光片倒易律失效补偿指数旋钮选定。

(5)测定色温(彩色摄影用)或选定电压在 6V 以上(黑白摄影用)。彩色显微摄影时选定的色温,要与所用的彩色片型号相适应。日光型彩色片需 LBD-2 色温平衡滤光片且将 CTR 色温计标线调至 D;灯光型彩色片需 LBT 色温平衡滤光片且将 CTR 色温计标线调至 T。使用测量色温应在标本载物片的空白处,而不能在有标本的区域进行。黑白显微摄影时应将灯泡电压调在 6V 以上,通常加用绿色滤光片。

(6)将所需要的标本组织通过载物台转动旋钮调至视场中心,或将摄影的重点调到点测光标记的部位。

(7)对焦:显微摄影的调焦既可以通过摄影附件的取景目镜或聚焦望远镜进行,也可以通过双目镜筒中的目镜进行。但使用的目镜必须是取景目镜。在显微摄影前,必须对取景目镜进行屈光度的校正,每个人眼睛的屈光度不同,观察时通过微调旋钮调节物镜的工作距离以看清图像。但在照相时不能凭据不同操作者各自眼睛的视力差异作为调节参照标准,只能根据一个统一的指标,才能使成像精确聚焦在感光片平面上。在取景目镜中有双十字标志,通过调节取景目镜的近眼镜片的位置,就是转动取景目镜筒仁的圆环,使取景框中的双十字线达到最清晰的程度(图 28-1)。如此

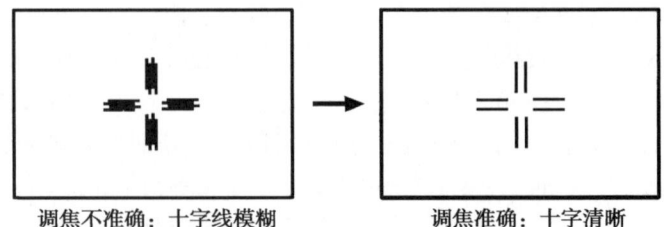

调焦不准确:十字线模糊　　　　调焦准确:十字清晰

图 28-1　取景目镜的焦距

再调节显微镜的微调旋钮以看清图像,其标本即位于设计的工作距离处。由于人的两眼的屈光度可能不同,所以校正双十字线和观察图像应由同一眼进行,用高倍和油镜物镜,调双十字线和图像比较正确,且误差较小;最低倍物镜可用聚焦放大镜以减少或克服调焦误差;中、低倍物镜在调焦后应环视图像与双十字线有无"移位"现象,无"移位"时即为调焦正确。

取景目镜的边上有一个定位销,它必须稳固地嵌入在目镜套筒的槽口中,否则就不可能正确地调焦,图像的焦点就不准。

1)用 ×1、×2 或 ×4 物镜时的对焦方法:在使用低倍物镜的时候,经常会发生调焦的误差。有一种聚焦放大镜,可以帮助我们克服误差,其方法见下面程序。在摄影以前,应该调节好取景目镜或聚焦望远镜中的双十字线,使之清晰,以符合观察者所用的那只眼睛的屈光度。把聚焦放大镜放在聚焦望远镜上,拧紧固定螺钉,移动标本的载物片,再调节双十字线焦点。焦点调正确的标准,必须使双十字线与标本图像同时清晰,才算对好焦点。

2)用 ×10 或 ×20 物镜时的对焦方法:先调好双十字线,再旋动显微镜微调旋钮,使标本与双十字线同时清晰,请注意双十字线与标本的图像位置有否移动。如果图像不移动,说明焦点已经对准,如有移动,须用微调旋钮重新调节。

3)用 ×40 或 ×100 物镜时的对焦方法:将双十字线调节清晰以后,慢慢地旋动显微镜微调旋钮,使标本图像与双十字线的焦点同时清晰。

(8)调节孔径光阑:将标本对焦后,根据选定的物镜,调节聚光镜的孔径光阑,以取得合适反差。孔径光阑一般收缩到物镜数值孔径的 60%~80%。

(9)曝光速度调节:根据标本所占摄影画面面积的多少,来调定曝光调节指数,查对快门速度,通过中性密度滤光片或调整光强弱。

(10)快门按钮:按下快门钮,曝光完毕,听到底片转过去的声音。

3. 洗片　感光片经曝光之后,在乳胶膜上形成潜影,然后在暗室内通过显影、定影等程序制成负片。有了负片,即平常所说的底片,就可以印在相纸上或放大纸上,即成为正片。

4. 显微摄影中波拉片的应用　波拉片(plaroid film)又称一步成像片。它最大的优点是在拍摄完毕后能直接看见照片,缺点是没有底片不能复制,且彩色还原效果比普通的彩色反转片稍差。

使用黑白片摄影时,应加用绿色滤光片,可得到好的反差。使用彩色片摄影时,由于波拉片的彩色照片整个画面偏浅绿色或蓝色,可用 CC10-20M 或 CC10-20Y 补偿滤光片,如需加强颜色反差可加用铷镨滤光片。由于波拉片比较容易受到倒易律失效的影响,所以曝光时间要调节在 0.05~0.5 秒之间,以求得到正确的曝光效果。

(二) 数码显微照相

数码显微镜的数据接口都采用的 USB 连接,为实验室不可缺的精密仪器,必须规范使用及维护。

1. 将 USB 线一端插入计算机的 USB 端口,另一端插入数码显微镜的 USB 端口。注意 USB 两个端口形状不同。

2. 双插头主电源线的一端插入 100~240V 开关电源输入端,另一端与供电电源相接。电源输入端插入数码显微镜的电源输入端。

3. 打开数码显微镜的电源开关,调整底座上的亮度调节旋钮至亮度适中。

4. 观察的标本放在数码显微镜载物台上,将切片标本放在载物台的通光孔处。

5. 先用低倍镜观察,调节聚光镜的可变光阑来获得最佳的照明效果。慢慢下降低倍物镜靠近切片,同时观察目镜,旋转粗准焦螺旋上升物镜,观察清楚后,将要放大观察的对象移至视野中央。

6. 转换到高倍物镜并用细准焦螺旋调整到清晰的物像。

7. 数码显微镜白平衡的调节。如果显示的图像严重失真,或者出现某种偏色,就应该进行白平衡。操作方法是将切片离开视野,将切片空白处置于视野中央,按住白平衡开关直到背景色至白色。

8. 将数码显微镜头部上的拉杆拉出至最后一档,此时显微镜处于既可目视观察又可进行 CCD 摄像状态。

9. 打开图像处理软件,选择 CCD 的驱动类型,确定驱动器类型,将自动进入预览状态。视窗中将显示被观察切片的图像。

三、显微照相的质量控制与注意事项

显微照相步骤较多,每个环节都会影响成像的质量。因此,在显微照相的过程中我们应该严格控制成像质量,并注意以下事项。

(一) 质量控制

有许多因素可影响所形成图像的质量,有些属于光学部件方面的低质量,有些则由于未能正确地调节并使用照明与光学部件。标本本身也能影响图像质量。

1. 图像不清晰或模糊　这是在显微摄影中最常见的问题,原因有:

(1) 显微镜调焦螺旋滑动。造成这种现象可能是显微镜太旧,调节器磨损或松了。可在精确聚焦后再仔细观察一段时间,注意物像的焦点是否有所改变。如果没有变化,再寻找其他原因。

(2) 照相机的快门开得过重或太快所造成的震动也可使焦点偏失。

(3) 在照相观察目镜中有一双十字线,这一双十字线必须清晰的聚焦。在曝光前应再校准一次,确定双十字线及标本两者都在焦点上。

(4) 当油迹出现在物镜的前透镜上、照相目镜顶端透镜上或标本载物片上,则图像是不清晰的,需擦拭干净。

2. 照明不均匀　照明不均匀即所记录的像出现一边比另一边要暗一些的现象。造成照明不均匀的可能原因有物镜及台下聚光镜没有适当地调成直线,或者照明器及里面的光源与显微镜没有正确地成一直线。

3. 分辨力差　分辨力差的主要原因可能是光阑使用不当,开口缩得太小;或者是聚光镜位置过低,标本颜色太浅,缺乏反差等。

4. 反差低　造成反差低的原因可能有:

(1) 光阑可能开得太大,造成了光斑,从而大大降低了像的反差。

(2) 有时在黑白摄影中为显示标本细节而使用的某种滤光片也会造成低反差,例如滤光片的颜色与标本相似则透射标本的颜色,这样就减低了标本与背景间的反差。在这种情况下可以通过:①选用只部分吸收标本颜色的滤光片。②应用比正常反差更强的胶片。③选用能产生较强反差的显影剂。

(3) 如果被拍摄标本的本身不能显示什么反差(如未经染色的活细胞),用上述方法可使反差得到某种程度改进,不同照明方法也可以改进反差。

5. 反差太强　这种情况主要出现在黑白摄影中,可能是由于下列原因造成的:①所用胶片为强反差的,但又没有选用低活性的显影剂。②在普通胶片上使用了强反差显影剂。③不适当地延长了显影时间。④错误选用了增加反差的滤光片。

6. 彩色还原不好　所谓彩色还原不好是指照片未能真实地显示标本的原有颜色,出现这种情况的原因有:①显微镜照明的色温与所用的彩色片需要的色温不相匹配;照明灯泡电压太低或太高;以及灯泡使用时间过久而发黑,导致画面背景带有红或蓝色。②常用的各种彩色片照相性能不同或彩色片型号相同乳剂号不同,导致画面背景带有绿或品红色。

7. 焦点不实的斑点　落在聚光透镜前表面上、光束中滤光片上或是目镜顶部表面上的尘埃微粒将被记录成为焦点不实的斑点。

(二) 注意事项

1. 普通显微照相的注意事项有以下几个方面:

(1) 显微摄影的房间光线宜暗,避免不必要的散光。对高倍显微摄影来说,明亮的工作室不易对焦;对低倍的放大摄影来说,室内的散射光,更会影响拍摄质量。

(2) 整个装置必须稳固,尤其高倍显微摄影更应注意防震;室内应是水泥地板。

(3) 对焦必须正确。

（4）光源、聚光镜、标本、物镜、目镜、底片中心，必须全部在一条光轴直线上，否则会影响照明的均匀性。

（5）照片上的全部视野，尽可能在同一平面上，最好应用摄影专用的平面目镜。

（6）当发现照片中景深不够时，可改用低倍物镜与聚光镜，再用高倍目镜及增长皮腔长度来增大放大倍数。

（7）对无色透明或不染色的标本拍摄时，应缩小聚光镜（孔径）光圈，使它小于物镜的 NA，可增大反差；或稍改变聚光镜位置，使它的焦点超过标本平面，会在透明体的边缘出现黑白分明的分界线。

（8）照明不均匀多半是由于照明方法不当，及镜筒内壁发生反光所致，应注意纠正。

（9）胶片面距离目镜不要太近，一般在 10~12cm 为宜。照相时只取中间部位。

（10）加装相机时，必须防止接合器件的内部反射光造成的模糊现象与幻影。

（11）高于 ×12 的目镜不推荐使用，用它只能使物镜的像放大，而不能提高分辨细节的能力。

2. **数码照相的注意事项** 数码显微镜采取照相装置和软件的组合制作而成，能够满足日常检查到复杂分析的各类应用，在使用数码显微镜的时候，一定要按照操作要求进行，并做好安全防护工作。

（1）不能用手指直接触摸数码显微镜的镜头，防止镜头受污，也不能自行拆卸设备内部零件或者是改变内部构造，以防止造成数码显微镜故障。

（2）不能湿手插上或者是拔下电源的适配器或者是其他的接头的，以防发生触电事故。

（3）在使用或者不使用数码显微镜的时候，不能将其他设备的电源插头插入到该设备中，以防发生意外事故，也不能使用酒精等有机溶液去清洁数码显微镜。

（4）如果数码显微镜的取景窗或者是镜头发生受潮或者是弄污的话，要使用专用的镜头纸擦拭干净。

（5）如果在户外使用数码显微镜的时候，一定要做好适当的防护措施，因为环境的温度和湿度都会对其造成不良影响。通常数码显微镜适合的温度在 40℃ 以下、湿度在 40%~80% 之间。

第二节 显微摄像技术

显微摄像又叫显微电视技术。它是通过数字摄录一体机把显微镜放大的图像传输到显示屏幕、记录在录像磁带、数据存储卡（棒）上或直接存储于计算机中。

一、显微摄像系统组成

显微摄像系统主要由数码显微镜和数码摄像机两部分组成。它们的组成和功能简要介绍如下：

（一）数码显微镜

只有数码照相机还不能完成前面所述的多种功能，必须与相应的装置组合成系统才能进行，一个基本的数码显微摄像系统包括以下的几个部分：

1. 适合显微摄影的显微镜，配以相应适配器，与数码照相机连接。

2. 高分辨率的显微数码照相机。

3. 操作简单方便的控制器。

4. 数据存储卡。

5. 与计算机传输数据用设备，如直接连接的电缆，或读卡器。

6. 计算机。

7. 相应软件系统。

8. 输出设备，如照片打印机等。

在以上内容中，高性能的显微镜提供显微原像是先决条件，功能完备的软件系统是关键，高分辨率的数码照相机则是整个系统的核心。

数码照相机因具有更高的灵敏度、分辨率、信噪比，以及更快的定位速度和更佳的颜色定位能力等，从而被广泛应用。

（二）数码摄像机

在显微摄像时，显微镜将标本微细结构放大，其图像投射到目镜上方的摄像机摄像管靶面上，摄像管把图像转换成电信号，通过电缆线传送到显示系统，显示器（电视机）再将电信号还原为图像；当电信号传送到录像部分则将信号记录到磁带或数据存储卡（棒）上；当电信号传送到计算机则通过采集卡将信号存储到计算机硬盘上。

显微摄像系统由照相显微镜、小型数字摄录一体机、显示器（电视机）和计算机组成。

1. **显微镜**　对显微镜的要求同显微照相。能供照相用的显微镜均可用于显微摄像。对显微镜的使用要求与显微照相相同。

2. **数字摄录一体机**　多用小型数字摄录一体机，要求体积小，重量轻，解像力好。水平分辨率不低于350线，能在低照度下拍摄，灰度分辨等级应达5级，带有液晶显示屏、数据存储卡（棒）。

3. **显示器**　一般电视机即可作为显示器，有条件者可购买专用显示器（监视器）。

4. **计算机**　带有采集卡或读卡器的计算机，并配有相应的处理软件系统。目前新型的数码摄像机，可以利用随机软件，通过USB数据线直接导入计算机，从而省却了"采集卡"和"采集处理软件"。

二、操作步骤

数码显微摄像系统在应用前，要将各个设备连接并进行设置和调试，以保证设备的正常运行，获得高质量影像。现将各个设备的基本操作简述如下：

（一）数码显微摄像系统连接与调试

1. 将显微摄影用目镜放入显微镜竖直目镜筒内。

2. 卸下数字摄录一体机普通光学镜头。

3. 将连接部件数码摄像显微接头固定在数字摄录一体机镜头接口处。

4. 将数字摄录一体机连同数码摄像显微接头安放在显微镜竖直目镜筒上，固定稳妥。

5. 将数字摄录一体机电源适配器（有的数字摄录一体机无此器件）的电缆线与数字摄录一体机连接。

6. 将数字摄录一体机上的信号输出电缆与显示器或计算机连接。

（二）数码显微摄像

1. 正确连接拍摄系统，打开各部分电源开关。

2. 把电视机频道选择开关，置于AV状态，如使用的是专用监视器或通过数字摄录一体机自带的液晶显示屏监视则不需此步。

3. 调整好显微镜光路系统。

4. 调整数字摄录一体机白色平衡。白色平衡（简称白平衡）的调整是实现彩色还原的重要因素，在拍摄前应调整好数字摄录一体机的白平衡。根据需要，可采用手动或自动白平衡调节。

5. 调弱显微镜光源，将要拍摄的玻片标本放于显微镜台上，找好部位，使用显微镜调节旋钮调焦清晰，图像便可显示于监视屏幕上，按动摄像开关，即可把图像记录于磁带、数据存储卡（棒）或存储于计算机中。

（三）数码影像存储

拍摄完成后及时存储与备份图像，最好一套硬盘，一套光盘。

1. 存储卡内的影像资料需要及时拷贝到移动硬盘内，防止计算机系统出现问题，导致数据丢失。

2. 同时需要将影像数据刻到DVD光盘上，刻好的光盘最好在计算机进行播放检查是否能顺利读出，确保影像数据安全。

三、影响图像质量的因素及处理方法

数码成像的图片质量受到标本、显微镜、数码摄像系统等多种因素的影响。因此，我们要熟练掌握数码成像系统的操作方法，掌握影响图像质量的因素及其处理方法。各个环节的影响因素及其处理对策简述如下：

（一）标本问题

1. 切片标本太厚,薄厚不均匀,标本有刀痕。切片厚度控制在 $4\sim6\mu m$;切片时应固定好标本及刀具;注意检查切片刀,避开刀口。

2. 切片表面不干净,有油渍、灰尘和指纹等。需要用二甲苯仔细擦拭切片。

3. 切片染色不良,出现染色不均匀、染料污染。严格执行染色流程,控制好染色质量。

4. 切片脱水不足,透明不良。更换脱水剂或者透明剂,或者延长作用时间。

5. 封片中性树胶太厚,树胶溢出到盖玻片表面。注意中性树胶的浓度,注意滴胶量,确保不能太多或者不足。

6. 切片放置不平,载玻片放置于显微镜载物台时,注意确保切片保持水平。

（二）显微镜问题

1. 物镜放大倍数与图像质量有关　物镜放大倍数愈大,焦点深度愈浅,图像整体清晰度差。因此物镜放大倍数的选择,要根据被摄物体的大小及所需内容来选择。

2. 目镜放大倍数与图像质量有关　目镜的放大倍数关系到图像的分辨率和图像的质量,最高、最适合的目镜放大倍数可用下列公式计算:

$$X=1\,000\times 物镜的镜口率(物镜镜头上注明 N.A)/物镜放大倍数$$

例如:物镜的镜口率 N.A 为 0.65,物镜放大倍数为 43,则目镜放大倍数 $X=1\,000\times0.65/43=15$(倍)。摄像时可根据以上公式,选择适合的目镜放大倍数。

3. 显微镜集光器与图像质量有关　显微镜集光器的作用是收集从光源射来的光线,并聚集成光束,以增强照明光度,调节光圈,改变光线的强弱,使物像清晰。物镜的分辨率受集光器镜口率的影响。

$$物镜有效镜口率 =(物镜镜口率 + 集光器镜口率)/2$$

例如:镜口率为 1.2 的物镜,可与镜口率为 0.5 的集光器配合使用,则物镜有效镜口率 $=(1.2+0.5)/2=0.85$,物镜的有效镜口率就降低为 0.85。因此,在使用集光器时应注意集光器的镜口率应该与物镜的镜口率一致。

4. 显微摄像接头与显微镜之间的距离 d 与倾角 α 的关系对图像质量有影响。由于 d 与 α 是可变的,当 d 大时,外来散射光射入,影响被摄图像清晰度;当 α 大时,光轴偏离,监视器屏幕上出现暗角。因此,距离 d 与倾角 α 越小越好。

（三）数码摄像系统问题

1. CCD 质量很关键　图像质量与 CCD 具有直接关系,选择合适的 CCD 对于成像质量起着至关重要甚至决定性的作用。

2. 数码显微镜摄像软件白平衡很重要　如果显示的图像严重失真,或者出现某种偏色,就应该进行白平衡。操作方法是将切片离开视野,将切片空白处置于视野中央,按住白平衡开关直到背景色至白色。

3. 色彩失真调整,如果已经进行白平衡图像依然不佳,就需要调整红绿蓝色道和色彩饱和度。

四、注意事项

数码成像系统的每个环节都会影响图像质量,在操作过程中应注意以下事项:

1. 显微摄像装置应放于稳固的台面上,在拍摄时要特别注意防震,因为显微镜具有很高的放大倍数,即使是轻微的震动,拍出的画面也会产生严重的晃动,甚至造成影像一片模糊。

2. 当显微镜物镜下没有标本时,不得有强光射入,以免使摄像机产生眩光,损坏摄像靶（CCD 感光部件）。开机前集光器光圈也应开到最小,防止烧坏摄像靶。

3. 在摄像机与显微镜之间调节距离 d 时,要防止显微镜目镜碰碎数码摄像显微接头的镜片。

4. 开机时间一次不可过长,使用 $1\sim2$ 小时应停机 10 分钟左右。

五、显微摄像在寄生虫学研究中的应用

显微摄像具有广泛的应用领域,在寄生虫学的教学、科研、以及寄生虫病的诊断和病案分析方面有广

阔的应用前景。

（一）教学方面

理论课教学中可以利用显微镜摄像系统拍摄各种病原体和细胞的显微照片,制作成多媒体 CIA 课件,能更好地适应学生的认知模式。利用显微摄像技术,我们可以清晰地表达一些组织结构或寄生虫的形态变化过程,并且可以配合文字和声音解释。实验教学中使用显微镜摄像机显示系统,可以将镜下结构或动态变化通过显示器或者投影仪展示;也可以通过显微摄像系统寄生虫等病原体的生活史或致病过程,辅助实验教学,特别是适用于缺乏标本或条件受限的实验教学。

（二）科研方面

摄像技术为寄生虫学的生活史和动态形态学研究提供了有用的工具,可以更直观地记录寄生虫的活动情况,如昆虫的变态过程、运动与活动特点等。数码摄像技术的日益成熟和普及,为寄生虫的显微摄像提供了更方便的技术,如可对寄生虫的活动、交配、虫卵孵化、幼虫蜕皮和发育等各时期的情况及形态变化等以及寄生虫侵入、损伤宿主组织或细胞、体内移行过程等详细摄录下来,能更客观地了解寄生虫的生活活动规律、变化过程及致病情况等,为寄生虫学的研究提供直观的影像资料。

（三）医疗方面

显微摄像技术在临床医疗方面也具有比较广泛的应用,尤其是病理科和检验科更为重要。对病理标本或检验标本可以拍照留存,也可以对检测到的寄生虫等病原体做动态摄像,用于教学、科研和临床病例分析。

（程彦斌）

第三节 显微数码互动实验室系统简介

数码显微互动实验室系统（digital microscopical interactive classroom system）是一种利用数码显微镜和局域网络,实现双向/多向交互模式的显微形态教学新手段。该系统广泛应用于各类形态学教学和培训课程当中。系统将教师端和学生端的数码显微镜,通过有线或无线局域网互联,使用全新的分布式数码互动软件系统进行设备间信息交流,实现了全面的图像数据共享和灵活的语音交流,极大方便了教学互动和教学效果的测验,为教学提供了一种崭新的手段。

一、显微数码互动实验室系统组成

显微数码互动实验室系统要满足教师和学生在教学过程中全面需求,依靠各类硬件设备和软件系统的协调,才能完成各项工作。按照各个子系统功能的不同,显微数码互动实验室系统主要由硬件系统、软件系统和考试系统三部分组成。

（一）硬件系统

1. 学生数码体视显微镜系统,可根据需要和成本选配不同像素的一体化数码显微镜。一般成像像素可控制在 100 万 ~500 万像素以内。

2. 教师数码体视显微镜系统,500 万 ~900 万有效像素的高分辨率数码显微镜,图像更加清晰。教师端可以实时播放 DVD、Flash 等课件。

3. 计算机硬件系统。

4. 语音问答系统。

5. 投影机及屏幕系统。

6. 有线或无线局域网络系统。

（二）软件系统

1. 系统控制软件(视频、语音、网络通信控制)。

2. 教师端高级图像软件。教师端可以控制学生端每台电脑及显微镜;可以把某一个学生图像传送给所有学生;可以把教师端图像传送给所有学生;可自动开启学生端软件和自动关闭学生电脑;可以实时监控所有学生的电脑屏幕,加强教学管理。

3. 学生端独立图像软件。拥有独立的图像处理分析软件包,有效提高学生自主分析能力;有讨论教学指针,实现与教师在显微镜下图像的动态实时讨论;可通过短信交流方式与教师进行图文并茂的沟通。

(三)考试系统

考试系统实现无纸化考试及考试统计分析自动化。考试系统使老师自主设定考试内容,随时进行教学效果测验;学生只需通过系统平台即可参与考试;系统自动分析学生答题情况,方便老师了解学生的学习情况。

二、显微数码互动实验室系统功能

本系统是基于计算机的新型多媒体教学系统,通过专用软件可以同时控制学生端多达64台数码显微镜的图像显示、捕捉和放大,以及教师端高像素的数码显微镜的图像显示、捕捉;并可对每一台数码显微镜的实时图像进行单独调整;强大的语音功能能够方便师生之间的交流,使得讨论内容更明确,沟通更方便。具体功能如下:

(一)各种捕捉方法

1. 静态捕捉　对任一动态图像进行单帧捕捉,存储到硬盘。

2. 自动定时捕捉　能够按一定的间隔时间进行捕捉,捕捉的帧数和时间间隔可根据需要在软件中自由设置。

3. 动态录像捕捉　可以对动态图像进行录像、保存。

(二)语音系统的特点

1. 全通话模式　教师通过耳机话筒对全体学生进行通话,学生可以使用耳机进行收听,但不能发言。

2. 师生对讲模式　教师可以与学生进行一对一或一对多的通话,只有被选择的学生才可以收听和发言,最多可以同时与6位学生进行语音交流。

3. 学生示范模式　教师可以选择一位学生进行交流对话,其他学生都可以收听到谈话内容,但不能发言,最多可以同时与6位学生进行交流。

4. 分组练习模式　将学生按照序号自动分为4人一组,组内学生可以互相交流,教师可以随时加入,方便师生互动。

5. 响应呼叫模式　学生有问题可以呼叫教师,教师收到信息后,可以对该学生的呼叫进行响应,并进入通话模式;如无回答必要,可将呼叫信息清除。

6. 允许拍照模式　学生在观察过程中,如有拍照请求,在教师的许可下,可以将图片捕捉下来并存储到硬盘中。

7. 音量调节功能　可以对教师的耳机和话筒进行音量调节。

(三)图像处理功能

1. 图像采集　可对实时图像进行捕捉、间隔捕捉、录像。

2. 图像管理　对图像文件进行新建、打开、编辑、保存、打印报告及相册管理(含图像合并)等功能。

3. 图像处理　调整、镜像、反转、白平衡、改变图像尺寸、三维显示、放大镜、平滑、低通滤波、高通滤波、灰度形态学、其他过滤器、直方图均衡、发现边缘、自定义滤波器;专业自动拼图模块还具有支持多种图像输入格式,将拍摄到的切片的各个部位的局部图像按顺序自动、准确、快速拼接,得到整个切片的图像,最大可支持20×20张图像的拼接。

4. 校准与测量　校准尺度后对图像进行直线、矩形、圆、圆(3点)、椭圆、多边形、不规则多边形、角度、折线等的测量。

5. 图像分割处理　对图像进行分割、分割设置及对分割结果进行自动计算、选取目标、目标腐蚀、目标扩展、填充孔洞、去除噪声、目标内轮廓、目标外轮廓、目标梯度和八种颜色分割等处理。

(四)其他功能

1. 学生可以在计算机上生成实验报告。

2. 教师可按不同班级不同学生生成实验档案,以便查询及考核。

3. 播放录像、远程共享。

(五)网络化显微数码互动实验室系统

如果为每个学生端配备计算机,接入计算机网络,该系统的功能将进一步完善与提高。

1. 控制功能

(1)在网络服务器硬件允许范围内,可显示多达 64 个学生端图像。

(2)任一实时画面单独调整,包括:

1)白平衡:还原实时图像的真实色彩;

2)RGB:进行实时图像的红、绿、蓝颜色调节;

3)除噪声:去除由于数据传输过程中产生的噪声,得到最佳的图像效果;

4)背景平衡:对实时图像的背景光进行平衡处理,得到理想的图像效果;

5)动态滤色:得到实时动态的滤波处理效果(反转、灰值化、红、绿、蓝处理)。

(3)学生可生成实验报告:MIG 格式功能可把虚拟电子切片转成 MIG 格式,在上课时给学生做自动播放,播放的速度可调,播放时每幅图像可增加录音讲解,实时测量分类细胞的大小,可进行实时分割、染色处理,从而达到最佳的教学效果。

2. 管理功能

(1)教师端可以将本机图像通过两种方式传送给学生电脑:

1)屏幕传输方式。教师将屏幕内容传输给学生,学生只能看到教师如何操作,而不能自行操作,起到示教作用。

2)图像传输方式。教师将本机的图像内容传输给学生,学生既可以看到教师的图像,也可以切换浏览学生端本机图像。

(2)教师可以控制将任意一位学生的图像传送给其他学生,供讨论、学习或示教。学生端有讨论教学指针,实现与教师在显微镜下图像的动态实时讨论;学生可通过短信交流方式与教师进行图文并茂的沟通。教师可以实时播放 DVD、Flash 等课件到学生端,无延时。

(3)教师可以控制任意一位学生的电脑,以控制教学进程,了解学生的实时学习情况,防止学生进行电脑违规操作,保证教学秩序。

(4)教师端可以远程控制、关闭所有学生电脑,便于教师统一管理。

3. 图像分析软件功能

(1)使用去模糊多层聚焦模块可去模糊多焦面合成图像,即将不同焦面的图像进行合成得到清晰完整的整幅图像。

(2)增加高倍物镜的景深。

4. 考试系统软件 本系统具有以下基本特点和功能:

(1)支持题型:单项选择、多项选择、填空题、判断题、问答题、阅读理解题,其中单项选择、多项选择、判断题可以自动评分,其他题型需手工评分。

(2)考试类型:自我测验和常规考试,可分随机试卷、固定试卷。

(3)题库分级:①知识点,一般可对应教材里的每一单元;②题库集,一般可对应开设的课程;③题库,一般可对应同一课程每学期不同教材。对题目难度可进行分级,以满足不同的测试需要。

(4)考试及查分模块:评卷模块采用 B/S 结构,直接使用 IE 浏览器,不需安装客户端程序。

(5)用户管理模块:由系统管理员负责将各教师、学生、班级的账户信息输入数据库,包括用户名、密码,教师根据相应用户名登入系统进行组卷、评卷等工作;学生根据相应用户名登入系统参加考试、查询分数,并可查看本次考试的所有参考答案及本人在各知识点的正确率(采用图形表示)。

(6)题库管理模块:由管理员负责新建题库集、题库、并输入题目,每次手工出卷的题目也可自动加入题库。

(7)试卷管理模块:分自动组卷和手工组卷。自动组卷即输入出卷策略,由系统自动从题库中产生符合要求的试卷,也可以采用自动组卷＋手动换题的方式,并将题目自动加入题库;对每次考试所有考生的答题情况可进行分析,如各知识点的平均正确率,每个考题的答错的学生人数等。

三、显微数码测量

显微数码显微镜在数字化成像后,均可标示图片放大倍数、靶标物的大小和面积的测量以及自动计算等工作。显微数码测量的准度受到显微镜镜头的精度、测量标准的精度、放大倍数以及人员操作的精度等因素的影响。因此,显微数码的测量首先要做到测量标准的校准,以及测量流程的精准操作。不同的显微数码显微镜系统均提供标准尺度及其校准方法,以及测量流程的操作方法。操作人员要进行学习培训,熟练掌握测量流程,提高测量精度。我们以 Motic 显微数码显微镜系统为例,简要介绍显微数码测量的流程。

(一) 显微数码系统的校准

本系统提供三种校准方式:用校准圆校准、用十字刻度线校准和用刻度线校准。校准前需将显微镜生产厂家提供的标准尺寸板,分别在不同倍数的物镜下拍照、保存,供校准使用。

1. 校准圆校准　打开校准向导窗口,点击用校准圆校准标签;点击装入图像按钮,选择提前拍好的带有校准圆的图像;点击打开按钮即可装入所选的图像;输入采集该图像所用的物镜的倍数以及图像中校准圆的直径,然后点击校准按钮进行校准。自动校准后出现存储对话框,输入列表中相应的标定名,保存校准结果,以便应用于测量操作。关闭校准窗口。

2. 十字刻度线校准　打开校准向导窗口,点击用十字刻度线校准标签;点击装入图像按钮,选择提前拍好的带有十字刻度线的图像;点击打开按钮即可装入所选的图像;装入图像后,图像上将出现一个圆;将圆心(设为"O")放到十字刻度线的原点,然后将与圆心水平的点(设为"A")放到水平刻度线的任意一个刻度上,最后再将与圆心垂直的点(设为"B")放到垂直刻度线的任意一个刻度上;确定采集该图像所用的物镜的倍数,然后将"OA"和"OB"的实际长度分别输入"宽""高"两栏;点击校准按钮开始校准。校准后出现存储对话框,输入列表中相应的标定名,保存校准结果,以便应用于测量操作;关闭校准窗口。

3. 刻度线校准　打开校准向导窗口,点击用刻度线校准标签;先点击刻度线保持水平标签,再点击装入图像按钮,选择带有水平状态刻度线的图像,装入所选的图像;点击刻度线保持垂直标签,再点击装入图像按钮,选择带有垂直状态刻度线的图像,装入所选的图像(两幅图像必须是用相同倍数的物镜采集的);装入图像后,图像上将出现一条线段。将两条线段(在水平刻度线上的设为"A",在垂直刻度线上的设为"B")的端点拉放到刻度线的两个不同的刻度上;确定采集图像所用的物镜的倍数,然后将线段"A"和"B"的实际长度分别输入"宽""高"两栏。点击校准按钮,出现存储对话框,输入列表中相应的标定名,保存校准结果,以便应用于测量操作。关闭校准窗口。

(二) 测量靶标物的类型

校准尺度后,对图像进行直线、矩形、圆、圆(3 点)、椭圆、多边形、不规则多边形、角度、折线等的测量。

(三) 测量流程

首先选定图片拍摄显微镜物镜的倍数,然后选择测量靶标物的类型,将鼠标放在测量靶标物上,待鼠标变成手形鼠标时,即可沿靶标物外形移动鼠标,直至测量完毕。鼠标边上的方框内显示靶标物的测量值。把鼠标放在所画的图形上,待鼠标变成十字形状时,可移动鼠标所作的图形。

使用直线命令可以测量用鼠标画出的线段的长度。将鼠标指针放置在线段的端点上,当手形指针出现时点击并拖动鼠标将可改变所画线段的长度,而线段旁的方框中的测量结果也将相应地做出改变。将鼠标指针放置在所画的线段上,当指针形状变为十字箭头时点击并拖动鼠标就可以改变该线段的位置。

使用矩形命令可以测量用鼠标画出的矩形的宽、高、面积和周长。将鼠标指针放置在矩形的顶点上,当手形指针出现时点击并拖动鼠标将可改变所画矩形的大小,而矩形旁的方框中的测量结果也将相应地做出改变。将鼠标指针放置在所画的矩形的边上,当指针形状变为十字箭头时点击并拖动鼠标就可以改变该矩形的位置。

使用圆命令可以测量用鼠标画出的圆形的半径、面积和周长。将鼠标指针放置在圆形的半径的端点上,当手形指针出现时点击并拖动鼠标将可改变所画圆形的大小,而圆形旁的方框中的测量结果也将相应地做出改变。将鼠标指针放置在所画的圆形的圆心上,当指针形状变为十字箭头时点击并拖动鼠标就可以改变该圆形的位置。

使用圆(3点)命令可以测量用鼠标画出的圆的半径、周长和面积。将鼠标指针放置在任意一个用于确定所画圆形的点上,当手形指针出现时点击并拖动鼠标即可改变所画圆形的大小,而测量信息框中的测量结果也将相应地做出改变。将鼠标指针放置在所画的圆的圆周上,当指针形状变为十字箭头时点击并拖动鼠标就可以改变该圆的位置。

使用弧命令可以测量鼠标产生的弧形的半径、周长和弧长。将鼠标指针放置在弧的端点上,当手形指针出现时点击并拖动鼠标将可改变所画弧的大小,而弧形旁的方框中的测量结果也将相应地做出改变。将鼠标指针放置在所画的弧上,当指针形状变为十字箭头时点击并拖动鼠标就可以改变该弧形的位置。

使用椭圆命令可以测量用鼠标画出的椭圆图形的长半轴、短半轴、面积和周长。将鼠标指针放置在椭圆形的长、短半轴的端点上,当手形指针出现时点击并拖动鼠标将可改变所画椭圆图形的大小,而椭圆图形旁的方框中的测量结果也将相应地做出改变。将鼠标指针放置在所画的椭圆形的圆心上,当指针形状变为十字箭头时点击并拖动鼠标就可以改变该椭圆形的位置。

使用多边形命令可以测量用鼠标画出的多边形的面积和周长。将鼠标指针放置在多边形的顶点上,当手形指针出现时点击并拖动鼠标将可改变所画多边形的大小,而多边形旁的方框中的测量结果也将相应地做出改变。将鼠标指针放置在所画的多边形上,当指针形状变为十字箭头时点击并拖动鼠标就可以改变该图形的位置。

使用自由线命令可以测量用鼠标随手绘制曲线的长度。将鼠标指针放置在所画的曲线上,当指针形状变为十字箭头时点击并拖动鼠标就可以改变该曲线的位置。

使用不规则多边形命令可以测量用鼠标画出的不规则图形的面积和周长。将鼠标指针放置在所画的不规则图形上,当指针形状变为十字箭头时点击并拖动鼠标就可以改变该图形的位置。

使用角度命令可以测量用鼠标画出的角的度数。将鼠标指针放置在角度的边的端点上,当手形指针出现时点击并拖动鼠标将可改变所画角度的大小,而角度旁的方框中的测量结果也将相应地做出改变。将鼠标指针放置在所画的角度上,当指针形状变为十字箭头时点击并拖动鼠标就可以改变该角度的位置。

使用自动分割命令将对当前图像自动进行分割。点击自动分割按钮后,程序将利用阈值把目标区域和背景分离开来,并在目标区域填充预设的颜色。分割操作后得到的图像将出现在图像窗口中。

自动计算命令用于对已分割的图像进行计算并提供计算结果。计算结束后将显示已分割图像的详细资料:目标数、总面积、目标面积占图像视场的百分比、最小目标面积、最大目标面积、目标平均面积、最小目标周长、最大目标周长、目标平均周长以及各目标的编号、面积和周长。

四、显微结构图描绘

在科研和教学过程当中,我们常常需要描绘器官、组织、细胞、细胞器等显微结构的形态,以便掌握结构层次和加强记忆。描绘这些形态时要求掌握以下几个原则:

1. 点线图 由点和线组成的图片,以点的稀疏代表密度或透光度。一般不要求描涂。
2. 放大倍数 整个图片要按照显微镜下实物的大小,按比例进行描画。图片要标明图片的放大倍数。
3. 结构关系 图片要清晰展示组织器官或细胞间的位置关系和结构层次关系。
4. 真实性 图片要真实反映目标物的基本结构和特征性结构,但要排除标本中的假象。
5. 标题与标注 图片要标注目标物结构的名称,以直线标注,勿交叉。同时要标写图片的标题和图序。

显微结构图描绘的方法有应用显微描绘仪描绘、应用网目显微测绘尺描绘、应用目视法直接描绘、应用画图软件(Photoshop、CorelDraw、CAD、Windows等)描绘等。这些方法均有各自的特点。绘画者要熟练掌握相关知识,反复练习,遵照绘图原则,制作精美图片。

五、标本数字化

信息数字化是信息存储、传输、共享的基础。随着信息技术和网络技术的飞速发展,移动互联网的广泛普及,将医学大体标本、组织切片以及标本玻片的组织结构转化为数字化图像已成为现实。数字图像因其高清化、直观化、便利性等特点,在高校医学教学中逐渐得到了普及。标本数字化是建立教学资源库和师生互动教学的基础性工作。我们简要介绍医学标本数字化的方法和要求。

1. 标本筛选 在人体寄生虫学教学过程中,我们有大量的玻片标本和大体病理标本供学生观察和实践学习。在将这些标本数字化之前必须筛选标本。筛选的标准是病变典型、器官结构清晰,颜色保持较好;虫体形态完整、典型,虫体密度合适;玻片或标本干净,透光度好,染色适度。

2. 大体标本的数字化拍照 根据大体标本的病变部位和病变特点,利用高清数码相机或摄像机从不同角度拍成高清数码照片或视频,通过专业的图片或视频处理软件,剪辑出一个标本的典型高清病变图像或视频,对典型的病变特征予以标注或配以视频讲解。也可以通过专业的 CCD 三维大体标本拍摄装置,使标本立体旋转 360°,每隔一定角度拍摄一张全景图像,利用图像处理软件处理图像,打造三维病理或成虫大体标本数字图像。制作的三维数字标本可以连续缩放、多角度观察、图片分辨率无损放大并显示全景导航。

3. 玻片标本的数字化 寄生虫虫卵或发育阶段(期)大多比较小,需要借助显微镜进行观察。我们可以利用数码显微镜观察玻片标本,发现典型寄生虫形态,调节适合的光线和色差,即可拍照保存图片,并记录标本信息。图片后期可以利用图像处理软件进行后期处理,以获得高质量数字化图像。所谓高质量图像就是图像像素够大、画面要有较强的立体感、较好地表达出标本的质感,画面清晰、层次细腻。

4. 数字化玻片或切片 利用数字多媒体系统对玻片或切片进行显微镜下数字化扫描。按需要选取 4×、10×、20×、40× 和 100× 放大倍率观察,由专业 CCD 相机连续拍摄显微镜下图像,获得整张组织切片的图像,进行无缝拼接得到一张完整的数字切片,可进行标注、测量、保存和显示文字说明等。数字玻片有利于学生在多媒体终端自主寻找、辨认和分析。数字玻片可完全模拟光镜下观察标本的全过程,有助于培养学生的探索能力。

5. 数字标本的后期处理和保存 应用 Photoshop 等图像处理软件对标本图像进行后期处理,包括图像的角度、大小及透视调整,标本图像的抠图处理,标本图像的饱和度、对比度、亮度调整,以获取高质量标本图像。保存图像为 PNG、Tif、JPEG 等文件格式。PNG 格式能保证不失真、存储形式丰富,能把图像文件压缩到极限,便于网络快速传输。

建立数字标本资源库,一方面有利于寄生虫学教学过程中充分展示寄生虫的形态特点、动漫及虚拟仿真的构建、多种网络平台的传输,另一方面也有利于珍稀寄生虫标本的保存和共享。数字标本即可丰富教学手段,也能提高学生学习兴趣,是现代化教学方法发展的方向。

(司开卫)

参 考 文 献

[1] 李天宝,张录璐,黄萍. 3D 超景深显微摄影技术在昆虫种类鉴定中的应用[J]. 科技与创新,2021,1:180-181.
[2] 董娟娟,吴怡娴陈,邬锦,等. 创意显微摄影在组织学及病理学教学中的应用[J]. 中国组织化学与细胞化学杂志,2019,28(6):569-572.
[3] 张卫光,林珊,杨广玲,等. 昆虫学实验教学中超景深显微摄影技术的应用[J]. 中国现代教育装备,2018,1:5-7.
[4] 成克伦. 数码显微摄影在病理工作中的应用[J]. 医疗装备,2014,27(7):8-9.
[5] 陈海宁,陈韶红,张永年. 数码显微摄影在检测寄生虫虫卵中的应用[J]. 热带病与寄生虫学,2014,12(2):112-113.
[6] 张卫光,杨广玲,赵春青,等. 实验教学中植物病原微生物显微摄影技术的应用[J]. 实验科学与技术,2013,11(6):27-29.
[7] 王小平,张凌,王亚平,等. 影响显微摄影清晰度的关键操作技术[J]. 中国医学教育技术,2013,27(3):372-375.

［8］　姚莹,吴晓宁,邓茂芳.数码显微摄影技术在天然药物学实验教学中的应用［J］.浙江医学教育,2013,12（1）:16-17.

［9］　崔慧林,张涛,景雅.数码显微摄影中应注意的几个方面［J］.中国医学教育技术,2008,22（6）:588-590.

［10］　郭丽洁,张育红,王雁,等.医学实验室的光学显微镜图像记录技术-显微照相术［J］.中国医学装备,2007,4（4）:40-43.

［11］　马国华,鲁平,刘燕,等.显微摄影与显微镜使用常见相关问题［J］.河北医科大学学报,2005,26（4）:303-304.

［12］　赵尔增.显微摄影技术与质量控制［J］.人民军医,2005,48（8）:476-477.

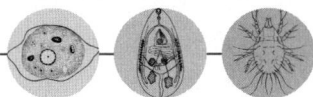

第二十九章

激光扫描共聚焦显微镜技术

激光共聚焦显微镜是利用激光作为光源,采用点照射成像和共轭聚焦技术,对标本进行逐点探测并收集数据,然后利用计算机对所观察分析的对象进行数字图像处理,形成三维(three-dimensional,3D)重建的一套观察和分析系统。

第一节 概 述

普通光学显微镜一般采用场光源,汞或氙源的照明光均匀地分布于整个标本,光线在样品中的弥散照射使得来自物镜焦平面以外的区域反射的光线会同时被检测到,从而产生失焦(out-of-focus)现象;在荧光显微镜中,视野中的所有染料分子都会被激发,包括那些在焦平面以外的其他区域的荧光染料分子。失焦的光线会降低图像的信噪比,影响图像的清晰度和分辨率,使图像变得模糊;尤其是标本的厚度在 $2\mu m$ 以上时,其影响更为明显。

自 20 世纪 80 年代后期开始应用的激光共聚焦显微镜(laser confocal microscope),其成像方法与传统光学显微镜不同,它采用一束或多束聚焦的点光源(通常为激光)为显微镜提供照明,且照明和检测聚焦在标本中同一个衍射限制点上,采用这种方式对标本进行逐点探测和扫描,最终建立完整的图像。共聚焦显微镜的一个优势是,由于是点状聚焦,成像过程中焦平面以外的任何光线对图像的影响都很小,从而减少了在光学显微镜中由于衍射光干扰造成的失焦现象和图像模糊。共聚焦显微镜的另一个显著优势是可以提供光学切片(optical sectioning),即通过共轭聚焦逐点扫描最终形成完整的标本切片(面)。这种图像的采集方法是通过系统进行的无创性探测,它使用光线扫描而不是机械方式完成对标本的切片。

1955 年,为实现在未染色的活体脑组织中制备神经网络图像的目的,Marvin Minsky 建造了世界上第一台共聚焦光学显微镜。在明斯基最初的共聚焦显微镜中,点光源是由放置在锆弧光源前的针孔产生的。通过物镜聚焦的光点进入标本,通过标本的光线再由第二个物镜聚焦在第二个针孔处,两个针孔的焦点始终保持相同,即实现两个针孔的共轭聚焦;第二个针孔可有效遮挡来自焦平面上方或下方的散射光线。通过第二个针孔的光线经低噪光电管转化成电信号,光电管产生的电信号与通过针孔的光强度成正比。此后所有的现代共聚焦显微镜均是采用这一共轭聚焦成像原理。

为了建立完整的图像,聚焦的光点必须以某种方式扫描整个标本。在明斯基最初的显微镜中,光束是固定的,而标本本身在载物台上移动。这种装置的优点是,可以始终保持在光轴上进行扫描,从而消除镜头的缺陷;但移动会导致生物标本抖动,从而导致最终图像的分辨率下降。

20 世纪 80 年代中后期,由 John White 和 Brad Amos 领导的剑桥团队采用相对较新的基于计算机的成像技术和电控技术,利用模拟数字转换和图像存储技术来协调和跟踪扫描镜的位置,并将图像采集到计算机中,设计成功了现代激光扫描共聚焦显微镜,从而大大改善了标本的图像质量和分辨率,引起细胞生物学界的关注。早期的激光扫描系统对标记明亮尤其是经过固定的标本工作良好,但往往会迅速杀死许多活细胞,操作必须极端小心,并最大限度地限制照明激光的功率来保持标本细胞的存活。经过持续的技术改进,包括采用更稳定的激光器、更有效的扫描镜、更灵敏的光电探测器、电子滤波器(electronic filters,

AOTFs）的使用、多荧光通道采集方法的改进，以及计算机数字成像系统的改进，激光共聚焦显微镜已经日益成为生物医学科学的重要工具。

激光共聚焦显微镜不仅适用于厚度较大的标本的观测，而且在活细胞标本的动态观察和图像采集、细胞无损伤探测、免疫荧光标记和离子荧光探针的观察和研究上为人们提供了更加精确的工具。随着计算机、光学显微镜、大数值孔径复消色差物镜、高分辨率分析显示、激光源、激光功率、高敏感度探测器、声光转换电子控制和各种荧光标记物的发展，激光共聚焦显微镜日益向更精、更快、多维和无损伤性分析的方向发展。

一、主要组成

现代激光共聚焦显微镜的基本部件是照明针孔、物镜和低噪探测器，同时还包括快速扫描镜、波长选择过滤器和激光器。

1. 照明针孔（illuminating pinhole） 激光光源产生的照明光，经照明针孔后形成点光源，点光源具有光源方向性强、发散小、亮度高、高度的空间和时间相干性以及平面偏振激发等独特的优点。照明针孔与探测器针孔及焦平面共同形成共聚焦装置。

2. 物镜（objective lenses） 通常为一组透镜。点光源经由分光镜反射至物镜后聚焦于样品，对焦平面进行点扫描。

3. 光束分离器（beam splitter） 将标本中的激发荧光与其他非信号光线分开。

4. 探测器针孔（detector pinhole） 其作用与光束分离器类似，最大限度地阻碍非焦平面散射光和焦平面上非焦点斑以外的散射光，以保证探测器所接受到的荧光信号全部来自于标本的光斑焦点位置。

点光源照射物体在焦平面处聚焦，激发荧光标记的样本发射荧光，形成焦点光斑。该光斑经过物镜、光束分离器等一系列装置的处理，分别在照明针孔及探测器针孔两处聚焦。共聚焦的含义由此而来。

5. 低噪探测器（low-noise detectors） 接受通过针孔的光信号，转变为电信号传输至计算机，在屏幕上出现清晰的整幅焦平面的图像。由于共聚焦显微镜的拒光特性，探测器主要是高度敏感的光电倍增管（photomultipliers，PMTs）。

6. 激光器（lasers） 虽然气体激光器（氩和氦氖）仍在使用，但二极管激光器、光纤激光器和固体激光器得到了越来越普遍的应用。这些光源更稳定，更均匀，产生更少的热量，并可发射更宽的可见波长。

7. 多荧光通道 具有多个荧光通道，以实现同时对样品进行多种标记。

二、工作原理

共聚焦显微镜的成像方法与传统的宽视场荧光显微镜的成像方法有根本的不同。相比于传统的光学显微镜，共聚焦显微镜通过一束或多束聚焦的光线（通常来自激光光源）来实现照明。激光共聚焦显微镜的工作原理是：点光源照射样品产生的激发光斑被探测器以共扼的形式接收于焦平面，计算机以像点的方式将被探测点显示在计算机屏幕上。为产生一幅完整图像，可通过计算机控制的步动电动机带动显微镜移动，以实现在同一焦平面上的逐点扫描。同样，也可以通过沿 Z 轴方向逐渐改变焦平面，来完成对样品不同层面的扫描，亦即可对多层细胞或较厚的组织切片进行类似 CT 断层扫描的无损伤连续光学切片，连续光学切片经过计算机三维重建的处理，能够从任意角度观察标本的三维剖面或整体结构。

三、标本制备与图像采集

标本制备是激光共聚焦显微镜检测前的重要步骤。由于显微镜的自身特点，标本通常需经荧光探针标记。荧光染料的选择需根据共聚焦显微镜的激光器波长；如果采用多种荧光染料标记，还要考虑避免串色。

（一）物镜

在光学显微镜中，分辨率是由物镜的数值孔径（numerical aperture，或称镜口率）、样品的折射率和光的波长决定的。数值孔径反映了透镜的光采集能力，它与光学切片的厚度和最终分辨率有关。一般说来，物镜的数值孔径越大,光学切片越薄,其分辨率越高,但价格也越昂贵。

物镜的选择在共聚焦显微镜对标本的观察中非常重要,若要获得较好的分辨率,一般应考虑使用数值孔径较大的物镜,而不是用数值孔径较小的物镜成像后再用计算机进行放大。

(二) 荧光探针

理想荧光探针针的标准是既能准确真实地测出所需检测的指标,又不影响细胞固有的状态,但在实际应用中难以两全。这是因为荧光探针本身的荧光性质会受到许多因素的影响,同时荧光探针的引入又不可避免地会对整个检测体系产生一定影响。对于减少测量误差的总原则是:①尽量应用最低浓度的荧光探针;②尽量避免细胞损伤或副产物的生成;③使探针的分布限制在需要检测的部位;④采取措施克服细胞内环境对探针的影响。

目前荧光探针的种类主要有:①测定细胞活性的荧光探针;②膜荧光探针;③细胞器探针;④pH荧光探针;⑤细胞骨架蛋白荧光探针等。这些荧光探针可对细胞内细胞器和结构进行特异性染色,而且标记的过程非常简单容易。如许多标记细胞核、线粒体、高尔基体和内质网的染料,以及可标记细胞内多聚肌动蛋白的荧光标记次毒蕈环肽等。次毒蕈环肽可用于显示发育组织的细胞外形,周围的肌动蛋白网则被标记为明亮的环。这些染料在确定特异性抗原在特定细胞器的定位及其关系时相当有用,可进行抗原和亚细胞结构的多标记研究。也可用来研究细胞内已知蛋白的分布和功能,如微管蛋白等。当进行活细胞成像时,最重要的是要注意加入的荧光探针对实验系统的影响。

选择合适的荧光探针是有效地进行实验并获取理想实验结果的保障,荧光探针的选择主要从以下几个方面考虑:

(1) 仪器所采用激光器的类型:应根据仪器采用激光器的类型进行探针选择。

(2) 荧光探针的光稳定性和光漂白性:在进行荧光定量和动态荧光监测时,要求荧光探针有较好的光稳定性,也可通过减少激光扫描次数或降低激光强度的方法,来减轻光漂白的程度。但在进行膜流动性或细胞间通讯检测时则要求荧光探针既有一定的光稳定性又要有一定的光漂白性。

(3) 荧光的定性或定量:仅做荧光定性或仅是观察荧光动态变化时,选择单波长激发探针,无须制作工作曲线;做定量测量时最好选择双波长激发探针,利于制定工作曲线。

(4) 荧光探针的特异性和毒性:尽量选用毒性小、特异性高的探针。

(5) 荧光探针适用的pH:大多数情况下细胞的pH在生理范围内,但当pH不在此范围时,考虑适用该环境pH的荧光探针是有必要的,同时应注意染液自身的pH会影响带电荷的荧光探针与胞内组分之间的结合,因此在染液的配备时应加以考虑。

在共聚焦显微镜中常用的荧光探针有以下十种:①细胞内游离钙;②DNA和RNA;③膜电位;④pH;⑤细胞内活性氧;⑥细胞间通信;⑦细胞膜流动性;⑧细胞亚微结构(细胞器)探针;⑨标记抗体、配体等常用的荧光探针;⑩检测酶活性的探针。

(三) 自发荧光

当进行图像采集时,自发荧光可能是背景增加的一个主要原因。自然情况下,多种细胞可产生自发荧光。另外,某些试剂,尤其是戊二醛固定剂可能是自发荧光的来源,但经氢硼化物处理后,其自发荧光可降低或消除。使用超出自发荧光激发光波长范围的激发光可消除自发荧光。为避免短波长自发荧光的干扰,常选用Cy5的长波长进行激发。通过使用不同波长的激光激发未染色的标本,可评估标本自发荧光的量。注意设定PMT的增益和本底水平以及激光的功率。自发荧光可通过高强度激光快闪作用(quick flash)进行光漂白,将标本完全暴露于水银灯的光照中也有同样效果。

更复杂的处理自发荧光的方法是进行时间分辨荧光成像(time resolved fluorescence imaging)。自发荧光也可通过图像提取技术(image subtraction)加以减除。尽管自发荧光在进行图像采集时常常会带来问题,但在进行多标记显示时,也可利用组织的自发荧光来显示完整的细胞形态。

(四) 图像采集

进行图像采集前,先要熟悉仪器的基本操作。对于初学者,建议使用容易标记的标本进行图像采集。一些好的测试样品如吸收了一种或多种荧光染料的纸或制备好的荧光珠都是较为明亮的、容易进行共聚焦成像的标本。

仪器在使用前都应进行校正,不同的仪器,其校正方法不同,一般应由负责仪器的管理人员进行。对仪器不仅要进行定期的维护和保养,而且应注意一些光学显微镜使用的基本常识。所有的玻璃和镜头表面都应进行清洁,标本的封片也应注意,盖玻片的厚度应在物镜的工作距离以内。透镜和标本之间的折光率应正确匹配,如某些特定数值孔径的物镜使用正确的镜油,对于特定的物镜使用适当厚度的盖玻片,尤其在高倍物镜时更应注意,盖玻片应与载玻片有一定程度的密封,并保持平整。对于固定的标本可用指甲油,但在进行图像采集前,应保证其干燥。对于活组织,可使用某些无毒性的密封剂,如凡士林、蜂蜡和羊毛脂效果都不错。

成功进行共聚焦图像采集的关键是掌握透镜的数值孔径、针孔大小和图像亮度之间的互相配合,对于亮度,应以可获得最佳图像的最小激光强度为标准,即在保证成像的情况下,激光功率尽可能小。可使用软件的放大功能放大图像,并将所得的图像与高数值孔径物镜所得的图像进行比较。在显微镜特定成像参数的设定操作时,应在标本要观察的特定区域以外进行,防止有价值的区域发生光漂白。常包括设定PMT探测器的增益和本底水平,以及合适的针孔大小,保证在可接受的分辨率和足够的反差之间获得平衡,使用最低的激光功率以避免发生过多的光漂白。

(五) 故障排除

如在使用中遇到问题,应首先向购买共聚焦显微镜的公司或有使用经验的专家寻求帮助。有时某些实验过程可能不明原因的无法得出满意结果,此时,一个很好的方法是用普通荧光显微镜检查标本,如果在普通荧光显微镜下肉眼可看到荧光,则在共聚焦系统,其荧光信号应很亮。如果在共聚焦系统看不到图像,一方面要检查使用的荧光探针与仪器的激发波长是否匹配,另一方面应用已知的检测样本作为阳性对照检查系统的各部分。

在多标记实验中,可能发生一个通道向另一个通道的荧光渗透,这可能是标本本身的性质引起的,也可能是仪器的问题造成的。荧光渗透的原因和矫正可参阅相应的文献综述。解决方法同样是在实验中设立阳性对照(即已知有荧光渗透的标本),以确定仪器的操作是否适当。

有时实验的失败可能与抗体降解、标本放置过久有关。将抗体分装保存,使用新鲜制备的标本可提高实验的成功率。

四、共聚焦显微镜的类型

完整的共聚焦图像是依靠成像点在样品中逐点移动,得到的连续成像点经计算机处理三维重建后形成的。目前已经开发了多种策略来实现这一过程;因此,共聚焦显微镜可以根据它们的扫描方法来分为几种类型。

(一) 激光扫描共聚焦显微镜

激光扫描共聚焦显微镜(laser scanning confocal microscopes,LSCM)是最为常见的一种共聚焦显微镜。在LSCM中激光束被定向到一对扫描镜上,在单个视场的X轴和Y轴上扫描,然后在整个样品上增量移动,以产生光学切片的图像。通过调整成像焦点,在Z轴上形成新的光学切片,并重复以上扫描过程。从上到下收集所有光学切片后,再通过计算机重建样品的三维图像。LSCM的主要优点是光学切片能力、分辨率和三维成像,可以通过调整针孔大小来设置光学切片的厚度,以及选择需要检测的范围和区域。此外,现代LSCM为活细胞标本的动态观察和图像采集、以及厚度较大的标本的观察检测,提供了很大便利。成像速度、样品的光损伤、轴向分辨率和厚样品的光穿透/收集能力,是衡量LSCM的重要指标。

(二) 旋转圆盘共聚焦显微镜

与LSCM的单点扫描不同,旋转圆盘共聚焦显微镜(spinning disk confocal microscopes)是一种多点扫描共聚焦显微镜。它仍采用两个针孔聚焦样品上的一个光点的共轭聚焦原理,但与LSCM不同的是,它采用多孔的尼普科圆盘(Nipkow disk),当圆盘转动时,样品的每个部分都被扫描,从每个点发出的光均被传输和处理,整个视场可以以很高的速率被覆盖,最终图像由传感器(CCD或EMCCD)而不是PMT捕获。旋转圆盘共聚焦显微镜的优点是成像速度快,光剂量相对较低,而且样品不需要在照明下移动。潜在的缺点包括针孔尺寸只能与所使用的物镜匹配且无法调节,多个针孔之间会产生相互干扰,以及旋转圆盘系统中移动光圈造成成像失真。

(三) 混合扫描共聚焦显微镜

混合扫描共聚焦显微镜(hybrid scanning confocal microscopes)采用的是介于单点扫描和多点扫描之间的一种扫描方法——狭缝扫描共聚焦,即采用矩形狭缝代替圆针孔来阻挡离焦光线。优点是在一个视场可以同时覆盖更多的样品区域,显著提高了光收集效率和成像速度;缺点是容易造成颜色脱失和分辨率较低。

第二节　激光扫描共聚焦显微镜在寄生虫学研究中的应用

由于激光共聚焦显微镜可以对样本进行点状观察,且可以只观察物镜焦平面以内的荧光图像而不受"焦点以外"荧光的干扰,因此在荧光显微检测法中具有重要价值。作为一个成像系统,激光共聚焦显微镜技术不论是在产生高清晰度、高分辨率的荧光图像,还是对全组织包埋标本进行无损伤的连续切片上都具有革命性的意义。因此,将激光共聚焦显微镜与免疫组化相结合,可以对寄生虫全组织包埋的免疫染色标本进行连续无损伤的光学切片,连续光学切片经过计算机三维重建的处理,对样本产生准确的空间分辨率。

激光共聚焦显微检测技术在寄生虫学上应用的最大特点是可对活虫体进行无损伤性的实时观察分析。能观察各种染色、非染色、荧光标记的组织(包括活组织)、培养中的原虫、虫体的黏附、石蜡切片和冰冻切片等;能对活细胞、组织进行形态和功能相结合的研究,包括对虫体细胞、组织结构的精确描绘、定位(二维和三维甚至多维),对上述结构的动态变化进行准确的定性、定量、定时和定位分布观察,对寄生虫的生物物质、离子的准确定性、定量、定时和定位分布检测,检测寄生虫与宿主相互作用位点等。

激光共聚焦显微镜在寄生虫学研究领域中的应用主要有:①虫体组织光学切片及三维图像重建:通过利用共聚焦成像可有效抑制同一焦平面上非测量点的杂散荧光及来自样品中非焦平面的荧光这一特性,对寄生虫组织标本的各层光学切片经计算机图像处理及三维重建软件,得到其三维立体结构,从而对虫体进行各侧面直观的形态学观察;②荧光的定量定位分析:对单、双或三标的虫体细胞及组织标本的荧光进行定量定位分析,也非常适合于高灵敏度的快速免疫荧光测定,可以准确监测虫体抗原表达、荧光原位杂交斑点及与宿主细胞结合和杀伤的形态学特性并作定量分析;③寄生虫的物理化学测定:可对虫体细胞形状、周长、面积、平均荧光强度及细胞内颗数等参数进行自动测定。能对虫体细胞的溶酶体、线粒体、内质网、细胞骨架、结构性蛋白质、DNA、RNA、酶和受体分子等胞内特异结构的含量、组分及分布进行定量、定性、定时及定位测定;④虫体细胞内离子分析:利用荧光探针,激光扫描共聚焦显微镜可对虫体细胞内各种离子的含量及动态变化作毫秒级定时定量分析,较多的是对胞内钙离子浓度及浓度变化的测量。⑤细胞间通讯的研究:测量传递寄生虫体内各个细胞之间以及寄生虫与宿主之间与信息调控有关的一些离子、小分子物质。

一、在蠕虫研究中的应用

激光共聚焦显微镜可以在不损伤细胞的前提下,对多细胞寄生虫的形态学和细胞生物学特性进行研究。

(一) 血吸虫研究

在物种进化中,血吸虫向来被认为是低等生物。而基因组的研究发现,其结构的复杂性和功能的多样性均高于线虫,与节肢动物果蝇相当,某些重要基因(如蛋白水解酶类)与脊椎动物宿主具有高度的同源性,提示血吸虫可能存在与其宿主的共同进化。然而,由于血吸虫体外培养以及建立细胞系尚无重大突破,基因调控研究也较少,尚不能利用转基因技术阐明已发现的基因在血吸虫的进化、发育及其与宿主相互关系中所起的作用。因此,目前在血吸虫研究中主要通过基因工程技术克隆、表达特异性基因并利用激光共聚焦显微镜高特异性、高分辨率的特点定位特异性的蛋白,现已发现了一些在血吸虫生长发育及入侵过程中起着重要作用的基因。

已有研究表明几个血吸虫基因的启动子可引导绿色荧光蛋白（green fluorescent protein，GFP）和增强型绿色荧光蛋白（enhanced green fluorescent protein，EGFP）基因在血吸虫成虫、母胞蚴体内表达。作为报告基因 GFP，荧光性质稳定，分子量小，对细胞无毒、使用方便，可进行定位观察，已广泛用于转基因动物研究。但是，无论 GFP 还是 EGFP 基因，作为转基因血吸虫研究中的报告基因均有不足之处，两者在血吸虫体内的表达水平远低于在其他物种体内的表达水平，普通荧光显微镜下无法观测。同时血吸虫和其他动物一样，消化系统存在自发性荧光，且随着虫龄的增加自发性荧光由黄绿色变为黄色，这在一定程度上影响了对报告基因的观察。而激光共聚焦显微镜由于最小化了成像过程中对活细胞的损伤，同时满足了活细胞对成像系统提出的高速度与高敏感度的苛刻要求，其优势显而易见。

在用激光共聚焦显微镜检测了由曼氏血吸虫半胱氨酸蛋白酶 ER60 介导的 GFP 在幼虫体内所发荧光后发现：ER60 在幼虫的排泄器官中被表达，推测可能在入侵与迁移中发挥作用。同时，该发现与 ER60 在成虫中的定位是一致的，说明该蛋白酶在曼氏血吸虫的整个生长过程中均发挥作用。科学家通过 RT-PCR 检测发现，ATPDase1（ATP-diphosphohydrolase 1）基因在曼氏血吸虫的 5 个发育阶段均有（尾蚴、童虫、成虫、虫卵和毛蚴），随后利用激光共聚焦显微镜才发现该蛋白并不定位于虫卵，但在成虫期的表达却是最显著的。由于 ATPDase 存在于人血管上皮细胞表面，有促进 ATP 水解和抑制血小板聚集的功能。因此推测该酶在逃避宿主的免疫防御（与血小板激活有关）中具有重要作用。

（二）旋毛虫研究

一项针对旋毛虫组织蛋白酶 X（trichinella spiralis cathepsin X，TsCX）的最新研究发现，TsCX 表达于旋毛虫幼虫和成虫的多个阶段，并分布于整个虫体。共聚焦显微镜检测出 TsCX 与宿主肠道上皮细胞存在特异性结合，进而可能促进幼虫在肠道的侵入；采用 TsCX 特异性抗体或基因沉默可减少幼虫的入侵。

（三）丝虫研究

以往许多研究发现乙胺嗪只是刺激宿主的防御反应。但通过激光共聚焦显微镜观察发现，体外实验中，使用乙胺嗪 2 小时后可刺激班氏丝虫，导致微丝蚴细胞严重损伤，包括形成大空泡、某些细胞中的细胞质全部溶解，缺乏核仁和固缩染色质。说明乙胺嗪对班氏微丝蚴具有直接作用，使用乙胺嗪治疗后微丝蚴数量明显减少，对成虫的非致死剂量能够降低成虫的生殖力。

（四）蠕虫神经系统研究

以往都认为扁形动物门寄生虫的神经系统是略微退化且几乎与虫体的摄食、繁殖等生活特点毫无关系。而事实上，大多数吸虫和绦虫的成虫及各个发育期都是依靠发育良好的神经肌肉系统吸附、侵入和移行的，同时，也使得这些寄生虫的摄食、繁殖能力得到加强。因此，这类寄生虫的神经系统是分化良好的多信号的信号传递系统。该系统无论是在寄生虫的活动力、合成物质能力、非连续性的生活周期类型方面，还是在调控寄生虫的生长发育、繁殖方面等都发挥着重要的作用。而上述的发现是在细胞生物学领域中两项重要技术的发展上建立起来的：一项是在免疫细胞化学实验中使用抗脊椎动物信号分子的抗血清，另一项就是在免疫荧光检测实验中使用了高清晰度、高分辨率的激光共聚焦显微镜。

激光共聚焦显微镜应用之前，蠕虫神经系统的解剖学构造已经通过连续切片和全组织包埋法进行了描述。但是这两种方法由于受限于标本的体积，所采集到的神经系统的信息是不完整的，因而相应绘制的三维神经图也是不准确的。而激光共聚焦显微镜由于其自身的原理特点，以神经系统三维重建为基础，广泛用于神经活化物质分布类型图的绘制与对比，以及虫体不同发育时期神经化学物质的变化情况的研究。20 世纪 80—90 年代间，随着激光共聚焦显微镜技术的不断发展，以及由于免疫化学实验中高质量抗体的使用，和从扁形动物与线虫等无脊椎动物体内可识别脊椎动物信使分子的同源物的发现，掀起了一股以蠕虫神经系统作为化疗靶点的研究热潮。

目前已经发现，蠕虫的神经系统构造不是一个简单的神经化学物质复合体，而更接近于高等的无脊椎动物。这是因为许许多多的神经递质和调质已经通过激光共聚焦显微镜与细胞化学等方法直接或间接地被鉴定了。这其中包括：乙酰胆碱、5-羟色胺、γ-氨基丁酸、谷氨酸、多巴胺、去甲肾上腺素、肾上腺素、组胺、氧化亚氮和神经肽等。在这些方法中，通过采用具有神经活化物质免疫标记作用的抗血清与激光共聚焦、透射电子显微检测术相结合的方法,已经发现了蠕虫神经系统的许多新的特性。并通过对神经活化物质的分布类型与免疫定位的研究,为研究特殊神经介质的功能提供了线索。此外,还通过应用次毒覃环肽等方法来提高激光共聚焦显微镜的分辨率、完成对蠕虫肌肉系统的非损伤性光学切片以及观察肌肉系统与神经系统之间的空间关系。

在蠕虫的共定位研究中,通过使用复合共聚焦通路和不同的荧光基因对神经活化物质的分布类型进行绘图后发现:肽能神经通路与胆碱能神经通路有重叠。提示神经活化物质极有可能是与经典的递质是共存在的,说明蠕虫体内的信号传递物质与高等动物体内的有亲缘关系。

二、在原虫研究中的应用

激光共聚焦显微镜技术在原虫研究中得到广泛的应用,尤其是形态和功能相结合的研究,包括胞内离子测定、蛋白的定位和定量测定等。

(一) 疟原虫研究

1. 抗疟药物的研究　在感染疟原虫的红细胞表面表达的蛋白已经成为疟原虫研究中的一个焦点。这是因为它们在疟原虫的发病机制上具有重要作用,从而使其成为潜在的药物与疫苗作用靶点。但至今只有少部分表面蛋白特性被鉴定和阐明。这些感染疟原虫的红细胞细胞表面蛋白均采用一些特异性抗体,经激光共聚焦显微镜检测所证实:①已发现恶性疟原虫的类铁调节蛋白(plasmodium falciparum iron regulatory-like protein,PfIRPa)定位于线粒体和胞浆内,并具有顺乌头酸酶活性。推测 PfIRPa/顺乌头酸酶调节恶性疟原虫内环境的稳定这一特性也许有望作为药物靶点开发新的抗疟药;②证实恶性疟原虫的多重耐药相关转运载体(plasmodium falciparum multidrug resistance-associated transporters,PfMRP)定位于恶性疟原虫裂殖体边缘,在恶性疟原虫胞膜上起着转运氧化型谷胱甘肽(oxidised glutathione,GSSG)的作用,为抗疟药物的研制提供了一个新的靶点;③通过对恶性疟原虫活化的蛋白激酶 C 受体同系物(plasmodium falciparum receptors for activated C kinases,PfRACK)进行定位发现,其在疟原虫所有阶段都有表达,并显著地分散在裂殖体中。提示 PfRACK 在调节疟原虫的生命周期起重要作用。

2. 推测相关蛋白的作用机制　通过采用实时定量 RT-PCR、Western blotting 与激光扫描共聚焦显微镜检测恶性疟原虫红内期的三种抗氧化物酶(PfTPx-1,PfTPx-2 和 Pf1-Cys-Prx)和硫氧还蛋白(PfTrx-1)的 mRNA 与蛋白表达。PfTPx-1 在整个红内期在虫体胞质中持续表达,说明具有控制胞内活性氧(reactive oxygen species,ROS)的作用。Pf1-Cys-Prx 在滋养体与早期裂殖体有较高的表达,提示其可以解除 ROS 毒性作用。

通过利用激光共聚焦免疫荧光显微镜检测间日疟原虫环状体、滋养体和裂殖体期,发现间日疟原虫组蛋白 H2B(Plasmodium vivax histone 2B,PvH2B)均有表达,但表达水平不一,裂殖体最多,环状体最少。推测这是因为在核分裂期间需要大量的组蛋白用于包装 DNA。

3. 虫体细胞内 Ca^{2+} 动态平衡的研究　使用针对线粒体 Ca^{2+} 的荧光染料 Rhod-2 与针对胞质中 Ca^{2+} 的荧光染料 Fluo-3 对分离得到的疟原虫进行共染色,同一个细胞内两者的荧光信号强度通过激光共聚焦显微镜来检测,发现疟原虫线粒体有参与调节细胞内 Ca^{2+} 动态平衡的作用。

(二) 杜氏利什曼原虫研究

1. 胞内钙离子浓度及浓度变化的测量　通过以 Fura-2 作为标记物,利用激光共聚焦显微镜观察证实利什曼原虫胞内的过氧化物酶体是细胞内钙库,在纯化的过氧化物酶体膜上有钙通道和对钒酸盐敏感的 Ca^{2+}-ATPase。进一步研究还发现过氧化物酶体维持钙离子浓度平衡的这种功能在杜氏利什曼原虫感染时受损。结果表明过氧化物酶体在胞内钙代谢中具有重要作用。

2. 非典型皮肤利什曼病患者皮肤切片无机物颗数的检测　科学家们采用扫描电子显微镜和激光共聚焦显微镜两种方法联合检测了 10 例来自尼加拉瓜的非典型皮肤利什曼病患者皮肤切片标本。检测结果发现所有患者皮肤标本中均含有丰富的无机物颗粒,其中 93% 的无机物颗粒直径小于 4μm,7% 的平均直径为 16μm,但是在典型的皮肤利什曼病患者皮肤切片标本中却没有发现类似的无机物颗粒。通过电子探针分析表明这些无机物颗粒中的主要成分是硅和铝。由于之前并没有对任何种属的利什曼原虫引起的非典型损伤进行过描述,也没有关于利什曼病患者皮肤切片中含有大量硅、铝的无机物颗粒,因此该研究具有重要意义。它说明皮肤中存在的这些无机物颗粒可能具有免疫调节作用,能够抑制利什曼原虫在皮肤中增殖以及由恰加斯利什曼原虫引起的内脏感染等。随后,研究人员采用偏振白光作为光源的方法对激光共聚焦显微镜进行了改进,这一改进大大降低了组织切片的背景噪声,从而进一步验证了之前的实验结果。

3. 检测对象的定位 雄激素能够增加机体对许多寄生虫的易感染性和诱导免疫细胞的凋亡。有研究者通过使用小鼠骨髓来源的巨噬细胞,检测了睾酮对杜氏利什曼原虫感染以及在体外培养的细胞存活力的影响。发现睾酮可以直接增加杜氏利什曼原虫对巨噬细胞的感染,并可以通过诱导细胞凋亡降低细胞的存活力。但是由于在实验中没有检测出雄激素受体(androgen receptors, AR),因此无法解释睾酮的作用机制。直至后来通过激光共聚焦显微镜和流式细胞术才发现睾酮能够与巨噬细胞表面相结合,从而说明睾酮对杜氏利什曼原虫感染和骨髓来源巨噬细胞活力的影响是通过与细胞表面接触而起作用的。这为睾酮直接活化无 AR 的骨髓巨噬细胞提供了一种新的方式。即:雄激素介导免疫细胞活性不仅仅是通过经典的细胞内 AR,还要通过细胞表面的膜受体来介导。

Toll 样受体(toll-like receptor, TLR)介导细胞对微生物保守分子的反应,以前曾经报道过人类 NK 细胞表面的 TLR-2 可以在被巨大利什曼原虫脂磷酸聚糖(lipophosphoglycan, LPG,即磷脂多糖)刺激后上调。在采用激光共聚焦显微镜观察才证实 LPG 与 TLR-2 共同定位于 NK 细胞膜表面。研究者首先利用抗 TLR-2 抗体识别 NK 细胞表面的 TLR-2,然后采用标记了 FITC 的二抗检测,反应完后再加入纯化的 LPG,最后加入抗 LPG 单克隆抗体和生物素标记的二抗进行检测。最后,双标记的 NK 细胞经激光共聚焦显微镜分析结果显示,发绿色荧光的 TLR-2 与发红色荧光的 LPG 在同一个 NK 细胞表面呈现黄色荧光,说明二者是共同定位在 NK 细胞表面的。该研究发现说明 NK 细胞是通过 TLR-2 与利什曼原虫 LPG 识别被活化,从而参与杀伤虫体的先天性免疫反应。

(三)溶组织内阿米巴研究

激光共聚焦显微镜在溶组织内阿米巴的研究中主要用于与虫体入侵、生长发育相关蛋白的定位,并结合其他实验数据阐明该蛋白的功能。如现已证实阿米巴半胱氨酸蛋白酶 2(ACP2)位于膜上而 ACP1 是位于胞质内的。吞噬的红细胞、ACP1 和 ACP2 共同构成了吞噬小泡。结果表明,溶组织内阿米巴体内含有大量的半胱氨酸蛋白酶用于细胞内消化,并且可以从不同的细胞器中补充该酶用于消化。

此外,利用激光共聚焦显微镜观察还发现阿米巴滋养体上的凝集素(the galactose and N-acetyl-d-galactosamine inhibitable, GalNAc)与巯基特异性抗氧化剂(thiol-specific antioxidant, TSA)可以直接与人类多核细胞和单层极化的结肠上皮细胞反应,结合其他实验结果推测:与宿主细胞之间的反应可能刺激 GalNAc 凝集素与 TSA 之间的反应,并导致 TSA 不断聚集至宿主细胞与滋养体之间的接触面上。阿米巴的 TSA 与凝集素之间的反应可能是解释为什么溶组织内阿米巴滋养体在黏附与入侵细胞的过程中能抵抗由外周血单核细胞产生的反应氧中介物的机制。

总之,利用显微技术探测生物现象的研究正迅速扩展到细胞和分子生物学的各个领域。显微检测技术对于寄生虫学研究来说仍然是一种必不可少的手段。它对于人们了解寄生虫的生长发育、与寄生虫生命活动密切相关的一些物质的功能,并以此寻找、设计相应的抗寄生虫药物具有相当重要的意义。因此,在可预见的未来,寄生虫学和显微检测技术将深深交织在一起。

共聚焦显微镜提供了从厚样品的光学切片上收集清晰图像的可能,可最大限度地降低背景和失焦干扰,日益成为生物医学科学中的常规应用,使用共聚焦显微镜进行实时成像和固定样本越来越普遍。激光共聚焦显微镜检测技术的优势在于其独特的成像技术以及大量荧光标记物的应用。且随着光谱激光共聚焦显微镜技术的发展(该项技术结合了用于观察细胞动态的高速多光子成像技术),显微镜检测的这种方法学上的优势为寄生虫学家更好地利用寄生虫的基因组、蛋白组学信息来破译虫体内各种蛋白的结构、功能及两者之间的构效关系提供了有力的技术保障。

目前的显微检测技术仍受到分辨率的限制。在过去的十年里,每一项技术改进都在推动图像分辨率的提高,以便实现更小的特征成像。在共聚焦显微镜领域,蔡司公司的 Airyscan 技术采用 32 通道的探测器阵列和一个六边形微透镜阵列组成一个非常小的针孔系统,在该系统中通过对所有探测器采集的图像进行像素重组与求和来改善信噪比,进而可提供比普通显微镜高1.7倍的轴向分辨率。最近研发出的二次扫描共聚焦显微技术(re-scan confocal microscope,RCM)在轴向分辨率与标准LSCM相同的前提下,可将横向分辨率提高1.4倍。RCM由在针孔和探测器之间的一对二次扫描透镜组成的二次扫描单元完成观测样本和扫描点之间的放大解耦。在该系统中,在将光线引导到CCD或sCMOS探测器之前,二次扫描单元可以将角振幅倍增放大,从而增加扫描尺寸和光斑之间的表观距离。

成像速度也是共聚焦显微镜的瓶颈,提高数据收集的速度仍是技术改进的焦点。最近出现了一种带状扫描共聚焦显微技术(ribbon scanning confocal microscope),通过使用共振扫描仪和高精度带状扫描来连续获得整个样本的图像条带。这一技术的主要优点是可以快速获得高分辨率的多叠图像。尤其对于经过固定的大样品,该技术减少了3D堆栈数据收集的时间。

技术进步的另一个领域是照明方法。大多数现代共聚焦显微镜采用声光调谐滤波器(acousto-optic tunable filter,AOTF)控制照明激光,以实现快速开启和关闭激光器、衰减激光功率,并在成像期间选择波长。除了可见光激光技术的改进和多光子激发技术的应用,白光和超连续光谱激光器也日益得到重视。这些激光器于21世纪初推出,能够产生脉冲红外光,通过光子晶体光纤,在可见光范围内产生恒定的光能量分布。照明光波长范围的选择是通过AOTF技术或声光分束器(acousto-optical beam splitter,AOBS)来实现的。AOBS通过将特定的声波频率和振幅应用到一个合适的晶体上来选择波长,最终选择的颜色以不同的角度离开晶体。

通过样品的光信号最终由PMT收集。目前量子效率最高的是磷砷化镓(gallium arsenide phosphide,GaAsP)探测器,这是一种高灵敏度的PMT。由于探测灵敏度的提高,一方面增加了对微弱信号的收集,另一方面也提供了对明亮信号的速度提升,从而使每个点收集信号的时间可以缩短。另一个最近的发展是混合探测器,它是标准PMT和泻光二极管(avalanche photodiode)的结合体。它们具有高动态范围、低噪声和高速的特点。

显微技术的进步推动了数据收集量的快速增长,存储和分析这些数据是一个重大挑战;用于处理和分析大型数据集的软件工具的数量也随之增加,包括为图像配准、图像内特征分割、颗粒跟踪算法等用途提供的一系列软件工具。未来的进展可能包括进一步改进共聚焦显微镜的计算机端口,以及研发更加智能的系统。人工智能(artificial intelligence,AI)和机器学习算法正在日益显示出其特有的优势。

在显微检测技术领域,许多先进的技术正在不断地建立,荧光显微镜、激光共聚焦显微镜正处于快速发展的状态,尤其是在细胞动态成像领域取得了令人鼓舞的成就,新技术、探针和设备几乎每天都在出现。不仅是仪器本身,在标本制备、图像显示和复制、信息分析共享和利用生物信息学技术管理共聚焦图像的规程也作出了重大改进,为今后的寄生虫学研究提供了更多的策略和方法。

(汪洋　谭峰)

参 考 文 献

[1]　PATEL K B,LIANG W,CASPER M J,et al. High-speed light-sheet microscopy for the in-situ acquisition of volumetric histological images of living tissue[J]. Nature Biomedical Engineering,2022,6(5):569-583.

[2]　LEDBETTER E C,KIM S G,SCHAEFER D M,et al. Detection of free-living amoebae in domestic cats with and without naturally-acquired keratitis[J]. The Veterinary Journal,2021,274:105712.

[3]　PEREIRA V R D,DA SILVEIRA L NS,MENGARDA A C,et al. Antischistosomal properties of aurone derivatives against juvenile and adult worms of Schistosoma mansoni[J]. Acta Tropica,2021,213:105741.

[4]　WANG Y L,GROOMS N W F,CIVALE S C,et al. Confocal imaging capacity on a widefield microscope using a spatial light modulator[J]. PLoS One,2021,16(2):e0244034.

[5]　XIE S,SHALABY-RANA E,HESTER A,et al. Macroscopic and microscopic imaging modalities for diagnosis and monitoring of urogenital schistosomiasis[J]. Advances in Parasitology,2021,112:51-76.

［6］ YAN S,HU Y,SONG Y,et al. Characterization of a Trichinella spiralis cathepsin X and its promotion for the larval invasion of mouse intestinal epithelial cells ［J］. Veterinary Parasitology,2021,297:109160.

［7］ ALSOUDI A F,GOLEN J R,SEITZMAN G D,et al. Comparison of two confocal microscopes for diagnosis of acanthamoeba keratitis ［J］. Eye,2020,35（7）:2061-2063.

［8］ ELLIOTT A D. Confocal microscopy:principles and modern practices ［J］. Current Protocols in Cytometry,2020,92（1）: e68.

［9］ HUSSAIN S A,KUBO T,HALL N,et al. Wavefront-sensorless adaptive optics with a laser-free spinning disk confocal microscope ［J］. Journal of Microscopy,2022,288（2）:106-116.

［10］ JONKMAN J,BROWN C M,WRIGHT G D,et al. Tutorial:guidance for quantitative confocal microscopy ［J］. Nature Protocols,2020,15（5）:1585-1611.

［11］ SANDERSON J. Fundamentals of microscopy ［J］. Current Protocols in Mouse Biology,2020,10（2）:e76.

［12］ SCHMIDT A J,MAYER J U,WALLACE P K,et al. Simultaneous Polychromatic Immunofluorescent Staining of Tissue Sections and Consecutive Imaging of up to Seven Parameters by Standard Confocal Microscopy ［J］. Current Protocols in Cytometry,2019,91（1）:e64.

［13］ KIRILOVA E,KECKO S,MEŽARAUPE L,et al. Novel luminescent dyes for confocal laser scanning microscopy used in Trematoda parasite diagnostics ［J］. Acta Biochimica Polonica,2018,65（3）:449-454.

［14］ COMBS C A,SHROFF H. Fluorescence microscopy:A concise guide to current imaging methods ［J］. Current Protocols in Neuroscience,2017,79:2. 1. 1-2. 1. 25.

［15］ KHEIRKHAH A,SYED Z A,SATITPITAKUL V,et al. Sensitivity and specificity of laser-scanning in vivo confocal microscopy for filamentous fungal keratitis:role of observer experience ［J］. American Journal of Ophthalmology,2017, 179:81-89.

［16］ NI M,ZHUO S,SO P T,et al. Fluorescent probes for nanoscopy:Four categories and multiple possibilities ［J］. Journal of Biophotonics,2017,10（1）:11-23.

［17］ WATSON A M,ROSE A H,GIBSON G A,et al. Ribbon scanning confocal for high-speed high-resolution volume imaging of brain ［J］. PLoS One,2017,12（7）:e0180486.

［18］ PADDOCK S W,ELICEIRI K W. Laser scanning confocal microscopy:history,applications,and related optical sectioning techniques ［J］. Methods in Molecular Biology,2014,1075:9-47.

［19］ WATERS J C. Live-cell fluorescence imaging ［J］. Methods in Cell Biology,2013,114:125-150.

［20］ KELLER P J,SCHIMDT A D,SANTELLA A,et al. Fast,highcontrast imaging of animal development with scanned light sheet-based structured-illumination microscopy ［J］. Nature Methods,2011,7（8）:637-642.

［21］ VADDAVALLI P K,GARG P,SHARMA S,et al. Role of confocal microscopy in the diagnosis of fungal and acanthamoeba keratitis ［J］. Ophthalmology,2011,118（1）:29-35.

［22］ SCHERMELLEH L,HEINTZMANN R,LEONHARDT H. A guide to super-resolution fluorescence microscopy ［J］. Journal of Cell Biology,2010,190（2）:165-175.

［23］ CONVIT J,ULRICH M,CASTILLO J,et al. Inorganic particles in the skin of inhabitants of volcanic areas of Central America:their possible immunomodulatory influence in leishmaniasis and leprosy ［J］. Transactions of the Royal Society of Tropical Medicine and Hygiene,2006,100（8）:734-739.

［24］ GLIGORIJEVIC B,MCALLISTER R,URBACH J S,et al. Spinning disk confocal microscopy of live,intraerythrocytic malarial parasites. Quantification of hemozoin development for drug sensitive versus resistant malaria. Biochemistry,2006, 45（41）:12400-12410.

［25］ RAYCHAUDHURY B,GUPTA S,BANERJEE S,et al. Peroxisome is a reservoir of intracellular calcium ［J］. Biochimica et Biophysica Acta,2006,1760（7）:989-992.

［26］ LIU L,BENTEN W P,WANG L,et al. Modulation of Leishmania donovani infection and cell viability by testosterone in bone marrow-derived macrophages:Signaling via surface binding sites ［J］. Steroids,2005,70（9）:604-614.

［27］ YANO K,KOMAKI-YASUDA K,KOBAYASHI T,et al. Expression of mRNAs and proteins for peroxiredoxins in Plasmodium falciparum erythrocytic stage ［J］. Parasitology International,2005,54（1）:35-41.

［28］ HALTON D W. Microscopy and the helminth parasite ［J］. Micron,2004,35（5）:361-390.

［29］ KLOKOUZAS A,TIFFERT T,SCHALKWYK D V,et al. Plasmodium falciparum expresses a multidrug resistance-associated protein［J］. Biochemical and Biophysical Research Communications, 2004, 321（1）:197-201.

［30］ BECKER I, SALAIZA N, AGUIRRE M, et al. Leishmania lipophosphoglycan（LPG）activates NK cells through toll-like receptor-2［J］. Molecular and Biochemical Parasitology, 2003, 130（2）:65-74.

［31］ MADEIRA L, DEMARCO R, GAZARINI M L, et al. Human malaria parasites display a receptor for activated C kinase ortholog［J］. Biochemical and Biophysical Research Communications, 2003, 306（4）:995-1001.

［32］ QUE X C, BRINEN L S, PERKINS P, et al. Cysteine proteinases from distinct cellular compartments are recruited to phagocytic vesicles by Entamoeba histolytica［J］. Molecular and Biochemical Parasitology, 2002, 119（1）:23-32.

第三十章

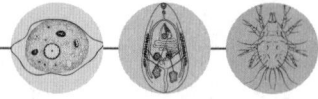

电子显微镜技术

从 1938 年 Ernst Ruska 在柏林成功研制了第一台电子显微镜至今,电子显微镜技术一直备受世人关注,经过 80 多年发展,电子显微镜技术已经成为医学科学研究不可或缺的技术,也是寄生虫学研究领域最常用的实验技术之一,对医学科学的发展作出了重要贡献。随着科学技术的迅猛发展,电镜的种类和型号也不断更新,出现了许多新型电镜,极大地促进了医学科学的发展。电子显微镜的类型包括透射电镜、扫描电镜、扫描透射电镜、高压电镜、低压电镜、环境扫描电镜和分析电镜等。不同类型的电子显微镜从成像原理到结构组成完全不同于光学显微镜,其最大的优点是拥有高分辨率和更高的放大倍数,可以在超微结构水平观察各种生物组织、细胞、病原体及其细胞器的形态结构。本章重点介绍在寄生虫学领域应用最为广泛的透射电镜和扫描电镜的原理、标本制作和在寄生虫学研究中的应用。

(程彦斌)

第一节　寄生虫电镜标本制作

样品制备是电镜技术中极为重要的一个组成部分,样品制备的好坏,直接关系到研究的成败。电镜样品制备技术大致可分为三大类:第一是透射电镜生物样品制备技术;第二是扫描电镜生物样品制备技术;第三是特殊制样技术,如与免疫学技术结合的免疫电镜技术等。本节在介绍电子显微镜的发展、原理和特点的基础上,将重点详述上述三类常用电镜样本制备技术。

一、电子显微镜的工作原理与特点

了解和熟悉电子显微镜的发展历程、结构原理和功能特点是熟练掌握电镜技术和选择合适电镜方法的基础。

(一) 电子显微镜的发展

人类对客观世界的认识是通过感官感受各种现象,并经大脑加工完成的。人接收来自自然界的信息最主要的器官就是眼睛。为了更为深入、全面地观察、研究事物,进而认识其本质,需要突破人眼(分辨率为 0.2mm,即能分辨的两个点的最小距离为 0.2mm)的局限去研究微观世界。数百年来,从放大镜到光学显微镜等各种光学仪器不断涌现,延伸了人的视觉,提升了人类认识世界的能力。

17 世纪后叶,随着光学显微镜的出现,将人眼的分辨能力提高了 100 倍。科学家们第一次借助光学显微镜直观地看到了人肉眼看不见的细胞、细菌的形态和结构。新观察仪器的发明和应用也孕育和产生了一些新的现代形态学科,如细胞生物学、微生物学、血液学和病理学等。然而受光学显微镜所用光源波长的限制,其分辨率无法超越 0.2μm 的极限,难以观察到更微观的结构。理论创新是科学巨进的前提。1873 年,德国著名理论光学家 Ernst Abbe 提出并证明了分辨本领与所用光源的波长成反比的理论,即波长越短,分辨本领越高。1924 年,法国物理学家 De Broglie 提出假说:电子与光一样,具有波动性。并证明:任何一种粒子,当它们快速运动时,必定伴有电磁辐射,辐射的波长与粒子运动的速度成反比。且计算出了电子的波长约为 0.005nm。1926 年德国物理学家 H.Busch 发现带电粒子在轴对称的电场和磁场中偏转聚焦的现象,类似于光线通过透镜可被聚焦,称作电磁透镜。电子束取代光束,电磁透镜取代传统的光学透镜。上述光源和透镜这两大显微镜基本要素的理论突破为发明一种新的显微镜——电子显微镜奠定了理论基础。

1927—1931 年,德国的 E.Ruska 证实了电子显微镜放大成像的可行性。1932 年世界第一台透射电子显微镜(transmission electron microscope,TEM)研制成功。1939 年德国西门子公司制造出世界第一批商品化 TEM,分辨率为 10nm,放大倍率提升到 10 万倍。由于 E.Ruska 在电子显微镜发明中所做出的巨大贡献,被誉为"电子显微镜之父",并获得了 1986 年诺贝尔物理学奖。我国也于 1959 年由中国科学院长春光学精密机械物理研究所成功研制出第一台透射电镜。随着电子技术、真空技术及计算机技术的快速发展,透射电镜的分辨率和自动化程度不断提高,美国、荷兰、法国、英国和日本等国相继推出了自己的高性能产品。美国的 FEI Titan^{TM} G2 60-300 透射电镜的分辨率已达 0.8Å。

1935 年,德国的 Knoll 提出了扫描电子显微镜(scanning electron microscope,SEM)的原理及设计思路,并制成了第一台 SEM,但分辨率很低。1942 年,美国制成第一台能观察厚样品的实验室用扫描电镜,其分辨率为 50nm。直到 1965 年英国剑桥科学仪器有限公司开始生产第一批商品化的扫描电镜。1975 年,由中国科学院科学仪器厂研发的我国第一台扫描电子显微镜 DX-3 诞生。此后,该厂将双道 X 射线光谱仪与 DX-3 扫描电镜相匹配,发展出 DX-3A 分析扫描电镜。2014 年,我国又研制成功了 KYKY-8000F 场发射扫描电子显微镜。

自 20 世纪 70 年代,随着电镜制造技术和成像性能的提高,依研究目的的不同,电子显微镜向如下几个方向发展:典型透射电子显微镜、超高压透射电镜、场发射透射电镜、低压电镜等以观察更为精细的结构和实体;典型的扫描电子显微镜、扫描透射电镜、场发射扫描电镜、冷冻扫描电镜、环境扫描电镜、扫描探针电镜(如广泛应用于生物医学领域的扫描隧道显微镜和原子力显微镜)等以观察物体静态和动态条件下的形态;附加上能谱仪、波谱仪等设备的分析电镜,从超微结构水平对生物组织的结构及化学元素成分进行定位、定性和定量的无损分析。

(二) 电子显微镜的基本原理和特点

任何一种新的仪器、设备的发明都是基于原理的科学性和工程的可实现性完成的。掌握电子显微镜的基本原理和特点,有助于我们从理论层面把握电子显微镜技术。

1. 相关基本概念

(1) 计量单位:电子显微镜的常用计量单位为纳米,以 nm(nanometer)表示,为 1mm 的 100 万分之一。另一计量单位为埃,以 Å 表示,为 1mm 的 1 000 万分之一。

电镜长度计量单位的换算关系为:

1mm(毫米)=1 000μm(微米)

1μm(微米)=1 000nm(纳米)

1nm(纳米)=10Å(埃)

1Å(埃)=10^5fm(费米)

1fm(费米)=10^{-5}Å(埃)

(2) 分辨能力:分辨能力(resolution)又称分辨率,是电子显微镜最重要的参数之一,分辨能力的高低决定一台电镜的优劣。分辨能力就是能否清楚地辨认物体间细节的本领,通常以能否分辨两个物体间的最小间距 d 来表示。间距越短,其分辨率越高。分辨能力与光的性质,即衍射、干涉及透镜色差、球差有关。人眼的分辨能力约为 0.2mm。光镜分辨能力为 0.2μm,决定仪器分辨能力的因素由下述公式表示:

$$d=0.61\lambda/n\sin \alpha$$

式中,

d——分辨能力(本领);

λ——发射光波长;

n——物体所处介质的折射率;

α——孔径角,nsin α 称为数值孔径(NA)。

由上述公式可以看出,分辨本领是由显微镜所用光源的波长决定的。要提高分辨率,就必须采用短波长光源。

（3）放大倍率:放大倍率也是显微镜性能的一项重要指标。仪器总放大倍率是仪器各透镜放大倍率的乘积,以光镜为例:

$$ML=Mo \times Me$$

式中,

ML——总放大倍率;

Mo——物镜放大率;

Me——目镜放大率。

总放大倍率虽可通过增大 Mo 值或透镜数目而增大,但放大后的图像却模糊不清。这种过度的放大,称为无效放大(空放大)。

有效放大倍率是指通过仪器把物体的像放大至人眼可辨认的程度,即人眼分辨率和仪器分辨率的比值: $ML_{有效}=\delta_{眼}/\delta_{镜}$,即有效放大倍率 ML= 裸眼分辨本领/光镜分辨本领

例如:光镜的有效放大倍率 $ML_{有}=2 \times 10^{-4}/2 \times 10^{-7}=1\ 000$

分辨本领为 2Å 的电镜有效放大倍率 $ME_{有}=0.2/2 \times 10^{-7}=10^6$ 即 100 万倍,比光镜大 1 000 倍。

决定仪器性能的根本指标是分辨本领,而有效放大倍率由分辨本领所决定。超过有效放大倍率的空放大是毫无意义的,而低于有效放大倍率则未充分发挥仪器的性能。如 0.1nm 分辨本领的电镜至少应具有 2×10^6 级的放大倍数。

在评价一台电子显微镜的性能时,分辨本领是首先考虑的,其次才是放大倍率。

2. 电子显微镜的基本原理 电子显微镜是以电子束为光源,利用电子透镜成像,并结合特定的机械装置和高真空技术而构成的一种精密的电子光学仪器,它的最大特点是具有高分辨本领及高放大倍率。

（1）电子束:真空中相对集中而高速运动的电子流称为电子束。电子具有与光波类似的特性,即具有波粒二相性。粒子在高速运动时会发出特定波长的电磁辐射。电子运动的速度与电压有关。电子束的波长完全取决于加速电压,加速电压越高,得到的电子束波长越短,分辨率越高。

（2）电子透镜:不同于光学显微镜利用玻璃凹凸镜成像,电子显微镜是利用电子透镜进行成像的。电子透镜分为电场作用的"静电透镜"和磁场作用的"磁透镜"。现代电镜中,发射电子的电子枪利用静电透镜提供高能电子束,磁透镜用于成像和放大系统。

电镜中,用于提高放大倍数的带有极靴的强磁透镜由极靴、线圈和屏蔽外壳组成。极靴位于透镜的中央,形状为中空的锥状体,由高精度合金材料制成。其作用是形成高强轴对称磁场,是电镜中最重要的部件。线圈位于极靴的外部,绕有多匝导线,通电可产生磁场,改变电流大小可以改变磁场强度。屏蔽外壳为包绕于线圈外的一层高导磁熟铁材料,可防止外部磁场干扰和增加透镜聚焦能力。通过线圈的电流越大,磁场强度越强,电子透镜焦距越短,放大倍数越大。

当一束高速运动的电子束照射到样品上时,电子与样品相互作用产生多种信息,如何接收这些信息,使其成像或提供分析,就构成了不同类型的电子显微镜。入射的电子束大部分透过样品,形成透射电子,透射电镜及其衍生类型就是利用了这部分信息。一部分电子反射出来,称为二次电子,扫描电镜就是利用二次电子成像的。电子束激发和吸收现象催生了分析电镜。

（三）透射电子显微镜的基本原理、结构和特点

透射电镜与光学显微镜的光路相似:由电子枪、照明透镜系统、样品室、成像透镜系统、观察室和照相室组成。以被加速和聚集的电子束作为"光源",透射到薄样品上(厚度不超过 100nm),电子与样品中的原子碰撞后产生立体角散射,透射电子依靠电磁透镜放大、聚焦后在荧光屏、胶片以及成像器件上显示图像。

透射电子显微镜的结构主要由电子光学系统(镜筒)、真空系统、供电及保护系统三大主要部分组成。

1. 电子光学系统 为核心结构,包括电子照明系统、成像放大系统和观察及记录系统。

电子照明系统主要由电子枪和聚光镜组成。电子枪有热发射、冷发射和场发射三种。最常见的热发

射型电子枪是一根发卡形钨丝,通电流加热后,发射出电子束,成为电镜的光源。聚光镜的作用是将电子枪发出的电子束会聚在样品平面上。

成像放大系统由样品室、物镜、二级中间镜和投影镜组成。样品室位于聚光镜和物镜之间,并配备气锁装置,以保证镜筒的高真空状态。物镜即成像透镜(由极靴、线圈和屏蔽外壳组成),其性能直接影响到电镜的性能。中间镜和投影镜决定总放大倍率,调节范围100倍至几十万倍。

观察及记录系统由荧光屏和照相底片室组成。荧光屏可使人眼无法看见的电子射线在屏上激发出可见光并成像。如需永久记录保存,可移开荧光屏使底片曝光并冲印。

2. 真空系统　电子束的特性决定了其穿透力很弱,只有在高真空条件下才能达到所需行程。真空系统包括真空泵(低真空机械泵和高真空油扩散泵、离子泵、涡轮分子泵)和真空检测系统(测量和显示装置)。镜筒保持高真空状态可防止高速电子与空气分子碰撞而改变运动轨迹;可防止因空气分子电离放电而破坏电子枪;可防止阴极氧化和样品污染。

3. 供电及保护系统　该系统主要包括高压发生器、电子枪灯丝加热电源、透镜稳流电路、稳压电路、安全自控电路和计算机控制电路。电源稳定对于电镜性能极为重要,对供电系统的要求是产生高稳定的加速电压和各透镜的激磁电流。

透射电子显微镜的特点是分辨率高,放大倍数可达几十万倍,且连续可调。其视场小,一般为二维结构平面图像。样品制作以超薄切片为主,此外,还有负染、投影和复型技术等。广泛应用于生物样品局部切片的超微结构,大分子结构以及冷冻蚀刻复型膜上的生物膜超微结构等,并具有多种分析功能。

(四)扫描电子显微镜的基本原理、结构和特点

扫描电镜主要用于观察物体、细胞、组织等的表面形貌,并具有多种分析功能。

扫描电镜是利用由聚光镜和物镜组成的电子光学系统将电子枪发射的电子聚集成极细的电子束,聚焦于样品表面,依序逐行在样品表面扫描,将样品表面激发出来的二次电子等各种信息收集起来,放大成像。扫描电镜图像实为同步扫描,间接成像。

扫描电子显微镜的构造包括电源系统、真空系统、电子光学系统、扫描系统和信号收集、图像显示记录系统。

电源系统为扫描电子显微镜各组成部分提供电源,由稳压、稳流和安全保护电路组成。真空系统同透射电镜。电子光学系统包括电子枪、电磁透镜等。电子枪的性能决定了扫描电子显微镜的质量,电子枪发射的扫描电子束应具有较高的亮度和小的束斑直径。电磁透镜主要是对电子束进行聚焦,缩小电子束的直径。扫描电镜的分辨率取决于电子束的直径。样品室可放置样品和安置信号探测器。扫描系统是由扫描发生器和扫描线圈构成。扫描线圈是将电子束偏转并在样品表面进行有序逐行扫描。信号收集和图像显示系统包括信号的收集、放大、处理、显示与记录部分。采用检测器将电子信号俘获,经过放大、转换,将光信号转换成电压信号,最后被送到显像管的栅极上。扫描电子显微镜的成像原理不同于透射电子显微镜,是一种电视成像系统。

扫描电镜的特点是分辨率高,一般为30~60Å,场发射式扫描电镜可达10~20Å。能够直接观察较大体积样品表面三维立体结构,具真实感。放大倍数范围广且连续可调,可从10万~20万倍连续变化。样品制备较透射电镜简单,不用超薄切片。当放大倍数变化时,扫描电镜的焦深和景深不变,利于观察和照相。扫描电镜如与电子谱及电子衍射等仪器结合,即构成分析电镜。

(五)扫描透射电镜

扫描透射电镜(scanning transmission electron microscope,STEM)是透射电子显微镜的一种发展,透射电镜中附加有扫描附件。其工作原理居于扫描电镜和透射电镜之间,既有扫描电镜和透射电镜的优点,又弥补了它们各自的不足,具有扫描电镜和透射电镜双重功能。用电子束在样品表面扫描,通过电子穿透样品来成像。

成像原理是利用电子束在薄样品上扫描,探测器置于试样下方,接受透射电子束流或弹性散射电子束流,经放大,在荧光屏上显示与常规透射电子显微镜相对应的明场像和暗场像。明场像探测器位于样品正下方,当入射电子束穿过样品后,散射角度较小的电子经光阑孔选择后进入明场探测器形成透射明场像,

散射角较大的电子由二次电子探头接收形成暗场像。

扫描透射电镜分为超高真空的场发射式电镜和附加在透射电镜或扫描电镜上的 STEM 两种。超高真空的场发射式电镜,采用场发射电子枪,为专用扫描透射电镜,分辨率达 2~3Å,已接近透射电镜的分辨率。附加在透射电镜或扫描电镜上的 STEM 是在透射电镜或扫描电镜上加装附件,其分辨率较低。如透射电镜附件型,分辨率为 10~15Å;扫描电镜附件型,分辨率为 40~60Å。

扫描透射电镜的特点是可以观察较厚的样品和低反差的试样;加速电压低,可显著减少电子束对样品的损伤,并可提高图像的反差;能同时收集透射和散射电子,同时成像,同时观察明场和暗场,并进行处理和比较;超高的真空度大大减少了对样品的污染。缺点是造价极其昂贵,无法普及。主要应用于生物样品表面和断面结构,局部切面的超微结构和大分子结构分析等。

(六) 扫描隧道显微镜

扫描隧道显微镜(scanning tunneling microscope,STM)是扫描探针显微镜(scanning probe microscope,SPM)中的一种。1982 年,德国科学家 Gerd Binning 和 Heinrich Rohrer 依据量子力学的隧道效应理论,研制出了垂直分辨率达 0.005nm 的扫描隧道显微镜,使人类第一次可以随心所欲地操纵、排列原子。进而诞生了一门崭新的学科——纳米学。1986 年,Gerd Binning、Heinrich Rohrer 和 Ernst Ruska 共同获得了诺贝尔物理学奖。

扫描隧道显微镜的理论基础是物理学上的隧道效应及隧道电流。隧道效应是指金属中部分低能量自由电子能够穿透金属表面势垒,形成金属表面上的"电子云"的效应。隧道电流是指当两种金属靠得很近时,两种金属的电子云将互相渗透。当加上微小电压时,即使两种金属并未真正接触,也会有电流由一种金属流向另一种金属。

扫描隧道显微镜的工作原理:在导电性样品和金属探针之间施加上一个微小电压(2mV~2V),当两者之间的距离接近 1nm 时,针尖的电子云和样品表面的电子云发生重叠,由于量子隧道效应,在探针和样品表面之间会产生隧道电流。隧道电流对间距变化反应十分敏感,即使样品表面只有原子大小的起伏,隧道电流也会随之变化,记录隧道电流,将携带原子结构的信息输入计算机,处理后即可在荧光屏上呈现出样品表面三维形貌特征,观察样品表面原子结构。

扫描隧道显微镜是具有极高分辨率的检测工具,可以观察单个原子在物质表面的排列状态和与表面电子行为有关的物理、化学性质。在生物医学领域,扫描隧道显微镜被应用于细菌和病毒、染色体、细胞膜、配体-受体连接、DNA 和 RNA 分析、蛋白质和肽、分子晶体和生物材料等的研究。

(七) 原子力显微镜

原子力显微镜(atomic force microscope,AFM)也是扫描探针显微镜(scanning probe microscope,SPM)中的一种。是利用对微弱力极其敏感、顶端带有针尖的微悬臂对样品表面进行逐行扫描,针尖最外层原子与样品表面原子之间的相互作用力(原子力)使微悬臂发生运动状态改变或形变,通过检测微悬臂的偏转或作用力变化等相关信息供计算机成像。换言之,在探针下扫描样品,利用反馈系统的作用,在扫描过程中保持作用力恒定,测得探针对应于扫描各点位置的变化;或保持探针与样品间距不变,测得扫描各点探针、样品间相互作用力的变化,即可获得样品表面形貌特征。

原子力显微镜对待测样品要求低:可不具导电性、不需特殊处理、所需样品尺寸小、在任何环境中都能成像。原子力显微镜的分辨率极高(0.1Å),放大倍数高达 150 万倍。原子力显微镜已成为生物医学研究领域纳米尺度实时观测的一种重要工具。原子力显微镜现已应用于 DNA、活细胞和细胞骨架、蛋白质和小分子成像等。

(八) 环境扫描电镜

环境扫描电镜,是扫描电镜的一个重要分支。环境扫描电镜既可在高真空状态下工作,也可在低真空状态下工作。在高真空状态下,检验干燥固体样品,而在低真空状态(几乎接近常压)下,直接检测非导电导热样品,无须进行处理,可以观察新鲜活体生物样品。

环境扫描电镜的工作原理是采用多级真空压差技术,在保持电子枪和镜筒的高真空状态下,样品室内可以保持可控的气压、温度和湿度。样品发出的二次电子被探测器的探头施加一个数百伏的正偏压,二次电子被加速并与气体分子碰撞,使气体分子电离,形成正离子和环境二次电子。环境二次电子也会被偏压加速并再次和气体分子相碰撞,从而使气体分子电离的过程不断重复,二次电子信号不断被放大并最终成像。

样品室内所充气体的电离特性直接影响成像的效果和质量。易电离,无毒、方便、成本低的蒸气为常用样品室用气。

环境扫描电镜最重要的特点是可以观察活体生物样品。

(九) 冷冻扫描电镜

冷冻扫描电镜(又称低温扫描电镜)主要观察经快速冷冻固定的样品,特别适用于含水样品的观察。冷冻固定能保存样品正常形态结构、固定细胞成分、保存酶和抗原活性、掌握细胞动态变化过程。

简单的冷冻扫描电镜是在扫描电镜中安装一个冷台,冷冻固定样品并置于冷台上(用液氮保持冷台处于低温状态),在低加速电压下作短时间观察。

冷冻扫描电镜广泛应用于生命科学,包括植物学、动物学、真菌学、生物技术、生物医学和农业科学研究,也是药物学、化妆品和保健品的重要研究工具和食品行业的标准检测方法。

(十) 超高压透射电镜

超高压透射电镜一般指加速电压在 300kV 以上,其基本工作原理与常规透射电镜类似,但结构较复杂,造价高昂,难于普及。超高压透射电镜是原子级图像观察和三维结构研究的理想工具。超高压透射电镜加速电压高,电子束穿透能力强,分辨率高,对样品损伤小,稳定性好。超高压透射电镜的样品室为环境样品室,可用于观察活体生物样品。

(十一) 冷冻透射电镜

冷冻透射电镜(Cryo-TEM)是用普通透射电镜观察经液氮冷冻的蛋白、生物切片等样品。其优点主要包括:加速电压高,能够观察厚样品;加装上样品冷冻设备后,降低电子束对样品的损伤;高度自动化,自动换液氮,自动换样品,自动保持清洁。

冷冻透射电镜的工作原理和透射电镜成像原理一样,基本过程包括样品制备、透射电镜成像、图像处理及结构解析等几个步骤。

针对不同生物大分子复合体及亚细胞结构,目前冷冻电子显微学结构解析方法主要包括电子晶体学、单颗粒重构技术和电子断层扫描重构技术等。

冷冻透射电镜主要研究生理状态下组织、细胞和微生物中的大分子复合物的纳米甚至近原子尺度的原位结构信息以及大分子间相互作用的信息。

(十二) 分析电镜

分析电镜(analytical electron microscope,AEM)是指对扫描电镜或透射电镜配备多种附加仪器,如能谱仪、波谱仪,从超微结构水平对生物组织的结构及化学元素进行定位、定性和定量的无损分析,从而解释细胞功能活动。

二、透射电镜寄生虫标本

用透射电镜观察寄生虫组织细胞内部的超微结构,一般用超薄切片,其切片厚度比光学显微镜的切片薄 100 倍,厚度约 50nm。制备超薄切片的主要要求有:①尽可能保存组织细胞的固有细微结构,没有明显的物质凝集、提取、添加等人工假象;②超薄切片应具有一定的硬度和韧性,能够耐受电子束的轰击,切片不发生变形,包埋介质不升华;③超薄切片应均匀、平整,无皱褶、刀痕、震颤及染色剂沉淀等缺陷;④切片厚度适宜,反差明显,细胞结构清楚。

超薄切片制备过程包括包埋寄生虫组织细胞和超薄切片。

(一) 制备寄生虫组织(或病理标本)包埋块

1. 取材　电镜标本应活体取材,取材要求快、组织块小、取材部位准确、取材干净、不损伤组织和低温操作。

(1) 迅速取材:为保持寄生虫活体状态,减少其组织细胞结构变化,寄生虫离体后应在 1 分钟内浸入固定液。

（2）组织块小：电镜标本固定液渗透率缓慢，如组织块大，其中心部位将固定不佳，组织块体积以 0.5~1mm³ 或截面积为 1mm² 的长方体为宜。

（3）取材部位准确：电镜组织块小、观察视野小，不同器官或同一器官不同部位有不同的组织结构，差别很大。应根据实验目的准确取材。

（4）取材干净：使用生理盐水或缓冲液清洗组织块，尽量不要将血液、组织液带入固定液中，避免影响固定效果。

（5）避免组织损伤：取材刀片应锋利，取材时避免牵拉、挤压等机械性损伤组织。

（6）低温：为了抑制组织细胞内酶的活性，减少自溶现象发生，取材和固定应在低温环境（0~4℃）进行。

（7）浸泡固定取材：冰盒上放一硬纸片，纸片上加一滴预冷 3% 戊二醛固定液，将寄生虫放在液滴中，用干净新刀片将寄生虫切成小块（直径 1mm），用牙签将组织块转入含有 2~3ml 预冷固定液的清洁小瓶内，贴上标签。

2. 固定

（1）固定的定义：固定是指利用物理或化学的方法迅速杀死细胞，并使组织细胞的形态结构尽可能地保存在接近其生活时的状态。

（2）固定的目的：①完整保存活体状态寄生虫组织细胞的超微结构，避免出现自溶现象，并防止因微生物污染产生腐败；②防止固定的组织细胞内各种成分在其后的冲洗和脱水处理过程中溶解和流失；③使组织细胞适当地硬化，便于样品的处理。

（3）缓冲液：固定液均用缓冲液配制。缓冲液的作用如下：①具有维持 pH 的作用，使组织细胞在固定时不被破坏；②提供适当的离子成分，防止细胞成分被抽提或沉淀；③维持固定液一定的渗透压，使其与细胞内处于等渗状态，防止细胞皱缩或肿胀。缓冲液有多种，常用磷酸盐缓冲液。磷酸盐缓冲液是效仿细胞外液的成分而配制的，其特点是：容易配制不同浓度的缓冲液；适用的 pH 范围宽；pH 受温度的影响小；缓冲液稀释后 pH 变化小；经济、无毒性；久放易产生沉淀且易受细菌污染。一般配制浓度较大的缓冲液原液，4℃ 冰箱保存。如出现絮状物或霉菌污染，应弃去，重新配制。

1）磷酸盐缓冲液（表 30-1，表 30-2）

表 30-1　A 液（KH₂PO₄ 溶液）配方

双蒸水/ml	25	50	100	200	250
KH₂PO₄（g，分析纯）：	0.680	1.361	2.722	5.444	6.805

表 30-2　B 液（Na₂HPO₄·12H₂O）配方

双蒸水/ml	100	150	200	250	300	500	1 000
Na₂HPO₄（g，分析纯）：	7.163	10.745	14.326	17.908	21.289	35.815	71.630

A 液与 B 液置 4℃ 冰箱保存，使用前配制 0.2mol/L 磷酸盐缓冲液。A 液和 B 液按 1:4~1:6（V）比例混合配制，pH 保持在 7.2~7.4 之间。

2）0.18mol/L 蔗糖 PBS 溶液配方（表 30-3）

表 30-3　0.18mol/L 蔗糖 PBS 溶液配方

蔗糖 PBS 溶液/ml	10	20	30	40	50	60	70	80	90
0.2mol/L PBS/ml	5	10	15	20	25	30	35	40	45
双蒸水/ml	5	10	15	20	25	30	35	40	45
蔗糖/g	0.62	1.24	1.86	2.48	3.10	3.72	4.34	4.96	5.58

3）0.2mol/L 二甲砷酸钠（pH7.2）缓冲液：双蒸水 25ml，二甲砷酸钠[Na(CH₃)₂AsO₂·3H₂O]2.14g，0.1mol/L 盐酸 8ml，双蒸水加至 50ml，pH 调至 7.2。

（4）固定剂

1）戊二醛（C₅H₈O₂）原液：戊二醛是一种五碳醛，含有两个醛基，对蛋白质、多糖、核酸固定效果好，并能保存某些酶的活性，但对脂类固定效果差。戊二醛固定的组织细胞反差不明显，因此不宜单独使用，与锇酸联合使用可获得满意的效果。戊二醛分子量为 100，在组织中渗透比锇酸快，容易进入组织细胞。

戊二醛原液浓度为 25%，4℃ 冰箱保存，当 pH 低于 3.5 时固定效果不佳。

2）3% 戊二醛固定液配方（表 30-4）

表 30-4　3% 戊二醛固定液配方

3% 戊二醛量/ml	2	4	6	8	10	20
0.2mol/L PBS/ml	1	2	3	4	5	10
25% 戊二醛/ml	0.24	0.48	0.72	0.96	1.20	2.40
双蒸水/ml	0.76	1.52	2.28	3.04	3.80	7.60

4℃ 保存。固定剂用量一般应为组织块体积的 50 倍，每个标本用 2ml 固定液为宜。

3）锇酸（OsO₄）原液：锇酸是电镜生物标本（包括寄生虫标本）使用最广泛的固定剂之一，对脂类和蛋白质固定效果好，而对核酸和多糖固定效果差。在锇酸固定的组织细胞中酶活性丧失。锇酸固定的组织细胞反差明显。锇酸分子量比较大，在组织中渗透率低，因此组织块不宜太大，以 1mm³ 为宜。

注意：锇酸蒸气有剧毒，对人眼、鼻、喉黏膜刺激强烈，因此配制和使用时应在通风橱内进行。

锇酸原液浓度为 2% 水溶液，配制方法如下：①去污粉清洗安瓿外表尘土。②用浓洗液浸泡安瓿 24 小时。③蒸馏水冲洗干净表面洗液。④将洗净的安瓿放入棕色磨口瓶中，用干净玻璃棒捣碎。⑤加双蒸水 50ml/g OsO₄，即为 2% 锇酸原液。密封原液瓶，置冰箱或通风橱内保存。

4）1% 锇酸固定液：0.2mol/L 磷酸盐缓冲液与 2% 锇酸原液等体积配制，4℃ 冰箱保存。

（5）固定步骤（现多采用戊二醛-锇酸双固定法）

1）取材：同上。

2）将组织块转移至 3% 戊二醛内，4℃ 预固定 1~2 小时。

3）用 0.18mol/L 蔗糖缓冲液或 0.2mol/L 二甲砷酸钠缓冲液 4℃ 冲洗 3 次，每次 10 分钟。

4）1% 锇酸避光后固定 4℃ 1~2 小时。

5）双蒸水冲洗 3 次，每次 10 分钟。

（6）影响固定效果的因素和固定注意事项：影响固定效果的因素包括：固定液的浓度、pH、离子组成与渗透压、固定的方式、温度与时间、组织块的大小等。不同的固定液有不同的适用条件，应依据实际情况选择。

固定注意事项：

1）固定液 pH 均应为 7.2~7.4。

2）浸泡固定应在 4℃ 冰箱中进行。

3）固定过程中轻轻摇动数次，避免组织块粘贴瓶面，影响固定效果。

3. 脱水　电镜使用的包埋剂是非水溶性环氧树脂类试剂，因此固定后组织块必须脱水，除去组织细胞内游离水分，包埋剂才能均匀浸入其内。应选择易与包埋剂相溶的溶剂作为脱水剂，目前常用丙酮。

（1）脱水步骤（表 30-5）

1）50%（4℃）→70%（4℃）→90% 丙酮（室温）逐级脱水，每次 10 分钟，如需过夜可在 70% 丙酮中保存。

2）100% 丙酮 3 次（室温），每次 10 分钟。

表 30-5　丙酮脱水的次数和时间

丙酮浓度	50%	70%	90%	100%
脱水次数	1	1	1	3
脱水时间/(min·次$^{-1}$)	10	10	10	10
脱水温度	4℃	4℃	室温	室温

（2）注意事项

1）急剧脱水会引起组织细胞收缩，因此应采取 50%、70%、90%、100% 逐级脱水。

2）市售丙酮纯度不够，需加吸水剂（无水碳酸钾、无水硫酸钠或硫酸铜）吸去残留的水分。

3）吸取丙酮时应用吸管，不要倾倒，以免带入吸水剂。

4）脱水过程中可摇动组织块，使其充分固定。

4. 浸透

（1）浸透的目的：用稀包埋剂（用脱水剂稀释）浸泡组织块，使包埋剂逐渐取代脱水剂，并渗透组织细胞内。

（2）浸透方法：浸透剂为包埋剂与丙酮（比例为 1∶1）混合液，室温浸透 1~2 小时。

（3）注意事项：浸透时间与包埋剂种类、温度、组织块性质和大小有关。注意控制浸透时间和浸透温度，浸透时间短，浸透不充分，会造成人为损害；浸透时间过长，会增加对细胞物质的抽提。

5. 包埋

（1）包埋目的：完全浸透到寄生虫组织细胞内部的包埋剂聚合为硬度适当的固体，有利超薄切片。目前常用的包埋剂为环氧树脂（表 30-6）。

（2）理想包埋剂应具备如下条件：①黏度低，容易浸透组织块，不影响其超微结构；②对细胞成分抽提少，精细结构保存良好；③能与脱水剂混溶；④聚合时收缩率小，硬化均匀，硬度适于超薄切片；⑤超薄切片在电子轰击下稳定，高温下不易升华和变形；⑥超薄切片染色反差明显；⑦包埋剂透明度好，其本身不显结构。

（3）环氧树脂包埋剂配制

1）618 环氧树脂配制

表 30-6　618 环氧树脂配制

组织块数/个	1	2	3	4	5	6	7	8	9	10
618 树脂/g	1.5	3.0	4.5	6.0	7.5	9.0	10.5	12.0	13.5	15.0
DDSA（固化剂）/ml	1.0	2.0	3.0	4.0	5.0	6.0	7.0	8.0	9.0	10.0
DBP（增塑剂）/ml	0.1	0.2	0.3	0.4	0.5	0.6	0.7	0.8	0.9	1.0
DMP-30（加速剂）/滴	1	2	3	4	5	6	7	8	9	10

配制步骤：①先称溶剂，再称 618 树脂。②按上表配方，用微量加样器加入 DDSA（十二碳烯基丁二酸酐）、DBP（苯二甲酸二丁酯）和 DMP-30［2,4,6—三（二甲氨基甲基）苯酚］。边加边搅拌 60 分钟以上。③置 60℃ 温箱 30 分钟，以驱赶气泡。

注意：配制时使用的玻璃器皿先烘干，注意防潮。

2）Epon 812 环氧树脂配制

A 液：Epon 812　　　　　　　　　　　　　　　　62ml

　　　 DDSA　　　　　　　　　　　　　　　　　100ml

B 液：Epon 812　　　　　　　　　　　　　　　　100ml

　　　 MNA（甲基内次甲基四氢邻苯二甲酸酐，固化剂）　89ml

A、B 液分别配制、保存。使用时两液按 2∶8（冬季）~1∶9（夏季）不同比例混合。A 液越多，包埋块越软。

A、B 液混匀后,加 1.5%~2.0% DMP-30 搅匀即可(表 30-7)。

表 30-7 包埋标本数量与包埋剂量

标本数	1	2	3	4	5	6	7	8	9	10
Epon 812 树脂/ml	1.5	3.0	4.5	6.0	7.5	9.0	10.5	12.0	13.5	15.0
DDSA(固化剂)/ml	0.6	1.2	1.8	2.4	3.0	3.6	4.2	4.8	5.4	6.0
MNA(固化剂)/ml	1.0	2.0	3.0	4.0	5.0	6.0	7.0	8.0	9.0	10.0
DMP-30(加速剂)/滴	2	4	6	8	10	12	14	16	18	20

3)配制包埋剂注意事项:①配制时需充分搅拌。②对湿度要求严格,注意防潮,如室内湿度过大,最好在干燥箱内操作,否则组织块软硬度不一,切片易出现颤痕。

(4)包埋操作步骤

1)包埋所用塑料包埋板或 2 号药用胶囊,使用前置 60℃ 烘箱内干燥 1~2 小时。

2)用包埋液填满包埋板或胶囊。

3)用牙签取浸透的组织块,放入包埋板或胶囊中心液面上,组织块自然沉降至其底中央。也可先将组织块放入包埋板或胶囊底中央,然后注满包埋液。

4)将需切片的一端对准包埋板或胶囊尖部包埋,把标明标本块编号的小纸条卷成环状,插入囊中包埋剂内。

5)不加盖,37℃ 烘箱过夜。

6)次日升温至 60℃,48 小时固化。

7)固化完成,关烤箱,自然冷却。

8)去掉外壳,取出组织包埋块。

9)放入干燥器内保存,防止受潮变软。

(5)包埋注意事项

1)包埋板、胶囊、牙签等用前均需在 60℃ 烤箱中烤干,并放置干燥器中保存。

2)寄生虫标本需定向包埋,以满足观察的需要。

(二) 分散寄生虫细胞标本的制备

1. 离心聚集法

(1)1 500r/min 离心 10 分钟,收集分散寄生虫细胞。

(2)用 PBS(pH 7.4)洗涤 2 次(1 500r/min 离心 10 分钟),使虫体聚集成块(1mm³),弃上清液。

(3)沿离心管壁缓慢加入 1~2ml 3% 戊二醛固定液,注意不要搅动沉淀细胞。

(4)4℃ 冰箱固定 2 小时或过夜(在固定的前 0.5 小时中要用小勺翻转细胞沉淀块,使其充分固定)。

(5)切成边长不超过 1mm 小块。

(6)以后步骤按组织包埋块方法进行。

2. 琼脂聚集法

(1)收集分散寄生虫细胞悬液,加 5ml PBS 洗涤同上。

(2)1 500r/min 离心 10 分钟,弃上清液。

(3)加 3% 戊二醛固定 1~2 小时。

(4)用蔗糖缓冲液洗涤 3 次,每次 10 分钟。

(5)1% 锇酸后固定 1~2 小时。

(6)离心,使寄生虫细胞聚集成块,弃上清液,悬浮细胞。

(7)用冷 PBS 洗涤 3 次,1 500r/min 离心 10 分钟,弃上清液。

(8)在 50℃ 水浴中加入溶化并冷却到 50℃ 的 2% 琼脂,悬浮寄生虫细胞团。

(9)立即 1 500r/min 离心 15 分钟,使细胞团聚集于管底。

（10）取出细胞团,切成 1mm³ 大小块,以后步骤按组织包埋块方法进行。

3. 直接法

（1）试管中加入 3% 戊二醛。

（2）静脉取感染血液 0.5ml,不加抗凝剂。

（3）立刻将注射针头插入试管内固定液中,并缓慢推入血液,4℃ 固定 4 小时翻转标本 1 次,再固定 4 小时,切成 1mm³ 大小标本块。

（4）用磷酸盐缓冲液冲洗固定的血细胞块 3 次。

（5）以后步骤按组织包埋块方法进行。

（三）超薄切片

超薄切片机是用来将已包埋在环氧树脂中或已冷冻固定的生物样品制成纳米（nm）级厚度薄样品的专业机器。

1. 制作符合要求的超薄切片的关键

（1）超薄切片机的精度。

（2）制作锋利的玻璃刀。

（3）组织包埋块硬度适宜。

（4）支持膜的制备。

（5）包埋块的修整。

（6）操作者技术熟练。

2. 超薄切片前的准备工作

（1）修块:将标本固定在支持架上,在双筒解剖镜下用单面刀片修去标本顶端和组织周围多余的包埋材料,修成坡度约45°的四面锥体,其顶端组织暴露,要求顶端面平整,并与底面平行,其面积以1mm²为宜。

（2）半薄切片

1）制作半薄切片的目的:①定位:根据显微镜观察,准确确定超薄切片的部位;②筛选:弃去组织损伤的组织块;③比较观察:光学显微镜观察半薄切片与电镜观察的超薄切片比较研究。

2）操作步骤:①用超薄切片机切成 0.5~1μm 半薄切片;②切片放在载玻片上（其上有双蒸水）;③置 60~80℃ 恒温板上干燥,使切片平整,紧贴载玻片;④干燥后相差显微镜观察,或经 1% 甲苯胺蓝染色,普通显微镜观察。

3）1% 甲苯胺蓝染色:①1% 甲苯胺蓝染液（用 0.1mol/L 磷酸盐缓冲液（pH7.2~7.4）配制）滴于半薄切片上 5~10 分钟（边加热,边染色）;②倾去染液,用双蒸水漂洗,并吸去切片周围水分;③先后用 90%、100% 乙醇分化,至环氧树脂为无色。

（3）制作支持膜:超薄切片需贴附在覆有支持膜的铜网上。

1）选择支持膜的标准:①支持膜质地均匀,具有一定的强度;②在真空干燥和高温条件下,耐受电子轰击,且易于电子穿过;③常用聚乙烯醇缩甲醛膜作为支持膜。

2）合格铜网的标准:①平整;②耐高温,无磁性;③网孔大小合适,孔间距小;④清洁,无污物（使用前应严格洗涤）。

3. 超薄切片

（1）操作步骤

1）安装组织块于超薄切片机上。

2）调整刀的高度、角度和刀刃的位置,以及组织块与刀刃的距离（0.1mm）,使刀槽液（双蒸水）面与刀刃平齐。

3）用超薄切片机切片。

4）选片:切片的干涉色反映切片的厚度。

干涉色与切片厚度的关系见表30-8:①灰色与银白色切片较薄,分辨率较高,但反差不佳;金黄色切片较厚,分辨率低,但反差好;而紫色、蓝色和绿色切片太厚,无法使用。②用眼科镊子夹住覆膜的铜网边缘。

③铜网与银灰色切片相贴,使切片粘至铜网膜上,轻轻提起。④干燥后,用相差显微观察,选择符合要求的切片(切片薄、平整、呈银灰色),即可染色。

表 30-8　干涉色与切片厚度的关系

颜色	灰色	银白色	金黄色	紫色、蓝色、绿色
厚度/nm	40~50	50~70	70~90	90 以上

(2)制作超薄切片的注意事项:①仔细调整刀和组织块位置,这是切片成功与否的关键。②刀槽中加双蒸水,不用去离子水。③切片室应清洁、安静,湿度相对稳定。④避免切片出现颤痕及刀痕。

4. 超薄切片染色　电镜下观察生物样本的结构是通过反差来实现的。这种反差实质上是电子密度的差异,因样品不同部分对电子束的散射能力不同而形成。散射的电子越多,图像越暗;散射的电子越少,图像越亮。生物样本本身的反差极低,需经染色来增强样品中各种结构之间的图像反差或选择性地突出显示某些结构和成分。

超薄切片染色是利用重金属离子对不同细胞结构的结合能力不同,使细胞内各结构对电子产生强散射能力,从而增加反差。常用醋酸铀和枸橼酸铅双染色法,即先染铀,后染铅。

(1)试剂配制与染色

1)醋酸铀(uranyl acetate):主要提高核酸、核蛋白和结缔组织成分的反差,也能染糖原、分泌颗粒和溶酶体等成分,但对膜结构染色较差。一般使用饱和醋酸铀溶液(50%~70% 乙醇或丙酮配制,避光保存)染色 30 分钟,染色后立即用双蒸水漂洗,并用滤纸吸干。

2)枸橼酸铅:对细胞超微结构均有广泛的亲和力,能提高细胞膜系统及其脂类的反差。

枸橼酸铅染液配制:硝酸铅[$Pb(NO_3)_2$]1.33g,枸橼酸钠[$Na_3(C_6H_5O_7)\cdot 2H_2O$]1.76g,双蒸水 30ml,混合、摇荡 30 分钟(染液呈乳白色),至容器底部没有结晶残留为止。加 1mol/L 新鲜配制的 NaOH 8ml,摇动,白色的枸橼酸铅络合物溶解为无色透明溶液,再加双蒸水至 50ml,pH 调至 12。冰箱保存半年。

染色 15~30 分钟,立即用双蒸水漂洗,然后用 0.02mol/L 氢氧化钠溶液分化,再用双蒸水漂洗,滤纸吸干、备用。

(2)染色注意事项

1)用枸橼酸铅染色时间不宜过长,否则切片会被污染,结构失真。

2)铅盐与空气二氧化碳接触,易产生碳酸铅沉淀,所以染色所用氢氧化钠和双蒸水均应除去二氧化碳,染色时染色皿周围应放些氢氧化钠颗粒吸收二氧化碳,并尽量减少暴露在空气中的时间。

3)切片染色后,铜网必须迅速用双蒸水漂洗干净,以避免污染切片。

三、扫描电镜寄生虫标本

扫描电镜应用于观察寄生虫样品的表面结构。样品制备的原则是保持观察面干净、维持观察面原状。扫描电镜寄生虫标本制作质量的好坏,直接影响观察的效果。

(一)对扫描电镜标本的要求

扫描电镜标本制备的基本要求是样品要充分暴露表面特征,彻底干燥和作导电处理。

1. 暴露　待观察的虫体表面常是寄生虫的自然表面,因此充分暴露所观察的表面,并固定,使之保存完好,是扫描电镜观察必备条件之一。

2. 干燥　在电镜真空中观察标本,因此标本必须干燥。现用二氧化碳临界点干燥法。其原理为改变温度和压力可使液体与气体聚集状态发生变化,当温度不断增加,液相的密度逐渐下降,而气相的密度却逐渐加大,同时相界面模糊;当温度达到一定高度时,液相与气相表面的密度相等,此时相界面消失,表面张力为零,称临界状态。在临界状态干燥标本,不会对标本产生破坏。标本中水分临界温度高,临界压力大在这种状态下既破坏标本,又不易操作,因此选用醋酸异戊酯置换脱水剂(乙醇),再用液态二氧化碳代替置换液,组织内水分最终被液态二氧化碳代替。液态二氧化碳临界温度和临界压力分别仅为 31.4℃ 和

72.9 标准大气压,适于标本干燥。

3. **导电** 扫描电镜标本必须具有良好的导电性才能观察。寄生虫标本导电性能差,因此在扫描电镜观察前寄生虫表面必须喷镀金属膜,以提高标本表面的导电性和二次电子发射率,致图像信号强,还可减少电子辐射损伤,避免标本产生气泡、龟裂、穿孔和漂移等现象发生。

扫描电镜标本需要在其表面镀以均匀、连续的导电薄层,因为寄生虫标本表面不规则,在其凹凸不平的表面镀以同样厚度的导电薄层,就需要使标本上的每一微小表面都以同样时间面对投影源,所镀的导电层厚薄应适当。导电层太薄往往不连续,可能放电;过厚又会覆盖其细微表面结构。

现多采用真空喷镀仪。常用的金属为金,它具有良好的二次电子发射能力,并能牢固地喷镀在标本表面。在真空条件下加热至一定温度后,细金颗粒向四周发射至标本表面,此时标本缓慢倾斜和旋转,以达到均匀覆盖的目的。

(二) 扫描电镜标本制作步骤

在进行扫描电镜观察前,寄生虫样品一般需经取材、清洗、固定、脱水、干燥和喷金镀膜等步骤。

1. **寄生虫整体标本制作**

(1) 取材:如标本小于样品台可将完整虫体放在样品台上;如果标本较大,切割时不能用刀对切,而应在标本顶部切开一个小口后顺势撕开,以保证所观察的结构完整。

(2) 清洗:寄生虫表面常覆盖一些杂质,掩盖表面,因此应设法清除,但又不能损坏寄生虫的表面特征,常用双蒸水(或 PBS)漂洗或超声波清洗。

① 双蒸水(或 PBS)漂洗:对于一些浮于表面或溶于水的杂质用双蒸水(或 PBS)漂洗数次。

② 超声波清洗:在具有微绒毛或表面凹陷的标本,微小杂质颗粒容易嵌在表面,一般漂洗又不易清除,可用超声波清洗表面。

(3) 固定

1) 3% 戊二醛 4℃ 固定 1 小时。

2) 0.18mol/L 蔗糖 PBS 清洗。

3) 1% 锇酸后固定 4℃ 1 小时。

(4) 用双蒸水冲洗,清除表面的固定液。

(5) 30%、50%、70%、90% 乙醇系列脱水,每次 10 分钟;100% 乙醇 2 次,每次 15 分钟。

(6) 醋酸异戊酯置换乙醇,约 30 分钟。

(7) 临界点干燥。

(8) 用导电胶将干燥后的寄生虫标本块粘在样品托上,待导电胶干后镀膜。

(9) 用离子镀膜仪喷金镀膜。

(10) 扫描电镜观察,标本可在干燥器中保存。

注意:制作扫描电镜标本时可省略锇酸后固定,用丙酮脱水,可不用醋酸异戊酯置换。

2. **分散寄生原虫标本制作**

(1) 取寄生原虫悬液(包括寄生在血液和腹水中的原虫,以及体外培养原虫),用 PBS 混匀,700g 离心 10 分钟,弃上清液。

(2) 用 PBS 洗涤 2 次,每次 700g 离心 10 分钟,弃上清液。

(3) 摇匀沉淀原虫,加 3% 戊二醛 4℃ 固定 1 小时,PBS 洗涤。

(4) 1% 锇酸后固定 4℃ 1 小时。

(5) 用双蒸水洗涤,700g 离心 10 分钟,弃上清液,摇匀。

(6) 取细胞悬液,滴到具有 1% 聚乙烯醇缩甲醛膜的小盖玻片(1cm×1cm)上,静置 1~2 分钟。

(7) 乙醇脱水,未黏附的原虫被冲掉,已黏附的原虫可牢固地附着在盖玻片上。

(8) 以后步骤(脱水、干燥、镀膜和观察)按寄生虫整体标本制作方法处理。

四、免疫电镜技术

免疫电镜技术是利用抗原与抗体特异性结合的原理,在超微结构水平定位、定性及半定量抗原的技术。目前免疫电镜胶体金标记技术(包括透射电镜和扫描电镜)应用最为广泛。

(一)免疫电镜胶体金标记技术

用于免疫电镜的胶体金种类较多,如抗体-胶体金、SPA-胶体金、卵白素-胶体金和植物凝集素-胶体金等。胶体金安全、无毒,制备简单并可根据需要制备成不同大小而进行单标、双标和多标记。同时,胶体金也是扫描电镜的理想示踪物,即可单独也可经银染后在电镜下观察。胶体金作为优势独特的示踪物,常用于细胞膜表面和细胞内多种抗原的精确定位。

1. 样品制备流程

(1)取材:寄生虫组织用锋利刀片切成 3mm×2mm×1mm 的块状,固定 30 分钟后震动切片机切成 20~50μm 的厚片,或 1mm³ 的小块。单个寄生虫细胞可先离心。免疫扫描电镜组织块要求为 10mm× 10mm×5mm,并在固定前完成观察表面的清洁工作。取材要求同常规透射电镜。

(2)固定:固定的原则是既要细胞超微结构保存良好,又要保留细胞的抗原性。通过预实验选定合适的固定液并确定其最佳浓度、温度、pH 及固定时间是常规做法。

1)前固定液:①2% 多聚甲醛-(0.01%~0.05%)戊二醛(PG 混合固定液)。固定时间为 2~4 小时。最常用。②过碘酸盐-赖氨酸-多聚甲醛混合固定液(PLP 固定液):0.01mol/L 过碘酸钠、0.1mol/L 赖氨酸、2% 多聚甲醛及 0.05mol/L 磷酸缓冲液。固定时间为 6~18 小时,该固定液选择性地固定糖类。③苦味酸-多聚甲醛-戊二醛固定液:4% 多聚甲醛、15%(v/v)苦味酸、0.05% 戊二醛,pH 值 7.3。该固定液选择性地固定蛋白质。

2)后固定液:锇酸(OsO_4)为通用后固定液。通常以双蒸水配制 2% 锇酸原液,4℃ 避光储存,使用时缓冲液稀释为 1% 锇酸。固定时间为 1~2 小时。

3)固定方法:①浸泡固定 组织依要求取材后立即置入固定液中,4℃ 固定 2~4 小时。游离培养的寄生虫细胞离心、去上清液,加入约 10 倍体积的固定液并用吸管吹打,固定 30~60 分钟。②微波固定 微波固定有利于保存抗原活性。在微波炉内用烧杯盛 1 000ml 以上的冷水以吸收热量,微波辐射采用高档 10 秒,随后继续使用固定液固定 1~2 小时。

(3)缓冲液及漂洗液:用缓冲液来配制固定液、封闭液及标本的漂洗和标记前的预处理。①TBS(tris-buffered saline)缓冲液:Tris 2.4g,NaCl 8.76g 加去离子双蒸水至 1 000ml,用 HCl 调 pH7.4;②0.1mol/L 二甲胂酸钠缓冲液:21.4g Na(CH₃)₂AsO₂·3H₂O,加去离子双蒸水至 1 000ml,用 0.1mol/L HCl 调 pH7.4;③Tween-20 漂洗液:Tris 2.4g,NaCl 29.2g,1ml Tween-20,加去离子双蒸水至 1 000ml,HCl 调 pH7.4。

(4)免疫标记:分包埋前、包埋后和冷冻超薄切片免疫电镜标记。

(5)包埋:①包埋前免疫电镜技术推荐使用 Epon 812、Epon12 及 SPI Pon812;②包埋后免疫电镜技术推荐使用 LR White 水溶性包埋剂和 Lowicryl 系列低温包埋剂。

2. 胶体金的制备 胶体金获得的途径主要有二种,一是直接通过试剂公司购买(实验用量少);二是通过自制获得大量胶体金。

金颗粒的制备常用化学还原法。包括:柠檬酸三钠还原法(15nm,Frens,1973)、鞣酸-柠檬酸钠还原法(6nm,Slot,1985)、硫氰酸钠还原法(2.8nm,Bashong W,1985)和白磷还原法的改良法(Henegouwen,1986)等。

(1)金颗粒的制备流程包括:玻璃器皿的清洁、试剂的配制、柠檬酸三钠还原法等化学还原法制备不同大小的金颗粒。

试剂的配制:①配制 1% 氯化金酸,将 1g 氯化金酸用去离子蒸馏水配制 1% 氯化金酸水溶液,密闭、4℃ 冰箱保存 1 年以上;②1% 柠檬酸三钠,1% 鞣酸,0.025mol/L 碳酸钾(取 34mg 碳酸钾加去离子蒸馏水至 10ml);1mol/L 硫氰酸钠(81mg 硫氰酸钠加水至 10ml);0.2mol/L 碳酸钾(276mg 碳酸钾加去离子蒸馏水至 10ml)。

(2)胶体金的制备:葡萄球菌蛋白 A(SPA)、凝集素、酶及毒素等均可与金颗粒结合制备免疫胶体金。

主要流程包括：蛋白纯化、确定蛋白用量、蛋白质包被金颗粒和胶体金质量鉴定。

（二）透射电镜胶体金标记技术

透射电镜胶体金标记技术包括包埋前胶体金标记技术、包埋后胶体金标记技术和冷冻超薄切片胶体金标记技术。

1. 包埋前胶体金标记技术　包埋前标记即组织厚片先进行免疫标记，然后再进行后固定、包埋、聚合、超薄切片、染色及最终观察。其优点为标本在免疫标记前不经锇酸固定、脱水、树脂包埋及聚合过程，抗原暴露充分且活性较高。

（1）试剂的准备：①胶体金；②Dulbecco's PBS（D-PBS），pH 7.4：无水氯化钙 100mg，氯化钾 200mg，磷酸二氢钾 200mg，氯化镁 100mg，氯化钠 8g，磷酸氢二钠 2.16g，加去离子双蒸水至 1 000ml，pH 7.4；③0.05% 戊二醛-4% 多聚甲醛混合液，0.1mol/L 甘氨酸（用 D-PBS 配制）；④无钙镁 D-PBS，pH 7.4：氯化钾 200mg，磷酸二氢钾 200mg，氯化钠 8g，磷酸氢二钠 2.16g，加去离子双蒸水至 1 000ml，pH 7.4；⑤1%BSA：1g BSA 加入到 100ml 无钙镁 D-PBS 中搅拌；⑥Tween-20（0.05%~0.1%）漂洗液；⑦一抗：常用浓度 1~5μg/ml（1%BSA 的无钙镁 D-PBS 稀释）；⑧抗体胶体金；⑨银染液。

（2）包埋前胶体金标记技术步骤：①细胞用 PBS 漂洗 2 次，用 0.05% 戊二醛-4% 多聚甲醛在 4℃下固定 30~60 分钟；②PBS 漂洗 3 次；③0.1mol/L 甘氨酸漂洗细胞 5 分钟；④含 1%BSA 的无钙镁 D-PBS 漂洗细胞 15 分钟，1%BSA 封闭 15 分钟阻断对第一抗体的非特异性结合。室温下用一抗孵育细胞 1~2 小时，用无钙镁 D-PBS 漂洗细胞 3 次，每次 5 分钟。或用 0.1%Tween-20 漂洗液漂洗。室温下加胶体金孵育细胞 2 小时或过夜；⑤无钙镁 D-PBS 漂洗细胞 3 次，每次 5 分钟；⑥3% 戊二醛（用 0.1mol/L 二甲胂酸钠缓冲液配制，pH 7.4）固定细胞 60 分钟；⑦0.1mol/L 二甲胂酸钠缓冲液漂洗；⑧1% 锇酸后固定；⑨常规脱水包埋，超薄切片经铀铅染色后透射电镜观察；⑩对照：可省略一抗或用正常血清等代替一抗。

2. 包埋后胶体金标记技术　包埋后免疫电镜技术指样品经固定、包埋、超薄切片后在超薄切片上进行免疫标记。是应用最广泛的免疫电镜技术。其优点是：低温或 50~60℃ 聚合；亲水，对样品脱水的要求不高；对脂类溶解度低，抗原性保存较好；对抗体无亲和力；不需支持膜等。

包埋后免疫胶体金标记分为直接法和间接法。直接法即抗体-胶体金直接进行标记；间接法即抗体先与细胞反应，然后用胶体金标记的第二抗体特异性地与第一抗体结合。其敏感性高于直接法。可根据一抗种类选择适合的胶体金，如 SPA-胶体金、亲和素-胶体金和凝集素-胶体金等。

（1）试剂的准备：①D-PBS 及无钙镁 D-PBS，pH7.4；②固定液，0.05% 戊二醛和 4% 多聚甲醛，0.1mol/L 甘氨酸（PBS 配制），1% 锇酸；③包埋剂 Lowicryl K4M 或 LR White 等；④镍网（使用前经丙酮或乙醇清洗）；⑤饱和过碘酸钠水溶液（现配）；⑥1% BSA（TBS 配制），0.1%Tween-20 漂洗液；⑦一抗：常用浓度 1~5μg/ml（1%BSA 或 0.05%TBS 稀释），胶体金（用含 1%BSA 无钙镁 D-PBS 稀释成 1~5μg/ml）；⑧0.1mol/L 二甲胂酸钠缓冲液；⑨生物素化二抗（用含 1%BSA 无钙镁 D-PBS 稀释成 1~5μg/ml），链霉亲和素-胶体金（用含 1%BSA 无钙镁 D-PBS 稀释成 1~5μg/ml）；⑩电镜包埋用胶囊及专用聚合箱。

（2）包埋后胶体金标记技术步骤

1）震动切片机切厚片（20~50μm）。组织用 D-PBS 漂洗 3 次，每次 10 分钟。PG 固定液 4℃下固定 30~60 分钟，再用 PBS 漂洗 3 次，每次 5 分钟；

2）0.1mol/L 甘氨酸漂洗 5 分钟；

3）0.1mol/L 二甲砷酸钠缓冲液或 D-PBS 漂洗组织后，室温下用 1% 锇酸后固定 1 小时（包埋剂采用 Lowicryl 或 LR White 则不能用锇酸固定）；

4）脱水、包埋：Lowicryl 和 LR White 等具强亲水性，标记效果好；

5）超薄切片，切片厚度约为 75nm，镍网捞片；

6）室温用饱和过碘酸钠水溶液处理切片，处理时间通过预实验确定。标记过程样品保持湿润便于漂洗非特异性反应沉淀，温度 37℃；

7）去离子双蒸水漂洗超薄切片 3 次，每次 10 分钟；

8）超薄切片用 1% BSA 封闭 20 分钟，以阻断对第一抗体的非特异性结合；

9）无钙镁 D-PBS 或 TBS 漂洗切片 3 次。每次 5 分钟；

10）用适当稀释的第一抗体室温孵育 1~2 小时。一抗用含 1%BSA 的无钙镁 D-PBS 稀释；

11）TBS 漂洗切片 3 次，每次 5 分钟；

12）室温下用适当稀释的胶体金（可选择二抗-胶体金、SPA-胶体金等）孵育 60 分钟以上或过夜；

13）漂洗同步骤 9；

14）铀、铅染色；

15）对照：省略一抗或用正常血清、正常 IgG 代替一抗。

3. 冷冻超薄切片胶体金标记技术的特点　①较好地保持了抗原的完整性，其标记阳性率较高；②拍摄的图片反差弱，清晰度较差；③需要大量液氮，成本较高，切片的收集、冰晶的形成、静电的影响等实验难度较大；④目前改进方法：采用快速冷冻置换的方法将组织用 Lowicryl 或 LR White 进行包埋浸透、聚合、超薄切片及免疫标记；⑤应用高压冷冻置换的方法制样超薄切片后免疫标记。

（三）扫描免疫电子显微镜技术

扫描电镜免疫标记技术能够准确定位寄生虫组织细胞、培养细胞的受体、蛋白等。目前应用最为广泛的是免疫金银扫描电镜技术。免疫金银技术在扫描电镜的应用具有明显的优势，因为扫描电镜以样品表面观察为主，不会因超薄切片而损坏免疫金银复合物。金银复合物的大小控制方便，容易与各型扫描电镜的分辨率相匹配，在具体操作时既可使用胶体金，又可应用金银复合物示踪以扩大观察视野，方便灵活。

（张　旭）

第二节　电镜技术在寄生虫学研究中的应用

电镜技术在寄生虫学研究中应用十分广泛，也发挥了重要的作用。寄生虫学的研究对象是属于低等动物的寄生虫，应用电镜技术观察寄生虫的外观特征、内部构造或超微结构，可以更好地了解寄生虫的形态结构特征，为寄生虫鉴定、系统发育及分类学等方面研究提供了必要的依据。利用电子显微镜技术可以分析寄生虫的致病性物质基础，还可以研究药物抗寄生虫的作用机制等。

一、寄生虫超微结构特征和细胞器的发现

通过透射电镜观察寄生虫的超微结构和相应的细胞器，可作为寄生虫（特别是原虫）的系统发育和分类的基础。有些原来分类地位不明的寄生虫，通过超微结构的研究，给予明确分类。例如广泛寄生在人体和灵长类动物肠道内的人芽囊原虫，过去曾被误认为是酵母、鞭毛虫的包囊或无色素的藻类。1967年 Zierdt 因为发现其超微结构与生理学上和酵母菌的差异，才被确定为原虫，后来经过其他学者进一步对虫体囊壁、虫体表面结构、胞核，以及线粒体、中心体、内质网、高尔基复合体等超微结构的深入观察，结合其他生物学研究明确了虫体的 5 种形态，确定了该虫的分类地位，即人芽囊原虫属于芽囊原虫亚门（Blastocysta）、芽囊原虫纲（Blastocystea）、芽囊原虫目（Blastocystida）、芽囊原虫科（Blastocystidae）、芽囊原虫属（*Blastocystis*）。

二、寄生虫超微结构观察的应用领域

通过寄生虫超微结构的观察，可进行如下领域的研究：

（一）研究寄生虫生物学特性

研究寄生虫形态结构、生理、生殖等特征，主要包括外观形态、内部超微结构特点、运动、包囊形成、脱囊、侵入宿主细胞、摄食机制和食物消化过程，也可通过免疫电镜研究虫体胞膜或内含物成分与疾病的关系等。利用扫描电镜观察伯氏嗜木螨各发育阶段的外部形态，有助于虫种鉴定，对其进一步科学分类和进行生活史研究也能提供参考。

（二）研究寄生虫生活史过程

通过电镜技术观察寄生虫在不同宿主、不同发育阶段的形态结构和超微结构的演变，能够阐明寄生虫

发育过程,包括有性生殖、无性生殖、周期发育、配子发生和分化、卵囊和包囊的形成等,有助于研究寄生虫的生活史。应用透射电镜观察间日疟原虫在大劣按蚊体内发育的成孢子细胞及子孢子形成过程,明确了子孢子膜下微管的形成标志着子孢子发育阶段的形成。通过透射电镜观察发现杜氏利什曼原虫无鞭毛体的分裂过程首先是从新鞭毛轴丝形成和动基体 DNA 纤丝伸长开始,以后 DNA 纤丝带出现裂隙,继之核仁裂碎、消失,形成核内纺锤体,开始细胞核的分裂,随后虫体一侧表膜出现凹陷,新膜下微管和表膜先后形成,并从此处向细胞内伸入,最后完全包绕两个分裂的虫休,完成细胞分裂;随着虫体的发育繁殖,含虫空泡胀大,电子致密度变低;分裂后的无鞭毛体贴附到含虫空泡膜,并向巨噬细胞细胞质内移动,最后离开原来的含虫空泡,形成新的含虫空泡。

(三) 研究寄生虫致病性

研究宿主与寄生虫的关系,寄生虫的超微结构与宿主特异性有关,也与寄生虫-宿主相互关系有关,因为寄生虫许多超微结构的差别表现在宿主和寄生虫的接触面,如纳虫空泡在寄生虫与宿主相互关系中起重要作用。通过寄生虫与宿主细胞的超微结构分析可鉴定致病寄生虫和非致病寄生虫,故在寄生虫-宿主之间有直接和特殊的相互关系,特别是对寄生虫的致病机制和媒介形态特征与传病机制的研究具有重要意义。利用免疫电镜可以研究抗原定位和抗原转移的过程,为进一步分析寄生虫与宿主之间的关系提供证据。利用扫描电镜观察到恶性疟原虫在红细胞内发育到滋养体或裂殖体阶段时,红细胞表面出现结节,这一变化是导致感染红细胞黏附于毛细血管内皮细胞,造成血管堵塞的病理基础。通过免疫电镜也证实了光镜下见到的位于红细胞膜上的薛氏点就是间日疟原虫的抗原抗体复合物,有助于理解间日疟原虫导致贫血的机制。

(四) 研究抗寄生虫药物作用机制

电镜技术在抗寄生虫药物的杀虫(或抑虫)机制和筛选抗寄生虫药物等研究中常常是不可缺少的内容,发挥着重要的作用。利用电镜技术可以研究药物对寄生虫胞膜、胞质、胞核以及各种细胞器的影响,探讨药物的作用机制。家犬一次口服吡喹酮 120mg/kg,24 小时后,通过透射电镜观察发现斯氏并殖吸虫皮层明显肿胀,分泌体减少,线粒体固缩,合体细胞核及内质网等结构改变,而吸虫皮层具有吸收、呼吸及保护等多种生理功能,吡喹酮不仅损伤皮层而且对形成和维持皮层的合体细胞也有破坏作用,致其功能紊乱,这被认为是吡喹酮杀灭斯氏并殖吸虫的重要机制之一。利用透射电镜观察发现松萝酸能够使弓形虫的膜质细胞器发生病变,出现断裂,内容物外溢,同时棒状体也出现中央部分溶解等病理改变,结果使得弓形虫发生了不可逆的病变而死亡,这些结果为进一步深入研究松萝酸的药物作用机制奠定了基础。

(程彦斌)

参 考 文 献

［1］ 邵淑娟,郝立宏.电子显微镜技术在医学领域的应用[M].沈阳:辽宁科学技术出版社,2014.
［2］ 汪克建.医学电镜技术及应用[M].北京:科学出版社,2013.
［3］ 杨勇骥,汤莹,叶煦亭,等.医学生物电子显微镜技术[M].上海:第二军医大学出版社,2012.
［4］ 郭素枝.电子显微镜技术与应用[M].厦门:厦门大学出版社,2008.
［5］ 付洪兰.实用电子显微镜技术[M].北京:高等教育出版社,2004.
［6］ 凌治萍,俞彰.细胞超微结构与电镜技术—分子细胞生物学基础[M].2 版.上海:复旦大学出版社,2004.
［7］ 程时,彭学敏.生物医学电子显微镜技术[M].北京:北京医科大学中国协和医科大学联合出版社,1997.
［8］ SCHOLTYSECK E. Fine structure of parasitic protozoa. An atlas of micrographs,drawings and diagrams [M]. Springer-Verlag Berlin Heidelberg,Printed in Germany,1979.
［9］ 张静,张晶晶,史宗畔,等.疟疾媒介中华按蚊触角感器的扫描电镜观察[J].昆虫学报,2019,62(3):312-322.
［10］ 吴赵龙,毛有东.冷冻电子显微镜:生物大分子精细结构分析的利器[J].科学通报,2017,62(36):4208-4212.
［11］ 许源,曾炘,吴忠道,等.药物作用下的广州管圆线虫幼虫表皮纹理变化的数字化特征研究[J].中山大学学报(医学科学版),2014,35(1):38-46.
［12］ 张建庆,高博,方义亮,等.电镜技术在四类医学媒介生物分类鉴定中的应用研究[J].口岸卫生控制,2014,19(6):23-25.

［13］ 李朝品,姜玉新,刘婷,等.伯氏嗜木螨各发育阶段的外部形态扫描电镜观察［J］.昆虫学报,2013,56（2）:212-218.

［14］ 张莹,洪涛,宋敬东,等.电子显微镜技术-病毒结构与形态研究及快速诊断的基础平台［J］.中国科学:生命科学, 2013,43（9）:719-729.

［15］ 刘付红,郭淑玲,刘莹,等.两种人体蠕形螨足和外生殖器超微结构的观察［J］.山东大学学报(医学版),2010,48（2）: 142-145.

［16］ 闫艳,高兴致.白头翁体外抗阴道毛滴虫透射电镜观察［J］.中国病原生物学杂志,2006,1（1）:22-23.

［17］ 田喜风,卢思奇,刘业民,等.双氢青蒿素对体外蓝氏贾第鞭毛虫的损伤［J］.中国寄生虫学与寄生虫病杂志,2005,23 （5）:292-295.

［18］ 董惠芬,蒋明森,刘晴,等.MNNG 诱导日本血吸虫成虫培养细胞的扫描电镜观察［J］.中国寄生虫病防治杂志,2003, 16（6）:362-364.

［19］ 闫艳,高兴致.白头翁体外抗阴道毛滴虫的效果及扫描电镜观察［J］.中国寄生虫病防治杂志,2003,16（6）:353-355.

［20］ 高兴致.鸡疟原虫红细胞内期电镜观察［J］.寄生虫与医学昆虫学报.1997,4（1）:1-5.

［21］ 吴杰,程彦斌,杨少毅.松萝酸抗弓形虫速殖子作用的体外实验和电镜观察［J］.中国寄生虫学与寄生虫病杂志,1996, 14（1）:58-61.

［22］ 高兴致,叶鑫生,王述姐.间日疟原虫红细胞内期的电镜观察［J］.中国寄生虫学与寄生虫病杂志,1992,10（2）:117- 119.

［23］ 陈佩惠,卞英华,胡昌仁,等.间日疟原虫卵囊内成孢子细胞与子孢子形成的超微结构观察［J］.动物学报,1991,36 （4）:330-334.

［24］ 高兴致.人头虱扫描电镜观察［J］.中国寄生虫病防治杂志,1991,4（3）:244.

［25］ 高兴致,程富川,王仲文,等.间日疟原虫卵囊的发育和子孢子形成的透射电镜观察［J］.中国寄生虫学与寄生虫病杂 志,1991,9（3）:206-208.

［26］ 高兴致,程富川,王仲文,等.间日疟原虫在蚊体内卵囊发育及子孢子形成的扫描电镜观察［J］.中国寄生虫病防治杂 志,1990,3（2）:123-125.

［27］ 高兴致.杜氏利什曼原虫无鞭毛体形态及分裂过程的电镜观察［J］.动物学报,1989,35（3）:233-237.

［28］ 高兴致.离体培养约氏疟原虫动合子形成的扫描电镜观察［J］.中国寄生虫学与寄生虫病杂志,1989,7（1）:53-55.

［29］ 郑时春,张敏如.吡喹酮对犬斯氏狸殖吸虫作用的透射电镜观察［J］.中国寄生虫学与寄生虫病杂志,1988,6（3）:214- 216.

［30］ 高兴致.离体培养中鼠疟原虫动合子形成过程的电子显微镜观察［J］.动物学报,1987,33（1）:14-21.

［31］ ARZT E,GORB S N,SPOLENAK R. From micro to nano contacts in biological attachment devices［J］. Proc Nat Acad Sci USA,2003,100:10603-10606.

第三十一章

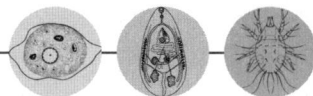

同位素示踪技术

同位素示踪技术是利用放射性同位素（即放射性核素）及其标记化合物作为示踪剂，应用射线探测方法检测其行踪，以研究示踪物在生物体系（或外界环境）中的动态变化规律的一门科学。

同位素示踪技术是放射性同位素在医学、药学和生物学（包括寄生虫学）中应用的方法学基础，以示踪技术为基础，结合其他学科的成果，发展了诸如放射性同位素动力学分析（示踪＋动力学分析）、体外放射性分析技术（示踪＋反应）、放射自显影术（示踪＋摄影术）等许多有实用价值的技术。

第一节 概 述

同位素示踪术是伴随着现代核物理学发展起来的现代技术，它利用放射性同位素或经富集的稀有稳定同位素作为示踪剂，研究各种物理、化学、生物、环境和材料等领域中科学问题。

一、同位素示踪术的发展简史

同位素示踪术是 Hevesy 最初于 1912 年率先实践，并于 1923 年提出的，他相继开展了许多同位素示踪研究（包括 1923 年将豆科植物浸泡在含有 ^{210}Pb 和 ^{212}Pb 铅溶液中研究植物吸收铅的机制）。并且他还把示踪技术应用到生物医学领域，1935 年，他首先使用 ^{32}P 示踪磷的生态循环以及研究大鼠活体内磷代谢在，为人类认识生命现象的奥秘开辟了新道路。Hevesy 也因此获得 1943 年诺贝尔化学奖。从 20 世纪 30 年代开始，随着重氢同位素和人工放射性的发现，同位素示踪技术开始广泛应用于基础科学和应用科学的各个领域。1934 年，Frederic Joliot-curie 和 Irene Joliot-Curie 夫妇二人发现了人工放射现象，获得了具有生物意义的 ^{32}P、^{45}Ca 等；1936 年，人工放射性同位素被 ^{32}P 注射入人体进行白血病治疗尝试；1948 年，利用 ^{18}O 示踪发现光合作用的 O_2 来自水的光解；1949 年，利用 ^{14}C 揭示了植物根部也能够发生光合作用；1952 年，Hershey 和 Chase 使用 ^{35}S 和 ^{32}P 双标记噬菌体感染实验证明 DNA 是遗传信息的载体；1960 年代，使用 ^{14}C、^{13}C、^{18}O 等发现了植物光呼吸作用；20 世纪 70 年代，Jameson 等在豚鼠的胰腺细胞中注射 ^3H 标记的亮氨酸，3 分钟后被标记的亮氨酸出现在附有核糖体的内质网中，17 分钟后，出现在高尔基体中，117 分钟后，出现在靠近细胞膜内侧的囊泡中及释放到细胞外的分泌物中，由此发现了分泌蛋白的合成与分泌途径：核糖体→内质网→高尔基体→囊泡→细胞膜→外排；1977 年，Sanger 等采用放射性标记技术和 ARG 技术成功进行了 DNA 序列测定。

二、同位素示踪术的基本原理

同位素示踪所利用的放射性同位素（或稳定性同位素）及它们的化合物，与自然界存在的相应普通元素及其化合物之间的化学性质和生物学性质是相同的，只是具有不同的核物理性质。因此，就可以用同位素作为一种标记，制成含有同位素的标记化合物（如标记食物，药物和代谢物质等）代替相应的非标记化合物。利用放射性同位素不断地放出特征射线的核物理性质，就可以用核探测器随时追踪它在体内或体外的位置、数量及其转变等。稳定性同位素虽然不释放射线，但可以利用它与普通相应同位素的质量之差,通过质谱仪,气相层析仪,磁共振等质量分析仪器来测定。放射性同位素和稳定性同位素都可作为示踪剂(tracer),但是,稳定性同位素作为示踪剂其灵敏度较低,可获得的种类少,价格较昂贵,其应用范围受到限制;而用放射性同位素作为示踪剂不仅灵敏度,测量方法简便易行,能准确地定量、定位及符合所研究对象的生理条件等特点。

因此,同位素示踪技术主要是基于放射性同位素示踪物与被研究物质的同一性和可测量性这两个基本性质。

(一) 同一性

放射性同位素及其标记物与相应的同一元素的非放射性同位素具有相同的化学和生物学性质。由于相同元素的所有同位素化学性质相同,在生物体内所发生的化学变化、免疫学反应和生物学过程也都是完全相同的。因此可以用化合物中某种原子的放射性同位素取代原有的稳定性原子(即同位素标记),得到的标记物与相应的非标记物具有相同的化学和生物学性质。

(二) 可测量性

放射性同位素示踪剂与其未标记的化合物在某些物理学性能方面又有所不同,放射性同位素可发出各种不同的射线,能够被放射性探测仪器探测出来,因而可以对标记的物质进行精确的定性、定量及定位研究。

三、同位素示踪技术的特点

同位素示踪技术具有灵敏度高、方法简便、定位准确、符合生理条件等特点,现详细描述如下:

(一) 灵敏度高

由于射线的特性、放射性测量仪器的检测能力,以及标记化合物的比活度可以很高,所以,在以放射性同位素作为示踪物时,可以精确地探测出极微量的物质,一般可以测到 10^{-18}~10^{-14}g 水平,即可以从 10^{14}~10^{18} 个非放射性原子中检出一个放射性原子。这对于研究体内或体外微量生物物质的含量具有特殊价值。

(二) 方法简便

由于测定的对象是射线,放射性测定不受其他非放射性物质的干扰,可以省略许多复杂的物质分离步骤,减少了待测物化学量的损失,这不仅简化了实验程序,而且提高了实验结果的可靠程度,获得较好的准确性。

(三) 定位定量准确

放射性同位素示踪术能准确定量地测定代谢物质的转移和转变,与某些形态学技术相结合(如病理组织切片技术,电子显微镜技术等),可以确定放射性示踪剂在组织器官中的定量分布,并且对组织器官的定位准确度可达细胞水平、亚细胞水平乃至分子水平。

(四) 符合生理条件

在放射性同位素实验中,所引用的放射性标记化合物的化学量是极微量的,它对体内原有的相应物质的重量改变是微不足道的,体内生理过程仍保持正常的平衡状态,获得的分析结果符合生理条件,更能反映客观存在的事物本质。

(五) 缺点与局限性

放射性同位素示踪法的优点如上所述,但也存在一些缺陷,如从事放射性同位素工作的人员要受一定的专门训练,要具备相应的安全防护措施和条件,在目前个别元素(如氧、氮等)还没有合适的放射性同位素等等。在开展示踪实验时,还必须注意示踪剂的同位素效应和辐射效应问题。所谓同位素效应是指放射性同位素(或是稳定性同位素)与相应的普通元素之间存在着化学性质上的微小差异所引起的个别性质上的明显区别。对于氢元素而言,同位素效应比较严重。因为同位素之间的质量判别是倍增的,如 ^3H 质量是 ^1H 的三倍,^2H 是 ^1H 的两倍,当用氚水(^3H_2O)作示踪剂时,它在普通 H_2O 中的含量不能过大,否则会使水的物理常数、对细胞膜的渗透及细胞质粘性等都会发生改变。但在一般的示踪实验中,由同位素效应引起的误差,常在实验误差范围内,可忽略不计。放射性同位素释放的射线利于追踪测量,但射线对生物体的作用达到一定剂量时,会改变机体的生理状态,这就是放射性同位素的辐射效应,因此放射性同位素的用量应小于安全剂量,严格控制在生物机体所能允许的范围之内,以免实验对象受辐射损伤,而得到错误的结果。

四、同位素示踪技术类型

常见同位素示踪技术类型包括稳定同位素示踪技术和放射性同位素示踪技术,现描述如下。

(一) 稳定同位素示踪技术

同位素示踪技术实际上包括放射性同位素示踪技术和稳定性同位素示踪技术。

稳定同位素在生物医学研究中的应用已有很长的历史。早在放射性同位素广泛应用之前的 20 世纪 20 年代,就已有稳定同位素示踪技术用于生命科学的研究报道。30 年代初期,^{13}C、^{17}O、^{18}O、^{15}N、^{2}H 等的相继发现,并应用于生物医学及其他领域,使稳定同位素示踪技术很快地发展起来。然而,由于放射性同位素的相继供应和推广,使稳定同位素示踪技术的应用受到影响。因为放射性同位素的样品制备和检测技术都较简易,很快达到完全自动化,并且在应用方面不受其他条件的影响,而稳定同位素的应用受到原始丰度、生产条件和测试手段等方面的限制。20 世纪 70 年代以来,随着稳定同位素生产技术的发展使得稳定同位素的成本降低,继而各种探测技术的不断创新突破,以及人们对放射性同位素危害的担忧,又使稳定同位素在生命科学中的应用进入了新的阶段。在这里仅对稳定性同位素示踪技术进行简单介绍。

1. 稳定性同位素示踪的优点

(1)没有辐射危害,适合于体内示踪,尤其是孕妇、儿童;使用时无须特殊防护。

(2)标记化合物不会发生辐射自分解,不会衰变,因而不受时间限制,并且适用于长过程示踪。

(3)一般没有化学毒性,安全可靠。

(4)有些同位素没有半衰期足够长的放射性同位素,稳定性同位素是唯一可用的示踪物。

(5)使用有机质谱仪和磁共振分析时,可以方便地观察到示踪物的分子结构和示踪原子的标记位置。

(6)可与放射性同位素双重标记来弥补放射性单标记的不足。

2. 稳定性同位素的测量分析方法 稳定性同位素的测量分析方法近 40 多年来有了长足的发展,由单纯依靠质谱分析、中子活化分析、密度法、折射率法和热导法,到色谱-质谱联用、磁共振波谱分析、发射光谱分析等,使稳定同位素在生物医学研究领域的应用越来越广泛。稳定同位素测量技术常用的方法主要有下列 5 种。

(1)质谱分析法 质谱分析法是分析稳定同位素经典的、较准确的方法。特别是 20 世纪 70 年代发展起来的气相层析-质谱联用仪(GOMS)的应用,使稳定同位素质谱分析程序简化,自动化程度提高,一般 ng 水平的成分复杂的生物样品,先经气相层析,分离出含稳定同位素的气体样品,其含量由质谱仪直接测定。其基本原理将气体样品或液体、固体样品的蒸气引入电离室,用电子流轰击,使样品分子失去电子成为带正电的分子离子,再进一步裂解成数种更小的离子,称为碎片离子。离子束经过磁场,使不同质荷比 m/e 的正离子分离,并记录其相对强度,绘出质谱图以进行元素分析、分子量测定、分子式的确定和分子结构的判断。常用的质谱分析法包括气体同位素比值质谱分析法、有机质谱分析法、气相色谱-质谱联用(GC/MS)分析法、高效液相色谱-质谱分析法(HPLC/MS)分析法。

(2)磁共振光谱分析法 原子核在磁场中吸收一定频率的无线电波而发生核自旋能级跃迁的现象,称为磁共振(nuclear magnetic resonance,NMR)。磁共振信号强度对照射频率或磁场强度作图,所显示出的图谱称为磁共振光谱(NMR spectrun)。利用磁共振光谱进行物质的结构测定和定性及定量分析称为磁共振光谱法(NMR spectroscopy)。磁共振仪有连续波型、脉冲型及傅立叶变换型三类。连续波型主要给出共振波谱,脉冲型主要测定弛豫时间;而脉冲傅立叶变换型则运用计算机技术取得共振波谱及弛豫过程的信息,提高了化学位移的分辨率,目前应用最广。在稳定同位素的生物医学及药学应用中,人们可以通过测定共振波谱来分析标记物的丰度及标记部位,以探讨结构与功能的关系。此法的优点在于每条谱线的峰都能明确地归属为分子内指定的原子核,能够有选择地获得分子中指定部位的信息。NMR 谱不仅可以获得关于分子的静态结构,同时还可以得到有关分子间和分子内的相互作用及分子内部运动状态等动态信息。

(3)红外光谱分析法 用连续波长的红外线(波长大于760nm,小于500μm的电磁波)为光源,照射样品时所得到的分子吸收光谱称为红外光谱。利用红外光谱进行定性、定量分析及测定分子结构的方法,称为红外分光光度法。将稳定同位素标记技术与红外分光光度计结合起来,测定同一种分子含不同稳定同位素时在红外区的特征吸收光谱,可以根据光谱图上吸收峰的强度测定同位素丰度,并根据吸收峰的形状和位置推断化学组成和官能团结构,如O基团吸收带是$2\,500cm^{-1}$,OH基团是$3\,400cm^{-2}$,前者适用于测定低浓度重水(百分之几以下),中间浓度重水常用$6\,920cm^{-1}$带测定,这种方法对大多数稳定同位素标记物的丰度灵敏度很低,在生物医学中较有价值的是测定CO_2及H_2O的丰度,且已用于^{13}C-美沙西汀呼气试验及低丰度的重水分析。

(4)发射光谱分析法 根据物质的分子中不同原子受激发后由高能态跃迁至低能态所发射的不同光谱来进行物质的定性和定量分析的方法,称为发射光谱分析法(emission spectrometric analysis)。发射光谱分析法主要用高频电场激发被分析的气体样品,一定的气体分子释出的光子波长为定值,但分子中含重同位素时波长略有偏移,常用高分辨率分光光度计分析不同波长的光强度可算出重同位素的丰度。目前主要用于^{15}N的分析,通常先将含^{15}N的样品转化为铵盐,用偏溴酸盐氧化,使之成氮气。本法的精密度与样品中N的丰度有密切关系。

(5)中子活化分析法(neutron activation)活化分析法属于同位素分析。它是将稳定同位素在具有一定能量的中子、带电粒子或高能γ射线照射后,发生核反应生成放射性同位素,放出具有一定特征的射线,用射线探测仪作定性及定量测定,从而计算出样品中某种稳定同位素的含量及其在形态上的分布部位。在稳定同位素标记物样品分析中,中子活化分析法是目前稳定同位素分析较好的方法。稳定同位素标记物引入体内后,用活化分析测定,称为可活化示踪技术,在生物医学上有一定的意义。许多具有生物医学意义的稳定同位素均可用活化分析法进行检测。该方法不仅灵敏度高,而且准确度高,并且可以同时分析多种不同元素,样品可以不需经复杂的化学处理即行活化分析。此外,它的分析操作程序可以实现全自动化。

(二)放射性同位素示踪技术

放射性同位素示踪技术是以放射性同位素标记化合物作为示踪剂,来追踪和定量检测各种代谢物、药物等的摄取、分布、更新、转化及排泄等的代谢规律的一类技术。目前此类技术由于其灵敏度高、符合生理条件、能够定量、定位、定性相结合的特点,已广泛应用于生物医学的多个领域,特别在生物化学与分子生物学、分子药理学、分子免疫学、分子遗传学以及分子核医学等学科领域的研究更为深入。

放射性同位素示踪技术根据被研究的对象不同,通常将其分为体内示踪技术和体外示踪技术两大类。体内示踪技术以完整的生物机体作为研究主体,研究被标记化学分子在生物系统中的吸收、分布、代谢及排泄等体内过程的定性,定量及定位动态变化规律,多用于研究物质的吸收、分布、转运及排泄过程。如对于生理活性物质,示踪方法可研究其吸收、分布、排泄,探讨物质的动态平衡或观察各种物质在不同组织中的浓聚和释放;而用示踪动力学方法可以探讨药物和生理活性物质在体内的动态过程等。体内示踪技术还包括体内微量物质定量测量或测定液体容量的放射性同位素稀释法、研究物质在标本中位置和数量的放射自显影法、测定脏器功能的放射性同位素功能测定以及放射性同位素显像等方法。

体外示踪技术以整体分离出来的组织、细胞或体液作为研究对象,多用于某些特定物质如蛋白质、核酸等的转化规律研究,细胞动力学分析以及超微量物质的体外测定等。体外示踪技术是在体外条件下进行,减少乃至避免了众多的体内因素对实验结果的直接影响。体外示踪技术包括研究物质进入生物机体后转化、分解等参与机体生命活动过程的物质代谢与转化的示踪研究;研究各种细胞群体的增殖、分化、迁移和衰亡等过程的变化规律以及体内外各种因素对它们的影响和调控的动力学分析;研究待测样品中稳定性同位素的种类与含量的超微量活化分析技术以及体内微量物质定量分析的体外放射分析技术等。如用^3H-TdR掺入DNA作为淋巴细胞转化的指标进行淋巴细胞转化实验观察细胞免疫功能;以^{125}I-UdR掺入RNA实验检测肿瘤细胞的增殖速度,研究各种抗肿瘤药物的功效等。

第二节 示踪实验的设计原则和基本过程

利用同位素示踪技术开展科学研究,必须遵循科学研究实验设计的基本原则。同时,由于同位素示踪技术的自身特性,其在实验设计及实验基本过程中又具备一些有别于其他实验研究的特点和注意事项。

一、示踪实验的设计原则

设计一个放射性同位素的示踪实验应从实验的目的性、实验所具备的条件和对放射性的防护水平三方面着手考虑。原则上必须从两个主要方面来设计放射性标记实验:一是必须寻求有效的、可重复的测定放射性强度的条件,二是必须选择一个合适的比活度。采用放射性同位素标记技术来实现所研究课题预期目的全部或一部分,一般须经过实验准备阶段,实验阶段和放射性废物处理三个步骤。

二、示踪实验的基本过程

由于示踪实验的特殊性,除了需遵循一般实验原则要求外,还需要根据具体实验目的和示踪实验的类型,考虑和解决示踪剂的选择、观察方法及数据处理等问题。在示踪实验中,通常可以把整个实验分为实验准备阶段、正式实验阶段、实验总结阶段、善后处理阶段4个程序化过程。每个阶段都有需要注意的原则事项。

1. 实验准备阶段 实验准备阶段是同位素示踪实验的重要阶段,在此阶段需做好示踪剂、研究对象、测量仪器、实验用具和试剂,以及实验室等条件的准备,并通过预实验检查和完善这些实验条件的准备情况。

(1)示踪剂的选择:根据实验目的和实验周期选择合适的示踪剂在示踪实验中是非常重要的,一般应注意以下原则:

1)必须了解标记物标记的部位:如果是观察完整细胞或整个分子的去向,可以用非定位标记的化合物;如果要观察分子上某一基因或原子的去向,则应选择定位标记,必要时考虑使用双标记技术。例如研究氨基酸的脱羧反应,^{14}C 应标记在羧基上,只有这种定位标记的氨基酸,才能在脱羧后产生 $^{14}CO_2$。

2)必须注意放射性同位素的选择:尽管天然和人工的放射性同位素种类很多,但适合于示踪实验,特别是直接用于人体的却很少,常用的有 ^3H、^{14}C、^{131}I、^{32}P、^{75}Se、^{99m}Tc 和 ^{113m}In 等。

3)半衰期的长短必须适合研究需要:如果半衰期过长,将使实验对象受到不必要的照射,而且造成放射性废物处理困难;但如果半衰期过短,将可能难以满足实验周期的要求,引起放射性计数和结果计算的困难。一般用于人体示踪时,宜采用短半衰期者,以尽可能减少受检者的照射剂量;而用于离体实验时,特别是实验周期较长者,如需要将动物活杀后对组织脏器分别测定的,半衰期可以较长。除了物理半衰期外,还需要考虑生物半衰期和有效半衰期。

4)需根据实验目的选择射线的种类和能量:若标记物引入体内,而在体外测量时,多选用发射 γ 射线的放射性同位素;对于采集生物样品在离体条件下进行放射性测量时,可选择发射 β 射线或低能 γ 射线的放射性同位素,以获得较高的效率和较好的分辨率。

5)示踪剂需有足够的纯度:标记物的化学纯度、放射性同位素纯度和放射化学纯度的要求较高。在示踪剂制备期间、贮存期间以及试验体系中所使用的溶剂、化学试剂、酶等可能会产生化学杂质、放射化学杂质及辐射自分解引起的放射性杂质,这些杂质的存在,使得示踪实验中使用的示踪剂不"纯",从而或多或少影响实验的结果,甚至会导致错误结论。氚标记的胸腺嘧啶脱氧核苷(^3H-TdR)和尿嘧啶核苷(^3H-UR)是两种常用的示踪剂,前者有效地结合到 DNA 中,后者则掺入到 RNA 中,它们的辐射分解速度随比放射性的增高及保存时间的延长而增加,在不同温度和不同溶液中的稳定性也不同。经保存八年的 ^3H-TdR 约有 35% 辐射分解为 ^3H-胸腺嘧啶,并导致二醇和水合物的形式,在实验中这些杂质会很快掺入细胞并与大分子(很可能是蛋白质)结合,而不是与 DNA 和 RNA 相结合,这些杂质用 DNA 酶和 RNA 酶处理细胞都无法去除。^3H-TdR 和 ^3H-UdR 存在 –20℃ 的冷冻溶液中辐射分离速度要比 2℃ 增加 3~4 倍,但低温度(–140℃)对贮存也有利。

6）示踪剂需有适当的放射性比活度：放射性比活度过高,容易引起标记化合物的辐射自分解和对活性的损害;放射性比活度过低时,当示踪剂被引入研究体系或机体后立即被稀释,样品中的放射性浓度过低,为满足测量的要求,引入的化学量必定大大超过生理剂量,使实验结果失去真实性。

（2）示踪剂剂量的选择：示踪剂剂量包括两方面：示踪剂的化学量和示踪剂的放射性活度。在示踪实验中,由于示踪剂的比活度高,化学量极小,不至于产生明显的药物效应,不会影响研究对象的原有状态,因此,主要考虑的是示踪剂的放射性活度。在实验中放射性活度的选择取决于很多因素,其中主要是实验目的和类型,既要满足放射性测量的要求,又要尽可能减小辐射生物效应。通常应根据下列因素进行选择：标记化合物的放射性比活度、放射性同位素的半衰期;标记化合物在研究系统中或机体内被稀释的程度、利用率及在机体的排泄特点;实验周期、测量仪器的探测效率和示踪剂安全使用范围等因素。一般要求在整个实验中示踪剂被稀释后,样品脉冲计数率应 5 倍于本底脉冲计数即可满足要求。一般而言,小动物实验的用量在 7.4~18.5kBq 范围内,更多的是在 370kBq 以下。离体实验如细胞培养、切片保温、酶反应等示踪实验,用量可小于 37kBq。在选择时应根据实验的类型,参考文献上类似研究的用量,并通过自己的预实验检验后确定下来。

（3）放射性同位素测量方法的选择：不同能量的射线应采用不同的测量方法,如 γ 射线的测量,主要选用碘化钠晶体闪烁计数器。^{32}P 的测量可以采用 G-M 计数管,而目前多采用液体闪烁计数器;而低能同位素 ^{3}H、^{14}C 则应采用液体闪烁计数器或薄窗 G-M 计数管进行测量;α 射线可以采用带有硫化锌晶体的闪烁计数器、电离室和核乳胶测量,也可以采用液体闪烁计数器测量。目前大多数实验室主要采用晶体闪烁计数法和液体闪烁计数法两种测量方式。同一台探测仪器对不同量的示踪剂具有不同的最佳工作条件,在实验准备阶段要检查探测器是否已具备所用示踪同位素的工作条件,否则需要用一定量的示踪剂作为放射源(或选用该同位素的标准源),把探测器的最佳工作条件调整好,并且要保证探测器性能处于稳定可靠的状态。

（4）探测最佳工作条件的选择：探测最佳工作条件的方法有两种,一种是测"坪曲线",另一种是找最好的品质因素。对于光电倍增管,在理论上不存在"坪(plateau)"。但随着高压的增加,在一定范围内,脉冲数变化较小,形成一段坡度较小的电压脉冲曲线,通常也称其为坪。测坪曲线的方法：固定放射源,根据其射线能量的大小,初选一个扩大器增益(放大倍数)和甄别器阈值。不断地改变高压(由低到高,均匀增加伏度),每改变一次高压,都测定一次本底和放射源的计数率,最后作出高压本底计数率和高压放射源计数曲线。用同样的方法,作另一个甄别阈值(放大倍数不变)下的高压计数率曲线,这样反复多作几条曲线。必要时,还可固定甄别阈值,改变放大倍数,求出高压计数率曲线。应选择"坪"比较平坦的曲线工作条件：甄别阈值和放大增益,作为正式测定时间的仪器工作条件,高压值应选择在该"坪"中点偏向起始段一边相应的高压值。品质因素,又称为优值,是指在一定条件下,要达到合适的统计数目所需要的时间是仪器的计数效率 E 和本底计数 N_b 的函数：品质因素 $F=E^2/N_b$ 它是衡量一台计数器性能的指标,仪器的品质因素 F 应该越大越好,品质因素 F 越大,表示测量效率 E 越高而本底 N_b 越小。如果某放射性示踪的标准源存在来源困难等问题的话,可以用相对品质因素 f 来代替。相品质因素 $f=n_s/n_b$ 式中 n_s 指某种放射性样品的计数率。找最好品质因素的方法与测坪曲线一样,作出几条高压 –F(或 f)的关系曲线,在几条曲线中选择峰值最高的曲线。这根曲线的峰值所对应的条件：高压,甄别阈,放大倍数等,就是该仪器对被测同位素的最佳工作条件。最佳品质因素不一定恰好落在"坪"上,有的在"坪"附近,有的却在"坪"的下端。着眼于把同位素的整个能谱峰都计数下来的示踪实验者主张取"坪"所对应的工作条件,而着眼于优值者,主张取最佳品质因素所对应的工作条件,也有人折中。如果某仪器本底很低,光电倍增管噪声很低和能谱分辩高,二者应该相差不大。同一台仪器的最佳工作条件,随仪器的使用期延长而有所改变,不同的放射性同位素,其最佳工作条件不同。因此核探测仪器的最佳工作条件具有专属性,并且要经常选择其不同时期的最佳工作条件。更不能不考虑被测同位素的种类,而千篇一律地使用同一个工作条件。为了达到准确地计数,可以长时间一次计数,或短时间多次测量,两者达到的标准误基本相同,为避免外界因素的影响,在实际工作中,取短时间多次测量较为合理。在测量样品的放射性时,本底是一个重要影响因素。本底高,则标准误和标准误差都增大,尤其在样品计数较低时,本底对标准误和标准误差的影响就愈大，从而影响实验结果的精度，而且为了达到一定的精度，势必要增加样品的测量时间。根据核衰变的统计规律，在实验中如果样品数量少，选择 $t_N=1.4t_b$ 的比例（式中 t_N 为样品放射性测量时间，t_b 为本底测量时间）较为合理；如果样品数量较多是一大批样品，则延长本底测量时间 t_b，取 t_b 的时间均值，而 t_N 则可相对短，这样可节省时间，有利于缩短实验周期。对于示踪实验设计来说，样品中所含放射性强度的要求，是使其放射性计数大于或等于本底计数的 10~20 倍。

（5）预备性实验：对于示踪实验而言，预备性的非放射性模拟实验是十分重要的，但往往容易被忽视。由于示踪实验涉及的环节多，如果实验条件选择不当，控制不严，则很难获得预期的实验结果。因此，在正式实验之前，进行必要的"冷"实验（即没有加入放射性物质的非放射性模拟实验）和预实验，对检验方法学和设计的完善程度是必不可少的。"冷"实验的目的是在于熟悉实验操作技术和过程，检查实验用品和实验条件；而在小范围内进行活性预实验，重点了解放射性标记物的检测和探测器的检查性能，并对防护条件和废物处理等措施进行具体演练。只有在设计合理、方法稳定的情况下才能进行正式实验。

2. 正式实验阶段　正式实验阶段是研究和实验设计的实施和完成阶段，要求按照示踪实验的具体计划和拟订的实验条件进行工作，特别是示踪剂的使用、样品收集和制备、放射性测量等，都要遵照设计的要求和计划进行。必要时可以修改实验方案，但需注意实验的连续性和可比性。在此阶段，与预实验一样，必须认真作好详细的实验记录，包括实验步骤、测量结果等。

（1）示踪剂的给予途径：整体实验时，示踪剂的给予途径一般采用口服（灌胃）、静脉注射、肌内注射、腹腔注射、皮下注射以及呼吸道雾化吸入等。由于放射性示踪剂的化学量小，要求给药体积准确，多采用微量注射器，以防止可能的损失；静脉注射时，要确保全部示踪剂注射到血管内。离体实验时，应按照实验设计的要求，严格控制在一定的时间或特定的实验步骤时给予示踪剂。

（2）样品的采集与制备：通常是按照实验设计定时采集放射性生物样品。样品的采集要有代表性，脏器采样应固定解剖部位，同时要避免与其他脏器和血液接触造成污染。进行代谢研究时，动物要饲养在代谢笼内，尤其注射挥发性放射性同位素时，应有专门的气体收集装置。根据实验目的和示踪剂的标记放射性同位素的性质制备放射性生物样品，其中放射性同位素的性质是生物样品制备形式的主要依据。若是释放 γ 射线的示踪剂，则样品制备比较容易，只要定量地取出被测物放入井型 NaI（TL）晶体内就能测定；若是释放出硬 β 射线的示踪剂，须将生物样品制成厚度较薄的液体，或将液体铺样后烘干，也可灰化后铺样，放入塑料晶体闪烁仪内测定，或用钟罩型盖革计数管探测；若标记同位素仅释放软 β 射线，那么样品应制成液体闪烁样品，在液体闪烁计数器内测量。不论采用何种测量方法，都应该对样品作定量采集。对某些放射性分散的样品，应当作适当浓集，如测定组织内蛋白质的放射性，应对蛋白质作提取处理然后制备成相应的测量样品。有些样品需采用灰化法，但灰化法对易挥发的同位素或易挥发的组织样品不合适。此外，还要注意的是样品的采集与制备必须在相同条件下进行，以免出现人为的误差。

（3）放射性样品的测量：放射性样品的测量可分为绝对测量和相对测量。绝对测量是对样品的实有放射性强度作测量，求出样品中标记同位素的实际衰变率，在作绝对测量时，要纠正一些因素对测量结果的影响，这些因素包括仪器探头对于放射源的相对立体角、射线被探头接收后被计数的概率、反散射、放射源的自吸收影响等等。而相对测量只是在某个固定的探测仪器上作放射性强度的相对测量，不追求它的实际衰变率。在一般的示踪实验中，大多采用相对测量的方法，比较样品间的差异。在相对测量时，要注意保持样品与探测器之间的几何位置固定。几何条件的影响是放射性测量中最重要的影响因素。当两个放射性强度相同的样品在测量中所置的几何位置不一，或样品制备过程造成的几何条件差异，其计数会相差很多，尤其当样品与探头之间距离较近时，两者计数率相差会很大。但是当样品与探头之间相距较远时，由于样品与探头之间形成的相对立体角较小，所以两者计数率的差异会显著减小。在用纸片法测量 ^{3}H 标记物的放射性强度时，要注意纸片在闪烁瓶中的位置，一批样品应该一致，如果是将滤纸剪成圆状作支持物，圆片的直径最好与闪烁瓶底的直径相等，保证滤纸在闪烁瓶内的位置固定。减小几何条件对放射性测量的影响可以从三方面入手：①选择探测窗大的探测器，如光电倍增管作探头的探测器；②在样品制备时，注意尽量将样品做成点状源，这样当样品的放射性强度较弱时，由于距离探测窗较近而有可能造成的水平位移的影响就可以忽略；③无论样品距离探测窗远近，样品都应置于探测窗的垂直轴线上，以减少样品与探测窗之间的相对立体角。

3. 实验总结阶段　放射性同位素示踪研究的种类繁多,获得数据的方式也不尽相同,但最终都是以放射性测量为手段,通过放射性数据来反映示踪剂化学量的变化。因此,实验总结阶段主要任务是根据示踪实验的类型的不同,遵循一定的原则和规律,对数据、曲线、图像进行细致的计算、分析、评估,找出事物的内在联系,最后得出实验结论。对于大量的放射性测量数据的计算、整理、比较,可以运用电脑专门程序处理。在对数据进行处理分析时应注意:

（1）对于示踪实验获得的各种实验数据,需进行必要的加工整理才能用于分析评价。由于研究目的和实验方式不同,需选用不同的数据处理方式,以避免错误的结果分析。

（2）放射性衰变是随机偶发事件,每个特定时间内的放射性计数都不是完全相等的,但其分布符合统计学正态分布,所以,对数据分析时应进行必要的统计处理。

（3）在放射性测量数据中,放射性本底是影响数据质量的重要因素之一,这种影响在样本计数率比较低时显得尤为突出。因此,不仅在实验设计选择示踪剂使用剂量时应充分考虑样本的计数情况,而且在计数测量或显像分析时,都应对采集到的计数信息扣除本底计数,以获得的净值进行统计分析。

（4）在所获得的实验数据经过了必要的处理之后,对其实际意义进行评价时,还应结合具体的研究方法和目的进行分析。

（5）在示踪实验中,有时需要进行放射性测量计数校正和特殊数据计算,或因实验数据不足,需进行补充实验和进一步数据分析,以获得正确的实验结论。

4. 实验的善后处理阶段　示踪实验不同于一般实验,尤其是放射性同位素示踪实验,从预实验开始到实验结束,都必然产生各种形式的放射性废物,在实验中产生各种放射性废物必须妥善处理。要根据所使用同位素的核性质、半衰期和化学性质等,并根据国家的相关法规和政策选择适当的方式方法进行处理。所以,实验结束后的处理工作仍然是整个实验的一部分。而且,放射性废物的处理和放射性污染与防护应该在整个实验过程中都予以高度重视。

三、同位素效应问题

在示踪实验中,由于使用的同位素质量的不同而引起物质转化反应速度的变化,称为同位素效应。如果同位素示踪实验的目的是比较研究对象在量上的差异,因为都是同位素,则可不考虑同位素效应的影响。但如果是测定某一参数的绝对值,如在示踪动力学的更新速率研究中,同位素效应不可忽略,应在选择示踪标记化合物时慎重考虑。否则,会影响最终结果。

目前氢的同位素效应研究比较多,一方面原因是 ^1H、^2H、^3H 质量差别比较大,比较容易观察到较大的效应;另一方面是因为质子转移反应在化学和生物学中普遍存在;此外,氢又是机体广泛存在的元素,所以,其同位素效应影响较广。由于同位素效应的大小与同位素的质量有关,在稳定性同位素示踪实验中 ^2H 的同位素效应最显著;在放射性同位素示踪实验中 ^3H 的同位素效应最大。

示踪剂引入生物体系后,同位素效应的存在会影响有关的各种生化反应。如以 ^2H_2O、^3H_2O 饲养大鼠,当 ^2H_2O 在饮水中的比例达到 20%~30% 时,动物会出现包括神经系统生殖系统的异常变化,如比例达到 30%~35% 时,则可导致动物死亡。同位素效应可影响多种酶促反应的速率,从而影响代谢的过程,所以,同位素效应的存在对整个实验过程可能造成影响。因此,从生物实验设计到测量的每一个环节都应注意同位素效应的影响。当然,同位素效应的存在并非全是坏事,在某些药物疗效研究中,可利用同位素效应的限速作用,观察某些代谢过程的变化。

第三节　放射自显影技术

一、放射自显影的概念

放射自显影是利用放射性样品自身所放出的放射线使感光材料中的卤化银感光,形成潜影,经显影和定影后形成图像。借助感光卤化银颗粒所在的部位和强度,通过影像分析,能准确地判断放射性同位素示踪剂的分布部位和数量(半定量),这种技术称为放射自显影术。利用这种技术所得到的图像,称为放射自显影像。以上两个术语均可简称为自显影(ARG)。

放射自显影不但能在形态的基础上观察功能的变化,还能精确地测量实验样品中放射性物质的分布,分辨力好,灵敏度高,记录逼真确切而且能较长时间保存;同时,由于感光材料具有累积成像的效应,所用的放射性物质可极微量。更为重要的是,放射自显影操作简单,不一定需要复杂昂贵的设备。因此,放射自显影作为实验核医学中一项重要技术,为包括寄生虫学在内的生物医学等领域的研究提供了一个极为有用的工具。

二、放射自显影的基本原理

放射自显影的基本原理同普通光学摄影的基本原理相同,都是使感光材料曝光后发生化学变化,经显影和定影处理得到图像。但二者的感光光源不同,前者的感光光源是人眼睛看不到的核射线。

(一)基本原理

放射性样品自身所放出的放射线使感光材料中的卤化银感光,形成潜影,在显影液的作用下,以潜影为中心,卤化银结晶还原成银原子,形成自显影像中的银颗粒,即经显影和定影后形成图像。银颗粒的多少与标本中的放射性活度呈正比。借助感光卤化银颗粒所在的部位和强度,通过影像分析,能准确地判断放射性同位素示踪剂的分布部位和数量。

(二)感光材料的基本组成

感光材料是由卤化银和明胶组成的乳胶。感光材料单位体积中卤化银含量越多,则灵敏度越高;卤化银颗粒越细,则分辨率越好。放射自显影要求感光材料对核射线的灵敏度高,卤化银颗粒细而均匀、对暗室中的安全光有一定的耐受性。适合放射自显影的感光材料主要有核乳胶、氚片、X线片等。

1. 核乳胶　核乳胶又称原子核乳胶,目前有液体核乳胶、核乳胶干板和核乳胶片、揭膜核乳胶三种类型。

(1)液体核乳胶:由溴化银和明胶按 80∶20 的比例混合而成,常温下呈半固体,低温下为胶冻状,40℃左右时呈液态。液体核乳胶可直接涂在标本或支持物上,多用于光镜自显影和电镜自显影。

(2)核乳胶干板和核乳胶片:将液体核乳胶均匀涂布于玻片或塑料片基上制成,待干燥后往往在其上加一层很薄的保护膜(亦可不加)。专用于宏观和低倍放大的光镜自显影。

(3)揭膜核乳胶:制备方法与核乳胶干板相似,但使用时可将干板上的乳胶膜揭下供放射自显影用,主要用于光镜自显影的定量研究。

2. 氚片　氚片是溴化银、碘化银和明胶组成的乳胶,银颗粒平均直径 1μm,对低能 β 射线敏感性较高,对暗室中的安全光也有相当的耐受性。乳胶涂布于醋酸纤维素酯的单面,无保护膜。使用时要注意保护乳胶层面。主要用于 H 标记化合物的宏观自显影或低倍光镜自显影。

3. X线片　X线片是溴化银、碘化银和明胶组成的乳胶,银颗粒平均直径 2.5μm,对低能 β 射线敏感性较高,对暗室中的安全光也有相当的耐受性。乳胶涂布于醋酸纤维素酯的双面,外覆保护层。分辨率较低,主要用于同位素射线能量较高的宏观自显影和低倍光镜自显影。

三、放射自显影的基本实验方法

在生物医学(包括寄生虫学)研究中利用放射自显影进行的实验,一般包括以下环节:示踪剂的引入:向实验动物体内或离体标本引入放射性同位素标记物;标本制备:取生物标本并制成含放射性同位素的切片、涂片或电泳、层析分离的标本;自显影制备:暗室中在制备的标本上覆加感光材料;曝射:避光条件下核射线作用于感光乳胶;照相处理:经显影、定影、水洗、干燥、染色、封固,就可以得到与放射性同位素示踪剂的分布和强度一致的、由银颗粒组成的放射自显影像,最后阅读分析。

1. 示踪剂的引入　示踪剂引入的途径和方法很多,需要根据实验的具体目的要求进行选择。

(1)示踪剂引入的途径

1)体内实验:可由静脉、皮下、肌肉、腹腔注射、直接脑内注射等途径给入放射性标记化合物。

2）体外实验：对培养的组织块、细胞等，可在培养瓶中直接加入示踪剂。在离体标本上研究受体等生物活性物质，也可将示踪剂直接加在切片上进行结合反应。

（2）示踪剂引入的方法

1）瞬时标记：对研究对象（动物、培养细胞、无细胞系统）给予示踪剂数秒至数分后，立即取标本。该标记方法主要用于研究细胞生长、分裂周期及各种代谢转化过程。

2）持续标记：给予研究对象（动物、离体标本）示踪剂持续数小时或数天，取标本。该标记方法多用于研究物质的代谢、分布和定量。

2. 放射自显影的标本制备　放射自显影标本制备的总体要求是：标本必须有一个平面，以供自显影材料均匀接触；标本制备过程中不能引起示踪剂的流失或移动；标本的厚薄会影响分辨率和灵敏度。因此，应根据实验的目的来考虑标本的制备方法。

（1）组织切片：主要有冰冻切片和石蜡切片，适用于光镜和宏观自显影。

1）冰冻切片：标本采集后不固定，直接快速冷冻，置−80℃冰箱备用，注意不能反复冻融。使用时用OCT包埋，进行切片。切片经冷冻干燥后移入室温进行放射自显影。冰冻切片适用于扩散性示踪实验（示踪剂易在组织内扩散的实验）和需保存生物活性的实验。

2）石蜡切片：标本采集后经固定液（福尔马林等）固定、水洗、脱水、浸透、石蜡包埋、切片。一般只用于非扩散性示踪实验。

3）整体小动物或大动物脏器大体自显影切片：实验动物引入示踪剂一段时间后，麻醉动物，快速冷冻，完全冻结，切片，冷冻干燥后，即可进行放射自显影。

（2）体液、培养液中的细胞：可直接涂片，或离心浓缩后涂片，对于培养的细胞亦可将盖玻片放入培养器皿进行爬片，培养成单层细胞标本。需注意在很多情况下，特别是在离体实验中，细胞周围有大量游离示踪剂，必须反复离心洗净方可推制涂片。固定涂片的固定液需根据实验需要而定，如核酸选择甲醇：冰醋酸（3：1），蛋白质可用10% 福尔马林。干燥后即可进行自显影。

（3）电镜标本：标本采集后先分切成小块，用2% 戊二醛固定，缓冲液冲洗，再用锇酸固定，冲洗，系列丙酮或乙醇脱水，环氧树脂包埋，然后用超薄切片机将标本制备成超薄切片。

（4）无细胞标本：各种电泳谱、色层条、免疫沉淀板等可按各自常规方法处理、干燥，用接触法做自显影。

3. 自显影片的制备方法

（1）接触法：将标本或切片表面直接与核乳胶表面紧密接触，曝射过程中标本和感光材料不与水或有机溶剂接触，因而一般不容易引起假象，适用于宏观放射自显影。具体方法如下：在暗室安全灯下，将标本剖面向上放置在适宜的玻片上，感光材料的乳胶面向下，直接覆盖在标本面上。在感光材料的上方垫泡沫塑料或多层软纸，在其上再盖以等大的玻璃片，最后用固定夹固定。用两层黑纸包好，装入置有干燥剂的塑料袋，封口，置于4℃曝射。曝射完毕后将感光材料在暗室中进行显影定影处理。最后得到的自显影图像在感光片或感光板上，而标本留在玻片上。

（2）液体乳胶浸膜法：该方法简便、应用广泛，乳胶膜厚度可按实际需要进行调整，分辨率高，定位准确，适用于光镜放射自显影。具体方法如下：在暗室中将液体核乳胶置于40℃水浴溶化，用去离子水 1：1 稀释，玻璃棒搅拌 15 分钟至均匀。将制备好的标本玻片插入乳胶内，约 0.5 分钟后缓慢匀速垂直提出。用滤纸吸去玻片下缘多余的乳胶，并擦去背面的乳胶，晾干过夜，放于暗盒中，密封，置于4℃曝射。然后显影、定影，按需完成其余步骤。

（3）光镜放射自显影像的其他制备方法：光镜放射自显影像的其他制备方法还有裱贴法、融裱法、揭膜法、铰链接触法等。这些方法的基础都是液体乳胶浸膜法，都是用某种方法将核乳胶制成一定形态的固体乳胶，如乳胶干板、揭膜乳胶。尽管这些方法较液体乳胶浸膜法方便，但其分辨力都不如液体乳胶浸膜法。

（4）单层乳胶膜制备：主要用于电镜自显影的制备。主要采用三种方法：金属环法、浸膜法、半自动涂膜法。

4. 放射自显影流程

（1）曝射：曝射就是样品内放射性示踪剂放出的射线对感光材料辐照而感光。将制备的自显影片用黑纸包好，放入暗盒，置于4℃曝射。曝射的时间主要取决于样品内放射性的强弱。

（2）显影：通常采用D-19b显影液。将影片置于盛有显影液的容器中，温度控制在19℃左右，显影时间2~4分钟，然后用水漂洗。在红灯下的图像比在白灯下稍深。

（3）定影：显影结束后，取出标本用蒸馏水漂洗后在浸入定影液中处理，及时终止显影反应。定影时间通常为4~8分钟。定影结束后，用流水冲洗10~20分钟。定影液常采用的是Kodak F-5定影液。

（4）干燥、染色和封固：经显影、定影和冲洗等处理的乳胶可空气干燥或人工干燥，但干燥过程应避免尘粒污染乳胶。也可以用酒精脱水干燥。在染色方面，光镜自显影多采用"后染"法，即先曝射再染色，可按常规方法染色；染色后可加盖片封固。电镜自显影则多采用"先染"法，即在涂核乳胶之前进行标本染色。

四、放射自显影的主要类型

（一）宏观自显影

宏观自显影只能用肉眼或放大镜进行观察。包括整体自显影、硬组织磨片自显影、中草药等植物标本自显影、层析条或免疫沉淀板或硅胶薄层的自显影，乃至各种核酸杂交。这里，仅就整体自显影作些介绍。

整体自显影（whole body autoradiography）是将接受了放射性示踪剂的小动物或者大动物局部制成整体组织切片，再用X线片通过接触法进行自显影制备，最后可以达到这样的目的，即在一张自显影像上，同时观察到放射示踪剂在各脏器组织中的分布状况：分布在哪里，什么时候开始分布，什么时候排空，分布的强度和时空变化等。因此，这是研究物质代谢、药物与毒物、药理和毒理的重要手段。根据所选用包埋剂的不同，整体自显影又有冷冻法、石蜡包埋法、火棉胶包埋法、有机物包埋法等不同的制作方法。现以整体冷冻切片自显影为例，介绍整体自显影的一般实验方法。

1. 引入放射性示踪剂剂量一般为100μCi/100g体重。引入途径可口服，可静脉或皮下或腹腔或器官内注射。动物存活时间根据示踪剂的半衰期及其在体内的代谢特点而定。

2. 麻醉处死动物不采用断头或拉断颈髓的处死方法，以避免失去切片的完整性。

3. 冷冻固定将麻醉了的动物缓慢地浸入丙酮-干冰混合液中（约-78℃）至完全冻结。完全冻结一只大白鼠需15~30分钟。

4. 用电锯沿动物正中矢状线将动物切成左右两半。

5. 包埋于羧甲基纤维素内包埋温度约为-20℃。

6. 切片在恒冷箱内-15℃进行。切片厚度为20~30μm。因为整体标本大，为获得完整的切面，常用耐低温的透明胶带贴在切面上，使切下来的切片贴在粘胶带上，避免切片时带来的标本内部关系的位移。

7. 真空干燥简单的步骤是将干燥器放在低温冰箱中，取待干的切片放进干燥器内，用真空泵将干燥器抽成真空，至标本完全干燥。

8. 自显影制备在暗室中将感光材料如X线片和标本贴合在一起，再用两块玻璃板从外面将它们夹住，缚以橡皮圈，使之紧密接触。避光、干燥，冰箱内保存，以防止本底增高或潜影消退。

9. 照相处理经过适当时间的曝光，本次实验为4周，将标本自冰箱中取出，在暗室进行显影、定影及水洗。必要时进行染色。

10. 观察观察时应将感光材料上的自显影像与切片对照，以确定放射性示踪物质的分布除冷冻整体切片自显影外，对于不易扩散物质的示踪实验，可采用石蜡整体切片自显影技术。与冷冻切片不同，石蜡切片在制备过程中需经过固定、脱水等处理，不仅形态结构保存好，而且能将动物体内游离的示踪剂洗脱，因而自显影图像清晰。然而，石蜡切片困难，而且上、下行脱水，往往损失示踪同位素过多。对于不能制成切片的牙齿或骨片，可制成磨片或剖面的自显影。对于外形不规则的颅骨或整块骨骼，可进行宏观立体标本自显影。

宏观自显影的标本多为平面标本，通常采取接触法，将标本与感光材料直接贴合在起，不与水或其他有机溶剂接触,因而一般不会造成假象,所得结果真实可靠。

宏观自显影可观察的范围较大,要求的分辨力低,可以用肉眼、放大镜、低倍显微镜观察,用灰度或黑度判断示踪剂的部位和数量判断示踪剂的部位和数量。目前多采用图像仪进行定位并给出灰度值,进行半定量。宏观自显影的优点是可以同时观察各脏器、组织中放射性示踪剂的分布,多用于小动物的整体标本、大动物的脏器或肢体以及各种电泳谱、色谱、免疫沉淀板等的观察。

(二) 光镜自显影

光镜自显影一般实验室最常用的自显影方法,观察的范围较小,要求分辨力高,以光学显微镜(高倍镜)下的银颗粒分布和数量来判断放射性同位素示踪剂的部位和数量。适用于组织切片、细胞涂片等标本的示踪研究,可以对不同细胞进行比较,并根据不同示踪剂在不同时间的分布研究细胞水平的代谢过程。光镜自显影的制备一般采用液体乳胶法,也可采用某些液体核乳胶制成的感光材料,要求乳胶层和标本表面的间距尽可能小,如揭膜乳胶法、铰链接触法等。根据标本制备方法的不同,可分为冷冻切片自显影、石蜡切片自显影、塑料切片自显影、涂片标本自显影、离体培养细胞和组织的自显影等。根据自显影制备方法的不同,特别是涂布乳胶的方法和乳胶与标本接触方法(裱贴)的不同,又可引入多种名词。然而,它们均大同小异,这里重点介绍冷冻切片自显影方法。

1. **制备核乳胶干板**　先在载玻片上铺好乳胶,再在干板乳胶上覆以实验样品的方法。也可以反过来做,先将组织切片贴在载玻片上,再铺乳胶。多数实验室采用先铺乳胶、预制乳胶干板的办法,其优点是可以事先检查干板乳胶的本底,弃去本底高的干板,以保证自显影的成功率。缺点是,切片必须在暗室条件下进行。切片与乳胶干板接触时一定要避光,因而专用的恒冷箱切片机更为合用。但只要规范操作,后铺乳胶同样是可行的。

2. **制备标本**　即放射性同位素的引入,取材和冷冻固定。

放射性同位素的引入方式与宏观放射自显影相同。取材应在冰浴上进行,以避免组织的自溶,动作要准确、迅速。取下的组织块放在铜质标本托上,组织块与标本托之间铺上一层剁碎了的肝泥。垫肝泥的作用在于使组织块与标本托保持距离,防止切片时铜托与切片刀之间可能发生的碰撞。

组织块的冷冻固定最好采用液体丙烷(liquid propane)。液体丙烷的温度是$-180℃$,由其外边的液氮(liquid nitrogen)维持其液态。液氮的冰点为$-196℃$。任何物质与液氮接触即产生大量气泡,气泡妨碍温度的传导,使正好附有气泡的部位得不到很好的固定,也因此往往造成组织块(因气泡局部的温度差而产生)碎裂,所以选液体丙烷作冷冻固定剂。但液体丙烷价格太高,一般还是采用液氮固定。经冷冻固定的组织块可以在液氮中长期保存。

3. **切片与裱贴切片在恒冷箱切片机内进行**　切片厚度一般为$4\sim8\mu m$,温度在$-30\sim-20℃$之间,可按组织特点和实验要求调节。裱贴应在安全灯下操作,将切片沾吸到预制的乳胶干板上。这样的裱贴方法叫融裱法(thaw mount),利用切片与干板的温度差而沾吸,沾吸过程中切片有少许融化。

为不使切片融化,可采用干裱法(dry mount)。就是先将切下的切片收集到一个容器里,在恒冷箱切片机内用抽气泵使之冻干,再将冷冻干燥了的切片连同其容器一并从切片机内取出,逐一取出切片放到聚四氯乙烯或聚苯乙烯板上,最后在安全灯光下,将乳胶干板与之接触,用手指把它们加压贴紧。

比较干裱法和融裱法,各有优缺点。融裱法操作简单,裱贴的切片完整,最大可以得到大鼠大脑的完整切片,但沾片时有不同程度的组织融化,对形态结构可能存在影响;干裱法操作比较复杂,经过冷冻干燥,难以得到完整的切片,但可避免组织的融化,特别是防止组织中已被示踪剂标记的物质,如脂溶性或水溶性物质的扩散而影响观察结果。

裱贴的方法,除去融裱、干裱,还有涂片裱贴(smear mount)和裱贴(touch mount)法。这后两种方法,对于离体实验是有用的,也可用于组织匀浆的自显影观察。例如,在细胞融合的实验研究中,通过^3HTdR(胸腺嘧啶脱氧核苷)的掺入试验,可以分析细胞融合率,追踪融合细胞在传代过程中的代谢和更新情况。再如,为了观察激素对其靶细胞的效应,不妨标记某种特定物质,包括DNA或蛋白质的前体核苷或氨基酸,通过自显影术,从其掺入后的定位、定量及定时状态,分析靶细胞的功能与代谢变化。

4. **曝光**　把裱贴了的标本放入避光、干燥的黑盒中,冰箱内曝光$4℃$、$-15℃$或$-20℃$均可,一般曝光时间在 2 周以上,每一次实验的最佳曝光时间,除依赖个人经验外,可借实验曝光法来确定。

5. 照相处理 即显影、定影、冲洗、染色,以至封片等过程,前面亦已叙述。需要指出的是,显影前应有一个复温过程,就是说要将从冰箱取出的实验材料恢复到室温,一般需半小时以上。否则,从冰箱移出后,如立即打开黑盒,由于盒内切片冷而环境室温高,必然使切片上聚集水分,造成物质的弥散。对于干裱法裱贴的切片,显影前需注意使切片与乳胶贴牢,避免脱落。

常用的染液是甲基绿-派洛宁(methyl green-pyronin),胞核染绿色,胞质着红色。也可用苏木素-伊红等其他染液。观察时,组织中银颗粒数大于切片本底的 4 倍以上,方可定为阳性结果。

石蜡切片的放射自显影术,仅适用于示踪剂不易发生扩散的实验中,如氨基酸参入蛋白质,胸腺嘧啶核苷掺入 DNA,碘掺入到甲状腺等。这是因为石蜡切片的制备过程中,标本要经过固定、水洗、脱水、包埋等步骤,有可能使组织内的示踪剂扩散和流失,影响结果,这时在显微镜下可见银粒的分布没有规律。只有那些不易发生扩散的示踪剂,才能选用石蜡切片自显影,并且由于残留在组织中的游离示踪剂在切片制备中可被充分洗脱,这种自显影图像的本底很低。

石蜡切片的自显影制备应在脱蜡后进行,即在脱蜡后铺乳胶,再曝光、照相处理。如果用预制的乳胶干板,则应将石蜡切片在温水中展开,再在暗室的安全灯光下,将切片裱贴到乳胶干板上,然后曝光,脱蜡,照相处理。染色宜浅,深重的染色常使银粒不易辨识。

(三)电镜自显影

电镜自显影具有更高度的分辨能力,观察的范围更小。电镜自显影须在电子显微镜下观察结果,以电子显微镜下银颗粒的分布及数量来判断。电镜自显影能够显示示踪剂在各种超微结构上的分布状况,适用于细胞超微结构,甚至大分子(DNA、RNA)上的精确定位和定量,也可以观察动态过程,从亚细胞水平上研究结构与功能的关系。电镜自显影多采用专用液体核乳胶,其溴化银颗粒的直径往往在 0.15μm 以下。通常采用电镜专用的浸膜法或金属环法制备自显影像。

电镜自显影实际上包括两部分内容,一是电镜标本的制备,二是自显影标本的制备。前者从取材、固定到超薄切片和捞片,各个电镜实验室都很有经验;后者则主要是单层乳胶的制备问题及阅读分析问题。这里仅就后者作简要介绍。

单层乳胶的制备(暗室中进行) 所谓单层乳胶(monolayer emulsion)是一极薄的核乳胶层,薄到只有一层银粒的厚度,在这单层乳胶中,卤化银晶体彼此接近,既不重叠,又不留下没有卤化银晶体的空隙。这样,超微结构中的极小放射源发出核射线,只作用于距离最近的银晶体上,而不作用于其他银晶体,以减少影像的交叉,重叠或缺失。

为制备单层乳胶,一要选择合用的核乳胶,二要掌握铺乳胶的技术。电镜自显影要求的分辨率极高,因此应选择银粒较细的专用核乳胶,如 Ilford L$_4$、Sakura NR-H 和我国原子能科学院生产的 HW-4 等。制备单层乳胶的主要技术方法有三:

(1)环套法(loop method):

1)先将超薄切片收集到铜网上,电子染色;

2)把铜网放在金属或有机玻璃柱上;

3)用白金丝或不锈钢丝围成金属环,环的直径 10~30mm,浸入乳胶内,再垂直提出;专用乳胶的浓度和浸入时的温度经实际试验后确定,如选用 Ilford L$_4$,建议按 1:4(V/V)用蒸馏水稀释,乳胶熔化均匀后可冷却至 25℃ 上下使用,这时流动的乳胶便形成一薄层;

4)将自乳胶内提出的金属环套至铜网上,套的时候应注意,尽量控制位置,正好使金属环上形成的乳胶膜的中央敷加在铜网上;

5)用镊子轻轻将铜网夹起,使其边缘粘着到载玻片上双面胶带的一侧,置黑盒内曝光。

为避免铜锈对观察结果的影响,建议将铜网改换为镍网。

(2)浸蘸法(dipping method)

1)将洗净擦干的载玻片浸入 0.7% 的火棉胶醋酸戊酯溶液中,取出晾干;

2)把超薄切片移到火棉胶膜上,电子染色;

3）在切片标本上喷涂一层 5~6μm 厚的碳膜；

4）铺乳胶　专用核乳胶的浓度与温度最终由实践确定,可参考环套法所提的建议。在白光下,载玻片上贴敷切片的部位形成一条紫色的干涉色带时,提示铺乳胶的条件合宜；

5）载玻片置黑盒内曝光；

6）照相处理　即显影,定影和水洗；

7）漂洗火棉胶膜(连同切片标本和乳胶膜)。其方法是:定影后,用蒸馏水清洗数次,并将载玻片置蒸馏水中约 15 分钟;取出载玻片,不待干燥即用刀片沿载玻片边缘将膜划开,然后缓慢地将载片的一端插入蒸馏水中,插入角约 30°,使火棉胶膜连同其上的切片与载片分开；

8）把铜网放在标本上,再覆以一层滤纸,即可将铜网与膜一起吸取上来；

9）晾干,滤纸自行脱离,沿铜网将膜剪下。

（3）触及法（touching on method）:这是部分实验室习惯采用的方法,较为简便。首先,稀释核乳胶。已知供电镜用核乳胶的一般稀释度为:Ilford L_4 1:4.0,Sakura 1:11,HW_4 1:（3.5~5.0）,因而,将核乳胶在 40~45℃ 的水浴中熔化后参照上述比例稀释,为了确定最佳稀释度,可作预试验。以 HW4 为例说明如下:

1）取 4 个平行的试管,按顺序,用吸量管分别加入水温度在 40℃ 以上双蒸水 3.5ml、0.2ml、0.lml、0.05ml。

2）向各试管中依次加入熔化了的 HW_4 乳胶。第 1 管 1.0ml;用吸量管将乳胶与其中的双蒸水混匀后,抽取 1.8ml 加至第 2 管;同样,在试管中与其中的双蒸水混匀后,抽取 1.0ml 加至第 3 管;从第 3 管中抽 0.55ml 加至第 4 管。这样各试管中核乳胶的稀释度就依次为 1:3.5,1:4.0,1:4.5,1:5.0。

3）预试验:将各试管内的核乳胶吸出少许,放到表面皿上,表面皿置于盛满 45℃ 热水的烧杯之上;用镊子夹住铜网(最好为镍网)的边缘在表面皿上轻轻地蘸一下;翻转铜网使乳胶面朝上;以湿纱布的表面与铜网轻轻接触,在一定的时间内（2~5 秒）自边缘去铜网上多余乳胶;铜网置于滤纸上,任其干燥;不经显影,将铜网放到电镜下观察,由强大的电子束将乳胶曝光;最终确定该乳胶的最佳稀释度。

4）正式实验:按最佳稀释度准备好乳胶后,依照上述同样的手法,用镊子夹住覆有超薄切片的铜网边缘,以其正面与表面皿里的乳胶轻轻接触,翻转,湿纱布汲去多余的乳胶;待铜网干燥后粘着到载玻片上双面胶带的边沿;将载玻片连同铜网装进黑盒内曝光,照相处理,观察。观察时,电镜的灯丝电流不宜过大,以免银颗粒蒸发而成一片黑影。

5）电镜自显影的阅读分析:电镜的分辨率极高。生物学自显影实验中主要采用的是 β 射线,而 β 射线的行程是曲折的,所以电镜照片上的银颗粒不一定是放射源的所在位置。除去一部分照片可凭单纯观察做出结论外,多数自显影照片需经过阅读和分析,随机地而不是主观地拍摄许多张电镜自显影照片,观察并记录数百个银粒的位置,经过计算机运算,统计学处理,才能得出正确的结论。在国内,由于同位素标记物质的品种有限,放射自显影的实验,不论电镜还是光镜水平,均有较大提升空间。自显影的定量分析还依赖于计算机软件的开发。但自显影的定位和定量分析,以及双标记自显影术的应用,对于细胞动力学的研究,待检物质在体内的分布、功能与代谢研究,细胞化学的研究等,都具有其他标记细胞化学方法所不可替代的作用。

为了在同一标本中观察两种不同标记物的摄取或参入状态,以了解各种标记化合物,如药物、毒物、抗原、抗体、维生素、激素等,在组织、细胞中的定位、定量、定时状态及其相互关系与联系,双标记自显影术（double labelling tracer autoradiography）应运而生。这里介绍同位素双示踪自显影术和复合免疫细胞化学与放射自显影术两种,均从光学显微镜的水平加以叙述。

同位素双示踪自显影术是采用两种放射性同位素标记不同的化合物或同一化合物的不同功能团,或用同种放射性同位素而剂量不同,对同一动物进行示踪实验。其原理是,利用射线粒子的能量大小不同,因而射程不同(例如同时用 ^{3}H-胸腺脱氧嘧啶核苷和 ^{14}C-尿嘧啶核苷,分析细胞内 DNA 和 RNA 的合成);或者是利用不同同位素的半衰期不同（^{42}K 为 12.35 小时,^{131}I 为 8.05 天,^{32}P 为 14.26 天,^{45}Ca 为 165 天,^{3}H 为 12 年,^{14}C 为 5 760 年),最终产生影像的时间先后不同,颗粒大小不同,颗粒多少不同,显示出不同的定位。同位素双示踪自显影可以消除分别进行示踪实验时的动物个体差异和曝光,显影中的差异,从而提高了实验结果的准确性,节约实验动物和实验时间。从实验操作来说,与同位素单标记自显影相比,其不同点在于,往往要两次铺乳胶。例如将含有 ^3H、^{14}C 的标本制备好后,铺第一层乳胶、曝光、显影、定影、水洗后,得到 ^3H 的自显影像;在其上涂一层明胶,干后再铺第二层乳胶并进行第二次曝光、显影、定影、水洗,得到 ^{14}C 的自显影像;也可以在铺第二次乳胶以前,对第一次得到的银颗粒作漂白处理,这就是,在定影以后切片加入漂白剂(5% 铁氰化钾 +2.5% 溴化钾)漂白,再用偶联染料染色。对 ^3H 标记物用萘酚偶联,成蓝色或青色;对 ^{14}C 标记物用吡唑啉酮或 β-二酮偶联,成红色或黄色,易于与第二层乳胶显影后所得的黑色银粒相区别。观察时,借两层乳胶在高倍显微镜下焦点的不同,或银粒大小的不同,区分 ^3H、^{14}C 各自的标记情况。两层乳胶间的明胶膜,没有感光作用,用以防止两种同位素在此处交叉成像。^3H 能量低,核射线的射程短,只能射入第一层乳胶;^{14}C 能量高、射程长、穿透的深度大,由第二层乳胶记录其射线粒子的径迹。同位素双示踪自显影术,也可以只铺一次乳胶。例如,用 ^3H 作两次示踪时,根据 ^3H 标记物剂量的不同,低浓度示踪剂产生的银颗粒细,高浓度示踪剂产生的银颗粒粗,不难在显微镜下区别开来。

复合免疫细胞化学与放射自显影术(combind immunocytochemistry& autoradiogy)是将免疫细胞化学技术与放射自显影技术相结合而实现的一种双标记技术,与同位素双示踪一样,达到同样的目的,即在同一样品标本中,同时观察到两种不同标记物在细胞的定位、定量、定时状态及其相互关系与联系,使人们对于被研究对象的性质与效应有更为准确的认识。在实验方法上,先按单示踪的放射自显影术进行;待曝光结束后,照相处理以前,要对实验标本固定,固定剂通常选择 2.5%~3% 的多聚甲醛,或 80% 甲醇,固定 2~5 分钟,以保持组织的良好形态结构,又不丢失其抗原性;接着显影、定影、水洗;再进行免疫细胞化学染色。

五、放射自显影的应用

放射自显影是射线探测中的一种特殊形式,它将形态观测与射线测量进行了有机的结合,给出了射线的分布图,如果进行不同时间的分布图观察,则可以显示不同部位放射性分布的动态变化。因此,如需要了解放射性标记物在整体动物或离体细胞中的宏观或微观分布,放射自显影将是一种很好的手段。放射自显影的缺点是其在定量方面不如用闪烁计数器测量那样精确,属于半定量范畴。此外,放射性标记物一旦进入生物体内,则可能发生代谢变化,而放射自显影在很多情况下,不能区分原标记物和代谢物,在解释放射自显影结果时需注意这些问题。放射自显影的应用范围很广,如在药理学研究、神经生物学研究、细胞生物学、分子生物学等都有广泛的应用。

在寄生虫学研究中,同样会涉及药理学、神经科学、细胞生物学、分子生物学的研究内容,这时,放射自显影同样是一个十分有用的工具,发挥着十分重要的作用。

第四节 同位素示踪法在寄生虫学研究中的应用

同位素示踪法在医学、药学和生物学研究中扮演着重要的角色,发挥着重要的作用。同样,在寄生虫学研究中,同位素示踪法也有着重要的应用价值。下面简要介绍同位素示踪法在寄生虫学诊断、抗寄生虫药物研究、寄生虫生化代谢研究和寄生虫分子免疫学研究中的应用。

一、同位素示踪法在寄生虫学诊断中的应用

寄生虫学传统的诊断方法是病原学检查方法。病原学检查方法十分准确,但其缺点是往往对于低度感染容易造成漏诊。而且,对于某些寄生虫疾病往往存在由于寄生部位特殊,不便于取材进行病原学检查或取材属损伤性检查等,限制了病原学检查方法的应用。在这种情况下,免疫学检查方法就显示出了自身的优越性。放射性免疫分析属于同位素示踪法的一种特殊形式,利用抗原抗体特异性结合原理,采用高灵敏的放射性标记技术进行检测。采用放射性免疫分析技术,可以检测微量的寄生虫抗原,达到诊断寄生虫病的目的。如国内外学者以放射性同位素标记抗丝虫单克隆抗体结合免疫放射测定法(IRMA)检测班氏丝虫、马来丝虫抗原,具有高度的敏感性和特异性,取得良好的效果。近年来,研究者发现以同位素示踪技

术为基础的 18F-FDG PET/CT 通过半定量指标 SUV 值反映肝泡型包虫病（HAE）病灶的代谢情况，从而判断 HAE 病灶是否存在生物学活性，对 HAE 的诊断和随访评估具有显著优势。

二、同位素示踪法在寄生虫致病机制研究中的应用

采用同位素示踪技术可以用来研究寄生虫在人体内的分布，探讨寄生虫的致病机制。如在弓形虫的垂直感染导致不良妊娠的研究中，国内学者采用同位素示踪技术，将 ^{125}I 标记到弓形虫速殖子细胞膜上，制备 ^{125}I-弓形虫，应用 ^{125}I-弓形虫感染孕鼠，通过放射自显影动态定位观察 ^{125}I-弓形虫侵袭各种组织细胞的感染程度及病理变化，并观察了胎鼠各组织器官的感染情况，为弓形虫的垂直感染导致不良妊娠研究积累了丰富的资料。再如对于钩虫吸食血液的研究中，以同位素示踪技术标记血细胞，准确地探明了钩虫每天的吸血量，明确了十二指肠钩虫的吸血能力远强于美洲钩虫。

三、同位素示踪法在抗寄生虫药物研究中的应用

一种药物（包括抗寄生虫药物）用量多少，用药时间间隔多长、药物经何途径廓清或排泄都是治疗疾病时必须考虑的。所有的临床药物都必须考虑代谢动力学问题，所有的药物都需要通过动物实验和人体志愿者的实验获得一系列代谢动力学参数，并进行评价后才能获得生产批号。采用放射性同位素示踪剂标记药物，然后通过检测放射性测量计数观察代谢动力学即可获得需要的相关代谢动力学参数，对药物进行评价。除了应用于药物代谢动力学之外，同位素示踪法还可以应用于药物的药理机制研究，如利用体外培养的疟原虫与抗疟药硝喹共同培养，以 ^3H-异亮氨酸掺入疟原虫蛋白质为指标，以同位素示踪法观察硝喹对疟原虫蛋白质合成的影响，结果发现硝喹对疟原虫的蛋白质合成有明显抑制作用，可能是其早期抗疟机制之一。再如应用宏观自显影研究青蒿素类药物抗疟原虫的构效关系，应用电镜自显影观察 ^3H-青蒿素、^3H-二氢青蒿素对体外培养的恶性疟原虫的影响等。

四、同位素示踪法在寄生虫生化代谢研究中的应用

示踪的放射性原子可以与被示踪的原子一样在机体内运行、分布并参与机体的各种转化、代谢过程。如果能够示踪其在机体内经历的复杂过程，便能解释机体内该物质的生理生化代谢规律。所以，放射性同位素示踪技术也就成为研究物质代谢的重要手段。同样在寄生虫体内的物质代谢也可以用放射性同位素示踪技术来研究，如硝喹对疟原虫的蛋白质合成抑制作用的研究就是在药物作用下寄生虫的生化物质代谢变化的研究。新近，Cobbold 等采用同位素示踪技术为基础的同位素示踪代谢组学技术构建了恶性疟原虫及其寄生红细胞的代谢组草图，发现了 4 个以前没有报道过的恶性疟原虫生长发育和增殖所必需的酶，为抗疟原虫药物的发现提供了新的途径。

五、同位素示踪法在分子免疫寄生虫学研究的应用

随着分子生物学和免疫学的迅速发展，也给寄生虫学的发展带来的新的机遇，寄生虫学的研究范畴已经从传统寄生虫学的形态、生活史等内容之外加入了抗原抗体、受体、基因、基因组、蛋白质组及信号传导等新内容。同时，也将研究这些新内容的方法带入了寄生虫学，而其中同位素示踪就是一种在分子生物学中常用的方法。无论是经典的核酸分子杂交、DNA 序列分析，还是 DNA 与蛋白质的相互作用、基因芯片、磷酸化蛋白的测定等都与同位素示踪技术密切相关。因此，同位素示踪法在分子免疫寄生虫学研究中将发挥重要的作用，推动寄生虫学继续发展。

（方 强 李红艳）

参 考 文 献

[1] 曹亚澄,张金波,温腾,等. 稳定同位素示踪技术与质谱分析——在土壤、生态、环境研究中的应用[M].北京:科学出版社,2018.

［2］ 王荣福,安锐.核医学［M］.9版.北京:人民卫士出版社,2018.

［3］ 王世真.分子核医学［M］.2版.北京:中国协和医科大学出版社,2004.

［4］ 张永学.实验核医学［M］.北京:人民卫生出版社,2002.

［5］ 汤显辉,陈永乐,李芳,等.水同位素分析与生态系统过程示踪:技术、应用以及未来挑战［J］.植物生态学报,2020,44（4）:350-359.

［6］ 孙杰,郑钊铖,石劲敏,等.定量全身放射自显影技术（QWBA）在大鼠组织分布研究中的应用［J］.毒理学杂志,2018,32（5）:390-392.

［7］ 赵建卿,余青峰,王健,等.肝泡型包虫病MRI分型与PET/CT显示生物学活性的一致性分析［J］.中国医学影像学杂志,2018,26（11）:845-848.

［8］ 白欣,吕梦佳,汪涵虚.同位素示踪法的开创者——赫维西［J］.化学通报,2017,80（6）:593-599.

［9］ 张亮,王晓娟,王强,等.同位素示踪技术在丛枝菌根真菌生态学研究中的应用［J］.生态学报,2016,36（10）:2787-2797.

［10］ 范文宏,赵春梅,吴晨光.利用稳定同位素示踪技术研究大型溞（Daphnia magna）对水环境中溶解性铜的吸收［J］.生态毒理学报,2009,4（3）:359-365.

［11］ 戴光复,金月英,田源,等.冰冻切片放射自显影技术在微剂量研究中的应用［J］.国际放射医学核医学杂志,2006（5）:264-267.

［12］ 郭申生,任衍钢.同位素示踪法与生命科学发展［J］.生物学通报,2006（9）:22-23.

［13］ 戴光复,王明席,寇明英,等.放射自显影术用于细胞水平微吸收剂量分布研究［J］.中华核医学杂志,2002（1）:51-53.

［14］ 聂国辉,汪吉宝.电镜放射自显影技术在内耳病理研究中的应用［J］.听力学及言语疾病杂志,2002（3）:181-182+210.

［15］ 刘玉冰,徐凤泉,李桂萍,等.单克隆抗体免疫放射测定法检测丝虫抗原［J］.中国寄生虫病防治杂志,1997,10（3）:195-197.

［16］ 王海琦,梅蔚宁,邵亚男,等.^{125}I-标记弓形虫感染孕鼠后胎鼠脑放射示踪研究［J］.寄生虫与医学昆虫学报,1996,3（4）:195-200.

［17］ 王海琦,邵亚男,毕玉澄,等.^{125}I-弓形虫感染孕鼠后胎盘示踪研究［J］.中国人兽共患病杂志,1996,12（1）:6-9.

［18］ 周世文,胡友梅.硝喹对体外培养鼠约氏疟原虫红内期蛋白质合成的影响［J］.中国药理学报,1991,12（4）:372-375.

［19］ Cobbold SA,V TUTOR M,FRASSE P,et al. Non-canonical metabolic pathways in the malaria parasite detected by isotope-tracing metabolomics［J］.Mol Syst Biol,2021,17（4）:e10023.

［20］ SABADEL AJM,STUMBO AD,MACLEOD CD. Stable-isotope analysis:a neglected tool for placing parasites in food webs［J］.J Helminthol,2019,93（1）:1-7.

［21］ JANG C,CHEN L,RABINOWITZ JD. Metabolomics and Isotope Tracing［J］.Cell,2018,173（4）:822-837.

［22］ KANTARCI M,BAYRAKTUTAN U,KARABULUT N,et al. Alveolar echinococcosis:spectrum of findings at cross-sectional imaging［J］.Radiographics,2012,32（7）:2053-2070.

［23］ WILKINSON DJ. Historical and contemporary stable isotope tracer approaches to studying mammalian protein metabolism［J］.Mass Spectrom Rev,2018,37（1）:57-80.

［24］ KLOEHN J,BLUME M,COBBOLD SA,et al. Using metabolomics to dissect host-parasite interactions［J］.Curr Opin Microbiol,2016,32:59-65.

［25］ MCEWEN A,HENSON C. Quantitative whole-body autoradiography:past,present and future［J］.Bioanalysis,2015,7（5）:557-568.

［26］ SOLON EG. Autoradiography techniques and quantification of drug distribution［J］.Cell Tissue Res,2015,360（1）:87-107.

［27］ STUMPF WE. Whole-body and microscopic autoradiography to determine tissue distribution of biopharmaceuticals-target discoveries with receptor micro-autoradiography engendered new concepts and therapies for vitamin D［J］.Adv Drug Deliv Rev,2013,65（8）:1086-1097.

［28］ CREEK DJ,ANDERSON J,MCCONVILLE MJ,et al. Metabolomic analysis of trypanosomatid protozoa［J］.Mol Biochem Parasitol,2012,181（2）:73-84.

［29］ ZANZONICO P. Principles of nuclear medicine imaging:planar,SPECT,PET,multi-modality,and autoradiography systems［J］.Radiat Res,2012,177（4）:349-64.

［30］ NAGATA T. Light and electron microscopic radioautographic studies on macromolecular synthesis in amitotic hepatocytes of aging mice［J］.Cell Mol Biol（Noisy-le-grand）,2003,49（4）:591-611.

［31］ HAMILTON RG,HUSSAIN R,OTTESEN EA. Immunoradiometric assay for detection of filarial antigens in human serum［J］.J Immunol,1984,133（4）:2237-2242.

第三十二章

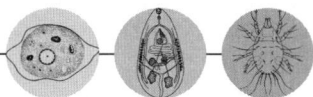

组织切片技术

组织切片技术是寄生虫学研究的重要技术之一,广泛应用于寄生虫相关的组织学、病理学、发育生物学、组织化学、抗原定位、免疫诊断及原位杂交技术等多项研究。目前,寄生虫形态学研究最常用的组织切片技术包括石蜡切片、冷冻切片和电镜超薄切片技术等。

第一节　常见组织切片类型

由于生物样品各种组织成分不同,因此性质也各异,如软硬程度,疏松、致密程度,面积大小等都不相同,自然状态下要将它们切成十几微米甚至几个微米的薄片,几乎是办不到的。将某些特殊的支持物质浸入到组织块内部,利用支持物质的物理特性,如由液态转变成固态,使整个组织具有均匀一致的固态结构和足够的硬度,以利于用切片机制取极薄的切片。石蜡切片是最基本的切片技术,冷冻切片和超薄切片等都是在石蜡切片基础上发展起来的。

一、石蜡切片技术

利用石蜡作为包埋剂,将浸过蜡的组织块置于石蜡内制成蜡块,是组织切片技术中最常用的一种包埋方法。石蜡切片能使组织结构保存良好,可连续切片,组织结构清晰,抗原定位准确。石蜡切片不仅用于观察正常细胞组织的形态结构,也是病理学和寄生虫学学科用以研究、观察及判断细胞组织形态变化及致病性的主要方法,而且也已相当广泛地用于其他许多学科领域的研究中。制作寄生虫石蜡切片过程主要包括:取材、固定、脱水、透明、浸蜡、包埋、切片、染色、脱水和封片等。

二、冷冻切片技术

冷冻切片是一种在低温条件下使组织快速冷冻到一定的硬度,然后进行切片的方法。冷冻切片的原理是用水及最佳切割温度(optimal cutting temperature,OCT)包埋剂作为支持物质进行切片,即把固定后的组织或未经固定的新鲜组织,不作脱水、透明、浸蜡和包埋等处理,而是直接冷冻变硬进行切片。由于组织不经有机溶剂的处理,不受浸蜡、包埋时的高温影响,所以能较好地保存各种酶、抗原的活性及脂肪、类脂的结构。冷冻切片的制作过程简单,一般只需几十分钟便可完成,制作过程较石蜡切片快捷、简便,因而多应用于手术中的快速活体组织病理学诊断和免疫荧光染色实验。

三、电镜超薄切片技术

超薄切片是供透射电子显微镜观察用的切片,由于电镜产生的电子束穿透能力很弱,必须把标本切成厚度小于100nm的薄片才能够进行观察。超薄切片是样品用环氧树脂(epoxy resin)聚合包埋后进行切片,获得70~100nm厚度的片子,在透射电镜下可以观察细胞内的超微结构。超薄切片的制作过程基本上与石蜡切片类似,需要经过取材、固定、漂洗、后固定、脱水、浸透、聚合包埋、切片及染色等步骤。

第二节 石蜡切片技术

石蜡切片技术的基本过程是先将已经固定的组织样品经冲洗、脱水(用梯度浓度乙醇等)、透明(用二甲苯等)、浸蜡(用石蜡),然后采用石蜡将组织包埋成蜡块,再经切片机切片、贴片、脱蜡、染色而制成所需要的组织标本片。石蜡切片技术是组织形态学研究的一种重要实验技术手段。石蜡切片主要优点在于能够较好地保存组织细胞结构,抗原定位明确,切片厚度范围广(2~200μm),具有节约时间、操作简单、切片较薄且均匀,并可间断或连续切片,切片保存时间较长等。其缺点为寄生虫组织材料在固定后的处理过程中产生收缩,浸蜡时蜡液温度过高可破坏组织细胞中多种酶的活性,因此不宜用于某些免疫组织化学研究,较大和坚硬的组织也不宜采用石蜡切片。

一、石蜡切片技术的步骤

石蜡切片技术由多个步骤组成,包括取材、固定等,现在将具体步骤详细描述如下。

(一)取材

组织切片材料是寄生虫生活史发育各时期虫体及其寄生所致病变器官组织,如肝、肺、脑、肌肉、包块、皮下结节或虫体等材料,主要采自寄生虫病患者、带虫者,寄生虫病实验动物模型以及体外培养标本。样品要求新鲜,病变特征明显。取材时,动作应迅速、准确。对于较小或细碎(1mm 以内)的样品,可以在其外面包一层支持介质,例如采用 2% 琼脂预包埋处理等。

(二)固定

1. 固定作用 固定是组织处理最重要的一步,也是在整个制片过程中最无法补救的一步。所谓"固定",就是组织离体后,用各种办法使细胞内的物质尽可能接近其生活状态时的形态结构和位置的过程。固定的目的是防止组织、细胞自溶与腐败,防止细胞内酶对蛋白质的分解作用,使细胞内的各种成分如蛋白质、脂肪、碳水化合物或酶类转变为不溶性物质,以保持原有的结构。另外,组织固定后具有硬化作用,对一些不易切割的软组织可以先进行预固定,待有一定硬度后再取材。如果标本没有及时固定或固定不恰当,组织已经自溶或腐败,将无法逆转;固定不足对抗原的影响远远超过了固定过度所造成的影响。

2. 影响固定作用的因素

(1)快速固定:采集获得的新鲜寄生虫及其病理标本,立即浸泡在固定剂中,以保存其形态结构,避免自溶、腐败。

(2)温度:温度升高可增加固定剂对组织细胞的渗透率,但同时也会增加组织细胞的自溶性和弥漫性。因此一般组织固定的温度不宜超过 30~40℃,常规固定应保持在 20~25℃,在此温度范围内可最大限度地保存某些组织细胞的抗原性。

(3)寄生虫和病理组织块的厚度:组织固定原则为保持组织形态结构完整,材料厚度直接影响固定剂对其渗透速度,所以不宜过厚。

(4)容积率:固定剂体积与病理组织块(或寄生虫)的体积比称为容积率。容积率是影响组织固定质量的重要因素之一。容积率越大,越有利于组织固定。固定组织的容积率应为 15~30,以 30 为最佳。

固定剂中的化学成分渗透组织(或虫体)时,其内的液体成分(水、可溶性盐等)可被固定剂置换。容积率高时,固定剂对材料的渗透速度快,固定效果好;相反,容积率低时,固定剂对组织的渗透速度慢,其内的有效化学成分浓度较低,影响固定效果。

(5)固定时间:固定时间是指寄生虫或病理组织块放入固定剂,到材料完全被固定所需的时间。

固定时间的长短依寄生虫(或组织块)的种类、密度、大小、厚度以及固定剂的种类、性质、渗透力和固定温度等而定。固定时间可从几小时到数日,常规大小的组织块(1.0cm×1.0cm×0.5cm)固定时间为 12~24 小时。

固定时间与温度有密切关系,冷固定剂对组织的渗透速度比室温慢,因此 4℃ 固定,时间应适当延长;固定剂温度高(37℃),对组织的浸透速度快,可缩短固定时间。

（6）固定剂的穿透率：穿透率是指固定剂穿透组织的能力。了解穿透率可预知固定所需时间,穿透力强的固定剂充分固定寄生虫（或病理组织块）所需的时间较短。

不同固定剂对组织的穿透力不同,乙酸（acetic acid）、甲醛（formaldehyde）、乙醇（ethanol）对组织浸透性较强,而苦味酸（picric acid）饱和水溶液、重铬酸钾（potassium dichromate）、锇酸（osmic acid）浸透性较弱。

计算固定剂穿透率公式为：

$$t（组织固定时间）=K \cdot d^e$$

式中：

K 和 e 为穿入因子,固定剂甲醛 K=1.14,e=1.25；

d 为固定剂穿透组织的厚度。

选择固定剂时应注意标本的厚度,标本越厚,固定所需时间就越长,组织内部的自溶现象相对增多,因此应选择对组织渗透力较强（穿透率较高）的固定剂。

（7）振荡：在寄生虫组织固定过程中,固定剂中的化学成分向组织内浸透,组织内液体向固定剂内扩散,在组织表面形成层流区域,此层固定剂中有效化学成分浓度逐渐降低,致固定剂对组织的渗透性明显减弱,从而影响固定的效果。如果振荡固定剂中的虫体和病理组织块,就会破坏层流区域,而为湍流区域,恢复固定剂对组织的渗透能力,相对缩短固定时间,使组织固定更充分。常用的振荡方式为低频率振荡器或人为晃动振荡固定剂中的组织块或虫体。

（8）其他处理：由于寄生虫标本和病理组织常粘连在一起,较为柔软,形状、大小不一,很难切成所需标准的切片,因此要先预固定一段时间,使组织具有一定硬度而且不易变形。固定后,根据实验所需将待切标本修整为适当大小的材料块,并除去组织周围过多的附属物,同时确定切片的方向和切片平面,再继续固定。

如果需要观察纵切面的虫体,最好取出活虫体洗干净后,平放在滤纸上,然后放入盛有固定液的培养皿内平放固定,固定 6~12 小时后移开滤纸继续固定。

3. 常用固定剂　常用的固定剂有甲醛、丙酮（acetone）、乙醇、乙酸、苦味酸、氯化汞（$HgCl_2$）、重铬酸钾、戊二醛（glutaraldehyde）等,现以甲醛为例介绍固定剂的配制、作用及影响因素等。

（1）甲醛的固定作用和影响因素：甲醛具有渗透组织能力较强、固定组织均匀、组织收缩较少、硬化组织和增强组织弹性等优点,但固定后的组织经梯度浓度乙醇（一般从 70% 乙醇开始）脱水后,组织收缩较大,因此结构疏松的组织固定后,用较低浓度乙醇（30%~50%）开始脱水为宜。

经甲醛长时间固定的组织块需经流水冲洗 24~48 小时,再进行后续组织处理,否则会影响染色效果。因为甲醛受温度、光照作用容易氧化,产生甲酸,使固定剂溶液呈酸性（pH3.10~4.10）,会造成组织嗜酸性染色,严重时会影响细胞核内嗜碱性物质着色,使染色变浅。

在室温较长时间保存的甲醛溶液,很容易产生白色聚合物（多聚甲醛）,沉于瓶底,这是由于甲醛氧化成甲酸,使溶液呈偏酸性,促进甲醛单体聚合而成。由于甲醛在中性或微碱性（pH7.00~7.20）条件下呈单体形式,因此为防止聚合物的形成,在福尔马林溶液（37%~40% 甲醛水溶液的俗称,为市售商品）中加入一定量的中和剂（碳酸钙或碳酸镁或大理石颗粒）,使此溶液保持近中性或微碱性状态。

（2）常用的甲醛固定剂

1）10% 普通福尔马林溶液

福尔马林（37%~40% 甲醛）　100ml

蒸馏水　　　　　　　　　900ml

此固定液优点为价格便宜、浸透组织快,固定组织不会过硬,可长时间浸泡,可作为寄生虫标本的保存液。其缺点为在此溶液中保存的组织内部可产生福尔马林色素沉淀,一般每隔 3 个月需换一次新液体。

2）10% 中性福尔马林饱和碳酸钙溶液

10% 福尔马林溶液　1 000ml

碳酸钙（固体）

加入过量的碳酸钙可中和福尔马林溶液的微酸性,中和后溶液 pH 约为 7.60,此固定剂的固定特点与 10% 福尔马林溶液相同,但在固定组织中几乎无福尔马林素色沉淀。

3) 10% 中性缓冲福尔马林溶液

福尔马林(37%~40% 甲醛)	100ml
磷酸二氢钠(NaH$_2$PO$_4$·2H$_2$O)	4.0g
磷酸氢二钠(Na$_2$HPO$_4$·12H$_2$O)	6.5g
蒸馏水	900ml

此固定剂可抑制福尔马林色素的形成,常用于多种染色方法,特别适用于特殊染色、组织化学和免疫组织化学染色,尤其是鉴别黏多糖的染色。

4) 4% 多聚甲醛固定液:将 40g 多聚甲醛(Paraformaldehyde)溶于 1 000ml 蒸馏水(或 0.01mol/L 磷酸盐缓冲液),加温至 60℃,搅拌溶解。多聚甲醛不容易溶解,也可将液体放于密封瓶中,放入 60℃ 温箱过夜溶解,待冷却至室温后调整 pH 为 7.20~7.40。

甲醛溶液是最常用的寄生虫标本固定剂,特别是 10% 中性缓冲福尔马林溶液及 4% 多聚甲醛固定剂,这些固定剂可以使得大多数抗原组织保存较好,提高免疫组织化学检测的阳性率,因此是寄生虫免疫组化染色的推荐固定液。

(三) 脱水与透明

1. 洗涤 组织块在固定后一定要把渗入到内部的固定剂洗去,然后再进行下一步骤的操作。否则留在组织中的固定剂会妨碍染色效果,或引起沉淀、结晶而影响形态观察,也可能会继续发生化学反应造成后续操作的困难。洗涤应根据所用固定液的不同,而选择相应的洗涤方法。

凡含乙醇或苦味酸等固定液所固定的组织块,大多采用 70% 乙醇洗涤。其中用含苦味酸的固定液固定的标本在洗涤时,可加入少量饱和碳酸锂(lithium carbonate)水溶液,效果会更好。

用甲醛固定的虫体标本多用流水冲洗,冲洗时间与标本种类、组织块大小、厚薄和固定时间有关,一般为 10~24 小时,冲洗后置 70% 乙醇中保存。特别小的组织、穿刺组织等采用浸泡方式进行洗涤,注意应不断更换浸泡的水。有时为了节约时间,在甲醛液固定结束后,短暂洗涤一下,直接将小组织材料移入 70% 乙醇中,直至梯度浓度乙醇脱水程序开始。

2. 脱水

(1) 脱水的目的:用某些化学试剂置换组织块内水分的过程称脱水。在寄生虫组织固定及水洗过程中,致其内部含有较多水分。因为组织内水分不与石蜡融合,因此不能直接浸蜡。为了促使石蜡更好地渗入组织内部,制备高质量切片,必须彻底除去组织内水分。脱水有利于组织透明、浸蜡,以及组织切片和标本的长期保存。

(2) 脱水剂:脱水剂必须具有下列特性:

1) 脱水剂能与水按任意比例混合。

2) 脱水剂高浓度时不含水分。

3) 脱水剂也能与透明剂按任意比例互相混合溶解。

常用的脱水剂主要是乙醇。其脱水能力强,但会引起组织收缩过硬。为了防止脱水过程中组织过度收缩,应从低浓度乙醇(70%)开始,逐渐升高乙醇浓度,过渡到无水乙醇,即经 70% 乙醇、80% 乙醇、85% 乙醇、90% 乙醇、95% 乙醇、100% 乙醇梯度脱水。

脱水时寄生虫体积与乙醇的体积比应为 1:20~1:30,若低于此比例,组织脱水可能不彻底,影响组织透明和浸蜡。组织在不同梯度浓度乙醇中放置的时间,需根据其种类和大小的不同而调整,一般为 20~120 分钟。对于较大的寄生虫标本,可延长各级乙醇的脱水时间,并经常更换新乙醇,以确保完全脱水。在无水乙醇中不能停放时间过长,否则组织收缩利害、过硬,不利于切片。

(3) 影响寄生虫组织脱水的因素

1) 寄生虫和病理组织的种类:富含疏松组织的脱水时间应相对长一些,而致密结缔组织所需时间短一些。

2）寄生虫标本的大小及厚度:在保证组织结构完整的情况下,标本块应小而薄,以利于脱水剂对组织的渗透。大而厚的标本需延长脱水时间,否则容易造成组织内外脆性不一致,影响组织切片的质量。

3）影响脱水的外界因素:①温度和振荡。升高温度可促进乙醇对组织的渗透,但高温下的脱水程度不易掌握,尤其是高浓度乙醇;低浓度乙醇对组织硬化和脆性影响不大,故可在37℃进行脱水。另外振荡可加速组织脱水。②组织脱水要彻底干净。组织脱水是否彻底,与乙醇浓度直接相关,尤其是无水乙醇,必须保持无水。因此,各级梯度浓度乙醇应定时更换。更换新乙醇时要新旧搭配,既可节约资源,又可减少组织收缩硬化。为保持无水乙醇绝对无水,可在乙醇容器内放置无水硫酸铜(copper sulfate monohydrate)吸收水分,无水硫酸铜遇水变成蓝色,更换硫酸铜即可保持乙醇无水。更换的含水硫酸铜可经高温干燥后再重复使用。

3. 透明

（1）透明目的:透明的目的是便于组织浸透石蜡液和组织包埋。在石蜡切片法中,组织块经脱水后,从理论上讲已不含水分,但大多数脱水剂不能与石蜡相溶,因此石蜡仍不能进入组织并包埋成供切片用的蜡块。为此,还需要一种桥梁作用的透明剂,既能溶于脱水剂,又能和石蜡相溶,以便逐步将脱水剂置换成包埋剂,同时组织块也呈半透明状,所以把这一过程称为透明。

（2）常用透明剂:透明剂均为有机溶剂,大多不能溶于水,常用的透明剂有二甲苯(xylene)、甲苯(methylbenzene)等。

二甲苯是石蜡切片制作中最常用的透明剂,为易挥发、无色透明液体,不溶于水,易溶于无水乙醇,也是石蜡的溶剂。二甲苯折光率约为1.50,透明能力强,作用较快。缺点是组织块在其中停留过久容易收缩、变硬、变脆,所以组织不能在二甲苯中放置时间过长,小块组织以30分钟内为宜,较大的组织块可适当延长,但不能超过1小时。若组织不呈透明状,原因可能与脱水不彻底、组织太厚、透明时间不够或组织本身性质有关。

二甲苯不仅用于组织块透明,还常用于切片封固前透明,其优点是染色的切片不会褪色,可获得显微镜观察的最佳折光率。

（3）透明注意事项

1）为了减少组织块过度收缩,往往在无水乙醇脱水处理之后,先经过乙醇二甲苯的混合液(体积比1∶1),然后再浸入纯二甲苯中,经过2~3次纯二甲苯的置换后才能达到透明的目的。

2）二甲苯必须保持无水,因此透明用的器皿必须有盖和好的密封性。可在二甲苯中滴入几滴液体石蜡,二甲苯中若出现云雾状,表明其中含有水分,需用无水硫酸铜脱水处理或更换新的二甲苯。如组织块浸入透明剂中不能透明,呈白色混浊状时,表明脱水不彻底,需放回脱水剂中重新脱水至彻底后再透明。

（四）浸蜡

1. 浸蜡目的　浸蜡是指将透明后的组织块放入熔化的石蜡液中浸渍,目的是用熔化的石蜡逐渐置换组织内的二甲苯等透明剂,直至完全取代透明剂,在包埋盒温度下降过程中,使较软的组织块变成有一定硬度的组织蜡块,以便切片机切片。浸蜡后要使石蜡完全渗入到组织细胞内,使组织与石蜡成为不可分离的整体。

浸蜡和包埋常用的石蜡是从石油中分离出来的一种甲烷类固体碳化氢,呈半透明的蜡样块状物。依石蜡因熔点不同可分为软蜡、硬蜡两种,熔点在45~54℃的石蜡称软蜡,在55~62℃的石蜡称为硬蜡。熔点较高的石蜡硬度大,石蜡与组织柔软度不一致,连续切片难度较大,但可切出较薄的组织切片(2~7μm);熔点较低的石蜡在组织内部支持力不够,很难切出薄片。

2. 浸蜡注意事项

（1）浸蜡过程须在恒温浸蜡箱中进行,并使温度高于熔点2℃,最理想的浸蜡温度是石蜡刚熔化的温度。组织块或虫体与蜡液的体积比为1∶20~1∶30,需经3次蜡缸更换浸渍,使组织中的透明剂完全被置换出来。不同种类和不同大小的组织浸蜡时间不同,常规大小的组织块浸蜡时间应为2~3小时,过久会引起组织变脆,不利于切片。

（2）无论新蜡或使用数次的旧蜡,都应及时加热过滤,除去杂质。

（3）浸蜡用的石蜡要定期更换，以保持纯度。更换时可将第一缸石蜡倒掉，把第二、第三缸石蜡分别移至第一、第二缸内，只更新第三缸石蜡即可。

（4）新购置的石蜡中含有气体，应在使用前放入浸蜡箱内熔化一次，使其中所含的挥发性物质蒸发，以免包埋冷凝时发生"蜡花"，即蜡块中呈不均匀现象，而不利于切片。新石蜡质地脆一些，使用前可经过相应的处理（新蜡加蜂蜡、新蜡加旧蜡），使其质地细腻、柔韧性增强，以符合切片的要求。

（5）浸蜡用的石蜡经多次熔化后，其熔点会不断升高，甚至超过65℃。因此，在每次包埋使用后应关闭浸蜡箱电源，以防石蜡在不使用的情况下仍处于熔化状态。

（五）包埋

1. 包埋目的　用包埋剂支撑组织的过程称为包埋，石蜡包埋法是组织切片技术中最常用的一种包埋方法。将浸过蜡的组织块置于石蜡液灌注的包埋盒中，使石蜡液填充虫体或组织内的各腔隙，以及脱水所致组织细胞溶解所留的空隙，起到填平支撑作用，与组织形成一个密度相近的整体，再经冷却，包埋块硬度增强，便于组织切片。

2. 包埋注意事项

（1）一般组织常用的包埋石蜡熔点为52~58℃，应根据组织的种类，制片的要求及当地的气温条件等适当调整。如包埋软的组织则需用软蜡；而硬的组织则要用硬蜡。如需要切4μm以下的较薄切片时，则用熔点为56~60℃的石蜡。室温较低（15℃左右）时，常用熔点为52~54℃的石蜡包埋；而在夏季室温较高（30℃左右）时，则可用熔点为58~60℃的石蜡包埋。

（2）包埋用的石蜡熔点要和浸蜡用的最后一缸石蜡熔点一致，但包埋用的石蜡液温度要高于浸蜡温度1~2℃。

（3）包埋时，组织块间要有一定距离，便于修切蜡块。

（4）包埋后，石蜡块要置于冷冻台或冰水中快速冷却凝固，使蜡块质地结实，有助于切片。

（5）石蜡若没有完全渗入组织块的某些部位，尤其是组织块中心，包埋的蜡块中出现"蜡花"，甚至龟裂现象，这可能与组织脱水不够彻底、透明剂未被熔蜡完全置换、石蜡中含有杂质或包埋动作太慢有关。

（六）切片

石蜡切片机在医学和生物学研究应用中十分广泛，是一款将组织用石蜡包埋后进行切片处理的机器。石蜡切片机有轮转式切片机和平推式滑动切片机两种类型。目前国内实验室中常用手动轮转式切片机，它的切片刀固定不动，靠右侧旋转的重轮带动螺纹轴和齿轮，将石蜡块按所调节的切片厚度向前推进，并在垂直的上下平面运动，使组织块经过前下方的切片刀而被切成一定厚度的石蜡切片。常用刀刃锋利的一次性刀片进行切片。

1. 切片及展片过程

（1）修块：按组织块大小，用单面刀片切掉组织块边缘的多余石蜡（留蜡边2~3mm）。修整时，使蜡块底面呈长方形或正方形棱台，尤其是蜡块的上下两边要求平行，避免切片时蜡带发生弯曲。为了使蜡带上每一张切片易于分离，可在蜡块上修去一个小角。

（2）将修好的石蜡块底部加热并固定于金属或木质的蜡头上，再固定到切片机的标本夹头上。切片刀固定于刀架上并旋紧刀架。调整蜡块的切面，使其与刀口垂直平行，调整好切片刀的角度，10°以内为宜（通常选择5°），夹角过大过小均影响切片质量。

此外，切片质量受切片刀的锐利与否、蜡块硬度是否适当等因素的影响，可用热水、冷水或50%甘油（Glycerol）等适当改变蜡块硬度。

（3）调整刀架与标本夹头上石蜡块的距离，使蜡块平面与刀口靠拢，调整切片厚度调节器的刻度装置（一般设置为20~50μm），然后右手握摇轮盘手柄、力量均匀地顺时针方向转动，粗修整蜡块的切面，待组织块修至完全暴露时停机。

（4）按正式切片所需要的厚度（一般为4~7μm），调整调节器的刻度装置，并选择锋利刀口至切片位置，即可正式切片。

（5）切片：正式切片时，左手平握小号或中号优质狼毫毛笔，右手力量均匀地顺时针转动摇轮盘手柄

（约 45r/min 的速度），切出连续蜡带后，用毛笔轻轻托起放在牛皮纸上，再将连续蜡带用锋利的双面刀片切成适当长短的片段。

（6）展片：切片机切下的石蜡带皱缩、不平整。为获取一张平整的切片，需展平蜡带中的组织切片，主要借助水的表面张力和温度，使皱缩的石蜡切片伸展平整。

用弯头眼科镊轻镊蜡带，然后以正面朝上、轻而平整地放 45℃ 的水浴展片仪或温台展片仪，待切片完全伸展平整。

展片的水温高低与石蜡的熔点和品质相关，过高的水温会造成组织、细胞散开；水温过低，则切片皱褶，无法摊平。

（7）拿洁净载玻片呈一定角度入水，右手持小镊子将展开的切片捞于载玻片上，并及时将切片拨正。自然晾干后，放入 50~55℃ 烘箱中烘烤 2 小时，促使切片贴牢于载玻片上，可防止后续操作时脱片。用于免疫组化染色的切片可以置于 37℃ 烘箱中放置 5 小时，晾干切片，以减少高温对组织抗原性的影响。

（8）切片经烘烤后一般都能牢固地粘贴在载玻片上，并在随后的常规染色中不脱片。但若需要进行一些其他染色时，如免疫组织化学染色或杂交组织化学染色，这些染色方法往往实验步骤较多、组织切片可能不适宜高温烘烤等原因，有时易发生脱片。为了防止出现脱片现象，可使用多聚赖氨酸等粘片剂预先涂于载玻片上，或者用商品化经特殊处理的防脱载玻片。

（9）在展片过程中，肉眼看切片很平整，摊在水上却有一条条呈波浪形的细小凸起；捞起时，切片感觉很平整，但烤片染色后，镜下会出现很多小皱。这是因为这些波浪形的凸起的张力和周围组织不同，凸起的部分没有紧密地贴在玻片上，烤片时，凸起的部分重叠粘在玻片上、形成小皱。解决的方法是：把片子切得再薄一点，在温水中多放置一段时间，等凸起部分全部展平后，再捞起切片。

2. 切片注意事项

（1）切片机及切片刀的保养

1）切片机的使用应严格按操作规程进行。使用后，及时用软布蘸二甲苯等擦净切片机和切片刀上的蜡片等污物，不用时加防尘罩，切勿使其生锈。

2）使用时，注意避免切片刀和其他物体，尤其是坚硬物体的碰撞，防止刀口的缺损。

（2）切片常遇到的问题及原因分析

1）切片呈碎卷状：脱水、透明或浸蜡时间过长、浸蜡温度过高。

2）切片卷曲：刀口不锋利或不清洁、刀的倾斜角度过大、石蜡过硬。

3）切片不成蜡带：因室温过低、石蜡过硬、石蜡黏度不足、蜡块的上下边过小或不平。

4）蜡带弯曲：蜡块切面上下的两侧不平行、刀口不锋利。

5）切片皱褶：石蜡过软、浸蜡不完全、刀口不锋利、刀的倾斜角度过小。

6）切片出现纵纹：刀刃上有小缺口、石蜡不清洁、组织中含钙盐等沉淀。

7）切片出现横纹：蜡块、刀或刀架未固定牢。

8）粘刀：刀锋污、刀的倾斜角度过小、刀口不锋利。

9）蜡块底边呈白色：刀的倾斜角度过小。

10）切片粘蜡块：刀钝、刀口背面不清洁、室温过高、室内过分干燥、易产生静电。

11）选择合适的一次性刀片。切片手法及技巧需要个人在实践中领悟，好的切片手法可以使切片又薄又平整。

（七）脱蜡与复水

1. 切片脱蜡　石蜡切片中含有石蜡，在染色前必须将蜡脱干净，否则会妨碍染液进入组织和细胞中，因此无法使切片染色。一般用二甲苯脱去石蜡，然后再用由高浓度到低浓度的梯度乙醇逐步去除切片中的二甲苯，同时不同浓度乙醇中的水分也逐步进入切片。

脱蜡时必须注意：

（1）脱蜡一般经三次二甲苯连续处理（总时间 10 分钟），脱蜡用的二甲苯一般要经常更换。脱蜡一般在室温（20~26℃）下进行。如果切片在脱蜡前刚从烘箱内拿出，还保留一定的温度，这样可以在比较短的时间内把石蜡脱干净。

（2）若遇到使用陈旧二甲苯、组织切片较厚（>7μm）、室温较低等情况，应延长脱蜡时间。组织脱蜡不彻底会影响染色质量，致结构不清晰、细胞着色不均匀。

（3）脱蜡后，先用二甲苯乙醇混合液（体积比1∶1）处理2分钟，再经100%、95%、90%、80%、70%的梯度乙醇洗涤二甲苯。

2. 复水　复水是指切片经脱蜡、梯度浓度乙醇处理后，入水洗掉切片上的乙醇或杂质，使水进入切片组织中（水化），原来组织和细胞中的石蜡完全被水替代，这样才有利于水溶性染液对组织着色。

如果切片放入水中呈乳白色、拿出后玻片上有颗粒状挂珠、白色斑块及油腻状等不洁净现象，说明脱蜡不干净或乙醇中的二甲苯含量过高。应该更换二甲苯或乙醇，并把脱蜡不净的切片脱去水分（从低浓度乙醇至高浓度乙醇），用新的二甲苯重新脱蜡后，再复水处理。

（八）染色

切片标本制成后，虽然能在光学显微镜下隐约分辨出一些组织轮廓，但要很好的辨别它的结构仍是困难的。接下来的染色程序，是将组织浸入染色液中，使组织中的不同结构染上不同的颜色或相同的颜色出现深浅不同的差别，从而产生不同的折射率，便于在光镜下清楚地显示组织的内部构造。石蜡切片常用苏木精（hematoxylin）与伊红（eosin）进行对比染色，这也是组织学、病理学和寄生虫学中最基本、应用最广泛的染色方法。

1. 苏木精伊红染色基本原理　苏木精伊红染色（HE染色）不仅能显示各种组织的正常结构特点，还可以体现病理时的病变发生、发展及修复情况。此外，HE染色后的切片存放时间长，适用于组织结构的观察、诊断或研究，在生物学和医学领域的教学、科研和病理诊断等工作中有着最为广泛的应用。

苏木精，是一种天然的染料，由苏木树的树心提炼而成。苏木精易溶于乙醇而微溶于水，是目前唯一较好的常规细胞核染色剂，同时它也能通过颜色的不同深浅来显示细胞质结构成分。苏木精本身不是染料，必须经过氧化形成苏木红分子，苏木红分子既具有发色团的醌型苯环又有助色团的羟基，使其成为真正的染料。细胞核的染色质主要由DNA构成，其中磷酸带负电荷、呈酸性。当苏木红与二价或三价的金属盐（媒染剂）结合后，形成一种带正电荷的蓝色色精，呈碱性，极易与带负电荷的细胞核结合并使其着色。在弱碱性溶液条件下，苏木红呈蓝色，所以细胞核被染成蓝色。

伊红，或曙红，是人工合成的煤焦油类染料，红色粉末状，易溶于水或乙醇，为酸性细胞质染料，含有醌型苯环的发色团和两个钠盐的酸性助色团。细胞质中的主要成分为蛋白质，当细胞质的pH调至大多数蛋白质的等电点以下时，蛋白质带正电荷，易与带负电荷的伊红染料结合并着色，呈红色或粉红色。伊红还能对结缔组织的部分间质等成分进行染色。伊红有伊红Y、伊红B等，常用的是伊红Y。

2. 苏木精及伊红染液配制　苏木精染液的配制方法很多，基本分为两类，一类是将氧化汞、高锰酸钾、过氧化氢或碘酸钠等氧化剂与硫酸铝铵、硫酸铝钾或硫酸铝铁等媒染剂直接混合于苏木精中配成溶液，主要用于细胞核的染色；另一类则是先用媒染剂媒染组织切片，再用自然氧化的苏木精染色，最后用媒染剂分色，主要用于线粒体、骨骼肌横纹等的染色。因此，在使用中要根据需要选择配方。HE染液中应用最广的是Ehrlich氏苏木精染液，以及水溶性伊红染液。

（1）Ehrlich氏苏木精染液

苏木精	2g
无水乙醇	100ml
甘油	100ml
蒸馏水	100ml
乙酸	10ml
硫酸铝钾（钾明矾）	10g

配制：用无水乙醇和蒸馏水分别溶解苏木精和钾明矾，略加热，使钾矾充分溶解。钾明矾溶液冷却后，与苏木精溶液混合，再依次加入其他化学成分，用玻棒搅匀，轻盖瓶口（可用棉花团轻塞瓶口），放置在日光下2~3个月"成熟"，染液颜色为棕褐色，过滤后即可使用。

苏木精是优良的细胞核染料,此种染色适用于长期保存在 10% 福尔马林的组织细胞染色。

（2）1% 水溶性伊红染液

  伊红Ｙ   10g

  蒸馏水   1 000ml

配制:将伊红溶于蒸馏水中,充分混合,加入几滴乙酸至 100ml 伊红染液内(pH 调整至 3.60~3.80 为佳),染液颜色变深。染色时间为 2~10 分钟,细胞质呈粉红色。

伊红常与苏木精配伍进行对比染色,应用极广,经伊红染色可准确地分辨不同类型细胞质。

3. 分色液 去除过度染色或不需要着色的组织成分颜色的过程叫分色,所使用的液体称为分色液。

（1）分化作用:用苏木精染液对组织切片染色后常致染色过度,细胞核和细胞质吸附和结合超量染料。为了突出细胞核,就必须使用分色液将细胞核或细胞质的嗜碱性颗粒以外的多余颜色去掉,以保证细胞核和细胞质染色对比分明。分化液为 0.50%~1% 盐酸酒精(70% 乙醇水溶液配制)。

（2）蓝化作用:在蓝化过程中,弱碱性条件下苏木精染色的结构也由红色转变成蓝色,这一过程又称为蓝化。

蓝化作用多采用 0.05%~0.50% 氨水,浸泡 30 秒至 1 分钟,或直接用自来水浸洗 3~5 分钟,蓝化后需在显微镜下检查组织细胞的分色情况,以保证染色质量。

4. 染色步骤

（1）将复水的切片置于苏木精染液中染色 2~5 分钟。

（2）自来水冲洗 1 分钟。

（3）1% 盐酸酒精分化 20 秒。

（4）自来水冲洗 1 分钟。

（5）0.05% 氨水蓝化 30 秒,自来水冲洗 1 分钟。

（6）水溶性伊红染液染色 2~5 分钟。

（7）自来水冲洗 30 秒。

（8）80% 乙醇脱水 20 秒。

（9）90% 乙醇脱水 30 秒。

（10）95% 乙醇Ⅰ脱水 1 分钟。

（11）95% 乙醇Ⅱ脱水 1 分钟。

（12）无水乙醇Ⅰ脱水 2 分钟。

（13）无水乙醇Ⅱ脱水 2 分钟。

（14）二甲苯Ⅰ透明 2 分钟。

（15）二甲苯Ⅱ透明 2 分钟。

切片染色结束后,由于组织和细胞中含有大量的水分,透光性很差,在显微镜下仍无法显示清晰的图像。因此,需要再经过由低浓度到高浓度的乙醇进行梯度脱水,使组织和细胞中的水分逐步被乙醇替代,然后再用二甲苯代替切片中的乙醇,使切片完全透明,从而具有良好的透光性。

伊红常与苏木精配伍进行对比染色,不同结构呈现不同的颜色,应用极广,可准确地分辨不同类型的细胞质。理想的染色,细胞核呈蓝色,细胞质、肌肉、结缔组织、红细胞和嗜酸颗粒呈不同程度的红色。

5. 染色注意事项

（1）苏木精染色的时间根据染液的种类和新旧、组织的种类、固定液种类和环境温度等而定。为保证苏木精染液的效果,要注意染色液、媒染液或分色液是否过期,注意有些苏木精染液需要经过一个"成熟"的过程。"成熟"不足的染液,即使增加染色温度和延长染色时间,染色的效果仍可能不好,甚至组织细胞不着色。

（2）切片经苏木精染色后,1% 盐酸酒精分色和 0.05% 氨水蓝化等过程很重要。时间要控制适当,需要在显微镜下进行,一般以细胞核染色清晰,而细胞质等基本无色为佳。如果发现染色过度,可以延长分色时间;若染色太淡,则应重新置于苏木精染液中染色,然后再进行分色。为保证分色不过度,可根据实验实际情况,采用"少褪多次"的原则进行,即先短暂分色一次,如果分色效果不佳则再分色一次。

（3）低浓度乙醇（80%）既有脱水作用,又对伊红有分色作用,因此组织切片在80%乙醇中脱水时间宜短,操作动作要快。高浓度乙醇（95~100%）几乎无分色作用,脱水时间可相对延长,保证组织完全脱水。若切片脱水后,转入二甲苯出现混浊现象或呈白色不透明状态,表明脱水不彻底,应立即将切片置于无水乙醇中重新脱水。

（九）封片与保存

经染色、透明后的切片标本,如果不封片,标本会吸收空气中的水分,使标本失去透明状态,并逐渐褪色。因此,在标本完成染色和透明步骤后,必须及时封片,以保持标本的颜色和透明状态,达到长期保存和观察的目的。主要采用干性封固,既能保持组织细胞结构的清晰度,又可长久保存。

1. 封片目的 为了能够长时间保存标本,并有利于在显微镜下重复观察。

2. 封片剂的特点 封固剂能与透明剂融合,对染色剂无影响;封固剂的折光率应与盖玻片和组织的折光率相似;具有一定的黏性,可黏住盖玻片。

3. 封片剂的种类 封固剂有国产的中性树胶（neutral balsam）、加拿大树胶（Canada balsam）和合成树脂（DPX）等,其中常用的封片剂为中性树胶或人工合成树脂。

合成树脂的溶剂常用二甲苯,其折光率与组织折光率相近。此树脂的优点:①切片封固后,凝固较快;②树脂呈中性,组织细胞褪色缓慢。缺点:人工合成树脂虽属中性,但溶解树脂的有机溶剂二甲苯,受光和热的作用,被氧化为苯甲酸和邻苯二甲酸,使树脂液变为弱酸性,酸化的树胶可导致组织细胞内的碱性染料褪色。

4. 封片操作步骤

（1）从二甲苯缸中取出透明的组织切片,组织面向上,放在滤纸上。

（2）滴加适量中性树胶。

（3）用小镊子夹住盖玻片一边,缓慢盖在标本组织上（避免出现气泡和溢胶现象）,摆正位置。

（4）标本封片后,置于55℃烘箱中烘烤10小时左右,待封片剂固化后,贴上标签,即可将其装进切片盒内保存起来。

5. 封片注意事项

（1）组织切片脱水彻底才能封固,由于二甲苯与水不能混合,脱水不彻底会导致封固的组织细胞结构模糊,影响观察。

（2）切片封固时,组织表面不能干燥,应保留有少量二甲苯。否则,封固组织内会出现类似色素样黑色斑点。

（3）封片时不能对着标本呼气,二甲苯易挥发、易燃、有毒,长期接触对黏膜有刺激作用,最好在通风橱中进行封片操作。

（4）封片剂不能太稀或太稠,太稀或太少容易使切片出现气泡。每张标本上滴加封片剂应适当,过多或过少都会影响标本质量。

（5）盖玻片大小应适宜,太小盖不住组织切片,暴露在盖玻片外的组织,经过一段时间会褪色。盖玻片覆盖面应以组织四周留有2mm距离为宜。

6. 常规石蜡切片HE染色标本的质量标准（全国统一评定标准）

（1）切片完整,厚度4~6μm,薄厚均匀,无褶、无刀痕。

（2）染色核浆分明,红蓝适度,透明洁净,封裱美观。

石蜡切片能使组织细胞结构保存良好,在病理学和回顾性研究中有较大的实用价值,可连续切片,结构清晰,抗原定位准确。

二、石蜡切片技术在寄生虫学研究中的应用

寄生虫组织切片技术是研究寄生虫微观结构的一种重要方法。通过切片,不仅能够观察到寄生虫的结构特征,而且也能观察到寄生虫寄生所引起的宿主组织病理变化并能鉴定虫种,为实验诊断提供依据。

（一）寄生虫组织学研究

在病理组织切片中常常只见寄生虫的片段,所以很难按通常的整体外形特征分类,但可光镜下特点识别:①根据寄生虫的好发部位,如肺、肝、肠、脑、肌肉、皮肤或大淋巴管各有不同的寄生虫,引起嗜酸性粒细胞反应或局部的上皮增生;②各类寄生虫体结构不同,如体壁、肌细、肠管、生殖腺及一些特殊结构等。

1. **组织切片中各类寄生虫的重要鉴别特征**　寄生虫切片的鉴别特征往往不同于整体寄生虫。在组织切片中,寄生虫的主要鉴别点为体壁、肌肉、体腔、消化系统、神经系统、生殖系统和特殊腺体等组织结构。

（1）原虫:原虫是单细胞动物,具有 1 个或多个细胞核和不同的细胞器。原虫运动方式取决于原虫的运动细胞器结构,有伪足、纤毛、鞭毛等类型。根据传播方式和虫种的不同,生活史有滋养体、裂殖体、裂殖子、配子体、包囊、卵囊等多种阶段。也有的整个生活史只有一个发育阶段,例如阴道毛滴虫生活史仅有滋养体阶段。

（2）吸虫:吸虫种类繁多,在人体内寄生的吸虫均隶属于复殖目（Digenea）。复殖吸虫一般具有二个吸盘;外观呈叶状、长舌状、椭圆形或线型。无体腔;背腹扁平,两侧对称。体壁由皮层（tegument）与肌肉层构成,皮层由具有代谢活力的合胞体构成。成虫皮层表面有皱褶、凸起、陷窝、体棘、感觉乳突等,其形态、数量、分布等因不同虫种、不同部位而异;中间为实质组织（parenchyma）,平滑肌纤维及消化、生殖、排泄、神经系统等分布于其中。消化系统由咽和管状肠支组成;除了血吸虫外,均为雌雄同体,生殖系统发达,结构复杂,生殖腺多为囊状。

（3）绦虫:寄生人体的绦虫有 30 余种,分属于多节绦虫亚纲的圆叶目（Cyclophyllidea）和假叶目（Pseudophyllidea）。成虫细长如带,分节,白色或乳白色,体长因虫种不同可从数毫米至数米不等。虫体一般可分为头节、颈部和链体。头节上有附着器,其形式多样,如吸盘、吸槽及顶突。绦虫无体腔和消化系统;表皮光滑、较厚并有基底膜,纵行和环状平滑肌纤维埋藏在实质组织中;绦虫为雌雄同体;钙颗粒是绦虫的重要鉴别特征。

（4）线虫:线虫大多营自由生活,其中寄生于人体的有 60 余种。重要的有蛔虫、鞭虫、钩虫、丝虫、蛲虫和旋毛虫等。成虫一般呈圆柱形,不分节,两侧对称。前端较钝圆,后端逐渐变细。雌雄异体,雄虫一般较雌虫小。在虫体前端、后端常具有由角皮形成的一些特殊结构,如唇瓣、乳突、翼、嵴及雄虫的交合伞、交合刺等。这些结构分别与虫体的感觉、运动、附着、交配等生理活动有关,同时也是鉴定虫种的重要依据。在体壁与消化道之间的腔隙,因无上皮细胞覆盖,故称原体腔。腔内充满液体,内部器官浸于其中,成为组织器官间交换营养物质、氧和代谢产物的介质。体壁自外向内,由角皮层（具有条纹、环纹或其他表面修饰）、皮下层（典型的具有背索、腹索和侧索,将肌肉层分成区带）和纵肌层构成。

（5）棘头虫:棘头虫种类多,与医学有关的仅发现两种:一种是主要寄生在鼠肠内的念珠棘头虫（*Moniliformis moniliformis*）,中间宿主为蟑螂,人体感染病例在国内外仅有数例;另一种是主要寄生在猪肠道内的猪巨吻棘头虫（*Macracanthorhynchus hirudinaceus*）,中间宿主为鞘翅目昆虫,包括多种天牛和金龟子,人体可因误食含活感染期棘头体的甲虫而感染。猪巨吻棘头虫成虫活体时背腹略扁,固定后为圆柱形。虫体呈乳白色或淡红色,分吻突、颈部和躯干三部分。吻突呈类球形,可伸缩,其周围有 5~6 排尖锐透明的吻钩;颈部短,与吻鞘相连;无口及消化道,体表直接吸收宿主的营养;躯干部系一个中空的构造,里面包含着生殖器官、排泄器官、神经以及假体腔液等。

（6）节肢动物:节肢动物门是动物界中最大的一门,分布广泛,常见的医学节肢动物有蚊、蚋、蠓、虻、蝇、蜱、螨虫等。医学节肢动物通过骚扰、刺螫、吸血、致病、毒害、寄生及传播病原体等方式危害人类健康。节肢动物呈雌雄异体,有体腔、几丁质体壁、分节附肢;具有发育完全的消化管、马氏管和呼吸管;整个循环系统的主体称为血腔,内含血淋巴。

2. **寄生虫的组织学鉴别**（表 32-1）

（1）PAS 染色

1）染色原理:PAS 反应是显示多糖的一种有效指示剂,为组织化学领域里用途最广的反应之一。过碘酸为强氧化剂,它可把多糖的两个相邻的带有羟基的 C—C 键打开,生成二醛,二醛再与 Schiff 染色剂反应产生红紫色。

表 32-1　寄生虫的组织学鉴别

寄生部位	寄生虫	染色	注解
肠	溶组织内阿米巴(盲肠、升结肠、乙状结肠,其他部位少见)	HE、PAS	阿米巴与巨噬细胞鉴别,阿米巴核可能看不见,而巨噬细胞核几乎都能看到。侵犯的组织溶解
	蓝氏贾第鞭毛虫	HE、吉姆萨染色	正常、轻微至严重的肠黏膜病变,肠绒毛缩短,慢性炎症
	微小隐孢子虫(从口到肛门均可获得,以小肠最常见)	HE	轻微至中等肠绒毛萎缩,隐窝肥大,固有层有轻微至中度单核细胞浸润,虫体寄生在肠上皮细胞刷状缘层
	贝氏等孢球虫(在小肠最常见)	HE	与隐孢子虫相同,在上皮细胞内发育
	微孢子虫	HE,组织 Gram 染色,PAS,甲胺银染色	孢子在肠细胞内发育,在人体的孢子大小为 1~2μm;肠炎微孢子虫和脑炎微孢子虫主要侵犯免疫功能受损的宿主
	结肠小袋纤毛虫	HE	单纯充血、表面坏死至明显溃疡(结肠)
	克氏锥虫(食管、结肠)	HE	肠系膜神经丛神经节细胞疾病,能引起结肠壁严重膨胀、变薄、瘢痕和慢性炎症
	蠕形住肠线虫(盲肠,阑尾,其他部位)	HE	虫体横切面可见侧翼
	似蚓蛔线虫(小肠,胆管,肝,腹腔)	HE	虫体大,肌层由长的不规则肌肉纤维组成,切片中可见虫卵
	粪类圆线虫(一般寄生在十二指肠和空肠上部;疾病可播散至任何组织)	HE	切片可显示雌成虫、虫卵和大量幼虫
	钩虫(通常在小肠上部)	HE	角皮比较厚,口阔,咬附于肠黏膜
	毛首鞭形线虫(结肠)	HE	大部分切片显示粗体(鞭柄)和细体(鞭),可见虫卵
	旋毛形线虫(十二指肠,小肠)	HE	肠壁水肿,慢性炎症,充血,浆膜瘀斑,肠绒毛肿胀,黏液分泌物,嗜酸性粒细胞浸润
	肥胖带绦虫(最常见),链状带绦虫,阔节裂头绦虫	HE	在阑尾可见游离节片和/或虫卵
	微小膜壳绦虫	HE	在小肠切片中可见幼虫和成虫
	细粒棘球绦虫(肠系膜)	HE,抗酸染色	具角质层,囊壁无细胞核,抗酸小钩
	曼氏血吸虫,日本血吸虫,埃及血吸虫	HE	在肠系膜静脉中可见成虫和虫卵,依切片中虫卵棘鉴别虫卵;确定虫卵内是否含毛蚴(显示活动感染)是重要的
肝脏	杜氏利什曼原虫	HE,PAS	在切片中无鞭毛体呈点状,在组织印片上较大(2~4μm);近核处的动基体颇具特征;与弓形虫(无动基体)区别;无鞭毛体 PAS 阳性
	刚地弓形虫	HE	缓殖子呈梨形,无动基体(切片中包囊内缓殖子呈点状)
	恶性疟原虫、间日疟原虫、三日疟原虫、卵形疟原虫	HE	红细胞外期含 15 000~40 000 个裂殖子/细胞;在库普弗细胞中,可见疟色素;寄生的红细胞可充满毛细血管(在此可见疟色素)
	肝毛细线虫	HE,三色染色	虫卵沉积在肝实质中,在人体生活史不能继续;虫卵类似鞭虫卵,但壳有凹窝,盖塞不如鞭虫卵明显;虫卵周围有强烈肉芽肿反应

寄生部位	寄生虫	染色	注解
	猫弓首线虫或犬弓首线虫(内脏幼虫移行症)	HE	嗜酸性肉芽肿;可能出现灶性坏死
	细粒棘球绦虫	HE,抗酸染色	具角质层,囊壁无细胞核;抗酸小钩,钙化囊常无小钩
	多房棘球绦虫	HE,抗酸染色	泡状结构,原头蚴少见(无小钩)
	曼氏血吸虫,日本血吸虫,埃及血吸虫	HE,三色染色	虫卵周围肉芽肿组织反应(淋巴细胞、浆细胞和嗜酸性粒细胞浸润);三色染色可证实纤维组织
	肝片吸虫(胆管)	HE	虫体大,横切面可见肠支和虫卵
	华支睾吸虫(胆管)	HE	嗜酸性粒细胞浸润,胆管轻度增厚;可发展为肝纤维化、肝硬化、胆管堵塞;子宫充满虫卵
脾	杜氏利什曼原虫	HE	见肝脏注解
	恶性疟原虫、间日疟原虫、三日疟原虫、卵形疟原虫	HE	见肝脏注解
胆囊	卡氏肺孢子虫	四胺银染色	坏死区具有泡沫状渗出物,卡氏肺孢子虫聚集在坏死区边缘
	华支睾吸虫等		寄生虫很少侵犯胆囊,偶然可发现隐孢子虫、华支睾吸虫、似蚓蛔线虫和肝片吸虫。也可见血吸虫卵
膀胱	埃及血吸虫	HE	早期炎症可发展为增生、增厚、纤维化和溃疡;严重者并发癌症;可见虫卵末端小棘;确定虫卵是否含毛蚴是重要的
肺	溶组织内阿米巴	HE	通常来自肝右叶脓肿蔓延;细胞核有时不可见;滋养体周围组织溶解
	卡氏肺孢子虫	四胺银染色,吉姆萨染色	四胺银染色仅囊壁着色(蓝黑色),吉姆萨染色仅囊内小体着色;通常肺泡间隔增厚,并有浆细胞浸润(间质性浆细胞肺炎);肺泡腔充满渗出物,导致肺实变
	刚地弓形虫	HE	肺中包囊类似肝中包囊;速殖子呈新月形,特别是从细胞中逸出的虫体
	微小隐孢子虫	HE	肺内隐孢子虫形态类似肠内虫体;痰中能发现虫体
	微孢子虫	组织 Gram 染色,PAS,四胺银染色	肺内微孢子虫形态类似肠内虫体;在痰中能否发现虫体尚不清楚
	粪类圆线虫,似蚓蛔线虫,钩虫,弓首线虫,班氏丝虫,马来丝虫,犬恶丝虫	HE	可见移行幼虫(粪类圆线虫,似蚓蛔线虫,钩虫,弓首线虫);班氏丝虫微丝蚴可引起嗜酸性肉芽肿
	卫氏并殖吸虫	HE	纤维囊厚,内含血液、脓性渗出物、成虫和虫卵;囊周肺组织炎症反应
心脏	克氏锥虫	HE	无鞭毛体形态与巨噬细胞内杜氏利什曼原虫相似;炎症细胞浸润,间质水肿,肌纤维破坏

续表

寄生部位	寄生虫	染色	注解
	刚地弓形虫	HE	心脏中包囊与肝中包囊类似,并与克氏锥虫无鞭毛体(无动基体)相似
	恶性疟原虫(更重要)、间日疟原虫、三日疟原虫、卵形疟原虫	HE	毛细血管充血明显;寄生的红细胞堵塞毛细血管;可见缺氧症(心肌梗死)
骨骼肌	林氏肉孢子虫(偶见)	HE,四胺银染色	圆柱形包囊(米氏管)(双层外膜,隔膜分隔包囊为封闭隔室,隔室充满孢子);银染色清楚显示外囊和间隔
	微孢子虫	PAS,HE,抗酸杆菌染色,四胺银染色	萎缩、变性肌纤维充满孢子(12个孢子聚集成团);每团孢子由包膜包绕;孢子大小为 2.80μm× 3.40μm
	旋毛形线虫	HE	最常侵犯膈肌;通常在感染 17 日后活检;幼虫呈典型的卷曲状;钙化囊识别困难
	链状带绦虫(囊虫病)	HE	囊尾蚴见于脑、眼、肌肉、心脏、肝、肺和腹腔;囊尾蚴呈圆形或椭圆形,内含一个内缩头节,其顶部有小钩和 4 个吸盘;幼虫常由组织反应囊包绕,头节有皱褶(典型形态,即使没有小钩横切面也可诊断)
皮肤和皮下组织	杜氏利什曼原虫	HE,四胺银染色	见肝脏注解
	班氏丝虫,马来丝虫	HE	成虫在淋巴管内,组织切片可诊断;微丝蚴在血液内
	罗阿罗阿线虫	HE	成虫在皮下组织;微丝蚴在血液内。成虫在皮下结节;组织切片(纤维结节)可诊断;微丝蚴在皮肤内
	旋盘尾线虫	HE	
	奥氏曼森线虫,常现曼森线虫,链尾曼森线虫,恶丝虫	HE	成虫在胸腔、腹腔和心包(链尾曼森线虫成虫在皮下组织);微丝蚴在血液内(链尾曼森线虫微丝蚴在皮肤)
	钩虫	HE	与粪类圆线虫(在皮肤未发现)区别
	曼氏迭宫绦虫(裂头蚴病)	HE	幼虫常侵入皮下组织或肌肉(在眼内或眼周围);急性炎症反应,幼虫死亡更严重
	毛囊蠕形螨,皮脂蠕形螨	HE	侵入毛囊和皮脂腺;在螨周围可有慢性炎症细胞浸润
	疥螨	HE	角质层(在皮表);多侵犯手指间,严重感染可侵犯其他部位
	穿皮潜蚤	HE	多侵犯脚部皮下;引起奇痒,甚至疼痛
淋巴管	班氏丝虫,马来丝虫	HE	损害程度从炎性致敏至象皮肿(组织增生)
睾丸	班氏丝虫	HE	成虫可钙化,淋巴管被胶原组织取代
神经系统	福氏耐格里阿米巴,棘阿米巴	HE	脑损伤包括充血、出血、明显细胞浸润(单核细胞和多形核细胞)和脓肿形成;滋养体核仁大,无核周染粒;棘阿米巴与 Balamuthia(巴拉姆希阿米巴)区别困难

寄生部位	寄生虫	染色	注解
	溶组织内阿米巴	HE,PAS	侵犯组织,组织溶解;滋养体核一般看不见
	布氏冈比亚锥虫,布氏罗得西亚锥虫	HE	在脑组织,虫体周围可能无炎症浸润反应;波动膜不易看见
	刚地弓形虫	HE	见肝脏注解;早期急性炎症无包囊形成
	恶性疟原虫	HE	血管充血,内含虫体寄生的红细胞和疟色素
	微孢子虫,脑炎微孢子虫,条纹微孢子虫	PAS,AFB,四胺银染色	孢子大小为 2~4μm,在脑脊液发现,在神经系统组织内的孢子形态类似身体其他部位;脑炎微孢子虫、微粒子虫和条纹微孢子虫属的虫种也可感染眼
	广州管圆线虫	HE	引起嗜酸性粒细胞增多性脑膜脑炎;虫体横切面以表皮下 2 个索和显著肌肉纤维为特征;嗜酸性粒细胞和单核细胞浸润
	弓首线虫	HE	在视网膜周围有肉芽肿或坏死区
	链状带绦虫(囊虫病)	HE	囊尾蚴周围有纤维囊包绕;幼虫死亡时,细胞炎症浸润反应明显
	细粒棘球绦虫	HE	囊壁薄,对酸性或碱性染料具有吸附力
	日本血吸虫	HE	脑部肉芽肿,脑膜充血
	斯氏并殖吸虫(脑和身体其他部位)	HE	囊肿内可含有细胞碎片、夏科雷登结晶、嗜酸性粒细胞、浆细胞和淋巴细胞;虫体周围肉芽肿形成

　　PAS 阳性物质类别多,它的用途广,除了用于糖原的鉴定、中性黏液(如结肠杯状细胞)和非硫酸化酸性黏多糖等的显示外,还是观察肾小球基底膜最好的方法之一。

　　2)溶液配制

　　1% 过碘酸水溶液

　　　　过碘酸　1g

　　　　蒸馏水　100ml

　　配好的过碘酸宜保存在 4℃ 冰箱中,温度在 4~20℃ 之间使用。一般情况下,1% 过碘酸溶液的 pH 处于适用范围,液体显黄色即失效,不能再使用。

　　(2)Schiff 试剂(希夫试剂):1g 碱性品红(basic fuchsin)溶于 200ml 煮沸的蒸馏水内,不断搅拌,继续煮 5 分钟,使之充分溶解,但勿使沸腾。冷却至 50℃ 时,用滤纸过滤,往滤液中加入 1mol/L 盐酸(HCL)20ml。冷却至 25℃ 时,加入 1g 亚硫酸氢钠(NaHSO₃),摇荡后塞紧瓶塞,于室温、避光静置 12~24 小时,使其颜色褪至淡黄色。加入活性炭 1g,用力摇 1 分钟,静置 1 小时,用双层滤纸过滤。滤液为无色透明,4℃ 避光保存。装 Schiff 液的试剂瓶中空气要少,瓶中含有足够的二氧化硫可使该试剂保持稳定。

　　临用前取出 Schiff 试剂,待溶液升至室温时使用。注意随时盖紧瓶口,不要过长时间暴露在空气中,并用黑纸或暗盒避光,以避免氧化变成红色而降低染色能力。

　　(3)亚硫酸氢钠溶液

　　　　10% 亚硫酸氢钠　5ml

　　　　1mol/L 盐酸　　　5ml

　　　　加蒸馏水至 100ml

　　最好临用前配制。

　　(4)1% 淀粉酶(amylase)溶液

淀粉酶　1g

0.10mol/L 磷酸盐缓冲液（pH=6.00）100ml

也可用蒸馏水代替磷酸盐缓冲液。最好现配现用，保持新鲜和酶活力。

3. 染色步骤

（1）切片脱蜡至水。

（2）置于 1% 过碘酸水溶液 2~5 分钟。

（3）蒸馏水洗数次。

（4）Schiff 试剂，室温 10~15 分钟。

（5）置于亚硫酸氢钠溶液 3 次，共 6 分钟。

（6）自来水冲洗 5 分钟。

（7）蒸馏水浸泡 1 分钟。

（8）苏木精染液（最好是 Mayer 苏木精染液）染色细胞核 1 分钟。

（9）流水冲洗 5 分钟。

（10）蒸馏水漂洗。

（11）通过梯度浓度乙醇（70% 乙醇开始）脱水。

（12）二甲苯透明，中性树胶封固。

对照：脱蜡后，切片用 1% 淀粉酶 37℃ 消化 1 小时。

结果：PAS 阳性反应物（多糖或糖原）呈红色或紫红色，细胞核呈蓝色；经淀粉酶消化的对照标本，糖原所在部位 PAS 反应为阴性。

4. 注意事项

（1）过碘酸溶液和 Schiff 试剂的浓度、pH、作用时间和温度等对 PAS 反应都有影响。

过碘酸还可氧化细胞内其他物质，使用时注意优化过碘酸浓度和氧化时间，应控制在使碳水化合物的乙二醇基氧化为醛基，又不至于过氧化，否则会有非特异性反应，颜色过深。

Schiff 试剂不宜长时间深染，否则背景偏红，易造成结果错误解释。如果温度过低，可适当延长浸染时间。

（2）为避免脂类和糖脂的干扰，不宜用冷冻切片。

（3）苏木精对比染色要求色较淡，否则 PAS 反应处呈紫色；PAS 反应后，过碘酸氧化可加速苏木精的染色，染色时间适当缩短，或者用苏木精稀释液复染。

（4）对照切片经脱蜡入水后，不经过碘酸处理，而直接 Schiff 试剂处理；或 37℃ 淀粉酶作用 1 小时，水洗后再入过碘酸处理。

（5）采用 10% 中性福尔马林溶液、4% 多聚甲醛固定液、Bouin 液（苦味酸和乙酸可使糖原沉淀）及 Carnoy 液固定的样品，进行 PAS 染色效果比较好。

（二）寄生虫发育生物学研究

利用石蜡切片技术，通过 HE 染色或组化染色，不但可以了解寄生虫在宿主体内的生长发育情况，而且可以根据其发育特征，进行寄生虫的病原分类，进一步了解寄生虫与宿主的相互作用关系以及寄生虫病原的生物防制等。

有关人兽共患泡状棘球蚴病的病原种类，人们普遍认为只有多房棘球绦虫一种，其中包含分布在不同地区的 2~3 个地理株（或亚种）。在我国内蒙古东北部大兴安岭北麓呼伦贝尔草原，存在着多房棘球绦虫（*Echinococcus multilocularis*）的所谓三个"地理株（或亚种）"，即欧洲的多房棘球绦虫、冻土地带的西伯利亚棘球绦虫和苏俄的多房棘球绦虫。它们不仅存在于内蒙古的同一流行区，而且成虫常混合感染同一终宿主沙狐（*Vulpes corsac*）。唐崇惕等（2006，2007）利用石蜡切片技术，观察了三类虫体的子宫，呈现出各自稳定不变的形态结构。然后将它们分别人工感染数百只实验小鼠，比较观察了其幼虫期在小鼠体内的发育情况。通过大量石蜡连续切片结果证实，这三类虫体在中间宿主鼠类体内的泡球蚴期具有组织结构和发育形式的较大差异。因此，提出我国内蒙古大兴安岭北麓泡球蚴病原应分为 3 个独立的虫种，即多房棘球绦虫、苏俄棘球绦虫（*E.russicensis*）及西伯利亚棘球绦虫（*E.sibiricensis*），其中西伯利亚棘球绦虫是优势虫种。

外睾吸虫（*Exorchis* spp.）是寄生于淡水鲶鱼（*Parasilurus asotus*）肠道中的一类小型吸虫。张仁利等（1997）从洞庭湖畔的湖北钉螺（*Oncomelania hupensis*）体内发现了此类吸虫的成熟尾蚴，证明钉螺是洞庭湖外睾吸虫（*E.dongtinghuensis*）的第一中间宿主。并且被外睾吸虫感染的钉螺不再接受日本血吸虫（*Schistosoma japonicum*）毛蚴的入侵或影响其尾蚴的发育，故认为两者在钉螺体内呈拮抗现象。唐崇惕等（2010，2012，2013）通过对钉螺组织的连续石蜡切片及 HE 染色，详细研究了外睾吸虫对日本血吸虫感染湖北钉螺的生物防制。先让湖北钉螺感染外睾吸虫，然后再感染日本血吸虫，结果血吸虫幼虫在钉螺体内被击杀。双重感染间隔时间愈长，血吸虫幼虫被击毁的效力愈高。感染外睾吸虫的湖北钉螺分泌物和血淋巴细胞显著增加；螺的体表分泌物含大小不等的颗粒及晶体状物，体内分泌物为金黄色或褐色小颗粒。双重感染外睾吸虫和日本血吸虫的钉螺体内、外分泌物和血淋巴细胞等大量产生，三种血淋巴细胞及副腺细胞出现在血吸虫幼虫周围并进入虫体内；所有血吸虫幼虫结构异常，停止发育并死亡。阴性钉螺和单独感染日本血吸虫的钉螺，其体内、外分泌物及血淋巴细胞的数量均较少；分泌物颗粒和血淋巴细胞虽然在血吸虫幼虫附近，但都没有进入虫体内。

第三节　冷冻切片技术

冷冻切片的原理是用水及 OCT 包埋剂作为支持物质，使组织在低温下迅速达到一定的硬度，然后再进行切片的一种方法。经固定后的组织或未经固定的新鲜组织，无需脱水、透明、浸蜡和包埋等一系列处理，而是直接冷冻变硬，然后经冷冻切片机切成薄片，贴附于载玻片上，再经染色和封片，即可在显微镜下观察。

一、冷冻切片技术概述

（一）冷冻切片的意义

在石蜡切片的制作过程中，由于组织标本需经过乙醇、二甲苯等有机溶剂处理，并在较高温度的石蜡液中浸蜡和包埋，可能会使组织中的酶、抗原等许多活性成分及脂类物质受到不同程度的破坏，从而影响组织化学染色、免疫组织化学及免疫荧光染色等的效果。另外，石蜡切片的制作过程经历的步骤较多，时间较长，与一些急需出实验结果的科学研究及临床手术的快速诊断不相适应。

冷冻切片的优点是组织不经有机溶剂的处理，不受浸蜡及包埋时的较高温度影响，因而组织无显著性的收缩现象，并且能较好地保存各种酶、抗原的活性及脂肪、类脂的结构成分，不需抗原修复，所以冷冻切片技术在寄生虫组织学、免疫组化、免疫荧光、脂类、酶的组织化学、病理快速诊断及免疫学研究等方面应用较广。另外，整个操作过程简单、时间短，一般只需几十分钟便可制成冷冻切片。有些新鲜标本可以直接取材，涂上 OCT 包埋剂后，置于冷冻托上速冻，冻好后就立即切片。

冷冻切片技术也存在自身的缺点，如细胞内易形成冰晶而破坏细胞结构，可能会使抗原弥散；组织块不宜太大，切片较石蜡切片厚、清晰度较差，制作连续切片较麻烦；切片标本不易长期保存等。

（二）恒温冷冻切片机的结构与功能

冷冻切片技术是基于轮转式切片机，装上特别设计的致冷器，将组织快速冷冻成一定硬度而进行切片。按照致冷方法的不同，可以分为恒温冷冻切片机、半导体致冷切片机和二氧化碳致冷切片机三种类型，其中恒温冷冻切片机是目前最常见的冷冻切片机。

恒温冷冻切片机的切片过程是在恒定低温的箱体中进行的，类似于将切片机放置在冷冻柜内，利用致冷剂循环制冷，使切片机周围的空气保持恒定低温状态，切片操作在这样的冷冻室内进行，不受外界温度和环境的影响，所以恒温冷冻切片机为较理想的冷冻切片机。

目前国内外各厂家生产的恒温冷冻切片机型号不同，但性能基本相同。冷冻室的温度可控制在−50~−5℃ 范围内，组织块和切片刀的温度一般维持在−20℃ 左右，大多可获得满意的切片。恒温冷冻切片机开机预冷后,一般可昼夜 24 小时开机,处于备用状态。经常开关机器电源,容易造成压缩机损坏。

恒温冷冻切片机具有两套制冷系统、数码控温、控制面板键盘锁、多个冷冻标本存放台。除标本的冷冻、切片在机内操作外,大部分操作可在机外进行,大大方便了技术人员。该机操作简单,温度设置合理;冷冻速度快,可根据需要调整冷冻温度,满足不同组织的最佳切片温度,制备出高质量的切片;该机切片厚度可在 4~60μm 范围内自由调整,所制切片平整无皱褶、厚薄均匀、组织结构完整、酶及抗原活性较稳定;细胞染色清晰且境界清楚,核质分明、对比度好。已被广泛应用于临床快速病理诊断,包括 HE 染色、脂肪黏液染色、酶组织化学、免疫组织化学、免疫荧光、核酸原位杂交以及原位 PCR 等生物组织样品制片。

二、冷冻切片制片步骤

冷冻切片是较难掌握的组织切片技术之一。要制作出一张高质量的冷冻切片,每一步都应严格要求,减少人工误差,才能更好地应用于临床和科学研究。

(一) 取材

快速采取新鲜的材料,将一般组织切成 1~2cm 宽,厚度在 3~10mm。取材修整后的组织块可不加任何处理,直接用来制作冷冻切片。如果为了减少冰晶对材料的影响,也可选择经液氮预冻处理,操作如下:

1. 将组织块平放于特制小盒内(直径约 2cm)。

2. 如组织块小,可适量加 OCT 包埋剂浸没组织,然后将特制小盒缓缓平放入盛有液氮的小杯内。

3. 当盒底部接触液氮时,即开始气化沸腾,此时小盒保持原位,切勿浸入液氮中,组织经 10~20 秒即迅速冰结成块。

4. 制成冻块后,就可操作恒冷箱切片机进行冷冻切片。也可以快速以铝箔或塑料薄膜封包,立即置入 -80℃ 冰箱贮存、备用。但切片时,需将包埋块从液氮或 -80℃ 冰箱中取出后,放在冷冻切片机箱内 10 分钟左右,使包埋块升温到腔体设置温度,不要急着去制作切片。

(二) 制作冷冻切片

1. 开机预冷 在正式切片前 1 小时应接通电源,安装好一次性刀片,调节好腔体温度,一般在 -20℃ 左右。昼夜 24 小时开机处于备用状态时,则省去此步骤。

2. 在预冷的样品托上涂适量 OCT 包埋剂,将新鲜取材的样品或液氮预冻结的样品置于样品托上,材料切面向上,再添一层 OCT,以完全覆盖为宜。再将样品托置于冷冻台上,将速冻锤轻轻压在组织上,速冻 5~10 分钟。

OCT 冷冻切片包埋剂是一种聚乙二醇(polyethylene glycol,PEG)和聚乙烯醇(polyvinyl alcohol,PVA)的水溶性混合物,目前已广泛用于冷冻切片时支撑组织,以增加组织的连续性,减少皱褶及碎裂。因 OCT 混合物为水溶性,在漂片时可溶于水,所以在以后的染色中,不会增加背景染色。

3. 待组织冻结至 OCT 固化呈乳白色,再将组织与速冻锤分开,然后将样品托转移到切片机样品头上。冷冻切片机可根据不同组织调节样品头及切片刀的温度。最常用的温度为 -20℃;如果是容易发脆的组织可设 -15~-13℃;如果是带有脂肪的组织可设 -35~-25℃,甚至更低。

4. 调整组织的切面与刀刃平行并贴近刀刃,将切片厚度调至适当位置,先进行粗切,然后将组织切面修平,修出切面后再切几张,用毛笔刷去刀上的组织片。

5. 调整切片厚度(6~15μm),放下抗卷板,调整抗卷板的角度,使其与切片刀平行,阻止切片卷曲,最后正式进行切片。

6. 粘片 将处于室温的载玻片靠近组织切片上面,靠静电吸引使组织切片粘附于载玻片上(最好采用经多聚赖氨酸等处理过的防脱载玻片)。粘附时,可以顺着一个方向稍用力轻轻一带,可避免切片在此过程中产生皱褶,切勿上下移动。

(三) 固定

将粘有组织切片的载玻片立即放入 4℃ 预冷的固定液中,在丙酮、甲醇乙酸液(97ml 甲醇 +3ml 乙酸)、95% 乙醇乙酸液(97ml 95% 乙醇 +3ml 乙酸)、甲醇液、95% 乙醇、95% 乙醇乙醚(50ml 95% 乙醇 +50ml 乙醚)或 4% 多聚甲醛等固定液中,固定 10 秒 ~1 分钟,然后用蒸馏水浸泡漂洗。

不能等切片干后再固定,否则容易造成细胞褪变。切片固定后,可自然风干然后装进自封袋或切片盒,再放于 4℃ 或 -20℃ 冰箱中,可以保存 30 天左右。

(四)染色

1. 普通切片 HE 染色

(1)苏木精染色 3 分钟,流水冲洗 1 分钟。

(2)1% 盐酸酒精分色 1~10 秒,水洗蓝化 2 分钟。

(3)伊红染液染色 2 分钟,水洗 30 秒。

2. 脂类切片染色

(1)苏木精染色 3 分钟,流水冲洗 1 分钟。

(2)1% 盐酸酒精分色 1~10 秒,水洗蓝化 2 分钟。

(3)蒸馏水洗后,移入 70% 乙醇内浸洗 1 分钟。

(4)浸入苏丹Ⅲ染液中约 20 分钟或更长时间。

苏丹Ⅲ(Sudan Ⅲ)染液配方:

苏丹Ⅲ　　　0.5g

70% 乙醇　　100ml。

两者混合后,使苏丹Ⅲ充分溶解,最后形成饱和溶液。试剂瓶密封,使用时过滤。

(五)封片与保存

1. 永久封片保存

(1)70% 乙醇 1 分钟。

(2)90% 乙醇、95% 乙醇各 1 分钟。

(3)无水乙醇Ⅰ、无水乙醇Ⅱ各 3 分钟。

(4)乙醇二甲苯、二甲苯Ⅰ、二甲苯Ⅱ各 2 分钟,待透明后,用中性树胶封片、烘干、贴上标签保存于切片盒。

这样做出来的切片,镜下观察结构完整、平坦、无皱褶;细胞核与细胞质染色的色泽鲜艳、对比清晰;细胞无肿胀、无收缩,近似常规石蜡切片。

2. 临时封片保存　脂类苏丹Ⅲ染液染色后,用 70% 乙醇洗去多余染料,水洗 15 秒,然后晾干。用甘油 PBS 封片剂(9 份甘油:1 份 pH 7.40 的 PBS)或甘油明胶封片剂等临时封片观察,脂肪呈橘红色,胞核淡蓝色。

普通切片经 HE 染色后,如果时间比较急,也可不经梯度浓度乙醇脱水及二甲苯透明,直接临时封片观察,染色结果与永久封片相似。

三、冷冻切片制片过程的注意事项

由于各种因素的影响,冷冻切片的质量不好把控,归纳下来有几个方面的因素会影响切片质量:不适宜的温度;切片皱褶过多;组织固定不及时;不适当的固定液以及取材时组织带有过多水分等。

(一)样品的冷冻要适度

如冷冻不足,则组织松软,切出的切片厚薄不均匀,甚至破碎;如冷冻过度,切片会在刀面卷成管状,横向断裂。冷冻温度与切片的厚度之间有一定关系,切薄片时要求冷冻温度稍低,而切厚片时则温度宜稍高一点。一般来说,如切片卷起,或切片刀和组织间摩擦音过响,都是冷冻过度的表现,应待温度回升后再进行切片。

冷冻切片需要打开机箱观察窗进行操作,对机箱内的温度有一定的影响,特别是室内温度较高或工作量较大时,打开箱门的时间较长,往往会使箱内温度升高。恒温冷冻切片机具有两套制冷系统,即使箱温升高,样品头上的组织块一般都稳定在设定的温度,不影响切片,但箱温升高会使切片容易发生卷片。因此,冬天(室温低)箱温一般设置在 -15℃ 左右,夏天(室温高)一般设置在 -18℃ 左右。也可根据组织的性质、室温的高低和工作量情况等调整冷冻切片机的箱温,做到组织不脆、容易切片即可。

（二）避免过大冰晶形成

速冻是冷冻切片的关键，只有速冻才能减少组织内的冰晶。冰晶就是缓慢冷冻使细胞内的水分子向细胞间疏松区域游离、聚集，然后凝结成冰。冰晶会使组织或细胞间隙扩大，等切片放入固定液后，冰融化成水，周围组织收缩，引起组织结构变形并留下了大量空洞。冰晶过大时，可挤压组织形成光镜下可见的小间隙，如冻豆腐状，导致正常结构改变，会影响组织观察的准确性。因此只有快速冷冻，才能在细胞内水分子还没有游离出细胞前即凝结成冰，使胞浆内的有形物质基本上保持在原位。

速冻的关键是：

1. 必须将样本托放在冷冻切片机的冷冻台上预冷。

2. 冷冻取材，必须注意组织不能太大、太厚，组织越大越厚，冷冻速度就越慢。

3. 在样本托上涂上少量的 OCT 底胶，待其有 3/4 冻住后，再把组织放上去，以加快组织冷冻度速度。OCT 量要适中，不要涂太多，否则减慢冷冻的速度及促进冰晶的形成。组织与胶面积的比例也很重要，不要把样本托全部放满，最好留有 1/4 以上的空间。尽可能选择 3~4cm 大小的样本托，样本托较大时组织容易冷冻。

4. 也可将新鲜样品迅速置入 −196℃ 液氮或 −80℃ 超低温冰箱中，从而达到组织快速降温的目的。

此外，对于水分太多的组织，可以经 4% 多聚甲醛固定 24 小时后，将组织块浸透于 30% 的蔗糖（sucrose）溶液中，利用高渗吸收组织中的水分，减少组织含水量。1~3 日，待蔗糖逐渐渗入到组织内，组织块会完全下沉时，即可进行切片。但直接用 30% 的蔗糖液有时会引起一些组织块的过度收缩，而切片在随后的一系列处理过程中又会发生膨胀，且膨胀可能不均匀，从而导致切片皱褶。可以按过渡方式，使用 10%、15% 和 30% 蔗糖液逐步去除组织中的水分。然后移入 OCT 包埋剂中浸泡，再进行冷冻切片，使切片质量得到改善。

四、冷冻切片技术在寄生虫学研究中的应用

冷冻切片技术保证了材料组织新鲜、酶活力和抗原免疫活性，制作过程较石蜡切片快速、简便，在寄生虫学研究中的应用较广泛。

（一）组织化学

组织化学是把组织学和生物化学结合在一起的一门学科，在组织和细胞中，以化学或物理试验法，对某些特殊物质、反应基团和酶促活性物进行识别、定位和定量。王鸣等（1989）通过恒温冷箱切片机对华支睾吸虫（*Clonorchis sinensis*）制作纵向和横向连续切片，进行了华支睾吸虫酶类的组织化学观察。发现在华支睾吸虫的皮层、消化道、睾丸壁、子宫壁、卵巢壁及卵壳可检测到酸性磷酸酶活性；在虫体的口吸盘、咽部、腹吸盘和卵壳可检测到乙酰胆碱酯酶活性；三磷酸腺苷酶主要存在于虫体的口吸盘、咽部、腹吸盘、皮下肌层及卵壳处。

高学军等（2004）通过对猪囊尾蚴（cysticercus cellulosae）冷冻切片，采用酶组织化学技术半定量观察猪体内囊尾蚴发育过程中各种酶的活性变化，包括乳酸脱氢酶（LDH）、琥珀酸脱氢酶（SDH），谷氨酸脱氢酶（GLDH）、三磷酸腺苷酶（ATPase）、酸性磷酸酶（ACP）、碱性磷酸酶（AKP）、葡糖-6-磷酸酶（G-6-Pase）、黄嘌呤氧化酶（XOD）和脂酶（FE）。结果表明，随虫体发育，SDH、FE、ACP、AKP 和 ATPase 的活性升高，LDH、GDH 和 XOD 无明显变化，未检测到 G-6-Pase 活性。结果揭示随虫体生长发育，糖类与脂类分解产生的能量代谢通路及物质转运途径增强，乳酸酵解、氨基酸分解和核苷酸分解途径无明显变化，虫体可能不具有糖异生作用。

梁幼生等（1995）通过石蜡切片与冷冻切片相结合，采用组织化学与酶组织化学方法，定位观察了日本血吸虫（*Schistosoma japonicum*）中间宿主湖北钉螺（*Oncomelania hupensis*）软体内 DNA、组蛋白分布及三种酶的活性部位。结果显示 DNA 在睾丸含量最高，呈聚集状态；组蛋白主要分布在齿舌、阴茎实质部和卵巢等；细胞色素氧化酶在各系统分布广，活性均高；葡糖-6-磷酸脱氢酶在生殖系统及中枢神经节活性最高；5'-核苷酸酶在卵巢和睾丸部活性较高。梁幼生等（2001）通过对钉螺整体连续冷冻切片，用还原型尼可酰胺腺嘌呤二核苷酸磷酸硫辛酰胺脱氢酶（NADPH-d）酶组织化学技术，定位研究一氧化氮合酶

（nitric oxide synthase,NOS）在钉螺体内分布及活性。发现钉螺头足部肌纤维间含丰富 NOS 阳性神经元、中枢神经节纤维区、心脏壁、雌雄生殖细胞、咽管等呈 NOS 强阳性,腮管壁呈 NOS 阳性,这说明 NO 作为重要生物信使,直接参与钉螺神经肌肉运动、生殖和心血管调节等多种生命活动。赵磊等（2008）通过对整体钉螺连续冷冻切片,观察酚氧化酶（phenol oxidase,PO）与底物反应后的产物在螺体内的分布情况。结果显示在钉螺体内的肝脏、外套膜、头足部、触角和腮叶等处都出现酶组织化学反应的黑色阳性颗粒,说明钉螺体内存在酚氧化酶,其分布于钉螺的肝脏、外套膜、头足部、触角、腮叶等组织。

（二）免疫组织化学

免疫组织化学是组织化学的分支。它是用标记的特异性抗体（或抗原）对组织内抗原（或抗体）的分布进行组织和细胞和的原位检测技术。近年来免疫细胞化学迅猛发展,继酶标记抗体技术后,建立了辣根过氧化物酶-抗过氧化物酶（PAP）等技术,使免疫细胞化学得到了日益广泛的应用。随着抗原的提纯和抗体标记技术的改进,特别是单克隆抗体技术的引入和冷冻切片技术的成熟,使免疫组织化学在寄生虫等病原体的诊断和研究中显示出巨大的实用价值。

刘文琪等（2001）研究了日本血吸虫成虫是否具有血红素加氧酶（HO）活性,并对其进行免疫学定位。从日本血吸虫成虫提取微粒体蛋白,与 HO 的特异性底物氯化血红素共孵育,观察血红素的降解情况、pH 对降解活性的影响;制作了日本血吸虫成虫冷冻切片和培养细胞涂片,用间接免疫荧光法和碱性磷酸酶免疫细胞化学试验研究 HO 在血吸虫体内的分布。结果显示成虫的微粒体蛋白可在体外将血红素降解为胆红素,酶活性为 56.7nmol/（mg·min）最适 pH 为 8.70;特异性荧光在虫体内呈散在性分布,细胞碱性磷酸酶免疫染色试验表明该酶位于虫体细胞质。首次证实日本血吸虫具有 HO 活性。

刘波等（1998）对泡状带绦虫（*Taenia hydatigena*）进行连续冷冻切片和石蜡切片,应用免疫组化 ABC（Avidin-Biotin Complex）法研究了催产素和加压素在犬泡状带绦虫的定位和分布。在犬泡状带绦虫中枢神经系统的脑神经节、2 条主要纵神经索和环神经内,观察到大量阳性纤维和少量阳性细胞。周围神经系统可见阳性神经纤维在皮层和实质层形成神经网。从纵神经索和环神经发出的阳性纤维向生殖器官和皮层的肌肉分布。顶突的小钩之间的肌肉存在阳性反应物,小钩周围有较明显的阳性反应环。生殖器官呈现着色深浅不同的阳性反应,以卵囊-梅氏腺复合体最为明显。结果表明,催产素和加压素的免疫反应物具有相同的分布,它们可能参与虫体的神经内分泌调节。

第四节　电镜超薄切片技术

由于电镜电子束穿透能力的限制,必须把标本切成厚度小于 100nm 以下的薄片才适用,这种薄片称为超薄切片。寄生虫超薄切片技术是借助电子显微镜,观察寄生虫的超微结构,从而研究寄生虫的发育过程、生理生化、生物化学特征、宿主与寄生虫之间的关系,抗寄生虫药物的筛选,以及寄生虫免疫学、抗原定位和抗原转移等。

一、超薄切片的制作步骤

寄生虫标本透射电镜超薄切片制作过程主要包括取材、固定、脱水、浸透、包埋、切片和染色等步骤。

（一）取材

取材是超薄切片技术的关键环节。由于生物组织离体后,细胞会立即释放出各种水解酶而引起细胞自溶,使细胞内部微细结构发生变化。这些微细结构的改变,在光学显微镜下是无法观察到的,但在电镜下观察就呈现出明显的人为假象。因此,为了使细胞结构尽可能保持原始状态,取材操作应注意以下几点:

1. 迅速取材　为保持寄生虫活体状态,减少其组织细胞结构的变化,寄生虫离体后应在最短时间（尽量 1 分钟内）内浸入固定液。

2. 组织块小　电镜标本固定液渗透率缓慢,如组织块大,其中心部位可能固定不佳,组织块大小一般 1mm×1mm×1mm,允许切成 2mm×1mm×1mm 长形小条,用以区分组织方向。

3. 准确选择组织 由于电镜观察标本视野较小,具有很大的局限性,所以选择样品部位要准确可靠。

4. 机械损伤要小 取材刀片应锋利,操作宜轻,取材时避免牵拉、挫伤与挤压等机械性损伤。

5. 低温 为了抑制组织细胞内酶的活性,减少自溶现象发生,取材和固定最好在低温环境(0~4℃)进行。试剂、容器及固定液均需预冷,降低离体细胞内水解酶的活性,尽可能减少细胞自溶。

(二) 固定

固定的方法有物理方法和化学方法两大类。物理方法系采用冷冻、干燥等手段来保持细胞结构;化学方法是用一定的化学试剂来固定细胞结构。现通常使用化学方法对组织或细胞进行固定。

1. 固定的目的 尽可能使组织细胞中的各种细胞器以及大分子结构保持活性状态,并且牢固地固定在它们原来所在的位置上;完整保存活体状态组织细胞的超微结构,避免出现自溶现象,并防止因微生物污染产生腐败;防止组织细胞内各种成分在冲洗和脱水处理过程中溶解和流失。

2. 缓冲液 固定液均用缓冲液配制,缓冲液具有维持 pH 及渗透压等作用,使组织细胞在固定时不被破坏。常用磷酸盐缓冲液。一般配制浓度较大的缓冲液原液,4℃ 冰箱保存。如出现絮状物或霉菌污染,应弃去,重新配制。

(1) 磷酸盐缓冲液(phosphate buffered solution,PBS)

A 液(KH$_2$PO$_4$)

双蒸水/ml	25	50	100	200	250
KH$_2$PO$_4$(分析纯)/g	0.680	1.361	2.722	5.444	6.805

B 液(Na$_2$HPO$_4$·12H$_2$O)

双蒸水/ml	100	150	200	250	300	500	1 000
Na$_2$HPO$_4$(分析纯)/g	7.163	10.745	14.326	17.908	21.289	35.815	71.630

A 与 B 液置 4℃ 冰箱保存,使用前配制 0.20mol/L 磷酸盐缓冲液。A 液与 B 液按 1:4~1:6 体积比混合配制,pH 保持在 7.20~7.40 之间。

(2) 0.18mol/L 蔗糖 PBS 溶液

蔗糖 PBS 溶液/ml	10	20	30	40	50	60	70	80	90
0.2mol/L PBS/ml	5	10	15	20	25	30	35	40	45
双蒸水/ml	5	10	15	20	25	30	35	40	45
蔗糖/g	0.62	1.24	1.86	2.48	3.10	3.72	4.34	4.96	5.58

(3) 0.2mol/L 二甲砷酸钠(sodium cacodylate)缓冲液:双蒸水 25ml,二甲砷酸钠[Na(CH$_3$)$_2$AsO$_2$·3H$_2$O]2.14g,0.10mol/L 盐酸 8ml,双蒸水加至 50ml,pH 调至 7.20。

3. 固定剂

(1) 戊二醛:戊二醛有两个醛基,对蛋白质、多糖、核酸固定效果好,并能保存某些酶的活性,但对脂类固定效果差。戊二醛固定的组织细胞结构反差不明显,因此不宜单独使用,与锇酸联合使用可获得满意的效果。戊二醛分子量为 100,在组织中渗透比锇酸快,容易进入组织细胞。

戊二醛原液浓度为 25%,4℃ 冰箱保存,当 pH 低于 3.5 时固定效果不佳。

(2) 3% 戊二醛固定液

3% 戊二醛量/ml	2	4	6	8	10	20
0.2mol/L PBS/ml	1	2	3	4	5	10
25% 戊二醛/ml	0.24	0.48	0.72	0.96	1.20	2.40
双蒸水/ml	0.76	1.52	2.28	3.04	3.80	7.60

4℃保存。固定剂用量一般应为组织块体积的 50 倍,每个样品大约 2ml 固定液。

（3）锇酸:锇酸是电镜生物标本(包括寄生虫标本)使用最广泛的固定剂之一,对脂类和蛋白质固定效果好,而对核酸和多糖固定效果差。在锇酸固定的组织细胞中酶活性丧失。锇酸固定的组织细胞结构反差明显。锇酸分子量比较大,在组织中渗透率低,因此组织块不宜太大。

注意:锇酸蒸气有剧毒,对人眼、鼻、喉黏膜刺激强烈,因此配制和使用时应在通风柜内进行。

锇酸原液浓度为 2% 水溶液,配制方法如下:

1）用钻石笔或金刚砂轮刻划锇酸安瓿 1 圈痕。

2）清洗安瓿外表灰尘,用清洗液浸泡 10 分钟。

3）先后用自来水和蒸馏水冲洗干净。

4）将洗净的安瓿放入细口棕色瓶中,用干净玻璃棒捅碎。

5）每 1 克锇酸加双蒸水 50ml,即为 2% 锇酸原液。密封原液瓶,置冰箱或通风橱内保存。

（4）1% 锇酸固定液:0.20mol/L 磷酸盐缓冲液与 2% 锇酸原液等体积配制,4℃ 冰箱保存。

4. 固定步骤（现多采用戊二醛-锇酸双重浸泡固定法）

（1）组织块固定法

1）将取材的组织块转移至 3% 戊二醛内,4℃ 预固定 1~2 小时。

2）加入 0.18mol/L 蔗糖缓冲液或 0.20mol/L 二甲砷酸钠缓冲液,4℃ 冲洗 3 次,每次 10 分钟。

3）加入 1% 锇酸,4℃ 避光后固定 1~2 小时。

4）双蒸水冲洗 3 次,每次 10 分钟。

（2）游离寄生虫细胞固定法

1）离心聚集法:①离心力为 2 443×g,离心 10 分钟,收集分散寄生虫细胞。②用 PBS(pH 7.40)洗涤 2 次(2 443×g,离心 10 分钟),使虫体聚集成块($1mm^3$),弃上清液。③沿离心管壁缓缓加入 1~2ml 3% 戊二醛固定液,注意不要搅动沉淀细胞。④4℃ 固定 2 小时或过夜(在固定的前 30 分钟内,要用小勺翻转细胞沉淀块,使其充分固定)。⑤切成边长不超过 1mm 的小块。⑥以后步骤按组织块方法进行。

2）琼脂聚集法:①收集分散寄生虫细胞悬液,加 5ml PBS 洗涤,步骤同上。②离心 10 分钟(2 443×g),弃上清液。③加 3% 戊二醛固定 1~2 小时。④用蔗糖缓冲液洗涤 3 次,每次 10 分钟。⑤1% 锇酸后固定 1~2 小时。⑥离心,使寄生虫细胞聚集成块,弃上清液,悬浮细胞。⑦用冷 PBS 洗涤 3 次,离心 10 分钟(2 443×g),弃上清液。⑧在 50℃ 水浴中,加入溶化并冷却到 50℃ 的 2% 琼脂,悬浮寄生虫细胞团。⑨立即 2 443×g 离心 15 分钟,使细胞团聚集于管底。⑩取出细胞团,切成 $1mm^3$ 大小的标本块,以后步骤按组织块方法进行。

3）直接法:①试管中加入 3% 戊二醛。②静脉取感染血液 0.50ml,不加抗凝剂。③立刻将注射器的针头插入试管内的固定液中,并缓慢推入血液,4℃ 固定 4 小时,翻转标本一次,再固定 4 小时,切成 $1mm^3$ 大小的标本块。④用 PBS 冲洗固定的血球块 3 次。⑤以后步骤按组织块方法进行。

5. 固定注意事项

（1）固定液 pH 均应为 7.20~7.40。

（2）浸泡固定应在 4℃ 进行。

（3）固定过程中,轻轻摇动数次,避免组织块粘贴管壁,影响固定效果。

（三）脱水

脱水是指用适当的有机溶剂取代组织细胞中的游离水,因为水分的存在,使组织结构在电镜高真空状态下急剧收缩而遭破坏。另外,包埋剂是非水溶性的,细胞中的游离水会影响包埋剂的浸透。因此,脱水是超薄切片技术中一个重要的操作步骤。

1. 常用脱水剂　脱水剂包括乙醇、丙酮和环氧丙烷(propylene oxide)等。其中,乙醇引起细胞中脂类物质的抽提较丙酮少,但乙醇不易与包埋的环氧树脂(epoxy resin)相混溶,因此在转入包埋剂前,要用作为"中间脱水剂"的环氧丙烷过渡。所以,目前常用丙酮作为电镜样品的脱水剂。

2. 脱水步骤（表 32-2）

（1）50% 丙酮（4℃）→70% 丙酮（4℃）→90% 丙酮（室温）逐级脱水，每次 10 分钟，如需过夜可在 70% 丙酮中保存。

（2）100% 丙酮 3 次（室温），每次 10 分钟。

表 32-2　丙酮脱水的次数和时间

丙酮浓度	50%	70%	90%	100%
脱水次数	1	1	1	3
脱水时间/(min·次⁻¹)	10	10	10	10
脱水温度/℃	4	4	室温	室温

3. 注意事项

（1）急剧脱水会引起组织细胞收缩，因此应采取 50%、70%、90% 和 100% 丙酮逐级脱水。

（2）游离细胞可适当缩短脱水时间。如当天不能完成浸透、包埋操作步骤时，样品应在 70% 脱水剂中保存，决不要在无水丙酮中停留过夜。过度的脱水不仅引起更多物质的抽提，而且会使样品发脆，造成切片困难。

（3）脱水要彻底，尤其是无水丙酮中一定不能含有水分。市售丙酮纯度不够，需加吸水剂（无水碳酸钾、无水硫酸钠或硫酸铜）吸去残留的水分。

（4）吸取丙酮时，应用吸管，不要倾倒，以免带入吸水剂。

（5）脱水过程中，可摇动组织块，使其充分固定。

（6）更换液体时，动作要迅速，不要使样品干燥。否则，样品内易产生小气泡，使包埋剂难以浸透。

（四）浸透

1. 浸透目的　浸透就是利用包埋剂渗入到组织内部取代脱水剂。包埋剂在单体状态（聚合前）时为液体，能够渗入组织内；加入某些催化剂并经加温后，能聚合成固体，以便进行超薄切片。

2. 理想包埋剂应具备以下条件

（1）容易浸透组织块，不影响其超微结构。

（2）聚合时，收缩率小，硬化均匀，硬度适于超薄切片。

（3）超薄切片在电子轰击下稳定，高温下不易升华和变形。

（4）超薄切片染色反差明显。

（5）包埋剂透明度好，其本身不显结构。

目前常用的包埋剂是环氧树脂，是一类高分子聚合物，它的分子中含有两种反应基团，即环氧基和羟基。当加入酸酐类时，树脂分子中的羟基能与酸酐结合，形成分子间的横桥连接，这种起横桥式连接作用的交联剂叫做硬化剂，它们参与交联反应，并被吸收到树脂链中。环氧树脂包埋剂聚合前后体积变化小（收缩率为 2%~5%），切片在电子束照射下稳定，能较好地保存细胞的细微结构。

3. 浸透方法　浸透剂为包埋剂与丙酮按 1∶1 体积比混合液，室温浸透 1~2 小时。

4. 注意事项　浸透时间与包埋剂种类、温度、组织块性质和大小有关。注意控制浸透时间和浸透温度。浸透时间短，浸透不充分，会造成人为损害；浸透时间过长，会增加对细胞物质的抽提。

（五）包埋

1. 包埋目的　完全浸透到寄生虫组织细胞内部的包埋剂聚合为硬度适当的固体，有利于超薄切片。目前常用的包埋剂为环氧树脂（表 32-3）。

2. 包埋剂配制

（1）618 环氧树脂配制

表 32-3　618 环氧树脂配制

组织块数/个	1	2	3	4	5	6	7	8	9	10
618 树脂/g	1.5	3.0	4.5	6.0	7.5	9.0	10.5	12.0	13.5	15.0
DDSA（固化剂）/ml	1.0	2.0	3.0	4.0	5.0	6.0	7.0	8.0	9.0	10.0
DBP（增塑剂）/ml	0.1	0.2	0.3	0.4	0.5	0.6	0.7	0.8	0.9	1.0
DMP-30（加速剂）/滴	1	2	3	4	5	6	7	8	9	10

配制步骤：

1）先称取 618 树脂，再加入容器。

2）按上表配方，用微量加样器加入 DDSA（十二碳烯基丁二酸酐）、DBP（苯二甲酸二丁酯）和 DMP-30 [2,4,6-三（二甲氨基甲基）苯酚]。边加边搅拌 60 分钟以上。

3）置 60℃ 温箱 30 分钟，以驱赶气泡。

注意：配制时，使用的玻璃器皿先烘干，注意防潮。

（2）Epon 812 环氧树脂配制

A 液：Epon 812　　　　　　　　　　　　　　　　62ml

　　　DDSA　　　　　　　　　　　　　　　　　100ml

B 液：Epon 812　　　　　　　　　　　　　　　　100ml

　　　MNA（甲基内次甲基四氢邻苯二甲酸酐，固化剂）　89ml

A、B 液分别配制、保存。使用时两液按 2∶8（冬季）~1∶9（夏季）不同比例混合。A 液越多，包埋块越软。

A、B 液混匀后，加 1.50%~2.00% DMP-30 搅匀即可（表 32-4）。

表 32-4　包埋标本数量与包埋剂量

标本数	1	2	3	4	5	6	7	8	9	10
Epon 812 树脂/ml	1.5	3.0	4.5	6.0	7.5	9.0	10.5	12.0	13.5	15.0
DDSA（固化剂）/ml	0.6	1.2	1.8	2.4	3.0	3.6	4.2	4.8	5.4	6.0
MNA（固化剂）/ml	1.0	2.0	3.0	4.0	5.0	6.0	7.0	8.0	9.0	10.0
DMP-30（加速剂）/滴	2	4	6	8	10	12	14	16	18	20

（3）配制包埋剂注意事项

1）配制时，每加入一种试剂需充分搅拌。

2）对湿度要求严格，所有试剂要防潮。室内湿度过大，最好在干燥箱内操作；所用器皿应烘干，否则组织块软硬度不一，切片易出现颤痕。

3. 包埋操作步骤

（1）包埋所用塑料包埋板或 2 号药用胶囊，使用前置 60℃ 烘箱内干燥 1~2 小时。

（2）包埋板或胶囊加入一些包埋液。

（3）用牙签取浸透的组织块，放入包埋板或胶囊中心液面上，组织块自然沉降至其底中央，再倒满包埋剂。也可先将组织块放入包埋板或胶囊底中央，然后注满包埋液。

（4）将需切片的一端对准包埋板或胶囊尖部包埋，把标明标本块编号的小纸条卷成环状，插入囊中包埋剂内。

（5）不加盖，37℃ 烘箱过夜。

（6）次日升温至 60℃，48 小时固化。

（7）固化完成，关烘箱，自然冷却。

（8）去掉外壳，取出组织包埋块。

（9）放入干燥器内保存,防止受潮变软。

（六）超薄切片

1. 制作符合要求的超薄切片的关键

（1）超薄切片机的精度。

（2）制作锋利的玻璃刀。

（3）组织包埋块硬度适宜。

（4）支持膜制备。

（5）包埋块的修整。

（6）操作者技术熟练。

2. 超薄切片前的准备工作

（1）修块:将标本固定在支持架上,在双筒解剖镜下,用单面刀片修去标本顶端和组织周围多余的包埋材料,修成坡度约45°的四面锥体,其顶端组织暴露。要求顶端面平整,并与底面平行,面积以 $1mm^2$ 为宜。

（2）半薄切片

1）制作半薄切片的目的:①定位:根据显微镜观察,准确确定超薄切片的部位;②筛选:弃去组织损伤的组织块;③比较观察:光学显微镜观察的半薄切片与电镜观察的超薄切片进行比较研究。

2）操作步骤:①用超薄切片机切成 0.50~1μm 半薄切片;②切片放在载玻片上（其上有双蒸水）;③置60℃恒温板上干燥,使切片平整,紧贴载玻片;④干燥后用相差显微镜观察,或经 1% 甲苯胺蓝（toluidine blue）染色,用普通光学显微镜观察。

3）1% 甲苯胺蓝染色:①1% 甲苯胺蓝染液（用 0.10mol/L pH7.20~7.40 的磷酸盐缓冲液配制）滴于半薄切片上 5~10 分钟（适当加热有助于染色）;②倾去染液,用双蒸水漂洗,并吸去切片周围的水分;③先后用 90%、100% 乙醇分化,至环氧树脂为无色。

（3）制作支持膜:超薄切片需贴附在覆有支持膜的铜网上。

1）选择支持膜的标准:①支持膜质地均匀,具有一定的强度;②在真空干燥和高温条件下,能耐受电子轰击,且易于电子穿过;③常用聚乙烯醇缩甲醛［Poly（vinyl formal）,PVF］膜作为支持膜。

2）合格铜网的标准:①平整;②耐高温,无磁性;③网孔大小合适,孔间距小;④清洁,无污物（使用前应严格洗涤）。

3. 超薄切片

（1）安装组织块于超薄切片机上。

（2）调整刀的高度、角度和刀刃的位置,以及组织块与刀刃的距离（0.10mm）,使刀槽液（双蒸水）面与刀刃平齐。

（3）用超薄切片机切片。

（4）选片:切片的干涉色反映切片的厚度。

干涉色与切片厚度的关系

颜色	灰色	银白色	金黄色	紫色、蓝色、绿色
厚度	40~50nm	50~70nm	70~90nm	90nm 以上

①灰色与银白色切片较薄,分辨率较高,但反差不佳;金黄色切片较厚,分辨率低,但反差好;而紫色、蓝色和绿色切片太厚,无法使用。

②用眼科镊子夹住覆膜的铜网边缘。

③铜网与银灰色切片相贴,使切片沾至铜网膜上,轻轻提起。

④干燥后,用相差显微镜观察,选择符合要求的切片（切片薄、平整、呈银灰色）,即可染色。

（七）染色

电子显微镜观察的超薄切片要具有一定的反差,才能获得清晰图像。未经染色的超薄切片,反差很弱。因此,要进行染色处理,以增强样品的反差。一般是用重金属盐与组织细胞中某些成分结合或被组织吸附来达到染色的目的。重金属的原子对电子束形成散射,从而提高图像的反差。常用的染色剂有乙酸铀(uranyl acetate)和柠檬酸铅(lead citrate)双重染色法。

1. 乙酸铀染色

乙酸铀:主要提高核酸、核蛋白和结缔组织成分的反差,也能染糖原、分泌颗粒和溶酶体等成分,但对膜结构染色较差。

一般使用饱和乙酸铀溶液(50%~70% 乙醇或丙酮配制,避光保存)染色 30 分钟,染色后立即用双蒸水漂洗,并用滤纸吸干。

2. 柠檬酸铅染色　柠檬酸铅对细胞超微结构均有广泛的亲合力,能提高细胞膜系统和脂类的反差。

柠檬酸铅染液配制:硝酸铅[Pb(NO$_3$)$_2$]1.33g,柠檬酸钠[Na$_3$(C$_6$H$_5$O$_7$)·2H$_2$O]1.76g,双蒸水 30ml,混合、摇荡 30 分钟(染液呈乳白色),至容器底部没有结晶残留为止。加 1mol/L 新鲜配制的氢氧化钠(NaOH)溶液 8ml,摇动,白色的柠檬酸铅络合物溶解为无色透明溶液,再加双蒸水至 50ml,pH 调至 12.4℃ 冰箱可保存半年。

染色 15~30 分钟,立即用双蒸水漂洗,然后用 0.02mol/L NaOH 溶液分化,再用双蒸水漂洗,滤纸吸干、备用。

二、超薄切片制作过程的注意事项

由于电镜的高分辨本领以及电子束的照射很易使样品变形,因此对超薄切片技术提出了更高的要求。为了获得理想的超薄切片,操作者必须十分认真地对待每一个步骤,任何环节的疏忽都有可能使制片失败。

(一) 包埋注意事项

1. 包埋时要注意防潮、动作要轻巧以防止产生气泡,聚合时温度要控制好等。

2. 包埋板、胶囊、牙签等用前均需在 60℃ 烘箱中烤干,并放置干燥器中保存。

3. 寄生虫标本需定向包埋,以满足观察的需要。

4. 皮肤尽量不要接触包埋剂,以免引起皮炎。

5. 盛放过包埋剂的容器要及时用丙酮清洗干净。

(二) 切片注意事项

1. 仔细调整刀和组织块位置,这是切片成功与否的关键。

2. 刀槽中加双蒸水,不用去离子水。

3. 切片室应清洁、安静,湿度相对稳定。

4. 避免切片出现颤痕及刀痕。

(三) 染色注意事项

1. 用柠檬酸铅染色时间不宜过长,否则切片会被污染,结构失真。

2. 铅盐与空气二氧化碳接触,易产生碳酸铅沉淀,所以染色时,染色皿周围可以放些 NaOH 颗粒吸收二氧化碳,并尽量减少暴露在空气中的时间。

3. 切片染色后,铜网必须迅速用双蒸水漂洗干净,以避免污染切片。

三、超薄切片技术在寄生虫学研究中的应用

(一) 超微结构

在超微结构水平研究寄生虫的结构是寄生虫病学研究的一个重要领域。日本血吸虫生活史复杂,从尾蚴侵入皮肤在人体内寄生开始,经历童虫、成虫、虫卵阶段。为了适应宿主的内环境得以生存,虫体的超微结构随之发生相应变化,这些不断变化的结构给血吸虫免疫机制的研究增添了难度。对于血吸虫超微结构的研究,不仅可揭示虫体发育的形态学变化,亦可对药物机制研究有重要意义。

杨晓明等(1990)报道了吡喹酮(praziquantel)对日本血吸虫成虫皮层作用的透射电镜观察结果,并

探讨了吡喹酮抗血吸虫的机制。他们用日本血吸虫尾蚴感染小鼠35日后，用吡喹酮300mg/kg灌胃治疗，分别于用药后30分钟、1小时、2小时、4小时、8小时、16小时和32小时，经小鼠门静脉收集成虫，制备透射电镜标本。结果显示在用药0.50小时，雄虫皮层内呈串珠样空泡改变，雌虫则以较密集的细小空泡为主，感受器肿大，致密颗粒部分消失；1小时，皮层内以大空泡为主，肌纤维束肿胀伴有液化，部分线粒体变形；2~4小时，皮层内出现残余体，基底膜有点状损伤，肌纤维束内有局灶性溶解；8~16小时，部分皮层溃破，一些基质内结构疏松模糊，有巨大髓样体出现；32小时，皮层损伤加重并有剥脱趋势，肌层内可见成堆的变形线粒体。

周淑君等（1994）对感染日本血吸虫小鼠灌胃左旋吡喹酮75mg/kg或消旋吡喹酮150mg/kg，经10分钟、30分钟、1小时、24小时和48小时分别收集成虫，作透射电镜观察。左旋吡喹酮组给药10分钟后，外皮层基质出现水肿，空泡，分泌体减少；给药1小时后，环肌断裂，溶解；给药48小时，纵肌肿胀，皮层细胞体出现损伤，核膜消失，核仁模糊，有时可见皮层结构是丧失，皮层细胞体显露。结果表明左旋吡喹酮组的病损程度比消旋吡喹酮组严重，更有临床价值。

（二）免疫电镜

免疫电镜技术是将抗原抗体反应的特异性与透射电子显微镜的高分辨率相结合，在亚细胞和超微结构水平对抗原进行定位分析的一种高精确度和高灵敏的技术。用电子致密物质标记抗体，然后让其与含有相应抗原的生物标本进行反应，用电镜观察可见电子致密物质的所在位置，进而识别抗原、抗体反应部位的方法称为免疫标记电镜技术。

吴莉菊等（1992）应用胶体金标记免疫电镜细胞化学技术对保护性单克隆抗体M26-32识别约氏疟原虫（*Plasmodium yoelii*）红内期抗原的超微结构定位。结果表明与单克隆抗体M26-32发生特异性免疫反应的抗原主要定位于早期滋养体、晚期滋养体、裂殖体和裂殖子的细胞质，为无性期不同发育阶段的共同抗原；在滋养体发育过程中，该抗原有所增加，一部分可通过疟原虫的胞吐作用运出，并定位于邻近虫体感染的红细胞的细胞质中。

汪世平等（1998）应用透射电镜及免疫电镜方法，研究日本血吸虫卵及其肉芽肿反应的超微结构，并对成熟虫卵及未成熟虫卵进行透射电镜和免疫电镜比较观察。结果证实日本血吸虫卵壳表面布满网络状纤丝和微棘状突起。成熟虫卵纤毛微管呈现典型的9+2结构。肉芽肿细胞形态超微结构显示嗜酸性粒细胞、巨噬细胞、浆细胞、淋巴细胞和成纤维细胞功能活跃。上述结果提示日本血吸虫卵肉芽肿的形成是细胞免疫与体液免疫联合参与的结果。经免疫电镜，证明抗未成熟卵的抗体分子和嗜酸性粒细胞特殊颗粒在抗卵胚发育免疫中具有潜在的意义。

牛靖萱等（2010）将斯氏并殖吸虫成虫制备成厚15μm的冷冻切片，用肺吸虫患者的血清识别斯氏并殖吸虫成虫特异性抗原，采用免疫金标记和免疫酶标记检测技术对抗原进行定位，激光共聚焦显微镜技术进行半定量分析以及免疫透射电镜对其细微结构的观察。结果显示肺吸虫病患者血清识别的斯氏并殖吸虫成虫抗原定位于虫体的表膜和肠腔，表膜抗原半定量分析平均灰度值为80.65，肠腔抗原半定量分析平均灰度值为71.26，电镜下可见胶体金附着于肠腔和表膜的双层结构。结果表明肺吸虫病患者血清识别的斯氏并殖吸虫成虫抗原都为表膜相关抗原和肠腔相关抗原，提示与肺吸虫病免疫诊断相关的诊断抗原为虫体表膜和肠上皮产生的相关蛋白。

第五节　寄生虫组织切片技术的注意事项

在寄生虫组织学切片技术中，最常用到的有石蜡切片与冷冻切片。两者各有优缺点，在实验的应用上也有所不同。石蜡切片能使组织结构保存良好，在病理和回顾性研究中有较大的实用价值，可连续切片，组织结构清晰，抗原定位准确。冷冻切片优点是较石蜡切片快捷、简便，能够较好地保存组织的抗原免疫活性，做免疫组化时不需抗原修复这一步。缺点是细胞内易形成冰晶而破坏细胞结构，可能会使抗原弥散。在临床上，冷冻切片只能作为术中指导手术方案的参考诊断，最终诊断仍以常规石蜡切片的病理诊断为准，这就是为什么部分冷冻诊断报告会注明"因冷冻取材有限，具体结果待石蜡切片及免疫组化进一步确诊"的原因。

　　电子显微镜技术虽然早已在寄生虫学、组织病理学诊断等方面得到应用,但由于电镜超薄切片技术要求更高,为了获得理想的超薄切片,操作者必须十分认真地对待每一个步骤,任何环节的疏忽都有可能使制片失败。加之电镜属于大型仪器,费用较高,使用上没有石蜡切片普遍。所以要根据自己的寄生虫研究内容,在石蜡切片、冷冻切片和电镜超薄切片技术中做出选择。

(卢明科　高兴致)

参 考 文 献

[1] 李朝品.人体寄生虫学实验研究技术[M].北京:人民卫生出版社.2008.

[2] 王晓冬,汤乐民.生物光镜标本技术[M].北京:人科学出版社,2007.

[3] 贲长恩,李叔庚.组织化学[M].北京:人民卫生出版社,2001.

[4] 杜卓民.实用组织学技术[M].北京:人民卫生出版社,1982.

[5] 黄小雨,仲欢欢,付琳琳,等.固定组织的冰冻切片技术探讨[J].山西医科大学学报,2018,49(8):988-990.

[6] 张睿,牛云超,于晶,等.不同固定液对新鲜组织冰冻切片染色效果的影响[J].民营科技,2017(9):51-51.

[7] 寇雪梅,赵玉莹,朱卫国,等.Leica CM 1900 低温恒冷冰冻切片机的使用体会[J].黑龙江医学,2014,38(7):804-805.

[8] 杨秀静,滕孝静.冰冻切片技术经验探讨[J].临床和实验医学杂志,2014,13(23):2002-2004.

[9] 唐崇惕,卢明科,陈东.目平外睾吸虫日本血吸虫不同间隔时间双重感染湖北钉螺螺体血淋巴细胞存在情况的比较[J].中国人兽共患病学报,2013,29(8):735-742.

[10] 唐崇惕,郭跃,卢明科,等.先感染外睾吸虫的钉螺其分泌物和血淋巴细胞对日本血吸虫幼虫的反应[J].中国人兽共患病学报,2012,28(2):97-102.

[11] 唐崇惕,卢明科,郭跃,等.日本血吸虫幼虫在先感染外睾吸虫后不同时间钉螺体内被生物控制效果的比较[J].中国人兽共患病学报,2010,26(11):989-994.

[12] 刘晓兰,刘燕,宋月晗,等.冰冻切片制作体会及常见问题[J].现代生物医学进展,2010(14):2737-2738.

[13] 牛靖萱,张锡林,王利芳,等.免疫组化技术对斯氏狸殖吸虫成虫免疫诊断相关抗原的初步研究[J].第三军医大学学报,2010,32(7):654-657.

[14] 赵磊,周书林,唐小牛.湖北钉螺酚氧化酶组织化学定位进一步研究[J].中国血吸虫病防治杂志,2008,20(5):377-379.

[15] 唐崇惕,康育民,崔贵文,等.我国内蒙古大兴安岭北麓泡状肝包虫种类的研究Ⅲ.苏俄棘球绦虫(*Echinococcus russicensis* sp. nov.)[J].中国人兽共患病学报,2007,23(10):957-963.

[16] 唐崇惕,崔贵文,钱玉春,等.我国内蒙古大兴安岭北麓泡状肝包虫种类的研究Ⅱ.西伯利亚棘球绦虫(*Echinococcus sibiricensis* Rauschet Schiller,1954)[J].中国人兽共患病学报,2007,23(5):419-426.

[17] 唐崇惕,崔贵文,钱玉春,等.我国内蒙古大兴安岭北麓泡状肝包虫种类的研究Ⅰ.多房棘球绦虫(*Echinococcus multilocularis* Leuckart,1863)[J].中国人兽共患病学报,2006,22(12):1089-1094.

[18] 魏屏,罗端德,熊莉娟,等.小鼠感染日本血吸虫后肝组织 Bcl-2、Bax 的表达及已酮可可碱对它的作用[J].中国寄生虫学与寄生虫病杂志,2005,23(6):441-443.

[19] 高学军,李庆章.猪体内囊尾蚴发育过程中能量代谢酶组织化学观察[J].东北农业大学学报,2004,35(1):37-40.

[20] 赵琴平,董惠芬,蒋明森,等.血吸虫超微结构与免疫[J].中国血吸虫病防治杂志,2003,15(5):389-393.

[21] 江莉,拉莱,苏祖克.免疫组织化学技术在我国寄生虫学研究中的应用[J].地方病通报,2001,16(3):86-88.

[22] 李志尚.病理切片中寄生虫的识别[J].诊断病理学杂志,2001,8(3):129-130.

[23] 梁幼生,戴建荣,朱荫昌,等.钉螺一氧化氮合酶分布的酶组织化学研究[J].中国血吸虫病防治杂志,2001,13(4):196-197.

[24] 刘文琪,李雍龙.日本血吸虫血红素加氧酶活性及免疫组化研究[J].中国寄生虫学与寄生虫病杂志,2001,19(2):84-86.

[25] 刘波,杨维泰,杨振国,等.催产素和加压素在犬泡状绦虫的免疫组化定位和分布[J].中国兽医学报,1998,18(2):176-178.

［26］ 汪世平,徐锡萍.日本血吸虫未成熟虫卵超微结构和免疫电镜的初步观察［J］.中国全科医学,1998,1（3）:140-142.

［27］ 高兴致.鸡疟原虫红细胞内期电镜观察［J］.寄生虫与医学昆虫学报.1997,4（1）:1-5.

［28］ 李卫湘,张仁利.感染洞庭湖外睾吸虫后钉螺产卵量及酶组织化学变化［J］.实用寄生虫病杂志,1997,5（4）:190.

［29］ 吴涤,高兴致.日本血吸虫各期虫体的酶联免疫电转移印迹分析及抗原定位研究［J］.中国人兽共患杂志,1997,13（5）:31-35.

［30］ 吴涤,高兴致.间接荧光抗体试验检测日本血吸虫感染家兔血清中特异性抗体水平的动态变化［J］.中国寄生虫病防治杂志,1997,10（3）:176-179.

［31］ 梁幼生,戴建荣,宋鸿焘,等.钉螺组织化学与酶组织化学的进一步研究［J］.中国血吸虫病防治杂志,1995（5）:275-277.

［32］ 周淑君,俞永富.左旋吡喹酮对日本血吸虫皮层损害的透射电镜观察［J］.中国寄生虫病防治杂志,1994,7（1）:25-27.

［33］ 吴莉菊,刘尔翔,李文禄,等.约氏疟原虫红内期抗原定位的免疫电镜研究［J］.中国寄生虫学与寄生虫病杂志,1992,10（1）:30-32.

［34］ 高兴致,叶鑫生,王述姐.间日疟原虫红细胞内期的电镜观察［J］.中国寄生虫学与寄生虫病杂志,1992,10（2）:117-119.

［35］ 高兴致,程富川,王仲文,等.间日疟原虫卵囊的发育和子孢子形成的透射电镜观察［J］.中国寄生虫学与寄生虫病杂志,1991,9（3）:206-208.

［36］ 高兴致,程富川,王仲文,等.间日疟原虫在蚊体内卵囊发育及子孢子形成的扫描电镜观察［J］.中国寄生虫病防治杂志,1990,3（2）:123-125.

［37］ 杨晓明,余炳桢.吡喹酮对日本血吸虫成虫皮层作用的透射电镜观察［J］.新乡医学院学报,1990,7（2）:89-92.

［38］ 高兴致.杜氏利什曼原虫无鞭毛体形态及分裂过程的电镜观察［J］.动物学报,1989,35（3）:233-237.

［39］ 王鸣,朱师晦,肖锡昌.华支睾吸虫酶类的组织化学观察［J］.中国寄生虫学与寄生虫病杂志,1989,7（1）:40-42.

［40］ BANCROFT J D,GAMBLE M. Theory and Practice of Histological Techniques［M］. 6th ed. Beijing:Peking University Medical Press,2008.

［41］ ORIHEL T C,ASH L R. Parasites in Human Tissues［M］. Chicago:ASCP Press,1995.

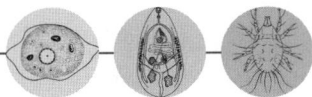

第三十三章

染色体制备技术

染色体（chromosome）是遗传物质，作为基因的载体，是细胞在有丝分裂或者减数分裂时 DNA 存在的特定形式。细胞核内，DNA 紧密卷绕在称为组蛋白的蛋白质周围并被包装成一个线状结构。当细胞不分裂时，染色体在细胞核中是不可见的——在显微镜下也是如此。然而，构成染色体的 DNA 在细胞分裂过程中变得更紧密，此时染色体在显微镜下可见。每条染色体都有一个叫作着丝粒（点）的收缩点，它将染色体分成两个部分，即短"臂"和长"臂"。短臂为"p 臂"；长臂为"q 臂"。着丝粒（点）在每条染色体上的位置为染色体提供了特有的形状，可用于帮助描述特定基因的位置。染色体有种属特异性，随着生物种类、细胞类型及发育阶段不同，其数量、大小和形态存在差异。

在细胞分裂中期（所有染色体以其浓缩形式在细胞中心排列），每个染色体已被复制一次（S 阶段），原来的染色体和其拷贝互称姐妹染色体，两个染色体通过着丝点（粒）连接。如果着丝点位于染色体的中间，则产生 X 形的染色体结构；如果着丝点位于其中一个末端附近，则产生双臂的染色体结构。X 形结构染色体被称为中期染色体。在这种高度浓缩的形式中，染色体最容易区分和研究，易被碱性染料（例如龙胆紫和醋酸洋红）着色，因此而得名。

真核生物（例如植物、真菌和动物细胞包括寄生虫）具有包含在细胞核中的多个大的线性染色体。大多数真核生物还有小的环状线粒体染色体，一些真核生物也有额外的小环状或线性细胞质染色体。在真核生物的核染色体中，未浓缩的 DNA 以半有序结构存在，被包裹在组蛋白（结构蛋白）周围，形成称为染色质的复合结构。

为了更好、更准确地表达人体细胞的染色体组成，1960 年，在美国丹佛（Denver）市召开了第一届国际细胞遗传学会议，讨论并确立了世界通用的细胞内染色体组成的描述体系——Denver 体制。一个细胞中的全部染色体所构成的图像即称核型。将待测细胞的全部染色体，按照 Denver 体制配对、排列后，分析确定其是否与正常核型完全一致，就叫核型分析（karyotype analysis）。尽管真核生物 DNA 复制和转录是高度标准化，但它们的核型通常是高度可变的。物种之间的染色体数目和组织定位可能存在差异。在某些情况下，物种内也存在显著差异。通常有：

1. 两性之间的差异。
2. 体细胞和生殖细胞之间的变异。
3. 遗传多态性造成的群体成员之间的差异。
4. 种族之间存在的地域差异。
5. 复合原因或其他个体异常。

此外，受精卵的发育过程异常也可能导致核型的变化。

染色体核型分析是以分裂中期染色体为研究对象，根据染色体的长度、着丝点位置、长短臂比例、随体的有无等特征，并借助显带技术对染色体进行分析、比较、排序和编号，根据染色体结构和数目的变异情况来进行诊断。核型分析可以为细胞遗传分类、物种间亲缘的关系以及染色体数目和结构变异的研究提供重要依据。比如以秋水仙碱体外固定分裂（中期）细胞，然后将这些细胞进行染色，拍照并按照先常染色体（长度顺序）后性染色体（此处为 X/Y）的顺序将染色体排列成核型。

第一节 染色体标本的制备技术

染色体标本制备技术分为直接制备和细胞体外培养制备两大类。对分裂旺盛的细胞(如骨髓细胞)可采用直接制备;对分裂不旺盛的细胞类群(如外周淋巴细胞)需经过体外培养后制作染色体标本。例如外周血中的淋巴细胞几乎都是处在 G0 期或 G1 期,一般情况下是不分裂的。当在培养基中加入植物血凝素时,这种小淋巴细胞受到刺激后转化为淋巴细胞,并开始进行有丝分裂。经过短期培养后,用秋水仙素处理、低渗、固定、滴片和染色,就可获得大量中期分裂期的细胞,制片后可以清楚地对染色体进行观察。

一、染色体标本制备的原理

染色体标本制作技术涉及下述关键知识:第一,蒸馏水低渗处理分裂细胞可使染色体展开;第二,秋水仙素可使分裂的细胞停止在中期;第三,标本的空气干燥法使细胞和染色体展开;第四,植物血凝素可使淋巴细胞转化为淋巴母细胞,呈分离状态。现在常规制片方法有涂片法、压片法和空气干燥法。

(一)涂片法(smear method)

取细胞,用微管抑制剂处理一定时间,收集细胞,固定液固定,去离子水洗净固定液,再收集细胞,去离子水低渗处理细胞,固定液固定,重悬细胞,涂片,5% 吉姆萨染色。

(二)压片法(disk method)

取培养物,用微管抑制剂处理一定的时间,用不同的染色剂对实验材料进行染色,运用盖玻片和载玻片,在外力的作用下,将细胞压散。用于染色的染色剂主要是对染色体和细胞质的染色不同而区分染色体,便于染色体的观察,根据不同的染色剂对压片法进行命名,主要为染色剂名称加上压片法 3 个字。

(三)空气干燥法(air-drying technique)

用一定剂量的秋水仙素破坏纺锤丝的形成,使细胞分裂停滞在中期,使中期染色体停留在赤道面处,然后用低渗法使细胞膨胀,以至于在滴片时细胞被胀破,使细胞的染色体铺展到载玻片上,最后空气干燥可使细胞的染色体在载片上展平,经吉姆萨染色后便可观察到染色体的显微图像。

二、染色体标本制备的步骤

染色体标本制备的步骤涉及多个处理过程,包括秋水仙素处理、低渗处理、预固定、固定、再固定和制片。

(一)制片方法要点

1. **秋水仙素处理** 秋水仙素的浓度及处理时间:秋水仙素为典型的丝分裂毒素,其主要的作用是通过改变细胞质内的黏度,抑制细胞分裂时纺锤体形成,使细胞分裂停留在中期,增加中期分裂象的比例。此外,它还可使染色体缩短和使染色单体在细胞质内的分散,而着丝粒相连,因而使染色体轮廓更加清晰。秋水仙素浓度不够或处理时间太短,则标本中的分裂象少。秋水仙素浓度过高或处理时间过长,虽然标本中的分裂象多,但其染色体收缩过短,难于计数及分析。

2. **低渗处理** 将培养物倒入 10ml 刻度离心管内,平衡离心、离心速度 1 000~1 500r/min,时间 8~10分钟。小心吸去上清,加入预热37℃的低渗液8ml,用吸管打匀,置37℃水浴15~20分钟。使白细胞膨胀,染色体分散,红细胞解体。

3. **预固定** 低渗后,立即加入新配的固定液 1ml,轻轻打匀,平衡离心、离心速度 1 000~1 500r/min,时间 8~10 分钟。

4. **固定** 离心后弃上清液,留下管底的细胞,缓慢加入固定液约8ml并轻轻打匀,37℃水浴30分钟;第一次固定时,先加数滴,轻轻将细胞打匀,再慢慢加至 8ml,打匀,这样染色体标本的形态较好。平衡离心、离心速度 1 000~1 500r/min,时间 8~10 分钟。

5. **再固定** 离心后,弃上清液,加入固定液8ml,打匀。于37℃水浴30分钟,平衡离心、离心速度 1 000~1 500r/min,时间 8~10 分钟。

6. 制片　离心后,弃上清液,根据沉淀的细胞量,加入适量的固定液打匀,将细胞悬液滴入 1~2 滴于预冻的干净玻片中央,随即吹气,轻轻过火,气干。

注意事项:

(1)器皿洗涤一定要干净,不能有酸碱残留;

(2)秋水仙素一定要避光保存,配制后使用期不能超过半年,秋水仙素的处理时间不要少于 4 小时,也不要超过 6 小时;

(3)低渗的时间、温度会影响染色体的分散和分裂象的数目;

(4)离心机用水平式,转速过快或过慢直接影响标本片的质量;

(5)固定液一定要现用现配,固定要彻底,每次不少于 30 分钟,加固定液不能过快,要沿管壁慢慢加入,否则染色体容易扭转;固定作用不足,染色体出现毛刷状;

(6)玻片的清洁度、冷冻温度会影响染色体的铺展。

(二)各类器械清洗与常用试剂配制

1. 各类器械清洗

(1)清洗液配制:清洗液重铬酸钾配制方法:先将重铬酸钾溶于水中,再慢慢加入工业浓硫酸。

注意:配制时会产生高热,应采用耐高温材料配制。配制人员要做好防护措施(如佩戴保护眼镜、耐酸手套等)贮存清洗液的容器一定要带盖子,防止清洗液不断吸收空气的水分,而变质失效。容器的材质可选用陶瓷或耐酸硬塑。

配制时切记不能将水倒入浓硫酸里!

(2)玻璃器皿清洗:新的玻璃器皿先用清水冲干净,再在清洁剂(如洗衣粉、洗洁精等)溶液中,用毛刷彻底刷干净,然后清水冲净。晾干(如有超声波清洗器,可将器皿用清水冲净后放入超声波清洗器中清洗,清水冲净晾干)。再用 5%~10% HCl(浓 HCl 原液浓度约 36%)泡过夜后,冲净烘干,再泡入清洗液中 24 小时(注意泡入的器皿内不能有气泡),再用清水彻底冲净,然后用蒸馏水冲净(普通器皿冲五遍)。用作细胞培养的器皿(如培养瓶等)蒸馏水冲净后,再用三蒸水冲两遍以上,烘干。用纯棉布或无毒的硬纸包裹,高压高温灭菌备用。旧的玻璃仪器的清洗,可免去中间用 5%~10% HCl 浸泡过夜这一步骤,其余的处理方法仍要保留。

(3)橡胶类制品的清洗:橡胶制品(如橡胶塞等)先用清水刷洗,再用 2% NaOH 煮沸 20 分钟,清水冲净过透。再用 2% HCl 煮沸 20 分钟后,自来水冲洗 10 分钟,用蒸馏水过三遍后,再用蒸馏水浸泡 24 小时,取出 80℃ 以下烘干,包装消毒备用。

器皿的清洗是整个实验的关键性的第一步。

(4)载玻片的清洗处理:把玻片逐片用皂粉液洗刷干净(用粗纱布刷,不要用毛刷)或逐片放入超声波清洗器内清洗,自来水彻底冲净后,晾干。逐片放入清洗液中浸泡 24 小时,取出后用自来水彻底冲净,泡蒸馏水一天,取出放入盛有 80% 乙醇的容皿(带密封盖)内保存备用。

玻片的清洁度直接影响染色体铺展、形态及背景的清晰;玻片之间粘在一起时,密封程度高,皂液和清洗液无法侵入,故要逐片侵入。

(5)金属器材:金属器材一般可用乙醇擦净后,高压高温灭菌后备用,也可用含有 0.5% 亚硝酸钠的 1∶1 000 的新洁尔灭溶液中浸泡灭菌(30 分钟以上)。

2. 常用试剂的配制

(1)培养基 RPMI1640 配制:培养基由多种氨基酸、维生素、生物素、无机盐等按不同比例配制而成,再加入酚红作指示剂是细胞体外培养的必要营养素。

称取 RPMI1640 干粉 10.4g,加入新制备的三蒸水(电阻率 18MΩ)900ml,用磁力搅拌器搅拌约 2 小时(不能加热),使粉末充分溶解,用 $NaHCO_3$(约 2g)调 pH 7.2(用 pH 计测量),再用 1 000ml 容量瓶进行定容,在无菌室内抽滤灭菌、分装,于 4℃ 冰箱保存,长时间不用,应置 -20℃ 冰箱保存。

(2)培养基 Ham F10 配制:按说明书的量称取 Ham F10 干粉,配制方法和要求与 RPMI1640 的配制方法相同,不同之处是,用作羊水细胞的 F10 培养液体,用 $NaHCO_3$ 调 pH 6.7。而用作外周血培养基的

F10 培养液,则用 NaHCO₃ 调 pH 7.2。

配制培养基的蒸馏水一定要新鲜,纯度达 18MΩ;配好后要尽快过滤灭菌,以免细菌大量繁殖影响培养液的质量。

（3）抗凝剂:抗凝剂常采用的是肝素。肝素是一种多糖,能阻止白细胞和淋巴细胞与红细胞集结在一起而影响培养的质量,但肝素浓度太高会导致溶血。一般剂量是 100 单位肝素液可抗凝 5ml 血液。

配制:取静脉注射用肝素安瓿一支(含 12 500G 国际单位),在无菌条件下,用灭菌生理盐水稀释 25 倍即 500 单位/ml,分装备用。每管分装 0.2ml(即 100 单位),可抗凝 5ml 外周血。也可用肝素钠粉剂(130 单位/mg)。取肝素钠溶 450ml 于生理盐水 100ml,即为 585 单位/ml。高压灭菌备用。

（4）植物血凝素（phytohemagglutinin,PHA）:PHA 是从豆子(四季豆、鸡子豆、雪山豆等都含有丰富的 PHA)提取出来的,其化学成分为糖蛋白,具有刺激淋巴细胞进行有丝分裂的作用。PHA 用量不足影响分裂细胞的数量;用量过高,则使培养的外周血凝集而影响淋巴细胞生长。使用前一定要清楚所使用 PHA 产品的正确用量,各厂家生产的 PHA 的活性存在着差异,故使用量有一定的差异。

配制:若购买已灭菌的 PHA,可在无菌条件下直接用培养液(不含血清)溶解,按说明书上的使用量直接加入到培养液中。若购买的是未除菌的 PHA 粉末,则用生理盐水溶解后,再过滤灭菌后使用。

（5）秋水仙素（colchicine,纺锤体抑制剂）:秋水仙素是从地中海的一种名叫秋水仙(colchicum)的鳞茎中提取的一种植物碱,它的作用:①抑制细胞纺锤体的形成,使细胞分裂停止在中期,从而起到积累大量中期细胞的作用;②使染色体单体缩短分开,呈现明显的外形。秋水仙素的使用浓度范围比较宽,可差几十倍之多,一般终浓度为 0.2~0.5μg/ml。处理 4~6 小时。秋水仙素作用时间越长,被阻止的中期细胞越多,但染色体也会收缩,收缩过度会影响形态。

配制:称取秋水仙素 4mg 溶于生理盐水 40ml,即配成 100μg/ml,高温高压灭菌后分装备用,5ml 培养物中加入 0.01ml 或 0.02ml,使最终浓度为 0.2μg/ml 或 0.4μg/ml。

秋水仙胺是人工合成的一种秋水仙素的衍生物,它的功效与秋水仙素是一样,但对细胞的毒性作用只是秋水仙素的几十分之一。

因秋水仙素具有一定的毒性和致癌作用,故配制使用时做好防护措施。

（6）低渗液:低渗液的作用:能使细胞膨胀,便于染色体分散而易于观察和计数,常用 0.075mol/L KCl 作低渗溶液,优点是:①染色体轮廓较清楚;②染色性增强,可以缩短染色时间;③用于 G 带技术更能显示其优越性。配制:称取 KCl2.795g,加双蒸水至 500ml,溶解。4℃ 冰箱保存。

（7）固定液:固定液的作用是稳定染色体的形态结构,清除染色体外层物质对染色体在玻片上展开的影响,通过更换固定液 2~3 次,清除红细胞的碎片,使标本片的背景更为清晰,广泛使用的固定液是甲醇和冰醋酸的混合物,二者的比例是甲醇:冰醋酸 =3∶1,现用现配。每次固定时间至少为 30 分钟,已固定的细胞在固定液中置冰箱 4℃ 密封保存一个月也不会变质。

（8）EDTA-胰酶消化液:用于消化贴壁生长的成纤维细胞,使细胞从瓶壁脱落便于收集或传代培养。配制:①贮存液:NaCl 8g;KCl 0.4g;葡萄糖 1g;NaHCO₃ 0.58g;胰酶 0.5g;EDTA 0.2g。依次溶于 90ml 三蒸水中,并加入 1% 酚红 0.2ml 作指标(也可以不加酚红),再加入三蒸水定量至 100ml,过滤灭菌,分装置 –20℃ 冰箱保存;②工作液:取贮存液 1ml 加无菌三蒸水或培养液 9ml 即可,EDTA 最终浓度为 0.02%,胰酶最终浓度为 0.05%,处理时间约 30 秒左右(应以镜下观察细胞变圆即可终止作用)。

（9）胰蛋白酶保存液（G 显带）

1）0.25% 胰酶液:称取胰酶 2.5g,加生理盐水(或双蒸水)1 000ml,充分搅拌溶解(约 2 小时),按每份 60ml 分装(根据 G 显带时所用的容器的容量来分,一般采用立式染片缸),冰冻保存;

2）2% 胰酶液:称取胰酶 2g,用 100ml 生理盐水(或双蒸水)充分搅拌溶解,按每份 5ml 分装冰冻保存备用。

胰酶的配制要注意两点:一是要充分溶解,这一过程一般会观察到溶液由混浊变澄清;二是配制时间也不能过长,常温下,胰酶液较容易受细菌污染,细菌数量太多,会影响胰酶效价。如果只是外用显带,不需要过滤除菌,但应尽快分装,冰冻保存。尽量降低细菌的污染程度。

（10）磷酸缓冲液（浓度为 0.07mol/L，pH 7.4）：采用偏碱的磷酸缓冲液，配成吉姆萨染色液染色，使得标本片中的染色体和细胞核呈现鲜艳的紫蓝色，其形态与带型更为清晰。

方法：

甲液：磷酸二氢钾（KH_2PO_4）9.078g 加双蒸水至 1 000ml；

乙液：磷酸氢二钠（$NaHPO_4 \cdot 2H_2O$）11.876g（如果是带 12 个水分子的 $Na_2HPO_4 \cdot 12H_2O$ 则称取 23.87g）加双蒸水至 1 000ml 溶解。

取甲溶液 18.2ml、乙液 81.8ml 混匀即配成 100ml 磷酸缓冲液（pH 7.4）。

上述溶液都可以配好备用。只要没有出现沉淀物，均可继续使用。于 4℃ 冰箱保存，使用期会长些。

（11）吉姆萨工作液

1）吉姆萨原液配方：吉姆萨染料 1g；甘油 50ml；甲醇 50ml。

方法一：先将吉姆萨染料加少许甘油用研钵充分研磨，逐步加入余下的甘油，置 55℃ 水浴 2 小时，并不断研磨搅匀，使其充分溶解。冷却后，再加入甲醇 50ml 混匀。置于带盖的瓶子中（经常摇动瓶子，使染料溶解得更好），两周后，用定性滤纸（或普通粗滤纸）过滤即可。

方法二：将染料边研磨边加足甘油后，室温下放置 2 天左右，期间要经常将其搅匀，再加入甲醇 50ml 搅匀，两周后，用定性滤纸（或普通滤纸）过滤备用。此法免去了 55℃ 加热 2 小时这一步骤，但配制时间较长些。因甘油和甲醇具有吸水性、挥发性，原液最好室温下密封保存。

2）工作液配方：吉姆萨原液∶磷酸缓冲液 =1∶6（或以上）

工作液最好现用现配，各实验室的 G 显带方法各有差异，染料的质量也有差异，故工作液的稀释比例根据实际情况来定。一般情况下，浓度越高，染色时间越短；反之，则越长。过浓或过稀都会影响显带的质量。

（12）0.2N 盐酸溶液配制：称盐酸原液（约 12N）HCl（AR）1ml 加双蒸水至 60ml，搅匀即可。

（13）1% 或 5% 氢氧化钡 Ba（OH）₂ 溶液：称取 Ba（OH）₂（AR）1g 或 5g，加双蒸水 100ml，加热溶解，冷却后若不溶物较多，可用粗滤纸过滤，4℃ 冰箱保存。

（14）2×SSC 溶液：称取氯化钠 NaCl（AR）17.54g，柠檬酸钠 $C_6H_5O_7Na_3$（AR）8.82g，加双蒸水至 1 000ml。

（15）1% 酚红溶液：称取酚红 1g，置研钵中逐渐滴加 0.05N NaOH 25ml，不断研磨至颗粒完全溶解，再加入三蒸水至 100ml。

三、寄生虫染色体标本制备方法举例

不同寄生虫具有不同的染色体标本制备方法，现已经建立有双翅目昆虫、螨、并殖吸虫、日本血吸虫等染色体制备方法。

（一）双翅目昆虫唾液腺染色体制备方法

双翅目昆虫（如蚊、果蝇等）幼虫的唾液腺细胞发育到一定阶段之后就不再进行有丝分裂，而永久停留在分裂间期。但随着幼虫的生长，唾液腺染色体仍不断地进行自我复制而且不分开，经过许多次的复制形成 1 000~4 000 拷贝的染色体丝，合起来直径达 5μm，长度达 400μm，比普通细胞中期染色体大 100~150 倍，所以又称为多线染色体（polytene chromosome）或巨大染色体（giant chromosome）。唾液腺染色体的另一特点是体细胞中同源染色体处于紧密配对状态，这种状态称为"体细胞联会"。

唾液腺染色体（salivary gland chromosome）存在于双翅目昆虫中，结合在一起，紧密盘绕。此时细胞中染色体只呈单倍数。比如黑腹果蝇的染色体数目 2n=8 其中第Ⅱ、第Ⅲ染色体为中部着丝粒染色体，第Ⅳ染色体和第Ⅸ染色体为端着丝粒染色体。唾液腺染色体形成时，染色体着丝粒和近着丝粒的异染色质区聚于一起形成一个染色中心（chromo-center），所以在光学显微镜下可见从染色中心处伸出 6 条配对的染色体臂，其中 5 条为长臂，1 条为紧靠染色中心的很短的臂。唾液腺染色体经染色后，呈现深浅不同，疏密各异的横纹（band）。这些横纹的数目，位置，宽窄及排列顺序都具有物种的特异性。这些横纹与染色体的基因是有一定关系的。通过一定的实验方法使唾液腺染色体各臂分散开，并且使带纹、膨突等特征不受杂

质影响清晰地显示出来,是进行果蝇遗传学研究的很重要的一个环节。

唾液腺染色体在不同种间的共同点是染色体的着丝点位于一个染色区域,但不同的种类往往其染色体臂数目不同。每条染色体臂上分布着染色深浅不同、粗细各异的横纹(band),这些横纹的宽窄疏密程度以及排列顺序和数目又都有种的特异性和种内的差异。由此,唾液腺染色体近几十年来,已广泛用于种内系统发生和种间亲缘关系的研究中,因为种间及种内不同品系和近缘种中的遗传差异经常反映在唾液腺染色体的不联会、形成泡(puff)、缢缩(constriction)和间带区的伸缩性以及顶体(telomere)的形态等多方面的差异,而特别重要的是研究它的基因序列的差异(观察是否产生了例位以及染色体的断裂、融合和重排)。因此,无论从细胞遗传学的角度研究基因与突变性状之间的联系,还是从进化遗传学方面研究染色体的系统发生,探讨种间以及近缘种间的遗传差异和生殖隔离的机制等,唾液腺染色体的分析研究都是十分重要的。从其横纹分布特征可对物种的进化特征进行比较分析,而一旦染色体上发生了缺失、重复、倒位和易位等结构变化,也可较容易地在唾液腺染色体上观察识别出来。

1. 材料准备　发育充足、肥大的Ⅲ龄幼虫,唾液腺和唾液腺细胞发育良好。利用这样的唾液腺细胞才能制备出理想的染色玻片标本。因此要求培养基营养丰富,含水量较高。比较松软,发酵良好。

2. 剥离唾腺　在一干净载玻片上滴一滴生理盐水,选择行动迟缓、肥大、趴在管壁上即将化蛹的Ⅲ龄幼虫,或者选择经低温处理的果蝇三龄幼虫置于载玻片上。如果分不清头尾则可以从它爬行的时候确认其头尾,由于果蝇的唾液腺位于幼虫体前 1/3~1/4 处,所以在解剖镜下左手持解剖针按压住幼虫后端 1/3 处。固定幼虫,右手持解剖针扎住幼虫头部口器处,适当用力向后拉,把头部与身体拉开,唾液腺腺体随之而出。把载玻片移到显微镜下查找唾液腺。果蝇的唾液腺是位于口器后端神经节两侧的一对透明而微白的类似香蕉形的长形小囊,由单层细胞构成。细胞大,细胞核大,细胞轮廓清晰。用解剖针先将含有腺体的一团组织与其他组织分开,然后再将腺体与脂肪等组织分开,得到透明的香蕉状的唾液腺。

3. 低渗处理　将唾液腺放于低浓度的 NaCl 溶液中处理 10~15 分钟,以使细胞充分吸水而容易弄破。

4. 解离将唾液腺在载玻片上滴一滴 1mol/L HCl,让唾液腺在 lmol/L HCl 中解离 2~3 分钟,以松软组织,利于染色体分散。

5. 染色解离后的腺体可用水冲洗 2~3 次后滴 2 滴品红染液染色 20 分钟(解剖和染色过程勿使腺体干燥)。在乙醇灯上加热以增强染色效果。可以不经解离一步而直接染色,也可以在将幼虫头部与身体拉开后马上加染液染色,然后慢慢剖离腺体。

6. 滴片当腺体被染成红色后,用滤纸擦去染液周围一圈的黑色沉淀物,再用蒸馏水冲洗 2~3 次,然后加上盖玻片,在盖玻片上方再植盖一层滤纸,用镊子在盖玻片,轻轻敲击几下。再用拇指按住盖玻片用力下压,把腺体细胞压破,把染色体压散开。压片时放载玻片的桌面要干,不要使盖片滑动。制好的玻片标本用蜡封住盖玻片四周以防干燥。经低温冷冻处理的材料经解离,染色,加盖片后不必敲击,镜检即可看到分散良好的染色体。

7. 观察将制好的片子先用低倍显微镜观察。找到好的染色体于视野中心,再用高倍镜观察之。如果制片理想,可做成永久制片。

8. 仔细观察的唾液腺染色体的形态结构并摄像。

(二) 螨染色体制备方法

螨(mite)属于节肢动物门蛛形纲的一类体型微小的动物。世界上已发现螨虫(mite)有 50 000 多种,仅次于昆虫。螨的染色体,对分类、进化、性比、孤雌生殖和遗传防治等都有意义。传统的螨类染色体的制备方法通常有两种:一种是取卵,用压片法制备染色体;另一种是取成虫的生殖腺,用空气干燥法制片。下面介绍一种低渗法制备的螨染色体,其效果较好。

1. 取 10 枚左右卵置于洁净的载玻片上。

2. 在解剖镜下用解剖针将卵挑破,并在载玻片上轻轻一拖。

3. 滴加 2~3 滴蒸馏水于载玻片上,低渗 9~12 分钟左右,用滤纸从边沿吸去低渗液。

4. 用固定液(甲醇∶冰醋酸 =3∶1)固定 30 分钟左右。

5. 载玻片风干后,用 10% 吉姆萨染液(pH6.8 磷酸缓冲液配制)染色 30 分钟左右。

6. 自来水细流冲洗,晾干,显微镜观察,选取分散较好的中期分裂象进行显微摄影。

7. 显带。取制片 5~7 天的标本,采用 BSG 法显带(见 C 带方法)。

(三) 并殖吸虫染色体制备(卵巢和睾丸)

并殖吸虫属(Paragonimus)是扁形动物门(Platyhelminthes)、吸虫纲(Trematoda)、复殖目、并殖科的 1 属。又名肺吸虫,主要寄生于犬、猫、鼠等哺乳动物的肺内。世界各地报道的并殖吸虫已逾 40 种,由于种类多,加上因地区、宿主、发育期等的不同,致个体上的变异,单纯地依靠形态学分类不能满足要求。应用染色体的研究为分类学提供了新的途径。最早用切片方法报道了克氏并殖吸虫的染色体数目 n=8。然后用压片空气干燥法研究卫氏并殖吸虫、大平并殖吸虫、左渡并殖吸虫、会同并殖吸虫、曼谷并殖吸虫及怡乐村并殖吸虫等。并殖吸虫染色体存在二倍体、三倍体和嵌合体几种类型。

1. 从溪蟹体内分离并殖吸虫的囊蚴。

2. 人工感染大白鼠 60~90 天获成虫。

3. 解剖成虫取出卵巢和睾丸,经生理盐水洗涤。

4. 将卵巢和睾丸放入 2ml 199 培养液(成分:85% 日本产 199,15% 小牛血清)并加入 3mg/L 浓度的秋水仙素溶液 0.1ml,最终浓度为 0.15mg/L,置 37℃ 温箱孵育 4 小时。

5. 弃培养液后加 1% 柠檬酸钠溶液 10ml,置 37℃ 温箱低渗 30 分钟。

6. 弃低渗液后加入 3:1 的甲醇-冰醋酸固定液固定两次,每次 15 分钟。

7. 取固定好的组织于干净的载玻片上加适量的 60% 冰醋酸软化 2 分钟。

8. 加适量的上述固定液,立即捣碎制成细胞悬浮液。

9. 滴片后干燥,用 pH7.0 磷酸盐缓冲液稀释的浓度为 2% 吉姆萨染色液染色 15 分钟。

10. 流水冲片后干燥,油镜观察、拍照。

(四) 日本血吸虫染色体 G 带制备

血吸虫染色体对于其分类、进化关系及基因组定位有重要意义。已经建立制备日本血吸虫雄虫生殖细胞减数分裂时期的染色体,以及分析其染色体核型及 G 带方法。

1. 准备试剂 秋水仙素,0.075mol/L KCl,固定液 3:1 甲醇-冰乙酸,吉姆萨染液,0.25% 胰酶,0.02% 胰酶,RPMI1640。

2. 向感染血吸虫尾蚴 37 天的昆明小鼠腹腔注射 200μg/ml 的秋水仙素 0.5ml(4μg/g)。

3. 在 4~6 小时后,断颈处死小鼠,收集成虫置于 0.075mol/L KCl 的低渗液中,用解剖针快速切下 30 条雄虫的睾丸部分,置于链霉素瓶中。

4. 剪碎睾丸部分,用 0.25% 胰酶稍加处理后加等量 RPMI 1640 终止消化,1 500r/min 钟离心 10 分钟。

5. 弃上清液,向沉淀中加入预温至 37℃ 的 0.075mol/L KCl,立即吸管吹打,于 37℃ 的水浴箱中低渗处理 20 分钟。

6. 加新鲜固定液(3:1 甲醇-冰乙酸)1ml 进行预固定,轻轻吹打混匀,离心。

7. 弃上清液,向沉淀中加入新鲜固定液 6ml,固定 30 分钟,离心。

8. 重复固定 3 次。

9. 最后一次离心后,吸弃上清,向沉淀中加入固定液 0.2ml,用吸管轻轻将细胞团打散成细胞悬液,滴在预冷的载玻片上,每片 1~2 滴,轻轻吹一口气,立即在乙醇灯上过 3 次。共制 8 片染色体标本。

10. 干燥后部分染色体标本直接用 1:10 吉姆萨染液染色 20 分钟,自来水冲洗,气干,镜检。另外部分染色体标本 3 天后用胰酶消化法制备 G 带:将玻片置于 60℃ 烤箱中烘烤 2 小时,自然冷却后,浸入 0.02% 胰酶溶液中处理 45 秒,取出立即甩去多余的胰酶溶液,1:10 吉姆萨染色 10 分钟。自来水冲洗,气干,镜检。

11. 染色体的镜下观察、图像处理与分析。在油镜下选择染色体分散较好、着丝点或 G 带显示清楚的中期分裂象进行观察、测量(染色体长度),显微数码摄像。对与核型分析。染色体 G 带分析:根据镜下观察结果绘制 G 带染色体模式图,然后对每对染色体显带特点分析。染色体相对长度 = 单个染色体长度(μm)/染色体组总长度(μm)×100;臂比率 = 长臂/短臂。

（五）刷形染色体

刷染色体（lampbrush chromosome）是卵母细胞进行第一次减数分裂时,停留在双线期的染色体。它是一个二价体,含 4 条染色单体,由轴和侧丝组成,形似灯刷。染色体轴由染色粒（chromomere,是指染色质凝集而成的颗粒）轴丝构成,每条染色体轴长 400μm,从染色粒向两侧伸出两个相类似的侧环,伸出的环是成对对称的,一个平均大小的环约含 100kb DNA。较普遍存在于鱼类、两栖类和爬行类动物的卵母细胞中的一类形似灯刷的特殊巨大染色体。通常出现在卵母细胞第一次减数分裂的双线期（diplotene stage）,为二价体,两条同源染色体通过几处交叉而相连,含四条染色单体。由染色深、高密度的颗粒（即染色粒）串联组成染色单体的主轴,由主轴染色粒向两侧伸出成对侧环,染色粒是染色单体紧密折叠区域,其直径为 0.25~2μm,为不进行转录的片断。侧环是脱氧核糖核酸（DNA）转录活跃区域。一套灯刷染色体约有 10 000 个侧环。侧环轴是由 DNA 分子外被以基质所组成,基质成分为核糖核酸（RNA）和蛋白质。每个侧环由一个转录单位或几个转录单位组成。转录过程中由于基质之厚薄和转录 RNA 分子之长短不同,侧环具有粗细变化之过程。电镜下观察从侧环垂直伸出之细丝为 DNA 轴转录产物,随转录之进展,RNA 链不断延长,外形呈"圣诞树"（christmastree）样结构。每条灯刷染色体的形态和侧环在卵母细胞的生长期是一定的,故可成为编号染色体的标志。灯刷染色体是研究基因表达极为理想的实验材料。有证据表明,存在于灯刷染色体上的环形结构可能与基因的活性有关。灯刷染色体只有在两栖类动物卵细胞发生减数分裂时才能被观察到,它是染色体充分伸展时的一种形态。此时,两对姐妹染色体常常通过"交叉点"连成一体。高倍电镜下观察发现,灯刷染色体上存在许多突起的"泡"状或"环"状结构,有时还能看到 RNP 沿着这些突起结构移动,表明这些 DNA 正在被 RNA 聚合酶所转录。

1. C 溶液的制备　盐的水溶液（0.05mol/L KCl;0.05mol/L NaCl）:0.01mol/L KH_2PO_4 水溶液为 7:3（w/w）。

2. 取蝾螈卵巢放入盛有 C 溶液的培养皿中。分离单个卵母细胞,其直径为 0.6~0.8mm 的乳白色的卵母细胞。移至滴有一滴 C 溶液玻片上。

3. 用针刺一小孔,轻压细胞将细胞核压出,从而分离出细胞核。

4. 用直径为 0.8~1.0mm 的玻璃吸管将细胞核移至另一片有一滴 C 溶液的玻片上。在解剖镜下,用 0 号昆虫针在核膜上挑开一小孔,并剥开除去核膜。

5. 用相差显微镜观察。

（六）贝类染色体制片法

制备贝类染色体的材料,大多采用繁殖期的精巢、卵裂或囊胚阶段的早期胚胎、孵化的担轮幼虫及成贝的鳃组织,此外,也可利用成贝的外套膜、触手等,这些细胞具有分裂旺盛、容易观察到分裂象的优点,其中尤以早期胚胎和担轮幼虫的分裂象更为理想。制片方法采用秋水仙素活体预处理、低渗、滴片、空气干燥、染色,或染色、压片法,均可观察到清晰的分裂象。采用恒温电热干燥法,滴片时染色体易分散,便于观察。

一般选用 Ⅲ~Ⅳ 龄的蚌进行染色体标本制备。

1. 在蚌的两侧外套膜边缘膜上,各注射 0.1% 的秋水仙素 0.5ml,6~8 小时后取两侧外套膜,置研钵中剪碎,并轻磨。

2. 用 0.2%KCl 溶液 20~30ml,低渗处理 20~30 分钟,以 1 000r/min 钟离心 8 分钟,弃上清液。

3. 用甲醇-冰醋酸（3:1）液固定 15 分钟,轻翻动组织,再固定 10~15 分钟,用吸管吹打几次,待其自然沉降后,吸出上清液留用。

4. 按常规空气干燥法制片,染色、镜检。

（七）蜱螨胚卵玻璃纸染色体压片法

蜱螨（tick and mite）是一群形态、大小、生活习性和栖息地多种多样的小型节肢动物,自然界中蜱螨的种类有 50 万种以上。常用蜱螨生殖器官以地衣红染液压片染色或卵以气干法吉姆萨染色制备常规核型,通过比较不同蜱螨的染色体数目、大小和性染色体系统等少数指标来研究蜱螨分类。研究蜱螨染色体的同种性和进化,需要做有丝分裂染色体的特异染色,以揭示染色体上的微小差异。人们相继利用含早期胚细胞的蜱卵、饱食血若蜱的性腺等为材料进行染色体显带研究（包括 Q 带、C 带、G 带、NORs 带）。然而,由于同属内多数种的染色体数目、大小及性染色体系统类似,因此,很难利用常规核型作蜱种类鉴定。但核型和带型特征,仍可成为分类学中一个有重要价值的工具。

1. 将蜱螨含有早期胚胎组织的卵置于盖玻片上。

2. 覆盖玻璃纸(1cm×1cm 左右,厚约 0.02mm),玻璃纸预先浸于 45% 冰醋酸水溶液中数分钟。

3. 击破卵壳,使胚细胞铺展,置 2~3 分钟。

4. 压片 于玻璃纸上再覆盖一小片吸水滤纸,用拇指压片,加力要均匀。

5. 固定 在玻璃纸上滴加 95% 乙醇,固定 3~5 分钟。

6. 染色 对已固定的玻璃纸和盖玻片分别用乳酸-醋酸地衣红染液(地衣红 2g,85% 乳酸 56ml,冰醋酸 44ml),于 55~60℃ 中染色 10 分钟。

7. 脱水及透明 依次经 98% 乙醇、100% 乙醇、乙醇-二甲苯(1∶1)、二甲苯,每次 2~3 分钟。

8. 封片 取载玻片加 1 滴中性胶,玻璃纸放在胶上,标本面向上,再加 1 滴胶,加盖玻片,待干后镜检。如制片得当,细胞全部贴在玻璃纸上,如盖片上存留部分细胞,可将盖片与玻璃纸分别封在同一载片上。

(八)昆虫胚胎组织染色体制备

自从在蜜蜂胚胎细胞核和人的细胞核中,阐明染色质纤维是染色体的基本结构以来,人们对于染色体组成部分-染色质的结构与功能的研究日趋广泛而深入,所涉及的动物种类和细胞类型也很广。这里以东亚飞蝗卵为材料,直接取其胚胎细胞涂片、染色,进行昆虫胚胎组织染色体制备。

1. 取东亚飞蝗雌、雄虫各 10 只于同一笼子里,28℃ 环境温度下饲养,并于笼中放置一盛有 10cm 深度沙子的杯子供东亚飞蝗产卵。待东亚飞蝗交尾产卵后,取出卵块,放置于 30℃ 保湿培养箱孵化至 3~4 天。

2. 在显微镜下,用 75% 乙醇对卵块进行表面消毒,待卵壳干裂后用镊子剥弃卵壳;取采血针于卵后端 0.75mm 处快速扎入约 0.1mm 深度,随后移出采血针;稍用力挤压卵体,用微量移液器吸取渗出的胚胎细胞,将其转入 10μl 样品缓冲液中混匀;取混合后的样品液涂布于载玻片上,37℃ 干燥 30 分钟。

3. 染色体采用瑞氏-吉姆萨对干燥后的玻片进行染色。即先用瑞氏染液对玻片进行扣染,室温条件下染色 8 分钟;随即加入 100μl 吉姆萨工作液混匀,继续扣染 8 分钟;最后用去离子水漂洗 3 次。

4. 瑞氏-吉姆萨染色完成后,用光学显微镜观察并拍照。

(九)柞蚕脑细胞染色体压片法

柞蚕是鳞翅目大蚕蛾科柞蚕属的一种动物。古称春蚕、槲蚕、栎蚕,也叫山蚕。一种吐丝昆虫,因喜食柞树叶得名。茧可缫丝,主要用于织造柞丝绸,虫体可食用,可作药材,是我国特有的一种具有重要经济价值的昆虫资源。柞蚕雄蛾分布广泛,繁殖率高,既有野生又有饲养,资源极为丰富,可以用于制备染色体。

1. 将 0.1ml 0.2% 秋水仙素溶液注入幼虫体内,在室温下 24 小时。

2. 用针将幼虫的头部和尾部固定在解剖蜡盘中。

3. 用解剖剪将幼虫从腹面前胸部向头方小心剪开,露出白色球状脑。用尖嘴镊取出脑。

4. 将脑投入 0.4% KCl 溶液中处理 30~40 分钟,使其细胞膨大。

5. 用 3∶1 甲醇-冰醋酸固定液固定 2~24 小时。

6. 滴 1 滴 45% 醋酸于载玻片上,将脑置于其中,压片,冰冻揭片,晾干。

7. 染色:用 5∶1 或 10∶1 的吉姆萨磷酸缓冲液(pH6.8)进行染色 30 分钟,自来水细流冲洗,空气干燥。

8. 镜检后,对于染色适中、分裂象好的片子经二甲苯处理 3~5 分钟后进行封片。

(十)蝇神经节体外培养法

家蝇属于双翅目,蝇科,是一种很好的遗传学实验材料。这里介绍一种用于实验室饲养家蝇的方法,展示普通光学显微镜下所见的家蝇幼虫神经节细胞的染色体中期分裂期。达到取材方便,容易剥离标本。

1. 取成熟的蝇Ⅲ龄幼虫,用蒸馏水洗净后放入 Ringer 液中,在解剖镜下,把幼虫的头部至嗉囊的前端切开(勿破嗉囊)从头部的切面取出大脑神经节。

2. 将大脑神经节放入加有秋水仙素(0.07mg/ml)的培养液(Ringer 液加 15% 小牛血清)中,置 25℃±2℃ 下,培养 2 小时。

3. 在甲醇-冰醋酸（3∶1）固定液中固定 30 分钟，其间更换一次固定液。

4. 制片：将大脑神经节放入至滴有 1 滴 60% 醋酸于载玻片上，压片，冰冻揭片，晾干。

（十一）家蚕精巢染色体压片法

家蚕是一种以桑叶为食料的鳞翅目泌丝昆虫，属无脊椎动物，以其品系广、突变多、繁殖量大等特色渐成为重要的模式生物，对于经典遗传及其他领域的研究具有重要的价值。

1. 取 V 龄末期雄幼虫，摘取精巢置于 0.7% 的生理盐水中，除去周围结缔组织和脂肪。

2. 在 0.075mol/L KCl 溶液中低渗处理 2~3 小时。

3. 用甲醇-冰醋酸（3∶1）固定 2 次，每次 30 分钟。

4. 将精巢放到一小皿中，加 0.5ml 左右的固定液，撕破精巢膜，制成细胞悬液。

5. 空气干燥法滴片，气干后用吉姆萨液染色 30~60 分钟，自来水细流冲洗数秒后晾干，镜检。

第二节　染色体组型分析（核型分析）

各种生物染色体的形态，结构和数目都是相对稳定的。每一生物细胞内特定的染色体组成叫染色体组型。染色体组型分析也称核型分析。通过一定的方法制得染色体有丝分裂的玻片标本，经显微照相，冲洗放大等步骤获得染色体照片。从染色体玻片标本和染色体照片的对比分析，进行染色体分组，并对组内各染色体的长度，着丝点位置，臂比和随体有无等形态特征进行观测和描述，从而阐明生物的染色体组成，确定其染色体组型，这种过程称为染色体组型分析。一般有以下 4 种方法：

1. 常规的形态分析　选用分裂旺盛细胞的有丝分裂中期的染色体制成染色体组型图，以测定各染色体的长度（μm）或相对长度（%），着丝粒位置及染色体两臂长的比例（臂比），鉴别随体及副缢痕的有无作为分析的依据。

2. 带型分析　显带技术是通过特殊的染色方法使染色体的不同区域着色，使染色体在光镜下呈现出明暗相间的带纹。每个染色体都有特定的带纹，甚至每个染色体的长臂和短臂都有特异性。根据染色体的不同带型，可以更细致而可靠地识别染色体的个性。

3. 着色区段分析　染色体经低温、KCl 和酶解，HCl 或 HCl 与醋酸混合液体等处理后制片，能使染色体出现异固缩反应，使异染色质区段着色可见。在同源染色体之间着色区段基本相同，而在非同源染色体之间则有差别。因此用着色区段可以帮助识别染色体，作为分析染色体组型的一种方法。

4. 定量细胞化学方法　即根据细胞核、染色体组或每一个染色体的 DNA 含量以及其他化学特性去鉴别染色体。如 DNA 含量的差别，一般能反映染色体大小的差异，因此可作为组型分析的内容。染色体组型分析有助于探明染色体组的演化和生物种属间的亲缘关系，对于遗传研究与人类染色体疾病的临床诊断也非常重要。

一、染色体组型分析的流程

染色体标本玻片的制作一般用有丝分裂中期的分裂细胞进行染色体组型分析。当染色体玻片制好后，放在显微镜下观察，选出符合染色体组型分析要求的细胞，这些细胞是处于有丝分裂中期，染色体分散良好，没有重叠，数目完整，随体和着丝点明显，没有断裂，着色鲜明，形态清晰，且各条染色体处于同一平面上。选择染色体较平直的一条或几条，用目微尺（目镜测微尺）测量其长度。将在显微镜下选定的符合要求的细胞进行显微照相（可用 10×100 倍的油镜），然后冲洗，选取图像清晰的底片，放大，洗印出染色体形态清晰的照片。在显微照相的同时，对镜台测微尺进行同样倍数（油镜 10×100 倍）拍摄，放大，然后根据照片上的实际长度，计算放大倍数。

1. 测量和计算染色体的照相长度　在放大的照片上用透明尺准确地量出各条染色体的总长度和每条染色体两臂的长度（分别量到着丝点的中部）。随体的长度可计入或不计入染色体长度之内，但应注明。染色体弯曲不能用直尺测量时，可先用细线量取染色体相等的长度，再用尺量出细线的相应长度。计算放大倍数是利用在显微镜下直接测得的某平直染色体的实际长度（μm），除以放大照片上的相应染色体的照相长度（μm）。

2. 染色体形态测量数据表。

3. 剪贴和配对　将放大照片上的各条染色体剪下，根据目测和染色体的相对长度，臂比，着丝粒位置，次缢痕的有无和位置，随体的有无和形态大小等特征，进行同源染色体配对。

4. 排列和粘贴　将配对好的染色体按照由大到小的顺序依次排列起来。排列时把各对染色体的着丝粒排在一条直线上，并且使短臂在上，长臂在下。等长的染色体，把短臂较长的染色体排在前面。随体染色体排在最后，性染色体和额外染色体单独排列。已排好的同源染色体按染色体编号先后顺序粘贴在绘图纸上，粘贴时着丝粒要处在同一直线上。

5. 分类　根据着丝点的位置，确定染色体的形态类型，臂比是反映着丝点在染色体上的位置。

6. 绘图和翻拍　将剪贴排列的染色体组型图用坐标纸绘制成染色体模式图并进行翻拍。

二、染色体组型分析在寄生虫学研究中的应用

染色体核型分析目前主要应用范围包括：遗传疾病诊断、产前诊断、白血病诊断、基因突变检测、绘制基因物理图谱、肿瘤物理学研究，此外，在寄生虫学研究中也有广泛应用。

1. 以华支睾吸虫的精原细胞和卵原细胞为材料，用于分析该虫的染色体组型。结果为其染色体数目，$2n=14$，$n=7$。核型的组成是：大型染色体 4 个，小型染色体 10 个，可配成 7 对。根据染色体的大小、形态和着丝粒的位置可分成两组：第一组第 1 号染色体为大型亚中部或中部着丝粒染色体，第 2 号染色体为大型亚中部着丝粒染色体；第二组第 3~7 号染色体为五对小型亚端部着丝粒染色体。

2. 用于分析住鼠客蚤、猫栉首蚤指名亚种、人蚤和秃病蚤蒙冀亚种的染色体组型。结果为：

（1）印鼠客蚤 $2n=18=10m+6sm+2st$，XX/YY；

（2）猫蚤 $2n=12=10m+2sm$，XX/YY，核型特点为 2 号染色体的多态性和 3 号与 6 号染色体间发生不对称性易位；

（3）人蚤核型特点

1）染色体数目多态现象，变异范围 8~12，以 9~12 者多见，XX/YY 性染色体决定机制；

2）染色体结构重组，第 2 号和第 5 号染色体罗伯逊不对称易位；

3）2 号染色体短臂异染质片段增生；

（4）秃病蚤 $2n=18=6m+12sm$。

3. 用于日本血吸虫染色体核型分析。比如日本血吸虫染色体数 $2n=16$，其核型公式为 $2n=6st+8sm+2m$。

第三节　染色体分带技术

染色体分带技术是先经物理、化学手段处理，再用染料进行分化染色，使其呈现特定的深浅不同带纹的方法。用一般细胞学染色方法，染色体的着色是均匀的。但经分带处理后，染色体在纵向结构上显现若干带纹，反映了染色体固有的一定结构，因而能显示不同物种、同一物种不同染色体的差异。以染色体带作标志，能更有效地识别染色体，确定染色体的组型，有助于深入地研究染色体的结构与功能。染色体分带的研究是从 20 世纪 60 年代末开始的。

染色体分带（chromosome banding）技术最重要的应用就是能够明确鉴别一个核型中的任何一条染色体，乃至某一个移位片段，同时也可用于核型进化及可能的进化机制研究。

用吉姆萨常规染色的染色体标本，由于染色体着色均匀，不能把各染色体本身的细微特征完全显现出来。即使是最熟练的细胞遗传学家也只能根据各染色体的大致特征（大小，着丝粒位置）较准确地识别出第 1、2、3、16 号和 Y 等这几条染色体，对 B、C、D、F 和 G 组的染色体，则只能鉴别出属于那一组，而对组内各条染色体，特别是相邻号序的染色体，一般都难以区分。并且，对所有各染色体发生的微小结构畸变，例如缺失，易位等均不能检出，对许多染色体异常，特别是结构畸变的研究与临床应用都受到极大限制。

1968年瑞典细胞学家首先提出染色体的荧光分带技术,先后用氮芥喹吖啶(quinacrinemustard)荧光染料处理蚕豆、中国田鼠和人的分裂中期染色体,使染色体清楚地呈现亮、暗相间的荧光带纹。后来,人们又用吉姆萨染色研究出了C带、G带、R带、N带、T带、F带、Cd带等不同的分带技术。同时也开始了显带机制的讨论。在人染色体的研究中,用分带技术成功地确定了标准的人类核型,为一些遗传性疾病和肿瘤的临床诊断提供了依据。动物的染色体分带自1970年开始,发展较快。1971年以来,已对近百个属的植物成功地进行了染色体分带研究。由于植物细胞有壁,故对染色体玻片标本的制备和染色有一定程度的影响,因此,还存在一些问题需要探索和解决。关于染色体的显带机制有3种论点:DNA的作用;蛋白质的作用;多种因素的作用。各有一定依据,但尚未定论。近年来,随着染料种类的增多,分带技术应用的发展,分带的类型也日益增多。

根据人类细胞遗传学国际命名体系(International System for Human Cytogenetic Nomenclature,ISCN)的规定,每条染色体都以显著的形态特征(着丝粒、染色体两臂的末端和某些带)作界标而区分为若干个区,每个区都含一定数量、一定排列顺序、一定大小和染色深浅不同的带,这就构成了每条染色体的带型。

区和带的命名是从着丝粒开始,向臂的远端序贯编号。"1"是最靠近着丝粒的,其次是"2""3"等。定为界标的带就作为下一个区的1号带。在标示一特定的带时需要包括4项:①染色体号;②臂的符号;③区号;④在该区内的带号。这些项目依次列出,无须间隔或标点符号。在高分辨的染色体中,作为界标的带和一个普通的带都可能被细分为亚带、次亚带。如1p22.21表示为1号染色体短臂2区2带2号亚带中的第1次亚带。

寄生虫染色体分带技术,主要是参考人类或哺乳动物染色体的分带方法,加以改良之后而形成的。

一、Q带

Q带又叫荧光分带法。1968年瑞典细胞化学家应用荧光染料氮芥喹吖因(QM)处理染色体后,在荧光显微镜下,发现各染色体沿其长轴可显示出一条条宽窄和亮度不同的横纹带(band)。应用这一显带技术,可将人类的24种染色体(1~22号常染色体和X、Y染色体)显示出各自特异的带纹(如带纹数多少,亮、暗,带宽、窄和亮度等),称为带型(banding pattern)。用荧光染料染制染色体标本,在荧光显微镜下这些染色体呈现暗亮不同的条纹,由于染色体中DNA内的AT丰富区对喹吖因荧光有增强作用,故显出亮带;反之,其DNA内CG丰富区对喹吖因荧光有减弱作用,故而出现暗带。Q带清晰准确,但标本需用荧光显微镜观察。因荧光持续时间短(0.5~1小时),故一般采用显微摄影后进行仔细分析。

由于染色体长度所构成的DNA链中的碱基组成分的变化,以及染色体内蛋白质-DNA间的相互作用对于染色体上荧光染料的反应不同,而呈现不同暗亮的带纹,亦起着作用。这些带纹的出现是由于荧光染料所致,故称为Q带。

其非同源染色上的带纹不一致,而同源染色体上的条纹是相同的,为此,可应用这一技术来鉴定和识别各条染色体的变异。目前常用的Q带技术是喹吖因荧光染料染色,故又称为QFQ法(q-band by fluorescence using quinacrine)。Q带条纹与G带相同,即Q带亮区为G带的深染区,反之,Q带暗区为G带浅染区。

(一)染色方法

(1)常规染色体制片,制片要求同G带。

(2)将玻片浸于pH6.0磷酸缓冲液中或柠檬缓冲液中5分钟。

(3)用荧光染料0.005%氮芥喹吖因或0.5%二盐酸喹吖因染色15~20分钟。

(4)流水冲去荧光染色液。

(5)分色:将经荧光染色过的片子放置于pH6.0磷酸缓冲液,或柠檬酸缓冲液,或蒸馏水中分色,每次5分钟,共3次。

(6)最后一次分色后,滴上pH6.0磷酸缓冲液,或柠檬酸缓冲液,或蒸馏水,用干净盖玻片盖上(注意不要有气泡),然后用指甲油或石蜡油于盖玻片周围封固,以防水分蒸发。

(7)制好玻片放置于荧光显微镜下观察,并用显微照相拍下所需的中期染色体图像,以便做核型分析。

（二）注意事项

（1）荧光染料染色之后，分色时间要掌握正确，这是关系到 Q 带是是否清楚的关键，如果荧光太弱，可以小心取下盖玻片再用荧光染料重新染色，再依次分色，封片。如果荧光太强，带型不清楚，则去掉盖玻片，可再次放置于缓冲液中再分色一分钟。

（2）Q 带的片子，片龄时间不能太长，一般在一周之内。

（3）带荧光染色片子经褪色之后，仍可作 G 带染色用。荧光褪色可放于 pH6.0 缓冲液中浸泡 12~24 小时后晾干，备用。

（4）使用荧光显微镜，根据光源可分直落式和透射式两种。一般以直落式为好，因为直落式光源来自于目镜和接物镜之间，而通过接物镜落于标本上，对眼睛的损害较少，其光源能发挥最大作用，故在荧光显微照相上，摄片上效果较佳。

（5）荧光显微镜所用光源用 HBO 220W 高压汞灯，BG12 激发滤片和 510mm 栅栏滤片配合可得较佳效果。

二、G 带

染色体标本如先经过盐溶液、碱、热、胰酶或蛋白酶、尿素及去垢剂等不同处理后。再用吉姆萨染液染色，也能使染色体沿其纵轴显示深浅相间带纹称为 G 带。G 带带纹清晰，标本可长期保存。关于 G 带形成的机制，到目前为止还没有完全定论，但有人提出了以蛋白质构象改变为基础的显带机制。此机制认为，带纹所反映的是蛋白质结构的差异，这种差异与 DNA 的功能活动相适应。G 带的形成与吉姆萨染料的组成及染色特性分不开。吉姆萨染料是由亚甲蓝（美蓝）、天蓝和曙红组成的复合染料，除曙红外，均为噻臻类染料，它只与 DNA 中的 PO_4^{3-} 基结合而不与蛋白质结合，所以染色体着色首先是两个噻臻分子与 DNA 的结合，在此基础上结合一个曙红分子；形成 2:1 噻臻-曙红沉淀物。其次要有一个有助于染料沉淀物积累的疏水环境。染色体上含有高浓度疏水性蛋白的区域有利于噻臻-曙红沉淀物的形成，这些区域相当于含高比例二硫键的氧化态蛋白质区域，经一系列处理后显示暗带，而另一些区域（明带区）则为含巯基的还原态蛋白质，为亲水性蛋白质，对染料亲和力低，所以不显色。这表明，在 G 带形成的过程中，蛋白质状态是一个主要因素。这与染色体的功能有关。如果染色体上某一区域的 DNA 为重复序列，转录活性低，相应地包装它们的蛋白质也较稳定，可能通过较强的二硫键形成很稳定的疏水的螺旋结构，成为染料沉淀物积累的环境，从而显示出阳带（暗带）。反之，如果染色体上某一区域的 DNA 富含具转录活性的结构基因，则功能上相对活跃，包装它们的蛋白质也较疏松，构象上类似折叠结构，经处理后二硫键断裂，还原为巯基，成为亲水性蛋白，不利于染料沉淀物的积累，所以着色浅，显示阴带（明带）。关于 G 带形成的机制还有待进一步探讨。G 带有许多优点：染色是永久性的，以较长时间保存；带纹分析通常较好；用普通光学显微镜可观察等。

将染色体制片经盐溶液、胰酶或碱处理，再用吉姆萨染料染色，在光镜下进行检查，见到特征性的带。一般富含 AT 碱基的 DNA 区段表现为暗带。此法可制成永久性的标本。

（一）标本的准备与溶液

用气干法制得的标本置 60℃ 烘烤 8~10 小时（烤箱顶端的出气孔开着）或 65℃ 烘烤 3 小时，然后取出放 37℃ 温箱备用。一般在 3~7 天内进行显带。

2.5% 胰酶液：取胰酶 2.5g 溶于 0.85% 生理盐水 100ml，分装小瓶后冻存备用。

10% 吉姆萨染色液：取吉姆萨原液 5ml 与 PBS（pH7.4）45ml 混合。

吉姆萨原液：配方（吉姆萨色素 1g，甘油 50ml，纯甲醇 50ml）；方法是：将吉姆萨色素置研钵中用甘油研磨溶解后，移入瓶内置 55~60℃ 水浴内 2 小时。不时摇动使其溶化，待冷却后加入甲醇，放置室温 2~3 周后，以粗滤纸过滤备用。

（二）显带步骤

1. 消化　将配制好的 0.25% 胰酶溶液装入立式染色缸中并调 pH7.0，将其放入 37℃ 恒温水浴箱中预温。取染色体制片置胰酶缸中处理 5~30 秒，期间要不断地轻轻摇动，使胰酶处理均匀。

2. 漂洗 立即取出玻片放入生理盐水中冲洗两次,用滤纸吸去多余水分。

3. 染色 将标本浸入 37℃ 预温的吉姆萨染液[1:10 的吉姆萨原液和 PBS(pH6.8)]中染色 15~20 分钟。

4. 漂洗 将标本用自来水冲洗(冲洗要小心)、晾干或用滤纸吸干。

5. 分析 显微镜下观察染色体显带效果。先在低倍镜下选择分散良好的分裂象,然后转换油镜观察其显带的情况(若染色体未出现带纹,则为显带不足,若染色体边缘发毛为显带过头,此时应根据具体情况增减胰蛋白酶处理时间重新处理一张标本)。依次找出各号染色体和性染色体,绘成草图。各染色体的位置、形状大小尽量真实(不必绘出带型),并在各染色体旁边标明染色体序号。

6. 照相 挑选出数目完全且带纹清晰的分裂象,进行显微照相、冲洗、放大,制成小鼠骨髓细胞染色体标本 G 显带中期分裂象照片。

(三)改良的 G 带直接染色法

1. 标本的制作 制成的标本置冰箱保存,临用前在冰箱取出再放在 50℃ 温箱 2 小时。在进行 G 带处理之前,需在室温下至少放置 24 小时。

2. 溶液的配制 瑞氏-吉氏染色原液:取瑞氏粉末 2.5g 和吉氏粉 0.85g 末溶于甘油 500ml,并置于 50℃ 温箱 24 小时。自温箱取出后,加入纯甲醇 500ml,在搅拌板上 24 小时混匀。过滤去渣,保存在密闭的 100ml 棕色瓶中。

硼酸缓冲液(pH9.2)原液:取 Na_2SO_4 14.20g 和 $Na_2B_4O_7$(硼酸钠)1.91g 溶于双蒸水 1 000ml。

0.5mol/L 磷酸缓冲液(pH6.8):将磷酸氢二钠(分子量 141.96)17.745 0g 和磷酸二氢钾(分子量 136.00)17.012 5g 溶于双蒸水 500ml。

2×SSC 液:将柠檬酸钠(0.03mol)8.823g 和 NaCl(0.3mol)17.523g 溶于双蒸水 1 000ml。

3. G 带处理

(1)以上 3 种(硼酸缓冲液、0.5mol/L 磷酸缓冲液和 2×SSC)溶液中的任一种均可用作染色体显带的预处理。一般说,硼酸缓冲液的效果最稳定。把老化的标本放在 65℃ 的硼酸缓冲原液(pH9.2)中 10~20 分钟(确切的温育时间随个体而异)后,再把玻片放在蒸馏水中冲洗并空气干燥。

(2)将气干的玻片放在水平的染色架上,将稀释的硼酸缓冲液(1:1、1:2 或 1:3)3ml 和瑞氏/吉氏原液 1ml 迅速混合后滴加。将玻片翻转放置 1~2 分钟,或直至达到所需的染色深度。然后把玻片放在自来水下冲洗,气干。

1:1 稀释的硼酸缓冲液(1 份缓冲液和 1 份双蒸水)适于玻片标本放置时间较长的标本。1:3 或 1:2 稀释的硼酸缓冲液适于新鲜标本或不稳定的标本。

三、C 带

染色体标本经强碱[NaOH 或 Ba(OH)$_2$]热处理后,在着丝粒周围区域和异染色质区经吉姆萨染成深色,而染色体两臂的常染色质部分仅有浅淡轮廓。这是一种染色体上不显示带纹的特殊显带法,主要显示着丝粒区和异染色质区的变化。这种技术称为着丝粒区异染色质法,故简称 C 带。常用的为 CBG 法,即用 Ba(OH)$_2$ 处理后用吉姆萨染色。

(一)染色方法

1. 制片、烤片同 G 显带技术(65℃,2 小时)。

2. 染色体标本在室温下用 0.1N HCl 水解 15 分钟后蒸馏水冲洗。

3. 2% Ba(OH)$_2$,65℃ 处理 10 分钟后蒸馏水冲洗。

4. 2×SSC,65℃ 处理 1 小时。

5. 冲洗冷却后用 1:10 吉姆萨稀释液染色 7 分钟。

6. 冲洗后晾干,镜检。

7. 核型分析 标本经低倍镜选择后换油镜分析染色体上着丝粒和异染色质区的变化。选择典型分裂象经显微照相后放大扩印,按 C 带分析标准剪贴。

注意事项：①染色体制片后可立即作 C 显带。片龄不宜太长，过长会影响 C 带质量。②染色体标本质量较好，分裂象周围无细胞质等背景时免去盐酸水解。

（二）其他不同的处理方法

1. 热处理将材料置于 94℃ 左右条件下，用 1mol/L NaH$_2$PO$_4$ 溶液处理数分钟至十几分钟。

2. 碱-热处理先用饱和的 Ba（OH）$_2$ 溶液（5% 或 6.5%）处理，然后在 2×SSC 溶液中，于 60~65℃ 保温 1 小时。此处 Ba（OH）$_2$ 处理的温度、时间随不同材料变化很大，温度范围可从室温到 60℃，时间范围从数分钟至数十分钟。

3. 酸-热处理以 0.2mol/L HCl 代替 Ba（OH）$_2$，于室温下处理 10~40 分钟。

4. 酸-碱处理用 1mol/L HCl 或 1mol/L HCl+50% 冰醋酸于室温下处理 5~15 分钟，然后，用 0.1mol/L NaOH 处理几十秒钟至 10 多分钟，或以 Ba（OH）$_2$ 代替 NaOH。

5. 酶处理法用 0.025%~1% 的胰蛋白酶于室温条件处理 10 分钟。

6. 变性剂处理可用 8mol/L 尿素（尿素 3 份 +1 份 0.15mol/L，pH 6.8 磷酸缓冲液）处理。

酸处理能促进 C 带的呈现。在 C-带方法中，对于不同材料或不同制片方法来说，各个步骤的具体条件可能会有所不同。如难显带的材料，可延长变性处理的时间。但如变性时间过长，又会使染色体变形破坏。

四、R 带

染色体用磷酸盐溶液进行高温处理，然后用吖啶橙（acridine orange）或吉姆萨染料进行染色，所显示的明暗（或深浅）带纹恰与 Q 带（或 G 带）相反，故也称为反带，即 R 带。用这种方法染色后可使染色体末端着色特深，对测定染色体长度，末端区域结构改变，研究缺失或其他染色体重排的识别上非常有利。R 显带的机制目前并不完全了解，在高温（80~90℃）的处理下诱发了染色体蛋白质的变化。在高温下 G 带的中 AT 丰富区变性而显出特别亲染，但在 R 带中正恰相反，AT 丰富区却并不显出亲染作用，故而显出浅染带区，电镜的观察进一步表明了这些带和间带区域的差异主要在于电子密度的不同，R 带所显示之深浅带纹区域正同 G 带之带纹区域相反，即 G 带深染区 R 带为浅染区，反之亦然。

由于这种技术所显示深浅带纹正好与 G 带相反，故称逆相 G 带（Reverse Gband），故又称 R 带。在 G 带染色体的两末端都不显示深染，而在 R 带中则被染上深色，因此 R 带有利测定染色体长度以末端区域结构的变化。目前所用的 R 显带方法是 RBG 法（Rband by Brd U using Giemsa 溶液），即经 5-溴脱氧尿嘧啶核苷（BrdU）处理后用吉姆萨染色。

所用到试剂如下：

1. pH6.8PBS　将溶液 A（1/15mol/L KH$_2$PO$_4$）1 000ml 与溶液 B（1/15mol/L Na$_2$HPO$_4$）900ml 混合。

2. Earles 液　溶液 A--NaCl 6.80g、KCl 0.40g、NaH$_2$PO$_4$·H$_2$O 0.14g、蒸馏水 800ml；溶液 B--无水 CaCl 20.20g、MgCl·6H$_2$O 0.17g、蒸馏水 200ml；将溶液 A 倒入溶液 B 中，混合后即可。

3. Hoechst33258 原液　Hoechest332582mg，蒸馏水 4ml。Hoechest 工作液：200ml/15mol/L PBS 加 0.75ml 原液。

4. 吖啶橙（acridineorange）　配制 pH6.5 PBS：溶液 A--0.07mol/L Na$_2$HPO$_4$·12H$_2$O、溶液 B--0.07mol/L KH$_2$PO$_4$。将 32mlA 溶液和 68mlB 溶液混合。吖啶橙工作液：0.1g 吖啶橙于 100ml 0.07mol/L PBS 中。

5. 胸腺嘧啶核苷（thymidine）　使 Z 终浓度为 0.3mg/ml。

6. 5-溴脱氧尿嘧啶核苷（BrdU）　使 Z 终浓度为 3×10^{-5}mol/L。

（一）R 带显带方法之一

1. 取自然干燥的染色体玻片标本。

2. 在 1mol/L NaH$_2$PO$_4$（pH4.0~4.5）溶液中于 88℃ 处理 10 分钟。

3. 水洗数秒钟。

4. 4% 吉姆萨染色约 10 分钟。

5. 水洗、气干、镜检。

（二）R 带显带方法之二

1. 标本制作是在常规外周血培养 72 小时之后进行的,然后,加入胸腺嘧啶核苷使其最终浓度为 0.3μg/ml,继续培养 17 小时。

2. 无菌条件下,用 Hank 溶液洗 2 次,洗去胸腺嘧啶核苷余液,随后将外周血培养物转移入另一新鲜的培养液中,同时加入 5-溴脱氧尿嘧啶核苷(BrdU),使其生长培养液最终浓度为 10μg/ml,置于黑暗条件下在 37℃ 中继续培养 5 小时。

3. 终止培养　按常规外周培养量加入秋水仙素于 37℃ 中继续培养 2~4 小时,随后按常规培养进行离心、低渗、固定、制片。

4. 制作 R 带时,将玻片先放于 Hoechst33258 工作液中染色 20 分钟,或是在吖啶橙工作液中染色 5 分钟,在用 pH6.8 磷酸缓冲液冲洗 2 次。

5. 将标本置于电热金属片上在恒温水浴箱上,然后玻片上铺满了 pH6.8 磷酸缓冲液,使液体保存于 45℃ 左右的恒温。

6. 用 8W 紫外灯垂直于上述铺满了 pH6.8 磷酸缓冲液的玻片上,灯管与玻片间距约 5cm,照射 15~20 分钟,随后用蒸馏水冲洗 2 次。

7. 将玻片浸于 86℃ 的 Earle 液中处理 1~2 分钟,随后用蒸馏水洗涤 2 次,冷却。

8. 用 1∶20 吉姆萨稀释液染色 10 分钟,晾干。

9. 镜检和核型分析　用低倍镜转油镜观察计数,然后选好的分裂象,经显微摄影之后,按 R 带染色体特征进行分析,以检出异常。

注意事项:①染色体玻片不能用火烘干,只能让其自然干燥其效果较佳。②R 显带制片不需经过高温烘片,存放时间也不宜过长。③紫外灯照射时间与 Earle 液处理时间成反比,如紫外灯照射时间长,则在 Earle 溶液中处理时间则短。

五、同一染色体上的多种染色

有时需要在同一个细胞上做两种以上不同的染色。如为了测量染色体的长度或者丝粒的位置,一般方法是在显带技术识别单个染色体之后,再进行常规染色。在这里,重要的是染色的次序及染色的方法。

（一）C 带配合另一种显带方法

在 G 带之后再做 C 带。可采取下列方法,其效果较好。

1. 气干法标本置 2×SSC(60℃)1.5 小时,再在缓冲的吉姆萨液(pH6.8)中染色 15 分钟(或更长时间)。

2. 在观察了 G 带标本之后,在二甲苯中移去油迹,吸干,再放入 95% 乙醇 5 分钟,再转入 70% 乙醇 1 小时,使之脱色,气干。

3. 在 0.2mol/L HCl(室温)中 15 分钟,蒸馏水(8~10℃)5 分钟,蒸馏水(室温)5 分钟,0.07mol/L Ba(OH)$_2$ 溶液 30 秒,蒸馏水(8~10℃)5 分钟,蒸馏水(室温)5 分钟,2×SSC(pH7.0,60℃)4 小时,70% 乙醇中冲洗 5 分钟,以新鲜的 70% 乙醇重复冲洗 5 分钟,95% 乙醇 5 分钟,新鲜的 95% 乙醇 5 分钟,气干。缓冲的吉姆萨溶液(pH6.8)染色 1.5 小时,再在水中冲洗、吸干。

（二）G 带配合 Q 带

在同一个染色体上同时出现 G 带和 Q 带可用来鉴别染色体的多态性和变异体。下面是胰酶 G 带之后作 Q 带的步骤。

1. 玻片先按常规的胰酶-吉姆萨染色。

2. G 带之后,置二甲苯移去油迹,吸干。

3. 浸入 95% 乙醇 5 分钟,再在 70% 乙醇中 1 小时,使之脱色,气干。

4. 进行奎吖因染色(方法见上)。

六、N 带

真核生物在细胞分裂的中期,其核仁会附着到一对或几对染色体的特定部位上,这些部位就是染色体的核仁组织区（nucleolus organizer region，NOR）。此法染色后并经处理，可使核仁组织区染色深，专门显示核仁组织区（NOR）的带型。故称为 N 带或 NOR 显带法。如用银染色呈现阳性的 NOR 称为 Ag-NOR。

（一）Ag-NOR 带的方法

银染核仁成形区的方法，最早是在 1975 年提出的 Ag-As 技术。又称 Ag-As 染色法。主要用于染核仁组织区的酸性蛋白质。应用这种技术使人类、哺乳动物、两栖类、植物等的核仁形成区（NOR）特异性染为黑色。这种银染色阳性的 NOR 称为 Ag-NOR。银染方法的原理可能是由于转录的 rDNA 部分有丰富的酸性蛋白，它们具有 S-H 键和 S-S 键，容易将 Ag^+ 还原为 Ag 的颗粒，从而在活性的核仁形成区镀上银，呈现为黑色的区域。本实验将介绍染色体核仁形成区的银染显示法（Ag-NOR），并了解 Ag-NOR 的多态现象。

①把大培养皿放入水浴中，升温至 65~70℃，同时用烧杯预热蒸馏水。②将标本片平放在预热的培养皿垫枕上，用 50% 硝酸银溶液与 2% 明胶溶液以 2∶1 混匀后，立刻滴加到染色体制片上，复以盖片（或擦镜纸）。③待反应液由无色透明变黄，最后变成棕褐色后（2~4 分钟），立即取出载片，用预热的蒸馏水彻底冲洗，晾干后镜检。染色适度的片子，染色体为金黄色，NORS 为黑色。

（二）注意事项：

1. 用于 Ag-NOR 染色的染色体标本，最好是新鲜制备的，以一周以内的制片为好，同时片内要求有众多的分裂象。

2. 银染用的两种反应液最好新配，一时用不完可装棕色瓶中，冰箱 4℃ 保存，但不得超过 10 天。

3. 配制和使用硝酸银溶液时要格外小心，不要滴洒在地上、桌上及手上等处，氧化为黑色的污点极难除去。

4. 在明胶中添加甲酸可促进反应过程（明胶 2g+ 蒸馏水 99ml+ 甲酸 1ml）。

具体详细方法如下：

（1）Ag-I 染色：与上法一样滴加 $AgNO_3$ 液，盖上盖玻片，然后放在培养皿中，37℃ 温育 18 小时或 50℃ 温育 2~5 小时。水洗，镜检（以相差显微镜观察）。以染色体不着色，NOR 则呈黑色时为最适。

需要注意的是：

1）福尔马林的浓度可以从 3%~10%。$AgNO_3$ 的浓度可从 33.3%~50%；

2）As 和福尔马林这一步反应的速度与温度有关，温度愈高，反应愈快；

3）As 和福尔马林的比例未必都用 1∶1。实验材料不同，可以有变异；

4）染色体标本保存时间的长短似乎无关，甚至保存 5 年的标本仍可作银染色，但以存放在冷暗处为妥；

5）银溶液可使皮肤、衣服和显微镜染上色，操作时应多加小心。

（2）Ag-G 带染色：要使 Ag-NOR 在核型中精确定位，在同一细胞中同时作 G 带和银染色无疑是十分必要的。

方法：加 4 滴 Ag-I 液（$AgNO_3$4g+ 蒸馏水 8ml）于染色体标本上，覆以盖片。在 68℃ 热板上放置 3~5 分钟，此时可在盖片周围看到白色硝酸银结晶。水洗，干燥，再加 2 滴 3% 福尔马林（以醋酸钠使之中性化，并至少存放 3 天再用）和 2 滴 Ag-II 液（$AgNO_3$ 4g 溶于蒸馏水 5ml，加 NH_4OH 7.5ml）。加上盖片，镜检，小心染色不可过度。然后在胰酶液中处理，吉姆萨染色。

（3）Q、C、G、R 带染色 + 银染色

Q 带：氮芥奎吖因染色 10 分钟，水洗 2 分钟后，以 Tris-马来酸盐缓冲液（pH5.6）封片，在荧光镜下照相；

C 带（CBG 法）：饱和 $Ba(OH)_2$ 处理 2 分钟，在 60℃ 2×SSC 液中温育 4 小时，吉姆萨染色；

R 带：在 1mol/L 磷酸盐缓冲液（86℃）温育 10~15 分钟，水洗，吉姆萨染色，T-G 带：在胰酶-EDTA 液中处理 5~15 秒（45ml Hanks BSS 加 5ml 10× 胰酶-EDTA，pH7.8），水洗，吉姆萨染色。

经上述显带染色后，镜检，照相。然后在甲醇：冰醋酸（3∶1）中褪色，干燥。再以 Ag-As 染色，镜检。

七、利用限制性核酸内切酶进行染色体分带

限制性核酸内切酶是可以识别并附着特定的核苷酸序列,并对每条链中特定部位的两个脱氧核糖核苷酸之间的磷酸二酯键进行切割的一类酶,简称限制酶。根据限制酶的结构,辅因子的需求切位与作用方式,可将限制酶分为三种类型,分别是第一型(Type Ⅰ)、第二型(Type Ⅱ)及第三型(Type Ⅲ)。Ⅰ型限制性内切酶既能催化宿主 DNA 的甲基化,又催化非甲基化的 DNA 的水解;而Ⅱ型限制性内切酶只催化非甲基化的 DNA 的水解。Ⅲ型限制性内切酶同时具有修饰及认知切割的作用。

染色体的限制酶显带是在其他显带法基础上发展起来的,实验程序与其他显带方法基本相似。已应用于哺乳类、鸟类、两栖类、鱼类和昆虫等真核生物。限制酶诱导发生的带型类别与生物类群的进化水平有密切关系。昆虫和冷血动物染色体经限制酶处理仅显 C 带,温血动物则可显 C 带和 G 带。C 带是真核生物中普遍存在的带型,G 带一般只发生在温血动物中。这种一致性一方面反映出限制酶显带与传统显带在机制上的某些共同点,另一方面意味着带型类别制约于不同生物类群 DNA 分子的组成特性。有证据表明,染色体 G 带(或 R 带)的出现直接与细胞核 DNA 组成的异质性有关。

八、姊妹染色单体的区分染色

姐妹染色单体是对原有染色单体概念的拓展和深化。运用这一概念能够明晰地反映出有丝分裂、减数分裂过程中染色体的行为特点,比笼统的染色单体的提法更形象、具体和贴切。一般来说,染色单体应包括姐妹染色单体,但二者并非等同关系。从有丝分裂前期到中期(在有丝分裂后期,着丝点断裂,此时不存在染色单体),染色体沿其长轴发生纵裂。这样被分成的二条染色体各称为染色单体。开始成为一对的染色单体两者并不分开,逐渐它们具有独立的基质,并在其中各自形成两条染色丝。而且染色单体往往出现互相关联的螺旋。这些螺旋的圈数在中期以前逐渐减少,并且着丝粒也开始分裂。从中期进入后期时,一对染色单体就互相完全分开,作为子染色体分别向相反的两极移动。减数分裂的二价染色体是由 4 条染色单体(四分染色体)产生的。

姊妹染色单体不同体现在三个方面:

其一,姐妹染色单体是由一个着丝点连着的并行的两条染色单体,是在细胞分裂的间期由同一条染色体经复制后形成的,在细胞分裂的间期、前期、中期成对存在,其大小、形态、结构及来源完全相同(但经过四分体时期的交叉互换后,会产生差异),就像连体的同卵双胞胎姐妹婴儿;而染色单体应指细胞中全部的姐妹染色单体,它们的大小、形态及来源不一定相同。因此,对姐妹染色单体在细胞中的数量应以几对数来叙述,就像几对同源染色体一样,而不宜用个数。

其二,细胞中每对姐妹染色单体之间的化学组成是一致的,DNA 分子的结构相同,所包含的遗传信息也一样,而染色单体之间所携带的 DNA 分子结构及遗传信息就不一定相同了。

其三,在有丝分裂和减数第二次分裂的后期,每对姐妹染色单体都随着着丝点的分裂而彼此分开(就像连体的同卵双胞胎婴儿经手术后形成两个独立的人一样),此时不存在染色单体。

(一) SCD 法的原理

姐妹染色单体分化染色法(sister chromatid differentiation,SCD)是 20 世纪 70 年代中期发展起来的染色体处理技术。在培养的细胞中加入 5-溴脱氧尿嘧啶核苷(5-bromode oxyurdine,BrdU),用 Hoechst 33258 荧光染料染色时,发现了姐妹染色单体的色差反应和它们之间互换的现象。也可以使用吉姆萨染色。SCD 形成原理:在细胞培养过程中,加入 5-溴脱氧尿苷,当细胞的 DNA 复制时,BrdU 可作为核苷酸前体物专一取代胸腺嘧啶而被掺入新合成 DNA 链中。第二周期加入 BrdU,每条新合成的染色单体 DNA 双链中旧模板没有掺入,半保留复制的新链被 BrdU 掺入;当细胞处于第三个分裂周期时,同一染色体的两条姐妹染色单体,一条由双股都含有 BrdU 的 DNA 链构成,而另一条为单股含有 BrdU 的 DNA 链。在结构上双股含 BrdU 的 DNA 螺旋化程度降低,故对染色剂亲和力低,在用吉姆萨染色时着色浅,只有单股含 BrdU 的 DNA 链组成的单体则着色深而形成差别着色。应用姐妹染色单体区分染色法研究来自一个染色体的两条单体之间在同一个位点发生同源片段的交换,称为姐妹染色单体互换(sister chromotid exchange,SCE）。SCE 是两条染色单体核苷酸序列发生互换而表现出来的一种现象。

这种技术用于研究细胞周期、染色体半保留复制、染色体的分子结构和畸变,以及 DNA 的复制、损伤与修复等一系列重要理论问题。由于 SCE 能灵敏地检测染色体的变化,表现出剂量-效应关系,还可以将姐妹染色单体互换频率列为检测致突变物、致癌物的常规指标之一。

（二）BrdU-Giemsa 法

1. 细胞培养　常规培养人外周血淋巴细胞,24 小时后,加入 BrdU 使其终浓度为 20μg/ml。

2. 继续避光培养 48 小时,终止培养前 2~3 小时加秋水仙碱。

3. 培养结束收获细胞,常规制备染色体。

4. 染色体制片在 37℃ 恒温箱内老化 24 小时或室温放置 1~2 天。

5. 将染色体制片的玻片正面向上平铺在恒温（45℃）水浴锅上,在玻片上滴加已预热至 45℃ 的 1×SSC 溶液。

6. 将紫外灯放在恒温水浴上,灯与标本垂直,其外加盖报纸数张以阻挡紫外线。照射距离为 6cm,时间 15 分钟。

7. 照射完毕后以蒸馏水洗去 1×SSC。

8. 1∶10 吉姆萨染色 5 分钟。

9. 自来水细流冲洗去多余染料,干燥,镜检。

10. 计数 SCE　选择染色体分散较好,数目为 46 的中期分裂象 20 个进行观察计数,凡在染色单体端部出现的互换计为一次 SCE,在染色单体中间出现的互换计为两次 SCE。凡在着丝粒部位发生一次互换,判断不是两条染色单体在着丝粒部发生的扭转,计为一次 SCE,但另列入"着丝粒区互换（CME）"一项。

（三）BrdU-碱性品红法

1. 染色体标本的制备同前。

2. 把保存于室温下 3~7 天的标本置 0.01% 胰酶液中,在 0~3℃ 处理 7 分钟。取出标本立即以蒸馏水冲洗。

3. 标本干后置 0.1% 的碱性品红液染色 2~3 分钟,再以蒸馏水冲洗,气干。

第四节　脉冲场凝胶电泳

脉冲场凝胶电泳（pulsed field gel electrophoresis,PFGE）是一种分离大分子 DNA 或者染色体的方法。1984 年,科学家发明了交变脉冲场凝胶电泳（pulsed-field gel electrophoresis,PFGE）技术,与常规的直流单向电场凝胶电泳不同,这项技术采用定时改变电场方向的交变电源,每次电流方向改变后持续 1 秒到 5 分钟左右,然后再改变电流方向,反复循环,所以称为脉冲式交变电场。在普通的凝胶电泳中,大的 DNA 分子（>10kb）移动速度接近,很难分离形成足以区分的条带。在脉冲场凝胶电泳中,电场不断在两种方向（有一定夹角,而不是相反的两个方向）变动。DNA 分子带有负电荷,会朝正极移动。相对较小的分子在电场转换后可以较快转变移动方向,而较大的分子在凝胶中转向较为困难。因此小分子向前移动的速度比大分子快。脉冲场凝胶电泳可以用来分离大小从 10kb 到 10Mb 的 DNA 分子。

一、原理

脉冲电泳分离 DNA 大分子的介质是琼脂糖,大于 20kb 的线性 DNA 双链片段,在琼脂糖凝胶的网孔中的泳动,就像蛇行似的寻找弯曲蜿蜒的孔隙。普通的单方向恒定电场给 DNA 分子的泳动动力方向确定且不发生变化,所以严重影响凝胶电泳分离大分子量 DNA 片段的效果。

PFGE 施加在凝胶上至少有两个电场方向,时间与电流大小也交替改变,使得 DNA 分子能够不断地调整泳动方向,以适应凝胶中不规则的孔隙变化,达到分离大分子线性 DNA 的目的,最大分辨率为 5 000kb 大小的线性 DNA 分子。在交变脉冲电场中,大分子量线性 DNA 改变泳动方向所需时间比小分子线性 DNA 要长,因为前者变形能力低于后者。当某一线性 DNA 在脉冲场中改变形状调整方向进行迁移所需的时间大于脉冲场脉冲维持时间时,该 DNA 的迁移速度将减为最低。线性分子改变形状和泳动方向所需时间与其分子量大致成正比,PFGE 也是基于不同 DNA 分子量的差异作为分离不同 DNA 分子的依据。当 DNA 分子变形转向所需时间与脉冲时间较接近时,迁移率与 DNA 分子量成反比。根据被分离 DNA 分子的范围选择适当的脉冲时间,经过较长时间不断变形转向泳动,不同大小的 DNA 就被分离。DNA 分子的净迁移方向与普通电泳一样,垂直于样品孔。

影响 PFGE 分辨率的因素包括几方面:两个脉冲场的均一性;两个脉冲场的脉冲时间以及它们之间的比率;两个脉冲场的强度和方向。为了增强 PFGE 对大小差异较大的 DNA 样品的分辨率,可采用交变脉冲梯度电场,即在电泳过程中,先用较短的交变脉冲时间使较小的 DNA 分子分离,然后用较长的交变脉冲时间分离较大的 DNA 分子。

对 PFGE 结果的观察解释标准如下:

1. 相同(indistinguishable)　酶切图谱间有同样的条带数,且相应条带大小相同,流行病学上则认为相同,这种经 PFGE 证实的结果,用其他方法检测不可能显示实质性的差异。

2. 紧密相关(closely related)　PFGE 试验中,比如其他克隆株与暴发克隆株有一致的单一基因事件的改变,如点突变、插入或 DNA 缺失。典型的情况下,这种变化可导致 2~3 条带的差异,当一些分离菌株被多次重复培养或自同一病人多次分离时可观察到这种现象。

3. 可能相关(possibly related)　两个独立的基因情况所致的一致的差异,如出现了 4~6 条带差异,此时能用简单的插入或 DNA 缺失或限制性位点的获得或缺失来解释。这些菌株与暴发株间遗传基因不紧密相关,流行病学上也不大可能相关,在长于 6 个月时间及大范围的暴发中收集的菌株可出现这类情况。

4. 不相关(unrelated)　典型情况下,这一分离株常只有少于 50% 的良好的分离的片段出现在暴发株图谱样式中。

二、脉冲场凝胶电泳(PFGE)的分类

脉冲场凝胶电泳(PFGE)分为正交交变电场凝胶电泳和反转电场凝胶电泳两类。

(一)正交交变电场凝胶电泳

正交交变电场凝胶电泳(orthogonal field alternating gel electrophoresis,OFAGE),两交变电场的电流方向相互垂直。交变电场凝胶电泳将 10cm×10cm 玻璃板放在模子内,倒入 0.5×TBE 的 1.5% 琼脂糖溶胶 40ml,插入梳子,待胶充分凝固后,取出凝胶(连同玻璃板),放在正在交变电场凝胶电泳槽中。加 0.5×TBE 缓冲液(1×TBE=90mM Tris,90mM 硼酸 2.5mM Na_2H_2EDTA,pH8.2)1 500~2 000ml,液面高 1.5~1.7cm。将 DNA 样品加入凝胶井孔内,包埋样品切成合适大小的胶条插入井孔中,每一井孔加 DNA 0.5~1μg。将电泳槽两对正负电极分别与此交变电场电泳仪的左右正负电源输出接通。选择适当的电压强度和交变时间,电泳槽置于冷室或通冰水冷却,电泳过程缓冲液温度维持在 14℃。电泳完毕,取出凝胶,在含 1μg/ml 菲啶嗅红 0.5×TBE 溶液中浸泡 20 分钟,用 0.5×TBE 冲洗,然后在紫外灯照射下显示核酸条带,用橙红色滤光片照相,曝光 15~20 秒。

倒转电场凝胶电泳可采用普通的琼脂糖凝胶电泳槽,将交变电场电泳仪的左右两对电源输出正向和反向接在电泳槽正负极,使正向电泳时间大于反向电泳时间。其余操作与一般电泳相同。在电泳开始前,要先接通电泳仪电源,打开电源开关,调节所需的时间,然后打开工作开关,待 A 组和 B 组显示都有数字时,调节输出选择旋钮至所需电流和电压数值,电泳完毕后,须将输出选择旋钮调回 0 位,关闭电源开关。

注:电源开关开启时必须把电压电流旋至 0。

(二)反转电场凝胶电泳

反转电场凝胶电泳(field inversion gel electrophoresis,FIGE),一种脉冲电场凝胶电泳,使用单对电极和一个可转动的潜入式琼脂糖凝胶板托,电泳时电场有规律地颠倒 180°,驱动 DNA 先向后退,再向前进,使向前的脉冲时间或场强大于向后,样品获得向前的净迁移,从而分离大分子 DNA。

三、琼脂糖包埋染色体 DNA

琼脂糖的概述琼脂糖又名琼胶素,是从红藻中提出的链状中性多糖,其不含或含少量硫酸酯盐,是琼胶的主要组成成分。在低浓度时就具有高凝胶强度,为近透明的凝胶基质,对微生物具有稳定性,因此在生化、医学研究领域有着广泛的用途。琼脂糖不仅在生化上可作为凝胶电泳的支持物和亲和层析的载体,在医学上还可用于研究病毒噬菌体、细菌、临床检验、生化分析、蛋白质、核酸、抗原、抗体,以及多糖的分离、提纯及药物的制备。

DNA 琼脂糖凝胶块制备和加工方法具体如下:

1. 收集全血 10ml,加入细胞裂解液 30ml。置冰浴中至少 20 分钟直至红细胞完全溶解。

2. 2 000r/min 钟离心 10 分钟,移去红色上清液,再次用细胞裂解液洗涤细胞,然后用 PBS 重悬细胞。

3. 稀释单细胞悬液并取一小份计数细胞。

4. 用 PBS 重悬细胞,以达到 40μl PBS 中含 1 百万个细胞比例(1 百万个倍体哺乳动物大约含有基因组 DNA 10μg)

5. 用 PBS 配制 2% 浓度低熔点琼脂糖溶液并保持在 50℃。

6. 将等体积(各 1ml)细胞悬液与琼脂糖溶液于室温下混匀,立即倒入凝胶块模具中。

7. 静置 20 分钟让琼脂糖固化,用无菌塑料杯(通常用作划菌)将凝胶块自模具中取出并置入蛋白酶缓冲液中,加入 2mg/ml 的蛋白酶 K。

8. 将带有凝胶块的蛋白酶 K 缓冲液于 50℃ 保持 2~3 天。每个盛有 50ml 蛋白酶缓冲液的 Falcon 管可容纳多达 100 个凝胶块。

9. 蛋白酶 K 消化后,可将凝胶块保留在此缓冲液或 0.5mol/L EDTA 溶液中保存于 4℃。

10. 此外,继续将凝胶块用高压消毒过的 TE 缓冲液冲洗数遍的步骤。

11. 将凝胶块放入装有 TE 及 0.04mg/ml PMSF 溶液的 Falcon 试管中,灭活残留的蛋白酶 K。

12. 室温下用 TE 溶液漂洗凝胶块数次,将凝胶块放入另一干净的试管,可直接用于酶切反应或用 0.5mol/L EDTA(pH8.0),4℃ 保存凝胶块。

13. 若用 EDTA 保存凝胶块,取出后应用 TE 溶液室温下漂洗 30min×2 次。

四、脉冲场凝胶电泳(PFGE)的电泳条件

脉冲场凝胶电泳(PFGE)的电泳步骤包括制琼脂糖凝胶、脉冲电泳和电泳后染色体 DNA 样品染色,同时,影响电泳因素涉及脉冲时间、电场强度、电场角度以及电泳缓冲液等。

1. 影响 PFGE 的几个因素

(1)脉冲时间(改变电场方向的间隔时间)决定了分离范围的上限。对小于 10kb 的 DNA 分子其脉冲时间为 0.1 秒;对于 10Mb 的 DNA 分子,则长达 1 小时。在此范围内,脉冲时间与分离上限之大小基本上呈线性关系。交变脉冲时间过短,DNA 分子不足以转向;交变脉冲时间过长,电泳大部分时间花费在沿电场方向的简单泳动上,两者均会降低电泳的分辨率。只有那些脉冲时间与 DNA 重新定向所需时间的差异在同一个数量级时,DNA 分子方被分离开来。

(2)电场强度一般在 6~10V/cm,但要分离大于 2Mb 的 DNA,则需大大降低该电压的强度。

(3)电场角度是另一个关键因素。当两个电场间的角度大于 90°(以 110°~150° 间为最佳)时,随着电场间角度的逐步增加,沿对角线方向的电场强度逐步减弱(电场梯度)。这一效应的综合效果是,每条 DNA 带的前沿泳动较之后沿为慢,从而,各 DNA 带在电泳过程中得以自我夹紧。

(4)电泳缓冲液等还有一些条件:如电极缓冲液;电泳温度电泳时间较长等等需要摸索。比如,在 OFAGE 中对于 20cm×20cm 的凝胶,选择 330V 以上的电压,在 0.5×TBE 中的电流为 100~200mA,以达到 10V/cm 的电压降;在 FIGE 中,一般选择 140V 的电压,0.5×TBE 中的电流为 50~60mA,电压降为 7V/cm。同时,电泳宜在 5~15℃ 的温度条件下进行;电泳缓冲液应在两极槽之间循环;低电压能产生较整齐的带型;交变电场的方向决定的交叉角度越大,分离效果越好。

2. 电泳步骤

（1）制琼脂糖凝胶:凝胶的琼脂糖的浓度一般为 0.8%~1.5%,多用 1%。

（2）脉冲电泳 0.5×TBE 溶液 2L 置于平板电泳槽中,调整泵速为 0.75L/分钟,温度为 4℃,预冷 30 分钟以上,将已知分子量大小的 DNA 标准品及待测伯氏疟原虫琼脂糖包块置入模板孔中,按 CHEF Ⅱ-电泳仪手册(Bio-Rad 公司)中的方法进行电泳:电流控制在 150A 以内,脉冲电泳泳程分为:①脉冲转换时间 60~120 秒,24 小时;②脉冲转换时间 30~30 秒,72 小时。

（3）电泳后染色体 DNA 样品染色,采用 0.5μg/ml 溴化乙锭浸泡 30~45 分钟染色。紫外线灯下观察拍照。

现有许多公司设计了不同型号的成套脉冲电泳设备,使用时可遵照使用说明书进行操作。

注意事项:

① 换缓冲液时尽可能小心不要碰坏琼脂凝胶。

② PMSF 是一个强烈的蛋白酶共价抑制剂,既有毒又挥发,操作时应在通风橱中进行。

③ 用蛋白酶 K 包埋的材料时 50℃ 温育时间很长（24~48 小时）,有些学者提出如此长时间不必要,且可能造成高分子质量 DNA 降解。在实验中可视情况而定。

④ 琼脂糖凝胶块在 TE（pH7.6）中 4℃ 可存放数年,如在 0.5mol/L EDTA 中可存放更长时间。

⑤ 一些高压电源并不适合脉冲电场凝胶电泳,因为这些电源设计时均带有保护电路,它可以检测到负载的突然降低并且引发外加电源自动关闭。

⑥ 由于电压较高,就会产生热量,为了保证温度为 14℃,需要一些冷却设备（缓冲液冷却循环器）。此外,把电泳系统放在一个敞口的冰盒中也可保持恒温。

举例说明具体实验方法:

实验过程按照 PFGE 操作规范（PulseNet China）进行。样品的收集及灌制凝胶块,用蛋白酶 K 消化和采用 XbaI 限制性酶切,脉冲场电泳、染色、凝胶成像系统获取。

1）黄金琼脂糖（SKG）凝胶浓度在 PFGE 实验中,可以根据需要分离的 DNA 片段大小来调节 SKG 凝胶浓度。SKG 凝胶浓度是 DNA 片段分离程度的重要影响因素,浓度过高会导致 DNA 片段间不能完全分离,浓度过低容易导致小长度 DNA 片段丢失。根据 PFGE 操作规范（PulseNet China）中所规定的 1% SKG 凝胶浓度,在其他实验条件不变的情况下,选择 1%~1.5% 凝胶浓度进行对比。

2）酶切时间酶切过程是 PFGE 实验中的关键环节,酶切时间的长短直接决定了 DNA 片段的酶切过程是否完全,酶切时间不足会导致图谱出现条带模糊、拖尾等现象,因此其与菌株间同源性分析的准确性息息相关。根据 PFGE 操作规范（PulseNet China）中所规定的至少酶切 2 小时的要求,选择 2~4 小时酶切时间进行实验对比。

3）电泳时间的长短直接关系到 DNA 片段电泳距离的远近,在接受 PFGE 技术培训的时候发现不同的实验室由于仪器设备和实验环境的不同在电泳时间方面存在较大差异（中国疾控中心为 18 小时,四川省疾控中心为 19.5 小时）。根据 PFGE 操作规范（PulseNet China）所提供的 18 小时的电泳条件,选择 18~20 小时电泳时间进行实验对比。

4）脱色时间在 PFGE 图像采集过程中,脱色时间的选择也非常重要。脱色时间短可能会有较强的背景干扰,脱色时间长可能会造成 DNA 片段降解。

五、脉冲场凝胶电泳（PFGE）的应用

脉冲场凝胶电泳（PFGE）可用于癌症、食品安全、公共健康、质量控制和基因组绘图等研究。

1. 分离生物的染色体。

2. 寄生虫的染色体内切酶物理图谱分析,并将大片段 DNA 分子直接克隆,是寄生虫类的基因组顺序检定工程中非常有效的方法之一。

3. 探测细胞染色体上百万碱基对以上的基因组 DNA 的缺失。完整的染色体 DNA 分子的 PFGE 分析,称之为分子核型分析。运用该技术可以在电泳凝胶上直接检查寄生原虫的染色体数目。可以将

λDNA 体外连接,形成一系列不同大小的聚合串联分子,这些已知分子量大小的 DNA 标准品(如 λDNA 多聚体和酵母染色体 DNA),可作为分子量参照标准来估量原虫的每条染色体的大小和 DNA 量。

4. 适于单向电场电泳难以分辨的 DNA 物理图谱的制作。

(张　超)

参 考 文 献

[1] 李朝品. 医学节肢动物标本制作[M]. 北京:人民卫生出版社,2019.

[2] 李朝品,程彦斌. 人体寄生虫学实验指导[M]. 3 版. 北京:人民卫生出版社,2018.

[3] 李朝品. 人体寄生虫学实验研究技术[M]. 北京:人民卫生出版社,2008.

[4] 潘卫庆,汤林华. 分子寄生虫学[M]. 上海:上海科学技术出版社,2004.

[5] 叶月仙. 染色体标本的制备和染色体分析(VCD)[M]. 北京:人民卫生出版社,2003.

[6] 蔡文琴. 现代实用细胞与分子生物学实验技术[M]. 北京:人民军医出版社,2003.

[7] 卢圣栋. 现代分子生物学实验技术[M]. 北京:中国协和医科大学出版社,1999.

[8] 李庆臻. 科学技术方法大辞典[M]. 北京:科学出版社,1999.

[9] 余新炳. 现代应用寄生虫学[M]. 北京:中国医药科技出版社,1992.

[10] 李栒. 染色体的遗传导论[M]. 长沙:湖南科学技术出版社,1991.

[11] 陈佩惠,孔德芳,李慧珠. 人体寄生虫学实验技术[M]. 北京:科学出版社,1988.

[12] 王子淑. 人体及动物细胞遗传学实验技术[M]. 成都:四川大学出版社,1987.

[13] 孙小飞,余瑛. 一种简单、快速的东亚飞蝗卵胚胎细胞染色体制片方法及核型分析[J]. 重庆理工大学学报(自然科学),2020,34(4):224-229.

[14] 龚燕飞,曾庆仁,张祖萍,等. 日本血吸虫染色体核型及其 G 带带型分析[J]. 中国寄生虫病防治杂志,2004,17(3):133-135.

[15] 陈韶红,常正山,陈名刚,等. 卫氏并殖吸虫染色体制备方法的改进[J]. 中国寄生虫学与寄生虫病杂志,2002,20(3):155-157.

[16] 邹方东,岳碧松,徐柳,等. 柑桔全爪螨染色体制备方法与核型探讨[J]. 昆虫学报,2002,45(5):662-665.

[17] 周洪福,秦志辉,孟阳春. 蜱类染色体的分带研究和扫描电镜观察[J]. 蛛形学报,1995,4(1):63-67.

[18] 曹丽萍,何麟. 四种蚤染色体组型及 C 分带研究[J]. 遗传,1994,4:19-23.

[19] 王灵岚,王敦清. 恙螨染色体制备方法的探讨[J]. 遗传,1987,9(4):32-34.

[20] 高隆声,游绍阳,陈善龙,等. 华支睾吸虫染色体组型的初步研究[J]. 中南医学科学杂志,1987,2:108-110.

[21] ALBERTS B,BRAY D,HOPKIN K,et al. Essential Cell Biology[M]. Fourth ed. New York:Garland Science,2014.

第三十四章

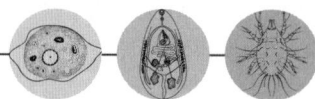

酶组织化学技术

　　酶是生物体内化学反应的催化剂,参与有机体的合成、分解等各类生化反应,与有机体的各种功能活动密切相关。由于在某些细胞和细胞器中发现了具有特定活性的酶,因此可以将这些酶作为这类组织、细胞或细胞器的特征酶。此外,同一细胞中同一种酶的活性会因其功能状态(如处于不同的发育阶段、处于不同的代谢状态或病理状态等)而变化,所以酶的活性强弱也可以作为衡量细胞功能的指标之一。酶组织化学是利用不同的组织化学方法来研究生物组织、细胞和超微结构中酶的定位和活性的一门学科,侧重于阐明酶与细胞结构和功能之间的关系。

第一节　酶与酶促反应

　　有机体要进行正常的生命活动,离不开新陈代谢,寄生虫也不例外,新陈代谢是有机体进行生命活动的基础。有机体在进行新陈代谢过程中涉及有序的复杂生化反应和有规律的物质和能量变化,都是在酶促反应中进行的。有机体的生长、发育、繁殖甚至死亡等重要的生命活动都离不开酶和酶促反应。因此,研究酶的作用特性、结构和功能,阐明酶作用的调节机制对研究寄生虫生命活动的本质及规律具有重要意义。本节主要介绍酶的本质及分类、酶促反应基本动力学以及酶活性检测的常用方法。

一、酶的本质及分类

　　酶是一类由活细胞产生的具有催化活性的生物大分子,可根据其化学组成和催化的酶促反应进行分类。由于学术界早年对酶的命名没有系统准则和统一标准,酶的分类和命名体系较为混乱,有时会出现一名多酶或者一酶多名的现象。为了使酶的命名和分类统一化、系统化,1961 年国际生物化学学会(International Union of Biochemistry)的酶学委员会(Enzyme Commission,EC)制定了一套新的系统命名方案及分类方法,决定每一种酶应对应一个系统名称和一个习惯名称,目前该方案已被广泛接受并使用。

　　(一)酶的化学本质

　　除了某些具有催化功能的 RNA 之外,酶本质上几乎都是蛋白质或以蛋白质为主要成分。因此,作为具有催化活性的特殊蛋白质,酶具有所有天然蛋白质该有的性质,比如:①可被蛋白酶水解失活;②经酸碱水解后最终产物是氨基酸;③由一条或多条肽链组成的大分子,具有一级、二级、三级甚至四级结构;④生物活性取决于天然蛋白质构象,凡是能使蛋白质变性的因素均能使酶失活;⑤具有不能通过半透膜等胶体性质;⑥具有和蛋白质一样的化学呈色反应等。

　　从化学组成来看,酶可分为单纯蛋白质(simple protein)和缀合蛋白质(conjugated protein)。单纯蛋白质顾名思义就是该类酶只由氨基酸组成,不含其他物质,如脲酶、蛋白酶、淀粉酶、脂肪酶以及核糖核酸酶等。缀合蛋白质一般指结合蛋白质,除了含有蛋白质的主体,还结合一些非蛋白质的小分子物质或金属离子。其中,蛋白质主体叫作脱辅基酶(apoenzyme)或脱辅基蛋白(apoprotein),被结合的小分子物质或金属离子称为辅因子(cofactor);脱辅基酶与辅因子结合形成的完整的、具有催化活性的复合物称为全酶(holoenzyme)。辅因子根据其与脱辅基酶结合的紧密程度可以进一步细分为辅酶(coenzyme)和辅基

（prosthetic group）。一般情况下，辅酶是指与脱辅基酶结合较为松弛的小分子物质，可以通过透析等方法去除，如辅酶 I（NAD）、维生素 B_1（Vitamin B_1，又称硫胺素）等；辅基是指以共价键与脱辅基酶结合得较为紧密的辅酶或金属离子，不能通过透析除去，需要进一步进行化学处理才能从蛋白质中分离，如细胞色素氧化酶中的铁卟啉（iron porphyrin）、某些氧化还原酶的辅基黄素腺嘌呤二核苷酸（FAD）等。辅酶和辅基之间并无严格的分类标准，只在于它们与脱辅基酶结合的紧密程度不一致。每一种脱辅基酶往往只对应一种特定的辅酶或辅基。按照酶蛋白质分子的组成特点，酶可以被分为以下三大类：

1. **单体酶（monomeric enzyme）**　单体酶是由仅有一个活性中心的肽链构成，一般只有一条肽链，如牛胰岛素、溶菌酶等。但有的单体酶是由多条肽链组成，如胰凝乳蛋白酶，由 3 条肽链组成，链间由二硫键相连构成一个共价整体。

2. **寡聚酶（oligomeric enzyme）**　寡聚酶是由两个或两个亚基以上通过共价键结合而组成的酶，组成酶的亚基可以是相同的，也可以是不同的。大部分寡聚酶具有偶数亚基，如碱性磷酸酶、苹果酸脱氢酶等，也有诸如荧光素酶（含 3 个亚基）等具有奇数亚基的寡聚酶。

3. **多酶复合体（multienzyme complex）**　多酶复合体是由几种不同的酶相互嵌合形成的一个结构和功能上相统一的整体，是在生理功能上密切相关的一组酶集合体。这类酶相对分子质量很大，例如脂肪酸代谢中的脂肪酸合成酶复合体，由 7 种不同的酶和一个酰基携带蛋白构成。

（二）酶的命名与分类

1. **习惯命名法**　学术界早期大都根据酶所催化的底物、反应的类型或酶的来源命名。例如，根据酶对底物的特异性命名，催化核酸降解的酶称为核酸酶，催化淀粉水解的称为淀粉酶，催化蛋白水解的酶称为蛋白酶；如果再加上酶的来源就可以区别同一类型但不同来源的酶，如胃蛋白酶、胰蛋白酶。或者，根据酶催化反应的类型和性质命名，如催化底物进行水解的称为水解酶，催化功能基团转移的称为转移酶。习惯命名法因其通俗易懂、简单方便的特点，在很长一段时间内都被大家广泛使用，甚至沿用至今。但是习惯命名有无法避免的缺陷，即缺乏统一标准，容易造成混淆。

2. **系统命名法**　由于习惯命名法缺乏系统的规则，不能说明酶促反应的本质。1961 年国际生物化学和分子生物学学会（IUBMB）提出了系统命名法，使每一种酶只有一种名称。国际系统命名的原则是每一种酶均有一个系统名（systematic name）和一个习惯名，系统名需要标明酶的所有底物及催化反应的性质。在国际系统分类法中，每种酶都有一个学名和一个编号，编号由 4 个数字组成，数字之间用"."符号隔开，编号之前冠以 EC。编号的第一个数字指六大类酶中的哪一类；第二个数字指出其亚类；第三个数字是亚-亚类；第四个数字是指该酶在亚-亚类的排号。如苹果酸脱氢酶的编号为 EC 1.1.1.37，表示苹果酸脱氢酶属于第一大类，第一亚类，第一亚-亚类，第 37 号酶。

3. **酶的分类**　酶学委员会将酶分为以下六大类（表 34-1，仿自贾长恩）。

表 34-1　国际生物化学学会酶学委员会对酶的分类

EC 编号	酶名
1	氧化还原酶类（oxidoreductases）
2	转移酶类（transferases）
3	水解酶类（hydrolases）
4	裂合酶类（lyases）
5	异构酶类（isomerases）
6	连接（或合成）酶类（ligases 或 synthetases）

（1）氧化还原酶类（oxidoreductases）：氧化还原酶类是催化氧化还原反应的酶，主要可分为氧化酶（oxidases）和脱氢酶（dehydrogenases）。氧化还原酶根据底物的性质不同还可以再细分为若干亚类。如乳酸脱氢酶（EC 1.1.1.27）可催化以下反应：

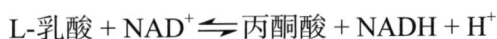

$$L\text{-乳酸} + NAD^+ \rightleftharpoons 丙酮酸 + NADH + H^+$$

（2）转移酶类（transferases）：转移酶类是催化功能基团转移的酶，即把功能基团从一个分子上转移到另一个分子上。转移的基团可以是氨基、碳基、醛或酮基、酰基、磷酸基、糖苷基等。如谷丙转氨酶（EC 2.6.1.2）将谷氨酸的氨基转移至丙酮酸上生成丙氨酸，而谷氨酸则转化为 α-酮戊二酸：

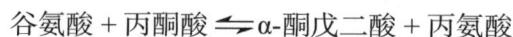

$$谷氨酸 + 丙酮酸 \rightleftharpoons α\text{-}酮戊二酸 + 丙氨酸$$

（3）水解酶类（hydrolases）：水解酶类催化水解反应，根据其与水解反应有关键的类型又可细分为多个亚类，如水解酯键、肽键、糖苷基、酸酐键等亚类，常见的酶包括各种蛋白酶、淀粉酶、脂肪酶等。如磷酸二酯酶（EC 3.1.4.1）催化如下反应：

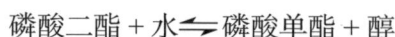

$$磷酸二酯 + 水 \rightleftharpoons 磷酸单酯 + 醇$$

（4）裂合酶类（lyases）：裂合酶类是催化从底物移去某个基团并形成双键的反应。如果糖二磷酸醛缩酶（EC 4.1.2.7）可催化如下反应：

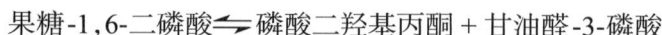

$$果糖\text{-}1,6\text{-}二磷酸 \rightleftharpoons 磷酸二羟基丙酮 + 甘油醛\text{-}3\text{-}磷酸$$

（5）异构酶类（isomerases）：异构酶类是催化同分异构体间的相互转变的酶，使分子内部的基团重新排列并形成另一个分子。如葡萄糖-6-磷酸异构酶（EC 5.3.1.9）可以催化葡萄糖-6-磷酸转变为果糖-6 磷酸：

$$葡糖\text{-}6\text{-}磷酸 \rightleftharpoons 果糖\text{-}6 磷酸$$

（6）连接（或合成）酶类（ligases 或 synthetases）：连接（或合成）酶类是指能将两种物质合成为一种新的物质的酶，但催化过程中必须要伴随着三磷酸腺苷（ATP）的分解。该类酶可分为 5 个亚类：生成 C＝O、C—S、C—N、C—C 以及磷酸酯键。例如 CTP 合成酶（EC 6.3.4.2）可以催化尿嘧啶核苷三磷酸（UTP）合成胞嘧啶核苷三磷酸（CTP）：

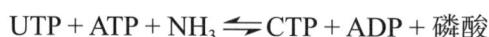

$$UTP + ATP + NH_3 \rightleftharpoons CTP + ADP + 磷酸$$

二、酶促反应

酶促反应（enzyme catalysis）是指酶作为反应催化剂催化底物（substrate）生成产物（product）的反应过程。有机体内部的生物化学反应绝大部分都属于酶促反应。

（一）酶与一般催化剂

与一般无机催化剂相比，酶作为一种生物催化剂，不需要高温高压的环境来加速反应进行，而是更需要温和的环境温度和适宜的 pH 才能起到催化作用。酶的催化效率比一般无机催化剂高出几个甚至十几个数量级，而且酶的催化具有高度的专一性，一种酶只能催化一种或一类化学反应。另外，酶的活性也受到机体内的各种信号调节和控制，便于机体生理活动的正常进行。酶催化的具体特性总结如下：

1. 需要适宜条件　酶作为生物催化剂，是由活细胞产生的具有活性的生物大分子，凡是能使蛋白质变性的条件，如高温、强酸、强碱或重金属盐类等均能使酶失去生物活性，导致催化反应不能进行。一般情况下，酶催化的酶促反应都是在接近常温常压及 pH 接近中性的条件下进行的。

2. 效率高　催化剂之所以能发挥催化作用，是因为其能降低化学反应的活化能，使底物分子更容易达到活化态，从而有利于反应的进行。与一般催化剂一致，酶也只能降低反应所需的活化能，加速反应物与产物的相互转化，并不能改变化学反应的平衡。但是相比于一般催化剂，酶的催化效率非常高，比一般催化剂高出 $10^7 \sim 10^{13}$ 倍。通常用酶的转换数（turnover number，TN）来表示酶的催化效率，是指在一定条件下每秒每个酶分子转化底物的分子数，或者每秒每微摩尔酶分子转化底物的 μmol 数。大多数酶的转化数为每秒 $1 \sim 10^4$ 个，如乳酸脱氢酶（lactate dehydrogenase）最大转化数为 1 000，色氨酸合成酶（tryptophan synthetase）的最大转化数为 2。

3. 具有高度专一性　酶对酶促反应的反应类型和反应物有着严格的选择性，一种酶往往只能催化一种或一类酶促反应。例如化学催化剂硫酸在实验室的化学反应中能催化乙烯的制取实验；能催化硝基苯的制取实验；也能催化糖类（包括二糖、淀粉和纤维素）水解实验，但是淀粉酶只能催化淀粉糖苷键的水解，蛋白酶只能催化蛋白质肽键的水解，脂肪酶只能催化脂肪酯键的水解，而对其他物质的水解没有催化作用。

4. 活性受调节　酶作为生物催化剂，是机体进行正常生理活动的重要参与者，酶的催化活性要与机体的需求高度重合,也就是说有机体要通过各种方式来调节酶的活性,保证机体的生理活动正常进行。机体内的酶活性调节有多种方式,主要有:

（1）调节酶的浓度:主要从调控酶的降解过程及抑制酶的合成两个方面进行调节。

（2）通过激素调节酶的活性:激素通过与细胞膜上或者细胞内的受体结合,从而引起一系列生物学效应来调控酶的活性。

（3）反馈抑制:在一系列的酶促反应中,往往在第一步催化反应的酶会被终产物所抑制,避免机体一次性产生过多的终产物。

（4）抑制剂和激活剂对酶活性的调节:酶在机体内会受到大分子抑制剂或者小分子抑制物的抑制,也会受到一些无机离子或者大分子物质的激活作用。

（5）其他方式:如别构调控、酶原的激活、共价修饰等方式。

（二）酶与底物的关系

酶促反应的通式可以表示为:$E+S \rightleftharpoons ES \rightleftharpoons E+P$。在酶促反应中,酶（E）首先与底物（S）以非共价键的方式结合,形成 E-S 复合物（酶-底物复合物,E-S complex）,然后发挥催化作用,释放出产物（P）和酶（E）,酶本身不参与产物的分子组成。

1. **酶-底物复合物** 酶促反应中形成的酶-底物复合物（即 E-S 复合物）大幅度降低了反应所需要的活化能,催化反应的加速进行。酶-底物复合物的存在是可以被检测的。许多酶与底物结合会发生光谱变化,因此可利用光谱的变化证实 E-S 复合物的存在。如果某种酶含有色素辅基,则会产生更为显著的光谱变化,如细菌色氨酸合成酶（tryptophan synthetase）。目前,电镜或者 X 射线衍射也可以用于直接观察或者检测 E-S 复合物。

2. **酶的活性中心** 酶与底物的结合发生在酶分子的特定功能区域,这个区域称为酶的活性中心（active center）或者活性部位（active site）。酶的活性中心只占酶分子的一小部分,可以相对地分为两个区域,即结合部位（binding site）和催化部位（catalytic site）。前者参与酶与底物的结合过程,决定酶促反应的专一性;后者是直接进行催化作用的部位,决定酶的催化效率。酶的活性中心一般是呈缝穴状的结构,具有非极性的微环境,这种微环境非常有利于与底物结合并发生催化反应。

3. **酶与底物的结合机制** 酶与底物的结合,是发生在酶的活性中心上的,这种结合是通过共价键的方式如离子键、氢键、范德华力和疏水作用等实现的。学术界有过不同的假说来解释酶与底物的结合机制,以下简述两种影响较为广泛的学说。

（1）"锁-钥"学说（lock and key theory）:1890 年 Emil Fischer 提出的这一学说认为,酶像是一把锁,底物分子或底物分子的一部分像是钥匙,底物与酶的结合就如同钥匙插入锁中。酶与底物结合部位是酶的活性中心,所以按照这个学说,酶活性中心的构象与底物插入部分构象必须是完全互补的。但后来科学家们发现,酶的结构不是刚性的,而是具有相当的柔性;酶活性中心的构象与底物的构象也并不是完全互补的;并且很多酶促反应是可逆的。因此,虽然"锁-钥"学说的提出在当时推动了酶学的相关研究,但其局限性也很明显。

（2）"诱导契合"学说（induced-fit theory）:20 世纪 60 年代 Daniel Koshland 提出了"诱导契合"学说。该学说认为,酶活性中心的构象具有可塑性,它在与底物结合前并不与底物的分子构象相契合。当底物分子与酶分子相互接近时,酶活性中心受底物的诱导,其构象发生有利于同底物结合的变化,形成与底物互补的构象,从而与底物分子契合。这个学说强调如下的动态过程:即酶与底物接近时,其结构相互诱导,相互变形和相互适应,进而相互结合。通过旋光测定和 X 射线衍射分析,发现酶在与底物结合过程中确实发生了显著的构象变化,为"诱导契合"学说提供了有力证据。

（三）酶促反应动力学

酶促反应动力学（kinetics of enzyme-catalyzed reactions）主要研究酶催化的反应速度以及影响反应速度的各种因素,对于揭示酶的催化机制、酶在代谢中的作用、酶活性是如何控制,以及药物或修饰剂（抑制剂或激活剂）如何影响反应速度具有重要意义。影响酶促反应速度的因素有很多,包括底物浓度、酶的浓度、温度、pH、激活剂和抑制剂等。

1. 底物浓度 底物对酶促反应存在饱和现象,即在酶浓度不变的条件下,当底物浓度较低时,反应速度的增加与底物浓度的增加成正比(一级反应);此后,随着底物浓度的增加,反应速度的增加量逐渐减少(混合级反应);最后,当底物浓度增加到一定量时,反应速度达到最大值,不再随底物浓度的增加而增加(零级反应)。基于此实验现象,Michaelis 和 Menten 于 1913 年推导出了米-曼氏方程(米氏方程,Michaelis-Menten equation):

$$v = \frac{V_{max}[S]}{K_m + [S]}$$

其中,V_{max} 为最大反应速度,K_m 为米氏常数。米氏方程说明,一种酶在任意瞬间的催化速度是由两个常数(V_{max} 和 K_m)以及在这一瞬间的底物浓度来决定的。将米氏方程简单变形可得到:

$$K_m = [S]\left(\frac{V_{max}}{v} - 1\right)$$

据此可推导,当 $v = \frac{V_{max}}{2}$ 时,$K_m = [S]$,即当酶促反应速度达到最大半反应速度时的底物浓度就是 K_m。K_m 也可用于判断反应级数:当 $[S] < 0.01K_m$ 时,$v = (V_{max}/K_m)[S]$,反应为一级反应,即反应速度与底物浓度成正比;当 $[S] > 100K_m$ 时,$v = V_{max}$,反应为零级反应,即反应速度与底物浓度无关;当 $0.01K_m < [S] < 100K_m$ 时,反应处于零级反应和一级反应之间,为混合级反应。米氏方程的常数 K_m 是酶促反应的一个基本的特征性常数,不同的酶有不同的 K_m 值。K_m 与酶的浓度无关,但与影响酶促反应的 pH、温度等其他因素有关。

2. 酶的浓度 当酶促反应系统中底物的浓度足够大时,酶促反应速度与酶浓度成正比,即酶浓度越高,酶促反应速度越大。

3. 温度 一般来说,酶促反应的速度随温度的增高而加快,但当温度增加到 50~60℃ 后,由于酶蛋白的热变性作用,反应速度迅速下降。酶促反应速度随温度升高而达到最大值时的温度就称为该酶的最适温度。酶的最适温度与实验条件有关,低温时由于活化分子数目减少,反应速度降低,但温度升高后,酶活性又可恢复,因此它不是酶的特征性常数。但是,并不是所有的酶都对热不耐受,比如地热温泉中发现的某些水生栖热菌在温度超过 85℃ 时,其体内的酶仍能保持正常活性。现今用于 PCR(polymerase chain reaction)反应的 Taq 酶便是从水生栖热菌 *Thermus Aquaticus* 中分离出的具有热稳定性的 DNA 聚合酶。

4. pH pH 对酶促反应速度的影响通常为钟形曲线,即 pH 过高或过低均可导致酶催化活性的下降。酶催化活性最高时溶液的 pH 称为酶的最适 pH。人体内大多数酶的最适 pH 在 6.5~8.0 之间。当然也存在最适 pH 是偏酸性的酶,如胃蛋白酶的最适值 pH 为 1.5~2.0;也存在最适 pH 是偏碱性的酶,如精氨酸酶的最适 pH 为 9.5~9.9。酶的最适 pH 也不是酶的特征性常数。

5. 激活剂 凡是能够促使酶促反应速度加快的物质称为酶的激活剂。酶的激活剂大多数是金属离子或简单的有机化合物,如 K^+、Mg^{2+}、Mn^{2+}、半胱氨酸、还原型谷胱甘肽或乙二胺四乙酸(EDTA)等。如唾液淀粉酶的激活剂为 Cl^-,EDTA 可以去除酶中的重金属杂质从而解除重金属对酶的抑制作用。激活剂作用有如下特点:具有一定的选择性,一种激活剂对某种酶起激活作用,但对另一种酶却起抑制作用;某些离子之间具有拮抗作用;有些金属离子激活剂可以相互替代;激活剂的作用常与它的浓度有关;激活剂的作用机制是多种多样的。

6. 抑制剂 抑制剂是一类能干扰酶的催化、降低酶促反应速度的物质。按照抑制剂的抑制作用,可将其分为不可逆抑制作用和可逆抑制作用两大类。

(1)不可逆抑制作用(irreversible inhibition):抑制剂与酶分子的必需基团通过共价结合的方式引起酶活性的抑制,且不能采用透析、超滤或凝胶过滤等物理方法使酶活性恢复的抑制作用就是不可逆抑制作用。在该过程中,酶分子受到不同程度的化学修饰,按照修饰作用的不同可细分为特异性不可逆抑制(如有机磷农药对胆碱酯酶的抑制)和非特异性不可逆抑制(如路易斯气对巯基酶的抑制)两种。前者抑制剂只和酶活性基团反应,而后者抑制剂可以修饰酶分子的多个基团。

（2）可逆抑制作用（reversible inhibition）：抑制剂以非共价键与酶分子可逆性结合造成酶活性的抑制，且可采用物理方法去除抑制剂而使酶活性完全恢复的抑制作用就是可逆抑制作用。

1）竞争性抑制：抑制剂与底物竞争结合酶的同一活性中心，从而干扰了酶与底物的结合，使酶的催化活性降低，这种作用就称为竞争性抑制作用。例如，丙二酸对琥珀酸脱氢酶（底物为琥珀酸）的竞争性抑制和磺胺类药物（对氨基苯磺酰胺等）对二氢叶酸合成酶（底物为对氨基苯甲酸）的竞争性抑制。

2）反竞争性抑制：抑制剂不与游离酶结合，但可以与 E-S 复合物结合并阻止产物生成，使酶的催化活性降低，称为酶的反竞争性抑制。L-丙氨酸、L-精氨酸对碱性磷酸酶的作用便是反竞争抑制作用。

3）非竞争性抑制：抑制剂既可以与游离酶结合，也可以与 E-S 复合物结合，使酶的催化活性降低，称为非竞争性抑制。如毒毛旋花苷 G（ouabain octahydrate）对 Na^+/K^+-ATP 合酶（即钠钾泵，sodium potassium pump）的抑制作用便属于非竞争性抑制。

三、酶活检测方法

酶活指酶的活性（enzyme activity），也叫酶活力，是酶催化酶促反应的能力。酶活力检测实际上是测定酶催化反应的速度。酶活性的大小对酶的性质、酶促反应的进行以及酶制剂的研究具有重要意义。

（一）酶的活性

国际酶学委员会对酶的活性定义了一个国际单位，1 个酶活性单位（unit）是指在特定条件（温度为 25℃，其他条件为最适条件，如 pH 及底物浓度等）下，在 1 分钟内能转化 1μmol 底物的酶量，或是转化底物中 1μmol 的有关基团的酶量。1972 年，国际酶学委员会又定义了的另一种酶活性单位开特（katal），规定为：在最适条件下，1kat 是指每 1 秒钟能使 1mol 底物转化为产物的酶量。因此，1kat 相当于 $6×10^7$ 国际酶活性单位，即 $1kat=6×10^7U$。

酶的活性大小很容易受到反应环境因素的影响，如温度、pH、底物浓度、缓冲液离子强度等。但酶的活性检测要求是在最适反应条件下进行，所以只有当温度为 25℃ 时，其他反应条件为最适条件下检测的酶活性才能反映真实的酶活性。

（二）酶的比活性

在研究酶的过程中，经常用酶的比活性（或比活力，specific activity）来代表酶的纯度。根据国际酶学委员会的定义，酶的比活性表示每毫克蛋白质所含的酶活性单位数，即活性单位数/mg 蛋白。对于同一种酶，比活性越大，酶的纯度越高。有时也会用每克蛋白质或每毫升蛋白质（或酶制剂）含有多少个酶活性单位来表示（U/g 或 U/ml）。比活性在酶学研究及生产中运用广泛。

（三）酶活性的检测方法

在酶学研究中，酶的活性大小检测尤为重要，它是衡量酶促反应进行程度的重要依据。检测酶活性的方法主要是基于以下两种途径：第一种是检测完成一定量反应所需的时间；第二种是检测单位时间内（如 1 小时）催化的化学反应量。检测酶活性就是检测酶促反应中产物的增加量或者底物的减少量，检测前要根据产物或底物的物理或化学特性来决定具体酶促反应的检测方法，具体情况应具体分析。现将常用的酶活性检测方法介绍如下。

1. 分光光度法（spectrophotometry） 分光光度法主要利用反应底物和产物在紫外或可见光部分的光吸收不同，选择一个适当的波长，检测反应过程中反应进行的情况。这一方法的优点是简便、检测时间短和可检测到样品纳摩尔水平的变化。该方法可以连续地读出反应过程中光吸收的变化，可监测反应的进行，因此成为了酶活性检测中一种运用最广泛的方法。几乎所有的氧化还原酶都可用此法检测，如脱氢酶的辅酶 NAD（P）H 在 340nm 有吸收高峰，而氧化型则无，故这类酶的活性可通过检测 340nm 处的光吸收来反映。

由于分光光度法有其独特的优点，人们常把一些原本没有光吸收变化的酶促反应，通过与一些能引起光吸收变化的酶促反应偶联，使第一个酶促反应产物转变成为具有光吸收变化的第二个酶产物来进行检测。这种方法叫做酶偶联分析法（enzyme coupling assay）。该方法能巧妙利用酶促反应间的特性使一种不适于简单方法检测的反应偶联另外一种易于检测的反应，从而快速检测出酶的活性。如己糖激酶（hexokinase）催化 ATP 和葡萄糖的 2 磷酰化反应，其酶活性的检测可以在含有过量葡糖-6-磷酸脱氢酶

（glucose-6-phosphate dehydrogenase）和 $NADP^+$ 存在下进行，通过检测 NADPH 在 340nm 光吸收值的增加来得到。

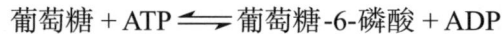

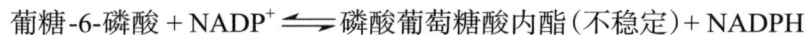

$$葡萄糖 + ATP \rightleftharpoons 葡萄糖-6-磷酸 + ADP$$
$$葡糖-6-磷酸 + NADP^+ \rightleftharpoons 磷酸葡萄糖酸内酯（不稳定）+ NADPH$$

2. 荧光检测法（fluorometry） 荧光检测法主要是根据底物或产物荧光性质的差别来进行检测。由于荧光检测法的灵敏度往往比分光度法要高出若干个数量级，因此在酶学研究中越来越多地被采用，特别是检测一些反应速度较为迅速的酶促反应。荧光检测法的一个明显缺点是很容易受其他物质干扰，因为反应中的某些物质本身就能吸收和发射荧光，这种干扰在紫外光区尤为显著，所以用荧光法检测酶的活性时，应尽可能选择在可见光范围进行检测。例如：无荧光的丁二酯荧光素在脂酶的催化下水解脂质释放出有荧光的荧光素，从而检测三酰甘油酯酶的活性；荧光素二醋酸酯可作为脂酶的底物，而强荧光的 4-甲基伞形酮的衍生物常用于检测酯酶、糖苷酶、磷酸酶和硫酸酯酶的活性。

3. 同位素检测法（isotopic method） 同位素检测法是用放射性同位素标记反应的底物，经酶催化后，将放射性的底物与产物分离，然后检测产物（或底物）的放射性从而换算出酶的活性。该方法灵敏度极高，可达 fmol 级别甚至更高水平。已知六大类酶几乎都可以用此方法检测。但是其缺点也很明显，放射性同位素对人体有害，需要有支持检测的设备，故目前并不常用于酶活性检测。常用的用于底物标记的同位素有 ^3H、^{14}C、^{32}P、^{35}S 以及 ^{131}I 等。例如检测蛋白激酶的活性，可以通过蛋白激酶催化组蛋白的磷酰化反应，用 $[\gamma\text{-}^{32}P]$-ATP（即 ATP 中的磷元素标记为具有放射性的同位素 ^{32}P）为底物，用三氯乙酸沉淀法把磷酰化的组蛋白和未反应的 $[\gamma\text{-}^{32}P]$-ATP 分开，然后进行洗涤、烘干，最后通过放射性同位素计数的改变就能计算出蛋白激酶的活性。

4. 电化学检测法（electrochemical method） 如 pH 检测法，当酶促反应牵涉到有酸碱变化时，可用 pH 仪直接监测酶促反应过程 H^+ 的变化，用 pH 的变化来检测酶的反应速度。也可以用恒定 pH 检测法，在酶促反应过程中所引起的 pH 的值变化，用不断加入酸或碱的方式来保持 pH 的恒定，用加入酸或碱的速度来表示反应速度。用此法可以检测许多酯酶的活性。

除上述简述的检测方法之外，还有一些检测酶活性的方法，例如量气法、量热法、旋光法、层析法等，但这些方法使用范围有限，灵敏度较差，一般只应用于个别酶的活性检测。

第二节 酶组织化学反应

酶组织化学是利用组织细胞内酶具有催化某种反应的特性来检测酶活性。所采用的基本方法一般是经过组织细胞内一系列化学反应（酶促反应），形成具有可见性的反应产物（显色反应）的方法。在组织或细胞水平上，用组织化学证明酶的定位有多种方法，原理都不同。有些酶证明方法单一，有些酶可以采用多种证明方法，本节主要介绍一些常见的酶组织化学反应。

一、溶解底物法

底物以溶解的方式存在于反应体系中，与酶直接接触进行酶促反应和显色反应。

（一）金属沉淀法

金属离子沉淀法是根据金属的性质设计的，利用金属离子（如金、银、铜、铝、钴等）作为捕捉剂。由于一些金属本身就可以呈现特殊的颜色（如银为黑色），或某些金属化合物可以呈现不同的颜色（如 CoS 为黑色，PbS 为深褐色），因此可以在酶反应部位产生有色沉淀。金属沉淀法最早在 1931 年由 Gomori 提出，在 1951 年，Gomori 又提出了改良金属沉淀法，其技术原理是在酶水解底物的同时发生偶联反应。1975 年，Bancroft 在下面的图表中展示了主要的反应步骤：

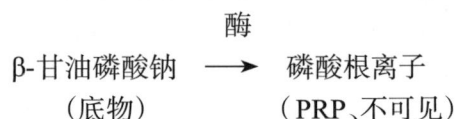

$$\begin{array}{c}酶\\ \beta\text{-甘油磷酸钠} \longrightarrow 磷酸根离子\\ （底物） \qquad （PRP、不可见）\end{array}$$

$$磁酸根离子+钙离子 \longrightarrow 磁酸钙$$
$$（不可见）$$

$$磁酸钙+钴离子 \longrightarrow 磁酸钴$$
$$（不可见）$$

$$磁酸钴+硫离子 \longrightarrow 硫化钴$$
$$（可见的、不溶性）$$

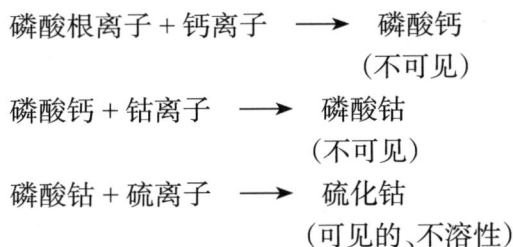

金属沉淀法常用于展示水解酶,比如碱性磷酸酶(AKP),酸性磷酸酶(ACP),葡糖-6-磷酸酶,腺苷三磷酸酶,腺苷酸环化酶和硫胺素焦磷酸酶(TPPase),图34-1展示了基本的方程式。

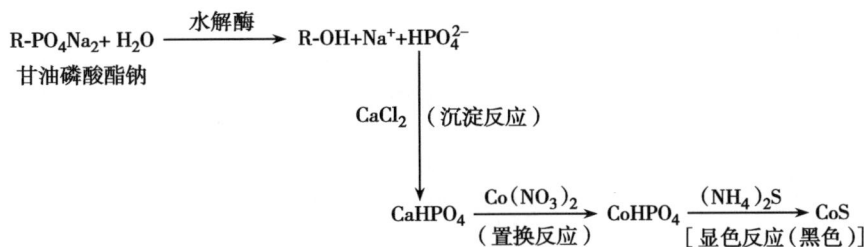

$$R\text{-}PO_4Na_2 + H_2O \xrightarrow{\text{水解酶}} R\text{-}OH + Na^+ + HPO_4^{2-}$$

甘油磷酸酯钠

$$\downarrow CaCl_2 \text{（沉淀反应）}$$

$$CaHPO_4 \xrightarrow[\text{（置换反应）}]{Co(NO_3)_2} CoHPO_4 \xrightarrow[\text{[显色反应（黑色）]}]{(NH_4)_2S} CoS$$

图34-1 沉淀反应理论

(二) 稳定重氮法

稳定重氮法也属于同时偶联法,1944年由Menton等最先提出,1951年,Gomori将该方法进行了改良。该方法的基本过程是使用人工合成的底物和组织细胞中的酶发生反应,沉淀的产物随后和重氮盐结合进行重氮偶联反应形成了不可溶的重氮色素,最终指示酶所处的位置,图34-2展示了基本的公式。

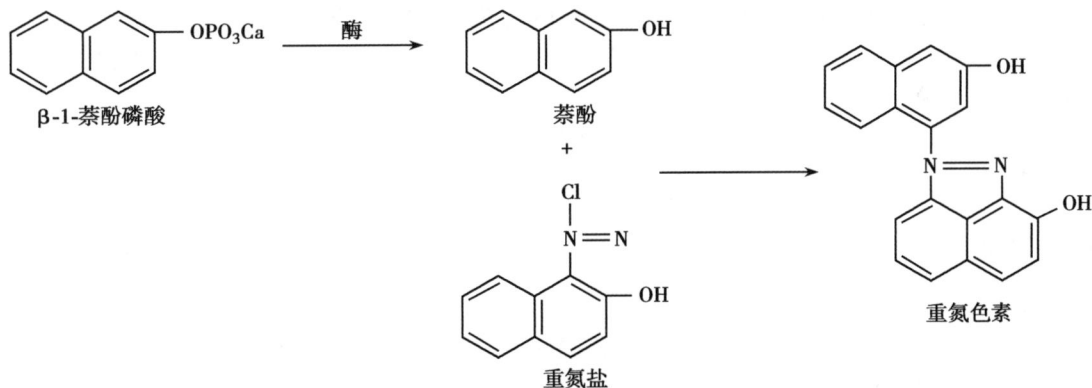

图34-2 稳定重氮法理论

常用的底物有两类,第一类底物是萘酚,底物分解产生中度不溶性,有时会发生弥散;第二类底物是萘酚 AS 衍生物,比如萘酚 AS-BI,萘酚 AS-D 以及萘酚 AS-TR,这些经常用来展示磷酸酶、糖苷酶和脂酶。底物分解产物极度不可溶,很少弥散,可以很好显示最终反应产物的定位。该类底物人工合成成本较高,但是底物溶液稳定性更好,更有利于最终反应产物的定位。

稳定重氮法中,偶联剂为重氮盐。重氮盐对酶有一定的抑制作用,不同重氮盐对不同酶具有不同的抑制效果。因此,对特定的酶而言,需要选择抑制作用较小的重氮盐。此外,不同的重氮盐会呈现不同的重氮色素颜色。在酶组织工程中,经常使用 6-偶氮紫红、坚牢蓝 B 和永久紫。在选择重氮盐时,需要遵循更好的稳定性、更快的偶联速度、对酶抑制作用小以及更小的重氮色素颗粒的原则。

(三) 四唑盐法

四唑盐法主要用来展示氧化还原酶(脱氢酶),如琥珀酸脱氢酶(SDH)、羟基类固醇脱氢酶、乳酸脱氢酶（LDH）和葡糖-6-磷酸脱氢酶。基本理论如下：组织细胞中的脱氢酶作用于特定的底物，然后分离出氢原子；氢原子由氢载体传递，如辅酶、黄素蛋白或吩嗪硫酸甲酯（PMS）；最后氢原子与无色四唑盐或双四唑盐结合形成蓝色或紫蓝色双甲臜。图 34-3 展示了基本的反应方程。

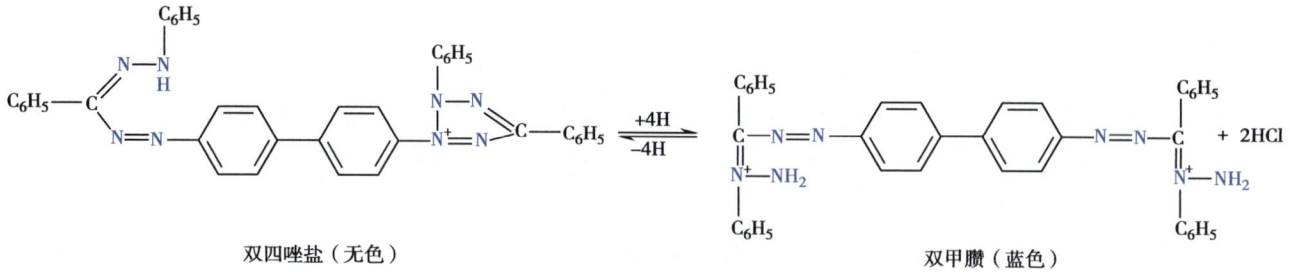

双四唑盐（无色）　　　　　双甲臜（蓝色）

图 34-3　四唑盐法反应

四唑盐有多种类型。常用的是硝基蓝四唑（硝基 BT 或 NBT）和四硝基蓝四唑。它们是淡黄色粉末，易溶于水，对酶活性无抑制作用，而且是容易渗透的小分子，并且具有光稳定性，对蛋白质没有直染性，因此具有更好的组织化学作用。

使用四唑盐需要注意一些问题。一是对蛋白的直染性，即未还原的四唑盐与组织成分的结合。所有的双四唑盐都具有直染性，单四唑盐除 INT 外均无直染性。二是穿透力，大分子的四唑盐穿透膜屏障的能力差。生物膜（细胞或细胞器的膜）可成为穿透屏障，即使在孵育时四唑盐的浓度足够高，但由于膜屏障会导致酶促反应部位的浓度较低，限制了捕捉反应速度。三是不同的四唑盐捕捉电子被还原的能力是不同的，在反应中加入的四唑盐的还原能力越强，则反应进行的越迅速。

（四）靛酚蓝法

靛酚蓝法是利用 Nadi 反应检测氧化酶的方法。在组织化学中，把二甲基-对苯二胺和 α-萘酚加入底物混合液中，由氧化酶反应产生的氧与两者结合产生靛酚蓝（图 34-4），从而定位酶的位置。有人使用新的 Nadi 法，即以 4-氨基-N、N-二甲基萘胺代替二甲基-对-苯二胺。该方法也用于定位细胞色素氧化酶和过氧化物酶等。

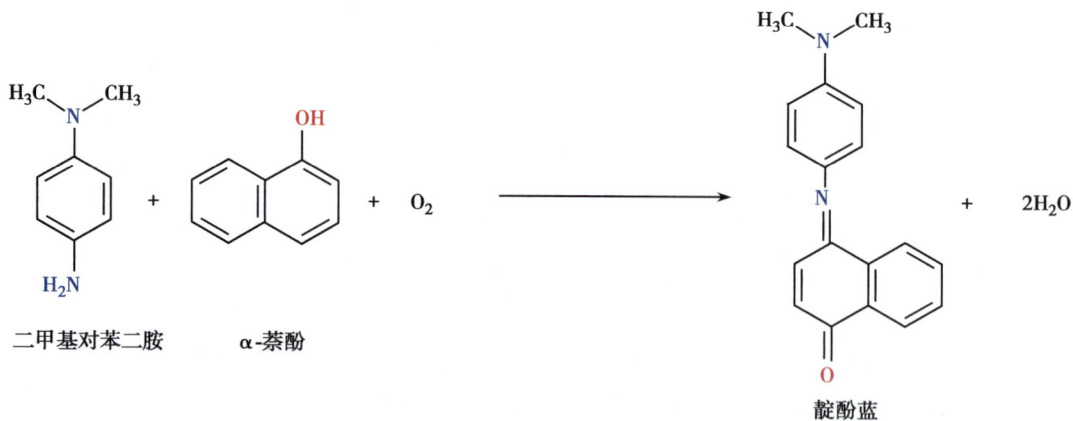

二甲基对苯二胺　　　α-萘酚　　　　　　　　　　　　　　靛酚蓝

图 34-4　靛酚蓝法

二、底物膜法

与溶解底物法不同，底物膜法依赖酶催化活性，其底物不是以溶解的形式存在于反应体系中，而是以底物本身或者将底物混入一定的惰性物质内制成底物膜。在这种条件下进行酶反应，底物是固定不动的，需要使组织切片内的待测酶扩散进入底物膜内。

在底物膜法中，首先把酶底物在载物片上溶解成薄膜，然后与含有酶的组织切片共孵育，在适宜条件下使酶发生反应,分解底物。随后对底物膜进行特殊染色,底物未被分解的地方被染色,未着色的部分(底物已经被酶分解)即标记酶所处的位置。因为底物膜法必须使待测酶扩散进入底物膜中,且以负片作为阳性所见进行观察,故酶的定位比较粗略。该方法只能在组织水平上对酶进行定位,无法进行细胞水平上的定位,一般用于其他方法不易证明的酶类,比如淀粉酶、透明质酸酶、精子顶体酶等。

三、免疫组化法

免疫组化法是应用免疫学基本原理—抗原抗体反应,即抗原与抗体特异性结合的原理,通过化学反应使标记抗体的显色剂(荧光素、酶、金属离子、同位素)显色来确定组织细胞内抗原(多肽和蛋白质),对其进行定位、定性及相对定量的研究方法。酶可催化颜色反应,是免疫组化法的重要工具,常用的方法是酶标抗体法。

酶标抗体法又称免疫酶法(immunoenzyme method),该技术出现时间要晚于免疫荧光法,但是该方法发展迅速并得到了广泛应用。免疫酶法的关键是用酶(大部分使用的是辣根过氧化物酶)标记抗原抗体反应,并且在酶组织化学方法的辅助下展示组织细胞的化学组成。免疫酶法的染色主要分为两步,第一步是用第一抗体与组织细胞内的抗原(目标酶)发生反应,然后再用辣根过氧化物酶标记的第二抗体和一抗抗原复合物结合;第二步是加入含有 H_2O_2 底物的 3,3'-二氨基联苯胺(DAB)溶液,在辣根过氧化物酶的作用下,DAB 显色,在显微镜先观察即可知道待测抗原(目标酶)的定位。

酶标抗体法具体实验步骤:

1. 从石蜡切片中取出石蜡,然后按照常规方法浸入蒸馏水中;将冷冻切片贴在载玻片上并干燥,然后直接放入 TBS 或者 PBS 缓冲液中;

2. 将切片浸入 0.3% H_2O_2(溶于双蒸水、TBS 或甲醇)中 30 分钟封闭内源酶的活性;

3. TBS 清洗切片 2~3 次,每次 5~10 分钟;

4. 将切片浸入 0.2%~1% Triton X-100 或者 0.1% 皂苷孵育 30 分钟;

5. TBS 清洗切片 2~3 次,每次 5~10 分钟;

6. 加入 3% 正常血清(与二抗动物同一来源),孵育 30 分钟;

7. 倒去上层液体,不要直接清洗和加一抗,在 4℃ 孵育 24~48 小时。加入含有稀释抗体的 1% 正常山羊血清。

8. TBS 清洗切片 2~3 次,每次 5~10 分钟;

9. 加入 1∶50~1∶100 稀释的二抗然后室温孵育切片 30~60 分钟;

10. TBS 清洗切片 2~3 次,每次 5~10 分钟;

11. 0.05% DAB-0.01% H_2O_2(0.1mol/L TB,pH 7.6 配制),在显微镜下控制染色密度;

12. TBS 清洗切片,再用双蒸水清洗一遍;

13. 脱水,透化然后用中性树脂封片。

需要注意的是,如果能确保没有内源酶的活性以及抗体的进入,步骤 2~4 可以省略。

四、酶组织化学影响呈现效果一些因素

酶组织化学中主要遵循两个基本的原则。一是最大限度地保存组织细胞中酶的活性从而精准地确定酶的位置;二是要尽可能确保组织的完整性。因此,需要注意下面一些影响因素。

(一)样本制备

材料的新鲜性对于确保酶活性至关重要,因为大部分的酶,尤其是脱氢酶,无法承受固定和包埋过程。因此,酶组织学技术中的样品往往是采用快速液氮冷冻,低温冷冻切片然后冷丙酮固定;或者液氮速冻,低温固定成厚切片,然后低温切片。有些酶的活性具有生物节律,如日节律、季节节律和生殖周期节律。这些因素在取样过程中也要考虑。

(二)温度

酶在最适温度下活性最高。对于大多数的酶,最佳反应温度为 25~37℃。在具有高酶活的组织中,为

了更好地获得酶,可以相应地降低孵育温度。

（三）pH

所有类型的酶都有其最佳 pH 范围。在该 pH 范围内,酶活性和反应速度均达到最佳。

（四）浓度

酶反应速度受反应体系中各种物质的浓度影响,如酶、底物、反应产物、抑制剂和激活剂等。

（五）抑制剂

抑制剂可以降低酶活性。组织切片中的酶活性可以被抑制剂所抑制。抑制剂有三类:非特异性抑制,比如热、酸和一些固定剂,这些抑制剂对所有的酶都有同样的抑制效果;特异性抑制剂,比如 E600 抑制 B 酯酶、四异丙基焦磷酸亚胺(ISO-OMPA)抑制胆碱酯酶等;竞争性抑制剂,如丙酸钠抑制 SDH 等。在酶组织化学技术中,阴性对照组常使用特异性抑制剂或竞争性抑制剂。

（六）激活剂

酶激活剂是能与酶结合并增加其活性的分子,它们与酶抑制剂作用相反。Mg^{2+} 和 Ca^{2+} 是最常使用的激活剂。

第三节　酶组织化学实验技术

酶组织化学最理想的实验结果是在酶所处的实际位置证明酶的活性,并且保证酶的活性不发生改变,因此在酶组织化学实验中,样本的取材、固定、切片及孵育等步骤显得尤为重要。本节主要介绍酶组织化学实验过程中对样品的取材、固定、切片及孵育方法等一系列操作的简要步骤和注意事项。

一、取材

取材是样品制备过程中的第一步。取材前需要做好各种准备工作,如取材用的器材及动物的处死方法等。一般采用轻微麻醉,迅速取材的方法。

（一）取材的要求

取材的具体要求包括:准备好洁净的手术刀、剪刀和镊子,对准解剖部位快速取出动物组织及操作过程尽量保持低温(4℃)等。

组织(活检、动物材料)在取出后需要尽快处理,因为自溶过程会改变很多酶的活性和定位。取材的体积或数量取决于要检查的问题、组织的制备过程和器官的类型。如果要研究细胞内定位,组织块必须很小,边长不应超过 1cm。如果目的是确定酶在细胞或组织内定位,则可以使用更大的组织块。无论来源如何,固定组织部分的边缘长度都不应超过 5mm。但是,当使用甲醛和戊二醛的混合物或仅使用甲醛固定时组织块可能会大一些。

（二）取材的样品规格

快速取下的材料需要进行一些细节修正,以便进行下一步的固定和切片。对于酶组织化学,需要将样品切成 1cm×1cm×0.5cm 的大小,切片时需要注意样品的方向和位置;对于电镜酶组织化学的样品,一般切成 0.5~1mm³ 的小块,太大不利于固定液的浸透,由于电镜观察的视野小,可借助显微镜进行定位。

二、组织固定

酶组织化学要求在各项操作的过程中尽可能保存酶的活性,使其不受或少受影响,不仅需要酶及酶的反应产物不发生移位,同时还要保持良好的细胞形态和结构。因此,组织样品固定方法的选择至关重要。固定剂的作用是"在一个时间点及时固定",以使细胞内的酶和细胞外分子的破坏或损失降到最小,以保持大分子的结构并保护组织不受微生物的破坏。固定应使组织和组织内分子特征在以后的长期保存中不会因为酶活性或微生物而裂解。理想的固定剂应具备以下特征:可用于各种组织;大小标本都能够保存;能支持组织化学、免疫组织化学、原位杂交和一些其他特殊染色技术;能快速渗透和固定组织,保质期至少为一年,并且适用于组织自动化处理方式;易于处理和回收,在组织长期保存后仍完好无损,且价格合理。

(一) 甲醛(formaldehyde)

纯甲醛是一种蒸气,完全溶于水后形成含 37%~40% 的甲醛溶液,这种水溶液称为"福尔马林"。通常用于组织固定的"10% 的福尔马林"是 10% 的福尔马林溶液,即大约含有 4% 体积比的甲醛。甲醛可与核酸和核蛋白反应。它可渗透于核酸和蛋白质之间,使核酸-蛋白质架稳固,同时它也可通过与核苷核蛋白的自由氨基反应而改变核苷。在单个自由的 DNA,交联反应开始于腺嘌呤-胸腺嘧啶(AT)丰富区,并且随着温度的升高而增加。

甲醛固定的特点是分子量小,渗透快,固定迅速。短期固定中交联的基本类型是赖氨酸侧链上的羟甲基和精氨酸(通过次级氨基酸基)、天冬酰胺、谷氨酰胺(通过次级氨基酸基)或酪氨酸(通过羟基团)。如赖氨酸甲基羟氨基可与半胱氨酸基连接形成一个酪氨酸-CH₂-半胱氨酸交联。甲醛固定可以使蛋白质不发生改变,从而达到固定的目的。甲醛虽然可以与多种功能基团结合,但是如果洗掉福尔马林,仍可发生可逆变化。冲洗 24 小时可除去 50% 的反应基,冲洗 4 周可除去 90% 的反应基。这表明实际的交联是一个相对缓慢的过程。

甲醛常用固定液的配制如下:

1. 中性缓冲的 10% 的福尔马林

去离子水	900ml
福尔马林(37% 的甲醛溶液)	100ml
磷酸二氢钠	4g
磷酸氢二钠	6.5g
pH 调至 7.2~7.4	

2. Carson 改良的 Millonig 磷酸盐缓冲福尔马林

甲醛(37%~40%)	10ml
去离子水	90ml
磷酸钠,单(价)碱的	1.86g
氢氧化钠	0.42g
pH 调至 7.2~7.4	

3. 甲醛磷酸缓冲固定液溶液(Lillie)

甲醛(37%~40%)	10ml
去离子水	90ml
磷酸二氢钠单水合物	0.4g
无水磷酸二氢钠	0.65g
pH 调至 7.2~7.4	

4. 含锌的福尔马林溶液

甲醛(37%~40%)	100ml
去离子水	900ml
氯化钠	4.5g
氯化锌或硫酸锌	1.6 或 3.6g
pH 调至 7.2~7.4	

含锌的福尔马林溶液据报道是一种免疫组化染色的优良的固定剂。

(二) 戊二醛(glutaraldehyde)

戊二醛($C_5H_8O_2$),又名 1,5-戊二醛,是一种五碳醛,含有两个醛基,为无色或浅黄色有刺激性气味的油状液体,易溶于水、乙醇,溶于苯。不易燃、不挥发,但化学性质比较活跃,在空气中不稳定。在常温下,戊二醛可被空气氧化,也容易发生缩合、聚合等反应,所以工业上通常将其制成 25% 或 50% 的稳定水溶液,以便贮存和使用。和甲醛相比,目前对戊二醛的生物反应和效果了解较少,因为它在生物学领域的应用还比较少。戊二醛是一种具有双重功能的醛,它的反应基和甲醛一样。在水溶液中,戊二醛多聚物可形成循环的和寡聚性复合物,并且也可氧化为戊二酸。为了增加其稳定性,需要保存至 4℃、pH5 左右的条件下。

与甲醛不同的是,戊二醛两端都含有一个醛基,每次反应都有一个醛基被卷入蛋白质,这些醛基基团可以进一步与蛋白质交联。醛基可选择性地与许多化学物质反应,包括抗体、酶或蛋白。戊二醛的使用浓度通常是 1.5%~3% 的水溶液,0.1% 的浓度也可获得比较好的效果。也可以配制 2.5%~4% 的磷酸缓冲液(pH7.2~7.4)。固定时间在 15 分钟到 4 小时内,不宜过长。戊二醛的广泛交联可使超微结构得到更好的保存,但是这种固定方法会减慢固定剂的渗透速度,给免疫组化带来负面效果。采用戊二醛固定时组织长度不能过大(不超过 0.5mm)。由于戊二醛固定对细胞的渗透性影响极小,因此对配制固定液所用缓冲液的渗透压要求较高,条件也严格,固定效果受缓冲液的质量影响较大。

戊二醛常用固定液的配制如下:

1. 2% 戊二醛磷酸缓冲固定液

2.26% $NaH_2PO_4 \cdot H_2O$ 水溶液	64ml
25% 戊二醛水溶液	8ml
用 2.25% NaOH 溶液调节至所需 pH	
加去离子水至	100ml

固定时间 1~60 分钟,固定温度 0~4℃,pH7.2。

2. 0.1M 戊二醛磷酸缓冲固定液

0.2M 磷酸缓冲液/ml	50	50	50	50	50	50	50
25% 戊二醛水溶液/ml	4	6	8	10	12	16	20
加蒸馏水至/ml	100	100	100	100	100	100	100
戊二醛最终浓度	1.0%	1.5%	2.0%	2.5%	3.0%	4.0%	5.0%

固定时间 1~60 分钟,温度 0~4℃,pH7.2~7.6。配制时加入戊二醛会导致 pH 下降,可用缓冲液进行调整。

(三) 四氧化锇(osmium tetroside)

四氧化锇呈淡黄色至棕色结晶固体,具有特征性的氯样刺激性气味。四氧化锇具有挥发性,它在室温下会升华,可溶于多种有机溶剂,微溶于水,与水发生可逆反应,形成锇酸。纯四氧化锇可能是无色的,呈黄色的部分被认为是二氧化锇(OsO_2)杂质,尽管二氧化锇通常以黑色粉末存在。四氧化锇分子是四面体,因此是非极性的。这种非极性有助于四氧化锇穿透带电的细胞膜。四氧化锇在 CCl_4 中的溶解度是在水中的 518 倍。

四氧化锇是一种非电解质强氧化剂,与氮原子具有较强的亲和力,因此能与各种氨基酸、肽及蛋白质发生反应,在蛋白质分子间形成交联,稳定蛋白质的各种结构成分,不产生沉淀,因而能较好地保存细胞内的微细结构。已知四氧化锇可与核酸反应,特别是 2,3-乙二醇一部分的终端核糖基和胸腺嘧啶残端的 5,6 双链。用四氧化锇固定及乙醇脱水可以呈现出显著的 DNA 团块。四氧化锇与碳水化合物的反应不确定。在锇固定时,大量的蛋白质和碳水化合物从组织中丢失。原因可能是四氧化锇的组织渗透性有限,只能进入表面(小于 1mm),且反应速度比较缓慢。如果是在电镜中,组织最初使用戊二醛固定可以使丢失最小化。锇最显著的特征是其可以和油脂和磷脂的不饱和链反应(图 34-5):

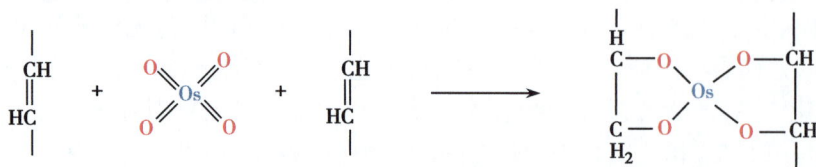

图 34-5　锇与不饱和链反应 1

在这个反应中,锇从 +8 价转为无色的 +6 价。如果两

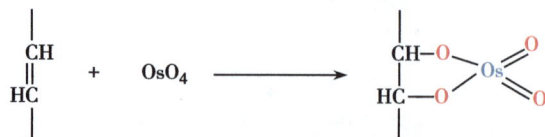

图 34-6　锇与不饱和链反应 2

种不饱和链紧密相连,则可能会产生锇四氧化物形成的交联(图 34-6)。

尽管复合物在这个点上是无色的,用锇固定时,二氧化锇的产生可使细胞膜呈现黑色。二氧化锇呈黑色、电子密集,不溶于水;当以上不稳定复合物裂解时它沉积到细胞膜上。在与乙醇溶液反应时,+6 价的锇复合物裂解成二氧化锇(+4 化合价)(图 34-7)。

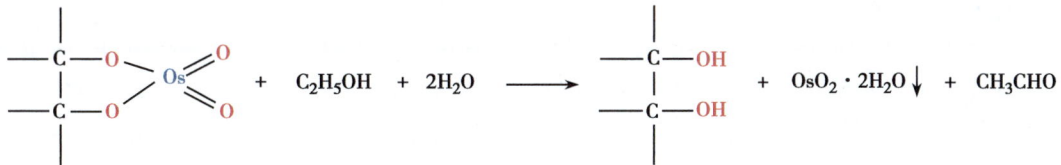

图 34-7　锇与乙醇反应

二氧化锇除了被用作电镜检查的后续固定剂,也可被用于冰冻切片中油脂的染色。二氧化锇固定可使组织膨胀,后者可在脱水步骤时恢复。也可通过在含锇的固定液中加入钙或氯化钠使膨胀减少。

四氧化锇已被用来增强很多酶的活性,常用的捕捉底物是 DAB。DAB 很容易氧化聚合,经过一系列的化学反应,生成一种嗜锇性很强的物质,可和四氧化锇内活性游离基发生反应,使四氧化锇还原成锇黑(osmium black),即嗜锇性多聚体。在电子显微镜下,锇黑呈现的电子密度很高,体现出增强了酶的活性和明显的定位。此即酶组织化学中,应用四氧化锇,形成的嗜锇性 DAB 法。

使用四氧化锇的浓度,常用 1%,放置时间过长或存放的容器不洁净,则易氧化变黑。为此,在配制的溶液中加入数粒氯化镁($MgCl_2$)。如发现溶液开始变黑,可加几滴过氧化氢,使其恢复呈黄色。pH 应该在 7.2~7.4,固定时间一般是在 15~60 分钟为宜,应放在 0~4℃ 的环境下低温保存。

由于四氧化锇具有高挥发性和毒性,在操作过程中,应考虑做好个人防护措施。

常用的四氧化锇固定液如下:

1. 2% 四氧化锇固定液

四氧化锇	1g
双蒸馏水	50ml

此液可为常用储备液,于 0~4℃ 冰箱中保存。具体配制时,使用容器选择棕色磨口玻璃瓶(100ml),充分洗净,将 1g 四氧化锇安瓿,去标签,用双蒸馏水浸泡洗净,滤纸吸干,用金刚石(玻璃刻刀)刻划 1~2 道刻痕,用蒸馏水再次冲洗洁净吸干,放入棕色磨口瓶内,按量加入双蒸馏水(或缓冲液),盖好瓶塞,用力上下摇动,振破四氧化锇安瓿,放置 1~2 天,才能完全溶解,成为无色透明或淡黄色液体。需要注意必须严格密封、防止挥发。如溶液呈红棕色至黑色,表明溶液已失效。

2. 1% 四氧化锇等渗缓冲固定液(zettergvist)

巴比妥钠-醋酸钠缓冲液

巴比妥钠	2.94g
无水醋酸钠	1.94g
去离子水加至	100ml

该溶液可在 4℃ 条件下保存数日。

Ringer 溶液

NaCl	8.05g
KCl	0.42g
$CaCl_2$	0.18g
去离子水加至	100ml

固定液配制,用时可按下述比例配制:

2% 四氧化锇水溶液	25.0ml
巴比妥那-醋酸钠缓冲液	10.0ml
Ringer 液	3.4ml

0.1mol/L HCl	约 11.0ml
双蒸馏水加至	50ml

其中用 0.1M HCl 调 pH 至 7.2~7.4。此固定液中加有电解质是细胞的等渗溶液,减少各种细胞器的肿胀和收缩。

（四）重铬酸盐和铬酸固定剂

三氧化铬可溶于水形成酸性溶液-铬酸（图 34-8），pH0.85。铬酸是一种强氧化剂,可使多聚糖的 1,2-二甘醇残渣上产生乙醛。产生的乙醛可以在组织化学染色中发生反应（PAS 和嗜银染色）,从而增加免疫组织化学染色的背景。

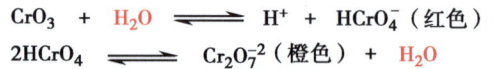

$$CrO_3 + H_2O \rightleftharpoons H^+ + HCrO_4^- （红色）$$
$$2HCrO_4 \rightleftharpoons Cr_2O_7^{-2} （橙色） + H_2O$$

图 34-8 三氧化铬与水反应

重铬酸盐（即 +3 价的铬离子）可以破坏动物组织,但 +6 价的铬离子可凝固蛋白和核酸。固定和变硬反应的机制还不完全清楚,但可能涉及蛋白质氧化,其长度在不同固定剂 pH 下不同。另外,铬离子可与蛋白质的羟基和羟基侧链作用。铬酸也可与二硫化物桥作用并攻击残留亲脂物质,如酪氨酸和蛋氨酸。含铬的固定剂在 pH 为 3.0~5.0 时固定效果最好,使蛋白不溶解也不凝固。据报道,延长固定时间（大于 48 小时）时用铬固定可使不饱和油脂不可溶,但可使饱和油脂溶解,因此线粒体可被重铬酸盐固定剂很好地保存。

常用的重铬酸盐固定剂如下：

1. Miller 溶液

重铬酸钾	2.5g
硫酸钠	1g
蒸馏水	100ml

2. Regaud 溶液

重铬酸钾	3g
蒸馏水	80ml

使用时加 20ml 甲醛（37%）。

使用重铬酸盐固定,固定时间很重要。固定后应冲洗组织,并转移到 70% 的乙醇里。固定后未冲洗的组织可能会引起组织内色素沉淀。处理到石蜡盒会引起广泛的收缩。

（五）影响固定的一些因素

1. **缓冲液及 pH** 甲醛固定时 pH 的作用可能是复杂的,取决于被固定的组织。在强酸的环境中,胺是主要的靶基（—NH_2）,可吸引氢离子（NH_3^+）,对水化甲醛不反应,而羧基失去了它们的电荷,这可能会影响蛋白质的结构。同样,乙醇的羟基（—OH）包括丝氨酸和苏氨酸,在强酸环境下也会变得不反应。在非缓冲甲醛的酸性环境下,血红蛋白的代谢产物有化学上的改变,形成一个棕黑色不可溶的结晶折光色素。这种色素在 pH<5.7 的情况下形成,并且色素形成的程度在 pH 为 3.0~5.0 时增加。醋酸和其他酸主要在较低的 pH 环境中作用并打乱蛋白质的三维结构。缓冲液将 pH 维持在适宜值。选择特定的缓冲液要根据固定物和分析物的类型。一般选用的缓冲液是磷酸盐、重碳酸盐、甲次砷酸盐和醋酸盐。

2. **固定时间** Medawar（1941）研究了影响固定剂组织弥散的因素。他发现,固定的深度与固定时间的平方根直接呈正比,表达式如下：$d=k\sqrt{t}$。其中,恒量（k）是弥散系数,它在每种固定剂中的大小都不同。10% 的甲醛溶液的弥散系数是 0.79;100% 的乙醇弥散系数是 1.0;3% 的重铬酸钾的弥散系数是 1.33。因此大多数的固定时间大约等于固定剂渗透组织的距离的平方。大多数固定剂,如 NBF,大约 1 小时渗透 1mm,对于一个 10mm 的球体,固定剂大约在 25 小时后才能渗透至球体的中心。需要注意的是,复合固定剂的不同成分有不同的渗透率,这些特性在薄的组织内有最好的表现。

3. **固定温度** 随着温度升高,分子弥散增加,甲醛组织的渗透速度加快。因此通过升高温度和加快分子运动的微波也被用于加速甲醛固定,但应注意蒸气的增加会带来安全问题。同时,大多数化学反应也会在较高温度下加速进行,因此甲醛与蛋白质的反应会更快。封闭的组织处理器可使他们处理的温度直接高过石蜡保温温度（60~65℃）,使处理容器温度稍高于室温。

4. **固定剂浓度** 固定剂的适宜浓度主要由有效性和可溶性决定。福尔马林的浓度大于 10% 时会增加组织变硬和收缩程度;乙醇浓度低于 70% 则不能有效地从组织中去除自由水。

三、切片

光、电酶组织化学,进行孵育反应前要进行切片。切片是将组织切成薄片并贴附于玻片上以便进一步进行显微镜下检查的一种方法。切片可以使样品具有一定的厚度,从而有效地达到最佳酶化学反应,石蜡包埋切片和冰冻切片是两种常用的方法。

(一) 石蜡包埋切片

1. 所需的仪器　漂片(水浴)槽、玻璃干燥箱或热板、细尖镊或弯镊、黑貂或骆驼毛刷、解剖刀、玻片架、清洁玻片、挑组织针、冰盘、抵抗化学试剂的铅笔或钢笔。

2. 切片机的装备　切片机维护对于切片的质量至关重要。需要严格遵循制造商的建议,按规定时间进行仪器维护。水浴箱和切片机应符合人体工程学要求,以减少颈部和肩部压力紧张。水浴箱可装满蒸馏水或自来水,并调整到相对石蜡熔点的适当温度。应当注意减少使组织切片变形的气泡。刀片应锋利无缺损,刀片与刀片夹应调整至最佳状态,包括间隙角、与低面角之间的距离以及组织块的表面。夹和螺丝必须收紧,如果使用一次性刀片,应注意施予刀片足够的压力以提供支持,但是也不能过紧,以免造成切片过厚和过薄。

3. 切片　组织块按顺序排列在冷却装置上,组织和石蜡块都需要冷却,以使他们具有相似的温度。有少量的水会被吸收到组织中而使组织轻微肿胀,这样会使切片更容易些。一般使用平缓的速度切片。如果切取平整光滑的切面有困难时,可在切片过程中用温水暖一下组织表面或对组织表面轻轻地呼一口气。这样可以舒展组织块,但切片会稍微厚一些。理想的情况应当是:切片时由于有局部压力,一张连一张连续地切片会形成一个组织条带状。切片条是处理切片最省事的方法。当不同的组织切出条带时,第一张切片用手术镊或挑组织针挑起,最后一张切片用小刷子小心缓慢地从刀边上取出。

4. 漂切片　组织条必须漂平,让组织条的尾部首先与水接触。当组织条的其余部分位于水面时,产生的轻微拉力足以拉平位于水里的大多数有折痕的组织条,如果不是全部拉平,部分也可发生折叠。组织片漂浮在水浴箱上,有光泽的一面靠下。褶皱部分可以通过镊子简单消除。漂切片的时间不宜超过 30 秒,延长在水中的时间会导致组织过度膨胀,从而导致组织变形。单个切片或组织条带可漂到载玻片上。

5. 干燥切片　当加热干燥切片时,切片机下方的水分可进一步使组织展平。温度应设定在石蜡的熔点。许多自动染色机都含有烘干箱。玻片可附加在染色机上,后者有单个切片的固定装置或为仪器设计的架子。在切片干燥过程中,不能过度加热,否则细胞的细微结构可能被破坏。加热板可能导致玻片局部过热。干燥精细的组织时,如果将温度降低,时间延长,则可以减少一些组织变形。对于许多组织推荐 37℃ 过夜。

(二) 冰冻切片

冰冻切片是一种在低温条件下使组织快速冷却到一定硬度,然后进行切片的方法,包括冰冻技术和切片技术两部分。固定或未固定的样品,均可进行冰冻切片。冰冻切片是酶组织化学最通用的重要技术。由于酶通常是水溶性的,实验过程中易产生酶扩散,因此可根据检测酶的性质选择冰冻样本处理方式。未固定的样品作冰冻切片可有效保存酶的活性,适用于不能耐受固定和对固定液敏感的酶的组化分析;而对有些具有一定耐受能力的酶,由于脱水、包埋过程中会降低或失去酶的活性,也常在固定后采用冰冻切片。

1. 冰冻技术　未固定的用于冰冻的组织应该是新鲜的。标本应该在没有产生冰冻人工假象的情况下尽可能地迅速冰冻,适当的冰冻技术包括:液氮(-190℃)、由液氮冷却的异戊烷(-150℃)、干冰(-70℃)、二氧化碳气体(-70℃)和喷雾器(-50℃)。

冰冻人工假象指的是,当在制作冰冻切片冰冻组织时,组织中的水会冰冻形成冰晶,冰晶的大小和数量与组织冰冻的速度成正比。所切组织通常放置在室温下的玻片上,组织就会开始解冻,冰晶的解冻会发生冰冻人工假象,后者在显微镜观察时会出现一些小孔。

要获得最好的冰冻切片,应该迅速冰冻组织。最好的方法是用异戊烷和液氮。液氮是一种高热传导介质,冷切温度可达-160℃,使用时注意要将组织完全浸入液氮里面。一烧杯异戊烷可悬浮在一瓶液氮中。当异戊烷的温度达到-160℃时,可将组织浸入异戊烷中。

固体二氧化碳(干冰)也可用于冰冻组织块。将干冰置于冰冻台上,其上组织则定向放于支持包埋介质中,当组织中出现一条白线时,应及时移走干冰,避免过度冰冻。使用干冰不经济,因为干冰在储藏时容易升华转变为气体,传输和使用过程中会造成比较多的浪费。在过去,从CO_2循环器中来的二氧化碳气体可应用于冰冻组织。组织块通过调节有气体供应的常规冰冻切片机来冰冻,或者通过调节应用一个CO_2槽(用以固定组织夹头)的特别调节器来冰冻。

喷雾器已经被用于冰冻小组织块。这类喷雾器品种繁多,容易购买及储存。但是喷雾剂排放会污染环境,同时吸入喷雾剂会危害人体健康。

2. 冰冻切片技术　一般可分为冰冻切片机切片、半导体制冷切片和恒冷箱切片

(1)冰冻切片机切片:冰冻切片机切片,是在室温条件下,使压缩的CO_2气体喷射到组织样品块上,将样品冻结然后切片。组织块的大小应在1mm×1mm×5mm左右,切片厚度一般为10~15μm。切片可放在准备好的盖片上,以待孵育。放置的时间不宜过长,量多时可先保存在冰箱内。

(2)半导体制冷切片机切片:这种切片机主要是由整流电源和半导体制冷器构成,后者主要部件是冷台和冷刀两部分,用整流电源来控制温度。应用珀耳帖效应原理,当N型半导体和P型半导体组成电偶对,再集成电偶堆。当直流电通过时,一面放热,另一面吸热。用铝板作为阳极制冷台的面。热面为27℃,用水冷却,冷面可达-30℃,通过调节电流大小可以调节制冷面的温度,可适用于不同组织对温度的不同需要。所用的仪器是在普通组织切片机上配备半导体制冷的设备即可。

(3)恒冷箱切片机切片:恒冷箱切片机由切片机和制冷设备有机结合而成,是组织化学研究室和组织学实验室内的重要常规设备。国内外厂商有多种型号可供选择,性能基本相同,一般都具有制冷系统及温度自动控制调节选择系统,可在其可调的温度范围内任意调节(常用-35~-1℃,部分深低温恒冷箱可达-80℃),适用于不同组织制备高质量的切片。

恒冷箱切片机在低温下,使刀和样品的温度保持恒定。切片时,关键的温度在于刀和样品。刀口温度高,则切片融化变软,切面组织损坏,而且不能切成薄片。降低刀口的温度,可连续切片及切薄片。可将干冰放入和刀长度一致的干净容器内,干冰和刀两侧面接触可使其温度降至-50~-40℃。一般可切5~10μm的切片,在干冰制冷条件下可切成2~5μm的厚度。切片机上有防卷板,切下的切片可以在防卷板上展平。

使用恒冷箱切片进行新鲜或者固定组织的切片时,因组织不同,要求的温度也不同。组织样品的温度如果过低,切片容易碎成小片,如果过高,切片湿润而粘附在刀片上。组织样品的温度可通过外观进行初步判断。切片时如果样品的温度过低,色白不透明,则切片易碎;如果温度过高,色淡略透明,则切片湿润有皱缩。绝大多数组织在-25~-15℃的低温条件下切片,最容易获得理想的切片。

四、孵育反应

孵育反应是酶组织化学技术中非常重要的程序。孵育液在组成及浓度比例上,都应有非常严格的要求。里面应还有充足的酶作用底物、捕获剂(铅、钡、铜等)和激活剂(钙、镁、锌等)。实验对照需要添加抑制剂,应具有最佳的pH和良好的缓冲系统。

(一)配制孵育液的具体要求

1. 清洗器具　使用的玻璃器皿必须洁净,应刷洗、过酸、冲洗,避免和金属盐类接触。

2. 现用现配　孵育液最好是现用现配,以使实验效果最佳。配制时按照顺序逐一加入试剂,边加边搅拌振荡。使其充分混匀溶解。使用之前检测pH,如有变动,及时调节。

3. 严格配比　孵育液中各种成分比例,pH和浓度的可变性很小,不应任意改变,否则易失去平衡。如作必要的变动,应先做预备实验并评价效果后,方能进行。

4. 防止污染　孵育液应该是透明的,如果有沉淀残渣,需要过滤后使用,以防沉淀残渣污染标本。底物需要根据实际性质保存在干燥箱或冰箱内。

5. 优选试剂　使用的化学试剂都应该是分析纯(AR)以上的试剂,最好是优级纯(GR)。相关吸水

试剂应随时密封,保存于干燥箱中。

(二) 孵育温度和时间

1. **孵育温度** 温度对酶化学反应有很大影响,而不同酶化学反应的温度系数变化范围也很大。温度对酶水解过程影响比较大,对捕捉反应、扩散影响较小。常用的孵育温度有 37℃(温箱)、15~25℃(室温)、0~4℃(冰箱)。一般通常在 37℃ 的恒温箱或恒温水浴锅中进行孵育。高活性组织中的酶,要在室温下进行,否则酶催化反应的速度过快造成反应产物快速过量,而引起扩散。对于有些酶的反应,在 0~4℃ 下孵育是有益的,特别是采用偶氮法(磷酸酶、酯酶)长时间孵育(几个小时乃至过夜),效果良好,反应稳定。在这种低温条件下,切片背景的特异性反应不会过深,酶活性较低的部位也可以得到很好地显示。

2. **孵育时间** 一般选用 37℃、15~30 分钟,最常不超过 60 分钟。有些反应速度很快的酶只需要几分钟就可以,最佳条件需要根据所用组织样品的种类及固定的条件进行确定。因此,最好是参考书籍及学术文献上的孵育时间,然后根据自己的样品条件进行预实验优化,从而确定最佳的孵育时间。

(三) 孵育的方法

孵育的方法,常用的是将切片盖在盖玻片或载玻片上进行孵育,或者用漂浮切片法进行孵育。在进入孵育液之前,最好用与孵育液相同的缓冲液漂洗 1~2 次,以使切片内的条件和孵育液的条件一致。

根据切片的数量,可采用钙片染色缸或载片染色缸,也可以采用培养板。在固定液的漂洗液和孵育液内,加入 10%(v/v)的 DMSO,可增加膜的通透性,可增强孵育效果。

(四) 影响孵育的因素

在光镜和电镜两种水平上利用酶组织化学进行定性、定位的研究,是以样品孵育阶段为中心的。在这个阶段上,由于酶活作用的结果,最终有沉淀物的形成,出现呈色反应或增强电子密度,显示光镜、电镜两种水平。孵育反应过程前后有关程序,都和反应的效果有关。孵育前各程序的主要问题是保存酶的活性;而在孵育后的各程序中,最重要的是保存酶组织反应的沉淀物。因此孵育前后出现的问题是不相同的。所以要分析影响孵育条件改变后可能产生的对孵育的影响(表 34-1)。

表 34-1 改变孵育反应可能发生的影响

改变因素	对水解的影响	对捕获的影响
固定和储藏	丧失活性;特异性改变 S 的穿透	CA 扩散;组织吸附位点的改变
温度	水解速度;酶失活	捕获反应的速率;CA 扩散
pH	水解速率;酶失活	捕获反应的速率;最终反应产物(FRP)溶解度
底物(S)	水解速率;过量抑制	和 CA 的结合作用
底物的结构	水解速率;特异性改变	和 CA 的结合作用;捕获反应速率
抑制剂	特异性;水解速率	降低 CA 的消耗
捕捉剂(CA)	酶抑制;和 S 结合	捕获反应的速率
其他离子	特异性;水解速率	最终反应产物(FRP)溶解度;和 CA 结合

(五) 孵育后的切片处理

切片孵育后到镜下观察,光镜和电镜均要经过一系列的样品切片处理。光镜要经过缓冲液漂洗,新鲜样品有时应进行后固定、脱水、封固。电镜的切片孵育后的操作和常规程序基本上相同,进行后固定、脱水、包埋、超薄切片和后染色。和常规所不同的是,在前后双重固定之间,加入了预切片和孵育反应的程序。

在切片后的处理中,有两个步骤需要注意:首先是漂洗,漂洗要用与孵育液相同的缓冲液,时间不宜过长,最好在 4℃ 预冷,漂洗 10~30 分钟,更换漂洗液 2~3 次,洗除样品中多余的孵育试剂;其次是脱水,脱水的时间不宜过长,在梯度酒精和丙酮脱水剂中,可使细胞内可溶性物质在脱水时流失,引起改变。脱水时间越长,可溶性成分丢失越多。通常用 10~30 分钟,振动和静止相结合,快速完成。

切片在观察和拍照之后,如果要做长时间的保存,可将盖玻片经 95% 的无水乙醇处理后,擦干,涂以极薄一层贴片剂(粘合剂),或滴加一滴贴片剂在切片部,即可封固。常用的贴片剂如下:

1. 1% 明胶和 0.1%~0.25% 铬明矾(硫酸铬钾)等量混合即成。用此封固液后,可在 37℃ 温箱 1 小时后镜检。

2. 甲醛明胶 1% 明胶 5ml、2% 甲醛 5ml 混合后即成,涂盖片上或滴在切片上均可。采用此方法封固,切片保存一年以后,酶的呈色也没有任何改变。

3. 甘油明胶封固剂 将白明胶 15g 和蒸馏水 100ml 放入广口瓶内,热水浴或 37℃ 温箱内完全溶解。加入甘油 100g(体积约 80ml),在水浴中加热 5 分钟并搅匀,趁热经脱脂棉过滤。加入麝香草酚 1~2 粒防腐,折光率为 1.47。此种封固剂已有商品出售。

第四节 常见酶的酶组织化学方法

酶是生物体内一种重要的催化剂,与机体的各种功能活动密切相关,是调节机体的生理功能和新陈代谢的重要信使分子和效应分子。目前发现的酶已超过 2 000 余种,共分为氧化还原酶、转移酶、水解酶、裂解酶(裂合酶)、异构酶和合成酶(连接酶)等六大类。但截至目前,能用酶组织化学方法显示出来,并可进行定性、定位和定量的酶较少,仅 200 余种。本节主要介绍一些常见酶的酶组织化学方法。

一、磷酸酶(phosphatases)

磷酸酶是能水解磷酸化合物的酶的总称,在生物体内磷酸化合物具有重要的作用。磷酸酶在机体内不仅参与磷酸化合物的水解反应,还会参与逆反应和磷酸酶转移反应。磷酸酶广泛分布于哺乳类动物组织中,根据酶活性的最适 pH,磷酸酶可以被分为两类:碱性磷酸酶和酸性磷酸酶。酸性磷酸酶在酸性 pH 为 6 时表现出最大活性,而碱性磷酸酶在 pH 为 11 时表现出最大活性。高松和 Gomori 最早以组织化学法证明了碱性磷酸酶,同年,酸性磷酸酶组织化学方法也发表见刊。

(一) 碱性磷酸酶(EC 3.1.3.1)

1. 名称

常用名:碱性磷酸酶(alkaline phosphatase,ALP 或 ALKP)

别名:碱性磷酸单酯酶(alkaline phosphomo-noesterase)

2. 最适 pH 为 9.2~9.4。

3. 激活剂 如 Mg^{2+}、Mn^{2+}、某些氨基酸等。

4. 抑制剂 氰化物、砷酸盐等。

5. 分布 广泛存在于机体组织,常见于转运功能活跃的细胞膜内,如毛细血管及毛细血管动脉部分的内皮细胞,肾近曲小管刷状缘和肠上皮纹状缘。

6. 反应原理 碱性磷酸酶在碱性环境下能催化各种醇和酚的磷酸酯水解,反应式如下:

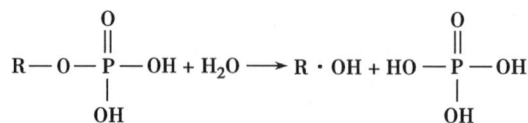

$$R-O-\overset{\overset{\displaystyle O}{\|}}{\underset{\underset{\displaystyle OH}{|}}{P}}-OH + H_2O \longrightarrow R \cdot OH + HO-\overset{\overset{\displaystyle O}{\|}}{\underset{\underset{\displaystyle OH}{|}}{P}}-OH$$

碱性磷酸酶活性的组织化学检查法大体可分为金属盐法和偶氮色素法两种。金属盐法主要是钙-钴法,偶氮色素法主要是同时偶联法和后偶联法。

(1)钙-钴法的原理:金属盐法是用金属离子捕捉被水解的磷酸酯的磷酸部分,并把游离的磷酸变为盐的形式从而产生沉淀。如细胞内碱性磷酸酶水解磷酸盐底物(如甘油磷酸钠),释放出无机磷酸盐,与钙离子作用生成磷酸钙沉淀,再加入硝酸钴后,使之与钴离子作用生成磷酸钴沉淀,因磷酸钴无色,需再通过硫化胺处理,最后生成黑色硫化钴颗粒沉淀,以此显示酶活性所在部位,磷酸盐与碱性磷酸酶的含量成正比。其反应式如下：

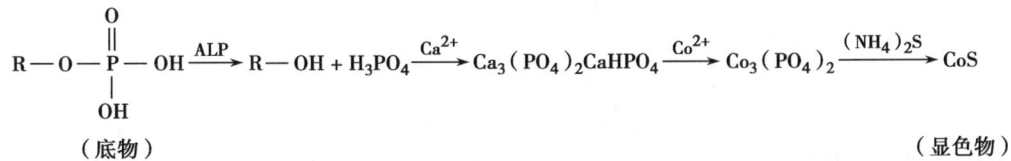

$$R—O—\overset{\overset{O}{\|}}{\underset{\underset{OH}{|}}{P}}—OH \xrightarrow{ALP} R—OH + H_3PO_4 \xrightarrow{Ca^{2+}} Ca_3(PO_4)_2CaHPO_4 \xrightarrow{Co^{2+}} Co_3(PO_4)_2 \xrightarrow{(NH_4)_2S} CoS$$

（底物）　　　　　　　　　　　　　　　　　　　　　　　　　　　　　　　　　（显色物）

（2）偶氮色素法的原理：偶氮色素法的原理是捕捉与磷酸同时释放出的醇，以偶氮色素的形式产生沉淀。如细胞中碱性磷酸酶在 pH 为 9.5~9.8 的缓冲液中，催化 α-磷酸萘酚偶联成不溶性有色偶氮染料，形成沉淀。

7. 实验方法

（1）钙-钴法

1）孵育液配制（pH 9.4）：

3% β-甘油磷酸钠	10ml
2% 巴比妥钠	10ml
2% 氯化钙	20ml
5% 硫酸镁	5ml
蒸馏水	5ml

2）方法与步骤：①新鲜组织低温冰冻切片；②不固定切片直接滴加作用液，或用 1% 氯化钙福尔马林固定 5~2 小时，4℃，蒸馏水洗；③滴加作用液 10~60 分钟，37℃；④蒸馏水洗；⑤2% 硝酸钴 1 分钟；⑥蒸馏水洗；⑦1%~2% 硫化铵 1 分钟；⑧蒸馏水洗；⑨甘油明胶封片，或脱水，透明，中性树胶封片。

3）结果与评价：碱性磷酸酶活性产物为棕黑色硫化钴沉淀。该法的反应产物可发生扩散，故定位欠准确，目前较少使用此方法。

4）对照设置：①无底物孵育，以蒸馏水代替孵育液中的 3% β-甘油磷酸钠，其余各步同上；②加热灭活酶活性；③加抑制剂，如 0.1~1.0mmol/L 左旋咪唑。酶活性反应为阴性。

5）注意事项：①Ca²⁺ 要足量；②用蒸馏水将钴离子洗净，以防止出现假阳性；③有些组织中有色素（含铁血黄素、黑色素）出现，可影响结果；④也可用石蜡切片，但经石蜡包埋的处理，致使部分酶消失；⑤本方法可用显示：5-核苷酸酶、肌蛋白 ATPase、AKP。

（2）偶氮-偶联法

1）孵育液配制：

萘酚 AS（或萘酚 AS-MX）	10~25mg
N-N 二甲基甲酰胺溶液	0.5ml
0.2mol/L Tris 盐酸缓冲液（pH 为 8.2~9.2）	50ml
坚牢蓝 B（或 BB，RR，或坚牢红 TR 或坚牢蓝 VRT）	50mg

混合、搅拌及过滤，必要时可使用氢氧化钠调整 pH。

2）方法与步骤：①取新鲜组织，作冰冻切片；②滴加孵育液，恒温 37℃（或室温下）孵育 5~60 分钟；③双蒸水冲洗 3~5 分钟；④4% 甲醛，室温下固定 10~50 分钟；⑤蒸馏水冲洗 3~5 分钟；⑥甘油明胶封固。

3）结果与评价：采用不同的重氮盐，酶的活性显色也不同。用坚牢蓝 B（或 BB、RR）酶活性呈蓝紫色，用坚牢红 TR（或坚牢紫 B）酶活性呈红色。

（3）改良偶氮-偶联法

1）孵育液配制

1-萘酚-磷酸钠盐（或 1-萘酚磷酸）	25~50mg
0.2mol/L 二乙基巴比土酸	50ml
坚牢蓝 B（或 BB，RR，或坚牢红 TR）	50mg

混合、搅拌及过滤，必要时可使用氢氧化钠调整 pH。

2）方法与步骤：①取新鲜组织，作冰冻切片；②滴加孵育液，恒温 37℃（或室温下）孵育 3~60 分钟；③双蒸水冲洗 3~5 分钟；④4% 甲醛，室温下固定 10~60 分钟；⑤蒸馏水冲洗 3~5 分钟；⑥坚牢红或苏木精复染细胞核（必要时）；⑦甘油明胶封固。

3）结果与评价：采用不同的重氮盐，酶的活性显色也不同。用坚牢蓝 B（或 BB、RR）酶活性呈黑色；用坚牢蓝 VB，酶活性呈浅黑褐色；用坚牢蓝 TR，酪活性显褐色。

（4）免疫碱性磷酸酶组织化学法：该技术是以碱性磷酸酶（AKP 或 AP）取代 HRP 来显示结果的免疫酶组织化学技术，最早出现的是间接免疫碱性磷酸酶法（IAP）。1983 年，Mason 及 Moir 等建立了碱性磷酸酶抗碱性磷酸酶复合物法（APAAP）。随后，人们建立了更为敏感的生物素-亲和素-碱性磷酸酶复合物法（ABC-AP）、S-P 碱性磷酸酶法、EnVisicm 碱性磷酸酶法以及用于原位杂交检测的抗地高辛（anti-digoxigenin）、抗生物素（biotin）和抗荧光素（FITC）-AKP 检测系统。因免疫碱性磷酸酶技术具有独特优点，如敏感的酶底物显色系统、染色背景低，故应用日益广泛，尤其在原位杂交、TUNEL 等的检测。

1）试剂：蛋白酶、特异性一抗、核固红、二甲苯、乙醇、树胶、PBS、AKP 标记的二抗、TBS（内含 1mmol/L 左旋咪唑，5mmol/L $MgCl_2$）。

2）操作步骤：①取新鲜组织，作切片，脱蜡后用 PBS 洗 3 遍，每次 3 分钟；②蛋白酶消化或 AR（组织抗原的暴露或抗原的修复，此步视情况而定）；③滴加正常血清，阻断 20 分钟（减少非特异性背景染色），吸去多余血清；④滴加适当稀释的特异性一抗，37℃ 孵育 30~60 分钟或 4℃ 过夜，PBS 洗 3 遍，每次 3 分钟；⑤适当稀释的 AKP 标记的二抗 37℃ 孵育 30~60 分钟，PBS 洗 3 遍，每次 3 分钟；⑥加入 0.02mol/L（pH 9.0）TBS 阻断内源性碱性磷酸酶；⑦切片上滴加 50~100μl 底物溶液，室温中湿盒内避光显色 30~48 小时，显色 30 分钟后镜下观察，待阳性充分显示后水洗终止反应；⑧充分水洗后用核固红复染 5 分钟，冲洗后系列乙醇脱水，二甲苯透明，树胶封片。

3）结果与评价：染色结果可根据不同的显色底物而显示不同颜色，如用坚牢红（FR/AS-MX）产生的底物为玫瑰红色；用坚牢蓝（FB/AS-MX）则产物为紫绿色；而 BCIP/NBT 为紫蓝色。

4）特别要强调的是，FR/AS-MX 和 FB/AS-MX 底物系统产生的颜色反应产物，能溶于有剂溶剂，如乙醇、二甲苯，所以不能用树胶封片。

（二）酸性磷酸酶（EC 3.1.3.2）

1. 名称

常用名：酸性磷酸酶（Acid Phosphatase，ACP）

别名：碱性磷酸单酯酶（Acid Phosphomo-noesterase）

2. 最适 pH 为 4.8~5.2。

3. 激活剂为 Mn^{2+}。

4. 抑制剂　因组织差异而不同，主要有酒石酸，氟化物，0.5% 甲醛等。

5. 分布　主要分布于溶酶体内，溶酶体外 ACP 存在于 ER 和胞液；机体组织中肾、肝、肠、脾及肾上腺 ACP 酶活性较高。

6. 反应原理　酸性磷酸酶是一种在 pH 酸性范围内能水解磷酸单酯的酶。反应式如下：

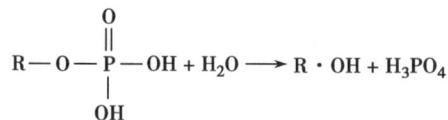

$$R-O-\overset{\overset{O}{\|}}{\underset{\underset{OH}{\|}}{P}}-OH + H_2O \longrightarrow R \cdot OH + H_3PO_4$$

酸性磷酸酶活性的组织化学检查法大体可分为金属盐法和偶氮色素法两种。金属盐法主要是硝酸铅法，偶氮色素法主要是同时偶联法。

（1）硝酸铅法的原理：与碱性磷酸酶钙-钴法的原理相似：酸性磷酸酶在分解底物时，生成的游离磷酸和重金属离子结合而形成沉淀。但因磷酸钙在酸性溶液内为可溶性化合物，故改用硝酸铅作捕获剂，最后形成棕色硫化铅沉淀。其反应式如下：

$$R—PO_4 \xrightarrow{ALP} R—OH + H_3PO_4 \xrightarrow{Pb(NO_3)_2} PbPO_4 \xrightarrow{(NH_4)_2S} PbS$$

（底物）   （显色物）

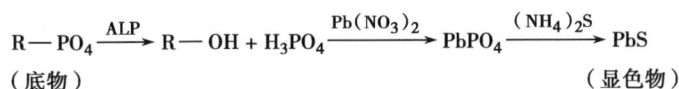

（2）偶氮色素法的原理：偶氮色素最先用于检查酸性磷酸酶的活性。它可使底物的醇部分去磷酸化，以偶氮色素的形式捕捉。以萘酚或其衍生物磷酸酯作为底物，经酶作用游离出的萘酚或其衍生物与重氮结合，形成偶氮色素于反应部位而显色。

7. 实验方法

（1）金属盐法

1）孵育液配制（pH=5.0）：

3% β-甘油磷酸钠	1ml
硝酸铅	10mg
蔗糖	0.8mg
0.05mol/L 醋酸盐缓冲液（pH=5.0）	10ml

现用现配。

2）方法与步骤：①新鲜组织做冰冻或石蜡切片；②10% 福尔马林固定 10 分钟；③蒸馏水洗；④滴加孵育液，恒温 37℃ 孵育 2~4 小时；⑤双蒸馏水洗 2~3 分钟；⑥滴加 1% 硫化铵液（新鲜配制）1~2 分钟；⑦蒸馏水冲洗；⑧甘油明胶封片。

3）结果与评价：反应阳性部位呈棕褐色硫化铅颗粒。该酶是可溶性酶，以冷固定后结果较满意，一般溶酶体膜为不通透性，但经冰冻融化或福尔马林固定处理后，孵育液内的作用底物就能进入溶酶体而被酶作用。

孵育液中铅离子的浓度大小是关键因素，必须新鲜配制立即使用。当离子浓度过低时，产生的磷酸离子不被完全结合而发生弥散，并可进入胞核内造成胞核染色的假阳性。孵育时间过长也可发生酶扩散和胞核染色的现象。

4）对照设置：①无底物孵育，以蒸馏水代替孵育液中的 3% β-甘油磷酸钠，其余各步同上；②加抑制剂，酸性磷酸酶的特异性酶抑制剂是氟化钠（NaF，10mM，4.2mg/10ml）。将它加到孵育液后，即能抑制反应，若抑制效果不完全，则可将组织切片放在加有 NaF 的缓冲液中预孵育，再置于加有 NaF 的孵育液中进行孵育反应，效果更好。其次还有抑制剂如对安息香酸汞和 Na_2MoO_2 也有效果。

（2）改良金属盐法（一）：此法是在上述方法的基础上，以对硝基苯酚磷酸钠作为孵育液内底物的方法。除孵育液不同外，其余步骤同上。

孵育液配制：

醋酸盐缓冲液（pH=5.8）	100mmol/L
对硝苯酚磷酸钠	3.0mmol/L
硝酸铅 $Pb(NO_3)_2$	3.6mmol/L

（3）改良金属盐法（二）：此法也是在金属盐法基础上，通过改变孵育液内的缓冲液来进行实验的方法。除孵育液不同外，其余步骤同上。

孵育液配制：

β-甘油磷酸钠	150mg
蒸馏水	25ml
蔗糖	4.0mg
0.2mol/L Tris 顺丁烯二酸缓冲液（pH 6.7）	20ml
1% 硝酸铅	5ml

（4）偶氮色素法

1）孵育液配制

萘酚 AS-BI 磷酸盐	5mg

N,N-二甲基甲酰胺	0.25ml
10% 氯化镁	2 滴
蒸馏水	25ml
0.2mol/L 醋酸盐缓冲液（pH=5.2~5.6）	25ml
红紫罗兰 IB 盐（或其他重氮盐）	30mg

2）方法与步骤：①新鲜组织做冰冻或石蜡切片；②10% 福尔马林固定 10 分钟；③蒸馏水洗 1~2 分钟；④放入孵育液，恒温 37℃ 孵育 10~60 分钟；⑤双蒸水洗 2~3 分钟；⑥用 1% 甲基绿复染细胞核，1~2 分钟；⑦蒸馏水冲洗 1~2 分钟；⑧甘油明胶封片。

3）结果与评价：红色颗粒为酶活性部位。一般重氮化和偶联反应在酸性溶液中最容易分解，故孵育时间不宜太长，同时应选择合适的偶氮盐。目前多用坚牢绿 GBC、坚牢蓝，而底物用萘酚 AS-TR、磷酸钠更优，也可用萘酚 AS-BI 磷酸钠作底物与六偶氮品红偶联，反应产物不易溶解，且定位正确。

4）对照设置：无底物孵育，以蒸馏水代替孵育液中的萘酚 AS-BI 磷酸盐，其余各步同上。

（5）改良偶氮色素法

1）溶液的配制

4% 对品红盐酸溶液：

| 对品红 | 1g |
| 2mol/L 盐酸 | 25ml |

混合后轻轻摇动使对品红完全溶解，第 2 天过滤后使用。

4% 亚硝酸钠溶液：

| 亚硝酸钠 | 40mg |
| 蒸馏水 | 1ml |

现用现配。

六偶氮对品红溶液：

4% 对品红盐酸溶液	6 滴
4% 亚硝酸钠溶液	1ml
Michaelis 巴比妥醋酸盐缓冲液（pH=7.6）	30ml

取洁净烧杯，先滴入对品红液 6 滴，随后逐滴滴入亚硝酸钠溶液，边滴边充分摇动，静置 2 分钟使其充分偶氮化，再加入巴比妥醋酸盐缓冲液 30ml，最后用 2M 盐酸调节 pH 为 5.0~5.1。

萘酚 AS-TR 磷酸酯溶液：

| 萘酚 AS-TR 磷酸酯 | 10mg |
| 二甲基甲酰胺 | 1ml |

2）孵育液配制

| 萘酚 AS-TR 磷酸酯溶液 | 1ml |
| 六偶氮对品红溶液 | 30ml |

二者充分混合后，调节 pH 为 4.8~5.2，用前过滤。

3）方法与步骤：①新鲜组织做冰冻切片；②滴加孵育液，恒温 37℃ 孵育 30~60 分钟；③双蒸水洗；④Gill 苏木精染色 1 分钟；⑤蒸馏水冲洗 15 分钟；⑥脱水透明，中性明胶封片。

4）结果与评价：酸性磷酸酶活性细胞质呈红色，胞核蓝色。如果上述方法第 4 步使用甲基绿复染，则酸性磷酸酶活性细胞质呈红色，胞核呈绿色。

5）对照设置：无底物孵育以蒸馏水代替孵育液中的萘酚 AS-TR 磷酸盐，其余各步同上。

二、脱氢酶

脱氢酶是指一类能催化物质（如糖类、有机酸、氨基酸）进行氧化还原反应的酶。它将两个氢原子从有机化合物转移到电子受体，从而氧化有机化合物并产生能量，在机体代谢过程中发挥着重要作用。脱氢酶是已知酶中种类最多的一类,其中以催化供体中醇基团(—CHOH)、醛、酮基团(—HCO 或—RCO)及烷基团(—CH$_2$—CH$_2$—)脱氢的为最常见。天然受体主要有烟酰胺腺嘌呤二核苷酸(NAD+)和烟酰胺腺嘌呤二核苷酸磷酸(NADP+)和细胞色素。脱氢酶的显示方法根据反应机制的不同可以分为亚碲酸钾法、四唑盐法、含铣的四唑盐法、嗜铣性四唑盐-嗜铣性甲䏝法、嫌铣性四唑盐-嗜铣性甲䏝法及高铁氰化物还原法。

(一)乳酸脱氢酶(EC 1.1.1.27)

1. 名称

常用名:乳酸脱氢酶(lactate dehydrogenase,LDH)

乳酸脱氢酶是一种糖酵解酶,有 LDHA、LDHB、LDHC 三种亚基,可构成 6 种四聚体同工酶。动物乳酸脱氢酶是由 4 个亚单位组成的四聚体,常见的 A、B 两种亚基构成的 5 种 LDH 同工酶(LDH1-5),C 亚基则仅组成一种 LDH 同工酶即 LDH-C4。乳酸脱氢酶存在于机体所有组织细胞的胞质内,其中以肾脏含量较高,其次是心肌和骨骼肌。

骨骼肌和肝脏中乳酸脱氢酶的催化性质是不同的。在活动旺盛的肌肉细胞中,葡萄糖无氧酵解产生的大量丙酮酸在乳酸脱氢酶催化下产生如下反应(图 34-9)。

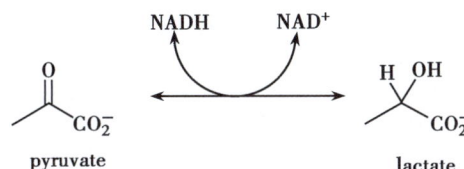

图 34-9 乳酸脱氢酶的催化反应

此反应将 NADH 氧化为 NAD$^+$,NAD$^+$ 的再生使糖酵解在活跃的骨骼肌中继续进行。丙酮酸被氧化为乳酸,成为葡萄糖异生的主要原料。乳酸从骨骼肌扩散到血液并被带到肝脏,由乳酸脱氢酶催化被氧化成丙酮酸,继而通过糖异生途径转变为葡萄糖进入血液并被骨骼肌吸收。这就是科里(Cori)循环(图 34-10)。

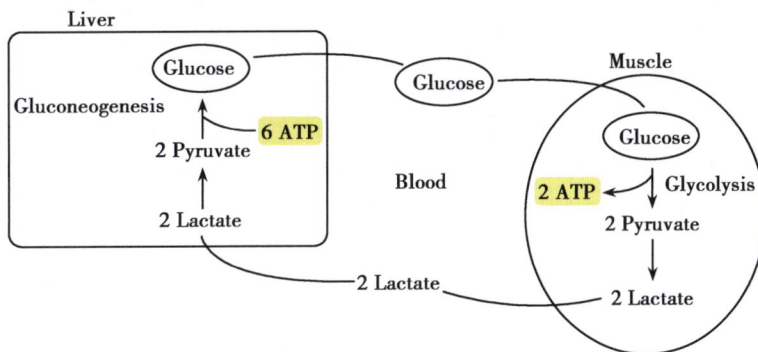

图 34-10 科里循环(Cori Cycle)

活跃的肌肉所形成的乳酸被肝脏转变为葡萄糖。这一循环把活跃的肌肉的部分代谢负担转嫁给肝脏。

2. 反应原理(四唑盐法) 氢从反应生成的 NADH,通过受氢体 PMS 供给四唑盐,被还原的四唑盐形成甲䏝(一种不溶于水的蓝紫色产物),可进行观察。

3. 实验方法

(1)电镜显示法

1)孵育液配制

0.06mol/L 磷酸钠缓冲液	10ml
L-乳酸钠	336mg
NAD	26.54~39.80mg
PMS 或 1-甲氧基 PMS	1.96mg
叠氮化钠(NaN$_3$)	6.51mg
加蒸馏水至	20ml

含 PVA 的孵育液:为了防止定位异常,获得较正确的定位,向底物溶液中加入聚乙烯醇(PVA)或聚乙烯吡咯烷酮(PVP)。添加 PVA、PVP 可使底物溶液的黏稠度增加,从而防止反应产物的扩散。

2)方法与步骤:①固定:用预冷的 2% 多聚甲醛(0.1M PBS 缓冲液,pH 为 7.4),灌注固定 5 分钟;②洗涤:用冷 PBS 冲洗固定液;③取材:取所需的脏器,如肝组织切成 3mm×3mm×3mm,用 PBS 洗三次;④切片:用振荡切片机将组织切成 5μm 切片,贴于涂有卵蛋白的载玻片上;⑤孵育:在上述孵育液中,于暗处反应 5 分钟,在室温下反应 30 分钟;⑥常规处理:洗涤、脱水、甘油明胶封固、镜检。

3)结果与评价:酶反应阳性部位被染成蓝色。LDH 分布在所有肝细胞胞质内呈弥散状。

LDH 对固定剂的耐受性较好,因此,采用先固定后孵育的方法,达到既保存结构,又防止酶扩散的目的;PVA、PVP 法,尽量在室温下孵育,反应温度升高时白明胶溶解,难以达到预期目的。

4)对照:从孵育液中去除底物。

(2)免疫组化显示法

1)反应原理:HRP 标记的抗体可通过二氨基联苯胺(DAB)的呈色反应证明胞内 LDH 同工酶的分布和定位。免疫 HRP 法有直接和间接两种。间接法比直接法有灵敏度高、显色反应强等优点。HRP 标记抗体(HRP 和抗体的结合)的制备采用了过碘酸钠氧化法。

免疫 HRP 间接法由三步反应完成。第一步用第一抗体(即"一抗"),即抗 LDH 抗体(兔抗体)与肝细胞或肌纤维中的 LDH 抗原特异性结合。第二步用 HRP 标记的二抗(羊抗兔抗体)与一抗结合。第三步用标记在二抗上的 HRP 与底物中的 H_2O_2、DAB(显色剂)发生显色反应,形成棕色沉淀。显色反应,是 HRP 标记抗体中过氧化物酶催化底物中的 H_2O_2 水解放出氧,进一步氧化无色的 DAB 形成不溶性嗜锇聚合物在光镜下呈棕褐色。

2)方法与步骤:①固定:建议使用 95% 乙醇或 10% 中性缓冲福尔马林固定液固定 10 分钟;②稍水洗,载玻片上加 1% Triton X-100 试剂,室温下孵育 10 分钟,PBS 冲洗三遍,每次 3 分钟;③根据第一抗体的要求,对组织进行相应的抗原修复;④如有必要,每张载玻片上加过氧化物酶阻断试剂,室温下孵育 10 分钟,PBS 冲洗三遍,每次 3 分钟;⑤除去 PBS,载玻片上加一抗,室温下孵育 60 分钟或 4℃ 过夜,PBS 冲洗三遍,每次 3 分钟;⑥除去 PBS,载玻片上加检测试剂盒(按照试剂盒说明书进行操作),PBS 冲洗三遍,每次 3 分钟;⑦除去 PBS,根据检测试剂盒选择相应的显色系统,最后中性树胶封固,镜检。

3)对照:用正常血清代替一抗或用过量的抗原吸收相应的一抗,然后用吸收后的抗血清孵育切片,结果为阴性。

(二)琥珀酸脱氢酶(EC 1.3.99.1)

1. 名称

常用名:琥珀酸脱氢酶(succinate dehydrogenase,SDH)

别名:延胡索酸还原酶(fumaric reductase)

琥珀酸脱氢酶是连接氧化磷酸化与电子传递的枢纽之一,可为真核细胞线粒体和多种原核细胞需氧和产能的呼吸链提供电子,在细胞呼吸代谢中起重要作用。琥珀酸脱氢酶存在于所有有氧呼吸的细胞中,以心肌、肾曲管上皮细胞、肝细胞含量最丰富,和线粒体膜牢固结合。迄今为止,已从多种原核和真核组织中分离纯化出这种酶,为该酶的酶学研究奠定了基础。

琥珀酸脱氢酶活力测定方法主要有硫酸甲酯吩嗪(PMS)反应法、铁氰化物还原法、氯化三苯四氮唑(TTC)法、四唑盐(MTT)法及氯化硝基四氮唑蓝(NBT)法。

2. 反应原理

(1)四唑盐(MTT)法:活细胞线粒体中琥珀酸脱氢酶能够代谢还原 MTT,同时在细胞色素 C 的作用下生成蓝色(或蓝紫色)不溶于水的甲臜(formazana),以代表琥珀酸脱氢酶的活性。

(2)铁氰化物还原法:以铁氰化物和琥珀酸钠为底物,使琥珀酸脱氢酶催化反应将铁氰化物还原为亚铁氰化物,并以高电子密度的亚铁氰化物的形式沉着在酶活性部位。

(3)硫酸甲酯吩嗪(PMS)反应法:琥珀酸脱氢酶能通过一系列人工电子受体,如与 PMS(吩嗪二甲酯硫酸盐)、DCPIP(2,6-二氯酚靛酚)等发生反应催化琥珀酸的氧化,而借助这些中间产物的颜色变化,通过分光光度计检测即可加以定量反映,其反应式为:①Succinate+PMS→Fumarate+PMSH$_2$;
②PMSH$_2$+DCPIP→PMS+DCPIPH$_2$。DCPIP 呈蓝色,标准的吸收光谱在 600nm 处,这种色泽可因其还原而渐次变淡,从而 600nm 处的光密度的变化与 DCPIP 含量成正比。

（4）氯化三苯四氮唑（TTC）法:无色 TTC 作为人造受氢体,它在细胞呼吸过程中接受氢,还原成三苯基甲䐶（TF）。后者以红色晶体的形式存在于细胞内,采用有机溶剂（如甲苯、乙酸乙酯、三氯甲烷、丙酮或乙醇等）进行萃取。萃取液在 485nm 测定吸光度后,以 TTC 还原量表示脱氢酶活性,根据标准曲线计算 TF 生成量,进而求出 TTC-脱氢酶活性。

（5）氯化硝基四氮唑蓝（NBT）法:NBT 易溶于水,呈淡黄色,以 NBT 为受氢体,接受由琥珀酸钠盐被酶作用而脱下的氢,进而形成紫蓝色的沉淀,于反应体系中加入 PMS,混匀,37℃ 保温 30 分钟,之后加入 TCA 终止反应。加异丙醇溶解显色,混匀,即可于 548nm 测 OD 值。

3. 实验方法

（1）光镜显示方法

1）孵育液配制

0.06mol/L 琥珀酸钠	1.0ml
0.02mol/L 磷酸盐缓冲液（pH 7.4）	1.0ml
0.2% NBT	2.5ml
林格氏液	0.5ml

2）方法与步骤:①取新鲜组织,做冰冻切片;②滴加孵育液,室温孵育 15~35 分钟;③生理盐水冲洗;④Fca（氯化钙-Formalin）固定 10 分钟;⑤80% 乙醇 5 分钟;甘油明胶封固,镜检。

3）结果与评价:酶活性处为紫蓝色沉淀。若在反应液中加二甲基亚砜（DMSO）,以促进底物向组织迅速扩散,可促使反应均一化,增强甲䐶（紫蓝色沉淀）反应效果。但可能出现甲䐶反应产物溶解现象。

4）对照设置:①反应液中去除琥珀酸底物;②在反应液中加入 0.1M 丙二酸盐,琥珀酸盐可受到竞争性抑制;③加热处理,使细胞内酶失活。

（2）亚铁氰化钾法

1）孵育液的配制

琥珀酸钠	100mg
0.1mol/L 磷酸缓冲液（pH 7.0）	13ml
0.1mol/L 柠檬酸钠	0.6ml
30mmol/L 硫酸铜	2ml
5mmol/L 亚铁氰化钾	2ml
蔗糖	2~3g
蒸馏水加至	20ml

2）方法与步骤:①取新鲜组织,固定,做冰冻切片;②加入孵育液,室温孵育 30~45 分钟;③用预冷缓冲洗涤液洗涤 30 分钟,用锇酸后固定 10 分钟;④脱水和环氧树脂包埋;⑤超薄切片和铅染色,镜检。

3）结果及评价:红棕色至深棕色的亚铁氰化铜沉淀在酶活性部位。

（三）葡糖-6-磷酸脱氢酶（EC 1.1.1.43）

1. 名称

常用名:葡糖-6-磷酸脱氢酶（glucose-6-phosphate dehydrogenase,G-6-PDH）

葡糖-6-磷酸脱氢酶定位于肝、肾、肠黏膜的微体及内质网内。主要有两方面的生理功能:一方面通过水解葡萄糖-6-磷酸释放葡萄糖来控制葡萄糖释放入血的量;另一方面,在一定条件下通过其磷酸转移酶活性合成葡萄糖-6-磷酸。

葡糖-6-磷酸脱氢酶在 pH 为 6 时活性最强,pH 为 8 时最稳定,pH 为 5 时易变性,因此,组织化学染色时,pH 最好控制在 6.5~6.7 之间。

2. 抑制剂　氟化物、锌和氰离子。

3. 反应原理　铅法:葡糖-6-磷酸水解后所释放出磷酸,为硝酸铅所捕获,经硫化铵处理,最终反应产物为颗粒状的硫化铅沉淀。

4. 实验方法

（1）铅法

1）孵育液配制

0.125% 葡糖-6-磷酸钠	4ml
0.2mol/L Tris-顺丁烯二酸盐缓冲液（pH=7.4）	4ml
2% $Pb(NO_3)_2$	0.6ml
蒸馏水	1.4ml

充分混合后使用。

2）染色程序:①新鲜组织冰冻切片;②10% 福尔马林固定 5 分钟后水洗;③切片入孵育液中,37℃ 孵育 20 分钟后水洗;④在 1% 硫化铵水溶液中冲洗 1 分钟;⑤3% 福尔马林后固定 10 分钟;⑥甘油明胶封固,镜检。

3）结果:酶活性处显棕色。

4）对照:①除去底物;②以甘油磷酸钠代替底物;③以 0.01M 氟化钠作为抑制剂。

（2）四唑盐法

1）孵育液配制

葡糖-6-磷酸钠	0.4mg
NADP	0.5mg
Tris 缓冲液（pH=7.2）	0.4ml
NBT（1mg/ml）	0.2ml
蒸馏水	0.4ml

2）方法与步骤:①取新鲜组织,迅速做冷冻切片;②固定:用含丙酮的戊二醛（50ml 丙酮 +25% 戊二醛）在 -70℃ 下固定 15~20 分钟;③移入 -70℃ 丙酮液中,洗去固定液,切片可在 -70℃ 丙酮液中长期保存;④风干;⑤放入孵育液中,室温孵育 30 分钟,或 37℃ 恒温下 15 分钟;⑥蒸馏水洗涤 3 次;⑦用 10% 多聚甲醛固定 10 分钟,水洗,甘油封片,镜检。

3）结果与评价:阳性反应产物出现在以下几种细胞:①与类固醇分泌有关的细胞,如黄体细胞、睾丸间充质细胞、肾上腺皮质细胞等;②与脂质合成有关的细胞,如结缔组织脂肪细胞;③分布在腺上皮:如颌下腺腺管细胞和纹状管细胞、肝细胞;④肿瘤细胞;⑤其他细胞,如浆细胞、肾小管上皮细胞等。

4）对照:①孵育液中除去底物;②加入抑制剂处理;③用葡糖-6-磷酸脱氢酶抗体处理切片后再进行孵育。

（四）谷氨酸脱氢酶（EC 1.4.1.2）

1. 名称

常用名:谷氨酸脱氢酶（glutamate dehydrogenase,GLDH 或 GDH）

谷氨酸脱氢酶主要存在于肝脏、心肌及肾脏,少量存在于脑、骨骼肌及白细胞中。谷氨酸脱氢酶和谷氨酸合成酶（GOGAT）共同参与谷氨酸的合成,在氨同化和转化成有机氮化合物的代谢中起重要作用。

2. 反应原理

四唑盐法:谷氨酸脱氢酶是线粒体酶的一种,活性较强,用四唑盐的染色方法可观察到蓝-紫色的沉淀。

3. 实验方法

（1）四唑盐法

1）孵育液的配制

1mol/L L-谷氨酸钠	0.1ml
0.1mol/L NAD^+	0.1ml

0.05mol/L MgCl$_2$	0.1ml
0.2mol/L Tris-maleate 缓冲液（pH 7.4）	0.25ml
NBT（1mg/ml）	0.25ml
0.1mol/L KCN	0.1ml
聚乙烯吡咯烷酮	75mg
蒸馏水	0.1ml

2）方法与步骤：①向大鼠门静脉内注射 PBS 5 分钟，后灌注 2% 戊二醛固定 6 分钟；②洗涤：用预冷 PBS 灌流洗涤 8 分钟；③取材：取出肝组织（3mm×3mm×3mm）用 PBS 充分洗涤；④切片：用振荡切片机切成 10~20μm 切片；⑤孵育：在上述孵育液中室温下反应 30 分钟以上；⑥蒸馏水洗涤 2 次；⑦封片：用甘油明胶封固，镜检。

3）结果与评价：肝细胞、肾小管上皮细胞、神经细胞等显示谷氨酸脱氢酶阳性，阳性部位呈蓝紫色。

4）对照：孵育液中去除底物。

（2）铁氰化钾法

1）孵育液配制：

谷氨酸钠	299.4mg
NAD（或 NADP）	47.77mg
柠檬酸钠	1 548mg
PBS（pH=7.6）	10ml
铁氰化钾	9.88ml
蒸馏水	20ml

2）方法与步骤：①向大鼠门静脉内注射 PBS 5 分钟，后灌注 2% 戊二醛固定 6 分钟；②洗涤：用预冷 PBS 灌流洗涤 8 分钟；③取材：取出肝组织（3mm×3mm×3mm）用 PBS 充分洗涤；④切片：用振荡切片机切成 10μm~20μm 切片；⑤孵育：在上述孵育液中恒温 37℃ 避光孵育 30 分钟；⑥用 0.1M PBS 洗涤 30 分钟，每隔 10 分钟换一次液；⑦加入 1% 锇酸，4℃ 下固定 30 分钟；⑧做超薄切片：原切片脱水，包埋后再次进行切片，而后镜检。

3）结果与评价：高电于密度的亚铁氰化铜沉淀在线粒体基质。

4）对照：①加热处理，使酶失活；②孵育液中不加底物，或替换底物。

（五）苹果酸脱氢酶（EC 1.1.1.37）

1. 名称

常用名：苹果酸脱氢酶（Malate dehydrogenase，MDH）

苹果酸脱氢酶是细胞溶酶体中的一种氧化还原酶，在苹果酸-草酰乙酸循环中起到非常重要的作用。在此循环中，通过胞液和线粒体内的苹果酸脱氢酶，不断地生成 NADH 和 NAD$^+$，一方面可以为生物氧化提供 NADH 以产生 ATP，另一方面又可以使胞液内保持足够代谢需要的 NAD$^+$。

2. 反应原理　四唑盐法原理同谷氨酸脱氢酶中四唑盐法原理，利用四唑盐的染色方法，可观察到蓝-紫色的沉淀（甲䐶）。

3. 实验方法

四唑盐法

1）孵育液配制

0.1mol/L 磷酸盐缓冲液	10ml
L-苹果酸	156mg
NAD	13.27mg
PMS 或 1-甲氧基 PMS	1.96mg
叠氮化钠（NaN$_3$）	6.51mg
蒸馏水	20ml

2）方法与步骤：①取材，做冰冻切片；②孵育：在上述孵育液中恒温 37℃ 避光孵育 30~60 分钟；③蒸馏水洗 3 次；④室温下 10% 福尔马林固定 10 分钟；⑤洗涤，脱水，甘油明胶封固，镜检。

3）结果与评价：酶反应阳性部位被染成蓝色。苹果酸脱氢酶主要分布在肝细胞中。

4）对照：①孵育液中除去底物；②加热（70℃）处理 30 分钟，使酶失活。

三、氧化酶与过氧化物酶

氧化酶是催化氧化反应的酶的通用名。与脱氢酶不同，氧化酶在氧化反应中会从底物转移两个氢原子到分子氧受体上，而脱氢酶则从底物转移两个氢原子到其他受体上。在生物体中，一个底物的完全氧化通常包含许多脱氢酶的参与，这些酶将氢原子从一种物质转移到另一物质，最后由氧化酶转移给分子氧，完成氧化全过程。

过氧化物酶是由单一肽链与一个铁卟啉辅基结合构成的血红蛋白，是氧化还原酶的一种，分布在乳汁、白细胞、血小板等体液或细胞中，催化由过氧化氢参与的各种还原剂的氧化反应。

（一）氧化酶

过氧化物酶体中的主要酶类，氧化酶约占过氧化物酶体酶总量的一半，包括：尿酸氧化酶、D-氨基酸氧化酶、L-氨基酸氧化酶和 L-α-羟基酸氧化酶、细胞色素氧化酶、单胺氧化酶等。各种氧化酶作用于不同的底物，其共同特征是氧化底物的同时，将氧还原成过氧化氢。

1. 尿酸氧化酶（EC1.7.3.3）

（1）名称

常用名：尿酸氧化酶（Urate oxidase，UO）

别名：尿酸酶（uricase）

尿酸氧化酶能够催化尿酸氧化为 5-羟基异尿酸，最终氧化为尿囊酸，不再被肾小管吸收而排泄。对结节性痛风、尿结石及肾病功能衰竭所致高尿酸血症有良效。在哺乳类，只有肝脏、肾脏、脾脏含有此种酶。此外，鱼类、两栖类、斧足类、腹足类、甲壳类、双翅类、腔肠动物、棘皮动物等动物和曲霉属等霉菌中也含有此酶。人类和灵长类动物的组织中无此酶，所以尿的成分中主要是尿酸，没有尿囊素。

（2）反应原理：利用尿酸的分解代谢产物 H_2O_2 的方法有铈法、HRP-DAB 法和亚铁氰化铜法。

（3）铈法

1）孵育液配制

尿酸钠	0.46mg
200mmol/L Tris-maleate 缓冲液（pH 7.8）	10ml
$CeCl_3$	14.79mg
NaN_3	130.1mg
加蒸馏水至	20ml

2）方法与步骤：①将肝脏和肾脏进行灌流固定。先用 0.9% NaCl 灌流 1 分钟，然后用 100mM PIPES 缓冲液（pH=7.4）配制的 0.25% 戊二醛（含有 2% 的蔗糖）灌流 5 分钟；②洗涤：用 PIPES 缓冲液洗涤 2 次；③制成 50μm 非冷冻切片；④预孵育：在无尿酸钠的孵育液中，恒温 37℃ 反应 30 分钟；⑤孵育：在上述孵育液中，恒温 37℃ 反应 60 分钟；⑥用 0.1mol/L 二甲胂酸钠缓冲液洗涤 2 次；⑦加入 0.1mol/L 二甲胂酸钠缓冲液配制的 1%OsO_4 和 2.5% 重铬酸钾溶液，在 0℃ 下固定 30 分钟；脱水、氧化树脂包埋、超薄切片等，镜检。

3）结果与评价：反应阳性部位可观察到电子密度高的细颗粒状反应产物。

4）对照：①孵育液中不加尿酸钠（底物）或辣根过氧化物酶；②加入反应抑制剂如 KCN。

（4）HRP-DAB 法：

1）孵育液配制

尿酸钠	4.6mg
PIPES 缓冲液（pH 7.8）	10ml
HRP	20mg

| DAB·4HCl | 1.08mg |
| 加蒸馏水至 | 20ml |

2）方法与步骤：①取新鲜组织，4℃固定18~24小时；②浸透：在含有30%（W/V）蔗糖和1%阿拉伯胶内，恒温4℃下浸透48小时，中间置换2次；③制成10μm切片；④孵育：在上述孵育液中，恒温37℃反应60分钟；⑤用0.1M磷酸盐缓冲液洗涤2次；⑥脱水、合成树脂封固，镜检。

3）结果与评价：反应阳性部位可观察到褐色颗粒。

4）对照设置：①孵育液中不加尿酸钠（底物）或辣根过氧化物酶；②将切片加热90℃，使酶失活。

2. **氨基酸氧化酶（EC 1.4.3.3）**

（1）名称：

常用名：氨基酸氧化酶（amino-acid oxidase，AAO）

别名：蛇氨基酸氧化酶尿酸酶（ophio-aminoacid oxidase）

氨基酸氧化酶，存在于肾脏，肝脏等组织，是蛋白质分解代谢的终端酶，它能催化由肽水解而来的一些L-氨基酸的氧化脱氨，形成 α-酮酸和 H_2O_2。利用氨基酸氧化酶氧化反应可对一些肽酶进行组织化学定位。由氨基酸的氧化而产生的 H_2O_2 能够发挥抑菌作用。

（2）反应原理：氨基酸氧化酶组织化学检测方法有四唑盐法、过氧化物酶-DAB法和铈法。

（3）四唑盐法：

1）孵育液配制

L-亮氨酸（或D-丙氨酸）	26.24mg（或23.02mg）
200mmol/L磷酸缓冲液（pH=7.6）	10ml
NBT	19.62mg
DAB·4HCl	1.08mg
3-氨基-1,2,4-三唑	84.08mg
加蒸馏水至	20ml

2）方法与步骤：①新鲜组织用4%多聚甲醛4℃下固定18~24小时；②蒸馏水洗涤；③在含有30%（W/V）蔗糖和1%加拿大树脂内，恒温4℃下浸透48小时；④制成10μm切片；⑤孵育：在上述孵育液中，恒温37℃反应90分钟；⑥用0.1M磷酸盐缓冲液洗涤2次；⑦把10μm厚度的切片，贴附于涂有一层白明胶的载玻片上；⑧脱水、甘油明胶封固、镜检。

3）结果与评价：反应阳性部位可观察到棕褐色反应产物。

4）对照：孵育液中去除氨基酸底物。

（4）铈法

1）孵育液配制

D-丙氨酸	89.09mg
200mmol/L Tris-maleate缓冲液（pH=7.8）	10ml
$CeCl_3$	14.79mg
3-氨基-1,2,4-三唑	84.08mg
加蒸馏水至	20ml

2）方法与步骤：①将组织进行灌流固定；先用100mM PIPES缓冲液（pH=7.4）配制的0.25%戊二醛（含有2%的蔗糖）血管灌流6分钟；②将取下灌流固定后的组织块，置于3%戊二醛-0.1mol/L二甲砷酸钠缓冲液中固定20分钟；③制成10~20μm切片；④在上述孵育液中，室温反应30分钟；⑤用0.1mol/L二甲胂酸钠缓冲液洗涤；⑥1%锇酸固定；⑦脱水、包埋、超薄切片，镜检。

3）结果与评价：氨基酸氧化酶分布在肾近曲小管刷状缘质膜的外侧部、顶端胞饮泡和小管的内面以及邻接细胞膜、基膜内褶的外侧等处。本法有定位准确，反应产物不易扩散等优点。

4）对照：孵育液中去除氨基酸底物。

3. 细胞色素氧化酶（EC 1.9.3.1）

（1）名称：

常用名：细胞色素氧化酶（cytochrome oxidase，CCO）

别名：细胞色素 C 氧化酶（cytochrome c oxidase）

细胞色素氧化酶是一种存在于细菌或线粒体上的大型跨膜蛋白复合物。由于细胞色素氧化酶是呼吸作用电子传递链的第四个中心酶复合物，因此又被称为复合物Ⅳ（complex Ⅳ）。在细胞氧化过程中，电子通过一系列电子载体（包括黄素、铁硫复合物、醌类和血红素类）传到分子氧。在这一进程中，它结合来自基质内的四个质子来制造水分子，同时跨膜转运四个质子，从而有助于形成跨膜的质子电化学势能差，而这一势能差可以被三磷酸腺苷合酶用于制造生物体中最基本的能量分子 ATP。

（2）反应原理：细胞色素氧化酶组织化学检测方法主要是 DAB 法。DAB 在细胞色素氧化酶的催化下，其侧链氨基被氧化，并进行反复氧化性聚合和氧化性环化，形成不溶性褐色吩嗪（phenazine）聚合体，DAB 将氧化型细胞色素 C 还原，还原型细胞色素 C 又被细胞色素 A 再氧化。通过该循环的反复进行，DAB 不断被氧化，反应氧化物沉积。DAB 氧化物含有活性游离基，该游离基能使四氧化锇还原形成锇黑，故可在电镜下观察。

（3）实验方法

1）孵育液配制

蒸馏水	5ml
200mmol/L 磷酸缓冲液（pH=7.4）	5ml
过氧化氢酶 C-100 或 c-4	1mg 或 4mg
DAB	5mg
细胞色素 CⅢ型或 V 型	10mg 或 5mg

2）方法与步骤：①新鲜或固定组织冰冻切片，厚 5~10μm；②在上述孵育液中，恒温 37℃ 反应 40~60 分钟；充分洗涤；③利用亚甲基蓝复染；④脱水、甘油明胶封固、镜检。

3）结果与评价：酶活性部位呈棕褐色沉淀，细胞内线粒体数目多者酶活性强。

4）对照：孵育液内加 1mM KCN 或 10mM NaN$_3$，反应完全呈阴性。抑制剂为氰化物、叠氮化钠（NaN$_3$）、硫化氢（H$_2$S）和一氧化碳，原因是这些物质均能与细胞色素氧化酶的三价铁结合而抑制酶活性。从反应液中去掉底物 DAB 不能成为对照，因为 DAB 同时也是成色剂。

（二）过氧化物酶（EC 1.11.1.7）

过氧化物酶（peroxidase）是生物体内普遍存在的一个重要的具有抗氧化活性和调节信号转导的抗氧化蛋白家族的一个新成员，它对生物体具有保护作用。分布在乳汁、白细胞、血小板等体液或细胞中，该酶的辅基为血红素，以 H$_2$O$_2$ 为电子受体催化底物氧化的酶，它催化 H$_2$O$_2$ 直接氧化酚类或胺类化合物，如谷胱甘肽过氧化物酶、嗜酸性粒细胞过氧化物酶和甲状腺过氧化物酶等，具有消除过氧化氢和酚类胺类毒性的双重作用。

1. 名称

常用名：过氧化物酶（peroxidase）

别名：过氧化酶

2. 反应原理 细胞内的过氧化物酶能把许多胺类氧化为有色化合物，用联苯胺处理标本，细胞内的过氧化物酶能把联苯胺氧化为蓝色的联苯胺蓝，进而变为棕色产物，因而可以根据颜色反应来判定过氧化物酶的有无或多少。

3. 实验方法

（1）孵育液配制

DAB	10mg
溶于蒸馏水	5ml
200mmol/L 磷酸缓冲液（pH 6.5）	5ml

　　3% H_2O_2 　　　　　　　　　2 滴

　　（2）方法与步骤：①新鲜或固定组织做非冰冻切片；②将切片放入 0.5% 硫酸铜溶液中浸泡 0.5~1 分钟；③蒸馏水洗涤；④在上述孵育液中，室温反应 6 分钟；⑤充分洗涤，室温晾干；⑥脱水、甘油明胶封固、镜检。

　　（3）结果与评价：在酶阳性反应部位可见棕色无定形沉淀物。

　　（4）对照：热处理或加入抑制剂，如 KCN 或 3-氨基-1,2,4-三唑等。

（胡　薇）

参 考 文 献

［1］　谢克勤. 酶组织化学实验技术//谢克勤. 酶组织化学和免疫组织化学原理和技术［M］. 济南：山东大学出版社，2014：76-96.

［2］　张楚富，程汉华，刘德立. 生物化学原理［M］. 2 版. 北京：高等教育出版社，2011.

［3］　JOHN D B，MARILYN G. 组织学技术的理论与实践［M］. 周小鸽，刘勇，译. 北京：北京大学医学出版社，2010.

［4］　张惠中. 临床生物化学［M］. 北京：人民卫生出版社，2009.

［5］　张庭芳. 酶促反应动力学//王镜岩，朱圣庚，徐长法. 生物化学（上册）［M］. 3 版. 北京：高等教育出版社，2002：351-383.

［6］　朴英杰，氧化还原酶//贲长恩，李叔庚. 实用酶组织化学［M］. 长沙：湖南科学技术出版社，1996：166-173.

［7］　SUZUKI H. How Enzymes Work：From Structure to Function［M］. 2nd edition. Boca Raton：Jenny Stanford Publishing，2019.

［8］　CARLO P，MARCO B. Histochemistry of Single Molecules［M］. 1st edition. New York：Humana Press，2017.

［9］　SUMNER，J B，G. F S. General Properties of Enzymes//SUMNER，J B，G. F S. Chemistry and methods of enzymes［M］. 3rd edition. New York：Academic Press，2014：1-67.

［10］　BANCROFT J D. Histochemical techniques［M］. 2nd edition. London：Butterworth-Heinemann，2013.

［11］　FREDERICK L C，JAMES M，HANS L. Plasma membrane oxidoreductases in control of animal and plant growth［M］. 2nd edition. Berlin/Heidelberg：Springer Science & Business Media，2013.

［12］　MCCOMB R B，GEORGE N B，SOLOMON P. Alkaline phosphatase［M］. 2nd edition. Berlin/Heidelberg：Springer Science & Business Media，2013.

［13］　ANDERSEN A P，HASSELAGER E，Hoyer P E，et al. Theory and Strategy in Histochemistry：A Guide to the Selection and Understanding of Techniques［M］. 2nd edition. Berlin/Heidelberg：Springer Science & Business Media，2012.

［14］　LOJDA Z，REINHART G，THEODOR H S. Enzyme histochemistry：a laboratory manual［M］. 1st edition. Berlin/Heidelberg：Springer Science & Business Media，2012.

［15］　LEONG A S-Y. Microwave technology for light microscope and ultrastructural studies［M］. 1st edition. Bangkok：Milestone，2005.

［16］　KEITH F T. Principles of enzyme assay and kinetic studies//EISENTHAL R，MICHAEL J. Enzyme assays［M］. 2nd edition. Bath：Oxford University Press，2002：1-18.

［17］　KIERNAN J A. Histological and histochemical methods［M］. 3rd edition. Oxford UK：Butterworth-Heinemann，1999.

［18］　HOROBIN R W. Histochemistry：an explanatory outline of histochemistry and biophysical staining［M］. 1st edition. Stuttgart：Gustav Fischer，1982.

［19］　刘文文，陈裕庆，张文敏，等. 萘酚 AS-TR 磷酸酯法酸性磷酸酶染色在肌病诊断中的应用［J］. 福建医科大学学报，2017，51（3）：202-203.

［20］　MALATESTA M. Histological and histochemical methods-theory and practice［J］. European journal of histochemistry：EJH，2016，60（1）：2639.

［21］　RIVA M A，MANZONI M，ISIMBALDI G，et al. Histochemistry：historical development and current use in pathology［J］. Biotechnic & Histochemistry，2014，89（2）：81-90.

［22］　SHARMA U，PAL D，PRASAD R. Alkaline phosphatase：an overview［J］. Indian Journal of Clinical Biochemistry，2014，29（3）：269-278.

［23］ TAKAHASHI T,OTSUBO T,IKEDA K,et al. Histochemical imaging of alkaline phosphatase using a novel fluorescent substrate ［J］. Biological and Pharmaceutical Bulletin,2014,37（10）:1668-1673.

［24］ JARRAR B M,TAIB N T. Histological and histochemical alterations in the liver induced by lead chronic toxicity ［J］. Saudi journal of biological sciences,2012,19（2）:203-210.

［25］ STOCKERT J C,BLÁZQUEZ-C A,CAÑETE M,et al. MTT assay for cell viability:Intracellular localization of the formazan product is in lipid droplets ［J］. Acta histochemica,2012,114（8）:785-796.

［26］ O'LEARY T J,MASON J T. A molecular mechanism of formalin fixation and antigen retrieval ［J］. American Journal of Clinical Pathology,2004,122:154-155.

［27］ GRIZZLE W E,STOCKARD C,BILLINGS P. The effects of tissue processing variables other than fixation on histochemical staining and immunohistochemical detections of antigens ［J］. Journal of Histotechnology,2001,24:213-219.

［28］ EBERHARD S. The tetrazolium-fomazan system:Design and histochemistry ［J］. Progress in histochemistry and cytochemistry,1991,24（1）:3-12.

［29］ FOX C H,JOHNSON F B,WHITING J,et al. Formaldehyde fixation. Journal of Histochemistry and Cytochemistry ［J］, 1985,33:845-853.

［30］ MEDAWAR P B. The rate of penetration of fixatives ［J］. Journal of the Royal Microscopical Society,1941,61:46-57.

［31］ GOMORI G. Microtechnical demonstration of phosphatase in tissue sections ［J］. Proceedings of the Society for Experimental Biology and Medicine,1939,42（1）:23-26.

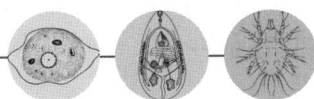

第三十五章

细胞死亡方式的研究技术

细胞是生物体(病毒除外)最基本的结构组成和功能单元。细胞死亡是生物体在生长发育过程中,以及成体细胞达到动态平衡后,都会发生的一种自然现象。在很长一段时间内,细胞死亡被视为是一种被动的过程,是机体或组织在受到物理(如机械损伤)、化学(如毒物作用)、生物(如病原体感染)和环境(如电磁辐射)等因素的刺激下,其生理代谢受损或完全停止,从而导致细胞生命的终止。这种损伤因子诱发的细胞死亡往往会导致组织产生病理性变化,属于病理性死亡,俗称细胞坏死(necrosis)。直至 19 世纪中叶,人们观察到家蚕和蝌蚪的发育过程中存在细胞自主死亡的现象,才逐渐认识到细胞死亡也可以像树叶或花的自然凋落一样发生在生物体的生长发育过程中,而细胞的这种自主死亡方式与被动性坏死有着显著的区别,它是细胞主动且有序的死亡过程,后又被称为程序性细胞死亡(programmed cell death,PCD)。

进入 20 世纪后,细胞死亡现象越来越受到重视,人们对细胞死亡的认识也从组织学水平逐渐深入到细胞和分子水平。美国科学家罗伯特·霍维茨(H.Robert Horvitz)和英国科学家悉尼·布伦纳(Sydney Brenner)、约翰·苏尔斯顿(Sir John E.Sulston)利用线虫作为模式生物,揭示了线虫体内"程序性细胞死亡"过程中的基因规则,并证实人体内也存在同源的基因,被授予 2002 年诺贝尔生理学或医学奖。20 世纪 60~70 年代,澳大利亚和美国科学家首次描述了细胞在哺乳动物胚胎发育过程中存在程序性死亡现象,并提出了"细胞凋亡"的概念。目前,细胞死亡的研究已经成为生物学与医学研究领域的一个热点。科学家们对细胞死亡的形态特征、理化性质、分子机制及其对机体的影响展开了深入研究,新的细胞死亡方式和类型被不断发现,人们对细胞死亡的认识也在不断更新。为统一对细胞死亡的分类标准,2012 年细胞死亡命名委员会(NCCD)建议根据形态将细胞死亡方式分为程序性细胞死亡(又称细胞凋亡)、细胞坏死、细胞自噬、细胞焦亡和细胞铁死亡以及其他非典型细胞死亡(如副凋亡、有丝分裂灾难和失巢凋亡)等。2018 年,NCCD 对细胞死亡分类系统进行了更新,根据功能方面的差异,将细胞死亡分为意外细胞死亡(accidental cell death,ACD)和调节性细胞死亡(regulatory cell death,RCD)。其中,细胞死亡的形态学分类与功能分类有很大的重叠,只是侧重点不同。本章就几种细胞死亡主要方式的研究方法和技术进行阐述,并概述细胞死亡在寄生虫感染中的作用。

第一节 细胞凋亡的研究技术与方法

细胞凋亡(apoptosis)是生物体在生长、发育过程中的一种正常的细胞死亡现象。与细胞坏死这一被动的死亡过程不同,细胞凋亡是一种有秩序、有控制、有预定程序的主动死亡过程,其涉及一系列基因的激活、表达及调控等作用。凋亡细胞产生的细胞碎片散在于正常组织细胞中,很快被巨噬细胞或邻近细胞清除,不影响其他细胞的正常功能,也不会诱发炎症反应和遗留瘢痕。因此,细胞凋亡并不属于病理条件下自体损伤的一种现象,而是机体为维持内环境稳态并更好地适应生存环境而采取的主动死亡方式。随着细胞凋亡的研究方法和技术的不断发展,人们对细胞凋亡的认识和理解也在不断深入。细胞凋亡不仅与生物体内组织器官的发育和维持机体正常的生理活动密切相关,还参与了病原体感染、免疫应答和肿瘤的发生等重要疾病的生物学过程。

一、细胞凋亡的概念和生理学意义

细胞凋亡是细胞受到环境中的生理性和/或病理性刺激信号时,为维持内环境的稳态,通过基因调控的方式来启动自主和有序的死亡过程。1965 年,澳大利亚科学家 Lockshin 和 Willianms 通过电镜观察到结扎鼠门静脉后的肝实质组织中有一些散在的死亡细胞从其周围的组织中脱落并被吞噬,这些细胞的体积收缩、染色质凝集,但溶酶体结构完整,机体无炎症反应,这显然不同于细胞坏死。1972 年,Kerr 等三位科学家首次提出了“细胞凋亡”的概念来定义活组织中细胞的“主动死亡”过程。由于细胞凋亡受凋亡相关基因的调控,故属于“程序性细胞死亡”(programmed cell death,PCD)。近年来,PCD 和细胞凋亡常被作为同义词使用,但两者在实质上存在差异。从严格意义上来说,细胞程序性死亡是一个功能性概念,而细胞凋亡则更多的是一个形态学的概念。目前主流的观点认为凋亡和其他受基因调控的细胞死亡类型(如细胞程序性坏死和焦亡等)均属于 PCD。

细胞凋亡是生命活动的基本现象,普遍存在于生物体生长和发育的整个过程,对维持组织器官的发育和机体正常生理活动具有重要的生理学意义,主要表现在以下几方面:

1. 保证个体的正常发育 从低等到高等生物的发育都存在细胞凋亡现象。生物体在个体发育过程中通过细胞凋亡来清除多余的和已完成使命的细胞来保证其正常发育。例如在线虫的发育和节肢动物的变态发育过程中,均需要细胞凋亡的参与;又如在脊椎动物神经系统的发育过程中,过多神经细胞的产生与靶细胞分泌的有限存活因子之间形成竞争关系,约有 50% 的神经细胞因为无法得到足够量适当的存活因子而发生凋亡,从而确保神经细胞与靶细胞在数量上形成恰当的匹配关系。

2. 维持成体组织器官的均衡生长和正常体积 细胞凋亡是机体维持体内细胞数量动态平衡的基本策略。在机体的各组织器官中,细胞的增殖与死亡的数量总是处于动态平衡的状态,这样才能避免组织和器官过分长大或萎缩。例如将成年大鼠的肝脏切除一部分后,肝细胞通过分泌更多的生长因子来刺激肝细胞分裂从而修补失去的肝脏。利用药物刺激肝细胞分裂的能力可使肝长大,但是在停服药物之后大鼠的肝细胞随即大量死亡,一周后肝又恢复到原来的大小,这表明肝细胞是通过调节其分裂和死亡的速率来保持肝组织的正常体积。

3. 清除衰老和病变的细胞 生物体在生长发育过程中一直在清除大量衰老的失去功能的细胞。例如胸腺里的淋巴细胞通过一系列阳性和阴性选择,对识别自身抗原的 T 淋巴细胞克隆进行选择性清除,其细胞克隆死亡的机制主要是诱导细胞凋亡。此外,消化道中失去功能的上皮细胞,成年妇女子宫内膜的每月脱落,这些变化都是通过细胞凋亡来实现的。

4. 介导病原体与宿主的相互作用 病原体如细菌、病毒和寄生虫等感染可诱导或抑制宿主细胞凋亡的发生。一方面,凋亡可阻止因病原体感染导致的邻近细胞、组织甚至宿主个体的死亡,对宿主具有保护作用;另一方面,病原体也可通过抑制宿主凋亡的发生来维持其在宿主体内的感染和增殖。

总之,生物体内的各类细胞都要通过正常的凋亡机制来清除衰老或异常的细胞,并控制细胞的数量,调节组织器官的大小和形态以维持正常的生理平衡。凋亡的过度发生或被抑制,均可导致组织或器官发生病理性改变甚至死亡。如果正常细胞凋亡程序受阻,就会导致某些应该死亡的细胞不死,继而无限增殖,最终导致肿瘤及其他疾病的产生。

二、细胞凋亡研究技术

细胞凋亡研究技术包括细胞凋亡形态学研究技术、凋亡细胞的 DNA 损伤检测技术、凋亡细胞线粒体膜电位检测技术、凋亡细胞色素 C 释放检测技术和活细胞内游离 Ca^{2+} 检测技术等。

(一)细胞凋亡的形态学研究技术

1. 检测原理 细胞凋亡具有明显的和可见的形态学特征,因此细胞形态学检测是研究凋亡最常用也是最直观的方法。当细胞发生凋亡时,其细胞质、细胞核和细胞膜会发生一系列的变化,包括细胞体积缩小且细胞膜皱缩内陷,细胞核的染色质聚集并裂解为由核膜包裹的碎片,最终导致细胞裂解为由细胞膜包裹细胞内容物的凋亡小体(apoptosis body)。因此,利用显微镜技术(包括光学显微镜、荧光显微镜和电子显微镜)对细胞形态的观察,尤其是检测细胞核的特征性变化是研究细胞凋亡最常用的方法之一。

(1)HE染色和光学显微镜观察:HE染色即苏木素-伊红染色法。苏木精液为碱性染料,可以将细胞核内的染色质和胞质内的核酸染成蓝紫色;伊红为酸性染料,将细胞质和细胞外基质中的成分染成红色。因此,HE染色可以把细胞核和细胞质区分开。凋亡细胞大多数与周围组织结合很弱,经脱脂、水化处理后,结合组织容易分离、甚至脱落,在HE染色过程中无法被染上颜色。而凋亡细胞经HE染色可以被着色,在光学显微镜下观察凋亡细胞呈圆形,胞浆红色,细胞核染色质聚集成深蓝紫色的团块状。HE染色和光学显微镜观察方法虽简便易行,但在细胞密集的组织中对于改变不典型的细胞判断较困难,常缺乏较为特征的指标,具有较强的主观性,重复性差。

(2)吖啶橙/溴化乙锭双荧光染色:吖啶橙(acridine orange,AO),又称3,6-(二甲胺基)吖啶盐酸盐,分子式$C_{17}H_{19}N_3 \cdot HCl \cdot ZnCl_2$。吖啶橙是一种荧光色素染料,具有膜通透性,能透过细胞膜,使核DNA和RNA染色。它与细胞中DNA和RNA结合后可发出不同颜色的荧光,在490nm蓝光的激发下,细胞核发绿色的荧光(530nm),核仁和胞质发橘红色荧光(>580nm)。因此利用荧光显微镜观察时,正常细胞核因含有DNA而显示黄绿色荧光;细胞质与核仁都显示橘红色荧光,且荧光均匀分布,面积较大。当细胞发生凋亡时,其体积明显缩小,染色质固缩或断裂为大小不等的片段,细胞核呈致密浓染的黄绿色碎片颗粒,碎裂的核有膜包裹,凸起于细胞表面呈黄绿色或橘红色泡状膨出即凋亡小体,而坏死细胞黄荧光减弱甚至消失。溴化乙锭(ethyl bromide,EB)仅能透过细胞膜受损的细胞,嵌入核DNA,发橘红色荧光。AO/EB双染色在荧光显微镜下观察,可见四种细胞形态:①活细胞,染色质着绿色并呈正常结构;②早期凋亡细胞,核染色质着绿色呈固缩状或圆珠状;③晚期凋亡细胞,核染色质为橘红色并呈固缩状或圆珠状;④非凋亡的死亡细胞,核染色质着橘红色并呈正常结构。

(3)透射电子显微镜观察:电子显微镜是研究细胞凋亡形态特征的经典方法,也是描述细胞凋亡的"金标准"。在透射电子显微镜下,正常细胞的细胞核和细胞器结构完整且清晰易辨。而发生凋亡的细胞形态变化是多阶段的,凋亡早期细胞染色质固缩并凝结成块,聚集在核膜周边呈新月状或环状小体,细胞质浓缩,内质网变疏松与胞膜融合,形成一个个空泡。细胞凋亡的晚期,细胞核裂解为碎片,产生凋亡小体,但胞膜完整,线粒体结构无明显改变。而坏死细胞的核膜破裂、染色质稀疏呈絮状或细颗粒状,分布无规律,边界不清,细胞质肿胀,细胞器结构破坏,细胞膜不完整。

2. 实验方案与步骤

(1)HE染色和光学显微镜观察细胞凋亡

1)实验材料

①苏木素液配制方法:准备苏木素5g,乙醇(分析纯)50ml,钾明矾5g,氧化汞2.4g,冰乙酸40ml,蒸馏水1 000ml。配制时,先将苏木素完全溶解于乙醇中,然后将钾明矾加入蒸馏水中,加热使钾明矾完全溶解后,加入预先溶解好的苏木素乙醇液,继续加热3~5分钟使其沸腾。当溶液颜色变为紫红色后,慢慢加入氧化汞,防止溶液溅出,再煮沸3~5分钟直至溶液颜色变深紫色。将烧瓶立即浸入冷水中,当染液冷却后,加入冰乙酸室温保存,滤纸过滤后使用。

②伊红染色液配制方法:准备伊红1.0g,蒸馏水100ml,95%乙醇200ml,浓盐酸2ml。配制时,将伊红加入蒸馏水中,用玻璃棒充分搅拌溶解。加入浓盐酸后,充分搅拌,静置过夜,过滤。过滤后的沉淀物用蒸馏水冲洗2次,然后将沉淀物连同滤纸放入恒温干燥箱内充分干燥。将已干燥的沉淀物置于烧杯中,加入95%乙醇,搅拌溶解后待用。使用前用95%乙醇稀释1倍,即再加入95%乙醇200ml。

③其他试剂:二甲苯,不同浓度(按梯度稀释)乙醇等。

2)实验步骤

①细胞爬片或细胞涂片的制备:对于贴壁生长的细胞,将细胞接种在含盖玻片的培养板上培养12~24小时。加入目标药物处理后,将盖玻片取出并用PBS溶液轻轻漂洗,然后用4%(v/v)的甲醛(或多聚甲醛)在常温下固定细胞5~10分钟后进行HE染色。对于悬浮生长的细胞,加入目标药物处理后,室温离心(1 000r/min)收集细胞,弃去上清后,用PBS溶液洗涤细胞沉淀1~2次,调整细胞数至$(1~1.5) \times 10^5$/ml。取适量细胞悬液制成细胞涂片,用4%(v/v)的甲醛(或多聚甲醛)在常温下固定5~10分钟后即可进行HE染色。

② 石蜡组织切片的 HE 染色:取组织块,经固定后,常规石蜡包埋、切片;按照下列流程用二甲苯脱蜡,并经各级乙醇和蒸馏水洗涤:二甲苯(Ⅰ)5 分钟→二甲苯(Ⅱ)5 分钟→100% 乙醇 2 分钟→95% 的乙醇 1 分钟→80% 的乙醇 1 分钟→75% 的乙醇 1 分钟→蒸馏水洗 2 分钟;然后苏木素染色 5 分钟,自来水洗 1 分钟;盐酸乙醇分化 30 秒;自来水浸泡 15 分钟或 50℃ 温水 5 分钟;置伊红液 2 分钟;常规脱水、透明、封片:95% 的乙醇(Ⅰ)1 分钟→95% 的乙醇(Ⅱ)1 分钟 →100% 乙醇(Ⅰ)1 分钟→100% 乙醇(Ⅱ)1 分钟→二甲苯石炭酸(3∶1)1 分钟→二甲苯(Ⅰ)1 分钟→二甲苯(Ⅱ)1 分钟→ 中性树脂封固。

③ 观察结果与判断分析:光学显微镜下细胞核呈蓝黑色,胞浆呈淡红色,凋亡细胞在组织中呈单个散在分布,表现为核染色质致密浓缩,核碎裂等。坏死组织则呈均质红染的无结构物质,核染色消失。在细胞爬片上,凋亡的细胞变圆,变小,可见细胞核固缩、碎裂,染色体被染成深蓝色或蓝黑色;可见细胞膜皱褶,卷曲和出泡,以及芽生形成膜包裹的凋亡小体,而正常的细胞经染色仍然保持原有的生长形状(如梭形或多角形等),细胞核完整,染成均一蓝色。细胞涂片时,可见凋亡细胞核固缩、碎裂、染色变深;正常细胞染色体呈均匀淡蓝色或蓝色,而坏死细胞则细胞肿胀,可见细胞膜的连续性破坏,核染色体被染成淡蓝色甚至消失。

(2)吖啶橙/溴化乙锭(AO/EB)双荧光染色测定细胞凋亡

1)实验材料

培养的细胞,PBS 溶液(pH 7.2),吖啶橙(AO)和溴化乙锭(EB)(可向试剂公司购买配制好的溶液),95% 乙醇

2)实验步骤

① 细胞爬片和细胞悬液的制备:对于贴壁生长的细胞,将细胞接种在含盖玻片的 6 孔培养板上培养 12~24 小时。经药物处理诱导细胞凋亡后,用 95% 乙醇固定 15 分钟,等其稍微干燥后准备进行荧光染色。对于悬浮生长的细胞,经药物处理诱导细胞凋亡后,室温离心(1 000r/min)收集细胞,用 PBS 溶液洗细胞 1~2 次,调整细胞数至(1~1.5)×10⁵/ml。

② 荧光染色和显微镜观察:取吖啶橙(100μg/L 溶于 PBS 溶液)和溴化乙锭(100μg/L 溶于 PBS 溶液)各 5μl 配制成 AO/EB 染色液(临用前配制,加样量 2~5μl 足够,量太大容易产生假阳性),取 20~100μl 的 1∶100 稀释的 AO/EB 染色液置于载玻片的贴壁细胞上,室温静置 20 分钟,PBS 洗涤 2~3 遍,覆盖玻片后置于荧光显微镜下观察并计数 20~200 个细胞。细胞悬液染色:取 100μl PBS 稀释的细胞悬液,加 2μl AO/EB 染色液,加入染料混匀 30 秒后用激光共聚焦显微镜观察拍照。观察 5 个视野,计算 100~200 个细胞中凋亡细胞百分比。

(3)透射电子显微镜观察细胞凋亡

1)实验材料

① 2.5% 戊二醛固定液:取 25% 戊二醛原液 10ml,加入 0.2mol/L PBS 溶液 50ml,然后用蒸馏水定容至 100ml,混匀后 4℃ 保存备用。

② 锇酸固定液:将洗净装有 1g 锇酸的小瓶浸入盛有 50ml 蒸馏水的 100ml 棕色磨口瓶内,击破锇酸小瓶使其内锇酸溶于水,小瓶分装后避光 4℃ 保存备用。

③ 离心机、透射电子显微镜等。

2)实验步骤

① 固定:细胞固定:用细胞刮收集细胞至 15ml 离心管中,将其与培养液一起离心(1 000r/min,5~10 分钟),弃上清液,在离心管中加入预冷的 2.5% 戊二醛,4℃ 固定过夜。虫体组织固定:将虫体组织用 PBS 溶液漂洗干净后快速放置在滴有 2.5% 戊二醛固定液的蜡片上,把组织块切成若干 1mm×1mm×3mm 的长条小块,放入盛有 2.5% 戊二醛固定液的小瓶中,在 4℃ 固定过夜。

② 重复固定:细胞重复固定:将上述固定过夜的细胞离心(1 000r/min,5~10 分钟),弃上清液,用 0.1M PBS 溶液(pH 7.2)浸洗 2 次,每次 5 分钟。然后加入预冷的 1% 锇酸(四氧化锇)继续固定 1 小时,离心(1 000r/min,5~10 分钟),然后用 PBS 溶液洗涤 2 次。虫体组织重复固定:将上述固定过夜的虫体组织用 PBS 溶液漂洗干净后加入预冷的 1% 锇酸再固定 1 小时,离心(1 000r/min,5~10 分钟),然后用 PBS 溶液

洗涤 2 次。

③ 预染和脱水:2% 醋酸铀预染 1 小时,弃去染液,用 PBS 溶液洗涤 2 次。用系列梯度酒精(30%、50%、70%、80%、90%、95%、100%)进行脱水,每种浓度酒精洗涤 2 次,每次 15 分钟,然后用丙酮脱水。

④ 包埋和切片:用树脂包埋:丙酮与环氧树脂 1:1 包埋 2 小时,然后放入纯包埋剂(环氧树脂包埋全浸透)数小时或过夜。超薄切片:62℃ 烤箱 2 小时,进行超薄切片。

⑤ 染色和电子显微镜观察:3% 醋酸铀、枸橼酸铅染色。透射电子显微镜观察、拍片。

(二)凋亡细胞的 DNA 损伤检测技术

1. 检测原理　基因组 DNA 的稳定性对于多细胞生物的发育、组织和器官的动态平衡至关重要。外界的物理、化学和生物因素会直接或间接导致细胞 DNA 发生损伤,从而影响基因组的稳定性。环境中的紫外线辐射也会直接损伤细胞的基因组 DNA。宿主细胞本身具有修复 DNA 损伤的能力,但 DNA 损伤修复的失败会导致遗传性状改变,从而引起细胞甚至个体的死亡。在特定的细胞内外应激环境条件下,其凋亡信号会被激活,导致半胱氨酸天冬氨酸蛋白酶(caspases)的活性升高。Caspases 会降解细胞的骨架蛋白,引起细胞骨架结构的重组。进一步核酸内切酶(endonuclease)的活化引发基因组 DNA 的片段化,最终诱导细胞的凋亡。在细胞凋亡中染色体 DNA 的断裂是一个渐进的分阶段过程。在细胞凋亡早期,内源性的核酸水解酶降解染色质 DNA 为 50~300kb 的大片段;然后在核酸内切酶的作用下,染色质 DNA 大片段在核小体的连接处被切断,产生约 200bp 整数倍的 DNA 梯状条带片段。因此,细胞核 DNA 片段化是从形态学判断细胞凋亡发生的重要标准之一。

(1)琼脂糖凝胶电泳检测细胞凋亡:该方法是基于细胞凋亡时染色体从核小体间断裂产生约 200bp 或其多聚体组成的寡核苷酸片段。通过将这些 DNA 片段从细胞中提取出来进行琼脂糖凝胶电泳,紫外灯(ultraviolet lamp,UV)照射下观察可见特征性的呈"梯状"分布的 DNA 条带,说明被检测样本中有细胞凋亡的存在。DNA 片段化可作为细胞凋亡发生的检测指标,但其灵敏度较低,不适于检测凋亡初期 DNA 的轻微损伤。

(2)TUNEL 法检测细胞凋亡:在细胞凋亡的晚期,内源性核酸内切酶降解基因组双链 DNA。DNA 发生断裂后产生的 3'-OH 末端可以在末端脱氧核苷酸转移酶(terminal deoxynucleotidyl transferase,TdT)的催化下加上荧光素(FITC)或生物素(biotin)标记的 dUTP,从而可以通过荧光显微镜或流式细胞术进行细胞凋亡的检测;或者通过与过氧化物酶标记的链霉亲和素(streptavidin-HRP)结合,最后在 HRP 的催化下通过 DAB 显色并利用普通光学显微镜观察来检测细胞凋亡情况。TUNEL 法实验可以对完整的单个凋亡细胞核或凋亡小体进行原位染色,能准确反映细胞凋亡最典型的生物化学和形态特征,具有较高的灵敏度,因而被广泛应用于细胞凋亡的研究中,是目前检测细胞晚期凋亡的常用方法之一。

(3)Annexin V/PI 染色结合流式细胞术检测细胞凋亡:正常细胞的磷脂酰丝氨酸(phosphatidylserine,PS)只分布在细胞膜脂质双层的内侧。细胞凋亡的早期改变发生在细胞膜的表面,其典型特征是 PS 从细胞膜内转移到细胞膜外,使 PS 暴露在细胞膜外表面。Annexin V(分子量为 35~36kD)是一种 Ca^{2+} 依赖性磷脂结合蛋白,与 PS 具有很高的结合能力,故可通过细胞外侧暴露的 PS 与凋亡早期细胞的胞膜结合。因此,Annexin V 被视为检测细胞早期凋亡的灵敏指标之一。将 Annexin V 进行荧光素(EGFP、FITC)标记,以标记的 Annexin V 作为荧光探针,利用荧光显微镜或流式细胞术可检测细胞凋亡的发生。细胞凋亡晚期片段化 DNA 含量升高,片段化 DNA 的水平可以作为细胞晚期凋亡的表征指示。

碘化丙啶(propidium iodide,PI)是一种核酸染料,它不能透过活细胞膜而被排斥在细胞外面,但它能穿透正在凋亡或已经发生凋亡细胞的细胞膜而进入细胞内。PI 透过凋亡细胞的细胞膜后,与双链 DNA/RNA 结合而使细胞核染红。一般而言,可以在荧光显微镜下观察细胞核 PI 染色来初步判断细胞凋亡状态,如果产生核固缩(如细胞核经 PI 染色成致密的半月形或圆形)就初步判定为细胞凋亡。但对于被多聚甲醛等固定后的细胞,细胞已经处于死亡状态,因此固定后均能被 PI 染色。因此将 Annexin V 与 PI 联合使用,就可以将处于不同凋亡时期的细胞区分开来。细胞内 DNA 含量随细胞周期进程发生周期性变化,如 G2 期的 DNA 含量约为 G0/G1 期的 DNA 含量的 2 倍。利用 PI 标记的方法,通过流式细胞术对细胞内 DNA 的相对含量进行测定,可以分析细胞周期各阶段的百分比。在细胞凋亡晚期,凋亡细胞的基因组

DNA 发生断裂现象,因此在流式细胞计数时,在 DNA 二倍体 PI 峰前会产生弥散性的 DNA 小峰。据此峰出现的峰强度可以判断细胞晚期凋亡发生的程度。

2. 实验方案与步骤

(1)琼脂糖电泳法检测细胞凋亡

1)实验材料:细胞核裂解液,10mg/ml RNase(溶于 TE 缓冲液中),TAE 缓冲液,Tris-乙酸(0.04mol/L),DNA 上样缓冲液,3mol/L 醋酸钠,预冷无水乙醇,三氯甲烷-异戊醇(24:1)。

2)实验步骤

提取 DNA 细胞样本:将培养的细胞进行离心(1 000r/min,5 分钟)。收集细胞后加入 PBS 溶液洗涤 1 次,1 000r/min 离心 5 分钟,弃去上清液收集细胞。虫体组织样本:将虫体组织经无菌蒸馏水洗涤后用组织匀浆器制备成悬液,1 000r/min 离心 5 分钟,弃去上清收集细胞。加入细胞核裂解液 500μl 重悬细胞,50℃ 水浴 3~5 小时,不时振摇或者 37℃ 过夜。加入 0.5ml 平衡酚抽提液,上下颠倒几次混匀后,6 000r/min,离心 5 分钟。将上清液转移至另一离心管,加入 0.5ml 三氯甲烷-异戊醇抽提液,上下颠倒几次混匀后,6 000r/min,离心 5 分钟。将上清液转移至另一离心管,加入 50μl 的 3M 醋酸钠和 2ml 预冷的无水乙醇,上下颠倒几次混匀后,可见白色絮状沉淀物。在冰上放置 5~10 分钟后离心(12 000r/min,10 分钟)沉淀 DNA。吸去上清液后将离心管内残留的液体风干。加入 50~100μl 的 TAE 缓冲液,另加入 5μl 的 RNase,37℃ 水浴 30 分钟。

电泳检测 DNA:配制合适浓度的(一般为 1%~1.5%)琼脂糖胶:称取一定量的琼脂糖加入三角烧瓶中,加入 100ml TAE 电泳缓冲液,加入 5μg/L 的核酸染料。取 20μl DNA 样本和 2~5μl 上样缓冲液混合后进行琼脂糖电泳,50V 电压,1~2 小时后在紫外灯下观察并拍照。

(2)TUNEL 法测定 DNA 损伤

1)实验材料:PBS 缓冲液或 Hanks 平衡盐溶液(HBSS),4% 多聚甲醛,蛋白酶 K,TUNEL 检测试剂盒(含 TdT 酶,荧光标记液和 TUNEL 检测液),培养的细胞或组织切片,荧光显微镜。

2)实验方法

细胞的处理:贴壁细胞或细胞涂片的处理:用 PBS 或 HBSS 洗涤一次。如果细胞贴得不牢,可以干燥样品使细胞贴得更牢。用 4% 多聚甲醛或商品化的免疫染色固定液固定细胞。用 PBS 或 HBSS 洗涤一次。加入含 0.1% Triton X-100 的 PBS,冰浴孵育 2 分钟。悬浮细胞或细胞悬液的处理:离心收集细胞(细胞数不超过 2×10^6),用 PBS 或 HBSS 洗涤一次。用 4% 多聚甲醛固定细胞 30~60 分钟。为防止细胞聚集成团,宜在水平摇床上缓慢摇动并进行固定。用 PBS 或 HBSS 洗涤一次。用含 0.1% Triton X-100 的 PBS 重悬细胞,冰浴孵育 2 分钟。

石蜡切片的处理:将切片置于二甲苯中脱蜡 5~10 分钟。换新鲜的二甲苯,再脱蜡 5~10 分钟。无水乙醇 5 分钟,90% 乙醇 2 分钟,70% 乙醇 2 分钟,蒸馏水 2 分钟。滴加 20μg/ml 不含 DNase 的蛋白酶 K,室温或 37℃ 作用 15~30 分钟(不同组织的最佳作用温度和时间需自行摸索)。用 PBS 或 HBSS 洗涤 3 次。注意:这一步必须把蛋白酶 K 洗涤干净,否则会严重干扰后续的标记反应。

配制 TUNEL 检测液:按照 TUNEL 检测试剂说明书将 TdT 酶、荧光标记液和 TUNEL 检测液按比例进行混匀,配制适当的 TUNEL 检测液。

探针孵育:贴壁细胞、细胞涂片或组织切片,用 PBS 或 HBSS 洗涤 3 次。在样品上滴加 50μl TUNEL 检测液,37℃ 避光孵育 60 分钟。注意:孵育时需注意在周围用浸足水的纸或药棉等保持湿润,以尽量减少 TUNEL 检测液的蒸发。PBS 或 HBSS 洗涤 3 次。用抗荧光淬灭封片液封片后在荧光显微镜下观察。可以使用的激发波长范围为 450~500nm,发射波长范围为 515~565nm(绿色荧光)。悬浮细胞或细胞悬液:用 PBS 或 HBSS 洗涤 2 次。加入 50μl TUNEL 检测液,37℃ 避光孵育 60 分钟,PBS 或 HBSS 洗涤 2 次,用 250~500μl PBS 或 HBSS 悬浮。

用流式细胞仪进行检测或涂片后在荧光显微镜下观察,可以使用的激发波长范围为 450~500nm,发射波长范围为 515~565nm(绿色荧光)。

(3)Annexin V/PI 染色-流式细胞术测定 DNA 损伤

1）实验材料:PBS 溶液(pH 7.4),PI 染液(将 PI 溶于 PBS 中,终浓度为 100μg/ml,用棕色瓶 4℃避光保存),荧光标记(FITC 或 EGFP)Annexin V 溶液,荧光显微镜,流式细胞仪。

2）实验方法

细胞的收集:悬浮细胞直接收集到 10ml 的离心管中,贴壁细胞用不含 EDTA 的胰酶消化收集(注:胰酶消化时间不易过长,否则容易引起假阳性)。每样本细胞数为(1~5)×10⁶/ml,1 000r/min 离心 5 分钟,弃去上清液。用 PBS 溶液洗涤 2 次,1 000r/min 离心 5 分钟后收集细胞。

荧光染色:将 5μl 荧光标记 Annexin V 加入细胞中混匀,然后加入 5μl PI 溶液混匀,室温下避光孵育 10~15 分钟。在 1 小时内进行荧光显微镜或流式细胞仪的观察和检测。

荧光显微镜观察:滴一滴上述染色后的细胞悬液于载玻片上,并用盖玻片盖上细胞;将盖玻片倒置于载玻片上,于荧光显微镜下、双色滤光片(FITC 和罗丹明)观察 Annexin V-EGFP 荧光信号呈绿色,PI 荧光信号呈红色。

流式细胞术分析:用流式细胞仪检测,激发波长 488nm,发射波长 530nm。荧光标记(EGFP 或 FITC)Annexin V 的绿色荧光通过 FITC 通道(FL1)检测;PI 红色荧光通过 PI 通道(FL3)检测。使用未经凋亡诱导处理的正常细胞,作为对照进行荧光补偿调节去除光谱重叠和设定十字门的位置。结果判断:凋亡细胞对 PI 染料有抗染性,坏死细胞则不能。细胞膜有损伤的细胞的 DNA 可被 PI 着染产生红色荧光,而细胞膜保持完好的细胞则不会有红色荧光产生。因此,在细胞凋亡的早期 PI 不会着染而没有红色荧光信号。正常活细胞与此相似。在双变量流式细胞仪的散点图上,左下区域显示活细胞,为(FITC–/PI–);右上区域是非活细胞,即坏死细胞,为(FITC+/PI+);而右下区域为凋亡细胞,显现(FITC+/PI–)。

(三) 凋亡细胞线粒体膜电位检测技术

1. **检测原理**　线粒体是真核细胞最重要的细胞器之一,其通过三羧酸循环生成 ATP 为细胞的正常生理代谢提供能量。在细胞凋亡早期,线粒体在形态上虽然没有发生明显变化,但线粒体膜通透性的增加会导致一些可溶性蛋白从膜间隙被释放到胞浆中,从而改变了线粒体跨膜电位(mitochondrial membrane potential,MMP),导致 MMP 被去极化。由于 MMP 的高低与细胞活性状态有关,因此 MMP 的破坏被认为是细胞凋亡过程中最早发生的事件之一。

目前有很多方法可以用于 MMP 的检测,其中 JC-1 的流式检测是比较常用的一种方法。JC-1 也称 CBIC2(3),为一种阳离子脂质荧光染料,分单体和多聚体两种形态,两者的发射光谱不同。正常细胞的 MMP 具有极性,JC-1 依赖于 MMP 的极性被迅速摄入线粒体内,并因浓度增高而在线粒体内形成多聚体,多聚体发射光为红色荧光;而细胞发生凋亡时,MMP 被去极化,JC-1 从线粒体内释放,红光强度减弱,以单体的形式存在于胞质内,发绿色荧光。故用流式检测时,可以通过检测绿色和红色荧光来定性(细胞群的偏移)和定量(细胞群的荧光强度)的检测 MMP 的变化来分析细胞凋亡情况。

2. **实验方案与步骤**

(1) 实验材料:需要研究的细胞及相应的培养基,胎牛血清,青链霉素,DMSO,PBS 缓冲液,JC-1,羰基氰化物氯苯腙(CCCP)等。

(2) 实验步骤

1）细胞培养:将细胞(3×10⁵/孔)接种 6 孔板中,在培养箱(5% CO₂)中 37℃培养 24~48 小时。然后用氧化磷酸化抑制剂羰基氰化物氯苯腙(CCCP)对照或相应的药物刺激细胞。

2）探针的配制:10mg/ml JC-1 储备液的配制:称取 5mg 的 JC-1 粉末,溶于 0.5ml 的 DMSO 中并充分溶解,按 100μl 的体积分装后冻存于 –20℃冰箱备用。5μg/ml JC-1 工作液的配制:取 10mg/ml JC-1 储备液,室温放置解冻后,按照 1:2 000 用 RPMI 1640 无血清培养基充分旋涡溶解,最终 JC-1 工作液的浓度为 5μg/ml。

3）原位装载探针:适用于贴壁培养细胞。吸除细胞培养液,加入 1ml 5μg/ml JC-1 工作液。放入细胞培养箱中孵育 20 分钟,然后用 RPMI 1640 无血清培养基洗涤细胞 3 次。

4）收集细胞后装载探针:适用于悬浮培养细胞或者胰酶消化后悬浮的细胞。细胞收集后悬浮于 5μg/ml JC-1 工作液中,细胞浓度为 1×10⁶~1×10⁷/ml,37℃细胞培养箱中孵育 20 分钟。每隔 3~5 分钟颠倒混匀一次,使探针和细胞充分接触。然后用 RPMI 1640 无血清培养基洗涤细胞 3 次。

5）荧光检测：使用488nm波长激发、525nm发射波长进行检测JC-1单体荧光信号；525~565nm激发光下的590nm发射波长检测JC-1聚集体荧光信号。对于原位装载探针的样品可以用荧光显微镜直接活细胞观察，或收集细胞后用荧光分度计、酶标仪或流式细胞术检测荧光强度。对于收集细胞后装载探针的样品可以用荧光分度计、酶标仪或流式细胞术检测荧光强度，也可用荧光显微镜进行直接观察。

（四）凋亡细胞色素C释放检测技术

1. 检测原理　细胞色素C（cytochrome c）是一种细胞色素氧化酶，是线粒体电子传递链中唯一的外周蛋白，位于线粒体内侧外膜。研究发现细胞色素C在凋亡中起着非常重要的作用，当凋亡诱导物引发细胞色素C从线粒体释放到细胞质后，与Apaf-1结合，细胞色素C/Apaf-1复合物能够激活含半胱氨酸的天冬氨酸蛋白水解酶（cysteinyl aspartate specific proteinase，Caspase）等凋亡蛋白酶的级联反应，如Caspase-9激活Caspase-3和下游其他的Caspases。细胞色素C的释放发生在Caspases的激活和DNA断裂之前，是凋亡发生的起始标记。线粒体外膜通透性的增加导致一些可溶性蛋白从膜间隙释放到细胞质，其中细胞色素C对细胞凋亡的启动发挥重要的介导作用，通过与凋亡酶激活因子形成凋亡小体，从而激活Caspase-9。细胞色素C从线粒体的释放涉及细胞色素C的亚细胞定位，检测的难点在于如何区分是线粒体中贮存的细胞色素C还是释放到细胞质中的细胞色素C。由于线粒体是分散在细胞质中，荧光标记观察的方法难以区分细胞色素C是位于线粒体还是被释放至细胞质中。我们可以通过从细胞中分离线粒体，然后再提取剩余细胞裂解物中的总蛋白并通过Western blot分析其中细胞色素C的含量，从而实现细胞色素C释放水平的检测。

2. 实验方案与步骤

（1）实验材料：感兴趣的细胞及相应的培养基，胎牛血清，青链霉素，DMSO，PBS缓冲液，$A\beta_{1-40}$或自己感兴趣的药物。

（2）实验步骤

1）细胞培养：将细胞按5×10^{6}/孔接种于$25cm^{2}$的培养皿中，5% CO_2培养箱中37℃培养24~48小时。用自己感兴趣的药物刺激细胞。

2）细胞质成分分离：吸去培养液后，用PBS缓冲液吹打（或用细胞刮）并重悬细胞，将细胞收集于1.5ml离心管中，4℃ 1 000r/min离心10分钟，小心移去上清液，收集细胞。加入0.5ml细胞裂解液（20mmol HEPES，pH 7.5；10mmol KCl；1.5mmol $MgCl_2$；1mmol EDTA；1mmol DTT；1mmol PMSF），冰浴3分钟，转移至匀浆器中，冰上匀浆30~50次，转移至1.5ml离心管中，4℃ 12 000r/min离心20分钟，上清液为细胞质成分，沉积物为线粒体成分。

3）小心移取上清液至1.5ml离心管中，沉淀物加入上述裂解液重新悬浮，4℃ 10 000×g离心沉淀后，加入RIPA强裂解液（50mmol Tirs，pH 7.5；150mmol NaCl；1% Triton X-100；1% Sodium Deoxycholate；0.1% SDS和1mmol PMSF），得到的成分为线粒体裂解成分。

4）总蛋白含量的测定：采用BCA法测定提取的总蛋白含量，计算SDS-PAGE的上样体积，按1:4的体积加入5×SDS-PAGE上样变性缓冲液。

5）SDS-PAGE和免疫印迹分析细胞色素C：①配制SDS-PAGE所需的5%浓缩胶和12%分离胶，制胶完成后室温放置1小时后即可进行上样。②将制备的蛋白样本解冻后置于冰上，用微量移液器吸取蛋白样品加入加样孔内后接通电泳进行电泳，先80V电压让溴酚蓝指示剂移动至分离胶；然后调至120V直至指示剂移动至分离胶最下端即可停止电泳。③转膜：配制1×转膜缓冲液，将0.22μm的PVDF膜剪成与胶合适大小，由外到里依次按照滤纸、胶、PVDF膜、滤纸的顺序放入转膜夹中，100V湿转0.5~1时。④封闭：转膜结束后将PVDF膜取出（注意戴手套避免弄脏膜），放入TBST缓冲液中清洗1~2遍后，加入封闭液中（含5%脱脂奶粉的TBST缓冲液）室温封闭1~2小时。⑤抗体孵育：将一抗用封闭液进行稀释，将不同目标蛋白的条带放入孵育盒中，加入相应的一抗溶液，4℃摇床孵育过夜。然后将PVDF膜在TBST溶液中清洗3次，每次5~10分钟，以洗去残留的一抗溶液。配制相应的二抗溶液，并将洗净的PVDF膜放入相应的二抗溶液中，室温孵育1小时。二抗孵育结束后继续用TBST溶液清洗3次。⑥化学发光分析：打开显影仪，将发光液A和B液按照1:1比例进行配制混合，用移液枪均匀滴加在条带位置，调整曝光时间,并进行拍照保存。利用软件分析蛋白条带的灰度值,并和内参进行比较,以三次独立实验结果进行统计学分析。

(五) 活细胞内游离 Ca^{2+} 检测技术

1. 检测原理　细胞内游离的钙离子(Ca^{2+})是人体内最重要的第二信使之一,可以单独或者协调其他的第二信使分子参与调控生长、代谢等生命活动过程。大量研究表明细胞质内 Ca^{2+} 的稳态对细胞的生存和凋亡命运有着直接的决定作用。在凋亡因素的刺激下,胞内 Ca^{2+} 浓度的上升会直接诱导细胞凋亡的发生;而抑制细胞内 Ca^{2+} 浓度的升高可以抑制细胞凋亡,说明 Ca^{2+} 稳态失调是细胞凋亡中保守的生化事件。细胞内 Ca^{2+} 稳态失调对细胞结构和功能会造成多方面的影响,包括不可逆的损伤等,进而导致整个器官变性、死亡。越来越多的研究表明 Ca^{2+} 在细胞凋亡过程中调控多种分子或细胞器靶点,参与多个凋亡途径的信号转导过程,包括死亡受体诱导的凋亡通路,线粒体通透性改变引起的凋亡通路以及内质网通路等。

在正常生理状态下,细胞外游离的 Ca^{2+} 浓度约为 1.5mmol。细胞膜内游离的 Ca^{2+} 主要储存在线粒体等细胞器,浓度为 0.1~1.0μmol。因此,细胞膜外 Ca^{2+} 浓度比细胞内高达 1 万倍左右。当细胞受到刺激,细胞外及细胞器中的 Ca^{2+} 都可能被动进入细胞质;使细胞质中游离 Ca^{2+} 浓度升高,从而引发一定的生理或病理反应,甚至引起细胞的级联凋亡作用。测定细胞内 Ca^{2+} 浓度的方法包括电极法、同位素示踪法、磁共振法、高流通量测定法和离子指示剂法等。其中,荧光指示剂法具有便捷和使用安全性高等优点,被广泛应用于细胞内 Ca^{2+} 相对含量的测定。敏感的荧光指示剂一般是带负电荷的亲水性分子,带电荷亲水性的物质一般难以通过分子自由扩散的形式穿透细胞膜。因此,敏感的荧光指示剂一般设计成不带电荷的脂溶性前体分子,其通过跨膜扩散到细胞膜内,在胞内酯酶的作用下释放出离子化敏感的荧光指示剂分子,因无法穿透细胞膜而被滞留在胞内。在缺少 Ca^{2+} 时,荧光指示剂只在激发光下产生较微弱的荧光,但当 Ca^{2+} 浓度升高时,荧光指示剂结合 Ca^{2+} 后产生的荧光强度大幅增加,通过分析荧光指示剂发出的荧光强度变化能够反映 Ca^{2+} 水平的变化。目前,常用的几种 Ca^{2+} 敏感荧光指示剂包括 Quin-2、Indo-1、Fura-2、Fura-3、Fura-4、Rhod-2 等。

(1) Quin-2 是第一代 Ca^{2+} 敏感的荧光指示剂,能够紧密结合钙离子,但不结合镁离子。Quin-2/AM 是 Quin-2 的乙酰甲酯衍生物,能够轻易地穿过细胞膜。进入细胞后 Quin-2/AM 酯结构立刻被水解,产生 Quin-2。未与钙离子结合时,Quin-2 的激发波长为 339nm,发射波长为 492nm。当 Quin-2 与钙离子结合形成稳定的荧光螯合物后,其荧光强度不仅能够增强 20 倍,而且荧光波长比没有与钙结合时更长。因此,Quin-2 与钙离子结合时,当受两种不同波长的光激发,两种不同波长荧光强度的比率反映 Quin-2 所结合游离钙离子的浓度比率关系。游离的 Quin-2 的浓度可以被精确地测定,所以游离钙离子的浓度也可以准确的计算出来。Quin-2 可以被注入细胞,用来检测细胞内钙离子浓度时时刻刻的变化。Quin-2/AM 具有细胞渗透性,可以用来研究活细胞。

(2) Indo-1 与钙离子有很高的结合能力,是一种常用的钙离子荧光探针。但由于 Indo-1 是极性大的酸性化合物,无法进入细胞内,因此利用 Indo-1 的乙酰甲酯衍生物 Indo-1/AM 能极大提高其对细胞渗透性。在细胞内,Indo-1/AM 被酯酶水解成 Indo-1 后可与胞浆游离 Ca^{2+} 可逆性结合。Indo-1 能特异性地结合 Ca^{2+},同时可发出荧光。与 Ca^{2+} 结合前,Indo-1 的激发波长为 349nm,发射波长为 482nm;但与 Ca^{2+} 结合后,激发波长为 331nm,发射波长为 398nm(Ca^{2+} 饱和时),可通过荧光分光光度计或流式细胞仪来测定该信号变化,在 400nm 和 475nm 的波长处分别检测结合钙离子和未结合钙离子的荧光信号,通过二者荧光强度的比率测定钙离子浓度。Indo-1 与 Fura-2 为目前使用最广泛的比率法测定的钙荧光指示剂。

(3) Fura-2 是在 Indo-1 基础上开发的一种钙荧光指示剂。Fura-2 能特异性地与 Ca^{2+} 结合,其荧光强度比 Quin-2 更大。没有与 Ca^{2+} 结合时,Fura-2 的激发波长为 363nm,发射波长为 512nm;Fura-2 结合 Ca^{2+} 后的最大激发波长移向 335nm,其发射荧光强度与结合 Ca^{2+} 的浓度有定量关系,最大的发射波长为 505nm。由于 Fura-2 是极性大的酸性化合物,无法进入细胞内,为此在其负性基团上结合了乙酰氧甲酯,使其成为 Fura-2/AM. 既增加了酯溶性又消除了负电荷,使之容易进入细胞内,在细胞内,Fura-2/AM 被酯酶水解成 Fura-2 后可与胞浆游离 Ca^{2+} 可逆性结合. 但 Fura-2/AM 在细胞外并不能与 Ca^{2+} 结合,所以检测的340nm激发下的发射荧光强度可定量的确定Ca^{2+}的动态变化。Fura-2/AM是一种可以穿透细胞膜的荧光染料。Fura-2/AM的荧光比较弱,最大激发波长为369nm,最大发射波长为478nm,并且其荧光不会随钙离子浓度改变而改变。Fura-2/AM进入细胞后可以被细胞内的酯酶剪切形成Fura-2,从而被滞留在细胞内。Fura-2和钙离子结合后,最大激发波长为335nm(最大激发波长随离子浓度的不同而有所不同),最大发射波长为505nm。实际检测时推荐使用的激发波长为340nm,发射波长为510nm。如果做双波长检测,则推荐使用的激发波长为340nm和380nm。Fura-2是一种使用非常广泛的比率测量的钙荧光指示剂。目前适用于Fura-2实验的设备有很多,它特别适合于用数字成像显微镜来检测。它比Indo-1更不易受到光漂白作用的影响。

(4)Fluo-3和Fluo-4:Fluo-3与钙离子有很高的结合能力。Fluo-3游离配体几乎是非荧光性的,其荧光不会随钙离子浓度升高而增强。Fluo-3/AM是Fluo-3的一种乙酰甲酯衍生物,可以穿透细胞膜。Fluo-3/AM进入细胞后可以被细胞内的酯酶剪切形成Fluo-3,从而被滞留在细胞内。Fluo-3可以和钙离子结合,结合钙离子后可以产生较强的荧光,荧光会增加60~80倍。Fluo3与钙离子结合后,其最大激发波长为506nm,最大发射波长为526nm。实际检测时推荐使用的激发波长为488nm左右,发射波长为525~530nm。可以使用激光共聚焦显微镜或流式细胞仪检测细胞内钙离子浓度的变化。Fluo-4是Fluo-3的类似物,其中两个氯取代基被氟取代,导致在488nm波长处的荧光激发增强,因此荧光信号水平更高。

Fluo-3和Fura-2相比,其优点是:一方面可以被氩离子激光(argon-ion laser)的488nm激发光激发,便于检测;另一方面,Fluo-3和钙离子结合后荧光变化更强,即对钙离子浓度变化的检测更加灵敏;同时,Fluo-3和钙离子的结合能力较弱,这样可以比Fura-2检测到细胞内更高浓度的钙离子水平;此外,Fluo-3能更加准确地反映细胞内钙离子的即时变化,减小了因为和钙离子解离速度慢而导致的荧光变化滞后。

将溶解后的指示剂直接加入含有培养细胞的培养皿中,即可向细胞加载AM酯形式的这类钙离子指示剂。这些指示剂可用于荧光和共聚焦显微镜、流式细胞分析以及微孔板筛选应用。Fluo-3应用在流式细胞分析上,如涉及笼状螯合剂光活化、第二信使和神经递质的实验以及基于细胞的药理学筛选,用于Ca^{2+}信号转导的空间动力学成像。

2. 实验方案与步骤

(1)实验材料:超净工作台,离心机,天平,荧光显微镜,振荡培养箱,CO_2培养箱,流式细胞检测管,感兴趣的细胞及培养基,胎牛血清,青链霉素,DMSO,PBS缓冲液,自己感兴趣的药物。

(2)实验步骤

1)细胞培养:将细胞按$5×10^5$/孔接种于$25cm^2$的培养皿中,5% CO_2培养箱中37℃培养24~48小时。

2)探针装载:5mmol Ca^{2+}荧光探针储备液的配制:称取适量的Ca^{2+}荧光探针粉末,溶解于适量的DMSO溶液中,按50μl的体积分装后于-20℃冷冻保存。5μmol Ca^{2+}荧光探针工作液的配制:使用前将5mmol Ca^{2+}荧光探针储备液,室温解冻后,按照1:1 000用无血清培养基充分溶解,最终Ca^{2+}荧光探针工作液的浓度为5μmol。①原位装载探针:适用于贴壁培养细胞。吸除细胞培养液,加入1ml 5μmol Ca^{2+}荧光探针工作液。放入细胞培养箱中37℃孵育20分钟,然后用无血清培养基洗涤细胞三次。②收集细胞后装载探针:适用于悬浮培养细胞或者胰酶消化后悬浮的细胞。细胞收集后悬浮于5μmol Ca^{2+}荧光探针工作液中,细胞浓度为$1×10^6$~$1×10^7$/ml,37℃孵育20分钟,每隔3~5分钟颠倒混匀一次,使探针与细胞充分接触。然后用无血清培养基洗涤细胞三次。

3)直接用自己感兴趣的药物刺激细胞,并在不同刺激时间内检测Ca^{2+}探针荧光信号。

4)荧光信号检测:①使用340nm波长激发,510nm发射波长进行检测Fluo3/4荧光信号。②使用488nm波长激活,525nm发射波长进行检测Fura2荧光信号。③对于原位装载探针的样品可以用荧光显微镜直接在活细胞下观察,或收集细胞后用荧光分独计、酶标仪或流式细胞术检测荧光密度。对于收集细胞后装载探针的样品可以用荧光分光光度计、酶标仪或流式细胞术检测荧光密度,也可用荧光显微镜直接观察。

三、细胞凋亡技术在寄生虫学研究中的应用

细胞凋亡是生物体具有的一种正常生理现象,寄生虫也不例外。一方面,寄生虫在其生长发育过程受

环境和宿主等多种因素影响其自身会发生细胞凋亡。对于某些寄生虫而言,细胞凋亡是其在宿主体内进行正常寄生和发育所不可或缺的。例如旋毛形线虫幼虫在发育过程中存在细胞凋亡现象,尤其以发育旺盛期更为明显。研究表明在旋毛形线虫侵入肌肉组织的初期,其幼虫生长速度快,代谢旺盛,细胞凋亡明显,细胞坏死率也高;在其逐渐形成包囊时,幼虫的生长速度减缓,代谢降低,细胞凋亡和坏死率也随之下降;待其具有完整囊壁后,幼虫发育也逐渐完成时,细胞凋亡和坏死率明显降低并趋于稳定。此外,环境温度和宿主免疫等外源性刺激也可诱导寄生虫发生细胞凋亡。例如热休克可诱导日本血吸虫卵细胞发生过度凋亡;宿主细胞产生的肿瘤坏死因子 TNF-α 可能诱导蠕虫的细胞凋亡。

　　另一方面,寄生虫在感染过程中诱发宿主细胞凋亡并导致机体组织损伤,从而引发寄生虫疾病的病理过程。激活或抑制宿主细胞凋亡是寄生虫维持其在宿主体内感染和增殖的重要方式。研究已经证实许多寄生虫均具有杀伤宿主细胞的能力。例如肠道原虫溶组织内阿米巴(*Entamoeba histolytica*,*E.histolytica*)滋养体接触宿主细胞时,通过分泌致病因子来激活细胞 Caspase-3 的活性并诱导宿主细胞凋亡,从而协助虫体入侵肠道。同样,寄生在红细胞内的疟原虫(*Plasmodium*)也会诱导血管内皮细胞的凋亡,从而破坏血脑屏障引发脑型疟。近来的研究还发现,寄生虫感染导致的细胞凋亡除了造成宿主组织损伤外,还能为寄生虫在宿主体内的成功存活创造条件。事实上,包括寄生虫在内的诸多病原体已经进化出一套机制来抑制或者诱导宿主细胞凋亡从而建立一个帮助其存活并完成生活史的有利环境。不同的寄生虫感染类型,其促进或阻止宿主细胞凋亡对寄生虫自身和宿主的影响也不同,是由寄生虫的特性、载量、感染部位以及感染的时间等因素来决定。在此,我们将以寄生性蠕虫和原虫为例,首先阐述不同类型寄生虫诱导或抑制细胞凋亡的分子机制;以及细胞凋亡被诱导后,寄生虫是如何被吞噬细胞识别来调节宿主免疫反应并最终影响寄生虫感染的结局;最后以几种重要的代表性寄生虫为例来阐述其诱导细胞凋亡的实验技术。

(一) 细胞凋亡在蠕虫研究中的应用

　　蠕虫(Helminth)属于多细胞的无脊椎动物,能寄生人体引起疾病的蠕虫主要包括吸虫、绦虫和线虫。蠕虫并不需要依靠宿主细胞的完整性来存活,但它会影响宿主细胞的活性。宿主依靠天然免疫和适应性免疫系统来对抗和限制病原体的感染,诱导免疫细胞凋亡是病原体阻断免疫反应的最有效手段之一。因此,寄生性蠕虫通常会诱导宿主免疫细胞凋亡来抑制宿主的免疫反应从而确保其在宿主体内的生存和繁殖。基于此,在寄生性蠕虫如血吸虫的感染过程中诱导免疫细胞如 T 淋巴细胞的凋亡已经被广泛研究。

　　血吸虫感染导致的血吸虫病(schistosomiasis)是一种致残率非常高的慢性疾病,全世界大约有 2 亿人受血吸虫病的威胁。血吸虫在感染早期以诱导 Th1 免疫应答为主,而晚期以血吸虫卵抗原驱动的 Th2 免疫反应为主。血吸虫感染诱发的 T 淋巴细胞凋亡被认为是促使免疫反应从 Th1 向 Th2 转换的驱动因子。研究人员通过感染两种不同品种小鼠来分析在高水平和低水平的免疫病理反应所导致肝脏肉芽肿的大小差异,发现血吸虫感染诱导低水平免疫病理反应的小鼠体内 T 淋巴细胞的凋亡水平反而比高水平免疫病理反应小鼠要高一些。这也说明了在这个血吸虫感染小鼠模型中,CD4$^+$ T 细胞调控的免疫病理反应程度与 CD4$^+$ T 细胞的凋亡水平是负相关。与此同时,在血吸虫引发的虫卵肉芽肿内,可见大量的免疫细胞聚集在虫卵周围,发生凋亡的 T 淋巴细胞其分泌 IL-2 的水平也显著降低,表明生长因子缺乏是诱导 T 淋巴细胞凋亡的主要诱因。有研究发现血吸虫感染不仅仅是通过降低 IL-2 的水平来诱发淋巴细胞凋亡,如果将曼氏血吸虫患者体内分离到的 T 淋巴细胞与血吸虫可溶性虫卵抗原(soluble egg antigen,SEA)进行体外孵育时也能诱导 T 细胞的凋亡。日本血吸虫的 SEA 也被证实可通过激活 TRAIL/DR5 死亡受体依赖的 Caspase 凋亡途径来诱导肝星状细胞(hepatic stellate cell,HSC)的凋亡,并通过 PPARγ 和 TGF-β 信号途径来抑制 HSC 的活化。由于 HSC 的持续激活可导致肝的纤维化,因此血吸虫 SEA 可能在降低和减弱肝脏纤维化中发挥潜在的作用。

　　寄生性蠕虫的排泄分泌产物(excretory-secretory produc,ESP)是指其在寄生过程中分泌的蛋白或者表皮的脱落物,在调控宿主细胞凋亡中发挥重要作用。例如曼氏血吸虫尾蚴在宿主皮肤移行过程中产生的 ESPs 被证实能激活皮肤淋巴结 T 细胞的 *Fas*、*FasL* 和 *FADD* 等凋亡相关基因的表达。研究人员通过检测曼氏血吸虫感染小鼠不同阶段收集的 CD4$^+$T 细胞,发现 Fas 和 FasL 的表达均呈上升的趋势,且容易致敏,提示血吸虫产生的 ESPs 可能促进了 CD4$^+$T 细胞发生凋亡。但如果在体外中和 IL-10 或者将小鼠的 IL-10 基因敲除（IL-10$^{-/-}$），CD4$^+$T 细胞的又可以重新被活化，并降低其发生凋亡的水平，说明 ESPs 诱导宿主 CD4$^+$ T 细胞发生凋亡主要是通过细胞因子 IL-10 来介导。研究还发现从血吸虫感染小鼠的虫卵肉芽肿中分离的淋巴细胞比脾脏的淋巴细胞更容易发生 Fas-FasL 介导的凋亡，但嗜酸性粒细胞即使表达高水平的 Fas 却对凋亡具有抗性。

除血吸虫外，肝片形吸虫（Fasciola hepatica）感染也能诱导宿主免疫细胞的凋亡。在肝片吸虫感染宿主的腹膜中，寄生虫产生的 ESPs 可通过调控酪氨酸激酶来激活 Caspase-3、Caspase-8 和 Caspase-9 等来诱发巨噬细胞和嗜酸性粒细胞的凋亡。研究发现寄生虫 ESPs 处理嗜酸性粒细胞会上调细胞内活性氧（主要是 H$_2$O$_2$）的产生，导致线粒体膜的去极化，从而激活 Caspase 级联反应诱发细胞凋亡。线虫来源的 ESPs 在体外实验中也被证实能诱导细胞死亡。旋盘尾丝虫（Onchocerca volvulus，Ov）是一种寄生在人体皮肤内的线虫，可造成严重的眼部损害甚至失明的病原体，导致河盲症（river blindness）。研究发现旋盘尾丝虫的两种 ESPs：OvALT-2 和 OvNLT-1 能激活脾细胞的晚期凋亡。蠕虫感染不仅能诱导免疫细胞死亡，还能诱导基质细胞凋亡。例如鼠鞭虫可在小鼠肠道内形成慢性感染，导致 TNF-α 和 INFγ 细胞因子分泌的增加，进而诱导小鼠大肠内上皮细胞发生凋亡。由此可知，寄生虫不仅能通过机械性损伤而且还可通过调控免疫反应来诱发宿主细胞的死亡。

1. 诱导日本血吸虫成虫和卵细胞凋亡实验

（1）日本血吸虫成虫和虫卵的收集：从感染日本血吸虫尾蚴 45 天后的家兔，采用无菌生理盐水经胸主动脉灌注收集日本血吸虫雌雄成虫。将收集的成虫用无菌生理盐水反复冲洗后置含高浓度双抗（青霉素 1 000IU/ml 链霉素 1 000μg/ml）的 PBS 溶液中。取出日本血吸虫感染家兔肝脏制成匀浆后经 260 目和 400 目尼龙纱网过滤收集虫卵。

（2）日本血吸虫成虫体细胞的分离和培养：将保存于高浓度双抗溶液中的成虫用无菌生理盐水漂洗后剪碎、经玻璃匀浆器轻研磨后用 1：1（v/v）的 0.25% 胰蛋白酶和 0.02% EDTA 于 4℃ 消化 6~8 小时，然后，用无菌 PBS 洗涤 2 次。用少量培养液将沉积的细胞制成悬液分别均匀涂抹于培养瓶底（DNA 电泳用）和无菌盖玻片上（TUNEL 检测用）置 37℃ 培养箱中 4 小时后加入含 10% 热灭活的胎牛血清和青、链霉素的细胞培养液于 37℃，5%CO$_2$ 培养箱中培养。

（3）日本血吸虫成虫细胞和卵细胞凋亡的诱导

1）将培养的日本血吸虫成虫细胞分为 4 组：①正常培养组：加入生理盐水溶液继续培养 10 小时；②环孢素 A（acyclosporin A）处理组：加入终浓度为 10μg/ml 环孢素 A 继续培养 10 小时；③H$_2$O$_2$ 处理组：加入终浓度为 40μmol/L H$_2$O$_2$ 继续培养 8 小时；④地塞米松（dexamethasone）处理组：加入终浓度为 10μmol/L 地塞米松继续培养 6 小时。

2）将收集的新鲜卵分成 3 组：①热处理组：将虫卵置 42℃ 水浴 2 小时；②正常温度处理组：将虫卵置于 37℃ 水浴 2 小时；③低温处理组：将虫卵置于 4℃ 2 小时。

（4）DNA 的提取和琼脂糖凝胶电泳分析：按照常规方法提取成虫细胞的 DNA。卵细胞 DNA 的提取系在将卵细胞加入细胞裂解液前先经玻璃匀浆器在冰浴上稍加研磨使卵壳破裂以后，DNA 提取步骤与成虫细胞相同。配制 1%~1.5% 浓度的琼脂糖凝胶。取 5μl DNA 样品和 1μl 上样缓冲液（5×loading buffer）混合并加入 1μlDNA 染料，混匀后加入到凝胶孔内；接通电源使 DNA 样品从负极往正极运动，40~50V 电压下电泳 30 分钟左右即可在凝胶成像仪上观察 DNA 条带。

（5）TUNEL 试剂盒检测细胞凋亡：利用 TUNEL 细胞凋亡检测试剂盒对血吸虫成虫细胞的凋亡进行检测，具体操作按说明书进行。主要步骤如下：①用 4% 多聚甲醛固定细胞 30~60 分钟；②用 PBS 洗涤 1 次，然后用含 0.1%TritonX-100 的 PBS 溶液冰浴孵育 2 分钟；③PBS 洗涤 1 次后，将玻片放入甲醇配制的 0.3% 过氧化氢溶液中室温孵育 20 分钟，以灭活切片内源的过氧化物酶，随后用 PBS 洗涤 3 次；④按照说明书配制生物素标记液；⑤在样品上加入 50μl 生物素标记液，37℃ 孵育 1 小时（注意保持样品的湿润），用 PBS 洗涤 1 次后滴加 0.1~0.3ml 标记反应终止液，室温孵育 10 分钟；⑥用 PBS 洗涤 3 次后，按照说明书配制 Streptavidin-HRP 工作液和 DAB 显色液，均现配现用不宜冻存。⑦在样品上滴加 50μlStreptavidin-HRP 工作液，室温孵育 30 分钟，用 PBS 洗涤 3 次，滴加 0.2~0.5ml DAB 显色液，室温孵育 5~30 分钟；⑧PBS 洗涤 3 次后,直接进行观察,也可用 95% 乙醇脱水和二甲苯透化后进行封片观察。

2. 广州管圆线虫幼虫感染小鼠诱导脑组织细胞凋亡实验

（1）实验材料：6~8 周龄雄性 ICR 小鼠;广州管圆线虫第 3 期幼虫:从温州苍南县采集福寿螺,收集广州圆线虫第 3 期幼虫,镜下观察符合第 3 期幼虫形态学标准。Dead End TM Colorimetric TUNEL System 检测试剂盒,聚偏氟乙烯（PVDF）膜购自试剂公司,Caspase3 抗体和 GADPH 抗体,羊抗鼠抗体,羊抗兔抗体,Western blot 及 IP 组织细胞裂解液,BCA 法蛋白浓度检测试剂盒,BeyoEC L Plus 试剂盒均购自试剂公司。

（2）实验方法

1）动物感染:将 ICR 小鼠随机分为实验组和对照组,感染前 12 小时禁止饮食。实验组每只小鼠经口感染 40 条第 3 期幼虫,对照组正常饲养。于感染第 7 天随机抽取 1 只感染组的小鼠脱臼处死,快速取脑,移至盛有 PBS 缓冲液的平皿内,用解剖镊将脑组织撕成小块,在解剖显微镜下观察到幼虫,证明广州管圆线虫感染 ICR 小鼠模型建立成功。

2）组织学观察:分别取感染组及正常对照组小鼠的大脑、小脑和脑干,放入 10% 福尔马林液内固定 24 小时,经脱水、二甲苯透明、石蜡包埋、切片、HE 染色后于显微镜下观察组织细胞形态的变化。

3）TUNEL 染色:组织石蜡切片制作同前。分别取感染第 13 天实验组小鼠大脑、小脑、脑干和正常对照组小鼠大脑、小脑、脑干组织切片,按 Dead EndTM Colorimetric TUN EL System 试剂盒操作步骤同批进行操作,设阴性对照和空白对照组。计算细胞凋亡率:细胞凋亡率（%）= 凋亡细胞数/计数细胞总数 × 100%。

4）Western blot 分析 Caspase3 的表达变化:分别取正常对照组、感染组小鼠的脑皮质及脑干,加组织细胞裂解液冰上研磨,收集液体超声裂解 10 分钟,4℃ 离心（12 000r/min）5 分钟,收集上清液并用 BCA 法蛋白浓度测定试剂盒测定蛋白含量,取 200μg 蛋白与上样缓冲液混合后进行 SDS-PAGE 和 Western blot 分析,一抗为兔源抗鼠 Caspase3 抗体,二抗为 HRP 标记羊抗兔 IgG,内参选择为 GADPH。

3. 华支睾吸虫感染大鼠诱导肝细胞凋亡的实验

（1）实验材料:健康 Wistar 系雌性大白鼠 28 只,自华支睾吸虫病疫区采集感染华支睾吸虫阳性麦穗鱼若干。蛋白酶 K,多聚赖氨酸,TUNEL 细胞凋亡检测试剂盒。

（2）实验方法

1）华支睾吸虫囊蚴的收集:将自疫区采集到的麦穗鱼用清水洗涤干净后剪去鱼头、鱼尾、鱼刺和鱼鳍弃去鱼内脏。将鱼肉加工成肉泥,按每克鱼肉加入 10ml 人工消化液混匀,置于 37℃ 温箱中对鱼肉进行消化,消化时间应在 12 小时以上（或过夜）。消化后的鱼肉经分离筛（孔径为 200μm）过滤到大量杯中,用清水冲洗数次静置 30 分钟,弃去上清液,如此反复 3~4 次直至水变澄清。吸取适量沉渣放于载玻片上,在解剖显微镜下操作检查华支睾吸虫囊蚴,用细的解剖针将华支睾吸虫囊蚴集中并记数,用小吸管吸出。用注射器吸取一定量已分离纯净的囊蚴注入大鼠胃管内再吸取适量生理盐水冲洗,以尽量减少囊蚴的损失。

2）大鼠感染实验:实验动物置敞式鼠笼中用普通饲料喂养。实验动物随机分为 4 组:正常对照组 7 只,采用生理盐水灌胃;实验组 21 只,分 3 个剂量组,每组 7 只,经口感染囊蚴法建立华支睾吸虫病大鼠的动物模型。①小剂量组:每只大鼠感染 50 个囊蚴;②中等剂量组:每只大鼠感染 100 个囊蚴;③大剂量组:每只大鼠感染 200 个囊蚴。于感染后第 45 天粪便检查虫卵,处死感染阳性动物和对照组动物。

3）光镜观察肝脏组织的病理形态:乙醚麻醉大鼠,取血后（制备血清）处死实验动物。在大鼠肝脏左叶规定部位分别取 3 块厚约 3mm 的组织块用 10% 福尔马林溶液固定,石蜡包埋切片,制备普通 HE 染色病理切片。

4）TUNEL 法检测肝细胞凋亡:①将预先涂以 0.1% 多聚赖氨酸的载玻片上 5μm 厚的肝脏组织石蜡切片用二甲苯脱蜡 2 次,每次 10 分钟;②水化:100%、95%、80%、70% 乙醇逐级水化,每次 5 分钟,PBS 冲洗 2 次;③加蛋白酶 K 20μg/ml 消化细胞膜,室温 15 分钟,PBS 冲洗 2 次,每次 5 分钟;④灭活内源性酶:3% H_2O_2 室温 15 分钟,PBS 冲洗 2 次,每次 5 分钟;⑤加 TUNEL 反应液 1μl 反应液 +11μl 缓冲液,37℃ 湿盒

1 小时,加塑料盖板;⑥PBS 冲洗 3 次,每次 5 分钟后加 POD,37℃湿盒 30 分钟,加塑料盖板;⑦PBS 冲洗 3 次,每次 5 分钟后加 DAB 显色。显微镜下观察显色程度,蒸馏水冲洗以终止显色。苏木素复染 2 分钟,用蒸馏水冲洗;⑧脱水:连续 2 次正丁醇脱水,二甲苯透明 2 次,树胶封片后显微镜下观察;⑨结果判定:细胞核中有棕黄色颗粒者为阳性细胞,即凋亡细胞。

(二) 细胞凋亡在原虫研究中的应用

原虫属于单细胞真核生物。寄生性原虫一般生活在富有营养的宿主内环境中,其生长代谢均受到宿主环境的影响。有研究发现热休克能显著提高利什曼原虫前鞭毛体胞内游离 Ca^{2+} 浓度,诱导原虫细胞的凋亡。此外,H_2O_2 和 NO 能分别诱导阴道毛滴虫和弓形虫的细胞凋亡,并呈时间和剂量依赖性。不仅宿主能诱导原虫细胞凋亡,寄生性原虫也能通过调控宿主细胞凋亡来维持其在宿主体内的生长发育。尤其是对于细胞内感染的原虫而言,诱导或抑制细胞死亡是其适应宿主的一种策略,最典型的例子是布氏锥虫(Trypanosoma brucei,T.brucei)。布氏锥虫是引起非洲锥虫病(African trypanosomiasis)又名昏睡病(sleeping sickness)的病原体,其通过诱导宿主细胞凋亡来帮助病原体逃避宿主免疫反应,从而实现在宿主体内的散播和持续性感染。相反,另一种细胞内寄生原虫杜氏利什曼原虫(Leishmania donovani,L.donovani),一种能感染人巨噬细胞导致内脏型利什曼病的病原体,会通过抑制宿主巨噬细胞凋亡来维持其在细胞内的生存和增殖。

1. 原虫抑制细胞凋亡 诱导被感染细胞死亡是宿主针对细胞内感染的病原体所采取的最基础防御策略。宿主通过诱导被感染细胞的死亡来启动对细胞内病原体的清除。反之,细胞内寄生的病原体为维持其自身的存活和增殖,在确保被感染细胞存活的同时也进化出多种机制来抑制被感染细胞的凋亡。1994 年,Moore 和 Matlashewski 发现了利什曼原虫(Leishmania spp.)具有调控细胞凋亡的能力。其无鞭毛体(amastigote)寄生于人和其他哺乳动物的巨噬细胞内,依赖宿主细胞来存活和增殖。在感染的早期,利什曼原虫通过抑制 Caspase-3 的活化来延迟中性粒细胞的凋亡大约 24 小时。由于中性粒细胞的生命周期较短,寄生虫只能在细胞内存活 1 天。如果它们的凋亡被推迟,那么这些被利什曼原虫感染的嗜中性粒细胞就会有更多的机会被巨噬细胞所吞噬,从而通过被感染的巨噬细胞将原虫转移到患者的皮肤。利什曼原虫这种延迟中性粒细胞凋亡是通过活化细胞外调节蛋白激酶(extracellular regulated protein kinases,ERK)通路来实现的,从而确保了具有吞噬功能的巨噬细胞遇到处于凋亡状态的被感染的中性粒细胞,后者被巨噬细胞吞噬后进而有利于寄生虫能顺利进入巨噬细胞内增殖。

在巨噬细胞内,杜氏利什曼也进化出一套策略来进一步帮助其在宿主体内的寄生。研究发现杜氏利什曼前鞭毛体(promastigotes)感染的骨髓源巨噬细胞在分泌 TNF-α 和 GM-CSF 细胞因子的同时,也抑制了 M-CSF 和 IL-1β 的产生。上述细胞因子微环境的改变会抑制被感染细胞的凋亡。同时,L.donovani 可通过激活巨噬细胞的 NF-κB 和 PI3K 途径来抑制生长因子缺乏所致的细胞凋亡。此外,利什曼原虫还能在其感染巨噬细胞的早期阶段通过降低 Caspase-3 和 Caspase-7 的活化以及诱导细胞因子信号抑制(suppressors of cytokine signaling,SOCS)蛋白来阻断氧化裂解(oxidative burst)调控的凋亡发生。因此,干扰或沉默 SOCS1 和 SOCS3 能显著降低利什曼原虫感染小鼠体内肝脏和脾内寄生虫的数量。抑制 SOCS1 和 SOCS3 产生的保护性效果与改变巨噬细胞和 T 淋巴细胞之间的信号转导有关,从而把抗炎症的细胞因子环境转变为促炎症的细胞因子环境,如增加 IL-12 和 IFN-γ 的水平并减少 IL-10 和 TGF-β 的合成,最终导致寄生虫存活的几率下降。为了达到在巨噬细胞存活的目的,L.donovani 已经被证实能通过调控非折叠的压力反应(unfolded stress response)来延迟细胞凋亡,同时诱导一种抗凋亡蛋白 MCL-1 的表达,该蛋白一旦转移到线粒体,可阻止细胞色素 C 的释放来抑制线粒体的失能。由此可知,利什曼原虫进化出多种策略来对抗宿主细胞凋亡机制从而确保它们在感染细胞中的持续存在。

除利什曼原虫以外,疟原虫的子孢子(sporozoites)也能通过抑制宿主细胞凋亡来确保它们在宿主体内的增殖。疟原虫子孢子是疟原虫进入人体的第一个阶段,当其随血流迁移到肝脏后会感染一定数量的肝细胞,导致疟原虫进入肝细胞期或称红细胞外期(exo-erythrocytic stage),这个时期是疟原虫进入人体的关键阶段也被认为是感染后很长一段时间无临床症状时期。有研究发现在疟原虫感染肝细胞期,即使宿主细胞能通过分子机制识别疟原虫 RNA,并触发一种功能性的 1 型干扰素反应来降低疟原虫的载量,但与未感染的肝细胞对照组相比,疟原虫感染的肝细胞表现出对细胞凋亡的抗性增强,这有助于保护被疟原虫感染的肝细胞免受人体巨噬细胞攻击。因此,疟原虫通过 PI3K/AKT 和 HGF/MET 信号途径来抑制宿主细胞的凋亡是实现其成功感染的关键步骤。在肝细胞内,子孢子很明显被宿主细胞 LC3 标记的自噬体相关膜结构所包围,这些膜结构很可能被疟原虫利用来作为其生长发育的物质基础。事实上,只有在这个阶段后子孢子才能发育为裂殖子,并成功感染红细胞,在红细胞内的增殖是疟原虫感染造成疟疾相关病理变化的关键。

细胞内原虫微小隐孢子虫(Cryptosporidium parvum,C.parvum)对宿主细胞死亡的抑制作用也有相关报道。微小隐孢子虫在世界范围内广泛分布,是导致 5 岁及以下儿童腹泻发病率和死亡率上升的主要因素之一。它主要通过污染水源后通过粪-口途径在人和人之间进行传播。将微小隐孢子虫体外感染人的肿瘤细胞株,证实只有当细胞凋亡被抑制时该寄生虫才能在胞内进行成功复制;而其对细胞凋亡的抑制是通过激活 NF-kB 并同时上调凋亡蛋白抑制因子(inhibitors of apoptosis proteins,IAPs)如 c-IAP1,c-IAP2 和 XIAP 等基因的表达。其中,IAPs 是一种特异性阻断 TNF 诱导细胞死亡并维持细胞的生存的因子。

刚地弓形虫(Toxoplasma gondii,T.gondii)是一种细胞内寄生性原虫,呈世界性分布,但大多数人被感染后均处于隐性感染或只有轻微症状。但是,当胎儿通过其怀孕的母亲被感染弓形虫后,可导致严重的疾病,甚至导致新生儿的失明。弓形虫可感染几乎所有的有核细胞。在体外实验中,利用弓形虫感染成纤维细胞可诱导具有抗细胞凋亡特性的 NF-κB 依赖的基因(如 Bcl-2 成员 Bfl-1 和 Bcl-x$_L$)表达上调来抑制宿主细胞凋亡。同时,弓形虫感染的巨噬细胞中 miR-17-92 的表达上调,进而诱导促凋亡因子 Bcl-2 家族成员基因 Bimp1 表达下调。因此,弓形虫感染可通过操控促凋亡和抑凋亡因子 Bcl-2 家族成员的平衡以及抑制 Caspase-9、Caspase-3 和 JNK 的活化来阻断细胞凋亡通路。除此以外,感染弓形虫的细胞已经被证实对多种细胞凋亡诱导剂如 Fas 依赖和不依赖的细胞毒 T 淋巴细胞调控的杀伤、γ 射线、紫外照射以及钙离子通道剂 Beauvericin 等均表现出抗性。因此,不同寄生虫可通过不同的作用机制来抑制细胞凋亡,多种寄生虫可通过抑制细胞色素 C 诱导的 Caspase 活化来阻断宿主细胞的凋亡途径,尤其是通过释放干扰细胞色素 C/dATP 诱导的 Caspase 级联反应的活化,或者直接降解凋亡起始因子 Caspase-8。因此,通过药物逆转细胞对凋亡的抗性可达到杀死细胞内寄生虫的目的。

2. 原虫诱导细胞凋亡　在某些特定的条件下,一些寄生性原虫可以诱导而非抑制感染细胞的凋亡,以便被感染的细胞被其他周围未感染的细胞获取,从而帮助寄生虫在宿主体内的增殖和传播。例如,溶组织内阿米巴原虫的滋养体与中性粒细胞接触,通过 NADPH 氧化酶产生的 ROS 反应和 ERK1/2 的活化来诱导其凋亡。这种诱导细胞死亡的方式介导了溶组织内阿米巴疾病的病理过程,正如在小鼠感染实验中观察到的,与对照组相比,利用 Caspase 抑制剂 zVAD-fmk 处理会减少肝脓肿部位的大小达 70% 以上。

胞内寄生性原虫克氏锥虫(Trypanosoma cruzi)诱导宿主细胞尤其是 T 淋巴细胞的凋亡已经被广泛研究。克氏锥虫的感染会导致恰加斯病(Chagas disease),全世界大约 700 万人口受到该病的威胁。该病分为急性期和慢性期,均可对人的心脏和消化系统造成损伤。胃肠道尤其是结肠和/或胃均是克氏锥虫繁殖的场所,随着寄生虫扩散到心肌会导致疾病加重。在免疫反应消退期(后期)启动的 T 淋巴细胞凋亡与重复刺激已经活化的 T 细胞密切相关,一般是通过在 T 细胞表达死亡受体如 Fas,与 Fas 配体(FasL)结合来活化 Caspase 反应从而来触发这一凋亡过程。在克氏锥虫感染的急性期,在脾和淋巴结均可检测到发生凋亡的 CD4$^+$T 细胞;在其慢性感染期患者的心脏也能检测到发生凋亡的 CD4$^+$T 细胞。在锥虫感染时,CD4$^+$ 和 CD8$^+$T 细胞均开始表达 Fas 说明诱导性细胞凋亡被激活。类似的,在克氏锥虫感染的慢性患者血液中检测到 FasL 的表达水平上升。这种凋亡在锥虫感染的小鼠模型中被认为是导致疾病严重的原因而不是结果,因为只有在被感染的小鼠体内注射凋亡性 T 细胞而不是坏死性或具有活性的 T 细胞才会增加寄生虫血症(parasitemia)。相反的,采用 Caspase 抑制剂 zVAD 处理来减少细胞凋亡会降低寄生虫的数量,这与诱导感染组织中的记忆性/效应性 CD8$^+$T 细胞同时增加促炎症巨噬细胞的数量来提升其分泌 IL-12 的效能密切相关。将凋亡的 T 细胞与腹腔巨噬细胞共培养后容易诱发巨噬细胞被锥虫所感染。同时,当巨噬细胞被预先暴露在凋亡被抑制的 T 细胞(凋亡抑制剂 zVAD-fmk 预处理),或者当巨噬细胞与

CD8⁺T 细胞在 anti-FasL 抗体存在的条件下共培养,可抑制由锥虫大量繁殖导致的病情恶化。上述研究均说明在克氏锥虫感染时,一种具有保护作用的 CD8⁺T 细胞反应与 Fas 受体的表达和一种促凋亡形态密切相关。在这个前提下,利用腺病毒疫苗载体表达锥虫的免疫决定簇抗原会导致 CD8⁺T 细胞的增多同时抑制其表达 Fas,增强免疫细胞抗凋亡的能力,因此可以产生保护性免疫。

研究发现弓形虫感染不仅能抑制宿主细胞死亡而且还能诱导细胞凋亡。与弓形虫弱毒株相比,小鼠被注射一种高致病性的强毒株(弓形虫 RH 株)后会无一例外感染弓形虫病。在感染 8 天后,可通过 TUNEL 法从 RH 强毒株感染的小鼠脾脏中检测到大量的凋亡细胞。这些被弓形虫感染的小鼠脾脏内凋亡细胞数量的增加可能与脾脏免疫功能失调密切相关,因为在脾脏内检测到高水平的促炎症因子 IFN-γ,而当 IFN-γ 分泌过量时,可造成机体的病理损伤甚至死亡。目前尚不清楚诱导脾脏细胞凋亡是弓形虫为逃避宿主免疫反应而采取的一种主动策略,还是宿主为对抗弓形虫感染而产生的高水平促炎因子导致的副作用。通过对肝脏等非淋巴组织的进一步病理反应分析,让我们明确了弓形虫诱导凋亡的真正原因并不是通过其增殖来损伤宿主细胞,因为在被弓形虫损伤的肝脏中只检测到非常低水平的 TUNEL 阳性(发生凋亡)的肝细胞。此外,研究人员还发现在被感染小鼠的脾脏中虽然有大量的细胞发生凋亡,但细胞凋亡却没有发生在被弓形虫感染的细胞,而是发生在离弓形虫复制部位较远的 T 细胞和 NK 细胞。上述结果说明弓形虫一方面可以抑制其感染的细胞发生凋亡,来帮助虫体进行复制和增殖;另一方面又可诱导未感染的细胞尤其是免疫细胞发生细胞凋亡,来逃避免疫系统对虫体的攻击。

细胞凋亡在宿主抗寄生虫感染中既发挥有利的方面也具有有害的方面,取决于寄生虫的种类、感染情况甚至宿主的免疫状态等。一方面,某些寄生虫通过诱导宿主细胞尤其是免疫细胞的凋亡来塑造一个逃避宿主免疫以更适合其寄生的环境,还有些胞内寄生虫通过抑制凋亡以实现其在宿主细胞内持续感染;另一方面,宿主通过激活被感染的细胞凋亡来限制并杀灭胞内病原体的感染。因此,调控细胞凋亡是宿主与寄生虫相互斗争的结果,通过鉴别出调控宿主细胞凋亡的寄生虫效应分子和它们的作用方式有助于研发相应的疫苗和药物来对抗寄生虫的感染。

1. 疟原虫感染 BALB/c 小鼠诱导 T 淋巴细胞凋亡实验

(1)实验材料:6~8 周龄雌性 BALB/c 小鼠,RPMI 1640 培养基,小牛血清,IFN-γ 和 IL-4 ELISA 试剂盒,抗 CD4-FITC 单克隆抗体,Annexin-V-PE 凋亡检测试剂盒,自动酶标检测仪,流式细胞仪等。

(2)实验方法

1)疟原虫及实验动物感染:6~8 周龄雌性 BALB/c 小鼠,经腹腔感染 $1×10^6$ 疟原虫寄生的红细胞(pRBC),感染不同时间的小鼠经尾静脉采血,制备薄血膜,Giemsa 染色,计数红细胞的感染率。

2)脾细胞培养:分别于感染后第 0、3、5、8、10、12、15 天,常规无菌取出小鼠脾脏,用 RPMI1640 培养液制备浓度为 $1×10^7$ 个/ml 脾细胞悬液,于 24 孔培养板中培养 48 小时后,收集培养上清用于后续 IFN-γ 和 IL-4 的检测。

3)细胞因子检测:用双抗体夹心 ELISA 试剂盒分别检测 IFN-γ 和 IL-4 产生水平。酶标仪测定 OD_{450} 值,结果以试剂盒提供的标准品绘制标准曲线。

4)流式细胞术检测及结果分析计算细胞因子含量(pg/ml):流式细胞术检测脾细胞中 CD4⁺T 细胞的凋亡数量。取 binding buffer 制备的 $1×10^6$ 个/ml 脾细胞悬液 0.1ml,加入流式细胞仪专用染色管中,每份样品设阴性对照管、CD4-FITC 单标及其 Annexin V-PE 单标管,另一管加入抗 CD4-FITC 和 AnnexinV-PE 各 5μl。25℃ 避光孵育 15 分钟,每管加 binding buffer 400μl,1 小时内上机。利用流式细胞仪,激发波长为 488nm,利用 FACS CELLQUEST 软件获取细胞,每个样品分析 10 000 个细胞,使用前向散射角(FSC)及侧向散射角(SSC)确定淋巴细胞群,以阴性对照为参考,将对照管所示的非特异荧光的 99% 以上作为本底扣除,以二维点阵图显示,记录 CD4⁺T 细胞凋亡的百分率。

2. 弓形虫速殖子感染 HeLa 细胞诱导细胞凋亡实验

(1)实验材料:弓形虫 RH 株,长期传代于人宫颈癌 HeLa 细胞,RPMI 1640 细胞培养,新生牛血清和胎牛血清,Hoechst 33258 染色液,Annexin V-FITC/PI 细胞凋亡检测试剂盒,放线菌素 D。

（2）实验方法

1）HeLa 细胞和弓形虫速殖子的培养：将 HeLa 细胞置于含 10% 新生牛血清的 RPMI 1640 培养液，待细胞生长至完全融合，以胰酶消化液（含 0.25% 胰酶和 0.02% EDTA）消化传代。速殖子培养时，选取生长融合至单细胞层的 HeLa 细胞，培养液更换为含 1% 胎牛血清 RPMI 1640，继续培养 12 小时后接种适量弓形虫速殖子，4 小时后换新鲜速殖子培养液继续培养至虫体涨破细胞，收集虫体用于后续实验。

2）Hoechst 33258 染色观察细胞凋亡率：24 孔板内每孔接种 1.5×10^5 个 HeLa 细胞并培养 16 小时，按不同虫体量/细胞量（multiplicity of infection，MOI）比值（MOI 分别为 0.1，1，5 和 10 分别接种速殖子，感染 4 小时更换新速殖子培养液，加入终质量浓度为 0.5μg/ml 的放线菌素 D 诱导凋亡，分别于 8、12、24、36 小时吸弃 24 孔板内旧培养液，各孔加入 500μl 甲醇，冰上固定 5 分钟。弃去甲醇，PBS 缓冲液洗涤 2 次后，各孔加入 500μl Hoechst 33258 工作液（5μg/ml），37℃ 染色 15 分钟。弃染色液，PBS 缓冲液洗涤 2 次后，各孔加入 300μl 甘油，置于荧光显微镜下观察细胞凋亡情况并照相记录，用 ImagePro 软件分析凋亡率。同时设置放线菌素 D 诱导对照组，各组平行重复 3 次。

3）Annexin V-FITC/PI 检测细胞凋亡率：24 孔板内每孔接种 1.5×10^5 个 HeLa 细胞，培养 16 小时，感染不同数量速殖子（MOI 分别为 0.1、1、5 和 10）。感染后 4 小时更换新速殖子培养液，加入终质量浓度为 0.5μg/ml 的放线菌素 D 诱导凋亡，分别于 8 小时、12 小时、24 小时、36 小时收集细胞，PBS 缓冲液洗涤 2 次，加入 500μl 结合缓冲液重悬细胞，并分别加入 5μl Annexin V-FITC 和 5μl 碘化丙啶充分混匀，室温下避光反应 15 分钟，通过流式细胞仪检测细胞早期凋亡率和晚期凋亡率。同时设置放线菌素 D 诱导对照组，各组平行重复 3 次。

第二节　细胞其他类型死亡的研究技术与方法

近年来，很多研究者对细胞死亡的形态特征、理化性质、发生的机制及对机体的影响展开了深入研究，先后发现了多种不同类型的细胞死亡方式。2009 年和 2012 年细胞死亡命名委员会建议根据形态的标准统一对细胞死亡进行分类，细胞死亡可分为典型细胞死亡，包括凋亡（apoptosis）、坏死（necrosis）、自噬（autophagy）等和非典型细胞死亡，如细胞焦亡（pyroptosis）和铁死亡（ferroptosis）等。

一、细胞坏死研究技术

细胞坏死研究技术主要介绍细胞坏死的概念、机制和常用的细胞坏死检测技术。

（一）细胞坏死的概念

细胞坏死（necrosis）是指细胞在受到环境中的物理（如高温、辐射）、化学（如强酸、强碱、有毒物质）或者生物因素（如缺氧、病原体感染）刺激时发生的细胞被动死亡。细胞坏死与凋亡有明显的区别，首先，凋亡属于程序性细胞死亡方式，而坏死则是一种不受控制的非程序性细胞死亡。其次，坏死与凋亡在细胞形态特征上有显著的不同。凋亡细胞的染色体发生凝集，细胞发生皱缩但细胞膜保持完整以及凋亡小体形成；而发生坏死的细胞在形态学上主要表现为早期核无明显形态学变化，内质网、线粒体和细胞质首先出现肿胀，随后细胞膜发生崩解，最后细胞破裂，细胞裂解释放出内含物。此外，细胞凋亡被认为主要是生理性的细胞死亡，因此不会或很少引发炎症反应；而细胞坏死则主要是由蛋白酶降解和蛋白质变性两种病理过程引起，涉及各种促炎性蛋白和物质（例如核因子 κB）的上调，引起炎症反应和组织损伤。

细胞坏死可分为急性坏死和慢性坏死。急性坏死是指当生物体遇到突然的损伤，如创伤或挤压伤对人体组织的伤害，引起细胞结构的破坏而死亡，出现严重的坏死性反应。在多数情况下，发生急性坏死的细胞是一种急性、不可逆的和被动的死亡过程，具有代谢功能丢失和细胞完整性遭到破坏的特点。慢性坏死是缓慢发生的死亡过程，与其他细胞死亡的类型有一定的关系，例如细胞凋亡与细胞坏死可以互相转换。现已证实凋亡细胞若未及时被吞噬，也会失去细胞膜的完整性，进入继发性坏死阶段。坏死细胞与凋亡细胞一样，最终都是被专职或非专职的吞噬细胞吞噬。

近年来,随着细胞生物学和分子生物学研究的深入,人们发现有些细胞坏死不仅仅是非生理应激下的偶然结果,它发生过程实际上也受到生理和病理因素的调控,能由细胞信号通路介导,被称为程序性坏死(necroptosis)。程序性坏死是一种不同于凋亡及传统坏死的细胞程序性死亡方式,需要通过多核苷酸二磷酸-核糖聚合酶-1(Poly(ADP-ribose)polymerase,PARP-1)、活性氧簇(reactive oxygen species,ROS)、Ca^{2+}等一系列分子传递,进而破坏线粒体及其他细胞器,最终使细胞在不依赖 Caspase 活化的情况下死亡。目前研究比较清楚的程序性细胞坏死信号主要由肿瘤坏死因子受体(tumor necrosis factor receptor,TNFR)和模式识别受体(pattern recognition receptor,PRR)调控启动,并通过与 TNFR 和 PRR 结合的两个蛋白激酶受体相互作用蛋白(receptor-interacting protein,RIP)1 和 3 传递死亡信号,导致其下游特异性底物蛋白 MLKL 被募集并磷酸化,磷酸化的 MLKL 作为细胞死亡的执行者,最终导致坏死的发生。

肿瘤坏死因子 TNF-α 是目前研究最多的细胞程序性坏死诱导因子。TNF-α 是一种多效的细胞因子,既能在低水平时活化细胞内的存活信号通路也能作为死亡配体来激活死亡受体凋亡信号通路,从而诱导细胞凋亡。受体相互作用蛋白 RIP1 的抑制剂 Necrostatin-1 能够特异性抑制 Fas/TNFR 引起的坏死,但对凋亡没有抑制作用。细胞程序性坏死可能是在细胞凋亡被抑制的情况下发生的细胞死亡方式。在细胞毒性物质的作用下,当含半胱氨酸的 Caspase 活性被抑制导致细胞凋亡受阻时,细胞发生坏死。有研究报道,受体相互作用蛋白 3(RIP3)就是一个控制细胞凋亡或坏死的生物学开关,RIP3 蛋白的表达量是控制细胞凋亡或坏死的关键,如果 RIP3 表达量高细胞则走向坏死路径,RIP3 表达量低细胞则走向凋亡路径。细胞能量代谢的调节也会影响细胞选择不同的死亡方式。

RIP1、RIP3 和 MLKL 是程序性坏死的关键信号分子,程序性坏死信号通路涉及 TNF 信号通路和 RIP1 的去泛素化,RIP1 和 RIP3 的磷酸化,Caspase 8 的失活以及 MLKL 的磷酸化。首先,在程序性坏死发生时,RIP1 的泛素化导致 NF-κB 激活及后续的炎症级联反应。随后,RIPK3 在 Ser227 位点被磷酸化,此磷酸化为 MLKL 的激活所必需,作为 RIP1 和 RIP3 下游的效应蛋白发挥作用。RIP1 和 RIP3 形成一个促坏死复合体(necrosome),也称"坏死小体",进而招募并激活下游效应蛋白 MLKL。MLKL 磷酸化会诱导 MLKL 寡聚化并向质膜转位,并与磷脂酰肌醇相互作用,诱导膜通透和细胞破坏。MLKL 诱导的质膜形成孔道导致通透性增高,释放细胞损伤相关分子如线粒体 DNA 和白介素(IL)-33 等。FADD/Caspase-8 细胞凋亡途径可负向调节 RIP1 和 RIP3 介导的程序性坏死。Caspase-8 活性可通过剪切 RIP1 和 RIP3 来抑制程序性坏死。Caspase-8 活性的抑制能够防止 RIPK1 的剪切并促进程序性坏死。

研究表明 RIP1 和 RIP3 介导的程序性坏死参与了病原体感染后机体的免疫应答。干扰素 IFN 通过上调蛋白激酶 R(protein kinase R,PKR)来诱导 RIP1/RIP3 坏死复合体的形成,进而激活 MLKL 来促进程序性细胞坏死。在刚地弓形虫的慢性感染阶段,缓殖子(bradyzoites)通过分泌效应分子 TgNSM 靶向宿主 NCoR/SMRT 复合物,一种转录因子的负调控分子,来抑制干扰素基因介导的细胞死亡。其分子机制是 TgNSM 与 TgIST 共同作用来阻断 IFN-γ 诱导的 PKR 和 MLKL 的表达,从而阻止细胞程序性坏死来维持寄生虫在细胞内的生存。巴西利什曼原虫(*Leishmania braziliensis*)感染可导致皮肤溃疡,常见于局限性皮肤利什曼原虫病(localized cutaneous leishmaniasis,LCL)。这种组织病理过程与多因素调控的细胞坏死密切相关。研究表明与正常皮肤组织相比,LCL 导致皮肤损伤组织中参与程序性细胞坏死基因 RIP3 和 PGAM5 的表达均显著下调。在利什曼原虫感染的巨噬细胞中也证实了寄生虫能抑制 RIP3 和 MLKL 的表达,说明利什曼原虫通过抑制程序性细胞坏死来维持其在细胞内的存活。此外,RIP1/RIP3 介导的程序性坏死在器官缺血再灌注损伤、急性胰腺炎、视网膜细胞光诱导损伤和肠上皮等细胞死亡的病理生理过程中发挥重要作用。

(二)细胞坏死检测技术

目前关于程序性坏死的主要研究方法包括:

1. 利用电子显微镜进行形态学观察 在形态学上,程序性坏死的细胞表现出明显的坏死特征,包括细胞变圆、胞质肿胀、细胞器膨大、染色质不凝结,最终细胞膜破裂、细胞内容物流出、细胞死亡。在电子显微镜下观察,可以看到程序性坏死的细胞的溶酶体破裂,其他细胞器变形扭曲,细胞核发生一部分的超微结构改变,染色质溶解等。采用经典的形态观察不能区分普通坏死和程序性坏死,因此,需要通过更多的研究方法从生化活性和分子水平来检测相关特异的程序性坏死分子标记物。

2. 蛋白表达水平和酶活性鉴定　使用蛋白检测技术可以鉴定不同蛋白之间的相互作用方式,例如关于 RIP 蛋白水平及其和其他关键蛋白的结合,磷酸化调节水平和酶活性检测等。一方面可以通过 Western blot 检测 RIP1、RIP3 和 cleaved Caspase-3 蛋白的水平;同时,可以利用激光共聚焦显微成像检测 RIP1 和 RIP3 蛋白的共表达;另一方面可以利用荧光标记定量分析活性氧簇(reactive oxygen species,ROS)的生成。此外,Annexin V-FITC/PI 染色结合流式细胞术可以用于检测细胞坏死。

3. 其他方法　目前使用最广泛的手段是使用 RIP 阻断剂来观察对细胞程序性坏死程度的影响。可以通过检测高迁移率族蛋白 B1(HMGB1)作为间接指标,形态学上可以用 HE 染色结合电子显微镜来分析是否存在细胞外膜结构完整的细胞核。免疫组织化学可以用 TUNEL 和 Caspase-3 双染色,前者阳性后者阴性作为细胞坏死的标志。

二、细胞自噬研究技术

细胞自噬研究技术主要介绍细胞自噬的概念、机制和常用的细胞自噬检测技术。

(一)细胞自噬概念

自噬(autophagy)是真核细胞内普遍存在的一种"自己吃自己"的现象,它是指细胞通过将自身细胞质或细胞器包裹入囊泡,并在溶酶体的作用下来降解其包裹的内容物的过程。比利时科学家 Christian de Duve 于 1963 年首次提出"自噬"概念。经过几十年的发展,自噬已经成为生物医学领域的研究热点。自噬不仅参与了细胞正常的生理代谢过程,而且在病原体感染、肿瘤、心血管疾病和神经系统病变等疾病中发挥重要作用。

目前,自噬有两种不同的分类方法,一种是根据细胞物质转运途径的不同,自噬可以分为以下三种:①大自噬或称巨自噬(macroautophagy),是指由内质网、高尔基体或细胞质膜等来源的膜包裹待降解物形成自噬体(autophagosome),然后与溶酶体融合形成自噬溶酶体(autophagolysosome),从而降解其内容物;②小自噬或称微自噬(microautophagy),是指由溶酶体的膜直接包裹待降解的物质,并在溶酶体内将其降解;③分子伴侣介导的自噬(chaperone-mediated autophagy,CMA),是指通过胞质内蛋白结合到分子伴侣后被转运到溶酶体中,然后被溶酶体酶降解的过程。另一种是根据自噬对降解底物的选择性分类,可分为选择性自噬和非选择性自噬。非选择性自噬是指胞质内的细胞器或其他胞质随机运输到溶酶体降解;而选择性自噬是指对降解的底物蛋白具有专一性,根据对底物蛋白选择性的不同,又可以分为:线粒体自噬(mitophagy),过氧化物酶体自噬(pexophagy),内质网自噬(reticulophagy)、核糖体自噬(ribophagy)和脂肪自噬(lipophagy)等。目前,我们通常所说的"自噬"一般是特指大自噬。

自噬是细胞在应激状态下存活的一种重要机制。因此,细胞在正常生理状态下自噬发生的水平是非常低的。但当营养被掠夺时,自噬被激活为细胞的生存提供能量。除了饥饿或生长因子缺乏等可诱发细胞产生自噬外,代谢压力、衰老或破损的细胞器、折叠错误或聚集的蛋白质等也可诱发细胞产生自噬。自噬的发生是以自噬性膜结构的动态变化为基础的,进而在溶酶体的作用下实现物质的降解和循环再利用。自噬的过程一般可以分为以下三步:首先,细胞接受自噬诱导信号后,在胞浆处形成一个小的双层脂质的膜结构,然后不断扩张,形成扁平状的吞噬泡(phagophore);然后,吞噬泡不断延伸,将胞浆中的细胞质和细胞器等包裹入泡内,形成为密闭的球状的自噬体;最后,自噬体与溶酶体融合形成自噬溶酶体,期间自噬体的内膜被溶酶体酶降解,二者的内容物合为一体,自噬体中的内容物也被降解,产物(氨基酸、脂肪酸等)被输送到胞浆中,供细胞重新利用。因此,自噬在细胞重塑、清除受损的或多余的细胞器、维持细胞动态平衡等过程中扮演重要角色。

自噬发生的过程受自噬相关基因(autophagy related gene)及多种信号通路的调控。人们陆续从酵母中鉴定出 30 多个 atg 基因,并在其他高等真核生物体内均发现了酵母 atg 的同系物。目前,已知参与自噬的核心 ATG 蛋白按其功能分成若干个单位:ATG1/ULK 复合体、PI3K 复合体、ATG2-ATG18-WIPI 复合体、ATG9 囊泡、ATG12 泛素化系统和 ATG8/LC3 结合系统等。其中,ATG8 是一个在自噬中起关键作用的类泛素蛋白(ubiquitin-like protein)。ATG8 所共价修饰的底物是膜上的脂类分子磷脂酰乙醇胺(PE),

ATG8 在自噬中的作用通常依赖于它的脂化，即形成 ATG8-PE 复合物。哺乳动物中的 LC3（light chain 3）全称 MAP1LC3（microtubule-associated proteins light chain 3）是酵母自噬相关蛋白 ATG8 的同源分子。LC3 蛋白合成后在其羧基端被 ATG4 剪切掉 C 端 5 肽，暴露甘氨酸残基，产生细胞浆定位的 LC3-Ⅰ。在自噬过程中，LC3-Ⅰ会被包括 ATG7 和 ATG3 等泛素样蛋白酶系统修饰和加工，与磷脂酰乙醇胺（PE）相偶联，形成 LC3-Ⅱ并定位于自噬体内外膜上。自噬体和溶酶体融合后，外膜上的 LC3-Ⅱ被 ATG4 切割，产生 LC3-Ⅰ循环利用；内膜上的 LC3-Ⅱ被溶酶体酶降解，导致自噬溶酶体中 LC3 的含量减少。因此，LC3Ⅱ/Ⅰ是检测自噬的重要指标之一。哺乳动物细胞的雷帕霉素靶蛋白（mammalian target of rapamycin，mTOR）是调控自噬的重要激酶。mTOR 在进化上高度保守，目前已知的多条调控细胞营养代谢的信号通路如胰岛素受体（insulin receptor）及其下游的 PI3K/AKT 信号，AMPK 信号通路，p38MAPK 信号通路等均在 mTOR 汇集，进而介导自噬的发生。因此，雷帕霉素（西罗莫司）在自噬研究中被经常用作自噬的激动剂。

（二）细胞自噬检测技术

1. 电子显微镜观察自噬体的形成　由于自噬体属于亚细胞结构，普通光镜下无法进行观察，因此，需在电子显微镜下观察自噬体的形成。在透射电镜下观察自噬前体的特征为：新月状或杯状，双层或多层膜，有包绕胞浆成分的趋势。自噬体即大自噬体为典型的双层膜包裹的圆形或椭圆形结构，内含细胞质、蛋白质等聚集物，损伤的细胞器如线粒体、粗面内质网和微体，甚至还包含病毒和细菌等。自噬体内的线粒体常呈变性状态如膜不完整和嵴断裂。自噬体与溶酶体结合形成自噬溶酶体，自噬溶酶体内可见含单层膜包裹的自噬体，胞浆成分已降解。值得注意的是，在晚期自噬溶酶体内自噬体膜被降解，不易将其与异噬溶酶体区别。可以采用免疫电镜技术将 LC3 抗体与胶体金结合，标记表达 LC3 的膜结构，有利于在透射电镜下确认自噬前体、自噬体和自噬溶酶体。

2. 利用 Western Blot 检测 LC3-Ⅱ/Ⅰ 比值的变化来评价自噬的形成　LC3 表达水平的分析是目前使用最为广泛的自噬活性检测方法之一。哺乳动物的 LC3 可分为三种：LC3A、LC3B 和 LC3C。其中，LC3B 检测应用得最为广泛。在哺乳动物细胞中，LC3B 的总量不会有较大变化，通常只会出现 LC3B-Ⅰ向 LC3B-Ⅱ进行转换或是由于溶酶体降解而导致 LC3B-Ⅱ相对于 LC3B-Ⅰ减少，这些现象都说明发生了自噬，单独检测 LC3B-Ⅰ或是 LC3B-Ⅱ均不能代表自噬的活化，需要将两者动态结合观察才能判断自噬是否被诱导。Western blot 是检测 LC3B 含量的最常用方法之一。自噬形成时，LC3-Ⅰ（即胞浆型 LC3）会酶解掉一小段多肽，转变为 LC3-Ⅱ（即自噬体膜型 LC3），通常认为 LC3B-Ⅰ向 LC3B-Ⅱ进行转化，或是 LC3-Ⅱ含量增多代表自噬被活化，而 LC3B-Ⅱ含量降低则代表了自噬被抑制。因此，LC3-Ⅱ/Ⅰ比值的大小可估计自噬发生水平的高低。但值得注意的是 LC3B-Ⅱ的减少存在两种可能，一种是自噬被抑制导致 LC3B-Ⅰ无法向 LC3B-Ⅱ转化；另一种是自噬被活化导致 LC3B-Ⅱ被溶酶体过度降解。因此，需要使用自噬晚期抑制剂药物如巴弗洛霉素 A1（bafilomycin A1，Baf A1）伴随处理来检测 LC3B-Ⅰ/Ⅱ 转化。当使用 Baf A1 处理细胞时，细胞内自噬溶酶体降解途径被抑制，此时观察到的 LC3B-Ⅱ 的变化仅代表自噬小体数量的改变。当细胞自噬被活化后，LC3B-Ⅱ 的含量会在使用 Baf A1 的基础上进一步增加，而当细胞自噬被抑制后，LC3B-Ⅱ 的含量则不会在使用 Baf A1 的基础上发生改变。除 Baf A1 外，其他一些能提高溶酶体 pH 值的自噬晚期抑制剂也可以用于自噬流的检测。若待检测药物 +Baf A1 组 LC3B-Ⅱ与仅 Baf A1 处理组相比显著增加则代表所检测药物可以增加自噬小体或自噬溶酶体的合成。相反，若处理组与对照组相比，LC3B-Ⅱ降低则代表处理药物减少自噬小体的合成。

3. GFP-LC3 蛋白的荧光检测　除 Western blot 外，荧光显微镜观察和流式细胞术检测带荧光标记的 LC3B 蛋白（如带绿色荧光蛋白标签的 LC3 融合蛋白 GFP-LC3B）也是分析细胞自噬的常用方法。正常生理条件下，LC3B 是以游离的形式存在于细胞质中（即 LC3B-Ⅰ）。当自噬被诱导后，LC3B 发生脂化形成 LC3B-PE 复合物（即 LC3-Ⅱ），并聚集到自噬体膜上，从而促进自噬体的形成。我们可以通过 GFP 对内源性 LC3 进行标记（如构建重组 GFP-LC3 表达质粒）采用荧光显微镜观察或者流式细胞术即可实现对自噬发生的检测。

当自噬未被诱导时，GFP-LC3 融合蛋白分散在细胞质中，在荧光显微镜下观察可以发现呈弥散状分布的绿色荧光；当自噬发生后，GFP-LC3 融合蛋白转位至自噬体膜，在荧光显微镜下形成多个明亮的绿色荧光斑点,一个斑点相当于一个自噬体,可以通过计数荧光斑点数量来评价自噬活性的高低。此外,通过流式细胞术检测 GFP-LC3 过表达细胞内 LC3B 荧光强度也可以用于分析 LC3B 含量的变化。当自噬活化时,细胞内 LC3B-I 会向 LC3B-II 进行转化,定位于自噬体或自噬溶酶体膜表面的 LC3B-II 将随着自噬的活化而逐渐降解,因此在流式细胞仪上会观察到 LC3B 荧光强度降低。但由于细胞本身自噬活化后 LC3B-I 的产生也会增加,因此 LC3B 荧光强度降低并不十分明显。若要在流式细胞仪上观察到明显的荧光变化需要将待检测细胞进行破膜处理。流式细胞术可以将破膜后的细胞内游离型 LC3B(LC3B-I)与结合型 LC3B(LC3B-II)相区分,这一点有助于判断细胞自噬的状态。由于 LC3B-I 是以游离形式弥散于细胞质中,细胞在经过皂素破膜后 LC3B-I 会漏出到细胞外。而 LC3B-II 主要结合在自噬体和自噬溶酶体膜表面,即使破膜也不会漏出。自噬活化时自噬体数量增加,且自噬体和自噬溶酶体由于体积的关系,无法通过皂素在细胞膜表面所制造的微孔。因此当细胞自噬流活化时,经过皂素处理的细胞内荧光强度会增加。但当使用自噬抑制剂 Baf A1 处理细胞后,由于大量自噬溶酶体无法得到清除,在经过皂素处理后细胞荧光强度同样会增强。免疫荧光和流式细胞术在检测自噬方面各有优势,免疫荧光的优势在于可以观察到 LC3B 的点状聚集,而流式细胞术则可以分析大量单细胞内 LC3B 的表达水平。然而这两种方法均不能区分 LC3B-I 和 LC3B-II,只能观察到 LC3B 的总量。

4. 自噬流的检测　自噬最终发生生物学效应的关键步骤是自噬体与溶酶体融合,进而形成自噬溶酶体降解其包裹的内容物,这一过程统称为自噬流(autophagic flux)。自噬流并不是细胞发生自噬反应时的某一特定状态,而是细胞要完成自噬反应时所经历的一系列过程。因此需要选择多种不同的实验方法,综合评价其检测结果才能较为客观的反映自噬流的状态。

(1)应用 GFP-LC3B 剪切实验评价自噬流:GFP-LC3B 融合蛋白不仅能够利用其荧光标签进行检测,还可通过 Western blot 检测溶酶体对标签蛋白 GFP 的切割情况。GFP-LC3B 蛋白进入到自噬溶酶体内后,融合蛋白的 LC3B 部分对溶酶体中的蛋白水解酶较为敏感,较容易被降解。而融合蛋白中的 GFP 部分则对于溶酶体中的蛋白水解酶敏感性较低,不容易被降解。使用 GFP 抗体进行 Western blot 检测可能会检测到 GFP-LC3B-I、GFP-LC3B-II 和游离 GFP 标签三个条带,若出现游离 GFP 标签条带则代表细胞自噬流被活化。此外,在检测同一细胞样品时还可以使用 LC3B 抗体检测内源性 LC3B-I 向 LC3B-II 的转化情况。

(2)mRFP/mCherry-GFP-LC3B 串联荧光蛋白检测自噬流水平:除绿色荧光蛋白 GFP 外,其他荧光蛋白如红色荧光蛋白 mRFP 或 mCherry 等也可以用于检测自噬流。GFP 荧光在自噬溶酶体中容易由于 pH 的降低发生淬灭。与绿色荧光蛋白 GFP 不同,mRFP 或 mCherry 对于溶酶体中的酸性条件并不敏感,在自噬溶酶体中,GFP 绿色荧光会减弱但 mRFP 或 mCherry 可以持续发出红色荧光。另一方面,mRFP 和 mCherry 的荧光强度和荧光稳定性也远高于 GFP,更易于进行免疫荧光检测。因此,将绿色荧光蛋白 GFP 及红色荧光蛋白 mRFP/mCherry 串联在一起可利用两者在溶酶体中敏感性的不同,观察并判断细胞自噬流的状态。自噬活化时,GFP 绿色荧光信号在进入溶酶体后由于 pH 的下降会出现淬灭,但是 mRFP 或 mCherry 荧光基团的 pH 稳定性比 GFP 高,在进入自噬溶酶体后仍能发出红色荧光。因此在使用 mRFP/mCherry-GFP-LC3B 融合蛋白进行细胞实验时,同时观察红色荧光和绿色荧光的强度变化可以准确判断细胞自噬活性。若细胞内出现绿色荧光和红色荧光共定位,即出现黄色荧光时表明 mRFP/mCherry-GFP-LC3B 融合蛋白并未与溶酶体发生融合或自噬溶酶体中的 pH 值较高,代表自噬流被阻断。当细胞内仅出现红色荧光而无绿色荧光时,代表 mRFP/mCherry-GFP-LC3B 融合蛋白定位于溶酶体或自噬溶酶体内,即自噬流被活化。利用 mRFP/mCherry-GFP-LC3B 串联荧光蛋白的最大优势在于,仅通过荧光强度的改变就可以判断自噬流状态,而不需要其他任何自噬工具药物参与。例如,成功转 mRFP-GFP-LC3B 质粒后的细胞经饥饿处理,会出现黄色荧光和红色荧光均出现点状聚集的现象,其中黄色荧光的增加是由于自噬小体数量增多导致的,这与 GFP-LC3B 过表达细胞内的绿色荧光点状聚集相类似。目前串联荧光蛋白检测技术也被用于进行自噬调节剂的靶向药物筛选,通过激光共聚焦显微镜可以同时观察至少 1 000 个细胞的荧光强度,从而实现高通量筛选的目的。

(3)其他常见的自噬流检测方法:自噬底物的清除必须要经过两个步骤,一是自噬对于待降解底物的识别;二是将待降解底物转运至自噬溶酶体。这两个步骤是自噬流活化与否的关键,而自噬受体蛋白恰恰是操控这些步骤的关键因素。p62(又称为 SQSTM1)是一种经典的自噬受体,它是连接 LC3B 与待降解泛素化底物的桥梁。p62 通过与 LC3B 的相互作用将细胞质货物募集到自噬体,随后与溶酶体融合形成自噬溶酶体从而降解待清除的底物。p62 蛋白 Ser403 位磷酸化可调控自噬对泛素化蛋白的清除,因此可通过利用抗磷酸化 p62 抗体来检测 p62 蛋白的磷酸化水平进而反映自噬流的状态。当某些自噬相关基因缺失或自噬体与溶酶体融合被抑制时,细胞内源性 p62 蛋白会显著性堆积,且在 Triton X-100 存在的条件下不可溶,因此 p62 蛋白的水平升高;反之,当自噬流被活化时,由于 p62 蛋白被自噬溶酶体降解,其蛋白水平会显著下降。除了检测内源性 p62 蛋白外,通过构建带有诱导型启动子的 EGFP-p62 载体并在细胞内过表达 p62,也会造成 p62 蛋白包涵体样堆积,同样可以用来检测自噬的活性是否增强。但在实际操作过程中,只检测 p62 的表达是无法确定自噬流的状态。因为 p62 水平升高并不一定代表自噬流被抑制,也有可能是 p62 作为一种应激蛋白,在毒物刺激或氧化应激条件下其表达水平会大幅上调。正是由于 p62 与自噬之间的复杂关系,在判断细胞自噬活性变化时,需要评价自噬流的动态变化过程,即自噬体形成、自噬体与溶酶体融合、底物降解等。此外,研究发现 p62 还参与了蛋白酶体降解途径,当蛋白酶体降解系统受阻时 p62 含量同样也会增加。在研究 p62 蛋白降解速率时,应当适当使用蛋白酶体降解系统抑制剂来观察自噬对于 p62 蛋白的降解。

(4)激活自噬的策略:①模拟内质网应激,如利用自噬诱导剂 Bredeldin A/Thapsigargin/Tunicamycin 等处理;②抑制肌醇单磷酸酶(Inositol monophosphatase,IMPase)活性,如 Carbamazepine/L-690,330/Lithium Chloride(氯化锂)等抑制剂处理;③通过 Earle's 平衡盐溶液来制造饥饿;④抑制 Class I PI3K 信号通路,如 N-Acetyl-D-sphingosine(C2-ceramide)处理;⑤抑制 mTOR 的活性,如西罗莫司处理;⑥利用 IP3R 阻滞剂 Xestospongin B/C 处理等。

(5)抑制自噬的策略:①利用 hVps34 抑制剂 3-甲基腺嘌呤(3-Methyladenine,3-MA)阻断 Class Ⅲ PI3K 信号通路;②通过质子泵抑制剂 Bafilomycin A1 阻断自噬体与溶酶体的融合;③通过 RNA 干扰和基因突变、敲除等技术对自噬相关基因进行干预。

三、细胞焦亡研究技术

细胞焦亡研究技术主要介绍细胞焦亡的概念和常用的细胞焦亡检测技术。

(一)细胞焦亡的概念

细胞焦亡(pyroptosis)是一种新近发现的细胞程序性死亡方式。早在 1992 年,Sansonetti 等在研究中发现感染了福氏志贺菌的巨噬细胞出现了裂解性死亡,这些裂解性死亡的细胞具有细胞凋亡的部分特征,如染色质凝集、DNA 断裂以及依赖 Caspase 的活性等,但细胞死亡的发生速度比凋亡更快。人们后续在感染了伤寒沙门菌的巨噬细胞中也发现了类似的细胞裂解性死亡的现象。当时这种死亡现象被认为是属于"细胞凋亡"。直至 2001 年,华盛顿大学学者 Cookson 等研究发现,该死亡形式是依赖 Caspase-1 的活性而非凋亡细胞所依赖的 Caspase-3 活性;同时,这些裂解性死亡的细胞也像坏死的细胞一样,细胞肿胀炸裂、释放内容物,并伴随着大量促炎症因子的释放,这与凋亡细胞有显著的区别。因此,他们首次提出了"细胞焦亡"这一概念,并将细胞焦亡定义为由炎症小体介导的依赖于 Caspase-1 活性的细胞程序性死亡。

发生焦亡的细胞在形态学上首先会出现肿胀、细胞核固缩、染色体断裂,细胞膜上出现小泡状凸出物,之后形成孔隙,使细胞膜失去完整性,导致细胞破裂,内容物被释放,引起炎症反应。其中,染色质固缩和 DNA 片段化被认为是细胞焦亡与凋亡具有的共同特征,但发生焦亡的细胞缺失 DNA 梯状条带。此外,细胞发生焦亡时细胞膜表面产生的小孔使得染料 Annexin V 可与细胞膜内面的磷脂酰丝氨酸相结合从而 Annexin V 染色呈阳性。细胞膜上小孔的形成会导致胞质内容物的泄露,线粒体失去膜电势。这与细胞膜结构保持完整并形成凋亡小体的细胞凋亡有着显著的区别。其他非 Caspase 依赖性的细胞死亡如坏死性凋亡的细胞膜结构完整性被破坏以及胞内物质释放到细胞外,这一特征与细胞焦亡相似。但与细胞发生坏死性凋亡的爆裂过程不同,细胞焦亡在细胞膜表面产生凋亡小体样细胞突起(称为焦亡小体),导致细胞质渗出从而引起细胞扁平化。

细胞焦亡的发生可以分为依赖 Caspase-1 活性的经典途径和依赖 Caspase-4/5/11 活性的非经典途径两种方式。在经典细胞焦亡途径中,Caspase-1 的激活是由炎症小体(inflammasome)介导。炎性小体是由细胞质传感器,细胞凋亡相关斑点样蛋白和 pro-Caspase-1 组成的复合物,分子量约 700kDa。炎症小体家族的主要成员有 NOD 样受体(nod-like receptor,NLR)-NLRP1、NLRP3、NLRC4、NLRC5、PYRIN(pyrin and HIN domain)和 AIM2(absent in melanoma 2)等。炎症小体能够识别病原相关分子模式(pathogen-associated molecular pattern,PAMP)或者宿主来源的危险信号分子如损伤相关分子模式(damage-associated molecular patterns molecule,DAMP),招募和激活促炎症蛋白酶 Caspas-1,将 Caspases-1 前体裂解成具有催化活性的 Caspase-1,活化的 Caspase-1 切割 IL-1β 和 IL-18 的前体,产生相应的成熟细胞因子。在非经典细胞焦亡途径中,人的 Caspase-4 和 Caspase-5 以及小鼠的 Caspase-11 作为胞内受体直接识别革兰氏阴性菌的脂多糖而被活化,从而诱导细胞焦亡。

最新的研究发现,Gasdermin(GSDM)家族蛋白是介导细胞焦亡的关键效应分子。GSDM 家族有 6 个成员,其中 5 个成员(GSDM-A/B/C/D/E)均可以导致细胞焦亡。所有 GSDM 蛋白均含有 C-末端抑制结构域(CT)和 N 末端效应结构域(NT),但其激活机制各不相同。研究发现,GSDMA3 的表达可使 caspase-3 表达上调,意味着其可能与细胞凋亡有关;GSDMB 被 Caspase-3/6/7 激活后,前者通过结合 caspase-4 的 CRAD 结构域,促进 caspase-4 活性,可能是细胞焦亡的另一途径;GSDMC 的相关功能研究甚少;GSDMD 可由 Caspase-1 或 Caspase-4/5/11 激活;而 GSDME 可由 Caspase-3 激活。目前,只有 GSDMD 介导的细胞焦亡机制比较明确。无论是经典还是非经典细胞焦亡途径均需要 GSDMD 作为最终执行蛋白来诱导细胞焦亡。经典途径中活化的 Caspase-1 和非经典途径中活化的 Caspase-4/5/11 通过切割 GSDMD,产生不同分子量大小的 N 端和 C 端片段,N 端具有细胞毒性。当 GSDMD 的 C 端被水解去除,其 N 端结构域便可特异性识别并结合真核细胞和原核细胞膜上特有的磷脂分子,包括磷酸化磷脂酰肌醇(phosphatidylinositol)和心磷脂(cardiolipin),进而在细胞膜上打孔导致细胞渗透压变化,最终使得细胞膜裂解,发生焦亡。

(二) 细胞焦亡的检测技术

目前对于细胞焦亡的检测可以从以下几个方面进行:

1. 形态学观察　在光镜下焦亡细胞表现为细胞肿胀膨大,并且有许多气泡状突出物。相对坏死细胞而言,细胞焦亡的肿胀程度更低。在电镜下,可以清楚看到在细胞质膜破裂前,焦亡的细胞形成大量小泡,即焦亡小体。随后细胞膜上会形成孔隙,细胞膜破裂,细胞内容物流出。同时,可以用扫描电镜观察细胞形态(细胞膜破裂、细胞膨大和变形、细胞器变形)。

2. 生化指标的检测　细胞焦亡的生化特征主要标志有炎症小体的形成,Caspase 和 GSDM 的激活以及大量促炎症因子的释放。

(1) 用 Western blot 来验证 GSDMD:细胞焦亡发生时,GSDMD(分子量为 53kD)被切割,产生一个 31kD 的 N 末端和 22kD 的 C 末端片段,可以通过 WB 检测 GSDMD 片段分子量大小来判断是否发生焦亡。

(2) Caspase 的活性检测:细胞焦亡发生时,Caspase-1 和 Caspase-4 被激活,可以通过检测 Caspase-1 和 Caspase-4 的活性来验证。

(3) IL-1β、IL-18 含量的检测:细胞焦亡发生时,IL-1β 和 IL-18 会释放到细胞中,可以通过 ELISA 方法检测细胞上清中的 IL-1β 和 IL-18 的含量来验证。

四、细胞铁死亡研究技术

细胞铁死亡研究技术主要介绍细胞铁死亡的概念、机制和常用的细胞铁死亡检测技术。

(一) 细胞铁死亡的概念

铁是生命所必需的微量元素之一,它是构成血红蛋白、肌红蛋白、细胞色素和多种酶的重要成分。铁元素在人体中担负了很多重要的生理作用,如输送氧气,维持某些酶的生物活性以及参与细胞的能量代谢等。如果体内缺少铁,可影响血红蛋白、肌红白蛋的合成,可使某些酶,如细胞色素 C、核糖核苷酸还原酶、琥珀酸脱氢酶等的活性降低。这些酶与生物氧化、组织呼吸、神经递质的分解与合成有着密切关系。因此,铁代谢失衡会引起免疫力低下,影响机体体温调节能力,神经功能紊乱,缺铁性贫血以及急性铁中毒等多种疾病的发生。

铁死亡(ferroptosis)是指一种铁依赖的、通过磷脂过氧化作用来驱动的一种非凋亡性细胞死亡方式。"铁死亡"的概念最早由 Dr.Stockwell 于 2012 年提出,研究者发现铁死亡复合物 Erastin 和 RSL3 诱导的细胞死亡缺乏 Caspase 激活等凋亡特征,属于非凋亡性的细胞程序性死亡方式。进一步研究发现,铁螯合剂和一些亲脂性抗氧化剂(如维生素 E 和 β-胡萝卜素)均能强烈抑制 Erastin 和 RSL3 诱导的这种细胞死亡,然而这种与铁密切相关的死亡形式在细胞形态学、生物化学及遗传学等方面与细胞凋亡、坏死和自噬等均有明显的不同。

1. 在形态学特征方面 发生铁死亡细胞的细胞膜断裂和出泡,线粒体体积缩小,双层膜密度增高,线粒体嵴减少或消失,线粒体外膜断裂,细胞核大小正常、且缺乏染色质凝聚。

2. 在生化方面 发生铁死亡细胞的谷胱甘肽(glutathione,GSH)耗竭,谷胱甘肽过氧化物酶 4(glutathione peroxidase 4,GPX4)活性下降,脂质氧化物无法通过 GPX4 催化的谷胱甘肽还原反应代谢,继而二价铁离子以类似 Fenton 反应的方式氧化脂质产生大量活性氧簇 ROS,促使细胞发生铁死亡。

3. 在免疫学特征方面 发生铁死亡细胞的损伤相关分子模式 DAMPs 释放炎症介质[如高迁移率族蛋白 B1(HMGB1)等]。

4. 在基因水平上 铁死亡主要受核糖体蛋白 L8(ribosomal protein L8,RPL8),铁反应元件结合蛋白(iron response element binding protein 2,IREB2),ATP 合成酶 F0 复合体亚基 C3(ATP synthase F0 complex subunit C3,ATP5G3),三四肽重复结构域 35(tetratricopeptide repeat domain 35,TTC35),柠檬酸合成酶(citratesynthase,CS),酰基辅酶 A 合成酶家族成员 2(acyl-CoAsynthetase family member 2,ACSF2)以及受基因 TFRC、ISCU、FTH1、FTL、SLC11A2 等的调节。

因此,铁死亡是一种依赖铁离子并由脂质过氧化介导的程序性细胞坏死类型。铁死亡的机制是由于膜脂修复酶—谷胱甘肽过氧化物酶(GPX4)失效,细胞内脂质氧化物代谢障碍,在铁离子催化作用下,造成膜脂上活性氧自由基(ROS)堆积,使细胞内氧化还原失衡,诱导细胞死亡,释放炎症介质(如 HMGB1等)。铁死亡受到细胞多种代谢途径的调控,其中包括氧化还原稳态、铁代谢、线粒体活性和氨基酸、脂质、糖的代谢,以及各种与疾病相关的信号途径。

(二)细胞铁死亡的检测技术

1. 形态观察

(1)透射电镜观察:细胞发生铁死亡时典型的形态改变是线粒体变小以及线粒体膜密度较大。

(2)线粒体膜电位检测:四甲基罗丹明乙酯(tetramethylrhodamine ethyl ester,TMRE)是一种细胞通透性、阳离子型橙色荧光染料,可轻松吸附活性线粒体。因此,可以通过流式细胞术分析 TMRE 阳性细胞的比例。

(3)线粒体形态观察:LifeAct 是一个来源于酵母菌蛋白的由 17 个氨基酸组成的多肽分子,可以对活细胞或固定细胞的肌动蛋白 F-Actin 染色。通过向细胞内转染带绿色荧光蛋白标签的 LifeAct-GFP 重组质粒,然后利用荧光显微镜观察线粒体的形态。

2. 相关活性检测

(1)细胞活性的检测:通过 CCK-8 或 MTT 试验检测细胞活性。

(2)细胞内铁水平的检测:Phen green SK(PGSK)是一种荧光重金属指示剂,可与 Fe^{2+} 等金属离子发生反应。PGSK 激发/发射最大值分别为 507/532nm。使用 PGSK 探针检测,通过流式细胞术或共聚焦显微镜监测活细胞内铁含量的细胞膜透性染料,在铁死亡的细胞中,PGSK 的绿色荧光会减弱;或者使用铁离子检测试剂盒分析细胞、组织中的铁离子水平。

(3)活性氧水平的检测:①H2DCFDA(DCFH-DA)是一种常用的氧化应激指示剂,具细胞膜渗透性,本身无荧光。H2DCFDA 一旦进入细胞后,被细胞酯酶水解生成 2',7'-二氯二氢荧光素(DCFH),之后被快速氧化生成强荧光产物 2',7'-二氯荧光素（DCF），可用荧光光谱检测。适用于检测活性氧（ROS）和氧化应激水平。②C11 BODIPY 581/591 是一种脂溶性的比率型荧光探针，可轻松穿过细胞膜，对各种氧自由基和过氧亚硝酸盐敏感，但对超氧化物、一氧化氮、过渡铁离子和过氧化氢不敏感，常用来指示活细胞内脂质过氧化和抗氧化水平。C11 BODIPY 581/591 可用来测定铁死亡，在铁死亡细胞中，探针会由红色转化为绿色。

（4）qPCR/Western Blot 检测：检测细胞内与铁死亡相关的因子的变化，例如 COX-2、ACSL4、PTGS2、NOX1、GPX4 和 FTH1 等，其中 COX-2、ACSL4、PTGS2 和 NOX1 在铁死亡细胞中表达上调；GPX4 和 FTH1 在铁死亡细胞中表达下调。

（5）细胞铁死亡研究常用试剂

1）细胞铁死亡的诱导剂：①Erastin 及其类似物：通过抑制 system xc-胱氨酸/谷氨酸的摄取和转运；②CAY10773：抑制胱氨酸摄取，干扰谷胱甘肽的产生；③QD-394：诱导脂质过氧化并降低谷胱甘肽/还原型谷胱甘肽（GSH/GSSH）比率；④L-丁硫氨酸-（S,R）-亚砜亚胺（BSO）：通过抑制 γ-谷氨酰半胱氨酸合成酶（谷胱甘肽合成的限速酶）活性来消耗 GSH。⑤RSL3、ML162、JKE-1674、FN56 等 GPX4 抑制剂：抑制或降低 GPX4 的表达，诱导细胞铁死亡。⑥青蒿素和青蒿琥酯：产生 ROS 的铁（Ⅱ）氧化反应性内过氧化物。

2）细胞铁死亡的抑制剂：①Ferrostatin-1：是一种人工合成的抗氧化剂，通过还原机制来防止膜脂的损伤，抑制 Erastin 诱导的铁死亡；②Cycloheximide（Naramycin A）：是一种抗真菌（antifungal）抗生素，是真核生物蛋白质合成的抑制剂，也可抑制铁死亡和自噬。③SP600125 是一种口服有效的，可逆的，ATP 竞争性的 JNK 抑制剂，也可有效的抑制铁死亡和自噬。

五、细胞其他类型死亡技术在寄生虫学研究中的应用

目前报道最多的关于寄生虫的细胞其他死亡类型的研究主要集中在疟原虫和弓形虫等细胞内寄生的原虫。疟原虫和弓形虫均属于顶复门原虫，绝大多数顶复门原虫顶端都有顶质体和棒状体等独特的细胞器。顶质体对于虫体有着极其重要的作用。抑制顶质体的功能会导致虫体死亡。近年来的研究表明，顶质体的生物发生依赖于一系列自噬相关蛋白（ATGs）的作用。ATGs 主要参与自噬体的形成。顶复门原虫的基因组中仅编码少量的 ATGs。ATG8 酯化在弓形虫自噬发生过程中的作用尚未完全解释清楚，似乎对于促进自噬体膜的延伸和闭合起着关键作用。ATG8 的酯化过程依赖于两个类泛素化系统的参与。在弓形虫和疟原虫中，ATG8 的酯化对于顶质体的生物发生也起着至关重要的作用。缺失 TgATG3、TgATG4、TgATG8 以及 TgATG18 均导致弓形虫顶质体的丢失，从而也导致虫体死亡。

疟原虫 ATG8 基因在虫体感染人体的所有阶段均有表达，其功能与人的 LC3 分子类似，参与自噬体形成，来降解血红蛋白和其他营养成分促进虫体的发育，还可以在红细胞内期让疟原虫经受住饥饿为其生存提供营养。在疟原虫感染肝细胞阶段，经典和非经典自噬途径均参与了疟原虫的发育和对抗宿主细胞免疫。在肝细胞寄生时，疟原虫会形成纳虫空泡（parasitophorous vacuole，PV），PV 可以帮助疟原虫逃避免疫系统的攻击，但同时，宿主细胞的自噬途径能识别疟原虫的 PV 膜，从这个意义上而言，自噬又可作为宿主细胞的防御策略之一。利用西罗莫司诱导肝细胞产生非选择性经典自噬途径，可为寄生虫生长提供营养。在被疟原虫感染的人红细胞中，自噬相关基因 ULK1、BECN1、LC3 和 mTOR 等表达是下调的，这种很明显的自噬失调与疟原虫感染引起的免疫病理作用密切相关。到目前为止，关于自噬在疟原虫感染及致病方面的功能还有待进一步阐明。

在鼠疟原虫感染实验中，肝细胞坏死被证实是依赖中性粒细胞分泌的 IL-α。值得注意的是坏死细胞会产生大量的 DAMPs 和其他抗原组分，这将导致 NLRP3 炎症小体的活化，说明了在疟原虫感染过程中诱导细胞坏死和细胞焦亡之间存在直接的联系。无论是疟原虫感染小鼠还是疟疾患者脾巨噬细胞和树突状细胞 DCs 以及外周血单核细胞中均高表达细胞焦亡基因 CASP-1 和 IL-1β，这是由于 ASC 依赖性 NLRP3/NLRP12 炎症小体复合物的形成，导致促炎性细胞因子释放从而诱导强烈的炎症反应。有研究者发现炎症小体可能通过负调控 IFN-I 细胞因子信号发挥抑制抗疟原虫免疫的作用，这也解释了炎症小体

基因（AIM2$^{-/-}$、NLRP3$^{-/-}$、CASP-1$^{-/-}$和IL1R$^{-/-}$）缺陷小鼠对致死剂量的疟原虫感染具有抗性。

　　铁离子对于人和许多病原体而言是重要的营养元素，因此铁离子的水平可调控人宿主对疟原虫感染的敏感性。疟原虫需要分解血红蛋白维持其生长和发育，因此它们会入侵富含铁的红细胞。富含Fe^{2+}血红蛋白被疟原虫降解后释放的血红素催化Fenton反应。一系列研究表明用不同种类疟原虫感染红细胞后会促进脂类的过氧化反应并伴随GSH等抗氧化剂的减少和溶血。在感染疟疾的患者中，恶性疟原虫比间日疟原虫能导致更高水平的铁离子依赖性的脂质过氧化反应。这种铁离子稳态的失调会导致氢过氧化物的集聚，产生细胞炎症反应并诱导红细胞死亡，参与疟疾引发的贫血。疟原虫在肝细胞的增殖也需要大量的铁离子。在肝细胞中，抑制SLC7A11-GPX4途径或药物（erastin和sorofenib）抑制SLC7A11的活性同样也会激活铁死亡。表明铁死亡在抑制疟原虫在肝细胞的生长中发挥重要作用，其机制是选择性诱导被感染细胞的死亡从而剥夺疟原虫生长需要的铁离子。

（刘文权　梁韶晖）

参 考 文 献

［1］ 侯永恒，吕芳丽. 弓形虫感染与宿主细胞自噬的相互作用［J］. 中国寄生虫学与寄生虫病杂志，2021,39（4）:6.

［2］ 余州，王彤，宋雅娟，等. 细胞自噬的研究方法进展［J］. 细胞与分子免疫学杂志，2019,35（9）:6.

［3］ 李缜，邹洋，贾永根，等. 疟原虫和弓形虫的自噬作用研究进展［J］. 中国热带医学，2018,18（9）:6.

［4］ 黄汉昌. 细胞凋亡：检测原理、方法和技术［M］. 长春:吉林大学出版社，2018.

［5］ 陶慧慧，陶欣荣. 细胞焦亡——一种新的细胞程序性坏死［J］. 中国病原生物学杂志，2017,12（12）:3.

［6］ 高德俊，常爽，单秀梅，等. 刚地弓形虫棒状体蛋白ROP16对小鼠脑神经细胞凋亡的影响［J］. 中国寄生虫学与寄生虫病杂志，2017,35（6）:5.

［7］ 康传杰，张相彤，马威. 细胞铁死亡发生与调控机制的研究进展［J］. 中国病理生理杂志，2017,33（3）:5.

［8］ 吕晓希，胡卓伟. 自噬流的检测方法［J］. 药学学报，2016,51（1）:7.

［9］ 于辛，陈丽香，周晓辉. 程序性细胞坏死及其信号通路［J］. 微生物与感染，2015,10（1）:6.

［10］ 秦正红. 自噬：生物学与疾病，基础卷［M］. 北京:科学出版社，2015.

［11］ 崔天盆，郑承红，陈红辉. 死亡细胞清除与疾病［M］. 北京:科学出版社，2015.

［12］ 沈进，陈颖婷，吴亮，等. 弓形虫速殖子感染对HeLa细胞凋亡的影响［J］. 江苏大学学报:医学版，2014（5）:5.

［13］ 成军. 现代细胞凋亡分子生物学［M］. 北京:科学出版社，2012.

［14］ 胡开明，陶志勇，夏惠，等. 间日疟原虫抗原体外诱导间日疟患者PBMC凋亡的研究［J］. 中国病原生物学杂志，2012, 7（1）:3.

［15］ 郑丽，孙晓丹，潘艳艳，等. BALB/c小鼠感染不同疟原虫CD4$^+$Th应答和凋亡特点的比较研究［J］. 微生物学杂志，2011,31（1）:5.

［16］ 李卫红，张海燕，董凌月. 五年制基础医学专业荧光双染法分析细胞凋亡与细胞坏死的实验设计［J］. 基础医学教育，2010（S1）:2.

［17］ 彭净. 弓形虫培养上清抑制THP-1细胞增殖及诱导凋亡的研究［D］. 重庆医科大学，2010.

［18］ 李江辉，谭峰，胡昕，等. 广州管圆线虫幼虫致小鼠脑组织细胞凋亡研究［J］. 中国人兽共患病学报，2008,24（10）:913-915.

［19］ 李国清，谢明权. 高级寄生虫学［M］. 北京:高等教育出版社，2007.

［20］ 张晓丽，李懿宏，王凯慧，等. 华支睾吸虫病大鼠肝细胞凋亡的实验研究［J］. 哈尔滨医科大学学报，2005,39（1）:3.

［21］ 王文实，李雍龙. 日本血吸虫细胞凋亡及其诱导的研究［J］. 中国寄生虫学与寄生虫病杂志，2000,18（5）:3.

［22］ JIANG X,STOCKWELL BR,CONRAD M. Ferroptosis:mechanisms,biology and role in disease［J］. Nature Reviews Molecular Cell Biology,2021,22（4）:266-282.

［23］ ALEX ROSENBERG,L DAVID SIBLEY. Toxoplasma gondii secreted effectors co-opt host repressor complexes to inhibit necroptosis［J］. Cell Host Microbe,2021,29（7）:1186-1198.

［24］ EPELAK I,DODIG S,DODIG DE. Ferroptosis:regulated cell death［J］. Archives of Industrial Hygiene and Toxicology,2020,71（2）:99-109.

［25］ BASMACIYAN L,CASANOVA M. Cell death in Leishmania［J］. Parasite,2019,26.

［26］ D'ARCY MS. Cell death:a review of the major forms of apoptosis,necrosis and autophagy［J］. Cell Biology International,2019,43（6）.

［27］ GREEN DR. The Coming Decade of Cell Death Research:Five Riddles［J］. Cell,2019,177（5）:1094-1107.

［28］ PROTO WR,COOMBS GH,MOTTRAM JC. Cell death in parasitic protozoa:regulated or incidental?［J］. Nature Reviews Microbiology,2013,11（1）:58-66.

［29］ DANIAL NN,KORSMEYER SJ. Cell death:critical control points［J］. Cell,2004,116（2）:205-219.

第三十六章

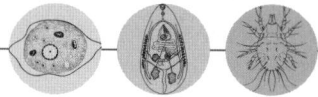

细胞培养技术

19世纪英国生理学家Sydney Ringer研制出可维持离体动物心脏跳动的盐溶液,1885年德国人Roux用温生理盐水在体外培养鸡胚组织并存活数月,从而开始了组织培养。1912年,人们创建了悬滴培养法,由此建立了组织体外培养的基础。从20世纪50年代起,细胞培养进入了迅速发展的阶段并渗透到其他学科中,目前细胞培养技术已广泛用于生物学和医学研究的各个领域。细胞培养(cell culture)或组织培养(tissue culture)是指将细胞或组织从机体取出,给予必要的生长条件,模拟体内生长环境,使其在体外继续生长和增殖。细胞培养和组织培养并无严格区别。一方面,现代培养技术尚不能在体外长期维持组织的结构和功能,随着培养时间的延长,特别是反复传代,很容易导致细胞发生变化和出现单化现象,即趋向于变成单一类型细胞,最终成为细胞培养;另一方面,细胞培养也并不意味细胞彼此是完全独立的,细胞在培养中的生命活动与体内基本相同,仍然是相互依存、互相影响的,呈现着一定的"组织"特性。随着细胞生物学和分子生物学的相互渗透,分子克隆技术与细胞培养技术相结合,细胞培养技术成为纳入分子生物学技术体系的一种关键技术,同时也是将生物工程的实验室研究成果向产业化生产开发的关键环节。严格地讲,细胞培养应包括动物和植物的细胞培养,本章仅就动物细胞培养的基本知识和技术及在寄生虫学中的应用进行介绍。

第一节　培养室的设置、设备和准备工作

合理科学的细胞培养室设置、完善齐全的设备和充分的准备工作是成功开展细胞培养的必要条件。

一、细胞培养实验室的设置

利用细胞培养实验室主要开展无菌操作、孵育、制备、储藏、清洗和消毒灭菌处理等工作。保持无菌操作和避免微生物及其他有害因素的影响是细胞培养技术中的最关键要求。

(一)无菌操作区

无菌操作区是细胞培养室中的核心区域,主要包括更衣间、缓冲间和操作间等三部分。缓冲间是位于更衣间与操作间之间的缓冲地带,可放置冰箱、恒温培养箱及某些必需的小型仪器和消毒好的无菌物品等。操作间用于开展细胞培养的无菌操作,对环境的无菌性和清洁度要求较高。为保证紫外线的有效灭菌效果,操作间的顶部不宜过高(不超过2.5m),大小要适当,墙壁光滑无死角以便清洁和消毒。操作间应配备有净化工作台、离心机和倒置显微镜等设备。

(二)孵育区

孵育区对无菌的要求不如无菌操作区严格,但仍需保持清洁无尘,减少干扰和人、物过往以避免灰尘、孢子及其他污染物进入孵育区。孵育可在培养箱(根据实验需要可选择普通培养箱或CO_2培养箱)或温室(密封好的大量或大容量培养瓶)中进行。目前,很多开展小型培养工作的实验室并未设置专门的孵育区,而是在无菌操作区配备有培养箱,可直接在无菌操作区进行细胞的孵育培养,方便换液、传代等操作工作。

（三）制备区

在该区主要进行培养液（培养基）和有关培养用液体等的制备。

（四）储藏区

储存区主要利用冰箱、冰柜、液氮罐等存放无菌培养液、培养瓶和各类试剂等，无菌物品和非无菌物品要分开放置并标记清楚。通常无菌液体（盐溶液、水等）储存在室温，培养基储存在 4℃ 冰箱，血清、胰蛋白酶、谷氨酰胺等储存在 −20℃ 或 −70℃ 冰箱，细胞株长期保存则需要储存于液氮中。

（五）清洗和消毒灭菌区

在清洁和消毒灭菌区主要进行所用细胞培养器皿和耗材等的清洗、准备、消毒灭菌及三蒸水制备等工作，应与其他区域分开，需配备有灭菌高压锅、干燥箱等设备。

二、细胞培养实验室的设备

细胞培养室除一般实验室的普通常规设备外，尚有一些特殊需要的设备。基本可分为两大类：常用的基本设备和较高级的特殊设备。

（一）常用的基本设备

1. 净化工作台　是细胞培养工作中最重要的设备之一，操作简单，安装方便，占用空间小且净化效果好。净化工作台工作原理是将室内空气经粗过滤器初滤，由离心风机压入静压箱，再经高效空气过滤器精滤，由此送出的洁净气流以一定的均匀断面风速通过无菌区，从而形成无尘无菌的高洁净度工作环境。细菌培养室常用的净化工作台有侧流式（或称垂直式）和外流式（或称水平层流式）两类。侧流式工作台是将空气净化后的气流由左或右侧通过工作台面流向对侧，也有从上向下或从下向上流向对侧，形成气流屏障保持工作区无菌；工作台结构为封闭式。外流式（水平式）工作台是将净化后的空气面向操作者流动，因而外方气流不致混入操作区，但进行有害物质实验操作则对操作者不利；工作台结构为开放式，已少用。超净台内通常配备酒精灯、试剂架、移液器、镊子、消毒棉球、打火机等用品。

净化工作台使用中需注意：

（1）净化工作台用于细胞培养时通常应安装在清洁无尘的无菌操作间内，以免尘土过多使过滤器阻塞，降低净化效果，缩短其使用寿命。

（2）新安装的或长期未使用的工作台，工作前必须对工作台和周围环境用真空吸尘器或不产生纤维的工具进行清洁工作，然后再采用药物灭菌法或紫外线照射进行灭菌处理。

（3）使用净化工作台前，应先用 75% 乙醇擦洗台面，并提前以紫外线灭菌灯照射 30~50 分钟处理净化工作区积存的微生物。关闭灭菌灯后应启动风机使之运转两分钟后再进行培养操作。

（4）净化工作区不应存放不必要的物品，以保持洁净气流流动不受干扰。

（5）注意净化区气流的变化，一旦感到气流变弱，如酒精灯火焰不动，加大电机电压仍未见情况改变则说明滤器已被阻塞，应及时更换。一般情况下，高效过滤器三年更换一次。粗过滤器中的过滤布（无纺布）应定期清洗更换，时间应根据工作环境洁净程度而定，通常间隔 3~6 个月进行一次。

（6）净化工作台使用完毕应及时清理工作台面上的物品并用酒精擦洗台面使之始终保持洁净。

（7）净化工作台应定期进行功能测试，检查净化工作台各项工作指标是否达到要求，例如进行无菌试验，定期检查台面空气的洁净度是否达标。

2. 显微镜　倒置显微镜是细胞培养室所必需的日常工作常规使用设备之一，便于掌握细胞的生长情况并观察有无污染等。还可配置带有照相系统的高质量相差显微镜、荧光显微镜、录像系统或拍摄装置等，以便随时观察、记录、摄录细胞生长情况。此外，解剖显微镜可用于解剖小块组织、单层克隆计数和琼脂上小集落的计数和挑选等。

3. 培养箱　体外培养的细胞需要在恒定的温度下生存，多数细胞的最适温度是 37℃，温差变化一般不应超过 ±0.5℃；细胞在温度升高 2℃ 时，持续数小时即不能耐受，40℃ 以上将很快死亡。因此，开展细胞培养工作需要配备可进行温度控制的培养箱，常用的有恒温培养箱和 CO_2 培养箱。恒温培养箱应选隔水式或晶体管自控温培养箱，此类培养箱灵敏度高，温度控制较稳定，其缺点是只适宜于作密闭式培养。

CO_2 培养箱则不仅能够控制箱体内的温度,还能够提供进行细胞培养时所需要的 CO_2(常用浓度为 5%),以保持培养液的 pH 值稳定,适用于开放或半开放培养,已被广泛使用。当使用培养瓶进行细胞培养时,根据实验需要可将瓶盖略微旋松,使培养瓶与外界保持通气状态;因此,培养箱空气必须保持清洁,应定期进行紫外线照射或酒精消毒。此外,培养箱应放置盛有无菌蒸馏水的水槽以保持培养箱内的湿度,防止培养液蒸发。

4. 干燥箱 有些细胞培养用器械和器皿需要烘干后才能使用,因此干燥箱也是细胞培养工作中常用的设备。此外,玻璃器皿等须进行干热消毒;干热消毒时,电热干燥箱温度一般需达到 160℃ 以上。使用鼓风式电热干燥箱时需注意鼓风与升温同时开始(不能先升温后鼓风),至 100℃ 时停止鼓风;并应避免包裹器皿的纸或棉花烧焦,烧焦的碎屑可能影响细胞的生长;消毒后应等温度自然下降至 100℃ 以下方可开门,不能立即打开箱门以免骤冷而导致玻璃器皿损坏。该方法可保持箱体内的温度均匀,干燥和消毒效果较好,但升温较为缓慢。

5. 水纯化装置 细胞培养对水的质量要求较高,细胞培养以及与细胞培养工作相关的液体配制用水必须事先进行严格纯化处理。水纯化时可采用离子交换装置或蒸馏器。离子交换纯水尚不能有效去除有机物,因此用水时尚需再次蒸馏。进行细胞培养时配制各种培养液及试剂等均需使用三次蒸馏水,即使是用于玻璃器皿的冲洗,也应使用二次以上蒸馏水。一般配制培养液的用水应在配液前蒸馏,不宜使用存放数日的三蒸水,以免影响培养用水的质量。可选用自动双重纯水蒸馏器,使用方便、安全、蒸馏速度快。目前市场上供应的有各种级别和类型的采用一种或多种纯化方法相结合的纯水系统可供选择。还可根据各类实验用水需求选择配备有效杀菌或去除 DNA 酶、RNA 酶、蛋白酶等甚至可有效去除热源、毒素的超滤型纯水器。

6. 冰箱 细胞培养室必须配备冰箱,用于储存培养液、生理盐水、Hank's 液试剂等培养用的物品及短期保存组织标本、需要冷冻保存生物活性及较长时期存放的制剂,如酶、血清等。细胞培养室的冰箱应属专用,不得存放易挥发、易燃烧等对细胞有害的物质,且应保持清洁。

7. 细胞冷冻储存器 储存器常用的是液氮容器。根据使用需要分为不同的类型及多种规格。选择购置液氮容器时要综合考虑容积大小、取放方便及液氮挥发量三种因素。液氮容器的大小有从 25L 到 500L 不等,可以储存 1ml 的安瓿 250~15 000 个。液氮温度可低达 –196℃,使用时应防止冻伤。由于液氮不断挥发,应注意观察存留液氮情况,及时定期补充液氮,避免挥发过多而致细胞受损。

8. 离心机 进行细胞培养时,常规需要进行制备细胞悬液、调整细胞密度、洗涤、收集细胞等工作,通常需要使用离心机。一般可常规配制 4 000r/min 的台式离心机,例如细胞沉降,使用 80~100g 的离心机即可,离心力过大有时可能引起细胞的损伤。另外,可根据需要添置其他类型如大容量或可调节温度的离心机等。若需特殊用途,例如某些细胞的分离制备需梯度离心,则需另行配制实验所需的具备其他特殊功能的离心机。

9. 天平 常用的有扭力天平、精密天平及各种电子天平。分析天平的感量为 0.1mg、0.01mg 和 0.001mg。根据称取物质的量和称量精度的要求,选择适宜级别的天平。要求精密称定时,当取样量大于 100mg 选用感量为 0.1mg 天平,在 100~10mg 选用感量为 0.01mg 天平,小于 10mg 选用感量为 0.001mg 天平。

10. 培养用器皿

(1)培养器皿:供细胞接种、生长等用的器皿,可由透明度好、无毒的中性硬质玻璃或无毒而透明光滑的特制塑料制成。玻璃培养器皿的优点是多数细胞均可生长,易于清洗、消毒,可反复使用,并且透明而便于观察;缺点是易碎,清洗时费人力。塑料培养器皿的优点是一次性使用,厂家已消毒灭菌密封包装,打开即可用于细胞培养操作。

常用的培养器皿有培养瓶、培养皿和多孔培养板。培养瓶主要用于培养、繁殖细胞。进行培养时培养瓶瓶口加盖螺旋瓶盖或胶塞,胶塞多用于密封培养。国产培养瓶的规格以容量(ml)表示,如 250ml、100ml、25ml 等;进口培养瓶则多以底面积(cm^2)表示。培养皿供盛取、分离、处理组织或做细胞毒性、集落形成、单细胞分离、同位素掺入、细胞扩增等实验使用。常用的培养皿规格有 10cm、9cm、6cm、3.5cm 等。

多孔培养板为塑料制品,可供细胞克隆及细胞毒性等各种检测实验使用;其优点是节约样本及试剂,可同时测试大量样本,方便进行无菌操作。培养板分为各种规格,常用的规格有 96 孔、48 孔、24 孔、12 孔、6 孔等。

（2）培养操作有关的器皿:有贮液瓶、吸管、加样器和其他用品。贮液瓶主要用于存放或配制各种培养用液体如培养液、血清及试剂等。贮液瓶分为各种不同规格,如 1 000ml、500ml、250ml、100ml、50ml、5ml 等。吸管主要分为刻度吸管和无刻度吸管,刻度吸管主要用于吸取、转移液体,常用的有 1ml、2ml、5ml、10ml 等规格;无刻度吸管分为直头吸管及弯头吸管,除可以作吸取、转移液体外,弯头尖吸管还常用于吹打、混匀及传代细胞。加样器(移液器)用于吸取、移动液体或滴加样本。可根据需要调节量的大小,吸量准确,操作方便。可保证实验样品(或试剂)含量精确,重复性好。目前,也有可高温消毒的多通道各类移液器供使用者选择,能确保加样准确、快速、方便并且达到无菌要求。其他用品包括收集细胞用的离心管、放置试剂或临时插置吸管用的试管、装放吸管以便消毒的玻璃或不锈钢容器、用于存放小件培养物品便于高压消毒的铝制饭盒或贮槽、套于吸管顶部的橡胶吸头和封闭各种瓶、管的胶塞、盖子、冻存细胞用的安瓿或冻存管、不同规格的注射器、烧杯和量筒以及漏斗,超净工作台使用的酒精灯,供实验人员操作前进行手部清洁消毒用的盛有酒精或其他消毒液的微型喷壶等。

（3）培养用的器械:如用于解剖、取材、剪切组织及操作时持取物件的器械等。常用的有:手术刀或解剖刀、手术剪或解剖剪(弯剪或直剪),用于解剖动物、分离及切剪组织,制备原代培养的材料;眼科虹膜小剪(弯剪或直剪),用于将组织材料剪成小块;血管钳、组织镊、眼科镊(弯、直),用于持取无菌物品(如小盖玻片)和夹持组织等;口腔科探针或代用品,用以放置原代培养之组织小块。

(二) 特殊设备

细胞培养实验室除了应配备上述常用基本设备以外,还可添置一些特殊或先进的设备仪器,以便更有效、更精确、更深入地进行实验室工作。

1. 酶联免疫检测仪　可用于进行免疫学测定及细胞毒性、药物敏感性检测等。

2. 超低温冰箱(-80℃)　便于储存某些试剂及标本。

3. 旋转培养器　用于某些特殊细胞或需要收获大量细胞的培养。

4. 荧光显微镜　进行荧光染色样本的观察。

5. 流式细胞仪　可更精确及快速检测细胞。

6. 用于检测细胞培养条件的各种仪器　专门为快速分析细胞培养基中主要或关键营养成分、代谢产物及气体含量设计的多功能细胞培养分析仪、手提式 CO_2 浓度测定仪等。

三、细胞培养用品及其准备工作

在开展细胞培养实验之前,应做好充分的准备工作,包括各种细胞培养用品的准备和无菌操作间的空气消毒等。

(一) 细胞培养瓶、培养板

一次性塑料培养瓶 T25、T75、T150、T175,普通培养板(有不同孔数,如 6 孔、12 孔、24 孔、48 孔、96 孔等)。

(二) 移液工具

移液器、移液管等。

(三) 离心管

无菌塑料离心管。细胞传代过程中,消化后的细胞需要离心,以去除胰蛋白酶、进行计数或调整细胞浓度。

(四) 细胞培养用品

细胞冻存管、不同规格的 Eppendorf 管,用于分装血清、抗生素等;500ml、250ml、50ml 等规格试剂瓶,经清洗消毒后用于分装其他液体。另外,还需准备喷壶、枪头、棉花和一次性小滤器等。

(五) 无菌操作间的空气消毒

实验前对无菌操作间进行空气消毒是各项准备工作中最为重要的内容。利用紫外线灯照射是很多细胞培养室常用的空气消毒方法,可产生臭氧,不利于工作人员健康,故紫外线消毒后应待空气中的臭氧还原成氧气后人员再进入。有条件的可选用空气过滤的恒温恒湿装置和无臭氧紫外线消毒器。电子消毒灭菌器是在高压电场作用下,电子管的外电极发生强烈电子轰击,使空气电离而将空气中的氧转换成臭氧。臭氧是一种强氧化剂,能与细菌的胞膜及酶蛋白氢硫基进行氧化分解反应,从而靠臭氧气体弥漫性扩散达到杀菌目的,消毒时没有死角。消毒后残留臭氧只需 30~40 分钟即能自行还原成氧气,空气不留异味,消毒物体表面不留残毒。

第二节　细胞培养基的配制与灭菌

最初进行细胞培养是使用天然培养基,即组织提取物和体液(如鸡胚浸出液、血浆、血清、淋巴液等)。随着可增殖细胞系的出现和推广应用,对质量更加稳定的培养基的需求不断增加,由此出现了化学成分明确的合成培养基。细胞培养基的正确选择、配制和灭菌是细胞培养工作中最重要的环节,是决定细胞培养成败的最关键因素之一。

一、培养基的种类

细胞培养基的种类很多,按其来源分为合成培养基和天然培养基,目前使用的培养基绝大部分是合成培养基;使用最普遍的天然培养基是血清,以小牛血清最为常用。血清由于含有多种细胞生长因子、促黏附因子及多种活性物质,与合成培养基合用能使细胞顺利增殖生长。按其物理状态分为干粉培养基和液体培养基两类,前者需由实验者自己配制并灭菌,后者则由专业商家提供,可直接使用,非常方便。按其培养功能可分为基础培养基、选择培养基、加富培养基、鉴别培养基等。

二、培养基与血清的选择

对于不同类型细胞培养,选择合适的培养基和血清是关键。至于选择何种培养基并没有统一的标准,应根据细胞株的特点、实验的需要来选择培养基,如小鼠细胞株多选 RPMI 1640。建立某种细胞株所用的培养基应该是培养这种细胞首选的培养基;可以查阅参考文献,或在购买细胞株时咨询,也可以在一些生物公司的网站上搜索;其他实验室惯用的培养基不妨一试,许多培养基可以适合多种细胞。

用多种培养基培养目的细胞,观察其生长状态,可以用生长曲线、集落形成率等指标判断,根据实验结果选择最佳培养基,这是最客观的方法,但比较烦琐。通过检查细胞克隆生长和测定专一功能的表达选择培养基和血清,重点检测下列几个指标:①纯系效应,即取 10~100 个细胞/ml,在 10~14 日内观察细胞群落形成情况;②生长曲线,观察滞后期、倍增时间和细胞饱和密度;③培养细胞特征的保持;④无菌,即将细胞培养在有血清的培养基中,观察是否有微生物污染。

三、常用培养基的配方与配制方法

用于细胞培养的培养基种类多样,不同的培养基配方和特点各异,适合的细胞也不尽相同。了解常用培养基的配方和配制方法是正确选择培养基的必备知识,对于成功开展细胞培养实验至关重要。

(一)常用培养基与适用范围

经典的培养基有很多种,其中 BME、MEM、DMEM、IMDM、RPMI-1640、DMEM/F12、M199 等都是应用最广泛的培养基。

1. BME 细胞培养基　即基础 Eagle 培养基(basal medium eagle),BSS+12 种氨基酸 + 谷氨酰胺 +8 种维生素。简单、便于添加,适用于各种传代细胞系和特殊研究用,在此基础上改良的细胞培养基品种有 MEM、DMEM 和 IMDM 等。

2. MEM 细胞培养基　又称低限量 Eagle 培养基(minimal essential medium),在 BME 培养基配方基础上删去赖氨酸、生物素,增加氨基酸浓度,适合多种细胞单层生长,有可高压灭菌品种,是一种最基本、适用范围最广的培养基,但因其营养成分所限,针对生产特点的细胞培养与表达时,并不一定是试用效果最佳或最经济的培养基。

3. DMEM 细胞培养基　氨基酸浓度是 MEM 的两倍,维生素浓度是 MEM 的 4 倍,采用双倍的 HCO_3^- 和 CO_2 浓度起到更好的缓冲作用。低糖培养基的葡萄糖含量是 1 000mg/L,高糖培养基的葡萄糖含量为 4 500mg/L。低糖培养基适用于依赖性贴壁细胞培养,特别适用于生长速度快、附着性较差的肿瘤细胞培养。高糖培养基则更适合于高密度悬浮细胞培养,也适用于附着性较差的克隆培养,也可用于杂交瘤中骨髓瘤细胞和 DNA 转染的转化细胞的培养。例如中国仓鼠卵巢细胞(chinese hamster ovary,CHO)表达生成乙肝疫苗、CHO 细胞表达促红细胞生成素(erythropoietin,EPO)。

4. IMDM 细胞培养基　用于培养红细胞和巨噬细胞前体。此种培养液含有硒、更多的氨基酸和维生素、丙酮酸钠和 HEPES。并用硝酸钾取代了硝酸铁。IMDM 还能够促进小鼠 B 淋巴细胞、LPS 刺激的 B 细胞、骨髓造血细胞、T 细胞和淋巴瘤细胞的生长。IMDM 营养非常丰富,还可用于高密度细胞的快速增殖培养。

5. RPMI-1640 细胞培养基　针对淋巴细胞培养设计,含 BSS+21 种氨基酸 +11 种维生素等。现也用于悬浮细胞培养,如哺乳动物、特殊造血细胞、正常或恶性增生的白细胞,杂交瘤细胞的培养,其他像 K-562、HL-60、Jurkat、Daudi、IM-9 等成淋巴细胞、T 细胞淋巴瘤细胞以及 HCT-15 上皮细胞等均可参考使用。

6. DMEM/F12 细胞培养基　是在 DMEM 培养基的基础上,添加 F12 培养基中更为丰富的营养成分,含有多种微量元素,广泛应用于多种哺乳动物细胞的培养。Ham's F12 是为在低血清浓度下克隆 CHO 细胞而设计的,现在也广泛应用于克隆形成率的分析及原代培养。F12 可以与 DMEM 等体积混合使用,得到一种高浓度与成分多样化相结合的产物,这种培养基已应用于许多原代培养及更难养的细胞系的培养。由于营养成分丰富,且可以使用较少血清,DMEM/F12 培养基常作为开发无血清培养基的基础,也适用于低血清含量下哺乳动物细胞的培养。

7. M199 细胞培养基　除 BSS 外,含有 53 种成分,为全面培养基,主要用于鸡胚成纤维细胞培养。此培养液必须辅以血清才能支持长期培养。M-199 可用于培养多种属来源的细胞,并能培养转染的细胞。现广泛用于病毒学和疫苗的生产。

(二)常用培养基的配制方法

现在已经有商品化的培养基。液体培养基购买后可直接使用,应于 4℃ 冰箱避光存放,实验前 37℃ 预热。液体培养基中的 L-谷氨酰胺会随着储存时间的延长而慢慢分解,如果细胞生长不良,可以再添加适量的 L-谷氨酰胺。干粉培养基也应于 4℃ 冰箱避光保存,使用前需要配制,配制方法如下:

1. 在消毒灭菌过的容器中加入少量无菌蒸馏水。
2. 加入干粉培养基,轻轻搅拌,不要加热。
3. 待干粉培养基完全溶解后加入 $NaHCO_3$ 和谷氨酰胺等组分。
4. 补足蒸馏水到预定的体积,搅拌溶解。
5. 利用 NaOH 或 HCl 调节至适宜 pH。
6. 配好的培养基进行过滤,4℃ 保存。

进行细胞培养时,需要按合适比例混合基础培养基和血清培养基,另外为防止细菌等感染,补充添加抗生素。

四、其他常用培养基

除上述常用培养基外,有些合成培养基和天然培养基(血清)在某些细胞的培养工作中也常被用到。

其他常用合成培养基

除 DMEM、IMDI、RPMI-1640 等常用培养基外,还有 HamF10、McCoy5A、L15、Leibovitz、William's、MCDB 131 和 Opti-MEM 无血清培养基等,用于某些细胞的培养。

1. HamF10 细胞培养基　含微量元素,可在血清含量低时用,常用于克隆化培养。适用于仓鼠、人二倍体细胞培养,特别适于羊水细胞培养。

2. McCoy5A 培养基　为肉瘤细胞设计,BSS+40 种成分。可支持多种组织器官(如骨髓、皮肤、肺和脾脏等)的原代移植物的生长,除了适于一般的原代细胞培养外,还可以用于组织活检培养、一些淋巴细胞培养和为一些难以培养细胞提供生长支持。例如 Jensen 大鼠肉瘤成纤维细胞、人淋巴细胞、HT-29、BHL-100 等上皮细胞。

3. L15 细胞培养基　适用于快速增殖瘤细胞的培养,用于在 CO_2 缺乏的情况下培养肿瘤细胞株。此培养液采用磷酸盐缓冲液体系,氨基酸组成进一步改良,并由半乳糖替代了葡萄糖。

4. 天然培养基　最常用的天然培养基是血清。细胞培养液中添加的血清有牛血清、马血清、人血清等,其中牛血清是最常用的血清,分为胎牛血清和新生小牛血清。胎牛血清是从母牛破腹取出的胎牛中分离出的血清,价格昂贵。新生小牛血清是从刚出生的尚未哺乳的小牛中分离出来的血清,新生小牛血清的质量与胎牛血清的质量相差不大。若小牛出生后已哺乳,则从这种小牛中取出的血清中就可能含有较多的生物活性物质,其质量明显下降。血清的质量、种类及使用浓度均有可能影响细胞的生长,不同批次的血清支持细胞生长的能力也不同,尤其是对克隆细胞的生长,某些批次血清可能含有毒性或抑制细胞生长的物质。

在购买大量血清之前,必须对血清支持细胞生长能力进行检测,然后再大量购买质量好的同一批号的血清,并注意以下几点:

(1)需要长期保存的血清必须储存于 −70~−20℃ 低温冰箱中。4℃ 保存时间切勿超过 1 个月。由于血清结冰时体积会增加约 10%,因此,血清在冻入低温冰箱前,必须预留一定体积空间,否则易发生污染或玻璃瓶冻裂。

(2)一般商家提供的血清是无菌的,无须再过滤除菌。如发现血清有悬浮物,则可将血清加入培养液内一起过滤,切勿直接过滤血清。

(3)瓶装血清解冻需采用逐步解冻法:−70~−20℃ 低温冰箱中的血清放入 4℃ 冰箱中溶解 1 天,然后移入室温,待全部溶解后再分装。在溶解过程中需不断轻轻摇晃均匀(小心勿造成气泡),使温度与成分均一,减少沉淀的发生。切勿直接将血清从 −20℃ 进入 37℃ 解冻,避免因温度改变太大造成蛋白质凝集而出现沉淀。

(4)热灭活是对已完全解冻的血清在 56℃ 下加热 30 分钟,加热过程中须摇晃均匀。热处理的目的是使血清中的补体成分灭活。除非必需,一般不建议作此热处理,因为热处理会造成血清沉淀物显著增多,而且还会影响血清的质量。补体参与的反应有细胞毒作用、平滑肌细胞收缩、肥大细胞和血小板释放组胺,增强吞噬作用,促进淋巴细胞和巨噬细胞发生化学趋化和活化。

(5)切勿将血清在 37℃ 放置太久,否则血清会变浑浊,同时血清中的有效成分会破坏而影响血清质量。

(6)血清中沉淀物形成的最主要原因是血清中的脂蛋白变性,而解冻后血清中纤维蛋白增多也可导致絮状物的形成,这些絮状物不影响血清本身的质量,3 000r/min×5min 离心可去除絮状物,也可不进行处理。经过热处理的血清沉淀物的形成会显著增多,有些沉淀物在显微镜下观察像"小黑点",一般情况下不会影响细胞生长,但如果怀疑血清质量,则应立即停止使用,更换另一批号的血清。

五、培养基的灭菌

培养基的灭菌方法主要有两种,高压除菌和过滤除菌。高压灭菌工作强度小,成本低,但易造成营养成分的流失,而且在多次加样过程中容易造成二次污染。大部分培养基采用微孔滤膜进行过滤灭菌,并且已成为培养基除菌的发展方向,它可减少培养基的营养流失。除此之外,青霉素和链霉素等抗生素也可用于培养液的灭菌和预防污染。

(一)高压灭菌

某些培养基(如 MEM)可进行高压灭菌,这类培养基一般不含有 L-谷氨酰胺和碳酸氢钠,通常是在培养基高压灭菌后再加入 L-谷氨酰胺和碳酸氢钠的无菌液体。121℃、15 磅、15 分钟条件下可以达到灭菌效果及营养成分的最小损失。

(二)过滤除菌

目前细胞培养工作中采用的培养用液(包括人工合成培养液、血清、消化用胰酶等)多含有维生素、蛋白质、多肽和生长因子等物质,这些物质在高温或射线照射下易发生变性或失去功能,因此上述液体多采用过滤方法除去细菌。可供过滤灭菌使用的滤膜有很多,孔径 0.1~0.2μm,材料多为聚醚砜(polyethersulphone,PES)、尼龙、多聚碳酸盐、醋酸纤维素、陶瓷等。常用的滤器有 Zeiss 滤器、玻璃漏斗式滤器和针式微孔滤器,各种滤器有其使用原理和特点。

(三) 细胞培养用物品的灭菌

为了保证培养基的无菌,直接或间接与细胞接触的物品也需灭菌处理。玻璃器皿、布类和金属器械等均可选用高压蒸汽灭菌法(15 磅,121℃,20 分钟),橡胶制品也可使用高压蒸汽灭菌法(10 磅,10 分钟)。玻璃器皿还可采用干烤(160℃,2 小时)的方法灭菌;需要注意的是,灭菌后不要立即打开箱门,以防止冷空气骤然进入引起玻璃炸裂。75% 乙醇主要用于操作者的皮肤、操作台表面及无菌室内的壁面处理。不能使用上述方法进行消毒灭菌的培养用器皿,可使用紫外线进行灭菌。

第三节 细胞培养的条件

在细胞培养工作中,除前述的各种要求外,还需充分掌握细胞培养所需的营养物质和培养环境等条件要求,它们也是决定细胞培养成败的关键因素。

一、营养物质

体外培养细胞的生长需要以下基本的营养物质,包括氨基酸、碳水化合物、无机盐、维生素和其他辅助物质。不同细胞所需要的基础培养基的成分略有差别,有的对谷氨酰胺有较高的要求,须根据实际实验中的需要决定。

(一) 氨基酸

不同种类的细胞对氨基酸有不同的需求。细胞所利用的氨基酸是 L 型同分异构体。体外培养细胞时有 12 种氨基酸细胞自身不能合成,必须依靠培养液提供,即必需氨基酸,包括异亮氨酸、亮氨酸、胱氨酸、精氨酸、组氨酸、色氨酸、苏氨酸、蛋氨酸、赖氨酸、缬氨酸、酪氨酸及苯丙氨酸等。几乎所有的动物细胞均对谷氨酰胺有较高的要求,细胞需要谷氨酸合成核酸和蛋白质,同时谷氨酰胺也作为能源被细胞利用,缺少谷氨酰胺易致细胞生长不良甚至死亡。因此,各种培养液中都有较大量的谷氨酰胺。谷氨酰胺在溶液中很不稳定,应置于 -20℃ 冰箱保存,需在使用前加入培养液内。已含谷氨酰胺的培养液在 4℃ 冰箱中储存 2 周以上时,还应重新加入原来量的谷氨酰胺。

(二) 碳水化合物

碳水化合物是细胞生长的主要能量来源,也是细胞合成蛋白质和核酸的碳源。主要有葡萄糖、核酸、脱氧核酸、丙酮酸钠和醋酸钠等。

(三) 无机盐

是细胞的重要组成成分之一,参与细胞的代谢活动和调节培养液渗透压,并通过提供钠、钾、钙离子调节细胞膜功能。除钠、钾、镁、钙、磷、氮、氯等基本的无机离子外,还包括铁、铜、锌、钴、锰和硒等微量金属离子。

(四) 维生素

维生素是维持细胞生长的生物活性物质,它们在细胞中大多形成酶的辅酶,对细胞的代谢有重大影响。在细胞培养中,尽管血清是维生素重要来源,但是许多培养基中添加了各种维生素以适合更多的细胞系生长。其中烟酰胺、叶酸、核黄素、氰钴素、胆碱、生物素、吡哆醇和维生素 C 等,是细胞培养所必需的。

(五) 促生长因子等物质

许多多肽生长因子均具有促有丝分裂的作用,分别作用于细胞周期的不同时期。体外培养细胞除需要上述基本营养物质,还需要促细胞生长因子等物质才能正常生长、增殖。某些生长因子的作用只限于特定的细胞类型;某些生长因子的作用则具有较广的适宜细胞范围。如表皮生长因子不仅对来自外胚层的表皮细胞有增殖促进作用,还对中胚层来源的血管内皮细胞、软骨细胞和成纤维细胞以及内胚层来源的肝细胞和甲状腺细胞等也有促增殖作用。同样,某些类型的细胞可被不同的生长因子所刺激。如成纤维细胞对成纤维细胞生长因子、表皮生长因子、血小板生长因子和生长调节素等均有反应。

(六) 激素

几乎所有的动物细胞的生长均对激素有一定的需求,如多肽类激素中的胰岛素、生长激素、甲状腺素等和甾体类激素中的氢化可的松、黄体酮和雌二醇等。不同细胞对激素的种类和用量的要求有所不同。胰岛素可促进葡萄糖和氨基酸的吸收;生长激素与促生长因子结合后,有促进细胞分裂的效应;氢化可的松有利于细胞附着和细胞增殖,但在某些情况下,如细胞密度比较高时则具有细胞增殖抑制和诱导细胞分化的作用。

(七) 其他辅助物质

在一些较为复杂的培养液中还包括其他一些成分。如在杂交瘤技术中常用的 DMEM 培养液,使用时还需添加丙酮酸钠和 2-巯基乙醇(2-Mercaptoethanol,2-Me)。2-Me 是一种小分子还原剂,对细胞生长有很重要的作用,有人认为它相当于胎牛血清,有直接刺激细胞增殖的作用。2-Me 的活性部分是巯基,其中一个重要作用是使血清中含硫的化合物还原成谷胱甘肽,诱导细胞的增殖,为非特异性的激活作用。同时避免过氧化物对培养细胞的损害。另一个重要作用是促进分裂原的反应和 DNA 合成,增加植物凝集素(PHA)对淋巴细胞的转化作用,已广泛应用于杂交瘤技术,也被用于一些难培养的细胞研究中。

二、培养环境

除了满足细胞的营养需要外,培养环境还必须具备细胞生存和繁殖的生理学所要求的物理化学特性(包括温度、渗透压、气相和 pH 等),并保证无污染和无毒。

(一) 温度

体外培养的细胞需在保持一定恒温的环境中才能生长,其适宜的温度取决于所培养细胞的类型。在达到培养细胞所能耐受的上限之前,细胞增殖率随温度升高而加快,当温度超过上限后,细胞增殖会受到抑制。哺乳动物细胞体外培养的适宜温度为 35~37℃。一般来说,高温比低温的影响更为明显。当温度为 25~35℃,细胞的生长速度虽然很慢,但仍能保持存活,即使在 4℃ 条件下,细胞也能存活数天。只要不低于 0℃,细胞的代谢虽受抑制,但对细胞的损害并不严重,若加保护剂细胞可在 -196℃ 的液氮中保存。但细胞置于高温时则不同,在 41~42℃ 中培养 1 小时,细胞就会严重受损,温度达到 43℃ 以上时则大多数细胞将死亡。

(二) 渗透压

培养液的渗透压是一个非常重要的因素,多数细胞能够耐受一定范围的渗透压,不同类型的细胞所适宜的渗透压不尽相同。用于哺乳动物细胞培养的培养基渗透压一般介于 260~320mmol/L 之间。若以培养皿培养细胞,则培养基的渗透压应配制成略为低渗,以代偿培养基在培养过程中的蒸发。此外,向培养液中加入其他物质有可能会明显改变培养液的渗透压,特别是溶于强酸或强碱中的物质。

(三) 气相和 pH

体外培养细胞需要适宜的气体环境。多数细胞需要在有 O_2 条件下才能生长。O_2 分压通常维持在略低于大气状态,若 O_2 分压超过大气中氧的含量则对细胞生长不利。体外培养细胞的适宜气体环境一般为 95% 空气和 5% 的 CO_2 的混合气体。CO_2 为细胞生长所需要,同时又是细胞代谢的产物,并影响培养基的pH。CO_2 分压增高,培养基的 pH 下降。各种细胞对 pH 的要求不尽相同,大多数细胞系在 pH 7.2~7.4 之间生长良好。例如,成纤维细胞最适 pH 是 7.4~7.7,而传代转化细胞系的最适 pH 则是 7.0~7.4。一般来说,细胞对碱性环境的耐受性不如对酸性环境的耐受性强,通常偏酸比偏碱的环境对细胞生长更有利。为使培养基的 pH 保持相对稳定,大多数采用磷酸盐和 HEPES 作为培养基的缓冲剂,HEPES 缓冲液可与低水平碳酸钠共用。由于多数培养液靠碳酸氢钠(NaHCO₃)与 CO_2 体系进行缓冲,气相中的 CO_2 浓度应与培养液中碳酸氢钠浓度相平衡。若气相或培养箱空气中的 CO_2 浓度设定在 5%,培养液中 NaHCO₃ 的加入量为 1.97g/L;如果 CO_2 浓度维持在 10%,培养液中 NaHCO₃ 的加入量为 3.95g/L。

(四) 无污染及无毒

无毒是细胞培养的必要条件。凡与细胞直接接触的材料(如培养器皿、底物、培养基等)和间接接触材料（如配置培养基的容器、瓶盖、瓶塞等），若具有细胞毒性，在培养过程中可影响细胞生理状态甚至导致死亡。细胞培养中的污染问题包括细菌、支原体、霉菌和病毒等微生物的污染以及不同细胞类型间的交叉污染。体外培养的细胞由于缺乏机体的免疫系统保护机制而失去对微生物的防御能力，若发生细菌等微生物的污染，极易导致细胞死亡。微生物的污染虽然因为使用抗生素及超净工作台等措施已大为减少，但仍然是细胞培养中需要特别重视的问题。不同细胞类型间的交叉污染，可使实验室的细胞系失去原有特性。为避免细胞间的交叉污染，对不同细胞系的操作应特别注意。

第四节　细胞培养技术

细胞培养是生物学和医学研究最常用的手段之一，可分为原代培养和传代培养两种。

一、原代培养

原代培养也叫初代培养。是将各种组织从机体中取出，常用胰蛋白酶、螯合剂（常用 EDTA）或机械方法处理，分散成单细胞，在合适培养基中使细胞生存、生长和繁殖，这一过程称原代培养。由于此时组织和细胞离体时间短，细胞的遗传性状、形态结构和功能活动与体内原组织相似性大，故更接近于生物体内的生活状态，适于进行细胞形态、功能和分化等研究。也是组织培养工作人员应熟悉和掌握的基本技术。原代培养方法很多，最常用的即组织块直接培养和消化培养法，此外随着培养技术进步，类器官培养技术逐渐成熟。

（一）组织块直接培养法

1. 取材，用 Hank 液洗涤 3 次，并剔除脂肪、结缔组织，血液等杂物。

2. 用手术剪将组织剪切成 1mm³ 左右的小块，再用 Hank 液洗 3 次。

3. 将组织块转移至培养瓶，并使之贴附于瓶底面。

4. 轻轻将培养瓶翻转，瓶底朝上，向瓶内注入适量（注意不能接触组织块）的培养液，将培养瓶放置在 37℃ 恒温箱内培养。

5. 放置待组织小块贴附后，将培养瓶慢慢翻转平放，使组织浸入培养液中（勿使组织漂起），37℃ 继续培养。

注意：①取材时除去组织块多余水分，可用吸管将组织块推向瓶一角，然后将有组织块的瓶面翻向上方，吸去流向对侧的多余水分。多余水分若不除去，会使组织块剪切不细，消化后的细胞悬液清亮（细胞数少），并可见消化液中有线状或絮状物漂浮。②将组织块转移至培养瓶时，应注意按照一定间距摆放，在实际操作中应根据培养器皿的孔径定组织块密度，不宜过密，会造成接触抑制，但也不可过于稀疏，细胞数量太少。

（二）消化培养法

1. 酶消化分离法

（1）细胞间质较少的软组织，如肝、肾、甲状腺、羊膜、胚胎组织、上皮组织等，用 Hank 液清洗组织 3 次，剪成小块大小为 4mm 左右。

（2）再用 Hank 液洗 2~3 次以除去血细胞和脂肪组织。

（3）加入 0.25% 的胰蛋白酶，摇匀后放 4℃ 过夜。

（4）次日再用 Hank 液洗涤，弃去上清液，共洗 2~3 次。

（5）加入少量含血清的培养基吹打分散，细胞计数，按适当的浓度分瓶培养。

2. 非酶消化法（EDTA 消化法）

（1）把组织块剪碎，呈 1mm³ 大小的组织块。

（2）将碎组织块在平皿中用无钙镁 PBS 洗 2~3 次。

（3）加入消化液（EDTA）于 37℃ 水浴中作用适当时间（中间可轻摇 1~2 次），若组织块膨松呈絮状可终止，若变化不大可更换一次消化液，继续消化直至膨松絮状为止。

（4）弃去上清液,加入含有钙、镁离子的培养基中停止消化反应,并洗涤 2~3 次后,加入完全培养基。

（5）用吸管吹打,使细胞充分散开后用纱网过滤后分瓶培养。

3. 悬浮细胞分离法

（1）将血液、羊水、胸腔积液或腹腔积液等悬液直接转至离心管中,1 000r/min 离心 5 分钟。

（2）去掉上清液,离心沉淀用无钙、镁的 PBS 清洗后 1 000r/min/分钟离心 5 分钟。此步重复两次。

（3）用培养基重悬,调整适当细胞浓度后分瓶培养。

（4）如选用悬液中某种细胞,可采用离心后的细胞分层液收获目的细胞。

4. 机械分散法

（1）如纤维成分较少的组织,部分胚胎组织,用剪刀剪碎至 $1mm^3$ 的组织块。

（2）用 PBS 清洗两次后用吸管吹打,分散组织细胞。或将已充分剪碎分散的组织放在注射器内(用九号针),使细胞通过针头压出。

（3）或在不锈钢纱网内用钝物(注射器钝端)压挤使细胞从网孔中压挤出。因不锈钢纱网对细胞损伤较大,现多改为尼龙膜或者商品化的滤膜。

（4）收集细胞转入离心管中,1 000r/min 离心 5 分钟。

（5）去上清液,加入含血清的培养基,重悬后移至培养瓶中培养。

（三）器官培养

1. 将不锈网做成支架形状,调整其高度至培养皿的 1/2 深度平面,在其表面放置 0.5μm 孔径滤膜。

2. 将培养液加入培养皿中,使液面刚刚接触到滤膜,但不要使其浮起。

3. 将要培养的器官组织放在滤膜上,一般厚度不要超过 200μm,水平面积不超过 $10mm^2$。

4. 将上述准备好的培养物放入 CO_2 培养箱,并加注氧气调整氧分压,最好到 90%。

5. 培养过程中要注意观察培养液平面,尽可能保持在与滤膜一致的水平上。

6. 上述可进行器官培养 1~3 周,每 2~3 日换液一次,并根据需要做进一步实验和检测。

注意:严格进行无菌操作,防止细菌、霉菌等污染,避免化学物质污染。自取材开始,保持所有组织细胞处于无菌条件。严格进行动物皮肤消毒,使用三套器械取材。新生动物皮肤先用 2% 碘酒液消毒,成年鼠先用 3%~5% 碘酒液消毒后用 75% 乙醇消毒。

二、传代培养

当细胞的原代培养成功后,随着培养时间的推移和细胞持续分裂,细胞间因相互接触而发生生长抑制,生长速度减慢甚至停止;另外细胞也会因营养不足和代谢产物累积而不利于生长,这时就需要进行传代培养。

（一）贴壁细胞的消化传代

1. 瓶口消毒开盖后吸除或倒掉瓶内旧培养液。

2. 加入 1ml 左右消化液(胰蛋白酶或与 EDTA 混合液)轻轻摇动培养瓶,使瓶底细胞都浸入溶液中。

3. 室温消化 2~5 分钟后把培养瓶放置在显微镜下进行观察,发现原贴壁的细胞逐渐趋于圆形,在还未漂起时,弃去消化液,加入完全培养液终止消化。

4. 用吸管将贴壁的细胞吹打成悬液,分别接种到另外 2~3 个培养瓶中,置 37℃ 培养箱中继续培养。第二天观察细胞贴壁生长情况。

（二）悬浮细胞的传代

1. 直接传代

（1）让悬浮细胞慢慢沉淀在瓶底后,将上清液吸掉 1/2~2/3。

（2）用吸管吹打形成细胞悬液后,分别接种到另外 2~3 个培养瓶中,置 37℃ 培养箱中培养。

2. 离心传代

（1）将细胞连同培养液一并转移到离心管内,离心 1 000r/min,5 分钟。

（2）去除上清液,加新的培养液到离心管内,用吸管吹打使之形成细胞悬液。

（3）将细胞悬液分别接种到另外 2~3 个培养瓶中，置 37℃ 培养箱中培养。

三、冻存与复苏

当细胞培养需要暂停或细胞需要长期保种时就需要进行冻存及复苏。

（一）细胞冻存

1. 选用生长情况好，数量较多的细胞，冻存前一天换液一次。

2. 贴壁细胞需用 0.25% 胰酶常规消化，将细胞悬液收集至离心管中。

3. 1 000r/min 离心 5 分钟，弃上清液。

4. 沉淀加含 DMSO 的培养液，计数，调整至（1~10）×10^6/ml。

5. 将悬液分至冻存管中，每管 1ml。

6. 密封冻存管，注意封口要严，否则复苏易出现爆裂。

7. 用记号笔标明细胞种类，冻存日期。

8. 按下列顺序降温：室温→4℃（20 分钟）→冰箱 -20℃（30 分钟）→超低温冰箱（-80℃ 过夜）→液氮。也可用商品化冻存液，直接放置 -80℃，或者使用冻存盒等。

（二）细胞复苏

1. 从液氮罐中取出细胞冻存管，直接浸入 37℃ 温水中，并不时摇动使其尽快解冻。

2. 吸出细胞悬液，并加 10 倍以上培养液。

3. 根据不同细胞要求离心，去除上清液。

4. 用培养液重悬细胞，最好进行计数，调整细胞密度，接种培养瓶。

5. 镜检细胞贴壁情况，放入 37℃ CO_2 培养箱静置培养。次日更换一次培养液，继续培养。

（三）细胞计数

1. 物品准备　提前准备好细胞计数板、0.4% 台盼蓝溶液、无水乙醇或 95% 乙醇溶液、脱脂棉、试管、吸管、毛细吸管、绸布。

2. 计数板处理　用无水乙醇或 95% 乙醇溶液擦拭计数板后，用绸布擦净，另擦净盖玻片一张，把盖片覆在计数板上面。

3. 加样与镜检计数　用吸管混匀待计数的细胞悬液，迅速将一小滴细胞悬液从盖玻片与载玻片交界部位缓缓滴入细胞计数池中，注意不要使液体流到旁边的凹槽中或带有气泡，否则要重做；如需观察细胞死活，则用滴管吸取 0.4% 台盼蓝染液，按 1:1 比例加入细胞悬液中。沉降 1 分钟，将计数板放在低倍镜下，观察计数板中央大方格内的四角中格的细胞，计数时，只计数结构完整的细胞，小细胞团计数为 1，如果细胞压在格上，则数上不数下，数左不数右，二次重复计数误差一般不应超过 ±5%；若用锥虫蓝染色，镜下观察，凡折光性强而不着色者为活细胞，染上蓝色者为死细胞。然后按下式计算出每毫升悬液中的细胞数：（四个中格细胞数/4）×10 000× 稀释倍数 = 细胞数/ml。有条件的可以配置半自动或自动细胞计数仪，更加准确和快速。

四、细胞系鉴定

细胞在长期培养和传代过程中，可能发生某些性状改变，或者与其他细胞系发生了交叉污染，导致所使用的细胞已经不是原来的细胞系，这时就需要对细胞系进行鉴定。

（一）形态学鉴定

1. 在倒置显微镜中直接观察活细胞的形态学特征。

2. 细胞染色检查

（1）将无菌玻片置于细胞培养皿中，加细胞悬液后培养。

（2）待细胞长至满足实验需求时将玻片取出，用 PBS 清洗，之后放于载玻片上，待其自然干燥。

（3）用 PBS/甲醇（1:1）固定 15 分钟。

（4）弃固定液，加合适的染色液染色。

（5）染色完毕后用清水洗净，置于空气中干燥。

（6）用二甲苯透明，光学树脂封片后观察。

（二）免疫组织细胞化学鉴定

1. 将无菌的圆形盖玻片置于细胞培养皿中，将细胞悬液接种于培养皿中进行细胞爬片。

2. PBS 清洗标本 3 次，各 1 分钟。

3. 4% 多聚甲醛固定 15 分钟。

4. 置于空气中干燥。

5. PBS 清洗标本 3 次，各 2 分钟。

6. 0.5% Triton X-100 孵育 1 次 20 分钟。

7. PBS 清洗标本 3 次，各 2 分钟。

8. 3% H_2O_2 孵育 15 分钟。

9. DPBS 清洗标本 3 次，各 2 分钟。

10. 封闭血清孵育（5% 正常二抗血清 DPBS 液 20 分钟）。

11. 一抗孵育（湿盒），4℃ 过夜或 37℃ 60 分钟。

12. PBS 清洗标本 3 次，各 5 分钟。

13. 二抗工作液孵育（湿盒）37℃ 30 分钟。

14. PBS 清洗标本 3 次，各 5 分钟。

15. 湿盒 37℃ 30 分钟。

16. PBS 清洗标本 3 次，各 5 分钟。

17. 用显色液进行显色。

18. 蒸馏水洗涤 2 次 1 分钟。

19. 苏木素复染 1 分钟。

20. 清水洗涤 30 分钟。

21. 光学树脂封片后观察。

（三）免疫荧光鉴定

1. **细胞爬片准备** 以 24 孔板为例，取盖玻片置于 24 孔板中，每孔加入培养基 1ml，根据不同细胞大小加入满足实验需求的细胞数量。置培养箱 2 小时或过夜。

2. **固定** 待细胞爬片后，吸出培养基，用 PBS 洗一遍，加入 4% PFA，4℃ 固定 30 分钟。用 PBS 洗 3 次，5min/次。也可最后一次不吸出 PBS，放 4℃ 过夜。

3. **破膜封闭** 将玻片除去水分，置于培养皿支撑物上，取 50μl 破膜封闭液滴于防水膜上，将玻片上有细胞的一面盖上 2 小时。盖玻片封闭液配制：0.5% Trition X-100 与 PBS 1:1 混合，再加 10% 血清。

4. **一抗孵育** 将抗体用 PBS 1:100~1:200 稀释，取 50μl 于防水膜上（湿盒中），置于 4℃，最多可放置一周。

5. **二抗孵育** PBS 洗 3×5min/次，二抗混合液的配制可根据不同抗体的稀释比例进行。加入二抗混合液后，避光，室温放置 2 小时。

6. **封片** PBS 洗 3×5min/次，玻片上滴 1 滴封片剂（抗荧光淬灭剂），待观察。

五、细胞筛选与克隆化培养

细胞在持续传代培养过程中，细胞可能会出现性状改变，为了保证实验的重复性和严谨性需要对细胞进行筛选及克隆化培养。

（一）细胞筛选

可根据细胞性质选择筛选方法，如根据大小，选择细胞过滤网筛选；根据贴壁特性，可使用贴壁类型的培养皿，就可以分离贴壁和悬浮类型的细胞，使用胰酶快速消化，则可以分离贴壁能力较强和较弱的细胞；还可根据细胞对特定生长因子的需求，也可用特别的培养液配方来筛选细胞。目前商业化仪器设备可将上述筛选方法整合用以筛选细胞。

1. **流式细胞筛选**　流式细胞仪（flow cytometer）是一种在功能水平上对单细胞或其他生物粒子进行定量分析和分选的检测手段，可以每秒钟分析上万个细胞，并能同时从一个细胞中测得多个参数。其应用范围非常广泛。细胞分选是它的重要应用之一。它能够根据每个细胞的光散射和荧光特征，将特定的细胞从细胞群体中分选出来。细胞分选的原理如下：当经荧光染色或标记的单细胞悬液放入样品管中，被高压压入流动室内。流动室内充满鞘液，在鞘液的包裹和推动下，细胞被排成单列，以一定速度从流动室喷口喷出。在流动室的喷口上配有一个超高频的压电晶体，充电后振动，使喷出的液流断裂为均匀的液滴，待测细胞就分散在这些液滴之中。将这些液滴充以正、负不同的电荷，当液滴流经过带有几千伏的偏转板时，在高压电场的作用下偏转，落入各自的收集容器中，没有充电的液滴落入中间的废液容器，从而实现细胞的分离。流式细胞分选的特点：少量细胞分选时，流式细胞分选精确度高（99%以上），速度快。目前，先进的流式细胞仪的分选速度可达25 000个细胞/s以上。可以同时进行多个Marker分选，正选负选同时进行。以前的流式细胞仪只能给液滴充上正电荷或负电荷，因此在电场中只能向左或向右偏转，即两路分选。现在的仪器可以给液滴充以不同的电量，从而调整液滴的偏转角度，实现多路分选。不仅仅限于表面抗原，流式细胞仪可以根据任何能检测到的发光度（如细胞体积）或荧光（如DNA、RNA或蛋白含量，酶活性，特异抗原）散射度差异来分离细胞。如果能保证流式细胞仪的无菌状态，那么分选后的细胞还可以进行培养或其他分析。

2. **免疫磁珠细胞筛选**　通过免疫磁珠细胞分选方法可以在几分钟内从复杂的细胞混合物中分离出很高纯度的细胞。免疫磁珠分离细胞是基于细胞表面抗原能与连接有磁珠的特异性单抗相结合，在外加磁场中，通过抗体于磁珠相连的细胞被吸附而滞留在磁场中，无该种表面抗原的细胞由于不能与连接着磁珠的特异性单抗结合而没有磁性，不在磁场中停留，从而使细胞得以分离。这种方法操作简单，耗时较短，对细胞伤害较小，而且能在无菌的环境下进行操作，保证细胞的正常生长。

3. **液滴微流控细胞筛选**（droplet entrapping microfluidic cell-sorter）　是基于液滴微流控技术开发而成的超高通量单细胞分选平台。通过使用最新的微流控技术，每秒可以发生成千上万的微液滴，细胞包裹于微液滴之中，可进行生长、裂解、代谢、反应等生物生化过程，并与液滴之中的荧光筛子进行充分结合，产生不同强度的荧光信号；之后利用微液滴分选技术将低产出和高产出的细胞通过荧光信号分选出来，实现分选过程的高通量化。

（二）克隆化培养

1. 哺乳动物细胞克隆化培养即单细胞培养技术，是维持单一细胞类型及其特性的有效方法。细胞克隆是指1个细胞来源，经过细胞分裂形成独立的细胞集落。原代细胞做克隆化培养的成功率最低，因为原代细胞只能存活有限的几代，当克隆化培养的后续扩大培养达到所需细胞总数时，这些细胞也许已经接近衰老。有限细胞系和无限细胞系，即细胞株和细胞系，进行克隆化培养的成功率比较高，尤其无限细胞系的克隆化。

另外，在杂交瘤细胞建株过程中，克隆化培养也是非常必要的环节和手段。其能够及时确定分泌单克隆抗体的阳性杂交瘤细胞株，同时淘汰由于发生染色体丢失或抗体的轻、重链基因分离而出现无抗体分泌的阴性细胞株。一般杂交瘤细胞需经过2~3次反复克隆后，才能达到高细胞阳性率。克隆化培养可测试不同培养条件对细胞存活能力的影响。用于优化细胞生长条件、测试细胞的化学敏感性和放射敏感性等。如牛血清的筛选中，选择克隆形成率高的血清批号用于日常细胞培养。

2. 克隆化培养方法

（1）有限稀释法克隆培养：通过有限稀释，使细胞密度低至一定程度再接种培养在适宜于单细胞生长的培养液中，形成单独的细胞克隆。

一般使用平底孔细胞培养板，接种密度控制在10~200个/ml。在计数准确、细胞活性正常的情况下，一般稀释为20个/ml，每孔接种200μl，这样每孔落入细胞数平均为1，获得单克隆生长孔的概率最大，数量最多。

有些细胞的克隆化培养效果不理想的原因可能与细胞密度较低，不能形成细胞间连接导致细胞生长缓慢,克隆化培养失败。

（2）琼脂中的克隆化培养:在铺有底层琼脂的培养孔中进行,由于琼脂凝胶的稳定性使得子代细胞形成的细胞集落不容易脱落。温度高时琼脂呈液态,37℃时呈凝胶状态。目标细胞事先短暂地悬浮在55℃的液态琼脂溶液中进行快速铺板操作,待琼脂凝固后进行培养,形成散在的独立克隆,方便分离克隆。如果琼脂形成凝胶的温度比较低,可以经过4℃形成凝胶后再进行培养。建议使用培养皿、6孔细胞培养板做此类克隆化培养。根据生长速度、细胞形态、集落形态等特征选择所需的克隆。事先标注克隆的相对位置,挑选时可以使用长丝滴管或微量移液器吸嘴直接吸取,为避免受到周边其他克隆的干扰,建议先去除多数培养液后再吸取克隆。

六、三维细胞培养

传统的细胞培养是在培养皿或培养瓶的二维平面上进行的,这与细胞在体内所处的三维生长环境有着很大的区别。三维培养则是一种可以使细胞在体外条件下进行三维生长的培养方法,可以更好地模拟细胞在体内的生长状况及环境。三维培养条件下细胞的许多生物学行为与传统的二维培养有很大的不同。一般来说,三维培养可分为有三维支架模式和无支架模式两种。这两种培养模式在研究中均有应用。

（一）三维支架技术

三维支架培养是将细胞培养在具有空间结构的支架上,该模式关键在于细胞空间支架的获得。这些支架在生物体内由细胞外基质构成,主要成分是细胞膜外蛋白和多糖类物质,其中蛋白主要是胶原蛋白和层黏连蛋白,多糖类物质主要是糖胺聚糖,包括硫酸软骨素和硫酸乙酰肝素等。在体外构建与体内相同的三维支架非常困难,目前可根据使用的支架材料的不同分为固体支架、水凝胶和其他材料。其中水凝胶支架是应用最为广泛的一种,其形成的网格状结构可以很好地模拟体内生存条件,且因其交联网络中含有大量水分,营养物可以自由进出凝胶网络,使分散于网络中的细胞都能得到营养,同时还可以交联生物活性因子调节细胞的生长和分化,因此胶原水凝胶具有良好的亲水性及细胞相容性。天然和合成材料的几种不同类型的水凝胶均可用于三维细胞培养,例如动物细胞外基质提取物水凝胶、蛋白质水凝胶、肽水凝胶、聚合物水凝胶及木基纳米纤维素水凝胶等。

1. 天然材料支架 天然水凝胶大多数是从小鼠肉瘤细胞基底膜提取的天然细胞外基质,营养非常丰富,与细胞兼容性高。其主要组分是层黏连蛋白、Ⅳ型胶原、蛋白多糖硫酸乙酰肝素和巢蛋白。这种水凝胶聚合物可通过20~40℃热激活,凝胶化过程也是可逆的(蛋白质浓度:8~12mg/ml)。用于细胞培养的天然细胞外基质可以高效地重现上皮细胞与间质在皮肤发育及器官型细胞培养过程中的协同作用,可以促进细胞生长和迁移,已被证实可以促进多种类型细胞的增殖,包括神经干细胞、神经细胞、神经胶质细胞。

2. 合成材料支架 合成材料支架的成分包括化学合成的巯基化透明质酸、硫醇反应性交联剂和生物纯化的变性胶干细胞的天然环境富含透明质酸。由于合成材料支架能较好模仿天然的细胞外基质环境,同时具有定制灵活性,能加入适当的生长因子、附着因子和蛋白。

3. 组织特异性的细胞培养支架 制备组织特异性的支架方法有两种。一种是从人类尸体或动物组织器官上经脱细胞过程清除细胞,由此得到的脱细胞天然细胞外基质支架与天然组织具有极高的结构和机械相似性,是理想的支架系统之一,脱细胞的目的是能够彻底去除细胞和胞核碎片,避免引起宿主免疫反应,最大限度地降低对组织重建的不利影响,同时又保持完整的网状结构,将生物活性的损失降到最小。最常见的脱细胞方法有冻融循环、胰蛋白酶酶解等。另一种方法是将细胞培养一定时间后再行脱细胞处理,仅留下细胞外基质,以用于培养其他细胞。

（二）无支架技术

无支架技术是另一种独立于支架技术的3D细胞培养方法。无支架的培养方法包括使用低黏附细胞培养板、悬滴培养板、微图案表面和旋转生物反应器以及磁悬浮和磁性3D生物打印等。

生物反应器是较为复杂的一种培养装置,主要使用生物活性合成材料,如聚对苯二甲酸乙二醇酯膜,在维持高水平营养的环境中包围球状细胞。

细胞悬浮培养是指在悬浮条件下细胞逐渐聚集,经过数天培养后形成一个直径数百微米的多细胞球状体。这种培养模式操作简单、费用低,已经被广泛应用于多种研究中。目前对 40 种不同的肿瘤细胞系(包括肝癌、肺癌、乳腺癌、结肠癌和前列腺癌等)进行了细胞悬浮培养,发现球状体的形成大致可以分为 3 种,即紧密的规则球形、紧凑的不太规则球形和松散的不规则球形。其中后两种类型可以通过向培养基中加入一定量的细胞外基质而改善球形结构。虽然细胞悬浮培养操作简单,但用途较为单一,不能用于细胞的迁移研究等。

(三) 三维细胞培养的应用

1. **在肿瘤研究应用** 随着三维细胞培养的出现,肿瘤(特别是实体瘤)相关研究进入一个更高的水平。因为在三维细胞培养过程中,细胞增殖趋于缓慢,氧气和营养物质的传递递减形成一个中空的核心,这与体内的肿瘤组织非常相似。目前在癌症研究中,三维细胞培养主要应用于肿瘤切片培养物、肿瘤芯片及单细胞或多细胞共培养的多细胞肿瘤球体等方面。

2. **在药物药理研究应用** 筛选药物的标准程序包括在临床前和临床阶段对新的候选药物进行全面评价,因此以细胞为基础的分析技术通常是药物发现过程的一个关键的部分,它提供了一种简单快速,成本效益高的工具,避免了大规模和高成本的动物实验。研究人员常通过体外培养的细胞观察药物的作用,为药物的药效作用提供实验依据以及临床实际使用提供参考。由于在三维细胞培养下细胞在形态学、基因表达及其他生理过程都更接近于体内的状况,所以利用三维细胞培养进行药物的筛选其效率将大大提高。

3. **在干细胞和类器官研究应用** 干细胞和类器官在组织工程和再生医学中的应用不可或缺,特别是对于能自我更新的组织和细胞。如人类多能干细胞可以在体外培养并分化为人体的所有细胞类型,这些应用需要大量的高质量的细胞。而三维生物系统可以提高人类胚胎干细胞衍生的多能干细胞和成人成体干细胞植入体内后的生存率和再生能力。因此,干细胞的三维培养较传统二维培养具有更高的生存率和基因组稳定性;其次三维细胞培养可促进胚胎干细胞分化,同一时间内三维培养模型诱导干细胞分化水平远超出二维培养。在肝脏疾病的细胞治疗研究方面,与传统单层培养相比,三维培养能显著改善肝细胞的分化和功能。另外,在组织工程领域,临床上对肌肉骨骼组织的需求较高,尤其是软骨和骨缺损,三维技术也已应用于骨及软骨的损伤再生。

第五节 细胞培养技术在寄生虫学研究中的应用

传统寄生虫学研究主要关注寄生虫的形态、发育、移行以及寄生虫与宿主之间的关系。随着细胞培养技术的发展,使得人们可以从细胞乃至分子水平更深入了解寄生虫的生活史过程及其涉及的生理学、生物化学、免疫学等问题,为阐明寄生虫致病机制、理解寄生虫与宿主的相互作用,提供了新的平台和新的研究领域。基于细胞融合技术发展的杂交瘤技术更为人们提供了有力的研究工具。

一、应用杂交瘤技术研制抗寄生虫单克隆抗体

寄生虫抗原由于虫体阶段变化多及结构复杂等原因使抗原纯化困难,杂交瘤单克隆抗体技术有助于能从复杂的抗原中将具有保护性功能的抗原成分筛选出来。目前在寄生虫病的诊断,媒介携带病原检测,寄生虫种鉴定等有较多应用。

(一) 单克隆抗体(McAb)在寄生虫病免疫诊断的应用

寄生虫 McAb 及所识别的抗原分子,有利于发展寄生虫免疫诊断方法。如应用 ^{125}I 标记抗日本血吸虫成虫 McAb 做间接放射免疫测定,对 39 例患者血清进行检测,敏感性达 90%,特异性达 100%。

(二) 单克隆抗体(McAb)在媒介昆虫携带病原体检测中的应用

McAb 可为传播媒介携带病原体检测提供快速、简便、敏感而有效的方法,并可鉴定虫株。应用抗硕大利什曼原虫 McAb 可检出白蛉体内少量的前鞭毛体,且能鉴定虫种。瞿靖琦等用杜氏利什曼原虫新疆株 McAb,通过斑点 ELISA 鉴定白蛉体内自然感染的利什曼原虫获得成功。

(三) 单克隆抗体(McAb)在临床治疗的应用前景

研究发现筛选的两株 McAb 能抑制热带利什曼原虫在巨噬细胞内生长;抗血吸虫 IgG2a 单抗对童虫

具有高水平的补体依赖性细胞毒作用和大鼠嗜酸性粒细胞依赖的细胞毒作用。

（四）单克隆抗体（McAb）在抗原定位中的应用

研究 McAb 与抗原的作用部位及亚细胞结构，并在此基础上研究寄生虫抗原的性和来源，还可将免疫金技术（除金标外，多种标记物都可以标记单抗）与 McAb 结合进行特异性寄生虫抗原的超微定位。

（五）单克隆抗体（McAb）在虫种鉴定中的应用

寄生虫的传统分类是基于形态学和生活史的研究。而虫种是一个复杂的复合体，常有临床表现、流行病学特征和地理位置的不同，存在不同的亚种或株，但是传统分类区分这些亚种或株较困难，现可应用 McAb 技术、同工酶技术、DNA 探针（与单抗无关）技术等对寄生虫分类进行研究。

（六）单克隆抗体 McAb 在寄生虫基因工程疫苗研究的应用

寄生虫抗原由于虫体阶段变化多及结构复杂等原因使抗原纯化困难，McAb 有助于能从复杂的抗原中将具有保护性功能的抗原成分筛选出来，对于寄生虫病疫苗及免疫制剂等研究有重要价值。如可应用 McAb 交联的亲和柱吸附纯化虫体成分中的抗原用于免疫诊断。

（七）单克隆抗体（McAb）在寄生虫病流行监测的应用

利用抗细粒棘球蚴六钩蚴 McAb，应用间接免疫荧光法从含有多种绦虫的犬粪中鉴别出虫卵；该抗体能特异性地检测小量虫卵，不与其他 6 种绦虫发生交叉反应。故可对该病流行区或可疑流行区进行犬宿主感染情况分析，也能用于调查环境、水源、土壤等污染情况，为了解包虫流行提供准确信息。

二、应用骨髓瘤细胞与寄生虫虫体细胞杂交技术表达抗原

通过杂交瘤细胞产生寄生虫抗原，可为寄生虫疫苗研究提供新途径。如墨西哥利什曼原虫的杂交瘤可保持活力 45 日，其间出现 4 次繁殖高峰，间接荧光试验表明该细胞系与患者血清呈阳性反应。将肝片形吸虫与鼠瘤细胞融合，将杂交瘤克隆免疫 BALB/c 小鼠，可产生抗肝片形吸虫抗体，免疫印迹表明该机体可识别 57kD 肝片形吸虫抗原。另外寄生虫抗原通过杂交瘤细胞融合表达，可用于寄生虫病诊断。如用胰酶消化多房棘球蚴生发层细胞，再与杂交瘤细胞融合，2 周后即形成 60~300 个细胞群落，细胞周围有 PAS 阳性物质，该物质和细胞质抗原均能与 IFA 强阳性反应，免疫印迹表明与患者血清反应的抗原为 18kD、29kD、42kD，其他患者血清呈阴性反应，表明该细胞质抗原具有较好的诊断价值。

三、应用组织细胞培养技术建立寄生虫细胞系

随着组织培养技术的发展，目前建立了原虫（如疟原虫等）、蠕虫（如绦虫等）及昆虫（如按蚊、伊蚊等）相关寄生虫细胞系，为深入研究寄生虫致病机制，及寄生虫致病相关的生物学、免疫学、生理生化、超微结构及药物研究等奠定基础。

（一）原虫体外培养

目前已有较成熟的恶性疟原虫红内期体外培养方法，并应用于生物学、免疫学、生理生化、超微结构及药物研究。

1. 恶性疟原虫的培养

（1）复苏：①将冻存管（约 1ml）从液氮中取出后置于 37℃ 水浴中快速解冻，约 2 分钟；②酒精棉球清洁管壁，将细胞转移至 50ml 离心管中；③加入预热的 12% NaCl（0.2 倍体积），逐滴加入，边加边晃动，然后静置 5 分钟；④加入预热的 1.6% NaCl（9 倍体积），逐滴加入，边加边晃动；1 700r/min，5 分钟；⑤弃上清液，加入适量（约 5ml/25ml 培养瓶）预热培养基后转移至培养瓶中，补加新鲜 RBC；⑥盖好培养瓶，置于 CO_2 孵箱培养。

（2）换液：①轻轻吸取培养瓶内（25ml 培养瓶）上层液体（RBC 一般沉于底层）；②吸取少量 RBC 于载玻片上，推片，染色，镜检；③培养瓶中加入新鲜培养基，约 5ml，（可根据原虫率加入适量红细胞）；④盖好培养瓶，置于 CO_2 孵箱培养。

（3）冻存保种：①将以环状体为主的培养物用 2 倍体积的完全培养基洗涤一次，2 500r/min/5min，弃上清液；②加入等倍体积的冻存液，逐滴加入，边加边晃动，混匀后转入冻存管，贴上封口膜，做好标记，记

录原虫率,冻存;注:培养物以环状体为主,原虫率大于 5% 方可冻存。

2. 约氏疟原虫培养　约氏疟原虫(*Plasmodium yoelii*)红内期的体外连续培养尚未取得理想的效果。目前在体外培养恶性疟原虫方法的基础上,对培养条件进行改进:将约氏疟原虫放在悬液系统培养仪的小室内,使用磁性搅拌器搅拌成悬液;每天更换培养基并向培养基中添加新的网织红细胞;37℃、5% CO_2 培养箱内常规培养。结果显示约氏疟原虫红内期的体外培养可以维持 9 天,且体外培养的约氏疟原虫具有感染力。

(二)蠕虫细胞培养

用胰酶消化法获得人源多房棘球蚴生发层细胞,用 RPMI 1640 培养基 +10% 小牛血清培养于骨胶原蛋白包被的培养板或培养瓶内,所获细胞可在体外培养 100 多代,将其第 15 代细胞返种于鼠,可在鼠腹腔内形成多房泡,但在培养初期繁殖较差,分种率不宜过高,以 1:2 为宜。有研究者使用胶原蛋白为原材料制备 3D 多孔支架结构作为培养支架,建立了基于 3D 肝实质细胞-骨髓间充质干细胞共培养的体外原头蚴生长系统,在培养第 42 天发育为包囊的比例达 81.2%。

(三)昆虫细胞培养

国内外已经建立了超过 800 余种的昆虫细胞系。常见的昆虫细胞系包括蚊媒和蝇,如白纹伊蚊细胞系 Aa2-678,Aa6-678、Aa-678、中华按蚊细胞系 As-684、黑腹果蝇黑条体突变型细胞系 BSR-9804、埃及伊蚊细胞系、果蝇胚胎细胞系 S2、嗜凤梨果蝇细胞系等。昆虫细胞培养主要来源于成虫卵巢细胞、蛹、蛹卵巢组织、幼虫组织、幼虫血细胞、血淋巴、成纤维细胞、脂肪体细胞等。其中卵巢组织是最适宜来源,而最方便来源则是幼虫组织。这些组织经胰酶消化后,在 29℃±1℃、渗透压为 400mOsm/L 以上、pH 为 6.8~7.0 条件下培养,在传代初期以 1:1~1:2 分种率传代。目前昆虫细胞已用于研究虫媒病毒,如病毒在昆虫细胞的发育和感染;还利用昆虫细胞系检测抗癌药物,进行毒理学研究;昆虫细胞系还可用于研究细胞的凋亡和细胞周期调控。此外昆虫细胞还可作为重组病毒的表达载体,如利用病毒昆虫细胞表达表达人体基因,获得具有治疗疾病的干扰素等蛋白质、多肽和其他具有生物活性的物质。

(张　健　王　英)

参 考 文 献

[1] R. IF. Culture of Animal Cells:A Manual of Basic Technique and Specialized Applications(动物细胞培养—基本技术和特殊应用指南)[M]. 7th Edition. 章静,徐存拴,等,译. 北京:科学出版社,2021.

[2] 卢圣栋. 现代分子生物学技术[M]. 2 版. 北京:中国协和医科大学出版社,2001.

[3] 张卓然,张凤民,袁小林. 实用细胞培养技术[M]. 2 版. 北京:人民卫生出版社,2012.

[4] 牛子文,常艳凯,王克,等. 隐孢子虫体外培养模型研究进展[J]. 中国寄生虫学与寄生虫病杂志,2020,38(3):394-399.

[5] 江杨帆,何素冰,吴纳新,等. 细胞三维培养与传统细胞培养的应用现状[J]. 安徽医学,2018,39(5):625-627.

[6] 程华,刘素生,韩玮. 三维细胞培养的研究进展[J]. 重庆医学,2019,48(19):3363-3366.

[7] 闫玉涛,贺莉芳,刘晖,等. 昆虫细胞培养及应用[J]. 医学动物防制,2010,26(8):705-707.

[8] 刘金明,陈燕军. 细胞工程在寄生虫学中的应用简介[J]. 中国兽医寄生虫病,1993,1(3):62-64.

[9] SAJADI SS,HANILOO A,NADRI S,et al. The effects of glucose and ascorbic acid on in vitro development of *Echinococcus granulosus* metacestodes[J]. J Parasit Dis,2022,46(1):133-138.

[10] DEMBELE L,DIALLO N,SOGORE F,et al. Ex Vivo Plasmodium malariae Culture Method for Antimalarial Drugs Screen in the Field[J]. ACS Infect Dis,2021,7(11):3025-3033.

[11] ALONSO BI,VENTURA ES,ESTEVES E,et al. A tick cell line as a powerful tool to screen the antimicrobial susceptibility of the tick-borne pathogen *Anaplasma marginale*[J]. Exp Parasitol,2020,217:107958.

[12] ELKERDANY ED,ELNASSERY SM,ARAFA FM,et al. In vitro effect of a novel protease inhibitor cocktail on Toxoplasma gondii tachyzoites[J]. Exp Parasitol,2020,219:108010.

[13] LATIFI A,SALIMI M. Growth comparison of Acanthamoeba genotypes T_3 and T_4 in several culture media[J]. Heliyon,2020,6(9):e04805.

［14］ WILKE G,WANG Y,RAVINDRAN S,et al. In Vitro Culture of Cryptosporidium parvum Using Stem Cell-Derived Intestinal Epithelial Monolayers［J］. Methods Mol Biol,2020,2052:351-372.

［15］ PORTES JA,DE SOUZA W. Development of an in vitro system to study the developmental stages of Toxoplasma gondii using a genetically modified strain expressing markers for tachyzoites and bradyzoites［J］. Parasitol Res,2019,118（12）:3479-3489.

［16］ DE LUCA A,RAIMONDI L,SALAMANNA F,et al. Relevance of 3d culture systems to study osteosarcoma environment ［J］. J Exp Clin Cancer Res,2018,37（1）:2.

［17］ JAROCH K,JAROCH A,BOJKO B. Cell cultures in drug discovery and development:The need of reliable in vitro-in vivo extrapolation for pharmacodynamics and pharmacokinetics assessment［J］. Journal of Pharmaceutical and Biomedical Analysis,2018,147:297-312.

［18］ HOEKSEMA F,KARPILOW J,LUITJENS A,et al. Enhancing viral vaccine production using engineered knockout vero cell lines-A second look［J］. Vaccine,2018,36（16）:2093-2103.

［19］ SIDNEY LE,BRANCH MJ,DUA HS,et al. Effect of culture medium on propagation and phenotype of corneal stroma-derived stem cells［J］. Cytotherapy,2015,17（12）:1706-1722.

［20］ PLESS-PETIG G,METZENMACHER M,TURK TR,et al. Aggravation of cold-induced injury in Vero-B4 cells by RPMI 1640 medium-identification of the responsible medium components［J］. BMC Biotechnol,2012,12:73.

［21］ LIN YA,TSAI HB,LIAO MH,et al. Effect of preserving condition of porcine ovaries on the development of in vitro matured oocytes［J］. Reprod Domest Anim,2011,46（2）:333-337.

［22］ ROUROU S,VAN DER ARK A,VAN DER VELDEN T,et al. Development of an animal-component free medium for vero cells culture［J］. Biotechnol Prog,2009,25（6）:1752-1761.

［23］ MARZORATI S,ANTONIOLI B,NANO R,et al. Culture medium modulates proinflammatory conditions of human pancreatic islets before transplantation［J］. Am J Transplant,2006,6（11）:2791-2795.

［24］ KIM BH,TAKEMURA A. Culture conditions affect induction of vitellogenin synthesis by estradiol-17 beta in primary cultures of tilapia hepatocytes［J］. Comp Biochem Physiol B Biochem Mol Biol,2003,135（2）:231-239.

［25］ SENOO T,OBARA Y,JOYCE NC. EDTA:a promoter of proliferation in human corneal endothelium［J］. Invest Ophthalmol Vis Sci,2000,41（10）:2930-2935.

［26］ WOOD AM,TIWARI P,BRISTOW DR. Media composition modulates excitatory amino acid-induced death of rat cerebellar granule cells［J］. Hum Exp Toxicol,1997,16（7）:350-355.

［27］ MUNDERLOH UG,KURTTI TJ. Formulation of medium for tick cell culture［J］. Exp Appl Acarol,1989,7（3）:219-229.

［28］ PRUNIERAS M,REGNIER M,WOODLEY D. Methods for cultivation of keratinocytes with an air-liquid interface［J］. J Invest Dermatol,1983,81（1 Suppl）:28s-33s.

［29］ MOORE MM,HOWARD BE. Quantitation of small colony trifluorothymidine-resistant mutants of L5178Y/TK+/-mouse lymphoma cells in RPMI-1640 medium［J］. Mutat Res,1982,104（4-5）:287-294.

［30］ ZOLG JW,MACLEOD AJ,DICKSON IH,et al. Plasmodium falciparum:modifications of the in vitro culture conditions improving parasitic yields［J］. J Parasitol,1982,68（6）:1072-1080.